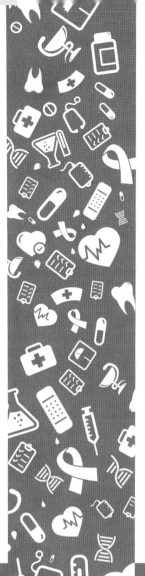
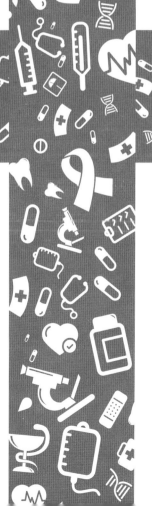

Cuidados Críticos em **Enfermagem**

Uma Abordagem Holística

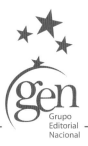

O GEN | Grupo Editorial Nacional – maior plataforma editorial brasileira no segmento científico, técnico e profissional – publica conteúdos nas áreas de ciências da saúde, exatas, humanas, jurídicas e sociais aplicadas, além de prover serviços direcionados à educação continuada e à preparação para concursos.

As editoras que integram o GEN, das mais respeitadas no mercado editorial, construíram catálogos inigualáveis, com obras decisivas para a formação acadêmica e o aperfeiçoamento de várias gerações de profissionais e estudantes, tendo se tornado sinônimo de qualidade e seriedade.

A missão do GEN e dos núcleos de conteúdo que o compõem é prover a melhor informação científica e distribuí-la de maneira flexível e conveniente, a preços justos, gerando benefícios e servindo a autores, docentes, livreiros, funcionários, colaboradores e acionistas.

Nosso comportamento ético incondicional e nossa responsabilidade social e ambiental são reforçados pela natureza educacional de nossa atividade e dão sustentabilidade ao crescimento contínuo e à rentabilidade do grupo.

Cuidados Críticos em Enfermagem

Uma Abordagem Holística

Patricia Gonce Morton, RN, PhD, ACNP-BC, FAAN
Dean and Professor
Louis H. Peery Presidential Endowed Chair
University of Utah College of Nursing
Salt Lake City, Utah

Dorrie K. Fontaine, RN, PhD, FAAN
Sadie Heath Cabaniss Professor of Nursing and Dean
University of Virginia School of Nursing
Charlottesville, Virginia

Revisão Técnica

Isabel Cristina Fonseca da Cruz
Doutora em Enfermagem pela Universidade de São Paulo (USP).
Professora Titular na Universidade Federal Fluminense (UFF).

Tradução
Carlos Henrique de A. Cosendey
Mariana Villanova Vieira
Mariângela Vidal

Décima primeira edição

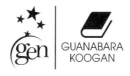

- As autoras deste livro e a EDITORA GUANABARA KOOGAN LTDA. empenharam seus melhores esforços para assegurar que as informações e os procedimentos apresentados no texto estejam em acordo com os padrões aceitos à época da publicação, *e todos os dados foram atualizados pelas autoras até a data da entrega dos originais à editora*. Entretanto, tendo em conta a evolução das ciências da saúde, as mudanças regulamentares governamentais e o constante fluxo de novas informações sobre terapêutica medicamentosa e reações adversas a fármacos, recomendamos enfaticamente que os leitores consultem sempre outras fontes fidedignas, de modo a se certificarem de que as informações contidas neste livro estão corretas e de que não houve alterações nas dosagens recomendadas ou na legislação regulamentadora.

- As autoras e a editora se empenharam para citar adequadamente e dar o devido crédito a todos os detentores de direitos autorais de qualquer material utilizado neste livro, dispondo-se a possíveis acertos posteriores caso, inadvertida e involuntariamente, a identificação de algum deles tenha sido omitida.

- As autoras e a editora envidaram todos os esforços no sentido de se certificarem de que a escolha e a posologia dos medicamentos apresentados neste compêndio estivessem em conformidade com as recomendações atuais e com a prática em vigor na época da publicação. Entretanto, em vista da pesquisa constante, das modificações nas normas governamentais e do fluxo contínuo de informações em relação à terapia e às reações medicamentosas, o leitor é aconselhado a checar a bula de cada fármaco para qualquer alteração nas indicações e posologias, assim como para maiores cuidados e precauções. Isso é particularmente importante quando o agente recomendado é novo ou utilizado com pouca frequência.

- Dada a natureza histórica da profissão, adotamos no texto a designação enfermeira, no feminino.

- Traduzido de:
CRITICAL CARE NURSING, ELEVENTH EDITION
Copyright © 2018 Wolters Kluwer.
Copyright © 2013, 2009 by Wolters Kluwer Health | Lippincott Williams & Wilkins. Copyright © 2005 by Lippincott Williams & Wilkins. Copyright © 1998 by Lippincott Raven Publishers. Copyright © 1994, 1990, 1986, 1982, 1977, 1973 by J. B. Lippincott Company.
All rights reserved.
2001 Market Street
Philadelphia, PA 19103 USA
LWW.com
Published by arrangement with Lippincott Williams & Wilkins, Inc., USA.
Lippincott Williams & Wilkins/Wolters Kluwer Health did not participate in the translation of this title.
ISBN: 9781496315625

- Direitos exclusivos para a língua portuguesa
Copyright © 2019 by
EDITORA GUANABARA KOOGAN LTDA.
Uma editora integrante do GEN | Grupo Editorial Nacional
Travessa do Ouvidor, 11
Rio de Janeiro – RJ – CEP 20040-040
Tels.: (21) 3543-0770/(11) 5080-0770 | Fax: (21) 3543-0896
www.grupogen.com.br | faleconosco@grupogen.com.br

- Reservados todos os direitos. É proibida a duplicação ou reprodução deste volume, no todo ou em parte, em quaisquer formas ou por quaisquer meios (eletrônico, mecânico, gravação, fotocópia, distribuição pela Internet ou outros), sem permissão, por escrito, da EDITORA GUANABARA KOOGAN LTDA.

- Editoração eletrônica: R.O. Moura

- Ficha catalográfica

M864c
11. ed.

    Morton, Patricia Gonce, 1952-
        Cuidados críticos em enfermagem : uma abordagem holística / Patricia Gonce Morton, Dorrie K. Fontaine ; [revisão técnica Isabel Cristina Fonseca da Cruz ; tradução Mariana Villanova Vieira... et al.]. - 11. ed. - Rio de Janeiro : Guanabara Koogan, 2019.
        il.

    Tradução de: Critical care nursing
    ISBN 978-85-277-3317-5

    1. Enfermagem de tratamento intensivo. 2. Enfermagem holística. I. Vieira, Mariana Villanova. II. Título.

18-47409   CDD: 610.7361
                            CDU: 616-083.98

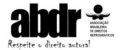

A todas as enfermeiras de cuidados críticos. Agradecemos por tudo o que fazem pelos pacientes criticamente doentes e por suas famílias. Sua perícia e seu cuidado compassivo transformam vidas. A nossos maridos, John e Barry. Agradecemos pelo apoio, pelo amor e pelo incentivo infinitos.

Trish e Dorrie

Colaboradores da décima primeira edição

K. Brooke Anderson, RN, BSN, ACNP-BC
R Adams Cowley Shock Trauma Center
University of Maryland Medical Center
Baltimore, Maryland

Sara Angle, RN
Clinical Nurse Educator of Surgical ICU
University of Utah Hospital
Salt Lake City, Utah

Nathaniel M. Apatov, PhD, MSN, MHS, CRNA
Associate Professor
Old Dominion University
Virginia Beach, Virginia

Carla A. Aresco, CRNP
Senior Clinical Program Manager
R Adams Cowley Shock Trauma Center
University of Maryland Medical Center
Baltimore, Maryland

Elyse Atkielski, RN, BSN
Dialysis Nurse
The University of Arizona Medical Center
Tucson, Arizona

Mona N. Bahouth, MD, MSN
Johns Hopkins Hospital
Baltimore, Maryland

Micah Baker, RN, BSN, NPDS
Staff Development Educator
University of Utah Hospital and Clinics
Salt Lake City, Utah

Kara C. Barquist, RN, BSN, CCRN
Interim Nurse Manager
University of Iowa Hospitals and Clinics
Iowa City, Iowa

Kathryn S. Bizek, MSN, ACNS-BC, CCRN
Nurse Practitioner, Cardiology
VA Ann Arbor Healthcare System
Ann Arbor, Michigan

Nancy Blake, RN, PhD, CCRN, NEA-BC, FAAN
Director, PCS Critical Care Services
Associate Adjunct Professor UCLA
Children's Hospital Los Angeles
Los Angeles, California

Shawn Brast, RN, MSN, CCRN, NREMT-P
Team Educator, Critical Care Transport Nurse
Johns Hopkins Lifeline
The Johns Hopkins Hospital
Baltimore, Maryland

Sharee Brinton, RN, BSN, CCRN
Clinical Nurse Educator
University of Utah Hospital
Salt Lake City, Utah

Tacia Bullard, RN, MSN
Assistant Nurse Manager, Cardiovascular Intensive Care Unit
University of Iowa Hospitals and Clinics
Iowa City, Iowa

Ameera Chakravarthy, MS, ACNP-BC, FNP-BC
Clinical Instructor
University of Maryland School of Nursing
Baltimore, Maryland

Garrett K. Chan, PhD, APRN, BC-PCM, CEN
Director of Advanced Practice, Stanford Health Care
Clinical Associate Professor, Stanford School of Medicine
Stanford, California

Dennis J. Cheek, RN, PhD, FAHA
Abell-Hanger Professor of Gerontological Nursing
Texas Christian University
Harris College of Nursing and Health Sciences
Fort Worth, Texas

Vicki J. Coombs, PhD, RN, FAHA, CES
Chief Nursing Administrator, Keiser University
Ft. Lauderdale, Florida
Senior Vice President, Spectrum Clinical Research, Inc.
Towson, Maryland

Christine M. Couchman, RN, MS, BSN
Clinical Education Specialist
AHA Training Center Coordinator
University of Maryland Medical Center
Baltimore, Maryland

Joan M. Davenport, RN, PhD
Assistant Professor, Vice Chair
Department of Organizational Systems and Adult Health
University of Maryland School of Nursing
Baltimore, Maryland

Meghan E. DelMastro, RN, BSN, CWOCN
Certified Wound, Ostomy and Continence Nurse Specialist
University of Utah Hospital and Clinics and The Huntsman
  Cancer Hospital and Institute
Salt Lake City, Utah

Tamara Ekker, RN, MS
Clinical Instructor
University of Utah College of Nursing
Salt Lake City, Utah

Nicholas Fawcett, RN, BSN
Registered Nurse
University of Utah Hospital
Salt Lake City, Utah

Nancy Kern Feeley, RN, MS, CRNP
Nephrology Adult Nurse Practitioner
Divisions of Nephrology, Johns Hopkins University School of
  Medicine
Baltimore, Maryland

Joshua A. Ferguson, RN, MS, ACNP, ANP-BC
Nurse Practitioner Pulmonary Critical Care
Intermountain Healthcare
Murray, Utah

Dorrie K. Fontaine, RN, PhD, FAAN
Sadie Heath Cabaniss Professor of Nursing and Dean
University of Virginia School of Nursing
Charlottesville, Virginia

Brittany Garey, RN, BSN
Registered Nurse
University of Utah Hospital
Salt Lake City, Utah

Stephanie Gire, RN, MSN, ACCN
Clinical Nurse Educator
University of Utah Hospital
Salt Lake City, Utah

Christine Grady, RN, PhD
Chief, Department of Bioethics
Clinical Center
National Institutes of Health
Bethesda, Maryland

Debby Greenlaw, MS, CCRN, ACNPC, ACHPN
Director of Palliative Care, Acute Care Nurse Practitioner
Providence Hospitals
Columbia, South Carolina

Thomasine D. Guberski, PhD, CRNP
Director, Health Program—Nursing Institute of Human Virology
University of Maryland School of Medicine
Baltimore, Maryland

Janis Gunnel, BS, RN, CCRN
RN-Nurse Educator
Huntsman Cancer Hospital
Salt Lake City, Utah

John C. Hagan, RN, MS, CCRN, ACNP-BC
Acute Care Nurse Practitioner
University of Maryland Medical Center
Baltimore, Maryland

Beth Hammer, MSN, RN, ANP-BC
Program Manager for Nursing
  Excellence/Nurse Practitioner
Clement J. Zablocki VA Medical Center
Milwaukee, Wisconsin

Jan M. Headley, RN, BS
Principal
Consultants in Acute and Critical Care
Yankee Hill, California

Janie Heath, PhD, APRN-BC, FAAN
Dean and Warwick Endowed Professor of Nursing
University of Kentucky College of Nursing
Lexington, Kentucky

Genell Hilton, PhD, CRNP
Nurse Practitioner, Traima Service
San Francisco City and County
San Francisco, California

Janice J. Hoffman, PhD, RN, ANEF
Associate Dean of Academic Affairs
University of Missouri, Sinclair School of Nursing
Columbia, Missouri

Dorene M. Holcombe, RN, MS, ACNP, CCRN
Nephrology Acute Care Nurse Practitioner
Division of Nephrology, Johns Hopkins
  University School of Medicine
Baltimore, Maryland

Karen L. Johnson, PhD, RN
Research Director, Nursing
Banner Health
Phoenix, Arizona

Karen L. Johnson, PhD, RN
Research Director, Nursing
Banner Health
Phoenix, Arizona

Dennis W. Jones, RN, DNP, NREMT-P
Safety & Quality Officer, Lifeline Critical Care
  Transport Team
The Johns Hopkins Hospital
Baltimore, Maryland

Roberta Kaplow, APRN-CCNS, PhD, AOCNS, CCRN
Clinical Nurse Specialist
Emory University Hospital
Atlanta, Georgia

Jane Faith Kapustin, PhD, CRNP, BC-ADM, FAANP, FAAN
Clinical Science Liaison, Diabetes, Medical Affairs
AstraZeneca Pharmaceuticals
Columbia, Maryland

Elizabeth Kozub, RN, MS, CCNS, CCRN, CNRN
Clinical Nurse Specialist, Neurosciences
Abbott Northwestern Hospital
Minneapolis, Minnesota

Megan Cecere Lynn, RN, PhD, FNE-A
Clinical Practice Coordinator
University of Maryland Medical Center
Baltimore, Maryland

Rebecca E. MacIntyre, MSN, RN, ACNP-BC
Neurocritical Care Nurse Practitioner
Christiana Hospital
Newark, Delaware

Cathleen R. Maiolatesi, RN, MS
Program Coordinator, Informatics Advanced Practice Nurse High
  Risk Obstetrics
The Johns Hopkins Hospital
Baltimore, Maryland

Esmeralda Liu Matthews, MS, RN, ACNP-BC
Acute Care Nurse Practitioner, Cardiac Surgical Telemetry Unit
University of Maryland Medical Center
Baltimore, Maryland

E. Jane McCarthy, PhD, CRNA, FAAN
Professor
Brooks College of Health, University of North Florida
Jacksonville, Florida

Patricia C. McMullen, PhD, JD, CRNP, FAANP, FAAN
Dean and Ordinary Professor
School of Nursing
The Catholic University of America
Washington, District of Columbia

Sandra A. Mitchell, PhD, CRNP, AOCN
Research Scientist
National Cancer Institute
Rockville, Maryland

Patricia A. Moloney-Harmon, RN, MS, CCNS, FAAN
Clinical Nurse Specialist, Children's Services
Sinai Hospital of Baltimore
Baltimore, Maryland

Patricia Gonce Morton, RN, PhD, ACNP-BC, FAAN
Dean and Professor
Louis H. Peery Presidential Endowed Chair
University of Utah College of Nursing
Salt Lake City, Utah

Donna M. Mower-Wade, RN, ACNS-BC, CNRN
Lead Neurological-Critical Care APN
Christiana Care Health System
Newark, Delaware

Colleen Krebs Norton, RN, PhD, CCRN
Associate Professor and Director, BSN
  and CNL Program
Georgetown University
School of Nursing and Health Studies
Washington, District of Columbia

Nayna C. Philipsen, RN, JD, PhD, CFE, FACCE
Professor and Director of Affiliations
Coppin State University
Baltimore, Maryland

Leigh Bastable Poitevent, RN, FNP-BC
Nurse Practitioner
Minuteclinic
Cambridge, Massachusetts

Kim Reck, RN, DNP, CRNP
Clinical Program Manager for Cardiology, Interventional
  Radiology, and Pulmonary Medicine
University of Maryland Medical System
Baltimore, Maryland

Michael V. Relf, PhD, RN, AACRN, ACNS-BC, CNE, FAAN
Associate Professor
Associate Dean for Global and Community Affairs
Duke University School of Nursing
Durham, North Carolina

Barbara Resnick, PhD, CRNP, FAAN, FAANP
Professor and Sonya Ziporkin Gershowitz
  Chair in Gerontology
University of Maryland School of Nursing
Baltimore, Maryland

Sarah Jane Mooney Rorick, RN, BSN, BA
Clinical Nurse
University of Utah Hospital
Salt Lake City, Utah

Sarah R. Rosenberger, RN, MS, CRNP, CCNS
Adult Emergency Department
The Johns Hopkins Hospital
Baltimore, Maryland

Valerie K. Sabol, PhD, AGACNP-BC, ANEF, FAANP
Professor & Division Chair, Healthcare in Adult Populations
Duke University School of Nursing
Adult-Gerontology Acute Care Nurse Practitioner
Department of Medicine, Division of Endocrinology, Metabolism
  and Nutrition
Duke University Medical Center

Eric Schuetz, BS Pharm, CSPI
Poison Specialist
Maryland Poison Center
Baltimore, Maryland

Julie Schuetz, MS, CRNP
Lead Nurse Practitioner, Medical Oncology
University of Maryland St Joseph Medical Center
Towson, Maryland

Brenda K. Shelton, DNP, RN, APRN-CNS, CCRN, AOCN
Clinical Nurse Specialist
Sidney Kimmel Comprehensive Cancer Center at Johns Hopkins
Baltimore, Maryland

Jo Ann Hoffman Sikora, MS, CRNP
Senior Clinical Program Manager, Cardiac Surgery Advanced
  Practice
University of Maryland Medical System
Baltimore, Maryland

Kara A. Snyder, RN, MS, CCRN, CCNS
Clinical Nurse Specialist, Surgical Trauma Critical Care
The University of Arizona Medical Center
Tucson, Arizona

Mandy L. Snyder, RN, MSN, ACNP-BC
Acute Care Nurse Practitioner
Intermountain Heart Institute Cardiology
Murray, Utah

Lisa M. Spannbauer, MSN, APNP
Electrophysiology/Cardiology Nurse Practitioner
Clement J. Zablocki Milwaukee VA Medical Center
Milwaukee, Wisconsin

Kathleen Stevenson, RN, BSN
Consultant
Saugus, California

Louis R. Stout, RN, MS
Chief Nurse
62nd Medical Brigade
Joint Base Lewis-McChord, Washington

Paul A. Thurman, RN, MS, ACNPC, CCNS, CCRN
Clinical Nurse Specialist
R Adams Cowley Shock Trauma Center
University of Maryland Medical Center
Baltimore, Maryland

Kathleen Turner, RN, DNP
Assistant Professor
Duke University School of Nursing
Durham, North Carolina

Connie M. Ulrich, RN, PhD, FAAN
Professor of Nursing and Bioethics
University of Pennsylvania School of Nursing
Philadelphia, Pennsylvania

Kathryn T. Von Rueden, RN, MS, ACNS-BC, FCCM
Associate Professor
University of Maryland School of Nursing
Clinical Nurse Specialist
R Adams Cowley Shock Trauma Center
University of Maryland Medical Center
Baltimore, Maryland

Carol R. Wade, RN, MS, CRNP
Senior Nurse Practitioner
University of Maryland Medical System
Baltimore, Maryland

Cheryl A. Walsh, RN, MS
Registered Nurse, Informatics
Veterans Health Administration
Salt Lake City, Utah

Denise E. Ward, RN, DNP, ACNP-BC, FNP-BC
Assistant Professor (Clinical)
Specialty Director, Adult-Gerontology Acute Care Nurse
  Practitioner Program
University of Utah College of Nursing
Salt Lake City, Utah

Robert H. Welton, RN, MSN, MDE
Retired, Director, Office of Clinical Practice & Professional
  Development
University of Maryland Medical Center-Midtown Campus
Baltimore, Maryland

Erin Tilson Wice, RN, BSN
Clinical Course Coordinator
Neurological Critical Care Unit
University of Utah Hospital
Salt Lake City, Utah

Clareen Wiencek, RN, PhD, ACNP, ACHPN
Director of Advanced Practice
University of Virginia School of Nursing
Charlottesville, Virginia
AACN President, 2016–2017

Tracey L. Wilson, RN, MS, CRNP
Acute Care Nurse Practitioner
Medical Intensive Care Unit
University of Maryland Medical Center
Baltimore, Maryland

Amy M. Winkelman, RN, MSN, ACNP-BC
Neurosurgery Nurse Practitioner
San Francisco General Hospital
  and Trauma Center
San Francisco, California

Janet A. Wulf, RN, MS, CHPN
Clinical Instructor
University of Maryland School of Nursing
Baltimore, Maryland

Allison Steele York, BSN, MSN, CRNP
Nurse Practitioner, Gastrointestinal Medicine
Veterans Administration, Maryland Health Care System
Baltimore, Maryland

Elizabeth K. Zink, RN, MS, CCNS, CNRN
Clinical Nurse Specialist
Neurosciences Critical Care Unit
The Johns Hopkins Hospital
Baltimore, Maryland

Colaboradores da décima edição

Susan E. Anderson, RN, MS
Senior Quality Assurance Specialist
U.S. Army Graduate Program in Anesthesia Nursing
Fort Sam Houston, Texas

Nathaniel M. Apatov, PhD, MSN, MHS, CRNA
Program Director, Nurse Anesthesia Program
Old Dominion University
Norfolk, Virginia

Sue Apple, RN, PhD
Retired
Formerly Assistant Professor
Georgetown University
Washington, District of Columbia

Richard Arbour, RN, MSN, CCRN, CNRN, CCNS, FAAN
Critical Care Nurse Specialist
Albert Einstein Medical Center
Philadelphia, Pennsylvania

Carla A. Aresco, RN, MS, CRNP
Nurse Practitioner, Shock Trauma
R Adams Cowley Shock Trauma Center
University of Maryland Medical Center
Baltimore, Maryland

Mona N. Bahouth, MSN, CRNP
Nurse Practitioner
Baltimore, Maryland

Kathryn S. Bizek, MSN, ACNS-BC, CCRN
Nurse Practitioner, Cardiology
VA Ann Arbor Healthcare System
Ann Arbor, Michigan

Nancy Blake, RN, PhD, MN, CCRN, NEA-BC, FAAN
Director, PCS Critical Care Services
Associate Adjunct Professor UCLA
Children's Hospital Los Angeles
Los Angeles, California

Kay Blum, PhD, CRNP
Nurse Practitioner and Coordinator
Cardiac Risk Reduction Center
Southern Maryland Hospital Center
Clinton, Maryland

Garrett K. Chan, PhD, APRN, BC-PCM, CEN
Director of Advanced Practice, Stanford Health Care
Clinical Associate Professor, Stanford School
 of Medicine
Stanford, California

Donna Charlebois, RN, MSN, ACNP-CS
Acute Care Nurse Practitioner
Interventional Cardiology
University of Virginia Health System
Charlottesville, Virginia

Dennis J. Cheek, RN, PhD, FAHA
Abell-Hanger Professor of Gerontological Nursing
Harris College of Nursing and Health Sciences, Texas Christian
 University
Fort Worth, Texas

Mary Ciechanowski, RN, MSN, ACNS-BC, CCRN
Stroke Program Advanced Practice Nurse
Christiana Care Health Systems
Newark, Delaware

JoAnn Coleman, RN, DNP, ACNP, ANP, AOCN
Acute Care Nurse Practitioner
Gastrointestinal Surgical Oncology
The Johns Hopkins Hospital
Baltimore, Maryland

Vicki J. Coombs, RN, PhD, FAHA
Senior Vice President
Spectrum Clinical Research Incorporated
Towson, Maryland

Kelley Caldwell Crusius, RN, CCRN
Staff Nurse
University Medical Center
Tucson, Arizona

Joan M. Davenport, RN, PhD
Assistant Professor, Vice Chair
Department of Organizational Systems
 and Adult Health
University of Maryland School of Nursing
Baltimore, Maryland

Marla J. De Jong, RN, PhD, CCNS, Col
Dean
United States Air Force School of Aerospace Medicine
Wright-Patterson Air Force Base, Ohio

Emily Smith Des Champs, RN, MS, CCRN
Clinical Nurse Specialist, Neurology
University Medical Center
Tucson, Arizona

Nancy Kern Feeley, RN, MS, CRNP, CNN
Nephrology Adult Nurse Practitioner
Division of Nephrology, Johns Hopkins University School of Medicine
Baltimore, Maryland

Charles Fisher, RN, MSN, CCRN, ACNP-BC
Acute Care Nurse Practitioner
Medical Intensive Care Unit
University of Virginia Health System
Charlottesville, Virginia

Dorrie K. Fontaine, RN, PhD, FAAN
Sadie Heath Cabaniss Professor of Nursing and Dean
University of Virginia School of Nursing
Charlottesville, Virginia

Conrad Gordon, RN, MS, ACNP
Assistant Professor
Department of Organizational Systems and Adult Health
University of Maryland School of Nursing
Baltimore, Maryland

Christine Grady, RN, PhD
Chief, Department of Bioethics
Clinical Center
National Institutes of Health
Bethesda, Maryland

Debby Greenlaw, MS, CCRN, ACNPC, ACHPN
Director of Palliative Care, Acute Care Nurse Practitioner
Providence Hospitals
Columbia, South Carolina

Thomasine D. Guberski, PhD, CRNP
Director, Health Program—Nursing
Institute of Human Virology
University of Maryland School of Medicine
Baltimore, Maryland

Kimberli Haas, RN, BSN
Staff Nurse II
University Medical Center
Tucson, Arizona

John C. Hagen, MS, CCRN, CRNP-AC
Acute Care Nurse Practitioner
University of Maryland Medical Center
Baltimore, Maryland

Jillian Hamel, MS, ACNP-BC, CCNS, CCRN
Nurse Practitioner
University of Maryland Medical Center
Baltimore, Maryland

Kathy A. Hausman, RNC, PhD
Assistant Professor
University of Maryland School of Nursing
Baltimore, Maryland

Jan M. Headley, RN, BS
Director, Clinical Marketing and
  Professional Education
Edwards Lifesciences LLC
Irvine, California

Janie Heath, PhD, APRN-BC, FAAN
Dean and Warwick Professor of Nursing
University of Kentucky College of Nursing
Lexington, Kentucky

Genell Hilton, PhD, CRNP
Nurse Practitioner, Trauma Services
San Francisco General Hospital
San Francisco, California
Adjunct Faculty
Santa Rosa Junior College
Santa Rosa, California

Janice J. Hoffman, PhD, RN, ANEF
Associate Dean of Academic Affairs
University of Missouri, Sinclair School of Nursing
Columbia, MO

Dorene M. Holcombe, RN, MS, ACNP, CCRN
Nephrology Acute Care Nurse Practitioner
Johns Hopkins University School of Medicine
Baltimore, Maryland

Elizabeth Holderness, RN, MS, ACNP-BC
Nurse Practitioner, Cardiac Surgery
University of Maryland Medical Center
Baltimore, Maryland

Christina Hurlock-Chorostecki, PhD(c), APN
Nurse Practitioner
St. Joseph Health Care, London
London, Ontario, Canada

Karen L. Johnson, RN, PhD
Director of Nursing, Research, and
  Evidence-Based Practice
University of Maryland Medical Center
Associate Professor
University of Maryland School of Nursing
Baltimore, Maryland

Lisa M. Johnson, RN, MS, ACNP-BC, CCRN
Major, U.S. Army Nurse Corps
Nurse Manager, Burn Intensive Care Unit
U.S. Army Medical Department
Sam Houston, Texas

Dennis W. Jones, RN, DNP, CFRN
Critical Care Flight/Transport Nurse
The Johns Hopkins Hospital
Baltimore, Maryland

Kimmith M. Jones, RN, DNP, CCNS
Advanced Practice Nurse in Critical Care
Sinai Hospital of Baltimore
Baltimore, Maryland

Roberta Kaplow, APRN-CCNS, PhD, AOCNS, CCRN
Clinical Nurse Specialist
Emory University Hospital
Atlanta, Georgia

Jane Faith Kapustin, PhD, CRNP, BC-ADM, FAANP, FAAN
Associate Professor
Assistant Dean for Masters and Doctor of Nursing Practice Programs
University of Maryland School of Nursing
Adult Nurse Practitioner, Joslin Diabetes Center
University of Maryland Medical Center
Baltimore, Maryland

Elizabeth Kozub, RN, MS, CCNS, CCRN, CNRN
Nurse Clinician III
Sharp Memorial Hospital
San Diego, California

Sun-Ah Lee, RN, MS, CRNP
Nurse Practitioner
University of Maryland Medical System
Baltimore, Maryland

Barbara Leeper, RN, MN, CNS, M-S, CCRN, FAHA
Clinical Nurse Specialist, Cardiovascular Services
Baylor University Medical Center
Dallas, Texas

Tara Leslie, RN, BSN
RN Extender
St. Joseph Cardiology Associates
Lexington, Kentucky

Susan Luchka, RN, MSN, CCRN, ET
Director of Clinical Education
Memorial Hospital
York, Pennsylvania

Christine N. Lynch, RN, MS, ACNP, CCRN
Acute Care Flight Nurse Practitioner
Cleveland Clinic, Critical Care Transport
Cleveland, Ohio

Megan Cecere Lynn, RN, MS, MBA, FNE-A
Clinical Instructor
University of Maryland School of Nursing
Baltimore, Maryland

Cathleen R. Maiolatesi, RN, MS
Advanced Practice Nurse
The Johns Hopkins Hospital
Baltimore, Maryland

E. Jane McCarthy, PhD, CRNA, FAAN
Visiting Professor
University of Maryland School of Nursing
Baltimore, Maryland

Sandra W. McLeskey, RN, PhD
Professor
University of Maryland School of Nursing
Baltimore, Maryland

Patricia C. McMullen, PhD, JD, CRNP, FAANP, FAAN
Dean and Ordinary Professor
School of Nursing
The Catholic University of America
Washington, District of Columbia

Paul K. Merrel, RN, MSN, CCNS
Advanced Practice Nurse 2—CNS, Adult Critical Care
University of Virginia Health System
Charlottesville, Virginia

Sandra A. Mitchell, PhD, CRNP, AOCN
Nurse Scientist
National Institute of Health Clinical Center
Bethesda, Maryland

Patricia A. Moloney-Harmon, RN, MS, CCNS, FAAN
Advanced Practice Nurse
Children's Services
Sinai Hospital of Baltimore
Baltimore, Maryland

Patricia Gonce Morton, RN, PhD, ACNP-BC, FAAN
Dean and Professor
Louis H. Peery Presidential Endowed Chair
University of Utah College of Nursing
Salt Lake City, Utah

Donna Mower-Wade, RN, MS, CNRN, ACNS-BC
Trauma Clinical Nurse Specialist
Christiana Care Health System
Newark, Delaware

Nancy Munro, RN, MN, CCRN, ACNP
Acute Care Nurse Practitioner
Critical Care Medicine Department
National Institutes of Health
Bethesda, Maryland

Angela C. Muzzy, RN, MSN, CCRN, CNS
Clinical Nurse Specialist, Cardiovascular Intensive Care Unit
University Medical Center
Tucson, Arizona

Colleen Krebs Norton, RN, PhD, CCRN
Associate Professor and Director, BSN and CNL Program
School of Nursing and Health Studies
Georgetown University
Washington, District of Columbia

Dulce Obias-Manno, RN, MHSA, CCDS, CEPS, FHRS
Nurse Coordinator, Cardiac Arrhythmia Device Clinic
Washington Hospital Center
Washington, District of Columbia

Mary O. Palazzo, RN, MS, FACHE
Senior Director of Transition Planning
Mercy Medical Center
Baltimore, Maryland

Archana D. Patel, MS, CRNP
Acute Care Nurse Practitioner, Thoracic Surgery
University of Maryland Medical Center
Baltimore, Maryland

Nayna C. Philipsen, RN, JD, PhD, CFE, FACCE
Professor and Director of Affiliations
Coppin State University
Baltimore, Maryland

Clifford C. Pyne, RN, MS, ACNP
Nurse Practitioner—General Cardiology
Buffalo Cardiology and Pulmonary Associates
Williamsville, New York

Kim Reck, RN, MS, CRNP
Adult Nurse Practitioner
Clinical Program Manager, CRNP
Division of Cardiology
University of Maryland Medical Center
Baltimore, Maryland

Michael V. Relf, RN, PhD, CNE, ACNS-BC, AACRN, FAAN
Associate Professor
Associate Dean for Global and Community Health Affairs
Duke University School of Nursing
Durham, North Carolina

Kenneth J. Rempher, RN, PhD, MBA, CENP
Associate Chief Nursing Officer
University of Iowa Hospitals and Clinics
Iowa City, Iowa

Cynthia L. Renn, RN, PhD
Assistant Professor
University of Maryland School of Nursing
Baltimore, Maryland

Barbara Resnick, PhD, CRNP, FAAN, FAANP
Professor and Sonya Ziporkin Gershowitz Chair in Gerontology
University of Maryland School of Nursing
Baltimore, Maryland

Valerie K. Sabol, PhD, ACNP-BC, GNP-BC
Associate Professor, Specialty Director
Acute Care Nurse Practitioner and Critical Care Clinical Nurse
  Specialist Program
Duke University School of Nursing
Durham, North Carolina

Eric Schuetz, BS Pharm, CSPI
Specialist in Poison Information
Maryland Poison Center
Baltimore, Maryland

Julie Schuetz, MS, CRNP
Nurse Practitioner
Department of Hematologic Malignancies
The Sidney Kimmel Comprehensive Cancer Center
Johns Hopkins Medicine
Baltimore, Maryland

Brenda K. Shelton, RN, MS, CCRN, AOCN
Critical Care Clinical Nurse Specialist
The Sidney Kimmel Comprehensive Cancer Center at Johns
  Hopkins
Baltimore, Maryland

Jo Ann Hoffman Sikora, RN, MS, CRNP
Nurse Practitioner, Cardiac Surgery
University of Maryland Medical Center
Baltimore, Maryland

Kara Adams Snyder, RN, MS, CCRN, CCNS
Clinical Nurse Specialist
Surgical Trauma Critical Care
University Medical Center
Tucson, Arizona

Debbi S. Spencer, RN, MS
Chief Nurse, Joint Trauma System
U.S. Army Institute of Surgical Research
Fort Sam Houston, Texas

Allison G. Steele, RN, MSN, CRNP
Nurse Practitioner
Division of Gastroenterology and Hepatology
University Physicians Inc.
Baltimore, Maryland

Louis R. Stout, RN, MS
Lieutenant Colonel, United States Army Nurse Corps
United States Army Medical Department
Fort Lewis, Washington

Paul A. Thurman, RN, MS, ACNPC, CCNS, CCRN, CNRN
Clinical Nurse Specialist
R Adams Cowley Shock Trauma Center
University of Maryland Medical Center
Baltimore, Maryland

Sidenia S. Tribble, RN, MSN, ACNP-BC, CCRN
Acute Care Nurse Practitioner
Augusta Health
Fisherville, Virginia

Kathleen Turner, RN, DNP
Assistant Professor
Duke University School of Nursing
Durham, North Carolina

Connie M. Ulrich, RN, PhD, FAAN
Professor of Nursing and Bioethics
University of Pennsylvania School of Nursing
Philadelphia, Pennsylvania

Jeffrey S. Upperman, MD
Associate Professor of Surgery
Director, Trauma Program
Children's Hospital Los Angeles
Keck School of Medicine
University of Southern California
Los Angeles, California

Mary van Soeren, RN, PhD
Director
Canadian Health Care Innovation
Guelph, Ontario, Canada

Kathryn T. Von Rueden, RN, MS, ACNS-BC, FCCM
Associate Professor
University of Maryland School of Nursing
Clinical Nurse Specialist

R Adams Cowley Shock Trauma Center
University of Maryland Medical Center
Baltimore, Maryland

Amanda S. Walther, MS, CRNP
Nurse Practitioner
Department of Cardiology
University of Maryland Medical Center
Baltimore, Maryland

Tracey L. Wilson, MS, CRNP
Acute Care Nurse Practitioner
Medical Intensive Care Unit
University of Maryland Medical Center
Baltimore, Maryland

Janet A. Wulf, RN, MS, CNL, CHPN
Staff Nurse
Union Memorial Hospital
Baltimore, Maryland

Karen L. Yarbrough, MS, CRNP
Acute Care Nurse Practitioner
Director, Stroke Program
University of Maryland Medical Center
Baltimore, Maryland

Elizabeth K. Zink, RN, MS, CCRN, CCNS, CNRN
Clinical Nurse Specialist
Neurosciences Critical Care Unit
The Johns Hopkins Hospital
Baltimore, Maryland

Revisores

Nezam Al-Nsair, PhD, BSN, MSN
Director of Nursing, Chair of the Department of Nursing, and
  Associate Professor of Nursing
University of Mount Union
Alliance, Ohio

Roxie Barnes, MSN, RN, CCRN
Clinical Assistant Professor
Indiana University
Bloomington, Indiana

Mali M. Bartges, DNP, RN, CNE, CCRN
Professor
Northampton Community College
Bethlehem, Pennsylvania

Lyndele Bernard, RN, MSN
Professor
Anne Arundel Community College
Arnold, Maryland

Catherine Berry, MSN, BSN, CNE, CCRN
Clinical Assistant Professor Emerita
University of Wisconsin-Eau Claire
Eau Claire, Wisconsin

Joy Borrero, BS, MS, ANP
Academic Chair/Associate Professor of Nursing
Suffolk County Community College
Brentwood, New York

Destiny Brady, MSN, RN, CCRN
Instructor
Saint Anselm College
Manchester, New Hampshire

Audrey Charchenko, MSN, MMA, BSN
Assistant Professor of Nursing
Dickinson State University
Dickinson, North Dakota

Audrey Cornell, PhD, MSN, RN, CNE
Clinical Associate Professor
Western Kentucky University
Bowling Green, Kentucky

Ann Crawford, PhD, MSN, BSN, RN
Professor
University of Mary Hardin-Baylor
Belton, Texas

JoAnn Daugherty, PhD, RN, CNL
Lecturer
California State University San Marcos
San Marcos, California

Tammie Davis, BSN, MSN
Clinical Associate Professor
Walsh University Byers School of Nursing
North Canton, Ohio

Denise Dawkins, DNP, MSN, RN, CNL
Simulation and Skills Labs Director
  and Lecturer
California State University
Bakersfield, California

Carol Diehl, MSN, MSED, RN
Simulation Coordinator
The Reading Hospital School
  of Health Sciences
Reading, Pennsylvania

Judy Donnelly
Lancaster County Career & Technology Center
Willow Street, Pennsylvania

Tina Dorsey, RN, MSN
Instructor
Chipola College
Marianna, Florida

Deborah Drummonds, RN, MN, CCRN, CCN
Assistant Professor
Abraham Baldwin Agricultural College
Tifton, Georgia

Mary Louanne Friend, RN, PhD
Assistant Professor
Capstone College of Nursing
Tuscaloosa, Alabama

Linda Gambill, BSN, MSN/Ed
Clinical Simulation Center
Southwest Virginia Community College
Cedar Bluff, Virginia

Virginia Hackett, RN, PhD
Assistant Professor
Barry University College of Nursing and Health Sciences
Miami Shores, Florida

Cam Hamilton, PhD, MSN, BSN
Assistant Professor
Auburn University at Montgomery
Montgomery, Alabama

Julie Isaacson
Professor
Arkansas State University
Jonesboro, Arkansas

Verena Johnson, MSN, RN, CNE
Associate Professor
Amarillo College
Amarillo, Texas

Robin Kappler, MSN, RN
Assistant Professor
Bryan College of Health Sciences
Lincoln, Nebraska

Tonia Kennedy, EdD, MSN, RN, CCRN
Associate Professor
Liberty University
Lynchburg, Virginia

Stephen Krau, PhD, RN, CNE
Associate Professor of Nursing
Vanderbilt School of Nursing
Nashville, Tennessee

Patricia Lea, DNP, MSEd, RN, CCRN
Associate Professor
Baccalaureate Program Director—Senior Level
University of Texas Medical Branch School
  of Nursing
Galveston, Texas

Stephen Lomax, MSN, MBA, RN
Assistant Professor
Austin Peay State University
Clarksville, Tennessee

Naomi Lungstrom, FNP, MN, BSN
Clinical Assistant Professor
Washington State University College
  of Nursing
Spokane, Washington

Susan Malkemes, PhD
Associate Professor, Chair
Wilkes University
Wilkes-Barre, Pennsylvania

Annette Mattea, DNP, MSN, RN,
APN/CCNS
Assistant Professor, Nursing
University of St. Francis
Joliet, Illinois

Catherine McCoy-Hill, RN, MSN,
CNS, ANP-C
Assistant Professor
Azusa Pacific University
Azusa, California

Carrie Morgan, DNP
Retired
Western Kentucky University
Bowling Green, Kentucky

Betty Nash, MSN
Associate Professor
Bluefield State College
Bluefield, West Virginia

Crystal O'Connell-Schauerte
Program Coordinator
Algonquin College
Ottawa, Ontario

Kristin O'Neail
Lourdes University
Sylvania, Ohio

Jeanne Marie Papa, BSN, MSN, MBE
Instructor
Neumann University
Aston, Pennsylvania

Carol Penrosa, MSN, RN
Nursing Faculty
Southeast Community College
Lincoln, Nebraska

Sherily Pereira
University of Puerto Rico School of Nursing
San Juan, Puerto Rico

Debra Peterson, PhD, MSN, RN, CMSRN, CNE
Professor
University of St. Francis
Joliet, Illinois

Donna Polverini, MS
Associate Professor of Nursing
American International College
Springfield, Massachusetts

Joyce Pompey, RNC, DNP
Assistant Professor
The University of South Carolina
Aiken, South Carolina

Carrie Pucino, DED, RN, CCRN
Assistant Professor of Nursing
York College of Pennsylvania
York, Pennsylvania

Deanna Reising, PhD, RN, ACNS-BC, ANEF
Associate Professor
Indiana University
Indianapolis, Indiana

Kim Resanovich, MSN, RN-BC
Lecturer
Ohio University
Athens, Ohio

Karen Roberts, MSN
Associate Professor
Marian University
Fond du Lac, Wisconsin

Martha K. Roper
Nursing Faculty
Wallace State Community College
Hanceville, Alabama

Susan Rouse, RN, PhD
Assistant Professor
Indiana University Northwest
Gary, Indiana

Mary Runde, RN, BScN, MScN, APN, CNCC
Professor
Durham College
Sault Ste. Marie, Michigan

Alice Santiago
Interamerican University of Puerto Rico
Puerto Rico

Deborah Jane Schwytzer, MSN, BSN, BS, DNP
Associate Professor
University of Cincinnati College of Nursing
Cincinnati, Ohio

Pamela Sealover, MSN
Associate Director of Nursing
Ohio University Zanesville
Zanesville, Ohio

Tonya Sellars, MSN, RN
Instructor
Armstrong State University
Savannah, Georgia

Joanne Serembus, EdD, RN, CCRN, CNE
Associate Clinical Professor
Drexel University
Philadelphia, Pennsylvania

Margaret Sherer, RN, MS, CEN, CNE
Faculty Department Chair
Portland Community College
Portland, Oregon

Brenda Sloan, MA, RN
Assistant Professor
Indiana Wesleyan University
Marion, Indiana

Jacqueline J. Stewart, PhD
Associate Professor
Wilkes University
Wilkes-Barre, Pennsylvania

Betsy Swinny, MSN, RN, CCRN
Professional Nursing Faculty
Baptist Health System, School of Health Professions
San Antonio, Texas

Annie Thomas, RN, PhD
Assistant Professor
Loyola University Chicago
Chicago, Illinois

Charlene Thomas, RN, PhD
Assistant Professor
Aurora University
Aurora, Illinois

Yvonne Tolson-Myers, CNP
Trinity Health System
Steubenville, Ohio

Kim Kilpatrick Uddo, DNP
Professor
Delgado Community College, Charity School of Nursing
New Orleans, Louisiana

Tammy Vant Hul, RN, MSN, ACNP
Associate Professor
Riverside City Community College
Riverside, California

Barbara Voshall, DNP
Professor of Nursing
Graceland University
Independence, Missouri

Judy Walloch, RN, EdD
Part Time Clinical Instructor
Graham Hospital School of Nursing
Canton, Illinois

Linda Warren, EdD, RN, MSN, CCRN
Assistant Professor
Western Connecticut State University
Danbury, Connecticut

Marline Whigham, MSN
Assistant Professor
College of Nursing, Nova Southeastern University
Miami, Florida

Rachel Wilburn, RN, MSN, CNS
Assistant Professor
McNeese State University
Lake Charles, Louisiana

Phyllis Wille, MSN, FNP-C, CNE
Instructor
Danville Area Community College
Danville, Illinois

Michael L. Williams, PhD, RN, CCRN, CNE
Director, Associate Professor
Eastern Michigan University
Ypsilanti, Michigan

Sharon Wing, PhDc, BSN, MSN
Associate Professor
Cleveland State University School of Nursing
Cleveland, Ohio

Karen Wood, RN, DNSc, CCRN, CNL
Associate Professor
Saint Xavier University
Chicago, Illinois

Shirley Woolf, MSN
Clinical Assistant Professor
Indiana University
Indianapolis, Indiana

Agradecimentos

Este projeto demandou a ajuda e a cooperação de muitas pessoas. Primeiramente, gostaríamos de agradecer aos muitos colegas que contribuíram para o texto, seja com a autoria de um capítulo, seja compartilhando seus conhecimentos como revisores. Nossa editora, Wolters Kluwer, assim como em todas as edições desta obra, continua comprometida com a produção do melhor livro possível. Agradecemos especialmente a Helen Kogut, editora sênior de desenvolvimento, por seu trabalho e sua orientação incríveis, seu compromisso com a excelência e suas palavras positivas de encorajamento que nos animavam a finalizar o projeto.

Também gostaríamos de agradecer a Jordan Ciulla, que contribuiu com todas as leituras adicionais selecionadas. Suas horas de trabalho foram de enorme ajuda.

Além disso, agradecemos ao Dr. Dennis Cheek, especialista em genética conhecido nos EUA, pela criação do boxe *Foco na Genética*, que aparece em diversos capítulos ao longo do livro.

Por fim, gostaríamos de agradecer a nossas famílias e colegas enfermeiras, que aguentaram firmes até a conclusão deste projeto.

Trish e Dorrie

Prefácio

A prática da enfermagem em cuidados críticos mudou muito desde seu início, nos anos 1960. Enfermeiras de cuidados críticos, mais do que nunca, precisam ter uma base teórica sólida e abrangente a fim de oferecer cuidados competentes e holísticos aos pacientes criticamente doentes e suas famílias. Esses pacientes não se restringem mais a unidades de terapia intensiva. Em vez disso, são tratados na emergência, nas unidades de cuidados progressivos, nas unidades pós-anestésicas e em suas residências. Atualmente, os pacientes apresentam-se cada vez mais velhos e doentes, o que demanda um conhecimento extenso para o tratamento de suas necessidades complexas. Avanços na enfermagem, na medicina e na tecnologia, a mudança rápida da atmosfera dos cuidados de saúde e a carência de equipes de enfermagem e capacitação são outros fatores que, juntos, têm como efeito grandes mudanças na prática da enfermagem de cuidados críticos.

Alguns dos conhecimentos necessários para tal prática podem ser conseguidos por meio de educação formal e de livros como este. Os demais apenas serão adquiridos pela experiência. Nosso objetivo, com esta décima primeira edição de *Cuidados Críticos em Enfermagem | Uma Abordagem Holística*, é ajudar os leitores em sua jornada, oferecendo uma fonte e uma referência abrangente e atualizada.

Como nas anteriores, esta décima primeira edição promove a excelência na enfermagem em cuidados críticos. Abordando teoria e princípios no contexto da aplicação prática, a obra ajuda o leitor a ganhar competência e confiança no cuidado aos pacientes criticamente doentes e suas famílias. Como de costume, o paciente continua a ser o centro dos esforços da equipe de saúde. No ambiente técnico de cuidados críticos, altamente especializado e complicado, saber prestar cuidado holístico, demonstrando esse cuidado com atitudes, é tão importante quanto saber operar equipamentos complexos e realizar procedimentos difíceis.

Como novidade desta edição, o leitor encontrará ênfase ainda maior na prática baseada em evidências científicas, além de um texto ainda mais simples, com foco nos conhecimentos e nas práticas-chave de que todas as enfermeiras precisam para tratar pacientes criticamente doentes.

VISÃO GERAL

A décima primeira edição de *Cuidados Críticos em Enfermagem | Uma Abordagem Holística* consiste em 13 partes. A seguir, oferecemos uma breve visão geral sobre o que contém cada uma delas.

■ Parte 1 | Conceito de Holismo Aplicado à Prática de Enfermagem em Cuidados Críticos

Os seis capítulos da Parte 1 apresentam ao aluno o conceito de cuidados holísticos e como ele é aplicado na prática dos cuidados críticos. O Capítulo 1 introduz a prática da enfermagem em cuidados críticos. Os Capítulos 2 e 3 revisam os efeitos psicossociais da doença crítica no paciente e em sua família, respectivamente. Esses capítulos também descrevem como o ambiente de cuidados críticos pode afetar o paciente e reveem como a enfermeira pode agir para reduzir o estresse induzido pelo ambiente e promover a cura. O Capítulo 4 enfatiza o papel da educação do paciente e de sua família nos cuidados críticos. O Capítulo 5 aborda estratégias para o alívio da dor e a promoção do conforto. Concluímos esta parte com o Capítulo 6, que se concentra nos cuidados paliativos e no fim da vida.

■ Parte 2 | Questões da Prática Profissional no Cuidado Crítico

Esta parte consiste em três capítulos relativos à profissão da enfermeira. Nos Capítulos 7 e 8, são exploradas questões éticas e legais. O Capítulo 9 descreve características das enfermeiras de cuidados críticos, delineia aspectos do profissionalismo em enfermagem e define atributos críticos de excelência em enfermagem.

■ Parte 3 | Populações Especiais em Cuidados Críticos

Os quatro capítulos desta parte abordam as necessidades especiais de alguns grupos de pessoas criticamente doentes. Os Capítulos 10, 11 e 12 focam a criança, a gestante e o idoso, respectivamente. O Capítulo 13 descreve o papel da enfermeira ao cuidar do paciente recuperando-se de anestesia.

■ Parte 4 | Situações Especiais em Cuidados Críticos

Esta parte começa com um capítulo sobre o cuidado ao paciente que está sendo transportado dentro de uma instituição ou entre instituições, bem como o papel da equipe de resposta rápida. O capítulo seguinte descreve o papel da enfermeira de cuidados críticos no manejo de desastres.

■ Parte 5 | Sistema Cardiovascular

Esta parte, primeira de oito partes baseadas em sistemas de órgãos, foca o cuidado ao paciente com distúrbio cardiovascular. Cada parte baseada em sistema de órgãos se inicia com um capítulo que revisa a anatomia e a fisiologia do sistema (p. ex., Capítulo 16). A parte segue, então, para um capítulo sobre avaliação do paciente (p. ex., Capítulo 17), um sobre cuidado geral ao paciente (p. ex., Capítulo 18) e um sobre distúrbios comuns (p. ex., Capítulo 19). A Parte 5 dedica dois capítulos específicos à abordagem da insuficiência cardíaca e do infarto agudo do miocárdio (Capítulos 20 e 21, respectivamente), e termina com uma discussão sobre os mais recentes avanços na cirurgia cardíaca (Capítulo 22). Ao longo de toda a parte, são discutidos os mais recentes exames diagnósticos, os mais novos medicamentos para o tratamento de

xxii Cuidados Críticos em Enfermagem | Uma Abordagem Holística

distúrbios cardiovasculares e atualizações sobre tecnologias (como o equipamento de auxílio para o ventrículo esquerdo, o desfibrilador cardioversor implantável e o marca-passo cardíaco).

■ Parte 6 | Sistema Respiratório

Nesta parte, discutem-se as tecnologias atuais de avaliação (como o monitoramento do dióxido de carbono ao fim da expiração) e os mais novos meios de ventilação para pacientes com falência respiratória. Também são discutidas estratégias de tratamento baseadas em evidências para distúrbios respiratórios como pneumonia, efusão pleural e doença pulmonar obstrutiva crônica. O Capítulo 27 se volta aos mais recentes desenvolvimentos na avaliação e no cuidado de pacientes com síndrome do desconforto respiratório agudo (SDRA).

■ Parte 7 | Sistema Renal

Nesta edição, a Parte 7 inclui discussões mais profundas sobre a avaliação e o manejo de líquidos, de eletrólitos e do equilíbrio acidobásico, além de atualizações sobre exames laboratoriais e diagnósticos. As mais novas tecnologias de diálise são discutidas no Capítulo 30. O Capítulo 31 aborda os distúrbios renais comuns, incluindo desenvolvimentos recentes nos cuidados a pacientes com lesão renal aguda e doença renal crônica.

■ Parte 8 | Sistema Nervoso

Esta parte oferece atualizações sobre exames diagnósticos neurológicos e as mais novas abordagens no tratamento do paciente com hipertensão intracraniana. São discutidos os mais recentes medicamentos para o tratamento de distúrbios neurológicos e os mais novos desenvolvimentos em neurocirurgia. Capítulos específicos apresentam o cuidado ao paciente com lesões cranianas e na medula espinal.

■ Parte 9 | Sistema Digestório

Na Parte 9, são discutidos os mais recentes exames diagnósticos para a avaliação de pacientes com distúrbios gastrintestinais. O cuidado a esses pacientes foi atualizado a fim de incluir os mais novos medicamentos, os mais recentes desenvolvimentos no uso de nutrição enteral e parenteral e as novas tendências de tratamento dos distúrbios comuns, como falência hepática e hepatite.

■ Parte 10 | Sistema Endócrino

Nesta edição, a Parte 10 inclui um capítulo para a avaliação dos múltiplos componentes do sistema endócrino. O conteúdo é organizado a partir das glândulas principais, oferecendo informações sobre a história, os exames laboratoriais e os exames diagnósticos relativos a cada glândula descrita no capítulo. No Capítulo 44 são fornecidas as informações mais atuais sobre o tratamento dos distúrbios endócrinos, em especial controle glicêmico e emergências associadas ao diabetes.

■ Parte 11 | Sistemas Hematológico e Imune

Esta parte continua representando uma discussão singular, não incluída em muitos livros sobre cuidados críticos.

Os inúmeros desenvolvimentos recentes sobre transplante de órgãos e transplante hematopoético de células-tronco são descritos no Capítulo 47. O Capítulo 48 apresenta informações atualizadas sobre a avaliação e o cuidado de pacientes criticamente doentes com HIV/AIDS, bem como daqueles com emergências oncológicas. As últimas tendências no tratamento de pacientes com distúrbios hematológicos, como coagulação intravascular disseminada, são incluídas no Capítulo 49.

■ Parte 12 | Sistema Tegumentar

Esta parte inclui três capítulos sobre assuntos não tratados em outros livros sobre cuidados críticos: anatomia e fisiologia do sistema tegumentar, avaliação do sistema tegumentar e cuidado ao paciente com distúrbios no sistema tegumentar. São discutidos avaliação e tratamento de feridas, ambos baseados em evidências. Além disso, o cuidado a pacientes criticamente doentes com queimaduras é abordado no Capítulo 53.

■ Parte 13 | Disfunção Multissistêmica

No Capítulo 54, são discutidos estados de hipoperfusão, como choque, síndrome da resposta inflamatória sistêmica (SRIS) e síndrome da disfunção de múltiplos órgãos (SDMO). São descritos os mais atuais aspectos sobre o processo fisiopatológico, além de como este conhecimento serve como guia na seleção das intervenções mais recentes. O Capítulo 55 revisa o cuidado aos pacientes vítimas de traumatismo, incluindo as mais novas tendências sobre a abordagem dessas situações complexas. O Capítulo 56 trata do cuidado ao paciente vítima de *overdose* ou envenenamento, um problema cada vez mais comum no ambiente de cuidados críticos.

CARACTERÍSTICAS

As características da décima primeira edição de *Cuidados Críticos em Enfermagem | Uma Abordagem Holística* foram elaboradas para auxiliar os leitores tanto com a prática quanto com o aprendizado.

■ Características orientadas para a prática

- Os quadros **Considerações para o paciente idoso** destacam as necessidades especiais desse grupo que constitui a maior parte dos pacientes criticamente doentes
- Os quadros **História de saúde** resumem áreas-chave que devem ser abordadas e informações relevantes que podem ser reveladas durante a obtenção da história de saúde
- Os quadros **Orientação de ensino** auxiliam a enfermeira a preparar pacientes e familiares para os procedimentos, além de ajudá-los a compreender a doença com que estão lidando e explicar as atividades posteriores a procedimentos ou cirurgias.

■ Características pedagógicas

- Os **Objetivos de aprendizagem**, no início de cada capítulo, ajudam a focar a atenção do leitor em tópicos importantes
- Os **Desafios relacionados à aplicabilidade clínica**, ao fim de cada capítulo, apresentam 3 a 5 questões rápidas, às vezes precedidas por um estudo de caso.

NOVIDADES DESTA EDIÇÃO

- As novas **questões rápidas** e sobre o **estudo de caso** em cada capítulo fazem o leitor aplicar seu conhecimento a uma situação prática
- Os boxes **Destaques da Prática Baseada em Evidências** atualizados ajudam o leitor a compreender a importância da prática baseada em pesquisas e incluem trechos dos alertas de prática da AACN, bem como de pesquisas recentemente publicadas
- Novos boxes **Foco na Genética** aparecem em capítulos selecionados e incluem informações genéticas importantes e resumos sobre alguns distúrbios genéticos. Esses distúrbios podem ser o resultado de mutações genéticas aleatórias, mutações genéticas causadas por influências do ambiente ou genes mutantes herdados
- Os quadros **Segurança do paciente** alertam os leitores para os fatores de risco, os sinais e sintomas, os efeitos colaterais e as complicações que a enfermeira de cuidados críticos precisa prever e monitorar continuamente
- Os quadros **Diretrizes interdependentes do cuidado** descrevem como a equipe de saúde trabalha em conjunto para tratar a doença de um paciente e minimizar complicações. Também incorporam diagnósticos de enfermagem e enfatizam resultados e intervenções baseados em trabalho de equipe e colaboração.

Patricia Gonce Morton
Dorrie K. Fontaine

Material Suplementar

Este livro conta com o seguinte material suplementar:

- Referências bibliográficas e leitura sugerida
- Respostas aos Desafios relacionados à aplicabilidade clínica
- Encarte colorido com figuras selecionadas do livro.

O acesso ao material suplementar é gratuito. Basta que o leitor se cadastre e faça seu *login* em nosso *site* (www.grupogen.com.br), clicando em GEN-IO, no *menu* superior do lado direito.

É rápido e fácil. Caso haja alguma mudança no sistema ou dificuldade de acesso, entre em contato conosco (gendigital@grupogen.com.br).

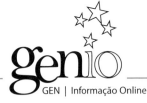

GEN-IO (GEN | Informação Online) é o ambiente virtual de aprendizagem do GEN | Grupo Editorial Nacional, maior conglomerado brasileiro de editoras do ramo científico-técnico-profissional, composto por Guanabara Koogan, Santos, Roca, AC Farmacêutica, Forense, Método, Atlas, LTC, E.P.U. e Forense Universitária. Os materiais suplementares ficam disponíveis para acesso durante a vigência das edições atuais dos livros a que eles correspondem.

Sumário

PARTE 1 **Conceito de Holismo Aplicado à Prática de Enfermagem em Cuidados Críticos, 1**

1 Prática de Enfermagem em Cuidados Críticos | Promoção da Excelência por Meio do Cuidado, da Colaboração e do Compromisso, 1

2 Experiência do Paciente com a Doença Crítica, 13

3 Experiência da Família com a Doença Crítica, 25

4 Orientação ao Paciente e à Família no Cuidado Crítico, 34

5 Alívio da Dor e Promoção do Conforto, 46

6 Cuidados Paliativos e Questões sobre a Fase Terminal no Cuidado Crítico, 61

PARTE 2 **Questões da Prática Profissional no Cuidado Crítico, 73**

7 Questões Éticas para a Enfermagem em Cuidados Críticos, 73

8 Questões Legais Relacionadas à Enfermagem em Cuidados Críticos, 80

9 Construção de um Modelo de Prática Profissional de Excelência na Enfermagem em Cuidados Críticos, 92

PARTE 3 **Populações Especiais em Cuidados Críticos, 103**

10 Paciente Pediátrico Criticamente Doente, 103

11 Gestante em Estado Crítico, 113

12 Paciente Idoso Criticamente Doente, 122

13 Paciente no Período Pós-Anestesia, 144

PARTE 4 **Situações Especiais em Cuidados Críticos, 155**

14 Equipes de Resposta Rápida e Transporte de Paciente Criticamente Doente, 155

15 Cuidados em Situações de Desastre | Implicações para a Enfermeira de Cuidados Críticos, 168

PARTE 5 **Sistema Cardiovascular, 179**

16 Anatomia e Fisiologia do Sistema Cardiovascular, 179

17 Avaliação do Paciente | Sistema Cardiovascular, 191

18 Cuidado ao Paciente | Sistema Cardiovascular, 271

19 Distúrbios Cardiovasculares Comuns, 350

20 Insuficiência Cardíaca, 364

21 Infarto Agudo do Miocárdio, 387

22 Cirurgia Cardíaca, 409

PARTE 6 **Sistema Respiratório, 433**

23 Anatomia e Fisiologia do Sistema Respiratório, 433

24 Avaliação do Paciente | Sistema Respiratório, 447

25 Cuidado ao Paciente | Sistema Respiratório, 466

26 Distúrbios Respiratórios Comuns, 507

27 Síndrome do Desconforto Respiratório Agudo, 538

xxvi Cuidados Críticos em Enfermagem | Uma Abordagem Holística

PARTE 7 **Sistema Renal, 553**

28 Anatomia e Fisiologia do Sistema Renal, 553

29 Avaliação do Paciente | Sistema Renal, 562

30 Cuidado ao Paciente | Sistema Renal, 579

31 Lesão Renal Aguda e Doença Renal Crônica, 604

PARTE 8 **Sistema Nervoso, 629**

32 Anatomia e Fisiologia do Sistema Nervoso, 629

33 Avaliação do Paciente | Sistema Nervoso, 659

34 Cuidado ao Paciente | Sistema Nervoso, 680

35 Distúrbios Neurológicos e Neurocirúrgicos Comuns, 695

36 Traumatismo Cranioencefálico, 733

37 Traumatismo Raquimedular, 750

PARTE 9 **Sistema Digestório, 773**

38 Anatomia e Fisiologia do Sistema Digestório, 773

39 Avaliação do Paciente | Sistema Digestório, 788

40 Cuidado ao Paciente | Sistema Digestório, 804

41 Distúrbios Gastrintestinais Comuns, 821

PARTE 10 **Sistema Endócrino, 857**

42 Anatomia e Fisiologia do Sistema Endócrino, 857

43 Avaliação do Paciente | Sistema Endócrino, 873

44 Distúrbios Endócrinos Comuns, 885

PARTE 11 **Sistemas Hematológico e Imune, 917**

45 Anatomia e Fisiologia dos Sistemas Hematológico e Imune, 917

46 Avaliação do Paciente | Sistemas Hematológico e Imune, 927

47 Transplantes de Órgãos e Células-Tronco Hematopoéticas, 942

48 Distúrbios Imunológicos Comuns, 975

49 Distúrbios Hematológicos Comuns, 1008

PARTE 12 **Sistema Tegumentar, 1023**

50 Anatomia e Fisiologia do Sistema Tegumentar, 1023

51 Avaliação do Paciente | Sistema Tegumentar, 1027

52 Cuidado ao Paciente | Sistema Tegumentar, 1038

53 Queimaduras e Distúrbios Tegumentares Comuns, 1052

PARTE 13 **Disfunção Multissistêmica, 1075**

54 Choque, Síndrome da Resposta Inflamatória Sistêmica e Síndrome da Disfunção de Múltiplos Órgãos, 1075

55 Traumatismo, 1097

56 *Overdose* por Substâncias Psicoativas e Envenenamento, 1122

Índice Alfabético, 1137

Cuidados Críticos em Enfermagem

Uma Abordagem Holística

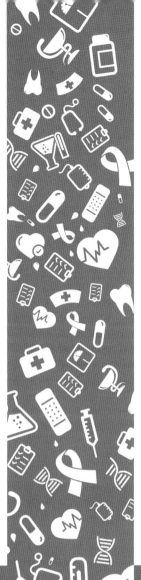
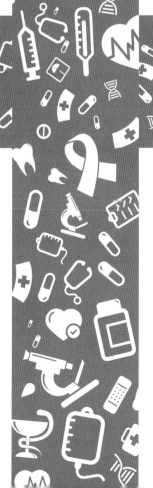

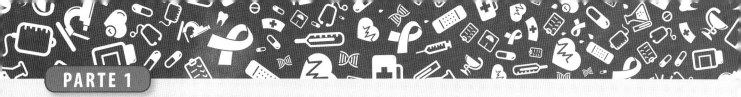

PARTE 1

Conceito de Holismo Aplicado à Prática de Enfermagem em Cuidados Críticos

1

Prática de Enfermagem em Cuidados Críticos | Promoção da Excelência por Meio do Cuidado, da Colaboração e do Compromisso

Roberta Kaplow, Kathleen Turner e Michael V. Relf

Objetivos de aprendizagem

Com base no conteúdo deste capítulo, o leitor deverá ser capaz de:

1. Descrever o valor da titulação de especialista em enfermagem em cuidados críticos.
2. Descrever o valor da prática baseada em evidências no cuidado a pacientes criticamente doentes.
3. Discutir o valor da prática colaborativa nos cuidados críticos.
4. Listar as premissas subjacentes do Modelo Sinérgico para promover desfechos positivos para o paciente.
5. Discutir métodos para mitigar a fadiga de alarmes.
6. Discutir os desafios futuros para a prática de enfermagem em cuidados críticos.

Do mesmo modo que o sistema de saúde continua a desenvolver-se, a disciplina de Enfermagem e a especialidade em Enfermagem em Cuidados Críticos também acompanham esse desenvolvimento. Na atualidade, os cuidados aos pacientes criticamente doentes ou graves não acontecem somente nos ambientes "tradicionais" das unidades de terapia intensiva ou cuidados intensivos, mas também nas unidades de cuidados progressivos, nas unidades clínicas e cirúrgicas, nos serviços de emergência, nos cuidados a longo prazo, na comunidade e até no domicílio do paciente. Como consequência dos progressos científicos dos cuidados de saúde, em conjunto com uma população cada vez mais idosa e a aplicação da genômica na medicina personalizada, a prática dos cuidados críticos em enfermagem, como a conhecemos, continuará evoluindo.

Desde que as unidades de cuidados críticos (UCC) foram abertas, nos anos de 1960, ocorreram avanços tecnológicos, de procedimentos e farmacológicos importantes, acompanhados por uma explosão de conhecimentos nos campos da Enfermagem em Cuidados Críticos e da Medicina. Consequentemente, as enfermeiras de cuidados críticos, de cuidados progressivos e de cuidados domiciliares no século XXI estão rotineiramente cuidando de pacientes complexos, criticamente doentes, os quais há apenas algumas décadas não sobreviveriam. Como resultado, as enfermeiras estão sendo cada vez mais desafiadas a integrar tecnologias às intervenções, além de implementar cuidados com base em evidências contemporâneas, enquanto cuidam do paciente como um todo, tratando dos desafios psicossociais e dos conflitos éticos associados com as enfermidades críticas. Além disso, espera-se que as enfermeiras ofereçam cuidados não apenas ao paciente, mas, quando por ele solicitado, também à sua família, e que não ajam sozinhas, mas em colaboração com uma equipe interprofissional.

Em resposta às constantes mudanças no sistema de cuidados de saúde, as enfermeiras de cuidados críticos são desafiadas pelas necessidades do paciente e da família, integrando evidências a fim de aprimorar os padrões de cuidados, agindo para manter a segurança do paciente, colaborando interprofissionalmente e desenvolvendo ambientes saudáveis de trabalho (AST) a fim de atingir resultados clínicos de qualidade. Durante as últimas décadas, as enfermeiras de cuidados críticos têm experimentado, em primeira mão, o que as pesquisadoras enfermeiras têm demonstrado consistentemente – a doença crítica não é somente uma alteração fisiológica, mas um processo psicossocial e espiritual. A doença crítica também representa uma ameaça para o indivíduo e sua família. Por meio da titulação de especialistas pela American Association of Critical-Care Nurses (AACN), as enfermeiras demonstram proativamente seu conhecimento sobre a enfermagem em cuidados críticos. À medida que o atendimento em saúde se torna cada vez mais tecnológico, as necessidades de humanização se tornam cada vez mais essenciais. Compatível com a necessidade de um atendimento de saúde "humanizado" está a necessidade de promover intervenções eficazes que se baseiam em evidências em vez de pautarem-se na rotina ou tomar a intuição como base.

Este capítulo descreve aspectos específicos do ambiente de cuidados críticos. Estes incluem o valor da titulação, a prática baseada em evidências (PBE), os ambientes saudáveis de trabalho, a qualidade e a segurança, além do Modelo Sinérgico da AACN para o Cuidado ao Paciente. Cada um desses, quando implementado, ajuda a promover resultados ótimos para pacientes com doenças agudas e críticas, bem como para suas famílias. Este capítulo também descreve fatores etiológicos e efeitos deletérios da fadiga de alarmes, bem como algumas sugestões que ajudem a mitigar tal fenômeno.

Valor da titulação

"A titulação é um processo através do qual uma agência não governamental valida, com base em padrões predeterminados, o conhecimento da enfermeira para a prática em uma área de enfermagem clínica ou funcional definida."[1] Uma carta aberta, *Safeguarding the Patient and the Profession*, publicada pela AACN, demonstrou o valor de exame de suficiência para a titulação de especialista.[2] A titulação promove a excelência continuada na profissão da enfermagem em cuidados críticos, ajudando as enfermeiras a alcançar e manter uma base de conhecimento atualizada essencial à prática da enfermagem em cuidados críticos.[2,4] Além disso, ela valida o conhecimento das enfermeiras sobre os pacientes e suas famílias, os empregadores e elas próprias.

Valor para o paciente e para a família

Como consequência de erros médicos, desfechos adversos e regulações complicadas no tocante ao reembolso de planos de saúde, muitos consumidores atualmente desconfiam do sistema de saúde. O título de especialista provê aos pacientes e às famílias a validação de que as enfermeiras que cuidam deles possuem conhecimento e experiência demonstrados. Esse conhecimento supera aquele que é avaliado nos exames de entrada no Conselho Profissional.[*2] As enfermeiras que tiveram seus conhecimentos validados através de um exame de suficiência para o Título de Especialista tomam decisões com maior confiança.[3] Foi sugerida também diminuição da probabilidade de morte para os pacientes cuidados por enfermeiras tituladas.[5–7] Embora a "falha em salvar" um paciente com problemas nem sempre possa ser evitada, enfermeiras experientes e qualificadas são capazes de reconhecer os sinais e sintomas mais cedo e de responder da maneira apropriada. Além disso, as enfermeiras com titulação de especialista têm compromisso demonstrado com o aprendizado continuado. Esse atributo é necessário para cuidar de paciente com problemas multissistêmicos complexos que requeiram intervenção agressiva e tecnologias avançadas.

Valor para os empregadores e as enfermeiras

A titulação permite ao empregador inteirar-se de que as enfermeiras que trabalham para ele possuem o conhecimento e a experiência para promover resultados ótimos para o paciente.

As enfermeiras que se titularam demonstraram seu compromisso com a qualidade, uma vez que dedicaram tempo para titularem-se como especialistas. Evidências de pesquisas demonstram que enfermeiras tituladas têm percepção maior de empoderamento no local de trabalho e não desejam deixar a profissão.[3,4,8] Em uma revisão da literatura que examinou os efeitos percebidos da titulação de especialista em enfermagem, verificou-se que tanto a comunicação quanto a colaboração mostraram-se essenciais para a qualidade dos desfechos dos pacientes. Além disso, evidências indicam que as enfermeiras tituladas desejam permanecer empregadas em setores nos quais possam aplicar seus conhecimentos. Sugeriu-se que as organizações de saúde que apoiam e reconhecem o valor da titulação experimentam taxas menores de demissão e taxas maiores de retenção de enfermeiras.[3,4]

Quando as organizações de cuidados de saúde se inscrevem para conseguir a designação Magnet pelo American Nurses Credentialing Center (ANCC) (Centro de Credenciamento), a titulação é um dos muitos fatores importantes considerados.[7,9] A titulação também é um meio de os hospitais mostrarem-se melhores que a concorrência.[2] Além disso, os administradores hospitalares devem demonstrar para a Joint Commission que as enfermeiras estão habilitadas para fornecer os cuidados. A titulação é uma clara demonstração de conhecimento enquanto competência profissional.[2]

A titulação dota as enfermeiras de um senso de realização e orgulho profissional.[1] Um estudo da American Board of Nursing Specialties revelou que muitas enfermeiras que se submeteram às provas de titulação o fizeram por satisfação pessoal e compromisso com a excelência na prática.[3] Enfermeiras tituladas demonstram ao empregador que têm responsabilidade por seu próprio desenvolvimento profissional, o que pode conferir a elas um cunho competitivo quando procuram a promoção ou novas oportunidades de carreira. As enfermeiras especialistas apresentam maior sensação de confiança.

Pesquisas identificaram que enfermeiras tituladas percebem maior empoderamento, reconhecem o valor intrínseco do título de especialista, vivenciam melhor colaboração com demais membros da equipe interprofissional e consideram que seu conhecimento foi ampliado e validado por meio da titulação.[4,8]

Prática de enfermagem em cuidados críticos baseada em evidências

A PBE constitui a aplicação dos resultados das melhores pesquisas disponíveis (evidências) na tomada de decisões sobre os cuidados de saúde. Profissionais de saúde que empregam PBE usam as evidências de pesquisas em conjunto com sua experiência clínica e as preferências dos pacientes.[10] A PBE é essencial para auxiliar na otimização dos desfechos do paciente na dinâmica atual do ambiente dos cuidados de saúde. Nos EUA, o Institute of Medicine (IOM), o ANCC e a Joint Commission consideram a PBE um passo crucial para a melhora da qualidade dos cuidados de saúde.[11] Embora o conhecimento sobre intervenções de enfermagem efetivas continue aumentando, a prática perde para as evidências disponíveis. A prática baseada na intuição ou em informações sem base científica não é segura para pacientes e suas famílias, devendo ser desencorajada quando da tomada de decisões sobre os cuidados.

---

*N.R.T.: No Brasil, supera também o conhecimento avaliado no ENADE (Exame Nacional de Desempenho dos Estudantes), exame realizado no último ano do curso de graduação.

A PBE é frequentemente confundida com a realização de pesquisas. Pesquisas são feitas no intuito de gerar novos conhecimentos. A PBE usa tais conhecimentos a fim de que os cuidados com o paciente atinjam os melhores desfechos possíveis.[10] Na transposição dos conhecimentos para a prática clínica, é essencial que a enfermeira de cuidados críticos considere a força ou o nível das evidências científicas:

- Grande parte dos cuidados de saúde e da prática de enfermagem é embasada por pouca ou nenhuma evidência ou pesquisa. Consequentemente, outras fontes de evidência devem ser levadas em consideração
- Diferentes metodologias de pesquisa têm limitações que afetam a possibilidade de os achados serem generalizados para outras populações além das estudadas[11]
- Enfermeiras e outros profissionais de saúde devem necessariamente examinar as evidências que utilizam no seu raciocínio clínico, mas não devem restringir suas definições sobre o que caracteriza uma evidência científica apenas ao que pode ser mensurado em ensaios controlados randomizados (ECR).

Assim sendo, é essencial que as enfermeiras de cuidados críticos se familiarizem com os níveis de evidência para que possam avaliar evidências científicas ou pesquisas e determinar sua aplicabilidade aos pacientes.[12]

O AACN foi a primeira instituição de enfermagem a desenvolver um sistema de classificação de evidências científicas. Em 2008, o conselho administrativo do AACN criou um grupo de trabalho para revisar o sistema de nivelamento de evidências e alinhar a hierarquia da instituição com as de outras organizações de cuidados de saúde.

Níveis de evidência científica

Na PBE, os níveis mais baixos de evidências são as opiniões de peritos ou de comitês de especialistas. Tal nível resulta de comitês de prática clínica e organizações profissionais que se reúnem para discutir diretrizes quando não há evidências de níveis mais altos. O nível seguinte é composto de estudos únicos descritivos, qualitativos ou fisiológicos. Uma revisão sistemática consiste em uma síntese sistemática e rigorosa dos achados de diversos estudos com foco em uma área de pesquisa. O próximo nível da hierarquia de evidências científicas é um estudo único de correlação ou observação. Para guiarem a prática clínica, esses estudos quantitativos se prestam a mensurações precisas, tornando possível examinar as relações. O nível seguinte é uma revisão sistemática de estudos de correlação ou observação, a qual examine relações e avalie causa e efeito. Avançando para os níveis mais fortes de evidências estão um único ECR e um ensaio controlado não randomizado (quasiexperimental). O nível mais alto é a revisão sistemática de diversos ECR, também chamada metanálise, uma abordagem estatística que visa combinar os dados de uma revisão sistemática. Assim sendo, toda metanálise deve ser baseada em uma revisão sistemática subjacente, mas nem toda revisão sistemática leva a uma metanálise. Para estudos que usam métodos qualitativos, uma metassíntese é análoga a uma metanálise.[13]

Tomando como exemplo o *delirium* pós-operatório, uma enfermeira de cuidados críticos localizaria muito da literatura sobre o assunto, como editoriais de especialistas, estudos descritivos, ECR únicos e metanálises. Uma vez que existem metanálises, o mais alto nível de evidência científica, sobre *delirium*

pós-operatório, enfermeiras de cuidados críticos podem revisar protocolos e implementar intervenções com base em evidências para impedir essa condição.[14] A fim de aprimorar a qualidade dos cuidados e manter a segurança do paciente durante a doença crítica, as enfermeiras de cuidados críticos precisam ser capazes de reunir, revisar, sintetizar e avaliar sistematicamente as evidências que guiarão as mudanças práticas e promoverão desfechos clínicos de qualidade. Por exemplo, em vez de apenas usar as diretrizes de prática clínica disponíveis na National Guidelines Clearinghouse (www.guideline.gov), a enfermeira de cuidados críticos precisa realizar metanálise ou revisão sistemática das evidências disponíveis a fim de determinar a melhor prática.

Barreiras à implementação

Apesar do valor da PBE, infelizmente são necessários em média 17 anos para que os achados de pesquisas sejam transpostos para a prática clínica.[15] As barreiras à implementação da PBE incluem falta de conhecimento sobre os processos de pesquisa, acesso limitado à literatura, falta de capacidade para analisar criticamente uma pesquisa, interesse limitado em investigações científicas, poder limitado para modificar a prática, fatores relativos ao tempo, falta de apoio e comprometimento das organizações (incluindo recursos), volume de pesquisas sendo publicadas e disponibilidade dos mentores.[16]

A cultura, o clima e o ambiente da organização têm impacto significativo na autonomia das enfermeiras de modificarem a prática e em sua capacidade de adaptação à mudança.[17] Com frequência, as enfermeiras de cuidados críticos têm conhecimentos e habilidades para administrar os cuidados com o paciente, mas, quando o cuidado não é baseado em evidências científicas, é difícil otimizar os desfechos, usar recursos eficientes e manter a segurança do paciente. Assim, é essencial que as enfermeiras de cuidados críticos tenham os conhecimentos, habilidades e capacidades requeridos para localizar e avaliar evidências relevantes, além de transpor tais evidências para a prática.

Estratégias para promover a implementação

Diversas estratégias foram propostas para auxiliar no aprimoramento da incorporação de evidências científicas na prática clínica, como o uso de protocolos, mapas clínicos, algoritmos e intervenções educativas. Aumentar o conhecimento das enfermeiras de cuidados críticos sobre os recursos disponíveis, além de educá-las e orientá-las à implementação de atividades de PBE, é essencial. Como ocorre na construção de uma casa, uma organização comprometida com a PBE precisa estabelecê-la como um alicerce da prática diária e criar uma cultura de investigação clínica e comprometimento com o aprendizado constante.

Existem diversos recursos que facilitam a adoção de uma cultura de PBE pelas enfermeiras de cuidados críticos, por exemplo, ótimos bancos de dados, como PubMed, CINAHL e MEDLINE. O Cochrane Collaboration, *site* com evidências científicas independentes de alta qualidade que visam informar sobre a tomada de decisões em cuidados críticos e obter informações baseadas em evidências, está disponível na Internet. Além disso, organizações de profissionais de enfermagem disponibilizam com frequência recomendações para a prática baseada em evidências em seus *sites*. O AACN, por exemplo, disponibiliza uma seção de Alertas de Prática, tanto

4 Parte 1 Conceito de Holismo Aplicado à Prática de Enfermagem em Cuidados Críticos

para membros quanto para o público geral. Outros recursos sobre PBE incluem *sites* e publicações da Agency for Healthcare Research and Quality (www.ahrq.gov), dos Centers for Disease Control and Prevention (www.cdc.gov), do Institute for Healthcare Improvement (www.ihi.org), do IOM (www.iom.edu), da National Guidelines Clearinghouse (www.guidelines.gov), do National Institute for Health and Clinical Excellence (NICE) no Reino Unido (www.nice.org.uk), da U.S. National Library of Medicine (www.nlm.nih.gov) e da American Nurses Association (www.nursingworld.org), bem como da Society of Critical Care Medicine (www.sccm.org).

A Tabela 1.1 mostra um levantamento das barreiras percebidas à implementação da PBE, além de destacar estratégias contra tais barreiras.

Ambientes saudáveis de trabalho

A atual escassez de pessoal de enfermagem exige alterações importantes no local de trabalho. Um AST pode levar a desfechos positivos do paciente. Além disso, as enfermeiras gravitam pelas instituições que apresentam condições de trabalho ótimas. Em contrapartida, os ambientes de trabalho

Tabela 1.1 Barreiras e respectivas estratégias recomendadas para otimização da prática baseada em evidências nos cuidados críticos.

Barreiras percebidas para a PBE	Estratégias para superar as barreiras percebidas
Tempo	
• Falta de tempo para ler e avaliar pesquisas ou implementar PBE • Carga de trabalho pesada/falta de tempo	• Agendar tempo para revisão e discutir evidências na forma de comitês de PBE • Enfermeiras precisam de tempo afastadas das responsabilidades clínicas para suas atividades de PBE
Conhecimento	
• Falta de conhecimento sobre as pesquisas • A literatura não é compilada em um só lugar • Falta de capacidade de avaliar a qualidade das pesquisas • Concepções erradas sobre a prática baseada em evidências • Falta de capacidade de entender uma pesquisa • Compreensão precária das estatísticas • Compreensão inadequada do jargão usado nos artigos de pesquisas	• Investimento, como estudante, no processo de pesquisa e avaliação das evidências • Atuar como agente de mudança na instituição, mentoreando enfermeiras que não sejam igualmente familiarizadas com o processo • Comprometimento com o conhecimento a longo prazo
Recursos e orientação	
• Falta de evidências • Isolamento dos colegas que tenham conhecimento • Falta de computadores, de habilidades informáticas, de acesso a bibliotecas, de habilidades de pesquisa • Dificuldade de entender uma pesquisa • Falta de acesso a recursos	• A administração precisa reconhecer a PBE e comprometer-se com ela, disponibilizando sistemas de apoio às enfermeiras clínicas em sua atuação com PBE • Os administradores precisam reconhecer a capacidade das enfermeiras clínicas, proporcionando recursos necessários e documentando efetividade e iniciativas • Implementação do melhor funcionário na prática baseada em evidências • Designação de grupos de trabalho
Cultura	
• Falta de autoridade para mudar a prática • Enfermeiras da equipe e outros profissionais que não oferecem apoio • Pesquisa não generalizável à configuração • Falta de valor da pesquisa na prática • Falta de apoio administrativo • Dificuldade na mudança de comportamento • Cultura organizacional de recompensar a rotina, prática baseada em tarefas • Falta de autonomia das enfermeiras	• Uma avaliação das necessidades baseadas em pesquisas a fim de proporcionar um alicerce baseado em evidências para um planejamento organizacional estratégico • Avaliações de desempenho e revisões da progressão clínica requerem exemplos de PBE • Atividades educativas que ajudem as enfermeiras do cuidado direto a avaliar criticamente a literatura • Recursos clínicos disponíveis 24 h/dia • Processos ágeis para a prática • Incorporação da enfermeira da equipe com doutorado como líder do processo • Relatar progresso a uma fonte central e compartilhá-lo com as áreas clínicas e demais setores • Orientadores e enfermeiras especialistas na prática do cuidado direto ao paciente • Utilização de enfermeiras de cuidados clínicos especialistas que possam ter melhor compreensão das pesquisas e da PBE

Dados de Brown CE, Wickline MA, Ecoff L et al.: Nursing practice, knowledge, attitudes and perceived barriers to evidence based practice at an academic medical center. J Adv Nurs 65(2):371-381, 2009; Majid S, Foo S, Luyt B et al.: Adopting evidence-based practice in clinical decision making: Nurses' perceptions, knowledge and barriers. J Med Libr Assoc 99(3):229-236, 2011; Ross J: Information literacy for evidence-based practice in perianesthesia nurses: Readiness for evidence based practice. J Perianesth Nurs 25(2):64-70, 2010; Schulman CS: Strategies for starting a successful evidence based practice program. Adv Crit Care 19(3):301-311, 2008; and Wallis L: Barriers to implementing evidence-based practice remain high for U.S. nurses. Am J Nurs 112(12):15, 2012.

insalubres desempenham um papel nos erros em cuidados de saúde, resultam em cuidado inefetivo, gastam recursos escassos, levam a custos aumentados associados com os cuidados de saúde e contribuem para angústia moral e desfechos adversos.

O AACN afirma que a melhor maneira para abordar a escassez de pessoal de enfermagem é focar nos AST. Depois de conduzir uma extensa pesquisa na literatura, o AACN desenvolveu a iniciativa AST, baseada em dados que indicam que os ambientes perigosos de trabalho nos cuidados em saúde existem em nível nacional nos EUA, e que esses ambientes resultam em má prática profissional, fornecimento deficiente de cuidados de saúde e insatisfação entre os profissionais de saúde. A iniciativa AST focaliza-se nas barreiras para a segurança do empregado e do paciente, além de identificar seis padrões essenciais, que englobam os aspectos que são mais importantes quando as enfermeiras se empenham em prestar cuidado ótimo.[18] O Quadro 1.1 lista esses seis padrões, incluindo os elementos críticos inerentes a cada um.

Quadro 1.1 — Elementos essenciais de um ambiente saudável de trabalho.

Padrão 1 | Elementos críticos da comunicação hábil

As enfermeiras devem ser competentes nas habilidades de comunicação da mesma forma que são nas habilidades clínicas

- Os serviços de saúde fornecem aos membros da equipe o suporte e o acesso a programas de educação permanente que desenvolvem as habilidades de comunicação assertiva em situação crítica, incluindo a autoconsciência, o questionamento/diálogo, o gerenciamento de conflito, a negociação, a defensoria e a escuta ativa
- Os comunicadores hábeis ou assertivos concentram-se em encontrar soluções e atingir os resultados desejados
- Os comunicadores hábeis procuram proteger e avançar as relações colaborativas entre os colegas
- Os comunicadores hábeis convidam e ouvem todas as perspectivas relevantes
- Os comunicadores hábeis exigem boa vontade e respeito para construir consenso e chegar à compreensão comum
- Os comunicadores hábeis demonstram congruência entre as palavras e ações, mantendo os outros responsáveis por fazer o mesmo
- Os serviços de saúde estabelecem políticas de tolerância zero e colocam-nas em andamento para o enfrentamento e a desconstrução do comportamento abusivo e desrespeitoso no local de trabalho
- Os serviços de saúde estabelecem referenciais e processos formais que garantem o compartilhamento de informações efetivas entre pacientes, famílias e a equipe de saúde
- Os comunicadores hábeis têm acesso às tecnologias de comunicação apropriadas e são competentes em sua utilização
- Os serviços de saúde estabelecem sistemas que exigem que os indivíduos e as equipes avaliem formalmente o impacto da comunicação sobre os resultados clínicos, financeiros e de ambiente de trabalho
- Os serviços de saúde incluem a comunicação como um critério em seu sistema de avaliação de desempenho formal, e os membros da equipe demonstram a comunicação hábil ou assertiva para qualificar-se para a progressão profissional

Padrão 2 | Elementos críticos da colaboração verdadeira

As enfermeiras devem ser incansáveis na busca e no fomento da colaboração verdadeira

- Os serviços de saúde fornecem aos membros da equipe o suporte e o acesso a programas de educação permanente que desenvolvam as habilidades de colaboração
- Os serviços de saúde criam, usam e avaliam os processos que definem a responsabilidade de cada membro da equipe com a colaboração e como será abordada a falta de iniciativa para colaborar
- Os serviços de saúde criam, usam e avaliam as estruturas operacionais que garantem que a autoridade de tomada de decisão das enfermeiras seja reconhecida e incorporada como uma norma
- Os serviços de saúde garantem o acesso irrestrito a fóruns estruturados, como comitês de ética, e disponibilizam o tempo necessário para resolver as disputas entre todos os participantes relevantes, incluindo pacientes, famílias e a equipe de saúde
- Todo membro da equipe abraça a colaboração verdadeira como um processo continuado e investe em seu desenvolvimento para garantir uma cultura de colaboração sustentada
- Todo membro da equipe contribui para a realização de metas comuns ao fortalecer e respeitar a voz de cada pessoa, integrando as diferenças individuais, resolvendo os interesses competitivos e salvaguardando a contribuição essencial que cada um deve fazer para atingir os resultados ótimos
- Todo membro da equipe age com um alto nível de integridade pessoal
- Os membros da equipe dominam a comunicação hábil ou assertiva, um elemento essencial da colaboração verdadeira
- Cada membro da equipe demonstra a competência apropriada à sua função e responsabilidades
- As enfermeiras gerentes e os diretores clínicos são parceiros iguais na modelagem e no fomento da colaboração verdadeira

Padrão 3 | Elementos críticos da tomada de decisão efetiva

As enfermeiras devem ser parceiras valorizadas e comprometidas com a política de tomada de decisão, direcionando e avaliando o cuidado crítico e liderando as operações organizacionais

- Os serviços de saúde proveem os membros da equipe com o suporte e o acesso à educação permanente e programas de desenvolvimento focalizados nas estratégias que garantem a tomada de decisão colaborativa. O conteúdo do programa inclui o estabelecimento mútuo de metas, negociação, facilitação, gerenciamento do conflito, pensamento sistêmico e melhoria de desempenho
- Os serviços de saúde articulam explicitamente os valores organizacionais, e os membros da equipe incorporam esses valores quando tomam decisões
- Os serviços de saúde têm protocolos operacionais em atividade que garantem que as perspectivas dos pacientes e de suas famílias sejam incorporadas em cada decisão que afete o cuidado do paciente
- Cada membro da equipe compartilha a responsabilidade com a tomada de decisão efetiva adquirindo as habilidades necessárias, dominando o conteúdo relevante, avaliando exatamente as situações, compartilhando as informações baseadas em fatos, comunicando claramente as opiniões profissionais e questionando ativamente
- Os serviços de saúde estabelecem os sistemas, como fóruns estruturados envolvendo todos os serviços e profissões dos cuidados em saúde, para facilitar as decisões direcionadas por dados
- Os serviços de saúde estabelecem os processos de tomada de decisão ponderada que asseguram o respeito aos direitos individuais, que incorporem todas as perspectivas principais e designem responsabilidades com clareza
- Os serviços de saúde têm processos adequados e efetivos em atividade, em todos os níveis, para avaliar objetivamente os resultados das decisões, incluindo as decisões tardias e as indecisões

(continua)

6 Parte 1 Conceito de Holismo Aplicado à Prática de Enfermagem em Cuidados Críticos

> **Quadro 1.1 Elementos essenciais de um ambiente saudável de trabalho. (*Continuação*)**

Padrão 4 | Elementos críticos da formação de equipe apropriada

A equipe deve garantir a compatibilidade efetiva entre as necessidades do paciente e as competências da enfermeira

- Os serviços de saúde possuem políticas de formação de equipe solidamente fundamentadas em princípios éticos e no apoio à obrigação profissional das enfermeiras na prestação de cuidado de alta qualidade
- As enfermeiras participam em todas as fases organizacionais do processo de formação de equipe, desde a educação e o planejamento – incluindo a compatibilização das competências das enfermeiras com as necessidades dos pacientes –, através da avaliação
- Os serviços de saúde têm processos formais em atividade para avaliar o efeito das decisões de formação de equipe sobre os resultados do paciente e do sistema. Essa avaliação engloba a análise de quando as necessidades do paciente e as competências da enfermeira não são compatíveis e com que frequência são implementados os planos de contingência
- Os serviços de saúde possuem um sistema em atividade que facilita o uso dos dados da equipe e dos resultados pelos membros da equipe para desenvolver modelos de formação de equipe mais efetivos
- Os serviços de saúde proveem os serviços de suporte em todos os níveis de atividade para garantir que as enfermeiras possam concentrar-se de maneira ótima nas prioridades e requisitos do cuidado direto do paciente e da família
- Os serviços de saúde adotam tecnologias que aumentam a eficácia da prestação de cuidados de enfermagem. As enfermeiras engajam-se em seleção, adaptação e avaliação dessas tecnologias

Padrão 5 | Elementos críticos do reconhecimento significativo

As enfermeiras devem ser reconhecidas e devem reconhecer os outros pelo valor que cada um possui naquele trabalho da organização

- Os serviços de saúde têm um sistema abrangente em atividade que inclui processos formais e fóruns estruturados que asseguram um foco sustentável sobre o reconhecimento de todos os membros da equipe por suas contribuições e o valor que eles trazem para o trabalho do serviço
- Os serviços de saúde estabelecem um processo sistemático para que todos os membros da equipe aprendam sobre o sistema de reconhecimento da instituição e sobre como participar reconhecendo as contribuições dos colegas e o valor que eles trazem para o serviço
- O sistema de reconhecimento dos serviços de saúde alcança desde a cabeceira do leito até a mesa do conselho, garantindo que os indivíduos recebam o reconhecimento consistente com sua definição pessoal de significado, satisfação, desenvolvimento e avanço em todos os estágios de sua carreira profissional
- O sistema de reconhecimento dos serviços de saúde inclui processos que validam o reconhecimento e o significado para aqueles que estão sendo reconhecidos

- Os membros da equipe compreendem que todos são responsáveis por desempenhar um papel ativo no programa de reconhecimento do serviço e por reconhecer significativamente as contribuições
- Os serviços de saúde avaliam de maneira regular e abrangente seu sistema de reconhecimento, garantindo programas efetivos que ajudam a mover o serviço para uma cultura de excelência sustentável que valorize o reconhecimento significativo

Padrão 6 | Elementos críticos da liderança autêntica

As enfermeiras-chefes devem abraçar totalmente o imperativo de um AST, vivê-lo de maneira autêntica e engajar os outros em sua obtenção

- Os serviços de saúde proveem o suporte e o acesso a programas educacionais para garantir que as enfermeiras-chefes desenvolvam e aumentem o conhecimento e as capacidades na comunicação hábil ou assertiva, tomada de decisão efetiva, colaboração verdadeira, reconhecimento significativo e na garantia dos recursos para atingir a formação de equipe apropriada
- As enfermeiras-chefes demonstram uma compreensão dos requisitos e da dinâmica no ponto de cuidado e, dentro desse contexto, traduzem com sucesso a visão de um AST
- As enfermeiras-chefes se superam visando gerar o entusiasmo visível para atingir os padrões que criam e sustentam os ambientes saudáveis de trabalho
- As enfermeiras-chefes lideram o desenho dos sistemas necessários para implementar e sustentar de forma efetiva os padrões dos AST
- Os serviços de saúde garantem que as enfermeiras-chefes estejam adequadamente posicionadas na sua função central de criar e sustentar os AST. Isso inclui a participação em fóruns de tomada de decisão primordial, acesso às informações essenciais e a autoridade para tomar as decisões necessárias
- Os serviços de saúde facilitam os esforços das enfermeiras-chefes para criar e sustentar um AST fornecendo o tempo e os recursos financeiros e humanos necessários
- Os serviços de saúde proveem um programa com o cargo formal de mentor concomitante para todas as enfermeiras-chefes. As enfermeiras-chefes engajam-se ativamente no programa de mentor concomitante
- As enfermeiras-chefes assumem a função de comunicadoras assertivas, de reais colaboradoras, na tomada de decisão efetiva, no reconhecimento significativo e na liderança autêntica
- Os serviços de saúde incluem a contribuição de liderança para criar e sustentar um AST como um critério de avaliação de desempenho de cada enfermeira-chefe. As enfermeiras-chefes devem demonstrar liderança constante criando e sustentando um AST para conseguir o avanço profissional
- As enfermeiras-chefes e os membros da equipe avaliam de maneira mútua e objetiva o impacto dos processos e decisões de liderança sobre a evolução do serviço para criar e sustentar um AST

De American Association of Critical-Care Nurses: AACN standards for establishing and sustaining healthy work environments: A journey to excellence. Aliso Viejo, CA: American Association of Critical Care-Nurses, 2005. Acessado em 26 de janeiro de 2015, de http://www.aacn.org/WD/HWE/Docs/HWEStandards.pdf.

Padrão 1 | Comunicação hábil

A falta de comunicação é identificada como uma causa de diversos eventos-sentinela nos cuidados de saúde; a comunicação hábil é essencial para evitar que esses erros ocorram. A maioria dos eventos-sentinela relatados à Joint Commission de 2004 até o último trimestre de 2010 estavam relacionados a questões de comunicação.[19]

A AACN fez parceria com VitalSmarts L.C. para conduzir um estudo sobre conversação que não aconteceu em hospitais, em detrimento da segurança do paciente e do bem-estar do

profissional. O estudo Silence Kills utilizou grupo focal, entrevistas e observações no local de trabalho, e aplicou questionários para enfermeiras, médicos e administradores em hospitais urbanos, rurais e dos subúrbios em todo o território dos EUA.[20] Dados surpreendentes indicaram que a má comunicação e a colaboração inefetiva eram prevalentes nas interações dos profissionais de saúde. Nesse relatório, 53% das enfermeiras disseram preocupar-se com a competência de uma colega enfermeira, mas apenas 12% conversaram com a colega em questão sobre o assunto.[20] Igualmente, 34% das enfermeiras preocupavam-se com a competência de algum médico, mas apenas 12% conversaram com ele sobre isso. Em ambos os casos, a falha na comunicação assertiva ou hábil e profissional pode ser relacionada a cuidado com o paciente e desfechos clínicos precários.

O estudo Silence Kills incluiu o exemplo a seguir, em que a comunicação precária pode afetar de maneira adversa o desfecho do paciente: um grupo de enfermeiras considerava uma colega distraída e negligente. As enfermeiras relataram que, sem que ela soubesse, refaziam seu trabalho, como checagens de segurança e de sinais vitais, logo que ela havia terminado de fazê-lo, além de outros procedimentos, em vez de conversarem com ela sobre o assunto. Isso ocorreu por mais de 1 ano. Os médicos também evitavam confrontar a situação e compensavam o trabalho da enfermeira em questão. Os dados sugerem que médicos confrontam um colega incompetente com tão pouca frequência quanto as enfermeiras. Na verdade, 88% dos médicos relatam trabalhar com pessoas com julgamento clínico precário frequente, o qual causa complicações deletérias.[20]

Setenta e sete por cento das enfermeiras estavam preocupadas com o desrespeito que elas experimentavam no ambiente de trabalho. Elas relataram ser tratadas de maneira descortês ou abusiva em pelo menos em 25% de suas interações. Esse estudo encontrou uma correlação significativa entre a frequência de ser tratado erroneamente e a intenção de se demitir do emprego. O estudo concluiu que os profissionais de saúde constatam repetidamente erros e níveis perigosos de incompetência. Ainda assim, elas não falam; em vez disso, consideram sair de suas respectivas unidades por causa de suas preocupações.[20]

Padrão 2 | Colaboração verdadeira

A colaboração verdadeira ocorre quando "o conhecimento e as capacidades singulares de cada profissional são respeitados a fim de que seja alcançado cuidado seguro e de qualidade para os pacientes. Sem o trabalho colaborativo e sincrônico dos profissionais de saúde especialistas em diversas disciplinas, as necessidades de pacientes e família não podem ser satisfeitas otimamente dentro das complexidades do sistema de saúde atual".[18]

Muitos estudos foram realizados sobre a colaboração médico–enfermeira. Noventa por cento de todos os membros da AACN relataram que a colaboração com médicos e administradores está entre os elementos mais importantes na criação de um AST.[18] Um ambiente de trabalho colaborativo é igualmente essencial para o estabelecimento de um ambiente de trabalho seguro.[21] Muitos desfechos foram relacionados a relações colaborativas entre enfermeira e médico. Desfechos relatados recentemente incluem a diminuição das taxas de morbidade e mortalidade, menos erros e custos menores de tratamento, além de maior retenção de enfermeiras, bem como sua satisfação com o trabalho.[22] Apesar dos estudos que embasam os desfechos da colaboração enfermeira–médico, os dados continuam a revelar, com regularidade, diferenças significativas na percepção da colaboração entre os dois grupos.[22]

Em meados de 2011, seguindo-se à colaboração com o IOM, a Robert Wood Johnson Foundation (RWJF) reuniu enfermeiras e médicos chefes de suas organizações profissionais para redigir um documento consensual interdisciplinar. Após a reação inicial negativa por parte de algumas organizações médicas profissionais, o Center for Applied Research, o qual conduziu o processo de construção de consenso, organizou uma reunião

no início de 2012. Os resultados desse encontro incluíram novo entendimento e respeito entre enfermeiras e médicos; concordava-se que "o paciente precisa estar no centro da colaboração interprofissional, embora ainda existam desafios na implementação desse foco". Médicos concordaram que a abordagem baseada na equipe era "ótima, desde que eu seja o chefe". Identificaram-se diferenças nas abordagens de tratamento das enfermeiras em comparação com os médicos, e concordou-se ser necessária maior compreensão acerca dessas questões.[23]

Em um estudo colaborativo entre enfermeiras e médicos, foram avaliados comportamentos frequentes e infrequentes. Os comportamentos colaborativos mais frequentemente relatados pelas 114 enfermeiras que participaram estavam relacionados ao compartilhamento de informações sobre o paciente. Os comportamentos colaborativos mais relatados pelos 33 médicos foram a relação entre médicos e enfermeiras. Os comportamentos mais infrequentes, segundo ambos os grupos, eram relativos ao processo de tomada de decisão sobre os cuidados e a cura do paciente.[24]

Apesar dos benefícios relatados, a colaboração não é praticada com frequência.[23] Existem diversas barreiras que impossibilitam a colaboração nas organizações de cuidados de saúde. Além da falta de definições acordadas para a colaboração, barreiras históricas incluem culturas profissionais, imaturidade de enfermeiras e médicos, a combinação de enfermeiras que não se impõem e médicos com comportamento agressivo, desafios relativos às relações e personalidades humanas, barreiras hierárquicas, desigualdade de poderes, os processos de tomada de decisão dentro das organizações, a estrutura hierárquica das organizações de saúde, diferenças de percepção de poder das enfermeiras, limites territoriais, percepções diferentes sobre as necessidades do paciente – o que leva à proposição de diferentes objetivos para ele – e socialização.[24]

Padrão 3 | Tomada de decisão efetiva

A tomada de decisão clínica é um componente essencial das responsabilidades de enfermagem em relação a desfechos de qualidade para o paciente. Na prática clínica, em que a colaboração verdadeira não existe e os elementos de um AST não são abraçados, é difícil para as enfermeiras, responsáveis por uma parte da prática, participar inteiramente em decisões que afetem a qualidade e a segurança, bem como a eficácia do cuidado. Os padrões de AST revelam que poucos médicos reconhecem as enfermeiras como parte da equipe de tomada de decisões.[18]

O clima do sistema de saúde, atualmente, está em constante mudança.[25] Com o aumento da gravidade da doença do paciente, aumentam também as responsabilidades das enfermeiras pelos desfechos dele. As enfermeiras que cuidam de pacientes com alta acuidade e criticamente doentes são abundantemente confrontadas com desafios e situações complexas. Tais situações requerem que as enfermeiras tomem diversas decisões diariamente. A tomada de decisão efetiva e altos níveis de pensamento crítico são centrais para otimizar desfechos de qualidade para o paciente. Dorgham e Al Mahmoud[25] descreveram dois tipos de decisões relativas à prática da enfermagem: decisões sobre os cuidados com o paciente, as quais têm impacto sobre o cuidado direto, e decisões sobre as condições de trabalho, que impactam grupos de pacientes e ambiente de trabalho. O curso de ação complexo da tomada de decisões relativas ao paciente é o núcleo da tomada de decisão efetiva.[26]

Uma experiência clínica maior correlaciona-se com a tomada de decisões aprimorada. Isso é evidenciado pela porcentagem de erros cometidos por enfermeiras inexperientes.[27] Os erros relatados estavam ligados ao pensamento crítico e à experiência. Assim sendo, sugere-se que o aprimoramento da tomada de decisões clínica possa ser um modo de mitigar os erros das enfermeiras.[28]

A tomada de decisões clínica efetiva é essencial para a prestação de cuidados de qualidade. Alguns fatores identificados que afetam a tomada de decisões clínica das enfermeiras foram experiência clínica, educação competente, relacionamento com os instrutores, valores, crenças, estresse e capacidades cognitivas.[28] De modo a promover desfechos de qualidade para o paciente, as enfermeiras precisam utilizar o processo de enfermagem, aplicar pensamento crítico e aproveitar-se de conhecimento e experiência a fim de tomar decisões clínicas importantes prontamente.

Padrão 4 | Equipe apropriada

Para que a equipe seja considerada apropriada, deve-se considerar o conhecimento, as habilidades e as capacidades – chamadas coletivamente de competências – dos profissionais designados em relação às necessidades individuais e holísticas do paciente e da família. Quando as necessidades dos pacientes e das famílias são compatíveis com as competências da enfermeira designada, podem ser atingidos os resultados ótimos.

Em um estudo pioneiro, Aiken *et al.*[29] indicaram um risco aumentado de mortalidade do paciente quando a proporção enfermeira:paciente aumentava no ambiente médico-cirúrgico. Nesse estudo, quando a razão enfermeira:paciente era de 1:8, o risco de morte do paciente era 31% mais elevado que quando a proporção enfermeira/paciente era de 1:4 ou menos. Depois do quarto paciente, cada paciente cirúrgico adicionado aos cuidados de uma enfermeira resultou em um aumento de 7% na possibilidade de morte do paciente dentro de 30 dias da admissão hospitalar, e em um aumento de 7% no insucesso do tratamento. Dados posteriores corroboraram mensurações de qualidade aprimoradas com menores razões enfermeira:paciente em pacientes adultos, e menos readmissões em pacientes pediátricos com razões menores enfermeira:paciente.[30]

Pesquisadores encontraram relações significativas entre equipe de enfermagem menor e desfechos adversos para o paciente, como sepse pós-operatória, pneumonia, trombose venosa profunda, úlceras por pressão e mortalidade.[31,32] Nesse relato, o IOM reconheceu a relação entre a equipe de enfermagem e a qualidade dos cuidados. Os níveis da equipe de enfermagem, assim como os níveis de conhecimento e habilidade, têm impacto sobre os desfechos e a segurança do paciente.

Padrão 5 | Reconhecimento significativo

AST e programas que reconhecem efetivamente as enfermeiras e suas contribuições para a qualidade e a segurança dos cuidados com o paciente são importantes para reter enfermeiras de alto padrão, inseri-las ativamente no aprimoramento da satisfação do paciente, usar apropriadamente os recursos escassos de enfermagem e melhorar o desempenho da enfermagem.

O reconhecimento da enfermeira pode ter um efeito significativo na satisfação com o trabalho. Graças a diferenças de geração, sexo e cultura na força de trabalho de enfermagem atualmente, as enfermeiras encontram satisfação no ambiente de trabalho por meio de diversos mecanismos, frequentemente desejando mais do emprego do que apenas o salário. O reconhecimento da equipe demonstrou ser uma das abordagens mais simples e custo-efetivas para manter profissionais experientes e é essencial para manter o moral das enfermeiras.[33,34]

Parece consenso universal que, no intuito de manter a equipe de enfermagem durante um período crítico de escassez de profissionais, além de recompensas financeiras, quando possíveis, deve-se expressar apreço por meio do reconhecimento por um excelente desempenho.[33] Em um estudo, enfermeiras classificaram o reconhecimento por parte de pacientes, de famílias e de outras enfermeiras como um valor maior que o reconhecimento por parte dos chefes de enfermagem e dos médicos. Em um estudo de acompanhamento, as enfermeiras continuaram a valorizar mais o reconhecimento por parte de pacientes e famílias (48,9%), seguindo-se o reconhecimento de outras enfermeiras (27%), da administração (8,5%), do supervisor imediato (7,7%), dos médicos (4,6%) e de outros colegas de trabalho (3,3%).[35]

O reconhecimento significativo está associado ao aumento da autoestima, o que pode melhorar o desempenho profissional, a comunicação com os pacientes, as famílias e os colegas, além de aprimorar a segurança do paciente.[34] Determinou-se que o reconhecimento significativo está associado a diversos desfechos positivos, como satisfação com o emprego, comprometimento com uma organização e com a carreira, apoio organizacional perceptível, sentimento de valorização, integração com o trabalho e coesão do grupo de trabalho.[36–38] Isso provavelmente se traduzirá em manutenção da profissional. A ausência de reconhecimento significativo está associada a ociosidade, taxa de rotatividade da equipe, estresse, *burnout* e qualidade diminuída dos cuidados. Assim sendo, além da equipe apropriada, da tomada de decisões efetiva e da colaboração efetiva, as enfermeiras de cuidados críticos, como todas as enfermeiras, valorizam o reconhecimento significativo, o qual, por sua vez, melhora a satisfação profissional e a moral ao mesmo tempo que reduz a taxa de rotatividade e melhora a qualidade dos desfechos do paciente.[34]

Padrão 6 | Liderança autêntica

Enfermeiras se sentem atraídas por instituições de saúde que proporcionem um AST. As chefes de enfermagem, da gerente de unidade à chefe-executiva, bem como suas colegas, são essenciais para a criação e a manutenção de um ambiente saudável na dinâmica atual do sistema de saúde.[18] Foi demonstrado que a liderança positiva em enfermagem está relacionada a desfechos de qualidade para o paciente.[39] Isso foi corroborado pela Joint Commission, a qual afirma que a liderança é essencial para a obtenção de cuidados seguros e de alta qualidade, bem como que a liderança inefetiva contribui para a ocorrência de eventos-sentinela.[19] Atributos de uma líder autêntica incluem ter boa habilidade de comunicação, integridade, inspirar as demais, trabalhar como parte da equipe, exigir e oferecer comprometimento total e estabelecer uma visão.[39]

Modelo Sinérgico

O Modelo Sinérgico desenvolvido pela AACN serviu como base para a prática da especialista desde o final dos anos 1990.[40,41] O modelo descreve a prática de enfermagem com base nas características dos pacientes. As premissas subjacentes do Modelo Sinérgico são as seguintes: (1) as características dos pacientes constituem o foco de interesse para as enfermeiras;

(2) as competências das enfermeiras são importantes para os pacientes; (3) as características dos pacientes direcionam as competências das enfermeiras; e (4) quando as características dos pacientes e as competências das enfermeiras são compatíveis e sinergizam, os resultados para o paciente são ótimos.[40,41] O Modelo Sinérgico foi também descrito como um referencial que pode ser usado como base do trabalho a ser realizado por instituições que buscam certificação Magnet.[41]

Oito características do paciente e oito competências da enfermeira que constituem a prática de enfermagem formam a base do modelo (Figura 1.1; Quadros 1.2 e 1.3). As características do paciente variam em intensidade e são expressas como nível 1, 3 ou 5. O nível pode mudar de um minuto para outro. Como as características do paciente, as competências da enfermeira existem em um *continuum* e são expressas como nível 1, 3 ou 5. O nível pode variar com base no nível de experiência da enfermeira em determinada situação clínica.

O Modelo Sinérgico também é utilizado para determinar os resultados. Os resultados são avaliados com base naqueles derivados do paciente, da enfermeira e do sistema de saúde. Os resultados derivados do paciente podem incluir alteração comportamental, confiança, satisfação, conforto e qualidade de vida. Os resultados derivados da enfermeira podem englobar as alterações fisiológicas, ausência de complicações e a extensão em que são atingidos os objetivos do tratamento. Os resultados derivados da instituição de saúde podem compreender recorrência (desfecho negativo), custos (economia ou gasto excessivo) e a utilização de recursos (utilização precária, exagerada ou ótima).

Desde seu desenvolvimento, o Modelo Sinérgico é usado em diversas configurações clínicas como uma base para o avanço da enfermagem clínica, a determinação da razão enfermeira:paciente, a orientação, o transporte seguro do paciente em cuidados críticos, a construção de uma mensuração da produtividade da enfermeira, bem como para guiar a prática das equipes de resposta rápida, além de ser um alicerce para a prática avançada da enfermagem.[41,42]

Fadiga de alarmes

A quantidade de equipamentos médicos com alarmes cresceu exponencialmente.[43] Alarmes são integrados nas bombas de infusão, na ventilação mecânica, nas camas (para indicar que um paciente pode estar tentando se levantar sem auxílio), nos aparelhos de compressão sequencial, nas bombas de alimentação, nos monitores cardíacos e nos oxímetros de pulso, para citar apenas alguns.

O propósito dos alarmes nos equipamentos médicos é notificar os profissionais tanto de uma mudança no estado fisiológico do paciente quanto de que um limiar predeterminado de uma variável foi excedido.[44] Embora centenas a milhares de alarmes possam soar para um paciente todos os dias,[44] apenas cerca de 1% deles necessita de uma intervenção de enfermagem.[44,45] A "fadiga de alarmes" ocorre quando a enfermeira

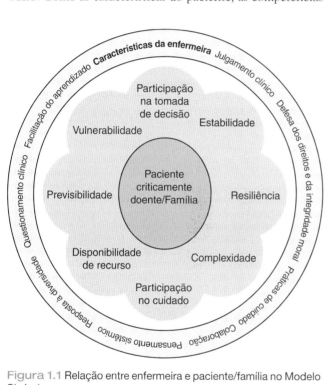

Figura 1.1 Relação entre enfermeira e paciente/família no Modelo Sinérgico.

Quadro 1.2 Modelo Sinérgico | Características de pacientes, unidades clínicas e sistemas de interesse para enfermeiras.

- **Resiliência** – a capacidade de retornar a um nível de funcionamento restaurador empregando os mecanismos compensatórios/de enfrentamento; a capacidade de recuperar-se rapidamente depois de um dano.
  Nível 1: Minimamente resiliente. Incapaz de montar uma resposta; falha dos mecanismos compensatórios/enfrentamento; reservas mínimas; frágil.
  Nível 3: Moderadamente resiliente. Capaz de montar uma resposta moderada; capaz de iniciar algum grau de compensação; reservas moderadas.
  Nível 5: Altamente resiliente. Capaz de montar e manter uma resposta; mecanismos compensatórios/de enfrentamento intactos; reservas consistentes; resistência.
- **Vulnerabilidade** – suscetibilidade aos estressores reais ou potenciais que possam afetar de maneira adversa os resultados do paciente.
  Nível 1: Altamente vulnerável. Suscetível; desprotegido, frágil.
  Nível 3: Moderadamente vulnerável. Algo suscetível; protegido em parte.

  Nível 5: Minimamente vulnerável. Seguro; fora de perigo; protegido, não frágil.
- **Estabilidade** – a capacidade de manter um equilíbrio em estado contínuo.
  Nível 1: Minimamente estável. Lábil; instável; irresponsivo às terapias; alto risco de morte.
  Nível 3: Moderadamente estável. Capaz de manter o estado continuado por um intervalo de tempo limitado; alguma responsividade às terapias.
  Nível 5: Altamente estável. Constante; responsivo às terapias; baixo risco de morte.
- **Complexidade** – o emaranhado intrincado de dois ou mais sistemas (p. ex., corpo, família, terapias).
  Nível 1: Altamente complexa. Intrincada; dinâmica paciente/família complexa; ambígua/vaga; apresentação atípica.
  Nível 3: Moderadamente complexa. Dinâmica do paciente/família moderadamente envolvida.
  Nível 5: Minimamente complexa. Direta; dinâmica do paciente/família rotineira; simples/direta; apresentação típica.

(continua)

10 Parte 1 Conceito de Holismo Aplicado à Prática de Enfermagem em Cuidados Críticos

Quadro 1.2 | Modelo Sinérgico | Características de pacientes, unidades clínicas e sistemas de interesse para enfermeiras. (*Continuação*)

- **Disponibilidade de recurso** – extensão dos recursos (p. ex., técnicos, fiscais, pessoais, psicológicos e sociais) que o paciente/família/comunidade trazem para a situação.
  Nível 1: Poucos recursos. Conhecimento e habilidades necessários não estão disponíveis; suporte financeiro necessário indisponível; recursos de suporte pessoal/psicológico mínimos; poucos recursos de sistemas sociais.
  Nível 3: Recursos moderados. Conhecimento e habilidades disponíveis limitados; disponibilidade de suporte financeiro limitada; recursos de suporte pessoal/psicológico limitados; recursos de sistemas sociais limitados.
  Nível 5: Muitos recursos. Conhecimento e habilidades extensos disponíveis e acessíveis; recursos financeiros prontamente disponíveis; recursos de suporte pessoal/psicológico vigorosos; recursos de sistemas sociais vigorosos.
- **Participação no cuidado** – extensão em que o paciente/família se engaja nos aspectos do cuidado.
  Nível 1: Nenhuma participação. O paciente e a família são incapazes ou não têm vontade de participar no cuidado.
  Nível 3: Participação moderada. O paciente e a família precisam de assistência no cuidado.

Nível 5: Participação plena. O paciente e a família são totalmente capazes de participar no cuidado.
- **Participação na tomada de decisão** – extensão em que o paciente/família se engaja na tomada de decisão.
  Nível 1: Nenhuma participação. O paciente e a família não têm capacidade para a tomada de decisão; é necessário substituto.
  Nível 3: Participação moderada. O paciente e a família têm capacidade moderada; procuram estímulo/aconselhamento de outros na tomada de decisão.
  Nível 5: Participação plena. O paciente e a família têm capacidade e tomam as decisões.
- **Previsibilidade** – uma característica que permite que alguém espere determinado curso de eventos ou evolução da doença.
  Nível 1: Imprevisível. Incerto; população de paciente/doença incomum; evolução incomum ou inesperada; não segue o percurso clínico ou nenhum percurso clínico foi desenvolvido.
  Nível 3: Moderadamente previsível. Oscilante; população de paciente/doença ocasionalmente notada.
  Nível 5: Altamente previsível. Determinado; população de paciente/doença comum; evolução usual e esperada; segue os percursos clínicos.

De American Association of Critical-Care Nurses Certification Corporation. Acessado em 29 de janeiro de 2015, de http://www.aacn.org/wd/certifications/content/synmodel.pcms?menu=certification#Patient.

Quadro 1.3 | Modelo Sinérgico | Competências da enfermeira relacionadas com pacientes, unidades clínicas e sistemas.

- **Julgamento clínico** – raciocínio clínico, que inclui a tomada de decisão clínica, raciocínio crítico e uma visão global da situação, juntamente com as habilidades de enfermagem adquiridas através de um processo de integração de conhecimento experimental formal e informal, assim como as diretrizes baseadas em evidências.
  Nível 1: Coleta os dados de nível básico; segue algoritmos, árvores de decisão e protocolos com todas as populações e não fica confortável em se desviar deles; compatibiliza o conhecimento formal com os eventos clínicos para tomar as decisões; questiona os limites da própria capacidade para tomar decisões clínicas e delega a tomada de decisão para outros clínicos; inclui detalhes desviantes.
  Nível 3: Coleta e interpreta dados complexos do paciente; faz julgamentos clínicos com base em uma visão imediata de todo o quadro para populações de pacientes rotineiros ou comuns; reconhece os padrões e as tendências que podem predizer a direção da doença; reconhece os próprios limites e procura a ajuda adequada; foca nos elementos-chave do caso, enquanto seleciona os detalhes extras.
  Nível 5: Sintetiza e interpreta múltiplas fontes de dados, por vezes conflitantes; faz o julgamento com base em uma visão imediata de todo o quadro, a menos que esteja trabalhando com novas populações de pacientes; utiliza as experiências pregressas para antecipar os problemas; ajuda o paciente e a família a ver o "quadro maior"; reconhece os próprios limites do julgamento clínico e procura o parecer e a colaboração interprofissional com conforto; reconhece a situação dinâmica e responde a esta.
- **Defesa dos direitos e da integridade moral** – trabalhar para o bem do outro e representar as preocupações do paciente/família e equipe de enfermagem; servir como um agente moral na identificação e no auxílio para resolver as questões éticas e clínicas dentro e fora do ambiente clínico.
  Nível 1: Trabalha em favor do paciente; autoavalia os valores pessoais; ciente das questões/conflitos éticos que podem aflorar no ambiente clínico; toma decisões éticas/morais com base nas regras; representa o paciente quando o paciente não pode representar a si próprio; ciente dos direitos dos pacientes.

Nível 3: Trabalha em favor do paciente e da família; considera os valores do paciente e os incorpora no cuidado, mesmo quando diferem dos valores pessoais; apoia os colegas nas questões éticas e clínicas; tomada de decisão moral pode desviar-se das regras; demonstra o "dar e receber" com a família do paciente, permitindo que seus membros falem/representem-se, quando possível; ciente dos direitos do paciente e da família.
  Nível 5: Trabalha em favor do paciente, da família e da comunidade; sua defesa é feita a partir da perspectiva do paciente/família, quer similar ou diferente dos valores pessoais; lida com o conflito e as questões éticas a partir da perspectiva do paciente/família; suspende as regras – o paciente e a família direcionam a tomada de decisão; empodera o paciente e a família a falar/representar-se; atinge a reciprocidade nas relações paciente/profissional.
- **Práticas de cuidado** – as atividades de enfermagem que criam um ambiente compassivo, de suporte e terapêutico para os pacientes e para a equipe, com o objetivo de promover o conforto e a cura e evitar o sofrimento desnecessário. Inclui, dentre outros, vigilância, engajamento e responsividade dos cuidadores, incluindo a família e os profissionais de saúde.
  Nível 1: Concentra-se nas necessidades usuais e costumeiras do paciente; sem antecipação das futuras necessidades; baseia o cuidado nos padrões e protocolos; mantém um ambiente físico seguro; reconhece a morte como um resultado potencial.
  Nível 3: Responde às alterações sutis do paciente e da família; engaja-se de uma maneira compassiva com o paciente visto como uma pessoa única; reconhece e modela as práticas de cuidado para a individualidade do paciente e da família; organiza o ambiente do paciente e da família; reconhece que a morte pode ser um resultado aceitável.
  Nível 5: Tem a consciência perspicaz e antecipa as alterações e as necessidades do paciente e da família; está totalmente engajada e percebe como se posicionar ao lado do paciente, da família e da comunidade; as práticas de cuidado seguem a orientação ao paciente e à família; antecipa os perigos e os evita, e promove a segurança por todas as transições do paciente e da família ao longo do *continuum* de cuidados de saúde; comanda o processo que garante o conforto do paciente/família e que sejam satisfeitas as preocupações relacionadas com as questões da morte e de morrer.

Capítulo 1 Prática de Enfermagem em Cuidados Críticos | Promoção da Excelência por Meio do Cuidado... 11

> **Quadro 1.3** **Modelo Sinérgico | Competências da enfermeira relacionadas com pacientes, unidades clínicas e sistemas. (*Continuação*)**

- **Colaboração** – trabalhar com outros (p. ex., pacientes, famílias, profissionais de saúde) de uma maneira que promova/incentive as contribuições de cada pessoa no sentido de atingir as metas ótimas/realistas do paciente/família. Envolve o trabalho intraprofissional e interprofissional com colegas e com a comunidade.
  Nível 1: Desejosa de ser ensinada, treinada e/ou dirigida; participa nas reuniões de equipe e discussões relacionadas com o cuidado do paciente e/ou questões de prática; aberta à contribuição de vários membros da equipe.
  Nível 3: Procura oportunidades para ser ensinada, treinada e/ou dirigida; procura o aconselhamento e as perspectivas dos outros; inicia as reuniões de equipe e discussões relativas ao cuidado do paciente e/ou questões práticas e participa dessas reuniões; reconhece e sugere a participação de vários membros da equipe.
  Nível 5: Procura oportunidades para ensinar, treinar e dirigir e ser ensinada, treinada e dirigida; facilita o envolvimento e contribuições complementares dos outros nas reuniões de equipe e debates relacionados com o cuidado do paciente e/ou questões de prática; envolve/recruta recursos diversos quando apropriado para otimizar os resultados do paciente.
- **Pensamento sistêmico** – massa de conhecimentos e instrumentos que permitem que a enfermeira gerencie quaisquer que sejam os recursos ambientais e de sistema existentes para o paciente/família e equipe, dentro ou através do sistema de saúde e fora do sistema.
  Nível 1: utiliza um conjunto limitado de estratégias; perspectiva limitada – observa as partes ou componentes; não reconhece a negociação como uma alternativa; observa o paciente e a família dentro do ambiente isolado da unidade; vê a si própria como o recurso principal.
  Nível 3: desenvolve estratégias baseadas nas necessidades e forças do paciente/família; capaz de fazer as conexões dentro dos componentes; observa a oportunidade para negociar, mas pode não possuir estratégias; desenvolve uma visão do processo de transição do paciente/família; reconhece a maneira para obter recursos além de si própria.
  Nível 5: Desenvolve, integra e aplica uma gama de estratégias que são direcionadas pelas necessidades e forças do paciente/família; perspectiva global ou holística – observa o todo em lugar das partes; sabe quando e como negociar e navegar através do sistema de saúde em favor dos pacientes e das famílias; antecipa as necessidades dos pacientes e das famílias à medida que eles se movem através do sistema de saúde; utiliza recursos livres e alternativos, quando necessário.
- **Resposta à diversidade** – a sensibilidade para reconhecer, apreciar e incorporar as diferenças culturais na oferta de cuidado. As diferenças podem incluir, dentre outros, diferenças culturais, crenças espirituais, sexo, raça, etnicidade, estilo de vida, estado socioeconômico, idade e valores, entre outros.
  Nível 1: Avalia a diversidade cultural; fornece o cuidado com base no próprio sistema de crença; aprende a cultura do ambiente de cuidados de saúde.
  Nível 3: Questiona sobre as diferenças culturais e considera seu impacto sobre o cuidado; acomoda diferenças pessoais e profissionais no plano de cuidado; ajuda o paciente/família a compreender a cultura do sistema de saúde.

Nível 5: Responde a, antecipa e integra as diferenças culturais no cuidado do paciente/família; aprecia e incorpora as diferenças culturais, incluindo as terapias alternativas, no cuidado; modela a cultura de cuidados de saúde, até a extensão possível, para satisfazer as necessidades e os potenciais de diversidade do paciente/família.
- **Facilitação do aprendizado** – a capacidade de facilitar o aprendizado para os pacientes/famílias, equipe de enfermagem, outros membros da equipe de saúde e comunidade; inclui a facilitação formal e informal do aprendizado.
  Nível 1: Segue os programas educacionais planejados; observa a educação do paciente/família como uma tarefa separada da administração do cuidado; fornece os dados sem procurar avaliar a compreensão ou prontidão do paciente; tem conhecimento limitado da totalidade das necessidades educacionais; concentra-se na perspectiva de uma enfermeira; observa o paciente como um receptor passivo.
  Nível 3: Adapta-se aos programas educacionais planejados; começa a reconhecer e integrar diferentes maneiras de ensino na oferta de cuidado; incorpora a compreensão do paciente na prática; vê a sobreposição dos planos educacionais a partir de diferentes perspectivas dos profissionais de saúde; começa a ver o paciente como tendo estímulo em relação às metas; começa a ver o individualismo.
  Nível 5: Modifica ou desenvolve de maneira criativa os programas de educação do paciente/família; integra a educação do paciente/família durante toda a oferta de cuidado; avalia a compreensão do paciente observando as alterações de comportamento relacionadas com o aprendizado; é capaz de colaborar e de incorporar os planos educacionais e dos profissionais de saúde no programa educacional do paciente/família; estabelece metas para a educação direcionada pelo paciente; vê o paciente/família como tendo escolhas e consequências que são negociadas em relação à educação.
- **Questionamento clínico (inovador/avaliador)** – o processo continuado de questionar e avaliar a prática e praticar com base em evidências. Criar mudanças da prática através da utilização da pesquisa e aprendizado experimental.
  Nível 1: Segue os padrões e diretrizes; implementa as alterações clínicas e as práticas baseadas na pesquisa desenvolvidas por outros; reconhece a necessidade de aprendizado adicional para melhorar o cuidado do paciente; reconhece a situação mutável óbvia do paciente (p. ex., deterioração, crise); precisa de ajuda para identificar o problema do paciente e a procura.
  Nível 3: Questiona a propriedade das políticas e diretrizes; questiona a prática atual; procura aconselhamento, recursos ou informações para melhorar o cuidado do paciente; começa a comparar e contrastar as possíveis alternativas.
  Nível 5: Melhora, desvia-se dos ou individualiza os padrões e diretrizes para determinadas situações do paciente ou de populações; questiona e/ou avalia a prática atual baseada nas respostas dos pacientes, revisão da literatura, pesquisa e educação/aprendizado; adquire o conhecimento e as habilidades necessárias para abordar as questões que surgem na prática e melhorar o cuidado do paciente. (Os domínios do julgamento clínico e questionamento clínico convergem no nível de especialista; eles não podem ser separados.)

De American Association of Critical-Care Nurses Certification Corporation. Acessado em 29 de janeiro de 2015, de http://www.aacn.org/wd/certifications/content/synmodel.pcms?menu=certification#Patient.

é cercada por sons desagradáveis advindos de uma quantidade demasiada de alarmes, incluindo alarmes falsos – também chamados "alarmes inconsistentes", o que significa que não houve um evento válido para desencadeá-los[43] –, os quais não requerem intervenção. Os alarmes inconsistentes tiram a atenção dos profissionais com relação aos cuidados do paciente. A alta incidência de alarmes inconsistentes foi bem documentada na literatura ao longo das duas últimas décadas.[44]

A fadiga de alarmes pode resultar em apatia com relação aos alarmes, mudança dos limites, desligamento e desativação dos alarmes, além de os indivíduos se tornarem insensíveis aos alarmes, falharem em respondê-los, ignorarem ou não ouvirem.[43,45-47] A fadiga de alarmes foi associada à morte de muitos pacientes.[43,47-49] Com resultado, a fadiga de alarmes foi identificada como o maior risco tecnológico pelos últimos 4 anos.[43,45,47,50-52] Há 98 eventos relacionados a alarmes descritos

12 Parte 1 Conceito de Holismo Aplicado à Prática de Enfermagem em Cuidados Críticos

no banco de dados de eventos-sentinela da Joint Commission de janeiro de 2009 a junho de 2012; 80 desses eventos levaram à morte de pacientes, 13 pacientes tiveram perda de função permanente e 5 tiveram seu tempo de estada no hospital aumentado.[53]

Em 2003, a Joint Commission adicionou a segurança relativa aos alarmes ao National Patient Safety Goals (NPSG). Parte desse encargo exige que os alarmes sejam configurados apropriadamente a fim de que os profissionais de saúde possam ser notificados das alterações no estado do paciente ou de um mau funcionamento do equipamento. Posteriormente, como resultado de 23 mortes ou ferimentos relatados que envolviam pacientes em ventilação mecânica, os alarmes clínicos foram mudados de um NPSG para um padrão do Environment of Care, em 2005.[54] Em outubro de 2011, uma reunião sobre alarmes clínicos foi realizada pela Association for the Advancement of Medical Instrumentation (AAMI), pela U.S. Food and Drug Administration (FDA), pela Joint Commission e pelo American College of Clinical Engineering, a fim de discutir a questão.[43,44]

Alarmes são atualmente projetados com diversos níveis de intensidade, como auxílio para distinguir situações que demandem resposta imediata das que não demandem. Melhorias estão sendo realizadas nas configurações clínicas a fim de mitigar os alarmes inconsistentes e a fadiga de alarmes. Algumas intervenções incluem alteração do tempo de permanência do alarme quando soa, mudanças de fluxo de trabalho, mudanças diárias de eletrodos e a individualização dos alarmes com base no estado do paciente.[43,45,47,53,54]

Futuros desafios para a enfermagem em cuidados críticos

Como o cuidado de saúde, a enfermagem e o mundo são dinâmicos, a enfermagem em cuidados críticos deve continuar a evoluir. À medida que o país se reconhece como um país cada vez mais diversificado, a enfermagem deve aumentar sua capacidade de fornecer cuidados baseados em evidências que sejam culturalmente adequados e relevantes. O crescimento da imigração e da população hispânica de refugiados torna cada vez mais essencial para o sistema de saúde e para a enfermagem ter forças de trabalho multilíngues e culturalmente diversas. Na atualidade, isso requer não somente a necessidade de recrutar e manter profissionais etnicamente diversos, como

também a necessidade de treinamento permanente e de expansão do conjunto de habilidades dentre as já experientes enfermeiras de cuidados críticos.[55-57]

À medida que doenças infecciosas novas e emergentes se apresentam, as enfermeiras de cuidados críticos devem estar preparadas para identificar, controlar e tratar ameaças desconhecidas. De maneira similar, nos EUA, por exemplo, o furacão Katrina demonstrou claramente o impacto que os desastres naturais têm sobre uma nação, os desfechos de saúde e a força de trabalho de enfermagem. Ademais, na era do pós-11 de setembro, as unidades de cuidados críticos devem estar preparadas para manejar qualquer ameaça de bioterrorismo real ou potencial.

Por fim, à medida que o cuidado crítico continua a evoluir e se torna cada vez mais tecnologicamente sofisticado, as enfermeiras de cuidados críticos devem continuar a expandir seus repertórios de habilidades e intervenções baseadas em evidências para abordar não somente as necessidades fisiológicas, mas também as necessidades psicossociais, espirituais, éticas e de defensoria de pacientes e famílias. Com a implementação dos avanços na tecnologia, a unidade de cuidados críticos continuará a requerer enfermeiras compassivas, competentes e qualificadas, que possam fomentar a colaboração, navegar nos sistemas complexos de prestação de cuidados e reembolso, bem como facilitar o aprendizado do paciente e família, enquanto respondem a diversas comunidades vulneráveis e com necessidades complexas.[58] Esses desafios animadores aguardam as enfermeiras – desafios que elas superarão com compromisso, dedicação e elegância!

Desafios relacionados à aplicabilidade clínica

Questões rápidas

1. Descreva uma situação em seu local de trabalho em que as enfermeiras tenham experimentado fadiga de alarmes. Quais foram os problemas e sequelas subjacentes?
2. Descreva um momento em que as enfermeiras superaram barreiras e implementaram uma mudança na prática com base em evidências científicas.
3. Descreva uma situação clínica que exemplifique altos níveis de competência relativos à defesa dos direitos e da integridade moral, conforme o Modelo Sinérgico do AACN para os cuidados com o paciente.

2

Experiência do Paciente com a Doença Crítica

Dorrie Fontaine e Kathryn S. Bizek

Objetivos de aprendizagem

Com base no conteúdo deste capítulo, o leitor deverá ser capaz de:

1. Explorar a relação entre estresse, resposta à doença e ansiedade.

2. Examinar o papel da enfermeira no enfrentamento de estressores ambientais para promover a cura e limitar o transtorno de estresse pós-traumático.

3. Comparar e contrastar técnicas que o paciente e a família possam aprender para o enfrentamento do estresse e da ansiedade.

4. Descrever as estratégias para promover tanto o sono quanto a mobilização precoce nos pacientes criticamente doentes.

5. Implementar as intervenções de enfermagem que fomentem a capacidade dos pacientes de extrair forças a partir de sua própria espiritualidade.

6. Discutir as alternativas ao uso de contenções físicas na unidade de terapia intensiva.

A experiência do paciente na unidade de terapia intensiva (UTI) tem significado permanente para o paciente, familiares e entes queridos. Embora as memórias reais da dor possam ser mascaradas pelas medicações e pela necessidade de esquecê-las, as atitudes são altamente modificadas pelos sentimentos da própria natureza da experiência de sobrevivência. Essas atitudes modelam as crenças da pessoa sobre as enfermeiras, os médicos, a equipe de saúde e a vulnerabilidade da própria vida.

Este capítulo descreve as medidas específicas que as enfermeiras usam para apoiar os pacientes e suas famílias durante o enfrentamento dos estressores associados à lesão e à doença crítica. É a presença compassiva e o apoio emocional fornecido pela enfermeira que serão lembrados e valorizados.

Percepção da doença crítica

A admissão de um paciente na UTI pode significar ameaça à sua vida e ao seu bem-estar. As enfermeiras de cuidados críticos percebem a unidade como um lugar onde vidas frágeis são vigilantemente monitoradas, cuidadas e preservadas. Os pacientes e suas famílias, contudo, frequentemente percebem a admissão no ambiente de cuidados críticos como um sinal de morte iminente, com base em suas experiências pessoais anteriores ou nas experiências dos outros. Compreender o que os cuidados críticos significam para os pacientes pode ajudar as enfermeiras no cuidado aos pacientes. Entretanto, a comunicação efetiva com os pacientes em estado grave é, em regra, desafiadora e frustrante.[1-3] As barreiras à comunicação podem relacionar-se com as condições fisiológicas do paciente, existência de tubos endotraqueais que inibem a comunicação verbal, medicamentos e outras condições que alteram a função cognitiva.

Cerca de 30 a 100% dos pacientes que estiveram em UTI conseguiam lembrar-se total ou parcialmente de sua estada na UTI.[4] Embora muitos dos pacientes lembrassem sentimentos que eram negativos, eles também se lembravam de experiências neutras e positivas. As experiências negativas estavam relacionadas com medo, ansiedade, distúrbio do sono, comprometimento cognitivo e dor ou desconforto. As experiências positivas estavam relacionadas com sentimentos de estar seguro e protegido. Com frequência, esses sentimentos positivos eram atribuídos ao cuidado fornecido pelas enfermeiras. A necessidade de se sentir seguro e de obter informações foi tema predominante em outros estudos de pesquisa.[2,5-7] A competência técnica e as habilidades interpessoais efetivas das enfermeiras foram citadas pelos pacientes como promotores de sua sensação de segurança e confiança.

Estresse

O estresse existe quando o organismo se vê diante de um estímulo que causa desequilíbrio entre o funcionamento psicológico e o fisiológico. Os pacientes admitidos na UTI estão sujeitos a múltiplos estressores físicos, psicológicos e ambientais. A estimulação da resposta de estresse do organismo envolve a ativação do eixo hipotalâmico-hipofisário-suprarrenal. O aumento resultante nos níveis de catecolamina, glicocorticoides e mineralocorticoides leva a uma cascata de respostas fisiológicas.[8]

Resposta ao estresse agudo

A lesão ou doença crítica pode iniciar a primeira fase da resposta ao estresse. Essa fase caracteriza-se pelos esforços do organismo para sobreviver e envolve a estimulação do sistema nervoso simpático e a ativação de múltiplas respostas neuroendócrinas. Essa "resposta de fluxo" resulta em frequência cardíaca e contratilidade aumentadas, vasoconstrição e aumento na pressão arterial. O fluxo sanguíneo é redirecionado para os órgãos vitais. As sensações de dor são temporariamente atenuadas. A temperatura corporal e o consumo de nutrientes caem. Pode ser proeminente uma sensação de sede. Os outros efeitos fisiológicos incluem o aumento na ventilação por minuto e na frequência respiratória, hiperglicemia, resistência à insulina e coagulopatias. Essa fase inicial é intensamente catabólica à medida que as reservas de proteína são mobilizadas para responder à ameaça e para começar a reparar a lesão. Se essa fase for prolongada, ela pode resultar em

14 Parte 1 Conceito de Holismo Aplicado à Prática de Enfermagem em Cuidados Críticos

comprometimento do aporte de oxigênio e nutrientes para os tecidos, secundário às alterações no fluxo sanguíneo microcirculatório. A Tabela 2.1 resume os efeitos dos hormônios liberados em resposta ao estresse elevado.[9–19]

A segunda fase da resposta ao estresse, ou a "fase de fluxo", é um estado hiperdinâmico que ocorre quando o corpo compensa a privação de oxigênio. Essa fase também se caracteriza por múltiplas influências hormonais. A dor e o desconforto agora são proeminentes. O movimento é minimizado para conservar os gastos metabólicos. A ativação prolongada da resposta ao estresse pode levar a imunossupressão, hipoperfusão, hipoxia tecidual e, mais adiante, morte. O tratamento é direcionado para eliminar os estressores e para fornecer o cuidado de suporte na forma de nutrição, oxigenação, tratamento da dor, controle da ansiedade e medidas específicas relacionadas à causa da doença ou lesão.[16,20–22]

Estressores ambientais na unidade de terapia intensiva

A UTI é um ambiente estressante para pacientes e cuidadores. Caminhe por qualquer UTI e você encontrará monitores piscando, ventiladores, bombas infusoras (IV), ruídos de equipamento e muitos profissionais conversando à cabeceira do leito, luzes intensas e uma velocidade apressada em um espaço intensamente povoado. Muitos aparelhos sofisticados são lugar comum. A especialidade da enfermagem em cuidados críticos foi desenvolvida em resposta a esse ambiente, onde os pacientes mais graves e lesionados recebem cuidados de enfermagem intensivos para aumentar a sobrevida.

Nas UTI originais dos anos 1950, enfermeiras eram confrontadas diariamente com a dor, o sofrimento e a morte durante o cuidado com pacientes em espaço confinado, embora amplo.[23] Nos hospitais antigos, essas UTI eram compostas frequentemente de alguns leitos vindos das enfermarias existentes, reunindo todos os pacientes mais doentes em uma única área. A característica que mais se destacava nas primeiras UTI era a concentração de cuidados de enfermagem; nelas nasceu a especialidade da enfermagem em cuidados intensivos. Com a evolução dos projetos das UTI ao longo das décadas, as necessidades de cuidados do paciente e da família também evoluíram. O conceito de um ambiente curativo emergiu – ou seja, a ideia de que o ambiente hospitalar pode fazer a diferença na velocidade com que o paciente se recupera.[24]

Os principais aspectos de projeto das UTI desde os anos de 1950 até nossos dias refletem a noção da rigorosa observação e da intervenção rápida.[25] Satisfazer às necessidades do paciente através do monitoramento continuado é a característica de todo o cuidado crítico. O rigoroso monitoramento, contudo, levou às queixas dos pacientes no tocante ao ruído, à iluminação sem distinção entre o dia e a noite e às frequentes interrupções do sono e do repouso. Os leitos de terapia intensiva ficam em regra tão próximos entre si que os pacientes podem ouvir tudo o que está acontecendo com o paciente criticamente

Tabela 2.1 Principais hormônios relacionados com o estresse e seus efeitos.

Hormônios de estresse	Origem	Efeitos principais
Hormônio adrenocorticotrófico	Adeno-hipófise	Estimula o córtex suprarrenal a liberar cortisol.
Catecolaminas	Medula suprarrenal e o sistema nervoso simpático	Aumenta a força total, o fluxo sanguíneo para os órgãos vitais, a gliconeogênese.
Epinefrina		Aumenta a contratilidade miocárdica (efeito inotrópico), a frequência cardíaca (efeito cronotrópico), o retorno venoso para o coração e o débito cardíaco.
Norepinefrina		Faz constrição do músculo liso em todos os vasos sanguíneos, aumenta a pressão arterial, dilata as pupilas, inibe a atividade gastrintestinal.
Cortisol	Córtex suprarrenal (após estimulação pelo hormônio adrenocorticotrófico da adeno-hipófise)	Gliconeogênese; hipoglicemia; diminui a síntese proteica, a síntese de imunoglobulina, o número de linfócitos e leucócitos (no local inflamatório); promove o catabolismo dos tecidos muscular e linfoide; retarda a cura; suprime a resposta imune celular.
Hormônio antidiurético	Neuro-hipófise	Aumenta a retenção de água.
Aldosterona	Córtex suprarrenal	Aumenta a retenção de sódio e água.
Hormônio do crescimento (somatotropina)	Adeno-hipófise	Aumenta a função imune; os níveis são aumentados durante o estresse.
Prolactina	Adeno-hipófise	Diferenciação e ativação de células β; os níveis são reduzidos durante o estresse.
Testosterona	Testículo	Regula as características secundárias masculinas; os níveis estão diminuídos durante o estresse crônico.
Endorfinas	Adeno-hipófise	Opiáceos endógenos, elevados durante o estresse, menor regulação das vias de resposta ao estresse.
Encefalinas	Medula suprarrenal	Opiáceos endógenos, elevados durante o estresse, menor regulação das vias de resposta ao estresse.

De Lusk B, Lash AA: The stress response, psychoneuroimmunology, and stress among ICU patients. Dimens Crit Care Nurs 24(1):25-31, 2005, com autorização.

doente no leito vizinho. A falta de privacidade e os temores relacionados com os procedimentos e conversas ouvidas na unidade criaram a ansiedade indevida e o potencial para a instabilidade fisiológica nos pacientes fragilizados.

A evolução das UTI demonstrou o uso crescente dos referenciais do cuidado centrado na família–paciente.[26] Tipicamente, as primeiras unidades não tinham espaço para que a família visitasse o paciente, não sendo incentivadas as visitas. A ênfase atual se faz sobre como o desenho da UTI pode satisfazer melhor às necessidades dos pacientes e famílias como uma unidade, apesar da importante tecnologia de sustentação da vida. Os sinais de que a família e os visitantes são bem-vindos na UTI frequentemente expressam a filosofia do hospital e a cultura da unidade. Quanto mais acolhedora é a UTI para os visitantes, mais provável que o ambiente ofereça uma cultura de restauração e apoio. O aviso na porta diz "Pare, Não Entre" ou "Bem-vindos à UTI"?

É mais provável que os pacientes experimentem um desfecho positivo em um ambiente que incorpore a luz natural, os elementos da natureza, cores suaves, estímulos significativos e variados, sons tranquilizadores e visões agradáveis.[15] Na realidade, a pesquisa demonstra que menor quantidade de medicação para a dor é necessária e uma recuperação mais rápida pode acontecer quando se dá atenção cuidadosa ao fornecimento de um ambiente tranquilizador. Os hospitais que combinam elementos criativos com ênfase no cuidado centrado na família são os líderes na criação de espaços de restauração para a recuperação.

■ Ruído

Apesar do desenho e arquitetura da unidade de terceira geração, os problemas de ruído e iluminação intensa permaneceram como um desafio. Os leitos circundados por aparelhos e equipamentos ruidosos são intimidadores para os pacientes, famílias e enfermeiras recém-formadas em cuidados críticos. O ruído é um risco ambiental que cria desconforto ao paciente. As consequências dos ambientes ruidosos incluem o comprometimento do sono e da cicatrização de feridas e a ativação do sistema nervoso simpático. Os níveis de ruído moderados podem produzir vasoconstrição. A hipervigilância relacionada ao ruído pode acontecer durante muitos dias a semanas para os pacientes com permanências prolongadas na UTI.

As queixas do paciente incluem ouvir ruídos de batida, alarmes soando o tempo todo, sons de água (como o borbulhamento de drenos torácicos) e abertura e fechamento de portas. As fontes de ruído incluem os equipamentos, alarmes, telefones, televisões, ventiladores e conversas da equipe. Os profissionais de saúde em regra não estão cientes do tom alto de suas conversas e da irritação que isso pode causar nos pacientes. As enfermeiras devem realizar uma avaliação objetiva do ruído no ambiente.

O ruído é medido em decibéis, usando uma escala logarítmica. Um aumento de 10 decibéis faz com que um som pareça duas vezes mais alto. O sono ocorre melhor abaixo de 35 decibéis. A Environmental Protection Agency (Agência de Proteção Ambiental) recomenda que o ruído na unidade seja inferior a 45 decibéis durante o dia e a 35 decibéis durante a noite. Inúmeros estudos medindo os níveis de ruído na UTI consistentemente demonstram elevações tão altas quanto 80 a 90 decibéis. O ruído de fundo é frequentemente superior a 50 decibéis durante o dia e a noite.[28] Os novos aparelhos podem ser uma fonte adicional de ruído, embora vários fabricantes tentem fornecer equipamentos que diminuam o volume de som total na unidade.

Décadas de estudos apontaram consistentemente o ruído como um aspecto primordial no ambiente da UTI. O ruído foi medido em duas UTI, usando um medidor de som colocado à cabeceira do leito de um paciente.[29] Mais de 50% do ruído no ambiente foram atribuídos ao comportamento humano, com um nível de som médio na UTI clínica de 84 decibéis. A televisão e a conversa foram dois dos sons mais frequentemente perturbadores para os pacientes. Outro estudo investigou as percepções de 203 pacientes que preencheram um questionário na alta da UTI e descobriu que o ruído da conversa e dos alarmes foi o mais perturbador para o sono.[30] Os picos de sons maiores que 80 decibéis são comuns nas UTI e estão diretamente relacionados com o despertar do sono. Embora o ruído não seja o único culpado na limitação do sono na UTI, ele permanece como um limitador importante.[32]

Nos últimos anos, reconheceu-se a fadiga de alarmes como prejudicial ao bem-estar das enfermeiras e à segurança dos pacientes. Entre 72 e 99% dos alarmes clínicos podem ser falsos,[33] ocasionando a "fadiga de alarmes", ou seja, as enfermeiras se tornam insensíveis aos alarmes, dada a alta porcentagem de alarmes falsos. Estratégias a serem levadas em consideração no caso de alarmes cardíacos incluem a troca dos eletrodos diariamente, melhor preparação da pele, educação a respeito desse tema e individualização dos alarmes, de modo a diminuir o número de alarmes falsos. Há estudos em andamento para revelar as deficiências dos sistemas de alarme atuais, a fim de implementar algoritmos informatizados melhores.[34]

■ Luzes e cores

A luz é um poderoso sinalizador do tempo ou sincronizador ambiental, que auxilia a adormecer promovendo o ciclo circadiano normal do sono e vigília. Muitos ambientes de cuidados críticos poderiam beneficiar-se da iluminação mais natural e de luzes que são diminuídas durante os períodos de sono normal. Além da iluminação natural, proporcionar uma visão tranquilizadora para que o paciente não olhe apenas o teto e as cortinas do hospital pode fomentar a recuperação. Um estudo clássico demonstrou que, quando um paciente tinha uma visão de um cenário natural e do ambiente externo, em oposição à visualização de uma parede de tijolos, menos medicação para dor era utilizada e a permanência no hospital era mais curta.[35] Outros estudos demonstraram que a cognição comprometida ocorre com maior frequência nas unidades sem janela.

No ambiente hospitalar, a luz artificial é fornecida por lâmpadas ou tubos fluorescentes. Quando não protegida, essa luz forte leva à fadiga visual e às cefaleias. Reflexos nas superfícies do ambiente, como vidro, metal brilhoso, espelhos e dispositivos esmaltados ou polidos, são problemáticos para os pacientes, principalmente os idosos. As luzes intensas podem ficar ligadas durante muitas horas nas UTI, mesmo quando nenhum cuidado direto do paciente está sendo realizado. A falta de controle sobre a iluminação artificial é uma fonte de frustração para pacientes em cuidados críticos.

As interrupções nos padrões normais de claro-escuro podem romper os processos fisiológicos normais. Por exemplo, a exposição à luz artificial por tão pouco quanto 20 minutos durante um ciclo de sono normal causou uma queda nos níveis de melatonina.[36] Além disso, a iluminação constante e a luz de alta intensidade podem levar a uma ruptura completa do ritmo normal de concentração de melatonina. A melatonina secretada durante a noite sincroniza os ciclos sono–vigília e escuridão–luminosidade.[37] Pacientes com sepse em UTI provavelmente romperam a ligação da secreção de melatonina com o ciclo circadiano normal.[38] Entretanto, a terapia com melatonina exógena não é recomendação forte para aumentar a duração do sono em pacientes criticamente enfermos nesse caso.[39]

O ambiente ideal de UTI apresenta janelas com vista para a natureza, arte final tranquilizadora e cores calmas.[26] A enfermeira e outros profissionais de saúde têm acesso aos postos de trabalho e de computadores com divisões de vidro à prova de som que permitem a proximidade com o paciente (para a observação fácil), enquanto protegem o paciente contra o ruído. O equipamento é selecionado por seu baixo nível de ruído. O estresse criado pelo ruído e luz desnecessários é diminuído para o bem-estar dos pacientes, famílias e equipe. Esse ambiente já pode ser uma realidade em algumas instituições. Por exemplo, as cores suaves de bege, azul e verde são utilizadas para designar uma unidade de enfermagem holística em um hospital de Minnesota.[40] A arte nas paredes representa povos de muitas culturas diferentes e a tranquilidade da natureza. É possível atingir a meta de um ambiente de UTI mais tranquilizador e restaurador.

Ansiedade

A ansiedade é um estado emocional de apreensão em resposta a uma ameaça real ou percebida. Tipicamente, a ameaça é associada a tensão motora, atividade simpática aumentada e hipervigilância.

Causas de ansiedade

Qualquer estressor que ameace o senso de completude, de inclusão, de segurança e de controle da pessoa pode gerar ansiedade. A doença e a lesão são alguns entre tantos estressores. As outras causas comuns de ansiedade incluem os sentimentos de vulnerabilidade aumentada e segurança diminuída, como acontece quando os pacientes admitidos em UTI percebem uma perda de controle, uma sensação de isolamento e o medo da morte ou de perda da funcionalidade. Ansiedade, dor e medo podem, sem exceção, iniciar ou perpetuar a resposta ao estresse. Quando sem tratamento ou tratada de modo deficiente, a ansiedade pode contribuir para morbidade e mortalidade dos pacientes criticamente doentes.

A ansiedade ocorre quando a pessoa vive as seguintes experiências:

- Ameaça de desamparo
- Perda de controle
- Sentimento de perda funcional e de autoestima
- Falência das defesas que possuía
- Sensação de isolamento
- Medo da morte.

Avaliação da ansiedade

A avaliação da ansiedade é desafiadora na população de cuidados críticos devido à gravidade da doença, barreiras à comunicação e estados cognitivos alterados. Muitas enfermeiras de cuidados críticos, contudo, reiteram que a avaliação ou histórico de enfermagem sobre a ansiedade é importante. Podem ser usadas escalas de autorrelato da ansiedade com múltipla escolha, mas elas têm desvantagens específicas nas áreas de cuidados críticos, sobretudo para pacientes sob ventilação mecânica por causa das barreiras de comunicação.[29] De acordo com muitas enfermeiras de cuidados críticos, os cinco principais indicadores fisiológicos e comportamentais da ansiedade são comportamento agitado, pressão arterial aumentada, frequência cardíaca aumentada, verbalização da ansiedade e inquietação.[28] O monitoramento desses parâmetros do paciente é útil, mas ainda há a necessidade de um instrumento de avaliação da ansiedade confiável e abrangente.[11,17] A utilização de uma escala análoga visual para avaliar a ansiedade em pacientes selecionados pode ser útil.[41]

Delirium

Delirium pode ser uma consequência não intencional da experiência de um paciente de UTI, a qual pode levar a estada prolongada e mais alta mortalidade. Com frequência não detectado, *delirium* é cada vez mais reconhecido como um fator de morbidade e mortalidade que pode afetar até 80% dos pacientes. O alerta prático da American Association of Critical Care Nurses sobre a avaliação e o manejo do *delirium* recomenda ferramentas como o Confusion Assessment Method para a UTI (CAM-ICU), desenvolvido por Ely *et al.*[42] A movimentação matinal e a sedação limitada são atualmente as melhores práticas na prevenção e no tratamento do *delirium*. O *bundle* ABCDE inclui muitas práticas baseadas em evidências para o apoio dos pacientes; consiste no **A**cordar espontâneo e em um teste de coordenação respiratória (**B**reathing), escolha **C**uidadosa da sedação, avaliação do **D**elirium e movimentação e **E**xercícios matinais.[42] O envolvimento e o empoderamento da **F**amília são recomendados, adicionando um **F** a esse *bundle* e destacando o papel essencial das famílias no processo de cura.[43]

Intervenções de enfermagem

Ao cuidar do paciente gravemente doente, a enfermeira ajuda o paciente a gerenciar uma gama de estressores. O gerenciamento do estresse inclui não somente os estressores físicos e ambientais, como também os estressores psicológicos. Esse processo complexo e intensivo requer habilidades de avaliação avançadas, manipulação adequada de uma variedade de estratégias de tratamento altamente tecnológico e criatividade no cuidado, bem como compaixão.[44-47]

Criar um ambiente restaurador

Florence Nightingale, fundadora da Enfermagem moderna, com frequência escrevia sobre o papel da enfermeira na criação de um ambiente que possibilitasse a cura. Ela enfatizou o holismo na enfermagem – ou seja, cuidar da pessoa como um todo. Na era tecnológica atual, as enfermeiras de cuidados críticos são desafiadas a criar um ambiente restaurador. Esses ambientes devem permitir que pacientes gravemente doentes tenham suas necessidades psicológicas e físicas satisfeitas. Manipular o meio pode envolver intervenções adequadas para permitir sono e repouso adequados, fornecer medicação para alívio da dor, tocar música e ensinar exercícios de relaxamento e atenção plena, como respiração profunda. O ambiente físico de uma UTI pode ser modificado para criar um ambiente mais restaurador e relaxante.

Promover o repouso e o sono

■ Avaliação do sono

A promoção do sono e do repouso para pacientes gravemente doentes começa com uma compreensão do sono, dos principais perturbadores ambientais e uma avaliação ou histórico de enfermagem sobre o sono.

O sono envolve dois tipos muito distintos de atividade cerebral: o sono de movimento ocular rápido (REM) e o sono não REM. Os estágios do sono são descritos no Quadro 2.1. Os adultos saudáveis progridem através dos estágios do sono em uma ordem específica, desde um estágio leve até um estágio mais profundo, em ciclos de 90 minutos. O sono REM aumenta mais tardiamente nos padrões de sono noturno normal da maioria das pessoas, com cochilos matinais contendo principalmente o sono REM. Os estágios de sono específicos apresentam um ritmo circadiano e são controlados por mecanismos do tronco cerebral.[48]

Embora os padrões de sono sejam muito individuais, muitos pacientes podem dizer quando eles se sentem descansados e tiveram uma "boa noite de sono". Infelizmente, essa é uma rara ocorrência no hospital. O sono, outrora creditado como sendo um estado quiescente, envolve atualmente a ativação psicológica, enquanto o cérebro e o corpo rejuvenescem. O sono é frequentemente apreciado apenas quando foi "perdido" e é tipicamente aceito como verdadeiro pelos profissionais de saúde, que, com frequência, não colocam o sono como uma prioridade para os pacientes. Na UTI, com frequência, o sono é gravemente fragmentado e não consolidado,[49] com aqueles sob ventilação mecânica experimentando algumas das mais graves interrupções do sono.[39]

A privação do sono nos pacientes em UTI pode ter efeitos cumulativos e levar a cognição alterada, confusão, comprometimento na cicatrização da ferida e incapacidade de desmamar do ventilador devido à fadiga muscular e à retenção de dióxido de carbono. Durante mais de quatro décadas, os pesquisadores perceberam que os pacientes em UTI apresentam episódios frequentes de despertar, pouco ou nenhum sono REM, tempo de sono total mais curto que em casa e a má qualidade de sono percebida.[32,50,51] Medicamentos podem interromper o sono nos pacientes criticamente enfermos.[52] Além disso, intervenções de cuidado, como banhos desnecessários entre 2 e 5 horas da manhã, perturbam o sono dos pacientes gravemente doentes em uma base rotineira.[53] Um padrão de sono ruim é característico de todos os grupos etários na UTI, desde os idosos até os pacientes pediátricos.[54] O impacto da interrupção do sono sobre o desfecho clínico dos pacientes de UTI não é totalmente conhecido. Contudo, os pacientes frequentemente relatam que a interrupção do sono é um dos aspectos mais desagradáveis na doença.

O próprio relato do paciente sobre a qualidade do sono é a melhor medida da adequação do sono, embora isso seja inerentemente difícil quando o paciente está recebendo ventilação mecânica. Semelhante à avaliação da dor, apenas a pessoa afetada pode fazer a avaliação: "Dormi bem" ou "Não dormi nada". Monitorar as ondas cerebrais através da polissonografia é o padrão máximo para medir o sono do paciente, mas não é adequado como uma medida habitual na UTI.[52] Quando o autorrelato do sono não é possível de ser obtido, a observação sistemática dos pacientes pelas enfermeiras mostrou ser algo válido e confiável.[55] Uma escala análoga visual é recomendada para selecionar pacientes em alto risco para a interrupção do sono devido à permanência prolongada na UTI.[56] A actigrafia de pulso é usada como um instrumento de pesquisa para monitorar continuamente a atividade e o repouso, mas pode superestimar o sono em pessoas sedentárias e idosas.[52]

■ Promoção do sono

Apesar de quatro décadas de pesquisa sobre os motivos pelos quais os pacientes não dormem na UTI, pouco tem sido feito para facilitar o que os pacientes frequentemente classificam como sua prioridade número um depois do alívio da dor: sono. O Quadro 2.2 delineia estratégias que são mais frequentemente recomendadas para promover o sono. O ambiente desafiador dita que a enfermeira é, em primeiro lugar, sensível às necessidades do paciente e está sintonizada com o ambiente, possuindo, então, os instrumentos e os recursos para implementar a promoção do sono.

Uma ideia consagrada para a promoção do sono é a massagem nas costas por 5 minutos. Recorrer à massagem nas costas para facilitar que o paciente adormeça parece intuitivo; contudo, até recentemente, essa estratégia nunca havia sido estudada de maneira sistemática. Em um estudo de 69 pacientes em uma UTI, a massagem nas costas (ou *effleurage*) lenta por 5 minutos mostrou aumentar o sono do paciente em 1 hora, em comparação com um grupo-controle.[57] Deve-se notar que a massagem nas costas efetiva não consiste na aplicação de loção fria e em massagem rápida com uma das mãos, mas sim em massagem com movimentos

Quadro 2.1	Estágios e características do sono.
Estágio 1	Estágio de transição entre vigília e sono Estado relaxado em que a pessoa tem certa consciência do ambiente Contratura muscular involuntária que pode acordar a pessoa Normalmente dura apenas minutos Facilmente desperto Constitui apenas cerca de 5% do sono total
Estágio 2	Início do sono O despertar ocorre com relativa facilidade Constitui 50 a 55% do sono
Estágio 3	Profundidade do sono aumentada e despertar cada vez mais difícil Constitui aproximadamente 10% do sono
Estágio 4	Profundidade máxima do sono (sono delta) Despertar difícil Alterações fisiológicas no corpo – ondas cerebrais lentas no eletroencefalograma; frequências de pulso e respiratória diminuídas; pressão arterial diminuída; músculos relaxados; metabolismo lento e baixa temperatura corporal Constitui aproximadamente 10% do sono
Estágio REM	Sono com sonho vívido (REM) Movimento ocular rápido, frequências cardíaca e respiratória oscilantes, pressão arterial oscilante Perda do tônus muscular esquelético Mais difícil de despertar Duração do sono REM aumentada a cada ciclo e tem em média 20 min Constitui cerca de 20 a 25% do sono

Adaptado de Taylor C, Lillis C, LeMone P *et al.*: Fundamentals of Nursing: The Art and Science of Nursing Care, 8th ed. Philadelphia, PA: Lippincott Williams & Wilkins, 2015.

18 Parte 1 Conceito de Holismo Aplicado à Prática de Enfermagem em Cuidados Críticos

---

Quadro 2.2 **Intervenções de enfermagem.**

Para promover o sono
- Disponibilizar calendários e relógios grandes
- Reservar momentos para o sono
- Fornecer um intervalo tranquilo
- Fazer com que o paciente use tampões de ouvido e máscaras nos olhos
- Avaliar o tempo e a qualidade do sono perguntando ao paciente quando possível
- Fornecer oportunidade para a musicoterapia
- Realizar massagem nas costas por 5 min antes do horário de sono
- Considerar o uso de ruído branco ou sons de oceano
- Eliminar a dor
- Posicionar o paciente confortavelmente com o travesseiro
- Parar a rotina de banho dos pacientes no meio da noite por conveniência da equipe de enfermagem
- Medir os estímulos ambientais: diminuir luzes, alarmes, o ruído da televisão e de conversas
- Avaliar a necessidade de interrupções para cuidados de enfermagem
- Na hora de dormir, fornecer informações para diminuir a ansiedade. Fazer uma revisão do dia e lembrar o paciente do progresso feito no sentido da recuperação, em seguida adicionar o que esperar no dia seguinte
- Instituir o "Cuidado Noturno" para o básico, escovar os dentes e lavar o rosto antes da "hora de dormir"
- Permitir à família estar com o paciente e proporcionar visitas abertas
- Usar técnicas de relaxamento, meditação, atenção e imagem orientada
- Garantir a privacidade do paciente: fechar a porta ou puxar as cortinas
- Fixar sinal com os horários designados: "Paciente Dormindo"

---

lentos e suavizantes, procedimento no qual a enfermeira se torna primeiramente centrada e de fato presente com o paciente.

O papel da enfermeira como uma defensora para proteger o tempo de sono do paciente será mais difícil de preencher à medida que aumenta a razão paciente:enfermeira, mas deve permanecer como uma prioridade. De acordo com as diretrizes de prática clínica de 2013 para uso de analgésicos e sedativos no adulto gravemente doente, desenvolvidas por uma equipe interprofissional de médicos, farmacêuticos e enfermeiras, a promoção do sono deve incluir a otimização do ambiente do paciente por meio de estratégias para controlar luz e barulho, aglomerar as atividades de cuidado do paciente e diminuir estímulos noturnos de modo a proteger o ciclo de sono.[58] Uma intervenção é implementar um protocolo do sono que institucionalize a importância do sono,[59] bloqueie os tempos de sono e controle verdadeiramente o ambiente. Em diversos estudos, foi mostrado que ter um "tempo tranquilo" ajudou a melhorar a oportunidade para o sono.[60,61] Protetores auriculares e máscaras para os olhos podem ser levados em consideração,[62] além de programas de modificação comportamental da equipe para limitar o barulho.[63] Outra inovação na promoção do sono, que diminuiu o ruído e promoveu o sono, envolveu mudar todas as radiografias de tórax rotineiras de 3 horas da manhã para 10 horas da noite.[64] Embora isso aumentasse a carga de trabalho do serviço de radiologia no turno da noite, a satisfação do paciente e da enfermeira aumentou consideravelmente.

Todos os profissionais de saúde precisam estar cientes da importância do sono restaurador e seu impacto no bem-estar do paciente, trabalhando para uma UTI que possibilite o sono.[65] O sono do profissional de saúde também é um aspecto importante da díade da cura na UTI. As enfermeiras que trabalham à noite são rotineiramente privadas do sono; podem ter filhos pequenos para cuidar em casa ou podem frequentar aulas quando começa o novo dia. O crescente interesse na segurança do paciente torna os padrões de trabalho das enfermeiras, incluindo os plantões de 12 horas e durante a noite, um foco de estudo.[56] A vigilância das necessidades do paciente pelas enfermeiras é ameaçada por horas de trabalho mais longas e o risco de erro é aumentado. Os antídotos para trabalhar à noite incluem o agendamento da mudança de plantão para avançar conforme a fase do ciclo de sono (i. e., passar do plantão diurno para o plantão da tarde e depois para o plantão noturno), ingerir refeições saudáveis, usar luzes intensas durante o plantão longe dos quartos dos pacientes e realizar exercícios regulares.[51] O cuidado compassivo inclui a enfermeira cuidar de si mesma para satisfazer melhor as demandas dos pacientes, famílias e colegas. Priorizar o bem-estar dos profissionais de saúde é cada vez mais visto como uma das melhores formas de aumentar a segurança do paciente e os desfechos de qualidade.[67]

Estimular a confiança

Quase toda enfermeira de cuidados críticos pode relacionar as histórias de ligações especiais que se formaram com pacientes individuais e famílias. Elas podem descrever situações especiais em que uma relação de confiança se desenvolveu e elas fizeram uma diferença na recuperação do paciente ou, até mesmo, dignificaram a morte. Em contrapartida, a pesquisa mostrou que, quando os pacientes desconfiam de seus cuidadores, eles ficam mais ansiosos e mais vigilantes em relação aos comportamentos da equipe e carecem da sensação de segurança e seguridade. Então, as metas são demonstrar uma atitude cuidadosa e confiante, demonstrar a competência técnica e desenvolver as técnicas de comunicação efetivas que fomentarão o desenvolvimento de uma relação de confiança. A comunicação pode ser particularmente difícil com pacientes sob ventilação mecânica e intubados. O uso de sinais não verbais, blocos de anotação ou quadros de comunicação comerciais pode facilitar a comunicação das necessidades básicas.[68]

Oferecer informação

Ao lado da necessidade de se sentirem seguros, os pacientes gravemente doentes identificam a necessidade de informação como algo altamente prioritário.[47,69,70] Essa "necessidade de conhecer" envolve todos os aspectos do cuidado. Pacientes precisam saber o que está acontecendo no momento. Eles também precisam saber o que irá acontecer a eles, como eles estão evoluindo e o que podem esperar. Muitos pacientes também precisam de explicações frequentes sobre o que aconteceu com eles. Essas explicações os reorientam, organizam a sequência de eventos e os ajudam a distinguir os eventos reais de sonhos ou alucinações. A ansiedade pode ser bastante aliviada com explicações simples. Por exemplo, no caso do paciente que está em desmame ventilatório e que teme não poder respirar espontaneamente, reforce que a máquina o fará por ele.

Os familiares também têm identificado a necessidade de informação como algo altamente prioritário. Esse aspecto é acompanhado estreitamente da necessidade de ter esperança. Muitas famílias identificam os médicos como a principal fonte de informação. É importante que as enfermeiras tenham consciência dos aspectos relacionados à confidencialidade dos pacientes quando conversarem com os familiares. As enfermeiras também devem ter a permissão do paciente antes de fornecer informações clínicas confidenciais para membros da família. Se isso não for possível por causa da condição clínica do paciente, um interlocutor da família deve ser identificado como a pessoa que pode receber informação confidencial, o que deve ser registrado no prontuário do paciente.

Permitir o controle

Medidas de enfermagem que reforcem um senso de controle ajudam a aumentar a autonomia do paciente e reduzir a sensação esmagadora de perda de controle. A enfermeira pode ajudar o paciente a exercer mais controle sobre o ambiente das seguintes maneiras:

- Proporcionar ordem e previsibilidade nas rotinas
- Usar diretrizes antecipadas
- Deixar que os pacientes façam escolhas sempre que possível
- Envolver o paciente na tomada de decisão
- Oferecer informação e explicações sobre os procedimentos.

Implementar as prescrições e desenvolver uma rotina de previsibilidade permite ao paciente prever o que virá em seguida e preparar-se convenientemente. Talvez seja criada apenas uma ilusão de controle, mas as diretrizes antecipadas mantêm o paciente em estado de alerta e permitem que ele reúna seus mecanismos de enfrentamento. Permitir ao paciente fazer pequenas escolhas quando tem vontade e está pronto aumenta o seu sentimento de controle sobre o ambiente. O paciente prefere deitar-se do lado direito ou esquerdo? Em que braço deve ser inserido o acesso venoso? Qual é a altura do leito de sua preferência? O paciente quer realizar exercícios de tosse agora ou 20 minutos depois da medicação analgésica? Quaisquer decisões que favoreçam o paciente no sentido de atingir certo grau de controle e previsibilidade são importantes. Essas pequenas escolhas também podem ajudar o paciente a aceitar a falta de controle durante procedimentos que envolvam pouca escolha.

Encorajar a movimentação matinal

Esforços para impedir *delirium* e TEPT apontam cada vez mais para o estímulo da movimentação matinal dos pacientes. Despertar os pacientes e fazê-los moverem-se, mesmo que estejam ligados a ventilação, drenos, monitores e outros equipamentos, vem demonstrando benefícios para a cura, a positividade do humor e o menor tempo de internação. A coordenação da equipe de enfermagem para tornar possível a movimentação matinal é uma prioridade.[71]

"Estar presente" e tranquilizar

O estar presente, ou "simplesmente estar lá", pode ser por si só uma estratégia significativa no alívio do sofrimento e da ansiedade no paciente gravemente doente. O *estar presente* é o uso terapêutico do eu, adotando uma atitude de cuidado e prestando atenção às necessidades do paciente. Esse estar presente implica mais que uma presença física. Significa dar atenção plena de alguém para a pessoa, focalizando a pessoa e desenvolvendo uma escuta ativa. Quando a enfermeira usa sua presença, o foco não é uma tarefa ou um pensamento exterior. Energia e atenção dirigem-se para o paciente e suas necessidades ou sentimentos. Isso significa que a enfermeira faz um esforço consciente para usar toda a sua capacidade individual, incluindo os olhos, a

voz, a energia e o toque, de modo intencionalmente restaurador. Pode-se promover a tranquilização do paciente utilizando-se a presença e o toque com delicadeza. Tranquilização para que o paciente possa recuperar a autoconfiança também pode ser verbal. A tranquilização verbal pode ser eficaz para os pacientes se oferecer um estímulo realista ou esclarecer mal-entendidos. A tranquilização verbal para promover a confiança do paciente não será, contudo, valiosa, se impedir que o paciente expresse suas emoções ou sufocar a necessidade de mais diálogo. As estratégias que promovem a tranquilização do paciente têm a intenção de reduzir o medo e a ansiedade e evocar uma resposta mais calma ou mais passiva. É mais bem dirigida aos pacientes que expressam medos irrealistas ou exagerados.

Técnicas cognitivas

As técnicas que foram desenvolvidas a partir de teorias cognitivas de aprendizagem podem ajudar os pacientes ansiosos e suas famílias. Elas podem ser iniciadas pelo paciente e não dependem de *insights* complexos nem de uma compreensão do perfil psicológico da própria pessoa. Elas podem também ser usadas para reduzir a ansiedade de modo a evitar uma investigação da vida pessoal do paciente. Além disso, os amigos e familiares do paciente podem aprender essas técnicas para ajudar a si mesmos e ao paciente a reduzir a tensão.

■ Diálogo interior

As pessoas mais ansiosas têm maior probabilidade de internalizar mensagens que aumentem ou perpetuem sua ansiedade. Essas mensagens podem ser percebidas nas pessoas que conversam "consigo mesmas" ou que promovem um diálogo interior. Por exemplo, o paciente na UTI pode estar dizendo silenciosamente a si mesmo: "Eu não quero ficar aqui. Eu quero ir embora." Outro pensamento não expresso pode ser: "Eu não consigo suportar essa dor." Ao pedir ao paciente que compartilhe o que ele está pensando no seu diálogo interior, a enfermeira pode fazer vir à tona pensamentos que estão distraindo o paciente e impedindo-o de sentir-se mais confortável e relaxado, como pode igualmente sugerir mensagens substitutas ao paciente. É importante pedir ao paciente que os substitua e não que os apague da memória, pois esse diálogo interior está continuamente em operação e não se desliga tão facilmente, mesmo que o paciente assim o deseje. Consequentemente, pedir ao paciente que substitua essas mensagens por comentários mais construtivos, que promovam a tranquilização, tem mais probabilidade de ajudá-lo a reduzir significativamente seu nível de tensão. Comentários como: "Eu conseguirei controlar essa dor 1 minuto de cada vez" ou "Eu fui capaz de superá-la antes, então serei capaz de fazê-lo novamente!" reduzirão automaticamente a ansiedade e ajudarão o paciente a modelar comportamentos de enfrentamento pertinentes. Qualquer mensagem que melhore a confiança do paciente, seu senso de controle e a esperança, e que o leve a assumir um papel positivo e ativo no lugar de um papel passivo e de vítima, aumentará o seu senso de enfrentamento e de bem-estar.

A enfermeira ajuda o paciente a desenvolver diálogos que aumentem:

- A confiança
- O senso de controle
- A capacidade de enfrentamento
- O otimismo
- A esperança.

■ Diálogo exterior

Um método semelhante pode ser aplicado quando se estimula o diálogo exterior (a conversação) do paciente com outras pessoas. O mesmo objetivo pode ser alcançado quando, simplesmente, se pede ao paciente que fale sobre si mesmo para os outros. Por exemplo, os pacientes que exclamam: "Eu não consigo fazer nada sozinho!" devem ser instados a identificar coisas que seriam capazes de fazer, como elevar o corpo, virar-se para um lado, fazer a enfermeira sentir-se bem presenteando-a com um sorriso, ou ajudar a família a compreender o que está acontecendo. Mesmo o menor movimento nos pacientes mais enfraquecidos deve ser reconhecido e solicitado. Essa técnica é valiosa para ajudar os pacientes a corrigir os equívocos que têm sobre si mesmos e a maneira como os outros os veem. Isso reduz o senso de inutilidade do paciente e, consequentemente, sua ansiedade.

■ Reavaliação cognitiva

A técnica da reavaliação cognitiva solicita ao paciente identificar um estressor particular e, então, modificar sua resposta a este. Em outras palavras, o paciente reestrutura sua percepção sobre o estressor de uma forma mais positiva para que o estímulo não seja mais visto como uma ameaça. Permite-se que o paciente assuma algum controle pessoal sobre as respostas ao estímulo. Essa técnica pode ser combinada ao treinamento com imagem orientada e relaxamento.

Treinamento com imagem orientada e relaxamento

A imagem orientada, a meditação e o treinamento de relaxamento são técnicas úteis que podem ser ensinadas ao paciente para ajudá-lo a reduzir a tensão.[72] A enfermeira pode usar o conceito de atenção plena ou meditação para guiar pacientes a alcançar uma sensação de calma. A imagem orientada também pode ser usada para ajudar a reduzir sentimentos desagradáveis como depressão, ansiedade e hostilidade. Os pacientes que precisam reaprender procedimentos de manutenção da vida, como caminhar e alimentar-se sozinhos, podem usar a imagem orientada para se preparar mentalmente para cumprir esses desafios com sucesso. Nessas circunstâncias, os pacientes devem ser ensinados a se visualizar movimentando-se para realizar as tarefas e completando-as com sucesso. Se isso parecer trivial ou estúpido aos pacientes, eles podem ser lembrados de que é um método que demanda concentração e habilidade, sendo comumente usado por atletas para melhorar seu desempenho e para prepará-los mentalmente antes de um evento esportivo importante. A imagem orientada é uma maneira intencional de distração ou de focalização dos pensamentos do paciente; tem demonstrado que aumenta o poder dos pacientes, melhorando sua satisfação e bem-estar.[73,74]

A enfermeira também pode usar técnicas que induzem o relaxamento muscular profundo para ajudar o paciente a reduzir a ansiedade. O relaxamento muscular profundo pode reduzir ou eliminar o uso de tranquilizantes e sedativos. No relaxamento progressivo, o paciente é direcionado primeiro para encontrar a posição mais confortável possível e, depois, fazer várias inspirações profundas e liberá-las lentamente. A seguir, solicita-se ao paciente que contraia o punho ou feche os dedos o máximo que puder, mantendo essa contração por alguns segundos e, depois, liberando-os enquanto focaliza as sensações produzidas pelos músculos ao serem liberados. O paciente deve praticar essa técnica, começando com os dedos dos pés e em sequência contraindo-se para cima, envolvendo outras partes do corpo – pés, panturrilhas, coxas, abdome, tórax, e assim por diante. Esse procedimento é realizado lentamente enquanto o paciente emite sinais não verbais (p. ex., levantando um dedo) para indicar quando cada nova massa muscular atingiu o estado de relaxamento. Tempo extra e atenção devem ser dados para costas, ombros, pescoço, couro cabeludo e testa, porque muitas pessoas apresentam concentração física da tensão nessas áreas.

Uma vez que o paciente tenha atingido o estado de relaxamento, a enfermeira pode sugerir que ele simplesmente relaxe ou durma o mais profundamente que desejar. O paciente pode escolher e controlar o nível de profundidade do relaxamento e do sono, sobretudo se o medo da morte avultar na mente do paciente. Uma sala parcialmente escura e uma voz suave facilitam o relaxamento. Pedir ao paciente que relaxe não costuma ser produtivo comparado à solicitação de liberar ativamente a massa muscular, liberar a tensão ou imaginar que a tensão está sendo drenada pelo corpo e afundando para a base do colchão. De novo, o paciente é assistido para assumir um papel mais ativo que passivo pelo fato de a enfermeira usar uma linguagem cautelosa. Além disso, inúmeros áudios comercialmente disponíveis podem ser empregados para ajudar na imagem orientada e no relaxamento.

Respiração profunda

Quando muito ansioso, o padrão respiratório do paciente pode se alterar e ele prender a respiração, o que pode ser física e psicologicamente prejudicial. A respiração diafragmática, também chamada de respiração abdominal, pode ser útil para o paciente como um mecanismo de distração e de enfrentamento. A respiração diafragmática pode ser fácil e rapidamente ensinada ao paciente no pré-operatório ou àquele que apresenta medo ou ansiedade aguda. Pode-se solicitar-lhe que coloque a mão sobre o abdome, enquanto respira profundamente pelo nariz, prende a respiração brevemente e expira pelos lábios entreabertos. O objetivo é que o paciente sinta sua mão elevando-se e abaixando para demonstrar a respiração profunda. A enfermeira pode demonstrar a técnica e realizá-la junto com o paciente, até que ele se sinta confortável com ela e assuma o seu controle. O paciente ventilado mecanicamente pode ser capaz de modificar essa técnica concentrando-se na respiração e visualizando o movimento da mão. Os pacientes ventilados mecanicamente que apresentam agitação grave podem não ser capazes de responder a essa técnica.

Musicoterapia

A musicoterapia é usada no ambiente de cuidados críticos como uma estratégia para reduzir a ansiedade, proporcionar distração e promover o relaxamento, o repouso e o sono.[75-78] O paciente recebe a gravação da música de sua preferência e a escuta com fone de ouvido. Geralmente, as sessões de música duram de 20 a 90 minutos, 1 ou 2 vezes/dia. A seleção das músicas varia de acordo com a preferência de cada paciente, mas geralmente são usados ritmos musicais com tempo de 60 a 70 batidas, um ritmo simples e direto e um som de baixa intensidade com composição principalmente instrumental. Muitos pacientes preferem as músicas que lhes são mais familiares. Muitas UTI mantêm uma coleção de CD com variedade de gêneros para satisfazer às escolhas do paciente. Pacientes ou membros da família são também encorajados a levar seu próprio aparelho de som com as seleções de música preferidas do paciente já programadas. Essa intervenção mostrou-se eficaz para relaxar os pacientes sob ventilação mecânica. Alguns hospitais já utilizaram alto-falantes para tocar música ambiente nas UTI, emergências e unidades pós-anestésicas, de modo a promover um ambiente curativo.

Humor

Uma boa gargalhada produz efeitos fisiológicos e psicológicos positivos. O riso pode aumentar o nível de endorfina liberada na corrente sanguínea, uma substância natural do corpo que promove o alívio da dor. O riso pode aliviar a tensão e a ansiedade e promover o relaxamento muscular. O humor é uma emoção universal que pode ajudar os pacientes a lidar com as experiências estressantes. O uso do humor pelas enfermeiras de cuidados críticos, que pode ser espontâneo ou planejado, pode ajudar a reduzir a ansiedade relacionada com os procedimentos ou ser uma fonte de distração. Mais uma vez, porém, o humor deve ser compatível com o contexto em que ele é oferecido e segundo a perspectiva cultural da pessoa. Muitas enfermeiras relatam que fazem uso do humor com critério, somente depois que se estabeleceu uma relação com a pessoa. Elas também dizem que, primeiramente, buscam pistas com o paciente e os visitantes para fazer uso apropriado do humor. Os pacientes relataram que a enfermeira com bom senso de humor é mais acessível, o que torna mais fácil a conversa. O humor que é leve, espirituoso e, certamente, no momento adequado é mais bem recebido pelos adultos.

A terapia com humor tem sido empregada com sucesso em vários ambientes de tratamento, incluindo os ambientes pediátricos, cirúrgicos, oncológicos e de cuidados paliativos. Em um esforço para incorporar os efeitos positivos do humor nos ambientes de cuidados de saúde, algumas instituições desenvolveram salas contendo recursos que estimulam o humor ou carrinhos móveis com materiais humorísticos. Esses mantêm à disposição dos pacientes material de leitura descontraída, videoteipes e audioteipes. Também se incluem nos carrinhos móveis jogos, palavras cruzadas e truques de mágica. Algumas enfermeiras também criam seus próprios *kits* portáteis de humor terapêutico, fitas de histórias em quadrinhos, anedotas ou histórias cômicas com as quais os pacientes podem se relacionar.

O uso do humor pelos pacientes pode ajudá-los a reestruturar sua ansiedade e canalizar a energia para um sentimento melhor. Alguns pacientes ligam o humor com a espiritualidade, notando que o humor os ajudou a lidar melhor com a doença grave e a desenvolver uma relação mais próxima com Deus. O uso apropriado do humor pode aliviar o estresse entre as enfermeiras de cuidados críticos que trabalham em ambientes complexos e desafiadores, com pressões econômicas significativas.

Massagem, aromaterapia e toque terapêutico

A massagem consiste em desenvolver movimentos suaves e amplos de amassar e apertar intencionalmente o músculo, com o objetivo de promover o conforto e relaxamento.[79–82] Tradicionalmente, as enfermeiras têm usado o método de *effleurage* (deslizamento) ao massagear as costas para promover o conforto do paciente. A *effleurage* consiste em massagear lenta e ritmadamente a musculatura partindo da área distal para a proximal, como o dorso ou extremidades. A pressão manual constante, firme e flexível é aplicada com todas as partes da mão para acompanhar os contornos do corpo. Pode ser usada uma loção para diminuir o atrito e promover hidratação. A massagem é eficaz na redução da ansiedade e na promoção do relaxamento.

A seleção do paciente é uma consideração importante quando se escolhe a massagem como intervenção terapêutica. Os pacientes que estão hemodinamicamente instáveis, por exemplo, não seriam candidatos apropriados. Além disso, as enfermeiras precisam de treinamento adicional em massoterapia para incorporar efetivamente técnicas mais avançadas de massagem, como a petrissagem ou pressão ponto a ponto, ao plano de cuidados de enfermagem do paciente criticamente doente.

A massagem pode ser combinada com a aromaterapia, na qual a massagem é realizada com loções ou óleos aromatizados. Algumas essências foram associadas a efeitos benéficos específicos. Por exemplo, diz-se que o óleo de lavanda e outras essências florais são relaxantes, que os óleos cítricos são estimuladores positivos do humor e que os óleos de hortelã-pimenta são promotores da estimulação mental. A aromaterapia também pode ser feita com o uso da água do banho aromatizada ou velas aromatizadas colocadas no quarto.

O toque terapêutico é um conjunto de técnicas pelas quais as mãos do profissional se movem sobre o paciente de forma sistêmica para reequilibrar-lhe os campos energéticos. Um componente importante do toque terapêutico é a postura de compaixão que o terapeuta assume. O toque terapêutico como terapia complementar foi usado com sucesso no ambiente de cuidados agudos para reduzir a ansiedade e promover a sensação de bem-estar. É uma técnica que se fundamenta no toque revitalizador. O toque revitalizador envolve várias técnicas localizadas e em todo o corpo para equilibrar os campos energéticos e promover a revitalização. A implementação do toque revitalizador terapêutico envolve um programa educacional formal para os terapeutas, e seus benefícios potenciais estão sendo ativamente investigados.

Terapia assistida por animais

O vínculo ser humano-animal já foi bastante documentado. Possuir um animal doméstico está ligado a altos níveis de autoestima e saúde física. A terapia mediada por animais (ou, mais amplamente, terapia assistida por animais) traz benefícios mensuráveis para crianças em idade escolar e moradores de asilos. Mais recentemente, esse conceito foi introduzido nos ambientes de cuidados agudos e críticos com resultados positivos. Alguns hospitais desenvolveram diretrizes para a visita de animais de estimação; por exemplo, o animal de estimação preso na coleira pertencente a um paciente pode ser trazido ao hospital para visitar o paciente. Esse tipo de programa foi bem recebido pelos pacientes e pela equipe. Contudo, ele requer coordenação entre a equipe e os familiares. Os animais de estimação precisam estar com boa saúde, em dia com as vacinações e comportar-se bem em ambientes desconhecidos. O manuseador deve estar familiarizado com o animal e concordar em seguir as diretrizes do hospital em relação aos limites de tempo (geralmente 20 a 30 minutos por visita). É necessário quarto particular para o paciente ou uma sala de visita. Recomenda-se que os animais de estimação estejam em coleira e usem uma "camisa", a qual reduz os pelos soltos e identifica o animal. Em alguns hospitais, existe um programa formal em que as equipes de proprietários de cães voluntários visitam os pacientes em várias unidades do hospital. Além disso, um hospital relatou o prazer dos pacientes em ter aquários colocados em seus quartos enquanto esperavam pelo transplante cardíaco.[32,56,58]

Estimular a espiritualidade e a cura

O cuidado de enfermagem inclui o reconhecimento e o apoio da natureza espiritual dos seres humanos. A espiritualidade refere-se ao domínio de fatores invisíveis e intangíveis que influenciam nossos pensamentos e comportamentos. Isso inclui crenças religiosas e se estende para além delas. Quando as pessoas sentem o poder e influenciam a existência física e atemporal, diz-se que elas estão experimentando os aspectos metafísicos da espiritualidade.

A espiritualidade, que engloba o sistema de crenças e valores da pessoa, pode ser definida como a maneira pela qual as pessoas procuram o significado em suas vidas e experimentam a transcendência–conexão com aquilo que está além do eu.[83-85] A intuição e o conhecimento a partir de fontes desconhecidas e origens do amor e pertencer incondicionais são tipicamente visualizados como poder espiritual. Uma sensação de conexão universal, empoderamento pessoal e reverência para a vida são também aspectos da espiritualidade. Esses elementos também podem ser vistos como benefícios da espiritualidade. A espiritualidade inclui o seguinte:

- Religião
- Crenças e valores
- Intuição
- Conhecimento a partir do desconhecido
- Amor incondicional
- Sensação de pertencer
- Sensação de conexão com o universo
- Reverência para a vida
- Empoderamento pessoal.

Os pacientes de cuidados críticos e suas famílias frequentemente encontram força na prece, a qual é usada por pessoas de muita fé. A pesquisa sobre a prece e saúde demonstrou que a prece é um poderoso instrumento para ajudar os pacientes a lidar com situações difíceis, doenças crônicas e morte iminente.

As metas de enfermagem relacionadas com a espiritualidade incluem o reconhecimento e promoção das fontes de força espiritual dos pacientes. Ao permitir e apoiar os pacientes a compartilhar suas crenças sobre o universo de forma isenta de viés ou julgamento, as enfermeiras ajudam os pacientes a reconhecer e buscar suas próprias fontes de coragem espiritual. Acredita-se que o reconhecimento da natureza espiritual única de cada paciente ajude no fortalecimento e na cura pessoais.

As enfermeiras que encontram seus próprios valores espirituais na religião devem reconhecer e respeitar que as pessoas ateias também podem ser espirituais e experimentar a espiritualidade como uma força de vida. Independentemente das opiniões pessoais, a enfermeira está obrigada a avaliar os sistemas de crença espiritual dos pacientes e a ajudá-los a reconhecer e buscar os valores e crenças já existentes para eles.

A doença grave pode aprofundar ou desafiar a espiritualidade existente. Os pacientes relataram a fé mais profunda depois de enfrentar a doença grave. Durante esses momentos, pode ser útil à enfermeira ou à família chamar um líder espiritual ou religioso, capelão do hospital ou representante dos cuidados pastorais para ajudar o paciente a fazer o uso significativo da experiência da doença crítica. Os pacientes também podem conseguir apoio de membros de sua congregação ou família. É importante que as enfermeiras avaliem e reconheçam a natureza espiritual de seus pacientes, permitam tempo para as práticas espirituais e religiosas, e façam encaminhamentos, quando necessário. Esses podem ser feitos para o capelão do hospital ou para um religioso da escolha do paciente.

Contenções no ambiente de cuidados críticos

A contenção na unidade de cuidado crítico inclui qualquer medicação ou dispositivo que seja empregado para restringir a mobilidade e o acesso normal do paciente a seu corpo. Contenções físicas podem incluir as contenções de membro, luvas com cadarços, vestes ou restrições na cintura, cadeiras geriátricas e grades laterais. As grades laterais são consideradas uma contenção quando usadas para limitar a capacidade do paciente para se levantar do leito em lugar de ajudá-lo a se sentar ou a ficar em pé.

Contenção química

A contenção química refere-se a agentes farmacológicos que são administrados aos pacientes para disciplinar ou limitar comportamentos disruptivos. As medicações que foram usadas no controle de comportamentos incluem, dentre outras, drogas psicotrópicas como o haloperidol, agentes sedativos como os benzodiazepínicos (p. ex., lorazepam, midazolam) ou os anti-histamínicos anticolinérgicos como a difenidramina. Essa definição não se aplica às medicações que são administradas para tratar uma condição clínica. O uso de sedativo, analgésico e medicamentos ansiolíticos é um importante coadjuvante no cuidado ao paciente gravemente doente.

Deve-se tomar cuidado para adequar o conforto oferecido aos pacientes que enfrentam doenças com risco à vida e uma variedade de intervenções nocivas. É desejável usar uma quantidade mínima de medicamentos, apenas o suficiente para alcançar os objetivos do cuidado ao paciente, porque todos os medicamentos apresentam efeitos colaterais potenciais e reações adversas. Os pacientes devem ser continuamente avaliados quanto à adequação do conforto. Comportamentos que parecem indicar dor podem, na verdade, indicar uma mudança no estado fisiológico do paciente. A agitação, por exemplo, pode ser um sinal de hipoxemia. Devem-se tomar precauções quando se implementa a prescrição sempre que necessário (SOS) para reduzir a dor e promover o conforto. Sem uma avaliação consistente e o estabelecimento de objetivo e de controle, a dose SOS pode, inadvertidamente, levar a supermedicação ou submedicação no paciente grave. Além disso, esses medicamentos podem ter efeitos rebote se suspensos abruptamente. O desmame do paciente de uma medicação analgésica ou sedativa pode ser tão importante quanto o desmame de um paciente da ventilação mecânica. Muitas UTI incorporam instrumentos de avaliação do conforto do paciente na sua folha de fluxo diário.

Contenções físicas

Historicamente, as contenções físicas foram usadas nos pacientes de cuidados críticos para evitar danos potencialmente graves aos pacientes provocados pelo deslocamento de tubo endotraqueal ou de acessos venosos fundamentais à vida e outras terapias invasivas. Outras razões citadas para justificar o uso de contenções incluem a prevenção de quedas, o controle do comportamento e evitar processos de responsabilidade por lesões ao paciente. Contudo, as pesquisas relacionadas com o uso de contenção, especialmente em pacientes idosos, demonstraram que essas razões, embora bem intencionadas, não são válidas.[86-90] Demonstrou-se que os pacientes que são submetidos a contenção apresentam lesões mais graves em consequência de quedas enquanto "lutam" contra o dispositivo que limita sua liberdade. Além disso, há um número maior de processos judiciais relacionados ao uso impróprio de contenção do que por lesões associadas ao seu não uso. Os pacientes graves intubados demonstraram poder se autoextubar independentemente de estarem usando uma contenção macia no punho.

A imobilização forçada que resulta da contenção do paciente pode prolongar a sua hospitalização ao contribuir para alterações cutâneas, perda de tônus muscular, comprometimento da circulação, lesão de nervos e pneumonia. As contenções foram implicadas na aceleração do nível de agitação dos pacientes, resultando em lesões como fraturas ou estrangulação.

Os padrões de uso de contenção são publicados e monitorados pela Joint Commission e pelos Centers for Medicare and Medicaid Services. Um resumo desses padrões é apresentado no Quadro 2.3. Esses padrões podem ser vistos no endereço eletrônico das respectivas agências. Muitos hospitais revisaram políticas, procedimentos e registros sobre o uso de contenção para atender à revisão mais recente desses padrões. As diretrizes de prática clínica foram publicadas pela Society of Critical Care Medicine.

Alternativas às contenções

Então, qual é a melhor maneira de a enfermeira agir quando o paciente está apresentando confusão ou *delirium* e está tirando os dispositivos e tubos que são essenciais à sua vida? Lembre-se de que a contenção física é o último recurso, a ser usado somente quando o paciente traz perigo para si mesmo e para os outros, e quando os outros métodos falharam. Na verdade, as contenções podem potencializar o comportamento de perigo. A enfermeira deve tentar identificar o que o paciente está sentindo e experimentando. O que está por trás desse comportamento? Ele está com frio? Está com coceira? Está sentindo dor? Sabe onde está e por que está ali? Algumas vezes, tratar as necessidades do paciente ou as suas preocupações e reorientá-lo é tudo o que é necessário para acalmá-lo. Outras intervenções podem incluir modificar o ambiente do paciente, oferecer atividades de entretenimento, permitir que o paciente exerça mais controle e escolhas e promover sono e repouso adequados (Quadro 2.4). Alguns hospitais implementaram protocolos para o uso de contenções e árvores de decisão para ajudar as enfermeiras na avaliação e no cuidado dos pacientes sob contenções.

Transtorno de estresse pós-traumático | Síndrome pós-cuidados intensivos

Novas evidências sugerem que um número tão grande quanto 25% dos sobreviventes de enfermidades críticas experimentam

---

| Quadro 2.3 | Resumo dos padrões de cuidado relativos às contenções físicas. |

Contenções iniciais

- As contenções requerem a prescrição de um médico ou enfermeira especialista que deve ver e avaliar pessoalmente o paciente dentro de intervalos de tempo especificados
- As contenções são usadas apenas como uma medida de emergência ou depois de as alternativas de tratamento terem fracassado. (As alternativas de tratamento e as respostas do paciente são registradas)
- As contenções são instituídas pelos membros da equipe que são qualificados e competentes para usar as contenções com segurança. (Deve haver um programa de treinamento e monitoramento abrangente)
- As prescrições de contenção devem ser por tempo limitado. (Um paciente não deve ser colocado sob uma contenção por mais de 24 h, com reavaliação e registro da necessidade continuada da contenção a intervalos mais frequentes)
- Os pacientes e as famílias são informados sobre motivo/justificativa para o uso da contenção

Monitoramento de pacientes com contenções

- Os direitos, a dignidade e o bem-estar do paciente devem ser protegidos
- O paciente será avaliado a cada 15 min por profissionais qualificados e competentes
- A avaliação e o registro devem incluir a análise da nutrição adequada, hidratação, higiene, padrões de eliminação, sinais vitais, circulação, amplitude de movimento, lesão decorrente da contenção, conforto físico e psicológico, e prontidão para a interrupção da contenção

---

| Quadro 2.4 | Alternativas para as contenções físicas. |

Modificações no ambiente do paciente

- Manter o leito na posição mais baixa
- Minimizar o uso das grades laterais ao necessário para o posicionamento
- Otimizar a iluminação do ambiente
- Ativar os alarmes de saída do leito e da cadeira quando disponíveis
- Remover os aparelhos e a mobília desnecessários
- Garantir que as rodas do leito estejam travadas
- Posicionar a luz de chamada ao alcance do paciente

Modificações na terapia

- Avaliar frequentemente a necessidade de tratamentos e interromper os acessos venosos e os cateteres o mais breve possível
- Fazer a higiene íntima dos pacientes com frequência
- Disfarçar os tratamentos quando possível (p. ex., manter bolsas de solução intravenosa [IV] fora do campo visual do paciente, aplicar malha frouxa ou avental de mangas compridas sobre locais de acesso)
- Satisfazer às necessidades físicas e de conforto (p. ex., cuidado da pele, controle da dor, posicionar cunhas ou coxins, controle da hipoxemia)
- Quando possível, orientar a mão do paciente através da exploração do aparelho ou tubo, e explicar a finalidade, a via e os alarmes do aparelho ou do tubo
- Movimentar o paciente o máximo possível (p. ex., considerar a consulta com a fisioterapia, necessidade de bengala ou andador, reclinar as cadeiras ou cadeira higiênica ao lado do leito)

Envolvimento do paciente e da família no cuidado

- Permitir que o paciente faça escolhas e assuma o controle quando possível
- Os familiares ou voluntários podem fazer companhia e realizar atividades de entretenimento
- Considerar as atividades de lazer solitárias (p. ex., música, vídeos ou televisão, audiolivros)
- Garantir que o paciente tenha os óculos e aparelhos auditivos necessários

Uso terapêutico de si própria

- Usar tons calmos e tranquilizadores
- Apresentar-se e deixar que o paciente saiba que ele está seguro
- Encontrar meios aceitáveis de comunicar-se com pacientes intubados ou não verbais
- Reorientar frequentemente os pacientes explicando-lhes os tratamentos, aparelhos, planos de cuidado, atividades e sons desconhecidos, ruídos ou alarmes

sintomas de transtorno de estresse pós-traumático (TEPT). O TEPT foi identificado como comum em pacientes em ventilação mecânica pós-UTI.[91] Outros fatores que podem contribuir para o TEPT incluem grandes doses de sedação, agitação e relatos de memórias assustadoras da internação na UTI.[92] Problemas psicológicos existentes podem ser também importantes. Pesquisadores pretendem usar os diários de UTI como um método terapêutico promissor de impedir TEPT em sobreviventes da UTI. A síndrome pós-cuidados intensivos (SPCI) está se tornando cada vez mais diagnosticada e é mais extensa que o TEPT.[93] Uma imensidão de problemas físicos, cognitivos e mentais faz parte dessa síndrome, que é encontrada em até 50% dos sobreviventes de UTI, bem como em seus familiares. A Society of Critical Care Medicine tem vídeos institucionais que ajudam na compreensão e no tratamento.[94]

Desafios relacionados à aplicabilidade clínica

Questões rápidas

1. Que intervenções não farmacológicas são incluídas nas melhores práticas para a promoção do sono em pacientes em UTI, com base nas diretrizes de 2013 da Society of Critical Care, Pain, Agitation and Delirium?
2. TEPT é considerado cada vez mais comum em sobreviventes de UTI. Como a enfermeira deveria intervir para impedir essa síndrome?
3. Sandy é uma paciente de 34 anos de idade que sofreu múltiplos traumas e tem três filhos pequenos em casa. Ela está na UTI há 5 dias e aos poucos se recupera da sepse e da síndrome da angústia respiratória aguda (SARA). Que intervenções são mais importantes para a recuperação de Sandy?

3

Experiência da Família com a Doença Crítica

Colleen Krebs Norton

Objetivos de aprendizagem

Com base no conteúdo deste capítulo, o leitor deverá ser capaz de:

1. Entender o impacto da doença crítica ou grave e do ambiente de cuidados críticos sobre a família.
2. Identificar vários métodos de avaliação das necessidades dos membros da família.
3. Demonstrar os comportamentos de enfermagem que ajudam a família a enfrentar a crise.
4. Discutir as questões de cuidados paliativos no ambiente de cuidados críticos que exercem impacto sobre a família.
5. Definir os componentes e a aplicação do Critical Care Family Needs Inventory (CCFNI) e do Critical Care Family Assistance Program (CCFAP).
6. Destacar os itens a incluir em um plano de cuidados que reflita as necessidades da família.
7. Descrever o papel da equipe interprofissional no cuidado do paciente criticamente doente e de sua família.

Why did he die with a hole in his chest?…
Final moments.
Last breath…
If only she'd come then,
or we had thought to ask.
Her heart, an empty vessel of mourning
would ache, but the tortured anguish
of the unanswered question
never needed to be.[1]*

Esse poema, a reflexão pessoal que um membro da família compartilhou com a enfermeira, demonstra o sofrimento e o tormento que a pessoa experimentou ao ser exposta à doença crítica de alguém amado. Uma doença crítica é uma experiência não planejada, significativa e com frequência capaz de alterar a vida, afetando cada membro familiar de algum modo. As enfermeiras que se empenham em prestar o cuidado crítico com qualidade consistente precisam reconhecer a importância de ajudar e cuidar dos pacientes e de suas famílias. A interação de família, enfermeira e paciente no ambiente de cuidados críticos e as necessidades decorrentes dessa interação permanecem um desafio e uma responsabilidade atual da enfermeira de cuidados críticos.

O que significa a palavra *família*? O *Oxford English Dictionary* define família como "um grupo de pessoas formado pelos pais e seus filhos que vivem juntos ou não; em um sentido mais amplo, a unidade formada por todos aqueles que estão conectados proximamente por laços consanguíneos ou de afinidade".[2] O Institute for Patient- and Family-Centered Care se refere a família como "duas ou mais pessoas com qualquer grau de relação – biológico, legal ou emocional". Na abordagem centrada no paciente e na família, essa definição, bem como o nível do envolvimento na tomada de decisões, deve ser determinada pelo paciente, caso esteja em condições de fazê-lo. Para o propósito deste capítulo, a família significa quaisquer pessoas que compartilham rotina diária ou íntima vivendo com o paciente dos cuidados críticos.[3] Além disso, qualquer pessoa que seja parte significativa do estilo de vida e da rotina normais do paciente é considerada um membro da família. O termo *família* descreve as pessoas cujos equilíbrio social e bem-estar são alterados pela entrada do paciente na arena da doença ou lesão grave. Uma filosofia que reconheça que os pacientes fazem parte de uma entidade maior é essencial para fornecer o melhor cuidado possível para o paciente e família.[4]

Este capítulo trata da família em crise, dos estressores no ambiente dos cuidados críticos, da assistência à família, dos mecanismos de enfrentamento e do processo de enfermagem. O uso do Critical Care Family Needs Inventory (CCFNI) e os benefícios do Critical Care Family Assistance Program (CCFAP), a presença da família durante o processo de reanimação na unidade de terapia intensiva e cuidados paliativos também são discutidos. O papel da equipe interprofissional no cuidado do paciente criticamente doente e de sua família é também apresentado.

Estresse, doença crítica e impacto sobre a família

A doença crítica ou grave é uma ocorrência repentina, inesperada e frequentemente ameaçadora para o paciente e a família, a qual abala a estabilidade e o equilíbrio interno geralmente mantido na unidade familiar. Pode ser uma doença aguda ou trauma, uma exacerbação aguda de uma doença crônica ou um episódio agudo de um problema desconhecido anteriormente. A entrada do familiar, como um participante, na vida, na doença e na morte de um ente querido ameaça o bem-estar familiar e pode desencadear uma resposta de estresse no paciente e na família. Os familiares de pacientes na unidade de terapia intensiva (UTI) podem experimentar estresse, desorganização e desamparo, que podem, por fim, resultar em dificuldade de mobilizar os recursos de enfrentamento apropriados, levando, assim, à ansiedade. A ansiedade

---

*N.T.: Por que ele morreu com um vazio no peito?…/Momentos finais./Último suspiro…/Se apenas ela tivesse vindo,/ou tivéssemos pensado em chamá-la./O coração dela, um vaso oco de lamentação,/doeria, mas a angústia torturante da pergunta não respondida/não precisaria existir.

inclui, com frequência, tanto fatores fisiológicos quanto comportamentais. Os aspectos fisiológicos podem ser batimento cardíaco acelerado, boca seca e diaforese. Os sinais comportamentais podem incluir incapacidade de ação e expressão, bem como dificuldade de lidar com os acontecimentos da vida.[5]

Quando uma família entra nessa situação não planejada com seus desfechos inesperados, os membros da família são frequentemente forçados a assumir um papel de tomadores de decisões. O equilíbrio entre forças e limitações na família, incluindo o grau de coesão dentro dela, assim como as estratégias de resolução de conflitos, com frequência determinam como o estresse é confrontado.[6] A enfermeira de cuidados críticos especialista reconhece que o medo e a ansiedade demonstrados pelo paciente e pelos membros da família são uma consequência esperada de ativação da resposta de estresse, um mecanismo adaptativo um tanto protetor iniciado pelo sistema neuroendócrino em resposta aos estressores. A resposta dos familiares ao estresse é variada.

Síndrome do estresse

Estudado inicialmente por Selye em 1956,[7] o estresse foi definido como uma síndrome específica que foi induzida inespecificamente. Selye também discutiu o papel dos estressores, os estímulos que produzem tensão e contribuem para o desequilíbrio. Os estressores podem ser fisiológicos (traumático, bioquímico, ambiental) e psicológicos (emocional, vocacional, social, cultural). O ambiente de cuidados críticos é rico em estressores fisiológicos e psicossociais que ameaçam o estado de bem-estar do paciente e da família.

Em resposta a um estressor, o mecanismo de "luta ou fuga" é ativado, liberando as catecolaminas norepinefrina e epinefrina pelo sistema nervoso simpático. Esses hormônios são responsáveis pelo aumento da frequência cardíaca, da pressão arterial e pela vasoconstrição, que compreendem a resposta fisiológica do *estágio de alarme*, o estágio inicial da síndrome de adaptação geral ao estresse descrita por Selye. O estágio de alarme é seguido pelo *estágio de resistência*, que tenta manter a resistência do corpo ao estresse. De acordo com a teoria de Selye, todos os indivíduos movem-se do primeiro para o segundo estágio muitas vezes, e adaptam-se aos estressores encontrados durante os eventos normais da vida. Se o indivíduo se adapta bem, ou se o estressor é muito grande ou prolongado, alarme e resistência são seguidos pelo "estágio de exaustão", que pode levar à morte como resultado do esgotamento do corpo humano. O trabalho de Selye tornou possível integrar na assistência de enfermagem o papel desempenhado pelo estresse na vida daqueles sob cuidados críticos. A ciência continua a avançar atualmente no estudo da conexão entre estresse e doença.

As práticas de cuidado de saúde, inclusive a criação de um ambiente compassivo, de apoio e terapêutico no qual a enfermeira tenha uma consciência aguda das necessidades mutáveis do paciente e da família, são uma expectativa quanto à enfermeira de cuidados críticos.[8] Espera-se que essa enfermeira ajude a família do paciente a superar a crise e facilite seu enfrentamento adaptativo. Os membros da família esperam que as enfermeiras intervenham e satisfaçam suas necessidades, e têm altas expectativas sobre o cuidado centrado na família.[9]

Depois do medo e da ansiedade inicial sobre a doença crítica e a possível morte do membro da família, outros problemas familiares ficam evidentes, incluindo mudanças de responsabilidades e desempenho de papéis, a falta de familiaridade com as rotinas da UTI e a falta de conhecimento sobre o curso e os desfechos da doença. Esses aspectos podem se desenvolver e persistir durante o tempo de permanência do paciente na UTI.

As contribuições prévias do paciente à unidade familiar agora se tornam responsabilidade de outros membros da família. Questões financeiras são em geral a maior preocupação, e as atividades rotineiras diárias se tornam difíceis de administrar. O paciente é com frequência o provedor financeiro. As tarefas domésticas que eram de responsabilidade do paciente, como manejo de talão de cheques, disponibilização de caronas e preparação de refeições, podem ter consequências significativas quando não realizadas. O papel social que o paciente assume na família fica ausente durante a doença grave. Papéis importantes para o funcionamento da família, como provedor de conforto, organizador, mediador, companheiro, amigo e disciplinador, são exemplos que podem ser, em circunstâncias normais, preenchidos pelo paciente. Quando esse papel funcional não é preenchido, um sentimento de devastação e de pesar pode sobrevir.

As circunstâncias do entorno da natureza da doença do paciente também podem ser um estressor para a família. Com um evento repentino, inesperado, como um trauma fechado ou um infarto agudo do miocárdio, a rotina da família pode ficar suspensa em questão de minutos. Ter pouco tempo ou não ter tempo suficiente para preparar-se para tal evento provoca uma sensação de opressão na família, devido à quantidade maciça de estresse não controlável, o que pode levá-la a entrar em crise. A UTI do hospital, de muitas maneiras uma entidade desconhecida, torna-se o centro da vida da família. Quando se permite a visita na UTI, a família observa equipamentos sofisticados e intimidadores que geram medo adicional. Esse estresse pode manifestar-se como raiva dirigida para o profissional de saúde, o qual, absorvido no cuidado físico do paciente, tem, com frequência, tempo limitado ou inadequado para responder às necessidades emocionais dos familiares; além disso, familiares podem ter metas e expectativas irreais sobre a equipe de saúde.[10]

Em outras circunstâncias, o evento crítico é uma exacerbação aguda de uma doença crônica, mas com risco à vida. Tal episódio traz consigo um conjunto diferente de estressores, que lembra aos membros da família momentos passados de dificuldades e dor, quando eles tiveram de enfrentar situações similares. A doença crítica prolongada pode apresentar dificuldades emocionais para a família, o que pode aumentar a probabilidade da crise. Questões relativas à qualidade de vida, como ventilação mecânica prolongada, podem ocorrer e devem ser abordadas com empatia e compreensão.

Mecanismos de enfrentamento

Os mecanismos de enfrentamento podem ser definidos como uma resposta individual à mudança no ambiente; eles podem ser saudáveis ou insalubres. A enfermeira de cuidados críticos, como cuidadora tanto da família quanto do paciente, deve estar alerta ao uso dos mecanismos de enfrentamento adotados pela família como um meio de manter o equilíbrio. Um sentimento de medo, pânico, choque ou descrença algumas vezes acompanha atos irracionais, comportamento de solicitação excessiva, isolamento, perseverança e desmaio. A família tenta conseguir algum senso de controle sobre a situação, às vezes demonstrado pela recusa em sair da beira do leito do paciente ou, ao contrário, ao minimizar a gravidade de sua doença por meio de negação. Reações à crise são difíceis de categorizar, porque dependem dos diferentes estilos de enfrentamento, personalidades e técnicas adotados pelas famílias para controlar o estresse. A enfermeira deve ser capaz de interpretar o sentimento que uma pessoa em crise está experimentando, particularmente quando a pessoa não pode identificar o problema ou o sentimento para si mesma ou para os outros. Cinco generalizações sobre a crise são apresentadas a seguir:

- O fato de as pessoas saírem mais fortalecidas ou mais enfraquecidas de uma crise não se baseia somente em suas características pessoais, mas também na qualidade de ajuda que elas receberam durante o estágio da crise
- As pessoas são mais abertas a sugestões e ajuda durante o curso da crise
- Com o início de uma crise, memórias antigas de crises passadas podem ser evocadas. Se foi usado um comportamento não adaptativo para lidar com situações anteriores, o mesmo tipo de comportamento pode se repetir diante de uma nova crise. Se foi usado um comportamento adaptativo, o impacto da crise pode ser menor
- O principal caminho para sobreviver a uma crise é tomar consciência de que ela existe
- Lidar com uma crise requer paciência, compreensão e tempo.

Família e processo de enfermagem

Histórico de enfermagem

Em 2010, o Institute of Medicine (IOM)[11] recomendou que os serviços de saúde se tornem centrados no paciente, em vez de focarem na doença ou no profissional, e que preferências e crenças do paciente devem ser avaliadas. Na UTI, isso se traduz em um envolvimento familiar aumentado. O histórico feito pela enfermeira de cuidados críticos envolve principal, mas não exclusivamente, uma avaliação do paciente. Também avalia os membros da família.[12] Avaliar acuradamente as necessidades da família do paciente criticamente doente permite que intervenções de enfermagem sejam prescritas para reduzir o estresse familiar e fortalecer a capacidade dos membros da família de interagir positivamente; o histórico de enfermagem aumenta a satisfação familiar com o cuidado e promove confiança.[13]

O cuidado centrado no paciente e sua família é uma "abordagem para planejar, oferecer e avaliar o cuidado de saúde, alicerçado em parcerias mutuamente benéficas entre profissionais de saúde, pacientes e suas famílias".[14] Inicialmente introduzido em unidades pediátricas e maternidades, o cuidado centrado na família é descrito como uma expansão do cuidado integral do paciente, e inclui a família nas fases de planejamento e implementação do cuidado na UTI. O paciente e a família são agora vistos como uma unidade de cuidado.[15] O cuidado centrado na família é defendido tanto pela Joint Commission quanto pela American Association of Critical-Care Nurses (AACN) em seus padrões para a enfermagem de cuidados agudos e críticos.[16]

O histórico de enfermagem serve como uma base de dados e identifica potenciais e déficits nos quais o cuidado do paciente e da família possa se apoiar. Inclui não somente dados fisiológicos, mas também psicológicos, sociais, ambientais, culturais, econômicos e espirituais. Envolve avaliação e validação do comportamento verbal e não verbal, e requer habilidade clínica. Um histórico de enfermagem completo orienta a formulação do diagnóstico de enfermagem. Os padrões da AACN enfatizam e apoiam a importância de realizar o histórico da família e seu envolvimento contínuo na implementação do plano de cuidado e, dentro de sua capacidade, na tomada de decisões sobre os cuidados de enfermagem.[17]

Uma parte importante do histórico de enfermagem sobre a família é a história familiar. Quem o paciente inclui na descrição de sua família? Embora todos os pacientes pertençam a uma família, a família pode não ser incluída ou ser restrita aos parentes consanguíneos. Quem são as pessoas que estão mais tristes com a doença do paciente? Há um líder formal ou informal identificado pelo grupo? Isso se torna importante quando se comunica com a família em uma tomada de decisão, bem como questões legais, como a obtenção do consentimento. Qual é o estilo de enfrentamento da família? A família já tem uma história de lidar com doença grave? Como é o relacionamento entre os membros da família? Eles são próximos? A história familiar pode ajudar a enfermeira a interpretar como os membros da família estão enfrentando o estresse, quais os mecanismos de enfrentamento que afetarão o paciente e como eles estão se adaptando à doença deste. O histórico de enfermagem sobre a família deve incluir o reconhecimento dos valores familiares, bem como respeitar a diversidade.

Existem vários instrumentos de histórico de enfermagem para ajudar a enfermeira na determinação das necessidades e problemas com que a família se defronta. Um dos primeiros instrumentos de histórico de enfermagem foi desenvolvido por Molter em 1979.[17] Esse modelo constitui-se de um dispositivo que inclui 45 itens de avaliação de necessidades. Tornou-se um instrumento útil para descrever as necessidades dos membros da família nos cuidados críticos. Leske modificou esse instrumento usado por Molter adicionando perguntas abertas e o denominou CCFNI,[18] o qual continua sendo usado atualmente na pesquisa de enfermagem para levantar as necessidades dos membros da família na UTI.[18-20] Depois de análise, o CCFNI mostrou a existência de cinco subescalas distintas: suporte, conforto, informação, proximidade e compromisso.[1] Lee e Lau consideraram a necessidade de cuidados de saúde quando da categoria mais alta entre os membros familiares dos pacientes em cuidados críticos 24 a 72 horas após a admissão do paciente.[19] A família permanece o tópico social mais importante a ser avaliado e levado em consideração quando da determinação das intervenções, de modo a influenciar positivamente os desfechos do paciente.[14]

A pesquisa de enfermagem conduzida com o uso desses instrumentos de histórico de enfermagem revela consistência relativa às áreas importantes para serem avaliadas com os membros das famílias. Essas áreas incluem, dentre outros itens:

1. Satisfação da família com os cuidados prestados.
2. Explicações que a família possa entender.
3. Necessidade de rigorosa proximidade com o paciente.
4. Informação honesta sobre as condições do paciente.
5. Compreensão dos motivos pelos quais as intervenções são realizadas.
6. Cortesia por parte dos membros da equipe, que demonstram interesse pelo que a família está fazendo.
7. Garantia de que alguém notificará a família se houver quaisquer alterações.

Os instrumentos também sugerem avaliar o quão confortável a família se sente na sala de espera e a preocupação sobre o que poderia ser feito para melhor atendê-la. As necessidades identificadas incluíram as necessidades físicas (p. ex., móveis confortáveis, sala de espera próxima ao paciente e um banheiro nas proximidades), assim como as necessidades emocionais, como um local para ficar sozinho no hospital e ter a oportunidade de

28 **Parte 1** Conceito de Holismo Aplicado à Prática de Enfermagem em Cuidados Críticos

discutir os sentimentos negativos. Além disso, as famílias de pacientes gravemente doentes possuem outras necessidades, as quais devem ser frequentemente abordadas, inclusive:[11]

- Sentir que há esperança
- Sentir que os profissionais do hospital preocupam-se com o paciente
- Saber o prognóstico
- Receber informações sobre o paciente pelo menos 1 vez/dia
- Ver o paciente com frequência.

Em síntese, pesquisa recente demonstrou que as principais necessidades das famílias de pacientes criticamente doentes são a necessidade de informações, a necessidade de suporte da equipe hospitalar e a necessidade de esperança.[21]

Embora as necessidades percebidas pela família possam diferir daquelas percebidas pela enfermeira, as habilidades de comunicação por parte da enfermeira de cuidados críticos, bem como uma atmosfera de interesse e atenção, ajudam a reunir os dados de avaliação subjetiva e objetiva e a formular os diagnósticos de enfermagem apropriados para a família. Ter as perguntas respondidas de maneira honesta, receber expectativas compreensíveis, sentir que a dignidade do paciente foi respeitada e que o paciente é tratado como pessoa, não como um caso, são todas área de ênfase na prática atual.[22] Exemplos de diagnósticos de enfermagem apropriados aos membros da família de um paciente gravemente doente são listados no Quadro 3.1. Esses diagnósticos orientam a enfermeira e a família no estabelecimento de metas mútuas.

Intervenções de enfermagem

O tempo da enfermeira de cuidados críticos com a família é às vezes limitado devido às necessidades fisiológicas e psicossociais do paciente. Consequentemente, é importante fazer com que toda interação com a família seja a mais produtiva e terapêutica possível. Uma equipe de enfermagem de alta qualidade que demonstra comportamento e competência profissionais é central para a satisfação da família com o cuidado. Compaixão e respeito, que incluem tratar paciente e família com bondade e ouvir os pedidos especiais, também são fatores listados como importantes pelos pacientes e suas famílias.[23] As intervenções de enfermagem devem direcionar-se para os domínios cognitivo, afetivo e comportamental, e devem ser delineadas para ajudar a família a:

- Aprender com a crise e avançar rumo à adaptação
- Recuperar o estado de equilíbrio
- Experimentar os sentimentos normais (porém dolorosos) associados à crise, para evitar o adiamento da depressão e possibilitar o futuro amadurecimento emocional.[24]

Reuniões com a família são consideradas um componente importante na prática do cuidado centrado na família. As recomendações incluem que a família se reúna entre 12 e 24 horas após a admissão do paciente na UTI, bem como tantas vezes e com tanta frequência quanto requerido pelo paciente e pela equipe interprofissional. Em segundo lugar, recomenda-se que os profissionais de saúde recebam treinamento em comunicação terapêutica, comportamentos apropriados de comunicação e manejo de conflitos. Atualizações sobre o objetivo do tratamento para a equipe interprofissional são também recomendadas, a fim de manter mensagens consistentes à família.[25] A díade paciente–família estabelece a família não como visitante, mas como participante do cuidado. De acordo com as recomendações do IOM:[11]

- Pacientes e famílias são mantidos informados e ativamente envolvidos na tomada de decisões médicas e na autoadministração
- O cuidado com o paciente é coordenado e integrado no grupo de profissionais de saúde
- Os sistemas de saúde proporcionam conforto físico e apoio emocional a pacientes e membros familiares
- Os profissionais de saúde têm um entendimento claro do conceito de doença do paciente e suas crenças culturais.

Conduzir reuniões com familiares é apenas uma dentre diversas ideias para aprimorar a experiência da família. A utilização de *kits* de visita para a família também foi explorada; esses *kits* incluem atividades que podem ser realizadas junto ao leito (p. ex., massagem nas mãos), diretrizes sobre as atividades de cuidado pessoal (p. ex., aplicar gel labial em volta do tubo endotraqueal), estratégias de recuperação cognitiva (p. ex., dominó, jogo de cartas) e itens de cuidado pessoal para as famílias (p. ex., artigos de higiene, um formulário para perguntas).[26] Sugestões de intervenções de enfermagem para o cuidado à família em crise são delineadas no Quadro 3.2. Considerações para o paciente idoso são apresentadas no Quadro 3.3.

Defesa da visita

Horas de visitação aberta são outro método para o aprimoramento do cuidado centrado na família. As políticas relativas aos horários de visita devem ser avaliadas periodicamente. Pesquisas demonstram que as novas condutas para a visitação, como a permissão para que as crianças acompanhadas por um adulto visitem um parente na UTI e o uso da terapia assistida por animais na UTI, podem ter efeitos positivos sobre o paciente, inclusive aumentando sentimentos de felicidade e calma e reduzindo sentimentos de solidão.[27]

Quadro 3.1 **Exemplos de diagnósticos de enfermagem.**

Para a família de pacientes com doença ou lesão graves

- Pesar antecipado
- Ansiedade
- Tensão do papel de cuidador
- Conforto comprometido
- Prontidão para a comunicação
- Confusão aguda
- Enfrentamento defensivo
- Enfrentamento familiar deficiente
- Enfrentamento ineficaz
- Conflito na tomada de decisões
- Negação
- Processo familiar disfuncional
- Fadiga
- Medo
- Luto
- Desesperança
- Insônia
- Déficit de conhecimento
- Risco de solidão
- Autonegligência
- Prontidão para empoderamento
- Impotência
- Risco de comprometimento da resiliência
- Desempenho de papel ineficaz
- Distúrbio do padrão de sono
- Interação social prejudicada
- Sobrecarga de estresse
- Sofrimento espiritual

As horas de visita na UTI foram restringidas por muitos anos, com a justificativa de que um ambiente de repouso, silêncio e sem perturbações fazia parte das intervenções terapêuticas de enfermagem. As famílias, às vezes, interpretavam essas restrições como uma negação de acesso aos seus entes queridos. Já em 1978, Dracup e Breu[28] relataram que a satisfação das necessidades das famílias do paciente melhorava com o relaxamento da política de restrição dos horários de visita e iniciação do estabelecimento de comunicação com os cônjuges dos pacientes. Sugere-se fortemente que os horários de visita ao paciente criticamente doente sejam usados apenas como diretrizes, bem como que sejam flexíveis e específicos para as necessidades do paciente, com o conhecimento das responsabilidades da enfermeira e do clima da unidade no momento em que a visita é requisitada.

A restrição das horas de visita é vista, algumas vezes, como um modo de manter o controle sobre as famílias. Entretanto, pacientes têm necessidade de receber conforto e apoio, e suas famílias apreciam desempenhar o papel de cuidadoras. Não é a duração da visita, mas sim sua flexibilidade e o quanto ela é apropriada para o paciente o que importa.[29] Políticas de visitação irrestrita em UTI foram associadas a diminuição de complicações sépticas; diminuição de complicações cardiovasculares, especificamente choque e edema pulmonar; e aprimoramento da apresentação fisiológica da pressão arterial, do pulso cardíaco e da pressão intercraniana.[30] Ver Destaques na Prática Baseada em Evidências 3.1.

Quadro 3.2 — Intervenções de enfermagem.

Para o cuidado à família em crise

- Orientar a família na definição do problema atual
- Ajudar a família a identificar suas fontes de força e de suporte
- Preparar a família para o ambiente de cuidados críticos, especialmente em relação aos equipamentos e suas finalidades
- Falar abertamente com o paciente e a família sobre a doença crítica
- Ser realista e sincera sobre a situação, tomando cuidado para não dar falsas esperanças
- Promover sentimentos de esperança e confiança na capacidade da família de lidar com a situação
- Tentar perceber os sentimentos que a crise evoca na família
- Ajudar o paciente a identificar esses sentimentos e focar neles
- Ajudar a família a determinar as metas e os passos para enfrentar a crise
- Dar oportunidades aos pacientes e à família para fazer escolhas e evitar sentimentos de impotência e desamparo
- Ajudar a família a encontrar formas de se comunicar com o paciente
- Estimular a família a ajudar no cuidado ao paciente
- Discutir todos os aspectos relacionados à individualidade do paciente, evitando generalizações estereotipadas
- Ajudar a família a estabelecer metas a curto prazo de modo que o progresso e mudanças positivas possam ser vistos
- Assegurar que a família receba informação sobre todas as alterações significativas na condição do paciente
- Defender um ajuste no horário de visitas para acomodar as necessidades da família conforme permitido pela situação na unidade
- Determinar se há espaço disponível no hospital, próximo à unidade, no qual a família possa ficar sozinha e ter privacidade
- Reconhecer a espiritualidade do paciente e da família e sugerir a assistência de um conselheiro espiritual, se necessário

---

Quadro 3.3 — Considerações para o paciente idoso.

Oferta de cuidado para o paciente idoso gravemente doente

- Respeitar dignidade, inteligência, privacidade e maturidade do paciente em todos os momentos
- Manter o direito do paciente para tomar decisões enquanto for possível
- Evitar o uso do paternalismo no cuidado ao paciente
- Integrar as alterações fisiológicas e cognitivas do envelhecimento com a avaliação e o cuidado do paciente
- Permitir que a família compartilhe o cuidado de seu familiar
- Estimular a participação ativa e um senso de controle por parte do paciente e de sua família
- Determinar que o paciente permaneça como o foco do cuidado e que as intervenções sejam realizadas para o bem do paciente
- Avaliar o impacto que as intervenções médicas e de enfermagem têm sobre a qualidade da vida e a sensação de bem-estar
- Determinar a carga familiar resultante da doença grave

Destaques na Prática Baseada em Evidências 3.1
Visita familiar ao adulto na UTI

Prática esperada

- Facilitar o acesso irrestrito aos pacientes hospitalizados por uma pessoa significativa escolhida (p. ex., membro da família, amigo ou indivíduo de confiança) que possa oferecer integralmente apoio social e emocional a qualquer hora do dia, de acordo com as preferências do paciente, a menos que a pessoa infrinja os direitos de outrem e sua segurança ou que isso seja clínica e terapeuticamente contraindicado[1] (Nível D)
- Assegurar que a unidade tenha um protocolo escrito e aprovado de prática (i. e., política, procedimento ou padrão de cuidado) que permita à pessoa designada pelo paciente – que pode ou não ser o substituto de tomada de decisão do paciente ou um representante legalmente autorizado – estar junto ao leito durante a estada do paciente, de acordo com sua vontade[1-6] (Nível D)
- Avaliar as políticas da instituição de saúde para assegurar que proíbam discriminações com base em idade, raça, etnia, religião, cultura, idioma, incapacidade física ou mental, estado socioeconômico, sexo, orientação sexual e/ou identidade ou expressão de gênero[1-6] (Nível D)
- Assegurar que haja um protocolo escrito aprovado de prática (i. e., política, procedimento ou padrão de cuidado) que limite visitantes cuja presença infrinja os direitos de outrem e sua segurança, ou que sejam contraindicados clínica ou terapeuticamente para auxiliar a equipe na negociação dos privilégios de visitação[6] (Nível D)

Níveis de evidência da AACN

Nível A. Metanálise de estudos quantitativos ou metassíntese de estudos qualitativos com resultados que embasem consistentemente uma ação, intervenção ou tratamento específico (inclusive revisão sistemática de testes randômicos controlados)

Nível B. Estudos bem projetados e controlados com resultados que embasem consistentemente uma ação, uma intervenção ou um tratamento específico

Nível C. Estudos qualitativos, descritivos e de correlação, revisões integrativas, revisões sistemáticas ou testes randomizados controlados com resultados inconsistentes

Nível D. Padrões profissionais e organizacionais revisados, com apoio das recomendações de estudos clínicos

Nível E. Múltiplos relatórios de caso, evidências baseadas em teoria a partir da opinião de especialistas ou padrões organizacionais profissionais revisados sem estudos clínicos como suporte para as recomendações

Nível M. Apenas recomendações do fabricante

Retirado de American Association of Critical-Care Nurses Practice Alert. Disponível *online* em http://aacn.org.

30 Parte 1 Conceito de Holismo Aplicado à Prática de Enfermagem em Cuidados Críticos

Ao se escolher uma política menos restritiva de visitação, o ambiente físico da unidade deve ser considerado. Unidades muito pequenas podem ser menos adequadas para horários de visita menos restritivos e sem limitação à quantidade de visitantes. Entretanto, o foco deve estar no que se mostrar melhor para o paciente, não para a enfermeira. A eficácia das mudanças nos horários de visita também deve ser avaliada. Pesquisa de enfermagem adicional é necessária para determinar as tendências atuais no tocante à visitação, bem como os desfechos das mudanças nos horários de visita nas necessidades dos pacientes e das famílias.

Nomes, funções e responsabilidades de todos os membros da equipe interprofissional de saúde devem ser identificados pelo paciente e sua família. Além disso, a enfermeira deve preparar os membros da família para a visita inicial na UTI, porque esta pode parecer um ambiente muito opressivo. A função dos monitores, equipamentos venosos, ventiladores e outras tecnologias, bem como o significado dos alarmes devem ser sempre explicados antes e no decorrer da visita da família, de modo a evitar tanto ansiedade quanto que a tecnologia se torne uma barreira potencial entre enfermeira, paciente e família. A enfermeira, por exemplo, pode demonstrar o valor da comunicação e do toque para a família. Estimular os familiares a prestar cuidados diretos ao paciente, se eles expressarem interesse, pode ajudar a diminuir a ansiedade e proporcionar à família certo controle. Alguns cuidados que a família pode realizar incluem a escovação dos dentes e ajuda para pentear os cabelos, com a refeição ou cuidados com a pele.

Deixar que as crianças visitem a UTI pode requerer providências especiais por parte da equipe. As visitas devem incluir explicações curtas e simples para a criança acerca das condições do paciente. Responder às perguntas das crianças, conforme o estágio de desenvolvimento, para que elas possam compreender ajuda a reduzir possíveis temores. A pessoa que está acompanhando a criança na UTI deve estar consciente de que o monitoramento invasivo e outros equipamentos podem assustar os mais novos. Se a visita da criança não for possível, providencie para que ela possa falar com o paciente por telefone ou videoconferência.

A presença da família durante procedimentos invasivos e reanimação deve ser discutida. Evidências positivas e atraentes emergiram de pesquisa sobre os benefícios da presença da família no departamento de emergência (DE), indicando que tal presença em UTI para adultos deve continuar a ser investigada. Desmame terminal, apoio de um doador de órgãos e procedimentos invasivos planejados parecem situações cabíveis para que a família esteja presente, embora existam diferenças entre uma UTI e um DE em termos de adequação. Encontra-se apoio à presença da família entre médicos, assistentes e enfermeiras.[31,32] As famílias acreditam ser seu direito estar presente, mas a percepção das enfermeiras continua amplamente variada. No entanto, ainda há diferenças entre o que é recomendado na literatura de enfermagem e o que é realmente praticado com relação à reanimação testemunhada. Intervenções para aumentar as atitudes e práticas positivas pelas enfermeiras de UTI durante a reanimação testemunhada devem ser encorajadas.[14]

Garantia da relação terapêutica enfermeira–família

Iniciar intervenções de enfermagem e estabelecer relacionamento terapêutico produtivo com a família tende a ser mais fácil durante a crise do que em outros momentos. As pessoas em crise são altamente receptivas àqueles que se apresentam interessados, atenciosos e empáticos. Quando se reúne pela primeira vez com a família do paciente, a enfermeira deve demonstrar desejo e capacidade de ajudar. A ajuda deve ser conforme a necessidade da família naquele momento e demonstrar o interesse da enfermeira com relação a conforto e bem-estar. A enfermeira deverá decidir quem na família será notificado sobre o estado do paciente e verificar as informações para contato; a determinação de quem será o representante familiar pode ser uma tarefa difícil para a família. Ajudar a família a determinar as prioridades imediatas é essencial na primeira fase de intervenção na crise. Deve ser determinada a existência de diretrizes antecipadas, de um testamento e de uma procuração para cuidados de saúde. Na ausência desses documentos, o suporte e os métodos para obtê-los devem ser fornecidos para a família.

Com esse tipo de envolvimento circunstancial, a família começará a confiar na enfermeira e a depender do seu julgamento. Esse processo então permite que os membros da família acreditem na enfermeira quando ela transmite sentimentos de esperança e confiança na capacidade da família de enfrentar o que está por vir. É importante evitar transmitir falsas esperanças; em vez disso, a realidade da situação deve ser expressa na forma de apoio.

Resolução de problemas com a família

À medida que o relacionamento terapêutico entre a enfermeira e a família evolui de uma interação para outra, a enfermeira é capaz de começar a compreender a dinâmica do problema que a família enfrenta. A resolução de problemas com a família leva em consideração aspectos como:

- Os significados que a família atribui ao evento
- Outras crises que a família possa estar enfrentando
- Comportamentos de enfrentamento adaptativos e não adaptativos usados anteriormente em momentos de estresse
- Os sistemas de apoio normal da família, que podem incluir amigos, vizinhos, apoio religioso e colegas.

Com base nas informações coletadas por meio do histórico de enfermagem, a enfermeira é capaz de ajudar a família a lidar com o estresse. As intervenções incluem definição do problema, identificação das fontes de suporte, foco sobre os sentimentos e identificação das etapas de resolução.

■ Definição do problema

Uma área vital do processo de resolução é ajudar a família a identificar claramente o problema imediato. Muitas pessoas se sentem sobrepujadas e imobilizadas pela ansiedade flutuante ou o pânico causado pelo estresse agudo. Ser capaz de definir o problema e reconhecer a dificuldade ou a ameaça que ele gera reduz a ansiedade da família, ajudando seus membros a compreender que eles alcançaram algum tipo de entendimento sobre o que está acontecendo. A definição do problema é uma maneira de delimitar seus parâmetros. Apenas perguntar à família sobre sua compreensão quanto ao problema e sua maior preocupação no momento ajuda na definição do problema. Além disso, a resposta da família ajuda a enfermeira a compreender o que a família necessita.

A definição e a redefinição de problemas podem e devem ocorrer muitas vezes antes de o problema ser solucionado. Explicitar o problema claramente ajuda a família a estabelecer prioridades e a dirigir as ações necessárias. A atividade direcionada para a meta a ser alcançada ajuda a reduzir a ansiedade.

■ Identificação das fontes de suporte

Sob altos níveis de estresse, algumas pessoas podem ficar relutantes em envolver seus recursos usuais. Pedir aos membros da família que identifiquem a pessoa com quem elas geralmente contam quando têm algum problema e estimulá-las a recorrer a essa pessoa agora ajuda a direcionar a família novamente para os mecanismos normais para lidar com as questões do estresse. Poucas famílias estão verdadeiramente sem recursos; de algum modo, elas têm somente dificuldade para reconhecer e solicitá-los.

Definir e redefinir o problema também pode ajudar a situá-lo em uma perspectiva diferente. O processo de ajudar a família a ver o problema de uma perspectiva diferente é chamado de *reestruturação*.

A enfermeira também pode ajudar a família a reconhecer as suas próprias forças. O que eles podem fazer de melhor como família? Como eles lidaram com uma situação de estresse antes? Estimular os membros da família a capitalizar suas forças como uma unidade familiar é tanto útil quanto terapêutico.

■ Foco nos sentimentos

A técnica de resolução de problema enfatizando escolhas e alternativas ajuda os membros da família a alcançar um senso de controle sobre parte de suas vidas. Ajudar a família a focar nos sentimentos é extremamente importante para evitar o adiamento do luto e o prolongamento da depressão no futuro. A reflexão sobre seus sentimentos ou a escuta ativa é necessária durante o tempo de duração da crise. Valorizar a expressão de sentimentos pode ajudar a família a evitar o uso de mecanismos de enfrentamento não saudáveis, como o álcool ou o sono excessivo.

Durante os dias de dificuldades da doença grave, a família pode ficar dependente do julgamento dos profissionais. A família pode ter alguma dificuldade para identificar as áreas apropriadas nas quais aceita os julgamentos dos outros. É importante que a enfermeira reconheça os sentimentos da família e a complexidade do problema, enquanto enfatiza a responsabilidade de cada membro da família para com seus próprios sentimentos, ações e decisões. Incentivar os familiares a focar nas coisas que eles podem mudar ajuda a fornecer a eles um senso de controle. Por exemplo, quando o paciente está sentindo dor, a família pode ser incentivada a defender o paciente ao solicitar que a enfermeira examine o grau de controle da dor pelo paciente.

■ Identificação das etapas

Uma vez definido o problema e assim que a família começa as atividades direcionadas para as metas, a enfermeira pode ajudar pedindo aos membros da família que identifiquem os passos que deverão tomar. Tal diretriz antecipada pode ajudar a reduzir a ansiedade da família. A enfermeira, contudo, deve reconhecer os momentos em que a direção é vital para a saúde e a segurança. Por vezes, é necessário aconselhar as famílias, como, por exemplo, no sentido de ir para casa descansar. Isso pode ser explicado dizendo aos membros da família que, mantendo-se com boa saúde, eles, mais tarde,

serão muito mais úteis para o paciente. Para tornar cada interação mais significativa e mais terapêutica, a enfermeira deve focar na situação em crise e evitar envolvimento nos problemas crônicos a longo prazo.

Manejo interprofissional

Supõe-se que, dos profissionais de saúde, geralmente os que mais atendem às necessidades dos membros da família são as enfermeiras e os médicos. A comunicação com as famílias não é responsabilidade de uma única profissão, sendo um componente essencial do cuidado. Poucos pesquisadores examinaram as intervenções em busca da melhoria da comunicação entre toda a equipe de saúde e a família.[33] A colaboração interprofissional ocorre "quando diversos profissionais de saúde de diferentes campos profissionais trabalham junto com os pacientes, as famílias, os cuidadores e as comunidades, a fim de oferecer a mais alta qualidade de cuidado".[34] Comunicação é essencial para a colaboração interprofissional bem-sucedida, assim como contribui para a segurança do paciente e desfechos positivos.

Em alguns casos, programas de voluntariado hospitalar, sob orientação da enfermagem, mostraram-se efetivos em oferecer apoio familiar.[35] Um exemplo seria um programa interno ensinado por enfermeiras e supervisionado por uma enfermeira mentora. Algumas famílias se beneficiam com o encaminhamento ao profissional de saúde mental, assistente social, psicólogo ou conselheiro religioso. Outras equipes interprofissionais podem incluir farmacêuticos, especialistas em saúde da família e terapeutas. Pode ser apropriado para a enfermeira agendar o primeiro atendimento na consulta de acompanhamento coordenado entre a família e o profissional a ser consultado. Muitas UTI possuem tais recursos nas 24 horas, com agendamento telefônico para garantir a pronta intervenção. Um profissional objetivo, com a experiência da doença crítica e seu impacto sobre a família, pode ser um excelente recurso. Membros da família e antigos pacientes também participaram numa estratégia sobre o compartilhamento de experiências e oferecimento de informação para ajudar na experiência de cuidados críticos.[34]

Um método adicional para melhorar o cuidado centrado na família no cuidado crítico é o Patient and Family Advisory Council (PFAC).[36] É um comitê de aconselhamento composto não somente de enfermeiras e outros profissionais de saúde, mas também de antigos pacientes e familiares, que representa as necessidades dos familiares. Estimulado pelo movimento de consumidores, esse conceito tem como centro o respeito e a dignidade, o compartilhamento de informações e a colaboração. Os PFAC têm potencial de promover novas ideias no sentido de melhorar o cuidado com a família. Existe oportunidade para a enfermeira especialista dedicar mais tempo como recurso para melhorar a boa comunicação com os pacientes e suas famílias, além de servir como professoras e mentoras de outras enfermeiras.[37]

Questões de cuidados paliativos nos cuidados críticos

De acordo com a Organização Mundial da Saúde, os cuidados paliativos consistem em uma "conduta que melhora a qualidade de vida dos pacientes e de suas famílias ao se defrontar com o

32 **Parte 1** Conceito de Holismo Aplicado à Prática de Enfermagem em Cuidados Críticos

problema associado à doença com risco à vida, através de prevenção e alívio do sofrimento por meio de identificação precoce e avaliação, bem como tratamento adequado da dor e de outros problemas, físicos, psicossociais e espirituais".[38] Os componentes importantes do cuidado paliativo são a inclusão da família na tomada de decisão e a provisão do cuidado do paciente. As famílias deparam com decisões complexas de cuidados paliativos, as quais devem ser tomadas no ambiente desconhecido da UTI. Desenvolver a capacidade de as enfermeiras de UTI "se comunicarem usando princípios dos cuidados paliativos está ganhando força como uma estratégia efetiva".[37] As questões e práticas pessoais das enfermeiras, como as experiências prévias com a morte de seus próprios familiares, têm o potencial quer para melhorar, quer para ameaçar a avaliação e a intervenção.

Cuidar da família de um paciente em qualquer momento durante o processo terminal engloba três áreas importantes: acesso, informação e suporte, e envolvimento nas atividades de cuidador. Deve-se permitir que os familiares de entes queridos em fase terminal tenham o acesso liberal às visitas programadas e às autorizadas. Garantir que a família esteja com o ente querido gravemente doente será uma fonte de conforto. O acesso à informação foi identificado como componente crucial no enfrentamento da família, e o suporte na forma de comportamento atencioso por parte da enfermeira influencia na modelagem da experiência dos cuidados críticos para o paciente e para a família. A honestidade e a franqueza são habilidades importantes nesse período emocionalmente tenso. Por fim, o envolvimento da família na prestação dos cuidados, em tarefas tão simples quanto estar fisicamente presente até aquelas tão complexas quanto assistir nos cuidados após a morte, pode ajudar as famílias a trabalhar o seu pesar. A facilitação do envolvimento da família é uma intervenção da prática de enfermagem. Ver Capítulo 6 para a discussão adicional dos cuidados paliativos e terminais no ambiente de cuidados críticos.

Critical Care Family Assistance Program

Diversas pesquisas durante os últimos 20 anos focaram nas questões ambientais e sociais de famílias ansiosas que aguardam o desfecho da internação de um familiar na UTI; esses estudos demonstram que o atendimento das necessidades dos membros das famílias não pode ser ignorado.[38] Além disso, uma iniciativa crucial da AACN concentra-se em estabelecer ambientes de cuidados de enfermagem respeitosos, curativos e humanos. Em consequência da colaboração entre a Chest Foundation e a Eli Lilly and Company Foundation, foi desenvolvido o primeiro CCFAP como um exemplo de um despertar renovado para os conceitos do cuidado centrado na família. Os objetivos do CCFAP são estimulados pelos dois fatores seguintes: evidências crescentes de que o apoio da família tem impacto positivo nas taxas de recuperação dos pacientes em UTI e altos níveis de insatisfação relatados pelos familiares dos pacientes em UTI. A análise inicial após 3 anos de utilização do programa demonstrou oferecimento de cuidado de alta qualidade e comunicação acima da média. As famílias relataram satisfação aumentada com a tomada de decisões, a segurança e um entendimento sobre o tratamento que o paciente estava recebendo.[38] Lacunas comumente notadas no apoio às famílias dos pacientes incluíram o seguinte:

- Discrepâncias no ponto de vista entre os profissionais de saúde com relação ao compartilhamento de informações
- A necessidade da família de envolver mais familiares na tomada de decisão
- Uma carência de recursos e serviços oferecidos durante esse período de crise.

Devido às internações encurtadas e à escassez de profissionais de enfermagem, os familiares são participantes cada vez mais ativos no cuidado de seus entes queridos. O cuidado centrado na família foca na melhor integração da família no processo de planejamento dos cuidados. O engajamento precoce dos familiares e o seu incentivo para trabalhar em parceria com a equipe de enfermagem podem fazer a diferença. O Quadro 3.4 relaciona os componentes do modelo do CCFAP. Espera-se que, com o uso expandido desse modelo, a qualidade dos cuidados críticos fornecidos venha a aumentar, enquanto diminuem seus custos de fornecimento.

Questões culturais relacionadas com a doença grave

As intervenções de enfermagem para o paciente grave também devem incluir o reconhecimento e a apreciação da natureza cultural única de cada indivíduo. A diversidade cultural da sociedade atual afeta o cuidado de enfermagem ao paciente de muitas maneiras – desde o controle da dor e expectativas sobre a visita até os cuidados com o corpo após a morte. As enfermeiras de cuidados críticos devem reconhecer a unicidade de cada pessoa em sua população diversa e multicultural e perceber as formas pelas quais essa unicidade afeta as necessidades da família.

O profissional de saúde da medicina ocidental quase sempre trata a doença grave como um processo de enfermidade e foca nos sintomas físicos, na patologia de funcionamento do órgão

---

Quadro 3.4 **Componentes do Critical Care Family Assistance Program (CCFAP).**

Comunicação

Exemplo: "Navegadores de UTI", sessões de grupo semanais com a família para oferecer informações sobre o equipamento, os procedimentos médicos e habilidades de assertividade

Alterações no ambiente

Exemplos: Expandir a área de espera, iluminar mais o local, adquirir mobília nova e mais confortável

Materiais educacionais

Exemplo: Publicações atualizadas e escritas em linguagem não técnica

Quiosque de informação

Exemplos: Sistema de mensagem eletrônica, acesso à Internet, pesquisas de satisfação da família com o CCFAP

Programas de hospitalidade

Exemplos: Descontos em hotéis, refeições para as famílias

Outros serviços

Exemplos: Musicoterapia, terapia com animais

ou na lesão de uma parte do corpo. O paciente e a família, que têm uma perspectiva cultural diferente, podem ver a doença de uma maneira mais psicofisiológica, concentrando-se nas ramificações físicas, psicológicas, pessoais e culturais da doença. Em outras culturas, a doença grave do paciente pode ser vista como uma maldição ou desarmonia no universo. A cultura é uma influência importante nas atitudes do paciente a respeito de abordagem do sofrimento, crenças sobre os tratamentos para prolongar a vida, cuidado paliativo, diretrizes antecipadas e procurações para decisão sobre os cuidados de saúde.[35]

A competência cultural é um reflexo das atitudes, da base de conhecimentos, das habilidades adquiridas e do comportamento da pessoa. Embora não seja realista esperar que a enfermeira conheça os costumes e crenças de todos os pacientes de cuidados críticos a quem ela presta cuidados, é razoável esperar da enfermeira algum grau de competência cultural. O Institute for Patient- and Family-Centered Care faz as seguintes sugestões:[36]

- Ter consciência de seu próprio etnocentrismo
- Avaliar as crenças da família sobre doença e tratamento
- Transmitir respeito de forma consistente
- Solicitar que a família e o paciente atuem como guias de suas preferências culturais
- Perguntar ao paciente quais são os desejos dele
- Respeitar as diferenças culturais relacionadas a espaço pessoal e toque corporal
- Observar e permitir, se possível, o uso de medicina alternativa (MA) ou complementar apropriada
- Incorporar as práticas culturais do paciente relativas à recuperação da saúde ao plano de cuidados
- Ser sensível à necessidade de um intérprete, no caso de imigrante ou indígena, por exemplo.

Características culturais, como língua, valores, normas de comportamento, alimentação e atitudes relacionadas à prevenção de doenças, à morte, ao morrer e ao controle da doença variam de uma cultura para outra. A doença grave pode ser vista pela família através de uma perspectiva religiosa ou espiritual. Flower escreve sobre cinco aspectos da competência cultural: consciência cultural, conhecimento cultural, habilidade cultural, encontro cultural e desejo cultural (Quadro 3.5).

Discernimento e sensibilidade ajudam a enfermeira de cuidados críticos a assegurar que o sistema de saúde apoie as crenças culturais tanto em resposta à saúde quanto à doença, englobando práticas de saúde alternativas e complementares.

Quadro 3.5 Modelo de competência cultural.

Consciência cultural: Realizar autoexame e exploração profunda da própria origem cultural
Conhecimento cultural: Procurar e obter uma base de informação sobre culturas diferentes
Habilidade cultural: Coletar dados relevantes que permitam uma avaliação psicobiológica conforme a cultura específica
Encontro cultural: Engajar-se diretamente em interações culturais com os pacientes
Desejo cultural: Estar motivada a se tornar culturalmente consciente e buscar encontros culturais

Adaptado de Flowers D. Culturally competent care: A challenge for the 21st century. Crit Care Nurse 24(4):48-52, 2004.

Desafios relacionados à aplicabilidade clínica

Questões rápidas

1. A Sra. J. é uma paciente grave caucasiana de 40 anos de idade com estado de traumatismo múltiplo após um acidente de carro que foi admitida na unidade de terapia intensiva com traumatismo craniano e em ventilação mecânica. Não se espera que ela resista a esses traumatismos. O marido da Sra. J., seus dois filhos, de 16 e 20 anos de idade, e os pais dela chegaram para vê-la pela primeira vez. Formule um plano de cuidados que reflita sobre questões relacionadas ao fim de vida e que ajudarão a família da paciente a lidar com a morte provável de seu ente querido.

2. O Sr. E., um homem de 73 anos, foi admitido na unidade de terapia intensiva após reanimação no DE. Ele possui uma longa história de doença cardíaca e sofreu uma crise em casa, interpretada então como um distúrbio rítmico com risco à vida. Embora tenha recebido reanimação cardiopulmonar (RCP), ele ficou inconsciente por 10 minutos antes de a equipe de resgate chegar. Suas filhas estão ponderando sobre a sua manutenção em suporte ventilatório. O Sr. E. não responde a estímulos tampouco respira espontaneamente. Discuta como ajudar as filhas dele nesse momento difícil.

3. O Sr. e a Sra. P. são os pais de um paciente grave de 9 anos de idade, recém-diagnosticado com diabetes melito do tipo 1 (insulinodependente) internado na unidade de terapia intensiva. Eles são indianos e têm pouco domínio do nosso idioma. Descreva os critérios não verbais que a enfermeira usaria para avaliar o grau de estresse e ansiedade dos pais. Como a enfermeira poderia ter certeza de que as necessidades culturais da família foram atendidas enquanto o filho permanece como paciente da unidade?

4
Orientação ao Paciente e à Família no Cuidado Crítico

Leigh Bastable Poitevent

> **Objetivos de aprendizagem**
>
> Com base no conteúdo deste capítulo, o leitor deverá ser capaz de:
>
> 1. Diferenciar os conceitos de orientação, ensino e aprendizagem.
> 2. Identificar os três domínios da aprendizagem.
> 3. Reconhecer os seis princípios da aprendizagem de adultos.
> 4. Descrever as barreiras para o ensino e a aprendizagem que são exclusivas para o ambiente de cuidados críticos.
> 5. Avaliar a aprendizagem no ambiente de cuidados críticos.
> 6. Avaliar os resultados da aprendizagem de pacientes em estado crítico e de suas famílias com base em estratégias de ensino adequadas.

A educação do paciente e da família é uma competência fundamental da enfermagem.[1] No ambiente de cuidados críticos, pode ser um desafio atender às necessidades educacionais do paciente e da família, ou de pessoas significativas (doravante entendidas como família), em virtude da natureza de risco à vida das doenças críticas e do tempo limitado para o ensino. A enfermeira de cuidados críticos deve lidar não apenas com os aspectos físicos de doenças agudas ou crônicas (p. ex., dor, fadiga, *delirium*), mas também com os efeitos emocionais (p. ex., ansiedade, medo, confusão) ao buscar ensinar conceitos desafiadores em um ambiente talvez sobrecarregado e pouco adequado para a aprendizagem.[2] No entanto, os estudos mostram que a orientação desde os primeiros momentos e adequada do paciente diminui o tempo de permanência hospitalar, minimiza os riscos de complicações agudas e crônicas e reduz as taxas de readmissão ao hospital.[3]

Os cuidados de saúde não são mais definidos apenas em termos da tomada de decisão clínica segura. Atualmente, também abrangem o uso prudente de recursos e a responsabilidade financeira. A Affordable Care Act (Lei do Cuidado Acessível) (ACA), sancionada em março de 2010, foi considerada a legislação para reforma dos cuidados de saúde mais ampla na história dos Estados Unidos.* Os objetivos gerais de tal legislação são reformular a relação financeira e de seguro de saúde entre os americanos e o sistema de cuidados de saúde dos Estados Unidos.[4] A reforma da ACA transforma a estrutura de pagamento para hospitais e prestadores de cuidados de saúde de um modelo tradicional de taxa de serviço em um modelo de incentivo.[5] O reembolso dos cuidados agora se baseia no desempenho hospitalar, em oposição a várias medidas de resultado clínico. Os resultados da qualidade do cuidado prestado são monitorados quanto a condições como infarto do miocárdio, insuficiência cardíaca congestiva, pneumonia, local de cirurgia, infecções hospitalares, triagem e intervenção para abuso de tabaco e álcool, bem como para a satisfação do paciente.[6] Além disso, muitos dos indicadores de qualidade rastreados são componentes de educação para pacientes e família. As reformas da infraestrutura de cuidados de saúde requerem evidência clara, por meio de registro, do envolvimento das enfermeiras na instrução do paciente e sua família e na quantificação dos resultados com base na prestação de cuidados de enfermagem e na educação do paciente.[5]

Hoje, não é incomum que um paciente de uma unidade de terapia intensiva (UTI) seja transferido para uma unidade semi-intensiva ou diretamente liberado para casa. Isso aumenta ainda mais a responsabilidade do autocuidado para o paciente e para a família. A enfermeira de UTI não só administra as instabilidades físicas e as necessidades emocionais do paciente com doença crítica, mas também prepara o paciente e a família para a probabilidade de alta precoce do hospital.

O uso da UTI aumentou nos últimos 20 anos e espera-se que se expanda conforme a tecnologia médica melhore, a população idosa aumente e mais pessoas sobrevivam a doenças críticas.[7] Ao mesmo tempo, os hospitais estão enfrentando uma falta contínua de enfermeiras experientes. As UTI, que antes eram reservadas a enfermeiras mais experientes, são agora locais de treinamento para as recém-graduadas.[8] A enfermeira iniciante tende a dar prioridade aos cuidados e à gestão dos vários equipamentos utilizados para dar suporte aos pacientes em estado crítico enquanto aplica o seu conhecimento em fisiopatologia de doenças multissistêmicas. Assim, pode ser dominada por essas responsabilidades e considerar difícil abordar adequadamente as necessidades educacionais do paciente e de sua família. Além disso, os padrões de turnos de enfermagem altamente variáveis provavelmente atrapalham a continuidade dos cuidados e não são ideais para promover as relações enfermeira–paciente ou para dar cabo do processo de ensino e aprendizagem.

---

*N.R.T.: No Brasil, o Sistema de Controle do Limite Financeiro da Média e Alta Complexidade (Sismac) foi lançado pelo Ministério da Saúde em 2005. O Sismac tem o objetivo de auxiliar o gestor do Sistema Único de Saúde (SUS) a acompanhar a evolução dos recursos federais transferidos regular e automaticamente aos estados, ao Distrito Federal e aos municípios, para custeio de ações e serviços ambulatoriais e hospitalares de média e alta complexidade. Saiba mais em http://sismac.saude.gov.br/inicio.

Esses são apenas alguns exemplos das realidades do cenário atual dos cuidados de saúde que podem representar obstáculos para a educação do paciente na UTI. O objetivo deste capítulo é ajudar estudantes de enfermagem e profissionais da prática clínica na aquisição de habilidades e ferramentas necessárias para enfrentar os desafios da educação do paciente e da família nos casos de doença crítica. As enfermeiras de UTI que compreendem os padrões de educação, os princípios de ensino e aprendizagem, o processo de educação de adultos, as barreiras ao ensino e os obstáculos à aprendizagem e as estratégias para intervenções educacionais eficazes, assim como o processo de avaliação do ensino e da aprendizagem, estão mais preparadas para abordar as necessidades de informação dos pacientes e de suas famílias. As enfermeiras com essas habilidades têm o potencial de influenciar positivamente a qualidade dos cuidados e os resultados relacionados com a saúde de seus pacientes.

Padrões de educação do paciente e da sua família

A ênfase na educação do paciente e de sua família decorre dos padrões de cuidado ao paciente desenvolvidos por The Joint Commission (TJC).[9,10] Os hospitais participam voluntariamente das pesquisas de TJC para se certificar de que o atendimento ao paciente cumpra ou exceda os critérios estabelecidos como padrões para o cuidado de alta qualidade. A seguir, são apresentados alguns exemplos de padrões de TJC relacionados com a educação do paciente e da família:

- O hospital fornece, coordena e avalia a educação e o treinamento do paciente com base nas necessidades e habilidades de cada indivíduo
- A educação fornecida é adequada à condição do paciente e aborda explicitamente as necessidades de aprendizagem identificadas no indivíduo
- A comunicação entre pacientes e profissionais requer o registro escrito de todo o ensino de saúde realizado com os indivíduos e as famílias. Não é aceitável que os profissionais de saúde enviem ao hospital mensagens de texto com prescrições para os pacientes porque os remetentes não podem ser identificados com rigor
- O hospital realiza uma avaliação das necessidades de aprendizagem, como crenças culturais e religiosas, barreiras emocionais, nível de alfabetismo em saúde, desejo e motivação para aprender, limitações físicas ou cognitivas e barreiras para comunicação.[10]

O objetivo desses padrões educacionais é orientar os hospitais a criar um ambiente no qual tanto o paciente e a família quanto os membros da equipe de cuidados de saúde sejam responsáveis pelo ensino e pela aprendizagem. O registro em prontuário deve refletir uma abordagem interprofissional sobre a educação do paciente ao longo da permanência no hospital. Os tópicos educacionais recomendados por TJC estão detalhados no Quadro 4.1.[10] Uma avaliação inicial das necessidades do indivíduo e do plano de ensino deve contemplar os tópicos de aprendizagem e como eles se relacionam com os problemas de saúde do paciente. A avaliação deve conter a resposta atual do paciente ao tratamento e se os cuidados de saúde domiciliares ou os recursos da comunidade são necessários para uma transição segura do paciente do hospital para casa. O registro em prontuário deve mostrar evidências de coordenação desses serviços antes da alta.

Quadro 4.1 Tópicos recomendados por The Joint Commission para a educação do paciente e da sua família.

- Explicação do plano de cuidados
- Práticas de saúde básicas e segurança
- Utilização segura e eficaz de medicamentos
- Intervenções de nutrição
- Controle da dor
- Utilização segura e eficaz de equipamento médico
- Técnicas que ajudam o paciente a alcançar máxima independência
- Estratégias de redução de queda

Dados de The Joint Commission: Advancing Effective Communication, Cultural Competence, and Patient- and Family-Centered Care: A Roadmap for Hospitals. Oakbrook Terrace, IL: The Joint Commission, 2010. Acessado em: http://www.jointcommission.org/assets/1/6/ARoadmapforHospitalsfinalversion727.pdf; e The Joint Commission: 2015 Comprehensive Accreditation Manual for Hospitals (CAMH). Joint Commission Resources. Oakbrook Terrace, IL: The Joint Commission, 2014.

As enfermeiras de UTI rotineiramente ensinam pacientes e famílias, mas muitas vezes o registro sobre a educação do paciente é deixado em branco porque "não houve tempo suficiente para orientar". As enfermeiras devem lembrar-se de que, se grande parte da orientação ao paciente e à família for realizada de modo informal, pode não ser claramente percebida como atividade de ensino. As enfermeiras são capacitadas para explicar cada procedimento, medicação, intervenção e teste de diagnóstico ao paciente previamente. Por exemplo, as enfermeiras que dedicam seu tempo a explicar suas ações, como a suspensão de um antibiótico intravenoso, a medição da produção de urina, a troca de curativo ou o monitoramento de sinais vitais, aproveitam cada momento do cuidado para ensinar. No entanto, muitas enfermeiras não reconhecem esta ação como orientação ao paciente, e, diversas vezes, não documentam isso como registro de ensino.[11] Todavia, esses tipos de instruções informais atendem aos padrões de TJC para orientação de paciente. Se as enfermeiras de UTI se lembrassem de documentar os eventos de ensino informais, os registros educacionais do paciente poderiam ser preenchidos com atividades de ensino.

Orientação, ensino e aprendizagem

Muitas vezes, os termos *orientação* e *ensino* são usados alternadamente, mas há uma diferença entre esses dois conceitos. Define-se *orientação* como um processo sistemático que é cientificamente baseado em promover mudanças no conhecimento, no comportamento e nas atitudes de pessoas, grupos ou comunidades.[11] Mais especificamente, *orientação ao paciente* é o processo de ajudar as pessoas a aprender comportamentos relacionados com a saúde com o objetivo de alcançar uma ótima saúde e o autocuidado. O *ensino* consiste em uma parte do processo de educação e é definido como um ato deliberado informal ou formal com o objetivo de produzir aprendizagem.[11] Define-se *aprendizagem* como a mudança de comportamento individual interna devida à aquisição de conhecimento, habilidades e atitudes que podem ser observadas ou medidas. O processo de ensino e aprendizagem deve ser uma parceria entre os profissionais de saúde e os pacientes e suas famílias.[11]

Três domínios de aprendizagem

Três categorias de comportamento humano – os domínios cognitivo, afetivo e psicomotor – devem ser consideradas quando se desenvolve um plano de educação para o ensino e a aprendizagem. A enfermeira de UTI deve manter esses três domínios em mente ao avaliar as necessidades de aprendizagem e o desenvolvimento de planos de ensino.

O *domínio cognitivo (conhecimento)* envolve o desenvolvimento de um conjunto de habilidades mentais que fornece uma base para o comportamento. Neste domínio "do pensamento", o conhecimento expande-se e o material de ensino e aprendizagem é organizado do assunto simples até o complexo.[12] A aprendizagem é aprimorada quando a informação se baseia em conhecimentos anteriores. Portanto, ideias básicas devem ser introduzidas antes da tentativa de ensinar um material mais difícil. Por exemplo, a aprendizagem cognitiva ocorre quando uma pessoa da família aprende a avaliar a cicatrização de feridas. A enfermeira de UTI fornece informações básicas sobre o processo de cura e a aparência de uma incisão saudável. Uma vez que a pessoa da família entende como uma ferida curada deve parecer, a enfermeira pode explicar os sinais e sintomas de infecção e quando notificar a equipe de cuidados de saúde. Estando preparada, a pessoa da família deve ser capaz de aplicar os princípios aprendidos para fornecer o cuidado domiciliar apropriado para o paciente.

O *domínio afetivo (atitudes)* permeia todas as esferas de aprendizagem, pois engloba as emoções, os valores, as crenças, as motivações e os sentimentos do paciente.[12] Ao formular um plano de ensino, a enfermeira deve seguir uma abordagem amigável para avaliar o que o paciente e a família consideram importante aprender. Escutar ativamente o paciente e a família e respeitar os seus atributos individuais e culturais dá a oportunidade para a enfermeira de UTI de estabelecer uma relação de confiança. Estabelecer uma boa relação com os pacientes é fundamental para aumentar sua motivação para aprender. Um exemplo de abordagem do domínio afetivo são as aulas de cessação do tabagismo que ocorrem em uma configuração de grupo interativo. Nessa situação, o professor demonstra comportamentos que o aluno precisa imitar e fornece *feedbacks* positivos aos participantes para incentivá-los a parar de fumar. Se as experiências de aprendizagem são satisfatórias, e os pacientes e as pessoas da família associam sentimentos positivos a essas experiências, então, é provável que haja mudanças comportamentais.

O *domínio psicomotor (habilidades)* envolve habilidades motoras brutas e finas que são realizadas em uma sequência ordenada de movimentos e devem ser aprendidas para ocorrer. O aluno deve ter um sistema neuromuscular intacto que seja capaz de formar uma imagem mental ao assistir a demonstração. A enfermeira pode usar instruções passo a passo escritas como um guia de referência e deve permitir ao paciente fazer perguntas. Por exemplo, aprender a injetar insulina é um exemplo de aprendizagem psicomotora. Convém prática para que o paciente ou sua família se tornem proficientes em realizar esta tarefa. O pensamento de aprender uma nova habilidade intimida muitos adultos. Portanto, é importante que a enfermeira faça elogios e incentive o paciente em cada sessão de ensino.[12]

Princípios de aprendizagem de adultos

Os princípios fundamentais da aprendizagem de adultos baseiam-se na psicologia do desenvolvimento e na teoria da educação. Os adultos devem estar preparados para aprender e saber por que é importante aprender algo novo. O referencial para a aprendizagem de adultos é "centrado na vida" e, portanto, o ensino deve ter como foco a resolução do problema atual. A motivação para aprender também é um princípio fundamental da aprendizagem de adultos e surge de pressões internas como autoestima e o desejo de qualidade de vida.

O pai contemporâneo da educação de adultos, Malcolm Knowles, expôs suas ideias sobre o *modelo de andragogia.* Este modelo emergiu de pesquisas que identificaram algumas das características únicas do aluno adulto.[13] De acordo com a andragogia, a educação de adultos é "centrada no aluno", em vez de "centrada no professor". Tal modelo de aprendizagem pode ser usado como referencial para a educação de pacientes adultos e suas famílias, bem como da equipe de saúde.[14] O modelo de andragogia tem seis princípios fundamentais relacionados com a ciência de ensinar um aluno adulto:

1. *Necessidade de conhecimento.* Os adultos precisam entender por que eles precisam aprender algo antes de estarem dispostos a despender energia e tempo para aprender. Para aumentar o nível de consciência do aluno sobre suas necessidades, o facilitador deve usar experiências reais ou simuladas para ajudar o aluno a descobrir lacunas em seus conhecimentos.
2. *Autoconceito do aluno.* Os adultos são autocontrolados e responsáveis por sua própria tomada de decisão. Portanto, os orientadores precisam criar situações de aprendizagem que deem opções e independência aos adultos.
3. *Experiência de vida do aluno.* As experiências de vida definem e moldam as crenças, os valores e as atitudes dos adultos. Os métodos de orientação a adultos enfatizam as técnicas de experiência, como o método do caso, a simulação e os exercícios de resolução de problemas. Além disso, os adultos aprendem bem com seus pares, tornando a aprendizagem em grupo um método de ensino eficaz.
4. *Prontidão para aprender.* Os adultos estão prontos para aprender o que eles precisam saber. As informações devem ser relevantes e aplicáveis às situações da vida real.
5. *Orientação para a aprendizagem.* Os adultos estão motivados a aprender se as informações irão ajudá-los a realizar tarefas úteis ou a lidar com problemas em suas vidas.
6. *Motivação para aprender.* Os adultos são mais motivados por forças internas como a melhoria da qualidade de vida e aumento da satisfação no trabalho e autoestima. Fatores externos, como a promoção no trabalho ou aumento do salário, são menos propensos a sustentar a aprendizagem.[13]

Um exemplo de como a enfermeira de UTI pode usar os princípios de aprendizagem de adultos no cenário de prática é apresentado no caso delineado no Quadro 4.2.

Processo de orientação a adultos

A orientação ao paciente e à família exige mais do que apenas fornecer um manual educativo ou exibir um vídeo de instruções. Trata-se de um processo contínuo e interativo fundamentado em uma relação terapêutica. A estratégia mais importante para o ensino efetivo do paciente e de sua família é começar com uma avaliação das necessidades de aprendizagem e da prontidão para aprender. O desenvolvimento do plano, a implementação do plano e a avaliação do ensino todos seguem a fase de diagnóstico.[1,11] O processo fornece uma estrutura para a enfermeira de UTI durante a orientação ao paciente. A Figura 4.1 retrata como o processo de orientação é relacionado com o processo de enfermagem.

Capítulo 4 Orientação ao Paciente e à Família no Cuidado Crítico 37

> **Quadro 4.2** **Caso 1 | Uma paciente motivada a aprender.**
>
> Sonal é uma estudante universitária de 18 anos de idade. Aos 14 anos, ela foi diagnosticada com diabetes tipo 1. Recentemente, foi encontrada inconsciente por seu colega de quarto e admitida na UTI, sofrendo seu primeiro episódio de cetoacidose diabética com glicose sanguínea de 556. Sonal tomava consistentemente sua insulina, mas naquele semestre ela não verificou regularmente a glicose sanguínea ou a urina, comeu *fast-food* com frequência, sofreu estresse por seu pesado cronograma de aulas, e não tomou a insulina como deveria.
>
> Por volta do 3º dia na UTI, a condição de Sonal foi corrigida com insulina e reposição de líquidos e eletrólitos, e ela ficou bem melhor. Sonal explicou a Maria, a enfermeira de UTI, que esta internação foi uma grande "chamada de atenção" e expressou o desejo de aprender mais sobre o autocontrole do diabetes naquela ocasião, em que ela está na universidade e enfrentando novos desafios na vida. Sonal expressou seu desejo de tornar-se bacharel em educação, que inclui um estágio de ensino no exterior por alguns semestres. Ela reconheceu que, para alcançar esse objetivo, ela deveria primeiro cuidar da sua saúde, mantendo a sua glicose sanguínea sob controle.
>
> Maria aproveitou-se da motivação de Sonal para aprender e encaminhou a moça ao orientador de diabetes e à nutricionista para aconselhamento. Também forneceu informações de contato sobre um grupo de apoio de diabetes. Maria também deu a Sonal um material educacional de paciente com nível de letramento adequado sobre orientação para diabéticos tipo 1. Além disso, Sonal mencionou que ela havia visto propagandas sobre bombas de insulina e gostaria de saber se poderia usá-las. Maria perguntou a ela: "Que outras coisas você acha que pode fazer para controlar melhor o açúcar no sangue?" Sonal respondeu que planejava preparar almoços saudáveis, de baixo carboidrato, a fim de levar para as aulas e caminhar ativamente 15 minutos até a universidade em vez de tomar um ônibus.
>
> Por causa desse evento de risco à vida, Sonal prometeu retomar o controle de sua doença e ser mais responsável. Maria aproveitou a nova motivação de Sonal ajudando-a a estabelecer mudanças importantes e realistas de estilo de vida antes da alta.
>
> *Veja questões sobre este caso nos "Desafios relacionados à aplicabilidade clínica", ao fim deste capítulo.*

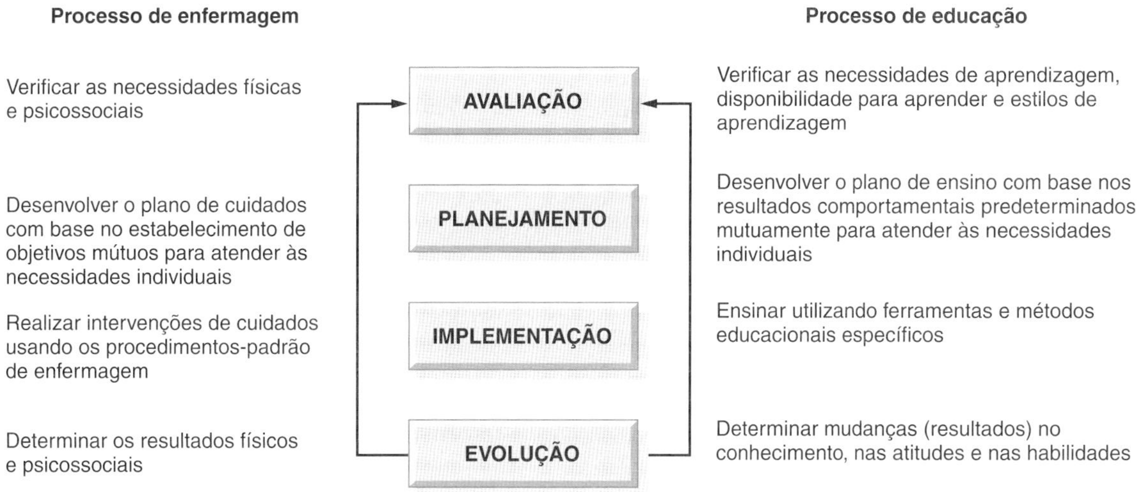

Processo de enfermagem

Verificar as necessidades físicas e psicossociais

Desenvolver o plano de cuidados com base no estabelecimento de objetivos mútuos para atender às necessidades individuais

Realizar intervenções de cuidados usando os procedimentos-padrão de enfermagem

Determinar os resultados físicos e psicossociais

AVALIAÇÃO

PLANEJAMENTO

IMPLEMENTAÇÃO

EVOLUÇÃO

Processo de educação

Verificar as necessidades de aprendizagem, disponibilidade para aprender e estilos de aprendizagem

Desenvolver o plano de ensino com base nos resultados comportamentais predeterminados mutuamente para atender às necessidades individuais

Ensinar utilizando ferramentas e métodos educacionais específicos

Determinar mudanças (resultados) no conhecimento, nas atitudes e nas habilidades

Figura 4.1 O processo de educação é relacionado ao processo de enfermagem. (De Bastable SB: Overview of education in health care. In: Bastable SB, Alt MF: Nurse as Educator: Principles of Teaching and Learning for Nursing Practice, 4th ed. Burlington, MA: Jones & Bartlett Learning, 2014, p 14.)

A mnemônica ADEARA pode ser aplicada por enfermeiras de UTI para ajudar a organizar e realizar o processo de educação:

A: Avalie o aluno.
D: Determine os objetivos.
E: Escolha os métodos e materiais didáticos.
A: Aplique os métodos de ensino/materiais.
R: Requisite o desempenho do aluno.
A: Avalie o plano de ensino e o revise, se necessário.[11]

Assim como as enfermeiras de UTI fazem julgamento clínico para reconhecer e tratar a instabilidade hemodinâmica, também devem diagnosticar e intervir para atender às necessidades de aprendizagem dos pacientes e das pessoas da família. Cada sessão de ensino e aprendizagem aumenta o conhecimento do paciente e da família, bem como oferece à enfermeira a oportunidade de avaliar o sucesso ou o fracasso do que ela ensinou com base nos resultados de aprendizagem alcançados.

Avaliação das necessidades de aprendizagem em momento de crise

Define-se uma necessidade de aprendizagem como uma lacuna entre o que o aluno sabe e o que o ele precisa saber.[15] As necessidades de aprendizagem, sobretudo no ambiente de UTI, podem mudar rapidamente. Dentro do ambiente de cuidados intensivos, é preferível haver uma forma de diálogo informal e aberto entre a enfermeira e o paciente, inclusive a família.

O primeiro passo no processo de avaliação é conhecer o paciente e a família. Aproveitar alguns minutos para aprender os nomes dos membros da família e sua relação com o paciente significa respeito e constrói uma relação terapêutica e de confiança. Inicie avaliando o conhecimento atual do paciente e da família e o entendimento sobre a condição do paciente.[1] Pedir um *feedback* sobre o que foi aprendido até então é útil no desenvolvimento de um plano de cuidados.[3] Use perguntas

38 Parte 1 Conceito de Holismo Aplicado à Prática de Enfermagem em Cuidados Críticos

abertas, como "Qual a sua compreensão sobre a condição de sua mãe?" ou "O que a enfermeira do Centro Cirúrgico disse a você sobre a operação?". Isso ajuda a identificar as reais necessidades de aprendizagem e proporciona à enfermeira um ponto de partida para o ensino. Além disso, o histórico de enfermagem da idade, das habilidades cognitivas, dos objetivos de tratamento, da motivação e do bem-estar físico e psicossocial são fundamentais para a eficácia do ensino.[1]

A avaliação, por meio do histórico de enfermagem, é um processo dinâmico e contínuo que fornece o fundamento do ensino e reflete os princípios de cuidado centrado no paciente.[1] A avaliação engaja o paciente na aprendizagem e oferece à enfermeira de UTI muitas oportunidades para ajudar os pacientes e suas famílias a lidar com o estresse e a ansiedade associados a doenças críticas, enquanto conhece suas necessidades de aprendizagem. Também implica saber quando o paciente ou a família não conseguem aprender. Por exemplo, um paciente que está sentindo dor não é capaz de se concentrar bem na aprendizagem de uma nova habilidade, como a administração de insulina. É necessário um controle adequado da dor antes da aprendizagem. A determinação de objetivos educacionais não realistas dificulta a aprendizagem e frustra tanto a enfermeira quanto o aluno.

A enfermeira de UTI deve ser muito sensível ao aumento da ansiedade que acompanha uma admissão à UTI. Um alto nível de ansiedade reduz acentuadamente a capacidade de uma pessoa de perceber, concentrar e reter informações. Contudo, um nível moderado de ansiedade atua como motivador e cria a prontidão para a aprendizagem. Esta é considerada a melhor situação para aproveitar as oportunidades do ensino.[15]

Avaliação das necessidades de aprendizagem para cuidados paliativos

O ambiente de cuidados críticos é um local comum para a prestação de cuidados paliativos (CP). Os principais objetivos expressos pelos pacientes no estágio de CP são alívio da dor, senso de controle, discussões abertas com a equipe de saúde e a família, tempo dedicado à companhia de seus entes queridos e limitação da carga destes. Assim, recomenda-se que os especialistas em cuidados paliativos e os conceitos associados aos cuidados paliativos sejam incorporados nos planos de tratamento de UTI. Isso facilita discussões abertas entre a equipe de saúde e o paciente e a família sobre o prognóstico.[16] Durante o cuidado paliativo, a entrega efetiva de informações para as pessoas da família tem um impacto positivo em sua satisfação com o cuidado.[17] Consulte o Capítulo 6 para detalhes sobre as questões de paliação em cuidados intensivos.

Estratégias efetivas de ensino

Uma vez que a enfermeira de UTI completa e resume o histórico de enfermagem pelo qual avalia as necessidades de aprendizagem do paciente e da família, ela pode começar a desenvolver um plano de ensino. Os planos padronizados de ensino dos pacientes contêm informações essenciais para a maioria deles, mas são flexíveis o suficiente para acomodar necessidades individuais. Os planos de ensino contemplam um objetivo geral, objetivos comportamentais específicos, delineamento do conteúdo a ser ensinado, métodos e materiais de ensino, tempo a ser empregado em cada tópico, e medidas de avaliação de resultados.

O papel da tecnologia no ensino de pacientes e suas famílias continua a crescer. *Sites* interativos, aplicativos para *smartphones* e telemedicina são alguns exemplos da tecnologia mais recente voltada para a orientação ao paciente quanto ao autocuidado. Há aplicativos de *smartphones* desenvolvidos para pacientes com condições como diabetes, doença pulmonar obstrutiva crônica, asma, perda de peso, controle da dor, adesão à medicação, perda de audição, sono e até detecção de queda.[18]

O ensino do paciente é uma tarefa contínua. Deve ser integrado a cada encontro com o paciente e a família. A orientação durante as primeiras horas de admissão na UTI deve se concentrar na redução do estresse e da ansiedade em vez de objetivos do futuro tratamento.[14]

Oportunidades de aprendizagem

Doenças que ameaçam a vida, as quais levam os pacientes a um estado vulnerável, muitas vezes estimulam os pacientes a mudarem padrões de comportamento pouco saudáveis contribuintes para sua situação. Com isso, surge um "momento de ensino", quando os pacientes são inspirados a aprender a controlar suas vidas mudando seus hábitos anteriores.[6] Cessação do fumo, restrições dietéticas e limitações de atividades são os tipos de mudanças de estilo de vida que os pacientes frequentemente se esforçam para alcançar e manter.

Muitas vezes, outras oportunidades de aprender surgem no decorrer de cuidados de rotina do paciente.[6] Por exemplo, durante a avaliação da pele, a enfermeira geralmente conduz uma breve sessão de ensino sobre cuidados com a incisão pós-operatória. Tal revisão pode incluir os sinais e sintomas de infecção, limpeza adequada da ferida e descrição de uma cicatrização saudável da incisão. Do mesmo modo, dar informações pertinentes sobre as indicações ou os efeitos colaterais dos medicamentos quando administrados ao paciente é outra maneira de iniciar ou reforçar a aprendizagem. Ambos os exemplos destacam o ensino informal e a importância de se concentrar em apenas um conceito (p. ex., cuidados com feridas ou administração de medicamentos), especialmente considerando o intervalo de atenção limitado típico de um paciente que está se recuperando de uma doença crítica.[3]

A aprendizagem mostra-se melhor quando a mensagem é consistente e o conhecimento avança de conceitos simples para mais complexos. Em virtude das limitações de tempo no ambiente de UTI, os recursos suplementares devem ser fornecidos quando apropriado para ampliar a instrução verbal. Eles podem incluir material escrito ou audiovisual. Todas as informações de saúde (escritas e *online*) devem ser avaliadas quanto à qualidade e à legibilidade antes de serem passadas para os pacientes.[1,19]

■ Conexão familiar

Um modelo centrado no paciente e na família, com base nos conceitos de dignidade, respeito, participação e compartilhamento de informações, é o foco do sistema de cuidado de saúde. O cuidado ideal requer a colaboração entre profissionais de saúde e pacientes e sua família. O apoio da família durante a doença crítica consiste em fator positivo para a sobrevivência dos pacientes, bem como contribui para a saúde geral e o bem-estar deles. Em uma pesquisa com sobreviventes de queimadura, o apoio familiar reduziu o risco de problemas psicossociais a longo prazo, como depressão, transtorno de estresse pós-traumático (TEPT) e ansiedade.[20]

Muitas vezes, a enfermeira de UTI nota as limitações de o paciente compreender informações e adequadamente se dirige à família para fornecer instruções. Uma pesquisa identificou que as famílias de pacientes criticamente doentes precisam ter suas perguntas respondidas honestamente, permissão para ver o paciente com frequência e receber suporte com mensagens de esperança.[20] A participação da família nas sessões de ensino garante o sucesso de planos de ensino, e famílias envolvidas no cuidado do paciente percebem mais respeito, colaboração e suporte do que aquelas sem a oportunidade de contribuir. A American Association of Critical-Care Nurses (AACN) e a Society of Critical Care Medicine (SCCM) recomendam a presença da família durante os procedimentos e sugerem que as políticas sejam escritas para refletir tal prática.[20]

Outra estratégia de ensino eficaz para o aluno adulto pode ser a aprendizagem em grupo. Sessões de ensino em grupo com pessoas do sistema de apoio do paciente possibilitam aos participantes a chance de compartilhar experiências comuns e expressar as preocupações sobre o processo de recuperação e os receios sobre as potenciais complicações, assim como oferecem a oportunidade de fazer perguntas.[15]

Um forte sistema de apoio positivo tem o potencial de diminuir níveis de ansiedade dos pacientes e de seus familiares. A enfermeira de UTI deve reconhecer sentimentos de medo, incerteza e ansiedade, e proporcionar à família apoio emocional ao dar-lhes informações e ensinar habilidades para garantir cuidados seguros após a alta hospitalar. Uma habilidade recém-aprendida, como a injeção subcutânea de insulina ou a mudança de curativo simples, pode requerer que tanto o paciente quanto uma pessoa da família aprendam e demonstrem as etapas básicas do procedimento para assegurar ter havido aprendizagem adequada antes de o paciente ter alta do hospital. Uma visita de saúde domiciliar pode ser indicada para complementar o ensino e reforçar as habilidades recém-aprendidas que facilitam uma transição segura do hospital para o lar.

Barreiras ao ensino e obstáculos à aprendizagem

Os fatores que afetam a capacidade da enfermeira de oferecer serviços educacionais são considerados *barreiras ao ensino*. Enquanto isso, os fatores que afetam negativamente a capacidade de o aluno processar as informações são considerados *obstáculos à aprendizagem*.[11]

Doença e estresse críticos

Em geral, o paciente e a família entram na UTI inesperadamente por causa de um evento que ameaça a vida. O aparecimento de doenças graves ou acidente súbito sinaliza o início de um processo físico e uma crise emocional para todos os envolvidos. Estados metabólicos alterados, dor, sepse, exposição a medicamentos sedativos, falência de órgãos, episódios de hipoxia, *delirium* e grande privação de sono, para citar alguns, são condições comuns observadas no paciente crítico. Cada um desses fatores pode comprometer a acuidade mental e impedir a capacidade de uma pessoa receber novas informações, aprender e lembrar fatos.[1] Além disso, o combate de uma doença ou uma lesão grave consome grande parte da energia do paciente, deixando-o com limitações para aprender.

Os pacientes com problemas críticos experimentam não só os efeitos físicos relacionados com seu estado alterado, mas também estresse emocional e espiritual. Ao enfrentarem situações que ameaçam a vida, os pacientes geralmente expressam sentimentos de impotência, ansiedade profunda e medo da morte. A enfermeira de UTI que percebe o medo e a ansiedade de um paciente durante um curso desconhecido de doença, tratamento e recuperação consegue considerar a necessidade de o paciente ter segurança, tranquilidade e conforto. Por exemplo, os pacientes frequentemente relatam que o processo de desmame do ventilador é difícil de suportar. Muitos pacientes têm sensações de "fome de ar" e maior ansiedade quando o suporte do ventilador é reduzido e eles assumem mais o trabalho de respiração. A enfermeira que fornece explicações explícitas e conforto durante este período pode melhorar consideravelmente a probabilidade de extubação bem-sucedida e prevenir estresses emocionais excessivos. Outros exemplos de intervenções de enfermagem envolvendo a educação do paciente são a preparação deste para um procedimento invasivo ou a transição a outro nível de cuidado.

No ambiente de UTI, dependendo do estado de consciência do paciente, o foco da educação pode ser redirecionado para atender às necessidades de aprendizagem das pessoas da família. Os membros da família dos pacientes na UTI assumem frequentemente o papel de substitutos para a tomada de decisão (STD) como resultado de uma condição que ameaça à vida. Esta torna o paciente incapaz de tomar sua(s) própria(s) decisão(ões) de cuidados de saúde. Como se pode imaginar, as responsabilidades dos STD podem levar a níveis maiores de ansiedade, depressão e TEPT.[2] Enquanto enfrentam a crise de um paciente gravemente enfermo, as pessoas da família podem apresentar mudanças nos padrões de sono e alimentação, bem como aumento do uso de tabaco, medicamentos de venda livre e prescritos e álcool. O estresse também pode se manifestar em comportamentos de hipervigilância, como perguntas repetitivas, telefonemas frequentes e inúmeras visitas hospitalares. Os membros da família dos pacientes de UTI também precisam ser apoiados, consolados e informados, além de receber conforto e permissão para ficar próximo dos pacientes a fim de manter a vigilância desejada. Pesquisas revelam que os familiares de pacientes críticos querem saber informações básicas sobre o cuidado, a unidade, o equipamento, e o que eles podem fazer pelo paciente durante suas visitas. No entanto, muitas vezes, esses fatores são ignorados.[17] Estudos baseados em evidências resultaram em mudanças nas políticas de visitas hospitalares. Atualmente, diversas UTI oferecem "visita aberta" ou horas de visitação irrestritas. Essa mudança de paradigma cria maior oportunidade para a enfermeira de UTI orientar os familiares e ajudá-los a se sentir mais à vontade quando imersos nesse ambiente estressante. A enfermeira de UTI pode incentivar a família a participar dos cuidados básicos de um ente querido. O simples ato de aplicar uma bolsa de gelo, realizar a higiene oral ou pentear os cabelos da pessoa amada pode ajudar as famílias a sentir que estão fazendo algo para ajudar o paciente em uma situação que seria de "desamparo".

O estudo de caso apresentado no Quadro 4.3 demonstra como as intervenções da enfermeira de UTI são usadas para dar apoio emocional necessário a uma família em tal cenário. Este breve exemplo de caso ilustra a imprevisibilidade da doença e o quão rápido uma crise pode se desenvolver. Desse modo, à beira do leito do paciente, a enfermeira inicia a orientação familiar por meio de uma conversa informal sobre o estado do paciente e do cuidado que está sendo prestado. A interação inicial com a família é fundamental para reduzir o estresse, assim como para a equipe de saúde e a família estabelecerem uma comunicação frequente e aberta sobre a situação do paciente. Ao conversar com a esposa do paciente, a enfermeira

40 Parte 1 Conceito de Holismo Aplicado à Prática de Enfermagem em Cuidados Críticos

---

> **Quadro 4.3** | **Caso 2 | Paciente e família em crise.**
>
> Johaun é um homem de 54 anos que sofreu um acidente de automóvel traumático em seu percurso diurno para o trabalho. Ele foi levado para um hospital próximo. Na chegada ao pronto-socorro, ele estava acordado, alerta e lúcido, com lacerações no rosto e no tronco. Ele classificou a dor no peito como 5 em uma escala de 1 a 10. A radiografia no pronto-socorro revelou duas fraturas fechadas de costelas.
>
> Logo após a admissão à UTI, sua respiração começou a descompensar e ele relatou piora da dor no peito. Classificou-a então como 7/10 e descreveu-a como constante, aguda e irradiando para as costas. Mais exames revelaram um aneurisma dissecante da aorta. Ele foi imediatamente levado para a sala de cirurgia para reparação cirúrgica urgente desta condição de risco à vida. A cirurgia foi bem-sucedida e ele foi transferido para a UTI com drenos torácicos bilaterais e intubação.
>
> A esposa de Johaun, Charvel, esperava ansiosamente na UTI e ainda não tinha visto o marido desde o acidente ocorrido mais cedo naquela manhã. Ela estava em choque sobre tudo o que tinha acontecido em um período tão curto de tempo. Johaun saiu para o trabalho como qualquer outro dia normal e agora ele estava irreconhecível na frente dela em uma cama de hospital e inconsciente.
>
> Minnie, a enfermeira de cuidados críticos que cuidava de Johaun, cumprimentou Charvel e começou a falar com ela de maneira calma e clara. Ela percebeu o seu olhar evidente de preocupação e a ansiedade e o medo pela vida de Johaun. Minnie começou a explicar a
>
> condição de Johaun, sua aparência assustadora e o propósito de todo o equipamento. Enquanto a enfermeira orientava Charvel, ela também começou a falar suavemente com Johaun e inclinou-se para baixo para ele, explicando: "Meu nome é Minnie e sou a enfermeira que está cuidando de você. Você está no hospital. Você tem um tubo em sua garganta para ajudá-lo a respirar. Este tubo é apenas temporário. Nosso objetivo é mantê-lo confortável. Sua esposa, Charvel, está aqui a seu lado, e você está tendo bons progressos".
>
> Minnie incentivou Charvel a falar com Johaun em frases curtas transmitindo apoio e confiança. Charvel estendeu a mão e segurou a mão de Johaun e começou a falar para o marido: "Estou aqui com você e te fazendo bem, eu te amo muito. Todos no hospital estão cuidando muito bem de você." Minnie explicou sobre o que estava em volta da UTI e incentivou Charvel a reorientar o marido frequentemente quanto à sua situação, além de data e hora do dia. Minnie deu a Charvel informações gerais sobre os horários de visitas e também ofereceu recursos de apoio, como acompanhamento religioso e serviço social. Além disso, mencionou que estaria disponível para responder a quaisquer perguntas que tivesse até a troca de turno às 19h, quando Tamera, a enfermeira do turno da noite, tomaria conta de Johaun. Ela então lhe ofereceu um tempo para ficar a sós com o marido.
>
> *Veja questões sobre este caso nos "Desafios relacionados à aplicabilidade clínica", ao fim deste capítulo.*

---

avalia continuamente suas necessidades de aprendizagem e desenvolve uma compreensão de seus mecanismos de enfrentamento. Ao permitir que a família passe tempo com o paciente à beira do leito, a enfermeira atende à necessidade de a esposa cuidar de seu amado. Além disso, informações consistentes e precisas sobre o paciente possibilitam que a família lide com a fase de crise da doença. Uma pesquisa demonstrou que a atualização das informações é a maior prioridade para os membros da família que estão lidando com doenças críticas.[2]

Em vez de sobrecarregar pacientes e famílias com conhecimentos detalhados e fisiopatologia, as enfermeiras devem ensinar primeiro as informações básicas que eles "precisam saber", de modo a refletir sua prontidão ou sua capacidade de aprender.[1] O ditado "você não precisa saber como um motor funciona para dirigir um carro" pode ser aplicado a vários estados de doença.[19] Por exemplo, um doente com diabetes recentemente diagnosticado deve primeiro receber a orientação básica sobre os tipos de diabetes, conceitos gerais de glicose e insulina, tipos de alimentos que precisam estar em equilíbrio e prevenção de complicações de diabetes. A orientação deve se concentrar no que a pessoa pode fazer para melhorar, como continuar assim e nos recursos disponíveis. A enfermeira deve evitar incutir medo, uma vez que esta emoção diminui a capacidade de uma pessoa aprender. Além disso, a enfermeira deve se lembrar de dar tempo ao paciente e aos familiares de comentar e fazer perguntas. Isso possibilita que paciente e família permaneçam no controle de sua aprendizagem e forneçam pistas sobre o que eles realmente aprenderam e o que acham mais importante aprender.[3]

Doença e estresse prolongados

Frequentemente, o período de doença crítica estende-se muito além da fase de crise inicial e cria cargas adicionais para o paciente e sua família. O paciente crítico pode ter um curso imprevisível da doença, e a recuperação talvez seja cansativa. As famílias são forçadas a equilibrar seus horários de atividades na residência e no trabalho com o tempo gasto no hospital, o

que pode ser estressante e evocar sentimentos de culpa. Ter uma pessoa da família gravemente doente interrompe rotinas diárias, pode exigir longas distâncias de viagem, igualmente pode ter um impacto econômico quando o paciente é o provedor da família ou quando os membros da família tiram folga do trabalho. Isso pode desencadear conflitos dentro da unidade familiar, e impor fadiga física e mental.[2] Um grande fardo relacionado com o cuidado é vivido por muitos STD, e relata-se que continua por até 1 a 2 anos após a doença do paciente saído da UTI.[7] Muitas vezes, os horários dos profissionais de saúde são imprevisíveis e nem sempre combinam bem com as visitas familiares. Tal fato ressalta ainda mais o papel fundamental que a enfermeira de UTI desempenha como a principal ligação com a família.

Em prol do paciente e de seus parentes, a enfermeira deve fornecer informações precisas e compartilhar o plano de cuidados com a família. A inclusão dos parentes no cuidado ativo do paciente, na fixação de metas, nas passagens de plantão e nas reuniões interprofissionais podem ser estratégias eficazes para melhorar o apoio da família no ambiente de UTI.[2] Para reduzir o estresse e melhorar a comunicação com as famílias, questões abertas devem ser feitas para permitir que expressem, com suas próprias palavras, sua compreensão quanto à situação do paciente e do plano atual de cuidados. Isso possibilita à equipe de saúde esclarecer mal-entendidos e garantir mais oportunidades para a construção de um consenso. Conferências com o paciente oferecem um método terapêutico de tomada de decisão compartilhada entre a equipe de saúde e a família do paciente. A seguir são apresentadas as estratégias de comunicação e relacionamento eficazes que mostraram aliviar o estresse dos familiares e aumentar a confiança em seu papel de STD:

- Percepção da transparência da informação transmitida entre os profissionais de saúde e o STD
- Inclusão
- Disponibilidade dos profissionais para responder a perguntas
- Simplicidade da informação
- Paciência

- Capacidade de resposta e empatia para com as preocupações do STD
- Rede de apoio social estendida de amigos e familiares
- Comunicação com as enfermeiras
- Conhecimento dos desejos do paciente relacionados com preferências de tratamento ou diretrizes antecipadas
- Fé e espiritualidade.[2]

À medida que a condição do paciente melhora, a enfermeira de UTI começa a preparar o paciente e a família para a eventual alta da Unidade. Este marco na recuperação que levará ao término do cuidado no ambiente de UTI pode criar um sentimento de desconforto para os pacientes e suas famílias. Sair do ambiente de UTI mais seguro para outro desconhecido pode resultar na chamada "ansiedade de transferência".[21] Uma pessoa da família de um paciente declarou certa vez que a experiência de alta/transferência era como "mudar de um hotel cinco estrelas para um hotel uma estrela, e realmente é necessário que haja um local intermediário."[22]

Boletins de alta bem escritos e criteriosos são uma parte valiosa do processo de reabilitação, já que eles podem reduzir o "estresse de transição", otimizar a recuperação e oferecer aos pacientes uma oportunidade para começar a entender tudo o que eles passaram na UTI.[23,24] No entanto, limitações de tempo, prioridades conflitantes e falta de motivação da equipe de saúde foram identificadas como barreiras para a redação de boletins de alta da UTI eficazes.[6] Os boletins de alta bem escritos personalizam informações, envolvem ativamente o paciente e a família na identificação das necessidades de autocuidado e oferecem um caminho para reflexão. Assim, motivam o paciente, a família e os funcionários a alcançarem as metas predeterminadas. O melhor momento para começar a apresentar informações da alta é 24 a 48 horas antes da alta da UTI.[24]

Uma pesquisa mostrou que pacientes de UTI que recebem boletins de alta bem escritos com orientações autoinstrucionais, assim como com diários dos pacientes e de suas experiências, além da indicação dos cuidados de acompanhamento após a alta, melhoraram a função física e a qualidade de vida aos 6 meses após sair do hospital.[7] Além disso, constatou-se que os boletins de alta ajudam as enfermeiras nas unidades semi-intensivas a entenderem melhor as experiências do paciente, aliviando algumas das ansiedades das enfermeiras quando assumem todo o cuidado de um paciente na UTI.[23] Além disso, a enfermeira de UTI pode dar orientações conversando com o paciente e a família sobre a rotina da nova Unidade, o tipo de equipe e as horas de visita antes de fazer a transferência. Tal abordagem ajuda a atenuar alguns dos sentimentos negativos e ansiedade associados à mudança no ambiente.[2] Informações gerais bem escritas e boletins de alta personalizados, combinados com a comunicação verbal efetiva sobre a alta, provavelmente aumentam o bem-estar psicossocial dos familiares e a recuperação física dos pacientes.[24]

Estresse no ambiente de cuidados

Telefones tocando, luzes de campainhas de chamada, anúncios em projetores, alarmes de equipamentos, conversas de funcionários, batidas de portas automáticas e tubos pneumáticos são apenas alguns exemplos dos sons que ecoam na UTI típica. Além disso, fatores estruturais, como espaço limitado para visitas, horário de visitas restrito, regras sobre a idade e o número de visitantes e áreas apertadas das salas de espera contribuem para o estresse e o desconforto da família no ambiente de UTI.[2] Os pacientes e as famílias não estão acostumados com os sons e a falta de privacidade constante em uma UTI. Ainda assim, com tanta dificuldade, as enfermeiras pedem que os pacientes e as famílias aprendam neste ambiente com fatores de distração.

Medidas simples podem ajudar a reduzir o estresse do ambiente de cuidado e aumentar o sucesso da aprendizagem. O simples ato de fechar a porta do quarto do paciente pode reduzir suficientemente o ruído de fundo. Colocar uma cadeira confortável ao lado da cama pode melhorar a atenção do aluno. Abaixar os volumes de alarmes e silenciar ou desligar a televisão enquanto a enfermeira está falando com o paciente ou familiar ajuda a diminuir os momentos de interrupções ou distrações. Também melhora a capacidade de o aluno se concentrar em uma sessão de orientações.[25]

Os profissionais de saúde devem estar atentos ao seu redor quando discutirem detalhes confidenciais do caso de um paciente. Assegurar a privacidade das informações sobre tópicos sensíveis ou confidenciais que estão sendo trocadas pode reduzir significativamente a ansiedade de um paciente ou um membro da família. Este respeito pela confidencialidade do paciente também se aplica aos locais das orientações nos corredores e à beira do leito na UTI.

Diferenças culturais e linguísticas

À medida que a demografia da população muda, os pacientes e as famílias de quem as enfermeiras cuidam em ambientes hospitalares tornam-se cada vez mais diversificados. Atualmente, nos Estados Unidos, os asiáticos e hispânicos são os dois maiores grupos de imigrantes.* As projeções do US Census Bureau estimam que até o ano de 2060 grupos minoritários constituirão mais de 57% da população dos Estados Unidos.[25] Portanto, consciência e sensibilidade cultural devem ser a marca registrada da comunicação da enfermeira, agora e no futuro.[17]

Define-se competência cultural na área da saúde como a obtenção do conhecimento, das habilidades e das competências para prestar cuidados congruentes com as crenças e práticas culturais do paciente.[26] A cultura influencia crenças de um paciente sobre saúde e doença, opções de tratamento, relações familiares e entre os profissionais de saúde, necessidades de privacidade e preferências alimentares.[1]

Galanti descreve um método eficaz de entrevistar os pacientes quanto a informações culturalmente sensíveis usando os *"Four Cs of Culture"* ("Quatro Cs da Cultura"):

1. *Call* (denominação). Tente identificar o problema perguntando ao paciente: "O que você chama de problema?"
2. *Cause* (causa). Explore a crença do paciente em torno da origem da doença perguntando: "O que você acredita que tenha causado o seu problema?"
3. *Cope* (enfrentamento). Descubra como o paciente tem tratado o problema perguntando: "O que você ou outros profissionais de saúde têm feito para tratar este problema?"
4. *Concern* (preocupações). "Que preocupações você tem sobre sua condição ou o tratamento recomendado?"

O "Quatro Cs da Cultura" é um método aberto de busca de informações que também pode ser usado quando se conversa com os membros da família.[27]

---

*N.R.T.: No Brasil, há vários povos compondo a nossa demografia, mas as principais diferenças idiomáticas são principalmente em relação à população indígena e aos imigrantes.

42 Parte 1 · Conceito de Holismo Aplicado à Prática de Enfermagem em Cuidados Críticos

A orientação bem-sucedida a pacientes e famílias culturalmente diversos requer mais do que apenas o conhecimento básico sobre grupos étnicos. As enfermeiras de UTI devem reconhecer seus próprios vieses individuais e analisar suas crenças pessoais sobre a saúde e os cuidados de enfermagem. Muitas de nossas crenças de saúde baseiam-se em princípios e valores éticos da medicina ocidental, como autonomia do paciente, autodeterminação, justiça, "não fazer mal", dizer a verdade, independência, privacidade, tempo, aptidão física e beleza.[26,27] A imposição de valores eurocêntricos para outras culturas impede a comunicação entre a enfermeira e o paciente e igualmente dificulta o processo de educação em saúde.[28] As disparidades etnorraciais também existem no ambiente de cuidados críticos. Evidências sugerem que os pacientes de grupos socialmente minoritários recebem cuidados paliativos de qualidade inferior aos das pessoas brancas, e os pacientes não brancos são menos propensos, ainda, a ter acesso a procedimentos seguindo diretrizes antecipadas.[29] Embora as enfermeiras de UTI possam não ter o tempo para completar uma avaliação cultural completa, várias informações essenciais devem ser obtidas, conforme descrito no Quadro 4.4.

As barreiras idiomáticas também representam um grande obstáculo para a orientação ao paciente e à sua família, especialmente no estressante e complexo ambiente de UTI. Embora seja conveniente para os profissionais de saúde contar com uma pessoa da família ou um amigo para servir de intérprete das mensagens verbais ou tradutora de materiais escritos, pode ser difícil para amigos e parentes entenderem a terminologia médica complexa ou manter um viés pessoal no contexto da conversa. Em algumas culturas, o homem mais velho toma as decisões de cuidados de saúde. Se uma criança for convidada para interpretar a informação clínica, isso perturba a ordem social da família e pode levar ao conflito. Portanto, todo esforço deve ser feito para oferecer um intérprete profissional para o paciente e a família que falam outro idioma para comunicar informações de cuidado de saúde importantes e delicadas. Durante a avaliação, as perguntas devem ser direcionadas para o paciente, não para o intérprete.[26] Instruções escritas também devem ser traduzidas e revisadas na presença de um tradutor profissional para que qualquer dúvida possa ser tratada imediatamente. Organizações de cuidado de saúde especialistas em culturas devem prestar assistência linguística e fazer instruções impressas prontamente disponíveis em vários idiomas para a utilização pelos pacientes e suas famílias.[26]

| **Quadro 4.4** | **Informações fundamentais a serem obtidas como parte da avaliação cultural.** |

- O paciente vive em uma comunidade de povos tradicionais?
- Quando as decisões médicas são feitas? Quem deve ser consultado antes de tomar as decisões?
- Idiomas primários e secundários (capacidade de fala e leitura)
- Práticas religiosas
- Crenças e práticas sobre saúde e doença
- Expectativas da família para ficar com uma pessoa da família hospitalizada
- Práticas de comunicação (verbais e não verbais)
- Como são tomadas as decisões no ambiente do paciente e da família

Adaptado de Galanti GA: Caring for Patients from Different Cultures, 5th ed. Philadelphia, PA: University of Pennsylvania Press, 2014.

Baixo letramento em saúde

A comunicação eficaz é a base da alta qualidade de cuidados de saúde centrados no paciente.[30] O relatório do Institute of Medicine (IOM) "Health Literacy: A Prescription to End Confusion" ("Letramento em Saúde: Uma Receita para Acabar com a Confusão") aponta que mais de 50% dos adultos americanos têm dificuldades para entender e seguir as instruções de informação de saúde fornecidas. Em um estudo realizado em vários hospitais públicos, cerca de 40% dos pacientes interpretaram mal as orientações para "tomar a medicação com estômago vazio".[31,32]

O termo *letramento* refere-se à capacidade de ler e escrever, enquanto o termo *letramento em saúde* indica habilidades para avaliar e agir quando são recebidas orientações no contexto dos cuidados de saúde.[19,30] A *Healthy People 2010* e a OIM definem letramento em saúde como o "grau em que os indivíduos têm a capacidade de obter, processar e compreender a informação básica de saúde e serviços necessários para tomar decisões de saúde adequadas."[33] Nos últimos anos, surgiu o conceito de *e-letramento em saúde*. Define-se *e-letramento em* como a "capacidade de buscar, encontrar, entender e avaliar informações de saúde a partir de fontes eletrônicas e aplicar o conhecimento adquirido para tratar um problema de saúde".[19,32] Ashton e Oermann[1] descobriram que 81% dos adultos utilizam a internet, e, entre estes, 72% já fizeram pesquisa *online* para obter informações relacionadas com a saúde.

Mais de dois terços (cerca de 70%) das pessoas que em breve serão seguradas pela ACA vêm de populações vulneráveis mais afetadas pelo baixo letramento em saúde.[30] As populações vulneráveis são identificadas como adultos com mais de 64 anos ou minorias etnorraciais e aqueles com o rendimento igual ou inferior ao nível de pobreza. Tal população também está em risco de ter necessidades de saúde físicas e mentais complicadas que precisam de habilidades de letramento em saúde proficiente.[30] O baixo letramento em saúde tem sido associado ao menor uso de serviços de saúde preventiva, taxas mais baixas de adesão à medicação, piores resultados clínicos, maior utilização de serviços de emergência, maiores disparidades etnorraciais nos cuidados de saúde e custos médicos mais elevados para os pacientes e o sistema de saúde. Além disso, o baixo letramento em saúde tem sido identificado como um preditor independente da admissão no hospital, com readmissão no hospital dentro de 30 dias após a alta, e maiores taxas de mortalidade. Portanto, o baixo letramento em saúde é um problema significativo que pode ser difícil de identificar, não só porque os pacientes muitas vezes mascaram a sua falta de habilidade de letramento, mas também porque não há atualmente diretrizes de triagem de letramento em saúde padronizadas.[17,30,33]

Em uma escala de 0 a 10, o nível médio de leitura para a maioria dos americanos é o nível 8, com uma em cada cinco pessoas (20%) abaixo do nível 5 de leitura. A grande maioria dos materiais educacionais publicados por organizações profissionais americanas é escrita para o nível 9, ou mais. Ou seja, os materiais não são adequados para a maioria dos pacientes.[34] Por exemplo, é necessário um nível de leitura 10 para compreender as orientações em um frasco de aspirina.[19] Para agravar o problema, a vergonha é o sentimento mais comum associado ao baixo letramento em saúde. Isso põe barreiras adicionais ao acesso a informações de saúde. Na verdade, os pacientes que têm dificuldade em ler muitas vezes não o dizem aos seus cônjuges, filhos e profissionais de saúde por medo de serem julgados negativamente.[19] Além disso, as enfermeiras não devem presumir que um nível de escolaridade reflete com precisão a capacidade de leitura de uma pessoa.[34] Vários estudos têm mostrado que muitas pessoas leem dois a quatro níveis abaixo do nível de escolaridade relatado.[19] TJC apoia a prática de uma comunicação eficaz entre profissionais de saúde e pacientes, determinando que materiais de orientação escritos sejam preparados em um nível de leitura apropriado, com imagens e texto simples que tratem de questões relevantes e adequadas às pessoas da família.[9]

Os pacientes de UTI e suas famílias costumam estar sobrecarregados e ansiosos pela gravidade de sua situação. Durante esses tempos de crise, espera-se que os pacientes e as famílias processem e usem informações complexas para tomar decisões de saúde. Como as enfermeiras de UTI estão familiarizadas com o ambiente de UTI em ritmo acelerado, elas podem facilmente superestimar a capacidade de os pacientes e suas famílias compreenderem a situação geral. Os pacientes retêm apenas cerca de 50% da informação que recebem, enquanto no hospital, e no ambiente de cuidado crítico, o percentual é ainda menor. Muitas vezes, os pacientes e as famílias dizem "sim" quando perguntados se entendem a comunicação em saúde, porque eles estão sobrecarregados, quando na realidade eles não entendem.[17]

No ambiente de UTI, conceitos abstratos e problemas complexos podem ser assustadores e difíceis de compreender por pessoas com baixa capacidade de letramento em saúde. Em vez de pedir aos parentes para saírem quando precisa prestar o cuidado, a enfermeira de UTI deve chamar a família e o paciente, se este estiver apto e alerta, a se envolver no cuidado para começar a construir o conhecimento de habilidades de autocuidado. Para orientar eficazmente o paciente e a família sobre o que está acontecendo, as enfermeiras devem ter tempo para estabelecer uma relação e escutar ativamente, assim como fornecer-lhes materiais educacionais apropriados. Sem o conhecimento suficiente, pacientes e familiares não poderão alcançar sucesso em requisitos de autocuidado quando da mudança de unidade de saúde.

Várias estratégias têm mostrado melhorar a comunicação escrita e oral entre pacientes com baixa capacidade de letramento. O compartilhamento de informações verbais continua sendo o modo mais confiável de comunicação com pacientes e familiares. No entanto, muitos profissionais de saúde confiam exclusivamente no fornecimento de materiais escritos para a orientação ao paciente.[30] Como os pacientes normalmente se lembram de menos da metade do que é discutido, limitar a quantidade de informação apresentada ao mesmo tempo pode melhorar a memória de aprendizagem.[30] Convém dar apenas orientações "necessárias" e repetir as informações que forem essenciais. Evite terminologia médica e explicações complexas de fisiopatologia. Fale em frases curtas (menos de 15 palavras), use palavras com menos de três sílabas. Solicite informações de pacientes fazendo perguntas abertas. Por exemplo, em vez de fazer perguntas de "sim/não", como "Você entendeu?", pergunte: "Que perguntas você tem para mim?", para envolver o paciente na discussão. A enfermeira deve ser interativa, apresentando temas de educação que utilizem diversas modalidades (oral, escrita, vídeo e fotos). A comunicação visual é a melhor forma de comunicação para a compreensão do paciente e da retenção do conhecimento. Ela mostrou melhorar a compreensão de informações em 27% em comparação com aquelas apresentadas sem recursos visuais.[30]

Uma estratégia de ensino chamada de método "teach-back" é uma forma bem estabelecida e eficaz de avaliar a compreensão do paciente sobre o material apresentado oralmente. No entanto, é utilizado menos de 40% do tempo pelos profissionais de saúde quando educam os pacientes.[19,30] Com base neste método, o profissional de saúde pede ao paciente que repita, em suas próprias palavras, a informação que acabou de ser apresentada.[34] Os três objetivos principais do "teach-back" são os seguintes:

1. Confirmar se o paciente ou pessoa da família entendeu o que foi dito
2. Corrigir equívocos
3. Estabelecer o diálogo aberto entre o paciente e a família e o profissional de saúde.[17]

O método de ensino teach-back não só melhora a retenção da informação, mas também expõe as lacunas de conhecimento.[1] Embora possa parecer que esse método toma tempo e esforço extra, o estilo de comunicação interativa teach-back, especialmente no ambiente agitado de UTI, comprovou construir uma relação de confiança enfermeira–paciente e enfermeira–família, melhorou a comunicação, economizando tempo a longo prazo.

Um material escrito pode reforçar as principais mensagens transmitidas verbalmente. Se o material escrito for usado, no entanto, é importante ter tempo para rever o folheto com o paciente e a família com a finalidade de destacar os pontos-chave.[32] Todos os materiais escritos fornecidos no ambiente de cuidados de saúde devem ser voltados para um nível simplificado (quinto ao sexto nível, ou abaixo) e reforçados com ilustrações para melhorar a compreensão, conforme já observado aqui.[19]

Ao avaliar a adequação dos materiais educacionais impressos (MEI), as enfermeiras devem se perguntar: "Será que o propósito do folheto está claro?" Modificações bastante simples para o formato e leiaute, idioma e gráficos podem melhorar extremamente a legibilidade do MEI. Por exemplo, incentiva-se o uso de palavras em negrito e sublinhadas. As fontes de 12 ou 14 pontos e as cores de alto contraste, com informações importantes na frente, seguidas por títulos e subtítulos, bem como tópicos em bullets e listas, tornam o texto mais legível.[19] Em 2010, a Agency for Healthcare Research and Quality (AHRQ) lançou kit Health Literacy Universal Precautions (Precauções Universais do Letramento em Saúde), que incentiva os profissionais de saúde a tratar todos os pacientes como se eles tivessem baixo letramento em saúde aplicando "precauções universais". O intuito foi o de oferecer linguagem explícita e simples e garantir uma comunicação eficaz sobre os cuidados de saúde para todos.[32,30]

Os pacientes idosos (com 65 anos ou mais) são os indivíduos que mais precisam de cuidados de saúde, como as internações em UTI. Além disso, têm menores habilidades de letramento em saúde.[34] As diretrizes para o desenvolvimento de MEI apropriados para pacientes idosos são apresentadas no Quadro 4.5.

O baixo letramento em saúde tem sido chamado de "epidemia silenciosa", com milhões de pessoas carecendo das competências necessárias para explorar com êxito o sistema de saúde, especialmente ambientes complexos como a UTI. Tal realidade provoca vários resultados adversos relacionados com a saúde.[17] Há pouca percepção sobre as baixas habilidades de letramento em saúde entre enfermeiras, médicos e outros profissionais de saúde, assim como quanto a práticas destinadas

> **Quadro 4.5** **Considerações para o paciente idoso.**
>
> **Diretrizes para materiais educacionais impressos (MEI)**
> - A fonte deve ser de 12 pontos ou maior
> - O tipo serifado é preferido ao tipo sem serifa
> - Evitar tipos roteiro ou estilizado
> - Usar títulos em negrito
> - Evitar letras maiúsculas para o tipo de corpo
> - Usar linguagem específica e evitar generalizações
> - Usar "chamadas para ação" para destacar pontos importantes
> - Usar quatro a cinco linhas de texto terminando com espaço em branco
> - Evitar papel com um acabamento brilhante, pois o brilho dificulta a leitura. Usar papel de acabamento fosco
> - Melhorar a legibilidade, usando tinta preta, impressa em papel branco ou *off-white*
> - Evitar a impressão sobre um fundo desenhado ou personalizado

De Bastable SB, Myers GM, Poitevent LB: Health literacy. In: Bastable SB (ed): Nurse as Educator: Principles of Teaching and Learning for Nursing Practice, 4th ed. Burlington, MA: Jones & Bartlett Learning, 2014, pp 229–283.

a abordar tal problema. Existem vieses negativos também entre os profissionais de saúde sobre pacientes com baixo letramento em saúde.[26]

O relatório do Department of Health and Human Services, intitulado *National Action Plan to Improve Health Literacy* (*Plano de Ação Nacional para Melhorar o Letramento em Saúde*), também conhecido como NAP, conclama que todos os profissionais de saúde tenham conhecimento do letramento em saúde, entendam como avaliá-lo e desenvolvam intervenções para abordá-lo em seu ambiente de prática.[19,30]

A AACN coloca as enfermeiras de UTI no papel de defensoras dos pacientes. Para realmente abraçar esta função, as enfermeiras devem continuar sendo sensíveis a todas as necessidades de informação de saúde de seus pacientes e famílias, assim como facilitar a comunicação eficaz.[17] Pode ser bastante simples alterar a comunicação em saúde aplicando as técnicas sugeridas neste capítulo destinadas a melhorar as relações dos pacientes e dos familiares com os profissionais de saúde, para criar planos de cuidado viáveis, compartilhar a tomada de decisões e ajudar a compreender o cuidado. Tudo isso melhora a adesão e os resultados.[35] Em geral, as enfermeiras conseguem capacitar os pacientes de modo respeitoso e criar ambientes confortáveis e não constrangedores centrados no paciente. Isso possibilita que os pacientes e os familiares peçam ajuda ou transmitam que não entenderam algo.[17] Os objetivos globais do sistema de saúde de fornecer cuidado centrado no paciente e na família, bem como os modelos de cuidados domiciliares não podem ser alcançados sem se prestar atenção ao problema do baixo letramento.

Déficits sensoriais

O Americans with Disabilities Act proíbe a discriminação contra pessoas com dificuldades, como cegos, surdos ou deficientes auditivos.[36] Segundo a lei, as pessoas com deficiência devem ser capazes de se comunicar com o pessoal do hospital. Do mesmo modo, o centro médico deve estar pronto para atender a essa exigência.[36] Para garantir que pacientes e familiares surdos ou com deficiência auditiva possam se comunicar de maneira eficaz, um intérprete oral deve ser empregado no ambiente de UTI para a discussão de opções de tratamento; consentimento informado para procedimentos, transfusão de sangue ou cirurgia; e entrega de instruções.

Pacientes intubados frequentemente experimentam frustração, ansiedade e exaustão, por não poderem comunicar uma necessidade ou um pensamento.[17] A equipe de saúde deve aprender estratégias para que o paciente sob ventilação mecânica, quando possível, comunique decisões, desejos e o plano de cuidados. A enfermeira de UTI pode aliviar a ansiedade com perguntas simples de sim/não, em vez de perguntas abertas, e dando orientações de maneira calma, confiante e reconfortante – p. ex., "Se você estiver sentindo dor, aperte a minha mão." Grossbach *et al.* ensinam seis estratégias para facilitar a comunicação com os pacientes dependentes de ventilação:

1. *Estabelecer um ambiente de confiança e amistoso para a comunicação.* Verifique se você está visível para o paciente, mantenha contato com os olhos quando fala, use iluminação adequada, limite o excesso de ruído, assegure-se de que a campainha de chamada esteja ao alcance do paciente e dê tempo suficiente para as respostas do paciente.
2. *Avaliar habilidades funcionais que afetam a comunicação.* Identifique a acuidade visual e auditiva, a lateralidade dominante e a força muscular. Se o paciente usa óculos ou aparelhos auditivos, assegure-se de que estes estejam no lugar e funcionando.
3. *Prever necessidades.* Faça perguntas sobre as necessidades de cuidados básicos, seja consistente com os métodos de comunicação e assegure-se de que outros funcionários estejam cientes das técnicas específicas do paciente.
4. *Facilitar a leitura labial.* Posicione a luz de cabeceira para iluminar os lábios. Evite interrupções durante a comunicação. Fale normalmente, sem exageros.
5. *Usar métodos e dispositivos de comunicação alternativos.* Considere o uso de gestos, acenos de cabeça, escrita, placas de imagem ou aplicativos de computador para o paciente se comunicar com a equipe de cuidados de saúde e membros da família. Considere, também, a consultoria de um fonoaudiólogo.
6. *Educar o paciente e sua família.* Para incentivar consistentemente o uso de métodos de comunicação, compartilhe com a família (de modo oral e escrito) as estratégias de comunicação estabelecidas especificamente para o paciente.[37]

Avaliação do processo de ensino e aprendizagem

A avaliação inclui uma revisão dos objetivos de aprendizagem estabelecidos no plano de ensino para determinar a conquista dos resultados. Ela fornece evidências sobre as realizações do paciente e a aquisição de habilidades. Realiza-se a avaliação pelo método "*teach-back*" para ajudar a identificar lacunas no conhecimento que indicam onde o ensino talvez seja necessário.[1,21] O questionamento ao aluno fornece ao professor um *feedback* imediato para validar o nível em que o aluno compreendeu a informação. Além disso, as perguntas feitas pelo aluno indicam as possíveis lacunas na aprendizagem.

A observação direta da demonstração das habilidades recém-adquiridas ou de procedimentos também deve ser parte da avaliação. Como os adultos não querem parecer estranhos ou desajeitados quando executam uma tarefa, é importante ter um ambiente de aprendizagem descontraído e positivo no qual o professor estabeleça um bom relacionamento com o paciente ou pessoa da família antes de pedir-lhes para replicar uma nova tarefa ou habilidade.

Quadro 4.6 Componentes do registro de ensino.

- Participantes (quem foi ensinado?)
- Data e hora (quando foi ensinado?)
- Estado do paciente (qual era a condição deste no momento?)
- Conteúdo (o que foi ensinado?)
- Métodos e materiais de ensino (como o paciente foi ensinado?)
- Avaliação de aprendizagem (o quão bem a informação foi absorvida?)
- Avaliação de acompanhamento e aprendizagem (se o ensino não foi completo, qual o motivo? De que educação adicional o paciente precisa?)

De Bastable SB. Chapter 10: Behavioral objectives. In: Bastable SB (ed): Nurse as Educator: Principles of Teaching and Learning for Nursing Practice, 4th ed. Burlington, MA: Jones & Bartlett Learning, 2014, pp 424–468.

Muitas vezes, o sucesso ou o fracasso da orientação ao paciente e à família influencia os planos de alta. Os pacientes que são incapazes de realizar novas tarefas precisam de supervisão e mais prática para aprender as habilidades necessárias. Portanto, a avaliação adequada do processo de aprendizagem é um componente essencial dos cuidados de saúde contínuos. Se o plano de ensino for ineficaz ou as necessidades do aluno mudarem, o plano deve ser alterado. Cada evolução de enfermagem deve apontar o conteúdo, o método e os meios utilizados para o ensino e a extensão do que foi aprendido pelo paciente ou membro da família. Além disso, as barreiras do paciente à aprendizagem devem ser abordadas, e as intervenções de enfermagem destinadas a satisfazer essas necessidades pessoais. Na UTI, muitas vezes as famílias são incluídas nos planos de orientação devido à limitada capacidade de aprendizagem do paciente.

Os detalhes do registro de ensino são apresentados no Quadro 4.6.

Resumo

Na última década, assistiu-se a um enorme aumento na compreensão da doença crítica, de suas necessidades e dos efeitos a longo prazo dela em pacientes e familiares. A comunicação eficaz e as informações ajudam a minimizar a ansiedade do paciente e da família, bem como evitar resultados adversos no ambiente de cuidados intensivos.[38] A UTI é um ambiente que sobrecarrega a maioria dos pacientes e suas famílias. O cuidado pode ficar fragmentado entre diversos profissionais, e as necessidades complexas, as terminologias e o equipamento talvez

pareçam estranhos e assustadores.[2] Em primeiro lugar, descobrindo por meio da avaliação do histórico de enfermagem o que o paciente e a família têm "necessidade de saber", a enfermeira pode captar sua atenção e começar a diminuir a ansiedade. Então, dedicando tempo e atenção para orientar os pacientes de UTI e suas famílias, e usando informações baseadas em evidências e ferramentas de educação apropriadas, a enfermeira dá força não apenas à capacidade e ao autocuidado do paciente, mas também melhora os resultados para todos os envolvidos.[34,38] O impacto que uma enfermeira orientadora pode ter sobre os pacientes e as famílias pode ser resumido por uma citação de John C. Maxwell: "As pessoas não se importam com o quanto você sabe até que saibam o quanto você se importa." Uma vez que os pacientes e suas famílias se sintam apoiados, a enfermeira abre caminho para orientá-los quanto ao autocuidado.

Desafios relacionados à aplicabilidade clínica

Questões sobre estudo de caso

Caso 1
Consulte o Quadro 4.2, na página 37, para responder a estas questões.

1. Qual seria a abordagem inicial adequada a ser seguida pela enfermeira de UTI, Maria, ao trabalhar com Sonal para ajudar a controlar o diabetes tipo 1?
2. Quais princípios do modelo andragógico de Malcolm Knowles a enfermeira de UTI aplicou para ajudar Sonal, que agora é considerada uma jovem aprendiz adulta, sobre o autocuidado do diabetes?
3. Que técnicas Maria poderia aplicar para avaliar e observar a aprendizagem de Sonal?

Caso 2
Consulte o Quadro 4.3, na página 40, para responder a estas questões.

1. Discuta as estratégias de ensino e aprendizagem utilizadas por Minnie, a enfermeira de cuidados críticos, para o cuidado eficaz do choque inicial sentido por Charvel, a esposa de Johaun.
2. Que necessidades de aprendizagem você prevê para Charvel durante este tempo de crise?
3. Conforme a condição de Johaun melhora, de que outra maneira a equipe de saúde da UTI pode auxiliar Johaun e Charvel a lidar com os efeitos a longo prazo da situação?

5
Alívio da Dor e Promoção do Conforto

Clareen Wiencek

> **Objetivos de aprendizagem**
>
> Com base no conteúdo deste capítulo, o leitor deverá ser capaz de:
>
> 1. Diferenciar entre dor aguda e crônica.
> 2. Identificar fatores que exacerbem a experiência da dor na doença crítica ou grave.
> 3. Preparar os pacientes para as fontes comuns de dor no procedimento em terapia intensiva.
> 4. Comparar e contrastar a tolerância, a dependência física e a adição.
> 5. Discutir as diretrizes da prática clínica de manejo da dor, da agitação e do *delirium* nos pacientes de unidade de terapia intensiva.
> 6. Identificar os analgésicos apropriados para pacientes gravemente doentes de alto risco.
> 7. Descrever as intervenções não farmacológicas para o alívio da dor e da ansiedade.

A dor é um dos maiores estressores e um dos sintomas mais comuns nos pacientes gravemente doentes.[1,2] Além de a dor ser um sintoma coexistente da doença grave, os pacientes experimentam níveis aumentados de dor durante muitas intervenções e muitos procedimentos de rotina em cuidados críticos.[3,4]

Ainda que o tratamento da dor tenha se tornado uma prioridade nacional nos últimos anos, a dor continua a não ser bem compreendida, continua a ser precariamente avaliada e é subtratada na unidade de terapia intensiva (UTI) e em muitas outras unidades de saúde.[1,2] A dor não controlada desencadeia respostas de estresse físico e emocional, inibe a recuperação, aumenta o risco de outras complicações e aumenta o tempo de permanência na UTI. As enfermeiras de cuidados críticos precisam ter uma compreensão clara dos conceitos relacionados à avaliação e aos cuidados na dor. Como o manejo ótimo da dor e o gerenciamento do conforto nos pacientes criticamente doentes demanda uma abordagem integrada da equipe interprofissional, a enfermeira de cuidados críticos desempenha um papel crucial como o membro da equipe mais continuamente ao lado do leito, avaliando e aliviando a dor do paciente.

O Capítulo 5 oferece uma visão geral dos conceitos-chave relativos ao manejo da dor aguda e do conforto no paciente criticamente doente. Para uma visão geral do processamento fisiológico da dor, ver Capítulo 32.

Definição de dor

Dor é um fenômeno subjetivo e complexo. É um mecanismo de proteção que leva a pessoa a bloquear ou evitar a fonte de dor e buscar assistência ou tratamento. A International Society for the Study of Pain definiu dor como "uma experiência sensorial e emocional desagradável associada a dano tecidual real ou potencial ou descrita em termos de tais danos".[6] McCaffery oferece uma definição operacional de dor que considera a subjetividade e a individualidade da experiência da dor. Essa definição baseia-se na premissa de que a experiência individual é a verdadeira autoridade: "Dor é sempre o que a pessoa diz que está sentindo, e a dor existe quando ela diz que sente."[6]

Nem toda dor é igual. Os diversos tipos de dor são categorizados com base na duração (aguda ou crônica) e na fonte (somática, visceral ou nervosa) da dor. É essencial que os tipos de dor que um paciente está experimentando sejam identificados adequadamente de modo a implementar as mais eficazes estratégias de manejo.

O tipo de dor que os pacientes de UTI mais experimentam é classificado como *dor aguda*. A dor aguda é uma resposta fisiológica a uma causa identificável, é em geral de tempo limitado e tipicamente responde bem a terapias opioides e não opioides. Por exemplo, espera-se que a dor vivenciada durante sucção endotraqueal ou troca de curativos pare quando do fim do procedimento. Da mesma maneira, espera-se que a dor a uma incisão ou em uma área machucada cesse após a cicatrização. Com frequência, pacientes em terapia intensiva experimentam dor advinda de mais de uma fonte. Por exemplo, um paciente em pós-operatório provavelmente terá dor somática a partir do local de incisão, dor visceral dos órgãos que foram manipulados e possivelmente dor nervosa dos nervos seccionados ou prejudicados durante o procedimento cirúrgico.

Por outro lado, a *dor crônica* é causada por mecanismos fisiológicos menos compreendidos. A dor crônica difere da aguda em termos de etiologia, mecanismos adaptativos e duração esperada. A dor crônica se estende para além do curso usual de uma doença ou de um ferimento agudo por tempo indefinido, em geral ultrapassando 3 a 6 meses, e não tem propósito adaptativo. É difícil tratar, responde precariamente às estratégias de manejo da dor e afeta de modo adverso a qualidade de vida do indivíduo.[7,8] É essencial para a enfermeira de cuidados críticos ter consciência de que, além da dor aguda associada à doença ou ao ferimento crítico, pacientes de UTI frequentemente têm concomitante dor crônica, que deve também passar adequadamente por manejo.

Dor na doença crítica ou grave

A doença crítica ou grave é dolorosa, independente da etiologia. Considere as doenças ou lesões mais comuns tratadas na UTI: sepse, infarto do miocárdio, recuperação de cirurgia cardiotorácica ou neurocirurgia, traumatismos múltiplos e queimaduras extensas. Todas essas condições podem ser associadas a dor moderada a intensa, e a maioria dos pacientes de UTI provavelmente experimentará dor durante a estada em UTI.[1]

Além da fase aguda na UTI, os pacientes com síndrome da doença crítica crônica provavelmente experimentam uma combinação de dor aguda (graças a uma nova doença, um novo ferimento ou um novo procedimento) e dor crônica, frequentemente associada a sintomas adicionais, como desconforto respiratório, fadiga e dificuldade cognitiva.[9] A síndrome da doença crítica crônica está associada com a síndrome pós-cuidado intensivo (SPCI), com base em décadas de pesquisa sobre as consequências a longo prazo da doença crítica.[10,11] Atualmente, evidências refutam a antiga crença de que os pacientes graves não seriam capazes de se lembrar de suas experiências com a dor por causa da natureza aguda da doença ou lesão. Pesquisa recente demonstrou que até 82% dos pacientes de UTI lembravam-se das experiências dolorosas e que 17 a 38% ainda se lembravam de episódios de dor grave 6 meses depois de terem alta da UTI.[1] Além disso, estudos mostraram que a dor que passa por manejo inadequado tem consequências significativas a curto e longo prazos, inclusive privação do sono, rememoração persistente dos episódios dolorosos, sintomas de transtorno de estresse pós-traumático, prevalência mais alta de dor crônica e qualidade de vida mais baixa.[10] SPCI é descrita com mais detalhes no tópico "Manejo da dor em populações específicas".

Além da dor do paciente induzida por doença, ferimento ou procedimento, a enfermeira de cuidados críticos precisa também conhecer muitos fatores inerentes a uma admissão em UTI e o ambiente de UTI que aumentará a experiência de dor do paciente (Quadro 5.1). Cada um desses fatores por si só exercerá um efeito negativo significativo na dor do paciente;

quando experimentados juntos, eles agem sinergisticamente para aumentar mais ainda a dor. Por exemplo, a dor e a ansiedade agem de modo cíclico para exacerbar uma à outra.

Procedimentos dolorosos

A dor é experimentada comumente por pacientes criticamente doentes.[1,2] Os esforços para promover o alívio da dor e as medidas de conforto são complicados pelo fato de as enfermeiras de cuidados críticos realizarem continuamente procedimentos e tratamentos inerentemente dolorosos. Procedimentos como inserção e remoção de dreno torácico, aspiração de tubo orotraqueal e desbridamento de feridas são obviamente muito dolorosos. De modo menos óbvio, procedimentos simples, como virar e posicionar, também podem causar dor considerável para o paciente criticamente doente.

O Projeto Thunder I e II relatou a resposta do paciente a seis procedimentos realizados com frequência nos pacientes graves: mudanças de posição, sucção traqueal, remoção de cateter, exercícios de respiração profunda e tosse, troca de curativos e remoção do dreno. Mudar o decúbito e trocar curativos foram os considerados mais dolorosos.[3,4] Pesquisa adicional mostrou que menos de 25% dos pacientes receberam analgesia antes dos procedimentos.[1] As enfermeiras de cuidados críticos devem advogar a favor do manejo adequado da dor, especialmente em relação aos procedimentos comuns na UTI.

Antes de ser realizado qualquer procedimento associado com a dor, os pacientes devem ser medicados, e o procedimento deve ser realizado somente depois que a medicação fez efeito. Durante os procedimentos, opioides intravenosos (IV), como a morfina ou fentanila, são usados comumente para analgesia. A enfermeira precisa saber que o início da ação da morfina IV ocorre dentro de 5 a 10 minutos, e a fentanila IV dentro de 1 a 2 minutos.[1,2] A resposta do paciente deve ser monitorada durante o procedimento, com doses adicionais administradas, quando necessário. Medicamentos ansiolíticos, como o midazolam ou o propofol, podem ser administrados para aliviar a ansiedade durante o procedimento; contudo, esses agentes *apenas* devem ser usados como adjuvantes, porque proporcionam somente sedação, não analgesia. Além de oferecer analgesia previamente e medicamentos ansiolíticos, a enfermeira deve educar os pacientes sobre o procedimento, a fim de ajudá-los a prepararem-se antecipadamente para dor e desconforto. A enfermeira também pode usar intervenções para desviar a atenção, como a imaginação, a distração e o apoio familiar, como parte do plano de manejo da dor.

Consequências da dor

Procedimentos dolorosos podem ter um impacto negativo na função de todos os sistemas corporais, inibir a cicatrização e tornar mais lenta a recuperação de uma doença grave.[1–10] Esses efeitos podem se estender para além da fase em UTI, contribuindo para o desenvolvimento de SPCI.[10]

O sistema nervoso autônomo responde à dor provocando vasoconstrição e aumentando a frequência cardíaca e a contratilidade. Além disso, pulso, pressão arterial e débito cardíaco elevam-se, provocando o aumento concomitante da carga miocárdica e o consumo de oxigênio, os quais podem causar ou exacerbar isquemia miocárdica em uma pessoa grave já comprometida. Pacientes com dor também hesitam em se mover, tossir e respirar profundamente, pois os movimentos

---

Quadro 5.1 — Fatores que contribuem para a dor e o desconforto no doente grave.

Físicos

- Sintomas de doença grave (p. ex., angina, isquemia, dispneia)
- Feridas: pós-trauma, pós-operatórias, pós-procedimento ou provocadas por tubos e cateteres penetrantes
- Distúrbio e privação de sono
- Imobilidade, incapacidade de movimentar-se para uma posição confortável devido à presença de tubos, monitores e contenções
- Temperaturas extremas associadas com a doença crítica e o ambiente – febre, hipotermia

Psicossociais

- Ansiedade e depressão
- Comprometimento da comunicação, incapacidade para relatar e descrever a dor
- Medo da dor, incapacidade ou morte
- Separação da família e do cônjuge
- Tédio ou falta de distrações agradáveis
- Privação do sono, *delirium* ou sentidos alterados

Ambiente ou rotina na unidade de terapia intensiva

- Barulho contínuo dos equipamentos e da equipe
- Padrões de iluminação contínua ou artificial
- Interrupção do sono e manipulação física a cada 1 a 2 h para verificação de sinais vitais ou posicionamento
- Procedimentos dolorosos e invasivos contínuos ou frequentes
- A competição entre as prioridades dos cuidados (sinais vitais instáveis, sangramento, arritmias, ventilação deficiente) pode tomar precedência sobre o controle da dor

48 Parte 1 Conceito de Holismo Aplicado à Prática de Enfermagem em Cuidados Críticos

associados aumentam a dor. Essa diminuição nos movimentos se manifesta como alterações respiratórias induzidas pela dor, inclusive imobilização, redução do esforço respiratório, volume e fluxo respiratório reduzido. Essas alterações respiratórias induzidas pela dor podem levar a complicações pulmonares, como atelectasia e pneumonia. No sistema digestório, a dor tratada subclinicamente pode causar esvaziamento gástrico e motilidade intestinal reduzidos, o que pode resultar em função comprometida e íleo paralítico.

A dor sem alívio também afeta negativamente o sistema musculoesquelético por causar contrações musculares, espasmo e rigidez, além de suprimir a função imune, predispondo o paciente a pneumonia, infecções de feridas e sepse.

Os efeitos negativos da dor não controlada no curso de uma doença crítica são claros. É vital para a enfermeira de cuidados críticos entender que o impacto da dor não controlada durante a doença crítica pode se estender para além do tempo de recuperação de tal doença. Os benefícios do alívio efetivo da dor são listados na Tabela 5.1.

Tabela 5.1 Benefícios do alívio efetivo da dor.

Sistema	Benefício
Cardiovascular	Pulsação, pressão arterial e sobrecarga miocárdica diminuídas
Pulmonar	Melhora na respiração e na oxigenação, capacidade de realizar exercícios de respiração profunda e tosse, incidência de complicações pulmonares diminuída
Neurológico	Ansiedade e confusão mental reduzidas, melhora no sono
Digestório/nutricional	Melhora do esvaziamento gástrico, promoção do balanço nitrogenado positivo, mais apetite
Musculoesquelético	Deambulação precoce, redução das complicações relacionadas com a imobilidade
Econômico	Tempo de internação e custo hospitalar reduzidos, melhora na satisfação do paciente com o atendimento

Barreiras ao controle efetivo da dor

A dor continua a ser tratada subclinicamente em muitos ambientes, mesmo que as consequências negativas da dor não controlada e os benefícios do alívio da dor estejam bem documentados.[1,7,12,13] Com frequência, o alívio da dor pode ser visto como conflitante com outros objetivos clínicos, como estabilidade hemodinâmica, desmame de ventilação, avaliação neurológica ou plano de alta. Além disso, os objetivos de conforto podem competir com pressões regulatórias para que sejam usados materiais ou listas de checagem baseadas em evidências que meçam desfechos de qualidade, como a prevalência de infecções do sistema urinário associadas a cateter ou infecções da corrente sanguínea associadas a cateter central.[1,2] As equipes de enfermeiras de cuidados críticos preocupam-se em demasia com o fato de que a administração de analgésico pode causar comprometimento hemodinâmico e respiratório, supersedação ou dependência (adição) de medicação.[1,2]

O medo da adição é uma das maiores preocupações e impedimentos associados com a analgesia e o controle da dor. Esse medo gera ansiedade nos pacientes e nos familiares, bem como nos profissionais de saúde. As enfermeiras de cuidados críticos devem ter um entendimento claro das diferenças entre tolerância, dependência física e adição, assim como de suas implicações. Os pacientes que requerem medicação para o controle da dor frequentemente desenvolvem tolerância ou dependência física. No entanto, esses cenários não devem ser confundidos com a adição, que se caracteriza por comportamentos como comprometimento do controle, uso compulsivo e uso continuado, apesar das graves consequências físicas ou sociais negativas.[2,12,13] A Tabela 5.2 esclarece os conceitos de tolerância, dependência física e adição.

Pacientes com história de adição e tolerância a opioides são um desafio singular para enfermeiras que tentam controlar a dor quando tais pacientes apresentam doença crítica. Essa população de pacientes em particular pode demandar doses mais altas de medicação analgésica a fim de que se atinja um nível adequado de controle da dor do que os pacientes não dependentes de opioides. Pesquisas mostram que pacientes com adição a opioides podem requerer 30 a 50% mais medicação opioide para a dor do que tomam no pré-operatório.

Tabela 5.2 Tolerância, dependência física e adição.

Condição	Definição	Implicação
Tolerância	Um estado de adaptação em que a exposição a um medicamento induz alterações que resultam em diminuição de um ou mais dos efeitos do medicamento com o passar do tempo.	Aumentar a dose em 50% e avaliar o efeito. A tolerância aos efeitos colaterais, como a depressão respiratória, aumentará à medida que a demanda pela medicação aumenta.
Dependência física	Um estado de adaptação que se manifesta por uma síndrome de abstinência específica para uma classe de medicamento, a qual pode ser produzida pela cessação abrupta, redução rápida da dose, nível sanguíneo decrescente do medicamento e/ou administração de um antagonista.	Reduzir gradualmente a dosagem do opioide para evitar os sintomas de abstinência.
Adição	Uma doença neurobiológica primária e crônica, com fatores genéticos, psicossociais e ambientais que influenciam o seu desenvolvimento e as manifestações. Caracteriza-se por comportamentos que incluem um ou mais dos seguintes: controle comprometido em relação ao uso do medicamento, uso compulsivo, uso contínuo, apesar do dano, e ânsia.	Raramente visto nos pacientes de cuidados críticos, a menos que o paciente seja admitido para superdosagem ou outras sequelas de uso de drogas ilícitas.

Definições da American Pain Society: Definitions related to the use of opioids for the treatment of pain. Acessado em 15 de janeiro de 2016, de http://www.americanpainsociety.org/uploads/education/section_1.pdf.

Anestesia epidural contínua e analgesia controlada pelo paciente (ACC) são frequentemente benéficas para esses pacientes. A abstinência de opioides é outra preocupação significativa no tratamento de um paciente com adição a opioides. O início da abstinência pode ocorrer entre 6 e 48 horas após a última dose, dependendo da substância.[14] Os sintomas da abstinência podem incluir aqueles semelhantes aos da gripe (náuseas, vômitos, diarreia, cefaleia, dor muscular e articulatória, febre), taquicardia, pupilas dilatadas, nariz escorrendo, lacrimejamento, piloereção (elevação dos pelos), bocejos, inquietação, sudorese, irritabilidade, ansiedade e hipertensão. Embora a abstinência de opioides tenda a não ser fatal, condições médicas subjacentes (hipertensão ou infarto do miocárdio recente) podem aumentar o risco de morte do paciente.[15] É importante notar que a abstinência também pode ocorrer em pacientes sem história de uso abusivo de drogas opioides, mas que foram tratados por longo tempo com opioides como controle da dor. Nessa população de pacientes, é vital diminuir o uso de opioides e evitar a parada abrupta da substância.

O tratamento da dor não deve ser restrito nos pacientes com história de uso abusivo de opioides; deveria sim ser mais agressivo. O período de doença crítica nesses pacientes não é o tempo apropriado para a tentativa de reabilitação do uso de drogas, e os sintomas associados com a abstinência de opioides podem exacerbar as condições relacionadas com a doença crítica. A equipe de cuidados críticos precisa focar no oferecimento de todas as medidas necessárias a fim de permitir uma recuperação completa da doença, o que pode então ser seguido de uma recomendação apropriada para a reabilitação da dependência de substâncias psicoativas.

Recursos para a promoção do controle efetivo da dor

Nas décadas recentes, agências governamentais, organizações profissionais, instituições de saúde e especialistas no manejo da dor voltaram atenções para a melhoria do controle da dor nos EUA. O mais relevante e extenso conjunto de diretrizes, com uma síntese robusta das evidências atuais e aplicabilidade direta ao paciente criticamente doente, é o 2013 *Clinical Practice Guidelines for the Management of Pain, Agitation, and Delirium (PAD) in Adult Patients in the Intensive Care Unit.*[1] Essas diretrizes, desenvolvidas por um painel interprofissional e publicadas em 2013 pelo American College of Critical Care Medicine, trazem recomendações baseadas em evidências usando uma abordagem integrada e interprofissional para o controle da dor. Um resumo dessas recomendações é encontrado na Tabela 5.3.

Tabela 5.3 Diretrizes de prática clínica para o manejo de dor, agitações e *delirium* em pacientes adultos na UTI.

Declarações e recomendações relacionadas ao manejo da dor	Motivo
Avaliação da dor	
1. A dor deve ser monitorada rotineiramente em todos os pacientes adultos em UTI 2. BPS e CPOT mostram-se mais válidas e confiáveis em pacientes adultos em UTI incapazes de realizar autorrelato e com função motora intacta 3. Sinais vitais não devem ser usados sozinhos como avaliação da dor em pacientes em UTI	• Pacientes adultos em UTI rotineiramente experimentam dor em repouso e induzida por procedimentos de rotina • A avaliação de rotina é associada a melhores desfechos do paciente, incluindo menor estada na UTI, uso menor de analgésicos e duração menor da ventilação mecânica • Uso regular das vantagens da BPS e da CPOT a fim de melhorar os desfechos clínicos nos pacientes em UTI • CPOT e BPS podem ser implementadas depois de seções curtas de treinamento • Mudanças ou tendências nos sinais vitais mostraram-se preditores não confiáveis para a dor dos pacientes em UTI • Sinais vitais não se relacionam com o autorrelato de dor do paciente nem com os escores comportamentais de dor • Sinais vitais podem ser usados como dicas para a realização de avaliações mais profundas da dor
Manejo da dor	
1. Analgesia preventiva e/ou intervenções não farmacológicas devem ser realizadas antes da remoção do dreno de tórax 2. Analgesia preventiva e/ou intervenções não farmacológicas podem ser necessárias antes dos procedimentos de rotina em UTI 3. Opioides IV devem ser a classe de medicamentos de preferência no tratamento de dor não neuropática em pacientes em UTI 4. Todos os opioides IV são igualmente efetivos quando usados com os fins similares 5. Usar não opioides para diminuir a quantidade de opioides administrada e/ou reduzir os efeitos colaterais relativos a eles 6. Recomendar que o uso de gabapentina ou carbamazepina parenterais, em conjunto com opioides IV, seja levado em consideração para a dor neuropática 7. Levar em consideração anestesia/analgesia epidural em pacientes passando por cirurgia aórtica abdominal 8. Não existem recomendações para analgesia epidural torácica em pacientes passando por procedimentos abdominais torácicos ou não vasculares, tampouco para analgesia regional em pacientes em UTI	• Estudos mostram que os benefícios da analgesia preventiva antes da remoção do dreno de tórax ultrapassam os efeitos negativos • Estudos também mostram que os pacientes são capazes de relembrar procedimentos e episódios dolorosos após receberem alta da UTI • Todos os opioides IV parecem exibir eficácia analgésica semelhante e são associados com desfechos clínicos similares • Evidências de alta qualidade mostram que a anestesia ou a analgesia epidural torácica proporciona alívio superior da dor para pacientes passando por cirurgia aórtica abdominal • Não há evidências que embasem o uso de analgesia neuraxial/regional em pacientes em UTI • Analgesia epidural em pacientes com fraturas vertebrais melhorou o controle da dor

De Barr J, Fraser GL, Puntillo K *et al.*: Clinical practice guidelines for the management of pain, agitation, and delirium in adult patients in the intensive care unit. Crit Care Med 41(1):263-306, 2013.

A última década presenciou também um crescimento significativo nos cuidados paliativos; em 2015, 90% dos hospitais com mais de 300 leitos relataram ter equipes de cuidados paliativos.[16]

Diretrizes para a prática clínica

O conceito de diretrizes para a prática clínica foi introduzido no início da década de 1990 pela Agency for Healthcare Research and Quality (AHRQ). Tais diretrizes tinham a intenção de servir nos EUA como padrão nacional de tratamento para problemas clínicos específicos. Manejo da dor aguda foi o tópico da primeira diretriz. Atualmente, existem mais de 2.500 diretrizes para a prática clínica em National Guideline Clearinghouse, *website* patrocinado pela American Medical Association e pela American Association of Health Plans, o qual evoluiu dos esforços anteriores da AHRQ.[17] Por meio desses vários mecanismos, as diretrizes de manejo da dor foram disseminadas amplamente pelos EUA e vêm servido como um catalisador de diversas melhorias com relação ao controle da dor. Essas diretrizes também são usadas como documento legal representando o padrão nacional de cuidado para manejo da dor na responsabilidade médica. Por fim, o leitor deve notar a força das evidências por trás das recomendações no que se refere às diretrizes para a prática clínica.

Cuidados paliativos

Como mencionado, a última década presenciou um crescimento explosivo nos programas de cuidados paliativos. O cuidado paliativo é uma abordagem multidisciplinar com objetivo de melhorar a qualidade de vida de pessoas com doenças sérias ou limitantes, com base em comunicação aberta, objetivos centrados no paciente e na família, assim como no manejo multidimensional da dor e dos sintomas. O cuidado paliativo pode ser oferecido em conjunto com medidas curativas e que objetivam salvar a vida do paciente na UTI. Pode ser oferecido a todos os pacientes, independentemente do diagnóstico ou do prognóstico. Diversos estudos demonstraram os benefícios da integração do cuidado paliativo na UTI, sendo ele atualmente considerado um componente essencial do cuidado crítico de alta qualidade. Alguns médicos solicitam que as enfermeiras desempenhem o papel de liderança nessa integração.[18–22] As equipes de cuidados críticos devem incorporar intervenções paliativas orientadas por objetivos a fim de otimizar o manejo da dor e o conforto nos pacientes criticamente doentes. As diretrizes para a prática clínica para cuidado paliativo de qualidade estão disponíveis para profissionais de saúde; igualmente recursos focados no paciente, como Get Palliative Care, são acessíveis para pacientes.[23,24]

Recursos na Internet

A Internet é uma fonte importante de informações e recursos para o tratamento da dor. A Tabela 5.4 lista os endereços eletrônicos que contêm informações de tratamento da dor, as quais podem ser úteis para enfermeiras de cuidados críticos, equipes, pacientes e famílias.

Avaliação da dor

O fracasso da equipe de enfermeiras em rotineiramente avaliar a dor e o alívio da dor é uma das razões mais comuns para a dor não aliviada nos pacientes hospitalizados.[1] A avaliação deve ser feita sistematicamente e a intervalos regulares, usando diversas fontes de dados, inclusive autorrelato do paciente; observação das pistas comportamentais, dos sinais vitais e outros parâmetros fisiológicos; e relato do familiar.

O autorrelato é considerado padrão-ouro na avaliação da dor. Para pacientes capazes de fazê-lo, uma escala numérica de avaliação, na qual o paciente avalia a dor de 1 a 10, sendo 10 uma dor forte, é o método mais comumente utilizado (Figura 5.1). A dor deve ser reavaliada a intervalos apropriados após as medicações analgésicas ou outras intervenções. Infelizmente, a ausência de sinais físicos e comportamentais é com frequência interpretada incorretamente como ausência de dor; assim, o paciente pode sofrer desnecessariamente. A enfermeira de cuidados críticos precisa fazer todos os esforços possíveis para

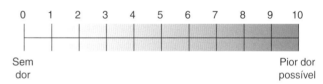

Figura 5.1 Escala numérica de avaliação da dor.

Tabela 5.4 Recursos na Internet para o manejo da dor.

Endereço eletrônico	Recurso fornecido
American Chronic Pain Association: http//www.theacpa.org	Oferece informações e suporte para pessoas com dor crônica
American Pain Foundation: http://www.painfoundation.org	Centro de recurso para pessoas com dor, suas famílias, amigos e cuidadores, bem como para a mídia, os legisladores e o público em geral
American Society for Pain Management Nursing: http://www.aspmn.org	Informações sobre afiliação na sociedade, conferências, recursos, diretrizes e declarações de posição
City of Hope Pain/Palliative Care Resource Center: http://prc.coh.org	Recursos para ajudar os outros a melhorar o controle da dor e no cuidado terminal; uma fonte de instrumentos de avaliação, materiais educativos para o paciente, materiais de garantia de qualidade, recursos para o cuidado terminal e instrumentos de pesquisa
National Guideline Clearinghouse: http://www.guidelines.gov	Diretrizes de prática clínica baseadas em múltiplas evidências relacionadas à dor e a vários outros problemas clínicos: custeado pela Agency for Healthcare Research and Quality
Center to Advance Palliative Care: www.capc.org	Dados nacionais sobre a prevalência de programas e do oferecimento de cuidados paliativos; fontes de melhora educacional e de qualidade; informação para o paciente
American Pain Society: http://americanpainsociety.org	Fontes educativas visando à promoção de manejo ótimo da dor e padrões de prática

conseguir um autorrelato do paciente a fim de que seja realizada uma avaliação efetiva da dor. Observação comportamental e mudanças nos parâmetros fisiológicos podem ser úteis, mas devem ser levadas em consideração em conjunto com o autorrelato do paciente.

Muitos pacientes criticamente doentes não são capazes de relatar sua dor; nessa situação, a enfermeira e a equipe precisam usar escalas não verbais validadas e muitas fontes de dados. Fatores que afetam o autorrelato no paciente criticamente doente incluem gravidade da doença, tubo orotraqueal e ventilação mecânica, estado neurológico alterado e efeitos farmacológicos. Sinais vitais devem ser usados como pistas para mais avaliações profundas, mas não como fonte principal de dados.[1]

Nos casos em que o paciente não consegue realizar um autorrelato graças a sedação ou impedimento cognitivo, uma ferramenta objetiva para avaliar o paciente não comunicativo deve ser usada. A Escala Comportamental da Dor (BPS; do inglês, *behavioral pain scale*) e a Ferramenta para Observação da Dor em Cuidados Críticos (CPOT; do inglês, *critical-care pain observation*) são fortemente válidas e confiáveis no monitoramento da dor em pacientes criticamente doentes incapazes de realizar autorrelato com função motora intacta (Tabelas 5.5 e 5.6).[1,25] A dor do paciente precisa ser avaliada a intervalos regulares a fim de que seja determinada a efetividade da terapia, a presença de efeitos colaterais, a necessidade de ajuste de dose ou de doses complementares para equilibrar a dor relativa a procedimentos.

A avaliação da dor é um processo contínuo; avaliar a dor após intervenções de manejo e antes de procedimentos é essencial. Após terapia farmacológica, a reavaliação da dor deve corresponder ao tempo de início ou ápice do efeito do fármaco administrado e ao tempo em que se espera que o efeito do analgésico se dissipe. A resposta à terapia é mais bem mensurada como uma mudança em comparação com o nível de dor inicial do paciente. Algumas vezes, pode haver discrepâncias

Tabela 5.5 Escala comportamental de dor.

Item	Descrição	Escore*
Expressão facial	Relaxamento	1
	Tensão parcial (p. ex., rebaixamento das sobrancelhas)	2
	Tensão total (p. ex., fechamento das pálpebras)	3
	Caretas	4
Movimento dos membros superiores	Sem movimento	1
	Dobramento parcial	2
	Dobramento total com flexão dos dedos	3
	Retração permanente	4
Conformidade com a ventilação mecânica	Movimentos tolerantes	1
	Presença de tosse, mas com tolerância à ventilação na maior parte do tempo	2
	Luta contra o ventilador	3
	Incapacidade de controle da ventilação	4

*Escores com variação entre 3 (ausência de dor) e 12 (dor máxima).
Stites, M. Observational pain scales in critically ill adults. *Crit Care Nurs*. June 2013;Vol. 33:68-78:Table 3.

Tabela 5.6 Ferramenta de observação da dor em cuidados críticos.

Indicador	Descrição	Escore	
Expressão facial	Sem tensão muscular observada	Relaxado, neutro	0
	Lábios e sobrancelhas rebaixados, contração da órbita e do músculo elevador da pálpebra	Tenso	1
	Todos os movimentos faciais citados, além de pálpebras apertadamente fechadas	Caretas	2
Movimentos corporais	Ausência completa de movimento (falta de movimento não necessariamente indica ausência de dor)	Ausência de movimentos	0
	Movimentos lentos e cuidadosos, toque ou fricção do local dolorido, tentativa de chamar atenção por meio de movimentos	Proteção	1
	Movimento de puxar o tubo, tentativa de sentar-se, movimento/debatimento dos membros, não seguimento de comandos, luta contra a equipe, tentativa de sair da cama	Inquietação	2
Tensão muscular (avaliação por meio da flexão passiva e da extensão das extremidades superiores)	Falta de resistência a movimentos passivos	Relaxado	0
	Resistência a movimentos passivos	Tenso, rígido	1
	Resistência forte a movimentos passivos, incapacidade de completá-los	Muito tenso ou rígido	2
Conformidade com o ventilador (pacientes entubados)	Alarmes não ativados, ventilação fácil	Tolerante ao ventilador ou ao movimento	0
	Parada espontânea dos alarmes	Tossindo, mas tolerante	1
	Assincronia, bloqueio do ventilador, alarmes ativados com frequência	Luta contra o ventilador	2
OU			
Vocalização (pacientes extubados)	Fala de tom normal ou ausência de som	Falando em tom normal ou não emitindo sons	0
	Suspiros, gemidos	Suspirando, gemendo	1
	Choro, soluços	Chorando, soluçando	2
Total, variação			0 a 8

Stites, M. Observational pain scales in critically ill adults. *Crit Care Nurs*. June 2013;Vol. 33:68-78:Table 4.

52 Parte 1 Conceito de Holismo Aplicado à Prática de Enfermagem em Cuidados Críticos

entre as manifestações comportamentais e fisiológicas e o autorrelato do paciente. Por exemplo, um paciente pode relatar a dor como nível 2 em uma escala de 1 a 10 e apresentar taquicardia, diaforese e respiração intensa. Outro paciente pode autorrelatar dor nível 8 de 10 e sorrir. Essas discrepâncias podem se dever ao uso de atividades para distração, habilidade de enfrentamento, crenças relativas à dor, plano de fundo cultural, medo de adição ou de aborrecer a equipe de enfermagem. Quando essas situações ocorrerem, devem ser discutidas com o paciente. Conceitos errôneos ou déficits de conhecimento devem ser solucionados, e a dor deve ser tratada de acordo com o autorrelato do paciente.

Autorrelato do paciente

Como a dor é uma experiência subjetiva, o autorrelato do paciente é o padrão-ouro na avaliação da dor. Uma escala numérica deve ser usada, como anteriormente mencionado (Figura 5.1). Além disso, os familiares e os cuidadores podem ser utilizados como representantes ou procuradores para os autorrelatos do paciente em situações como a doença grave, o que pode gerar barreiras de comunicação significativas.[2] Um autorrelato ou a avaliação da dor por terceiros deve ser obtido não somente quando o paciente está em repouso, mas também durante atividades e procedimentos rotineiros, como tosse, respiração profunda e mudança de posição.

As enfermeiras que atuam junto ao doente grave frequentemente estão mais atentas aos indicadores objetivos da dor que ao autorrelato de dor pelo paciente. Se o paciente puder se comunicar, a enfermeira de cuidados críticos deve aceitar como válida a descrição da dor pelo paciente. No paciente consciente e coerente, evidências comportamentais ou indicadores fisiológicos nunca devem ter precedência sobre o autorrelato da dor pelo paciente. Manifestações comportamentais e fisiológicas da dor são extremamente variáveis e podem ser mínimas ou ausentes, apesar da presença de dor excruciante.

Durante a avaliação da dor, a enfermeira, sempre que possível, deve estimular a descrição verbal específica da qualidade da dor do paciente, como em queimação, opressiva, em pontada, obtusa ou cortante. A localização, a duração e as medidas de exacerbação e alívio devem ser também estabelecidas no processo de avaliação. Com frequência, essa informação descritiva ajuda a determinar a causa da dor e as melhores estratégias a serem empregadas. Toda a informação coletada durante a avaliação da dor precisa ser documentada com clareza no prontuário do paciente com uma citação da descrição autorrelatada do paciente inclusa.

Gravuras ou quadro de palavras também podem facilitar a comunicação sobre a dor do paciente. O quadro deve incluir questões como "Você está com dor?", "Onde a dor se localiza?", "Quão intensa é a sua dor?", "O que ajuda a melhorar a sua dor?" Combinar um sistema simples de movimentar os olhos ("piscar uma vez para indicar sim e duas vezes para indicar não") ou os dedos pode ser eficaz para o paciente que não pode falar nem mover as mãos.

Se o paciente for incapaz de usar quaisquer métodos supramencionados para verbalizar ou indicar que está sentindo dor ou não, a enfermeira passará por um dilema quando tentar avaliar a dor e planejar o subsequente tratamento. Nessa situação, é adequado observar pistas comportamentais ou indicadores fisiológicos, como discutido na próxima seção. Todavia, a ausência de indicadores fisiológicos ou pistas comportamentais nunca deve ser interpretada como ausência de dor. Quando se acredita que o procedimento, a cirurgia ou a condição estejam associados com a dor, a presença da dor deve ser presumida e o paciente deve ser tratado adequadamente.[1]

Observação

Comportamentos não verbais, como resguardar-se, esquivar-se e evitar movimentar-se, protegem o paciente de estímulos dolorosos. As tentativas do paciente de obter o alívio da dor, tais como tocar ou friccionar a área afetada, mudar de posição ou solicitar medicação para dor, são comportamentos paliativos. Chorar, gemer ou gritar são comportamentos afetivos e refletem uma resposta emocional à dor. Mudanças na expressão facial, como franzir a testa, fazer caretas, cerrar os dentes, fechamento vigoroso dos olhos e lágrimas, podem indicar dor. Se um ou mais desses comportamentos estiverem presentes no paciente não verbal/não comunicativo, deve-se assumir que ele está sentindo dor e o tratamento apropriado deve ser administrado.

Os pacientes alertas e orientados mas incapazes de falar podem usar os olhos e as expressões faciais ou movimentar as mãos ou pernas para comunicar que estão com dor. Inquietude, agitação e rigidez muscular podem ser indicadores de dor no paciente não responsivo. Como as pistas não verbais são difíceis de interpretar como indicadores da dor, a intervenção da família ou de outros cuidadores é com frequência útil na interpretação de manifestações comportamentais específicas da dor com base no conhecimento que possuem sobre o comportamento do paciente antes da hospitalização.

Parâmetros fisiológicos

As enfermeiras de cuidados críticos são aptas para avaliar as condições físicas do paciente em termos de alteração na pressão arterial, na frequência cardíaca ou respiratória. Consequentemente, a observação dos efeitos fisiológicos da dor ajuda na sua avaliação. Infelizmente, a resposta fisiológica à dor é altamente individualizada. Os sinais vitais, como frequência cardíaca, pressão arterial e frequência respiratória, podem aumentar ou diminuir na presença da dor.[1] Assim, os sinais vitais e os dados fisiológicos devem ser usados pelas enfermeiras como pistas para avaliação mais profunda, não como fonte única de dados a partir da qual determinar a intervenção.[1] O potencial para mudanças fisiológicas pode ser também mascarado pelas medicações administradas para o manejo da doença crítica – por exemplo, medicação que desacelere a frequência cardíaca ou diminua a pressão arterial. Quando mudanças fisiológicas ocorrem em pacientes graves, pode ser difícil atribuir essas mudanças fisiológicas especificamente à dor e não a outra causa.

Intervenção na dor

A enfermeira exerce um papel crucial na promoção do alívio da dor. Embora a intervenção farmacológica seja a estratégia mais comumente usada, o cuidado de enfermagem no manejo da dor também inclui medidas físicas, cognitivas e comportamentais.

Intervenções farmacológicas

Opioides administrados por via IV devem ser a primeira classe de substâncias de escolha para pacientes criticamente doentes com todos os tipos de dor, exceto neuropáticas.[1] Para essa última, os pacientes devem receber opioides IV e gabapentina ou carbamazepina parenteral. Todos os opioides em forma IV são igualmente efetivos quando usados em doses equianalgésicas.[1]

Em geral, o método de analgesia ideal deve permitir um nível sérico adequado da medicação para que seja alcançado e mantido. Assim sendo, analgésicos devem ser administrados em horário regular, não sempre que necessário (SOS). A eficácia da analgesia depende da presença de um nível sérico adequado e constante da medicação. A prescrição tradicional SOS é a principal barreira ao controle efetivo da dor em todas as populações de pacientes. A prescrição SOS permite à enfermeira administrar a dose do analgésico somente quando o paciente a solicita e somente depois de certo tempo transcorrido desde a dose anterior. Invariavelmente, ocorre um retardo entre o tempo da solicitação e o tempo de administração. A prescrição SOS apresenta outro problema quando o paciente está sonolento. À medida que o nível sérico da medicação diminui, o paciente é despertado repentinamente pela dor intensa, e maior quantidade de medicação é necessária para atingir o alívio da dor. Doses SOS de analgésico devem ser reservadas para dor avançada, para quando o paciente se recuperou de uma doença crítica ou predominantemente não sente dor, e para quando a analgesia contínua não é mais requerida.

■ Analgésicos não opioides

Embora se considere que os opioides sejam a intervenção farmacológica mais baseada em evidências para a dor nos pacientes criticamente doentes, outros tipos de agentes não opioides ou adjuvantes podem ser adicionados ao regime da dor. Anti-inflamatórios não esteroides (AINE), paracetamol IV, anticonvulsivantes, antidepressivos e anestesias local e regional podem ser usados para populações selecionadas como medicação adjunta a fim de otimizar a resposta do paciente e o conforto geral. Analgésicos não opioides devem ser considerados pela equipe de cuidados críticos para diminuir a quantidade de opioides requerida e o potencial para efeitos colaterais induzidos por eles, ou para tratar sintomas concomitantes, como ansiedade e depressão.[1] Os AINE reduzem a dor ao inibir a síntese de mediadores inflamatórios (prostaglandina, histamina e bradicinina) no local da lesão e aliviam a dor efetivamente sem causar sedação, depressão respiratória ou problemas com a função intestinal ou vesical. Muitos AINE são oferecidos somente na forma oral, o que pode não ser apropriado para os pacientes graves. O cetorolaco está disponível na forma parenteral, mas pode causar comprometimento renal se a administração for superior a 5 dias: consequentemente, ele deve ser usado com precaução em pacientes com insuficiência renal ou naqueles em diálise. A indometacina está disponível na forma de supositório e pode ser combinada com os opioides para oferecer um alívio efetivo da dor.[2]

Quando da administração de AINE como complementação às medicações opioides, é importante levar em consideração os efeitos colaterais potencialmente prejudiciais. Prostaglandinas ajudam a proteger a mucosa gastrintestinal, agem na agregação de plaquetas e se envolvem na resposta autorreguladora da vasculatura dos rins. A inibição das prostaglandinas pelos AINE pode levar a impedimento na agregação plaquetária, disfunção renal e irritação gástrica, resultando em risco aumentado de sangramento, retenção hídrica e de sódio, creatinina aumentada e ulceração gástrica. AINE também podem aumentar os riscos do paciente de sofrer broncospasmos. Em virtude desses riscos potenciais, os AINE devem ser usados com extremo cuidado em qualquer paciente criticamente doente com disfunção renal, falência cardíaca, problemas de coagulação ou falência respiratória.[1,15]

O paracetamol geralmente é usado nos cuidados críticos. O paracetamol IV foi aprovado recentemente para o uso nos EUA em conjunto com opioides para a dor pós-operatória em pacientes de UTI cirúrgica.[1] Quando combinado com os opioides, ele produz um efeito maior do que o opioide isoladamente. Além de oferecer uma analgesia leve, o paracetamol tem efeito antipirético; contudo, apresenta potencial para causar dano hepático. As dosagens devem ser limitadas a um máximo de 2.400 mg/dia em pacientes que tenham uma história de alto potencial para comprometimento hepático.

Os analgésicos não opioides que geralmente são usados nos cuidados críticos e a recomendação das doses estão listados na Tabela 5.7.

Tabela 5.7 Medicamentos analgésicos não opioides.

Medicamentos	Dose para o adulto	Dose pediátrica usual	Comentários
Ácido acetilsalicílico	325 a 650 mg a cada 4 a 6 h	10 a 15 mg/kg a cada 4 a 6 h	Causa sangramento gastrintestinal ou pós-operatório
Celecoxibe	100 a 400 mg 2 vezes/dia		Menos efeitos adversos que outros AINE Consideravelmente mais caro
Cetorolaco	30 a 60 mg IM, inicialmente; em seguida, 30 mg IV a cada 6 h ou 30 mg IM a cada 6 h; ou 10 mg VO a cada 4 a 6 h		Disponível na forma parenteral Limitar o uso a 5 dias Contraindicado com a insuficiência renal
Ibuprofeno	200 a 400 mg a cada 4 a 6 h	4 a 10 mg/kg a cada 6 a 8 h	Disponível na forma líquida
Indometacina	25 a 50 mg a cada 8 a 12 h		Disponível nas formas de supositório e intravenosa Alta incidência de efeitos colaterais
Naproxeno	500 mg inicialmente, depois 250 mg a cada 6 a 8 h	5 mg/kg a cada 12 h	Disponível na forma líquida
Paracetamol	325 a 650 mg a cada 4 a 6 h	10 a 15 mg/kg a cada 4 a 6 h	Disponível na forma líquida Ausência de ação anti-inflamatória Doses superiores a 4.000 mg/dia aumentam o risco para toxicidade hepática

Todas as doses são VO, exceto quando explicitado de outra forma.

Analgésicos opioides

Os opioides são a pedra angular da abordagem farmacológica no controle da dor no paciente criticamente doente. Eles proporcionam alívio da dor por se ligarem a vários locais receptores nos sistemas nervosos central e periférico, alterando assim a percepção da dor. Como todos os opioides são efetivos nos pacientes criticamente doentes, opioides são selecionados com base nas necessidades e na tolerância de cada paciente, na disponibilidade de prescrição e no potencial para efeitos adversos. Opioides comumente usados são comparados na Tabela 5.8.

▸ **Diretrizes para a definição da dose.** *Equianalgesia* significa analgesia aproximadamente igual. Esse termo é usado quando se muda o esquema do paciente de um opioide para outro. A morfina, 10 mg por via parenteral, é geralmente considerada a dose padrão-ouro em comparação com outras medicações opioides. As diretrizes para a definição da dose de analgésicos opioides são apresentadas na Tabela 5.8. A dose dos opioides varia em função de cada paciente, do método de administração e da farmacocinética da medicação. O alívio adequado da dor ocorre assim que se atinge o nível sérico mínimo do opioide. O nível sérico ideal de cada paciente é diferente, e esse nível pode mudar à medida que se altera a intensidade da dor. Consequentemente, a dosagem e a titulação dos opioides devem ser individualizadas, e a resposta do paciente e quaisquer efeitos indesejáveis, como depressão respiratória e supersedação, devem ser avaliados estreitamente. Se o paciente recebeu opioide anteriormente, as doses devem ser ajustadas para além da dose anteriormente requerida para se atingir um nível de efeito ideal. Fatores tais como idade, tolerância individual à dor, doença(s) associada(s), tipo de procedimento cirúrgico e o uso concomitante de sedativos também devem ser considerados. Os pacientes idosos são mais sensíveis aos efeitos do opioide; portanto, recomendam-se para esses pacientes uma dose inicial de opioide reduzida e a titulação gradual da dose.

▸ **Métodos de administração.** Opioides podem ser administrados pelas vias oral, sublingual, parenteral, retal, bucal, subcutânea, transdérmica, tópica ou por nebulização. Entretanto, a via parenteral é a mais comumente usada no ambiente de UTI.[26]

Administração oral. A administração oral é simples, não invasiva, de baixo custo e proporciona uma analgesia eficaz. A via oral é a preferida para os pacientes com câncer e dor não maligna crônica. A via oral é usada raramente no ambiente da UTI porque muitos pacientes são incapazes de ingerir qualquer coisa pela boca. Os níveis séricos dos medicamentos obtidos após a administração oral de opioides são variáveis e difíceis de titular. Além disso, a transformação dos opioides orais pelo fígado causa uma redução significativa nos níveis séricos.

Administração retal. A morfina e a hidromorfona também estão disponíveis na forma retal. Isso oferece uma alternativa aos pacientes que não podem tomar nada VO. Infelizmente, essa via tem muitas das mesmas desvantagens da administração oral, incluindo variabilidade nas demandas das doses, retardo no pico de efeito e níveis instáveis da medicação.

Administração transdérmica. A fentanila está disponível como adesivo transdérmico. Essa forma é usada principalmente para controle da dor estável crônica no câncer porque leva de 12 a 16 horas para apresentar efeitos terapêuticos substanciais e mais 48 horas para atingir concentrações séricas estáveis. Se usado na dor aguda, como a dor no pós-operatório, podem permanecer elevadas concentrações séricas após a dor ter cessado, deixando o paciente em risco de depressão respiratória. Assim, a fentanila transdérmica não é recomendada para dor aguda pós-operatória.[2,26,27]

Tabela 5.8 Medicações analgésicas opioides.

| Medicamento | Dose analgésica equivalente (mg) | | Início da ação | Comentários |
	VO	IM/IV		
Morfina	30	10	5 a 10 min IV	Considerada o padrão-ouro em comparação com opioides
			Dose oral em 30 min dada em geral a cada 3 a 4 h	Não recomendada com instabilidade hemodinâmica ou insuficiência hepática/renal
Fentanila	ND	0,1	Início em 1 a 2 min IV	Medicamento de escolha para início rápido da analgesia nos pacientes
				Preferível em pacientes com insuficiência hepática ou renal
				Disponível em forma transdérmica, com 12 a 24 h de atraso no ápice do efeito
Hidromorfona	7,5	1,5	Início da dose IV em 5 a 10 min	Mais potente e duração significativamente menor que a morfina
				A forma de supositório está disponível
Metadona	2,5 a 10	2,5 a 10 IV/IM	Dose oral em 10 a 15 min	Meia-vida longa, taxa de estabilidade imprevisível
				Acumula com dosagem repetitiva, causando sedação excessiva
				Especialistas da dor ou de cuidados paliativos devem ser consultados, dado o metabolismo individual altamente variável e complexo nos pacientes
Oxicodona	20	ND	Dose oral em 30 min	O uso deve ser individualizado graças à alta variabilidade em famacocinética

ND, não disponível.

A enfermeira precisa ter cautela ao administrar fentanila por meio de um adesivo transdérmico. Devem-se usar luvas no manejo do adesivo, de modo a evitar exposição acidental à substância. O local onde o adesivo será aplicado deve ser escolhido cuidadosamente. A pele precisa estar intacta. Qualquer área aberta na pele (p. ex., abrasões, alergias, ferimentos) pode causar absorção mais rápida da substância, levando a concentrações séricas aumentadas e possível superdosagem. Deve-se evitar o uso de loções na área de aplicação do adesivo; a loção pode agir como barreira e reduzir ou impedir a absorção da substância, diminuindo, assim, a concentração sérica e o efeito analgésico. Quando o adesivo de fentanila é trocado, o adesivo antigo deve ser descartado apropriadamente de modo a evitar exposição acidental da substância ou uso ilícito do adesivo descartado.

Administração intramuscular. As injeções intramusculares (IM) não devem ser usadas para proporcionar alívio da dor aguda no paciente grave pelas seguintes razões:

- Elas são dolorosas
- A absorção dos medicamentos IM é extremamente variável nos pacientes graves por causa das alterações do débito cardíaco e da perfusão tecidual
- A previsão do desconforto associado com a injeção aumenta a ansiedade do paciente
- As injeções IM repetidas podem causar fibrose muscular e de tecidos lisos.

Administração intravenosa. A administração intravenosa geralmente é a via preferida para a terapia com opioide, sobretudo quando o paciente requer alívio da dor a curto prazo – por exemplo, durante procedimentos como remoção de dreno torácico, exames diagnósticos, aspiração ou cuidados com feridas. Os opioides IV têm um início de ação rápido e são fáceis de administrar. Com a morfina, o tempo de pico máximo de efeito é de 15 a 30 minutos; para a fentanila, o pico de efeito é atingido dentro de 1 a 5 minutos. Entretanto, a duração da analgesia é menor com as injeções IV intermitentes, e isso pode causar níveis séricos flutuantes da medicação.

A administração intravenosa contínua de opioides tem muitos benefícios para os pacientes graves, especialmente aqueles que têm dificuldades de comunicar sua dor devido a alterações no nível de consciência ou pela presença de tubo endotraqueal. As infusões IV contínuas são facilmente iniciadas e mantêm os níveis séricos da medicação constantes. Para as infusões venosas contínuas de opioides, a fentanila e a morfina geralmente são usadas por causa de sua meia-vida de eliminação mais curta. Antes de se iniciar uma infusão intravenosa contínua, uma dose de ataque inicial é administrada para atingir um nível sérico ideal. A dosagem apropriada e a titulação devem ser individualizadas, e isso pode ser difícil porque muitos pacientes graves têm disfunção hepática ou renal que resulta em redução do metabolismo do opioide. A desvantagem das infusões IV contínuas é que a ocorrência da dor durante os procedimentos pode não ser controlada a menos que seja administrada injeção venosa adicional em bolo.

ACC é um método eficaz de aliviar a dor no paciente grave que está consciente, capaz de participar da terapia ACC e não exibindo sinais de *delirium*. O método de administração de opioide ACC produz uma boa qualidade de analgesia, concentrações estáveis da medicação, menos sedação, menor consumo de opioides e poucos efeitos adversos.[2,26] O uso efetivo da ACC baseia-se na ideia de que o paciente é a melhor pessoa para

avaliar e controlar a sua própria dor. Com a ACC, o paciente autoadministra doses pequenas e frequentes de analgésicos IV usando um dispositivo de infusão programada. O dispositivo da ACC limita a dose de opioide dentro de um período de tempo específico, minimizando assim o risco de supersedação e depressão respiratória. Se o paciente estiver física ou cognitivamente incapaz de usar a ACC "convencional", o uso contínuo da terapia ACC precisa ser reavaliado. Podem ser dadas doses administradas pelo profissional de saúde, mas as enfermeiras devem conferir as políticas do hospital relativas ao uso de doses ACC assistidas por clínicos e familiares.

Administração subcutânea. Em algumas situações, o acesso venoso pode estar limitado ou é impossível obtê-lo. Quando isso ocorre, a infusão subcutânea contínua e a ACC subcutânea podem ser utilizadas, embora a absorção seja mais lenta do que por via IV. Tipicamente, o volume não deve exceder 1 mℓ em injeções intermitentes e 3 mℓ em infusões contínuas.[2,26]

Administração espinal. Os opioides espinais podem oferecer controle da dor superior para muitos pacientes. Os opioides espinais bloqueiam seletivamente os receptores opioides enquanto mantêm intactas a sensibilidade e a função motora e do sistema nervoso simpático. Isso resulta em menos efeitos colaterais relacionados aos opioides que com as vias de administração oral, intramuscular ou IV. A analgesia obtida com os opioides espinais tem uma duração mais longa que outras vias, e é necessário significativamente menos opioide para atingir o alívio eficaz da dor. Opioides como a fentanila ou a morfina podem ser administrados por injeção em dose única no espaço epidural ou intratecal, como injeções intermitentes, como infusão contínua por cateter epidural ou por ACC epidural.

A analgesia epidural é observada no alívio efetivo da dor e na melhora da função pulmonar no pós-operatório. Esse método é especialmente benéfico em pacientes graves depois de cirurgia torácica, abdominal superior ou vascular, aqueles com fraturas de costela ou trauma ortopédico ou pacientes no pós-operatório com história de obesidade ou doença pulmonar. Com a analgesia epidural, os opioides são administrados por um cateter inserido no canal espinal entre a dura-máter e o arco vertebral. Os opioides se difundem através da dura e do espaço aracnoide e unem-se ao local dos receptores dos opioides.

As injeções intermitentes podem ser administradas antes, no decorrer ou depois de procedimentos cirúrgicos. Para um alívio mais permanente da dor, recomendam-se infusões epidurais contínuas. Para aqueles com analgesia epidural controlada pelo paciente, são usados os mesmos parâmetros que na ACC, mas as doses de opioides utilizadas são menores. Contraindicações à analgesia epidural incluem infecção sistêmica/sepse, distúrbios de sangramento e aumento da pressão intracraniana.

Morfina sem conservante e fentanila são usadas mais comumente na analgesia epidural porque os conservantes podem ser neurotóxicos e causar lesão grave à medula espinal. A morfina é mais solúvel em água que a fentanila e, consequentemente, tem maior probabilidade de se acumular no líquido cefalorraquidiano e na circulação sistêmica; com o aumento na circulação, os efeitos colaterais são mais prováveis. A fentanila difunde-se mais rapidamente para os receptores de opioides e causa menos efeitos colaterais relacionados aos opioides.

O efeito colateral mais grave da analgesia epidural é a depressão respiratória. Apesar de a incidência de depressão respiratória grave ser extremamente baixa na analgesia epidural, as avaliações respiratórias devem ser realizadas a cada hora durante as primeiras 24 horas de terapia e a cada 4 horas depois.

56 **Parte 1** Conceito de Holismo Aplicado à Prática de Enfermagem em Cuidados Críticos

Como a analgesia epidural é mais invasiva que os outros métodos apresentados, o paciente deve ser monitorado estreitamente para sinais de infecções locais ou sistêmicas. O local de inserção é coberto com curativo estéril, e o cateter é fixado com segurança. Para evitar a injeção acidental de medicamentos contendo conservantes, o cateter epidural, o equipo de infusão e a bomba devem ser marcados claramente.

Na analgesia intratecal, o opioide é injetado no espaço subaracnoide, localizado entre a medula espinal e a dura-máter. Os opioides intratecais são aproximadamente 10 vezes mais potentes que aqueles administrados de modo epidural; em consequência, é necessária menos medicação para oferecer uma analgesia eficaz. O método intratecal geralmente é usado para liberar uma dose de analgésico por vez, como antes de cirurgia, e é raramente usado para infusão contínua devido ao risco de infecção no sistema nervoso central.

Na analgesia epidural ou intratecal, um anestésico local, como a bupivacaína, pode ser adicionado à infusão contínua de opioide. Os anestésicos locais bloqueiam a dor ao evitarem a despolarização da célula nervosa. Eles atuam sinergicamente com o opioide intraespinal e têm um efeito dispersor da dose. É necessário menos opioide para oferecer analgesia eficaz, e a incidência de efeitos colaterais relacionados aos opioides se reduz. Essa combinação é mais comumente administrada pela via epidural.

▶ **Efeitos colaterais dos opioides.** Os opioides causam efeitos colaterais indesejáveis, como constipação intestinal, retenção urinária, sedação, depressão respiratória e náuseas. Esses efeitos colaterais representam uma restrição importante ao seu uso, mas podem ser contornados visando ao conforto ótimo. Os efeitos colaterais relacionados aos opioides são mais bem controlados das seguintes formas:

- *Reduzir a dose de opioide.* Essa é a estratégia mais eficaz porque se dirige para a causa do efeito colateral. Efeitos colaterais geralmente são vistos com níveis séricos excessivos da medicação.
- *Realizar rodízio de opioides.* Efeitos colaterais adversos de uma substância em particular que são inaceitáveis para o paciente são um motivo comum para o rodízio ou para a troca de opioides – por exemplo, mudar morfina por hidromorfona. Tabelas de equianalgesia devem ser consultadas para que seja calculada a dose terapêutica, incluindo a redução na dose da nova substância por causa de tolerância cruzada incompleta nos locais que recebem os opioides.[27]
- *Evitar doses SOS.* Quando os opioides são administrados com base em quando solicitado, ocorrem flutuações nos níveis séricos do medicamento, causando maior tendência a sedação e depressão respiratória. Recomenda-se a administração de analgésicos em base programada.
- *Adicionar AINE ao plano de controle da dor.* O uso de AINE associados aos opioides pode reduzir a quantidade de opioide necessária, ainda proporcionando alívio eficaz da dor e assim reduzindo os efeitos colaterais relacionados com os opioides.

Os medicamentos podem ser administrados para minimizar ou aliviar algum efeito colateral (p. ex., laxativos na constipação intestinal, anti-histamínicos para prurido e antieméticos para náuseas). Entretanto, as medicações geralmente prescritas para tratar os efeitos colaterais relacionados com os opioides na verdade podem causar outros efeitos adversos. Por exemplo, a prometazina, um antiemético comumente prescrito, pode causar hipotensão, inquietação, tremores e efeitos extrapiramidais nos pacientes idosos.

A depressão respiratória, uma complicação associada ao opioide que tem risco à vida, muitas vezes é uma preocupação de enfermeiras e médicos. Apesar de as evidências variarem, a incidência de depressão respiratória induzida por opioide é estimada em 1,1% ou menos nos pacientes recebendo terapia apenas de opioides e entre 0,19 e 5,2% nos pacientes recebendo terapia ACC.[28] A enfermeira de cuidados críticos desempenha um papel crucial na avaliação e no monitoramento de todos os pacientes, em especial aqueles com fatores de risco conhecidos para esses eventos adversos.

A depressão respiratória induzida por opioides é definida por uma frequência respiratória menor que 8 a 10 por minuto, com respirações superficiais ou inefetivas associadas, diminuindo os níveis de SpO_2 ou elevando os de CO_2 final.[28] Fatores de risco para depressão respiratória induzida por opioides incluem idade superior a 55 anos, obesidade (índice massa corporal maior que 30 kg/m^2), apneia obstrutiva do sono, cirurgia prolongada que tenha durado mais de 2 horas, as primeiras 24 horas da terapia de opioides, mudanças frequentes ou grandes nas doses de opioides, história de ronco ou períodos de apneia, história de tabagismo superior a 20 pacotes/ano e doença pulmonar ou cardíaca preexistente, como doença pulmonar obstrutiva ou falência cardíaca. A enfermeira deve estar atenta especificamente ao fato de que pacientes que nunca haviam tomado opioides e qualquer paciente nas primeiras 24 h de tratamento com tais substâncias têm risco mais alto de sedação profunda e depressão respiratória induzidas por opioides. Tipicamente, a sedação precede a depressão respiratória.[28]

Graças à crítica importância do monitoramento cuidadoso e da avaliação sistemática para a prevenção dos eventos de risco à vida como a sedação e a parada respiratória, bem como ao papel crítico desempenhado pela enfermeira assistencial, a American Society for Pain Management Nursing (ASPMN) publicou diretrizes especializadas em 2011 para o monitoramento para a sedação e a depressão respiratória induzidas por opioides. Essas recomendações estão sendo atualizadas, e sua publicação pode ser acompanhada no *site* www.aspmn.org.

■ **Antagonistas de opioides**

Se a depressão respiratória grave acontecer, a naloxona, um antagonista opioide puro que reverte os efeitos dos opioides, pode ser administrada. A dose da naloxona é calculada para obter o efeito desejado – o que significa a reversão da supersedação e da depressão respiratória, mas não da analgesia. Essa reversão geralmente ocorre dentro de 1 a 2 minutos. Após a administração da naloxona, a enfermeira precisa observar contínua e estreitamente o paciente para supersedação e depressão respiratória em razão de a meia-vida (1,5 a 2 horas) da naloxona ser menor que a de muitos opioides.

A naloxona deve ser diluída (0,4 mg em 10 mℓ de soro fisiológico) e administrada muito lentamente por via IV. A administração da medicação muito rápida ou em grande volume pode precipitar dor intensa, sintomas de abstinência, taquicardia, arritmias e parada cardíaca. Os pacientes que receberam opioides por mais de 1 semana, particularmente, estão em maior risco.

■ **Sedativos e ansiolíticos**

A dor aguda é frequentemente acompanhada por ansiedade e agitação, as quais ocorrem com frequência nos pacientes criticamente doentes e pode aumentar a percepção da dor.[1] Algumas décadas de pesquisa levaram a diferentes abordagens para a sedação de modo a produzir desfechos ótimos em pacientes criticamente doentes. Sabemos atualmente que a manutenção de níveis leves de sedação (o paciente é responsivo e capaz de seguir comandos simples) é preferível à sedação profunda (o paciente não é responsivo a estímulos álgicos), além de ser fortemente associada a internações mais curtas na UTI e menor duração da ventilação mecânica.[1] As 2013 Clinical Practice Guidelines for the Management of Pain, Agitation and Delirium in Adult Patients in the Intensive Care Unit recomendam que os pacientes sejam avaliados com o uso da Escala Agitação–Sedação de Richmond (RASS; do inglês, *Richmond Agitation-Sedation Scale*) ou da Escala Sedação–Agitação (SAS; do inglês, *Sedation-Agitation Scale*), as ferramentas mais válidas e confiantes para mensurar a qualidade e a profundidade da sedação nos pacientes adultos criticamente doentes.

Benzodiazepínicos, propofol e dexmedetomidina são os sedativos e agentes ansiolíticos mais comumente usados no ambiente de UTI. O uso de agentes não benzodiazepínicos, como propofol ou dexmedetomidina, é preferível em pacientes sob ventilação mecânica.[1,29] A Tabela 5.9 traz uma comparação de sedativos usados comumente nos cuidados críticos de acordo com as 2013 Clinical Practice Guidelines for Management of Pain, Agitation and Delirium.[1]

▶ **Benzodiazepínicos.** Os benzodiazepínicos, como o midazolam, o diazepam e o lorazepam, podem controlar a ansiedade e o espasmo muscular e produzir amnésia nos procedimentos desconfortáveis. Na UTI, os benzodiazepínicos podem ser administrados por via IV em bolo intermitente ou por infusão contínua e calculada de acordo com a resposta do paciente. Como essas medicações não apresentam efeito analgésico (exceto por controlar a dor causada pelo espasmo muscular), deve ser administrado concomitantemente um analgésico para aliviar a dor. Se forem administrados um opioide e um benzodiazepínico juntos, as doses de ambos os medicamentos geralmente devem ser reduzidas devido aos seus efeitos sinérgicos. O paciente também deve ser monitorado estreitamente para supersedação e depressão respiratória.

O midazolam é recomendado para a sedação consciente e o alívio da ansiedade a curto prazo devido ao seu rápido início de ação (1 a 5 minutos na administração por via intravenosa)

e à sua meia-vida mais curta (1 a 12 horas). Outra vantagem é seu efeito de amnésia retrógrada, que é particularmente benéfico durante procedimentos. A duração do efeito do midazolam pode se prolongar nos pacientes idosos ou obesos e naqueles com doença hepática.[1]

Uma grande vantagem dos benzodiazepínicos é que eles são agentes reversíveis. Se ocorrer depressão respiratória pela administração de benzodiazepínicos, flumazenil IV pode ser administrado. Uma grande desvantagem dos benzodiazepínicos é a correlação com *delirium*, a princípio conhecido como psicose da UTI. Os benzodiazepínicos devem ser limitados ou evitados para que se reduza o alto risco de *delirium* na população de UTI.[1] Dois métodos de sedação são atualmente recomendados para pacientes criticamente doentes: interrupção diária da sedação ou manutenção de níveis leves de sedação. Há evidências seguras de ambos os métodos, tendo sido provado que melhoram os desfechos dos pacientes criticamente doentes que requerem sedação. Uma vez que mais pesquisas são necessárias para se determinar se uma abordagem é superior à outra, as equipes de UTI precisam continuar a escolher técnicas de manejo individuais para cada paciente.[1,30]

▶ **Propofol.** O propofol é um agente sedativo/hipnótico de ação rápida que não apresenta nenhuma propriedade analgésica e que tem efeitos amnésicos mínimos. Com o manejo ventilatório e da via respiratória adequado, o propofol pode ser um agente ideal para os pacientes que requerem sedação durante os procedimentos dolorosos. Por causa de sua meia-vida ultracurta e alta taxa de eliminação, a interrupção da infusão reverte o efeito, e os pacientes despertam dentro de poucos minutos. O propofol também pode ser usado por infusão contínua em pacientes sob ventilação mecânica que requerem sedação profunda e prolongada.

Como o propofol não apresenta boa solubilidade em água, ele é formulado em uma emulsão oleosa branca contendo óleo de soja, lecitina de ovo e glicerol. Ele é contraindicado para pacientes que têm alergia a ovo ou a produtos derivados de soja. O propofol não contém conservantes. Cada ampola ou frasco deve ser usado como "dose única" e ser descartado dentro de 6 a 12 horas após a quebra da seringa estéril, a fim de minimizar

Tabela 5.9 Comparação entre os sedativos em geral utilizados em cuidados críticos.

Agente	Uso recomendado	Início (IV)	Efeitos adversos únicos
Diazepam	Para a sedação rápida de pacientes agudamente agitados	2 a 5 min	Depressão respiratória Hipotensão Flebite
Lorazepam	Para a sedação prolongada da maioria dos pacientes por infusão intermitente ou contínua	15 a 20 min	Depressão respiratória Hipotensão Acidose e falência renal com doses altas
Midazolam	Para a sedação consciente e rápida de pacientes agudamente agitados Apenas para uso a curto prazo	2 a 5 min	Depressão respiratória Hipotensão Prolonga o estado de vigília e retarda o desmame do ventilador mecânico se usado a longo prazo
Propofol	Sedativo preferido quando o despertar rápido for importante Preferível para pacientes em ventilação mecânica	1 a 2 min	Dor na injeção Elevação dos triglicerídios Depressão respiratória Hipotensão Pancreatite Reações alérgicas
Dexmedetomidina	Sedação a curto prazo Preferível para pacientes com risco de *delirium* e em ventilação mecânica	5 a 10 min	Bradicardia Hipotensão Perda dos reflexos nas vias respiratórias

o risco de infecções sistêmicas. Os efeitos adversos geralmente associados com o propofol incluem depressão respiratória, hipotensão, triglicerídios elevados, dor e ardência no local de injeção.

▶ **Dexmedetomidina.** Essa substância é um receptor alfa-agonista com propriedades sedativas, simpaticolíticas e poupadoras de analgésicos e opioides. O padrão de sedação difere de outros agentes; pacientes são mais facilmente despertáveis e o risco de depressão respiratória é menor. O início de ação é de 15 minutos após a infusão IV, com ápice de sedação em 1 hora. Embora a dexmedetomidina seja aprovada nos EUA apenas para sedação a curto prazo (menos de 24 horas) a uma dose máxima de 0,7 μg/kg/h, há alguns estudos mostrando a eficácia do tratamento por mais de 24 horas.[1] Os efeitos colaterais mais comuns, que devem ser monitorados pela enfermeira de cuidados críticos, são hipotensão e bradicardia, em especial se doses de carga IV forem administradas.

Medidas de conforto não farmacológicas

A enfermeira de cuidados críticos pode guiar a equipe a incorporar intervenções não farmacológicas como adjuvantes para a promoção do alívio da dor e do conforto geral ótimo para o paciente criticamente doente. Embora intervenções farmacológicas sejam com frequência mais utilizadas, em geral dada a previsibilidade dos efeitos, uma quantidade cada vez maior de evidências embasa o uso de intervenções não farmacológicas a fim de proporcionar melhor controle da dor com menos uso de analgesia com opioides, incidência diminuída de ansiedade e satisfação aumentada do paciente.[31–37] Além disso, intervenções não farmacológicas em geral custam pouco, são fáceis e seguras de administrar e incluem terapias que já são da prática da enfermeira de cuidados críticos.[2] Modificação no ambiente, higiene do sono, movimentação matinal, terapias complementares como musicoterapia, terapia com animais, massagem e toque terapêutico, entre outras práticas, devem ser consideradas parte da abrangente abordagem visando ao manejo ótimo da dor e do conforto na população de UTI.

■ Modificação ambiental

Na UTI, a intervenção não farmacológica mais básica e lógica é a modificação ambiental. O barulho e a luz excessiva na UTI podem interromper o sono e aumentar a ansiedade e a agitação, o que, por sua vez, contribui para a dor e o desconforto. As fontes sonoras incluem múltiplos alarmes, equipamentos, telefones, ventilação e conversas da equipe.

A enfermeira de cuidados críticos desempenha o papel principal na modificação do ambiente em que o cuidado ao paciente e à família é oferecido. Com o crescimento de evidências, nas últimas décadas, sobre os efeitos deletérios do ambiente de UTI para o conforto e para outras medidas de desfechos, em especial a qualidade do sono, intervenções iniciadas pela enfermeira são comuns atualmente. Modificações ambientais iniciadas pela enfermeira incluem controle do barulho, desligamento das luzes para permitir a higiene do sono, controle da temperatura para o conforto do paciente, oferecimento de privacidade e uso de musicoterapia ou aromaterapia caso haja tolerância do paciente e da família, entre outras.

■ Higiene do sono

A interrupção do sono é uma barreira significativa para o conforto e uma fonte de estresse para pacientes em UTI, impactando tanto a recuperação quanto a sobrevivência.[1,31] A gravidade da doença tem se mostrado também associada às interrupção do sono. As consequências negativas da quantidade e da qualidade precárias do sono incluem *delirium*, qualidade de vida prejudicada, diminuição das funções física e cognitiva, instabilidade de humor e amplificação de outros sintomas, como aumento da intensidade da dor.[1,31] Estudos sugerem que quase 40% dos pacientes em UTI relatam dificuldades para pegar no sono e 61% relatam necessidade maior de sono.[31] Diretrizes atuais recomendam que a higiene do sono seja promovida pelo controle de luz e som, além de agrupar as atividades de cuidado do paciente, em vez de usar agentes soníferos.[1] Recomenda-se em geral que todos os medicamentos que interrompam o sono, como sedativos e analgésicos, sejam descontinuados o mais rápido possível, pois alteram os padrões e a fisiologia normal do sono.[31]

■ Movimentação matinal

Historicamente, atividades físicas matinais e diárias, como levantar-se da cama ou caminhar, eram consideradas muito arriscadas para o paciente médio de UTI, em virtude da instabilidade hemodinâmica e da dependência da tecnologia. Entretanto, existem atualmente fortes evidências que embasem os benefícios, a segurança e a viabilidade da movimentação matinal para pacientes criticamente doentes, além de diretrizes especializadas destacando as estratégias de movimentação matinal.[1,32]

Abordagens específicas para a movimentação matinal dos pacientes em unidades neurológicas, gerais, semi-intensivas e hematológicas–oncológicas foram relatadas.[38–40] Para pacientes em ventilação mecânica, a movimentação matinal mostrou que diminuiu os dias de ventilação mecânica, assim como o tempo de permanência na UTI e no hospital.[1,41] Além disso, projetos de melhoria de qualidade dirigidos por enfermeiras mostraram os benefícios da movimentação matinal em uma variedade de configurações de UTI.[42]

■ Terapias complementares e alternativas

Existe uma ampla variedade de terapias complementares e alternativas como medidas não farmacológicas para o manejo da dor e outros sintomas perturbadores no paciente criticamente doente. A enfermeira de cuidados críticos pode oferecer musicoterapia, terapia com animais, arteterapia, toque terapêutico ou massagem, aromaterapia, entre outras. Os efeitos positivos da musicoterapia em uma ampla gama de populações de pacientes aguda e cronicamente doentes já foram repetidamente demonstrados, em especial com relação à redução ou ao alívio da dor.[34–37] Muitos hospitais atualmente empregam especialistas em medicina integrativa, além de arte, música e terapia com animais. A enfermeira de UTI pode consultar demais membros da equipe interprofissional a fim de proporcionar uma abordagem multidimensional de alívio da dor e de conforto.

■ Técnicas de relaxamento

Relaxamento pode ser descrito como um estado de calma ou paz. Os exercícios de relaxamento envolvem o foco na repetição de uma palavra, frase, oração ou reza ou atividade muscular, bem como um esforço consciente para rejeitar outros pensamentos invasivos. Muitos métodos de relaxamento requerem um ambiente tranquilo, uma posição confortável, uma atitude passiva e concentração. Embora essas condições possam ser um desafio a ser atingido no ambiente de UTI, a enfermeira é encorajada a incluir exercícios de relaxamento e respiração ou de quietude no cuidado com pacientes desafiadores com relação a dor e conforto.

Os exercícios respiratórios, que foram usados com muito sucesso no trabalho de parto, podem ser usados com sucesso no paciente gravemente doente. Esse reflexo tranquilizador é uma técnica de respiração e relaxamento, que reduz o estresse e pode ser facilmente ensinada para o paciente consciente e coerente (Quadro 5.2). A enfermeira estimula o paciente a realizar esses procedimentos de bem-estar com frequência durante o dia. Essa técnica de relaxamento pode ser realizada em apenas 6 segundos e acalma o sistema nervoso simpático, igualmente dá ao paciente uma sensação de controle sobre o estresse e a ansiedade.

■ Toque

Historicamente, dentre as maiores contribuições que as enfermeiras deram à promoção do conforto estão o cuidado presencial e o toque. Essas contribuições ainda têm um lugar importante nas UTI altamente técnicas de hoje. As enfermeiras podem achar que o toque é muito simples para ser eficaz; contudo, poucos avanços médicos podem substituir os benefícios do toque afetuoso e atencioso. A necessidade do toque aumenta nos momentos de alto estresse e não pode ser totalmente atendida por outras formas de comunicação. As enfermeiras, quando usam o toque, geralmente o fazem tentando transmitir compreensão, apoio, conforto, preocupação e proximidade com o paciente. O toque não contribui somente para a sensação de bem-estar do paciente, mas também promove a recuperação física da doença. Tem um efeito positivo sobre as habilidades perceptivas e cognitivas e pode influenciar parâmetros fisiológicos, como a respiração e o fluxo sanguíneo. O toque representa um elemento terapêutico positivo da interação humana.

Os efeitos do toque no ambiente clínico têm longo alcance. O toque exerce um papel importante em promover e manter a orientação quanto à realidade em pacientes propensos a apresentar-se confusos acerca de tempo, espaço e identificação pessoal. O toque da enfermagem pode ser mais útil em situações em que as pessoas sintam medo, ansiedade, depressão ou isolamento. Também pode ser benéfico para pacientes que tenham necessidade de estímulo e atenção, que tenham dificuldade de verbalizar suas necessidades ou naqueles que estejam desorientados, não responsivos ou com uma doença terminal.

■ Educação em saúde do paciente

Para realizar efetivamente a educação em saúde do paciente e sua família sobre o plano de manejo da dor, a enfermeira de cuidados críticos deve ser um membro que contribua inteiramente com a equipe interprofissional que desenvolve o plano. Participação integral pelo paciente e sua família, quando apropriado, é essencial. Qualquer informação prestada deve ser reforçada periodicamente durante o curso da terapia, e o paciente deve ser estimulado a fazer perguntas e expressar suas preocupações. Os planos de tratamento da dor devem ser discutidos com os pacientes quando eles estão mais aptos a compreender

– por exemplo, antes da cirurgia, não durante o período de recuperação. A ênfase está na prevenção e no manejo proativo da dor antes que ela se torne mais intensa.

Os pacientes e suas famílias precisam saber que a maioria dos tipos de dor pode ser aliviada e que a dor não aliviada pode apresentar consequências graves para o bem-estar físico e psicológico e interferir na recuperação. A enfermeira ajuda os pacientes e as famílias a compreender que o controle da dor é uma parte importante dos seus cuidados e que a equipe de saúde responderá rapidamente ao relato de dor. Os pacientes também devem ser orientados sobre as intervenções não farmacológicas e os métodos tradicionais para minimizar a dor. A sustentação de uma área de incisão com um travesseiro enquanto tosse ou deambula é uma medida tradicional de alívio da dor.

A possibilidade de ficar dependente (adicto) ou de superdosagem de medicamentos é, às vezes, uma importante preocupação do paciente e da família. Essas questões devem ser abordadas e esclarecidas porque criam uma barreira para o alívio efetivo da dor. É necessário que o paciente tenha uma compreensão clara sobre qualquer tecnologia especializada de controle da dor, como a ACC ou analgesia epidural.

Manejo da dor em populações específicas

Algumas populações especiais gravemente doentes apresentam desafios únicos para o controle da dor: essas populações incluem os idosos, pacientes com risco de SPCI e aqueles em fase terminal. Considerações especiais para os pacientes idosos são apresentadas no Quadro 5.3.[43]

Síndrome pós-cuidados intensivos

O manejo abrangente do paciente criticamente doente pela equipe interprofissional precisa se estender para além das portas da UTI. Mais de 80% de 4 milhões de pacientes admitidos em UTI todos os anos nos EUA sobrevivem à doença crítica, mas estão em risco de desenvolvimento de SPCI.[32] SPCI é o termo usado para descrever complicações novas ou que estejam piorando no estado de saúde física, cognitiva e mental dos sobreviventes de doenças críticas que persistem para além da hospitalização aguda. Estima-se que fraqueza incapacitante e

---

Quadro 5.3 **Considerações para o paciente idoso | Dor.**

- As doenças crônicas dolorosas por vezes fazem parte dos quadros de dor aguda em pacientes idosos em estado grave
- A artrite, causa comum de dor crônica nos pacientes idosos, com frequência afeta o dorso, o quadril, os joelhos e os ombros, aumentando a dor quando se faz a mudança de decúbito na UTI
- Alguns pacientes idosos podem experimentar condições dolorosas agudas, como infarto do miocárdio ou apendicite, sem manifestação de dor
- Os pacientes idosos às vezes usam expressões como "magoado" ou "sensível", em lugar de dizer "dor"
- Os cuidadores familiares podem ajudar com a avaliação da dor em pacientes idosos com comprometimento cognitivo ou de linguagem
- Os pacientes idosos são particularmente sensíveis aos opioides, atingindo os picos de concentração mais altos e de maior duração
- A meperidina, a pentazocina, o propoxifeno e a metadona não devem ser usados no tratamento da dor em idosos
- Os pacientes idosos por vezes têm maior necessidade de toque terapêutico durante episódios de crise

Dados de Derby S, Tickoo R, Saldivar R: Elderly patients. In: Ferrell BR, Coyle N, Paice JA (eds): Oxford Textbook of Palliative Nursing, 4th ed. New York: Oxford University Press, 2015.

Quadro 5.2 Orientação de ensino | Instruções para o reflexo tranquilizador.

1. Inspirar lentamente e de forma natural.
2. Pensar "mente alerta, corpo tranquilo".
3. Sorrir internamente (com os músculos faciais internos).
4. À medida que expira, deixar a mandíbula, a língua e os ombros relaxados.
5. Deixar todo o corpo ser invadido pela sensação de aquecimento e relaxamento, até a ponta dos dedos dos pés.

60 Parte 1 Conceito de Holismo Aplicado à Prática de Enfermagem em Cuidados Críticos

complicações associadas ocorram em até 50% dos sobreviventes de sepse, falência múltipla dos órgãos e ventilação mecânica prolongada.[32] Cada vez mais dados mostram que 20 a 30% dos sobreviventes de UTI experimentam impedimento cognitivo, ansiedade, depressão, transtorno de estresse pós-traumático ou incapacidade de realizar atividades da vida diária.[32,44,45]

A enfermeira e a equipe de cuidados críticos precisam incluir intervenções específicas para o paciente na UTI a fim de minimizar as consequências negativas a longo prazo da doença crítica. Embora sejam necessárias mais pesquisas, o estado atual das evidências sugere que o manejo efetivo da dor, a regulação do sono e a movimentação matinal são intervenções-chave para garantir que os desfechos negativos relacionados a SPCI serão minimizados.[32,44,45]

Paciente em fase terminal

A morte é comum na UTI: é relatado que 1 em cada 5 norte-americanos morre na UTI ou por episódios relacionados à unidade anualmente.[2] Existem barreiras significativas aos cuidados paliativos ótimos no ambiente da UTI, inclusive a comunicação precária entre paciente, família e equipe de saúde, expectativas não realistas dos cuidados na UTI e da reanimação, prognósticos incertos, conflitos éticos sobre a tomada de decisões nos cuidados paliativos, falta de planejamento avançado dos cuidados e alta prevalência de representantes do paciente nas tomadas de decisão.[2]

Assim como o episódio da UTI é uma experiência estressante para pacientes e famílias, alterar os objetivos do cuidado para objetivos relativos ao fim da vida é uma fase particularmente sensível e desafiadora. Assim, cada enfermeira de cuidados críticos precisa desenvolver conhecimento e habilidades no tocante à comunicação e à promoção de manejo da dor e do conforto para paciente em fase terminal e suas famílias. Espera-se que enfermeiras e outros membros da equipe ofereçam cuidados paliativos primários, que incluam manejo efetivo da dor e dos sintomas, bem como que consultem equipes de cuidados paliativos para cuidados paliativos secundários durante situações complexas.[18,22] A integração proativa dos princípios dos cuidados paliativos ou de equipes de consultores mostrou beneficiar os desfechos do paciente em uma variedade de ambientes de UTI.[20,21]

As enfermeiras de cuidados críticos desempenham um papel central na promoção de uma boa morte para os pacientes e de uma memória positiva para as famílias dos pacientes moribundos da CTI. Isso se dá por meio da modificação ambiental, do uso informado de terapias farmacológicas e não farmacológicas para alívio da dor, bem como da comunicação assertiva. Diretrizes gerais quando do cuidado com um paciente em fase terminal são as seguintes:

- Reuniões paciente–família devem ser realizadas tão frequentemente quanto necessário a fim de esclarecer os objetivos dos cuidados paliativos. É ideal que a reunião seja realizada dentro de 5 dias desde a admissão na UTI para todos os pacientes[2]
- Os objetivos de conforto e de alívio de sofrimento devem prevalecer sobre a estabilidade hemodinâmica, os parâmetros de ventilação mecânica ou o estado mental, a menos que o paciente ou seu representante na tomada de decisões tenha designado outras prioridades
- Analgésicos devem ser administrados na quantidade necessária para a promoção do alívio da dor e dos sintomas perturbadores sem preocupação com a dose total
- Todas as vias para administração opioide podem ser usadas nos cuidados paliativos

- Embora todos os opioides sejam igualmente efetivos em doses equianalgésicas, fentanila e hidromorfona são preferidas para os pacientes com falência renal ou hepática, dada a meia-vida curta e as qualidades metabólicas dessas substâncias
- Não há método universalmente aceito de desmame das tecnologias de suporte de vida. Atualmente, há dois métodos utilizados para o desmame da ventilação: extubação imediata ou desmame terminal. A enfermeira e a equipe precisam antecipar a necessidade do paciente de terapia farmacológica antes e durante o processo de desmame. Ver políticas da unidade ou do hospital[2]
- As necessidades da família do paciente moribundo na UTI devem ser avaliadas primeiro, e os membros da equipe interprofissional devem ser acionados o quanto for necessário para que essas necessidades sejam atendidas. Os membros da família de pacientes em UTI tipicamente precisam de acesso, atualizações e informação assegurando que seu ente querido não sofrerá e, para alguns, envolvimento nas atividades de cuidados.[2]

A enfermeira de cuidados críticos deve desempenhar um papel principal na promoção do cuidado paliativo com foco no paciente e sua família e com base em *expertise* clínica, compaixão e empatia.

Desafios relacionados à aplicabilidade clínica

Estudo de caso

O Sr. B, homem de 53 anos, foi hospitalizado há 1 semana em uma unidade de cuidados progressivos. Ele foi recentemente diagnosticado com melanoma maligno metastático e apresenta dor grave e fraqueza nas extremidades inferiores, ptose no olho direito, estado mental flutuante, incontinência e dependência em todas as atividades da vida diária. As triagens da ressonância magnética (RM) mostram doença metastática intra- e extracraniana extensiva, bem como compressão corporal vertebral T8–T12 e neoplasma epidural. Ele é casado e tem três filhos. Seu plano de analgesia é:

- Hidromorfona ACC, dose pedida de 0,6 com 6 min de bloqueio; ausência de taxa basal
- Liberação sustentada de 90 mg de morfina VO de 12 em 12 h
- 10 mg de oxicodona VO de 4 em 4 h SOS para dores graves

A avaliação de dor mais recente do Sr. B foi: dor cortante e entorpecente de 10 em uma escala de 1 a 10 nas costas; dor em queimação em ambas as pernas; impossibilidade de mover as pernas pois a dor piora com o movimento. Graças a seu estado mental instável, sua esposa está agindo como representante na tomada de decisões. Ela afirma que o objetivo do marido é ficar mais tempo com os filhos quanto possível e, assim, prefere um tratamento ativo para a doença metastática, intervenções agressivas que incluem admissão na UTI e estado de reanimação completo. Durante a noite, o paciente sofre alterações no estado mental e um episódio de hipotensão, sendo transferido para a UTI médica. Toda a terapia com opioides é descontinuada e o paciente passa a ser tratado com vasopressores por suspeita de sepse.

1. Quais são as explicações possíveis para a mudança de estado mental do Sr. B?
2. Discuta alternativas para descontinuar o plano de analgesia do Sr. B.
3. Que intervenções farmacológicas a enfermeira pode incluir nos cuidados para aliviar a dor e aumentar o conforto do Sr. B?

6
Cuidados Paliativos e Questões sobre a Fase Terminal no Cuidado Crítico

Garrett K. Chan

Objetivos de aprendizagem

Com base no conteúdo deste capítulo, o leitor deverá ser capaz de:

1. Listar pelo menos três tópicos sobre a fase terminal relacionados com a enfermagem em cuidados críticos.
2. Listar pelo menos três componentes dos cuidados paliativos.
3. Descrever como os cuidados paliativos podem ser integrados no cuidado curativo ou no controle da doença.
4. Identificar no mínimo três sintomas comumente experimentados na fase terminal.
5. Reconhecer a importância da flexibilização do horário de visitação para um paciente em fase terminal.
6. Descrever as atividades da enfermeira na preparação e coordenação de uma reunião com a família.
7. Identificar as estratégias para o autocuidado da enfermeira.

Cerca de 2 milhões de pessoas morrem nos EUA a cada ano. Embora algumas pessoas morram em paz e com conforto, outras morrem em angústia e sofrimento intensos. Durante a última década, as enfermeiras no ambiente de cuidados críticos têm se preocupado cada vez mais sobre como as pessoas morrem. Os pensamentos acerca do cuidado crítico estão mudando lentamente; agora, os profissionais de saúde reconhecem que a morte pode ser inevitável e que há limitações no uso de tecnologias para evitar a morte. As enfermeiras de cuidados críticos estão bem posicionadas para ajudar pacientes e famílias durante esse difícil período de transição. "Estar com" os pacientes e famílias, além de "fazer as coisas para" eles, possibilita que as enfermeiras de cuidados críticos prestem o cuidado holístico que é central para a enfermagem.[1]

Necessidade de cuidados de qualidade na fase terminal

No início do século XX, a expectativa média de vida era de 50 anos. As causas comuns de morte incluíam infecção, acidentes e doenças da infância.[2] Havia disponibilidade de poucas medidas de extensão da vida, e a morte ocorria depois de quase todas as intervenções. O foco incidia sobre cuidar da pessoa que estava morrendo pelos membros da família, que presenciavam a morte.

Da metade para o final do século XX, contudo, as intervenções médicas, como antibióticos, reanimação cardiopulmonar (RCP), ventilação mecânica, diálise, bombas com balão intra-aórtico e cateteres de artéria pulmonar, foram descobertas e rotineiramente empregadas para combater a morbidade e a mortalidade. Essas tecnologias, em combinação com outras iniciativas de saúde pública, como a melhoria do saneamento, carreavam a promessa de tratar as causas de morte e, portanto, estender a vida. Em torno dos anos 2000, a expectativa de vida média tinha sido estendida para 77 anos.

As enfermeiras de cuidados críticos passaram a focar nesses procedimentos de extensão da vida, e foram desenvolvidas unidades de cuidados críticos para alojar pacientes gravemente doentes em uma área do hospital e monitorar estreitamente suas respostas aos tratamentos intensivos, que salvam a vida e curam.[3] Cada vez mais, as pessoas morrem no ambiente hospitalar, cercadas por profissionais de saúde em lugar de suas famílias. Durante o curso de anos de avanço tecnológico, as enfermeiras cada vez mais visualizaram os pacientes através das lentes das tecnologias ou dos processos patológicos. Perdeu-se a percepção do paciente em fim de vida como uma pessoa que experimenta sofrimento físico, emocional, psicológico, social e espiritual.[4]

Ao longo da última década, as evidências mostraram que a comunicação assertiva, o cuidado centrado na família e a tomada de decisões compartilhada entre paciente, família e equipe interprofissional podem levar a ambientes de trabalho saudáveis para a equipe, bem como à diminuição do sofrimento moral e à mitigação do estresse traumático experimentado pelo paciente e por todas as pessoas envolvidas em seus cuidados.[5-7] É importante reconhecer que as pessoas abordam a morte de diversas maneiras. Portanto, é primordial instituir essas práticas de cuidado desde o momento em que o paciente chega ao ambiente de cuidados críticos, a fim de fornecer o bom cuidado. Embora a educação para cuidados paliativos e de fase terminal seja importante, existiam poucos programas de educação para especialização e de educação continuada tratando dessas questões.[8,9] O projeto End-of-Life Nursing Education Consortium – Critical Care (ELNEC–CC) foi criado especificamente para capacitar as enfermeiras acerca dos cuidados paliativos e de fase terminal nos ambientes de cuidados críticos.[10]

Compreensão sobre a morte humana

Durante a última década, houve um aumento na compreensão da experiência humana de morrer no ambiente de cuidados críticos. Em 1995, o *Study to Understand Prognoses and Preferences for Outcomes and Risks of Treatment* (SUPPORT) foi publicado.[11] Esse estudo, realizado em cinco importantes centros médicos acadêmicos nos EUA, envolveu mais de 9.000 pacientes gravemente doentes. A meta consistia em

62 **Parte 1** Conceito de Holismo Aplicado à Prática de Enfermagem em Cuidados Críticos

melhorar a tomada de decisão em fase terminal de vida e reduzir a frequência de morte sob suporte mecânico dolorosa e prolongada. Apesar do uso de uma intervenção destinada a comunicar as preferências entre profissionais, pacientes e famílias, os desejos dos pacientes e de suas famílias eram frequentemente ignorados, sendo comum o tratamento intensivo. Os médicos não estavam cientes de que seus pacientes preferiam evitar a RCP. Além disso, quase 40% dos pacientes que morreram passaram pelo menos 10 dias em uma unidade de terapia intensiva (UTI), e 50% dos familiares dos pacientes conscientes relataram que os pacientes estavam com dor moderada a intensa pelo menos na metade do tempo.

Depois da publicação do estudo *SUPPORT*, o Institute of Medicine (IOM) lançou dois relatórios, intitulados *Approaching Death: Improving Care at the End of Life*[12] e *When Children Die: Improving Palliative and End-of-Life Care for Children and Their Families*.[13] O IOM lançou outro estudo em 2014, *Dying in America: Improving Quality and Honoring Individual Preferences Near the End of Life*.[14] Esse grupo de especialistas listou cinco recomendações para melhorar o cuidado na fase terminalde vida (Quadro 6.1). Essas recomendações são importantes para as enfermeiras de cuidados críticos, porque estimaram que cerca de 20% das mortes nos EUA ocorrem enquanto os pacientes estão usando os serviços da UTI.[15] As enfermeiras de cuidados críticos desempenham um papel importante no reconhecimento das oportunidades para intervenções que dão suporte a pacientes, famílias e profissionais da equipe durante essa difícil transição da vida. Embora a tecnologia, a urgência, a incerteza e o conflito sejam comuns na prática dos cuidados críticos, essas características podem inibir ou fragmentar um esforço coordenado que vise proporcionar o bom cuidado de fase terminal e paliativo.[1]

Quadro 6.1 **Recomendações para melhorar o cuidado na fase terminal.**

1. Oferecimento de cuidados de fase terminal centrados no paciente e orientados para a família

Os planos de saúde governamentais e os programas de oferecimento de cuidados, bem como os planos de saúde particulares, cobrem a provisão de cuidados abrangentes para indivíduos com doenças graves avançadas próximos do fim da vida.

Cuidados abrangentes devem:
- Ser isentos de julgamentos, ser de alta qualidade, integrados, centrados no paciente, orientados para a família e acessíveis consistentemente em todos os momentos
- Considerar a evolução das necessidades físicas, emocionais, sociais e espirituais dos indivíduos
- Abordar o paciente em fase terminal, bem como os membros da família e/ou cuidadores
- Ser oferecidos competentemente por profissionais especialistas e treinados
- Incluir transferência de informações de forma coordenada, eficiente e interoperável entre todos os profissionais de saúde e todas as unidades
- Ser consistentes com os valores, os objetivos e as preferências informadas do indivíduo

Para oferecer cuidados abrangentes, as organizações de saúde devem:
- Oferecer o acesso de todas as pessoas com doenças graves avançadas a cuidados paliativos habilidosos ou, quando adequado, cuidados de *hospice* em todas as unidades onde os indivíduos recebem seus cuidados (o que inclui unidades de saúde, residência e comunidade)
- Oferecer cuidados paliativos que incluam acesso a uma equipe interprofissional de cuidados paliativos, como médicos com certificação em medicina paliativa e de *hospice*, enfermeiras, assistentes sociais e religiosos, juntamente com os profissionais de saúde necessários (inclusive geriatras). Dependendo dos recursos locais, o acesso a essa equipe pode se dar pessoalmente, por consulta virtual ou transferência do paciente para um ambiente com tais recursos e especialidade
- Oferecer todos os cuidados com transparência e responsabilidade por meio de relatos públicos que agreguem qualidade e medidas de custo para todos os aspectos do sistema de saúde relacionados aos cuidados de fim de vida. O comitê acredita que escolhas individuais informadas devam ser honradas, incluindo o direito de não desejar os serviços médicos e sociais

2. Comunicação entre profissional de saúde e paciente, e planejamento dos cuidados avançados

As sociedades profissionais e outras organizações que estabelecem padrões de qualidade devem desenvolver padrões para comunicação profissional de saúde–paciente e para o planejamento dos cuidados avançados que sejam mensuráveis, possíveis e baseados em evidências. Esses padrões devem mudar quando necessário para refletir a evolução da população e as necessidades do sistema de saúde, além de ser consistentes com as evidências, os métodos e as tecnologias em ascensão. Contribuintes e organizações de saúde devem adotar esses padrões e seus processos de apoio, além de integrá-los em avaliações, planos de cuidado e relatórios de qualidade dos cuidados de saúde.

Os contribuintes devem vincular tais padrões ao reembolso, e as sociedades profissionais devem adotar políticas que facilitem o vínculo dos padrões a reembolso, licenciamento e credenciamento, a fim de encorajar:
- Todos os indivíduos, inclusive crianças capazes, a participarem ativamente da tomada de decisões de seus cuidados de saúde ao longo de toda a vida, bem como perto da morte, e de receberem serviços médicos e sociais consistentes com seus valores, objetivos e preferências informadas
- Os profissionais de saúde a iniciarem conversas de alta qualidade sobre o planejamento do avanço dos cuidados, a integrarem os resultados de tais conversas nos planos de cuidados em andamento para os pacientes e a se comunicarem uns com os outros quando solicitado pelo paciente
- Os profissionais de saúde a continuarem as discussões sobre o planejamento dos cuidados avançados com seus pacientes, uma vez que as preferências e circunstâncias do indivíduo podem mudar com o tempo

3. Educação e desenvolvimento profissionais

Instituições educacionais, corpos de credenciamento, juntas de acreditação, agências estaduais regulatórias e organizações de saúde devem estabelecer treinamento apropriado, requerimentos de certificação e/ou licença de modo a fortalecer o conhecimento sobre cuidados paliativos e as habilidades de todos os profissionais de saúde que cuidam de indivíduos com doenças graves avançadas que estejam próximos do fim de vida.

Especificamente:
- Todos os profissionais de saúde, de todas as disciplinas e especialidades, que cuidam de indivíduos com doenças graves avançadas devem ser competentes em oferecer cuidados paliativos básicos, devem ter inclusive habilidades de comunicação, colaboração interprofissional e manejo dos sintomas
- Instituições educacionais e sociedades profissionais devem oferecer treinamento nos domínios dos cuidados paliativos ao longo da carreira do profissional
- Organizações de acreditação, como o Accreditation Council on Graduate Medical Education, devem requerer educação e experiência clínica em cuidados paliativos nos programas de todas as especialidades responsáveis pelo manejo da doença grave

Quadro 6.1 — Recomendações para melhorar o cuidado na fase terminal. (*Continuação*)

avançada (inclusive profissionais de saúde de atendimento primário)

- Corpos de certificação, como as juntas de especialidade em medicina, enfermagem e serviços sociais e os sistemas de saúde devem requerer conhecimento, habilidade e competência em cuidados paliativos
- Agências de regulação estaduais devem incluir educação e treinamento em cuidados paliativos nas exigências de licenciamento para médicos, enfermeiras, religiosos, assistentes sociais e outros profissionais que oferecem cuidados de saúde àqueles próximos do fim da vida
- Entidades que certificam a especialização dos profissionais de saúde devem criar meios de certificação que aumentem o número de profissionais desejando especializarem-se no treinamento para cuidados paliativos
- Entidades como organizações de saúde, centros médicos acadêmicos e hospitais-escola que ofereçam treinamento de especialização devem dedicar recursos institucionais para o aumento do número de vagas de treinamento para a especialização em cuidados paliativos

4. Políticas e sistemas de ressarcimento para dar apoio a cuidados de alta qualidade na fase terminal

Planos de saúde e programas de cuidados de saúde federais, estaduais e particulares devem integrar o financiamento de serviços médicos e sociais para dar apoio ao oferecimento de um cuidado de qualidade, consistente com os valores, objetivos e preferências informadas de pessoas com doenças graves avançadas e próximas do fim de vida. Uma vez que legislação adicional é uma necessidade para a implementação dessa recomendação, as instituições devem reivindicar e o Congresso deve decretar tal legislação. Além disso, o governo federal deve requerer relatórios públicos sobre a mensuração da qualidade, os desfechos e os custos relativos ao fim de vida (p. ex., no último ano de vida) para programas por ele patrocinados ou administrados (p. ex., Medicare, Medicaid, Department of Veterans Affairs). O governo federal deve encorajar todos os outros sistemas de pagamento e de saúde a fazer o mesmo.

As ações devem, especificamente:

- Oferecer incentivos financeiros para:
  - Serviços de apoio médico e social que diminuam a necessidade de leitos de emergência e de cuidados agudos
  - A coordenação de cuidados entre ambientes e profissionais de saúde (do hospital para o ambulatório, bem como

a residência e a comunidade) e a melhoria do compartilhamento da tomada de decisão e do planejamento do cuidado avançado, o que reduz a utilização de serviços médicos desnecessários e não consistentes com os objetivos de cuidados de um paciente

- Requerer o uso de registros de saúde interoperáveis eletrônicos que incorporem o planejamento do cuidado avançado a fim de melhorar a comunicação dos desejos dos indivíduos ao longo do tempo, dos ambientes e dos cuidadores, documentando (1) a designação de um representante legal na tomada de decisões, (2) valores, crenças e objetivos de cuidado do paciente, (3) a presença de uma diretriz antecipada e (4) a presença de prescrições médicas para tratamento de suporte de vida para populações apropriadas
- Encorajar os estados a desenvolverem e implementarem um programa de Physician Orders for Life-Sustaining Treatment (POLST; Prescrições Médicas para o Tratamento de Suporte de Vida) de acordo com as exigências-núcleo padronizadas nacionalmente

5. Educação e engajamento públicos

Líderes civis, agências de saúde pública e outras agências governamentais, organizações baseadas na comunidade, organizações baseadas na fé, grupos de consumidores, organizações de saúde, contribuintes, empregadores e sociedades profissionais devem engajar seus membros e oferecer informações baseadas em fatos sobre os cuidados com pessoas com doenças graves avançadas, a fim de encorajar o planejamento do cuidado avançado e escolhas informadas com base nas necessidades e valores dos indivíduos.

Essas organizações e grupos devem, especificamente:

- Usar meios apropriados e outros canais a fim de atingir seu público, inclusive populações precariamente atendidas
- Oferecer informação baseada em evidências sobre as opções de cuidado e a tomada de decisão informada com relação ao tratamento e ao cuidado
- Encorajar diálogo significativo dos indivíduos e suas famílias com cuidadores, clérigos e médicos sobre valores, objetivos de cuidado e preferências relacionadas à doença grave avançada
- Dissipar a falta de informação, que pode impedir uma tomada de decisão informada e o apoio público para o sistema de saúde e a reforma da política relativa ao cuidado no fim da vida

Adaptado de Pizzo PA, Walker DM: Dying in America: Improving Quality and Honoring Individual Preferences Near The End of Life. Washington, DC: Institute of Medicine, 2014.

Cuidados paliativos

A introdução dos princípios de cuidados paliativos no cuidado crítico pode propiciar um referencial para abordar questões da fase terminal e situações de risco à vida. Os cuidados paliativos originaram-se do cuidado de *hospice*, que era destinado a melhorar a qualidade do morrer e da morte para pacientes e suas famílias ao abordar aspectos do cuidado que não estão relacionados com tratamentos específicos para a doença, cura ou reabilitação.[16] De acordo com a Organização Mundial da Saúde[17] e o IOM,[12] os cuidados paliativos, a partir de uma perspectiva interdisciplinar, incluem os seguintes princípios centrais: controle dos sintomas, planejamento antecipado dos cuidados; cuidados centrados na família; cuidados emocional, psicológico, social e espiritual; facilitação da comunicação; consciência das questões éticas; e o cuidado do cuidador. Tais princípios devem ser abordados e incorporados no cuidado integral do paciente, mesmo quando se empregam terapias modificadoras da doença ou curativas.

Na enfermagem em cuidados críticos, é primordial que esses princípios centrais do cuidado paliativo sejam incorporados no plano de cuidados diários dos pacientes que utilizam uma conduta interdisciplinar.[18-20] A Figura 6.1 ilustra como os cuidados paliativos podem ser incorporados durante toda a doença do paciente.

Os serviços de cuidados paliativos nos cuidados críticos demonstraram melhoria no controle do sintoma, apoio à família, redução da duração da internação, aumento das altas para casa com referência para cuidados de *hospice*, e custos reduzidos.[18,21,22] A American Association of Critical-Care Nurses (AACN) desenvolveu protocolos para a prática dos cuidados críticos no cuidado paliativo e de fim de vida.[23] Tais protocolos proporcionam uma boa revisão das questões centrais e recomendações clínicas para as enfermeiras de cuidados críticos. Os recursos norte-americanos para auxiliar as enfermeiras na abordagem das questões que envolvem a fase terminal são fornecidos na Tabela 6.1.

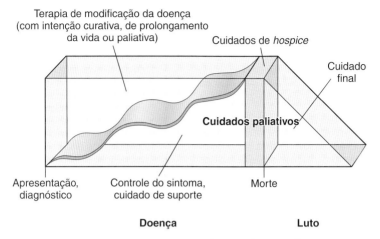

Figura 6.1 O *continuum* do cuidado. (Adaptada de Emanuel L, von Gunten C, Ferris F *et al.*: The Education in Palliative and End-of-Life Care [EPEC] Curriculum: The EPEC Project. Chicago: IL: EPEC, 2003.)

Tabela 6.1 Recursos norte-americanos para cuidados na fase terminal.

Organização	Site
American Association of Critical Care Nurses (AACN)	http://www.aacn.org
Association of Organ Procurement Organizations (AOPO)	http://www.aopo.org
Center to Advance Palliative Care (CAPC)	http://www.capc.org
City of Hope Pain & Palliative Care Resource Center	http://prc.coh.org
Education in Palliative and End-of-Life Care (EPEC)	http://www.epec.net
Emergency Nurses Association (ENA)	http://www.ena.org
End-of-Life Nursing Education Consortium (ELNEC)	http://www.aacn.nche.edu/elnec
Hospice and Palliative Nurses Association (HPNA)	http://www.hpna.org
National Consensus Project for Quality Palliative Care (NPC)	http://www.nationalconsensusproject.org
National Hospice and Palliative Care Organization	http://nhpco.org
Nursing Leadership Academy on End-of-Life	http://www.palliativecarenursing.net

Determinada intervenção terapêutica pode ser tanto curativa quanto paliativa, dependendo de sua intenção. Por exemplo, uma transfusão de concentrado de hemácias pode ser curativa em um paciente com uma hemorragia aguda, ou paliativa em um paciente com anemia crônica e fadiga intensa após a quimioterapia. A finalidade de uma intervenção, de tentar curar ou aliviar, é que determina se ela é curativa ou paliativa. Os exemplos adicionais de tratamentos considerados tanto curativos quanto paliativos são cirurgias de ressecção do intestino para remover um tumor que está provocando uma obstrução intestinal, ou administrar furosemida a um paciente que apresenta edema pulmonar grave. Se o tratamento alivia o sofrimento do paciente, é então considerado paliativo.

No centro do desenvolvimento de qualquer relacionamento está o estabelecimento da confiança. Para que a enfermeira de cuidados críticos ofereça cuidado de alta qualidade, precisa caminhar na direção de conquistar um relacionamento de confiança. Por exemplo, a enfermeira pode demonstrar preocupação e avaliar o bem-estar físico, emocional, psicossocial e espiritual do paciente e de sua família.[24,25] Enfermeiras de cuidados críticos devem construir uma conexão e fortalecer os relacionamentos terapêuticos tratando pacientes e familiares com alta consideração, mantendo-se próximas e compassivas.[24] Enfermeiras também podem demonstrar profissionalismo mostrando respeito pelo paciente e a família, demonstrando conduta profissional, oferecendo evidências de que a equipe está colaborando com outros profissionais de saúde (p. ex., oncologistas, pneumologistas ou cirurgiões) e permanecendo calma e confiante.[24,25]

Controle de sintomas

No ambiente de cuidados críticos, os pacientes experimentam uma ampla gama de sintomas causados por suas doenças, bem como decorrentes das terapias utilizadas para tratar tais doenças. Os sintomas comuns na fase terminal incluem dor, dispneia, ansiedade e agitação, depressão, *delirium* e náuseas e vômito. A enfermeira examina quanto à presença e à intensidade de cada um desses sintomas. É importante que a enfermeira também procure por causas subjacentes dos sintomas – um passo essencial no manejo dos sintomas. As intervenções apropriadas para os sintomas e uma avaliação dessas intervenções são cruciais na prestação do bom cuidado paliativo.

Dor

A dor é o sintoma mais prevalente nas unidades de cuidados críticos, sendo angustiante para pacientes e famílias.[11] Doenças, procedimentos e intervenções, como a mudança de posição, aspiração e cuidado de ferida, podem ser fontes de estímulos dolorosos.[26,27] Avaliar a presença da dor e intervir para evitá-la ou tratá-la com o emprego de intervenções farmacológicas e não farmacológicas são medidas que devem ser incorporadas no plano de cuidados de todos os pacientes. O escalonamento da dosagem no tratamento de dor grave é uma modalidade apropriada de tratamento nas mãos de profissionais de saúde habilidosos desde que haja avaliações acuradas da dor.[26] Incluir um regime intestinal para impedir a constipação intestinal é primordial no controle da dor. O Capítulo 5 descreve, em detalhes, a avaliação da dor e as intervenções de enfermagem que podem ser empregadas para tratá-la.

Dispneia

Estima-se que a dispneia esteja presente em 21 a 90% de todos os pacientes com uma doença terminal.[28] As etiologias da dispneia podem englobar a patologia da doença subjacente (p. ex., doença pulmonar obstrutiva crônica, embolia pulmonar, derrame pleural); ansiedade; ou questões familiais, espirituais ou sociais. A investigação da origem da dispneia direciona a enfermeira para a intervenção apropriada. Avaliação acurada e frequente da dispneia também alertará a enfermeira para a presença e a gravidade do sintoma perturbador.[29] Instrumentos que podem avaliar acuradamente a dispneia incluem a Modified Borg Scale[30] para pacientes capazes de responder verbalmente e a Respiratory Distress Observation Scale (RDOS)[31] para pacientes incapazes de responder verbalmente. As intervenções comuns utilizadas para a dispneia incluem oxigênio, opioides e ansiolíticos.[29] Demonstrou-se que intervenções não farmacológicas, como respiração com lábios franzidos, estratégias de relaxamento, redução da temperatura ambiente (mas não para gerar calafrios no paciente) e do número de pessoas no quarto por vez, manutenção de uma linha de visão desobstruída entre o paciente e o ambiente externo e uso de um ventilador que ventile em direção à face (e não diretamente nas mucosas), são efetivas, sem exceção, na diminuição da dispneia.[29,32]

Ansiedade e agitação

Os pacientes e as famílias que se deparam com doenças com risco à vida comumente experimentam ansiedade.[32] A ansiedade pode estar relacionada com qualquer quantidade de questões físicas, emocionais, psicológicas, sociais, práticas e espirituais. A avaliação da ansiedade pode ser complexa, podendo haver a necessidade de uma abordagem interprofissional, envolvendo a enfermagem, assistentes sociais, psicólogos e religiosos, para analisar o paciente com exatidão e tratar a ansiedade da maneira adequada. As intervenções não farmacológicas podem incluir oferecer aconselhamento, assumir a responsabilidade por assuntos práticos (p. ex., providenciar terapia mediada por animal) e providenciar para que sejam abordadas as preocupações espirituais (p. ex., a visita de um religioso). Quando a medicação se faz necessária, podem ser valiosos os benzodiazepínicos de ação curta ou longa e os antidepressivos atípicos. As intervenções adicionais para a ansiedade são debatidas no Capítulo 2.

Depressão

Quando confrontados com uma doença grave, muitos pacientes experimentam tristeza e ansiedade intensas acompanhadas por sintomas depressivos, como anedonia (perda do prazer); perda da autoestima; desespero pervasivo; pensamentos suicidas; ou sensações de desamparo, desesperança ou inutilidade.[32] Esses são sentimentos naturais e, em geral, estão presentes durante um intervalo de tempo curto. É um mito considerar que a depressão é "normal" no final da vida. Se tais sensações de depressão persistem, o tratamento apropriado precisa ser iniciado, com a utilização de uma abordagem multidimensional, como a psicoterapia de suporte, terapia cognitivo-comportamental e antidepressivos.

Delirium

O *delirium* é uma alteração aguda na consciência ou no estado cognitivo que pode manifestar-se como agitação, isolamento ou confusão. "Confusão" é um termo inclusivo que se refere ao comportamento inadequado, desorientação ou alucinações. O *delirium* na fase terminal é comum nos pacientes próximos da morte, podendo manifestar-se como inversão dia–noite.[32] O tratamento do *delirium* em fim de vida concentra-se mais no controle do sintoma e no alívio do sofrimento do paciente e família do que sobre o diagnóstico e tratamento da causa subjacente do *delirium*. Os benzodiazepínicos ou os neurolépticos (p. ex., haloperidol) são valiosos no controle desse sintoma.

Náuseas e vômito

As náuseas são muito comuns em pacientes com doença avançada. As náuseas podem ser agudas, tardias ou antecipatórias. Podem ser angustiantes, debilitadoras e frustrantes para o paciente e para a família. A fisiopatologia de náuseas e vômito é complexa e pode variar com base na etiologia subjacente. As causas de náuseas e vômito podem incluir fatores fisiológicos, como as etiologias gastrintestinais (p. ex., obstrução intestinal, constipação intestinal, pancreatite); causas metabólicas (p. ex., hipercalcemia, uremia); causas do sistema nervoso central (p. ex., pressão intracraniana aumentada); fatores emocionais; fatores relacionados com o tratamento (p. ex., quimioterapia); e distúrbios vestibulares.

Um histórico e investigação minuciosos da etiologia de náuseas e vômito são importantes para determinar o curso adequado do tratamento. As classes medicamentosas que são comumente utilizadas para tratar náuseas e vômito são os agonistas do receptor de serotonina (5-hidroxitriptamina) (p. ex., ondansetrona), anticolinérgicos (p. ex., bromidrato de hioscina), anti-histamínicos (p. ex., dimenidrinato), fenotiazinas (p. ex., proclorperazina), esteroides (p. ex., dexametasona), agentes pró-cinéticos (p. ex., metoclopramida), butirofenonas (p. ex., halopedirol) e benzodiazepínicos (p. ex., lorazepam). Uma sonda nasogástrica pode ser empregada para descompressão do estômago e consequente prevenção do vômito, porém pode causar desconforto. Para aliviar náuseas e vômito persistentes, pode ser apropriada a cirurgia para ressecar uma obstrução intestinal. Quando o paciente apresenta uma obstrução intestinal irressecável, pode ser aplicado um tubo de gastrostomia endoscópica percutânea de drenagem. Por fim, os pacientes devem ser posicionados para evitar qualquer aspiração do vômito.

Sedação paliativa ou terminal

A sedação paliativa, também conhecida como sedação em fim de vida ou terminal, pode ser considerada quando todas as intervenções fracassaram em controlar os sintomas. A sedação paliativa é usada quando o paciente (1) está experimentando dor intolerável e intratável ou outros sintomas;

66 **Parte 1** Conceito de Holismo Aplicado à Prática de Enfermagem em Cuidados Críticos

e (2) está enfrentando as últimas horas ou dias de sua vida.[32] A meta da sedação em fim de vida consiste em produzir um nível de obnubilação suficiente para aliviar o sofrimento sem acelerar a morte.[32] Antes que se considere a sedação paliativa, são consultados os especialistas em dor ou em cuidados paliativos e verifica-se que todas as terapias tentadas não lograram sucesso. Além disso, outras disciplinas, como o serviço social, serviços religiosos e psicologia, são consultados para investigar outras causas potenciais de sofrimento antes de recorrer à sedação paliativa.

Planejamento do cuidado antecipado

O planejamento do cuidado antecipado envolve decidir como um paciente gostaria de ser tratado diante do fato de se tornar incapaz de tomar decisões ou de comunicar suas preferências em relação aos cuidados.[6] O planejamento dos cuidados antecipados envolve mais que apenas as diretrizes antecipadas – também abrange questões como determinar as procurações de cuidados de saúde, bem como tentar descobrir, a partir do paciente ou de procurações de cuidados de saúde, as preferências para as metas de cuidado durante o fim de vida.

A enfermeira de cuidados críticos comunica-se com o médico assistente do paciente, que pode ter uma relação duradoura com o paciente e saber as preferências do paciente em relação ao tratamento em fase terminal. O médico assistente pode ter conversado com o paciente sobre esse assunto. É importante notar que alguns pacientes querem o tratamento intensivo, apesar de um prognóstico ruim, enquanto outros optam por suspender qualquer tratamento agressivo, apesar do provável sucesso do tratamento. Por legislação federal, é permitido aos pacientes recusar o tratamento.

Diretrizes antecipadas

As diretrizes antecipadas são instruções orais ou por escrito sobre o futuro tratamento médico, as quais devem ser seguidas caso a pessoa perca a capacidade de tomar decisões.[33] Os tipos de diretrizes antecipadas incluem testamentos e procuradores para assuntos de saúde (procurações permanentes para cuidados de saúde). Nos EUA, cada estado regulamenta diferentemente o uso das diretrizes antecipadas. As diretrizes antecipadas não são "pétreas". Elas podem ser revisadas, por via oral ou por escrito, em qualquer momento.

Um procurador para assuntos de saúde é uma pessoa que foi designada para tomar decisões diante da impossibilidade do paciente de decidir por si próprio. A designação de uma pessoa como um procurador para assuntos de saúde deve ser feita por escrito e sempre deve ser atualizada. O procurador deve conhecer as preferências do paciente e ser capaz de comunicar e aderir às opções. Ele não deve confundir seus próprios desejos e vontades com as preferências do paciente. O procurador para assuntos de saúde também é conhecido como responsável legal.

Prescrições de "não reanimar" e "não tentar a reanimação"

O padrão de cuidado para pacientes que sofrem uma parada cardíaca ou respiratória consiste em iniciar a RCP. Prescrições para "não reanimar" (NR) ou "não tentar a reanimação" (NTR) são condutas recomendadas por um médico, mais frequentemente com o consentimento do paciente ou do procurador para assuntos de saúde, para alertar os outros profissionais que, se o paciente apresentar parada cardíaca ou respiratória, não devem ser feitas tentativas para restaurar a função cardíaca ou pulmonar.[12,34]

Embora os esforços de reanimação não devam ser iniciados para um paciente com uma prescrição NR ou NTR, o paciente deve continuar a receber os cuidados apropriados. Em um estudo de pacientes criticamente doentes com câncer em uma UTI cirúrgica, os pesquisadores notaram que os pacientes com prescrição NTR ou NR receberam menos cuidados médicos que os outros pacientes.[35] O cuidado de enfermagem de suporte permaneceu, no entanto, inalterado. É importante reconhecer que NR e NTR não visam passar a impressão de que as enfermeiras deveriam oferecer cuidados inapropriados.[36]

Cuidado centrado na família

O cuidado centrado na família é a pedra angular do cuidado crítico e paliativo. Nesse, o paciente é reconhecido como fazendo parte de uma rede social maior. A doença grave e a morte afetam não somente o paciente, mas também a família. A Society of Critical Care Medicine publicou diretrizes de prática clínica[7] delineando recomendações para dar apoio à família durante a doença crítica. Essas recomendações incluem a aprovação de um modelo de tomada de decisão compartilhada, o cuidado precoce e repetido no tocante à redução do estresse da família e ao aumento da comunicação, o respeito culturalmente adequado a pedidos para que a verdade seja dita e de recusa informada, o apoio espiritual, a educação e o esclarecimento da equipe a fim de que o impacto das interações da família com os profissionais de saúde seja minimizado, a presença da família tanto em passagens de plantão quanto na reanimação, a abertura de visitação flexível, a sinalização acolhedora e de fácil compreensão pela família, além de apoio à família antes, durante e depois da morte.

Quando o paciente pode comunicar-se, de acordo com Stannard,[37] a definição ideal de família é formada por aqueles que o paciente define como sua família. Quando um paciente é incapaz de se comunicar, a definição prática de família é qualquer pessoa que compartilhe uma história e um futuro com um paciente. A definição legal de família baseia-se em relações sanguíneas e é propositalmente estreita e limitadora para definir claramente quem pode ter autoridade em relação ao paciente caso este perca a capacidade de tomar decisões.

Presença da família durante a reanimação

Em um estudo de revisão sistemática, Halm[38] observou que a pesquisa demonstrou que as famílias têm o direito de estar presentes durante a reanimação; além disso, as famílias relatam que estar presente durante a reanimação foi valioso durante o processo do luto. Os familiares que estiveram presentes durante reanimações não experimentaram mais ansiedade, depressão, pesar, imaginação intrusiva ou comportamento de prevenção em comparação com os membros de famílias que não testemunharam a reanimação. Além disso, não há evidência para substanciar que a presença de familiares incite o litígio.

No entanto, estudos relatam que muitos profissionais de saúde se sentem desconfortáveis com a presença da família. Enfermeiras menos experientes em reanimação relatam maior desconforto com a presença da família que as enfermeiras mais

Capítulo 6 Cuidados Paliativos e Questões sobre a Fase Terminal no Cuidado Crítico **67**

experientes nesse tema. Ademais, a equipe investigada expressou preocupação de que membros da família possam precisar de tempo e desviar a atenção do paciente. A AACN recomenda que os hospitais devam ter políticas e procedimentos a respeito de como deve ser manejada a presença da família durante a reanimação em suas instalações.[39] Foi sugerido que um programa bem-sucedido da presença da família depende de designar um membro da equipe para atender à família que testemunha os esforços de reanimação. Ver Destaques na Prática Baseada em Evidências 6.1.

Visitação

Na maior extensão possível, as famílias devem ter liberdade para visitar um paciente que está prestes a morrer, a fim de permitir o enfrentamento durante esse período. Os familiares podem comunicar-se com o paciente e tocar nele, o que pode tranquilizar tanto o paciente quanto a família. Durante esse período de fase terminal, também podem ocorrer cerimônias culturais ou espirituais. A equipe que desenvolveu uma relação com a família deve continuar a trabalhar com o paciente e a família na maior extensão possível. Os horários de visitação estendidos propiciam uma continuidade do cuidado, o que é inestimável para as famílias e ajuda a cultivar uma relação de confiança para tranquilizar as famílias de que as enfermeiras estão trabalhando para o benefício do paciente.

É importante estar ciente da dinâmica de cada família. Por exemplo, se há tensão entre determinados membros da família, um horário de visitação pode precisar ser estabelecido para permitir que os familiares vejam o paciente sem haver a concomitância das pessoas. Além disso, a enfermeira deve ficar alerta para quaisquer sinais do paciente de que determinado familiar não é bem-vindo. O paciente pode exibir sinais de agitação quando aquela pessoa está no quarto. A enfermeira atua como uma defensora para manter os desejos do paciente. A defensoria da visitação e como ela se relaciona com as famílias e o ambiente de cuidados críticos é debatida em mais pormenores no Capítulo 3.

Reuniões com a família

A reunião com a família é um mecanismo para compartilhar as informações de uma maneira organizada entre os profissionais de saúde e os familiares. Durante a reunião com a família, a equipe de cuidados de saúde (1) fornece informações sobre a condição do paciente e seu prognóstico, e (2) revê as recomendações dos serviços de atendimento primário e de pareceres. As reuniões com a família também servem como um foro para explorar as futuras preferências de cuidado com a família – como os familiares podem querer participar na determinação das metas de cuidado para o paciente.[40] As crenças culturais ou religiosas podem influenciar o modo pelo qual essas conversações se desenvolvem e como a família reage à informação.

O planejamento cuidadoso deve ocorrer antes da reunião com a família, uma vez que tais reuniões podem ser muito estressantes para todos os participantes. Curtis *et al.*[40] descrevem o papel da enfermeira antes e depois da reunião com a família (Quadro 6.2). O Quadro 6.3 descreve como facilitar uma reunião de família. Incentivar os membros da família a serem participantes ativos durante a reunião com a família aumenta seu nível de satisfação e melhora a qualidade de comunicação entre os profissionais e as famílias.[41] Reuniões multiprofissionais proativas desde o início ajudam a reduzir mensagens confusas ou conflitantes, além de aumentar o apoio emocional e espiritual à família.[42]

Cuidado final

A morte de um paciente pode afetar os familiares e a equipe de diferentes maneiras. As capacidades de enfrentamento prévias, as crenças culturais e espirituais e as circunstâncias que envolveram a morte influenciam a experiência do pesar. Uma equipe multiprofissional composta de outras enfermeiras, assistentes sociais, capelães, médicos e voluntários pode assistir os familiares e a equipe no manejo de seu luto. As enfermeiras de cuidados críticos devem estar familiarizadas com as informações sobre os últimos cuidados e serviços de apoio disponíveis dentro de suas instituições para familiares e para elas mesmas. O suporte no luto inclui fornecer aos familiares as informações relativas ao que fazer depois da morte e quem pode ser contatado no hospital caso surjam dúvidas.

A equipe de cuidados críticos deve fazer tudo o que for possível para permitir tempo suficiente para que a família realize seus rituais de despedida por meio da criação de espaços sagrados de reconhecimento da perda de um ente querido.[25,43] A carência de leitos pode dificultar isso. No entanto, não permitir que os familiares tenham a chance de se despedir de seus entes queridos pode complicar o processo de luto. Os sobreviventes relataram que eles se recordam por um longo período das interações insatisfatórias com a equipe. Deve-se ter sensibilidade durante esse período potencialmente traumático.

Destaques na Prática Baseada em Evidências 6.1
Presença da família durante reanimação e procedimentos invasivos

Prática esperada

- Familiares[1] de todos os pacientes passando por reanimação e procedimentos invasivos devem ter a escolha de estarem presentes à beira do leito (Nível B)
- Todas as unidades de cuidado de pacientes devem ter um documento escrito e aprovado sobre a prática (i. e., política, procedimento ou padrão de cuidado) para apresentar a opção de presença familiar durante a reanimação e os procedimentos invasivos (Nível D)

Níveis de evidência da AACN

Nível A. Metanálise de estudos quantitativos ou metassíntese de estudos qualitativos com resultados que embasem consistentemente uma ação, intervenção ou tratamento específico (inclusive revisão sistemática de testes randômicos controlados)

Nível B. Estudos bem projetados e controlados com resultados que embasem consistentemente uma ação, uma intervenção ou um tratamento específico

Nível C. Estudos qualitativos, descritivos e de correlação, revisões integrativas, revisões sistemáticas ou testes randomizados controlados com resultados inconsistentes

Nível D. Padrões profissionais e organizacionais revisados, com apoio das recomendações de estudos clínicos

Nível E. Múltiplos relatórios de caso, evidências baseadas em teoria a partir da opinião de especialistas ou padrões organizacionais profissionais revisados sem estudos clínicos como suporte para as recomendações

Nível M. Apenas recomendações do fabricante

Retirado de American Association of Critical-Care Nurses Practice Alert. Disponível em http://aacn.org.

---

[1]Familiares são os parentes ou companheiros com quem o paciente tem uma relação estabelecida.

68   Parte 1   Conceito de Holismo Aplicado à Prática de Enfermagem em Cuidados Críticos

---

Quadro 6.2   O papel da enfermeira antes e depois da reunião com a família.

Antes da reunião

- Explicar para a família as terapias e os equipamentos médicos do paciente
- Dizer à família o que esperar durante sua reunião com os membros da equipe de saúde
- Conversar com a família sobre suas necessidades espirituais ou religiosas e empreender as ações para abordar as necessidades espirituais ou religiosas não satisfeitas
- Conversar com a família sobre suas necessidades culturais específicas e empreender as ações para abordar as necessidades culturais não satisfeitas
- Conversar com a família sobre o que o paciente valorizou na vida
- Conversar com a família sobre a doença e o tratamento do paciente
- Conversar com a família sobre os seus sentimentos
- Recordar com a família as vivências do paciente
- Dizer à família que é correto conversar e tocar no seu ente querido
- Discutir com a família o que o paciente poderia ter desejado se fosse capaz de participar no processo de tomada de decisão do tratamento

- Proporcionar um lugar reservado ou quarto para que os membros da família conversem entre si

Depois da reunião

- Conversar com a família sobre como transcorreu a reunião
- Conversar com qualquer outro membro da equipe de saúde que tenha estado presente à reunião sobre como ela transcorreu
- Perguntar aos membros da família se eles ficaram com alguma dúvida após a reunião
- Conversar com a família sobre seus sentimentos
- Conversar com os membros da família sobre qualquer discordância entre eles no tocante ao plano de cuidados
- Conversar com a família sobre as alterações no plano de cuidado do paciente em consequência da reunião
- Apoiar as decisões da família tomadas durante a reunião
- Garantir à família que o paciente ficará confortável
- Dizer à família que é correto conversar e tocar em seu ente querido
- Proporcionar um lugar reservado ou quarto para que os membros da família conversem entre si

De Curtis JR, Patrick DL, Shannon SE *et al.*: The family conference as a focus to improve communication about end-of-life care in the intensive care unit: Opportunities for improvement. Crit Care Med. 29(2 Suppl):N26–N33, 2001.

Quadro 6.3   Como facilitar uma reunião com a família.

Realização dos preparativos para uma reunião com a família na UTI sobre o cuidado na fase terminal

- Rever o conhecimento prévio do paciente e/ou família
- Rever o conhecimento prévio das atitudes e reações da família
- Rever seu próprio conhecimento da doença – prognóstico, opções de tratamento
- Examinar seus próprios sentimentos pessoais, atitudes, tendências e luto
- Planejar as especificações da localização e ambiente: um local tranquilo e privativo
- Discutir antecipadamente com a família sobre quem estará presente

Realização de uma reunião com a família na UTI sobre o cuidado em fase terminal

- Apresentar todos os presentes
- Quando apropriado, estabelecer o tom de uma maneira não ameaçadora: "Essa é uma conversa que temos com todas as famílias..."
- Discutir as metas da reunião específica
- Descobrir o que a família compreende
- Rever o que aconteceu e o que está acontecendo com o paciente
- Discutir francamente o prognóstico de uma maneira que seja significativa para a família
- Reconhecer a incerteza no prognóstico
- Rever o princípio do julgamento do representante legal: "O que o paciente iria querer?"

- Apoiar a decisão da família
- Não desencorajar toda a esperança; considerar redirecionar a esperança no sentido da morte confortável com dignidade, quando apropriado
- Evitar a tentação de fornecer muitos detalhes médicos
- Esclarecer que suspender o tratamento de suporte de vida não é igual a suspender a atenção e o cuidado
- Tornar explícito qual cuidado será fornecido, incluindo o controle dos sintomas, onde o cuidado será fornecido e o acesso da família ao paciente
- Quando os tratamentos de suporte de vida serão retirados ou suspensos, discutir como poderia ser a morte do paciente
- Usar a repetição para mostrar que você compreende o que o paciente ou a família está dizendo
- Reconhecer as emoções fortes e usar a reflexão para incentivar os pacientes ou famílias a conversar sobre essas emoções
- Aceitar o silêncio

Encerramento de uma reunião com a família na UTI sobre o cuidado em fase terminal

- Atingir a compreensão comum da doença e das questões de tratamento
- Fazer uma recomendação sobre o tratamento
- Perguntar se existe alguma dúvida
- Garantir o plano de acompanhamento básico e certificar-se de que a família saiba como encontrar você para tirar as dúvidas

De Curtis JR, Patrick DL, Shannon SE *et al.*: The family conference as a focus to improve communication about end-of-life care in the intensive care unit: Opportunities for improvement. Crit Care Med. 29(2 Suppl):N26–N33, 2001.

Cuidado emocional, psicológico, social e espiritual

Os pacientes que se aproximam da fase terminal podem experimentar crises emocionais, psicológicas, sociais e espirituais. As enfermeiras de cuidados críticos desempenham um papel vital para ajudar os pacientes a identificar esses sentimentos. Uma equipe interprofissional pode atender a esses sentimentos potenciais de perda, isolamento, medo e angústia existencial. Por vezes, essas crises podem manifestar-se em sintomas físicos como dor, dispneia e fadiga. Para ajudar os pacientes em fase terminal, a avaliação e as intervenções por assistentes sociais, religiosos, psicólogos e voluntários são encorajadas. Um modo de conduzir a avaliação espiritual é utilizar a ferramenta FICA (Quadro 6.4).[44]

Facilitando a comunicação

A comunicação entre a equipe de saúde, o paciente e a família é o aspecto mais importante nos cuidados críticos, principalmente na fase terminal. Através da comunicação assertiva,

Capítulo 6 Cuidados Paliativos e Questões sobre a Fase Terminal no Cuidado Crítico **69**

Quadro 6.4	Avaliação espiritual.

F   Fé, crença, significado

"Você se considera espiritual ou religioso?" ou "Você tem crenças espirituais que o ajudem a enfrentar o estresse?" Se o paciente responder "não", a enfermeira pode perguntar: "O que dá valor à sua vida?"

I   Importância e influência

"Que importância sua fé ou crença tem em sua vida? Suas crenças têm influenciado você a lidar com o estresse? Você tem crenças específicas que podem influenciar suas decisões de saúde?"

C   Comunidade

"Você faz parte de uma comunidade espiritual ou religiosa? Há um grupo central de pessoal que você realmente ame ou sejam realmente importantes para você?" Comunidades, como igrejas, templos, terreiros e mesquitas, podem ser de forte apoio para alguns pacientes.

A   Avaliação/ação no cuidado

"Como o profissional de saúde deve avaliar essas questões em seu tratamento?" Referir o paciente a sacerdotes, clérigos e outros cuidadores espirituais.

De Puchalski CM: Spirituality and the care of patients at the end-of-life: An essential component of care. Omega (Westport) 56(1):33-46, 2007.

todas as pessoas envolvidas no cuidado do paciente têm melhor compreensão de como cuidar do paciente e da família durante a hospitalização. Além disso, a comunicação assertiva facilita um ambiente de cura que dá suporte às necessidades físicas e psicossociais do paciente, da família e dos profissionais. Três questões de comunicação significativas que frequentemente aparecem no cuidado em fase terminal incluem o estabelecimento de prioridades e metas de tratamento, a garantia da comunicação interdisciplinar e a comunicação de notícias desagradáveis. Enfermeiras de cuidados críticos podem construir relacionamentos de confiança oferecendo informações verdadeiras sobre o ambiente da UTI, os tratamentos e o estado de saúde do paciente. A enfermeira serve como guia de informações e auxilia na interpretação de informações e achados durante o processo de cuidado crítico a fim de ajudar no entendimento e no enfrentamento da família.[24]

Avaliação das necessidades de aprendizagem do paciente e sua família

Por volta de 40% das mortes de adultos dos EUA ocorrem no hospital e mais de 25% de tais mortes se dão na UTI. Assim sendo, o ambiente de cuidados críticos é um local onde os cuidados de fase terminal são comuns.[45-47] Uma boa morte é definida pelo IOM como "a morte sem angústia ou sofrimento evitável por parte dos pacientes, das famílias e dos profissionais de saúde; completamente de acordo com os desejos de pacientes e suas famílias; e razoavelmente consistente com os padrões clínicos, culturais e éticos".[46] Infelizmente, a atmosfera desagradável e estéril da UTI está longe de ser um ambiente natural para os pacientes no fim de suas vidas. Os objetivos principais expressados pelos pacientes no fim da vida são alívio da dor, sensação de autonomia, discussões abertas com a equipe de profissionais de saúde e com suas famílias, tempo dedicado a estarem com pessoas amadas e a limitação do sofrimento delas. Assim, recomenda-se que especialistas em cuidados paliativos e questões associadas com tais cuidados sejam parte integrante

dos planos de tratamento da UTI, facilitando assim as discussões abertas sobre o prognóstico entre a equipe de profissionais de saúde, o paciente e a família.[46] Durante o cuidado de fase terminal, o oferecimento efetivo de informações aos membros da família impacta positivamente sua satisfação com o cuidado.[47]

Apesar dos esforços para que os pacientes completem o processo de diretrizes antecipadas, apenas 5 a 11% dos pacientes de UTI possuem tais documentos.[48] Completar uma diretriz antecipada, como um testamento e uma procuração de cuidados de saúde (poder durável de procurador para a tomada de decisões relativas aos cuidados), promove a autonomia do paciente com relação à qualidade de vida e seus desejos no fim da vida. Os profissionais de saúde podem achar difícil abordar o assunto das escolhas sobre a fase terminal com os pacientes criticamente doentes e seus familiares. Em vez disso, focar a discussão na qualidade de vida, tal como nos aspectos importantes que fazem a vida valer a pena, pode ajudar a iniciar a discussão sobre a fase terminal e como a equipe de cuidados de saúde pode cumprir os desejos específicos de seu paciente.[48]

Uma vez que muitos pacientes criticamente doentes são incapazes de participar completamente na tomada de decisões, cuidadores devem agir como representantes legais na tomada de decisão para fazer escolhas relacionadas ao fim da vida. Como a maioria dos pacientes de UTI não possui diretrizes antecipadas destacando seus desejos sobre o que deve ou não ser feito no fim de suas vidas, o papel do substituto ou representante na tomada de decisões torna-se ainda mais complicado e estressante.[49] O ideal é que o representante legal e a equipe de saúde cheguem a uma decisão compartilhada sobre a interrupção ou a continuação do tratamento na ausência de uma diretriz antecipada.

Profissionais de saúde, a fim de dar apoio para o representante legal na tomada de decisões na fase terminal, devem:

- Construir confiança por meio de comunicação frequente com o representante
- Explicar ao representante regularmente sobre o prognóstico e informar sobre a condição do paciente
- Oferecer tempo adequado ao representante para que tome as decisões
- Envolver outros membros da família no apoio ao representante
- Ajudar o representante a refletir sobre os valores do paciente para auxiliar na tomada de decisão.[49]

As considerações apropriadas de enfermagem para o cuidado na fase terminal são as seguintes:

- Permitir privacidade e criar um espaço confortável para o paciente e sua família
- Permitir que a família expresse emoções durante o processo de morrer
- Quando possível, remover equipamentos tecnológicos para eliminar os barulhos artificiais
- Criar um ambiente dignificante e organizado no quarto
- Permitir tempo para que a família fique sozinha com o paciente após a morte.[50]

Estabelecimento de metas e prioridades do tratamento

É essencial estabelecer metas e prioridades de tratamento para facilitar a tomada de decisão em relação aos cuidados. A maneira pela qual as opções são apresentadas pode influenciar as decisões tomadas pelo paciente e pela família. Por exemplo, quando uma enfermeira pergunta à família "Você quer que uma

70 Parte 1 Conceito de Holismo Aplicado à Prática de Enfermagem em Cuidados Críticos

equipe de saúde faça tudo o que puder por seu ente querido?", isso impele a família a responder "sim". No raciocínio da família, o oposto de "tudo" é "nada". Assim, se a família responde "não" à pergunta, eles podem se sentir como se estivessem abandonando seu ente querido. Além disso, é importante que as enfermeiras evitem a linguagem ambígua e definam explicitamente os termos de modo a garantir um conhecimento compartilhado. Por exemplo, a compreensão de "tudo" da enfermeira de cuidados críticos comumente significa intubação, RCP, desfibrilação e outros procedimentos agressivos, enquanto a compreensão de "tudo" da família pode incluir apenas aquelas intervenções que poderiam ser valiosas e chamar um religioso. Ao longo das fases da vida (i. e., nos ambientes neonatal, pediátrico, adulto e geriátrico), enfermeiras podem apoiar as escolhas da família envolvendo-a no processo de tomada de decisões, mantendo-se isentas de julgamentos diante da escolha feita, evitando opiniões pessoais e aceitando as decisões tomadas pelos familiares.[24,51,52]

Emanuel et al.[32] sugerem uma conduta de sete etapas para ajudar a negociar as metas para o cuidado dos pacientes:

1. Crie um ambiente apropriado. Sente-se com as pessoas, garanta a privacidade e permita o tempo adequado.
2. Determine o que o paciente e a família sabem. Esclareça a atual situação e o contexto em que devem ser tomadas as decisões sobre as metas de cuidado. Por exemplo, se a família acha que a insuficiência renal é transitória, embora as enfermeiras acreditem que os rins não se recuperarão, a determinação das metas de cuidado deve ser retardada até que todos concordem a respeito da situação clínica.
3. Explore o que o paciente e a família estão esperando ou anseiam. Por exemplo, pergunte à família o que eles esperam que aconteça durante essa última hospitalização ou quais resultados acham que serão obtidos enquanto o paciente está na UTI. Compreenda que essas esperanças e expectativas ajudarão na modelagem da comunicação e na reorientação das famílias para o que é ou poderia ser possível. Concentre-se no que você fará para atingir essas expectativas e esperanças da família. Quando adequado, identifique aquelas coisas que você não pode fazer, talvez porque elas não irão ajudar a atingir as metas ou porque não são possíveis.
4. Sugira metas realistas. Para ajudar na tomada de decisão, compartilhe seu conhecimento a respeito da doença do paciente, sua evolução natural, a experiência de pacientes em circunstâncias similares e os efeitos que pode ter o cuidado de saúde contemporâneo. Depois de compartilhar essa informação, sugira metas realistas (p. ex., conforto, paz, despedida, cuidado, isolamento das intervenções) e como elas podem ser atingidas. Trabalhe no enfrentamento das expectativas não razoáveis ou irreais.
5. Responda compassivamente às emoções que possam surgir.
6. Elabore um plano e implemente-o.
7. Revise e reverta as metas e os tratamentos quando apropriado.

Garantia de comunicação interprofissional

Um processo de comunicação claro e padronizado é importante para minimizar a confusão e o sofrimento entre pacientes, famílias e equipe de saúde.[53] As enfermeiras de cuidados críticos devem explorar as compreensões e crenças de paciente e família a respeito do prognóstico, metas e do plano de cuidado e compartilhar tais compreensões com outros profissionais de saúde de modo a desenvolver uma mensagem unificada antes de debater essas questões com a família. É ideal uma conduta interdisciplinar em que todos os profissionais de saúde forneçam a mesma informação de modo consistente. O consenso entre os profissionais é uma etapa importante na decisão de como serão apresentadas as opções de tratamento.[53] O fornecimento de informações conflitantes cria confusão para todos aqueles envolvidos e pode levar as famílias a solicitar intervenções não benéficas. Serem solicitadas a fornecer o cuidado que não é valioso para o paciente pode criar sofrimento moral para as enfermeiras. Outras disciplinas como o serviço social, os serviços religiosos e a Comissão de Ética, podem ajudar a esclarecer as questões e valores entre pacientes, famílias e profissionais.

Comunicação de notícias ruins ou sérias

Apesar dos melhores esforços da equipe de saúde, os pacientes podem não responder positivamente às intervenções. Ter uma linha honesta e aberta de comunicação é essencial para preservar a confiança do paciente e da família. Por isso, é importante que as enfermeiras de cuidados críticos pratiquem estratégias para comunicação de más notícias. Tais notícias podem variar desde relatar que um antibiótico não está combatendo uma infecção ou que um medicamento vasopressor não está mantendo uma pressão arterial aceitável até dizer ao familiar que o paciente faleceu. Como as enfermeiras estão junto ao leito por 24 horas/dia, comunicar precocemente à família que o paciente não está evoluindo bem pode ajudar a evitar um anúncio "surpresa" de que o paciente morreu. As enfermeiras de cuidados críticos devem lembrar que os familiares não são profissionais de saúde. O sistema de saúde requer que os pacientes e seus procuradores sejam ativos nas tomadas de decisão a respeito do tratamento. Por vezes, no entanto, por medo de uma ação legal, a equipe de saúde pode tentar transferir à família a responsabilidade de tomar uma decisão crucial, como suspender a ventilação mecânica, e os médicos podem tentar abdicar da responsabilidade da decisão. A melhor conduta seria ajudar a família a compreender os benefícios e as desvantagens da ventilação mecânica continuada, alicerçando assim a decisão em conjunto. Mesmo quando os familiares são profissionais de saúde, eles são primeiramente membros da família e, em segundo lugar, profissionais de saúde, podendo tomar decisões baseadas mais em suas relações com seu ente querido que com base em decisões médicas ou conhecimentos de enfermagem razoáveis.

Estratégias simples para comunicar as más notícias podem incluir frases como:

- "A pressão arterial é preocupante diante da quantidade de medicamento que estamos fornecendo para sua irmã. Alcançamos o limite de quanto podemos administrar com segurança, e a pressão arterial dela não está respondendo"
- "O alarme do ventilador continua soando. Isso me diz que os pulmões de seu pai estão se tornando mais resistentes à ventilação mecânica. Isso não é um bom sinal"
- "Percebi que os rins de sua mãe não estão funcionando tão bem quanto há 2 dias. Estamos tentando reverter sua doença. No entanto, agora parece que o coração e os pulmões também estão apresentando problemas."

Formular as más notícias dessa maneira indica nitidamente que o paciente não está evoluindo bem, mas que a equipe de saúde está fazendo o máximo para ajudar o paciente. Quando as discussões relativas a não realizar ou suspender as medidas que salvam a vida se tornam necessárias, a família pode estar mais receptiva porque viu o que as enfermeiras estão fazendo.

Notificar aos familiares que o paciente morreu é um caso especial na comunicação de más notícias. A maneira que a enfermeira utiliza para comunicar as más notícias tem um impacto significativo sobre como os membros da família recordam os últimos momentos da vida do paciente. Um excelente recurso para ajudar as enfermeiras a aprender mais sobre como comunicar as más notícias para as famílias é o livro do Dr. Kenneth Iserson, *Grave Words: Notifying Survivors About Sudden, Unexpected Deaths* (*Palavras Duras: Notificando os Sobreviventes sobre a Morte Repentina e Inesperada*).[54] Esse livro recomenda que as enfermeiras dividam a notificação da morte em quatro estágios: preparar, informar, apoiar e finalizar.

1. No estágio de preparação, a enfermeira reúne todos os fatos que envolvem a morte do paciente a fim de responder a qualquer pergunta que possa surgir. Os familiares tentam entender a morte pela solicitação de informações.
2. No estágio de informação, a enfermeira utiliza o nome da pessoa em lugar de paciente ou falecido.
3. No estágio de apoio, a enfermeira está disponível para responder a quaisquer dúvidas dos familiares.
4. No estágio de finalização, a enfermeira fornece informações para a família, como o nome das agências funerárias, informações do legista ou médico examinador e a quem contatar no hospital caso a família tenha alguma dúvida.

Como discutir essas questões com a família e muitas outras intervenções são encontradas no livro do Dr. Iserson. Usar a linguagem clara e direta é importante quando se fornecem más notícias. É essencial apoiar os familiares depois da notificação. Tornar-se confortável com o palavreado da mensagem (p. ex., ao praticar as frases antes que elas sejam necessárias) permite que a enfermeira se concentre na família e em sua reação à mensagem, em lugar de enfocar a própria mensagem e o modo como a mensagem é fornecida.

Questões éticas

As questões éticas afetam o modo pelo qual as enfermeiras atuam e prestam cuidado no ambiente de cuidados críticos. As questões éticas e legais são discutidas em termos gerais neste capítulo e no Capítulo 8. Quatro questões éticas com significado especial no tocante ao cuidado na fase terminal são o princípio do duplo efeito, o sofrimento moral, a abstinência da tecnologia de suporte de vida e a doação de órgãos e tecidos.

Princípio do duplo efeito

O princípio do duplo efeito é um princípio ético que distingue entre as consequências que uma pessoa pretende e as consequências que não são pretendidas, mas são previstas; esse princípio pode ser aplicável em várias situações em que uma ação tem dois efeitos: uma boa e outra ruim.[55] O princípio do duplo efeito aplica-se mais comumente à administração de medicamentos dolorosos para pacientes em fase terminal. Os opioides são utilizados para aliviar a dor e outros sintomas do sofrimento (*i. e.*, o efeito bom). Contudo, os opioides também podem provocar depressão cardiovascular e respiratória, que pode, quando não tratada, levar à morte (*i. e.*, o efeito ruim). Quando

a intenção primária consiste em aliviar a dor e o sofrimento com o reconhecimento de que o paciente pode morrer, é moral e legalmente permissível administrar o opioide. Quando a intenção primária reside em provocar a morte, não é moral nem legalmente permissível administrar o opioide.

O Center to Advance Palliative Care (CAPC) oferece o Fast Facts em seu *site*, que são instruções passo a passo rápidas sobre como lidar com várias questões em fase terminal (ver Tabela 6.1).

Sofrimento moral

O sofrimento moral ocorre quando as enfermeiras não podem tornar as escolhas morais em ação moral.[56,57] Esse sofrimento ocorre quando a enfermeira sabe a evolução adequada da ação a empreender, mas as restrições institucionais ou interpessoais quase impossibilitam sua execução.[56] Por exemplo, a enfermeira tende a reconhecer quando as terapias não mais são benéficas ou valiosas para um paciente antes dos familiares. Para as famílias, é difícil imaginar que as terapias não sejam mais valiosas. O sofrimento moral pode surgir quando a compreensão da família sobre a utilidade da terapia difere daquela da enfermeira.

A AACN identificou o sofrimento moral como uma questão-chave que afeta o ambiente de trabalho. Visando produzir um ambiente ocupacional mais saudável, a AACN desenvolveu um recurso destinado às enfermeiras para abordar essa questão.[58] Esse recurso, *The Four A's to Moral Distress* (Os Quatro As do Sofrimento Moral), fornece um referencial para que as enfermeiras abordem seu sofrimento moral e encontrem caminhos para a sua resolução. Os quatro As – em inglês, *ask*, *affirm*, *assess* e *act* (perguntar, afirmar, avaliar e agir) – facilitam a mudança, criando assim um ambiente de enfermagem mais saudável. As cópias desse recurso estão disponíveis para os membros da AACN ou ao contatar o escritório da AACN (ver Tabela 6.1). Além disso, os comitês de ética ou bioética hospitalares estão disponíveis para ajudar a equipe no enfrentamento de situações em que o sofrimento moral constitua um fator.

Evitar ou retirar as medidas de suporte de vida

Quando fica claro para a enfermeira e para a família que o tratamento adicional não será benéfico, pode ser tomada a decisão de retirar os métodos de suporte de vida. A ventilação mecânica é uma intervenção que é frequentemente retirada nessas circunstâncias. As outras medidas de suporte de vida que podem ser interrompidas incluem os desfibriladores cardíacos implantáveis ou os marca-passos e a hemodiálise.

Quando se toma uma decisão de suspender a terapia, são feitas considerações especiais para reduzir o sofrimento do paciente e para minimizar a exibição do sofrimento para os familiares. No caso da retirada da ventilação mecânica, a decisão é primeiro tomada em conjunto com a família. No caso da extubação, os opioides e os sedativos são administrados ao paciente para reduzir a dor e o desconforto. Além disso, os alarmes do ventilador e do monitor cardíaco são desligados para que a família se concentre no paciente e não nos aparelhos. Campbell[59] publicou recomendações para um desmame bem-sucedido da ventilação mecânica. Além disso, muitos dos Fast Facts do *site* do CAPC têm relação com terapias de desmame, incluindo da ventilação mecânica e da sonda de alimentação (ver Tabela 6.1).

72 Parte 1 Conceito de Holismo Aplicado à Prática de Enfermagem em Cuidados Críticos

Doação de órgãos e tecidos

Os órgãos e tecidos podem ser doados depois da morte cardíaca ou da morte cerebral. A lei federal (Public Law 99-5-9. section 9318), o Medicare e a Joint Commission (originalmente a Joint Commission on Accreditation of Healthcare Organizations) requerem, sem exceção, que (1) os hospitais possuam protocolos por escrito relacionados com a doação de órgãos e tecidos e (2) que essas instituições forneçam aos familiares a chance de autorizar a doação dos tecidos e órgãos de seus familiares.[60] Quando a procura de órgãos ou tecidos está em questão, é importante que todos os familiares recebam a informação de que precisam para tomar uma decisão com a qual se sintam confortáveis e que seja respeitado o luto dos familiares. Em alguns casos, os familiares iniciaram a conversa com os profissionais de saúde por iniciativa própria.

O Banco de Órgãos e Tecidos (BOT) local pode fornecer os recursos adicionais. Para encontrar a informações sobre BOT, ver a Tabela 6.1.

Cuidado para a enfermeira

Algumas mortes podem afetar significativamente a enfermeira. A morte de uma criança, a morte de um amigo ou colega, as mortes em massa ou uma morte particularmente horrível e traumática pode ter um efeito profundo sobre a enfermeira. Enfermeiras precisam explorar maneiras de apoiarem umas às outras em tais situações em vez de desconsiderarem o impacto que a morte teve na colega. De acordo com Badger,[61] algumas estratégias de autocuidado para o enfrentamento de uma morte significativa incluem pedir para ser dispensada da responsabilidade de cuidar e tirar férias; discutir a experiência com um colega, amigo ou com a enfermeira-chefe; reservar um momento para refletir sobre os próprios sentimentos depois do evento; concentrar-se no que foi feito corretamente; e seguir os princípios de saúde básicos, como exercícios físicos, meditação, humor, música, alimentar-se adequadamente e obter o repouso adequado.

Trabalhar em uma unidade de cuidados críticos é tarefa que exige muito do ponto de vista físico, intelectual e emocional. Lidar com a morte em uma base continuada pode ter impacto no bem-estar da enfermeira.[61] No ambiente de cuidados críticos, as enfermeiras que cuidaram de um paciente que tenha falecido podem retardar o atendimento de seu próprio luto porque as demandas da unidade e as necessidades dos familiares podem ter precedência. É importante estar vigilante para reconhecer os sinais e os sintomas do luto, exaustão e estresse pós-traumático não expressos. Os sintomas podem incluir um aumento no número dos dias de licença de saúde; indecisão; dificuldade com a resolução de problemas; isolamento ou abstinências; surtos comportamentais; negação e choque; fixação sobre um único detalhe; imobilização; sensação de serenidade extrema; respostas emocionais neutras, como isolamento, pessimismo ou capacidade diminuída de experimentar prazer; e respostas intrusivas, como lembranças ou recordações indesejadas ou desagradáveis.[61] Para manter a saúde emocional, é importante procurar assistência para lidar com esses problemas. As enfermeiras-chefes e os representantes dos departamentos de recursos humanos podem fornecer recursos para ajudar a aliviar os estresses do trabalho nos cuidados críticos.

Desafios relacionados à aplicabilidade clínica

Estudo de caso

Você está cuidando do Sr. J., de 42 anos de idade, que sofreu infarto fulminante do miocárdio. Ao chegar ao setor de emergência, ele foi levado para o laboratório de cateterização cardíaca (LCC). O paciente teve oclusões na artéria descendente anterior esquerda e a artéria coronária circunflexa esquerda foi aberta por angioplastia e *stent*. No LCC, o paciente teve hipotensão sistólica persistente na faixa de 70, índice cardíaco de 1,2 e edema pulmonar sugestivo de choque cardiogênico. Foi iniciado, no laboratório, tratamento com dobutamina e bomba com balão intra-aórtico, e o paciente foi transferido para a UTI.

No sétimo dia no hospital, a pressão arterial do paciente, seu índice cardíaco e sua atividade mental não haviam melhorado, e a equipe interprofissional agendou uma reunião com a família.

O paciente continuou a piorar, e, no décimo dia no hospital, a família decidiu retirar a bomba com balão intra-aórtico e a dobutamina. São 18h30min e a esposa do Sr. J. deseja voltar para casa para tomar banho e jantar, voltando às 19h, após o horário-padrão para visitas. Além disso, a mudança de turno ocorre às 19h e você precisará transferir os cuidados para a enfermeira seguinte.

1. Um aspecto-chave do oferecimento de bom nível de cuidados paliativos é o desenvolvimento de uma relação de confiança. Como enfermeiras de cuidados críticos estabelecem e mantêm um relacionamento de confiança com as famílias?
2. Os cuidados paliativos incluem as dimensões de sofrimento físico, psicológico, emocional, social e espiritual tanto do paciente quanto da família. Quais são as preocupações ou manifestações comuns de sofrimento nos ambientes de cuidados críticos em cada uma dessas dimensões?
3. Lidar com doenças críticas e com o fim da vida pode ser uma situação emocionalmente difícil não apenas para o paciente e sua família, mas também para a equipe. Como as enfermeiras de cuidados críticos avaliam suas colegas com relação à síndrome de *burnout* e como podem dar apoio umas às outras?

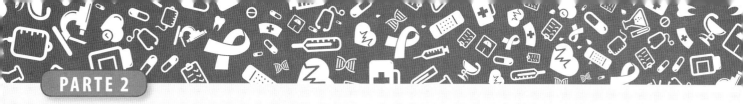

PARTE 2
Questões da Prática Profissional no Cuidado Crítico

7
Questões Éticas para a Enfermagem em Cuidados Críticos

Connie M. Ulrich e Christine Grady

Objetivos de aprendizagem

Com base no conteúdo deste capítulo, o leitor deverá ser capaz de:

1. Explicar de que modo a ética ajuda enfermeiras e outros profissionais de saúde a resolver problemas morais.
2. Nomear e descrever os princípios da ética aplicáveis à prática clínica ética.
3. Descrever as etapas do processo de tomada de decisão ética.
4. Identificar os recursos disponíveis para as enfermeiras para ajudar a resolver dilemas éticos.
5. Discutir um exemplo de uma questão ética confrontada por enfermeiras especialistas em cuidado crítico e como a aplicação dos princípios éticos pode ajudar a resolvê-la.

As enfermeiras especialistas em cuidados intensivos enfrentam enormes desafios éticos. As enfermeiras que trabalham em unidades de terapia intensiva e semi-intensiva, salas cirúrgicas, salas de emergência e outras unidades de ritmo acelerado e altamente especializadas devem ser capazes de reconhecer questões éticas que enfrentam no cuidado diário dos pacientes e estar preparadas para abordá-las em colaboração com pacientes, famílias, colegas, administradores e outras pessoas relevantes. Em virtude da condição debilitada dos pacientes com doenças críticas, geralmente surgem questões éticas difíceis que podem causar conflitos entre os membros da equipe de saúde quanto aos benefícios e os prejuízos do tratamento. Como a enfermeira pode aliviar o sofrimento quando o paciente ou a família deseja continuar com medidas agressivas? Como as enfermeiras e outros membros da equipe de saúde discutem abertamente os problemas de fim de vida quando essas discussões são muitas vezes percebidas como perda da esperança? Como as enfermeiras oferecem cuidados benéficos no contexto de recursos finitos? Como as enfermeiras podem se sentir bem com as escolhas que são tomadas em ambientes de cuidado crítico, considerando os seus objetivos profissionais para o cuidado ideal? Este capítulo fornece uma visão geral da ética de enfermagem, da aplicação de princípios éticos e das habilidades de raciocínio ético no cuidado crítico para permitir que as enfermeiras defendam com confiança os melhores interesses dos seus pacientes.

O que é ética?

Ética é o estudo da moral ou dos padrões de conduta e reflexão crítica, assim como a avaliação de escolhas morais.[1] As enfermeiras ajudam os pacientes criticamente doentes e suas famílias a fazerem escolhas morais todos os dias em ambientes de terapia intensiva. Essas opções variam desde o início do tratamento após uma lesão aguda até a suspensão de procedimentos médicos no fim da vida. As escolhas morais não são fáceis; muitas vezes há desentendimento entre as partes interessadas sobre o que é melhor em uma determinada situação. A intensidade e a complexidade do cuidado ao paciente exigem que todas as enfermeiras tenham uma base ética para ajudá-las a abordar essas difíceis escolhas morais.

As enfermeiras muitas vezes lutam com questões éticas porque são fortes na defensoria do paciente e desenvolvem relações humanas estreitas ao cuidar de pacientes criticamente doentes. As questões são especialmente desafiadoras quando há um consenso limitado sobre o que pode ser uma abordagem eticamente correta ou errada em qualquer situação. Por exemplo, o que a enfermeira "deveria" fazer se uma pessoa da família pede que o paciente com um mau prognóstico não seja informado sobre um diagnóstico de câncer? A verdade deve *sempre* ser informada nesses tipos de situações? Ulrich et al.[2] observaram que um problema ético pode ocorrer em qualquer situação clínica ou de pesquisa quando há questões importantes sobre o "certo" ou o "errado" de aspectos específicos do cuidado e tratamento dos

74 Parte 2 Questões da Prática Profissional no Cuidado Crítico

pacientes. A aplicação de princípios e considerações éticos ajuda as enfermeiras a articular motivos sólidos para tomar posições éticas, esclarecer princípios éticos que possam estar em conflito e abordar os problemas que elas enfrentam.

Princípios éticos

Os princípios éticos servem como diretrizes gerais na tomada de decisão dos cuidados de saúde. Princípios como autonomia, beneficência, não maleficência, veracidade, fidelidade e justiça podem orientar a conduta e o raciocínio ético. Esses princípios não são, no entanto, absolutos e podem entrar em conflito entre si. Compreender e aplicar esses princípios pode ajudar as enfermeiras de cuidados intensivos a determinar um curso de cuidados eticamente apropriado para seus pacientes.

Autonomia

A autonomia é o direito à autodeterminação ou o direito de tomar decisões sobre o próprio corpo ou realizar ações livres de interferência ou coerção de outros.[1] É um valor central no mundo ocidental e reflete valores pessoais, objetivos e convicções de autogovernança.

As enfermeiras de cuidados críticos são conhecidas por seus papéis de defensoria e sua vontade de falar por seus pacientes. De fato, a população de pacientes que elas cuidam parece precisar de defesa. Os pacientes de cuidados críticos variam entre aqueles que são dependentes do ventilador por longos períodos de tempo a pacientes cujas famílias devem tomar decisões imediatas relativas a cuidados paliativos. Não é incomum que as enfermeiras sejam "pegas no meio" enquanto lutam para promover a autonomia dos pacientes na tomada de decisão, incluindo a garantia de que os pacientes deem o seu consentimento informado e tenham oportunidades de planejar as diretrizes avançadas.[3] Em um estudo investigando as questões éticas que as enfermeiras enfrentam no seu cotidiano, as enfermeiras (incluindo aquelas em ambientes de cuidados intensivos) relataram problemas frequentes associados à proteção dos direitos dos pacientes e consentimento informado para procedimentos de tratamento.[2]

O consentimento informado respeita a autonomia ao fornecer aos pacientes e suas famílias a informação pertinente de que necessitam para tomar uma decisão eticamente sólida. Em essência, "o respeito pela autonomia obriga os profissionais de saúde e pesquisa envolvendo sujeitos humanos a divulgar informações, a investigar e assegurar a compreensão e o voluntariado, e a promover a tomada de decisão adequada".[1] Pode ocorrer conflito quando as opiniões dos profissionais de saúde sobre o melhor cuidado do paciente não correspondem aos desejos autônomos do paciente. As enfermeiras de cuidados críticos podem usar a Classificação de Intervenções de Enfermagem (NIC) como diretriz ao estabelecer as atividades de enfermagem que sustentam a tomada de decisão autônoma pelo paciente no ambiente de cuidado crítico (Quadro 7.1).[4]

Beneficência

As enfermeiras são obrigadas ética, legal e profissionalmente a evitar danos e promover benefícios para seus pacientes. A American Nurses Association (ANA)[5] observa que o principal compromisso das enfermeiras é com "a saúde, o bem-estar e a segurança do paciente"; isso inclui atos de cuidado e compaixão,

---

Quadro 7.1 · Classificação das intervenções de enfermagem.

Suporte à tomada de decisão

Definição
Fornecer informações e apoio para um paciente que esteja tomando uma decisão sobre seus cuidados de saúde.

Atividades
- Determinar se há diferenças entre a visão do paciente de sua própria condição e a visão dos profissionais de saúde
- Ajudar o paciente a explicitar valores e expectativas que possam ser úteis para fazer escolhas vitais críticas
- Informar ao paciente sobre as perspectivas ou soluções alternativas de forma clara e apoiadora
- Ajudar o paciente a identificar as vantagens e desvantagens de cada alternativa
- Estabelecer comunicação com o paciente no início da admissão
- Facilitar o estabelecimento dos objetivos do cuidado pelo paciente
- Obter o consentimento informado, quando apropriado
- Facilitar a tomada de decisão colaborativa
- Familiarizar-se com as políticas e procedimentos da instituição
- Respeitar o direito do paciente de receber ou não receber informações
- Fornecer informações solicitadas pelo paciente
- Ajudar o paciente a explicar a decisão a outros, conforme necessário
- Servir como elo entre o paciente e família
- Servir como elo entre o paciente e outros profissionais de saúde
- Usar um *software* de computador interativo ou acessórios de decisão baseados na *Web* como complemento para o suporte profissional
- Consultar assistência judiciária, conforme o caso
- Consultar grupos de apoio, conforme o caso

De Bulechek GM, Butcher HK, Dochterman JA, et al (eds): Nursing Interventions Classification (NIC), 6th ed. St. Louis, MO: Mosby, 2013, p. 139.

---

bem como proteção contra danos. O princípio ético da beneficência é a condição *sine qua non* para a profissão de enfermagem, orientando todas as enfermeiras em suas interações diárias e atividades com pacientes. Beneficência pressupõe que quaisquer danos a que os pacientes estejam expostos sejam justificados por benefícios potenciais. Beauchamp e Childress[1] descreveram três obrigações de beneficência: prevenção de danos a outros; promoção e ação para o bem dos outros; e eliminação de circunstâncias adversas ou prejudiciais.

No ambiente de cuidados intensivos, a beneficência muitas vezes entra em conflito com outros princípios éticos, como o da autonomia. Às vezes, os pacientes e suas famílias podem se sentir mais à vontade passando as decisões de tratamento aos seus profissionais de saúde, especialmente porque a crise e a natureza caótica dos cuidados intensivos podem dificultar a tomada de decisões. Entre outros casos, a enfermeira de cuidados intensivos e o médico podem precisar agir em nome de um paciente com problemas neurológicos ou cognitivos. Com conhecimento limitado, ou nenhum, dos desejos autônomos do paciente, a enfermeira atua para promover os melhores interesses clínicos do paciente. Atuar intencionalmente em nome do outro sem o consentimento explícito do outro pode ser considerado paternalista. O "paternalismo" é comumente enquadrado em termos do conflito entre a principal obrigação de médicos, enfermeiras e outros profissionais de saúde para cumprir o princípio da beneficência em sua

Capítulo 7 Questões Éticas para a Enfermagem em Cuidados Críticos 75

prática e a afirmação dos direitos das pessoas que estão recebendo serviços para tomar decisões autônomas sobre suas vidas".[6] O paternalismo pode ser aceitável na configuração de cuidados críticos quando há benefícios para o paciente que justificam a ação paternalista. Um exemplo comum é ajudar o paciente a mudar o decúbito, respirar profundamente, tossir e se mover após um extenso procedimento cirúrgico quando o paciente está com dor, está privado de sono ou quer ser deixado sozinho.

Não maleficência

O princípio ético da não maleficência nos obriga a evitar causar dor e sofrimento indevidos ou danos ao outro. Este princípio é frequentemente discutido juntamente com o princípio da beneficência porque os dois estão intrincadamente ligados. Não maleficência é um dever *prima facie* da enfermeira, o que significa que é moralmente vinculante, a menos que outras obrigações morais conflitantes superem a sua primazia.[1,7] A não maleficência obriga as enfermeiras a evitarem danos físicos ou corporais desnecessários, bem como sofrimentos psicológicos ou emocionais; em alguns casos, danos podem ser causados por uma violação dos padrões profissionais de cuidados. As enfermeiras estão constantemente equilibrando os benefícios e prejuízos das decisões, tratamentos e procedimentos para pacientes criticamente doentes para se assegurar que certos danos sejam justificados pelos benefícios. Na verdade, medicamentos destinados a melhorar a condição de um paciente, incluindo esteroides, morfina, anfotericina B, heparina e outros, podem ter efeitos adversos graves. As enfermeiras devem aplicar constantemente o princípio da não maleficência em cuidados intensivos, em que a qualidade da vida dos pacientes é uma consideração importante.

Veracidade

A enfermagem continua sendo o grupo profissional mais confiável nos Estados Unidos,[8] e a veracidade, ou o dizer a verdade, é fundamental para o relacionamento entre enfermeira e paciente. O ANA Code for Nurses (Código ANA para Enfermeiros) afirma: "A verdade e o processo de alcançar a escolha informada é subjacente ao exercício da autodeterminação, que é básico para o respeito pelas pessoas... Os pacientes têm o direito moral de determinar o que será feito com sua própria pessoa; receber informações precisas e todas as informações necessárias para fazer julgamentos informados."[5]

Muitas pesquisas recentes sugerem que os pacientes querem saber a verdade sobre o seu diagnóstico, incluindo a explanação completa de potenciais riscos e benefícios de tratamentos específicos e alternativas, a fim de tomar decisões informadas relacionadas aos seus cuidados.[9-11] Às vezes, as informações podem ser apresentadas de maneira enganosa ou tendenciosa, mesmo que precisa; isso pode criar conflitos e desconforto. O dizer a verdade no contexto clínico preserva a autonomia e a confiança e mantém os padrões de comunicação sólida com os pacientes.

Fidelidade

A fidelidade no contexto dos cuidados de enfermagem é o dever de ser fiel com os pacientes, mantendo promessas e cumprindo os contratos e compromissos. É a aliança moral entre indivíduos em um relacionamento.[1] As enfermeiras estão envolvidas em muitos aspectos do atendimento imediato dos pacientes: físico, emocional, espiritual e psicológico. Por esse motivo, elas geralmente desenvolvem relações estreitas com os pacientes e suas famílias, e são solicitadas a ser diretas e a cumprir suas promessas de informar, atualizar e comunicar circunstâncias imprevistas que possam ocorrer. No entanto, há momentos em que manter as promessas pode ser problemático, como na seguinte situação:

> Um paciente pediu anteriormente à enfermeira e à equipe que mantenham em segredo o fato de ele ser HIV-positivo. Ele tem medo de contar a sua esposa e pediu à equipe que não contasse a ela. Ele agora está dependente do ventilador, sofrendo de pneumonia bacteriana de aparecimento repentino.

A enfermeira deve concordar em manter o segredo do paciente e esconder a informação da esposa do paciente até ele poder resolver suas emoções e a melhor maneira de discutir o problema? A enfermeira tem obrigações para com a esposa do paciente porque ela está em risco de infecção e porque ela agora se tornará o cuidador do paciente? Como a enfermeira deve lidar com a situação depois que o paciente for desmamado do ventilador?

A *confidencialidade* é um aspecto da fidelidade que é um componente essencial das relações de confiança. Os pacientes têm o direito de saber quem tem acesso às informações pessoais dos seus cuidados de saúde com a garantia de que serão mantidas sigilosas e que existem salvaguardas para privacidade, segurança e acesso autorizado.[12] O compromisso de manter a confidencialidade ou o sigilo nas relações entre paciente e profissional é parte de cada código de ética do cuidado de saúde profissional. No entanto, a confidencialidade não é absoluta e, em certas circunstâncias, pode ser substituída, como quando existe um perigo iminente para o paciente ou um terceiro. Além disso, a comunicação é necessária para objetivos de notificação de saúde pública relacionados a certas doenças infecciosas ou situações abusivas.[13]

Justiça

Justiça, um importante princípio ético nas unidades de cuidados intensivos e nos cuidados de saúde, muitas vezes é discutida em termos de justiça distributiva ou como alocar recursos escassos ou finitos. Os recentes debates nos Estados Unidos em matéria de saúde trouxeram à luz preocupações éticas associadas à escalada dos custos dos cuidados de saúde, à qualidade dos cuidados prestados e à análise do custo-efetividade e custo-benefício dos tratamentos-padrão atuais no país. O Patient Protection and Affordable Care Act[11] (mais conhecido como ACA, ou "Obamacare"), tornado lei pelo Presidente Obama em 2010, foi uma importante realização de legislação para reparar as preocupações sobre o acesso aos cuidados de saúde, equidade e igualdade dos EUA. Muitos mais americanos têm agora seguro de saúde desde a sanção do ACA.[15] O ACA abordou questões éticas, como acesso aos profissionais de cuidado primário e cobertura de seguro de saúde para doenças preexistentes e outras condições, mas levantou novas preocupações relacionadas com a sua implementação bem-sucedida. Indivíduos que anteriormente não tinham seguro de saúde entrarão no sistema de cuidados de saúde com condições variáveis e, em alguns casos, com múltiplas comorbidades. Isso tem o potencial de aumentar o volume de pacientes que são admitidos em unidades de cuidados intensivos, bem como aumentar a complexidade dos cuidados necessários.

76 Parte 2 Questões da Prática Profissional no Cuidado Crítico

Questões de justiça distributiva surgem diariamente em ambientes de cuidados intensivos e de emergência por causa da necessidade de priorizar os cuidados. O cuidado da UTI é dispendioso; cerca de um entre cinco americanos morre anualmente em UTI, com a contabilidade de idosos em até metade de todas as admissões da UTI.[16] A justiça distributiva é preocupada não apenas com a alocação adequada de tecnologia e medidas agressivas, mas também com os recursos da unidade e de enfermagem necessários para fornecer esse cuidado.

A equipe de enfermagem é uma preocupação ética e um indicador de justiça distributiva porque afeta diretamente o cuidado benéfico dos pacientes. A falta de profissionais de enfermagem surgiu como uma grande preocupação no cuidado de pacientes criticamente doentes. Aiken et al.[17] relataram uma associação entre o quantitativo de enfermeiras e a mortalidade de pacientes em relação à "falha no salvamento" (mortalidade após complicações) em pacientes cirúrgicos adultos atendidos em hospitais da Pensilvânia. Nesta pesquisa, as enfermeiras eram importantes para medidas de vigilância e segurança dentro dos hospitais, com razões paciente:enfermeira mais elevadas afetando negativamente os resultados do cuidado. Uma pesquisa mais recente por Kelly et al.[18] não encontrou uma associação entre o quantitativo de enfermeiras, experiência dos enfermeiros e mortalidade de pacientes em UTI. Esses pesquisadores mostraram, no entanto, que um ambiente de trabalho positivo e a proporção de enfermeiras especialistas de cuidados intensivos estavam significativamente relacionados com a menor mortalidade dos pacientes.

A inadequação do quantitativo de enfermeiras também é uma fonte importante de estresse relacionado com a ética que afeta a satisfação no trabalho e o abandono do emprego.[19] O clima ético organizacional é também fundamental para abordar as preocupações éticas das enfermeiras de cuidados críticos. Sentir-se respeitado e valorizado, acreditar na missão da instituição na qual trabalha e resolver as tensões que podem surgir no curso do cuidado dos pacientes são importantes para todas as enfermeiras de cuidados críticos. De fato, Ulrich et al.[19] relataram que um clima ético positivo estava significativamente associado à satisfação no trabalho e à permanência de enfermeiras e outros profissionais. Tanto a enfermeira responsável pela unidade como a enfermeira da assistência estão constantemente alocando recursos à medida que avaliam as necessidades de cuidado dos pacientes em suas unidades, o número de admissões e leitos disponíveis e a capacidade do pessoal para atender a essas necessidades. A escassez de pessoal às vezes exige a utilização de funcionário que não esteja prontamente familiarizado com uma determinada unidade ou hospital, incluindo enfermeiras iniciantes ou aquelas designadas como "terceirizadas" ou contratadas. A orientação permanente baseada em unidade de cuidados críticos e outras sessões de treinamento especiais são imperativas para atender aos padrões de prática, políticas, procedimentos e aspectos tecnológicos adicionais do cuidado de pacientes com lesões críticas.

Ética como pilar para a prática de enfermagem

A enfermagem é guiada por preceitos históricos e normas éticas que formam a base do seu acordo com a sociedade. Essa relação fiduciária é baseada na confiança. Na verdade, as enfermeiras recebem consistentemente altas classificações em pesquisas públicas sobre questões de confiança e padrões éticos. O principal compromisso da enfermagem é o paciente e assegurar a prestação de cuidados seguros e de qualidade; contudo, há também uma responsabilidade moral coletiva para servir ao bem da sociedade. Todos os grupos profissionais se definem por seu corpo de conhecimento acadêmico, grau de autorregulação e o código profissional de ética que esteja subjacente às suas crenças, práticas e normas.[20,21]

Compreender os fundamentos éticos e filosóficos da profissão de enfermagem pode ajudar a manter o foco nos valores, deveres e obrigações da profissão para o cuidado do paciente em uma sociedade com mudanças demográficas (ou seja, uma sociedade cronicamente enferma e em envelhecimento) e com aumento dos custos dos cuidados de saúde. Avaliações contínuas dos padrões profissionais de enfermagem e, especificamente, dos cuidados intensivos são necessárias à medida que a profissão continua a evoluir e a desenvolver novos conhecimentos que abordarão o avanço da tecnologia e o seu uso no cuidado dos pacientes críticos.

Código de ética em enfermagem

O ANA *Code of Ethics for Nurses* (Código de Ética ANA para Enfermeiros), adotado pela primeira vez em 1950, tem passado por várias revisões para refletir as preocupações éticas, profissionais e sociais de cada dia.[22] O mais recente *Code of Ethics for Nurses With Interpretive Statements* (*Código de Ética para Enfermeiros com as Declarações Interpretativas*) (2015)[5] incorpora os valores morais da profissão.* Representa não apenas expectativas da conduta ética na prática clínica, mas também o dever da enfermeira de proteger sua própria integridade. O Código simboliza o acordo coletivo entre seus membros por bem societário e serve de guia para que as enfermeiras sigam na tomada de decisões éticas relacionadas aos cuidados do paciente, da família e da comunidade. Toda profissão, incluindo a enfermagem, é vinculada a um código de ética que representa a base moral para seus padrões profissionais de prática e ajuda a garantir a confiança do público em seus cuidados.

Problemas éticos

Uma questão ou problema ético pode ocorrer em situações clínicas em que há preocupações sobre o que poderia ser "moralmente certo ou errado" no cuidado de pacientes criticamente doentes e suas famílias. Existem muitas questões éticas em cuidados intensivos, incluindo decisões de tratamento de fim de vida, futilidade, dizer a verdade, coleta e alocação de órgãos para transplante, decisões de não reanimar (DNR), consentimento informado, pesquisa clínica com pacientes criticamente doentes, suicídio assistido, uso de medidas agressivas, conflito entre colegas e alocação de recursos. Ulrich et al.[2] relataram que esses problemas éticos cotidianos ocorrem frequentemente e muitas vezes refletem as preocupações dos provedores em relação à proteção dos direitos dos pacientes.

---

*N.R.T.: No Brasil, em 2017, foi aprovado o novo código de ética. Acesse em: http://www.coren-rj.org.br/wp-content/uploads/2017/08/OH-067-16-LIVRO-CODIGO-DE-ETICA-COREN-RJ-FINAL.pdf.

Embora as enfermeiras interajam diariamente com os pacientes e suas famílias, algumas evidências sugerem que elas hesitam em falar sobre as questões éticas que enfrentam por medo de retaliação.[23] Sulmasy et al.[24] enfatizam que as enfermeiras podem ser incluídas em conversas sobre tópicos sensíveis (p. ex., DNR), porque elas são confiantes e capazes. Elas estão em uma posição-chave para ouvir, explicar e confortar pacientes e atender às necessidades não atendidas. As instituições de saúde devem desenvolver políticas e protocolos que forneçam apoio às enfermeiras para buscar consultorias sobre preocupações éticas. Educação sobre ética, na formação profissional e na educação permanente, também é essencial, assim como é o trabalho interdisciplinar em equipe, porque as necessidades complexas dos pacientes em cuidados intensivos exigem que todos os membros da equipe de cuidados de saúde façam parte da discussão.

Manutenção e retirada do tratamento

Determinar quando manter ou retirar o tratamento para pacientes criticamente doentes ou feridos pode ser estressante para todos os envolvidos. Isso é verdade não só para as famílias que têm esperança na sobrevivência contínua, mas também para os profissionais de saúde que cuidam do paciente. A manutenção dos cuidados pode ser um pedido do paciente ou da família, e às vezes é uma consideração para pacientes tidos como crítica ou irreversivelmente doentes para quem não há recuperação previsível, independentemente do tratamento oferecido. Retirar tratamentos de apoio à vida (p. ex., ventilador e suporte respiratório, nutrição e hidratação) uma vez que eles foram iniciados também é às vezes eticamente apropriado, mas pode criar angústia psicológica para os médicos e enfermeiras. Frequentemente busca-se aconselhamento ético e jurídico, e diretrizes profissionais (p. ex., Society of Critical Care Medicine), assim como políticas e procedimentos de hospitais internos e comitês de ética podem ajudar médicos e enfermeiras com essas determinações. Brock[25] observa que "qualquer conjunto de circunstâncias que justificaria moralmente não iniciar o tratamento sustentável também justificaria interrompê-lo."

A comunicação aberta é imperativa em cuidados críticos porque "a maioria das mortes no ambiente de cuidados intensivos envolve manutenção ou retirada de múltiplas formas de terapia de manutenção da vida".[26] As famílias são frequentemente confrontadas com a difícil tarefa de decifrar informações médicas sobre o prognóstico de seus entes queridos. Alguns pacientes e suas famílias preferem um modelo de tomada decisão compartilhado em que as decisões são tomadas com a equipe clínica; outros preferem recomendações do médico.[27] As enfermeiras de cuidados críticos podem ajudar a preparar as famílias para discussões difíceis sobre retirar ou manter tratamentos de suporte de vida, convidando a família para a sessão clínica na qual se aborda o estado de saúde do paciente, bem como atendendo às suas necessidades culturais, espirituais e baseadas em valores. Quando um paciente não pode falar por si mesmo, as enfermeiras podem ajudar na conversação com as famílias sobre os desejos de seu ente querido e apresentar informações oportunas sobre o plano de cuidados do paciente com expectativas atualizadas, claras e honestas sobre a situação em questão. Infelizmente, em um grande estudo europeu e israelense que examinou a percepção dos médicos e enfermeiras de cuidados intensivos sobre a adequação de cuidados em unidades de terapia intensiva, 31,7% das enfermeiras relataram não estar presentes durante discussões familiares de fim de vida.[28]

Futilidade terapêutica

A futilidade terapêutica é frequentemente discutida em situações de cuidados intensivos. Quando a equipe de saúde acredita que uma intervenção não tem perspectivas de ajudar o paciente, ela pode descrever a intervenção como fútil. Isso pode criar conflitos e turbulências se membros da família têm esperança na recuperação e procuram prosseguir todas as medidas agressivas. A futilidade terapêutica inclui tanto um julgamento de valor qualitativo quanto um aspecto quantitativo.[29] Schneiderman et al.[29] observam que "quando os médicos concluem (por meio da experiência pessoal, de experiências compartilhadas com colegas ou da consideração de dados empíricos relatados) que, nos últimos 100 casos, um tratamento médico foi inútil, eles devem considerar esse tratamento como fútil". Além disso, o Hastings Center observa que os médicos não têm nenhuma obrigação de cumprir o pedido de tratamento de um paciente ou de um substituto se esse tratamento não fornecer nenhum benefício fisiológico.[30] Enfermeiras de cuidado crítico que trabalham com pacientes e suas famílias dia após dia não são imunes ao sofrimento em tais situações. As questões sobre futilidade são muitas vezes acompanhadas de conflito entre as partes interessadas e requerem uma deliberação cuidadosa e comunicação, e às vezes consultoria, sobre o plano de ação.

Sofrimento moral

O sofrimento moral tornou-se um tópico frequente de discussão na literatura e continua sendo uma preocupação comum entre os profissionais de saúde, incluindo enfermeiras e médicos. Este fenômeno foi originalmente definido por Jameton[31] como a angústia que se sente quando se conhece a ação eticamente correta para tomar, mas está impedido de fazê-lo por uma variedade de razões. As restrições podem ser individuais, sociais ou organizacionais. Exigências do paciente, recursos limitados, estruturas autoritárias e outras circunstâncias no local de trabalho podem fazer as enfermeiras se sentirem impotentes. Bell e Breslin[32] acrescentam que agir contra os valores pessoais e profissionais cria angústia moral. Sintomas físicos e emocionais, como raiva, ansiedade, frustração, impotência e fadiga, são resultados comuns associados à angústia moral. Além disso, estudos mostraram que o sofrimento moral está ligado à intenção das enfermeiras de deixar suas posições.[19,33]

O sofrimento moral é prevalente em ambientes de terapia intensiva porque podem ser oferecidos tratamentos agressivos aos pacientes e suas famílias sem benefícios claros. Essa percepção de "futilidade" é perturbadora para muitas enfermeiras, em particular, à medida que elas encontram tensões éticas entre a continuação de tratamentos agressivos e a iniciação de conversas sobre opções de cuidados no fim da vida. Piers et al.[28] relataram que tanto os médicos quanto as enfermeiras em UTI (27,1%) perceberam que foram prestados cuidados inadequados a pelo menos um paciente durante o dia em que eles foram pesquisados.

Estratégias para minimizar o sofrimento moral e criar um local de trabalho saudável foi delineada pela American Association of Critical Care Nurses (AACN)[34] e incluem os quatro As: *Ask* (Pergunte), *Affirm* (Afirme), *Assess* (Avalie) e *Act* (Aja). Ulrich e Hamric[35] também exortam as enfermeiras a promover um plano aberto de comunicação com outros membros da equipe de saúde, buscar serviços de consultoria de

78 Parte 2 Questões da Prática Profissional no Cuidado Crítico

ética conforme necessário, manter uma política de tolerância zero para retaliação se os membros denunciarem, e continuamente avaliar e dialogar sobre as necessidades de pacientes complexos.

Tomada de decisão ética | Abordagem do método do caso

Há vários modelos para auxiliar os profissionais de saúde no processo de tomada de decisão ética. A abordagem pragmática do método do caso é útil porque permite que todos os membros da equipe de saúde se concentrem em um caso clínico específico, abordem as questões éticas que podem ser moralmente problemáticas e desenvolvam um plano de ação. As etapas no método do caso para a tomada de decisão ética, semelhante aos do processo de enfermagem, estão listados no Quadro 7.2.

Etapa 1 | Avaliação do problema

A avaliação é a tarefa inicial de qualquer médico ou enfermeira, e isso se aplica ao processo de tomada de decisão ética também. Identificar o problema ético é a parte mais crítica da avaliação. É preciso entender a condição médica ou problema do paciente, bem como o prognóstico, potenciais sequelas e objetivos de tratamento, assim como quaisquer fatores contextuais que possam influenciar o processo de tomada de decisões éticas, incluindo sistemas familiares e organizacionais. É sempre importante reunir informações sociodemográficas, tais como idade, gênero, educação, configuração da unidade de saúde e outros fatores (p. ex., religião, cultura, linguagem), que podem influenciar as decisões ou a comunicação.

As questões de avaliação que podem ser úteis incluem as seguintes: O paciente é legalmente competente e capaz de tomar uma decisão associada ao seu cuidado? Quais são as preferências do paciente e da família? Há diretrizes antecipadas que descrevam os desejos de tratamento do paciente? Há interesses concorrentes que precisem de mais discussões, como o conflito entre pessoas da família e/ou conflito entre paciente, familiares e profissionais de saúde? Há fatores institucionais que contribuam para os problemas éticos apresentados pelo caso clínico? Os objetivos habituais na unidade de cuidados intensivos, por exemplo, tendem a um tratamento agressivo, em vez de paliativo ou de suporte.

Etapa 2 | Definição das questões

Explicar e classificar as questões éticas relevantes ou as considerações morais associadas a um caso particular é a segunda etapa no processo de tomada de decisão ética. Os profissionais

de saúde podem usar literatura relevante, políticas institucionais, sociedades profissionais, comissões, suas experiências clínicas passadas, ou outros recursos, para procurar informações sobre casos que apresentem desafios éticos semelhantes. Isso pode ajudar a iluminar a resolução do problema específico e identificar as opções moralmente aceitáveis disponíveis para o profissional de saúde.

Etapa 3 | Estabelecimento de metas, tomada de decisão e implementação

O Etapa 3 centra-se no estabelecimento de metas, na tomada de decisões e na implementação. Nesta etapa, todo o pessoal envolvido no processo de tomada de decisão é encorajado a explicitar seus valores próprios e convicções morais para que as necessidades do paciente possam ser discutidas com franqueza. Spencer[36] observa que a "resolução dos problemas morais e o planejamento para o cuidado do paciente andam de mãos dadas". Pesar os benefícios e os prejuízos de cada opção, bem como a analisar os princípios éticos e as teorias subjacentes em relação ao caso em questão, pode ajudar os profissionais de saúde a tomar uma decisão. Às vezes, consultorias éticas, encaminhamento a um comitê de ética, ou outros tipos de assistência, são necessários para fornecer uma voz externa imparcial e facilitar o diálogo aberto entre os profissionais de saúde ou pessoas da família quando as discussões parecem estar em um impasse.

Etapa 4 | Reavaliação e modificação das ações

A reavaliação de uma decisão ética permite que todas as partes reflitam sobre a decisão em questão e abordem todas as oportunidades perdidas. Algumas questões a serem consideradas incluem as seguintes: O problema ético foi abordado adequadamente? Os objetivos do tratamento foram alcançados? Se não, por quê? Todas as partes ficaram satisfeitas com o resultado? Há outra opção que poderia ser aplicada em caso da necessidade de repensar o plano de cuidados? Quais fatores contribuíram para uma resolução positiva do caso? Quais fatores levaram a um resultado aquém do desejado? O que eu(nós) aprendi(emos) com esse processo? Se houver, quais mudanças educacionais podem ser feitas no ambiente clínico para resolver desafios éticos similares no futuro?

Estratégias para promover a tomada de decisão ética

O ambiente altamente estressante em que as enfermeiras de cuidado crítico trabalham requer estratégias para ajudá-las com o aumento das demandas que elas encontram. Duas estratégias para desenvolvimento no ambiente que focalizam as preocupações éticas são brevemente discutidas aqui: comitês de ética institucionais (CEI) e eventos e conferências de ética.

Comitês de ética institucionais

Muitas instituições de saúde têm CEI para ajudar a resolver conflitos éticos no tratamento do paciente, bem como para abordar questões relacionadas com a ética que possam surgir na prática clínica. Os comitês de ética[37-40] geralmente envolvem um grupo diversificado de pessoas, incluindo médicos,

---

> **Quadro 7.2** **Etapas na tomada de decisão ética.**
>
> 1. Avaliar o problema.
> 2. Definir as questões éticas.
> 3. Delinear os objetivos, tomar decisões e implementar um plano de ação.
> 4. Avaliar o processo e modificar as ações conforme necessário.
>
> Adaptado de Spencer E: A case method for consideration of moral problems. In: Fletcher JC, Spencer EM, Lombardo PA (eds): Fletcher's Introduction to Clinical Ethics, 3rd ed. Hagerstown, MD: University Publishing Group, 2005.

enfermeiras, assistentes sociais, conselheiros religiosos, advogados, administradores e membros da comunidade. Os CEI fornecem consultoria de ética e podem ajudar os profissionais de saúde, fornecendo uma voz externa sobre questões éticas contenciosas que possam parecer insolúveis, assim como facilitar a educação para todos os profissionais da equipe de saúde. Essas questões éticas podem incluir preocupações sobre a pesquisa com pacientes gravemente doentes em ambientes de terapia intensiva, substituição da tomada de decisão para pacientes no fim da vida, conflitos profissionais ou relacionados com o paciente-família sobre os objetivos do tratamento e preferências, e estratégias de controle de dor ou sintomas.

As recomendações do CEI podem ser vinculativas ou não vinculativas, dependendo de cada comitê. Contudo, um CEI pode oferecer suporte a profissionais, pacientes e famílias e melhorar a sua satisfação com a prestação do cuidado. Algumas instituições fornecem um serviço de consultoria de ética como um subconjunto do CEI ou um consultor independente. As enfermeiras têm autoridade total para pedir uma consultoria de ética; elas são membros essenciais das equipes interprofissionais que trabalham para o atendimento benéfico de pacientes criticamente doentes, ajudando esses pacientes e famílias a alcançarem as metas desejadas em ambientes de cuidados críticos.

Sessões e conferências de ética

As sessões de ética podem ser um aspecto importante e útil do cuidado do paciente, uma vez que proporcionam uma oportunidade para discutir em profundidade determinada necessidade de saúde do paciente, assim como identificar problemas clínicos, sociais ou éticos no início do curso do cuidado. É importante o fato de que as sessões de ética permitem que os profissionais expressem suas opiniões sobre questões preocupantes, bem como explicitem os valores mais evidentes e as preferências. Isso pode incluir questões sobre o estado DNR, cuidados paliativos *versus* cuidados curativos, diretrizes antecipadas, conflitos associados aos sistemas familiares, divergências entre os profissionais de saúde sobre as metas futuras de cuidados, doação de órgão, diferenças culturais e religiosas, e muitos outros.

As enfermeiras podem fazer das sessões de ética uma parte regular de suas atividades da unidade e se concentrar em um caso específico que levantou preocupações éticas ou que foi particularmente preocupante para os funcionários. Os eventos interprofissionais de ética também proporcionam uma oportunidade para construir relações de trabalho de confiança com os profissionais de saúde multidisciplinares e desenvolver uma abordagem de equipe para enfrentar os conflitos de valor que surgem na unidade. Uma conferência de ética de pacientes individuais pode ser útil na resolução de casos complexos e abrir um diálogo com pacientes, familiares e equipe de enfermagem ou um grupo multidisciplinar.

Desafios relacionados à aplicabilidade clínica

Estudo de caso

O Sr. B., de 88 anos de idade, foi admitido na Unidade de Cuidados Pós-Anestésicos (UCPA), após cirurgia para uma tumor gastrintestinal maligno irressecável. O Sr. B. ainda estava sedado e entubado, e as enfermeiras decidiram deixá-lo acordar por conta própria, sem ter certeza de como ele iria compensar a anestesia. Dois filhos do Sr. B. chegaram à sua cabeceira e estavam bastante emocionados e com lágrimas nos olhos de preocupação com o seu pai, segurando suas mãos e acariciando seus braços.

O Sr. B. começou a despertar e, depois de alguns minutos, começou a se debater, e acidentalmente ocorreu extubação. Ele então disse a seus filhos à beira do leito: "Vocês dois são tão bobos – Eu disse que não queria isso." No restante da noite, o Sr. B. não cooperou com a enfermeira em todos os aspectos dos seus cuidados. Ele não respondeu a perguntas da enfermeira da UCPA ao tentar se certificar de que ele estava alerta e orientado, e não sonolento por reter CO_2 depois de retirar o tubo endotraqueal. O Sr. B. via a sua enfermeira em toda a unidade de 23 leitos e fechava os olhos para evitá-la, de modo que todos os esforços da enfermeira da UCPA para cuidar de Sr. B. não foram suficientes.

1. Que estratégias a enfermeira pode usar para trabalhar com o Sr. B., dada a sua irritação aparente sobre a sua situação na UCPA?
2. Quais fatores podem incidir no plano de cuidados do Sr. B. com base em seu tumor irressecável?
3. Como você determinaria o melhor curso de ação para o plano de cuidados deste paciente, e quais recursos você usaria para ajudá-lo?

Agradecimentos
Agradecemos a Kimberly Mooney-Doyle, PhD, RN, por sua assistência sobre os desafios de aplicabilidade clínica com pacientes criticamente doentes.

Questões Legais Relacionadas à Enfermagem em Cuidados Críticos

Nayna C. Philipsen e Patricia C. McMullen

> **Objetivos de aprendizagem**
>
> Com base no conteúdo deste capítulo, o leitor deverá ser capaz de:
>
> 1. Descrever as principais áreas do direito que afetam a prática da enfermagem em cuidados críticos.
> 2. Definir os quatro elementos da imperícia (negligência profissional).
> 3. Delinear as alegações comumente feitas contra as enfermeiras de cuidados críticos.
> 4. Explicar os tipos de delegação de responsabilidade.
> 5. Aplicar o conhecimento sobre consentimento informado e diretrizes antecipadas nas situações de cuidado ao paciente em estado crítico.

Como a sociedade dos EUA* parece estar mais litigiosa que nunca, as questões legais envolvendo o cuidado crítico constituem uma preocupação crescente. Pesquisas contemporâneas indicam que aproximadamente 210.000 mortes ocorrem todos os anos como resultado de danos preveníveis nos hospitais.[1]**

Este capítulo começa com uma visão geral sobre as principais áreas jurídicas das organizações governamentais e sobre as principais áreas jurídicas que geram impacto sobre a prática da enfermagem. Em seguida, os princípios legais de negligência, delegação da responsabilidade e autonomia do paciente são revistos, com exemplos de casos de cuidados críticos pertinentes. O capítulo então segue no sentido da identificação de questões legais atuais selecionadas que são mais aplicáveis à prática da enfermagem em cuidados críticos.

Visão geral sobre as organizações governamentais e as principais áreas jurídicas

A Constituição dos EUA oferece princípios e políticas de orientação básicos para toda a legislação no país. Três poderes de governo foram estabelecidos para criar o "equilíbrio de poderes", a fim de minimizar o risco de que aqueles que detêm o poder abusem das leis. A estrutura de governo de cada estado é semelhante à estrutura federal. O *poder legislativo*, composto de representantes do povo, cria e modifica *estatutos*. O *poder executivo* é comandado pelo presidente ou pelo governador do estado, e consiste em agências federais e estaduais que escrevem e fazem cumprir *regulamentos*, os quais dizem ao povo o que precisa ser feito para se obedecer aos estatutos. O *poder judiciário* consiste nos sistemas de corte federal e estaduais, que interpretam os estatutos e regulamentos e examinam a constitucionalidade quando emergem disputas. As cortes geram *jurisprudências*, que se tornam *precedentes ou leis comuns*, oferecendo uma diretriz para futuras interpretações da lei.

Uma disputa legal é primeiramente ouvida por um *tribunal de primeira instância*, que examina as evidências e toma uma decisão baseada nos fatos do caso. Algumas disputas, após isso, são encaminhadas para cortes mais altas, chamadas *tribunais de apelação*. Essas cortes tomam decisões sobre supostos erros legais e de procedimento pelos juízes ou advogados nos tribunais de primeira instância. Elas não refazem a disputa inicial.

Três tipos de direito afetam a prática das enfermeiras de cuidados críticos. São eles o direito administrativo, o direito criminal e o direito civil.

Direito administrativo

O direito administrativo inclui os estatutos estaduais e federal, seus regulamentos anexos e as agências reguladoras que fazem cumprir tais leis. As enfermeiras lidam com agências, leis e regulamentos estaduais quando solicitam a licença de enfermagem a fim de ingressar na profissão. A legislação de cada estado decretou um Nurse Practice Act (NPA),* que define a prática da enfermagem, exige licença para prática da profissão, estabelece padrões para os cursos de enfermagem e delega poderes a uma agência estadual, em geral a State Board of Nursing,** junta estadual de enfermagem, para fazer cumprir tais regras. Essa agência desenvolve regulamentos que ditam ao público e às enfermeiras como o NPA será interpretado e implementado no estado. As agências de enfermagem trabalham juntas no sentido de desenvolver padrões comuns e de tratar de desafios recorrentes no National Council of State Boards of Nursing, Inc. (NCSBN),*** quando

---

*N.R.T.: No Brasil, os tópicos sobre deontologia, ou seja, os deveres morais do profissional, são semelhantes. Contudo, sempre que cabível, incluiremos o que preconiza a legislação brasileira que rege o exercício profissional da enfermeira e demais trabalhadores.
**N.R.T.: Os eventos adversos em hospitais são a segunda causa de morte mais comum no Brasil. Saiba mais em: https://site.medicina.ufmg.br/inicial/a-cada-5-minutos-tres-brasileiros-morrem-nos-hospitais-por-falhas-que-poderiam-ser-evitadas.

*N.R.T.: No Brasil, o equivalente é a Resolução Cofen nº 564/2017, que aprovou novo Código de Ética dos Profissionais de Enfermagem. Disponível em http://www.cofen.gov.br/resolucao-cofen-no-5642017_59145.html.
**N.R.T.: No Brasil, o equivalente é o Conselho Regional de Enfermagem (Coren) em cada estado da União.
***N.R.T.: No Brasil, o equivalente é o Conselho Federal de Enfermagem (Cofen).

seus representantes conduzem pesquisas, fazem o levantamento de recursos e publicam atos de prática-modelo, bem como posicionamentos. O NCSBN é responsável também pelo desenvolvimento e a integridade do exame nacional de licenciamento, conhecido como NCLEX.

Espera-se que enfermeiras que praticam a profissão conheçam as determinações do NPA e todo e qualquer regulamento referente à prática da enfermagem em todos os estados onde trabalham. Se a enfermeira não estiver familiarizada com o NPA, é importante contatar a State Board of Nursing a fim de acessar e rever o ato. As State Boards of Nursing, cada dia mais, publicam seu NPA e seus regulamentos em *sites* da Internet. O *site* do NCSBN, www.ncsbn.org, oferece *links* para os *websites* de todas as agências de enfermagem, assim como outras informações úteis relacionadas a aspectos legais da licença e da prática de enfermagem.

Por que os governos estaduais regulam a prática de enfermagem? A Constituição dos EUA delega aos estados a proteção da saúde, da segurança e do bem-estar de seus cidadãos. Para as enfermeiras, isso se inicia com a licença para praticar a profissão, processo em que a nova candidata a enfermeira precisa mostrar-se capaz de ingressar seguramente na profissão completando uma graduação credenciada, passando no exame nacional (NCLEX) e demonstrando bom caráter moral. Embora a proteção pública durante a licença inicial seja proativa, a garantia de competência continuada após a licença é com frequência reativa. Durante todo o tempo em que pagam sua taxa de renovação da licença, as enfermeiras podem ser solicitadas para a prática de um dado número de horas por ano ou a presença em seminários aprovados de educação continuada, mas tipicamente não precisam retornar ao curso de enfermagem ou passar por reexame para que a licença seja renovada. Em vez disso, as agências de enfermagem identificam a perda de competência por meio de queixas.

Reclamações, seja para a agência de enfermagem, seja em forma de processo, são uma preocupação especial das enfermeiras de cuidados críticos. Como seus pacientes não são estáveis como os pacientes de outras áreas do serviço de saúde, elas correm alto risco de desfecho indesejado. Essas reclamações podem advir de diversas fontes, como pacientes, suas famílias e outros profissionais de saúde, ou mesmo do chefe da enfermeira. Mesmo um ex-marido vingativo de uma enfermeira pode alegar qualquer uma das violações listadas no NPA.

Por exemplo, se um paciente sente estar recebendo cuidados de enfermagem incompetentes ou não éticos, pode contatar a State Board of Nursing e registrar uma reclamação contra a(s) enfermeira(s) envolvida(s) nos cuidados. A agência de enfermagem então determina se a reclamação, caso verdadeira, violaria o NPA e resultaria possivelmente na limitação ou na perda da licença da enfermeira para a prática da profissão. Em caso afirmativo, a agência conduz uma investigação para determinar se a reclamação do paciente é real.

Sob a Quinta Emenda da Constituição dos EUA, todos os cidadãos têm o direito a um *julgamento justo* antes que o governo federal ou o estadual possa tirar deles qualquer propriedade. A lei estabelecida por precedentes legais indica que a licença de enfermagem é um tipo de propriedade, uma vez que por meio dela a enfermeira pode se sustentar. Assim, os direitos do julgamento justo estão ligados à licença de enfermagem. Isso significa que a State Board of Nursing precisa satisfazer algumas exigências processuais antes de disciplinar uma enfermeira por meio da retirada ou da limitação de sua licença para a prática. Em primeiro lugar, a enfermeira é *notificada* de que alguém fez uma queixa contra sua licença. A enfermeira também é intimada a uma *audição*, a qual segue os procedimentos destacados no NPA, a fim de responder às violações alegadas e defender-se.

Na maioria dos estados, a defesa final contra as acusações relativas à licença de uma enfermeira é feita por meio de uma audição na State Board of Nursing, que tipicamente tem enfermeiras entre seus membros. De modo a garantir que a audição será justa, a enfermeira acusada deve comparecer ao evento representada por um advogado cuja prática inclua licenciamento de enfermeiras. The American Association of Nurse Attorneys (TAANA) é uma fonte excelente de advogados com essa especialidade. Na audição, os membros da agência ouvem o caso contra a licença da enfermeira, que é apresentado por um advogado ou outro representante estadual. Testemunhas conhecedoras dos fatos que cercam a queixa testemunharão e apresentarão evidências. Tais testemunhas podem incluir membros da equipe da agência que investigaram a queixa ou que obtiveram os registros médicos e outros documentos relacionados a ela; a pessoa que prestou a queixa; qualquer testemunha do incidente; e pessoas que supervisionavam a enfermeira. Em seguida, a enfermeira, seja diretamente, seja por meio de um conselho legal, pode questionar as testemunhas da agência e apresentar evidências ou testemunhos que refutem as alegações da queixa. Com base nas apresentações do estado e da enfermeira, a State Board of Nursing determina se a enfermeira violou o NPA e, se o houver violado, qual medida de disciplina será tomada para proteger o público. Tipicamente, a decisão da State Board of Nursing é final e, a não ser que haja violações nos direitos da enfermeira de ter um julgamento justo, uma corte sustentará os achados da agência estadual caso qualquer um dos lados apele.

Embora o direito da enfermeira de ter um julgamento justo não possa ser retirado, agências estaduais de enfermagem têm o direito de suspender *imediatamente* a licença de uma enfermeira por atos que a junta considere tão perigosos para o bem-estar do público que a reclamação, caso seja verdadeira, constituiria uma emergência. Quando o estado suspende imediatamente a licença, a enfermeira deve parar toda e qualquer prática de enfermagem imediatamente. O NPA oferece à enfermeira o direito de uma audição urgente, pouco tempo depois da data de suspensão.

■ HIPAA

Uma agência federal que impacta enormemente a prática da enfermagem é o U.S. Department of Health and Human Services (HHS), que gera regulamentos e faz cumprir estatutos federais como o Health Insurance Portability and Accountability Act (HIPAA), o Medicare e o Medicaid, incluindo as regras para o reembolso de profissionais e instituições de saúde. As enfermeiras de cuidados críticos estão familiarizadas com o HIPAA, estatuto decretado pelo congresso em resposta às preocupações relativas à segurança dos registros eletrônicos de saúde.* O Title II HIPAA Privacy Rule, em particular, fez crescer a consciência das enfermeiras de cuidados críticos sobre sua necessidade de, antes de compartilhar as informações do paciente, verificar quem pode acessá-las. O HIPAA

---

*N.R.T.: No Brasil, há a Resolução Cofen nº 429/2012, que dispõe sobre o registro das ações profissionais no prontuário do paciente, e em outros documentos próprios da enfermagem, independentemente do meio de suporte – tradicional ou eletrônico. Saiba mais em: http://www.cofen.gov.br/resolucao-cofen-n-4292012_9263.html.

82 Parte 2 Questões da Prática Profissional no Cuidado Crítico

deixou claro que os pacientes têm um grande controle sobre sua informação de saúde e, em muitas circunstâncias, têm o direito de decidir com quem essa informação pode ser compartilhada pela enfermeira. O HIPAA também oferece diretrizes para a comunicação desse direito ao paciente. As exceções às regras de privacidade do HIPAA incluem o compartilhamento, nos registros, de informações necessárias para o oferecimento de cuidados por outros profissionais de saúde, de informações necessárias para a cobrança do pagamento, de informações não identificadas (quando informações pessoais e toda informação que pudesse identificar o paciente foram removidas) e de informações necessárias para o bem-estar geral, como dados de saúde pública e regulação de unidades e profissionais de saúde, incluindo o cumprimento do HIPAA. As regras de segurança do HIPAA também têm impacto sobre as práticas de enfermagem. Com o aumento do uso de registros eletrônicos de saúde, as enfermeiras precisam agir em conformidade com os regulamentos designados para a proteção de informações eletrônicas, inclusive o uso de senhas e identificação biométrica, além de posicionar as telas de computadores de modo a protegê-las de olhos não autorizados. A violação de padrões e regulamentos federais relevantes pode ter consequências sérias, inclusive a perda de reembolso federal pelo cuidado.

■ Direito trabalhista

Estatutos dos locais de trabalho e seus regulamentos de apoio formam outra área do direito administrativo que tem claro impacto na prática de enfermagem. Uma discussão completa sobre este tópico está além do escopo deste capítulo, mas as enfermeiras de cuidados críticos devem estar conscientes das legislações que afetam sua prática, bem como de suas condições de trabalho, de seu direito a um local de trabalho seguro e das responsabilidades dos supervisores e empregadores de profissionais de saúde. Cada estatuto é aplicado por uma agência governamental estadual ou federal que é também responsável pelo projeto e as revisões de tais regulamentos. Por exemplo, o Fair Labor Standards Act, o Occupational Health and Safety Act e o Family Medical Leave Act são aplicados pelo U.S. Department of Labor. A U.S. Equal Employment Opportunity Commission aplica o título VII do Civil Rights Act de 1964 com emendas, inclusive o Lilly Ledbetter Fair Pay Act de 2009. A National Labor Relations Board é uma agência federal criada para fazer cumprir o National Labor Relations Act. Diversas agências federais compartilham a responsabilidade pela aplicação do Americans with Disabilities Act (ADA), inclusive o Office of Civil Rights of HHS e o U.S. Department of Justice. O Quadro 8.1 apresenta o caso de uma enfermeira que processou seu empregador por uma violação do ADA.

Direito criminal

O direito criminal é público e abrange casos em que o governo local, estadual ou federal indicia um indivíduo sob alegação do cometimento de atos errados ou ilegais contra a sociedade. Em casos criminais, a vítima desempenha papel de testemunha do estado. Se a enfermeira é a vítima do crime investigado, será a testemunha. Caso o estado indicie a enfermeira pelo cometimento de um crime, ela será a acusada. Casos criminais envolvendo enfermeiras incluíram investidas e ameaças intencionais, fraude, roubo, homicídio por negligência e assassinato. Se uma enfermeira pretende ferir um paciente por meio de

---

> **Quadro 8.1** Estudo de caso | Direito trabalhista.*
>
> P. B., uma enfermeira anesthesiologista certificada e registrada que estava atravessando um divórcio traumático, expressou pensamentos suicidas para seus colegas de trabalho do hospital onde estava empregada. Em pelo menos uma ocasião, ela chorou e teve dificuldades na realização de tarefas rotineiras. Seus supervisores a colocaram em licença médica. Demandaram que ela satisfizesse certas exigências, inclusive que apresentasse os resultados de uma avaliação psiquiátrica, antes que pudesse voltar ao trabalho. Quando P. B. cumpriu as exigências, foi aceita de volta.
>
> P. B. processou o hospital, alegando que essa ação não tinha relação com o trabalho, mas era um ato de discriminação pessoal contra ela, uma vez que seus empregadores a enxergavam como incapaz, o que viola o Americans with Disabilities Act (ADA). O tribunal concluiu que o comportamento de P. B. faria uma "pessoa sensata" questionar se ela era ou não capaz de realizar seu trabalho. A atitude do hospital foi, portanto, uma necessidade relativa ao trabalho, não uma violação do ADA.

*Barnum v. The Ohio State University Medical Center *et al*.: 2016 U.S. App LEXIS 2957; 2016 FED App. 0106N (6th Cir.).

---

tratamento abaixo dos padrões, pode ser indiciada pelo estado sob o direito criminal, além de casos civis, abertos pelo paciente, relativos aos danos por imperícia, negligência ou omissão. Em geral, casos criminais são incomuns entre enfermeiras. Aquelas que oferecem tratamento a pacientes cujos ferimentos podem ter sido o resultado de atos criminosos algumas vezes se envolvem em casos criminais como testemunhas. Em alguns estados, pode ser demandado que relatem alguns ferimentos para autoridades de direito criminal. Um exemplo de caso criminal é apresentado no Quadro 8.5, adiante neste capítulo.

Direito civil

O direito civil é particular e lida com conflitos entre indivíduos. Inclui a lei de responsabilidade civil, leis contratuais e os conceitos de delegação de responsabilidade e de responsabilidade sobre o produto. A lei de responsabilidade civil inclui invasão, estupro, ataque físico e negligência.

Negligência de enfermagem em cuidados críticos

A responsabilidade legal fundamental da enfermeira nos ambientes de cuidados críticos não difere daquela da enfermeira em qualquer ambiente de trabalho. A enfermeira adere aos cinco princípios da proteção do paciente e do profissional (Quadro 8.2). Os processos legais mais comuns contra enfermeiras e seus empregadores baseiam-se na *negligência pelo profissional*, chamada *má prática*.

> **Quadro 8.2** Cinco responsabilidades legais da enfermeira.
>
> - Realizar apenas as funções para as quais foi preparada por sua formação e sua experiência
> - Realizar tais funções competentemente
> - Delegar responsabilidade apenas para pessoal cuja competência tenha sido avaliada e considerada aceitável
> - Tomar as medidas apropriadas indicadas pelas observações do paciente
> - Ser familiarizada com as políticas da agência empregadora

Um caso de má prática em enfermagem pode começar quando um paciente experimenta um atendimento ruim à beira do leito ou um desfecho indesejado relativo ao cuidado oferecido pela enfermeira. Se uma perda financeira significativa puder ser atribuída a tal desfecho, o paciente afligido pode iniciar um processo contra a enfermeira em um tribunal civil, alegando má prática. A enfermeira então se torna acusada em um caso civil de má prática. Essa experiência é um grande peso para toda enfermeira, mesmo nas melhores épocas. Em primeiro lugar, a enfermeira deve contatar sua operadora de seguros sobre responsabilidade profissional e obter conselho legal de um especialista em má prática de enfermagem. A enfermeira pode ser envolvida no passo seguinte do processo civil, chamado *descoberta*, que demanda a procura por documentos; a preparação de respostas escritas a perguntas escritas, chamada "interrogatório"; e o mais estressante de tudo, um depoimento, testemunho oral dado sob juramento e registrado por um taquígrafo judicial, mas fora do tribunal. No melhor dos casos, o advogado do paciente o aconselhará a retirar a queixa após o testemunho da enfermeira, mas na pior das situações o testemunho será mais tarde utilizado para desafiar a credibilidade da enfermeira durante a fase principal do processo, o *julgamento*. Nesse ponto, testemunhas darão seus depoimentos relativos a ambos os lados da contenda, além de apresentarem evidências para exame cruzado na corte. A fim de atestar a má prática, o paciente precisa provar todos os "elementos" da má prática: dever, descumprimento do dever, danos e causação.

■ Dever

Um dever é uma relação legal entre duas ou mais partes. Na maioria dos casos de enfermagem, o dever origina-se de uma relação contratual implícita entre o paciente e a instituição de saúde. O paciente, a companhia seguradora ou ambos concordam em pagar por qualquer atendimento de saúde que o paciente receba. Em troca, a instituição de saúde concorda em prestar o "cuidado esperado". O dever de uma enfermeira em particular para com o paciente pode ser confirmado, por exemplo, quando o nome da enfermeira aparece no prontuário do paciente. Uma enfermeira tem dever legal de oferecer cuidado esperado a todos os pacientes. Isso significa que a enfermeira precisa proporcionar cuidados em conformidade com o *padrão de cuidado* estabelecido para que uma enfermeira ofereça o cuidado esperado sob as circunstâncias do incidente.

A discussão sobre o padrão de cuidado é o centro de muitos casos de má prática. Em um processo típico contra má prática, isso é feito por ambos os lados chamando testemunhas especializadas para que apresentem evidências para suas diferentes versões do padrão de cuidado. Os seguintes fatores podem ser utilizados para determinar se o cuidado da enfermeira de cuidados críticos seguiu como esperado:

- Testemunho de especialistas em cuidados críticos, que podem incluir uma enfermeira de cuidados críticos trabalhando como testemunha especializada
- Manuais de protocolos e procedimentos da instituição empregadora
- Descrições das tarefas de enfermagem
- Textos, pesquisas e periódicos de enfermagem, livros sobre farmacologia
- Padrões de organizações profissionais (e diretrizes, p. ex., Advanced Cardiac Life Support [ACLS] e Titulação de Especialistas em Cuidados Críticos)

- Leis e regulamentos de orientação a profissionais e instituições
- Padrões de instituições de acreditação particulares
- Instruções de manuseio de equipamentos dos fabricantes (manuais dos fabricantes).

■ Descumprimento do dever

Qual era o padrão de cuidado? O que seria esperado de uma enfermeira de cuidados críticos em tais circunstâncias? Após o paciente queixoso estabelecer qual seria o dever da enfermeira, cabe a ele mostrar que a enfermeira descumpriu (violou) tais deveres, ou seja, foi negligente. A enfermeira de cuidados críticos que falha em satisfazer o padrão de cuidado descumpre seus deveres para com o paciente.

Negligência pode ser "comum" ou "grosseira". A negligência comum implica descuido profissional. A negligência grosseira sugere que a enfermeira ignorou, deliberada e conscientemente, um risco conhecido de dano para o paciente. Muitos casos envolvem a negligência comum, mas a negligência grosseira pode ser encontrada se, por exemplo, a enfermeira ignorou os preceitos éticos do cuidado de enfermagem ou causou danos a um paciente sob a influência de drogas ou álcool.

■ Causação

A lei de má prática exige uma relação causal entre o descumprimento do padrão de cuidado da enfermeira de cuidados críticos e a lesão do paciente. Para que a má prática seja confirmada, o paciente querelante precisa mostrar que a lesão ou dano ocorreu como resultado de ação ou omissão da enfermeira; ou seja, que sua lesão não teria ocorrido não fosse a conduta em questão. O paciente queixoso também precisa provar que a lesão foi razoavelmente prevista. Por exemplo, se uma enfermeira de cuidados críticos administrou digoxina a um paciente cardiopata que exibia frequência de pulso de 30 bpm (batimentos/minuto) e o paciente sofreu uma parada cardíaca, a corte provavelmente concluiria que a enfermeira de cuidados críticos causou a parada do paciente; ou seja, que a administração errônea da digoxina foi a "causa mais provável" da parada. No entanto, se o paciente exibisse uma frequência de pulso de 70 bpm quando a digoxina foi administrada e sofresse uma convulsão inesperada, seria provável que a ação da enfermeira não seria considerada tão descuidada ao ponto de ter causado a convulsão. Nesse caso, a enfermeira normalmente seria absolvida, porque as convulsões não constituem uma complicação esperada da administração de digoxina.

■ Danos

A intenção da lei contra negligência e má prática consiste em considerar a parte afetada pelo dano como um "todo". A lei tenta devolver o reclamante o máximo possível à posição em que ele estaria caso a conduta da enfermeira não tivesse causado danos. Infelizmente, os danos permanentes, em geral, não podem ser recuperados. Dessa maneira, a maioria dos tribunais tenta oferecer ao paciente querelante uma quantia financeira como compensação por sua lesão. Penas financeiras são agrupadas sob os amplos títulos de prejuízos financeiros e não financeiros.

Prejuízos financeiros relacionam-se com aqueles que podem ser calculados dentro de um grau de certeza. Custos médicos e perda de rendimentos são dois tipos principais de prejuízos

84 Parte 2 Questões da Prática Profissional no Cuidado Crítico

financeiros. Os prejuízos não financeiros são um pouco mais difíceis de calcular. Eles incluem a dor, o sofrimento e a perda de capacidade funcional (p. ex., relações, capacidade de realizar tarefas domésticas) que ocorreram em consequência do erro. Muitos governos estaduais e o governo federal definem limites financeiros sobre a quantia que um paciente pode receber pela dor e sofrimento, independentemente da quantia que possa ser atribuída pelo júri.

O cônjuge e os filhos menores de um paciente também podem ser capazes de recuperar os prejuízos financeiros e não financeiros que sofreram em consequência de danos ao paciente. Quando um filho menor é o reclamante, não é raro que os pais impetrem uma ação por prejuízos não financeiros devido à perda de sociedade e afeto de seu filho. No lado econômico, um pai pode impetrar uma ação devido à perda de rendimentos pessoais no provimento das necessidades de cuidado ao filho.

Muitos tipos de queixas por má prática são apresentados contra enfermeiras de cuidados críticos. Os casos apresentados nos Quadros 8.3 a 8.5 ilustram os motivos pelos quais as enfermeiras são citadas em ações dessa natureza.

Em 1999, o Institute of Medicine (IOM) lançou um estudo chamado *To Err is Human: Building a Safer Health System* (Errar é humano: construindo um sistema de saúde mais seguro),[2] que aumentou a conscientização sobre os erros médicos, inclusive erros graves de medicação, os quais ocorrem em 5 a 10% dos pacientes admitidos em hospitais. Especialistas concordaram que a causa mais comum de erro é o sistema em si, não os profissionais do sistema. Esse relato iniciou a transformação da National Patient Safety Foundation pela American Medical Association, assim como a criação de um sistema não punitivo de relatos de acontecimentos pela Joint Commission for the Accreditation of Healthcare Organizations (JCAHO), atualmente conhecida como Joint Commission. As controvérsias ainda existentes incluem que tipos de erros devem ser relatados e se os profissionais devem ser disciplinados pelo erro. No caso de negligência grosseira, a enfermeira provavelmente será considerada responsável por erros de medicação independentemente de essas perguntas serem respondidas.

Delegação de responsabilidade

Delegação de responsabilidade significa considerar alguém (uma pessoa ou uma instituição) responsável pelas ações de outra. Enfermeiras de cuidados críticos algumas vezes se veem em situações nas quais a delegação de responsabilidade se aplica, inclusive superior responsável, responsabilidade corporativa, supervisão negligente e regra de responsabilidade pessoal.

Quadro 8.4 Estudo de caso | Erro na administração de medicamento.*

N. D. era uma mulher de 24 anos nascida com síndrome velocardiofacial, uma anomalia cardíaca. Durante seu crescimento, N. D. desenvolveu hipertensão pulmonar grave e recebia cuidados paliativos ou de *hospice*. Ela relatou estar estudando em uma universidade particular e se preparando para as férias quando foi agendada uma paracentese ambulatorial, procedimento paliativo, para realizar no hospital. Durante o procedimento, um médico notou que N. D. apresentava celulite, decidindo por isso mantê-la em tratamento antibiótico IV durante a noite. A mãe da paciente diz ter entregado à enfermeira uma caixa contendo os remédios de N. D. e suas dosagens acuradas.

A enfermeira presente na admissão da paciente registrou incorretamente a dose de enalapril a partir de um registro médico antigo. Todos os médicos e enfermeiras posteriormente envolvidos nos cuidados de N. D. falharam em notar esse erro e continuaram prescrevendo e administrando uma dose dupla de enalapril, apesar da queda de pressão arterial, o que pode ser um efeito colateral de enalapril, e da falência renal, que causou a morte da paciente dias depois.

Um representante de N. D. processou três médicos e duas enfermeiras. No julgamento, especialistas opinaram que os médicos e as enfermeiras desviaram-se dos padrões de cuidados ao dobrarem a medicação de N. D., não checando apropriadamente, não notando tampouco nem corrigindo o erro, igualmente não parando a administração de enalapril quando a pressão arterial da paciente caiu e seus rins falharam, além de terem transcrito incorretamente a informação da família sobre as prescrições de N. D. Um especialista notou que a maior razão para a morte indevida em hospitais é o erro de dosagem.

O júri determinou que N. D. morreu por sua doença cardíaca. Uma vez que o erro de dosagem não foi a causa da morte, a família de N. D. não recebeu compensação financeira. A decisão se manteve na apelação.

*Virginia Dickerson, as Lawful Heir of Nicole Dickerson, Appellant v. Saint Luke's South Hospital, Inc. *et al.*, Appellees. No. 110,513. 51 Kan. Ap. 2 d 337; 346 P.3 d 1100; 2015 Kan. App. LEXIS 25.

Quadro 8.3 Estudo de caso | Falha em aderir aos padrões razoáveis de cuidado.*

J. W., paciente com diversos fatores de risco, foi admitido no hospital para uma segunda cirurgia de tratamento de um abscesso em sua nádega 10 dias após a primeira cirurgia. Seu cirurgião orientou que aparelhos de compressão sequencial fossem afixados às pernas de J. W. após a cirurgia, mas as enfermeiras falharam no cumprimento dessa orientação. J. W. desenvolveu trombose venosa profunda (TVP), que resultou em amputação de ambas as pernas abaixo dos joelhos.

No julgamento, o júri considerou que as enfermeiras descumpriram o padrão de cuidado quando falharam em seguir as ordens do cirurgião. Entretanto, uma testemunha especialista discordou, questionando se a negligência causou a TVP ou se ela se consolidou após a primeira cirurgia, antes da segunda. O júri concluiu que a negligência das enfermeiras tinha mais probabilidade de ter causado a TVP. J. W. recebeu US$ 650.000 em danos, e o veredito foi mantido na apelação.

*Providence Hospital, Inc., Appellant/Cross Appellee v. John Willis, Appellee/Cross-Appellant. Nos. 13-CV-920 & 13-CV-921. 103 A.3 d 533; 2014 D.C. App. LEXIS 511.

Quadro 8.5 Estudo de caso | Responsabilidade criminal em cuidados críticos.*

C. C. era um enfermeiro que já sofrera medidas disciplinares e fora demitido de seis hospitais de diferentes estados. Quando se candidatava a novos empregos, os antigos empregadores não revelavam os motivos de sua demissão, tampouco o denunciaram para a Board of Nursing. C. C. foi preso após a investigação de uma morte inesperada no sétimo hospital revelar a presença de uma dose letal de digoxina no paciente. Como essa era a segunda superdosagem não explicada em 2 semanas, o hospital iniciou investigação mais profunda, a qual acabou revelando que C. C. matou pelo menos 40 pacientes em mais de 16 anos injetando-lhes doses letais de medicamentos, inclusive brometo de pancurônio e insulina. Ele pode ter matado até 400 pacientes.

C. C. afirmou ter matado pacientes para livrá-los do sofrimento. Ele foi condenado sob o código criminal do estado por assassinato e recebeu seis prisões perpétuas.

*Sackman B: When the ICU becomes a crime scene. Crit Care Nurs Q 38(1):30-35, 2015.

■ Superior responsável

A doutrina do superior responsável é traduzida como "deixar que o mestre responda pelos pecados de seu servidor". Sob essa teoria legal, os hospitais são considerados responsáveis pela negligência de seus empregados. O superior responsável é uma doutrina legal baseada em políticas públicas que reconhecem que um hospital lucra com os pacientes que buscam atendimento, e, caso ocorra a negligência, o hospital deve pagar por quaisquer danos causados pelos profissionais do hospital. Essa doutrina aplica-se apenas quando os empregados do hospital agem dentro do seu ambiente de trabalho.

O conceito de superior responsável não se aplica em situações que envolvam profissionais com empregos temporários, porque, em geral, eles são empregados de cooperativas, não do hospital. Também não se aplica tipicamente a médicos, pois não são em geral empregados do hospital. Essa doutrina não se aplica a enfermeiras empregadas em um hospital, mas acusadas de má prática por seu trabalho fora do hospital a que são vinculadas.

Como os hospitais podem ser considerados responsáveis pelas atividades de enfermagem realizadas por seus empregados, eles fazem seguro a fim cobrir os custos da defesa de funcionários acusados em casos de má prática. Entretanto, muitas enfermeiras também fazem seguro pessoal contra erro profissional a fim de cobrir as atividades de enfermagem autônomas e os custos da escolha de seu aconselhamento independente quando diversas partes de sua instituição são processadas, pois terão provavelmente conflito de interesses.

■ Responsabilidade corporativa

A responsabilidade corporativa é a delegação de responsabilidade que ocorre quando um hospital é considerado responsável por seus próprios erros de conduta. Por exemplo, quando se descobre que uma unidade está persistentemente desprovida do pessoal necessário e um paciente sofre danos em consequência da equipe reduzida, o hospital pode ser considerado responsável. É razoável esperar que qualquer hospital que tenha uma UTI ou um serviço de emergência (SE) tome as medidas de precaução para assegurar uma equipe adequada ou que os leitos ou admissões sejam reduzidos.

A responsabilidade corporativa também pode ocorrer dentro de situações "onde necessário". Uma enfermeira que trabalha em um ambiente de cuidados críticos deve ser competente para fazer os julgamentos de enfermagem imediatos e para agir de acordo com tais decisões. Se a enfermeira não possui o conhecimento e as habilidades exigidos para uma enfermeira de cuidados críticos, ela não deve tentar atuar em cuidados críticos. Uma enfermeira que não esteja bem preparada para atuar em cuidados críticos deve notificar à enfermeira-chefe ou à supervisora de enfermagem sobre esse fato. A enfermeira precisa dizer claramente quais atividades do cuidado de enfermagem ela pode e não pode implementar. A supervisora e a enfermeira-chefe devem, então, delegar as demais atribuições de enfermagem a outros membros da equipe com formação, treinamento e experiência adequados. O Quadro 8.6 aborda as questões preocupantes para uma enfermeira lotada "onde necessário" (SOS).

■ Supervisão negligente

Supervisão negligente é a delegação de responsabilidade que ocorre quando o supervisor não realiza suas tarefas de maneira adequada junto às pessoas sob sua orientação. Por exemplo, quando uma enfermeira é deslocada para uma unidade

---

Quadro 8.6 — Perguntas frequentes no caso de transferência para uma unidade hospitalar não conhecida.

1. *Se for solicitado que eu vá para outra unidade, devo ir?*
Você será chamada para mudar-se para outra unidade em geral. Caso recuse, poderá sofrer medidas disciplinares segundo a teoria de que está descumprindo seu contrato de trabalho ou falhando em respeitar as políticas e procedimentos do hospital. Algumas unidades de enfermagem negociam com os hospitais que seja assegurado que apenas pessoal treinado será transferido entre unidades especiais.

2. *Se eu for transferida para uma unidade com a qual não estou familiarizada, que tipos de responsabilidades profissionais devo assumir?*
Será esperado que você realize apenas as atividades de enfermagem que consiga realizar com competência. Em alguns casos, isso significa realizar atividades básicas de enfermagem, como medição de pressão arterial e tratamentos simples. Se você não estiver familiarizada com os tipos de medicamentos usados na unidade, não deve administrá-los até estar familiarizada. Lembre-se dos cartões de medicamentos dados para que as alunas preencham nos cursos de enfermagem. Eles existem porque uma enfermeira sensata e prudente não administra medicação sem o conhecimento da farmacologia, da dosagem, do método de administração, dos efeitos colaterais e da interação de cada remédio com outras substâncias. O mesmo raciocínio se aplica para todos os outros tipos de monitoramento em cuidados críticos.

3. *O que devo fazer caso me sinta despreparada ao chegar à unidade?*
Sugira colaborar na unidade com exigências básicas de cuidados de enfermagem e que as atividades especializadas (p. ex., monitoramento invasivo, monitoramento cardíaco ou administração de substâncias não familiares) sejam realizadas pelos membros da equipe adequadamente preparados. Não se sinta incompetente porque você não está familiarizada com todos os aspectos dos cuidados de enfermagem. Afinal, quando foi que você viu um neurologista entrar em uma sala de parto e realizar uma cesariana?

4. *O que fazer caso a enfermeira-chefe me delegue uma função que não estou apta para realizar com segurança?*
Você é obrigada a dizer que não está qualificada e demandar outra função de enfermagem. A enfermeira-chefe também precisa lembrar-se de que pode ser considerada responsável por supervisão negligente se der a você ordens de realizar uma atividade insegura da qual resulta dano a um paciente.

---

desconhecida e informa à enfermeira-chefe que ela nunca trabalhou em cuidados críticos, é desaconselhável a enfermeira-chefe pedir-lhe que realize um monitoramento invasivo, por exemplo. Se a enfermeira-chefe atribuísse essas responsabilidades a uma enfermeira com lotação "onde necessário" (enfermeira SOS) e isso resultasse em dano ao paciente, a enfermeira-chefe poderia ser considerada responsável por supervisão negligente.

■ Doutrina do "comandante do navio" *versus* regra da responsabilidade pessoal

Por certo tempo, o médico foi visto como o "comandante do navio" em relação à enfermeira. Portanto, esperava-se que qualquer ordem do médico fosse implementada pela enfermeira. Essa doutrina foi substituída em grande parte por um conceito legal conhecido como *regra da responsabilidade pessoal*. Como resultado, enfermeiras são responsáveis por tomarem decisões conscientes em virtude de sua própria formação especializada, de seu treinamento e de sua experiência. Uma enfermeira de cuidados críticos insegura quanto à prescrição do médico ser

86 Parte 2 Questões da Prática Profissional no Cuidado Crítico

> **Quadro 8.7** Estudo de caso | Regra da responsabilidade pessoal e julgamento independente de enfermagem.
>
> R. K., homem de 35 anos, foi atingido na nuca por uma bola de *softball* enquanto corria até a base e caiu com o rosto para baixo, momentaneamente perdendo a consciência. Ele foi transportado para o setor de emergência de um hospital por uma ambulância. No hospital, uma tomografia computadorizada mostrou um hematoma epidural parietal agudo no lado esquerdo com fratura do crânio deprimida. As enfermeiras avaliaram R. K. 3h30min e 5 h após sua admissão, notando que ele se apresentava estável. Uma hora depois, uma enfermeira sinalizou ao cirurgião que a condição de R. K. estava piorando, mostrando pupilas desiguais e possíveis convulsões. O paciente foi entubado e médicos demandaram sua transferência. Como R. K. não pôde ser transportado por meio aéreo, os médicos realizaram uma cirurgia de emergência para extravasar o hematoma.
>
> R. K. processou o hospital, os médicos e as enfermeiras por negligência. O hospital respondeu que não era responsável pelos médicos, pois eram trabalhadores independentes, não funcionários do hospital. Um médico certificado e com prática em medicina de emergência testemunhou, como testemunha especialista do hospital, que as enfermeiras satisfizeram o padrão de cuidado.
>
> O especialista de R. K. era um médico que não trabalhava em cuidados agudos. O tribunal determinou que a testemunha não era qualificada por treinamento e experiência a testemunhas sobre a especialidade de cuidados de emergência. Isso significou que R. K. não deu ao tribunal base de sustentação para sua queixa de negligência, pelo que ele perdeu a causa.

Kunkel *et al.* v. Universal Health Services of Rancho Springs, Inc. E0532776 2012 Cal. App. Unpub. LEXIS 3649.

apropriada não deve segui-la, mas pedir esclarecimentos do médico ou, quando necessário, de sua enfermeira supervisora. O Quadro 8.7 apresenta um estudo de caso relacionado à regra da responsabilidade pessoal.

Prescrição médica questionável

A prescrição médica questionável é uma situação difícil para enfermeiras, que com frequência sentem seus empregos ameaçados caso não cumpram as ordens do médico. Entretanto, uma prescrição visivelmente errada pode causar dano ao paciente quando seguida. Uma consequência secundária pode ser a responsabilização do médico, da enfermeira e do hospital (empregador) caso o paciente sofra dano como resultado direto da prescrição. Tanto a ética quanto a preservação profissional (onde uma enfermeira de cuidados críticos poderia trabalhar sem sua licença?) pedem a sabedoria de recusar-se a obedecer ordens em algumas situações.

Deve existir, em procedimento ou por meio de diretrizes, uma política indicando a maneira de resolver a questão da prescrição médica "questionável". Isso é importante para todas as prescrições, mas em particular para aquelas dadas para pacientes criticamente doentes, caso em que doses não usuais de medicamentos são prescritas com frequência. A enfermeira que questiona uma prescrição deve expressar seus motivos de preocupação para o médico que a prescreveu. Tal abordagem inicial com frequência resulta tanto em uma explicação da prescrição e uma justificativa do médico no prontuário do paciente, quanto em uma alteração da prescrição com base em informações adicionais fornecidas pela enfermeira. Caso a abordagem seja malsucedida, muitos hospitais demandam que o médico presente ou a enfermeira supervisora sejam notificados. Outros locais têm uma política de que o responsável pelo

serviço de saúde deve ser consultado acerca de prescrições questionáveis. No caso de todas essas opções não serem possíveis ou terem sido malsucedidas, uma enfermeira de cuidados críticos ou de outra unidade pode se recusar a dar a medicação se dano ao paciente é esperado.

Estabelecimento de protocolos

Quando se exige que a enfermeira de cuidados críticos realize atos médicos e ela não está sob supervisão direta e imediata do médico que faz a delegação, as atividades devem ser baseadas em protocolos estabelecidos. Esses protocolos devem ser criados pelos serviços médico e de enfermagem, e devem ser revistos conforme os NPA de cada estado. Os protocolos devem ser revistos com frequência, de modo que os profissionais de saúde possam ter certeza de que refletem os atuais padrões e regulamentos de cuidados médicos e de enfermagem. No caso de uma ação por má prática profissional, os protocolos e procedimentos em cuidados críticos podem ser apresentados como evidências para ajudar a estabelecer o padrão de cuidado aplicável. Embora seja importante que os protocolos apontem a direção, detalhes excessivos restringem a flexibilidade da enfermeira de cuidados críticos, ao selecionar um curso de ação apropriado, e são, mais provavelmente, diferentes da prática real, aumentando o risco de acusações contra as enfermeiras e a instituição.

Responsabilidade pelo equipamento hospitalar defeituoso

Um dispositivo hospitalar, definido como quase tudo usado no cuidado do paciente que não seja um medicamento, inclui materiais complexos (p. ex., bombas por balão intra-aórtico, tubos orotraqueais, marca-passos, desfibriladores), juntamente com aqueles menos complicados, como comadres, materiais de sutura e tampões. Antes de 1976, os dispositivos hospitalares não eram regulamentados; desde 1976 a U.S. Food and Drug Administration (FDA), com o HHS, regulou os equipamentos médicos vendidos nos EUA. O Safe Medical Devices Act de 1990 exige que as instituições usuárias, que incluem hospitais e centros de cirurgia ambulatorial, mas não os consultórios médicos, relatem ao fabricante o mau funcionamento de dispositivos hospitalares que resultem em doença grave, lesão ou morte de um paciente. Esse relato também deve ser feito à FDA quando ocorre a morte do paciente. Uma doença grave ou dano inclui não somente uma doença ou lesão com risco de morrer, mas também um dano que exija "intervenção cirúrgica ou clínica imediata para impedir que seja permanente o dano a uma função orgânica ou estrutura corporal".[3] Portanto, o rompimento da bomba do balão intra-aórtico de um paciente que depende desse dispositivo determina o seu transporte imediato para a sala de cirurgia para remoção e substituição do dispositivo, e é um evento que deve ser relatado. A equipe de enfermagem e outras equipes devem participar agora no relato de mau funcionamento do dispositivo, incluindo aqueles associados a erro de utilização, a um departamento designado do hospital. Os profissionais nessa área geralmente são responsáveis por determinar qual funcionamento inadequado determina a obrigatoriedade de notificação e para quem ele deve ser relatado.

Em 2009, a secretaria do HHS demandou que o comissário da FDA publicasse regulamentos para equipamentos de classe III, que têm o maior risco de causar danos aos pacientes, a fim de assegurar que eles sejam aprovados por meio do mais

> **Quadro 8.8 Estudo de caso | Equipamento defeituoso e negligência.***
>
> P. B. sofreu uma falência cardíaca grave e passou por cirurgia com colocação de dispositivo de assistência ventricular esquerda Heart-Mate II® (LVAD). A enfermeira deu a P. B. e sua esposa instruções pós-operatórias sobre os alarmes que o LVAD poderia emitir, afirmando que alarmes intermitentes não eram um risco à vida, mas sim os alarmes contínuos.
>
> Um mês depois da cirurgia com LVAD, a Thoratec Corporation, fabricante do HeartMate II®, publicou um alerta de que o aparelho "pode requerer reoperação para substituição da bomba". P. B. não foi informado sobre tal alerta.
>
> A Sra. B testemunhou que, na noite anterior à morte de seu marido, eles "ouviram muitos sons, pequenos sons" e checaram todos os sistemas do equipamento, o qual parecia estar funcionando apropriadamente. Pela manhã, os mesmos alarmes soaram e eles mudaram o "controlador" do Sr. B. Com a mudança do controlador, eles ouviram um som vindo do controlador, mas nada era mostrado na base de força que indicasse um problema. Ligaram, então, para a enfermeira e pediram que ela retornasse. Horas mais tarde, a enfermeira retornou a ligação e a Sra. B colocou o telefone junto ao equipamento para que a enfermeira o escutasse soar. Durante o telefonema, P. B. queixou-se de tontura, e a enfermeira instruiu a Sra. B a manter o aparelho de seu marido funcionando por meio de baterias enquanto ela checava a natureza do problema. A enfermeira assegurou ao casal que não se preocupassem a menos que ouvissem um ruído alto, alertando que a Sra. B levasse o marido para o hospital. A enfermeira disse ter telefonado para o fabricante para informações adicionais.
>
> Pouco depois de a Sra. B. ter conversado com a enfermeira, o LVAD soou alto e mostrou uma luz vermelha. Apesar de uma ligação imediata da Sra. B. para a 911, seu marido veio a falecer. A Sra. B. entrou com uma ação contra o fabricante do LVAD e contra o governo dos EUA como empregador da enfermeira e do cirurgião cardíaco, alegando que foram negligentes por não alertarem à família sobre os problemas com o LVAD.
>
> O tribunal concluiu que a enfermeira e o cirurgião eram ambos responsáveis por má prática por falharem em informar razoavelmente ao Sr. e à Sra. B. sobre as dificuldades do equipamento. O governo trabalhou para a dissolução do caso, uma vez que a Sra. B. não recorreu ao testemunho de um especialista para estabelecer o descumprimento do padrão de cuidado. Entretanto, o tribunal aplicou a lei estadual de "exceção de conhecimento comum" para a exigência de testemunhas especialistas, e manteve a decisão em favor da viúva de P. B. O estado também entrou com uma ação paralela contra o fabricante do LVAD.

Bush v. United States of America. No. 14-30896. 802F.3d 680; 2015 U.S. App. LEXIS 16594.

rigoroso processo de revisão pré-venda.[4] É dever da instituição não usar equipamento comprovadamente defeituoso. Se o equipamento para de repente de fazer aquilo que ele se destinava a fazer, faz ruídos incomuns ou apresenta uma história de mau funcionamento e não foi reparado, o hospital pode ser responsabilizado pelo dano provocado pelo equipamento. Da mesma forma, as enfermeiras poderiam ser responsabilizadas caso soubessem ou devessem saber desses problemas e ainda assim usassem o equipamento. O caso apresentado no Quadro 8.8 envolve responsabilidade por equipamento defeituoso.

Autonomia do paciente para a tomada de decisão

As leis de proteção à autonomia do paciente demandam que ele receba informação suficiente para que possa tomar decisões informadas e inteligentes ao aceitar ou recusar um tratamento proposto. Isso se chama *consentimento informado* e pode ser um desafio especial para as enfermeiras tratando de pacientes criticamente doentes. Obter consentimento informado de um paciente, de sua família ou de um representante, no caso de o paciente não estar responsivo, é responsabilidade do profissional de saúde prescrevendo o tratamento, em geral um médico. Pede-se com frequência que a enfermeira presencie a assinatura do formulário de consentimento. Nesses casos, ela meramente atesta que a assinatura no formulário é a do paciente ou do substituto de tomada de decisão do paciente. Quando a enfermeira realmente presencia a explicação relativa à natureza do tratamento proposto, aos riscos e benefícios do tratamento, aos tratamentos alternativos e potenciais consequências caso o paciente ou seu representante decida não fazer nada, a enfermeira pode anotar em seu caderno ou no prontuário do paciente: "procedimento de consentimento presenciado." Tal informação pode ser vital no caso raro de um paciente ou família alegar que o profissional de saúde não proporcionou consentimento informado.

Diretrizes antecipadas | Testamentos vitais e poderes de representante

Diretrizes antecipadas são documentos legais que preservam o direito do paciente de determinar seu tratamento, pois permitem que o paciente tome decisões sobre seus cuidados de saúde antes de ficar doente, para o caso de se tornar incapaz de tomar decisões no futuro. Essa incapacidade pode se dar por doença, idade, trauma ou determinação legal. Se um paciente é determinado como incapaz, a enfermeira precisa identificar e contatar o substituto de tomada de decisão do paciente a fim de que as decisões de saúde do paciente sejam tomadas em seu lugar.

Se não há um substituto designado por escrito, a lei estadual identifica os familiares apropriados para tomarem as decisões. O substituto deve recorrer às diretrizes antecipadas do paciente e a qualquer outra diretriz conhecida sobre seus desejos. Essa situação pode se tornar complexa, em especial quando o substituto de tomada de decisão discorda dos conselhos do médico ou de outro profissional de saúde; discorda dos desejos descritos antecipadamente pelo paciente em sua diretriz ou de outra forma; ou discorda de outro substituto, o que pode ocorrer quando os filhos, pais ou irmãos do paciente compartilham a responsabilidade. Assim como a enfermeira não deve implementar procedimentos que identifique como não éticos, médicos e enfermeiras também não podem substituir seu julgamento sobre o direito do paciente de tomar a decisão de aceitar ou rejeitar procedimentos disponíveis.

Um *testamento vital* é uma diretriz escrita por um paciente capaz à sua família e à equipe de profissionais de saúde no tocante a seus desejos caso venha a não ser capaz de expressar-se no futuro. Um testamento vital se aplica apenas às situações limitadas descritas nele, o que pode não incluir a decisão específica que precisa ser tomada. Um testamento vital se torna efetivo apenas se o paciente estiver em estado terminal, em coma permanente ou incapacitado de comunicar seus desejos. Consequentemente, quando o paciente está criticamente doente ou temporariamente incapaz de tomar decisões relativas aos cuidados de saúde, o testamento vital pode não ser utilizado.

Para proporcionar uma cobertura mais ampla, pacientes precisam preparar uma *procuração para cuidados de saúde*, um documento legal que permite ao paciente apontar um substituto de tomada de decisões enquanto ainda se encontra capaz para

88 Parte 2 Questões da Prática Profissional no Cuidado Crítico

tanto. Esse responsável legal é um amigo de confiança ou familiar que toma as decisões do tratamento e dos cuidados de saúde por ocasião da incapacidade do paciente.

Pacientes cautelosos prepararão tanto um testamento vital quanto uma procuração para o responsável legal. Isso assegura que as decisões do responsável sejam tão próximas quanto possível do que o paciente deseja. Muitas diretrizes antecipadas dão ao responsável instruções específicas relativas à saúde. Por exemplo, a diretriz antecipada pode oferecer instruções relativas a nutrição e hidratação artificiais, ou pode destacar alguns tratamentos, com decisão de "não reanimar" sob circunstâncias específicas.

Em resposta a um estatuto federal chamado Patient Self-Determination Act, de 1991,[5] todos os 50 estados dos EUA têm estatutos que permitem aos pacientes a execução de testamentos vitais, documentos de poder duradouro e diretrizes antecipadas. Entretanto, cada estado pode empregar exigências únicas para a escrita de tais documentos. Alguns estados exigem que a diretriz seja aprovada por tabelião. Outros mandam que um mediador autodesignado destaque os prós e contras associados à diretriz antecipada do paciente. A exigência de testemunhas também varia de estado para estado. Como consequência, é importante conhecer as leis relativas às diretrizes antecipadas em cada estado. Um passo inicial excelente é o *site* da National Hospice and Palliative Care Organization (caringinfo.org), na qual há diretrizes antecipadas para *download* e as instruções de cada estado. O *site* da American Association of Retired Persons (aarp.org) proporciona a leigos e profissionais de saúde informações atualizadas sobre planejamento antecipado para os cuidados de saúde.

Na maioria dos estados, é mais provável que um testamento vital recente seja tomado como evidência de que o paciente desejava estar responsivo quando a decisão se apresentasse. Embora não haja casos relativos a testamentos vitais escritos, há diversos casos envolvendo pacientes que expressaram seus desejos oralmente acerca de medidas de prolongamento da vida.

Questões que envolvem medidas de suporte de vida

Várias questões básicas relacionadas com a recusa e a suspensão do tratamento podem envolver a enfermeira de cuidados críticos. As prescrições de não reanimar (NR), a recusa de tratamento por motivos religiosos, as diretrizes antecipadas e a suspensão do suporte de vida situam-se, sem exceção, nessa categoria.

Prescrições de não reanimar

As taxas de sucesso da reanimação cardiopulmonar (RCP) para aqueles que recebem cuidados intra-hospitalares são variáveis e afetadas pelo ambiente do paciente e pelos fatores de reanimação.[6] No entanto, a RCP não é apropriada para todos os pacientes que apresentam parada cardíaca porque ela é altamente invasiva e pode constituir-se em uma "violação positiva do direito de um indivíduo de morrer com dignidade". Ademais, a RCP pode não estar indicada quando a doença é terminal e irreversível e quando o paciente pode não obter benefício.

As autoridades competentes (p. ex., o Presidente da Comissão de Ética Médica) recomendaram que os hospitais tenham uma política explícita sobre a prática de registrar e implementar prescrições de NR.[7] Muitos hospitais e sociedades médicas e alguns estados publicaram políticas de NR.[8]

Reanimar qualquer paciente é uma decisão que é tomada pelo médico assistente, pelo paciente e pela família, embora as enfermeiras de cuidados críticos e outras enfermeiras frequentemente tenham uma influência substancial na tomada de decisão. No entanto, geralmente, o consentimento de um paciente legalmente habilitado ou de seu representante é exigido quando se decide por uma NR, a qual é prescrita.

Quando se toma a decisão de NR, a prescrição deve ser redigida, assinada e datada pelo médico responsável. Ela deve ser revista periodicamente; as políticas hospitalares podem exigir a revisão a cada 24 a 72 horas. Os métodos mais informais de designação de pacientes que não devem ser reanimados podem levar a incertezas e respostas inadequadas quando ocorrer uma parada. Se houver uma parada cardíaca no serviço de emergência ou em outra situação na qual não foi tomada e escrita uma decisão formal de NR, as equipes médica e de enfermagem devem ser sempre favoráveis à intervenção, e o código equivalente deve ser acionado. O "código lento" (no qual a enfermeira demora muito para chamar a equipe ou leva tempo para responder) nunca é permitido, quer a RCP esteja indicada, quer não.

Os tribunais algumas vezes se envolvem em decisões de NR e oferecem diretrizes legais ao longo do caso. Em 2004, um tribunal da Califórnia regulamentou que um médico pode, legalmente, escrever uma ordem de NR para um paciente menor de idade para o qual não há tratamento que salve ou prolongue a vida. Esse caso envolveu uma ordem de NR para Christian, menino de 11 anos de idade com fibrose cística que apresentou um caso de gripe seguida de pneumonia após seus pais se recusarem a vaciná-lo contra a gripe. Uma enfermeira testemunhou estar presente durante a discussão entre médico e pais e que ambos os genitores concordaram com a ordem de NR "graças à condição crônica irreversível (de Christian)".[9] O Quadro 8.9 apresenta outro caso com participação de um tribunal, em que havia uma disputa entre o hospital e a família no tocante aos cuidados com o paciente.

Quadro 8.9 **Estudo de caso | Interrupção do suporte ventilatório.***

H. M. não tinha um testamento vital. Seu marido, C. M., afirmava que ela havia pedido a ele que tomasse decisões concernentes ao suporte de vida no caso de ela algum dia não ser capaz de fazê-lo. Ela também disse a ele que desejava continuar no suporte e permanecer viva.

Após cirurgia no punho, H. M. desenvolveu infecção e foi colocada em suporte ventilatório. A equipe repetidamente perguntou a C. M. sobre a remoção da ventilação de H. M., mas C. M. recusou a retirada e instruiu a equipe a nunca "desligar os aparelhos".

Após cerca de 3 meses, a ventilação foi retirada e H. M. morreu. Seu marido entrou com uma ação contra o hospital, com base na premissa de que o hospital tinha "ignorado os desejos" de H. M. As queixas contra o hospital incluíam má prática médica, a dor e o sofrimento de H. M., a morte indevida, a perda da companheira de C. M. e a imposição intencional de sofrimento emocional em C. M. e seus filhos. O hospital pediu que o tribunal realizasse julgamento sumário a seu favor. O tribunal aceitou o pedido na maior parte das alegações, mas a queixa de má prática permaneceu e foi a julgamento diante de um júri. O caso ainda está em andamento e seu desfecho final não está disponível.

*Marsala *et al.* v. Yale-New Haven Hospital, Inc. AANCV12601861, AANCV126011711. 2015 Conn. Super. LEXIS 588.

Estima-se que a maioria dos norte-americanos não tenha uma diretriz antecipada.[10] Uma diretriz antecipada pode facilitar decisões difíceis. Também é importante para os pacientes conversarem com suas famílias e com seu médico, sua enfermeira ou cuidador designado sobre as decisões do fim de vida.

Direito de recusar o tratamento por motivos religiosos

Alguns tribunais não se colocam contrários à decisão de um paciente recusar o tratamento com base em sua crença religiosa, mas provavelmente o farão se o bem-estar de uma criança dependente estiver em jogo. Por exemplo, em um caso, a suprema corte de Connecticut concluiu que um hospital não poderia "forçar cuidados médicos não desejados em um paciente que [...] competente e claramente negou tais cuidados". As enfermeiras de cuidados críticos precisam consultar o departamento de gerenciamento de riscos ou o conselho legal do hospital em tais situações a fim de assegurar o manejo apropriado desse tipo de questão legal.[11] Há exceções às exigências de consentimento informado. Por exemplo, uma situação de emergência na qual o tempo e as circunstâncias criam barreiras críticas não demanda consentimento informado antes de os procedimentos iniciais serem implementados. Um paciente pode também renunciar ao direito de consentimento informado afirmando não desejar informações sobre o tratamento ou o procedimento proposto. O Quadro 8.10 ilustra um caso envolvendo um paciente testemunha de Jeová no tocante a transfusões sanguíneas.

Casos de referência sobre a retirada do tratamento

Em que consiste o suporte de vida? Quando essas medidas devem ser usadas? Quando devem deixar de ser aplicadas? Essas são questões que emergiram em muitos tribunais. Entretanto, a lei nessas áreas ainda está em desenvolvimento e continuará a se desenvolver enquanto cada estado cria suas próprias diretrizes e enquanto a tecnologia continua a introduzir novas possibilidades.

Na questão de *Schiavo vs. Schiavo*,[12] os EUA foram arrastados por uma batalha legal e emocional relativa à questão do direito de morrer e, na ausência das diretrizes antecipadas, de quem pode falar por um paciente inconsciente. Theresa (Terri) Schiavo estava em estado vegetativo por 13 anos. Em 2003, o marido da Sra. Schiavo, Michael, solicitou a suspensão do suporte nutricional e de hidratação da esposa sob objeções dos pais e irmão dela.

Em resposta, os pais de Terri, Robert e Mary Schindler, conduziram uma batalha perante a Corte Estadual da Flórida, a Corte de Apelação Americana, a Assembleia Legislativa do Executivo da Flórida, o Congresso Americano, a Casa Branca e, eventualmente, a Suprema Corte Americana.[13] Paralelamente às ações legais, as partes apresentaram também as circunstâncias e o futuro de Terri perante o julgamento da opinião pública.

Embora seja incomum esse tipo de caso chegar à Suprema Corte, o envolvimento de tribunais menores nesse tipo de situações não é raro. Quando uma pessoa doente é incapaz de compreender ou falar coerentemente em seu favor, a lei exige que os profissionais de saúde obtenham um documento de diretrizes antecipadas pessoais do paciente. Tribunais têm debatido repetidamente sobre quem deve tomar decisões sobre o cuidado

---

> **Quadro 8.10** **Estudo de caso | Transfusão de sangue para salvar a vida de testemunhas de Jeová.**
>
> G. R., mulher de 55 anos que segue a crença das testemunhas de Jeová e tinha doença renal em estágio terminal, recebeu transplante de rim e teve alta 2 dias depois. Ela voltou ao hospital cerca de 1 semana mais tarde queixando-se de dor abdominal. Uma biopsia por agulha guiada por tomografia computadorizada confirmou rejeição vascular mediada por anticorpos e a mulher iniciou tratamento de plasmaférese, também conhecido por afetar parâmetros e fatores da coagulação.
>
> No dia seguinte, os níveis de hemoglobina e o hematócrito de G. R. estavam baixos, e uma tomografia computadorizada abdominal confirmou grande massa. A paciente foi levada para a sala de cirurgia, onde o rim transplantado foi removido, uma vez que a paciente apresentava sangramento, mas recusava-se a receber sangue, o que impossibilitou a sobrevivência do órgão. O marido da paciente confirmou a rejeição dela a uma transfusão de sangue por sua crença religiosa. A cirurgia terminou e G. R. foi levada para recuperar-se. Ela morreu no dia seguinte.
>
> O marido de G. R. processou o hospital e os médicos por negligências e má prática médica, alegando descumprimentos dos padrões de cuidado, incluindo de tratamentos e falha no diagnóstico precoce de hemorragia interna. O marido queixava-se de que os médicos causaram o posicionamento de G. R., exigindo que ela tomasse uma decisão quanto à transfusão de sangue. Especialistas de ambos os lados concordaram que G. R. teria sobrevivido se tivesse aceitado a transfusão de sangue, o que significa, sob um padrão objetivo, que não era sensato da parte dela recusar o tratamento que salvaria sua vida.
>
> O tribunal citou que a Free Exercise and Establishment Clauses of the First Amendment of the Constitution não permite que um júri decida subjetivamente se a decisão de G. R., baseada em sua religião, de proibir a transfusão era sensata, uma vez que isso demandaria que o júri concluísse se a religião da paciente era sensata. Em vez disso, o júri poderia apenas determinar se a recusa foi objetivamente razoável.
>
> Apontou-se que tal conclusão reflete a garantia do direito de cada pessoa de exercer suas crenças religiosas de escolha livremente. Nesse caso, G. R. e sua família tomaram uma decisão de recusar a transfusão de sangue que salvaria sua vida. Escolhas têm consequências. "Ainda que a natureza da consequência seja lamentável, não oferece base para jogar sobre outra pessoa a responsabilidade pela escolha [...] A escolha foi da paciente, apenas dela, e com tal escolha vieram consequências naturais, independentemente da integridade das razões pelas quais a escolha foi feita." Uma vez que nenhuma evidência embasou a queixa de que o hospital ou os médicos foram responsáveis pela morte de G. R., realizou-se julgamento sumário para o apelo, e as queixas contra o hospital e a equipe de profissionais de saúde foram recusadas.

Rozier v. Grnager *et al.*, No. 309528 303 Mich. App. 587; 844 N.W.2 d 485; 2015 Mich. App. LEXIS 39.

---

do paciente incapaz quando não há diretrizes antecipadas e os familiares não conseguem chegar a um acordo sobre o plano terapêutico apropriado para o paciente, tal como ocorreu no caso Schiavo.

Inicialmente, o caso de Schiavo foi um exemplo de uma típica ação de tutela. O requerente (p. ex., o marido Michael Schiavo) requereu à justiça permissão para atuar em nome do alegado incapaz (p. ex., sua esposa, Terri). Uma notificação da ordem para nomear o Sr. Schiavo como tutor de Terri foi feita a todas as pessoas interessadas, inclusive seus pais, Sr. e a Sra. Schindler.[12] Além disso, os tribunais podem apontar um tutor *provisório ad litem*, encarregado de representar os interesses do alegado incapaz. O tutor provisório *ad litem*, geralmente um advogado, é parte independente, desinteressada, cuja responsabilidade é rever os registros médicos, entrevistar todos os

90 Parte 2 Questões da Prática Profissional no Cuidado Crítico

profissionais de saúde, entrevistar o requerente (*i. e.*, o Sr. Schiavo) e todas as pessoas interessadas e, mais importante ainda, entrevistar o alegado incapaz a respeito de sua capacidade mental e física. O tutor provisório *ad litem* se reporta independentemente à Corte sobre suas averiguações da condição do alegado incapaz.

No caso de Schiavo, uma audiência de custódia foi instituída para permitir que o requerente, as testemunhas e todas as pessoas interessadas testemunhassem a respeito (1) da competência do alegado incapaz, (2) se o alegado incapaz estaria mais bem assistido com uma tutela e (3) quem seria melhor para atuar como tutor *permanente ad litem*. Ao decidirem essas questões, as cortes colocam grande peso nas averiguações do tutor provisório *ad litem*.

Michael Schiavo prevaleceu na posição de tutor permanente *ad litem* de Terri[13] e seu suporte nutricional foi interrompido. Em consequência desse e de outros casos, famílias de todos os pontos dos EUA conscientizaram-se de que podem ser confrontadas com a terrível possibilidade de seus membros se agredirem emocional, legal e monetariamente uns aos outros quando não são feitas diretrizes antecipadas.

Enfermeiras, sobretudo aquelas que trabalham na área de cuidados críticos, frequentemente são confrontadas com pacientes que são incapazes de compreender a natureza do seu cuidado. As enfermeiras devem colaborar orientando os pacientes, familiares, amigos e sociedade sobre a importância da compreensão e realização das diretrizes antecipadas. Da perspectiva de um advogado, o consenso seria: "Paga-me pouco agora, para preparar uma diretriz antecipada válida, ou paga-me caro quando nós precisarmos do litígio sobre questões de tutela e de fim de vida."

Diante da regularidade com que as decisões de suporte de vida devem ser tomadas nas instituições de saúde, é digno de nota que, somente em 1976, o primeiro caso, *In re Quinlan*, tenha despertado a atenção nacional para a controvérsia do "direito de morrer".

Os casos relacionam-se a menores e adultos competentes que possuem uma doença ou condição que, mais adiante, seria terminal. Os estados não foram consistentes em suas decisões, mesmo quando as situações eram semelhantes do ponto de vista de defesa. Por exemplo, o tribunal de Nova Jersey, no caso de Karen Ann Quinlan, uma mulher de 21 anos em estado vegetativo permanente, sustentou que a decisão sobre o tratamento estava nas mãos do tutor da paciente em consulta com a comissão de ética do hospital.[14] A Comissão de Ética declarou (p. 6) que a revisão judicial dessas decisões deve ser reservada para ocasiões em que a "adjudicação é claramente exigida pela lei estadual ou quando as partes interessadas têm discordâncias que eles não conseguem resolver sobre temas de importância substancial".[15]

O Quadro 8.11 apresenta o caso de Nancy Cruzan relativo à retirada do tubo de alimentação. Embora o caso Cruzan ainda seja uma jurisprudência, a maneira pela qual esse caso marcante foi interpretado e implementado foi extremamente variável nos níveis jurídicos estaduais. Esse caso foi muito divulgado, mas não alterou a lei em nenhum estado, exceto Missouri. Muitos estados mantêm a permissão de parentes como substitutos do paciente na tomada de decisão e exigem um padrão de evidências menor que aquele necessário no Missouri. Observe também que, ao contrário do caso Schiavo descrito anteriormente, os membros da família estavam todos de acordo em que a nutrição e a hidratação artificiais da Srta. Cruzan deviam ser interrompidas.

O direito de consentir com o tratamento não tem significado sem o direito de recusar o tratamento antes ou depois de iniciado. Nos últimos anos, à medida que os profissionais de

---

> **Quadro 8.11 | Estudo de caso | Direito à restrição de alimentos e líquidos.**
>
> Nancy Cruzan, uma jovem que sofreu lesão cerebral anóxica em um acidente automobilístico, permaneceu em estado vegetativo persistente no Missouri e era alimentada por gastrostomia. Depois que a reabilitação foi malsucedida, os pais dela (como cotutores) solicitaram a retirada da sonda de alimentação. Quando os empregados do centro de reabilitação residencial onde a Srta. Cruzan estava recebendo os cuidados se recusaram a retirar a sonda de alimentação, os pais da jovem apelaram à justiça. Depois do pedido, o tribunal de primeira instância aprovou a solicitação dos pais.
>
> Na apelação, a suprema corte do Missouri reverteu a sentença de primeira instância, baseando-se no que determina a lei do Missouri, que não permite a tomada de decisão por substitutos em decisões dessa magnitude. Para que uma pessoa exerça o direito de interromper a alimentação artificial no Missouri, ela deve ter expressado previamente suas vontades, quer por meios verbais, quer por escrito. A evidência desses desejos precisava satisfazer um padrão relativamente alto de evidências, padrão que a corte considerou que havia sido satisfeito no processo judicial de instância inferior.
>
> Esse caso gerou apelação para a suprema corte dos EUA, e, em 1990, a sentença foi confirmada em bases constitucionais.[26] Depois que a decisão foi promulgada, os Cruzans retornaram ao tribunal de primeira instância do Missouri e apresentaram outras evidências (por meio de testemunhas adicionais) sobre o que sua filha havia expressado enquanto competente. A corte demonstrou que eles haviam apresentado evidências claras e convincentes e afirmou os direitos dos cotutores de autorizar a retirada da sonda de alimentação.

Cruzan v. Director, Missouri Department of Health *et al.*, III L Ed2d 224, 110 S Ct 2841, 1990.

---

saúde foram se sentindo mais à vontade para recomendar rejeição ou suspensão do tratamento em certos casos, eles se depararam com a resistência de algumas famílias que desejaram continuar o tratamento, independentemente da chance de sucesso. Embora nenhuma lei ou princípio legal exija que o tratamento extraordinário, porém claramente inútil, seja fornecido, também é provavelmente verdadeiro que os profissionais de saúde possuem pouco recurso legal contra famílias que se recusam a suspender o suporte de vida, a menos que o paciente tenha deixado por escrito as indicações de seus desejos antes de ficar sem competência legal. Isso pode mudar à medida que a sociedade reexamina a alocação de recursos limitados nos cuidados de saúde.

Em muitos estados, os problemas relacionados à suspensão do tratamento não precisam ser resolvidos judicialmente. Essa não é uma decisão fácil, mas decisões relativas a tratamento ou não tratamento que satisfaçam os padrões médicos aceitos e com os quais o paciente concorde são tomadas quase todos os dias nos ambientes de cuidados de saúde, como no ambiente de cuidados críticos. Os comitês de ética hospitalar tipicamente desempenham papel crucial em tais circunstâncias.

Deve-se diferenciar a cessação do tratamento e a cessação do cuidado. Parar o tratamento não é o mesmo que desistir. Pacientes não sendo "tratados" em suas condições terminais demandam cuidados médicos e de enfermagem competentes e sensíveis. Os cuidados paliativos oferecem alívio da dor e manejo dos sintomas, além de uma qualidade de vida melhor para os pacientes em fim de vida e suas famílias. O dever de proporcionar bom cuidado de enfermagem não termina com a decisão de trocar o tratamento para cura pela promoção de conforto e (idealmente) cuidados paliativos ou de *hospice*.

Morte encefálica

Em 1968, um comitê *ad hoc* da Harvard Medical School estabeleceu os critérios de Harvard para a determinação da morte encefálica ou do coma irreversível. Em 1981, a President's Commission for the Study of Ethical Problems in Medicine and Biomedical and Behavioral Research publicou o *Defining Death*.* A comissão recomendou um estatuto uniforme que define a morte e aborda "padrões fisiológicos gerais em lugar de exames e critérios médicos, que se modificarão com os progressos no conhecimento biomédico e refinamentos na técnica".[16] Todos os estados possuem leis que abordam a definição de "morte". Alguns estados adotaram os critérios de Harvard em seu estatuto, enquanto outros decretaram legislações que definem a morte cerebral em termos mais amplos, menos restritivos. Alguns estados utilizam a morte encefálica como critério único; outros estados fundamentam-se em inúmeros fatores, como a resposta à dor e a parada da função cardíaca. É importante que a enfermeira saiba a definição legal de morte em qualquer estado onde ela esteja atuando, embora tal determinação fique tipicamente a cargo do médico assistente do paciente, podendo exigir a concordância de outros médicos consultados.

Um paciente que se encontra em morte encefálica está legalmente morto, e não existe dever legal de continuar a tratá-lo. Não é necessário obter aprovação judicial para interromper o suporte de vida de um paciente em morte encefálica. Além disso, embora possa ser desejável obter a permissão da família para interromper o tratamento de um paciente em morte encefálica, isso não é exigência legal. Antes de encerrar o suporte de vida, os médicos e enfermeiras devem determinar se o paciente é um doador de órgãos.

---

*N.R.T.: No Brasil, a Resolução CFM nº 2.173/2017 atualizou os critérios para definição da morte encefálica. Saiba mais em: https://sistemas.cfm.org.br/normas/visualizar/resolucoes/BR/2017/2173.

Doação de órgãos

Cada estado dos EUA possui uma lei com base na Uniform Anatomical Gift Act (Lei de Doação Anatômica Uniforme). Os estatutos estabelecem a legalidade da doação de órgãos por pessoas e suas famílias e determinam como proceder para fazer e aceitar a doação de um órgão. Cada estado também possui dispositivos para possibilitar que as pessoas consintam com a doação de órgãos, usando um espaço destinado para tal na carteira de habilitação. Mais recentemente, muitos estados promulgaram as leis de "necessidade de solicitação". Essas leis tentam aumentar a oferta de órgãos para transplante ao exigir que os profissionais do hospital perguntem às famílias dos pacientes sobre doação de órgãos no momento da morte do paciente.

Desafios relacionados à aplicabilidade clínica

Questões rápidas

1. O paciente da enfermeira Jacqui foi admitido com histórico de convulsões e foi mais tarde encontrado fora de seu leito, caído no chão. Os guardiães do paciente processaram por má prática, alegando falha na manutenção das grades do leito elevadas e no monitoramento. Como a enfermeira Jacqui pode se defender dessas acusações?
2. O paciente da enfermeira Jacqui foi diagnosticado com coagulação intravascular disseminada. Seu médico deu ordens de que não se administrasse heparina, mas outra prescrição incluía heparina IV a cada 12 h, e Jacqui administrou a heparina. Qual é o estado de Jacqui nessa situação?
3. A enfermeira Jacqui acredita que sua colega está pegando medicamentos analgésicos e os utilizando para uso pessoal ou venda em vez de administrar nos pacientes a quem a medicação foi prescrita. Como ela deve proceder?
4. O paciente da enfermeira Jacqui acabou de ser admitido no setor de emergência e não é capaz de se comunicar. Ninguém o acompanha, e o atraso no tratamento provavelmente resultaria em danos sérios ao paciente. Como Jacqui deve proceder?

9

Construção de um Modelo de Prática Profissional de Excelência na Enfermagem em Cuidados Críticos

Janie Heath

> **Objetivos de aprendizagem**
>
> **Com base no conteúdo deste capítulo, o leitor deverá ser capaz de:**
>
> 1. Discutir o profissionalismo e a excelência na enfermagem.
> 2. Reconhecer as características do desenvolvimento profissional.
> 3. Explorar os atributos pessoais e profissionais para construir um modelo de prática profissional de excelência na enfermagem em cuidados críticos.

No ritmo acelerado do ambiente de cuidados críticos, as enfermeiras respondem às necessidades dos pacientes e famílias que entraram em um mundo caótico e ameaçador de doença, trauma e dor. Com frequência, pode ser desafiador encontrar tempo para o crescimento profissional. Construir uma prática profissional de excelência exige "paixão" que afete profundamente a vida dos pacientes e das famílias. Ao mesmo tempo, isso requer um crescimento da profissão de enfermagem em cuidados críticos fundamentada na prática baseada em evidência (PBE), melhores modelos de práticas de cuidado ou de ambos. Este capítulo discute como a prática profissional de excelência na enfermagem em cuidados críticos pode ser construída segundo os atributos de valores, visão, domínio, paixão, ação e equilíbrio como referencial.

Definição de enfermagem em cuidados críticos

Assim como os pacientes e seus familiares, a enfermagem em cuidados críticos constitui um grupo excepcional e diversificado de pessoas. "Ter conhecimento", "estar altamente habilitado" e "cuidar" são alguns dos atributos profissionais que podem ser aplicados à enfermagem em cuidados críticos. No entanto, o termo *profissionalismo na enfermagem* pode trazer à mente diferentes imagens, sobretudo para os usuários dos serviços de saúde, que podem ter visto enfermeiras retratadas em séries de televisão como *Plantão Médico*, *Dr. House* e *Nurse Jackie*. Felizmente, o papel da enfermagem está mudando, com mais enfermeiras ocupando postos em conselhos legislativos e organizacionais de nível municipal, estadual ou federal. A imagem da enfermeira se modificou claramente, desde a época em que Kalish e Kalish[1] relataram pela primeira vez que "90% do público acreditavam que as enfermeiras eram moças legais que ajudam os médicos"; atualmente, o público presencia o alto nível intelectual, interpessoal, ético e de habilidades clínicas das enfermeiras.

As enfermeiras de cuidados críticos, sem exceção, sabem muito bem que responder às arritmias letais, administrar hemoderivados e implementar o desmame de pacientes em ventiladores tem muito mais a ver com conhecimento especializado, habilidades competentes e experiência clínica em enfermagem holística do que apenas "auxiliar médicos". Tanto para a enfermeira recém-graduada que atua em cuidados críticos quanto para a experiente, a trajetória do profissionalismo e excelência de enfermagem vai além das habilidades à beira do leito necessárias para cuidar dos pacientes mais doentes e mais vulneráveis, igualmente para cuidar de suas famílias. A enfermagem em cuidados críticos começou a ser reconhecida como uma especialidade quando surgiram as primeiras unidades de tratamento intensivo em 1950; contudo, Buresh e Gordon[2] encontraram evidências crescentes de uma grande lacuna na comunicação entre a profissão e o grande público. A fim de manter esse reconhecimento como uma profissão respeitada e valorizada, as enfermeiras de cuidados críticos devem bradar explicitamente definindo quem elas são e o que elas fazem.

O estudo demográfico realizado pela American Association of Critical-Care Nurses (AACN),[3] a maior organização de enfermagem especializada no mundo, traz um ponto de partida para a definição de quem são as enfermeiras de cuidados críticos. Desde 1969, a AACN tem atendido às necessidades de mais de 500.000 enfermeiras que cuidam de pacientes críticos e de suas famílias. Nos EUA, a maior parte das 100.000 enfermeiras associadas (43%) tem menos de 40 anos de idade e possui o título de bacharel em enfermagem (58%) (Figura 9.1 A), 26% estão na prática de cuidados críticos por mais de 21 anos (Figura 9.1 B).[3] Embora a maioria dos associados continue predominantemente feminina (86%), o número de homens nos cuidados críticos (14%) está aumentando.[3] A maior base étnica das enfermeiras em cuidados críticos era composta por caucasianas (75%), seguidas pelas populações asiática (12%), afro-americana (5%), hispânica (4%) e das ilhas do Pacífico (1%).[3] Esses dados da AACN coincidem com os achados iniciais da National Sample Survey of Registered Nurses,[4] de 2012, cujos percentuais equivalem aos obtidos entre os 3 milhões de profissionais de enfermagem.

Esses dados refletem tendências e questões que têm implicações nas normas e de defesa, auxiliando na tomada de decisões que afeta a prática de enfermagem em cuidados críticos, os pacientes e suas famílias, assim como os sistemas de cuidados de saúde. Atualmente, a maior parte dos membros da AACN (17%) atua em ambientes de unidade de terapia intensiva (UTI); 14% atuam em unidades de cuidados progressivos; 11% em ambientes combinados de UTI/unidade de cuidados coronarianos (UCC); 9% em ambientes de UTI cirúrgica/cardiovascular; 9% em ambientes combinados de UTI médica/UTI

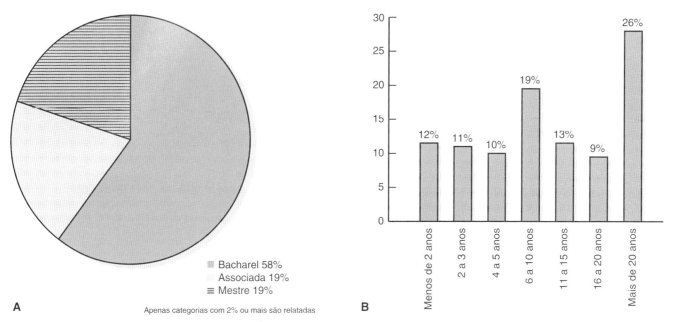

Figura 9.1 Domínio da profissão. **A.** As graduações de enfermagem obtidas pelas enfermeiras de cuidados críticos. **B.** Anos de experiência em enfermagem em cuidados críticos. (De American Association of Critical-Care Nurses: 2014 Demographics. Acessado em: 10 de julho de 2015. Disponível em: http://www.aacn.org.)

medico-cirúrgica; 4% em UTI cirúrgica; e 4% em UTI pediátrica. As categorias restantes compõem menos de 4% do total e incluem o departamento de emergência, os ambientes de sala de recuperação/unidade de cuidados pós-anestésicos, as unidades de trauma e a UTI neurocirúrgica (Figura 9.2 A).[3] A vasta maioria dos membros da AACN (58%) têm colocações diretas como líderes de equipe (Figura 9.2 B). Os dados dos associados da AACN são consistentes com os resultados médios de Kirchhoff e Dahl[5] da pesquisa nacional das instalações e unidades que prestam cuidados críticos. A pesquisa revelou que 74% das instalações do cenário do estudo eram organizações não governamentais, sem fins lucrativos, com média de 217 leitos em funcionamento e 13.000 admissões por ano.[5]

Definição de profissionalismo na enfermagem

O esforço para definir o profissionalismo na enfermagem expande-se para além dos ambientes de cuidados críticos. Continua havendo diálogo contínuo sobre se a enfermagem é uma profissão em si. Por mais de duas décadas Kelly vem enfatizando que o estatuto da enfermagem como profissão é importante porque reflete o valor que a sociedade deposita sobre o trabalho das enfermeiras.[6] No entanto, alguns acham que o exercício da prática de enfermagem não exige graduação em nível de bacharelado; a enfermagem seria, no máximo, uma profissão emergente que requer novos modelos de educação em enfermagem.[7] Esforços amplamente disseminados estão em curso a fim de otimizar

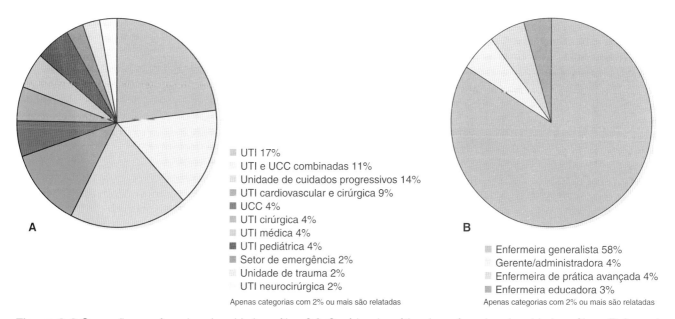

Figura 9.2 Quem são as enfermeiras de cuidados críticos? **A.** Cenários de prática das enfermeiras de cuidados críticos. **B.** As posições ocupadas pelas enfermeiras de cuidados críticos. (De American Association of Critical-Care Nurses: 2014 Demographics. Acessado em: 10 de julho de 2006. Disponível em: http://www.aacn.org.)

94 Parte 2 Questões da Prática Profissional no Cuidado Crítico

oportunidades para que a educação mais avançada em enfermagem atinja a recomendação de 2010 do Institute of Medicine (IOM), a qual determina que 80% da força de trabalho de enfermagem devem ter título de bacharel até 2020.[8,9] Programas *online* para agilizar os técnicos em enfermagem na conquista de seu título de curso superior, programas para gerentes de enfermagem e de doutorado na prática de enfermagem vêm preparando enfermeiras para a instauração da mudança e a melhoria dos cuidados de saúde, mas ainda há controvérsias quanto a ser possível progredir na formação completa dos profissionais dados os modelos atuais da educação em enfermagem.[10]

Uma das primeiras definições de profissionalismo veio de Flexner,[11] no clássico "Relatório Flexner" no início dos anos 1900 para a reforma da educação das profissões de saúde. Flexner definiu o profissionalismo como um processo pelo qual uma ocupação atinge o estatuto de profissão. Embora outras profissões tenham desenvolvido seus próprios critérios, o trabalho de Flexner permanece como referência e fundamento para muitos. Em 1981, Kelly foi o primeiro a expandir seu trabalho para a profissão de enfermagem, fornecendo uma estrutura teórica a partir da qual são atualmente definidas as características de enfermagem profissional[16] (Quadro 9.1).

Uma importante liderança de enfermagem, Margretta Styles, argumentou que o profissionalismo em enfermagem somente pode ser alcançado com a "profissionalização" de seus membros.[7] Como Kelly, Styles acredita que deve haver senso de significado social, compromisso com o desempenho profissional e apreço à cooperação e à coletividade.[7] Entretanto, como Styles abordou no final de sua carreira em enfermagem, ela propôs um novo termo para designar o trabalho das enfermeiras: *profissionalistas*.[7] Em suas palavras, "as profissionalistas se esforçam no sentido de construir uma fundação sólida para sua vocação – uma base ética, acadêmica, política e socioeconômica lançada como alicerce para que uma profissão forte evolua e possa servir" (p. 89).[7]

Pesquisadores estudaram o profissionalismo entre as enfermeiras de cuidados críticos. Em 1994, Holl[12] investigou essas características da enfermagem em cuidados críticos, tais como crenças profissionais, tomada de decisão, nível de educação, afiliação a organizações profissionais de enfermagem e certificação. Holl[12] mostrou que as enfermeiras que continuam a sua formação e pertencem a organizações profissionais são mais prováveis que outras de serem pensadoras independentes e de participar na resolução criativa de problemas. Em um estudo semelhante, Heath *et al.*[13] mostraram que havia um alto nível

de "paixão pela enfermagem e promoção da profissão" e que a automotivação foi o fator influenciador a fomentar o desenvolvimento profissional de cada enfermeira em cuidados críticos. Outras características do desenvolvimento profissional avaliadas incluíram a participação em comitês da instituição empregadora, serviços comunitários e reconhecimento dos pares.[13] Muitas das características profissionais inicialmente identificadas por Kelly e estudadas por outros[14,15] são identificadas neste capítulo como marcos da excelência na prática de enfermagem em cuidados críticos.

Definição de excelência na enfermagem

O termo *excelência* pode ser difícil de definir, do mesmo modo que a expressão *melhor prática*. Não existe uma única definição isolada que apreenda a essência da excelência para cada pessoa. Para alguns, excelência pode ser definida como um "sexto sentido" – por exemplo, a maneira pela qual uma enfermeira de cuidados críticos vê um paciente evoluindo "mal" antes que sejam conhecidos os dados laboratoriais ou resultados hemodinâmicos pode ser evidência de excelência. Excelência pode também ser demonstrada pela maneira com que uma enfermeira em cuidados críticos ausculta uma bulha cardíaca B_3 ou B_4 antes que um paciente se torne sintomático, ou a maneira pela qual "percebe" a dor de um paciente em pós-operatório sob bloqueio neuromuscular sem analgésicos.

Weston *et al.*[16] definem a excelência na enfermagem como um processo dinâmico que é continuamente redefinido e reforçado.[15] Eles descrevem ainda a excelência como uma comparação contínua com um padrão que se tenta melhorar continuamente.[10] Seis atributos da excelência na prática de enfermagem avançada foram identificados por Weston *et al.*[16] como os valores, a visão, o domínio, a paixão, a ação e o equilíbrio. Esses atributos foram adotados e modificados para este capítulo para propor um modelo de prática profissional para a enfermagem em cuidados críticos (Figura 9.3). A base para esse modelo consiste na força dos valores e da visão. As estruturas de sustentação do modelo são compostas por domínio, paixão, ação e equilíbrio. O ápice do modelo captura a essência da estrutura: a excelência da enfermagem em cuidados críticos. Cada estrutura do modelo de prática profissional possui características definidoras que são o instrumento para a autorreflexão contínua, o qual é necessário para desenvolver e comprometer-se com a excelência na enfermagem em cuidados críticos.

Valores

A verdadeira excelência é vista quando os profissionais refletem sobre seus valores centrais. Os valores da profissão de uma pessoa, os valores da organização que emprega a pessoa e os próprios valores pessoais são os comportamentos que orientam a prática profissional de excelência. As contribuições únicas que as enfermeiras em cuidados críticos trazem para a beira do leito são, com frequência, reflexo de um valor central intrínseco do cuidado. É essa conexão profunda e pessoal do cuidado que significa muito para a profissão de enfermagem. A palavra *nursing* (em inglês, enfermagem) deriva do latim *nutrire*, que significa "nutrir".*

Quadro 9.1 Características de profissionalismo segundo Kelly.

- Os serviços prestados são vitais à humanidade e ao bem-estar da sociedade
- Há um corpo de conhecimento especial que cresce continuamente como resultado de pesquisa
- Os serviços prestados envolvem atividades intelectuais nas quais a responsabilidade é um aspecto forte
- Os profissionais com graduação são formados em instituições de ensino superior
- Os profissionais são motivados pelo serviço, e o trabalho é um componente importante de suas vidas
- Há um código de ética para orientar as decisões e a conduta dos profissionais graduados
- Há uma associação que encoraja e apoia os padrões de prática

Dados de Kelly L: Dimensions of Professional Nursing. New York, NY, Macmillan, 1981; e Joel L: Kelly's Dimensions of Professional Nursing (10th Ed). New York, NY, McGraw-Hill, 2011.

---

*N.R.T.: Segundo a etimologia, enfermagem quer dizer o ato ou efeito de tratar os enfermos. Enfermo é palavra derivada do latim *"infirmum"* ou *"infirmus"*, ou seja: doente, fraco, aquele que não está firme, segundo Angerami & Correia (1989). Saiba mais em Angerami, E.L.S. & Correia, F. de A. Em que consiste a enfermagem. Rev. Esc. Enf. USP, São Paulo, 25(3):337-344, dez. 1989.

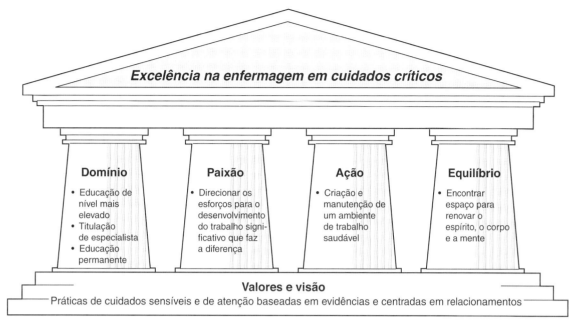

Figura 9.3 Um modelo de prática profissional para a enfermagem em cuidados críticos.

O termo *nutrir* descreve a capacidade de cuidar, sustentar e prover o outro. As enfermeiras de cuidados críticos ocupam uma posição privilegiada no cuidado de indivíduos que se confrontam com condições ameaçadoras à vida durante o período mais vulnerável e privativo de suas vidas. É através desse valor de altruísmo (o desejo de ajudar os outros) que as enfermeiras de cuidados críticos têm a capacidade de conectar criativamente a alta tecnologia e o toque intenso com a prática cotidiana.

A ocupação cotidiana da enfermagem em cuidados críticos é feita de trabalho intenso, mas os momentos em que se compartilham as experiências alegres, dolorosas e tristes com os pacientes de alta complexidade e suas famílias são, de fato, o núcleo da experiência da enfermagem em cuidados críticos. A arte, não a ciência, da enfermagem é, provavelmente, a imagem dominante da enfermagem para o público. Pesquisas do Gallup indicaram, por 12 anos seguidos, que o público classifica a enfermagem como a profissão mais honesta e ética.[17] Em seu livro *From Silence to Voice*, Buresh e Gordon[2] relataram que esses resultados da pesquisa Gallup refletem um paradoxo. Esses autores, que não pertencem à enfermagem, discutem como o público mantém as enfermeiras na mais alta consideração, mesmo tendo informações limitadas sobre a ciência envolvida na prática da enfermagem.[2]

O poder inerente à profissão de enfermagem fica evidente quando enfermeiras articulam os valores fundamentais de sua profissão – não apenas o cuidado, mas também a prática baseada em evidências, a defensoria, a responsabilidade, a autonomia e a colaboração. Alguns acreditam que as enfermeiras estiveram em silêncio por muito tempo e que os dias de "É apenas o meu trabalho" ou "Eu sou apenas uma enfermeira" precisam terminar.[2,18,19] Temas escolhidos pelos presidentes da AACN, tais como "Stand Tall" (levante a cabeça), "Together, Stronger, Bolder" (juntas, mais fortes, mais corajosas), "Dare To" (atreva-se), "Step Forward" (dê um passo à frente) e "Focus the Flame" (dê um foco à sua chama), ajudam a capacitar enfermeiras para fazer ouvir suas vozes pelos seus pacientes, pelas famílias e pela profissão.[20] Fortes valores pessoais e profissionais fundamentais na AACN (Quadro 9.2) inspiraram um grupo de nove pessoas para desenvolver os AACN Healthy Work Enviroment Standards, ajudando no enfrentamento de ambientes de trabalho que toleram relações interpessoais ineficazes, resultando em erros médicos, prestação de cuidados ineficaz, assim como conflitos e estresse entre profissionais de saúde.[20] A criação e a manutenção de ambientes de trabalho saudáveis garantem o cuidado seguro ao paciente e definem um caminho na direção do princípio fundamental da AACN no "comprometimento com a qualidade e a excelência".[21] O Quadro 9.3 apresenta um estudo de caso relacionado com esse princípio.

Visão

Uma visão explícita, baseada nos valores fundamentais, é essencial para a construção de um modelo de prática profissional de excelência em enfermagem em cuidados críticos. Isso exige imaginar as futuras possibilidades e, em seguida, enfrentar o desafio de transformar o que é sonho em realidade, como retratado no estudo de caso do Quadro 9.4. Há mais de uma década, a AACN tomou uma decisão estratégica para promover

---

Quadro 9.2 Valores centrais | American Association of Critical-Care Nurses (AACN).

- **Responsabilidade e integridade éticas** nas relações, na organização de decisões e na administração de recursos
- **Liderança para permitir que os indivíduos contribuam de maneira ótima** por meio do aprendizado contínuo, do pensamento crítico e da pesquisa
- **Excelência e inovação** em todos os níveis de organização, de modo a trazer avanços para a profissão
- **Colaboração** a fim de assegurar o cuidado de qualidade com foco no paciente e na família

Da American Association of Critical-Care Nurses: Core values. Acessado em: 10 de julho de 2015. Disponível em: http://www.aacn.org/wd/aacninfo/content/mission-vision-values-ethics.pcms?menu=aboutus, com autorização.

96 **Parte 2** Questões da Prática Profissional no Cuidado Crítico

---

> **Quadro 9.3** **Estudo de caso.**

"Nossa vida começa a terminar no dia em que nos calamos sobre aquilo que importa." (Martin Luther King Jr.)[22]

Reflexão sobre "valores" na excelência da enfermagem em cuidados críticos

"Um grupo de enfermeiras, durante a participação em um grupo focal do estudo da AACN – *VitalSmarts Silence Kills Study* –, descreve uma colega como descuidada e desatenta. Em vez de confrontá-la, elas fazem uma checagem dupla do seu trabalho – às vezes percorrendo pelos quartos dos pacientes para medir novamente a pressão arterial ou refazer uma verificação de segurança. Elas têm 'trabalhado em função' dos pontos fracos dessa enfermeira há mais de 1 ano. As enfermeiras ficam ressentidas com ela, mas nunca lhe falam a respeito de suas preocupações, assim como nenhum dos médicos, que também a evitam e compensam seus deslizes" (p. 2).[17] Dados adicionais revelam que, dos 1.700 administradores e profissionais de saúde em todos os hospitais dos EUA, 84% dos médicos e 62% das enfermeiras e outros profissionais clínicos já viram colegas tomando atalhos que podem ser perigosos para os pacientes.[22] McCauley resumiu bem a importância desse estudo ao afirmar: "Esta pesquisa [Silence Kills] confirma aquilo que os nossos 100.000 membros nos têm informado como sendo a barreira número 1 na obstrução do cuidado ideal para os pacientes. Frequentemente, o aperfeiçoamento da comunicação no trabalho é visto como uma questão 'fácil' – a verdade é que nós temos que construir ambientes que exijam maior apoio e compreensão entre os funcionários se quisermos causar algum impacto demonstrável na segurança do paciente."[18]

Autorreflexão

- Você dá importância à comunicação sobre competência e responsabilidade?
- Você se importa em ter um ambiente de trabalho saudável onde a comunicação qualificada protege pacientes e promove relações de colaboração?
- Quais são os seus princípios para promover a excelência e fazer diferença para as vidas dos pacientes aguda e criticamente doentes?

a criação de ambientes de trabalho saudáveis que abraçassem uma cultura de excelência ao cuidar de pacientes agudos e criticamente doentes.[19] Baseado na escalada de evidências do IOM e da Joint Commission sobre ambientes de trabalho insalubres e como eles contribuem para erros médicos, a AACN teve a visão de propor soluções para melhorar a segurança do paciente.[25-27] Através de uma parceria com o estudo Vital Smarts, foi realizado um estudo nacional para avaliar os desafios de comunicação e colaboração entre os profissionais de saúde em hospitais. As conclusões do estudo indicaram necessidade de desenvolver normas abordando seis áreas fundamentais: comunicação qualificada, colaboração verdadeira, tomada de decisão eficaz, pessoal adequado, reconhecimento significativo e liderança autêntica.[20]

Como pessoas que vivem riscos e como agentes de mudança, as atuais enfermeiras de cuidados críticos estão fazendo história ao abraçarem os AACN Healthy Work Environment Standards. Winston Churchill disse certa vez: "O pessimista vê dificuldade em toda oportunidade, e o otimista vê oportunidade em toda dificuldade."[22] É desafiador criar e sustentar ambientes de trabalho de excelência, especialmente quando existem preocupações como a razão enfermeira:paciente, hora extra obrigatória, sindicalização, recursos humanos em enfermagem e fixação no emprego. Também é mais difícil prover os instrumentos, recursos e suporte necessários para que as enfermeiras satisfaçam as necessidades dos pacientes e da família efetivamente e, ao mesmo tempo, aumentem seu próprio crescimento profissional, aprendizado e satisfação. A enfermagem tem uma longa tradição de pegar estradas "esburacadas" para ter uma visão da realidade. Mesmo que muitas vezes as enfermeiras caiam e se machuquem no trajeto para alcançar seu objetivo, elas mantêm sua capacidade de recuperação demonstrando coragem de ouvir, aprender e agir por si próprias, por seus pacientes e em prol de sua prática profissional.

> **Quadro 9.4** **Estudo de caso.**

"Não há nada mais poderoso que uma comunidade que descobre com o que se importa." (Margaret Wheatley)[22]

Reflexão sobre "visão" na excelência da enfermagem em cuidados críticos

Trecho do discurso de Teri Lynn Kiss, RN, MSN, APRN-BC, presidente da AACN entre 2014 e 2015 – *"Focus the Flame"* (Foco na chama):

"Vocês se lembram da empolgação de passar nos exames? Escrever enfermeira após meu nome acendeu em mim a chama do meu sonho de fazer uma diferença verdadeira na vida de outras pessoas. Então, uma noite, tive que cuidar de um paciente idoso em pós-operatório, o qual não tivera bons desfechos porque, pura e simplesmente, eu não sabia tudo que é necessário saber para ser uma enfermeira eficaz. Eu poderia culpar a idade do paciente, as comorbidades múltiplas, até mesmo a própria cirurgia. Mas, em minha mente e em meu coração, eu sabia que não tinha o conhecimento, as habilidades e as capacidades certos. Ainda sinto a dor que quase apagou minha chama. Quase, pois a experiência gerou um novo objetivo de vida – focar minha chama tornando-me a melhor enfermeira que eu pudesse ser.

Acredito que palavras criam mundos, e as palavras a seguir representam o mundo que desejo ajudar a criar: 'A AACN dedica-se à criação de um sistema de cuidados de saúde guiado pelas necessidades dos pacientes e suas famílias, no qual enfermeiras de cuidados críticos e agudos contribuem de modo ótimo.' Criar um mundo demanda uma enorme fonte de energia interior. Demanda fogo. Cada um de nós tem uma chama interior que direciona nossos desejos por excelência quando contribuímos otimamente. Foquemos nossa chama interior, e nos preparemos para o futuro [...] Pense em

F-I-R-E (em inglês, fogo) como um acrônimo que identifica a aptidão que temos de nos desenvolver de modo a satisfazer as demandas do dia de amanhã.

F para força. Pessoas com essa característica reconhecem o medo e o confrontam com coragem e decisões inteligentes.

I para investigação. Perguntar *e se* e *por que* nos ajuda a ver além de nossa situação atual por meio da descoberta de um caminho de novas possibilidades.

R para resiliência, a capacidade de adaptar-se, levantar a poeira e dar a volta por cima, capacidade essa que cresce da antecipação de perturbações e de nos curarmos após sermos feridos.

E para engajamento. Mudando o foco de *minha tarefa* para *nossa tarefa*, desenvolvemos uma comunicação mais aprofundada e um senso de propriedade compartilhada em nosso silo organizacional."[24]

Autorreflexão

- Você pretende pôr em prática as "habilidades de aptidão FIRE" (Força, Investigação, Resiliência e Engajamento) a fim de alcançar crescimento profissional e um engajamento no ambiente de trabalho?
- Você pretende levantar sua voz corajosamente a fim de criar uma cultura na qual as pessoas considerem a si próprias e aos demais responsáveis pelos padrões profissionais e as relações colaborativas?
- Qual sua opinião sobre promover a excelência em enfermagem e fazer a diferença nas vidas dos pacientes aguda e criticamente doentes?

Domínio

Studer,[28] autor de *Hardwiring Excellence*, acredita que a excelência nos serviços de saúde ocorre quando "funcionários se sentem valorizados, os médicos sentem que seus pacientes estão recebendo muita atenção e os pacientes percebem que o serviço e a qualidade de prestação desses serviços são extraordinários" (p. 45). Studer[28] considera ainda que criar e sustentar uma cultura de excelência exige a vontade de tomar essa excelência como propriedade individual tanto de oportunidades quanto de problemas, em outras palavras, ser proprietário, não arrendatário, de uma organização. Valorizar o aprendizado vitalício e ter uma visão sobre o domínio pessoal são essenciais para construir um modelo de prática profissional que contemple a excelência da enfermagem em cuidados críticos (ver Figura 9.3).

Existem muitos caminhos para atingir o domínio pessoal. Weston *et al.*[16] acreditam que a busca de *feedback* (retroalimentação) e a análise dos pares com vistas à própria melhoria é um dos meios mais eficazes de construir esse domínio.[15] Outras maneiras de atingir o domínio pessoal incluem buscar a formação profissional universitária, assumir um compromisso com a educação permanente e demonstrar competência por meio da certificação. As recompensas do domínio frequentemente vão além desses caminhos. O domínio combina as habilidades profissionais dos especialistas com a proficiência na liderança e nas relações interpessoais e organizacionais, e, com frequência, leva ao papel mais ambicioso de todos, o papel de mentor.

A importância de demonstrar o domínio de conhecimentos e habilidades pessoais pode ser vista nas evidências sobre como a má comunicação e a falta de colaboração entre os profissionais de saúde contribuem para erros médicos e rotatividade de pessoal.[18,25,26] O estudo de caso no Quadro 9.5 apresenta as reflexões de uma enfermeira sobre esse assunto. O estudo *Silence Kills* revelou que 88% dos médicos e 48% das enfermeiras e outros profissionais trabalham com pessoas que demonstram julgamento clínico precário, e, infelizmente, menos de 10% deles confrontam seus colegas sobre suas preocupações.[18] Evitar conversas cruciais sobre incompetência observada na prática ou práticas inadequadas, como a violação de normas de infecção ou abuso verbal, prejudica a segurança do paciente e compromete a qualidade dos cuidados. É essencial que as enfermeiras de cuidados críticos alcancem o domínio de conhecimentos e competências que promovam a alta qualidade na prestação de cuidados de saúde e segurança do paciente.

Para dar ênfase à importância da validação da competência clínica, uma nota oficial icônica documentou os benefícios que a especialização traz para o público, funcionários e enfermeiras.[28] O documento, *Safeguarding the Patient and the Profession: The Value of Critical Care Nurse Certification*, aumentou a preocupação acerca da responsabilidade das enfermeiras para honrar e validar a confiança pública na segurança do paciente. A AACN acredita que a certificação valida a competência do conhecimento, das habilidades e da experiência para a qualidade do cuidado do paciente.[25] Os consumidores do serviço de enfermagem devem ser capazes de reconhecer as contribuições das enfermeiras de cuidados críticos para assegurar o cuidado de alta qualidade e competente para os pacientes e as famílias.

A vice-presidente da AACN, Connie Barden, acredita que deviam existir apenas dois tipos de enfermeiras de cuidados críticos que atuam à beira do leito: (1) aquelas com título de especialista e (2) aquelas que estão em processo de receber a titulação.[29] A certificação com título de especialista consiste em obter o mais elevado reconhecimento da excelência. É muito

---

> **Quadro 9.5** **Estudo de caso.**
>
> *"A educação é o nosso passaporte para o futuro, pois o amanhã pertence à pessoa que se prepara para o hoje." (Malcolm X)*[22]
>
> ### Reflexão sobre "domínio" na excelência da enfermagem em cuidados críticos
>
> "Às 3h30min, em uma agitada UTI, uma enfermeira se prepara para administrar insulina a um paciente com nível elevado de açúcar no sangue. O escalonamento das doses ou a escala móvel de insulina na folha de medicação não está claro, e a folha de prescrição do médico está difícil de ler. Por experiências anteriores, a enfermeira sabe como chamadas de madrugada a esse médico resultam muitas vezes em irrupções verbais e falas degradantes, não importa o quanto a interrogação seja válida. Tendo de agir, mas não querendo outro encontro extenuante com o médico, ela calcula qual seria a dose apropriada e administra a insulina. Duas horas depois, ela encontra o paciente completamente irresponsivo. Para tratar o nível de açúcar no sangue criticamente baixo, ela administra injeções concentradas de glicose e pede a ajuda de emergência adicional. Apesar de todas as tentativas de restaurar o cérebro do paciente à consciência, ele nunca desperta e o seu cérebro nunca mais voltará a funcionar normalmente" (p. 10).[19]
>
> Barden resume esse cenário afirmando: "As enfermeiras devem ser tão proficientes no manejo da comunicação pessoal como são em habilidades clínicas. Uma cultura de segurança e excelência requer que cada enfermeira e organização de saúde tornem uma prioridade o desenvolvimento de habilidades de comunicação da mesma forma que de habilidades clínicas."[18]
>
> #### Autorreflexão
>
> - Que domínio de conhecimento e habilidades você alcançou para impedir o comportamento verbal abusivo no local de trabalho?
> - Que domínio de conhecimento e habilidades você alcançou para buscar soluções que conservem a integridade pessoal da enfermeira e garantam a segurança do paciente?
> - O que você está dominando para fomentar a excelência nas vidas dos pacientes aguda e criticamente doentes?

---

mais que "um outro início";[30] é um marco de excelência que pode ser referido como *Good Housekeeping Seal of Approval*. Credenciais como CCRN (enfermeira com titulação de especialista em cuidados críticos; do inglês, *critical care registered nurse*), PCCN (enfermeira com titulação de especialista em cuidados progressivos; do inglês, *progressive care certified nurse*) ou CCNS (enfermeira com titulação de especialista em cuidado crítico e agudo; *clinical nurse specialist in acute and critical care*) tornam visível o domínio pessoal para o consumidor e asseguram a proteção pública.

Desde 1975, a AACN Certification Corporation tem promovido e ampliado domínios de saúde e segurança do paciente através da certificação com título de especialista e a renovação da titulação de enfermeiras no cuidado de pacientes agudos e criticamente doentes.[31] O primeiro estudo dos EUA sobre a certificação das enfermeiras revelou que mais de 410.000 enfermeiras foram certificadas em 134 especialidades por 67 órgãos diferentes de certificação, garantindo o uso de pelo menos 95 credenciais diferentes.[32] Atualmente, existem mais de 87.000 enfermeiras de cuidados críticos tituladas com credenciais de CCRN, CCRN-E (CCRN certificadas para o trabalho em UTI com recursos eletrônicos; do inglês, *e-ICU nurses*), PCCN, CCNS, ACCNS (enfermeira com titulação de especialista em cuidado crítico e agudo; *clinical nurse specialist in acute and critical care*), CMC (certificado de especialista em cardiologia; do inglês, *cardiac medicine certification*), CSC (certificado de especialista em cirurgia cardíaca; do inglês, *cardiac surgery certification*), ACNPC (enfermeira com prática em cuidado agudo; do inglês, *acute care nurse practitioner*), e ACNP-AG (enfermeira com prática em cuidado agudo geriátrico; do inglês, *acute care NP adult gerontology*).[31]

A concretização de uma cultura de excelência exige reconhecimento significativo das realizações, como certificação de especialista.[19] Cary[33] descreveu quatro caminhos através dos quais a condição de domínio pode ser reconhecida: reconhecimento público, compensação financeira, promoção na carreira e fixação na profissão. Além disso, o estudo de Cary revelou que há uma percepção, especialmente entre as enfermeiras certificadas com título de especialista recentemente, de que a titulação confere autonomia, aumenta a colaboração com outros profissionais de saúde, permite controle sobre a prática e resulta em maiores índices de satisfação dos pacientes.[33]

Um crescente *corpus* de conhecimento relacionado ao valor da certificação de especialidade em cuidados críticos vem sendo desenvolvido a fim de determinar o efeito da prática certificada da enfermagem. Mais recentemente, Kendall-Gallagher *et al.*[32] conduziram uma análise secundária de mais de 1,2 milhão de pacientes que receberam alta e concluíram que um aumento de 10% na presença de bacharéis na equipe de enfermagem diminuiu a probabilidade de mortalidade e de reinternação em um período de 30 dias nos pacientes hospitalizados. Fitzpatrick *et al.*[34] constataram que as enfermeiras certificadas como especialistas pela AACN com mais alta capacitação tinham menor probabilidade de deixar sua função atual, e Krapohl *et al.*[35] encontraram associações positivas semelhantes relativas à capacitação entre 866 enfermeiras. Além disso, Kirchhoff e Dahl[5] relataram que 42% das UCC reconheciam publicamente a titulação de especialista e 25% ofereciam por ela um bônus financeiro, ao mesmo tempo que Ulrich *et al.*[36] mostraram haver um adicional menor para a titulação inicial e outro ligeiramente maior para o reconhecimento da titulação de especialista entre as enfermeiras de cuidados críticos.

Paixão

Da mesma forma que se observa uma ligação entre valores, visão e domínio, a paixão é o fio essencial para ligar todos os atributos da prática profissional para a excelência de enfermagem em cuidados críticos (ver Figura 9.3). A paixão envolve esforçar-se de modo entusiástico pelo que é melhor para nós mesmos e para aqueles a quem servimos. Em *You Are The Leader You've Been Waiting For*, Klein descreveu como desfrutar do alto desempenho e da alta satisfação no trabalho por ser apaixonado por sua vocação ou propósito.[37] Ele declarou: "Quando os seus valores, seus dons e sua vocação funcionam em conjunto, seu trabalho tem um senso de harmonia interior e eficácia exterior. Você está segura sobre quem você é e sente prazer em dar vida aos seus dons através do seu trabalho" (p. 119).[37] Da mesma forma, outros acreditam que a paixão abastece resultados, de modo que há um efeito "pêndulo", construindo o momento em cada passo, ação, decisão e tempo.[37,38]

Weston *et al.*[16] dizem que "a paixão envolve esforçar-se ardentemente pelo melhor, mesmo quando esforços repetidos parecem entediantes ou extremamente extenuantes" (p. 310). A enfermeira de cuidados críticos verdadeiramente apaixonada não fica satisfeita em prestar um cuidado que não seja da mais alta qualidade possível para os pacientes e as famílias. Com frequência, atingir essa meta exige ir além de um plantão de 8

ou 12 horas. Atos de paixão para a excelência da enfermagem em cuidados críticos podem ser vistos trazendo-se os achados de pesquisa mais recentes para a beira do leito, revendo os procedimentos e as políticas da unidade, adotando-se os procedimentos mais atualizados e ensinando os colaboradores sobre terapêuticas mais eficazes, visando produzir os melhores resultados para os pacientes e suas famílias. Atos de paixão para a excelência em cuidados de enfermagem podem ser vistos quando as pessoas assumem o controle para se engajar e transformar ambientes de trabalho, tornando-os respeitáveis, saudáveis e humanos. O estudo de caso no Quadro 9.6 apresenta a experiência pessoal de uma enfermeira aeroespacial que renovou sua paixão pela enfermagem.

A "paixão" pode ser percebida na enfermagem em cuidados críticos não somente à beira do leito, mas em toda a profissão. As lideranças de enfermagem em cuidados críticos estão fazendo parcerias com grupos multidisciplinares e conversando com legisladores para melhorar questões de segurança do paciente, como a escassez de pessoal de enfermagem, informatização da prescrição médica e sua manutenção, modelos intensivistas de

---

Quadro 9.6 Estudo de caso.

"O otimismo perpétuo é um multiplicador de forças." (General Colin Powell, Exército dos EUA, aposentado e ex-secretário de Estado)[22]

Reflexão sobre a "paixão" na excelência da enfermagem em cuidados críticos

Trecho de *The American Nurse Project*, de Caroline Jones: "Elas entendem como é difícil se sentir desamparado":

"Meu pai sofreu um acidente de motocicleta há 4 anos. Ele morava na zona rural de Iowa e ficou seriamente ferido. Outra equipe de resgate aéreo foi mandada para socorrê-lo, mas ele não sobreviveu, o que estremeceu meus alicerces. Quando voltei ao trabalho, tudo parecia mais pessoal para mim. Eu não tinha o hábito de querer saber o nome do paciente ou ter qualquer interação pessoal quando resgatávamos alguém de helicóptero. Acreditava que seria mais fácil buscar e entregar os pacientes se eu não tivesse nenhuma conexão emocional. Entretanto, após a morte de meu pai, comecei a conversar com as famílias antes de viajar. Levo 2 min dizendo: 'Meu nome é Venus, levarei seu ente querido de helicóptero para Omaha. Posso ficar com seu número de telefone? Quando chegarmos lá, telefonarei e avisarei como tudo se passou.' Faço questão de que os familiares entrem no helicóptero para darem em seu ente querido um beijo de despedida ou dizerem a ele ou ela o que desejarem. Cheguei à conclusão de que uma das coisas que mais acabaram comigo foi não saber o que estava acontecendo com meu pai durante o processo. Não penso mais que esse gesto seja uma perda de tempo."[39]

Venus Anderson, BSN, CFRN, Nebraska Medical Center/Lifenet in the Heartland, Omaha, Nebraska. Além de trabalhar na UTI pediátrica no Children's Hospital de Omaha, Venus Anderson é membro de um seleto grupo de cerca de 5.000 enfermeiras aeroespaciais atualmente ativas nos EUA.

Autorreflexão

- Você tem paixão por entender como é difícil se sentir desamparado e influenciar o cuidado dos pacientes e suas famílias colocando-os em primeiro lugar, à revelia dos desafios?
- Você tem paixão por seguir ou liderar iniciativas baseadas em evidências, como os AACN Practice Alerts for Family Presence for Visitation in the Adult ICU?[40]
- Qual sua paixão para fomentar a excelência na enfermagem e fazer a diferença nas vidas dos pacientes aguda e criticamente doentes?

prática, prática baseada em evidências e preenchimento de vagas apropriado. Apaixonar-se por algo exige tempo, energia e compromisso. A jornada para a excelência em ambientes de trabalho saudáveis teve início em 2001 para a AACN porque sua liderança era apaixonada pela missão de fornecer recursos da mais alta qualidade visando maximizar a contribuição das enfermeiras para cuidar e melhorar o cuidado dos pacientes criticamente doentes e de suas famílias.[17]

Em *Good to Great*, Collins[38] descreve por que algumas organizações conseguem fazer a transição e manter-se entre um padrão bom e ótimo. Ele desafia pessoas e organizações a colher pedras e encarar as "coisas feias" subjacentes a elas, em vez de empilhar as pedras e encobri-las. Utilizando os recursos da AACN, as enfermeiras de cuidados críticos estão recolhendo suas pedras e encarando as "coisas feias", em seus ambientes de trabalho, que as impedem de atingir a qualidade do cuidado aos pacientes. Atos de paixão para ambientes de trabalho saudáveis acontecem à medida que os padrões da AACN para comunicação habilidosa, colaboração verdadeira, tomada de decisão eficaz, preenchimento de vagas apropriado, reconhecimento significativo e liderança autêntica são estabelecidos.[19]

Ação

Nightingale[41] disse certa vez: "Os sentimentos de uma pessoa se perdem nas palavras; eles devem ser todos destilados em ação geradora de resultados" (p. 44). Em outras palavras, parte do profissionalismo na enfermagem em cuidados críticos consiste em "continuar a falar" em prol da excelência. À medida que são construídos valores, visão, domínio e paixão pela excelência da enfermagem em cuidados críticos, o atributo da ação (ver Figura 9.3) se torna outro pilar essencial da estrutura, causando boa repercussão para produzir resultados concretos nos cuidados críticos. O estudo de caso do Quadro 9.7 apresenta um exemplo de ação de enfermagem visando à excelência.

Reconhecendo que tantas vidas de pacientes vulneráveis estão em risco e as inestimáveis contribuições que as enfermeiras fazem, a diretoria da AACN decidiu que era hora de agir deliberada e definitivamente. Em 2003, lançou o prêmio Beacon AACN Critical Care Award for Excellence, uma premiação especificamente concebida para reconhecer as mais avançadas unidades de cuidados críticos nos EUA.[37] Atualmente, 323 unidades de cuidados críticos foram reconhecidas por demonstração de padrões de alta qualidade, cuidado excepcional de pacientes e suas famílias e ambiente de trabalho saudável.[40] Dessas unidades, 88 ganharam ouro, 191 prata e 44 bronze.[43]

Quando o Beacon Award foi lançado, *beacon* foi definido como "uma fonte de luz, uma inspiração ou sinal de orientação" com a crença de que "todas as unidades de cuidados poderiam ser uma unidade com função de *beacon*."[43] Desde então, os 42 itens de aplicação para o Beacon Award foram modificados para um novo modelo de inscrição com 38 itens, e qualquer unidade hospitalar com alta acuidade, com pacientes em estado crítico e que utilize padrões de excelência e segurança do paciente baseados em evidências tem atualmente a possibilidade de se candidatar. Embora o novo modelo de inscrição inclua três níveis (bronze, prata e ouro) para que as unidades tracem sua jornada e recebam a designação de 3 anos, a inscrição para o Beacon Award continua remetendo a inovação, excelência ou ambas, em seis categorias: recrutamento e

> **Quadro 9.7** Estudo de caso.
>
> *"Somos o que fazemos repetidamente. Então, excelência não é um ato, mas um hábito." (Aristóteles)[22]*
>
> ### Reflexão sobre "ação" na excelência da enfermagem em cuidados críticos
>
> Trecho do discurso de Kathryn E. Roberts, RN, MSN, CNS, CCRN, CCNS, presidente da AACN de 2012 a 2013: "Dare to" (atreva-se):
>
> "Não se faz história sem atrevimento. A criação de um futuro melhor não acontece do nada; requer visão seguida de ações corajosas [...] Se agirmos corajosamente, este será o tempo para o qual as pessoas se voltarão ao olharem para trás, e verão as enfermeiras como uma força motriz por trás de mudanças positivas. Verão que enfermeiras se atreverão a tomar para si os problemas que ameaçavam tornar nosso sistema de cuidados de saúde mais perigoso do que terapêutico para nossos pacientes [...]
>
> Por exemplo, uma enfermeira atreveu-se a acabar com o comportamento intimidativo de algumas colegas, o qual vinha aumentando devido a uma questão bastante desagregadora ocorrendo na unidade. Após perceber como o conflito estava prejudicando as relações e seu ambiente de trabalho, ela iniciou o que descreveu como uma das conversas mais cruciais de sua vida. A enfermeira escreveu: 'Iniciei a conversa com o quanto amava nossa unidade e achava que tínhamos algo especial. Disse que tinha certeza de que nenhuma de nós queria estragar o que tínhamos. Disse o que precisava dizer e minhas colegas ouviram. Depois, foi a vez de elas falarem e eu ouvir. Quando a conversa terminou, todas nos abraçamos como reconhecimento de respeito mútuo e de um novo entendimento entre nós. Consertamos o ambiente nocivo de trabalho. Desde então, recebemos o Beacon Gold Award.'"[42]
>
> ### Autorreflexão
>
> - Que atitude você se atreveu a tomar a fim de melhorar seu ambiente de trabalho e a si mesma?
> - O que a assusta ou anima o suficiente para que tome uma atitude?
> - Quando foi a última vez que você se atreveu a fomentar excelência em enfermagem e fazer a diferença nas vidas dos pacientes aguda e criticamente doentes?

fixação; educação, treinamento e orientação; pesquisa e prática baseada em evidências; resultados do paciente; criação e promoção de ambientes saudáveis; e liderança e ética organizacional. Além disso, o Beacon Award fornece um mecanismo individual e coletivo para que as unidades de cuidados críticos possam mensurar o progresso das iniciativas baseadas em evidências e os critérios nacionais de desempenho, aprender e aperfeiçoar seus processos e sistemas, e ser assim reconhecidas por suas realizações.[43] Qual a ação mais arrojada ou mensagem mais forte que pode ser transmitida ao público e aos pacientes a quem as enfermeiras de cuidados críticos servem para validar a excelência na prática?

A busca de oportunidades e parcerias para estender uma ação que assegure ótimos resultados de saúde para indivíduos que estão sofrendo de doença grave e com risco à vida requer uma voz implacável e destemida das enfermeiras de cuidados críticos. Essas enfermeiras de cuidados críticos têm utilizado seu dom inato de investigação há décadas para lidar com questões do cuidado ao paciente. Nightingale é, talvez, a liderança de enfermagem mais famosa que usou pela primeira vez a pesquisa para modificar a prática.[40] Ainda que carecesse das bases teóricas conhecidas atualmente, ela reunia um conjunto central de valores, visão, domínio e paixão para melhorar o cuidado hospitalar da Inglaterra na metade do século XIX.

100 Parte 2 Questões da Prática Profissional no Cuidado Crítico

As atuais enfermeiras de cuidados críticos estão testemunhando as rotinas antes reverenciadas como "vacas sagradas" serem eliminadas da prática. Exemplos incluem o uso de corante na alimentação enteral, a restrição da presença de familiares durante reanimação cardiopulmonar e a restrição do horário de visitação nas UTI: pesquisas na área de enfermagem demonstraram que tais práticas devem ser eliminadas.

Apesar de novos modelos de educação em enfermagem estarem se desenvolvendo, não é indispensável uma enfermeira de cuidados críticos com formação de doutorado para levantar dúvidas e colocar em ação um plano para coletar, analisar e relatar os resultados do paciente e da família. A prática baseada em resultado é uma responsabilidade de todas as enfermeiras, quer estejam elas de fato elaborando uma pesquisa, disseminando a pesquisa à beira do leito ou publicando os achados pertinentes. Além disso, é importante que todas as enfermeiras celebrem e demonstrem resultados de enfermagem de alta qualidade, independentemente de qual especialidade da enfermagem contribuiu para constituir o corpo de conhecimento. Concentrar-se em indicadores de qualidade e na melhora do desempenho em quadros de cuidados críticos e agudos como prática diária é uma ação ousada e poderosa para melhorar o cuidado do paciente.

Alertas da prática da AACN são outro exemplo de ações de enfermagem buscando a excelência. Tais alertas consistem dos esforços para prevenir e minimizar infecções, reduzir complicações da doença aguda, promover a segurança do paciente e estabelecer as melhores práticas. Lançados pela primeira vez em 2004, os alertas da prática AACN são diretivas dinâmicas sucintas que estão bem sustentadas em evidências fortes e atuais para garantir as melhores práticas. Existe mais de uma dúzia de alertas de práticas que preenchem a lacuna entre a prática e a investigação, fornecem orientação, padronizam o cuidado e identificam, bem como informam novas tendências, fornecendo informações sobre elas.[42] Exemplos de alertas de prática recentes incluem determinação da dor no paciente adulto criticamente doente, manejo dos alarmes e verificação da instalação da sonda de alimentação.[40] Promover a ciência da enfermagem pela adoção dos alertas da prática da AACN informa ao público que as enfermeiras de cuidados críticos têm conhecimento e compreensão necessários para proteger o bem-estar dos pacientes e suas famílias.

Equilíbrio

O equilíbrio é o componente final do modelo de prática profissional para a excelência de enfermagem em cuidados críticos ilustrado na Figura 9.3. O equilíbrio pode trazer renovação para o espírito e permitir mais momentos de "presença completa", que às vezes se rompe em nossas vidas pessoal e profissional ocupadas. Não ter pressa para cuidar de si mesmo é essencial para manter o corpo e a mente em equilíbrio. Do contrário, pode ser difícil manter perspectivas claras. Hoje em dia, as enfermeiras vivem linhas cada vez mais tênues entre a casa e o trabalho e entre o trabalho e o lazer. As linhas de comunicação estão continuamente abertas devido à proliferação de aparelhos eletrônicos e opções de comunicação, como *pagers*, telefones celulares, SMS, *e-mail* e correios de voz. É importante dizer "não" para ser uma "superenfermeira" e "supermãe ou superpai" e encontrar tempo para cuidar de si mesma. As enfermeiras não fazem nenhum bem para os pacientes, suas famílias ou para si mesmas se colocam constantemente as necessidades dos outros acima das suas. As enfermeiras de cuidados críticos

ouvem os pacientes e as famílias todas as horas do dia e da noite. Elas também precisam ter tempo para ouvir suas próprias mentes e seus próprios corações, igualmente daqueles que mais as amam. O estudo de caso no Quadro 9.8 apresenta uma reflexão sobre o equilíbrio da enfermeira de cuidados críticos.

Em *You Are the Leader You've Been Waiting For*, Klein destaca a importância de se desligar. Ele acredita que, ao se desligar do velho, pode-se dar espaço a algo novo. Acredita também que, durante um momento de transformação, não se deve agir, mas ser constante.[37] Essa máxima é particularmente verdadeira para as enfermeiras de cuidados críticos, dado que as intensas pressões relativas ao manejo dos cuidados de

---

> **Quadro 9.8 Estudo de caso.**
>
> *"O equilíbrio não é uma coisa ou outra; é uma coisa E outra."* (Steven Covey)[22]
>
> **Reflexão sobre "equilíbrio" na excelência da enfermagem em cuidados críticos**
>
> Trecho de *Critical Care Nurse*: "The Pause", de Jonathan Bartels, BSN, RN:
>
> "Uma [...] jovem mulher é levada de cadeira de rodas até a unidade de trauma. Ela estava passando por um cruzamento movimentado à noite [...] Manchas de sangue sujam seu rosto como uma pintura de guerra, seus braços estão dobrados em ângulos não naturais. Seu corpo está exposto; sua roupa, rasgada em farrapos [...] Esses são os momentos finais de sua vida, mas ninguém sabe disso ainda [...] não há pressão arterial, não há pulso, o monitor anuncia assistolia. A tensão aumenta quando a compressão começa [...] Fármacos e fluidos são rapidamente aplicados. Habilmente nos movemos, como em uma coreografia para salvar vidas [...] Tentamos trazer a mulher de volta à vida por 45 min antes de concluirmos ser tarde demais, e anunciamos a morte.
>
> Naquele dia [...] lembro-me de sentir-me derrotado e exausto, mas também [...] de sentir um tipo de vazio, um espaço onde o impulso da emoção se encontra adulterado pelo tempo, a fadiga, o luto, deixando um entorpecimento vazio em seu lugar [...] Vejo meus colegas jogando fora as luvas e saindo do quarto, deixando para trás o corpo nu e sem vida na mesa. Sem olhar para trás, apenas caminhando de volta para o mundo que é o setor de emergência, onde pacientes fluem como gafanhotos.
>
> Não é ser insensível: é uma angústia involuntária. Não há tempo para respirar, pensar, chorar. Uma morte que nos pausa como seres humanos nos deixa, como profissionais, sem tempo para pausa. Penso que, talvez, seja esse o problema [...]
>
> A morte daquela mulher não foi nossa primeira morte, e não seria a última, mas me lembro dela porque marcou o fim do nosso antigo processo e o início de um novo: nossa pausa [...] Após uma morte no setor de emergência, eu me levanto, peço que ninguém se retire e convido meus colegas a estarmos juntos e presentes em um momento único de perda e luto [...] para que nos lembremos de que a pessoa que se foi amou e foi amada, para que entendamos que a morte daquela pessoa merece ser reconhecida, e para que reconheçamos que nossos próprios esforços também são dignos de honra.
>
> Quarenta e cinco segundos, talvez 1 min, 1 min e meio. Para nós, pausar tem feito toda a diferença [...] de algum modo, traz de volta à vida o quarto onde trabalhamos, que pode parecer sem ar e sem emoção."[44]
>
> **Autorreflexão**
>
> - Quando foi a última vez que você superou o ambiente tecnológico, rápido e carregado de emoções que é o serviço de saúde e se permitiu alguns momentos de reflexão?
> - Quando foi a última vez que você cuidou de si mesma, mental e fisicamente, a fim de ter energia e resiliência para fomentar a excelência em enfermagem e fazer a diferença nas vidas dos pacientes aguda e criticamente doentes?

Capítulo 9 Construção de um Modelo de Prática Profissional de Excelência na Enfermagem em Cuidados Críticos

pacientes complexos em ambientes caóticos por longas horas consecutivas podem ser prejudiciais à saúde e ao bem-estar. Seja apenas sentar-se tranquilamente e ouvir música, ler ou se exercitar, a mente e o coração das enfermeiras precisam de tempo para se renovar e recarregar para o próximo dia de trabalho, cuidando de pacientes criticamente doentes e de suas famílias. Quando as enfermeiras estão equilibradas, é mais fácil não dar lugar ao cinismo e à frustração, tão abundantes hoje no local de trabalho ou em casa. Estar realmente engajada e energizada requer nutrir a si mesma em primeiro lugar e, depois, fortalecer os outros para fazer o mesmo. Olhe sua unidade hoje e faça para si algumas perguntas. Quais são as enfermeiras de cuidados críticos que mais se empenham em benefício dos outros? Quais são as enfermeiras de cuidados críticos que mais sorriem? Quais são as enfermeiras de cuidados críticos que dizem "obrigada" e mais cumprimentam? Você pode descobrir que sua resposta recai naquelas enfermeiras que descobriram como tornar o equilíbrio uma prioridade em suas vidas pessoal e profissional.

Conclusão

No ambiente de cuidados críticos tão agitado de hoje em dia, encontrar tempo para crescer profissionalmente pode ser desafiador, mas recompensante (Quadro 9.9). Construir uma prática profissional de excelência exige paixão para afetar profundamente a vida daqueles que mais confiam nas

---

Quadro 9.9 Reflexões finais sobre excelência na enfermagem em cuidados críticos.

LEMBRE-SE... Pronta ou não, um dia tudo vai chegar ao fim.
Não haverá mais amanhecer, nem troca de plantão, nem passagem de relatório.
Todas as coisas que você valorizou, estimadas ou esquecidas, passarão para outra pessoa.
Não vai fazer diferença o que você possuiu ou o que você deveu.
Seus desafios, frustrações e decepções irão finalmente desaparecer.
Assim como suas esperanças, ambições e planos.
O que vai fazer diferença não é o seu sucesso, mas sua importância.
O que vai fazer diferença não é o que você aprendeu, mas o que você ensinou.
O que vai fazer diferença é todo o ato de integridade, compaixão, coragem ou sacrifício que enriqueceu, capacitou ou incentivou outros a imitar o seu exemplo de excelência em cuidados do enfermagem.
Viver uma vida que faz diferença não acontece por acidente.
Não é uma questão de circunstância, mas de escolha.
Viva sua contribuição e escolha viver uma vida que faça diferença.
Torne-se engajada e transforme sua prática para atingir a excelência em enfermagem em cuidados críticos.

Modificado de Josephson M: What will matter. Acessado em: 10 de julho de 2006. Disponível em: http://www.charactercounts.org.

---

enfermeiras de cuidados críticos: pacientes complexos, instáveis e vulneráveis, assim como suas famílias. Ao mesmo tempo, exige avançar na profissão de enfermagem em cuidados críticos através de um ambiente de trabalho saudável que seja tanto centrado no paciente quanto colaborativo, interdisciplinar e baseado em evidências. O desejo e o compromisso com a excelência da enfermagem em cuidados críticos exigem autorreflexão sobre valores, visão, domínio, paixão, ação e equilíbrio na sua prática. Pacientes criticamente doentes e suas famílias esperam e merecem nada menos que o melhor cuidado.

Construir um modelo de prática profissional de excelência pode proporcionar às enfermeiras de cuidados críticos a confiança necessária para utilizar sua voz atuante e sua presença para fazer contribuições significativas visando melhorar a prestação de cuidados aos pacientes e às famílias que entraram em um mundo caótico e ameaçador de doença, trauma e sofrimento. No ritmo veloz dos ambientes de cuidados críticos atuais, encontrar tempo para o crescimento profissional é desafiador; porém, como têm demonstrado as evidências, é essencial. Para que a profissão de enfermagem na área de cuidados críticos progrida, as enfermeiras devem adquirir as habilidades necessárias para fornecer os melhores modelos de prática de cuidado para pacientes criticamente doentes e suas famílias. Seja participando de um comitê hospitalar para segurança do paciente, seja recrutando pessoas mais jovens para a enfermagem em cuidados críticos, existem oportunidades intermináveis para construir uma prática profissional de excelência. Os dias dos estudos marcantes que descreveram a enfermagem como uma profissão silenciosa e desconhecida[45,46] logo chegarão ao fim, à medida que mais vozes atuantes e comprometidas forem sendo ouvidas a respeito da excelência na prática de enfermagem em cuidados críticos.

Desafios relacionados à aplicabilidade clínica

Questões rápidas

1. Como as enfermeiras podem colaborar efetivamente com as equipes interprofissionais de cuidados de saúde de modo a ofertar sua aptidão diferenciada e diversificar as perspectivas a fim de otimizar o cuidado oferecido para pacientes cronicamente doentes e com doenças agudas, suas famílias e os sistemas de cuidados de saúde?

2. Como as enfermeiras podem continuar incansavelmente avançando em seu desenvolvimento profissional e preencher suas lacunas de conhecimento a fim de contribuir na garantia de que a segurança do paciente não ficará comprometida?

3. Por que a organização de cuidados de saúde exige que uma enfermeira candidata à contratação tenha ou se comprometa a conseguir nível de bacharel em enfermagem e uma titulação de especialista?

PARTE 3
Populações Especiais em Cuidados Críticos

10
Paciente Pediátrico Criticamente Doente

Patricia A. Moloney-Harmon

Objetivos de aprendizagem

Com base no conteúdo deste capítulo, o leitor deverá ser capaz de:

1. Analisar as diferenças anatômicas e fisiológicas no lactente e na criança que exigem a modificação dos parâmetros do exame físico e das técnicas de intervenção.
2. Descrever as considerações especiais no controle ventilatório e a administração de medicamentos à criança criticamente doente.
3. Avaliar os instrumentos de avaliação da dor que podem ser utilizados para a criança criticamente doente.
4. Examinar os aspectos importantes da interação com a criança criticamente doente e com a família que facilitam as intervenções.

Muitos profissionais de saúde que atuam na área de cuidados críticos de adultos se sentem despreparados para tratar de crianças que se encontram em unidades de terapia intensiva (UTI) de adultos, serviços de emergência (SE), salas de procedimentos e salas de recuperação. Para facilitar a otimização e uniformização do cuidado à criança criticamente doente, é prudente adotar um referencial que modifique a prática de cuidados críticos com adultos de modo a incluir o paciente pediátrico. Um referencial mais abrangente vai além do espectro deste capítulo, mas os leitores são encaminhados para o referencial PEDS* discutido com maiores detalhes em outro local.[1] Este capítulo ressalta as diferenças anatômicas e fisiológicas proeminentes e as implicações correlatas, a seleção de equipamentos, o reconhecimento da criança clinicamente descompensada e os desafios próprios do cuidado ao paciente pediátrico em ambiente de cuidados críticos.

Diferenças e implicações anatômicas e fisiológicas proeminentes

Sinais vitais

Os lactentes e as crianças menores apresentam frequências cardíaca e respiratória próprias para a idade, porém mais elevadas que os adultos. As frequências cardíaca e respiratória mais elevadas ajudam a satisfazer a necessidade de débito cardíaco mais alto, apesar de menor volume sistólico e taxa metabólica basal mais alta. A pressão arterial em crianças é menor que a dos adultos. Os sinais vitais (Tabela 10.1), embora sejam parâmetros importantes, não devem ser avaliados isoladamente, mas sim de modo criterioso.

A taquicardia é uma resposta inespecífica a diversas entidades, como a ansiedade, febre, choque e hipoxemia. Embora a criança seja predisposta à bradicardia, a tolerância a ela é ruim. A bradicardia persistente produz alterações significativas na perfusão porque o débito cardíaco é dependente da frequência cardíaca. A bradicardia é mais frequentemente causada por hipoxemia, mas qualquer estímulo vagal, como aspiração, inserção de sonda nasogástrica e defecação, pode precipitar um evento.

Quanto à frequência respiratória, o lactente ou a criança aumenta a frequência respiratória para compensar o aumento da demanda de oxigênio. Com frequência, a taquipneia é o primeiro sinal de sofrimento respiratório. Uma frequência respiratória lenta

Tabela 10.1 Sinais vitais pediátricos.

Idade	Frequência cardíaca (batimentos/min)	Respirações (incursões/min)	Pressão arterial sistólica (mmHg)
Neonato	100 a 160	30 a 60	50 a 70
1 a 6 semanas	100 a 160	30 a 60	70 a 95
6 meses	90 a 120	25 a 40	80 a 100
1 ano	90 a 120	20 a 30	80 a 100
3 anos	80 a 120	20 a 30	80 a 110
6 anos	70 a 110	18 a 25	80 a 110
10 anos	60 a 90	15 a 20	90 a 120
14 anos	60 a 90	15 a 20	90 a 130

---
*N.R.T.: PEDS significa referencial teórico pediátrico.

em uma criança doente em geral indica parada respiratória iminente. As condições associadas, como febre e atividade convulsiva, que aumentam ainda mais a taxa metabólica, também elevam as necessidades de oxigênio. Essas condições podem provocar deterioração rápida do estado já comprometido da criança.

Diferentemente do adulto, a pressão arterial da criança é o último parâmetro a cair diante do choque. As crianças podem compensar uma perda sanguínea de até 25% antes que a pressão arterial sistólica caia. A pressão arterial normal nunca deve desencorajar as intervenções para a criança que mostra sinais de insuficiência circulatória. A pressão de pulso frequentemente é um indicador mais confiável para avaliar a adequação da perfusão. A hipertensão é rara, a menos que a criança apresente doença renal.

Sistema neurológico

O crescimento do cérebro ocorre em uma velocidade rápida durante os primeiros anos de vida. Como o crescimento cerebral é rápido durante esse período, a medição do perímetro cefálico é importante na criança até 2 anos de idade. O perímetro cefálico da criança está relacionado com o volume intracraniano e é uma estimativa da velocidade do crescimento cerebral.

As suturas cranianas da criança não estão completamente fechadas até 18 a 24 meses de idade. A fontanela posterior fecha-se em torno de 3 meses de idade, e a fontanela anterior se fecha em torno de 9 a 18 meses de idade. As fontanelas propiciam um instrumento de avaliação útil no lactente. As características das fontanelas podem ser empregadas para avaliar o estado de hidratação ou a presença de aumento da pressão intracraniana (PIC). As fontanelas abauladas podem indicar PIC aumentada ou sobrecarga hídrica. Fontanelas deprimidas podem ser observadas com o déficit de líquidos.

Como os adultos, os lactentes e as crianças apresentam reflexos protetores (p. ex., os reflexos de tosse e náuseas). Também existem diversos reflexos primitivos (i. e., os reflexos de Moro, do esgrimista, de preensão e de Babinski), que diferem dos reflexos dos adultos. Por exemplo, o reflexo de Babinski está presente até 9 a 12 meses de idade ou até que a criança comece a caminhar. Uma resposta positiva do reflexo de Babinski (abrir os artelhos e a dorsiflexão do hálux quando a face lateral da planta do pé é estimulada) é esperada em um lactente, embora seja considerado um achado anormal na criança com mais idade ou no adulto. A discussão aprofundada desses reflexos vai além do espectro deste capítulo, e o leitor é encaminhado para um texto de anatomia do desenvolvimento para informações adicionais.

O estado mental do lactente ou da criança é avaliado da mesma maneira que o de um adulto, observando o nível de consciência, a interação com o ambiente e a adequação do comportamento para a idade. O nível de consciência é avaliado observando-se se a criança está vígil e orientada. Isso pode ser feito observando-se o despertar espontâneo ou a resposta aos estímulos verbais, táteis ou nocivos. Ainda que a avaliação seja a mesma, as técnicas de exame devem ser adequadas à idade. As técnicas específicas são apresentadas na seção deste capítulo sobre interação. Uma importante diferença, quando se interage com a criança, é a irritabilidade paradoxal (i. e., incapacidade de acalmar a criança com medidas de conforto normais, como aconchego). A irritabilidade paradoxal, quando presente com irritabilidade meníngea, rigidez de nuca e sinais de Brudzinski e Kernig positivos, pode indicar meningite.

Os lactentes e as crianças menores correm alto risco de termorregulação ineficaz, resultando em instabilidade fisiológica proveniente de vários fatores maturacionais e ambientais. O rigoroso monitoramento da temperatura corporal e a manutenção de uma temperatura ambiental controlada ajudam no controle da regulação da temperatura. A temperatura é medida a intervalos regulares, e os fatores externos que afetam a temperatura corporal devem ser controlados.

Sistema cardiovascular

A perfusão diminuída da pele é um sinal precoce e confiável de choque. Como a pele da criança é mais fina que a do adulto, as características cutâneas mudam com facilidade e rapidamente com as alterações na perfusão. Coloração, textura e temperatura da pele e enchimento capilar são de grande importância durante o exame da criança. Antes de avaliar a pele, é importante observar a temperatura ambiente, porque alguns achados podem constituir uma resposta normal ao ambiente (como o mosqueamento em uma sala de cirurgia com corrente de ar). O mosqueamento em um lactente adequadamente vestido ou em um ambiente aquecido é motivo de investigação adicional. A enfermeira avalia a temperatura cutânea e a linha de demarcação entre o resfriamento do membro e o calor corporal. O resfriamento ou a progressão do resfriamento em direção ao tronco pode ser um sinal de perfusão decrescente.

A cianose periférica é normal nos neonatos, porém anormal em crianças menores e em adultos. A cianose central (perioral) sempre é um achado anormal. O tempo de enchimento capilar normalmente é registrado em segundos em lugar de "rápido, normal ou lento" e, em geral, não leva mais que 2 segundos. O volume de sangue estimado varia com a idade; apesar de um maior volume por quilograma de peso corporal nas crianças, o volume circulante total geral é pequeno. Uma pequena quantidade de perda sanguínea pode ser significativa na criança.

Sistema respiratório

A cabeça grande do lactente ou da criança (em relação ao tamanho do corpo), os músculos do pescoço subdesenvolvidos e fracos e a falta de suporte cartilaginoso para as vias respiratórias levam a uma via respiratória facilmente compressível ou obstruída. A enfermeira deve evitar distender ou flexionar excessivamente o pescoço, porque as vias respiratórias se colabam facilmente. Somente a posição da cabeça e do pescoço pode facilitar uma via respiratória permeável. O posicionamento ideal da criança clinicamente descompensada é a posição neutra; isso pode ser obtido colocando-se um pequeno rolo horizontalmente atrás dos ombros (Figura 10.1).

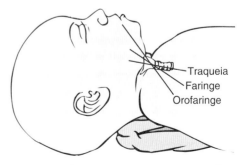

Figura 10.1 A posição neutra pode melhorar o fluxo de ar em uma criança em descompensação ao alinhar a orofaringe, a faringe e a traqueia com a boca.

Os lactentes, até os 6 meses de idade, respiram obrigatoriamente pela narina, de modo que qualquer obstrução das narinas pode produzir comprometimento significativo da via respiratória e causar sofrimento respiratório. Secreções, edema, inflamação, sondas nasogástricas malfixadas ou cânulas nasais ocluídas podem obstruir a passagem nasal de um lactente. As vias respiratórias do lactente e da criança menor exibem tanto menor diâmetro e quanto menor comprimento, exigindo assim vias respiratórias artificiais menores. O comprometimento das vias respiratórias pode ser causado por pequena quantidade de inflamação ou edema na via respiratória natural ou devido a um tampão mucoso na via respiratória natural ou artificial. A porção mais estreita das vias respiratórias da criança (até aproximadamente 8 anos de idade) está no nível do anel cricoide, ao contrário da abertura glótica no adulto.

A parede torácica fina e complacente da criança menor facilita a avaliação da entrada de ar, que é examinada observando-se a elevação e a descida do tórax da criança com os esforços ventilatórios adequados. O movimento torácico desigual pode indicar o desenvolvimento de um pneumotórax ou atelectasia, mas também pode indicar obstrução do tubo orotraqueal ou desvio do tubo no brônquio principal direito. O gradil costal flexível e os músculos intercostais pouco desenvolvidos da criança oferecem pouca estabilidade para a parede torácica; portanto, as retrações supraesternal, esternal, intercostal e subcostal podem ser observadas durante a angústia respiratória. Devem ser observadas a presença e a localização das retrações. Os músculos acessórios também estão precariamente desenvolvidos, por isso o lactente ou a criança menor podem utilizar os músculos abdominais para auxiliar na respiração. Isso produz a aparência da respiração "em gangorra", um movimento paradoxal do tórax e do abdome. A respiração em gangorra fica mais exagerada com o sofrimento respiratório. Assim como no adulto, o principal músculo da respiração é o diafragma. Entretanto, a criança é mais dependente do diafragma.

Por causa da parede torácica fina, os sons respiratórios são mais audíveis que no adulto. Além disso, as vias respiratórias obstruídas frequentemente produzem sons que são facilmente ouvidos durante o exame. A enfermeira ouve gemido expiratório, estridor inspiratório e expiratório, assim como sibilância. O gemido expiratório é um som produzido na tentativa de aumentar a pressão expiratória final positiva fisiológica para evitar o colabamento das pequenas vias respiratórias e alvéolos. A fina parede torácica do lactente e da criança pode possibilitar que os sons respiratórios sejam auscultados sobre uma área de patologia quando os sons estão, na verdade, vindo de outra área pulmonar. A enfermeira ausculta as alterações nos sons respiratórios, bem como a sua presença ou ausência.

Sistema digestório

Normalmente, as crianças apresentam abdomes protuberantes; no entanto, existem inúmeras causas de distensão abdominal anormal. Uma sonda nasogástrica ou orogástrica deve ser inserida precocemente, e não mais tarde, a fim de minimizar o risco de distensão na criança criticamente doente. A distensão abdominal pode interferir na excursão respiratória e, até mesmo, provocar parada respiratória. A remoção ativa do ar com uma seringa pode ser necessária quando a distensão não é aliviada ao se colocar a sonda em drenagem gravitacional. Além disso, o perímetro abdominal é medido a cada plantão ou com maior frequência, se houver preocupação com a distensão abdominal.

A capacidade gástrica varia com a idade da criança. A capacidade do estômago de um neonato é de 90 mℓ, com 1 mês de idade é de 150 mℓ e com 12 meses de idade é de 360 mℓ; em comparação, a capacidade gástrica de um adulto é de 2.000 a 3.000 mℓ. Como a capacidade gástrica é menor, é preciso cautela quando a fórmula e outros líquidos são instilados no abdome. As alimentações em bolo são feitas em quantidade apropriada, compatível com a capacidade gástrica da criança.

O lactente e a criança pequena apresentam um tempo de esvaziamento gástrico de 2,5 a 3 horas, o qual aumenta para 3 a 6 horas na criança com mais idade. Na mensuração dos resíduos, leva-se em consideração um intervalo de tempo apropriado que possibilite a absorção da fórmula. Caso a criança esteja fazendo fisioterapia respiratória, o intervalo de tempo entre a terapia e a alimentação é considerado, ou o conteúdo gástrico é verificado para evitar problemas com refluxo e broncoaspiração.

Sistema renal

Os lactentes apresentam menor capacidade para concentrar a urina e, portanto, exibem um débito urinário normal de 2 mℓ/kg/h. Para crianças e adolescentes, o débito urinário normal é de 1 e de 0,5 mℓ/kg/h, respectivamente. Por causa da capacidade limitada do lactente de concentrar a urina, uma densidade específica baixa não significa necessariamente que o lactente esteja adequadamente hidratado. A imaturidade do rim da criança significa que ela não pode processar o líquido de forma tão eficiente quanto o adulto e será menos apta a processar grandes quantidades súbitas de líquido, levando à sobrecarga hídrica.

Os lactentes e as crianças pequenas possuem maior área de superfície corporal em relação ao peso corporal. As necessidades hídricas de manutenção são determinadas com base no peso corporal (Tabela 10.2). As crianças apresentam maior percentual de água corporal total, grande parte da qual é composta de líquido extracelular (LEC), em comparação com os adultos. O LEC compreende até 50% do peso corporal nos lactentes, contra 20% nos adultos. Além disso, as crianças apresentam maior perda insensível de água por causa de uma taxa metabólica basal mais elevada, frequência respiratória mais rápida e maior área de superfície corporal. O maior percentual de água corporal total da criança e a perda hídrica insensível mais elevada aumentam o risco de desidratação. A perda ou ganho de peso súbito pode indicar desequilíbrio hídrico. As crianças devem ser pesadas diariamente no mesmo horário, usando-se a mesma balança.

Os sinais de desidratação incluem mucosas secas, débito urinário diminuído, concentração urinária aumentada, fontanelas e olhos encovados, turgor cutâneo diminuído (Tabela 10.3). A gravidade da desidratação varia com o grau de desidratação e o estado hidreletrolítico da criança. O comprometimento

Tabela 10.2 Cálculo do líquido de manutenção.

Peso corporal (kg)	Necessidade de líquido por dia	Necessidade de líquido por hora
< 10	100 mℓ/kg	4 mℓ/kg
10 a 20	1.000 mℓ + 50 mℓ/kg para cada kg acima de 10	2 mℓ/kg para cada kg acima de 10
> 20	1.500 mℓ + 20 mℓ/kg para cada kg acima de 20	1 mℓ/kg para cada kg acima de 20

De Roberts KE: Fluid and electrolyte regulation. In: Curley MAQ, Moloney-Harmon PA (eds): Critical Care Nursing of Infants and Children, 2nd ed. Philadelphia, PA: WB Saunders Co, 2001, pp 369-392, com autorização de Elsevier Science.

106 Parte 3 Populações Especiais em Cuidados Críticos

Tabela 10.3 Avaliação clínica da gravidade da desidratação.

Paciente	Desidratação leve	Desidratação moderada	Desidratação grave
Lactentes (%)	5	10	15
Adolescentes (%)	3	6	9
Lactentes e crianças pequenas	Criança com sede, alerta, inquieta	Criança com sede, inquieta ou letárgica, porém irritável ao toque ou sonolenta	Criança sonolenta, hipotônica, fria, com sudorese, com membros cianóticos, pode estar comatosa
Crianças de mais idade e adultos	Criança com sede, alerta, inquieta	Criança com sede, alerta, com hipotensão postural	Criança habitualmente consciente, apreensiva, fria, com sudorese, com membros cianóticos, com pele enrugada dos dedos das mãos e dos pés, com cãibras musculares
Sinais e sintomas			
Taquicardia	Ausente	Presente	Presente
Pulsos palpáveis	Presentes	Presentes (fracos)	Diminuídos
Pressão arterial	Normal	Hipotensão ortostática	Hipotensão
Perfusão cutânea	Normal	Normal	Reduzida e manchada
Turgor cutâneo	Normal	Levemente reduzido	Reduzido
Fontanela anterior	Normal	Deprimida	Muito deprimida
Olhos	Normais	Levemente encovados	Encovados
Lágrimas	Presentes	Presentes ou ausentes	Ausentes
Mucosas	Úmidas	Secas	Muito secas
Respiração	Normal	Profunda, pode ser rápida	Profunda e rápida
Débito urinário	Normal	Oligúria	Anúria e oligúria grave
Déficit de líquido estimado (mℓ/kg)	30 a 50	60 a 90	≥ 100

Dados da Organização Mundial da Saúde. Tabela adaptada de Greenbaum LA: Fluids and electrolytes. In: Kliegman RM, Jenson HB, Marcdante KJ et al. (eds): Nelson Essential of Pediatrics, 7th ed. St. Louis, MO: Saunders, 2015, Table 33-5, p 109, com autorização de Elsevier Science.

circulatório acompanha a desidratação grave. Tratar a desidratação de uma criança em uma UTI de adultos exige o parecer de um pediatra. A sobrecarga hídrica manifesta-se por fontanelas abauladas, pele distendida, edema (em geral periorbitário e sacral), hepatomegalia e outros sinais de insuficiência cardíaca congestiva.

Sistema endócrino

Os lactentes e as crianças pequenas apresentam menores reservas de glicogênio e demanda de glicose aumentada, devido à maior proporção entre o cérebro e o tamanho do corpo. As reservas menores e a demanda aumentada predispõem os lactentes e crianças menores ao desenvolvimento de hipoglicemia. Os níveis glicêmicos são rigorosamente monitorados, sobretudo quando o lactente ou a criança menor fica em dieta zero e inúmeros ajustes estão sendo feitos para o suporte nutricional.

Sistema imune

As diferenças imunológicas em lactentes e crianças pequenas podem predispô-las a infecção. A pele dos recém-nascidos é mais fina; por conseguinte, proporciona menor barreira aos patógenos externos. Como os lactentes e as crianças pequenas têm menor número de neutrófilos armazenados, têm menos capacidade de repor repetidamente os leucócitos na presença de infecção maciça. Os níveis do complemento estão mais baixos, o que afeta a atividade quimiotática dos fagócitos e a opsonização das bactérias. Há também uma deficiência relativa de imunoglobulinas, tornando os lactentes e as crianças pequenas mais suscetíveis às infecções causadas por vírus, espécies de Candida e bactérias inflamatórias agudas. Além disso, os lactentes podem não apresentar febre nem leucocitose em resposta a uma infecção. É importante procurar sinais sutis, como mudanças no comportamento alimentar, alteração do metabolismo da glicose e hipotermia.

Sistema tegumentar

As diferenças esperadas na pele, nos pelos, nas unhas e nas glândulas dependem da idade da criança. Espera-se que os lactentes e as crianças, sem exposição ao sol ou ao vento, tenham uma pele de textura lisa sem os pelos terminais grosseiros do adulto. Os lactentes com até cerca de 14 dias de idade podem ser recobertos de lanugem, um pelo fino e de textura sedosa. Os lactentes apresentam gordura hipodérmica menos desenvolvida e, portanto, correm risco de hipotermia. As glândulas sudoríparas só começam a funcionar com 1 mês de idade e só se tornam totalmente funcionais na adolescência.

Na criança pequena, a variação cutânea mais perceptível pode ser a ocorrência de equimoses, conforme a criança aumenta a sua atividade e as brincadeiras se tornam mais agressivas. É muito importante considerar a equimose observada na criança, visto que pode estar associada a situações de maus-tratos. A enfermeira deve observar a localização e as mudanças de cor da equimose, indicando o estágio de resolução. As equimoses são mais comuns e não são surpreendentes nas pernas e no rosto. As equimoses nos braços, nas nádegas e no abdome ocorrem com menos frequência e podem indicar maus-tratos.

No adolescente, as glândulas sudoríparas e sebáceas tornam-se totalmente funcionais. No adolescente, pode-se esperar o aparecimento de odor corporal, transpiração axilar crescente e acne. O desenvolvimento dos pelos axilares e púbicos está relacionado aos níveis circulantes crescentes de androgênios nos adolescentes de ambos os sexos.

Desafios pediátricos selecionados

Questões ventilatórias

A causa mais comum de parada cardiorrespiratória em crianças é de natureza respiratória. Isso exige que o sofrimento e a insuficiência respiratória sejam reconhecidos precocemente e que as intervenções no manejo das vias respiratórias sejam imediatas (Tabela 10.4). Os sinais de descompensação respiratória incluem nível diminuído de consciência, taquipneia, movimento torácico mínimo ou ausente com esforço respiratório, evidência de esforço respiratório com retrações, respiração em gangorra, troca do ar mínima ou ausente na ausculta e presença de batimento de asas do nariz, gemido, estridor ou sibilância.

A intervenção inicial para a descompensação respiratória é o posicionamento da criança que permita a abertura da via respiratória. Se a criança não responde apenas ao posicionamento, inicia-se a ventilação manual com oxigênio a 100%, utilizando

Tabela 10.4 Exame rápido da criança saudável *versus* em descompensação.

Avaliação	Criança saudável	Criança em descompensação
Vias respiratórias		
Perviedade	A criança não requer intervenções; a criança verbaliza e é capaz de deglutir, tossir, engasgar	A criança se reposiciona e requer intervenções, como posicionamento da cabeça, aspiração, vias respiratórias auxiliares. As vias respiratórias insustentáveis exigem intubação
Respiração		
Frequência respiratória	A respiração está dentro dos limites apropriados para a idade	A respiração é taquipneica ou bradipneica em comparação com os limites e condições próprios para a idade* Observação: parâmetros de alerta: > 60 incursões/min
Movimento do tórax (presença)	O tórax eleva-se e desce igualmente e ao mesmo tempo com o abdome a cada respiração	A criança apresenta movimento torácico mínimo ou ausente com esforço respiratório
Movimento do tórax (qualidade)	A criança apresenta respirações silenciosas e sem esforço	A criança mostra evidências de esforço respiratório com retrações. Observa-se um movimento assincrônico (em gangorra) entre o tórax e o abdome com os esforços respiratórios
Movimento do ar (presença)	A troca de ar é auscultada bilateralmente em todos os lobos	Apesar do movimento do tórax, observa-se uma troca de ar mínima ou ausente à ausculta
Movimento do ar (qualidade)	Os sons respiratórios são de intensidade e duração normais	São observados batimentos das asas do nariz, gemido, estridor e/ou sibilância
Circulação		
Frequência cardíaca (presença)	Presença do batimento apical dentro do limite apropriado para a idade*	Ausência de frequência cardíaca; ocorre bradicardia ou taquicardia em comparação com os limites apropriados para a idade* Nota: parâmetros de alerta: Lactente: < 80 bpm Criança < 5 anos: > 180 bpm Criança > 5 anos: > 150 bpm
Frequência cardíaca (qualidade)	Frequência cardíaca regular, com ritmo sinusal normal	Frequência cardíaca irregular, lenta ou muito rápida; as arritmias comuns incluem taquicardia supraventricular, bradiarritmias e assistolia
Pele	Os membros ficam quentes e rosados com o enchimento capilar de 2 s ou menos; presença bilateral dos pulsos periféricos, com intensidade normal	A criança apresenta palidez, cianose ou pele mosqueada e membros frescos a frios. O tempo de enchimento capilar é de 2 s ou mais; os pulsos periféricos estão fracos ou ausentes; os pulsos centrais estão fracos
Perfusão cerebral	A criança mostra-se alerta ao ambiente, reconhece os pais ou outras pessoas significativas, responde ao medo e à dor e apresenta tônus muscular normal	A criança fica irritável, letárgica, obnubilada ou comatosa; exibe reação mínima ou ausente à dor; e/ou apresenta tônus muscular frouxo (hipotônico)
Pressão arterial	A pressão arterial está dentro dos limites apropriados para a idade	A pressão arterial cai em relação aos limites apropriados para a idade,* sinal tardio de descompensação Observação: uma queda de 10 mmHg na pressão sistólica é significativa Limite inferior da pressão arterial sistólica: Lactente ± 1 mês: 60 mmHg Lactente ± 1 ano: 70 mmHg Criança: 70 mmHg + (2 × idade em anos)

*Todos os sinais vitais são interpretados de acordo com a idade, a condição clínica e outros fatores externos, como a presença de febre.
Adaptada de McCormick CM: Nursing care of the child in the adult intensive care unit (ICU). In: Stillwell S (ed): Mosby's Critical Care Nursing Reference, 4th ed. St. Louis, MO: Mosby, Inc., 2006, p. 653, com autorização de Mosby, Inc.

108 Parte 3 Populações Especiais em Cuidados Críticos

um ambu com máscara. Existem vários tamanhos de ambus manuais pediátricos; o tamanho correto é determinado pela observação do volume corrente da criança e avaliação de se o ambu é capaz de liberar 1,5 vez o volume corrente da criança. Ainda que o manômetro de pressão possa ajudar na minimização da pressão, o verdadeiro indicador de fornecimento do volume corrente adequado é clínico. A quantidade adequada do volume corrente liberado durante a respiração de reanimação manual é a quantidade que provoca elevação e depressão do tórax da criança.

Quando a ventilação por ambu e máscara não é bem-sucedida na restauração do estado ventilatório da criança, a intubação orotraqueal se faz necessária. Estão disponíveis inúmeros tamanhos de tubos orotraqueais para os lactentes e crianças. Para estimar o tamanho correto do tubo orotraqueal, pode-se empregar o tamanho do dedo mínimo da criança ou a seguinte fórmula:

$$\text{Diâmetro interno} = (16 + \text{idade em anos})/4$$

Pode-se utilizar um tubo com balão de maneira segura no hospital.[2] Para os tubos orotraqueais com balão, a fórmula empregada para calcular o diâmetro interno é a seguinte:

$$\text{Diâmetro interno} = (16 + \text{idade em anos})/4 + 3$$

Como elas são, ambas, estimativas do tamanho do tubo orotraqueal, tubos meio ponto para mais e para menos devem estar disponíveis para uso imediato. A Tabela 10.5 fornece as informações sobre os tamanhos do tubo orotraqueal e informações sobre outros equipamentos.

É crucial monitorar o paciente durante a intubação para avaliar dessaturação ou bradicardia. Uma vez intubada a criança, a observação do movimento torácico e a ausculta pulmonar ajudam a determinar o posicionamento correto. Uma radiografia é utilizada para confirmar a posição apropriada. Quando a posição é confirmada, o tubo é firmemente fixado com esparadrapo para evitar o deslocamento acidental. Além disso, as contenções leves devem ser empregadas para evitar que a criança remova o tubo. São administradas sedação e analgesia adequadas para aumentar o conforto da criança e controlar a ansiedade durante a intubação.

Administração de medicamentos

Como uma criança pode apresentar significativa variação de peso em relação a uma criança média do mesmo grupo etário, os medicamentos são prescritos em microgramas, miligramas ou miliequivalentes por quilograma de peso corporal em lugar de uma dose padronizada de acordo com a idade. É importante confirmar o peso (em quilogramas) que está sendo usado para determinar as dosagens medicamentosas. Esse mesmo peso deve ser utilizado durante toda a hospitalização da criança, a menos que haja mudança significativa no peso. Como as dosagens pediátricas podem ser desconhecidas para o clínico, planilhas de medicamentos de emergência pré-calculados são valiosas. A planilha de medicamentos de emergência deve incluir as dosagens de medicamentos de reanimação recomendadas, a concentração do medicamento e a dose e o volume máximo dos medicamentos que a criança deve receber. As dosagens recomendadas devem refletir os padrões do Pediatric Advanced Life Support (PALS) da American Heart Association.

Tabela 10.5 Materiais de reanimação recomendados para lactentes e crianças.

Equipamento	Peso da criança						
	4 a 8 kg	8 a 11 kg	11 a 14 kg	14 a 18 kg	18 a 24 kg	24 a 32 kg	> 32 kg
Máscara de oxigênio	Recém-nascido	Pediátrica	Pediátrica	Pediátrica	Pediátrica	Adulto	Adulto
Via respiratória oral	Lactente	Criança pequena	Infantil	Infantil	Infantil	Adulto pequeno	Adulto pequeno
Ambu de reanimação	Lactente	Infantil	Infantil	Infantil	Infantil	Adulto	Adulto
Lâmina do laringoscópio (nº)	0 a 1 reta	1 reta	2 reta ou curva	2 reta ou curva	2 reta ou curva	2 a 3 reta ou curva	3 reta ou curva
Tubo orotraqueal (mm)	2,5 pré-termo; 3,0 a 3,5 lactente a termo	4,0 sem balão	4,5 sem balão	5,0 sem balão	5,5 sem balão	6,0 com balão	6,5 com balão
Tubo orotraqueal (cm na extremidade)	10 a 10,5	11 a 12	12,5 a 13,5	14 a 15	15,5 a 16,5	17 a 18	18,5 a 19,5
Estilete	Pequeno	Pequeno	Pequeno	Pequeno	Grande	Grande	Grande
Cateter de aspiração	6 a 8	8	8 a 10	10	10	10 a 12	12 a 14
Sonda nasogástrica (F)	5 a 8	8 a 10	10	10 a 12	12 a 14	14 a 18	18
Cateter urinário	5 a 8	8 a 10	10	10 a 12	10 a 12	12	12
Dreno torácico (F)	10 a 12	16 a 20	20 a 24	20 a 24	24 a 32	28 a 32	32 a 40
Manguito de pressão arterial	Recém-nascido ou lactente	Lactente ou infantil	Infantil	Infantil	Infantil	Infantil ou adulto	Adulto
Cateter IV (G)	22 a 24	22 a 24	20 a 22	18 a 22	18 a 20	18 a 20	16 a 20
Cateter tipo borboleta	23 a 25	23 a 25	21 a 23	21 a 23	21 a 23	20 a 22	18 a 21
Cateter vascular	3,0 F	3,0 a 4,09 F	3,0 a 4,0 F	4,0 a 5,0 F	4,0 a 5,0 F	4,0 a 5,0 F	5,0 a 8,0 F
	5 a 12 cm	5 a 12 cm	5 a 12 cm	5 a 25 cm	5 a 25 cm	5 a 25 cm	5 a 30 cm
Fio-guia (mm)	0,46	0,46 a 0,53	0,53 a 0,89	0,53 a 0,89	0,53 a 0,89	0,53 a 0,89	0,89

Dados de Hazinski M: PALS Provider Manual. Dallas, TX: American Heart Association, 2002; Slota M: AACN Core Curriculum for Pediatric Critical Care Nursing. Philadelphia, PA: WB Saunders, 2006. De AACN Pediatric Critical Care Pocket Reference Card. © 1998 American Association of Critical Care Nurses (AACN). Adaptada com autorização da editor. Reproduzida de Dimens Crit Care Nurs 20(1):23, 2001, com autorização.

Uma importante recomendação para a administração de medicamentos no paciente pediátrico é o sistema de preparo de dose única. O sistema de dose única envolve preparar uma seringa para conter apenas a dose prescrita de medicamento. A seringa deve ser adequadamente rotulada com o nome e a dose do medicamento. A enfermeira administra todo o volume da seringa para garantir que a dose prescrita tenha sido administrada. O sistema de dose única evita a medicação excessiva ou deficiente da criança.

Os erros associados à administração de medicamentos passaram a receber maior atenção desde a publicação, em 2000, do relatório do Institute of Medicine: *To Err is Human*. Os erros nas medicações, que constituem a causa mais comum de danos aos pacientes pediátricos, resultam em maior risco de morte.[3] A fase de prescrição está associada à maioria dos erros (erros de dosagem), e a fase de administração constitui a fonte dos segundos erros mais comuns.[4] As enfermeiras ocupam o último lugar potencial entre uma ocorrência e um resultado adverso e têm mais probabilidade de interceptar o erro. A prevenção dos erros relacionados com medicamentos é especialmente importante em crianças, visto que existe uma margem muito menor de erro para essa população de pacientes. Estratégias de redução de risco, como assegurar a competência da equipe e as prescrições médicas computadorizadas, devem ser aplicadas como melhor prática. Todos os profissionais devem estar vigilantes ao prescreverem e administrarem medicamentos a um paciente pediátrico.[5]

Manejo da dor

Por causa da natureza do ambiente e dos procedimentos associados, a criança criticamente doente está em alto risco para a dor. O primeiro passo na avaliação da dor em crianças consiste em compreender a resposta da criança à dor e a comunicação da dor. Isso se baseia em diversos fatores, incluindo o nível de desenvolvimento da criança, a experiência pregressa e atual com a dor, os aspectos culturais, a personalidade, a presença dos pais, a idade e a natureza da doença ou lesão.[6] Por exemplo, as crianças criticamente doentes podem estar com dor intensa, mas podem ser incapazes de se comunicar, por causa de sedação, agentes paralisantes, ventilação mecânica ou coma.

A avaliação da dor é multidimensional. Existem diversos parâmetros que, quando sintetizados, fornecem informações que podem ser empregadas para tomar uma decisão a respeito do nível da dor da criança e da intervenção mais apropriada. A avaliação de dor pelas enfermeiras é influenciada por fatores como nível educacional, habilidades, experiência, crenças pessoais e estratégias diferentes adotadas na avaliação.[6] Os lactentes e as crianças pequenas não conseguem comunicar-se verbalmente, tornando a avaliação da dor um desafio. Essa incapacidade de comunicação também é um problema na criança sedada ou quimicamente paralisada. Isso requer a avaliação da dor por meio do uso de indícios diferentes pela enfermeira, incluindo alterações fisiológicas e comportamentais.[7]

Os parâmetros fisiológicos utilizados na avaliação da dor incluem a frequência cardíaca, a frequência respiratória, a pressão arterial e a saturação de oxigênio. Os outros parâmetros descritos por Anand e Carr[8] incluem sudorese, tônus muscular aumentado e alterações na coloração da pele. Esses parâmetros retornam ao normal quando ocorre a adaptação fisiológica. Essa adaptação pode, na verdade, acontecer dentro de minutos, e a enfermeira deve perceber que a criança ainda pode estar com dor. Os sinais físicos não são necessariamente específicos para a dor, porém podem ser o único parâmetro disponível para a enfermeira que cuida da criança criticamente doente.

As respostas comportamentais podem ser valiosas para a avaliação da dor, principalmente na criança que não pode se comunicar. A próxima seção sobre a interação com as crianças e com as famílias discute o *continuum* das respostas relacionadas com a dor e o conforto.

Outra dimensão da avaliação da dor é o autorrelato. Muitos instrumentos estão disponíveis para a avaliação da dor, contudo, eles exigem, com frequência, que as crianças interajam ou usem as mãos, não sendo, assim, comumente valiosos no ambiente de cuidados críticos. Exemplos de instrumentos de autorrelato incluem a escala de quantificação numérica (ver Capítulo 5, Figura 5.1), a escala de FACES (Figura 10.2 A) e a escala de cores. Se a criança não é capaz ou não tem vontade de fazer um relato, o relato da dor pelos pais frequentemente é valioso. As escalas multidimensionais, como a escala COMFORT, a Escala de Atividade Motora Modificada e a escala FLACC (Face, Pernas, Atividade, Choro, Consolo; do inglês, *Face, Legs, Activity, Cry, Consolability*) (Figura 10.2 B), são valiosas porque combinam as dimensões do sofrimento comportamental e fisiológico e não precisam de interação nem do uso das mãos.

As intervenções multidimensionais de controle da dor são usadas sempre que possível, incluindo as abordagens não farmacológicas e farmacológicas. No entanto, a intervenção farmacológica nunca é interrompida quando é adequada. Em geral, os opioides são os medicamentos de primeira linha no controle da dor na criança criticamente doente. Diversos agentes farmacológicos estão disponíveis, e a escolha do medicamento depende da resposta da criança e da preferência do profissional. As responsabilidades da enfermeira incluem avaliar a necessidade da criança para o medicamento, administrar a dose apropriada e monitorar a resposta da criança. A sedação e a analgesia fazem parte do tratamento diário da criança criticamente doente. Entretanto, o uso desses fármacos está associado ao risco de respostas adversas. A enfermeira é responsável pelo monitoramento vigilante e pela implementação de mudanças com base na resposta da criança e recomendações pela equipe multiprofissional.[9]

Os outros métodos de controle da dor incluem a analgesia controlada pelo paciente (ACC) intravenosa e a analgesia epidural. A ACC ajuda a criança a manter um estado contínuo de alívio da dor e também propicia à criança algum controle sobre a dor. A analgesia epidural também é valiosa para várias crianças. Os narcóticos epidurais propiciam analgesia seletiva, mas apresentam efeitos colaterais associados, inclusive depressão respiratória, náuseas e vômitos, prurido e retenção urinária.

As enfermeiras podem considerar o uso de métodos não farmacológicos, como a distração, o relaxamento, a massagem e a hipnose, em conjunto com os métodos farmacológicos. O método deve ser apropriado para a idade, e a presença dos pais é considerada. Quaisquer que sejam os métodos utilizados, um determinante crítico de sua eficácia é a resposta da criança.

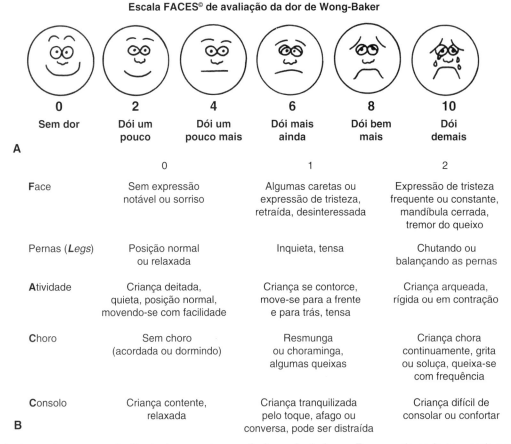

Figura 10.2 Instrumentos para avaliação da dor em crianças. **A.** A escala de faces. Essa escala pode ser usada em crianças com 3 anos de idade ou mais. Explique que a face 0 é muito alegre porque não há dor. A face 2 dói um pouco. A face 4 dói um pouco mais. A face 6 dói ainda mais. A face 8 dói bastante. A face 10 dói muito; a dor pode fazer você chorar. Peça à criança que escolha a face que melhor descreva a dor que ela está sentindo. **B.** Escala FLACC (face, pernas, atividade, choro, consolo; do inglês, *face, legs, activity, cry, consolability*). Essa escala pode ser utilizada em crianças com menos de 3 anos. Para usar a escala FLACC, ajude a criança em cada categoria, atribuindo uma pontuação entre 0 e 2. Totalize a soma e, em seguida, avalie o total usando os parâmetros de escala de dor de 0 a 10. (**A** © 1983 Wong-Baker FACES Foundation, hyperlink "http://www.WongBakerFACES.org" www.WongBakerFACES.org. Reimpressa com autorização. Publicada originalmente em *Whaley & Wong's Nursing Care of Infants and Children*. © Elsevier Inc. **B** de Merkel SI, Voepel-Lewis T: The FLACC: A behavioral scale for scoring post-operative pain in young children. Pediatr Nurs 23(3):293-297, 1997. © 2002, The Regents of the University of Michigan.)

Interação com as crianças e as famílias

Interagir com as crianças exige familiarização com suas capacidades de desenvolvimento e necessidades psicossociais. A categorização das crianças em grupos de acordo com a idade cronológica e cognitiva pode ajudar a enfermeira a prever a capacidade social, cognitiva e física esperada da criança. A avaliação do desenvolvimento e psicossocial está além do espectro deste capítulo; por conseguinte, o leitor deverá consultar uma referência apropriada de crescimento e desenvolvimento. Embora cada grupo etário tenha capacidade de desenvolvimento, tarefas e medos comuns, é valioso reconhecer os medos comuns de todas as crianças independentemente de sua idade. Esses medos incluem perda de controle, ameaça de separação, procedimentos dolorosos e ansiedade na comunicação interpessoal.

Diferentemente do paciente adulto, a criança menor não seleciona conscientemente a maior parte do comportamento e das palavras que emprega. De forma subconsciente, a criança menor comunica seu comportamento por meio de manifestações verbais, não verbais (linguagem corporal, comportamentos) e abstratos (brincadeira, desenho, contar histórias). Embora o comportamento da criança seja mais natural em um ambiente familiar, essas manifestações disponíveis para o clínico podem sugerir como uma criança está se sentindo ou percebendo um evento ou a presença de um indivíduo. Em geral, o comportamento da criança é mais orientado para a atividade e mais emocional que o dos adultos. Essas qualidades do comportamento de uma criança devem ser esperadas como uma norma para a média das crianças saudáveis e podem ser usadas como parâmetros comparativos com o comportamento da criança criticamente doente (Tabela 10.6).

As respostas comportamentais são particularmente valiosas durante a avaliação da dor ou do conforto. O lactente ou a criança pode demonstrar o movimento corporal, que abrange todo o *continuum* da atividade, desde o movimento mínimo, como a rigidez e a defesa, até a alta atividade, como chutar e bater repetidamente. É particularmente valioso avaliar as várias respostas comportamentais (p. ex., gestos, postura, movimento, expressão facial) e examinar a congruência entre essas respostas.

Tabela 10.6 Contraste entre as manifestações comportamentais não verbais da criança saudável e da criança criticamente doente.

Saudável	Criticamente doente
Postura	
Move-se, flexiona	Pode estar flácida, hipotônica
	Pode preferir a posição fetal ou outra posição de conforto
Gestos	
Vira-se para as vozes familiares	Responde lentamente às vozes familiares
Movimento	
Movimenta-se de modo intencional	Exibe movimento mínimo, letargia
Movimenta-se para objetos novos e agradáveis	Mostra aumento do movimento, irritabilidade (indicando, possivelmente, comprometimento cardiopulmonar ou neurológico, dor ou privação de sono)
Afasta-se de objetos e pessoas ameaçadores	
Reações/estilo de lidar com situações	
Responde aos pais que se aproximam e se afastam	Exibe resposta mínima a presença ou ausência dos pais
Responde ao ambiente e ao equipamento	Exibe resposta mínima a presença ou ausência de objetos transitórios
Chora e briga contra procedimentos invasivos	Apresenta respostas de defesa mínimas
Expressões faciais	
Olha para o rosto das pessoas e estabelece contato visual	Pode não acompanhar os rostos e objetos
Muda as expressões faciais em resposta às interações	Evita contato visual ou tem resposta mínima às interações
Responde negativamente à lavagem do rosto	Modifica minimamente a expressão facial durante a lavagem do rosto
Pisca em resposta a estímulos	Exibe piscar aumentado ou diminuído
Abre os olhos com medo	Evita contato visual
Fica fascinada com a própria boca	Evita estimulação da boca ou não gosta de fazê-lo
Mantém a boca "pronta para a ação"	Salivação ou musculatura bucal flácida
	Suga de modo intermitente ou fracamente

De McCormick CM: Nursing care of the child in the adult intensive care unit (ICU). In: Stillwell S (ed): Mosby's Critical Care Nursing Reference, 4th ed. St. Louis, MO: Mosby, Inc., 2006, p 638, com autorização de Mosby, Inc.

A interação com os pacientes pediátricos e suas famílias também é facilitada pela apreciação das outras pessoas significativas da criança. A filosofia do cuidado centrado na família é essencial para otimizar o cuidado do paciente pediátrico. Embora existam diversos componentes do cuidado centrado na família, o conceito mais aceito consiste em valorizar, reconhecer e apoiar a família no cuidado da criança. A família é a constante na vida da criança e é, em última análise, responsável pelo atendimento às necessidades emocionais, sociais, de desenvolvimento, físicas e de saúde da criança. O apoio apropriado e a incorporação dos pais podem compensar as ameaças do ambiente da UTI sobre a criança. Os pais podem assistir ou influenciar a avaliação cognitiva do ambiente, do pessoal e dos eventos por parte da criança. Com frequência, a criança utiliza as reações dos pais como um barômetro na interpretação dos eventos, variando do ameaçador ao benéfico.[10]

São importantes o tom e a maneira pela qual a enfermeira se aproxima do leito de um paciente pediátrico e de sua família. Sentimentos de ansiedade dos pais ou dos membros da equipe de cuidados de saúde podem ser comunicados à criança; assim, intervenções para aliviar a ansiedade dos pais e dos colegas da equipe de saúde têm um impacto direto no bem-estar da criança. As intervenções podem incluir ajudar os pais e a equipe a antecipar as respostas da criança à terapia e à doença e orientar os pais e a equipe nas técnicas de comunicação terapêutica.

Os pais dependem das enfermeiras para humanizar a experiência de cuidados intensivos para os filhos. Um recente estudo examinou as percepções dos pais sobre as práticas de cuidados das enfermeiras na UTI pediátrica. Os pais relataram que as enfermeiras têm um comportamento que demonstra carinho, cuidado, assistência e proteção. Os pais afirmaram que as condutas de enfermagem mais desejáveis são aquelas que complementam o papel dos pais, que preservam a integridade da família durante período de crise.[11] Diretrizes para a prática clínica que dão suporte aos pais de crianças em UTI pediátrica facilitam o envolvimento da família.[12]

Desafios relacionados à aplicabilidade clínica

> **Estudo de caso**

J. é uma menina de 4 anos de idade e 15 kg que chegou ao setor de emergência com história de sintomas semelhantes aos da gripe por vários dias. No setor de emergência, os sinais vitais da menina são os seguintes: frequência cardíaca = 160 bpm; frequência respiratória = 46 incursões/min; pressão arterial = 98/52 mmHg; temperatura axilar = 38,5°C; e saturação de oxigênio = 92%. A menina está bastante agitada e chorando. São pedidas culturas de sangue e urina, além de serem realizadas radiografia do tórax e punção lombar. O diagnóstico inicial é de febre de origem desconhecida, com possível relação com sepse. J. é levada, então, para a unidade de terapia intensiva pediátrica. Na UTI, a frequência cardíaca da criança é de 160 e pulsos cheios e oscilantes. A pressão arterial é de 96/62, com uma pressão arterial de pulso aumentada. Seu tempo de enchimento capilar é de 1 s, havendo também presença de edema. A frequência respiratória de J. é de 48 e sua pele está seca e morna. Os sintomas em curso relacionam-se à descarga de mediadores devida a infecção e inflamação. Os sintomas indicam vasodilatação, permeabilidade capilar aumentada e distribuição atípica do fluxo sanguíneo. A frequência respiratória da criança está alta para sua idade, embora a taquipneia seja esperada para tal condição. A menina apresenta febre e ansiedade, o que pode também ser responsável pela taquipneia. Ansiedade, agitação e trabalho respiratório aumentado ampliam a demanda de oxigênio. Os parâmetros de alerta nesse estágio incluem taquipneia, taquicardia, pressão arterial normal ou alta, pulsos oscilantes e pele morna e corada, indicando uma criança com demandas de oxigênio aumentadas, a qual corre risco de colapso cardiovascular.

As prioridades iniciais do manejo são a administração de oxigênio e fluidos e a avaliação da resposta da criança. Além disso, antibióticos e um antipirético são administrados e considera-se a administração de agentes inotrópicos. Após essas intervenções, os sinais vitais da criança passam a ser como adiante: frequência cardíaca = 144 bpm; frequência respiratória = 40 incursões/min; pressão arterial = 110/64 mmHg; e saturação de oxigênio = 98% com 40% de oxigênio oferecidos pela máscara facial.

Uma hora depois, o nível de consciência, bem como os estados hemodinâmico e respiratório de J. começam a decair. Os sinais vitais se encontram da seguinte maneira: frequência cardíaca = 170 bpm; frequência respiratória = 48 incursões/min; pressão arterial apenas notada por palpação; manchas nas extremidades inferiores; enchimento capilar maior que 4 s; pulsos periféricos fracos; saturação de oxigênio = 86. A criança encontra-se letárgica e não está respondendo aos pais. Sua temperatura é de 38,6°C. J. demonstra esforço respiratório aumentado e os resultados de sua gasometria arterial indicam acidose metabólica e alcalose respiratória. A menina é intubada e colocada sob ventilação mecânica. Ela demonstra sinais de choque séptico descompensado. Os parâmetros de alerta incluem mudança no nível de consciência de J., taquicardia, perfusão periférica alterada, enchimento capilar atrasado e pulsos periféricos fracos ou ausentes. As prioridades de manejo nesse caso são a continuação das intervenções iniciadas anteriormente e o início da administração de agentes inotrópicos para dar suporte à pressão arterial da criança.

Os objetivos do tratamento passam a ser assegurar a estabilidade hemodinâmica e a oxigenação dos tecidos vitais. Os medicamentos incluem antibióticos e agentes inotrópicos. A ventilação mecânica também é oferecida até que J. exiba melhoras, como demonstrado pelos valores da gasometria arterial, pelos sinais vitais e pela condição clínica. O manejo da temperatura de J. ajudará a minimizar a incompatibilidade entre o fornecimento e o consumo de oxigênio.

1. J. demonstra sinais de choque séptico descompensado. Descreva os sinais que indicam choque séptico nesta criança.
2. Discorra sobre as prioridades do manejo de J. relacionadas ao choque séptico.

Descreva os parâmetros de avaliação para que seja determinada a resposta de J. à intervenção.

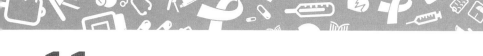

11
Gestante em Estado Crítico

Cathleen R. Maiolatesi

Objetivos de aprendizagem

Com base no conteúdo deste capítulo, o leitor deverá ser capaz de:

1. Resumir as alterações fisiológicas normais que ocorrem nos sistemas cardiovascular, respiratório, renal e hematológico durante a gravidez.
2. Diferenciar os sinais e sintomas da pré-eclâmpsia e da pré-eclâmpsia grave.
3. Explicar a fisiopatologia da pré-eclâmpsia grave.
4. Descrever os parâmetros do histórico e da evolução de enfermagem de uma paciente com pré-eclâmpsia grave em uso de sulfato de magnésio intravenoso.
5. Discorrer três condições obstétricas que predispõem a mulher ao desenvolvimento da coagulação intravascular disseminada.
6. Descrever o cuidado inicial de uma paciente com trauma obstétrico.
7. Resumir o cuidado de suporte psicossocial necessário para uma paciente obstétrica na unidade de terapia intensiva.

A maioria das mulheres vive uma gravidez normal. Contudo, um pequeno percentual de mulheres apresenta complicações com risco de morte que podem resultar da própria gravidez ou que podem surgir em consequência de uma condição preexistente (comórbida). Essas gestantes em estado crítico constituem um desafio único para as enfermeiras. A avaliação física dessas pacientes inclui a interação da mãe como hospedeira com o feto. Não se deve esperar que as enfermeiras de cuidados críticos tenham o conhecimento e as habilidades associados ao monitoramento da frequência cardíaca fetal, e as enfermeiras perinatais podem não ter o conhecimento e as habilidades necessários para pacientes que necessitam de suporte ventilatório ou monitoramento hemodinâmico. Quando uma gestante em estado crítico está na unidade de terapia intensiva (UTI), é importante utilizar uma abordagem interdependente para realizar os cuidados.[1]

Os princípios gerais do diagnóstico e tratamento das gestantes criticamente doentes são similares àqueles usados para outros pacientes na UTI. No entanto, enfermeiras de cuidados críticos tratando gestantes devem compreender as mudanças fisiológicas que ocorrem quando o corpo se adapta à gravidez a fim de diminuir a morbidade e a mortalidade.[2] A Tabela 11.1 delineia essas alterações.

Tabela 11.1 Alterações fisiológicas durante a gravidez.

	Alteração	Níveis durante a gravidez
Alterações cardiovasculares		
Volume sanguíneo	Aumenta 40 a 50%	1.260 a 1.625 ml
Eritrócitos	Aumentam 20%	250 a 450 ml
Pressão arterial		
Sistólica	Diminui 5 a 12 mmHg	
Diastólica	Diminui 10 a 20 mmHg	
Débito cardíaco	Aumenta 30 a 50%	6 a 7 l/min
Frequência cardíaca	Aumenta 10 a 30%	Aumentada em 15 a 20 bpm
Resistência vascular sistêmica	Diminui 20 a 30%	1.210 ± 266 dinas/s/cm^{-5}
Resistência vascular pulmonar	Diminui 34%	78 ± 22 dinas/s/cm^{-5}
Pressão coloidosmótica	Diminui 10 a 14%	$< 22,4 \pm 0,5$
Alterações respiratórias		
Capacidade residual funcional	Diminui 10 a 21%	1.343 a 1.530
Volume corrente	Aumenta 30 a 35%	600 ml
Alterações renais		
Fluxo sanguíneo renal	Aumenta 25 a 50%	1.500 a 1.750 ml/min
Taxa de filtração glomerular	Aumenta 50%	140 a 170 ml/min
Depuração da creatina	Aumenta 50%	100 a 150 ml/min

Alterações fisiológicas na gravidez

Alterações cardiovasculares

As alterações cardiovasculares normais que acontecem durante a gravidez afetam o pulso, a pressão arterial, o débito cardíaco e o volume sanguíneo (ver Tabela 11.1). O volume sanguíneo materno aumenta 40 a 50% acima dos valores de base. Esse aumento, que consiste principalmente em plasma, começa no primeiro trimestre e continua durante toda a gravidez. O aumento é necessário para fornecer o fluxo sanguíneo adequado para útero, feto e tecidos maternos em transformação, assim como para acomodar a perda sanguínea ao nascimento. O volume eritrocitário aumenta em torno de 20% e é desproporcional ao aumento do plasma, resultando em anemia fisiológica materna. A frequência cardíaca aumenta em 10 a 15 bpm tão precocemente quanto com 7 semanas de gestação, retornando para o nível pré-gestacional em torno de 6 semanas após o parto.[2] As alterações no volume sanguíneo e na frequência cardíaca levam a um aumento no débito cardíaco de 30 a 50% (6 a 7 ℓ/minuto) durante a gravidez.[2] O débito cardíaco aumenta um pouco mais no período intraparto em consequência do desvio de sangue a partir da unidade fetoplacentária. Imediatamente após o nascimento, ocorre um aumento maior no débito cardíaco (59 a 80%) quando o útero vazio se contrai e desvia aproximadamente 1.000 mℓ do sangue de volta para a circulação sistêmica[2] (Tabela 11.2). Uma mulher perde aproximadamente 500 mℓ de sangue durante o parto vaginal e aproximadamente 1.000 mℓ de sangue durante uma cesariana. Essas perdas são habitualmente bem toleradas.

O desenvolvimento da unidade uteroplacentária propicia uma rede de baixa resistência para o volume sanguíneo expandido, o que reduz a pós-carga cardíaca.[3] A resistência vascular pulmonar, ou pós-carga direita, também diminui em resposta ao volume sanguíneo e vasodilatação aumentados. Sob a influência hormonal, os músculos lisos e os leitos vasculares relaxam, diminuindo a resistência vascular sistêmica (RVS). A enfermeira deve ter em mente que a posição da gestante tem maior efeito na pressão arterial do que teria caso a paciente não estivesse grávida. A hipotensão supina acontece quando a mãe permanece na posição horizontal. Portanto, quando da medição da pressão arterial, recomenda-se a posição de decúbito lateral; porém, se a paciente deve permanecer em decúbito dorsal, o útero deve ser deslocado, por inclinação, de modo a afastar-se da veia cava inferior. Isso pode ser conseguido empregando-se um coxim sob o quadril.

Alterações respiratórias

As alterações respiratórias, conforme observado na Tabela 11.1, ocorrem para acomodar o útero aumentado e as necessidades de oxigênio aumentadas da mãe e do feto. As alterações estruturais incluem o deslocamento do diafragma para cima, o que diminui a capacidade residual funcional, e o deslocamento de volume do gradil costal, o que aumenta o volume corrente em torno de 30 a 35%.[3] As alterações da mucosa das vias respiratórias compreendem hiperemia, hipersecreção, friabilidade aumentada e edema. Essas alterações são significativas quando se inserem sondas nasogástricas ou tubos orotraqueais por causa do risco de epistaxe. A frequência respiratória permanece inalterada, embora algumas mulheres apresentem taquipneia ou falta de ar em algum momento durante a gravidez. A causa exata da dispneia é desconhecida, mas pode estar relacionada com hiperventilação, consumo aumentado de oxigênio ou pressão parcial diminuída de dióxido de carbono arterial ($PaCO_2$).

O consumo de oxigênio aumenta em torno de 20 a 33% durante a gravidez e pode aumentar em 300% durante o trabalho de parto.[2] Isso resulta em uma pressão parcial aumentada do oxigênio arterial (PaO_2) até 104 a 108 mmHg. A $PaCO_2$ diminui para 27 a 32 mmHg e permite a difusão aumentada do dióxido de carbono do feto para a mãe.[3] A excreção renal de bicarbonato provoca um discreto aumento no pH materno, o qual geralmente é insignificante.

Alterações renais

As alterações na função renal, também delineadas na Tabela 11.1, incluem o aumento das necessidades metabólicas e circulatórias na gravidez. O fluxo sanguíneo renal aumenta em torno de 30% (em algumas incidências chegando a até 75%), e a taxa de filtração glomerular (TFG), em 50%.[4] Esses aumentos possibilitam elevações na depuração de muitas substâncias, como a creatinina e a ureia, e são refletidas em menores níveis séricos.

Alterações gastrintestinais e metabólicas

As alterações gastrintestinais na gravidez acontecem em consequência do crescimento uterino. O deslocamento do esfíncter esofágico para a cavidade torácica permite que o conteúdo gástrico reflua passivamente para o esôfago. A gestante está propensa à regurgitação passiva e à broncoaspiração, principalmente quando sob anestesia geral ou em qualquer momento de inconsciência.[4] As influências hormonais geram esvaziamento gástrico retardado e secreção aumentada de ácido gástrico no terceiro trimestre. O relaxamento da musculatura lisa contribui para náuseas, pirose e constipação intestinal. A gravidez cria um estado diabetogênico porque o corpo se torna cada vez mais resistente à insulina, e ocorre a hiperinsulinemia. Os níveis glicêmicos em jejum e hepáticos diminuem devido à constante transferência de glicose para o feto.

Tabela 11.2 Alterações do débito cardíaco durante gravidez, trabalho de parto e parto.

Estágio da gravidez, do trabalho de parto ou do parto	Débito cardíaco
Em torno de 8 semanas de gestação	22 a 30% de aumento
Em torno de 20 semanas de gestação	50% de aumento
Reposicionada do decúbito dorsal para o decúbito lateral esquerdo	21% de aumento
Início do primeiro estágio do trabalho de parto (dilatação < 3 cm)	13 a 17% de aumento
Final do primeiro estágio do trabalho de parto (dilatação 4 a 7 cm)	23% de aumento
Segundo estágio do trabalho de parto (dilatação > 8 cm)	34% de aumento
Durante cada contração	11 a 15% de aumento
Imediatamente após o parto (10 min)	59 a 80% de aumento (dependendo do tipo de anestesia)
Primeira hora após o parto	49% de aumento

Alterações hematológicas

Os valores laboratoriais do hematócrito diminuem por causa do efeito de hemodiluição do volume plasmático aumentado. Os valores do hematócrito normal são de 32 a 40% durante a gravidez.[3] A contagem de leucócitos mostra-se elevada desde a faixa normal de 5.000 a 10.000/mm³ a 6.000 a 16.000/mm³.[4] Há aumento nos fatores de coagulação VII a X e diminuição nos fatores XI e XIII, os quais inibem a coagulação. O fibrinogênio aumenta para 300 a 600 mg/dℓ. Os tempos de sangramento e coagulação e as contagens de plaquetas permanecem os mesmos na gravidez. Uma paciente gestante encontra-se em estado de hipercoagulabilidade. Esse estado se desenvolve como uma defesa contra a hemorragia pós-parto.[4]

Considerações do desenvolvimento fetal e placentário

Os profissionais de saúde devem equilibrar cuidadosamente os efeitos e os riscos de todas as decisões sobre o tratamento da gestante e seu feto. A circulação, a nutrição e a exposição materna aos teratógenos influenciam o desenvolvimento embrionário e fetal.

Existem três estágios de desenvolvimento fetal: pré-embrionário (primeiros 14 dias), embrionário (15 dias a 8 semanas) e fetal (8 até 40 semanas e parto). Durante o estágio embrionário, os órgãos vitais, como o coração e o cérebro, estão em desenvolvimento. É durante esse estágio que o feto é mais vulnerável aos teratógenos (Figura 11.1).

Determinados medicamentos usados no tratamento da gestante em estado crítico podem atravessar a placenta e ter efeitos teratogênicos sobre o feto. Por esse motivo, o clínico deve considerar os riscos e benefícios da terapia medicamentosa durante a gestação. Em 2007, a U.S. Food and Drug Administration (FDA) revisou as cinco categorias de risco para rotular o uso de medicamentos na gravidez (Tabela 11.3).

A placenta é o órgão responsável pela troca metabólica de oxigênio, nutrição e remoção de resíduos entre a gestante e o feto. No início da gestação, a placenta produz quatro hormônios

Tabela 11.3 Sistema de classificação da FDA para medicamentos teratogênicos.

Categorias	Descrição
A	Risco fetal não foi encontrado nos estudos controlados realizados em seres humanos
B	Não foi encontrado risco fetal nos estudos em seres humanos, mas sim nos realizados em animais
C	Risco fetal mostrado em estudos realizados em animais, mas não estabelecido ou estudado em seres humanos; pode ser usado se os benefícios sobrepujarem os riscos para o feto
D	Risco fetal encontrado em seres humanos; utilizar apenas se os benefícios sobrepujarem os riscos para o feto
X	Contraindicado; os benefícios não sobrepujam os riscos

Dados de http://www.drugs.com/pregnancy-categories.html.

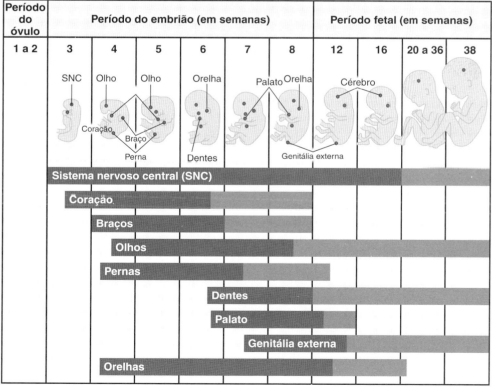

● Local mais comum para defeitos congênitos

Figura 11.1 Períodos críticos do desenvolvimento. O *cinza-escuro* indica períodos altamente sensíveis. (Adaptada de National Organization on Fetal Alcohol Syndrome.)

116 Parte 3 Populações Especiais em Cuidados Críticos

necessários para manter a gravidez. O hormônio gonadotropina coriônica humana – base para os testes de gravidez – preserva a função do corpo lúteo. Outro hormônio, o lactogênio placentário humano, estimula o metabolismo materno para suprir os nutrientes necessários ao crescimento fetal. Esse hormônio é responsável pelo aumento na resistência à insulina associado à gravidez. Os hormônios progesterona e estrogênio são produzidos mais adiante pela placenta e são responsáveis pelo crescimento uterino e pelo fluxo sanguíneo uteroplacentário.

A função da placenta depende do fluxo sanguíneo materno. As doenças e condições que provocam vasoconstrição, como a hipertensão, o uso de cocaína ou o tabagismo, podem diminuir o fluxo sanguíneo para a placenta e o feto. Mesmo o exercício físico excessivo pode desviar o sangue para longe da placenta e do feto.

Condições relacionadas aos cuidados críticos na gravidez

Durante a gravidez, as alterações fisiológicas normais acontecem para proporcionar o crescimento fetal e preparar a mãe para o parto. As complicações clínicas ou obstétricas podem alterar essa adaptação e transformam uma gravidez descomplicada em um estado crítico. As admissões em UTI tornam-se necessárias em 0,04 a 4,54% das gestações, com a maioria das indicações sendo por instabilidade hemodinâmica, hemorragia obstétrica e insuficiência respiratória.[5] As complicações obstétricas mais comuns que exigem admissão em UTI são a pré-eclâmpsia grave (algumas vezes acompanhada de síndrome HELLP [hemólise, enzimas hepáticas elevadas e plaquetas baixas]), a coagulação intravascular disseminada (CID), a embolia por líquido amniótico, a síndrome de angústia respiratória aguda (SARA) e o trauma.

Pré-eclâmpsia grave

Os distúrbios hipertensivos da gravidez ocorrem em aproximadamente 3 a 10% de todas as gestações e são responsáveis pela maior parte de mortalidade e morbidade obstétricas.[6,7] Eles constituem a terceira causa principal de morte materna nos EUA. Os termos empregados para descrever os diferentes tipos de hipertensão que podem acontecer na gestação estão listados no Quadro 11.1.

A pré-eclâmpsia é um distúrbio hipertensivo que acontece em 5 a 7% das gestações.[8] A etiologia da pré-eclâmpsia é desconhecida; no entanto, os fatores de risco predisponentes incluem nuliparidade, gestações múltiplas, diabetes, idade inferior a 18 anos ou superior a 35 anos e hipertensão crônica. Os sintomas da pré-eclâmpsia incluem hipertensão, edema e proteinúria.

A hipertensão na gravidez é definida como a pressão arterial maior que 140/90 mmHg.[8] No passado, os aumentos de 30 mmHg na pressão sistólica ou de 15 mmHg na diastólica eram empregados para diagnosticar a hipertensão na gravidez. Esses critérios não são mais confiáveis e não devem ser utilizados. Se a pressão arterial pré-gestacional for desconhecida, a medição de pressão arterial de 140/90 mmHg, obtida duas vezes em intervalo de 6 horas de diferença na mesma posição e usando o mesmo braço, é apropriada para diagnosticar essa complicação. Na pré-eclâmpsia grave, a pressão arterial sistólica é maior que 160 mmHg, e a pressão arterial diastólica é maior que 110 mmHg.[7]

> **Quadro 11.1 Terminologia clínica | Distúrbios hipertensivos durante a gravidez.**
>
> - *Pré-eclâmpsia:* síndrome específica da gravidez observada depois de 20 semanas de gestação, com pressão arterial sistólica ≥ 140 mmHg e pressão arterial diastólica ≥ 90 mmHg, acompanhada de proteinúria significativa. Nas mulheres com pré-eclâmpsia, a pressão arterial habitualmente retorna a seu valor basal dentro de alguns dias a poucas semanas após o parto
> - *Eclâmpsia:* em uma mulher com pré-eclâmpsia, a ocorrência de convulsões que não podem ser atribuídas a outras causas. As convulsões ocorrem habitualmente depois da metade da gestação e podem ocorrer após o parto
> - *Hipertensão gestacional:* elevação da pressão arterial detectada pela primeira vez depois da primeira metade da gravidez; diferencia-se da pré-eclâmpsia pela ausência de proteinúria
> - *Hipertensão crônica:* pressão arterial elevada na mãe anterior à gravidez. Pode ser também diagnosticada de modo retrospectivo, quando a pré-eclâmpsia ou a hipertensão gestacional não se normalizam depois do parto

De National Institutes of Health, National Heart Lung and Blood Institute: Report of the Working Group on Research on Hypertension During Pregnancy, April 2001.

O edema pode ser generalizado, mas é mais pronunciado nas mãos e na face.

A proteinúria é diagnosticada por concentrações de proteína de 1 g ou mais em uma amostra de urina de 24 horas. Podem também ocorrer sintomas de falha terminal dos órgãos-alvo, além de oligúria, trombocitopenia, função hepática comprometida, dor epigástrica, distúrbios visuais e cerebrais e possível edema pulmonar.[7] A oligúria é definida como um débito urinário menor que 30 mℓ/hora ou de menos de 500 mℓ/24 horas. Os sintomas de distúrbios visuais e cerebrais podem incluir visão turva e enxaqueca. Envolvimento hepático pode se manifestar por meio de dor epigástrica e testes para função hepática comprometida.

■ Princípios fisiológicos

A pré-eclâmpsia grave está associada a lesão do endotélio vascular causada por vasospasmos e vasoconstrição arteriolares.[9] A circulação arterial é rompida pela alternância de áreas de constrição e dilatação. A lesão do endotélio resulta no extravasamento de plasma para o espaço extravascular e permite que ocorra agregação plaquetária. A pressão osmótica coloidal diminui à medida que a proteína entra no espaço extravascular, e a mulher está em risco para hipovolemia e alteração em perfusão e oxigenação teciduais. Mudanças no sistema cardiovascular, como volume plasmático, débito cardíaco, frequência cardíaca e permeabilidade capilar aumentados, além de diminuição da pressão osmótica coloidal, são exagerados na pré-eclâmpsia e predispõem a mulher ao desenvolvimento de edema pulmonar.[9] Os sintomas de edema pulmonar incluem tosse, dispneia, dor torácica, taquicardia, cianose e escarro róseo e espumoso.

O vasospasmo arterial e a lesão endotelial também diminuem a perfusão renal. A perfusão renal diminuída resulta em TFG diminuída e leva à oligúria. A oligúria pode não ser uma indicação de hipovolemia e não deve ser tratada com diuréticos. A lesão endotelial capilar glomerular permite que a proteína extravase da membrana capilar para a urina, resultando em proteinúria e aumento da ureia e creatinina sérica. Se o vasospasmo e a hipercoagulabilidade forem de longa duração, a isquemia acontece nos glomérulos. A recuperação completa da função renal geralmente ocorre depois do parto.[10]

O fígado também é afetado por vasospasmo multissistêmico e lesão endotelial. A perfusão diminuída para o fígado pode provocar isquemia e necrose. O fígado pode ficar edemaciado em consequência de infiltrados inflamatórios e fluxo sanguíneo obstruído.[11] A lesão hepática se reflete nos resultados elevados das provas de função hepática, como a aspartato aminotransferase sérica, a lactato desidrogenase e a alanina aminotransferase sérica.[11]

As sequelas neurológicas podem incluir convulsões, edema cerebral e hemorragia cerebral. Os sintomas associados à progressão neurológica são cefaleia, borramento visual, hiperreflexia e clônus e alterações no nível de consciência. A pressão intracraniana aumentada e a perfusão diminuída podem levar a hipoxia, coma e morte.[11]

■ Tratamento

A única cura para a pré-eclâmpsia grave é o nascimento do feto. A decisão de retirar o feto *versus* continuar o tratamento expectante (*i. e.*, manter a gravidez e monitorar as alterações) é individualizada.[9]

Em geral, essas pacientes precisam de monitoramento hemodinâmico invasivo, medições frequentes da pressão arterial, monitoramento rigoroso do balanço hídrico, monitoramento dos dados laboratoriais, terapia agressiva com medicamentos anticonvulsivantes e anti-hipertensivos, e, quando o nascimento não ocorre, faz-se a vigilância fetal. O tratamento baseia-se em prevenção das convulsões e complicações respiratórias, controle da hipertensão, monitoramento do estado cardiovascular e manutenção do estado hídrico. Se a mulher não der à luz, o monitoramento fetal se fará necessário. As equipes de cuidados críticos e obstétrica devem cooperar entre si para empreender a observação fetal rigorosa. É importante que considerem o feto como outro paciente.

O monitoramento hemodinâmico permite exames exatos do débito cardíaco e do estado do volume de líquidos. Os valores hemodinâmicos normais na gravidez estão listados na Tabela 11.4.[12] Os valores elevados da pressão de oclusão da artéria pulmonar (PAOP; do inglês, *pulmonary artery occlusion pressure*) e da pressão arterial pulmonar (PAP) podem indicar hipervolemia, colocando, assim, a mulher em risco para o edema pulmonar cardiogênico. (Ver Capítulo 17 para uma discussão mais detalhada do monitoramento hemodinâmico.) As intervenções para reduzir a pré-carga incluem a restrição dos líquidos intravenosos (IV), o reposicionamento da paciente em decúbito lateral e a administração de diuréticos quando a sobrecarga de líquidos ou o edema pulmonar estiverem presentes.

Quadro 11.2 Administração de sulfato de magnésio.

Concentração da dose: 20 g em 500 mℓ de soro fisiológico ou soro glicosado a 5% = 2 g/50 mℓ

Dose de ataque: dose intravenosa de 4 a 6 g durante 10 a 20 min

Dose de manutenção: 2 a 3 g/h por infusão intravenosa

Os valores diminuídos da pressão venosa central, PAP e PAOP indicam hipovolemia, e a paciente pode precisar de rápida reposição volêmica.

A terapia medicamentosa é direcionada para a prevenção das convulsões e das crises hipertensivas. O sulfato de magnésio IV é o medicamento de escolha para a pré-eclâmpsia grave para evitar as convulsões maternas (Quadro 11.2). O sulfato de magnésio bloqueia a recaptação da acetilcolina nas sinapses das terminações nervosas e relaxa os músculos. Os efeitos colaterais incluem sonolência, rubor, diaforese, hiporreflexia, hipocalcemia e paralisia respiratória.[9] Um nível sérico terapêutico de 4 a 7 mg/dℓ é mantido através da infusão contínua de 1 a 3 g/hora. Os níveis séricos maiores que 15 mg/dℓ podem resultar em parada respiratória.

O cloridrato de hidralazina é o agente anti-hipertensivo mais comumente utilizado durante a gravidez quando ocorre uma crise hipertensiva. Ele provoca vasodilatação arterial e diminui a pressão arterial média e a RVS. A hidralazina aumenta o débito cardíaco, a frequência cardíaca e o fluxo sanguíneo renal. As doses são comumente administradas em injeções IV diretas de 5 a 10 mg a cada 20 minutos até que se alcance uma redução satisfatória na pressão arterial.[13] Os outros agentes anti-hipertensivos utilizados podem incluir nifedipino e cloridrato de labetalol. Esses medicamentos podem ser usados quando a terapia com hidralazina falha ou podem ser escolhidos porque têm menos efeitos na mãe e no feto.[13]

■ Intervenções de enfermagem

A enfermeira deve avaliar a paciente para o risco aumentado de convulsões observando os sintomas neurológicos. Para reduzir o risco de convulsões, a enfermeira pode diminuir a luz e a estimulação sonora para a paciente. Os tratamentos e as intervenções são coordenados para otimizar os períodos de repouso. Se as convulsões acontecem, a enfermeira protege a paciente contra lesão, garante uma via respiratória permeável, fornece a oxigenação adequada e avalia a possibilidade de broncoaspiração. Depois de estabilizar a paciente, a enfermeira rapidamente avalia as atividades uterina e fetal. Na maioria dos casos, está indicado o parto imediato.

Se a paciente estiver recebendo terapia com sulfato de magnésio, a enfermeira avaliará continuamente os sintomas de intoxicação por magnésio, como depressão respiratória e hiporreflexia. O magnésio é excretado na urina, e a oligúria prolongada permite que o magnésio se acumule até níveis sanguíneos tóxicos.

Se a paciente deu à luz, a terapia com sulfato de magnésio deve prosseguir por 24 horas. A enfermeira deve avaliar o sangramento uterino. O útero deve ficar firme depois do parto; se não estiver firme, a massagem uterina e a terapia com ocitocina se fazem necessárias. O Quadro 11.3 resume algumas das principais intervenções de enfermagem para pacientes com pré-eclâmpsia grave.

Tabela 11.4 Valores hemodinâmicos em não gestantes e gestantes.

	Não gestantes	Gestantes
Pressão venosa central (mmHg)	5 a 10	1,1 a 6,1
Pressão da artéria pulmonar		
Sistólica (mmHg)	20 a 30	18 a 30
Diastólica (mmHg)	8 a 15	6 a 10
Média (mmHg)	10 a 20	11 a 15
Pressão de oclusão da artéria pulmonar (mmHg)	6 a 12	5,7 a 9,3
Débito cardíaco (ℓ/min)	4,3 a 6,0	5,2 a 7,2

118 Parte 3 Populações Especiais em Cuidados Críticos

> **Quadro 11.3** Intervenções de enfermagem.
>
> **Risco de rompimento do vínculo materno-fetal relacionado com pré-eclâmpsia grave**
>
> **Repouso absoluto no leito com inclinação lateral esquerda**
> - Explicar a base racional e os benefícios esperados
> - Encorajar a família e os amigos a visitar e a realizar atividades que possam evitar o tédio
> - Explicar as precauções contra convulsões
>
> **Medicamentos**
> - Explicar a ação dos medicamentos, como sulfato de magnésio e anti-hipertensivos
> - Explicar a frequência dos exames laboratoriais, avaliação dos sinais vitais e medição do débito urinário
>
> **Vigilância fetal**
> - Explicar o monitoramento fetal externo e os exames usados para monitorar o bem-estar do feto, como a cardiotocografia basal, o perfil biofísico, os estudos de fluxo com Doppler e a oximetria de pulso fetal
> - Explicar a base racional usada para determinar a função utero-placentária adequada
>
> **Parto**
> - Preparar a paciente para a possibilidade de cesariana
> - Explicar a base racional para a necessidade de induzir o parto
> - Explicar como funciona a unidade de terapia intensiva neonatal (UTIN) caso seja fisicamente impossível que a paciente visite a unidade
> - Providenciar uma consulta com o neonatologista se o neonato for prematuro ou caso se espere a sua admissão na UTIN

Síndrome HELLP

A síndrome HELLP (hemólise, enzimas hepáticas elevadas [do inglês, *hemolysis, elevated liver enzymes*] e plaquetas baixas [do inglês, *low platelets*]) acompanha a pré-eclâmpsia grave e a eclâmpsia em aproximadamente 8 a 24% dos casos diagnosticados. As taxas de mortalidade materna podem ser de até 30%.[14] Com frequência, ela é considerada uma variação da pré-eclâmpsia grave. As mulheres nas quais a síndrome HELLP se desenvolve em geral têm mais de 27 anos de idade, são caucasianas e multíparas.[12] Pacientes com a síndrome HELLP estão em risco aumentado para o desenvolvimento de complicações, como insuficiência renal, edema pulmonar, CID, descolamento de placenta, SARA e hematoma e ruptura hepáticos.

Os sinais e sintomas da síndrome HELLP podem ser similares àqueles da pré-eclâmpsia grave e incluir dor epigástrica, náuseas, indisposição e sensibilidade dolorosa no quadrante superior direito. Os resultados laboratoriais revelam plaquetas diminuídas ($< 100.000/mm^3$) e enzimas hepáticas elevadas.

▪ Princípios fisiológicos

A hemólise ocorre quando os eritrócitos atravessam vasos vasospásticos, produzindo células espiculadas ou esquistócitos.[11] Os níveis enzimáticos hepáticos tornam-se elevados quando ocorre comprometimento hepático decorrente da isquemia secundária ao vasospasmo. O vasospasmo prolongado pode levar à necrose hepática. As plaquetas são consumidas por causa da agregação nos locais de comprometimento endotelial.

▪ Tratamento

Da mesma forma que com a pré-eclâmpsia grave, o parto é o tratamento de escolha para a síndrome HELLP; no entanto, o momento do parto continua controverso. A maioria dos profissionais de saúde recomenda que o tratamento da gestante comece em até 48 horas após o diagnóstico de HELLP.[15] Se não houver parto, o tratamento inclui repouso no leito, avaliações frequentes da pressão arterial, avaliação laboratorial frequente da função hepática, estado da coagulação e vigilância fetal intensiva.[15] A paciente é tratada da mesma maneira que na pré-eclâmpsia grave, com sulfato de magnésio e agentes anti-hipertensivos quando necessário. Os hemoderivados podem ser fornecidos para corrigir as anormalidades da coagulação.

A síndrome HELLP pode mimetizar outras entidades patológicas, e o diagnóstico diferencial deve ser feito para excluir púrpura trombocitopênica autoimune, doença renal crônica, pielonefrite, colecistite, gastrenterite, hepatite, pancreatite, púrpura trombocitopênica trombótica, síndrome hemolítico-urêmica e esteatose hepática aguda da gravidez.[11]

É necessário monitorar alterações nos sinais vitais, sangramento, dor e valores laboratoriais quando se cuida de pacientes com a síndrome HELLP. A vigilância fetal é importante e deve incluir as avaliações para a frequência cardíaca fetal e sinais e sintomas de descolamento da placenta. As enfermeiras devem estar cientes das complicações que podem acontecer nas pacientes com síndrome HELLP. Os sinais de agravamento da dor, colapso vascular ou choque podem indicar hematoma ou ruptura hepática. O monitoramento exato do balanço hídrico deve ser mantido para avaliar o estado renal.

Coagulação intravascular disseminada

Diversas condições predispõem uma gestante à CID por causa de alterações nos sistemas da coagulação e fibrinolítico. Essas condições incluem pré-eclâmpsia, descolamento de placenta, embolia por líquido amniótico, morte fetal e sepse.[16] Embora a incidência de sepse tenha diminuído por causa da antibioticoterapia, ela é responsável por 3 a 8% das mortes maternas nos EUA.[17] A sepse durante a gravidez resulta da invasão bacteriana da cavidade uterina.

A imunossupressão é uma consequência normal da gravidez, e acredita-se que ocorra para que o feto não seja rejeitado pelo sistema imune materno. Essa alteração aumenta a suscetibilidade da mulher à infecção e diminui a capacidade do corpo para combater a infecção. O choque séptico pode desenvolver-se em alguns dias ou várias horas. As manifestações do choque séptico incluem taquicardia, taquipneia, instabilidade da temperatura, débito cardíaco aumentado e resistência periférica diminuída.

O descolamento de placenta é a separação prematura da placenta da parede uterina e é uma das causas mais comuns de CID. O sangue acumula-se entre o útero e a placenta, gerando o consumo de fatores da coagulação. A unidade placentária contém elevadas concentrações de tromboplastina. Quando a placenta se separa prematuramente, a tromboplastina continua a ser liberada do ponto de vista sistêmico, ativando os sistemas de coagulação e fibrinolítico por todo o corpo. Em paralelo com a ativação do sistema fibrinolítico, o sistema hemostático inicia a formação do coágulo no local de separação.[18] Os sinais clínicos do descolamento incluem dor abdominal aguda, hipersensibilidade uterina à dor, contrações prematuras e sangramento vaginal. Os descolamentos podem ser sutis, e o sangue pode não estar visível.

A morte fetal intrauterina também pode levar à CID. A tromboplastina tissular é liberada do feto morto na circulação materna, ativando o sistema pró-coagulante. A coagulopatia é gradual e compatível com a CID de baixo grau crônica.

▪ Tratamento

O tratamento de pacientes com CID inclui identificação da condição subjacente e início da terapia adequada, avaliação e monitoramento do sistema de coagulação para restaurar a hemostasia e prevenção da hemorragia e trombose adicionais. O tratamento da CID causada por sepse inclui o nascimento imediato do feto e a administração por via intravenosa de antibióticos de amplo espectro. Para o descolamento da placenta, o parto imediato do feto é necessário para controlar o sangramento adicional.

O cuidado de enfermagem destina-se a evitar o sangramento adicional, monitorar os exames de coagulação e avaliar a paciente para o comprometimento multissistêmico, perfusão tissular alterada e déficits de volume de líquidos.[18] O cuidado de enfermagem inclui monitorar o estado respiratório, administrar líquidos IV para evitar a hipovolemia, avaliar os valores hemodinâmicos e administrar e avaliar os antibióticos, hemoderivados e antitérmicos. (Ver Capítulo 49 para uma discussão mais detalhada da CID.)

Embolia por líquido amniótico

A embolia por líquido amniótico (ELA), apesar de rara, é responsável por aproximadamente 10% das mortes maternas nos EUA.[19] A ELA acontece quando o líquido amniótico entra na circulação materna. Essa entrada pode ocorrer durante a cesariana ou ruptura uterina, ou através de pequenas lacerações nas veias endocervicais durante o parto vaginal. Quando entra na circulação materna, o líquido amniótico é rapidamente transportado para a vasculatura pulmonar, resultando em embolia pulmonar. A resposta pulmonar à ELA é o vasospasmo, que produz hipertensão pulmonar transitória e hipoxia profunda. O sistema materno torna-se comprometido do ponto de vista hemodinâmico, semelhante ao choque anafilático, com PAP elevada e insuficiência ventricular esquerda.[19] Os fatores predisponentes que podem levar à ELA incluem pré-eclâmpsia, gestação múltipla, poli-hidrâmnio (excesso de líquido amniótico), baixa inserção da placenta, gestação pós-termo, contrações hipertônicas durante o trabalho de parto, descolamento de placenta, ruptura uterina, convulsões maternas e prolapso do cordão umbilical. As manifestações clínicas da ELA incluem o início súbito de dispneia, cianose e hipotensão, seguido por parada cardiorrespiratória.

▪ Tratamento

O tratamento da ELA é direcionado para manter o débito ventricular esquerdo e uma via respiratória adequada.[19] As intervenções incluem intubação e ventilação com oxigênio a 100%, administração por via intravenosa de vasopressores e líquidos cristaloides, suporte básico de vida (SBV), administração de hemoderivados e cateterismo da artéria pulmonar. Nos casos extremos, a oxigenação por membrana extracorpórea (ECMO; do inglês, *extracorporeal membrane oxygenation*) pode ser empregada para fornecer a oxigenação e o suporte ventilatório adequados durante o tratamento da ELA. As sequelas potenciais compreendem edema pulmonar agudo, angústia respiratória, CID, hemorragia e falência sistêmica múltipla.

A enfermeira deve atuar rapidamente quando suspeita de ELA. Após a reanimação básica (compressões, via respiratória, respiração), a enfermeira pode priorizar as intervenções necessárias nessa situação estressante. Se a paciente não estiver intubada, o oxigênio deve ser administrado por máscara facial, e a saturação de oxigênio deve ser avaliada com o uso de um oxímetro de pulso. A enfermeira pode prever que, depois da intubação, será necessário um ambu de reanimação ou a ventilação mecânica. A fim de maximizar o retorno venoso, a mulher deve ser posicionada em decúbito lateral, ou um coxim é colocado sob seu quadril. É necessário um acesso IV calibroso para administrar os líquidos IV e os hemoderivados, bem como para corrigir a hipotensão. A avaliação concentra-se nos sistemas cardiovascular, pulmonar, hematológico e neurológico.

Síndrome de angústia respiratória aguda

A SARA caracteriza-se por angústia respiratória progressiva, hipoxemia grave, baixa complacência pulmonar, edema pulmonar não cardiogênico e infiltrados difusos na radiografia de tórax.[20] Os fatores precipitantes da SARA associados à gravidez incluem descolamento prematuro da placenta, pré-eclâmpsia grave, pielonefrite, CID, sepse, ELA, broncoaspiração, infecções sistêmicas e morte fetal *in utero*. A hipoxemia materna pode levar a trabalho de parto espontâneo e hipoxia, acidose e morte fetais; portanto, ela deve ser controlada de forma agressiva. A perfusão dos órgãos vitais, incluindo o feto, deve ser mantida para reduzir a morbidade e a mortalidade. A oxigenação fetal adequada requer uma saturação de oxigênio arterial materno (SaO_2) de pelo menos 95%.

▪ Tratamento

As gestantes com SARA requerem suporte cardiovascular e ventilação mecânica, usando pressão expiratória final positiva. O monitoramento hemodinâmico é essencial para avaliar as alterações associadas à SARA, como hipovolemia central e edema pulmonar não cardiogênico. Os parâmetros do ventilador incluem baixo volume corrente com pressão de platô menor que 30 cmH_2O e frequência respiratória de 32 a 35 incursões/minuto.[20]

O cuidado de enfermagem das gestantes com SARA é principalmente de suporte. As intervenções são direcionadas para otimizar o transporte de oxigênio para os tecidos e restaurar a integridade capilar pulmonar. É feito um exame respiratório completo, incluindo a avaliação da SaO_2, empregando oximetria de pulso; observação de frequência, característica e esforço respiratórios; e ausculta pulmonar. Os sintomas do edema pulmonar não cardiogênico assemelham-se aos do edema pulmonar cardiogênico (i. e., taquipneia, taquicardia, estertores, falta de ar); todavia, a enfermeira deve estar ciente de que a diminuição em PAOP e PAP (em relação ao valor obstétrico normal; ver Tabela 11.4) pode indicar edema pulmonar não cardiogênico. O edema pulmonar não cardiogênico nas pacientes obstétricas pode ser causado por aspiração do conteúdo gástrico, sepse, reações transfusionais, CID e ELA. As intervenções de enfermagem para melhorar o fluxo sanguíneo uteroplacentário incluem o posicionamento da paciente em decúbito lateral e a manutenção dos volumes de líquido adequados.[2]

O cuidado de enfermagem às mulheres que estão em ventilação mecânica inclui o suporte psicossocial para ajudar a aliviar a ansiedade, o medo e a separação da família. As enfermeiras podem facilitar a comunicação entre a paciente e a família e mantê-las informadas sobre as condições maternas e fetais.

Nos casos extremos de SARA no período pós-parto, a ECMO pode ser utilizada para fornecer oxigenação e suporte ventilatório adequados.

Trauma

As lesões acidentais complicam 1 em 12 gestações e estão associadas a aborto espontâneo, trabalho de parto pré-termo, descolamento prematuro de placenta e morte fetal. O trauma é a principal causa de morte materna não obstétrica.[21] Os tipos comuns de trauma incluem trauma fechado devido a acidentes automobilísticos (51%), quedas e violência doméstica (22%) e trauma penetrante decorrente de ferimentos por arma branca ou armas de fogo (4%).[22] A sobrevida fetal depende da sobrevida materna, de modo que o cuidado e a estabilização imediatos da gestante são essenciais.

A instabilidade hemodinâmica pode não estar, a princípio, evidente por causa das alterações cardiovasculares fisiológicas normais durante a gestação. Uma gestante pode perder até 2.000 mℓ de sangue antes de ficar instável do ponto de vista hemodinâmico.[2]

■ Tratamento

O tratamento consiste em estabilização e cuidados imediatos. A estabilização imediata de todas as pacientes vítimas de trauma consiste em aplicar os princípios básicos da reanimação: estabelecimento da via respiratória, respiração e circulação. Em primeiro lugar, estabelece-se uma via respiratória, e o oxigênio é fornecido em um fluxo de 10 a 12 ℓ/minuto para produzir um nível de PaO_2 de 60 mmHg ou mais. Esse nível de PaO_2 é necessário para otimizar a oxigenação fetal. Uma sonda nasogástrica deve ser inserida para evitar a broncoaspiração.

Se o SBV for necessário, as alterações anatômicas e fisiológicas na gravidez devem ser consideradas para maximizar os esforços. O útero comprime os principais vasos abdominais e desloca o conteúdo abdominal, o que diminui a complacência torácica. Colocar um coxim sob o quadril direito da mulher desloca o útero e descomprime os vasos (Figura 11.2). Essa intervenção pode aumentar o débito cardíaco em até 30%.[2] São empregados os procedimentos padronizados de suporte cardíaco avançado de vida, inclusive a desfibrilação e a maioria dos medicamentos. Entretanto, a administração de vasopressores deve ser evitada porque a ação vasoconstritora pode prejudicar a perfusão uteroplacentária.[20] As calças clínicas antichoque e a roupa antichoque pneumática são raramente utilizadas; contudo, se empregadas, o compartimento abdominal não deve ser insuflado.[21]

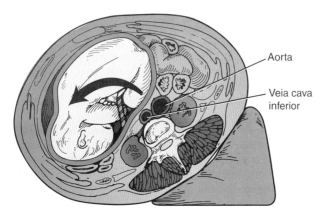

Figura 11.2 Apoiar um coxim sob o lado direito do quadril da gestante descomprime os grandes vasos abdominais, maximizando os esforços de reanimação.

Tabela 11.5 Valores da gasometria arterial em não gestantes e gestantes.

	Não gestantes	Gestantes
PaO_2 (mmHg)	80 a 100	87 a 106
$PaCO_2$ (mmHg)	36 a 44	27 a 32
pH	7,35 a 7,45	7,40 a 7,47
HCO_3^- (mEq/ℓ)	24 a 30	18 a 21

É necessário o acesso intravenoso usando cateteres calibrosos, e as infusões IV agressivas são usadas para aumentar o volume sistólico e manter o débito cardíaco. Se ocorrer hemorragia, o sangramento deve ser controlado. Diminuição na pressão arterial pode não ser indicação de hipovolemia por causa da baixa resistência no sistema uteroplacentário. Uma perda de 30 a 35% pode acontecer com consequência grave para o feto antes que se perceba a hipotensão. A reposição volêmica deve ser realizada a uma velocidade maior.[21]

Quando a gestante se estabiliza, seu estado neurológico é avaliado. Depois dessa avaliação, realiza-se um exame fetal, incluindo a vitabilidade. O batimento cardíaco fetal pode ser auscultado usando-se fetoscópio, estetoscópio, Doppler fetal ou ultrassonografia. Os exames adicionais podem ser feitos na chegada ao hospital ou centro de trauma. Esses exames incluem eletrocardiografia, exame físico completo e exames laboratoriais, como gasometria arterial (Tabela 11.5), hemograma completo, contagem de plaquetas, eletrólitos, tipo sanguíneo e prova cruzada. As avaliações devem incluir parâmetros como o início de contrações regulares (indicando que o trabalho de parto pode ter começado), sangramento vaginal e extravasamento de líquido da vagina (indicando ruptura das membranas).

Doença cardiovascular na gestação

Um aumento no número de mortes maternas vem ocorrendo nos EUA desde 2008 devido à doença cardiovascular. As causas comuns incluem miocardiopatia, hipertensão crônica, síndrome metabólica, lesões regurgitantes e obesidade.[23] A gestação soma mais um peso ao sistema cardiovascular materno, por causa do aumento de líquido circulante necessário para o feto e das mudanças hematológicas que reduzem o risco de sangramento no parto, mas aumentam o risco de trombose.

Gestantes que tenham nível III ou IV na classificação de risco da OMS devem passar por aconselhamento sobre seu risco aumentado de morbidade e mortalidade. A paciente precisará de consultas cardiológicas durante o período pré-natal, bem como durante o trabalho de parto. Para tratar as gestações com riscos cardíacos mais graves, podem ser necessários monitoramento e o parto na UTI cardiológica.

Cuidado de suporte emocional

O suporte emocional é muito importante para todas as gestantes em estado crítico e suas famílias. Se a mulher entra em trabalho de parto na UTI, deve-se permitir que seu acompanhante ou outra pessoa significativa permaneça com ela. Quando ela dá à luz, o aleitamento e o vínculo mãe–filho podem ser encorajados logo que possível. A mãe precisa ter acesso a seu filho e à família durante esse período. Se o neonato não puder ficar

> **Quadro 11.4** **Intervenções de enfermagem.**
>
> **Ansiedade relacionada a desfechos insatisfatórios/incertos na gestação**
>
> - Direcionar a orientação da equipe de saúde para o cuidado centrado na família
> - Incorporar as crenças culturais no ambiente. Manter os rituais da família, quando possível
> - Compreender o papel da gestante e de seus familiares e ajudá-los em suas tarefas para otimizar a função familiar
> - Fornecer nomes de grupos de apoio para a família
> - Fornecer informações e educação aos membros da família
> - Encorajar a família quando estiver enfrentando melhor a situação
> - Valorizar as emoções da família
> - Encorajar o uso da bomba de amamentação caso a mãe escolha amamentar

em alojamento conjunto, a equipe deve oferecer informações atualizadas sobre ele à mãe. Criar uma atmosfera flexível e individualizada para a nova família é um desafio na UTI. A importância dos cuidados obstétrico e crítico coordenados não pode ser excessivamente enfatizada. O Quadro 11.4 lista intervenções de enfermagem para promover o bem-estar e tratar a ansiedade nas gestações de alto risco.

Se o feto morrer em consequência de complicações maternas, pode ser necessário apoio no processo de luto. A enfermeira pode colaborar com a equipe obstétrica (que pode ter treinamento para o luto), enfermeiras psiquiátricas, assistentes sociais, psicólogos, psiquiatras e líder religioso para proporcionar apoio emocional à mãe e à família em processo de luto.

Desafios relacionados à aplicabilidade clínica

Estudo de caso

K. B. é uma mulher de 36 anos gesta 1, para 0, com fatores de risco que incluem idade materna avançada e índice de massa corporal (IMC) de 35 kg/m². Com 37 semanas de gestação, K. B. estava dirigindo e sofreu um acidente automobilístico. Seu carro foi atingido do lado do motorista; ela usava cinto de segurança e não havia mais ninguém no veículo. Inicialmente, K. B. diz sentir-se bem, exceto por uma leve dor no abdome no local com que ela acredita ter batido no volante. Seus sinais vitais são: pressão arterial = 110/60, 92 de pulso, 18 incursões. K. B. é levada de ambulância para o setor de emergência mais

próximo, onde a equipe obstétrica é chamada para atendê-la. É iniciado tratamento IV com D_5RL, seus sinais vitais continuam a ser monitorados, o coração fetal é avaliado e usa-se um monitor fetal. A equipe conclui pelo monitor que K. B. está tendo contrações e que a frequência cardíaca fetal é de 152 bpm. K. B. está rosada, com pele morna e seca; não há evidência de sangramento vaginal; seus sinais vitais continuam dentro dos limites normais (DLN); sua dor é considerada de nível 3; sua oximetria de pulso é 95%. Não há evidências de outros ferimentos, pelo que a equipe decide mantê-la em observação na unidade obstétrica.

K. B. chega à unidade e imediatamente se queixa de um aumento de dor em seu abdome. Seus sinais vitais são: pressão arterial = 90/50, 108 de pulso e 26 incursões. A frequência cardíaca do feto é de 188 e o abdome materno torna-se duro e rígido ao toque. Não há evidência de sangramento vaginal. A equipe obstétrica decide levar K. B. para a sala de cirurgia a fim de realizar uma cesariana de emergência. Uma vez na sala de cirurgia, a frequência cardíaca fetal cai para 60 bpm. A pressão arterial de K. B. é 80/40 e a equipe inicia o procedimento cirúrgico. Uma vez abertos abdome e útero, um grande acúmulo de sangue é visualizado. A equipe obstétrica retira o bebê rapidamente e o entrega para a equipe pediátrica. A placenta está completamente descolada da parede uterina e um grande coágulo sanguíneo pode ser visto. O restante do procedimento é realizado, K. B. começa a se recuperar e é encaminhada para o quarto.

No segundo dia do pós-operatório, K. B. se queixa de falta de ar. Sua pressão arterial é 90/50, com pulso de 108 e 28 incursões. A oximetria de pulso é de 90% e sua razão PaO_2/FiO_2 é de 112 mmHg. A mulher passa por uma tomografia que descarta embolia pulmonar, mas uma radiografia do tórax revela atelectasia. Ela é diagnosticada com SARA e transferida para a UTI. Lá, ela é colocada em CPAP (pressão positiva contínua nas vias respiratórias [do inglês, *continuous positive airway pressure*]) e monitorada. Seus sinais vitais retornam a: pressão arterial = 110/62, 82 de pulso e 18 incursões, mas K. B. está ansiosa e pergunta continuamente sobre seu bebê. Ela é transferida de volta para a unidade pós-parto, onde se reúne com sua família, e recebe alta no quinto dia.

1. Que sinais e sintomas levaram ao diagnóstico do descolamento de placenta?
2. Quais fatores de risco podem contribuir para uma paciente desenvolver SARA?
3. Como a equipe de UTI pode oferecer um ambiente centrado na família para uma paciente pós-parto?

12
Paciente Idoso Criticamente Doente

Barbara Resnick

Objetivos de aprendizagem

Com base no conteúdo deste capítulo, o leitor deverá ser capaz de:

1. Explicar as alterações físicas gerais que ocorrem em consequência do processo de envelhecimento normal.
2. Descrever as tarefas de desenvolvimento do idoso.
3. Discutir as condições prevalentes que afetam os principais sistemas orgânicos do idoso.
4. Explicar as alterações cognitivas que podem ocorrer no paciente idoso.
5. Comparar e contrastar *delirium* e demência no paciente idoso.
6. Descrever os indicadores de avaliação de abuso ou negligência potencial do idoso.
7. Descrever por que o princípio de começar com pouco e progredir lentamente é importante para o paciente idoso em relação a absorção, distribuição, metabolismo e excreção dos medicamentos.

A América do Norte está envelhecendo.* Entre 2002 e 2030, a população de idosos é estimada em mais do que o dobro, aumentando de 35,6 milhões para 71,5 milhões (Figura 12.1). Quase uma em cada cinco pessoas terá 65 anos de idade ou mais,[1] e mais pessoas irão procurar assistência médica para doença crônica, a principal causa de incapacidade entre os idosos. Quando os idosos apresentam exacerbação aguda da doença, eles precisam, com frequência, de hospitalização em uma unidade de terapia intensiva (UTI).

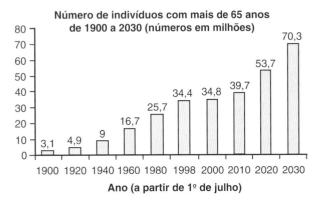

Figura 12.1 Perfil dos norte-americanos com 65 anos ou mais (baseado em dados do United States Bureau of the Census). Dados do ano de 1900 até o presente foram usados para estimar o número de norte-americanos com 65 anos de idade ou mais no ano de 2030. (De U.S. Department of Health and Human Services, Administration for Community Living, Administration on Aging: A Profile of Older Americans: 2013. Washington, DC: USDHHS, ACL, AOA, 2013, p. 3. Disponível em: http://www.aoa.acl.gov/Aging_Statistics/Profile/2013/docs/2013_Profile.pdf.)

Em consequência, as enfermeiras de cuidados críticos precisam compreender as numerosas alterações fisiológicas que normalmente ocorrem com o envelhecimento. Essas alterações são progressivas e, comumente, não são aparentes nem patológicas. No entanto, essas alterações relacionadas com a idade colocam o idoso criticamente doente em maior risco para complicações. É necessário um cuidado de enfermagem preventivo, focalizando a prevenção de problemas potenciais.

Entre homens idosos, as mortes por doenças cardíacas caíram acentuadamente, ao mesmo tempo que as mortes por doença cerebrovascular diminuíram de algum modo, mas as mortes por câncer, no geral, não mudaram muito. O padrão para mulheres é bastante semelhante. A expectativa de vida de 65 anos continua a aumentar tanto para homens quanto para mulheres, e o abismo entre os sexos vem se estreitando. Estima-se que a epidemia de obesidade pela qual passamos possa alterar a longevidade entre os atualmente adultos. Em um estudo recente, por exemplo, a obesidade reduziu a expectativa de vida nos EUA aos 50 anos de idade em 1,54 ano (intervalo de confiança [IC] 95% = 1,37, 1,93) para mulheres e em 1,85 ano (IC 95% = 1,62, 2,10) para homens.[2] De modo semelhante, o número de pacientes com diabetes tipo 2, conhecido por estar associado com morte prematura, está em rápido crescimento.[3] A expectativa de vida nos EUA basicamente se estabilizou e continua a ser de aproximadamente 79 anos de idade.[4]

Características psicobiológicas normais do envelhecimento

Questões biológicas

O envelhecimento intrínseco refere-se às características e aos processos que ocorrem universalmente com todos os idosos. As alterações decorrentes do processo de envelhecimento devem ser distinguidas do envelhecimento extrínseco, que resulta de determinado processo patológico, desuso ou fatores ambientais, como a radiação ultravioleta. O envelhecimento normal é definido como o somatório de envelhecimento intrínseco, envelhecimento extrínseco e fatores genéticos individuais ou idiossincrásicos específicos.[5,6]

---

*N.R.T.: No Brasil, o número de idosos (≥ 60 anos de idade) passou de 3 milhões em 1960 para 7 milhões em 1975 e 14 milhões em 2002 (um aumento de 500% em 40 anos) e deverá alcançar 32 milhões em 2020. Veras, Renato Peixoto; Oliveira, Martha. Envelhecer no Brasil: a construção de um modelo de cuidado. Ciênc. Saúde Coletiva, Rio de Janeiro, v. 23, n. 6, p. 1929-1936, Junho de 2018. Disponível em: http://www.scielo.br/scielo.php?script=sci_arttext&pid=S1413-81232018000601929&lng=en&nrm=iso. Acessado em 13 de setembro de 2018. http://dx.doi.org/10.1590/1413-81232018236.04722018.

Na maioria dos sistemas fisiológicos, os processos de envelhecimento normal não resultam em comprometimento significativo ou disfunção na ausência de doença e sob condições de repouso. É apenas em resposta ao estresse que a redução das reservas fisiológicas relacionada com a idade provoca perda do equilíbrio homeostático. Exemplos de alterações intrínsecas da idade incluem resistência reduzida ao estresse, tolerância precária aos extremos de temperatura, percepções sensoriais reduzidas e grandes flutuações no pH sanguíneo. O envelhecimento, de um órgão ou do corpo todo, pode ser prematuro ou retardado em relação à idade cronológica real. O efeito do envelhecimento sobre os tecidos celulares é assimétrico. Por exemplo, as alterações resultantes do envelhecimento em relação aos tecidos cerebrais, ósseos, cardiovasculares e pulmonares podem ser bastante evidentes, enquanto as alterações que afetam o fígado, o pâncreas, o sistema digestório e os tecidos musculares são menos óbvias. Diversas alterações orgânicas que resultam do envelhecimento são listadas no Quadro 12.1.

Questões psicossociais

Além dos sinais físicos do envelhecimento, as enfermeiras que cuidam de pacientes idosos agudamente doentes devem estar cientes das tarefas de desenvolvimento normal do idoso e dos sonhos ou desejos específicos de determinado idoso. As tarefas de desenvolvimento dos idosos são listadas no Quadro 12.2.

Quadro 12.1 Alterações orgânicas com o envelhecimento.

- A quantidade de tecido conjuntivo e de colágeno mostra-se aumentada
- Os elementos celulares no sistema nervoso, nos músculos e em outros órgãos vitais desaparecem
- Reduz-se o número de células normalmente funcionais
- A quantidade de tecido adiposo aumenta
- O uso de oxigênio diminui
- Durante o repouso, a quantidade de sangue bombeada diminui
- Menos ar é expirado pelos pulmões
- A excreção de hormônios diminui
- A atividade sensorial e perceptiva diminui
- A absorção de lipídios, proteínas e carboidratos diminui
- Ocorre o presbiesôfago
- O lúmen arterial diminui

Quadro 12.2 Tarefas de desenvolvimento do idoso.

- Decidir onde e como viver pelo resto de seus anos
- Preservar relacionamentos de apoio, íntimos e satisfatórios com o cônjuge, a família e os amigos
- Manter um ambiente domiciliar adequado e satisfatório em relação a saúde e situação financeira
- Prover renda suficiente
- Manter nível máximo de saúde
- Obter cuidado de saúde e dentário abrangente
- Manter a higiene pessoal
- Manter a comunicação e o contato adequado com a família e os amigos
- Manter o envolvimento social, cívico e político
- Iniciar novos interesses (além das antigas atividades) que lhes assegurem o *status* social
- Reconhecer e sentir que ele(a) é necessário(a)
- Descobrir o significado da vida depois da aposentadoria e quando diante da própria doença ou do cônjuge e da morte do cônjuge e de outros entes queridos; ajustar-se à morte dos entes queridos
- Desenvolver uma filosofia de vida significativa e encontrar conforto em uma filosofia ou religião

---

A necessidade de apoio e relacionamentos significativos continua por toda a vida. O apoio pode ser descrito como um sentimento de pertencimento ou uma crença de que alguém é um participante ativo no mundo que o cerca. A sensação de mutualidade com outros no ambiente confere força e ajuda a diminuir a sensação de isolamento. O apoio de família, amigos e comunidade pode proporcionar a um paciente idoso um sentimento maior de estabilidade e segurança.

A autovalorização e o bem-estar percebido são sentimentos que comumente coincidem nos idosos. A percepção do bem-estar origina-se da satisfação de cumprir uma proporção aceitável das metas de vida. Ela pode ser descrita como a satisfação interior que a pessoa tem da vida como um todo. Relacionado com isso, o sentimento de autovalorização deriva não apenas do bem-estar, mas também da satisfação com a própria imagem ou da aceitação pelos outros. A autovalorização também reflete a qualidade das interações com a família e com os amigos.

O ambiente familiar para o idoso inclui, dentre outros componentes, as dimensões dos relacionamentos interpessoais, crescimento pessoal, integridade da unidade familiar e adaptação ao estresse. À medida que os membros da família envelhecem, todas essas áreas de preocupação intensificam-se por causa da mudança de papéis dos membros da família, alterações na estrutura de poder da família e da dinâmica financeira e de tomada de decisões. A doença aguda aumenta a urgência para a cooperação efetiva entre todos os membros da família, quando a estrutura familiar tradicional é subitamente desafiada.

Quando pacientes idosos são admitidos na terapia intensiva, questões de coesão familiar e adaptabilidade frequentemente aparecem. Com frequência, as famílias confrontam-se com mudanças imediatas de papéis, com os filhos adultos e netos assumindo os papéis de cuidadores e nutridores para os membros da família idosos. A família deve ajustar-se de súbito a demandas dramaticamente diferentes. As reiteradas visitas ao hospital; a comunicação com enfermeiras, médicos e assistentes sociais; e os esforços para apoiar e comunicar-se com o paciente se transformam nas principais tarefas. Em meio a essas atividades, os membros da família (sobretudo os que são procuradores do paciente) encontram-se pressionados para as decisões sobre os cuidados imediatos e a longo prazo. A expansão do uso do Medical or Physician Orders for Life-Sustaining Treatment (MOLST, POLST) como parte do prontuário tem ajudado enormemente as famílias durante esse período difícil.[7]

Desafios físicos

As alterações crônicas em um sistema orgânico podem estar associadas a mudanças em outros sistemas. Além disso, há variação individual nas alterações relacionadas com a idade. Portanto, cada pessoa deve ser avaliada com base nas alterações relacionadas com a idade realmente apresentadas, em lugar daquelas que são "normais" para determinada idade.

É igualmente importante diferenciar as alterações relacionadas com a idade daquelas associadas a uma doença crônica ou doença aguda e evitar atribuir prematuramente alguns achados à idade, quando eles são causados pela doença. Uma discussão dos efeitos do envelhecimento sobre diversos sistemas orgânicos vem a seguir; as alterações relacionadas com a idade e as implicações clínicas das alterações estão resumidas na Tabela 12.1.

124 **Parte 3** Populações Especiais em Cuidados Críticos

Tabela 12.1 Resumo das alterações relacionadas com a idade, implicações clínicas e principais intervenções de enfermagem.

Alterações relacionadas com a idade	Implicações clínicas	Principais intervenções de enfermagem
Sistema cardiovascular		
• Atrofia das fibras musculares que revestem o endocárdio • Aterosclerose dos vasos • Pressão arterial sistólica aumentada • Complacência diminuída do ventrículo esquerdo • Número diminuído de células marca-passo • Sensibilidade diminuída dos barorreceptores	• Pressão arterial aumentada • Ênfase aumentada sobre a contração atrial com B_4 audível • Arritmias aumentadas • Risco aumentado de hipotensão com a alteração da posição • A manobra de Valsalva pode causar queda na pressão arterial • Tolerância diminuída ao exercício	• Para evitar as quedas relacionadas com a hipotensão postural, certifique-se de que a pessoa mude de posição lentamente e aguarde antes de deambular
Sistema neurológico		
• Número de neurônios diminuído e aumento no tamanho e no número de células da neuróglia • Declínio em nervos e fibras nervosas • Atrofia do cérebro e aumento no espaço morto craniano • Leptomeninges espessadas na medula espinal	• Risco aumentado para problemas neurológicos: acidente vascular cerebral (AVC), parkinsonismo • Condução mais lenta das fibras através das sinapses • Discreto declínio na memória a curto prazo • Alterações no padrão de marcha: base ampla, passos mais curtos e flexão do corpo para diante • Risco aumentado de hemorragia antes que os sintomas fiquem aparentes	• Para compensar o declínio na memória a curto prazo, forneça mais tempo para completar as tarefas associadas à memória
Sistema respiratório		
• Elasticidade diminuída do tecido pulmonar • Calcificação da parede torácica • Atrofia dos cílios • Força diminuída dos músculos respiratórios • Pressão parcial de oxigênio arterial (PaO_2) diminuída	• Eficiência diminuída da troca ventilatória • Suscetibilidade aumentada a infecções e atelectasia • Risco aumentado de aspiração • Resposta ventilatória diminuída a hipoxia e hipercapnia • Sensibilidade aumentada aos narcóticos	• Para evitar a infecção e a atelectasia, estimular respiração profunda e a tosse
Sistema tegumentar		
• Perda da espessura dérmica e epidérmica • Achatamento das papilas • Atrofia das glândulas sudoríparas • Vascularização diminuída • Ligação cruzada do colágeno • Regressão da elastina • Perda do tecido adiposo subcutâneo • Melanócitos diminuídos • Declínio na proliferação de fibroblastos	• Adelgaçamento da pele e suscetibilidade aumentada à laceração • Ressecamento e prurido • Sudorese e capacidade de regular o calor corporal diminuídas • Aumento do enrugamento e frouxidão da pele • Perda dos coxins adiposos que protegem o osso, resultando em dor • Maior necessidade de proteção solar • Tempo de cicatrização de ferida prolongado	• Para evitar a lesão da pele frágil, evitar as forças de cisalhamento • Para se contrapor ao ressecamento, imergir a pele em água diariamente e aplicar emolientes • Para minimizar a dor, acolchoar as áreas adelgaçadas com camadas adicionais (p. ex., meias extras para os pés) • Estimular o uso de filtro solar
Sistema digestório		
• Tamanho diminuído do fígado • Estabilização e absorção menos eficientes do colesterol • Fibrose e atrofia das glândulas salivares • Tônus muscular diminuído no intestino • Atrofia e diminuição no número de papilas gustativas • Alentecimento no esvaziamento esofágico • Secreção diminuída de ácido clorídrico • Secreção diminuída de ácido gástrico • Atrofia do revestimento mucoso • Absorção diminuída de cálcio	• Alteração na ingesta devido ao apetite diminuído • Desconforto depois da alimentação relacionado com a passagem alentecida do alimento • Absorção diminuída de cálcio e ferro • Alteração da eficácia do medicamento • Risco aumentado de constipação intestinal, espasmo esofágico e doença diverticular	• Estimular refeições pequenas e frequentes para evitar o desconforto e melhorar a ingestão • Estimular os líquidos e fibras para melhorar a função intestinal

Capítulo 12 Paciente Idoso Criticamente Doente **125**

Tabela 12.1 Resumo das alterações relacionadas com a idade, implicações clínicas e principais intervenções de enfermagem. (*Continuação*)

Alterações relacionadas com a idade	Implicações clínicas	Principais intervenções de enfermagem
Sistema urinário		
• Massa renal reduzida • Perda de glomérulos • Declínio no número de néfrons funcionantes • Alterações nas paredes dos pequenos vasos • Tônus muscular vesical diminuído	• Taxa de filtração glomerular (TFG) diminuída • Capacidade de conservação do sódio diminuída • Depuração da creatinina diminuída • Ureia aumentada • Fluxo sanguíneo renal diminuído • Depuração alterada dos medicamentos • Capacidade de diluição de urina diminuída • Capacidade vesical diminuída e urina residual aumentada • Urgência aumentada	• Para evitar as complicações da terapia clínica, monitorar a depuração do medicamento e alterar a dosagem quando necessário • Monitorar quanto a ITU
Sistema genital		
• Atrofia e fibrose das paredes cervical e uterina • Lubrificação e elasticidade vaginais diminuídas • Hormônios diminuídos e ovócitos reduzidos • Túbulos seminíferos diminuídos • Proliferação do estroma e tecido glandular • Involução do tecido glandular mamário	• Ressecamento vaginal e queimação, e dor durante a relação sexual • Força de ejaculação e volume de líquido seminal diminuídos • Elevação dos testículos reduzida • Hipertrofia prostática • O tecido conjuntivo mamário é substituído por tecido adiposo, facilitando os exames da mama	• Para compensar o ressecamento vaginal ou dor, encorajar o uso de cremes lubrificantes, creme de estrogênio ou ambos • Monitorar quanto à retenção urinária nos homens
Sistema musculoesquelético		
• Massa muscular diminuída • Atividade diminuída da miosina adenosina trifosfatase • Deterioração e ressecamento da cartilagem articular • Massa óssea e atividade osteoblástica diminuídas	• Força muscular diminuída • Densidade óssea diminuída • Perda de estatura • Rigidez e dor articulares • Risco aumentado de fratura • Alterações na marcha e na postura	• Estimular exercícios de resistência para reverter o declínio na força muscular • Estimular o exercício e a ingesta de cálcio e vitamina D • Estimular a atividade e o exercício
Sistema sensorial		
Visão • Função diminuída de cones e bastonetes • Acúmulo de pigmentos • Velocidade diminuída dos movimentos oculares • Pressão intraocular aumentada • Atrofia do músculo ciliar • Tamanho aumentado e opacificação do cristalino ou lento • Secreção lacrimal diminuída	• Acuidade visual, campos visuais e adaptação ao claro/escuro diminuídos • Sensibilidade aumentada ao ofuscamento • Incidência aumentada de glaucoma • Percepção de profundidade distorcida com aumento das quedas • Capacidade diminuída para diferenciar o azul, o verde e o violeta • Ressecamento e irritação oculares aumentados	• Fornecer impressos com letras grandes • Certificar-se de que exista iluminação adequada sem ofuscamento • Usar cores contrastantes para os materiais impressos
Audição • Perda dos neurônios auditivos • Perda da audição da frequência alta para baixa • Cerume aumentado • Angiosclerose do ouvido	• Acuidade e isolamento auditivos diminuídos (especificamente, capacidade diminuída para ouvir consoantes) • Dificuldade de audição, principalmente quando existe ruído de fundo ou quando a fala é rápida • A impactação do cerume pode provocar perda auditiva	• Certificar-se de ficar de frente para a pessoa; usar o toque e os indícios visuais para facilitar a comunicação • Avaliar se há cerume impactado e removê-lo, quando necessário
Olfato • Número diminuído de fibras nervosas olfatórias	• Incapacidade de sentir odores desagradáveis/fortes • Ingesta alimentar diminuída	• Apresentar odores que o paciente consiga sentir. A capacidade de sentir cheiros frutados, por exemplo, é mantida. Usar também temperos nas comidas para aumentar a sensação de sabor

(*continua*)

126 Parte 3 Populações Especiais em Cuidados Críticos

Tabela 12.1 Resumo das alterações relacionadas com a idade, implicações clínicas e principais intervenções de enfermagem. *(Continuação)*

Alterações relacionadas com a idade	Implicações clínicas	Principais intervenções de enfermagem
Paladar • Capacidade alterada de sentir os alimentos doces e salgados; o paladar para amargo e azedo permanece		• Usar temperos alternativos
Tato • Sensibilidade diminuída	• Risco de segurança relacionado à percepção dos perigos no ambiente: água quente, fogo ou pequenos objetos no chão que resultam em tropeços	• Evitar ambiente de aglomeração
Sistema endócrino		
• Testosterona, hormônio do crescimento (GH), insulina, androgênios da glândula suprarrenal, aldosterona e hormônio tireóideo diminuídos • Termorregulação diminuída • Resposta febril diminuída • Nodularidade e fibrose da tireoide aumentadas • Taxa metabólica basal diminuída	• Capacidade diminuída para tolerar estressores como a cirurgia • Sudorese, tremor e regulação da temperatura diminuídos • Temperatura basal mais baixa; a infecção pode não causar elevação na temperatura • Resposta diminuída à insulina, tolerância à glicose • Sensibilidade diminuída dos túbulos renais ao hormônio antidiurético (ADH) • Ganho de peso • Incidência aumentada de doença tireóidea	• Monitorar a temperatura do ambiente • Fornecer roupas adequadas e cobertores para manter o paciente aquecido • Monitorar rigorosamente os níveis glicêmicos dos pacientes diabéticos
Sistema imune		
• Declínio da função dos linfócitos T e B • A quantidade diminuída de linfócitos B secreta imunoglobulina G • O timo involui e há diminuição nos níveis de hormônios tímicos • A quantidade de anticorpos aumenta	• Resposta imune comprometida e risco de infecção	• Encorajar o exercício físico, uma vez que há evidências de que exercitar-se ajuda na melhoria do sistema imune • Encorajar o uso meticuloso das precauções e técnicas de prevenção de infecções universais

Alterações auditivas

Com a idade, há uma alteração no formato da orelha: ela fica alongada e mais ampla, a cartilagem fica menos elástica e menos flexível, e os tofos podem aparecer. Os pelos no canal auditivo externo ficam mais longos e mais ásperos, a membrana timpânica fica mais espessa e mais fixa, e há menos glândulas de cerume (levando ao cerume mais espesso e mais seco). Na cóclea, há diminuição das células ciliadas, células de sustentação neuronal, células ganglionares e fibras, gerando diminuição do equilíbrio e da audição.

Uma estimativa de 7 milhões de pessoas com mais de 65 anos apresenta perda auditiva significativa, e a continuação das atuais tendências indica que mais de 11 milhões de pessoas apresentarão esse problema no ano de 2020.[8,9] O processo de envelhecimento afeta a audição de duas maneiras críticas: redução no limiar de sensibilidade (o nível mínimo de som de um tom puro que um ouvido com audição normal consegue ouvir sem outro som presente) e redução na capacidade de compreender a fala. A capacidade de ouvir sons que ocorrem entre 8.000 e 20.000 Hz não é detectável com um teste auditivo rotineiro. Portanto, a perda auditiva por causa do envelhecimento ou de outros fatores não é clinicamente documentada até que as frequências estejam em 8.000 Hz ou abaixo desse valor.

A presbiacusia é uma perda auditiva neurossensorial, sendo a forma mais comum de perda auditiva nos idosos. A presbiacusia caracteriza-se por perda auditiva neurossensorial de alta frequência (perceptiva), gradual, progressiva, bilateral e simétrica, com discriminação ruim da fala. Treze por cento das pessoas com 65 anos ou mais de idade, se testadas, apresentariam sinais de presbiacusia.[10] A perda auditiva neurossensorial deve-se à degeneração ou a alterações nos receptores neurais na cóclea, no oitavo nervo craniano (o nervo vestibulococlear) e no sistema nervoso central (SNC). O tratamento pode variar acentuadamente, desde a simples remoção do cerume impactado até a remoção cirúrgica de um tumor do nervo auditivo.

A perda auditiva por condução deve-se ao bloqueio da transmissão do som da orelha externa através da membrana timpânica e pequenos ossículos na orelha média. Como a presbiacusia, a perda auditiva por condução é comumente encontrada em idosos, e não é raro que os idosos tenham perda auditiva neurossensorial e por condução.

■ Achados ao exame físico e tratamento

O canal auditivo do idoso deve ser avaliado a intervalos regulares (mensais) por causa da tendência a apresentar cerume mais espesso e mais seco, o qual pode ocluir o canal e afetar a audição. O paciente idoso pode reter a capacidade de ouvir tons puros, mas, quando esses tons puros são agrupados para formar palavras, a capacidade para compreender e perceber esses sons como fala inteligível pode estar perdida. Essa perda é conhecida como comprometimento da capacidade de discriminação. O paciente apresenta maior dificuldade para ouvir os sons de alta frequência, estímulo-sibilantes (-f-, -s-, -d-, -ch- e -x-).

Os ambientes ruidosos prejudicam ainda mais a capacidade de ouvir determinados sons. Por conseguinte, o indivíduo pode responder inadequadamente às perguntas, isolar-se ou pedir frequentemente ao falante que repita o que foi dito. Eliminar o ruído ambiental, falar em tom mais grave e mais alto e utilizar múltiplos meios de transmitir a informação (p. ex., expressão verbal, bem como registros escritos) podem facilitar a comunicação. Indivíduos com comprometimento de discriminação também podem ter problemas com o equilíbrio durante as transferências e a deambulação, além de sofrer quedas frequentes. Intervenções que promovam a atividade e o exercício devem ser implementadas logo que possível, de modo a fortalecer os músculos e ossos, bem como melhorar o equilíbrio.

Alterações visuais

Da mesma forma que ocorre com outros sistemas orgânicos, o olho é afetado pelo envelhecimento. As alterações estruturais e funcionais acontecem de maneira lenta e gradual. A percepção visual depende da integração de diversos sistemas neurossensoriais e estruturas que envelhecem em velocidades diferentes.

As alterações visuais normais associadas ao envelhecimento podem incluir uma perda da elasticidade nas pálpebras e o subsequente enrugamento, ptose (queda da pálpebra superior) e "bolsas" resultantes de alterações nos tecidos abaixo da pele palpebral e da subsequente formação e acúmulo do tecido adiposo. As conjuntivas podem desenvolver uma membrana amarelada ou descolorida, ou ficar espessadas em consequência de perigos ambientais, como a poeira e a exposição a poluentes irritativos e secantes. O arco senil, que é um anel esbranquiçado ou acinzentado ao redor do limbo (junção da córnea e esclera), pode estar relacionado a um alto nível sanguíneo de substâncias adiposas acumuladas com o avançar da idade. Embora exista uma diminuição na quantidade de lacrimejamento com a idade, o fluxo excessivo de lágrimas pode ocorrer por causa da drenagem comprometida do sistema ductal.

A íris perde a capacidade de acomodar-se rapidamente à luz e ao escuro e desenvolve uma necessidade aumentada de iluminação. Com a idade, a pupila fica menor e fixa. O cristalino fica inflexível, com acomodação incompleta para a visão próxima e a distância. O humor vítreo posterior ao cristalino pode retrair a retina, produzindo orifícios ou lágrimas e predispondo o idoso ao descolamento da retina. O músculo ciliar enrijece, o que contribui para os problemas de acomodação a distância. Em torno de 60 anos de idade, a presbiopia (incapacidade de deslocar o foco do longe para o próximo) pode se desenvolver – possivelmente porque o envelhecimento do cristalino no idoso é menos flexível e não pode mudar facilmente o formato a partir da ação do músculo de focalização ao qual está ligado.

A catarata é uma turvação do cristalino do olho transparente e normalmente claro. Quando a catarata interfere na transmissão da luz até a retina, pode resultar alguma perda na acuidade visual. O paciente idoso pode queixar-se de sensibilidade aumentada ao ofuscamento, visão turva, imagens de halo, enevoamento, acuidade visual diminuída e sensibilidade diminuída ao contraste. Os fatores de risco para a formação de catarata incluem diabetes melito, hereditariedade, exposição à radiação ultravioleta B, tabagismo, medicamentos corticosteroides, uso de álcool e ingestão insuficiente de vitaminas antioxidantes. As alterações visuais podem progredir para a perda completa da visão. A catarata contribui com um

sexto de todos os casos de comprometimento visual nos EUA, ocorrendo, com frequência, nos indivíduos com mais de 50 anos de idade.*

O glaucoma é uma das principais causas de cegueira, sendo particularmente prevalente no idoso. O glaucoma deve-se ao aumento da pressão intraocular, a qual pode resultar em compressão do disco óptico do olho e lesão do nervo craniano II (o nervo óptico). Isso causa perda da visão periférica e da acuidade visual. Os fatores de risco para o glaucoma incluem a raça afrodescendente, uma história familiar de glaucoma, hipertensão ocular, idade avançada, miopia, distúrbio vascular retiniano, uso de medicamento corticosteroide, diabetes melito e crise vascular (elevação na pressão arterial). As alterações relacionadas com a idade no canal de Schlemm, infecção, lesão, catarata edemaciada e tumores também são fatores etiológicos para o glaucoma. O glaucoma é classificado com base no ângulo da câmara anterior, que pode estar aberto ou fechado, e na sua condição de glaucoma primário ou secundário. O glaucoma primário de ângulo aberto é o tipo mais comum encontrado nos idosos, sendo tipicamente causado por aumentos de pressão induzidos por corticosteroides nos olhos. Esse tipo progride lentamente. O glaucoma primário de ângulo fechado, comumente causado por uma catarata intumescente, é menos comum e se caracteriza por aumento súbito e acentuado na pressão intraocular, acompanhado de rubor e dor no olho, cefaleia, náuseas ou vômitos, edema da córnea e diminuição da visão. O glaucoma secundário é caracterizado por um bloqueio anatômico ou funcional dos canais de efluxo. O diagnóstico precoce de glaucoma é importante porque quanto mais cedo for iniciado o tratamento, mais fácil será o controle da doença.

A degeneração retiniana, ou degeneração macular, é a terceira causa principal de incapacidade visual no idoso. A degeneração macular é uma alteração pigmentar da área macular da retina causada por pequenas hemorragias. Os indivíduos veem uma sombra acinzentada no centro da área visual, mas podem enxergar bem na borda externa. Essa condição raramente resulta em cegueira total; no entanto, a perda visual pode progredir para a cegueira legal. Os sintomas iniciais incluem uma discreta visão turva, seguida por mancha cega. As técnicas de compensação incluem o uso de óculos de sol ou viseira, olhar para o lado e o uso de lupas.

A retinopatia diabética é a principal causa de cegueira nos EUA.** Ela é causada pela deterioração dos vasos sanguíneos que nutrem a retina na parte posterior do olho. Os microaneurismas e pequenas hemorragias oculares podem extravasar o líquido ou sangue e provocar inchação da retina. Se esse sangue ou líquido extravasado lesa ou cicatriza a retina, a imagem enviada para o cérebro torna-se turva, e a condição pode progredir, mais adiante, para a cegueira.

■ Achados ao exame físico e tratamento

O idoso tende a apresentar pupilas menores, acuidade visual diminuída, dificuldade com a percepção de profundidade, visão periférica diminuída e olhos ressecados. O ectrópio e o entrópio

---

*N.R.T.: No Brasil, conforme dados do IBGE, 28,7% da população com mais de 60 anos tem catarata, mas acredita-se que o índice possa ser mais elevado, uma vez que em inúmeros municípios do país não existem levantamentos oficiais, segundo a Sociedade Brasileira de Oftalmologia. Saiba mais em: http://www.sboportal.org.br/sboemacao_materia.aspx?id=83.
**N.R.T.: Os números da Sociedade Brasileira de Diabetes (SBD) indicam que existem 16 milhões de diabéticos no país. Deste total, 30% poderão apresentar algum tipo de retinopatia diabética. Saiba mais em: https://www.diabetes.org.br/publico.

Quadro 12.3 — Intervenções de enfermagem.

Pacientes com comprometimento visual

- Identificar-se na abordagem
- Abordar as pessoas cegas pela frente
- Avaliar o impacto da visão decrescente e a capacidade do paciente de se adaptar durante a hospitalização e depois da alta
- Avaliar o nível de estresse porque o estresse aumentado pode exigir dosagens mais elevadas do medicamento oftálmico para pacientes com glaucoma
- Ficar alerta para os efeitos colaterais que outros medicamentos possam ter sobre os olhos (i. e., medicamentos contendo anti-histamínicos, cafeína e substâncias semelhantes à atropina)
- Fornecer lubrificações oculares quando os olhos estiverem ressecados
- Instilar todos os medicamentos prescritos

são comumente observados com a idade. O ectrópio é a eversão da pálpebra (comumente a pálpebra inferior), resultando em exposição da pálpebra, espessamento e queratinização, assim como irritação crônica. Quando a catarata está presente, há opacificação do cristalino, e o reflexo vermelho pode estar ausente durante o exame fundoscópico. O idoso com catarata apresenta-se com enevoamento da visão e se queixa de que tudo parece turvo. Os indivíduos portadores de glaucoma apresentam-se com queixas de enevoamento da visão, halos ao redor da visão da luz ou visão periférica diminuída. Idosos com degeneração macular apresentam-se com declínio gradual da visão, principalmente a visão central, sem alteração na visão periférica.

Usar boa iluminação, evitar o ofuscamento e usar cores contrastantes (p. ex., letras pretas no papel branco) e letras grandes pode facilitar a visão. As intervenções de enfermagem selecionadas para pessoas com visão prejudicada estão listadas no Quadro 12.3.

Outras alterações sensoriais

Embora as alterações da audição e da visão sejam as alterações sensoriais mais pesquisadas que ocorrem nos idosos, também podem ocorrer declínios em outros sentidos. Registra-se que o número de papilas gustativas diminui com a idade, em conjunto com redução na capacidade de sentir o sabor dos alimentos. Os alimentos doces e salgados são menos detectáveis à medida que se envelhece; assim, muitos idosos se queixam de que o alimento parece amargo ou azedo. Há muito pouca informação sobre a sensação do olfato, mas acredita-se que uma diminuição na sensação do olfato possa resultar da atrofia do órgão do olfato e do aumento de pelos nas narinas.[11] A perda do paladar e do olfato afeta a capacidade do idoso de identificar o alimento e de fazer as discriminações de odor.

O limiar do tato varia com a região do corpo estimulada. Há uma perda da sensação tátil à medida que envelhecemos, embora isso varie individualmente. Os idosos podem não sentir os efeitos de ficar deitados por muito tempo em uma posição. Uma intervenção-chave de enfermagem consiste em variar as posições do paciente idoso imóvel. O idoso também apresenta sensação cinestésica diminuída, que é a consciência da pessoa sobre seu próprio corpo no espaço. A sensação cinestésica diminuída resulta em instabilidade postural e dificuldade em reagir às alterações corporais no espaço.

■ Achados ao exame físico e tratamento

Com a idade, os lábios tendem a ficar finos e pálidos, e o tecido da mucosa oral torna-se mais fino, mais pálido e menos elástico. Pequenas glândulas sebáceas amareladas podem ser observadas na mucosa bucal. O dorso e as margens da língua podem ter o número e o tamanho das papilas diminuído, e podem ser revestidos por uma fina película esbranquiçada, além de haver mudanças nas gengivas e glândulas salivares. Para melhorar o paladar e a ingesta oral, a enfermeira realiza cuidados bucais frequentes (antes das refeições), oferece alimentos em um ambiente agradável, usando temperos em quantidade conveniente para estimular o paladar, igualmente encoraja o consumo de balas sem açúcar, para estimular a salivação.

Os idosos com sensibilidade diminuída podem apresentar-se com queixas de maior dificuldade para realizar as atividades motoras finas, como abotoar as roupas ou pegar objetos. Eles também podem ter úlceras de pressão e diminuição do equilíbrio. As mudanças frequentes de posição são essenciais e devem ser instituídas a cada 30 minutos.

Alterações do sono

Estima-se que os distúrbios do sono ocorram em mais da metade dos idosos com 65 anos ou mais.[12] Um aspecto importante da avaliação da enfermeira de cuidados críticos consiste em determinar se os problemas do sono constituem o resultado do envelhecimento normal, são distúrbios do sono ou decorrentes do ambiente de cuidados agudos.

Embora algumas alterações nos padrões de sono relacionadas com a idade sejam uma consequência normal do envelhecimento, a prevalência e o potencial dos distúrbios do sono graves exigem maior atenção clínica e mais avaliação. Certas queixas, como ronco habitual, despertar frequente, sudorese noturna e despertar com ansiedade, podem ser sinais de um distúrbio de sono genuíno.

A perda de neurônios no cérebro pode ser responsável pelas alterações etárias normais no ciclo do sono. Elas incluem intervalo de tempo mais prolongado para adormecer; maior intervalo de tempo nos estágios mais leves de sono (estágios 1 e 2); menor intervalo de tempo nos estágios de sono mais profundos (estágios 3 e 4); aumento de ciclos de sono mais curtos e repetidos. A quantidade de sono necessária para cada indivíduo não se altera com a idade. No entanto, há uma tendência aumentada para que os idosos durmam menos à noite, fiquem sonolentos no final do dia ou no início da noite e despertem cedo pela manhã. Isso tem sido referido como síndrome da fase avançada do sono.[13] Os idosos também exibem menor latência de sono, resultando em cochilos durante o dia. Os cochilos durante o dia aumentam ainda mais o problema, pois eles reduzem a necessidade do sono noturno. As queixas comuns (p. ex., ansiedade, despertar devido a sufocação, cefaleias, sudorese noturna, noctúria e roncos) não são alterações normais relacionadas com a idade, devendo ser examinadas de maneira mais abrangente.

O distúrbio de sono relacionado com a idade mais prevalente e mais grave é a apneia do sono. Existe evidência de uma associação entre a apneia do sono e os distúrbios circulatórios, inclusive hipertensão, acidente vascular cerebral e angina de peito. Também pode haver uma ligação entre a apneia do sono e a expectativa de vida reduzida. A prevalência da respiração irregular no paciente idoso é elevada. Ademais, pode haver uma associação entre o ronco habitual, o acidente vascular cerebral e a angina de peito em homens idosos.[13]

■ Achados ao exame físico e tratamento

Os idosos com distúrbios do sono apresentam incapacidade para adormecer, para permanecer dormindo ou ambas. Eles podem apresentar cochilos diurnos e adormecer durante as atividades. De modo contrário, pode existir evidência de privação do sono, e o estado mental alterado é o principal sinal exibido. O ronco alto com múltiplos eventos de apneia-hipopneia é indicativo de apneia do sono. Esses indivíduos podem ter hipersonolência diurna, fadiga, irritabilidade e função cognitiva diminuída por causa dos padrões de sono noturno prejudicado. O envelhecimento normal, a doença crônica e a terapia medicamentosa aumentam a suscetibilidade do idoso à insônia.

Distúrbios do sono em idosos hospitalizados têm múltiplos fatores e são relacionados com doença, medicamentos, mudança de rotina e um ambiente que atrapalhe o sono. Além disso, aderir a uma intervenção comportamental útil no ambiente de cuidados críticos é especialmente desafiador. Medicamentos soníferos são comumente usados e iniciados durante a hospitalização. Quando usados, agonistas dos receptores de benzodiazepínicos devem ser prescritos em doses pequenas. Anti-histamínicos sedativos, como as difenidraminas, não devem ser usados como soníferos dados os eventos anticolinérgicos adversos associados (p. ex., *delirium*, retenção urinária, constipação intestinal).

Deve-se ter cuidado no fornecimento de agentes sedativo-hipnóticos para pessoas com fatores de risco para a apneia do sono. As intervenções de enfermagem incluem encorajar os pacientes idosos com distúrbio da respiração a dormir em decúbito lateral e a perder peso, quando obesos. Outras intervenções incluem fornecer oxigênio suplementar se houver hipoxemia, causada por doença pulmonar crônica ou hipoventilação.

Alterações cutâneas

Embora várias alterações cutâneas tenham sido associadas à idade, algumas dessas alterações decorrem de fatores etários normais ou intrínsecos, enquanto outras se devem à exposição solar crônica.[8] O fotoenvelhecimento é o efeito combinado da exposição repetida ao sol e do envelhecimento intrínseco da pele, e é a causa do que geralmente está associado às alterações clínicas (e histológicas) que são compatíveis com o "envelhecimento".

A combinação de alterações cutâneas nos idosos resulta em uma tendência a ocorrer ruptura mais rápida na barreira cutânea e recuperação mais lenta da integridade da pele. As intervenções comuns para manter a integridade da pele são mostradas no Quadro 12.4.

Quadro 12.4 ▎ **Intervenções de enfermagem.**

Para manter a integridade da pele no idoso

- Evitar as forças de cisalhamento quando da mudança de decúbito do paciente
- Mudar o paciente de decúbito frequentemente
- Manter o paciente adequadamente coberto e aquecido
- Banhar diariamente o paciente, preferivelmente com imersão total em água a 32,2 a 40,5°C
- Aplicar emoliente à base de óleo na pele do paciente depois do banho
- Monitorar as respostas de medicamentos transdérmicos
- Monitorar rigorosamente as feridas para a cicatrização e sinais e sintomas de infecção

---

■ Achados ao exame físico e tratamento

A pele dos idosos tende a formar bolsas, principalmente nas mãos e antebraços, e favorece o aparecimento de lesões teciduais subjacentes. O indivíduo pode parecer pálido, assim como não ser capaz de perceber corretamente a temperatura de superfície (p. ex., quão quente está a água). O cabelo fica grisalho e é mais áspero, e as unhas podem se romper e ficar mais quebradiças. Pelos adicionais desenvolvem-se em sobrancelhas, nariz e ouvidos. A cicatrização de feridas é lenta, e existe risco aumentado de dermatite de contato decorrente da sensibilidade cutânea aumentada. A xerose, ou pele seca, é um problema comum para o idoso, sendo a causa mais comum de prurido nesse grupo. O tratamento da pele seca concentra-se principalmente em aplicar emolientes na pele imediatamente após o banho e evitar banhos excessivos com água muito quente.

As lesões cutâneas são mais comuns no idoso. Qualquer alteração no crescimento da pele, ou qualquer lesão que não cicatrize em um intervalo de tempo razoável, deve ser suspeita de malignidade. As lesões malignas tendem a ocorrer nas áreas expostas ao sol, porém também podem estar presentes em outras regiões.

Alterações cardiovasculares

Inúmeras alterações cardiovasculares ocorrem com o envelhecimento (ver Tabela 12.1). Essas alterações relacionadas com a idade, a doença cardiovascular franca e oculta e a atividade física reduzida afetam, sem exceção, a função cardiovascular nos idosos. As alterações do envelhecimento no coração têm impacto sobre pós-carga, pré-carga, contratilidade, função diastólica e resposta cardiovascular ao exercício. A pós-carga é a resistência à ejeção do sangue pelo ventrículo esquerdo e é composta de (1) resistência vascular periférica e (2) impedância aórtica característica. Com a idade, as grandes artérias elásticas ficam dilatadas, com redução na complacência. O espessamento progressivo das camadas média e íntima da aorta está associado a dilatação aórtica. Há um aumento associado à idade na rigidez arterial decorrente das alterações na camada média arterial.

Com o envelhecimento, existem aumento na pressão arterial sistólica e pressão de pulso alargada. Uma discreta redução na pressão arterial diastólica ocorre depois da sexta década.[14] O aumento na pressão arterial sistólica se deve a uma interação de muitos fatores, e a idade é apenas um deles.

A espessura da parede ventricular esquerda posterior aumenta (*i. e.*, desenvolve-se a hipertrofia ventricular esquerda) com a idade, e isso é medido por aumento na pressão arterial sistólica.[14] Essa hipertrofia deve-se ao volume, não ao número de miócitos cardíacos. Os fibroblastos sofrem hiperplasia, e o colágeno é depositado no interstício miocárdico. A pós-carga aumentada causa aumento no estresse sistólico ventricular esquerdo e a adição de sarcômeros. Essas alterações resultam em espessura aumentada da parede ventricular esquerda com tamanho do compartimento ventricular esquerdo normal ou diminuído e espessura da parede relativamente aumentada.

A pré-carga é o volume de enchimento do ventrículo esquerdo, e é determinada por inúmeros fatores que influenciam o retorno venoso ao coração. A pré-carga em repouso não se modifica com a idade,[15] embora o enchimento diastólico inicial ventricular esquerdo se reduza com a idade. Com o envelhecimento, a rigidez ventricular esquerda aumenta, a

130 Parte 3 Populações Especiais em Cuidados Críticos

complacência ventricular esquerda diminui, a espessura da parede ventricular esquerda aumenta, o relaxamento ventricular esquerdo fica prejudicado e o enchimento diastólico ventricular esquerdo diminui. Um aumento relacionado com a idade na pressão arterial sistólica também compromete o enchimento diastólico inicial ventricular esquerdo, levando à hipotensão quando a pré-carga está reduzida. Apesar dessa redução relacionada com a idade, a pré-carga é mantida porque a contração atrial esquerda se torna mais vigorosa e, por conseguinte, aumenta o enchimento diastólico final do ventrículo esquerdo.[15]

Um aumento relacionado com a idade no tamanho do átrio esquerdo devido ao aumento do estresse da parede se contrapõe aos efeitos da complacência ventricular esquerda diminuída com o envelhecimento. A contração atrial esquerda pode contribuir com até 50% do enchimento ventricular esquerdo em um ventrículo esquerdo pouco complacente. Por conseguinte, nos idosos, o desenvolvimento de fibrilação atrial pode provocar acentuada redução no débito cardíaco por causa da perda da contribuição atrial esquerda para o enchimento diastólico tardio do ventrículo esquerdo.

A capacidade intrínseca do coração para gerar força não se altera com a idade, embora a duração da contração e do relaxamento se prolongue nos idosos. Não há redução da fração de ejeção ventricular esquerda em repouso nem encurtamento de fibra no perímetro em idosos saudáveis.

O envelhecimento está associado a prolongamento do tempo de relaxamento isovolumétrico, redução no enchimento diastólico precoce do ventrículo esquerdo e aumento do enchimento diastólico tardio do ventrículo esquerdo.[15] Com o envelhecimento, há também um alentecimento da velocidade com que o cálcio penetra no retículo sarcoplasmático depois da excitação miocárdica e diminuição subsequente no relaxamento do ventrículo esquerdo.[16] A fosforilação oxidativa reduzida e a peroxidação mitocondrial cumulativa que ocorrem com o envelhecimento também podem prejudicar a função diastólica ventricular esquerda.

A quantidade máxima de captação de oxigênio (VO_2 máx) diminui com a idade, embora o grau em que a captação de oxigênio diminui seja afetado por condicionamento físico, doença arterial coronária (DAC) subclínica, tabagismo e peso corporal. Com o exercício, os idosos apresentam diminuição na frequência cardíaca, no índice cardíaco e na fração de ejeção ventricular esquerda, bem como aumentos nos índices de volume diastólico final e sistólico final ventriculares esquerdos.[16]

■ Achados ao exame físico e tratamento

Na ausência de doença vascular, as alterações cardiovasculares relacionadas ao envelhecimento não devem interferir com a perfusão tissular normal. No paciente idoso, no entanto, aumenta a probabilidade de aterosclerose. O estreitamento vascular, juntamente com diminuição na complacência, pode produzir isquemia tecidual, o que contribui para a lesão tissular e a formação de úlcera de pressão nos pacientes idosos em repouso no leito.

A rigidez vascular aumenta com o envelhecimento e faz com que a ascensão do pulso arterial pareça mais brusca que o usual, mascarando potencialmente o pulso carotídeo de ascensão lenta da estenose aórtica. Comumente, os idosos se apresentam com um sopro sistólico basal com pico precoce de estenose aórtica, tipicamente acompanhado por um batimento B_4 no ápice

cardíaco como evidência de complacência ventricular reduzida. Esses indivíduos relatam e demonstram capacidade limitada para tolerar a atividade física. O paciente idoso também pode ter maior quantidade de represamento nos membros inferiores por causa da massa muscular diminuída e retorno venoso deficiente. Se o paciente for mantido em repouso no leito, esse represamento de líquido é redistribuído e pode provocar uma sobrecarga no sistema cardiovascular. A enfermeira deve ficar alerta para a sobrecarga vascular e insuficiência cardíaca congestiva.

Outro fator a considerar é o deslocamento dos líquidos quando o paciente se levanta depois de ter ficado em repouso prolongado no leito. O deslocamento súbito de líquido para os membros inferiores e o volume de líquido diminuído que resulta do repouso no leito podem produzir tontura extrema. Essa tontura é complicada ainda por diminuição na sensibilidade do barorreceptor com a idade. Realizar uma lenta progressão da elevação da cabeceira e sentar-se à beira do leito antes de mover o paciente para a posição sentada fora do leito ou em pé faz-se necessário para evitar a síncope e a possível lesão decorrente da queda.

Embora a pressão torácica seja o sintoma clássico da angina nos idosos, existe maior incidência de isquemia silenciosa nesse grupo etário. Se houver suspeita de angina ou de um infarto do miocárdio, devem ser obtidos história abrangente, sinais vitais e uma eletrocardiografia (ECG), devendo ser feita uma pesquisa laboratorial (incluindo as enzimas cardíacas). Se for possível, é importante obter um ECG prévio para comparação.

Cerca de 50% de todos os idosos apresentam anormalidades no ECG em repouso, mais comumente o prolongamento dos intervalos PR e QT, anormalidades da condução intraventricular, redução na voltagem do QRS e desvio para a esquerda do eixo do QRS no plano frontal. Os homens idosos apresentam importantes anormalidades do ECG com mais frequência que as mulheres idosas, e essas anormalidades aumentam com a idade.[17]

Alterações respiratórias

É particularmente difícil diferenciar as alterações na estrutura e na função dos pulmões relacionadas com a idade daquelas provocadas por doença, porque os pulmões estão continuamente expostos aos estressores ambientais. Contudo, algumas alterações pulmonares comumente identificadas com o envelhecimento fisiológico incluem dilatação dos alvéolos, aumento dos espaços aéreos, diminuição na área de superfície de troca e perda do tecido de sustentação para as vias respiratórias periféricas. Essas alterações resultam em redução da retração elástica estática do pulmão e do volume residual, bem como da capacidade residual funcional.

Há uma tendência para que os idosos tenham ineficácia relativa no controle e no monitoramento da ventilação. Isso é particularmente verdadeiro com relação às respostas à hipoxia e à hipercapnia em repouso. Os idosos tendem a ter resposta ventilatória aumentada para a produção de dióxido de carbono induzida pelo exercício.[18] A VO_2 máxima diminui com a idade, devido a uma redução na capacidade de difusão e no volume capilar alveolar, juntamente com o desequilíbrio da ventilação-perfusão. A depuração mucociliar se reduz com a idade, embora exista alguma evidência para sugerir que o reflexo da tosse não seja afetado pelo envelhecimento.[19] Os idosos tendem a ter infecções bacterianas, virais e fúngicas mais frequentes e graves, porém isso se deve aos processos patológicos comumente observados nos idosos, a alterações em outros sistemas orgânicos, bem como a algumas das alterações funcionais e estruturais identificadas.

Apesar das alterações pulmonares com o envelhecimento, o sistema respiratório permanece capaz de manter a troca gasosa adequada em repouso e durante o esforço por todo o ciclo vital. O envelhecimento realmente tende a resultar em reserva diminuída do sistema respiratório nos casos de doença aguda. De modo específico, a sensibilidade diminuída dos centros respiratórios à hipoxia ou à hipercapnia resulta em uma resposta ventilatória diminuída nos casos de insuficiência cardíaca, infecção ou obstrução agravada das vias respiratórias. Ademais, a percepção diminuída da broncoconstrição e a atividade física diminuída podem resultar em menor consciência da doença e em diagnóstico tardio.[20]

■ **Achados ao exame físico e tratamento**

Em geral, os idosos apresentam-se com tórax em barril (aumento do diâmetro anteroposterior), o que causa um impacto significativo na aparência, bem como na complacência da parede torácica (principalmente nos pacientes que estão em decúbito dorsal), e pode resultar em sons pulmonares mais distantes e menos discerníveis. Pode ser valioso usar o diafragma de um estetoscópio pediátrico para ouvir os sons respiratórios nos idosos com costelas visíveis. Isso permite uma aplicação mais firme do estetoscópio entre os espaços intercostais.

A dispneia é a queixa mais comum; as causas podem ser cardíacas, pulmonares, metabólicas, mecânicas ou hematológicas, ou podem decorrer da falta de condicionamento. O murmúrio vesicular aumentado também é comum com a idade e pode ser causado pela falta de condicionamento e pelas alterações fibróticas relacionadas com a idade, e não por doença aguda, como insuficiência cardíaca congestiva. Quando se avalia o idoso, é particularmente importante compatibilizar os sinais clínicos e sintomas da doença com achados diagnósticos objetivos, como a radiografia de tórax e exames laboratoriais.

As infecções pulmonares são mais comuns com a idade por causa das alterações previamente descritas. Contudo, as amostras teciduais de expectoração nos idosos não são, com frequência, confiáveis, por causa da colonização faríngea. Para evitar a infecção, é necessária a cuidadosa atenção com a nutrição, em especial para a ingesta suficiente de calorias, proteínas e líquidos. Ademais, as frequentes mudanças de posição também ajudam na depuração das secreções e auxiliam a ventilação e a perfusão dos pulmões.

Alterações renais

As alterações renais associadas à idade podem ser categorizadas como anatômicas ou funcionais. As alterações anatômicas incluem perda dos glomérulos renais, tamanho renal diminuído, alterações tubulares renais e alterações vasculares renais. Também existem alterações renais funcionais, conforme descrito no Quadro 12.5.

O número total de glomérulos diminui cerca de 30 a 40% em torno da oitava década. A perda dos glomérulos, em conjunto com a perfusão renal diminuída, resulta em uma taxa de filtração glomerular (TFG) diminuída. Contudo, um estudo longitudinal revelou que nem todas as pessoas exibem um declínio na TFG.[21] As alterações devem-se provavelmente a uma combinação dos fatores de estilo de vida e doença crônica

---

Quadro 12.5 Alterações renais funcionais associadas à idade.

- TFG diminuída
- Taxa de depuração média da creatinina diminuída
- Concentrações médias de creatinina aumentadas
- Fluxo sanguíneo diminuído pelos rins
- Capacidade de transporte tubular diminuída
- Néfrons funcionais diminuídos
- Capacidade de concentração diminuída
- Capacidade de diluição diminuída
- Atividade da renina plasmática diminuída
- Conservação de sódio prejudicada

---

associada. A diminuição na filtração pode resultar em depuração diminuída das substâncias normalmente excretadas. Um aumento na ureia sanguínea ou creatinina pode indicar a extensão em que a TFG está diminuída. Entretanto, os níveis de creatinina devido à degradação muscular podem ser menores que nos pacientes mais jovens e poderiam mascarar a creatinina elevada. A depuração da creatinina é uma medida mais exata da função renal para o paciente idoso. As TFG corrigidas podem ser facilmente calculadas para indivíduos idosos utilizando a fórmula de modificação da dieta na doença renal:

$$m\ell/min/1,73\ m^2 = 175 \times (SCr)^{-1,154} \times (idade)^{-0,203}$$
$$\times\ 0,742\ (em\ mulheres)$$
$$\times\ 1,210\ (no\ indivíduo\ negro)$$

Em que SCr é a creatinina sérica (ver também Capítulo 31, Quadro 31.3).

Sistema de cálculo da TFG está disponível para ajudar nos cálculos em http://kidney.org ou http://nephron.com/cgi-bin/MDRD.cgi. A avaliação da função renal é extremamente importante quando o paciente está recebendo medicamentos normalmente excretados pelo rim. A Tabela 12.2 fornece uma revisão dos valores laboratoriais normais, incluindo a função renal, e como eles se alteram com a idade.

Com a idade, também existem diminuição no fluxo sanguíneo renal, função tubular diminuída e capacidade diminuída para concentrar a urina. A renina basal é diminuída em torno de 30 a 50% nos idosos. As alterações da renina e outras alterações renais diminuem a capacidade do idoso de manter o equilíbrio do sódio e da água, principalmente na presença de estresse. Também pode haver uma resposta diminuída ao hormônio antidiurético, que pode resultar em capacidade diminuída para concentrar a urina. Essa capacidade diminuída pode levar a problemas do equilíbrio hidreletrolítico, quando sódio, potássio e água são perdidos. A perda de íons hidrogênio também pode tornar mais difícil manter o equilíbrio acidobásico.

■ **Achados ao exame físico e tratamento**

Os idosos tendem a apresentar menor sensação de sede e, por conseguinte, bebem menos líquido. Essa alteração os deixa vulneráveis à desidratação, principalmente quando são administrados medicamentos com ação diurética. Para evitar a lesão renal, deve-se tomar cuidado para garantir que o paciente idoso hospitalizado tenha a ingesta adequada de líquidos VO, enteral ou parenteral. O equilíbrio hídrico também pode ser precário porque estados patológicos, como o diabetes, podem produzir diurese. Além disso, os níveis de potássio e sódio já podem estar baixos quando o paciente chega à unidade. Deve-se tomar

132 Parte 3 Populações Especiais em Cuidados Críticos

Tabela 12.2 Valores laboratoriais normais e alterações relacionadas com a idade.

Exame laboratorial	Valores normais	Alterações relacionadas com a idade
Urinálise		
Proteína	0 a 5 mg/100 mℓ	Aumenta discretamente
Glicose	0 a 15 mg/100 mℓ	A glicosúria aparece depois de altos níveis plasmáticos e é muito pouco confiável
Densidade	1,005 a 1,020	Máximo inferior de 1,016 a 1,022
Velocidade de hemossedimentação	Homens 0 a 20 mm/h Mulheres 0 a 30 mm/h	Aumenta com a idade; sem importância clínica
Ferro	50 a 60 mcg/dℓ	Discreta diminuição
Ligação do ferro	230 a 410 mcg/dℓ	Diminui
Hemoglobina	Homens 13 a 18 g/100 mℓ Mulheres 12 a 16 g/100 mℓ	Nenhum declínio normal com a idade
Hematócrito	Homens 45 a 52% Mulheres 37 a 48%	Nenhum declínio normal com a idade
Leucócitos	4.300 a 10.800/mm³	Nenhum declínio normal com a idade
Linfócitos	500 a 2.400 linfócitos T/mm³ 50 a 200 linfócitos B/mm³	Os níveis de linfócitos B e T diminuem
Plaquetas	150.000 a 350.000/mm³	Nenhuma alteração com a idade
Albumina	3,5 a 5,0 g/100 mℓ	Diminui por causa de redução no tamanho e nas enzimas do fígado
Globulina	2,3 a 3,5 g/100 mℓ	Aumento discreto
Proteína sérica	6,0 a 8,4 g/100 mℓ	Nenhuma alteração com a idade
Ureia	Homens 10 a 25 mg/100 mℓ Mulheres 8 a 20 mg/100 mℓ	Pode aumentar com a idade
Creatinina	0,6 a 1,5 mg/100 mℓ	Aumenta, embora isso esteja relacionado com a massa corporal magra
Depuração da creatinina	104 a 124 mℓ/min	Diminui em torno de 10% por década depois de 40 anos de idade
Glicose	< 200 mg/dℓ em jejum	Discreto aumento na tolerância à glicose de 10 mg/dℓ por década depois de 30 anos de idade
Triglicerídios	40 a 150 mg/100 mℓ	20 a 200 mg/100 mℓ
Colesterol	120 a 220 mg/100 mℓ	Aumenta com a idade, mais em mulheres que em homens
Tiroxina (T_4)	4,5 a 13,5 μg/100 mℓ	Sem alteração
Tri-iodotironina (T_3)	90 a 220 ng/100 mℓ	Diminui em 25%
Hormônio tireoestimulante (TSH)	0,5 a 5,0 μg/mℓ	Nenhuma alteração significativa com a idade
Fosfatase alcalina (FA)	13 a 39 UI/ℓ	Aumenta em 8 a 10 UI/ℓ, embora as elevações maiores que 20% sejam prováveis devido a doença
Antígeno prostático específico (PSA)	4 ng/mℓ	Sem alteração com a idade, embora níveis elevados possam ser observados em doença não maligna
Ácido úrico	Homens 44 a 76 mg/ℓ Mulheres 23 a 66 mg/ℓ	Aumento discreto com a idade

cuidado para assegurar que o equilíbrio eletrolítico permaneça estável ou seja restaurado. Confusão, arritmias, coma e morte podem ocorrer rapidamente no paciente idoso com equilíbrio eletrolítico alterado.

Quando se perde o tônus muscular vesical, o esvaziamento incompleto com retenção pode fomentar o desenvolvimento de infecções do trato urinário (ITU), que podem ascender e se transformar em infecções renais. A hipertrofia da próstata também coloca os homens idosos em risco de ITU porque o aumento da glândula interrompe o fluxo urinário. A perda do tônus muscular, a retenção com distensão excessiva e a perda do controle do esfíncter levam à incontinência no homem ou mulher idosos. Para os pacientes idosos, essa perda de controle é embaraçosa e desconcertante.

Se qualquer tipo de incontinência ou retenção se desenvolver em um paciente idoso durante a permanência na UTI, a enfermeira deverá fazer uma avaliação abrangente para determinar a causa subjacente do problema urinário. De modo específico, devem ser considerados os medicamentos, particularmente fármacos anticolinérgicos, problemas metabólicos e neurológicos e infecção vesical como causas potenciais (Tabela 12.3). Se uma sonda de demora (Foley) for necessária durante a doença aguda, ela deve ser removida logo que terminar o motivo de sua inserção (p. ex., diurese horária). A remoção precoce pode evitar a piora da função vesical e ITU. Ver Destaques na Prática Baseada em Evidências 12.1 para informações sobre como prevenir ITU associada ao cateter.

Alterações gastrintestinais

O sistema digestório sofre muitas alterações relacionadas com a idade (ver Tabela 12.1). Os processos mecânicos e químicos da digestão que começam na boca podem ser prejudicados por

Tabela 12.3 Causas de incontinência.

Efeitos colaterais a medicamentos

Diuréticos: urgência
Cafeína e álcool: efeito diurético e irritação
Sedativos: inibição da micção, alterações funcionais
Anticolinérgicos: constipação intestinal causando obstrução
Bloqueadores dos canais de cálcio: constipação intestinal causando obstrução, relaxamento da musculatura lisa
Agentes anti-inflamatórios não esteroides (AINE): bloqueio dos receptores de prostaglandina causando redução da força de contração

Alterações fisiológicas

Hipoxemia: função diminuída do cérebro
Delirium: função diminuída do cérebro
Hiperglicemia: efeito diurético da glicosúria
Hipercalcemia: efeito diurético da hipercalciúria
Comprometimento funcional: incapacidade de ir ao banheiro a tempo

Inflamação vesical

Infecção: contrações vesicais não inibidas
Vaginite atrófica: contrações vesicais não inibidas

Destaques na Prática Baseada em Evidências 12.1
Infecções urinárias associadas ao cateter

Prática esperada

- Antes da colocação de qualquer cateter urinário interno, avaliar o paciente para indicações e alternativas aceitas (nível C)
- Aderir à técnica asséptica para a colocação, a manipulação e a manutenção dos cateteres urinários internos (nível E)
- Documentar todas as fases dos cateteres urinários internos, inclusive a data de inserção, a indicação e a data de remoção (nível C)
- Descontinuar prontamente os cateteres urinários internos logo que a indicação expirar (nível C)

Níveis de evidência da AACN

Nível A. Metanálise de estudos quantitativos ou metassíntese de estudos qualitativos com resultados que embasem consistentemente uma ação, intervenção ou tratamento específico (inclusive revisão sistemática de testes randomizados controlados)
Nível B. Estudos bem projetados e controlados com resultados que embasem consistentemente uma ação, uma intervenção ou um tratamento específico
Nível C. Estudos qualitativos, descritivos e de correlação, revisões integrativas, revisões sistemáticas ou testes randomizados controlados com resultados inconsistentes
Nível D. Padrões profissionais e organizacionais revisados, com apoio das recomendações de estudos clínicos
Nível E. Múltiplos relatórios de caso, evidências baseadas em teoria a partir da opinião de especialistas ou padrões organizacionais profissionais revisados sem estudos clínicos como suporte para as recomendações
Nível M. Apenas recomendações do fabricante

Retirado de American Association of Critical-Care Nurses Practice Alert. Disponível *online* em http://aacn.org.

---

causa de perda dos dentes, má higiene e diminuição nas secreções salivares. Muitos idosos apresentam sensibilidade diminuída em paladar e olfato, o que pode levar à ingesta alimentar diminuída.[22]

Os dados são insuficientes para fazer suposições em relação às alterações na absorção dos intestinos grosso e delgado. Alguma evidência indica que a absorção seja um tanto prejudicada.

Diante do fato de que os padrões alimentares dos idosos podem não incluir todos os grupos alimentares, as deficiências podem surgir a partir da falta de ingestão em lugar da má absorção.

A motilidade diminuída do intestino grosso provavelmente não é suficiente para produzir a constipação intestinal no adulto ativo. Entretanto, os idosos em repouso no leito, aqueles que apresentam ingesta diminuída de alimentos e líquidos e aqueles que estão expostos a múltiplos medicamentos podem ter constipação intestinal e impactação fecal (fecaloma). A dependência ou o uso errôneo de laxativos devem ser avaliados quando a história for obtida, porque isso pode exacerbar ainda mais a constipação intestinal e o controle da função intestinal.

■ Achados ao exame físico e tratamento

O exame da boca no idoso comumente revela desgaste do esmalte dentário e retração da gengiva, expondo, assim, a maioria dos dentes e aumentando a probabilidade de cárie. Os cuidados orais são essenciais, devido ao risco associado de pneumonia com cuidados precários. As mucosas orais também tendem a se ressecar no indivíduo idoso, dificultando mais a alimentação. Os distúrbios da deglutição são comuns e podem decorrer da anormalidade funcional do estágio oral, faríngeo ou esofágico da deglutição.

Comumente, os idosos queixam-se de constipação intestinal, e as fezes podem ser palpáveis no intestino grosso. Além de um exame abdominal, um exame retal deve ser feito para determinar a consistência das fezes e o tônus anal, bem como para estabelecer um plano de tratamento apropriado. A pirose (que pode apresentar-se como dor torácica) também é uma queixa comum e, com frequência, está associada a dor epigástrica. Os aneurismas aórticos são mais comuns nos idosos e se apresentam como uma massa pulsátil no abdome.

A dor abdominal aguda nessa população é uma queixa particularmente desafiadora; as etiologias variam desde a diverticulite até obstrução intestinal, apendicite, doença pancreática, infarto ou câncer. Ainda mais desafiador é identificar os idosos com problemas abdominais agudos que se apresentam sem dor ou sem nenhum outro sinal ou sintoma significativo de um problema agudo (p. ex., febre, anorexia). A avaliação cuidadosa do abdome nos idosos é essencial para monitorar as alterações agudas.

As intervenções de enfermagem para as alterações gastrintestinais começam com uma história detalhada. Devem ser avaliados hábitos alimentares, incluindo o horário e a frequência da ingesta alimentar, preferências alimentares, ingesta usual, intolerâncias alimentares e alterações do paladar e olfato. Também devem ser explorados o uso de laxativos, enemas e suplementação com vitaminas. A avaliação dos dentes e gengivas ajuda a estabelecer quão bem o alimento pode ser manuseado mecanicamente.

Quando planejar o cuidado, a enfermeira deve considerar que o repouso no leito alentece a peristalse e agrava qualquer condição preexistente relacionada com a motilidade. A ingesta adequada de líquidos, a quantidade de fibras na dieta, o uso de laxativos naturais (p. ex., suco de ameixa, líquidos quentes) e o máximo de exercício ativo ou passivo que a condição do paciente permitir podem ajudar a manter um padrão normal das eliminações intestinais. Pode ser necessária a inclusão de laxantes no regime de tratamento uma vez que ocorra de fato constipação intestinal.

134 Parte 3 Populações Especiais em Cuidados Críticos

Os pacientes hospitalizados de qualquer idade podem ficar rapidamente desnutridos secundariamente ao estresse da doença aguda, a uma demanda aumentada de energia e à falta de nutrição. Por isso, é importante observar os indicadores de risco nutricional, como história de perda de peso recente, dieta carencial de proteínas e calorias, nível de albumina inferior a 3,5 g/dℓ e contagem de linfócitos abaixo de 1.500/mm.[23] O paciente idoso que entra no hospital já discreta a moderadamente desnutrido e que apresenta uma ingesta deficiente de proteínas e calorias pode ficar gravemente desnutrido com muita rapidez. Esse estado de desnutrição compromete acentuadamente a resposta imune e aumenta a incidência e a gravidade da infecção. Por conseguinte, é crucial assegurar que os pacientes idosos criticamente doentes mantenham a ingesta nutricional adequada.

Alterações musculoesqueléticas

Estima-se que 43 milhões de indivíduos nos EUA (uma em cada sete pessoas) tenham algum tipo de artrite ou outra condição reumática diagnosticada; espera-se que esse número cresça para 60 milhões durante os próximos 20 anos.* A artrite afeta indivíduos de todas as idades, embora seja mais prevalente entre idosos e mulheres. Tal doença causa dor, além de rigidez e sensibilidade ao redor das articulações; tipicamente afeta as mãos, os pés, os joelhos e os quadris. Os sintomas podem ser de leves a graves. Se, por um lado, a artrite raramente leva a óbito, por outro, é uma doença crônica que causa falta de habilidade significativa e reduz a qualidade de vida. A artrite não é uma alteração normal relacionada ao envelhecimento, embora contribua para problemas de mobilidade.

A mobilidade é, com frequência, limitada para os idosos hospitalizados, resultando em diminuição da síntese proteica muscular, da força e da massa das extremidades inferiores, bem como de toda a massa corporal. Massa muscular também pode ser perdida por causa de uma redução no número e tamanho das fibras musculares ou de aumento nos tecidos conjuntivos. Essas alterações resultam em menos tensão muscular e força diminuída da contração. A diminuição da massa muscular magra e a perda de elasticidade contribuem para flexibilidade perdida e rigidez aumentada.

A função musculoesquelética é ditada, em grande parte, pelo tamanho da massa muscular que está contraindo e, em menor extensão, pelas alterações no tecido conjuntivo circunvizinho na articulação e recrutamento neural, velocidades de condução e fadiga. Os indivíduos sedentários perdem grandes quantidades de massa muscular com o passar do tempo. Infelizmente, a massa muscular não pode ser mantida na velhice, mesmo com as atividades aeróbicas habituais nos adultos normais ou atléticos.[24] Demonstrou-se que apenas o trabalho muscular com exercícios de levantamento de peso reverte a perda da massa muscular e a força nos idosos.[24,25] Também há diminuição na capacidade enzimática oxidativa e glicolítica com a idade, diminuição no número total de fibras musculares, atrofia seletiva das fibras do tipo 2 (de contração rápida) e encurtamento dos tendões e ligamentos com elasticidade tecidual diminuída. As alterações ósseas, conforme evidenciado por osteoporose, apresentam-se com baixa estatura, cifose e escoliose.

A sarcopenia é uma síndrome comum do envelhecimento, sendo definida como perda musculoesquelética de massa e função associada ao envelhecimento. As causas da sarcopenia são multifatoriais e podem incluir desuso, função endócrina alterada, doenças crônicas, inflamação, resistência à insulina e deficiências nutricionais. Embora a caquexia possa ser um componente da sarcopenia, as duas condições não são a mesma. Deve-se levar em consideração diagnosticar a sarcopenia, em especial, nos pacientes idosos hospitalizados.

■ Achados ao exame físico e tratamento

Os idosos com osteoporose podem ter fraturas espontâneas, as quais podem ocorrer simplesmente por se mover no leito. Em geral, os idosos apresentam diminuição na força muscular total e maior tendência a exibir cãibras musculares. A crepitação e a dor com a amplitude de movimento das articulações são comuns, principalmente nas articulações de sustentação de peso (p. ex., o joelho). As alterações da marcha e da postura são comuns, e os idosos tendem a apresentar uma postura curvada com marcha lenta e de pés arrastados. O paciente com sarcopenia frequentemente não consegue levantar-se sozinho de uma cadeira e com frequência apresenta marcha vagarosa e massa muscular baixa.

O jejum forçado do paciente hospitalizado criticamente doente pode acelerar ainda mais a perda muscular através do catabolismo e da gliconeogênese. A carga adicionada de repouso no leito leva o paciente idoso a perda rápida da mobilidade, força e energia, além de sarcopenia. Manter a nutrição, mudar frequentemente a posição, realizar exercício ativo e passivo, participar do cuidado pessoal e levantar do leito o máximo permitido pela condição são medidas essenciais para preservar a força, a energia e a massa óssea. Se o paciente estiver comatoso ou tiver sofrido perda da função, o posicionamento e a imobilização apropriados podem ajudar a evitar a deformidade permanente.

Alterações endócrinas

As concentrações equilibradas dos principais hormônios não se alteram necessariamente com a idade; no entanto, para os idosos, pode haver uma alteração em como o equilíbrio hormonal é alcançado. Portanto, com o avançar da idade, são encontradas algumas alterações na produção, no metabolismo e na ação dos hormônios. Existem alterações sutis notadas na dinâmica hipofisária, na fisiologia da glândula suprarrenal e na função tireóidea; entretanto, as alterações na homeostase da glicose, função reprodutiva e metabolismo do cálcio ficam mais evidentes.[26,27]

A adeno-hipófise mostra débito inalterado dos hormônios estimulantes, embora os níveis periféricos dos hormônios-alvo diminuam. Por exemplo, os níveis circulantes do hormônio tireoestimulante e do hormônio do crescimento (GH) diurnos e noturnos estão muito diminuídos na velhice.[27] Em contraste, a prolactina e a melatonina estão diminuídas apenas à noite. As diminuições nos níveis hormonais relacionadas com a idade estão associadas a redução na amplitude, mas não na frequência dos pulsos secretores.

Acredita-se que o declínio no GH com a idade esteja associado a diminuição na massa corporal magra, aumento no tecido adiposo corporal (principalmente no compartimento visceral e abdominal), alterações adversas nas lipoproteínas e redução na capacidade aeróbica comumente observada no idoso. Pesquisas prosseguem para determinar se a reposição do GH em idosos saudáveis pode reverter essas alterações.[28]

---

*N.R.T.: Estima-se que a artrite reumatoide afete aproximadamente 1,5% da população, principalmente mulheres. Saiba mais em: https://www.reumatologia.org.br.

O envelhecimento normal está associado à resistência à insulina e à função reduzida das células β, mas não se sabe se as alterações na proinsulina e na proporção proinsulina/insulina imunorreativa também estão relacionadas com a função reduzida das células β.[26] A tolerância à glicose diminui com a idade. Um aumento na glicose sanguínea de até 200 mg/dℓ ocorre em aproximadamente 50% das pessoas com mais de 70 anos.[26] A interpretação dessa intolerância à glicose requer o emprego de parâmetros ajustados para a idade para evitar o diagnóstico e tratamento inadequados do diabetes melito. Avaliar a hemoglobina glicosilada (HbA$_{1c}$) ou a albumina glicosilada pode ajudar a estabelecer a presença ou ausência de diabetes melito no paciente idoso com níveis glicêmicos elevados. Como o limiar renal para a reabsorção de glicose aumenta com a idade, graus mais elevados de hiperglicemia devem estar presentes antes que a glicose seja filtrada na urina. Portanto, deve-se evitar o monitoramento da hiperglicemia com a glicosúria.

Durante toda a vida, o córtex suprarrenal mostra alterações morfogênicas e esteroidogênicas significativas. Acredita-se que esse declínio agrave algumas doenças relacionadas com a idade.[29] A glândula tireoide também sofre alterações e diminuições no tamanho com o envelhecimento. Especificamente, pode haver uma redução, relacionada com a idade, na capacidade dos tecidos idosos de aumentar o número de receptores em resposta a uma redução nos níveis hormonais.[27]

■ Achados ao exame físico e tratamento

A redução nos níveis de hormônios tireóideos com a idade crescente correlaciona-se com muitas sequelas fisiológicas e patológicas: alterações no metabolismo do colesterol, frequência cardíaca, débito cardíaco, força de contração cardíaca e alterações na taxa metabólica basal e termorregulação. Os sintomas da doença tireóidea, como apatia, fraqueza e perda de peso, podem não ser tão pronunciados no idoso quanto são nas pessoas mais jovens. Ademais, esses sintomas são frequentemente atribuídos à velhice e não ao hipertireoidismo ou ao hipotireoidismo. É provável que o paciente idoso com hipertireoidismo se apresente com taquicardia atrial; é mais provável que seja anorético do que hiperfágico; comumente não sente intolerância ao calor. O idoso hipotireóideo pode apresentar-se com suscetibilidade aumentada à hipotermia quando exposto ao frio, alteração no estado cognitivo, fadiga, tontura e tendência a quedas. Estar ciente da apresentação atípica da doença tireóidea nos idosos leva a enfermeira de cuidados críticos a reconhecer o distúrbio eletrolítico. Uma vez identificado, o distúrbio pode ser facilmente corrigido repondo-se o hormônio tireóideo ou mudando a dosagem da reposição tireóidea.

O diabetes melito é, com frequência, diagnosticado inicialmente durante tempos de estresse, como doença aguda, trauma ou cirurgia. A lesão de órgão terminal do diabetes melito é um fator no acidente vascular cerebral, infarto do miocárdio, função renal diminuída e doença vascular periférica. O diabetes não insulinodependente de longa duração pode ser diagnosticado apenas quando o paciente se apresenta com acidente vascular cerebral ou infarto agudo do miocárdio. Por isso, é importante diferenciar entre a tolerância prejudicada à glicose devido ao envelhecimento, um aumento transitório na glicose relacionado com a doença aguda e o processo patológico do diabetes.

O reconhecimento do diabetes subjacente e a possível lesão de órgão terminal podem alterar a evolução da doença aguda. Por exemplo, sabendo que a incidência da insuficiência cardíaca

---

Quadro 12.6 · Intervenções de enfermagem.

Para prevenção de problemas no idoso com diabetes

Alterações cutâneas
- Monitorar buscando sinais de circulação diminuída e ruptura da pele
- Realizar os cuidados dos pés para manter a integridade cutânea. Banhar os pés diariamente e aplicar emolientes

Hiperglicemia
- Manter uma dieta controlada
- Monitorar os níveis glicêmicos
- Monitorar a frequência urinária
- Monitorar a hiponatremia
- Monitorar a boca seca
- Monitorar as alterações cognitivas

Hipoglicemia
- Monitorar as alterações cognitivas agudas

Estado de hidratação
- Monitorar a hidratação
- Estimular a ingesta de 2.000 mℓ de líquidos diários

Doença de órgão terminal
- Monitorar a função renal
- Monitorar quanto a alterações visuais (p. ex., visão embotada ou diminuída)

---

congestiva depois do infarto do miocárdio é mais elevada no diabético que nos pacientes não diabéticos, a enfermeira pode ficar alerta para os sinais iniciais de retenção hídrica.

Os idosos com diabetes não são, em sua maior parte, insulinodependentes. Portanto, mesmo quando apresentam níveis glicêmicos extremamente altos, eles raramente ficam cetoacidóticos. De fato, o coma desse grupo etário geralmente é hiperglicêmico, hiperosmolar e não cetótico (HHNK). Tratar esse estado requer um delicado equilíbrio da hidratação e a rápida redução da glicemia sem edema cerebral maciço e morte. A enfermeira de cuidados críticos deve estar ciente de que o coma HHNK pode ser deflagrado por doença aguda ou cirurgia. Os problemas comuns encontrados em idosos com diabetes e as intervenções de enfermagem para evitar esses problemas são mostrados no Quadro 12.6. É preciso reconhecer particularmente que o sinal mais prevalente de hipoglicemia ou de hiperglicemia entre idosos com diabetes consiste em uma alteração no estado cognitivo.

Alterações imunológicas

Com a idade, há um declínio na função imune. De maneira específica, existe um declínio na função dos linfócitos T e B, com um efeito dramático sobre a imunidade celular. Com o envelhecimento, o timo involui; existe uma diminuição nos níveis de hormônio tímico, e o número de autoanticorpos aumenta.[30] Por fim, com a idade há diminuição na produção de imunoglobulina E, o anticorpo associado com respostas alérgicas; assim, essas respostas diminuem em idosos.

■ Achados ao exame físico e tratamento

Os sintomas usuais da infecção, como calafrios, febre, leucocitose e taquicardia, podem estar ausentes ou obscurecidos no idoso. Em lugar disso, esse grupo etário pode apresentar-se com alteração aguda em cognição, função ou comportamento. O *delirium*, por exemplo, pode ser o único sinal ou sintoma de

136 Parte 3 Populações Especiais em Cuidados Críticos

uma ITU em um idoso. As áreas mais comuns de infecção nos idosos são os pulmões, os sistemas urinário e cutâneo; quando as alterações sutis são percebidas em um paciente idoso, deve ser dada consideração a cada uma dessas áreas.

Desafios psicológicos

Alterações cognitivas

A cognição refere-se ao processo de obter, armazenar, recuperar e usar as informações. As bases neuroanatômicas e neurofisiológicas da alteração cognitiva não estão claras. Estudos[5] mostraram que os indivíduos mais jovens possuem volumes ventriculares maiores e volumes menores de substâncias cinzenta e branca em comparação com os indivíduos idosos. Há também maior atividade do córtex pré-frontal nos mais jovens em comparação com os idosos na área dorsolateral durante a recuperação da memória. Acredita-se que essas alterações contribuam para as alterações no funcionamento da memória com o envelhecimento normal, bem como nas capacidades executivas.[5] A inteligência cristalizada, habilidades e capacidades que duram toda a vida (p. ex., tomar banho e vestir-se), tendem a permanecer estáveis com o envelhecimento, mas há certo declínio na inteligência fluida, o aprendizado de novas informações, que envolve a resolução de problemas e o raciocínio. Por exemplo, há algum declínio nas capacidades motoras perceptivas, formação de conceito, tarefas de memória complexas e tarefas com decisão rápida.[5] No entanto, a idade em si não é critério para tomar decisões sobre as funções cognitivas de um paciente. As capacidades de cada pessoa devem ser julgadas individualmente, e não comparadas a uma norma. Além disso, intervenções como exercícios físicos (aeróbicos e resistivos) podem melhorar os processos do controle executivo em idosos, particularmente mulheres.[31,32]

A função cognitiva deve ser avaliada e descrita na admissão e monitorada rotineiramente com o passar do tempo e sempre que a condição do paciente se modifica. Enquanto se avaliam as funções cognitivas durante a permanência do paciente no cuidado intensivo, é importante lembrar que os déficits fisiológicos, alguns medicamentos e os estresses interno e externo, como os estressores ambientais, afetam as habilidades cognitivas. Nos idosos, com frequência as alterações físicas agudas apresentam-se, a princípio, como alterações no estado cognitivo. Por exemplo, um idoso com pneumonia pode não ter sintomas como febre ou tosse, mas pode apresentar-se com alterações no estado cognitivo.

O Mini-Cog,[33] disponível gratuitamente, oferece ao profissional de saúde uma ferramenta consistente de avaliação a fim de comparar as respostas e os resultados motores ao longo do tempo. Ao completar o Mini-Cog, o paciente incapaz de recordar-se de qualquer uma das três palavras é categorizado como "provavelmente demente", enquanto aquele que consegue se lembrar de todas é categorizado como "provavelmente não demente". O paciente que se recorda de uma ou de duas palavras é categorizado com relação ao teste do desenho do relógio: o paciente que desenha um relógio, de alguma maneira, anormal é considerado "provavelmente demente", enquanto, se o relógio for normal, o paciente é considerado "provavelmente não demente". A principal desvantagem do uso de um questionário é que alguns pacientes criticamente doentes podem não ser capazes de ouvir, ver, conversar ou escrever suficientemente bem para responder às perguntas. Além disso, os instrumentos mais longos e mais sensíveis também podem ser mais cansativos para o paciente idoso criticamente doente.

Várias síndromes comuns causam comprometimento cognitivo, incluindo demência, *delirium* e depressão (discutidos mais adiante). A demência baseia-se no comprometimento da memória de pelo menos um dos seguintes itens: alteração da personalidade ou comprometimento do pensamento abstrato, julgamento ou funções corticais superiores. O *delirium* é o início abrupto de perda da consciência e é uma emergência médica. A Tabela 12.4 identifica os fatores usados para diferenciar a demência do *delirium*. As causas reversíveis da demência e do *delirium* são listadas no Quadro 12.7. Ferramentas para a avaliação e a diferenciação de demência e *delirium* estão disponíveis em http://www.geronurseonline.org. Ver Destaques na Prática Baseada em Evidências 12.2 para avaliação e manejo do *delirium*.

Tabela 12.4 Resumo das diferenças entre demência, depressão e *delirium*.

	Demência			
	Doença de Alzheimer (DA)	**Demência vascular (múltiplos infartos)**	***Delirium***	**Depressão**
Etiologia	Familiar (genética [cromossomos 14, 19, 21]) Esporádica	Doença cardiovascular (CV) Doença vascular cerebral Hipertensão	Intoxicação por medicamentos e interações medicamentosas; doença aguda; trauma; exacerbação de doença crônica Distúrbio hidreletrolítico	Fatores biológicos, psicológicos e sociais
Fatores de risco	Idade avançada; genética	Doença CV preexistente	Comprometimento cognitivo preexistente	História familiar
Ocorrência	50 a 60% das demências	20% das demências	6 a 56% dos indivíduos idosos hospitalizados	2 a 32% dos idosos que experimentam problemas cognitivos têm na verdade pseudodemência
Início	Lento	Frequentemente abrupto Ocorre após um acidente vascular cerebral ou ataque isquêmico transitório	Início rápido e agudo Precursor de doença clínica aguda	Pode ser lento ou abrupto se ocorrer em resposta a um acontecimento significativo na vida

Capítulo 12 Paciente Idoso Criticamente Doente **137**

Tabela 12.4 Resumo das diferenças entre demência, depressão e *delirium*. (*Continuação*)

| | Demência | | *Delirium* | Depressão |
	Doença de Alzheimer (DA)	Demência vascular (múltiplos infartos)		
Idade de início (anos)	DA de início precoce: 30 a 65 DA de início tardio: mais de 65 Mais comumente: mais de 85	Mais comumente 50 a 70 anos	Qualquer idade, porém predominantemente nos idosos	Qualquer idade, mas com incidência especialmente alta nos idosos
Sexo	Ambos os sexos igualmente	Predominantemente masculino	Ambos os sexos igualmente	
Evolução	Crônica, irreversível, progressiva, regular, em declínio	Crônica, irreversível Flutuante, progressão em etapas	Inicialmente aguda Hipoalerta–hipoativo Hiperalerta–hiperativo Hipo–hiper misturados	Crônica, embora o transtorno seja tratável e possa ser resolvido ao longo do tempo
Duração	2 a 20 anos	Variável; anos	Dura 1 dia a 1 mês	Variável
Progressão dos sintomas	Início insidioso. *Precoce* – leve e sutil *Média e tardia* – progressão para a morte intensificada (infecção ou desnutrição)	Depende da localização do infarto e do sucesso do tratamento; morte causada por doença CV subjacente	Os sintomas são totalmente reversíveis com o tratamento adequado; pode progredir para a cronicidade ou a morte se a condição subjacente for ignorada	Os sintomas são reversíveis com o tratamento apropriado; podem se tornar crônicos
Humor	Depressão precoce (30%)	Lábil: oscilações do humor	Variável	Deprimido
Fala/ linguagem	A fala permanece intacta até uma fase tardia da doença *Precoce* – anomia leve (não consegue nomear objetos); os déficits progridem até que a fala careça de significado; faz ecos e repete palavras e sons; mutismo	Pode ter déficit de fala/ afasia, dependendo da localização da lesão	Flutuante; com frequência, não pode concentrar-se por tempo suficiente para falar Pode ficar sonolento	Normal
Sinais físicos	*Precoce* – sem déficits motores *Média* – apraxia (70%) (não pode realizar movimento intencional) *Tardia* – disartria (fala comprometida) *Estágio final* – perda de toda atividade voluntária; sinais neurológicos positivos	De acordo com a localização da doença: sinais neurológicos focais, convulsões Comumente exibe déficits motores	Sinais e sintomas da doença subjacente	Nenhum sinal clínico a não ser o humor deprimido e emoções diminuídas; pode haver somatização ou interpretação exagerada e obsessão com sintomas menores
Orientação	Fica perdido em locais familiares (desorientação topográfica) Tem dificuldade em desenhar objetos tridimensionais (desorientação visual e espacial) Desorientação quanto ao tempo, espaço e pessoa – com a progressão da doença		Pode flutuar entre a lucidez e a desorientação completa em relação ao tempo, espaço e pessoa	Normal
Memória	Memória comprometida, especialmente a capacidade de recordar eventos recentes e fatos recém-aprendidos; pode demonstrar dificuldade em encontrar palavras e resolver problemas		Comprometimento da memória recente e remota; pode flutuar, entretanto, e parecer melhor em alguns momentos e não em outros	Intacta, mas o paciente pode estar relutante em participar da triagem cognitiva
Personalidade	Apatia, indiferença, irritabilidade *Doença precoce* – comportamento social intacto; oculta déficits cognitivos, pode demonstrar paranoia *Doença avançada* – afasta-se da atividade e dos relacionamentos; suspeita de tudo; delírios paranoicos causados por perda da memória; agressividade; reações catastróficas		Flutuante; não consegue focar a atenção na conversa e responder a perguntas; pode ter delírios e alucinações; pode apresentar comportamento paranoico	Sentimentos deprimidos; pode haver mudança na personalidade do paciente, com mais relutância em participar de atividades sociais, caso tenha antes sido sociável
Estado funcional, atividades da vida diária	Julgamento precário nas atividades diárias; tem declínio progressivo na capacidade de lidar com o dinheiro, usar telefone, atuar em casa e no local de trabalho		Comprometido graças à dificuldade de concentração nas atividades	Intacto, mas o paciente pode relutar em participar de atividades
Concentração	Distraída; baixa concentração		Altamente prejudicada; não pode manter nem desviar a atenção	Diminuída devido à apatia
Atividade psicomotora	Pode ou não exibir perambulação, hiperatividade, movimentos ritmados, inquietação ou agitação, ou apatia		Variável; alterna entre agitação alta, hiperatividade, inquietação e letargia	Pode estar diminuída devido à apatia ou o paciente pode estar hiperativo
Ciclo sono–vigília	Frequentemente comprometido; perambulação e agitação à noite; perda da orientação dia–noite		Perturbado, pode mudar de hora em hora	Pode ocorrer insônia pela manhã e hipersonia ao longo do dia

138 Parte 3 Populações Especiais em Cuidados Críticos

Quadro 12.7 Causas reversíveis de demência e *delirium*.

Medicamentos
Transtornos psiquiátricos
Distúrbios metabólicos/endócrinos
Estado da visão/audição e atenção ao ambiente
Distúrbios nutricionais/neurológicos
Tumores/traumatismos
Infecção
Alcoolismo/anemia/aterosclerose

■ Aprendizagem

Os idosos podem levar mais tempo para responder e assimilar um material novo. Eles também podem hesitar em assumir novas tarefas. A motivação continua a ser um aspecto importante da aprendizagem sobre material novo. Se o material for irrelevante ou insignificante, a motivação está diminuída, o que, com frequência, é interpretado como incapacidade de aprender. A capacidade sensorial e cognitiva precisa ser usada para ensinar os pacientes idosos. Pode ser necessário apresentar

---

Destaques na Prática Baseada em Evidências 12.2
Avaliação e manejo do *delirium*

Prática esperada

- Implementar a avaliação do *delirium* para todos os pacientes criticamente doentes por meio da utilização de instrumentos válidos, como o Confusion Assessment Method for the ICU (CAM-ICU) ou o Intensive Care Delirium Screening Checklist (ICDSC) (nível B)
- Criar estratégias para diminuir os fatores de risco para *delirium*, incluindo exercícios matinais (nível B)
- Ter cautela com o uso de benzodiazepínicos, oferecendo apenas o necessário (nível C)
- Ponderar se é melhor adotar um *bundle*, como o protocolo ABCDE (nível E)

Tratamento do *delirium* em UTI

- **Nenhum medicamento foi aprovado pela FDA para o tratamento do *delirium*.** Na verdade, a FDA publicou um alerta sobre o fato de que medicamentos antipsicóticos atípicos estão associados com risco de mortalidade em pacientes idosos, além de outra análise ter relatado que o haloperidol apresentou um nível ainda mais alto no risco de mortalidade em pacientes idosos fora da UTI do que os antipsicóticos atípicos
- As diretrizes para a prática clínica tradicionalmente recomendam antipsicóticos como a classe de medicamentos de escolha para o *delirium*, mas existe muito pouca evidência apoiando esse tratamento internacionalmente adotado. Atualmente, há apenas dois estudos placebo-controlados envolvendo antipsicóticos e o tratamento do *delirium* na UTI. O estudo "Modifying the Incidence of Delirium (MIND)" comparou haloperidol, ziprasidona e placebo, e não relatou diferenças concernentes à resolução do quadro de *delirium* ou outros desfechos, tampouco preocupações relacionadas à segurança dos três grupos de tratamento.[34] Outro estudo comparou quetiapina a placebo em pacientes já diagnosticados com *delirium* com prescrição de receber o quanto fosse necessário de haloperidol, e concluiu que os pacientes que receberam quetiapina experimentaram uma resolução mais rápida do quadro de *delirium*, menos *delirium*, menos agitação e mais sonolência. Esses dois estudos são os primeiros passos para o entendimento do melhor tratamento farmacológico; entretanto, ensaios maiores são necessários para que esses achados sejam confirmados, a fim de direcionar sistematicamente a escolha do tratamento de *delirium*
- Todos os pacientes que receberem antipsicóticos (haloperidol ou algum antipsicótico atípico) devem ser rotineira e sistematicamente monitorados para efeitos colaterais, especialmente a prolongação do QT. Rivastigmina, um inibidor de colinesterase, não se mostrou superior ao placebo para o tratamento do *delirium* em UTI. Um grande ensaio europeu foi interrompido prematuramente devido à mortalidade aumentada no grupo medicado com rivastigmina
- A Society of Critical Care Medicine sugere a identificação das causas como primeiro passo para o tratamento do *delirium*. Sempre investigar o *delirium* quando pacientes na UTI apresentarem:

- Situações **t**óxicas
  - Insuficiência cardíaca congestiva, choque, desidratação
  - Medicamentos deliriogênicos (titulação restrita de sedativos)
  - Falência recente de órgão (p. ex., fígado, rim)
- Hipoxemia
- Infecção/sepse (nosocomial)
- Imobilização
- Intervenções não farmacológicas (foram negligenciadas?)
  - Aparelhos auditivos, óculos, protocolos de sono, música, controle de ruído, deambulação, distúrbios eletrolíticos ou do potássio

Reunindo o que foi dito | O *bundle* ABCDE

Diversas revisões recentes descreveram a ideia da implementação de um modelo de *bundle*, combinando múltiplas estratégias de práticas baseadas em evidências subsequentemente incorporadas na rotina diária de cuidados com o propósito de aprimorar os desfechos gerais do paciente e permitir uma redução sistemática nos fatores de risco para *delirium* modificáveis.[35-37] O *bundle* ABCDE inclui despertar espontâneo, coordenação do teste de respiração, escolha cuidadosa de sedação, monitoramento do *delirium* e mobilidade progressiva e exercícios matinais. A intenção de combinar e coordenar essas estratégias individuais é: "(1) melhorar a colaboração entre os membros da equipe de cuidados clínicos, (2) padronizar os processos de cuidados, e (3) quebrar o ciclo de superssedação e ventilação prolongada, que se mostra como uma causa para *delirium* e estado de alerta."[35] O *bundle* ABCDE é um paradigma útil para as enfermeiras de cuidados críticos levarem em consideração quando focarem na implementação de estratégias para a melhoria do cuidado com o paciente e a redução do impacto dos fatores de risco modificáveis para *delirium*:

- Coordenação do despertar e do teste de respiração (protocolo para acordar e respirar)
- Escolha do sedativo
- Detecção do *delirium*
- Mobilidade progressiva e exercícios matinais

Níveis de evidência da AACN

Nível A. Metanálise de estudos quantitativos ou metassíntese de estudos qualitativos com resultados que embasem consistentemente uma ação, intervenção ou tratamento específico (inclusive revisão sistemática de testes randomizados controlados)

Nível B. Estudos bem projetados e controlados com resultados que embasem consistentemente uma ação, uma intervenção ou um tratamento específico

Nível C. Estudos qualitativos, descritivos e de correlação, revisões integrativas, revisões sistemáticas ou testes randomizados controlados com resultados inconsistentes

Nível D. Padrões profissionais e organizacionais revisados, com apoio das recomendações de estudos clínicos

Nível E. Múltiplos relatórios de caso, evidências baseadas em teoria a partir da opinião de especialistas ou padrões organizacionais profissionais revisados sem estudos clínicos como suporte para as recomendações

Nível M. Apenas recomendações do fabricante

Retirado de American Association of Critical-Care Nurses Practice Alert. Disponível *online* em http://aacn.org.

a informação usando pequenos segmentos e estímulos variados, inclusive o toque, a visão, a audição e (se a visão permitir) a escrita. Se os movimentos estiverem alentecidos, dê tempo para o término das tarefas motoras, como manipular aparelhos ou realizar exercícios.

■ Memória

O declínio da memória do idoso envolve mais a memória a curto prazo que as memórias a longo prazo e remota. A lembrança da memória passada é minimamente prejudicada pela idade. A lembrança da memória remota (itens aprendidos há muitos anos) pode ser uma estratégia terapêutica positiva para os pacientes idosos. A reminiscência é um mecanismo adaptativo que ajuda a enfermeira a aprender sobre o paciente e contribui para o senso de autovalorização e competência aumentadas para o paciente.

■ Depressão

Existem três tipos de transtornos depressivos:[38] depressão maior, distimia e transtorno bipolar.

- A **depressão maior** envolve pelo menos cinco sintomas de depressão (Quadro 12.8) por um período de 2 semanas. Um episódio como esse é debilitante e interferirá na capacidade de trabalhar, estudar, comer e dormir. Episódios de depressão maior podem ocorrer uma ou duas vezes durante o tempo de vida de um indivíduo ou podem ser recorrentes e frequentes. Podem também ocorrer espontaneamente, durante ou após a morte de um ente querido, um término de relacionamento, uma doença ou outro evento
- **Distimia**, ou **depressão menor**, é uma forma de depressão menos grave, a longo prazo e crônica. Envolve os mesmos sintomas da depressão maior, principalmente pouca energia, apetite comprometido ou exacerbado, insônia ou sono excessivo. O transtorno pode se manifestar como estresse, irritabilidade e anedonia leve, incapacidade de conseguir prazer através da maioria das atividades. Os indivíduos que sofrem de distimia têm pelo menos um sintoma de depressão por mais de 2 semanas. Pessoas com esse transtorno podem ser consideradas pessimistas
- **Transtorno bipolar**, antes chamado transtorno maníaco-depressivo, é caracterizado por um ciclo de mudanças de humor com momentos seriamente altos (mania), não tão altos (hipomania) e seriamente baixos (depressão).

Os sintomas de depressão no idoso podem ser mascarados por alterações normais relacionadas com a idade ou estados patológicos. Por exemplo, a dificuldade de dormir, o despertar no início da manhã e a letargia são queixas físicas comuns da pessoa com envelhecimento normal. De modo alternativo, a depressão no idoso pode apresentar-se mais comumente com pseudo-hipocondríase, preocupação com eventos de vida pregressos e alterações na capacidade cognitiva. Em alguns pacientes, o humor emocional dominante pode não ser a tristeza, mas a raiva, a ansiedade ou a irritabilidade.

As causas de depressão são multifacetadas e incluem perdas múltiplas associadas a envelhecimento, doença subjacente e medicamentos. O Quadro 12.9 lista os grupos medicamentosos que podem provocar a depressão. Os instrumentos de triagem, como a Escala de Depressão Geriátrica[30] são úteis para identificar os indivíduos que estão deprimidos. Uma vez identificada a depressão, podem ser iniciadas as intervenções adequadas, incluindo terapia medicamentosa, modificação comportamental e aconselhamento.

A enfermeira também deve estar ciente dos efeitos colaterais cardiovasculares dos medicamentos antidepressivos. Os antidepressivos tricíclicos são menos comumente utilizados, devido ao risco de efeitos colaterais. Por exemplo, esses medicamentos podem resultar em alterações do segmento ST e da onda T, embora não indiquem necessariamente uma lesão miocárdica. As arritmias ventriculares e os distúrbios de condução cardíaca constituem efeitos colaterais graves potenciais e podem resultar em redução ou interrupção do medicamento. Podem-se observar também efeitos anticolinérgicos, particularmente em pacientes com doença de Alzheimer, hipertrofia prostática benigna ou DAC. Os inibidores seletivos da recaptação de serotonina são muito mais comumente utilizados hoje em dia para o tratamento da depressão. Os efeitos colaterais que devem ser monitorados incluem alterações relacionadas com o sono, o apetite, a personalidade ou o comportamento e medidas da pressão arterial.

A depressão não tratada pode resultar em suicídio, que é um problema grave entre os idosos. De todos os suicídios cometidos anualmente nos EUA, 25% são por pessoas com mais de 65 anos.* Os homens brancos com mais de 85 anos de idade estão em risco particular.[39] Por causa de suas muitas perdas e alterações, os idosos podem ver o suicídio como um meio de materializar a fantasia de "reunir-se" com o cônjuge ou outra pessoa significativa que já morreu. A enfermeira deve monitorar os sinais e sintomas de depressão, explorar as causas de depressão, facilitar o tratamento e ficar atenta aos avisos ou tentativas de suicídio.

Quadro 12.9 Grupos de medicamentos que podem causar depressão em idosos.

- Analgésicos/agentes anti-inflamatórios
- Anticonvulsivantes
- Anti histamínicos
- Anti-hipertensivos
- Antimicrobianos
- Agentes antiparkinsonianos
- Hormônios
- Agentes imunossupressores
- Tranquilizantes

Quadro 12.8 Segurança do paciente.

Sintomas de depressão

- Humor deprimido
- Interesse diminuído nas atividades
- Alterações do peso
- Alterações do sono
- Alterações psicomotoras
- Fadiga
- Sentimentos de falta de valor e de culpa
- Concentração diminuída
- Ideação suicida

---

*N.R.T.: Conforme o primeiro Boletim Epidemiológico de Tentativas e Óbitos por Suicídio no Brasil, é alta a taxa de suicídio entre idosos com mais de 70 anos. Nessa faixa etária, foi registrada média de 8,9 mortes por 100 mil nos últimos 6 anos. A média nacional é 5,5 por 100 mil. Saiba mais em: http://www.saude.ms.gov.br/2017/09/21/ministerio-da-saude-divulga-1-boletim-de-suicidio-no-pais-e-a-quarta-causa-de-morte-entre-jovens.

Abuso ao idoso

Os maus-tratos no idoso constituem um problema que afeta mais de 4% dos idosos nos EUA.[40]* O abuso de idosos ocorre nos domicílios e nas instituições e assume muitas formas. O abuso pode ser evidente ou sutil; ele pode ser físico, psicológico ou material (p. ex., financeiro). O abuso pode envolver negligência (pelos outros ou por si mesmo), exploração ou abandono. O idoso vítima de abuso frequentemente está fragilizado do ponto de vista físico ou mental e é incapaz de relatar a situação abusiva. O abuso também pode acontecer para idosos estáveis, do ponto de vista emocional e intelectual, que são incapazes de parar o abuso ou de relatá-lo por causa de sua dependência financeira ou emocional em relação ao abusador. Eles também podem ter medo de ser abandonados.

O abuso pode acontecer por causa da falta de conhecimento sobre as necessidades básicas do idoso, falta de recursos para ajudar e desejo de proteger uma herança. O responsável pelo abuso pode ou não viver com o idoso. O abuso pode ser cometido pelos cuidadores que estão extremamente estressados. Em algumas situações, o idoso que sofre abuso é o cuidador.

A enfermeira deve ficar alerta para os sinais e sintomas de abuso ao idoso conforme delineado no Quadro 12.10. Qualquer sugestão pelo paciente ou família de que as coisas não estão bem em casa deve ser investigada. Uma frase como "Meu filho ainda não veio; às vezes ele esquece seus compromissos" deve abrir a porta para uma conversa adicional. Ela pode revelar uma mãe que está preocupada sobre a ingestão de bebidas por seu filho e, talvez, sobre a maneira pela qual ele a trata quando bebe. Devem ser feitas tentativas para comparar a história fornecida pelo paciente com aquela fornecida pela família. As inconsistências precisam ser exploradas. Da mesma forma, é valioso perguntar aos cuidadores se eles foram capazes de prestar os cuidados que achavam necessários. Indicações do cuidador de que o paciente "estava ficando insuportável" podem ser um indício de cuidado mal gerenciado ou de que o cuidador precisa de apoio e assistência. Em ambas as situações, a enfermeira pode fornecer informação e apoio, assim como encaminhar o paciente e o cuidador a uma assistente social ou enfermeira de saúde mental para assistência adicional. Todos os profissionais de saúde, incluindo as enfermeiras, devem conhecer suas responsabilidades sob as leis estaduais para notificar o abuso ao paciente idoso.

Uso abusivo de substâncias

A porcentagem de idosos que abusam de álcool, fármacos e drogas ilícitas dobrou recentemente e estima-se um crescimento com o envelhecimento dos indivíduos nascidos durante a explosão demográfica pós-Segunda Guerra Mundial. É estimado que mais da metade dos idosos consuma álcool, sendo que 25% consomem mais que uma dose por dia,[41] considerando-se uma dose padrão o equivalente a 14 g de álcool puro, 350 mℓ de cerveja ou 150 mℓ de vinho.[42] Aproximadamente 15% dos homens e 12% das mulheres têm alto risco de consumo de álcool com base em informações fornecidas pelo National Institute on Alcohol Abuse and Alcoholism.[43] Os problemas da ingestão de bebidas alcoólicas nos idosos acontecem por motivos similares aos dos adultos mais jovens. No entanto, menores quantidades de álcool criam problemas maiores para idosos, e estes podem ser mais suscetíveis a doença induzida por álcool. As diferenças no metabolismo do álcool no idoso, o menor volume de água corporal e a diminuição no tecido corporal magro podem aumentar a propensão para o alcoolismo ou para os problemas com álcool. Além disso, os idosos são os maiores consumidores de medicamentos psicotrópicos e estão em risco para as interações medicamento–álcool.

As intervenções de enfermagem incluem a triagem do idoso para o uso de álcool. O questionário CAGE[44] é provavelmente a ferramenta de triagem mais comumente usada, embora a versão geriátrica do Michigan Alcoholism Screening Test (Geriatric MAST ou MAST-G) tenha sido desenvolvida para idosos e, portanto, possa ser uma opção melhor de triagem.[45] O Quadro 12.11 inclui *links* para ferramentas de triagem para

---

> **Quadro 12.10** **Segurança do paciente.**
>
> ### Sinais e sintomas do abuso ao idoso
> - Falta de adesão ao tratamento dos problemas de saúde
> - Lesões inexplicadas, como fraturas, equimoses, lacerações
> - Queimaduras
> - Higiene pessoal precária
> - Doença sexualmente transmissível
> - Humor alterado
> - Depressão
> - Retardo de desenvolvimento (hipoidratação/estado nutricional prejudicado)
> - Integridade cutânea prejudicada/erupções fúngicas

> **Quadro 12.11** **Considerações sobre o uso de medicamento em idosos.**
>
> ### Short Michigan Alcoholism Screening Test – versão geriátrica (SMAST-G)
> Blow FC, Brower KJ, Schulenberg JE et al.: The Michigan Alcoholism Screening Test–Geriatric Version (MAST-G): A new elderly-specific screening instrument. Alcohol Clin Exp Res 16:372, 1992.
> Disponível em: http://consultgerirn.org/uploads/File/trythis/try_this_17.pdf.
>
> ### Questionário CAGE
> Ewing J: Detecting alcoholism: The CAGE Questionnaire. JAMA 252(14):1905–1907, 1984.
> Disponível em: http://www.integration.samhsa.gov/clinical-practice/sbirt/CAGE_questionaire.pdf.
>
> ### Michigan Alcoholism Screening Test – versão geriátrica (MAST-G)
> Blow FC, Brower KJ, Schulenberg JE et al.: The Michigan Alcoholism Screening Test–Geriatric Version (MAST-G): A new elderly-specific screening instrument. Alcohol Clin Exp Res 16:372, 1992.
> Disponível em: http://www.ssc.wisc.edu/wlsresearch/pilot/P01-R01_info/aging_mind/Aging_AppB5_MAST-G.pdf.
>
> ### Alcohol Use Disorders Identification Test (AUDIT)
> Saunders JB, Aasland OG: WHO Collaborative Project on the Identification and Treatment of Persons with Harmful Alcohol Consumption. Report on Phase I: Development of a Screening Instrument. Geneva: World Health Organization, 1987.
> Disponível em: http://www.ncbi.nlm.nih.gov/books/NBK64829/#A45987.

---

*N.R.T.: Entre os anos de 2011 e 2015, o Disque Direitos Humanos – canal de denúncias coordenado pela Secretaria de Direitos Humanos (SDH) – recebeu cerca de 100 mil denúncias de violação aos direitos do idoso. Um levantamento do Ministério da Justiça e Cidadania (MJC) revela que 77% das agressões foram por negligência, 51% por violência psicológica, 38% por abuso financeiro e econômico ou violência patrimonial, e 26% por violência física e maus-tratos. Saiba mais em: https://www.mpsc.mp.br/noticias/mpsc-combate-a-violencia-contra-o-idoso.

uso abusivo de álcool para idosos. Quando se suspeita de abuso de álcool, as metas imediatas consistem em estabilizar as respostas fisiológicas e psicológicas para a abstinência do álcool e determinar o impacto do abuso de álcool sobre quaisquer outros diagnósticos que resultaram na necessidade de cuidados críticos. Logo que possível, a enfermeira deve encaminhar o paciente para uma assistente social, enfermeira psiquiátrica ou conselheiro especializado em alcoolismo.

Além de álcool, as substâncias mais comumente usadas são opiáceos, cocaína e maconha. É importante avaliar os pacientes para todas as suas interações de cuidado.

Desafios no uso de medicamentos

A regra para administrar os medicamentos terapêuticos ao paciente idoso é *começar com pouco, progredir lentamente*. Em outras palavras, seja paciente. As alterações relacionadas com o envelhecimento podem ter um grande impacto sobre a resposta medicamentosa. Alterações na função renal, secreções

e motilidade gastrintestinais e sítios receptores celulares e estados patológicos concomitantes podem alterar a absorção, a distribuição e a excreção dos medicamentos. Essas alterações são resumidas na Tabela 12.5.

Antes da admissão na UTI, os pacientes idosos podem estar tomando muitos medicamentos diferentes, incluindo medicamentos de venda livre, como vitaminas, tônicos, fitoterápicos (p. ex., erva-de-são-joão, glicosamina), laxativos, antiácidos e analgésicos. Eles também podem ter uma história de ingesta pesada de álcool. Qualquer uma dessas substâncias pode provocar problemas quando combinadas a medicamentos administrados no hospital.

A enfermeira precisa obter uma história minuciosa do uso de medicamentos do paciente e da família. A família pode ser solicitada a trazer todos os medicamentos que o paciente vem utilizando; eles incluem os medicamentos de venda livre e os remédios fitoterápicos. Embora o uso de álcool possa ser um tema delicado, estabelecer o padrão de uso pode ser essencial na prevenção das interações medicamentosas indesejadas e na antecipação de problemas com lesão hepática ou abstinência.

Tabela 12.5 Respostas medicamentosas alteradas em idosos.

Alterações físicas e fisiológicas relacionadas com a idade	Impacto farmacológico	Exemplos
Absorção		
Ácido hipoclorídrico e pepsina reduzidos; pH aumentado (menos ácido) e alteração nas células secretoras de enzimas	Taxa de absorção medicamentosa possivelmente com atraso ou diminuída	Cálcio e ferro
Motilidade GI reduzida; sem modificação no esvaziamento	Extensão da absorção medicamentosa não afetada	
Distribuição		
Sítios de albumina diminuídos	A importância que a albumina diminuída pode ter na ligação de proteína dos medicamentos e na liberação dos medicamentos pode ser equilibrada pelo efeito que a albumina tem na depuração desses medicamentos	Fármacos ácidos (p. ex., varfarina, ácido salicílico, diazepam) ligam-se à albumina e podem ser reduzidos. Substâncias hidrossolúveis (p. ex., digoxina, etanol, gentamicina) tendem a ter volume menor de distribuição e nível sérico maior
Débito cardíaco reduzido	Perfusão diminuída de muitos órgãos corporais (p. ex., fluxo plasmático renal diminuído)	Pode resultar em impacto diminuído dos diuréticos, como a furosemida
Percentual aumentado dos lipídios orgânicos e massa muscular magra diminuída	Como a proporção de lipídios orgânicos aumenta com a idade, há uma capacidade aumentada de armazenar os medicamentos lipossolúveis; isso causa acúmulo do medicamento, armazenamento prolongado e excreção tardia	Substâncias hidrossolúveis (p. ex., digoxina, etanol, gentamicina) apresentam nível sérico mais elevado em idosos. Medicamentos lipossolúveis (p. ex., diazepam, antipsicóticos, morfina) têm distribuição de maior volume, a menos que sejam distribuídos no tecido muscular, em cujo caso o volume será reduzido
Metabolismo		
Débito cardíaco diminuído e perfusão hepática diminuída	Metabolismo de primeira passagem reduzido. Metabolismo diminuído e retardo da clivagem dos medicamentos, resultando em duração de ação prolongada, acúmulo e toxicidade medicamentosa	O efeito de todos os medicamentos metabolizados pelo fígado e fármacos que sofrem metabolismo de primeira passagem (propranolol e labetalol) pode ser aumentado; o efeito dos fármacos ativados no fígado (enalapril) será reduzido
Excreção		
Fluxo sanguíneo renal diminuído, em especial TFG; fluxo sanguíneo hepático diminuído e extração do fármaco do sangue no fígado	Velocidades de eliminação diminuídas e duração de ação aumentada; perigo de acúmulo, toxicidade e superdosagem	Medicamentos com duração de ação prolongada (p. ex., antibióticos aminoglicosídios, digoxina, lítio)

142 **Parte 3** Populações Especiais em Cuidados Críticos

Quadro 12.12 — Considerações sobre o uso de medicamento em idosos.

- As diretrizes para a dosagem de medicamentos baseiam-se em geral em estudos realizados com pessoas mais jovens, e as diretrizes para a dosagem adulta recomendada podem não ser apropriadas para pacientes idosos
- A possibilidade de os idosos estarem tomando inúmeros medicamentos prescritos e estarem se automedicando com medicamentos emprestados, antigos e de venda livre deve ser avaliada
- Os efeitos do uso de álcool devem ser levados em consideração
- O potencial para as interações medicamentosas e reações adversas está aumentado por causa dos efeitos do envelhecimento sobre absorção, distribuição, metabolismo e excreção do medicamento
- As intoxicações medicamentosas são diferentes daquelas nas pessoas mais jovens. Menos sintomas podem ser identificados, e elas podem desenvolver-se mais lentamente, porém são mais pronunciadas quando acontecem
- Os efeitos colaterais comportamentais são mais comuns em idosos porque a barreira hematencefálica se torna menos efetiva. Quando há uma alteração aguda no estado mental, o medicamento sempre deve ser considerado a causa

---

As considerações especiais pertinentes à administração de medicamentos ao paciente idoso incluem conhecer os medicamentos que o paciente vem tomando; avaliar os sistemas renal, hepático, endócrino e digestivo; e avaliar a massa corporal magra. Os sistemas corporais prejudicados podem afetar a absorção, o metabolismo e a excreção de medicamentos. Considerações adicionais estão listadas no Quadro 12.12. Diminuição na massa corporal magra e aumento no tecido adiposo corporal total podem alterar a distribuição do medicamento no organismo. A enfermeira tem de estar consciente dos fármacos que devem ser evitados no manejo de idosos; tais fármacos são descritos na mais recente atualização dos Beers Criteria.[46]

Absorção do medicamento

A absorção de medicamento é afetada pelas seguintes alterações relacionadas com a idade: ácido gástrico diminuído, motilidade gastrintestinal diminuída, fluxo sanguíneo gástrico diminuído, alterações nas vilosidades gastrintestinais e fluxo sanguíneo e temperatura corporal diminuídos no reto. O pH aumentado das secreções gástricas e o tempo de esvaziamento gástrico tardio podem alterar a degradação e, dessa maneira, a absorção dos medicamentos. Os medicamentos que não são estáveis em meio ácido podem ser intensamente reduzidos na biodisponibilidade, caso permaneçam no estômago por longos períodos. Os medicamentos que se destinam a ser ativados no intestino delgado podem ser afetados pelo pH mais elevado do estômago do idoso. Um medicamento revestido, sensível ao pH, como a eritromicina, pode perder seu revestimento no estômago e ser degradado antes de alcançar seus sítios de absorção no intestino delgado. Os agentes irritantes gástricos revestidos podem perder o revestimento e provocar sangramento ou náuseas e vômitos.

Alguns medicamentos são eliminados do organismo antes de entrarem na circulação sistêmica, por um processo chamado de *metabolismo de primeira passagem*. Em geral, as enzimas responsáveis por esse efeito de primeira passagem estão diminuídas nos idosos, de modo que a biodisponibilidade dos medicamentos com alta extração hepática pode aumentar com a idade. Esses medicamentos exigem a redução da dosagem para os idosos.

Distribuição do medicamento

A distribuição dos medicamentos no organismo pode ser afetada por diminuição na massa corporal magra, aumento nos lipídios corporais totais ou diminuição no líquido orgânico total, todos os quais podendo acompanhar o envelhecimento. Os medicamentos que se ligam ao músculo (p. ex., digoxina) tornam-se mais biodisponíveis à medida que a massa corporal magra diminui, aumentando o risco de intoxicação. Os medicamentos lipossolúveis (p. ex., flurazepam, clorpromazina, fenobarbital) podem ser depositados no tecido adiposo e resultar em efeitos cumulativos de sedação excessiva. Em pacientes com déficit de volume, os medicamentos que são hidrossolúveis (p. ex., gentamicina) podem ter uma concentração mais elevada e podem rapidamente alcançar níveis tóxicos.

Metabolismo do medicamento

O fígado é o principal órgão para biotransformação e desintoxicação dos medicamentos. As reações de metabolização do medicamento são classificadas como reações de fase I, que envolvem adicionar ou revelar um grupamento químico polar para aumentar a solubilidade em água, e reações de fase II ou conjugação, que envolvem a ligação do medicamento a outra molécula, como glicose, acetato ou sulfato. Nos idosos, o metabolismo de fase I está frequentemente prejudicado, enquanto o metabolismo de fase II geralmente não é afetado. No paciente idoso, pode haver alguma diminuição no metabolismo dos medicamentos que exigem enzimas hepáticas para a sua transformação. Isso resulta em um nível plasmático aumentado e meia-vida prolongada do medicamento. Os benzodiazepínicos (p. ex., diazepam, flurazepam), por exemplo, apresentam aumento da meia-vida de 20 para 90 horas no paciente idoso. A oxidação hepática desses medicamentos pode ser afetada ainda pelas alterações no fígado induzidas por álcool. Pode haver diminuição no metabolismo do medicamento com o uso ocasional de álcool. Entretanto, no uso crônico de álcool, o metabolismo medicamentoso se mostra aumentado, e a excreção é acelerada.

Excreção do medicamento

O rim é o principal órgão excretor para depurar os medicamentos. Os medicamentos que são excretados inalterados (p. ex., digoxina, cimetidina, antibióticos) ou que possuem metabólitos ativos que são excretados por via renal exigem a redução da dosagem no idoso, a fim de evitar o acúmulo e a intoxicação. A creatinina sérica isolada não é um bom determinante da função renal em idosos. Um exame da depuração da creatinina reflete uma estimativa mais exata para a depuração do medicamento.

Desafios relacionados à aplicabilidade clínica

Estudo de caso

Sr. B., um homem branco de 88 anos de idade, chegou à unidade de cuidados agudos com mudança aguda de cognição e comportamento, além de pressão arterial aumentada. O Sr. B. mora em um lar de repouso para idosos e normalmente é independente para tomar banho e vestir-se, além de sempre estar asseado e comportar-se de modo socialmente apropriado.

Quando de sua admissão na unidade, o Sr. B. não apresentava sintomas agudos que indicassem infecção. O lar de repouso não divulgou história pregressa de doença, e notou-se, nos registros de transferência do paciente, que, apesar de ficar em seu quarto mais do que de costume, ele estivera em sua condição-padrão ao longo da semana anterior. A história médica do Sr. B. inclui uma doença degenerativa nas articulações; leve comprometimento cognitivo, com recordação de 3/3, mas certa dificuldade na resolução de problemas e alterações consistentes com comprometimento do lobo frontal; hipertensão; depressão; insônia; duas ocorrências de trombose venosa profunda, sendo a última no ano anterior; e história de psoríase. Em sua condição-padrão, o paciente movimenta-se de maneira independente com o auxílio de um andador. Funcionalmente, a maior parte de suas limitações se devia a dores significativas nas costas, nos quadris e nos joelhos, graças à doença degenerativa nas articulações. Os medicamentos atualmente em uso incluíam paracetamol 1.000 mg VO 3 vezes/dia como auxílio contra a dor; besilato de anlodipino 5 mg VO 1 vez/dia; duloxetina 40 mg VO 1 vez/dia; varfarina para profilaxia a longo prazo de trombose venosa profunda; e melatonina 3 a 10 mg VO à noite para dormir. O paciente não fuma, mas toma duas doses de álcool diariamente de modo consistente, tendo, durante toda sua vida adulta, o hábito de consumir álcool regularmente – o que, segundo ele, era para ficar de bom humor com sua esposa ao longo de seu casamento.

Ao chegar ao hospital, o Sr. B. estava inquieto, agitado e hipervigilante. Olhava para a porta e dizia à equipe que havia ali um adolescente tentando entrar no quarto para pegar sua carteira. Não conseguia focar nos questionamentos e voltava seu foco para a porta, monitorando algo ou alguém. Os exames físicos mostram que o paciente não tinha febre, apresentando uma temperatura de 37°C e um escore de oximetria de pulso de 95% sem ajuda de aparelhos e em repouso; sua pressão arterial era de 210/110 e sua frequência cardíaca era de 120 bpm e regular. Bilateralmente, o Sr. B. tinha edema 1+ até a altura do joelho. Apresentava murmúrios vesiculares normais em ambas as bases do pulmão, sem estertores, roncos ou sibilos.

Sua frequência respiratória era 12, embora tenha aumentado quando o paciente começou a se agitar. Amostras sanguíneas foram colhidas para exames laboratoriais; os resultados mostraram: leucócitos = 8,0; hemoglobina = 13,4; hemácias = 41,0; contagem de plaquetas = 236,0; VCM = 105; creatinina = 1,17; BUN = 21; cálcio = 9,3; glicose = 120 (sem jejum); sódio = 134; potássio = 3,9; cloreto = 109. O dióxido de carbono estava normal (19); estimava-se que a TFG fosse maior que 60; ALT = 49; outras funções hepáticas estavam dentro dos limites normais. O Sr. B. tinha nível de álcool no sangue = 0,08. Sua radiografia do tórax mostrava um tamanho cardíaco normal e nenhuma evidência de doenças pulmonares. A eletrocardiografia mostrou taquicardia sinusal. O Sr. B. foi internado devido a taquicardia, hipertensão, uso abusivo de álcool e *delirium*. O tratamento incluía monitoramento cardíaco, aumento do anlodipino para 10 mg 1 vez/dia e uma dose de furosemida de 40 mg e, depois, de 20 mg 1 vez/dia. Foi iniciado lorazepam 1 mg VO para o manejo da abstinência de álcool e do *delirium* hipervigilante. Considerou-se o início de tratamento com neuroléptico para as alucinações, mas a equipe decidiu monitorar o *delirium* antes de um tratamento mais avançado.

1. Qual é a preocupação imediata com relação ao manejo médico e ao estado cardíaco do Sr. B.?
2. Como você responderia aos questionamentos da filha do Sr. B. acerca do trabalho laboratorial?
3. Como você explicaria para a filha do Sr. B. os motivos de ele ter, de uma hora para outra, ficado "maluco"?
4. Que intervenções de enfermagem são essenciais para que o Sr. B. se recupere desse episódio atual, bem como para prevenir episódios recorrentes de *delirium* e problemas associados ao álcool?
5. Que intervenções de enfermagem são apropriadas no tocante às comorbidades associadas do Sr. B.?
6. Que intervenções de enfermagem você implementaria para a prevenção de quedas e de outros ferimentos possíveis?

Como você manejaria o *delirium* hipervigilante do Sr. B.?

13
Paciente no Período Pós-Anestesia

Nathaniel M. Apatov e E. Jane McCarthy

Objetivos de aprendizagem

Com base no conteúdo deste capítulo, o leitor deverá ser capaz de:

1. Listar as técnicas anestésicas utilizadas para procedimentos cirúrgicos e intervencionistas.
2. Descrever as estratégias de avaliação e intervenções de enfermagem para o paciente que está se recuperando da anestesia.
3. Explicar as complicações comuns encontradas no período pós-anestésico imediato e as intervenções de enfermagem necessárias.
4. Comparar a sedação moderada IV e a anestesia geral.

O período imediato após a cirurgia é o momento mais importante na recuperação do paciente que recebeu anestesia. O paciente é levado para a unidade de recuperação pós-anestésica (URPA), para receber cuidados de enfermagem de uma enfermeira da URPA, ou diretamente para a unidade de terapia intensiva (UTI) para receber cuidados de enfermagem de uma enfermeira da UTI. Este capítulo descreve as técnicas anestésicas usadas durante a cirurgia e as complicações que podem ocorrer durante o pós-operatório imediato, para ajudar a enfermeira de cuidados intensivos a compreender melhor as necessidades de cuidados de enfermagem do paciente no período imediatamente após a anestesia. Os termos clínicos comuns relacionados à aplicação de anestesia estão listados no Quadro 13.1.

Avaliação do paciente na consulta anestésica pré-operatória

O anestesista entrevista e examina o paciente antes da cirurgia. A partir deste exame e das discussões pré-anestésicas com o paciente e o cirurgião, o anestesista decide qual técnica anestésica irá empregar. Esta decisão é baseada na idade do paciente, na história anestésica e na história médica e na cirurgia que será realizada. As opções do anestesista variam da sedação consciente com o uso de agentes regionais ou IV à anestesia geral com o uso de agentes anestésicos intravenosos ou inalatórios. Quando possível, o paciente e a família fazem parte do processo de tomada de decisão. As opções anestésicas estão ilustradas na Tabela 13.1 e na Figura 13.1.

Relatório de pós-anestesia para a enfermeira da UTI ou da URPA

O que acontece na sala de cirurgia afeta os cuidados pós-operatórios imediatos e a recuperação geral do paciente. Para transmitir o que ocorreu durante a cirurgia, o anestesista fornece um relatório detalhado à enfermeira que está assumindo os cuidados pós-operatórios imediatos do paciente. As informações dadas no relatório estão listadas no Quadro 13.2. O anestesista faz um relatório sobre os parâmetros hemodinâmicos

---

Quadro 13.1 Terminologia clínica.

Sedação: estado induzido de quietude, calma ou sono por meio de uma medicação. O grau de sedação varia de ansiólise a anestesia.

Sedação mínima: o paciente responde normalmente a estímulos verbais. Pode haver prejuízos à cognição e à coordenação.

Sedação moderada: depressão da consciência induzida por medicamentos durante a qual o paciente responde propositadamente a comandos verbais, isolados ou em conjunto com estimulação tátil. Há alguma alteração do humor, sonolência e, às vezes, analgesia. Os reflexos protetores do paciente permanecem intactos.

Sedação profunda: depressão da consciência induzida por medicamentos durante a qual o paciente não pode ser facilmente despertado, mas responde propositadamente após estimulação repetida ou dolorosa. A ventilação espontânea e a capacidade de manter a permeabilidade das vias respiratórias podem estar prejudicadas. O paciente pode precisar de assistência para manter a permeabilidade das vias respiratórias.

Anestesia geral: perda da consciência induzida por medicamentos durante a qual um paciente não pode ser estimulado, mesmo por estimulação dolorosa. A capacidade de manter de forma independente a função ventilatória pode ser prejudicada. O paciente pode precisar de assistência para manter a permeabilidade das vias respiratórias, e ventilação de pressão positiva pode ser necessária. A função cardiovascular pode estar deprimida.

CAM: cuidado anestésico monitorado. Um serviço de anestesia específico em que um anestesista é solicitado a participar no tratamento de um paciente submetido a um procedimento terapêutico ou diagnóstico. Não descreve a profundidade da sedação.

Anestesia regional: a anestesia regional é obtida pela aplicação de anestésicos locais próximo de nervos apropriados para alcançar um bloqueio de condução que forneça analgesia e dormência.

Anestesia espinal: um anestésico local é injetado no espaço intratecal lombar. O anestésico bloqueia a condução nas raízes dos nervos espinais e gânglios dorsais. A anestesia e a analgesia geralmente ocorrem abaixo do nível de injeção.

Anestesia epidural: um anestésico local é injetado através de um cateter no espaço epidural. Os efeitos são semelhantes aos da analgesia espinal.

Bloqueio de nervo periférico: um anestésico local é injetado em local específico do nervo para alcançar uma área definida de anestesia.

Capítulo 13 Paciente no Período Pós-Anestesia **145**

Tabela 13.1 Opções anestésicas para procedimentos cirúrgicos e intervencionistas.

Estado consciente	Estado sedado	Estado inconsciente
Modalidades		
Sedação consciente CAM Anestesia local Anestesia regional	CAM Anestesia local Anestesia regional	Anestesia regional Anestesia geral
Medicamentos		
Anestésicos locais Medicamentos IV	Anestésicos locais Medicamentos IV	Anestésicos locais Medicamentos IV Anestésicos de inalação Relaxantes musculares
Efeitos no paciente		
Paciente cooperativo Segue comandos Mantém os reflexos protetores	Pode seguir os comandos Geralmente mantém reflexos protetores	Inconsciente Diminuição ou perda de reflexos protetores Alterações na dinâmica cardiopulmonar

GERAL

Inalação
Desflurano
Isoflurano
Óxido nitroso
Sevoflurano

Relaxantes musculares
Despolarizante
Succinilcolina
Não polarizantes
Atracúrio
Cisatracúrio
Pancurônio
Rocurônio
Vecurônio

INTRAVENOSA

Barbitúricos
Metoexital
Tiopental

Benzodiazepínicos
Diazepam
Lorazepam
Midazolam

Antagonista de benzodiazepínico
Flumazenil

Não barbitúricos
Cetamina
Dexmedetomidina
Etomidato
Propofol

Narcóticos
Alfentanila
Fentanila
Hidromorfona
Meperidina
Morfina
Remifentanila
Sufentanila

Antagonista narcótico
Naloxona

****AINE**
Trometamol cetorolaco

Agonistas/antagonistas narcóticos
Buprenorfina
Butorfanol
Dezocina
Nalbufina
Pentazocina

ANESTESIA LOCAL

Amidas
Bupivacaína
*EMLA
Etidocaína
Lidocaína
Mepivacaína
Prilocaína
Ropivacaína

Ésteres
Cloroprocaína
Cocaína
Procaína
Tetracaína

*EMLA, mistura eutética de anestésicos locais
**AINE, medicamento anti-inflamatório não esteroide

Figura 13.1 Relação de medicamentos como opções anestésicas.

Quadro 13.2 Relatório do anestesista para a enfermeira.

- Nome do paciente
- Procedimento cirúrgico
- Tipo de anestésico (agentes e agentes de reversão utilizados)
- Perda de sangue estimada
- Reposição volêmica (líquidos e sangue)
- Pressão arterial intraoperatória e variação da frequência cardíaca
- Complicações intraoperatórias
- História pré-operatória do paciente
- Barreira de linguagem

Nota: o anestesista não deve deixar o paciente até que a enfermeira esteja satisfeita com as condições do paciente no pós-operatório imediato.

intraoperatórios, técnica anestésica, procedimento cirúrgico, débito urinário, hemorragia e reposição volêmica. Ao receber o relatório do anestesista, a enfermeira avalia simultaneamente o paciente e desenvolve um plano de cuidados de enfermagem. Os parâmetros da avaliação inicial relatados ao anestesista pela enfermeira são pressão arterial, frequência cardíaca, frequência respiratória, temperatura, saturação da oxi-hemoglobina (SaO_2) e nível de consciência do paciente.

Na URPA ou UTI, os sinais vitais são monitorados a cada 15 minutos, ou mais frequentemente, se a condição do paciente o justificar. O Quadro 13.3 fornece as diretrizes interdependentes do cuidado para o paciente no período pós-anestésico. A American Society of Peri Anesthesia Nurses, apoiada pela American Association of Nurse Anesthetists (AANA) e a American Society of Anesthesiologists (ASA), recomenda que os dados da avaliação sejam coletados e documentados no registro do pós-operatório do paciente.[1] Além disso, enquanto verifica e avalia os sinais vitais do paciente, a enfermeira usa o regime de "incitação", que envolve encorajar o paciente a respirar profundamente, tossir e mover-se como permitido pelo procedimento ou intervenção cirúrgica. A enfermeira também avalia os níveis de dor e implementa intervenções adequadas para ajudar o paciente a participar do regime de "incitação". Este regime também permite à enfermeira identificar mudanças na função cognitiva do paciente.

146 Parte 3 Populações Especiais em Cuidados Críticos

Quadro 13.3 — Diretrizes interdependentes do cuidado para o paciente no período pós-anestésico.

Resultados	Intervenções
Troca de gases prejudicada	
Respiração adequada após a extubação SaO_2 retorna ao valor pré-operatório sem O_2 suplementar Via respiratória mantida com reflexos protetores intactos Não há sinal de aspiração	• Monitorar a frequência respiratória e o padrão respiratório a cada 15 minutos e quando necessário • Avaliar os parâmetros de desmame antes da extubação • Monitorar de CO_2 no final da expiração e oximetria de pulso dos pacientes sob ventilação mecânica • Encorajar o paciente a tossir e respirar profundamente • Elevar a cabeça do leito, se não contraindicado • Usar elevação da mandíbula, inclinação da cabeça, ou via oral, orofaríngea ou nasofaríngea para manter as vias abertas • Estimular o paciente em curtos intervalos de tempo (p. ex., chamar o nome, tocar) • Administrar antiemético conforme indicado • Posicionar o paciente de lado; realizar aspiração e manter as vias abertas se o paciente estiver vomitando
Perfusão tissular cardíaca diminuída **Perfusão tissular periférica ineficaz** **Termorregulação ineficaz: risco de desequilíbrio na temperatura corporal** **Hipertermia**	
Frequência cardíaca e pressão arterial voltaram aos valores pré-operatórios em de 1 a 2 horas após a anestesia Temperatura corporal dentro de limites normais Não há evidência de hipertermia maligna	• Monitorar os sinais vitais a cada 15 minutos e quando necessário • Avaliar qualidade e regularidade do pulso • Monitorar para arritmias • Monitorar para hipotensão relacionada com hemorragia • Monitorar para hipotensão relacionada com aquecimento e vasodilatação • Administrar solução IV e produtos sanguíneos como solicitado • Prever hipotermia; ter dispositivos de aquecimento disponíveis • Medir a temperatura no momento da admissão e quando necessário até o normal • Aquecer o paciente a 1 a 2°C/h • Monitorar para hipertermia maligna e notificar imediatamente o anestesista sobre o aumento de temperatura de 0,5°C • Administrar dantroleno e iniciar medidas de resfriamento • Ajudar com protocolo de hipertermia maligna
Risco de volume de líquidos desequilibrado	
O paciente tem pressão arterial e frequência cardíaca estáveis A produção de urina será de 0,5 a 2 mℓ/kg/h Não há evidência de hipervolemia ou hipovolemia	• Manter paciente em IV • Monitorar ingestão e saída • Avaliar a pele e membranas mucosas por sinais de hipovolemia • Medir a gravidade específica da urina se indicado • Avaliar se há sinais de hipervolemia (p. ex., crepitações pulmonares, distensão da veia do pescoço) • Medir eletrólitos séricos se indicado
Risco de confusão aguda **Risco de intolerância à atividade**	
Paciente desperta facilmente e responde adequadamente aos comandos Paciente move todos os membros propositadamente e com força normal	• Avaliar o nível de consciência a cada 15 minutos e quando necessário • Monitorar função motora e sensorial para avaliar a reversão de bloqueio neuromuscular • Avaliar o nível do bloqueio regional, epidural ou espinal
Integridade da pele prejudicada	
Pele permanece intacta	• Avaliar a pele imediatamente no pós-operatório para áreas de pressão e queimaduras
Nutrição desequilibrada **Desequilíbrio eletrolítico**	
Ingestão nutricional é restabelecida sem náuseas ou vômitos	• Retomar a alimentação enteral com retorno de ruídos intestinais • Iniciar líquidos orais com retorno de reflexos protetores das vias respiratórias

Quadro 13.3 Diretrizes interdependentes do cuidado para o paciente no período pós-anestésico. (*Continuação*)

Resultados	Intervenções
Conforto prejudicado	
Dor será < 4 na escala de dor numérica ou analógica visual	• Avaliar localização, tipo e gravidade da dor • Administrar opioides conforme indicado • Monitorar a resposta a analgésicos • Instituir estratégias não farmacológicas de alívio da dor e medidas de conforto • Avaliar analgesia controlada pelo paciente IV ou epidural como opção de controle da dor pós-operatória
Enfrentamento ineficaz	
Sistemas pessoais de apoio são usados para reduzir a ansiedade	• Incentivar visitas de familiar ou outra pessoa significativa no período pós-operatório imediato • Validar a compreensão de outra pessoa significativa para o paciente sobre a cirurgia e a doença • Iniciar encaminhamentos a serviços sociais, religiosos etc.
Ensino/planejamento de alta	
A alta da fase de cuidados pós-anestésicos ocorre em 1 a 2 horas Exercícios para prevenir complicações pulmonares pós-operatórias são demonstrados Paciente ou familiar indica compreensão do procedimento cirúrgico e do resultado da cirurgia	• Orientar frequentemente o paciente • Explicar os procedimentos e o plano de tratamento do manejo da dor • Ensinar a tossir e respirar profundamente e incentivar o uso de espirômetro • Ensinar mobilização precoce • Ensinar estratégias de controle da dor • Fornecer informações sobre o procedimento e discutir os resultados prováveis

Complicações no paciente no período pós-anestesia

A enfermeira deve ser capaz de avaliar e tratar complicações comuns no paciente no período pós-anestesia. O cuidado com o paciente no período pós-anestesia concentra-se principalmente na avaliação e no controle cardiopulmonar.

Hipoxemia

A hipoxemia caracterizada por SaO_2 de menos de 90% ou pressão parcial de oxigênio arterial (PaO_2) inferior a 60 mmHg é uma ameaça à vida. Medicamentos anestésicos gerais podem causar hipoxemia no pós-operatório imediato como resultado de hipoventilação ou incompatibilidade ventilação-perfusão.[7] Os sinais e sintomas de hipoxemia incluem taquicardia, arritmias cardíacas, dispneia, taquipneia, desorientação, agitação e cianose. A cianose é um sintoma tardio de hipoxemia. Hipoxemia e hipoventilação também podem ocorrer no pós-operatório após anestesia geral, opioides intraoperatórios ou uso de anestésicos espinais, epidurais ou outros regionais que bloqueiam os nervos espinais que inervam os músculos de respiração, enfraquecendo o esforço respiratório.[3]

Quando o óxido nitroso é usado para anestesia geral, oxigênio 100% é administrado na sala de cirurgia por 3 a 4 minutos na descontinuação deste anestésico. Esses pacientes são transportados recebendo oxigênio para evitar hipoxia de difusão na URPA. Pacientes que recebem anestesia geral ou sedação recebem oxigênio suplementar no período pós-operatório imediato porque a anestesia geral e a sedação prejudicam a função respiratória. Os pacientes no período pós-operatório imediato são monitorados rotineiramente quanto a oxigenação adequada usando o oxímetro de pulso, um dispositivo não invasivo que monitora continuamente a SaO_2. Este dispositivo é usado na sala de cirurgia desde a década de 1980 e mais recentemente na URPA, resultando em diminuição significativa nos acidentes respiratórios em anestesia e pós-anestesia.[4]

Os agentes de reversão são utilizados intraoperatoriamente para antagonizar os efeitos de relaxantes musculares, sedativos e opioides. Os efeitos de relaxantes musculares, sedativos e opioides podem ter duração mais longa que dos agentes de reversões, resultando em hipoventilação e hipoxemia mesmo que tenha sido administrado um agente de reversão. Por esse motivo, é importante conhecer o início e a duração da ação de medicamentos usados para reverter os efeitos do sedativo, relaxante muscular ou opioide. Este conhecimento permite avaliação e intervenção adequadas quando ocorre alteração na condição do paciente.

Hipoventilação

Hipoventilação levando a hipercapnia ($PaCO_2$ > 45 mmHg) pode resultar de qualquer um dos seguintes:

- Unidade respiratória inadequada secundária aos efeitos de anestesia residual, como opioides, sedativos e agentes inalatórios de anestesia geral
- Funcionamento inadequado dos músculos respiratórios, causando inadequação do volume corrente devido ao bloqueio neuromuscular residual
- Doença pulmonar crônica, como doença pulmonar obstrutiva crônica, que pode precisar de suporte ventilatório pós-operatório
- Laringospasmo ou obstrução das vias respiratórias superiores resultantes de anestesia geral residual (Quadro 13.4).

148 **Parte 3** Populações Especiais em Cuidados Críticos

> **Quadro 13.4** **Manejo de laringospasmo e obstrução das vias respiratórias.**

Laringospasmo

O laringospasmo é muitas vezes causado por sangue, muco ou outras secreções orais que irritam as cordas vocais. A aspiração da orofaringe antes da extubação ajuda a prevenir laringospasmo. O laringospasmo é tratado com ventilação de pressão positiva, utilizando-se FiO_2 a 100% por meio de máscara de bolsa-válvula com vedação estanque. Se isso não interromper o espasmo, uma pequena dose de relaxante muscular despolarizante (succinilcolina) pode ser administrada IV.

Obstrução das vias respiratórias superiores

A obstrução das vias respiratórias superiores deve ser identificada e tratada rápida e eficazmente. A obstrução das vias respiratórias pode variar desde mínima a completa. Os sinais de obstrução incluem:

- Respiração paradoxal
- Estridor
- Falta ou alteração dos sons respiratórios
- Hipoxemia
- Alteração do nível de consciência.

O tratamento para aliviar a obstrução deve ser fornecido de forma sistemática, como a seguir:

1. Inclinar a cabeça/elevar o queixo.
2. Projetar a mandíbula.
3. Solicitar assistência.
4. Inserir uma via orofaríngea ou nasofaríngea. (Uma via orofaríngea pode não ser tolerada por pacientes parcialmente anestesiados.)
5. Aplicar ventilação de pressão positiva.
6. Realizar intubação endotraqueal se necessário.

A enfermeira institui o regime de "incitação" na fase pós-operatória imediata para estimular o paciente, especialmente se opioides ou sedativos foram usados durante a cirurgia. A enfermeira considera o período de tempo desde que os agentes de reversão foram administrados para antagonizar o bloqueio neuromuscular. O paciente pode não ter totalmente a reversão e pode apresentar sinais de bloqueio neuromuscular residual, como evidenciado pela incapacidade de manter a cabeça

levantada por 5 segundos. Além disso, o uso inadequado dos músculos do tórax e da parede abdominal resulta em "fome de ar", ansiedade e taquicardia. Os agentes bloqueadores neuromusculares estão resumidos no Quadro 13.5. O efeito respiratório de medicamentos neuromusculares não despolarizantes é prolongado com hipotermia. Outras condições que aumentam os efeitos dos relaxantes musculares não despolarizantes estão listadas no Quadro 13.6.

Hipotensão

A complicação cardiovascular mais comum observada no pós-operatório é a hipotensão por diminuição do volume sanguíneo resultante do jejum pré-operatório e da perda de sangue no intraoperatório. A intervenção é indicada se a pressão diminuir em mais de 30% da pressão arterial basal.[5] Fatores de risco para a hipotensão pós-anestésica estão listados no Quadro 13.7.

Os anestésicos gerais e regionais também diminuem a pressão arterial. Técnicas de anestesia regional espinal e epidural causam vasodilatação e diminuem a pressão arterial como resultado do bloqueio simpático. Os opioides causam liberação de histamina e vasodilatação, resultando em pressão arterial reduzida. O droperidol e o cloridrato de clorpromazina produzem bloqueio simpático e hipotensão. Propofol e agentes anestésicos inalatórios, tais como isoflurano, sevoflurano e desflurano, causam depressão miocárdica. Geralmente, a hipotensão ortostática pós-operatória é decorrente de hipovolemia e diminuição do retorno venoso ao coração por causa de reposição volêmica intraoperatória inadequada, perda de sangue, perda de líquido no espaço intersticial e diuréticos. O paciente é avaliado quanto a hipotensão ortostática medindo-se a pressão arterial e a frequência cardíaca em decúbito dorsal e em posição de Fowler com a cabeceira do leito levantada a 60 graus, se não contraindicado pelo procedimento cirúrgico ou estado do paciente. Com hipotensão ortostática, haverá diminuição significativa na pressão arterial com a cabeceira do leito levantada. Arritmias cardíacas, como taquicardia supraventricular e bradicardia marcante, podem causar diminuição

---

> **Quadro 13.5** **Agentes bloqueadores neuromusculares.**

Relaxantes musculares

- Os medicamentos relaxantes musculares usados na anestesia paralisam os pacientes, mas não fornecem nenhuma sedação ou analgesia
- Relaxantes musculares facilitam a entubação endotraqueal, relaxam os músculos para procedimentos cirúrgicos, interrompem o laringospasmo, eliminam a rigidez da parede torácica e facilitam a ventilação mecânica, se indicado
- Relaxantes musculares despolarizantes e não despolarizantes são usados em anestesia e agem na junção mioneural, bloqueando os receptores de acetilcolina nicotínicos

Agente despolarizante (succinilcolina)

- A succinilcolina combina-se com receptores de acetilcolina na junção neuromuscular e imita a ação da acetilcolina
- O início da ação é de 1 a 2 minutos e a duração da ação é de 4 a 6 minutos
- A enzima pseudocolinesterase decompõe succinilcolina a partir do plasma, de modo que, em condições envolvendo diminuição da pseudocolinesterase, a duração da ação da succinilcolina aumenta, mantendo pacientes paralisados por períodos mais longos

- A diminuição da enzima pseudocolinesterase pode ser observada na gravidez, em doenças do fígado, estados de desnutrição, anemia grave, câncer e com outros agentes farmacológicos, tais como quinidina, solução oftálmica com fosfolina e propranolol

Agentes não despolarizantes

- Os agentes não despolarizantes (atracúrio, cisatracúrio, pipecurônio, vecurônio, pancurônio, doxacúrio, rocurônio) competem com a acetilcolina na junção neuromuscular pelos receptores de membrana muscular
- O início da ação é de 2 a 3 minutos, dependendo da dose
- A duração da ação varia de 20 minutos a 2 horas, dependendo da dosagem do fármaco
- A duração de ação dos agentes de reversão de relaxantes musculares (neostigmina, edrofônio, sugamadex) pode ser mais curta do que a duração de ação dos relaxantes musculares, resultando em fraqueza do músculo respiratório e insuficiência respiratória. As anticolinesterases causam efeitos colaterais muscarínicos incluindo bradicardia e aumento das secreções salivares. Esses efeitos colaterais são neutralizados com a administração de um fármaco anticolinérgico (atropina, glicopirrolato) em conjunto com o inibidor da colinesterase

Quadro 13.6 — Condições e medicamentos que aumentam os efeitos dos relaxantes musculares não despolarizantes.

- Anestésicos locais
- Anestésicos gerais
- Antibióticos: aminoglicosídeos, polipeptídeos, polimixina
- Antiarrítmicos: quinidina, procainamida
- Furosemida
- Estado acidobásico: acidose respiratória, alcalose metabólica
- Desequilíbrio eletrolítico: hipocalemia, hipocalcemia, desidratação, administração de magnésio
- Hipotermia

Quadro 13.7 — Segurança do paciente.

Fatores que podem causar hipotensão pós-operatória

Fármacos e fatores condicionantes
- Bloqueio anestésico epidural ou espinal
- Agentes anestésicos de inalação
- Hipovolemia
- Hipotermia
- Depressão miocárdica
- Sepse
- Reação a transfusão
- Pressão intratorácica aumentada por ventilação mecânica
- Arritmias (taquicardia supraventricular)
- Infarto do miocárdio
- Insuficiência cardíaca congestiva
- Bradicardia
- Distensão da bexiga/abdominal

Fatores técnicos
- Tamanho e posição da braçadeira do esfigmomanômetro
- Curativo abdominal apertado
- Equilíbrio e calibração do transdutor
- Posição do estetoscópio

do débito cardíaco, levando a hipotensão. Outras causas de hipotensão pós-operatória incluem sepse, embolia pulmonar e reação de transfusão.

As técnicas anestésicas intraoperatórias hipotensivas controladas são usadas durante alguns procedimentos cirúrgicos, como neurocirurgia, artroscopia do ombro e cirurgia maxilofacial. Essa técnica hipotensiva minimiza a perda de sangue, diminui as transfusões sanguíneas intraoperatórias, reduz a transudação e minimiza a formação de hematoma. Esses pacientes devem ser monitorados rigorosamente no pós-operatório até a pressão arterial retornar ao normal.

O tratamento da hipotensão pós-operatória imediata depende da causa subjacente. Uma prioridade é garantir a oxigenação e a ventilação adequadas do paciente enquanto a pressão arterial é tratada. Líquidos IV, produtos sanguíneos, expansores de plasma, cristaloides e medicamentos vasopressores são administrados para aumentar a pressão arterial em virtude da perda de sangue no intraoperatório. A elevação passiva da perna pode ser usada para aumentar a perfusão para o cérebro durante o episódio hipotensivo. A enfermeira inspeciona tanto curativos de feridas, drenos e locais cirúrgicos quanto sangramento pós-operatório. Se houver sangramento pós-operatório significativo, o cirurgião deve ser notificado e o paciente pode ter de retornar à sala de cirurgia.

Ao avaliar e tratar um paciente com hipotensão, a enfermeira também deve excluir a possibilidade de um problema técnico em vez de problemas fisiológicos. A braçadeira do esfigmomanômetro tem o tamanho certo e está posicionada corretamente? O estetoscópio está posicionado corretamente? A posição do paciente é um fator? Se há uma linha arterial, o transdutor está corretamente calibrado? A solução de problemas para erros de dispositivos ocorre simultaneamente com a avaliação do paciente.

Hipotermia

A perda de calor durante a cirurgia é devida ao metabolismo basal reduzido e à depressão do centro termorregulador hipotalâmico causada por agentes anestésicos inalatórios. Vasodilatação também ocorre com anestesia regional por causa do bloqueio simpático do sistema nervoso, resultando em perda de calor e hipotermia. Outras causas intraoperatórias de hipotermia incluem perda de calor por radiação, convecção e condução devido à exposição prolongada da pele, campos cirúrgicos saturados, salas de cirurgia frias, soluções de preparação antissépticas, soluções de irrigação frias e líquidos IV frios. Pacientes geriátricos estão em maior risco de hipotermia devido a alterações na sua função hipotalâmica e diminuição da gordura corporal. Os recém-nascidos estão em risco aumentado de hipotermia devido ao seu centro termorregulador imaturo e à alta relação superfície corporal-volume. Gorros, cobertores aquecidos, dispositivos de aquecimento de ar forçado e aquecedores de líquidos IV são utilizados peroperatoriamente para prevenir hipotermia.

Pacientes admitidos na URPA com hipotermia têm tempo de recuperação pós-operatório prolongado e maior incidência de complicações pós-operatórias, como a infecção da ferida.[6] O reaquecimento do paciente pós-operatório é feito imediatamente, usando cobertores aquecidos, líquidos IV aquecidos e dispositivos de aquecimento, como o aquecedor de ar forçado.

Náuseas e vômitos pós-operatórios

Náuseas e vômitos pós-operatórios (NVPO) são um dos problemas mais comuns na URPA e frequente causa de internação pós-operatória para pacientes de cirurgia ambulatorial. Embora não sejam de risco à vida, NVPO deixam o paciente com uma lembrança desagradável, podem aumentar a permanência no hospital e podem ter um impacto em futuras decisões cirúrgicas e anestésicas. Causas frequentes incluem opioides, secreções gástricas aumentadas, anestesia espinal e procedimentos cirúrgicos envolvendo manipulação de músculos oculares, músculos abdominais ou músculos geniturinários. Técnicas laparoscópicas e procedimentos cirúrgicos da mama também estão associados a aumento de NVPO. Fatores de risco para NVPO em adultos incluem sexo feminino, história prévia de enjoo ou NVPO, não fumantes e idade mais jovem.

O vômito é regulado pelo centro de vômito localizado na medula, que recebe estímulos do sistema digestório, da zona de gatilho do quimiorreceptor, do aparelho labiríntico (doença do movimento) e da entrada cortical e visual. Estímulos que podem causar vômitos são distensão gástrica, opioides, medicamentos anestésicos, hipoxemia, dor pós-operatória e hipotensão. Medicamentos antieméticos administrados para tratar NVPO no período pós-operatório imediato podem ter um

150 **Parte 3** Populações Especiais em Cuidados Críticos

efeito sinérgico sobre os opioides, e a diminuição da dose de narcóticos é indicada. Pacientes com alto risco de NVPO são tratados com um medicamento farmacológico multimodal, iniciando no período pré-operatório.

O paciente anestesiado não está somente propenso a vômitos, mas, por causa dos reflexos desprotegidos, há uma chance maior de regurgitação e aspiração pulmonar. O posicionamento adequado de paciente anestesiado ou sedado é essencial. A posição ideal é a lateral com a cabeça e o pescoço estendidos. Se o procedimento cirúrgico impedir o posicionamento do paciente de lado ou o paciente for incapaz de fazê-lo, o paciente não deve ser deixado sem vigilância até que sejam recuperados a consciência e os reflexos protetores das vias respiratórias. Um cateter de aspiração Yankauer ligado à unidade de vácuo na parede deve estar imediatamente disponível.[8]

Dor pós-operatória

A dor cirúrgica pós-operatória é causada por vários fatores, incluindo a incisão cirúrgica, a manipulação de tecidos e a técnica anestésica utilizada intraoperatoriamente. O alívio da dor adequado é importante durante o pós-operatório porque permite ao paciente tossir, respirar profundamente e deambular mais cedo, reduzindo assim a incidência de complicações pós-operatórias, como a atelectasia. O paciente que recebeu como anestésico um agente de inalação sem opioides ou anestésicos locais pode ter mais dor do que um paciente que recebeu opioides intraoperatórios ou um anestésico regional. Pacientes que receberam opioides durante a cirurgia e então receberam naloxona, um antagonista de opioides, no final da cirurgia podem experimentar dor intensa porque o antagonista opioide inverteu os efeitos analgésicos de qualquer medicamento opioide anterior. Como esses pacientes podem experimentar hipoventilação novamente, a enfermeira deve aguardar 15 a 45 minutos após a administração de naloxona antes de dar outro medicamento analgésico à base de opioide.

O Quadro 13.8 relaciona fatores que influenciam a resposta do paciente à dor. Tipos e métodos de administração de medicamentos analgésicos comumente utilizados para o paciente no pós-operatório imediato são discutidos a seguir.

■ Medicamentos opioides IV

A titulação IV de opioides como morfina, fentanila ou hidromorfona no período pós-operatório imediato oferece o alívio da dor mais rápido e eficaz. Como a taxa metabólica basal do paciente diminui durante a cirurgia e o paciente pode estar hipotérmico, a absorção do medicamento intramuscular geralmente é difícil de prever.

Quadro 13.8 **Fatores que influenciam a dor.**

Procedimento cirúrgico: local e natureza da cirurgia
Nível de ansiedade: medo de cirurgia, desfiguração, morte, perda de controle, experiências anteriores
Expectativas do paciente: eficácia do ensino pré-operatório, adequadamente preparado para o resultado
Tolerância à dor: uso prévio de medicamentos, incluindo analgésicos, diferenças individuais
Técnica anestésica: analgésicos utilizados no período intraoperatório, uso de naloxona

---

■ Trometamol cetorolaco

Trometamol cetorolaco pode ser administrado durante a cirurgia e constatou-se que é eficaz no tratamento da dor leve a moderada no pós-operatório imediato. Trometamol cetorolaco é um medicamento anti-inflamatório não esteroide que exibe atividade analgésica, anti-inflamatória e antipirética. O pico de analgesia ocorre em 45 a 60 minutos após a injeção intramuscular, ou IV, e o efeito analgésico dura de 6 a 8 horas. Este medicamento é administrado em doses de até 30 mg e não é usado por mais do que 5 dias no pós-operatório. O medicamento é contraindicado em pacientes com úlceras pépticas ativas, sangramento gastrintestinal recente ou insuficiência renal.

■ Paracetamol IV

Paracetamol IV é um analgésico não opioide de ação central que está disponível na Europa há vários anos e foi agora aprovado para uso nos EUA. É o único não opioide que não tem um rótulo "tarja preta" da Food and Drug Administration (FDA) e é aprovado para uso em adultos e crianças. O medicamento não aumenta a incidência de náuseas e vômitos, não deprime a respiração e não aumenta o risco de sangramento pós-operatório. Ele pode ser administrado para dor leve a moderada antes, durante ou após a cirurgia.

■ Analgesia controlada pelo paciente

O uso de analgesia controlada pelo paciente (ACP) na URPA permite que o paciente administre seu próprio analgésico por via intravenosa usando um dispositivo ACP. Estudos clínicos mostram que os pacientes relatam menos desconforto quando são capazes de controlar a administração de opioides para a sua dor.[9] A ACP também pode ser usada para injetar medicamentos analgésicos no espaço epidural. Ambas as modalidades são formas eficazes para que os pacientes controlem as suas próprias necessidades analgésicas.

■ Medicamentos opioides epidurais

A analgesia de opioides epidural é eficaz no tratamento de dor pós-operatória aguda.[10] Os pacientes que recebem opioides epidurais são menos sedados, são capazes de deambular mais cedo e têm melhor função respiratória. Os opioides epidurais sem conservantes são administrados como uma injeção em *bolus* no final da cirurgia ou por uma infusão epidural contínua através de um cateter epidural e bomba de infusão no pós-operatório. Para garantir a segurança do paciente durante a infusão de opioides epidurais, os conjuntos de infusão não têm portais de injeção e a bomba de infusão, a bolsa de infusão e os tubos de infusão estão claramente identificados com a palavra *epidural*. O motivo dessas salvaguardas é que a infusão acidental de outros medicamentos com conservantes pode causar danos neurais, resultando em paralisia ou morte. A duração da analgesia varia de acordo com o opioide administrado. Os opioides frequentemente usados para administração epidural são morfina livre de conservantes (duração da ação 2 a 24 horas), hidromorfona (duração da ação 10 a 14 horas) e fentanila (duração da ação 4 a 6 horas).

■ Medicamentos anestésicos epidurais locais

Soluções anestésicas locais diluídas de lidocaína, ropivacaína, bupivacaína ou etidocaína são administradas epiduralmente para dor pós-operatória com opioides ou isoladamente. A combinação de anestésicos locais e opioides tem sido utilizada para otimizar

Capítulo 13 — Paciente no Período Pós-Anestesia — 151

a analgesia e minimizar os efeitos colaterais dos anestésicos locais e opioides usando doses mínimas para ambos. As enfermeiras são responsáveis por reconhecer e tratar os efeitos colaterais dos pacientes que estão recebendo analgesia epidural (Quadro 13.9).

Hipertensão

A hipertensão ocorre com dor peroperatória, hipoxemia e hipercarbia por causa da liberação da catecolamina endógena. A cetamina, um fármaco anestésico e analgésico não barbitúrico,

Quadro 13.9 — Efeitos colaterais de analgesia epidural e possíveis soluções.

Retenção urinária
- Cateterizar conforme necessário

Hipotensão postural
- Realizar reposição volêmica
- Administrar efedrina 5 a 10 mg ou fenilefrina 50 a 100 µg IV conforme solicitado

Prurido (coceira em face, cabeça e pescoço)
- Tratar com difenidramina 25 mg VO, IM, IV
- Tratar com naloxona 0,1 mg IV
- Tratar com propofol 10 mg IV

Náuseas e vômitos
- Administrar adesivo de escopolamina
- Administrar um antagonista de 5-hidroxitriptamina do tipo 3
- Administrar dexametasona 0,1 mg/kg

Depressão respiratória
- Administrar naloxona 0,1 mg até um máximo de 0,4 mg IV
- Monitorar por 30 minutos após a administração de naloxona, porque a meia-vida de opioides pode ser mais longa

estimula o sistema nervoso simpático e pode causar taquicardia e hipertensão arterial. A naloxona, se administrada muito rapidamente, pode causar hipertensão, levando a edema pulmonar ou hemorragia cerebral. Outras causas de hipertensão incluem ansiedade, distensão da bexiga urinária, sobrecarga de líquido, braçadeira do esfigmomanômetro estreita e suspensão de medicamentos anti-hipertensivos antes da cirurgia. Salvo indicação em contrário, os pacientes devem tomar seus medicamentos anti-hipertensivos no dia da cirurgia. Os pacientes com hipertensão precisam receber conforto e observação rigorosa. Hipertensão leve a moderada no período pós-operatório imediato geralmente é tratada com medicamentos vasoativos IV, como hidralazina e labetalol. As crises hipertensivas ocorrem no período pós-operatório imediato, e infusões IV contínuas de nicardipino, nitroprusseto de sódio ou nitroglicerina são usadas para manter a pressão arterial em um intervalo seguro. Quando a hipertensão acompanha o *delirium* do despertar, podem ser necessários sedativos IV. Se o paciente estiver hipertenso por causa da ansiedade e a tentativa de tranquilização verbal for ineficaz, benzodiazepínicos, como midazolam, podem ser necessários. Se a hipertensão resultar de sobrecarga de líquidos durante a cirurgia, o paciente pode precisar de cateterismo urinário e diuréticos, como a furosemida.

Arritmias cardíacas

As arritmias cardíacas frequentemente observadas no período pós-operatório são aquelas induzidas por agentes anestésicos, conforme detalhado na Tabela 13.2. (O Capítulo 17 fornece informações mais detalhadas sobre arritmias cardíacas.) As causas mais comuns de arritmias cardíacas no período pós-operatório imediato são hipoventilação, desequilíbrios eletrolíticos, hipoxemia, hipovolemia, sobrecarga de líquidos, hipotermia e dor (Quadro 13.10).

Tabela 13.2 Arritmias cardíacas associadas a anestésicos.

Agente anestésico	Arritmia
Anestésico local com epinefrina	Taquicardia
Espinal e epidural	Bradicardia secundária a resposta vagal
Barbitúrico	
Tiopental sódico	Bradicardia, dissociação AV, CVP ocasionais
Etomidato não barbitúrico	Taquicardia sinusal
Sulfato de morfina	Braquicardia transitória
Cloridrato de meperidina	Taquicardia transitória
Fentanila	Bradicardia
Antagonistas opioides	
Naloxona	CVP, taquicardia ventricular, fibrilação ventricular ocasional
Cetamina	Taquicardia
Isoflurano	Taquicardia
Sevoflurano, desflurano	Dissociação AV, taquicardia
Relaxantes musculares	
Succinilcolina	Bradicardia sinusal, ritmo juncional, CVP. Pacientes com queimaduras, trauma, paraplegia ou tetraplegia estão propensos a ter depressão do segmento ST, ondas T apiculadas, alargamento do complexo QRS levando a taquicardia ventricular, fibrilação ventricular ou assistolia
Brometo de pipecurônio	Fibrilação atrial, extrassistolia ventricular
Pancurônio	Taquicardia e ritmos nodais
Anticolinesterases	Bradicardia, retardo da condução AV, CVP
Anticolinérgicos	Taquicardia

AV, atrioventricular; CVP, contração ventricular prematura.

> **Quadro 13.10 — Fatores causadores de arritmias.**
>
> **Hipoxemia:** bradicardia sinusal, taquicardia sinusal, contrações ventriculares prematuras (CVP), taquicardia supraventricular
> **Hipoventilação/hipercarbia:** taquicardia sinusal, CVP, bradicardia sinusal
> **Hipovolemia:** taquicardia sinusal
> **Sobrecarga de líquidos:** CVP, taquicardia supraventricular, contrações atriais prematuras, fibrilação/*flutter* atrial
> **Hipertermia:** taquicardia sinusal, CVP
> **Hipotermia:** bradicardia sinusal, fibrilação atrial, bloqueio nodal atrioventricular
> **Dor:** taquicardia sinusal, CVP

Delirium do despertar pós-operatório

O *delirium* do despertar (DD), ou a agitação pós-anestesia, é visto desde o surgimento da anestesia geral e consiste em comportamentos combativos, como acordar de forma violenta, derrubar e retirar IVs ou monitores. O DD foi relatado mais frequentemente na população pediátrica e em membros do serviço militar que retornaram do combate tendo sofrido lesão cerebral traumática ou estresse pós-traumático (EPT). A anestesia IV total parece ajudar a minimizar esta complicação pós-operatória.[11] Se um paciente parece estar com DD e está ansioso demais ou tem *flashbacks*, a presença de um membro da família ou amigo confiável na URPA pode ajudar a aliviar esses sintomas.[12] A redução dos estímulos do ambiente também foi considerada útil na resolução de DD, e medicamentos simpatolíticos intraoperatórios foram usados para prevenir DD.[13] A cetamina foi utilizada para reduzir o risco de DD no paciente com EPT.[14]

O DD também foi observado na população de pacientes cirúrgicos pediátricos, especialmente após o uso de sevoflurano ou agentes anestésicos inalatórios de desflurano, que têm curta duração e início rápido. Analgésicos intraoperatórios podem diminuir a incidência de DD, sugerindo que a dor em momentos de falta de consciência pode contribuir para esse fenômeno.[15] A clonidina e a dexametasona também têm sido utilizadas para prevenir DD na população de pacientes cirúrgicos pediátricos.[16]

Hipertermia maligna

A hipertermia maligna (HM) é um distúrbio farmacogenético autossômico dominante do sistema musculoesquelético caracterizado por resposta hipermetabólica a um agente desencadeante anestésico, resultando em dano muscular esquelético, hipertermia e morte se não tratada (ver Foco na Genética 13.1). A maioria dos episódios de HM ocorre na sala de cirurgia durante anestesia geral e menos frequentemente no pós-operatório imediato. A HM é desencadeada em indivíduos suscetíveis aos agentes anestésicos inalatórios halogenados e ao relaxante muscular succinilcolina. Óxido nitroso, anestésicos locais, opioides, propofol e relaxantes musculares não despolarizantes não desencadeiam episódios de HM.

A HM é mais prevalente em pessoas com anormalidades musculares, como distrofia muscular. Estima-se que a incidência de HM seja tão baixa quanto 1 em 250.000 pacientes que recebem anestésicos até 1 em 4.200 pacientes que recebem anestésicos usando agentes desencadeantes. A HM foi observada pela primeira vez na década de 1960 com a introdução de agentes anestésicos inalatórios, e tinha mortalidade de 80%. Hoje, com o uso de monitoramento intraoperatório de CO_2 no final da expiração ($ETCO_2$), SaO_2 e o fármaco dantroleno sódico, a mortalidade diminuiu para 5%. Quando o músculo

> **Foco na Genética 13.1**
>
> **Suscetibilidade a hipertermia maligna (SHM)**
>
> - É uma reação rara que ocorre com o uso de agentes de inalação voláteis, como isoflurano, enflurano, sevoflurano e desflurano
> - Deve-se à mutação genética do gene *RYR1*, que codifica o receptor de rianodina, que regula a liberação de cálcio, ou mutação genética do gene *CACNA1S*, que codifica uma subunidade alfa 1S do canal de cálcio, do tipo L, dependente de voltagem, que regula a entrada de cálcio
> - A mutação do gene *RYR1* ou *CACNA1S*, na presença do agente de inalação, afeta o músculo esquelético, levando à liberação sustentada de cálcio a partir do retículo sarcoplasmático, causando o estado hipermetabólico no músculo esquelético
> - Agora pode ser identificada por meio de testes genéticos de pacientes e/ou membros da família que sofreram complicações durante ou imediatamente após a cirurgia
>
> Genetic Home Reference – http://ghr.nlm.nih.gov – acessado em 10 de agosto de 2015.

Fiszer D, Shaw MA, Fisher NA et al.: Next-generation sequencing of RYR1 and CACNA1S in malignant hyperthermia and exertional heat illness. Anesthesiology 122(5):1033–1046, 2015.

esquelético sensível a HM é exposto a um agente desencadeante de HM, o cálcio intracelular é liberado a uma taxa anormalmente alta, resultando em contração muscular excessiva, aumento do metabolismo, elevado consumo de oxigênio, alta produção de CO_2 e produção de calor. Isso leva a rigidez muscular generalizada, incluindo rigidez muscular do masseter, $ETCO_2$ aumentado, acidose, hipoxemia, taquicardia e mioglobinúria. A elevação da temperatura é um sinal tardio de HM, sendo precedida por elevação de $ETCO_2$ e arritmias cardíacas.

A HM é tratada pela descontinuação do agente anestésico desencadeante, oxigênio inspirado a 100%, hiperventilação, correção de desequilíbrios acidobásicos e medidas de resfriamento, como um cobertor refrigerante e líquidos IV frios. Dantroleno sódico, 2,5 mg/kg IV, é administrado e é repetido até 10 mg/kg, conforme necessário para controlar sinais e sintomas de HM. O dantroleno sódico é reconstituído com água estéril sem conservante; isto é um processo de trabalho intensivo em virtude da dificuldade da reconstituição com uma solução aquosa. A maioria das salas de cirurgia e das URPA tem um *kit* de HM que inclui 36 frascos de dantroleno ou 3 frascos do novo medicamento Ryanodex®, que é mais fácil de reconstituir e mais concentrado (Quadro 13.11).

> **Quadro 13.11 — Conteúdo do *kit* para hipertermia maligna.**
>
> - Metilprednisolona
> - Furosemida
> - Bicarbonato de sódio
> - Dextrose (50%)
> - Água estéril
> - Insulina
> - Manitol
> - Líquidos resfriados IV
> - Dantroleno sódico
> - Tubos de oxigênio novos e dispositivos de liberação
> - Bandeja de cateterismo vesical de demora
> - Tubos nasogástricos
> - Tubos de amostra de sangue
> - *Kits* de gasometria arterial
> - Diretrizes MHAUS e livreto de informações de contato

A exacerbação ou o retorno dos sinais e sintomas de HM pode ocorrer na UCPA horas após a resolução do evento inicial.[12] Por esse motivo, após um episódio de HM, o paciente é observado na UTI por 24 horas após a temperatura ter voltado ao normal. Dantroleno sódico é administrado 1 mg/kg a cada 6 horas, conforme necessário. O monitoramento é mantido durante este período, incluindo o monitoramento da temperatura. Nos EUA, após a alta, os pacientes são encaminhados à Malignant Hyperthermia Association of the United States (MHAUS)* para apoio e educação contínua sobre esse distúrbio.[17,18]

Sedação IV moderada administrada pela enfermeira** *versus* cuidados de anestesia monitorados

A sedação moderada usando midazolam e pequenas doses de opioides IV provoca depressão da consciência induzida por fármaco, e o paciente é capaz de responder a comandos verbais, isolados ou associados a estimulação tátil leve. Não são necessárias intervenções para manter a permeabilidade da via respiratória ou ventilação espontânea. Além disso, a função cardiovascular é mantida. Um paciente que recebeu sedação moderada tem a capacidade de manter a permeabilidade da via respiratória, mantém os reflexos protetores das vias respiratórias e responde a comandos verbais. Se essas três condições não forem alcançadas, o paciente não está recebendo sedação moderada. A vantagem da sedação moderada é que ela permite que o paciente responda a comandos verbais e estimulação física. A sedação moderada é usada para cirurgia ambulatorial e para procedimentos terapêuticos e diagnósticos. O regime geralmente consiste em um narcótico, um sedativo e um anestésico local.[19]

O objetivo da sedação moderada é diminuir a ansiedade do paciente associada ao procedimento ou intervenção cirúrgica usando a menor quantidade de medicamento necessário. A sedação moderada aumenta a cooperação do paciente, mantém os sinais vitais estáveis, eleva o limiar da dor, proporciona amnésia e permite uma rápida recuperação pós-operatória.[20]

O propofol é usado para sedação em procedimentos cirúrgicos e procedimentos de intervenção, como endoscopias, por causa do seu curto tempo de início e do rápido tempo de recuperação. Uma desvantagem do propofol é o risco de perda rápida de consciência e apneia resultando em prejuízo cardiopulmonar. Em um estudo clínico por Schilling et al.[0], constatou-se que o propofol causou maior incidência de declínio da SaO_2 e da pressão arterial em comparação com midazolam em pacientes que precisavam de sedação moderada. Como o propofol é um anestésico geral IV, aqueles que administram propofol devem ser treinados na administração de anestesia geral e manejo de vias respiratórias.[21]

Nos EUA, várias entidades regulam padrões para a administração de sedação moderada, incluindo conselhos estaduais de enfermagem, a Joint Commission e instituições de saúde.

A enfermeira que está administrando a sedação e controlando o cuidado de pacientes que recebem sedação moderada deve estar apta a:

- Reconhecer arritmias cardíacas
- Demonstrar conhecimento de anatomia, fisiologia, farmacologia e complicações relacionadas a sedação moderada e medicamentos sedativos
- Avaliar os requisitos de cuidados do paciente durante a sedação moderada e a sua recuperação, incluindo medidas fisiológicas de frequência e esforço respiratórios, saturação de oxi-hemoglobina, pressão arterial, frequência e ritmo cardíacos e nível de consciência do paciente
- Compreender os princípios da liberação de oxigênio e a fisiologia respiratória e cardiovascular, e demonstrar a capacidade de usar dispositivos de liberação e monitoramento de oxigênio
- Prever e reconhecer complicações de sedação moderada relacionadas aos medicamentos sedativos administrados
- Avaliar, diagnosticar e intervir em resultados indesejados da sedação moderada em conformidade com prescrições (incluindo prescrições padronizadas) ou protocolos institucionais
- Demonstrar habilidades no manejo das vias respiratórias
- Demonstrar conhecimento das responsabilidades legais da administração de sedação moderada IV e monitoramento de pacientes que estejam recebendo sedação moderada IV, incluindo a responsabilidade da enfermeira para quaisquer reações adversas ou complicações potencialmente de risco à vida.

O cuidado anestésico monitorado (CAM) é um serviço no qual um anestesista é solicitado a fornecer cuidados de anestesia para um paciente submetido a um procedimento terapêutico ou diagnóstico geralmente requerendo sedação. A diferença entre a sedação moderada e o CAM é que o anestesista está presente para reconhecer e tratar o paciente que se torna anestesiado após a sedação IV e que desenvolve apneia ou obstrução da via respiratória. Os medicamentos sedativos, incluindo propofol e fentanila, são administrados pelo anestesista, e os anestésicos locais são injetados no sítio cirúrgico pelo cirurgião. Cuidados pós-operatórios do paciente que recebeu sedação moderada ou CAM são semelhantes, embora o paciente que recebeu CAM possa requerer mais intervenção na fase de pós-anestesia.

A Tabela 13.3 mostra uma comparação entre sedação moderada e CAM.

Tabela 13.3 Comparação entre sedação moderada e cuidado anestésico monitorado (CAM).

Características	Sedação moderada	CAM
Capacidade de resposta	Resposta proposital a estimulação tátil ou verbal dolorosa ou repetida	Pode ter resposta proposital após estimulação
Vias respiratórias	Não há necessidade de intervenção	Intervenção pode ser necessária
Ventilação espontânea	Adequada	Pode ser inadequada
Função cardiovascular	Geralmente mantida	Geralmente mantida

---

*N.R.T.: No Brasil, há o Centro Diagnóstico e de Estudo da Hipertemia Maligna da UFRJ. Ver em http://www.icb.ufrj.br/extensao/servicos/centro-de-hipertemia-maligna-131.

**N.R.T.: No Brasil, não há habilitação ou especialização em Anestesiologia para enfermeiras, sendo vedados procedimentos desta natureza.

Desafios relacionados à aplicabilidade clínica

Estudo de caso

O Sr. R., 49 anos, está agendado para o reparo eletivo de uma ruptura do ligamento cruzado anterior direito. Ele sofreu com essa lesão por 10 anos e decidiu que não pode tolerar a dor por mais tempo. Uma revisão dos sistemas inclui história de obesidade mórbida, apneia obstrutiva do sono e hipertensão bem controlada. O Sr. R. foi mantido em jejum total desde a meia-noite. Ele não recebeu alimentos, líquidos ou medicamentos desde a noite anterior.

O Sr. R. concorda com a anestesia geral, mas não permite que a enfermeira anestesista aplique um bloqueio do nervo periférico porque ele tem "medo de agulhas". A anestesia corre bem e o paciente é levado para a sala de recuperação após o procedimento. Na recuperação, a enfermeira anestesista relata as seguintes informações para a enfermeira da URPA:

- Paciente de 1,70 m, peso 106 kg
- Hemoglobina 15 g/100 mℓ; hematócrito 44%
- Medicamentos incluem lisinopril, ibuprofeno
- Sem alergias a medicamentos conhecidas

- Tempo na sala de cirurgia 2 horas e 15 minutos
- Anestesia endotraqueal geral
- Frequência cardíaca 70 bpm, pressão arterial sistólica 120 a 80 mmHg, pressão arterial diastólica 55 a 75 mmHg intra-operatória
- Perda de sangue estimada de 250 mℓ
- Cristaloide total administrado: 2.750 mℓ de solução de Ringer lactato
- Saída de urina de 0,55 mℓ/kg/h.

A pressão arterial inicial do paciente na URPA é 190/110 e o paciente reclama que sente dor, o que é caracterizado como sendo 7 em uma escala de dor verbal de 0 a 10. Outros dados incluem frequência cardíaca de 125 batimentos/min, frequência respiratória de 10 respirações/minuto e contrações faciais. A enfermeira da URPA sugere tentar paracetamol IV para tratar a sua dor.

1. A elevação da pressão arterial do Sr. R. está relacionada com a dor cirúrgica pós-operatória, ou poderia ser outra coisa?
2. O Sr. R. foi orientado a não tomar os seus remédios da manhã. Isso concorre para a pressão arterial elevada?
3. A frequência cardíaca do Sr. R. está elevada. Quais são os possíveis fatores contribuintes?

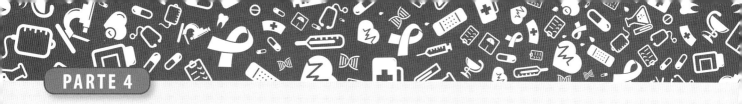

PARTE 4
Situações Especiais em Cuidados Críticos

14
Equipes de Resposta Rápida e Transporte de Paciente Criticamente Doente

Dennis W. Jones e Shawn R. Brast

Objetivos de aprendizagem

Com base no conteúdo deste capítulo, o leitor deverá ser capaz de:

1. Explicar as indicações para chamar uma equipe de resposta rápida (ERR) e as ações principais dessa equipe.
2. Comparar os benefícios e as limitações de uma ERR.
3. Descrever as indicações para o transporte do paciente criticamente doente entre instituições.
4. Comparar e contrastar as vantagens e desvantagens do transporte aéreo *versus* o terrestre.
5. Discutir as considerações específicas e implicações de planejamento para o cuidado no transporte aéreo.
6. Explicar as exigências da Legislação de Transporte Americana – a Emergency Medical Transfer & Labor Act (EMTALA), para uma transferência inter-hospitalar apropriada.
7. Descrever indicações e fatores-chave necessários para um plano efetivo de transferência entre instituições.
8. Analisar o papel da enfermeira nas cinco fases do transporte do paciente criticamente doente entre instituições.
9. Destacar a melhor abordagem prática para a comunicação e o treinamento de uma equipe de transporte intra-hospitalar.
10. Indentificar as considerações principais no uso do equipamento de transporte durante um transporte intra-hospitalar.

Equipes de resposta rápida

Pacientes atendidos nos hospitais atualmente são mais velhos e mais doentes, além de terem mais comorbidades.[1,2] Uma equipe de resposta rápida (ERR), ou equipe de emergência médica (EEM), é um recurso que pode ser usado para chegar a pacientes hospitalizados ao primeiro sinal de instabilidade hemodinâmica. O uso de ERR ou EEM pode impedir que a situação do paciente se deteriore até uma parada cardiopulmonar, além de melhorar os desfechos do paciente. Em outros países que não os EUA, a EEM é considerada uma equipe liderada por médicos, enquanto a ERR é frequentemente liderada por enfermeiras.[3] Nos EUA, uma equipe usada com o propósito de avaliação rápida anterior a uma parada cardiopulmonar é tipicamente chamada ERR, independentemente de ser liderada por médicos ou enfermeiras. As ações essenciais da ERR estão listadas no Quadro 14.1.

A mortalidade intra-hospitalar para pacientes admitidos em unidades de cuidados agudos varia entre 2 e 4%.[4] Pacientes que têm uma parada cardiopulmonar no hospital apresentam taxa de mortalidade de 80%.[5] Cerca de um terço a metade dos pacientes admitidos nas unidades de terapia intensiva (UTI) de um hospital terciário são admitidos após a avaliação de uma ERR.[2]

Benefícios das ERR

O sistema de ERR é baseado em dois componentes principais: reconhecimento precoce da piora do paciente e notificação imediata da equipe clínica com treinamento em reanimação

Quadro 14.1 Ações essenciais desempenhadas por uma equipe de resposta rápida.

- Avaliação rápida de um paciente criticamente doente
- Estabilização do paciente por meio do uso de um protocolo de ERR ou de cuidados médicos diretamente oferecidos
- Coleta rápida dos dados do paciente (p. ex., sinais vitais, dados radiográficos e laboratoriais)
- Facilitação da consulta com especialistas em cuidados de saúde a fim de redirecionar o plano de cuidados
- Oferecimento de educação e suporte à enfermeira da equipe que inicia a chamada da ERR
- Assistência com a delegação da tomada de decisões para as áreas apropriadas do cuidado
- Assistência com a transferência para um nível intensivo de cuidados, se necessário

Dados de Doty S, Anderson C, Dichter J *et al*.: Health Care Protocol: Rapid Response Team, 4th ed. Bloomington, MN: Institute for Clinical Systems Improvement, 2011.

156 Parte 4 Situações Especiais em Cuidados Críticos

avançada. Esses dois componentes principais sustentaram a implementação de uma ERR tanto na comunidade quanto nos hospitais terciários. As ERR podem trazer conhecimento em cuidados críticos para a beira do leito de pacientes adultos que estão piorando criticamente fora de uma UTI ou setor de emergência. A chegada de recursos de cuidados críticos à beira do leito em 5 a 10 minutos resultou em um número reduzido de paradas cardiopulmonares intra-hospitalares na população adulta.[5]

Benefícios secundários das ERR incluem percepções da equipe no tocante a trabalho em equipe e empoderamento das enfermeiras da equipe.[6] Além disso, o cuidado a pacientes criticamente doentes pode ser rapidamente redistribuído de modo a equilibrar a carga de trabalho das enfermeiras durante uma crise.[6] Por fim, uma ERR com um processo formal sobre a progressão do cuidado aos pacientes pode melhorar o fluxo do paciente para unidades intensivas.[6]

O tempo médio durante o qual os pacientes demonstram sinais físicos de piora anteriormente a uma parada cardiopulmonar é de 6 horas.[5] Um a cada cinco pacientes adultos admitidos em UTI após receberem cuidados de uma ERR serão diagnosticados com sepse, a qual pode apresentar diversos sinais de alerta sutis precoces.[2] Com frequência, os sinais físicos de piora clínica podem não ser notados ou ser percebidos com atraso nas áreas de cuidado não monitorado ao paciente, dadas as limitações das avaliações periódicas pelas enfermeiras.[5] Os indícios dados pelo paciente para que uma ERR seja notificada podem ser encontrados no Quadro 14.2.[7] O Medical Emergency Response Intervention and Therapy Trial (teste MERIT) identificou que a equipe de enfermagem usava os critérios do "membro da equipe com preocupação significativa" com 35 vezes mais frequência que critérios objetivos.[5] Esse achado indica que existem desafios na identificação de indicadores objetivos para a evolução da condição clínica em tempo real e comunicar essa informação de modo oportuno e significativo para os outros profissionais de cuidados de saúde. Aproximadamente 40 a 50% dos pacientes que sofrem parada cardiopulmonar intra-hospitalar têm mudanças de estado mental ou distúrbios respiratórios mais horas que precedem o evento.[8]

Limitações das ERR

Foram realizadas sete revisões sistemáticas sobre a efetividade ou a implementação das ERR.[5] Os dados mais recentes foram incapazes de demonstrar efeitos conclusivos positivos do uso

de ERR na redução das readmissões na UTI, do tempo de estada em tal unidade e da mortalidade intra-hospitalar de pacientes que receberam alta dela.[9] O uso de ERR pode até mesmo criar um número maior de admissões, em UTI, de pacientes que apresentem doença com gravidade no limiar.[10] Sugere-se que os critérios do "membro da equipe com preocupação significativa" possam contribuir para essa população de pacientes. Como resultado, pacientes que tiveram seu cuidado inapropriadamente progressivo para o nível de UTI podem ter impacto negativo na melhoria dos demais, além de tirar da equipe, por períodos variados, a atenção voltada para os pacientes com estado mais agudo na UTI.[10] Essa situação pode criar atrasos para outros pacientes que necessitam ser admitidos na UTI por intermédio de um departamento de admissão de emergência.

Outros motivos para as ERR não demonstrarem efeitos positivos nos desfechos dos pacientes incluem o conhecimento da equipe sobre os critérios de ativação da ERR, uma liderança inconsistente, comunicação entre os profissionais e trabalho em equipe comprometidos, assim como as atitudes percebidas pela equipe sobre a ativação da ERR.[9] Outros potenciais desafios para que os benefícios das ERR sejam demonstrados são as amplas variações na função de uma enfermeira intensivista como líder da equipe em contraste com uma enfermeira hospitalista, a falta de equipamentos padronizados de reanimação e de protocolos que sustentem as intervenções de reanimação.[9] Existem algumas críticas dos médicos sobre o uso das ERR poder resultar em falta de continuidade no cuidado graças ao fato de a equipe de cuidados primários não ter sido envolvida diretamente durante a mudança da condição clínica do paciente.[6] É comum que poucos médicos mais velhos não se envolvam nos cuidados dos pacientes com estado mais agudo, criando potencialmente uma oportunidade perdida de aprendizagem para a equipe médica mais jovem.[6] Essa percepção é frequentemente compartilhada pela enfermeira da equipe, noviça em enfermagem, que trabalha em unidades mais básicas e perde a oportunidade de participar dos cuidados clínicos para estado mais agudo quando uma ERR assume os cuidados.

Estratégias para o aprimoramento futuro das ERR

Aprimorar a utilização das ERR é um tema recorrente nos artigos de periódicos revisados por colegas sobre esse tópico. As estratégias predominantes para melhorar a efetividade das ERR focam no treinamento para o trabalho em equipe e nas maneiras de aprimorar a notificação das ERR. São examinados também benefícios secundários do uso das ERR em populações selecionadas de pacientes.

Estudos que demonstram resultados promissores incluem aqueles nos quais a equipe é treinada utilizando simulação interprofissional. Demonstrou-se também que o uso de simulações para o treinamento de reanimação melhora o conhecimento dos participantes, seu domínio e tempo de realização do trabalho, os desfechos do paciente, além do trabalho de equipe e da comunicação interprofissional.[11] As técnicas de comunicação desenvolvidas pela Agency of Healthcare Research and Quality (AHRQ), apresentadas como programa Team Strategies and Tools to Enhance Performance and Patient Safety (estratégias e ferramentas para aumentar o desempenho da equipe e a segurança do paciente) (TeamSTEPPS), vêm demonstrando resultados favoráveis nas disciplinas médicas.[12,13] Um exemplo-chave de uma ferramenta TeamSTEPPS é *Situation, Background, Assessment, Recommendation* (situação, contexto,

---

Quadro 14.2 Indícios de que o paciente necessita de uma ERR.

- Membro da equipe com uma preocupação significativa sobre a condição do paciente
- Estado mental alterado
- Frequência cardíaca maior que 140 bpm ou menor que 40 bpm
- Frequência respiratória maior que 22 incursões/min ou menor que 8 incursões/min
- Pressão arterial sistólica maior que 180 mmHg ou menor que 90 mmHg
- Saturação de oxigênio menor que 90% apesar do oxigênio suplementar
- Débito urinário menor que 50 mℓ ao longo de 4 h
- Dor torácica que não passa com nitroglicerina
- Risco de perda de via respiratória
- Convulsão
- Dor incontrolável

Adaptado de Agency for Healthcare Research and Quality Patient Safety Network (AHRQ PSNet), U.S. Department of Health & Human Services: Patient Safety Primers: Rapid Response Systems. Atualizado em dezembro de 2014. Acesso em junho de 2015. Disponível em http://psnet.ahrq.gov/primer.aspx?primerID=4.

avaliação, recomendação) (SBAR), a qual é usada para comunicar a condição de um paciente para outro profissional de cuidados de saúde durante uma emergência, por telefone ou em pessoa (Quadro 14.3). Membros de equipes de reanimação que usam as ferramentas TeamSTEPPS demonstraram percepção e atitudes avançadas com relação ao trabalho de equipe, e mostrou-se que o treinamento dirigido melhora do desempenho da equipe e a segurança do paciente.

O processo de identificação da piora de um paciente apresenta numerosos obstáculos e desafios. Três abordagens possíveis para maximizar o benefício ao paciente são oferecimento dos recursos da ERR por conta própria, sistemas de alerta precoce dos escores e ERR iniciada pela família.

A primeira ERR ativada pela família foi um experimento do North Carolina Children's Hospital em 2007.[3] Foram relatadas respostas favoráveis das famílias, mas não se demonstrou um efeito positivo explícito nos desfechos adultos ou pediátricos.

Sistemas de escores de alerta precoce estão sendo desenvolvidos a fim de aprimorar a identificação objetiva de um paciente em estado de piora. Os sistemas de escores publicados não foram validados e demandam o uso de um instrumento durante a avaliação da piora de um paciente.[4] Quando comparado aos critérios simplificados que baseiam em avaliação do estado mental e distúrbio respiratório, um instrumento que exige cálculo pode não ser clinicamente prático.[8] A melhoria potencial na identificação de pacientes que necessitem de ERR é o uso de monitoramento contínuo e oferecimento direto de cuidados.[5] A preocupação sobre essa abordagem é a fadiga de alarmes devida aos falsos alarmes inerentes. A tecnologia, nesse ponto, permanece altamente dependente da interpretação clínica, entretanto: poderia ocorrer melhor identificação do paciente se o monitoramento contínuo fosse empregado em setores do hospital voltados para estados menos agudos.

Um novo benefício de uma ERR é dar assistência aos cuidados terminais. Estima-se que até um terço dos pacientes que recebem cuidados de uma ERR terão problemas relacionados ao fim de vida, possivelmente como resultado de tratamento comprometido para a fase terminal ou da falha no reconhecimento dos sintomas de um paciente agonizante.[14] Quando comparada às equipes tradicionais, a ERR pode dar melhor assistência e potencialmente impedir terapias agressivas com baixa probabilidade de melhorar os desfechos ou o conforto do paciente. Uma ERR também pode ajudar os pacientes e suas famílias na adoção de um consenso sobre o limite do prolongamento de vida.[14]

Uma grande quantidade de pesquisa futura será necessária para que seja identificado o valor das ERR na melhoria da segurança e dos desfechos dos pacientes. Os problemas mais óbvios são os desafios quanto à configuração da equipe, aos protocolos, ao trabalho em equipe e à comunicação. Esforços deliberados para vencer esses desafios devem proporcionar mais oportunidades para substanciar o valor das ERR no tratamento do paciente criticamente doente.

Transporte entre instituições

Os pacientes criticamente doentes muitas vezes precisam ser transportados entre instituições de cuidados de saúde. Para assegurar o transporte seguro e eficiente, é importante considerar o método de transporte e o pessoal envolvido no processo do transporte.

Geralmente, o transporte está indicado quando a necessidade do paciente de procedimentos diagnósticos complexos ou especialidade médica e de enfermagem sofisticada supera aquela que pode ser oferecida pela instituição de origem. As solicitações das famílias também podem iniciar o transporte dos pacientes. Por exemplo, uma família pode querer que o membro de sua família seja transferido para um hospital mais próximo de casa.

Os desfechos da reforma de saúde em processo também aumentaram as demandas pelo transporte de pacientes criticamente doentes entre instituições. As operadoras de planos de saúde podem requerer que os pacientes sejam transportados para uma instituição que seja membro da rede. Além disso, muitos hospitais disputam por pacientes e preparam suas próprias equipes de transporte para proporcionar um fluxo de pacientes para sua própria instituição.

Qualquer que seja o motivo para transportar um paciente, sempre deve ser realizada uma análise do risco–benefício do transporte. Os riscos para o paciente variam desde a segurança física até o comprometimento fisiológico e o sofrimento emocional.[15] Quando os benefícios para o paciente superam os riscos, o transporte entre instituições está assegurado. A Figura 14.1 apresenta um algoritmo para a transferência entre instituições.

> **Quadro 14.3** Instrumento de comunicação SBAR.
>
> **SBAR** é o acrônimo de *Situation, Background, Assessment, and Recommendation* (situação atual, contexto, avaliação e recomendação). Instrumentos de comunicação como SBAR servem como modelos para o líder da ERR de como coletar informações pertinentes, facilitando a comunicação com o médico e a responsabilização sobre a tomada de decisões.
>
> | | |
> |---|---|
> | **Situação atual** | Informar seu nome e sua unidade. |
> | | Indicar o nome do paciente sobre o qual está falando. |
> | | Informar o problema pelo qual a equipe foi consultada. |
> | **Contexto** | Informar o diagnóstico à admissão e a data de admissão. |
> | | Informar histórico médico pertinente. |
> | | Fornecer um breve resumo da trajetória do paciente no hospital. |
> | | Informar o código do estado do paciente. |
> | **Avaliação** | Sinais vitais mais recentes. |
> | | PA: _____; pulso: _____; respiração: _____; temperatura: _____ |
> | | Qualquer alteração a partir de avaliações anteriores: |
> | | Estado mental |
> | | Qualidade das incursões |
> | | Alteração do pulso/ritmo |
> | | Dor |
> | | Coloração da pele |
> | | Alterações neurológicas |
> | | Náuseas e vômitos, débito |
> | **Recomendação** | Informar suas recomendações de triagem. Por exemplo: |
> | | Transferência para unidade de cuidados coronários |
> | | Para que o médico venha ver o paciente imediatamente |
> | | Organizar para que o especialista veja o paciente imediatamente |
> | | Organizar para testes (p. ex., raios X de tórax, gasometria arterial, eletrocardiograma, hemograma) |
>
> Adaptado de Duncan KD: Nurse-led medical emergency teams: A recipe for success in community hospitals. In DeVita MA, Hillman K, Bellomo R (eds): Medical Emergency Teams: Implementation and Outcome Measurement. New York, Springer, 2006, pp 122-133.

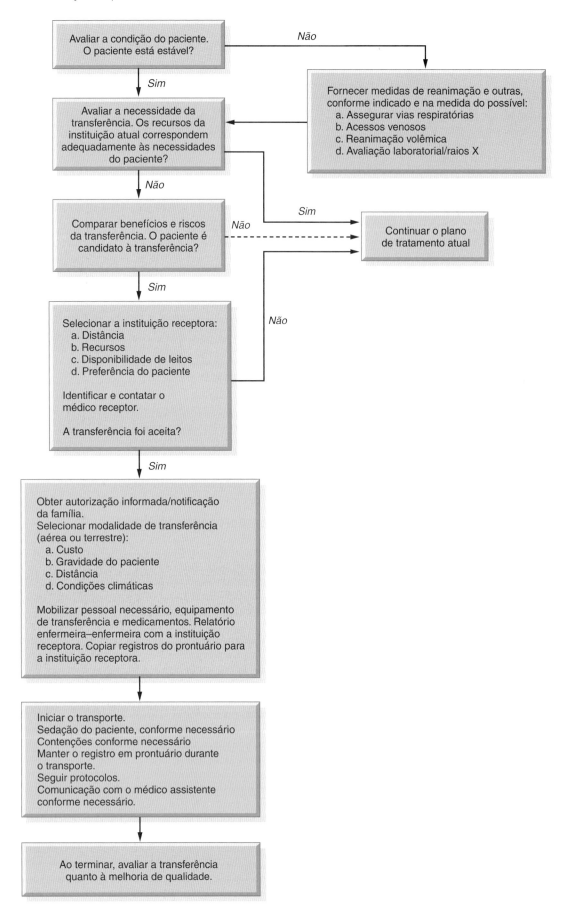

Figura 14.1 Algoritmo para transferência entre instituições. (De Warren J, Fromm RE, Orr RA et al.: Guidelines for the inter- and intra-hospital transport of critically ill patients. Crit Care Med 32(1):256-262, 2004.)

Capítulo 14 Equipes de Resposta Rápida e Transporte de Paciente Criticamente Doente **159**

O American College of Emergency Physicians (ACEP*) descreveu as responsabilidades do médico para o transporte entre instituições:

- O médico solicitante realiza o exame do paciente e determina o nível apropriado de cuidados durante a transferência
- O médico receptor garante que a instituição é capaz de receber o paciente.

O diretor médico do serviço de transporte de cuidados críticos fornece orientação médica durante o transporte, bem como toda a supervisão da operação de transporte. Isso inclui, dentre outras medidas, determinar a composição mínima para a equipe e equipamentos necessários, educação e prática.[16]

Modalidades de transporte entre instituições

Uma vez decidido fazer o transporte, deve ser determinado o método de transporte. Os dois métodos principais de transporte entre instituições são o terrestre e o aéreo. O transporte terrestre inclui ambulâncias e UTI móveis. O transporte aéreo acontece por um veículo de asa rotatória (helicóptero) ou por um veículo de asa fixa (avião).

Ao selecionar a modalidade de transporte, os seguintes fatores devem ser considerados:[17]

- Distância
- Segurança do ambiente de transporte
- Tempo do paciente "fora do hospital"
- Condição do paciente e potencial para complicações
- Necessidade do paciente para intervenção crítica ou tempo sensível (p. ex., angioplastia de salvamento)
- Condições do tráfego
- Condições do tempo.

Além disso, as vantagens e desvantagens do transporte terrestre *versus* aéreo devem ser consideradas. A Tabela 14.1 resume as vantagens e as desvantagens do transporte terrestre *versus* aéreo.

■ Transporte aéreo

A Tabela 14.2 resume as considerações especiais para o transporte aéreo. É importante que a enfermeira que presta cuidado ao paciente tenha uma compreensão básica dessas considerações para auxiliar na preparação do paciente antes da chegada da equipe de voo e possibilitar uma transição mais delicada à beira do leito na chegada.

Durante o transporte aéreo, o ambiente do paciente difere muito do ambiente intra-hospitalar. Como o paciente será transportado em uma altitude mais elevada, na qual a pressão barométrica se encontra reduzida, a possibilidade de hipoxia aumenta. Entretanto, a equipe aérea avaliará o paciente antes da partida a fim de determinar de quanto oxigênio o paciente precisará durante o transporte, com base na condição clínica do paciente e no plano de voo.

Qualquer cavidade cheia de ar no corpo do paciente, como o estômago ou os pulmões, bem como recipientes (tala de ar, frascos de vidro de soluções venosas), pode ser fisiologicamente afetada por alterações na pressão barométrica. O grau até o qual qualquer efeito deletério pode ocorrer ao paciente durante o transporte depende do tipo de aeronave e da altitude do voo. A equipe de voo examina cuidadosamente o paciente e toma as medidas preventivas para garantir um transporte seguro e sem intercorrências.

Outros fatores ambientais que afetam o paciente durante o transporte incluem alterações na temperatura e na umidade, bem como a presença de ruído e vibração. O modo de transporte ditará o grau em que cada um desses fatores ocorre – ou seja, se o veículo é um aparelho de asa rotatória ou de asa fixa – e o tipo de aeronave. A tripulação de voo empreende os passos necessários para prevenir ou diminuir os efeitos de cada um desses fatores sobre o paciente.

Se o paciente criticamente doente estiver consciente e ciente da necessidade do transporte aéreo, a enfermeira que encaminha o paciente o examina para verificar se ele sente medo e/ou ansiedade relacionados com o voo e verifica se já ocorreu cinetose quando em um veículo em movimento. A consulta

---

Tabela 14.1 Vantagens e desvantagens do transporte terrestre *versus* aéreo.

Modalidade de transporte	Vantagens	Desvantagens
Terrestre	Espaço de trabalho adequado para profissionais e equipamento Equipamentos de monitoramento sensíveis podem funcionar melhor Nenhuma restrição de peso Iluminação adequada Capacidade de viajar na maioria das condições do tempo	Tempo de transporte mais longo Condições desfavoráveis da estrada podem tornar o transporte desconfortável para o paciente Intervenções difíceis de realizar em um veículo em movimento Ambulância indisponível para outras chamadas na comunidade
Aéreo	Pode encurtar o tempo "fora do hospital" Tripulação geralmente composta de profissionais com nível avançado Capacidade de comunicação melhorada Serviços médicos de emergência terrestres permanecem disponíveis na comunidade	As condições do tempo restringem a disponibilidade do veículo Potencialmente mais dispendioso Espaço limitado (helicópteros) Limitações de peso Impacto fisiológico sobre o paciente e a tripulação Impacto psicológico sobre o paciente (p. ex., medo de voar)

De Holleran R: Prehospital Nursing: A Collaborative Approach. St. Louis, CV Mosby, 1994.

---

*N.R.T.: No Brasil, a Resolução Cofen nº 551/2017 normatiza a atuação da Enfermeira no Atendimento Pré-Hospitalar Móvel e Inter-Hospitalar em Veículo Aéreo. Disponível em: http://www.cofen.gov.br/wp-content/uploads/2017/06/RESOLU%C3%87%C3%83O-COFEN-551-2017.pdf.

160 Parte 4 Situações Especiais em Cuidados Críticos

Tabela 14.2 Considerações especiais para o transporte aéreo.

Estressores	Efeito	Intervenções de enfermagem
Mudança de altitude	A hipoxia deve-se ao seguinte: Diminuição na pressão parcial de oxigênio Diminuição no gradiente de difusão para moléculas de oxigênio para atravessar a membrana alveolar Diminuição na disponibilidade de oxigênio	Fornecer oxigênio suplementar Usar o oxímetro de pulso e o monitor de CO_2 terminoexpiratório
Mudança na pressão barométrica (pressão atmosférica)	Com a altitude crescente, a pressão barométrica diminui e os gases se expandem A expansão dos gases afeta os tímpanos, seios paranasais, trato gastrintestinal, espaços pleurais e órgãos ocos A expansão dos gases afeta as talas de ar, manguitos ou bolsas de pressão, balões nos tubos endotraqueais, frascos e bolsas de líquidos intravenosos, roupas antichoque pneumáticas	Introduzir uma sonda nasogástrica para descomprimir o estômago Quando possível, encher os balões com água ou soro fisiológico no lugar de ar Monitorar o equipamento e descomprimir com altitudes mais elevadas Ventilar os frascos de vidro e enrolar para proteger da clivagem Aplicar manguitos de pressão nas bolsas de pressão IV
Alteração térmica	À medida que aumenta a altitude, a temperatura diminui A demanda de oxigênio aumenta à medida que o corpo tenta manter o calor	Utilizar cobertores para manter o paciente aquecido
Mudança da umidade	À medida que o ar é resfriado, ele perde umidade As mucosas secam	Umidificar o oxigênio suplementar Fornecer ingesta hídrica adequada
Alteração gravitacional	A alteração gravitacional afeta as forças de aceleração e desaceleração O aumento transitório no retorno venoso acontece para pacientes posicionados com a cabeça na parte posterior da aeronave Existe potencial para a cinetose	Usar uma posição com a cabeça para diante para os pacientes com sobrecarga hídrica ou aumento da pressão intracraniana Para minimizar a cinetose, fornecer O_2, lenços frios para a face e ar frio na face Administrar os medicamentos, como os adesivos de escopolamina transdérmicos e a prometazina
Ruído	É difícil monitorar pressão arterial, murmúrio vesicular, extravasamento de ar no tubo endotraqueal	Explicar os sons para o paciente Monitorar a pressão arterial por Doppler Realizar a avaliação contínua da via respiratória Usar fones de ouvido
Vibração	A vibração pode distorcer as leituras no equipamento O equipamento pode afrouxar ou se mover	Fixar todos os equipamentos Verificar frequentemente a função do equipamento

De Harrahill M: Interfacility transfer. In Kitt S, Selfridge-Thomas J, Proehl J *et al*. [eds]: Emergency Nursing: A Physiologic and Clinical Perspective, 2nd ed. Philadelphia, WB Saunders, 1995, pp 12-18.

médica estaria indicada quando existir qualquer um desses fatores, uma vez que o tratamento com um medicamento ansiolítico ou antiemético poderia auxiliar na prevenção de problemas clínicos durante o voo. Novamente, a tripulação do voo examina o paciente para a presença desses fatores durante a avaliação antes do voo.

Diretrizes para transferência e implicações legais

A ACEP desenvolveu orientações para facilitar a transferência apropriada dos pacientes. Esses princípios da transferência adequada do paciente estão listados no Quadro 14.4.

Legislações fornecem diretrizes, regulamentações e penalidades para a transferência de pacientes. Uma dessas leis, o Consolidated Omnibus Reconciliation Act (COBRA) de 1985, contém disposições que abordam a transferência de pacientes entre hospitais. A finalidade da legislação consiste em evitar as transferências inadequadas de pacientes que chegam ao serviço de emergência. Em 1986, o Congresso dos EUA decretou o Emergency Medical Treatment & Labor Act

(EMTALA) a fim de assegurar acesso do público aos serviços de emergência independentemente da capacidade de pagar por eles; essa legislação tornou-se conhecida como a lei "*antidumping*". Os Centers for Medicine and Medicaid Services (CMS) impuseram regulações para os hospitais participantes que oferecem setor de emergência.

As disposições da legislação COBRA evitam que seja negada a qualquer paciente uma avaliação inicial no serviço de emergência, que ele seja transferido para outro hospital ou tenha alta sem receber cuidados:

1. Os hospitais devem realizar avaliação clínica para toda pessoa que chegue à emergência em busca de atendimento.
2. Se o paciente apresenta uma condição clínica de emergência, o hospital tem de prestar o tratamento estabilizador ou transferir o paciente para outro serviço de saúde. É responsabilidade do médico o registro de que os benefícios são superiores aos riscos da transferência.
3. O serviço de saúde receptor concorda em receber o paciente e prestar o tratamento médico apropriado. O serviço de saúde receptor deve ter espaço e profissionais qualificados adequados para o cuidado ao paciente.

Quadro 14.4 Transferência inter-hospitalar adequada do paciente.

- A saúde e o bem-estar ótimos do paciente devem ser o principal objetivo de sua transferência
- Médicos do setor de emergência, profissionais de saúde com prática avançada e o corpo de profissionais da instituição devem submeter-se às leis aplicáveis relativas à transferência do paciente. Deve-se oferecer a todos os pacientes uma avaliação clínica e um tratamento de estabilização dentro das capacidades da instituição de saúde anteriormente à transferência. Se um paciente competente demanda transferência antes desses procedimentos, esses serviços devem ser oferecidos ao paciente e deve-se documentar a recusa informada
- A instituição de onde o paciente será transferido é responsável por informar ao paciente ou seu representante sobre os riscos e os benefícios da transferência, além de documentá-los. Antes da transferência, o consentimento do paciente deve ser obtido e documentado quando possível
- As políticas e os procedimentos da instituição médica e/ou os regulamentos da equipe médica devem identificar os indivíduos responsáveis e qualificados para o desempenho da avaliação clínica e estabilização. As políticas, procedimentos ou regulamentos precisam definir quem é responsável por aceitar e transferir os pacientes em nome do hospital. O médico examinador do hospital de onde ocorrerá a transferência usará seu melhor julgamento no tocante à condição do paciente quando determinar o tempo de transferência, a modalidade de transporte, o nível de cuidado oferecido durante o transporte e o destino do paciente
- A modalidade de transporte usada nas transferências fica a critério do profissional de saúde que está oferecendo o tratamento e é baseada na situação clínica individual, nas opiniões disponíveis, nos equipamentos necessários e na preferência do paciente. As opções para transporte incluem ambulância, transporte aéreo e veículo particular, mas não estão limitadas a isso. Independentemente do método de transferência, o acesso IV deve permanecer em seu lugar se isso for considerado apropriado pelo provedor de cuidados
- O pagamento pelo transporte não deve ser negado em retrospecto pelos planos de saúde
- Deve-se obter de um médico ou outro indivíduo responsável, no hospital receptor, um contrato de aceitação do paciente em transferência antes de a transferência ocorrer. Quando um paciente necessitar de maior nível de cuidados do que oferecido ou disponível na instituição que está realizando a transferência, uma instituição receptora com capacidade de oferecer o nível de cuidado necessário não pode negar nenhum pedido de transferência
- Todos os registros e cópias de exames de imagens pertinentes devem acompanhar o paciente até a instituição receptora ou ser transferidos eletronicamente o quanto antes
- Quando a transferência de pacientes for parte de um plano regional para proporcionar cuidado ótimo em uma instituição médica especializada, protocolos de transferência por escrito e contratos inter-hospitalares devem ser obtidos

Dados de American College of Emergency Physicians: Appropriate Interfacility Patient Transfer. Clinical & Practice Management, Policy Statements, revisado em janeiro de 2016. Disponível em: https://www.acep.org/content.aspx?id=29114.

4. A transferência é realizada por profissionais qualificados e estão disponíveis os equipamentos apropriados e necessários para a prestação de cuidado durante a transferência.[18]

Se um paciente não estiver estável, sua condição mesmo assim pode ser apropriada para a transferência, sob as seguintes circunstâncias:

1. Os riscos de permanecer na instituição de origem são superados pelos benefícios da transferência.
2. O paciente ou a família solicita a transferência.
3. O médico da instituição de origem está ausente, porém um profissional médico qualificado atesta que os benefícios superam os riscos.

4. A transferência ocorre com equipamento apropriado e profissionais qualificados.[10]

Informações adicionais sobre o EMTALA podem ser encontradas em https://www.cms.gov/Regulations-and-Guidance/Legislation/EMTALA/.

A Figura 14.2 apresenta os requerimentos para a avaliação da adequação do paciente para ser transportado, como destacado pelo EMTALA. Além disso, a Air and Surface Transport Nurses Association (ASTNA, antes conhecida como National Flight Nurses Association, ou NFNA) desenvolveu padrões de enfermagem para o transporte de pacientes criticamente doentes em veículos movidos a hélice.

Fases do transporte entre instituições

Foram identificadas cinco fases do transporte: notificação e liberação da vaga pela instituição receptora; preparação do paciente pela equipe de transporte; processo de transporte em si; recebimento do paciente na instituição receptora; e monitoramento contínuo do padrão de melhoria da qualidade após o transporte. Cada fase é descrita em detalhes no tocante ao transporte.

■ Fase 1 | Notificação e liberação da vaga pela instituição receptora

A primeira fase do transporte requer o contato com a instituição receptora e a confirmação da disponibilidade de receber o paciente, determinar o médico e uma unidade de cuidado receptora apropriada. Além disso, a modalidade de transporte é determinada nesse momento. A comunicação é um elemento-chave nessa fase do processo. Todos os profissionais (solicitantes, de transporte e receptores) devem possuir as informações necessárias para tomar decisões de transporte apropriadas. Os padrões de cuidados ou protocolos são necessários para que o processo de transporte seja realizado de forma organizada. Uma lista de verificação de transferência é útil para assegurar que nenhum passo no processo de transferência seja perdido. Além disso, é necessário tomar ciência das políticas e dos procedimentos das unidades de transporte para um processo de transporte tranquilo.[18]

A identificação de um médico responsável é essencial de modo que um profissional de cuidados médicos fique disponível para consulta durante o trajeto e na chegada. A ACEP descreveu a orientação médica para as transferências entre instituições como uma responsabilidade compartilhada. O médico que transfere garante que a equipe de transporte seja composta por profissionais adequados às necessidades do paciente e que um veículo e equipamentos apropriados sejam empregados para o transporte.[18] Se o serviço de atendimento médico de emergência local não fornecer orientação médica durante o trajeto, então se identifica um médico do hospital ou da ambulância como responsável para fazê-lo.

A Commission of Air Medical Transport Services, que é o organismo de certificação para a indústria de transporte aéreo médico, mantém o padrão de equipe em transportes de cuidados críticos, ou uma enfermeira ou um médico licenciado deve estar presente como profissional de saúde principal.[19] As equipes de transporte devem ter prescrições ou protocolos-padrão, caso não seja possível manter contato com um médico durante o transporte. A equipe de transporte aéreo tem protocolos de prática que orientam suas ações; entretanto, também pode receber orientação médica a partir do diretor médico do programa de transporte.

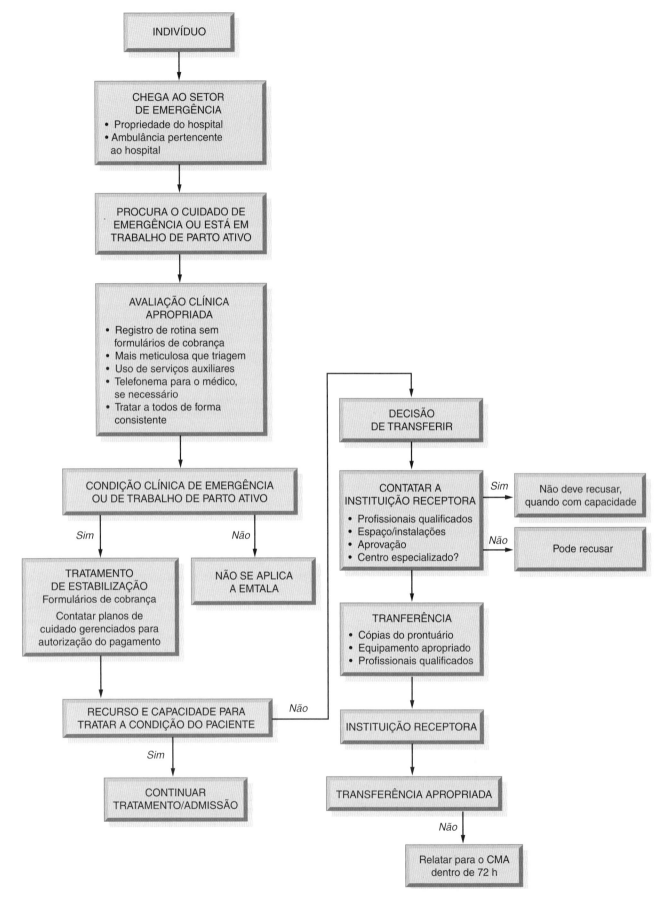

Figura 14.2 Fluxograma EMTALA. CMA, Center for Medicare and Medicaid Services. (Adaptada de Lee NG: Legal Concepts and Issues in Emergency Care. Philadelphia, PA: WB Saunders, 2001, p 140, com autorização.)

Uma vez determinado o serviço de transporte específico, são informadas a condição geral e as necessidades clínicas específicas do paciente. A informação necessária inclui nome do paciente, idade, diagnóstico, motivo da transferência, sinais vitais, acessos venosos e monitoramento especial, infusão contínua de medicamentos, condições das vias respiratórias e de oxigenação ou ventilação e equipamentos especiais necessários (p. ex., bomba de balão intra-aórtico). Essas informações auxiliam na determinação da composição da equipe de transporte, bem como dos equipamentos e medicamentos necessários. A American Association of Critical-Care Nurses (AACN), o American College of Critical Care Medicine e a Society of Critical Care Medicine (SCCM) oferecem diretrizes para os profissionais que acompanham as transferências entre instituições (Quadro 14.5).[15]

O transporte de paciente em cuidados críticos entre instituições é uma área da prática de enfermagem altamente especializada que requer conhecimentos e habilidades específicos. Antes de concordarem em acompanhar um paciente durante o transporte inter-hospitalar, enfermeiras que não tenham recebido treinamento ou sejam inexperientes nessa área devem estar cientes dos padrões práticos ou dos regulamentos que comandam essa prática de enfermagem nessa situação, como os padrões promulgados por um conselho estadual de enfermagem.

A AACN e a SCCM desenvolveram diretrizes de ensino e competências esperadas para a capacitação em transferência destinadas à formação profissional da equipe de acompanhamento, que podem auxiliar na identificação das questões relacionadas com o papel da enfermeira nesse campo.[15] As legislações atuais exigem que o paciente ou um representante legal autorizado façam a autorização para o transporte. Se a autorização não puder ser obtida, a documentação das indicações para o transporte e a razão pela qual a autorização não foi obtida devem ser registradas no prontuário.[15]

■ Fase 2 | Preparação do paciente pela equipe de transporte

A segunda fase começa quando da chegada da equipe de transporte. Um relato completo sobre o paciente é fornecido para a equipe que acabou de chegar; ele deve incluir queixa principal, alergias, história clínica, motivo do transporte, idade do paciente, sinais vitais e tratamentos já realizados e seus resultados. Cópias do prontuário e de todas as radiografias também são enviadas com o paciente. Para evitar a duplicação dos esforços, as enfermeiras da instituição de origem ou de referência e de transporte decidem quem fornecerá o relato completo para o hospital receptor. Se o transporte for oferecido pela enfermeira da instituição, as enfermeiras de transporte atualizam a enfermeira receptora, quando necessário.

A equipe de transporte realiza o exame do paciente e compara seus achados com a avaliação e o plano de cuidados anteriores. Caso sejam indicadas intervenções antes do transporte, a equipe de transporte e os profissionais da instituição de referência determinam quem assume a responsabilidade pelas intervenções. É importante que todos os procedimentos de estabilização (p. ex., intubação endotraqueal) sejam concluídos antes de deixar a instituição de referência para garantir que os procedimentos sejam concluídos com sucesso. A conclusão desses procedimentos em um ambiente de transporte menos controlado aumenta o risco de erros devido a imprevistos de iluminação, movimento e vibração. Apesar de a reanimação e a estabilização serem inicialmente conduzidas pela equipe do hospital de referência, a estabilização plena pode não ser alcançada até que o paciente chegue ao hospital receptor ou para o qual foi encaminhado.

A preparação psicossocial do paciente e da família para o transporte é um passo importante antes que se inicie o transporte. A enfermeira da instituição de origem garante que o paciente e a família compreendam todas as questões referentes ao processo de transporte, como o motivo, a modalidade de transporte, a duração e o destino do transporte. As informações sobre a família também são comunicadas nesse momento e incluem a identificação de alguém que será o porta-voz do plano da família para chegar ao hospital receptor. Se a equipe de transporte não for capaz de se encontrar com a família, a enfermeira da instituição de origem oferece informações sobre como contatar a família. A equipe de transporte, particularmente a equipe de transporte aéreo, objetivando afastar qualquer ansiedade maior em relação ao voo, explica todos os procedimentos, precauções de segurança e a necessidade de medicação pré-voo (p. ex., antieméticos) para o paciente e sua família antes da partida.

A preparação física do paciente é o passo mais importante para garantir um transporte seguro. O ABC do cuidado (via respiratória [airway], respiração [breathing] e circulação) constitui a prioridade máxima. A oxigenação e ventilação adequadas são garantidas antes que comece o transporte. Como afirmado anteriormente, os procedimentos necessários, como intubação, são realizados antes da partida. Muitos pacientes intubados são sedados para evitar que desloquem o tubo orotraqueal e para diminuir o medo e o desconforto durante o transporte. Além disso, uma sonda nasogástrica pode ser inserida para evitar a aspiração do conteúdo gástrico para a via respiratória. Como a ausculta dos sons respiratórios é difícil durante o trajeto, os níveis de dióxido de carbono terminoexpiratório e da saturação de oxigênio são empregados para monitorar o estado respiratório. Suplementação de oxigênio é quase universalmente administrada durante o transporte para manter a oxigenação adequada.

As condições circulatórias e hemodinâmicas do paciente são estabilizadas antes do transporte. Qualquer sangramento é controlado, e o acesso venoso adequado é estabelecido e bem fixado. Para um paciente com um estado volumétrico instável, estão indicados vários acessos venosos de grosso calibre. Se o paciente já estiver em hidratação venosa, a equipe de

---

Quadro 14.5 Diretrizes para os profissionais de acompanhamento para a transferência entre instituições.

- No mínimo duas pessoas, além do condutor do veículo, devem acompanhar o paciente
- Pelo menos um dos profissionais acompanhantes deve ser uma enfermeira, médico ou técnico de enfermagem em emergência avançada
- Quando um médico não acompanha o paciente, deve haver um mecanismo disponível para comunicar ao médico quaisquer alterações no estado do paciente e obter as prescrições adicionais. Se não for possível o acompanhamento de um médico, deve ser estabelecida uma autorização antecipada por prescrições padronizadas para realizar as intervenções agudas de preservação da vida

De Commission on Accreditation of Medical Transport Systems (CAMTS): 10th Edition Accreditation Standards for Medical Transport Systems. Anderson SC: CAMTS, 2015, pp 9-23. Disponível em: http://www.camts.org.

164 Parte 4 Situações Especiais em Cuidados Críticos

transporte transfere a hidratação para seu próprio equipamento e refaz as soluções quando necessário. O estado circulatório do paciente é avaliado continuamente por meio do monitoramento cardíaco e da pressão arterial durante todo o processo de transporte. Os medicamentos de parada cardíaca e um desfibrilador devem estar prontamente acessíveis.

Os pacientes com lesões espinais confirmadas ou potenciais devem receber aparelhos de imobilização antes do transporte. A equipe de transporte pode solicitar que a equipe da instituição solicitante cuide disso antes da chegada do transporte. Um paciente com fratura esquelética de osso longo deve ter a fratura imobilizada antes do transporte para evitar dor e complicações adicionais.

Também é implementado o controle da dor durante o transporte, por meio de prescrições do médico do transporte ou de protocolos médicos. Os melhores agentes farmacológicos para o controle da dor são aqueles com início rápido, duração curta e facilidade de administração, assim como de armazenamento.

■ Fase 3 | Processo de transporte em si

A terceira fase corresponde ao transporte real do paciente. O tempo despendido no cuidadoso planejamento do transporte e na estabilização do paciente facilita o processo do transporte. O veículo de transporte deve conter o equipamento essencial e necessário para transportar um paciente criticamente doente. O Quadro 14.6 lista o equipamento mínimo necessário.[17]

O ABC do cuidado continua a ser o foco principal da equipe de transporte. O Quadro 14.7 lista os padrões mínimos e recomendados para o monitoramento do paciente criticamente doente durante o transporte. Cada membro da equipe de transporte deve ter uma clara compreensão de seu papel na avaliação continuada, planejamento e intervenção que ocorrem quando se cuida do paciente. Durante todo o transporte, a equipe também fornece explicações e tranquiliza o paciente, porque o transporte pode ser muito estressante. A equipe de transporte é responsável por registrar todos os lados dos cuidados fornecidos durante o transporte, bem como a resposta do paciente a eles.

> **Quadro 14.6** **Equipamento essencial mínimo necessário para transporte.**

- Equipamento de controle da via respiratória e ventilatório
  - Ambu e máscara de reanimação com tamanho e adaptação adequados para o paciente
  - Cânulas, laringoscópios e tubos endotraqueais com o tamanho apropriado para o paciente
  - Fonte de oxigênio com uma quantidade suficiente para satisfazer o consumo previsto do paciente com uma reserva adicional de 1 h
  - Aspirador e sondas
- Monitor cardíaco/desfibrilador/marca-passo transcutâneo
- Manguito de pressão arterial e estetoscópio
- Materiais para a terapia intravenosa e dispositivos reguladores da infusão
- Medicamentos:
  - Para a reanimação cardíaca avançada
  - Para o tratamento dos distúrbios fisiológicos agudos
  - Para as necessidades especiais do paciente
- Dispositivos especiais de imobilização
- Equipamento de comunicação

De Commission on Accreditation of Medical Transport Systems (CAMTS): 10th Edition Accreditation Standards for Medical Transport Systems. Anderson SC: CAMTS, 2015, pp 35-40. Disponível em: http://www.camts.org.

> **Quadro 14.7** **Padrões para o monitoramento do transporte do paciente.**

Padrões mínimos para parâmetros de monitoramento durante o transporte inter-hospitalar

- Pressão arterial
- Oximetria de pulso contínuo
- Monitoramento eletrocardiográfico
- Frequência respiratória

Parâmetros de monitoramento recomendados para pacientes selecionados

- Pressão intra-arterial
- Pressão venosa central
- Pressão da artéria pulmonar
- Pressão intracraniana
- Capnografia

De Commission on Accreditation of Medical Transport Systems (CAMTS): 10th Edition Accreditation Standards for Medical Transport Systems. Anderson SC: CAMTS, 2015, pp 35-40. Disponível em: http://www.camts.org.

Antes de chegar à instituição receptora, se possível, a enfermeira de transporte telefona para a enfermeira da unidade receptora e faz um relato completo ou atualizado. Esse relato inclui um tempo estimado de chegada na instituição receptora. A enfermeira também comunica quaisquer necessidades especiais, alterações no estado do paciente e os achados inalterados, porém pertinentes. Em algumas situações, a enfermeira de transporte aéreo pode não conseguir fornecer um relatório atualizado do paciente e, portanto, um relatório atualizado à cabeceira do leito é fornecido na chegada.

■ Fase 4 | Recebimento do paciente na instituição receptora

A quarta fase do transporte envolve a entrega do paciente para a equipe da unidade receptora na instituição receptora ou para a qual foi encaminhado. Também devem ser identificados os planos básicos sobre como manusear um paciente que piora agudamente no trânsito entre o veículo de transporte e a UTI. Esse plano pode incluir uma parada no serviço de emergência para estabilizar o paciente; é essencial que a equipe desse setor esteja ciente dessa possibilidade. Quando o paciente chega com segurança à unidade receptora, a equipe de transporte e a equipe receptora determinam quando a equipe receptora assumirá a responsabilidade pelo cuidado do paciente. Uma atualização verbal final e todos os registros em prontuário e pertences do paciente são fornecidos para a equipe receptora. O relato por escrito do transporte também é preenchido.

■ Fase 5 | Monitoramento contínuo do padrão de melhoria da qualidade após o transporte

A fase final do transporte é muito importante e envolve o monitoramento contínuo do padrão de melhoria da qualidade. De maneira ideal, a instituição de referência, a equipe de transporte e a instituição receptora envolvem-se no processo de avaliação. A primeira fase do monitoramento da melhoria da qualidade engloba a avaliação do transporte atual, incluindo qualquer indicador da qualidade desenvolvido pelo serviço de transporte. Esses indicadores podem incluir a propriedade da transferência, a propriedade do pessoal acompanhante, da transferência, o resultado do paciente, o manejo das complicações e o resultado da transferência. A segunda fase engloba a análise contínua do

Capítulo 14 Equipes de Resposta Rápida e Transporte de Paciente Criticamente Doente **165**

sistema de transporte. Essas análises focalizam o funcionamento do sistema. Os indicadores podem incluir as complicações, mortes no transporte e mortes depois do transporte.[15] A equipe multiprofissional responsável pelo monitoramento contínuo do padrão de melhoria da qualidade examina minuciosamente os dados coletados quanto a padrões e tendências, identifica soluções para os problemas relacionados aos cuidados ao paciente, inicia a ação corretiva e comunica essa ação a todos os envolvidos no processo de transporte. Por intermédio de um plano de melhoria da qualidade, modifica-se o processo de transporte visando à otimização do resultado do cuidado do paciente criticamente doente durante o processo do transporte.[15]

Transporte intra-hospitalar

A movimentação de pacientes da UTI para áreas de procedimentos diagnósticos a fim de otimizar um plano de cuidados constitui transporte intra- ou inter-hospitalar.[20] Pacientes transportados das salas de cirurgia para a UTI ou da UTI para uma área de cuidado menos agudo não são incluídos nessa definição.[21] Muito da literatura atual revisada por especialistas que estudam essa população de pacientes foca nos riscos potenciais associados com o transporte dos pacientes criticamente doentes que requerem procedimentos diagnósticos. A taxa de eventos adversos relatada durante um transporte intra-hospitalar varia de 5,9 a 70%.[22]

A equipe que presta cuidados ao paciente deve considerar de que maneira a potencial informação adquirida no exame diagnóstico pode afetar os planos de cuidados com o paciente. Os exames podem ser realizados no leito do paciente sem perda da qualidade diagnóstica? Se a resposta for não, o paciente precisará passar por avaliação cuidadosa relativa ao tempo apropriado para exames diagnósticos, configuração da equipe e equipamento de transporte.

Eventos adversos durante transporte intra-hospitalar

Na avaliação anterior ao transporte, determina-se o que é apropriado para o transporte do paciente, a fim de que sejam evitados eventos adversos durante o processo. Embora não haja consenso sobre a definição de eventos adversos durante o transporte, tais eventos podem estar relacionados a estabilização insuficiente do paciente antes do transporte, competência da equipe no manejo do cuidado durante o transporte e problemas nos equipamentos.[22]

Pacientes que demandam transporte intra-hospitalar estão vulneráveis a alterações agudas em sua condição clínica. Além disso, o transporte pode exacerbar mais ainda a piora de seu quadro.[22] Não foi alcançado um consenso sobre quanto tempo deve-se esperar para realizar o transporte após modificações de tratamento. Essa decisão tende a ser tomada clinicamente pela equipe de saúde que cuida do paciente. Uma *checklist* anterior ao transporte bem desenvolvida pode auxiliar na redução do risco de eventos adversos para o paciente (Quadro 14.8).

Composição da equipe para transporte intra-hospitalar

A configuração-padrão de uma equipe para transporte intra-hospitalar consiste em um médico ou profissional de saúde de prática avançada, uma enfermeira de cuidados críticos e um

---

Quadro 14.8 *Checklist* de avaliação anterior ao transporte intra-hospitalar.

- O exame diagnóstico pode ser realizado no leito do paciente sem a perda de qualidade diagnóstica?
  - Em caso afirmativo, realizar o exame no leito
- Tempo de procedimento coordenado
- Consentimento para o procedimento e formulários de avaliação
- Revisão do procedimento anterior ao trabalho laboratorial:
  - Ureia/creatinina para pacientes recebendo contraste IV
  - Glicose para pacientes recebendo tomografia de emissão de pósitrons que requeira elemento radioativo que se ligue à glicose
  - Gasometria arterial ou saturação de oxigênio e concentração de dióxido de carbono expiratório final no ar expirado para pacientes com vias respiratórias comprometidas
- Avaliação do peso e da altura do paciente para as mesas de procedimento diagnóstico
- A cama do paciente passa pelas portas dos quartos e elevadores que deverão ser cruzadas durante sua movimentação?
  - Existe algum outro obstáculo entre a localização da unidade e a área de procedimento dos exames?
  - Há necessidade de reforços para movimentar o paciente na área de procedimento dos exames (p. ex., levantamento mecânico ou humano, pranchas para escorregar)?
- O paciente está estável hemodinamicamente?
  - Houve modificações no tratamento dentro da última hora?
    - Início ou prescrição de medicação vasoativa?
    - Início ou prescrição de agente sedativo ou analgésico?
- O paciente consegue deitar-se reto?
  - Considerar um teste supino antes do transporte para avaliar a dessaturação do oxigênio em pacientes com:
    - Estresse respiratório
    - Pacientes com ventilação não invasiva correm risco mais alto de aspiração caso sejam posicionados a menos de 45°
- O paciente recebeu algo VO ou por tubos gástricos de alimentação dentro da última hora?
- Considerar a remoção dos equipamentos não essenciais:
  - Manter os líquidos IV
  - Meias de compressão

---

fisioterapeuta respiratório.[22] Os poucos hospitais que empregam equipes especializadas sem um médico ou profissional de prática avançada demonstraram baixas taxas de eventos adversos, mas o investimento financeiro pode ser proibitivo para muitas instituições.[22] Em 2009, a AHRQ identificou que não há dados suficientes para o estabelecimento de um padrão de composição da equipe para transporte de pacientes criticamente doentes sem um médico, mas recomendou pesquisas mais aprofundadas sobre a utilização de uma equipe de enfermeiras de cuidados críticos como um estudo-piloto sobre o cuidado de pacientes pediátricos durante o transporte intra-hospitalar.[23]

A melhor prática na preparação de uma equipe para transportes intra-hospitalares é o treinamento em equipe. Como anteriormente mencionado, a AHRQ desenvolveu o TeamSTEPPS como uma abordagem estruturada para o manejo da dinâmica e da comunicação da equipe, bem como das estratégias para a melhoria da segurança do paciente.[24] Um componente-chave do TeamSTEPPS que pode beneficiar os membros da equipe de cuidados de saúde é a ferramenta "informar, agrupar, questionar", uma estratégia de comunicação estruturada que é facilmente implementada e baseada em evidências. Passando informações antes do transporte intra-hospitalar, pedindo que os profissionais se agrupem durante ele (caso necessário) e fazendo questionamentos posteriormente, os membros da equipe maximizam a oportunidade de melhorar a comunicação, o desempenho da equipe e a segurança do paciente.

166 Parte 4 Situações Especiais em Cuidados Críticos

A composição da equipe e os conjuntos de habilidades podem ser diretamente afetados pelo risco de eventos adversos para o paciente durante um transporte intra-hospital.[11,22,23] As habilidades exigidas para que um paciente seja transportado em segurança dentro do hospital podem ser mais bem adquiridas por meio de simulação. Reanimação e transporte de um paciente proporcionam diversos desafios e habilidades. O uso de simulação para o treinamento de reanimação resultou em desfechos positivos de aprendizado que excederam em muito outras modalidades de ensino. Da mesma maneira, eventos adversos durante um transporte intra-hospitalar podem ser mitigados com o uso de treinamento de equipe e simulação.

Considerações sobre os equipamentos durante o transporte intra-hospitalar

Incidentes relacionados com os equipamentos vêm se mostrando responsáveis por mais de 25% dos eventos adversos durante o transporte intra-hospitalar.[22] A falta de experiência da equipe com o equipamento usado durante o transporte é o fator-chave para a falha do equipamento. Uma abordagem convencional usada no transporte intra-hospitalar envolve aumentar a equipe com um médico menos experiente ou profissional de saúde com prática avançada que não tenha tido oportunidade de se familiarizar com o equipamento de transporte, e confiar à enfermeira de cuidados primários do paciente a assistência técnica e a resolução de problemas. No entanto, se todos os membros da equipe não estiverem familiarizados com o equipamento, um único membro pode ficar sobrecarregado e não ter o benefício de recursos adicionais quando a resolução de problemas de um equipamento for necessária.

A maneira como um equipamento é usado e configurado pode ter um grande impacto na segurança do paciente. A decisão sobre qual equipamento acompanhará um transporte intra-hospitalar deve ser tomada com base tanto nos recursos prontamente disponíveis dentro das áreas de procedimento e ou redor delas, quanto na extensão da prática dos membros da equipe de transporte. Transportar grande quantidade de equipamentos em uma caixa quando eles podem ser facilmente obtidos de um carro de emergência ou de uma área de suplementação próxima pode ter como resultado o desperdício de equipamentos. Além disso, os membros da equipe devem, regularmente, conferir o equipamento de transporte e, então, ser capazes de carregá-lo durante a fase de transporte.

O deslocamento acidental de tubos intravenosos (IV), cateteres de drenagem (cateter Foley, dreno torácico ou sonda de drenagem de ferida) ou cateteres respiratórios (tubos endotraqueais ou dispositivos supraglóticos) é relativamente infrequente, mas pode ter consequências devastadoras para o paciente.[22] Se levarmos em consideração a segurança do paciente durante o transporte, equipamentos sem valor claro durante o transporte devem ser removidos do paciente. Isso pode incluir a manutenção dos líquidos intravenosos, mantas térmicas para aquecimento/resfriamento, travesseiros adicionais ou calçadores de meias de compressão. O médico ou profissional de saúde de prática avançada do paciente deve ser envolvido na decisão sobre o equipamento necessário. Quanto maior o número de itens ligados ao paciente, maior o risco de deslocamento de um equipamento crítico, bem como de lesão.

A utilização de uma abordagem-padrão de manutenção dos tubos IV separados dos tubos do ventilador e dos cabos de monitoramento reduzirá a incidência de deslocamentos acidentais e diminuirá o tempo de readmissão quando do retorno do paciente à unidade de cuidados críticos. Deslocamentos acidentais e extubações continuam sendo um grande risco durante transferências laterais para mesas de exames; são necessários alto nível de consciência da situação e familiaridade da área de procedimento para que a segurança do paciente seja sustentada. O conhecimento de disposição do equipamento (p. ex., haste de suporte para IV, ventiladores) nas áreas de procedimento de modo a permitir o movimento da mesa de exame aumenta o cuidado com o paciente e reduz potenciais eventos adversos.

Problemas com o equipamento que frequentemente surgem durante transportes intra-hospitalares incluem o transporte do carregador da bateria do equipamento e a duração dos tanques de oxigênio portáteis. A carga da bateria de equipamentos críticos, como bombas IV, ventiladores portáteis, dispositivos de assistência ventricular e balões intra-aórticos, deve ser conferida antes do transporte e, rotineiramente, durante ele. Além disso, os equipamentos devem ser ligados na tomada quando possível. O consumo de oxigênio pode ser previsto usando-se o volume por minuto do ventilador do paciente ou um dispositivo de fluxo de oxigênio. O valor pode ser usado em um cálculo de duração do tanque de oxigênio. Aplicativos que realizam esse cálculo estão prontamente disponíveis para *smartphones* comerciais e em numerosos *websites*. Contudo, não é incomum que essa estimativa seja apenas tão precisa quanto uma estimativa momentânea para pacientes em ventilação mecânica; não se deve tomá-la como base durante o transporte, dada a variação de volume por minuto.

O planejamento durante a fase de informação do transporte pode identificar possíveis cenários problemáticos e a maneira de localizar recursos ou equipamentos adicionais que não são transportados ou prontamente disponíveis. Planejar e posicionar cuidadosamente o equipamento no leito de um paciente ou providenciar para que o equipamento seja transportado pela equipe de transporte do paciente proporcionará um transporte rápido e melhorará o desempenho da equipe durante um evento clínico adverso.

Todos os membros da equipe envolvidos em um transporte intra-hospitalar devem saber como transportar os equipamentos e como leitos ou macas funcionam. Isso inclui a resolução de problemas dos dispositivos e alarmes, além de falhas comuns. Cada membro da equipe deve estar familiarizado com o caminho que leva a uma área de procedimento de exames, bem como com obstáculos e pontos de congestionamento, como elevadores que possam atrasar o transporte, caso haja falha na bateria de um equipamento ou falha de oxigênio.

A consideração final sobre o planejamento de um transporte seguro para o paciente é um planejamento que leve em consideração diversas hipóteses: quem e como requisitar caso sejam necessários reforços. Esse plano deve ser discutido antes de todo e qualquer transporte. Itens como um segundo telefone celular devem estar disponíveis caso seja necessário contatar reforços de emergência. Os números para contato de reforços de emergência e de clínicos gerais devem estar à mão, estando todos os membros da equipe familiarizados com o acesso.

Desafios relacionados à aplicabilidade clínica

(Estudo de caso)

Sra. R., uma mulher caucasiana de 55 anos, foi admitida no setor cirúrgico advinda do setor de emergência, apresentando febre de origem desconhecida e leucemia mieloide aguda. Foram coletadas culturas e iniciou-se a antibioticoterapia no setor de emergência. A enfermeira anterior relatou que a paciente estava repousando confortavelmente na mudança de turno. Durante as rondas imediatamente posteriores à mudança de turno, a Sra. R. foi encontrada não responsiva, com pressão arterial de 88/60; frequência cardíaca de 150, fraca e regular; frequência respiratória de 35; e SaO_2 de 88%. A enfermeira do setor chamou a ERR. Quando da chegada da equipe, a enfermeira à beira do leito relata sua avaliação da Sra. R. para o líder da ERR.

1. O que indicou que a Sra. R. necessitava de uma ERR?
2. Como a enfermeira do setor estruturaria seu relato para o líder da ERR?
3. Que mudanças clínicas são mais indicativas de que a Sra. R. corre risco de passar por um evento que ameace sua vida?

   - A mudança do estado mental
   - O estresse respiratório.

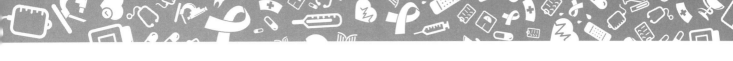

15
Cuidados em Situações de Desastre | Implicações para a Enfermeira de Cuidados Críticos

Nancy Blake e Kathleen Stevenson

Objetivos de aprendizagem

Com base no conteúdo deste capítulo, o leitor deverá ser capaz de:

1. Descrever o papel da enfermeira em incidentes com vítimas em massa.
2. Explicar o papel da enfermeira na triagem.
3. Descrever estratégias para o manejo do aumento da demanda.
4. Descrever como pode ocorrer um ataque com explosivos e como tratar pacientes que passaram por tal ataque.
5. Descrever como pode ocorrer um ataque com radiação e como tratar pacientes que sofreram tal ataque.
6. Discutir como pode ocorrer um ataque químico e como tratar pacientes que sofreram tal ataque.
7. Descrever como pode ocorrer um ataque biológico e como tratar pacientes que sofreram tal ataque.

As comunidades dependem dos hospitais em momentos de desastre. Após os recentes desastres naturais e ataques terroristas nos EUA terem exposto a fragilidade do planejamento de emergência, criou-se uma legislação disponibilizando recursos do fundo nacional a fim de fomentar planejamento e recursos para o preparo dos hospitais para desastres. O bombardeio na cidade de Oklahoma, em 1995, e os ataques ao World Trade Center e ao Pentágono, em 2001, alertaram os EUA sobre a existência do risco de grandes ataques terroristas ao redor do mundo; caso centenas de milhares de pessoas subitamente precisem de tratamento de emergência, os hospitais poderão colapsar com facilidade. Em 2005, o catastrófico furacão Katrina surpreendeu e chocou muitos administradores de hospital e profissionais de saúde, revelando a potencial vulnerabilidade do sistema de saúde do país. O terremoto devastador que ocorreu no Haiti em 2010, bem como o furacão e o *tsunami* ocorridos no Japão em 2011 demonstraram que, em um evento com destruição em larga escala, pode haver numerosos pacientes com ferimentos traumáticos necessitando de hospitalização e cuidado em unidades de terapia intensiva (UTI). Os bombardeios na maratona de Boston de 2013 demonstraram que um ou dois indivíduos são capazes de provocar grande desastre apesar do elevado nível de planejamento e preparo para emergências. Mais recentemente, incidentes com atiradores ativos obrigaram os profissionais que lidam com emergências, inclusive policiais, bombeiros e hospitais, a cuidar de pacientes e famílias com quase nenhum tempo de preparo.

O Institute of Medicine (IOM) reuniu um grupo de especialistas em 2009 para desenvolver um guia que pudesse ser usado pelos gestores prestadores de serviços de saúde, a fim de estabelecer e implementar padrões de cuidado em desastres. Em 2012, o comitê publicou um relatório que definia os "padrões de cuidado durante momentos de crise" (CSC; do inglês, *crisis standards of care*),* o que representa uma mudança significativa nas operações de cuidados de saúde e nos níveis de cuidado oferecidos nos setores públicos de emergências.[1]

Fundamentos da ciência de desastres

Enfermeiras de cuidados críticos devem participar do processo de planejamento para situações de desastre de suas instituições. O papel da enfermeira de cuidados críticos é fundamental em todas as fases do planejamento para desastre e para o ciclo de resposta dele. Quando ocorre o desastre, o trabalho da enfermeira de cuidados críticos depende do impacto do desastre sobre as estruturas das instituições, o meio ambiente e o número de profissionais disponíveis. Por exemplo, se a eletricidade e os geradores do hospital não estiverem funcionando, aparelhos importantes da UTI, como os de ventilação e monitoramento, também não funcionarão; nessas circunstâncias, o papel da enfermeira de cuidados críticos pode ser evacuar os pacientes da UTI. Esse pode ser o caso também quando as estruturas estão instáveis e os recursos são escassos. Nesses momentos críticos, as enfermeiras de cuidados críticos priorizarão a evacuação com base em recursos disponíveis e nas condições dos pacientes.

Após a crise inicial, recursos podem ficar escassos e medicamentos de importância vital podem não estar disponíveis, precisando, assim, ser racionados; nessa situação, as enfermeiras de cuidados críticos precisam trabalhar junto aos médicos e farmacêuticos para determinar os métodos alternativos de cuidados ou os medicamentos alternativos. Sob condições austeras, enfermeiras de cuidados críticos tratando os pacientes em estado mais grave encaram uma tarefa assustadora. Tais enfermeiras precisam levar os CSC em consideração e trabalhar em conjunto com a equipe de cuidados de saúde quando se encontrarem diante de decisões frustrantes.

Durante as fases de recuperação, as enfermeiras de cuidados críticos são um recurso crucial no oferecimento de cuidados de transição em suas instituições, seja como líderes, seja como participantes. Em setembro de 2011, uma Pediatric and

---

*N.R.T.: No Brasil, temos similarmente o Sistema de Comando de Incidentes (SCI) para conduzir as operações de resposta em campo em casos de emergência com vítimas em massa. Saiba mais em: http://andromeda.ensp.fiocruz.br/desastres.

Capítulo 15 Cuidados em Situações de Desastre | Implicações para a Enfermeira de Cuidados Críticos **169**

Emergency Mass Critical Care Task Force (força-tarefa para cuidados críticos pediátricos e de emergência em massa) publicou diretrizes para triagem e tratamento, suprimentos e equipamentos, sistemas regionalizados neonatais e pediátricos, educação, preparo da comunidade, considerações legais, cuidados centrados na família, questões éticas e a realidade dos cuidados críticos pediátricos e de massa nos países em desenvolvimento.[2]

Em situações catastróficas, como após o terremoto do Haiti e o terremoto e o *tsunami* do Japão, em que comunidades inteiras foram devastadas, o nível de cuidados para a comunidade depende dos equipamentos, dos suprimentos e das instalações disponíveis. A equipe de cuidados de saúde pode ser ela mesma vítima do desastre e, assim, não estar disponível para cuidar dos pacientes. Vítimas de desastre podem se apresentar a um hospital seriamente afetado em busca de cuidados, apesar da devastação à qual a instituição foi submetida. Se todos os prédios forem destruídos, médicos e enfermeiras precisarão cuidar dos pacientes em locais alternativos, como tendas ou barracas. Nessa situação, o objetivo será prestar o máximo cuidado possível com os recursos e equipamentos disponíveis. Dispositivos de oxigênio e de sucção de parede podem não estar disponíveis; tanques portáteis de oxigênio tornam-se um recurso vital. Enfermeiras podem precisar acoplar uma seringa a um cateter de aspiração para proporcionar aspiração manual. Ventiladores portáteis ou descartáveis a curto prazo podem ser tudo o que se tem disponível.

Deve-se lembrar do estresse psicológico e social que os profissionais de saúde experimentam em grandes desastres. Em casos de transtorno grave, recursos psicossociais são necessários para dar assistência às enfermeiras de cuidados críticos, porque muitos pacientes criticamente doentes podem morrer.

Como são um valioso recurso de saúde durante a resposta a um desastre, as enfermeiras de cuidados críticos determinam como e quando os pacientes se deslocam na instituição para a evacuação interna e o aumento da capacidade (ver Triagem, adiante). As enfermeiras desempenham melhor seu papel com preparação, treinamento e prática adequados, e, portanto, como este capítulo discute, os planos de resposta devem descrever o desenvolvimento apropriado das enfermeiras durante uma situação de desastre e os recursos necessários para que elas sejam bem-sucedidas.

Resposta a incidentes com vítimas em massa

Por definição, um incidente com vítimas em massa (IVM) é caracterizado por um grande número de pacientes necessitando de tratamento médico que ultrapassa a capacidade do serviço de emergência local e de profissionais de saúde. Exemplos de IVM incluem ataques químicos, biológicos, radiológicos, nucleares, explosivos e, mais recentemente, com atiradores. Para serem integradas no Plano Comunitário de Prontidão para Emergência durante um IVM, as enfermeiras precisam ter habilidades e formação básica para responder de forma apropriada, bem como proteger a si mesmas e aos outros. As enfermeiras de cuidados críticos podem estar entre as primeiras a responder em grandes IVM, sempre que o sistema de saúde pública e as equipes médicas de emergência estiverem sobrecarregados. Portanto, todas as enfermeiras devem ter conhecimento e habilidade suficientes para entender um potencial IVM, identificar quando esse incidente possa ter ocorrido e proteger a si próprias, enquanto prestam cuidados às vítimas.

O sistema de trauma e de saúde pública nos EUA está melhorando continuamente sua capacidade para responder, em níveis local, estadual e federal, a situações de IVM e pacientes criticamente doentes politraumatizados. Durante um IVM, enfermeiras precisam realizar as avaliações primárias e secundárias como em qualquer paciente com trauma. Elas devem saber como reconhecer suas próprias funções e limitações, bem como onde buscar informações e recursos adicionais. Um grupo conhecido inicialmente como International Nursing Coalition for Mass Casualty Education (INCMCE) desenvolveu competências básicas relacionadas a IVM para as enfermeiras apenas com nível de graduação (Quadro 15.1). Esse grupo é atualmente conhecido como Nursing Emergency Preparedness Education Coalition (Liga de Educação para Prontidão em de Emergência).[3] Além dessas diretrizes, diversas outras fontes podem ser encontradas no Disaster Information Research Center, disponíveis em http://sis.nlm.nih.gov/dimrc/professionalcompetencies.html.

Resposta ao terrorismo

Terrorismo é a utilização ilegal de força ou violência contra pessoas ou propriedades, para intimidar civis ou coagir um governo ou uma população civil, promovendo simultaneamente objetivos políticos e sociais.[4] Em última instância, o objetivo dos terroristas é causar medo nas pessoas. O terrorismo pode sobrecarregar o sistema de saúde de uma nação.

Em 2002, a American Association of Critical-Care Nurses (AACN) publicou uma Declaração de Compromisso com a Prontidão para Bioterrorismo e Incidentes com Vítimas em Massa, reconhecendo que enfermeiras de cuidados críticos serão convocadas para responder a situações de desastres e incidentes com vítimas em massa. Essa declaração inclui o seguinte:

> Bioterrorismo e vítimas em massa em potencial são uma ameaça significativa à saúde pública dos EUA. A capacidade da nação de responder a esse tipo de ameaça depende, em parte, da capacidade dos profissionais de saúde e dos funcionários do sistema de saúde para detectar, controlar e comunicar, de maneira rápida e eficaz, um evento que resulte em vítimas em massa.[5]

A AACN trabalha em colaboração com a Cruz Vermelha para ajudar no suporte as enfermeiras de cuidados críticos em situações de catástrofe e desastre.

Em agosto de 2003, o U.S. General Accounting Office (GAO) apresentou um relatório para o Comitê do Congresso a respeito da prontidão hospitalar para incidentes bioterroristas. Algumas das conclusões do GAO eram alarmantes. Apesar de a maioria dos hospitais urbanos do país declararem ter participado no planejamento e na coordenação das atividades para resposta ao bioterrorismo, eles não possuíam equipamentos médicos, principalmente ventiladores, para tratar o número de pessoas que provavelmente precisariam de cuidados após um incidente bioterrorista. A maioria dos hospitais afirmou que não possuía recursos necessários para lidar com uma grande demanda de pacientes.[6] Como muitas instituições não estavam preparadas para lidar com um ataque, menos ainda teriam capacidade para lidar com uma grande demanda de pacientes criticamente doentes necessitando de cuidados críticos. O relatório do GAO também considerou a

170 Parte 4 Situações Especiais em Cuidados Críticos

Quadro 15.1 Competências da enfermeira recém-graduada nos incidentes com vítimas em massa (IVM).

Competências fundamentais

I. Pensamento crítico
1. Usar uma abordagem ética e aprovada em nível nacional como suporte da tomada de decisões e priorização necessárias em situações de desastre.
2. Utilizar competências de julgamento clínico e tomada de decisão na avaliação do potencial para cuidado individual adequado, em tempo hábil, durante um IVM.
3. Utilizar competências de julgamento clínico e tomada de decisão na avaliação do potencial para cuidado individual adequado, continuado, em tempo hábil, após um IVM.
4. Descrever os cuidados de enfermagem de emergência essenciais nas fases pré- e pós-desastre para:
   a. indivíduos
   b. famílias
   c. grupos especiais (p. ex., crianças, idosos e gestantes) e
   d. comunidades.
5. Descrever os princípios de triagem específicos que são aceitos para IVM (p. ex., Sistema de Triagem Simples e Tratamento Rápido [START]).

II. Avaliação
A. Geral
1. Avaliar questões de segurança para si própria, para a equipe de emergência e para as vítimas, em qualquer situação de resgate, em colaboração com a equipe de emergência.
2. Identificar possíveis indicadores de exposição em massa (ou seja, uma aglomeração de indivíduos com os mesmos sintomas).
3. Descrever os sinais e sintomas gerais de exposição a determinados agentes químicos, biológicos, radiológicos, nucleares e explosivos (CBRNE).
4. Demonstrar habilidade para acessar informações atualizadas sobre determinados agentes nucleares, biológicos, químicos, explosivos e incendiários.
5. Descrever os elementos essenciais incluídos na avaliação do cenário de um IVM.
6. Identificar grupos especiais de pacientes que sejam excepcionalmente vulneráveis durante um IVM (p. ex., crianças muito pequenas, idosos e imunodeprimidos).
B. Específica
1. Conduzir um histórico de saúde para avaliar o potencial de exposição a agentes CBRNE.
2. Realizar uma avaliação de saúde adequada à idade, incluindo:
   a. avaliação das vias respiratórias e da respiração
   b. avaliação cardiovascular, incluindo sinais vitais e monitoramento para sinais de choque
   c. avaliação tegumentar, em particular avaliação de feridas, queimaduras e erupções cutâneas, e avaliação da dor
   d. avaliação de lesões da cabeça aos pés
   e. avaliação gastrintestinal, inclusive coleta de material para exame de fezes; e avaliação neurológica básica
   f. avaliação musculoesquelética e
   g. avaliação dos estados mental, espiritual e emocional.
3. Avaliar a resposta psicológica imediata do indivíduo, da família ou da comunidade após um IVM.
4. Avaliar a resposta psicológica a longo prazo do indivíduo, da família ou da comunidade após um IVM.
5. Identificar os recursos disponíveis para abordar o impacto psicológico (p. ex., equipes de Critical Incident Stress Debriefing [CISD], consultores de Psychiatric/Mental Health Nurse Practitioners [P/MHNP]).
6. Descrever o impacto psicológico sobre a equipe de resgate e profissionais de saúde.

III. Competências técnicas
1. Demonstrar segurança na administração de medicamentos, particularmente no caso de agentes vasoativos e analgésicos, por vias oral, subcutânea, intramuscular e intravenosa.
2. Demonstrar segurança na administração de vacinas, incluindo vacinação para varíola.
3. Demonstrar conhecimento das intervenções de enfermagem adequadas para os efeitos adversos de medicamentos administrados.

4. Demonstrar noções de intervenções terapêuticas básicas, incluindo:
   a. habilidades básicas, de primeiros socorros
   b. técnicas de administração de oxigênio e ventilação
   c. inserção de cateter urinário
   d. inserção de sonda nasogástrica
   e. técnicas de lavagem (i. e., olhos e feridas) e
   f. cuidados iniciais da ferida.
5. Avaliar a necessidade de iniciar procedimentos apropriados de isolamento CBRNE e de descontaminação disponíveis, assegurando que todas as partes compreendam sua necessidade.
6. Demonstrar conhecimento e habilidades relacionadas com proteção e segurança pessoal, incluindo a utilização de EPI, para
   a. proteção nível B
   b. proteção nível C e
   c. proteção respiratória.
7. Descrever como as competências de enfermagem podem precisar ser adaptadas enquanto se utiliza EPI.
8. Implementar terapia de líquidos e nutrição, considerando a natureza das lesões e/ou dos agentes expostos, e monitorar a hidratação e o equilíbrio hidreletrolítico adequadamente.
9. Avaliar e preparar os feridos para o transporte, quando necessário, incluindo as provisões para o cuidado e o monitoramento durante o transporte.
10. Demonstrar capacidade de manter a segurança dos pacientes durante o transporte através de talas, imobilização, monitoramento e intervenções terapêuticas.

IV. Comunicação
1. Descrever o SCI, durante um IVM.
2. Identificar, se possível, seu papel dentro do SCI.
3. Localizar e descrever o plano de resposta em emergência para o local de trabalho e sua função nos planos comunitários, estaduais e regionais.
4. Identificar sua própria função no plano de resposta de emergência para o local de trabalho.
5. Discutir a segurança e a confidencialidade durante um IVM.
6. Demonstrar registros de avaliações de emergência adequados, intervenções, ações de enfermagem e resultados durante e após um IVM.
7. Identificar os recursos adequados para encaminhar solicitações de pacientes, comunicação social ou outras informações relativas ao IVM.
8. Descrever os princípios de risco para a comunicação de grupos e indivíduos afetados por exposição durante um IVM.
9. Identificar reações de medo, pânico e estresse que vítimas, famílias e equipe de resposta/resgate podem exibir durante uma situação de desastre.
10. Descrever estratégias de enfrentamento do estresse adequadas para seu próprio cuidado e dos outros.

Conhecimentos fundamentais

I. Promoção da saúde, redução de risco e prevenção de doenças
1. Identificar possíveis ameaças e seu impacto potencial sobre o público em geral, o serviço de emergência e os cuidados de saúde da comunidade.
2. Descrever as questões de saúde da comunidade relacionadas com eventos CBRNE, especificamente limitando a exposição a agentes selecionados, contaminação da água, ar, alimentos e suprimentos, bem como abrigo e proteção de pessoas desabrigadas.

II. Política e sistemas de cuidados de saúde
1. Definir e distinguir os termos desastre e IVM em relação a outros grandes incidentes ou situações de emergência.
2. Definir a terminologia relevante, incluindo:
   a. CBRNE
   b. ADM
   c. triagem
   d. SCI
   e. EPI
   f. avaliação do cenário e
   g. tratamento de emergência.

Capítulo 15 Cuidados em Situações de Desastre | Implicações para a Enfermeira de Cuidados Críticos **171**

Quadro 15.1 Competências da enfermeira recém-graduada nos incidentes com vítimas em massa. (*Continuação*)

3. Descrever as quatro fases do tratamento de emergência: preparação, resposta, recuperação e resolução.
4. Descrever o sistema de resgate/resposta de emergência local para desastres.
5. Descrever a interação dos sistemas de resgate/resposta de emergência local, estadual e federal.
6. Descrever a autoridade legal das agências de saúde pública, para tomar medidas de proteção à comunidade em casos de ameaças, incluindo isolamento, quarentena e elaboração de relatórios e registros exigidos.
7. Discutir princípios relacionados com o local de um IVM como uma cena de crime (p. ex., manter a integridade das provas e cadeia de custódia).
8. Reconhecer o impacto que um IVM pode ter sobre o acesso aos recursos e identificar como acessar recursos adicionais (p. ex., produtos farmacêuticos, suprimentos médicos).

III. Doenças e tratamento de doenças
1. Discutir diferenças e semelhanças entre um ataque biológico intencional e um surto natural da doença.
2. Avaliar, utilizando uma abordagem interdisciplinar, a curto prazo, os efeitos a longo prazo dos sintomas físicos e psicológicos relacionados à doença e ao tratamento secundário a IVM.

IV. Informação e tecnologias nos cuidados de saúde
1. Demonstrar o uso do equipamento de comunicação de emergência que será obrigado a utilizar em uma resposta a IVM.
2. Discutir os princípios de contenção e descontaminação.
3. Descrever o processo de autodescontaminação, de descontaminação dos outros e de equipamentos para determinados agentes CBRNE.

V. Ética
1. Identificar e discutir as questões éticas relacionadas com eventos CBRNE:
   a. Direitos e responsabilidades dos profissionais de saúde em IVM (p. ex., recusas em ir trabalhar ou o relatório de direitos e recusa de vacinas)
   b. Necessidade de proteger o público *versus* o direito individual de autonomia (p. ex., o direito de abandonar a cena após a contaminação)
   c. O direito de o indivíduo recusar o tratamento, o consentimento informado
   d. Alocação de recursos limitados
   e. A confidencialidade das informações relacionadas a indivíduos e à segurança nacional
   f. Utilizar de autoridade de saúde pública para restringir as atividades individuais, exigir a comunicação entre os profissionais de saúde e colaborar na aplicação da lei.

2. Descrever os aspectos éticos, jurídicos, psicológicos, culturais e respeito quando se lida com os mortos e/ou se manipulam e armazenam restos humanos em um IVM.
3. Identificar e discutir aspectos jurídicos e regulamentadores relacionados com:
   a. abandono de doentes
   b. resposta a IVM e ao seu superior no emprego e
   c. diferentes papéis e responsabilidades assumidos por esforços voluntários.

VI. Diversidade humana
1. Discutir os desafios culturais, espirituais e os determinantes sociais que podem afetar um indivíduo na resposta a um IVM.
2. Discutir a diversidade das respostas emocionais, psicossociais e socioculturais ao terrorismo ou à ameaça de terrorismo a si própria e aos outros.

Desenvolvimento da função profissional
1. Descrever essas funções em enfermagem IVM:
   a. Pesquisadora
   b. Investigadora/epidemiologista
   c. Membro da equipe de saúde de emergência ou primeira a responder
   d. Prestadora de cuidado direto, enfermeira generalista
   e. Prestadora de cuidado direto, enfermeira de prática avançada
   f. Diretora/coordenadora de cuidados de saúde em um hospital/ enfermeira gerente ou enfermeira-chefe de departamento de emergência
   g. Coordenadora de cuidados de saúde em campo/comandante do incidente
   h. Diretora de gerenciamento de cuidados em campo
   i. Preceptora clínica ou educadora, em particular a função de enfermeira generalista
   j. Consultora de saúde mental e
   k. Membro da equipe de planejamento de resposta.
2. Identificar a função nos cuidados de saúde mais adequada ou mais provável para alguém durante um IVM.
3. Identificar os limites para os próprios conhecimentos, habilidades, capacidades e autoridade relacionadas com IVM.
4. Descrever o equipamento essencial para responder a um IVM (p. ex., estetoscópio, registro de enfermagem para dissuadir impostores, lanches prontos, muda de roupas, garrafas de água).
5. Reconhecer a importância da manutenção da experiência e do conhecimento nessa área de prática e participar regularmente de exercícios de emergência.
6. Participar nos treinos regulares de resposta a emergências na comunidade ou no local de trabalho.

De Nursing Emergency Preparedness Education Coalition (antes denominada International Nursing Coalition for Mass Casualty Education). Julho de 2003. Disponível em http://www.aacn.nche.edu/leading-initiatives/education-resources/INCMCECompetencies.pdf.

projeção de vários cenários envolvendo uma possível pandemia de gripe e constatou que os EUA sofreriam com uma grave falta de ventiladores e de profissionais treinados para cuidar de pacientes em ventilação. Não foram realizados relatos como esse, avaliando a prontidão dos hospitais em nível nacional, por mais de 10 anos.

Em 2004, uma força-tarefa, em Pittsburgh, Pensilvânia, fez recomendações às lideranças de hospitais e clínicas a respeito da prestação de serviços de cuidados críticos na sequência de um ataque bioterrorista resultando em centenas ou milhares de pacientes criticamente doentes. Em situações como essas, o padrão dos cuidados hospitalares e clínicos tradicionais, em geral, e o padrão de cuidados críticos, em particular, provavelmente não poderiam ser mantidos. O grupo de estudo não apresentou orientações clínicas para lidar com essas situações.

No entanto, desenvolveu seis pressupostos para o planejamento considerando a resposta da medicina de cuidados críticos atual para bioterrorismo:

1. Futuros ataques bioterroristas podem ser encobertos e resultar em centenas, milhares de vítimas criticamente doentes ou mais.
2. O cuidado crítico vai exercer um papel fundamental na redução da morbidade e da mortalidade após um ataque bioterrorista.
3. Cuidados críticos em massa não podem ser prestados sem um planejamento substancial e novas abordagens para a prestação de cuidados críticos.
4. Um hospital tem sua capacidade de encaminhar ou transferir pacientes para outros hospitais limitada na sequência de um ataque bioterrorista.

172 Parte 4 Situações Especiais em Cuidados Críticos

5. Equipes de saúde do governo federal têm uma participação limitada atualmente no aumento imediato da capacidade hospitalar de prestar cuidados críticos a um grande número de vítimas de um ataque bioterrorista.

6. Hospitais podem precisar contar com recursos ou reservas não federais de medicamentos e equipamentos necessários para a prestação de cuidados críticos nas primeiras 48 horas após a descoberta de um ataque bioterrorista.[7]

Função do sistema de comando hospitalar nas situações de incidentes emergenciais

Os hospitais respondem a IVM usando o Sistema de Comando Hospitalar para Incidentes (SCHI). SCHI é um sistema de cuidados em situações de incidentes baseado no Sistema de Cuidados de Incidentes (SCI), que auxilia os hospitais a melhorar seu plano de condutas emergenciais, bem como sua capacidade de resposta e recuperação de eventos planejados e não planejados. O SCHI é coerente com os princípios do SCI e do National Incident Management System (Sistema Nacional de Cuidados em Situações de Incidentes), o que permite uma resposta multidisciplinar a situações de emergência. A Figura 15.1 (mais adiante) mostra um organograma da equipe hospitalar de manejo de incidentes. As enfermeiras de cuidados críticos precisam estar cientes de como elas participam especificamente nos planos hospitalares de resposta para desastres; elas podem ser convocadas para assumir uma função importante no sistema organizacional do SCHI.

Triagem

A triagem é um sistema que racionaliza recursos na resposta a um evento de emergência médica esmagadora. A triagem eficaz é um dos primeiros procedimentos que as enfermeiras de cuidados críticos utilizam na resposta a um desastre. Os pacientes são rapidamente classificados nas categorias mínima, tardia, imediata, expectante ou óbito (Quadro 15.2). A triagem é um processo fluido que precisa ser monitorado ao longo do evento; as condições do paciente podem mudar, ou os recursos podem se tornar mais ou menos disponíveis para o cuidado com os pacientes, demandando uma recategorização desses.

> **Quadro 15.2 | Categorias de triagem.**
>
> Em situações de desastre, o sistema Simple Triage and Rapid Treatment (START) oferece um modo rápido e eficiente de priorizar as necessidades de tratamento das vítimas com base na perfusão respiratória e em observação do estado mental. As categorias incluem:
> - **Mínima:** vítimas que podem se levantar e andar entram na categoria que necessita de menos cuidados, e podem ter o tratamento atrasado em até 3 h
> - **Tardia:** vítimas que estão respirando e apresentam circulação adequada, e que conseguem seguir comandos simples, como abrir e fechar os olhos, são designadas como podendo ter o cuidado atrasado em até 1 h
> - **Imediata:** vítimas não responsivas e que não conseguem seguir comandos simples
> - **Óbito:** vítimas com respiração, perfusão e estado mental ausentes e/ou não responsivas para os estímulos podem ser consideradas mortas e, portanto, não necessitam de cuidados urgentes

Fonte: Community Emergency Response Team Unit, LAFD Disaster Preparedness Section. Disponível em www.cert-la.com.

Além da triagem que ocorre fora da instituição, os profissionais de saúde também devem realizar uma triagem dentro da instituição e assegurar que os pacientes sejam adequadamente classificados. Conforme os pacientes passam pela triagem, devem ser enviados para a área onde irão receber o nível adequado de cuidados para a sua categoria de triagem. Esta última forma de triagem requer política, educação e prática para alcançar resultados desejáveis.

Um conceito emergente na triagem é o manejo do aumento da demanda – a capacidade de um sistema de saúde de expandir e ampliar rapidamente seus serviços normais para atender a maior demanda de cuidados médicos, em situações emergenciais de grandes proporções. O objetivo do manejo quanto ao aumento da demanda é "manter operações e aumentar a capacidade, de modo a preservar a vida e a segurança dos pacientes, bem como assegurar o oferecimento, para a comunidade, de cuidados de saúde apropriados". As responsabilidades da enfermeira e as taxas de atendimentos vão se ajustar durante um evento de desastre, sendo o aumento da capacidade dependente do esforço das enfermeiras em cuidar do máximo de pacientes. As estratégias usadas para o manejo do aumento da demanda incluem administrar espaços, equipes e materiais. O objetivo do manejo do espaço é aumentar a capacidade de manter as operações ou assimilar mais pacientes. Isso pode ser alcançado por meio de alta ou da transferência de pacientes, do uso de espaços de cuidados que não estejam ocupados atualmente ou da expansão para áreas alternativas aprovadas. O objetivo do manejo da equipe é o aumento da capacidade de manter o nível dos profissionais ou aumentar a força de trabalho. Isso pode ser alcançado por meio da assimilação de novos pacientes pela equipe, do uso de papéis alternativos pelos membros da equipe ou da ampliação da equipe pelo retorno de membros que não estejam trabalhando no momento. O objetivo do manejo de materiais é assegurar suprimentos e equipamentos adequados. Isso pode ser alcançado com a distribuição de itens adicionais por meio de contratos com fornecedores, redistribuição de suplementos no local, métodos de conservação e, em casos extremos, racionamento de suprimentos e materiais.

Enfermeiras servem como um ponto de apoio para assistir pacientes na remoção e para preparar materiais necessários para a continuidade dos cuidados de saúde desses pacientes no novo local. É importante praticar periodicamente a remoção de pacientes para evacuação interna periódica.

Ataques terroristas

Ataques terroristas podem assumir diversas formas, inclusive ataques com explosivos, nucleares ou radiológicos, químicos e biológicos.

Ataques com explosivos e bombas

Bombas e explosivos são as armas de escolha dos terroristas; ingredientes e instruções estão prontamente disponíveis para os indivíduos determinados a causar dano. As vítimas de um explosivo tipicamente demandam a avaliação da equipe hospitalar. Como essas vítimas acabaram de sair da cena de um crime, as enfermeiras prestando cuidados a esses pacientes precisam estar familiarizadas com a preservação de evidência, se possível. Embora alguns feridos não necessitem de admissão hospitalar, as vítimas com ferimentos mais graves podem precisar de cuidados críticos. Após o bombardeio na maratona de Boston, 264 vítimas procuraram tratamento.

Capítulo 15 Cuidados em Situações de Desastre | Implicações para a Enfermeira de Cuidados Críticos

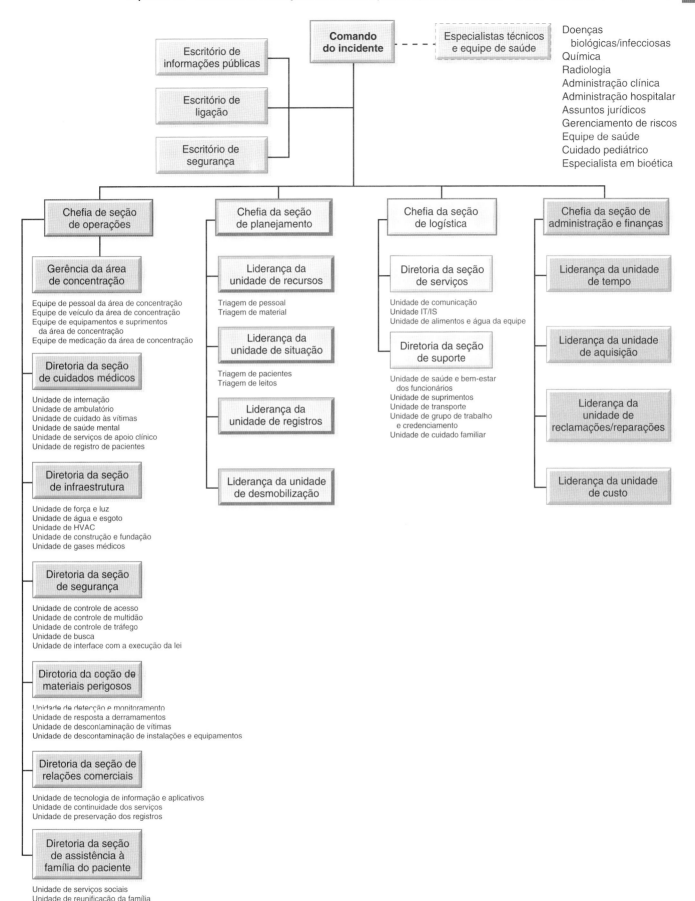

Figura 15.1 Organograma da Equipe de Manejo de Incidentes. (De Hospital Incident Command System Guidebook, 5th ed, p 45. Disponível em http://hicscenter.org/Shared%20Documents/HICS_Guidebook_2014_7.pdf.)

174 **Parte 4** Situações Especiais em Cuidados Críticos

Ferimentos provocados por explosivos podem resultar de efeitos explosivos primários, secundários ou terciários. Lesões primárias por explosivos são aquelas que resultam de mudança brusca na pressão atmosférica causada por uma explosão. Exemplos de lesões primárias por explosivos são:

- Lesões do ouvido, como perfuração do tímpano
- Lesões pulmonares, incluindo contusão hemorrágica e hemotórax
- Hemorragia gastrintestinal ou perfuração intestinal.

Lesões secundárias por explosivos ocorrem quando as vítimas são atingidas por resíduos provenientes da explosão. Lesões terciárias por explosivos ocorrem quando o corpo da vítima é arremessado ao ar e bate contra outros objetos.

■ Resposta ao ataque

A resposta a esse tipo de ataque é semelhante à resposta a qualquer outra lesão traumática. Onde há diversas vítimas, deve haver uma configuração de triagem, com as vítimas sendo separadas de acordo com suas lesões. Uma avaliação cuidadosa de cada vítima precisa ser realizada para lesões por explosão que não estejam visíveis mas, ainda assim, ofereçam risco à vida.

Ataques nucleares ou radiológicos

As consequências médicas de um ataque ou acidente nuclear ou radiológico dependem da fonte nuclear ou radiológica. Ataques ou acidentes radiológicos podem ocorrer como resultado de problemas com reatores nucleares, fontes industriais e fontes médicas. É importante que os profissionais de saúde compreendam como pode ocorrer um acidente radiológico e como tratar os pacientes. Um acidente nuclear ou radiológico pode ocorrer de uma das cinco formas a seguir:

1. *Dispositivo radiológico simples* (DRS): um DRS destina-se à disseminação de material radioativo, sem a utilização de explosivos, causando, assim, a exposição de várias pessoas a diferentes níveis de radiação. Esse tipo de ataque pode ser realizado pela colocação de um recipiente com material radioativo em uma área pública ou espalhando-se materiais radioativos pelo ar em forma de pó ou aerossol, o que exporia as pessoas que entrassem em contato.
2. *Dispositivo radiológico de dispersão* (DRD): o DRD, ou bomba suja, é formado pela combinação de um agente explosivo e materiais radioativos. Materiais radioativos são comuns em laboratórios, centros médicos e na indústria, e pequenas quantidades de material radioativo podem ser encontradas em itens domésticos comuns. Exigem diretrizes estritas para o manejo desses materiais, que são seguros quando a fonte não é adulterada. Existe a possibilidade de que o material seja obtido por meio de adulteração, seja coletado de diversas fontes ou angariado por acesso ilegal a pontos de coleta. A explosão inicial ou o DRD mata aqueles mais próximos à bomba ou lhes causa lesão, e o material radioativo continua a expor e a contaminar sobreviventes e, possivelmente, a equipe de emergência.
3. *Sabotagem de reator nuclear*: a probabilidade desse tipo de incidente é baixa, devido à engenharia sofisticada, mas existe a possibilidade de um ataque a um reator nuclear.
4. *Dispositivos nucleares improvisados* (DNI): o DNI é qualquer dispositivo destinado a provocar uma detonação nuclear. Não é fácil fazer com que essa arma detone corretamente. Esse tipo

de incidente é realmente um DRD. Embora um DNI seja improvável devido à necessidade de engenharia sofisticada, um aparelho roubado poderia gerar altos níveis de radiação.
5. *Arma nuclear*: esse método de exposição poderia ocorrer se uma arma fosse roubada. Assim como com a sabotagem de um reator nuclear, a probabilidade desse tipo de exposição é baixa, mas poderia ocorrer.[8]

Existem duas categorias de incidentes de radiação: (1) *exposição externa* é a irradiação a partir de uma fonte distante ou próxima ao corpo. A irradiação externa pode ser subdividida em exposição do *corpo inteiro* e exposição *local*. (2) Por *contaminação* é a absorção de material radioativo indesejável no interior do corpo ou sobre este.[8]

■ Resposta ao ataque

A resposta a uma exposição do corpo a material nuclear ou radiológico é baseada no tipo de incidente. A maioria das exposições externas resulta em irradiação da vítima. Uma vez que a pessoa é removida da fonte de radiação, a irradiação cessa. Uma pessoa exposta à radiação externa não se torna radioativa e não representa nenhum perigo para as pessoas próximas.

Incidentes por contaminação exigem uma abordagem totalmente diferente para lidar com a vítima. Os profissionais de saúde e o pessoal de apoio devem ter cuidado para não espalhar a contaminação para partes do corpo da vítima não contaminadas, para si mesmos ou para o ambiente. A contaminação interna por material pode resultar de inalação, ingestão, absorção direta através da pele ou penetração de materiais radioativos através de feridas abertas. Condições clínicas graves ou significativas de tratamento sempre devem ter prioridade sobre a avaliação ou descontaminação radiológica do paciente.

Após a exposição à radiação, indivíduos podem desenvolver síndrome da radiação aguda (SRA). As pessoas fortes e saudáveis em geral resistem à exposição mínima. Os fatores determinantes da ocorrência de SRA incluem exposição a altas doses de radiação (100 cGy, no mínimo) e taxa de absorção da radiação em todo o organismo e tipo da radiação. Existem diversas fases dos efeitos da exposição à radiação, como detalhado na Tabela 15.1.

■ Tratamento

As prioridades do tratamento após um ataque radiológico são:

1. Tratar e estabilizar lesões potencialmente fatais. É essencial estabilizar o paciente e tratar lesões com risco à vida em primeiro lugar. Uma vez feito isso, um profissional de saúde especializado em medicina radiológica deve realizar uma avaliação radiológica. Usar um contador Geiger para medições radioativas. As enfermeiras precisarão trabalhar em conjunto com um oficial de segurança contra radiação para tratar das lesões dos pacientes.
2. Prevenir e minimizar a contaminação interna. O tempo é crítico para prevenir a absorção radioativa. A administração de iodeto de potássio no período de até 2 horas da contaminação impede que o radioiodo se acumule na glândula tireoide (Tabela 15.2). É importante que a enfermeira trabalhe com os farmacêuticos a fim de assegurar que exista um suprimento adequado de medicamentos no hospital.
3. Avaliar a contaminação interna e a descontaminação. (Essa informação é abordada na seção sobre ataques químicos.) Pacientes contaminados que não estiverem gravemente feridos devem ser descontaminados antes do tratamento.

Capítulo 15 Cuidados em Situações de Desastre | Implicações para a Enfermeira de Cuidados Críticos

Tabela 15.1 Fase dos efeitos da exposição à radiação.

Fase	Tempo de ocorrência	Sinais e sintomas
Fase prodrômica (apresentação dos sintomas)	48 a 72 h depois da exposição	Náuseas, vômitos, perda do apetite, diarreia, fadiga Radiação em dose alta: febre, angústia respiratória e excitabilidade aumentada
Fase latente (período isento de sintomas)	Depois da resolução da fase prodrômica; pode durar até 3 semanas Com a radiação em dose alta, o período latente é mais curto	Linfócitos, leucócitos, trombócitos e eritrócitos decrescentes
Fase de doença	Depois da fase do período latente	Infecção, distúrbios hidreletrolíticos, sangramento, diarreia, choque e nível de consciência alterado
Fase de recuperação *ou*	Depois da fase de doença	Pode levar semanas a meses para a recuperação plena
Morte	Depois da fase de doença	A pressão intracraniana aumentada é um sinal de morte iminente

De Smeltzer SC, Bare BG, Hinkle JL *et al.* (eds): Brunner & Suddarth's Textbook of Medical-Surgical Nursing, 12th ed. Philadelphia, PA: Lippincott Williams & Wilkins, 2010, p 2007.

Tabela 15.2 Administração de iodeto de potássio (KI).

Paciente	Dose de KI (mg)
Adultos	130
Mulheres amamentando	130
Crianças de 3 a 18 anos	65
Lactentes e crianças de 1 mês a 3 anos	32
Recém-nascidos ou neonatos	16

De Pediatric Preparedness for Disaster and Terrorism: A Natural Consensus Conference. National Center for Disaster Preparedness Mailman School of Public Health, Columbus University, março de 2007.

4. Conter a contaminação e a descontaminação. As enfermeiras devem ser treinadas para os procedimentos de descontaminação da organização.
5. Minimizar a exposição externa da equipe de saúde. O pessoal deve usar vestuário de proteção pessoal. Serão necessárias máscaras respiradoras se o paciente estiver altamente contaminado.
6. Avaliar ferimentos/queimaduras locais por radiação e lavá-los caso estejam contaminados.
7. Acompanhar a evolução de pacientes com irradiação significativa em todo o organismo ou contaminação interna.
8. Aconselhar pacientes e suas famílias sobre riscos/efeitos potenciais a longo prazo. As enfermeiras devem assegurar que os profissionais adequados estejam trabalhando em conjunto de modo a oferecer cuidados a pacientes no futuro.[9]

Ataques químicos

Agentes químicos de guerra são substâncias perigosas desenvolvidas para irritar, incapacitar, ferir ou matar.[10] Embora muitos desses agentes tenham sido usados durante guerras, muitas das utilizações mais recentes foram em ataques terroristas. Por exemplo, os ataques de gás sarin no metrô de Tóquio, no Japão, em 1995, resultaram em poucas mortes, mas provocaram um grande fluxo de pacientes contaminados nas instituições de saúde. Mais recentemente, a ONU confirmou o uso de armas químicas durante a guerra civil síria, em 2013.

Combinações de ataques químicos com explosivos e bombardeios são chamadas, às vezes, de "bombas sujas". Para sofrer contaminação química associada a explosões, a vítima tem que estar próxima do explosivo ou do ataque.

Agentes químicos representam uma ameaça real por muitos motivos. Primeiro, porque são facilmente acessíveis; por exemplo, o gás lacrimogênio tem venda livre. Segundo, eles são fáceis de encontrar e transportar, sem que isso seja considerado incomum; por exemplo, o transporte de pesticidas não passa de um transporte comum, e o transporte de muitos agentes neurotóxicos ocorre diariamente por caminhão ou trem. Até o momento em que o ataque químico estiver concluído, o terrorista ou criminoso já poderá ter fugido.

Produtos químicos tóxicos podem ser absorvidos através dos olhos, pele, vias respiratórias ou por uma combinação dessas vias. A Tabela 15.3 e o texto a seguir resumem os tipos de agentes químicos mais comuns, seus mecanismos de ação, sinais e sintomas da exposição, tratamento e exposição.

▪ Tipos de agentes químicos

▶ **Agentes neurotóxicos.** Os agentes neurotóxicos são os mais lesivos de todos os agentes de armas militares. Alguns exemplos desses agentes são tabun, sarin, soman e VX. Os agentes neurotóxicos inibem a colinesterase e podem causar perda súbita da consciência, convulsões, apneia e morte. O diagnóstico é feito, geralmente, com base nos sinais e sintomas clínicos.

▶ **Agentes vesicantes.** Os agentes vesicantes causam bolhas. Os agentes vesicantes mais comumente utilizados são enxofre, mostarda e levisita. Esses agentes causam lesões nos olhos, na pele, nas vias respiratórias e em alguns órgãos internos. Vesicantes são mais utilizados como arma de destruição em massa, por serem potentes e difíceis de detectar, terem efeito retardado, causarem incapacidade prolongada, serem estáveis ao armazenamento, poderem ser transportados facilmente e terem um custo de produção barato. Esses agentes permanecem ativos em uma área por até 1 semana. Alguns podem ter um cheiro de alho ou mostarda.

▶ **Cianeto.** O cianeto é um produto químico amplamente utilizado nos EUA. Os terroristas utilizam cianeto em espaços fechados, como vagões de metrô, *shoppings*, centros de convenções e pequenos edifícios. Pouco depois de inalar cianeto, as vítimas podem apresentar agitação e hiperventilação. A inalação de cianeto pode causar convulsões, assistolia e óbito. Devem-se administrar antídotos imediatamente.

▶ **Agentes intoxicantes pulmonares.** Os agentes intoxicantes pulmonares causam lesões pulmonares graves potencialmente fatais após a inalação. Os efeitos geralmente são retardados por

176 Parte 4 Situações Especiais em Cuidados Críticos

Tabela 15.3 Agentes químicos mais comuns e antídotos.

Agente	Ação	Sinais e sintomas	Descontaminação e tratamento
Agentes neurotóxicos: sarin, soman, organofosforados	Inibição da colinesterase	Aumento das secreções, motilidade gastrintestinal, diarreia, broncospasmo	Água e sabão Cuidados de manutenção/suporte Benzodiazepínicos Pralidoxima Atropina
Agente sanguíneo: cianeto	Inibição do metabolismo aeróbico	Inalação – taquipneia, taquicardia, coma, convulsões. Pode evoluir para parada respiratória, insuficiência respiratória, parada cardíaca, morte	Nitrito de sódio Tiocianato de sódio Nitrato de amila Hidroxicobalamina
Agentes vesicantes: levisita, mostarda sulfurada, mostarda nitrogenada, fosgênio	Agentes formadores de vesículas	Queimadura superficial a de espessura parcial, com vesículas que coalescem	Água e sabão Absorver; não secar esfregando
Agentes pulmonares: fosgênio, cloro, amônia	Separação dos alvéolos do leito capilar	Edema pulmonar, broncospasmo	Controle das vias respiratórias Suporte ventilatório Broncoscopia
Agentes irritantes da pele e dos olhos: cloroacetofenona (CN), gás lacrimogênio (CS)	Reação local da pele e dos olhos; pode causar dificuldades respiratórias	Lacrimejamento dos olhos, queimadura da pele, dificuldade respiratória possível	Lavar os olhos – apenas com água Água e sabão para a pele

De Slota M (ed): Core Curriculum for Pediatric Critical Care Nursing. St. Louis, MO: Elsevier, 2006; e Smeltzer SC, Bare BG, Hinkle JL *et al.* (eds): Brunner & Suddarth's Textbook of Medical-Surgical Nursing, 12th ed. Philadelphia, PA: Lippincott Williams & Wilkins, 2010, p 2203.

várias horas. Exemplos de agentes intoxicantes pulmonares são fosfagênio, perfluoroisobuteno, amônia e cloro. Em 1984, um acidente industrial – não um atentado terrorista – envolvendo um agente intoxicante pulmonar ocorreu na fábrica da Union Carbide em Bhopal, na Índia. As substâncias químicas liberadas, como metilisocianato, causaram grandes taxas de morbidade e morte. Até hoje, esse acidente industrial continua a ser um dos piores que ocorreram na Índia.

Agentes intoxicantes pulmonares causam irritação dos olhos e sistema respiratório. Esses agentes podem causar edema pulmonar grave de natureza não cardíaca. A fisiopatologia envolve um defeito na permeabilidade da membrana capilar alveolar, e pode haver um período de latência clínica após a exposição.

▶ **Agentes antimotim.** Agentes antimotim possuem efeito imediato e causam irritação dos olhos, nariz, boca, pele e sistema respiratório. Estimulam a produção lacrimal pela glândula lacrimal. O efeito dura cerca de 30 minutos. Alguns exemplos desses agentes, comumente utilizados pela polícia, são cloroacetofenona (NC; Mace®), oleorresina cápsica (*spray* de pimenta) e clorobenzilidenemalononitrila (CS; gás lacrimogênio).[10]

■ **Tratamento**

Em caso de exposição química, é necessário realizar a descontaminação. Membros de equipe precisam ser treinados para descontaminar pacientes adequadamente e devem ter acesso a equipamentos de proteção individual (EPI). Para a maioria dos agentes químicos, são necessários apenas um avental impermeável, muito parecido com aquele utilizado em hospitais, e uma máscara N95 utilizada para isolamento respiratório em hospitais. Algumas substâncias químicas mais potentes exigem também o uso de aparelho de respiração autônomo e um traje quimiorresistente. Pessoas que utilizam esses trajes especiais e dispositivos respiratórios devem receber treinamento para a colocação e passar por avaliação respiratória anualmente.

A Joint Commission exige que os hospitais tenham protocolos e procedimentos de descontaminação. Uma câmara de descontaminação pode ser uma sala designada na entrada do serviço de emergência com capacidade de drenagem adequada e chuveiro,

um *trailer* móvel designado para descontaminação ou capacidades simples, como um reservatório ou outro dispositivo de contenção com tubos. As câmaras de descontaminação devem:

1. Ter ligação de água com temperatura ajustável.
2. Ter capacidade de coletar e armazenar grandes quantidades de água.
3. Dispor de algum produto para misturar com a água para remover os vários agentes químicos. (A maioria dos agentes químicos responde a água e sabão.)
4. Possuir iluminação adequada.
5. Dispor de fornecimento de energia elétrica, seja através do hospital ou por gerador.
6. Contar com sistema de condicionamento do ar a fim de manter a temperatura ambiente agradável.
7. Ter um sistema para encaminhar ou não pacientes ambulatoriais.
8. Permitir privacidade ao paciente.
9. Ter espaço para cerca de duas ou três pessoas. (Essas pessoas não precisam ser necessariamente profissionais de saúde, porque todos os membros da equipe de saúde serão necessários para a prestação de cuidados.)
10. Ter espaço suficiente para acomodar uma família. (Pode ser necessário descontaminar os pais, assim como os filhos. Os pais também podem ajudar a descontaminar seus filhos.)[11]

Descontaminação de crianças envolve algumas considerações especiais. Como as crianças podem não entender o que está acontecendo, elas podem ser um pouco resistentes ou até mesmo combativas. O tamanho pode ser um problema; crianças estão mais próximas do solo, o que significa que elas podem ser mais expostas ao agente contaminante. As crianças apresentam uma proporção maior de superfície corporal para volume, o que as coloca em maior risco de absorção e de exposição ao agente contaminante. Além disso, como mesmo uma dose pequena pode ser letal em uma criança, crianças precisam ser descontaminadas o mais rapidamente possível. As crianças também sofrem maior risco para o estresse pelo frio a partir de uma queda rápida de temperatura ou febre por exposição a temperaturas muito quentes; é necessário mantê-las em um ambiente térmico neutro e fora dos extremos de calor ou frio. E, por fim, ajuda bastante manter toda a família junta, sempre que possível, para que os pais possam manter os filhos menores seguros. Caso os pais não estejam presentes, devem-se tomar medidas adequadas de supervisão.

Ataques biológicos

Um ataque biológico, definido como bioterrorismo, é a dispersão deliberada de microrganismos (bactérias, vírus, fungos ou toxinas microbianas) em uma comunidade para provocar morte, doença ou intoxicação.[10] Seres humanos, animais e plantas podem ser afetados. Muitos agentes bioterroristas estão prontamente acessíveis. Por exemplo, o antraz ocorre naturalmente e pode ser encontrado em algumas fazendas. Alguns terroristas podem pegá-lo e transportá-lo sem serem notados. Porque são relativamente baratas de produzir e disseminar, as armas biológicas são chamadas de "bomba de pobre". Um ataque bioterrorista é uma ameaça real, como ficou evidente pelos ataques com antraz, em 2001 nos EUA; cartas com esporos de antraz chegaram pelo correio em algumas estações de comunicação e escritórios federais, ocasionando o fechamento de muitos postos de correio e prédios federais por longos períodos. Os ataques resultaram em 22 casos de carbúnculo, 5 mortes e uma nação em estado elevado de alerta.

A varíola, uma doença viral, é uma poderosa ameaça bioterrorista por ter uma alta taxa de morbidade em uma população de outro modo saudável. A Figura 15.2 mostra a progressão da erupção da varíola. Em 1980, a Organização Mundial da Saúde (OMS) declarou a varíola erradicada.[10] Entretanto, amostras do vírus ainda estão disponíveis para pesquisa em laboratórios. Tais amostras poderiam ser fatais caso caíssem nas mãos erradas e fossem usadas em um ataque. Em 2003, foi disponibilizada uma vacina contra a varíola para os profissionais de saúde, mas foi recolhida pela Food and Drug Administration (FDA), e poucas pessoas receberam a vacina por questões relacionadas com critérios de exclusão e ocorrência de alguns problemas cardíacos após a administração da vacina.

A peste tem uma conotação histórica negativa porque as pessoas ainda recordam das referências às pestes bíblicas e da "peste negra", uma pandemia fatal causada pela peste bubônica no século XIV. Animais como esquilos e outros roedores que vivem em fazendas, parques públicos e reservas ainda carregam as bactérias que causam a peste. Humanos mordidos por um animal infectado podem adoecer.

O botulismo ainda ocorre hoje em dia em países desenvolvidos. Uma pessoa pode contrair a doença ao comer um alimento que tenha sido infectado com a toxina do botulismo. Existe tratamento disponível. Crianças que desenvolvem botulismo infantil podem tomar um antídoto, comumente conhecido como "Baby Big" – globulina (humana) intravenosa imune ao botulismo –, se a doença for diagnosticada precocemente e confirmada por um laboratório aprovado pelos Centers for Disease Control and Prevention (CDC). No momento do diagnóstico, o departamento de saúde local disponibiliza para o hospital as doses necessárias. A questão principal é que o botulismo nem sempre é diagnosticado prontamente o suficiente.

Uma das febres hemorrágicas virais mais comuns é causada pelo vírus Ebola, mais comumente encontrado nos países em desenvolvimento. O vírus é disseminado por meio de contato direto com sangue ou líquidos de um indivíduo doente, objetos contaminados com líquidos corporais infectados e animais infectados. Em 2014, ocorreu uma epidemia natural mortal de Ebola na África oriental, que matou mais de 11.000 pessoas. Tal surto despertou a atenção mundial quando, pela primeira vez na história, casos chegaram aos EUA. Essa epidemia recente validou a importância da atenção cuidadosa aos padrões de controle de infecção e de equipamentos de proteção individual (EPI) pelos profissionais de saúde, de modo a prevenir contração ou disseminação da doença. As diretrizes de tratamento do Ebola são atualizadas constantemente; a maioria das diretrizes recentes pode ser encontrada no *website* dos CDC (http://www.cdc.gov). As enfermeiras de cuidados críticos devem saber onde encontrar tais diretrizes, bem como hospitais identificados como centros de tratamento ou avaliação devem praticar os procedimentos de resposta.

■ Tratamento

Agentes biológicos resultam em sinais e sintomas específicos, e todas as enfermeiras devem ter conhecimentos básicos sobre o oferecimento de cuidados a pacientes afetados. Em 1999, a Association of Professionals in Infection Control desenvolveu um modelo, o *Bioterrorism Readiness Plan: A Template for Healthcare Facilities* (plano de prontidão para bioterrorismo: um modelo para as instituições de saúde), para que os hospitais sigam quando estiverem lidando com bioterrorismo.[11] Em 2002, esse grupo fez algumas pequenas alterações nesse planejamento.

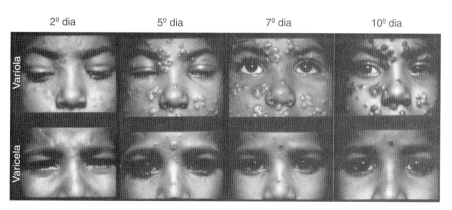

Figura 15.2 Progressão de erupção cutânea da varíola. (Da Organização Mundial da Saúde: OMS, conjunto de *slides* sobre o diagnóstico da varíola, 2001. Reproduzida, com autorização, da Organização Mundial da Saúde.)

178 Parte 4 Situações Especiais em Cuidados Críticos

Desastres naturais

Um desastre natural é o resultado da combinação de um evento natural (p. ex., terremotos, ondas extremas de calor, inundações, furacões, deslizamentos, tornados, maremotos, erupções vulcânicas, incêndios florestais, tempestades sazonais) e envolvimento humano. Por definição, um desastre natural não ocorre sem o envolvimento humano e, portanto, um terremoto que destrói uma ilha desabitada tecnicamente não é um desastre natural. Em um desastre natural, uma população despreparada ou mal preparada é vulnerável; portanto, a falta de preparação amplia os resultados lamentáveis.

Hospitais e outras instituições de saúde desempenham um papel único na comunidade durante o desastre. Essas instituições já estão abrigando uma população pouco saudável, debilitada, e ainda com previsão de receber mais vítimas de desastres. Portanto, funcionários e administradores de hospitais devem estar constantemente preparados para qualquer evento que possa ameaçar a estrutura, o funcionamento e a recuperação da sua instituição, e exercitar as respostas adequadas a um evento perigoso.

Alguns especialistas consideram uma pandemia de gripe um desastre natural potencial. Atualmente as indústrias da saúde e corporativas estão trabalhando em conjunto para enfrentar esse problema. Novas vacinas e novos agentes antivirais vêm sendo desenvolvidos. As enfermeiras são fundamentais para a resposta a situações de desastre, porque elas têm contato direto com os pacientes e estarão presentes quando surgir um evento imprevisto.

O vírus influenza H1N1 (gripe suína) passou por uma epidemia em 2009, aumentando a demanda dos hospitais e UTI por todo o território dos EUA. Os casos se espalharam rapidamente, em especial na população mais jovem (25 anos ou menos).[12] Os sintomas mais comuns eram febre, tosse e dor de garganta. Um pequeno percentual de pacientes necessitou de hospitalização, e muitos pacientes admitidos em UTI passaram por oxigenação por membrana extracorpórea, como *bypass* pulmonar, para o tratamento da falência respiratória. Um pequeno percentual dos pacientes tratados em UTI morreu. Três meses após a identificação do primeiro caso de H1N1, a OMS elevou o nível da epidemia da doença para o nível de pandemia, pois houve surtos em comunidades de pelo menos um país além daquele onde o primeiro caso foi identificado. O surto de H1N1 mobilizou hospitais e agências governamentais para a identificação de problemas e o planejamento de estratégias buscando proteger o público dessa emergência global. Estão disponíveis excelentes recursos sobre H1N1, listados nos *websites* dos CDC e da OMS. A Association of Infection Control Practitioners (APIC) também desenvolveu um documento de referência para a prevenção da infecção em locais de cuidado alternativos; pode ser encontrado em seu *website*, www.apic.org.

Efeitos psicológicos do terrorismo e dos desastres naturais

É natural sentir medo durante e após um desastre de grandes proporções, sendo um incidente terrorista ou não. As pessoas apresentam diferentes respostas ao estresse e a eventos estressantes, como um ataque terrorista ou um desastre natural de grandes proporções. As respostas incluem medo, tristeza e melancolia. As pessoas podem reclamar que se sentem "com estômago enjoado" e que não têm apetite. O padrão do sono e de comportamento em atividades cotidianas pode mudar. Podem se passar várias semanas a meses antes que elas se sintam normais e estáveis novamente.

Em casos graves, o estresse psicológico permanece durante meses após o evento. Múltiplos fatores afetam a maneira como as pessoas respondem a um grande desastre. A percepção de numerosas perdas geralmente tem um impacto negativo e pode estar inversamente relacionada com a recuperação de desastres. A investigação descobriu que, quando há um grande número de mortes e elevados níveis de sintomas, a probabilidade de transtornos psiquiátricos a longo prazo pode ser bastante alta.[13] Pessoas afetadas por um grande desastre deverão ser submetidas a triagem para transtorno de estresse pós-traumático (TEPT). TEPT é uma resposta emocional e física intensa a pensamentos e lembranças do evento que duram semanas ou meses após o evento traumático. Vítimas de TEPT podem se queixar de pesadelos, lembranças passadas e reações emocionais e físicas graves a pensamentos do evento. A prefeitura de Los Angeles adotou um modelo de triagem de informação PsySTART e um plano de resiliência para triar aqueles que necessitam de cuidados psiquiátricos e mentais mais profundos.[14]

Além disso, para avaliar as vítimas de desastre quanto ao TEPT, enfermeiras devem avaliar se seus colegas são capazes de manterem-se funcionais em tempos de grande estresse. Grandes desastres podem sobrecarregar os profissionais de saúde, deixando-os incapazes de oferecer cuidados aos demais. Se um colega de trabalho estiver exibindo sintomas de estresse, uma enfermeira deve informar a seu supervisor, para que mais avaliações possam ser feitas quanto ao colega estar ou não apto ao trabalho.

Desafios relacionados à aplicabilidade clínica

Estudo de caso

Um terremoto de magnitude 9,0 atingiu uma cidade remota na Carolina do Norte. Prédios foram destruídos; a polícia e os bombeiros estão à procura de vítimas. Diversas vítimas fatais foram identificadas e ambulâncias estão começando a transportar os pacientes com ferimentos por esmagamento/pressão para o hospital. Como a cidade tem uma localização remota e dado o fato de que as rodovias foram destruídas, os pacientes não podem ser transferidos para outros hospitais nesse momento. O hospital está iniciando seus procedimentos de enfrentamento de desastres e se preparando para receber as vítimas do desastre.

1. Quais são as prioridades das enfermeiras de cuidados críticos?
2. As enfermeiras de cuidados críticos esperam receber 10 vítimas criticamente doentes; não há outra instituição disponível para transporte nesse momento. Quais são os próximos passos para as enfermeiras de cuidados críticos?
3. A energia elétrica está indo e vindo, e o gerador não está trabalhando consistentemente. O que as enfermeiras de cuidados críticos devem fazer caso a energia acabe?

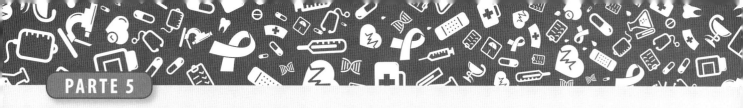

PARTE 5

Sistema Cardiovascular

16

Anatomia e Fisiologia do Sistema Cardiovascular

Patricia Gonce Morton

Objetivos de aprendizagem

Com base no conteúdo deste capítulo, o leitor deverá ser capaz de:

1. Descrever resumidamente as características das células musculares cardíacas.
2. Diferenciar os eventos elétricos dos eventos mecânicos no coração.
3. Explicar a despolarização e a repolarização.
4. Descrever o sistema de condução normal do coração.
5. Explicar a fórmula de cálculo do débito cardíaco.
6. Comparar e contrastar o papel dos sistemas nervosos parassimpático e simpático no controle da frequência cardíaca.
7. Explicar os três fatores envolvidos no controle do volume sistólico.
8. Descrever a origem do sangue da artéria coronária para os compartimentos cardíacos e o sistema de condução.
9. Discorrer sobre a influência do volume sanguíneo e da pressão arterial sobre a circulação periférica.

Em 70 anos de vida de uma pessoa comum, o coração bombeará aproximadamente 70 vezes por minuto, 24 horas por dia e 365 dias por ano. O coração bombeia cerca de 6 litros de sangue por minuto, 300 litros por hora e 6.800 litros por dia.[1] Embora o trabalho realizado por esse órgão seja desproporcional ao seu tamanho, para a maioria das pessoas o coração funciona normalmente durante todo o ciclo de vida. A ação de bombeamento do coração movimenta o sangue, uma substância vital, por todo o corpo, suprindo o oxigênio e os nutrientes para as células e removendo os resíduos. Sem essa ação, as células morrem. Para as pessoas que apresentam problemas cardíacos, os resultados podem ser dramáticos e a perspectiva, drástica. Este capítulo reve os princípios da anatomia e fisiologia cardiovasculares.

Microestrutura cardíaca

Microscopicamente, o músculo cardíaco contém faixas visíveis, ou estriações, semelhantes àquelas encontradas no músculo esquelético (Figura 16.1). O padrão ultraestrutural também se assemelha àquele do músculo estriado. As células ramificam-se e conectam-se livremente, formando uma complexa rede tridimensional. Os núcleos alongados, semelhantes àqueles do músculo liso, são encontrados profundamente no interior das células e não próximos à membrana celular, como acontece no músculo estriado.

As células do músculo cardíaco (miocárdicas) são dotadas de características extraordinárias, muitas das quais pertencem à membrana celular ou sarcolema. Para bombear efetivamente, o músculo cardíaco deve começar a contração como uma única unidade. Para contrair simultaneamente as células miocárdicas, as membranas celulares devem despolarizar ao mesmo tempo. O coração faz isso, sem usar grande parte do tecido neural, conduzindo rapidamente os impulsos de uma célula para outra através dos discos intercalados. Na extremidade de toda célula miocárdica, as membranas celulares adjacentes dobram-se meticulosamente e se ligam fortemente. Essas áreas compreendem os discos intercalados, nos quais a despolarização é conduzida de forma extremamente rápida de uma célula para a seguinte (ver Figura 16.1).

Outra característica extraordinária das células miocárdicas, observada principalmente nas membranas celulares, é a automaticidade. Grupos selecionados de células cardíacas são capazes de iniciar potenciais de ação rítmicos e, por conseguinte, ondas de contração, sem nenhuma intervenção humoral ou nervosa externa. A automaticidade e os outros termos empregados para descrever as funções do tecido cardíaco estão listados no Quadro 16.1.

Dentro de cada célula cardíaca, localizam-se milhares de elementos contráteis: os filamentos de actina e miosina, que se sobrepõem. Muitas pontes que se estendem como fileiras de remos da superfície dos filamentos de miosina mais espessos. Durante a diástole, essas pontes não se ligam a outros filamentos. O arranjo dos filamentos de actina e miosina dá ao músculo cardíaco sua aparência de faixas ou estriada. Um agrupamento de filamentos de actina e miosina é chamado de *sarcômero*.

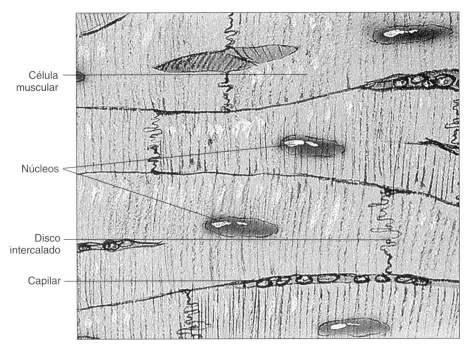

Figura 16.1 Fibras musculares cardíacas, mostrando a estrutura ramificada e os discos intercalados. (De Anatomical Chart Company: Atlas of Human Anatomy. Springhouse, PA: Springhouse, 2001, p 167.)

> **Quadro 16.1** Termos empregados para descrever a função do tecido cardíaco.
>
> **Automaticidade:** a capacidade de células especializadas do coração, conhecidas como células marca-passo, para gerar espontaneamente um potencial de ação, causando, assim, a despolarização
> **Condutividade:** a capacidade das células cardíacas para conduzir os potenciais de ação, transmitindo, dessa maneira, o sinal elétrico de uma célula para outra
> **Contratilidade:** a capacidade do músculo cardíaco de encurtar em resposta à despolarização
> **Excitabilidade:** a capacidade do tecido cardíaco em responder a um estímulo e gerar um potencial de ação
> **Ritmicidade:** a capacidade das células cardíacas em gerar espontaneamente um potencial de ação em uma frequência regular

Eventos mecânicos da contração

Quando um potencial de ação provoca a despolarização do retículo sarcoplasmático, os íons cálcio movem-se do retículo sarcoplasmático para o citoplasma da célula miocárdica e se ligam às moléculas de troponina nos filamentos de actina. O desacoplamento rápido e sucessivo das pontes cruzadas e sua religação a novos locais de ligação da actina levam ao encurtamento rápido e significativo do sarcômero. Esse encurtamento é a essência da contração miocárdica (sístole). A contração cessa quando os íons cálcio retornam aos seus locais de armazenamento no retículo sarcoplasmático, fazendo, assim, com que os locais de ligação nos filamentos de actina sejam cobertos novamente.

A contração requer cálcio e energia. As reservas de ATP adequadas e o movimento de cálcio propiciam a ligação essencial entre os eventos elétricos da despolarização e os eventos mecânicos da contração no coração.

Eventos elétricos da despolarização

As membranas de todas as células no corpo humano são carregadas; isto é, elas são polarizadas e, portanto, possuem potenciais elétricos. As cargas são separadas na membrana. Nos seres humanos, todas as membranas celulares, independentemente do tipo, estão positivamente carregadas em repouso, com as partículas mais positivamente carregadas na superfície externa da membrana celular que na superfície interna. A Figura 16.2 A ilustra esse "estágio de repouso".

No estado despolarizado, a membrana celular está negativamente carregada, com as partículas mais negativamente carregadas na superfície externa da membrana celular que na superfície interna. A Figura 16.2 B ilustra esse "estágio despolarizado". *Excitabilidade* é o termo utilizado para descrever a capacidade de uma célula de se despolarizar em resposta a determinado estímulo.

As membranas do músculo cardíaco são polarizadas, e o potencial elétrico pode ser medido, da mesma forma que em qualquer uma das células no corpo humano. O potencial resulta da diferença entre as concentrações intra e extracelular dos eletrólitos.

Na célula miocárdica em repouso, existem mais íons potássio dentro que fora da célula e mais íons sódio e cálcio livres fora da célula que dentro. Todos esses três cátions (íons positivamente carregados) podem difundir-se através dos poros, ou canais, na membrana celular. Se cada íon obedecesse livremente à lei de difusão, no entanto, o potássio se difundiria para fora da célula, enquanto o sódio e o cálcio se difundiriam para dentro dela. Logo haveria concentrações iguais de cada íon entre os líquidos intracelular e extracelular e não existiria nenhum potencial de repouso. É por intermédio da regulação seletiva das concentrações desses íons em ambos os lados da membrana que se mantém o potencial da membrana em repouso. Diversos fatores contribuem para esse controle. O primeiro fator é a presença das "bombas" sódio–potássio na membrana celular.

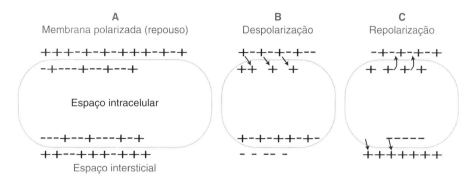

Figura 16.2 Eventos elétricos em repouso (diastólico) e que precedem a contração (sistólico).

Essas bombas movem o sódio para fora da célula e o potássio para dentro da célula, com ambos os movimentos ocorrendo contra os gradientes de concentração para cada um desses íons. O segundo fator é o movimento ativo de saída do cálcio da célula contra o gradiente de concentração em resposta à difusão passiva do sódio para dentro da célula. O terceiro fator é o controle dos canais de membrana, por meio dos quais os íons cálcio podem entrar na célula miocárdica em repouso. O quarto fator é a presença dos ânions intracelulares (partículas negativamente carregadas) que são muito grandes para sair da célula.

Base fisiológica do potencial de repouso

A célula cardíaca contém grandes ânions que não podem sair da célula. Esses ânions atraem os cátions sódio e potássio, os quais se difundem através dos canais da membrana para dentro da célula. Os ânions também atrairiam o cátion cálcio, exceto pelo fato de que os canais da membrana para a entrada desse íon estão fechados quando a célula está em repouso. Os íons potássio permanecem na célula, mas os íons sódio são bombeados para fora da célula quase tão rapidamente quanto podem entrar pelas bombas sódio–potássio localizadas na membrana celular. Enquanto forçam o sódio para fora da célula, essas bombas transportam ativamente os íons potássio para dentro da célula contra seus gradientes de concentração. Esse aumento no potássio intracelular ainda é insuficiente para contrabalançar todos os ânions intracelulares. Dessa maneira, o interior da célula miocárdica permanece negativo em relação ao exterior – enquanto as bombas estão operacionais. Em consequência, o potencial em repouso é de aproximadamente −80 mV. Para cada molécula de um íon bombeado da célula, é preciso uma molécula de ATP para fornecer a energia necessária para efetuar a ligação química entre o íon e o transportador. Manter o potencial de repouso requer, assim, energia. Os fatores que mantêm o potencial de membrana das células miocárdicas em repouso estão listados no Quadro 16.2.

> **Quadro 16.2** Fatores que mantêm o potencial da membrana da célula miocárdica em repouso.
>
> - Bombas sódio–potássio na membrana celular
> - Movimento ativo da saída de Ca^{2+} da célula contra seu gradiente de concentração em resposta à difusão passiva do Na^+ para a célula
> - Regulação dos canais de membrana de modo que os íons Ca^{2+} possam entrar na célula miocárdica em repouso
> - Ânions intracelulares muito grandes para sair da célula

Base fisiológica do potencial de ação

Quando um estímulo é aplicado à membrana celular polarizada, a membrana, que em geral está apenas discretamente permeável ao sódio, permite que os íons sódio se difundam rapidamente para a célula. Essa difusão rápida se dá por causa da inativação das enzimas de transporte ativo (bombas) de sódio. O resultado é a inversão das cargas globais. A superfície externa é agora mais negativa que positiva, e diz-se que a membrana está despolarizada (ver Figura 16.2 B).

Quando o influxo de sódio altera a polaridade de −80 mV para aproximadamente −35 mV, a alteração elétrica abre os "canais de cálcio" previamente fechados na membrana da célula miocárdica. Uma vez abertos, esses canais permitem o influxo do cálcio. A entrada desse cátion, juntamente com a entrada contínua de sódio, é responsável pelo restante da despolarização, a qual continua até que a polaridade do lado extracelular se iguale a aproximadamente +30 mV. Essa despolarização máxima inativa as bombas sódio–potássio nas membranas próximas. Isso pode causar a despolarização nessas áreas. Quando a despolarização original se torna autopropagada dessa maneira, ela é denominada *potencial de ação*. Em uma célula miocárdica, o potencial de ação deflagra a liberação do cálcio intracelular de seus locais de armazenamento no retículo sarcoplasmático. Essa liberação mais o influxo de cálcio através do sarcolema elevam os níveis de cálcio intracelular, iniciando, dessa maneira, a contração muscular, conforme descrito anteriormente.[1]

Se a despolarização permanece abaixo de determinado ponto crítico (limiar), ela termina sem ter aberto nenhum canal de cálcio ou nenhuma bomba sódio–potássio adjacente inativada. Como ela não se autopropaga e permanece localizada, essa despolarização é chamada de *despolarização local*.

Durante a despolarização, a concentração de sódio intracelular elevada libera íons potássio para se difundir para fora da célula de acordo com seu gradiente de concentração. No entanto, no instante em que esse efluxo de potássio ganha algum *momentum*, as bombas sódio–potássio reativam automaticamente (elas podem ser inativadas apenas temporariamente). Uma vez reativadas, as bombas começam a restaurar o potencial de repouso original, um processo denominado *repolarização* (ver Figura 16.2 C). Durante a fase inicial da repolarização, o efluxo de íons potássio e sódio supera seu influxo; mas, à medida que os íons sódio intracelulares são removidos da célula, os íons potássio permanecem como o principal cátion a ser eletrostaticamente mantido dentro da célula pelos ânions intracelulares. Isso estanca o efluxo de potássio. O restante da repolarização consiste na atividade da bomba que aumenta o potássio intracelular e diminui o sódio intracelular; dessa maneira, o potencial de repouso é restabelecido. Os eventos elétricos no início da repolarização também tornam a fechar os canais de entrada de cálcio, contendo, assim, o influxo de cálcio. Os níveis de cálcio intracelular são reduzidos quando a difusão do sódio para a célula gera um movimento do cálcio para fora da célula contra o gradiente de concentração do último.[2] As fases do potencial de ação são mostradas na Figura 16.3.

Macroestrutura cardíaca

O coração tem o tamanho aproximado de um punho fechado. O lado direito do coração fica, em sua quase totalidade, diante do lado esquerdo, e o ventrículo direito ocupa a maior parte da superfície cardíaca anterior (Figura 16.4). Apenas uma pequena porção do ventrículo esquerdo está no plano frontal do coração. O ventrículo esquerdo forma a margem lateral esquerda do coração, com uma extremidade inferior progressivamente afilada, a qual, com frequência, é chamada de *ápice cardíaco*.[3]

O coração compreende quatro camadas: o endocárdio, o miocárdio, o epicárdio e o pericárdio. A camada interna é conhecida como *endocárdio* e consiste em tecido endotelial que reveste a superfície interna do coração e as valvas cardíacas. O *miocárdio* é a camada média e é composto de fibras musculares que possibilitam que o coração se contraia e bombeie. A camada externa, conhecida como *epicárdio*, está firmemente aderida ao coração e à base dos grandes vasos. Um saco fibroso e fino, com duas camadas, conhecido como *pericárdio*, circunda o coração. A camada externa é conhecida como *pericárdio parietal*, e a camada interna é chamada de *pericárdio visceral*. Entre essas duas camadas, há uma pequena quantidade de líquido pericárdico (30 a 50 mℓ) que serve como lubrificante.[1]

O coração consiste em quatro compartimentos: átrios direito e esquerdo e ventrículos direito e esquerdo. Os átrios são compartimentos de baixa pressão, menores e com paredes mais finas. Aproximadamente 30% do fluxo sanguíneo para os

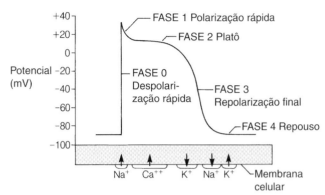

Figura 16.3 Potencial de ação cardíaca. A fase 0 é a fase de despolarização rápida. Durante essa fase, os canais rápidos de sódio nas membranas celulares são estimulados a se abrir, resultando no rápido influxo de sódio. A contração do miocárdio sucede a despolarização. A fase 1 é a fase de repolarização rápida e ocorre no potencial máximo de ação. Essa fase indica a inativação imediata dos canais de sódio, com uma diminuição abrupta na permeabilidade ao sódio. A fase 2 representa o platô do potencial de ação. Durante essa fase, a permeabilidade ao potássio é baixa, permitindo que a membrana permaneça despolarizada durante toda a fase 2. O influxo de cálcio que acontece durante a fase de platô é muito mais lento que o do sódio e permanece por um intervalo de tempo mais prolongado. A fase 3 é a fase de repolarização final e começa com a descida da curva do potencial de ação. Durante essa fase, o influxo de cálcio e sódio termina e há um rápido movimento para fora do potássio. Ao final da fase 3, o sódio e o potássio retornam ao seu estado de repouso normal. A fase 4 é o potencial de membrana em repouso e corresponde à diástole. Durante essa fase, a bomba sódio–potássio é ativada, resultando em transporte ativo de sódio para fora da célula, e o potássio é movido de volta para a célula. As *setas* abaixo do diagrama indicam o tempo aproximado e a direção do movimento de cada íon que influenciam o potencial de membrana. A fase de cálcio que se move para fora da célula não é bem definida, mas acredita-se que ocorra durante a fase 4.

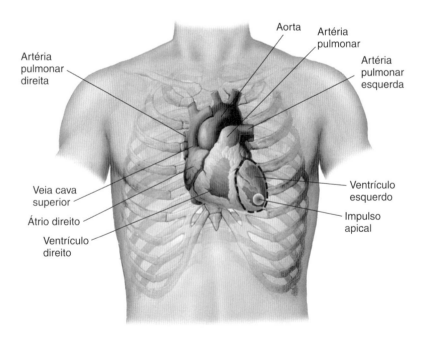

Figura 16.4 Estrutura do coração. (De Bickley LS: Guide to Physical Examination and History Taking, 10th ed. Philadelphia, PA: Lippincott Williams & Wilkins, 2009, p 324.)

ventrículos resultam da contração atrial, também conhecida como *chute atrial*. Os restantes 70% do sangue que alcançam os ventrículos constituem o resultado das diferenças de pressão entre os átrios e os ventrículos. Os ventrículos são compartimentos maiores, de pressão mais elevada, com paredes mais espessas que os átrios. As paredes do ventrículo esquerdo são mais espessas que as do ventrículo direito porque o ventrículo esquerdo deve gerar uma grande quantidade de força para ejetar o sangue para a aorta. O sangue desoxigenado entra no átrio direito a partir das veias cavas superiores e inferiores. O sangue atravessa a valva tricúspide dentro do ventrículo direito, que, então, bombeia o sangue através da valva pulmonar para a circulação pulmonar. Depois da troca gasosa nos pulmões, o sangue oxigenado retorna ao átrio esquerdo, atravessa a valva mitral, passa pelo ventrículo esquerdo, atravessa a valva aórtica e, por fim, penetra na aorta (Figura 16.5).

As valvas cardíacas são compostas de tecido fibroso e permitem que o sangue flua em uma direção. Elas se abrem e se fecham em consequência do fluxo sanguíneo e das diferenças de pressão. As valvas tricúspide e mitral são conhecidas como *valvas atrioventriculares* (AV) porque estão localizadas entre os átrios e os ventrículos. As cordas tendíneas e os músculos papilares inserem-se nas valvas AV e ajudam a manter o fechamento e a evitar a eversão dos folhetos valvares durante a contração ventricular, de modo que o sangue não reflua para os átrios. As valvas pulmonar e aórtica são conhecidas como *valvas semilunares* porque cada uma delas possui três folhetos com formato semelhante a meia-lua.

Condução cardíaca

Para bombear de maneira efetiva, grandes porções do músculo cardíaco devem receber um potencial de ação de modo quase simultâneo. As células especiais que conduzem os potenciais de ação com extrema rapidez estão dispostas em trajetos através do coração. Todas essas células possuem automaticidade (ver Quadro 16.2).

Os compartimentos e tecidos especializados do coração são mostrados em diagrama na Figura 16.6. O nodo sinoatrial (SA) localiza-se entre a abertura das veias cavas inferior e superior na parede atrial direita. As células do nodo SA têm a propriedade da automaticidade. Como o nodo SA normalmente gera descargas com maior rapidez que qualquer outra célula cardíaca com automaticidade (60 a 100 bpm), esse tecido especializado age como um marca-passo cardíaco normal. Os potenciais de ação atriais fazem trajeto através das células atriais por discos intercalados, embora tenha sido descoberto um tecido condutor especializado nos átrios.

Na porção inferior direita do septo interatrial está o nodo AV, também conhecido como junção AV. Esse tecido conduz, embora retarde, o potencial de ação atrial antes que ele viaje até os ventrículos. Os potenciais de ação alcançam o nodo AV em momentos diferentes. O nodo AV alentece a condução desses potenciais de ação até que todos os potenciais tenham saído dos átrios e entrado no nodo AV. Depois desse discreto retardo, o nodo AV passa, de uma só vez, todo o

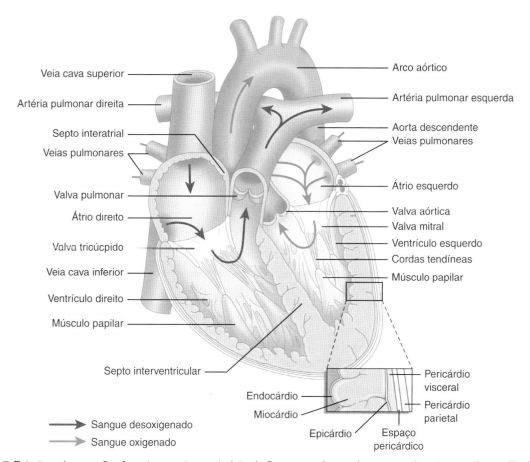

Figura 16.5 Estrutura do coração. As *setas* mostram o trajeto do fluxo sanguíneo pelos compartimentos cardíacos. (De Smeltzer SC, Bare BG, Hinkle JL *et al.*: Textbook of Medical–Surgical Nursing, 13th ed. Philadelphia, PA: Lippincott Williams & Wilkins, 2014, p 656.)

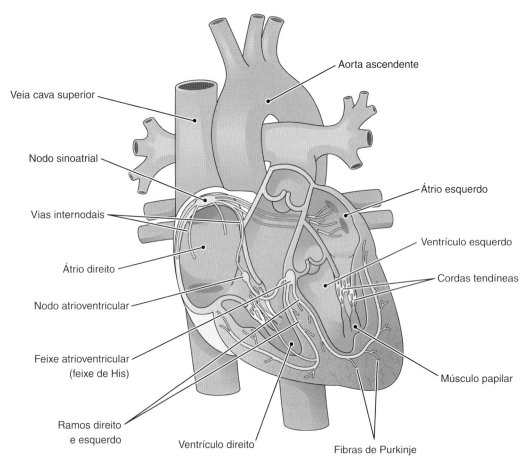

Figura 16.6 O sistema de condução elétrica do coração começa com os impulsos gerados pelo nodo sinoatrial e circula continuamente no coração. (De Weber J, Kelley K: Health Assessment in Nursing, 5th ed. Philadelphia, PA: Lippincott Williams & Wilkins, 2014, p 418.)

potencial de ação para o tecido de condução ventricular, permitindo a contração quase simultânea de todas as células ventriculares. Esse retardo do nodo AV também permite tempo para que os átrios ejetem totalmente sua carga de sangue dentro do ventrículo na preparação para a sístole ventricular.

A partir do nodo AV, o impulso percorre o feixe de His no septo interventricular para o ramo direito ou esquerdo e, depois, através de uma das muitas fibras de Purkinje, até o próprio tecido miocárdico ventricular. Um potencial de ação pode atravessar esse tecido de condução com uma velocidade três a sete vezes superior àquela com que ele pode atravessar o miocárdio ventricular. Dessa maneira, os ramos do feixe e as fibras de Purkinje possibilitam uma contração quase simultânea de todas as porções do ventrículo, permitindo assim que ocorra uma ação de bombeamento unificada máxima.[1]

Eletrocardiogramas

A condução de um potencial de ação através do coração pode ser demonstrada por um eletrocardiograma (ECG; Figura 16.7). Como os ECG são extensamente abordados no Capítulo 17, a discussão aqui é resumida. Um ECG não mostra os eventos mecânicos do coração, mas, no coração normal, pode-se supor o acoplamento dos eventos elétricos e mecânicos (ver Capítulo 17).

Na Figura 16.7, o ponto 1 mostra a diástole ventricular inicial, quando os átrios e ventrículos estão em repouso. O sangue oriundo das grandes veias está enchendo passivamente ambos os átrios. À medida que os átrios se enchem, a pressão nos átrios excede a pressão nos ventrículos e as valvas AV se abrem em resposta ao gradiente de pressão. Agora, o sangue dos átrios enche passivamente os ventrículos.

No ponto 2, o início da diástole ventricular tardia, ambos os ventrículos permanecem relaxados e estão cheios até aproximadamente três quartos. O nodo SA dispara espontaneamente (devido à automaticidade) e ambos os átrios despolarizam, gerando uma onda P. Os átrios se contraem e o sangue é

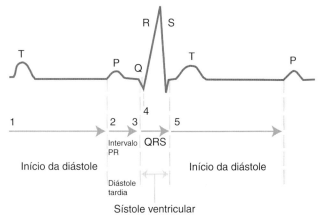

Figura 16.7 Comparação entre os eventos elétricos e mecânicos, durante um ciclo cardíaco, usando um traçado eletrocardiográfico normal.

ativamente movido dos átrios para dentro dos ventrículos; esse "chute atrial" supre aproximadamente 20 a 30% do volume sanguíneo ventricular.

No ponto 3, tardiamente no intervalo PR, o potencial de ação iniciado no nodo SA está sendo retardado e "coletado" no nodo AV e avança até o feixe de His. Os átrios e os ventrículos estão em repouso.

No ponto 4, o potencial de ação se move até o septo, o que despolariza e leva à onda Q. A despolarização septal é rapidamente seguida pelo movimento do potencial de ação para baixo, nos ramos direito e esquerdo, para dentro das fibras de Purkinje, em direção a todas as células musculares cardíacas. Esses eventos elétricos são observados como a onda RS no ECG e são seguidos rapidamente pela contração mecânica de ambos os ventrículos. As valvas AV se fecham, abrindo-se as valvas aórtica e pulmonar.

No ponto 5, o coração retorna para a diástole ventricular inicial e os ventrículos se repolarizam. Essa repolarização aparece como uma grande e ampla onda T. As valvas aórtica e pulmonar se fecham aproximadamente a meio caminho, através da repolarização.[1]

Ritmicidade e marca-passo

A automaticidade é uma propriedade inerente às células de condução miocárdica e ocorre em consequência de uma inativação espontânea e rítmica das bombas de sódio. Sob condições anormais, as células musculares cardíacas também ganham automaticidade e podem produzir sua própria série rítmica de potenciais de ação e, assim, seus próprios estímulos à contração. A coordenação da automaticidade é importante para a contração cardíaca rítmica, sendo conseguida por meio das variadas frequências de automaticidade encontradas em diferentes tecidos cardíacos.

O nodo SA descarrega normalmente em um adulto, no estado de repouso, em uma frequência de 60 a 100 vezes por minuto. O restante do sistema de condução e os ventrículos apresentam frequências de despolarização progressivamente menores. O nodo AV dispara em uma frequência de 40 a 60 vezes por minuto. Os tecidos de condução nos ventrículos disparam aproximadamente 20 a 40 vezes por minuto. O grupo de células com a frequência mais rápida de automaticidade comanda o coração. Normalmente, é o nodo SA.

Se o nodo SA falha em disparar, um local de marca-passo deve assumir o controle por causa da automaticidade do tecido cardíaco. Esse novo marca-passo geralmente é o nodo AV; no entanto, provavelmente, a frequência cardíaca (FC) será mais lenta. Se a condução a partir do nodo SA estiver bloqueada (incapaz de passar até o nodo AV), o tecido de marca-passo mais rápido em ambos os lados dessa interrupção orientará suas respectivas áreas, e o ECG pode mostrar ritmos atriais e ventriculares independentes. A sístole atrial não é necessária para que o ventrículo se encha de sangue, porque a maior parte do enchimento ventricular é passiva e ocorre no início da diástole. O ritmo clinicamente importante é o dos ventrículos; eles são os compartimentos que suprem os pulmões e o restante do corpo com sangue. A frequência sistólica deles ajuda a determinar a perfusão real. Quanto mais lenta for a frequência, menos capazes serão os ventrículos de satisfazer às necessidades de perfusão do organismo durante o exercício ou as atividades de vida diária. Um ritmo ventricular muito rápido também compromete as necessidades de perfusão, porque, quanto mais curta for a diástole,

menos tempo existirá para o enchimento dos compartimentos. O enchimento ventricular diminuído reduz o débito cardíaco (DC).

Débito cardíaco

Medida tradicional da função cardíaca, o débito cardíaco é a quantidade de sangue, em litros, ejetada do ventrículo esquerdo a cada minuto. O DC é o produto da FC pelo volume sistólico (VS), que é o volume de sangue ejetado a cada contração ventricular:

$$DC = FC \text{ (bpm)} \times VS \text{ (}\ell\text{/batimento)}$$

O DC normal para o adulto varia de 4 a 8 ℓ/minuto. O débito pode ser alterado para satisfazer às demandas corporais que mudam para atender à perfusão tissular, mas a equação do DC não considera as diferenças no tamanho corporal. Um débito de 5 ℓ/minuto pode ser adequado para um homem de 50 kg, mas insuficiente para um homem de 120 kg. Como a perfusão é uma função do tamanho corporal, a medida mais exata da função cardíaca é o índice cardíaco (IC), que representa a quantidade de sangue, em litros, ejetada a cada minuto do ventrículo esquerdo (ou DC) por metro quadrado de área de superfície corporal. Tipicamente, o IC alcança em média $3,0 \pm 0,2$ ℓ/minuto e varia de 2,8 a 4,2 ℓ/minuto/m^2:

$$IC = DC \text{ (}\ell\text{/min)}/\text{área de superfície corporal (m}^2)$$

Controle da frequência cardíaca

Embora o coração tenha a capacidade de se contrair independentemente de qualquer influência extrínseca, a frequência cardíaca é influenciada pelo sistema autônomo e pelas catecolaminas da glândula suprarrenal. As fibras parassimpáticas e simpáticas inervam os nodos SA e AV. Além disso, algumas fibras simpáticas terminam nos tecidos miocárdicos.

A estimulação parassimpática libera acetilcolina próximo às células nodais e diminui a frequência de despolarização, alentecendo assim a frequência cardíaca. A estimulação simpática aumenta a FC (Tabela 16.1). A medula suprarrenal também libera norepinefrina e epinefrina na corrente sanguínea. Essas catecolaminas circulantes agem sobre o coração da mesma forma que a estimulação simpática.

Dois reflexos ajustam a FC à pressão arterial: o reflexo aórtico e o reflexo de Bainbridge. No reflexo aórtico (Figura 16.8 A), uma elevação na pressão arterial estimula os barorreceptores aórticos e do seio carotídeo a enviar impulsos sensoriais para o centro cardiorregulador na medula. O resultado é o aumento na estimulação parassimpática ou a diminuição na estimulação simpática para o coração. Assim, uma elevação na pressão arterial provoca, de maneira reflexa, o alentecimento da frequência cardíaca. A diminuição na FC resulta em uma diminuição no débito, o que pode reduzir a pressão arterial. De modo contrário, uma diminuição na pressão arterial, como no choque, aumenta de modo reflexo a FC. Esse reflexo aórtico é um mecanismo regulador contínuo para a homeostase da pressão arterial.

O reflexo de Bainbridge (Figura 16.8 B) utiliza receptores nas veias cavas. Um aumento no retorno venoso estimula esses receptores, que, então, emitem impulsos sensoriais que fazem trajeto até o centro cardiorregulador. Eles provocam,

Tabela 16.1 Efeitos α e β do sistema nervoso autônomo sobre o coração e a vascularização.

Órgão efetor	Resposta aos impulsos colinérgicos	Impulsos noradrenérgicos Tipo de receptor	Resposta
Coração			
Nodo sinoatrial (SA)	Diminuição na FC; parada vagal	β_1	Aumento na FC
Átrios	Diminuição na contratilidade e (em geral) aumento na velocidade de condução	β_2	Aumento na contratilidade e na velocidade de condução
Nodo atrioventricular (AV) e sistema de condução	Diminuição na velocidade de condução; bloqueio AV	β_1	Aumento na velocidade de condução
Ventrículos	–	β_1	Aumento na contratilidade e na velocidade de condução
Arteríolas			
Coronárias, músculo esquelético, pulmonares, vísceras abdominais, renais	Dilatação	α β_2	Constrição Dilatação
Pele e mucosa cerebrais, glândulas salivares	–	α	Constrição
Veias sistêmicas			
	–	α β_2	Constrição Dilatação

de maneira reflexa, diminuição na estimulação cardíaca parassimpática e aumento na estimulação cardíaca simpática, elevando, por conseguinte, a frequência cardíaca. Uma queda no retorno venoso gera diminuição na frequência cardíaca. Assim, o reflexo de Bainbridge ajusta a FC para controlar o retorno venoso.

Controle do volume sistólico

O volume sistólico é a quantidade de sangue ejetada pelo ventrículo esquerdo durante a sístole. Os valores normais variam de 60 a 100 mℓ/batimento. Três fatores estão envolvidos: pré-carga, pós-carga (ou tensão de parede) e contratilidade miocárdica inotrópica inerente.

■ Pré-carga

A pré-carga é a intensidade de estiramento imposta sobre uma fibra muscular cardíaca exatamente antes da sístole. Em geral, a intensidade do estiramento em qualquer compartimento é proporcional ao volume de sangue que o compartimento contém no final da diástole, antes da sístole. No entanto, em algumas situações, o compartimento pode comportar uma grande quantidade de volume com pouca alteração na pressão.

O conceito de pré-carga está relacionado com a lei de Frank-Starling do coração, que diz que a força da contração miocárdica é determinada pelo comprimento das fibras das células miocárdicas (Figura 16.9). Dentro de determinada faixa, o alongamento crescente da miofibrila aumenta a força da sístole. Além do comprimento ótimo da miofibrila, adota-se a hipótese de que raros locais de ligação de actina-miosina se sobreponham para propiciar uma contração adequada. Abaixo do encurtamento ótimo, há pouco espaço para que os filamentos deslizem, e as paredes celulares limitam o deslizamento adicional. Da mesma forma, os filamentos de actina podem começar a se sobrepor, diminuindo o número de locais de ligação disponíveis para as fibras de miosina.

Quando a força da sístole diminui, o compartimento bombeia de modo insatisfatório e não se esvazia totalmente. O sangue excessivo permanece no compartimento ao final da sístole. Durante a diástole, quando o compartimento se enche, esse sangue adicional provoca o enchimento excessivo do compartimento e aumenta o alongamento. A próxima sístole será então mais fraca, já que a pré-carga aumenta durante toda a diástole.

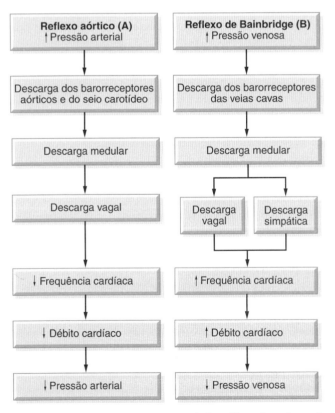

Figura 16.8 Efeitos do reflexo aórtico (**A**) e do reflexo de Bainbridge (**B**) sobre a frequência cardíaca.

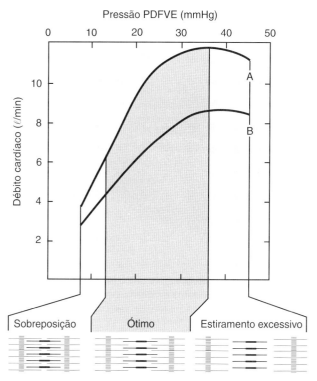

Figura 16.9 *Acima*: Curva de função ventricular de Starling no coração normal. O aumento na pressão diastólica final do ventrículo esquerdo (PDFVE) produziu elevação no débito cardíaco (curva B do DC) por meio do mecanismo de Frank-Starling. A força máxima da contração e o volume sistólico aumentado são alcançados quando o enchimento diastólico faz com que as fibras musculares se estirem por cerca de 2,5 vezes seu comprimento em repouso. Na *curva A*, o aumento na contratilidade cardíaca produz aumento no DC sem alteração no volume e na pressão PDFVE. *Abaixo*: O estiramento dos filamentos de actina e miosina em diferentes pressões de enchimento PDFVE. (De Porth CM: Pathophysiology: Concepts of Altered Health States, 8th ed. Philadelphia, PA: Lippincott Williams & Wilkins, 2009, p 464.)

Como a pré-carga é afetada pelo volume no final da diástole, este frequentemente se iguala ao volume ou pressão terminodiastólica. Dessa maneira, a pré-carga ventricular esquerda é representada pela pressão diastólica final do ventrículo esquerdo.

Um exemplo dos ajustes rápidos e normais às alterações na pré-carga ocorre durante a manobra de Valsalva. A primeira parte da manobra de Valsalva ocorre quando a pessoa prende a respiração e empurra para baixo, como durante a defecação ou levantamento de peso. A força para baixo aumenta as pressões intra-abdominal e intratorácica, diminuindo o retorno venoso para o átrio e ventrículo direitos. A pré-carga da porção direita do coração diminui. A força para baixo também estimula o nervo vago, e a FC se alentece.

Na expiração, durante a segunda parte da manobra de Valsalva, as pressões intratorácicas diminuem rapidamente, permitindo um súbito aumento no retorno venoso. As pré-cargas atrial e ventricular direitas aumentam drasticamente, o estiramento aumenta e o VS ventricular direito aumenta. Os receptores de estiramento atriais também sinalizam para a medula e levam à descarga nervosa simpática. A FC aumenta.

Capítulo 16 Anatomia e Fisiologia do Sistema Cardiovascular

■ Pós-carga

A pós-carga é a força ou pressão contra a qual um compartimento cardíaco deve ejetar o sangue durante a sístole. O fator determinante mais crítico da pós-carga é a resistência vascular, nos vasos sistêmicos ou pulmonares. Com frequência, a pós-carga iguala-se à resistência vascular pulmonar ou à resistência vascular sistêmica.

A pós-carga afeta o VS ao aumentar ou diminuir a facilidade de esvaziamento de um ventrículo durante a sístole. Uma diminuição na resistência vascular sistêmica, através da vasodilatação, apresenta-se para o ventrículo esquerdo com artérias relativamente grandes, abertas e relaxadas, para as quais ele pode bombear. Como é mais fácil bombear, os ventrículos esquerdos esvaziam-se com facilidade, o que aumenta o VS.

Se a resistência vascular sistêmica aumenta, por exemplo, pela constrição das artérias induzida por catecolaminas, isso exige mais força para que o ventrículo esquerdo bombeie para dentro da rede vascular constrita. O volume sistólico diminui.

■ Contratilidade

As capacidades inotrópicas e a carga de trabalho cardíaca referem-se às forças contráteis. A força do músculo cardíaco se alteram em resposta aos estímulos neurais e aos níveis de catecolaminas circulantes. Acredita-se que, por intermédio de mecanismos como adenosina monofosfato cíclico, as células cardíacas alterem os níveis intracelulares de cálcio e ATP. Essas modificações levam a ações inotrópicas aumentadas, embora os mecanismos permaneçam desconhecidos.

No entanto, a ação inotrópica aumentada eleva o consumo de oxigênio das células cardíacas. Esse consumo aumentado também é chamado de *aumento da carga de trabalho* e *da demanda de oxigênio*.

O DC depende da FC e do VS. Independentemente da causa inicial do VS aumentado (aumento da pré-carga, da pós-carga ou da força inotrópica), um aumento no VS aumenta a carga de trabalho. De maneira similar, uma FC aumentada, independentemente da causa, aumenta a demanda de oxigênio.

Circulação coronária

O aporte sanguíneo para o miocárdio deriva das duas artérias coronárias principais: a esquerda e a direita (Figura 16.10). A artéria coronária esquerda possui dois ramos principais, conhecidos como artéria descendente anterior esquerda (DAE) e artéria circunflexa esquerda (ACE). A DAE dirige-se para baixo na parede anterior do ventrículo esquerdo, no sentido do ápice do miocárdio. A DAE supre o fluxo sanguíneo para os dois terços anteriores do septo ventricular, ventrículo esquerdo anterior, ápice e a maioria dos ramos do feixe (Tabela 16.2).

A ACE, o outro ramo da artéria coronária esquerda, situa-se no sulco entre o átrio esquerdo e o ventrículo esquerdo, enrolando-se em torno da parede posterior do coração. A ACE fornece o fluxo sanguíneo para o átrio esquerdo, a parede lateral do ventrículo esquerdo e a parede posterior do ventrículo esquerdo. Em aproximadamente 10% da população, a ACE constitui a origem do fluxo sanguíneo para a artéria coronária descendente posterior; quando esse padrão de fluxo acontece, o paciente é referido como dominante esquerdo.

A artéria coronária direita (ACD) ramifica-se no sentido do átrio direito; das regiões anterior, lateral e posterior do ventrículo direito; e da parte posterior do septo ventricular.

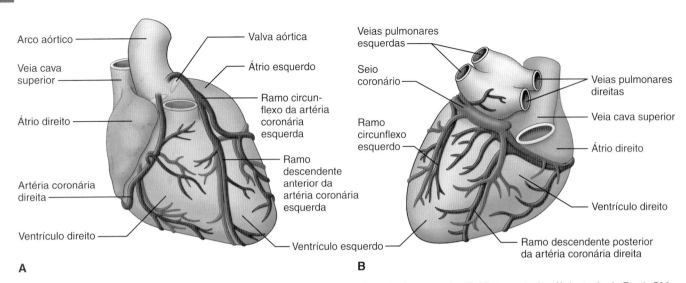

Figura 16.10 Artérias coronárias e algumas das veias do seio coronário. **A.** Vista anterior. **B.** Vista posterior. (Adaptada de Porth CM. Pathophysiology: Concepts of Altered Health States, 8th ed. Philadelphia, PA: Lippincott Williams & Wilkins, 2009, p 547.)

Tabela 16.2 Suprimento arterial coronário para o músculo cardíaco e sistema de condução.

Artéria coronária	Músculo cardíaco suprido	Tecido de condução suprido
Artéria coronária esquerda		
Descendente anterior esquerda	Septo ventricular anterior Ventrículo esquerdo anterior Ápice	Ramos do feixe
Circunflexa esquerda	Átrio esquerdo Parede lateral ventricular esquerda Parede posterior ventricular esquerda	Nodo SA em 45% das pessoas Nodo AV em 10% das pessoas
Artéria coronária direita		
	Átrio direito Ventrículo direito Septo ventricular posterior Parede inferior do ventrículo esquerdo	Nodo SA em 55% das pessoas Nodo AV em 90% das pessoas

A ACD propicia o fluxo sanguíneo para átrio direito, ventrículo direito e parede inferior do ventrículo esquerdo. Em aproximadamente 90% da população, a ACD consiste na origem do fluxo sanguíneo para a artéria coronária descendente posterior, um padrão de fluxo conhecido como dominante direito.

A princípio, as artérias coronárias suprem a camada epicárdica do coração e, em seguida, passam mais profundamente para o músculo cardíaco, a fim de fornecer o fluxo sanguíneo para o endocárdio. Em consequência desse padrão de fluxo, o fluxo sanguíneo coronário deficiente priva, a princípio, a área subendocárdica de sangue oxigenado. Se a interrupção do fluxo prosseguir, os efeitos da oxigenação diminuída expandem-se por toda a espessura da parede do coração para a superfície subepicárdica.

Como as artérias coronárias derivam da aorta (acima da valva aórtica) e se situam entre as fibras miocárdicas, o fluxo sanguíneo através das artérias coronárias acontece quando a valva aórtica é fechada durante a diástole ventricular, não na sístole. Por conseguinte, qualquer fator que diminua o tempo diastólico (taquicardia) diminui a perfusão coronária.

Circulação periférica

O significado biológico do sistema cardiovascular é a perfusão tissular. Essa perfusão supre as células do organismo com oxigênio e nutrientes, enquanto retira os resíduos metabólicos, inclusive o dióxido de carbono. A perfusão tissular é diretamente proporcional à velocidade do fluxo sanguíneo, a qual depende de diversos fatores. Um fator é a diferença entre a pressão arterial média e a pressão atrial direita (em geral representada pela pressão venosa central [PVC]). Quanto maior for essa diferença, mais rápida será a velocidade do fluxo (estando tudo o mais inalterado). De modo contrário, se a pressão arterial diminuir ou a pressão venosa aumentar, a velocidade do fluxo e, assim, a perfusão tissular diminuirão.

Outro fator que afeta a velocidade do fluxo é a resistência vascular. A relação entre a resistência vascular e o fluxo sanguíneo possui duas aplicações gerais. Uma consiste em descrever a velocidade de fluxo através dos vasos de diferentes diâmetros (p. ex., artérias, capilares). A outra aplicação relaciona-se com o controle contínuo do fluxo sanguíneo por meio de ajustes nos diâmetros arteriolares (*i. e.*, constrição, dilatação). A constrição arteriolar reduz o raio, aumentando, portanto, a resistência e diminuindo a velocidade do fluxo. Ao contrário, a dilatação da arteríola aumenta a velocidade do fluxo.

Os dois outros fatores que podem afetar a velocidade do fluxo normalmente são mantidos constantes. Eles são a soma de todos os comprimentos vasculares e a viscosidade do sangue. Como normalmente não se modificam de maneira significativa, esses fatores geralmente são omitidos das considerações da velocidade do fluxo. Suas relações são, no entanto, óbvias. Quanto maior for o comprimento do vaso, maior será a resistência e, assim, mais lenta será a velocidade do fluxo. Da mesma forma, quanto mais viscoso for o sangue, mais lenta será a velocidade de seu fluxo. A viscosidade sanguínea é determinada pela proporção do solvente (água) em relação ao soluto e às outras partículas, incluindo as células sanguíneas e plaquetas. Quanto menos água e mais partículas existirem, mais viscoso será o sangue. A equação completa que descreve todos os quatro fatores é a seguinte:

$$\text{Velocidade de fluxo} = \frac{\left(\begin{array}{cc}\text{pressão} & - & \text{pressão} \\ \text{arterial média} & & \text{venosa central}\end{array}\right)}{\left(\begin{array}{c}\text{resistência} \times \text{viscosidade} \\ \times \text{comprimento do vaso}\end{array}\right)}$$

Como o volume sanguíneo e a pressão têm essa influência importante sobre a perfusão tissular, são examinados os fatores que os alteram e regulam.

Volume sanguíneo

O débito urinário e a ingestão de líquidos são os principais mecanismos normais para controlar o volume. Se o débito for maior ou a ingestão de líquido for menor, o volume será menor – caso tudo o mais seja mantido constante. Os fatores que alteram o volume de urina excretado a cada 24 horas incluem aqueles que modificam a taxa de filtração glomerular e a reabsorção tubular de água, com ou sem eletrólitos. (Para uma explicação mais detalhada desses fatores, ver Capítulo 42, especificamente a discussão sobre a fisiologia endócrina normal relativa ao hormônio antidiurético.) As condições patológicas que promovem qualquer tipo de perda de líquidos (p. ex., queimaduras, diarreia grave, diurese osmótica) ou um deslocamento da água do compartimento vascular para o compartimento intersticial apresentam o potencial de reduzir o volume sanguíneo.

Pressão arterial

Como a diferença entre as pressões arterial e venosa é a força estimuladora para a circulação sanguínea e a perfusão tissular, os fatores que influenciam a PVC são examinados em primeiro lugar, seguidos pelos fatores que controlam a pressão arterial. A PVC é, estritamente falando, a pressão do sangue nas veias cavas exatamente antes de sua entrada no átrio direito. A PVC pode ser elevada por aumento no volume sanguíneo (p. ex., sobrecarga hídrica intravenosa) ou diminuição na capacidade de bombeamento do coração (p. ex., insuficiência cardíaca). Como os efeitos pulsáteis do ciclo cardíaco são removidos pelas redes capilares, a pressão venosa é registrada como média e relatada em milímetros de mercúrio (mmHg).

A pressão arterial é a pressão do sangue nas artérias e arteríolas. É uma pressão pulsátil decorrente do ciclo cardíaco, e os números sistólico (máximo) e diastólico (mínimo) são relatados em milímetros de mercúrio. A pressão arterial média pode ser clinicamente útil como um indicador das pressões de perfusão médias.

A pressão arterial é regulada pelo tônus vasomotor das artérias e arteríolas, pela quantidade de sangue que entra nas artérias a cada sístole (*i. e.*, DC) e pelo próprio volume sanguíneo. Quanto maior for o volume ou débito, maior será a pressão arterial, e vice-versa, se o tônus vasomotor for mantido constante. A regulação normal do tônus vasomotor envolve os mecanismos neurais e hormonais.

O controle neural é mediado pelo centro vasomotor do bulbo. Esse centro consiste nas subdivisões vasopressora e depressora. O centro vasomotor recebe o estímulo nervoso a partir dos barorreceptores nos seios carotídeos e aorta, receptores de estiramento diastólico atriais, sistema límbico e hipotálamo, mesencéfalo e receptores de estiramento pulmonares. Além disso, o centro é diretamente responsivo a hipoxia ou hipercapnia locais. Os estímulos nervosos originários do centro vasopressor resultam em estimulação simpática aumentada para as células musculares lisas arteriais. Esse aumento na estimulação simpática resulta em constrição arterial e aumento na pressão arterial. A estimulação da área depressora diminui essa estimulação simpática.

Os ajustes rápidos na pressão arterial são efetuados principalmente pelos reflexos dos barorreceptores. Um aumento na pressão sobre esses receptores (diretamente pela pressão elevada ou pela compressão manual e indiretamente pelo volume sanguíneo aumentado) estimula, de modo reflexo, a área depressora. Essa estimulação da área depressora resulta em estimulação simpática diminuída para as artérias principais e para a aorta, o que causa diminuição na pressão arterial. A estimulação diminuída do barorreceptor causada por uma queda na pressão arterial estimula de maneira reflexa a área pressora e resulta em estimulação simpática aumentada para os músculos arteriais, gerando elevação na pressão arterial. Assim, há a manutenção da homeostase da pressão arterial.

Na hipotensão ortostática, o reflexo do barorreceptor está não receptivo. Como a pressão arterial não se eleva de forma suficientemente rápida, a alteração postural resulta em diminuição temporária na perfusão cerebral, o que leva, nos casos extremos, a síncope.

Outros fatores podem alterar a pressão arterial de maneira reflexa por meio de suas influências sobre o centro vasomotor. Acredita-se que as fibras nervosas oriundas do sistema límbico e hipotálamo medeiem as alterações emocionalmente produzidas na pressão arterial. Um exemplo disso é o desmaio, causado por vasodilatação mediada pelo sistema nervoso em resposta à visão do sangue ou de notícias muito ruins (ou boas). Os estímulos nervosos originários do mesencéfalo e, possivelmente, das fibras espinotalâmicas ascendentes na medula resultam em elevação na pressão arterial, que, a princípio, acompanha a dor intensa, e na redução final da pressão arterial, que ocorre quando a dor intensa se prolonga. A insuflação pulmonar estimula o estiramento dos receptores pulmonares. Seu estímulo para o centro vasomotor diminui, de maneira reflexa, a pressão arterial. A hipercapnia e, em menor extensão, a hipoxia dos neurônios vasomotores estimulam a área pressora, gerando, por reflexo, um aumento na pressão arterial. Obviamente, tais estímulos não fazem parte de um mecanismo regulador diário normal, mas podem agir como um mecanismo compensatório normal em determinadas situações patológicas. A pressão intracraniana elevada pode promover a hipercapnia e a hipoxia medulares. O aumento na pressão arterial produzido por reflexo por esses estímulos (reflexo de Cushing) aumenta a perfusão medular, o que pode melhorar a hipoxia ou a hipercapnia medular, ou ambas. O controle hormonal da pressão arterial é afetado pelas catecolaminas da medula suprarrenal e pelo sistema renina-angiotensina. No primeiro mecanismo, as catecolaminas da medula suprarrenal mimetizam a ação das fibras simpáticas que inervam a camada muscular das artérias (túnica média), gerando a constrição arterial e elevando a pressão arterial. O sistema renina-angiotensina é apresentado no Capítulo 28. Em síntese, uma taxa de filtração glomerular diminuída, que pode resultar, por exemplo, da diminuição no volume sanguíneo ou da perfusão renal, estimula a secreção da renina pelo aparelho justaglomerular. Essa estimulação da renina leva à produção de angiotensina II, a qual age diretamente sobre a túnica média para promover a vasoconstrição. Dessa maneira, a renina eleva a pressão arterial, o que aumenta a perfusão renal e a filtração glomerular.

Por fim, a pressão arterial pode ser influenciada por alterações no nível de cálcio livre nas células da túnica média. Esses níveis são influenciados por fatores que abrem ou fecham os canais de cálcio nas membranas dessas células musculares. Os medicamentos que bloqueiam os canais de cálcio ("bloqueadores dos canais de cálcio") inibem a entrada de cálcio nas células. Esse influxo diminuído de cálcio pode reduzir os níveis de cálcio intracelular de modo suficiente para diminuir a contratilidade muscular, incluindo a contratilidade do coração, promovendo, assim, um grau de vasodilatação e abaixando a pressão arterial.

Desafios relacionados à aplicabilidade clínica

Questões rápidas

1. O Sr. W. foi diagnosticado com estenose aórtica e passará por cirurgia para reposicionar a valva. O Sr. W. pergunta para você onde fica localizada a valva aórtica e o que ela faz.
2. A Sra. K. foi diagnosticada com oclusão de 90% de sua ACD. Descreva que paredes anatômicas de seu coração podem estar afetadas pela oclusão.
3. A Srta. M. está tomando uma medicação que tem como efeito colateral a estimulação do sistema nervoso simpático. Quais são as implicações para a FC dela?

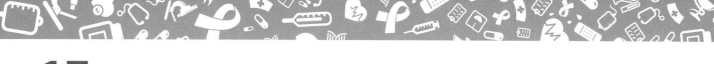

17

Avaliação do Paciente | Sistema Cardiovascular

Patricia Gonce Morton, Kim Reck e Jan M. Headley

Objetivos de aprendizagem

Com base no conteúdo deste capítulo, o leitor deverá ser capaz de:

1. Explicar os componentes da história cardiovascular e do exame físico cardiovascular.
2. Discutir os mecanismos responsáveis pela produção da primeira, segunda, terceira e quarta bulhas cardíacas e sua sincronia no ciclo cardíaco.
3. Explicar os atributos dos sopros cardíacos.
4. Descrever os componentes dos exames hematológicos, coagulograma, bioquímica sanguínea e exames dos lipídios séricos.
5. Descrever as técnicas atuais empregadas para fins diagnósticos em cardiologia e as implicações para a enfermagem.
6. Descrever as complicações potenciais dos procedimentos diagnósticos cardíacos.
7. Explicar os principais aspectos de um sistema de monitoramento de eletrocardiograma (ECG).
8. Descrever os componentes do traçado do ECG e seu significado.
9. Explicar as etapas usadas para interpretar uma fita de ritmo.
10. Descrever as causas, significado clínico e tratamento para cada uma das arritmias discutidas.
11. Descrever os parâmetros de um ECG com 12 derivações padrão e a determinação do eixo elétrico.
12. Explicar as causas, o significado clínico e o tratamento de bloqueios de ramo, aumento atrial e aumento ventricular.
13. Descrever as alterações do ECG associadas às anormalidades do potássio e do cálcio séricos.
14. Descrever os componentes do sistema necessários para monitorar as pressões hemodinâmicas.
15. Analisar as características das formas de onda das pressões arterial sistêmica normal, atrial direita, ventricular direita, da artéria pulmonar e da oclusão da artéria pulmonar.
16. Citar as intervenções de enfermagem que garantem a exatidão das leituras de pressão.
17. Discutir as principais complicações que podem acontecer com um cateter arterial de demora, um cateter venoso central e um cateter de artéria pulmonar.
18. Descrever métodos para medição do débito cardíaco e a obtenção de dados hemodinâmicos por meio dos métodos não invasivo e minimamente invasivo.
19. Avaliar os fatores que influenciam o suprimento e o consumo de oxigênio.
20. Usar o monitoramento de SvO_2 ou $ScvO_2$ para avaliar o suprimento e o consumo de oxigênio.

A aplicação da tecnologia complexa na avaliação e no tratamento das condições cardiovasculares e cardiopulmonares aumentou muito nas últimas décadas. O uso de tecnologias avançadas e complexas constitui uma parte integrante do cuidado aos pacientes criticamente doentes. Nunca é demais lembrar a importância da avaliação cardiovascular abrangente.

A enfermeira utiliza essas informações na orientação da educação em saúde. Durante o processo de coleta de uma história completa e da realização do exame físico, a enfermeira tem a oportunidade para estabelecer uma relação de afinidade com o paciente e avaliar o estado emocional e físico geral dele.

História e exame físico cardíacos

A entrevista e o exame físico de enfermagem, bem como a história cardiovascular fornecem informações fisiológicas e psicossociais que orientam o exame físico, a seleção dos exames diagnósticos e a escolha entre as opções de tratamento. Durante a entrevista, a enfermeira pergunta sobre a queixa principal e a história da doença atual do paciente, incluindo uma análise completa de cada sinal e sintoma. Em seguida, a enfermeira questiona sobre história patológica pregressa, história familiar e história pessoal e social. A entrevista conclui com uma revisão dos sistemas que fornece indícios adicionais sobre o estado de saúde do paciente. As informações reunidas durante a entrevista oferecem à enfermeira o *insight* sobre os fatores de risco e comportamentos que promovem ou colocam em risco a saúde cardiovascular.

História

Queixa principal e história da doença atual

A enfermeira começa a entrevista ao investigar a queixa principal do paciente, pedindo que ele descreva, com suas próprias palavras, o problema ou o motivo da busca de atendimento. Em seguida, a enfermeira solicita mais informações sobre a doença atual, usando o formato NOPQRST e as perguntas do Quadro 17.1. As respostas a essas perguntas são essenciais para compreender a percepção do problema pelo paciente. Para obter melhor compreensão da doença atual, a enfermeira também pergunta ao paciente sobre qualquer sintoma associado, incluindo dor torácica, náuseas e vômitos, dispneia, edema dos pés/tornozelos, palpitações, síncope e tontura, tosse e hemoptise, noctúria, cianose e parestesias ou dor nos membros.

192 Parte 5 Sistema Cardiovascular

> **Quadro 17.1 Parâmetros de avaliação | Questões formuladas para a avaliação de sintoma (NOPQRST).**
>
> **N Normal:** Descrever parâmetro de normalidade. Como se sentia antes do aparecimento desse sintoma?
>
> **O Início (*onset*):** Quando o sintoma começou? Em que dia? A que horas? Começou de forma súbita ou gradual?
>
> **P Fatores precipitantes e paliativos:** O que desencadeia o sintoma? O que parece deflagrá-lo – fatores como estresse, mudança de posição ou esforço? O que você estava fazendo quando percebeu pela primeira vez o sintoma? O que agrava os sintomas? Que medidas ajudaram a aliviar o sintoma? O que você tentou até agora? Que medidas não aliviam o sintoma?
>
> **Q Qualidade e gradação:** Como você se sente? Como você descreveria? Como você está se sentindo agora? É mais ou menos igual ao que você experimentou em outro momento?
>
> **R Região e irradiação:** Onde ocorre o sintoma? Você pode me mostrar? No caso de dor, ela se irradia para algum lugar, como o braço ou as costas?
>
> **S Gravidade (*severity*):** Em uma escala de 0 a 10, com 10 sendo o pior já experimentado, quantifique o seu sintoma. Que nota você atribui para o pior momento do sintoma? Ele o força a parar sua atividade e sentar-se, deitar ou diminuir o ritmo? O sintoma está melhorando ou piorando, ou permanece igual?
>
> **T Tempo:** Quanto tempo dura o sintoma? Com que frequência você apresenta o sintoma? Ele ocorre em associação com alguma coisa, como antes, no decorrer ou depois das refeições?

■ Dor torácica

A dor torácica é um dos sintomas mais comuns de pacientes com doença cardiovascular (DCV). Portanto, é um componente essencial da entrevista de avaliação. Com frequência, a dor torácica é uma experiência perturbadora ou, até mesmo, ameaçadora para o paciente, de modo que ele pode hesitar em iniciar uma discussão sobre esse tipo de dor. As perguntas listadas no Quadro 17.1 são particularmente úteis quando se avalia a dor torácica, porque as respostas ajudam a determinar se a dor é de origem cardíaca.

Como a dor torácica (angina de peito) é consequência de um desequilíbrio entre o aporte e a demanda de oxigênio, geralmente ela se desenvolve com o passar do tempo. De maneira típica, a dor anginosa não começa na intensidade máxima. Dado que nem toda dor torácica é de origem cardíaca, é necessário o relato cuidadoso das características da dor e dos comportamentos (ou ausência deles) que precedem o início da dor. A enfermeira pergunta ao paciente a respeito de seu estado basal normal antes do desenvolvimento dos sintomas. Também é importante perguntar sobre o início dos sintomas para determinar a data e o horário em que os sintomas começaram e se o início foi súbito ou gradual. Os sintomas que podem acompanhar a dor torácica causados pela doença cardíaca incluem náuseas e vômitos.

A dor torácica causada pela doença da artéria coronária (DAC) é frequentemente precipitada por esforço físico ou emocional, uma refeição ou por sair no clima frio. As medidas paliativas para aliviar a dor anginosa podem incluir repouso ou nitrato sublingual; essas medidas comumente não aliviam a dor de um infarto agudo do miocárdio (IAM). A característica da dor torácica cardíaca é frequentemente descrita como uma sensação de peso, aperto, compressão ou sufocação. Se a dor for relatada como superficial, cortante como com uma faca ou latejante, provavelmente ela não é anginosa. A dor torácica cardíaca localiza-se em geral na região subesternal e frequentemente se

irradia para o pescoço, braço esquerdo (BE), para as costas ou para a mandíbula. Embora a dor seja frequentemente referida para outras áreas, a dor anginosa é de origem visceral, e muitas queixas incluem uma referência a uma dor "profunda, interna". Quando o paciente é solicitado a apontar a área dolorosa, essa área tem aproximadamente o tamanho da mão ou de um punho fechado. Não é raro que a dor anginosa verdadeira se localize em uma área menor que uma polpa digital. Usando uma escala de 0 a 10, com 10 sendo a pior dor que o paciente já sentiu e 0 sendo a ausência de dor, o paciente é solicitado a quantificar a gravidade da dor. Quando perguntado sobre o tempo, o paciente com dor torácica cardíaca relata a dor que existe desde 30 segundos até horas.

A dor pode ser secundária a problemas cardiovasculares que não se correlacionam a uma insuficiência coronária primária. Portanto, quando obtém a história do paciente, a enfermeira deve considerar outras causas. Por exemplo, se o paciente relata que a dor se agrava ao se deitar, mover ou respirar profundamente, ela pode ser causada por pericardite. Se a dor for retroesternal e acompanhada por falta de ar súbita e cianose periférica, ela pode ser causada por uma embolia pulmonar.

■ Dispneia

A dispneia acontece em pacientes com anormalidades pulmonares e cardíacas. Nos pacientes com doença cardíaca, é o resultado do bombeamento insuficiente do ventrículo esquerdo, o que gera uma congestão do fluxo sanguíneo nos pulmões. Durante a coleta da história, a dispneia é diferenciada da falta de ar comum que sucede uma atividade física súbita e explosiva (p. ex., subir quatro lances de escada, correr em um estacionamento). A dispneia é uma queixa subjetiva de dificuldade real na respiração, e não apenas falta de ar. A enfermeira determina se a dificuldade respiratória acontece apenas com o esforço ou também em repouso. Se a dispneia estiver presente quando o paciente se deitar na horizontal, mas for aliviada ao se sentar ou ficar em pé, é ortopneia. Se ela se caracterizar por dificuldades respiratórias que começam depois de aproximadamente 1 a 2 horas de sono e for aliviada ao sentar-se ereto ou levantar-se da cama, então é a dispneia paroxística noturna.

■ Edema dos pés e tornozelos

A insuficiência cardíaca é um dos muitos problemas que causam pés ou tornozelos edemaciados. Com insuficiência cardíaca, o coração é incapaz de mobilizar adequadamente os líquidos. Como a gravidade promove o movimento dos líquidos do espaço intravascular para o extravascular, o edema agrava-se à medida que o dia avança e, em geral, melhora à noite, depois de deitar para dormir. Pacientes ou famílias podem relatar que os sapatos estão apertados, que as meias que costumavam estar frouxas agora estão apertadas, que as marcas do elástico das meias levam mais tempo para desaparecer que o usual. A enfermeira deve perguntar sobre o tempo de desenvolvimento do edema (p. ex., imediatamente após ficar em pé, apenas no final do dia, apenas depois de uma ingesta significativa de sal) e sua duração (p. ex., sensação de alívio com a elevação temporária das pernas ou com elevação constante).

■ Palpitações e síncope ou tontura

As palpitações referem-se à consciência dos batimentos cardíacos irregulares ou rápidos. Os pacientes podem relatar "falha" dos batimentos, uma "acelerada" nos batimentos ou um "golpe surdo" alto. A enfermeira pergunta sobre o início e a duração das palpitações, sintomas associados e quaisquer eventos precipitantes de que o paciente ou a família possam se lembrar. Como uma arritmia cardíaca pode comprometer o fluxo sanguíneo cerebral, a enfermeira pergunta sobre sintomas de tontura, desmaio ou síncope que acompanham as palpitações.

■ Tosse e hemoptise

Anormalidades como insuficiência cardíaca, embolia pulmonar ou estenose mitral podem provocar tosse ou hemoptise. Os efeitos colaterais de medicamentos como os inibidores da enzima conversora de angiotensina (ECA) também podem incluir a tosse. A enfermeira pergunta ao paciente sobre a presença de tosse e sua característica (produtiva ou seca) e frequência (crônica ou ocasional, apenas quando se deita ou depois do exercício). Se a tosse produzir expectoração, a enfermeira registra sua coloração, seu odor, sua consistência e a quantidade percebida pelo paciente. Se o paciente relatar expectoração de sangue (hemoptise), a enfermeira pergunta se o material expectorado estava tinto de sangue, se era escarro sanguinolento espumoso ou se era sangue franco (vivo ou escuro).

■ Noctúria

Os rins que são inadequadamente perfundidos por um coração doente durante o dia podem, finalmente, receber o fluxo suficiente durante o repouso à noite para aumentar seu débito. A enfermeira pergunta sobre o número de vezes que o paciente urina durante a noite. Se o paciente toma um diurético, a enfermeira também avalia a frequência da micção em relação ao horário do dia em que toma o diurético.

■ Cianose

A cianose é um reflexo da oxigenação reduzida e do estado circulatório do paciente. A cianose central geralmente se distribui e é mais bem encontrada ao se examinar as mucosas quanto à coloração e mosqueamento, refletindo a concentração reduzida de oxigênio. A cianose periférica localiza-se nos membros e protrusões (mãos, pés, nariz, ouvidos e lábios) e reflete a circulação prejudicada.

■ Parestesias ou dor nos membros

A dor no membro ocorre quando o aporte sanguíneo para os músculos sob exercício é insuficiente; esse tipo de dor é conhecido como claudicação. Em geral, a etiologia da claudicação é a obstrução aterosclerótica significativa para os membros inferiores. O membro mostra-se assintomático em repouso, a menos que a obstrução seja grave. O suprimento sanguíneo para as pernas é inadequado para satisfazer as demandas metabólicas durante o exercício, e aparece a dor isquêmica. O paciente descreve dor em cãibra, "dor muscular por excesso de exercício" ou fraqueza no pé, panturrilha, coxa ou nádegas, que melhora com o repouso. O paciente deve ser solicitado a descrever a intensidade da dor e quanto de esforço é necessário para produzir a dor.

História patológica pregressa

Quando examina a história patológica pregressa do paciente, a enfermeira pergunta sobre as doenças comuns da infância, bem como por cirurgias prévias, exames diagnósticos e intervenções prévias, uso de medicamentos, alergias e transfusões (Quadro 17.2). A enfermeira também pergunta sobre os fatores de risco para DCV (Quadro 17.3).[1,2]

Quadro 17.2 História de saúde para avaliação cardiovascular.

Queixa principal
- Descrição do problema pelo paciente

História da doença atual
- Análise completa dos sintomas (usando o formato NOPQRST; ver Quadro 17.1)
- Dor torácica
- Náuseas e/ou vômitos
- Dispneia
- Edema
- Palpitações
- Síncope/tontura
- Tosse e hemoptise
- Noctúria
- Cianose
- Dor ou parestesias em membro

História patológica pregressa
- Doenças comuns na infância e imunizações: febre reumática, sopros, anomalias congênitas, infecções estreptocócicas
- Problemas médicos crônicos e agudos pregressos, incluindo tratamentos e hospitalizações: insuficiência cardíaca, hipertensão, DAC, IAM, hiperlipidemia, doença valvar, arritmias cardíacas, diabetes, endocardite, tromboflebite, trombose venosa profunda, doença vascular periférica, trauma torácico, pneumonia, embolia pulmonar, doença tireóidea, tuberculose
- Fatores de risco: idade, hereditariedade, sexo, raça, tabagismo, colesterol elevado, hipertensão, inatividade física, obesidade, diabetes melito (ver Quadro 17.3)

- Cirurgias anteriores: revascularização miocárdica, cirurgia valvar, procedimentos vasculares periféricos
- Exames diagnósticos e intervenções pregressos: ECG, ecocardiograma, teste de esforço, estudos eletrofisiológicos, exames de imagem miocárdicos, terapia trombolítica, cateterismo cardíaco, angioplastia coronária transluminal percutânea, aplicação de *stent*, aterectomia, implante de marca-passo, aplicação de DCI, valvoplastia
- Medicamentos, incluindo os medicamentos prescritos e os de venda livre, vitaminas, fitoterápicos e suplementos; inibidores da ECA, anticoagulantes, anti-hipertensivos, antiplaquetários, antiarrítmicos, bloqueadores do receptor II de angiotensina (BRA), betabloqueadores, bloqueadores dos canais de cálcio, anti-hiperlipidêmicos, diuréticos, reposição de eletrólitos, nitratos, inotrópicos, terapias de reposição hormonal, contraceptivos orais
- Alergias e reações: medicamentos, alimentos, agentes de contraste, látex ou outros materiais
- Transfusões, incluindo tipo e data

História familiar
- Estado de saúde ou causa de morte dos pais e irmãos: DAC, hipertensão, diabetes melito, morte cardíaca súbita, acidente vascular cerebral, doença vascular periférica, distúrbios lipídicos

História pessoal e social
- Tabagismo, uso de álcool e substâncias
- Composição familiar
- Ocupação e ambiente de trabalho
- Ambiente de vida

(continua)

194 Parte 5 Sistema Cardiovascular

Quadro 17.2 História de saúde para avaliação cardiovascular. (*Continuação*)

- Dieta: restrições, suplementos, ingestão de cafeína
- Padrões de sono: número de travesseiros utilizados
- Exercício e lazer
- Crenças culturais, espirituais ou religiosas
- Padrões de enfrentamento do estresse e sistemas de suporte social
- Atividade sexual: uso de agentes para disfunção erétil

Revisão de outros sistemas

- HEENT: problemas de retina, alterações visuais, cefaleias, doença da artéria carótida

- Respiratório: falta de ar, dispneia, tosse, doença pulmonar, infecções recorrentes, pneumonia, tuberculose
- Gastrintestinal: náuseas, vômitos, perda de peso, alteração nos hábitos intestinais
- Geniturinário: incontinência, disfunção erétil
- Musculoesquelético: dor, fraqueza, veias varicosas, alteração na sensação, edema periférico
- Neurológico: crises isquêmicas transitórias, acidente vascular cerebral, alteração no nível de consciência, alterações nas sensações
- Endócrino: doença da tireoide, diabetes melito

Quadro 17.3 Fatores de risco para a doença cardiovascular.

Principais fatores de risco não controláveis

- **Idade:** Existe uma incidência aumentada de todos os tipos de doença aterosclerótica com o envelhecimento. Aproximadamente 83% das pessoas que morrem por DAC têm 65 anos de idade ou mais. As mulheres em idades avançadas que apresentam IAM têm maior probabilidade de morrer por essa causa dentro de algumas semanas
- **Hereditariedade (inclusive etnia):** A tendência para o desenvolvimento da aterosclerose parece seguir um curso nas famílias. Acredita-se que o risco seja uma combinação de influências ambientais e genéticas. Mesmo quando outros fatores de risco são controlados, a possibilidade de desenvolvimento de DAC aumenta quando há tendência familiar. Afrodescendentes têm mais casos de hipertensão grave do que caucasianos e um risco mais alto de doenças cardíacas. O risco de doenças cardíacas é mais alto em descendentes de mexicanos, ameríndios, nativos do Havaí e alguns descendentes de asiáticos. Esse risco se deve, em parte, às altas taxas de obesidade
- **Sexo:** Os homens apresentam risco mais elevado para o desenvolvimento de DAC que as mulheres em idades mais jovens. Depois da menopausa, a taxa de mortalidade de mulheres por IAM aumenta, mas não é tão alta quanto a dos homens

Principais fatores de risco que podem ser modificados, tratados ou controlados

- **Tabagismo:** O risco de doença cardíaca de um tabagista é bem maior que o do não tabagista. Para tabagistas com DAC, o fumo de cigarros é um poderoso fator de risco independente para a morte cardíaca súbita. O fumo de cigarros, combinado com outros fatores de risco, aumenta enormemente o risco de DAC. Exposição à fumaça de terceiros aumenta o risco de DAC em não fumantes
- **Nível alto de colesterol sanguíneo:** O risco de cardiopatia coronariana aumenta à medida que o nível de colesterol sanguíneo se eleva. Quando outros fatores de risco estão presentes, esse risco aumenta ainda mais
- **Hipertensão:** Conhecida como "assassino silencioso", a hipertensão é um fator de risco sem sintomas específicos e sem sinais de advertência iniciais. Os homens apresentam maior risco para hipertensão que as mulheres até 55 anos de idade. O risco para o desenvolvimento de hipertensão é aproximadamente igual para homens e mulheres entre 55 e 75 anos de idade. Depois de 75 anos de idade, é mais provável que a hipertensão se desenvolva em mulheres que

nos homens. Os afrodescendentes são mais prováveis de ter hipertensão que os brancos. A hipertensão aumenta o risco de acidente vascular cerebral, IAM, insuficiência renal e insuficiência cardíaca
- **Inatividade física:** A falta de exercício físico é um fator de risco para a DAC. O exercício regular, moderado a vigoroso, desempenha um papel significativo na prevenção da cardiopatia e da doença vascular. Mesmo o exercício de intensidade moderada é benéfico quando realizado regularmente e a longo prazo. A atividade física também desempenha um papel no controle de colesterol, diabetes, obesidade e hipertensão
- **Obesidade:** Há uma associação entre obesidade e taxa de mortalidade aumentada por cardiopatia coronariana e acidente vascular cerebral. O excesso de peso eleva a pressão arterial, o colesterol sanguíneo e os níveis de triglicerídios no sangue. O excesso de peso diminui os lipídios de alta densidade e torna mais provável o desenvolvimento do diabetes
- **Diabetes melito:** Mesmo quando os níveis glicêmicos estão sob controle, o diabetes aumenta significativamente o risco para a cardiopatia e para o acidente vascular cerebral. Quando a glicemia não está bem controlada, o risco é ainda maior. Muitas pessoas com diabetes morrem de alguma forma de cardiopatia ou de doença vascular. Muitas pessoas com diabetes também apresentam hipertensão, aumentando ainda mais seu risco

Outros fatores contribuintes

- **Estresse:** A resposta de uma pessoa ao estresse pode ser um fator contribuinte para a cardiopatia. O estresse na vida de uma pessoa, seus comportamentos de saúde e situação socioeconômica podem contribuir, sem exceção, para os fatores de risco estabelecidos. Por exemplo, os indivíduos sob estresse podem se alimentar excessivamente, fumar e não fazer exercício
- **Ingesta excessiva de álcool:** Ingerir muito álcool pode elevar a pressão arterial, causar insuficiência cardíaca, levar ao acidente vascular cerebral, contribuir para os triglicerídios altos e a obesidade e produzir arritmias. O risco de cardiopatia nos indivíduos que ingerem quantidades moderadas de álcool (média diária de um drinque para as mulheres e dois drinques para os homens) é menor que naqueles que não ingerem álcool
- **Alimentação e nutrição:** A alimentação é uma das melhores maneiras de prevenção de DCV. A alimentação também pode afetar outros fatores de risco controláveis, como colesterol, pressão arterial, diabetes e obesidade

---

História familiar

A enfermeira pergunta sobre a idade e a saúde, ou sobre a idade e a causa de morte dos familiares imediatos, incluindo pais, avós, irmãos, filhos e netos. A enfermeira pergunta a respeito de problemas cardiovasculares, como DAC, hipertensão, diabetes melito, morte cardíaca súbita, acidente vascular cerebral, doença vascular periférica e transtornos lipídicos (ver Quadro 17.2).

História pessoal e social

Embora os sintomas físicos propiciem muitos indícios em relação à origem e à extensão da cardiopatia, as histórias pessoal e social fornecem informações adicionais sobre o estado de saúde do paciente. Uma compreensão dos tópicos listados no Quadro 17.2 contribui para o conhecimento do paciente enquanto pessoa pela enfermeira e orienta a interação com o paciente e a família, bem como a educação do paciente.

Revisão de outros sistemas

A história de saúde conclui com uma revisão dos sistemas relevantes. Essa informação dá à enfermeira melhor compreensão do estado de saúde total do paciente, e também ajuda a enfermeira a determinar o impacto da DCV sobre o funcionamento de outros sistemas orgânicos (ver Quadro 17.2).

Exame físico

A avaliação cardíaca requer o exame de todos os aspectos do indivíduo, usando os passos habituais de inspeção, palpação, percussão e ausculta. Um exame completo e minucioso ajuda a enfermeira a detectar as anormalidades sutis, bem como aquelas evidentes.

Inspeção

- **Aparência geral**

A inspeção começa logo que o paciente e a enfermeira interagem. A aparência geral e a apresentação do paciente são elementos primordiais da inspeção inicial. O exame da pessoa em estado crítico revela uma primeira impressão sobre a idade, o estado nutricional, a capacidade de autocuidado, o estado de vigília e a saúde física global.

É necessário observar a capacidade do paciente para se movimentar e falar, com ou sem sofrimento. Considere a postura, a marcha e a coordenação musculoesquelética do paciente.

- **Distensão venosa jugular**

A pressão nas veias jugulares reflete a pressão atrial direita (PAD) e oferece à enfermeira a indicação da hemodinâmica do coração e da função cardíaca. A altura do nível sanguíneo na veia jugular interna direita constitui uma indicação de PAD, porque não existem valvas ou obstruções entre a veia e o átrio direito.

As veias jugulares internas não são diretamente visíveis, porque elas se situam profundamente aos músculos esternocleidomastóideos no pescoço (Figura 17.1). As metas do exame consistem em determinar o ponto mais elevado da pulsação visível nas veias jugulares internas, observar o nível de elevação da cabeça e medir esse ponto da pulsação visível como a distância vertical acima do ângulo esternal. O paciente é colocado no leito em decúbito dorsal com a cabeceira do leito elevada em 30, 45, 60 e 90°. O paciente é examinado a cada elevação com a cabeça discretamente voltada para o lado oposto do examinador. A enfermeira usa a iluminação tangencial para observar o ponto mais elevado da pulsação visível.[3,4]

Em seguida, localiza-se o ângulo de Louis com a palpação do ponto onde a clavícula se une ao esterno (incisura supraesternal). O dedo do examinador desliza para baixo até que sente uma proeminência óssea; essa proeminência é conhecida como o ângulo de Louis. Uma régua vertical é colocada sobre o ângulo de Louis. Outra régua é colocada horizontalmente no nível da pulsação; a interseção da régua horizontal com a régua vertical é observada e se lê o ponto de interseção na régua vertical (Figura 17.2).

A pulsação venosa jugular normal não deve exceder 3 cm acima do ângulo de Louis. Um nível superior a 3 cm indica um volume anormalmente alto no sistema venoso. As possíveis causas incluem insuficiência cardíaca direita, obstrução da veia cava superior, derrame pericárdico e outras doenças torácicas ou cardíacas. Um aumento na pressão venosa jugular de mais de 1 cm, enquanto se aplica pressão no abdome por 60 segundos (teste hepatojugular ou abdominojugular), indica a incapacidade do coração para acomodar o retorno venoso aumentado.

- **Tórax**

O tórax é inspecionado quanto a sinais de trauma ou lesão, simetria, contorno torácico e quaisquer pulsações visíveis. A inspeção pode revelar a localização do ponto de impulso máximo (PIM). Na maioria dos pacientes, o pulso apical é o PIM; em algumas condições patológicas, contudo, estas podem ser duas áreas distintas no tórax.[3] Percebem-se golpes (pulsações precordiais anormalmente vigorosas). Registra-se qualquer depressão (esterno escavado) ou abaulamento do precórdio.

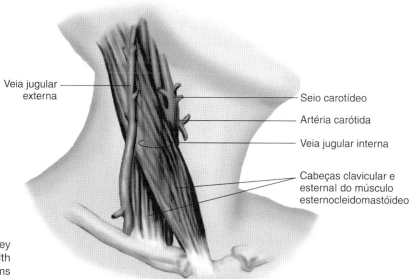

Figura 17.1 Veias jugulares internas. (De Bickley L: Bates' Guide to Physical Examination and Health History, 10th ed. Philadelphia, PA: Lippincott Williams & Wilkins, 2009, p 237.)

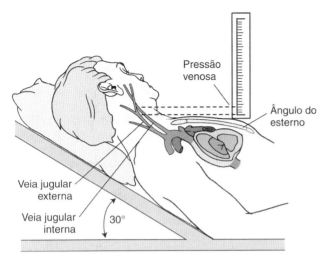

Figura 17.2 Exame da pressão venosa jugular. Colocar o paciente em decúbito dorsal no leito e elevar gradualmente a cabeceira do leito até 30, 45, 60 e 90°. Usando a iluminação tangencial, observar o nível mais elevado da pulsação venosa. Medir a distância vertical entre o ponto e o ângulo do esterno. Registrar essa distância em centímetros e o ângulo da cabeceira do leito.

■ Membros

Os membros são examinados quanto a lesões, ulcerações, úlceras não cicatrizadas e veias varicosas. A distribuição dos pelos nos membros também é observada. Ausência de distribuição normal dos pelos sobre os membros pode indicar fluxo sanguíneo arterial diminuído para a região.

■ Pele

A pele é avaliada quanto a umidade ou ressecamento, coloração, elasticidade, edema, espessura, lesões, ulcerações e alterações vasculares. Os leitos ungueais são examinados quanto a cianose e baqueteamento, os quais podem indicar anormalidades pulmonares ou cardíacas crônicas. (Para uma discussão mais profunda sobre a avaliação das unhas, ver Capítulo 51.) As diferenças gerais na coloração e temperatura entre regiões do corpo podem fornecer indícios da perfusão.

Palpação

■ Pulsos

A avaliação cardiovascular prossegue com a palpação. Usando as polpas dos dedos, a enfermeira palpa os pulsos carotídeo, braquial, radial, femoral, poplíteo, tibial posterior. Os pulsos periféricos são comparados bilateralmente para determinar a frequência, o ritmo, a força e a simetria. A escala de 0 a 4 descrita no Quadro 17.4 é empregada para quantificar a força dos pulsos. Os pulsos carotídeos nunca devem ser avaliados ao mesmo tempo, porque isso pode obstruir o fluxo cerebral.

Quadro 17.4 Escala usada na avaliação da força dos pulsos.

0. Ausente
1. Palpável mas filiforme, fraco, facilmente obliterado
2. Normal, não facilmente obliterado
3. Aumentado
4. Cheio, não pode ser obliterado

Os pulsos também podem ser descritos de acordo com suas características. Por exemplo, o pulso oscilante é um pulso que apresenta alternância de força a cada batimento; ele é frequentemente encontrado em pacientes com insuficiência ventricular esquerda. O pulso paradoxal é um pulso que desaparece durante a inspiração, mas retorna durante a expiração. Para determinar se a condição é patológica, o esfigmomanômetro é desinsuflado até que o pulso seja ouvido apenas durante a expiração e a pressão correspondente seja anotada. À medida que o manguito continua a desinsuflar, observa-se o ponto em que a pressão é ouvida durante todo o ciclo inspiratório e expiratório. A segunda leitura da pressão sistólica é menor que a primeira; se a diferença for maior que 10 mmHg durante as respirações normais, ela é considerada patológica. Durante o exame dos pulsos, a enfermeira compara o calor e o tamanho das áreas palpadas para monitorar a perfusão.

■ Precórdio

A parede torácica é palpada para pesquisar o ponto de impulso máximo (PIM), frêmitos e pulsações anormais. A palpação começa com a localização do PIM, que, na maioria dos pacientes, é o ponto onde o pulso apical é mais facilmente percebido. Usando pressão leve, a enfermeira usa primeiramente a superfície palmar da mão para sentir as pulsações e, em seguida, emprega as polpas digitais para palpar o pulso apical (Figura 17.3). A enfermeira palpa o PIM, anotando sua

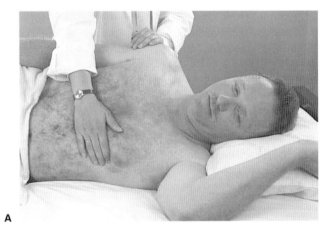

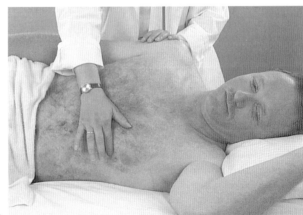

Figura 17.3 **A.** Localizar o impulso apical com a superfície palmar. **B.** Depois palpar o pulso apical com a polpa digital. (De Weber J, Kelley J: Health Assessment in Nursing, 4th ed. Philadelphia, PA: Lippincott Williams & Wilkins, 2010, p 367.)

localização, diâmetro, amplitude e duração. Em geral, o PIM localiza-se na linha medioclavicular, aproximadamente no quarto ou quinto espaço intercostal. Se houver dificuldade em palpar o pulso, pode ser necessário pedir ao paciente que vire para o lado esquerdo (posição de decúbito lateral esquerdo).

Em seguida, a enfermeira palpa a área da borda esternal inferior esquerda, a área da borda esternal superior esquerda, a região esternoclavicular, a área da borda esternal superior direita, a área da borda esternal inferior direita e, por fim, a região epigástrica. Durante a palpação dessas áreas, a enfermeira pesquisa se há frêmito, que consiste em uma vibração palpável. Em geral, um frêmito representa uma interrupção no fluxo sanguíneo relacionada com um defeito em uma das valvas semilunares.

Percussão

Com o advento dos meios radiológicos para avaliar o tamanho cardíaco, a percussão não contribui significativamente para o exame cardíaco. Entretanto, uma determinação aproximada do tamanho cardíaco pode ser feita pela submacicez na percussão, que reflete as bordas cardíacas.

Ausculta

Os dados obtidos com a ausculta cuidadosa e completa do coração são essenciais no planejamento e na avaliação do cuidado dos pacientes criticamente doentes. Nesta seção, são discutidos os seguintes tópicos: os princípios básicos que fundamentam a ausculta cardíaca; os fatores responsáveis pela produção das bulhas cardíacas normais; e as condições fisiopatológicas responsáveis pela produção de bulhas extras, sopros e atritos.

Para facilitar a ausculta precisa, o paciente deve estar relaxado e confortável em um ambiente aquecido e tranquilo, com a iluminação apropriada. O paciente deve ficar na posição reclinada, com o tronco elevado em 30 a 45°. Para ajudar a ouvir os sons anormais, pode-se solicitar que o paciente role parcialmente sobre o lado esquerdo (posição de decúbito lateral esquerdo). Essa posição ajuda a trazer o ventrículo esquerdo para mais próximo da parede torácica. O paciente também pode ser solicitado a sentar, inclinar-se para diante e a expirar. Nessa posição, pode ser mais fácil ouvir os sopros causados pela regurgitação aórtica (Figura 17.4).

É essencial um estetoscópio de boa qualidade. O cabeçote do estetoscópio deve ser dotado de um diafragma e de uma campânula sobre um sistema de válvula, o qual permita que o profissional mude facilmente de um componente para outro. O diafragma é empregado para ouvir sons de alta frequência, como a primeira e a segunda bulhas cardíacas (B_1, B_2), atritos, sopros sistólicos e sopros da insuficiência diastólica. O diafragma deve ser firmemente colocado sobre a parede torácica para criar uma vedação consistente. Os sons de baixa frequência, como a terceira e a quarta bulhas cardíacas (B_3, B_4) e os sopros diastólicos das estenoses mitral e tricúspide, são mais bem ouvidos com a campânula do estetoscópio, a qual deve ser colocada suavemente sobre a parede torácica apenas para vedar as bordas.

O precórdio é auscultado de modo sistemático (Figura 17.5). Alguns especialistas sugerem a utilização de nomes anatômicos para as áreas de ausculta (p. ex., aórtica e pulmonar), enquanto outros desencorajam o uso desses rótulos porque os sopros com mais de uma origem podem ser ouvidos em determinada

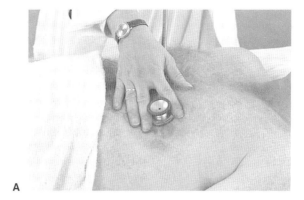

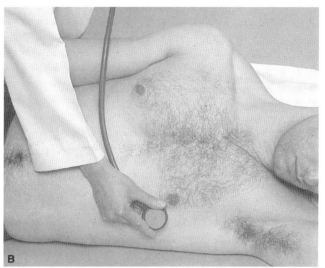

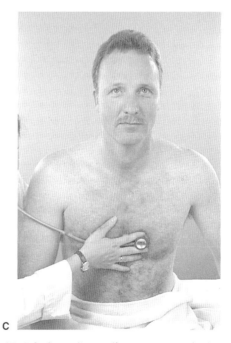

Figura 17.4 **A.** Ausculta cardíaca com o paciente na posição de decúbito dorsal. **B.** Ausculta cardíaca com o paciente em posição de decúbito lateral esquerdo. **C.** Ausculta cardíaca com o paciente sentado, inclinando-se para a frente e expirando. (**A** e **C**, De Weber J, Kelley J: Health Assessment in Nursing, 4th ed. Philadelphia, PA: Lippincott Williams & Wilkins, 2010, p 368-369. **B**, De Bickley L: Bates' Guide to Physical Examination and Health History, 9th ed. Philadelphia: Lippincott Williams & Wilkins, 2010, p 363.)

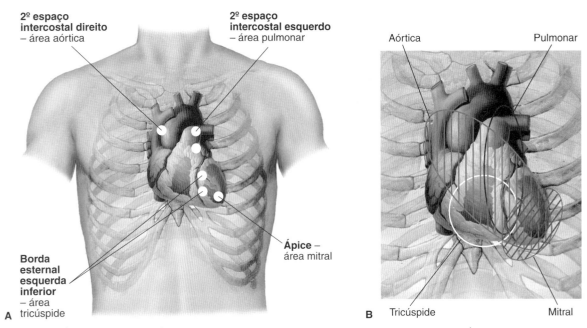

Figura 17.5 **A.** Áreas de ausculta. Área aórtica (segundo espaço intercostal à direita do esterno). Área pulmonar (segundo espaço intercostal à esquerda do esterno). Área tricúspide (quinto espaço intercostal à esquerda do esterno). Área mitral ou apical (quinto espaço intercostal na linha clavicular média). **B.** Bulhas e murmúrios cardíacos que se originam nas quatro valvas têm amplo alcance. Use uma localização anatômica em vez da área da valva para descrever onde os murmúrios e bulhas são mais bem ouvidos. (**A** De Bickley L: Bates' Guide to Physical Examination and Health History, 10th ed. Philadelphia, PA: Lippincott Williams & Wilkins, 2009, p 362. **B** Redesenhada de Leatham: Introduction to the Examination of the Cardiovascular System, 2nd ed. Oxford, Oxford University Press, 1980.)

região.[3,4] Em lugar desses, alguns especialistas sugerem a utilização de marcos anatômicos, como os espaços intercostais, e a relação com a borda esternal.[3,4]

A enfermeira começa o exame auscultando com o diafragma do estetoscópio no segundo espaço intercostal direito ao longo do esterno. Essa área é por vezes chamada de área aórtica e constitui o local onde B_2 é mais hiperfonética. Em seguida, a enfermeira coloca o estetoscópio no segundo espaço intercostal esquerdo, ao longo do esterno, que é conhecida como a área de ausculta pulmonar; a partir daí, move-se o estetoscópio para baixo na borda esternal esquerda entre o segundo e quinto espaços, um espaço intercostal a cada vez. A área da borda esternal inferior esquerda é por vezes referida como área tricúspide. Por fim, a enfermeira move o estetoscópio para a área mitral ou ápice do coração, onde B_1 é a mais hiperfonética. Em seguida, esse padrão é repetido com a campânula do estetoscópio.

Em cada área auscultada, a enfermeira deve identificar a B_1, observando a intensidade do som, a variação respiratória e o desdobramento. Depois, a B_2 deve ser identificada, e as mesmas características devem ser avaliadas. Depois que B_1 e B_2 forem identificadas, nota-se a presença de sons extraordinários – primeiramente na sístole e, depois, na diástole. Por fim, cada área é auscultada quanto a sopros e atritos.

▪ Primeira bulha cardíaca (B_1)

A B_1 é sincronizada com o fechamento das valvas mitral e tricúspide no início da sístole ventricular (Figura 17.6 A). Como o fechamento da valva mitral é responsável pela maior parte do som produzido, a B_1 é mais bem ouvida na área mitral ou apical. A elevação do pulso carotídeo correlaciona-se com B_1 e pode ser usada para ajudar a diferenciar B_1 de B_2.

A intensidade (sonoridade) de B_1 varia com a posição dos folhetos da valva atrioventricular (AV) no início da sístole ventricular e com a estrutura dos folhetos (espessados ou normais). Uma B_1 hiperfonética é produzida quando os folhetos valvares estão amplamente abertos no início da sístole ventricular e corresponde a um intervalo PR curto no traçado do eletrocardiograma (ECG) de superfície. Um prolongamento do intervalo PR produz uma B_1 hiperfonética, porque os folhetos tiveram tempo para flutuar parcialmente fechados, antes da sístole ventricular. A estenose mitral também aumenta a intensidade de B_1 devido a um espessamento das estruturas valvares.

Em geral, a B_1 é ouvida como um som único. No entanto, quando há retardo da sístole ventricular direita, a B_1 pode estar desdobrada em dois componentes de sons. A etiologia mais comum desse desdobramento é o atraso na condução dos impulsos através do ramo direito; o desdobramento correlaciona-se com um padrão de bloqueio de ramo direito (BRD) no ECG. O desdobramento de B_1 é mais bem ouvido sobre a área tricúspide.

▪ Segunda bulha cardíaca (B_2)

A B_2 é produzida pelas vibrações iniciadas com o fechamento das valvas semilunares aórtica e pulmonar, e é mais bem ouvida na base do coração (Figura 17.6 B). (O termo clínico "base do coração" se refere ao aspecto superior do coração nos espaços intercostais direito e esquerdo próximos ao esterno.) Esse som representa o início da diástole ventricular.

Como B_1, B_2 consiste em dois componentes separados. O primeiro componente de B_2 é o fechamento da valva aórtica; o segundo componente é formado pelo fechamento da valva pulmonar. Com a inspiração, a sístole do ventrículo direito é

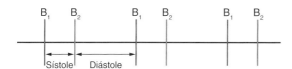

Normal: A B$_1$ é produzida pelo fechamento das valvas AV e se correlaciona com o início da sístole ventricular. É mais bem ascultada na área apical ou mitral.

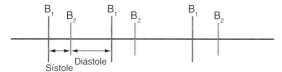

Primeira bulha hiperfonética: A intensidade do som da primeira bulha pode estar aumentada quando o intervalo PR está encurtado, como na taquicardia ou quando os folhetos valvares estão espessados, como na estenose mitral.

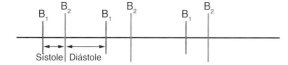

Primeira bulha hipofonética: Uma B$_1$ hipofonética é ouvida quando o intervalo PR é prolongado.

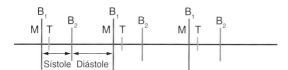

Primeira bulha desdobrada: Uma B$_1$ desdobrada é auscultada quando o esvaziamento ventricular direito se mostra retardado. A valva mitral se fecha antes da valva tricúspide e "desdobra" o som em seus dois componentes.

A. Primeira bulha cardíaca (B$_1$)

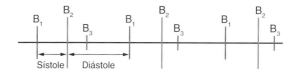

B. Segunda bulha cardíaca (B$_2$)

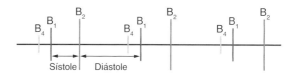

C. Terceira bulha cardíaca (B$_3$)

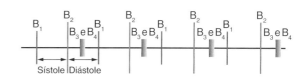

D. Quarta bulha cardíaca (B$_4$)

E. Galope de somação

Figura 17.6 **A.** Primeira bulha cardíaca. **B.** Segunda bulha cardíaca. A segunda bulha cardíaca é produzida pelo fechamento das valvas semilunares (aórtica e pulmonar). Durante a inspiração, existe um aumento no retorno venoso para o lado direito do coração, o que provoca um retardo no esvaziamento do ventrículo direito e no fechamento da valva pulmonar. Isso permite que os dois componentes da segunda bulha cardíaca se separem ou desdobrem durante a inspiração. **C.** Terceira bulha cardíaca. Uma B$_3$ ou galope ventricular é ouvido no início da diástole, logo depois da segunda bulha cardíaca. A presença de uma B$_3$ patológica pode ser indicativa de insuficiência cardíaca. **D.** Quarta bulha cardíaca. Uma B$_4$ é um som diastólico tardio que ocorre exatamente antes de B$_1$. É um som de baixa frequência, mais perceptível com a campânula do estetoscópio. **E.** Galope de somação. Com as frequências cardíacas rápidas, B$_3$ e B$_4$ podem tornar-se audíveis como um som único e muito hiperfonético, que acontece na metade da diástole. Esse som é um galope de somação.

discretamente prolongada por causa do enchimento aumentado do ventrículo direito; isso faz com que a valva pulmonar se feche logo depois da valva aórtica e leva ao "desdobramento" de B$_2$ em dois componentes. Esse achado normal, denominado desdobramento fisiológico, é mais bem ouvido na inspiração com o estetoscópio colocado no segundo espaço intercostal à esquerda do esterno.

A intensidade de B$_2$ pode estar aumentada na presença de estenose valvar aórtica ou pulmonar ou com um aumento na pressão diastólica que força as valvas semilunares a se fecharem, como acontece na hipertensão pulmonar ou sistêmica.

■ Terceira bulha cardíaca (B$_3$)

Uma B$_3$ pode ser fisiológica ou patológica (Figura 17.6 C). Uma B$_3$ fisiológica é um achado normal em crianças e adultos jovens saudáveis; em geral, desaparece depois de 25 a 35 anos de idade. Uma B$_3$ em um idoso com cardiopatia significa insuficiência ventricular.

Uma B$_3$ é um som de baixa frequência que ocorre durante a fase de enchimento rápido inicial da diástole ventricular. Um ventrículo não complacente ou insuficiente não pode distender-se para aceitar esse influxo rápido de sangue; isso gera um fluxo turbulento, resultando na vibração das estruturas valvares AV ou dos próprios ventrículos, produzindo um som de baixa frequência. Uma B$_3$ associada à insuficiência ventricular esquerda é mais bem ouvida no ápice com a campânula do estetoscópio. O som pode ser acentuado ao se virar discretamente o paciente para o lado esquerdo. Uma B$_3$ ventricular direita é mais bem ouvida no processo xifoide ou na borda esternal inferior esquerda, e a intensidade varia com a respiração, tornando-se mais hiperfonética na inspiração.

■ Quarta bulha cardíaca (B$_4$)

Uma B$_4$ ou galope atrial é um som de baixa frequência ouvido tardiamente na diástole, exatamente antes de B$_1$ (Figura 17.6 D). Ela raramente é ouvida em pacientes saudáveis. O som é

200 Parte 5 Sistema Cardiovascular

produzido pela contração atrial que força o sangue para o ventrículo não complacente, o qual, em virtude de sua não complacência, apresenta uma resistência aumentada ao enchimento. Hipertensão sistêmica, IM, angina, miocardiopatia e estenose aórtica podem produzir, sem exceção, uma diminuição na complacência ventricular esquerda e uma B_4. Uma B_4 ventricular esquerda é auscultada no ápice com a campânula do estetoscópio. As condições que afetam a complacência ventricular direita, como hipertensão pulmonar ou estenose pulmonar, podem produzir uma B_4 ventricular direita mais bem ouvida na borda esternal inferior esquerda; ela aumenta em intensidade durante a inspiração.

■ Galope de somação

Com as frequências cardíacas rápidas, à medida que a diástole ventricular se encurta, caso B_3 e B_4 estejam presentes, elas podem fundir-se e tornar-se audíveis como um som diastólico único. Isso é chamado de um galope de somação (Figura 17.6 E). Esse som é mais hiperfonético no ápice e é mais bem ouvido com a campânula do estetoscópio enquanto o paciente deita-se discretamente virado para o lado esquerdo.

■ Sopros cardíacos

Os sopros são sons produzidos quer pelo fluxo anterógrado do sangue através de uma valva estreitada ou em constrição para um compartimento ou vaso dilatado, quer pelo fluxo retrógrado de sangue por uma valva incompetente ou defeito septal.

A classificação do sopro baseia-se em diversos atributos (Quadro 17.5). O momento no ciclo cardíaco é um importante atributo que se refere à presença do sopro durante a sístole ou diástole. Os sopros sistólicos acontecem entre B_1 e B_2; os sopros diastólicos ocorrem depois de B_2 e antes do início da B_1 seguinte. Os sopros são descritos ainda de acordo com a localização anatômica na porção anterior do tórax, onde o som é mais hiperfonético. Os marcos anatômicos são empregados para descrever a irradiação do som. A tonalidade do som ajuda a diferenciar ainda mais o tipo de sopro. O formato do sopro refere-se a quaisquer alterações na intensidade com o passar do tempo. A intensidade ou sonoridade de um sopro é descrita com o uso de um sistema de gradação de 1 a 6. A característica do som produzido é descrita como áspera, em ruflar, vibratória ou musical. O efeito da ventilação ou de uma mudança na posição do corpo sobre o sopro é outro atributo importante.

▶ **Sopros sistólicos.** Conforme descrito anteriormente, a B_1 é produzida pelo fechamento das valvas mitral e tricúspide e significa o início da sístole ventricular. Os sopros que ocorrem depois de B_1 e antes de B_2 são, portanto, classificados como sopros sistólicos.

Durante a sístole ventricular, as valvas aórtica e pulmonar estão abertas. Se uma dessas valvas se mostra estenótica ou estreitada, é auscultado um som classificado como sopro de ejeção mesossistólico. Como as valvas AV se fecham antes que o sangue seja ejetado através das valvas aórtica e pulmonar, há um retardo entre B_1 e o início do sopro. Os sopros associados à estenose aórtica e à estenose pulmonar são descritos como crescente-decrescente ou em formato de losango (Tabela 17.1), significando que o som aumenta e, em seguida, diminui de intensidade. A característica desses sopros é áspera, e eles exibem tonalidade média. O sopro provocado pela estenose aórtica é mais bem ouvido na área aórtica e pode irradiar-se para o pescoço. O sopro da estenose pulmonar é mais bem

---

Quadro 17.5 — Características dos sopros cardíacos.

Momento: Um sopro sistólico é auscultado entre B_1 e B_2. Um sopro diastólico é auscultado entre B_2 e B_1.

Os **sopros sistólicos** são classificados em três grupos:
O sopro *mesossistólico* começa depois de B_1 e termina antes de B_2.
O sopro *pansistólico* (*holossistólico*) começa com B_1 e termina com B_2 sem um hiato entre o sopro e o batimento cardíaco.
O sopro sistólico *tardio* começa na metade ou final da sístole e continua até B_2.

Os **sopros diastólicos** também são divididos em três categorias:
O sopro *diastólico inicial* começa imediatamente depois de B_2 e esmaece antes da próxima B_1.
O sopro *mesodiastólico* começa um pouco tempo depois de B_2 e diminui progressivamente ou se mistura em um sopro diastólico tardio.
O sopro *diastólico tardio* começa tardiamente na diástole e continua até B_1.

Localização da intensidade máxima: A localização anatômica onde o sopro é mais bem auscultado. A localização é identificada com base no espaço intercostal e sua relação com o esterno, o ápice, a linha hemiclavicular ou uma das linhas axilares.

Radiação ou transmissão do ponto de intensidade máxima: A enfermeira observa o local mais distante de localização da intensidade máxima em que o som ainda é auscultado. O local mais distante é identificado usando os marcos anatômicos, conforme descrito anteriormente.

Tonalidade: Os termos *alto*, *médio* e *baixo* são utilizados para descrever a tonalidade do sopro.

Formato: O formato de um sopro é determinado por sua intensidade com o passar do tempo. Um *sopro em crescendo* fica mais hiperfonético. Um *sopro em decrescendo* fica mais hipofonético. Um *sopro em crescendo-decrescendo* aumenta primeiramente em intensidade, depois diminui. Um *sopro em platô* tem a mesma intensidade durante todo o período.

Intensidade: Um sistema de gradação é empregado para descrever a intensidade do sopro.
Grau 1: fracamente audível em um ambiente tranquilo, muito suave; pode não ser auscultado em todas as posições
Grau 2: suave, mas claramente audível
Grau 3: moderadamente hiperfonético
Grau 4: hiperfonético com frêmito palpável
Grau 5: muito hiperfonético com um frêmito facilmente palpável; pode ser auscultado quando o estetoscópio está parcialmente afastado do tórax.
Grau 6: muito hiperfonético com um frêmito facilmente palpável; pode ser auscultado com o estetoscópio totalmente afastado do tórax.

Característica: Termos como áspero, em atrito, vibratório, em sopro e musical são utilizados para descrever a característica do som.

Ventilação e posição: Observe se o sopro é afetado pela inspiração, expiração ou por mudança na posição do corpo.

---

ouvido sobre a área pulmonar. Na estenose pulmonar grave, a B_2 pode estar amplamente desdobrada.

Os sopros regurgitantes sistólicos são causados pelo fluxo retrógrado do sangue de uma área de maior pressão para outra de menor pressão. A insuficiência valvar mitral ou tricúspide ou um defeito no septo ventricular produz sopros regurgitantes sistólicos, os quais são ásperos e têm característica de assopro. O som é descrito como holossistólico, o que significa que o sopro começa imediatamente depois de B_1 e continua durante toda a sístole até B_2 (ver Tabela 17.1).

A insuficiência mitral produz esse tipo de sopro, ouvido mais facilmente na área apical, com irradiação para a axila esquerda. Esse tipo de sopro associado à insuficiência tricúspide é mais hiperfonético na borda esternal esquerda e aumenta em intensidade durante a inspiração (ver Tabela 17.1). Ambos os tipos de sopros regurgitantes são frequentemente acompanhados por uma B_1 diminuída.

Tabela 17.1 Sopros sistólicos e diastólicos comuns.

Tipo	Causas possíveis	Onde auscultar	Radiação	Intensidade	Formato	Característica	Ventilação e posição
Sopros sistólicos							
Estenose aórtica	Calcificação, febre reumática, malformação congênita das cúspides valvares, processo degenerativo	Área aórtica, segundo espaço intercostal direito	Pescoço, parte superior das costas, carótida direita, ao longo da borda esternal esquerda até o ápice	Média	Crescendo–decrescendo Pode estar diminuído	Áspera, pode ser musical no ápice	Mais bem auscultado com o paciente sentado e inclinado para a frente; mais hiperfonético durante a expiração
Estenose pulmonar	Malformação congênita	Área pulmonar, segundo e terceiro espaços intercostais esquerdos	Lado esquerdo do pescoço, no sentido do ombro esquerdo	Média	Crescendo-decrescendo	Frequentemente áspero	Mais hiperfonético durante a inspiração
Regurgitação mitral	Febre reumática crônica, endocardite bacteriana aguda, isquemia ou IAM, calcificação, dilatação do aparelho valvar secundário ao ventrículo esquerdo dilatado (p. ex., insuficiência cardíaca), prolapso da valva mitral	Área mitral, ápice	Axila esquerda, menos frequentemente para a borda esternal esquerda	Média a alta	Platô Diminuído	Em sopro, áspero	Mais audível com o paciente em decúbito lateral esquerdo; não se torna mais hiperfonético à inspiração
Regurgitação tricúspide	Insuficiência ventricular direita, dilatação do aparelho valvar secundário ao ventrículo direito dilatado, endocardite bacteriana (rara)	Área tricúspide, borda esternal esquerda inferior	Borda esternal direita, até a área xifoide, e talvez até a linha clavicular média esquerda, mas não até a axila	Média	Platô Diminuído	Em sopro, áspero	Pode aumentar um pouco à inspiração
Sopros diastólicos							
Regurgitação aórtica	Endocardite bacteriana, trauma, febre reumática, malformação congênita	Área aórtica, segundo espaço intercostal direito	Borda esternal, ápice	Alta	Decrescendo	Em sopro	Mais bem auscultado com o paciente sentado, inclinado para a frente, com a respiração presa depois da expiração
Estenose mitral	Febre reumática, malformação congênita (rara)	Área mitral, ápice	Em geral nenhum	Baixa	Decrescendo-crescendo Hiperfonético	Em ruflar	Mais bem auscultado com o paciente em uma posição lateral esquerda Exercício leve e ausculta durante a expiração também facilitam auscultar o sopro

202 **Parte 5** Sistema Cardiovascular

▶ **Sopros diastólicos.** Os sopros diastólicos ocorrem depois de B_2 e antes da próxima B_1. Durante a diástole, as valvas aórtica e pulmonar estão fechadas, enquanto as valvas mitral e tricúspide estão abertas para permitir o enchimento dos ventrículos.

A insuficiência valvar aórtica ou pulmonar produz um sopro diastólico em assopro que começa imediatamente depois de B_2 e diminui em intensidade à medida que o fluxo regurgitante diminui através da diástole. Esses sopros são descritos como sopros diastólicos precoces decrescentes (ver Tabela 17.1).

O sopro associado à insuficiência aórtica é mais bem ouvido na área aórtica e pode irradiar-se ao longo da borda esternal direita até o ápice. A insuficiência valvar pulmonar produz um sopro que é mais hiperfonético na área pulmonar.

A estenose ou estreitamento da valva mitral ou tricúspide também produz um sopro diastólico. As valvas AV se abrem na metade da diástole logo depois que as valvas aórtica e pulmonar se fecham, causando um retardo entre B_2 e o início do sopro das estenoses mitral e tricúspide. Esse sopro diminui de intensidade desde seu início e, em seguida, aumenta novamente à medida que aumenta o enchimento ventricular, por causa da contração atrial; esse sopro é denominado decrescente-crescente (ver Tabela 17.1).

O sopro associado à estenose mitral é mais bem auscultado no ápice, com o paciente discretamente virado sobre o lado esquerdo. A estenose tricúspide produz um sopro que aumenta de intensidade com a inspiração e é mais hiperfonético no quinto espaço intercostal, ao longo da borda esternal esquerda.

■ Atritos

Um atrito pericárdico pode ser auscultado quando as superfícies pericárdicas estão inflamadas. Esse som agudo e áspero é produzido por essas camadas inflamadas que fazem atrito entre si. Um atrito pode ser auscultado em qualquer lugar sobre o pericárdio com o diafragma do estetoscópio. O atrito pode ser acentuado ao se fazer com que o paciente se incline para diante e expire. Um atrito pericárdico, diferentemente de um atrito pleural, não varia de intensidade com a respiração.

Exames laboratoriais cardíacos

O conhecimento da finalidade e do significado dos valores laboratoriais em relação ao diagnóstico e prognóstico da DCV pode melhorar a qualidade do cuidado de enfermagem disponível para os pacientes. Os exames laboratoriais incluem a análise sérica comum e exames especiais, como as enzimas séricas e cardíacas.

Exames laboratoriais de rotina

O exame adequado da função cardíaca normal e comprometida é essencial para garantir a avaliação exata e o diagnóstico correto do paciente que está apresentando sintomas compatíveis com um distúrbio cardiovascular ou uma DAC. As enfermeiras podem planejar com mais propriedade o cuidado ao paciente e iniciar as intervenções quando elas possuem uma compreensão desses exames laboratoriais e reconhecem suas implicações. Informações variáveis podem ser obtidas avaliando-se os níveis dos componentes hematológicos, fatores de coagulação, eletrólitos e fosfolipídios. A determinação desses

exames laboratoriais pode variar com as técnicas da instituição e os equipamentos empregados. As faixas normais e anormais dos ensaios foram universalmente estabelecidas, e uma breve listagem dos exames laboratoriais comumente prescritos com seus valores normais pode ser encontrada na Tabela 17.2. Uma explicação mais extensa dos efeitos das determinações laboratoriais anormais é fornecida em outra parte deste texto.

Exames hematológicos

A avaliação exata do paciente com um possível distúrbio cardíaco merece a revisão da função hematológica. Para a enfermeira de cuidados críticos, é importante compreender o papel das células sanguíneas na função cardíaca e sua contribuição para a manutenção do tecido saudável. O sangue é o meio de transporte de nutrientes, como o oxigênio e a glicose, bem como de eletrólitos, proteínas plasmáticas, hormônios e medicamentos. Ele também é o veículo para a remoção dos produtos do metabolismo. Alterações na integridade da célula sanguínea e na contagem total de células podem refletir distúrbios específicos do sistema cardíaco e devem ser consideradas parte integrante da avaliação laboratorial.

O conhecimento dos valores sanguíneos normais é vital para compreender os desvios da normalidade que podem ser observados com vários distúrbios cardíacos. É necessário rever a contagem de eritrócitos, que avalia a nutrição celular, e a contagem de leucócitos, que avalia a capacidade de defesa contra infecções, quando se diagnosticam insultos específicos. A Tabela 17.2 lista os componentes desses valiosos exames hematológicos.

Coagulograma

O coagulograma também é necessário na avaliação laboratorial dos pacientes com cardiopatia. O estabelecimento de uma linha de base para a função da coagulação provê importantes informações sobre a capacidade do paciente de produzir, manter e dissolver coágulos sanguíneos. Essas informações podem fornecer instrumentos relacionados às decisões sobre os cuidados ao paciente. Isso é particularmente verdadeiro em relação à administração de agentes anticoagulantes, quer para o tratamento a longo prazo, como a varfarina para o tratamento da fibrilação atrial, quer para intervenções de emergência, como o uso de terapia fibrinolítica durante um IAM. Os estudos sobre coagulação estão listados na Tabela 17.2.

Bioquímica sanguínea

Os mecanismos que garantem a função homeostática nos níveis celular e tissular dependem da produção e modulação apropriadas de eletrólitos intracelular e extracelular. É importante que a enfermeira compreenda as funções eletrolíticas normais e as situações ímpares, talvez com risco de morte, que podem acontecer quando elas são significativamente anormais. Uma análise completa da bioquímica eletrolítica básica sempre é apropriada na triagem do paciente com cardiopatia, quer internado, quer no ambiente ambulatorial. Esses exames são obtidos quase universalmente durante o exame clínico inicial. Os componentes bioquímicos do sangue mais comumente examinados são sódio, potássio, cloro, dióxido de carbono, cálcio, glicose, magnésio e fósforo. A Tabela 17.2 mostra os valores de exames normais para os eletrólitos comuns.

Capítulo 17 Avaliação do Paciente | Sistema Cardiovascular **203**

Tabela 17.2 Faixas de referência normais para os exames laboratoriais de sangue.

Exame de sangue	Faixa de referência	Exame de sangue	Faixa de referência
Exames hematológicos		**Bioquímica sanguínea (*Continuação*)**	
Hemograma		Gasometria	
Homens	$4,6$ a $6,2 \times 10^6$	pH	7,35 a 7,45
Mulheres	$4,2$ a $5,4 \times 10^6$	PaO_2	80 a 105 mmHg
Hematócrito		$PaCO_2$	35 a 45 mmHg
Homens	40 a 50%	Bicarbonato	22 a 29 mEq/ℓ
Mulheres	38 a 47%	Excesso de base, déficit	$0 \pm 2,3$ mEq/ℓ
Hemoglobina		SaO_2	98%
Homens	13,5 a 18,0 g/100 mℓ	$SvCO_2$	75%
Mulheres	12,0 a 16,0 g/100 mℓ	Bilirrubina	
Índices corpusculares		Total	0,2 a 1,3 mg/dℓ
Volume corpuscular médio	82 a 98 fℓ	Direta	0 a 20 mg/dℓ
Hemoglobina corpuscular média	27 a 31 pg/célula	Cálcio	
Concentração de hemoglobina corpuscular média	32 a 36%	Total	8,9 a 10,3 mg/dℓ
		Livre (ionizado)	4,6 a 5,1 mg/dℓ
Contagem de leucócitos		Creatinina	
Total	4.500 a 11.000/mm³	Homens	0,9 a 1,4 mg/dℓ
Diferencial (em número de células/mm³ de sangue)		Mulheres	0,8 a 1,3 mg/dℓ
Leucócitos totais	5.000 a 10.000 (100%)	Glicose (jejum)	65 a 110 mg/dℓ
Neutrófilos totais	3.000 a 7.000 (60 a 70%)	Magnésio	1,3 a 2,2 mEq/ℓ
Linfócitos	1.500 a 3.000 (20 a 30%)	Fósforo	2,5 a 4,5 mg/dℓ
Monócitos	375 a 500 (2 a 6%)	Fosfatase alcalina	35 a 148 U
Eosinófilos	50 a 400 (1 a 4%)	Proteína (total)	6,5 a 8,5 g/dℓ
Basófilos	0 a 50 (0,1%)	Ureia	8 a 26 mg/dℓ
Velocidade de hemossedimentação (VHS)	0 a 30 mm/h	Ácido úrico	65 a 110 mg/dℓ
		Homens	4,0 a 8,5 mg/dℓ
Coagulograma*		Mulheres	2,8 a 7,5 mg/dℓ
Contagem de plaquetas	250.000 a 500.000/mm³	**Enzimas séricas***	
Tempo de protrombina	12 a 15 s		
Tempo de tromboplastina parcial	60 a 70 s	CK-MM	95 a 100%
Tempo de tromboplastina parcial ativada	35 a 45 s	CK-MB	0 a 5%
Tempo de coagulação ativado	75 a 105 s	CK-BB	0%
Nível de fibrinogênio	160 a 300 mg/dℓ	Aspartato aminotransferase	< 50 U/ℓ
Tempo de trombina	11,3 a 18,5 s		
Bioquímica sanguínea		**Proteínas miocárdicas**	
Eletrólitos séricos		Troponina I	< 0,1 ng/mℓ
Sódio	135 a 145 mEq/ℓ	Troponina T	< 0,1 mcg/mℓ
Potássio	3,3 a 4,9 mEq/ℓ	Mioglobina	
Cloreto	97 a 110 mEq/ℓ	Homens	20 a 90 ng/mℓ
Dióxido de carbono	22 a 31 mEq/ℓ	Mulheres	10 a 75 ng/mℓ

Exemplos: as técnicas laboratoriais e métodos regionais podem resultar em variações

■ Eletrólitos comuns

O sódio é o cátion mais abundante no organismo. Ele é essencial na manutenção do equilíbrio acidobásico e da osmolalidade dos líquidos extracelulares, bem como na transmissão dos impulsos nervosos. Ele desempenha um papel central no equilíbrio hídrico, e sua concentração é regulada principalmente pelos rins. As alterações significativas da função celular ficam evidentes quando os níveis de sódio são menores que o normal (hiponatremia) ou maiores que o normal (hipernatremia).

O potássio é o principal cátion intracelular. Seu papel na avaliação dos pacientes cardíacos é importante porque ele é liberado quando as células são lesadas. É essencial para a manutenção da pressão oncótica, osmolalidade intracelular e equilíbrio acidobásico, bem como para seu papel nas reações celulares. Além disso, o potássio é vital para o funcionamento normal dos músculos esquelético, liso e cardíaco. Ele é particularmente importante na regulação da frequência cardíaca e da força de contração.

O cloreto é outro importante cátion extracelular. Como o sódio e o potássio, ele desempenha um papel no equilíbrio acidobásico e é um importante componente na avaliação do equilíbrio acidobásico.

O eletrólito dióxido de carbono é um reflexo do conteúdo de dióxido de carbono (principalmente de bicarbonato), não do gás dióxido de carbono. Em alguns ambientes, o dióxido de carbono é referido como bicarbonato (HCO_3^-).

■ Outras substâncias químicas sanguíneas

O cálcio, como o potássio, é importante para a função cardíaca. Ele desempenha um papel significativo no início e na propagação dos impulsos elétricos e na contratilidade miocárdica.

204 **Parte 5** Sistema Cardiovascular

Ele também é importante para a coagulação sanguínea, formação de dentes e ossos e produção de energia intracelular. O cálcio ionizado (cálcio livre) é responsável pela excitabilidade cardíaca e neuromuscular. O cálcio é relatado como valores total e livre (ionizado).

É importante monitorar os níveis de glicose com os exames laboratoriais basais, porque eles refletem o estado nutricional da célula. Alterações na glicose, como no diabetes melito, podem fornecer ao médico informações diagnósticas, bem como prognósticas.

O magnésio é o segundo cátion intracelular importante depois do potássio. Ele é fundamental em muitos processos metabólicos, e é necessário para o funcionamento normal do sistema neuromuscular. Ele facilita as atividades enzimáticas, que ajudam a manter a síntese e o metabolismo da proteína, o metabolismo de carboidratos e lipídios e a síntese de ácidos nucleicos. As alterações nos níveis normais de magnésio refletem-se em distúrbios na atividade neuromuscular, como no paciente com arritmia.

O fósforo reflete os níveis de fosfato sérico. Ele é controlado pela glândula paratireoide e regulado nos rins. O fosfato é importante para a função celular normal e para a liberação de oxigênio. Ele é o oposto ao cálcio. As anormalidades podem ser observadas com alterações na frequência cardíaca, alterações na função neuromuscular e alterações inversas no cálcio sérico.

Exames de lipídios séricos

Uma revisão dos níveis de lipídios séricos é uma parte crítica das informações necessárias para que a enfermeira avalie o risco cardiovascular em determinado paciente. Pacientes sem uma história de DAC precisam de análise lipídica para a prevenção primária (i. e., prevenção do desenvolvimento da DAC). Pacientes com uma história recente ou pregressa de DAC precisam da análise lipídica para a prevenção secundária, a fim de evitar a progressão da doença conhecida depois de um evento cardíaco. Os elementos comuns de um perfil lipídico são o colesterol total, a lipoproteína de baixa densidade do colesterol (LDL-colesterol), a lipoproteína de alta densidade

do colesterol (HDL-colesterol), a lipoproteína de muito baixa densidade do colesterol (VLDL-colesterol) e os triglicerídios. O tratamento de lipídios para as prevenções primária e secundária baseia-se nos valores de LDL-colesterol e triglicerídios, assim como na idade e na presença de comorbidades relevantes, como o diabetes melito.

Em 2013, a American Heart Association (AHA) e o American College of Cardiology (ACC) atualizaram suas orientações para o cuidado de pacientes com uma história de doença coronária e outras doenças ateroscleróticas.[5] As orientações de ACC/AHA, juntamente com o National Cholesterol Education Program (NCEP) Adult Treatment Panel (ATP) IV, identificaram quatro principais "grupos beneficiados pelas estatinas".[5] A Tabela 17.3 resume o tratamento recomendado para cada grupo. A abordagem sugerida por ACC/AHA para a identificação de pacientes que necessitem de terapia de redução de colesterol foi controversa, em grande parte pelo fato de que representava um afastamento das diretrizes anteriores, que defendiam o tratamento de alvos específicos LDL-colesterol ou não HDL-colesterol. Entretanto, após o exame de evidências disponíveis, ACC/AHA preferiram caregorizar os pacientes com base na presença ou ausência de doença cardiovascular arteriosclerótica (DCVAS), na idade e na presença de diabetes. A tolerância do paciente à terapia com estatinas também afeta a decisão de iniciar o tratamento. Foi dada também uma nova ênfase à mudança no estilo de vida como fundação para a redução do risco de DCVAS (Tabela 17.3). A enfermeira está posicionada de maneira ideal para defender esse elemento do cuidado.

O colesterol, uma substância perolácea e gordurosa, é um precursor de ácidos biliares e de hormônios esteroides. Grande parte do colesterol do organismo é sintetizada no fígado, porém parte é absorvida a partir da dieta. O NCEP IV recomenda o tratamento com estatinas para reduzir a probabilidade da DAC nos pacientes sem história de cardiopatia, bem como para alentecer a progressão da doença nos pacientes com DAC conhecida. Os pacientes com DAC conhecida devem ser tratados com terapia à base de estatinas caso não tenham contraindicações para tal classe de medicamentos.[5]

Tabela 17.3 Grupos que se beneficiam das estatinas e recomendações de tratamento.

	Grupos de tratamento	Recomendações de tratamento
Grupo 1	Indivíduos com DCVAS (SCA, IAM, angina de peito, DAC ou outra revascularização)	Cultivar hábitos saudáveis para o coração Quando o paciente tiver idade menor que 75 anos, utilizar estatina de intensidade alta ou moderada, caso o paciente não seja candidato à estatina de intensidade alta Quando o paciente tiver idade maior que 75 anos ou em caso de não ser candidato à estatina de alta intensidade, usar estatina de intensidade moderada
Grupo 2	Indivíduos com elevações primárias de LDL-colesterol maiores que 70 a 189 mg/dℓ	Cultivar hábitos saudáveis para o coração Usar estatina de alta intensidade ou de intensidade moderada, caso o paciente não seja candidato para estatina de alta intensidade
Grupo 3	Indivíduos com 40 a 75 anos de idade com diabetes melito e LDL-colesterol maior que 70 a 189 mg/dℓ	Cultivar hábitos saudáveis para o coração Usar estatina de intensidade moderada caso o paciente tenha risco de DCVAS em 10 anos maior que 7,5%
Grupo 4	Indivíduos sem DCVAS ou diabetes melito com 40 a 75 anos de idade e LDL-colesterol de 70 a 189 mg/dℓ, e um risco de DCVAS em 10 anos estimado em 7,5% ou mais alto	Cultivar hábitos saudáveis para o coração Usar estatina de intensidade moderada a alta

Adaptada de Stone NJ, Robinson J, Lichtenstein, AH *et al.*: 2013 ACC/AHA Guideline on the Treatment of Blood Cholesterol to Reduce Atherosclerotic Cardiovascular Risk in Adults: A Report of the American College of Cardiology/American Heart Association Task Force on Practice Guidelines. Publicada *online*: 12 de novembro de 2013.

O LDL-colesterol constitui 60 a 70% do colesterol total na corrente sanguínea. Com base em inúmeros estudos em grande escala, sabe-se que o LDL-colesterol se correlaciona diretamente com o desenvolvimento da DAC e a subsequente DCV em indivíduos suscetíveis. As diretrizes atuais recomendam que seja iniciada terapia em indivíduos com DAC conhecida quando o LDL-colesterol for mais alto que 190 mg/dℓ ou quando os triglicerídios estiverem mais altos que 500 mg/dℓ. Todos os pacientes com DAC conhecida devem começar a receber terapia com estatinas desde que não haja contraindicações.[5]

Os triglicerídios originam-se do VLDL-colesterol. Embora o VLDL-colesterol não seja considerado como aterogênico, os níveis elevados podem ser um marcador para uma forma genética de distúrbio do colesterol. O NCEP ATP IV recomenda o tratamento dos triglicerídios acima de 500 mg/dℓ por causa da associação entre a hipertrigliceridemia e a pancreatite.[5] A Tabela 17.4 descreve as anormalidades lipídicas e os mecanismos associados.

Exames enzimáticos

As enzimas são encontradas em todas as células vivas e agem como catalisadores nas reações bioquímicas. Elas estão presentes em quantidades baixas no soro de indivíduos saudáveis. Quando as células são lesadas, as enzimas extravasam, resultando em concentrações enzimáticas séricas maiores que os baixos níveis usuais.

Nenhuma enzima isolada é específica para as células de um único órgão. Cada órgão contém diversas enzimas, e há considerável sobreposição entre os órgãos nas enzimas que eles contêm. Entretanto, a distribuição das enzimas nas células dos órgãos é relativamente específica àquele órgão. Quando a lesão orgânica acontece, a presença de níveis de enzimas anormalmente elevados no soro, a sua distribuição e a sincronia de seu aparecimento, bem como o seu desaparecimento tornam relevante o uso clínico dos exames das enzimas séricas.

As enzimas cardíacas são enzimas encontradas no tecido cardíaco. Quando ocorre a lesão cardíaca, como no IAM, essas enzimas são liberadas no soro, e suas concentrações podem ser medidas. As enzimas do tecido cardíaco também estão presentes em outros órgãos, de modo que a elevação de uma ou mais dessas enzimas não constitui um indicador específico de lesão cardíaca. Contudo, como a lesão cardíaca não resulta em concentrações séricas dessas enzimas acima do normal, a quantificação dos níveis das enzimas cardíacas, juntamente com outros exames diagnósticos e a apresentação clínica do paciente, é rotineiramente utilizada para diagnosticar a doença cardíaca, principalmente o IAM.

O desafio consiste em identificar uma enzima, ou "marcador", que denote corretamente a morte da célula cardíaca. Em síntese, um marcador cardíaco é um substituto para a formação do trombo nas artérias coronárias. Um marcador ideal para a lesão cardíaca deve ter diversas características importantes. Ele deve ser de fácil medição; ser barato; ser cardioespecífico, com uma relação de proporcionalidade direta entre a extensão da lesão miocárdica e o nível do marcador medido (concentração sanguínea zero na ausência de lesão cardíaca); ter níveis séricos rápidos depois do início da lesão; e permanecer no soro por tempo suficientemente longo para ser medido nos pacientes que retardam a procura pelo tratamento. Nenhum biomarcador disponível se adapta a esses critérios, mas as troponinas, discutidas mais adiante neste texto, apresentam vários aspectos importantes, o que as torna os biomarcadores atuais mais úteis.

Tabela 17.4 Anormalidades lipídicas e mecanismos associados.

Anormalidade lipídica	Mecanismos
Colesterol total elevado	Ingesta nutricional alta de lipídios saturados e colesterol
	Regulação para menor ou deficiência de receptor de LDL-colesterol
LDL-colesterol elevado	Deficiência de receptor de LDL-colesterol
	Defeito genético da apoproteína B-100
	Ingesta nutricional alta de lipídios saturados e colesterol
Triglicerídios elevados	Deficiência na lipoproteína lipase
	Obesidade, inatividade física, resistência à insulina, intolerância à glicose
	Ingesta excessiva de álcool
HDL baixas	Deficiência de apoproteína A-1
	Depuração reduzida do VLDL-colesterol
	Tabagismo, inatividade física
	Resistência à insulina
	Triglicerídios elevados
	Peso excessivo e obesidade
	Ingesta muito alta de colesterol (> 60% das calorias totais), determinados medicamentos (betabloqueadores, esteroides anabólicos, agentes progestacionais)
Resquícios de lipoproteína aumentados (o VLDL-colesterol é um marcador substituto para os resquícios de lipoproteínas quando os Tg estão > 200 mg/dℓ)	Apolipoproteína E, defeituosa observada na hiperlipidemia combinada familiar
Lipoproteína(a)	O nível é geneticamente determinado
Pequenas partículas de LDL-colesterol	O tamanho da partícula é determinado pelo nível do Tg; a partícula de LDL-colesterol é mais densa e mais aterogênica nos níveis mais elevados de Tg
Subespécies de HDL-colesterol	Os baixos níveis de HDL-colesterol 2 o 3 podem aumentar o risco de DCV, geneticamente determinada *versus* o estilo de vida e outros níveis lipídicos
Apolipoproteína B	Pode ser o marcador potencial para todas as lipoproteínas aterogênicas
Apolipoproteína A-1	Risco aumentado de cardiopatia coronária quando a Apo A-1 está baixa
Dislipidemias combinadas (LDL-colesterol pequeno e denso, triglicerídios altos, HDL-colesterol baixo, LDL-colesterol e triglicerídios elevados)	Defeitos na atividade dos receptores de VLDL-colesterol e LDL-colesterol coexistindo com influências ambientais, como a obesidade, inatividade física, dieta rica em lipídios saturados e tabagismo

HDL, lipoproteína de alta densidade; LDL, lipoproteína de baixa densidade; Tg, triglicerídios; VLDL, lipoproteína de muito baixa densidade.
De Woods SL, Froelicher ESS, Motzer SU *et al.*: Cardiac Nursing, 6th ed. Philadelphia, PA: Lippincott Williams & Wilkins, 2009.

206 Parte 5 Sistema Cardiovascular

> **Quadro 17.6 Outras condições que causam elevações na troponina.**
>
> - Sepse/síndrome da resposta inflamatória sistêmica
> - Hipovolemia
> - Taquicardia supraventricular
> - Acidente vascular cerebral
> - Insuficiência cardíaca
> - Embolia pulmonar
> - Miocardite
> - Hipertensão pulmonar
> - Contusão miocárdica
> - Insuficiência renal
> - Hipertrofia do ventrículo esquerdo
> - Doença pulmonar obstrutiva crônica

Desde 2000, a Multinational Third Global Taskforce, representando a European Society of Cardiology, a American College of Cardiology Foundation, a AHA e a World Heart Federation, tem a tarefa de fornecer uma definição coesa de IAM. Em seu terceiro conjunto de diretrizes, publicado em 2012, tal força-tarefa destacou o uso apropriado de enzimas cardíacas para a detecção de necrose miocárdica. Biomarcadores utilizados historicamente, como a mioglobina, a CK e a CK-MB, não são mais recomendados. Na Third Universal Definition of Myocardial Infarction, o biomarcador de preferência para a necrose é a altamente sensível e específica troponina cardíaca (cTn).[6]

Marcadores bioquímicos | Proteínas miocárdicas

As troponinas são proteínas cardíacas liberadas na circulação após a necrose e a ruptura das células miocárdicas. Três subformas foram identificadas: troponina cardíaca I (cTnI), troponina T (cTnT) e troponina C (cTnC). Tanto a cTnI quanto a cTnT são altamente específicas para o tecido cardíaco. Os ensaios para as duas isoformas vêm se tornando cada vez mais sensíveis, e podem ser detectadas elevações muito diminutas das troponinas. Tanto a cTnI quanto a cTnT têm sensibilidade e especificidade iguais na detecção da necrose miocárdica. As troponinas serão detectáveis no sangue 2 a 3 horas após o dano miocárdico ocorrer, e os valores permanecerão elevados por até 6 dias (Quadro 17.6).

Hormônios neuro-humorais | Peptídio natriurético do tipo cerebral

Os peptídios natriuréticos do tipo cerebral (BNP; do inglês, *brain-type natriuretic peptide*) e pró-BNP são hormônios neuro-hormonais liberados pelo coração em resposta à descompensação. Os BNP e os pró-BNP são algumas vezes usados na avaliação de pacientes como insuficiência cardíaca. Os BNP e pró-BNP são discutidos com mais cuidado no Capítulo 20.

Exames diagnósticos cardíacos

As técnicas diagnósticas cardiovasculares expandiram-se extraordinariamente nos últimos anos, sobretudo na área dos testes não invasivos. A compreensão dos princípios em que os procedimentos se baseiam possibilita que a enfermeira responda às perguntas, incorpore os achados diagnósticos ao plano de cuidados do paciente e realize um cuidado de enfermagem de alto nível. A enfermeira de cuidados críticos também pode diminuir a ansiedade dos pacientes e de seus familiares explicando-lhes o procedimento.

Eletrocardiograma de 12 derivações padrão

O ECG padrão registra os impulsos elétricos quando eles fazem seu trajeto pelo coração. Nos pacientes com condução normal, o primeiro impulso elétrico para cada ciclo cardíaco origina-se no nodo sinusal e se espalha para o restante do coração através do sistema de condução especializado – tratos intra-atriais, nodo AV, feixe de His e feixes direito e esquerdo. À medida que atravessa o sistema de condução, o impulso penetra no miocárdio circunvizinho e propicia os estímulos elétricos para as contrações atrial e ventricular. A alteração no potencial elétrico nas células do sistema de condução especializado, à medida que o impulso avança, é muito pequena e não pode ser medida pelos eletrodos fora do corpo. No entanto, a alteração no potencial elétrico das células miocárdicas produz um sinal elétrico que pode ser registrado a partir da superfície do corpo, como é feito com um ECG.

Os impulsos que se originam em locais que não o nodo sinusal ou os impulsos que são impedidos de atravessar o sistema de condução por causa de doença ou de medicamentos interrompem a ordem normal das sequências elétricas no miocárdio. Um ECG pode ser utilizado para registrar esses padrões anormais de formação ou condução do impulso. Então, o médico possui um registro visual do padrão anormal a partir do qual se pode identificar a arritmia.

Além disso, um traçado anormal do ECG pode resultar de células miocárdicas lesadas. Por exemplo, nos pacientes com hipertrofia ventricular esquerda, os impulsos que atravessam a massa muscular aumentada do ventrículo esquerdo produzem um sinal elétrico maior que o normal. Em contraste, os impulsos são incapazes de atravessar as células miocárdicas que estão irreversivelmente lesadas, como no IM, e nenhum sinal elétrico está presente nas células infartadas do ventrículo esquerdo.

Procedimento

O ECG de 12 derivações padrão é assim denominado porque a posição usual dos eletrodos e o dispositivo de registro permitem que o sinal elétrico seja registrado a partir de 12 incidências diferentes. As quatro derivações de membro e as seis derivações precordiais são ajustadas ao paciente, conforme demonstrado na Figura 17.7. Para as derivações de membro, o dispositivo de registro alterna a combinação dos eletrodos que são ativados durante o registro dos sinais elétricos do coração (Figura 17.8). Isso resulta em seis incidências ou derivações padronizadas (I, II, III, voltagem aumentada do braço direito [aVR], voltagem aumentada do braço esquerdo [aVL] e voltagem aumentada do pé esquerdo [aVF]), as quais são registradas no plano frontal do coração. As seis derivações precordiais (V_1, V_2, V_3, V_4, V_5 e V_6) são dispostas sobre o tórax para registrar a atividade elétrica no plano horizontal do coração (ver Figura 17.7).[7]

Usado rotineiramente em pacientes de unidade de terapia intensiva (UTI), o ECG avalia as arritmias e a isquemia miocárdica ou o IAM. Um ECG é facilmente realizado à beira do leito com o paciente idealmente colocado na posição de decúbito dorsal e os eletrodos dispostos conforme descrito

Capítulo 17 Avaliação do Paciente | Sistema Cardiovascular **207**

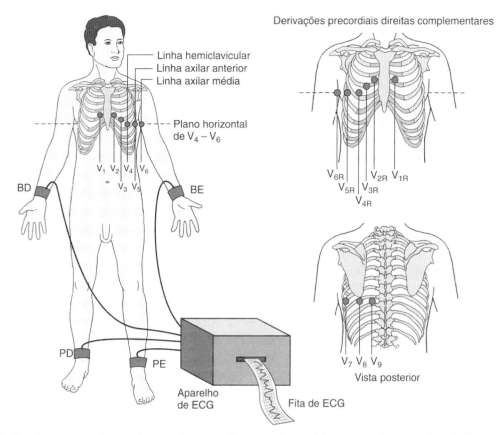

Figura 17.7 Aplicação dos eletrodos do eletrocardiograma. As derivações padrão precordiais esquerdas são V_1, quarto espaço intercostal, borda esternal direita; V_2, quarto espaço intercostal, borda esternal esquerda; V_3, diagonalmente entre V_2 e V_4; V_4, quinto espaço intercostal, linha clavicular média esquerda; V_5, mesma linha horizontal que V_4, a meio caminho de V_4 e V_6; V_6, mesma linha horizontal que V_4 e V_5, linha axilar média. As derivações precordiais direitas, colocadas no hemitórax direito, são a imagem-espelho das derivações esquerdas. Para as derivações posteriores, V_7 é colocado na linha axilar posterior esquerda, V_8 é colocado na linha escapular média esquerda e V_9 é colocado na borda esquerda da coluna vertebral. Todos são colocados na mesma linha horizontal que V_6.

anteriormente. Em alguns pacientes, as ataduras torácicas podem impedir o posicionamento das derivações precordiais. É importante que o paciente permaneça parado durante o registro do ECG, de modo que o movimento da musculatura esquelética não resulte em ruído estranho ou artefato no sinal elétrico. As derivações do plano horizontal adicional podem ser registradas posicionando-se os eletrodos no lado direito do tórax, de modo a visualizar a atividade do ventrículo direito, ou na parte posterior do tórax, para visualizar a atividade da parede posterior do ventrículo esquerdo (ver Figura 17.7).

No ambiente clínico, é importante que a enfermeira lembre onde se localiza o eletrodo positivo em cada uma das 12 derivações do ECG. O eletrodo positivo é como uma câmera e proporciona uma visão do coração a partir daquela perspectiva. Na derivação I, o eletrodo positivo está no BE do paciente, dando uma visão lateral esquerda do coração. Nas derivações II e III, o eletrodo positivo está na perna esquerda (PE) do paciente, resultando em uma visão inferior do coração. Para as derivações aumentadas, o nome da derivação corresponde à posição do eletrodo positivo; na derivação aVR, a visão do coração é ruim porque o eletrodo positivo está muito longe do coração no braço direito. Na derivação aVL, o eletrodo positivo está no BE, propiciando uma visão lateral esquerda do coração. Na derivação aVF, o eletrodo positivo é colocado na perna esquerda do paciente, resultando em uma visão inferior do coração. Cada um dos

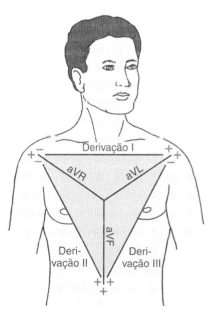

Figura 17.8 Derivações no plano frontal: as derivações de membro padrão, I, II, III, mais derivações aumentadas aVR, aVL e aVF. Isso permite um exame da condução elétrica através de vários planos (p. ex., BE para a PE, BD para o BE).

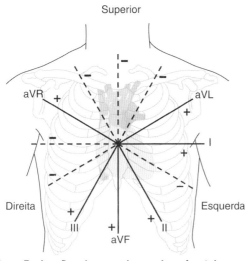
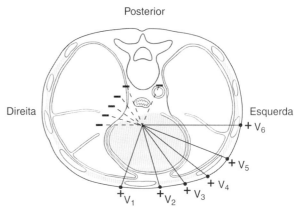
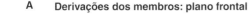

Figura 17.9 A. Posicionamento dos eletrodos positivos e negativos para as derivações dos membros no plano frontal. **B.** Posicionamento dos eletrodos positivos na parede torácica em vista do plano horizontal. (De Bickley L: Bates' Guide to Physical Examination and Health History, 10th ed. Philadelphia, PA: Lippincott Williams & Wilkins, 2009, p 331.)

eletrodos colocados no tórax do paciente é um eletrodo positivo. Portanto, V_1 até V_4 proporcionam uma visão da parede anterosseptal do coração, e V_5 e V_6 proporcionam uma visão da parede lateral esquerda do coração. A Figura 17.9 A e B mostra as seis derivações de membro no plano frontal e as seis derivações torácicas no plano horizontal, além da localização do eletrodo positivo em cada uma delas. As derivações torácicas direitas V_4R até V_6R oferecem a melhor visualização do ventrículo direito. As derivações V_7 a V_9 fornecem a melhor visão da parede posterior do coração (ver Figura 17.7). A Tabela 17.5 resume as derivações eletrocardiográficas e as visualizações correspondentes do coração.

Avaliação e cuidado de enfermagem

As enfermeiras de cuidados críticos registram um ECG quando há uma alteração no estado do paciente, como o desenvolvimento das arritmias. A avaliação de uma fita de ritmo em relação às arritmias é discutida mais adiante neste capítulo. Com frequência, um ECG é obtido durante os episódios de dor torácica antes e depois da administração de nitroglicerina sublingual. O ECG fornece o registro das alterações do segmento ST associadas à dor.

Alguns pacientes temem sofrer um choque pelo aparelho de ECG. A orientação preparatória para os pacientes deve incluir uma explicação da maneira pela qual são registrados os impulsos elétricos do coração, além de que o paciente não sentirá nada durante o registro do ECG.

Tabela 17.5 Derivações eletrocardiográficas e visualizações correspondentes do coração.

Derivação	Visualização do coração
II, III, aVF	Inferior
I, aVL, V_5 e V_6	Lateral esquerda
V_1 até V_4	Anterosseptal
V_4 direita até V_6	Ventrículo direito
V_7 até V_9	Posterior

Exames eletrofisiológicos

Holter ou monitoramento de 24 horas

O monitoramento por Holter envolve a utilização do monitoramento do eletrocardiograma para quantificar a frequência e a complexidade da atividade ectópica cardíaca que ocorre durante as atividades usuais de um paciente. É um método não invasivo para avaliar arritmias, resposta à terapia antiarrítmica e desenvolvimento de alterações do ECG sugestivas de isquemia.

O monitoramento Holter envolve a colocação de eletrodos torácicos anteriores, conectados com um dispositivo de registro portátil, ou monitor Holter. O monitor Holter é um pequeno aparelho de registro que pode ser transportado no bolso de uma camisa e funciona por cerca de 24 a 48 horas. O monitoramento está indicado para pacientes com síncope, pré-síncope, tontura ou palpitações. Os pacientes com sintomas infrequentes podem não se beneficiar desse método de obtenção de dados porque o monitoramento por Holter é mais útil nos pacientes que estão experimentando suas arritmias múltiplas vezes ao dia. O monitoramento por Holter raramente é usado no ambiente de internação, onde o monitoramento por telemetria também está disponível.

O monitoramento por Holter requer a participação significativa do paciente. Os pacientes recebem instruções a respeito de manter um diário para registrar os medicamentos, atividades e sintomas durante o período de monitoramento. Em geral, os pacientes devem manter as atividades normais enquanto usam o monitor e registram uma entrada no diário pelo menos a cada 2 horas. Uma compreensão dos estressores físicos e emocionais, bem como dos sintomas do paciente, aumenta a análise dos registros. É necessária a adesão à manutenção do registro.

Monitoramento de evento (alça contínua)

No monitoramento de evento (alça contínua), o paciente usa eletrodos e um aparelho de registro, mas o aparelho não registra continuamente. Em vez disso, é necessário que o paciente ative o gravador quando ocorre um sintoma, e o registro pode continuar acompanhando a duração dos sintomas. O ECG é registrado em uma fita de alça contínua de modo que se registrem as informações antes, no decorrer e depois do evento. Os resultados podem ser comunicados a uma agência de monitoramento por telefone, permitindo a análise rápida e o *feedback* para o paciente e cuidador. Os gravadores de eventos cardíacos podem ser usados por até 1 mês.

Os gravadores de eventos cardíacos são mais úteis para os pacientes que têm episódios de arritmias relativamente infrequentes, que estão cientes e são capazes de responder aos sintomas, e que estão ansiosos por usar os eletrodos e carregar o gravador, possivelmente por até 1 mês. Da mesma forma que com o monitoramento por Holter, é primordial a aplicação do eletrodo sobre a pele limpa e íntegra. Os eletrodos devem ser mantidos na posição pela duração do estudo, tornando impraticável o banho de imersão. O diário do paciente, uma fonte de informações detalhadas, requer a participação significativa por parte do paciente.

Monitoramento de alça implantável

O monitor de alça implantável (ILR; do inglês, *insertable loop recorder*) é um aparelho que é implantado por via subcutânea (SC) e que fornece o monitoramento contínuo do ECG por até 14 meses. Os ILR foram desenvolvidos para prover o monitoramento a longo prazo para os pacientes com pré-síncope e síncope. As principais limitações do ILR são a sua necessidade de implante subcutâneo e o custo. O uso do aparelho exige a familiarização com as técnicas de implante e programação. O ILR é usado para pacientes em que exames mais baratos, como o monitoramento por Holter, fracassaram em fornecer um diagnóstico.

O implante do ILR é um procedimento cirúrgico que expõe o paciente ao risco para infecção e sangramento. Os pacientes submetidos ao implante do ILR devem compreender os riscos potenciais do procedimento. Eles precisam ser orientados no cuidado pós-operatório do local e no uso do aparelho.

Exame eletrofisiológico diagnóstico

O exame eletrofisiológico direto é um tipo de cateterismo cardíaco durante o qual o acesso ao coração é obtido por veias femorais, ou, para alguns exames mais complexos, por veias do membro superior (braquial, jugular externa ou subclávia). Os múltiplos cateteres são em geral aplicados em um ou mais vasos. Uma linha arterial é tipicamente aplicada para fornecer o monitoramento contínuo da pressão arterial durante o exame.

Os exames eletrofisiológicos diagnósticos são realizados para avaliar um amplo espectro de arritmias cardíacas. Eles podem ajudar a avaliar a função do nodo sinoatrial (SA), o nodo AV e o sistema de His-Purkinje; determinar as características das arritmias reentrantes; mapear a localização dos focos arritmogênicos para a ablação potencial; e avaliar a eficácia dos dispositivos e medicamentos antiarrítmicos. O protocolo eletrofisiológico básico envolve medição dos intervalos de condução basais; estimulação atrial com marca-passo para avaliar as propriedades dos nodos SA e AV; avaliação da condutividade do sistema de His-Purkinje; estimulação do marca-passo ventricular para avaliar os potenciais de condução retrógrada e arritmia ventricular; e testes de medicamentos.

Os exames eletrofisiológicos diagnósticos são muito seguros. Os riscos associados ao procedimento são similares àqueles encontrados no cateterismo cardíaco e incluem hemorragia,

tromboembolia, flebite e infecção. Como muitos exames eletrofisiológicos diagnósticos não requerem punção arterial, o risco de comprometimento vascular grave é muito baixo. O risco de morte devido à indução de arritmias letais está próximo de zero, em parte porque o ambiente de procedimento é dotado de maneira ímpar para interromper as arritmias hemodinamicamente instáveis.

As seguintes preparações pré-procedimentos são necessárias para os pacientes que se submetem aos exames eletrofisiológicos diagnósticos:

- O médico ou a enfermeira explica o procedimento, de modo que o paciente compreenda claramente sua finalidade e natureza. Os profissionais apropriados obtêm o consentimento informado
- Como se emprega a sedação, o paciente deve estar em dieta zero por 8 horas antes do procedimento
- O médico solicitante ou a enfermeira deve rever os medicamentos do paciente para se certificar de que eles sejam administrados no dia do procedimento. De modo típico, os medicamentos antiarrítmicos são suspensos antes do procedimento
- A ansiedade excessiva pode aumentar a liberação de catecolamina e afetar o tônus simpático, de modo que a enfermeira deve alertar o médico solicitante ou a enfermeira de prática avançada para os sinais de ansiedade.

Depois do procedimento, aplica-se o seguinte cuidado de enfermagem:

- A enfermeira verifica a pressão arterial e as frequências cardíaca e respiratória do paciente a intervalos, de acordo com os protocolos da instituição
- Quando o exame eletrofisiológico diagnóstico falhou em induzir as arritmias, o paciente pode não necessitar do monitoramento da telemetria. Se as arritmias forem induzidas, o paciente não precisa de monitoramento contínuo por telemetria
- A enfermeira monitora os locais de acesso venoso e arterial para sangramento. Esse monitoramento pode incluir os hemogramas completos para garantir as contagens de hemoglobina e hematócrito estáveis.

Teste da mesa inclinada para síncope

O teste da mesa inclinada, ou *tilt test*, refere-se a manter o paciente em uma posição com a cabeceira elevada durante um breve período para provocar a síncope, bradicardia ou hipotensão. No teste da mesa inclinada, o paciente é posicionado em uma mesa inclinada na posição de decúbito dorsal e inclinada para cima até um máximo de 60 a 80° por 20 a 45 minutos. O isoproterenol pode ser administrado para provocar a síncope em pacientes que não se apresentaram sintomáticos dentro do período do teste.

O teste da mesa inclinada é realizado em pacientes que são suspeitos de ter síncope vasodepressora ou vasovagal. A postura ereta está associada ao represamento gravitacional do sangue, o que resulta em um declínio na pressão venosa central (PVC), volume sistólico (VS) e pressão arterial. Esses efeitos normalmente levam à ativação dos reflexos dos barorreceptores arteriais e cardiopulmonares que mantêm a pressão arterial. Nas pessoas suscetíveis à síncope vasovagal, esses reflexos são revertidos, resultando na bradicardia e hipotensão que levam à síncope.

O paciente, durante o teste da mesa inclinada, pode se sentir particularmente desconfortável se apresentar síncope durante o estudo. Os pacientes submetidos ao teste da mesa inclinada precisam estar em dieta zero por 8 horas antes do estudo. Eles precisam de acesso venoso e devem ser informados de que podem receber um agente vasoativo como o isoproterenol.

Radiografia de tórax

A radiografia de tórax é um exame diagnóstico comum empregado para avaliar pacientes criticamente doentes com cardiopatia. O exame pode ser facilmente realizado à beira do leito para os pacientes que estão muito comprometidos para serem transportados até o serviço de radiologia. A imagem obtida em uma radiografia que permite a visualização das formas vasculares e cardíacas baseia-se na premissa de que as estruturas torácicas variam de densidade e permitem que diferentes quantidades de radiação alcancem o filme radiográfico.

A radiografia de tórax pode ser usada para a avaliação de tamanho cardíaco, congestão pulmonar, derrames pleurais ou pericárdicos e posição das linhas intracardíacas, como eletrodos de marca-passo transvenoso ou cateteres de artéria pulmonar (AP). A Figura 17.10 mostra as estruturas que podem ser observadas em uma radiografia de tórax anteroposterior.

Procedimento

O tamanho cardíaco é mais bem avaliado no serviço de radiologia, onde o procedimento é padrão com o paciente em pé e a radiografia é obtida de uma incidência posterior a uma distância de 1,80 m. As radiografias de tórax portáteis obtidas à beira do leito geralmente são feitas de uma incidência anterior com o paciente deitado em decúbito dorsal ou sentado ereto, sem ser padrão.

Os pacientes que se submetem à radiografia de tórax devem ser orientados a não se mover enquanto a radiografia estiver sendo obtida. O posicionamento adequado do chassi radiográfico atrás do paciente é importante para garantir que as estruturas torácicas estejam alinhadas com o filme. Deve-se ter o cuidado de remover todos os objetos metálicos, inclusive prendedores de roupas, do campo de incidência porque o metal bloqueia o feixe de raios X. Em geral, os pacientes são solicitados a fazer uma inspiração profunda e a prendê-la quando a radiografia for obtida, de modo a deslocar o diafragma para baixo; isso pode ser desconfortável para os pacientes que se submeteram a cirurgia torácica recente.

Avaliação e cuidado de enfermagem

O papel da enfermeira de cuidados críticos na obtenção de imagens radiográficas torácicas diagnósticas frequentemente é limitado à UTI, onde são realizadas radiografias portáteis. Com pacientes instáveis, a enfermeira deve decidir quando a radiografia pode ser obtida. É importante que os equipos dos acessos venosos não fiquem emaranhados ou frouxos enquanto se estiver tentando colocar o chassi radiográfico na posição adequada.

Em mulheres em fase reprodutiva, deve-se colocar um avental de chumbo sobre o abdome para proteger os ovários contra qualquer disseminação da radiação. Pelo mesmo motivo, os profissionais e os membros da família devem sair do quarto do paciente quando for realizada a radiografia. Quando os profissionais não puderem se afastar do leito do paciente, eles devem usar um avental de chumbo.

Ecocardiograma

Ecocardiograma refere-se a um grupo de exames que empregam a tecnologia do ultrassom para fornecer informações sobre as estruturas cardíacas. Especificamente, um transdutor emite ondas ultrassônicas e recebe um sinal a partir das ondas sonoras refletidas; ele alterna períodos de transmissão e recepção de som. À medida que as ondas sonoras são emitidas e viajam através dos tecidos com uma densidade homogênea, como quando as ondas sonoras se movem através da parede ventricular esquerda, o sinal viaja em uma linha reta. Quando a densidade das estruturas se altera, como quando as ondas sonoras se movem da parede ventricular para o ventrículo esquerdo cheio de sangue, a direção das ondas sonoras se modifica, sendo essa diferença registrada pelo receptor. Essas alterações de densidade são chamadas de interfaces, e elas formam a base para diferenciar uma estrutura de outra. As ondas ultrassônicas não viajam bem através do osso; assim, as partes ósseas são evitadas durante o exame.

O ecocardiograma é mais frequentemente empregado para avaliar a fração de ejeção, o movimento e a espessura da parede, os volumes ventriculares sistólico e diastólico, a função e a doença valvar, vegetações, massas ou trombos intracardíacos e o líquido pericárdico. É um valioso instrumento diagnóstico na presença de piora clínica súbita no IAM, na qual se pode observar ou suspeitar de complicações significativas. Além disso, também pode ser usada na avaliação da função de todas as quatro valvas cardíacas, incluindo o cálculo dos gradientes e tamanho dos orifícios, tumores intracardíacos e dissecção da aorta. O ecocardiograma com contraste é uma técnica que melhora a resolução durante os estudos ecocardiográficos. Soro

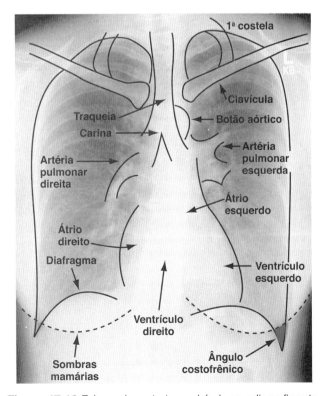

Figura 17.10 Esboço das estruturas visíveis na radiografia anteroposterior do tórax. (Adaptada de Woods SL, Froelicher ESS, Motzer SU, Bridges EJ: Cardiac Nursing, 6th ed. Philadelphia, PA: Lippincott Williams & Wilkins, 2010, p 268.)

fisiológico agitado, injetado IV, é usado para a identificação de *shunts* intracardíacos. Além disso, diversos agentes de contraste IV fosfolipídicos foram desenvolvidos para a melhoria da visualização da margem endocárdica. Esses agentes são usados quando a visualização da margem endocárdica estiver dificultada pelo tipo físico ou por um artefato.

A qualidade e a utilidade dos exames ecocardiográficos dependem da idade relativa do aparelho em uso, da habilidade do técnico na realização do exame, da postura corporal do paciente e da capacidade do intérprete do exame. A exatidão pode diminuir até 20% no paciente obeso ou portador de doença pulmonar obstrutiva crônica ou deformidades da parede torácica. Esses aspectos físicos aumentam a distância que as ondas ultrassônicas devem percorrer e, assim, aumentam a probabilidade de um artefato. O ecocardiograma transtorácico tem utilidade limitada no exame do átrio esquerdo e do apêndice atrial esquerdo (AE) porque tais estruturas localizam-se na parte posterior do coração.

O ecocardiograma é realizado em um laboratório especificamente idealizado, com diminuição da intensidade luminosa ambiente e distração mínima do som. Também pode ser feito à beira do leito com a iluminação otimizada, a fim de melhorar a qualidade do exame. Os pacientes devem ser capazes de tolerar o decúbito na posição horizontal ou quase horizontal. O técnico pede a eles que mudem periodicamente de posição, devendo ser capazes de ficar em decúbito lateral esquerdo durante vários minutos em uma ocasião. Além disso, eles devem ser capazes de realizar inspirações profundas e de prender a respiração. Os pacientes não precisam estar em jejum.

Ecocardiograma em modo M

O ecocardiograma em modo de movimento ou modo M permite o registro da amplitude e da frequência de movimento dos objetos em movimento com grande exatidão. Com frequência, é referido como uma incidência em "picador de gelo", porque usa um único feixe de som que permite que uma pequena região do coração seja visualizada em qualquer ponto por vez. As quatro posições do transdutor mostradas na Figura 17.11 são as incidências típicas empregadas durante um ecocardiograma em modo M. O transdutor proporciona a avaliação rápida do movimento valvar e da espessura da parede do compartimento. O transmissor é posicionado sobre a região anterior do tórax em um espaço intercostal ou na posição subcostal para evitar as estruturas ósseas.

Ecocardiograma bidimensional

As imagens bidimensionais (2D) das estruturas cardíacas podem ser obtidas ao se utilizarem múltiplos cristais para gerar um plano de imagem transversal. O feixe de ultrassom tem formato de torta, resultando em um "plano" de ecos refletidos. Visualmente, o ecocardiograma bidimensional cria uma fatia transversal do coração a partir das posições paraesternal, subcostal, apical e supraesternal. Essa conduta é útil para examinar a espessura da parede ventricular esquerda, massa da parede ventricular esquerda e as anormalidades de movimento da parede.

Ecocardiograma tridimensional

O ecocardiograma tridimensional (3D) permite a imagem e a análise das estruturas cardíacas à medida que elas se movimentam no tempo e no espaço. O ecocardiograma em 3D

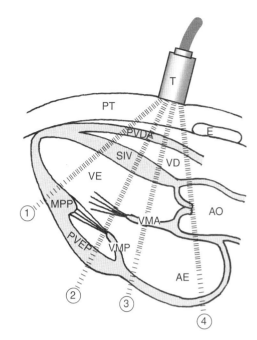

Figura 17.11 Visualizações ecocardiográficas do coração. Um corte transversal do coração mostra as estruturas que o feixe de ultrassom atravessa à medida que ele é direcionado do ápice (1) no sentido da base (4) do coração. VMA, valva mitral anterior; AO, aorta; PVDA, parede ventricular direita anterior; PT, parede torácica; SIV, septo interventricular; AE, átrio esquerdo; VE, ventrículo esquerdo; PVEP, parede ventricular esquerda posterior; VMP, valva mitral posterior; MPP, músculo papilar posterior; VD, cavidade ventricular direita; E, esterno; T, transdutor.

utiliza os princípios dos exames de imagem com ultrassom com capacidades de reconstrução em tempo real avançadas para gerar uma representação mais autêntica do coração. No início da evolução do ecocardiograma em 3D, as imagens geradas exigiam o processamento pós-procedimento demorado, o que significava que os resultados imediatos não ficavam disponíveis. A atual tecnologia possibilita imagens em tempo real, tornando essa modalidade um valioso instrumento diagnóstico e de tratamento.

Ecocardiograma com Doppler

O ecocardiograma com Doppler sobrepõe as técnicas de Doppler e as imagens bidimensionais ou de modo M. A direção do fluxo sanguíneo pode ser avaliada medindo-se os ecos refletidos dos eritrócitos, à medida que eles se afastam ou se aproximam do transdutor. Esse tipo de estudo é particularmente útil nos pacientes com doença valvar. As valvas estenóticas causam turbulência no fluxo anterógrado de sangue através do coração, e as valvas regurgitantes provocam turbulência no sangue que flui no sentido retrógrado através dos compartimentos cardíacos. Quando a direção do fluxo é codificada por cor, o exame é conhecido como ecocardiograma com Doppler colorido. Em geral, os sinais de áudio são registrados durante os exames com Doppler. O material de contraste também pode ser empregado em conjunto com o ecocardiograma bidimensional ou em modo M. Embora muitos agentes tenham sido utilizados como material de contraste, quase todo líquido injetado por via intravenosa contém microbolhas. À medida que viajam através do coração, as microbolhas produzem múltiplos ecos. Essa técnica é particularmente útil na identificação de

212 Parte 5 Sistema Cardiovascular

shunts intracardíacos da direita para a esquerda por causa do aparecimento precoce dos ecos das microbolhas no átrio ou ventrículo esquerdo.

Ecocardiograma transesofágico

O ecocardiograma transesofágico (TEE) envolve a aplicação de um transdutor 2D na extremidade de um endoscópio flexível para obter imagens de alta qualidade das estruturas cardíacas. Como o coração repousa diretamente sobre o esôfago, o sinal de ultrassom percorre milímetros até atingir o coração. Isso reduz a quantidade de artefato e atenuação de sinal, propiciando uma imagem mais nítida. O TEE é útil nos pacientes com enfisema, obesidade e deformidades da parede torácica.

Além disso, o TEE proporciona uma abordagem posterior do coração; assim, também permite melhor imagem da aorta, da artéria pulmonar, das valvas cardíacas, de ambos os átrios, do septo atrial, do apêndice AE e das artérias coronárias.

Os pacientes submetidos ao TEE devem estar em dieta zero por 6 horas antes do exame. Administra-se a sedação IV, havendo a necessidade da presença de diversos membros da equipe, inclusive técnicos, enfermeiras e um médico, durante todo o exame. O TEE leva muito mais tempo que um ecocardiograma transtorácico e pode ser desconfortável para os pacientes. Também existe um risco de perfuração esofágica (1 em 10.000) associada ao procedimento. A Tabela 17.6 resume as considerações de enfermagem no cuidado ao paciente que se submete ao TEE.

Tabela 17.6 Intervenções de enfermagem no cuidado ao paciente que se submete ao ecocardiograma transesofágico (TEE).

Ação de enfermagem	Justificativa
Pré-procedimento	
1. Avaliar o paciente para as contraindicações.	Pacientes com história de disfagia ou de doença esofágica não são candidatos ao TEE.
2. Orientar o paciente e a família sobre o procedimento.	Pode ocorrer algum desconforto; o paciente receberá sedação moderada, mas será rigorosamente monitorado.
3. Garantir que o registro da história do paciente seja apropriado e que o consentimento informado tenha sido assinado.	Devem ser registradas as alergias medicamentosas; o procedimento requer assinatura de consentimento.
4. Garantir que o paciente tenha permanecido em dieta zero por 6 h antes do procedimento.	É primordial a precaução contra broncoaspiração.
5. Preparar o paciente para o procedimento.	Remover as próteses orais, quando indicado; fazer com que o paciente urine.
6. Introduzir o cateter IV periférico.	O acesso venoso é necessário para a administração rotineira de medicamentos; deve estar disponível a linha de acesso vascular de emergência.
7. Colocar o paciente sob monitor cardíaco com pressão arterial e oximetria de pulso.	O paciente deve ser continuamente monitorado durante o procedimento.
8. Garantir que o equipamento de reanimação de emergência esteja próximo, incluindo os medicamentos, desfibrilador e aspirador.	Precaução contra a parada cardíaca.
Durante o procedimento	
1. Monitorar ritmo cardíaco, pressão arterial, oximetria de pulso e perviedade da via respiratória de acordo com a política da instituição.	A observação contínua se faz necessária depois da sedação moderada.
2. Auxiliar o médico no posicionamento do paciente e na aplicação do endoscópio.	A diminuição dos temores aumenta a cooperação do paciente.
3. Monitorar para detectar as complicações.	A estimulação vagal pode acontecer com uma resultante reação vasovagal; a taquicardia/bradicardia transitória e as alterações da pressão arterial podem aparecer; o paciente pode experimentar hipoxia ou laringospasmo.
4. Tranquilizar o paciente durante o procedimento.	Diminuir os medos aumenta a cooperação do paciente.
5. Registrar a resposta do paciente aos procedimentos.	De acordo com o protocolo da instituição.
Pós-procedimento	
1. Avaliar os sinais vitais no término do procedimento; registrar de acordo com a política da instituição.	A comparação com a linha de base é necessária para monitorar a recuperação da sedação.
2. Ajudar o paciente a ficar em uma posição confortável ou em decúbito lateral.	A posição proporciona conforto e suporte para a via respiratória pérvia.
3. Manter o paciente em dieta zero até que se avalie o reflexo de ânsia.	Prudente diante do risco de broncoaspiração.
4. Quando o reflexo de ânsia estiver presente, incentivar paciente a tossir; oferecer pastilhas ou gelo para amenizar a faringite; manter a dieta zero de acordo com a prescrição médica.	As intervenções fornecem a oportunidade para que o paciente depure as secreções residuais e consiga conforto.
5. Se o paciente for ambulatorial, orientá-lo a não dirigir por um mínimo de 12 h.	Se o paciente foi sedado durante o procedimento, é melhor que um familiar ou outra pessoa conduza o paciente até sua casa.
6. Orientar o paciente a retornar ou a contatar o médico no caso de dispneia, hemoptise ou dor intensa.	Se ocorrerem sintomas de complicações, o paciente deve ser reavaliado.

Teste de acesso vascular à beira do leito

Obter o acesso vascular em um paciente gravemente doente representa, com frequência, um desafio. Foram idealizados aparelhos portáteis para uso à beira do leito para localizar a anatomia vascular em tempo real, permitindo a aplicação de acessos venosos com grande acurácia.

Ultrassonografia intravascular

A ultrassonografia intravascular (USIV) emprega a tecnologia do ultrassom para visualizar o lúmen e a estrutura da parede das artérias coronárias. A tomografia de coerência óptica (TCO) é uma tecnologia baseada na TC que também oferece informações adicionais sobre a estrutura das artérias coronárias. Ambos os métodos são adjuntos ao cateterismo cardíaco, sendo debatidos de forma mais completa na seção correspondente (ver "Cateterismo cardíaco, Angiografia coronária e Intervenção coronária").

Teste de esforço

O teste de esforço é um instrumento importante na avaliação do paciente com suspeita de DCV isquêmica. O teste de esforço é empregado para avaliar o prognóstico e para determinar a capacidade funcional. O teste de esforço envolve o monitoramento de parâmetros fisiológicos, como a pressão arterial e o ECG quando o coração se encontra em um estado de repouso e, mais uma vez, quando o coração foi estimulado quer por exercício, quer por um agente farmacológico escolhido para simular o exercício. Muito mais informações podem ser obtidas também se observando as imagens do coração em repouso e com a atividade. Essas imagens podem ser conseguidas por diversos métodos, incluindo os marcadores radioativos e o ecocardiograma. O Quadro 17.7 apresenta as indicações e as contraindicações para o teste de esforço. As contraindicações

---

Quadro 17.7 Indicações e contraindicações para o teste de esforço.

Indicações

- Diagnóstico diferencial de dor torácica (*i. e.*, avaliação dos pacientes com suspeita de cardiopatia isquêmica)
- Avaliação do nível de exercício em que as manifestações isquêmicas acontecem em um paciente com cardiopatia isquêmica conhecida
- Avaliação da terapia para arritmias e angina
- Avaliação da incapacidade funcional secundária à cardiopatia orgânica (p. ex., cardiopatia valvar)
- Estratificação de risco do paciente assintomático com múltiplos fatores de risco para a cardiopatia isquêmica

Contraindicações

- IAM recente (4 a 6 semanas), exceto quando são utilizados protocolos submáximos (65% da frequência cardíaca máxima esperada ou teste de esforço por exercício limitado por sintoma antes da alta hospitalar)
- Angina instável ou angina em repouso
- Arritmias ventriculares ou atriais rápidas
- Bloqueio AV avançado, exceto quando crônico
- Insuficiência cardíaca congestiva descompensada
- Doenças não cardíacas agudas
- Estenose aórtica grave
- Pressão arterial superior a 170/100 mmHg antes do início do exercício

---

relacionam-se, em geral, com estados patológicos avançados; o teste de esforço em pacientes com essas condições poderia precipitar um evento catastrófico.

Fundamentalmente, o teste de esforço fornece informações sobre a resposta do coração à atividade. O coração extrai 70% do oxigênio transportado por cada unidade de sangue que perfunde o miocárdio. O metabolismo cardíaco é quase totalmente aeróbico, significando que o coração é incapaz de criar energia nas condições anaeróbicas ou quando o aporte de oxigênio é insuficiente. Por conseguinte, um aumento na demanda de oxigênio sobre o coração requer fluxo sanguíneo adicional na artéria coronária para satisfazer aos novos requisitos metabólicos. O estreitamento das artérias coronárias pode limitar a quantidade de sangue liberada para uma parte do miocárdio, resultando em isquemia.

Teste de esforço com exercício

Os pacientes devem estar deambulando para participar no teste de esforço com exercício. As limitações funcionais decorrentes de problemas ortopédicos, pulmonares, neurológicos ou vasculares periféricos podem afetar a capacidade do paciente para completar o protocolo do teste de esforço.

■ Procedimento

No teste de esforço com exercício, a frequência cardíaca é continuamente monitorada enquanto se realiza o exercício em uma esteira ou bicicleta ergométrica. O paciente exercita-se até atingir uma frequência cardíaca-alvo, a qual é de 85% do máximo esperado para aquele indivíduo. Por convenção, a frequência cardíaca máxima esperada é calculada como 220 bpm para homens (210 bpm para mulheres) menos a idade do paciente em anos. A obtenção da frequência cardíaca máxima é um bom sinal prognóstico.

São monitorados a pressão arterial, o ritmo e a frequência cardíaca, o ECG, a presença ou ausência de sintomas e a carga de esforço realizada. A carga de esforço é determinada por equivalentes metabólicos (MET) ou pelo duplo produto (pressão arterial × frequência cardíaca). Os MET são definidos como a captação de oxigênio respiratório em repouso para um homem de 40 anos de idade e 70 kg, e 1 MET equivale a 3,5 mg/minuto por quilograma de peso corporal. As atividades de esforço são calculadas em relação aos MET. Subir escadas, por exemplo, equivale aproximadamente a 4 MET. Uma carga de esforço razoável para os adultos mais ativos é de 10 MET. Embora o produto duplo se correlacione bem com o grau de DCV, é usado com menos frequência como medida da carga de esforço.

As leituras do ECG inicial são efetuadas antes do exercício para documentar uma linha de base, com o monitoramento de 12 derivações contínuas sendo usado durante todo o exame. O sistema de derivações é idêntico àquele usado para o ECG de 12 derivações padrão. No entanto, é necessário mover as derivações de membro para o tronco para evitar que o movimento do braço ou da perna durante o exercício interfira com o registro do ECG. A preparação da pele e a adaptação do eletrodo requerem cuidadosa atenção para permitir registros interpretáveis durante o exercício máximo. Pode ser necessário enrolar o equipamento de registro ou aplicar malha de fixação sobre os eletrodos e cabos junto ao tronco do paciente para reduzir o artefato de movimento. O teste de esforço em esteira sem uma modalidade de imagem concomitante é menos confiável nas mulheres; portanto, o teste de esforço com exercício nas mulheres é tipicamente pareado com a imagem por radionuclídeo ou ecocardiográfica. As anormalidades eletrocardiográficas basais, como o bloqueio de ramo esquerdo (BRE), complicam a análise das alterações do ECG induzidas por exercício.

O protocolo da esteira escolhido deve refletir a capacidade física do paciente e a finalidade do teste. Todos os protocolos de esteira têm múltiplos estágios, usando aumentos no tempo, velocidade e elevação da plataforma da esteira. O protocolo é selecionado com base na condição do paciente e na finalidade do estudo. Por exemplo, o protocolo de Ellestad utiliza pequenos aumentos nas cargas de esforço com duração mais curta, enquanto o protocolo de Bruce usa aumentos maiores da carga de esforço com duração mais longa. O protocolo de Ellestad pode ser mais bem adaptado a um paciente com menor tolerância ao exercício. O protocolo de Bruce está entre os mais populares em uso para pessoas razoavelmente funcionais; uma grande massa de dados diagnósticos e prognósticos sustenta a sua utilização.

Deve-se permitir que os pacientes que não realizaram previamente o teste com exercício pratiquem brevemente a caminhada na esteira ou pedalem a bicicleta ergométrica. Antes de iniciar o teste, um ECG e a pressão arterial basal em repouso são obtidos com o paciente nas posições sentada e em pé. O ECG e a frequência cardíaca são continuamente monitorados durante todo o teste, sendo a pressão arterial monitorada a cada intervalo de alguns minutos. O monitoramento prossegue durante pelo menos 6 a 10 minutos na recuperação ou até que os sintomas ou as alterações da pressão arterial e do ECG tenham se resolvido, a fim de registrar o retorno do paciente aos valores basais.

É obrigatório que os equipamentos e os profissionais de emergência estejam disponíveis nas áreas onde se realiza o teste com exercício. As indicações da isquemia miocárdica durante o teste de esforço com exercício são o desenvolvimento de depressões ST, dor torácica ou o equivalente anginoso, ou a falha em aumentar a pressão arterial até 120 mmHg ou a diminuição sustentada de 10 mmHg com os estágios progressivos de exercício. O teste é encerrado por qualquer um dos seguintes motivos:

- Atinge-se a frequência cardíaca-alvo
- O paciente é incapaz de continuar a se exercitar por causa de falta de ar, fadiga, claudicação ou dor torácica intensa
- Existe evidência eletrocardiográfica de bloqueio atrioventricular (BAV) completo, taquicardia ventricular (TV) ou contrações ventriculares prematuras (CVP)
- Existe evidência eletrocardiográfica de alterações do segmento ST compatíveis com isquemia ou infarto
- A pressão arterial sistólica do paciente é maior que 220 mmHg ou a pressão arterial diastólica é superior a 120 mmHg durante o exercício, ou a pressão arterial do paciente cai abaixo da linha de base em qualquer momento durante o protocolo do exercício.

Na ausência de evidência eletrocardiográfica de isquemia ou de desenvolvimento de arritmias com risco de morte, devem ser feitos todos os esforços para alcançar a frequência cardíaca máxima esperada para melhorar a exatidão diagnóstica do exame. Quando a frequência cardíaca máxima esperada não for atingida, a confiabilidade diagnóstica do exame é baixa. Os resultados do teste de esforço com exercício são considerados confiáveis apenas quando os pacientes alcançam o valor da frequência cardíaca máxima esperada (85% do esforço esperado máximo).

■ **Avaliação e cuidado de enfermagem**

Preparar adequadamente os pacientes para o teste de esforço maximiza as informações obtidas com o exame. Os pacientes devem ficar em dieta zero por 4 a 6 horas antes do teste para minimizar o desvio de sangue para o trato gastrintestinal, o que diminui o aporte sanguíneo coronário disponível. Em particular, eles não devem ingerir bebidas contendo cafeína, por causa do efeito da cafeína sobre a frequência cardíaca. Os betabloqueadores turvam a resposta da frequência cardíaca ao exercício e podem impedir a obtenção da frequência cardíaca máxima esperada, de modo que devem ser suspensos no dia do exame. O digitálico também pode ser suspenso por causa de seus efeitos cronotrópicos negativos. Os pacientes com condicionamento deficiente, ou aqueles com morbidades concomitantes que poderiam afetar sua capacidade de deambulação, podem não ser capazes de completar o exercício necessário. Há necessidade de roupas apropriadas, incluindo calçados confortáveis, de modo a maximizar o conforto e o desempenho do paciente.

A enfermeira de cuidados críticos pode ser responsável por explicar o formato geral do teste com exercício para o paciente e a família. É importante que os pacientes compreendam por que o teste está indicado e o que se espera deles. A enfermeira tranquiliza os pacientes informando-lhes que alguém os observará rigorosamente durante todo o teste, e os encoraja a expressar quaisquer preocupações antes, no decorrer e depois do procedimento. Os pacientes também devem compreender que eles podem precisar continuar a exercitar-se depois do desenvolvimento da angina, mas não se espera que se exercitem mais que o intervalo de tempo seguro.

Teste de esforço farmacológico

O teste de esforço farmacológico é realizado nos pacientes que são incapazes de pedalar ou caminhar em uma esteira. Os pacientes referidos para o teste de esforço podem ter limitações que os impedem de realizar o exercício físico adequado. Isso levou ao desenvolvimento de métodos alternativos de estimular o efeito do exercício sobre o coração usando agentes adrenérgicos, como a dobutamina, ou vasodilatadores, como a adenosina ou dipiridamol. Esses estudos não requerem atividade por parte do paciente. Existe monitoramento contínuo do ECG, juntamente com as medições frequentes da pressão arterial. Além disso, sempre é usada uma modalidade de imagem, como o ecocardiograma, imageamento nuclear, tomografia por emissão de pósitrons (PET; do inglês, *positron emission tomography*) ou ressonância magnética (RM).

Os agentes farmacológicos utilizados incluem diversos medicamentos. A dobutamina aumenta a demanda miocárdica de oxigênio ao aumentar a contratilidade, a frequência cardíaca e a pressão arterial sistêmica. Como a dobutamina tem algumas características de turvação da frequência cardíaca, a atropina suplementar pode ser necessária para alcançar os valores da frequência cardíaca-alvo. Com a infusão de dobutamina, o fluxo sanguíneo coronário aumenta até duas vezes nas artérias coronárias normais, porém em menor intensidade nas artérias com lesões limitadoras de fluxo. Vasodilatadores, como a adenosina e o dipiridamol, também provocam um aumento no fluxo sanguíneo coronário. Eles simulam os efeitos do exercício sobre o coração ao produzirem a vasodilatação arteriolar e da artéria coronária. A regadenosona é um agonista seletivo de adenosina que causa vasodilatação coronária, produzindo efeitos máximos rapidamente e mantendo a hiperemia durante o imageamento de perfusão. Embora as informações sobre a capacidade funcional não sejam obtidas durante o teste de esforço farmacológico, espera-se que ele forneça um equivalente razoável àquelas obtidas durante o exercício físico.

As alterações no ECG secundárias à infusão da dobutamina, adenosina e dipiridamol têm uma sensibilidade muito baixa para a detecção da DAC significativa. Por conseguinte, o teste de esforço farmacológico sempre é acompanhado por uma modalidade de imagem para aumentar a sensibilidade do exame.

Exame de imagem com teste de esforço

O exame de imagem não invasivo, rápido e exato da estrutura e função cardíacas, empregando marcadores radioativos, é uma parte rotineira do exame hospitalar de pacientes com DCV conhecida ou suspeita. De modo amplo, isso é conhecido como cintilografia miocárdica. A tomografia computadorizada com emissão de fóton único (SPECT; do inglês, *single-photon emission computed tomography*) e a PET são tipos amplamente disponíveis de cintilografia. As câmeras de SPECT e PET capturam os fótons emitidos pelos marcadores radioativos infundidos e fornecem as informações sobre a magnitude e a localização da captação. As imagens são coletadas em sintonia com o monitoramento contínuo do ECG, de tal modo que a interpretação final dos dados possa ser apresentada no contexto do ciclo cardíaco total de contração e relaxamento. Na SPECT, o resultado final também é referido como imagem da perfusão miocárdica (IPM). A PET é discutida em maiores detalhes mais adiante neste capítulo (ver "Tomografia com emissão de pósitrons").

A cintilografia é combinada ao exercício ou à infusão de um agente farmacológico em diversos protocolos. Os protocolos podem envolver a injeção de diversos marcadores radioativos durante várias horas, com o exame de imagem sendo realizado após 24 horas. A finalidade dos protocolos consiste em obter as informações sobre o coração em repouso e com o estresse. Os protocolos variam amplamente por causa das morbidades concomitantes do paciente, do tamanho do paciente e dos profissionais e equipamentos disponíveis.

■ Imagem da perfusão miocárdica (IPM)

A IPM utiliza a tecnologia SPECT para visualizar o fluxo sanguíneo coronário, fornecendo informações a respeito de localização, quantidade e gravidade da doença cardíaca. A IPM utiliza agentes radiofármacos que, uma vez injetados na corrente venosa, acumulam-se no miocárdio viável em proporção ao fluxo sanguíneo para determinada região. Depois da injeção do marcador, a câmera SPECT é utilizada para registrar uma imagem das contagens radioativas de todo o miocárdio.

Durante os estudos de IPM, são obtidas imagens do coração em estado de repouso e de estresse. Os exames de perfusão são realizados mais comumente em conjunto com o teste de esforço, de modo que possam ser comparadas às cintilografias obtidas em repouso e com o exercício. Tipicamente, com o coração normal em repouso, o marcador radioativo espalha-se de maneira uniforme por todo o miocárdio, e a câmera lê igualmente todo o miocárdio. Uma cintilografia similar é obtida durante o exercício nos pacientes sem estenose coronariana significativa, à medida que o fluxo sanguíneo aumenta de maneira uniforme para satisfazer as demandas miocárdicas de oxigênio.

No entanto, nos pacientes com DAC significativa, a imagem obtida durante o exercício é alterada. A quantidade de fluxo sanguíneo coronário é limitada nas artérias estenóticas, e a quantidade do marcador nos segmentos miocárdicos supridos pelas artérias estenóticas mostra-se diminuída ou ausente, em comparação com os segmentos supridos por artérias não estenóticas. Uma área de captação diminuída do marcador durante o exercício em comparação com o repouso é conhecida como defeito de perfusão reversível. Defeitos reversíveis de perfusão sugerem fluxo sanguíneo comprometido ou isquemia em uma região. Nos pacientes com infarto prévio, a captação diminuída pode estar presente nas cintilografias em repouso e no exercício nos segmentos infartados; esse padrão é conhecido como defeito de perfusão fixo e, em geral, significa miocárdio inviável. É possível que os pacientes apresentem defeitos de perfusão fixos em alguns segmentos miocárdicos, defeitos reversíveis em outros e perfusão normal nos segmentos restantes.

Diante do fato de que muitos pacientes são incapazes, do ponto de vista físico, de se exercitarem, os agentes farmacológicos podem ser utilizados para mimetizar a resposta do coração ao exercício. Os agentes vasodilatadores, como dipiridamol, adenosina e dobutamina, quando administrados por via IV, mimetizam as condições de exercício no coração ao dilatarem artérias coronárias não estenóticas. O fluxo sanguíneo coronário é aumentado preferencialmente através das artérias normais não estenosadas; isso resulta em hipoperfusão relativa nos segmentos miocárdicos supridos pelas artérias coronárias estenosadas. Um marcador radioativo injetado durante a ação máxima do agente farmacológico produz imagens similares àquelas observadas com o exercício. Atualmente, apenas o dipiridamol estava aprovado pela U.S. Food and Drug Administration (FDA) para uso na imagem de perfusão.

▶ **Protocolos.** Três marcadores radioativos, tálio-201 e tecnécio (Tc)-99m e sestamibi, estão aprovados para a imagem de perfusão. As características dos três agentes diferem e são responsáveis pelos vários protocolos de imagem utilizados.

Protocolo do tálio. A meia-vida cardíaca do tálio é de aproximadamente 7,5 horas, significando que metade do marcador ainda está presente nas células miocárdicas 7,5 horas depois de sua administração. Ele também se redistribui de imediato, de modo que o tálio, nas áreas normalmente perfundidas, move-se para áreas previamente mal perfundidas depois que as demandas do fluxo sanguíneo miocárdico nesse território diminuíram. O protocolo padrão para os exames de perfusão com tálio começa na primeira bateria de exercícios; o tálio é injetado no ponto de exercício máximo, e o imageamento começa dentro de 5 minutos da injeção. A porção em repouso é obtida 2 a 4 horas depois. Por causa da redistribuição, não é necessário nenhum tálio adicional. Contudo, em alguns pacientes com defeitos de perfusão nas cintilografias em repouso e com o exercício, a redistribuição significativa pode não acontecer, e recomenda-se que seja administrada uma dose adicional de tálio.

Protocolo do sestamibi. A imagem da perfusão com sestamibi começa primeiramente com a cintilografia em repouso. Como a captação significativa também ocorre no fígado, a imagem é retardada por aproximadamente 60 minutos. Esse retardo permite que o sestamibi seja depurado do fígado, mas não do coração. Além disso, um copo de leite ou uma pequena refeição gordurosa é fornecida logo depois da injeção do marcador radioativo para estimular a depuração hepática. Uma segunda dose de sestamibi é administrada durante o exercício máximo, e a

216 **Parte 5** Sistema Cardiovascular

cintilografia no exercício é obtida 60 minutos depois da injeção, mais uma vez permitindo tempo para a depuração hepática. Como o sestamibi se redistribui muito lentamente, a imagem obtida 60 minutos após o exercício máximo reflete as condições de perfusão no momento da injeção. A princípio, os exames de perfusão com sestamibi eram realizados em 2 dias diferentes, mas atualmente é hábito completar as duas partes do exame em 1 dia. Demonstrou-se que a SPECT com perfusão miocárdica por sestamibi durante o exercício pode fornecer informações prognósticas adicionais nos pacientes que não sofreram um IAM prévio, ou que se submeteram a cateterismo cardíaco e que se determina que estejam em baixo risco.

▶ **Avaliação e cuidado de enfermagem.** Todas as orientações e precauções que são pertinentes ao ECG de esforço também se aplicam à cintilografia com exercício. Quando os agentes farmacológicos são utilizados em lugar do exercício, podem ocorrer efeitos colaterais menores, como rubor, cefaleia e náuseas. Os efeitos colaterais graves decorrentes do marcador radioativo são extremamente raros. Os medicamentos que se contrapõem aos efeitos colaterais graves devem estar prontamente disponíveis. Alguns pacientes que recebem sestamibi queixam-se de um sabor metálico vários minutos depois da injeção. Com frequência, os pacientes ficam ansiosos sobre a radiação envolvida e com a aparência do equipamento. É importante que a enfermeira alivie essas ansiedades. A Tabela 17.7 delineia alguns dos exames que são empregados para detectar a presença de isquemia miocárdica.

■ **Angiocardiografia com radionuclídeo**

Uma ventriculografia com radionuclídeos (MUGA; do inglês, *multigated acquisition*) é um meio preciso para o cálculo tanto da fração de ejeção ventricular direita quanto da esquerda. O exame MUGA vem sendo, por muitos anos, o padrão-ouro para a medição da fração de ejeção, mas outras tecnologias,

como RM cardíaca, ecocardiograma e angiografia, são capazes de fornecer atualmente informações igualmente úteis. O exame MUGA é realizado pela categorização das hemácias do paciente com um marcador radioativo, normalmente o Tc 99m, e pela medição da radioatividade com uma câmera gama posicionada sobre o tórax. O número de contagens por unidade de tempo é proporcional ao volume sanguíneo movendo-se através das câmaras cardíacas. São colhidas informações sobre mobilidade, dilatação e espessura da parede cardíaca.

Um *exame MUGA de primeira passagem* é realizado especificamente quando se necessita de informações sobre a função ventricular direita. Nesse estudo, a câmera gama é posicionada para iniciar a contagem antes de o marcador radioativo ser injetado. Dessa maneira, quando o sangue venoso faz sua primeira passagem através do lado direito do coração, podem-se obter informações sobre a função ventricular direita. Quando o marcador completa um ciclo circulatório, levando o sangue categorizado para os ventrículos direito e esquerdo, a função ventricular direita é obscurecida pelo ventrículo esquerdo.

As enfermeiras que cuidam de pacientes que se submeteram à cintilografia devem estar cientes das precauções; essa informação está disponível no serviço de segurança de Medicina Nuclear da instituição. O intervalo de tempo no qual qualquer precaução pode ser necessária está relacionado com a meia-vida do marcador radioativo utilizado. Em geral, as enfermeiras grávidas devem evitar cuidar de pacientes por 24 a 48 horas depois do exame, e todas as enfermeiras devem usar luvas quando manuseiam os líquidos corporais durante o período de 24 a 48 horas.

Ecocardiograma de esforço

Existem diversas vantagens importantes para o uso do ecocardiograma como a modalidade de imagem com o teste de esforço. O ecocardiograma identifica as anormalidades do movimento

Tabela 17.7 Exames diagnósticos utilizados para detectar a isquemia miocárdica.

Procedimento	Achados anormais	Considerações especiais
ECG de 12 derivações padrão	Alterações transitórias do segmento ST e onda T nos pacientes com dor torácica em repouso ou de duração prolongada	
Monitoramento por Holter	Alterações transitórias do segmento ST e onda T que ocorrem em repouso ou com a atividade	Apenas duas derivações do ECG monitoradas
Ecocardiograma de esforço	Anormalidade de movimento do segmento da parede associado ao ecocardiograma obtido durante o exercício	Pode ser utilizado em pacientes com defeitos de condução ventricular Os agentes farmacológicos podem ser utilizados em pacientes que não podem fazer exercício
ECG de esforço	Alterações transitórias do segmento ST e da onda T que ocorrem com o exercício	Não pode ser utilizado nos pacientes que sejam incapazes de se exercitar ou que apresentem BRE ou ritmo determinado por marca-passo Não fornece boas informações sobre a localização da DAC
Cintilografia de esforço	A imagem hipocaptante ou defeito de perfusão associado à imagem obtida durante o exercício	Pode ser utilizado em pacientes com defeitos de condução ventricular Os agentes farmacológicos podem ser utilizados em pacientes que não podem fazer exercício
Análise *online* da isquemia	Análise dinâmica da isquemia miocárdica (MIDA)* que analisa oito derivações para detectar os níveis do segmento ST que indicam a isquemia e as alterações do complexo QRS correspondentes à evolução do infarto	Não invasiva Acelera a tomada de decisão clínica Tendências do gráfico monitoradas *online* Reoclusão rapidamente identificada Ajuda a diferenciar a dor torácica relacionada com a isquemia dos sintomas não isquêmicos

*Dados de MIDA CoroNet, Hewlett-Packard, Andover, MA, Product Literature.

da parede regional, que constituem o resultado final do miocárdio mal perfundido secundário à CAD. Os ecocardiogramas podem ser lidos de imediato, não envolvem a radiação ionizante e têm maior relação de custo-eficácia que a cintilografia. As desvantagens do ecocardiograma de esforço incluem a dificuldade de obter imagens de qualidade secundárias à experiência do técnico e por causa da compleição física do paciente. As imagens devem ser obtidas tanto em repouso quando no exercício máximo para comparação.

O ecocardiograma de esforço pode ser usado com o teste de esforço por exercício ou teste de esforço farmacológico. Um ecocardiograma bidimensional basal é realizado antes que o exercício seja realizado ou que o medicamento seja infundido. (Para o teste de esforço farmacológico, a dobutamina ou o dipiridamol é usado como o agente de provocação.) O imageamento começa com o exercício ou infusão do medicamento e prossegue por mais 10 minutos. O ecocardiograma é examinado para as anormalidades de movimentação da parede indicativas de má perfusão miocárdica regional. Um estudo é considerado positivo quando, depois do exercício ou da infusão de medicamento, detectam-se novas anormalidades de movimento da parede.

Tomografia computadorizada

A tomografia computadorizada (TC) é uma técnica não invasiva usada para avaliar o coração e suas estruturas adjacentes. A tomografia computadorizada envolve a passagem de feixes de raios X através do corpo de um paciente, enquanto um detector coleta e registra as imagens geradas pelos feixes. Os computadores reconstroem as imagens em imagens bidimensionais ou tridimensionais que fornecem visualizações nitidamente detalhadas da anatomia (Figura 17.12). A TC cardíaca é empregada para detectar doenças estruturais do coração, incluindo as anomalias congênitas e os aneurismas.

O cálcio nas artérias coronárias (CAC) é um indicador de aterosclerose que pode ser avaliado por TC. A placa aterosclerótica evolui por estágios em que a instabilidade e a ruptura podem ser seguidas por calcificação. Embora a calcificação arterial indique um estágio tardio de doença vascular, sua ausência não exclui a presença de placa não calcificada, que é vulnerável a ruptura. Um escore de CAC (CACS) de zero, consistente com um CAC não detectável, pode ser falsamente tranquilizador, uma vez que essa medição não identifica a placa que ainda não se calcificou. Não há associação direta entre CACS e o grau de estenose de lesões ateroscleróticas. Em outras palavras, é possível haver um alto CACS sem lesões intravasculares limitadoras de fluxo ou um CACS baixo com lesões intravasculares limitadoras de fluxo significativas. O CACS é mais útil para a determinação do risco de um paciente ter DCV, graças a sua forte associação com os efeitos totais da doença coronária aterosclerótica. O Agaston Score é usado para medir a quantidade de cálcio detectada durante a TC coronária. Escores menores que 10, 11 a 99, 100 a 400 e maiores que 400 são usados para categorizar indivíduos em grupos com quantidades mínimas, moderadas, aumentadas ou extensivas de calcificação, respectivamente. Embora não substitua as angiografias coronárias como padrão-ouro para a detecção e a quantificação de DAC, o CACS oferece uma informação prognóstica independente de mortalidades por todas as causas quando usado em conjunto com os algoritmos de avaliação de risco (como o escore de risco Framingham).[8,9]

A angiografia coronariana por tomografia computadorizada (ACTC) é um método não invasivo para a visualização do lúmen real das artérias coronárias. A ACTC é capaz de identificar estreitamentos e estenoses nas artérias coronárias, havendo ou não depósitos de cálcio. Pacientes submetidos à ACTC acoplada ao ECG podem precisar de modulação da frequência cardíaca. As frequências cardíacas ótimas são de 55 a 60 bpm e podem ser seguramente atingidas na maioria dos pacientes com medicamentos, principalmente os betabloqueadores. Os pacientes precisam de um acesso venoso para a administração do contraste. Também se faz necessário o monitoramento de reações alérgicas induzidas pelo contraste e de toxicidade renal.[10]

Ressonância magnética

A ressonância magnética (RM) permite a avaliação de alta resolução da anatomia, função, fluxo sanguíneo, metabolismo e perfusão cardiovascular. Ela possibilita o exame da função e estrutura cardíacas em repouso ou durante prova de esforço por exercício ou farmacológica na avaliação para a presença de DAC. A ressonância magnética cardiovascular (RMC) emergiu como uma alternativa para a cintilografia miocárdica de esforço e o ecocardiograma de esforço, em especial em pacientes passando por testes de esforço farmacológico.[11,12] A RM também é utilizada no diagnóstico de miocardiopatia, valvopatia, cardiopatia congênita, massas cardíacas, trombos intracardíacos e doenças do pericárdio. Os estudos de viabilidade miocárdica podem ser realizados com o emprego da RM; assim, o tecido viável ou isquêmico pode ser diferenciado do tecido cicatrizado ou infartado. Os centros que realizam procedimentos eletrofisiológicos utilizam a RM para mapear as veias pulmonares antes de um procedimento de ablação de veia pulmonar e fibrilação atrial. Os defeitos septais atriais podem ser caracterizados antes da aplicação percutânea de um dispositivo de oclusão.

A RM cardiovascular tem outras vantagens. É útil nos pacientes incapazes de tolerar o material de contraste à base de iodo por causa da alergia ou insuficiência renal. O gadolínio, meio de contraste da RM, pode causar reações alérgicas e

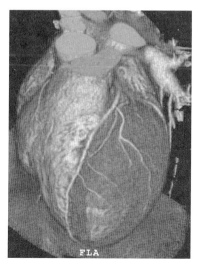

Figura 17.12 Tomografia computadorizada cardíaca com 64 cortes do coração, plano frontal.

218 Parte 5 Sistema Cardiovascular

Quadro 17.8 Contraindicações para o exame de ressonância magnética.

Absolutas
- Marca-passo cardíaco
- Grampos de aneurisma
- Fios de marca-passo epicárdico
- Próteses valvares metálicas
- Desfibrilador cardioversor implantável
- Bombas de infusão implantadas
- Implantes cocleares
- Dispositivos intrauterinos metálicos
- Resíduos metálicos (p. ex., balas, estilhaços de granada)

Relativas (avaliação individual necessária)
- Próteses articulares
- Determinados objetos estranhos no corpo (p. ex., suportes dentários)
- Próteses valvares cardíacas não metálicas
- Grampos cirúrgicos
- *Stents* coronários (quando recentemente aplicados)

---

nefrotoxicidade, mas a frequência de ambas as complicações parece estar menos associada ao material de contraste iodado. Além disso, a RM cardiovascular com um protocolo de teste de esforço está sendo utilizada para fornecer uma avaliação abrangente da estrutura cardíaca, função da parede, função valvar, perfusão miocárdica, angiografia e viabilidade. O agente de estímulo usado no teste de esforço com RM pode ser adenosina, dobutamina ou dipiridamol.

A obesidade pode ser uma contraindicação para a RM (ou para a angiografia por ressonância magnética) porque há necessidade de que o paciente se adapte ao túnel de tamanho fixo dentro do *scanner*. O paciente deve ser capaz de deitar-se em posição horizontal e permanecer calmo, apesar do confinamento e dos ruídos altos produzidos pelo aparelho. As contraindicações à RM incluem os grampos de aneurisma incompatíveis com a RM, aparelhos implantados (incluindo os desfibriladores e marca-passos cardíacos implantados) e outros metais corporais. Os pacientes com uma história de trabalho com metal podem ter fragmentos metálicos nos olhos, tornando-os inadequados para o exame por RM. As contraindicações para a RM estão listadas no Quadro 17.8. Embora o corante de tatuagem possa conter óxidos metálicos que aquecem durante a RM, as tatuagens não contraindicam o exame por RM. É necessário prender a respiração a intervalos para evitar os artefatos respiratórios durante a RM, de modo que o exame cardíaco com RM pode não ser adequado para pacientes que não sejam capazes de prender a respiração. Um acesso venoso é necessário para instalar o meio de contraste. Os cateteres centrais não são empregados por causa da pressão de vários quilos por polegada quadrada a cada injeção utilizada.

Tomografia com emissão de pósitrons

A PET contribuiu significativamente para o conhecimento do metabolismo e fisiologia cardíacos. Ela detecta estenoses coronárias (perfusão) e avalia a viabilidade miocárdica (metabolismo). A imagem por PET é o padrão-ouro para o teste da viabilidade miocárdica.

O rubídio-82 e a amônia marcada com nitrogênio-13 são os marcadores empregados na avaliação do fluxo sanguíneo miocárdico regional. A fluorodesoxigenase (FDG) e o acetato marcado com carbono-11 são utilizados para a avaliação do metabolismo da glicose e ácido graxo, respectivamente. Se o teste de perfusão com rubídio-82 e amônia com nitrogênio-13 demonstrar fluxo sanguíneo diminuído, e o teste metabólico com FDG e acetato com carbono-11 demonstrar ausência de atividade metabólica, então a região do miocárdio é considerada inviável. Isto é, existe uma diminuição compatível no fluxo e metabolismo. Se, por outro lado, o fluxo aparecer reduzido pelos marcadores de perfusão, mas a atividade metabólica estiver preservada, a região do miocárdio é considerada isquêmica e viável. Isso indicaria um desequilíbrio de fluxo e viabilidade, e direcionaria o tratamento do paciente para uma intervenção que restauraria o fluxo para uma área viável de tecido.

O paciente deve estar em dieta zero por 6 horas antes do exame. As bebidas cafeinadas devem ser restringidas por 24 horas antes do procedimento.

A PET também é usada como modalidade de imagem miocárdica durante o teste de esforço. Ela oferece informação prognóstica adicional durante avaliações para DAC.[13]

Cateterismo cardíaco, angiografia coronária e intervenção coronária

Durante o cateterismo cardíaco e procedimentos correlatos, o contraste radiográfico é injetado nos compartimentos cardíacos e nas artérias coronárias sob orientação fluoroscópica. Esses estudos são comumente realizados e são bem estabelecidos como o padrão-ouro para a avaliação do lúmen da artéria coronária. As lesões intracoronárias podem ser alvos para diversas intervenções, incluindo a angioplastia e a aplicação de *stent*, ou para a cirurgia de revascularização miocárdica. Também podem ser observadas as anomalias coronárias e outros estados patológicos, inclusive aneurismas e pontes miocárdicas. As intervenções coronárias são realizadas com base nas informações obtidas durante o cateterismo cardíaco diagnóstico.

As principais limitações relacionadas com o cateterismo cardíaco envolvem custo, experiência do operador, nível de risco existente e a capacidade para determinar se uma lesão identificada pode provocar isquemia. O custo do cateterismo cardíaco, que é de milhares de dólares, é muito maior que o das modalidades não invasivas. Dados extensos indicam que o médico operador deve realizar pelo menos 75 procedimentos anuais para manter as habilidades necessárias para realizar um procedimento seguro e interpretável. Embora esse procedimento possa localizar bloqueios nas artérias coronárias, muitas informações podem ser necessárias para compreender o potencial isquêmico de determinada lesão antes que seja realizada uma angioplastia.

Pacientes submetidos ao cateterismo cardíaco requerem cuidadosa avaliação pré-procedimento, englobando história e exame físico recentes para identificar uma história de alergia a meios de contraste, bem como um conjunto recente de exames laboratoriais, incluindo um hemograma completo, tempos de protrombina e tromboplastina parcial, razão normalizada internacional e painel bioquímico (níveis séricos de potássio, creatinina e ureia). Mulheres em pré-menopausa e que poderiam estar grávidas devem ter os testes de gravidez realizados dentro de 48 horas do procedimento. O paciente também deve estar em dieta zero durante um mínimo de 8 horas antes do procedimento; os medicamentos apropriados podem ser ingeridos com um gole de água na manhã do procedimento. Os pacientes precisam da aplicação de um acesso IV, podendo ser considerada a inserção de uma sonda de Foley caso o paciente apresente dificuldade de urinar após o procedimento. Os pacientes devem ser capazes de deitar-se imóveis e quase na posição horizontal em uma mesa de procedimento durante a realização do exame. Quanto às considerações de enfermagem para os pacientes submetidos ao cateterismo cardíaco, ver Quadro 17.9.

Quadro 17.9 Intervenções de enfermagem.

Paciente submetido a cateterismo cardíaco

Pré-procedimento
- Explicar o procedimento para o paciente e sua família
- Verificar se o paciente ficou em dieta zero durante o mínimo de 6 h antes do procedimento, exceto para os medicamentos prescritos conforme aconselhado pelo médico
- Garantir que os exames laboratoriais pré-operatórios prescritos tenham sido realizados e que os resultados estejam disponíveis
- Examinar o paciente, identificar as informações sobre alergia; alertar o médico caso o paciente seja alérgico a corante radiográfico, medicamentos ou alimentos específicos
- Garantir que tenha sido obtido o consentimento informado
- Estabelecer o acesso IV de acordo com o protocolo da instituição ou prescrição médica
- Colocar o paciente sob sistema de monitoramento cardíaco com monitoramento da pressão arterial e da oximetria de pulso
- Fornecer oxigênio suplementar conforme prescrito/indicado
- Pré-medicar o paciente de acordo com a prescrição médica
- Obter os sinais vitais antes da transferência para o laboratório de cateterismo

Durante o procedimento
- Avaliar continuamente o paciente quanto aos sinais vitais, oxigenação, nível de consciência e ritmo cardíaco de acordo com o protocolo institucional
- Alertar o médico assistente para mudanças significativas nos sinais vitais. Oxigenação e presença de arritmias cardíacas malignas (p. ex., CVP, taquicardia ventricular, FV)
- Estar preparada para iniciar a reanimação cardíaca com equipamento e medicamentos de emergência

Pós-procedimento
- Garantir que os sinais vitais do paciente estejam estáveis antes da transferência
- Verificar o curativo do local de cateterismo para sangramento e integridade
- Verificar os pulsos distais abaixo do local do cateterismo; quando tiver sido usado o local femoral, verificar pulso distal, cor do membro, preenchimento capilar e estado neurossensorial
- Com abordagem femoral, manter o membro reto e orientar o paciente a não dobrar a perna nem o braço
- Com abordagem transradial, assegurar-se de que a banda de hemostasia esteja aplicada apropriadamente e inflada. Seguir as instruções do fabricante com relação à desinflação e à remoção
- Manter a infusão IV de acordo com a prescrição médica ou protocolo da instituição
- Manter o suporte de oxigenação suplementar conforme a prescrição ou indicação
- Incentivar os líquidos orais conforme a prescrição
- Verificar o estado de coagulação do paciente de acordo com o protocolo da instituição antes da remoção da bainha
- Quando o cateter da artéria femoral for removido:
  - Aplicar pressão direta sobre o local puncionado por 20 a 30 min, para evitar o sangramento, ou aplicar dispositivo de compressão hemostática comercial de acordo com o protocolo da instituição
  - Verificar a parte distal do membro para pulso, cor, enchimento capilar e sensório
  - Lembrar o paciente de manter-se em decúbito dorsal por 4 a 6 h de acordo com o protocolo da instituição
  - Verificar o local do curativo a cada 4 a 6 h para o sangramento e integridade

Depois do procedimento, o paciente requer rigoroso monitoramento dos sinais vitais (pressão arterial, frequência cardíaca e respirações com oximetria de pulso). O local de entrada percutânea do procedimento precisa de rigoroso monitoramento para os sinais de sangramento. Após a utilização de uma abordagem transfemoral, qualquer sangramento ou formação de hematoma deve ser tratado para evitar as complicações vasculares graves, incluindo o sangramento retroperitoneal. Os líquidos IV depois do procedimento promovem a eliminação do meio de contraste nefrotóxico e protegem o paciente contra a hipotensão decorrente da desidratação ou tônus vagal aumentado durante as partes potencialmente dolorosas da recuperação. O repouso no leito durante várias horas depois de uma arteriotomia femoral é obrigatório para permitir que o local estabilize e para proteger adicionalmente o paciente contra as complicações hemorrágicas vasculares. Um resumo do ensino do paciente para aqueles submetidos ao cateterismo cardíaco pode ser encontrado no Quadro 17.10.

Quadro 17.10 Orientação de ensino Cateterismo cardíaco.

Pré-procedimento
- Orientar o paciente a não ingerir nada durante pelo menos 6 h antes do procedimento, exceto os medicamentos prescritos, conforme aconselhado pelo médico, a fim de reduzir a possibilidade de náuseas e vômitos durante o procedimento
- Explicar ao paciente que um acesso IV será obtido para permitir a administração de líquido e medicação antes, no decorrer e depois do procedimento
- Explicar ao paciente que a medicação pré-operatória será fornecida antes do transporte para o laboratório de cateterismo
- Informar ao paciente que ele utilizará apenas um avental durante o procedimento
- Alertar o paciente de que o laboratório de cateterismo comumente é frio, sendo a mesa de procedimento rígida e podendo ficar desconfortável depois de um intervalo de tempo prolongado
- Explicar que o paciente pode ser solicitado a virar a cabeça, prender a respiração ou tossir durante o procedimento
- Alertar o paciente de que ele pode experimentar algum desconforto durante o procedimento, mas que a anestesia local será administrada para minimizar a dor
- Informar ao paciente que um monitor cardíaco será usado durante o procedimento e por algumas horas depois
- Explicar ao paciente que ficar em decúbito dorsal durante várias horas depois do procedimento minimizará a possibilidade de sangramento a partir do local do cateter
- Informar ao paciente que líquidos devem ser consumidos, conforme tolerado, depois do procedimento para ajudar na eliminação do material de contraste
- Incentivar o paciente e a família a fazer perguntas

Durante o procedimento
- Orientar o paciente a informar o médico e a equipe se ele estiver experimentando dor torácica
- Lembrar ao paciente que ele deve permanecer imóvel
- Tranquilizar o paciente e diminuir-lhe a ansiedade
- Incentivar o paciente a perguntar e responder às suas perguntas

Pós-procedimento
- Se for usada abordagem transfemoral, lembrar ao paciente que ele deve permanecer deitado imóvel e manter o membro reto
- Se for usada uma abordagem transradial, uma atadura de punho será colocada para impedir o sangramento da artéria radial
- Orientar o paciente a verbalizar qualquer dor torácica ou falta de ar, quando presente
- Informar ao paciente quando a bainha do cateter deve ser removida
- Incentivar o paciente a ingerir líquidos conforme a prescrição
- Alertar o paciente de que o médico irá rever e explicar os achados do cateterismo

Cateterismo cardíaco e angioplastia coronariana também podem ser realizados pela artéria radial em alguns pacientes. Essa abordagem oferece a vantagem de haver menos complicações vasculares e de sangramento, menos repouso no leito após o procedimento e maior satisfação do paciente.[14]

A ultrassonografia intravascular (IVUS; do inglês, *intravascular ultrasound*) é uma técnica auxiliar realizada nos pacientes submetidos ao cateterismo cardíaco. A IVUS utiliza a tecnologia do ultrassom para obter informações relativas ao lúmen e à estrutura da parede da artéria coronária. Ela permite a imagem transversal detalhada das artérias coronárias e possibilita uma avaliação de risco de lesões individuais. É frequentemente realizada em conjunto com as angiografias coronárias para determinar as características e medições do lúmen, incluindo a carga e a morfologia da placa. As informações obtidas a partir da IVUS podem ser usadas para determinar a necessidade de aplicação de *stent* ou de angioplastia coronária. Também é utilizada para avaliar o resultado final das angioplastias coronárias com e sem aplicação de *stent*.

A TCO é uma modalidade de imagem intravascular semelhante à IVUS, mas as imagens são de melhor resolução e ficam prontas mais rápido. A TCO é uma modalidade em emergência ainda sendo estudada em comparação com IVUS amplamente utilizadas.[15]

O método-padrão para a determinação de quando deve ser usada angioplastia no tratamento de lesão intracoronariana é apenas a angiografia. Contudo, determinar que lesões causam isquemia pode ser difícil, e a angiografia coronariana pode sub- ou superestimar a gravidade funcional de uma lesão. A reserva de fluxo fracionado (RFF) é uma medida obtida a fim de auxiliar na determinação do potencial isquêmico das estenoses coronárias. A RFF é realizada no laboratório de cateterismo cardíaco em conjunto com a angiografia, e é definida como a razão do fluxo sanguíneo máximo em um vaso estenótico em comparação com o fluxo sanguíneo máximo normal. Um fio-guia com sensor de pressão é aplicado para além da lesão em questão, e o gradiente de pressão através do bloqueio é medido no pico da hiperemia, em geral induzido por infusão de adenosina intracoronária. O cálculo é feito pela pressão distal coronária média dividida pela pressão aórtica média durante o fluxo sanguíneo máximo. A RFF em uma artéria coronária normal equivale a 1. Um valor anormal de menos de 0,75 indica uma lesão limitadora de fluxo e está associado com isquemia. Embora sua realização não seja obrigatória, intervenções guiadas de RFF vêm sendo associadas com uma taxa reduzida do *endpoint* composto primário para morte, IAM e repetição da vascularização em 1 ano, em comparação com as intervenções coronárias percutâneas guiadas apenas por angiografia.[16]

As intervenções coronárias que podem ser necessárias incluem a angioplastia coronária transluminal percutânea (PTCA; do inglês, *percutaneous transluminal coronary angioplasty*), a qual envolve o deslocamento da placa ou trombo intracoronário para bloqueios intracoronários de 70% ou mais. Os *stents* intracoronários são moldes intraluminais colocados depois da PTCA para diminuir a taxa de reoclusão dos locais de angioplastia. Na aterectomia coronária direcional (DCA; do inglês, *directional coronary atherectomy*), a placa é removida em lugar de deslocada. A DCA é um procedimento especializado, usado com muito menor frequência que a PTCA na maioria dos centros. A aterectomia por extração é efetuada com o uso de um cateter de extração transluminal, e emprega a aspiração para remover os trombos. Uma discussão mais detalhada das intervenções coronárias pode ser encontrada no Capítulo 18.

Cateterismo cardíaco esquerdo

O cateterismo cardíaco esquerdo fornece informações sobre o lúmen da aorta, artérias coronárias, competências das valvas mitral e aórtica, e sobre o movimento da parede do ventrículo esquerdo. Muitos exames também incluem as medições de pressão no átrio esquerdo e no ventrículo esquerdo, com os gradientes de pressão sendo medidos através das valvas aórtica e mitral, bem como sobre o trato de efluxo ventricular esquerdo.

Um cateterismo cardíaco esquerdo diagnóstico é tipicamente efetuado por via percutânea a partir quer da artéria radial, quer da artéria femoral. Esse procedimento delineia a anatomia coronária basal, e pode identificar anormalidades das artérias coronárias, grandes vasos e compartimentos cardíacos. A injeção dos vasos coronários com contraste radiográfico mostra o lúmen real do vaso e define placa, trombo e dissecções que provocam a obstrução ao fluxo sanguíneo. A pressão de enchimento ventricular esquerdo é obtida como um indicador do estado hídrico do paciente. Uma ventriculografia esquerda, que envolve o enchimento rápido do ventrículo esquerdo com meio de contraste, fornece uma fração de ejeção ventricular esquerda, bem como informações relativas às anormalidades de movimento da parede e ao tamanho do ventrículo esquerdo. Os pacientes com doença valvar podem realizar exames adicionais para medir os gradientes valvares e pressões compartimentais para possibilitar os cálculos matemáticos da área valvar e da dinâmica de fluxo.

O perfil de risco para o cateterismo cardíaco esquerdo é significativo porque o procedimento envolve a canulação de uma artéria e a utilização de meio de contraste. Os riscos englobam o sangramento no local de entrada percutâneo, a dissecção de qualquer um dos vasos atravessados durante o procedimento, a perfuração de artérias periféricas ou coronárias, a irritação mecânica do tecido cardíaco, a embolização da placa levando ao IAM ou ao acidente vascular cerebral, as reações alérgicas ao contraste ou a qualquer outro medicamento administrado durante o procedimento e o comprometimento renal por causa dos efeitos nefrotóxicos do meio de contraste.

Cateterismo cardíaco direito

O cateterismo cardíaco direito auxilia na diferenciação da insuficiência ventricular esquerda *versus* a doença pulmonar como uma causa de dispneia. É realizado nos pacientes com uma história de dispneia, cardiopatia valvar e *shunts* intracardíacos.

Os cateterismos cardíacos direitos diagnósticos podem ser realizados a partir da veia jugular externa direita ou esquerda ou das veias femorais. São obtidas as pressões no compartimento cardíaco direito e as informações sobre a valva pulmonar e as pressões na AP. Com maior frequência, o procedimento pode ser realizado através da veia jugular interna até a veia cava superior. A meta consiste em coletar amostras das saturações e pressões de oxigênio no átrio direito, ventrículo direito, leito capilar pulmonar e AP.

O problema mais comum, durante o cateterismo cardíaco direito, é a arritmia resultante da estimulação do miocárdio. As arritmias são autolimitadas e, em geral, não exigem tratamento. As restrições pós-procedimento são mínimas porque se acessa uma veia e o risco para sangramento é baixo.

Monitoramento eletrocardiográfico

O monitoramento cardíaco é usado em diversos ambientes onde é necessário monitorar continuamente o ritmo e a frequência cardíaca de um paciente ou os efeitos de uma terapia.

Embora o tipo de monitor possa diferir em cada ambiente, todos os sistemas de monitoramento apresentam três componentes básicos: um sistema de mostrador, um cabo de monitoramento e eletrodos. Os eletrodos são colocados sobre o tórax do paciente para receber a corrente elétrica do tecido muscular cardíaco. Em seguida, o sinal elétrico é transportado pelo cabo de monitoramento até uma tela, onde é amplificado e exibido. O visor tanto pode ficar à beira do leito do paciente como no posto de enfermagem, juntamente com os visores dos monitores de outros pacientes.

Os monitores atuais expandiram as capacidades que incluem o diagnóstico de arritmias complexas, a detecção da isquemia miocárdica e a identificação de intervalos QT prolongados. A expansão desses aspectos foi disponibilizada através do desenvolvimento de algoritmos de detecção de arritmia computadorizados, *software* de monitoramento de segmento ST, aspectos de redução de ruído, sistemas de monitoramento de múltiplas derivações e os ECG de 12 derivações derivados com um número mínimo de eletrodos.

Características do equipamento

Dois tipos de equipamento de monitoramento cardíaco estão em uso: sistemas de monitoramento contínuo com fios e sistemas de monitoramento por telemetria.

Sistemas de monitoramento com fios

Os monitores com fios exigem que o paciente seja ligado diretamente ao monitor cardíaco através do cabo do ECG. A informação é mostrada e registrada à beira do leito juntamente com a visualização e o registro simultâneo no posto de enfermagem. Como esse tipo de monitoramento cardíaco limita a mobilidade do paciente, os pacientes que usam esse tipo de sistema geralmente ficam em repouso absoluto no leito, ou permite-se apenas que fiquem em pé ao lado do leito. Os monitores com fios operam por eletricidade, porém são bem isolados, de modo que água, sangue e outros líquidos não representam um risco elétrico enquanto o aparelho for adequadamente mantido.

Sistemas de monitoramento por telemetria

No monitoramento por telemetria, nenhuma conexão direta por fio é necessária entre o paciente e o aparelho de visualização do ECG. Os eletrodos são conectados por um cabo de monitoramento curto a um pequeno transmissor operado por bateria, que o paciente carrega em uma bolsa descartável presa ao corpo. Então, o ECG é enviado por sinais de radiofrequência até um receptor, que capta e mostra o sinal em um osciloscópio, quer à beira do leito, quer em um posto de enfermagem com registro a distância. As baterias são a fonte de energia para o transmissor, tornando possível, dessa maneira, evitar os perigos elétricos ao isolar o sistema de monitoramento contra o extravasamento de corrente potencial e o choque acidental. Como o paciente movimenta-se, os traçados de ECG estáveis são, com frequência, de mais difícil obtenção. Alguns sistemas com fios possuem a capacidade de telemetria acoplada, de modo que os pacientes podem ser facilmente mudados de um sistema para outro, à medida que se modificam as necessidades de monitoramento.

Sistemas de visualização

A moderna tecnologia eletrônica continua a avançar na sofisticação do equipamento de monitoramento, e os atuais sistemas de visores incorporam aspectos como os seguintes:[7]

- Capacidade de armazenamento computadorizado que possibilita a recuperação de dados das arritmias
- Documentação automática, na qual o registro do ECG é ativado por alarmes ou a intervalos preestabelecidos
- Sistemas de alarme expandidos para diversos parâmetros
- Demonstração de ECG de 12 derivações ou de multiderivações, o que facilita a interpretação da arritmia complexa
- Análise do segmento ST para monitorar os eventos isquêmicos
- Sistemas computadorizados que armazenam, analisam e mostram a tendência dos dados monitorados, permitindo que as informações sejam recuperadas a qualquer momento para ajudar no diagnóstico e notar as tendências no estado do paciente
- Aparelhos de comunicação sem fio carregados pelo paciente que fornecem dados e alarmes
- Monitoramento do intervalo QT.

Sistemas de derivação de monitoramento

Todos os monitores cardíacos utilizam sistemas de derivações para registrar a atividade elétrica gerada pelo tecido cardíaco. Cada sistema de derivação é composto de um eletrodo positivo ou de registro, um eletrodo negativo e um terceiro eletrodo usado como aterramento. À medida que o coração se despolariza, as ondas da atividade elétrica se movem para baixo, porque a via normal de despolarização se move do nodo SA e dos átrios para baixo através do nodo AV, do sistema de His-Purkinje e dos ventrículos, e para a esquerda, porque a massa muscular no lado esquerdo do coração é maior que a massa muscular do lado direito. Cada sistema de derivação detecta essas ondas de despolarização a partir de uma localização diferente na parede torácica e, assim, produz ondas P e complexos QRS de configuração variável.

A terminologia empregada para descrever os sistemas de derivação pode ser confusa. Os fios presos ao tórax do paciente são chamados de derivações, e as figuras produzidas por esses fios também são chamadas de derivações. Um ECG padrão utiliza 10 derivações com eletrodos nas extremidades (4 colocados nos membros e 6 no tórax) e produz 12 incidências elétricas do coração, conhecidas como as 12 derivações.

Os sistemas de monitoramento cardíaco atualmente no mercado variam desde aparelhos de telemetria com dois e três eletrodos até sistema mais comum com cinco eletrodos. Outros sistemas usados com menor frequência visam reduzir o número de eletrodos, enquanto monitoram todas as 12 derivações. A discussão sobre o monitoramento neste capítulo focará nos sistemas de três e cinco derivações.

O sistema de três eletrodos produz seleções limitadas da derivação I, II ou III, apenas com uma única derivação visualizada na tela por vez (registro de canal único). Os sistemas de cinco eletrodos permitem a possibilidade de mostrar qualquer uma das 12 derivações e possibilitam que a enfermeira visualize duas ou mais derivações na tela do monitor ao mesmo tempo (registro de múltiplos canais).

Sistemas de três eletrodos

Os monitores que precisam de três eletrodos usam os eletrodos positivo, negativo e de aterramento, os quais são colocados nas posições do braço direito (BD), BE, PE sobre o tórax, conforme designado pelas marcações no cabo do monitor. Quando os eletrodos são aplicados adequadamente, as derivações padrão (derivações I, II, III) podem ser obtidas movendo-se o seletor de derivação no monitor à beira do leito para a posição de derivação I, II ou III (Figura 17.13). O seletor de derivação ajusta automaticamente qual eletrodo é positivo, qual eletrodo é negativo e qual eletrodo é o aterramento para se obter um traçado adequado. Quando a derivação I é selecionada, o BE é positivo, o BD é negativo e o PE é o aterramento. Para uma configuração da derivação II, o PE é positivo, o BD é negativo e o BE é o aterramento. Para obter uma derivação III, o PE é positivo, o BE é negativo e o BD é o aterramento. A configuração das derivações I, II e III, conhecida como o triângulo de Einthoven, é ilustrada na Figura 17.14.

Para obter uma derivação torácica no monitor que reproduza a derivação torácica a partir de um ECG de 12 derivações, é necessário um sistema de cinco fios. (Ver Figura 17.7 para visualizar a posição das derivações torácicas.) Quando apenas três fios estiverem disponíveis, pode ser obtida uma versão modificada de qualquer uma das seis derivações torácicas. Para configurar uma derivação torácica modificada (DTM), a meta consiste em afixar o eletrodo positivo na posição torácica designada. Por exemplo, uma DTM_1 exigiria que o eletrodo positivo fosse colocado em uma posição V_1 (quarto espaço intercostal, borda esternal direita). O eletrodo negativo sempre está posicionado sob a clavícula esquerda. O eletrodo de aterramento pode ser posicionado em qualquer local.

Para obter uma DTM_1, o monitor é posicionado para a derivação I (Quadro 17.11). (Ao definir o monitor para a derivação I, o eletrodo BE fica positivo, o eletrodo BD fica negativo e o fio da perna fica como aterramento [triângulo de Einthoven]). O eletrodo positivo (BE) é colocado em uma posição V_1 (quarto espaço intercostal, borda esternal direita), e o eletrodo negativo (BD) é posicionado sob a clavícula esquerda. O eletrodo de aterramento (PE) pode ser posicionado em qualquer local, porém, se for colocado em uma posição V_6, ele é valioso quando se muda para uma DTM_6.

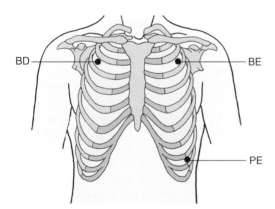

Figura 17.13 Sistema de monitoramento com três eletrodos. As derivações colocadas nessa posição permitem que a enfermeira monitore as derivações I, II ou III. O eletrodo da PE deve ser colocado abaixo do nível do coração. BE, braço esquerdo; PE, perna esquerda; BD, braço direito.

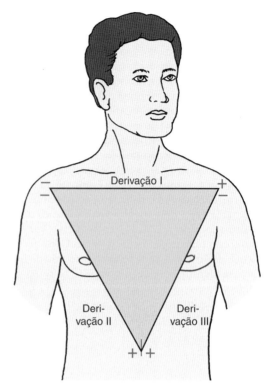

Figura 17.14 Triângulo de Einthoven. As derivações I, II e III são conhecidas como derivações padrão. Quando colocadas juntas sobre o tórax, elas formam o que é conhecido como o triângulo de Einthoven. Derivação I: O BE é positivo, e o BD é negativo. Derivação II: A PE é positiva, e o BD é negativo. Derivação III: A PE é positiva, e o BE é negativo.

Para obter uma DTM_6, a meta consiste em colocar um eletrodo positivo em uma posição V_6, um eletrodo negativo sob a clavícula esquerda e um fio de aterramento em qualquer local. Ao estabelecer o monitor para a derivação II, o eletrodo PE é positivo, o eletrodo BD é negativo e o eletrodo BE é o aterramento (triângulo de Einthoven). O eletrodo positivo (PE) é colocado na posição V_6, e o eletrodo negativo (BD) é colocado sob a clavícula esquerda. O fio de aterramento pode ser posicionado em qualquer local, porém, quando é colocado em uma posição V_1, ele será valioso quando se muda para uma DTM_1.

Ao dispor os eletrodos conforme descrito, a enfermeira pode monitorar tanto a DTM_1 quanto a DTM_6 apenas mudando o monitor de uma derivação I para uma derivação II, sem mudar a posição do eletrodo no tórax do paciente. As derivações DTM_1 e DTM_6 são ideais para detectar os ritmos de bloqueio de ramo (RBR) e para diferenciar as taquicardias supraventriculares com QRS amplo da taquicardia ventricular.

Sistemas de cinco eletrodos

O sistema de cinco eletrodos que aumenta a capacidade do monitor além do sistema de três eletrodos é preferência em comparação com o sistema de três eletrodos. (O monitor de quatro eletrodos exige um eletrodo na perna direita, que é o aterramento para todas as derivações descritas no sistema de três eletrodos.) O monitor de cinco eletrodos acrescenta um eletrodo "torácico" de exploração que permite obter qualquer uma das seis derivações torácicas e das seis derivações de membro. Em essência, um sistema de monitoramento de cinco fios proporciona todas as capacidades do aparelho de ECG de 12 derivações. A única

Capítulo 17 Avaliação do Paciente | Sistema Cardiovascular **223**

Quadro 17.11 Sistema de três eletrodos.

Para monitorar a DTM₁ (derivação torácica modificada I) usando um monitor de três eletrodos:
1. Selecionar a derivação I no monitor.
2. Referir-se ao triângulo de Einthoven para se lembrar de que o BE é positivo, BD é negativo e PE é o aterramento para a derivação I.
3. Colocar o eletrodo positivo (BE) em uma posição V₁ (quarto espaço intercostal, borda esternal direita).
4. Colocar o eletrodo negativo (BD) sob a clavícula esquerda.
5. Colocar o fio de aterramento (PE) na posição V₆ (quinto espaço intercostal, linha axilar média esquerda).

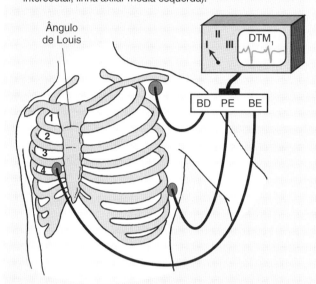

Para monitorar o DTM₆ usando um monitor de três eletrodos:
1. Selecionar a derivação II no monitor.
2. Referir-se ao triângulo de Einthoven para se lembrar de que PE é positivo, BD é negativo e BE é o aterramento para a derivação II.
3. Colocar o eletrodo positivo (PE) na posição V₆ (quinto espaço intercostal, linha axilar média esquerda).
4. Colocar o eletrodo negativo (BD) sob a clavícula esquerda.
5. Colocar o fio de aterramento (BE) na posição V₁ (quarto espaço intercostal, borda esternal direita).

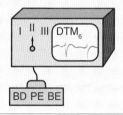

Observação: os eletrodos estão na mesma posição no tórax para a derivação DTM₁ e derivação DTM₆. Para visualizar as duas derivações, a enfermeira muda apenas o monitor da derivação I para a derivação II.

diferença é que o monitor de cinco fios possui apenas um eletrodo torácico, enquanto o aparelho de ECG de 12 derivações possui seis eletrodos torácicos. Atualmente, os monitores cardíacos mais modernos possuem todos os seis eletrodos torácicos e possibilitam que a enfermeira visualize todas as 12 derivações do ECG ao mesmo tempo na tela do monitor.

Para monitorar um paciente com um sistema de cinco fios, os quatro eletrodos de membro são posicionados de acordo com suas designações. O quinto eletrodo torácico é colocado sobre o tórax, na posição precordial designada. Por exemplo, se a enfermeira quer monitorar V₁, o eletrodo torácico é colocado no quarto espaço intercostal, na borda esternal direita

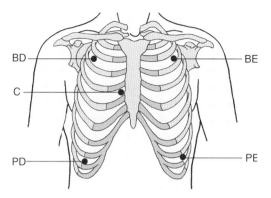

Figura 17.15 Sistema de monitoramento de cinco eletrodos. Usar um sistema de cinco eletrodos permite que a enfermeira monitore qualquer uma das 12 derivações do eletrocardiograma. O eletrodo torácico deve ser movido para a localização torácica apropriada ao monitorar as derivações precordiais.

(Figura 17.15). Se a enfermeira deseja mudar para uma derivação torácica diferente para monitoramento, o eletrodo deve ser reposicionado no tórax do paciente. Um monitor de cinco eletrodos proporciona ainda a vantagem de permitir que a enfermeira visualize duas ou mais derivações diferentes ao mesmo tempo na tela do monitor.[2]

■ **Seleção da derivação**

Nenhuma derivação de monitoramento isolada é ideal para todos os pacientes. A Tabela 17.8 resume o uso de várias derivações e as justificativas para seu uso. A derivação II é comumente empregada porque registra ondas P para cima

Tabela 17.8 Sugestão para escolha de derivação de monitoramento sugerido.

Derivação	Justificativa para uso
II	Produz grandes ondas P positivas visíveis e complexos QRS para determinar o ritmo subjacente
V₁ ou DTM₁	Valiosa para detectar o BRD e para diferenciar a ectopia ventricular do ritmo supraventricular conduzido de forma aberrante nos ventrículos
V₆ ou DTM₆	Derivação valiosa para detectar o BRE e para diferenciar a ectopia ventricular do ritmo supraventricular conduzido do modo aberrante nos ventrículos
III, aVF, V₁	Produz ondas P visíveis; útil na detecção de arritmias atriais
I	Útil nos pacientes com angústia respiratória
	Eletrodos do BE e do BD envolvidos e posições menos afetadas pelo movimento do tórax em comparação com outras derivações
II, III, aVF	Valiosa na detecção de isquemia, lesão e infarto na parede inferior. Isquemia relacionada com a artéria coronária direita é mais bem vista na derivação III
I, aVL, V₅, V₆	Valiosa na detecção de isquemia, lesão e infarto na parede lateral
V₁ a V₄	Valiosa na detecção de isquemia, lesão e infarto na parede anterior. Isquemia relacionada à artéria coronária anterior descendente esquerda ou à artéria coronária circunflexa esquerda é mais bem vista na derivação V₃

224 Parte 5 Sistema Cardiovascular

e complexos QRS claros que são valiosos na determinação do ritmo subjacente. Além da derivação II, as derivações III, aVF e V_1 ou DTM_1 mostram ondas P bem formadas e, portanto, são valiosas na identificação das arritmias atriais. A V_1 ou DTM_1 é útil no reconhecimento do BRD e na diferenciação da ectopia ventricular dos ritmos supraventriculares com aberração. A V_6 ou DTM_6 é valiosa na identificação do BRE e também é útil na diferenciação da ectopia ventricular dos ritmos supraventriculares com aberração. A derivação I pode ser tentada com o paciente com doença respiratória que apresenta muito artefato no traçado, porque existe menos movimento do eletrodo positivo nessa derivação que em uma derivação II ou em uma V_1.

Conforme mencionado, não existe uma derivação de monitoramento ideal para todos os pacientes, e, em diversas situações, é desejável o registro de múltiplas derivações. Os sistemas de ECG de múltiplas derivações oferecem múltiplas visões do coração, porque refletem um traçado de cada uma das superfícies cardíacas principais. Um dos principais usos do monitoramento de múltiplas derivações está na interpretação de complexas arritmias cardíacas, principalmente quando se diferencia a aberração da ectopia ventricular e na identificação de arritmias atriais complexas, batimentos ventriculares prematuros com aspecto indistinto e bloqueios fasciculares. Outro uso do monitoramento com múltiplas derivações está na avaliação da isquemia, lesão e infarto do miocárdio. Ao visualizar continuamente uma derivação de cada área do coração, podem ser documentados episódios de dor anginosa ou de isquemia silenciosa. Logo que possível, essas alterações devem ser confirmadas por um ECG completo de 12 derivações.

Procedimento

Aplicação do eletrodo

A preparação cutânea adequada e a colocação dos eletrodos são primordiais para bom monitoramento pelo ECG. Um traçado adequado deverá refletir (1) uma linha de base estável e estreita; (2) a ausência de distorção ou "ruído"; (3) a amplitude suficiente do complexo QRS para ativar adequadamente os sistemas de alarme e medição da frequência; assim como (4) a identificação das ondas P.

O tipo de eletrodo atualmente usado para monitoramento do ECG é um eletrodo descartável de placa de prata ou níquel, no centro de um círculo de papel adesivo ou espuma de borracha. Já existem eletrodos com aplicação antecipada de gel pelo fabricante. Eles têm fios descartáveis presos aos eletrodos ou fios não descartáveis que se encaixam por pressão nos eletrodos. Os eletrodos devem ficar confortáveis para o paciente. Quando não aplicados adequadamente, podem resultar em artefato indevido e alarmes falsos.

Ao aplicar os eletrodos, o seguinte procedimento deve ser obedecido:

1. Selecionar um local estável. Evite as protuberâncias ósseas, articulações e pregas na pele. As áreas em que o músculo se insere no osso apresentam o menor artefato de movimento.
2. Aparar o pelo corporal excessivo do local.
3. Friccionar firmemente o local com uma compressa de gaze seca e remover a oleosidade e os resíduos celulares.
4. Remover o revestimento de papel posterior e aplicar firmemente cada eletrodo na pele alisando com o dedo em

um movimento circular. Prender cada eletrodo em seu fio do cabo de ECG correspondente. Por vezes, é necessário fixar com esparadrapo sobre a conexão do fio do cabo ou fazer uma alça de tensão com o fio do cabo para estabilidade adicional.
5. Trocar os eletrodos pelo menos diariamente e observar se há irritação da pele.

Enquanto aplica os eletrodos, explicar a finalidade do procedimento para o paciente. Tranquilizá-lo de que os sons de alarme do monitor não indicam necessariamente um problema com o batimento cardíaco do paciente; com frequência, os alarmes ocorrem quando um eletrodo afrouxa ou se desconecta.

Observação do monitor

Os monitores cardíacos são úteis apenas quando as informações por eles fornecidas são "observadas", quer por computadores com alarmes para os parâmetros programados, quer pelo olho humano, e são adequadamente ativados por indivíduos competentes e responsáveis. Aqueles que observam o monitor devem conhecer os parâmetros de arritmia aceitáveis para cada paciente e devem ser notificados de quaisquer interrupções no monitoramento, como aquelas causadas pela troca dos eletrodos ou pela troca do paciente para um monitor portátil. O observador também deve estar ciente da presença de artefato decorrente da fisioterapia respiratória ou soluços, de modo que isso possa ser considerado no diagnóstico de arritmia.

Independentemente do sistema utilizado para a observação do monitor, determinadas práticas sempre devem ser seguidas. Quando o alarme do monitor soa, a enfermeira avalia o estado clínico do paciente antes de realizar outro procedimento qualquer, a fim de constatar se o problema é uma arritmia real ou um mau funcionamento do sistema de monitoramento. A assistolia não pode ser confundida com um fio de ECG solto, nem um paciente que percute inadvertidamente sobre um eletrodo não deve ser lido erroneamente como uma TV. Além disso, os alarmes do monitor sempre devem estar ligados. Somente quando o cuidado físico direto está sendo fornecido ao paciente é que o sistema de alarme pode ser seguramente colocado em "espera". Isso garante que nenhuma arritmia com risco de morte passe despercebida. Se a alteração no monitor não é causada por um artefato nem por um fio desconectado, um ECG de 12 derivações completo deve ser registrado para avaliar mais cuidadosamente a alteração do ritmo. Ver Destaques na Prática Baseada em Evidências 17.1 no tocante ao manejo dos alarmes.[17]

Solução de problemas relacionados ao monitor de eletrocardiograma

Diversos problemas podem acontecer no monitoramento do ECG, incluindo o traçado basal, mas sem ECG, traçados intermitentes, linha basal errática ou irregular, complexos de baixa amplitude, interferência de 60 ciclos, ativação excessiva dos alarmes de frequência cardíaca e irritação cutânea. O Quadro 17.12 delineia os passos a serem seguidos quando tais problemas ocorrem.

Destaques na Prática Baseada em Evidências 17.1

Manejo de alarmes | Extensão e impacto do problema

A fadiga de alarmes se desenvolve quando uma pessoa é exposta a um número excessivo de alarmes. Essa situação pode resultar em sobrecarga sensorial, que pode fazer com que a pessoa deixe de ser sensível aos alarmes. Consequentemente, a resposta aos alarmes pode ser atrasada, ou eles podem ser completamente ignorados.[1] Muitas estratédias para manejo de alarmes foram sugeridas a fim de reduzir a fadiga de alarmes e melhorar a segurança do paciente.

Prática esperada e ações de enfermagem

Realizar preparação cutânea apropriada para os eletrodos de ECG (nível B)

- Lavar a área de cada eletrodo com água e sabão, secar com uma compressa ou gaze áspera e/ou usar uma lixa no eletrodo para deixar áspera uma pequena área da pele
- Não usar álcool na preparação cutânea; pode ressecar a pele

Mudar os eletrodos de ECG diariamente (nível E)

- Mudar diariamente ou com mais frequência se necessário

Personalizar os parâmetros e níveis dos monitores de ECG (nível E)

- Personalizar os alarmes para satisfazerem as necessidades de cada paciente
- Configurar alarmes personalizados dentro de 1 h após assumir os cuidados de um paciente e quando a condição do paciente mudar

Personalizar configurações de atraso e limiar nos monitores para saturação de oxigênio por oximetria de pulso (SpO$_2$) (nível E)

- Colaborar com a equipe interprofissional, inclusive de engenharia biomédica, a fim de determinar as melhores configurações de atraso e limiar
- Usar sensores descartáveis e adesivos para oximetria de pulso e substituir os sensores quando não aderirem adequadamente à pele do paciente

Oferecer educação inicial e permanente sobre os aparelhos com alarmes (nível E)

- Oferecer educação sobre os sistemas de monitoramento e os alarmes, bem como sobre a efetividade operacional, para novas enfermeiras e todos os outros membros da equipe de profissionais de cuidados de saúde periodicamente
- Planejar a educação permanente quando da compra dos sistemas de monitoramento

Estabelecer que as equipes interprofissionais devem abordar os problemas relativos aos alarmes, como o desenvolvimento de políticas e procedimentos (nível E)

- Determinar os alarmes-padrão dos equipamentos em uso
- Avaliar a necessidade de atualizar a oximetria de pulso para a próxima geração
- Levar em consideração o desenvolvimento de uma cultura de suspender os alarmes quando as enfermeiras estiverem realizando no paciente cuidados que possam gerar falsos alarmes
- Padronizar as práticas de monitoramento nos ambientes clínicos

Monitorar apenas os pacientes com indicações clínicas para monitoramento (nível C)

- Colaborar com uma equipe interprofissional a fim de determinar que pacientes em uma população ou unidade de cuidado devem ser monitorados e que parâmetros usar
- Usar os *Practice Standards for ECG Monitoring in Hospital Settings: Executive Summary and Guide for Implementation* da AHA[14]

Níveis de evidência da AACN

Nível A. Metanálise de estudos quantitativos ou metassíntese de estudos qualitativos com resultados que embasem consistentemente uma ação, intervenção ou tratamento específico (inclusive revisão sistemática de testes randomizados controlados)

Nível B. Estudos bem projetados e controlados com resultados que embasem consistentemente uma ação, uma intervenção ou um tratamento específico

Nível C. Estudos qualitativos, descritivos e de correlação, revisões integrativas, revisões sistemáticas ou testes randomizados controlados com resultados inconsistentes

Nível D. Padrões profissionais e organizacionais revisados, com apoio das recomendações de estudos clínicos

Nível E. Múltiplos relatórios de caso, evidências baseadas em teoria a partir da opinião de especialistas ou padrões organizacionais profissionais revisados sem estudos clínicos como suporte para as recomendações

Nível M. Apenas recomendações do fabricante

Retirado de American Association of Critical-Care Nurses Practice Alert. Disponível *online* em http://aacn.org.

Quadro 17.12 — Solução de problemas | Resolução de problemas do monitor do ECG.

Deflagração excessiva de alarmes de frequência cardíaca

- Os parâmetros de alarme superior-inferior estão muito próximos da frequência cardíaca do paciente?
- O parâmetro do nível de sensibilidade do monitor está muito alto ou muito baixo?
- O cabo do paciente está firmemente inserido no receptor do monitor?
- Os fios das derivações ou conexões estão danificados?
- A derivação de monitoramento foi adequadamente selecionada?
- Os eletrodos foram aplicados adequadamente?
- As ondas R e T são de mesma altura, fazendo com que ambas as formas de onda sejam percebidas?
- A linha de base é instável ou existe movimento excessivo do cabo ou da derivação?

Linha de base mas sem traçado de ECG

- O controle de tamanho (ganho ou sensibilidade) está adequadamente ajustado?
- Está sendo utilizado um seletor de derivação apropriado no monitor?
- O cabo do paciente está totalmente inserido no receptor do ECG?
- Os fios dos eletrodos estão totalmente inseridos no cabo do paciente?

- Os fios dos eletrodos estão firmemente presos aos eletrodos?
- Os fios dos eletrodos estão danificados?
- O cabo do paciente está danificado?
- Chamar o serviço de manutenção se o traçado ainda estiver ausente
- A bateria descarregou (do sistema de telemetria)?

Traçado intermitente

- O cabo do paciente está totalmente inserido no receptor do monitor?
- Os fios dos eletrodos estão totalmente inseridos no cabo do paciente?
- Os fios dos eletrodos estão firmemente presos aos eletrodos?
- Os conectores dos fios dos eletrodos estão frouxos ou partidos?
- Os eletrodos foram adequadamente aplicados?
- Os eletrodos estão adequadamente localizados e em contato firme com a pele?
- O cabo do paciente está danificado?

Linha de base irregular ou móvel

- Há movimento excessivo do cabo? Isso pode ser reduzido prendendo-o à roupa do paciente
- O fio elétrico está sobre o cabo do monitor ou próximo a este?
- Há movimento excessivo do paciente? Existem tremores musculares por ansiedade ou calafrio?

(continua)

> **Quadro 17.12** Solução de problemas | Resolução de problemas do monitor do ECG. (*Continuação*)
>
> - A seleção do local está correta?
> - Foram seguidos a preparação cutânea e os procedimentos de aplicação apropriados?
> - Os eletrodos ainda estão úmidos?
>
> **Complexos de baixa amplitude**
>
> - O controle de tamanho está ajustado adequadamente?
> - Os eletrodos foram aplicados corretamente?
> - Existe gel seco sobre os eletrodos?
> - Trocar os locais dos eletrodos. Verificar o ECG de 12 derivações para a derivação com amplitude mais elevada e tentar simular essa derivação
>
> - Se nenhum dos passos anteriores solucionar o problema, o sinal fraco pode ser o complexo normal do paciente
>
> **Interferência de 60 ciclos**
>
> - O controle do tamanho do monitor está definido em um parâmetro muito alto?
> - Existem aparelhos elétricos próximos em uso, principalmente aqueles mal aterrados?
> - Os eletrodos foram aplicados corretamente?
> - Existe gel seco nos eletrodos?
> - Os fios de derivação ou conexões estão danificados?

Arritmias e eletrocardiograma de 12 derivações

As arritmias e as anormalidades do ECG de 12 derivações comumente encontradas nos pacientes monitorados podem ser reconhecidas com um pouco de prática. Os tipos que acontecem com maior frequência são discutidos neste capítulo. Antes de apresentar as arritmias individuais e as anormalidades no ECG de 12 derivações, aborda-se o método para avaliar uma fita de ritmo.

Para compreender as causas, o significado clínico e o tratamento das arritmias, é primordial o conhecimento do sistema de condução. O Capítulo 16 fornece uma revisão dos elementos essenciais do sistema de condução cardíaco.

Avaliação de uma fita de ritmo

Papel do eletrocardiograma

Um traçado de ECG é um registro gráfico da atividade elétrica do coração. O papel consiste em linhas horizontais e verticais, com intervalo de 1 mm entre elas. As linhas horizontais indicam as medições de tempo. Quando o papel corre a uma velocidade de varredura de 25 mm/segundo, cada quadrado pequeno medido na horizontal é igual a 0,04 segundo, e um quadrado grande (cinco quadrados pequenos) é igual a 0,20 segundo. A altura ou voltagem é medida contando-se as linhas no sentido vertical. Cada quadrado pequeno medido na vertical é igual a 1 mm, e o quadrado grande é igual a 5 mm (Figura 17.16). Muitos papéis de ECG também são assinalados com marcas de cortes verticais na parte superior ou inferior do papel. A distância entre as duas marcas verticais representa 3 segundos. A distância entre 6 segundos é usada para o cálculo da frequência.

Formas de onda e intervalos

Durante o ciclo cardíaco, as seguintes formas de onda e intervalos são produzidas no traçado do ECG de superfície (ver Figura 17.16):

- **Onda P:** A onda P é uma deflexão pequena, em geral para cima e arredondada, representando a despolarização dos átrios. Normalmente, ela é observada antes do complexo QRS em um intervalo constante
- **Intervalo PR:** O intervalo PR representa o tempo desde o início da despolarização atrial até o início da despolarização ventricular. Incluído no intervalo está o breve retardo do sinal elétrico no nodo AV, que permite tempo para que o sangue se mova dos átrios para os ventrículos, antes que os

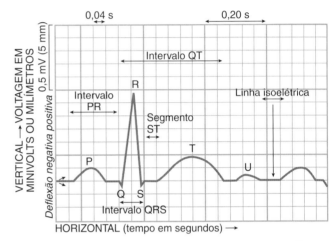

Figura 17.16 As formas de onda do eletrocardiograma. Representação esquemática do impulso elétrico à medida que ele atravessa o sistema de condução, resultando em despolarização e repolarização do miocárdio.

ventrículos sejam despolarizados. O intervalo é medido desde o início da onda P até o início do complexo QRS. Um intervalo PR normal tem 0,12 a 0,20 segundo

- **Complexo QRS:** O complexo QRS é uma grande forma de onda que representa a despolarização ventricular. Cada componente da forma de onda possui uma conotação específica. A deflexão negativa inicial é uma onda Q, a deflexão positiva inicial é uma onda R e a deflexão negativa depois da onda R é uma onda S. Nem todos os complexos QRS possuem todos os três componentes, ainda que o complexo seja comumente chamado de complexo QRS. Um complexo QRS normal tem 0,06 a 0,11 segundo de largura. A Figura 17.17 ilustra os diferentes tipos de complexos QRS
- **Segmento ST:** O segmento ST é a porção do traçado desde o final do complexo QRS até o início da onda T. Ele representa o intervalo de tempo desde o final da despolarização ventricular até o início da repolarização ventricular. Normalmente, ele é isoelétrico. Um segmento ST isoelétrico significa que o segmento ST se une ao complexo QRS na linha de base. Os segmentos ST podem estar elevados ou deprimidos em diversas condições. Os segmentos ST elevados podem indicar a lesão miocárdica aguda. Os segmentos ST deprimidos podem significar lesão miocárdica aguda ou isquemia miocárdica. Para uma discussão mais detalhada das anormalidades do segmento ST, ver Capítulo 21

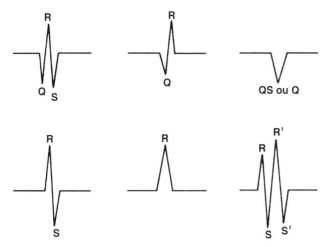

Figura 17.17 As configurações do complexo QRS. Uma onda Q é uma deflexão negativa antes de uma onda R, uma onda R é uma deflexão positiva e uma onda S é uma deflexão negativa depois de uma onda R.

- **Onda T:** A onda T é a deflexão que representa repolarização ou recuperação ventricular. A onda T aparece depois do complexo QRS. Os átrios também possuem uma fase de repolarização. No entanto, não existe onda visível no ECG que represente a repolarização atrial porque ela ocorre ao mesmo tempo que o complexo QRS
- **Onda U:** Uma onda U é uma deflexão em geral positiva, pequena e raramente observada depois da onda T. Seu significado é incerto, mas ela é tipicamente observada com a hipopotassemia
- **Intervalo QT:** O intervalo QT é o período desde o início da despolarização ventricular até o final da repolarização ventricular. O intervalo QT é medido desde o início do complexo QRS até o término da onda T. Como o intervalo QT varia com a frequência cardíaca, é necessário usar uma tabela em que estejam listados os intervalos QT para diversas frequências cardíacas. As tabelas estão disponíveis para essa finalidade em muitos textos sobre arritmias (Tabela 17.9). Se essa tabela não estiver disponível, um intervalo QT corrigido (QTc) pode ser calculado para comparação com os valores normais. Em geral, o QTc normal não excede 0,42 segundo para os homens e 0,43 segundo para as mulheres. Um método rápido para obter um QTc consiste em usar a metade do intervalo RR precedente (descrito adiante).

Cálculo da frequência cardíaca

Embora os monitores cardíacos e as fitas de ECG possam ser utilizados para calcular a frequência cardíaca, a frequência calculada é apenas uma estimativa do número de vezes por minuto que o coração foi eletricamente excitado. No coração normal, cada excitação deve ser seguida pela contração cardíaca. Contudo, em algumas situações, a atividade elétrica pode acontecer sem contração, resultando em falta de perfusão. Portanto, a frequência cardíaca obtida do monitor cardíaco ou da fita de ECG nunca deve ser um substituto para a determinação da frequência cardíaca por meio da palpação do pulso.

As frequências atrial e ventricular podem ser estimadas examinando-se o ECG. Para determinar a frequência ventricular, conte o número de complexos QRS em uma fita de 6 segundos e multiplique por 10. Para estimar a frequência atrial, conte o número de ondas P em uma fita de 6 segundos e multiplique por 10. No paciente normal, as frequências atrial e ventricular devem ser idênticas. Esse método de cálculo da frequência proporciona uma estimativa da frequência cardíaca para os ritmos regular e irregular.

Outro método de cálculo da frequência pode ser utilizado quando o ritmo é regular. A frequência cardíaca ventricular é estimada dividindo-se 300 pelo número de quadrados grandes no papel de ECG entre duas ondas R (o intervalo RR). A frequência atrial é calculada dividindo-se 300 pelo número de quadrados grandes no papel do ECG entre duas ondas P (intervalo de pressão de pulso, PP).

Outro método rápido para estimar a frequência envolve o uso de uma série de números. Para utilizar esse método de estimativa da frequência ventricular, a enfermeira primeiramente encontra um complexo QRS que caia diretamente sobre uma linha escura do papel do ECG. Essa linha escura é o ponto de referência. As seis linhas escuras do papel a seguir são rotuladas como 300, 150, 100, 75, 60 e 50 (Figura 17.18). Em seguida, a enfermeira encontra o próximo complexo QRS imediatamente depois do ponto de referência e estima a frequência ventricular usando a sequência dos números. O mesmo método pode ser utilizado para estimar a frequência atrial usando as ondas P.

Etapas na avaliação de uma fita de ritmo

A seguinte análise representa uma conduta sistemática para o exame de uma fita de ritmo cardíaco. Seja esse método utilizado ou não, é importante dar tempo para completar cada etapa, porque muitas arritmias não são como parecem a princípio.

1. *Determine as frequências cardíacas atrial e ventricular.* Encontram-se dentro dos limites nomais? Em caso negativo, existe uma relação entre as duas (i. e., uma é múltipla da outra)?
2. *Examine o ritmo para ver se ele é regular.* Há um intervalo de tempo igual entre cada complexo QRS (intervalo RR)? Há um intervalo de tempo igual entre cada onda P (intervalo PP)? Os intervalos PP e RR são idênticos?
3. *Observe as ondas P.* Elas estão presentes? Há uma ou mais ondas P para cada complexo QRS? Todas as ondas P possuem a mesma configuração?

Tabela 17.9 Limites normais aproximados para intervalos QT em segundos.

Frequência cardíaca/min	Homens e crianças	Mulheres
40	0,45 a 0,49	0,46 a 0,50
46	0,43 a 0,47	0,44 a 0,48
50	0,41 a 0,45	0,43 a 0,46
55	0,40 a 0,44	0,41 a 0,45
60	0,39 a 0,42	0,40 a 0,43
67	0,37 a 0,40	0,38 a 0,41
71	0,36 a 0,40	0,37 a 0,41
75	0,35 a 0,38	0,36 a 0,39
80	0,34 a 0,37	0,35 a 0,38
86	0,33 a 0,36	0,34 a 0,37
93	0,32 a 0,35	0,33 a 0,36
100	0,31 a 0,34	0,32 a 0,35
109	0,30 a 0,33	0,31 a 0,33
120	0,28 a 0,31	0,29 a 0,32
133	0,27 a 0,29	0,28 a 0,30
150	0,25 a 0,28	0,26 a 0,28
172	0,23 a 0,26	0,24 a 0,26

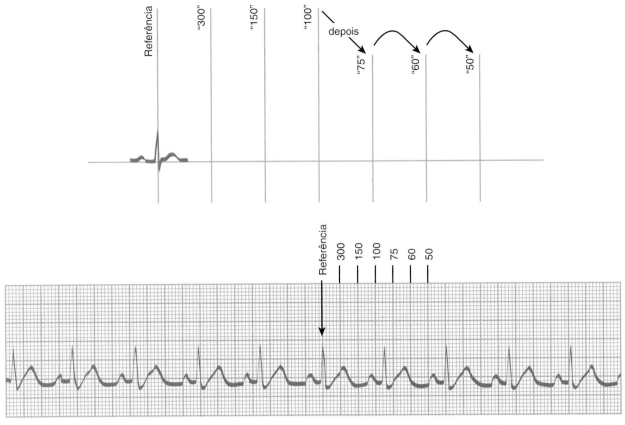

Figura 17.18 Método para estimar a frequência cardíaca. Usando esse método, a frequência cardíaca é de aproximadamente 85 bpm.

4. *Meça o intervalo PR.* Ele é normal? Ele é idêntico em toda a fita ou varia? Se ele varia, há um padrão para a variação?
5. *Avalie o complexo QRS.* Ele apresenta largura normal ou é amplo? Todos os complexos têm a mesma configuração?
6. *Examine o segmento ST.* Ele é isoelétrico, está elevado ou deprimido?
7. *Identifique o ritmo e determine seu significado clínico.* O paciente está sintomático? (Verificar pele, estado neurológico, função renal, circulação coronária e estado hemodinâmico/pressão arterial.) A arritmia traz risco de morte? Qual é o contexto clínico? A arritmia é nova ou crônica?

Ritmo sinusal normal

O ritmo sinusal normal (Figura 17.19 A) é o ritmo normal do coração. O impulso é iniciado no nodo sinusal em um ritmo regular em uma frequência de 60 a 100 bpm. Uma onda P aparece antes de cada complexo QRS. O intervalo PR está dentro dos

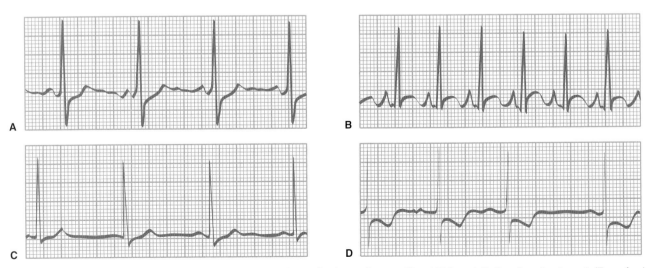

Figura 17.19 Ritmos sinusais. **A.** Ritmo sinusal normal. (Frequência cardíaca = 60 a 100 bpm.) **B.** Taquicardia sinusal. (Frequência cardíaca = 100 a 180 bpm.) **C.** Bradicardia sinusal. (Frequência cardíaca < 60 bpm.) **D.** Arritmia sinusal. (Diferença entre o intervalo RR mais curto e mais longo.)

limites de normalidade e tem igual duração (0,12 a 0,20 segundo), e o QRS é estreito (menos de 0,12 segundo), a menos que esteja presente um defeito de condução intraventricular.

Arritmias originárias no nodo sinusal

A Tabela 17.10 resume e compara as características do ECG dos ritmos sinusais.

Taquicardia sinusal

Na taquicardia sinusal, o nodo sinusal acelera e inicia um impulso em uma frequência de 100 vezes/minuto ou mais (ver Figura 17.19 B). Os limites superiores da taquicardia sinusal estendem-se até 160 a 180 bpm. Todas as outras características do ECG, exceto pela frequência cardíaca, são idênticas às do ritmo sinusal normal.

Em geral, a taquicardia sinusal é provocada por fatores relacionados com um aumento no tônus simpático. Estresse, exercício e estimulantes, como a cafeína e a nicotina, podem produzir essa arritmia. A taquicardia sinusal também está associada a certos problemas clínicos, como febre, anemia, hipertireoidismo, hipoxemia, insuficiência cardíaca e choque. Medicamentos como a atropina, que bloqueia o tônus vagal, e as catecolaminas (p. ex., epinefrina, dopamina) também podem produzir esse ritmo.

A causa da taquicardia sinusal e o estado subjacente do miocárdio determinam o prognóstico. A taquicardia sinusal isolada não é uma arritmia letal, mas, com frequência, sinaliza um problema subjacente que deve ser pesquisado. Além disso, a frequência rápida da taquicardia sinusal aumenta as demandas de oxigênio no miocárdio e diminui o tempo de enchimento dos ventrículos. Nos indivíduos que já apresentam reserva cardíaca depletada, isquemia ou insuficiência cardíaca, a persistência de uma frequência rápida pode agravar a condição subjacente.

O tratamento da taquicardia sinusal comumente é direcionado para eliminar a causa subjacente. As medidas específicas podem incluir sedação, administração de oxigênio, digitálico e diuréticos, quando a insuficiência cardíaca estiver presente, ou propranolol, quando a taquicardia for causada por tireotoxicose.

Bradicardia sinusal

A bradicardia sinusal é definida como um ritmo com impulsos originários no nodo sinusal em uma frequência inferior a 60 bpm (ver Figura 17.19 C). O ritmo (intervalo RR) é regular e todos os outros parâmetros estão normais.

A bradicardia sinusal é comum entre os indivíduos de todas as idades e pode ser normal em atletas altamente treinados. Ela está presente em corações saudáveis e doentes. Pode estar associada a sono, dor intensa, IAM de parede inferior, lesão raquimedular aguda e determinados medicamentos (p. ex., digitálico, betabloqueadores, verapamil, diltiazem). Nas pessoas saudáveis com frequência cardíaca lenta, ela é bem tolerada. Naqueles com cardiopatia grave, no entanto, o coração pode não ser capaz de compensar uma frequência lenta com o aumento do volume de sangue ejetado a cada batimento. Nessa situação, a bradicardia sinusal leva a um baixo débito cardíaco (DC).

Nenhum tratamento está indicado, a menos que os sintomas estejam presentes. Se o pulso for muito lento e o paciente estiver sintomático, as medidas apropriadas incluem a atropina (para bloquear o efeito vagal) ou o marca-passo cardíaco.

Arritmia sinusal

A arritmia sinusal é um distúrbio do ritmo (ver Figura 17.19 D), considerada presente quando os intervalos RR no ECG, desde o intervalo RR mais curto até o mais longo, variam em mais de 0,12 segundo. Essa arritmia é causada por irregularidade na descarga do nodo sinusal, com frequência em associação a fases do ciclo respiratório. A frequência do nodo sinusal aumenta gradualmente com a inspiração e diminui gradualmente com a expiração.

A arritmia sinusal é um fenômeno normal, observado principalmente nos indivíduos jovens no quadro de frequências cardíacas menores. Ela também ocorre depois da estimulação do tônus vagal (p. ex., com digitálico ou morfina). Como é um achado normal, a arritmia sinusal não implica a presença de doença subjacente. Os sintomas são incomuns, a menos que existam pausas excessivamente longas entre os batimentos cardíacos, e, em geral, não é necessário nenhum tratamento.

Parada sinusal e bloqueio sinoatrial

A parada sinusal é um distúrbio da formação do impulso. O nodo sinusal falha em formar uma descarga, produzindo pausas de duração variável por causa da ausência da despolarização atrial. A onda P está ausente, e o intervalo PP resultante não é um múltiplo do intervalo PP básico. A pausa termina quando um marca-passo de escape oriundo da junção ou dos ventrículos assume o comando ou há o retorno da função do nodo sinusal.

Com frequência, um bloqueio SA é difícil de diferenciar da parada sinusal em um traçado de ECG de superfície. No bloqueio SA, o nodo sinusal dispara, mas o impulso é retardado ou impedido de sair do nodo sinusal. Se o bloqueio for completo, a duração da pausa é um múltiplo do intervalo PP básico (Figura 17.20).

Ambas as arritmias podem resultar de ruptura do nodo sinusal por infarto, alterações fibróticas degenerativas, medicamentos (digitálico, betabloqueadores, bloqueadores dos canais de cálcio) ou estimulação vagal excessiva. Em geral, esses ritmos são transitórios e insignificantes, a menos que um marca-passo mais

Tabela 17.10 Comparação entre as características eletrocardiográficas dos ritmos sinusais.

	Ritmo sinusal normal	Taquicardia sinusal	Bradicardia sinusal	Arritmia sinusal
Frequência	60 a 100 bpm	> 100 bpm	< 60 bpm	60 a 100 bpm
Ritmo	Regular	Regular	Regular	Irregular
Ondas P	Presentes, uma por QRS	Presentes, uma por QRS	Presentes, uma por QRS	Presentes, uma por QRS
Intervalo PR	< 0,20 s, igual	< 0,20 s, igual	< 0,20 s, igual	< 0,20 s, igual
Complexo QRS	< 0,12 s	< 0,12 s	< 0,12 s	< 0,12 s

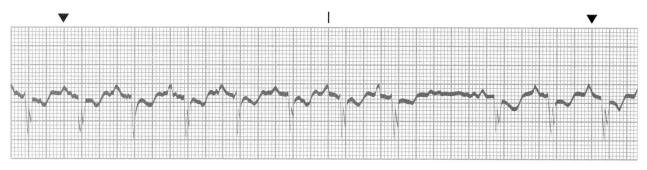

Figura 17.20 Bloqueio sinoatrial. A pausa é um múltiplo do intervalo PP básico.

baixo falhe em assumir a estimulação dos ventrículos. O tratamento estará indicado quando o paciente estiver sintomático. A meta consiste em aumentar a frequência ventricular, que pode exigir o uso de atropina ou, na presença de um comprometimento hemodinâmico grave, de um marca-passo.

Síndrome do nodo sinusal

A síndrome do nodo sinusal refere-se a uma forma crônica de doença do nodo sinusal (Figura 17.21). Os pacientes exibem graus intensos de depressão do nodo sinusal, incluindo bradicardia sinusal acentuada, bloqueio SA ou parada sinusal. Com frequência, as arritmias atriais rápidas, como o *flutter* ou fibrilação atrial ("síndrome da taquicardia-bradicardia"), coexistem e alternam-se com períodos de depressão sinusal.

O tratamento dessa síndrome requer o controle das arritmias atriais rápidas com terapia medicamentosa e, em casos selecionados, o controle das frequências cardíacas muito lentas, exigindo, com frequência, o implante de um marca-passo permanente.

Arritmias atriais

Contração atrial prematura

Uma contração atrial prematura (CAP) ocorre quando um impulso atrial ectópico descarrega prematuramente e, na maioria dos casos, é conduzido de maneira normal através do sistema de condução AV até os ventrículos (Figura 17.22 A). No traçado do ECG, a onda P é prematura e pode até mesmo estar encoberta na onda T precedente; com frequência, ela difere na configuração a partir da onda P sinusal. Em geral, o complexo QRS exibe configuração normal. No entanto, por causa da regulação temporal, o complexo QRS pode parecer amplo e bizarro quando conduzido com algum grau de retardo (CAP aberrante) ou pode não aparecer se o impulso atrial for impedido de ser conduzido até os ventrículos (CAP bloqueada). Está presente uma pausa curta, comumente inferior à "compensatória" (ver adiante a seção sobre CVP).

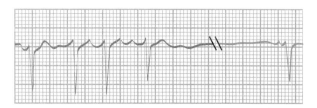

Figura 17.21 Síndrome do nodo sinusal. A fibrilação atrial é seguida por parada atrial. Um batimento de escape sinusal é observado no final da fita.

Indivíduos de todas as idades apresentam CAP. As CAP podem ocorrer em indivíduos saudáveis em consequência de inúmeros estímulos, como emoções, consumo de tabaco, álcool e cafeína. As CAP também podem estar associadas a cardiopatia reumática, cardiopatia isquêmica, estenose mitral, insuficiência cardíaca, hipopotassemia, hipomagnesemia, medicamentos e

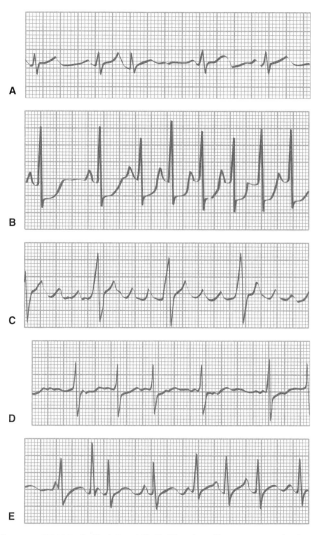

Figura 17.22 **A.** Cateter AP. **B.** Taquicardia supraventricular paroxística. **C.** *Flutter* atrial. (Frequência atrial = 250 a 350 bpm. A onda P mostra o padrão serrilhado característico.) **D.** Fibrilação atrial. (Frequência atrial = 400 a 600 bpm com uma resposta ventricular variável. Observam-se as características ondas fibrilatórias atriais.) **E.** Taquicardia atrial multifocal. (A frequência atrial excede 100 bpm com três ou mais morfologias diferentes de onda P.)

hipertireoidismo. De modo alternativo, as CAP podem ser um precursor para uma taquicardia atrial, fibrilação atrial ou *flutter* atrial, indicando uma irritabilidade atrial crescente. Elas também podem indicar uma condição subjacente (p. ex., insuficiência cardíaca). Os pacientes podem ter uma sensação de "pausa" ou "salto" no ritmo quando as CAP estão presentes.

Nenhum tratamento é necessário em muitos casos. O paciente deve ser monitorado e a frequência dos batimentos prematuros é registrada. Além disso, o paciente deve ser avaliado quanto às condições subjacentes e tratado.

Taquicardia supraventricular paroxística

A taquicardia supraventricular paroxística (TSVP) descreve um ritmo atrial rápido que ocorre a uma frequência de 150 a 250 bpm (Figura 17.22 B). A taquicardia começa de forma abrupta, na maioria dos casos com uma CAP, e termina de forma abrupta. As ondas P precedem o complexo QRS, mas também podem estar ocultas no complexo QRS ou preceder a onda T nas frequências mais rápidas. (Se algumas das ondas P não forem seguidas por um complexo QRS, isso é referido como uma TSVP com bloqueio e, em geral, é causado pela intoxicação digitálica.) As ondas P podem ser negativas nas derivações II, III e aVF por causa da condução retrógrada do nodo AV até os átrios. Comumente, o complexo QRS é normal, a menos que exista um problema de condução intraventricular subjacente. O ritmo é regular e os paroxismos podem durar desde alguns segundos até várias horas ou mesmo dias.

O termo TSVP é empregado para identificar os ritmos previamente chamados de taquicardia atrial paroxística e taquicardia juncional ou nodal paroxística, ritmos similares em todos os aspectos exceto em seus locais de origem. A TSVP também é conhecida como taquicardia reentrante nodal AV porque o mecanismo mais comumente responsável por essa arritmia é um circuito reentrante ou movimento caótico no nível do nodo AV.

A TSVP deve ser diferenciada de outras taquicardias com complexos QRS estreitos (supraventriculares). A Tabela 17.11 é um guia para o diagnóstico diferencial. Os seguintes pontos favorecem o diagnóstico da TSVP *versus* uma taquicardia sinusal:

- Um batimento atrial prematuro frequentemente inicia o ritmo
- A taquicardia começa e termina de forma súbita
- Comumente, a frequência é mais rápida que uma taquicardia sinusal e tende a ser mais regular de um minuto para outro

Em resposta a uma manobra vagal, como a massagem do seio carotídeo, a taquicardia ectópica não é afetada ou reverte para um ritmo sinusal normal; no entanto, a taquicardia sinusal alentece discretamente em resposta ao tônus vagal aumentado.

Como as CAP, as TSVP frequentemente acontecem em adultos com coração normal pelos mesmos motivos (p. ex., emoções, tabagismo, álcool, cafeína). Quando a cardiopatia está presente, certas anormalidades, como cardiopatia reumática, IAM agudo e intoxicação digitálica, podem servir como base para uma TSVP. Com frequência, o paciente não possui cardiopatia subjacente e pode sentir apenas palpitações e alguma tontura, dependendo da frequência e da duração da TSVP. Quando o paciente apresenta cardiopatia subjacente, dispneia, angina de peito e insuficiência cardíaca podem ocorrer quando o tempo de enchimento ventricular e, portanto, o DC diminuem.

A estimulação vagal frequentemente termina a TSVP, quer pela massagem carotídea, quer pela manobra de Valsalva. Se a estimulação vagal não for bem-sucedida, é administrada adenosina IV. Se a adenosina não for efetiva no tratamento da arritmia, pode ser empregada procainamida IV. A cardioversão ou a estimulação por marca-passo em uma frequência mais alta que a da taquicardia podem ser necessárias quando a terapia medicamentosa não for bem-sucedida. Pode estar indicada a terapia profilática prolongada.[18]

Flutter atrial

O *flutter* atrial é um ritmo ectópico atrial rápido no qual os átrios disparam em frequências de 250 a 350 bpm (Figura 17.22 C). O nodo AV funciona como um "porteiro", impedindo que muitos impulsos alcancem o ventrículo. Se os ventrículos forem estimulados a 250 a 350 vezes por minuto, eles são incapazes de responder com contrações efetivas, e o DC é insuficiente para sustentar a vida. O nodo AV pode permitir que cada segundo, terceiro ou quarto estímulo atrial prossiga para os ventrículos, resultando no que é conhecido como um bloqueio de *flutter* de 2:1, 3:1 ou 4:1.

A frequência atrial rápida e regular produz ondas P "serrilhadas" ou "cerca de piquete" no ECG. É usual que uma onda de *flutter* seja parcialmente escondida no complexo QRS ou na onda T. O complexo QRS exibe uma configuração normal, exceto quando a condução aberrante está presente.

Tabela 17.11 Diagnóstico diferencial da taquicardia com QRS estreito.

Tipo da taquicardia supraventricular (TSV)	Início	Frequência atrial	Frequência ventricular	Intervalo RR	Resposta à massagem carotídea
Taquicardia sinusal	Gradual	100 a 180 bpm	Idêntica à frequência sinusal	Regular	Alentecimento gradual
TSVP	Abrupto	150 a 250 bpm	Em geral idêntica à atrial; bloqueio observado com a intoxicação digitálica e doença do nodo AV	Regular, exceto no início e término	Pode converter para o ritmo sinusal normal
Flutter atrial	Abrupto	250 a 350 bpm	Ocorre com 2:1, 3:1, 4:1 ou resposta ventricular variada	Regular ou regularmente irregular	Alentecimento abrupto da resposta ventricular; as ondas de *flutter* permanecem
Fibrilação atrial	Abrupto	400 a 650 bpm	Depende da capacidade do nodo AV para conduzir o impulso atrial; diminuído com a terapia medicamentosa	Irregularmente irregular	Alentecimento abrupto da resposta ventricular; as ondas de fibrilação permanecem

232 **Parte 5** Sistema Cardiovascular

Quando a frequência ventricular é rápida, o diagnóstico de *flutter* atrial pode ser difícil. As manobras vagais, como a massagem do seio carotídeo ou a administração de adenosina, aumentam o grau de BAV e permitem o reconhecimento das ondas de *flutter*. Com frequência, o *flutter* atrial é observado na presença de cardiopatia subjacente, inclusive DAC, *cor pulmonale* e cardiopatia reumática. Se o *flutter* atrial acontecer em conjunto com uma frequência ventricular rápida, os compartimentos ventriculares não conseguirão se encher da maneira adequada, resultando em graus variados de comprometimento hemodinâmico. Da mesma forma, quando o *flutter* atrial é acompanhado por uma frequência ventricular muito lenta, o DC é diminuído. A perda do "chute atrial", pelo fato de a contração atrial não acontecer, também é uma preocupação. A falta do chute atrial pode comprometer o DC. Finalmente, sem contrações atriais, podem formar-se trombos nas paredes dos átrios. Quando esses trombos se rompem, o resultado pode ser embolia pulmonar, embolia cerebral ou IAM.

As metas do tratamento para o *flutter* atrial são as de restabelecer o ritmo sinusal ou alcançar o controle da frequência ventricular. Quando a frequência ventricular é rápida, está indicado o tratamento imediato para controlar a frequência ou reverter o ritmo para um mecanismo sinusal. Podem ser selecionados medicamentos para alentecer a condução dos impulsos através do nodo AV ou para atingir a conversão farmacológica do ritmo. Se a conversão farmacológica não for bem-sucedida, pode ser empregada a cardioversão elétrica. A cardioversão sincronizada é particularmente útil no tratamento imediato do *flutter* atrial. O paciente deve estar em dieta zero antes do procedimento e receber sedação. (Para uma discussão mais detalhada da cardioversão, ver Capítulo 18.) Se o paciente vem experimentando *flutter* atrial por mais de 72 horas, a anticoagulação pode ser necessária antes que se tente a conversão farmacológica ou elétrica do ritmo. As outras modalidades de terapia podem ser indicadas para o tratamento a longo prazo do *flutter* atrial, como ablação, marca-passo e dispositivos implantáveis.

Fibrilação atrial

Fibrilação atrial, um ritmo ectópico atrial rápido, ocorrendo com frequências atriais de 350 a 500 bpm (Figura 17.22 D), caracteriza-se por atividade atrial caótica com a ausência de ondas P definíveis. Em lugar disso, as ondas P aparecem como pequenas ondas fibrilatórias rápidas. Como o *flutter* atrial, também o ritmo e a frequência ventriculares dependem da capacidade da junção AV para funcionar como um porteiro. Se muitos estímulos atriais atravessam a junção AV, a resposta ventricular é rápida; se muito poucos estímulos atriais atravessam a junção AV, a resposta ventricular é lenta. O ritmo ventricular é caracteristicamente irregular.

Embora a fibrilação atrial possa ocorrer como uma arritmia transitória em indivíduos jovens saudáveis, a presença de fibrilação atrial crônica está em geral associada a cardiopatia subjacente. Uma ou ambas as condições a seguir estão presentes em pacientes com fibrilação atrial crônica: doença muscular atrial ou distensão atrial juntamente com doença do nodo sinusal. Comumente, esse ritmo ocorre no quadro de insuficiência cardíaca, cardiopatia isquêmica ou reumática e doença pulmonar, bem como depois de cirurgia cardíaca aberta. A fibrilação atrial também é observada na cardiopatia congênita.

A preocupação clínica imediata nos pacientes com fibrilação atrial é a frequência da resposta ventricular. Se a frequência ventricular for muito rápida, o tempo de enchimento diastólico final é diminuído e o DC mostra-se comprometido. Se a frequência ventricular for muito lenta, o DC pode ser novamente diminuído. Como no *flutter* atrial, os pacientes com fibrilação atrial perderam a sincronia AV e o chute atrial, resultando em um DC comprometido. Os pacientes também estão em risco para a formação de trombos murais e eventos embólicos, como acidente vascular cerebral, infarto agudo do miocárdio (IAM) e embolia pulmonar.

Os princípios de tratamento da fibrilação atrial são idênticos àqueles para o *flutter* atrial. A meta da terapia consiste em alcançar o controle da frequência ou converter o ritmo para o sinusal. Pode ser utilizada terapia medicamentosa, conforme descrito para o *flutter* atrial. Se um paciente apresenta fibrilação atrial crônica, a terapia anticoagulante é adicionada ao regime medicamentoso para evitar um evento embólico. A cardioversão está indicada para o controle do ritmo quando a terapia medicamentosa falhar ou no quadro do comprometimento hemodinâmico. Ablação, marca-passo e dispositivos implantáveis estão entre as opções da terapia.[19]

Taquicardia atrial multifocal

A taquicardia atrial multifocal é um ritmo atrial rápido com morfologia variada da onda P, resultante da despolarização de três ou mais focos atriais (Figura 17.22 E). A frequência atrial excede 100 bpm, e, em geral, o ritmo é irregular. As ondas P variam em formato por causa dos múltiplos focos. Os intervalos PR também podem variar, dependendo da proximidade do foco com o nodo AV. Os complexos QRS são normais, a menos que um impulso seja conduzido com aberração.

Caracteristicamente, esse ritmo ocorre em pacientes com doença pulmonar grave. Com frequência, esses pacientes exibem hipoxemia, hipopotassemia, alterações no pH sérico ou hipertensão pulmonar. Comumente, eles manifestam sintomas associados à cardiopatia e não à própria arritmia. O tratamento é direcionado para o controle da doença pulmonar subjacente e para o alentecimento da frequência ventricular, quando necessário.

Arritmias juncionais

Ritmo juncional

Um ritmo juncional, também conhecido como ritmo nodal, é um ritmo que se origina no nodo AV. Quando o nodo SA falha em disparar, o nodo AV comumente assume o controle, mas a frequência é mais lenta. A frequência de um ritmo juncional varia entre 50 e 70 bpm. A onda P na arritmia pode ter uma das três configurações possíveis.

1. O nodo AV dispara e a onda de despolarização faz trajeto para trás (condução retrógrada) em direção aos átrios. O impulso oriundo do nodo AV move-se, então, para diante, para dentro do ventrículo. Quando essa sequência acontece, a onda P aparece como uma onda invertida antes de um complexo QRS normal (Figura 17.23 A).
2. A condução retrógrada para os átrios ocorre simultaneamente à condução para a frente, ou seja, para os ventrículos. A fita de ritmo resultante mostra uma onda P ausente com um

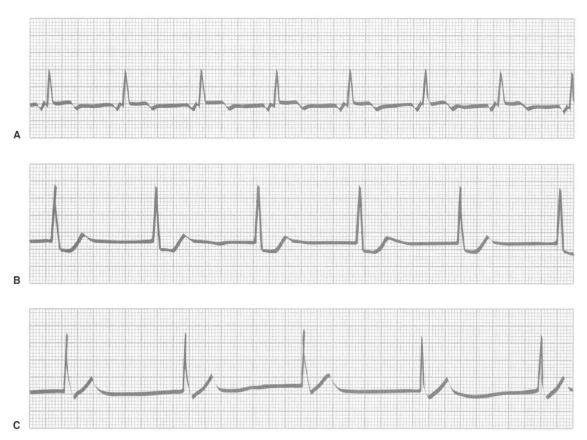

Figura 17.23 Ritmo juncional. **A.** Um ritmo juncional em que a onda P invertida aparece antes de um complexo QRS normal. **B.** Um ritmo juncional em que a onda P invertida fica oculta dentro do complexo QRS. **C.** Um ritmo juncional em que a onda P invertida sucede o complexo QRS.

complexo QRS normal. Na realidade, a onda P não está ausente. Em lugar disso, ela está oculta dentro do complexo QRS (ver Figura 17.23 B).
3. A condução anterógrada dos ventrículos precede a condução retrógrada dos átrios. Quando essa sequência acontece, um complexo QRS normal é seguido por uma onda P invertida (ver Figura 17.23 C).

Um ritmo juncional pode ser o resultado de hipoxia, hiperpotassemia, IM, insuficiência cardíaca, doença valvar, medicamentos (digoxina, betabloqueadores, bloqueadores dos canais de cálcio) ou qualquer causa de disfunção do nodo SA. Os pacientes com um ritmo juncional podem tornar-se sintomáticos em razão da frequência mais lenta. Hipotensão, DC diminuído e perfusão diminuída podem acontecer. O benefício da sincronia AV e do chute atrial pode se perder quando os átrios são estimulados com a despolarização ventricular ou após.

O tratamento deve ser dirigido para a causa subjacente. Os pacientes sintomáticos podem precisar de tratamento imediato. A frequência cardíaca pode aumentar com o uso da atropina ou do marca-passo cardíaco. As intervenções também são dirigidas no sentido da melhora do DC.

Contrações juncionais prematuras

Uma contração juncional prematura (CJP) é um impulso ectópico proveniente de um foco na junção AV, que ocorre prematuramente, antes do próximo impulso sinusal (Figura 17.24). Como em todos os ritmos que se originam na junção AV, o complexo QRS é estreito (menos de 0,12 segundo), refletindo a condução ventricular normal. Em raras ocasiões, o complexo QRS pode ser largo se o impulso for conduzido de maneira aberrante. Os átrios são despolarizados de maneira retrógrada, antes, no decorrer ou depois da excitação ventricular, produzindo ondas P invertidas, as quais podem surgir antes, no decorrer ou depois do complexo QRS. Da mesma forma que com as CAP, as CJP podem acontecer em indivíduos saudáveis ou naqueles com cardiopatia subjacente. A isquemia ou o infarto podem ativar um foco ectópico na junção AV, da mesma forma que os estimulantes, como nicotina ou cafeína, ou os agentes farmacológicos (p. ex., digitálico).

As CJP frequentes podem indicar irritabilidade crescente e preceder um ritmo juncional. Embora comumente assintomáticos, os pacientes podem apresentar um "batimento com saltos". O tratamento das CJP não é necessário.

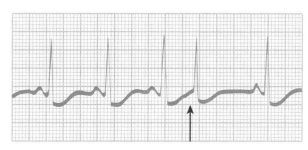

Figura 17.24 Contração juncional prematura.

Arritmias ventriculares

Contrações ventriculares prematuras (extrassístoles ventriculares)

Uma CVP é um batimento ectópico que se origina prematuramente no nível dos ventrículos (Figura 17.25 A). O batimento é de origem ventricular e resulta em ausência de atividade elétrica nos átrios. Em consequência, nenhuma onda P aparece. A despolarização ventricular não viaja pelo sistema de condução ventricular rápida normal. Em lugar disso, a condução ventricular espalha-se mais lentamente através do sistema Purkinje, resultando em um amplo complexo QRS com uma onda T que é oposta em direção ao complexo QRS. Com frequência, uma pausa compensatória segue o batimento prematuro, enquanto o coração aguarda o próximo estímulo do nodo sinusal. A pausa é considerada totalmente compensatória quando os ciclos de batimentos normais e prematuros igualam-se ao tempo de dois ciclos cardíacos normais.

Os batimentos ventriculares prematuros podem ser descritos por sua frequência e padrão. Eles podem ser raros, ocasionais ou frequentes; de maneira ótima, eles são descritos como o número de CVP por minuto. Se as CVP ocorrem depois de cada batimento sinusal, está presente o bigeminismo ventricular

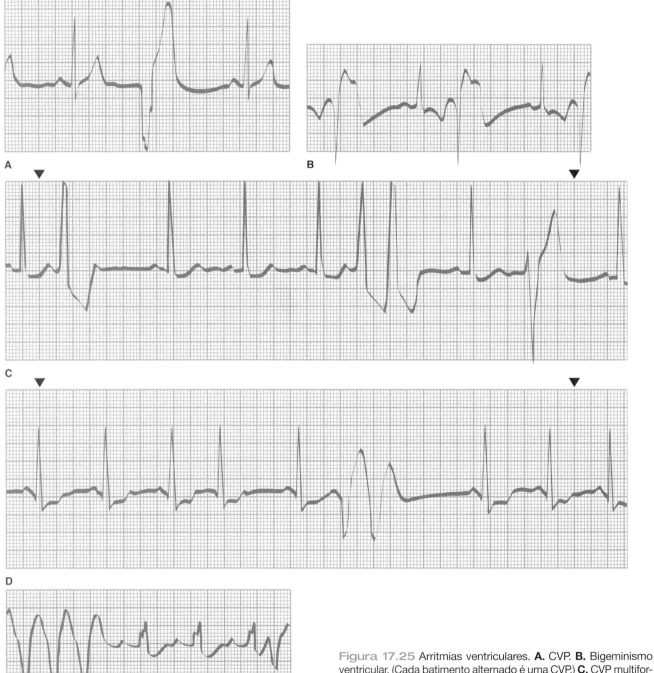

Figura 17.25 Arritmias ventriculares. **A.** CVP. **B.** Bigeminismo ventricular. (Cada batimento alternado é uma CVP.) **C.** CVP multiformadas. **D.** Par (duas CVP em uma fileira). **E.** Triplo. (Série curta de taquicardia ventricular; os três primeiros batimentos são TV, o ritmo convertendo-se para o ritmo sinusal com o BAV de primeiro grau.)

(ver Figura 17.25 B). O trigeminismo ventricular é uma CVP que ocorre depois de dois batimentos sinusais consecutivos. Quando as CVP aparecem apenas em uma forma (oriundas de um local ventricular), elas são referidas como uniformadas, em oposição a multiformadas, quando duas ou mais formas (oriundas de mais de um local ventricular) do complexo QRS estão aparentes (ver Figura 17.25 C). Duas CVP em fileira são um *par* (ver Figura 17.25 D), enquanto três em uma fileira são um *triplo*, que é uma série curta de TV (ver Figura 17.25 E).

Sendo os mais comuns de todos os batimentos ectópicos, as CVP podem ocorrer com ou sem cardiopatia em qualquer grupo etário. Elas são particularmente comuns nos indivíduos com miocardiopatia (isquemia ou infarto) ou com irritabilidade miocárdica (hipopotassemia, níveis aumentados de catecolaminas ou irritação mecânica por uma guia ou cateter). A presença de CVP é um sinal de irritabilidade miocárdica ventricular e, em alguns pacientes, pode levar a TV ou a fibrilação ventricular (FV). A natureza da cardiopatia subjacente do paciente, em lugar da presença das CVP, como tal determina o tratamento e o prognóstico. As CVP numerosas e multiformadas na presença da cardiopatia grave pioram o prognóstico. As CVP que se aproximam do ápice da onda T precedente (fenômeno de R sobre T) geram preocupação clínica. A onda T representa a repolarização ventricular quando o coração não deve ser estimulado. Se a estimulação ocorrer durante esse período vulnerável, FV e morte súbita podem sobrevir (Figura 17.26).

Raramente, as CVP isoladas não requerem tratamento. As CVP múltiplas ou consecutivas podem ser tratadas com agentes antiarrítmicos. Em uma situação de emergência é selecionado um medicamento antiarrítmico IV. Muitos agentes antiarrítmicos orais estão disponíveis para a terapia crônica. Se o potássio sérico estiver baixo, a reposição de potássio pode corrigir a arritmia. Se a arritmia for causada por intoxicação digitálica, a retirada do digitálico pode corrigi-la.[20]

Taquicardia ventricular

Na seção anterior, a TV foi definida como uma série de três ou mais CVP. A TV é reconhecida como complexos QRS amplos e bizarros que ocorrem em um ritmo bastante regular a uma frequência superior a 100 bpm (Figura 17.27 A). Em geral, as ondas P não são observadas e, quando notadas, não estão relacionadas com o complexo QRS. A TV pode ser um ritmo curto e não sustentado ou mais prolongado e sustentado.

Em adultos com batimentos normais, a TV é rara, porém é uma complicação comum do IAM. As outras causas são idênticas àquelas descritas para as CVP. A TV é um precursor da FV, e os sinais e sintomas de comprometimento hemodinâmico (p. ex., dor torácica isquêmica, hipotensão, edema pulmonar e inconsciência) podem ser percebidos se a frequência for rápida e a taquicardia for sustentada. A progressão da arritmia grave depende da cardiopatia subjacente.

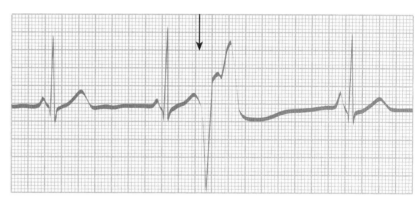

Figura 17.26 CVP de R sobre T. (De Huff J: ECG Workout, 4th ed. Philadelphia, PA: Lippincott Williams & Wilkins, 2002, p 195.)

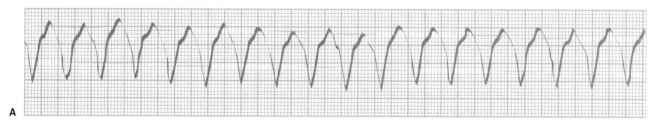

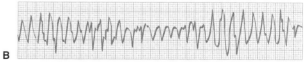

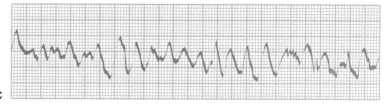

Figura 17.27 **A.** Taquicardia ventricular. **B.** *Torsade de pointes*. **C.** Fibrilação ventricular. (**A.** De Huff J: ECG Workout, 4th ed. Philadelphia, PA: Lippincott Williams & Wilkins, 2002, p 197.)

Se o paciente se encontra hemodinamicamente estável com a arritmia, a lidocaína pode ser administrada por via intravenosa. Se o paciente fica instável, está indicada a cardioversão sincronizada (ou, em situações de emergência, a desfibrilação não sincronizada). O tratamento prolongado da arritmia pode envolver o emprego de um desfibrilador cardioversor implantável (DCI). Ver Capítulo 18 para uma discussão mais detalhada dos DCI.

Torsade de pointes

A *torsade de pointes* ("torção dos pontos") é um tipo específico de TV (Figura 17.27 B). O termo refere-se à polaridade do complexo QRS, que oscila do positivo para o negativo e vice-versa. A morfologia do complexo QRS caracteriza-se por complexos QRS grandes, bizarros, polimorfos ou multiformados, com amplitude e direção variadas, mudando frequentemente de um batimento para outro e assemelhando-se à torção ao redor de uma linha isoelétrica. A frequência da taquicardia é de 100 a 180 bpm, porém pode ser de até 200 a 300 bpm. O ritmo é altamente instável; ele pode terminar em FV ou reverter para o ritmo sinusal. Essa forma de TV é mais provável de se desenvolver na doença miocárdica, quando o intervalo QT subjacente é prolongado.

A *torsade de pointes* é favorecida por condições que prolongam o intervalo QT. Os exemplos incluem bradicardia grave; terapia medicamentosa, principalmente com agentes antiarrítmicos do tipo IA; e distúrbios eletrolíticos, como a hipopotassemia e a hipocalcemia. Outros fatores que podem precipitar essa arritmia incluem doença cardíaca intrínseca, prolongamento do intervalo QT de origem familiar, prolongamento do intervalo QT induzido por medicamentos, hipopotassemia, hipomagnesemia e hipocalcemia. A *torsade de pointes* pode terminar espontaneamente e pode repetir-se depois de vários segundos ou minutos, ou pode transformar-se em FV.

O tratamento da *torsade de pointes* consiste em encurtar o período refratário (e, dessa maneira, o intervalo QT) do ritmo subjacente. O sulfato de magnésio IV, o cloreto de magnésio ou o isoproterenol são efetivos na supressão da arritmia. Também pode ser usada a estimulação deflagrada por marca-passo. O tratamento é dirigido para a correção do problema subjacente e pode ser preciso suspender o agente farmacológico agressor ou corrigir o distúrbio eletrolítico. A cardioversão ou desfibrilação de emergência está indicada quando a *torsade* não reverte espontaneamente para ritmo sinusal.[21]

Fibrilação ventricular

A FV é definida como a despolarização rápida, irregular e ineficaz do ventrículo (Figura 17.27 C). Não são observados complexos QRS distintos. Apenas oscilações irregulares da linha de base são aparentes, e podem ser de aspecto rude ou fino.

A FV pode ocorrer nas seguintes circunstâncias: isquemia e infarto do miocárdio, manipulação do cateter nos ventrículos, eletrocussão, intervalo QT prolongado, ou como um ritmo terminal nos pacientes com insuficiência circulatória. Como na assistolia, a perda da consciência ocorre dentro de segundos na FV. Não há pulso, nem DC. A FV é a causa mais comum de morte cardíaca súbita, e é fatal quando a reanimação não é instituída de imediato.

Se a FV acontecer, a desfibrilação rápida constitui o tratamento de escolha (ver discussão da reanimação cardiopulmonar no Capítulo 18). O paciente deve receber suporte na

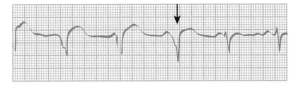

Figura 17.28 Ritmo idioventricular acelerado. Os três primeiros batimentos são de origem ventricular. O quarto batimento (*seta*) representa uma fusão de batimento. Os dois batimentos subsequentes são de origem sinusal.

reanimação cardiopulmonar (RCP) e medicamentos quando não houver resposta para a desfibrilação. Um DCI pode ser indicado para o tratamento a longo prazo da FV (ver Capítulo 18 para uma discussão sobre os DCI).

Ritmo idioventricular acelerado

O ritmo idioventricular acelerado (RIVA) é produzido por uma "aceleração" das células marca-passo ventriculares, que normalmente possuem uma frequência intrínseca de 20 a 40 bpm (Figura 17.28). Quando a frequência idioventricular acelera acima da frequência sinusal, o marca-passo ventricular torna-se o marca-passo primário para o coração. O RIVA caracteriza-se por complexos QRS amplos ou largos que ocorrem regularmente, a uma frequência de 50 a 100 bpm. O RIVA pode persistir durante alguns batimentos ou pode ser sustentado.

Tipicamente, o RIVA é observado com o IAM, com frequência no ambiente de reperfusão da artéria coronária depois da terapia trombolítica. Ele pode acontecer com menor frequência em consequência de isquemia ou intoxicação digitálica. Em geral, os pacientes não se mostram sintomáticos. O DC adequado pode ser mantido, e a degeneração em uma TV rápida é rara.

Na maioria dos casos, o tratamento não é necessário. Se um paciente estiver hemodinamicamente comprometido, a frequência sinusal aumenta com a atropina ou o marca-passo atrial para suprimir o RIVA.

Bloqueios atrioventriculares

Um distúrbio em alguma parte do sistema de condução AV causa um BAV. O batimento iniciado pelo nodo sinusal é retardado ou totalmente impedido de ativar os ventrículos. O bloqueio pode ocorrer ao nível do nodo AV, feixe de His ou ramos do feixe, porque o sistema de condução AV contém todas essas estruturas. No BAV de primeiro e segundo graus, o bloqueio é incompleto; parcial ou totalmente, os impulsos são, mais adiante, conduzidos para os ventrículos. No BAV de terceiro grau ou completo, nenhum dos impulsos iniciados pelo nodo sinusal é conduzido. A Tabela 17.12 resume e compara os ritmos de BAV.

Bloqueio atrioventricular de primeiro grau

No BAV de primeiro grau, a condução AV é prolongada e igual no tempo. Mais adiante, todos os impulsos são conduzidos até os ventrículos (Figura 17.29 A). As ondas P estão presentes e precedem cada complexo QRS em uma relação de 1:1. O intervalo PR é constante, porém excede o limite superior de 0,20 segundo de duração.

Tabela 17.12 Comparação entre as características eletrocardiográficas dos ritmos de BAV.

	BAV de primeiro grau	BAV de segundo grau – Mobitz tipo I (Wenckebach)	BAV de segundo grau – Mobitz tipo II	BAV de terceiro grau
Frequência	Em geral 60 a 100 bpm	Em geral 60 a 100 bpm	Pode ser lenta, dependendo do número de ondas P bloqueadas	Frequência determinada pelo foco ventricular, em geral muito lenta
Ritmo	Regular	Irregular devido à falha no QRS	Frequentemente regular, mas depende do padrão de bloqueio	Pode ser com foco ventricular regular ou irregular
Ondas P	Presentes, uma por QRS	Presentes, uma por QRS até que o QRS falhe	Presentes, mais de uma onda P por QRS	Presentes, mais de uma onda P por QRS; ondas P sem relação com os complexos QRS
Intervalo PR	> 0,20 s, igual em toda a extensão	Fica progressivamente maior até que o QRS falhe; o padrão se repete	Pode ser normal ou prolongado, igual em toda a extensão	Pode ser normal ou prolongado; desigual em toda a extensão
Complexo QRS	< 0,12 s	< 0,12 s	Em geral > 0,12 s	> 0,12 s

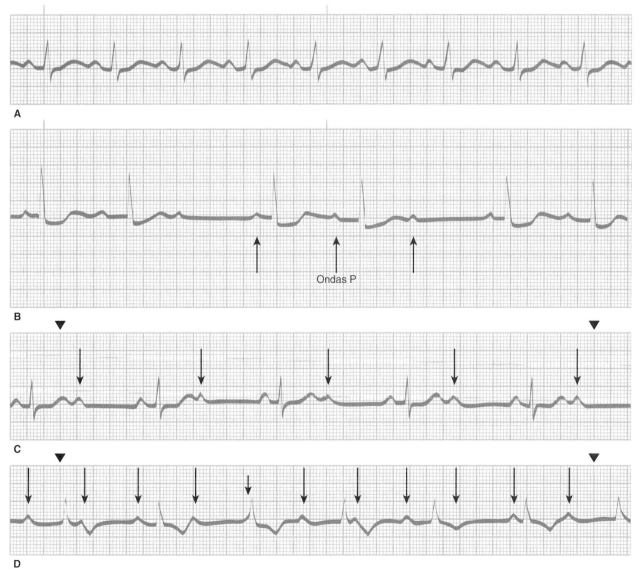

Figura 17.29 Ritmos de BAV. **A.** BAV de primeiro grau. **B.** BAV de segundo grau: tipo I de Mobitz. **C.** BAV de segundo grau: tipo II de Mobitz. As *setas* indicam a onda P bloqueada (bloqueio de 2:1). **D.** BAV de terceiro grau (BAV completo). As *setas* indicam as ondas P. Observe a falta de relação entre os átrios (onda P) e os ventrículos (QRS). (**A** e **B**, De Huff J: ECG Workout, 4th ed. Philadelphia, PA: Lippincott Williams & Wilkins, 2002, pp 150, 156.)

238 Parte 5 Sistema Cardiovascular

O BAV de primeiro grau ocorre em indivíduos de todas as idades e em corações saudáveis e doentes. O prolongamento PR pode ser causado por medicamentos, como digitálico, betabloqueadores ou bloqueadores dos canais de cálcio; DAC; diversas doenças infecciosas; e lesões congênitas. O BAV de primeiro grau não tem consequência hemodinâmica, mas deve ser observado como um indicador de um distúrbio potencial do sistema de condução AV. O BAV de primeiro grau pode progredir para o BAV de segundo ou terceiro grau.

Nenhum tratamento está indicado para o BAV de primeiro grau. O intervalo PR deve ser rigorosamente monitorado, observando quanto a um futuro bloqueio. A possibilidade de um efeito medicamentoso também deve ser avaliada.

Bloqueio atrioventricular de segundo grau | Mobitz I (Wenckebach)

O bloqueio Mobitz do tipo I (Wenckebach) ocorre quando a condução AV é progressivamente retardada em cada impulso sinusal até que, por fim, o impulso é totalmente impedido de alcançar os ventrículos. Depois, o ciclo se repete (ver Figura 17.29 B). Dos dois tipos de BAV do segundo grau, Mobitz I (Wenckebach) e Mobitz II, o tipo I ocorre com maior frequência.

No traçado do ECG, as ondas P estão presentes e se relacionam com o complexo QRS em um padrão cíclico. O intervalo PR aumenta progressivamente, a cada batimento, até um complexo QRS não ser conduzido. O complexo QRS apresenta a mesma configuração durante todo o ritmo subjacente.

Comumente, um bloqueio Mobitz do tipo I está associado ao bloqueio acima do feixe de His. Por conseguinte, qualquer medicamento ou processo patológico que afete o nodo AV, como digitálico, miocardite ou um IAM de parede inferior, pode produzir esse tipo de BAV de segundo grau.

Os pacientes com BAV de segundo grau Mobitz do tipo I raramente são sintomáticos porque a frequência ventricular geralmente é adequada. Com frequência, o bloqueio de Wenckebach é temporário e, quando progride para um BAV de terceiro grau, um marca-passo juncional a uma frequência de 40 a 60 bpm geralmente assume a estimulação dos ventrículos. Nenhum tratamento é necessário para esse ritmo, exceto interromper o medicamento se ele for o agente agressor. O paciente deve ser monitorado quanto à progressão adicional do bloqueio.

Bloqueio atrioventricular de segundo grau | Mobitz II

O bloqueio Mobitz do tipo II é descrito como um bloqueio intermitente na condução AV, em geral no feixe de His ou abaixo dele. O bloqueio Mobitz do tipo II caracteriza-se por um intervalo PR fixo, quando a condução AV estiver presente, e uma onda P não conduzida, quando ocorrer o bloqueio (ver Figura 17.29 C). Esse bloqueio na condução pode ocorrer ocasionalmente ou ser repetitivo com um padrão de condução de 2:1, 3:1 ou mesmo 4:1. Como não há distúrbio no nodo sinusal, o intervalo PP é regular. Com frequência, há bloqueio do ramo (BR) acompanhante, de modo que o complexo QRS pode ser amplo.

Um padrão Mobitz do tipo II é observado no quadro de um IAM de parede anterior e várias doenças do tecido de condução, como a doença fibrótica. O bloqueio Mobitz do tipo II é potencialmente mais perigoso que o BAV do tipo I. Com frequência,

o bloqueio Mobitz do tipo II é permanente, e pode deteriorar-se rapidamente para o BAV de terceiro grau com uma resposta ventricular lenta de 20 a 40 bpm.

São necessários monitoramento e observação constantes para a progressão do BAV de terceiro grau. Podem ser necessários medicamentos, como a atropina ou o isoproterenol, ou o marca-passo cardíaco quando um paciente se torna sintomático ou quando o bloqueio ocorre no quadro de um IAM de parede anterior. Com frequência, o marca-passo permanente está indicado para o tratamento prolongado.

Bloqueio atrioventricular de terceiro grau (completo)

No BAV de terceiro grau ou completo, o nodo sinusal continua a despolarizar normalmente, mas os impulsos não alcançam os ventrículos (ver Figura 17.29 D). Os ventrículos são estimulados a partir de células marca-passo de escape, quer na junção (a uma frequência de 40 a 60 bpm), quer nos ventrículos (a uma frequência de 20 a 40 bpm), dependendo do nível do bloqueio AV.

No traçado do ECG, as ondas P e os complexos QRS estão ambos presentes, mas não há relação entre os dois. Por conseguinte, o BAV completo é considerado uma forma de dissociação AV. Os intervalos PP e RR são regulares, mas o intervalo PR é variável. Se um marca-passo juncional comanda os ventrículos, o complexo QRS é estreito. Um local de marca-passo mais baixo nos ventrículos produz um complexo QRS longo.

As causas do BAV completo são as mesmas dos graus menores de BAV. O BAV completo é, com frequência, mal tolerado. A frequência e a confiança do marca-passo ventricular dependem de sua localização. Se o ritmo de escape for de origem ventricular, a frequência é lenta e o local do marca-passo não é confiável. O paciente pode estar sintomático por causa de um DC baixo. Um local de marca-passo alto no feixe de His pode proporcionar frequência adequada e é mais confiável. O paciente pode permanecer assintomático quando o ritmo de escape suportar um DC normal.

Uma guia de marca-passo temporário geralmente é inserida de imediato, e, quando o paciente estiver estabilizado, será implantado um marca-passo permanente.

Eletrocardiograma de 12 derivações

Conforme descrito previamente, o ECG fornece 12 visualizações elétricas do coração. As três primeiras visualizações elétricas são proporcionadas pelas derivações padrão I, II e III. As três visualizações elétricas seguintes são propiciadas pelas derivações aumentadas, aVR, aVL e aVF. As derivações padrão e aumentadas são referidas como as derivações de membros e proporcionam visão do plano vertical. As seis visualizações elétricas remanescentes do coração, as derivações precordiais, as derivações torácicas ou as derivações V, V_1 a V_6, proporcionam uma visualização do plano horizontal do coração (Figura 17.30).

No ECG de 12 derivações padrão, a onda P, representando a despolarização atrial, é em geral para cima e arredondada. Cada componente do complexo QRS (despolarização ventricular) é analisado em separado. A onda Q, a deflexão inicial para baixo do complexo QRS, deve estar ausente ou ser pequena. O componente R é a porção superior mais alta do complexo QRS nas derivações de membro, exceto em aVR. Nas derivações

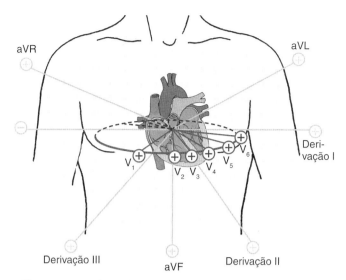

Figura 17.30 Visualizações eletrocardiográficas do coração.

precordiais, a onda R começa como uma pequena onda em V_1 e progride gradualmente até uma onda alta em V_6. A onda S, a deflexão para baixo depois da onda R, é pequena ou ausente nas derivações dos membros. A onda S começa como uma onda profunda em V_1 e desaparece gradualmente até V_6 nas derivações precordiais. O segmento ST é isoelétrico, porém pode estar discretamente elevado em V_1 a V_3. A onda T, representando a repolarização ventricular, é em geral para cima, embora várias configurações possam ser normais. A Tabela 17.13 resume o ECG de 12 derivações padrão.

O ECG de 12 derivações pode ser útil na determinação do eixo elétrico do coração e na detecção de anormalidades que exigem mais de uma visualização elétrica. Essas anormalidades incluem o BR; o aumento atrial ou ventricular; e padrões de isquemia, lesão ou infarto.

Eixo elétrico

O eixo elétrico refere-se à direção geral da onda de excitação à medida que ela se move através do coração. No coração normal, o fluxo das forças elétricas origina-se no nodo SA, espalha-se por todo o tecido atrial, atravessa o nodo AV e move-se através dos ventrículos. Esse fluxo de forças normalmente é para baixo e para a esquerda, um padrão conhecido como eixo normal.

Os ventrículos constituem a maior massa muscular do coração e, portanto, fazem a contribuição mais significativa para a determinação da direção do fluxo das forças no coração. Por esse motivo, o complexo QRS é examinado quando se decide sobre o eixo elétrico.

Uma maneira rápida de estimar o eixo do coração consiste em examinar a direção do complexo QRS nas derivações I e aVF (Figura 17.31). Um complexo QRS que é principalmente para cima nessas duas derivações representa um eixo normal. Um complexo QRS que é para cima na derivação I e para baixo na derivação aVF representa o desvio do eixo para a esquerda. Um complexo QRS que é para baixo na derivação I e para cima na derivação aVF representa o desvio do eixo para a direita. Um complexo QRS que é para baixo nas derivações I e aVF é incomum e representa eixo indeterminado.

Tabela 17.13 O eletrocardiograma de 12 derivações padrão.

Derivação	P	Q	R	S	ST	T
I	Positiva	Pequena, 0,04 s, ou nenhuma	Dominante	< R ou nenhuma	Isoelétrica. +1 a −0,5 mm	Positiva
II	Positiva	Pequena ou nenhuma	Dominante	< R ou nenhuma	+1 a −0,5 mm	Positiva
III	Positiva Plana Bifásica Invertida	Pequena ou nenhuma	Nenhuma a dominante	Nenhuma a dominante	+1 a −0,5 mm	Positiva Plana Bifásica Invertida
aVR	Invertida	Pequena, nenhuma ou grande	Pequena ou nenhuma	Dominante	+1 a −0,5 mm	Invertida
aVL	Positiva Plana Bifásica Invertida	Pequena, nenhuma ou grande	Pequena, nenhuma ou dominante	Pequena, nenhuma ou dominante	+1 a −0,5 mm	Positiva Plana Bifásica Invertida
aVF	Positiva Plana Bifásica Invertida	Pequena ou nenhuma	Pequena, nenhuma ou dominante	Nenhuma ou dominante	+1 a −0,5 mm	Positiva
V_1	Positiva Plana Bifásica	Nenhuma Pode ser QS	Pequena	Profunda	0 a +3 mm	Invertida Plana Positiva Bifásica
V_2	Positiva	Nenhuma			0 a +3 mm	Positiva Bifásica Invertida
V_3	Positiva	Pequena ou nenhuma			0 a +3 mm	Positiva
V_4	Positiva	Pequena ou nenhuma			+1 a −0,5 mm	Positiva
V_5	Positiva	Pequena			+1 a −0,5 mm	Positiva
V_6	Positiva	Pequena	Alta	Pequena ou nenhuma	+1 a −0,5 mm	Positiva

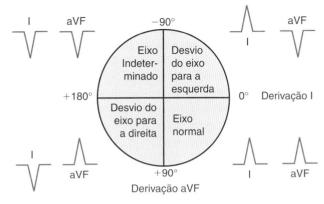

Figura 17.31 Determinação do eixo elétrico. Para determinar o eixo do coração, examine a direção do complexo QRS nas derivações I e aVF.

A direção do fluxo das forças no coração pode mudar em consequência de um desvio anatômico do coração na parede torácica. Um desvio anatômico pode acontecer nos pacientes muito obesos ou naqueles com grandes tumores abdominais ou ascite abdominal. O desvio do eixo para a esquerda pode ser causado por BRE, aumento ventricular esquerdo ou IAM de parede inferior. O desvio do eixo para a direita pode ser causado por BRD, aumento ventricular direito ou um IAM de parede anterior.

Os pacientes com um desvio de eixo estão assintomáticos. A única maneira com que um desvio do eixo pode ser detectado é por um ECG de 12 derivações. Em geral, o desvio de eixo representa alguma anormalidade subjacente, e o tratamento é direcionado para a causa subjacente.

Bloqueio de ramo

O BR se desenvolve quando há um bloqueio funcional ou patológico em um dos ramos principais do sistema de condução intraventricular. Quando a condução através de um feixe é bloqueada, o impulso viaja ao longo do feixe sadio e ativa normalmente um ventrículo. O impulso é retardado até alcançar o outro ventrículo porque ele viaja fora das fibras de condução normais. Os ventrículos direito e esquerdo são, então, despolarizados sequencialmente, e não simultaneamente. A ativação anormal produz um complexo QRS longo, representando o tempo aumentado de que a despolarização ventricular necessita (Figura 17.32). O amplo complexo QRS apresenta dois picos (RSR'), indicando que a despolarização dos dois ventrículos não foi simultânea.

Um BRD e um BRE são diagnosticados em um ECG de 12 derivações, mas também podem ser identificados no monitor à beira do leito, empregando um traçado V_1 ou DTM_1 e um traçado V_6 ou DTM_6 (ver a seção "Monitoramento eletrocardiográfico" para a descrição da seleção da derivação). Para identificar a presença de um BR, a duração do complexo QRS deve estar prolongada para 0,12 segundo ou mais, representando o retardo na condução através dos ventrículos. Um BRD altera a configuração do complexo QRS nas derivações torácicas direitas, V_1 e V_2. Normalmente, essas derivações apresentam uma configuração de uma pequena onda R com pico único e onda S profunda. Com um BRD, a despolarização do ventrículo direito é retardada, e o padrão do ECG se modifica. Um BRD é evidenciado por uma configuração de RSR' em V_1. Se o pico inicial do complexo QRS for menor que o segundo pico, o padrão seria descrito como rSR'. Um "r" é utilizado para descrever o primeiro pico menor, e um "R" é empregado para descrever o segundo pico mais alto. Da mesma forma, se o pico inicial do complexo QRS for mais elevado que o segundo, o padrão é descrito como um RSr'. Sempre que a despolarização ventricular for anormal, o mesmo acontece com a repolarização ventricular. Em consequência, as anormalidades do segmento ST e da onda T podem ser observadas nas derivações V_1 e V_2 para os pacientes com um BRD.

Um BRE modifica o padrão I aVL do complexo QRS e as derivações torácicas à esquerda, V_5 e V_6. Normalmente, essas derivações apresentam uma onda R alta, com pico único e uma onda S pequena ou ausente. Em lugar disso, observa-se o padrão RSR' com pico duplo. Ademais, V_1 mostra uma pequena onda R com uma onda S alargada, indicando a condução retardada através dos ventrículos. Como o BRD, os segmentos ST e as ondas T podem ser anormais nas derivações torácicas V_5 e V_6 à esquerda quando o paciente apresenta um BRE (ver Figura 17.32).

As causas mais comuns de BR são IAM, hipertensão, insuficiência cardíaca e miocardiopatia. O BRD pode ser encontrado em indivíduos saudáveis sem evidência clínica de cardiopatia. As lesões congênitas que envolvem o septo e a hipertrofia ventricular direita são as outras causas de BRD. Em geral, o BRE está associado a algum tipo de cardiopatia subjacente. A DCV crônica no paciente idoso é uma causa comum de BRE.

O BR significa a doença subjacente do sistema de condução intraventricular. Os pacientes devem ser monitorados quanto ao envolvimento de outros feixes ou fascículos ou quanto à progressão até o BAV completo. A progressão do bloqueio pode ser muito lenta ou rápida, dependendo da causa subjacente. Um BRE de início recente, em conjunto com um IAM, está associado a uma taxa de mortalidade mais elevada.

A cardiopatia subjacente determina o tratamento e o prognóstico. Os pacientes com IAM e BR de início recente são rigorosamente monitorados quanto à progressão para um tipo de BAV completo. Um marca-passo temporário pode ser inserido.[22]

Padrões de aumento

O aumento de um compartimento cardíaco pode envolver hipertrofia do músculo e/ou dilatação do compartimento. As causas mais comuns incluem o bombeamento por um período prolongado contra altas pressões ou o bombeamento por um período prolongado para mover o sangue através de valvas estreitadas. O eletrocardiograma não constitui um instrumento diagnóstico ideal para determinar a causa do aumento. O ecocardiograma é mais valioso para determinar se o aumento é o resultado de hipertrofia ou dilatação. A terminologia empregada para descrever os padrões de aumento no ECG pode ser confusa. O termo hipertrofia ventricular é comumente empregado porque a hipertrofia é a causa mais frequente do padrão de aumento nos ventrículos. Os termos genéricos anormalidade atrial e aumento atrial são frequentemente utilizados em lugar dos termos específicos hipertrofia atrial ou dilatação atrial, porque as alterações atriais no ECG podem resultar de inúmeras causas, incluindo dilatação atrial, hipertrofia ou outras condições.[23,24] (Ver Figura 17.33 como comparação.)

Capítulo 17 Avaliação do Paciente | Sistema Cardiovascular **241**

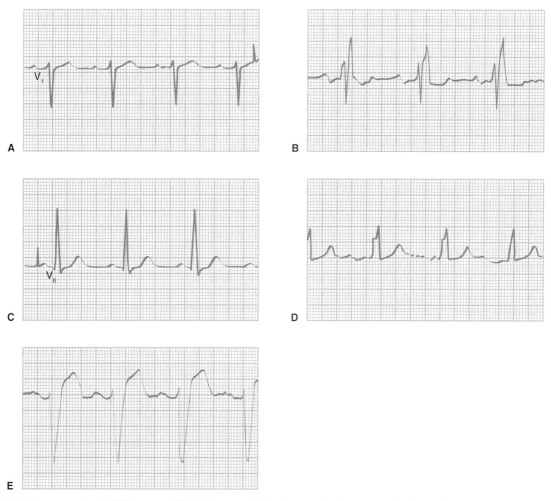

Figura 17.32 Comparação do BRD *versus* BRE. **A.** Um traçado de V_1 normal. Observe a onda R estreita e pequena e a onda S estreita e profunda. **B.** Traçado de V_1 mostrando o amplo complexo QRS e a onda R de pico duplo, indicando um BRD. **C.** Um traçado de V_6 normal. Observe a onda R alta e estreita e a onda S ausente. **D.** Um traçado de V_6 mostrando o amplo complexo QRS e a onda R de pico duplo, indicando um BRE. **E.** Um traçado de V_1. Observe a onda R pequena e estreita e a onda S profunda e ampla, indicando um BRE.

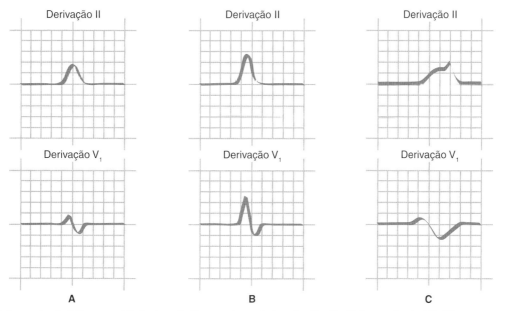

Figura 17.33 Aumento de AD *versus* AE. **A.** A onda P normal nas derivações II e V_1. **B.** Aumento de AD. Observe a maior amplitude do componente atrial direito inicial da onda P em V_1 e a onda P alta e pontiaguda na derivação II. **C.** Aumento de AE. Observe que o final da onda P aponta para baixo e a maior duração da onda P em V_1 e a ampla onda P incisada na derivação II.

242 **Parte 5** Sistema Cardiovascular

■ Anormalidade atrial direita

Quando os átrios aumentam, as alterações são observadas na onda P, porque a onda P representa a despolarização atrial. A anormalidade AD é observada no ECG pela presença de ondas P altas e pontiagudas nas derivações II, III e aVF. A onda P em V_1 pode mostrar uma onda bifásica com uma elevação inicial maior que a descendente (Figura 17.33 B).

É mais provável que o átrio direito aumente em consequência das pressões criadas pelas causas pulmonares, como hipertensão pulmonar e doença pulmonar obstrutiva crônica. Por esse motivo, a anormalidade AD costuma ser referida como um P pulmonar. A anormalidade AD está frequentemente associada à hipertrofia ventricular direita.

O tratamento é dirigido para a causa subjacente. Com frequência, no entanto, a causa subjacente pode ser uma condição crônica que não pode ser curada.

■ Anormalidade atrial esquerda

A anormalidade atrial esquerda é observada no ECG pela presença de ondas P largas e incisadas nas derivações I, II e aVL. A onda P em V_1 pode mostrar uma onda bifásica com uma descendente terminal que é maior que a elevação inicial (ver Figura 17.33 C).

É mais provável que o átrio esquerdo aumente por causa das maiores pressões criadas na tentativa de bombear o sangue pela valva mitral estenótica. Por esse motivo, a anormalidade AE é frequentemente referida como P mitral. Quando um padrão de anormalidade AE é observado no ECG, o paciente deve ser avaliado quanto à presença da estenose mitral. Um ecocardiograma é um valioso instrumento diagnóstico, além da ausculta cardíaca. O tratamento é direcionado para a causa subjacente. Pode ser necessária a substituição valvar.

■ Hipertrofia ventricular direita

A hipertrofia ventricular direita (HVD) pode existir sem evidência clara no ECG porque o ventrículo esquerdo normalmente é maior que o direito e pode mascarar as alterações no tamanho do ventrículo direito. A evidência no ECG sugestiva de HVD inclui o aumento AD e o desvio do eixo para a direita. Além disso, o padrão do complexo QRS normal nas derivações precordiais é revertido. Normalmente, as ondas R são pequenas em V_1 e crescem gradualmente até V_6. Com a HVD, a onda R é alta em V_1 e progride para o tamanho pequeno até V_6. As ondas S precordiais persistem em lugar de desaparecerem gradualmente.

É mais provável que a presença da HVD seja um indicador de uma condição pulmonar crônica, mais provavelmente doença pulmonar obstrutiva crônica, hipertensão pulmonar ou estenose pulmonar. Em geral, o aumento AD é observado com uma HVD acompanhante. O tratamento é dirigido para a doença pulmonar subjacente.

■ Hipertrofia ventricular esquerda

Existem inúmeros critérios para a detecção da HVE no ECG. O critério mais simples envolve lembrar do número "35". A HVE é determinada adicionando-se a onda S mais profunda em V_1 ou V_2 à onda R mais alta em V_5 ou V_6. Se o somatório for igual ou superior a 35 mm e o paciente tiver mais de 35 anos de idade, suspeita-se de HVE. Além disso, pode haver alterações no segmento ST, as ondas T em V_5 e V_6 podem estar envolvidas de forma assimétrica, e é provável o desvio do eixo para a esquerda.

Mais provavelmente, a HVE é o resultado da hipertensão sistêmica crônica, um problema cardiovascular crônico ou estenose aórtica. A HVE pode resultar em um deslocamento do PIM quando se palpa o pulso apical. O tratamento da HVE é direcionado para a condição subjacente.

Padrões de isquemia, lesão e infarto

O ECG de 12 derivações pode ser muito útil na detecção da evidência de isquemia, lesão ou infarto do miocárdio. A isquemia é observada no ECG por depressões do segmento ST e por inversões da onda T. Os padrões agudos de lesão são percebidos pelas elevações do segmento ST. A presença de ondas Q significativas indica um IAM. Para uma discussão mais detalhada dos padrões de isquemia, lesão e infarto, ver Capítulo 21.

Efeitos das anormalidades dos eletrólitos séricos sobre o eletrocardiograma

A manutenção do equilíbrio hidreletrolítico adequado assume alta prioridade no cuidado aos pacientes em qualquer UTI clínica, cirúrgica ou coronária. Os pacientes tratados para doenças renais ou DCV são particularmente vulneráveis a distúrbios eletrolíticos. A cura pode ser bem pior que a doença se as anormalidades eletrolíticas passarem despercebidas ou forem ignoradas, porque elas são frequentemente causadas pelo tratamento, e não pela própria doença.

A diurese pode provocar, de forma muito rápida, importantes deslocamentos nos eletrólitos. Certamente, é bem conhecida a queda insidiosa frequente dos níveis séricos de potássio no paciente com cardiopatia que vem recebendo digitálico e, em seguida, começa com o diurético. Os diuréticos também são frequentemente utilizados como parte da conduta médica para o controle da hipertensão. Qualquer adição, deleção ou alteração na terapia diurética exige rigoroso monitoramento dos eletrólitos séricos. Uma história de qualquer um desses problemas deve alertar a enfermeira para verificar os eletrólitos séricos do paciente em uma base contínua.

O potássio e o cálcio são provavelmente os dois eletrólitos mais importantes envolvidos no funcionamento adequado do coração. Por causa de seus efeitos sobre o impulso elétrico no coração, um excesso ou insuficiência de qualquer um desses eletrólitos frequentemente provoca alterações no ECG (Tabela 17.14). A enfermeira que é consciente e capaz de reconhecer essas alterações pode bem suspeitar de anormalidades eletrolíticas antes que os achados laboratoriais ou sintomas clínicos apareçam e que ocorram arritmias perigosas.

No entanto, é necessário lembrar que, assim como um paciente que sofre um IAM pode não apresentar dor torácica, o paciente com anormalidades eletrolíticas pode não exibir nenhuma das alterações do ECG descritas nas seções seguintes. As manifestações do ECG são valiosas principalmente para levantar a suspeita de anormalidades eletrolíticas. Contudo, nenhuma delas sequer ajuda a confirmar o diagnóstico.

Tabela 17.14 Alterações eletrocardiográficas associadas a distúrbios eletrolíticos.

Distúrbios eletrolíticos	Alteração eletrocardiográfica	Possível arritmia associada com o distúrbio eletrolítico
Hiperpotassemia	Ondas T altas, estreitas, apiculadas; ondas P achatadas e largas; alargamento do complexo QRS	Bradicardia sinusal; bloqueio SA; ritmo juncional; ritmo idioventricular; TV; FV
Hipopotassemia	Ondas U proeminentes; depressão do segmento ST; achatamento ou inversão da onda T	Batimentos ventriculares prematuros; TSV; TV; FV
Hipercalcemia	Intervalo QT encurtado	CVP
Hipocalcemia	Intervalo QT prolongado; inversão ou achatamento da onda T	TV

Potássio

O potássio é o principal cátion intracelular encontrado no organismo. Dentro da célula cardíaca, o potássio é importante para a repolarização e para manter um estado polarizado estável.

Hiperpotassemia

O sinal mais precoce de hiperpotassemia no ECG é uma alteração na onda T. Comumente, ela é descrita como tendo a aparência alta, estreita e apiculada (Figura 17.34). À medida que o nível sérico de potássio aumenta, a amplitude da onda P diminui e o intervalo PR é prolongado. Ocorre assistolia atrial, juntamente com um alargamento do complexo QRS. Em níveis de potássio altos, quase letais, o complexo QRS alargado mistura-se com a onda T e começa a se assemelhar a uma onda sinusoidal. Diversas arritmias podem acontecer durante esse período, com a progressão para FV e assistolia. Clinicamente, as alterações descritas nas ondas T começam a aparecer em níveis séricos de 6 a 7 mEq/ℓ, e o alargamento do complexo QRS é observado em níveis séricos de 8 a 9 mEq/ℓ. O tratamento vigoroso deve ser instituído para reverter a condição nesse ponto, porque a morte súbita pode acontecer em qualquer momento depois que esses níveis são alcançados.

As alterações do ECG na hiperpotassemia também podem estar associadas a outras condições. As ondas T altas e apiculadas podem ser um achado normal ou podem acontecer nos estágios iniciais do IAM. O alargamento do complexo QRS pode ser observado com a intoxicação por quinidina e procainamida.

Hipopotassemia

A hipopotassemia está associada ao aparecimento das ondas U. Embora a presença de ondas U possa ser normal, em muitos indivíduos essas ondas também podem ser um sinal precoce de hipopotassemia (Figura 17.35). Em geral facilmente reconhecida (mais bem observada na derivação V_3), uma onda U pode invadir a onda T precedente e passar despercebida. A onda T pode parecer incisada ou prolongada quando está ocultando a onda U, conferindo o aspecto de um intervalo QT prolongado. Com a depleção aumentada de potássio, a onda U pode tornar-se mais proeminente à medida

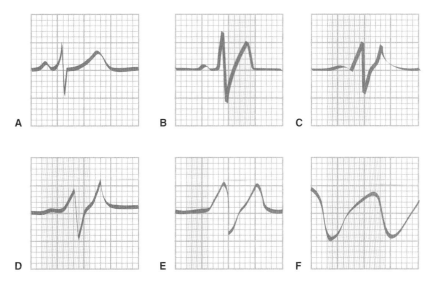

Figura 17.34 O efeito da hiperpotassemia em um ECG. **A.** Essa forma de onda é produzida quando o nível sérico de potássio está dentro da faixa de normalidade – em geral considerada de 3,5 a 5 mEq/ℓ. **B.** Quando o nível sérico de potássio se eleva acima de 5,5 mEq/ℓ, a onda T começa a se mostrar apiculada (ver área sombreada). A onda P e o complexo QRS são normais. **C.** Quando o nível de potássio excede 6,5 mEq/ℓ, a onda P fica mais larga e sua amplitude cai. O complexo QRS também se alarga (ver área sombreada) à medida que diminui a velocidade de condução intraventricular. **D.** Quando o nível de potássio alcança 10 mEq/ℓ, a onda P torna-se quase indistinta; o complexo QRS fica indistinto e alargado (ver área sombreada). **E.** Quando o nível de potássio varia de 10 a 12 mEq/ℓ, a onda P é indetectável (ver área sombreada), porque os átrios não estão mais excitáveis. **F.** Quando o nível de potássio excede 12 mEq/ℓ, o complexo QRS não é mais identificável. As ondas são conhecidas como ondas sinusoides (ver áreas sombreadas). A fibrilação ventricular e a parada cardíaca sobrevêm. (De Springhouse: ECG Interpretation: Clinical Skillbuilders. Springhouse, PA, Springhouse Pub Co, 1990, p 113.)

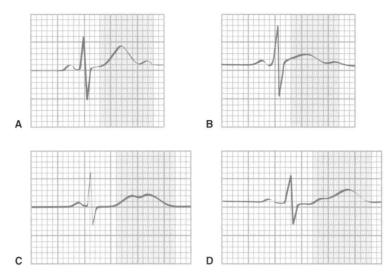

Figura 17.35 O efeito da hipopotassemia em um ECG. **A.** Quando o nível de potássio é normal – comumente considerado de 3,5 a 5 mEq/ℓ –, a onda T é muito mais alta que a onda U (*ver área sombreada*). **B.** Quando o nível de potássio cai para 3 mEq/ℓ, a onda T e a onda U têm quase a mesma altura (*ver área sombreada*). **C.** Quando o nível de potássio cai para 2 mEq/ℓ, a onda U começa a se elevar acima da onda T (*ver área sombreada*). **D.** À medida que o nível de potássio alcança 1 mEq/ℓ, a onda U começa a se assemelhar a uma onda T (*ver área sombreada*). A duração do intervalo QT permanece idêntica, mas não pode ser medida porque as duas ondas estão se fundindo. (De Springhouse: ECG Interpretation: Clinical Skillbuilders. Springhouse, PA: Springhouse Pub Co, 1990, p 114.)

que a onda T fica menos evidente. A onda T fica achatada e pode, até mesmo, inverter-se. O segmento ST tende a ficar deprimido, assemelhando-se um pouco aos efeitos dos digitálicos sobre o ECG. Apenas em níveis séricos mais baixos é que existe razoável correlação entre as alterações do ECG e as concentrações séricas de potássio.

As alterações observadas na hipopotassemia também são observadas em outras condições. A onda U pode estar acentuada em associação com digitálico, HVE e bradicardia.

A hipopotassemia não tratada aumenta a instabilidade na célula miocárdica. Os batimentos ventriculares prematuros são a manifestação mais comum desse distúrbio, mas podem ocorrer arritmias supraventriculares, problemas de condução e, mais adiante, TV e FV. A hipopotassemia também aumenta a sensibilidade do coração ao digitálico e suas arritmias acompanhantes, mesmo em níveis séricos normais. A gravidade da arritmia associada à hipopotassemia requer o reconhecimento precoce desse problema.

Cálcio

Como o potássio, o cálcio é importante na função cardíaca normal. É essencial para o início e a propagação dos impulsos elétricos e para a contratilidade miocárdica. Níveis anormais de cálcio não são comumente observados, a menos que estejam associados a uma doença subjacente, e, por conseguinte, não são tão comuns quanto as anormalidades do potássio sérico.

Hipercalcemia

Em um ECG, o principal achado associado à hipercalcemia é o encurtamento do intervalo QT (Figura 17.36). Como o complexo QRS e a onda T comumente não são afetados por alterações nos níveis séricos de cálcio, o intervalo QT encurtado é uma consequência do encurtamento do segmento ST. O encurtamento do intervalo QT também é observado nos pacientes que tomam digitálico. Além disso, a depressão do segmento ST ocorre ocasionalmente, e pode ser percebida a inversão da onda T.

Hipocalcemia

Em um ECG, os baixos níveis séricos de cálcio prolongam o intervalo QT por causa de um alongamento do segmento ST (ver Figura 17.36). A própria onda T não é prolongada, mas pode estar invertida em alguns casos. O prolongamento do intervalo QT na hipocalcemia não deve ser confundido com um intervalo QTU prolongado observado na hipopotassemia. Nos pacientes com insuficiência renal crônica, a hipocalcemia pode estar associada a níveis de potássio diminuídos.

O prolongamento do intervalo QT também pode ser notado na doença vascular cerebral e depois da parada cardíaca. Vários agentes antiarrítmicos produzem intervalos QT prolongados, e sempre devem ser considerados quando se avalia um ECG para alterações hipocalcêmicas.

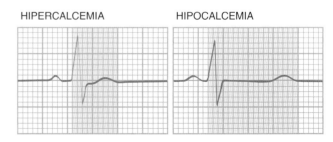

Figura 17.36 Os efeitos da hipercalcemia e da hipocalcemia em um ECG. As alterações nos níveis séricos de cálcio são refletidas na fase 2 do potencial de ação. A hipercalcemia encurta o intervalo QT, enquanto a hipocalcemia o alonga (*ver áreas sombreadas*). (De Springhouse: ECG Interpretation: Clinical Skillbuilders. Springhouse, PA: Springhouse Pub Co, 1990, p 115.)

Monitoramento hemodinâmico

O monitoramento hemodinâmico é um meio para avaliar o volume intracardíaco e intravascular, pressões e a função cardíaca. Os propósitos do monitoramento hemodinâmico consistem em auxiliar o diagnóstico de diversos distúrbios cardiovasculares, orientar as terapias e avaliar a resposta à terapia.

Como a meta primária do tratamento de um paciente gravemente doente consiste em garantir a oxigenação adequada dos tecidos e órgãos, as indicações para o monitoramento hemodinâmico incluem as condições em que o DC é insuficiente para liberar o oxigênio para as células devido às alterações no volume intravascular (pré-carga), alterações na resistência vascular (pós-carga) ou alterações na contratilidade miocárdica. O monitoramento hemodinâmico pode estar indicado como um mecanismo para avaliar o equilíbrio entre o aporte (liberação de oxigênio) e a demanda de oxigênio conforme avaliado pela medição do consumo de oxigênio ou da saturação venosa de oxigênio. Os determinantes do DC, liberação de oxigênio e utilização de oxigênio são discutidos em detalhes na última parte desta seção e nos Capítulos 16, 23 e 54.

Os pacientes em choque cardiogênico, insuficiência cardíaca grave, sepse grave ou choque séptico, disfunção de múltiplos sistemas orgânicos ou síndrome de angústia respiratória aguda, ou aqueles que se submeteram a cirurgia cardíaca, são exemplos de candidatos para o monitoramento hemodinâmico invasivo ou minimamente invasivo. Além disso, atualmente a tecnologia hemodinâmica não invasiva propicia aos médicos a capacidade de avaliar o desempenho cardiovascular nas áreas externas à área de cuidados críticos e no quadro ambulatorial.

Para incorporar os dados hemodinâmicos no cuidado ao paciente criticamente doente, a enfermeira deve compreender o seguinte:

- Anatomia e fisiologia cardiopulmonares
- Componentes do sistema de monitoramento para medir as pressões intracardíaca e vascular, bem como o DC
- Justificativas para as intervenções direcionadas no sentido de aumentar o DC, a liberação de oxigênio e o consumo de oxigênio; complicações potenciais da utilização de oxigênio
- Diferenciação entre as alterações fisiológicas e os problemas mecânicos ou do sistema de monitoramento.

Sistema de monitoramento de pressão

O equipamento básico necessário para medir as pressões hemodinâmicas inclui um cateter oco, um sistema de monitoramento cheio de líquido ou solução de lavagem, o equipo com câmara de gotejamento, o equipo não complacente, torneiras, um dispositivo de lavagem, um ou mais transdutores, um monitor que amplifica e mostra as pressões e as formas de onda (Figura 17.37). As pressões do espaço intravascular ou dos compartimentos cardíacos são transmitidas através do cateter e do líquido no equipo de pressão não complacente para o transdutor de pressão, o qual converte então o sinal fisiológico do paciente em um sinal elétrico. Os transdutores são em geral descartáveis e pré-calibrados, sendo embalados em um sistema de pressão. Em seguida, o monitor converte o sinal elétrico gerado pelo transdutor em um traçado de pressão e em valor digital. Em geral, os sistemas de monitoramento à beira do leito

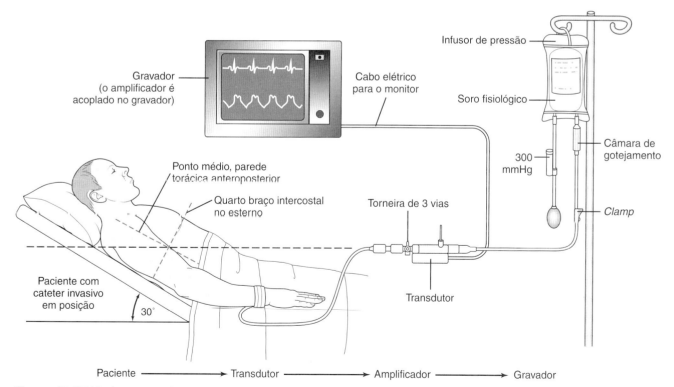

Figura 17.37 Monitoramento de pressão invasiva. Um cateter de demora é ligado pelo equipo de pressão a um transdutor. O transdutor é conectado a um amplificador/monitor que demonstra visualmente uma forma de onda e os valores das pressões sistólica, diastólica e média. O sistema é composto de uma solução de lavagem sob pressão, um dispositivo de lavagem contínua e uma série de torneiras. Tipicamente, a torneira mais próxima ao local de acesso é empregada para a coleta de amostras de sangue arterial, e a torneira localizada mais próximo do transdutor é usada para o processo de zeragem.

permitem visualizar várias leituras digitais de pressão e formas de onda ao mesmo tempo. Os monitores também incluem mecanismos para categorizar, inclusive com cores, a localização das formas de onda, estabelecer ou ajustar os alarmes, traçar o tamanho da escala e zerar o sistema.

Usar uma solução de lavagem contínua mantém um sistema de pressão permeável. A solução de lavagem é, tipicamente, o soro fisiológico normal ou o soro glicosado (SG5%) e pode ser heparinizado. A bolsa de solução é colocada em uma bolsa de infusão ou dispositivo de pressão contínua para exercer uma pressão de aproximadamente 300 mmHg. Isto mantém uma pressão constante através do restritor no sistema e dispositivo de lavagem. Um fluxo contínuo de aproximadamente 3 a 5 mℓ/hora impede o refluxo de sangue através do cateter e equipo, mantendo, assim, a permeabilidade do sistema e a transmissão exata das pressões. O sistema é lavado manualmente ao se ativar o dispositivo de lavagem.

Otimização do sistema de monitoramento de pressão

Um sistema de monitoramento de pressão ótimo é aquele que reproduz com exatidão os sinais fisiológicos transmitidos através dele. Para o uso ótimo de sistemas de monitoramento invasivo, é essencial garantir a exatidão dos registros de pressão e da demonstração da forma de onda. Os fatores técnicos ou mecânicos podem produzir pressões erroneamente altas ou baixas e formas de onda alteradas. Antes de determinar se as pressões anormais são um resultado da fisiologia alterada ou uma resposta às intervenções, a enfermeira avalia o sistema para determinar se as pressões registradas são exatas. A Tabela 17.15 descreve as causas dos fatores técnicos que afetam o monitoramento da pressão invasiva e as técnicas de resolução dos problemas. Qualquer impedância entre o paciente e o transdutor, como bolhas de ar, sangue ou torneiras adicionais, pode alterar o sinal e, subsequentemente, as pressões e as formas de onda. Com menos de 300 mmHg no dispositivo de pressão contínua, o equipo IV macio e complacente ou o extensor adicional do equipo de pressão também pode distorcer o sinal até o transdutor. As torneiras, usadas para zerar o transdutor e as amostras de sangue, assim como quaisquer outros conectores, são mantidas em um mínimo. As conexões do tipo Luer-Lok, em lugar de conexões de fechamento por deslizamento, ajudam a preservar a integridade do sistema.

Depois de avaliar os componentes do sistema de pressão para identificar quaisquer problemas mecânicos potenciais, a enfermeira realiza um teste de onda quadrada para determinar a resposta dinâmica do sistema. Além disso, a enfermeira garante o nivelamento apropriado da interface ar-líquido e zera o transdutor para otimizar o sistema.[25–28]

■ Teste de onda quadrada | Teste da resposta dinâmica

Para um exame rápido da resposta dinâmica do sistema à beira do leito, uma simples avaliação pode ser obtida realizando-se um teste de onda quadrada e observando-se as oscilações resultantes.

Tabela 17.15 Solução de problemas | Medições e sistema de monitoramento de pressão.

Problema	Causa	Prevenção	Intervenção
1. Sem forma de onda	Transdutor não se abre para o cateter	Verificar torneiras para a posição adequada	Verificar e corrigir a posição da torneira
	Parâmetros no monitor de cabeceira de leito incorretos ou desligados	Usar o parâmetro correto no monitor de cabeceira de leito	Verificar o parâmetro de escala e montagem do monitor
	Cateter coagulado	Manter fluxo contínuo	Aspirar coágulo sanguíneo
			Não lavar com rapidez nem irrigar com a seringa
	Cabo defeituoso	Usar cabos funcionantes	Verificar a função com o aparelho de checagem do cabo
	Transdutor defeituoso		Verificar a função do transdutor com mercúrio, coluna de água ou aparelho de pressão suplementar
			Mudar transdutor, quando necessário
2. Formas de onda excessivamente amortecidas	Seleção inadequada da escala	Lavar o sistema por gravidade	Mudar para a escala própria
		Remover qualquer bolha de ar	Depurar o ar do sistema
	Bolhas de ar no equipo e próximo ao transdutor	Manter a lavagem contínua; usar solução heparinizada de acordo com o protocolo hospitalar	Na montagem inicial, expelir todo o ar da bolsa da solução de lavagem
	Coágulo sanguíneo ocluindo parcialmente a extremidade do cateter		Aspirar coágulos com seringa Usar solução heparinizada de acordo com a política da instituição
	Migração anterógrada do cateter		Reposicionar o paciente Verificar se há dobras nos cateteres
	Extremidade do cateter ocluída por balão ou parede vascular		Reposicionar ao puxar o cateter para trás enquanto observa as formas de onda
	Extravasamento no sistema de pressão	Apertar todas as conexões e torneiras no conjunto	Apertar todas as conexões e torneiras Mudar componentes defeituosos do sistema, quando necessário
	Bolsa de pressão não insuflada até 300 mmHg	Insuflar ou aplicar pressão no aparelho até 300 mmHg	Reinsuflar a bolsa ou ativar o aparelho Mudar aparelho quando defeituoso

Capítulo 17 Avaliação do Paciente | Sistema Cardiovascular **247**

Tabela 17.15 Solução de problemas | Medições e sistema de monitoramento de pressão. (*Continuação*)

Problema	Causa	Prevenção	Intervenção
3. Formas de onda subamortecidas; em chicote ou circulares	Movimento excessivo do cateter Bolhas de ar no equipo	Corrigir a posição do cateter Usar o tamanho de cateter apropriado para o vaso Eliminar o comprimento excessivo do equipo de pressão Verificar equipo de pressão muito rígido	Tentar posição diferente da extremidade do cateter Eliminar o equipo excessivo Mudar o equipo Eliminar as torneiras excessivas
4. Leituras baixas falsas	Nivelamento da referência zero (transdutor) está muito alto	Verificar periodicamente o nível Nivelar a interface ar-líquido da torneira mais próxima do transdutor com o eixo flebostático	Tornar a nivelar a interface ar-líquido do transdutor com o eixo flebostático
	Zeragem inadequada	Verificar os parâmetros do monitor Observar as formas de onda	Tornar a zerar o aparelho
	Formas de onda excessivamente amortecidas	Realizar teste de onda quadrada	Otimizar o comprimento do equipo de pressão
5. Leituras altas falsas	Nivelamento ou referência zero (transdutor) está muito baixo	Verificar periodicamente o nível Nivelar a interface ar-líquido da torneira mais próxima do transdutor com o eixo flebostático	Tornar a nivelar a interface ar-líquido do transdutor com o eixo flebostático
	Zeragem inadequada	Verificar parâmetros do monitor Observar as formas de onda	Tornar a zerar o monitor
	Formas de onda excessivamente amortecidas	Realizar o teste de onda quadrada	Remover o excesso de comprimento do equipo de pressão
6. Forma de onda de pressão inadequada	Posição incorreta do cateter		Reposicionar o paciente Obter radiografia de tórax Reposicionar o cateter*
	Migração do cateter de AP para dentro da posição mecânica encunhada	Estabelecer cuidadosamente a posição ótima durante o processo de inserção, garantir o uso de 1,25 a 1,5 mℓ de ar para o volume de insuflação adequada do balão para obter um traçado da PAOP	Observar as formas de onda e confirmar com os traçados de inserção iniciais Se o traçado ventricular direito for observado a partir da extremidade distal do cateter de AP, insuflar lentamente o balão para permitir que o cateter de AP "flutue" até a AP Se o traçado da PAOP for observado com o balão desinsuflado, puxar ligeiramente o cateter para trás, enquanto observa as formas de onda Parar de puxar logo que se observar um traçado de AP
7. Sangramento retrógrado no equipo de pressão ou para o transdutor	Conexões frouxas	Garantir que todas as conexões estejam apertadas	Apertar as conexões
	Torneiras não retornadas até a posição adequada	Retornar as torneiras até as posições adequadas	Garantir que as torneiras estão na posição correta
	Bolsa de pressão sem estar a 300 mmHg	Manter 300 mmHg de pressão	Verificar o aparelho de pressão

*O reposicionamento do cateter de AP é em geral feito por um médico ou por uma enfermeira especialista e varia com as políticas do hospital.

A verificação da resposta dinâmica do sistema determina a frequência natural e o coeficiente de amortecimento. Os fatores que afetam a resposta do sistema incluem a frequência natural do próprio sistema, a qualidade do equipo de pressão, o número de torneiras e outros componentes, como os sistemas de amostragem de sangue. As etapas necessárias para medir a frequência natural e o coeficiente de amortecimento com exatidão são complexas e consomem tempo. Outras referências descrevem as etapas para realizar esse processo.[25,26]

Para realizar um teste de onda quadrada, é necessário um dispositivo de lavagem que possa ser ativado e liberado rapidamente. Ativar o dispositivo de lavagem abre o restritor interno e aumenta o fluxo de líquido através do sistema, então a enfermeira observa o monitor na cabeceira do leito para verificar se houve aumento na pressão. A forma de onda eleva-se agudamente e "forma um quadrado" no ápice da escala. Depois que o dispositivo de lavagem é liberado, o restritor se fecha.

A enfermeira observa a forma de onda à medida que ela retorna ao basal, conta o número de oscilações e observa a distância entre elas.

Em um sistema ideal, também chamado de otimamente amortecido, a onda quadrada tem uma elevação vertical reta a partir da linha de base, um componente horizontal reto e acima do monitor, sobretudo, uma descendente vertical reta, de volta para a linha de base, com aproximadamente uma e meia a duas oscilações agudas. A distância entre as oscilações também é curta.[25] A Figura 17.38 mostra uma onda quadrada normal e os exemplos de onda quadrada a partir de sistemas de monitoramento hemodinâmico não otimizados. Os sistemas excessivamente amortecidos produzem pressões sistólicas menores que as reais e perda potencial da identificação da incisura dicrótica. Os sistemas pouco amortecidos produzem pressões sistólicas artificialmente altas e pressões diastólicas baixas artificiais. Ao efetuar um teste de onda quadrada, o

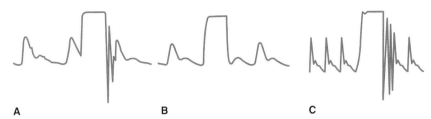

Figura 17.38 As etapas para realizar um teste de onda quadrada incluem o seguinte:

1. Ativar o botão de apertar ou puxar do dispositivo de lavagem.
2. Observar a onda quadrada gerada no monitor na cabeceira do leito.
3. Contar as oscilações depois da onda quadrada.
4. Observar a distância entre as oscilações.
   A. *Sistema otimamente amortecido:* A ativação de um dispositivo de lavagem rápida gera uma elevação vertical aguda, linha horizontal e descendente vertical reta terminando com 1,5 a 2 oscilações próximas entre si antes de retornar para a linha de base.
   B. *Sistema superamortecido:* A ativação do dispositivo de lavagem rápida gera uma elevação e descendente borradas com menos de 1,5 oscilação acima ou abaixo da linha de base. As causas incluem os extravasamentos do sistema, coágulos de sangue ou grandes bolhas de ar no equipo ou no transdutor. As pressões sistólicas mostram-se erroneamente baixas; as pressões diastólicas são lidas ocasionalmente baixas.
   C. *Sistema subamortecido:* A ativação do dispositivo de lavagem rápida gera mais de 2 a 3 oscilações acima e abaixo da linha de base. As causas incluem pequenas bolhas de ar no sistema, equipo de pressão muito rígido e comprimento adicional do equipo. As pressões sistólicas fornecem leituras erroneamente altas; pressões diastólicas fornecem leituras erroneamente baixas.

(Cortesia de Edwards Lifesciences LLC.)

profissional à beira do leito pode avaliar rapidamente se o traçado da forma de onda anormal é uma consequência da fisiologia do paciente ou de um sistema abaixo do ótimo.[25-28]

■ Zerando e nivelando

Depois que se realiza um teste de onda quadrada, o sistema é nivelado até um marco anatômico externo e, em seguida, zerado à pressão atmosférica para garantir o monitoramento exato da pressão. Tipicamente, a torneira mais próxima ao transdutor é usada como a interface ar–líquido para nivelar e zerar; no entanto, qualquer porta de torneira no sistema pode ser usada enquanto ele é nivelado até o eixo flebostático. O eixo flebostático é mais bem descrito como a bissecção do quarto espaço intercostal e o ponto médio do diâmetro anteroposterior do tórax (ver Figura 17.37); ele é frequentemente chamado de ponto de referência zero. Zerar o transdutor é a ação de abertura do sistema de pressão para o ar atmosférico observando uma leitura de zero no monitor na cabeceira do leito. Com a torneira desligada para o paciente e aberta para o ar, termina a influência da pressão hidrostática a partir do sistema de pressão cheio de líquido. As pressões subsequentes registradas no monitor refletem agora aquelas geradas pelo paciente, e não por forças externas. Os fabricantes de monitores de cabeceira de leito variam; contudo, muitos possuem uma chave de função para garantir que o processo de zeragem tenha sido bem-sucedido. Os transdutores descartáveis mais modernos já são produzidos pelos fabricantes com pré-calibração e não necessitam de ajuste para um zero eletrônico. No entanto, o termo "zerar" é empregado quando se faz referência à pressão atmosférica.

Uma vez estabelecido o ponto de referência zero, o tórax do paciente é marcado para garantir a nivelação consistente quando outros profissionais obtêm as leituras de pressão subsequentes. Com o paciente colocado na posição de decúbito dorsal, utiliza-se um nível do tipo usado por carpinteiro ou um dispositivo de nivelação com lúmen *laser* para alinhar a interface ar–líquido com o eixo flebostático. As medições de pressão posteriores são obtidas com o paciente na posição de decúbito dorsal.

Quando o alinhamento da interface ar–líquido se altera depois da nivelação e zeragem iniciais, ocorre um erro inversamente relacionado de aproximadamente 2 mmHg para cada 2,5 cm de desalinhamento. Por exemplo, se o transdutor da interface ar–líquido estiver elevado a partir da nivelação inicial, os valores demonstrados estarão cerca de 2 mmHg mais baixos, e, se diminuído em relação à nivelação inicial, os valores registrados também estarão erroneamente altos.

A cabeceira do leito pode ser elevada em até 60°, desde que a interface ar–líquido seja novamente nivelada depois de qualquer alteração na posição do paciente. Podem ser adotadas as posições de decúbito lateral se a marcação externa for adequadamente identificada. Como alguns pacientes respondem de forma diferente à elevação da cabeceira do leito e às posições de decúbito lateral, seus valores hemodinâmicos devem ser comparados com a posição de decúbito dorsal.[25-28]

Depois que o nível e a zeragem são verificados, a única maneira para determinar se as pressões demonstradas no monitor são exatas consiste em aplicar um valor conhecido ao transdutor com uma parte do tubo externa e uma coluna de água. Alguns fabricantes de transdutor fornecem um dispositivo que aplica uma pressão conhecida no transdutor para a determinação rápida e precisa de registros de pressão.

Monitoramento da pressão arterial

O monitoramento invasivo da pressão arterial é conseguido através de um cateter intra-arterial conectado ao sistema de monitoramento da pressão. Isso possibilita o monitoramento contínuo da pressão arterial sistêmica e proporciona um acesso vascular para a obtenção de amostras sanguíneas com a coleta de sangue a partir de uma torneira no sistema ou de um dispositivo de sistema fechado. O monitoramento da pressão arterial intra-arterial está indicado para os pacientes que recebem infusões IV vasoativas, naqueles com instabilidade cardiovascular ou naqueles com pressões arteriais instáveis e flutuantes.

Inserção do acesso arterial

Os locais mais comuns para as inserções de cateteres arteriais são as artérias radial e femoral. Os locais alternativos e menos frequentes incluem as artérias braquial, axilar e dorsal do pé em adultos, bem como as artérias temporal e umbilical em neonatos. A seleção da artéria é feita depois que os seguintes fatores são considerados:

- *Tamanho da artéria em relação ao tamanho do cateter*: A artéria deve ser suficientemente larga para acomodar o cateter sem ocluir nem comprometer significativamente o fluxo
- *Acessibilidade do local*: O local escolhido deve ser facilmente acessível e estar isento de contaminação por secreções corporais
- *Fluxo sanguíneo para o membro distal ao local de inserção*: Deve haver fluxo colateral adequado no caso de a artéria canulada tornar-se ocluída.

A artéria radial, que satisfaz a esses critérios, é o local mais frequente para um cateter arterial. Ela se localiza superficialmente e, portanto, é de fácil palpação. A canulação dessa artéria geralmente também impõe limitação mínima à mobilidade do paciente.

Antes que um cateter seja inserido na artéria radial, a presença da circulação colateral adequada para a mão pela artéria ulnar é examinada com a realização do teste de Allen (Figura 17.39). O teste de Allen é realizado fazendo com que o paciente aperte o punho diversas vezes enquanto a enfermeira oclui as artérias radial e ulnar. O paciente, então, estende a mão com a palma para cima de modo a mostrá-la esbranquiçada. A pressão sobre a artéria ulnar é liberada, e observa-se o retorno da coloração da mão. Se a mão permanecer esbranquiçada por tempo superior a cerca de 10 segundos, a circulação ulnar é considerada inadequada, e, consequentemente, a artéria radial não deve ser canulada. A utilização de aparelhos de ultrassom para avaliar o fluxo sanguíneo em lugar do teste de Allen está se tornando mais comum.[26]

Independentemente do local escolhido para a aplicação do cateter arterial, a inserção é feita sob técnica estéril. O sistema de monitoramento da pressão é montado e lavado, e o transdutor é nivelado, zerado e calibrado antes que o cateter seja inserido. Uma vez que o cateter esteja posicionado, ele deve ser fixado, e o local recebe um curativo de acordo com a política institucional.[25-28]

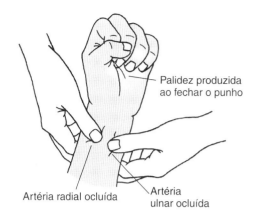
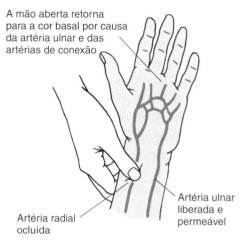

Figura 17.39 Teste de Allen modificado.

Forma de onda da pressão arterial

A forma de onda da pressão arterial normal deve ter elevação rápida, clara incisura dicrótica e término da diástole definido, conforme demonstrado na Figura 17.40. A atividade mecânica da sístole e da diástole permite a atividade elétrica da despolarização e da repolarização, respectivamente. A elevação inicial aguda da forma de onda representa a ejeção rápida do sangue do ventrículo para a aorta. Em um traçado de canal duplo do ECG e das formas de onda arteriais, o complexo QRS antecede a elevação rápida na pressão arterial. A incisura

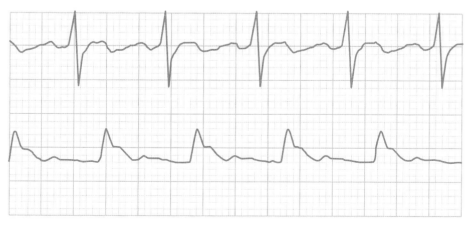

Figura 17.40 Relação normal do ECG e forma de onda da pressão arterial.

250 **Parte 5** Sistema Cardiovascular

dicrótica expressa um discreto fluxo retrógrado do sangue na aorta, refletindo o fechamento da valva aórtica ou pode ser uma onda reflexa a partir da periferia.

Obtenção das pressões arteriais

O valor medido no pico máximo da forma de onda é a pressão sistólica. Uma pressão sistólica normal é, tipicamente, de 90 a 140 mmHg. A incisura dicrótica indica, então, o final da sístole ventricular e o início da diástole. Quando o sangue flui para a periferia, a pressão no sistema arterial diminui. O ponto mais baixo da forma de onda é a pressão diastólica, normalmente entre 60 e 90 mmHg.

A pressão arterial média (PAM) é empregada para avaliar a perfusão dos órgãos vitais. A PAM normal é de 70 a 105 mmHg. O cálculo da PAM incorpora o impacto do tempo diastólico, sendo aproximadamente 2 vezes maior que a sístole durante um ciclo cardíaco. Portanto, PAM = pressão diastólica + 1/3 da pressão de pulso, ou

$$\frac{\text{pressão sistólica} + (\text{pressão diastólica} \times 2)}{3}$$

Muitos monitores à beira do leito calculam automaticamente e visualizam continuamente a PAM. Os algoritmos para determinar a PAM podem variar de um fabricante para outro; contudo, muitos incorporam a avaliação da área sob a totalidade da forma de onda arterial em vez de um modelo matemático.

A diferença entre as pressões sistólica e diastólica é a PP. Esse valor reflete mais rigorosamente o VS a partir do ventrículo. O VS é proporcional à PP e está inversamente relacionado com a complacência aórtica. Os monitores na cabeceira do leito não mostram automaticamente esse parâmetro inestimável. Os profissionais que desejam avaliar o estado de volume do paciente devem incluir a PP em sua avaliação, porque é um reflexo indireto do VS. A faixa da PP pode ser tão ampla quanto 30 a 100 mmHg em seus extremos do espectro. Uma PP ampla ocorre tipicamente com as pressões sistólicas elevadas decorrentes da regurgitação aórtica e de algumas patologias vasculares. Uma PP estreita pode resultar de estados hipovolêmicos quando a pressão diastólica se eleva.[25–27]

Complicações

■ Infecção

A atenção adequada à técnica estéril durante a inserção do cateter, o cuidado com o local de inserção e com a coleta de amostra sanguínea, assim como a manutenção de um sistema de monitoramento fechado e esterilizado reduzem o risco de infecção. Os seguintes itens devem ser realizados de acordo com a política da instituição: a avaliação do local de inserção quanto a sinais de infecção; o uso da técnica estéril quando das trocas de curativo, de equipo e de soluções de lavagem; e a manutenção da integridade do sistema. A abertura do sistema de pressão para o ar ambiente para zerar ou para realizar coletas de amostras de sangue proporciona oportunidade para a infecção. Aplicar tampas estéreis não ventiladas ou "terminais" nas portas das torneiras ajuda a eliminar a contaminação. Os sistemas fechados para a amostra de sangue ajudam a reduzir o potencial para as infecções por torneiras abertas e auxiliam no controle da perda potencial de sangue.

■ Perda sanguínea acidental

A perda sanguínea acidental a partir de um cateter arterial pode ser catastrófica e, com frequência, pode ser evitada. Todas as conexões no sistema devem usar Luer-Lok. O membro em que o cateter é colocado pode ser imobilizado (p. ex., colocar o punho sobre uma tala de imobilização do braço). Se algum tipo de dispositivo de autoproteção do paciente for utilizado, ele não deve ser colocado sobre o local de inserção. É primordial o acesso fácil ao local de inserção e às conexões.

■ Circulação prejudicada no membro

A circulação no membro em que o acesso arterial é mantido deve ser frequentemente monitorada. O exame inicial de coloração, sensibilidade, temperatura e movimento do membro é feito depois da inserção do cateter arterial e pelo menos a cada 8 horas enquanto o cateter estiver em posição. Qualquer indicação de circulação prejudicada pode ser um indício para a remoção do cateter e é notificada de imediato para o médico.

Considerações de enfermagem

As pressões arteriais obtidas com o emprego de um cateter arterial e com um sistema de monitoramento de pressão ótimo são mais exatas. Comparações entre as pressões intra-arteriais e por manguito podem ser enganosas, uma vez que os métodos de medição refletem eventos fisiológicos diferentes e, portanto, não são verdadeiramente comparáveis. O monitoramento direto ou o invasivo medem a pressão, e as medições indiretas com uso de manguito se baseiam no fluxo. Em pacientes normotensos, as pressões intra-arteriais são tipicamente mais elevadas em cerca de 5 a 10 mmHg que as pressões obtidas usando um manguito. Os métodos indiretos tendem a superestimar as medições diretas nos pacientes hipotensos e a subestimá-las nos pacientes hipertensos. Ocorrem variações tão amplas quanto 20 a 60 mmHg, dependendo das condições específicas do paciente.[26,27]

Para intervenções em que os valores exatos são importantes para a tomada de decisão terapêutica, as pressões intra-arteriais permanecem como o padrão-ouro. Usar um valor de tendência a partir de uma fonte é, com frequência, mais valioso que comparar os valores obtidos entre as diferentes tecnologias. É primordial registrar qual o local das medições de pressão e qual o tipo de técnica empregado.

As medidas de segurança do paciente incluem o estabelecimento e a ativação adequada de todos os alarmes no monitor fisiológico na cabeceira do leito. Os alarmes do monitor na cabeceira do leito fornecem o aviso de que aconteceu uma alteração no sistema ou no estado fisiológico do paciente. Os alarmes são estabelecidos quer em torno de um parâmetro específico do paciente, quer de acordo com a política da instituição. Tipicamente, os alarmes máximo e mínimo são estabelecidos para as pressões sistólica, diastólica e média e dentro de 10 a 20 mmHg da pressão arterial do paciente. Os alarmes devem ser visíveis e audíveis para o cuidador que está no ambiente específico do paciente. A resolução das etapas para um alarme é listada na Tabela 17.15, anteriormente.

As etapas gerais para garantir as pressões exatas a partir de linhas invasivas incluem avaliar primeiramente o paciente, depois verificar o sistema de monitoramento da pressão e, em seguida, inspecionar o próprio monitor. Examine o local de acesso: O cateter está dobrado? Existe algum coágulo sanguíneo? Há algum sinal de sangramento? Em seguida, avalie o sistema de pressão: Existe alguma torneira virada para o lado errado? Há pressão suficiente na bolsa de pressão (*i. e.*, a pressão fornece leitura de 300 mmHg)? Existe alguma bolha de ar? O monitor na cabeceira do leito está funcionando da maneira adequada? Os alarmes estão dispostos da maneira correta?

Se houver dúvida quanto à perviedade do cateter, o sangue e o líquido são aspirados do sistema porta do coletor de sangue ou da torneira em uma tentativa de remover um coágulo sanguíneo (quando existente), e, em seguida, o sistema é lavado, usando-se o dispositivo de lavagem rápida. O sistema não deve ser lavado com uma seringa. Nenhuma solução IV ou medicamento deve ser administrado através do sistema de monitoramento da pressão arterial em qualquer momento.[26,27]

Monitoramento da pressão venosa central

PVC é tipicamente medida na veia cava superior, próximo ao átrio direito. Existem três métodos para a obtenção das leituras de PVC: por meio de um cateter introduzido na veia jugular ou subclávia, por meio do monitoramento do lúmen do AD de um cateter da AP ou por meio do cateter inserido perifericamente (CIP). A PVC reflete a pressão do sangue no átrio direito e propicia informações sobre o volume sanguíneo intravascular, pressão terminodiastólica ventricular direita e função ventricular direita. Em um grau muito limitado nas pessoas com vasculatura pulmonar e função ventricular esquerda normais, a PVC reflete indiretamente a função e a pressão terminodiastólica ventricular esquerda, porque os lados esquerdo e direito do coração estão ligados pelo leito vascular pulmonar complacente. As alterações no estado volumétrico ou função ventricular geralmente estão associadas a medições da PVC anormalmente altas ou baixas.[25-27]

Inserção do cateter

O cateter de PVC é longo e flexível. É inserido sob condições estéreis máximas com uma antissepsia do local com clorexidina. O médico ou a enfermeira usa um campo, luvas e avental esterilizados, bem como máscara e gorro. Aqueles que auxiliam o médico também devem usar gorro, máscara e luvas esterilizadas quando próximos ao cateter ou ao local de inserção. O melhor local de inserção, a fim de minimizar o risco de infecção, é a veia subclávia.[29] Os cateteres também podem ser inseridos em uma veia antecubital, jugular ou femoral se necessário. Ele é introduzido até a posição na veia cava, próximo ao átrio direito. Ocasionalmente, o cateter pode avançar para dentro do átrio direito. Nessa situação, o cateter é retroagido em vários centímetros.

Os componentes do sistema de monitoramento hemodinâmico e a preparação para o monitoramento da PVC são idênticos aos descritos para o monitoramento da pressão arterial. Depois da inserção do cateter, o equipo de pressão é conectado ao canhão do cateter. A forma de onda e o valor da PVC aparecem no monitor na cabeceira do leito.[25-27]

Complicações

■ Infecção

A infecção pode ocorrer no cateter ou ao redor do local de inserção. A infecção sistêmica, quando a fonte é o cateter venoso central, é diagnosticada e verificada por hemoculturas.

Ocasionalmente, depois da remoção do cateter, a extremidade é cortada com uma tesoura estéril e enviada ao laboratório de microbiologia. Os sinais e sintomas da infecção incluem o eritema no local de acesso, febre ou contagem elevada de leucócitos. As medidas primárias para evitar a infecção incluem as trocas rotineiras de cateter e equipo, conforme delineado pelos Centers for Disease Control and Prevention[29] e pela política hospitalar, e a adesão à técnica estéril durante a inserção do cateter e as trocas de curativo. Quando os cateteres permanecem na posição por um intervalo de tempo prolongado, os cateteres impregnados com antibióticos podem ser empregados para reduzir o risco de infecção.

■ Trombose

As tromboses se formam ocasionalmente e podem variar em tamanho, desde uma fina bainha de fibrina sobre a ponta do cateter até um grande trombo. Um pequeno trombo pode ser lavado sem provocar dano, porém um trombo maior que oclua o cateter e a veia não deve ser empurrado para a circulação venosa. Um grande trombo pode ser detectado pela perda da forma de onda hemodinâmica e pela incapacidade de infundir o líquido ou coletar sangue através do cateter. O paciente pode ter edema no braço mais próximo ao local do cateter, graus variados de dor no pescoço (que pode irradiar-se) e distensão da veia jugular. Um trombo grande é classificado como uma emergência, porque pode prejudicar a circulação do membro. Uma enfermeira pode tentar aspirar esse coágulo quando a política hospitalar permitir. Com frequência, os hospitais também apresentam protocolos para administrar pequenas doses de agentes trombolíticos para dissolver o coágulo. No mínimo, a enfermeira é responsável por comunicar a suspeita de oclusão do cateter a um médico.

■ Embolia gasosa

A embolia gasosa ocorre em consequência de ar que entra no sistema e que se desloca até o ventrículo direito através da veia cava. Em geral, a entrada de ar no cateter está associada a desconexão do cateter do equipo IV. As alterações na pressão intratorácica com a inspiração e a expiração puxam o ar para dentro do cateter e da veia cava. A hipotensão súbita devido ao débito cardíaco diminuído pode ser a primeira indicação desse problema, por vezes letal.

Aproximadamente 10 a 20 mℓ de ar devem entrar no sistema antes que o paciente fique sintomático. Os sinais dessa emergência podem englobar confusão, tontura, ansiedade e falta de responsividade. O evento fisiológico é a criação de espuma no ventrículo a cada contração cardíaca e a perda do VS devido ao ar no ventrículo, em lugar do sangue, provocando súbita diminuição no DC. A parada cardíaca pode acontecer.

Quando houver suspeita desse problema, virar o paciente para o decúbito lateral esquerdo na posição de Trendelenburg pode permitir que o ar se eleve até a parede do ventrículo direito e melhore o fluxo sanguíneo. O oxigênio deve ser iniciado para o paciente, a menos que esteja contraindicado.

As estratégias para evitar as desconexões incluem ter conexões de Luer-Lok em todos os cateteres e equipos de linha central, manipulação cuidadosa do cateter e do equipo durante as trocas de curativo e monitoramento rotineiro das conexões. Não existe substituto para a rigorosa observação pela equipe de enfermagem habilitada.

Considerações de enfermagem

Garantir a integridade do sistema de monitoramento, obter e registrar os dados exatos e monitorar as tendências nos dados da PVC são medidas primordiais para a interpretação e utilização das informações para avaliar a função cardiovascular de um paciente e suas respostas às intervenções. Os Destaques na Prática Baseada em Evidências 17.2 resumem a as evidências atualmente relatadas para a obtenção acurada de medições da PVC.[28]

A PVC normal é inferior a 8 mmHg. A PVC baixa indica um estado hipovolêmico, frequentemente exigindo a administração de líquidos. A resposta prevista à terapia com líquidos é um aumento na PVC. De modo similar, a terapia diurética reduz o volume intravascular, e espera-se que sua administração esteja associada a diminuição na PVC. A vasodilatação decorrente da sepse ou medicamentos vasodilatadores também pode levar a uma PVC baixa ou decrescente; ambos criam uma hipovolemia relativa porque o espaço intravascular tornou-se maior em relação ao volume sanguíneo, que não mudou. A PVC aumentada pode ser causada por inúmeros fatores complexos e inter-relacionados, cada qual exigindo exame minucioso. Duas das causas mais comuns da PVC aumentada são a insuficiência ventricular direita e a ventilação mecânica. Raramente a sobrecarga de volume intravascular e a hipervolemia isolada constituem uma causa de PVC aumentada.

A ventilação mecânica aumenta a pressão intratorácica, a qual é transmitida para a rede vascular pulmonar, coração e grandes vasos. Os valores da PVC podem ser diretamente afetados por essa pressão, porque a pressão intratorácica comprime os vasos pulmonares, criando resistência ao fluxo sanguíneo do lado direito para o lado esquerdo do coração e fazendo com que o sangue "reflua" para o ventrículo direito, átrio direito e veias cavas. Em casos extremos, a pressão intratorácica aumentada associada à ventilação mecânica causa disfunção ventricular direita significativa, e a PVC está elevada por causa do fluxo sanguíneo anterógrado reduzido e do acúmulo de sangue na vasculatura pulmonar, resultando em volume e pressão aumentados no átrio direito e veia cava.

A insuficiência ventricular direita devido a DAC ou insuficiência ventricular esquerda está associada a valores de PVC aumentados. A incapacidade do ventrículo direito de bombear o sangue através da rede vascular pulmonar, devido ao miocárdio lesado ou infartado, resulta em volume e pressão aumentados no átrio direito e nas veias cavas. A insuficiência ventricular esquerda pode aumentar a PVC, à medida que a pressão do volume sanguíneo congestiona a rede vascular pulmonar e prejudica o fluxo oriundo do ventrículo direito, gerando dilatação ventricular direita e subsequente insuficiência. Mais uma vez, a pressão aumentada reflete-se para trás até o átrio direito e a veia cava. Nesses casos, as intervenções são direcionadas no sentido de facilitar o fluxo anterógrado do sangue, melhorando a contratilidade ventricular e reduzindo o volume sanguíneo intravascular. Diminuição na PVC é uma indicação da eficácia da terapia.

A PVC sempre é interpretada em conjunto com outras observações clínicas, como ausculta do murmúrio vesicular, frequências cardíaca e respiratória, ECG, distensão das veias do pescoço e débito urinário. Por exemplo, a PVC aumentada associada aos estertores pulmonares basais e ao débito urinário diminuído frequentemente é indicativa de insuficiência ventricular esquerda. As veias do pescoço distendidas, mas com murmúrio vesicular limpo e PVC alta, poderiam ser causadas pela pressão intratorácica aumentada pelos efeitos mecânicos do ventilador. Os pacientes sépticos podem ter uma PVC baixa, a qual está associada a febre, contagem de leucócitos elevada, taquicardia e taquipneia, enquanto os pacientes que estão recebendo agentes vasodilatadores podem ter uma PVC baixa, a qual está associada a frequência cardíaca aumentada, mas a nenhum dos outros sinais clínicos mencionados anteriormente. Um valor de PVC isolado é insignificante, mas, quando usado em conjunto com outros dados clínicos, é um auxílio inestimável no tratamento e na predição da evolução clínica do paciente.[25–28]

Monitoramento da pressão da artéria pulmonar

O cateter de AP possibilita a avaliação da função ventricular direita, do estado vascular pulmonar e, indiretamente, da função ventricular esquerda. As pressões do DC, AD, ventricular direita (VD) e da AP, bem como a pressão de oclusão da artéria pulmonar (PAOP), são medidas usando-se um cateter

---

Destaques na Prática Baseada em Evidências 17.2
Artéria pulmonar/medição da pressão venosa central

Prática esperada

- Verificar a acurácia do sistema de monitoramento invasivo de pressão realizando um teste de forma de onda quadrada no início de cada turno e a qualquer momento se o sistema for perturbado (p. ex., com retirada de sangue)
- Posicionar o paciente em decúbito dorsal estando a cabeceira da cama entre 0 e 60°, em decúbito lateral a 20, 30 ou 90°, ou em decúbito ventral antes das medições de PAP, PAOP e PVC. A elevação da cabeceira da cama pode estar a qualquer ângulo entre 0 e 60° caso o paciente esteja em decúbito dorsal. Permitir que o paciente alcance estabilidade por 5 a 15 min antes da mudança de posição
- Nivelar o transdutor da interface ar–líquido ao eixo flebostático (decúbito ventral ou dorsal), ao quarto eixo intercostal (EIC), a ½ diâmetro anteroposterior do tórax ou a uma referência específica do ângulo lateral usando um *laser* ou um nível de carpinteiro antes das medições de PAP/PAOP/PVC
- Obter as medições de PAP/PAOP/PVC de um gráfico (análogo) por meio de detecção no fim da expiração ou ajustar o ponto de medição caso o paciente esteja recebendo ventilação com liberação de pressão nas vias respiratórias ou expirando ativamente
- Usar detecção simultânea por ECG a fim de auxiliar com a identificação adequada da forma de onda de PAP/PAOP/PVC
- Os cateteres AP podem ser retirados com segurança por enfermeiras especialistas competentes

Níveis de evidência da AACN

Nível A. Metanálise de estudos quantitativos ou metassíntese de estudos qualitativos com resultados que embasem consistentemente uma ação, intervenção ou tratamento específico (inclusive revisão sistemática de testes randomizados controlados)

Nível B. Estudos bem projetados e controlados com resultados que embasem consistentemente uma ação, uma intervenção ou um tratamento específico

Nível C. Estudos qualitativos, descritivos e de correlação, revisões integrativas, revisões sistemáticas ou testes randomizados controlados com resultados inconsistentes

Nível D. Padrões profissionais e organizacionais revisados, com apoio das recomendações de estudos clínicos

Nível E. Múltiplos relatórios de caso, evidências baseadas em teoria a partir da opinião de especialistas ou padrões organizacionais profissionais revisados sem estudos clínicos como suporte para as recomendações

Nível M. Apenas recomendações do fabricante

Retirado de American Association of Critical-Care Nurses Practice Alert. Disponível *online* em http://aacn.org.

de AP. Os cateteres de AP com um termistor possuem a capacidade de determinar o DC. As pressões e o DC obtidos com o uso desse cateter permitem que o médico calcule os parâmetros derivados e facilitam o diagnóstico das disfunções cardiovascular e cardiopulmonar, determinam a terapia necessária e avaliam a eficácia das intervenções.

Cateteres de artéria pulmonar

Diversos tipos de cateteres de AP com balão na extremidade e direcionados pelo fluxo estão disponíveis em diferentes tamanhos. O tipo de cateter utilizado é determinado pelos parâmetros a serem monitorados, e os requisitos adicionais são orientados pela condição do paciente. O cateter de termodiluição 7,5 French (F; uma medida do diâmetro do cateter) é o tamanho mais comumente utilizado (Figura 17.41). Todos os cateteres de AP possuem várias portas externas ou canhões de lumens que correspondem aos lumens internos e às aberturas do lúmen no lado direito do coração e da artéria pulmonar. Um cateter de AP tem quatro lumens com canhões ou portas externas: canhão e lúmen proximal, lúmen e canhão distal, lúmen e válvula de insuflação do balão e lúmen e conector do termistor.

O lúmen proximal ou atrial direito abre-se no átrio direito; nos pacientes menores, a localização poderia ser na veia cava superior ou inferior, dependendo da localização do acesso. O lúmen é utilizado para a infusão de líquidos ou medicamentos e está frequentemente conectado a um transdutor que permite medições da PAD e ao mostrador da forma de onda da PAD. A abertura do lúmen AD é empregada como o acesso injetável para medir o DC.

O canhão de lúmen da artéria pulmonar ou distal sempre é ligado a um transdutor e a um sistema de lavagem contínua. A forma de onda da artéria pulmonar é continuamente visualizada, da mesma maneira que as pressões sistólica, diastólica e média da artéria pulmonar. A abertura do cateter da AP é usada para a coleta da gasometria venosa, a qual é necessária para as medições da saturação de oxigênio venoso, extração de oxigênio, do consumo de oxigênio e do *shunt* intrapulmonar. Não se recomenda o uso da abertura distal da AP para a administração de líquido ou medicamento.

A abertura e o lúmen de insuflação do balão possibilitam que o médico insufle o balão na extremidade do cateter com um pequeno volume de ar para medir a pressão de oclusão da artéria pulmonar, conhecida como PAOP. A capacidade do balão da maioria dos cateteres de AP é de 1,5 mℓ, e o balão não deve ser insuflado com quantidade de ar superior a essa. O líquido nunca deve ser infundido através da abertura de insuflação do balão.

Próximo à extremidade do cateter de AP há um termistor. A abertura externa do termistor é conectada ao monitor à beira do leito ou a um computador de DC. O termistor permite a medição da temperatura do paciente na artéria pulmonar (temperatura central) e detecta a alteração da temperatura sanguínea quando a solução é injetada através da abertura AD, visando obter medição do DC.

Os cateteres de AP especializados incluem os componentes previamente descritos, lumens e características adicionais. Parte das características de especialidade incluem lumens adicionais no AD, VD ou em ambos para a infusão adicional. Um lúmen distal contendo filamentos fibróticos permite a medição contínua da saturação de oxigênio do sangue venoso (SvO$_2$).

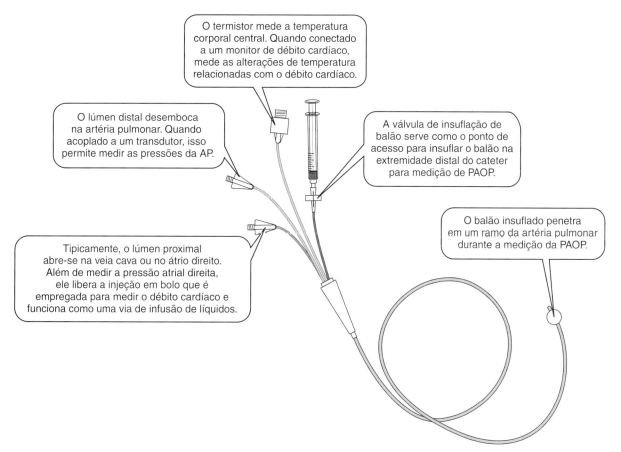

Figura 17.41 Cateter da artéria pulmonar. (Cortesia de Edwards Lifesciences, LLC.)

O cabo de conexão óptica externo é ligado a um módulo óptico e, em seguida, ao monitor de oximetria especial. Os cateteres modificados com um filamento térmico e combinados a um conector de filamento térmico e monitor especial fornecem e mostram o DC em uma base contínua. Outros cateteres modernos com algoritmos de monitor avançados determinam a fração de ejeção VD e parâmetros derivados adicionais, como o volume terminodiastólico. A Figura 17.42 mostra vários tipos de cateteres da AP.

Cateteres especialmente idealizados também podem ser empregados para o marca-passo temporário. Existem cateteres de AP que comportam eletrodos de marca-passo para a estimulação atrial e ventricular, bem como os cateteres de AP com lumens no AD e VD para aplicar as sondas especiais para o marca-passo.[25-27]

Inserção do cateter de artéria pulmonar

Antes que o cateter de AP seja inserido, todo o equipamento necessário deve ser reunido e preparado de acordo com as políticas da instituição. O sistema de monitoramento de pressão lavado é colocado no ponto de referência zero, nivelado e zerado. Cada lúmen do cateter de AP é lavado com solução estéril com o sistema de lavagem. (Observe que os cateteres de monitoramento fibróticos da SO_2 são calibrados antes da lavagem dos lumens do cateter de AP.) O lúmen do balão é insuflado com ar para garantir a insuflação apropriada e para verificar se há extravasamentos; em seguida, o balão é desinsuflado antes da inserção. A abertura da AP é então conectada ao transdutor preparado pelo equipo de pressão, e os outros lumens são conectados a um sistema de monitoramento da pressão ou à hidratação venosa.

A rigorosa técnica estéril, incluindo um campo totalmente estéril, é necessária para o procedimento de inserção. O médico que realiza o procedimento usa gorro, máscara, avental e luvas. A enfermeira assistente usa um gorro e máscara e, em caso de manipulação do cateter, luvas. O cateter de AP é inserido em uma veia calibrosa através de um cateter de introdução, o qual é em geral aplicado por conduta percutânea. Os locais de inserção mais comuns são a veia subclávia esquerda ou direita, a veia jugular interna direita e as veias femorais. Ocasionalmente, utiliza-se uma veia antecubital; isso exige uma dissecção venosa.

A determinação da localização da extremidade do cateter é estabelecida com o monitoramento da forma de onda e das pressões no monitor à beira do leito, à medida que o cateter atravessa os compartimentos cardíacos e vasos. As marcas pretas no cateter ocorrem a cada 10 cm, com uma linha preta

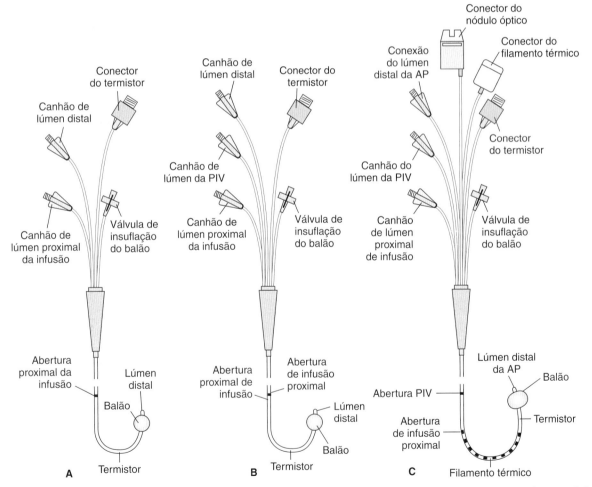

Figura 17.42 Tipos de cateteres da AP. **A.** Cateter de quatro lumens. **B.** Cateter de cinco lumens que inclui uma abertura de infusão venosa (PIV) adicional no átrio direito. **C.** Cateter de sete lumens que inclui uma PIV e dois lumens adicionais para o débito cardíaco contínuo (DCC) e filamento térmico, e monitoramento da saturação de oxigênio venoso (SvO$_2$) (conector de módulo óptico). Uma opção adicional consiste no uso combinado do filamento do DCC e o tempo de resposta do termistor para calcular o monitoramento do volume terminodiastólico. (Cortesia de Edwards Lifesciences, LLC.)

mais intensa nos pontos de 50 e 100 cm. As distâncias são identificadas a partir da extremidade distal (i. e., o lúmen proximal surge a 30 cm da extremidade distal). Essas marcas também são usadas durante o procedimento de inserção para ajudar no posicionamento da extremidade do cateter. Quando a extremidade do cateter está aproximadamente 15 cm dentro do introdutor, a extremidade tipicamente já saiu da bainha e se localiza na junção entre a veia cava e o AD. As formas de onda no monitor mostram as excursões respiratórias.

Nesse momento, o balão é insuflado com o volume de insuflação do balão recomendado de 1,5 mℓ de ar ou CO_2. O médico avança de maneira suave e rápida o cateter com o balão insuflado. Isso ajuda a "flutuar" o cateter para dentro do átrio direito, pela valva tricúspide para dentro do ventrículo direito, pela valva pulmonar para dentro da artéria pulmonar e, por fim, para a posição encunhada (Figura 17.43). Permite-se que o balão desinsufle passivamente depois que a forma de onda da artéria pulmonar encunhada for observada no monitor e se confirmar o retorno da forma de onda de AP. O cateter de AP é lentamente puxado para trás por 1 a 2 cm, para reduzir ou remover qualquer comprimento redundante ou alça no átrio direito ou ventrículo direito. Então o balão é reinsuflado para determinar o volume de insuflação mínimo necessário para obter um traçado encunhado. O cateter deve ficar na posição em que o volume de insuflação máximo ou quase máximo (1,25 ou 1,5 mℓ para um cateter de AP 7 ou 8) é necessário para obter um traçado de pressão encunhada. Mais uma vez, o balão é passivamente desinsuflado e observa-se o retorno do traçado da AP. O cateter de AP é feito de um material que amolece in vivo. Essa etapa adicional durante a inserção ajuda a diminuir a migração distal do cateter de AP depois que ele for aplicado. Em seguida, o cateter da AP é fixado, e o curativo estéril é colocado sobre o local de inserção. A posição do cateter também é verificada com uma radiografia de tórax depois da inserção.

As responsabilidades da enfermeira durante o procedimento de inserção incluem o monitoramento da técnica estéril, o monitoramento das alterações nas formas de onda hemodinâmicas, o registro das pressões em cada compartimento do coração, à medida que o cateter é avançado, e o monitoramento do paciente quanto a complicações. As arritmias ventriculares constituem a complicação mais comum durante a inserção do cateter de AP (ver "Complicações"). Por conseguinte, é aconselhável ter uma dose de lidocaína e um desfibrilador disponíveis para o procedimento de inserção.[25–27]

Interpretação da forma de onda

Todas as formas de onda e pressões hemodinâmicas são geradas pelas alterações de pressão no coração durante as várias fases do ciclo cardíaco causadas pelas fases de contração miocárdica (sístole) e relaxamento/enchimento (diástole) do ciclo cardíaco. A atividade elétrica (despolarização e repolarização) precede a atividade mecânica de sístole e diástole. Por conseguinte, a interpretação das formas de onda hemodinâmicas depende da correlação das atividades elétrica e mecânica, usando o ECG. Existem três categorias de formas de onda hemodinâmicas: atrial, que inclui a AD, AE e a oclusão da AP (que reflete indiretamente a forma de onda AE); ventricular, que engloba VE e VD; e arterial, que inclui a AP e a aórtica sistêmica. As formas de onda em cada categoria são similares porque resultam dos mesmos eventos cardíacos. As medições da pressão são diferentes por causa da quantidade distinta de pressão que é gerada no átrio e ventrículo direitos em comparação com o lado esquerdo do coração.

■ Pressão atrial direita

O átrio direito é um compartimento de baixa pressão, que recebe passivamente o volume sanguíneo das veias cavas. A pressão normal é de 2 a 6 mmHg. As formas de onda atriais têm três ondas positivas: a, c e v. A onda a reflete o aumento na

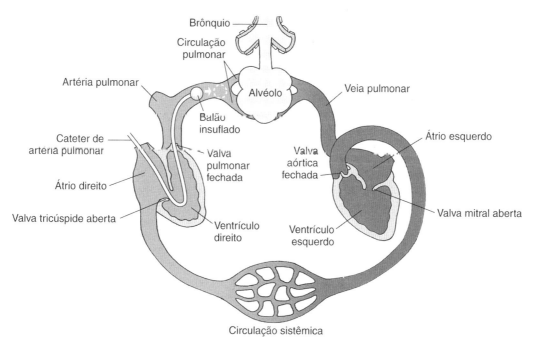

Figura 17.43 Posição do cateter da AP. Quando o balão é insuflado e o cateter está na posição encunhada, existe um canal vascular sem restrição entre a extremidade do cateter e o ventrículo esquerdo na diástole. A PAOP reflete, assim, a pressão terminodiastólica ventricular esquerda, um importante indicador da função ventricular esquerda. (Cortesia de Philips.)

pressão atrial durante a sístole atrial. A onda c resulta de um pequeno aumento na pressão associado ao fechamento da valva atrioventricular e à diástole atrial inicial. Ela pode ser uma onda distinta ou uma incisura na onda a. A onda v representa a diástole atrial e reflete o aumento na pressão provocado pelo enchimento do átrio com sangue. Também acontece durante a sístole ventricular. A Figura 17.44 A mostra a forma de onda AD.

A identificação exata das ondas a, c e v requer a correlação das formas de onda com o ECG. No ECG, a onda P representa a despolarização atrial, o que causa a contração AE e AD. Portanto, a onda a ocorre depois da onda P e, em geral, no intervalo PR. O complexo QRS representa a despolarização ventricular e causa contração ventricular. Ao mesmo tempo, o átrio direito relaxa e se enche de sangue. A onda v gerada por esses eventos situa-se, dessa maneira, depois do complexo QRS e no intervalo T-P.

Os traçados da pressão atrial também apresentam duas ondas negativas primárias ou descendentes: x e y. A descendente x sucede a onda a e representa uma diminuição na pressão causada pelo relaxamento atrial no início da diástole atrial. A descendente y sucede a onda v e representa o esvaziamento atrial inicial passivo para dentro do ventrículo quando a valva tricúspide se abre.[25-27]

■ **Pressão ventricular direita**

O VD é um compartimento de baixa pressão. A pressão terminodiastólica ventricular direita é comumente de 0 a 8 mmHg. Quando a valva tricúspide se abre, a PAD e a pressão terminodiastólica ventricular direita são similares. A pressão sistólica ventricular direita é normalmente de 20 a 30 mmHg, porque o VD deve gerar pressão apenas suficiente para abrir a valva pulmonar e movimentar o sangue através da rede vascular pulmonar de baixa pressão.

A forma de onda VD apresenta uma configuração distinta de "raiz quadrada". A Figura 17.44 B mostra a forma de onda VD. O rápido aumento inicial na pressão VD representa a contração isovolumétrica, a qual sucede o complexo QRS no ECG. A pressão VD continua a aumentar quando as valvas tricúspide e pulmonar são fechadas, até que a força produzida exceda a pressão na artéria pulmonar. Ocorre a rápida ejeção quando a valva pulmonar se abre. Depois da sístole ventricular, a valva pulmonar se fecha e a pressão ventricular direita diminui rapidamente, criando uma inclinação diastólica. Em seguida, no ciclo cardíaco, a valva tricúspide se abre e o VD se enche passivamente com o sangue originário do AD. A diástole ventricular direita situa-se dentro do período desde a onda T até a próxima onda Q no ECG. O ponto na forma de onda exatamente antes do aumento rápido na pressão representa o término da diástole ventricular direita.[25-27]

■ **Pressão da artéria pulmonar**

A rede vascular pulmonar é um sistema de baixa pressão com resistência baixa e relativamente complacente em indivíduos saudáveis. A pressão sistólica normal da artéria pulmonar é de 20 a 30 mmHg. A pressão diastólica normal da artéria pulmonar é de 8 a 15 mmHg, com média de 10 a 20 mmHg. A pressão sistólica da AP e o pico da forma de onda da AP são gerados pela ejeção sistólica VD; portanto, a pressão sistólica da artéria pulmonar e a pressão sistólica ventricular direita são idênticas

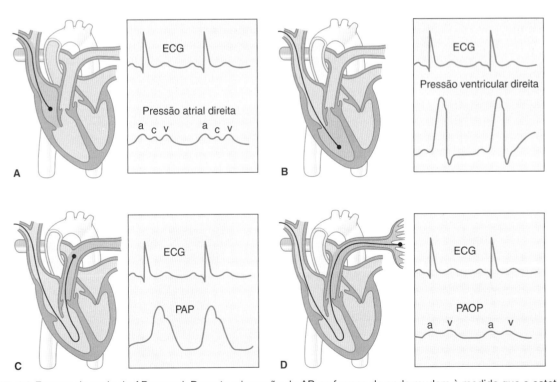

Figura 17.44 Formas de onda da AP normal. Durante a inserção da AP, as formas de onda mudam à medida que o cateter avança através do coração. **A.** Quando o cateter entra no AD, aparece uma forma de onda com três pequenas ondas para cima. As ondas a representam a sístole AD; as ondas v, o enchimento AD. **B.** Quando o cateter atinge o ventrículo direito, surge uma forma de onda com elevações sistólicas agudas e depressões diastólicas menores. **C.** Quando o cateter "flutua" para dentro da AP, aparece a forma de onda da pressão da AP (PAP). Observe que a elevação é mais suave que na forma de onda do ventrículo direito. A incisura dicrótica indica o fechamento da valva pulmonar. **D.** Quando o cateter "flutua" para dentro de um ramo distal da AP, o balão se encunha onde os vasos se tornam muito estreitos para que o balão passe por ele, e aparece uma forma de onda da PAOP, com duas pequenas ondas para cima. A onda a representa a sístole AE; a onda v, o enchimento AE.

enquanto a valva pulmonar não for estenótica. As características da forma de onda da artéria pulmonar são similares à forma de onda arterial sistêmica previamente descrita (ver Figura 17.43). A incisura dicrótica na alça descendente da forma de onda da AP corresponde ao fechamento da valva pulmonar no início da diástole VD e é o início da fase diastólica da AP. A pressão diastólica da AP reflete a resistência do leito vascular pulmonar e, em um grau limitado, a pressão terminodiastólica ventricular esquerda. Em condições absolutamente normais, a pressão diastólica na artéria pulmonar é, teoricamente, medida indireta da pressão terminodiastólica ventricular esquerda porque a rede vascular pulmonar, o átrio esquerdo e a valva mitral aberta permitem a equalização da pressão desde o ventrículo esquerdo no sentido retrógrado até a extremidade do cateter de AP.[25–27]

■ **Pressão da oclusão da artéria pulmonar**

Quando o cateter de AP está adequadamente posicionado, a PAOP (também chamada de pressão da artéria pulmonar encunhada) é obtida com a insuflação do balão na extremidade do cateter. O balão oclui o fluxo anterógrado no ramo da AP, diminuindo a influência da resistência vascular pulmonar (RVP) na leitura da pressão e criando uma coluna estática de líquido desde essa porção da artéria pulmonar através do AE, de uma valva mitral aberta durante a diástole e do VD. Dessa maneira, a PAOP reflete a pressão terminodiastólica VE. A PAOP normal é de 8 a 12 mmHg. A PAOP mede mais intimamente as pressões AE e a pressão terminodiastólica ventricular esquerda que a pressão diastólica da PA.

A insuflação do balão de AP faz com que a forma de onda de AP no monitor se transforme em um traçado de PAOP. Não mais que 1,5 mℓ de ar é utilizado para insuflar o balão. Quando menos de 1 a 1,25 mℓ de ar gera um traçado de PAOP, o cateter de AP migrou distalmente e com o balão passivamente desinflado, precisa ser puxado um pouco. Dependendo das políticas da instituição, um médico ou uma enfermeira clínica especialista realiza esse procedimento.

Um traçado AE possui as ondas a, c e v e as descendentes x e y. Os eventos mecânicos e elétricos do coração que produzem essas ondas são idênticos àqueles da forma de onda AD. A onda a corresponde à contração AE, e a onda v corresponde à contração VE e ao enchimento AE. Com uma linha AE direta, a onda c é tipicamente visível como em um traçado AD. A onda c raramente é visível no traçado da PAOP, porque o aumento discreto na pressão a partir do abaulamento para trás da valva mitral é difícil de observar.

O ECG pode estar correlacionado com a forma de onda da PAOP da mesma maneira que com a forma de onda atrial direita. A diferença primária entre as formas de onda atrial direita e da PAOP consiste em um discreto retardo das ondas a e v na PAOP em relação ao ECG, por causa da distância desde o lado esquerdo do coração para transmitir pressões para o cateter colocado no lado direito. A onda alinha-se, agora, mais próximo ao complexo QRS, embora possa estar dentro do intervalo PR. A onda v correlaciona-se com o intervalo T-P.[25–27]

A Figura 17.45 mostra os valores normais e as formas de onda quando o cateter de AP é inserido. Observe que, normalmente, a pressão AD é equivalente à pressão terminodiastólica VD; a pressão terminodiastólica ventricular direita equivale à pressão sistólica na artéria pulmonar; e a pressão diastólica na artéria pulmonar é equivalente à PAOP. Observe o valor diagnóstico durante a inserção; ele aumenta quando o cateter da AP "flutua" para dentro da AP, sendo as pressões sistólicas similares a partir do VD até a AP.

Causas fisiológicas das formas de onda anormais

A análise da forma de onda hemodinâmica fornece valiosas informações adicionais para o diagnóstico diferencial. As condições específicas produzem anormalidades nas ondas a, c e v, nas descendentes x e y, ou em uma combinação de ambas. A avaliação clínica, juntamente com a análise da forma de onda e a interpretação da pressão hemodinâmica, aumenta as capacidades da enfermeira de cuidados críticos. A Tabela 17.16 resume as causas das pressões hemodinâmicas anormais.

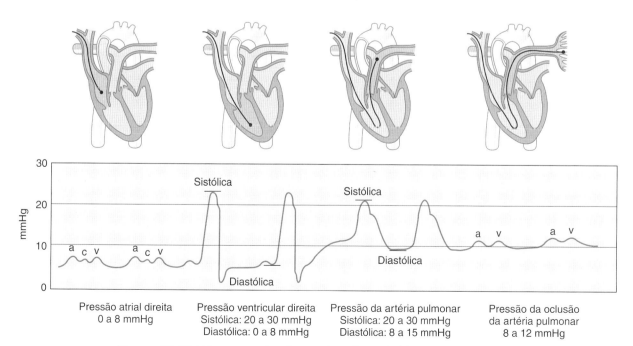

Figura 17.45 Valores normais e formas de onda produzidas pelo cateter da AP.

258 Parte 5 Sistema Cardiovascular

Tabela 17.16 Interpretação das pressões do monitoramento hemodinâmico.

Pressão e descrição	Valores normais	Causas da pressão aumentada	Causas da pressão diminuída
PVC ou PAD			
A PVC ou a PAD refletem a pressão terminodiastólica e a função ventriculares direitas	Pressão média: 2 a 8 mmHg	• Insuficiência cardíaca direita • Sobrecarga de volume • Insuficiência ou estenose da valva tricúspide • Pericardite constritiva • Tamponamento cardíaco • Hipertensão pulmonar • Infarto ventricular direito	Volume sanguíneo circulante reduzido
Pressão ventricular direita			
Tipicamente, a pressão ventricular direita é monitorada apenas na inserção de cateter de AP. Normalmente, a pressão sistólica ventricular direita iguala-se à pressão sistólica da AP; a PAD reflete a pressão terminodiastólica ventricular direita	Pressão sistólica: 20 a 30 mmHg Pressão diastólica: 0 a 8 mmHg	• Insuficiência ou estenose mitral • Doença pulmonar • Hipoxemia • Pericardite constritiva • Insuficiência cardíaca crônica • Defeitos septais atriais ou ventriculares • Persistência do canal arterial	Volume sanguíneo circulante reduzido
Pressão sistólica da artéria pulmonar			
A pressão sistólica da artéria pulmonar resulta da pressão sistólica ventricular direita e reflete a função ventricular direita	Pressão sistólica: 20 a 30 mmHg Pressão média: 8 a 15 mmHg	• Insuficiência cardíaca esquerda • Fluxo sanguíneo pulmonar aumentado (*shunt* para esquerda ou direita, como nos defeitos septais atriais ou ventriculares) • Qualquer patologia que cause resistência arteriolar pulmonar aumentada (como hipertensão pulmonar, sobrecarga de volume, estenose mitral ou hipoxia)	Volume sanguíneo circulante reduzido
Pressão diastólica da artéria pulmonar			
A pressão diastólica da artéria pulmonar é um reflexo indireto da pressão terminodiastólica ventricular esquerda em um paciente sem doença da AP significativa	Pressão diastólica: 8 a 12 mmHg	• Qualquer condição que cause aumento da resistência arteriolar pulmonar (como hipertensão pulmonar, sobrecarga de volume, estenose mitral ou hipoxia)	Volume sanguíneo circulante reduzido
Pressão da oclusão da artéria pulmonar (PAOP) ou pressão atrial esquerda			
PAOP reflete indiretamente as pressões AE e a terminodiastólica ventricular esquerda, a menos que o paciente apresente obstruções desde a extremidade do cateter de AP até o VE. As alterações na PAOP refletem as alterações na pressão de enchimento ventricular esquerdo	Pressão média: 8 a 12 mmHg	• Insuficiência cardíaca esquerda • Insuficiência ou estenose mitral • Tamponamento pericárdico	Volume sanguíneo circulante reduzido
Pressão de pulso			
A PP é a diferença entre as pressões arteriais sistólica e diastólica. A PP pode ser utilizada para avaliar o VS do paciente	Faixa normal: 40 a 60 mmHg com uma faixa mais ampla de 30 a 100 mmHg	• VS aumentado • Resistência vascular diminuída • Doença vascular periférica • Insuficiência aórtica	VS diminuído Vasodilatação grave em condições como sepse tardia, vários estados de choque

Modificada de: Critical Care Made Incredibly Easy. Philadelphia, PA: Lippincott Williams & Wilkins, 2004, p 170.

As anormalidades da forma de onda do AD incluem ondas a ou v grandes e elevadas. A resistência aumentada ao enchimento VD e o esvaziamento atrial prejudicado provocam uma onda a elevada. Os exemplos das causas patológicas de ondas a grandes são a estenose tricúspide e a insuficiência VD. As ondas v elevadas relacionam-se com o fluxo regurgitante do ventrículo de volta para dentro do átrio durante a contração ventricular. Os exemplos de causas patológicas das grandes ondas v são a insuficiência da valva tricúspide e a insuficiência VD. As elevações na onda a ou v fazem com que a pressão AD média seja mais alta.

As pressões aumentadas na AP podem ser sistólicas, diastólicas ou ambas. Como a pressão sistólica na AP é um reflexo da pressão sistólica ventricular, os fatores que aumentam as pressões VD, como a RVP aumentada, hipervolemia, insuficiência VE e a ventilação mecânica, podem produzir uma pressão sistólica aumentada na AP. A insuficiência ventricular esquerda, a hipervolemia e a RVP aumentada causam aumento da pressão diastólica na AP. A RVP aumentada pode resultar da síndrome de angústia respiratória aguda, hipertensão pulmonar primária ou embolia pulmonar.

A disfunção VE e a doença da valva mitral ocorrem com maior frequência que os distúrbios VD ou da valva tricúspide, e, por conseguinte, as formas de onda da PAOP são mais comuns que as formas de onda AD anormais. As anormalidades da forma de onda da PAOP geralmente são as ondas a ou v grandes e elevadas. A resistência aumentada do enchimento VE e esvaziamento atrial comprometido causam ondas a elevadas. Os exemplos das causas patológicas de ondas a grandes são a estenose mitral e a insuficiência ventricular esquerda. As ondas v elevadas relacionam-se com a regurgitação de uma valva mitral incompetente, permitindo que o sangue flua do ventrículo de volta para o átrio durante a contração ventricular. Nessas duas doenças valvares, a PAOP não reflete com exatidão a pressão terminodiastólica ventricular esquerda. A insuficiência ventricular esquerda comumente gera elevação das ondas a e v e aumenta muito a PAOP por causa da contratilidade reduzida e do fluxo sanguíneo anterógrado. A PAOP elevada frequentemente decorre da disfunção VE ou da hipervolemia. Em alguns casos, como na síndrome de angústia respiratória aguda ou com os parâmetros do ventilador mecânico que geram pressão intratorácica extremamente alta, a PAOP se mostra elevada por causa das etiologias não cardiogênicas. Nesses casos, o gradiente de pressão diastólica normal na AP/PAOP de 1 a 4 mmHg alarga-se. Um gradiente de pressão alargado é um sinal diagnóstico diferencial da hipertensão pulmonar ou da RVP aumentada.[25–27]

Complicações

Geralmente, muitas complicações que acontecem com o uso do cateter de AP relacionam-se com o processo do acesso venoso central percutâneo. As outras complicações, como infecção, trombose e embolia gasosa, são discutidas na seção anterior sobre PVC.

■ Pneumotórax

O pneumotórax é uma complicação do acesso vascular através da veia subclávia. Fatores anatômicos podem dificultar a aplicação de um cateter de AP, principalmente quando o paciente é obeso ou apresenta veias subclávias tortuosas. A agulha ou a bainha introdutora podem atravessar a parede vascular e puncionar o pulmão durante a inserção, causando um pneumotórax apical. Os sinais e sintomas de um pneumotórax e a radiografia de tórax simples pós-inserção são utilizados para diagnosticar essa complicação.

■ Infecção

A infecção sistêmica e a sepse são causadas pela contaminação do cateter de AP, do local de inserção ou do sistema de monitoramento da pressão. A cuidadosa atenção à técnica estéril durante a montagem do equipo de pressão, usando a barreira estéril máxima para inserção e trocas de curativo, ajuda a evitar a infecção.[29] Os protocolos para a troca do cateter de AP e do sistema de monitoramento devem ser seguidos com cuidado. O diagnóstico da sepse relacionada com o cateter de AP baseia-se nas hemoculturas, contagem de leucócitos e febre na ausência de outras fontes de infecção.

■ Arritmias ventriculares

As arritmias ventriculares são comuns durante a inserção de um cateter de AP. À medida que o cateter atravessa o ventrículo direito, pode irritar o endocárdio e provocar complexos ventriculares prematuros e, ocasionalmente, taquicardia ventricular. Tipicamente, as arritmias resolvem-se quando o cateter é avançado para dentro da artéria pulmonar. Depois que o cateter de AP está na posição adequada, pode ser deslocado quando não está bem fixado, e a extremidade pode "cair de volta", retornando ao ventrículo direito. O paciente pode apresentar arritmias, e as pressões hemodinâmicas e a forma de onda refletem aquelas do ventrículo direito. Comumente, nessa situação, por causa da contaminação potencial no local de inserção, o médico retrai o cateter ou ocasionalmente insufla o balão e avança o cateter para a artéria pulmonar. É essencial ter pronto acesso aos medicamentos e equipamentos de emergência no caso de persistência das arritmias ventriculares. Muitos *kits* de introdução possuem bainhas estéreis; quando aplicadas sobre o cateter de AP, elas propiciam proteção adicional contra a contaminação.

■ Ruptura ou perfuração da artéria pulmonar

Uma complicação rara, porém muito grave e potencialmente fatal, é a ruptura ou perfuração da artéria pulmonar. A perfuração da artéria pulmonar pode acontecer durante a inserção, manipulação ou após subsequente recolocação encunhada do cateter de AP. Os pacientes com artérias pulmonares friáveis podem apresentar algum risco. No entanto, o avanço adequado do cateter com o balão totalmente insuflado com 1,5 mℓ de ar e a prevenção contra o avanço exagerado do cateter para dentro de uma pequena artéria minimizam a possibilidade de perfuração do cateter de AP. A rigorosa observação da forma de onda da artéria pulmonar, à medida que o balão é insuflado, e o enchimento do balão apenas com a quantidade de ar necessária para obter um traçado da PAOP impedem a distensão excessiva de uma artéria pulmonar pequena. Conforme dito anteriormente, o cateter deve ficar encunhado quando insuflado com 1,25 a 1,5 mℓ de ar. Se menos ar for necessário para obter a forma de onda da PAOP, então o cateter saiu da posição adequada.[25,26]

Considerações de enfermagem

O cuidado de enfermagem do paciente que se submete ao monitoramento da pressão arterial pulmonar é complexo. As enfermeiras de cuidados críticos devem ser capazes de interpretar as formas de onda e os dados de pressão e ficar alertas para as complicações potenciais. É necessário garantir as leituras exatas e minimizar o erro do operador. A constância do nivelamento e das técnicas de medição é particularmente importante porque pequenas variações no ponto de referência zero geram alterações grandes e errôneas nas pressões observadas. A Tabela 17.16 delineia os problemas e as estratégias de resolução de problemas com o monitoramento da pressão hemodinâmica. Os Destaques na Prática Baseada em Evidências 17.2 resumem as evidências atualmente relatadas para a obtenção acurada de medições das pressões de AP.

A medição de todas as pressões hemodinâmicas é mais exata quando obtida no final da expiração no ciclo respiratório. No indivíduo saudável, a pressão intratorácica no final da expiração é aproximadamente igual à pressão atmosférica. Durante o período final da expiração, há fluxo de ar mínimo e pouca variação nas pressões pleurais que influenciam as pressões cardíacas. Dessa maneira, o final da expiração proporciona um ponto de referência padronizado para obter a medição. A respiração espontânea causa pressão intratorácica negativa durante a inspiração, o que produz um declínio na forma de onda. A forma de onda usada para a medição é a última onda clara que acontece exatamente antes do declínio inspiratório. A ventilação mecânica causa pressão intratorácica aumentada durante a inspiração, produzindo um "empurrão" inspiratório ou elevação na forma de onda. A onda terminoexpiratória usada para a medição é a última onda clara que acontece exatamente antes da elevação inspiratória (Figura 17.46).

Os parâmetros dos alarmes são rigorosamente estabelecidos para alertar as enfermeiras para complicações fisiológicas ou técnicas potenciais. Por exemplo, uma indicação de embolia pulmonar é um aumento agudo nas pressões da artéria pulmonar. A migração distal do cateter de artéria pulmonar pode fazer com que o cateter se encunhe espontaneamente sem a insuflação do balão, e as pressões na artéria pulmonar podem diminuir até aquela de uma PAOP. Ambas as situações são precocemente detectadas quando os alarmes são adequadamente estabelecidos.[25,27]

Determinação do débito cardíaco

O DC é o volume de sangue ejetado do coração por minuto, expresso em litros por minuto. Normalmente, é de 4 a 8 ℓ/minuto em repouso. O DC é uma função da frequência cardíaca e do VS. O ventrículo esquerdo deve gerar pressão suficiente na sístole para superar a pressão aórtica e a resistência vascular sistêmica (RVS) e ejetar o volume sanguíneo suficiente para perfundir os órgãos do corpo. A medição do DC e a avaliação de seus determinantes são auxiliares importantes no cuidado aos pacientes criticamente doentes. A avaliação rotineira do DC e VS é essencial quando é empregada qualquer tecnologia de monitoramento de DC e VS.

O índice cardíaco relaciona o DC com o tamanho do corpo. Normalmente, o índice cardíaco é de 2,5 a 4 ℓ/minuto/m². Para obter um valor indexado, o DC é dividido pela área de superfície corporal (ASC) do paciente. Os monitores de cabeceira de leito padronizados e os computadores de DC calculam automaticamente o índice cardíaco quando a altura e o peso do paciente são inseridos. A ASC também é usada para indexar outros parâmetros hemodinâmicos valiosos (Tabela 17.17).

Fatores que determinam o débito cardíaco

O DC é determinado pela frequência cardíaca e o VS, como descrito no Capítulo 16. Alterações no DC são causadas pelas mudanças na frequência cardíaca, na pré-carga, na pós-carga e na contratilidade. Uma análise de cada um desses fatores é essencial no direcionamento de intervenções que visem aos processos fisiopatológicos subjacentes. Uma estratégia a ser levada em consideração é avaliar o DC e, depois, avaliar sistematicamente os determinantes da frequência cardíaca, do VS primeiramente com pré-carga, posteriormente com pós-carga e, por fim, da contratilidade.

Um DC aumentado ou diminuído fornece apenas informações globais e precisa ser avaliado à luz dos componentes que o afetam. Bradicardia devida a defeitos de condução ou medicamentos pode causar diminuição no DC. Um aumento na frequência cardíaca pode produzir um aumento no DC; no entanto, esta pode ser uma resposta fisiológica compensatória a um estresse físico ou emocional, ou a um VS diminuído. A taquicardia aumenta as demandas de oxigênio miocárdicas e pode colocar um paciente comprometido em risco para isquemia miocárdica. A taquicardia também pode diminuir o DC em consequência da diástole encurtada e do tempo de enchimento diminuído dos ventrículos. Se uma frequência cardíaca estiver elevada graças a estímulos externos, deve-se identificar a causa e direcionar intervenções a fim de eliminar ou diminuir os estímulos. As condições a serem avaliadas são dor, febre, estresse e estados hipermetabólicos.

O VS, isto é, o volume de sangue ejetado por cada contração ventricular, é influenciado pela pré-carga, pós-carga e contratilidade (ver Capítulo 16 para discussão detalhada). A pré-carga é o grau de estiramento nas fibras musculares miocárdicas no final da diástole e é determinada pelo volume de enchimento (terminodiastólico) ventricular. Dentro dos limites fisiológicos, os aumentos no volume terminodiastólico causam estiramento das miofibrilas e aumentam a força da próxima contração ventricular (lei de Frank-Starling do coração). A pré-carga é influenciada principalmente pelo volume sanguíneo total. Como o cateter de AP mede pressão, e não volume, são feitas suposições de que o volume e a pressão podem ser igualados. Muitos fatores alteram a relação volume–pressão; portanto, o uso das pressões (p. ex., PVC ou PAOP) para avaliar a pré-carga deve ser considerado à luz de fatores que possam afetar as pressões, como ventilação mecânica ou complacência ventricular.

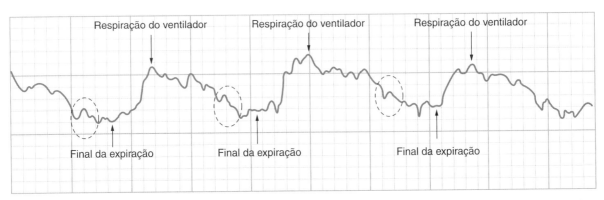

Figura 17.46 Traçado da PAOP mostrando a variação respiratória a partir da ventilação mecânica com pressão positiva. A medição da PAOP é feita no último traçado claro antes da elevação inspiratória, conforme identificado pelos círculos tracejados.

Capítulo 17 Avaliação do Paciente | Sistema Cardiovascular 261

Tabela 17.17 Cálculo dos parâmetros hemodinâmicos cardíacos.

Parâmetro	Definição	Fórmula	Valores normais
Débito cardíaco (DC)	A quantidade em litros de sangue bombeado pelo coração por minuto	Frequência cardíaca × VS	4 a 8 ℓ/min
Índice cardíaco (IC)	O índice de DC com relação à área de superfície corporal do paciente	DC/área de superfície corporal	2,5 a 4 ℓ/min/m²
Volume sistólico (VS)	A quantidade em mililitros de sangue ejetada do ventrículo a cada contração	DC/FC × 1.000	60 a 100 mℓ/batimento
Índice de volume sistólico (IVS)	Índice do VS com relação à área de superfície corporal do paciente	IC/frequência cardíaca	33 a 47 mℓ/batimento/m²
Pressão arterial média (PAM)	A pressão arterial média calculada após um ciclo cardíaco completo	[PA sistólica + (PA diastólica × 2)]/3	70 a 105 mmHg
Pressão atrial direita (PAD)	Pressão criada pelo volume de sangue no lado direito do coração	Medição direta	0 a 8 mmHg
Pressão atrial esquerda (PAE)	Pressão criada pelo volume de sangue no lado esquerdo do coração	Medição direta	6 a 12 mmHg
Pressão da oclusão da artéria pulmonar (PAOP)	Pressão medida na AP quando o balão do cateter de AP é inflado	Medição direta	8 a 12 mmHg
Índice de volume terminal diastólico ventricular direito (IVTDVD)	Volume de sangue no ventrículo direito ao fim da diástole	IVS/fração de ejeção VD	60 a 100 mℓ/m²
Índice de volume terminal diastólico ventricular esquerdo (IVTDVE)	Volume de sangue no ventrículo esquerdo ao fim da diástole	IVS/fração de ejeção VE	40 a 80 mℓ/m²
Resistência vascular sistêmica (RVS)	Refere-se à resistência ao fluxo sanguíneo oferecida pela vasculatura sistêmica	[(PAM − PAD) × 80]/DC	800 a 1.200 dinas/s/cm⁻⁵
Índice de resistência vascular sistêmica (IRVS)	Índice de RVS com relação à área de superfície corporal do paciente	[(PAM − PAD) × 80]/IC	1.360 a 2.200 dinas/s/cm⁻⁵
Resistência vascular pulmonar (RVP)	Refere-se à resistência ao fluxo sanguíneo oferecida pela vasculatura pulmonar	(PAPM − PAOP) × 80/DC	< 250 dinas/s/cm⁻⁵
Índice de resistência vascular pulmonar (IRVP)	Índice de RVP com relação à área de superfície corporal do paciente	(PAPM − PAOP) × 80/IC	< 425 dinas/s/cm⁻⁵
Índice de trabalho sistólico ventricular esquerdo (ITSVE)	Medição do trabalho realizado pelo ventrículo esquerdo a cada batimento	IVS (PAM − PAOP) × 0,0136	40 a 70 g/m²/batimento
Índice de trabalho sistólico ventricular direito (ITSVD)	Medição do trabalho realizado pelo ventrículo direito a cada batimento	IVS (PAPM − PAD) × 0,0136	5 a 10 g/m²/batimento
Variação do volume sistólico (VVS)	Variação do VS após um ciclo respiratório	VS máximo − VS mínimo/VS médio	< 10 a 15%

Um cateter de AP especializado é capaz de fornecer a fração de ejeção ventricular direita e os dados volumétricos. A avaliação indireta da pré-carga emprega a PAD ou a PVC para a pré-carga ventricular direita, e a pressão diastólica da AP, pressão AE e a PAOP para a pré-carga ventricular esquerda.[25-27]

Diminuições da pré-carga podem ser devidas a hipovolemia (decorrente de hemorragia, desidratação ou perda de líquido para o terceiro espaço). A pré-carga é também reduzida com relação a grande vasodilatação, como nos choques séptico, anafilático ou neurogênico. Hipovolemia ou retorno venoso diminuído associado a ventilação mecânica e pressões intratorácicas elevadas podem causar pré-carga diminuída.

A pós-carga é frequentemente definida como a impedância ou resistência à ejeção do sangue oriundo dos ventrículos. RVP é uma avaliação clínica da pós-carga ventricular direita. A pós-carga ventricular esquerda é avaliada com o cálculo da RVS. A RVP e a RVS podem ser indexadas ao tamanho do corpo usando a ASC do paciente (ver Tabela 17.17). Os fatores primários que afetam a pós-carga são as condições da valva semilunar e a resistência vascular.

A vasoconstrição provoca pós-carga elevada e tem diversas causas. RVS aumentada pode ser uma resposta compensatória à hipovolemia causada por vasoconstrição a fim de manter a perfusão periférica nesse estado. Um aumento na pós-carga ocorre com alguns medicamentos, hipotermia e a resposta vascular compensatória ao choque cardiogênico. Esse aumento na pós-carga pode também ser acompanhado por diminuição no DC e aumento na demanda e no trabalho do oxigênio miocárdico. A diminuição na pós-carga devida à vasodilatação reduz a resistência à ejeção de sangue, aumentando, assim, o DC. Medicamentos vasodilatadores, estados sépticos e reações alérgicas e anafiláticas são todas causas de vasodilatação e, assim, de DC aumentado.

A contratilidade, terceiro determinante de VS, é uma propriedade inerente ao coração. Ela não é afetada pela pré-carga nem pela pós-carga e não pode ser medida de maneira direta. Os índices usados para avaliar a contratilidade incluem determinar o VS e calcular o índice de trabalho sistólico para os ventrículos esquerdo e direito. O equilíbrio entre o aporte e a demanda de oxigênio miocárdico, os eletrólitos e os minerais (p. ex., cálcio) influenciam a contratilidade miocárdica.

262 Parte 5 Sistema Cardiovascular

A redução na contratilidade diminui o DC. Exemplos incluem aporte insuficiente de oxigênio para o miocárdio, causando isquemia miocárdica e infarto; medicamentos, como agentes betabloqueadores; ou desequilíbrios metabólicos, como níveis baixos de cálcio, fósforo ou magnésio séricos. Agentes inotrópicos positivos ou a correção de oxigenação miocárdica prejudicada ou de desarranjos metabólicos podem promover a contratilidade melhorada, com maior frequência resultando em DC aumentado.[25–27]

Obtenção dos valores do débito cardíaco

Diversos métodos são utilizados para medir o DC. Estes incluem tecnologias invasivas, minimamente invasivas e não invasivas. Todas as técnicas possuem determinadas suposições e limitações que precisam ser consideradas para proporcionar uma compreensão das indicações e aplicações de cada uma delas. Esta seção discute os métodos mais comuns de monitoramento do DC usados nas áreas de cuidados agudos e críticos.

■ Método de Fick para a determinação do débito cardíaco

O método de Fick, originalmente desenvolvido nos anos de 1800 por Adolf Fick, é o padrão-ouro laboratorial histórico. O método de Fick baseia-se no princípio de que a captação ou liberação de uma substância por um órgão dividido pela concentração arterial e venosa dessa substância é o produto do fluxo ou DC. O método clássico de determinação do DC utiliza o oxigênio como a substância e os pulmões como o órgão. A fim de que essa relação seja válida, amostras simultâneas de sangue arterial e venoso devem ser obtidas e medidas com exatidão. Além disso, as concentrações de oxigênio inspirado e expirado devem ser medidas por calorimetria indireta para determinar o consumo de oxigênio. As outras tecnologias usam esses princípios; no entanto, elas utilizam o CO_2 como a substância medida.

■ Métodos de diluição de indicador para a determinação do débito cardíaco

Stewart propôs os princípios do método de diluição de indicador, e Hamilton os refinou ainda mais. A equação de Stewart-Hamilton baseia-se no uso de um indicador conhecido como um sinal e determinação da velocidade de diluição daquele sinal durante determinado intervalo de tempo. Três indicadores em uso clínico são o corante, o indicador térmico e pequenas doses de lítio. O indicador é injetado no sistema venoso, sendo uma curva de tempo-concentração gerada a partir de uma amostra sanguínea obtida do sistema arterial. A análise da curva permite o cálculo do DC.[25–27]

A termodiluição é considerada o padrão-ouro clínico para a determinação do DC. A solução fria ou na temperatura ambiente é o indicador, sendo injetada na abertura AD do cateter de AP. Um termistor próximo ao final do cateter mede continuamente a temperatura do sangue que flui através dele. Uma curva de diluição é gerada pela mudança na temperatura sanguínea depois da injeção do indicador. Baseado nessa curva, o DC é calculado pelo computador.

A determinação do DC através da termodiluição é obtida em uma base intermitente ou contínua. O DC intermitente requer a injeção de uma quantidade conhecida do injetado "mais frio que o sangue", e produz-se uma única curva de DC.

Os cateteres especializados alojam filamentos térmicos e, com um cabo térmico exclusivo e o computador, emitem energia como o indicador. O sinal "mais quente que o sangue" é medido no termistor, e as curvas de termodiluição são produzidas em uma frequência de 30 a 60 segundos para a avaliação contínua do DC.[25]

■ Procedimento para a medição do débito cardíaco por termodiluição intermitente

Uma constante computadorizada, baseada no tamanho do cateter, no volume e temperatura da infusão, bem como pelo método de injeção, é definida no computador ou programada no módulo de DC na cabeceira do leito. Cinco a 10 mℓ de soro glicosado a 5% ou de soro fisiológico são usados como a solução e volume de injetado. A seringa de infusão utilizada deve ser parte de um sistema fechado que permaneça intacto e preso à abertura AD por uma torneira (Figura 17.47). Pode ser utilizada a solução gelada (0 a 4°C) ou à temperatura ambiente. Uma diferença de temperatura entre a temperatura do sangue do paciente e a da infusão de pelo menos 10°C melhora a exatidão. Na maioria das condições, a infusão à temperatura ambiente com um volume de 10 mℓ proporciona resultados exatos. Com a hipotermia ou em estados de DC muito baixo, a solução gelada e um volume de injetado de 10 mℓ fornecem um sinal maior e exatidão aumentada.

As etapas para realizar a determinação manual do DC variam de acordo com o monitor de cabeceira de leito ou com o fabricante do computador do DC. Ver os manuais de operação específicos para as orientações para uso. As etapas gerais incluem:

- Garantir a quantidade exata de volume de infusão na seringa
- Injetar o volume de maneira suave e rápida, em menos de 4 segundos
- Esperar aproximadamente 1 minuto entre as injeções para permitir que o termistor do cateter volte à linha de base.

Quando injetada, a solução passa por uma sonda de temperatura no sistema fechado e flui através do átrio direito e ventrículo direito, além do termistor na extremidade do cateter de AP. A curva é produzida e usada para determinar o DC. A média das várias determinações do débito cardíaco é necessária para obter a medição final. As medições seriadas e a média são necessárias por causa do número de variáveis fisiológicas e do desempenho do procedimento técnico. Em geral, são necessárias três ou mais medições consecutivas. As medições incluídas na média devem estar dentro de 10 a 15% entre si, e cada uma deve estar associada a uma curva de DC normal. As medições do DC associadas às curvas anormais são eliminadas do processo de média.

■ Interpretações das curvas de débito cardíaco

Muitos monitores à beira do leito e os computadores de DC estão equipados com uma funcionalidade para visualizar as curvas de DC. As curvas de DC normais apresentam uma elevação suave seguida por um declínio gradual (Figura 17.48). A área sob a curva é inversamente proporcional ao DC. As curvas associadas a DC altos têm uma área pequena sob a curva, com uma elevação mais acentuada e o retorno mais rápido à linha de base, e curvas associadas a um baixo DC têm uma área maior sob a curva, com uma elevação mais inclinada e retorno mais lento à linha de base.

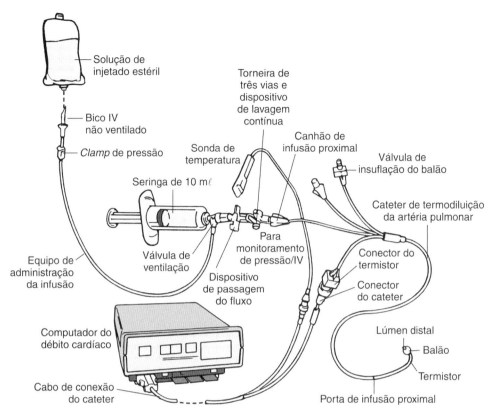

Figura 17.47 Um sistema fechado para infusão, à temperatura ambiente, para a medição do DC. (Courtesia de Edwards Lifesciences.)

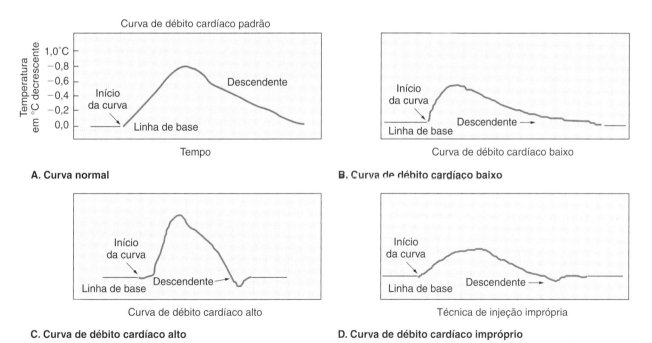

Figura 17.48 Exemplos de curvas de termodiluição observadas em um monitor de cabeceira de leito ou gravador de fita. **A.** Curva normal com elevação suave e declínio gradual até a linha de base. Observe que a alteração de temperatura é, na realidade, menor que a temperatura basal do paciente; no entanto, o gráfico é mostrado em uma orientação ereta. **B.** O DC baixo produz uma área maior sob a curva. A elevação é normal com um declínio mais gradual. **C.** Um DC alto apresenta uma área menor sob a curva. A elevação é mais rápida com um retorno mais rápido à linha de base. **D.** A curva irregular mostra um DC erroneamente baixo, provavelmente decorrente do esvaziamento irregular ou desigual da seringa de injetado. (Cortesia de Edwards Lifesciences.)

Determinações do débito cardíaco com base na forma de onda e na pressão arterial

Várias tecnologias para o uso das formas de onda arteriais para a determinação de DC e VS estão disponíveis. Pelo emprego de vários métodos, os valores de DC/VS podem ser obtidos por linhas arteriais invasivas ou não com tecnologias modificadas com manguito de dedo. A premissa básica relaciona-se com a relação de proporcionalidade da PP com o VS e a relação inversa da PP com a complacência aórtica. Com o alargamento da PP, o VS aumenta e a complacência aórtica diminui (torna-se mais rígida, menos elástica). Com o estreitamento da PP, o VS diminui e a complacência aórtica aumenta (torna-se menos rígida, mais elástica). Os outros fatores levados em consideração com essa relação são o impacto das condições que mudam o tônus vascular: a maior complacência vascular e a maior resistência vascular periférica. As tecnologias de manguito de dedo empregam análises específicas para recriar a pressão braquial a partir da maior pressão distal do dedo.[25-27,30,31]

Os componentes gerais exigidos para métodos de linha invasivos são um cateter arterial, um sensor especial e um monitor específico que utiliza um algoritmo único para as determinações do VS e do DC. Alguns sistemas usam o formato da onda arterial para determinar a localização da incisura dicrótica, o que significa o final da sístole. Esse método é referido como o contorno de pulso. A área sob a curva representa então a quantidade de volume ejetado no leito vascular arterial e reflete o VS. Outros sistemas avaliam a pressão sistólica e a diastólica para obter um valor médio para chegar ao VS. Esse método é descrito como o poder de pulso. Outro método mostra a forma de onda plena para as pressões e utiliza as características da forma de onda para as determinações do DC. Esse método é denominado DC baseado na pressão arterial. Todos os métodos têm versões de seus sistemas que demandam calibragem externa e outras que não demandam.[26,30-32] A Figura 17.49 mostra os diversos métodos para a obtenção de VS a partir da onda pulso arterial.

Uma vez determinado o VS, a frequência de pulso, avaliada pelas ondas arteriais, reflete a frequência cardíaca; VS × frequência cardíaca = débito cardíaco. Todas as tecnologias, a despeito do algoritmo específico empregado para determinar o valor do DC, usam a pressão arterial. Isso exige obter valores exatos e garantir as formas de onda ótimas.

Diferentemente dos métodos de linha arterial que medem as pressões e as formas de onda diretamente, as tecnologias com manguito de dedo usam um aparelho fotopletismógrafo em um ou dois manguitos para avaliar as formas de onda e aplicar uma "contrapressão" ao dedo de modo a obter a PA do paciente. A pressão do dedo é, então, reconstruída algoritmicamente em uma pressão braquial e uma forma de onda de modo a aumentar a acurácia.[26,32]

Outros parâmetros obtidos com um sistema de pressão arterial e, em menor grau, as tecnologias com manguito podem incluir variação do volume sistólico (VVS), variação da pressão de pulso (VPP) e variação da pressão sistólica (VPS). Esses parâmetros avaliam a diferença entre os valores máximo e mínimo da pressão sistólica, PP ou VS durante um ciclo respiratório. São chamados parâmetros dinâmicos e predizem melhor a responsividade hídrica do que medidas estáticas como PVC/PAD no paciente gravemente doente. Um fenômeno natural ocorre durante o ciclo respiratório em que a pressão arterial cai durante a inspiração e se eleva durante a expiração. A variação é uma consequência das alterações na pressão intratorácica durante a respiração; uma pressão negativa durante a inspiração resulta em queda na pressão sistólica, e pressão intratorácica relativamente mais elevada durante a expiração causa elevação na pressão sistólica. A variação normal durante um ciclo respiratório é de 5 a 10 mmHg. Quando a diferença é maior, a condição é denominada de *pulso paradoxal*. O pulso paradoxal invertido é o mesmo fenômeno que acontece durante a ventilação mecânica controlada. A mecânica é oposta à respiração espontânea na qual a pressão arterial aumenta durante a inspiração e cai durante a expiração.[25-27,30-33]

Alguns monitores fisiológicos à beira do leito têm *software* especial que medirá e, então, mostrará os valores de VPS e VPP. Por outro lado, embora não sejam tão acurados quanto algoritmos incorporados ou monitores dedicados, esses cálculos podem também ser feitos a partir de traçadores arteriais, desde que as variações respiratórias sejam notadas. No entanto, deve-se observar que o uso da técnica do "globo ocular" não é tão acurada quanto as medições verdadeiras dos valores.[34,35]

▶ **Considerações de enfermagem.** O exame do paciente inclui a investigação quanto ao pulso paradoxal que acontece durante o tamponamento cardíaco, às doenças pulmonares obstrutivas e aos estados hipovolêmicos. Uma VVS superior a 10 ou 15% tem um alto nível de sensibilidade e especificidade para determinar a necessidade de líquido e para a previsão da responsividade da pré-carga. Um paciente tem responsividade de pré-carga se após a administração de líquidos em bolo seu VS ou DC aumenta em 10 a 15%. As considerações técnicas para o uso de tecnologias baseadas na pressão arterial incluem aquelas que afetam a acurácia da forma de onda arterial. A manutenção ótima do sistema de pressão e o nivelamento do aparelho são necessários. As limitações ao uso dos parâmetros de variação relacionam-se com fatores que provocam alterações na pressão intratorácica e aqueles que afetam o tempo de enchimento ventricular. Qualquer arritmia cardíaca pode afetar o valor global por causa das respostas ventriculares irregulares e, portanto, o valor deve ser usado com cuidado nessas condições. A reposição volêmica intravascular aumenta a pré-carga, que, por sua vez, aumenta o DC.[25-27,30]

Com as tecnologias completamente não invasivas, tal como o manguito de dedo, é necessário prestar atenção especial à perfusão do dedo por causa da função inflável cíclica desse tipo

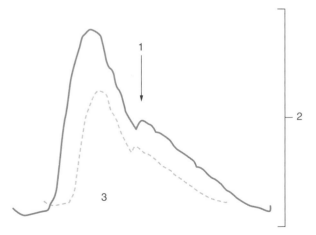

Figura 17.49 Métodos para obtenção de VS por meio de uma onde de pulso arterial. 1. Contorno do pulso: identificação da incisura dicrótica necessária. 2. Força de pulso: média determinada, sistólica e diastólica extrapoladas. 3. Pressão/fluxo de pulso: Onda completa medida para pressão e forma de onda avaliada.

de manguito. Em condições de vasoconstrição grave, hipoperfusão, dedos edemaciados e síndrome de Reynaud, o sinal pode ser prejudicado.[26]

■ Determinações de débito cardíaco baseadas em bioimpedância e biorreactância

Dois tipos gerais de tecnologias de cardiografia não invasiva transtorácica são a bioimpedância e a biorreactância. Ambos proporcionam a determinação não invasiva, contínua e em tempo real do DC, além de outros dados hemodinâmicos pelo uso de pares de sensores eletrodos cutâneos no tórax (Figura 17.50). Os estímulos elétricos são emitidos pelos sensores e a amplitude ou as frequências da corrente são analisadas no tocante a alterações de impedância (Z) ou ao fluxo (Zo) de uma corrente elétrica.[36-38] A cardiografia por bioimpedância é também conhecida como cardiografia por impedância ou ICG.

Os monitores de biorreactância e de bioimpedância fornecem determinações hemodinâmicas tradicionais, como DC, VS e RVS se pressão arterial e PVC ou PAD forem inseridas no monitor. Caso a PVC não seja inserida, os monitores mostrarão a resistência periférica vascular total. Como o fluxo sanguíneo aórtico causa as mudanças mais significativas na impedância, essas tecnologias fornecem índices mais diretos de contratilidade ventricular esquerda, que estão disponíveis por meio de um cateter de AP. Também proporcionam uma impedância basal, o conteúdo do líquido torácico, que reflete todos os líquidos do tórax (intersticial, intravascular ou intracelular). Em alguns casos, quando o conteúdo do líquido torácico está muito alto, a determinação do VS e o DC pela ICG podem ser afetados negativamente. Os valores de VS/DC parecem ser menos influenciados pelo líquido pleural, o edema pulmonar e o movimento da parede torácica na tecnologia de biorreactância do que na ICG.[36,37]

▶ **Considerações de enfermagem.** Como a biorrectância e a ICG são tecnologias não invasivas, as enfermeiras em qualquer ambiente de pacientes internados ou ambulatoriais podem iniciar esse tipo de monitoramento hemodinâmico. Dessa maneira, as aplicações clínicas são amplas. Por exemplo, os parâmetros obtidos por esses métodos são empregados para avaliar pacientes com insuficiência cardíaca, hipertensão e marca-passos permanentes nos serviços de emergência, ambulatório ou consultório médico.

Como a impedância elétrica está reduzida na presença de líquido, a medição do conteúdo de líquido torácico é útil no diagnóstico diferencial da insuficiência cardíaca ou de doença pulmonar obstrutiva crônica, bem como na avaliação e no tratamento de pacientes com insuficiência cardíaca que podem ter congestão pulmonar ou edema pulmonar. O ajuste nos diuréticos, agentes inotrópicos e vasodilatadores pode ser baseado no ajuste fino sobre parâmetros da impedância. De maneira semelhante, os pacientes com hipertensão crônica e resistente podem ser tratados com maior rigor e de forma mais agressiva em uma base ambulatorial usando os parâmetros hemodinâmicos da ICG ou da biorreactância em oposição ao uso apenas da pressão arterial. A determinação contínua e não invasiva do DC e os parâmetros hemodinâmicos da ICG também são utilizados para otimizar os parâmetros de marca-passos cardíacos sequenciais atrioventriculares (A-V), para ajustar o tempo para o retardo A-V e, assim, permitir o enchimento ventricular apropriado para atingir VS e DC ótimos.[36-38]

■ Monitoramento do débito cardíaco baseado em Doppler

A tecnologia baseada em Doppler usa a forma de onda da velocidade do fluxo aórtico para calcular VS e DC. A forma de onda da velocidade pulsátil reflete diretamente a contratilidade ventricular esquerda, bem como o estado intravascular do paciente (pré-carga).

O monitor de Doppler esofágico (EDM) é um dispositivo de monitoramento hemodinâmico minimamente invasivo que incorpora um transdutor de Doppler em uma sonda nasogástrica. Quando colocado no esôfago, o EDM monitora a velocidade do fluxo sanguíneo aórtico descendente[38] (Figura 17.51). As determinações contínuas do DC e do VS são calculadas em tempo real em relação às mudanças no fluxo sanguíneo usando a configuração da forma de onda do Doppler.

USCOM é um monitor hemodinâmico não invasivo que determina o DC pela onda contínua da ultrassonografia de Doppler.[38] Os dados são obtidos pela utilização de uma sonda aplicada no tórax, na posição paraesternal esquerda para medição do fluxo sanguíneo transpulmonar, ou na fenda supraesternal para medição de fluxo sanguíneo transaórtico. O USCOM não fornece dados hemodinâmicos contínuos. A informação é obtida intermitentemente tanto quanto for desejado pelo profissional de saúde.

Tanto USCOM quanto EDM fornecem parâmetros tradicionais, como DC, VS e a RVS, se uma pressão arterial e a PVC ou a pressão AD forem introduzidas no monitor. Parâmetros adicionais do EDM derivados da forma de onda incluem a velocidade máxima, um indicador da contratilidade miocárdica, e o tempo do fluxo, que reflete o tempo de ejeção sistólica e, dessa maneira, as alterações na pré-carga.

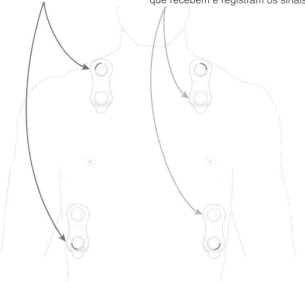

Quatro conjuntos de sensores pareados, dois em cada lado da parte superior do tórax, abaixo do nível do coração.

A linha da esquerda denota os sensores externos, onde a corrente é aplicada. A linha da direita, os sensores internos, que recebem e registram os sinais.

O campo elétrico do sangue causa um atraso no sinal. O atraso é proporcional ao volume do sangue.

Esse atraso, chamado mudança de fase, é registrado e, posteriormente, traduzido no fluxo.

Figura 17.50 Aplicação de sensores de impedância. (Cortesia de Cheetah Medical.)

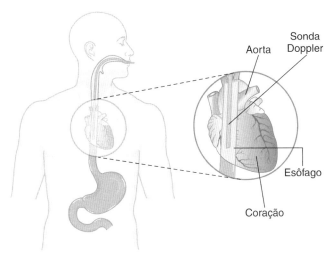

Figura 17.51 Localização da sonda de Doppler esofágica no esôfago em relação ao coração e aorta descendente. (Cortesia de Deltex Medical, Inc.)

▶ **Considerações de enfermagem.** Um aspecto valioso da tecnologia baseada em Doppler é o uso da forma da onda para determinar as alterações na contratilidade miocárdica e no volume intravascular (pré-carga) porque a forma de onda visualizada no monitor reflete o volume e a velocidade do sangue na aorta. A forma de onda normal é triangular, consistindo no início da sístole, sístole máxima e término da sístole (Figura 17.52). À medida que aumenta o fluxo a partir do ventrículo esquerdo, a forma da onda se altera, transformando-se em um triângulo maior, mais alto e mais largo. Em contrapartida, a contratilidade diminuída é refletida em uma forma de onda menor; a hipovolemia faz com que a forma de onda se torne mais estreita na base. A forma basal da onda, bem como as alterações em resposta à terapia, pode contribuir muito para a avaliação hemodinâmica. Assim, os dados baseados em Doppler e a análise das formas de onda podem guiar o profissional de saúde na avaliação da necessidade do paciente para terapia, bem como as respostas do paciente à administração de líquidos, além da titulação de vasopressores e inotrópicos.[38,39]

O EDM normalmente demanda que o paciente seja sedado; portanto, é mais usado nas unidades de cuidados críticos, na sala de operação, nas unidades de cuidados pós-anestésicos e nos setores de emergência. O USCOM é uma tecnologia não invasiva; os profissionais de saúde podem usar esse tipo de monitoramento hemodinâmico em qualquer unidade hospitalar ou ambulatorial. Entretanto, é necessário treinamento; os dados obtidos dependem da técnica apropriada.

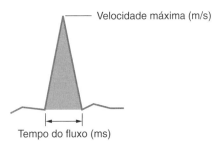

Figura 17.52 Forma de onda de Doppler esofágico mostrando a velocidade máxima e o tempo de fluxo. (Cortesia de Deltex Medical, Inc.)

Avaliação do equilíbrio entre aporte e demanda de oxigênio

Um dos principais objetivos do monitoramento hemodinâmico está em usar os dados obtidos do cateter de AP à avaliação do aporte ou transporte de oxigênio e do consumo de oxigênio pelos tecidos e órgãos. O aporte de oxigênio adequado para os órgãos do corpo é essencial para a manutenção da função celular, tissular e, por fim, orgânica. O aporte e o consumo de oxigênio insuficientes para satisfazer os requisitos celulares de oxigênio, ou a demanda de oxigênio, resultam em hipoxia e no acúmulo de um déficit de oxigênio. O déficit de oxigênio persistente causa disfunção celular e orgânica, levando, por fim, a morte celular e insuficiência orgânica.[25] A Tabela 17.18 lista os parâmetros que são empregados para avaliar o equilíbrio entre o aporte e a demanda de oxigênio, as fórmulas e os valores normais.

Determinantes do aporte de oxigênio

O aporte de oxigênio arterial (DaO_2) é a quantidade de oxigênio transportada até os tecidos. A DaO_2 depende do conteúdo arterial de oxigênio e do DC.

■ **Conteúdo de oxigênio**

O conteúdo de oxigênio é a quantidade total de oxigênio no sangue que está disponível para as células. Os dois determinantes primários do conteúdo de oxigênio são a hemoglobina e a saturação de oxigênio. Grande parte do oxigênio disponível no sangue arterial (mais de 95%) está ligada de modo reversível à hemoglobina, na forma de oxi-hemoglobina, e é medida pela saturação de oxigênio arterial (SaO_2). Uma quantidade muito pequena de oxigênio (menos de 5%) está dissolvida no plasma e é medida como PaO_2. Uma quantidade suficiente de hemoglobina é necessária para garantir a capacidade de transporte de oxigênio adequada.

■ **Débito cardíaco**

O DC é necessário para liberar o sangue oxigenado para as células do organismo. O DaO_2 é avaliado investigando-se a adequação do DC e do conteúdo de oxigênio arterial. Nos estados sem esforço, o DaO_2 normal é 1.000 mℓ de O_2/minuto, ou indexado à ASC, 600 mℓ de O_2/minuto/m². Os aumentos na demanda de oxigênio do corpo associada a lesão ou doença são satisfeitos, a princípio e principalmente, por um débito cardíaco compensatório aumentado. As deficiências de hemoglobina, saturação arterial ou débito cardíaco diminuem o DaO_2 para as células e ameaçam a adequação da oxigenação celular.[25,40,41]

Determinantes do consumo de oxigênio

O consumo de oxigênio (VO_2) é a quantidade de oxigênio utilizada pelos tecidos do organismo. Os principais determinantes do VO_2 são a demanda celular de oxigênio, o aporte de quantidades adequadas de oxigênio e a extração de oxigênio do sangue para uso pelas células.

■ **Demanda de oxigênio**

A demanda de oxigênio é o requisito de oxigênio das células e não é diretamente mensurável. Qualquer esforço aumenta a demanda de oxigênio (p. ex., cirurgia, infecção, mobilização,

Tabela 17.18 Aporte de oxigênio e parâmetros de utilização.

Parâmetro	Definição	Fórmula	Valores normais
Conteúdo de oxigênio arterial (CaO_2)	Quantidade em decilitros de oxigênio carreado pela hemoglobina do sangue arterial	$(Hb \times 1{,}37 \times SaO_2) + (0{,}003 \times PaO_2)$	20 mℓ O_2/dℓ
Conteúdo de oxigênio venoso (CvO_2)	Quantidade de oxigênio em decilitros carreado pela hemoglobina do sangue venoso	$(Hb \times 1{,}37 \times SvO_2) + (0{,}003 \times PvO_2)$	15 mℓ O_2/dℓ
Índice de aporte de oxigênio arterial (DaO_2I)	Índice da quantidade de oxigênio transportada no sangue do ventrículo esquerdo pelas artérias e os capilares para os tecidos/órgãos em 1 min em relação à superfície corporal do paciente	$CI \times CaO_2 \times 10$	500 a 600 mℓ O_2/min/m^2
Índice de aporte de oxigênio venoso (DvO_2I)	Índice da quantidade de oxigênio no sangue que retornou dos tecidos/órgãos ao ventrículo direito em 1 min por meio das veias com relação à superfície corporal do paciente	$CI \times CvO_2 \times 10$	375 a 450 mℓ O_2/min/m^2
Saturação do oxigênio venoso misto (SvO_2)	Saturação do oxigênio no sangue venoso medida na AP	Medição direta	60 a 80%
Saturação do oxigênio venoso central ($ScvO_2$)	Saturação do oxigênio no sangue venoso medida pela veia cava superior	Medição direta	65 a 85%
Pressão parcial do oxigênio, sangue venoso (PvO_2)	Reflete a quantidade de oxigênio dissolvida no plasma do sangue venoso	Medição direta	35 a 45 mmHg
Extração de O_2	Quantidade de oxigênio removida (extraída) da hemoglobina para uso por células/tecidos/órgãos	$CaO_2 - CvO_2$	3 a 5 mℓ O_2/dℓ
Razão de extração do oxigênio (REO)	Porcentagem do oxigênio fornecido que é removido (extraído) da hemoglobina para o uso por células/tecidos/órgãos		22 a 30%
Índice de consumo do oxigênio (VO_2I)	Índice da quantidade de oxigênio usado por células/tecidos/órgãos a cada minuto com relação à área de superfície corporal do paciente	$(CaO_2 - CvO_2) \times CI \times 10$	120 a 170 mℓ/min/m^2
pH arterial (pHa)	Acidez (pH) do sangue arterial	Medição direta	7,35 a 7,45
Excesso de base/ déficit de base (EB/DB)	Quantidade de base requerida para a titulação de 1 ℓ de sangue arterial para um pH de 7,40. Diminui com a acidose metabólica	Medição direta	−2 a +2
Lactato	Subproduto metabólico do ciclo de Krebs que aumenta com o metabolismo anaeróbio	Medição direta	0,5 a 2,2 mmol/ℓ

dor, ansiedade). As demandas reduzidas de oxigênio estão associadas a taxas metabólicas menores (p. ex., hipotermia, sedação, paralisia farmacológica). As demandas de oxigênio são satisfeitas através do aporte adequado de oxigênio e da extração celular de oxigênio.[25,40,41]

Aporte de oxigênio

O uso de oxigênio pela célula depende de um suprimento adequado de oxigênio. Este é denominado consumo de oxigênio dependente do aporte (Figura 17.53). Quando a liberação de oxigênio aumenta, o consumo de oxigênio também aumenta para satisfazer à sua demanda. Quando o requisito por oxigênio é satisfeito, os aumentos adicionais na liberação de oxigênio não aumentam o consumo. O nível de liberação crítica de oxigênio é o ponto em que uma diminuição na liberação de oxigênio resulta em VO_2 diminuído por causa de um suprimento insuficiente de oxigênio.[25,40,41,42]

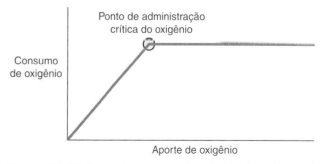

Figura 17.53 Curva de consumo de oxigênio dependente do aporte refletindo a mudança no consumo de oxigênio em relação ao aporte de oxigênio. No ponto de aporte crítico de oxigênio, o aporte de oxigênio é suficiente para satisfazer à demanda de oxigênio, e o consumo de oxigênio não aumenta mais. No entanto, qualquer diminuição no aporte de oxigênio a partir desse ponto resulta em diminuição do consumo de oxigênio decorrente de aporte de oxigênio inadequado.

268 **Parte 5** Sistema Cardiovascular

■ Extração de oxigênio

A extração de oxigênio ($CaO_2 - CvO_2$) é a quantidade de oxigênio removida do sangue para uso pelas células. É medida comparando-se o conteúdo arterial de oxigênio com o conteúdo venoso de oxigênio. Como o conteúdo arterial de oxigênio, o conteúdo venoso de oxigênio (CvO_2) é determinado principalmente pela quantidade de hemoglobina que está saturada com oxigênio. A saturação venosa é obtida coletando-se uma amostra para a gasometria venosa da abertura distal do cateter de AP ou usando-se um cateter de AP que monitora a SvO_2 ou a $SvcO_2$ ou cateter venoso central ou de AP, conforme discutido mais adiante nesta seção.

Em circunstâncias normais, desde que o oxigênio seja suprido em quantidades adequadas, as células extraem o oxigênio de que elas precisam para dar suporte à função tissular e orgânica. A demanda aumentada de oxigênio resulta em um aumento compensatório na extração de oxigênio, à medida que mais oxigênio é "descarregado" da hemoglobina para uso celular. A quantidade diminuída de oxigênio no sangue venoso significa que a diferença de $CaO_2 - CvO_2$ é maior. Ao contrário, à medida que a demanda de oxigênio diminui, menos oxigênio é necessário e é extraído do sangue, e a diferença $CaO_2 - CvO_2$ fica menor.[25,40,41]

Desequilíbrio entre o suprimento e a demanda de oxigênio

Um desequilíbrio entre o suprimento e a demanda de oxigênio ocorre sempre que o aporte de oxigênio for inadequado para satisfazer à demanda celular ou quando as células são incapazes de extrair quantidades suficientes de oxigênio. As ameaças específicas ao equilíbrio entre o suprimento e a demanda de oxigênio são DC diminuído, hemoglobina ou saturação arterial; extração celular de oxigênio prejudicada; ou demandas de oxigênio que são tão grandes que não podem ser satisfeitas pela extração ou liberação aumentada de oxigênio.

■ Indicadores metabólicos do distúrbio de aporte e utilização de oxigênio

O consumo inadequado de oxigênio provoca um estado anaeróbico e hipoxia celular. As células privadas de oxigênio tornam-se hipóxicas e disfuncionais. Com o tempo, o dano celular torna-se irreversível e sobrevém a morte celular. A hipoxia celular é uma causa importante de disfunção e falência de múltiplos sistemas orgânicos. Se um déficit de oxigênio for identificado antes de ter ocorrido a lesão celular irreversível, ele pode ser revertido com o aumento da disponibilidade de oxigênio.

Vários parâmetros metabólicos podem ser medidos para avaliar a hipoxia celular. Quando esses indicadores são utilizados em conjunto com o monitoramento hemodinâmico do aporte e consumo de oxigênio, as terapias podem ser mais especificamente direcionadas para alcançar suprimento e demanda de oxigênio balanceados.

Como a hipoxia e o débito de oxigênio são associados ao metabolismo anaeróbico, os subprodutos do metabolismo anaeróbico podem ser usados para avaliar a presença de um déficit de oxigênio e hipoxia celular. O acúmulo de ácido láctico causa acidose metabólica em um estado hipóxico. Por conseguinte, a medição laboratorial dos níveis de lactato, pH sérico e déficit/excesso de base são meios para avaliar se o suprimento de oxigênio é suficiente para atender às necessidades celulares. O pH sérico e o déficit/excesso de base são rotineiramente medidos e relatados com a análise gasométrica. Os níveis elevados de lactato ($> 2,2$ mm/ℓ) ou a acidose metabólica (pH $< 7,35$ com a $PaCO_2$ normal) correlacionam-se com o débito de oxigênio, principalmente quando o paciente apresenta um nível de DaO_2 e VO_2 baixo ou, até mesmo, normal. Da mesma forma que com todos os parâmetros de avaliação, os níveis de lactato, pH e déficit de base não devem ser vistos isoladamente; eles devem ser avaliados em conjunto com outros parâmetros de avaliação.[25–27]

■ Monitoramento contínuo da saturação de oxigênio venoso e venoso central

A saturação de oxigênio venoso (SvO_2) reflete o nível de oxi-hemoglobina no sangue dessaturado que retorna ao ventrículo direito e à AP. A saturação de oxigênio venoso também pode ser medida na veia cava superior ($SvcO_2$). SvO_2 e $SvcO_2$ podem ser monitoradas à beira do leito por cateteres venosos centrais especializados ou cateteres AP contendo filamentos de fibra óptica em um dos lumens terminando na extremidade distal. Além disso, CIP especializados podem abrigar fibra óptica para a medição dos valores oximétricos venosos. A informação é atualizada de poucos em poucos segundos; assim, uma leitura contínua de SvO_2 ou $SvcO_2$ é obtida.

Tanto SvO_2 quanto $SvcO_2$ são úteis para avaliar o equilíbrio global do aporte de oxigênio, utilização de oxigênio e demanda de oxigênio. A SvO_2, ou a $SvcO_2$, é muito menor que a saturação arterial por causa da extração de oxigênio pelas células e pela liberação de oxigênio a partir da hemoglobina.

A SvO_2 ou a $SvcO_2$, é influenciada pelo grau de saturação arterial, pela quantidade de hemoglobina, pelo DC (os determinantes da liberação de oxigênio) e pela quantidade de oxigênio extraído e consumido pelas células. Sob condições normais de liberação de oxigênio, consumo de oxigênio e demanda de oxigênio, aproximadamente 1/4 do oxigênio disponível é extraído e usado para satisfazer à demanda. Nessa situação, a SvO_2, ou a $SvcO_2$, está na faixa normal: SvO_2 de 60 a 80% ou $SvcO_2$ de 65 a 85%. Se a liberação de oxigênio se mostra reduzida por uma diminuição na saturação arterial, hemoglobina ou débito cardíaco, então mais oxigênio é extraído do sangue para satisfazer à demanda celular. O sangue que retorna para o lado direito do coração e para a artéria pulmonar teve maior quantidade de oxigênio removida e está mais dessaturado, o que é refletido por diminuição na SvO_2 ou na $SvcO_2$. De maneira similar, se a demanda de oxigênio aumenta, mas a liberação de oxigênio não aumenta para satisfazer a essa exigência, oxigênio adicional é extraído do sangue e consumido pelas células. Portanto, a oxi-hemoglobina está reduzida no sangue venoso, diminuindo a SvO_2 ou a $SvcO_2$. A SvO_2 ou a $SvcO_2$ persistentemente baixa é um aviso de que um débito de oxigênio pode estar se acumulando por causa da liberação inadequada de oxigênio ou da alta demanda de oxigênio não satisfeita pelo suprimento de oxigênio.[40,41]

Três condições gerais resultam em SvO_2 ou $SvcO_2$ crescente:

- Quando a liberação de oxigênio for muito maior que a demanda de oxigênio, apenas um pequeno percentual do oxigênio liberado é extraído, fazendo com que a SvO_2 ou a $SvcO_2$ aumente
- Quando a taxa metabólica e a demanda de oxigênio forem baixas, a necessidade de oxigênio é reduzida, e menos oxigênio é extraído e consumido. A SvO_2, ou a $SvcO_2$, reflete a diminuição na extração quando maiores quantidades de oxi-hemoglobina retornam ao lado direito do coração

- Nos estados patológicos em que as células não conseguem extrair o oxigênio do sangue ou em que os leitos tissulares não são bem perfundidos com sangue oxigenado, o oxigênio não é extraído do sangue apesar da demanda de oxigênio celular. Por conseguinte, a SvO_2 ou a $ScvO_2$, que retorna ao lado direito do coração e à artéria pulmonar, é mais elevada por causa do consumo diminuído de oxigênio.

Embora a SvO_2 ou a $ScvO_2$ possa estar na faixa de normalidade, as células no corpo podem não usar ou não receber o oxigênio de que precisam. Nesses casos, as células utilizam o metabolismo anaeróbico por causa da reduzida extração de oxigênio celular ou do *shunt* do sangue oxigenado além dos leitos teciduais. Nessa situação, uma SvO_2 ou $ScvO_2$ normal pode ser enganosa quando vista isoladamente. A Tabela 17.19 resume fatores que causam o aumento ou a redução de SvO_2 ou $ScvO_2$.[40-42]

Lactato, déficit e excesso de base, e SvO_2 ou $ScvO_2$ são medidas do estado de oxigenação tecidual global. Em estados de choque, o sangue é desviado do leito de tecido esplâncnico, bem como dos membros, para os órgãos vitais. Portanto, a avaliação da perfusão desses leitos teciduais específicos pode ser útil para a detecção precoce do aporte e da utilização reduzidos de oxigênio.

A espectroscopia de infravermelho próximo é uma tecnologia não invasiva para o monitoramento da saturação tecidual de oxigênio (StO_2) no músculo. Ela usa emissões de luz infravermelha e um "adesivo" sensível sobre o músculo tenar (localizado na base do polegar na palma da mão) a fim de medir a saturação de oxigênio na microcirculação abaixo do sensor (Figura 17.54). Quando a perfusão tecidual é reduzida, especialmente quando associada com hipovolemia ou estados de DC diminuídos, a StO_2 decresce. Os valores de StO_2 que tendem a diminuir e estão a menos de 75% são associados com morbidade e mortalidade mais altas. Nos pacientes com sepse e choque séptico, a StO_2 é mais baixa em comparação com os pacientes que satisfazem os critérios de SARA, mas não se mostrou superior à $ScvO_2$ na população com sepse.[43,44]

A tonometria gástrica e o monitoramento de CO_2 sublingual são métodos para avaliar a perfusão de leitos teciduais específicos que têm suscetibilidade precoce à hipoperfusão. No início do choque ou nos estados de choque, o desvio compensatório do fluxo sanguíneo do leito esplâncnico e do sistema digestório para os órgãos vitais faz com que a mucosa gástrica e o trato gastrintestinal superior fiquem hipoperfundidos. O metabolismo anaeróbico produz quantidades aumentadas de CO_2 e lactato; dessa maneira, medir o nível de CO_2 ou o pH desses leitos teciduais pode fornecer um indicador precoce do desequilíbrio do aporte e demanda de oxigênio.

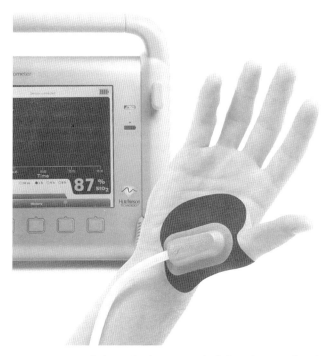

Figura 17.54 Colocação do sensor de StO_2 sobre o músculo tenar.

A tonometria gástrica utiliza uma sonda nasogástrica com um balão permeável ao gás próximo à extremidade distal. O CO_2 difunde-se da parede gástrica para dentro do balão. A amostragem do conteúdo permite a medição da PCO_2 e do pH da mucosa gástrica. O pH normal da mucosa gástrica é de 7,35 a 7,45, e a PCO_2 normal da mucosa gástrica é de 35 a 45 mmHg. O pH decrescente da mucosa gástrica, ou uma PCO_2 gástrica crescente fora da faixa de normalidade, sugere a hipoperfusão e é uma indicação de que o aporte e o consumo de oxigênio devem ser analisados e otimizados. Medicamentos que neutralizam o pH gástrico, como os bloqueadores H2, podem também afetar os valores tonométricos gástricos.

A capnometria sublingual baseia-se nos mesmos princípios fisiológicos da tonometria gástrica. O fluxo sanguíneo para o trato digestivo superior, incluindo a área sob a língua, é reduzido em resposta ao choque ou à hemorragia. A capnometria sublingual utiliza um dispositivo manual similar a um termômetro para medir a PCO_2, usando um sensor que é colocado sob a língua. É importante notar que a disponibilidade comercial e os usos clínicos atuais dessas tecnologias são limitados.[43-45]

Tabela 17.19 Causas do aumento ou da diminuição da saturação venosa (SvO_2/$ScvO_2$).

↓ SvO_2/$ScvO_2$	↑ SvO_2/$ScvO_2$
Extração de oxigênio aumentada	Extração de oxigênio diminuída
1. Demanda de oxigênio aumentada Causas: estresse, dor, ansiedade, febre	1. Demanda de oxigênio diminuída Causas: sedação, alívio da dor, hipovolemia
2. Aporte de oxigênio insuficiente para satisfazer a demanda de oxigênio Causas: DC, Hb e SaO_2 diminuídos	2. Aporte de oxigênio aumentado Causas: DC, Hb e SaO_2 aumentados
	3. Extração de oxigênio celular comprometida Causas: citotoxicidade, sepse, morte celular

Hb, hemoglobina; SaO_2, saturação arterial.

270 Parte 5 Sistema Cardiovascular

Considerações de enfermagem

Quando os pacientes estão criticamente doentes, é primordial a avaliação cuidadosa da adequação da liberação de oxigênio, extração de oxigênio e consumo de oxigênio em relação à demanda. O exame rigoroso de cada determinante do DC (frequência cardíaca, pré-carga, pós-carga e parâmetros de contratilidade), consumo de oxigênio (VO_2 e CaO_2 – CvO_2) e débito de oxigênio (lactato, pH, déficit/excesso de base, SvO_2 ou $SvcO_2$) é importante para a enfermeira de cuidados críticos.

Inúmeras intervenções são utilizadas para estimular a liberação de oxigênio. As medidas para aumentar o DC incluem a adição do volume intravascular para aumentar a pré-carga, bem como a administração de agentes inotrópicos positivos para melhorar a contratilidade e agentes vasodilatadores para reduzir a pós-carga. As intervenções que podem aumentar a oxigenação arterial e o conteúdo de oxigênio incluem mudanças nos parâmetros do ventilador mecânico; fisioterapia respiratória; posicionamento e mobilização; e, nos pacientes não ventilados mecanicamente, tosse e exercícios de respiração profunda. A administração de papa de hemácias aumenta a hemoglobina e a capacidade de transporte de oxigênio. Em todos os casos, é necessário gerenciar as modalidades de tratamento e avaliar a resposta do paciente à terapia.

Muitas das intervenções usadas para diminuir a demanda de oxigênio e aumentar o consumo de oxigênio são condutas importantes do cuidado de enfermagem. Por exemplo, o cuidado apropriado do ambiente, da dor e da ansiedade reduz o estresse, diminuindo assim a demanda por oxigênio. Manter a normotermia por controle da temperatura do paciente pode diminuir os requisitos de oxigênio associados a febre e facilitar a perfusão e o consumo de oxigênio prejudicados associados à hipotermia.

O monitoramento da SvO_2 ou da $SvcO_2$ pode ser uma diretriz valiosa nas intervenções de enfermagem. Por exemplo, a aspiração orotraqueal pode provocar diminuição temporária na oxigenação arterial e aumentar o desconforto e a ansiedade. O monitoramento da SvO_2 ou da $SvcO_2$ permite que a enfermeira julgue o impacto dessa atividade no suprimento e na demanda de oxigênio do paciente. Uma SvO_2 ou $SvcO_2$ decrescente durante a aspiração é em geral causada por demanda aumentada de oxigênio e oxigenação arterial diminuída. Hiperoxigenar e hiperventilar antes, no decorrer e depois da aspiração ajuda a diminuir os efeitos negativos sobre a demanda de oxigênio e a oxigenação arterial. Antes de prosseguir para outra atividade, como o reposicionamento, a enfermeira deve monitorar a SvO_2 ou $SvcO_2$ e aguardar até que o valor se normalize, evitando assim um esforço adicional e o aumento adicional na demanda de oxigênio.[25,26,40–42]

O monitoramento de $SvcO_2$ foi incorporado nas diretrizes sobre o manejo precoce com foco no objetivo para pacientes com sepse e choque séptico.[46] Um objetivo é a manutenção de uma $SvcO_2$ de pelo menos 70% por meio do aumento do aporte de oxigênio. O uso de um feixe de sepse e de um protocolo que inclua a $SvcO_2$ foi associado com a melhoria da morbidade e da mortalidade; entretanto, estudos randomizados controlados recentes mostraram que o uso de $ScvO_2$ como *endpoint* pode não ser tão significativo quanto relatado em artigos anteriores. Os parâmetros dinâmicos (VPP, VVS e Delta VS) para otimização dos líquidos foram incluídos nas mais novas diretrizes.[47,48]

Desafios relacionados à aplicabilidade clínica

Estudo de caso

O Sr. T., um senhor de 59 anos com história de hipertensão e tabagismo, além de recém-diagnosticado com diabetes melito tipo 2, foi transportado de ambulância até o setor de emergência com queixa de queimação no tórax. Os sintomas foram precipitados por atividade pesada e foram acompanhados de tontura, pré-síncope, diaforese e náuseas. O Sr. T. admitiu a ocorrência de diversos episódios menos graves nas 2 semanas anteriores à admissão no setor de emergência, mas decidiu não buscar ajuda médica senão na terceira e mais grave ocorrência. Ele ligou para a emergência cerca de 15 minutos após a queimação no tórax começar e chegou ao setor de emergência cerca de 45 minutos após o início de seus sintomas.

Quando da chegada à emergência, os sinais vitais do Sr. T. eram PA 100/78 no BD, 106/80 no BE. Sua frequência cardíaca era regular, de 96 bpm; sua frequência respiratória era de 22 incursões/min; sua oximetria de pulso era de 96% em 2 ℓ por cânula nasal. O paciente se encontrava em leve angústia, mas estava acordado e alerta; admitiu ter ficado bastante assustado com a dor. Não apresentava queimação torácica ao chegar à emergência pois havia recebido nitroglicerina sublingual na ambulância, que cessou os sintomas.

A telemetria e o eletrocardiograma de 12 derivações do Sr. T. mostraram um BRE. O valor da troponina I inicial foi de 15,9 ng/mℓ. O Sr. T. continuou sem sintomas. Um ecocardiograma transtorácico à beira do leito mostrou alargamento ventricular esquerdo concêntrico e uma anormalidade de movimentação da parede anterior marcante. A fração de ejeção ventricular esquerda do paciente era de 35%. Não havia registros médicos anteriores disponíveis.

O Sr. T. recebeu ácido acetilsalicílico, foi colocado em soro heparinizado e transportado para a UTI. Você o recebe ao chegar à unidade. A família não está presente.

1. O diagnóstico provável é IAM. Que informação sobre a história e a apresentação do paciente embasa esse diagnóstico?
2. Que intervenções de enfermagem são as mais críticas no momento da chegada do Sr. T. à UTI?

18
Cuidado ao Paciente | Sistema Cardiovascular

Mandy L. Snyder, Vicki J. Coombs, Kara C. Barquist, Tacia Bullard, Beth Hammer, Lisa M. Spannbauer, Robert H. Welton e Christine M. Couchman

Objetivos de aprendizagem

Com base no conteúdo deste capítulo, o leitor deverá ser capaz de:

1. Comparar e contrastar os fibrinolíticos, anticoagulantes e inibidores plaquetários comumente utilizados para reverter trombose no sistema cardiovascular.
2. Descrever as quatro classes de medicamentos antiarrítmicos.
3. Discutir a justificativa de uso dos medicamentos inotrópicos, inibidores da fosfodiesterase III, inibidores da enzima conversora de angiotensina, vasodilatadores e anti-hiperlipidêmicos em pacientes com doença cardiovascular.
4. Descrever as indicações e os cuidados de enfermagem para pacientes submetidos a intervenções coronárias percutâneas (ICP), incluindo a angioplastia coronária transluminal percutânea (PTCA) e a colocação de *stent* intracoronário.
5. Resumir as intervenções para as complicações associadas aos procedimentos de ICP.
6. Discutir as indicações e os cuidados de enfermagem para pacientes submetidos a intervenções para doença arterial periférica e valvoplastia por balão percutânea para doença valvar.
7. Descrever o efeito fisiológico da terapia com contrapulsação com balão intra-aórtico (BIA; do inglês, *intra-aortic balloon pump*) e da assistência circulatória ventricular.
8. Explicar as indicações e contraindicações de terapia com BIA e assistência circulatória ventricular.
9. Discutir as intervenções de enfermagem para o paciente que recebe terapia com BIA ou assistência circulatória ventricular.
10. Descrever indicações, procedimentos e cuidado de enfermagem na cardioversão elétrica.
11. Explicar as indicações, o procedimento e o tratamento de enfermagem para a ablação com cateter de radiofrequência.
12. Descrever as indicações para um marca-passo permanente.
13. Explicar os componentes, as funções e as modalidades de um marca-passo.
14. Explicar as complicações do uso de marca-passo e as intervenções apropriadas.
15. Discutir o cuidado de enfermagem ao paciente com marca-passo.
16. Descrever as indicações, os componentes e as funções para o uso de desfibrilador cardioversor implantável (DCI).
17. Explicar o cuidado de enfermagem ao paciente com DCI.
18. Explicar os passos da reanimação cardiopulmonar e o papel de cada membro da equipe de reanimação.
19. Discutir a justificativa para o uso de controle de temperatura-alvo como parte do tratamento na parada cardiopulmonar.
20. Descrever os prós e os contras da presença de familiares durante o evento de uma parada cardiopulmonar.

Enfermeiras de cuidados críticos tratam de muitos pacientes com doença cardiovascular. Diversas opções de tratamento estão disponíveis para esses pacientes. Este capítulo discute terapia farmacológica, intervenções percutâneas coronárias e valvares, contrapulsação com BIA e suporte circulatório mecânico, manejo de arritmias e reanimação cardiopulmonar.

Terapia farmacológica

A doença cardiovascular continua a ser a principal causa de morte relacionada a doença nos EUA.* Entretanto, os recentes e notáveis avanços farmacológicos reduziram a mortalidade e a morbidade relacionadas com a doença cardiovascular.

As enfermeiras de cuidados críticos são responsáveis por administrar medicamentos que afetam a função cardiovascular do paciente. Ademais, as enfermeiras avaliam continuamente os efeitos desses medicamentos e usam dados detalhados da avaliação do paciente para orientar a titulação desses medicamentos.

Esta seção oferece um resumo de medicamentos que são comumente empregados nos ambientes de cuidados críticos para tratar pacientes com doença cardiovascular. Enfermeiras de cuidados críticos precisam saber os efeitos, contraindicações, dosagem e método de administração e efeitos adversos do medicamento. Além disso, muitos pacientes precisam de tratamento com inúmeros medicamentos cardiovasculares; assim, é importante considerar como os medicamentos interagem com outros medicamentos.

Fibrinolíticos, anticoagulantes e inibidores plaquetários

A ruptura da placa aterosclerótica/lesão do endotélio vascular inicia ativação plaquetária, resultando em agregação e adesão plaquetárias. Esse processo inicia a produção de trombina por

*N.R.T.: Igualmente no Brasil, as doenças cardiovasculares são a principal causa de morte. Saiba mais em Malta DC, Moura L, Prado RR, Escalante JC, Schmidt MI, Duncan BB. Mortalidade por doenças crônicas não transmissíveis no Brasil e suas regiões, 2000 a 2011. Epidemiol Serv Saúde [Internet]. 2014 Dez [citado em 31 de outubro de 2018]; 23(4): 599-608. Disponível em: http://scielo.iec.gov.br/scielo.php?script=sci_arttext&pid=S1679-49742014000400002&lng=pt.

272 Parte 5 Sistema Cardiovascular

meio da ativação de coagulação em cascata. A trombina converte fibrinogênio em fibrina, resultando na formação de um trombo de fibrina insolúvel. Um trombo arterial pode ocluir, de forma transitória ou persistente, o fluxo sanguíneo da artéria coronária, causando a síndrome coronariana aguda (SCA). Medicamentos fibrinolíticos, anticoagulantes e inibidores plaquetários afetam diferentes fases do processo trombótico e são usados para minimizar o tamanho do infarto e impedir futuros eventos trombóticos.

Para informações adicionais a respeito do processo de coagulação, ver Capítulo 45. Para informações adicionais sobre SCA, ver Capítulo 21.

Fibrinolíticos

Os agentes fibrinolíticos estão indicados para pacientes com infarto do miocárdio com elevação aguda do segmento ST. Esses medicamentos não são efetivos em pacientes sem elevação do segmento ST ou com alterações inespecíficas do eletrocardiograma (ECG), e não devem ser administrados nesses pacientes.[1,2] Os agentes fibrinolíticos convertem, direta ou indiretamente, o plasminogênio em plasmina, a qual, por sua vez, lisa o trombo. Demonstrou-se que a terapia fibrinolítica precoce dissolve o trombo, restabelece o fluxo sanguíneo coronário, minimiza a intensidade do infarto, preserva a função ventricular esquerda (VE) e reduz a morbidade e a mortalidade.[1] Reteplase, estreptoquinase, tenecteplase e alteplase são exemplos de fibrinolíticos comumente usados.

A decisão de administrar a terapia fibrinolítica baseia-se nos dados do exame físico cardiovascular e do eletrocardiograma (ECG) do paciente. Exceto quando contraindicado (contraindicações listadas no Quadro 18.1), os fibrinolíticos deverão ser administrados em pacientes com infarto do miocárdio com elevação aguda do segmento ST, cujos sintomas começaram dentro das últimas 12 horas e que apresentam elevações do segmento ST maiores que 0,1 mV em duas ou mais derivações contíguas (adjacentes) ou que exibem um bloqueio de ramo esquerdo (BRE) de início recente.[1] A terapia fibrinolítica produz a redução de mortalidade máxima, quando indicada, dentro das primeiras 4 horas do início dos sintomas; no entanto, os fibrinolíticos são atualmente administrados até 12 horas depois do início dos sintomas. Não há benefício se houver atraso na administração dos fibrinolíticos para além de 12 horas após o início dos sintomas. A meta consiste em administrar um medicamento fibrinolítico dentro de 30 minutos da chegada do paciente ao setor de emergência. Os pacientes estão em risco de formação trombótica recorrente na artéria coronária; portanto, o ácido acetilsalicílico e a heparina são fornecidos para a maioria dos pacientes que recebem terapia fibrinolítica.[2,3]

Quadro 18.1 Contraindicações à terapia fibrinolítica.

- Sangramento interno ativo
- Qualquer história de hemorragia intracraniana
- Acidente vascular cerebral isquêmico nos últimos 3 meses
- Neoplasia intracraniana, malformação arteriovenosa ou aneurisma
- Cirurgia intracraniana ou intraespinal recente
- Traumatismo facial ou craniano fechado recente nos últimos 3 meses
- Suspeita de dissecção da aorta
- Hipertensão grave não controlada
- Diátese hemorrágica

A reperfusão pode ser manifestada por resolução ou redução da elevação do segmento ST, cessação abrupta da dor torácica, pico precoce dos biomarcadores cardíacos séricos e arritmias da reperfusão, como contrações ventriculares prematuras, taquicardia ventricular (TV), ritmo atrioventricular acelerado (RAVA) e bloqueios atrioventriculares (AV). Em contraste, a reoclusão pode ser evidenciada por dor torácica recorrente e elevação do segmento ST, isquemia ou infarto do miocárdio adicionais, arritmias letais, choque cardiogênico ou morte. Os efeitos adversos mais comuns da terapia fibrinolítica são sangramento, acidente vascular cerebral e arritmias de reperfusão. Para mais detalhes a respeito do uso da terapia fibrinolítica no infarto agudo do miocárdio (IAM), ver Capítulo 21.

Anticoagulantes

Os anticoagulantes, como heparina não fracionada, heparinas de baixo peso molecular (HBPM), inibidores diretos da trombina, varfarina e novos anticoagulantes orais, limitam ainda mais a formação adicional de fibrina e ajudam a evitar a tromboembolia.[3]

▪ Heparina não fracionada

Medicamento anticoagulante mais comumente utilizado para as condições cardiovasculares agudas, a heparina não fracionada está indicada para SCA, tromboembolia venosa, intervenções coronárias percutâneas (ICP) e pacientes que recebem reteplase ou tenecteplase. A heparina evita a formação de coágulo ao se combinar com a antitrombina III e ao inibir a trombina circulante. No entanto, a heparina não fracionada não lisa os trombos e não é o anticoagulante ideal devido a estreita faixa terapêutica, baixa biodisponibilidade, resposta anticoagulante variada, exigência de administração parenteral, necessidade de monitoramento do tempo de tromboplastina parcial ativado (TTPa), risco de sangramento, possível trombocitopenia induzida por heparina (TIH) e reações de hipersensibilidade.

A dosagem de heparina não fracionada varia de acordo com sua indicação e via de administração. Quando usada em conjunto com reteplase ou tenecteplase, a dosagem de heparina recomendada é de 60 unidades/kg IV (máximo de 4.000 unidades), administrada em bolo quando a infusão fibrinolítica é iniciada, seguida por uma infusão de 12 unidades/kg/h (máximo de 1.000 unidades/h) para o IAM com elevação do segmento ST (STEMI; do inglês, *ST-segment elevation myocardial infarction*).[1,2] Quando a heparina IV é administrada para infarto do miocárdio sem elevação do segmento ST (NSTEMI; do inglês, *non-ST-segment elevation myocardial infarction*) e com angina instável, recomenda-se uma dose em bolo IV inicial de 60 a 70 unidades/kg (máximo, 5.000 unidades), seguida por uma infusão de 12 a 15 unidades/kg/h.[1] A velocidade de infusão de heparina é ajustada para manter um TTPa de 50 a 70 segundos durante 48 horas. O sulfato de protamina reverte os efeitos da heparina; no entanto, a protamina pode causar uma reação anafilática com risco de morte.

▪ Heparinas de baixo peso molecular

HBPM, como a enoxaparina e a dalteparina, são pequenos fragmentos derivados da heparina não fracionada e constituem alternativas à heparina para os pacientes com angina instável, NSTEMI ou trombose venosa profunda (TVP).[1,2]

Esses medicamentos inibem a formação de coágulo ao bloquearem o fator Xa e a trombina. Pesquisadores demonstraram que a enoxaparina é superior à heparina não fracionada para pacientes com STEMI, angina instável ou NSTEMI.[1,2] Tanto enoxaparina quanto dalteparina são administradas por via SC a cada 12 horas com base no peso do paciente. A dosagem de dalteparina é de 120 UI/kg, com máximo de 10.000 UI, e a dosagem de enoxaparina é de 1 mg/kg.[1,2]

As vantagens das HBPM são sua meia-vida mais longa, o efeito anticoagulante mais previsível, maior biodisponibilidade e o custo-eficácia. Além disso, as HBPM são administradas por via subcutânea, 2 vezes/dia, e não requerem monitoramento do TTPa.

Os efeitos adversos mais comuns das HBPM incluem sangramento, trombocitopenia, níveis de aminotransferase elevados e dor, eritema, equimose ou hematoma no local de injeção. Como as HBPM apresentam diferentes perfis de distribuição do peso molecular, atividades e taxas de depuração plasmática, elas não devem ser usadas de forma intercambiável entre si nem com a heparina não fracionada. As HBPM são contraindicadas para indivíduos com obesidade mórbida, uma vez que a dose é baseada no peso e pode ser impossível prever a absorção em casos de obesidade. Além disso, as HBPM não devem ser administradas a pacientes com disfunção renal grave.

■ Inibidores diretos de trombina

Os inibidores diretos de trombina podem ser administrados como alternativa à heparina não fracionada em pacientes com história de trombocitopenia induzida por heparina (TIH). Exemplos desses medicamentos incluem bivalirudina, lepirudina e argatrobana. As doses da medicação são tituladas para que seja mantida anticoagulação ótima. Os riscos principais do uso desses fármacos são as complicações hemorrágicas.

A bivalirudina, a lepirudina e o argatrobana são inibidores intravenosos diretos da trombina que podem ser administrados como alternativa à heparina não fracionada em pacientes de baixo risco que são submetidos à ICP ou em pacientes com TIH.[1,3] A dose em bolo IV para a bivalirudina e a lepirudina é baseada no peso, seguida por uma infusão contínua durante o procedimento da ICP. A argatrobana não é dosada; começa com uma taxa contínua e se ajusta para alcançar a razão de TTPa de 1,5 a 3,0 vezes a taxa inicial.

Uma dose em bolo adicional de bivalirudina pode ser administrada dentro de 5 minutos, dependendo dos resultados do tempo de coagulação ativado (ACT; do inglês, *activated clotting time*). A infusão de bivalirudina pode ser continuada por 4 horas após o procedimento de ICP. A infusão de lepirudina é ajustada para manter uma proporção de TTPa de 1,5 a 2,5 o valor basal. Da mesma forma que com outros anticoagulantes, os principais efeitos adversos são as complicações hemorrágicas.[3]

■ Varfarina

A varfarina, um medicamento oral utilizado na terapia com anticoagulante crônica, interfere na síntese dos fatores de coagulação vitamina K-dependentes, como os fatores II, VII, IX e X. As indicações cardiovasculares mais comuns para a varfarina incluem anticoagulação pós-IAM para os pacientes de alto risco, miocardiopatia dilatada, fibrilação atrial (FA), insuficiência cardíaca congestiva (ICC), tromboembolia venosa e presença de uma prótese valvar cardíaca. Estudos mostram que a terapia combinada com varfarina mais ácido

acetilsalicílico está associada à diminuição do IAM recorrente, acidente vascular cerebral e revascularização, mas com aumento de sangramento importante.[4] Dessa maneira, os anticoagulantes orais não são rotineiramente administrados depois do infarto.

As contraindicações para a varfarina incluem hipertensão descontrolada, doença hepática ou renal grave, diátese hemorrágica, sangramento gastrintestinal (GI) ou geniturinário (GU), aneurisma cerebral ou aneurisma dissecante da aorta; cirurgia recente do sistema nervoso central, olho ou outra cirurgia importante; trauma recente, gravidez (primeiro e terceiro trimestres), pericardite, derrame pleural, punção espinal e procedimentos diagnósticos recentes com o potencial para sangramento descontrolado. Os pacientes em uso de varfarina devem ser capazes e estar dispostos a aderir a essa terapia um tanto complicada.

Em geral, a varfarina é iniciada com 5 mg/dia, mas a dose inicial deverá ser diminuída em idosos e pacientes com comprometimento hepático ou renal e insuficiência cardíaca. A dose é titulada de acordo com a razão normalizada internacional (INR) do paciente. Como a varfarina não alcança o nível máximo por 3 a 4 dias, a terapia anticoagulante aguda continua até que a INR esteja no nível desejado para a condição do paciente, comumente entre 2,0 e 3,0 para fibrilação atrial e valvas aórticas mecânicas e 2,5 a 3,5 para valva mitral mecânica. Quando a INR atinge o nível terapêutico em uma dose de varfarina estável, é apropriado o monitoramento menos frequente da INR. Os níveis de INR elevados predispõem o paciente ao sangramento, o efeito adverso mais comum da varfarina.[4] A administração de vitamina K e de concentrados de complexo protrombínico humano pode reverter a ação da varfarina em situações hemorrágicas que ameacem a vida ou quando necessária uma cirurgia de emergência.

A educação do paciente é uma parte importante da terapia com varfarina. A varfarina interage com inúmeros medicamentos e alimentos; o tratamento seguro depende do conhecimento da terapia e da adesão do paciente.

■ Outros anticoagulantes orais

Uma nova classe de anticoagulantes orais emergiu como uma alternativa para a terapia com varfarina. Esses inibidores parecem ter menos efeitos adversos relacionados a hemorragia. Testes sanguíneos de rotina frequentes não são necessários para o monitoramento dos efeitos. Esses medicamentos foram apenas estudados para fibrilação atrial e não foram aprovados pela FDA para prevenção trombótica em indivíduos com valvas cardíacas mecânicas ou fibrilação atrial valvar.[5]

Dois agentes inibidores do fator Xa recentemente aprovados são rivaroxabana e apixabano.[5] Dabigatrana é um inibidor direto de trombina também usado na prevenção de AVC na fibrilação atrial não valvar, entrando na classe dos novos anticoagulantes orais.[5] Não existem testes de laboratório capazes de avaliar a efetividade dos novos anticoagulantes orais. Caso ocorra hemorragia, testes laboratoriais de coagulação podem ser usados como avaliação qualitativa para determinar se a medicação contribuiu para o evento. Além disso, não há agentes de reversão caso a hemorragia ocorra, embora ensaios clínicos estejam em curso a fim de explorar os antídotos aos novos anticoagulantes orais. Cuidados de suporte e o controle da hemorragia são os pilares da terapia nessa situação.[5]

Inibidores plaquetários

■ Ácido acetilsalicílico

O ácido acetilsalicílico, o inibidor de plaquetas mais amplamente utilizado, inibe o tromboxano A_2, um agonista das plaquetas, e impede a formação de trombo e a vasoconstrição arterial. O ácido acetilsalicílico é utilizado para diminuir a mortalidade de pacientes com IAM; reduzir a incidência de IAM não fatal e a mortalidade de pacientes com angina estável, angina instável ou infarto do miocárdio prévio; e evitar o fechamento do enxerto depois da cirurgia de revascularização miocárdica (CRM) e trombo da artéria coronária depois da ICP. O ácido acetilsalicílico também está indicado para reduzir o risco de acidente vascular cerebral não fatal e morte em pacientes com história de acidente vascular cerebral isquêmico ou isquemia transitória decorrente da embolia por plaquetas.[1,2,4,6] O ácido acetilsalicílico não está indicado para a prevenção primária do IAM. Os pacientes com história de intolerância ao ácido acetilsalicílico, sangramento GI ou GU, úlcera péptica, insuficiência renal ou hepática grave ou distúrbios hemorrágicos não deverão receber ácido acetilsalicílico.

As dosagens comuns de ácido acetilsalicílico nos EUA variam de 81 a 325 mg/dia. Dependendo da indicação, os pacientes podem tomar ácido acetilsalicílico durante algumas semanas ou em caráter definitivo. Exceto quando contraindicado, os pacientes com sintomas de SCA deverão mastigar imediatamente 162 a 325 mg de ácido acetilsalicílico.[2] Um supositório de 325 mg de ácido acetilsalicílico é recomendado para os pacientes impossibilitados de tomar medicamentos orais ou pacientes com náuseas intensas, vômitos ou distúrbios GI altos. O ácido acetilsalicílico pode causar dor gástrica, náuseas, vômitos, sangramento GI, hemorragia subdural ou intracraniana, trombocitopenia, coagulopatia e um tempo de protrombina (TP) prolongado.

■ Inibidores do receptor P2Y12

Os antagonistas do receptor de difosfato de adenosina (ou inibidores do receptor P2Y12, como esses medicamentos são também conhecidos) evitam a ativação e agregação plaquetárias, resultando em inibição irreversível da função plaquetária. Clopidogrel e ticlopidina são o padrão de cuidado, embora prasugrel e ticagrelor sejam novos e atualmente disponíveis agentes.

▶ **Clopidogrel.** O clopidogrel está indicado para reduzir um novo IAM, novo acidente vascular cerebral e morte vascular nos pacientes com SCA (tanto STEMI quanto NSTEMI) ou aterosclerose conforme documentado pelo acidente vascular cerebral recente, IAM recente ou doença arterial periférica (DAP) estabelecida. A dosagem diária de clopidogrel é de 75 mg, com ou sem alimento. Uma dose de ataque de 600 mg é frequentemente utilizada para alcançar um início de ação rápido.[2] Os efeitos do clopidogrel começam imediatamente; a inibição plaquetária continuada é alcançada depois de 3 a 7 dias da terapia. Quando o clopidogrel é interrompido, os tempos de sangramento e a função plaquetária normalizam dentro de 3 a 7 dias. Recentemente, identificou-se metabolismo alterado em um subgrupo de pacientes, o que causa uma resposta clínica subótima ao clopidogrel. A Federal Drug Administration identificou a necessidade de testes farmacogenômicos para a identificação de pacientes com metabolismo alterado do clopidogrel, embora a triagem de rotina não seja atualmente recomendada, a não ser em risco de trombose com aplicação de *stent*.[2,6]

▶ **Prasugrel.** A terapia com prasugrel é iniciada uma dose de ataque de 60 mg e, então, de 10 mg/dia para manutenção. O prasugrel tem risco aumentado de hemorragia, em especial nos indivíduos com história de AVC e com idade superior aos 75 anos de idade.[2]

▶ **Ticagrelor.** A terapia com ticagrelor é iniciada com uma dose de ataque de 180 mg e, então, 9 mg 2 vezes/dia para manutenção. Deve-se tomar cuidado com os pacientes com função renal ou hepática alterada ou em medicação com inibidores ou indutores da enzima CYP3A4.[1,2]

▶ **Ticlopidina.** A ticlopidina é comumente usada em pacientes intolerantes ao ácido acetilsalicílico. Uma dose de ataque de 500 mg pode ser fornecida, com 250 mg sendo administrados 2 vezes/dia anteriormente às refeições. A inibição máxima da agregação plaquetária acontece depois de 4 a 7 dias de terapia. Quando a ticlopidina é interrompida, os tempos de sangramento e a função plaquetária normalizam dentro de 2 semanas.

▶ **Efeitos adversos.** Os principais efeitos adversos comuns a esses medicamentos incluem distúrbios hemorrágicos, irritação GI, púrpura trombótica trombocitopênica e neutropenia. Ticagrelor também está associado a dispneia. Ticlopidina está associada a casos raros de agranulocitose e aminotransferases hepáticas elevadas. Os pacientes em tratamento com clopidogrel têm menos irritação GI, hemorragia e função hepática anormal que aqueles em tratamento com ácido acetilsalicílico. Caso se planeje CRM em 5 dias, o clopidogrel deve ser interrompido, sendo esse tempo aumentado para 7 dias para o prasugrel.[4]

■ Inibidores do receptor de GP IIb/IIIa

Os três inibidores do receptor de GP IIb/IIIa incluem abciximabe, tirofibana e eptifibatida. Esses medicamentos inibem o receptor da GP IIb/IIIa, a via comum final para a agregação plaquetária, evitando a agregação plaquetária e, consequentemente, inibindo formação trombótica. Esses três medicamentos são administrados com a enoxaparina ou com a heparina não fracionada. O Quadro 18.2 lista as contraindicações aos inibidores da GP IIb/IIIa. Os efeitos adversos para essa classe de medicamentos incluem sangramento, trombocitopenia, acidente vascular cerebral e reações alérgicas.

Quadro 18.2 Contraindicações aos inibidores da glicoproteína IIb/IIIa.

- Sangramento interno
- Diátese hemorrágica dentro de 30 dias
- Neoplasia intracraniana, malformação arteriovenosa ou aneurisma
- Acidente vascular cerebral dentro de 30 dias ou qualquer acidente vascular cerebral hemorrágico
- Trombocitopenia com exposição prévia à tirofibana
- Dissecção da aorta
- Cirurgia importante ou trauma grave no último mês
- Hipertensão grave
- Pericardite (tirofibana)
- Uso concomitante de outro inibidor da glicoproteína IIb/IIIa
- Dependência de diálise ou creatinina sérica 0,4 mg/dℓ (eptifibatida)

As diretrizes práticas para a ICP recomendam um inibidor da GP IIb/IIIa para pacientes com SCA ou NSTEMI (sem elevação do segmento ST) que se submetem à ICP.[1,2] As diretrizes para o tratamento de pacientes com STEMI (infarto do miocárdio com elevação do segmento ST) recomendam o abciximabe o mais precocemente possível antes da ICP.[2,6]

Antiarrítmicos

Os fármacos (medicamentos) antiarrítmicos são empregados para restaurar o ritmo cardíaco normal. Muitos desses medicamentos podem ter sérios efeitos colaterais. Deve-se ter cautela para impedir as complicações. Os antiarrítmicos são classificados por seu efeito sobre o potencial de ação cardíaca, ou seja, quer bloqueiem os betarreceptores, quer os canais de sódio, potássio ou cálcio. A ação desses medicamentos é complexa; os medicamentos dentro da mesma classe podem agir de forma muito distinta, e as ações daqueles em classes diferentes podem sobrepor-se (Tabela 18.1). Consulte o Capítulo 16, Figura 16.3, para um resumo relativo ao potencial de ação cardíaco.

Fármacos antiarrítmicos da classe I

Em geral, os dados de pesquisa não confirmam a eficácia dos antiarrítmicos da classe I. A tendência atual consiste em usar antiarrítmicos das classes II e III, cardioversão e desfibriladores cardioversores implantáveis (DCI) para tratar as arritmias ventriculares.[7,8]

Os antiarrítmicos da classe I estabilizam a membrana celular por meio do bloqueio do influxo de sódio para dentro da célula. Os medicamentos de classe I são mais profundamente categorizados de acordo com sua ação e seus efeitos.

Os antiarrítmicos da classe IA incluem quinidina, procainamida e disopiramida. Esses fármacos são efetivos no tratamento de ritmos atriais a curto prazo, mas podem causar arritmias que ameacem a vida, por prolongarem o intervalo QTc. Eles também interagem com outros medicamentos comumente usados para doenças cardiovasculares.

Os antiarrítmicos da classe IB são a lidocaína e a mexiletina. A lidocaína, alternativa menos efetiva, mas aceitável, à procainamida para arritmias ventriculares, não é mais usada rotineiramente com esse propósito.

Os antiarrítmicos da classe IC são a flecainida e a propafenona. Como esses fármacos são pró-arrítmicos e podem aumentar a mortalidade, não são prescritos comumente.

Fármacos antiarrítmicos da classe II

Os betabloqueadores adrenérgicos são fármacos da classe II que interferem com a estimulação do sistema nervoso simpático, contribuindo para a frequência cardíaca diminuída, condução do nodo AV prolongada, contratilidade miocárdica diminuída e demanda miocárdica de oxigênio diminuída. Essa classe de medicamentos possui um amplo espectro de atividade, um registro de segurança estabelecido e, atualmente, é a melhor classe de antiarrítmicos para uso *geral*.[8] Esta é a única classe de medicamentos que mostrou reduzir a incidência de morte cardíaca súbita após IAM e FC.[1,2]

Os betabloqueadores são categorizados como cardiosseletivos (inibição dos receptores β_1) ou não seletivos (inibição dos receptores β_1 e β_2). Exemplos de betabloqueadores cardiosseletivos usados para o tratamento de arritmias são o esmolol e o metoprolol. Esses medicamentos estão disponíveis na forma intravenosa e são comumente usados em cuidados agudo e crítico. Propranolol também está disponível em forma intravenosa, embora esse fármaco não seja seletivo para efeitos no tecido cardíaco. Esses são apenas alguns exemplos de betabloqueadores seletivos e não seletivos; outros se encontram disponíveis em forma oral, mas podem ser mais comuns para os pacientes ambulatoriais e fora do ambiente de cuidados críticos. A inibição dos receptores β_1 gera queda na frequência cardíaca, condução alentecida através do nodo AV e função cardíaca deprimida. A inibição dos receptores β_2 provoca broncoconstrição, vasoconstrição e glicogenólise diminuída. A Tabela 16.1, no Capítulo 16, resume a ligação do receptor nos órgãos-alvo.

Exceto quando contraindicados, os betabloqueadores devem ser administrados indefinidamente para todos os pacientes com história de IAM SCA ou disfunção VE com ou sem sintomas

Tabela 18.1 Classificação dos fármacos antiarrítmicos.

Classe	Ação	Exemplos de fármacos
IA	Inibe o canal de sódio rápido, diminui a automaticidade, deprime a fase 0 e prolonga a duração do potencial de ação	Quinidina Procainamida Disopiramida
IB	Inibe o canal de sódio rápido, deprime discretamente a fase 0 e encurta a duração do potencial de ação	Lidocaína Mexiletina
IC	Inibe o canal de sódio rápido, deprime acentuadamente a fase 0, retarda intensamente a condução de His-Purkinje levando a uma duração de QRS prolongada	Flecainida Moricizina (mais efeitos IA e IB) Propafenona
II	Deprime a despolarição da fase 4, bloqueia a estimulação simpática do sistema de condução	Esmolol Propranolol Sotalol (mais efeitos da classe III) Acebutolol
III	Bloqueia o canal de potássio, prolonga a repolarização de fase 3, prolonga a duração do potencial de ação	Amiodarona Sotalol Ibutilida Dofetilida
IV	Inibe o influxo no canal de cálcio, deprime a despolarização de fase 4, aumenta a repolarização nas fases 1 e 2	Verapamil Diltiazem

276 **Parte 5** Sistema Cardiovascular

de insuficiência cardíaca.[1,2,9] As outras indicações incluem as taquiarritmias, angina instável, hipertensão e insuficiência cardíaca. Acebutolol, esmolol, propranolol e sotalol estão aprovados para tratar arritmias. Todos os betabloqueadores, exceto sotalol, estão indicados para a hipertensão.

Metoprolol, atenolol, propranolol e nadolol estão aprovados para a angina, enquanto o metoprolol e o atenolol estão indicados como medicamentos de primeira linha para o IAM.[10] A primeira dose pode ser administrada por via IV; as doses sucessivas são em geral fornecidas VO.

Os efeitos adversos desses medicamentos podem exacerbar certas condições subjacentes. Os betabloqueadores estão contraindicados nos pacientes com asma grave ou broncospasmo, doença pulmonar obstrutiva crônica grave, choque cardiogênico, insuficiência VE franca, bradicardia (< 60 bpm) ou bloqueio atrioventricular (BAV) maior que o do primeiro grau. Os betabloqueadores cardiosseletivos são por vezes usados com cautela em pacientes com doença pulmonar. É importante lembrar que os medicamentos cardiosseletivos perdem sua seletividade em doses mais elevadas.[1,2] Outros efeitos adversos dos betabloqueadores incluem hipotensão, membros frios, insônia, fadiga, libido diminuída e depressão. Alguns pacientes que experimentam esses efeitos adversos podem responder melhor a um betabloqueador diferente.

Fármacos antiarrítmicos da classe III

Os fármacos antiarrítmicos da classe III incluem a amiodarona, o sotalol, a ibutilida e a dofetilida. É importante saber as propriedades únicas de cada medicamento, porque os agentes individuais contêm propriedades únicas não compartilhadas por outros fármacos da classe III.

A amiodarona está indicada para tratamento refratário (RCP, desfibrilação e terapia vasopressora) da taquicardia ventricular sem pulso e da fibrilação ventricular, bem como da fibrilação e *flutter* atriais. Os algoritmos de 2015 do Advanced Cardiac Life Support (ACLS) incluem, atualmente, a amiodarona como opção de primeira linha para tratar a fibrilação ventricular, taquicardia com complexo amplo e FA.[11] As limitações da amiodarona incluem seu início de ação variável, longa meia-vida, efeitos adversos intoleráveis, interações medicamentosas de risco e complicações que podem ser fatais associadas à terapia crônica.[5]

A ibutilida e a dofetilida são os fármacos de classe III mais modernos indicados para a reversão farmacológica da FA e do *flutter* atrial. A ibutilida inibe a corrente de potássio e aumenta a corrente de sódio, prolongando a repolarização. A dofetilida bloqueia o canal de corrente de potássio rápida, o que prolonga a duração do potencial de ação e o período refratário. Esses medicamentos podem causar um intervalo QT prolongado e *torsade de pointes*. Assim, o monitoramento atento do QTC é necessário no início da medicação. Esses fármacos possuem menos efeitos adversos sistêmicos que a amiodarona e o sotalol.[5]

Fármacos antiarrítmicos da classe IV

Os antiarrítmicos bloqueadores dos canais de cálcio da classe IV, verapamil e diltiazem, diminuem a automaticidade dos nodos sinoatrial (SA) e AV, lentificam a condução e prolongam o período refratário do nodo AV.[5] Esses agentes apresentam efeitos inotrópicos negativos e de vasodilatação periférica. Além disso, os bloqueadores dos canais de cálcio apresentam efeitos antiplaquetários e anti-isquêmicos. Os bloqueadores do canal de cálcio estão indicados principalmente para angina, hipertensão e taquicardia supraventricular (TSV). O verapamil e o diltiazem estão contraindicados para as formas usuais de taquicardia ventricular, bradicardia sinusal grave, síndrome do seio doente, síndrome de Wolff-Parkinson-White (WPW) com FA, intoxicação por digoxina, hipotensão, insuficiência cardíaca, defeitos de condução AV e estenose aórtica grave, não se constituindo em terapias comuns para o IAM.[9] Antagonistas do cálcio, em geral, devem ser usados apenas no contexto do IAM quando betabloqueadores são contraindicados ou a dose máxima tiver sido administrada sem efeito.[1,9]

Os efeitos adversos incluem hipotensão, BAV, bradicardia, cefaleia, tonturas, edema periférico, náuseas, constipação intestinal e rubor.

Fármacos antiarrítmicos sem classificação

■ Adenosina

A adenosina é um antiarrítmico que converte efetivamente a taquicardia supraventricular paroxística com complexo estreito (PSVT) em ritmo sinusal normal ao alentecer a condução através do nodo AV. A adenosina é efetiva na interrupção das arritmias decorrentes da reentrada que envolvem os nodos SA e AV; no entanto, ela não converte a FA nem o *flutter* atrial em ritmo sinusal. Ela também é usada para diferenciar entre a TV e a taquicardia supraventricular (TSV), tratar formas raras de TV idiopática e revelar a pré-excitação latente nos pacientes com suspeita de síndrome de WPW.[32] A dose é de 6 mg em bolo IV rápido seguido por uma rápida lavagem com solução salina. Quando a dose de 6 mg é ineficaz, pode ser administrada uma dose de 12 mg por duas vezes. A meia-vida da adenosina é inferior a 10 segundos; portanto, os efeitos adversos são de curta duração.

■ Sulfato de magnésio

O sulfato de magnésio é o medicamento de escolha para tratar a *torsade de pointes*. O magnésio também é utilizado para a TV refratária e FV, bem como para as arritmias com risco à vida decorrentes da intoxicação digitálica. Seu mecanismo de ação é incerto; contudo, ele apresenta propriedades de bloqueio do canal de cálcio e inibe os canais de sódio e potássio. A dose para pacientes na parada cardíaca é de 1 a 2 g diluídos em 10 mℓ de SG 5%, administrados por via venosa. Os efeitos adversos incluem hipotensão, náuseas, reflexos deprimidos e rubor.[11]

■ Atropina

A atropina, um agente parassimpático, é o medicamento de primeira linha usado para tratar a bradicardia sintomática aguda e a condução alentecida no nodo AV.[11] A atropina reduz os efeitos da estimulação vagal, aumentando assim a frequência cardíaca e melhorando a função cardíaca. É importante não aumentar excessivamente a frequência cardíaca nos pacientes com cardiopatia isquêmica, porque isso pode aumentar o consumo de oxigênio miocárdico e agravar a isquemia.[11]

■ Digoxina

A digoxina é um inotrópico positivo leve com ações antiarrítmica e bradicárdica. Ela inibe a bomba sódio–potássio, causando um aumento no sódio intracelular. Esse aumento produz o influxo de cálcio e estimula por fim a contratilidade miocárdica. A digoxina também ativa o sistema parassimpático, gerando uma frequência cardíaca diminuída e a inibição nodal atrioventricular aumentada. A digoxina está principalmente indicada para pacientes com insuficiência cardíaca ou FA crônica.[5,12,13] Além disso, a digoxina pode ser empregada para controlar uma frequência ventricular rápida associada à FA sem pré-excitação nem *flutter* atrial e em combinação com verapamil, diltiazem ou betabloqueadores para pacientes sem insuficiência cardíaca.[5] A digoxina não é mais indicada para a FA paroxística, TSV aguda ou insuficiência VE aguda, nem como parte de regime terapêutico inotrópico.

As doses e os níveis sanguíneos terapêuticos para a digoxina são controversos. Não é mais comum administrar doses de ataque.[13] Muitos pacientes sob digoxina beneficiam-se de uma dose baixa que reduz também a incidência de intoxicação.[13] A toxicidade é uma ocorrência comum e está frequentemente associada a arritmias graves. As doses rotineiras são individualizadas com base no diagnóstico, sintomas, processos patológicos subjacentes, idade, resposta à terapia e níveis sanguíneos do paciente. Os níveis de 0,5 a 0,9 ng/mℓ são recomendados para os pacientes com insuficiência cardíaca e níveis de 0,8 a 2 ng/mℓ para aqueles com arritmias.

Os sinais e sintomas de intoxicação digitálica incluem palpitações, síncope, arritmias, nível de digoxina elevado, anorexia, vômitos, diarreia, náuseas, fadiga, confusão, insônia, cefaleia, depressão, vertigem, dor facial e visão turva ou colorida. Os níveis de digitálico podem ser aumentados pelo uso concomitante de quinidina, verapamil, amiodarona, captopril, diltiazem, esmolol, propafenona, indometacina, quinina ou ibuprofeno.[13] Por fim, a hipopotassemia, a hipomagnesemia e o hipotireoidismo podem predispor o paciente à intoxicação digitálica. Os níveis séricos sanguíneos são analisados quando se suspeita de toxicidade.

Agentes inotrópicos

A função cardiovascular é regulada pelas duas divisões do sistema nervoso autônomo: os sistemas simpático e parassimpático (ver Capítulo 32). Os vasos sanguíneos miocárdicos e periféricos, juntamente com outros tecidos orgânicos do corpo, são inervados pelas fibras adrenérgicas simpáticas e respondem a estímulo pelos agentes inotrópicos por meio de mecaniscos antagonistas ou agonistas. A Tabela 18.2 oferece uma revisão sobre que receptores cada fármaco inotrópico estimula, a fim de contextualizar esta discussão.

Os medicamentos inotrópicos são usados para aumentar a força da contração miocárdica e o débito cardíaco. Os medicamentos inotrópicos incluem os simpaticomiméticos, como a dopamina, a dobutamina, a epinefrina, o isoproterenol e a norepinefrina, e o inibidor da fosfodiesterase milrinona. Esses medicamentos são comumente fornecidos a pacientes com contratilidade miocárdica comprometida ou choque cardiogênico. A contração ventricular estimulada aumenta o volume sistólico, o débito cardíaco, a pressão arterial e a perfusão da artéria coronária. Como os ventrículos esvaziam-se de forma mais completa, as pressões de enchimento ventricular, a pré-carga e a congestão pulmonar são diminuídas. No entanto, à medida que a contratilidade e a frequência cardíaca aumentam, também aumenta a demanda de oxigênio miocárdico. A isquemia miocárdica pode acontecer quando se desenvolve um desequilíbrio do suprimento-demanda de oxigênio no miocárdio. A enfermeira deve monitorar rigorosamente o paciente quanto à evidência de isquemia, angina e princípio de arritmias.

Dopamina

A dopamina, o medicamento inotrópico mais amplamente utilizado, é administrada aos pacientes com condições que provocam hipotensão, débito cardíaco diminuído e oligúria. A dopamina estimula diretamente os receptores dopaminérgicos, beta-adrenérgicos e alfa-adrenérgicos e promove a liberação da norepinefrina das terminações nervosas simpáticas. A dopamina é administrada por infusão venosa contínua, e sua dose é titulada para alcançar o efeito desejado. A contratilidade miocárdica aumentada resulta de doses de 3 a 10 mcg/kg/minuto. As dosagens mais elevadas causam, predominantemente, vasoconstrição e pressão arterial aumentada. Em geral, a dopamina é administrada por um acesso venoso central para aumentar sua distribuição e evitar o extravasamento, que pode produzir vasoconstrição local e necrose tissular. Os efeitos adversos incluem taquicardia, palpitações, arritmias, angina, cefaleia, náuseas, vômitos e hipertensão.[12]

Dobutamina

A dobutamina age sobre os receptores β_1 e aumenta a contratilidade miocárdica. A dobutamina também estimula os receptores β_2, bem como os α_1. O resultado é uma ligeira vasodilatação.[12,14] A dobutamina é usada depois da cirurgia cardíaca; durante alguns procedimentos diagnósticos com esforço cardíaco; e para pacientes com insuficiência cardíaca, choque ou outras condições que gerem contratilidade cardíaca deficiente ou baixo débito cardíaco. A dosagem

Tabela 18.2 Receptores adrenérgicos que afetam a função cardiovascular.

Receptor	Localização	Efeitos da estimulação
β_1	Coração	Ação inotrópica positiva (contratilidade aumentada) e cronotrópica positiva (aumenta a frequência)
β_2	Músculo liso brônquico	Broncodilatação
	Músculo liso vascular	Vasodilatação
	Nodo atrioventricular	Ação dromotrópica positiva (velocidade de condução aumentada)
α_1	Músculo liso vascular	Vasoconstrição
	Coração	Ações inotrópica e cronotrópica positivas fracas
α_2	Terminações nervosas simpáticas pré-sinápticas	Inibição da liberação de norepinefrina
Dopaminérgico	Vasos renais e esplâncnicos	Vasodilatação dos vasos renais e esplâncnicos

278 Parte 5 Sistema Cardiovascular

para a dobutamina é de 2 a 20 mcg/kg/minuto por infusão venosa contínua. Os efeitos adversos incluem taquicardia, arritmias, flutuações da pressão arterial, cefaleia e náuseas.[15]

Epinefrina

A epinefrina estimula os receptores α_1, β_1 e β_2, sendo administrada para diversas indicações, inclusive parada cardíaca, bradicardia sintomática, hipotensão grave, anafilaxia e choque.[11,16] Na unidade de terapia intensiva (UTI), a epinefrina é fornecida por infusão venosa contínua em um acesso central, como uma dose IV ou pelo tubo orotraqueal. As dosagens venosas contínuas de 1 a 2 mcg/minuto estimulam os receptores β_1 a aumentar o débito cardíaco ao aumentarem a frequência cardíaca e a contratilidade miocárdica. Em dosagens mais elevadas, a epinefrina estimula os receptores α, causando vasoconstrição profunda, pressão arterial e resistência vascular sistêmica (RVS) aumentadas, bem como perfusões renal e esplâncnica diminuídas. A epinefrina pode causar arritmias, taquicardia, hemorragia cerebral, edema pulmonar, cefaleia, tontura, nervosismo, isquemia miocárdica e angina.[12]

Vasopressina

A vasopressina foi utilizada como alternativa à epinefrina em pacientes com FV refratária ao choque, assistolia ou atividade elétrica sem pulso, mas foi retirada das diretrizes do ACLS de 2015, uma vez que não há benefício terapêutico com a administração de vasopressina em conjunto com epinefrina.[11] A vasopressina promove a contração muscular lisa e aumenta a resistência vascular periférica. A dosagem para pacientes com parada cardíaca é de 40 unidades, administradas por via IV direta. O medicamento também pode ser fornecido como uma infusão. Os efeitos adversos incluem arritmias, isquemia miocárdica, angina, infarto do miocárdio, tremores, vertigem, sudorese e intoxicação hídrica.[11,12,17]

Isoproterenol

O isoproterenol estimula os receptores β_1 e β_2 a aumentar a contratilidade miocárdica, o débito cardíaco, a frequência cardíaca e a pressão arterial. Atualmente, o isoproterenol é usado principalmente para aumentar a frequência cardíaca depois do transplante cardíaco. As outras indicações incluem *torsade de pointes* refratária, superdosagem de betabloqueador e bradicardia simpática, quando um marca-passo externo não está disponível. A dosagem IV é de 0,5 a 10 mcg/minuto por infusão contínua. O isoproterenol causa diversos efeitos adversos, incluindo arritmias, taquicardia, palpitações, isquemia miocárdica, hipotensão, edema pulmonar, broncospasmo, cefaleia, náuseas, vômitos e sudorese.[15]

Norepinefrina

A norepinefrina afeta principalmente os receptores α_1, causando vasoconstrição periférica, pressão arterial aumentada e resistência vascular sistêmica (RVS) aumentada. A RVS aumentada pode, na realidade, aumentar o trabalho e a demanda miocárdica de oxigênio, diminuindo assim o débito cardíaco. A norepinefrina é usada para pacientes com choque cardiogênico e hipotensão significativa acompanhada por uma RVS baixa. A dosagem é de 2 a 12 mcg/minuto por infusão venosa contínua. Os efeitos adversos incluem taquicardia, bradicardia, arritmias, cefaleia, hipertensão e necrose tissular por extravasamento.[12,18]

Inibidor da fosfodiesterase III

O inibidor da fosfodiesterase III milrinona aumenta a contratilidade e a vasodilatação venosa e arterial por inibir uma enzima que cliva o monofosfato cíclico de adenosina. Há redução nas pressões de enchimento ventricular e ligeira redução da pressão arterial; contudo, o efeito sobre a frequência cardíaca é mínimo.

A milrinona é frequentemente empregada para o tratamento a curto prazo da insuficiência cardíaca aguda. Alguns pacientes com insuficiência cardíaca podem receber infusão de milrinona a longo prazo em casa, como cuidado paliativo.[13,18] A dose IV de 50 mcg/kg é administrada durante 10 minutos e é seguida por infusão venosa de manutenção de 0,375 a 0,75 mcg/kg/minuto. Os pacientes que recebem milrinona podem apresentar arritmias ventriculares, hipotensão, cefaleia, broncospasmo e trombocitopenia.[13,15]

Vasodilatadores

Os medicamentos vasodilatadores diminuem a pré- e a pós-carga. A pré-carga é a força de distensão que estira o músculo ventricular no final do enchimento. Quanto maior for o estiramento, melhor será a contração. Contudo, se as células forem excessivamente estiradas, a força contrátil diminui. A pós-carga é a força contra a qual o coração deve trabalhar para ejetar seu conteúdo. Se a pós-carga for muito baixa, a pressão arterial e a perfusão tissular podem ser baixas. Se a pós-carga for muito alta, o coração deve trabalhar com mais força.

Nitratos

Os pacientes com isquemia ou infarto do miocárdio podem ter pré- e pós-carga aumentadas, o que tensiona ainda mais o coração. Os nitratos causam vasodilatação periférica, o que, por sua vez, diminui o retorno venoso para o coração e reduz a pré-carga. Esses medicamentos promovem a vasodilatação da artéria coronária, melhoram o fluxo sanguíneo colateral, reduzem a agregação plaquetária, estimulam a perfusão para o miocárdio isquêmico e diminuem a demanda miocárdica de oxigênio, reduzindo assim a isquemia, a dor torácica e o tamanho do infarto. Os nitratos reduzem a pressão arterial e a resistência vascular pulmonar previamente elevada, RVS e pressões venosa central e da oclusão da artéria pulmonar. Em doses altas, os nitratos reduzem a pós-carga por efeitos vasodilatadores arteriais.[12,16]

Os nitratos estão indicados para a angina instável; IAM anterior de grande porte; IAM associado a insuficiência cardíaca aguda e crônica, edema pulmonar agudo ou hipertensão; angina que não responde a outras terapias; e profilaxia da angina de esforço. A nitroglicerina mostrou aumento no limiar para FV em caso de IAM. As contraindicações aos nitratos IV incluem hipotensão, hipovolemia não corrigida, miocardiopatia obstrutiva hipertrófica e tamponamento pericárdico, porém não se limitam apenas a essas. Quando se suspeita de um IAM ventricular direito (VD), os nitratos são utilizados com extrema cautela porque esses pacientes requerem um retorno venoso adequado para manter o débito cardíaco e a pressão arterial. Os pacientes não deverão receber os nitratos por 24 horas depois do uso de sildenafila, vardenafila ou tadalafila porque essa interação medicamentosa predispõe os pacientes a hipotensão com risco de morte.[1]

Os nitratos estão disponíveis em diversas formas de dosagem. Na UTI, os nitratos são frequentemente administrados pelas vias IV, sublingual ou tópica. Uma infusão de nitroglicerina IV é iniciada com 5 a 20 mcg/minuto e aumentada a cada 5 a 15 minutos, até o máximo de 200 mcg/minuto, para alcançar os efeitos desejados. Quando os nitratos são usados para tratar ou evitar a angina, um comprimido de 0,3 a 0,6 mg é colocado sob a língua do paciente e pode ser repetido por duas vezes a intervalos de 5 minutos. A dose usual para a pomada de nitroglicerina é de 2,5 a 5 cm a cada 8 horas; no entanto, o tratamento é frequentemente iniciado com 1,25 cm e aumentado gradualmente para alcançar os efeitos desejados.[1]

Os efeitos adversos dos nitratos incluem cefaleia, hipotensão, síncope e taquicardia. A tolerância pode desenvolver-se para os efeitos antianginosos, hemodinâmicos e antiplaquetários dos nitratos, principalmente com a terapia contínua ou de alta dose; no entanto, os regimes de dosagem que possibilitam intervalos sem nitrato por pelo menos 12 horas podem evitar essa ocorrência.[12]

Nitroprusseto de sódio

O nitroprusseto é um potente vasodilatador arterial e venoso que é empregado para tratar a insuficiência VE grave, hipertensão depois de CRM, crise hipertensiva e aneurisma dissecante. O nitroprusseto diminui a RVS e aumenta o débito cardíaco. A dosagem usual da infusão IV é de 0,5 a 10 mcg/kg/minuto; contudo, para evitar a intoxicação por cianeto, a dose máxima não deverá ser administrada por mais de 10 minutos. A dose é titulada para o efeito; se a pressão arterial não responder depois de 10 minutos, o medicamento é interrompido. Como o nitroprusseto é sensível à luz, a bolsa de infusão deve ser coberta com um material opaco para evitar a degradação do medicamento. Os efeitos adversos incluem hipotensão, isquemia miocárdica, náuseas, vômitos, dor abdominal e intoxicação por cianeto.[12,16]

Nesiritida

A nesiritida, uma forma recombinante do peptídio natriurético do tipo B humano, é idêntica ao hormônio produzido pelo ventrículo esquerdo em resposta à sobrecarga de volume e à tensão de parede aumentada. Sendo um vasodilatador arterial e venoso, a nesiritida reduz a pré- e a pós-carga, além de aumentar o débito cardíaco sem aumentar a frequência cardíaca. A nesiritida está indicada para a insuficiência cardíaca aguda descompensada com dispneia em repouso ou com atividade mínima e, com frequência, é usada em conjunto com os diuréticos IV.[12] A dose em bolo é de 2 mcg/kg/minuto, seguida por uma infusão intravenosa de 0,01 a 0,03 mcg/kg/minuto. As contraindicações incluem o choque cardiogênico ou distributivo, estenose valvar, pericardite constritiva e cardiomiopatia restritiva ou obstrutiva. Os efeitos adversos incluem hipotensão, bradicardia, arritmias ventriculares, angina, tontura e apneia. A nesiritida não deve ser administrada por meio de cateteres revetidos com heparina ou cateteres IV contendo furosemida, insulina, hidralazina, enalapril e bumetanida.

Clevipidina

A clevipidina é um bloqueador não hidropiridínico dos canais de cálcio, de ação ultracurta, usado no tratamento da hipertensão quando são necessários resultados rápidos ou quando medicamentos orais não são a terapia ideal ou desejada.[19] É clinicamente útil em situações nas quais o controle da pressão arterial é crítico, inclusive em cirurgias cardíacas, enterectomia carotídea, clipagem de aneurisma, ressecção de tumor intracraniano e cirurgia vascular periférica. A clevidipina também é usada para prevenir a extensão da dissecção da aorta em indivíduos hipertensos. As vantagens deste medicamento incluem o rápido início da ação e o fim do efeito uma vez que o gotejador IV tenha sido descontinuado, com meia-vida de aproximadamente 1 minuto, embora a *clearance* após CRM possa ser reduzida em estados hipotérmicos. A hipotensão pode se desenvolver quando betabloqueadores são administrados ao mesmo tempo.

A dose inicial é de 1 a 2 mg/h e titulada até o controle da pressão arterial ser atingido ou a dose máxima de 32 mg/h ser alcançada. O fármaco é contraindicado em indivíduos com alergias a soja ou ovos, uma vez que é formulado em uma emulsão lipídica que contém ambas as substâncias. A clevidipina não aumenta os níveis lipídicos, mas é contraindicada para indivíduos com metabolismo lipídico comprometido. O medicamento também melhora a dispneia, graças ao controle da pressão arterial no contexto de falência cardíaca induzida por hipertensão. A clevidipina reduz a pressão arterial média, a resistência vascular sistêmica e a resistência vascular periférica ao mesmo tempo que aumenta o volume sistólico, o débito cardíaco e a vasodilatação coronária direta. Não há taquicardia reflexa, embora elevações modestas na frequência cardíaca estejam associadas ao uso deste medicamento.

Inibidores da enzima conversora de angiotensina

Os inibidores da enzima conversora da angiotensina (ECA) estão indicados para tratar insuficiência cardíaca, hipertensão, IAM com ou sem insuficiência ou disfunção VE e disfunção VE assintomática. Eles também são usados para diminuir a morbidade e a mortalidade para os pacientes em alto risco de IAM, acidente vascular cerebral ou morte cardiovascular. Exceto quando contraindicado, os pacientes com um IAM anterior com elevação do segmento ST, congestão pulmonar ou fração de ejeção (FE) VE inferior a 40% devem receber um inibidor da ECA dentro de 24 horas da internação hospitalar.[2]

Os inibidores da ECA bloqueiam a conversão da angiotensina I no potente vasoconstritor angiotensina II, reduzem a síntese de aldosterona e podem promover a fibrinólise.[2,13] Em consequência, esses agentes mitigam a remodelação VE, aumentam o débito cardíaco e diminuem a retenção de sódio, a pressão arterial, a pressão venosa central, a RVS, a resistência vascular pulmonar e a pressão capilar pulmonar encunhada. Inúmeras pesquisas realizadas no final da década de 1980 e início dos anos de 2000 mostraram que os inibidores da ECA impedem a insuficiência cardíaca, evitam a hospitalização decorrente da insuficiência cardíaca e diminuem a mortalidade.[13,16]

Todos os inibidores da ECA estão contraindicados em gravidez, angioedema, estenose da artéria renal bilateral e hipotensão preexistente. Devem ser usados com cautela nos pacientes com insuficiência renal ou hiperpotassemia. Os pacientes com função renal prejudicada, hipotensão ou uso concomitante de diurético deverão receber menor dosagem de inibidores da ECA. Os efeitos adversos dos inibidores da ECA incluem hipotensão, tontura, angioedema, tosse, cefaleia, fadiga, náuseas, vômitos, diarreia, hiperpotassemia e comprometimento da função renal.

Anti-hiperlipidêmicos

Os inibidores da hidroximetilglutaril coenzima-A redutase diminuem o colesterol total e o LDL colesterol, diminuem os triglicerídios e aumentam o HDL colesterol ao inibirem a enzima limitadora de velocidade que promove a biossíntese do colesterol. Embora haja diversas estatinas disponíveis para o tratamento de hiperlipidemia crônica e para a prevenção inicial da doença aterosclerótica, a atorvastatina, 80 mg, é a única recomendada para pacientes com NSTEMI e STEMI. A atorvastatina pode reduzir a lipoproteína de baixa densidade (LDL; do inglês, *low-density lipoprotein*) em mais de 50%, bem como o risco de morte por doença coronária, infarto do miocárdio recorrente, AVC e a necessidade de procedimentos de revascularização.[1,2]

Intervenções coronárias percutâneas e valvoplastia por balão percutânea

Intervenções coronárias percutâneas

Antecedentes históricos

Embora a taxa de mortalidade das doenças cardiovasculares (DCV) tenha diminuído 31% desde 2000, as DCV continuam sendo a causa número um de morte nos EUA. De acordo com a American Heart Association,[1] as DCV são responsáveis por uma a cada 3 mortes nos EUA. Essas estatísticas sugerem que, embora as taxas de mortalidade imputáveis às DCV tenham diminuído, o fardo de tais enfermidades continua alto.

O primeiro avanço importante no tratamento paliativo da doença arterial coronariana (DAC) foi o implante na artéria coronária de um segmento da veia safena em 1967. Desde então, a CRM foi aperfeiçoada e tem sido o tratamento de escolha para muitos pacientes com DAC. A primeira angioplastia coronária transluminal percutânea (PTCA), realizada por Andreas Gruentzig em 1977, marcou outra importante inovação no tratamento da DAC.

Desde o final dos anos 1970, as técnicas para tratar a DAC expandiram-se além da PTCA. Hoje em dia, o termo intervenção coronária percutânea (ICP) é empregado para descrever os procedimentos invasivos para tratar a DAC, os quais incluem a PTCA, a angioplastia a *laser*, a aterectomia e *stents*, intervenções descritas neste capítulo.

A trajetória até a ICP começou em 1964, quando Dotter e Judkins introduziram o conceito de dilatar mecanicamente uma estenose em um vaso sanguíneo com uma técnica de inserir cateteres progressivamente maiores para tratar a doença vascular periférica. Depois da experimentação com essa técnica, Gruentzig modificou o procedimento ao colocar na extremidade de um cateter um balão de polivinil, o qual foi introduzido em um vaso estreitado e, em seguida, insuflado. Como ele produziu uma superfície luminal mais lisa e com menos trauma que a conduta de Dotter-Judkins, esse novo método reduziu o risco de complicações, como ruptura vascular, laceração da camada subíntima e embolia. Gruentzig realizou a dilatação bem-sucedida de mais de 500 lesões periféricas. Ele idealizou subsequentemente uma versão menor do cateter de dilatação para uso dentro do leito arterial coronário. Gruentzig realizou a primeira PTCA humana em 1977.[2]

Melhorias consideráveis na técnica e no equipamento durante as 3 últimas décadas tornaram a ICP o tratamento de escolha para os casos apropriados de DAC. Em 2010, foram realizadas 492.000 ICP (75% utilizando *stents* com eluição de fármacos) e 397.000 CRM nos EUA.[1] A PTCA é uma técnica não cirúrgica utilizada como uma alternativa para a CRM no tratamento da DAC obstrutiva. Quando indicada e sendo bem-sucedida, a PTCA pode aliviar a isquemia miocárdica, aliviar a angina de peito e evitar a necrose miocárdica. A PTCA é o procedimento marcante e serve como base de quase todas as outras intervenções intracoronarianas percutâneas. Durante a PTCA, um sistema de cateter coaxial é introduzido na árvore arterial coronária e avançado para dentro de uma área de estenose da artéria coronária. Um balão preso ao cateter é então insuflado, aumentando o diâmetro luminal e melhorando o fluxo sanguíneo através do segmento dilatado. Podem ser realizadas várias insuflações, variando de 30 a 300 segundos.

Princípios fisiológicos

O processo que leva à dilatação bem-sucedida é complexo e não está claramente definido. A avaliação angiográfica e os exames histológicos em animais e seres humanos indicam que a PTCA estira a parede vascular, levando a fratura da placa aterosclerótica inelástica e laceração ou rachadura dentro das camadas íntima e média do vaso. Essa rachadura ou discreta dissecção do lúmen interno do vaso pode ser necessária para a dilatação bem-sucedida.[2]

Comparações entre ICP e CRM

Como tratamento alternativo nos casos apropriados de DAC, a ICP compara-se favoravelmente com a CRM em relação a risco, taxa de sucesso, capacidade física do paciente depois do procedimento, duração da internação e custo.[1]

As taxas de mortalidade associadas à ICP de primeira vez e CRM são similares. De acordo com as estatísticas do National Healthcare Cost and Utilization Project de 2011, a taxa mortalidade intra-hospitalar para os pacientes que se submetem a ICP foi de 1,13% em comparação com as taxas de mortalidade intra-hospitalares de CRM de 1,63%.[1] Se um segundo procedimento cirúrgico se fizer necessário para aliviar os sintomas da DAC progressiva, as taxas de mortalidade e complicação para o procedimento de revascularização são significativamente maiores que para a segunda ICP. O estudo BARI 2D revelou que, em 5 anos, as taxas de sobrevivência não mostraram diferenciação significativa entre o grupo de revascularização (ICP ou CRM, 88,3%) e o grupo tratado apenas com terapia medicamentosa (87,8%, $P = 0,97$). As taxas para eventos cardiovasculares maiores também não se diferenciaram significativamente entre os grupos: no estrato da ICP, não houve diferença significativa em mortalidade, infarto do miocárdio, AVC ou revascularização recorrente em comparação com o grupo de CRM e o de terapia medicamentosa. No estrato de CRM, a taxa de eventos cardiovasculares maiores foi significativamente menor (22,4%) do que o grupo de terapia medicamentosa (30,5%). Eventos adversos e eventos adversos graves ocorreram de modo semelhante em todos os grupos.[3]

A ICP bem-sucedida, que é definida como uma redução significativa da estenose do diâmetro luminal sem morte intra-hospitalar, infarto do miocárdio ou CRM, varia de 80 a 100%, dependendo da gravidade das apresentações angiográfica e clínica do paciente. De modo geral, a mortalidade intra-hospitalar com ICP é de aproximadamente 1,27%, variando de 0,65% na ICP eletiva a 4,81% nos pacientes com STEMI. Muitos fatores clínicos anteriores ao procedimento são associados significativamente com a mortalidade intra-hospitalar. Tais fatores incluem a idade, o sexo, a estabilidade hemodinâmica, a ocorrência de infarto do miocárdio anterior ao procedimento, insuficiência cardíaca congestiva, doença arterial periférica, nível da creatinina sérica e doença da artéria coronária principal esquerda. Podem-se encontrar calculadores de risco para ICP em diversos formatos *online*; um exemplo está no *site* da Zunis Foundation (http://www.zunis.org/PCI%20Risk%20Calculator2.htm). Variáveis angiográficas (como localização e gravidade da estenose) fornecem informação suplementar apenas modesta da avaliação de risco anterior ao procedimento.[4]

A reestenose dos vasos é uma preocupação para os pacientes após CRM e ICP. A falência do enxerto da veia safena após CRM é de 10 a 20% no primeiro ano, 20 a 30% nos primeiro a quinto anos e 30 a 45% nos sexto a décimo anos; apenas 50% permanecem pérvios após 10 anos.[5] Os dados de reestenose ou permeabilidade diferem muito entre a CRM e a ICP. Dentro de 6 meses depois da angioplastia, 20 a 30% das lesões reincidem ou reestenosam. A aplicação de *stent* intracoronário reduz a incidência de reestenose em mais 5 a 10%. A aplicação de *stent* com liberação de medicamentos (SLM) reduz o risco de reestenose em aproximadamente 2%.[6–8] Recentemente, foi observada a perda tardia, definida como a reestenose tardia após o SLM. Os fabricantes de *stent* estão abordando a preocupação da perda tardia através do modelo da plataforma do SLM e de vários revestimentos de medicamentos aplicados diretamente ao *stent*.

As vantagens psicológicas da PTCA em relação à cirurgia podem ser um argumento favorável ao procedimento menos invasivo. O estresse emocional de aguardar a dilatação é menor que aquele de aguardar a cirurgia de coração aberto. Contudo, essa redução na ansiedade é parcialmente compensada pelo risco de crise psicológica quando a angioplastia falha e a cirurgia – principalmente a cirurgia imediata – é necessária. O impacto psicológico dessa situação desencorajadora é significativo, mas ocorre em um percentual relativamente baixo dos casos.

Excetuando-se as complicações com ambos os procedimentos, a ICP requer uma permanência hospitalar de 8 a 24 horas, enquanto a CRM requer uma internação de 3 a 5 dias. Como a permanência hospitalar média é mais curta com a ICP e como é realizada na sala de cateterismo cardíaco com o paciente recebendo anestesia local, o custo médio da ICP pode ser substancialmente menor que o da CRM. No entanto, os seguintes fatores podem aumentar o custo da ICP:

- Complicações que ocorrem durante o procedimento, exigindo cirurgia de emergência (p. ex., perfuração coronária, fechamento agudo)
- Lesões reincidentes, exigindo a repetição da dilatação, ou cirurgia de revascularização
- Lesões que requerem múltiplos aparelhos para acabar com a lesão
- Complicações associadas ao regime de anticoagulante ou acesso arterial e venoso
- Terapia a longo prazo com anticoagulantes e antiplaquetários.

Em geral, depois de uma ICP, os pacientes podem esperar uma volta mais rápida ao trabalho (5 a 7 dias) em oposição aos pacientes que foram submetidos a CRM (6 a 8 semanas).

A depressão nos pacientes após a CRM é comum, embora os relatos de qualidade de vida em ambos os grupos sejam similares.[9]

Em resumo, as principais vantagens da ICP em relação à cirurgia de revascularização podem incluir morbidade e mortalidade reduzidas, convalescença mais curta e menor custo para o paciente e para os seguros e sistema de saúde.

Exames diagnósticos para a seleção de pacientes | ICP e CRM

Antes de decidir entre a ICP e a CRM, todas as evidências objetivas da insuficiência coronariana devem ser registradas. Os métodos não invasivos de avaliação que podem ser empregados antes e depois da ICP incluem o teste comum de esforço em esteira e os imageamentos miocárdicos de esforço com contraste tálio e de redistribuição. Esses testes permitem que o médico descubra as áreas de isquemia no miocárdio quando o paciente é submetido a esforço (*i. e.*, exercício; ver Capítulo 17 para uma discussão desses exames). É necessário que as enfermeiras se familiarizem com os resultados dos testes de esforço com tálio, porque uma compreensão do diagnóstico do paciente, dos sintomas correlatos e das indicações para a ICP promove o cuidado consciente e informado do paciente.

A angiografia coronariana realizada por cateterismo cardíaco, outro método de registro de insuficiência coronariana, é feita quando os testes anteriores indicam DAC. Embora esse procedimento seja mais invasivo que o teste de esteira e o imageamento com tálio, é o teste padrão-ouro para delinear a localização de qualquer estenose e o grau de envolvimento da artéria ou artérias (ver Capítulo 17 para uma discussão desse teste). Esse procedimento fornece uma cineangiografia de 35 mm ou a imagem digital da anatomia da artéria coronária. O médico pode, então, analisar rigorosamente as áreas de estreitamento (estenose) e obter informações exatas para decidir a modalidade de tratamento (Figura 18.1).

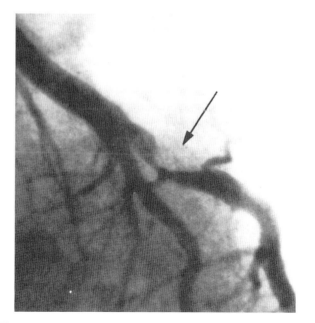

Figura 18.1 Uma estenose excêntrica na artéria descendente anterior esquerda. O termo *excêntrica* define uma placa que envolve apenas um lado da parede intraluminal. (Cortesia de John B. Simpson, MD, Palo Alto, CA.)

Particularidades dos equipamentos/materiais

Desde a introdução do procedimento da ICP, o equipamento tem sido continuamente refinado e aperfeiçoado, resultando em menos contraindicações, menores taxas de mortalidade e menor incidência de cirurgia de revascularização de emergência. Os cateteres-guia usados para direcionar e manter o avanço do cateter de dilatação dentro do óstio da artéria coronária apropriada apresentam um diâmetro externo de 5 a 10 F. As extremidades dos cateteres-guia possuem curvas que são pré-moldadas para o acesso seletivo à artéria coronária direita ou esquerda.

Os sistemas de dilatação por balão evoluíram desde o modelo original de Gruentzig, no qual a extremidade da guia e o corpo do cateter eram integrais. Nos primeiros dias da PTCA, os médicos estavam limitados pelo desempenho do cateter e podiam abordar as lesões apenas na anatomia proximal. Em 1982, Simpson introduziu um sistema coaxial "sobre a guia", um aperfeiçoamento que se tornou predominante nos atuais modelos de cateter. A principal inovação é uma guia independentemente móvel dentro do cateter de dilatação por balão. Essa guia pode ser manipulada para selecionar o vaso correto, apesar dos ramos colaterais, e permite o avanço do cateter de dilatação através da lesão. Atualmente, as guias disponíveis medem entre 0,02 e 0,04 cm de diâmetro e, assim, comumente geram pouca ameaça de interferência com o fluxo sanguíneo através da estenose.

O cateter de dilatação coronária por balão tem um diâmetro externo de 2,0 a 4,2 F, pequeno o suficiente para a fácil passagem através do cateter-guia e para a visualização ao redor do cateter durante a injeção do contraste. A Figura 18.2 mostra a injeção do contraste através do cateter-guia para verificar a posição. O cateter de dilatação do balão possui um ou mais marcadores radiopacos que podem ser imageados por fluoroscopia, permitindo que o cardiologista examinador posicione exatamente o balão através da lesão. O tamanho do balão insuflado varia de 1,5 a 5 mm de comprimento e de 10 a 40 mm de largura. O tamanho (diâmetro insuflado) do balão a ser utilizado para determinada ICP geralmente é idêntico ao menor diâmetro de segmento da artéria coronária proximal ou distal à estenose (i. e., vaso de 3 mm, balão de 3 mm). A lesão e o comprimento do balão também são aproximados.

O cardiologista examinador ou intervencionista insufla manualmente o balão com um dispositivo de insuflação descartável, cheio de contraste, que é conectado ao ramo lateral ou lúmen do balão do cateter de dilatação coronária. O dispositivo incorpora um manômetro de pressão que indica a quantidade de pressão exercida contra a parede do balão durante a insuflação. A pressão do balão é medida em libras por polegada quadrada (psi) ou atmosferas (atm). A insuflação inicial média fica entre 60 e 150 psi ou 4 a 10 atm e dura de 30 a 180 segundos. As insuflações mais longas podem promover uma parede vascular mais lisa e regular, conforme avaliado pela angiografia, e são usadas principalmente para o tratamento de dissecções

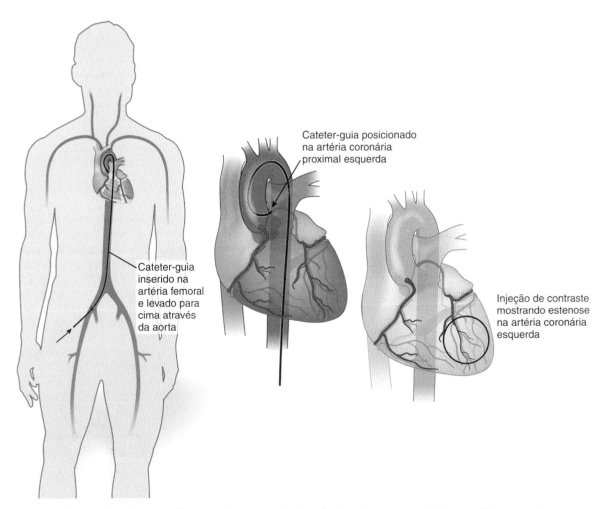

Figura 18.2 Angiografia coronariana para visualização de estenose em artéria coronária esquerda.

importantes e fechamento abrupto. As insuflações estendidas são realizadas seguramente com cateteres de perfusão que dilatam e perfundem ao mesmo tempo a artéria coronária.

Muitos fatores devem ser considerados quando se seleciona o equipamento mais apropriado para realizar a ICP. Avanços tecnológicos nos sistemas de cateter de dilatação por balão melhoraram o sucesso e a segurança associados à ICP e aumentaram as indicações clínicas e anatômicas para tais procedimentos. Muitos cardiologistas intervencionais consideram o sistema coaxial "sobre a guia" um cavalo de carga, porque ele pode abordar bem qualquer anatomia. No entanto, o cardiologista intervencionista também pode selecionar um sistema de "troca rápida" para realizar mais facilmente a dilatação de uma lesão de bifurcação. Esse tipo de dispositivo incorpora um sistema de "trilho" que facilita o processo de troca. Um cateter de "guia fixa" é usado para alcançar e dilatar as lesões na anatomia distal tortuosa, e seu pequeno diâmetro também o transforma em uma opção para o uso de dois cateteres de dilatação coronariana em um cateter-guia quando a estratégia exige os balões lado a lado; isso também é referido como técnica "kissing balloon".

Cada intervenção da ICP também engloba uma estratégia de insuflação. Os principais elementos de uma estratégia de insuflação são a duração e a pressão da insuflação do balão necessárias para abrir uma lesão. Hoje em dia, estão disponíveis balões que podem suportar maior pressão para o tratamento de lesões calcificadas.

O resultado de qualquer ICP é muito afetado por seleção de um cateter-guia que proporcione uma plataforma para o avanço do sistema de dilatação, enquanto preserva o fluxo para a artéria coronária, e seleção de um sistema de dilatação por balão e SLM intracoronário que melhor aborde a anatomia do vaso, a localização e as características da lesão.

Indicações para ICP

Quando se opta por tratar com a ICP, o propósito do médico consiste em aliviar a angina de peito não solucionada pelo tratamento clínico máximo e reduzir o risco de infarto do miocárdio nos pacientes sintomáticos e pacientes assintomáticos com estenose grave. As indicações para a ICP expandiram-se à medida que melhoraram o equipamento, a técnica e a experiência do cirurgião. Diretrizes para ICP foram introduzidas em 2011 e podem ser encontradas no site da American Heart Association, www.heart.org.[10] Foi publicada, em 2016, uma atualização que descreve as diretrizes para ICP de múltiplos vasos e tromboaspiração em pacientes com STEMI submetiedos a ICP primária.[11]

A ICP pode ser indicada nas artérias coronárias que tenham pelo menos um estreitamento de 70%. As lesões com menor estreitamento podem não ser consideradas apropriadas para a ICP, porque estão igualmente em risco de fechamento abrupto, o que pode ter graves consequências. Os pacientes com fatores de risco cirúrgico, como doenças não cardíacas subjacentes graves, idade avançada e má função VE, são particularmente adequados para a ICP porque a dilatação bem-sucedida elimina a necessidade de uma cirurgia que seria mal tolerada.

Um exemplo do amplo espectro da indicação para a ICP é a prática aceita de tratar os pacientes com doença em múltiplos vasos. A técnica comum para dilatar múltiplas lesões consiste em dilatar primeiramente as lesões mais críticas. Com a dilatação bem-sucedida dessa lesão "culpada" (culprit lesion), as lesões restantes são dilatadas em estágios (i. e., em diferentes intervalos durante o procedimento ou durante vários dias). Contudo, a dilatação de múltiplos vasos é tecnicamente mais exigente e comporta um risco mais elevado de complicações.

Outra indicação expandida é a conduta para tratar o paciente com um vaso totalmente ocluído. No início da prática da ICP, a oclusão total desqualificava um paciente para o procedimento porque a estenose não poderia ser atravessada com a guia e com o cateter de dilatação do balão sem provocar trauma grave para a artéria. O refinamento da tecnologia do equipamento e a maior experiência do médico permitiram tentativas de dilatação de oclusões totais nos candidatos apropriados. As oclusões totais de curta duração (i. e., 3 meses ou menos) são mais fáceis de atravessar e dilatar com sucesso que as oclusões totais de mais longa duração (oclusões totais crônicas).

Outros candidatos à ICP são aqueles que se submeteram a CRM nos quais os sintomas reincidiram devido a estenose e fechamento do enxerto ou progressão da doença coronária nos vasos originais ou nos enxertos venosos. Para esses candidatos, a ICP bem-sucedida torna desnecessária uma segunda cirurgia, com seu potencial aumentado para complicações. Acredita-se que a doença proliferativa na parede do enxerto gere a estenose fibrosa, a qual é muito menos densa que a maioria do tecido fibrótico nos vasos originais, de modo que determinadas estenoses em enxertos venosos respondem favoravelmente à dilatação.

No passado, quando um paciente tinha um IAM confirmado por elevação significativa do segmento ST, níveis aumentados das enzimas cardíacas e dor não aliviada pelo medicamento, a cirurgia ou o tratamento farmacológico com repouso absoluto no leito em uma unidade coronariana eram as únicas alternativas de tratamento. Agora, quando a trombose e a estenose subjacente estão causando o infarto, a terapia trombolítica, a ICP ou ambas oferecem alternativas. Quando um coágulo sanguíneo impede o fluxo para o miocárdio distal e, dessa maneira, causa um episódio isquêmico, um agente trombolítico pode ser administrado por via IV ou diretamente na artéria coronária. Na lise bem-sucedida do trombo, a dilatação da estenose subjacente frequentemente estimula o fluxo sanguíneo para o miocárdio reperfundido, reduzindo o risco de nova trombose ou estreitamento crítico causado pelo vasomovimento normal ou espástico superposto a uma estenose orgânica.

A ICP primária é uma dilatação da artéria coronária relacionada com o infarto durante a fase aguda de um infarto do miocárdio sem a administração prévia de um agente trombolítico. Meyer et al.[12] usaram primeiramente a PTCA no quadro do IAM em 1982. Eles encontraram uma taxa de sucesso de 81% na PTCA da artéria relacionada com o infarto depois da terapia trombolítica intracoronariana. Em 2006, o estudo TRITON-TIMI 38[13] registrou taxa de sucesso da ICP com stent de 95% e taxa de permeabilidade de 53% 1 ano depois da ICP. Os parâmetros rotineiramente avaliados em pacientes com indicações de angioplastia primária são demonstrados no Quadro 18.3.

No quadro do IAM, a ICP pode beneficiar os pacientes julgados inelegíveis para a terapia clínica tradicional. Esses pacientes incluem aqueles em choque cardiogênico, aqueles tidos como de alto risco para complicações hemorrágicas (AVC, reanimação cardiopulmonar [RCP] prolongada, diátese hemorrágica, hipertensão grave ou cirurgia recente) e aqueles em idade avançada (mais de 75 anos). A ICP primária não impede o uso de terapia tromboembólica se for observada trombose residual. Na verdade, pacientes com IAM considerados de alto risco (elevação extensiva do segmento ST,

284 Parte 5 Sistema Cardiovascular

> **Quadro 18.3** Parâmetros avaliados em pacientes com indicação de angioplastia primária.
>
> - Idade
> - Estado hemodinâmico
>   - Anatomia angiográfica:
>   - Doença de um, dois ou três vasos
>   - Envolvimento vascular: artéria descendente anterior esquerda (ADAE), artéria coronária direita (ACD), artéria circunflexa esquerda (ACxE)
>   - Localização ostial da lesão: doença proximal, média ou distal
>   - Percentual do grau de estenose
>   - Fluxo na trombólise no infarto do miocárdio: 0, I, II, III
> - Fração de ejeção (FE) ventricular esquerda (VE) (%)
> - Presença de dor torácica compatível com infarto agudo do miocárdio (IAM)
> - Evidência eletrocardiográfica (ECG) de IAM:
>   - Elevação do segmento ST de 1 mm em duas derivações contíguas
>   - ou
>   - Depressão do segmento ST de 1 mm atribuída como responsável pelas alterações inversas em uma área de infarto

recorrência de BRE, classe 2 ou maior na classificação de Killip, infarto do miocárdio anterior, 35% ou menos de FE) e que recebem terapia fibrinolítica em hospitais que não realizam a ICP devem ser transferidos o mais breve possível para uma unidade hospitalar que seja capaz de realizar tal procedimento para avaliação e possível intervenção. Pacientes que não são considerados de alto risco e recebem terapia fibrinolítica em hospital que não realiza ICP também podem ser transferidos o mais breve possível para uma unidade hospitalar capaz de realizar tal procedimento.[14]

A ICP primária pode proporcionar nítidas vantagens na redução da duração da internação e na eliminação da necessidade de intervenção adicional em muitos casos. As indicações para a ICP são resumidas no Quadro 18.4.

Em metanálise, Stergiopoulos *et al.* revisaram a literatura sobre ensaios clínicos randomizados de ICP e terapia médica para DAC estável conduzidos ao longo dos últimos 40 anos. Em um acompanhamento médio de 5 anos, mortalidade, infarto do miocárdio não fatal, revascularização não planejada

> **Quadro 18.4** Indicações e contraindicações à intervenção coronária percutânea.
>
> **Clínicas**
> - Sintomático (angina não aliviada por terapia clínica)
> - Assintomático, porém com estenose subjacente grave
> - Angina estável/instável
> - Infarto agudo do miocárdio
> - Candidatos cirúrgicos de alto risco
>
> **Anatômicas**
> - Estenose grave (70% ou mais)*
> - Lesões proximais e distais
> - Doença em vaso único e múltiplos vasos
> - Lesões em bifurcação
> - Lesões ostiais
> - Vasos com oclusão total
> - Lesões nos enxertos
> - Artéria coronária esquerda "protegida" e desprotegida (CRM da ADAE ou ACxE prévio)
>
> *Contraindicado na estenose moderada (< 70%)
> ACxE, artéria circunflexa esquerda; ADAE, artéria descendente anterior esquerda.

e angina não se mostraram diferentes entre pacientes tratados medicamente e aqueles tratados com ICP. Assim, a terapia médica, em comparação com a ICP, pode ser uma opção viável para muitos pacientes.[15]

As complicações da ICP primária incluem a hemorragia retroperitoneal ou vascular, outro sangramento que requer transfusão, reestenose tardia e reoclusão aguda precoce. Essas complicações ocorrem na mesma frequência que aquelas da ICP eletiva rotineira.

Contraindicações para ICP

Existem muito poucas contraindicações para a ICP. Os pacientes com doença arterial coronariana esquerda não são considerados candidatos à ICP. O nítido obstáculo da ICP na doença da artéria coronária esquerda é a possibilidade de oclusão ou espasmo agudo da artéria esquerda durante o procedimento, o que resultaria em disfunção VE grave. Pacientes que apresentam uma artéria coronária esquerda "protegida" (*i. e.*, aqueles que se submeteram a uma cirurgia de revascularização prévia para a artéria circunflexa ou descendente anterior esquerda com a presença de enxertos permeáveis) são, com frequência, candidatos para a ICP. Os resultados clínicos de 1 ano da aplicação de *stent* na artéria coronária esquerda protegida e desprotegida revelaram que aqueles que tinham a aplicação na coronária esquerda não protegida apresentavam aumento dos eventos cardíacos adversos importantes, e sua sobrevida estava diminuída depois de 1 ano. No entanto, a aplicação de *stent* na artéria coronária esquerda deve ser considerada na ausência de outras opções.[16] Para os pacientes de alto risco (*i. e.*, pacientes com doença arterial coronariana esquerda, disfunção VE grave ou dilatação da última artéria permeável restante), os dispositivos de suporte percutâneos podem melhorar a segurança da ICP. Esses dispositivos incluem balões de perfusão, contrapulsação com balão intra-aórtico, retroperfusão do seio coronário e suporte cardiopulmonar.

Procedimento

O procedimento da ICP é realizado de maneira estéril, com o uso da anestesia local e da abordagem de Judkins (femoral percutânea) ou, com menor frequência, a de Sones (incisão braquial) (Figura 18.3). Na abordagem de Judkins, o cardiologista intervencionista punciona artéria e veia femorais por via percutânea com uma agulha (em geral de calibre 18) contendo um obturador removível. Em seguida, o obturador pode ser removido para confirmar a presença do fluxo sanguíneo e que a agulha externa está dentro do lúmen do vaso. Quando o posicionamento correto está estabelecido, uma guia é introduzida através da cânula externa dentro da artéria até o nível do diafragma. Então, a cânula é removida e substituída por uma bainha introdutora com válvula. A bainha propicia a hemostasia e o suporte no local de punção na virilha e reduz o trauma arterial potencial, quando são necessárias múltiplas trocas de cateter. O cateter-guia é pré-carregado com uma guia em J de 0,09 cm e introduzido dentro da bainha. Avança-se a guia em J de 0,09 cm sobre o arco, e o cateter-guia é avançado sobre a guia. A guia é removida e gira-se o cateter-guia exatamente até o óstio coronário apropriado.

A European Society of Cardiology publicou um documento consensual detalhado no qual recomenda que a abordagem radial, ou de punho, para a angioplastia se torne o

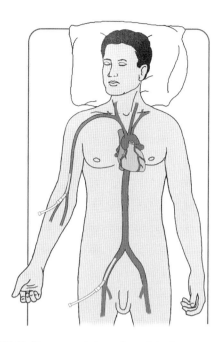

Figura 18.3 Duas condutas são adotadas no cateterismo cardíaco esquerdo. A técnica Sones utiliza a artéria braquial, e a técnica Judkins usa a femoral. Em ambos os métodos, o cateter é passado retrogradamente através da aorta ascendente até o ventrículo direito. (Reproduzida com a permissão de Advanced Cardiovascular Systems [ACS] Inc., Santa Clara, CA.)

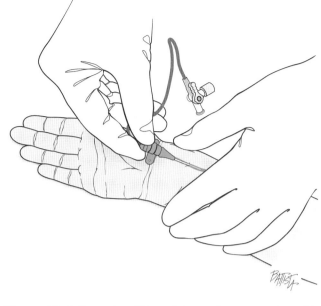

Figura 18.4 O uso da artéria radial no pulso em vez da artéria femoral na virilha para o acesso do cateter pode resultar em menos complicações vasculares para os pacientes e economia de custos significativa para o sistema de saúde. Da perspectiva de um paciente, o acesso radial oferece desconforto significativamente menor e qualidade de vida significativamente melhor em comparação com o acesso femoral.

método-padrão de acesso, sendo a abordagem femoral usada como última saída quando a radial não for possível.[17] Essa é uma grande mudança nas técnicas utilizadas no mundo todo pelos cardiologistas intervencionistas. O uso da artéria radial do punho (Figura 18.4) em vez da artéria femoral na virilha para o acesso do cateter pode resultar em menos complicações vasculares para os pacientes e em reduções de custo significativas para o sistema de saúde. Da perspectiva do paciente, o acesso radial oferece desconforto significativamente menor e melhora importante na qualidade de vida em comparação com o acesso femoral. Pacientes submetidos a ambos os acessos preferem fortemente o acesso radial, principalmente porque são capazes de andar imediatamente após o procedimento.

Independentemente da modalidade de acesso, a angiografia coronariana é então realizada nas incidências oblíqua anterior esquerda (30°) e oblíqua anterior direita (60°). Essas incidências possibilitam a visualização do coração ao longo de seus planos transverso e longitudinal. As incidências opostas propiciam uma avaliação completa da lesão e da abordagem anatômica. Um "quadro congelado" de cada incidência é obtido como um mapa ou guia rodoviário durante todo o procedimento. É feita uma avaliação final da lesão, confirmando a gravidade desta e o diâmetro vascular para o tamanho apropriado do balão.

Se a ICP estiver indicada, o paciente recebe anticoagulante com 70 a 100 UI/kg de heparina para evitar que os coágulos se formem sobre/no sistema de cateter durante o procedimento. A nitroglicerina intracoronariana é mantida sobre o campo estéril durante todo o procedimento, sendo administrada de modo intermitente, quando necessário, para o vasospasmo e para a dilatação, a fim de facilitar a visualização da artéria coronária geradora do problema.

O cateter de dilatação por balão é introduzido no cateter-guia através de um adaptador bifurcado que proporciona o acesso e é uma porta para as injeções de contraste e a medição da pressão aórtica. O cateter de dilatação por balão e a guia são avançados até a extremidade do cateter-guia, enquanto sua posição é verificada por fluoroscopia. Em seguida, a guia é avançada e manipulada para alcançar os ramos da artéria coronária. O avanço apropriado pode ser confirmado pela injeção de contraste pelo cateter-guia e pela visualização fluoroscópica da árvore coronária. Quando a guia estiver seguramente posicionada além da estenose, o cateter de dilatação por balão poderá ser lentamente avançado sobre a guia, para dentro do estreitamento, sem risco de lesão à camada íntima.

A aplicação exata do balão de dilatação e do *stent* na estenose é facilitada sob fluoroscopia pelo marcador radiopaco no balão e pelas injeções de contraste para a visualização. A princípio, o balão é insuflado com 1 a 2 atm de pressão para confirmar sua posição. Muitos cateteres com balão de PTCA expandem-se em ambas as extremidades e não no centro, onde eles são pinçados pela estenose (Figuras 18.5). Em geral, a endentação central desaparece à medida que a estenose é dilatada. Depois de cada insuflação, o médico injeta uma pequena dose de contraste para examinar eventuais alterações no fluxo sanguíneo coronário, através da estenose, e avaliar qualquer aumento no diâmetro luminal. Nesse momento, determina-se a necessidade de insuflações adicionais. As complicações, como a retração vascular e o fechamento abrupto, ocorrem mais frequentemente durante essa fase inicial; contudo, sua incidência é baixa, e a redilatação pode ser efetuada de imediato nesse momento. Depois que a dilatação estiver completa, o cateter-guia, o cateter de dilatação do balão e a plataforma de aplicação do *stent* são removidos. A angiografia pós-dilatação é realizada para definir mais claramente os resultados da ICP.

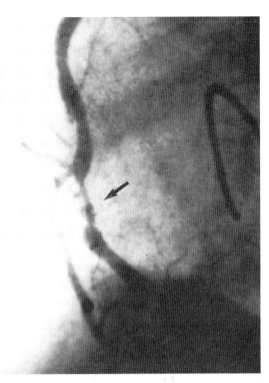
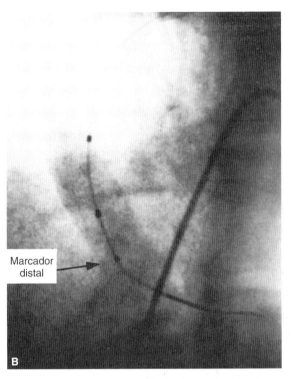

Figura 18.5 Imagens focais mostrando (**A**) estenose envolvendo porção média da artéria coronária direita e (**B**) o primeiro e segundo marcadores radiopacos revelando a posição do balão de dilatação através da estenose, com o marcador distal visualizando a extremidade do cateter além do estreitamento. (Cortesia de John B. Simpson, MD, Palo Alto, CA.)

As razões para o insucesso na conclusão do procedimento de ICP incluem incapacidade de cruzar a lesão desejada com uma guia ou cateter de dilatação devido, principalmente, às oclusões totais crônicas; incapacidade de dilatar a lesão devido às lesões rígidas ou dissecção grave; e embolização do material do enxerto venoso friável ou do trombo.

A dilatação bem-sucedida de uma lesão é comumente definida como uma redução da estenose do diâmetro luminal em aproximadamente 40 ou 50%. Em geral, o sucesso clínico é definido como sucesso angiográfico com melhora clínica e sem complicações intra-hospitalares significativas, como morte, infarto do miocárdio ou CRM ou repetir a ICP para o fechamento abrupto.

A angiografia depois da ICP bem-sucedida demonstra um aumento imediato no diâmetro intraluminal do vaso afetado (Figura 18.6). A melhora clínica do paciente é demonstrada pelos déficits de perfusão melhorados ou normalizados, conforme demonstrado pela comparação de uma imagem de teste de esforço com tálio pós-ICP em relação à imagem do teste de esforço pré-ICP. Os resultados do teste de esteira pós-ICP comparados com os resultados do teste pré-procedimento revelam aumento da resistência ao exercício e diminuição na angina ou angina-equivalente induzida pelo exercício.

Resultados

Resultados excelentes a curto e longo prazos foram alcançados em pacientes que se submetem à ICP. Os resultados variam, dependendo da apresentação clínica do paciente (*i. e.*, angina estável ou instável) e das características angiográficas, ou seja, oclusão subtotal ou total. Fatores clínicos anteriores ao procedimento que impactem os resultados a curto e longo prazos incluem a idade, o sexo, a estabilidade hemodinâmica, a presença de infarto do miocárdio anterior ao procedimento, a presença de insuficiência cardíaca congestiva, a existência de doença arterial periférica, o nível basal de creatinina sérica e a presença de doença da artéria coronária principal esquerda.[4] As taxas de sobrevida a longo prazo são altas, embora a PTCA repetida

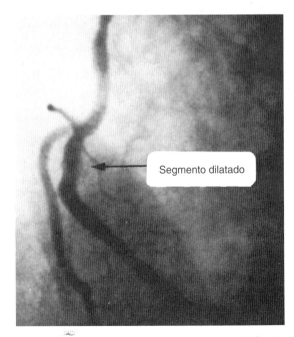

Figura 18.6 Angiografia de repetição depois da PTCA de uma estenose da artéria coronária direita mostrando o fluxo e diâmetro aumentados do segmento dilatado. (Cortesia de John B. Simpson, MD, Palo Alto, CA.)

possa ser necessária para a doença recorrente ou progressiva. A frequência com a qual isso acontece com o SLM diminuiu extraordinariamente.

Os pacientes com apresentações angiográficas ou clínicas de alto risco exibem menores taxas de sucesso. Entretanto, a ICP é, em regra, preferível à revascularização cirúrgica por causa do maior risco de mortalidade desta última em idosos ou naqueles com função VE deprimida. Por outro lado, o sucesso de um procedimento de ICP pode ser definido angiográfica, procedural ou clinicamente. De acordo com uma declaração conjunta do American College of Cardiology (ACC) e da AHA,[14] tais sucessos são definidos da seguinte maneira:

- *Sucesso angiográfico* é definido como um procedimento de ICP bem-sucedido: no qual a estenose residual mínima é menor ou igual a 20%
- *Sucesso procedural* é definido como um sucesso angiográfico sem complicações (*i. e.*, morte, CRM, infarto do miocárdio) durante o processo ou a hospitalização inicial
- *Sucesso clínico* é definido como sucessos anatômico e procedural com alívio dos sinais e sintomas de isquemia miocárdica. Sucesso a longo prazo demanda que o alívio dos sinais e sintomas persista por mais de 6 meses após o procedimento. A reestenose é a causa principal de falha em alcançar o sucesso a longo prazo.[16]

Avaliação e cuidado

▪ Preparação do paciente

Quando a decisão de prosseguir com o procedimento de ICP é tomada, o paciente tipicamente é admitido no hospital no dia anterior ao procedimento.

▶ **Exames laboratoriais.** A enfermeira monitora todos os exames laboratoriais preliminares, incluindo enzimas cardíacas, eletrólitos séricos, coagulograma (TP e tempo de tromboplastina parcial), bem como os níveis de potássio, creatinina e ureia séricos.

Os níveis de potássio devem estar dentro dos limites de normalidade, porque os níveis baixos resultam em sensibilidade e excitabilidade aumentadas do miocárdio e arritmias subsequentes. O músculo cardíaco também é sensível e se torna irritável quando o fluxo de sangue rico em oxigênio diminui, como acontece no curso de um intervalo de tempo controlado durante a aplicação e insuflação do balão através da lesão. A irritabilidade decorrente da hipopotassemia e/ou isquemia pode originar arritmias ventriculares com risco de morte.

A elevação nos níveis da creatinina e/ou ureia no plasma pode indicar problemas na função renal. A boa função renal é importante porque, durante a ICP, o contraste radiopaco (que permite a visualização fluoroscópica da anatomia coronariana e da posição do cateter) é introduzido na corrente sanguínea.[18] Esse material de contraste é uma solução hiperosmótica que os rins devem filtrar do sangue e excretar. Os altos níveis de creatinina e ureia podem refletir a capacidade de filtração renal diminuída e a vulnerabilidade do rim no processamento da carga adicional da solução radiopaca. Os casos de insuficiência renal aguda resultaram de altas doses de agente de contraste radiopaco. Um estudo por Rihal *et al.* relatou taxa de incidência de 3,3% de insuficiência renal induzida por contraste após a ICP. A insuficiência renal induzida por contraste ocorre com maior frequência nos pacientes diabéticos, desidratados e com níveis basais de creatinina mais elevados.[19] A enfermeira

verifica se o paciente está adequadamente hidratado, quer VO, quer por hidratação venosa, para evitar os níveis eletrolíticos falsamente elevados. A função renal pode ser monitorada pelas tendências nos níveis de creatinina e ureia, em conjunto com a medição do débito urinário.

▶ **Consentimento informado.** O consentimento informado para o procedimento da ICP é obtido do paciente antes da realização do procedimento, depois de uma discussão detalhada sobre as complicações potenciais, o benefício previsto e as terapias alternativas. Essa discussão deverá ser efetuada antes de qualquer sedação pré-operatória. A enfermeira desempenha um papel importante respondendo a qualquer pergunta que o paciente e família possam ter em relação ao procedimento e cuidados de acompanhamento.

▶ **Medicamentos pré-operatórios.** Vinte e quatro horas antes do procedimento, os medicamentos do paciente deverão incluir ácido acetilsalicílico, 325 mg, 1 vez/dia, por seu efeito antiplaquetário. Pacientes diabéticos que recebem metformina devem ser aconselhados a interromper esse medicamento antes de seu procedimento por estar contraindicada com os agentes de contraste intravasculares. Os anticoagulantes como a varfarina são frequentemente suspensos por vários dias antes do procedimento da ICP. Estudos mostram que a administração de clopidogrel antes e depois de uma ICP diminui os eventos adversos, como o fechamento agudo e a trombose subaguda.[20,21]

▶ **Retaguarda (*stand by*) cirúrgica.** A retaguarda (*stand by*) cirúrgica para a ICP é providenciada antes do procedimento. A disponibilidade cirúrgica é necessária, mas o grau em que a sala de cirurgia é mantida disponível varia de acordo com os fatores de risco do paciente e/ou com as políticas hospitalares. Muitos hospitais comunitários pequenos em todos os EUA estão realizando procedimentos de ICP sem a retaguarda cirúrgica no local. Esses pacientes são tipicamente de baixo risco e residem próximo a grandes centros acadêmicos que podem aceitá-los por transferência imediata caso surjam complicações durante a ICP. Uma comparação dos pacientes tratados com ICP em hospitais sem cirurgia cardíaca no local com aqueles tratados apenas com terapia trombolítica revela que o primeiro grupo apresenta melhores resultados clínicos com 1, 3 e 6 meses.[22]

▪ Cuidado de enfermagem durante ICP

Antes e no decorrer do procedimento, as enfermeiras da sala de cateterismo cardíaco são responsáveis por estruturar todos os aspectos do uso de equipamento no cuidado ao paciente. Elas deverão ser experientes em ACLS e capacitadas quanto à administração apropriada de medicamentos de emergência, assim como quanto à aplicação correta do equipamento de emergência, incluindo o desfibrilador, o BIA, o ventilador e o marca-passo. Elas deverão observar o paciente e comunicar-se de forma intermitente com ele, relatando para o médico quaisquer alterações no estado do paciente. A enfermeira deverá monitorar o ECG e a pressão arterial, observando as alterações significativas que podem acompanhar a administração de medicamentos, sintomas de isquemia ou dor torácica. A enfermeira deve reconhecer os sinais e sintomas de sensibilidade ao contraste, como urticária, rubor, ansiedade, náuseas e laringospasmo. A enfermeira deverá compreender a montagem adequada e o uso de qualquer equipamento de ICP, e deverá ser capaz de resolver eventuais situações problemáticas que possam surgir.

O estado de anticoagulação do paciente durante o procedimento da ICP é de primordial importância. Os níveis subterapêuticos podem resultar em graves complicações, inclusive no fechamento súbito ou em eventos trombóticos. Um ACT deverá ser medido na sala de cateterismo como parâmetro de base (antes da PTCA), 5 minutos depois da dose de heparina (comumente 70 a 100 UI/kg e a cada 30 minutos depois, enquanto durar o procedimento). Os níveis de ACT de 250 a 300 segundos são desejáveis depois da dose de heparina inicial. Doses subsequentes de 2.000 a 5.000 unidades de heparina podem ser necessárias para alcançar e manter esses níveis de ACT durante o procedimento da ICP.

Os pacientes em alto risco de fechamento abrupto ou com lesões instáveis, como no quadro do IAM, podem receber a administração de um inibidor da GP IIb/IIIa plaquetária, além de ácido acetilsalicílico e heparina; isso é referido como uma "ICP facilitada". Esses agentes são tipicamente iniciados logo antes ou no decorrer da ICP. Deverá ser administrada a eptifibatida ou a tirofibana, além de heparina e heparina não fracionada ou HBPM, para pacientes com isquemia constante, troponina elevada ou outros aspectos de alto risco nos quais não é planejada uma estratégia de tratamento invasiva.[22]

Depois de concluída a ICP a enfermeira orienta o paciente sobre as precauções necessárias para evitar o sangramento no local de punção (Quadro 18.5). O paciente é então transferido para a unidade de telemetria ou para a área de recuperação do cateterismo para observação.

■ Cuidado de enfermagem depois de ICP

A enfermeira na unidade de recuperação de cateterismo, coronariana ou de telemetria desempenha um papel importante observando e avaliando a recuperação do paciente. O cuidado após ICP destina-se a monitorar rigorosamente o paciente quanto a sinais e sintomas de isquemia miocárdica. O sintoma mais evidente de uma possível complicação – a recidiva precoce da angina de peito – requer a ação da enfermeira imediata.

Logo que possível, ao receber o paciente da sala de cateterismo cardíaco, a enfermeira acopla o monitor de ECG, o que permite uma rápida avaliação cardíaca inicial e estabelece uma linha de base, caso a condição do paciente se altere de forma repentina. A enfermeira avalia o estado do paciente na direção cefalocaudal, observando a coloração global da pele e a temperatura, além de observar cuidadosamente o nível de consciência. Depois que o paciente é transferido para o leito e acoplado ao monitor, a enfermeira ouve rigorosamente as bulhas cardíacas e o murmúrio vesicular. A enfermeira avalia a circulação periférica observando a coloração cutânea periférica e a temperatura, bem como a presença e a qualidade dos pulsos dorsal do pé e tibial posterior.

Se a abordagem de Judkins tiver sido usada, o paciente terá uma porta de entrada na virilha direita ou esquerda através da qual as bainhas terão sido colocadas por via percutânea em uma veia e artéria. Se foi usada a técnica de Sones, existe um cateter arterial na área braquial (ver Figura 18.5). Vários dispositivos mecânicos e *clamps* podem ser usados para facilitar a hemostasia depois da remoção da bainha. A inserção de tampões de colágeno ou a aplicação de uma sutura cirúrgica ao redor da abertura do vaso sanguíneo também são condutas rotineiramente realizadas para obter a hemostasia. Depois da remoção da bainha, a enfermeira dá rigorosa atenção à área distal ao local de punção, verificando os pulsos com frequência e relatando de imediato ao médico as alterações que podem indicar o sangramento. O sangramento no local da bainha pode resultar em um hematoma importante que pode requerer evacuação cirúrgica ou comprometer o fluxo sanguíneo distal para o membro inferior. Para evitar o sangramento excessivo e para ajudar a hemostasia, o médico pode prescrever que um saco de areia de 2,0 kg seja colocado sobre o local de punção depois da remoção da bainha caso seja prescrita homeostase com compressão manual.

A enfermeira orienta o paciente sobre a importância de manter a perna afetada reta e a cabeceira do leito em um ângulo não superior a 45°. Para evitar a coagulação nos lumens das bainhas introdutoras, uma infusão IV é acoplada à bainha venosa, e a lavagem arterial pressurizada é acoplada à linha arterial. Essa providência também garante a permeabilidade caso seja necessário um retorno imediato à sala de cateterismo cardíaco por causa de uma complicação. O médico escolhe o tipo de solução a ser infundida através da bainha venosa e a velocidade de infusão. Sua decisão depende do estado do volume de líquidos do paciente.

O acesso pela artéria radial é, em geral, mais confortável para o paciente e oferece risco menor de hematoma, pseudoaneurisma e formação de fístula AV. As enfermeiras que estejam cuidando de um paciente após a ICP devem estar atentas para a perda de pulso radial. A isquemia nas mãos não ocorre se a circulação colateral adequada da artéria ulnar puder ser demonstrada com o teste de Allen antes do procedimento.

Embora os exames sanguíneos laboratoriais pós-ICP variem por instituição, eles podem incluir coagulogramas, enzimas cardíacas e eletrólitos séricos. A elevação das enzimas cardíacas pode indicar que aconteceu um infarto do miocárdio silencioso (*i. e.*, infarto não anunciado por dor torácica). Se aparecer um valor laboratorial anormal de enzima cardíaca, a enfermeira notifica imediatamente o médico porque o cuidado pós-operatório pode ser modificado para evitar a lesão adicional.

A enfermeira desempenha um papel significativo observando e avaliando a angina reincidente logo depois de um procedimento de ICP. Qualquer dor torácica exige atenção imediata e rigorosa porque pode indicar o início do vasospasmo ou oclusão iminente. O paciente pode descrever a angina como um peso compressivo em queimação ou como dor medioesternal aguda. Os outros sinais e sintomas da isquemia miocárdica incluem alterações isquêmicas do ECG (elevação dos segmentos ST ou inversão da onda T), arritmias, hipotensão e náuseas. A enfermeira notifica imediatamente o médico sobre qualquer alteração desse tipo na condição do paciente porque é impossível dizer, apenas por meio da observação, se a alteração indica um episódio vasospástico transitório, o que pode ser resolvido com a terapia de vasodilatação, ou uma oclusão aguda que exige intervenção de emergência (ICP repetida ou CRM).

Se a terapia de vasodilatação estiver indicada, ela pode ser administrada conforme descrito subsequentemente, a menos que o paciente esteja gravemente hipotensivo; nesse

---

Quadro 18.5 Orientação de ensino | Precauções no pós-PTCA.

- Permanecer em repouso no leito por 4 a 6 h
- Manter a perna afetada na posição reta (para a técnica de Judkins)
- Evitar a posição ereta
- Evitar o uso vigoroso dos músculos abdominais, como em tosse, espirro ou defecação

caso, a vasodilatação está contraindicada. Ao primeiro sinal de vasospasmo, a enfermeira fornece oxigênio por máscara ou cânula nasal. Para o alívio temporário rápido (e possivelmente permanente), administram-se 0,4 mg de nitroglicerina, 5 mg de isossorbida ou 10 mg de nifedipino por via sublingual. Além disso, a infusão IV de nitroglicerina por gotejamento deverá ser titulada para manter uma pressão arterial adequada de modo a garantir a perfusão da artéria coronária e aliviar a dor torácica.

Com a dor torácica inicial, a leitura de um ECG de 12 derivações é registrada para documentar quaisquer alterações agudas. Se a angina resolver-se e qualquer alteração aguda do ECG causada pela terapia clínica desaparecer, é seguro supor que ocorreu um episódio vasospástico transitório; no entanto, se a angina continuar e as alterações do ECG persistirem, deverá ser considerada a redilatação ou a cirurgia de revascularização de emergência.

Se a evolução pós-ICP não se complicar, as bainhas são removidas depois de 2 a 4 horas, e é aplicado um curativo compressivo no local. Vários clampes mecânicos ou aparelhos hemostáticos podem ser empregados para facilitar a hemostasia depois da remoção da bainha. As bainhas são frequentemente removidas antes que o paciente deixe o laboratório de cateterismo cardíaco, e utiliza-se um dispositivo de hemostasia. O paciente deve continuar o repouso no leito por 4 a 6 horas depois que as bainhas são removidas. Uma dieta normal, hipossódica ou pobre em colesterol pode ser retomada, dependendo da preferência do médico e das necessidades do paciente.

Durante o período de recuperação, a enfermeira pode encaminhar o paciente para o processo de reabilitação, enfatizando as maneiras de combater o avanço da DAC. Durante essa instrução, deverão ser feitos esforços para reforçar a importância do condicionamento aeróbico com exercício moderado e regular. Os fatores de risco e a prevenção secundária também são discutidos, incluindo redução do estresse, perda de peso e cessação do fumo. Ver Quadro 18.5 para as orientações ao paciente no pós-ICP. O Quadro 18.6 descreve as implicações para o paciente idoso.

Depois da ICP, solicita-se que o paciente tome os medicamentos que ajudam a evitar a formação de trombo e a manter a dilatação máxima no local da lesão responsável. As diretrizes atuais recomendam terapia antiplaquetária dupla (DAPT; do inglês, *dual antiplatelet therapy*), que inclui ácido acetilsalicílico e clopidogrel, antagonista do receptor de ADP da plaqueta P2Y$_{12}$, após ICP. Essas recomendações são baseadas nos dados que indicam que DAPT em conjunto com clopidogrel, inibidor de P2Y$_{12}$, reduz eventos cardíacos adversos maiores após ICP em pacientes com angina estável e SCA quando se compara com o ácido acetilsalicílico ou com ácido acetilsalicílico junto com varfarina.

As recomendações atuais de American College of Cardiology/American Heart Association/Society for Cardiovascular Angiography and Interventions para a prevenção de trombose com *stent* após implantação de *stent* coronário afirmam que, no mínimo, pacientes deveriam ser tratados com clopidogrel, 75 mg, e ácido acetilsalicílico, 325 mg, por 1 mês após implantação de *stent* convencional de metal, 3 meses após implantação de SLM com liberação de rapamicina, 6 meses após implantação de SLM com liberação de paclitaxel e, idealmente, por até 12 meses se não houver alto risco de hemorragia.[10] Essas recomendações são baseadas no regime antiplaquetário usado nos ensaios conduzidos para a obtenção da aprovação da U.S. Food and Drug Administration (FDA) (pacientes de baixo risco com lesões de baixo risco) e no tempo esperado para que o suporte do *stent* de metal se torne adequadamente endotelizado a fim de reduzir o risco de trombose de *stent*. Entretanto, SLM são atualmente usados em lesões de alto risco, podendo estar associados a endotelização retardada (ou ausente) e trombose de *stent* tardia. Nos pacientes que estão tomando clopidogrel e nos quais se planeja a CRM eletiva, o medicamento deverá ser suspenso por 5 a 7 dias. Com frequência, os nitratos de longa ação, os bloqueadores do canal de cálcio e os agentes hipolipemiantes são adicionados ao regime clínico.

A enfermeira pode ser responsável por explicar ao paciente as indicações para os medicamentos específicos prescritos pelo médico, incluindo os efeitos colaterais e sinais de superdosagem. A enfermeira também deve responder a quaisquer perguntas que o paciente possa ter em relação ao seu cuidado de acompanhamento. O Quadro 18.7 resume os medicamentos atualmente associados à ICP.

Quatro a seis semanas depois da alta do paciente, um teste de esteira com esforço e um estudo de imagem com tálio podem ser realizados para testar a eficácia da ICP. Em comparação com os exames pré-ICP, o aumento na capacidade de exercício e a diminuição ou o desaparecimento da dor torácica induzida pelo exercício (sem alterações do segmento ST) sugerem melhora do fluxo sanguíneo e normalização da função cardíaca no músculo previamente hipoperfundido. O teste de esteira com esforço deverá ser realizado anualmente após a ICP.

Complicações

As indicações da ICP expandiram-se para incluir os pacientes com DAC mais grave (*i. e.*, oclusões totais, doença em múltiplos vasos, infarto do miocárdio recente ou em curso, má função VE). A taxa de complicações associadas à ICP não aumentou. As principais complicações que podem resultar em isquemia e possível disfunção ventricular esquerda grave que exige a cirurgia de CRM de emergência incluem angina não aliviada pela administração máxima de nitratos e bloqueadores dos canais de cálcio (ver Quadro 18.7), infarto do miocárdio, espasmo arterial coronário, fechamento abrupto de um segmento dilatado, dissecção da artéria coronária levando a oclusão e reestenose.

Quadro 18.6 Considerações para o paciente idoso.

Antes e depois da ICP

- Avaliar se o paciente receberá ajuda em casa com as refeições, limpeza, autocuidado e transporte para as consultas médicas
- Monitorar rigorosamente a função renal antes e depois da ICP porque os pacientes idosos podem ser sensíveis a pequenas quantidades de material de radiocontraste
- Monitorar frequentemente os sinais vitais, incluindo a temperatura, porque os pacientes idosos estão propensos à perda excessiva de calor corporal
- Avaliar todas as morbidades associadas preexistentes: artrite, doença vascular periférica, diabetes, e assim por diante
- Fornecer as instruções claras, exatas e por escrito na preparação para a alta
- Avaliar a capacidade do paciente de comprar/obter os medicamentos necessários

290 Parte 5 Sistema Cardiovascular

> **Quadro 18.7** Resumo dos medicamentos mais frequentemente associados à ICP.

Anticoagulantes/antiplaquetários

Ácido acetilsalicílico
Indicação: profilaxia da formação de trombo arterial coronariano e cerebral
Ação: bloqueia a agregação plaquetária
Efeitos adversos: (em geral, bem tolerados) náuseas, vômitos, diarreia, cefaleia e vertigem ocasionalmente

Heparina (fracionada)
Indicação: profilaxia da oclusão coronária iminente e profilaxia da embolia arterial periférica
Ações: inibe a coagulação do sangue e a formação de coágulos de fibrina; inativa a trombina, evitando a conversão do fibrinogênio em fibrina; evita a formação de um coágulo de fibrina estável ao inibir a ativação do fator de estabilização da fibrina; inibe as reações que levam à coagulação, mas não altera os componentes normais do sangue; prolonga o tempo de coagulação, mas não afeta o tempo de sangramento; não lisa os coágulos
Efeitos adversos: sangramento incontrolável, hipersensibilidade

Heparina de baixo peso molecular (enoxaparina sódica, dalteparina sódica)
Indicações: tratamento da angina instável e isquemia miocárdica, infarto do miocárdio não onda Q e completo
Ação: evita a coagulação do sangue e a formação de trombina
Efeitos adversos: trombocitopenia, hematoma, dor ou reação no local da injeção, erupção, hemorragia, febre

Antagonistas da glicoproteína IIb/IIIa (abciximabe, eptifibatida, tirofibana)
Indicações: prevenção da coagulação e fechamento abrupto durante os procedimentos intervencionais e para evitar a reestenose
Ação: bloqueia o receptor na membrana plaquetária que leva à via comum final da agregação plaquetária
Efeitos adversos: trombocitopenia, hemorragia, náuseas, hematoma

Clopidogrel
Indicações: redução dos eventos ateroscleróticos (IAM, acidente vascular cerebral e morte vascular) nos pacientes com aterosclerose confirmada por um acidente vascular cerebral ou IAM recente ou doença arterial periférica estabelecida
Ação: bloqueia a agregação plaquetária

Efeitos adversos: diarreia, erupção, distúrbios gastrintestinais, hemorragia, neutropenia

Vasodilatadores coronários

Dinitrato de isossorbida
Indicação: profilaxia da angina
Ações: um nitrato que age como um relaxante da musculatura lisa; causa vasodilatação coronária sem aumentar o consumo miocárdico de oxigênio; secundário a vasodilatação geral, diminui a pressão arterial
Efeitos adversos: vasodilatação cutânea que pode provocar rubor; cefaleia, tontura transitória e fraqueza; hipotensão excessiva

Nitroglicerina
Indicação: controle da pressão arterial e da angina de peito
Ações: vasodilatador potente que afeta principalmente o sistema venoso; dilata seletivamente as grandes artérias coronárias aumentando o fluxo sanguíneo para o subendocárdio isquêmico
Efeitos adversos: hipotensão excessiva e prolongada; cefaleia; taquicardia, palpitações; náuseas, vômitos, apreensão; desconforto retroesternal

Bloqueadores dos canais de cálcio

Nifedipino, Diltiazem
Indicações: tratamento da angina do peito resultante de espasmo da artéria coronária e doença vascular fixa; hipertensão; arritmias
Ações: inibem o fluxo de íon cálcio através da membrana celular do músculo cardíaco e da musculatura lisa vascular sem trocar a concentração sérica de cálcio; diminuem a pós-carga através da dilatação arterial periférica e
1. Reduzem as resistências vasculares sistêmica e pulmonar
2. Vasodilatam a circulação coronária
3. Diminuem as demandas miocárdicas de oxigênio e aumentam o suprimento miocárdico de oxigênio
Efeitos adversos: contraindicados nos pacientes com síndrome sinusal; hipertensão após o uso IV; desconforto gastrintestinal; cefaleia, vertigem, rubor, edema periférico, aumento ocasional na angina, taquicardia
Ver texto para discussão ampla sobre os medicamentos antiarrítmicos

■ Angina, infarto do miocárdio e vasospasmo

Algum grau de angina é previsto durante o procedimento da ICP devido à oclusão temporária do vaso envolvido na dilatação. Essa angina é controlada com nitroglicerina intracoronária ou remoção do cateter de dilatação por balão, enquanto a guia permanece através da lesão. A evidência de dor torácica persistente depois da ICP reflete-se em alterações na frequência cardíaca e pressão arterial e segmentos ST elevados e indica isquemia que predispõe a uma agressão ao miocárdio, o que exige intervenção imediata. Por vezes, o espasmo da artéria coronária requer intervenção cirúrgica (CRM) de emergência quando vasoconstrição, oclusão ou isquemia não puder ser revertida com a administração de nitratos.

■ Fechamento abrupto do segmento dilatado

O fechamento abrupto é uma complicação grave da dilatação da artéria coronária que ocorre em aproximadamente 3% daqueles que se submetem à angioplastia.[16] Estima-se que 70 a 80% dos fechamentos abruptos ocorram enquanto o paciente ainda está na sala de cateterismo cardíaco. Cerca de 30 a 50% daqueles pacientes cujos vasos se fecham abruptamente sofrem uma dilatação repetida bem-sucedida. O fechamento abrupto pode ser causado por dissecção da artéria

coronária, espasmo da artéria coronária e formação de trombo. As opções de tratamento incluem a dilatação imediata repetida, a CRM de emergência ou a terapia farmacológica. Para manter o fluxo sanguíneo pela oclusão enquanto o paciente está sendo preparado para a CRM de emergência, o médico pode usar um cateter de balão de perfusão, o qual possui orifícios laterais ao longo do corpo para permitir que o sangue flua através do cateter no local de oclusão e perfunda o miocárdio distal.

■ Dissecção da artéria coronária

A dissecção da artéria coronária ou uma laceração da camada íntima na artéria coronária podem ser visualizadas na forma de defeitos de enchimento intraluminais ou extravasamento extraluminal do material de contraste. As interrupções brandas na parede intraluminal constituem um resultado esperado do desdobramento e alongamento da camada íntima na insuflação do cateter de dilatação do balão no local da lesão. No entanto, uma dissecção pode causar obstrução luminal importante associada à oclusão da artéria coronária, levando a deterioração no fluxo sanguíneo com a isquemia grave resultante ou a infarto do miocárdio que requer cirurgia de revascularização de emergência.

■ Trombose de *stent*

Com o aumento do número de implantações de *stent*, aumentou também a incidência da trombose de *stent*. Em reunião de 2006, a FDA concluiu que parecia haver um problema de trombose de *stent* tardia com os SLM, mas a amplitude foi considerada incerta, e o uso incorreto de SLM, assim como ocorre com os *stents* convencionais de metal, está associado a risco aumentado em comparação com o uso conforme as especificações. O painel também concordou que, no futuro, novos estudos sobre SLM deverão contar com acompanhamento mais longo, maior número de pacientes e incluir a trombose de *stent* como *endpoint*. O painel consultivo concordou com a diretriz da junta de prática clínica, que recomenda DAPT por 12 meses após a implantação de um SLM em pacientes que não tenham alto risco para hemorragia.[20]

Existem, porém, evidências de que os SLM podem ser suscetíveis a um evento conhecido como *trombose de stent tardia*, definido como um coágulo no interior do *stent* que ocorre em 1 ou mais anos após a implantação e pode ser extremamente perigoso, até mesmo fatal. Para prevenir a trombose subaguda (TSA), a DAPT é crucial, e os pacientes devem ser cuidadosa e repetidamente instruídos a não parar o uso de ácido acetilsalicílico, clopidogrel ou ticlopidina sem consultar um cardiologista intervencionista. A FDA concluiu que mais informação é necessária, em especial ao usar dispositivos fora das especificações. Entretanto, quando os SLM são usados como especificado, não são relatados maiores riscos de morte ou infarto do miocárdio.

O desenvolvimento de novos dispositivos para remover a placa aterosclerótica (cateteres de aterectomia) e dispositivos implantáveis para manter mecanicamente a abertura (*stents*) podem ser adjuntos efetivos ou alternativas para a PTCA para o problema das lesões recorrentes. A reestenose das lesões *de novo* depois da aterectomia é similar em caráter e prevalência àquela na PTCA; no entanto, a aplicação de *stent* intracoronário pode resultar em menor taxa de reestenose nas lesões em vasos originais e em enxertos venosos de aproximadamente 10%.

A causa da reestenose ainda é incerta. Ela parece ser o resultado de uma resposta de cicatrização excessiva à dilatação por balão, a qual expõe as estruturas da subíntima do vaso ao sangue circulante. Essas áreas expostas são locais potenciais para adesão e agregação plaquetárias e para a formação de trombo. O grau dessa resposta de "cicatrização" varia de uma lesão para outra e pode ser influenciado por fatores clínicos angiográficos associados à reestenose que foram previamente discutidos. Os fatores associados à incidência aumentada de reestenose são listados no Quadro 18.8.

■ Outras complicações

Outras complicações importantes da ICP que exigem intervenção clínica são a perfuração coronária, que pode ser tratada com um *stent* com bainha para estancar o extravasamento de sangue para dentro do pericárdio; a bradicardia, que requer o marca-passo temporário; a TV ou FV, que requer desfibrilação imediata; e um evento do sistema nervoso central que causa déficit neurológico transitório ou persistente.

As complicações vasculares periféricas que acontecem principalmente no local do cateter incluem trombose arterial, sangramento excessivo que provoca hematoma significativo, pseudoaneurisma, fístula arteriovenosa femoral e laceração arterial. Se qualquer uma dessas complicações persistir ou comprometer o fluxo sanguíneo distal para o membro envolvido, pode ser necessária a intervenção cirúrgica.

A Tabela 18.3 resume as complicações que podem resultar da ICP, incluindo os sinais gerais de complicações e possíveis ações de intervenção.

O Quadro 18.9 fornece um roteiro completo do cuidado ao paciente que se submete à ICP.

Outras técnicas de cardiologia intervencionista

A eficácia imediata e a longo prazo da ICP no tratamento de pacientes sintomáticos com doença em um único vaso foi bem estabelecida. Em muitos centros, a PTCA também é aplicada de modo rotineiro e bem-sucedido a pacientes com doença em múltiplos vasos. A segurança e a eficácia com a qual a angioplastia tem sido aplicada fomentaram a pesquisa sobre o tratamento de pacientes com angina instável, IAM e choque cardiogênico.

Novas tecnologias estão sendo desenvolvidas para abordar os desafios associados à ICP complexa. Elas incluem a angioplastia com *laser*, dispositivos de trombectomia, dispositivos de aterectomia, SLM, braquiterapia e dispositivos de proteção distal.

■ Angioplastia com *laser*

O acrônimo *LASER* advém de *light amplification through stimulated emission of radiation* (amplificação da luz através da emissão de radiação estimulada). Através de uma série de espelhos e lentes, o feixe de *laser* é dirigido para dentro de um cateter contendo inúmeras fibras de vidro. Essas fibras transmitem a energia da luz pelo cateter até a placa que deve ser removida por ablação.[23] O *laser* é empregado para ablação da placa ou como um auxiliar de outros procedimentos de ICP para gerar um trajeto em oclusões totais, a fim de facilitar a passagem de um *stent* ou balão de PTCA.

A angioplastia com *laser* é realizada de forma semelhante a um procedimento de ICP padronizado. O cateter-guia é avançado até o óstio da artéria coronária desejada por fluoroscopia. Quando se determina a localização da lesão por injeção de contraste, uma guia é avançada para cima e através da lesão. Antes que o *laser* seja ativado, todos na sala (inclusive o paciente) devem colocar os óculos de proteção.

Quadro 18.8 — Fatores associados à incidência aumentada de reestenose.

Fatores clínicos

- Angina grave
- Falta de adesão ao regime antiplaquetário
- Diabetes
- Tabagismo
- Uso abusivo de substância
- Hiperlipidemia descontrolada

Fatores angiográficos

- Localização da lesão
- Comprimento da lesão
- Gravidade da lesão antes e depois da ICP
- Diâmetro arterial adjacente
- Intervalos entre os *stents* sobrepostos

292 Parte 5 Sistema Cardiovascular

Tabela 18.3 Complicações da ICP | Sinais e sintomas e intervenções possíveis.

Complicações	Sinais/sintomas gerais	Possíveis intervenções
Angina	Dor torácica ou equivalente anginoso	CRM ou ICP repetida
Infarto do miocárdio	Arritmias: taquicardia, bradicardia, taquicardia/fibrilação ventricular; elevação do segmento ST	Refazer ICP Oxigênio
Refechamento abrupto	Hipotensão acentuada	Medicamentos: vasodilatadores (nitratos), bloqueadores do canal de cálcio, analgésicos, anticoagulantes, vasopressores
Dissecção/laceração da íntima	Alterações agudas do eletrocardiograma (alteração do segmento ST)	
Hipotensão	Náuseas/vômitos	Balão intra-aórtico (BIA)
Oclusão de ramo da coronária	Elevação do segmento ST	Possível repetição da ICP
Reestenose	Angina de peito Teste de esforço positivo	Refazer ICP Revascularização miocárdica
Alteração acentuada da frequência cardíaca (bradicardia, taquicardia ventricular, fibrilação ventricular)	Frequência abaixo de 60 bpm Frequência acima de 250 bpm Nenhum ritmo cardíaco discernível Palidez Perda da consciência Hipotensão	Marca-passo temporário Desfibrilação Medicamentos: antiarrítmicos, vasopressores
Vascular: perda sanguínea excessiva	Hipotensão Débito urinário diminuído (a partir da hipovolemia) Hemoglobina/hematócrito diminuído Palidez Hematoma no local de punção	Possível reparação cirúrgica Líquidos Transfusão Oxigênio Deitado no leito na posição horizontal
Complicações alérgicas	Hipotensão, urticária, náuseas/vômitos, laringospasmo, eritema, dispneia	Medicamentos: anti-histamínicos, esteroides, antieméticos Líquidos leves/dieta zero Oxigênio Com a anafilaxia: líquidos para expansão de volume, epinefrina, vasopressores para a hipotensão
Eventos do sistema nervoso central	Alterações no nível de consciência Hemiparesia Hipoventilação/depressão respiratória	Oxigênio Interromper/suspender sedativos Medicamentos: narcótico antagonista como estimulante respiratório Tomografia computadorizada, ressonância magnética

Complicações mistas: defeitos de condução, embolia pulmonar, edema pulmonar, embolia gasosa coronária, parada respiratória, episódio febril, náuseas, sangramento menor.

Quadro 18.9 Diretrizes interdependentes do cuidado para o paciente que se submete à ICP.

Resultados	Intervenções
Troca de gases prejudicada **Padrão de respiração ineficaz**	
O paciente manterá a gasometria arterial ou leitura de oxímetro de pulso normal	• Fornecer oxigênio suplementar pela máscara facial ou por uma cânula nasal de acordo com o protocolo pós-ICP do hospital • Monitorar gasometria arterial/oximetria de pulso por protocolo • Ascultar sons respiratórios durante a avaliação dos sinais vitais • Monitorar sinais de edema pulmonar ou distúrbios respiratórios
Perfusão tissular cardíaca diminuída **Perfusão tissular periférica ineficaz** **Risco de sangramento** **Débito cardíaco diminuído**	

O paciente terá sinais vitais estáveis após ICP
Não há evidência de isquemia miocárdica pós-ICP ou de infarto devido a reoclusão coronária (p. ex., sem mudanças no ECG ou angina)
Não há evidência de arritmias após ICP
Não há evidência de sangramento no local da punção
Não há evidência de oclusão arterial no local da punção
	• Monitorar a pressão arterial, a frequência cardíaca, a frequência respiratória, o lugar da punção arterial, os pulsos distais, a função motora distal e a sensação:
	  ○ A cada 15 min × 4, a cada 30 min × 4
	  ○ A cada hora × 4, depois a cada 4 h
	• Monitorar ritmo cardíaco em derivações específicas para o miocárdio mais afetado pela localização de ICP
	• Administrar medicamentos a fim de tratar os espasmos da artéria coronária (p. ex., nifedipino e nitroglicerina)
	• Administrar heparina por protocolo
	• Relatar o tipo e a frequência das arritmias
	• Administrar medicação antiarrítmica como indicado e ordenado
	• Marca-passo temporário transvenoso ou externo e desfibrilador estão prontamente disponíveis
	• Monitorar local para hematomas, como anteriormente para sinais vitais

Quadro 18.9 — Diretrizes interdependentes do cuidado para o paciente que se submete à ICP. *(Continuação)*

Resultados	Intervenções
	• Avaliar sensibilidade, equimose e calor sobre o local da punção • Aplicar pressão direta no local da punção por 15 a 30 min após a remoção da bainha • Aplicar saco de areia no local da punção caso a exsudação permaneça, por protocolo • Aplicar um curativo de pressão no local da punção quando a exsudação tiver cessado • Monitorar o tempo de coagulação ativa, o tempo de protrombina, o tempo de tromboplastina parcial e as plaquetas, relatando por protocolo as coagulopatias • Monitorar o membro envolvido com sinais vitais para manchas, hipotermia, palidez, pulsos diminuídos, tontura, dormência, dor e assim por diante
Perfusão renal ineficaz **Volume de líquidos desequilibrado** **Desequilíbrio eletrolítico**	
O paciente está euvolêmico A função renal é mantida após a administração de agente de radiocontraste IV	• Monitorar ingesta e débito • Obter tipo e prova cruzada, hemograma completo, eletrólitos antes de ICP • Manter perviedade IV • Avaliar ureia, creatinina e níveis de eletrólitos pré- e pós-ICP • Monitorar frequentemente o débito urinário; relatar se < 30 mℓ/h • Monitorar gravidade específica da urina ou osmolaridade para *clearance* de contraste IV • Administrar agentes diuréticos como prescrito
Mobilidade física prejudicada **Risco de integridade da pele prejudicada**	
	• O paciente está em repouso no leito por 4 a 6 h após ICP por protocolo do hospital • Enquanto a bainha estiver em seu lugar e durante o repouso no leito, manter a cabeceira da cama a $< 45°$
Integridade da pele	
A pele do paciente permanecerá intacta	• Avaliar a pele imediatamente após ICP no tocante a áreas de pressão • Reposicionar o paciente de modo a aliviar a pressão das proeminências ósseas, mantendo alinhamento do membro envolvido no procedimento
Nutrição desequilibrada	
Ingesta nutricional é reestabelecida O paciente não apresenta náuseas ou vômito após ICP	• Retornar com fluidos orais e dieta por protocolo • Monitorar os reflexos de deglutição e de proteção da via respiratória enquanto o paciente estiver recebendo sedativos • Monitorar náuseas e vômito • Administrar medicamentos antieméticos quanto for apropriado
Conforto prejudicado	
O paciente não refere dor anginal O paciente não refere dor por restrições de mobilidade	• Instruir o paciente a relatar verbalmente desconforto e dor • Avaliar a gravidade e a localização da dor, diferenciar angina de outras causas de desconforto • Administrar nitratos ou narcóticos por ordem ou protocolo para angina • Avaliar a resposta do paciente à medicação • Reposicionar o paciente com frequência, mantendo o membro envolvido reto • Usar sobreposição de cobertores ou espuma tipo caixa de ovos para gerar conforto • Administrar analgésicos o quanto for apropriado após diferenciar dor muscular de angina
Risco de enfrentamento ineficaz **Ansiedade**	
Família e paciente relatam riscos relacionados a ICP O paciente usa sistemas de suporte pessoais para reduzir a ansiedade	• Fornecer explicações para o consentimento ser realmente informado • Encorajar verbalização de dúvidas, preocupações e medos • Encorajar a visitação por parte de parceiros e familiares no início da fase pós-procedimento de recuperação • Validar a compreensão do paciente/familiar sobre a cirurgia e a doença • Indicar a procura de serviços sociais, clérigos e outros necessários
Ensino/planejamento de alta	
O paciente e a família estão preparados para a possibilidade de repetição emergencial de ICP ou cirurgia cardíaca O paciente coopera com as restrições de mobilidade após ICP O paciente relata mudanças no estilo de vida necessárias para a redução do risco de piora da DAC	• O ensino pós-procedimento inclui discussão relativa às causas de reoclusão coronária ou perfuração, além da justificativa para a cirurgia ou para a repetição de ICP • Fornecer instrução pré- e pós-procedimento e justificativa para o repouso no leito e a movimentação limitada do membro envolvido • Fornecer instrução/informação verbal e escrita com relação aos fatores de risco e fisiopatologia, atividade, dieta, redução do estresse, administração medicamentosa e horas/indicações apropriadas para a procura da atenção médica

O cateter com *laser* é então avançado através da guia e colocado em contato com a lesão. Dependendo da morfologia prevista da lesão, são escolhidos os parâmetros de energia que provavelmente serão suficientes para fazer a ablação da placa. Os parâmetros do *laser* incluem a fluência (milijoules por milímetro quadrado) a ser liberada e a frequência de repetição (pulsos por segundo). Depois, a placa é vaporizada pela energia do *laser*. Podem ser realizadas várias passagens pelo comprimento da lesão. O sucesso do *laser* é determinado por fluoroscopia e injeções coronárias com contraste. Se houver estenose residual depois do uso de *laser*, as insuflações auxiliares do balão de angioplastia podem ser realizadas para se alcançar um resultado final ótimo (Figura 18.7).

As lesões estenóticas mais bem adequadas à angioplastia com *laser* incluem aquelas que são longas e difusas (superiores a 15 a 20 mm), com localização no óstio, altamente calcificadas, nos enxertos venosos, e totalmente ocluídas. Os riscos associados à angioplastia com *laser* incluem perfuração da artéria coronária, dissecções e aneurismas. Atualmente considerado um procedimento "nicho", a angioplastia com *laser* é efetuada com menor frequência no tratamento percutâneo da doença cardiovascular.

■ Aterectomia

A aterectomia é o processo de remoção da placa aterosclerótica da artéria coronária ao cortar ou fazer a ablação e, assim, "retirar a massa" da lesão. Os dispositivos de aterectomia incluem aterectomia coronária direcional (ACD) ou ablação rotacional (Rotablator™).

As complicações potenciais de todos os dispositivos de aterectomia incluem perfuração da artéria coronária, fechamento abrupto, embolização distal ao local da lesão e infarto do miocárdio. As taxas de reestenose e de outras complicações são comparáveis às da angioplastia por balão comum e são menos bem-sucedidas que os resultados alcançados com o SLM.

■ Aterectomia coronária direcional

O dispositivo de ACD é um cateter cortante inserido sobre uma guia dentro da artéria coronária através da lesão estenótica. É posicionado de modo que a abertura para a lâmina se confronte com a lesão. Um balão de baixa pressão no lado oposto do cateter é insuflado, forçando assim a placa aterosclerótica para dentro da abertura próxima à lâmina cortante. A lâmina cortante gira a cerca de 1.200 revoluções por minuto (rpm) e, então, é lentamente avançada ao longo do comprimento da lesão, cortando a placa e coletando-a no aspirador do cateter. O cateter de ACD gira a 360° na artéria para raspar todos os lados da placa aterosclerótica com passagens repetidas. O procedimento é repetido até que a placa aterosclerótica seja suficientemente removida. O cateter, carregado com a placa, é então retirado do paciente.

■ Dispositivo de ablação rotacional

O dispositivo Rotablator™ (Boston Scientific, Natick, MA) é um cateter com uma broca abrasiva rotatória de alta velocidade na extremidade, a qual faz a ablação da placa aterosclerótica na artéria coronária. O Rotablator™ mostrou ser particularmente efetivo nas lesões estenóticas complexas que são calcificadas, tortuosas, de diâmetro pequeno, ostiais ou de caráter difuso. O dispositivo consiste em uma broca de diamante em forma de bola de futebol americano, presa a um cabo direcionador. O Rotablator™ é avançado sobre uma guia até o local da lesão. A broca gira a 160.000 a 190.000 rpm e pulveriza a placa aterosclerótica em micropartículas que são absorvidas no sistema circulatório do paciente. A broca giratória é avançada várias vezes através da lesão para retirar a massa da lesão estenótica. A angioplastia auxiliar por balão pode ser realizada depois do uso do Rotablator™.

O dispositivo AngioJet® (Possis) é um sistema de trombectomia usado para extrair o coágulo de artérias coronárias, enxertos da veia safena ou artérias periféricas. O sistema consiste em três componentes: (1) a unidade motora (Figura 18.8 A); (2) o conjunto da bomba, que alcança o equilíbrio isovolumétrico entre o líquido e o trombo removido da artéria e o líquido liberado (ver Figura 18.8 B); e (3) o cateter descartável, de 4 a 6 F e compatível (ver Figura 18.8 C). O AngioJet® System mostrou ser seguro e efetivo na remoção do coágulo fresco de pacientes que são submetidos à ICP para o IAM[24] e nos casos em que existe coágulo nos enxertos de veia safena.[25]

■ *Stents*

Os *stents* intracoronários são tubos de aço inoxidável ocos que agem como "andaimes" na artéria coronária. Depois da pré-dilatação com um cateter por balão de PTCA, muitos *stents* são pré-montados em um cateter com balão e inseridos através do cateter-guia ao longo de uma guia até o local da lesão. Uma vez colocado através da lesão estenótica, o balão é insuflado e o *stent* é expandido e permanece na artéria coronária (Figura 18.9).

Os modelos de *stent* tradicionais e antigos são de metal puro. Como muitos modelos de *stent* são de aço inoxidável, eles são potentes próteses trombogênicas. O trombo do *stent* é uma complicação importante a curto e longo prazos. O sucesso do procedimento de aplicação do *stent* depende da endotelização do *stent* para proporcionar um fluxo suave de sangue na artéria coronária e através do *stent*, embora controlado, de modo a evitar a trombose do *stent*. Os regimes com anticoagulantes e medicamentos antiplaquetários são cruciais para a aplicação bem-sucedida do *stent* e o prognóstico a longo prazo. Em inúmeros estudos, demonstrou-se que a aplicação do *stent* reduz as taxas de reestenose e melhora o prognóstico a longo prazo. *Stents* fabricados com ligas e compostos mais modernos estão sendo investigados atualmente. Há três componentes principais para um SLM: (1) o tipo de *stent* que

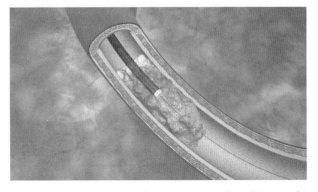

Figura 18.7 Ablação a *laser* de uma estenose da artéria coronária.

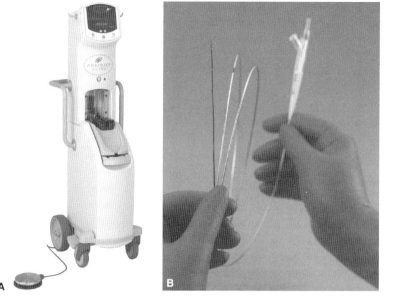
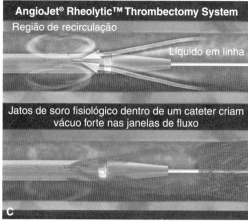

Figura 18.8 **A.** AngioJet® Ultra Console. Console de energia e controle para o AngioJet® Rheolytic™ Thrombectomy System. **B.** O AngioJet® Spiroflex Thrombectomy Catheter é um cateter de trombectomia nº 4 com uma diáfise de corte em espiral para o trajeto. **C.** Mecanismo de ação do AngioJet® Thrombectomy Catheter. (Cortesia de Possis Medical Inc., Minneapolis, MN.)

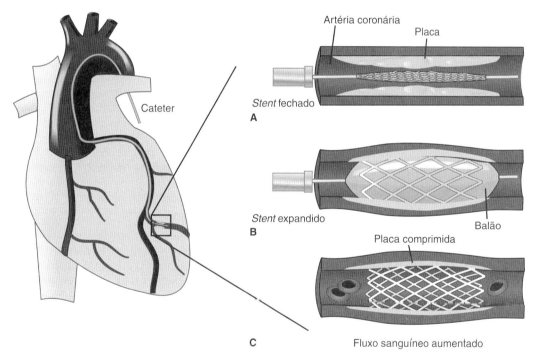

Figura 18.9 Implantação de um *stent* intracoronário. **A.** O *stent* colapsado é colocado sobre o balão e inserido na artéria. **B.** O balão é inflado, abrindo, assim, o *stent*. **C.** O balão é removido e o *stent* é deixado no local.

contém o revestimento farmacológico, (2) o método pelo qual o medicamento é levado (eluído) para a parede do vaso sanguíneo e (3) o próprio fármaco. Os SLM são revestidos com medicamentos como everolimo, paclitaxel, zotarolimo, sirolimo ou rapamicina. Espera-se que a liberação gradual desses medicamentos dentro da rede vascular coronária no local da placa aterosclerótica venha a inibir a reestenose ao limitar a proliferação das células musculares lisas e a inflamação, mas permitindo que a reendotelização prossiga normalmente. Nesse momento, os SLM aprovados pela FDA incluem aproximadamente duas dúzias de variedades. Um exemplo de *stent* revestido com sirolimo é conhecido como Cypher® (Cordis Corporation; Figura 18.10). Outro *stent*, conhecido como Endeavor® (Medtronic), usa um *stent* Driver cobalto-cromo com revestimento de fosforilcolina com zotarolimo. O Xience® V (Abbott Vascular; Figura 18.11) usa um *stent* Multi-Link Vision de cobalto-cromo L605 e adiciona um revestimento multicamada de fluoropolímero com o fármaco everolimo e o *stent* revestido com paclitaxel, chamado Taxus® (Boston Scientific).

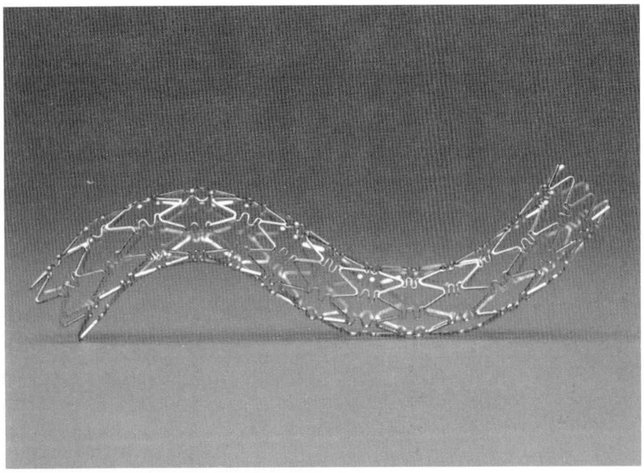

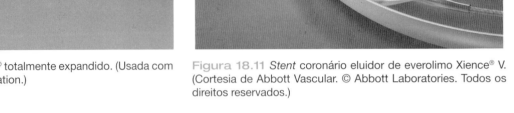

Figura 18.10 *Stent* Cypher® totalmente expandido. (Usada com permissão de Cordis Corporation.)

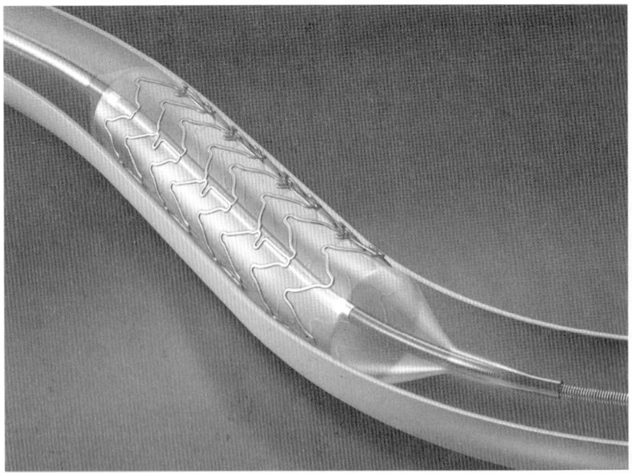

Figura 18.11 *Stent* coronário eluidor de everolimo Xience® V. (Cortesia de Abbott Vascular. © Abbott Laboratories. Todos os direitos reservados.)

A próxima geração de *stents* intracoronários inclui os biorreabsorvíveis, como o Absorb® (Abbott Vascular). O primeiro desses *stents* biorreabsorvíveis foi aprovado em julho de 2016. O Absorb® é um SLM com suporte vascular biorreabsorvível (BVS; do inglês, *bioreabsorbable vascular scaffold*) produzido para reduzir as taxas de complicações a longo prazo. Os BVS têm muitas vantagens sobre os *stents* convencionais de metal no tratamento de lesões estenóticas coronarianas. Foi vantajoso em lesões próximas ao óstio do vaso sanguíneo culpado, assim como na artéria coronária esquerda, na artéria coronária direita ou na artéria mamária interna esquerda. Como os segmentos do *stent* dissolvem-se em aproximadamente 2 anos, a dificuldade de envolver o vaso sanguíneo, se necessário, em intervenções futuras diminui.

O cardiologista intervencionista deve tomar diversas decisões importantes que levem à implantação bem-sucedida, inclusive:

- Largura correta do *stent* de modo a corresponder à largura da lesão
- Diâmetro correto do *stent* de modo a corresponder à espessura das seções normais da artéria coronária
- Implantação acurada e completa do *stent*.

A subexpansão do *stent* pode resultar em pequenas lacunas entre o *stent* e a parede arterial, o que pode levar a diversos problemas, como TAS. Outras complicações posteriores à implantação de *stent* metálico ou SLM podem incluir sangramento no local de acesso, migração do *stent*, dissecção da artéria coronária e fechamento abrupto.

■ **Braquiterapia**

A radiação intracoronária (braquiterapia) é, potencialmente, uma terapia antiproliferativa potente que está sendo atualmente investigada para uso em conjunto com a ICP e que poderia, portanto, proporcionar um meio para a redução efetiva da reestenose. A terapia com radiação é emitida na forma de fontes radioativas temporariamente implantadas ou inseridas, como pérolas, *stents* radioativos ou balões cheios de líquido radioativo. A radiação funciona particularmente bem na inibição do novo crescimento ao atacar as células neoplásicas mais agressivas e mais novas, enquanto, com frequência, tem pouco efeito sobre o tecido normal.[26]

Na braquiterapia, a radiação endovascular em dose baixa é aplicada no local de dilatação por balão ou do implante do *stent* por um sistema de cateter. Dois tipos de radiação são utilizados para tratar a reestenose: emissores β e γ. Os emissores γ criam um campo de radiação a uma distância considerável de sua fonte. Isso requer que o tratamento seja realizado na sala de cateterismo cardíaco intensamente protegida com chumbo. A intensidade do emissor γ é menor que a dos emissores β, e eles devem permanecer no local por 14 a 45 minutos, dependendo da força da fonte utilizada. As fontes β, com uma intensidade maior de radiação próximo à fonte, podem ser mais concentradas, possibilitando que a braquiterapia dure apenas 3 a 10 minutos. A fonte β pode ser protegida apenas com aproximadamente 1,2 cm de metilmetacrilato polimerizado. A FDA aprova atualmente o uso da braquiterapia apenas para a reestenose no *stent*.

■ **Dispositivos de proteção distal**

A embolização distal de material particulado pode complicar a ICP e os procedimentos intervencionais periféricos. Diminutos microêmbolos podem ser lavados de maneira distal (sentido descendente da lesão) durante procedimentos de revascularização. Isso pode causar isquemia de órgão terminal, IAM, elevação de enzimas cardíacas no soro, acidente vascular cerebral e disfunção VE. Os dispositivos de proteção distal destinam-se a reduzir ou eliminar a embolização distal durante a ICP e intervenções periféricas. Os dispositivos de proteção distal são frequentemente utilizados durante a ICP de enxertos da veia safena e durante os procedimentos carotídeos.

Até o momento, os únicos dispositivos de proteção distal aprovados pela FDA são a PercuSurge® GuardWire (Medtronic) e o FilterWire® (Boston Scientific) (Figura 18.12). O dispositivo

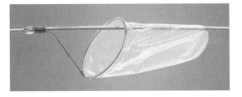

Figura 18.12 Dispositivo de fio e filtro demonstrado. (Cortesia de Boston Scientific Corporation, 2006.)

PercuSurge® consiste em um fio-guia com um balão oclusivo de baixa pressão na extremidade distal. O balão é insuflado para evitar a embolização distal, e um cateter de aspiração remove os resíduos do vaso tratado antes que o balão seja desinsuflado e que o fluxo anterógrado seja restaurado. O dispositivo FilterWire® contém um filtro de perfil baixo montado em uma guia de angioplastia. O filtro contém pequenos orifícios que permitem o fluxo sanguíneo anterógrado enquanto aprisionam microêmbolos e, dessa maneira, proporcionam a proteção distal. Como esses dispositivos de proteção distal estão se tornando rapidamente o padrão de cuidado para enxertos degenerativos de veia safena e para a aplicação de *stent* carotídeo, os fabricantes do dispositivo podem procurar indicações para uso nas intervenções na SCA e em outros procedimentos periféricos no futuro próximo.

Intervenções na doença arterial periférica

A doença arterial periférica (DAP) é uma condição que afeta aproximadamente 8 milhões de norte-americanos, inclusive 12 a 20% dos indivíduos com 60 ou mais anos de idade.[27] A doença resulta do acúmulo da placa nas artérias. Ela faz constrição do fluxo sanguíneo normal e pode resultar em IAM, acidente vascular cerebral, amputação de membro e morte, quando sem tratamento. Homens e mulheres são igualmente afetados pela DAP; no entanto, negros estão associados a um risco aumentado. Indivíduos de origem hispânica têm taxas semelhantes a levemente mais altas de DAP em comparação com brancos não hispânicos. Os pacientes com DAP apresentam uma taxa de mortalidade por 5 anos de 30%.[27] Ver Capítulo 19 para uma discussão dos aneurismas aórticos e DAP, e Capítulo 22 para o tratamento cirúrgico da doença carotídea (endarterectomia). Até que os recentes avanços na tecnologia possibilitassem as condutas minimamente invasiva e percutânea, a intervenção médica ou cirúrgica para essas doenças cardiovasculares era a única opção.

A endarterectomia remota é um procedimento endovascular minimamente invasivo para a revascularização da artéria femoral superficial completa. Ela proporciona o tratamento da doença arterial do membro inferior e serve como uma alternativa para a cirurgia de revascularização. Os benefícios da conduta da endarterectomia remota são os seguintes: (1) preservar o vaso original; (2) ser um procedimento menos invasivo que a cirurgia; (3) não haver limitação de futuras opções cirúrgicas; (4) oferecer recuperação potencialmente mais rápida e fácil para o paciente em comparação com os procedimentos de revascularização; e (5) fornecer resultados clínicos a longo prazo comparáveis com os da endarterectomia cirúrgica.

O tratamento percutâneo é uma conduta emergente no controle da DAP. Angioplastia, aterectomia e aplicação de *stent* das artérias carótidas, aorta, artérias renais, artérias ilíacas e femorais e membros superiores são rotineiramente realizadas em muitas instituições médicas. Antes de se submeterem a uma intervenção percutânea, muitos pacientes requerem angiografia por ressonância magnética, mapeamento dúplex arterial ou angiografia. A angioplastia transluminal percutânea das artérias periféricas envolve a colocação de um balão no vaso sanguíneo no local do bloqueio e a insuflação do balão até abrir o vaso sanguíneo. Os *stents* também podem ser inseridos no vaso ocluído para servir como um sustentáculo para sua abertura. A terapia trombolítica também pode ser administrada no local dos bloqueios antes de iniciar a angioplastia ou aplicação de *stent*. A aterectomia, ou "retirada de massa" dos vasos sanguíneos periféricos, também mostrou ser benéfica em alguns casos antes da angioplastia ou aplicação de *stent*.

Os aneurismas de aorta abdominal e os aneurismas de aorta torácica também podem ser tratados de modo percutâneo. Os enxertos de *stent* vascular são tubos de tecido revestidos com metal que reforçam um aneurisma em um vaso sanguíneo. Ele essencialmente redefine o vaso sanguíneo e diminui a incidência de ruptura de aneurisma. O enxerto de *stent* sela firmemente acima e abaixo do aneurisma (Figura 18.13). O enxerto é mais forte que a aorta enfraquecida e permite que o sangue atravesse sem exercer pressão sobre o aneurisma. Os pacientes são candidatos à aplicação de *stent* vascular quando os aneurismas têm 5 cm de largura, quando o contorno do aneurisma e da aorta são propícios para a aplicação do *stent* e quando os vasos sanguíneos são suficientemente largos para passar os cateteres-guia, balões de angioplastia e enxerto do *stent*. As complicações potenciais da aplicação de *stent* vascular incluem os endoextravasamentos (extravasamento de sangue ao redor do enxerto), migração do *stent*, infecção e reestenose.

O cuidado pós-procedimento do paciente com DAP é semelhante àquele dos pacientes que se submetem à ICP das coronárias. A observação da incisão da virilha, a avaliação do membro inferior e a medição dos sinais vitais são componentes importantes do cuidado pós-procedimento. A educação do paciente e o planejamento de alta devem incluir o tratamento agressivo dos fatores de risco cardiovasculares, como cessação do tabagismo, redução dos níveis de glicemia, regimes de exercício e diminuição da pressão arterial e dos níveis de colesterol. A terapia antiplaquetária também está indicada para o paciente que se submete ao tratamento percutâneo da DAP.

Com os vários instrumentos e tecnologias disponíveis para o cardiologista intervencionista, bem como a melhoria da terapia farmacológica adjuvante, o futuro deve gerar melhora adicional na eficácia e na previsibilidade da ICP e na permeabilidade dos vasos ateroscleróticos envolvidos a longo prazo no sistema coronário e no sistema arterial periférico.

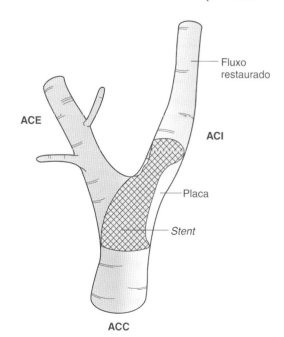

Figura 18.13 Enxerto de *stent* endovascular. ACC, artéria carótida comum; ACE, artéria carótida externa; ACI, artéria carótida interna.

Intervenções valvulares percutâneas

Valvoplastia por balão percutânea

A valvoplastia por balão percutânea (VBP) é uma técnica não cirúrgica para aumentar o fluxo sanguíneo através de valvas cardíacas estenóticas usando cateteres de dilatação. Esse procedimento é similar a procedimentos de ICP, nos quais um sistema de cateter é inserido por via percutânea e avançado até a região de estreitamento usando a orientação fluoroscópica. Um cateter de dilatação é então insuflado para aumentar a abertura valvar e melhorar o fluxo sanguíneo.

■ Antecedentes históricos

Os primeiros casos de dilatação por balão de valvas cardíacas estenóticas foram relatados em 1979 e 1982, quando os médicos dilataram com sucesso as estenoses da valva pulmonar. Essa técnica foi considerada uma alternativa efetiva para a cirurgia cardíaca aberta, embora os resultados a longo prazo ainda não pudessem ser avaliados. Como a comissurotomia cirúrgica foi bem-sucedida no tratamento de estenose da valva mitral e por causa do sucesso inicial da dilatação da valva pulmonar, os médicos começaram a dilatação percutânea das valvas mitrais em 1984 para evitar a necessidade de toracotomia. Esses procedimentos melhoraram a função cardíaca sem complicações graves do procedimento.

O número de VBP não se aproxima do volume de angioplastia coronária. Isso se deve, em parte, à menor incidência de doença valvar em comparação com a DAC.

Supondo que os pacientes tenham melhora clínica a longo prazo associada à VBP, as vantagens comparadas com a cirurgia são similares àquelas da ICP *versus* CRM. A VBP é menos traumática, não requer anestesia, está associada a menor morbidade e a uma internação mais curta, não causa cicatrização e é menos dispendiosa. Os procedimentos cirúrgicos minimamente invasivos também estão disponíveis e incluem as condutas de minitoracotomias.

■ Fisiopatologia das valvas estenóticas

As valvas estenóticas são causadas por degeneração calcificada, anormalidades congênitas ou cardiopatia reumática. A degeneração calcificada das valvas aórtica e mitral parece agora ser a causa mais frequente da doença valvar que requer tratamento cirúrgico. Consulte o Capítulo 22 para uma discussão de fisiopatologia e manejo cirúrgico de valvas estenóticas específicas.

■ Exames diagnósticos na VBP e substituição valvar

Antes de decidir sobre a intervenção apropriada, o médico avalia o paciente quanto a evidência e gravidade da estenose valvar. Vários exames não invasivos permitem que o médico determine o grau de hipertrofia atrial esquerda ou VE, hipertensão ou congestão venosa pulmonar, rigidez valvar e gradiente transvalvular. Em um ECG de 12 derivações, a magnitude da onda R nas derivações precordiais esquerdas reflete a presença da hipertrofia VE associada à estenose AV. A presença de ondas P amplas e incisadas nas derivações I, II e aVL reflete a hipertrofia atrial esquerda associada à estenose da valva mitral. Uma radiografia de tórax ilustra a presença de cálcio dentro ou ao redor da valva, hipertrofia atrial ou VE e congestão venosa pulmonar ou insuficiência cardíaca.

A ecocardiografia bidimensional é utilizada para visualizar os compartimentos e valvas cardíacas. Um estudo de ultrassom com Doppler permite a medição do gradiente transvalvular, o cálculo indireto da área valvar e a avaliação da regurgitação valvar. Com essa informação, o médico é capaz de (1) estimar o tamanho do orifício da valva, (2) visualizar o grau de movimento do folheto valvar e (3) determinar a extensão da hipertrofia atrial ou VE.

O cateterismo cardíaco direito e esquerdo é feito quando os testes anteriores indicam a doença valvar. Embora esse procedimento seja invasivo, é necessário determinar as pressões dentro de cada um dos compartimentos cardíacos e confirmar os gradientes transvalvulares. Quando as pressões e os gradientes são obtidos, uma série de radiografias pode ser obtida injetando-se o meio de contraste radiopaco, quer na aorta, para visualizar a regurgitação aórtica, quer no ventrículo esquerdo, para visualizar a regurgitação mitral. Esse procedimento produz uma cineangiografia que ilustra a função das valvas cardíacas e os tamanhos dos compartimentos.

Depois dessa série de exames, o médico pode analisar rigorosamente as valvas, obtendo informações exatas com as quais irá decidir o modo de tratamento. A enfermeira deverá familiarizar-se com os resultados desses exames porque uma melhor compreensão do diagnóstico do paciente e dos sintomas correlatos – e, portanto, dos motivos para a intervenção – promove o melhor cuidado.

■ Particularidades do equipamento

Embora os cateteres de VBP e ICP baseiem-se em modelos similares, existem diferenças importantes, principalmente por causa de diâmetros maiores das valvas cardíacas em comparação com as artérias coronárias. Uma diferença importante é o diâmetro externo dos cateteres. Os diâmetros dos cateteres da VBP variam de 7 a 9 F e os balões da VBP variam de 15 a 25 mm de diâmetro quando insuflados. Uma bainha introdutora 10 a 14 F pode ser utilizada no local de punção arterial ou venosa para permitir a introdução do cateter de dilatação da valva. Uma grande guia, de 0,088 a 0,096 cm, é utilizada para fornecer a rigidez adicional e o suporte necessário para introduzir o cateter de dilatação. Os cateteres de dilatação da VBP possuem marcadores radiopacos semelhantes aos cateteres de dilatação da ICP para o imageamento fluoroscópico.

■ Indicações e contraindicações à VBP

A princípio, o uso da VBP era limitado pelo medo da embolização dos resíduos calcificados, ruptura do anel valvar, regurgitação valvar aguda e reestenose valvar. A incidência dessas complicações continua a ser uma preocupação. Complicações importantes e menores foram relatadas em inúmeros estudos iniciais; contudo, essas complicações devem ser avaliadas em relação à população de pacientes em que o procedimento é realizado.

Embora a substituição valvar cirúrgica seja um tratamento efetivo para aqueles com estenose da valva aórtica e as taxas de mortalidade operatória sejam baixas, a taxa de mortalidade operatória aumenta significativamente em pacientes com doença multissistêmica (com frequência são idosos). A princípio, a VBP mostrou ser uma alternativa segura e eficaz para esses pacientes. Ela também é uma terapia efetiva para crianças que exibem alto risco cirúrgico, porque retarda a necessidade de cirurgia até que a criança tenha mais idade e possa tolerar melhor uma operação. Além disso, a longevidade das valvas mecânicas e das próteses biológicas é de aproximadamente 10 a 20 anos, de modo que a VBP retarda ou evita a necessidade de uma segunda operação. Da mesma forma, o uso prolongado da terapia com anticoagulante necessária para as próteses valvulares mecânicas não é desejável nos pacientes mais jovens e nas mulheres grávidas. A VBP também é efetiva para estabilizar aqueles com função VE deficiente antes da cirurgia; ela está contraindicada em pacientes com regurgitação valvar moderada a grave devido a um risco pequeno, porém significativo, de insuficiência valvar crescente com o procedimento. O Quadro 18.10 lista as indicações e contraindicações para a VBP.

Uma complicação associada à VBP é o sangramento excessivo no local de punção devido a grandes cateteres necessários para realizar a dilatação. O desenvolvimento de cateteres menores pode reduzir a incidência de sangramento. Da mesma forma que a ICP, os cateteres da VBP estão sendo continuamente aperfeiçoados para aumentar a segurança, o tempo e a eficácia do procedimento.

■ Procedimento

O procedimento é realizado na sala de cateterismo cardíaco e envolve muitos dos mesmos passos que a ICP (ver seção anterior sobre o procedimento da ICP). O cateterismo cardíaco direito e esquerdo é repetido para avaliar o estado hemodinâmico e para obter os gradientes transvalvulares basais. A angiografia coronária, quando indicada, é repetida para determinar se o paciente ainda satisfaz os critérios para a valvoplastia. É necessário repetir toda a avaliação porque o estado de um paciente pode se modificar, impedindo o tratamento com essa intervenção.

O cateter angiográfico é substituído por uma bainha introdutora ou por um cateter de dilatação. Na VBP mitral, é feita uma punção venosa na veia femoral direita. Durante a VBP tanto aórtica quanto mitral, é importante manter um acesso venoso e as linhas arteriais radial ou femoral permeáveis para administrar medicamentos e coletar amostras sanguíneas.

Na VBP aórtica, quando as bainhas estão em posição, o paciente recebe o anticoagulante com 5.000 a 10.000 unidades de heparina para evitar a formação de coágulo no sistema do cateter. O cateter de dilatação e a guia são então avançados até o teto da aorta ascendente. A guia é avançada através da valva aórtica estenótica, e o cateter de dilatação é avançado sobre a guia (Figura 18.14). A posição exata do cateter de dilatação é facilitada pela fluoroscopia e pelos marcadores radiopacos no balão.

Na VBP mitral, um cateter de marca-passo pode ser posicionado através de uma bainha venosa separada no nível da veia cava inferior ou no átrio direito e colocado na posição de espera. Em seguida, a valva mitral é abordada, quer por meio da artéria femoral e valva aórtica, quer, na maioria dos casos, através do coração direito ao perfurar o septo atrial para entrar no átrio esquerdo. Quando a valva mitral é acessada, o paciente recebe anticoagulante com 5.000 a 10.000 unidades de heparina. Depois, o cateter de dilatação é avançado sobre a guia, através da punção septal atrial e através da valva mitral (Figura 18.15). Mais uma vez, a posição exata do cateter de dilatação na valva é facilitada pela fluoroscopia e pelos marcadores radiopacos no balão.

O tempo de insuflação médio do cateter de dilatação é de 15 a 60 segundos na valvoplastia aórtica e de 10 a 30 segundos na valvoplastia mitral. Durante a dilatação de ambas as valvas, a enfermeira monitora rigorosamente a pressão no balão, por causa da diminuição imposta no débito cardíaco. Quando o cateter de dilatação tiver sido desinsuflado, a pressão arterial

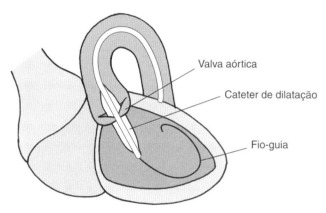

Figura 18.14 Vista transversal do coração ilustrando as posições da guia e do cateter de dilatação através da valva aórtica. A guia é curvada para evitar punção ou arritmias ventriculares.

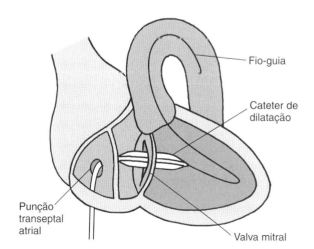

Figura 18.15 Vista transversal do coração ilustrando a guia e o cateter de dilatação colocados através de uma punção transeptal atrial e da valva mitral. A guia se estende para além da valva aórtica para dentro da aorta para dar apoio ao cateter.

Quadro 18.10 Indicações e contraindicações à VBP.

Indicações clínicas
- Pacientes cirúrgicos de alto risco (idade avançada, hipertensão pulmonar grave, insuficiência renal, disfunção pulmonar, disfunção VE)
- Pacientes pré-cirúrgicos instáveis
- Pacientes não candidatos a terapia anticoagulante contínua

Indicações anatômicas
- Estreitamento valvar moderado a grave
- Calcificação valvar moderada a grave
- Regurgitação valvar branda

Contraindicações anatômicas
- Incapacidade de acesso vascular
- Trombo
- Regurgitação valvar grave
- História de eventos embólicos

deverá retornar ao normal. Durante a dilatação da valva mitral, existe um aumento temporário na pressão de oclusão da artéria pulmonar (PAOP; do inglês, *pulmonary artery occlusion pressure* – anteriormente conhecida como pressão da artéria pulmonar encunhada [PAWP; do inglês, *pulmonary artery wedge pressure*]). Quando o cateter de dilatação for desinsuflado, a PAOP deverá retornar ao nível basal. Durante a dilatação, também podem ocorrer arritmias, como TV, FV ou bradicardia sinusal.

Uma vez obtida a dilatação máxima, o cateter é removido. As medições hemodinâmicas, incluindo os gradientes transvalvulares, são repetidas para determinar a eficácia do procedimento. A repetição da angiografia é realizada para examinar se há regurgitação valvar. Quando o procedimento está concluído, os efeitos anticoagulantes da heparina são revertidos de modo a evitar as complicações hemorrágicas associadas ao grande diâmetro do local de punção.

■ Resultados

A VBP aórtica está associada a diminuição no gradiente de pressão e no volume sistólico final e a aumento na área da valva aórtica, FE e débito cardíaco. Embora exista um aumento na área da valva aórtica, ele não é tão grande como com a substituição cirúrgica da valva. Além disso, a taxa de reestenose associada à VBP é alta. Por conseguinte, a valvoplastia aórtica está indicada principalmente para pacientes idosos e para pacientes com alto risco cirúrgico, e, em geral, é considerada um procedimento paliativo, e não curativo.

Os resultados da valvoplastia mitral são mais dramáticos. Há aumento mais significativo na área valvar e no débito cardíaco, assim como diminuição no gradiente valvar, PAOP e pressão arterial pulmonar média. Três mecanismos foram postulados para a melhora da função valvar devido à VBP: (1) fratura dos nódulos calcificados aderentes aos folhetos (mais frequente); (2) separação das comissuras fundidas; e (3) alongamento do ânulo e da estrutura do folheto.

■ Avaliação e cuidado

▶ **Preparação do paciente.** O paciente é admitido no hospital no dia do procedimento da VBP. A meta do cuidado de enfermagem consiste em reduzir a carga de trabalho cardíaca, monitorar o equilíbrio hidreletrolítico e reduzir o estresse psicológico, de modo que o paciente permaneça estável do ponto de vista hemodinâmico.

Na maioria dos casos, o paciente não apresenta linhas de monitoramento de pressão invasivas em posição antes do procedimento. Portanto, a enfermeira monitora cuidadosamente os sinais e sintomas de insuficiência cardíaca: estreitamento na pressão de pulso arterial, aumentos mais reiterados na frequência cardíaca durante a atividade, edema periférico, presença de tosse, queixas de dispneia ou estertores nos campos pulmonares. A enfermeira também deve observar qualquer alteração na sensibilidade, coloração, temperatura cutânea e volume de pulso, bem como qualquer diminuição no débito urinário. Para monitorar o equilíbrio hidreletrolítico, a enfermeira obtém um nível basal dos eletrólitos séricos e o peso corporal basal. Além disso, registra o balanço hídrico diário.

Os medicamentos do paciente antes da admissão podem ter incluído diuréticos, digoxina e anticoagulantes. Antes do procedimento, qualquer medicamento anticoagulante é interrompido, por causa da possibilidade da cirurgia de emergência. Por

conseguinte, os pacientes com fibrilação atrial crônica que apresentam o potencial para embolização sistêmica devido ao trombo deverão ser rigorosamente monitorados. A enfermeira também monitora os exames laboratoriais preliminares e notifica o médico sobre qualquer anormalidade. (Ver seção sobre preparação do paciente para a PTCA, para maiores informações sobre esses exames.)

Depois que o paciente compreende totalmente o procedimento, o médico deve obter um consentimento informado para a VBP, anestesia e cirurgia. Em geral, a alternativa cirúrgica é fornecida durante a VBP devido a possíveis complicações que exijam a substituição valvar de emergência.

▶ **Avaliação e cuidado de enfermagem durante a VBP.** A enfermeira monitora continuamente a pressão da artéria pulmonar e a PAOP e se certifica das alterações nos traçados que possam sugerir sintomas de insuficiência cardíaca ou edema pulmonar. Na presença de hipotensão grave, a enfermeira deverá estar preparada para começar uma infusão IV de dopamina ou norepinefrina. No caso das arritmias ventriculares, uma infusão de lidocaína por gotejamento deverá estar disponível para ser infundida.

▶ **Avaliação e cuidado de enfermagem depois da VBP.** A enfermeira é importante na recuperação do paciente. A meta do cuidado de enfermagem pós-valvoplastia consiste em manter o débito cardíaco adequado, manter o equilíbrio hidreletrolítico e verificar a hemostasia no local de punção. As alterações no débito cardíaco podem ser causadas por arritmias secundárias à manipulação da valva, resultando em edema próximo ao feixe de His; *shunt* atrial da esquerda para a direita através da punção transeptal criada durante a valvoplastia mitral; tamponamento cardíaco; alteração no volume de líquido circulante; ou perda sanguínea. A alteração no equilíbrio hidreletrolítico resulta da terapia diurética e do meio de contraste empregado durante o cateterismo. O sangramento no local de punção é secundário ao efeito combinado do anticoagulante sistêmico e o grande diâmetro dos cateteres empregados.

Como os líquidos são importantes no equilíbrio hemodinâmico do paciente com doença valvar, o volume dos líquidos IV é registrado para estabelecer um balanço hídrico exato. O volume circulante diminuído devido aos medicamentos diuréticos administrados antes da VBP, combinado com a melhora do volume sistólico depois da VBP bem-sucedida, pode ser reflexo da diminuição no débito cardíaco. Portanto, o monitoramento cuidadoso da pressão venosa central, da pressão da artéria pulmonar, da PAOP e da pressão arterial, além de frequência cardíaca, débito urinário e equilíbrio eletrolítico, é essencial na avaliação e no exame do volume de líquido circulante e do estado de bombeamento cardíaco.

Ademais, a enfermeira examina o estado do paciente, da cabeça aos pés, observando a coloração e a temperatura da pele e observando cuidadosamente o nível de consciência e os sinais neurológicos. A enfermeira também ausculta cuidadosamente o murmúrio vesicular e as bulhas cardíacas. A circulação distal ao local de punção é avaliada observando-se a coloração cutânea periférica e temperatura, bem como a presença e a qualidade dos pulsos dorsal do pé e tibial posterior.

Por fim, qualquer drenagem que apareça no curativo do local de punção ou dor à palpação deverá ser percebida para estabelecer um parâmetro basal para a possibilidade de aumento do sangramento pericateter. A enfermeira relata, de imediato, qualquer alteração que possa indicar sangramento excessivo. O sangramento no local da bainha pode resultar em um hematoma que exija evacuação cirúrgica. Para evitar o sangramento excessivo e auxiliar na hemostasia, o médico pode prescrever um saco de areia ou clampe colocado sobre o local de punção.

Se o paciente possui uma DAC confirmada, o médico também pode solicitar um painel sérico das enzimas cardíacas. Deve ser dada atenção particular à creatinoquinase (CK) e às isoenzimas de CK (ver seção "Cuidado de enfermagem depois de ICP"). A enfermeira deverá estar ciente dos sinais e sintomas de isquemia miocárdica, além das intervenções apropriadas.

A enfermeira orienta o paciente sobre a importância de manter a perna afetada reta nas primeiras horas depois da valvoplastia.

A avaliação laboratorial pós-VBP pode incluir TP, hemoglobina e hematócrito, coagulograma, eletrólitos séricos, CK, ECG e radiografia de tórax. Pontos educativos para o cuidado domiciliar do paciente no pós-ICP ou VBP são descritos no Quadro 18.11.

▶ **Complicações.** Uma complicação intra-hospitalar comum associada à VBP é o sangramento no local de punção arterial devido ao grande diâmetro dos cateteres necessário para dilatar o ânulo valvar. Além disso, na VBP mitral, uma complicação comum é o *shunt* da esquerda para a direita secundário à dilatação septal, novamente devido ao grande diâmetro dos cateteres de dilatação. A embolização sistêmica na VBP mitral e aórtica é uma complicação potencial e significativa, embora sua incidência seja baixa. Ocorreram poucos relatos de aumentos significativos na regurgitação valvar. As complicações associadas à VBP estão listadas no Quadro 18.12.

Substituição transcateter da válvula aórtica

Para os indivíduos diagnosticados com estenose valvar aórtica calcificada, nativa, grave e sintomática considerados de alto risco ou muito doentes para uma cirurgia de coração aberto, a substituição transcateter da válvula aórtica (TAVR; do inglês, *transcatheter aortic valve replacement*) pode ser uma alternativa. Esse procedimento cirúrgico minimamente invasivo repara a válvula sem retirar a antiga vávula danificada; em vez disso, força uma válvula substituta no local da válvula aórtica. A cirurgia pode ser chamada TAVR ou implante transcateter da válvula aórtica (TAVI; do inglês, *transcatheter aortic valve implantation*).

De modo relativamente semelhante ao implante de um *stent* em uma artéria, a abordagem TAVR implanta uma válvula substituta dobrável completa no local da válvula através de um cateter (Figura 18.16). Quando a nova válvula se expande, empurra os folhetos da antiga válvula para fora de seu caminho, e o tecido da válvula substituta assume o trabalho de regulação do fluxo sanguíneo. Esse procedimento menos invasivo permite que uma nova válvula seja inserida dentro da válvula aórtica nativa comprometida do paciente. A TAVR pode ser realizada por meio de duas abordagens diferentes: transfemoral (através de uma incisão na perna) ou transapical (através de uma incisão no tórax, entre as costelas).

Quadro 18.11 Orientação de ensino | Aconselhamento ao paciente cardíaco no pós-ICP ou VBP.

Pontos de ensino fisiológicos

- Restringir as atividades físicas durante a primeira semana pós-ICP/VBP
- Evitar levantar mais que 4,5 kg nas 2 primeiras semanas depois da ICP
- Retomar o programa de exercício depois de submeter-se a teste de esforço com exercício
- Seguir a dieta hipolipídica prescrita
- Considerar a reabilitação cardíaca
- Limitar a bebida alcoólica a três drinques por semana
- Notificar o médico sobre qualquer transudação, sangramento ou dor no local de punção
- Notificar o médico sobre febre ou outros sinais de infecção
- Notificar o médico ou ligar para o serviço de atendimento de urgência de sua área para qualquer desconforto torácico não aliviado por três comprimidos de nitroglicerina tomados com 5 min de intervalo
- Iniciar programa de perda de peso, quando indicado

Pontos de ensino psicossociais

- Abandonar o tabagismo, se indicado, e evitar expor-se ao fumo passivo
- Retomar as atividades sexuais depois do teste de esforço
- Inciar atividades de controle do estresse
- Reconhecer os sinais de depressão
- Aderir ao regime medicamentoso
- Agendar e manter as consultas médicas

Quadro 18.12 Segurança do paciente.

Complicações graves de VBP que demandam intervenção

- Embolização de resíduos calcificados
- Ruptura do anel valvar
- Regurgitação valvar
- Reestenose valvar
- Sangramento no local de punção arterial
- Perfuração VE
- Hipotensão grave
- Isquemia transitória
- Trauma vascular
- Defeito septal atrial (com a VBP mitral)
- Dissecção aórtica
- Ruptura aórtica
- Tamponamento cardíaco
- Ruptura das cordas tendíneas

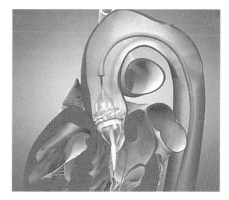

Figura 18.16 Chamado de TAVR ou TAVI, esse procedimento cirúrgico minimamente invasivo repara a valva sem remover a antiga valva prejudicada. Em vez disso, uma valva substituta é inserida no lugar da valva aórtica. (Cortesia de Edwards Life Science.)

Contrapulsação com BIA e suporte circulatório mecânico

Contrapulsação com BIA

A contrapulsação com BIA destina-se a aumentar a pressão de perfusão da artéria coronária e o fluxo sanguíneo durante a fase diastólica do ciclo cardíaco por meio da insuflação de um balão na aorta torácica. A desinsuflação do balão, exatamente antes da ejeção sistólica, diminui a impedância à ejeção (pós-carga) e, assim, o trabalho VE, com subsequente diminuição do consumo miocárdico de oxigênio. A insuflação e a desinsuflação fazem a contrapulsação de cada batimento cardíaco. Com a melhora do fluxo sanguíneo e a redução efetiva no trabalho VE, os resultados desejados são a perfusão aumentada das artérias coronárias e a pós-carga diminuída com subsequente aumento no débito cardíaco. As metas incluem aumentar aporte de oxigênio para o miocárdio, trabalho VE decrescente e melhora do débito cardíaco.

As diretrizes de ACC/AHA para o tratamento do IAM consideram a terapia por contrapulsação com BIA como uma recomendação de classe I para as seguintes condições: (1) hipotensão, definida como a pressão arterial sistólica inferior a 90 mmHg, ou 30 mmHg abaixo da pressão arterial média (PAM) basal, em pacientes com infarto do miocárdio com elevação do segmento ST que não respondem a outras intervenções; (2) estado de baixo débito nos pacientes com infarto do miocárdio com elevação do segmento ST; e (3) choque cardiogênico que não foi rapidamente revertido com agentes farmacológicos nos pacientes com infarto do miocárdio com elevação do segmento ST.[1] As diretrizes da ACC/AHA também consideram a contrapulsação com BIA como sendo uma recomendação de classe I quando usada com outra terapia clínica para pacientes com infarto do miocárdio com elevação do segmento ST e desconforto torácico do tipo isquêmico recorrente com sinais de instabilidade hemodinâmica, função VE deficiente, ou uma grande área de miocárdio em risco.[1]

Princípios fisiológicos

Maior trabalho é necessário para manter o débito cardíaco no coração insuficiente. Com essa exigência de trabalho aumentado, a demanda de oxigênio aumenta. Essas circunstâncias podem acontecer em um momento em que o miocárdio já está isquêmico e a perfusão arterial coronária é incapaz de satisfazer as demandas de oxigênio. Em consequência, o desempenho VE diminui ainda mais, resultando em débito cardíaco reduzido. Sem a interrupção do ciclo, o choque cardiogênico pode ser iminente. Esse ciclo pode ser quebrado com a terapia com BIA ao se aumentar a pressão na raiz aórtica durante a diástole através da insuflação do balão. Com o aumento da pressão na raiz aórtica, a pressão de perfusão das artérias coronárias aumenta (Figura 18.17).

A terapia efetiva para o paciente em insuficiência ventricular esquerda envolve diminuir a demanda miocárdica de oxigênio. Quatro determinantes importantes da demanda miocárdica de oxigênio são pós-carga, pré-carga, contratilidade e frequência cardíaca. A terapia por contrapulsação com BIA pode ter um efeito sobre todos esses fatores. Ela diminui diretamente a pós-carga e afeta os outros três determinantes de maneira indireta, à medida que melhora a função cardíaca.

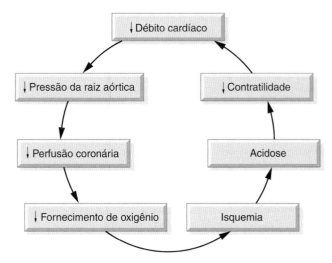

Figura 18.17 Ciclo da causa do choque cardiogênico.

■ Pós-carga e pré-carga

A quantidade máxima de oxigênio necessária durante o ciclo cardíaco é para o desenvolvimento da pós-carga (ver Capítulo 16). Com a maior impedância à ejeção, a pós-carga aumenta, resultando, assim, em aumento da demanda miocárdica de oxigênio. As maiores pressões diastólicas aórticas finais requerem maior pós-carga para superar a impedância e a ejeção. A resistência vascular aumenta a impedância quando os vasos sofrem vasoconstrição. A vasodilatação ou menor resistência vascular diminui a pós-carga ao diminuir a impedância à ejeção. A desinsuflação do balão na aorta exatamente antes da sístole ventricular diminui a pressão diastólica aórtica final. Isso diminui a impedância à ejeção e reduz a carga de trabalho VE. Dessa maneira, o BIA pode diminuir efetivamente a demanda de oxigênio do coração.

Uma pessoa em insuficiência VE aguda apresenta volume aumentado no ventrículo ao final da diástole (pré-carga; ver Capítulo 16) em consequência da incapacidade do coração para bombear de forma efetiva. Esse aumento excessivo na pré-carga aumenta a carga de trabalho do coração. A terapia com BIA ajuda a diminuir a pré-carga excessiva ao diminuir a impedância à ejeção. Com a impedância diminuída, há fluxo anterógrado de sangue mais efetivo e esvaziamento mais eficiente do ventrículo esquerdo.

■ Contratilidade

A contratilidade refere-se à velocidade e ao vigor da contração durante a sístole. Embora a contratilidade vigorosa exija mais oxigênio, ela é benéfica para o funcionamento cardíaco porque garante o bombeamento eficiente e razoável, o qual aumenta o débito cardíaco. Na insuficiência, a contratilidade mostra-se deprimida. A contratilidade está deprimida quando os níveis de cálcio estão baixos, os níveis de catecolaminas estão baixos e a isquemia está presente com a resultante acidose.

A contrapulsação com BIA pode aumentar o suprimento de oxigênio, diminuindo assim a isquemia e a acidose. Dessa maneira, a terapia com BIA contribui para a melhora da contratilidade e para a melhor função cardíaca (ver Figura 18.17).

■ Frequência cardíaca

A frequência cardíaca é um importante determinante da demanda de oxigênio porque a frequência determina o número de vezes por minuto que as pressões altas devem ser geradas durante a sístole. Normalmente, a perfusão miocárdica ocorre durante a diástole.

A tensão no músculo retarda o fluxo sanguíneo, e por isso aproximadamente 80% da perfusão arterial coronária acontecem durante a diástole. Com frequências cardíacas mais rápidas, o tempo diastólico fica encurtado, com muito pouca alteração ocorrendo no tempo sistólico. Uma frequência cardíaca rápida não somente aumenta a demanda de oxigênio, como também diminui o tempo disponível para a liberação de oxigênio. Na insuficiência ventricular aguda, uma pessoa pode não ser capaz de manter o débito cardíaco ao aumentar o volume de sangue bombeado a cada batimento (volume sistólico) porque a contratilidade está deprimida. O débito cardíaco é uma função do volume sistólico e da frequência cardíaca:

débito cardíaco = volume sistólico × frequência cardíaca

Se o volume sistólico não puder aumentar, a frequência cardíaca deve se elevar para manter o débito cardíaco. Isso é muito dispendioso em relação à demanda de oxigênio.

Ao melhorar a contratilidade, a terapia com BIA ajuda a melhorar o bombeamento miocárdico e a capacidade de aumentar o volume sistólico. Diminuir a pós-carga também aumenta a eficiência do bombeamento. Com a função miocárdica e o débito cardíaco melhorados, diminui a necessidade de taquicardia compensatória. A contrapulsação com BIA aumenta a pressão de perfusão da artéria coronária ao aumentar a pressão diastólica aórtica durante a insuflação do balão, resultando em melhora do fluxo sanguíneo e liberação de oxigênio para o miocárdio.

Os efeitos fisiológicos da terapia com BIA são resumidos no Quadro 18.13. A insuflação apropriada do balão aumenta o suprimento de oxigênio, e a desinsuflação apropriada do balão diminui a demanda de oxigênio. A regulação temporal da insuflação e da desinsuflação é crucial e deve coincidir com o ciclo cardíaco.

Particularidades do equipamento

O cateter do balão intra-aórtico e o balão montado na extremidade são construídos de um material de poliuretano biocompatível. O enchimento do balão é conseguido com um gás pressurizado que entra pelo cateter. Por causa de seu baixo peso molecular, o hélio é o gás pressurizado de escolha. O tamanho do balão deverá ser determinado pela estatura física do paciente para otimizar a contrapulsação. Com a insuflação, a adição do volume do balão na aorta aumenta agudamente a pressão aórtica e o fluxo sanguíneo retrógrado em direção à valva aórtica. Com a desinsuflação, a evacuação súbita do volume do balão diminui agudamente a pressão aórtica. Os cateteres possuem um lúmen central, com a qual a pressão aórtica pode ser medida na extremidade do balão.

Indicações da contrapulsação com BIA

As três principais aplicações da terapia com BIA são o tratamento do choque cardiogênico depois do infarto do miocárdio, do baixo débito cardíaco após cirurgia cardíaca e da angina instável durante a implantação da ICP. As outras aplicações da terapia com BIA para pacientes com condições fisiopatológicas cardíacas são observadas no Quadro 18.14.

Quadro 18.13 Efeitos fisiológicos diretos da terapia com balão intra-aórtico (BIA).

Insuflação

↑ Pressão diastólica aórtica
↑ Pressão da raiz aórtica
↑ Pressão da perfusão coronária
↑ Suprimento de oxigênio

Desinsuflação

↓ Pressão diastólica final aórtica
↓ Impedância à ejeção
↓ Pós-carga
↓ Demanda de oxigênio

Quadro 18.14 Indicações da terapia por BIA.

- Choque cardiogênico depois do infarto agudo
- Insuficiência VE no paciente em pós-operatório de cirurgia cardíaca
- Angina instável grave
- Defeito septal ventricular ou regurgitação mitral pós-infarto
- Ponte a curto prazo para o transplante cardíaco

■ Choque cardiogênico

O tratamento do choque cardiogênico é complicado, e a taxa de mortalidade permanece alta. O choque cardiogênico desenvolve-se em cerca de 15% dos pacientes com infarto do miocárdio.

A princípio, os pacientes são tratados com vários medicamentos inotrópicos, vasopressores e volume. A falta de resposta ou a resposta mínima em débito cardíaco, pressão arterial, débito urinário e estado mental depois dessa terapia indica a necessidade de circulação assistida com terapia com BIA. Uma vez presente a hipotensão, o processo de autoperpetuação da lesão é um efeito. O controle da lesão adicional e a melhora na sobrevida exigem a reversão precoce do estado de choque.

Uma vez iniciada a terapia com BIA, a melhora deverá ser observada dentro de 1 a 2 horas. Nesse momento, a melhora contínua deve ser percebida em débito cardíaco, perfusão periférica, débito urinário, estado mental e congestão pulmonar. O efeito máximo médio deverá ser alcançado dentro de 24 a 48 horas.

■ Baixo débito cardíaco pós-operatório

A indicação principal para o uso da terapia com BIA no paciente em pós-operatório de cirurgia cardíaca é o baixo débito cardíaco refratário ao suporte inotrópico tradicional.[2] A terapia com BIA também é usada no pré-operatório de pacientes que sofram de lesão mecânica resultante de IAM, bem como aqueles com angina refratária.

A terapia de contrapulsação com BIA pode ser utilizada para desmamar os pacientes da circulação extracorpórea (CEC) e fornecer a assistência circulatória pós-operatória até que ocorra a recuperação VE. Nessas situações, o reconhecimento precoce da insuficiência é evidenciado pela incapacidade do coração de manter a circulação depois da CEC. Reconhecimento e tratamento precoces são cruciais quando a insuficiência VE deve ser revertida.

Além de fornecer assistência circulatória, os desfechos dos pacientes submetidos a cirurgia cardíaca foram influenciados positivamente pela terapia com BIA no que diz respeito a outras propriedades. Por exemplo, o fluxo sanguíneo pulsátil produzido pela terapia com BIA durante a CEC mostrou diminuir a ativação da resposta inflamatória sistêmica.[3] A terapia com BIA foi também associada a perfusão microvascular otimizada, levando à melhora dos desfechos dos pacientes em procedimentos cirúrgicos cardíacos de alto risco que requeiram CEC prolongada.[3]

■ Angina instável

A terapia de contrapulsação com BIA pode ser empregada durante a ICP em pacientes com angina instável ou com problemas mecânicos. Nessa situação, os procedimentos da ICP geralmente são seguidos pela cirurgia cardíaca de emergência. Os pacientes nessa categoria incluem aqueles com angina instável, angina pós-infarto e defeitos septais ventriculares pós-infarto, ou regurgitação mitral da lesão do músculo papilar com resultante insuficiência cardíaca. A terapia de contrapulsação com BIA foi empregada com sucesso para controlar a gravidade da angina nos pacientes em que a terapia clínica prévia não logrou sucesso. O uso da terapia com BIA em pacientes com insuficiência cardíaca depois da ruptura septal ventricular ou incompetência da valva mitral ajuda na promoção do fluxo sanguíneo anterógrado, o que diminui o *shunt* pelo defeito septal e diminui a quantidade de regurgitação mitral.

Contraindicações à contrapulsação com BIA

Existem poucas contraindicações ao uso da terapia com BIA. A valva aórtica competente é necessária quando o paciente pode tirar algum benefício com a terapia com BIA. Com a insuficiência aórtica, a insuflação do balão apenas aumentaria a regurgitação aórtica e proporcionaria pouco ou nenhum aumento da pressão de perfusão da artéria coronária. De fato, poder-se-ia esperar o agravamento da insuficiência cardíaca do paciente.

A doença oclusiva vascular periférica grave também é uma contraindicação relativa ao uso da terapia com BIA. A doença oclusiva dificultaria a inserção do cateter e, possivelmente, interromperia o fluxo sanguíneo para o membro distal ou causaria o deslocamento da formação da placa ao longo da parede vascular, resultando em embolia potencial. Nos pacientes que realmente requerem terapia com BIA, a inserção pode ser conseguida através da aorta torácica, desviando-se assim dos vasos periféricos doentes. Qualquer enxerto aortoilíaco ou aortofemoral prévio contraindica a inserção pela artéria femoral.

A presença de um aneurisma aórtico também é uma contraindicação ao uso da terapia com BIA. Um balão pulsando contra um aneurisma pode predispor o paciente ao deslocamento de resíduos aneurismáticos com resultante embolia. Uma complicação mais grave é a ruptura do aneurisma; é possível que o cateter perfure a parede do aneurisma durante a inserção.

Procedimento

■ Inserção

O posicionamento apropriado do balão é na aorta torácica exatamente distal à artéria subclávia esquerda e proximal às artérias renais (Figura 18.18). O método mais comumente utilizado de aplicação do cateter é por inserção percutânea, usando uma técnica de Seldinger, embora outras condutas tenham sido

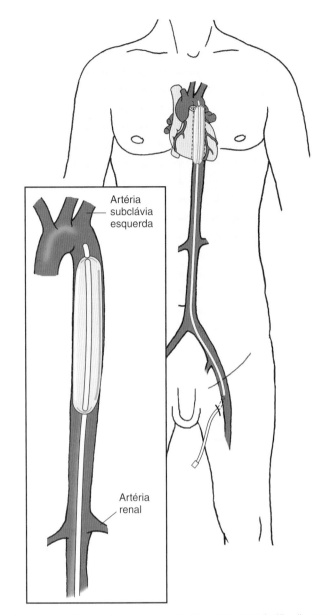

Figura 18.18 Posição apropriada do cateter com balão; ilustra a inserção percutânea.

descritas. A alternativa mais comum é a inserção direta na aorta torácica. Como isso requer uma incisão de esternotomia mediana, ela é restrita a pacientes cirúrgicos cardíacos cuja cavidade torácica foi aberta para a cirurgia.

Uma vez em posição, o cateter é ligado ao console de um aparelho que possui três componentes básicos: um sistema de monitoramento, um mecanismo de deflagração eletrônica e um sistema de estimulação que movimenta o gás para dentro e para fora do balão. Os sistemas de monitoramento possuem a capacidade de exibir o ECG do paciente e uma forma de onda arterial que mostra o efeito da insuflação-desinsuflação do balão. Os consoles também são capazes de demonstrar uma forma de onda do balão que ilustra a insuflação e desinsuflação do próprio balão. O mecanismo deflagrador comum para o balão é a onda R, a qual é percebida no ECG do paciente. Essa deflagração sinaliza o início de cada ciclo cardíaco para o sistema de estimulação. Os outros possíveis deflagradores incluem a pressão arterial sistólica ou os picos de marca-passo no ECG. O ajuste da regulação temporal exata é controlado no console da máquina. O sistema de estimulação é o mecanismo real que impulsiona o gás para dentro e para fora do balão ao alternar pressão e vácuo.

■ Regulação temporal

Dois métodos de regulação temporal podem ser utilizados com a terapia com BIA: a regulação temporal convencional e a regulação temporal real. A regulação temporal convencional utiliza a forma de onda arterial como mecanismo de deflagração para determinar a insuflação e a desinsuflação do balão. A regulação temporal real usa o mesmo ponto de referência (a incisura dicrótica na forma de onda arterial) para a insuflação do balão, porém usa o sinal do ECG como deflagrador para a desinsuflação do balão. A regulação temporal real é discutida resumidamente depois da regulação temporal convencional.

▶ **Regulação temporal convencional.** O primeiro passo para a regulação temporal apropriada do BIA empregando a regulação temporal convencional consiste na identificação do início da sístole e diástole na forma de onda arterial. A sístole começa quando a pressão VE excede a pressão atrial esquerda, forçando a valva mitral a se fechar.

Existem duas fases da sístole: contração isovolumétrica e ejeção. Uma vez fechada a valva mitral, a contração isovolumétrica começa e prossegue até que seja gerada pressão suficiente para superar a impedância à ejeção. Quando a pressão ventricular supera a pressão aórtica, a valva aórtica é forçada a se abrir, iniciando a ejeção ou fase dois. A ejeção continua até que a pressão no ventrículo esquerdo caia abaixo da pressão na aorta. Nesse ponto, a valva aórtica se fecha, e começa a diástole.

O fechamento da valva aórtica cria um artefato na forma de onda arterial que é chamado de incisura dicrótica. A incisura dicrótica é usada como uma referência temporal para determinar quando deverá ocorrer a insuflação do balão. A insuflação não deverá acontecer antes da incisura porque a sístole não foi completada.

Depois do fechamento da valva aórtica, começam as duas fases da diástole: relaxamento isovolumétrico e enchimento ventricular. Depois do fechamento da valva aórtica, existe um período em que nem a valva aórtica nem a mitral se abrem. A valva mitral permanece fechada porque a pressão VE ainda é mais elevada que a pressão atrial esquerda. Essa fase é o relaxamento isovolumétrico. Quando a pressão VE cai abaixo da pressão atrial esquerda, a valva mitral é forçada a abrir pela pressão mais elevada no átrio esquerdo. Isso da início à fase de enchimento da diástole. A insuflação do balão deverá continuar por toda a diástole. A desinsuflação deverá ser regulada para que ocorra no final da diástole, exatamente antes da próxima elevação sistólica aguda na forma de onda arterial.

A Figura 18.19 ilustra o ciclo cardíaco com as pressões atrial esquerda, VE e aórtica superpostas, uma sobre a outra. A Figura 18.20 ilustra uma forma de onda da artéria radial com o início da sístole e diástole marcado.

▶ **Regulação temporal real.** A principal diferença entre os dois métodos de regulação temporal reside na desinsuflação do balão e no mecanismo de deflagração utilizado. A regulação temporal real utiliza o ECG como o sinal de deflagração para a desinsuflação do balão. O complexo QRS é reconhecido no início da sístole ventricular, e a desinsuflação do balão

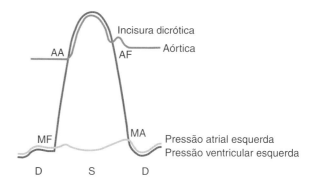

Figura 18.19 Ciclo cardíaco do coração esquerdo com as formas de onda de pressão aórtica, ventricular esquerda e atrial esquerda. AA, valva aórtica aberta; AF, valva aórtica fechada; D, diástole; MA, valva mitral aberta; MF, valva mitral fechada; S, sístole.

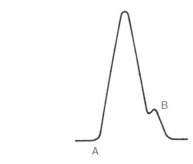

Figura 18.20 Forma de onda arterial, com *A* representando o ponto de desinsuflação do balão antes da elevação sistólica e *B* representando a insuflação do balão na incisura dicrótica, na diástole.

acontece nesse momento. O desligamento pela onda R permite que ocorra a desinsuflação do balão no momento da ejeção sistólica e não antes (como na regulação temporal convencional). Esse mecanismo de regulação temporal é mais efetivo nos pacientes com ritmos cardíacos irregulares porque a desinsuflação do balão acontece com o reconhecimento da onda R (ejeção sistólica). Não é necessário que ela seja aproximada pelo operador ou por um algoritmo, como na regulação temporal convencional. Um mecanismo de desinsuflação rápida e um sinal de ECG confiável são necessários para o BIA, usando a regulação temporal real para aumentar efetivamente a pressão arterial. A insuflação do balão com a regulação em tempo real acontece no início da diástole, conforme deflagrado pela incisura dicrótica em uma forma de onda arterial, exatamente como na regulação temporal convencional.

Os avanços na tecnologia do BIA levaram ao desenvolvimento dos mecanismos de regulação temporal automáticos atualmente disponíveis em alguns modelos de BIA. A terapia de regulação temporal automática é possível por causa de cateteres de BIA especiais que têm sensores de pressão de fibra óptica na extremidade.[2] Esses sensores de pressão, capazes de transmitir sinais de pressão em tempo real na velocidade da luz, usam algoritmos do modelo de Windkessel para calcular o fluxo aórtico em tempo real a partir da pressão aórtica.[4] Isso permite que o BIA determine o momento exato em que a valva aórtica fecha a cada contração cardíaca, independentemente do ritmo cardíaco do paciente. O fechamento da valva aórtica sinaliza o início da diástole, ocorrendo a insuflação do balão.

Interpretação dos resultados

■ Avaliação da forma de onda

A análise da forma de onda da pressão arterial e da eficácia da terapia com BIA é uma importante função de enfermagem. As enfermeiras devem ser capazes de reconhecer e corrigir os problemas na regulação temporal do balão. A Figura 18.21 ilustra os cinco pontos que são avaliados na forma de onda.

▶ **Passo 1.** A primeira etapa na avaliação da regulação temporal é a capacidade de reconhecer os inícios da sístole e da diástole na forma de onda arterial, conforme demonstrado na Figura 18.21. A sístole começa no ponto A, no qual se inicia a elevação aguda. O ponto B marca a incisura dicrótica, a qual representa o fechamento da valva aórtica. Nesse ponto, a diástole começa e o balão deverá ser insuflado. A desinsuflação do balão ocorre exatamente antes do ponto A, no final da diástole.

O Quadro 18.15 lista os cinco critérios que podem ser utilizados para medir a eficácia da terapia com BIA sobre a forma de onda da pressão arterial. Para avaliar efetivamente a forma de onda, o traçado de pressão do paciente sem assistência deve ser visualizado ao lado do traçado de pressão assistida. Isso pode ser feito por meio do ajuste do console, de modo que o balão insufle e desinsufle a cada alternância do batimento (i. e., uma proporção de assistência de 1:2). Muitos pacientes toleram isso bem durante um breve intervalo de tempo. Os consoles do aparelho são capazes de congelar a forma de onda no monitor do console, de modo que seria necessário assistir apenas a uma proporção de 1:2 em uma tela. Uma alternativa consistiria em obter uma fita de registro da assistência de 1:2 para a análise.

▶ **Passo 2.** Depois da identificação da incisura dicrótica do paciente, compara-se com o traçado assistido para ver se a insuflação ocorre no ponto da incisura dicrótica. A insuflação antes da incisura dicrótica encurta abruptamente a sístole e aumenta o volume ventricular quando a ejeção é interrompida. A insuflação tardia, além da incisura dicrótica, não eleva a pressão de perfusão da artéria coronária. A pressão diastólica máxima pode não ser tão alta quanto seria com a regulação temporal apropriada.

▶ **Passo 3.** Em seguida, as inclinações da elevação sistólica e do aumento diastólico (também conhecido como pico da pressão diastólica) deverão ser comparadas. A inclinação diastólica sempre deverá ser aguda e em paralelo com a elevação sistólica, conforme mostrado na Figura 18.21. A inclinação sempre deve ser uma linha reta. Quanto maior for o pico na pressão diastólica, maior será o aumento na pressão da raiz aórtica. Por esse motivo, a assistência por balão é ajustada até que se alcance o pico mais elevado possível.

▶ **Passo 4.** A desinsuflação deverá acontecer exatamente antes da sístole, gerando uma queda aguda na pressão diastólica final aórtica. Essa desinsuflação rápida desloca aproximadamente 40 mℓ de volume. O resultado é uma depressão diastólica final na pressão, a qual reduz a impedância para a próxima ejeção sistólica. A pressão diastólica final sem a assistência por balão deverá ser comparada com a pressão diastólica final com a depressão criada pela desinsuflação do balão. De maneira ótima, uma diferença de pressão de pelo menos 10 mmHg deverá ser obtida. A melhor redução pós-carga é alcançada com a menor depressão diastólica final possível.

O ponto de desinsuflação é crucial. A desinsuflação muito precoce permite que a pressão aumente até os níveis diastólicos finais normais que antecedem a sístole. Nessa situação, não há diminuição na pós-carga. A desinsuflação tardia sobrepõe-se à próxima sístole e, na realidade, aumenta a pós-carga devido à maior impedância à ejeção causada pela presença do balão ainda insuflado durante a ejeção sistólica. A Figura 18.22 mostra os possíveis erros na regulação temporal.

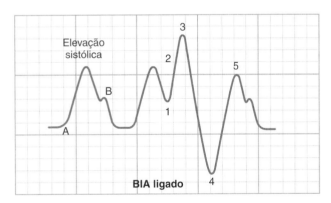

Figura 18.21 A inspeção da forma de onda arterial com assistência de balão intra-aórtico deverá incluir a observação de (1) ponto de insuflação; (2) inclinação da insuflação; (3) pressão máxima diastólica; (4) depressão diastólica final; e (5) próximo pico sistólico.

Quadro 18.15 Critérios para a avaliação da terapia efetiva com BIA sobre a forma de onda da pressão arterial.

- A insuflação ocorre na incisura dicrótica
- A inclinação da insuflação é paralela à elevação sistólica e é uma linha reta
- O pico de aumento diastólico é superior ou igual ao pico sistólico precedente
- Uma depressão diastólica final na pressão é criada com a desinsuflação do balão
- O pico sistólico (sístole assistida) seguinte é menor que a sístole precedente (sístole não assistida)

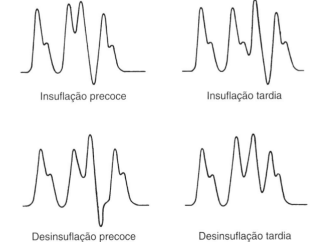

Figura 18.22 Ilustração de possíveis erros que ocorrem com a regulação temporal.

▶ Passo 5. Por fim, se a pós-carga foi reduzida, o próximo pico de pressão sistólico será menor que o pico de pressão sistólico não assistido. Isso implica que o ventrículo não precisou gerar uma pressão tão grande para superar a impedância à ejeção. Isso nem sempre pode ser observado porque o pico de pressão sistólico também representa a complacência da vasculatura. Se a vasculatura não for complacente devido à doença aterosclerótica, o pico sistólico pode não se alterar muito.

■ Ajuste do balão

O ajuste do balão na aorta de um paciente determina até que ponto esses critérios estão satisfeitos. De maneira ideal, aproximadamente 80% da aorta fica ocluída com a insuflação do balão. Em uma aorta dilatada, em que ocorre uma oclusão inferior a 80%, o efeito da insuflação e desinsuflação não é tão incisivo sobre a forma de onda. Quando o paciente está hipotenso ou hipovolêmico, o balão não exibe um efeito tão pronunciado sobre a forma de onda porque existe menor deslocamento de volume quando o balão se insufla ou desinsufla.

Avaliação e cuidado

Os pacientes que precisam de BIA são tratados de forma muito parecida à de qualquer outro paciente criticamente doente em choque cardiogênico ou com insuficiência VE aguda. A avaliação e o cuidado de enfermagem dessas condições são discutidos no Capítulo 54. Os procedimentos de enfermagem adicionais e as considerações sobre avaliação específicas para a terapia com BIA devem ser incluídos no cuidado a esses pacientes e estão resumidos no Quadro 18.16.

■ Monitoramento de sistema cardiovascular

Monitorar o sistema cardiovascular é extremamente importante na determinação da eficácia da terapia com BIA. A base para essa avaliação inclui os sinais vitais, débito cardíaco, ritmo e regularidade cardíacos, débito urinário, coloração, perfusão e estado mental.

▶ Sinais vitais. Três sinais vitais importantes com relação à terapia com BIA são a frequência cardíaca, a pressão arterial média (PAM) e a PAOP. A terapia efetiva com BIA provoca

---

Quadro 18.16 Intervenções de enfermagem.

Contrapulsação com BIA e dispositivos de assistência ventricular

Intervenções de enfermagem no BIA

- Verificar o momento correto usando a proporção de assistência de 1:2 e registrar os parâmetros a cada hora
- Reavaliar a regulação temporal para qualquer alteração na frequência cardíaca maior que 10 bpm
- Manter o volume do balão apropriado e completar, quando necessário, a cada 2 a 4 h. Usar a modalidade de enchimento automático quando disponível. Evitar a flexão do quadril, o que pode prejudicar o movimento de gás para dentro e para fora do cateter do BIA
- Manter a boa forma de onda arterial e o sinal de ECG adequado para a avaliação da regulação temporal
- Traduzir a linha arterial aórtica para o BIA de acordo com o protocolo da unidade
- Reduzir ou eliminar as situações que interferirão com a capacidade do BIA para manter a proporção de assistência adequada. Notificar o médico sobre o desenvolvimento de taquicardias ou ritmos irregulares e tratar as arritmias com a terapia medicamentosa ou marca-passo conforme prescrito. Usar o deflagrador apropriado (*i. e.*, ECG, pressão arterial, marca-passo)
- Usar as modalidades de marca-passo apenas quando o paciente estiver com 100% de estimulação
- Notificar o médico sobre as alterações significativas na forma de onda da pressão do balão.

Intervenções de enfermagem na VAD

- Avaliar e manter as pressões de enchimento adequadas durante a fase pós-operatória imediata
- Monitorar e avaliar a frequência cardíaca, a pressão arterial, a pressão arterial média, o fluxo sanguíneo, o débito urinário e o estado neurológico a cada hora. Tratar as alterações conforme prescrito
- Avaliar e trocar o nível dos equipamentos por dispositivos que exijam a colocação específica do equipamento para o fluxo sanguíneo adequado
- Avaliar o fluxo sanguíneo e a frequência do dispositivo do VAD em relação à frequência cardíaca original e ao nível de atividade do paciente
- Controlar a função do VAD e o estado de volume conforme prescrito para manter o débito adequado do aparelho

Intervenções gerais de enfermagem

- Monitorar e registrar a temperatura a cada 4 h e quando necessário
- Observar todos os locais de inserção e incisões quanto a sinais de infecção. Manter a técnica estéril com as trocas de curativo

- Trocar qualquer curativo que esteja molhado ou não esteja íntegro
- Trocar todas as linhas de infusão e bolsas de infusão de acordo com o protocolo da unidade
- Colher amostras para cultura de qualquer local com drenagem suspeita, rubor ou edema
- Notificar o médico sobre a elevação na contagem de leucócitos
- Tratar o paciente com antibióticos, conforme prescrito
- Auscultar e registrar o murmúrio vesicular a cada 2 a 4 h
- Ajudar o paciente na higienização pulmonar (*i. e.*, tosse, respiração profunda, mudança de posição frequente). Aspirar as vias respiratórias dos pacientes intubados quando necessário
- Usar o oxímetro de pulso para monitorar os pacientes com níveis de gasometria arterial anormais, secreções excessivas ou dificuldade respiratória
- Extubar o paciente e aumentar o nível de atividade conforme tolerado – principalmente pacientes com VAD
- Registrar a qualidade dos pulsos periféricos e o estado neurológico antes da inserção do BIA ou do VAD. Avaliar e registrar a qualidade dos pulsos, a perfusão cutânea e o estado neurológico de acordo com o protocolo. Avaliar a perfusão periférica se o paciente manifestar quaisquer queixas de dor na perna ou pé
- Notificar o médico sobre quaisquer alterações nos pulsos ou estado neurológico
- Manter os anticoagulantes conforme prescrito
- Evitar a flexão do quadril, que poderia obstruir o fluxo para o membro afetado, mantendo reta a perna canulada e o leito em ângulo inferior a 30°
- Sempre manter o movimento do balão para evitar a formação de trombo sobre o balão
- Avaliar a integridade cutânea e registrar qualquer rubor e ulcerações sobre as proeminências ósseas
- Usar pele de carneiro, almofadas de espuma e leitos especiais, conforme necessário. Mudar a posição do paciente a cada 2 h
- Garantir que a pele permaneça limpa e seca
- Manter a nutrição adequada encorajando a ingesta oral ou implementar o uso de nutrição parenteral ou enteral quando necessário
- Manter os volumes de alarme, monitorar o ruído no nível mais baixo e minimizar o ruído desnecessário no quarto
- Conversar com o paciente e orientá-lo em relação a data e hora com frequência
- Encorajar as visitas da família
- Explicar todos os procedimentos e atividades para o paciente
- Organizar o cuidado de modo a permitir períodos de sono ininterrupto. Desligar as luzes do quarto à noite, quando possível
- Manter o paciente sedado quando necessário e conforme o tolerado de acordo com a prescrição médica

308 Parte 5 Sistema Cardiovascular

diminuição em todos os três parâmetros. Alterações agudas na PAM podem indicar a depleção de volume. Os pacientes criticamente doentes toleram pouca alteração em seu estado volumétrico. A PAOP é um parâmetro importante para monitorar o volume e proporciona ao médico uma indicação precoce da depleção ou sobrecarga de volume.

As leituras da pressão arterial exigem consideração especial. Como o balão insufla durante a diástole, a pressão diastólica máxima pode ser mais elevada que a pressão sistólica máxima. Muitos consoles de BIA possuem sistemas de monitoramento capazes de distinguir a sístole da diástole máxima; contudo, alguns equipamentos de monitoramento podem diferenciar apenas as pressões máximas das pressões mínimas. Por esse motivo, o mostrador digital de pressão sistólica de um monitor pode, na realidade, representar a pressão diastólica máxima. É aconselhável registrar a pressão arterial como sistólica, diastólica máxima ou diastólica final, isto é, 100/110/60. Essas pressões podem ser lidas no registro em fita da forma de onda arterial.

▶ **Ritmo e regularidade cardíacos.** O ritmo e a regularidade cardíacos são considerações importantes. O reconhecimento e o tratamento precoce das arritmias são primordiais para o suporte efetivo com BIA. As arritmias irregulares podem inibir a terapia eficaz com BIA com alguns tipos de consoles, porque a regulação temporal é estabelecida pelo intervalo R-R regular no ECG. Um aspecto de segurança de todos os consoles de balão é a desinsuflação automática do balão para os complexos QRS prematuros. Se a arritmia persiste e a regulação temporal é ineficaz, uma alternativa poderia ser o uso do pico sistólico na forma de onda arterial como o mecanismo deflagrador da insuflação do balão. A meta principal consiste no seu tratamento.

▶ **Outras observações**. Débito urinário, coloração, perfusão e estado mental são, sem exceção, parâmetros importantes de avaliação para determinar a adequação do débito cardíaco. Todos deverão melhorar nos pacientes responsivos à terapia com BIA. Qualquer deterioração nesses sinais também poderia indicar uma queda no débito cardíaco. A medição do débito cardíaco está indicada quando a deterioração se torna evidente, quando foi instituída uma alteração importante no volume ou na terapia farmacológica e durante o desmame do suporte com BIA.

O pulso radial esquerdo e o membro canulado deverão ser frequentemente avaliados. Diminuição, ausência ou alteração na característica do pulso radial esquerdo pode indicar que o balão avançou para cima na aorta e pode estar obstruindo parcialmente a artéria subclávia esquerda ou avançou para dentro dessa artéria.

A presença do cateter com balão na artéria femoral ou ilíaca predispõe o paciente a circulação prejudicada do membro envolvido. O membro afetado precisa ser mantido relativamente imóvel. Como a flexão do quadril pode dobrar o cateter e prejudicar o bombeamento por balão, pode ser valioso evitar a flexão do quadril. A cabeceira do leito também não deverá ser elevada em mais de 30°. A flexão do quadril também contribui para a perfusão diminuída na porção distal do membro. Os membros deverão ser examinados a cada hora para a presença de pulsação, coloração e sensibilidade. Qualquer deterioração no membro afetado deverá ser relatada ao médico. A insuficiência arterial grave exige a remoção do cateter.

Os médicos defendem o uso da terapia com heparina para evitar a possível formação de trombo ao redor do cateter e a insuficiência vascular, sobretudo nos pacientes clínicos.

Cada médico determinará se os riscos da terapia com anticoagulantes superam os benefícios para o paciente em questão. A dextrana de baixo peso molecular é outra possível escolha de terapia para evitar a formação de trombo. Esse agente prejudica a função plaquetária e evita a deflagração do mecanismo em cascata de coagulação. Em geral, é preferida no paciente cirúrgico cardíaco durante as primeiras 24 horas.

■ Monitoramento do sistema pulmonar

Muitos pacientes em terapia com BIA requerem intubação e assistência ventilatória. Alguns desses pacientes podem ter insuficiência respiratória secundária à sobrecarga hídrica associada à ICC. O paciente intubado imóvel sempre está em risco de infecções respiratórias e de desenvolvimento de atelectasia. Mudar o decúbito do paciente é apropriado, desde que sejam implementadas modificações para manter reto o membro canulado pelo cateter com balão. Radiografias de tórax diárias são necessárias para acompanhar o estado pulmonar e inspecionar a posição do cateter IV. A posição do cateter com balão também pode ser determinada dessa maneira.

■ Monitoramento do sistema renal

Os pacientes em choque cardiogênico ou insuficiência VE grave estão em risco de desenvolvimento de insuficiência renal aguda. No estado de choque, os rins sofrem as consequências da hipoperfusão; portanto, o débito urinário e a qualidade deverão ser rigorosamente monitorados. A ureia e a creatinina séricas e a depuração de creatinina deverão ser monitoradas diariamente para avaliar a função renal. A depuração de creatinina indica disfunção renal e possível insuficiência muito antes que a creatinina sérica fique elevada. Qualquer queda aguda dramática no débito urinário poderia constituir-se em uma indicação de que o cateter deslizou para baixo na aorta e está obstruindo as artérias renais.

■ Desmame

▶ **Indicações de desmame.** O desmame de pacientes assistidos por BIA geralmente pode começar em 24 a 72 horas depois da inserção. Alguns pacientes requerem períodos mais longos de suporte. O desmame pode começar quando há evidência de estabilidade hemodinâmica que não requer suporte vasopressor excessivo. De maneira ideal, o suporte vasopressor é mínimo quando começa o desmame. Depois que o balão é removido, é muito mais fácil aumentar o suporte vasopressor que reinserir um cateter com balão para o suporte hemodinâmico.

O paciente deverá exibir sinais de função cardíaca adequada, demonstrados pela adequação dos pulsos periféricos, débito urinário adequado, ausência de edema pulmonar e melhora do estado mental. A boa perfusão arterial coronária será evidenciada pela ausência de ectopia ventricular e pela ausência de evidência de isquemia ou lesão no ECG.

As complicações podem exigir a cessação abrupta do BIA. Isso pode resultar ou não em reinserção de outro cateter com balão. A insuficiência arterial grave evidenciada por perda dos pulsos na porção distal do membro, dor e palidez é, definitivamente, uma indicação para remover o cateter com balão desse local de inserção particular. Qualquer balão que desenvolva um extravasamento também requer remoção. O médico pode optar por reinserir o cateter com balão em outro membro ou substituir o balão defeituoso quando o paciente está hemodinamicamente instável. Dependendo da filosofia da instituição e do médico, uma situação irreversível de deterioração também pode ser uma indicação para o desmame ou a interrupção do suporte com BIA. O Quadro 18.17 lista as principais indicações para o desmame da terapia com BIA.

▶ **Condutas para o desmame.** O desmame é comumente conseguido diminuindo-se a proporção de assistência de 1:1 para 1:2, e assim por diante, até que a proporção de assistência mínima seja alcançada em determinado console. Um paciente pode ser assistido na primeira diminuição por até 4 a 6 horas. O intervalo de tempo mínimo deverá ser de 30 minutos. Durante esse período, o paciente deve ser avaliado quanto a qualquer alteração no estado hemodinâmico. Aumento na frequência cardíaca, diminuição na pressão arterial e diminuição no débito cardíaco indicam deterioração no estado hemodinâmico. O desmame deverá ser temporariamente interrompido, e a terapia deverá ser ajustada antes de nova tentativa de desmame. Se a primeira diminuição na proporção de assistência for tolerada, a proporção de assistência é diminuída até o mínimo, permitindo de 1 a 4 horas para cada proporção de assistência. O paciente deve ser avaliado continuamente para detectar quaisquer indicações de intolerância ao processo. Embora menos comum, o desmame também pode ocorrer ao diminuir o volume do balão, o que, em muitos modelos, é controlado no console.

> **Quadro 18.17** **Segurança do paciente.**

Indicações para o desmame do BIA

A fim de garantir a segurança do paciente quando estiver sendo desmamado do BIA, a enfermeira deve ficar alerta para o seguinte:
- Estabilidade hemodinâmica
- Índice cardíaco > 2 ℓ/min
- Pressão de oclusão da artéria pulmonar < 20 mmHg
- Pressão arterial sistólica > 100 mmHg
- Requisitos mínimos para o suporte vasopressor
- Evidência de boa perfusão coronária
- Bons pulsos periféricos
- Débito urinário adequado
- Ausência de edema pulmonar
- Melhora do estado mental
- Evidência de boa perfusão coronária
- Ausência de ectopia ventricular
- Ausência de isquemia no ECG
- Insuficiência vascular grave
- Deterioração irreversível da condição

Complicações específicas da terapia com BIA

Os pacientes em terapia por contrapulsação com BIA precisam ser monitorados para o desenvolvimento do fluxo sanguíneo deficiente para o membro canulado, que poderia levar à síndrome compartimental. Ela pode acontecer dentro das primeiras 24 horas do suporte ou até vários dias depois da inserção do cateter. A síndrome compartimental é causada por aumento na pressão tissular em um dos compartimentos do membro inferior afetado. Osso, músculo, tecido nervoso e vasos sanguíneos são todos envolvidos por uma membrana fibrosa chamada fáscia, e esse espaço fechado é chamado de compartimento. Ela não é maleável, de modo que um aumento no volume do compartimento aumenta a pressão no seu interior. O paciente com BIA no qual a isquemia do membro se desenvolve devido ao fluxo capilar deficiente pode sofrer lesão celular e capilar, o que leva à permeabilidade capilar aumentada. A resultante transudação do líquido para dentro do espaço do compartimento aumenta a pressão tissular até um nível que pode interferir com o fluxo sanguíneo capilar. Quando esse grau de pressão tissular é alcançado, a viabilidade tissular pode ser ameaçada. O tratamento visa melhorar o fluxo sanguíneo. A liberação da pressão por fasciotomia pode ser necessária para evitar a morte tissular.

Foi registrada diminuição das plaquetas circulantes nas primeiras 24 horas de terapia com BIA, bem como diminuição mínima na contagem de eritrócitos; no entanto, não se acredita que esses sejam problemas significativos. Há baixa incidência de extravasamento e ruptura do balão. Essas complicações podem resultar da insuflação do balão contra uma placa aterosclerótica calcificada na aorta. Essa ruptura na superfície do balão pode ser tão pequena quanto um furo de alfinete, ou pode ser uma grande laceração. O perigo associado reside na embolia gasosa. Além disso, o risco de aprisionamento é mínimo, porém existente. A Tabela 18.4 fornece detalhes adicionais sobre a lesão secundária aos balões.

A inserção do cateter diante da doença vascular aterosclerótica grave poderia resultar em perfuração ou oclusão arterial. Qualquer extravasamento é uma indicação para a remoção imediata do balão. A dissecção iatrogênica da aorta é rara, porém foi relatada. A insuficiência arterial é a complicação mais comum da terapia com BIA. A insuficiência arterial pode ser permanente ou pode ser aliviada por enxerto aortofemoral ou iliofemoral. A neuropatia no membro cateterizado é outra complicação registrada.

Tabela 18.4 Lesões secundárias aos balões.

Lesão	Achados no exame	Intervenção de enfermagem

Ruptura do balão	Presença de sangue vermelho vivo ou filamentos de sangue seco no cateter ou na linha de administração de hélio
	Ativado o alarme de gás
	Balão retraído
	Sinais de evento embólico
	Aprisionamento (pode ser a primeira indicação)
		Remoção imediata do cateter pelo profissional adequado
		Antes da remoção:
		  Desligar o balão
		  Clampear a linha
		  Colocar o paciente em decúbito lateral esquerdo na posição de Trendelenburg

Aprisionamento do balão	A forma de onda da pressão do balão indica extravasamentos Pequenas quantidades de sangue no equipo ou filamentos de sangue seco no equipo	Em geral, está indicada a remoção cirúrgica O médico pode considerar a dissolução farmacológica do coágulo com trombolíticos O médico pode considerar o uso da embolectomia de Fogarty para remover o coágulo recente

Suporte circulatório mecânico

Quando houver lesão miocárdica profunda, o aumento da pressão arterial sistêmica com a contrapulsação com BIA poderá não ser adequado para a sobrevida do paciente. O uso do BIA para o suporte circulatório requer que o paciente tenha um ventrículo esquerdo funcionante porque o BIA aumenta o débito cardíaco apenas em 8 a 10%. Os pacientes com insuficiência VE aguda grave depois de um infarto do miocárdio, após um procedimento cirúrgico ou em consequência da ICC em estágio terminal podem precisar de um mecanismo para substituir a função ventricular esquerda. O suporte circulatório com um dispositivo de assistência ventricular (VAD) transformou-se em um tratamento bem-sucedido para pacientes com insuficiência cardíaca refratária às terapias farmacológicas, procedimentos de revascularização e contrapulsação com BIA. Esses dispositivos são capazes de suportar a circulação até que o coração se recupere ou um coração doador seja obtido para transplante.

O interesse na pesquisa e no desenvolvimento de dispositivos de suporte circulatório artificial existe desde os anos 1930. A pesquisa atual focaliza o uso desses aparelhos como uma ponte para o transplante cardíaco e como um método de suporte cardíaco permanente para os pacientes com doença cardíaca em estágio terminal.

Princípios fisiológicos

Os pacientes que são candidatos à assistência ventricular sofrem de insuficiência cardíaca decorrente de cardiopatia isquêmica ou miopática. Ambos os processos patológicos levam a uma redução no débito cardíaco e na liberação de oxigênio. A resposta fisiológica do corpo para esse estado de baixo débito é a vasoconstrição e RVS aumentada. Embora esses mecanismos compensatórios se destinem a proteger e preservar a função cardiovascular a curto prazo, desenvolve-se um círculo vicioso que se caracteriza por contratilidade cardíaca comprometida e baixa FE ventricular. A hipotensão se estabelece, levando a instabilidade hemodinâmica que requer a utilização de agentes farmacológicos e, possivelmente, a terapia com BIA para o suporte cardiovascular. Caso o paciente continue a deteriorar apesar da terapia medicamentosa e do BIA, um VAD pode ser necessário para a sobrevida. Do ponto de vista hemodinâmico, esses pacientes comumente demonstram índice cardíaco inferior a 2 ℓ/minuto/m², PAOP maior que 20 mmHg e pressão arterial sistólica menor que 80 mmHg, apesar das terapias farmacológicas e do uso da contrapulsação com BIA.

A restauração do fluxo sanguíneo adequado e a preservação da função do órgão terminal constituem as metas fundamentais do uso do VAD a curto ou longo prazo. A hemodinâmica e a perfusão melhoram quando o(s) VAD assume(m) a carga de trabalho do(s) ventrículo(s) insuficiente(s). A assistência ventricular pode envolver o suporte a um ou a ambos os ventrículos, dependendo da extensão do comprometimento miocárdico e da insuficiência ventricular.

Em geral, o suporte VE requer a canulação do ventrículo esquerdo com um conduto que leva ao dispositivo. A aorta ascendente, que recebe o débito do dispositivo, também é canulada com um conduto. Em determinadas situações, o átrio esquerdo pode ser canulado em lugar do ventrículo esquerdo. A circulação no paciente mantida com um dispositivo de assistência ventricular esquerda (LVAD) é similar ao processo circulatório normal. O sangue venoso retorna para o coração direito,

atravessa os pulmões para ser oxigenado e, em seguida, retorna ao átrio esquerdo pelas veias pulmonares. Depois, o sangue passa do átrio esquerdo para o ventrículo esquerdo e daí para o LVAD, que então ejeta o sangue para a aorta ascendente durante a sístole do balão.

Nas situações que exigem suporte biventricular, duas unidades de balão funcionam em sincronia para assumir os papéis dos ventrículos direito e esquerdo originais. Uma unidade mantém a circulação cardíaca direita, enquanto a outra mantém a circulação cardíaca esquerda. A assistência VD adicional requer a canulação do átrio direito para o influxo do balão e da artéria pulmonar para o efluxo do dispositivo de assistência ventricular direita (RVAD). Durante a assistência biventricular, o sangue é desviado do átrio direito para os pulmões pelo RVAD, desviando-se do ventrículo direito. A circulação continua até o coração esquerdo, onde o LVAD empreende a sustentação da circulação sistêmica. A assistência uni- ou biventricular alivia o(s) ventrículo(s) de sua carga de trabalho agindo como bomba primária de suporte para a circulação pulmonar ou a pressão arterial sistêmica. Reduzir a carga de trabalho ventricular diminui a demanda cardíaca de oxigênio.

Dispositivos

Vários VAD estão disponíveis para uso. Determinados dispositivos estão comercialmente disponíveis, enquanto outros exigem licença especial para fins de pesquisa. Embora não exista um sistema de classificação universal, eles podem ser categorizados de acordo com quatro características funcionais gerais: duração pretendida do suporte (curto prazo *versus* longo prazo), tipo de suporte envolvido (univentricular *versus* biventricular), posição física real do dispositivo (interno *versus* externo) e tipo de fluxo sanguíneo produzido (pulsátil *versus* não pulsátil). Em geral, o suporte a curto prazo destina-se à assistência aos pacientes dos quais se espera uma recuperação de episódios de insuficiência VE aguda secundários ao infarto do miocárdio ou a procedimentos cirúrgicos. A assistência ventricular prolongada pode ser uma opção para os indivíduos que aguardam transplante cardíaco ou pode proporcionar um método alternativo de suporte cardíaco permanente.

■ Bombas não pulsáteis

Bombas centrífugas e de rolo são exemplos de VAD não pulsáteis capazes de fornecer suporte univentricular (para qualquer ventrículo) ou biventricular. Bombas centrífugas introduzem sangue perto do centro de um disco giratório que acelera o sangue na direção do disco periférico. Elas são utilizadas principalmente para a assistência ventricular a curto prazo, quando se espera a recuperação miocárdica. De modo raro, esses dispositivos foram usados como pontes para o transplante. Ambos os tipos estão aprovados pela FDA e encontram-se comercialmente disponíveis. As bombas centrífuga e de rolo são dispositivos extracorpóreos destinados ao suporte da circulação do sangue do paciente. Como esses dispositivos não geram fluxo sanguíneo pulsátil, o BIA é frequentemente utilizado em conjunto com eles para criar um pulso. O sangue é transportado do compartimento canulado até um console de bomba externo que circula o sangue de volta para os grandes vasos correspondentes por uma cânula separada. Se a insuficiência ventricular direita (IVD) for identificada depois da colocação de um LVAD, um RVAD pode ser adicionado ao suporte adicional com esses dispositivos.

Esses dispositivos podem ser inseridos com relativa rapidez e constituem métodos adequados de proporcionar a assistência circulatória a curto prazo. Os métodos de canulação e a colocação física do equipamento limitam a mobilidade e o nível de atividade do paciente. Com frequência, os pacientes mantidos com VAD estão sedados e paralisados. Uma bomba centrífuga comumente utilizada é o CentriMag® (Thoratec).

Bombas axiais, outro tipo de bomba não pulsátil, utilizam impulsionadores do tipo saca-rolhas que impulsionam o sangue por rotação rápida. Essas bombas são muito mais compactas que as bombas centrífugas e podem ser usadas a curto e longo prazos.[5] Além disso, elas pesam menos que as bombas centrífugas, são mais compactas e, por conseguinte, mais confortáveis para os pacientes.

Os sistemas de oxigenação por membrana extracorpórea (ECMO; do inglês, *extracorporeal membrane oxygenation*) ou de CEC são métodos alternativos de RCP temporária envolvendo o suporte circulatório e a oxigenação do sangue do paciente. A CEC é utilizada principalmente para situações operatórias, mas demonstrou eficácia como mecanismo de suporte para pacientes incapazes de desmamar da bomba no período peroperatório ou para aqueles que necessitam de suporte cardiopulmonar e que são refratários aos esforços convencionais. A circulação do sangue entre o paciente e uma bomba externa é mantida pela canulação das veias femorais. O sangue venoso é desviado da circulação venosa central, bombeado através de um oxigenador de membrana, onde o oxigênio e o dióxido de carbono são trocados, e devolvido para a circulação arterial através da cânula da artéria femoral. Um mecanismo de aquecimento no console da bomba ajuda a manter a temperatura corporal durante o suporte circulatório.

A disposição rápida sem a necessidade de intervenção cirúrgica e a capacidade de proporcionar a estabilização hemodinâmica por um breve período consistem nas principais vantagens desses dispositivos de reanimação. A CEC e a ECMO permitem tempo para avaliação e intervenção adicionais durante os episódios de descompensação hemodinâmica aguda. As desvantagens incluem a necessidade contínua de uso de anticoagulante e a incapacidade de fornecer suporte circulatório prolongado. A presença de doença vascular periférica oclusiva poderia ser uma contraindicação para o emprego desses dispositivos.

Bombas pulsáteis

▶ **Bombas pulsáteis implantáveis.** As bombas implantáveis são fabricadas com a intenção de proporcionar suporte VE a longo prazo, enquanto possibilitam ao paciente certa independência física. Alguns dispositivos alcançaram sucesso em um paciente por mais de 1 ano enquanto aguardava o transplante cardíaco. Muitos pacientes com dispositivos implantáveis foram fisicamente reabilitados ao participarem em programas de fisioterapia regular e nas atividades de vida diária normais, enquanto foram mantidos com VAD. Isso poderia prepará-los melhor fisicamente para resistir ao processo de transplante.

O implante cirúrgico do VAD necessita de uma esternotomia e do uso da CEC. A posição do aparelho fica em uma bolsa abdominal, exatamente abaixo do diafragma no lado esquerdo. Tipicamente, o conduto do influxo é colocado em um túnel através do diafragma e anastomosado ao ápice do ventrículo esquerdo. O conduto de efluxo é trazido ao redor do diafragma e anastomosado à aorta ascendente. Fios que se estendem desde

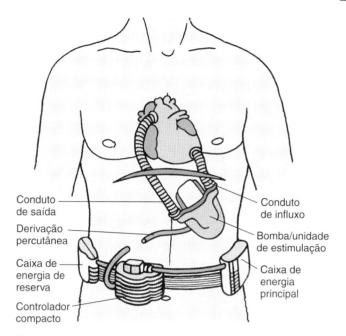

Figura 18.23 Dispositivo de assistência VE implantável portátil. (Cortesia de Novacor Division, Baxter Healthcare Corporation, Oakland, CA.)

o dispositivo implantado são colocados em um túnel através da pele do paciente e conectados a uma fonte de energia externa portátil. Essa fonte de energia pode ser um console portátil ou bateria que é usada pelo paciente (Figura 18.23).

As unidades de bomba dos VAD implantáveis são encapsuladas em uma estrutura rígida e consistem em um saco de bomba de sangue e placas de impulsão únicas ou duplas (dependendo de cada aparelho). Os condutos de influxo e efluxo possuem válvulas que sustentam o fluxo sanguíneo unidirecional. Esses dispositivos funcionam sob o princípio de converter a energia elétrica ou pneumática em energia mecânica. Essa energia mecânica ativa as placas de impulsão, fazendo com que elas comprimam o saco sanguíneo no momento apropriado. A compressão do saco sanguíneo causa a ejeção do sangue para fora do saco da bomba e para dentro da aorta ascendente através do conduto de efluxo. Esses dispositivos apresentam volumes sistólicos de 70 a 83 mℓ e podem sustentar débitos de bomba maiores que 10 ℓ/minuto.

▶ **Bombas pulsáteis externas.** Dois dispositivos pulsáteis externos comumente utilizados são o VAD Thoratec® e a bomba Abiomed®. Ambos os dispositivos mantiveram com sucesso os pacientes pós-cardiotomia e os pacientes em ponte para o transplante cardíaco.

O VAD Thoratec® é um dispositivo impulsionado pneumaticamente que é posicionado externamente, na porção superior do abdome do paciente. Sua aplicação requer uma incisão de esternotomia e o uso de CEC. A estrutura de movimentação da bomba, os condutos de influxo e efluxo e as técnicas de canulação dos compartimentos e grandes vasos são similares, sem exceção, aos dos dispositivos implantáveis. Uma importante diferença é que as cânulas que sustentam o fluxo sanguíneo atravessam a parede torácica do paciente até a bomba posicionada externamente. Uma vantagem desse aparelho é a capacidade de proporcionar o suporte uni- ou biventricular, dependendo da extensão da insuficiência cardíaca. A Figura 18.24 é um exemplo de suporte biventricular. Outra vantagem é que, devido à sua

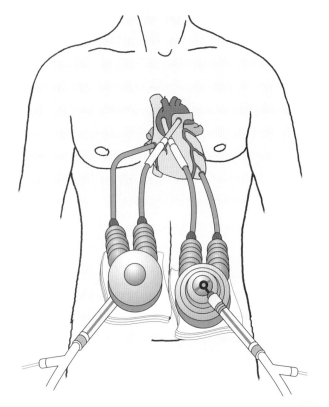

Figura 18.24 Dispositivo de assistência ventricular pneumática Thoratec®. Colocação externa com capacidade de assistência biventricular. (Cortesia de Kathy J. Vaca, RN, Department of Surgery, St. Louis Health Sciences Center, St. Louis, MO.)

posição externa, o tamanho corporal pequeno do paciente é uma contraindicação a menos quando se considera a necessidade de assistência ventricular.

Outro VAD externo, a bomba Abiomed®, destina-se ao suporte uni- ou biventricular a curto prazo. Ele é empregado nos pacientes quando a recuperação miocárdica é esperada e como uma ponte para o transplante. Os componentes consistem em cânulas para os acessos venoso e arterial, bombas sanguíneas para manter o fluxo sanguíneo unidirecional e a circulação sistêmica e um console de impulsionamento pneumático que proporciona a fonte de energia. Os locais de canulação para esse dispositivo são ambos os átrios, a artéria pulmonar e a aorta ascendente. O enchimento das bombas de sangue ocorre passivamente por gravidade; portanto, as bombas de sangue devem ser seguramente posicionadas abaixo do nível do coração para promover o fluxo sanguíneo adequado para dentro de seus compartimentos (Figura 18.25). Uma desvantagem desse dispositivo é que prejudica significativamente a mobilidade do paciente.

▸ **Avanços no suporte circulatório mecânico.** Muitos avanços ocorreram no suporte circulatório mecânico ao longo da última década. Avanços na tecnologia de VAD foram introduzidos na terceira geração de aparelhos que usam bombas rotatórias a fim de criar um fluxo centrífugo com o auxílio de rotores em levitação magnética. O uso de rolamentos magnéticos em vez dos tradicionais rolamentos revestidos de sangue tem efeitos positivos, inclusive tempo de funcionamento estendido, melhoria na confiabilidade e dano sanguíneo diminuído.[6] Um exemplo desse tipo de dispositivo é o HVAD™ (HeartWare™).

Outro avanço recente no suporte circulatório mecânico foi a introdução de bombas muito pequenas que podem ser incorporadas em um cateter transvascular. Procedimentos cirúrgicos importantes são necessários para o implante de todos os outros

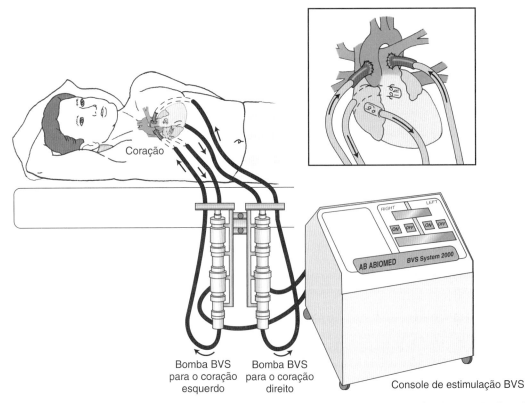

Figura 18.25 Sistema de suporte biventricular Abiomed®. (Desenho por cortesia de ABIOMED Cardiovascular, Inc., Danvers, MA.)

modelos de VAD, enquanto os LVAD baseados em cateter podem ser aplicados por via percutânea. Vários desses dispositivos foram desenvolvidos, incluindo o LVAD Tandem Heart, que é um LVAD centrífugo extracorpóreo.

Os corações artificiais foram aprovados nos EUA pela FDA para investigação científica de sua eficácia. A Abiomed desenvolveu o primeiro coração substituto totalmente implantável, conhecido como AbioCor TAH (coração totalmente artificial; do inglês, *totally artificial heart*). Dispositivos como o AbioCor destinam-se ao uso em pacientes inelegíveis para receber um VAD, como aqueles com insuficiência cardíaca direita e esquerda. O AbioCor recebeu o Certificado de Dispositivo Humanitário da FDA em setembro de 2006. Além disso, a SynCardia Systems desenvolveu o dispositivo CardioWest™, que é um coração artificial pneumático implantável. O sangue e o ar em cada ventrículo do coração são separados por uma bainha de poliuretano e acionados por ar comprimido proveniente do console externo.[6]

Enquanto o AbioCor é um dispositivo compacto, o dispositivo CardioWest™ é idealizado de tal modo que os pacientes são conectados a um grande console através de tubos em sua parede torácica.

▶ **Modalidades de operação.** Com a exceção do dispositivo Abiomed®, as bombas pulsáteis possuem várias modalidades de operação. Duas modalidades primárias dependem do ECG do paciente ou da velocidade do fluxo sanguíneo através da bomba durante cada ciclo cardíaco. Na modalidade de deflagração pelo ECG, a bomba inicia a ejeção do sangue em conjunto com o complexo QRS do paciente; a onda R age como o deflagrador para a sístole da bomba. A segunda modalidade é uma modalidade dinâmica que permite que a bomba responda à frequência cardíaca mutável, dependendo do nível de atividade do paciente. A sístole da bomba e o débito cardíaco dependem do fluxo sanguíneo sentido pelo dispositivo, o qual é programado para responder às alterações na velocidade de enchimento da bomba, quando o sangue passa do ventrículo esquerdo para o saco sanguíneo do impulsionador da bomba. Essa capacidade é particularmente importante quando o nível de atividade de um paciente aumenta durante a fase de recuperação depois do implante. Uma terceira modalidade de operação, raramente usada clinicamente, é uma modalidade de frequência fixa que funciona de modo independente do coração original.

Implicações de enfermagem

Historicamente, os receptores de VAD receberam cuidados em UTI, comumente intubados e sedados. A evolução da tecnologia e o uso de dispositivos portáteis como pontes para o transplante mudaram a modalidade de cuidado. Atualmente, os pacientes são encorajados a ser independentes, a buscar a reabilitação física e a engajar-se nas atividades normais de vida diária quando possível (Figura 18.26). Determinados pacientes podem até mesmo receber alta do hospital. A enfermeira tem uma oportunidade de ser a referência na coordenação dos cuidados ao paciente e no gerenciamento dos resultados com essa nova população de pacientes.

Durante a fase pós-operatória imediata, a enfermeira de cuidados críticos deve estar ciente das respostas fisiológicas esperadas e das complicações pós-operatórias comuns associadas ao implante do dispositivo. A enfermeira determina se o equipamento está funcionando de maneira adequada monitorando os parâmetros associados à perfusão tissular adequada

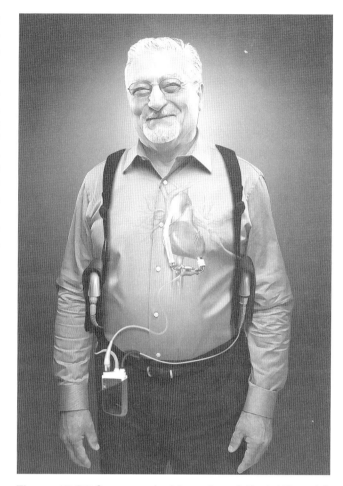

Figura 18.26 Com o uso do sistema de assistência VE portátil, o paciente é capaz de gozar de independência nas atividades externas. Alguns pacientes podem fazer passeios ou receber alta do hospital. (HeartMateII e St. Jude Medical são marcas registradas de St. Jude Medical, Inc. ou suas companhias relacionadas. Reproduzida, com autorização, de St. Jude Medical, ©2016. Todos os direitos reservados.)

e à função melhorada do órgão terminal, porque essas são as principais metas do implante do VAD. A instabilidade hemodinâmica e a manutenção das pressões de enchimento adequadas são questões críticas no período pós-operatório imediato. Dentre as outras questões encontradas pela enfermeira de cuidados críticos, incluem-se arritmias, complicações hemorrágicas, infecções, eventos tromboembólicos e possíveis problemas mecânicos associados aos dispositivos.

Quando recebem alta, os pacientes e seus cuidadores primários precisam ser educados sobre a operação do equipamento e como solucionar o mau funcionamento deste. Um indivíduo capaz de operar o VAD precisa acompanhar o paciente em todos os momentos. Os cuidados de enfermagem devem facilitar a integração do estilo de vida do paciente com os limites criados por ter um VAD implantado para o suporte prolongado.

Uma enfermeira especialista ocupa uma posição central ao assumir o papel de gerente do caso que facilita a implementação dos percursos clínicos, protocolos e procedimentos relacionados com o progresso do paciente da fase aguda para a fase crônica do processo de reabilitação. A educação permanente facilitada por um enfermeira clínica especialista será vital para o cuidado ao paciente à medida que quantidades

314 Parte 5 Sistema Cardiovascular

crescentes de enfermeiras de ambientes clínicos e, possivelmente, do ambiente ambulatorial precisam cuidar desta população de pacientes. Conforme mais pacientes recebem os dispositivos portáteis e se aproximam da possibilidade de alta hospitalar, o gerenciamento do caso será uma faceta principal do cuidado ao paciente.

Complicações associadas à terapia com BIA e suporte circulatório

Sangramento

O prolongamento dos tempos de sangramento constitui um efeito colateral da exposição à CEC, o que é normalmente revertido no período pós-operatório inicial. Com o uso do suporte circulatório mecânico, a exposição contínua do sangue a uma superfície artificial provoca trauma plaquetário. Ocorre uma cascata de eventos envolvendo plaquetas, leucócitos, sistema fibrinolítico e sistema complemento. A frequência e a gravidade do sangramento associadas aos dispositivos circulatórios artificiais foram reduzidas por técnicas cirúrgicas e métodos de manutenção da hemostasia melhorados, pela reversão da heparina, pela infusão de fatores da coagulação (plaquetas, plasma fresco congelado) e experiência contínua com o equipamento. Em geral, os episódios de sangramento grave são corrigidos dentro das primeiras 24 horas depois do implante cirúrgico de um VAD.

Os fatores associados ao sangramento pós-operatório aumentado nos receptores de VAD são o uso pré- e pós-operatório de anticoagulantes; coagulopatias secundárias ao choque cardiogênico, ICC e exposição prolongada à CEC; e o uso de múltiplos locais de canulação. A instabilidade hemodinâmica, uma redução no débito cardíaco original e no débito do aparelho, um risco de isquemia para os órgãos-alvo, e o possível tamponamento cardíaco são, sem exceção, efeitos deletérios associados ao sangramento descontrolado no paciente sustentado por um VAD. No paciente que está recebendo terapia com BIA, o sangramento está em geral relacionado com o uso de anticoagulação contínua ou com o desenvolvimento de coagulopatias. Em geral, o sangramento ocorre no local de inserção do cateter com balão. Em ambas as populações de pacientes, as intervenções de enfermagem incluem observar os locais de canulação externos para a transudação, monitorar as alterações nos sinais vitais (principalmente os parâmetros hemodinâmicos, como as pressões de enchimento para os receptores de VAD) e valores laboratoriais, além de avaliar regularmente a perfusão tissular adequada.

Eventos tromboembólicos

A aplicação do BIA coloca o paciente em risco para eventos tromboembólicos. No momento da inserção, a placa pode ser deslocada da parede vascular ou os êmbolos podem desprender-se de um trombo que se formou no cateter de demora ou no balão. Ambas as situações podem prejudicar a circulação para os membros distais e outros órgãos vitais ou provocar um AVC. O uso contínuo de anticoagulantes com infusão de heparina é necessário durante a terapia com BIA; também podem ser utilizadas infusões de dextrana.

O desenvolvimento de um trombo e a migração dos êmbolos foram associados ao uso do suporte circulatório mecânico. Os regimes de anticoagulantes e a prevenção de eventos embólicos

são questões não solucionadas no tratamento clínico dos receptores de VAD. Atualmente, a terapia com anticoagulante é controlada de forma diferente, dependendo do dispositivo inserido. Os dispositivos usados para sustentação a curto prazo requerem o uso profilático de infusões de heparina em dose baixa. Semelhante ao BIA, as infusões de dextrana podem ser empregadas em conjunto com a heparina. Os pacientes que são mantidos com os dispositivos Novacor®, HeartMate® e Thoratec® e que exigem suporte prolongado estão em maior risco, secundário aos extensos períodos de exposição ao aparelho. Comumente, esses pacientes são tratados com infusões de heparina na fase pós-operatória imediata. Durante o período de suporte estendido, a heparina é diminuída progressivamente e a terapia com varfarina é iniciada para manter o TP em uma taxa média de INR de 2,0 a 2,5.[7] Os agentes antiplaquetários, como o dipiridamol, podem ser usados em conjunto com a terapia com varfarina. Obter as avaliações neurológicas basal e pós-implante, monitorar os pulsos periféricos, principalmente aqueles distais aos locais de canulação, e avaliar a perfusão tissular são medidas críticas para o reconhecimento e intervenção precoces de qualquer evento embólico.

Insuficiência ventricular direita

A insuficiência VD contribui significativamente para a morbidade e a mortalidade em pacientes submetidos a implante de LVAD. Em um esforço para detectar risco para insuficiência VD em pacientes candidatos a implante de LVAD, pesquisadores da University of Michigan desenvolveram um instrumento de avaliação do risco pré-operatório.[9] O escore de risco é calculado usando dados clínicos preexistentes. Comprovou-se cientificamente que tal escore estratifica o risco para insuficiência VD e morte após implante de LVAD.[9]

A insuficiência VD se torna um problema para os pacientes com LVAD quando as capacidades de bombeamento do dispositivo excedem aquelas do ventrículo esquerdo prejudicado, a circulação sistêmica e a pré-carga VD aumentam, elevando subsequentemente a carga de trabalho VD. O débito VD é maior em um paciente com ventrículo direito saudável. No entanto, um paciente com insuficiência VD subjacente pode não ser capaz de lidar com esse aumento no volume circulatório. A disfunção VD primária pode não ficar evidente até que o coração direito seja desafiado pelo débito cardíaco do LVAD. Quando a insuficiência VD se desenvolve depois do implante do LVAD, os vasodilatadores e os inotrópicos IV, como a prostaglandina E_1, o isoproterenol e a epinefrina, são utilizados para reduzir as pressões pulmonares e melhorar a contratilidade VD. Pode ser possível adicionar um RVAD para suporte adicional quando a intervenção farmacológica não for bem-sucedida. A prática clínica demonstrou que a adição de um RVAD depois da aplicação do LVAD é um indicador prognóstico ruim.[9]

Infecção

Os indivíduos que requerem assistência circulatória mecânica e terapia com BIA estão em risco aumentado de infecção secundária aos procedimentos cirúrgicos e à presença de cânulas externas, bombas, fios, e assim por diante. Muitos desses pacientes sofrem de doença crônica que os torna mais imunocomprometidos. A infecção pode estar relacionada com as feridas cirúrgicas depois da inserção do dispositivo, linhas de monitoramento invasivas, aplicação de dreno, estado pulmonar ou estado nutricional. O reconhecimento precoce dos sinais e sintomas de infecção, bem como a intervenção precoce, podem evitar o desenvolvimento de sepse. A detecção precoce é particularmente importante porque alguns desses pacientes aguardam transplante cardíaco, e uma infecção poderia impedir o transplante. A lavagem rigorosa das mãos, a troca ou a remoção das linhas invasivas ou drenos, quando apropriado, a adesão às técnicas e esquemas de troca de curativo estéril e o uso apropriado de antibióticos profiláticos são barreiras efetivas para o desenvolvimento de infecção. A extubação e a mobilização precoces são as metas para os pacientes com dispositivos implantados. As intervenções de enfermagem essenciais incluem o monitoramento dos locais invasivos para os sinais de infecção, o encorajamento da boa higienização pulmonar, o aumento do nível de atividade conforme tolerado e a promoção da nutrição adequada.

Arritmias

Muitos pacientes com miocardiopatia que requerem alguma forma de assistência circulatória apresentam arritmias antes da inserção de um dispositivo. Com frequência, elas continuam depois do implante do dispositivo e podem atrapalhar a sua função, dependendo do ritmo. As arritmias devem ser tratadas quando ocorrerem, e deverão ser feitas tentativas para restaurar o ritmo sinusal.

A assistência circulatória com BIA é afetada por arritmias. O aumento diastólico e a assistência sistólica diminuem na presença de ritmos irregulares, como a fibrilação atrial ou o ritmo sinusal com ectopia frequente. Essas alterações de ritmo dificultam o controle da regulação temporal da insuflação e desinsuflação do balão. As arritmias ventriculares letais precisam ser tratadas da forma convencional porque o BIA se destina apenas a aumentar o débito cardíaco existente.

A função VD e a manutenção do débito de bomba adequado são as preocupações principais relacionadas aos receptores de LVAD com arritmias ventriculares letais. Esses pacientes podem carecer de função VD suficiente para manter o débito cardíaco durante a arritmia ventricular, ainda que a função VE tenha sido assumida pelo LVAD. Embora se saiba que o fluxo do LVAD e a pressão arterial média diminuam em cerca de 20%, demonstrou-se que os pacientes com LVAD toleram arritmias ventriculares letais sustentadas sem a necessidade de suporte por RVAD. Os sintomas associados a esses ritmos e estados de baixo fluxo são, em geral, a fraqueza e as palpitações. Os pacientes que recebem suporte biventricular deverão ser capazes de manter os débitos adequados do dispositivo apesar da arritmia, porque as funções VE e VD foram assumidas pelo VAD. Comumente, a fibrilação atrial é tolerada por esses pacientes, ainda que ela possa ter algum efeito sobre a função cardíaca direita. A bradicardia grave e a taquiarritmia precisam ser abordadas porque mudarão o fluxo e o débito da bomba. Os ritmos cardíacos requerem monitoramento rigoroso para detectar quaisquer alterações agudas.

Déficits nutricionais

O estado nutricional é um importante elemento para qualquer processo de recuperação. Muitos pacientes tiveram ICC em estágio terminal e estão nutricionalmente depletados antes de qualquer intervenção cirúrgica, o que os coloca em um risco mais elevado para déficits nutricionais durante a fase pós-operatória. A nutrição adequada é necessária para a cicatrização da ferida. Obter o parecer do nutricionista, encorajar o aumento da ingesta oral e flexibilizar as refeições ajudará esses pacientes a satisfazer suas metas nutricionais. Os pacientes com sustentação por BIA e VAD que apresentam intubação e sedação requerem alimentações parenterais e enterais. Aqueles com dispositivos implantados progridem mais adiante para uma dieta regular, mas podem precisar de refeições menores e mais frequentes. A sensação de plenitude ou saciedade precoce não é incomum para esses pacientes devido à localização abdominal do dispositivo.

Fatores psicossociais

Tanto a inserção do balão quanto a do VAD geralmente são intervenções de emergência e não planejadas para uma condição em deterioração. O monitoramento intensivo é ameaçador para o paciente e para a família; assim, são muito importantes as explicações dos procedimentos e ambientes. Os membros da família precisam ser preparados antes de visitar o ente querido imediatamente após a inserção do dispositivo. A meta consiste em aliviar a ansiedade e ajudar o paciente e a família a se sentirem mais seguros em um ambiente estranho. A comunicação honesta ajuda os membros da família a reconhecer as mudanças na condição de seu ente querido e a tomar decisões realistas e informadas a respeito do cuidado ao paciente. Com frequência, é benéfico colocar a família em contato com outros profissionais que possam proporcionar objetivamente o suporte emocional. As questões com que as famílias e os pacientes se confrontam incluem o medo, a desesperança e a morte.

Com frequência, os pacientes criticamente doentes sofrem de desorientação e privação do sono. A imobilidade e os ruídos desconhecidos da UTI tendem a aumentar o estresse e a ansiedade. Os mecanismos que ajudam com o alívio do estresse e da ansiedade incluem a reorientação frequente pela equipe de enfermagem e o contato com membros da família. A melhor organização do tempo e dos procedimentos também reduz o estresse porque permite ao paciente períodos mais longos de repouso ininterrupto.

Os problemas psicossociais e a educação do paciente dominam o foco da enfermeira durante períodos de suporte estendido com VAD; a maioria dos pacientes requer cuidado direto da enfermeira no mínimo até ser considerado estável e ter alta da UTI. A independência aumentada em atividades da vida diária, a reabilitação física continuada e a educação do paciente são enfatizadas. Todos os aspectos da fase de reabilitação devem incluir os familiares do paciente ou um indivíduo de apoio identificado. Além disso, sentimentos de isolamento podem se desenvolver, dado que os protocolos da FDA sobre os dispositivos de investigação podem restringir a atividade social e a mobilidade do paciente.

Tratamento de arritmias

Cardioversão elétrica

A terapia com cardioversão elétrica é usada na conversão sustentada da taquicardia supraventricular (inclusive fibrilação e *flutter* atriais) e ventricular (com um pulso) para o ritmo sinusal, sobretudo quando a arritmia causa colapso hemodinâmico. A terapia pode ser usada de maneira eletiva para arritmias de início recente que não respondem a fármacos antiarrítmicos. Em oposição à desfibrilação, que libera uma corrente não sincronizada para o coração através da parede torácica na tentativa de converter a taquicardia/fibrilação ventricular sem pulso para o ritmo sinusal (ver seção "Reanimação cardiopulmonar", mais adiante), a cardioversão libera um choque que é sincronizado com a atividade do coração. Ao posicionar o desfibrilador para a modalidade sincronizada, o dispositivo detecta a onda R do paciente e libera o choque durante a despolarização ventricular. Em consequência, não há perigo de o choque ser liberado durante a repolarização ventricular (onda T), o que poderia resultar em FV espontânea. As indicações para a cardioversão e as recomendações para os joules iniciais usados estão listadas na Tabela 18.5.[1,2] As precauções e contraindicações relativas à cardioversão são descritas na Tabela 18.6.

A energia necessária para converter a taquicardia ventricular monomórfica com pulso pode ser tão baixa quanto 100 J a princípio, seguida por 200, 300 ou 360 J, conforme necessário para a conversão.[1,2] A energia necessária para a conversão do *flutter* atrial é de 50 a 100 J.[1,2] A energia necessária para converter a fibrilação atrial é maior, começando com 120 a 200 J bifásicos ou 200 J monofásicos.[1,2] Depois da conversão para o ritmo sinusal, deverá ser iniciada a terapia antiarrítmica para a manutenção do ritmo. Embora as recomendações sejam feitas para o número de joules necessários para converter os vários ritmos, a energia real necessária varia, dependendo da duração da arritmia, da impedância transtorácica e da morfologia da forma de onda do desfibrilador (*i. e.*, monofásico *versus* bifásico).[2]

Passos para cardioversão

1. Explicar o procedimento ao paciente e obter autorização por escrito (consentimento informado).
2. Manter restrição de alimentos e água do paciente durante 6 a 8 horas antes da cardioversão, a menos que seja necessária a cardioversão de emergência.
3. Se a cardioversão da fibrilação ou do *flutter* atrial tiver sido persistente por mais de 48 horas ou por uma duração desconhecida, assegurar que o coágulo intra-atrial tenha sido excluído: com uma terapia de INR por 3 semanas; com a observância, por parte do paciente, à terapia com NOAC (novos anticoagulantes orais, como dabigatrana, rivaroxabana ou apixabana) por 3 semanas; ou com ecocardiograma transesofágico.[3]
4. Se o paciente receber digitálico contínuo, confirmar se os níveis de digoxina são terapêuticos. Os pacientes com intoxicação digitálica não deverão submeter-se à cardioversão eletiva até que os níveis estejam normalizados.
5. Registrar um ECG de 12 derivações e os sinais vitais, estabelecer um acesso venoso, monitorar os níveis de saturação de oxigênio sanguíneo e providenciar todo o equipamento de reanimação necessário.
6. Avaliar os níveis de potássio e magnésio e oferecer a suplementação necessária.
7. Ligar o desfibrilador e o monitor e fixar os eletrodos de monitoramento ao tórax do paciente. Evitar colocar os eletrodos na área em que as almofadas de desfibrilação serão posicionadas. Alguns aparelhos permitem o monitoramento e a desfibrilação através de placas de desfibrilação descartáveis.
8. Selecionar uma derivação de monitoramento que forneça um bom padrão de ECG com uma onda R alta. Se o monitoramento por meio de placas de desfibrilador for descartável, selecionar a derivação "acolchoadas".
9. Ligar o botão na modalidade sincronizador. O tamanho da onda R ou a derivação monitorada podem precisar ser ajustados até que o marcador de sincronização apareça em cada onda R.
10. Fazer a sedação do paciente e manter uma via respiratória adequada.
11. Remover as almofadas e aplicar nelas uma quantidade generosa de gel de eletrodo, ou aplicar o gel na parede torácica. Deve-se ter cuidado para não esfregar o gel do eletrodo entre as duas almofadas sobre o tórax. As placas de desfibrilador descartáveis pré-carregadas com gel podem ser selecionadas em vez de usar as almofadas comuns.
    a. Quando placas de gel sem contato manual são empregadas, desconectar as almofadas do desfibrilador e conectar o pino terminal das placas com o desfibrilador usando um adaptador. Colocar a placa do esterno à direita do esterno, exatamente abaixo da clavícula, e a placa de ápice abaixo da margem anterior/axilar do tórax esquerdo. Aplicar firmemente cada placa do centro até a periferia, observando se não existem bolsas de ar, as quais podem provocar o arco elétrico e queimaduras cutâneas.
    b. Quando usar almofadas, colocar uma exatamente abaixo da clavícula direita e a outra sobre o ápice do coração. Certificar-se de que as almofadas ou placas estejam afastadas dos fios de eletrodos ou de um marca-passo ou gerador de desfibrilador cardioversor implantável.

Tabela 18.5 **Indicações e necessidades de energia para cardioversão.**

Indicações	Energia em joules (J) Forma de onda monofásica
TV monomórfica com pulso	100 a 360
Flutter atrial	50 inicialmente
Fibrilação atrial	200 inicialmente (monofásica) 120 a 200 (bifásica)

Tabela 18.6 **Precauções/contraindicações à cardioversão.**

Condição	Complicações
Intoxicação digitálica	Irritabilidade ventricular, assistolia
Anormalidades eletrolíticas (*i. e.*, hiperpotassemia, hipopotassemia, hipomagnesemia)	Irritabilidade/fibrilação ventricular
Fibrilação atrial com resposta ventricular lenta	Assistolia, braquicardia pós-cardioversão
Fibrilação atrial de duração desconhecida com anticoagulação inadequada	Tromboembolização
Dependência de marca-passo	Elevação nos limiares com perda de captura
Onda R de baixa amplitude	Sincronização na onda T levando à fibrilação ventricular

12. Definir o nível de energia desejado.
13. Pressionar o botão carregar. Uma luz piscará até que as almofadas estejam totalmente carregadas.
14. Tornar a confirmar os marcadores de sincronização nas ondas R no monitor.
15. Dizer "afaste" para certificar-se de que ninguém esteja tocando no paciente ou no leito.
16. Enquanto estiver aplicando 10 kg de pressão firme sobre as pás, apertar e manter ambos os botões de descarga das pás até que o desfibrilador descarregue. Manter o contato na parede torácica até que o aparelho libere o choque. Haverá um retardo momentâneo desde a pressão do botão de descarga até a liberação do choque por causa da sincronização com a onda R. A falha em manter as almofadas sobre o tórax pode resultar em falha de cardioversão e queimaduras no tórax.
17. Avaliar o ritmo, a via respiratória e os sinais vitais do paciente.
18. Os choques subsequentes podem precisar ser liberados. Em caso positivo, certificar-se de selecionar a modalidade sincronizada.
19. Se o ritmo do paciente deteriorar para a fibrilação ventricular, desligar o sincronizador e desfibrilar imediatamente o paciente, começando com 200 J e aumentando para 360 J, conforme necessário.
20. Depois da cardioversão, observar o paciente quanto a alterações no ritmo, pressão arterial e respirações. Os pacientes com fibrilação atrial que converte com pausas sinusais podem apresentar a síndrome taquibradicardia subjacente. Estar de prontidão para o marca-passo transcutâneo, quando necessário, ou ter sulfato de atropina prontamente disponível. Se o paciente possui marca-passo, preparar-se para perguntar sobre ele ou para reprogramá-lo, porque um aumento temporário nos limiares de captura pode ocorrer após a cardioversão. Os antigos modelos de marca-passo podem reverter para uma modalidade redefinida ou de base.
21. Agentes antiarrítmicos adicionais podem ser administrados para manter o ritmo sinusal se não tiverem sido iniciados anteriormente à cardioversão.
22. Monitorar o estado respiratório do paciente e o nível de consciência porque a sedação foi liberada antes do procedimento. Inspecionar a parede torácica quanto a quaisquer sinais de queimaduras e tratar de maneira apropriada.
23. Registrar no prontuário o procedimento, os resultados do procedimento e o estado do paciente.

Ablação com cateter

A ablação com cateter de radiofrequência é um procedimento invasivo usado para o tratamento das arritmias. Antes de considerar ablação com cateter, é recomendado avaliar os riscos do procedimento e os desfechos relevantes para cada paciente. A técnica envolve a inserção de cateter percutâneo no coração através de uma veia ou artéria e a aplicação de radiofrequência ou crioablação. A liberação da extremidade com eletrodo de cateter para as áreas visadas responsáveis por início ou condução da arritmia limita o dano tecidual.

O uso clínico da ablação do tecido cardíaco com cateter começou em 1980. Os choques por corrente direta eram liberados para o tecido cardíaco através de um cateter ligado a um desfibrilador. Como essa técnica foi associada a complicações significativas, foram investigados meios mais seguros para fazer a ablação do tecido.

A energia de radiofrequência, a fonte primária de energia utilizada para ablação do tecido cardíaco, é produzida por corrente alternada (CA) liberada a 500 kHz pela extremidade do cateter de modo unipolar. O circuito se completa com uma almofada de aterramento aplicada na pele do paciente. O calor de resistência é criado à medida que a energia se dissipa, o que resulta em uma lesão pequena e localizada no tecido cardíaco. Temperaturas teciduais de 50°C ou mais levam à lesão tecidual irreversível. Quando adequadamente delineada, essa área de lesão localizada pode evitar o início da arritmia (o "foco") ou interromper a sua condução (a "via acessória"). O tamanho da lesão resultante depende da temperatura do eletrodo, da energia liberada e da duração da CA utilizada. Quando a temperatura tecidual excede 100°C, a formação do coágulo e a carbonização na interface eletrodo–tecido impedem a liberação de energia adicional e aumentam o risco para a ventilação da névoa até o tecido endocárdico, causando, possivelmente, a perfuração. O resfriamento do eletrodo (p. ex., pela irrigação com soro fisiológico) reduz o risco de superaquecimento e permite o maior tamanho da lesão gerado pela energia maior. O tamanho, a forma e o material do eletrodo do cateter de ablação também influenciam a lesão resultante.[4]

Indicações para a ablação

Tanto a arritmia atrial (FA, *flutter* atrial, TSVP [taquicardia supraventricular paroxística]) quanto a ventricular (TV, CVP) podem ser tratadas com ablação por radiofrequência.

A maior parte das TSVP é causada por taquicardia nodal AV reentrante (TNAVR) ou por uma taquicardia AV reentrante (TAVR). A TSVP também pode ser causada por taquicardia intra-atrial reentrante. As arritmias ventriculares sintomáticas recorrentes ou com risco de morte também podem ser indicações para a ablação. As indicações para os procedimentos de ablação por cateter são incluídas nas diretrizes desenvolvidas pela AHA e Heart Rhythm Society sobre ablação por cateter.[5]

O mecanismo mais comum para a TSV é a reentrada, a qual acontece quando a condução de um impulso através do tecido miocárdico é inicialmente bloqueada (ou funcionalmente refratária, não responsiva ao estímulo) em uma direção. A frente de onda em progressão prossegue através de uma via alternativa mais lenta. Quando a via previamente refratária se recupera, os impulsos elétricos voltam a percorrer o trajeto e, então, encontram seu caminho de volta para a via alternativa mais lenta. Em consequência disso, ocorre um padrão de condução reentrante em circuito.

■ Taquicardia nodal atrioventricular reentrante

Podem existir no nodo AV duas vias funcionais para a condução: uma via lenta e uma via rápida. Quando ambas estão presentes, o nodo AV é descrito como tendo fisiologia dupla. A TNAVR, o tipo mais comum de TSVP, ocorre quando um nodo AV com fisiologia dupla é estimulado por uma contração atrial prematura. A via rápida, que é usada preferencialmente no ritmo sinusal normal, não é recuperada, de modo que o impulso viaja para baixo pela via lenta e ativa os ventrículos. No ECG de superfície, esse ritmo de iniciação seria visualizado como uma contração atrial prematura com um intervalo PR longo. Depois, o impulso retorna para os átrios através da via rápida, que agora recuperou a excitabilidade, e depois desce para os ventrículos pela via lenta, fazendo com que o circuito

318 **Parte 5** Sistema Cardiovascular

reentrante se perpetue. A ablação seletiva da via lenta é o método preferido para tratar a TNAVR. Os locais de ablação da via rápida são mais próximos do nodo AV compacto, e a ablação da via rápida pode ser complicada pelo BAV de alto grau.

■ Taquicardia atrioventricular reentrante

No coração normal, o nodo AV e o feixe de His servem como a conexão entre os átrios e os ventrículos para o sistema de condução. Os ritmos da TAVR caracterizam-se pela presença de vias acessórias adicionais que ligam a condução entre os átrios e os ventrículos. A condução através das vias acessórias pode ser dos átrios para os ventrículos (condução anterógrada), dos ventrículos para os átrios (condução retrógrada) ou em ambas as direções. Os ritmos da TAVR resultam quando o movimento circular do impulso ocorre por causa da capacidade das vias acessórias de conduzir os sinais em ambas as direções.

Na síndrome de WPW, um padrão de ECG associado à TSVP e, por vezes, à anomalia de Ebstein da valva tricúspide, a pessoa possui uma via acessória de condução anômala ou vias que ligam os átrios e os ventrículos. Por causa dessas vias acessórias, a pessoa com síndrome de WPW está propensa a TAVR e fibrilação atrial com resposta ventricular rápida. Quando rapidamente conduzida, essas TSVP podem deteriorar-se em FV. A ablação das vias acessórias é utilizada para interromper o ramo rápido do circuito reentrante e para eliminar as arritmias agressoras.

■ Fibrilação ou *flutter* atrial

A ablação pode estar indicada para os pacientes com fibrilação/*flutter* atrial com uma resposta ventricular rápida que não foi controlada por terapia farmacológica. A junção AV pode sofrer ablação, rompendo totalmente a comunicação dos átrios para os ventrículos. A ablação bem-sucedida resulta em BAV completo com uma frequência ventricular de 40 a 60 bpm. Um marca-passo permanente é inserido depois da ablação da junção AV para garantir a presença de um ritmo confiável e frequência adequada, bem como para reduzir o risco de *torsade de pointes* dependente de bradicardia.

Além disso, a ablação para a fibrilação atrial pode ser realizada criando-se linhas de bloqueio ao redor dos deflagradores anatômicos (p. ex., ao redor do orifício da veia pulmonar), ou quando o foco é identificado ao se isolarem eletricamente os focos. As diversas técnicas requerem cateteres especiais e o equipamento de mapeamento.[5] No entanto, nem todos os tipos de fibrilação atrial são adequados para esse procedimento; a etiologia e o deflagrador da arritmia precisam ser elucidados antes que se tome uma decisão de realizar a ablação.

A terapia de ablação para o *flutter* atrial primário está indicada naqueles pacientes que possuem circuitos reentrantes no átrio direito. As lesões por ablação são direcionadas para criar uma linha de bloqueio ao longo de um istmo estreito entre a veia cava inferior e o ânulo tricúspide para interromper o circuito.[6] Quando bem-sucedida, a ablação do *flutter* atrial pode fornecer a cura permanente. Diferentemente da ablação do nodo AV, a ablação do *flutter* atrial não requer o implante de marca-passo permanente.

■ Arritmias ventriculares

O sucesso da ablação para o tratamento da taquicardia ventricular depende da causa da arritmia. A ablação por radiofrequência foi efetiva nos pacientes com taquicardia ventricular em coração estruturalmente normal e nos pacientes com taquicardia ventricular devido à reentrada do ramo do feixe. A técnica também teve algum sucesso limitado nos pacientes com taquicardia ventricular monomórfica hemodinamicamente estável associada a uma cicatriz miocárdica. Contudo, não é raro haver múltiplas morfologias (formas) de taquicardia ventricular nessa população, e algumas morfologias instáveis podem não ser adequadas à ablação.

Procedimento

Antes de uma ablação, o paciente se submete a um estudo eletrofisiológico (EFS) para avaliar a atividade elétrica do coração. O EFS é um teste invasivo em que os cateteres são colocados no coração para registrar os eletrográficos intracardíacos. O teste fornece informações sobre a sequência de ativação do coração durante o ritmo sinusal e qualquer sequência anormal da ativação durante a arritmia induzida. Um mapa elétrico é deduzido a partir dos registros elétricos para ajudar a identificar o foco de uma arritmia ou para localizar uma via acessória. O mapa orienta o posicionamento do cateter de ablação.

Depois que os cateteres são posicionados, obtêm-se registros eletrocardiográficos a partir dos eletrodos de superfície no tórax do paciente e dos eletrogramas (EGM) advindos dos eletrodos intracardíacos. A estimulação elétrica programada (PES; do inglês, *programmed electrical stimulation*) é então efetuada para induzir a arritmia, de tal modo que seu mecanismo e trajeto possam ser avaliados. Quando se confirma o diagnóstico da arritmia, um cateter de ablação é posicionado na área desejada do coração. Cateteres adicionais são posicionados para estimular os tecidos atrial e ventricular. O cateter de ablação contém múltiplos eletrodos destinados a identificar o local da arritmia e liberar a corrente de ablação. A extremidade distal do cateter pode ser flexionada para facilitar o acesso ao tecido e para garantir o contato direto. A fluoroscopia e o padrão eletrográfico a partir do cateter, bem como o equipamento de mapeamento especial e o ultrassom intracardíaco, ajudam o médico a determinar a área-alvo apropriada. O ECG clínico da taquicardia é um modelo útil da arritmia-alvo quando são induzidas várias morfologias.

Quando se identifica o local apropriado, a corrente de radiofrequência é aplicada por vários segundos até que se alcance a temperatura da extremidade desejada. Permite-se o tempo de aplicação mais prolongado quando se utiliza uma extremidade de cateter irrigada ou resfriada. Diversas lesões podem ser necessárias para eliminar o tecido condutor anormal. A eliminação bem-sucedida do local-alvo é determinada examinando-se os traçados do ECG e da eletrografia, sendo confirmada quando a arritmia não for mais passível de indução. Quando o procedimento for encerrado, os cateteres intracardíacos e as bainhas venosas ou arteriais são removidos, sendo implementados esforços para alcançar a hemostasia no local de inserção.

Cuidado de enfermagem

A enfermeira desempenha um papel vital no cuidado ao paciente que se submete à ablação por radiofrequência. Em colaboração com o eletrofisiologista, a enfermeira fornece informações para o paciente e para a família sobre o que esperar antes, no decorrer e depois do procedimento. O apoio psicossocial fornecido pela enfermeira pode ser crucial no auxílio do paciente e da família para enfrentarem as incertezas do tratamento da arritmia.

▪ Pré-ablação

A enfermeira participa da educação do paciente e da família sobre a ablação por radiofrequência (Quadro 18.18). Durante o período pré-ablação, a enfermeira registra o ECG de 12 derivações, monitora continuamente o ritmo cardíaco do paciente e trata qualquer arritmia de acordo com a prescrição médica. Os outros dados basais obtidos incluem sinais vitais, sons respiratórios, estado hídrico, bioquímica sérica, TP/INR e hemogramas completos. Em alguns casos, os medicamentos antiarrítmicos geralmente são interrompidos 2 a 3 dias antes do procedimento. O paciente fica em dieta zero por aproximadamente 8 horas antes do procedimento. Devido à exposição aos raios X durante o teste, é importante verificar se a paciente não está grávida. Nenhuma restrição de atividade é imposta antes do procedimento.

▪ Durante a ablação

A enfermeira no laboratório de eletrofisiologia é responsável pelo monitoramento do paciente durante todo o procedimento e por assistir o médico com as intervenções necessárias. A enfermeira deve ser competente no ACLS, de modo que uma situação de emergência possa ser manuseada da maneira apropriada.

No laboratório, a enfermeira explica ao paciente todos os procedimentos e ajuda a tranquilizá-lo. A enfermeira conecta o paciente a um monitor cardíaco e ao registro eletrofisiológico, além de aplicar uma placa de aterramento para o cateter de radiofrequência, as placas do desfibrilador, o aparelho de pressão arterial automático e o oxímetro de pulso. O oxigênio é fornecido por uma cânula nasal. Quando ainda não estiver em posição, um acesso venoso será inserido. A sedação consciente IV é administrada para garantir o conforto do paciente. Uma sonda urinária é inserida quando se prevê que o procedimento será demorado. Os locais de ambas as virilhas e da veia subclávia direita são tricotomizados e a pele é preparada. Um campo estéril é estabelecido e mantido durante todo o procedimento. Um avental de chumbo é colocado sob a região lombar do paciente para impedir que a radiação por fluoroscopia penetre no sistema reprodutor.

Durante todo o procedimento, a enfermeira monitora o estado hemodinâmico, o ACT quando se utiliza heparina, o nível de sedação e o conforto do paciente. A comunicação com o paciente é essencial, de modo que este seja mantido informado sobre a evolução do procedimento, minimizando a ansiedade e o medo. A enfermeira também adverte o paciente de que pode haver uma sensação de queimação durante um curto intervalo de tempo durante a ablação real.

▪ Pós-ablação

O exame completo e o monitoramento do paciente continuam depois do procedimento de ablação. Os componentes essenciais do exame incluem sinais vitais, ritmo cardíaco, locais de inserção de cateter, pulsos periféricos e nível de consciência. O paciente pode permanecer sonolento por várias horas e sentir náuseas e vômitos em consequência dos medicamentos. Quando foi utilizado um acesso arterial, a imobilização da perna e o repouso no leito são mantidos por aproximadamente 6 horas. Se apenas locais venosos forem empregados, o paciente pode começar a deambular em 4 horas. A enfermeira avalia o paciente quanto a qualquer dor ou desconforto e fornece as medidas de conforto, quando indicado. O estado do volume de líquidos é verificado, e, quando a condição do paciente é estável, a sonda urinária é removida.

Durante o período pós-ablação, a enfermeira avalia cuidadosamente o paciente quanto a qualquer evidência de complicações. A Tabela 18.7 lista as complicações potenciais mais comuns da ablação por radiofrequência e os sinais e sintomas associados.[7]

Quadro 18.18 | Orientação de ensino | Pré-ablação.

Os tópicos que o paciente precisa saber antes do procedimento de ablação incluem os seguintes:
- Propósito do procedimento
- A arritmia do paciente e como o procedimento ajudará
- Intervenções antes do transporte para o laboratório de eletrofisiologia
- A aparência do laboratorio, o equipamento no laboratorio e o pessoal do laboratório de eletrofisiologia
- O uso de sedação consciente IV, inclusive o efeito amnésico/analgésico da sedação consciente e possíveis efeitos colaterais, como náuseas, vômitos ou hipotensão
- Sensações associadas ao procedimento, tais como:
  - Sensação de frio devido ao agente antisséptico
  - Sensação de pressão pela inserção do cateter
  - Palpitações, tontura ou outras sensações quando a arritmia for induzida
  - Possível sensação de queimação branda durante a ablação
  - Inquietação ou desconforto nas costas em virtude de permanecer deitado e imobilizado
- Tempo de duração previsto para o procedimento
- Potencial para a colocação de um marca-passo permanente
- Antecipar os efeitos posteriores, tais como:
  - Batimentos intercalados ou mais rápidos que a frequência em repouso usual podem ser sentidos a princípio
  - Desconforto torácico brando ou queimação podem acontecer durante alguns dias
  - "Efeito cutâneo", um esboço escuro do aterramento ou almofada de desfibrilação, pode persistir indefinidamente

---

Tabela 18.7 Complicações potenciais da ablação por radiofrequência e sinais e sintomas associados.

Complicações	Sinais e sintomas
Perfuração/tamponamento cardíaco	Taquicardia, queda abrupta ou gradual da pressão arterial, dispneia, dor torácica pleural
Fístula atrioesofágica	Pode ocorrer 1 a 4 comanas após a ablação. Dor torácica, queimação cardíaca, disfagia, hematêmese, febre/calafrios não explicados
Pneumotórax	Dispneia, diminuição da saturação de oxigênio, sons respiratórios diminuídos
Embolia cerebral	Turvação da fala, turvação da visão, cefaleia, convulsões
Embolia pulmonar	Dor torácica, dispneia, taquicardia
Pseudoaneurisma femoral ou fístula femoral arteriovenosa	Hematoma, dor, inchaço, som anômalo do sangue ao passar por obstruções, massa pulsátil na virilha
Estenose pulmonar venosa	Dispneia, hemoptise, sintomas semelhantes a infecção do sistema respiratório superior
Lesão do nervo frênico	Dispneia, tosse, soluços, hemidiafragma elevado
Pericardite	Dor torácica

Marca-passo cardíaco

A estimulação elétrica do coração foi tentada experimentalmente já em 1819. Em 1930, Hyman notou que ele poderia injetar o átrio direito com uma gama de substâncias e restaurar o batimento cardíaco. Ele idealizou um "aparelho engenhoso" que rotulou então de marca-passo artificial, o qual liberava uma carga rítmica para o coração. Em 1952, Zoll demonstrou que os pacientes com síndrome de Stokes-Adams poderiam ser sustentados pela administração da corrente diretamente na parede torácica. Em 1957, Lillehei fixou eletrodos diretamente aos ventrículos durante a cirurgia cardíaca aberta.

De 1958 a 1961, os marca-passos implantáveis foram o tratamento aceito para o BAV completo. Nos anos 1970 e 1980, foram disponibilizados marca-passos com sincronia AV e "fisiológicos". No início da década de 2000, estudos clínicos sobre a sincronização ventricular direita e esquerda (biventricular) conseguiram tremendo sucesso no manejo dos sintomas para pacientes com insuficiência cardíaca sistólica.

Os avanços tecnológicos da última década resultaram em marca-passos menores com vida de bateria mais prolongada e inúmeras opções de programação para diagnósticos e terapias. A meta da estimulação fisiológica individualizada foi alcançada com os tipos mais modernos de marca-passo.

Indicações para a estimulação cardíaca

A estimulação cardíaca está indicada com maior frequência para as condições que resultam em insuficiência do coração em iniciar ou conduzir um impulso elétrico intrínseco em uma frequência adequada para manter a perfusão. Os marca-passos são necessários quando as arritmias ou os defeitos de condução comprometem o sistema elétrico e a resposta hemodinâmica do coração. Os marca-passos originais foram idealizados para antibradicardia. Os marca-passos atuais também monitoram e tratam as taquiarritmias e facilitam o remodelamento elétrico. A pesquisa e os avanços adicionais na tecnologia permitiram o uso dos marca-passos em condições cardíacas como a insuficiência cardíaca congestiva, a síndrome do intervalo QT longo e a síncope neurocardiogênica.[8,9]

As enfermeiras de cuidados críticos trabalham com os demais membros da equipe de saúde na avaliação dos potenciais pacientes para marca-passos que podem apresentar arritmias, DAC, IAM, cardiomiopatia ou outras condições que alterem a condução do coração. Para ajudar os profissionais médicos a determinar os critérios clínicos para o implante de marca-passo, foi formado um comitê conjunto do ACC, da AHA e da Heart Rhythm Society para estabelecer critérios uniformes para o implante de marca-passo.[8] O comitê dividiu suas recomendações para o implante em três classes:

- Classe I: inclui condições em que haja evidência ou concordância geral de que determinado procedimento ou tratamento é útil e efetivo
- Classe II: inclui condições em que existam evidências conflitantes ou uma divergência de opinião sobre a utilidade ou eficácia de um procedimento ou tratamento
  - Classe IIa inclui condições nas quais o tratamento seja razoável
  - Classe IIb inclui condições nas quais tratamento possa ser considerado
- Classe III: inclui as condições para as quais exista evidência ou concordância geral de que o procedimento ou tratamento não seja útil ou efetivo e, em alguns casos, possa ser danoso.

As indicações mais comuns para a implantação de marca-passo com ritmos recomendados são listadas no Quadro 18.19.[8]

Sistema marca-passo

Consistindo em um gerador de pulso e em uma a três derivações com eletrodos, um sistema marca-passo realiza duas funções principais: diagnóstico e tratamento. A função diagnóstica consiste em sentir a atividade cardíaca intrínseca; a função de tratamento consiste em emitir um impulso elétrico que excita as células endocárdicas e produz uma onda de despolarização no miocárdio. A terminologia clínica relativa aos marca-passos pode ser encontrada no Quadro 18.20.

Quadro 18.19 Indicações para o marca-passo cardíaco permanente.*

Bloqueio atrioventricular adquirido em adultos

Classe I: Bloqueio atrioventricular (BAV) de segundo grau avançado e de terceiro grau em qualquer nível anatômico, associado a qualquer uma das seguintes condições: (1) bradicardia sintomática; (2) assistolia superior ou igual a 3,0 s ou qualquer frequência de escape inferior a 40 bpm nos pacientes acordados e sem sintomas; (3) arritmias e outras condições clínicas que requeiram medicamentos que resultem em bradicardia sintomática; (4) pós-ablação do nodo AV; (5) BAV pós-operatório previsto de não resolver depois da cirurgia cardíaca; (6) doenças neuromusculares com BAV; (7) fibrilação atrial com pausa de 5 s ou mais; e (8) BAV induzido por exercícios na ausência de isquemia miocárdica.
Classe IIa: (1) BAV de terceiro grau assintomático em qualquer local anatômico com frequências ventriculares médias acordado de 40 bpm ou mais rápida, sem cardiomegalia; (2) BAV de segundo grau do tipo II assintomático com um QRS estreito; (3) BAV de segundo grau do tipo I assintomático, nos níveis intra- ou infra-His, encontrado no exame eletrofisiológico (EFS); e (4) BAV de primeiro ou segundo grau com sintomas similares àqueles da síndrome do marca-passo.
Classe IIb: (1) Doenças neuromusculares, como a distrofia muscular miotônica, síndrome de Kearns-Sayre, distrofia de Erb (cíngulo do membro) e atrofia muscular de qualquer grau de BAV (incluindo o BAV de primeiro grau), com ou sem sintomas. (2) BAV na administração do fármaco, quando o bloqueio for esperado após a retirada do tratamento.
Classe III: BAV de primeiro grau assintomático e BAV de segundo grau do tipo I, BAV transitório.

Bloqueio bifascicular crônico

Classe I: (1) BAV completo intermitente, (2) BAV de segundo grau do tipo II e (3) bloqueio de ramo alternante.
Classe IIa: (1) Síncope não comprovada como decorrente do BAV quando outras causas prováveis forem excluídas, principalmente TV; (2) intervalo His-ventricular prolongado no estudo eletrofisiológico; (3) achado acidental do bloqueio infra-His não fisiológico, induzido por marca-passo, no EFS.
Classe IIb: (1) Doenças neuromusculares, como distrofia muscular miotônica, síndrome de Kearns-Sayre, distrofia de Erb (cíngulo de membro) e atrofia muscular fibular com qualquer grau de bloqueio fascicular com ou sem sintomas.
Classe III: Bloqueio fascicular sem BAV ou sintomas e bloqueio fascicular assintomático com BAV de primeiro grau.

Capítulo 18 Cuidado ao Paciente | Sistema Cardiovascular **321**

Quadro 18.19 Indicações para o marca-passo cardíaco permanente.* *(Continuação)*

Bloqueio atrioventricular depois do IAM

Classe I: (1) BAV de segundo grau do tipo II persistente com bloqueio de ramo alternante ou BAV de terceiro grau depois do IAM; (2) BAV infranodal (segundo ou terceiro grau) avançado transitório e bloqueio de ramo associado; (3) BAV de segundo ou terceiro grau persistente e sintomático.
Classe IIb: (1) BAV de segundo ou terceiro grau persistente no nível do nodo AV.
Classe III: BAV transitório.

Disfunção do nodo sinusal

Classe I: (1) Disfunção do nodo sinusal com bradicardia sintomática registrada; (2) incompetência cronotrópica sintomática; e (3) bradicardia sintomática resultante de uma terapia medicamentosa para a condição médica.
Classe IIa: Disfunção do nodo sinusal (1) com frequência cardíaca inferior a 40 bpm, (2) síncope de origem inexplicada com disfunção do nodo sinusal provocada durante o EFS.
Classe IIb: Nos pacientes minimamente sintomáticos, frequência cardíaca crônica inferior a 40 bpm, enquanto acordados.
Classe III: Disfunção do nodo sinusal assintomática; disfunção do nodo sinusal com bradicardia sintomática decorrente da terapia medicamentosa não essencial; os sintomas ocorrem na ausência de bradicardia.

Síndrome do seio carotídeo hipersensível e síncope neurocardiogênica

Classe I: Síncope recorrente causada por estimulação do seio carotídeo espontânea e assistolia de > 3 s induzida por pressão mínima no seio carotídeo.
Classe IIa: Síncope recorrente sem eventos deflagradores claros e uma resposta cardioinibitória hipersensível de 3 s ou mais.
Classe IIb: Síncope neurocardiogênica sintomática significativa associada à bradicardia documentada espontaneamente ou a uma inclinação da cabeça para cima.

Classe III: (1) Uma resposta cardioinibitória hiperativa à estimulação do seio carotídeo na ausência de sintomas ou na presença de sintomas vagos, como tontura e/ou vertigem ou ambos; e (2) síncope vasovagal situacional na qual comportamento de evitação é efetivo.

TRC em pacientes com insuficiência cardíaca sistólica

Classe I: Função de ejeção ventricular esquerda ≤ 35%, ritmo sinusal, BRE com duração QRS ≥ 150 ms e sintomas da New York Heart Association (NYHA) classes II, III ou classe IV de ambulatório em terapia medicamentosa ótima.
Classe IIa: (1) Função de ejeção ventricular esquerda ≤ 35%, ritmo sinusal, bloqueio de ramo esquerdo com duração QRS de 120 a 149 ms e sintomas das classes da NYHA II, III ou classe IV de ambulatório em terapia medicamentosa. (2) Função de ejeção ventricular esquerda ≤ 35%, ritmo sinusal, sem bloqueio de ramo esquerdo, QRS ≥ 150 ms, classe III da NYHA/IV de ambulatório. (3) Fibrilação atrial, função de ejeção ventricular esquerda ≤ 35% em terapia medicamentosa ótima se necessita de estimulação ventricular, se segue outros critérios para terapia de ressincronização cardíaca (TRC), se há ablação por radiofrequência do nodo AV ou se há taxa de controle farmacológico, resultando em aproximadamente 100% de estimulação ventricular. (4) Pacientes em terapia medicamentosa ótima com função de ejeção ventricular esquerda ≤ 35% com dispositivos novos ou recolocados e para os quais é esperado pelo menos 40% de estimulação.
Classe IIb: (1) Considerar se a função de ejeção ventricular esquerda ≤ 30%, etiologia isquêmica da insuficiência cardíaca, ritmo sinusal, BRE com duração QRS ≥ 150 ms e sintomas de classe I da NYHA em terapia medicamentosa. (2) Considerar se a função de ejeção ventricular esquerda ≤ 35%, ritmo sinusal, não houver BRE, QRS de 120 a 149 ms e classe III da NYHA/classe IV de ambulatório em terapia medicamentosa ótima. (3) Função de ejeção ventricular esquerda ≤ 35%, ritmo sinusal, sem BRE, QRS ≥ 150 ms, sintomas de classe II da NYHA.
Class III: Sem benefícios para pacientes com sintomas das classes I/II da NYHA, sem BRE, QRS < 150 ms. Não é indicado se houver comorbidades e/ou limite de sobrevivência frágil com boa capacidade funcional para < 1 ano.

---

*O quadro não inclui indicações para população especial e condições específicas.
Dados de Tracy CM, Epstein AE, Darbar D *et al.*; ACCF/AHA/HRS Focused Update of the 2008 Guidelines for Device-Based Therapy of Cardiac Rhythm Abnormalities: A Report of the American College of Cardiology Foundation/American Heart Association Task Force on Practice Guidelines. Circulation: 126(14):1784–800, 2012; e Gillis AM, Russo AM, Ellenbogen KA *et al.*: HRS/ACCF expert consensus statement on pacemaker device and mode selection. Heart-Rhythm 2012;9;1344–1365.

Quadro 18.20 Terminologia clínica relativa aos marca-passos.

Captura: A despolarização de uma câmara cardíaca em resposta a um estímulo do marca-passo.

Deflagrado: Uma resposta à sensação em que o marca-passo dispara um estímulo em resposta à atividade cardíaca intrínseca. Em termos de marca-passo, o deflagrado é o oposto do inibido.

Derivação bipolar: Uma derivação de marca-passo contendo dois eletrodos. Um eletrodo está localizado na extremidade da derivação e fornece estimulação para o coração. Um segundo eletrodo está localizado a alguns milímetros da extremidade e completa o circuito elétrico. Ambos os eletrodos fornecem monitoramento da atividade cardíaca intrínseca.

Derivação de fixação ativa: Uma derivação de marca-passo com algum modelo na extremidade da derivação (saca-rolhas, mola) que permite que a extremidade seja embebida no tecido cardíaco, diminuindo assim a probabilidade de deslocamento.

Derivação de fixação passiva: Uma derivação do marca-passo que se aloja nas trabéculas do coração sem penetrar realmente na parede cardíaca.

Incompetência cronotrópica: Incapacidade do nodo sinusal de acelerar em resposta ao exercício.

Interferência eletromagnética: Sinais elétricos do ambiente (*i. e.*, ondas de radiofrequência) que podem ser percebidos pelo marca-passo e interferir com a função do aparelho; abreviada para IEM.

Limiar de estimulação: A estimulação elétrica mínima necessária para iniciar consistentemente a despolarização atrial ou ventricular.

Limiar de sensibilidade: A amplitude de sinal intracardíaco atrial ou ventricular mínimo necessária para inibir ou ativar um marca-passo de demanda.

Marca-passo assincrônico: O marca-passo libera um estímulo de marca-passo na frequência programada independentemente da atividade intrínseca do coração.

Marca-passo de compartimento duplo (marca-passo fisiológico): Marca-passo tanto nos átrios quanto nos ventrículos para restaurar artificialmente a sincronia atrioventricular.

Marca-passo de demanda (estimulação inibida): Um marca-passo que inibe sua estimulação quando percebe uma frequência cardíaca intrínseca adequada.

Marca-passo de estimulação excessiva: Um método para suprimir a taquicardia estimulando o coração com um marca-passo a uma frequência mais rápida que a frequência intrínseca do paciente.

Marca-passo de múltiplos locais: A capacidade de estimular mais de um local em um compartimento (p. ex., estimulação do ventrículo direito e do ventrículo esquerdo na terapia de estimulação biventricular/ressincronização cardíaca).

Marca-passo responsivo à frequência (adaptativo à frequência, modulado pela frequência): Um marca-passo que altera sua frequência em resposta às alterações detectadas na demanda metabólica do corpo.

(continua)

> **Quadro 18.20** Terminologia clínica relativa aos marca-passos. (*Continuação*)

Miliamperagem (mA): Unidade de medida usada para o estímulo elétrico (débito) produzido pelo marca-passo.

Sensação: A capacidade do marca-passo de detectar a atividade cardíaca intrínseca e responder da maneira apropriada. A maneira como o marca-passo responde depende da modalidade programada do marca-passo.

Sensação excessiva: A inibição do marca-passo por eventos diferentes daqueles que o marca-passo pretendia sentir. Estes podem incluir as ondas T altas e a interferência eletromagnética.

Sensibilidade deficiente: A falha do marca-passo de sentir a atividade intrínseca do coração. Em consequência, o marca-passo dispara de maneira inadequada.

Síncope vasovagal situacional: Síncope associada à bradicardia mediante estimulação vagal durante a tosse, a micção ou a dor intensa.

Taquicardia mediada por marca-passo (TMM): Resulta no rastreamento ventricular dos impulsos atriais no limite superior da estimulação (p. ex., taxa de rastreamento máxima). Tem início com uma condução retrógrada para os átrios. Há limitação de ocorrências por características de segurança programadas, como período atrial refratário pós-ventricular.

Terapia de ressincronização cardíaca (TRC): Ressincroniza a regulação temporal da despolarização ventricular a fim de melhorar o débito cardíaco em pacientes com classes de insuficiência cardíaca II, III e IV. Também é conhecida como estimulação "biventricular".

Sistema marca-passo permanente

▶ **Gerador de pulso.** O gerador de pulso para um marca-passo permanente é composto de uma bateria de iodeto de lítio e circuitos eletrônicos contidos em um recipiente de metal hermeticamente vedado. O gerador pesa 20 a 30 g e tem 5 a 7 mm de espessura; o tamanho do cabeçote é determinado pelo número de derivações usadas (Figura 18.27). A longevidade de muitos marca-passos permanentes é de aproximadamente 6 a 12 anos, dependendo do percentual de estimulação que o coração exija com o passar do tempo e da quantidade de energia necessária para capturar consistentemente. Muitos geradores de pulso permanentes são inseridos em uma bolsa subcutânea na região peitoral abaixo da clavícula (Figura 18.28). Pacientes idosos ou magros, com menos tecido subcutâneo, podem ter o dispositivo implantado atrás do músculo peitoral.

▶ **Sistema de derivação.** A derivação é um fio que propicia a rede de comunicação entre o gerador de pulso e o músculo cardíaco. Um ou mais eletrodos estão na extremidade distal da derivação e proporcionam a sensação e a estimulação do músculo cardíaco. Em uma derivação bipolar, o eletrodo negativo (cátodo) está na extremidade, e o eletrodo positivo (ânodo) localiza-se aproximadamente 1 a 3 cm proximal à extremidade (Figura 18.29). Sistemas de estimulação sem derivações estão em desenvolvimento.

A derivação de marca-passo permanente é tipicamente inserida através de uma veia subclávia ou de uma veia cefálica através da parede torácica. Os locais de inserção alternativos incluem o epicárdio e as veias jugular externa ou interna. Depois, a derivação é posicionada com orientação fluoroscópica e afixada no apêndice atrial direito ou dentro do ápice do ventrículo direito. Uma terceira derivação pode ser inserida em um ramo do seio coronário para estimular o ventrículo esquerdo para a ressincronização cardíaca. A(s) derivação(ões) deve(m) proporcionar a condução elétrica adequada, estar suficientemente isolada(s) e ter resistência para suportar a turbulência pulsátil.

A extremidade da derivação do marca-passo permanente pode ser afixada ao miocárdio com um dispositivo de fixação de derivação. Com o tempo, tecidos fibrosos podem ancorar a extremidade para o miocárdio, assegurando a localização e o funcionamento correto dos eletrodos (Figura 18.30).

Sistema marca-passo temporário

O sistema marca-passo temporário é usado em situações de emergência e eletivas. Nas situações com risco à vida, um marca-passo temporário pode servir como ponte para a implantação

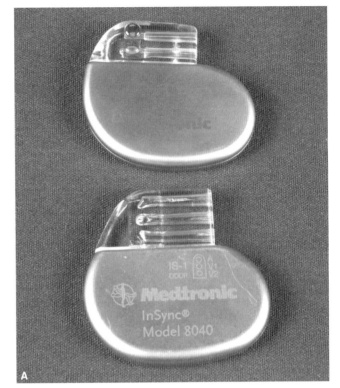

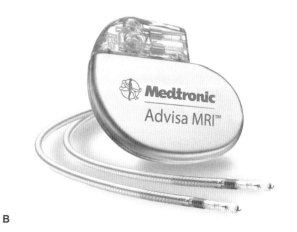

Figura 18.27 Geradores de pulso permanentes. **A.** Geradores de pulso de compartimento único e atriais biventriculares. **B.** Gerador de pulso de dois compartimentos. (Reproduzida de Metronic, Inc., Minneapolis, MN.)

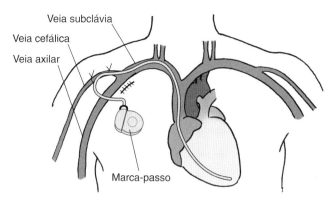

Figura 18.28 Instalação transvenosa de um marca-passo permanente. Para a estimulação de compartimento duplo, uma guia de marca-passo separada estaria no átrio. Implanta-se mais comumente no lado esquerdo.

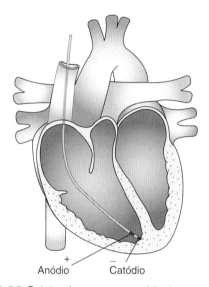

Figura 18.29 Cateter de marca-passo bipolar transvenoso em posição.

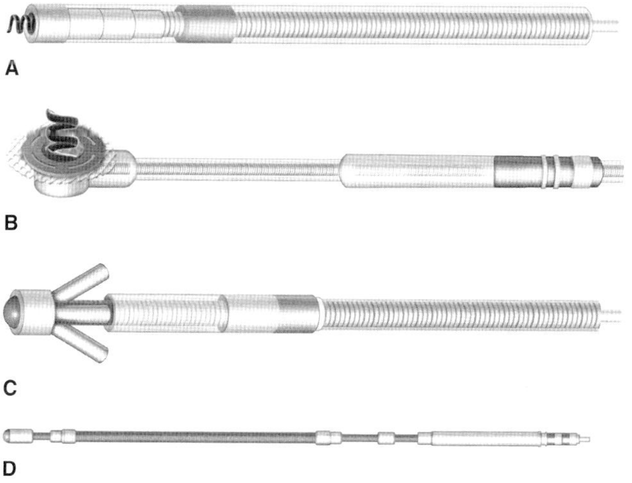

Figura 18.30 Derivações de diferentes marca-passos. **A.** Fixação ativa por mola. **B.** Derivação epicárdica. **C.** Fixação passiva com barbelas. **D.** Derivação de DCI. (Grover F, Mack, MJ. Master techniques in surgery: Cardiac surgery. Wolters Kluwer, 2016 [Fig. 39-2].)

de um permanente ou até a resolução de uma causa reversível para bradicardia sintomática. De maneira eletiva, o marca-passo temporário pode ser usado para estimulação adicional ou estimulação que interrompa taquiarritmias. O sistema marca-passo temporário pode ser transcutâneo, transvenoso, epicárdico ou transtorácico.

▶ **Sistema marca-passo temporário transcutâneo.** O marca-passo transcutâneo externo envolve colocar grandes eletrodos com gel diretamente sobre a parede torácica. O catódio ou eletrodo negativo é aplicado anteriormente, à esquerda do esterno, e o anódio ou eletrodo positivo é aplicado posteriormente, atrás do eletrodo anterior, e, então, conectados a um marca-passo transcutâneo externo (Figura 18.31).

O marca-passo transcutâneo é usado em caráter de emergência quando o marca-passo transvenoso temporário não está disponível de imediato. Nos pacientes com parada sistólica profunda, não se pode confiar indefinidamente no marca-passo transcutâneo, devendo ele, em vez disso, ser usado como uma ponte para o marca-passo transvenoso. O marca-passo transcutâneo pode causar um desconforto significativo, e o paciente deve ser informado e adequadamente sedado, quando possível.

▶ **Sistema marca-passo temporário transvenoso.** Um sistema marca-passo transvenoso consiste em um gerador de pulso externo e uma derivação de marca-passo transvenoso temporário. O sistema de derivação comumente inclui o uso de um cateter bipolar com um eletrodo negativo distal e um eletrodo positivo proximal pareados na superfície endocárdica. As extremidades terminais da derivação são ligadas a um cabo conector e às portas negativa e positiva correspondentes no gerador de pulso.

Para o marca-passo transvenoso temporário, o profissional de saúde usa anestesia local e então introduz cateter/derivação em uma veia superficial. Podem ser utilizadas as veias braquial, jugular interna ou externa, subclávia e femoral. Os locais subclávia e jugular interna propiciam maior estabilidade da derivação, bem como mobilidade do paciente. Para manter a esterilidade no local de conexão e na extremidade terminal do cateter, uma manga de proteção estéril é colocada sobre o cateter antes da inserção, que é conectada à extremidade

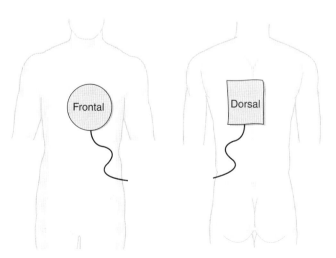

Figura 18.31 Marca-passo transcutâneo. Os eletrodos são colocados nas paredes torácicas anterior e posterior e ligados à unidade de marca-passo externa.

324 Parte 5 Sistema Cardiovascular

da bainha depois que se confirma a posição satisfatória. A derivação transvenosa é passada por uma bainha na veia, dentro da veia cava e átrio direito, através da valva tricúspide e dentro do ventrículo direito. A extremidade da derivação é colocada em contato com a superfície endocárdica do ápice VD para estabilidade e confiabilidade. Para a estimulação atrial, um cateter bipolar atrial é colocado no apêndice atrial direito. Também existem cateteres de flutuação de balão da artéria pulmonar com portas de marca-passo atrial e ventricular para a estimulação de dois compartimentos. Os cateteres de flutuação de balão são úteis no ambiente de cuidados críticos porque proporcionam a determinação do débito cardíaco por termodiluição e não exigem fluoroscopia para o posicionamento.

Depois da aplicação, as derivações são afixadas no local de entrada da pele por meio de suturas não absorvíveis. A bainha deverá ser suturada e ligada a uma infusão contínua, quando utilizada para coletar sangue ou administrar medicamentos. Para estimular a esterilidade no local de conexão e na extremidade terminal do cateter, pode ser empregada uma manga de proteção estéril sobre o cateter antes da inserção, que é conectada à extremidade da bainha depois que se confirma a posição satisfatória. O local de entrada da bainha deverá ser coberto com uma pomada antisséptica e um curativo transparente semipermeável autoadesivo. Uma pequena etiqueta acima do curativo, com a rubrica da enfermeira, deverá indicar o horário, a data da aplicação e o nível de inserção do cateter (cm).

As diretrizes para avaliação e intervenção de enfermagem para o posicionamento de marca-passos transvenosos temporários estão listadas no Quadro 18.21.

▶ **Sistema marca-passo temporário epicárdico.** A aplicação de fios epicárdicos propicia outro método para o marca-passo temporário. Esse método pode ser efetuado por meio de toracotomia ou através de uma incisão subxifoide com a aplicação dos eletrodos do marca-passo diretamente sobre a superfície do coração. Com frequência, os fios epicárdicos são empregados como um adjunto temporário durante e após a cirurgia cardíaca aberta. Os fios do marca-passo são presos na superfície epicárdica do coração, tendo as extremidades proximais exteriorizadas através da incisão torácica e conectadas a um gerador de marca-passo temporário, ou são cobertos e, então, conectados sempre que necessário. Em um eletrodo do tipo aparafusado, os fios são extraídos sem a reabertura da incisão, mesmo depois que o tecido cicatricial tiver se formado sobre as extremidades.

▶ **Sistema marca-passo temporário transtorácico.** O marca-passo transtorácico é um método de marca-passo temporário empregado como último recurso em uma situação de emergência. Esse método envolve a introdução de uma derivação de marca-passo dentro do coração através de uma agulha na parede anterior. O marca-passo transtorácico possui taxas de sucesso limitadas e um elevado potencial para complicações.

▶ **Gerador de pulso externo.** O gerador de pulso para um sistema de marca-passo transvenoso, epicárdico ou transtorácico temporário é um dispositivo externo movido por bateria recarregável de lítio ou alcalina de 9 V (Figura 18.32). Frequentemente chamado de marca-passo temporário, o dispositivo contém vários controles que regulam o débito da corrente, a frequência, a sensibilidade e a modalidade de estimulação; para

---

| Quadro 18.21 | Intervenções de enfermagem. |

Paciente com marca-passo transvenoso temporário

Avaliação

Durante a inserção:
- Sinais vitais, saturação de O_2, pulsos periféricos
- Nível de sedação/agentes sedativos utilizados
- Monitoramento contínuo do ritmo cardíaco
- Data, horário, método e local de inserção
- Localização da guia inserida (atrial, ventricular, atrial e ventricular)
- Valores medidos: limiar de captura (mA) e amplitude intrínseca (mV)
- Tolerância do paciente ao procedimento
- Complicações
- ECG de 12 derivações
- Parâmetros finais: modalidade, frequência, débito e sensibilidade

Depois da inserção:
- Parâmetro de frequência, parâmetro de mV, parâmetro de mA, modo de operação (demanda, assincrônico) e intervalo AV (quando apropriado), período refratário
- Marca-passo ligado ou desligado
- Fita de ritmo, captura e intrínseca, quando apropriado; ECG de 12 derivações
- Estado no local de inserção, nível da inserção da derivação no ponto de inserção (cm) e suturas (quando presentes)
- Radiografia de tórax feita, resultados no registro médico

Cada troca de plantão:
- Marca-passo ligado ou desligado
- Marca-passo fixado adequadamente no paciente
- Todas as conexões estão seguras
- Parâmetros para frequência, mA, sensibilidade, modo de operação, intervalo AV (quando apropriado), período refratário
- Fita de ritmo (e com qualquer alteração clínica ou intervenção)
- Limiares de sensibilidade e captura (comparar com a linha de base)
- Presença/ausência de soluço ou contratura muscular
- Estado do local de inserção, nível de inserção da derivação no ponto de inserção (cm) e suturas (quando existentes)
- Sinais de infecção (rubor, dor, febre, pus)
- Perfusão de pulso distal ao local de inserção (quando apropriado)
- Terminações de conexão dos fios do marca-passo cobertas (quando apropriado)

Intervenção
- Realizar o monitoramento cardíaco contínuo
- Quanto ao gerador do marca-passo:
- Verificar bateria de 9 volts de substituição disponível
- Verificar se as conexões estão íntegras
- As luvas de borracha/látex serão usadas ao manusear os terminais de conexão dos fios do marca-passo
- Cobrir os terminais de conexão dos fios do marca-passo para evitar o perigo de microchoque
- Rotular os fios do marca-passo epicárdico como *atrial* ou *ventricular*
- Limpar e cobrir diariamente o local de inserção do fio do marca-passo com o curativo de gaze ou curativo transparente, de acordo com o protocolo institucional. Rotular o horário e a data da troca do curativo e rubricar

Registro
- Registrar no fluxograma de cuidados críticos/evolução de enfermagem: avaliação
- Instruções para o paciente/família
- Cuidados com o local de inserção dos fios do marca-passo
- Limiares de sensibilidade e deflagração do marca-passo (imprimir as fitas de ECG)
- Problemas do marca-passo, intervenções de enfermagem e resultados das intervenções
- Complicações/problemas

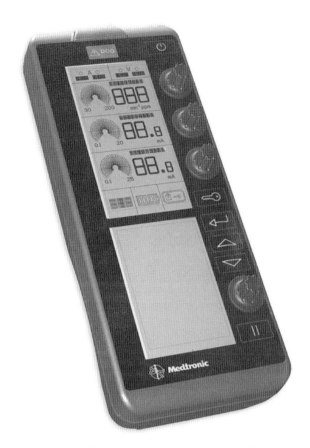

Figura 18.32 Um marca-passo temporário de dois compartimentos, modelo 5392. (Reproduzida, com autorização, de Medtronic Inc., Minneapolis, MN.)

a estimulação de dois compartimentos, podem ser escolhidos as frequências basal e superior, o intervalo AV e os parâmetros do período refratário. Um gerador de pulso de dois compartimentos possui terminais separados para os estímulos atrial e ventricular. O uso de um cabo conector permite às extremidades da derivação serem inseridas firmemente no bloco conector, além de propiciar um mecanismo de travamento do gerador de pulso. Os cabos devem ser adequadamente rotulados próximo à trava distal (atrial ou ventricular) para não haver troca nas posições das derivações quando se ligam às portas atrial ou ventricular do gerador de pulso.

Funcionamento do marca-passo

Quando o sistema marca-passo funciona adequadamente, ele percebe e trata a disfunção do ritmo cardíaco. A função de sensação é a capacidade do marca-passo de detectar a atividade intrínseca (subjacente) do coração, e a amplitude da sensação é o maior sinal intrínseco detectado consistentemente pelo eletrodo do marca-passo (p. ex., a onda R é em geral o maior sinal sentido pela derivação ventricular). No local do eletrodo de sensação, a amplitude da onda de despolarização intrínseca é medida em milivolts (mV). O menor número no controle do sensor representa o parâmetro mais sensível, em mV, indicando o menor sinal que o marca-passo perceberá. Se a amplitude intrínseca do coração for menor que o parâmetro de sensibilidade, ocorrerá a subsensação. Isso pode acontecer quando o eletrodo tiver contato inadequado com o tecido cardíaco. A dificuldade no estabelecimento da sensibilidade do marca-passo em seu parâmetro mais sensível é que pode acontecer a sensação excessiva, como quando o marca-passo sente sinais estranhos (p. ex., ondas T) ou sinais a partir de outro compartimento. Quando ocorre a sensação excessiva, o estímulo do marca-passo pode ser inibido (Figura 18.33).

Quando a frequência cardíaca intrínseca é adequada, o marca-passo responde inibindo um estímulo do marca-passo. Quando a frequência cardíaca intrínseca cai até a frequência mínima programada, o marca-passo libera um estímulo através da derivação. Quando o marca-passo dispara, um artefato do marca-passo, conhecido como pico de estimulação, aparece no ECG, conforme demonstrado na Figura 18.34. Em consequência da ativação, é despolarizado o compartimento cardíaco que contém a derivação do marca-passo. *Captura* é o termo empregado para indicar a despolarização do átrio ou ventrículo em resposta a um estímulo do marca-passo. A quantidade mínima de voltagem necessária para que o marca-passo inicie a captura constante é conhecida como limiar do marca-passo. O nível desse limiar é determinado estabelecendo-se a estimulação bem-sucedida em energia mais elevada e, em seguida, diminuindo-se gradualmente o débito de energia do gerador até que a captura cesse. O limiar do marca-passo é expresso como miliamperagem (mA) no gerador temporário e voltagem (V) no gerador de pulso permanente, dentro de determinada duração de amplitude de pulso. O débito do gerador é então estabelecido em 2 ou 3 vezes o nível do limiar para permitir margem de segurança adequada.

Muitos fatores afetam o limiar do marca-passo, inclusive hipoxia, hiperpotassemia, medicamentos antiarrítmicos, catecolaminas, intoxicação por digoxina e corticosteroides.

Código do marca-passo

Um sistema de código foi desenvolvido em 1974 para identificar as várias modalidades de operação do marca-passo e, desde então, passou por várias revisões. A versão mais recente do código foi desenvolvida em 2002, através dos esforços conjuntos de AHA e Heart Rhythm Society e do British Pacing and Electrophysiology Group (BPEG).[9,10] O Código

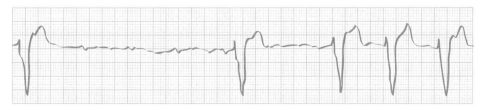

Figura 18.33 Falha de estimulação (descarga) ou sensação excessiva com inibição do marca-passo. Na primeira metade da fita, o amplificador de sensibilidade pode ter detectado o ruído elétrico como uma onda R (sensibilidade excessiva) provocando a inibição do marca-passo.

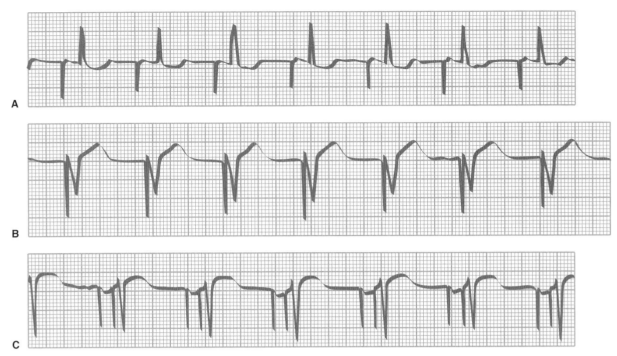

Figura 18.34 A fita **A** mostra um marca-passo atrial. Observe que cada estímulo de marca-passo é seguido por uma onda P. A fita **B** mostra um marca-passo ventricular. Observe que cada estímulo do marca-passo é seguido por um amplo complexo QRS. A fita **C** mostra um marca-passo de dois compartimentos. Observe que o primeiro pico é seguido por uma onda P e o segundo pico é seguido por um complexo QRS. Todas as fitas mostram captura de 1:1. *Observação*: o pico é inserido no ECG pelo sistema de monitoramento, não pelo marca-passo.

Genérico de Marca-passo da NASPE/BPEG (NBG) é mostrado na Tabela 18.8, sendo simplesmente chamado de código de marca-passo NBG.

I: **Compartimento estimulado.** A primeira letra do código descreve o compartimento ou compartimentos do coração em que ocorre a estimulação: A, átrio; V, ventrículo; e D, dois compartimentos.

II: **Sensação no compartimento.** A segunda posição do código indica o compartimento ou compartimentos em que a atividade cardíaca intrínseca é sentida: A, átrio; V, ventrículo; D, dois compartimentos.

III: **Resposta à sensação.** A terceira posição denota a resposta do marca-passo à atividade cardíaca intrínseca sentida.
- A letra "I" significa que o marca-passo é inibido ao disparar em resposta a um batimento intrínseco sentido. Por exemplo, se o marca-passo estiver definido para uma frequência de 70, o marca-passo não disparará se a frequência do paciente exceder 70 bpm. O marca-passo somente disparará quando a frequência intrínseca do paciente cair abaixo da frequência programada. Dessa maneira, o marca-passo funciona sob demanda e é conhecido como um marca-passo de demanda. Como o marca-passo está inibido pela atividade cardíaca intrínseca, não há perigo de ativação do marca-passo quando poderia iniciar uma arritmia cardíaca perigosa, como a taquicardia ventricular
- A letra "T" na terceira posição do código indica um marca-passo que dispara os impulsos de estimulação em resposta a um batimento intrínseco sentido. Em um paciente com ritmo sinusal e BAV completo, um marca-passo de dois compartimentos é capaz de sentir a atividade sinusal intrínseca, o que resulta na deflagração de um impulso de estimulação ventricular para cada evento atrial sentido
- A letra "D" na terceira posição designa a resposta dupla (débito do marca-passo inibido e ativação do marca-passo depois do evento sentido)

Tabela 18.8 Código de marca-passo NBG.

Posição: categoria				
I: Compartimento(s) compassado(s)	**II: Compartimento(s) sensível(eis)**	**III: Resposta à estimulação**	**IV: Modulação da frequência**	**V: Estimulação em múltiplos locais**
O = nenhum	O = nenhum	O = nenhum	O = nenhum	O = nenhuma
A = átrio	A = átrio	T = disparar	R = modulação da frequência	A = átrio
V = ventrículo	V = ventrículo	I = inibir		V = ventrículo
D = duplo (A + V)	D = duplo (A + V)	D = duplo (A + V)		D = duplo (A + V)

Adaptada de North American Society of Pacing and Electrophysiology/British Pacing and Electrophysiology Group: The revised NASPE/BPEG generic code for antibradycardia, adaptive-rate, and multisite pacing. Pacing Clin Electrophysiol 25(2):260-264, 2002.

- A letra "O" na terceira posição indica uma modalidade em que o marca-passo não responde à atividade intrínseca sentida. A incapacidade do marca-passo de responder à atividade intrínseca sentida é conhecida como marca-passo assincrônico. Isso pode ser conseguido estabelecendo a sensibilidade no número mais alto ou programando para o modo assincrônico (i. e., DOO, VOO).

Os marca-passos permanentes podem ser temporariamente mudados para uma modalidade assincrônica com a colocação de um grande ímã sobre o gerador de pulso. Essa manobra faz com que o marca-passo dispare sem considerar a frequência intrínseca (ritmo fixado), permitindo avaliação da captura enquanto o ritmo do paciente estiver cavalgado pelo pulso de estimulação do marca-passo fixo. A manobra deve ser usada com cautela, uma vez que pode resultar no fenômeno R sobre T, iniciando taquicardia ventricular.

IV: **Modulação de frequência.** A quarta posição do código do marca-passo indica a presença ou ausência da modulação da frequência. A letra "O" indica ausência da modulação da frequência, e a letra "R" significa que a modulação da frequência está ativa. Esse é um aspecto em que a frequência de estimulação varia em resposta a uma variável fisiológica, refletindo os níveis de atividade. As variáveis fisiológicas usadas são a vibração mecânica, aceleração ou ventilação minuto. Quando os pacientes aumentam sua atividade, o marca-passo detecta a resposta fisiológica (p. ex., vibração muscular, frequência respiratória/impedância torácica aumentada) e aumenta a frequência de estimulação para satisfazer as demandas metabólicas aumentadas.

V: **Estimulação em múltiplos locais.** A quinta posição do código indica se a estimulação em múltiplos locais está presente: "A" no átrio, "V" no ventrículo e "O" quando não há estimulação de múltiplos locais.

No linguajar clínico, a ausência de uma quarta ou quinta letra de designação significa nenhuma modulação da frequência e nenhuma estimulação em múltiplos locais. As três primeiras posições são necessárias quando se descreve a modalidade do marca-passo, embora todas as posições possam estar indicadas para a totalidade.[9,10]

Modalidades de marca-passo

O conhecimento do código de cinco letras do marca-passo ajuda a enfermeira de cuidados críticos a determinar o tipo de dispositivo implantado, a modalidade de operação pretendida e a modalidade real de operação. As modalidades de operação podem ser classificadas como modalidades de um e dois compartimentos.

AAI e VVI são modalidades de um compartimento de operação no átrio ou no ventrículo. Um AAI é uma modalidade de operação para marca-passos atriais. Com essa modalidade de operação, existem estimulação atrial, sensação atrial, resposta atrial inibida à sensação e nenhuma modulação de frequência. Os marca-passos atriais temporários são mais frequentemente definidos para a modalidade AAI e são particularmente úteis na estabilização do ritmo com estimulação excessiva das arritmias atriais.

A modalidade DDD fornece a estimulação de dois compartimentos, a sensação de dois compartimentos, a resposta dupla aos eventos sentidos (inibidos ou deflagrados). Modalidades de dois compartimentos permitem estimulação fisiológica, em que átrios e ventrículos são sequencialmente sentidos ou estimulados. A modalidade DDDR possui o aspecto adicional de modulação da frequência. A modalidade VDD estimula apenas o ventrículo, porém essa modalidade sente os eventos atriais e ventriculares e possui uma resposta dupla aos eventos sentidos. Portanto, um evento atrial (onda P) deflagrará um evento ventricular. Quando uma onda R intrínseca for sentida, a estimulação ventricular será inibida. Essa modalidade é particularmente útil nos pacientes com função intacta do nodo sinusal, mas com BAV de alto grau.

Estimulação biventricular | Ressincronização cardíaca

As diretrizes para terapia baseada no dispositivo foram revisadas em 2012 a fim de incluir atualizações e novas recomendações específicas para a terapia de ressincronização cardíaca (TRC).[8] A TRC, também chamada de estimulação biventricular, é alcançada por meio do posicionamento de uma derivação adicional em um dos ramos dos seios coronários a fim de estimular o ventrículo esquerdo, restaurando a sincronicidade ventricular. A estimulação biventricular é principalmente usada para a melhora dos sintomas e o tratamento da insuficiência cardíaca em pacientes com disfunção VE moderada a grave e BRE. Essa modalidade de estimulação corrige os atrasos intra- e interventricular; a TRC mostrou melhorar a classe funcional e a qualidade de vida em populações selecionadas com insuficiência cardíaca.[8] É aprovada também como terapia inicial para pacientes com BCC (BAV completo) que demandem estimulação ventricular contínua, a fim de impedir o desenvolvimento da síndrome do marca-passo (Figura 18.35). Essa síndrome é uma complicação possível relacionada à perda de sincronicidade atrioventricular em pacientes com estimulação ventricular.[11,12] Os códigos de marca-passo para a estimulação biventricular são iguais aos da estimulação tradicional (ver Tabela 18.8).

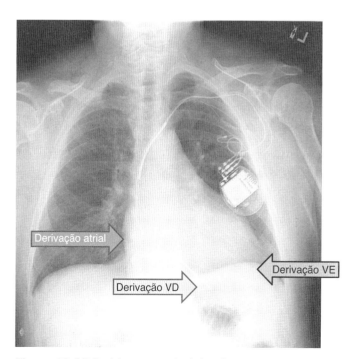

Figura 18.35 Posicionamento da derivação para o marca-passo atrial biventricular.

Mau funcionamento do marca-passo

■ Mau funcionamento do marca-passo permanente

O mau funcionamento do marca-passo pode ser consequência de programação (pseudomau funcionamento) ou pode ser decorrente da função deficiente real do componente. Como os marca-passos são atualmente fabricados para proporcionar capacidades mais complexas e geralmente são considerados mais confiáveis, os maus funcionamentos imprevistos do marca-passo (p. ex., "consultorias") ocorrem.[11] Por esse motivo, é importante que o paciente conheça o fabricante, o modelo e o número de série dos componentes de seu marca-passo (gerador de pulso e derivações) e saiba se eles foram devidamente registrados com o fabricante. Comumente, essa informação é fornecida para o paciente depois do procedimento de implante, e ele recebe um cartão de identificação do dispositivo implantado.

Consultorias ou alertas de segurança são emitidos quando os aparelhos de determinado lote ou modelo são associados à falha do componente ou da bateria. Muitos fabricantes possuem números de linhas telefônicas gratuitas que podem fornecer informações sobre consultorias. Contudo, é importante que os pacientes contatem seu médico, que pode fornecer aconselhamento sobre as intervenções apropriadas para a consultoria. Por vezes, a simples programação ou monitoramento pode ser tudo o que é necessário para corrigir o problema.

■ Mau funcionamento do marca-passo temporário

O mau funcionamento do marca-passo temporário deverá ser abordado de maneira sistemática. Em primeiro lugar e mais importante, é considerada a ação imediata para restaurar a captura do marca-passo nos pacientes sem ritmo subjacente. Devem ser seguidos estes passos:

1. Aumentar o débito do gerador de pulso (em miliamperes) até o parâmetro mais elevado, modalidade assincrônica (VOO, DOO).
2. Verificar a hemodinâmica do paciente, os registros simultâneos de múltiplas derivações do ECG; intervir, quando apropriado, com o marca-passo transcutâneo, sulfato de atropina ou isoproterenol.
3. Verificar todas as conexões.
4. Substituir o gerador de pulso ou bateria; estar preparada com o *backup* de marca-passo transcutâneo durante a troca.

Prosseguir com a resolução dos problemas se a condição do paciente estiver estável. A Tabela 18.9 descreve as estratégias de resolução de problemas para o mau funcionamento do marca-passo temporário.

■ Tipos de mau funcionamento

▶ **Falha no disparo.** Como o disparo do estímulo do marca-passo faz com que um artefato, ou "pico", apareça no ECG, a falha no disparo resulta na ausência do pico e na perda inexplicada do estímulo. A causa dessa falha pode estar dentro do próprio gerador, falha do processador ou da bateria. A falha do processador não é comum, mas a falha da bateria pode ocorrer em marca-passos permanentes entre os pacientes que não aderem ao acompanhamento. Isso pode ser avaliado medindo-se os valores de débito do gerador com um programador. Quando a vida da bateria estiver significativamente baixa, o gerador falhará em se comunicar com o programador. Se a situação for de emergência, o médico pode inserir um marca-passo transvenoso temporário que proporcione ao paciente suporte do ponto de vista hemodinâmico até que o gerador do marca-passo seja substituído.

▶ **Falha de captura.** A falha do estímulo do marca-passo em capturar os ventrículos ou átrios é notada pela ausência do QRS ou da onda P imediatamente depois do artefato do marca-passo no ECG (Figura 18.36). A falha de captura pode ser provocada por limiar elevado, um problema da derivação (fratura da derivação deslocada) ou pela depleção da bateria. Essas condições podem criar débito insuficiente para satisfazer o limiar de captura. Se o paciente for marca-passo-dependente e tornar-se sintomático, intervenções BLS (do inglês, *basic life support*) e ACLS devem ser iniciadas; a terapia medicamentosa (atropina, isoproterenol), o marca-passo transcutâneo ou a RCP podem ser necessários até que a causa do problema seja detectada e corrigida.

▶ **Sensibilidade excessiva.** A sensibilidade excessiva ocorre quando o marca-passo detecta eventos diferentes daqueles que estava programado para captar. Por exemplo, na estimulação VVI, quando ondas T altas são percebidas (como ondas R) além da onda R, o marca-passo é inibido e a estimulação em uma frequência mais lenta que a programada pode ser observada. De modo similar, a interferência eletromagnética (IEM) pode resultar em sensibilidade inadequada e, em consequência, ativar incorretamente a modalidade inibida ou deflagrada do marca-passo de dois compartimentos. A sensibilidade excessiva pode decorrer do deslocamento do eletrodo, de parâmetros de sensibilidade inadequados, IEM ou de fratura da derivação. Uma derivação parcialmente fraturada frequentemente permite que os sinais saturem o gerador, provocando a sensibilidade excessiva e a inibição do débito do marca-passo na modalidade de demanda. No ECG de superfície, a sensibilidade excessiva mimetiza a falha de disparo por causa da inibição dos estímulos do marca-passo; por exemplo, em um marca-passo DDD, uma onda P comumente percebida deflagra um estímulo ventricular depois de completar o intervalo P-V programado; no entanto, se a derivação ventricular sentir um sinal intrínseco (p. ex., sensibilidade excessiva ao ruído), há inibição do estímulo ventricular. A única maneira para confirmar a sensibilidade excessiva consiste em examinar os IC-EGM (eletrogramas intracardíacos) através de um programador. Se o ruído for registrado no IC-EGM, então o problema decorre da sensibilidade excessiva.

Para corrigir a suspeita de sensibilidade excessiva em um sistema de marca-passo temporário, a enfermeira verifica a conexão entre o marca-passo temporário e a derivação. O ruído elétrico a partir de uma derivação inadequadamente conectada poderia causar a sensibilidade excessiva. A IEM deve ser investigada, e os fios de aterramento de todos os aparelhos elétricos devem ser verificados. Derivações unipolares tendem particularmente à IEM graças ao amplo campo de detecção da ponta da derivação (polo negativo) para o gerador (solo). A sensibilidade pode ser diminuída girando-se o botão no sentido do assincrônico, que é no sentido de um valor de milivolt (mV) mais elevado. A sensibilidade excessiva decorrente da fratura parcial do fio em um cateter bipolar transvenoso temporário também pode ser corrigida pela conversão para um sistema unipolar.

Capítulo 18 Cuidado ao Paciente | Sistema Cardiovascular **329**

Tabela 18.9 Solução de problemas com o marca-passo temporário.

Problema	Causa	Intervenção
Falha em disparar: Nenhuma evidência de estímulo de marca-passo, frequência cardíaca do paciente abaixo da frequência programada	Devido à depleção da bateria ou falha do gerador de pulso, falha do disparo ou do circuito de tempo Devido à conexão de cabo frouxa	Substituir a bateria ou gerador Verificar todas as conexões para a adaptação correta
Falha de captura: Estímulo de marca-passo não seguido por evidência de despolarização no ECG	Devido ao deslocamento da derivação Devido aos pinos do conector quebrados ou à fratura do cabo de extensão de conexão Devido à incompatibilidade dos pinos com o cabo ou com o gerador Devido ao parâmetro de débito (mA) muito baixo Devido à perfuração Devido à quebra da derivação sem romper o isolamento Devido ao aumento no limiar do marca-passo decorrente de medicamentos ou de alterações metabólicas	Rever radiografia de tórax, virar o paciente para a posição de decúbito lateral esquerdo até que a derivação possa ser reposta Conectar diretamente o cabo no gerador para diagnosticar o problema do cabo, substituir o cabo de conexão Determinar uma adaptação segura do pino exposto no cabo ou no gerador, ajustar a conexão ou substituir o gerador de pulso Verificar os limiares de captura e ajustar o débito a uma margem de segurança de duas a três vezes Rever o ECG de 12 derivações, relatar sinais de perfuração, estabilizar a hemodinâmica Verificar ECG intracavitário; quando houver evidência de fratura em um polo, unipolarizar a derivação; quando com fratura total, substituir a derivação Verificar os resultados dos exames laboratoriais, corrigir as alterações metabólicas, rever os medicamentos e sinais vitais, aumentar o débito
Sensibilidade excessiva: O aparelho detecta eventos elétricos não cardíacos e os interpreta como despolarização	Devido ao parâmetro de sensibilidade excessiva Devido ao fato de o aparelho detectar ondas T altas e interpretá-las como ondas R	Reduzir a sensibilidade (o valor [em milivolts] deve ser maior para tornar o marca-passo menos sensível); se o paciente for dependente do marca-passo (nenhuma onda R intrínseca), programar para a modalidade assincrônica até que o problema seja corrigido Aumentar o período refratário ventricular além da onda T
No marca-passo de duplo compartimento, a conversa cruzada é uma forma de sensibilidade excessiva: o aparelho detecta os sinais do outro compartimento e inibe; no canal atrial, as ondas R são detectadas como ondas P	Causado pelo deslocamento da derivação atrial	Tornar a verificar os limiares de captura atrial; quando altos, é provável o deslocamento
No canal ventricular, o estímulo do marca-passo atrial depois do potencial é detectado como uma onda R, com a estimulação ventricular inibida de modo inadequado	Em razão do alto débito do canal atrial Devido à interferência elétrica, aparelhos elétricos aterrados de maneira inadequada	Reduzir o débito a partir do canal atrial, diminuir a sensibilidade do canal ventricular (valor de milivolt mais elevado) Remover o equipamento não aterrado
Sensibilidade deficiente: O aparelho falha em detectar a atividade cardíaca intrínseca e dispara de modo inapropriado	Devido ao parâmetro de modalidade assincrônica (VOO, DOO, AOO) Devido à pequena amplitude intrínseca Devido ao deslocamento da derivação Devido à quebra do isolamento da derivação	Reprogramar para a modalidade sincrônica (VVI, DDD, AAI) Aumentar a sensibilidade (girar o botão de sensibilidade no sentido do valor de milivolt menor) Tornar a verificar os limiares de captura; quando elevados, a derivação provavelmente está deslocada e precisa de reposicionamento Verificar a derivação com analisador do sistema de marca-passo; se a impedância for baixa demais (< 200 ohms), é provável a ruptura do isolamento, e a derivação precisa ser substituída ou pode ser temporariamente colocada na configuração unipolar

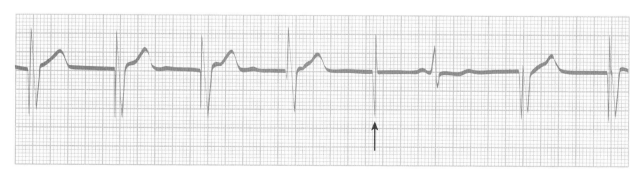

Figura 18.36 Fita de ECG mostrando a evidência da falha de captura. Observe que o estímulo de marca-passo não é seguido por um complexo QRS.

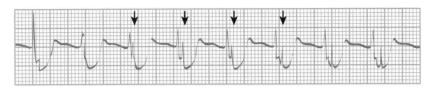

Figura 18.37 Fita do ECG mostrando evidência deficiente de sensibilidade. A falha do marca-passo de demanda ventricular em detectar o ritmo intrínseco é mostrada por picos de marca-passo em intervalos inadequados depois dos complexos QRS espontâneos.

▸ **Sensibilidade deficiente.** A falha do marca-passo para perceber os batimentos intrínsecos é conhecida como sensibilidade deficiente e resulta em artefatos de marca-passo inadequadamente colocados no ECG (Figura 18.37). A sensibilidade deficiente pode ser causada por deslocamento da derivação, falha do capacitor, defeito de isolamento da derivação ou fratura do fio da derivação. A arritmia ventricular causada pelo disparo do marca-passo durante a fase vulnerável da onda T é preocupante com a sensibilidade deficiente. A causa mais provável para a falha da sensibilidade no marca-passo temporário é o deslocamento da derivação.

Para corrigir os problemas de sensibilidade deficiente no marca-passo temporário, a enfermeira deve determinar, em primeiro lugar, se a derivação está adequadamente conectada ao marca-passo temporário. A sensibilidade deficiente também pode ser corrigida com o aumento da sensibilidade do aparelho, o que é feito virando-se o botão para um valor de milivolt menor (i. e., detecção de um sinal menor). Se os problemas persistirem, o médico pode precisar reposicionar ou substituir a derivação. Nos marca-passos permanentes, a sensibilidade deficiente pode ser por vezes corrigida reprogramando-se para um parâmetro mais sensível ou mudando-se da modalidade de detecção bipolar para a unipolar.

Complicações do marca-passo

Inúmeras complicações possíveis estão associadas aos marca-passos cardíacos. A enfermeira de cuidados críticos desempenha um papel vital na detecção e no tratamento precoce dessas complicações.

▪ Pneumotórax

Como a veia subclávia fica próxima do ápice do pulmão, a inserção de uma derivação transvenosa pela veia subclávia pode ser complicada pela lesão traumática para o pulmão com a agulha de exploração, permitindo que o ar escape para a cavidade pleural. Os sintomas podem acontecer subitamente ou apresentar-se de forma insidiosa até 48 horas depois do procedimento. Os sintomas incluem dor pleural, hipotensão, angústia respiratória ou hipoxia. Uma radiografia de tórax pode revelar a extensão do trauma. Quando grave, a colocação de um dreno torácico é necessária para reexpansão pulmonar.

▪ Irritabilidade ventricular

A irritabilidade ventricular no local da extremidade do cateter endocárdico é ocasionalmente encontrada nos sistemas de marca-passo temporário durante e depois da inserção inicial do cateter. CVP comumente aparecem em configuração similar aos complexos do marca-passo (Figura 18.38). A irritabilidade do cateter como um corpo estranho comumente desaparece depois de algumas horas. Irritabilidade ventricular persistente pode indicar o deslocamento da derivação nos sistemas de marca-passo temporário e permanente.

▪ Perfuração do septo ou parede ventricular

A perfuração da parede ventricular livre ou do septo pelo cateter transvenoso pode ocorrer. Isso pode resultar ou não em tamponamento cardíaco. Os pacientes idosos e aqueles sob terapia anticoagulante ou corticosteroide crônica estão em risco mais elevado. Pode-se suspeitar de perfuração quando o paciente apresenta alteração na morfologia da derivação precordial no monitoramento cardíaco. Com frequência, a estimulação apical VD resulta em um complexo QRS negativo em uma derivação V1 em um registro de ECG de 12 derivações. A perfuração ventricular pode resultar na estimulação do ventrículo esquerdo, e o complexo QRS torna-se positivo na polaridade. Quando se suspeita de perfuração da parede ventricular, o tamponamento pericárdico, causando diminuição na pressão arterial e aumento na frequência sinusal, pode ser confirmado por ecocardiografia bidimensional.

▪ Deslocamento do cateter ou da derivação

O deslocamento do cateter de marca-passo ou derivação pode acontecer, resultando em sensação excessiva, sensação deficiente ou falha de captura. Em geral, uma radiografia de tórax confirma os achados. O deslocamento do cateter ou da derivação comumente requer o reposicionamento.

▪ Infecção e flebite ou formação de hematoma

A infecção e a flebite podem ocorrer no local de inserção de marca-passo temporário, e infecção ou hematoma podem acontecer no local de implante do gerador permanente. Esses locais devem ser inspecionados quanto à presença de edema e inflamação, e mantidos secos. A infecção nos marca-passos permanentes requer

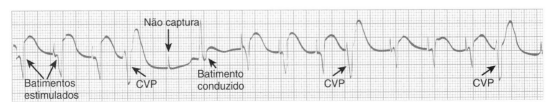

Figura 18.38 Marca-passo de demanda ventricular com contrações ventriculares prematuras (CVP). Essa fita também mostra um pico de marca-passo não capturado seguido por um batimento de condução intrínseco.

atenção imediata por um médico. Na maioria dos casos, a infecção da bolsa do marca-passo requer a remoção de todo o sistema de marca-passo e a substituição em um local diferente, depois da administração de antibióticos sistêmicos. Nos locais de marca-passo temporário, a técnica estéril deve ser usada para evitar infecção quando os curativos forem trocados.

■ Contraturas abdominais ou soluços

A contratura abdominal ou soluços ocorrem ocasionalmente como consequência da colocação do eletrodo contra uma parede VD fina, resultando em estimulação elétrica dos músculos abdominais ou diafragma. Nos pacientes com uma derivação VE para a estimulação biventricular, a contratura abdominal pode ser decorrente da estimulação do nervo frênico (ENF) pela derivação VE no ramo lateral da veia do seio coronário. A ENF é desconfortável para o paciente e pode, em geral, ser corrigida com a reprogramação da polaridade da derivação ou a redução do débito do gerador para aquela derivação.[9,12]

Depois do implante agudo, a estimulação diafragmática pode, por vezes, estar associada a perfuração. Uma queda na pressão arterial do paciente e os altos limiares de captura que acompanham a estimulação diafragmática asseguram a observação e avaliação críticas.

■ Erosão da bolsa

A erosão no local de implante ocorre raramente no período inicial pós-implante e é mais frequentemente considerada uma complicação tardia do implante de marca-passo permanente. Por vezes, a erosão resulta em infecção significativa. A erosão da bolsa pode ser decorrente da má integridade cutânea ou pressão do gerador nos tecidos mais finos, em particular na população idosa. Quando é detectada, a imediata cirurgia para o reposicionamento da bolsa pode proteger o paciente de uma causa potencialmente maligna da infecção sistêmica e salvar o sistema do marca-passo. Quando uma bolsa de marca-passo erode, uma infecção agressiva pode ocorrer por todo o sistema de derivação para dentro do coração, tornando necessárias a extração de todo o sistema e a realocação.

Cuidado de enfermagem

As enfermeiras de cuidados críticos desempenham um papel-chave no cuidado aos pacientes com marca-passo. A enfermeira é responsável pela avaliação abrangente do paciente, educação em saúde do paciente e da família, monitoramento do ECG e por manter a segurança do paciente. Para as diretrizes de intervenção para os pacientes com um marca-passo transvenoso temporário, ver Quadro 18.21.

■ Avaliação do paciente

A enfermeira de cuidados críticos pode ser a primeira a detectar a arritmia do paciente que exigirá a estimulação por marca-passo. Saber as indicações para a estimulação por marca-passo relacionada com bradicardia e como iniciar a estimulação emergencial por marca-passo transcutâneo é essencial. Depois de uma avaliação abrangente e estabilização do paciente, a enfermeira de cuidados críticos pode precisar ajudar na inserção de um sistema de estimulação por marca-passo transvenoso ou permanente.

Um aspecto importante do pré-implante de um marca-passo inclui uma avaliação da história médica e social do paciente. Uma conduta subclávia pode ser evitada em uma pessoa com história de colapso pulmonar ou lobectomia prévia. Um paciente com fístula arteriovenosa no braço esquerdo seria mais bem servido com um implante no lado direito. A história social do paciente deve ser revista para atividades como caça, tênis, golfe e mesmo a simples destreza de braço preferencial. Por exemplo, a região peitoral direita não deverá ser utilizada no tenista ou caçador destro.

Para avaliar com exatidão os pacientes com marca-passo, a enfermeira deve compreender o código do marca-passo para saber o tipo de marca-passo utilizado e a modalidade programada, a fim de antecipar a função apropriada. O ritmo subjacente do paciente é avaliado, de modo que, se o marca-passo falhar, a enfermeira estará preparada para tratar quaisquer arritmias com risco de morte. Uma radiografia do tórax pode ser usada para ajudar na determinação do marca-passo na ausência de prontuário médico ou cartão de identificação do dispositivo.

Uma avaliação completa também ajuda a enfermeira a determinar a resposta fisiológica do paciente à terapia com marca-passo. Os parâmetros importantes a avaliar incluem frequência de pulso, ritmo cardíaco subjacente, pressão arterial, tolerância à atividade e evidência de tontura, síncope, dispneia, palpitações ou edema. A enfermeira deverá estar atenta aos resultados das radiografias de tórax, exames sanguíneos e outros exames laboratoriais relevantes. Se um marca-passo permanente foi implantado, a incisão e a bolsa deverão ser examinadas quanto à presença de edema, rubor, drenagem, hematoma e sensibilidade dolorosa.

Uma avaliação psicossocial é outro item importante do cuidado abrangente do paciente com um marca-passo cardíaco. As respostas psicossociais do paciente à necessidade do marca-passo cardíaco podem diferir. Alguns podem ficar aliviados por terem um dispositivo que sustenta o funcionamento do coração, enquanto outros podem ficar ansiosos sobre a tecnologia e expressar medo de falha do equipamento e de morte.

■ Educação do paciente e da família

Uma conduta planejada e sistemática para ensinar o paciente e a família sobre o marca-passo cardíaco é uma parte vital do cuidado de enfermagem. Ensinar um paciente sobre os marca-passos começa no momento em que é tomada a decisão para a inserção do marca-passo. A enfermeira pode começar pesquisando o conhecimento prévio do paciente a respeito dos marca-passos e esclarecer quaisquer conceitos errôneos. Quando apropriado, há o esclarecimento da diferença entre o BAV e o IAM. Deve ser dito ao paciente e à família por que é necessário o marca-passo. A anatomia do coração deverá ser discutida em termos gerais quando se explica a necessidade do marca-passo e como este substitui ou complementa o ritmo espontâneo. O procedimento de inserção e o cuidado pós-inserção imediato que podem ser esperados deverão ser explicados.

Muitos livretos e apresentações em mídia estão disponíveis para ajudar a enfermeira no ensino sobre o receptor do marca-passo. As orientações visuais e por escrito são valiosas para que o paciente e a família as revisem depois da alta do hospital.

A profundidade de ensino que é apropriada e os instrumentos de ensino utilizados dependem de certas variáveis, como idade do paciente, grau de instrução, espectro de atenção, visão e interesse no aprendizado. O ensino inicial deverá ser direcionado para os aspectos positivos da vida com um marca-passo. O conhecimento da função e do cuidado do marca-passo não tem interesse, a menos que o paciente seja capaz de aceitá-lo como parte da vida. O Quadro 18.22 fornece uma diretriz para o ensino de pacientes e famílias a respeito dos marca-passos.

332 **Parte 5** Sistema Cardiovascular

Quadro 18.22 Orientação de ensino | Vivendo com um marca-passo.

Atividade do paciente

- Iniciar os exercícios de amplitude com movimento passivo e ativo no braço afetado 48 h depois do implante para evitar o "ombro congelado". Para aqueles com novas derivações implantadas, evitar a abdução do braço afetado acima do nível do ombro por 4 a 6 semanas, para prevenir o deslocamento da derivação
- Evitar atividades que possam resultar em alto impacto ou esforço no local de implante
- Retornar ao trabalho assim que houver a liberação médica, depois de discutir o tipo de trabalho que você pode realizar e o que o seu trabalho envolve
- Retornar a qualquer grau de atividade sexual que você prefira
- Seu marca-passo desligará o alarme em dispositivos de detecção de metal em aeroportos, de modo que você deve evitar atravessar portas com detectores de metal. Mostrar seu cartão de identificação do marca-passo. Uma busca manual pode ser feita ou um bastão magnético pode ser utilizado. Não permitir que o bastão fique sobre o local do marca-passo, porque o ímã no bastão pode colocar temporariamente o marca-passo na modalidade assincrônica. O detector de metal ou bastão não provocará nenhum dano permanente ou reprogramará a seu marca-passo

Sinais de mau funcionamento do marca-passo

- Ficar alerta para os sintomas de mau funcionamento do marca-passo: aqueles associados a perfusão diminuída do cérebro, coração ou músculos esqueléticos. Atentar particularmente para o retorno dos sintomas que você sentia antes do implante do marca-passo
- Relatar qualquer tontura, desmaio, falta de ar, fadiga indevida ou retenção de líquido. A retenção de líquido inclui ganho de peso súbito, "tornozelos inchados", "abdome apertado", e assim por diante
- Verificar o pulso 1 vez/dia após acordar. Relatar sempre que a frequência de pulso for igual ou inferior a 5 bpm menor que aquela em que o marca-passo está estabelecido
- Ficar ciente de que o pulso pode estar um tanto irregular quando é um marca-passo de demanda e apresenta alguns batimentos espontâneos e batimentos estimulados. Isso não significa mau funcionamento do marca-passo

Sinais de infecção

- Relatar qualquer rubor, inchação, calor, drenagem ou aumento de sensibilidade dolorosa no local de implante
- Relatar a febre de origem obscura
- Procurar ajuda médica se infecção em outra área do corpo não se resolver em um tempo razoável

Medicamentos

- Os antibióticos são em geral administrados dentro de 24 h do implante do marca-passo. Relatar quaisquer reações incomuns ao profissional de saúde
- Os medicamentos que foram suspensos antes do implante do marca-passo podem precisar ser reiniciados. Verificar com seu médico sobre os betabloqueadores, bloqueadores dos canais de cálcio, digoxina ou anticoagulantes. Procurar saber o nome do medicamento e a dose, a frequência de administração, os efeitos colaterais e o uso de cada medicamento

- Se a varfarina for reiniciada, os níveis deverão ser novamente verificados depois do reinício do medicamento

Considerações sobre o cuidado domiciliar

- Portar um cartão de identificação do marca-passo em todos os momentos. Esse cartão mostra a marca e o modelo do marca-passo, a data da inserção e o médico que o implantou, informações de contato do fabricante
- Usar um bracelete de identificação médico ou cordão informando que faz uso de marca-passo
- Seguir o esquema de consultas de acompanhamento com sua equipe cardiológica. A consulta de acompanhamento incluirá uma história do intervalo e a interrogação do dispositivo para determinar o desempenho do marca-passo e da derivação, a longevidade da bateria, a frequência de terapias do aparelho e quais arritmias que possam ter ocorrido. As clínicas têm capacidade de obter algumas dessas informações por telefone (verificação remota), reduzindo a frequência de visitas. O marca-passo deve ser verificado pelo menos uma vez ao ano. O acompanhamento remoto não inclui verificações de limiar, pelo que é importante seguir as recomendações da equipe clínica quanto a visitas. Se você tiver quaisquer sintomas similares àqueles de antes da inserção do marca-passo, deverá fazer com que seu marca-passo seja verificado. Ficar alerta para outros sintomas de mau funcionamento, como eventos inexplicados de tontura, fadiga ou pulso lento
- Informar a todo médico ou dentista sobre o marca-passo e os medicamentos que estão sendo tomados
- Evitar triagens de RM, a menos que o sistema do marca-passo seja compatível

Substituição do gerador de pulso

- O acompanhamento é intensificado quando a bateria do marca-passo se aproxima do indicador de reposição eletivo (IRE). Evitar as ausências longas ou férias sem consultar seu médico na ocasião. O gerador deve ser substituído em 6 a 8 semanas após o IRE ser alcançado
- Ficar ciente de que, quando a bateria atinge o fim da vida, pode reverter a estimulação VVI em 40 bpm
- A bateria não pode ser removida do gerador, de modo que todo o gerador é substituído quando a bateria está fraca (IRE)
- A substituição do gerador pode ser feita como uma cirurgia no mesmo dia, desde que as derivações estejam em boas condições. Geralmente, apenas o gerador precisa ser substituído

Considerações sobre o paciente idoso

- Relatar quaisquer alterações na condição cutânea no local do marca-passo. A perda de peso súbita ou o mau estado nutricional podem predispor os pacientes idosos a erosão da bolsa
- Relatar sintomas como fadiga, pescoço pulsátil e falta de energia. Pacientes com BAV completo ou alta porcentagem de estimulação ventricular ao longo do tempo podem desenvolver dessincronicidade AV (síndrome do marca-passo)
- Se o marca-passo parecer estar "saltando" dentro da bolsa, relatar isso a seu médico e não reposicioná-lo. Quando a pele estiver frouxa ou quando o paciente "brincar" com o marca-passo, as derivações podem ficar emaranhadas ou enroladas, podendo fraturar

---

■ Monitoramento do eletrocardiograma

O cuidadoso monitoramento do ECG do paciente com um marca-passo cardíaco é um componente essencial do exame abrangente do paciente. A primeira etapa na análise envolve o exame da fita quanto à evidência de descarga. Essa evidência é observada pela presença dos picos do marca-passo na fita. Os picos de marca-passo unipolar são em geral altos e visíveis, mas os picos de marca-passo bipolar podem não ser visíveis em determinadas derivações. Cada pico de marca-passo deverá resultar na captura. Se a derivação do marca-passo estiver no

átrio, um pico de marca-passo será seguido por uma onda P. Se o fio do marca-passo estiver no ventrículo direito, o pico será seguido por um amplo complexo QRS (Figura 18.39). Um complexo QRS estreito depois de um pico de marca-passo pode ser uma fusão de batimentos em um marca-passo de dois compartimentos. O marca-passo biventricular para a ressincronização cardíaca na insuficiência cardíaca congestiva também resulta em QRS estreito (ver Figura 18.39 A).

A função de sensibilidade do marca-passo é avaliada em seguida. Se o marca-passo não captar a atividade cardíaca intrínseca (sensibilidade deficiente), picos de marca-passo inadequados

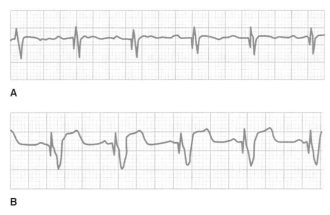

Figura 18.39 Batimentos iniciados do marca-passo. **A.** O artefato de marca-passo é seguido por deflexão do complexo QRS intrínseco. **B.** Batimentos de captura de marca-passo (captura ventricular) com alargamento típico do complexo QRS.

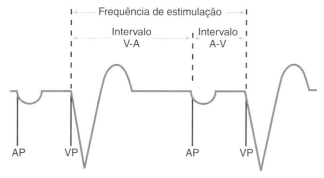

AP = pico do marca-passo atrial
VP = pico do marca-passo ventricular

Figura 18.40 Os intervalos medidos em uma fita de ECG para um paciente com marca-passo. O intervalo de estimulação do marca-passo corresponde ao tempo entre dois picos de marca-passo atriais consecutivos ou dois picos de estimulação ventricular consecutivos. O intervalo atrioventricular (AV) é medido desde o início de uma onda P ou um pico de estimulação atrial até o início de um complexo QRS intrínseco ou o pico de estimulação ventricular. O intervalo ventriculoatrial (VA) é medido a partir de uma estimulação ventricular por marca-passo ou batimento sentido até o próximo pico de estimulação atrial. O somatório dos intervalos AV e VA iguala-se ao intervalo de estimulação.

podem surgir por todo o ritmo subjacente. Um problema de sensibilidade excessiva pode ser detectado quando o marca-passo sentir os eventos diferentes do ritmo intrínseco e for inadequadamente inibido naquele compartimento ou causar uma resposta deflagrada em outro compartimento.

A terceira etapa ao se avaliar o ECG consiste em medir vários intervalos em milissegundos (ms). Cada quadrado pequeno no papel do ECG representa 40 ms, e um quadrado grande representa 200 ms. A duração de cada intervalo é comparada com o parâmetro programado para o intervalo.

O primeiro intervalo do marca-passo consiste no intervalo de tempo entre dois picos de estimulação atrial consecutivos por marca-passo ou dois picos de estimulação ventricular consecutivos por marca-passo. Esse intervalo é utilizado para determinar a frequência da estimulação pelo marca-passo. Para calcular a frequência do marca-passo, a enfermeira conta o número de milissegundos entre dois picos atriais consecutivos ou dois picos ventriculares consecutivos (Figura 18.40). Para converter de milissegundos para batimentos por minuto, a seguinte fórmula é empregada: 60.000 ms/minuto dividido pelo número de milissegundos entre os picos de estimulação por marca-passo é igual à frequência do marca-passo.

O intervalo seguinte a medir é o AV, também conhecido como o retardo AV. Esse intervalo é análogo ao intervalo PR no ECG. O intervalo AV é medido do início de uma onda P intrínseca ou um pico de estimulação atrial até o início do complexo QRS intrínseco ou do pico de estimulação ventricular (ver Figura 18.40).

O terceiro intervalo a medir é o intervalo ventriculoatrial (VA), também chamado de intervalo de escape atrial. O intervalo VA é o intervalo de tempo desde um evento ventricular estimulado por marca-passo ou sentido até o próximo estímulo atrial estimulado por marca-passo (ver Figura 18.40). O somatório dos intervalos VA e AV é igual ao intervalo de estimulação.

■ **Segurança do paciente**

Precauções com a segurança elétrica devem ser observadas quando o paciente possuir um marca-passo temporário. O equipamento elétrico no ambiente é mantido em um mínimo e deve estar adequadamente aterrado. Leitos eletrônicos devem estar adequadamente aterrados ou permanecer desconectados da AC. Recomendam-se apenas barbeadores, escovas de dentes ou rádios movidos a pilha. A enfermeira deverá evitar o contato simultâneo com o paciente e qualquer equipamento elétrico. O leito do paciente deve ser mantido sempre seco. Aparelhos de diatermia e eletrocautério não deverão ser usados porque suas ondas podem ser percebidas e inibir o marca-passo de demanda.

A literatura sobre como garantir a segurança elétrica nos fios de marca-passos temporários é escassa; no entanto, os fabricantes foram orientados pela FDA a aumentar a vigilância em relação à segurança do paciente. As derivações atualmente fabricadas não possuem áreas expostas depois que elas são firmemente inseridas no cabo de conexão. Recomenda-se o uso de luvas de borracha para manusear os pinos terminais de derivação do marca-passo temporário a fim de evitar microchoques. Muitos fabricantes fornecem cabos de conexão com o gerador de pulso para garantir a compatibilidade. Também deve-se ter cuidado para garantir que os cabos não estéreis não estejam em íntima proximidade com o campo estéril durante a inserção.

O cateter do marca-passo temporário deverá ser firmemente fixado com esparadrapo à pele do paciente sem tensão direta sobre o cateter. O movimento do membro mais próximo ao local de entrada do cateter deverá ser minimizado, principalmente quando tiver sido empregado o local femoral.

De acordo com os fabricantes de geradores de marca-passo permanente, existem pequenos perigos elétricos associados aos geradores permanentes. Esses geradores são protegidos de fontes elétricas externas e, em geral, não são afetados por fornos de micro-ondas, pequenos aparelhos eletrodomésticos e pequenas ferramentas elétricas. Ocorreram raros relatos de marca-passos unipolares afetados por grandes campos eletromagnéticos e sinais de radiofrequência, como os radiotransmissores. O paciente deve tomar precauções para evitar grandes campos magnéticos. Pacientes com marca-passo devem falar ao telefone celular com a orelha afastada do aparelho (ou um fone de ouvido), e devem evitar manter o aparelho próximo (menos de 15 cm) do marca-passo.

Desfibriladores cardioversores implantáveis

O infarto súbito do miocárdio, também conhecido como morte cardíaca súbita, continua sendo líder em mortes nos EUA.[13] A morte cardíaca súbita pode ser causada pela rápida perda da função cardíaca de bombeamento decorrente de FV ou TV. A taquicardia e a fibrilação ventriculares rápidas podem ser revertidas quando tratadas nos primeiros minutos com desfibrilação.

No final dos anos 1960, os Drs. Michel Mirowski e Morton Mower desenvolveram um dispositivo chamado desfibrilador cardioversor implantável (DCI) para tratar os pacientes em risco de morte súbita devido a arritmia ventricular. Em 1980, o primeiro dispositivo foi implantado com sucesso em uma pessoa. Demonstrou-se que o dispositivo é seguro e efetivo, e, em consequência, recebeu a aprovação da FDA em 1985. Desde seu uso inicial, em 1980, a tecnologia da derivação e do gerador do DCI sofreu muitas melhorias no modelo e na função. Com essas melhorias, bem como com as indicações expandidas e a maior compreensão dos pacientes em risco, o implante dos DCI é aprovado para prevenção primária e secundária da morte súbita.[9,14]

Indicações

Critérios uniformes para a implantação de DCI foram estabelecidos pelo Joint Committee de ACC/AHA e Heart Rhythm Society com a indicação de classes.[9] A Classe I recomenda implante. A Classe II consiste em condições nas quais os DCI podem ser utilizados com menos do que evidência ou divergência de opinião suficiente no tocante à necessidade de inserção. As condições para as quais existe evidência de que o implante de DCI seja desnecessário ou possa ser nocivo são consideradas na Classe III. O Quadro 18.23 lista as indicações para o uso terapêutico de DCI.

Sistema DCI

A finalidade primária de um DCI é monitorar continuamente o ritmo do paciente, diagnosticar alterações de ritmo e tratar arritmias ventriculares com risco de morte. A função secundária é ser um marca-passo com indicações de bradicardia e não bradicardia. Semelhante a um marca-passo, o DCI consiste em um sistema de derivação e um gerador de pulso que contém a bateria, os capacitores e os circuitos.

■ Gerador de pulso

Ao longo do tempo, os geradores de pulso do DCI evoluíram de dispositivos grandes, pesados, implantados no abdome, a aparelhos pequenos e leves implantados na região peitoral (Figura 18.41). O tamanho do cabeçote é determinado pelo número de derivações usado. As baterias de lítio–prata–óxido de vanádio (Li/SVO) fornecem a fonte de energia para os DCI. Um modelo melhorado do circuito expandiu as capacidades e funções do DCI.

■ Sistema de derivação

Os sistemas de derivação sentem as taquiarritmias ventriculares que ameaçam a vida e liberam terapias (estimulação rápida ou choque) para converter o ritmo. Os implantes DCI usam as derivações transvenosas bipolares ou tripolares sensíveis e a desfibrilação. Os eletrodos sensíveis são bipolos na extremidade da

---

> **Quadro 18.23** Indicações para desfibriladores cardioversores implantáveis (DCI).

Classe I: condições em que DCI é efetivo/benéfico

1. Sobreviventes de parada cardíaca devido a fibrilação ventricular (FV) ou taquicardia ventricular (TV), após avaliação para excluir causa transitória ou reversível.
2. TV espontânea sustentada associada à cardiopatia estrutural.
3. Síncope de origem indeterminada com TV sustentada ou FV em estudo eletrofisiológico
4. Disfunção VE com fração de ejeção menor que 35% devido a infarto do miocárdio anteriormente ocorrido há mais de 40 dias e classificação funcional da NYHA classes II ou III.
5. Cardiomiopatia não isquêmica dilatada com fração de ejeção menor ou igual a 35% e classificação funcional da NYHA classes II ou III.

Classe IIa: condições em que DCI é razoável

1. Pacientes com síncope inexplicada, disfunção VE significativa e cardiomiopatia não dilatada.
2. TV sustentada e função ventricular normal ou próximo do normal.
3. Cardiomiopatia hipertrófica com um ou mais fatores de risco maiores para morte cardíaca súbita.
4. Displasia arritmogênica ventricular direita com um ou mais fatores de risco maiores para morte cardíaca súbita.
5. Síncope e/ou TV durante a terapia com betabloqueadores em pacientes com intervalo QT longo.
6. Pacientes não hospitalizados à espera de transplante.
7. Síndrome de Brugada com síncope.
8. Síndrome de Brugada com TV documentada que não resultou em parada cardíaca.

9. TV polimórfica catecolaminérgica com síncope e/ou TV sustentada durante terapia com betabloqueadores.
10. Sarcoidose cardíaca, miocardite por células gigantes ou doença de Chagas.

Classe IIb: condições em que DCI pode ser considerado

1. Cardiopatia não isquêmica com fração de ejeção menor ou igual a 5% com classificação funcional da NYHA classe I.
2. Síndrome do intervalo QT longo e fatores de risco para morte cardíaca súbita.
3. Síncope e cardiopatia avançada na qual avaliações cuidadosas tenham falhado em definir a causa.
4. Cardiomiopatia familiar associada à morte súbita.
5. Não compactação VE.

Classe III: condições em que DCI pode ser prejudicial

1. Condições que satisfazem as classes I, IIa e IIb, mas com sobrevida menor que 1 ano.
2. TV ou FV incessantes.
3. Pacientes com doença psiquiátrica significativa que possa ser agravada pela implantação do dispositivo ou inviabilizar o acompanhamento.
4. Pacientes classe IV da NYHA com insuficiência cardíaca congestiva refratária de fármacos e que não sejam candidatos a transplante cardíaco ou CRT-D.
5. Síncope ou cauda indeterminada em um paciente sem TV induzível e sem cardiopatia estrutural.
6. TV ou FV passíveis de ablação cirúrgica ou por cateter.
7. TV devida a causa reversível na ausência de cardiopatia estrutural.

*Este Quadro não inclui indicações para crianças, adolescentes e pacientes com cardiopatia congênita.
Adaptado de Tracy CM, Epstein AE, Darbar D et al.; ACCF/AHA/HRS Focused Update of the 2008 Guidelines for Device-Based Therapy of Cardiac Rhythm Abnormalities: A Report of the American College of Cardiology Foundation/American Heart Association Task Force on Practice Guidelines. Circulation 126(14):1784–800, 2012.

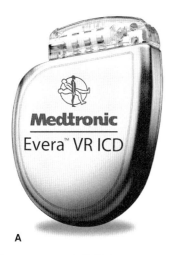 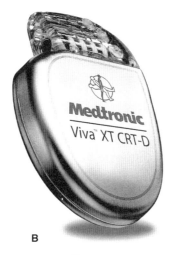 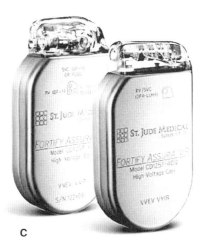

Figura 18.41 **A.** DCI de um compartimento Medtronic Evera™ VR. **B.** DCI atrial biventricular Medtronic Viva™ XT CRT-D. **C.** DCI de um compartimento Fortify Assura® VR. (As imagens A e B são cortesia de Medtronic, Inc. A imagem C é cortesia de St. Jude Medical, Inc. Fortify Assura e St. Jude Medical são marcas registradas de St. Jude Medical, Inc. ou suas companhias relacionadas. Reproduzida, com autorização, de St. Jude Medical, ©2014. Todos os direitos reservados.).

derivação. Uma mola unipolar na porção distal da derivação ventricular serve como o catódio de desfibrilação, enquanto outra mola na porção proximal média ou o gerador do DCI servem como o anódio de desfibrilação, originando o termo "lata ativa". Com os DCI de dois compartimentos, um eletrodo bipolar adicional no átrio direito fornece sensibilidade e estimulação atriais. Nos estimuladores DCI biventriculares, uma terceira derivação é inserida no seio coronário e posicionada na veia lateral esquerda para a estimulação VE e ressincronização.

De maneira ideal, o gerador é implantado na área peitoral esquerda, de modo que o coração fique central ao vetor da corrente de desfibrilação (Figura 18.42). Derivações para estimulação transvenosa e desfibrilação são implantadas de modo semelhante ao que ocorre com as derivações de estimulação permanente, como já descrito. Assim como com os implantes de marca-passos iniciais, os pacientes podem esperar uma curta estada de 24 horas após o implante do DCI.[15]

Funcionamento do DCI

Os DCI funcionam com o uso de uma abordagem de terapia escalonada (Tabela 18.10). As terapias são programadas com base nas necessidades individuais do paciente. Nem todos os pacientes necessitam de todas as terapias.

O primeiro nível da terapia é a estimulação antitaquicardia (EAT), a fim de tratar a TV pelo uso de intervalos rápidos de estimulação que são mais rápidos do que a arritmia detectada. A EAT é administrada em estouros, em rampa ou com os dois métodos combinados. A EAT é indolor e fornecida mais rápido do que um choque. Se a EAT não for bem-sucedida, é usado o segundo nível da terapia, cardioversão sincronizada. O nível de energia para a cardioversão pode ser programado em qualquer ponto desde 1 a 36 J, com o débito mais alto dependendo das especificações do aparelho. A fim de minimizar o desconforto do paciente e agilizar a terapia, a EAT é tentada durante o carregamento do choque. Se a cardioversão não for bem-sucedida, será utilizado o terceiro elo da série da terapia, a desfibrilação. A energia liberada para a desfibrilação pode ser programada até um máximo de 43 J, dependendo do modelo e da capacidade do dispositivo.

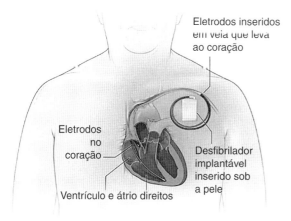

Figura 18.42 O sistema mecânico do DCI consiste em um gerador e um eletrodo sensível/marca-passo/desfibrilação no ventrículo direito. Todos os DCI também têm função de estimulação, pelo que o sistema pode também incluir derivações atrial e VE. (Cortesia de National Heart, Lung, and Blood Institute.)

Tabela 18.10 Desfibrilador cardioversor implantável | Terapia sequenciada.

Tipo de terapia*	Modalidade/ Nível de energia	Condição(ões)
Estimulação antibradicardia/ estimulação biventricular	VVI/DDD/VDD	Bradicardia, insuficiência cardíaca congestiva
Estimulação antitaquicardia (ATP)	ATP em surto/ crescente	Taquicardia atrial**/ TV (120 a 200 bpm)
Cardioversão***	10 a 36 J	TV (180 a 230 bpm)
Desfibrilação	30 a 36 J	FV (> 230 bpm)

*A terapia e os intervalos de detecção (frequência da taquicardia detectada) são programáveis.
**As terapias para taquicardia atrial são limitadas em certos modelos.
***A estimulação antitaquicardia durante o carregamento, se bem-sucedida, desvia o choque do desfibrilador.
FV, fibrilação ventricular; TV, taquicardia ventricular.

336   Parte 5   Sistema Cardiovascular

O número de tentativas de desfibrilação varia entre os aparelhos; em geral, o máximo é de seis tentativas em cada nível. Se o paciente for convertido com sucesso para um ritmo compatível com a vida, mas a frequência estiver lenta, será iniciado o marca-passo de demanda. A estimulação da bradicardia é programada em todos os DCI. O tipo e a duração da estimulação (p. ex., VVI, DDD ou biventricular) depende das necessidades do paciente.

Os DCI são conhecidos como dispositivos de terceira geração e possuem muitos aspectos programáveis que permitem ao médico modelar o aparelho às necessidades do paciente. É importante lembrar que um DCI funciona primeiramente como desfibrilador e, em segundo lugar, como marca-passo. As terapias com marca-passo para a bradicardia, inclusive desfibriladores de dois compartimentos, estão disponíveis na maioria dos DCI. Os códigos de estimulação para DCI são os mesmos dos marca-passos (ver Tabela 18.8). Uma derivação com sensibilidade atrial permite algoritmos de discriminação da TSV mais específicos. Para melhorar a discriminação das taquiarritmias, o aparelho permite programar os algoritmos de discriminação – por exemplo, suspender a terapia da taquicardia ventricular quando a TSVP se confirma. Alguns dispositivos também possuem etapas terapêuticas distintas para a taquicardia atrial e a fibrilação/*flutter* atrial.

Todos os aparelhos são "não comprometidos", isto é, a terapia é abortada quando a taquicardia termina, mesmo quando o DCI está carregando. Isso impede que os pacientes com TV não sustentada sofram o desconforto de um choque inapropriado. A recuperação de evento envolve a análise de uma onda R ou registros de EGM da taquiarritmia e terapia. Registros incluem arritmia antes e depois da terapia, permitindo que o médico analise o ritmo problemático. Esses dados podem estar correlacionados com os sintomas dos pacientes para ajudar a diagnosticar mais tarde a arritmia e a função apropriada do dispositivo.

Assim como ocorre nos marca-passos, os DCI podem ser remotamente monitorados a fim de minimizar as visitas ao consultório e assegurar a função apropriada do dispositivo. Transmissões remotas são enviadas pelas linhas tradicionais de telefone fixo ou utilizando-se um adaptador para telefone celular com um transmissor remoto. Muitos aparelhos são sem fio e se comunicam com transmissões a intervalos de rotina, sem a necessidade de o paciente interagir com a tecnologia.

Os dados são enviados para uma base de dados segura; os membros da equipe de cardiologia fazem *download* da informação para revisão e a incluem no prontuário do paciente. A informação proveniente das transmissões inclui voltagem da bateria, impedância da derivação, detecções de taquiarritmia e terapias e a porcentagem da estimulação.

Cuidado de enfermagem

A enfermeira de cuidados críticos desempenha um papel-chave no tratamento pré- e pós-implante dos pacientes com um DCI. O ensino do paciente é um dos papéis mais importantes para a enfermeira de cuidados críticos. Os tópicos de discussão estão incluídos no Quadro 18.24. Os pacientes e as famílias precisam compreender por que está indicado um DCI, a finalidade de um DCI, as partes básicas do sistema DCI, como este funciona e o que fazer se houver choque. Quando o médico determina o tipo de sistema a ser utilizado, a enfermeira reforça a explicação do médico de como o dispositivo será implantado e onde as derivações e o gerador de pulso serão colocados. O paciente e a família deverão ser informados sobre como o aparelho é programado e os planos de cuidado para acompanhamento a curto e longo prazos. Muitos recursos para a educação em saúde do paciente estão disponíveis junto aos fabricantes de DCI, inclusive materiais impressos e videoteipes. Além disso, o paciente e a família podem achar valioso encontrar-se com uma pessoa que possua um DCI. Essa pessoa pode ser capaz de acabar com quaisquer temores ou esclarecer os conceitos errôneos sobre como viver com um DCI.[16]

No período imediatamente pós-implante, a enfermeira monitora continuamente o paciente quanto ao desenvolvimento de quaisquer arritmias ventriculares e intervém imediatamente, quando necessário. Se o paciente apresentar TV sustentada e nenhuma terapia for liberada, pode ser porque a frequência da taquicardia se localiza abaixo do limite de frequência programado (*i. e.*, a detecção de frequência de TV inicia as terapias do aparelho) ou porque a sensação deficiente das taquiarritmias está acontecendo. O conhecimento dos parâmetros do DCI e da frequência da arritmia do paciente é essencial para ajudar a enfermeira de cuidados críticos a avaliar corretamente essa situação. Um paciente com um DCI que apresente um ritmo sustentado hemodinamicamente instável

---

Quadro 18.24 Orientação de ensino | **Desfibrilador cardioversor implantável (DCI).**

Ao orientar o paciente que está recebendo um DCI, assegurar-se de incluir os tópicos a seguir:
- Razão pela qual está indicado DCI e seu propósito
- Componentes de um DCI
- Como funciona um DCI
- Como capta o choque
- Como será implantado o DCI
- Tempo previsto de permanência hospitalar
- Atividades de vida diária que podem ser toleradas após o implante
- Limites da taxa e terapias programadas no DCI, inclusive parâmetros de estimulação
- Planos para os cuidados de acompanhamento e quando ligar para o médico
- Importância de ter um cartão de identificação do DCI e/ou dispositivos de identificação médicos, como bracelete ou colar
- Necessidade de portar consigo uma lista dos medicamentos tomados atualmente e suas dosagens

- Precauções de segurança (evitar campos eletromagnéticos, ferramentas com vibrações fortes, não se submeter a RM a menos que o sistema do DCI seja compatível com a RM)
- Importância de manter consigo números telefônicos de emergência prontamente disponíveis e o que fazer após receber choque, em especial quando não se sentir completamente recuperado
- Importância de ligar para o médico imediatamente caso seja recebido mais de um choque ou diversos em sequência
- O que o paciente e a família deverão fazer caso ocorra um choque
- Informações que a família, outras pessoas significativas, colegas de trabalho e companheiros de viagem devem ter sobre o DCI
- Precauções a serem tomadas quando viajar de avião, como informar os membros da segurança da companhia aérea sobre o DCI
- Estimular os membros de sua família a fazer um curso de reanimação cardiopulmonar
- Benefícios dos grupos de apoio

não deverá ser tratado de modo diferente daquele sem o DCI. O suporte cardíaco básico à vida (BCLS; do inglês, *basic cardiac life support*) e o ACLS devem ser iniciados. A cardioversão externa pode ser administrada em uma emergência na ausência de terapia efetiva do DCI do paciente. Deve-se tomar o cuidado de não aplicar as almofadas próximo ou acima da bolsa do gerador de DCI.

A enfermeira deve estar ciente dos parâmetros programados e dos aspectos do DCI do paciente para prestar cuidado seguro e competente. As informações do dispositivo deverão estar prontamente disponíveis à beira do leito e claramente registradas no prontuário do paciente; isso inclui tanto terapia de estimulação quanto de desfibrilação. Se o dispositivo disparar, o estado e o ritmo do paciente serão avaliados e registrados. Se um dispositivo disparar na ausência de arritmias, há alta probabilidade de sensibilidade excessiva à onda R devido a uma derivação deslocada ou com dano, uma conexão frouxa nos tubos de comunicação ou um parâmetro de sensibilidade excessiva. A intervenção imediata do serviço de eletrofisiologia é necessária para evitar o desconforto adicional do paciente. Caso ocorram choques inapropriados, tempestade elétrica que cause TV ou cirurgia de emergência na qual seja usado eletroautério, um ímã pode ser colocado sobre a bolsa do DCI para inibir as terapias de desfibrilação. O ímã não afetará a função de estimulação de um DCI, tampouco o desligará completamente. A detecção de taquiarritmia e as terapias são completamente restauradas quando o ímã é removido.[9]

Os outros cuidados pós-operatórios imediatos (cuidado com a ferida, orientações sobre atividade) são muito similares aos do paciente após o implante do marca-passo (ver Quadro 18.22). Ademais, como a conduta operatória é quase idêntica àquela do implante do marca-passo, as complicações que poderiam ser esperadas com o implante do marca-passo também podem ser encontradas depois do implante do DCI.

Em conjunto com o médico, a enfermeira fornece as orientações de alta acerca de como retomar as atividades diárias. Os pacientes são instruídos a restringir suas atividades pelas primeiras 6 semanas após o implante, enquanto as derivações estão cicatrizando no miocárdio. Eles também são advertidos para não operar equipamentos que produzam fagulhas ou gerem IEM. Uma lista completa de equipamentos que podem interferir na função do DCI é disponibilizada pelo fabricante. Os pontos de ensino do paciente e da família (ver Quadro 18.24) devem ser revistos com o paciente e a família com as orientações de alta.

A discussão sobre questões psicossociais em relação a viver com um DCI também deverá fazer parte da preparação de alta. Embora o ajuste emocional varie para cada paciente, muitos apresentam temores de receber seu primeiro choque. Outras preocupações potenciais do paciente que a enfermeira deverá debater incluem alterações na imagem corporal, retorno ao trabalho, participação nas atividades de lazer e reação da família e dos amigos ao dispositivo. Pacientes que dirigem como profissão podem não estar aptos a retornar para tal atividade. Quando estiverem disponíveis grupos de apoio, o paciente e a família deverão ser encorajados a frequentá-los.[16]

Reanimação cardiopulmonar

A condição aguda dos pacientes em uma UTI demanda que a enfermeira esteja especialmente atenta a sinais sutis de mudança no estado do paciente. Diversas tecnologias e muitos aparelhos de monitoramento ajudam a enfermeira a oferecer intervenções efetivas, mas habilidades de avaliação física devem ser continuamente praticadas e aprimoradas.

Em qualquer UTI, há uma possibilidade maior de que a condição do paciente piore. A parada respiratória e circulatória é conhecida como parada cardiopulmonar, também referida como parada cardíaca súbita. Quando se determina que um paciente está em parada cardiopulmonar, os segundos importam: a ação definitiva deve ser empreendida dentro de 4 a 6 minutos, caso contrário o paciente sofrerá lesão cerebral irreversível. A intervenção imediata é necessária para aumentar as chances de sobrevivência do paciente.

Reanimação cardiopulmonar (RCP) de alta qualidade oferece a melhor chance de sobrevivência do paciente neurologicamente intacto. A AHA classifica o cuidado para a parada cardíaca de pacientes adultos em três níveis: suporte básico à vida (BLS), suporte cardíaco avançado à vida (ACLS) e cuidado posterior à parada cardíaca. Embora as abreviações BLS e RCP sejam frequentemente usadas com o mesmo significado, o BLS também inclui intervenções de emergência para asfixia e resgate respiratório, além do uso de um desfibrilador automático externo (DAE), bem como RCP. O resgate respiratório é administrado sozinho quando um paciente tem pulso detectável, mas está apneico. A Figura 18.43 mostra a sequência de eventos na RCP.

As recomendações baseadas em evidências da AHA identificaram diversas áreas críticas para aprimorar os desfechos dos pacientes com parada cardíaca:[1-3]

- Focar na qualidade da RCP
- Desfibrilar ritmos passíveis de choque o mais rápido possível
- Minimizar a interrupção em compressões cardíacas
- Evitar ventilações excessivas
- Incorporar instruções após o evento
- Mensurar os desfechos e a prática e aprimorá-los.

Essas áreas são discutidas em relação ao papel da enfermeira durante uma parada cardiopulmonar. A RCP de alta qualidade (resumida no Quadro 18.25) é o alicerce sobre o qual se constroem o BLS e o ACLS e é discutida em diversas partes deste capítulo. Os algoritmos de ACLS para parada cardíaca sem pulso e para o cuidado para parada cardíaca são discutidos brevemente, assim como a presença da família durante uma parada.

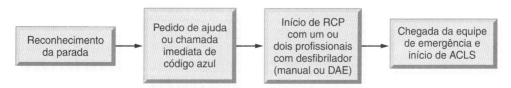

Figura 18.43 Sequência de eventos em RCP.

338 Parte 5 Sistema Cardiovascular

Quadro 18.25 Componentes da RCP de alta qualidade.

Circulação

- Determinar falta de responsividade e ausência de respiração e pulso
- Colocar a maca de resgate sob o tórax do paciente
- Iniciar compressões dentro de 10 s após notar ausência de respiração ou pulso
- Comprimir forte e rápido, ao mesmo tempo que:
  - Comprime-se o tórax a uma frequência de pelo menos 100 a 120/min
  - Comprime-se o tórax a uma profundidade de pelo menos 5 cm, mas não mais que 6 cm
  - Permite-se o retorno completo do tórax após cada compressão
  - Minimizam-se interrupções nas compressões por menos de 10 s
  - Muda-se o profissional realizando as compressões a cada 2 min
- Palpar os pulsos (carótico e femoral) a fim de determiner a efetividade das compressões

Via respiratória

- Abrir a via respiratória do paciente usando a manobra de elevar o queixo (pressão na mandíbula para pacientes com suspeita de lesão cervical)
- Colocar via respiratória orofaríngea (se possível)
- Fornecer sucção o quanto for necessário

Respiração

- Ventilar efetivamente com o uso de um dispositivo de barreira (máscara facial ou BVM)
  - Manter a máscara selada em redor do nariz e da boca do paciente
  - Observar elevação e queda do tórax
- Evitar ventilações excessivas
  - 2 ventilações a cada 30 compressões
  - 1 ventilação a cada 6 s (10 respirações/min) com via respiratória avançada
- Usar o CO_2 final da expiração e a oximetria de pulso a fim de determinar a eficácia da reanimação

Desfibrilação

- Desfibrilar o quanto antes quando um ritmo passível de choque for detectado

Adaptado de AHA Adult BLS for HCP algorithm 10/2015.

Quadro 18.26 Causas de parada cardiopulmonar.

Causas cardíacas

- Infarto do miocárdio
- Insuficiência cardíaca
- Arritmia
- Espasmos da artéria coronária
- Tamponamento cardíaco

Causas pulmonares

- Insuficiência respiratória secundária a depressão respiratória
- Obstrução da via respiratória
- Troca gasosa prejudicada, como na síndrome de angústia respiratória aguda
- Ventilação prejudicada, como no pneumotórax
- Embolia pulmonar

Distúrbios eletrolíticos

- Hiperpotassemia
- Hipomagnesemia
- Hipercalcemia/hipocalcemia

Causas provenientes dos procedimentos

- Cateterismo da artéria pulmonar
- Cateterismo cardíaco
- Cirurgia

Mistos

- Intoxicação e efeitos colaterais medicamentosos
- Traumatismo – contusão miocárdica ou laceração da aorta

Adaptado de AHA Adult BLS for HCP algorithm 10/2015.

O ACLS é um conjunto avançado de intervenções durante e depois da parada, sendo ensinado mais completamente em um curso próprio de formação. As diretrizes do ACLS e as informações sobre os cursos estão disponíveis no *site* da AHA, http://www.onlineaha.org/courses. Embora a estimulação transcutânea não seja mais parte do algoritmo para parada cardiorrespiratória sem pulso, ela é discutida como uma intervenção potencial antes da parada.

Causas de parada cardiopulmonar

O Quadro 18.26 destaca algumas das causas de parada cardiopulmonar. Essa lista não está completa; pode haver causas adicionais de parada cardiopulmonar. O uso de inúmeros aparelhos de monitoramento em uma UTI, como eletrocardiograma contínuo, oximetria de pulso, capnografia de forma de onda, rastreio de pressão intravascular e alarmes para volume e pressão do ventilador podem permitir que a enfermeira detecte mudanças no estado do paciente e realize ações definitivas para prevenir uma parada cardíaca. Entretanto, mesmo nas melhores circunstâncias, a parada cardíaca pode ocorrer sem aviso, requerendo detecção e reanimação rápidas. Tendo ocorrido parada cardiopulmonar, a determinação da causa é secundária à intervenção rápida. Quando tiverem sido iniciadas as intervenções para restauração da vida, a causa da parada deve, então, ser pesquisada, podendo ser adicionadas às medidas de ACLS intervenções específicas projetadas para corrigir a causa subjacente. Causas tratáveis são destacadas no algoritmo para parada cardíaca sem pulso no adulto da AHA.

Avaliação e cuidado ao paciente em parada cardiopulmonar

Antes de as medidas de reanimação serem implementadas em uma parada cardiopulmonar, o paciente deve passar por avaliação inicial. Uma gama de dispositivos tecnológicos de monitoramento é utilizada na UTI, porém os procedimentos de exame físico diário usados pelas enfermeiras são os mais exatos na determinação do estado do paciente. A enfermeira precisa assegurar que os parâmetros do alarme dos monitores à beira do leito sejam configurados com acurácia para cada paciente. As configurações-padrão não são sempre apropriadas – deve-se lembrar de tratar o paciente, não o monitor! A Figura 18.44 ilustra a sequência apropriada para BLS em adultos.

A avaliação e o tratamento da parada cardíaca em um paciente devem ser realizados simultaneamente, não sequencialmente. Após avaliar a ausência de resposta e pedir ajuda, a presença de respiração e de pulso pode ser avaliada ao mesmo tempo; isso diminui o tempo de avaliação de 20 para

Capítulo 18 Cuidado ao Paciente | Sistema Cardiovascular **339**

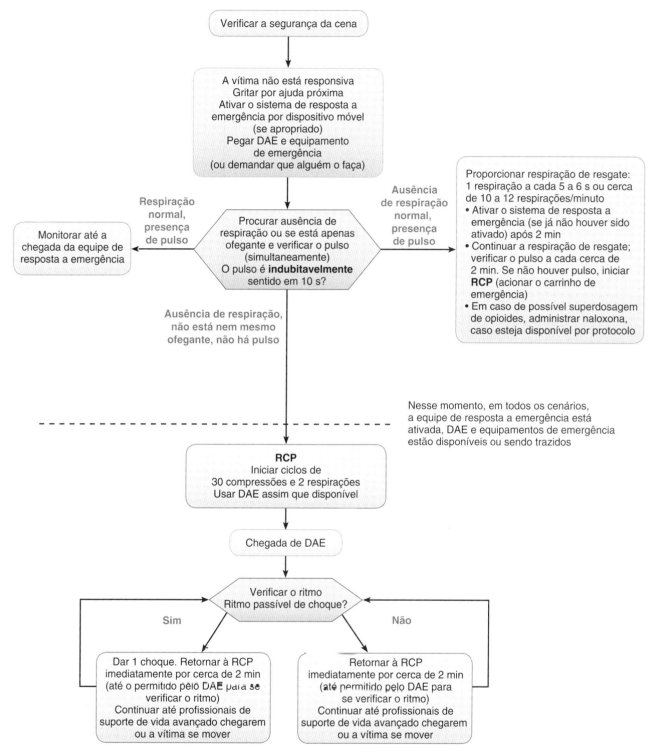

Figura 18.44 Atualização de 2015 do BLS Healthcare Provider Adult Cardiac Arrest. (Reproduzida, com autorização, de 2015 American Heart Association Guidelines Update for CPR and ECC. Circulation 123[suppl 2]:S313–S589, 2015. © 2015, American Heart Association, Inc.)

10 segundos, permitindo que os profissionais iniciem as compressões torácicas mais rapidamente. Em unidades de cuidados de saúde onde haja profissionais de resgate treinados, uma equipe de reanimação permite que diversas pessoas realizem ações diferentes simultaneamente – por exemplo, um profissional chama ajuda, outro faz compressões torácicas, um terceiro fornece ventilação, outro anexa e opera o desfibrilador.[4]

Posicionamento do paciente

O paciente deverá ser colocado na posição de decúbito dorsal sobre uma superfície rígida e plana. Essa posição possibilita que o reanimador abra a via respiratória e avalie a presença e a eficácia de qualquer respiração espontânea. Se o paciente estiver em um leito hospitalar comum, uma prancha de reanimação será colocada sob seu tronco quando a ajuda chegar.

340 **Parte 5** Sistema Cardiovascular

Se o paciente estiver respirando efetivamente e não houver evidência de trauma, o paciente deve ser deitado com a cabeceira da cama elevada. Deve-se usar cautela ao mover os pacientes com lesões raquimedulares suspeitas ou confirmadas. Um reanimador deve garantir que a cabeça do paciente permaneça em uma posição neutra.

Determinação da responsividade

O primeiro passo da avaliação é a determinação da responsividade. Se o paciente estiver sedado, em coma ou submetido a ventilação mecânica, a avaliação da responsividade pode não ser possível. A ausência de responsividade é definida pela ausência de resposta quando o paciente está agitado ou quando se fala com ele em tom de voz alto (p. ex., "Você está bem?").

Após a determinação da responsividade, a enfermeira deve observar o tórax do paciente com relação à respiração, enquanto palpa o pulso carótido. A respiração pode somente ocorrer se houver fluxo sanguíneo para os centros respiratórios no tronco encefálico. O paciente que apresenta respiração não está passando por parada cardíaca. (*Lembre-se*: isso não se aplica ao paciente em ventilação mecânica.) A ausência de responsividade associada à falta de respiração é considerada um sinal crucial de parada cardíaca.

A avaliação inicial não deve levar mais que 10 segundos. Se o paciente não estiver responsivo, não estiver respirando e não tiver pulso carótido detectado, a enfermeira deve pedir ajuda e demandar o código azul. Uma vez tendo sido pedida ajuda, a RCP deve ser iniciada assim que a maca de resgate puder ser colocada sob o paciente. A RCP sempre se inicia com compressões torácicas. Quando é designado um "código", a enfermeira que trata do paciente age como líder interina da equipe até que a equipe do Código Azul chegue. Quando os profissionais adicionais (em resposta ao pedido de ajuda) chegarem, deve-se dar a eles papéis apropriados utilizando uma abordagem de equipe. O Quadro 18.27 lista papéis sugeridos e responsabilidades para os membros da equipe de emergência.

Realização das compressões torácicas

■ RCP com um profissional de resgate

O BLS tipicamente se inicia com um profissional, que avalia o paciente quanto à ausência de responsividade e de respiração, posteriormente chamando ajuda. A RCP se inicia com compressões torácicas e requer que o paciente esteja em decúbito dorsal em uma superfície dura. Muitos leitos hospitalares possuem atualmente um modo para RCP; entretanto, uma maca de resgate é essencial. As compressões torácicas inicialmente fornecem fluxo sanguíneo para o cérebro e os órgãos vitais pela compressão do coração entre o esterno e a coluna espinal; sem uma maca de resgate, não é possível conseguir o movimento esternal necessário à circulação sanguínea.

A manutenção de uma RCP de alta qualidade é vital para a potencial recuperação do paciente. Deve-se observar que as ventilações não são mais consideradas a intervenção inicial mais importante. Diversos estudos reunidos pelo International Liaison Committee on Resuscitation (ILCOR) mostraram que pacientes apneicos têm oxigênio suficiente ligado à hemoglobina de modo a permitir fornecimento de oxigênio adequado durante os primeiros minutos de uma parada cardíaca.[5] O início precoce das compressões torácicas melhora as taxas de sobrevivência por proporcionar fluxo sanguíneo que já está adequadamente oxigenado.

Quadro 18.27 **Papéis e responsabilidades dos membros da equipe de código.**

Os membros da equipe de código podem realizar mais de um papel quando a equipe listada a seguir não estiver disponível completa. Tais papéis podem variar de acordo com as instituições.

- Líder do código (médico/enfermeira com capacitação em ACLS)
  - Fazer o diagnóstico
  - Dirigir o tratamento
- Enfermeira principal
  - Fornecer informações para o líder do código
  - Contactar o médico assistente
  - Determinar papéis para o pessoal antes da chegada da equipe de código, assegurando resposta organizada
- Registrador
  - Registrar os esforços de reanimação e o pessoal envolvido
  - Mantenedor oficial de tempo para o código
- Enfermeira responsável ou gerente
  - Coordenar o pessoal que realiza a RCP
  - Coordenar o cuidado de outros pacientes cujos cuidados foram atribuídos à equipe de resposta à parada cardíaca
- Segunda enfermeira
  - Coordenar o uso do carrinho de emergência
  - Preparar medicamentos
  - Reunir/passar o equipamento
  - Desfibrilar
- Enfermeira de medicamentos
  - Administrar os medicamentos
  - Manejar terapia IV ou de gotejamento
- Supervisora de enfermagem
  - Controle da circulação de pessoal para evitar aglomeração
  - Arranjar a transferência do paciente após parada cardíaca (se necessário)
- Anestesiologista/enfermeira credenciada para intubação
  - Intubar o paciente
  - Controlar a via respiratória/oxigenação
- Terapeuta respiratório
  - Assistir com a ventilação manual
  - Coletar sangue para análise de gasometria arterial
  - Ajudar na intubação
  - Montar o ventilador mecânico
- Outros profissionais, de acordo com o disponível

Quando forem completadas 30 compressões, a via respiratória é avaliada e as respirações são iniciadas: o que se chama de sequência compressão, via respiratória (*airway*), respiração (*breathing*) (C-A-B). Enfatizando-se a atividade vital das compressões torácicas, menos tempo é perdido estabelecendo-se a via respiratória (ver Quadro 18.25). Para adultos, a razão compressão:ventilação recomendada é de 30:2. As ventilações não devem ser iniciadas até a chegada de um dispositivo de barreira, como o de ventilação por máscara e bolsa (BVM; do inglês, *bag-valve-mask*) ou uma máscara facial. O uso de ventilações boca a boca é desencorajado. A RCP apenas com compressões é preferida ao contato boca a boca com um paciente cujo estado infeccioso é desconhecido. Como precaução universal, todos os pacientes são considerados infecciosos. A menos que uma máscara facial projetada para o uso de apenas um profissional de resgate esteja imediatamente disponível, o uso de um BVM deve esperar pela chegada de um segundo profissional. Um BVM pode ser apenas operado apropriadamente por um profissional posicionado à cabeça do paciente; essa posição permite que o profissional sele adequadamente a máscara e antecipe o fornecimento de respiração.

Após alguns minutos de reanimação, o paciente precisará de ventilações, uma vez que o oxigênio sanguíneo inicial terá terminado.

RCP com dois profissionais de resgate

A chegada de profissionais adicionais permite intervenções expandidas, inclusive ventilações, desfibrilação e documentação da reanimação. O segundo profissional de resgate deve substituir o primeiro na tarefa das compressões torácicas. Quando o segundo profissional passar a realizar as compressões, o primeiro ou os membros adicionais disponíveis na equipe podem abrir as vias respiratórias e preparar-se para fornecer respirações por meio do BVM em um tempo apropriado no ciclo de 30 compressões para 2 ventilações.

Os profissionais de resgate realizando as compressões torácicas devem ser trocados a cada 2 minutos (ou após 5 ciclos 30:2). A fadiga dos profissionais é um elemento-chave na falha da reanimação e é uma causa frequentemente negligenciada. Quando os profissionais começam a ficar cansados, apoiam-se no tórax, não permitindo o retorno completo (reexpansão) do tórax. Quando o tórax está deprimido, a pressão intratorácica fica elevada, diminuindo o retorno venoso, o qual resulta em volume sistólico diminuído e queda no débito cardíaco que afeta diretamente a perfusão dos órgãos vitais.

A compressão cardíaca externa é uma técnica simples realizada pelo profissional posicionado de qualquer um dos lados do paciente, colocando-se a parte da palma de uma das mãos mais próxima ao punho na parte mais baixa do esterno à linha do mamilo e a mesma parte da outra mão sobre a primeira mão. Apenas essa parte da mão aplica pressão. Os ombros do profissional de resgate devem ser posicionados acima do esterno, com os braços completamente estendidos e em posição. As costas devem estar eretas. A pressão para baixo nas mãos advém do peso dos ombros do profissional. A fim de otimizar as compressões, é altamente recomendado posicionar-se em cima de um estrado, uma vez que poucos profissionais de resgate são suficiente altos para realizar as compressões com os ombros travados sem esse auxílio.

Compressões firmes são aplicadas diretamente para baixo, e o esterno é deprimido *pelo menos* 5 cm, mas não mais que 6 cm, e liberado abruptamente.[6] Deve-se permitir ao tórax que retorne completamente entre as compressões. As atuais Diretrizes para RCP e CCE da AHA recomendam uma taxa de pelo menos 100, mas não mais que 120 compressões/minuto; as taxas de compressão de mais de 120/minuto resultam em profundidades inadequadas de compressão.[6] Uma razão compressão:ventilação de 30:2 é usada, com uma pausa para o fornecimento de ventilações. Essas devem ser fornecidas por mais de 1 segundo cada, a fim de minimizar a duração da pressão positiva no tórax.[6]

Uma pausa nas compressões é necessária para o início das ventilações quando é usado um BVM. Isso se dá porque as ventilações fornecidas por uma via respiratória não protegida (antes de intubação), em conjunto com a pressão intratorácica alta durante as compressões, permitem que o ar entre preferencialmente no esôfago em vez dos pulmões. Mesmo quando a máscara está firmemente pressionada à face, é difícil selar adequadamente para ventilações efetivas – outro motivo para parar as compressões de modo a iniciar as ventilações. Cada uma das duas ventilações deve ser fornecida por mais de 1 segundo cada.

Um paciente mecanicamente ventilado deve ser removido do ventilador, pois a alta pressão intratorácica gerada durante as compressões fará com que o ventilador termine prematuramente as inflações. Respirações devem ser fornecidas por um dispositivo com bolsa e válvula conectado ao tubo orotraqueal (TOT) ou aos tubos de traqueostomia ou laringectomia (sem máscara) a uma razão de uma respiração a cada 6 segundos.[6] Se o paciente estiver intubado, não há necessidade de compressões por ventilação, uma vez que o TOT preso permite o fornecimento de ventilações diretamente para os pulmões, sem passar pelo esôfago. As compressões torácicas são realizadas continuamente a uma taxa de pelo menos 100 a 110 por minuto, com ventilações uma vez a cada 6 segundos.[6] Para serem efetivas, essas técnicas devem ser corretamente aprendidas, praticadas com frequência e aplicadas habilmente.

Quando a ajuda adicional chegar, uma pessoa fornecerá as respirações usando um BVM, enquanto outra realizará as compressões torácicas. Uma terceira pessoa pode começar a se preparar para desfibrilação. Deve-se conferir a circulação (usando apenas pulso carotídeo ou femoral) por qualquer profissional de resgate adicional, sem a interrupção da RCP.

Via respiratória

Os profissionais de saúde devem avaliar a perviedade das vias respiratórias do paciente. A não detecção de troca de ar pela boca ou pelo nariz pode refletir uma via respiratória obstruída ou apneia. Com o paciente em decúbito dorsal, a via respiratória é aberta usando o método de hiperextensão da cabeça e elevação do queixo: a cabeça é estendida para trás e o queixo é elevado para retificar a via respiratória e projetar a língua, preparando-a para a ventilação. As pontas dos dedos devem ser mantidas na mandíbula e longe dos tecidos moles submentuais, a fim de evitar que a língua seja empurrada contra o palato duro (Figura 18.45).

Quando se tratar de pacientes com lesões suspeitas ou confirmadas da coluna cervical, utiliza-se o método de protrusão da mandíbula (Figura 18.46). É de suma importância que a cabeça e o pescoço do paciente não sejam movidos, a fim de garantir que não ocorra nenhuma (ou mais nenhuma) lesão à coluna

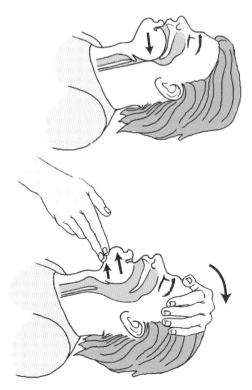

Figura 18.45 Maneira correta de abrir a via respiratória inclinando a cabeça para trás e elevando o queixo.

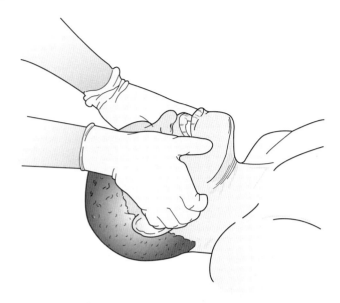

Figura 18.46 Manobra de elevação da mandíbula sem extensão da cabeça é utilizada quando se suspeita de trauma da coluna cervical.

espinal e à medula cervical. Mantendo a cabeça na posição neutra, o reanimador coloca uma das mãos em cada lado da cabeça do paciente posteriormente à articulação temporomandibular, empurrando suavemente a mandíbula para diante; isso abrirá a via respiratória para possibilitar a ventilação. O uso de uma via respiratória orofaríngea também assegurará que a língua não esteja bloqueando a faringe posterior. Se as respirações espontâneas não retornarem quando uma via respiratória permeável for estabelecida, então o paciente deverá ser ventilado.

Respiração

Se o BVM for conectado ao oxigênio, o profissional pode fornecer oxigênio além de ventilar. O BVM é conectado a uma fonte de oxigênio de alto fluxo (15 ℓ/min), e a máscara facial é colocada sobre a boca e o nariz do paciente. Quando conectado à fonte de oxigênio, o BVM pode fornecer próximo de 100%. Se o paciente apresentar um tubo orotraqueal ou tubo de traqueostomia, o BVM pode ser conectado a essas vias respiratórias usando um conector universal.

O uso de um BVM por uma pessoa requer o uso da técnica de grampo manual E-C, estando o profissional de resgate posicionado à cabeça do paciente. A máscara é colocada na face do paciente com a extremidade estreita sobre o nariz e a extremidade larga bem abaixo do lábio inferior. Usando o polegar e o indicador da mão que segura a máscara (formando um "C"), o profissional pressiona a máscara diretamente para baixo. Usando os outros três dedos da mesma mão (formando um "E"), o profissional segura a parte óssea da mandíbula, puxando o ângulo da mandíbula para cima e para trás. Essa técnica permite que o profissional posicione e sele a máscara ao mesmo tempo que abre a via respiratória.

Com a máscara selada à face do paciente, a bolsa é apertada para fornecer ventilações. Quando se usa um dispositivo com válvula e bolsa, sem máscara, o conector universal deve estar firmemente ligado à via respiratória artificial; isso permite que o profissional forneça respirações usando apenas uma ou as duas mãos para apertar o dispositivo com bolsa e válvula.

Deve-se ventilar apenas até o tórax visivelmente subir. A medição do CO_2 no final da expiração ($ETCO_2$) pode ser usada para confirmar o posicionamento apropriado da via respiratória e a eficácia das ventilações, além de servir como marcador do débito cardíaco. (Ver Capítulo 25 para informações adicionais sobre intubação endotraqueal.) A oximetria de pulso é usada para medir a oxigenação.

É necessário ter cautela para evitar a hiperinflação dos pulmões quando uma via respiratória avançada (via supraglótica ou TOT) não estiver no lugar, pois a pressão excessiva na via respiratória abrirá o esôfago e provocará inflação gástrica, com possível regurgitação e subsequente aspiração. Com a via respiratória avançada corretamente posicionada e sua posição confirmada, as compressões são realizadas continuamente a uma taxa de pelo menos 100/minuto, mas não mais que 120/minuto. As ventilações são fornecidas a cada 6 segundos, em assincronia com as compressões. Deve-se evitar hiperventilação, uma vez que aumenta a pressão intratorácica e diminui o retorno venoso, levando à diminuição do débito cardíaco.

Desfibrilação

Todos os pacientes devem ser conectados a um monitor cardíaco durante a parada cardiopulmonar. Com o início do BLS, intervenções adicionais serão necessárias. O fornecimento de um impulso elétrico por um desfibrilador interno ou externo despolariza o miocárdio e pode terminar com a FV ou com a TV sem pulso. Se o miocárdio estiver bem oxigenado e tiver um suprimento adequado de depósitos de energia, o nodo sinoatrial (SA) pode voltar a disparar após desfibrilação, resultando no retorno normal ao ritmo do seio.

Se indicada, a desfibrilação deve ser tentada assim que um desfibrilador manual ou um DAE estiver disponível. A maior parte dos desfibriladores usa adesivos com eletrodos multifuncionais para monitorar e administrar a terapia elétrica. Embora ainda sejam disponibilizadas paletas, elas são raramente usadas, pois seu posicionamento requer tempo adicional sem interferência no paciente, que depleta o oxigênio miocárdico e os depósitos de energia. O posicionamento mais comum dos eletrodos (paletas) é anterolateral: um adesivo na parte superior do tórax abaixo da clavícula e o segundo adesivo no lado esquerdo do tórax, no meio da linha axilar. Esse posicionamento coloca o coração no caminho direto da corrente.

A desfibrilação precoce (i. e., quando oxigênio e energia ainda estão presentes) é mais efetiva quando fornecida entre 3 e 5 minutos de parada cardíaca.[7] Para a realização da análise de ritmo, a RCP pode precisar ser interrompida. Se o paciente estiver com FV ou TV sem pulso, o desfibrilador é carregado e um choque é administrado, seguido imediatamente por 2 minutos de RCP. Durante as compressões, qualquer tempo sem interferência é considerado tempo "sem fluxo". (*Sem fluxo* se refere à falta de fluxo sanguíneo quando as compressões são interrompidas.) Pesquisas mostraram que mesmo com a melhor RCP, durante as compressões é apenas possível alcançar cerca de 30% do débito cardíaco normal da vítima. Quando as compressões são interrompidas, 10 a 15 compressões são necessárias para o retorno ao fluxo sanguíneo adequado. Se o coração não estiver bem perfundido, a resposta à desfibrilação (choque) diminui. Quanto maior a pausa, menor a possibilidade de a desfibrilação ser bem-sucedida. A qualidade da RCP anterior à desfibrilação afeta diretamente os desfechos clínicos no tocante a maiores pausas pré-choque e compressões torácicas rasas estarem associadas a maior falha na desfibrilação (Figura 18.47).[6,8]

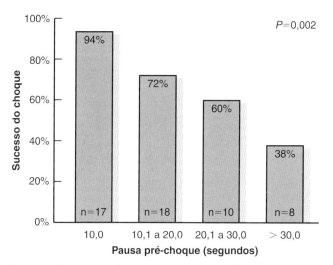

Figura 18.47 Associação entre pausa pré-choque e sucesso do choque. Os casos são reunidos por pausa pré-choque em intervalos de 10 s. Observe que pausas pré-choque mais longas estão significativamente associadas a probabilidade menor de sucesso do choque. (De Edelson DP, Abella BS, Kramer-Johansen J et al.: Effects of compression depth and preshock pauses predict defibrillation failure during cardiac arrest. Resuscitation 71(2):137-145, 2006, doi:10.1016/j.resuscitation. 2006.04.008. Reproduzida com autorização.)

Os desfibriladores são classificados pelo tipo de forma de onda que oferecem. Desde o início da década de 1970, são usados os desfibriladores monofásicos. Tais desfibriladores proporcionam um choque que flui em um sentido, proveniente de uma paleta ou eletrodo para o outro. Nunca foi desenvolvida tecnologia bifásica que modifique o modo como a corrente elétrica flui durante a desfibrilação. Os desfibriladores bifásicos oferecem a corrente em duas fases: a corrente inicialmente flui em um sentido, depois no sentido oposto. A onda bifásica usa menos corrente de pico, de modo que há menos dano no coração durante a desfibrilação.

O nível de energia inicial para o primeiro choque quando se usa desfibrilador bifásico é específico por aparelho e pode variar de 120 a 200 J. Se o nível de energia inicial sugerido pelo fabricante for desconhecido, deve-se administrar o primeiro choque a 200 J. Quando se usa desfibrilador monofásico, o nível de energia inicial deve ser configurado a 360 J. É importante estar familiarizado com o desfibrilador específico para uso efetivo.

Após cinco ciclos de RCP serem completados, o ritmo do paciente é novamente avaliado. Caso o paciente esteja com "ritmo passível de choque" (ver Figura 18.48), é dado um segundo choque. O nível de energia (joule) pode ser mantido ou aumentado. Após o segundo choque, segue-se RCP imediata por 2 minutos, e se repete o processo. Após um choque, retorna-se à RCP imediatamente por 2 minutos, sem conferência de pulso. Toda a equipe deve evitar tocar no paciente ou na cama quando o choque for fornecido. Os pulsos são checados apenas se um ritmo de perfusão (i. e., ritmo de seio normal, bradicardia, taquicardia) for detectado após 2 minutos de RCP. Se o pulso não se modificar (FV ou TV sem pulso), então não se confere o pulso antes da próxima desfibrilação. As conferências de pulso são feitas após serem completadas as compressões.

O Quadro 18.28 destaca as indicações e o procedimento para a desfibrilação.

Quadro 18.28 Indicações e procedimento na desfibrilação.

Indicações
- TV sem pulso
- Fibrilação ventricular

Procedimento
1. Aplicar as almofadas do desfibrilador ao paciente
2. Ligar o desfibrilador
3. Carregar, para desfibrilação bifásica, 120 a 200 J, dependendo do aparelho. Para todas as desfibrilações monofásicas, carregar 360 J
4. Certificar-se de que nenhum dos profissionais esteja tocando o paciente ou o leito
5. Liberar o choque
6. Modificar o profissional realizando as compressões e retornar imediatamente à RCP por 2 min
7. Estar preparada para liberar choques subsequentes de acordo com o protocolo ACLS

■ **Desfibrilador automático/automatizado externo (DAE)**

Pesquisas mostram que, quanto mais cedo o paciente com FV for desfibrilado, maior a chance de sobrevivência.[7] O desenvolvimento de DAE aprimorou a sobrevivência dos indivíduos que apresentam FV e TV sem pulso. O uso de DAE permite que indivíduos treinados em BSL, mas não no reconhecimento de ritmo ou no uso de um desfibrilador manual, realizem desfibrilação em uma variedade de ambientes. A RCP é uma parte obrigatória do esforço de reanimação quando se usa DAE.

O DAE consiste em um desfibrilador configurado com um computador. DAE são programados para seguir as diretrizes de ACLS quanto a níveis de energia e tempo entre períodos de avaliação de ritmo em voga na época em que foram fabricados.

As enfermeiras precisam saber a diferença entre DAE automáticos e automatizados. Os DAE automáticos carregam e fornecem o choque independentemente quando indicado; os DAE automatizados demandam ação da parte do usuário para o choque ocorrer. Assim como os desfibriladores manuais, estar familiarizado com o dispositivo é importante para sua segurança e seu uso efetivo. DAE autônomos estão disponíveis na maioria dos hospitais nas áreas comuns, permitindo um tempo menor para a desfibrilação quando um paciente experimenta uma parada cardíaca passível de choque.[3] Em um ambiente de UTI, a função do DAE pode ser uma característica do desfibrilador monitor.

■ **Chegada da equipe de emergência**

Quando a equipe de emergência chega, intervenções de ACLS podem ser adicionadas aos esforços do BLS, seguindo-se o algoritmo para parada cardíaca sem pulso em adultos (Figura 18.48).

O algoritmo para parada sem pulso é dividido em dois ramos, dependendo do ritmo do paciente. FV e TV sem pulso são "ritmos passíveis de choque", enquanto a atividade elétrica sem pulso (AEP) e a assístole não são. Medicamentos como epinefrina e amiodarona fazem parte das intervenções de ACLS. Para o paciente com AEP ou assístole, RCP de alta qualidade ao mesmo tempo que se pesquisa uma causa tratável, é necessária. De acordo com a AHA, pode ser razoável administrar epinefrina logo que possível após o início de uma parada cardíaca proveniente de um ritmo não passível de choque.[9] As causas reversíveis (tratáveis) clássicas são conhecidas como "Hs e Ts"; estão listadas na Figura 18.48. O tratamento da causa específica, somado a RCP de alta qualidade e desfibrilação precoce (quando indicado), é o melhor caminho para o retorno da circulação espontânea (RCE).

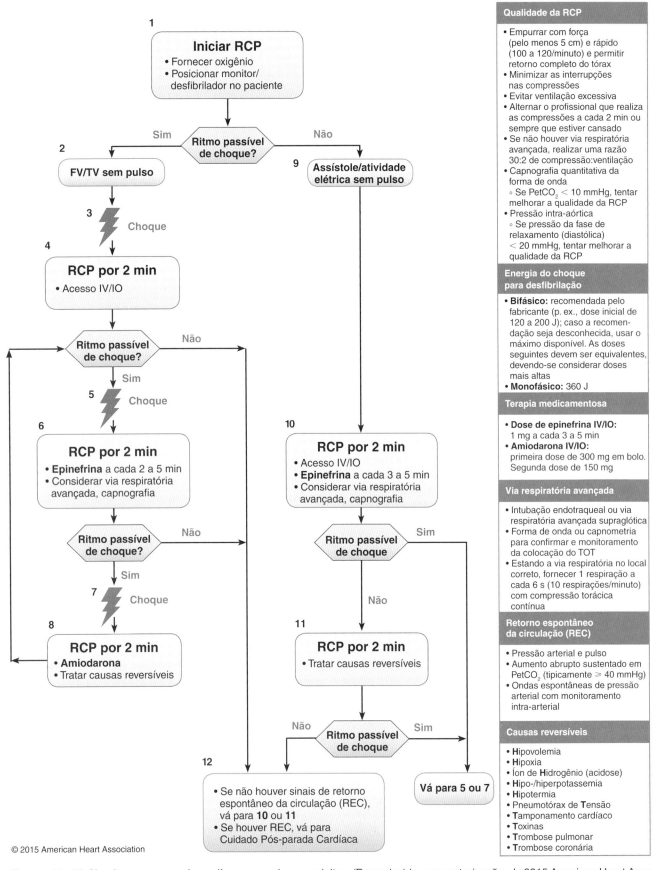

Figura 18.48 Algoritmo para parada cardíaca sem pulso em adultos. (Reproduzida, com autorização, de 2015 American Heart Association Guidelines Update for CPR and ECC. Circulation 123[suppl 2]:S313–S589, 2015. © 2015, American Heart Association, Inc.)

Membros da equipe de reanimação

Quando uma parada cardiorrespiratória ("código" ou Código Azul) é anunciada, diversos membros da equipe de resposta a emergência são notificados. Cada instituição tem suas próprias políticas no tocante a quem responde. Em muitos hospitais, residentes, estudantes de medicina e outros membros da equipe podem responder. A maioria das instituições atualmente tem equipes de resposta rápida para cuidar de pacientes em condição de piora anterior à parada; essas equipes podem também responder a casos de parada cardiopulmonar (ver Capítulo 14).

Equipamento

O equipamento usado nos esforços de reanimação é mantido em uma localização central, no que é comumente denominado o "carrinho de parada". Muitos hospitais possuem carrinhos móveis em localizações de fácil acesso. Esses carrinhos são organizados com o mesmo padrão, de modo que todos os profissionais do hospital se familiarizem com o conteúdo e a disposição do equipamento. Os carrinhos devem ser inventariados diariamente para verificar se seu conteúdo está completo e disponível no caso de uma parada cardiopulmonar. Uma vez que o carrinho tenha sido aberto, deve ser reinventariado e guardado o quanto antes.

Em geral, há muitas gavetas fechadas com cadeados para assegurar que todo o equipamento permaneça no lugar e intocado a menos que haja uma situação de emergência. As gavetas são rotuladas para assistir os profissionais na localização do equipamento específico. O equipamento de intubação pode ser ou não guardado separadamente do restante do carrinho porque a intubação pode ser a única medida necessária sob algumas circunstâncias.

A Tabela 18.11 lista o conteúdo de um carrinho de parada típico e a justificativa para o uso de equipamentos e medicamentos encontrados no carrinho. O conteúdo dos carrinhos de parada pode variar de hospital para hospital.

Tabela 18.11 Carrinho de reanimação cardiopulmonar (RCP).

Equipamento	Justificativa
Equipamento de intubação (em geral fica reservado em um armário trancado): • Laringoscópio • Lâminas retas e curvas • Tubos endotraqueais • Seringas Máscara respiratória laríngea Vias respiratórias orofaríngeas Vias respiratórias nasofaríngeas Sondas de aspiração	• Fornece uma via respiratória adequada e permeável, garantindo assim a oxigenação dos pulmões durante a reanimação • Permite que o paciente seja colocado sob ventilação mecânica • Reduz as possibilidades de distensão gástrica, aspiração ou vômito • Permite a aspiração • Permitem a administração de oxigênio em altas concentrações • Fornece uma via para determinadas medicações (NAVEL)*
Fonte de oxigênio (tanque separado) Dispositivo BVM Equipamento de aspiração (preferencialmente por bateria)	• Garante a disponibilidade de oxigênio quando o oxigênio de parede não estiver disponível • Proporciona a vedação da boca e do nariz do paciente. Reduz o risco para o reanimador • Garante que a aspiração esteja disponível caso o vácuo de parede não esteja presente
Tubos e cateter de aspiração	• Limpam a via respiratória orofaríngea (nasofaríngea) antes da intubação
Fluidos IV e equipo	• Substituem o volume e tratam a hipotensão
Equipo de nitroglicerina	• Impede a precipitação da nitroglicerina IV
Medicamentos (medicamentos do ACLS como o mínimo)	• Amiodarona • Lidocaína • Atropina • Epinefrina • Bicarbonato de sódio • Cloreto de cálcio • Glicose a 50% • Infusão de dopamina pré-misturada
Carrinho de infusão (acoplado ao lado externo do carrinho)	• Permite a rápida titulação dos medicamentos de ACLS/Cuidados Críticos durante e depois da reanimação sem precisar realizar cálculos complexos
Equipos para infusão de sangue	• Permitem a coleta rápida e o envio do sangue para a análise. A cor dos tubos é específica por instituição
Kits de gasometria arterial	• Permitem coleta rápida e envio das amostras de gasometria arterial
Suprimentos intravenosos periféricos	• Garantem o acesso para a administração de soluções e medicamentos IV
Seringas de lavagem preenchidas (soro fisiológico)	• Permitem a lavagem mais rápida dos acessos venosos
Agulhas	• Permitem a aspiração de medicamentos
Agulhas de descompressão (cardíacas)	• Usadas no tamponamento cardíaco
Prancheta com papel e caneta; folhas de código	• Usados para registrar a parada
Bolsas de pressão	• Usadas para a infusão rápida das doses de soluções
Luvas (não látex, estéreis e não estéreis)	• Proporcionam a proteção para os reanimadores • Fornecem luvas estéreis para procedimentos invasivos/estéreis
Desfibrilador/monitor portátil com as seguintes modalidades: • Desfibrilação • Cardioversão sincronizada • Estimulação transcutânea	• Usado na desfibrilação, cardioversão e marca-passo transcutâneo temporário

*NAVEL é um truque mnemônico para fármacos que podem ser administrados pelo tubo endotraqueal: naloxona, atropina, Valium® (diazepam), epinefrina, lidocaína. A dose típica de fármacos administrados via tubo endotraqueal é duas a duas vezes e meia a dose intravenosa diluída em 5 a 10 mℓ de soro fisiológico ou água estéril.

Medicamentos

Existem inúmeros fármacos empregados no decorrer e imediatamente depois de uma parada cardiopulmonar. Esses medicamentos deverão estar prontamente disponíveis no carrinho de parada e incluem agentes antiarrítmicos, inotrópicos, vasoconstritores e reposições eletrolíticas. A Tabela 18.12 lista alguns desses medicamentos e as indicações para sua utilização.

Quando o paciente é reanimado e atinge o RCE, a próxima fase do cuidado é regida pelo algoritmo de cuidado posterior à parada cardíaca da AHA (Figura 18.49). Durante a parada cardíaca, o fluxo sanguíneo para o cérebro fica comprometido. Após o RCE, o restabelecimento da perfusão pode levar à produção de radicais livres do oxigênio e outros metabólitos tóxicos.

Manejo de temperatura-alvo

O manejo de temperatura-alvo (TTM; do inglês, *targeted temperature management*), como um de muitos tratamentos pós-RCE, é indicado quando o paciente reanimado não está responsivo, indicando comprometimento neurológico. A taxa metabólica cerebral para o oxigênio (TMCO$_2$) reduz-se quando a temperatura corporal está reduzida. A apoptose (morte celular programada) e a produção de radicais livres estão reduzidas em um estado hipotérmico. Alguns estudos relataram melhora na sobrevida e na recuperação funcional com hipotermia induzida.[10]

Muitas instituições atualmente implementam os protocolos de TTM. Um ponto comum entre esses protocolos é a redução sistemática da temperatura central de um paciente para 32 a 36°C.[9] Essa diminuição pode ser alcançada por diversos métodos, inclusive bolsas de gelo, cobertores de resfriamento e dispositivos de resfriamento endovasculares. Sondas retais e cateteres vesicais são usados para o monitoramento do processo de resfriamento. O paciente permanece nesse estado hipotérmico por pelo menos 24 horas.[10] Permite-se então que ocorra o reaquecimento passivo durante as próximas 8 a 12 horas; reaquecer os pacientes ativa ou rapidamente não é recomendado.[10]

O cuidado com o paciente pós-RCE pode ser intenso, especialmente se TTM for escolhido como uma modalidade de tratamento. Além do monitoramente do ritmo cardíaco e da PAM, devem ser rastreados também os níveis de potássio e glicemia. A avaliação periódica da gasometria arterial e das configurações do ventilador é requerida para pacientes mecanicamente ventilados. A enfermeira deve assegurar que medicamentos como sedativos de bloqueio neuromuscular e analgésicos sejam administrados de acordo com protocolos estabelecidos. Os cuidados de enfermagem incluem monitoramento da pele e dos tecidos moles dos pacientes com relação a lesões provocadas pelo frio, as quais podem ser causadas por diversos aparelhos de resfriamento; como tais lesões potenciais não são observadas com frequência em um ambiente de UTI, é necessária vigilância especial. Fora isso, o cuidado físico não é diferente do administrado a qualquer paciente inconsciente completamente dependente.

A pesquisa relativa ao TTM continua em curso, voltando-se a pontos como a temperatura ótima, meios de resfriamento e método de reaquecimento. Estudos investigativos estão em andamento atualmente no tocante à eficácia da hipotermia terapêutica em casos de acidentes vasculares cerebrais. Uma das maiores controvérsias em torno da hipotermia terapêutica é a qualidade de vida do paciente após o reaquecimento, bem como os custos a longo prazo caso o paciente se recupere, mas tenha déficit neurológico resultante da terapia. Se um paciente passou por resfriamento, o prognóstico não deve ser antecipado por pelo menos 72 horas após o reaquecimento, sendo possível que o tempo de espera seja maior caso sedação e paralisia tenham sido parte do regime terapêutico. Evitar ativamente a febre em pacientes comatosos após o reaquecimento é altamente recomendado, pois febres podem levar a dano neurológico aumentado.[11]

Presença da família em situações de parada cardíaca

Um aspecto da intervenção na parada cardiopulmonar que ganhou atenção nos últimos anos é a presença da família durante o evento. Enfermeiras e outros profissionais de saúde expressaram fortes opiniões para ambos os lados da questão

Tabela 18.12 Medicamentos usados no tratamento do paciente em parada cardiopulmonar.

Medicamento	Classe	Usos
Adenosina	Antiarrítmico	TSV, FA
Amiodarona	Antiarrítmico	TV, TSV, FA, FV
Atropina	Anticolinérgico	Bradicardia, atividade elétrica sem pulso
Bicarbonato de sódio	Alcalinizador	Acidose
Cloreto de cálcio	Eletrólito	Hiperpotassemia, hipocalcemia, intoxicação por bloqueador do canal de cálcio
Dobutamina	Inotrópico; agonista β_1	Débito cardíaco diminuído
Dopamina	Inotrópico; agonista β_1	Hipotensão, bradicardia sintomática
Epinefrina	Catecolamina	FV
Lidocaína	Antiarrítmico	TV, FV
Nitroglicerina	Vasodilatador coronário	Infarto do miocárdio, angina
Procainamida	Antiarrítmico	TV, FV
Sulfato de magnésio	Eletrólito	*Torsade de pointes*
Verapamil	Bloqueador do canal de cálcio	TSV

FA, fibrilação atrial; FV, fibrilação ventricular; TSV, taquicardia supraventricular; TV, taquicardia ventricular.
A rota alternativa de preferência para a administração de medicamentos, caso IV não esteja disponível, é intraóssea (IO).

Algoritmo de cuidado imediato após parada cardíaca para adultos | Atualização de 2015

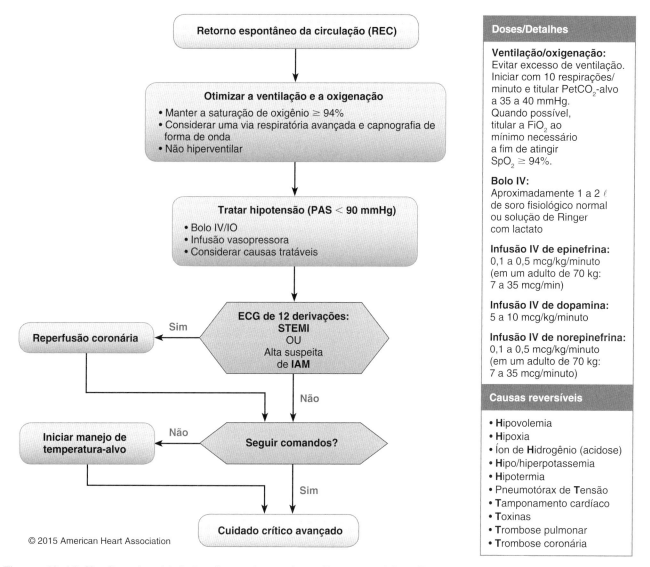

Figura 18.49 Algoritmo de cuidado imediato após parada cardíaca para adultos. (Reproduzida, com autorização, de Web-based Integrated 2010 & 2015 American Heart Association Guidelines for Cardiopulmonary Resuscitation and Emergency Cardiovascular Care. © 2015, American Heart Association, Inc.)

desde seu surgimento, em 1987. Muitos membros da equipe acreditam que a presença da família durante a RCP os desvia de seu desempenho clínico e prejudica seus esforços, enquanto outros se preocupam com o bem-estar físico e mental dos familiares durante e após o código. Apesar das controvérsias sobre os benefícios e danos, as maiores diretrizes internacionais para RCP afirmam que evidências disponíveis corroboram a reanimação testemunhada pela família, prática considerada razoável e útil.[12]

As instituições de saúde tornaram-se mais flexíveis e vêm atendendo às famílias. Muitos serviços de emergência e UTI possuem atualmente protocolos em vigor em relação à presença de família ou entes queridos à beira do leito enquanto estão ocorrendo os esforços de reanimação. Todos os esforços devem ser feitos no sentido de ter uma pessoa mais informada para explicar à família que medidas estão sendo implementadas e a sua justificativa. Muitos membros da família expressam o desejo de estar com o paciente durante a RCP por diversos motivos, como tranquilizar-se de que todos os esforços de reanimação foram tentados, ter uma chance de dizer adeus no momento da morte e certificar-se de que a morte tenha sido o mais indolor possível.

Na discussão das diretrizes antecipadas com os pacientes e suas famílias, frequentemente são descritas as técnicas de reanimação. No caso de uma situação de parada cardíaca, alguns membros da família viram essas medidas acontecendo e tomaram a decisão de interromper a reanimação.

Quando os membros da família veem a equipe de saúde trabalhando contra o tempo para salvar o paciente, a família frequentemente expressa o reconhecimento e o agradecimento por a equipe empenhar-se em proporcionar o cuidado excelente e compassivo.

O movimento prevalente nos cuidados de saúde para permitir à família maior acesso a seu ente querido em momentos de doença continuará apoiando a prática de contar

> **Quadro 18.29** **Considerações para o paciente idoso.**
>
> **Reanimação cardiopulmonar**
> - Avaliar se há fratura de esterno depois da RCP. Continuar com a RCP mesmo quando ocorrer a fratura
> - Ter em mente os efeitos dos medicamentos devido a *clearance* tardia e resposta metabólica alterada
> - Certificar-se de que a equipe de saúde implemente o testamento vital do paciente para prescrição de *não reanimar* (NR) ou *não intubar* (NI)
> - Considerar a presença da família durante o código

> **Quadro 18.30** **Indicação e procedimento no marca-passo transcutâneo.**
>
> **Indicação**
> - BAV tipo II Mobitz de segundo grau
> - BAV completo (terceiro grau)
>
> **Procedimento**
> 1. Explicar o procedimento ao paciente
> 2. Tricotomizar o excesso de pelos no tórax. Certificar-se de que a pele esteja seca
> 3. Aplicar os eletrodos multipropósito no paciente
>   - Aplicar o eletrodo anterior no tórax no quarto espaço intercostal à esquerda do esterno
>   - Aplicar o eletrodo posterior nas costas do paciente na área da escápula esquerda
> 4. Conectar o cabo de eletrocardiograma de 3 derivações ao paciente
> 5. Ligar a função de estimulação
> 6. Definir a modalidade, a frequência cardíaca e o débito do marca-passo (em miliamperes)
> 7. Avaliar a eficácia da estimulação por marca-passo:
>   - Observar o pico do marca-passo com captura subsequente (pico do marca-passo seguido por forma de onda ampla indica captura elétrica)
>   - Avaliar aumento de frequência cardíaca de modo a adequar-se à frequência gerada pelo marca-passo (captura mecânica)
>   - Avaliar a pressão arterial
>   - Verificar o nível de consciência
>   - Imprimir uma fita de ritmo demonstrando captura elétrica e documentar no prontuário do paciente
>   - Observar se há ansiedade e/ou dor do paciente e tratar de maneira apropriada

com a presença da família durante a RCP. Protocolos específicos de cada instituição concernentes à presença da família durante RCP devem apoiar a capacidade dos profissionais de saúde de oferecer cuidado da mais alta qualidade enquanto, ao mesmo tempo, permite-se o acesso apropriado da família a seu ente querido.[12] Além disso, regras devem ser operacionalizadas ao se acompanharem os membros da família que estão no quarto, caso os reanimadores não possam realizar efetivamente as manobras de reanimação com os membros da família presentes.

O Quadro 18.29 destaca considerações sobre RCP para pacientes idosos.

Revisão

As diretrizes atuais sugerem que uma revisão oportuna e focada após qualquer resposta a parada cardiopulmonar pode aumentar os desfechos de sobrevida.[13] Após o código, a equipe de resposta com frequência se dispersa, e a oportunidade para avaliação e aprendizado se perde. A revisão deve ocorrer o quanto antes e incluir o que aconteceu de bom, o que pode ser melhorado e se houve algum problema de segurança, procedimento ou equipamento.[2]

A revisão não deve ser usada como um fórum para apontar dedos e imputar culpas. Em vez disso, é uma oportunidade para toda a equipe envolvida melhorar seu desempenho para eventos futuros. O melhor é que os membros da equipe possam passar pela revisão juntos, uma vez que isso promove trabalho em equipe mais efetivo; entretanto, essa abordagem nem sempre é possível. A equipe de enfermagem deve realizar sua própria revisão de enfermagem, caso não seja possível passar pela revisão de toda a equipe de emergência.[2,13]

Marca-passo transcutâneo

Algumas bradicardias têm alto risco para deterioração para parada ventricular. A estimulação transcutânea é a primeira linha de terapia para um bloqueio de Mobitz tipo II de segundo grau ou um BAV de terceiro grau (completo). A maioria dos desfibriladores inclui um modo de estimulação. Os eletrodos com múltiplos propósitos (combinação) usados com o equipamento permitem que o profissional monitore o paciente e administre terapia elétrica, inclusive desfibrilação, cardioversão sincronizada e estimulação transcutânea. Esta é uma terapia contínua e requer o uso de um cabo de ECG de três derivações além de um conjunto de eletrodos para detectar o ritmo cardíaco subjacente do paciente. A estimulação transcutânea pode ser usada como "ponte" (medida temporária) até que um marca-passo transvenoso ou permanente seja aplicado. Ver Quadro 18.30 para as indicações e o procedimento para estimulação transcutânea.

Antes do início da estimulação transcutânea, a enfermeira deve assegurar que o paciente consciente entenda o plano para o marca-passo transcutâneo, além de engajá-lo para que coopere. Embora a dor envolvida na estimulação transcutânea seja mínima, é incômoda para o paciente. O plano de cuidados de enfermagem deve incluir sedação e analgesia durante a estimulação. A localização dos eletrodos é diferente daquela usada na desfibrilação (ver Quadro 18.30). A localização anteroposterior dos eletrodos põe o coração diretamente no caminho da corrente e permite o uso de energia mínima (miliamperes). Ver Figura 18.31 sobre a localização correta dos eletrodos.

A enfermeira é responsável pela localização dos eletrodos e deve aparar possíveis pelos torácicos com tesoura. Depilar o tórax deve ser evitado, uma vez que pode levar a abrasões cutâneas e sangramento, o que diminui a aderência dos eletrodos e pode levar a dor durante a estimulação elétrica. Quando o marca-passo for iniciado, primeiramente a frequência é configurada, depois o nível elétrico. A "captura" elétrica é identificada quando a forma de onda QRS mostrar um "pico" de estimulação antes de cada complexo amplo QRS. Após a captura elétrica, a estimulação efetiva é confirmada pela conferência da captura mecânica. A enfermeira confere o pulso do paciente para confirmar se aumentou até se adequar à frequência configurada no marca-passo. O pulso radial é o local preferido para a confirmação da captura mecânica. O carotídeo não é usado, pois a contração muscular pode levar a enfermeira a pensar que há pulso quando não há. Uma resposta positiva à estimulação transcutânea é indicada por um aumento na pressão arterial. A pressão arterial deve ser medida com o uso do braço direito, a fim de evitar interferência do marca-passo. Podem ser necessários ajustes na frequência ou na energia para aprimorar os desfechos.

A estimulação transcutânea requer monitoramento diligente pela enfermeira. Uma perda na captura pode ocorrer se os eletrodos falharem em manter bom contato com a pele. A estimulação inapropriada pode ocorrer se o marca-passo não puder detectar o ritmo intrínseco do coração. Em ambos os casos, a enfermeira precisa reconhecer o problema e reposicionar o paciente ou os eletrodos a fim de assegurar estimulação transcutânea eficaz.

Desafios relacionados à aplicabilidade clínica

Estudo de caso

O Sr. M. é um homem de 78 anos de idade com história médica pregressa significativa para DAC (infarto do miocárdio, CRM há 8 anos), hipertensão e fibrilação arterial. Ele foi internado hoje com sintomas de fadiga que aumentou durante os últimos 2 meses, dispneia ao esforço e frequências cardíacas rápidas intermitentes com tontura.

1. Em sua avaliação inicial do Sr. M., de que informação objetiva adicional você precisa para guiar as suas intervenções?
2. Se o Sr. M. necessitar de estimulação transvenosa temporária, que indicadores no ECG você monitorará a fim de assegurar a função apropriada do marca-passo? Qual é sua resposta para mau funcionamento comum do marca-passo temporário?
3. Com base no ECG e no ecocardiograma do Sr. M., quais são os pontos educativos-chave caso ele necessite implantar um marca-passo ou DCI? O que seria uma característica única do marca-passo biventricular?

19
Distúrbios Cardiovasculares Comuns

Mandy Snyder

Objetivos de aprendizagem

Com base no conteúdo deste capítulo, o leitor deverá ser capaz de:

1. Diferenciar as causas pericárdica e isquêmica da dor torácica.
2. Explicar os efeitos a longo prazo da endocardite sobre as valvas cardíacas.
3. Discutir as principais diferenças no tratamento clínico das cardiomiopatias dilatada e hipertrófica.
4. Descrever as principais diferenças na apresentação clínica entre a doença vascular periférica arterial e a venosa.
5. Comparar e contrastar os achados clínicos do aneurisma da aorta crônico com a dissecção aórtica aguda.
6. Descrever as complicações da crise hipertensiva quando a pressão arterial não é tratada por longos períodos.

Este capítulo revisa diversos distúrbios cardiovasculares comuns, incluindo pericardite, miocardite, endocardite, cardiomiopatias, doença vascular periférica, doenças aórticas e crise hipertensiva.

Infecção e inflamação do coração

As doenças infecciosas e inflamatórias do coração possuem múltiplas etiologias, tornando o diagnóstico e o tratamento um desafio clínico. Os pacientes podem apresentar-se com dor aguda que mimetiza o infarto do miocárdio, ou podem procurar os cuidados médicos por causa de fadiga e de sintomas vagos, "semelhantes aos da gripe", que não resolvem durante um período de semanas. Por causa da lesão permanente que essas doenças podem provocar para as estruturas do coração, os pacientes frequentemente se veem diante de incapacidade cardíaca grave a longo prazo.

Pericardite

O pericárdio circunda a superfície externa do coração e as raízes dos grandes vasos. É composto de duas camadas: o pericárdio fibroso tenso externo e a camada serosa interna.[1] O pericárdio seroso tem duas camadas: a parietal e a visceral. A camada parietal reveste a superfície interna da membrana fibrosa. O pericárdio parietal estende-se até os grandes vasos, onde então se dobra sobre si mesmo para formar a camada visceral interna, também conhecida como epicárdio (Figura 19.1). Entre 10 e 50 mℓ de líquido pericárdico claro localizam-se entre essas camadas e funcionam como um lubrificante. O pericárdio ajuda a apoiar o coração e a isolá-lo das infecções nas estruturas circunvizinhas.[1]

A pericardite é a inflamação do pericárdio. A pericardite aguda é a que não dura mais de 1 ou 2 semanas.[1] Com frequência, essa inflamação envolve o diafragma adjacente. A etiologia da pericardite varia; pode ser uma doença primária ou ocorrer secundariamente em consequência de outro distúrbio, como o infarto agudo do miocárdio ou a insuficiência renal. Em quase 90% dos pacientes diagnosticados com pericardite aguda, a doença é idiopática (i. e., etiologia exata é desconhecida).[1,2,5] As causas da pericardite são listadas no Quadro 19.1.

A síndrome de Dressler refere-se ao desenvolvimento de pericardite, indisposição, febre e contagem de leucócitos elevada, sintomas que surgem semanas a meses depois de um infarto do miocárdio. Acredita-se que essa síndrome seja o resultado de uma reação autoimune que ocorre depois do infarto.[1] A pericardite infecciosa é um problema crescente no paciente imunocomprometido.[1]

Episódios recorrentes de pericardite podem levar à formação de aderências entre as camadas do pericárdio ou entre o pericárdio e as estruturas adjacentes, resultando em pericardite constritiva.[1] Na pericardite constritiva, o problema primário é a falha do coração em encher durante a diástole devido à sua incapacidade de estiramento. A menos que o pericárdio doente seja removido por meios cirúrgicos, o enchimento diastólico continuará a ser prejudicado, levando, mais adiante, a

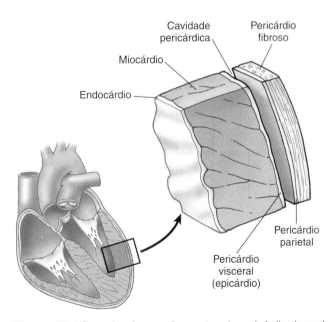

Figura 19.1 Camadas do coração mostrando pericárdio visceral, cavidade pericárdica, pericárdios parietal e fibroso e endocárdio. (De Porth CM: Pathophysiology, Concepts of Altered Health States, 8th ed. Philadelphia, PA: Lippincott Williams & Wilkins, 2009, p 459.)

Quadro 19.1 Causas de pericardite.

- Idiopática (comumente presumida como viral)
- Infecciosa
- Bacteriana
- Tuberculose
- Autoimune e inflamatória
- Lúpus eritematoso sistêmico
- Medicamentos
- Vacinas
- Neoplasias
- Radioterapia
- Após o implante de aparelho, como um desfibrilador implantável
- Infarto agudo do miocárdio
- Trauma da parede torácica ou do miocárdio, incluindo a cirurgia cardiopulmonar
- Insuficiência renal crônica exigindo diálise

Dados de Dudzinski DM, Mak GS, Hung JW: Pericardial diseases. Curr Probl Cardiol 37(3):75–118, 2012; e LeWinter MM: Acute pericarditis. N Engl J Med 4(371):2410–2416, 2014.

uma diminuição no débito cardíaco e nos sinais sistêmicos da insuficiência cardíaca. Mesmo com a remoção cirúrgica bem-sucedida do pericárdio doente, a taxa de sobrevida a longo prazo de pacientes com pericardite constritiva é ruim.[1]

■ Avaliação

Importantes indícios para o diagnóstico da pericardite podem ser obtidos a partir da história e do exame físico. O sintoma principal na pericardite aguda é a dor torácica.[2] Essa dor tende a ser pleurítica e, classicamente, é agravada pela respiração profunda ou pelo decúbito dorsal. Por causa da dor durante a respiração, os pacientes queixam-se, com frequência, de dispneia. Comumente, o alívio é obtido com a posição sentada, inclinação para diante e realização de respirações superficiais. A dor torácica da pericardite pode ser difícil de diferenciar da dor torácica isquêmica.[1,2] As características das causas agudas da dor torácica são listadas na Tabela 19.1.[2] Um sinal para o diagnóstico diferencial é que a dor torácica isquêmica não é aliviada por uma alteração na posição do paciente.

Também podem existir sintomas gerais de infecção, como febre baixa, taquicardia ou mal-estar.[2] A presença de um atrito pericárdico confirma o diagnóstico; no entanto, a ausência de um atrito não exclui a pericardite.[2] O atrito clássico produz um som agudo de "raspagem" ou "arranhadura", que varia com o ciclo cardíaco. O atrito pode aumentar e diminuir, e pode

até mesmo desaparecer de modo transitório durante o curso da doença. Ele é mais bem ouvido com o diafragma do estetoscópio colocado sobre a borda esternal esquerda inferior ou média.[1]

Não existem orientações específicas para a avaliação ou tratamento da pericardite aguda. O eletrocardiograma (ECG) é o exame mais importante no estabelecimento do diagnóstico.[1] Classicamente, ele mostra a elevação difusa do segmento ST com uma concavidade voltada para cima e depressão do segmento PR (Figura 19.2). Isso contrasta com o ECG observado na lesão miocárdica aguda, a qual tipicamente mostra a concavidade voltada para cima nas derivações confrontadas com a zona de infarto (Figura 19.3).[1,2] Embora o ecocardiograma seja em geral normal na pericardite aguda, ele está indicado nos pacientes com suspeita de doença pericárdica.[1,2]

Os exames laboratoriais incluem o hemograma completo, os níveis de enzimas cardíacas (que podem estar elevadas se a inflamação se estender para o miocárdio), proteína C reativa (PCR), velocidade de hemossedimentação (VHS), fatores reumatoides e títulos de anticorpo antinuclear (ANA). As hemoculturas podem estar indicadas, caso exista a evidência de infecção.[2] Os exames virais podem ser obtidos quando o resto da pesquisa diagnóstica se mostrar negativa.[1,2]

■ Tratamento

As metas do tratamento para o paciente com pericardite consistem em aliviar os sintomas, eliminar quaisquer agentes causais possíveis e monitorar para as complicações, como a pericardite constritiva ou derrames pericárdicos, que poderiam levar ao tamponamento cardíaco.[1,2] O alívio dos sintomas inclui o uso de agentes anti-inflamatórios não esteroides (AINE), como o ácido acetilsalicílico ou o ibuprofeno.[2] A colchicina mostrou-se bem-sucedida na redução da recorrência de pericardite. Os esteroides podem ser indicados nos casos refratários de pericardite autoimune em que as causas infecciosas foram excluídas.[2] Os anticoagulantes devem ser evitados no paciente que se recupera de infarto do miocárdio, embora seja administrado ácido acetilsalicílico para a recuperação e a prevenção desse distúrbio.[2] Muitos episódios de pericardite são resolvidos em 2 a 6 semanas. Raramente os pacientes apresentam episódios recorrentes.[1]

Miocardite

A miocardite é uma inflamação do miocárdio.[2,4] Acredita-se que a miocardite primária esteja relacionada com uma infecção viral aguda ou uma resposta autoimune à infecção. A miocardite

Tabela 19.1 Características da dor torácica aguda.

Diagnóstico	Início da dor	Característica da dor	Aliviada por
Angina de peito	Súbita, depois de refeição pesada ou esforço	Em caráter de esmagamento Opressiva Sufocante	Repouso, nitratos
Infarto agudo do miocárdio	Varia; pode estar associada à sensação de morte iminente	Semelhante a angina, porém mais intensa	Não aliviada pelo repouso
Pericardite	Varia, porém pode ser precedida por sintomas "semelhantes a gripe" por vários dias a semanas	Pleurítica Aguda, penetrante	Sentar-se Respiração superficial AINE
Dissecção aórtica aguda	Súbita, pode estar associada a síncope. Intensa desde o início	Dilacerante Dilacerante A pior dor na vida do paciente	Sem alívio

AINE, agentes anti-inflamatórios não esteroides.
Dados de Dudzinski DM, Mak GS, Hung JW: Pericardial diseases. Curr Probl Cardiol 37(3):75–118, 2012; e LeWinter MM: Acute pericarditis. N Engl J Med 4(371):2410–2416, 2014.

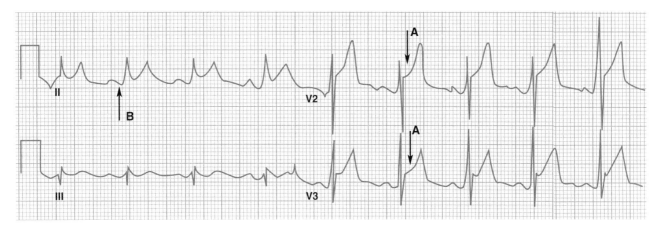

Figura 19.2 Eletrocardiograma de 12 derivações na pericardite aguda. Observe as alterações ST com concavidade difusa voltada para cima (**A**) e a depressão do segmento PR (**B**).

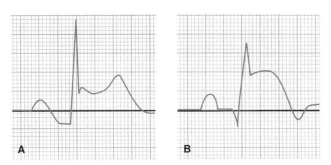

Figura 19.3 Alterações do segmento ST observadas (**A**) na pericardite aguda e (**B**) no infarto do miocárdio.

secundária é a inflamação relacionada com um organismo específico. As causas potenciais de ambos os tipos, que podem acontecer em qualquer grupo etário, estão listadas no Quadro 19.2. A prevalência é desconhecida porque a apresentação clínica é muito variada e, com frequência, subaguda.[4] A miocardite pode ser uma doença devastadora que evolui para a doença crônica e progressiva com um prognóstico ruim. Esse distúrbio pode resultar em arritmias, insuficiência cardíaca congestiva ou morte.[3] Também é reconhecida como uma causa de morte súbita em atletas jovens.

■ **Avaliação**

A apresentação clínica da miocardite é variável. Com a miocardite viral, existe, tipicamente, um retardo antes do início dos sintomas cardíacos, como a insuficiência cardíaca congestiva ou arritmias.[3] A presença de sintomas, como fadiga, dispneia, palpitações e desconforto precordial, acompanhados por uma discreta elevação no nível das enzimas séricas e alterações inespecíficas da onda ST-T no ECG, sugerem diagnóstico de miocardite. O diagnóstico definitivo requer uma biopsia endomiocárdica positiva.[3] Contudo, a falta de uma biopsia positiva não exclui a miocardite. A pesquisa atual foca na busca de um método mais confiável e seguro de diagnosticar essa doença complexa.

■ **Tratamento**

O tratamento da miocardite depende da etiologia e da apresentação clínica; no entanto, o tratamento é, em grande parte, de suporte.[3] Embora a miocardite provoque uma resposta inflamatória grave, o tratamento com corticosteroides ou agentes imunossupressores não foi efetivo na mudança do curso clínico.[4]

Quadro 19.2 Causas potenciais de miocardite.

Vírus
- Vírus Coxsackie
- Adenovírus
- Vírus da imunodeficiência humana
- Vírus influenza

Bactérias
- Espécies de *Clostridium*
- *Corynebacterium diphtheriae*
- Estreptococos
- Espiroquetas (doença de Lyme)

Fungos
- Espécies de *Aspergillus*
- Espécies de *Candida*

Toxinas
- Antidepressivos tricíclicos
- Fenotiazinas

Em alguns pacientes, episódios de miocardite são resolvidos sem qualquer sequela. Em outros pacientes, desenvolve-se uma doença subaguda com achados laboratoriais persistentes de inflamação (p. ex., uma contagem de leucócitos aumentada ou uma velocidade de hemossedimentação elevada). Os atletas com miocardite devem abster-se dos esportes competitivos por um período mínimo de 6 meses após o início da doença. O retorno ao treino e à competição depende da normalização da função cardíaca e da ausência de achados clínicos significativos, como arritmias.[1]

Muitas das habilidades necessárias para que a enfermeira cuide do paciente com miocardite são similares àquelas necessárias no cuidado do paciente com insuficiência cardíaca. Além disso, a enfermeira deve estar preparada para ajudar o paciente e a família a lidar com a realidade inesperada de uma doença potencialmente letal que, com frequência, não tem cura e pode exigir o transplante cardíaco ou suporte circulatório mecânico.[4]

Endocardite

A endocardite é uma infecção da superfície endocárdica do coração, incluindo as valvas, causada por agentes bacterianos, virais ou fúngicos.[5,6] A endocardite infecciosa (EI) é uma doença grave com morbidade e mortalidade consideráveis.

Quadro 19.3 Causas potenciais de miocardite.

Endocardite de valva original

- Prolapso da valva mitral
- Cardiopatia congênita
- Cardiopatia reumática
- Doença valvar degenerativa (como estenose aórtica)
- Idade superior a 60 anos
- Uso abusivo de droga injetável

Endocardite de prótese valvar

Precoce (dentro de 60 dias da cirurgia)
- Infecções hospitalares
- Cateteres de demora
- Tubos endotraqueais

Tardia (depois de 60 dias)
- Manipulações dentárias, geniturinárias ou gastrintestinais

Quadro 19.4 Aspectos clínicos da endocardite.

- Febre
- Sopros cardíacos
- Esplenomegalia
- Petéquias
  - Hemorragias em tala
  - Nódulos de Osler (nódulos pequenos, elevados e dolorosos que ocorrem nos dedos ou artelhos)
  - Lesões de Janeway (pequenas lesões eritematosas ou hemorrágicas nas regiões palmares ou plantares)
- Queixas musculoesqueléticas
- Embolia sistêmica ou pulmonar
- Manifestações neurológicas
  - Cefaleia
  - Aneurismas micóticos

A incidência da EI varia com a população específica sob estudo, mas, no geral, a incidência parece estar aumentando.[5] Os fatores de risco que predispõem à endocardite são condição cardíaca anterior e infecção na corrente sanguínea. As crianças com cardiopatia congênita podem contribuir com taxas de sobrevida mais elevadas, e isso pode contribuir para o aumento da EI na população pediátrica.[7] Os adultos em risco para a EI incluem aqueles com prolapso da valva mitral ou cardiopatia reumática, aqueles que se utilizam de drogas ilícitas intravenosas e os pacientes com próteses valvares ou dispositivos de demora a longo prazo (Quadro 19.3).[6,7] Os organismos infecciosos comuns incluem estreptococos, enterococos e *Staphylococcus aureus*.

O desenvolvimento da endocardite infecciosa é um processo complexo que requer a ocorrência de vários elementos críticos. Em primeiro lugar, deve haver comprometimento endotelial que exponha a membrana basal da valva ao fluxo sanguíneo turbulento. Em seguida, essa exposição, em especial nos pacientes em um estado hipercoagulável, deve levar ao desenvolvimento de um coágulo de plaqueta e fibrina sobre o folheto da valva. Esses coágulos, ou vegetações, devem ser expostos às bactérias por meio do transporte na corrente sanguínea, como acontece depois de manipulações dentárias ou procedimentos urológicos. Por fim, deve ocorrer a proliferação bacteriana. As bactérias proliferam nessas vegetações por dois motivos: (1) o fluxo sanguíneo turbulento através das valvas ajuda a concentrar a quantidade de bactérias próximo à vegetação; e (2) a própria vegetação cobre as bactérias com camadas de plaquetas e fibrina, protegendo a colônia de bactérias contra os mecanismos de defesa naturais do organismo. A vegetação infectada interfere na função valvar normal e, mais adiante, lesa a estrutura valvar. Essas valvas incompetentes levam, mais adiante, a insuficiência cardíaca grave. As partículas da vegetação infectada ou da valva gravemente lesionada podem desprender-se e provocar embolia periférica.[6,8]

■ Avaliação

Os sintomas de endocardite comumente acontecem dentro de 2 semanas do evento precipitante e estão relacionados com quatro processos subjacentes: bacteriemia ou fungemia, valvulite, resposta imunológica e embolia periférica (Quadro 19.4). São comuns as queixas inespecíficas, como a indisposição geral, anorexia, fadiga, perda de peso e sudorese noturna. Como os sintomas são inespecíficos, uma história cuidadosa focada nos fatores de risco para a EI e um exame físico são necessários quando se suspeita de endocardite. A febre ou um sopro cardíaco novo ou modificado estão presentes em quase todos os pacientes. Além disso, 20% dos pacientes apresentam sintomas de acidente vascular cerebral (AVC) proveniente de embolia séptica provocada por infecção das valvas cardíacas na endocardite.[6,8]

O diagnóstico definitivo da EI inclui a bacteriemia persistente causada pelos patógenos típicos da EI e evidência de envolvimento miocárdico, como a visualização ecocardiográfica de uma vegetação ou um sopro novo ou em agravamento (critérios de Duke).[8,9] O sangue é, em geral, coletado para dois ou três conjuntos separados de hemocultura, dependendo da gravidade e da cronicidade da infecção; a preparação meticulosa do local é necessária para evitar a contaminação.[8,9]

■ Tratamento

O diagnóstico rápido da endocardite infecciosa (EI), o início do tratamento apropriado e a identificação precoce das complicações são primordiais para os bons resultados do paciente.[5] A antibioticoterapia baseia-se nos resultados das culturas e no ambiente clínico (*i. e.*, EI em valva original *versus* EI em prótese valvar). As terapias antibióticas recomendadas foram revisadas diante de um dramático aumento na resistência medicamentosa entre os organismos comuns causadores de EI.[5] O tratamento não deve ser retardado enquanto se aguarda a identificação do organismo específico, mas deve começar logo que os espécimes de hemoculturas sejam coletados. A intervenção cirúrgica imediata está indicada na presença de deiscência ou disfunção de valva original ou prostética, insuficiência cardíaca congestiva grave secundária à disfunção valvar e infecções não controladas.

A cura da endocardite infecciosa é difícil e exige a erradicação completa da colônia de bactérias da vegetação. Comumente, isso envolve uma série prolongada de terapias antibióticas.[8]

Cardiomiopatias

As cardiomiopatias são doenças do músculo cardíaco que provocam a disfunção cardíaca, resultando em insuficiência cardíaca, arritmias ou morte súbita.[10] As cardiomiopatias foram separadas em categorias distintas: cardiomiopatias dilatada, hipertrófica, restritiva, ventricular direita arritmogênica e não classificada.[10] Esta seção focaliza os tipos mais comuns de cardiomiopatias primárias nos países ocidentais: as cardiomiopatias dilatada e hipertrófica (Tabela 19.2). Ver Foco na Genética 19.1 para informações sobre a cardiomiopatia restritiva familiar.

Tabela 19.2 Cardiomiopatias primárias.

Cardiomiopatia	Patologia	Manifestações clínicas	Tratamento
Cardiomiopatia dilatada (congestiva) (CMD) *Tamanho aumentado do compartimento atrial; Tamanho aumentado do compartimento ventricular; Tamanho diminuído do músculo*	Disfunção sistólica Dilatação do compartimento com espessura normal da parede ventricular esquerda	• Insuficiência cardíaca congestiva • Fadiga, fraqueza • Arritmias • Embolia sistêmica ou pulmonar	• Identificar e eliminar as causas potenciais, como álcool • Tratamento sintomático • Tratar insuficiência cardíaca, arritmias • Marca-passo biventricular ou desfibrilador cardioversor implantável (DCI) em pacientes selecionados • Testes genéticos • Triagem familiar para identificar os membros assintomáticos com CMD
Cardiomiopatia hipertrófica (CMH) *Septo interventricular espessado; Hipertrofia ventricular esquerda*	Disfunção diastólica Hipertrofia acentuada do ventrículo esquerdo, ocasionalmente também do ventrículo direito e, em geral (mas nem sempre), hipertrofia desproporcional do septo	• Dispneia • Angina • Fadiga • Síncope • Palpitações • Arritmias • Insuficiência cardíaca congestiva • Morte súbita	• Tratamento sintomático • Medicamentos • DCI • Ablação da parede septal ou cirurgia em pacientes selecionados • Cirurgia de redução de volume • Testes genéticos • Triagem familiar para identificar membros assintomáticos com CMH

Imagens adaptadas de Anatomical Chart Company: Atlas of Pathophysiology. Springhouse, PA, Springhouse.

Foco na Genética 19.1

Cardiomiopatia restritiva familiar

- Menos comum das cardiomiopatias. O músculo cardíaco fica rígido e não é capaz de relaxar completamente após cada contração
- Causada por mutações no gene *TNNI3*, que auxilia na regulação de contração e relaxamento cardíacos
- As mutações do gene *TNNI3* associadas com a cardiomiopatia restritiva familiar resultam na produção de uma proteína isoforma da troponina I cardíaca deficiente. A proteína alterada rompe a função do complexo proteico da troponina e não permite que o músculo cardíaco relaxe completamente
- Estão disponíveis testes genéticos para cardiomiopatia restritiva familiar relacionada ao gene *TNNI3*

Dados de Genetic Home Reference. Acesso em 10/8/2015, disponível em http://ghr.nlm.nih.gov; Grupper A, Park SJ, Pereira NL *et al*.: Role of ventricular assist therapy for patients with heart failure and restrictive physiology: Improving outcomes for a lethal disease. J Heart Lung Transplant 34(8):1042–1049, 2015; e Teekakirikul P, Kelly MA, Rehm HL *et al*.: Inherited cardiomyopathies: Molecular genetics in the post genomic era. J Mol Diagn 15(2):158–170, 2013.

A maneira exata pela qual a cardiomiopatia se desenvolve ainda não é completamente compreendida. As correntes atuais sob investigação sugerem que os efeitos isquêmico, imune, mecânico e neuro-hormonal sobre o pericárdio, o miocárdio e o endotélio levam a remodelamento e mudanças estruturais que resultam em mudanças funcionais. Mudanças estruturais em nível celular incluem a substituição das células musculares contráteis e elásticas com elementos fibróticos, o que leva a rigidez dos ventrículos e camadas de músculo liso nas artérias. Na cardiomiopatia hipertrófica (CMH), o músculo cardíaco fica espesso, com massa aumentada e relaxamento comprometido. Na cardiomiopatia dilatada (CMD), o músculo cardíaco fica delgado, a cavidade ventricular dilata e ocorre mudança do formato normal elíptico para um formato esférico menos eficiente, reduzindo a contratilidade e comprometendo o esvaziamento. O enrijecimento das artérias encontrado no envelhecimento, na aterosclerose e na arteriosclerose diminui o volume sistólico e exacerba o estresse da parede ventricular por meio do enchimento exagerado do ventrículo. O coração tenta manter o débito cardíaco, diante da diminuição do volume sistólico, por meio do aumento da frequência cardíaca, o que diminui o relaxamento e compromete o enchimento. Essa espiral interminável de disfunções se manifesta pela natureza progressiva da insuficiência cardíaca.

A resultante diminuição no débito cardíaco leva à ativação do sistema renina–angiotensina–aldosterona e à liberação de catecolaminas. Como já descrito, esses neuro-hormônios tem o propósito de responder a diminuições temporárias da pressão arterial, como em hemorragia. Contudo, a pressão arterial diminui cronicamente na cardiomiopatia, levando à exposição prolongada a mecanismos neuro-homornais compensatórios.

Existe a hipótese de que a persistência desses neuro-hormônios seja o mecanismo pelo qual o ventrículo se remodela de seu formato elíptico para um formato esférico, diminuindo ainda mais sua eficiência de bombeamento. O realinhamento das fibras musculares foi atribuído à exposição a longo prazo à aldosterona. Além disso, a exposição a longo prazo às catecolaminas leva a uma infrarregulação dos receptores beta-adrenérgicos e contribui para a contratilidade diminuída. Como consequência, essa exposição prolongada exacerba ainda mais os problemas referentes ao débito cardíaco em vez de corrigi-los permanentemente.

Cardiomiopatia dilatada

A cardiomiopatia dilatada (CMD) caracteriza-se por tamanho aumentado da cavidade ventricular diante da espessura normal ou reduzida da parede ventricular esquerda e por função sistólica prejudicada.[4,10] O coração assume gradualmente um formato globular acompanhado de dilatação da cavidade ventricular.[4] Pode ocorrer diminuição na contratilidade por muitos motivos, inclusive isquemia, etilismo, distúrbios endócrinos, gravidez, infecções virais, distrofia muscular e doença valvar. O resultado da diminuição na contratilidade (fração de ejeção menor que 40%) é um aumento no volume sistólico final. Com o tempo, o ventrículo dilata-se para acomodar os volumes intraventriculares aumentados (pré-carga). A pré-carga aumentada em um coração normal levaria ao aumento do volume sistólico, mas, no coração dilatado, leva à diminuição.

À medida que a dilatação ventricular progride, as insuficiências mitral e tricúspide desenvolvem-se quando os folhetos da valva são estirados e separados. Comumente acontecem as arritmias, como a taquicardia ventricular, bem como os defeitos de condução.

A cardiomiopatia dilatada é a terceira causa mais comum de insuficiência cardíaca; é a etiologia mais comum de insuficiência cardíaca no jovem e a causa mais frequente de transplante de coração.[10] Ocorre com maior frequência em homens de meia-idade, e 30 a 50% dos casos são familiares.[10] Na maioria dos casos, a etiologia específica é desconhecida ou considerada idiopática. A etiologia da CMD é variada, incluindo fatores familiais e genéticos, infecções virais (*i. e.*, episódios pregressos de miocardite viral), defeitos imunológicos e exposição a toxinas.[4] Muitos pesquisadores acreditam que o álcool seja a causa tóxica mais prevalente da cardiomiopatia dilatada.[4] A CMD pode ser subdividida em dois tipos: isquêmica e não isquêmica.

■ Cardiomiopatia isquêmica

A cardiomiopatia isquêmica é o resultado de níveis de oxigênio inadequados às demandas metabólicas das células miocárdicas. Ocorre quando há obstrução das artérias coronárias, podendo ser aguda ou crônica. O oxigênio é essencial para a função celular. É necessário também para o metabolismo de substratos nutricionais e a formação do trifosfato de adenosina (ATP), que alimenta todos os processos celulares. Quando o oxigênio é inadequado, o ATP se torna insuficiente; o bombeamento de cálcio, sódio e potássio nas membranas celulares e entre as células falha, levando a interrupções tanto na função mecânica quanto na função elétrica das células. O resultado é a diminuição da contratilidade e arritmia. Se o oxigênio for restaurado nas células musculares, a função retorna e a arritmia desaparece.

Se a isquemia for grave ou persistir, haverá morte das células musculares, causando infarto do miocárdio. O músculo morto é incapaz de se regenerar e é substituído por tecido cicatricial. Quanto mais tecido cicatricial, maior a disfunção. A diminuição da massa muscular provoca diminuição da energia para o bombeamento de sangue e, consequentemente, diminuição do débito cardíaco. O objetivo no tratamento da angina instável e do infarto do miocárdio é a preservação da massa muscular a fim de prevenir a disfunção sistólica.

Se um infarto do miocárdio for pequeno, o dano poderá não ser suficiente para causar insuficiência cardíaca, pois ainda haverá músculo suficiente para satisfazer as demandas do organismo por oxigênio em situações de repouso e de exercício.[11]

A fração de ejeção pode ainda estar dentro de níveis normais, embora possa ter diminuído graças ao dano miocárdico. No entanto, a repetição do dano em virtude de infartos subsequentes ou de isquemia persistente em outras áreas do músculo cardíaco pode causar exaustão da capacidade do músculo de cumprir sua função. O miocárdio em "hibernação" é uma área de células miocárdicas que não morreram após o infarto do miocárdio, mas não têm oxigênio e substratos nutricionais suficientes para contrair. Quando a condição do paciente é estável após infarto do miocárdio, é importante identificar qualquer hibernação promissora por causa da isquemia reversível. Se a perfusão puder ser restaurada a essa área, que é promissora, mas apresenta desempenho comprometido, a função ventricular pode ser melhorada.

Caso um infarto do miocárdio seja muito grande ou caso estruturas como as cordas tendíneas estejam envolvidas, as consequências podem provocar risco à vida. Dano ou ruptura das cordas tendíneas pode levar a regurgitação mitral grave aguda e insuficiência cardíaca profunda. A perda da função ventricular de bombeamento que resulta de um infarto do miocárdio maciço ou de pequenos infartos do miocárdio repetidos pode produzir uma perda tão aguda da função de bombeamento que todos os mecanismos compensatórios do organismo não são efetivamente capazes de vencer o déficit no débito cardíaco.

Essa condição representa o choque cardiogênico, no qual o débito cardíaco é gravemente inadequado e o ventrículo esquerdo esvazia fracamente (ver Capítulo 54). Consequentemente, a pressão diastólica final ventricular esquerda e a pressão da artéria pulmonar aumentam, tendo como resultado edema pulmonar. Falha orgânica terminal causada por fornecimento inadequado de oxigênio aos tecidos começa a ocorrer, dependendo da função do órgão. A pele torna-se fria e, talvez, úmida e pálida. A frequência respiratória aumenta a fim de suprir o máximo de oxigênio possível no sangue que está sendo bombeado, uma vez que o edema pulmonar diminui gravemente a área efetiva para o transporte gasoso. O edema pulmonar faz o pulmão cumprir menos sua função e reduz a efetividade do volume corrente. Além disso, os tecidos que não são adequadamente supridos com oxigênio começam a produzir ácido láctico, o que leva à acidose metabólica. A compensação a curto prazo para a acidose metabólica é um aumento no volume-minuto, ou hiperpneia. O paciente se queixa de falta de ar mesmo em repouso e pode não ser capaz de respirar em qualquer posição reclinada.[11]

A hierarquia da proteção em momentos de perfusão inadequada preserva a maior parte do débito cardíaco para o cérebro, o coração e os rins. Os mecanismos de autorregulação estão presentes em todos esses órgãos, de modo a preservar os gradientes de pressão e o fluxo sanguíneo mesmo quando a pressão arterial e o fluxo estão comprometidos em outras áreas, como a pele, os músculos e o sistema digestório. Confusão, desorientação, sonolência e agitação são indicações de que o cérebro está inadequadamente perfundido.[11] Indicações precoces de fluxo renal inadequado são um aumento na ureia e na creatinina. Em um primeiro momento, a razão normal ureia:creatinina, que varia entre 10:1 e 20:1, sobe para mais de 20:1; isso sinaliza o início de azotemia pré-renal. Se a redução for restaurada no rim nesse momento, os níveis de ureia e creatinina voltarão ao normal, bem como a função renal. Caso a perfusão comprometida seja profunda e prolongada, os rins sofrem dano e a ureia e a creatinina continuam a aumentar, embora a razão volte ao normal. Esse dano isquêmico aos rins é conhecido como necrose tubular aguda e pode ser reversível.

Se o choque cardiogênico persistir sem correção por período prolongado, o dano não poderá ser revertido e o paciente morrerá. Mesmo que o paciente seja tratado apropriadamente, pode ocorrer maior dano em áreas onde a demanda de oxigênio é menor que a dos rins e do cérebro. Episódios prolongados de débito cardíaco baixo podem levar a íleo, infarto intestinal, falência hepática e risco aumentado para pneumonia e lesões cutâneas.

Pacientes que sobrevivem ao episódio inicial de insuficiência cardíaca aguda podem se recuperar completamente se uma intervenção como angioplastia e *bypass* da artéria coronária restaurar a perfusão para o músculo cardíaco e o dano ao músculo não tiver sido grave. Por fim, insuficiência cardíaca crônica se desenvolve em muitos pacientes e é caracterizada pelos mesmos sintomas da insuficiência cardíaca aguda, mas, em geral, com menor intensidade; o organismo já teve tempo de compensar o débito cardíaco diminuído. Em geral, a insuficiência cardíaca crônica não tem as limitações intensas associadas com a insuficiência cardíaca aguda. Os pacientes frequentemente modificam suas atividades de modo a satisfazer a reserva limitada de débito cardíaco disponível.

■ Cardiomiopatia não isquêmica

A cardiomiopatia não isquêmica tem diversas causas. Grande número de indivíduos tem CMD idiopática: por algum motivo ainda desconhecido, o coração dilata, remodela-se e seu bombeamento torna-se não efetivo. Outros indivíduos têm miocardite, com frequência em virtude de infecção viral do miocárdio, hipo- ou hipertireoidismo, doença valvar, vírus da imunodeficiência humana ou hematocromatose. Além disso, a miocardite pode ser bacteriana ou idiopática. A cardiomiopatia não isquêmica pode também ser resultado de gravidez, etilismo, hipertensão e taquicardia. A falência cardíaca que resulta de hipo- e hipertireoidismo, hemocromatose, doença valvar e taquicardia é reversível e desaparece quando tais distúrbios são corrigidos.

A cardiomiopatia não isquêmica, a exemplo da isquêmica, pode ser aguda ou crônica. Pacientes com a modalidade crônica com frequência são bastante limitados em sua capacidade de desempenhar atividades diárias. O mecanismo que serve de gatilho para a dilatação e a faz progredir não é bem compreendido. A CMD, tanto isquêmica quanto não isquêmica, produz sintomas após todos os mecanismos compensatórios terem chegado à exaustão.

Como consequência, a menos que o início dos sintomas seja agudo, alterações patológicas podem avançar bastante antes que as atividades fiquem suficientemente limitadas e o paciente procure cuidados médicos. Entretanto, a miocardite frequentemente tem início agudo. O paciente sente-se bem e mostra-se assintomático antes que ocorram fadiga e dispneia de esforço; algumas vezes, o edema pulmonar se desenvolve subitamente. A disfunção é resultado de inflamação no músculo cardíaco. A função metabólica das células musculares inflamadas fica comprometida; as células não contraem apropriadamente, o que leva a débito cardíaco diminuído. A gravidade da condição varia de choque cardiogênico a limitação moderada das atividades. Quando a fase aguda inicial passa, o paciente mostra-se com baixa fração de ejeção, níveis variados de limitação física das atividades e falta de ar ou insuficiência cardíaca crônica.

Etilismo, hipertensão e fatores etiológicos idiopáticos são condições não isquêmicas que podem conduzir a CMD por longos períodos – meses a anos, ao contrário das situações de início agudo, quando o período varia de dias a semanas. Quando o ventrículo começa a dilatar, mecanismos compensatórios, inclusive as anteriormente mencionadas catecolaminas e outros fatores neuro-hormonais, começam a trabalhar. Acredita-se que o mecanismo pelo qual o ventrículo modifica seu formato elíptico normal e eficiente para um formato ineficiente e esférico de paredes delgadas envolva exposição constante do miocárdio a esses neuro-hormônios.[11] A progressão natural ocorre da dilatação assintomática, passando pela insuficiência cardíaca compensada, pela insuficiência cardíaca não compensada e chegando à insuficiência cardíaca refratária. Os pacientes, mais frequentemente, apresentam-se quando a insuficiência cardíaca não é mais compensada e os sintomas interferem nas atividades diárias normais. Nesse estágio, a medicação pode aliviar todos os sintomas ou a maior parte deles. No entanto, as mudanças estruturais que ocorrem são progressivas e, mesmo com a medicação, os sintomas pioram com o tempo. A medicação pode ser ajustada para o tratamento de sintomas piorados, mas, por fim, os medicamentos poderão não ser suficientes. Será necessário transplante cardíaco ou implante de dispositivos de assistência ventricular para que o paciente não morra. Em geral, a mortalidade se deve à piora do débito cardíaco, levando a insuficiência do sistema ou morte súbita por arritmia ventricular. Antes de o estágio de insuficiência cardíaca refratária ser atingido, muito pode ser feito para controlar os sintomas do paciente, melhorar sua tolerância às atividades, controlar a progressão da doença e aprimorar a qualidade de vida.

▶ **Avaliação.** A história natural da cardiomiopatia dilatada não está bem definida. Alguns pacientes permanecem assintomáticos ou exibem sinais clínicos mínimos. Comumente, os sintomas desenvolvem-se de maneira gradual e estão tipicamente relacionados com a insuficiência cardíaca ventricular esquerda. A presença de insuficiência cardíaca direita está associada a mau prognóstico.[12] Os exames laboratoriais incluem a triagem para as causas potencialmente reversíveis, incluindo o HIV. O ecocardiograma é necessário para diferenciar a anormalidade primária e para determinar a fração de ejeção. O cateterismo cardíaco pode ser necessário para confirmar que a doença da artéria coronária ou o miocárdio em hibernação com sintomas de insuficiência cardíaca não sejam de causa incerta.[11]

▶ **Tratamento.** As metas do tratamento incluem identificar e eliminar as causas potenciais da cardiomiopatia dilatada. Os pacientes e suas famílias devem ser cuidadosamente questionados a respeito do consumo de álcool porque a lesão miocárdica relacionada com ingestão de álcool é reversível quando detectada precocemente e o paciente se abstém da ingestão adicional.[4] O tratamento clínico concentra-se no controle da insuficiência cardíaca e em outros problemas, como arritmias ou trombo intracoronário. O marca-passo biventricular pode ser valioso nos pacientes clinicamente refratários com insuficiência cardíaca gravemente sintomática e um QRS prolongado no ECG, ventrículo esquerdo dilatado e fração de ejeção deficiente.[4] Os desfibriladores cardioversores implantáveis (DCI) também podem estar indicados em pacientes selecionados para evitar a morte súbita associada a arritmias letais.[4] Apenas o transplante cardíaco e algumas terapias clínicas mostraram prolongar a vida.[4]

Cardiomiopatia hipertrófica

A cardiomiopatia hipertrófica (CMH) é distinguida por um ventrículo esquerdo hipertrofiado e não dilatado.[13] O aspecto mais característico da CMH é a disfunção diastólica. O coração é capaz de se contrair, mas não é capaz de relaxar e permanece anormalmente rígido na diástole. Em alguns pacientes, ocorre a hipertrofia da parede septal, levando a obstrução do trato de efluxo ventricular esquerdo durante a sístole.[13]

A CMH é a cardiomiopatia de ocorrência mais frequente nos EUA. Ela parece ser uma malformação genética autossômica dominante comum; na realidade, é provavelmente o distúrbio cardiovascular genético mais comum, afetando aproximadamente 1 em 500 pessoas na população.[13] Diferentemente de outras condições cardíacas, CMH não é secundária a uma causa sistêmica subjacente, como hipertensão ou estenose da valva aórtica.[10]

A morte súbita é um resultado catastrófico da CMH, em geral a partir de uma arritmia ventricular, em pessoas assintomáticas ou discretamente sintomáticas de qualquer grupo etário. Nos EUA, a cardiomiopatia hipertrófica é uma causa importante de morte súbita em atletas de competição, bem como em desportistas amadores.[10,13] O risco para a morte súbita é constante; a mortalidade é mais elevada nos pacientes mais jovens.[3] A identificação precoce dos pacientes em risco para a CMH (e, portanto, a morte súbita) é primordial. No entanto, não existe nenhuma concordância sobre o melhor método para identificar as pessoas em alto risco nesse momento e a intensidade da triagem dos testes genéticos pode ser longa e dispendiosa.[10]

■ Avaliação

Muitos pacientes com CMH são assintomáticos ou apresentam apenas queixas brandas, embora os sintomas possam progredir para insuficiência cardíaca grave.[10] A condição é frequentemente encontrada de forma inesperada durante a investigação dos sopros cardíacos ou de triagem familiar. O sintoma mais comum é a dispneia, a qual pode ser exacerbada com o esforço. A pré-síncope e a síncope também acontecem com frequência. A hipertrofia ventricular esquerda (HVE) presente no ecocardiograma confirma o diagnóstico. A HVE limítrofe pode ser um achado normal em atletas profissionais.[13]

■ Tratamento

As metas do tratamento incluem o controle dos sintomas, a prevenção de complicações e a redução do risco de morte súbita. Também estão indicados a triagem e o aconselhamento genético.[13] Muitos pacientes sintomáticos podem ser tratados de forma conservadora. Os DCI estão indicados nos pacientes que sobreviveram a um episódio de morte súbita ou possuem arritmias ventriculares potencialmente letais documentadas.[13] Nos pacientes com sintomas resultantes da hipertrofia septal, pode ser necessária a ablação percutânea com etanol ou cirurgia para remover uma parte do septo.[13]

As preocupações psicossociais são importantes quando pacientes e famílias tentam lidar com essa doença debilitante e potencialmente fatal. Eles devem lidar com sentimentos de incerteza e de perda de controle, bem como com o impacto financeiro de uma doença crônica grave.

Doença vascular periférica

A doença vascular periférica inclui um grupo de distúrbios distintos que afetam as artérias, veias e vasos linfáticos da circulação periférica – as doenças não cardíacas que afetam a circulação como um todo. Esta seção foca na doença arterial periférica (DAP) e na doença venosa.

Doença arterial periférica

Doença arterial periférica (DAP) refere-se aos processos que geram obstrução ao suprimento sanguíneo para os membros inferiores ou superiores.[14,15] Embora a incidência de DAP aumente continuamente com a idade, é mais provável que a doença ocorra em pacientes de qualquer idade com fatores de risco para aterosclerose, como tabagismo ou diabetes. Os outros fatores de risco para a doença arterial periférica incluem a hipertensão, distúrbios lipídicos, história familiar, estado pós-menopausa e hiper-homocisteinemia.[15,16] Com o envelhecimento da população, o tratamento da doença arterial periférica é um foco importante não somente de prevenção e cura, mas também da manutenção da qualidade da vida e independência (Quadro 19.5).[14,15]

A aterosclerose é a etiologia mais comum da DAP. A doença desenvolve-se em bifurcações importantes e áreas de angulações agudas (Figura 19.4). Nas pessoas com diabetes, existe maior envolvimento de vasos menores e mais distais.[15] O envolvimento do membro superior é menos comum que o envolvimento do membro inferior.[17]

A tromboangeíte obliterante, ou doença de Buerger, é uma doença inflamatória crônica grave que afeta as artérias intermediárias e pequenas dos membros. Também pode envolver as veias e nervos adjacentes. A etiologia é desconhecida, mas está associada ao tabagismo intenso, principalmente em pessoas jovens. O processo inflamatório crônico é frequentemente seguido por trombose, com lesões vasculares e obliteração fibrosa do vaso.[18]

■ Avaliação

Os sinais clínicos da doença arterial periférica refletem a incapacidade do sangue para circular livremente até o membro. Os sintomas dependem da extensão da doença e da presença da circulação colateral. O sintoma clássico da doença arterial periférica é a claudicação intermitente, que é experimentada como uma dor em cãibra, em queimação ou contusa nas pernas ou nádegas, sendo aliviada pelo repouso.[14,16] Os sintomas não se correlacionam com a extensão da doença. Se a doença arterial periférica for extensa e afetar múltiplos níveis, o paciente pode apresentar-se com "dor em repouso", isto é, sensação de queimação ou dormência no pé ou nos artelhos. Os pacientes

---

Quadro 19.5 — **Considerações para o paciente idoso.**

Doença arterial periférica (DAP)

- O tratamento da doença arterial periférica em idosos é frequentemente mais complicado por causa da presença de morbidades associadas, polimedicação, preocupações financeiras, limitações físicas e cognitivas, isolamento ou apoio social inadequado, depressão e ansiedade
- A incidência da DAP sintomática aumenta com a idade, afetando diretamente a qualidade de vida
- O tratamento conservador (p. ex., cessação do tabagismo, caminhada, cuidados com os pés) pode reduzir os sintomas e melhora significativamente a qualidade de vida nas pessoas de qualquer idade

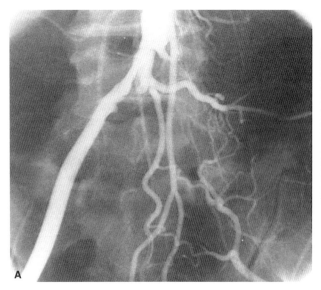 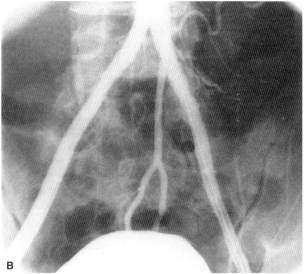

Figura 19.4 **A.** Angiografia basal mostrando oclusão total da artéria ilíaca esquerda. Além disso, há uma estenose significativa da artéria ilíaca comum direita e oclusão das artérias ilíacas internas. **B.** Resultado final após a angioplastia e sustentação das artérias ilíacas comuns direita e esquerda com *stents* de Palmaz. (Reproduzida de Laird JR, Lansky AJ: Percutaneous transluminal angioplasty for the treatment of peripheral vascular disease. In Apple S, Lindsay J Jr [eds]: Principles and Practice of Interventional Cardiology. Philadelphia, Lippincott Williams & Wilkins, 2000, p 196, com autorização.)

também apresentam alterações tróficas, como perda dos pelos nos membros, espessamento das unhas e ressecamento da pele. A obstrução arterial aguda, como acontece com uma embolia, resulta no início súbito de dor extrema e de outros sinais de obstrução arterial aguda (Quadro 19.6).[15]

As diretrizes práticas devem ser incorporadas na avaliação do paciente em risco de doença arterial periférica. Isso inclui um rigoroso exame vascular dos membros e a avaliação de todos os pulsos periféricos, incluindo a medição de pressões segmentares nas pernas e do índice tornozelo/braquial (ITB). O ITB é a razão pressão arterial sistólica no tornozelo:artéria braquial. Um ITB normal deve ser de 1,0 ou mais. A razão ITB decresce cada vez mais com a piora da doença (Figura 19.5).[14]

O teste de esforço em esteira pode fornecer uma medição objetiva da capacidade de deambulação do paciente, bem como uma avaliação da possível doença da artéria coronária. Podem ser necessários exames de imagem não invasivos, como ressonância magnética ou tomografia computadorizada (TC), de modo a avaliar plenamente a extensão da doença. A angiografia é em geral limitada aos procedimentos de revascularização (ver Figura 19.4) ou à avaliação pré-cirúrgica.[16]

■ Tratamento

A doença arterial periférica está associada a um risco aumentado de eventos adversos ateroscleróticos; a taxa de mortalidade é alta nos pacientes sintomáticos.[14] Portanto, as metas de tratamento incluem modificar ou eliminar os fatores de risco (principalmente o tabagismo), melhorar os sintomas da perna e manter a viabilidade do membro. A modificação do fator de risco incorpora as diretrizes nacionais; estas incluem a cessação imediata do tabagismo, bem como o tratamento agressivo da hipertensão, diabetes e distúrbios lipídicos, com medicação, quando necessário. Os outros agentes farmacológicos incluem os antiplaquetários (ácido acetilsalicílico ou clopidogrel), para reduzir o risco de infarto do miocárdio e acidente vascular cerebral, e cilostazol, para aumentar a distância de deambulação. Nos pacientes com claudicação, o exercício melhora a capacidade de deambulação global. Os procedimentos intervencionistas periféricos, como a angioplastia por balão, são bem-sucedidos na restauração da circulação em muitos casos. O *bypass* cirúrgico pode ser necessário quando está presente a obstrução arterial grave ou difusa.[14,16]

Doença venosa

Tromboflebite superficial é uma condição na qual uma lesão da parede vascular causa inflamação e formação de coágulos nos vasos sanguíneos superficiais.[19] Ela pode levar à formação de um trombo, uma obstrução sólida dentro da veia que pode fragmentar-se e formar uma tromboembolia venosa (TEV). Os fatores que predispõem um paciente à formação de trombo são a lesão da parede vascular, a estase do sangue e a coagulabilidade sanguínea aumentada (tríade de Virchow).[20]

Estima-se que 100.000 a 180.000 casos de morte por TEV aconteçam nos EUA a cada ano.[32,34] Essa incidência aumenta com o envelhecimento naqueles com fatores de risco adquiridos (*i. e.*, fator V Leiden) que interagem com os fatores ambientais para formação de coágulos.[20,21] A embolia pulmonar

---

Quadro 19.6 Manifestações clínicas da obstrução vascular.

Oclusão arterial aguda
- Dor
- Ausência de pulso
- Palidez
- Parestesia
- Paralisia

Trombose venosa profunda
- Dor ao ficar em pé
- Inflamação
- Edema
- Hipersensibilidade
- Rubor, sensibilidade dolorosa

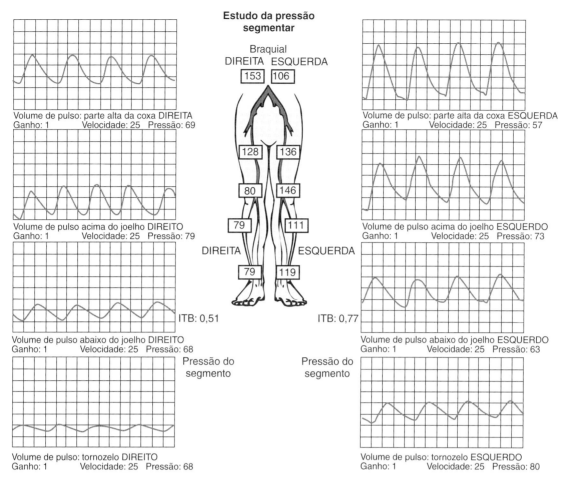

Figura 19.5 Pressões segmentares e índice tornozelo/braquial indicando doença oclusiva bilateral dos membros inferiores, com envolvimento mais grave do membro inferior direito. Também há uma provável estenose significativa da artéria subclávia esquerda, o que explica a diferença entre as pressões braquiais direita e esquerda (pressões parciais). (Reproduzida de Saucedo JF, Laird JR: Peripheral vascular disease. In Apple S, Lindsay J Jr [eds]: Principles and Practice of Interventional Cardiology. Philadelphia, PA: Lippincott Williams & Wilkins, 2000, p 47, com autorização.)

tem taxas de mortalidade mais altas que o infarto do miocárdio e é a terceira condição cardiovascular mais comum, logo após o infarto do miocárdio e o AVC.[20,21] Como a TEV está associada a morbidade e mortalidade significativas, é importante que a enfermeira esteja familiarizada com os fatores de risco para a TEV, assim como com as recomendações atuais para o tratamento. (Ver Capítulo 26 para mais informações relacionadas com a embolia pulmonar.)

■ Avaliação

A TVP caracteriza-se por dor, edema, hipersensibilidade e temperatura aumentada sobre a área afetada (ver Quadro 19.6). No entanto, esses achados clínicos não são específicos para a TVP. O diagnóstico exato geralmente requer exames diagnósticos, como a ultrassonografia por compressão.[22]

■ Tratamento

O foco do tratamento do paciente com tromboembolia venosa consiste em aliviar os sintomas, aumentar o fluxo sanguíneo e evitar as complicações. Os pacientes com TVP estão em alto risco para a embolia pulmonar.[22] As estratégias de tratamento incluem terapia anticoagulante para evitar a formação de êmbolos, seguida por uso de varfarina a longo prazo para evitar a recorrência. A terapia específica depende da história e ambiente clínico do paciente. O sangramento é a complicação mais comum da terapia e grande hemorragia pode ser fatal em 25% dos casos.[22] O ensino do paciente inclui a administração segura da anticoagulantes em domicílio, bem como os comportamentos para diminuir a recidiva da TVP. A prevenção da TEV é discutida em Destaques na Prática Baseada em Evidências 19.1.

Doença aórtica

A aorta é a artéria mais longa e mais forte no corpo. No entanto, com o passar do tempo, fatores congênitos, degenerativos, hemodinâmicos e mecânicos estressam esse vaso elástico. O resultado é a dilatação da parede aórtica, deixando o paciente em risco para a dissecção ou ruptura aórtica.[23]

Aneurisma aórtico

Os aneurismas aórticos são definidos como uma dilatação localizada da aorta até um tamanho maior do que 50% do diâmetro normal.[23] Os aneurismas são classificados de acordo com seu formato, morfologia e localização (Figura 19.6). Os aneurismas fusiformes, o tipo mais comum, são dilatações difusas de toda

Destaques na Prática Baseada em Evidências 19.1
Prevenção da tromboembolia venosa

Prática esperada

- Avaliar todos os pacientes após a admissão em UTI com relação ao risco para tromboembolia venosa (TEV) e antecipar prescrições para profilaxia de TEV com base na avaliação de risco (Nível D)
- Realizar revisões diárias, com o médico e durante rondas interprofissionais, dos fatores de risco atuais para TEV de cada paciente, inclusive estado clínico, necessidade de cateter venoso central (CVC), estado atual da profilaxia contra TEV, risco de hemorragia e resposta ao tratamento (Nível E)
- Maximizar a mobilidade do paciente sempre que possível e realizar medidas para reduzir o tempo em que o paciente fica imóvel por causa dos efeitos do tratamento (p. ex., dor, sedação, bloqueio neuromuscular, ventilação mecânica) (Nível E)
- Assegurar que os dispositivos de profilaxia mecânica estejam adequadamente adaptados e em uso em todos os momentos exceto quando forem retirados para limpeza e/ou inspeção da pele (Nível E)
- Implementar protocolos de profilaxia contra tromboembolia venosa sempre que pedido
   - *Pacientes de risco moderado (pacientes medicamente doentes e em pós-operatório)*: heparina não fracionada em dose baixa, heparina de baixo peso molecular ou fondaparinux (Nível B)
   - *Pacientes de alto risco (trauma maior, lesão na coluna espinal, cirurgia ortopédica)*: heparina de baixo peso molecular, fondaparinux ou antagonista oral de vitamina K (Nível B)
   - *Pacientes com alto risco de hemorragia*: profilaxia mecânica, inclusive meias de compressão graduada, dispositivos de compressão pneumática intermitente ou ambos (Nível B)

Níveis de evidência da AACN

Nível A. Metanálise de estudos quantitativos ou metassíntese de estudos qualitativos com resultados que embasem consistentemente uma ação, intervenção ou tratamento específico (inclusive revisão sistemática de testes randomizados controlados)
Nível B. Estudos bem projetados e controlados com resultados que embasem consistentemente uma ação, uma intervenção ou um tratamento específico
Nível C. Estudos qualitativos, descritivos e de correlação, revisões integrativas, revisões sistemáticas ou testes randomizados controlados com resultados inconsistentes
Nível D. Padrões profissionais e organizacionais revisados, com apoio das recomendações de estudos clínicos
Nível E. Múltiplos relatórios de caso, evidências baseadas em teoria a partir da opinião de especialistas ou padrões organizacionais profissionais revisados sem estudos clínicos como suporte para as recomendações
Nível M. Apenas recomendações do fabricante

Retirado de American Association of Critical-Care Nurses Practice Alert. Disponível *online* em http://aacn.org.

---

a circunferência da artéria. Os aneurismas saculares são crescimentos externos localizados, em formato de balão. Os aneurismas podem ser torácicos ou abdominais; raramente eles têm as duas localizações.

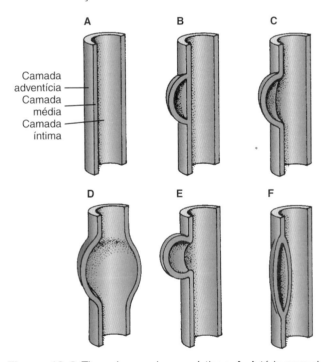

Figura 19.6 Tipos de aneurismas aórticos. **A.** Artéria normal. **B.** Falso aneurisma (na verdade, um hematoma pulsante). O coágulo e o tecido conjuntivo estão fora da parede arterial. **C.** Aneurisma verdadeiro. Uma, duas ou três camadas podem estar envolvidas. **D.** Aneurisma fusiforme: expansão fusiforme simétrica de toda a circunferência do vaso envolvido. **E.** Aneurisma sacular: protrusão bulbosa de um lado da parede arterial. **F.** Aneurisma de dissecção: em geral hematoma que perfura as camadas da parede arterial.

Os aneurismas verdadeiros envolvem toda a parede vascular e são classificados como fusiformes ou saculares. Os aneurismas falsos não são, na realidade, aneurismas, porém são formados quando o sangue extravasa através da parede da aorta e fica contido pelos tecidos adjacentes (uma ruptura contida).[22]

▪ Aneurisma de aorta abdominal

Os aneurismas de aorta abdominal (AAA), mais comuns que os aneurismas de aorta torácica, ocorrem com maior frequência em homens. O tabagismo é o principal fator de risco para os AAA, seguido de perto por idade, hipertensão, distúrbios lipídicos e aterosclerose.[24] A aterosclerose é, provavelmente, uma causa importante de AAA, porém outros fatores, como a genética e as influências ambientais, quase certamente contribuem para o seu desenvolvimento.[22,24] O principal risco a partir dos AAA é a ruptura, a qual está associada a uma elevada taxa de mortalidade (até 90%).[24]

▶ **Avaliação.** Na maioria dos pacientes, os aneurismas são assintomáticos; eles são tipicamente diagnosticados durante a triagem de saúde para outro problema. A dor abdominal ou nas costas é a queixa mais comum. Em geral, o agravamento dos sintomas está em geral relacionado com a expansão ou ruptura do aneurisma.

A detecção dos aneurismas da aorta abdominal pelo exame físico é difícil, em particular nos pacientes obesos. O abdome é examinado para a presença de sopros ou massas, sendo os pulsos periféricos cuidadosamente avaliados. A ultrassonografia abdominal é o método mais prático de confirmar o diagnóstico.[25]

▶ **Tratamento.** O tratamento do aneurisma da aorta abdominal inclui o controle da hipertensão e a eliminação dos fatores de risco, como o tabagismo. O paciente deve ser acompanhado com exames não invasivos seriados, como a ultrassonografia. O tratamento dos aneurismas envolve a reparação cirúrgica, que, em geral, está indicada nos aneurismas com mais de 5,5 cm (Quadro 19.7).[26]

| Quadro 19.7 | Indicações gerais para a reparação cirúrgica dos aneurismas aórticos. |

Abdominal

- Diâmetro 5,5 cm ou mais (homens)
- Para mulheres, 4,5 a 5,0 cm (devido à maior incidência de ruptura)
- Diâmetro de 4,5 a 5,5 cm; parâmetro clínico, preferência do paciente

Torácica ascendente

- Diâmetro 5,5 cm ou mais (5 cm em pacientes com síndrome de Marfan)
- Sintomas sugestivos de expansão ou compressão das estruturas adjacentes

Outros

- Aneurismas com expansão rápida (velocidade de crescimento > 0,5 cm durante um período de 6 meses)
- Aneurisma sintomático independente do tamanho

Dados de Rooke TW, Hirsch AT, Misra J et al.: 2011 ACCF/AHA Focused Update of the Guideline for the management of patients with peripheral artery disease (Updating the 2005 Guideline). A report of the American College of Cardiology Foundation/American Heart Association Task Force on Practice Guidelines. Circulation 124:2020–2045, 2011; e Goldfinger JZ, Halperin JL, Marin ML et al.: Thoracic aortic aneurysm and dissection. J Am Coll Cardiol 64(16):1725–1739, 2014.

Além da cirurgia, os aneurismas abdominais podem ser reparados por meio de uma conduta minimamente invasiva empregando um enxerto endovascular. Essa conduta envolve a colocação de um enxerto através da artéria femoral. Em seguida, o enxerto é fixado na parede da aorta por meio de *stents* autoexpansíveis ou expandidos por balão. A reparação endovascular tornou-se o tratamento de escolha para pacientes de alto risco com AAA.[26] O monitoramento periódico do enxerto é necessário para assegurar que ele permaneça ancorado, que o aneurisma diminua e que não se desenvolva vazamento interno.

■ Aneurisma de aorta torácica

Os aneurismas de aorta torácica ocorrem de maneira relativamente rara e são classificados pelo segmento envolvido da aorta (raiz, ascendente, arco ou descendente). A localização é importante porque a etiologia, a história natural e o tratamento diferem para cada segmento.[22] A maioria dos aneurismas da aorta torácica ascendente devem-se a condições que causam remodelamento e degeneração medial cística. Os aneurismas da aorta torácica ascendente também estão associados aos distúrbios do tecido conjuntivo, distúrbios genéticos, valva aórtica bicúspide, infecções, doenças inflamatórias, dissecção crônica da aorta e trauma.[22]

▶ **Avaliação.** Como a maioria dos pacientes com aneurisma de aorta abdominal, muitos pacientes com aneurismas da aorta torácica se mostram assintomáticos no momento do diagnóstico. Os sintomas estão relacionados com o tamanho e a localização do aneurisma; estes incluem a insuficiência aórtica e sinais de compressão das estruturas adjacentes que podem levar a sintomas como rouquidão, disfagia, dispneia e insuficiência cardíaca.[22] A ruptura/dissecção aguda de um aneurisma torácico pode ser fatal.

▶ **Tratamento.** Para a maioria dos aneurismas da aorta torácica ascendente, a reparação cirúrgica está indicada em um diâmetro de 5,5 cm ou mais.[23] Essas indicações variam de acordo com a situação clínica e a existência de morbidades concomitantes. A reparação de aneurismas torácicos descendentes é também recomendada quando o diâmetro é de 5,5 a 6 cm ou mais, dependendo dos fatores de risco do paciente e da taxa de crescimento do aneurisma.[22,23]

Dissecção aórtica

A dissecção aórtica aguda, que ocorre quando a parede aórtica se rompe, é a condição mais comum e mais letal que afeta a aorta. As taxas de mortalidade são muito altas, aproximando-se a 1% por hora para dissecções da aorta ascendente.[23,27] Em geral, a morte ocorre a partir da ruptura da aorta. A incidência é máxima nos homens com mais de 60 anos de idade com uma história de hipertensão. Os outros fatores de risco incluem distúrbios do tecido conjuntivo (i. e., síndrome de Marfan, síndrome de Turner), aneurisma da aorta preexistente, cirurgia cardíaca (valva aórtica ou *bypass* coronário), cateterismo cardíaco, uso ilícito de estimulantes (cocaína, crack, metanfetamina), vasculite preexistente, exercícios de resistência isométrica extenuante e trauma.[23,27]

■ Fisiopatologia

Na dissecção da aorta, a camada medial degenera graças a distúrbios do colágeno vascular ou doenças genéticas, levando à desorganização e à perda das proteínas da matriz extracelular da camada medial, além da perda de músculo liso vascular e fibras elásticas. O remodelamento e a degeneração enfraquecem a força tênsil das camadas mediais da aorta, causando estresse da parede e dissecção.[23] A dissecção envolve uma separação longitudinal das camadas mediais da aorta por uma coluna de sangue. A dissecção começa em uma laceração na parede aórtica, comumente na extremidade proximal da dissecção. O sangue bombeado através dessa laceração cria um canal falso, ou lúmen, que rapidamente se torna maior que o lúmen aórtico verdadeiro. As dissecções são tipicamente classificadas de acordo com a localização, conforme ilustrado na Figura 19.7.

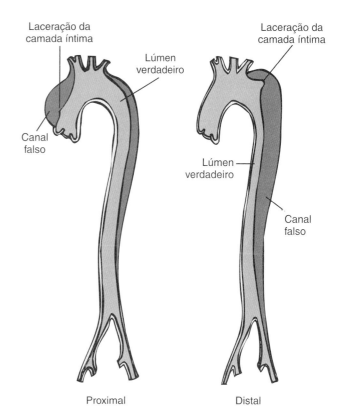

Figura 19.7 Dois padrões principais de dissecção da aorta. O sangue é bombeado através de uma laceração na parede, criando um falso canal ou lúmen. O falso canal rapidamente se torna maior que o lúmen verdadeiro.

362 Parte 5 Sistema Cardiovascular

■ Avaliação

Mais de 90% dos pacientes apresentam-se com dor torácica súbita e intensa. Com frequência, a dor é descrita como "esgarçante" ou "lacerante" e pode ser acompanhada por síncope (ver Tabela 19.1). Na maioria dos pacientes, o diagnóstico pode ser determinado com história e exame físico minuciosos. O paciente terá um sopro da regurgitação aórtica ou a alteração nos pulsos periféricos com a presença de fatores de risco conhecidos, como a hipertensão. A radiografia de tórax pode mostrar um mediastino alargado. A isquemia cardíaca pode estar presente quando a dissecção envolve as artérias coronárias. O tamponamento cardíaco pode ser outra complicação da dissecção envolvendo a raiz aórtica.[23] Os déficits neurológicos podem acontecer quando os vasos do arco aórtico estão envolvidos. As dissecções que afetam as artérias renais resultam em creatinina sérica elevada, débito urinário diminuído e hipertensão grave, que é difícil de tratar. Para confirmar o diagnóstico de dissecção aguda da aorta, podem ser prescritos a ecocardiografia transesofágica ou a TC estimulada por contraste.[22,23,27]

■ Tratamento

A sobrevida da fase aguda depende da localização da dissecção, da gravidade das complicações e da rapidez com que o diagnóstico é confirmado. O tratamento clínico foca no controle da pressão arterial e no tratamento da dor. A cirurgia constitui o tratamento de escolha quando a dissecção envolve a aorta ascendente.[27,28] A prevenção a longo prazo foca no tratamento dos fatores de risco, o qual inclui controle da pressão arterial, cessação do tabagismo, manejo do colesterol, não realização de exercícios isométricos intensos, não uso de estimulantes poderosos, inclusive substâncias ilícitas (cocaína, metanfetamina) e controle do estresse.[23,28]

Crise hipertensiva

A hipertensão afeta aproximadamente 70 milhões de pessoas nos EUA e é o principal fator de risco controlável para o desenvolvimento das doenças cardiovasculares.[29] A hipertensão é definida como pressão arterial sistólica maior que 150 mmHg em indivíduos de 65 anos de idade ou mais e maior que 140 mmHg em indivíduos com 18 a 64 anos de idade, e uma pressão arterial diastólica maior que 90 mmHg em todos os grupos etários.[30]

Os pacientes com pressão arterial alta estão em risco para experimentar uma crise hipertensiva. Uma crise ou emergência hipertensiva é definida como a elevação aguda da pressão arterial (> 180/120 mmHg), a qual está associada a lesão de órgão-alvo aguda ou iminente.[28] Essa condição rara, contudo potencialmente fatal, incide sobre 1 a 2% dos pacientes hipertensos, ocorrendo com maior frequência em homens afrodescendentes e nos pacientes idosos.

Fisiopatologia

Uma crise hipertensiva caracteriza-se por aumento rápido e acentuado na pressão arterial que, a princípio, leva a vasoconstrição intensa, à medida que o corpo tenta se proteger da pressão elevada. Se a pressão arterial permanecer criticamente alta, a vasoconstrição compensatória fracassa, resultando em aumento da pressão e do fluxo sanguíneo por todo o sistema vascular. Na circulação cerebral, isso pode levar rapidamente à encefalopatia hipertensiva, uma vez que o cérebro é suscetível a força de cisalhamento da pressão arterial elevada.[28] A crise hipertensiva está associada a diversas situações clínicas (Quadro 19.8).

Avaliação

Muitos pacientes que se apresentam com crise hipertensiva estão criticamente doentes e necessitam de tratamento imediato. Os achados clínicos dependem do grau de lesão vascular e dano orgânico.[28] Os sinais de encefalopatia incluem cefaleia, distúrbios visuais, confusão, náuseas e vômitos. O exame da retina dos olhos pode revelar pontos algodoados e hemorragias, indicando lesão dos nervos retinianos e ruptura dos vasos sanguíneos da retina; o papiledema é diagnóstico de pressão intracraniana aumentada. A dor torácica pode representar síndrome coronária aguda ou dissecção da aorta. Dependendo do comprometimento renal, o paciente pode apresentar-se com débito urinário diminuído (oligúria) ou azotemia (excesso de ureia no sangue).[28]

Tratamento

A meta consiste em reduzir a pressão arterial média dentro de 1 hora do início do tratamento, bem como evitar ou reverter a lesão de órgão-alvo.[28] Diversos medicamentos intravenosos estão indicados no tratamento das crises hipertensivas; a escolha depende da disponibilidade e da situação clínica. O fármaco selecionado pode ser vasodilatador, bloqueador adrenérgico, bloqueador dos canais de cálcio ou inibidor da enzima conversora da angiotensina. O monitoramento constante é necessário para evitar a diminuição muito rápida da pressão arterial; isso é mais bem efetuado com um cateter intra-arterial.

Uma vez estabilizada a pressão arterial, as metas do tratamento dependem da etiologia da crise. Todos os pacientes precisam de tratamento rigoroso a longo prazo para controlar a pressão arterial e evitar futuros episódios.

Quadro 19.8 Resumo da crise hipertensiva.

Causas
- Doença renal aguda ou crônica
- Exacerbação de hipertensão crônica
- Suspensão súbita de medicamentos anti-hipertensivos

Situações clínicas associadas
- Síndrome vascular cerebral aguda
- Acidente vascular cerebral agudo
- Encefalopatia hipertensiva
- Síndromes cardiovasculares agudas
- Infarto do miocárdio
- Angina instável
- Edema pulmonar
- Dissecção da aorta
- Queimaduras extensas
- Período pós-operatório
- Feocromocitoma
- Eclâmpsia

Tratamento
- Medicamentos intravenosos com monitoramento contínuo da pressão arterial
- A meta consiste em reduzir a pressão arterial durante 1 h, em não mais que 25%, enquanto evita a hipoperfusão

Desafios relacionados à aplicabilidade clínica

Estudo de caso

O Sr. P., de 55 anos, foi internado na UTI coronariana com sintomas de falta de ar em esforço e ao deitar-se em decúbito dorsal, dor torácica e fadiga extrema. Ele apresenta edema crescente nos pés e no abdome e vem tomando medicamentos sem prescrição para tratar esse sintoma. O paciente tem notado que seu coração acelera mesmo com o mais leve esforço e que tem sido necessário parar e descansar ao caminhar distâncias bastante curtas. Seus sintomas surgiram gradualmente durante as últimas 2 semanas e não melhoraram. O Sr. P. passou a noite anterior em uma cadeira reclinável, pois sentia não conseguir respirar quando em decúbito dorsal.

Um ecocardiograma mostra disfunção ventricular esquerda global com uma fração de ejeção de 30% e distúrbios valvares significativos. O Sr. P. tem história pregressa de hipertensão, mas parou de tomar os medicamentos em virtude de tontura e impotência. Ele não tem frequentado regularmente seu médico e acredita lembrar-se de ter recebido a informação de que seus níveis de colesterol estavam altos em algum momento. O paciente trabalhava no ramo de construção, mas está ausente do trabalho há 3 meses e relata beber pelo menos uma caixa de 24 cervejas diariamente; tem sido um etilista pesado durante toda a sua vida adulta. Deixou de fumar há 2 anos, mas usa cigarro eletrônico diariamente. Seu pai morreu por volta dos 60 anos de idade por insuficiência cardíaca, alcoolismo e câncer.

O Sr. P. está em estado hipóxico com saturações do ar ambiente de 82%; uma radiografia do tórax mostra edema pulmonar e efusões pleurais bilaterais, além de BNP de 2.763. Seu nível de ureia está elevado a 47 com creatinina sérica de 1,77 e sem história pregressa de doença renal. Seus outros sinais vitais no momento da admissão incluem frequência cardíaca de 108 bpm, pressão arterial 159/97 mmHg e frequência respiratória de 28 bpm com uso de músculos acessórios moderado. Seu peso aumentou 4,5 kg na última semana, embora seu apetite tenha diminuído.

1. Quais são os fatores de risco do Sr. P. para cardiomiopatia?
2. Quais são as prioridades para o cuidado do Sr. P.?
3. Quais são as outras causas potenciais de cardiomiopatia no Sr. P.?
4. Quais são as razões subjacentes para os sintomas e os sinais vitais do Sr. P.?

20

Insuficiência Cardíaca

Carol Wade

Objetivos de aprendizagem

Com base no conteúdo deste capítulo, o leitor deverá ser capaz de:

1. Definir insuficiência cardíaca.
2. Descrever os sistemas de classificação usados para definir insuficiência cardíaca.
3. Explicar a base fisiológica para as manifestações clínicas da insuficiência cardíaca.
4. Descrever os achados esperados na avaliação clínica para pacientes com insuficiência cardíaca.
5. Explicar as terapias farmacológicas padronizadas para a insuficiência cardíaca crônica e para a exacerbação aguda da insuficiência cardíaca crônica, bem como suas justificativas.
6. Descrever as abordagens não farmacológicas para o tratamento da insuficiência cardíaca.
7. Definir os resultados esperados para o tratamento terapêutico de pacientes com insuficiência cardíaca.
8. Formular um plano de ensino para pacientes e famílias em relação à insuficiência cardíaca.

Aproximadamente 5,1 milhões de norte-americanos com 20 anos de idade ou mais têm insuficiência cardíaca.* Cerca de 825.000 novos indivíduos recebem o diagnóstico de insuficiência cardíaca a cada ano. As estatísticas de incidência e prevalência indicam que a insuficiência cardíaca é uma ocorrência comum em determinadas populações de pacientes, mais notadamente nos idosos e negros. A incidência de insuficiência cardíaca aumenta com a idade, crescendo de 20 por 1.000 em indivíduos com 65 a 69 anos de idade para mais de 80 por 1.000 em indivíduos com mais de 85 anos de idade. A insuficiência cardíaca em homens e mulheres negros não hispânicos tem uma prevalência de 4,5 e 3,8% respectivamente, enquanto, para homens e mulheres brancos não hispânicos, a prevalência é de 2,5 e 1,8%, respectivamente. Fatores de risco importantes para o aumento da propensão a insuficiência cardíaca incluem hipertensão arterial, diabetes, síndrome metabólica e doença aterosclerótica. Embora a taxa de sobrevida após diagnóstico de insuficiência cardíaca tenha melhorado, a taxa de mortalidade permanece alta: aproximadamente 50% dos indivíduos diagnosticados com insuficiência cardíaca morrem dentro de um período de 5 anos.[1,2]

Insuficiência cardíaca é a maior causa de hospitalização da população com mais de 65 anos. Em 2012, o custo total com a insuficiência cardíaca era estimado em 30,7 milhões de dólares, sendo mais da metade desses custos relacionados à hospitalização. Estima-se que, por volta do ano 2030, os custos totais associados com a insuficiência cardíaca aumentem 127%, para 69,7 bilhões. Estima-se que 1.023.000 pacientes tenham recebido alta com insuficiência cardíaca em 2010. Os pacientes hospitalizados com insuficiência cardíaca têm uma taxa de readmissão por todas as causas após 1 mês de 25%.[1]

A insuficiência cardíaca é um diagnóstico comum na unidade de terapia intensiva (UTI). Um infarto agudo do miocárdio (IAM) ou uma exacerbação aguda da insuficiência cardíaca crônica frequentemente comportam risco à vida. Pacientes com insuficiência cardíaca têm risco aumentado de taquiarritmias ventriculares, que levam à morte súbita. Além disso, as cargas física e emocional do cuidado durante a internação são grandes para os pacientes e suas famílias. Outras comorbidades dos pacientes com insuficiência cardíaca hospitalizados complicam os cuidados, como doença renal crônica, hiponatremia, anormalidades hematológicas e doença pulmonar obstrutiva crônica (DPOC).[2]

O tratamento de pacientes com insuficiência cardíaca requer um esforço colaborativo por parte de médicos, enfermeiras, farmacologistas, nutricionistas e outros profissionais de saúde. O cuidado a pacientes com insuficiência cardíaca estende-se por todas as partes do sistema de saúde. Os pacientes com insuficiência cardíaca podem ser mantidos em cuidado domiciliar, ambulatórios, ambientes de cuidados agudos, de cuidados críticos e instituições de reabilitação. Quando as pessoas assumem o controle do tratamento da própria doença, a própria casa serve como um local crucial. Com a ênfase aumentada na prevenção da readmissão hospitalar dos pacientes com insuficiência cardíaca, maior atenção tem sido dada à transição dos cuidados do hospital para o domicílio e à garantia de que os pacientes tenham as habilidades necessárias para a realização do autocuidado.

Definição de insuficiência cardíaca

A insuficiência cardíaca é uma síndrome clínica causada por um comprometimento estrutural ou funcional na capacidade de o ventrículo se encher de sangue ou ejetá-lo efetivamente. Os sintomas cardinais da insuficiência cardíaca são fadiga e

---

*N.R.T.: No Brasil, dados demonstram que apenas no ano de 2012 houve 26.694 óbitos por insuficiência cardíaca no Brasil. Para o mesmo ano, das 1.137.572 internações por doenças do aparelho circulatório, em torno de 21% foram devidas à insuficiência cardíaca. Albuquerque DC et al. I Registro Brasileiro de Insuficiência Cardíaca – Aspectos Clínicos, Qualidade Assistencial e Desfechos Hospitalares. Arq. Bras. Cardiol., São Paulo, v. 104, n. 6, p. 433-442, June 2015. Disponível em: http://www.scielo.br/scielo.php?script=sci_arttext&pid=S0066-782X2015000600002&lng=en&nrm=iso. Acessado em 28 de novembro de 2018.

dispneia de esforço; outros sintomas incluem edema, ortopneia e dispneia paroxística noturna (DPN). Alguns pacientes relatam intolerância profunda ao exercício devido à fadiga, enquanto outros se queixam de sintomas sugestivos de sobrecarga de volume.

O termo *insuficiência cardíaca* é usado para descrever a síndrome clínica geral independentemente do tipo de insuficiência cardíaca ou da etiologia que produz os sintomas. Prefere-se o termo "insuficiência cardíaca" ao termo "insuficiência cardíaca congestiva", uma vez que nem todos os pacientes apresentam-se com sintomas sugestivos de retenção hídrica. Insuficiência cardíaca é causada por diversos distúrbios, inclusive doenças do pericárdio, doenças que impactam o miocárdio – como miocardite e doença arterial coronariana (DAC) –, anormalidades das valvas cardíacas e distúrbios metabólicos.[2] Por isso, é importante verificar o modo como a insuficiência cardíaca é classificada, porque a fisiopatologia e a etiologia são primordiais para o tratamento apropriado.

Classificação de insuficiência cardíaca

A insuficiência cardíaca é mais difícil de compreender quando os sinais e sintomas são comuns a mais de um tipo de insuficiência e quando os tipos de insuficiência cardíaca são empregados de forma intercambiável. Várias categorias são usadas para descrever e classificar a insuficiência cardíaca. Usar essas categorias para organizar a informação sobre a insuficiência cardíaca e para a discussão de caso de qualquer paciente individual torna mais claros o diagnóstico, o tratamento e a avaliação do resultado.

Insuficiência cardíaca aguda *versus* crônica

Os termos *agudo* e *crônico* descrevem o início dos sintomas da insuficiência cardíaca e a intensidade deles. A insuficiência cardíaca de início agudo refere-se ao aparecimento súbito dos sintomas, em geral durante dias ou horas. Os sintomas agudos progrediram até um ponto em que a intervenção imediata ou de emergência se faz necessária para salvar a vida do paciente. A insuficiência cardíaca de início crônico refere-se ao desenvolvimento dos sintomas durante meses a anos. Os sintomas crônicos representam a condição basal, as limitações que o paciente vive em uma base diária. Se a causa do início agudo ou dos sintomas agudos não for reversível, então a insuficiência cardíaca poderá tornar-se crônica. Por exemplo, um paciente que apresenta um infarto do miocárdio com comprometimento grave do ventrículo esquerdo apresenta insuficiência cardíaca com edema pulmonar, causando o comprometimento permanente do ventrículo esquerdo. Em consequência, o paciente apresenta má contratilidade (e, portanto, dispneia de esforço) depois que o infarto do miocárdio resolveu. O início agudo da insuficiência cardíaca do paciente o deixa com sintomas crônicos.

Insuficiência cardíaca crônica não desaparece quando os sintomas estão controlados ou ausentes. Indivíduos com insuficiência cardíaca apresentam vários níveis de compensação; ou seja, têm reserva suficiente para "compensar" a perda de função e parecem assintomáticos, geralmente em repouso. A falta de sintomas, ou compensação, não deve ser confundida com a ausência da doença. Como a maioria das condições crônicas, a insuficiência cardíaca é caracterizada por períodos relativamente estáveis interrompidos por episódios de descompensação aguda. Essa frequentemente oferece risco à vida e requer cuidados críticos. Uma causa comum para a descompensação aguda é o tratamento inadequado para insuficiência cardíaca.

A seção a seguir foca nos cuidados baseados em evidências para insuficiência cardíaca crônica, bem como no diagnóstico e tratamento da insuficiência cardíaca aguda descompensada (ICAD).

Insuficiência cardíaca esquerda *versus* direita

■ Insuficiência cardíaca esquerda

A insuficiência cardíaca esquerda refere-se à insuficiência do ventrículo esquerdo de se encher ou esvaziar da maneira apropriada. Isso leva a pressões aumentadas no ventrículo e à congestão no sistema vascular pulmonar. A insuficiência cardíaca esquerda pode ser classificada ainda em disfunção sistólica e diastólica.

▶ **Disfunção sistólica (insuficiência cardíaca com redução da função ventricular esquerda).** Em geral, a disfunção sistólica é definida como uma fração de ejeção (FE) de menos de 40% e é causada por uma diminuição na contratilidade. A função ventricular esquerda é estimada pela FE, ou percentual do volume diastólico final ventricular esquerdo (PDFE), que é ejetado do ventrículo em um ciclo. Se o PDFE for de 100 mℓ e o volume sistólico for de 60 mℓ, a FE será de 60%. A FE normal é de 50 a 70%. Com a disfunção sistólica, o ventrículo não esvazia adequadamente por causa do bombeamento deficiente, e o resultado é o débito cardíaco (DC) diminuído.

▶ **Disfunção diastólica (insuficiência cardíaca com preservação da função ventricular esquerda).** A disfunção diastólica não é muito bem definida e é mais difícil de medir. A disfunção diastólica é causada por relaxamento e enchimento prejudicados. O enchimento ventricular esquerdo, um processo complexo que ocorre durante a diástole, é uma combinação de enchimento passivo e contração atrial. O bombeamento é normal ou até mesmo aumentado, com uma FE tão alta quanto 80% algumas vezes. Se o ventrículo estiver rígido e pouco complacente (devido ao envelhecimento, à hipertensão sem controle ou à sobrecarga de volume), o relaxamento será lento ou incompleto. Uma redução no enchimento diastólico causa diminuição do DC, criando sintomas piorados em pacientes com disfunção diastólica. Condições que diminuem o enchimento diastólico incluem taquicardia (devida a tempo de enchimento diastólico diminuído) e *flutter* atrial ou fibrilação (devida à perda de contração atrial sincrônica).

■ Insuficiência cardíaca direita

A insuficiência cardíaca direita refere-se à insuficiência do ventrículo direito para bombear adequadamente. A causa mais comum da insuficiência cardíaca direita é a insuficiência cardíaca esquerda, mas a insuficiência cardíaca direita pode existir na presença de um ventrículo esquerdo perfeitamente normal e não levar à insuficiência cardíaca esquerda. A insuficiência cardíaca direita também pode resultar da doença pulmonar (*cor pulmonale*) e da hipertensão arterial pulmonar primária. A embolia pulmonar é uma causa comum de insuficiência cardíaca direita aguda.

366 Parte 5 Sistema Cardiovascular

> **Quadro 20.1 Classificação funcional da insuficiência cardíaca da New York Heart Association (NYHA).**
>
> **Classe I:** Sem limitação de atividade física. A atividade física comum não provoca fadiga nem dispneia indevida.
> **Classe II:** Discreta limitação da atividade física. Confortável em repouso, mas a atividade física comum resulta em fadiga ou dispneia.
> **Classe III:** Confortável em repouso, mas atividade mínima causa sintomas de insuficiência cardíaca, inclusive dispneia e fadiga.
> **Classe IV:** Incapaz de realizar qualquer atividade física sem sintomas. Os sintomas estão presentes mesmo em repouso. Se qualquer atividade física for realizada, os sintomas aumentam.

> **Quadro 20.2 Diretrizes para a definição dos estágios da insuficiência cardíaca de American College of Cardiology (ACC)/American Heart Association (AHA).**
>
> A. Pacientes em alto risco para insuficiência cardíaca por causa da presença de condições que estão fortemente associadas ao desenvolvimento de insuficiência cardíaca. Esses pacientes não apresentaram anormalidades estruturais ou funcionais do pericárdio, miocárdio ou valvas cardíacas, e nunca demonstraram sinais nem sintomas de insuficiência cardíaca.
> B. Pacientes que apresentam cardiopatia estrutural fortemente associada ao desenvolvimento de insuficiência cardíaca, mas que nunca demonstraram sinais nem sintomas de insuficiência cardíaca.
> C. Pacientes que apresentam sintomas atuais ou prévios de insuficiência cardíaca associada à cardiopatia estrutural subjacente.
> D. Pacientes com cardiopatia estrutural avançada e sintomas acentuados de insuficiência cardíaca em repouso, apesar da terapia farmacológica máxima, e que precisam de intervenções especializadas.

A classificação da New York Heart Association é aplicável apenas aos estágios C e D.

Sistemas de classificação

■ Classificação funcional da New York Heart Association

A classificação funcional da New York Heart Association (NYHA) é uma medida de quanto os sintomas da insuficiência cardíaca limitam as atividades dos pacientes (Quadro 20.1). Embora a FE seja utilizada para definir a função ventricular esquerda, a FE correlaciona-se mal com o prognóstico ou com a capacidade funcional do paciente.[3]

■ Diretrizes de American College of Cardiology/ American Heart Association

As Diretrizes de ACC/AHA delineiam os quatro estágios da insuficiência cardíaca que são úteis para organizar a prevenção, o diagnóstico, o tratamento e o prognóstico dos pacientes com insuficiência cardíaca (Quadro 20.2).[2] Esses estágios não se destinam a substituir a classificação funcional da NYHA, mas sim a aumentá-la. Apenas os estágios C e D são aplicáveis ao sistema de classificação funcional da NYHA. Ver também Destaques na Prática Baseada em Evidências 20.1.

Fatores determinantes do débito cardíaco

O resultado subjacente de todos os tipos de insuficiência cardíaca é o DC insuficiente; ou seja, o volume de sangue bombeado pelo coração em 1 minuto é inadequado. Alguns

---

> **Destaques na Prática Baseada em Evidências 20.1**
> **Cuidados de transição para insuficiência cardíaca**
>
> Insuficiência cardíaca é a maior causa de admissão hospitalar nos EUA. Até 25% de todos os pacientes que recebem alta após insuficiência cardíaca são readmitidos dentro de 30 dias, o que dá conta de grande parte do custo associado ao processo dessa doença.* O Center for Medicare and Medicaid Services atualmente penaliza hospitais por readmissões evitáveis por todas as causas dentro de 30 dias quando um paciente recebe alta com diagnóstico de insuficiência cardíaca. O National Quality Forum enfatiza a necessidade de estratégias de transição efetiva quando os pacientes deixam o hospital e partem para autocuidado em domicílio. Estratégias multiprofissionais com o objetivo de melhorar o cuidado para o paciente com insuficiência cardíaca e assegurar que haja comunicação efetiva entre os profissionais de saúde e o paciente, dentro e fora do hospital, mostraram-se efetivas na redução de readmissões e da mortalidade.[2] Além disso, agendar antes da alta uma visita posterior do paciente ao profissional de saúde mostrou-se efetivo na prevenção do retorno ao hospital.[4] A fim de garantir a compreensão do paciente com relação a seus medicamentos, uma revisão da enfermagem sobre os medicamentos no momento da alta é um componente importante do cuidado de transição.[5,6] A enfermagem precisa envolver-se em esforços de melhoria em pesquisa e qualidade que previnam a readmissão hospitalar nos pacientes com insuficiência cardíaca.
>
> *N.R.T.: No Brasil, a taxa de reinternação é de 32%. Saiba mais em http://agenciabrasil. ebc.com.br/geral/noticia/2015-06/estudo-traca-primeiro-retrato-da-insuficiencia-cardiaca-no-brasil.

pacientes podem ter um DC normal em repouso, porém não possuem a função de reserva para aumentar o DC para satisfazer as demandas crescentes de exercício, hipoxemia ou anemia. Por isso, é importante compreender a base fisiológica do DC e rever os mecanismos de compensação do débito cardíaco diminuído. (Ver Capítulo 16 para uma revisão sobre a fisiologia cardiovascular.)

Demanda de oxigênio

O DC necessário é determinado pela demanda metabólica de oxigênio do organismo. Em repouso, o corpo necessita de oxigênio suficiente para queimar calorias que dão suporte à função celular, conforme medido pela taxa metabólica basal. A liberação de oxigênio para os tecidos depende do conteúdo arterial de oxigênio (CaO_2) e do DC. O CaO_2, uma combinação da saturação de oxigênio arterial (SaO_2) e hemoglobina (Hgb), é constante em pessoas saudáveis. Qualquer fator que aumente a demanda metabólica de oxigênio, como exercício, febre, hipertireoidismo ou trauma, aumenta o DC. Se o CaO_2 estiver diminuído, como ocorre na hipoxemia ou anemia, então o DC aumenta para garantir oxigênio suficiente para satisfazer a demanda metabólica. O exercício ou a febre em um paciente com anemia exerce uma enorme carga sobre o coração para suprir o oxigênio suficiente para satisfazer as demandas metabólicas.

Uma pessoa com um coração saudável apresenta reserva suficiente para satisfazer essa demanda metabólica crescente e aumentar o DC. No máximo, um paciente com isquemia miocárdica, cardiomiopatia, doença valvar, arritmia ou doença pulmonar pode não ser capaz de satisfazer a demanda metabólica de oxigênio associada ao exercício. Na pior das hipóteses, o paciente com um ou mais desses problemas pode não ser capaz de satisfazer a demanda metabólica basal para o oxigênio e se tornar sintomático, mesmo em repouso.

Fatores mecânicos e frequência cardíaca

O DC é igual ao volume sistólico multiplicado pela frequência cardíaca. Essa relação entre o volume sistólico, a frequência cardíaca e o DC é crítica para o entendimento dos motivos pelos quais a insuficiência cardíaca pode se apresentar muito antes de produzir sintomas que levem os pacientes a procurarem ajuda.

Pré-carga, pós-carga e força de contratilidade do ventrículo esquerdo determinam o volume sistólico (ver Capítulo 16). Esses três componentes estão em relação constante e dinâmica. O aumento de um ou mais desses componentes é compensado pelo aumento nos demais, projetado para manter um volume sistólico constante em repouso. Catecolaminas e outros neuro-hormônios contribuem para o complexo equilíbrio que preserva o volume sistólico por uma ampla faixa de suprimento e demanda de oxigênio em nível tecidual. Aumentos relativamente menores no volume sistólico são possíveis por causa da regulação neuro-hormonal da reserva do volume de líquidos depositados no fígado e no sistema venoso até que sejam necessários. O maior aumento do DC advém não do volume sistólico aumentado, mas de aumentos na frequência cardíaca. Reserva cardíaca é a capacidade de aumentar a oferta de oxigênio significativamente em resposta à demanda aumentada. A reserva deve satisfazer à demanda maior do que aquela necessária em repouso. Pacientes com insuficiência cardíaca necessitam que sua reserva funcione em repouso apenas. Quando tal reserva se exaure, os sintomas se apresentam até mesmo em repouso. O aumento de catecolaminas aumenta o risco de arritmias como taquicardia ventricular e morte súbita.

■ **Frequência cardíaca**

Conforme dito anteriormente, o DC é igual ao volume sistólico multiplicado pela frequência cardíaca. Portanto, a simples duplicação da frequência cardíaca dobra o DC sem mudar o volume sistólico. A resposta imediata a uma diminuição no volume sistólico, uma diminuição no conteúdo arterial de oxigênio ou um aumento na demanda metabólica é um aumento na frequência cardíaca. Entretanto, em determinado ponto, aumentar a frequência cardíaca pode, na realidade, diminuir o volume sistólico e, por conseguinte, também o DC. Como o ventrículo se enche durante a diástole, a pré-carga torna-se comprometida em frequências cardíacas mais elevadas por causa do tempo de enchimento diastólico encurtado. Uma diminuição na pré-carga comprometerá a contratilidade.

O papel fisiológico da frequência cardíaca na regulação do DC envolve mais do que apenas a frequência absoluta. O ritmo cardíaco é importante. Conforme dito anteriormente, a taquicardia rápida pode comprometer o volume sistólico. Qualquer ritmo que não inclua uma contração atrial ritmada, como a fibrilação/*flutter* atrial, ritmos juncionais, ritmos ventriculares e marca-passo ventricular, pode comprometer o enchimento e, por conseguinte, o volume sistólico e o DC. Uma frequência cardíaca que é muito lenta, como aquela que ocorre no bloqueio atrioventricular (AV) de terceiro grau ou a síndrome do seio doente, pode comprometer o DC, não por diminuir o volume sistólico, mas sim o DC total.

Mecanismos neuro-hormonais

A demanda metabólica de oxigênio é o fator primário na regulação do DC, e as relações mecânicas entre a carga e a contratilidade propiciam um meio para regulá-la. Os neuro-hormônios são os mensageiros que iniciam, coordenam e medeiam os processos complexos que satisfazem à necessidade dinâmica para o DC (Figura 20.1).[7-9]

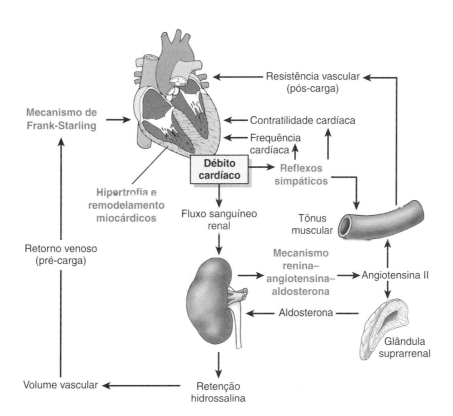

Figura 20.1 Mecanismos compensatórios na insuficiência cardíaca. O mecanismo de Frank-Starling, os reflexos simpáticos, o mecanismo de renina–angiotensina–aldosterona e a hipertrofia miocárdica atuam para manter o DC no coração com insuficiência. (De Porth CM: Pathophysiology: Concepts of Altered Health States, 8th ed. Philadelphia, PA: Lippincott Williams & Wilkins, 2009, p 613.)

Catecolaminas

As catecolaminas são liberadas da medula da glândula suprarrenal como parte da resposta primitiva de "luta ou fuga" a qualquer estressor. Os estressores podem ser fisiológicos ou psicológicos. São liberadas a epinefrina e a norepinefrina, além dos hormônios corticais, como o cortisol e a aldosterona.

A epinefrina e a norepinefrina são as principais catecolaminas envolvidas na regulação do sistema cardiovascular. O coração e os vasos sanguíneos contêm receptores alfa e beta-adrenérgicos que se ligam a esses hormônios para sustentar o DC e a pressão arterial. A norepinefrina possui, quase exclusivamente, propriedades alfa-adrenérgicas que aumentam a resistência vascular e, por conseguinte, a pressão arterial. A epinefrina apresenta propriedades alfa e beta-adrenérgicas. Os efeitos beta-agonistas incluem frequência cardíaca e contratilidade aumentadas e vasodilatação. O efeito global da epinefrina é o DC aumentado; ele aumenta o volume sistólico ao aumentar a contratilidade e diminuir a pós-carga. Os aumentos na frequência cardíaca e no volume sistólico, em conjunto, produzem um aumento maior no DC do que ocorreria com qualquer um isoladamente.[7,9]

■ Sistema renina–angiotensina–aldosterona

Um dos mais importantes mecanismos de controle da pressão sanguínea em relação à insuficiência cardíaca é o sistema renina–angiotensina–aldosterona. Os líquidos, como o sangue, fluem sob gradientes de pressão (i. e., da pressão mais elevada para a menor pressão). Por conseguinte, a pressão na aorta é mais elevada que a pressão distal a ela, incluindo os níveis arteriolar e capilar. A pressão arterial é crítica para a liberação do sangue (e, por conseguinte, do oxigênio) para as células, a fim de sustentar a função celular. Diversos mecanismos estão em ação para manter a pressão arterial normal através de volumes de líquidos corporais variáveis, em diferentes posições (sentado ou em pé *versus* em decúbito dorsal) e com as demandas do DC.

A renina é uma enzima produzida no rim em resposta a diminuições mesmo pequenas na pressão sanguínea. A renina possui um efeito direto sobre o rim, causando a reabsorção aumentada de sal e água. Grande parte da renina faz trajeto até os pulmões para agir enzimaticamente sobre o angiotensinogênio para formar a angiotensina I. Na presença da enzima conversora de angiotensina (ECA) no pulmão, a angiotensina I é convertida em angiotensina II.

Um potente vasoconstritor, a angiotensina II aumenta a resistência arterial de forma rápida e profunda, propiciando o suporte imediato para a pressão arterial e mantendo a perfusão a curto prazo, até que uma estratégia de mais longo prazo possa ser implementada. A angiotensina II tem um efeito muito mais modesto sobre a resistência venosa, porém realmente aumenta a resistência venosa e, por conseguinte, o retorno venoso. A angiotensina II também estimula o córtex da glândula suprarrenal a liberar a aldosterona. Então, a aldosterona age sobre o rim para aumentar a reabsorção de sal no túbulo distal, e esse sal aumenta a reabsorção de água no rim, resultando em volume circulante aumentado. O volume circulante aumentado é a estratégia de mais longo prazo. O sistema renina–angiotensina–aldosterona inicia um processo segundo o qual qualquer diminuição na pressão arterial é uma perda de volume (p. ex., hemorragia); a estratégia a longo prazo consiste em repor tal perda.[7,8]

Fisiopatologia da insuficiência cardíaca

A insuficiência cardíaca tem muitas causas (Quadro 20.3). Os princípios fisiopatológicos discutidos na seção anterior formam a base para a compreensão dos sinais, sintomas, respostas e compensação do paciente para o processo patológico, bem como a base para as estratégias de tratamento.

Cardiomiopatia

O fator fisiopatológico diferenciador na insuficiência cardíaca é uma cardiomiopatia, mas a cardiomiopatia não é sinônimo de insuficiência cardíaca.[2] Literalmente, a cardiomiopatia é um processo patológico progressivo no músculo cardíaco. Pode ser congênita ou adquirida. A cardiomiopatia hipertrófica não obstrutiva e a cardiomiopatia dilatada são as duas formas mais comuns. A cardiomiopatia hipertrófica é um aumento na massa muscular do ventrículo, resultando em um aumento mensurável na espessura da parede vertical. Hipertrofia é uma resposta a um aumento prolongado na resistência (pós-carga). A cardiomiopatia dilatada é um aumento no tamanho do compartimento ventricular sem um aumento no tamanho da parede, e é uma resposta à contratilidade diminuída. Para maior discussão sobre cardiomiopatias, ver Capítulo 19; ver também Figura 20.2.

Arritmia

A insuficiência cardíaca está comumente associada a arritmias, tanto atriais quanto ventriculares. As alterações estruturais e metabólicas que ocorrem na insuficiência cardíaca levam, com frequência, à arritmia, e a própria arritmia pode levar à insuficiência cardíaca.

■ Arritmias atriais

As taquicardias atriais podem provocar a insuficiência cardíaca de duas maneiras. Em primeiro lugar, a diástole encurtada leva ao enchimento diminuído, o qual pode provocar ou agravar a

---

Quadro 20.3 — Causas de insuficiência cardíaca.

Função cardíaca comprometida

- Doença miocárdica
  - Cardiomiopatias
  - Miocardite
  - Insuficiência coronária
  - Infarto do miocárdio
- Valvopatia cardíaca
  - Doença valvar estenótica
  - Doença valvar regurgitante
- Defeitos cardíacos congênitos
- Pericardite constritiva

Demandas de esforço excessivo

- Trabalho de pressão aumentada
  - Hipertensão sistêmica
  - Hipertensão pulmonar
  - Coarctação da aorta
- Trabalho de volume aumentado
  - *Shunt* arteriovenoso
  - Administração excessiva de líquidos intravenosos
- Trabalho de perfusão aumentada
  - Tireotoxicose
  - Anemia

Adaptado de Grossman SG, Porth CM: Porth's Pathophysiology: Concepts of Altered Health States, 7th ed. Philadelphia, PA: Wolters Kluwer Health/Lippincott Williams & Wilkins, 2005.

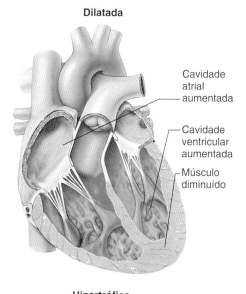

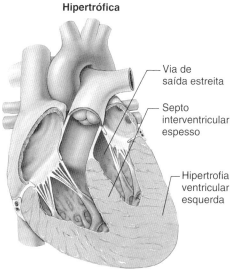

Figura 20.2 Padrões de hipertrofia e remodelamento ventriculares nas cardiomiopatias hipertrófica e ventricular. (Anatomical Chart Company: Atlas of Pathophysiology. Springhouse, PA: Springhouse, 2010, p 45.)

disfunção diastólica, resultando em DC diminuído e nos sintomas de insuficiência cardíaca. Quando a taquicardia é causada por fibrilação atrial, a perda do chute atrial aumenta o impacto da arritmia atrial sobre a disfunção ventricular esquerda.

Pacientes com insuficiência cardíaca têm maior probabilidade de desenvolver fibrilação atrial em comparação com a população geral.[10] A incidência tanto da fibrilação atrial quanto da insuficiência cardíaca aumenta com a idade, crescendo a probabilidade de que os pacientes com insuficiência cardíaca também venham a ter a fibrilação atrial em algum momento. A fibrilação atrial é um fator de risco independente para o desenvolvimento de insuficiência cardíaca.[11]

A fibrilação atrial está associada com declínio funcional nos indivíduos com insuficiência cardíaca. A terapia para fibrilação atrial inclui prevenção de acidente vascular cerebral (AVC) por meio do uso de anticoagulantes. O paciente que desenvolve insuficiência cardíaca como consequência de fibrilação atrial deve ser convertido para ritmo sinusal pelo uso de medicamentos ou cardioversão.[2] Para o paciente com insuficiência cardíaca que desenvolve fibrilação atrial, os dados sugerem que não há benefícios no controle rítmico (conversão para ritmo sinusal) em comparação com uma estratégia de controle de frequência (controle da frequência cardíaca).[12] Os antiarrítmicos prescritos para o tratamento da fibrilação atrial em pacientes com insuficiência cardíaca são amiodarona, sotalol e dofetilida. A dofetilida é iniciada quando o paciente está hospitalizado, a fim de monitorar atentamente o intervalo QT no tocante a prolongações.[13]

■ Arritmias ventriculares

As arritmias ventriculares, em particular os batimentos ventriculares prematuros e a taquicardia ventricular não sustentada (TVNS), são comuns nos pacientes com cardiomiopatia dilatada, quer isquêmica, quer não isquêmica. Antes do uso comum dos desfibriladores cardioversores implantáveis (DCI), a morte súbita devido a arritmia ventricular ou bradicardia representava 30 a 40% das mortes associadas à insuficiência cardíaca.[14,15] Desde que o uso de DCI tornou-se amplo, a taxa de morte cardíaca súbita diminuiu em 12,7%.[13] Não se demonstrou que a presença de batimentos ventriculares prematuros ou mesmo da TVNS constitua um risco seguramente preditivo da morte súbita para qualquer paciente em particular. No entanto, a presença dessas arritmias realmente parece refletir, de maneira segura, um miocárdio globalmente comprometido.

Diversos mecanismos desempenham um papel no desenvolvimento das arritmias ventriculares. A baixa FE leva ao alongamento das fibras miocárdicas, aumentando, assim, a excitabilidade. A excitabilidade também é afetada pela presença de catecolaminas aumentadas; tônus simpático aumentado; e, algumas vezes, medicamentos antiarrítmicos. A ativação do sistema renina–angiotensina–aldosterona contribui para o ambiente global gerador da arritmia. A isquemia leva à falência da bomba sódio–potássio, e a perda de potássio a partir da célula aumenta o risco de batimentos ventriculares prematuros. O tecido cicatricial decorrente de infartos prévios e cirurgia pode estimular a arritmia. Os deslocamentos de eletrólitos envolvendo potássio, cálcio e magnésio estão frequentemente associados ao uso prolongado ou agressivo de diurético. A doença pulmonar, como o enfisema ou a bronquite crônica, é frequentemente concomitante à insuficiência cardíaca, e a doença pulmonar pode levar à hipoxemia, o que contribui para a gênese das arritmias ventriculares. Também podem estar envolvidas as fontes tradicionais de arritmia ventricular que ocorrem nos pacientes sem insuficiência cardíaca, como a reentrada, automaticidade aumentada e pós-potenciais retardados.

Insuficiência cardíaca aguda descompensada

Uma doença crônica se caracteriza por períodos variáveis de estabilidade ou compensação relativa interrompidos por períodos de exacerbação ou descompensação. Os pacientes com insuficiência cardíaca crônica podem viver o dia a dia sem sintomas da insuficiência cardíaca ou com os sintomas bem controlados. A insuficiência cardíaca crônica pode, no entanto, agravar-se subitamente, resultando em aumento nos sintomas e limitações associados à disfunção ventricular esquerda. O tratamento dos pacientes hospitalizados com ICAD é orientado pela American College of Cardiology Foundation/American Heart Association Guideline for the Management of Heart Failure de 2013.[2]

370 Parte 5 Sistema Cardiovascular

Inúmeros fatores podem levar a uma exacerbação da ICAD, como, mas não exclusivamente, isquemia miocárdica, falta de adesão à terapia medial, hipertensão mal controlada, arritmias, embolia pulmonar, uso abusivo de álcool ou de drogas ilícitas, infecções como pneumonia ou endocardite e anormalidades valvares. Qualquer fator que aumente a demanda de oxigênio e, por conseguinte, a demanda para o DC aumentado além da capacidade da função do ventrículo (p. ex., hipertensão, taquicardia, anemia, exercício) provoca uma exacerbação. De modo similar, qualquer fator que deprima a função do ventrículo já comprometido leva à exacerbação (p. ex., álcool, medicamentos que exerçam um efeito inotrópico negativo como os bloqueadores dos canais de cálcio e os betabloqueadores).[16–18] À medida que é solicitado a trabalhar mais, o ventrículo responde de forma menos eficiente, e a pressão diastólica final do ventrículo esquerdo (PDFVE) aumenta, levando a pressões arteriais pulmonares aumentadas. As pressões arteriais pulmonares aumentadas levam, por sua vez, à ortopneia, possivelmente ao edema pulmonar e à DPN. Os pacientes também podem apresentar-se com pressões arteriais mais baixas, frequências cardíacas mais rápidas e azotemia pré-renal. Potencialmente, a descompensação aguda é reversível quando tratada de forma rápida e agressiva.

Avaliação do paciente com insuficiência cardíaca

Há muito, a insuficiência cardíaca tem sido definida pela presença do edema pulmonar caracterizado por estertores crepitantes e subcrepitantes bibasais. A ausência de estertores já foi usada para descartar o diagnóstico de insuficiência cardíaca. Contudo, a insuficiência cardíaca crônica é uma condição persistente, não episódica, e raramente inclui o edema e os estertores pulmonares mesmo na descompensação precoce. A história, o exame físico, os procedimentos diagnósticos e a avaliação hemodinâmica contribuem, sem exceção, para diagnosticar a insuficiência cardíaca, talvez determinar sua causa e avaliar o sucesso da terapia.

História

Os sintomas da insuficiência cardíaca são inespecíficos (ou seja, são comuns a muitos processos patológicos). A história de saúde é empregada para colocar os sintomas em um contexto que possa levar à sua interpretação como insuficiência cardíaca, não como doença pulmonar, descondicionamento ou outras condições que produzam falta de ar, dispneia de esforço, fadiga e edema de membros inferiores. A história isolada não confirma o diagnóstico, porém ajuda a determinar qual exame de acompanhamento e quais exames diagnósticos podem ser apropriados.

■ Início

A pergunta básica é: "Quando começaram os sintomas?" A resposta para essa pergunta ajuda a categorizar a condição como aguda ou crônica. Muitos pacientes indicam um início agudo de 2 semanas ou menos se essa for sua primeira visita para seus sintomas. Se recebem perguntas adicionais sobre a tolerância à atividade durante o último ano ou mais, os pacientes com insuficiência cardíaca crônica notam alentecimento gradual da atividade para compatibilizar a quantidade de energia disponível ou para controlar os sintomas. A recente identificação dos sintomas indica que o paciente está agora ciente deles ou

eles se tornaram insuportáveis. A exatidão é importante porque a isquemia reversível constitui uma etiologia com risco potencial para a vida que pode apresentar-se de forma aguda. Quando identificada e tratada, a insuficiência cardíaca crônica pode ser evitada e, talvez, possa preservar a vida do paciente.

■ Duração

Deve-se perguntar ao paciente se os sintomas são persistentes e independentes da atividade ou aumentam e diminuem com a atividade, mudança de posição, ingestão de alimento ou outros eventos. A resposta a essa pergunta ajuda a diferenciar entre a insuficiência cardíaca e outras condições que causam os mesmos sintomas. Tipicamente, os sintomas da insuficiência cardíaca agravam-se com a atividade e melhoram com o repouso. A tosse e a falta de ar podem aumentar quando na posição deitada e melhorar quando o paciente se senta. A hérnia de hiato e o refluxo gástrico podem produzir falta de ar, dor torácica e tosse, porém tipicamente ocorrem depois da alimentação e, mais frequentemente, à noite. A doença pulmonar ou a apneia do sono também pode causar a falta de ar que acontece em repouso ou acorda o paciente à noite.

■ Gravidade

A gravidade dos sintomas é a base para estabelecer a classe funcional (ver Quadro 20.1). A gravidade dos sintomas também é um padrão importante para a avaliação do sucesso da terapia. Uma importante meta da terapia é a melhora dos sintomas ou, quando possível, sua eliminação. A avaliação da gravidade requer fazer perguntas aos pacientes sobre seus sintomas (Tabela 20.1).

■ Comorbidades

Muitos pacientes com insuficiência cardíaca apresentam distúrbios associados que contribuem para a insuficiência cardíaca ou a agravam. As mais comuns dessas doenças são a DAC, a hipertensão, o diabetes melito, a DPOC e a insuficiência renal crônica. O agravamento de uma ou mais doenças associadas pode levar a uma exacerbação da insuficiência cardíaca crônica estável. No caso de DAC, hipertensão e diabetes, a insuficiência cardíaca pode ser o resultado de complicações prolongadas desses processos patológicos. A identificação e o rígido controle dessas doenças associadas contribuem para o controle e o tratamento dos sintomas da insuficiência cardíaca.

■ Medicamentos

É muito importante obter uma lista completa dos medicamentos ingeridos pelo paciente, com as dosagens. A lista deve incluir os medicamentos prescritos e de venda livre. Nos casos de insuficiência cardíaca de início recente, medicamentos prescritos podem contribuir para a gravidade dos sintomas. Por exemplo, os pacientes que foram tratados com um bloqueador do canal de cálcio para a hipertensão e, agora, apresentam-se com FE diminuída e insuficiência cardíaca podem melhorar quando o medicamento é modificado para um que não deprima a função miocárdica. Os pacientes que se automedicam com agentes anti-inflamatórios não esteroides (AINE) podem apresentar-se com agravamento da insuficiência cardíaca e da função renal, por causa do efeito dos AINE sobre o fluxo sanguíneo renal. Os AINE bloqueiam o efeito das prostaglandinas, que o corpo secreta para manter o fluxo

Tabela 20.1 Avaliação da gravidade da insuficiência cardíaca.

Sintoma	Medida(s)	Questões
Ortopneia	Número de travesseiros sobre os quais o paciente dorme regularmente	"Com quantos travesseiros você dorme à noite? Em caso de mais de um, é para conforto ou porque você não consegue respirar com um ou dois?"
Dispneia de esforço	Número de quarteirões que o paciente pode caminhar sem parar para descansar ou tomar fôlego	"Quantos quarteirões e lances de escada você consegue caminhar ou subir sem parar para descansar ou tomar fôlego?"
	Número de lances de escada que o paciente pode subir sem parar para descansar ou tomar fôlego	"Você para porque você não consegue ir adiante ou porque você quer evitar ficar com falta de ar?"
	Número de vezes que o paciente deve repousar enquanto realiza as atividades da vida diária, como ir ao banheiro ou pequenos afazeres domésticos	Para os pacientes que são limitados pela doença vascular periférica ou problemas ortopédicos: "Você para porque não consegue respirar ou por causa da dor? O que aparece em primeiro lugar?"
Dispneia paroxística noturna	Número médio de vezes por noite ou semana	"Depois de ir pra a cama, você já precisou sentar repentinamente para pegar fôlego?"
		"Quanto tempo transcorre até que você consiga respirar normalmente?"
		"Você precisa fazer alguma coisa além de sentar-se para aliviar a falta de ar?"
Tontura ou vertigem	Presença ou ausência (de real preocupação quando o sintoma acontece quando o paciente está em pé e persiste ou ocorre com a atividade)	"Você já ficou tonto ou com vertigem?"
		"O que você estava fazendo quando isto aconteceu?"
Pressão ou dor no peito[a]	Presença ou ausência	"Você sente pressão ou dor no peito?"
		"Você fica com falta de ar com a pressão ou dor no peito?"
		"O que aparece em primeiro lugar: a dor ou a falta de ar?"[b]

[a]A dor no peito deve ser totalmente investigada para determinar se está presente a isquemia ativa. Isto é particularmente verídico nos pacientes que se apresentam pela primeira vez para a avaliação dos sintomas da insuficiência cardíaca. Quando a isquemia foi excluída, os pacientes ainda podem exibir dor torácica e devem ser avaliados empregando-se essas perguntas de avaliação.
[b]A dor torácica que vem logo depois da falta de ar é frequentemente causada pela insuficiência cardíaca.

sanguíneo renal no contexto do DC diminuído. Os antigripais com descongestionantes sistêmicos podem levar a pressão arterial aumentada, o que precipita os sintomas de agravamento da insuficiência cardíaca.

▪ Fatores psicossociais

Fatores não cardíacos também podem afetar os desfechos dos pacientes com insuficiência cardíaca. Como muitos pacientes afetados são idosos, eles podem ter problemas para se lembrar de aviar as prescrições ou de tomar os medicamentos. As dificuldades financeiras podem forçar alguns pacientes a escolher entre comprar medicamentos e comprar o alimento. O transporte pode depender dos amigos ou da família, os quais podem não ser confiáveis. Os afazeres domésticos podem ser difíceis ou impossíveis, por causa da fadiga e da falta de ar. Pacientes que vivem no segundo ou terceiro andar de prédios sem elevador podem ficar isolados e solitários. Uma metanálise concluiu que 36% dos pacientes com insuficiência cardíaca têm sintomas de depressão e 20%, um transtorno depressivo maior.[19] Depressão e insuficiência cardíaca exercem impacto negativo nos desfechos clínicos. Em pacientes com insuficiência cardíaca estabelecida, há risco aumentado de hospitalização, e a depressão é um fator de risco para a mortalidade cardíaca independente dos riscos típicos associados com doenças cardíacas.[20] A disfunção familiar contínua e os membros da família que dependem do paciente para o cuidado e apoio financeiro (p. ex., netos, filhos adultos dependentes, cônjuges ou companheiros) somam-se à sobrecarga no controle do paciente. A baixa escolaridade ainda é prevalente; mesmo os pacientes que leem podem ter dificuldades para compreender corretamente as instruções dos medicamentos.

Alguns pacientes podem deixar de tomar as doses de diuréticos quando visitam locais onde não têm certeza sobre o acesso a banheiros; eles podem se esquecer de tomar o diurético ao retornar para casa.

Embora muitos desses fatores sejam significativos, eles podem não ficar evidentes até que o paciente tenha visitado a mesma instituição de saúde muitas vezes. Avaliação relativa a depressão, gerenciamento precoce do caso e planejamento minucioso da alta dependem do reconhecimento desses problemas antes que eles levem a hospitalizações repetidas e à mortalidade aumentada.

▪ Uso abusivo de substâncias

O uso abusivo de álcool e drogas ilícitas (p. ex., cocaína) pode contribuir para o desenvolvimento e a progressão da insuficiência cardíaca. Se o uso do álcool for a causa da cardiomiopatia, a abstinência pode levar à reversão completa. Os pacientes portadores de problemas com uso abusivo de substâncias frequentemente se esquecem de comprar ou tomar o medicamento. Eles podem ser pessoas em situação de rua, o que aumenta a probabilidade de não retornarem à instituição de saúde para o acompanhamento regular.

Exame físico

Os achados físicos na insuficiência cardíaca diferem com insuficiência cardíaca aguda ou crônica e disfunção sistólica ou diastólica. Quando as alterações fisiológicas da disfunção ventricular esquerda acontecem durante um longo período, o corpo adapta-se e promove a compensação. Por conseguinte, muitos dos achados no exame físico são normais, apesar da

372 **Parte 5** Sistema Cardiovascular

doença moderada a grave. Contudo, quando o problema ocorre agudamente, não há tempo para a compensação ou adaptação, e os sintomas e consequências são graves. Os pacientes com insuficiência cardíaca crônica devido a disfunção sistólica que realmente apresentam achados anormais exibem-nos de forma persistente. Os pacientes com disfunção diastólica podem ter achados anormais apenas durante uma exacerbação.

Um ou mais dos seguintes achados caracterizam a descompensação aguda. O paciente pode exibir sobrecarga de volume em torno de 2,2 a 22,6 kg em relação ao peso seco; o peso seco consiste no peso do paciente quando este se mostra euvolêmico. O automonitoramento do paciente é frequentemente ativado para a manutenção do peso seco. Em muitos casos, manter o peso seco dentro de 0,5 a 1 kg de variação evita a descompensação. Um segundo achado frequente é a insuficiência renal, caracterizada por um aumento nos níveis de ureia e creatinina, com uma razão ureia:creatinina maior que 20:1. O terceiro achado consiste no DC diminuído, manifestado pelo aumento da dispneia de esforço e menor tolerância ao exercício em geral, frequentemente descrita como "fadiga". Os pacientes também podem queixar-se de ortopneia aumentada, DPN ou ambas.

■ Achados gerais

Os pacientes com insuficiência cardíaca aguda ou insuficiência cardíaca crônica com descompensação aguda parecem doentes; costumam apresentar a frequência respiratória rápida, parecem ansiosos e se sentam eretos ou se inclinam para a frente e repousam os braços sobre a mesa ou sobre os joelhos. Os pacientes com insuficiência cardíaca crônica estável podem se sentir bastante confortáveis, porém podem exibir evidência de caquexia, consumo muscular e pele fina.

■ Sinais vitais

Os pacientes com disfunção sistólica podem ter pressões arteriais bastante baixas, porém assintomáticas (sistólica de 80 a 99 mmHg; diastólica, 40 a 49 mmHg). As frequências cardíacas podem ser rápidas (90 bpm ou mais) ou menores em repouso. Os pacientes com disfunção diastólica podem estar hipertensos ou não.

A pesagem seriada é muito importante no acompanhamento do estado hídrico. Os pesos diários, quando obtidos adequadamente em uma balança calibrada, constituem estimativas mais exatas do estado hídrico que o balanço hídrico. Os pesos diários podem ser utilizados para avaliar o estado hídrico: 1 ℓ de água pesa 1 kg. As flutuações no peso durante a noite anterior estão sempre relacionadas com a retenção de água ou diurese.

■ Pescoço

A pressão venosa jugular (PVJ) é uma estimativa das pressões do enchimento cardíaco direito. Quando o volume total de líquidos ou a pressão atrial direita aumenta, a PVJ aumenta e a veia dilata-se. Para estimar a PVJ, deve-se primeiramente elevar a cabeça do paciente a 45°, identificando-se, a seguir, a veia jugular interna e medindo-se a elevação do pulso no nível da clavícula em centímetros. Não se deve usar a veia jugular externa, que se mostra, com frequência, distendida e proeminente nos pacientes com pressão e volume normais. A PVJ normal localiza-se não mais que 3 cm acima do ângulo do esterno.

■ Pulmões

É necessário determinar a frequência respiratória e observar a profundidade da respiração, bem como o ritmo respiratório. Não é raro que os pacientes com insuficiência cardíaca grave, da classe IV da NYHA, tenham um padrão respiratório de Cheyne-Stokes.[21] Os sintomas respiratórios podem ser crônicos nos indivíduos em classe IV e estágio D de insuficiência cardíaca, ou podem representar exacerbação aguda.

Os resultados da ausculta torácica podem ser completamente normais. Como os pacientes com pressões arteriais pulmonares aumentadas apresentam drenagem linfática aumentada com o passar do tempo, o líquido não se coleta nos alvéolos. Estertores crepitantes ou subcrepitantes são sons produzidos pelo borbulhamento do ar através da água nos alvéolos, e, caso não exista água, os sons não são audíveis. Quando as pressões aumentam subitamente, a água é forçada para dentro dos alvéolos pela pressão hidrostática aumentada. Por conseguinte, os estertores crepitantes bibasais ocorrem na insuficiência cardíaca aguda e na descompensação aguda, em que é comum o edema pulmonar. Estertores crepitantes unilaterais ou não dependentes são indicativos de um processo pulmonar, e não de insuficiência cardíaca. O edema pulmonar pode provocar sibilância que pode ser difícil de diferenciar de doença reativa da via respiratória, como a asma.

■ Coração

Progressões da insuficiência cardíaca esquerda para a insuficiência cardíaca esquerda e direita ou para elevações crônicas da pressão arterial pulmonar resultam em uma pulsação arterial pulmonar ou ventricular direita palpável e visível na borda esternal esquerda. O ponto do impulso máximo pode estar muito deslocado. Na insuficiência cardíaca avançada, o impulso máximo pode estar deslocado inferior ou lateralmente na linha axilar posterior e no quinto ou sexto espaço intercostal.

A ausculta cardíaca é um passo importante para o exame físico de um paciente com insuficiência cardíaca. (Ver Figura 17.6 para uma revisão sobre as áreas de ausculta.) São esperadas a primeira (B_1) e a segunda (B_2) bulhas cardíacas. O aparecimento súbito de uma terceira bulha (B_3) constitui um aviso da insuficiência cardíaca iminente ou em agravamento. Na insuficiência cardíaca crônica, a B_3 é um achado comum e crônico. Uma quarta bulha cardíaca (B_4) é comum nos pacientes com hipertensão duradoura e não é considerada de mau prognóstico. Contudo, na insuficiência cardíaca grave, todas as quatro bulhas cardíacas podem ser ouvidas; isso é conhecido como galope de somação.

Quando a doença valvar é a causa da insuficiência cardíaca, ouve-se um sopro cardíaco associado à valva lesionada. Nos pacientes com cardiomiopatia dilatada, comumente se ouve um sopro de regurgitação mitral. Esse sopro holossistólico é mais bem auscultado na borda esternal esquerda ou, nos pacientes com coração muito grande, no ápice. A valva mitral geralmente se mostra intacta do ponto de vista estrutural. A dilatação do ventrículo esquerdo na insuficiência cardíaca crônica aumenta o ânulo mitral e evita a aproximação estreita dos folhetos da valva. Por conseguinte, o sangue regurgita para o átrio esquerdo a cada sístole, através da valva mitral.

Quando um sopro de regurgitação mitral se desenvolve de modo agudo, como quando há lesão dos músculos papilares que abrem e fecham a valva mitral, resulta insuficiência cardíaca grave aguda. O aparecimento súbito de um sopro de regurgitação mitral em um paciente com infarto do miocárdio constitui um sinal de advertência de insuficiência cardíaca iminente. O desaparecimento desse sopro em um paciente com disfunção sistólica grave sugere um agravamento da insuficiência cardíaca; o ventrículo não consegue bombear o suficiente para gerar a turbulência necessária para produzir o som do sopro.

A regurgitação tricúspide desenvolve-se isoladamente nos pacientes com insuficiência cardíaca direita ou em pacientes com insuficiência cardíaca esquerda pelos mesmos motivos que a regurgitação mitral. Esse sopro também é um sopro holossistólico e é ouvido na borda esternal direita. Ele pode aumentar com a inspiração. Quando os sopros da regurgitação mitral e da regurgitação tricúspide estão presentes, pode ser impossível diferenciá-los.

■ Abdome

Deve-se palpar e percutir o abdome para identificar qualquer ascite e a borda hepática inferior. As elevadas pressões atriais direitas que se traduzem em pressões venosas altas caracterizam a insuficiência cardíaca direita, e o fígado, o qual se transforma em um reservatório para o volume venoso aumentado, aumenta em tamanho (hepatomegalia) quando congesto. Quando o fígado fica ingurgitado, a pressão aumenta na veia porta e nos capilares dos intestinos. Quando o sistema linfático não consegue mais drenar líquido suficiente para aliviar a pressão, a ascite se desenvolve. A ascite consiste na transudação ou presença de líquido no terceiro espaço e, por vezes, de proteína dentro da cavidade abdominal. Na ausência de hepatomegalia e de ascite, um fígado congesto pode ocultar uma quantidade significativa de líquido. A geração do refluxo hepatojugular pode identificar esse líquido oculto. Para avaliar o refluxo hepatojugular, deve-se observar a veia jugular interna quando se pressiona sobre o fígado. Se a altura do pulso aumentar ou a veia se ingurgitar, o refluxo hepatojugular será positivo.

■ Membros

Deve-se inspecionar os membros inferiores quanto a edema. O edema associado à insuficiência cardíaca é bilateral, dependente e depressível. O edema unilateral ou não depressível não se relaciona especificamente com a insuficiência cardíaca, e devem ser suspeitadas outras causas, como insuficiência arterial, mixedema ou linfedema.

No paciente que deambula, deve-se pressionar a pele sobre a tíbia para avaliação do edema. A depressão aqui é referida como edema pré-tibial. Em geral, o edema é graduado e pior nos tornozelos que na panturrilha, e é maior que na coxa caso esteja presente até essa altura. Nos pacientes que estão confinados ao leito, o edema fica pendente posteriormente, e o edema pré-tibial pode estar ausente mesmo na sobrecarga hídrica franca. O paciente deve ser examinado quanto a edema depressível na parte posterior das coxas, nádegas e nas costas. Ocasionalmente, um paciente que deambula está com tamanha sobrecarga de volume que se desenvolve o edema pré-sacral. Para avaliar o edema pré-sacral e a depressão, pressione a pele sobre o sacro contra o osso.

Existem diversos esquemas para descrever a gravidade do edema depressível. Nenhum é superior ao outro; a consistência é o fator mais importante. Importa menos se uma série de sinais de adição em uma escala que varia de 0 para a ausência de edema até 4+ para o edema grave se baseia na profundidade da depressão ou na altura do edema no membro inferior.

Quando em dúvida sobre a escala, uma descrição clara da profundidade da depressão e do nível de edema comunica a condição de maneira mais efetiva que um número subjetivo. Uma clara descrição permite a melhor continuidade entre os profissionais clínicos e a melhor estimativa da melhoria. Ver Tabela 51.6 sobre a Escala de Depressão de Edema.

A estase venosa de longa duração e o edema consequente produzem alterações da textura e coloração da pele. A pele torna-se coriácea e manchada, podendo ser de difícil avaliação. Essas alterações sempre indicam que o edema é crônico e não agudo. Os aumentos agudos no edema crônico também podem ser difíceis de avaliar. Pode ser de alguma ajuda pressionar firmemente a pele ao lado da tíbia em vez de diretamente sobre ela. A Figura 20.3 mostra os achados do exame físico de um paciente com insuficiência cardíaca crônica da classe D da ACC/AHA.

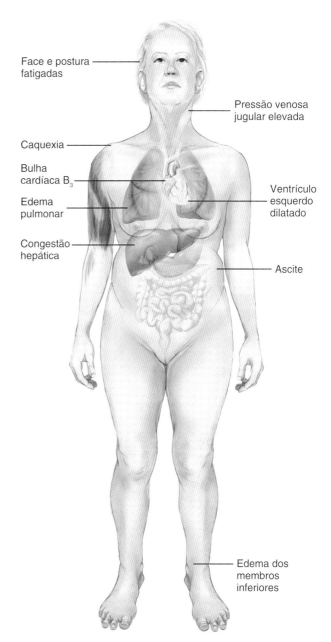

Figura 20.3 Achados ao exame físico para a pessoa com insuficiência cardíaca crônica da classe D da ACC/AHA.

Exames laboratoriais

Os exames laboratoriais são usados para excluir algumas causas reversíveis de disfunção sistólica e para monitorar os efeitos das estratégias de tratamento. Na avaliação inicial de um paciente que se apresente com insuficiência cardíaca de início recente, é prescrita uma bateria de exames laboratoriais basais (Tabela 20.2).

Os pacientes que recebem terapia anticoagulante com varfarina também são regularmente monitorados, usando-se a razão normalizada internacional para ajustar a dose. Antes do início da amiodarona, são obtidas provas de função da tireoide e hepática para obter os valores basais, juntamente com as provas de função pulmonar, que incluem DLCO (capacidade de difusão). Esses exames são repetidos pelo menos uma vez ao ano e quando ocorre alguma complicação.

Peptídios natriuréticos cerebrais (peptídio natriurético do tipo B, BNP e pró-BNP N-terminal) são substâncias de ocorrência natural sintetizadas e liberadas pelos miócitos cardíacos quando os ventrículos estão exageradamente cheios. Com o aumento da pressão de oclusão da artéria pulmonar (POAP) e a existência de maior elasticidade na parede ventricular, ocorre uma elevação dos níveis de BNP. Os pacientes com níveis de BNP acima de 80 pg/mℓ mostram evidência de POAP elevada, confirmando a descompensação da insuficiência cardíaca como a fonte da dispneia.[22-24]

Embora a relação entre o nível do BNP e a insuficiência cardíaca não seja clara, o uso apropriado dos níveis de BNP no tratamento da insuficiência cardíaca está menos nítido. Foi proposto um uso importante dos níveis do BNP: diferenciar as causas de dispneia relacionadas com a insuficiência cardíaca e aparelho pulmonar no serviço de emergência.[22] Muitos pacientes apresentam tanto insuficiência cardíaca quanto doença pulmonar, e a existência de um teste que diferencie claramente entre as duas condições como causa de problemas respiratórios agudos é uma vantagem real para individualizar e direcionar o tratamento. A medição serial do BNP foi proposta como marcador para a adequação do tratamento da insuficiência cardíaca e para o estabelecimento do prognóstico e da gravidade da insuficiência cardíaca crônica.[25]

Exames diagnósticos

Os exames diagnósticos são usados para estabelecer os valores basais, identificar etiologias potencialmente reversíveis, examinar a eficácia do tratamento e avaliar as alterações na condição. Diversos exames invasivos e não invasivos são realizados rotineiramente quando se suspeita de insuficiência cardíaca. Alguns exames são realizados em primeiro lugar, quando os sintomas da insuficiência cardíaca são primeiramente identificados; alguns o são em uma base regular; e outros apenas quando indicados.

■ Eletrocardiografia

A eletrocardiografia (ECG) é empregada para avaliar a frequência e o ritmo cardíacos; também é útil no diagnóstico de arritmias, defeitos de condução e infarto do miocárdio. Além disso, um ECG é frequentemente utilizado para identificar o aumento atrial e a hipertrofia ventricular. Contudo, nesses casos, um ecocardiograma é mais valioso, pois pode quantificar essas alterações estruturais.

Os ECG são úteis na identificação da fibrilação atrial e arritmias ventriculares comuns nos pacientes com insuficiência cardíaca. A exacerbação súbita dos sintomas de insuficiência cardíaca frequentemente resulta de fibrilação atrial de início recente, principalmente quando está associada a uma resposta ventricular rápida. Um ECG também consegue diferenciar extrassístoles ventriculares frequentes, que são comuns na insuficiência cardíaca aguda, assim como na crônica. Os episódios

---

Tabela 20.2 Exames laboratoriais utilizados na avaliação basal da insuficiência cardíaca de início recente.

Exame laboratorial	Significado	Quando é realizado
Hemograma completo	Usado para identificar qualquer anemia ou infecção	Anualmente, quando sem indicação específica
		Se houver exacerbação
Avaliação do ferro sérico	Pesquisa de anemia	Quando necessário para avaliar qualquer tratamento para a anemia ferropriva
	Usados para excluir a hemocromatose	
Provas de função tireóidea (hormônio tireoestimulante e tiroxina livre [T4])	Usadas para excluir o hipertireoidismo ou hipotireoidismo como uma causa de insuficiência cardíaca	Nenhum acompanhamento, a menos que indicado, antes do início da amiodarona
Eletrólitos	Usados para avaliar os efeitos da diurese, em particular sobre o nível de potássio	Com as alterações na dose de diurético, diurese agressiva e titulação de medicamentos que afetam o potássio (inibidores da ECA, bloqueadores dos receptores de angiotensina, espironolactona)
	A hiponatremia é comum	
Níveis sanguíneos de ureia e creatinina	Usados para avaliar a função renal; proporção ureia:creatinina diferencia entre a azotemia pré-renal e a doença renal	Agravamento do edema
		Com a titulação dos inibidores da ECA
Provas de função hepática, principalmente albumina, bilirrubina e fosfatase alcalina (FA)	A bilirrubina e a FA estão frequentemente elevadas na congestão hepática provocada pela insuficiência cardíaca	Se houver exacerbação
	A albumina baixa torna mais difícil a redução do edema periférico	Antes do início de medicamentos hipolipemiantes ou amiodarona
HIV	Usado para excluir o HIV/AIDS como fator etiológico	Conforme indicado pela história ou alteração no estado
Painel lipídico	Usado para avaliar o risco para DAC e estado nutricional	Anual ou com maior frequência quando indicado para avaliar o tratamento

de TVNS frequentemente acontecem em pacientes que são monitorados nas UTI, em unidades de telemetria ou com monitores Holter. Essas arritmias assintomáticas comumente não são tratadas, e sua importância prognóstica é incerta. Em contraste, a taquicardia ventricular sintomática, mesmo quando não é sustentada, exige avaliação e, em geral, resulta na aplicação de um DCI.

Os defeitos de condução também são comuns em pacientes com insuficiência cardíaca. Um bloqueio de ramo esquerdo é o defeito de condução mais comum nos pacientes com disfunção sistólica e pode dificultar muito a interpretação do ECG. A nova isquemia ou infarto anterior pode ser impossível de identificar por causa desse bloqueio. Os bloqueios de ramo e os bloqueios atrioventriculares requerem um ECG de 12 derivações para o diagnóstico.

Os ECG também são úteis no diagnóstico de isquemia e infarto do miocárdio atual e prévio, o que pode explicar a insuficiência cardíaca de início recente. Para os pacientes que não se apresentam com dor torácica típica (como aqueles com diabetes melito e as mulheres), o ECG pode mostrar um infarto do miocárdio prévio que nunca foi diagnosticado. A insuficiência cardíaca de início recente pode ser a primeira indicação do infarto do miocárdio. Um ECG é feito como parte da elaboração diagnóstica para a insuficiência cardíaca de início recente e, em seguida, repetido, de acordo com a necessidade, para qualquer novo sintoma que possa refletir a nova isquemia ou uma alteração de ritmo. Além disso, os ECG são feitos em pacientes internados que experimentam dor torácica para excluir a isquemia como a fonte de dor. Para maior discussão sobre ECG de 12 derivações, ver Capítulo 21.

Outros exames diagnósticos comumente usados incluem ecocardiograma, ecocardiograma com ultrassonografia por Doppler, ecocardiograma transesofágico, ventriculografia por radionuclídeo ou imagem de aquisição por múltiplas portas, radiografia do tórax e teste de esforço. Tais exames são discutidos mais detalhadamente no Capítulo 17.

Hemodinâmica

As bases do monitoramento hemodinâmico são debatidas no Capítulo 17. Aqui se discute a aplicação do monitoramento hemodinâmico na avaliação e no tratamento da insuficiência cardíaca aguda e da insuficiência cardíaca aguda descompensada crônica. Pode ser necessário obter informações mais sensíveis sobre o estado hídrico, função cardíaca e etiologia dos sintomas para nortear a evolução e a terapia. Para a maioria dos pacientes com insuficiência cardíaca aguda ou insuficiência cardíaca aguda descompensada crônica, o problema fica evidente com base na história e no exame físico. O problema é uma combinação do DC diminuído e a pressão diastólica final do ventrículo esquerdo relacionada com a sobrecarga de volume, adicionada à má contratilidade. A quantificação exata do baixo DC ou a estimativa da pressão diastólica final do ventrículo esquerdo por meio da POAP não modificam as avaliações básicas feitas no exame físico e não afetam o tratamento.

■ Indicações para o monitoramento hemodinâmico

A decisão de utilizar a diurese agressiva ou agentes inotrópicos não se fundamenta em nenhum valor numérico específico para a POAP ou para o DC. Os cateteres da artéria pulmonar são usados nas unidades de cuidados críticos, mas eles são dispendiosos e não são isentos de risco. O benefício potencial do tratamento orientado e mais específico deve ser pesado contra o risco associado à aplicação do cateter da artéria pulmonar. Os resultados do estudo Evaluation Study of Congestive Heart Failure and Pulmonary Artery Catheterization Effectiveness (ESCAPE) não demonstraram alteração em sintomas, dias de sobrevida fora do hospital durante os primeiros 6 meses, tempo de estada no hospital, mortes hospitalares ou mortalidade em 30 dias. Eventos adversos foram mais comuns com cateteres da artéria pulmonar.[26]

Três tipos de pacientes com insuficiência cardíaca podem ter indicações para o monitoramento hemodinâmico no tratamento de sua condição. O primeiro tipo é o paciente empiricamente tratado com agentes inotrópicos e diuréticos intravenosos (IV), mas que não responde adequadamente por meio da diurese e da melhora dos sintomas. O segundo tipo de paciente tem DPOC e insuficiência cardíaca; por vezes, apenas as medições da pressão da artéria pulmonar podem diferenciar a origem da descompensação atual em tais pacientes. O teste do BNP nesse cenário pode descartar insuficiência cardíaca quando o resultado é menor que 80 pg/mℓ, mas elevações podem ser causadas tanto por insuficiência cardíaca esquerda quanto insuficiência cardíaca direita associada a embolia pulmonar ou exacerbação da DPOC. O terceiro tipo de paciente continua a apresentar congestão associada a edema periférico ou ascite e exibe valores de função renal indicativos do agravamento da azotemia. Esse paciente pode beneficiar-se de uma definição mais clara do balanço hídrico; sem o auxílio de um cateter de artéria pulmonar, pode ser impossível determinar o estado hídrico.

Em resumo, um cateter da artéria pulmonar está indicado nas seguintes situações:

- O paciente não responde à terapia empírica para a insuficiência cardíaca
- É necessária a diferenciação entre as causas pulmonares e cardíacas do sofrimento respiratório
- O estado hídrico complexo precisa ser avaliado.

Essas categorias não são mutuamente excludentes, e há muita sobreposição. Aqui, elas são debatidas em separado, para fins de clareza.

▶ **Resposta inadequada à terapia empírica para insuficiência cardíaca.** Angústia respiratória, sobrecarga de volume e insuficiência renal são indicadores comuns da insuficiência cardíaca aguda ou da insuficiência cardíaca aguda descompensada crônica. Tipicamente, o paciente precisa de suporte inotrópico e diuréticos IV para resolver o problema. Em geral, essas terapias são iniciadas empiricamente, e a melhora do paciente é monitorada como uma base para a titulação da dose. Na maioria dos pacientes, a melhora sucede com rapidez, e, após 2 a 3 dias da terapia, o agente inotrópico é gradualmente interrompido e o paciente reinicia a terapia oral na preparação para a alta.

▶ **Causas cardíacas *versus* pulmonares do estresse respiratório.** Em pequeno número de pacientes que não respondem à terapia empírica, um cateter de artéria pulmonar pode ser valioso na identificação de quaisquer fatores adicionais que contribuíram para a persistência dos sintomas, principalmente as causas cardíacas e pulmonares. Pode ser particularmente difícil diferenciar a causa do agravamento da dispneia de esforço, ortopneia e DPN nos pacientes tanto com doença pulmonar quanto com insuficiência cardíaca conhecida. Na DPOC e nas exacerbações da insuficiência cardíaca, os resultados da história e do exame físico são, com frequência, idênticos. As pressões arteriais pulmonares, a POAP e o DC ou índice cardíaco podem ser muito úteis na diferenciação da DPOC da insuficiência cardíaca aguda e, portanto, na orientação da tomada de decisão sobre a terapia com base no diagnóstico correto. Nos pacientes com uma causa predominantemente pulmonar dos sintomas respiratórios, as pressões arteriais pulmonares sistólica e diastólica mostram-se elevadas, mas a POAP, o DC e o índice cardíaco são normais. Nos pacientes com uma causa principalmente cardíaca, as pressões arteriais pulmonares sistólica e diastólica também estão elevadas, mas a POAP mostra-se elevada e o DC ou o índice cardíaco está diminuído.

▶ **Estado hídrico complexo.** Os pacientes podem responder inicialmente aos diuréticos IV, com ou sem agentes inotrópicos e dopamina em dose baixa. Depois dessa diurese inicial, eles começam a apresentar um débito urinário diminuído associado a níveis de ureia e creatinina crescentes na presença de edema periférico persistente. Com frequência, esses pacientes são referidos como "intravascularmente secos".

A estratégia para lidar com esse problema não está clara. A inserção de um cateter da artéria pulmonar pode determinar se as pressões elevadas na artéria pulmonar constituem a causa e se aquelas pressões arteriais pulmonares são elevadas por causa de uma pressão diastólica final do ventrículo esquerdo elevada. Em seguida, as leituras podem ser avaliadas à luz do nível de albumina sérica do paciente e de quaisquer patologias associadas, como insuficiência hepática primária, sepse ou insuficiência vascular. Novas hipóteses sobre a relação entre a síndrome cardiorrenal e a congestão venosa renal podem explicar melhor esse fenômeno. Essa síndrome envolve congestão passiva dos rins e pressão intra-abdominal aumentada que contribui para a redução das funções renal e cardíaca.[27,28]

Oximetria de pulso

A oximetria de pulso é um dispositivo de monitoramento frequentemente usado nos pacientes com insuficiência cardíaca. Infelizmente, o monitoramento intermitente rotineiro é de pouco valor. No máximo, ele fornece informações irrelevantes e, na pior das hipóteses, possibilita uma falsa sensação de segurança em relação ao estado de fornecimento de oxigênio do paciente (Quadro 20.4). Os resultados da oximetria de pulso devem ser normais. A saturação de oxigênio diminuída geralmente não é o resultado de insuficiência cardíaca, a menos que o paciente apresente edema pulmonar grave.

Uma leitura baixa de oximetria de pulso nos pacientes com insuficiência cardíaca e sem edema pulmonar sugere que a doença pulmonar esteja complicando a insuficiência cardíaca. Raramente, a hipoxemia ocorre na ausência da doença pulmonar associada. Mesmo os pacientes com respirações de Cheyne-Stokes associadas a uma descompensação aguda podem ter saturações de oxigênio sanguíneo maiores que 95%. A leitura de oximetria de pulso representa apenas a metade das informações necessárias para avaliar a oxigenação da maneira exata. A saturação de oxigênio é insignificante, a menos que o nível de Hgb também seja conhecido. Mesmo o conteúdo de oxigênio arterial normal em um paciente com DC diminuído e nenhuma reserva pode levar à hipoxia tecidual. Se o conteúdo de oxigênio arterial estiver diminuído, como ocorre nos pacientes com Hgb baixa (os pacientes raramente são transfundidos, a menos que a Hgb seja menor que $10 \, g/d\ell$), DC pode não ser capaz de aumentar o suficiente para gerar a compensação no paciente com insuficiência cardíaca. A oximetria de

---

Quadro 20.4 — Oximetria de pulso.

A oximetria de pulso (SpO_2) estima SaO_2 ou o percentual de Hgb saturada com o oxigênio. A saturação de oxigênio e a Hgb são os dois principais componentes do conteúdo de oxigênio arterial (CaO_2). O oxigênio dissolvido no sangue arterial (PaO_2) contribui apenas com uma porção diminuta do conteúdo de oxigênio arterial. O conteúdo de oxigênio arterial multiplicado pelo DC iguala-se à liberação de oxigênio tecidual (DO_2). Quando o conteúdo de oxigênio arterial é diminuído por qualquer motivo, o DC (em sua maioria, a frequência cardíaca) aumenta para compensar. Isto é porque os pacientes com anemia ou hipoxemia se mostram taquicárdicos. Enquanto o DC pode aumentar para compensar um CaO_2 diminuído, os tecidos têm oxigênio suficiente para realizar suas funções e o paciente se mostra assintomático. Quando um paciente não pode aumentar o DC, como na insuficiência cardíaca, então mesmo as modestas diminuições no CaO_2 produzem sintomas e aumentam a probabilidade de uma exacerbação ou morte.

$$(SaO_2 \times Hgb \times 1,34) + (PaO_2 \times 0,0031) = CaO_2$$

$$CaO_2 \times DC \times 10 = DO_2$$

Muitas enfermeiras ficariam preocupadas com um paciente com leitura de oximetria de pulso de 85%, mas não com aquele com 98%. Os seguintes exemplos demonstram que o paciente com Hgb normal e leitura de oximetria de pulso de 85% tem mais oxigênio no sangue e melhor liberação de oxigênio que uma pessoa com saturação de 98% e Hgb de 10. Os pacientes em todos esses exemplos apresentam um DC normal em repouso, mas não podem aumentar o DC em resposta ao conteúdo de oxigênio arterial decrescente.

Um paciente com gasometria arterial normal e um DC de $5 \, \ell$ teria uma liberação de oxigênio calculada de $1.000 \, m\ell$ de O_2/minuto:

$$(SaO_2 \times Hgb \times 1,34) + (PaO_2 \times 0,0031) = CaO_2$$

$$(0,98 \times 15 \times 1,34) + (90 \times 0,0031) = 19,7 + 0,3 = 20 \, m\ell \, O_2/min$$

$$CaO_2 \times DC \times 10 = DO_2$$

$$20 \, m\ell \, O_2/min \times 5.000 \, m\ell \times 10 = 1.000 \, m\ell \, O_2/min$$

Suponha que um paciente tenha uma SaO_2 baixa e Hgb normal:

$$(SaO_2 \times Hgb \times 1,34) + (PaO_2 \times 0,0031) = CaO_2$$

$$(0,85 \times 15 \times 1,34) + (60 \times 0,0031) = 17,085 + 0,186 = 17,271 \, m\ell \, O_2/min$$

$$CaO_2 \times DC \times 10 = DO_2$$

$$17,271 \, m\ell \, O_2/min \times 5.000 \, m\ell \times 10 = 863,55 \, m\ell \, O_2/min$$

Suponha que um paciente tenha uma SaO_2 normal e Hgb baixa:

$$(SaO_2 \times Hgb \times 1,34) + (PaO_2 \times 0,0031) = CaO_2$$

$$(0,98 \times 10 \times 1,34) + (98 \times 0,0031) = 13,132 + 0,3 = 13,44 \, m\ell \, O_2/min$$

$$CaO_2 \times DC \times 10 = DO_2$$

$$13,44 \, m\ell \, O_2/min \times 5.000 \, m\ell \times 10 = 672 \, m\ell \, O_2/min$$

Suponha que um paciente tenha SaO_2 baixa e Hgb baixa:

$$(SaO_2 \times Hgb \times 1,34) + (PaO_2 \times 0,0031) = CaO_2$$

$$(0,85 \times 10 \times 1,34) + (60 \times 0,0031) = 11,39 + 0,186 = 11,58 \, m\ell \, O_2/min$$

$$CaO_2 \times DC \times 10 = DO_2$$

$$11,58 \, m\ell \, O_2/min \times 5.000 \, m\ell \times 10 = 579 \, m\ell \, O_2/min$$

---

pulso pode ser de algum valor quando usada continuamente em uma UTI para pacientes com edema pulmonar agudo. Sobretudo nos pacientes com cardiomiopatia isquêmica e IM, o monitoramento contínuo pode alertar a equipe de enfermeiras para a isquemia iminente ou para os efeitos adversos da analgesia ou para a sedação consciente.

Tratamento da insuficiência cardíaca aguda descompensada

A insuficiência cardíaca aguda descompensada é um agravamento agudo da insuficiência cardíaca crônica que pode acontecer por inúmeros motivos. A função ventricular esquerda pode deteriorar-se; a insuficiência cardíaca é uma doença progressiva. Se a função deteriora além da capacidade de compensação do paciente, então os sintomas se agravam. Embora a função cardíaca possa estar estabilizada, o desenvolvimento de outros problemas, como pneumonia, anemia, arritmia, hipertensão ou trauma, pode diminuir a capacidade do coração comprometido de aumentar o DC para satisfazer à demanda metabólica aumentada. Os lapsos nutricionais, a ruptura da medicação ou a falta de vigilância por parte do paciente em relação ao ganho progressivo de peso de água podem contribuir, sem exceção, para a descompensação. Quando possível, é importante identificar a etiologia da descompensação, de modo que possa ser implementada uma estratégia a longo prazo para controlar o problema subjacente. No entanto, no período interveniente, uma descompensação aguda deve ser tratada de maneira agressiva, com frequência para preservar a vida de um paciente.

As principais preocupações do cuidado de pacientes com insuficiência cardíaca aguda descompensada crônica são as mesmas em relação a qualquer paciente com uma condição que ponha em risco a vida. Elas começam com as prioridades básicas: via respiratória, respiração e circulação. Quando essas questões são abordadas, os fatores etiológicos e as estratégias a longo prazo podem tornar-se o foco do cuidado.

Via respiratória e respiração

Para muitos pacientes com sintomas agudos de insuficiência cardíaca, a perviedade da via respiratória não é um problema. Da mesma forma, a oxigenação não está em geral comprometida, a menos que o edema pulmonar seja grave ou que esteja presente uma doença pulmonar concomitante. Contudo, quando o início agudo da insuficiência cardíaca ou a exacerbação aguda é acompanhada por edema pulmonar profundo, como no IM ou no edema pulmonar súbito, a via respiratória pode ficar comprometida. Com o edema pulmonar grave, o surfactante pode ser depurado dos alvéolos, diminuindo a complacência pulmonar e dificultando a ventilação. Nos pacientes que também apresentam DPOC ou doença pulmonar restritiva, o comprometimento na complacência pode dificultar a ventilação minuto normal ou torná-la impossível. Uma indicação de que a ventilação minuto normal não está sendo mantida é a pressão parcial do dióxido de carbono arterial ($PaCO_2$) aumentada associada ao trabalho respiratório aumentado e à acidose respiratória. Por exemplo, um paciente pode, a princípio, evoluir bem, mas cansar à medida que se prolonga o aumento do esforço dos pulmões úmidos para realizar a ventilação.

■ Oxigênio suplementar e ventilação assistida

O tratamento para estresse respiratório e hipoxia deve ocorrer de modo progressivo. Primeiramente, o paciente deve ser posicionado verticalmente para manter a ventilação. O oxigênio suplementar deve ser administrado àqueles que aparentam hipoxia, com o objetivo de manter as saturações de oxigênio maiores que 90%. A terapia inicial pode requerer máscara facial sem *rebreather* com alto fluxo de oxigênio. Em caso de persistência de estresse respiratório, hipoxia ou acidose respiratória,

ventilação não invasiva com pressão positiva (VNIPP) pode ser utilizada desde que não haja contraindicações a tal terapia. Essa abordagem em pacientes com edema pulmonar demonstrou queda em dispneia, hipercapnia e acidose. Pacientes que não são bem-sucedidos em VNIPP ou com contraindicações para essa terapia devem ser intubados para a ventilação mecânica.[29] As indicações usuais para a intubação orotraqueal ou endotraqueal nos pacientes com insuficiência cardíaca são idênticas àquelas para os pacientes em angústia respiratória. Os pacientes portadores de edema pulmonar e nível de saturação de oxigênio persistente inferior a 90% em oxigênio a 100% ou VNIPP devem ser intubados e ventilados até que possam obter o oxigênio por si mesmos. Se o esforço respiratório aumentado estiver levando à fadiga dos músculos respiratórios e a $PaCO_2$ estiver aumentando em associação com um pH decrescente, a intubação estará indicada mesmo se o paciente for capaz de respirar sem auxílio. A intubação pode não ser necessária por mais de 12 a 24 horas, mas pode ser melhor proteger a via respiratória que tentar intubar um paciente depois da parada respiratória. Ver Capítulo 25 para maiores informações sobre o cuidado do paciente recebendo ventilação mecânica.

■ Diurese

Quando a via respiratória estiver protegida, a atenção será direcionada no sentido de reduzir o edema pulmonar. Na maioria dos casos, está indicado o uso agressivo de diuréticos IV. A presença de estertores bilaterais no exame físico nem sempre é uma indicação do excesso do volume hídrico total. A avaliação dos estertores juntamente com edema periférico, congestão hepática ou ascite e da função renal possibilita um melhor exame do estado hídrico do que se os estertores forem avaliados isoladamente. Quando o paciente exibe sobrecarga de volume, diuréticos IV são administrados para facilitar a excreção rápida do excesso de líquido e fazer o paciente sentir-se melhor rapidamente.

Em pacientes não expostos previamente a diuréticos de alça, diurese agressiva é em geral iniciada com 40 mg de furosemida IV, 10 a 20 mg de torsemida ou 1 mg de bumetanida. Em pacientes cronicamente tratados com diuréticos em alça orais, a dose IV recomendada é igual à dose de manutenção ou 2,5 vezes maior que ela, ajustada de acordo com o débito urinário.[30] Uma resposta diurética adequada é de aproximadamente 1 ℓ de urina dentro de 2 horas da dose IV. Se o débito urinário for inferior a 1 ℓ, a dose é duplicada até se alcançar a dose máxima (para a furosemida, uma dose única de 100 mg) ou até que seja satisfeita a metade de 1 ℓ de débito urinário. Caso o diurético de alça IV não seja suficiente para produzir esse nível de diurese, uma tiazida, como a metolazona, pode ser fornecida VO, juntamente com o diurético de alça.[31] A perda de peso desejada é de 1 a 2 kg/dia até que o peso seco do paciente seja alcançado. A perda de peso inicial pode ser maior. Está indicado cuidadoso monitoramento do potássio e magnésio. Hipopotassemia e hipomagnesemia podem resultar no desenvolvimento de arritmias. Se o nível de creatinina começar a se elevar em resposta à diurese, o inibidor da ECA deverá ser suspenso até que a diurese seja completada.[32]

Circulação

Quando a via respiratória estiver protegida e a respiração for adequada para manter os níveis de oxigênio e dióxido de carbono, a circulação do sangue para perfundir as células e suprir o oxigênio para a função celular passará a ser prioridade. Dois indicadores são utilizados visando determinar a adequação da perfusão. O primeiro indicador é a função dos sistemas orgânicos. A perfusão inadequada afeta o cérebro, levando a confusão e alteração no nível de consciência; os rins, levando a níveis de ureia e creatinina elevados; e o sistema digestório, levando a íleo paralítico e insuficiência hepática. O segundo indicador é a acidose metabólica. Quando a perfusão estiver gravemente inadequada ou prolongada além da capacidade de tamponamento do organismo para o ácido láctico produzido, o nível de bicarbonato de sódio diminuirá, como ocorre com o pH, produzindo a acidose metabólica. A acidose metabólica é uma medida de amplitude sistêmica do oxigênio inadequado para satisfazer às demandas metabólicas dos tecidos.

A hipotensão isolada não é suficiente para diagnosticar a hipoperfusão nos pacientes com insuficiência cardíaca porque muitos desses pacientes estão cronicamente hipotensos. A hipotensão associada à hipoperfusão deve ser tratada de maneira que aumente o fluxo sem aumentar a pós-carga. O problema reside no DC diminuído causado pela contratilidade diminuída. Se o paciente apresenta insuficiência cardíaca aguda associada a choque cardiogênico ou a insuficiência cardíaca aguda descompensada crônica, a meta do tratamento deve ser aumentar o DC. Intervenções que aumentam o DC incluem otimização da pré-carga, contratilidade aumentada, início da vasodilatação e otimização da frequência e do ritmo cardíacos.

A resposta fisiológica normal para o DC diminuído é a vasoconstrição e a pós-carga aumentada. Nos pacientes com insuficiência cardíaca, a pós-carga pode estar aumentada sem grande aumento na pressão arterial, e não é seguro presumir que a pressão arterial baixa signifique pós-carga diminuída. Diminuir a pós-carga aumenta o volume sistólico, e, mesmo nos pacientes com pressões arteriais baixas, o aumento no volume sistólico e na perfusão compensa mais que a pressão arterial baixa.

Um sistema de classificação dos sintomas do paciente e da gravidade da congestão foi desenvolvido por Nohria et al.[33] Essa tabela pode ser usada como alicerce para a terapia. A Figura 20.4 é uma representação do trabalho original.

■ **Otimizar hemodinâmica**

Uma maneira de aumentar o DC consiste em melhorar a pré-carga. Se o paciente estiver desidratado ou com sobrecarga hídrica, a contratilidade fica comprometida. Tanto a categoria "quente e úmido" quanto a categoria "frio e úmido" se beneficiam da diurese. A categoria "frio e úmido" pode ser impossível de passar por diurese sem inodilatador ou suporte mecânico. A categoria "frio e seco" em geral demanda reidratação cuidadosa.[33,34]

A pré-carga diminuída relaciona-se geralmente com a diurese iatrogênica excessiva. Entretanto, os pacientes que estão sob doses estáveis de diuréticos podem se desidratar quando ficam hiperglicêmicos ou apresentam vômito e diarreia enquanto continuam a tomar a dose prescrita do diurético. Em geral, a rigorosa reposição volêmica corrige esse problema e melhora o DC. Hipotensão sintomática e ureia e creatinina aumentadas, que são as características da pré-carga diminuída, devem retornar rapidamente aos níveis basais.

Com maior frequência, a pré-carga ou congestão aumentada é um problema: os pacientes exibem sobrecarga do volume corporal total. A combinação da sobrecarga hídrica

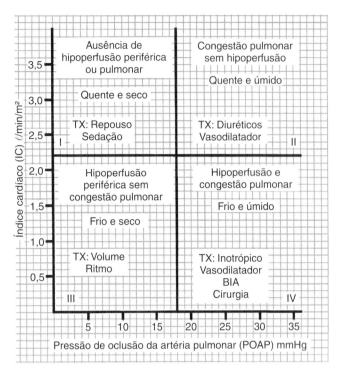

Figura 20.4 Subgrupos de Forrester: estados clínicos e terapia. BIA, balão intra-aórtico de contrapulsação (do inglês, *intra-aortic balloon pumping*). (Woods SL, Froelicher S, Motzer SA *et al.*: Cardiac Nursing, 6th ed. Philadelphia, PA: Lippincott Williams & Wilkins, 2009, p 584.)

e a contratilidade diminuída levam à congestão cardiopulmonar com pressões arteriais pulmonares aumentadas e enchimento excessivo do coração. Quando se enche em excesso, o coração fica rígido e não se esvazia nem se enche bem. O resultado é o volume sistólico comprometido e, por vezes, a isquemia localizada. A isquemia agrava ainda mais a contratilidade. Os pacientes podem apresentar-se com a angina clássica mesmo quando não possuem registro de doença coronariana. A diurese com diuréticos de alça intravenosos frequentemente restaura a dinâmica de pressão-volume que otimiza o volume sistólico. Para os pacientes que não respondem à diurese, a contratilidade crescente pode diminuir a pré-carga.

Elevações persistentes na pressão da artéria pulmonar levam a congestão jugular venosa, congestão hepática, ascite e edema dos membros inferiores. Novas teorias sobre as síndromes cardiorrenais sugerem que tal congestão se estenda ao sistema venoso renal, aumentando pressões eferentes o suficiente para comprometer o fluxo aferente e diminuindo a taxa de filtração glomerular (TFG). A TFG diminuída leva ao aumento de ureia, creatinina e razão ureia:creatinina, o que resulta em resposta comprometida à diurese e sintomas persistentes, apesar do DC adequado em repouso.[33,34]

■ **Aumentar contratilidade**

Para aumentar o DC, pode ser necessário aumentar a contratilidade e diminuir a pós-carga. Os medicamentos que aumentam diretamente a contratilidade são chamados de inotrópicos. Todos os agentes inotrópicos aumentam o consumo de oxigênio do miocárdio. Para serem úteis nos pacientes com insuficiência cardíaca, devem possibilitar maior aporte de oxigênio que consumo de oxigênio. Por esse motivo, os agentes inotrópicos, como a epinefrina e o isoproterenol, não são usados.

São as seguintes as indicações para o uso de agentes inotrópicos:

- Baixo DC e POAP alta, principalmente com hipotensão sintomática
- POAP alta com má resposta aos diuréticos nos pacientes com sobrecarga de volume
- Insuficiência cardíaca direita grave que é resultado direto de insuficiência ventricular esquerda
- Sintomas de insuficiência cardíaca em repouso apesar da excelente terapia de manutenção.

A dopamina é um excelente agente inotrópico em doses médias. No entanto, como a dopamina também é um vasoconstritor, principalmente em doses mais elevadas, ela aumenta a pós-carga nos pacientes com insuficiência cardíaca e diminui o volume sistólico ou, no mínimo, não o aumenta. Historicamente, "dose renal de dopamina" é frequentemente utilizada nos pacientes com insuficiência cardíaca. Em doses baixas de 1 a 3 mcg/kg/min, o principal efeito da dopamina reside na estimulação dos receptores dopaminérgicos que dilatam as circulações renal e esplâncnica. As doses mais elevadas apresentam atividade inotrópica e vasoconstritora. Diretrizes atuais corroboram o uso de infusão de dose baixa de dopamina em conjunto com a terapia com diuréticos em alça a fim de aprimorar a diurese e preservar melhor a função e o fluxo sanguíneo renais.[2] Entretanto, quando um paciente não está hipotenso, as diretrizes recomendam com mais veemência vasodilatadores (ver "Iniciar a vasodilatação") como adjuvantes para a terapia diurética para insuficiência cardíaca aguda descompensada. Existem evidências limitadas que corroboram a administração rotineira de dopamina para aprimoramento da diurese ou prevenção de insuficiência renal.[2,35]

Os medicamentos chamados inodilatadores são usados para estimular os receptores beta-adrenérgicos localizados no coração e nos vasos sanguíneos para aumentar a contratilidade e provocar a vasodilatação.[2] Os dois inodilatadores mais comumente utilizados nas UTI são a dobutamina e a milrinona. Embora tenham diferentes mecanismos farmacológicos, esses medicamentos aumentam a estimulação dos receptores beta-adrenérgicos. Como estimulam os receptores beta, eles também são cronotrópicos (i. e., aumentam a frequência cardíaca) e devem ser usados com cautela e titulados lentamente nos pacientes com taquicardia ou arritmia ventricular.

O efeito dos inotrópicos e dos inodilatadores pode ser medido quando um cateter de artéria pulmonar está posicionado. À medida que os medicamentos são titulados até doses ótimas, o DC aumenta, e a POAP diminui. O débito urinário deve aumentar, enquanto os níveis de ureia e creatinina devem voltar ao estado basal. Deve ocorrer a melhora de qualquer função orgânica que estava comprometida em decorrência de perfusão inadequada.[34]

Alguns pacientes demandam suporte continuado com inotrópicos para além de sua hospitalização devido a DC insuficiente. Em tais pacientes, os inotrópicos podem ser usados como ponte para terapias mais definitivas e avançadas para insuficiência cardíaca, como transplante cardíaco ou suporte circulatório mecânico. Para pacientes que não sejam candidatos a terapias avançadas e tenham insuficiência cardíaca em estágio terminal, inotrópicos podem ser oferecidos como paliativo dos sintomas.

■ Iniciar vasodilatação

Por vezes, um inodilatador isolado não é suficiente para diminuir adequadamente a pós-carga. Nos pacientes com choque cardiogênico e naqueles que apresentam uma exacerbação relacionada com a emergência hipertensiva, a pós-carga é o principal fator de limitação. Diminuir e controlar a pressão arterial ou diminuir a carga de trabalho do miocárdio lesionado exige o tratamento imediato, e a vasodilatação com medicamentos parenterais é necessária para manter a vida ou limitar o comprometimento de órgão terminal. O nitroprusseto apresenta o mais rápido início com a meia-vida mais curta de qualquer um desses medicamentos. Ele proporciona a diminuição rápida e eficiente na pressão arterial, e o efeito fica limitado a minutos, quando o medicamento é interrompido por causa de uma resposta exagerada. O nitroprusseto deve ser administrado por gotejamento contínuo e requer o monitoramento confiável da pressão arterial em um quadro em que há disponibilidade de reanimação de emergência.

A nesiritida, um BNP, foi recentemente aprovada como vasodilatador para o tratamento da insuficiência cardíaca aguda descompensada crônica.[35-37] Em pacientes com insuficiência cardíaca aguda, o estudo ASCEND-HF concluiu que o uso de nesiritida diminuiu a gravidade da dispneia mais rapidamente em comparação com o uso apenas de diuréticos; contudo, houve aumento do risco de hipotensão. Não foram encontradas diferenças no tocante à taxa de readmissão em 30 dias, de mortalidade ou de insuficiência renal.[37] Deve-se tomar cuidado na administração desse medicamento para pacientes com insuficiência cardíaca com FE preservada, uma vez que tais pacientes são mais sensíveis ao volume.

Para o controle intermitente da pressão arterial, a hidralazina IV ou VO propicia a vasodilatação com diminuição na pós-carga, sem nenhum efeito inotrópico negativo. Nifedipino sublingual nunca deve ser empregado para controlar a pressão arterial. A nitroglicerina IV é valiosa na diminuição da pré-carga e no tratamento da angina associada à emergência hipertensiva, mas não é um bom redutor da pós-carga ou anti-hipertensivo.[2]

A contrapulsação por balão intra-aórtico mostrou-se muito bem-sucedida na redução da pós-carga no choque cardiogênico ao aumentar a pressão de perfusão e diminuir a carga de esforço do ventrículo esquerdo. A contrapulsação por balão intra-aórtico frequentemente é vital para a sobrevida nos pacientes com IM que sofrem falência ventricular aguda esquerda. A contrapulsação por balão intra-aórtico é usada por tempo limitado para a manutenção do paciente até que um procedimento de revascularização possa restaurar a oxigenação e a função ou até que o miocárdio afetado tenha se recuperado um pouco (em um paciente que não possa ser revascularizado). Para uma discussão mais detalhada da contrapulsação por balão intra-aórtico, ver Capítulo 18.

Melhorias de projeto e maior experiência com os dispositivos de suporte ventricular esquerdo (LVAD; do inglês, *left ventricular assist devices*), bem como a aprovação pela Food and Drug Administration (FDA) e o reembolso do Medicare, levaram ao uso aumentado desses aparelhos para o manejo da insuficiência cardíaca não tratável. Se em outros tempos os LVAD eram aprovados apenas como uma ponte para o transplante em pacientes já na fila de espera, eles atualmente são utilizados como terapia de destino. Isso significa que, para pacientes não candidatos a transplante ou que não desejam realizá-lo, os LVAD são atualmente usados como tratamento

380 Parte 5 Sistema Cardiovascular

da insuficiência cardíaca. Bombas de fluxo contínuo com durabilidade melhorada e funções operadas por bateria permitem que o paciente vá para casa, socialize com a comunidade e seja participante ativo na vida diária.[38]

■ **Melhorar frequência e ritmo cardíacos**

A frequência e o ritmo cardíacos devem ser otimizados para o DC adequado. Se a frequência cardíaca for muito baixa, como na síndrome do seio doente, bloqueio AV de segundo ou terceiro grau ou bradicardia sinusal, o volume sistólico não pode ser adequadamente aumentado para compensar, resultando em exacerbação. Uma frequência cardíaca muito lenta ou muito rápida pode comprometer o enchimento, e, nos pacientes com isquemia, pode contribuir diretamente para a contratilidade diminuída. Uma frequência rápida pode ser uma compensação para um volume sistólico diminuído e, em geral, responde ao volume sistólico crescente.

A administração de inotrópicos beta-adrenérgicos pode melhorar a frequência cardíaca juntamente com o efeito inotrópico e melhorar muito o DC. Contudo, o motivo para a bradicardia deve ser identificado e tratado, se houver necessidade de manter os procedimentos para melhorar o estado clínico. Em muitos casos, os problemas com bradicardia resultam do comprometimento isquêmico do sistema de condução. Nessa situação, um marca-passo permanente resolve o problema. Se a bradicardia consistir no resultado da isquemia ativa continuada, está indicado um marca-passo temporário, juntamente com o tratamento da isquemia. (Para uma discussão mais detalhada dos marca-passos cardíacos, ver Capítulo 18.) Se a bradicardia decorrer de medicamentos, então o medicamento deve ser suspenso ou interrompido até que a indicação do medicamento possa ser reavaliada. Nessa situação, os betabloqueadores podem ser suspensos por 24 a 36 horas, mas não devem ser interrompidos de forma repentina. Se a bradicardia for o resultado dos betabloqueadores, então o marca-passo temporário pode ser necessário, enquanto a titulação da dosagem do medicamento se reduz.

A taquicardia sinusal é um mecanismo para compensar a diminuição do volume sistólico. O tratamento da taquicardia sem aumentar o volume sistólico leva ao agravamento da perfusão de órgão terminal. Em geral, a taquicardia sinusal resolve-se quando a diminuição subjacente no volume sistólico é corrigida.

Quando a taquicardia é causada por *flutter* atrial ou fibrilação atrial com resposta ventricular rápida, a frequência cardíaca é a causa do problema, e é necessário controlar isso diretamente. Se o paciente estiver hemodinamicamente instável devido ao ritmo cardíaco, deve-se providenciar cardioversão urgente. De outra forma, podem ser valiosos os métodos mecânicos, como a manobra de Valsalva ou a massagem carotídea. Se houver necessidade de medicamento para alentecer o ritmo, a amiodarona é o medicamento menos perigoso para utilizar na disfunção sistólica. Os bloqueadores dos canais de cálcio, como o verapamil e o diltiazem, são poderosos agentes inotrópicos e podem agravar o estado de baixo DC. Em muitos casos, a taquicardia está associada a isquemia ou crise hipertensiva, e o tratamento do problema subjacente também trata a taquicardia.

Quando o paciente estiver estabilizado e o DC for sustentado por inodilatadores ou vasodilatadores, deverá ser tratada qualquer doença concomitante não controlada que possa ter deflagrado ou agravado a exacerbação. A anemia com um nível de Hgb inferior a 10 g/dℓ vem sendo tratada geralmente com transfusão, embora tal prática tenha sido questionada recentemente.

A transfusão é mais indicada para indivíduo anêmico que tenha isquemia com DAC difusa, não sendo indicada para ICP (intervenção coronária percutânea) e estando sintomático ou instável, embora essa decisão continue sendo tomada com base mais na rotina do que em pesquisas.[2] A pneumonia ou outra infecção deve ser diagnosticada e tratada com os antibióticos apropriados. Os níveis glicêmicos devem ser controlados usando-se a insulina, quando necessário.

O tratamento efetivo da insuficiência cardíaca é a chave para a prevenção de ICAD. Nem todas as formas de ICAD podem ser prevenidas. Mesmo quando os regimes farmacológicos são ótimos, os pacientes praticam excelente autocuidado e os profissionais de saúde têm contato frequente e regular com os pacientes e seus cuidadores, eventos alheios ao controle podem levar a descompensação. Deve haver um esforço combinado para, de modo adequado, reduzir a congestão, prescrever regimes medicamentosos baseados em diretrizes e educar os pacientes, assim como seus cuidadores antes da alta. Nesse momento, é crucial o entendimento do manejo baseado em diretrizes da insuficiência cardíaca crônica.

Tratamento da insuficiência cardíaca crônica

A insuficiência cardíaca não é uma doença verdadeira, mas sim manifestação de doença. O tratamento baseia-se nos mesmos princípios terapêuticos que se aplicam a qualquer doença. A causa da doença deve ser identificada e, em seguida, tratada. Se um fator etiológico não puder ser identificado ou não puder ser tratado, então suas manifestações deverão ser tratadas. Com frequência, a causa da insuficiência cardíaca não é identificada, e, mesmo quando é, ela pode não ser reversível. As causas reversíveis da insuficiência cardíaca foram previamente discutidas e não são abordadas aqui. A insuficiência cardíaca direita isolada (*cor pulmonale*) também não é abordada aqui.

A insuficiência cardíaca decorrente de disfunção diastólica é uma entidade complexa e mal definida. Poucos estudos farmacológicos concluídos ou terapias em investigação incluíram pacientes com disfunção diastólica, e, por conseguinte, há pouco estudo conclusivo no curso da terapia baseada em evidência. Em geral, as estratégias de tratamento são direcionadas no sentido de controlar a pressão arterial, o volume de líquidos e o ritmo e a frequência cardíacos. Não existe consenso sobre como esse controle deve ser estabelecido e mantido.

A insuficiência cardíaca crônica secundária à cardiomiopatia dilatada e à disfunção sistólica é mais bem definida. Esta seção discute as atuais diretrizes baseadas em evidências para o tratamento da insuficiência cardíaca crônica e da descompensação aguda. Quando adequado, o tratamento da insuficiência cardíaca aguda é diferenciado do tratamento da descompensação aguda; o uso de inotrópicos IV, diurese e redução da pós-carga é similar em ambas as condições.

Tratamento farmacológico

A ACC e a AHA publicaram um consenso de diretrizes baseadas em evidência para o tratamento farmacológico da insuficiência cardíaca.[2] Essas diretrizes apresentam as recomendações mais atuais com base nos estudos clínicos disponíveis para o tratamento clínico da insuficiência cardíaca. Por exemplo, a insuficiência cardíaca em pacientes idosos apresenta implicações particulares de tratamento (Quadro 20.5).

Quadro 20.5 Considerações para o paciente idoso.

Insuficiência cardíaca

Muitos pacientes com insuficiência cardíaca são idosos e muitos se adaptam à categoria de "idoso extremo". Eles possuem diversas limitações e patologias concomitantes que podem relacionar-se ou não com insuficiência cardíaca, bem como adaptabilidade e maleabilidade notáveis não encontradas nos pacientes mais jovens. Por conseguinte, é fundamental avaliar suas limitações e forças em uma base individual. É importante tratar as doenças concomitantes de maneira agressiva de acordo com os desejos do paciente e incluí-lo no planejamento e decisões de tratamento em todos os níveis.

Também é fundamental avaliar o risco de quedas, o nível de atividade, a acuidade visual, a destreza manual, a capacidade cognitiva e a memória quando se administra, avalia ou ensina sobre qualquer medicamento. Para alguns pacientes idosos, a assistência de um membro da família ou amigo é fundamental para a adesão bem-sucedida ao medicamento. As considerações financeiras também são importantes, porque muitos pacientes idosos são atendidos pelo sistema público de saúde e não possuem plano com cobertura para custear medicamentos caros. Ter que optar entre medicamento e alimento não é escolha.

A Tabela 20.3 lista medicamentos usados no tratamento da insuficiência cardíaca.

■ Inibidores da enzima conversora de angiotensina

Os inibidores da enzima conversora de angiotensina (ECA) são o sustentáculo da terapia-padrão para a insuficiência cardíaca; eles representam um terço da clássica combinação de três medicamentos utilizada (os demais medicamentos são os betabloqueadores e os bloqueadores de aldosterona). Os Studies of Left Ventricular Dysfunction (SOLVD) e Cooperative North Scandinavian Enalapril Survival Study (CONSENSUS) demonstraram redução na mortalidade, bem como melhora no controle dos sintomas e na tolerância ao exercício com os inibidores de ECA, mesmo no mais grave dos pacientes com insuficiência cardíaca.[2,39,40] Os inibidores da ECA são tipicamente iniciados em doses baixas e titulados até as doses-alvo estabelecidas nos ensaios clínicos. Estudos mostraram que os inibidores da ECA estavam sendo prescritos em doses inferiores às recomendadas para os pacientes apropriados, e o ensaio clínico Assessment of Treatment With Lisinopril and Survival (ATLAS) demonstrou que apenas estar tomando o medicamento não era suficiente e que eram necessárias as doses-alvo usadas nos ensaios clínicos para atingir os resultados ótimos.[39]

O paciente em uso de inibidores de ECA deve ser atentamente monitorado no tocante a efeitos colaterais, que incluem angioedema como resultado de reação alérgica ao medicamento; tosse persistente, seca e não produtiva; hiperpotassemia; hipotensão. Caso os pacientes não sejam capazes de tolerar os inibidores de ECA, medicamentos como hidralazina combinada com nitratos ou bloqueadores do receptor de angiotensina II podem ser levados em consideração.

■ Digoxina

Os glicosídios cardíacos foram usados durante séculos no tratamento empírico da insuficiência cardíaca. Em 1993, o Prospective Randomized Study of Ventricular Failure and the Efficacy of Digoxin (PROVED) e, mais recentemente, os

---

Tabela 20.3 Medicamentos utilizados no tratamento da insuficiência cardíaca.

Agente	Ação
Insuficiência cardíaca crônica	
Inibidores da ECA • Lisinopril • Enalapril • Captopril	Bloquear o sistema renina-angiotensina-aldosterona, diminuir sintomas e mortalidade Bloquear conversão da angiotensina I em angiotensina II para a redução da pós-carga
Hidralazina	Vasodilatador puro Usado para diminuir a pós-carga
Nitratos • Dinitrato de isossorbida • Mononitrato de isossorbida	Diminuir a pré-carga Aliviar a angina Diminuir a ortopneia
• Digoxina	Inotrópico oral Bloqueia o bombardeio neuro-hormonal do coração
Diuréticos	Controlar o volume de líquidos
Espironolactona	Bloqueia os efeitos da aldosterona e protege o potássio
Betabloqueadores • Metoprolol SR • Carvedilol • Bisoprolol	Melhorar sintomas, aumentar a tolerância ao exercício, diminuir hospitalizações e mortalidade
Insuficiência cardíaca aguda e exacerbação aguda da insuficiência cardíaca crônica	
Inodilatadores • Dobutamina • Milrinona	Aumentar a contratilidade, diminuir a pós-carga e, por conseguinte, aumentar o DC O fluxo anterógrado aumentado diminui a pressão final diastólica do ventrículo esquerdo
Dopamina	Pode aumentar a perfusão renal e melhorar a diurese
Nitroprussiato	Usado para a redução da pós-carga e controle da pressão arterial
Nesiritida	Usada para redução da pós-carga
Hidralazina	Usada para a redução da pós-carga e controle da pressão arterial

382 Parte 5 Sistema Cardiovascular

estudos Randomized Assessment of Digoxin on Inhibitors of Angiotensin-Converting Enzime (RADIANCE) e Digitalis Investigation Group (DIG) forneceram evidências de que a digoxina é valiosa no tratamento da insuficiência cardíaca. Embora nenhum dos estudos tenha demonstrado que a digoxina afete a mortalidade, todos mostraram consistentemente que a digoxina leva a melhor controle do sintoma e tolerância ao exercício, bem como à redução do número de hospitalizações por insuficiência cardíaca.[2,41]

A digoxina deve ser administrada em doses diárias de 0,125 mg. Doses menores são usadas em pacientes que apresentam insuficiência renal ou também recebem amiodarona. A digoxina é segura e exibe poucos efeitos colaterais ou nenhum desde que os níveis sanguíneos permaneçam abaixo de 2,0 ng/mℓ. Nenhum estudo identificou um nível terapêutico para a digoxina na insuficiência cardíaca ou diretrizes para interpretar os níveis medicamentosos. Os níveis terapêuticos tradicionais fornecidos nos estudos da fibrilação atrial podem ser excessivamente altos; níveis menores (*i. e.*, 1,0 ng/mℓ) podem ser igualmente benéficos e mais seguros.[2]

■ Diuréticos

Os diuréticos transformaram-se em um sustentáculo do tratamento da insuficiência cardíaca. O edema, um achado comum nos pacientes com insuficiência cardíaca, é o resultado da expansão do volume em resposta à retenção hidrossalina mediada por neuro-hormônios. Em determinadas condições (p. ex., ascite, derrames pleurais), o "terceiro espaço" dos líquidos é um resultado comum do excesso de volume e da pressão hidrostática aumentada. O edema agrava-se quando os pacientes não têm vontade de reduzir o sódio da dieta ou são incapazes de fazê-lo. Os pacientes com insuficiência cardíaca avançada em regra se mostram desnutridos e podem ter baixos níveis séricos de albumina, com consequente diminuição nos gradientes osmóticos para puxar os líquidos de volta para a circulação. Os pacientes que estão sintomáticos devido à sobrecarga de volume se sentem visivelmente melhor quando apresentam diurese até seu peso seco. Medicamentos como os inibidores da ECA e os betabloqueadores agem melhor nos pacientes euvolêmicos.

Os diuréticos de alça, como a furosemida, são a terapia-padrão para a diurese nos pacientes com insuficiência cardíaca.[2] Os diuréticos de alça são medicamentos de limiar, e o limiar varia de um paciente para outro. Isso significa que a dosagem apropriada deve ser determinada pela resposta do paciente. Em um paciente que requeira doses orais de 200 mg de furosemida para manter o peso seco, não é suficiente a dose de 100 mg 2 vezes/dia. Podem ser necessárias doses diárias superiores a 200 mg. Quando os pacientes estão recebendo doses orais de 240 mg ou mais, embora continuem a exibir edema ou edema aumentado, deve ser considerada a resistência ao diurético. Os diuréticos de alça não devem ser abandonados; no entanto, pode ser necessária uma série curta de diurético IV ou a adição de uma tiazida, como a metolazona, até que o edema seja controlado. Por outro lado, pode-se considerar a infusão contínua de diuréticos de alça ou a alternância desses medicamentos (p. ex., mudar de furosemida para torsemida ou bumetanida).[2,31,32]

A combinação de diuréticos de alça e tiazídicos age com maior eficiência que ambos os tipos de diuréticos isoladamente. Contudo, essa combinação medicamentosa deve ser reservada para o edema refratário, e, quando o edema mostrar resolução, uma dose adequada do diurético de alça deverá ser determinada

e continuada.[32] Por fim, se os esforços na terapia diurética falharem ou em caso de insuficiência renal, o paciente pode precisar de terapia de reposição.

À medida que a insuficiência cardíaca progride, ou quando as descompensações acontecem, são necessários ajustes. Os pacientes devem ser ensinados a se pesar diariamente e a registrar seus pesos. Os aumentos de 900 g ou mais durante a noite ou de 2 kg ou mais em 1 semana são o peso da água, o qual pode ser controlado com doses adicionais de diuréticos (1 ℓ de água pesa 1 kg). Alguns pacientes podem controlar o balanço hídrico com um diurético em escala variável, assemelhando-se muito ao modo pelo qual os pacientes com diabetes melito controlam a glicemia com a insulina em escala variável.

■ Antagonistas de aldosterona

A espironolactona é um diurético fraco com a propriedade de poupar potássio. Ela não é empregada especificamente por sua atividade diurética. As diretrizes de ACCF/AHA de 2013 recomendam a adição de antagonistas de aldosterona nos pacientes com uma FE de menos de 35% e sintomas de classes II a IV da NYHA. Deve-se dar atenção à adição de outro medicamento que poupe potássio ao regime medicamentoso de pacientes que já estejam em uso de um inibidor de ECA, que também poupa potássio. Tais pacientes precisam ter seus níveis de potássio e sua função renal avaliados dentro de 1 a 2 semanas e de modo periódico posteriormente. Educar os pacientes no tocante a possíveis perigos dos níveis de potássio elevados quando do uso de espironolactona ou eplerenona é essencial. Não se deve prescrever tal terapia a pacientes que não consintam com esse fato.[2]

■ Betabloqueadores

Intuitivamente, os betabloqueadores, com suas propriedades inotrópicas negativas, devem ser a intervenção menos provável para o benefício de pacientes com disfunção sistólica. Durante muitos anos, o padrão prevalente do cuidado excluía especificamente os betabloqueadores para pacientes com bombas cardíacas ineficazes. Durante os últimos 40 anos, tanto pequenos estudos quanto grandes estudos multicêntricos internacionais randomizados placebo-controlados desafiaram essa ideia. Diversos estudos demonstraram uma redução significativa na mortalidade com o uso de betabloqueadores pela população com insuficiência cardíaca. Outros benefícios a longo prazo dos betabloqueadores incluem tolerância melhorada ao exercício, melhor controle dos sintomas, menos hospitalizações e FE aprimorada.

O uso de betabloqueadores a curto prazo agrava a insuficiência cardíaca. Por conseguinte, os betabloqueadores devem ser usados como uma estratégia a longo prazo que somente é iniciada quando os pacientes estiverem estáveis, usando a terapia básica ótima com inibidores da ECA, digoxina e diuréticos. Os betabloqueadores não devem ser iniciados quando um paciente estiver em meio a uma descompensação. O medicamento específico utilizado deve ser iniciado em uma dose muito pequena e aumentado gradualmente até a faixa desejada. O início e a titulação dos betabloqueadores estão além do âmbito deste texto, mas são delineados em detalhes em outra parte.[2,42–44]

Sob nenhuma circunstância os betabloqueadores devem ser interrompidos subitamente. A taquicardia de rebote pode ser fatal, sobretudo nos pacientes com insuficiência coronária.

Os pacientes hospitalizados devido a uma descompensação da insuficiência cardíaca e que estão sob betabloqueadores devem continuar tomando esses medicamentos. Se houver uma relação temporal entre a titulação da dose do betabloqueador e o início da descompensação, a dose deverá ser reduzida para a última dose bem tolerada. Os pacientes que estão recebendo betabloqueadores podem receber agentes inotrópicos sem interromper o betabloqueador e podem responder bem, por causa da regulação para cima dos receptores beta-adrenérgicos.

■ Bloqueadores dos canais de cálcio

Os bloqueadores dos canais de cálcio de primeira geração, como o diltiazem, o verapamil e o nifedipino, devem ser evitados nos pacientes com disfunção sistólica. Esses medicamentos exercem um forte efeito inotrópico negativo sem os benefícios prolongados dos betabloqueadores. Os bloqueadores dos canais de cálcio de segunda geração, como anlodipino ou felodipino, têm sido utilizados nos pacientes com insuficiência cardíaca porque são vasodilatadores com efeitos inotrópicos negativos mínimos. Eles são mais comumente utilizados para controlar a pressão arterial nos pacientes que estão sob as doses-alvo de inibidores da ECA, mas que continuam a apresentar níveis de pressão arterial que superam as recomendações do Eighth Report of the Joint National Committee on Detection, Evaluation and Treatment of High Blood Pressure (JNC8).[45]

■ Nitratos/hidralazina

Os nitratos são venodilatadores, e seu efeito primário consiste em diminuir a pré-carga. São usados agudamente na insuficiência cardíaca para auxiliar no alívio dos sintomas da ortopneia e da dispneia de esforço.[2,46] Com frequência, quando os pacientes se deitam, o retorno venoso (pré-carga) aumentado leva a aumento da pressão na artéria pulmonar, porque o volume é muito grande para o ventrículo esquerdo enfraquecido. Esse aumento súbito na pré-carga e na pressão da artéria pulmonar causa a sensação de dispneia. A posição sentada reduz a pré-carga e alivia os sintomas. Os nitratos diminuem a pré-carga e medeiam o volume de sangue apresentado para o ventrículo esquerdo, ajudando assim a controlar a dispneia. Por esse motivo, os nitratos podem ser empregados para pacientes que não apresentam a angina, especificamente para o tratamento da ortopneia e da dispneia de esforço.

A hidralazina combinada com nitratos reduz efetivamente a mortalidade quando adicionada à terapia com inibidor de ECA e betabloqueadores na população afrodescedente.[46]

Tratamento não farmacológico

■ Papel do paciente

Diversas estratégias podem ser usadas no controle dos sintomas e para evitar a hospitalização dos pacientes com insuficiência cardíaca.[4,47,48] A participação e o compromisso do paciente são necessários para o sucesso.

A restrição de sódio é crítica. Com frequência, os pacientes acreditam que, se não usam mais o saleiro, eliminaram todo o excesso de sal da dieta, e podem se surpreender ao aprenderem que a sopa e os vegetais enlatados são extremamente ricos em sal. É essencial a educação alimentar sobre o conteúdo natural de sal dos alimentos e do sal que é adicionado como parte do processamento dos alimentos. Os pacientes devem ser ensinados a ler os rótulos e a comprar alimentos que propiciem a nutrição ótima com sal mínimo.

O uso de álcool deve ser interrompido. Conforme observado anteriormente, o álcool é um poderoso depressor cardíaco. Muitos pacientes aprenderam que beber um copo de vinho ou um drinque por dia diminui o risco de DAC. Embora isso possa ser verdadeiro, os estudos foram realizados em pacientes que não exibiam disfunção sistólica. É importante esclarecer esse fato e explicar ao paciente os efeitos adversos do álcool.

O exercício deve ser encorajado. Os pacientes com insuficiência cardíaca possuem vigor limitado, e a meta consiste em aumentar o vigor com o exercício de baixo impacto durante um intervalo de tempo mais prolongado, em lugar do exercício intenso por intervalos de tempo curtos. Obviamente, alguns pacientes com insuficiência cardíaca começam em um nível de funcionamento mais elevado e apresentam melhor tolerância ao esforço do que os pacientes com insuficiência cardíaca avançada. O exercício para os pacientes com insuficiência cardíaca não é idêntico àquele para o desenvolvimento da aptidão cardiovascular, e a frequência cardíaca não constitui um bom indicador para a eficácia do exercício.

Os pacientes com insuficiência cardíaca devem ser encorajados a manter seus níveis de atividade. Caminhar é, sem dúvida, o melhor exercício recomendado. Nem a velocidade nem a distância são importantes. O paciente deve visar caminhar 15 a 20 minutos por dia, sem parar para descansar ou "para tomar fôlego", em qualquer velocidade que seja capaz de controlar. Alguns pacientes precisam de repouso prolongado antes de começarem a se exercitar, e podem demorar para exercitar-se nesse intervalo de tempo, mesmo em baixos níveis. O levantamento de peso (musculação) não é recomendado porque essa atividade aumenta a pós-carga e pode agravar os sintomas. Recentemente, nos EUA, o Medicare expandiu a cobertura da reabilitação cardíaca para os pacientes com sintomas de classes II a IV da NYHA e FE de menos de 35% que estejam em terapia medicamentosa por 6 semanas. Essa é uma nova opção para encorajar o exercício naqueles com insuficiência cardíaca.

O procedimento mais importante que os pacientes podem fazer para permanecer fora do hospital e controlar os sintomas consiste em tomar seus medicamentos. O segundo procedimento mais importante é medir o peso diário. Uma alteração de peso durante a noite superior a 1,3 kg deve-se ao peso da água. Se os pacientes apuram e registram seu peso diariamente, acúmulos discretos de líquido de 1,1 ou menos podem ser identificados. Os pacientes podem ser então mantidos em diurese para evitar demasiada sobrecarga hídrica que torne necessária a hospitalização para a administração de diuréticos IV.

A restrição hídrica é punitiva, e não há evidência de que a restrição de água tenha algum valor na ausência de hiponatremia significativa. Da mesma forma, não há base fisiológica para diminuir ou controlar o edema por meio da restrição hídrica, nem nenhuma evidência de que essa restrição seja efetiva.[4] O problema para os pacientes com insuficiência cardíaca é a retenção de sódio, que "retém" a água. A restrição de sódio realmente diminui ou controla o edema, conforme discutido na seção sobre os diuréticos.

■ Desfibrilador cardioversor implantável

Na cardiomiopatia dilatada, a incidência de morte súbita por taquicardia ventricular ou fibrilação ventricular é muito alta. A taquicardia ventricular assintomática é comum, mas seu impacto prognóstico é desconhecido. Para os pacientes portadores de episódios de síncope ou que sobrevivem à morte súbita, geralmente está indicado um DCI. Um DCI interrompe as

384 **Parte 5** Sistema Cardiovascular

arritmias com risco de morte. Se esse aparelho dispara com frequência ou ocorre a TVNS sintomática, a amiodarona pode ser adicionada ao regime para o controle do ritmo. Ver Capítulo 18 para maiores informações sobre o DCI.

■ **Marca-passo biventricular**

Em um grupo seleto de pacientes com insuficiência cardíaca e retardos de condução intraventricular (duração do QRS > 130 milissegundos) que levam a ativação dessincrônica dos ventrículos direito e esquerdo, o marca-passo biventricular ou a ressincronização cardíaca podem melhorar o DC e, por conseguinte, os sintomas e a tolerância ao exercício.[49] O marca-passo de ambos os ventrículos do coração esfericamente dilatado reproduz a contração de baixo para cima de um ventrículo normal, a qual é perdida com a remodelação miocárdica e o bloqueio de ramo.

Educação do paciente

Muitas vezes, com a educação do paciente, podem ser evitadas as exacerbações graves que exigem hospitalização. Se um ganho de peso de 900 g a 1,2 kg puder ser tratado com doses adicionais intermitentes de diurético, então não ocorrerão os ganhos de peso de 6 a 9 kg que exigem a hospitalização. Ajudar os pacientes a controlar a insuficiência cardíaca e as doenças associadas os fortalece, propiciando-lhes uma sensação de controle que também ajuda a limitar a hospitalização. O controle da doença é uma opção para pacientes com diversas comorbidades que consideram o autocuidado da insuficiência cardíaca particularmente desafiador. Há certa evidência de que o controle da doença melhore a qualidade de vida, diminua o número de hospitalizações e o custo do cuidado para pacientes com insuficiência cardíaca.[50]

O cuidado domiciliar propicia muitas oportunidades para o tratamento da doença. Quando a enfermeira de cuidados domiciliares entra no ambiente do paciente, as oportunidades educativas tornam-se evidentes. Mesmo nas situações em que o número de visitas é limitado depois da internação, como ocorre com os pacientes com cobertura pelo Sistema Público de Saúde, existem muitas oportunidades para que a enfermeira de cuidados domiciliares não apenas avalie, mas também intervenha.

O planejamento de alta começa no primeiro dia de hospitalização (Quadro 20.6). Um programa de educação em saúde, encaminhamento e acompanhamento é iniciado com o objetivo de evitar a hospitalização futura. A educação do paciente por si só, entretanto, não é suficiente para proporcionar que os pacientes sejam parceiros efetivos em seu cuidado. Transições cuidadosamente planejadas do hospital para casa estão ligadas a menos hospitalizações para indivíduos com insuficiência cardíaca. Logicamente, os pacientes devem estar sob os níveis-alvo dos medicamentos-padrão para colher os benefícios corroborados pelos estudos clínicos sobre insuficiência cardíaca. No entanto, os pacientes devem colaborar com os profissionais de saúde para maximizar esse benefício (Quadro 20.7).

Quadro 20.6 Orientação de ensino | Como viver com insuficiência cardíaca.

Medicamentos

- Tomar todos os medicamentos, conforme orientado. Se você não puder comprá-los, por favor avisar ao profissional de saúde, de modo que você possa ser encaminhado para alguém em condições de ajudá-lo
- Não parar de tomar o medicamento ao se sentir melhor. Esses medicamentos são para o resto da vida na maioria dos casos. Alguns dos medicamentos precisarão ser ajustados com o passar do tempo, mas seu médico discutirá as alterações com você
- Você pode estar tomando vários medicamentos. Esses medicamentos não provocam interação ao serem administrados juntos, mas sua administração combinada potencializa os efeitos desejados muito mais do que se feita isoladamente
- Não deixar o seu suprimento de medicamentos acabar, porque parar alguns deles subitamente pode provocar problemas graves
- Tomar seus medicamentos aproximadamente no mesmo horário a cada dia
- Se você sair por algumas horas e não tiver acesso fácil a um banheiro quando precisar, deve suspender o diurético até voltar para casa. Não pular uma dose diária do diurético porque isso poderia levar a graves acúmulos de água e ao agravamento de sua insuficiência cardíaca

Dieta

- Restringir sua ingesta de sal tirando o saleiro da mesa e da área de preparação de alimentos. Não acrescentar sal a nenhum alimento que você esteja cozinhando ou que esteja em seu prato
- Evitar alimentos com elevado conteúdo de sal, naturalmente ou devido à maneira como são conservados. Alimentos como sopas, vegetais e carnes enlatados, alimentos congelados em molhos, frios sortidos, chucrute, picles, queijo e alimentos processados de qualquer tipo têm sal adicionado. Temperos como sal de cebola e alho, Old Bay e glutamato monossódico

são o mesmo que sal. Evitar os substitutos do sal, porque eles são preparações à base de potássio; em combinação com os medicamentos que você está tomando, eles podem levar a excessos de potássio. Evitar alimentos do tipo *fast-food*, como hambúrguer, batatas fritas, frango frito e lanches com presunto defumado
- Temperos, como pimenta, Mrs. Dash, cebola e alho em pó, ervas, sementes e condimentos são aceitáveis
- Vegetais frescos ou congelados (congelados sem molhos), carnes de vaca magras e carnes de aves frescas e peixe (não frito) são boas escolhas alimentares

Pesos diários

- Pesar-se diariamente, aproximadamente no mesmo horário, e registrar o peso
- O melhor horário para se pesar é pela manhã, ao se levantar e depois que for ao banheiro
- Pesar-se sem roupas, quando possível
- Registrar o peso e a data em um diário. Levar consigo esse diário para o consultório, quando for se consultar com seu médico
- Telefonar se o seu peso aumentar mais de 900 g durante a noite e não retornar ao valor basal no dia seguinte, ou se você ganhar mais de 1,2 kg em 1 semana

Atividade

- Permanecer em atividade o máximo possível
- Quanto mais fortes forem os músculos esqueléticos, mais fácil será o trabalho do seu coração
- Não usar a frequência cardíaca como medida de adequação do esforço de exercício
- Se você ficar cansado ou com falta de ar, deve parar e repousar e, em seguida, tentar novamente. A meta é de 15 a 20 min de atividade contínua por dia
- Não existem metas de velocidade ou distância, e caminhar a qualquer velocidade que você consiga constitui uma boa escolha.

Quadro 20.6 — Orientação de ensino | Vivendo com insuficiência cardíaca. *(Continuação)*

Os afazeres domésticos e a jardinagem também são boas opções. Escolher uma atividade prazerosa

- A falta de ar é desconfortável, mas não é perigosa. É uma indicação de que você está se aproximando do final de sua tolerância ao exercício para esse período, mas, quando sua respiração se normalizar, você pode continuar novamente. Se por medo você para antes de ficar com falta de ar, você não será capaz de aumentar sua tolerância à atividade
- Se você tiver alguma dúvida sobre quanto de exercício consegue tolerar, deve discutir isso com seu médico. Ele é o seu melhor conselheiro porque o conhece bem
- Não levantar pesos, a menos que seu médico tenha dito especificamente que essa é uma atividade aceitável para você

Telefonar para seu médico se:

- Seu peso aumentar ou diminuir subitamente
- Você começar a se levantar à noite com falta de ar e precisar sentar-se para respirar
- Você começar a precisar de mais travesseiros à noite para ajudá-lo a respirar quando se deita ou se for incapaz de se deitar
- Você ficar com falta de ar em repouso
- Você não puder subir escadas como estava acostumado a subir regularmente porque, agora, isso faz com que sinta falta de ar ou fique cansado
- Seus pés e pernas começarem a inchar
- Você desmaiar ou sentir como se fosse desmaiar
- Você se sentir tonto e fraco ao ficar em pé

Quadro 20.7 — Diretrizes interdependentes do cuidado para o paciente com descompensação aguda da insuficiência cardíaca crônica.

Resultados	Intervenções
Perfusão tissular cardíaca diminuída **Perfusão tissular periférica ineficaz**	
Haverá oxigênio suficiente para satisfazer as demandas metabólicas do tecido Conteúdo de oxigênio arterial mínimo evidenciado por: 1. Hgb = 10 g/dℓ ou mais 2. SpO$_2$ = 90% ou mais	• Considerar as transfusões de eritrócitos quando a Hgb $\leq$ 9,0 g/dℓ • Oxigênio suplementar para manter a SpO$_2$ > 90% • Considerar a intubação e a ventilação mecânica quando o paciente desenvolver acidose respiratória ou não puder manter a saturação de oxigênio sob oxigênio a 100% por máscara • Considerar o problema pulmonar primário como causa da hipoxemia e verificar o nível do peptídio natriurético cerebral (BNP)
O sintoma de dispneia do paciente será tratado 1. O paciente nega dispneia em repouso 2. O paciente relata aumento da atividade antes de sentir dispneia suficiente para limitar a atividade 3. A classe da NYHA é igual ou superior à basal antes da descompensação	• Elevar a cabeceira do leito ou permitir que o paciente selecione a posição ereta que melhor alivia a dispneia • Aplicar toalha de rosto úmida na face do paciente • Usar um ventilador ou outro meio para criar o movimento do ar sobre a face do paciente • Incentivar o paciente a deambular logo que for possível e o máximo possível quando a dispneia em repouso for aliviada
DC diminuído relacionado à pré-carga alterada **DC diminuído relacionado à contratilidade** **DC diminuído relacionado à frequência cardíaca**	
O DC será maximizado. O DC ótimo é evidenciado por: 1. Índice cardíaco > 2,0 2. SvO$_2$ > 50% 3. Débito urinário > 30 mℓ/h 4. Nível basal de consciência e orientação	• Otimizar a pré-carga com diurese, administração de líquido ou vasodilatação com agente como nitroglicerina, nitroprusseto de sódio ou nesiritida • Aumentar a contratilidade com inotrópico, como a milrinona ou dobutamina • Diminuir a pós-carga com diurese e vasodilatação
A hipotensão será assintomática e a pressão arterial do paciente apresenta os parâmetros basais	• Determinar a pressão arterial basal do paciente; a pressão sistólica pode ser < 90 mmHg • Se a pressão arterial for inferior à basal, avaliar se há diminuições ortostáticas na pressão arterial e aumentos na frequência cardíaca sugestivos de desidratação • Continuar a administrar inibidores da enzima conversora de angiotensina e outros redutores da pós-carga se a hipotensão for assintomática • Se o paciente estiver sintomático em pé, manter o repouso no leito até que a ortostase se resolva • Se o paciente for ortostático, sintomático e os níveis de ureia e creatinina estiverem elevados, suspender diuréticos o considerar a administração de soro fisiológico intravenoso
Volume de líquidos excessivo	
A euvolemia será alcançada. A euvolemia é evidenciada por: 1. Ausência de edema periférico 2. Ausência de ascite 3. Registro de peso seco 4. Ureia e creatinina basais 5. Mucosas úmidas	• Administrar diurético de alça suficiente para produzir 1 ℓ de débito urinário dentro de 2 h da administração • Obter os pesos diários • Empenhar-se para uma perda de peso de 1 a 2 kg/dia até que o peso seco seja alcançado • Monitorar os eletrólitos pelo menos diariamente • Repor potássio, magnésio e cálcio, quando necessário • Medir a albumina sérica • Se a resposta for inadequada aos diuréticos de alça, adicionar a metolazona ou inotrópicos, conforme já indicado aqui • Relatar estertores novos ou agravados para o médico
Ensino/planejamento de alta	
Ver Quadro 20.6	Ver Quadro 20.6

Desafios relacionados à aplicabilidade clínica

Estudo de caso

O Sr. S. é um homem de 56 anos de idade que teve infarto da parede miocárdica há 5 anos. Sua história médica é significativa para diabetes tipo 2, obesidade (IMC de 35) e hipertensão. Ele chegou à unidade de cuidados cardíacos advindo do setor de emergência, com ortopneia em 3 travesseiros, DPN e edema dos membros inferiores que piorou progressivamente ao longo da semana anterior. Ele nega dor torácica, pressão ou palpitações.

No exame, seus sinais vitais foram os seguintes: pressão arterial 80/50; frequência cardíaca 110; frequência respiratória 40; oximetria de pulso 85%. O paciente está sentado verticalmente e parece em estresse com retrações intercostais. Nota-se distensão venosa jugular até sua mandíbula. O exame cardíaco revela um ponto de impulso máximo no sexto espaço intercostal da linha axilar anterior. Ausculta do coração revela ritmo irregular, B_1, B_2 e B_3 e murmúrio sistólico de nível III/VI no ápice. Notam-se estertores crepitantes bibasais. Os pulsos distais mostram-se fracos e os membros inferiores apresentam edema depressível nos joelhos. A pele está fria e úmida.

O ECG revela taquicardia sinusal com contrações ventriculares prematuras (CVP) e bloqueio de ramo esquerdo (BRE). Não há mudanças no intervalo ST. As análises laboratoriais são as seguintes:

- Glicose 186 mg/dℓ
- Bilirrubina T 2,8 mg/dℓ
- Na 124 mg/dℓ
- AST/ALT 163 UI/ℓ/152 UI/ℓ
- K 5,8 mEq/ℓ
- Troponinas negativas
- Ureia 68 mg/dℓ
- BNP 3.068 pg/mℓ
- Creatinina 2,3 mg/dℓ
- FE de 25%.

Medicamentos para administração em domicílio incluem metoprolol XL 50 mg/dia, lisinopril 10 mg/dia e atorvastatina 20 mg/dia. A esposa do paciente relata que ele trabalha em tempo integral como consultante de negócios e que viaja extensivamente. A maioria de sua refeições é realizada em restaurantes durante a semana. Ele bebe uma a duas taças de vinho diariamente e, embora tenha diminuído o consumo de cigarros de um para meio maço por dia, não foi capaz de cessar completamente o tabagismo desde seu infarto do miocárdio.

1. Qual é a avaliação da condição do Sr. S. e quais são as prioridades de enfermagem?
2. A enfermeira retorna após 2 h e o Sr. S. está sentado em uma cadeira em temperatura ambiente sentindo-se bem melhor. Sua esposa, que o está visitando, pergunta como o Sr. S. deve cuidar de si em casa. Como devem ser educados o Sr. e a Sra. S.?
3. O cardiologista gostaria de implantar um DCI biventricular no Sr. S. Ele e sua esposa não entendem completamente por que essa seria uma opção apropriada para o Sr. S. Como o Sr. e a Sra. S. devem ser educados quando ao implante de DCI?

21

Infarto Agudo do Miocárdio

Patricia Gonce Morton

> **Objetivos de aprendizagem**
>
> Com base no conteúdo deste capítulo, o leitor deverá ser capaz de:
>
> 1. Explicar a fisiopatologia e os fatores de risco para a aterosclerose.
> 2. Descrever a classificação, a avaliação e o tratamento dos pacientes com angina de peito.
> 3. Comparar e contrastar os princípios fisiopatológicos e os achados da avaliação de um paciente com angina de peito *versus* um paciente com infarto do miocárdio.
> 4. Discutir os exames diagnósticos utilizados para um paciente com infarto do miocárdio.
> 5. Resumir os princípios do tratamento do paciente com infarto do miocárdio e os cuidados de enfermagem na fase inicial, fase de terapia intensiva e fase de cuidados intermediários do tratamento.
> 6. Descrever as complicações e os cuidados de enfermagem para um paciente com infarto do miocárdio.
> 7. Explicar os princípios da reabilitação cardíaca e da educação em saúde do paciente.

Doenças cardiovasculares são a maior causa de morte no mundo, responsáveis por 17,3 milhões de mortes anualmente com uma expectativa de que venham a ser 23,6 milhões em 2030.[1] Tais doenças continuam a ser a maior causa de morte nos EUA, matando mais de 375.000 pessoas por ano.[1] Doenças cardíacas são a principal causa de morte entre mulheres e resultam em mais mortes para mulheres que todas as formas de câncer combinadas.[1] Aproximadamente 735.000 indivíduos nos EUA sofrem infartos do miocárdio todos os anos e, desse número, cerca de 120.000 morrem.[1] Doenças cardíacas são responsáveis por uma em sete mortes nos EUA. Um indivíduo nos EUA morre do coração a cada 90 segundos aproximadamente.[1]

Embora as estatísticas de mortalidade e morbidade possam parecer sombrias, muitos progressos foram realizados na prevenção, no diagnóstico e no tratamento da doença cardiovascular. Desde o Framingham Study sobre os fatores de risco, em 1951, e o desenvolvimento das unidades de cuidados coronarianos nos anos de 1960, a enfermeira de cuidados críticos tem desempenhado um importante papel para ajudar a reduzir a mortalidade associada à cardiopatia. A enfermeira de cuidados críticos emprega habilidades de avaliação avançadas, tomada de decisão rápida e intervenções terapêuticas para tratar o paciente na fase aguda da doença cardiovascular. A educação em saúde do paciente e o apoio psicológico proporcionados pela enfermeira possibilitaram que os pacientes e suas famílias voltassem para casa e maximizassem seus estados de saúde.

Aterosclerose

A aterosclerose é uma importante causa de doença cardiovascular. O termo *aterosclerose* advém das palavras gregas *athere*, que significa "mingau" ou "pasta", e *sclerosis*, que significa "induração".

Princípios fisiopatológicos

A aterosclerose é um processo complexo e insidioso, que começa muito tempo antes da ocorrência dos sintomas. Embora o processo não seja totalmente compreendido, as evidências científicas sugerem que ele se inicie quando a camada interna protetora da artéria (endotélio) é danificada. Citam-se três causas conhecidas de lesão: os elevados níveis de colesterol e triglicerídios no sangue, a hipertensão e o tabagismo.

Gradualmente, à medida que as substâncias gordurosas, colesterol, produtos residuais celulares, cálcio e fibrina atravessam o vaso, eles são depositados no revestimento interno de uma artéria. Em decorrência da deposição desses materiais, acumula-se uma placa lipídica com um revestimento fibroso, também conhecida como um ateroma, e o fluxo sanguíneo na artéria torna-se parcial ou totalmente bloqueado. A lesão para o vaso e o resultante acúmulo dessas substâncias no revestimento interno da artéria fazem com que os leucócitos, células musculares lisas e plaquetas se agreguem no local. Em consequência, forma-se matriz de colágeno e fibras elásticas, e o endotélio fica muito mais espesso. O núcleo da placa fibrosa pode ser necrótico, podendo resultar em hemorragia e calcificação. Também pode acontecer uma trombose, contribuindo, dessa maneira, ainda mais para o bloqueio do lúmen vascular (Figura 21.1). Essas placas fibrosas são encontradas com maior frequência nas artérias coronárias, poplíteas e carótida interna, bem como na aorta abdominal.

Por causa da placa fibrosa, a quantidade do fluxo sanguíneo pela artéria se reduz, resultando em suprimento diminuído de oxigênio para os tecidos. No entanto, com frequência, os sintomas não acontecem até que haja oclusão de 75% ou mais do aporte sanguíneo para a região. A ocorrência dos sintomas pode depender, em parte, do desenvolvimento da circulação colateral. Os vasos colaterais são pequenas artérias que conectam duas artérias de maior calibre ou diferentes segmentos da mesma artéria. Sob condições normais, essas artérias colaterais conduzem uma parte muito pequena do fluxo sanguíneo. À medida que a artéria maior se oclui gradualmente, a pressão acumula-se no lado proximal da oclusão. Em consequência, o fluxo é redirecionado pelos vasos colaterais, os quais aumentam e dilatam com o passar do tempo. Então, permite-se que o sangue flua ao redor de uma área de bloqueio por meio dessas vias alternativas.

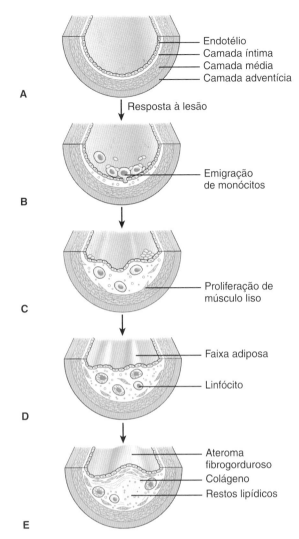

Figura 21.1 **A** e **B**. A aterosclerose inicia-se quando monócitos e lipídios entram na camada íntima do vaso lesionado. Células de músculo liso proliferam dentro da parede do vaso (**C**), contribuindo para o desenvolvimento de acúmulo adiposo e ateroma (**D**). Conforme a placa cresce, o vaso se estreita e o fluxo sanguíneo diminui (**E**). A placa pode romper-se e formar trombo, obstruindo o fluxo sanguíneo. (De Hinkle JL, Cheever KH: Brunner & Suddarth's Textbook of Medical-Surgical Nursing, 13th ed. Philadelphia, PA: Wolters Kluwer Health/Lippincott Williams & Wilkins, 2014, p 730.)

Os avanços científicos ressaltaram o papel da inflamação no processo fisiopatológico da aterosclerose. Os sinais e sintomas clássicos da inflamação incluem rubor, dor, calor e edema. Eles indicam que o tecido lesionado se encontra no processo de restauração da homeostase, o qual inclui três fases: vasodilatação e aumento da permeabilidade dos vasos sanguíneos; migração dos fagócitos do sangue para o tecido; e reparação do tecido. Esse processo de restauração da homeostase destina-se à proteção; porém, no quadro da aterosclerose, demonstrou-se que o processo é destrutivo. A placa aterosclerótica continua a se desenvolver, ajudada pelas moléculas inflamatórias, formando-se uma capa fibrosa sobre o núcleo lipídico. À medida que a capa amadurece, as substâncias inflamatórias a enfraquecem e fazem com que ela se rompa. Uma vez rompida a capa, a cascata da coagulação é iniciada, formando-se um coágulo, que resulta na obstrução do fluxo sanguíneo no vaso.

Fatores de risco

A etiologia da aterosclerose não está claramente elucidada. Por meio de estudos epidemiológicos, foram identificados os fatores de risco para o desenvolvimento da aterosclerose. Esses fatores de risco são em geral classificados em dois grupos: fatores de risco importantes incontroláveis e fatores de risco importantes que podem ser modificados, tratados ou controlados. Os fatores de risco importantes são aqueles que mostraram, por meio de pesquisa, aumentar significativamente o risco de doença cardiovascular; incluem idade, hereditariedade (inclusive etnia) e sexo. Fatores de risco importantes podem ser modificados, tratados ou controlados, inclusive tabagismo, níveis altos de colesterol, hipertensão, falta de atividade física, obesidade e diabetes melito. Outros fatores de risco são conhecidos por estarem associados a um risco aumentado de doença cardiovascular, porém seus significados e prevalências ainda estão sob investigação. Incluem-se nessa categoria estresse, consumo abusivo de álcool, dieta e nutrição. Quanto mais um paciente apresenta fatores de risco, maior a chance de desenvolver doença coronariana.[2] Ver Quadro 17.3, no Capítulo 17, para mais informações sobre os fatores de risco.

Síndrome coronariana aguda

O termo *síndrome coronariana aguda* (SCA) é usado para descrever pacientes com sintomas clínicos compatíveis com isquemia miocárdica aguda ou infarto do miocárdio devido a redução abrupta do fluxo sanguíneo coronário.[3] Esse termo inclui a angina instável e o infarto agudo do miocárdio. Angina instável refere-se a dor ou desconforto torácico inesperado que, em geral, ocorre enquanto em repouso. Os pacientes com infarto do miocárdio são classificados ainda em um dos dois grupos: aqueles com infarto do miocárdio com supradesnivelamento do segmento ST (STEMI; do inglês, *ST-segment elevation myocardial infarction*) e aqueles com infarto do miocárdio sem supradesnivelamento do segmento ST (NSTEMI; do inglês, *non–ST-segment elevation myocardial infarction*).[2,6] As origens fisiopatológicas e as apresentações clínicas de angina instável e NSTEMI são semelhantes, diferindo no tocante à gravidade. Um NSTEMI é diagnosticado quando a isquemia é grave o bastante para causar dano miocárdico e liberação de um biomarcador indicativo de necrose miocárdica na circulação. Entretanto, no eletrocardiograma (ECG), os segmentos ST não se elevam. No paciente com angina instável, biomarcadores não são detectados na circulação horas após o início da dor isquêmica. A angina instável pode apresentar-se como angina em repouso, com duração de, em geral, mais de 20 minutos; reaparecimento da angina grave (menos de 2 meses); e padrão crescente de ocorrência que aumenta em intensidade, duração, frequência ou qualquer combinação desses fatores. Um paciente com STEMI mostra alterações no segmento ST no ECG e apresenta biomarcadores na circulação.

Angina de peito

O termo angina origina-se da palavra latina que significa "sufocar". Angina de peito é o termo empregado para descrever o desconforto ou dor torácica que resulta da cardiopatia coronariana. O paciente pode descrever a sensação como pressão, plenitude, aperto, peso ou dor.

Princípios fisiopatológicos

A angina de peito é causada por isquemia miocárdica transitória e reversível, precipitada por um desequilíbrio entre a demanda miocárdica de oxigênio e o aporte miocárdico de oxigênio. Na maioria dos casos, a angina de peito é o resultado de um aporte reduzido de oxigênio. A causa mais comum de um suprimento reduzido de oxigênio advém do estreitamento aterosclerótico das artérias coronárias. Um trombo não oclusivo desenvolve-se sobre uma placa aterosclerótica rompida, resultando em redução na perfusão miocárdica. À medida que o fluxo sanguíneo para o miocárdio diminui, a autorregulação do fluxo sanguíneo coronário acontece como um mecanismo compensatório. Os músculos lisos das arteríolas relaxam, diminuindo assim a resistência ao fluxo sanguíneo no leito arteriolar. Quando esse mecanismo compensatório não consegue mais satisfazer às demandas metabólicas, ocorre a isquemia miocárdica, e a pessoa sente dor.

Uma etiologia menos comum da angina instável é a obstrução dinâmica decorrente do espasmo focal intenso de uma artéria coronária. O espasmo é causado pela hipercontratilidade da musculatura lisa vascular, disfunção endotelial ou constrição anormal dos pequenos vasos de resistência. Em consequência do espasmo, a perfusão para o miocárdio é interrompida, reduzindo assim o suprimento de oxigênio.[6]

A inflamação arterial pode ser outra causa de suprimento diminuído de oxigênio que resulta em angina instável. O processo inflamatório pode provocar estreitamento arterial, desestabilização da placa, ruptura e trombogênese.

Um aumento acentuado na demanda de oxigênio é outra causa de angina instável. Condições como febre, taquicardia e tireotoxicose podem resultar em uma demanda aumentada de oxigênio que é incapaz de ser satisfeita, principalmente quando o paciente apresenta cardiopatia coronariana subjacente.

Quando o equilíbrio entre o suprimento e a demanda de oxigênio não é satisfeito, continua a necessidade de oxigênio e nutrientes do tecido miocárdico. O mesmo trabalho de bombeamento do sangue deve ser feito com menos oxigênio e energia disponíveis. O tecido que depende do aporte sanguíneo torna-se isquêmico quando funciona com menos sangue oxigenado. O metabolismo anaeróbico pode fornecer apenas 6% da energia total necessária. A captação de glicose pelas células é acentuadamente aumentada, enquanto as reservas de glicogênio e trifosfato de adenosina são depletadas. O potássio move-se rapidamente para fora das células miocárdicas durante a isquemia. Desenvolve-se um banho celular acidótico, comprometendo ainda mais o metabolismo celular.

Classificação

Muitos termos são empregados clinicamente para descrever a angina. *Angina estável* (também conhecida como angina estável crônica, angina clássica ou angina de esforço) é um termo utilizado para descrever a dor subesternal paroxística que, em geral, é previsível. A dor ocorre com o esforço físico ou o estresse emocional e é aliviada pelo repouso ou nitroglicerina.[4]

A *angina instável*, também chamada de angina pré-infarto ou angina crescente, refere-se à dor torácica cardíaca que em geral acontece enquanto em repouso. O paciente com angina instável apresenta desconforto torácico mais prolongado e intenso que a pessoa com angina estável. A angina instável é um tipo de SCA e requer o tratamento imediato, porque o paciente está em risco aumentado para o infarto agudo do miocárdio, arritmias cardíacas ou morte cardíaca súbita.[4]

Quadro 21.1 — Gradação da angina de peito pelo sistema de classificação da Canadian Cardiovascular Society.

Classe I: A atividade física comum não causa angina, como caminhar, subir escadas. A angina ocorre com o esforço extenuante, rápido ou prolongado no trabalho ou no lazer.

Classe II: Ocorre discreta limitação da atividade comum. A angina acontece quando caminha ou sobe escadas rapidamente, sobe elevações, caminha ou sobe escadas depois das refeições, no frio, no vento, sob estresse emocional ou durante algumas horas depois de acordar. A angina ocorre quando caminha mais de dois quarteirões planos e sobe mais de um lance de escadas comuns a uma velocidade normal e em condições normais.

Classe III: A atividade física comum é acentuadamente limitada. A angina acontece quando caminha um a dois quarteirões planos e sobe um lance de escadas em condições normais e a uma velocidade normal.

Classe IV: A atividade física sem desconforto é impossível; os sintomas anginosos podem estar presentes em repouso.

De Campeau L: Grading of angina pectoris [letter]. Circulation 54:522-523, 1976; copyright 1976, American Heart Association, Inc; usado com permissão.

A *angina variante*, também conhecida como angina de Prinzmetal ou angina vasospástica, é uma forma de angina instável. Em geral, a angina variante ocorre em repouso, com maior frequência entre meia-noite e 8 horas da manhã. Em geral, ela não acontece depois do esforço ou estresse emocional. A angina variante é o resultado do espasmo da artéria coronária. Muitas pessoas que apresentam angina variante exibem aterosclerose coronariana intensa de, pelo menos, uma das artérias coronárias, e o espasmo acontece muito próximo à área de bloqueio.[4]

Angina microvascular, por vezes chamada de síndrome cardíaca X, caracteriza-se por dor torácica com artérias coronárias epicárdicas normais, os maiores vasos da superfície cardíaca. A causa principal é desconhecida, mas os fatores que parecem estar envolvidos são disfunção endotelial e fluxo reduzido (talvez graças a espasmo) nos pequenos vasos sanguíneos "de resistência" do coração.[4]

A Canadian Cardiovascular Society também propôs um sistema de classificação para a gradação da angina. Cada estágio do sistema de quatro classes é descrito no Quadro 21.1.

Avaliação

■ História

Durante a obtenção da história de saúde, as cinco informações necessárias para indicar probabilidade de isquemia devido à cardiopatia coronariana são: uma descrição dos sintomas, informações relacionadas a uma história prévia de cardiopatia coronariana, sexo e idade do paciente e o número de fatores de risco existentes.[3]

A enfermeira emprega o método NOPQRST de avaliação da dor quando coleta a história do paciente. (Para uma revisão das perguntas de avaliação, ver Quadro 17.1.) Depois de determinar a investigação sobre os dados de base normais do paciente, a enfermeira pergunta sobre o momento do início da dor. A enfermeira determina as causas da dor (provocativo) e quaisquer medidas paliativas que o paciente tenha utilizado para aliviar a dor, como repouso ou nitroglicerina. A dor da angina é frequentemente provocada pelo esforço ou pela emoção. Ela também pode ocorrer depois das refeições, exposição ao frio e em repouso. Com frequência, os pacientes com angina obtêm alívio da dor com o repouso ou ao administrar a nitroglicerina sublingual. À medida que a angina se torna mais grave (angina instável), a dor pode acontecer em repouso ou ser causada por menos esforço, não sendo mais aliviada pelo repouso nem pela nitroglicerina sublingual.

Quadro 21.2 — Características NOPQRST da dor torácica provocada por isquemia miocárdica.

N – Normal
- Dados basais do paciente antes do início da dor

O – Início (onset)
- O momento em que começou a dor/desconforto

P – Fatores Precipitantes e Paliativos

Precipitantes
- Exercício
- Exercício depois de uma grande refeição
- Esforço
- Caminhar em um dia frio ou com vento
- Clima frio
- Estresse ou ansiedade
- Raiva
- Medo

Paliativos
- Parar o exercício
- Sentar e descansar
- Usar nitroglicerina sublingual; a dor do infarto do miocárdio frequentemente não é aliviada pela nitroglicerina sublingual

Q – Qualidade
- Sensação de peso
- Sensação de aperto
- Sensação de compressão
- Sufocação
- Asfixia
- Como se estivesse envolvido por um aperto

R – Região e irradiação
- Subesternal, com irradiação para as costas, braço esquerdo, pescoço ou mandíbula
- Parte superior do tórax
- Epigástrica
- Ombro esquerdo
- Intraescapular

S – Intensidade (severity)
- Dor quantificada em uma escala de 1 a 10, com 10 sendo a pior dor já percebida, frequentemente classificada como 5 ou mais

T – Tempo
- A dor dura de 30 s a 30 min
- A dor pode durar mais de 30 min para a angina instável ou infarto do miocárdio

A qualidade da dor anginosa é frequentemente descrita como um desconforto intenso, com localização indefinida no tórax ou no braço. Com frequência, os pacientes descrevem sensações de peso, aperto, sufocação ou asfixia. Quando perguntados sobre a região e irradiação da dor, os pacientes referem dor subesternal, do lado esquerdo do tórax ou epigástrica, a qual pode irradiar para o braço esquerdo, pescoço, costas ou mandíbula. A intensidade da dor é avaliada pedindo-se que o paciente classifique a dor em uma escala de 0 a 10, com 10 sendo a pior dor que ele já sentiu. A informação adicional é obtida em relação ao tempo. A enfermeira pergunta quanto tempo a dor dura, com que frequência ela acontece e o horário do dia em que ocorre. Por fim, a enfermeira pergunta sobre os sintomas associados, como dispneia, náuseas, vômitos e diaforese. O Quadro 21.2 resume os achados de avaliação em um paciente com isquemia miocárdica.

Quadro 21.3 — Considerações para o paciente idoso.

Síndrome coronariana aguda

A cardiopatia coronariana é mais comum e mais grave no paciente idoso. Com frequência, os pacientes idosos apresentam-se com problemas especiais por causa de suas inúmeras morbidades associadas, como resposta β-simpática diminuída, pós-carga cardíaca aumentada devido a complacência arterial diminuída e hipertensão arterial, hipertrofia cardíaca e disfunção diastólica ventricular.[11]

É mais provável que o paciente idoso se apresente com sintomas atípicos, como dispneia, confusão, fraqueza ou desmaio em vez da dor torácica subesternal típica. Por causa das diferenças na quantidade e distribuição do tecido adiposo subcutâneo, a pessoa idosa pode desenvolver sintomas anginosos com mais rapidez quando exposta ao frio. A pessoa idosa deve ser ensinada a se vestir com roupas quentes e a reconhecer as sensações de fraqueza, falta de ar ou desmaio como possíveis indicadores da angina.

Pacientes idosos e mulheres que apresentam angina podem ter manifestação diferente decorrente das alterações nos neurorreceptores. As considerações para o paciente idoso são descritas no Quadro 21.3.

■ **Exame físico**

O exame físico ajuda a determinar a causa da dor, detectar as condições associadas e avaliar quaisquer consequências hemodinâmicas da dor. Quando os sinais vitais são verificados, a enfermeira deve medir a pressão arterial em ambos os braços do paciente. Durante um episódio anginoso, o paciente pode apresentar-se com taquicardia e pulso alternante. Pulso alternante é um achado físico caracterizado por uma alternação regular da força do pulso arterial. Durante a fase inicial de um episódio anginoso, o paciente pode estar hiper- ou hipotenso. O paciente pode exibir palidez com pele fria e pegajosa. No exame adicional da pele, a enfermeira pode detectar xantomas, que são placas ou nódulos amarelados, principalmente sobre a pele. Os xantomas podem ser indicações da hipercolesterolemia. O sopro carotídeo ou femoral pode ser auscultado, indicando a possível presença de doença cardiovascular obstrutiva. A enfermeira pode ouvir um desdobramento paradoxal de B_2 ou auscultar um som cardíaco B_3; ambos os sons são indicadores de insuficiência ventricular esquerda. Uma B_4 pode ser ouvida, o que é sugestivo de complacência ventricular esquerda diminuída. Déficits nos pulsos periféricos podem indicar doença vascular periférica.

■ **Exames diagnósticos**

O ECG de 12 derivações é um exame diagnóstico padrão para os pacientes com angina e deve ser obtido imediatamente nos pacientes com desconforto torácico. Durante o episódio anginoso, o ECG pode mostrar inversões da onda T e depressões do segmento ST nas derivações do ECG associadas à região anatômica da isquemia miocárdica (Figura 21.2). As alterações transitórias do segmento ST (0,05 mV ou mais) que ocorrem durante um episódio sintomático enquanto em repouso e que se resolvem quando o paciente está assintomático são provavelmente sugestivas de cardiopatia coronariana grave.[6] Os batimentos ectópicos também podem estar presentes durante um episódio anginoso. O ECG deve ser comparado com os ECG prévios. Entre os episódios anginosos, o ECG pode parecer normal. O monitoramento ambulatorial do ECG pode ser empregado para ajudar no diagnóstico da angina, sobretudo

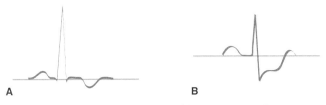

Figura 21.2 Inversão da onda T (**A**) e depressão do segmento ST (**B**). (De Bullock BL: Pathophysiology: Adaptations and Alterations in Function, 4th ed. Philadelphia, PA: Lippincott-Raven, 1996.)

nos pacientes que apresentam angina em repouso. O ECG de 12 derivações padrão é uma ferramenta diagnóstica limitada porque não proporciona informação adequada sobre as paredes cardíacas posterior, lateral e apical. Um ECG normal não exclui possibilidade de SCA.[3]

Os marcadores cardíacos bioquímicos são úteis na determinação do diagnóstico e prognóstico das SCA. (Para uma discussão mais detalhada dos marcadores cardíacos, ver Capítulo 17.) Uma troponina cardioespecífica (troponina T ou troponina I) é o marcador preferido a ser obtido em todos os pacientes que se apresentam com desconforto torácico compatível com a SCA. A troponina substituiu a creatinoquinase-MB (CK-MB) como biomarcador preferido para o diagnóstico de necrose miocárdica. Os níveis de troponina em geral não aumentam até poucas horas após o início dos sintomas.[3] Tais níveis devem ser obtidos na apresentação do paciente, bem como 3 a 6 horas após o início dos sintomas. Se o paciente apresentar um marcador cardíaco negativo dentro de 6 horas do início do desconforto torácico, outra amostra de sangue deverá ser coletada no período de 6 a 12 horas depois do início do desconforto. Os níveis de troponina permanecem elevados por vários dias, podendo, então, ser um biomarcador útil para o paciente que se apresenta para avaliação dias após o início dos sintomas. Os níveis dessa substância não são apenas úteis para o diagnóstico de infarto do miocárdio, mas também são ferramenta confiável para a tomada de decisões terapêuticas.[5] Exames sanguíneos adicionais incluem bioquímica, hemograma completo, coagulograma e lipidograma completo.

Os outros exames diagnósticos incluem o teste de esforço com exercício, no qual o ECG e a pressão arterial são monitorados antes, no decorrer e depois do exercício. O teste de esforço com exercício é particularmente útil na estratificação do risco de pacientes. Para os pacientes que são incapazes de realizar os exercícios, pode ser efetuado o teste de esforço farmacológico, no qual o medicamento aumenta a demanda miocárdica de oxigênio enquanto o paciente permanece inativo. Os medicamentos intravenosos usados para o teste de esforço farmacológico incluem adenosina, dobutamina e dipiridamol.

Em geral, os exames de imageamento cardíaco começam com radiografias de tórax, embora eles tenham valor limitado no diagnóstico da cardiopatia coronariana. O imageamento da perfusão pode ser usado com o teste de esforço com exercício ou farmacológico para detectar defeitos de perfusão. A tomografia com emissão de pósitrons (PET) pode ser valiosa na diferenciação entre o miocárdio isquêmico e o infartado. A ecocardiografia é realizada para avaliar as anormalidades de movimentação da parede e a espessura, função valvar e fração de ejeção. A angiografia tomográfica computadorizada coronária e a ressonância magnética (RM) podem ser empregadas para visualizar as anormalidades cardiovasculares estruturais quando outras técnicas diagnósticas (p. ex., o ecocardiograma) não são conclusivas ou são ambíguas. (Para maior discussão sobre os testes diagnósticos cardiovasculares, ver Capítulo 17.)

A angiografia coronária é um exame diagnóstico invasivo que propicia um diagnóstico definitivo da cardiopatia coronariana. Os resultados da angiografia coronária são utilizados para orientar a decisão de tratar o paciente por meios clínicos ou cirúrgicos. (Para maior discussão sobre intervenções coronárias percutâneas, ver Capítulo 18.)

Tratamento

A meta da terapia para o paciente com angina de peito consiste em restaurar o equilíbrio entre a demanda e o aporte de oxigênio. A enfermeira avalia os sinais vitais e o estado mental do paciente com frequência. O paciente é mantido com um monitor cardíaco para a detecção de isquemia e arritmia. O paciente permanece em repouso no leito até que esteja estabilizado, a fim de minimizar as demandas de oxigênio. O oxigênio suplementar pode ser administrado a pacientes instáveis para aumentar o aporte de oxigênio. Um oxímetro de pulso e a gasometria arterial são empregados para avaliar o estado da oxigenação.

■ Terapia farmacológica

A terapia farmacológica é um componente importante no tratamento dos pacientes com angina de peito. A intensidade dos sintomas, o estado hemodinâmico do paciente e a história medicamentosa orientam o regime medicamentoso.

A nitroglicerina é um sustentáculo da terapia, pois é um vasodilatador que reduz a demanda miocárdica de oxigênio pela diminuição da pré-carga ventricular com a vasodilatação, por meio da qual a nitroglicerina melhora os fluxos arterial e colateral para as áreas isquêmicas. A nitroglicerina é empregada por via sublingual ou na forma de *spray* para as crises anginosas agudas. Quando três comprimidos sublinguais (0,4 mg) ou o *spray* são administrados a intervalos de 5 minutos (não mais que 3 borrifadas em 15 minutos) e não aliviam a dor da angina, a nitroglicerina IV pode ser iniciada. Se os sinais e sintomas forem aliviados, não há necessidade de continuar a aumentar a dose. Entretanto, se o alívio não for obtido, a dose pode ser aumentada até que se perceba uma resposta da pressão arterial. Se os pacientes ficarem sem dor e não existirem outras indicações de isquemia por 12 a 24 horas, a dosagem de nitroglicerina IV deverá ser interrompida e substituída por nitratos orais ou tópicos.

O sulfato de morfina está indicado para os pacientes cujos sintomas não são aliviados depois de três comprimidos de nitroglicerina sublingual em série ou cujos sintomas reincidam com a terapia anti-isquêmica adequada. A morfina é um analgésico e ansiolítico potente com benefícios hemodinâmicos.[3] Uma dose de 1 a 5 mg IV é recomendada, de modo a aliviar os sintomas e manter o conforto. A enfermeira monitora cuidadosamente a frequência respiratória e a pressão arterial do paciente, sobretudo quando este continua a receber nitroglicerina IV.

Os betabloqueadores podem ser utilizados para diminuir o consumo miocárdico de oxigênio ao reduzirem a contratilidade miocárdica, a frequência do nodo sinusal e a velocidade de condução do nodo atrioventricular (AV). A redução na contratilidade miocárdica reduz o trabalho do coração e diminui a demanda miocárdica de oxigênio. O alentecimento da

Parte 5 Sistema Cardiovascular

frequência cardíaca ajuda a aumentar o tempo do enchimento diastólico, melhorando assim o fluxo sanguíneo para as artérias coronárias. Os betabloqueadores são iniciados VO dentro das primeiras 24 horas para pacientes com angina instável e NSTEMI, exceto quando contraindicados.[3]

Os bloqueadores do canal de cálcio podem ser benéficos para o paciente com angina instável e NSTEMI. Os bloqueadores do canal de cálcio diminuem a demanda miocárdica de oxigênio ao diminuírem a pós-carga, a contratilidade e a frequência cardíaca. A enfermeira monitora cuidadosamente o paciente para efeitos colaterais como hipotensão, insuficiência cardíaca em agravamento, bradicardia e bloqueio atrioventricular (BAV). Os bloqueadores do canal de cálcio podem ser administrados para tratar sintomas relacionados com a isquemia em pacientes não responsivos ou intolerantes aos nitratos e betabloqueadores.[3]

A combinação de ácido acetilsalicílico, um anticoagulante e um agente antiplaquetário adicional é recomendada para o paciente com angina instável ou com NSTEMI. O ácido acetilsalicílico não entérico revestido deve ser administrado logo que se faz ou se suspeita do diagnóstico de angina instável ou NSTEMI, a menos que seja contraindicada. Um inibidor $P2Y_{12}$ (tanto clopidogrel quanto ticagrelor) é usado em adição ao ácido acetilsalicílico.[3,6] A terapia anticoagulante também é recomendada para modificar o processo patológico e suas consequências para o paciente com angina instável e NSTEMI.[3]

■ Terapia invasiva

A terapia invasiva pode estar indicada para o tratamento de pacientes com angina instável. O suporte com bomba por balão intra-aórtico (BIA) pode ser empregado para um paciente criticamente doente, visando proporcionar a perfusão coronária aumentada e diminuir a pós-carga. A angioplastia coronária transluminal percutânea e a colocação de *stent* podem ser empregadas para tratar pacientes com angina instável. (Ver Capítulo 18 para uma discussão mais detalhada da bomba por balão intra-aórtico, angioplastia coronária transluminal percutânea e colocação de *stent*.) A cirurgia de revascularização miocárdica (CRM) é outra opção invasiva para o tratamento. (Ver Capítulo 22 para uma discussão mais detalhada da cirurgia cardíaca.)

■ Modificação do fator de risco

A modificação do fator de risco pode ajudar a evitar um episódio anginoso ou retardar o agravamento da angina existente. Os pacientes devem ser encorajados a parar de fumar, alcançar ou manter o peso ótimo e a se exercitar diariamente. Dieta e medicamentos podem ser prescritos para controlar a hipertensão, o diabetes e a hiperlipidemia. A educação em saúde do paciente, incluindo as considerações sobre o cuidado domiciliar, é essencial para os pacientes com angina de peito. As diretrizes da educação em saúde do paciente e considerações sobre o cuidado domiciliar são descritas no Quadro 21.4.

Infarto do miocárdio

A isquemia prolongada causada por um desequilíbrio entre o aporte e a demanda de oxigênio causa infarto do miocárdio. A isquemia prolongada causa comprometimento celular irreversível e morte muscular. Embora múltiplos fatores possam contribuir para o desequilíbrio entre o aporte e a demanda de oxigênio, a presença de uma trombose da artéria coronária caracteriza

---

Quadro 21.4 | Orientação de ensino | Angina de peito.

Atividade e exercício
- Participar em um programa diário de exercício que não precipite a dor
- Alternar atividade com períodos de repouso e nível de atividade moderado quando necessário

Dieta
- Ingerir uma dieta bem balanceada com uma ingesta calórica apropriada
- Quando obeso, participar de programa redução de peso supervisionado
- Evitar a atividade imediatamente depois das refeições
- Restringir a ingesta de cafeína porque ela pode aumentar a frequência cardíaca
- Manter uma dieta hipolipídica

Tabagismo
- Participar de um programa de cessação do tabagismo. O tabagismo pode aumentar a frequência cardíaca, a pressão arterial e os níveis sanguíneos de monóxido de carbono
- Evitar ambientes cheios de fumaça

Tempo frio
- Evitar a exposição ao tempo frio e com vento. Fazer exercícios em recinto fechado, quando necessário
- Quando ao ar livre, vestir roupas quentes e cobrir a boca e o nariz com um cachecol
- Caminhar a uma velocidade moderada no clima frio

Medicamentos
- Transportar a nitroglicerina sublingual consigo em todos os momentos
- Manter as pílulas em um frasco de vidro escuro para protegê-las da luz solar
- Não colocar algodão no frasco porque o algodão absorverá os ingredientes ativos do medicamento
- Se a dor ocorrer, colocar o comprimido sob a língua, parar a atividade e aguardar que o medicamento se dissolva. Tomar outro comprimido em 3 a 5 min se a dor não se resolver
- Se a dor continuar, procurar atendimento imediatamente
- Estar ciente dos efeitos colaterais da nitroglicerina, inclusive cefaleia, rubor e tontura

---

muitos infartos do miocárdio. Em uma investigação clássica, DeWood *et al.*[7] demonstraram que 87% dos pacientes estudados nas primeiras 4 horas depois do início dos sintomas do infarto do miocárdio tinham uma oclusão trombótica. A incidência da oclusão trombótica diminui para 65% em 12 a 24 horas.

O infarto do miocárdio pode ser determinado a partir de inúmeras perspectivas diferentes, incluindo as perspectivas clínica, eletrocardiográfica, bioquímica, de imagem e patológica. A European Society of Cardiology, a American College of Cardiology Foundation, a American Heart Association e a World Heart Federation desenvolveram um documento conjunto de consenso para a redefinição do infarto do miocárdio.[8] Sua classificação clínica de um infarto agudo do miocárdio é mostrada no Quadro 21.5.

Princípios fisiopatológicos

Muitos pacientes que sofrem um infarto do miocárdio apresentam aterosclerose coronariana. A formação do trombo ocorre com maior frequência no local de uma lesão aterosclerótica, obstruindo, dessa maneira, o fluxo sanguíneo para os tecidos miocárdicos. Acredita-se que a ruptura da placa seja o

> **Quadro 21.5** Classificação universal do infarto do miocárdio.
>
> **Tipo 1:** Infarto do miocárdio espontâneo (relacionado a ruptura, ulceração, erosão ou dissecção de placa aterosclerótica com trombo intraluminal resultante).
> **Tipo 2:** Infarto do miocárdio secundário a desequilíbrio isquêmico (quando uma condição diferente de DAC contribui para o desequilíbrio entre o suprimento e/ou a demanda de oxigênio miocárdico).
> **Tipo 3:** Infarto do miocárdio resultando em morte quando os valores dos biomarcadores estão indisponíveis.
> **Tipo 4a:** Infarto do miocárdio associado à intervenção coronária percutânea (ICP).
> **Tipo 4b:** Infarto do miocárdio associado à trombose do *stent*.
> **Tipo 5:** Infarto do miocárdio associado à cirurgia de revascularização miocárdica (CRM).
>
> Adaptado de Thygesen K, Alpert JS, Jaffe AS et al.; the writing group on behalf of the Joint ESC/ACCF/AHA/WHF Task Force for the Universal Definition of Myocardial Infarction: Third universal definition of myocardial infarction. JACC 60(16):1581–1598, 2012.

mecanismo deflagrador para o desenvolvimento do trombo na maioria dos pacientes com infarto do miocárdio. Conforme mencionado anteriormente, o papel dos processos inflamatórios no desenvolvimento da placa aterosclerótica é uma área de intensa pesquisa científica. Os fatores de risco cardiovasculares desempenham um papel na lesão endotelial, resultando em disfunção endotelial. O endotélio disfuncional contribui para a ativação da resposta inflamatória e para a formação das placas ateromatosas. Quando as placas se rompem, um trombo é formado no local, podendo ocluir o fluxo sanguíneo e resultar, assim, em infarto do miocárdio. A Figura 21.3 mostra a placa aterosclerótica na angina estável e nas SCA.

O comprometimento irreversível para o miocárdio pode começar em até 20 a 40 minutos depois da interrupção do fluxo sanguíneo. O processo dinâmico do infarto pode não ser completado, no entanto, por várias horas. A necrose do tecido parece ocorrer de uma maneira sequencial. Reimer *et al.* demonstraram que a morte celular acontece em primeiro lugar na camada subendocárdica, espalhando-se como uma "frente de onda" por toda a espessura da parede do coração.[9] Usando cães, eles mostraram que, quanto mais curto for o intervalo de tempo entre a oclusão coronária e a reperfusão coronária, maior será a quantidade de tecido miocárdico que poderá ser salva. Seu trabalho clássico indica que uma quantidade substancial de tecido miocárdico pode ser salva quando o fluxo é restaurado dentro de 6 horas depois do início da oclusão coronária. Para o médico, isso significa que tempo é músculo.

As alterações celulares associadas ao infarto do miocárdio podem ser acompanhadas pelo desenvolvimento da extensão do infarto (nova necrose miocárdica), expansão do infarto (um adelgaçamento e dilatação desproporcionais da zona de infarto) ou remodelação ventricular (um adelgaçamento e dilatação desproporcionais do ventrículo).

■ Tamanho do infarto

Diversos fatores determinam o tamanho do infarto do miocárdio resultante. Esses fatores incluem extensão, intensidade e duração do episódio isquêmico; o tamanho do vaso; a quantidade de circulação colateral; o estado do sistema fibrinolítico intrínseco; o tônus vascular; e as demandas metabólicas do miocárdio no momento do evento. Com maior frequência, os infartos do miocárdio resultam em comprometimento do

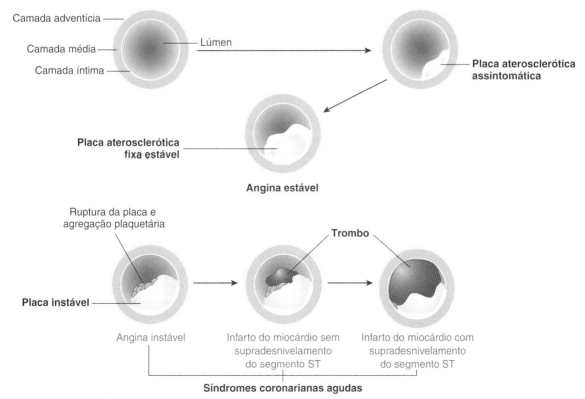

Figura 21.3 Placa aterosclerótica. Placa aterosclerótica fixa estável na angina estável e placa instável com ruptura da placa e agregação plaquetária na síndrome coronariana aguda (SCA). (De Porth CM: Essentials of Pathophysiology, 3rd ed. Philadelphia, PA: Lippincott Williams & Wilkins, 2011, p 453.)

394 Parte 5 Sistema Cardiovascular

ventrículo esquerdo, levando a uma alteração na função ventricular esquerda. Os infartos também podem ocorrer no ventrículo direito ou em ambos os ventrículos.

O termo *infarto transmural* é utilizado para implicar um processo de infarto que resultou na necrose do tecido em todas as camadas do miocárdio. Como o coração funciona como uma bomba compressiva, os esforços sistólico e diastólico podem ser significativamente alterados quando um segmento do músculo cardíaco é necrótico e não funcional. Se a área do infarto transmural for pequena, a parede necrótica pode ser discinética, um termo que significa "dificuldade em se mover". Se a lesão do tecido miocárdico for mais extensa, o músculo miocárdico pode tornar-se acinético, isto é, "sem movimento".

O músculo miocárdico normal contrai-se com a sístole e relaxa com a diástole. Quando o movimento normal não é possível por causa do infarto, o enchimento diastólico e o bombeamento sistólico são alterados. Em consequência, o débito cardíaco fica comprometido. Quanto maior for a área do infarto, maior será o impacto sobre a função ventricular.

■ Localização do infarto

Além do tamanho, a localização do infarto é um determinante importante da função ventricular. Os infartos do miocárdio podem localizar-se na parede anterior, septal, lateral, posterior ou inferior do ventrículo esquerdo. Infartos do miocárdio também podem ocorrer no ventrículo direito.

▶ **Ventrículo esquerdo anterior.** Os infartos da parede anterior do ventrículo esquerdo e do septo interventricular resultam da oclusão da artéria coronária descendente anterior esquerda (DAE). A artéria coronária DAE fornece sangue oxigenado à parede anterior do ventrículo esquerdo, ao septo interventricular e ao tecido de condução ventricular. (Ver Capítulo 16 para uma discussão mais detalhada da anatomia e da fisiologia da artéria coronária.)

Os infartos do miocárdio de parede anterosseptal constituem o tipo mais frequente de infarto e apresentam o potencial para provocar uma quantidade significativa de disfunção ventricular esquerda. Os pacientes com infarto do miocárdio anterosseptal estão em alto risco para insuficiência cardíaca, edema pulmonar, choque cardiogênico e morte por causa de uma bomba inadequada. Os infartos do miocárdio da parede anterosseptal também estão associados a risco aumentado de distúrbios da condução intraventricular, como os bloqueios de ramo e bloqueios fasciculares, que também são conhecidos como hemibloqueios.

▶ **Ventrículo esquerdo lateral e posterior.** Os infartos das paredes lateral e posterior do ventrículo esquerdo resultam da oclusão do vaso circunflexo esquerdo. Além de suprir o sangue oxigenado para as paredes lateral e posterior, a artéria circunflexa esquerda é a fonte do suprimento sanguíneo para o nodo sinoatrial (SA) em aproximadamente 50% da população e para o nodo AV em aproximadamente 10% da população. Os infartos das paredes lateral e posterior são menos comuns que os infartos da parede anterosseptal. Embora a necrose muscular ocorra com os infartos do miocárdio das paredes lateral e posterior, o impacto sobre a função ventricular esquerda geralmente é menor que para os pacientes com infarto do miocárdio anterosseptal. Os pacientes com infarto do miocárdio de parede lateral ou posterior também estão em risco para arritmias

associadas à disfunção do nodo SA ou AV. Os exemplos incluem parada sinusal, marca-passo atrial migratório, pausa sinusal ou ritmo juncional.

▶ **Ventrículo esquerdo inferior.** Os infartos de parede inferior resultam de oclusão da artéria coronária direita. A artéria coronária direita supre o sangue oxigenado para a parede inferior e ventrículo direito. Além disso, ela é a origem do aporte sanguíneo para o nodo SA em aproximadamente 50% da população e para o nodo AV em aproximadamente 90% da população. Os infartos da parede inferior são menos comuns que os infartos do miocárdio anterosseptais, porém ocorrem com maior frequência que os infartos do miocárdio da parede lateral ou posterior. O impacto potencial sobre a função ventricular esquerda comumente é menor para um paciente com infarto do miocárdio de parede inferior que para o paciente com infarto de parede anterosseptal. Como a artéria coronária direita supre o sangue oxigenado para grande parte do tecido de condução, os pacientes frequentemente estão em risco para arritmias relacionadas com a função alterada dos nodos SA e AV.

▶ **Ventrículo direito.** A artéria coronária direita provê o suprimento sanguíneo para a parede inferior e para o ventrículo direito. Por conseguinte, é provável que a doença da artéria coronária direita que provoca um infarto do miocárdio de parede inferior esteja associada a infarto ventricular direito concomitante. Os pacientes podem apresentar comprometimento hemodinâmico significativo devido à disfunção biventricular. As arritmias associadas ao infarto ventricular direito envolvem a disfunção dos nodos SA e AV.

■ Tipo de infarto

Os pacientes com dor torácica podem apresentar-se com ou sem supradesnivelamentos do segmento ST no ECG. Na maioria dos pacientes com supradesnivelamento do segmento ST, uma onda Q desenvolve-se, por fim, no ECG, e o termo infarto do miocárdio de onda Q é usado para descrever o tipo de infarto do miocárdio que eles apresentam. Em um número muito menor de pacientes que se apresentam com supradesnivelamento do segmento ST, uma onda Q não se desenvolve e o termo infarto do miocárdio não onda Q é usado para classificar esses pacientes. Os pacientes que se apresentam sem supradesnivelamentos do segmento ST são diagnosticados com angina instável ou um NSTEMI (Figura 21.4).[3] O segmento ST é a parte do traçado do ECG a partir do final do complexo QRS até o início da onda T. Normalmente, o segmento ST é isoelétrico, significando que ele une o complexo QRS na linha de base. Quando o segmento ST é elevado, o supradesnivelamento é medido em milímetros na fita do ECG.

Uma onda Q é uma porção do complexo QRS no ECG. De maneira específica, a onda Q é a deflexão inferior inicial do complexo QRS. Uma onda Q não está presente no ECG normal. A presença de ondas Q significativas indica um infarto do miocárdio. (Para uma revisão das formas de onda do ECG, ver Capítulo 17.)

Avaliação

A avaliação de enfermagem de um paciente com um provável infarto do miocárdio deve ser sistematizada e abrangente. É melhor começar com a entrevista, porque ela estabelece uma relação de confiança e fornece dados valiosos. A entrevista é seguida pelo exame físico e avaliação dos exames diagnósticos.

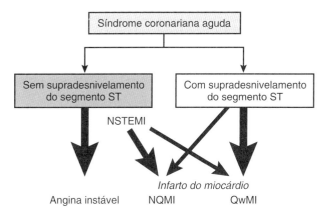

Figura 21.4 Síndrome coronariana aguda. Os pacientes podem apresentar-se com ou sem supradesnivelamento do segmento ST à eletrocardiografia. Muitos pacientes com supradesnivelamento do segmento ST (*setas grandes*) desenvolvem por fim um infarto agudo do miocárdio de onda Q (QwMI), enquanto uma minoria (*setas pequenas*) desenvolve um infarto agudo do miocárdio não onda Q (NQMI). A maior parte dos pacientes que se apresentam sem supradesnivelamento do segmento ST vive um quadro de angina instável ou NSTEMI (infarto do miocárdio sem supradesnivelamento do segmento ST). (Adaptada de Amsterdam EA, Wenger NK, Brindis RG et al.: 2014 AHA/ACC guidelines for the management of patients with non-ST-elevation acute coronary syndromes: A report of the American College of Cardiology/American Heart Association Task Force on Practice Guidelines. J Am Coll Cardiol 64:e147, 2014.)

Com base nos dados, é desenvolvido, a princípio, um plano de cuidados para a fase aguda. Quando o paciente estiver estabilizado, serão iniciados os planos para a reabilitação cardíaca.

■ **História**

A queixa mais comumente apresentada por um paciente com infarto do miocárdio é a presença de desconforto ou dor torácica. Os outros achados da avaliação são semelhantes àqueles descritos no Quadro 21.2. Da mesma forma que os pacientes com angina, os pacientes com infarto do miocárdio descrevem uma sensação de peso, aperto, sufocação ou asfixia. Com frequência, os pacientes descrevem a sensação como "alguém sentado sobre meu peito". A dor subesternal pode irradiar-se para o pescoço, braço esquerdo, costas ou mandíbula. Diferentemente da dor da angina, a dor de um infarto do miocárdio é, com frequência, mais prolongada e não é aliviada pelo repouso nem pela nitroglicerina sublingual. Para uma revisão das perguntas da avaliação, ver Quadro 17.1. Mulheres e idosos podem se apresentar de maneira diferente e com frequência se mostram com queixa principal de falta de ar.

Os achados associados na história incluem náuseas e vômitos, principalmente para o paciente com infarto do miocárdio de parede inferior. Acredita-se que essas queixas gastrintestinais estejam relacionadas com a intensidade da dor e com a resultante estimulação vagal. A princípio, os pacientes podem procurar alívio dos sintomas gastrintestinais com antiácidos e outros remédios caseiros, retardando assim sua decisão de ir até o hospital. As queixas adicionais descritas durante a história incluem diaforese, dispneia, fraqueza, fadiga, ansiedade, inquietação, confusão, falta de ar ou uma sensação de morte iminente.

Depois que o paciente é estabilizado, obtém-se uma história mais abrangente. É importante adquirir informações sobre os fatores de risco, doenças e cirurgias cardíacas prévias e a história familiar. Essas informações serão úteis no planejamento da educação em saúde do paciente, na reabilitação cardíaca e nos cuidados domiciliares.

■ **Exame físico**

Ao exame físico, em regra os pacientes parecem inquietos e em sofrimento. Com frequência, eles buscam uma posição para promover a respiração e aliviar a dor. A pele mostra-se quente e úmida. Os sinais vitais podem revelar febre baixa, hipertensão e taquicardia, a partir do tônus simpático aumentado, ou hipotensão e bradicardia, a partir do tônus vagal aumentado. O pulso pode estar irregular e fraco.

O exame cardiovascular pode revelar anormalidades adicionais. Quando o paciente é colocado na posição de decúbito lateral, podem ser sentidas as anormalidades das pulsações precordiais. Essas anormalidades incluem ausência do ponto de impulso máximo ou a presença de contração difusa. À ausculta, a primeira bulha cardíaca pode estar diminuída em consequência da contratilidade diminuída. Uma quarta bulha cardíaca é ouvida em quase todos os pacientes com infarto do miocárdio, em consequência da complacência ventricular esquerda diminuída. Uma terceira bulha cardíaca pode ser detectada devido à disfunção sistólica ventricular esquerda. Sopros sistólicos transitórios podem ser ouvidos por causa da disfunção do músculo papilar. Após cerca de 48 a 72 horas, muitos pacientes adquirem um atrito pericárdico. Os achados adicionais ao exame físico, como a distensão venosa jugular, podem estar relacionados com o desenvolvimento de complicações como insuficiência cardíaca ou edema pulmonar. A respiração pode ser laboriosa e rápida, e estertores finos, estertores rudes ou roncos podem ser ouvidos quando se auscultam os pulmões. Esses sons podem indicar a presença da insuficiência cardíaca ou edema pulmonar.

Os pacientes com infartos ventriculares direitos podem apresentar-se com distensão da veia jugular, edema periférico e pressão venosa central elevada. Seus pulmões podem estar limpos porque o ventrículo direito insuficiente não forneceu o fluxo anterógrado adequado.

■ **Exames diagnósticos**

▶ **Eletrocardiograma.** Quando uma artéria coronária fica ocluída em aproximadamente 70% e a demanda de oxigênio excede o suprimento de oxigênio, pode sobrevir a isquemia miocárdica. Se o estado isquêmico não for corrigido, pode haver lesão miocárdica. Mais adiante, se o fluxo sanguíneo adequado para o miocárdio não for restaurado, pode resultar em um infarto do miocárdio. A isquemia e a lesão são processos reversíveis; no entanto, o infarto não é.

Um ECG pode ser empregado para detectar os padrões de isquemia, lesão e infarto. Quando o músculo cardíaco se torna isquêmico, lesionado ou infartado, a despolarização e a repolarização das células cardíacas são alteradas, causando alterações no complexo QRS, segmento ST e onda T nas derivações do ECG suprajacentes à área afetada do coração. A Tabela 21.1 mostra a localização do infarto do miocárdio, a artéria afetada, os achados no ECG e as implicações clínicas.

Tabela 21.1 Localização do infarto do miocárdio, achados no eletrocardiograma (ECG) e implicações clínicas.

Localização anatômica	Artéria coronária	Evidência de ECG	Implicações clínicas
Parede anterosseptal	Descendente anterior esquerda: supre o sangue para a parede anterior do ventrículo esquerdo, septo interventricular e o tecido de condução ventricular	V_1 a V_4, ondas Q e supradesnivelamentos do segmento ST	Potencial para o comprometimento hemodinâmico significativo. Insuficiência cardíaca, edema pulmonar, choque cardiogênico; distúrbios da condução intraventricular
Parede lateral	Circunflexa esquerda: supre o sangue para as paredes lateral esquerda e posterior esquerda e para o nodo sinoatrial (SA) em 45% das pessoas e o nodo atrioventricular (AV) em 10% das pessoas	I, aVL, V_5 e V_6, ondas Q e supradesnivelamentos do segmento ST	Avaliação do envolvimento da parede posterior; algumas alterações hemodinâmicas; arritmias causadas pela disfunção dos nodos SA e AV
Parede posterior	Circunflexa esquerda: supre o sangue para as paredes lateral esquerda e posterior esquerda e para o nodo SA em 45% das pessoas e para o nodo AV em 10% das pessoas	V_1 e V_2, ondas R positivas altas com depressão do segmento ST; ondas Q e supradesnivelamento do segmento ST em V_7 a V_9	Avaliação do envolvimento da parede posterior; algumas alterações hemodinâmicas; arritmias causadas pela disfunção dos nodos SA e AV
Parede inferior	Artéria coronária direita: supre o sangue para a parede inferior do ventrículo esquerdo, ventrículo direito e nodo SA em 55% das pessoas e para o nodo AV em 90% das pessoas	Ondas Q e supradesnivelamento do segmento ST em II, III, aVF	Avaliação do envolvimento da parede ventricular esquerda; algumas alterações hemodinâmicas; potencial para arritmias significativas causadas pela disfunção dos nodos SA e AV
Parede ventricular direita	Artéria coronária direita: supre o sangue para a parede inferior do ventrículo esquerdo, ventrículo direito e para o nodo SA em 55% das pessoas e para o nodo AV em 90% das pessoas	Ondas Q e supradesnivelamentos no segmento ST nas derivações torácicas precordiais direitas (RV_1 a RV_6)	Avaliação do envolvimento da parede inferior; algumas alterações hemodinâmicas; potencial para arritmias significativas causadas pela disfunção dos nodos SA e AV

Isquemia. A isquemia miocárdica pode ser um achado transitório no ECG ou os padrões isquêmicos podem ser mais prolongados devido à presença do tecido isquêmico circundando uma região de tecido infartado. No ECG, a isquemia miocárdica resulta em inversão da onda T ou depressão do segmento ST nas derivações que se confrontam com a área isquêmica. A onda T representativa da isquemia é simétrica, relativamente estreita e um tanto afilada. Em contraste, a inversão assimétrica da onda T geralmente não indica a isquemia. Em lugar disso, ela pode significar hipertrofia ventricular ou bloqueio de ramo (Figura 21.5). As depressões de 1 a 2 mm ou mais do segmento ST com uma duração de 0,08 segundo podem indicar isquemia miocárdica. A isquemia também deve ser suspeitada quando um segmento ST plano ou deprimido faz um ângulo agudo ao se ligar a uma onda T ascendente, em vez de se fundir de maneira suave e imperceptível com a onda T (Figura 21.6).

Lesão. Os padrões da lesão miocárdica no ECG indicam um estado de comprometimento celular além da isquemia. Como a isquemia, a lesão miocárdica é um processo reversível quando as intervenções são rapidamente instituídas. Conforme descrito anteriormente, o processo de lesão começa na camada subendocárdica e move-se por toda a espessura da parede do coração como uma onda. Se o processo da lesão não for interrompido, ele resultará mais adiante em um infarto do miocárdio transmural.

No ECG, a característica da lesão miocárdica aguda é a presença de supradesnivelamentos do segmento ST. No ECG normal, o segmento ST não deveria estar elevado em mais de 1 mm nas derivações padrão ou em mais de 2 mm nas derivações precordiais. Com uma lesão aguda, os segmentos ST nas derivações que se confrontam com a área lesionada estão

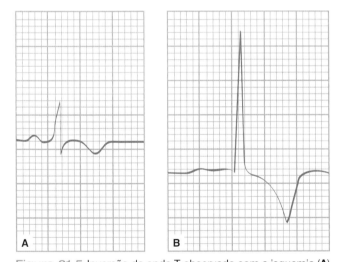

Figura 21.5 Inversão da onda T observada com a isquemia (**A**) *versus* a inversão da onda T observada com a hipertrofia ventricular esquerda (**B**).

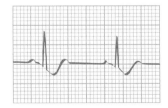

Figura 21.6 Um padrão do segmento ST compatível com isquemia miocárdica. Observe como o segmento ST forma um ângulo agudo quando se une a uma onda T ascendente em lugar de se fundir de maneira discreta e imperceptível com a onda T.

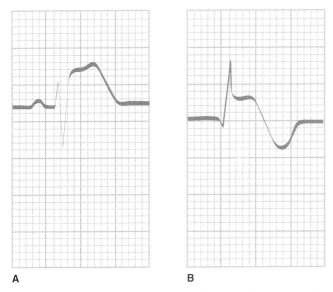

Figura 21.7 Padrão do segmento ST compatível com lesão miocárdica aguda. **A.** Supradesnivelamento do segmento ST sem inversão da onda T. **B.** Supradesnivelamento do segmento ST com inversão da onda T. Os segmentos ST elevados apresentam um formato abobadado ou com a concavidade para baixo e se fundem de forma imperceptível com a onda T.

mostra a evolução do ECG em um infarto do miocárdio. Durante o estágio mais precoce do infarto do miocárdio, conhecido como fase hiperaguda, as ondas T tornam-se altas e estreitas. Essa configuração é referida como ondas T apiculadas ou hiperagudas. Dentro de algumas horas, essas ondas T hiperagudas sofrem inversão.

Em seguida, os segmentos ST se elevam, um padrão que comumente dura de várias horas a vários dias. Além dos supradesnivelamentos do segmento ST nas derivações do ECG que se confrontam com o coração lesionado, as derivações afastadas da área lesionada podem mostrar a depressão do segmento ST. Esse achado é conhecido como alterações inversas do segmento ST. É mais provável que as alterações inversas sejam observadas no início do infarto, mas sua presença no ECG não dura muito. As depressões inversas do segmento ST podem ser apenas uma imagem espelhada dos supradesnivelamentos do segmento ST. Contudo, as alterações inversas podem refletir a isquemia decorrente do estreitamento de outra artéria coronária em outras regiões do coração.

O último estágio na evolução do ECG de um infarto do miocárdio é o desenvolvimento das ondas Q, a deflexão para baixo inicial do complexo QRS. As ondas Q representam o fluxo das forças elétricas no sentido do septo. Ondas Q pequenas e estreitas podem ser observadas no ECG normal nas derivações I, II, III, aVR, aVL, V_5 e V_6. As ondas Q compatíveis com um IM em geral têm 0,04 segundo ou mais de largura ou um quarto a um terço da altura da onda R. As ondas Q indicativas de infarto comumente se desenvolvem dentro de várias horas do início do infarto, mas, em alguns pacientes, podem não aparecer até 24 a 48 horas depois do infarto.

Dentro de alguns dias depois do infarto do miocárdio, os segmentos ST elevados retornam ao nível basal. O supradesnivelamento persistente do segmento ST pode indicar a presença de um aneurisma ventricular. As ondas T podem permanecer invertidas durante várias semanas, indicando áreas de isquemia próximas à região infartada. Mais adiante, as ondas T devem voltar à sua configuração positiva normal. As ondas Q não desaparecem e, por conseguinte, sempre fornecem evidência eletrocardiográfica de um infarto do miocárdio prévio.

O padrão do ECG pode ser utilizado para diferenciar os infartos do miocárdio agudos dos infartos do miocárdio "antigos". As ondas Q anormais acompanhadas por supradesnivelamentos do segmento ST indicam um infarto agudo do

elevados. Os segmentos ST elevados também apresentam um formato com a concavidade para baixo ou abobadado e se misturam de forma imperceptível com a onda T (Figura 21.7).

O monitoramento contínuo do segmento ST é essencial para a avaliação de isquemia e padrões de lesão no ECG. Idealmente, o monitoramento do segmento ST deve ser realizado utilizando-se todas as 12 derivações do ECG. Caso o monitoramento por 12 derivações não esteja disponível, a enfermeira monitora as derivações mais apropriadas para o segmento ST, com base nas necessidades do paciente e no risco de isquemia, lesão e/ou arritmias.

Infarto. Quando a lesão miocárdica persiste, o infarto do miocárdio é o resultado. O padrão do ECG indicativo de um infarto do miocárdio é observado no ECG em estágios e envolve alterações na onda T, no segmento ST e na onda Q nas derivações suprajacentes à área infartada. A Figura 21.8

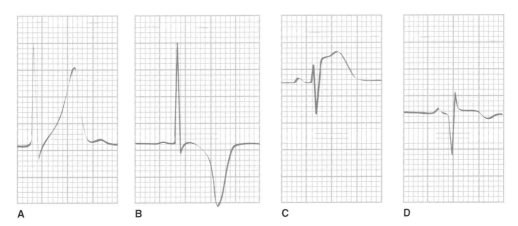

Figura 21.8 Evolução do eletrocardiograma (ECG) em um paciente com infarto do miocárdio. **A.** Ondas T apiculadas, apiculadas, conhecidas como ondas T hiperagudas. **B.** Inversões simétricas da onda T. **C.** Supradesnivelamento do segmento ST. **D.** Desenvolvimento da onda Q.

miocárdio. As ondas Q anormais acompanhadas por um segmento ST normal indicam um infarto do miocárdio prévio. Não se pode determinar há quanto tempo aconteceu o infarto. O padrão poderia significar um infarto que aconteceu há 2 semanas ou 20 anos antes.

O ECG é valioso não somente na determinação dos padrões de isquemia, lesão e infarto, mas na revelação da região anatômica do coração em que aconteceu a anormalidade. As derivações V_1 a V_4 do ECG mostram a parede anterosseptal do ventrículo esquerdo. A parede inferior é observada nas derivações II, III e aVF. As derivações I, aVL, V_5 e V_6 revelam a parede lateral do ventrículo esquerdo (Figura 21.9). O ECG comum de 12 derivações não fornece uma visão adequada do ventrículo direito nem da parede posterior do ventrículo esquerdo. Em consequência, derivações adicionais são necessárias para visualizar essas regiões anatômicas. Para obter uma visão exata do ventrículo direito, as derivações torácicas direitas são registradas colocando-se os seis eletrodos torácicos no lado direito do tórax, usando-se os marcos análogos àqueles utilizados no lado esquerdo (ver Figura 17.7). Essas seis visões do lado direito são examinadas para os padrões de isquemia, lesão e infarto da mesma maneira que as derivações torácicas esquerdas são avaliadas.

A detecção das anormalidades da parede posterior também é difícil no ECG de 12 derivações padrão, porque nenhuma das 6 derivações torácicas proporciona uma visão adequada da parede posterior. Para detectar as anormalidades da parede posterior, três dos eletrodos precordiais são posicionados posteriormente sobre o coração, uma incidência conhecida como V_7, V_8 e V_9. A V_7 é posicionada na linha axilar posterior; a V_8, na linha escapular posterior; e a V_9, na borda esquerda da coluna vertebral. Todas as três derivações posteriores são posicionadas ao longo da mesma linha horizontal estabelecida por V_6 (ver Figura 17.7). O registro é examinado para evidência de isquemia, lesão ou infarto usando-se o mesmo critério descrito anteriormente. Se as derivações posteriores não forem registradas, ainda pode ser possível detectar as anormalidades da parede posterior. Para fazer isso, utiliza-se o princípio da alteração inversa. Quando se suspeita de um infarto na parede posterior, as derivações anatomicamente opostas à parede posterior são examinadas. Elas incluem V_1 e V_2 porque a parede anterior é anatomicamente oposta à parede posterior. Se ondas R altas com depressões do segmento ST forem observadas em V_1 e V_2, o padrão é compatível com um infarto do miocárdio de parede posterior. As Figuras 21.10 a 21.13 mostram os ECG de 12 derivações de pacientes com infarto do miocárdio.

▶ **Exames laboratoriais.** Quando as células miocárdicas são lesionadas por um infarto, os marcadores bioquímicos são liberados para a corrente sanguínea e podem ser detectados por exames laboratoriais. A presença de níveis de marcadores bioquímicos anormalmente altos, sua distribuição e o padrão temporal para seu aparecimento e desaparecimento os tornam muito úteis no diagnóstico do infarto agudo do miocárdio. Para uma discussão mais detalhada dos exames laboratoriais, ver Capítulo 17.

Troponina. A troponina é uma proteína contrátil com duas subformas (troponina T e troponina I) que são altamente específicas para o músculo cardíaco. Os níveis de troponina não são detectados na pessoa saudável, e a lesão do músculo esquelético não afeta o nível. Demonstrou-se que a troponina é um marcador sensível durante as primeiras horas depois de um infarto do miocárdio. Os níveis de troponina I elevam-se em 3 a 12 horas, alcançam o máximo em 24 horas e permanecem elevados por 5 a 10 dias. Os níveis de troponina T elevam-se em 3 a 12 horas, atingem o máximo com 24 horas e permanecem elevados por 5 a 14 dias. Como as troponinas cardíacas são altamente sensíveis e específicas para o infarto do miocárdio, elas constituem o biomarcador preferido para o diagnóstico desse evento coronário.[3,5] Os outros exames laboratoriais são os mesmos descritos anteriormente para o paciente com suspeita de angina, os quais incluem bioquímica, hemograma completo, coagulogramas, perfil lipídico e leucograma.

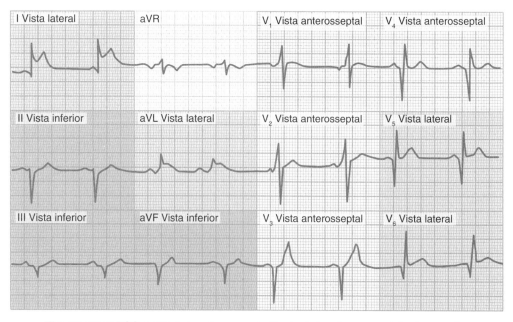

Figura 21.9 ECG de 12 derivações: correlação da derivação com a vista do coração.

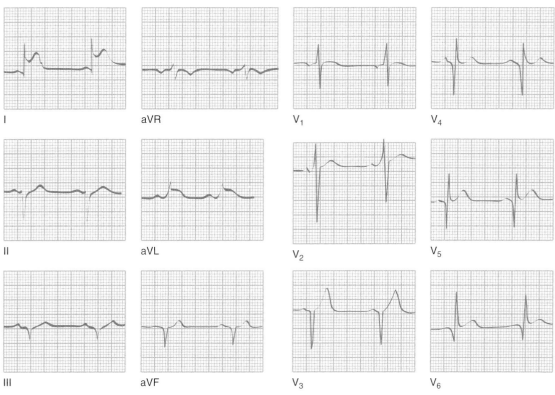

Figura 21.10 ECG de 12 derivações mostrando um infarto agudo do miocárdio de parede lateral. Os supradesnivelamentos do segmento ST podem ser observados nas derivações I, aVL, V_5 e V_6. Observe também as ondas Q profundas nas derivações II, III e aVF e segmentos ST normais, indicando um infarto do miocárdio de parede inferior prévio.

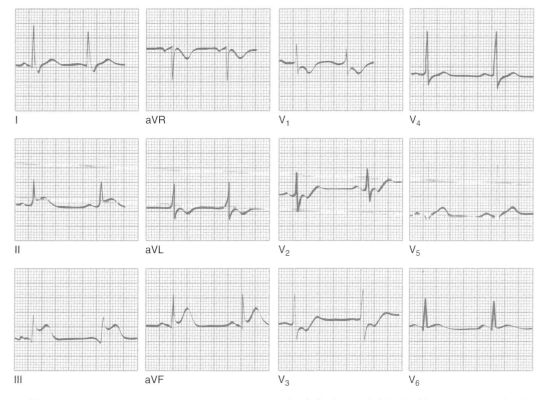

Figura 21.11 ECG de 12 derivações mostrando um infarto agudo do miocárdio da parede inferior. Observe os supradesnivelamentos do segmento ST em II, III e aVF. O infarto de parede posterior é evidenciado por uma onda R alta, depressão do segmento ST e onda T invertida em V_1 e V_2.

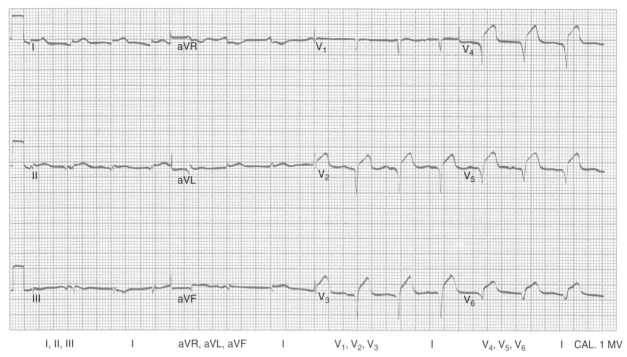

Figura 21.12 ECG de 12 derivações mostrando um infarto agudo do miocárdio de paredes anterior e lateral. Observe os supradesnivelamentos do segmento ST e ondas Q em I, aVL, V_5 e V_6 (lateral) e em V_2, V_3 e V_4 (anterior).

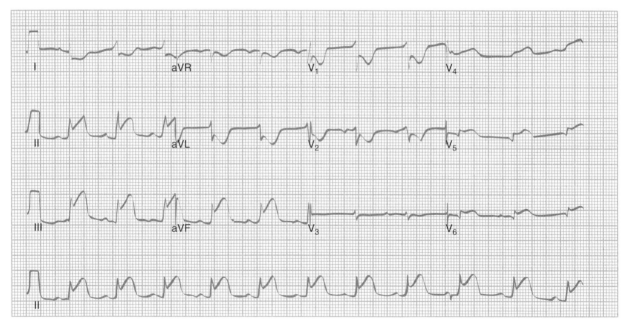

Figura 21.13 ECG de 12 derivações mostrando infarto ventricular direito. As seis derivações torácicas foram posicionadas no lado direito do tórax. Observe o supradesnivelamento do segmento ST em RV_4, RV_5 e RV_6. O ECG também mostra segmentos ST elevados nas derivações inferiores (II, III, aVF). Com frequência, os pacientes com IM de parede inferior também apresentam um infarto no ventrículo direito.

■ Outros exames diagnósticos

Os pacientes com um infarto do miocárdio devem realizar uma radiografia de tórax. Um ecocardiograma pode ser efetuado para detectar anormalidades estruturais, como problemas valvares. Os outros exames podem incluir a angiocardiografia com radionuclídeo, RM, imageamento de perfusão miocárdica, tomografia com emissão de pósitrons ou tomografia computadorizada (TC). Para uma discussão mais detalhada desses exames diagnósticos, ver Capítulo 17.

Tratamento

■ Tratamento precoce

Quando um paciente com um possível infarto do miocárdio chega à emergência, o diagnóstico e o tratamento inicial do paciente devem ser rápidos porque o benefício da terapia de reperfusão é máximo quando a terapia é iniciada rapidamente. Uma avaliação inicial do paciente deve acontecer, de maneira ideal, dentro dos primeiros 10 minutos depois da chegada.

A história do paciente e um ECG de 12 derivações são os principais métodos empregados para determinar inicialmente o diagnóstico de infarto do miocárdio. O ECG é examinado quanto à presença de supradesnivelamentos do segmento ST de 1 mm ou mais nas derivações contíguas. Esse padrão fornece evidência de oclusão trombótica da artéria coronária. O paciente é colocado sob um monitor cardíaco contínuo com capacidades de monitoramento do segmento ST.

Se a triagem inicial sugere um infarto do miocárdio, as intervenções listadas no Quadro 21.6 são iniciadas. A enfermeira verifica com frequência os sinais vitais, estabelece o acesso venoso e avalia continuamente o ritmo cardíaco do paciente. O sangue é coletado para a avaliação dos níveis de troponina. São realizados também hematologia, bioquímica e perfil lipídico. Caso sejam indicados, uma radiografia de tórax e o ecocardiograma são obtidos a fim de excluir uma dissecção da aorta e a pericardite aguda. Durante a avaliação inicial, o paciente e a família podem ficar ansiosos, exigindo explicações breves e claras das intervenções. A tranquilização e o apoio são componentes essenciais das responsabilidades da enfermeira.

▶ **Intervenção coronária percutânea.** A terapia de reperfusão deve ser administrada a todos os pacientes candidatos que tenham STEMI cujos sintomas tenham se iniciado nas últimas 12 horas.[10] A intervenção coronária percutânea (ICP) primária será o método recomendado de reperfusão quando puder ser realizada oportunamente por médicos experientes.[10] Caso o paciente tenha sido levado para um hospital incapaz de realizar ICP, deve-se idealmente transferi-lo para um hospital capaz. Se a transferência não for possível em tempo adequado, terapia fibrinolítica deve ser administrada aos pacientes com STEMI, exceto se contraindicada.[10] O tempo indicado para o tratamento medicamentoso para esses pacientes é de 30 minutos.

Uma vez estabilizado, o paciente é avaliado no tocante à transferência de hospital para angiografia e revascularização entre 3 e 24 horas.

Reperfusão precoce do tecido miocárdico é essencial para a preservação da função miocárdica. A ICP é uma intervenção efetiva para o restabelecimento do fluxo sanguíneo para o miocárdio isquêmico. A angioplastia coronária percutânea transluminal (PTCA; do inglês, *percutaneous transluminal coronary angioplasty*), procedimento invasivo no qual a artéria coronária associada ao infarto é dilatada com um cateter com balão, é um tipo usado de ICP. Uma vez que a artéria tenha sido aberta pelo balão, um *stent* pode ser nela inserido. (Ver Capítulo 18 para uma discussão mais detalhada sobre o procedimento de PTCA.)

Uma dose de 162 a 325 mg de ácido acetilsalicílico é administrada ao paciente antes da ICP primária e tal fármaco é indefinidamente continuado.[10] Uma carga de inibidor do receptor de $P2Y_{12}$ é administrada o quanto antes ou no horário da ICP. Incluem-se entre os fármacos que podem ser usados clopidogrel, prasugrel e ticagrelor. Caso o paciente receba *stent*, um fármaco $P2Y_{12}$ é continuado por 1 ano.[10] Regimes anticoagulantes são também recomendados para pacientes submetendo-se a ICP. Heparina não fracionada é usada para a manutenção de níveis terapeuticamente ativados de tempo de coagulação.[10] Em pacientes selecionados, pode ser usado um antagonista do receptor GP IIb/IIIa. Se a ICP tiver sido malsucedida, o paciente pode ser avaliado no tocante a CRM. Os cuidados do paciente submetido a ICP são descritos no Capítulo 18 (ver Quadro 18.9).

▶ **Terapia fibrinolítica.** Exceto quando contraindicada, a terapia fibrinolítica é administrada ao paciente com STEMI e com início dos sintomas isquêmicos nas últimas 12 horas, quando estima-se que uma ICP primária não poderá ser realizada dentro de 120 minutos do primeiro contato médico.[10] Tal terapia também é recomendada para pacientes com STEMI que não

---

Quadro 21.6 Tratamento inicial do paciente com STEMI.

Ação: Administrar ácido acetilsalicílico, 160 a 325 mg mastigáveis.
Justificativa: O ácido acetilsalicílico é utilizado porque diminui a agregação plaquetária. Esse efeito é importante porque as plaquetas são um dos principais componentes na formação de trombo quando uma placa coronariana se rompe. Demonstrou-se que o ácido acetilsalicílico reduz independentemente as taxas de mortalidade nos pacientes com infarto agudo do miocárdio. Os pacientes diagnosticados com infarto do miocárdio devem continuar definitivamente o uso de ácido acetilsalicílico.
Ação: Depois de registrar o ECG inicial de 12 derivações, colocar o paciente sob um monitor cardíaco e obter ECG seriados. Monitorar continuamente o segmento ST.
Justificativa: O ECG de 12 derivações é central na decisão da via para o diagnóstico e tratamento do paciente. O paciente é colocado sob um monitor cardíaco contínuo depois que um ECG de 12 derivações é registrado para detectar as arritmias e monitorar as alterações do segmento ST.
Ação: Administrar oxigênio por cânula nasal se a saturação do exigênio for < 90%.
Justificativa: Com frequência, a hipoxemia acontece nos pacientes com infarto do miocárdio por causa de edema pulmonar. Se o edema pulmonar grave estiver presente e o paciente estiver em sofrimento respiratório, a intubação pode ser necessária. Um oxímetro de pulso é usado, e, quando houver tempo, pode ser coletada uma amostra para a gasometria arterial.
Ação: Administrar nitroglicerina sublingual (a menos que a pressão arterial sistêmica seja inferior a 90 mmHg ou a frequência cardíaca

seja inferior a 50 ou maior que 100 bpm). Dar 0,4 mg a cada 5 min em um total de 3 doses.
Justificativa: A nitroglicerina ajuda a promover a vasodilatação, porém é relativamente ineficaz no alívio da dor nos estágios iniciais de um infarto do miocárdio. A nitroglicerina intravenosa é recomendada para os pacientes com infarto agudo do miocárdio com dor persistente, para controle da hipertensão ou para tratamento da congestão pulmonar.
Ação: Fornecer a analgesia adequada com sulfato de morfina.
Justificativa: A morfina é o medicamento de escolha para aliviar a dor de um infarto do miocárdio. O medicamento é administrado por via intravenosa em pequenas doses (2 a 4 mg) e pode ser repetido a cada 5 min até que a dor seja aliviada. Rigoroso monitoramento respiratório está indicado, porque a morfina pode deprimir as respirações e causar hipotensão.
Ação: Administrar o betabloqueador dentro das primeiras 24 h, exceto se contraindicado.
Justificativa: Agentes betabloqueadores podem diminuir a demanda miocárdica de oxigênio ao reduzirem a frequência cardíaca, pressão arterial sistêmica e contratilidade miocárdica.
Ação: Administrar inibidor da enzima conversora de angiotensina (ECA) dentro das primeiras 24 h.
Justificativa: Inibidores da enzima conversora da angiotensina (ECA) interferem com a formação do hormônio (angiotensina II) capaz de estreitar (constringir) os vasos sanguíneos. Os inibidores de ECA auxiliam na redução da pressão arterial e diminuem a carga de trabalho do coração.

Dados de O'Gara PT, Kuschner FG, Ascheim DD *et al.*: 2013 ACCF/AHA guideline for the management of ST-elevation myocardial infarction: A report of the American College of Cardiology Foundation/American Heart Association Task Force on Practice Guidelines. J Am Coll Cardiol 61:e78–e140, 2013.

402 Parte 5 Sistema Cardiovascular

podem receber ICP caso haja evidências clínicas e/ou eletro-cardiográficas de início de isquemia dentro de 12 a 24 horas do início dos sintomas, bem como caso uma grande área do miocárdio esteja em risco ou hemodinamicamente instável.[10]

Os medicamentos fibrinolíticos lisam os trombos coronários ao converterem o plasminogênio em plasmina. Essa conversão provoca a degradação de fibrina e fibrinogênio, resultando em lise do coágulo. O Quadro 21.7 lista as contraindicações para a terapia fibrinolítica.[10] Agentes fibrinolíticos usados para o tratamento de pacientes com STEMI incluem estreptoquinase, alteplase, reteplase e tececteplase.[10]

A meta consiste em concluir a avaliação do paciente e a administração do medicamento fibrinolítico (quando indicado) dentro de 30 minutos da chegada do paciente à emergência. Existe uma diminuição tempo-dependente tanto na taxa de mortalidade quanto de morbidade durante as 12 horas iniciais após o início dos sintomas.[10]

Para o paciente que recebe terapia fibrinolítica, dois a três acessos venosos periféricos com dispositivo de grosso calibre (18F) são em geral instalados. Um acesso é para o fibrinolítico, e um a dois são para a administração de outros medicamentos. Os locais subclávia e jugular são evitados porque eles não são passíveis de compressão, e pode haver perda de sangue para o tórax ou pescoço. Algum tipo de dispositivo de amostragem de sangue também é inserido, de modo que possam ser evitadas as punções venosas periféricas.

> **Quadro 21.7** **Contraindicações e precauções para fibrinólise no infarto do miocárdio com supradesnivelamento do segmento ST.***

Contraindicações absolutas

- Qualquer hemorragia intracraniana prévia
- Lesão vascular cerebral estrutural conhecida (p. ex., malformação arteriovenosa)
- Neoplasia intracraniana maligna conhecida (primária ou metastática)
- Suspeita de dissecção da aorta
- Sangramento ativo ou diátese hemorrágica (excluindo a menstruação)
- Trauma facial ou craniano fechado significativo dentro de 3 meses
- Cirurgia intracraniana ou intraespinal dentro de 2 meses
- Para estreptoquinase, tratamento anterior durante os últimos 6 meses

Contraindicações relativas

- História de hipertensão crônica, grave, mal controlada
- Hipertensão significativa na apresentação (pressão arterial sistólica maior que 180 mmHg ou pressão arterial diastólica maior que 110 mmHg)
- História de acidente vascular cerebral isquêmico prévio há mais de 3 meses
- Demência
- Patologia intracraniana conhecida não coberta nas contraindicações
- RCP traumática ou prolongada (superior a 10 min)
- Cirurgia maior (< 3 semanas)
- Sangramento interno recente (dentro de 2 a 4 semanas)
- Punções vasculares não compressíveis
- Gravidez
- Úlcera péptica ativa
- Terapia anticoagulante oral

*Visto como aconselhamento para a tomada de decisão clínica e pode não ser totalmente inclusivo e definitivo.
De O'Gara PT, Kuschner FG, Ascheim DD et al.: 2013 ACCF/AHA guideline for the management of ST-elevation myocardial infarction: A report of the American College of Cardiology Foundation/American Heart Association Task Force on Practice Guidelines. J Am Coll Cardiol 61:e96, 2013.

O paciente é rigorosamente monitorado durante e após a infusão de um agente fibrinolítico. A enfermeira avalia o paciente para resolução da dor torácica, normalização dos segmentos ST elevados, desenvolvimento de arritmias de reperfusão, quaisquer reações alérgicas, evidência de sangramento e início de hipotensão. As arritmias de reperfusão comumente observadas incluem ritmo idioventricular acelerado, taquicardia ventricular e BAV.

Terapia antiplaquetária adjuvante com ácido acetilsalicílico e clopidogrel é também usada em pacientes submetidos a terapia fibrinolítica. O ácido acetilsalicílico é continuado indefinidamente e o clopidogrel deve ser continuado por pelo menos 14 dias. Terapia anticoagulante também é iniciada, a fim de melhorar a permeabilidade dos vasos sanguíneos e prevenir reoclusão.

A avaliação das complicações permanece uma intervenção primordial da enfermeira. O paciente é rigorosamente monitorado para evidenciar reoclusão da artéria coronária. Os indicadores da reoclusão incluem dor torácica, supradesnivelamento do segmento ST e instabilidade hemodinâmica. Também é essencial a observação rigorosa para evidenciar sangramento. O paciente é cuidadosamente avaliado para indicações de sangramento subcutâneo ou em mucosas. A enfermeira também monitora o paciente quanto a sinais de sangramento interno, incluindo os resultados positivos de urina e fezes para sangue ou os níveis alterados de consciência devido ao sangramento intracraniano.

■ Tratamento intensivo e cuidados intermediários

A meta do tratamento para o paciente na unidade de terapia intensiva e na unidade de terapia intermediária continua a ser a de maximizar o débito cardíaco enquanto minimiza rigorosamente a carga de trabalho cardíaca. Para atingir essa meta, o paciente terá os sinais vitais verificados com frequência e continuará sob um monitor cardíaco para o monitoramento do segmento ST. A derivação selecionada para monitoramento deve basear-se na localização do infarto e no ritmo subjacente. São registrados os ECG seriados e as avaliações seriadas dos marcadores cardíacos séricos do infarto. São monitoradas a bioquímica e a hematologia séricas.

Durante as primeiras 12 horas de hospitalização, os pacientes que estão hemodinamicamente estáveis e sem desconforto torácico do tipo isquêmico permanecem em repouso no leito com recomendação para uso da cadeira higiênica à beira do leito. O nível de atividade aumenta gradualmente nos pacientes com estabilidade hemodinâmica. É dada cuidadosa atenção ao alívio máximo da dor. A nitroglicerina não é um substituto apropriado para os analgésicos. Um oxímetro de pulso é utilizado para monitorar continuamente a saturação de oxigênio, constituindo-se em um bom indicador de hipoxemia precoce. Oxigênio é apropriado para pacientes com hipoxia (saturação de oxigênio menor que 90%).

Com frequência, o paciente permanece em dieta zero até que fique isento de dor. Com a isenção da dor, o paciente recebe líquidos leves e avança para a dieta saudável para o coração, conforme tolerado. Os pesos diários são registrados e o balanço hídrico é medido para detectar a retenção de líquidos. Os emolientes fecais são administrados de modo que o paciente evite a manobra de Valsalva. Durante essa manobra, a expiração forçada contra a glote fechada provoca alterações súbitas e significativas na pressão arterial sistólica e na frequência cardíaca. Essas alterações podem influenciar a repolarização endocárdica regional e colocam o paciente em risco para arritmias ventriculares.

Capítulo 21 Infarto Agudo do Miocárdio **403**

▸ **Terapia farmacológica.** Os antiarrítmicos profiláticos durante as primeiras 24 horas de hospitalização não são recomendados. No entanto, o acesso fácil a atropina, lidocaína, amiodarona, placas de marca-passo transcutâneo, fios de marca-passos transvenosos, desfibrilador e epinefrina é essencial para o tratamento das arritmias. Ácido acetilsalicílico diário prossegue em uma base indefinida. O clopidogrel é adicionado ao regime de ácido acetilsalicílico dos pacientes com STEMI e continuado por 14 dias.[10] Betabloqueadores e inibidores de ECA são iniciados nas primeiras 24 horas, exceto se contraindicados. Os betabloqueadores são continuados durante e após a hospitalização. Durante os primeiros dias depois do STEMI, é importante normalizar os níveis glicêmicos do paciente. Uma infusão de insulina pode ser necessária para alcançar essa meta. Terapia de manejo lipídico é iniciada caso seja indicada.

▸ **Monitoramento hemodinâmico.** O uso de um cateter de artéria pulmonar para o monitoramento hemodinâmico está indicado no paciente com infarto do miocárdio que apresenta insuficiência cardíaca grave ou progressiva ou edema pulmonar, choque cardiogênico, hipotensão progressiva ou suspeita de complicações mecânicas, como defeito septal ventricular, ruptura de músculo papilar ou tamponamento pericárdico. A pressão de oclusão da artéria pulmonar (POAP) é rigorosamente acompanhada para a avaliação das pressões de enchimento ventricular esquerdo. Uma POAP abaixo de 18 mmHg pode indicar depleção do volume, enquanto uma POAP maior que 18 mmHg indica congestão pulmonar ou choque cardiogênico. Usando-se a técnica de termodiluição, podem ser realizadas medições frequentes do débito cardíaco e do índice cardíaco para avaliar ainda mais o estado hemodinâmico. Em algumas situações, o monitoramento da saturação de oxigênio arterial também pode ser útil. (Para uma discussão mais detalhada do monitoramento hemodinâmico, ver Capítulo 17.)

O monitoramento arterial invasivo está indicado para os pacientes com infarto do miocárdio que apresentam hipotensão grave ou para aqueles que recebem medicamentos vasopressores ou vasodilatadores. As diretrizes interdependentes do cuidado para o paciente com infarto do miocárdio (Quadro 21.8) fornecem informações adicionais sobre o cuidado desses pacientes.

Quadro 21.8 Diretrizes interdependentes do cuidado para o paciente com infarto do miocárdio.

Resultados	Intervenções
Padrão respiratório ineficaz **Troca de gases prejudicada**	
O paciente apresenta gasometria arterial dentro dos limites normais e valor de oximetria de pulso > 90%	Avaliar frequência e esforço respiratórios e murmúrio vesicular a cada 2 a 4 h. Obter a gasometria arterial de acordo com a prescrição ou conforme os sinais de angústia respiratória. Monitorar a saturação arterial com o oxímetro de pulso. Fornecer oxigênio suplementar por cânula nasal ou máscara facial para saturação de oxigênio < 90%. Fornecer intubação e ventilação mecânica quando necessário. (Consultar Capítulo 25, Quadro 25.15)
Não há evidência de edema pulmonar na radiografia de tórax e pelo murmúrio vesicular limpo	Obter radiografia de tórax quando solicitado. Administrar diurético de acordo com a prescrição. Monitorar os sinais de sobrecarga de líquidos conforme descrito adiante. Pesar o paciente diariamente
Não há evidência de atelectasia	Encorajar os pacientes não intubados a usar o espirômetro de incentivo, exercício de tosse e respiração profunda a cada 4 h e de acordo com a necessidade. Enquanto em repouso no leito, mudar o decúbito do paciente de um lado para outro a cada 2 h
Perfusão tissular cardíaca diminuída **Risco de choque** **Débito cardíaco diminuído** **Risco de hemorragia**	
Os sinais vitais estão dentro dos limites de normalidade, inclusive a PAM > 70 mmHg e índice cardíaco > 2,2 ℓ/min/m²	Monitorar a FC e PA a cada 1 a 2 h e quando necessário durante a fase de insuficiência aguda. Colaborar na inserção do cateter de artéria pulmonar. Monitorar PAP e POAP, PVC ou pressão atrial direita (PAD) a cada 1 h e débito cardíaco, RVS e RVP a cada 6 a 12 h quando o cateter de artéria pulmonar estiver em posição. Manter o acesso venoso permeável. Administrar agentes inotrópicos positivos e reduzir a pós-carga com agentes vasodilatadores, orientado por parâmetros hemodinâmicos e prescrições médicas. Avaliar o efeito dos medicamentos sobre PA, FC e parâmetros hemodinâmicos. Preparar o paciente para a assistência com bomba por balão intra-aórtico, quando necessário
O paciente não exibe evidência de insuficiência cardíaca devido ao débito cardíaco diminuído	Restringir a administração de volume, conforme indicado pelos valores de POAP ou PVC. Avaliar quanto à distensão venosa no pescoço, estertores pulmonares, B_3 ou B_4, edema periférico, parâmetros aumentados da pré-carga, onda "a" elevada no formato de onda de PVC, PAD ou POAP. Monitorar o ECG de 12 derivações diariamente e em caso de necessidade
O paciente não apresenta evidência de disfunção miocárdica adicional, como ECG ou enzimas cardíacas alterados	Monitorar os marcadores cardíacos, magnésio, fósforo, cálcio e potássio, conforme prescrito. Monitorar o ECG quanto a alterações compatíveis com o infarto do miocárdio em evolução. Considerar a obtenção das derivações torácicas precordiais direitas e posteriores, ECG de 12 derivações, se a parede inferior/ventrículo direito estiver envolvido. Relatar e tratar as anormalidades de acordo com os protocolos ou prescrições

(continua)

404 Parte 5 Sistema Cardiovascular

Quadro 21.8 Diretrizes interdependentes do cuidado para o paciente com infarto do miocárdio. (*Continuação*)

Resultados	Intervenções
As arritmias estão controladas	Fornecer monitoramento contínuo do ECG nas derivações apropriadas. Registrar as fitas de ritmo em cada turno. Antecipar a necessidade de/administrar agentes farmacológicos para controlar as arritmias
Depois de ICP e terapia fibrinolítica, o paciente apresentará alívio da dor; sem evidência de sangramento; sem evidência de reação alérgica	Avaliar, monitorar e tratar a dor, conforme descrito adiante. Monitorar os sinais de reperfusão, como arritmias, retorno do segmento ST à linha de base. Monitorar sinais de sangramento, incluindo as avaliações neurológicas, GI e GU. Monitorar PT, aPTT, ACT de acordo com o protocolo. Dispor de antídotos dos anticoagulantes. Avaliar prurido, urticárias, início súbito de hipotensão ou taquicardia. Administrar hidrocortisona ou difenidramina de acordo com o protocolo
Não há evidência de choque cardiogênico, disfunção valvar cardíaca ou defeito septal ventricular	Monitorar o ECG, batimentos cardíacos, parâmetros hemodinâmicos, nível de consciência e murmúrio vesicular quanto a alterações. Relatar e tratar as alterações deletérias conforme indicado
Desequilíbrio eletrolítico Perfusão renal ineficaz Risco de volume de líquidos desequilibrado	
A função renal é mantida conforme evidenciado pelo débito urinário > 30 mℓ/h, valores laboratoriais normais	Monitorar o balanço hídrico a cada 1 a 2 h. Monitorar ureia, creatinina, eletrólitos diariamente e quando necessário. Pesar diariamente. Administrar o volume de líquido e os diuréticos conforme a prescrição
Risco de queda Mobilidade física prejudicada Risco de intolerância à atividade	
O paciente irá aderir às limitações das atividades da vida diária	Fornecer explicações claras sobre as limitações. Fornecer repouso ao leito com manutenção da cadeira higiênica para uso à beira do leito durante as primeiras 6 h. Progredir para a poltrona durante as refeições, para banhar-se sozinho e para o uso do vaso sanitário. Avaliar continuamente a resposta do paciente a todas as atividades
O paciente não cairá nem irá lesionar-se acidentalmente	Fornecer ambiente seguro para evitar quedas, equimoses ou lesões. Usar dispositivos de autoproteção conforme indicado e de acordo com a política do hospital
Integridade da pele prejudicada	
O paciente não apresenta evidência de ruptura cutânea	Mudar o decúbito a cada 2 h, enquanto o paciente estiver em repouso no leito. Avaliar a pele quanto a sinais sobre as áreas de pressão, quando virar. Considerar o colchão de redução/alívio da pressão para os pacientes de alto risco. Usar a Escala de Braden (ver Capítulo 51, Figura 51.4) para monitorar o risco de ruptura cutânea
Nutrição desequilibrada Desequilíbrio eletrolítico	
A ingesta calórica e de nutrientes satisfaz os requisitos metabólicos por cálculo (p. ex., gasto energético basal)	Fornecer a dieta apropriada: alimentação oral, parenteral ou enteral. Fornecer líquidos leves ou consistentes durante as primeiras 24 h. Restringir sódio, lipídios, colesterol, líquido e calorias, quando indicado. Consultar a nutricionista ou os serviços de suporte nutricional
O paciente apresenta valores laboratoriais normais que refletem o estado nutricional	Monitorar albumina, pré-albumina, transferrina, colesterol, triglicerídios, proteína total
Conforto prejudicado	
O paciente apresenta alívio da dor torácica	Usar a escala análoga visual para avaliar a quantidade de dor
Não há evidência de dor, como FC, PA, FR aumentadas ou agitação durante a atividade ou os procedimentos	Avaliar a qualidade, a duração e a localização da dor. Administrar sulfato de morfina IV e monitorar a dor e a resposta hemodinâmica. Administrar adequadamente os analgésicos para a dor torácica e avaliar a resposta. Monitorar a resposta fisiológica à dor durante os procedimentos ou depois da administração do medicamento analgésico. Proporcionar um ambiente calmo e tranquilo
Enfrentamento ineficaz Manutenção da saúde ineficaz Resiliência prejudicada	
O paciente mostra ansiedade diminuída, como se observa pela sua conduta tranquila e sinais vitais durante, por exemplo, procedimentos e conversações	Avaliar os sinais vitais durante tratamentos. Fornecer as explicações e a tranquilização estável de maneira calma e afetuosa. Administrar com cautela os sedativos e monitorar a resposta
O paciente/família mostra compreensão do infarto do miocárdio e do plano de tratamento fazendo perguntas e participando do cuidado	Consultar os serviços sociais e religiosos, quando apropriado. Avaliar a história dos mecanismos de enfrentamento. Permitir a livre expressão dos sentimentos. Encorajar a participação do paciente/família no cuidado logo que apropriado. Fornecer intervalos de tempo para o repouso e sono adequados

Quadro 21.8	Diretrizes interdependentes do cuidado para o paciente com infarto do miocárdio. (*Continuação*)
Resultados	**Intervenções**
Ensino/planejamento de alta	
O paciente relata a ocorrência de desconforto ou dor torácica	Explicar a importância de relatar todos os episódios de dor torácica. Fornecer explicações e informações frequentes à família
A família demonstra enfrentamento adequado durante a fase crítica de um infarto agudo do miocárdio	Encorajar a família a fazer perguntas em relação ao plano de tratamento, resposta do paciente à terapia, prognóstico, e assim por diante
Na preparação da alta para casa, o paciente explica os níveis de atividade, restrições alimentares, regime medicamentoso, o que fazer se a dor reincidir	Fazer os encaminhamentos apropriados e pareceres precocemente durante a hospitalização. Iniciar a educação em saúde da família em relação à dieta saudável para o coração, programa de reabilitação cardíaca, estratégias de redução de estresse, tratamento da dor torácica, depois de superada a fase de crise

▶ **Exames diagnósticos adicionais.** Algumas vezes, podem ser necessários exames adicionais após o paciente estar estável. Eles incluem teste de esforço, ecocardiogramas, imageamento de perfusão miocárdica, angiocardiografia de radionuclídeos, TC, RM ou tomografia por emissão de pósitrons. (Ver Capítulo 17 para uma discussão sobre esses exames.)

Complicações

A enfermeira monitora rigorosamente o paciente com infarto do miocárdio para a evidência de complicações. Inúmeras complicações podem acontecer, e uma lista de possíveis complicações é fornecida no Quadro 21.9. O reconhecimento e o tratamento imediatos das complicações são essenciais na redução de mortalidade e morbidade.

■ Complicações hemodinâmicas

A isquemia miocárdica recorrente pode acometer pacientes e, com frequência, é transitória. Um infarto do miocárdio recorrente é outra complicação possível. Se o reinfarto acontece dentro das primeiras 24 horas, pode ser difícil seu diagnóstico porque os marcadores cardíacos séricos ainda não retornaram ao nível basal. O reconhecimento e o tratamento precoces são essenciais para essas duas complicações vasculares. São feitos esforços para diminuir a demanda miocárdica de oxigênio, visando aliviar a dor. Pode-se considerar a revascularização cirúrgica de emergência.

O choque cardiogênico é a complicação miocárdica mais grave do infarto do miocárdio. O choque cardiogênico acontece por causa da perda das forças contráteis do coração, resultando em disfunção ventricular esquerda. Essa perda das forças contráteis pode resultar de complicações mecânicas como ruptura do músculo papilar, ruptura da parede livre com tamponamento e infarto ventricular direito. (Para uma discussão mais detalhada sobre o choque cardiogênico, ver Capítulo 54.)

As manifestações clínicas do choque cardiogênico incluem pulso rápido e filiforme; pressão de pulso estreita; dispneia; taquipneia; estertores inspiratórios; veias do pescoço distendidas; dor torácica; pele fria e úmida; oligúria; e raciocínio diminuído. A análise gasométrica arterial revela PaO_2 diminuída e alcalose respiratória. Os achados hemodinâmicos incluem pressão arterial sistólica inferior a 85 mmHg, pressão arterial média inferior a 65 mmHg, índice cardíaco menor que 2,2 ℓ/minuto/m² e POAP maior que 18 mmHg. As enzimas cardíacas podem mostrar elevação adicional ou retardo em atingir os valores máximos.

A meta do tratamento para o choque cardiogênico consiste em minimizar a carga de trabalho do coração e maximizar o fornecimento de oxigênio miocárdico. Ações imediatas devem ser empreendidas para melhorar a perfusão tissular e preservar o miocárdio viável. Para melhorar a oxigenação, oxigênio suplementar é fornecido para o paciente e, quando necessário, o paciente pode ser intubado e colocado em um ventilador mecânico. Os esforços são direcionados no sentido de restaurar a pressão arterial. Isso pode exigir a interrupção dos medicamentos vasodilatadores e dos medicamentos com efeitos inotrópicos negativos. O uso de agentes inotrópicos e vasopressores é individualizado e guiado por monitoramento hemodinâmico.[10]

Quadro 21.9	Complicações do infarto agudo do miocárdio.

Complicações hemodinâmicas

- Hipotensão
- Congestão pulmonar
- Choque cardiogênico
- Infarto ventricular direito
- Isquemia recorrente
- Infarto recorrente

Complicações miocárdicas

- Disfunção diastólica
- Disfunção sistólica
- Insuficiência cardíaca

Complicações mecânicas

- Ruptura de músculo papilar com regurgitação mitral
- Ruptura da parede ventricular esquerda livre
- Ruptura septal ventricular
- Aneurisma ventricular esquerdo

Complicações pericárdicas

- Pericardite
- Síndrome de Dressler
- Derrame pericárdico

Complicações tromboembólicas

- Trombose mural
- Tromboembolia sistêmica
- Trombose venosa profunda
- Embolia pulmonar

Complicações arrítmicas

- Taquicardia ventricular
- Fibrilação ventricular
- Taquiarritmias supraventriculares
- Bradiarritmias
- Bloqueio atrioventricular (primeiro, segundo ou terceiro grau)

Dados de O'Gara PT, Kuschner FG, Ascheim DD *et al.*: 2013 ACCF/AHA guideline for the management of ST-elevation myocardial infarction: A report of the American College of Cardiology Foundation/American Heart Association Task Force on Practice Guidelines. J Am Coll Cardiol 61:e78–e140, 2013.

Parte 5 Sistema Cardiovascular

O tratamento também pode exigir o uso de uma bomba por balão intra-aórtico (BIA). Esse dispositivo invasivo ajuda a melhorar a perfusão da artéria coronária e a diminuir a pós-carga ventricular esquerda. Um dispositivo de assistência ventricular esquerda pode ser considerado. (Para uma discussão mais detalhada da terapia com BIA e dispositivos de assistência ventricular esquerda, ver Capítulo 18.)

■ Complicações mecânicas

Complicações mecânicas ocorrem, em sua maioria, nas primeiras 24 horas ou dentro de 1 semana. As complicações mecânicas mais catastróficas do infarto do miocárdio são a ruptura do septo interventricular e a ruptura da parede ventricular esquerda livre. Essas situações clínicas desenvolvem-se com rapidez e resultam em deterioração fisiológica quase imediata.

▶ **Ruptura da parede septal ventricular.** A ruptura da parede septal ventricular ocorre mais frequentemente dentro das primeiras 24 horas em pacientes com STEMI tratados com terapia fibrinolítica.[10] O paciente apresenta-se com um sopro sistólico alto e novo associado com insuficiência cardíaca e choque cardiogênico. Além disso, o paciente exibe dispneia progressiva, taquicardia e congestão pulmonar. O paciente é mantido com hidratação venosa, suporte inotrópico, agentes vasodilatadores e contrapulsação por BIA até que a cirurgia de emergência seja possível. Com frequência, é impossível manter clinicamente o paciente até que a reparação cirúrgica aconteça.

▶ **Ruptura da parede ventricular esquerda livre.** A ruptura da parede ventricular esquerda livre ocorre mais frequentemente nos pacientes com seu primeiro infarto do miocárdio, com infartos anteriores, idosos ou mulheres. Outros fatores de risco incluem hipertensão durante a fase aguda do STEMI, ausência de angina ou infarto do miocárdio anterior, ausência de fluxo sanguíneo colateral, ondas Q ao ECG, uso de corticosteroides ou medicamentos anti-inflamatórios não esteroides e administração de terapia fibrinolítica mais de 14 horas após o início dos sintomas.[10] O paciente com ruptura da parede livre apresenta dor torácica recorrente e alterações nas ondas ST-T, com progressão rápida para colapso hemodinâmico, dissociação eletromecânica e morte.[10] Esse evento acontece tão subitamente e com tal intensidade que, com frequência, os esforços para preservar a vida são inúteis.

▶ **Regurgitação mitral.** Regurgitação mitral após STEMI é o resultado de ruptura do músculo papilar ou remodelamento ventricular esquerdo pós-infarto com deslocamento dos músculos papilares, restrição dos folhetos ou dilatação anular. Pacientes com regurgitação mitral aguda grave podem desenvolver murmúrio sistólico, edema pulmonar e/ou choque. Pode-se tentar estabilização temporária com diuréticos e agentes redutores de pós-carga ou BIA até a realização da cirurgia de emergência.

▶ **Complicação pericárdica.** A incidência de pericardite aguda após STEMI diminuiu com o uso de terapia de reperfusão.[10] O paciente queixa-se de dor torácica, a qual pode ser confundida com a dor isquêmica. A dor precordial da pericardite intensifica-se com respiração profunda, tosse, deglutição e dependendo da posição. A dor diminui quando o paciente se senta e se inclina para diante. O paciente pode exibir febre, em geral inferior a 38,6°C, que dura vários dias. À ausculta, um atrito pode ser frequentemente ouvido ao longo da borda esternal esquerda. Alguns atritos são transitórios; por

conseguinte, a ausência de um atrito não é conclusiva. Com frequência, o ECG mostra supradesnivelamento do segmento ST com a concavidade para cima em cinco ou mais derivações. O tratamento com ácido acetilsalicílico é recomendado.

▶ **Complicações tromboembólicas e hemorrágicas.** As tromboembolias ocorrem menos em pacientes com infarto do miocárdio do que anteriormente, graças ao uso rotineiro de anticoagulantes. Os pacientes com trombose venosa profunda (TVP) podem apresentar predisposição, por causa da resposta inflamatória sistêmica associada a infarto, imobilidade, estase venosa e débito cardíaco reduzido. A embolia pulmonar é um risco para pacientes com TVP. Depois do infarto do miocárdio, os pacientes também estão em risco para a embolia sistêmica que em geral se origina na parede do ventrículo esquerdo. Esses êmbolos podem ocluir as artérias cerebral, renal, mesentérica ou iliofemoral.

Pacientes com STEMI que recebem terapia com heparina são monitorados atentamente quanto a trombocitopenia induzida por esse fármaco. A complicação hemorrágica é outra condição que a enfermeira monitora atentamente. Os níveis de hemoglobina e hematócrito são avaliados regularmente e sinais precoces de hemorragia devem ser identificados.

▶ **Complicações arrítmicas.** As arritmias cardíacas e os distúrbios de condução frequentemente acompanham os infartos agudos do miocárdio e podem comportar risco de morte. As causas das complicações elétricas são muitas e incluem isquemia miocárdica, necrose miocárdica, tônus autônomo alterado, distúrbios eletrolíticos, distúrbios acidobásicos e efeitos medicamentosos adversos.

As arritmias ventriculares que ocorrem na fase pré-hospitalar causam a maioria dos casos de morte cardíaca súbita. O miocárdio isquêmico apresenta menor limiar fibrilatório, e poucas arritmias ventriculares são consideradas benignas depois de um infarto. Os pacientes podem apresentar taquiarritmias ou bradiarritmias durante a fase hospitalar do tratamento. Os ritmos supraventriculares podem ser o resultado das altas pressões atriais esquerdas causadas pela insuficiência ventricular esquerda.

Os distúrbios de condução depois do infarto do miocárdio podem incluir aqueles causados por anormalidades do nodo SA, do nodo AV ou do tecido de condução ventricular. A artéria coronária direita irriga o nodo SA em aproximadamente metade de todos os pacientes, e a artéria coronária circunflexa esquerda irriga o nodo SA na outra metade. Como a artéria coronária direita também é a fonte do sangue oxigenado para as paredes inferior, posterior direita e ventricular direita, os pacientes com IM de parede ventricular inferior, posterior direita ou direita estão em risco para distúrbios de condução resultantes de funcionamento deficiente do nodo SA. Os pacientes com infarto do miocárdio de parede lateral também estão em risco para distúrbios de condução do nodo SA, porque o vaso circunflexo esquerdo irriga a parede lateral do coração.

A artéria coronária direita também é a origem do sangue oxigenado para o nodo AV em cerca de 90% das pessoas. Portanto, os pacientes com infartos da parede inferior, posterior direita ou ventricular direita decorrentes de oclusão da artéria coronária direita estão em risco para distúrbios de condução do nodo AV. O BAV de primeiro grau e o BAV do tipo I de Mobitz (Wenckebach) podem aparecer, mas, com frequência, são transitórios. Esses distúrbios de ritmo podem progredir para o BAV completo e exigir a terapia com marca-passo.

A artéria coronária DAE é a fonte primária do aporte sanguíneo para o feixe de His e ramos do feixe. Por conseguinte, os pacientes com um infarto do miocárdio de parede anterior causado por uma oclusão da DAE estão em risco de defeitos da condução ventricular. Podem ocorrer defeitos de condução, como bloqueio de ramo direito, bloqueio de ramo esquerdo, bloqueio fascicular anterior, bloqueio fascicular posterior, bloqueio bifascicular ou bloqueio trifascicular.

Para os pacientes com infarto do miocárdio, a enfermeira monitora continuamente o ritmo e a frequência cardíaca, avalia os pulsos apical e periférico, ausculta o coração e monitora a pressão arterial e outros indicadores da hemodinâmica, como o débito urinário e o nível de consciência. As metas da terapia para as arritmias cardíacas e os distúrbios de condução são restaurar frequência cardíaca, ritmo e sincronia AV, bem como manter débito cardíaco adequado. Para alcançar essas metas, pode estar indicada a terapia farmacológica. A cardioversão pode ser empregada para tratar os pacientes com arritmias supraventriculares, como fibrilação atrial ou *flutter* atrial. O marca-passo transcutâneo pode estar indicado em uma situação de emergência para as arritmias com BAV até que possa ser iniciado um marca-passo transvenoso temporário. O paciente pode exigir o implante de marca-passo permanente para manter frequência e ritmo adequados. Alguns pacientes podem precisar de um desfibrilador cardioversor implantável para controlar as arritmias ventriculares. (Para uma discussão mais detalhada dos marca-passos e dos desfibriladores cardioversores implantáveis, ver Capítulo 18.)

■ Lesão renal aguda

Diversos fatores colocam o paciente com STEMI em risco para lesão renal aguda, tais como idade, função renal basal, medicamentos e estado hemodinâmico. Nefropatia induzida por contraste após angiografia é sempre um risco que requer monitoramento cuidadoso e hidratação ótima.[10]

■ Hiperglicemia

Controle cuidadoso da glicose é essencial para o paciente pós-STEMI. A taxa de mortalidade associada a hiperglicemia parece tão alta quanto a associada a hipoglicemia. Idealmente, o nível de glicose do paciente deve ser mantido abaixo de 180 mg/dℓ.

Reabilitação cardíaca

A preparação para a alta deve começar precocemente no curso da hospitalização do paciente. A educação do paciente e da família constitui um componente essencial do processo. Um paciente criticamente doente gravemente comprometido pode carecer da capacidade de processar e reter novas informações, mas, em geral, está motivado para aprender depois do evento com risco de morte. As diretrizes para a educação em saúde do paciente e da família depois de um infarto agudo do miocárdio são descritas na Tabela 21.2.

A reabilitação cardíaca é recomendada para a maioria dos pacientes depois de um infarto do miocárdio. A reabilitação cardíaca envolve uma combinação de exercício prescrito, educação e aconselhamento. As metas da reabilitação cardíaca são limitar os efeitos fisiológicos e psicológicos adversos da cardiopatia, modificar os fatores de risco, reduzir o risco de morte súbita ou reinfarto, controlar os sintomas cardíacos, estabilizar ou reverter o processo aterosclerótico e estimular os estados psicossocial e vocacional do paciente. Os componentes dos programas de reabilitação cardíaca incluem exercício, cessação do tabagismo, controle dos lipídios, controle do peso, controle da pressão arterial, intervenções psicológicas e orientação para o retorno ao trabalho.

Os programas de reabilitação cardíaca mostraram melhorar a capacidade funcional e a qualidade de vida do paciente e diminuir o estresse emocional, o risco de eventos coronários subsequentes e a mortalidade cardiovascular.[10] No entanto, embora os benefícios da reabilitação cardíaca sejam bem

Tabela 21.2 Ensino do paciente | Metas depois do infarto agudo do miocárdio.

	Quando deve ser esperado o domínio do conteúdo		
	Fase aguda	Antes da alta da UTI	Na alta hospitalar
Fisiopatologia da cardiopatia	Pode identificar a angina, usando uma escala de dor de 0 a 10 para referência	Pode iniciar o tratamento da angina (repouso, nitroglicerina, uso de O₂)	Instruído sobre medicamentos, quando procurar assistência médica
Ambiente do hospital	Cita os procedimentos	Faz as perguntas adequadas	Instruído sobre o processo da doença e terapia
Modificações do estilo de vida	Adere às limitações de atividade Adere às limitações da dieta	Pode explicar a relação entre atividade e carga de trabalho cardíaca Começa a atividade leve Relaciona os fatores de risco Seleciona as refeições apropriadas	Pode progredir na atividade conforme tolerado Entra no programa de reabilitação cardíaca Pode explicar as restrições nutricionais
Tratamento da doença	Aceita os medicamentos conforme a prescrição	Pode identificar os medicamentos Pode identificar os fatores de risco	Instruído sobre medicamentos, dose, regulação temporal, ação e efeitos colaterais Planos para a redução do fator de risco Começa o programa de reabilitação cardíaca
Adaptação emocional	Capaz de definir o sistema de suporte	Começa a comunicar sobre as mudanças do estilo de vida Fica envolvido na resolução das emoções relacionadas com a sobrevida a uma doença crítica	Envolve a si próprio e aos entes queridos nos planos para alterações do estilo de vida Expressa os sentimentos Participa no programa de recuperação do grupo

408 Parte 5 Sistema Cardiovascular

conhecidos, menos de 33% dos pacientes recebem informações ou aconselhamento sobre a reabilitação cardíaca antes de receber alta do hospital.

Depressão é comum entre indivíduos com doença coronariana e tem sido associada com o risco aumentado para desfechos adversos em pacientes com SCA. Dessa forma, os pacientes devem ser avaliados quanto a evidências de depressão e um plano de tratamento precisa ser desenvolvido como parte do processo de reabilitação.[11]

Os membros da família dos pacientes com infarto do miocárdio devem ser incluídos no processo educacional, de modo que eles possam aprender sobre a cardiopatia e ajudar o paciente a alcançar as metas da reabilitação. Os membros da família também devem ter a oportunidade de aprender a reanimação cardiopulmonar, porque a maioria dos episódios de parada cardíaca nos pacientes com infarto do miocárdio acontece dentro dos primeiros 18 meses depois da alta hospitalar.

Desafios relacionados à aplicabilidade clínica

Estudo de caso

A Sra. T., uma mulher branca de 74 anos de idade, apresentou-se ao setor de emergência às 10h30. Queixava-se de dor torácica subesternal com com irradiação para as costas, com início uma hora antes. A dor não alivia com repouso ou um comprimido de nitroglicerina sublingual. Ela descreve a dor como incômoda e a classifica como nível 7 em uma escala de 10. Sente náuseas, mas não vomitou. A Sra. T. tem história de hipertensão, diabetes e níveis elevados de cholesterol. Não apresenta alergia conhecida a medicamentos.

No exame físico, a Sra. T. mostra-se desperta, alerta, orientada e ansiosa. Sua pele está fria e diaforética. Apresenta pressão arterial 96/52; frequência cardíaca de 112 bpm; frequência respiratória regular de 22 incursões/min; saturação de oxigênio 92%; e temperatura de 36,7°C. O exame cardíaco revela B_1, B_2 e uma B_3. A paciente não apresenta distensão venosa jugular. Pulsos periféricos estão presentes, mas fracos, e há edema bilateral 1+ nos pés. Ausculta dos pulmões revela estertores bilaterais basilares crepitantes. Não há evidência de cianose ou baqueteamento digital. O exame abdominal mostra sons intestinais positivos em todos os quadrantes. O abdome da paciente está macio e não edemaciado, sem massas palpáveis.

A enfermeira imediatamente registra um ECG de 12 derivações que mostra supradesnivelamento de 4 mm no segmento ST nas derivações II, III e aVF. Amostras sanguíneas são coletadas e revelam nível elevado de troponina. Ácido acetilsalicílico é administrado à Sra. T., além de ser iniciada uma linha IV. A dor é tratada com sulfato de morfina IV. A Sra. T é diagnosticada com STEMI agudo na parede inferior e é admitida na unidade de cuidados coronários. No segundo dia após sua admissão, a Sra. T. queixa-se de que a dor torácica piora com respirações profundas e alivia quando ela se senta ou inclina-se para a frente. Ela apresenta febre baixa. No exame físico, mostra fricção pericárdica à ausculta cardíaca.

1. A Sra. T. foi diagnosticada com infarto da parede inferior do miocárdio. Que artéria coronária mais provavelmente está ocluída e que potenciais complicações são de monitoramento prioritário?
2. Além de ECG rotineiro de 12 derivações, que outro monitoramento eletrocardiográfico deve ser feito e por quê?
3. Qual pode ser a causa da dor da Sra. T. no segundo dia?

22

Cirurgia Cardíaca

Mandy Snyder

Objetivos de aprendizagem

Com base no conteúdo deste capítulo, o leitor deverá ser capaz de:

1. Discutir as indicações para a cirurgia de revascularização miocárdica e para a cirurgia valvar.
2. Descrever os cuidados de enfermagem do paciente antes e depois da cirurgia de revascularização miocárdica.
3. Comparar e contrastar as implicações fisiopatológicas da estenose e da insuficiência das valvas mitral e aórtica.
4. Explicar as intervenções de enfermagem usadas na prevenção de complicações após cirurgia cardíaca.
5. Discutir os cuidados de enfermagem do paciente antes e depois de endarterectomia carotídea.

Apesar da ênfase na modificação e eliminação dos fatores de risco, a doença cardiovascular ainda é uma causa importante de incapacidade e morte nos EUA. O desenvolvimento de novos tratamentos, como agentes trombolíticos e anticoagulantes, angioplastia por balão e colocação de stent da artéria coronária, melhorou o manejo clínico da doença cardíaca. Essas abordagens não cirúrgicas são discutidas no Capítulo 18. No entanto, a intervenção cirúrgica ainda é a opção preferida para alguns algumas populações de pacientes com doença arterial coronariana (DAC) e a doença valvar.

Indicações para cirurgia cardíaca

Doença arterial coronariana

Uma discussão sobre a fisiopatologia da DAC é encontrada no Capítulo 21.

Cirurgia de revascularização miocárdica

Na cirurgia de revascularização miocárdica (CRM), segmentos de veias ou artérias originais são "coletados" durante a fase inicial da cirurgia para redirecionar ou desviar o fluxo sanguíneo além das áreas obstruídas das artérias coronárias. A CRM tornou-se um tratamento aceitável para a DAC. Comparada com o tratamento clínico, a CRM é comprovadamente efetiva no alívio da angina e na melhora da tolerância ao exercício, além de prolongar a vida dos pacientes com lesões na artéria coronária esquerda, lesões em três artérias coronárias com função ventricular esquerda insatisfatória e lesões em duas artérias coronárias com estenose significativa do ramo descendente anterior esquerdo proximal.[1–3]

O uso crescente da angioplastia coronária transluminal percutânea e de colocação de stent diminuiu a necessidade de CRM em muitos casos. Atualmente os pacientes selecionados para essa cirurgia são idosos; apresentam coronariopatia mais avançada; apresentam função ventricular esquerda mais prejudicada; e, em muitos casos, já se submeteram a CRM. Para diminuir a taxa de mortalidade associada à cirurgia de revascularização miocárdica, é necessário considerar vários fatores: urgência da operação, idade, cirurgia cardíaca prévia, sexo, fração de ejeção ventricular esquerda, percentual de estenose da artéria coronária esquerda e número das principais artérias coronárias com estenose maior que 70%.[1]

Características desejadas para os vasos a serem usados como enxerto são (1) diâmetro similar ao das artérias coronárias, (2) nenhuma anormalidade da parede ou doença e (3) comprimento adequado. Os vasos comumente utilizados incluem a veia safena e a artéria mamária interna (torácica interna).

▶ **Enxertos de veia safena.** Os enxertos de veia safena são empregados para contornar a obstrução na artéria coronária pela anastomose de uma extremidade da veia com a aorta (anastomose proximal) e a outra extremidade à artéria coronária exatamente além da obstrução (anastomose distal) (Figura 22.1).

Embora a veia safena possa ser coletada desde acima ou abaixo do joelho, uma veia abaixo do joelho é geralmente preferida por causa do tamanho do vaso. Para remover a veia,

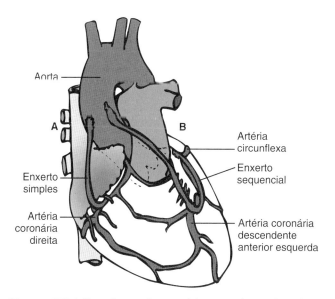

Figura 22.1 Enxertos aortocoronários usando a veia safena.
A. Enxerto simples da aorta até a artéria coronária direita.
B. Enxerto sequencial da aorta para a artéria coronária descendente anterior esquerda até a artéria diagonal ou circunflexa.

410 Parte 5 Sistema Cardiovascular

é feita uma incisão ao longo da face interna da perna. Também podem ser feitas pequenas incisões na área da veia, e é feita coleta endoscópica da veia. Esse método de coleta da veia está associado a cicatrização melhor da ferida e redução de complicações que envolvem o local de incisão.[2]

Cinquenta por cento dos enxertos de veia safena estarão ocluídos depois de 10 anos. Três processos principais contribuem para o insucesso dos enxertos de veia safena: trombose, hiperplasia fibroíntima e aterosclerose. A trombose é mais comum no primeiro mês, mas pode acontecer até 1 ano após a cirurgia. O ácido acetilsalicílico (AAS) é o medicamento recomendado para uso no período pós-operatório para evitar a oclusão precoce do enxerto de veia safena e deve ser usado por tempo indeterminado.[1,2]

▶ **Enxertos de artéria mamária interna (torácica interna).** Em comparação com os enxertos venosos, os enxertos de artéria mamária interna têm taxas de perviedade superiores: 90% mostram-se desobstruídos 10 anos após a cirurgia. Além disso, tais enxertos apresentam menos aterosclerose ao longo do tempo e têm sido associados a menor morbidade a longo prazo, bem como a maior sobrevida a longo prazo.[1,2]

A artéria mamária interna esquerda ou direita é usada, permanecendo a extremidade proximal ligada à artéria subclávia. A artéria mamária interna esquerda (AMIE) é em geral usada para contornar a artéria coronária descendente anterior esquerda. A artéria mamária interna direita (AMID) é usada para contornar a artéria coronária direita ou artéria coronária circunflexa. Para isolar a artéria mamária interna, penetra-se no espaço pleural e disseca-se a artéria mamária interna da parede torácica, e os ramos da artéria intercostal são cauterizados.

Os enxertos de artéria mamária interna podem sofrer espasmo ou atrofia caso haja fluxo sanguíneo residual significativo na artéria coronária nativa. Podem se desenvolver infecções na lesão do esterno caso tenha sido usada AMIE ou AMID como enxerto em indivíduos diabéticos ou obesos.

▶ **Outros enxertos.** A busca por outros vasos originais para servir como enxertos continua quando os pacientes retornam para a reoperação. O uso da artéria radial ganhou popularidade;

as taxas de oclusão diminuíram quando as técnicas de coleta melhoraram. A artéria radial, uma artéria muscular espessa, é propensa a sofrer espasmo com estimulação mecânica, e, para evitar o espasmo, a artéria é perfundida com uma solução de bloqueador de canal de cálcio durante a cirurgia e é minimamente estimulada. Após o implante da artéria radial, o espasmo não é algo importante, e esse enxerto apresenta boas taxas de perviedade.[2] A instituição de nitroglicerina seguida por nitratos orais (mononitrato de isossorbida) no período pós-operatório ajudou a diminuir a ocorrência dos espasmos; os resultados foram melhores do que os dos bloqueadores dos canais de cálcio.[2]

Outros vasos sanguíneos precisam ter taxas de perviedade aceitáveis em curto e longo prazos. A artéria gastroepiploica direita, que é coletada ao se estender a incisão da esternotomia no sentido do umbigo e dissecar a artéria da curvatura maior do estômago, é utilizada como enxerto na CRM. As taxas de perviedade precoce dessa artéria são de 90%, mas diminuem ao longo do tempo para 60% após 10 anos.[1] Enxertos homólogos (não humanos) usando veia safena, veia umbilical ou artéria mamária interna bovinas resultaram em taxas de perviedade ruins e, por conseguinte, não são recomendados. Uma comparação dos tipos de enxertos mais comuns empregados para a revascularização é apresentada na Tabela 22.1.

■ **Cirurgia de revascularização miocárdica sem circulação extracorpórea**

A cirurgia de revascularização miocárdica começou como um procedimento cirúrgico realizado "com o coração batendo", porque ainda não existia a máquina de circulação extracorpórea, que assume a tarefa de oxigenar o sangue do paciente e fazê-lo circular pelo corpo. Após o aperfeiçoamento da máquina de circulação extracorpórea, a cirurgia "com o coração batendo" foi utilizada com menor frequência. Contudo, complicações intraoperatórias da circulação extracorpórea ocorrem com a inserção da cânula, induzindo parada cardíaca, e no desmame da máquina de circulação extracorpórea. Tais complicações levaram os cirurgiões a reconsiderar a realização de CRM sem circulação extracorpórea na esperança de melhorar o desfecho do paciente.

Tabela 22.1 Enxertos mais usados na cirurgia de revascularização miocárdica.

Tipo de enxerto	Vantagens	Desvantagens
Artéria mamária interna	• Endotélio vascular adaptado a pressão arterial e fluxo alto, resultando em diminuição da hiperplasia da íntima e aterosclerose • Melhora da perviedade a longo prazo • Retém a inervação e, por conseguinte, sua capacidade de adaptar o diâmetro ao fluxo sanguíneo • Sem incisão na perna • Diâmetro mais próximo à artéria coronária	• A dissecção da parede torácica leva mais tempo; o tempo de dissecção longo aumenta o risco de sangramento pós-operatório • Tubo de drenagem pleural é necessário por causa da invasão do espaço pleural • Dor pós-operatória aumentada • Uso das artérias mamárias internas bilaterais aumenta o risco de infecção e de infecção do esterno, principalmente nos pacientes com diabetes melito
Veia safena	• Tecnicamente mais fácil para coletar • A maior extensão (se possível) permite vários enxertos	• Menor perviedade a longo prazo do que o enxerto da artéria mamária interna • Incisão da perna com tendência a edema e infecção; menos comum quando é usado endoscópio de fibra óptica
Artéria radial	• Tecnicamente mais fácil para coletar • Melhor taxa de perviedade em comparação com o enxerto de veia safena • Endotélio vascular adaptado a pressão arterial e alto fluxo, resultando em diminuição da hiperplasia da íntima e aterosclerose	• Tendência a espasmo, embora isso possa ser tratado por métodos farmacológicos • É importante a avaliação pré-operatória da capacidade de a artéria ulnar suprir o fluxo sanguíneo alternativo

Os pacientes submetidos a cirurgia de revascularização miocárdica sem circulação extracorpórea permanecem menos tempo na unidade de terapia intensiva (UTI) e no hospital em comparação com pacientes submetidos a CRM com circulação extracorpórea.[1,4] Além disso, os pacientes submetidos a CRM sem circulação extracorpórea têm menos necessidade de transfusões e inotrópicos, apresentam menos fibrilação atrial e instabilidade hemodinâmica pós-operatória, além de menos infecções na lesão e tempo de ventilação prolongado. A taxa de acidentes vasculares cerebrais (AVC) é semelhante nos pacientes submetidos a CRM sem circulação extracorpórea e CRM com circulação extracorpórea, embora o AVC ocorra imediatamente após a CRM com circulação extracorpórea e entre 48 e 72 horas após CRM sem circulação extracorpórea.[1,4] A explicação para tal diferença no tempo de ocorrência de AVC é que a síndrome da resposta inflamatória sistêmica (SRIS, discutida em detalhes no Capítulo 54) causa microembolia difusa em pacientes submetidos a CRM sem circulação extracorpórea como resultado de inflamação do endotélio, que ativa a cascata da coagulação.

Agentes tradicionais, como heparina, AAS, clopidogrel e heparina de baixo peso molecular (HBPM) são agressivamente implementados para prevenir ativação plaquetária e suprimir a ativação da cascata da coagulação. A avaliação da enfermeira foca em detectar eventos embólicos em qualquer sistema corporal (p. ex., alterações neurológicas ou eletrocardiográficas do segmento ST) e monitorar os efeitos colaterais da anticoagulação, como hemorragia gastrintestinal e trombocitopenia induzida por heparina. Um índice alto de suspeita para o desenvolvimento de complicações no paciente é a intervenção-chave da enfermeira após CRM sem circulação extracorpórea e pode melhorar os desfechos do paciente. Embora pareça que a CRM sem circulação extracorpórea fornece mais benefícios que a CRM com circulação extracorpórea, não há vantagens de um procedimento cirúrgico em comparação com o outro.[4]

■ Cirurgia de revascularização miocárdica minimamente invasiva

A cirurgia de revascularização miocárdica minimamente invasiva usa as abordagens de "minitoracotomias" esquerda e direita menos invasivas, enquanto realiza a cirurgia de revascularização miocárdica, com ou sem circulação extracorpórea. Uma vez que a pequena incisão não permite o acesso a toda a superfície cardíaca, apenas determinados tipos de enxertos podem ser realizados. A cirurgia de revascularização miocárdica minimamente invasiva é mais frequentemente usada para enxertos para a artéria descendente anterior esquerda. Dependendo de onde a "mini-incisão" é feita, os enxertos para a artéria coronária direita e a artéria descendente posterior também podem ser feitos com o uso desta técnica.[1] A cirurgia de revascularização miocárdica minimamente invasiva não foi tão bem-sucedida como previsto, mas a técnica ainda é utilizada, dependendo da situação do paciente. Uma consideração adicional quanto à abordagem com toracotomia é a necessidade aumentada de analgesia, o que pode diminuir a observância do paciente para tossir e respirar profundamente no pós-operatório.

Doença valvar

As valvas cardíacas mantêm o fluxo unidirecional anterógrado do sangue através das cavidades e vasos do coração. As alterações estruturais nas valvas interrompem sua função, resultando

tanto em estenose quanto em insuficiência valvar (regurgitação). A valva estenótica apresenta um orifício estreitado que cria obstrução parcial para o fluxo sanguíneo, resultando em aumento da pressão retrogradamente à valva e diminuição do fluxo sanguíneo anterógrado. A valva insuficiente ou regurgitante é incompetente; o sangue reflui, aumentando a pressão e o volume retrogradamente à valva. Estenose e insuficiência (Figura 22.2) podem acontecer isoladamente ou em combinação, na mesma valva ou em mais de uma. As anormalidades podem afetar todas as quatro valvas, mas as anormalidades mitral e aórtica são mais comuns e produzem alterações hemodinâmicas profundas.

O diagnóstico de doença valvar (valvopatia) é sugerido pela história, pelos sinais e sintomas clínicos, pelo exame físico e pela ausculta do sopro característico. O diagnóstico é confirmado por ecocardiografia e cateterismo de ambos os lados do coração, quando são medidos a pressão transvalvar ou os gradientes valvares.

Para determinar o gradiente através da valva aórtica, as pressões ventricular esquerda e da raiz aórtica são medidas em ecocardiograma ou durante a sístole, sendo um cateter de pressão inserido no coração durante o cateterismo. Gradiente máximo de mais de 60 mmHg e área da valva aórtica menor que 1 cm² estão associados a estenose aórtica clinicamente significativa. A insuficiência valvar é diagnosticada por refluxo do meio de contraste através da valva incompetente.

■ Fisiopatologia

▶ **Estenose mitral.** A estenose mitral (Figura 22.3 A) ocorre mais frequentemente em consequência de cardiopatia reumática. A doença provoca a fusão das comissuras e a contração fibrótica dos folhetos valvares, comissuras e cordas tendíneas. Área valvar menor que 1,5 cm² representa estenose mitral crítica. A diminuição restringe o fluxo sanguíneo do átrio esquerdo para o ventrículo esquerdo; à medida que o fluxo anterógrado do átrio esquerdo para o ventrículo esquerdo diminui, o débito cardíaco cai, reduzindo assim a perfusão sistêmica. O refluxo de sangue posterior da valva estenótica provoca dilatação atrial esquerda e pressão atrial esquerda aumentada. Isso se reflete retrogradamente, para a circulação pulmonar; com as pressões altas prolongadas, o líquido desloca-se dos capilares pulmonares para o espaço intersticial e, mais adiante, para os alvéolos. A hipertensão pulmonar se desenvolve, podendo evoluir, posteriormente, para insuficiência cardíaca esquerda ou direita. Um gradiente de mais de 15 a 20 mmHg (i. e., a pressão diastólica atrial esquerda é maior que a pressão diastólica ventricular esquerda) representa estenose mitral grave. Em consequência dessa fisiopatologia, os pacientes com estenose mitral se apresentam com fadiga, dispneia aos esforços, ortopneia e, até mesmo, edema pulmonar. A dilatação atrial esquerda provoca fibrilação atrial em 40 a 50% dos pacientes afetados. Pacientes com estenose mitral crítica podem ser candidatos a cirurgia ou valvoplastia com balão (ver também Capítulo 18).[3]

▶ **Insuficiência ou regurgitação mitral.** A insuficiência mitral (ver Figura 22.3 B) pode ocorrer agudamente ou desenvolver-se durante um intervalo de tempo. A insuficiência mitral crônica pode resultar de cardiopatia reumática, alterações degenerativas associadas ao envelhecimento ou dilatação ventricular esquerda. A disfunção valvar básica é provocada pelo espessamento ou alongamento dos folhetos, resultando em fluxo sanguíneo retrógrado. Durante a sístole ventricular, o sangue ventricular

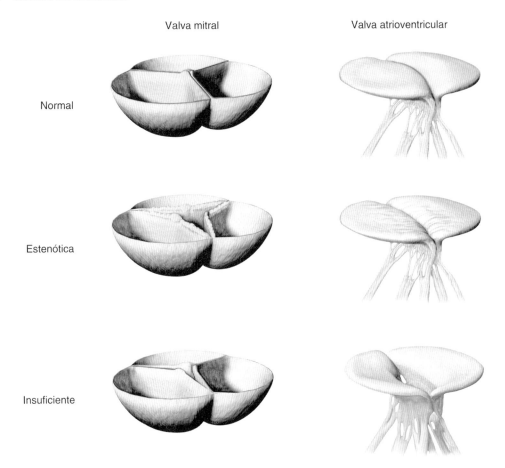

Figura 22.2 Valvas cardíacas normais e comprometidas. (De Anatomical Chart Company: Atlas of Pathophysiology. Springhouse, PA: Springhouse, 2010, p 77.)

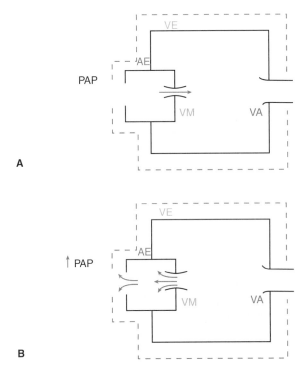

Figura 22.3 Disfunção da valva mitral. **A.** Estenose mitral. **B.** Insuficiência mitral. AE, átrio esquerdo; PAP, pressão da artéria pulmonar; VA, valva aórtica; VE, ventrículo esquerdo; VM, valva mitral.

esquerdo é parcialmente regurgitado para o átrio em vez de ser injetado através da valva aórtica. Essa regurgitação diminui o débito cardíaco anterógrado. A hipertrofia ventricular esquerda ocorre na tentativa de melhorar o débito cardíaco, mas a hipertrofia pode, na realidade, agravar a regurgitação. A sobrecarga do volume ventricular esquerdo provoca a dilatação ventricular esquerda. O fluxo regurgitante para o átrio esquerdo gera dilatação do átrio esquerdo e elevação da pressão atrial esquerda. Essa sobrecarga de volume pode se refletir retrogradamente para a circulação pulmonar; no entanto, os sinais/sintomas cardíacos direitos e pulmonares comumente só se desenvolvem em um estágio avançado da doença. Em consequência dessa fisiopatologia, os pacientes com insuficiência mitral crônica apresentam-se com fadiga, palpitações e dispneia.

A insuficiência mitral aguda pode resultar de endocardite, traumatismo torácico ou infarto do miocárdio. A endocardite erode ou perfura as cordas tendíneas ou folhetos valvares. O traumatismo pode romper as cordas tendíneas. O infarto do miocárdio pode causar ruptura da musculatura papilar, permitindo que o sangue reflua para o átrio esquerdo durante a sístole ventricular. Por causa da natureza aguda da disfunção valvar, não há tempo para dilatação ou hipertrofia compensar essa alteração. Na insuficiência mitral aguda, o débito cardíaco diminui muito e, como efeito cascata, provoca edema pulmonar e choque. O tratamento de escolha para a regurgitação mitral aguda hemodinamicamente significativa é a substituição da valva mitral em caráter de emergência.

▶ **Estenose aórtica.** A estenose aórtica pode desenvolver-se em consequência de febre reumática ou calcificação de uma valva bicúspide congênita; pode se dever também a degeneração calcificada, principalmente nos idosos. A fusão resultante das comissuras e contraturas fibrosas dos folhetos da valva leva a área valvar diminuída e à obstrução do efluxo ventricular esquerdo. O débito cardíaco anterógrado está diminuído, e o ventrículo esquerdo hipertrofia para manter o débito cardíaco. À medida que a estenose se agrava, a compensação falha e a sobrecarga de volume e pressão no ventrículo esquerdo provoca dilatação ventricular esquerda. As pressões ventriculares esquerdas aumentadas refletem-se posteriormente através do átrio esquerdo e da rede vascular pulmonar (Figura 22.4 A).

O débito cardíaco diminuído na pessoa com estenose aórtica pode levar a dois problemas importantes: angina e síncope. A hipertrofia ventricular esquerda extrema diminui o volume e o preenchimento da cavidade ventricular e aumenta a demanda miocárdica de oxigênio ao mesmo tempo que o débito cardíaco e a perfusão da artéria coronária são diminuídos. Desenvolve-se o miocárdio isquêmico, que pode levar à angina. A síncope acontece nos estágios tardios da estenose aórtica, quando o débito cardíaco anterógrado não pode aumentar para satisfazer às demandas do organismo. Quando uma pessoa com estenose aórtica grave se exercita, os vasos sanguíneos para o músculo esquelético dilatam-se para aumentar o aporte sanguíneo. A resposta normal a essa demanda crescente é o débito cardíaco aumentado. No entanto, a pessoa com estenose aórtica é incapaz de responder dessa maneira. A vasodilatação sem um aumento concomitante no débito cardíaco resulta em perfusão cerebral insuficiente e síncope. Os pacientes com estenose aórtica também experimentam dispneia de esforço, ortopneia e dispneia paroxística noturna. A perfusão para todas as áreas do corpo diminui conforme o indivíduo apresenta diminuição do débito cardíaco. A fadiga aumenta com mínimo esforço. Além disso, a perfusão renal torna-se comprometida, o que pode resultar em resposta urinária diminuída aos diuréticos. Avaliação laboratorial da função renal pode mostrar ureia e creatinina aumentados.

▶ **Insuficiência aórtica.** Como na insuficiência mitral, a insuficiência aórtica pode ocorrer de maneira aguda ou desenvolver-se durante um período de tempo. A insuficiência aórtica crônica é comumente causada por febre reumática e aneurismas da aorta ascendente. A doença reumática resulta em folhetos valvares (válvulas) espessados e retraídos, enquanto o aneurisma aórtico provoca dilatação anular. Ambas as condições evitam que as bordas dos folhetos valvares se aproximem, permitindo que o sangue regurgite posteriormente da aorta para o ventrículo esquerdo durante a diástole ventricular. O débito cardíaco diminui, aumentando a pressão e o volume ventriculares esquerdos; estabelece-se hipertrofia ventricular esquerda. Mais adiante, o aumento da pressão ventricular esquerda repercute retrogradamente, para dentro do átrio esquerdo e da circulação pulmonar (ver Figura 22.4 B).

Os pacientes com insuficiência aórtica crônica apresentam-se com fadiga, pressão arterial diastólica baixa e pressão diferencial alargada. O pulso pode elevar-se rapidamente e colabar-se subitamente (pulso em martelo d'água ou de Corrigan) por causa da contração ventricular forçada e subsequente regurgitação diastólica da raiz aórtica para o ventrículo esquerdo. A angina pode ocorrer porque a insuficiência aórtica cria um desequilíbrio entre o aporte e a demanda miocárdica de oxigênio no ventrículo esquerdo; à medida que a hipertrofia ventricular esquerda se agrava, a demanda de oxigênio aumenta, mas o fluxo regurgitante da raiz aórtica durante a diástole diminui a perfusão da artéria coronária.

A insuficiência aórtica aguda pode ser causada por traumatismo torácico não perfurante, ruptura de aneurisma de aorta ascendente ou endocardite infecciosa. Insuficiência cardíaca esquerda e edema pulmonar desenvolvem-se com rapidez no paciente com insuficiência aórtica aguda, porque a hipertrofia ventricular esquerda compensatória não tem tempo para se desenvolver. Em resposta ao débito cardíaco diminuído, a resistência vascular sistêmica (RVS) aumenta para manter a pressão arterial. A RVS elevada aumenta o grau de regurgitação e agrava a situação.

■ **Tratamento cirúrgico**

A intervenção cirúrgica para doença valvar consiste em reconstrução ou substituição da valva. As metas da cirurgia valvar consistem em aliviar os sintomas e restaurar a hemodinâmica normal. A cirurgia está indicada antes que a função ventricular esquerda se deteriore de maneira significativa e a atividade do paciente se torne muito limitada, ou antes que se desenvolvam sinais e sintomas graves, como a angina ou síncope devido a estenose aórtica ou hipertensão pulmonar decorrente da estenose mitral. A valvoplastia por balão percutânea e a substituição da valva aórtica transcateter (TAVR; do inglês, *transcatheter aortic valve replacement*) são procedimentos indicados sobretudo para os pacientes considerados em risco muito alto para a cirurgia (ver Capítulo 18). A TAVR é realizada em um híbrido de laboratório de cateterismo e sala de cirurgia, usando-se cateteres, e a inserção da valva é realizada através dos vasos sanguíneos ou em locais alternativos de acesso.[5]

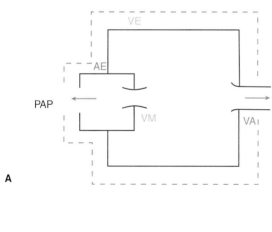

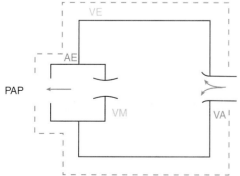

Figura 22.4 Disfunção da valva aórtica. **A.** Estenose aórtica. **B.** Insuficiência aórtica. AE, átrio esquerdo; PAP, pressão da artéria pulmonar; VA, valva aórtica; VE, ventrículo esquerdo; VM, valva mitral.

414 **Parte 5** Sistema Cardiovascular

▸ **Reconstrução valvar.** A ecocardiografia transesofágica contínua é usada para avaliar a efetividade da reparação durante a cirurgia. A maioria dos procedimentos de reconstrução valvar é realizada na valva mitral. A reconstrução elimina a necessidade de anticoagulante a longo prazo, diminui os riscos de tromboembolia e endocardite, diminui a necessidade de reoperação e aumenta as taxas de sobrevida. No entanto, para os distúrbios da valva aórtica, muitas tentativas de reconstrução não foram bem-sucedidas por causa de insuficiência tardia e reestenose.

Uma técnica de reconstrução comum para a estenose mitral é a comissurotomia cirúrgica. Embora não seja indicada para pacientes com estenose mitral grave, a comissurotomia pode ser efetiva em pacientes com estenose moderada com calcificação mínima e regurgitação.[5] Durante a comissurotomia, as comissuras fundidas são cirurgicamente divididas. O tecido calcificado é desbridado e fundido, e as cordas tendíneas encurtadas são incisadas. Esse procedimento diminui o grau de estenose pela melhora da mobilidade do folheto e aumenta a área da valva mitral. A comissurotomia mitral percutânea por balão também é recomendada para o tratamento de estenose mitral grave. Este procedimento é realizado no laboratório de cateterismo; o cateter de balão cruza a valva estenótica e as comissuras são abertas com a inflação do balão[5] (ver também Capítulo 18).

A reconstrução valvar também é usada para o tratamento da insuficiência mitral. Se a dilatação anular causa regurgitação, a anuloplastia pode ser realizada com o uso de suturas ou de um anel de prótese. O anel é suturado ao redor do ânulo mitral, de modo que o tecido anular excessivo seja puxado para cima. A sutura e o anel reduzem a circunferência do ânulo aumentado, de modo que as bordas dos folhetos coaptam, diminuindo a regurgitação. Se as cordas tendíneas estiverem esticadas ou rompidas, o encurtamento cirúrgico ou a transposição das cordas tendíneas para substituir as cordas tendíneas rompidas poderão ser efetivos. Os folhetos (válvulas) da valva mitral redundantes são reparados ao se ressecar parte do folheto, e os folhetos valvares perfurados podem ser reconstruídos com placas. Tais reparos são em geral sustentados por um anel de anuloplastia. Para os indivíduos com alto risco para reparo ou substituição valvar cirúrgica, um reparo transcateter da valva mitral deve ser levado em consideração. Pacientes podem se qualificar para esse procedimento se sua doença mitral for degenerativa e associada a sinais/sintomas graves, bem como se sua expectativa de vida for considerada razoável.[5] A clipagem percutânea da valva mitral é realizada no laboratório de cateterismo com um aparelho que coapta a parte medial dos folhetos anterior e posterior, com consequente redução da regurgitação mitral.

Os procedimentos de reconstrução têm mais probabilidade de ser bem-sucedidos quando realizados precocemente no curso da doença, antes que a função ventricular esquerda piore e ocorra lesão irreparável. Em geral, a anticoagulação não é necessária depois do reparo valvar, a menos que seja utilizado um anel de anuloplastia. Nesses casos, anticoagulantes são administrados apenas por 3 meses até que o anel esteja endotelizado. Se a reconstrução não puder ser realizada, as valvas são substituídas.[5]

▸ **Substituição valvar.** A cirurgia de substituição valvar é feita por uma incisão de esternotomia mediana e utiliza circulação extracorpórea e as técnicas de preservação miocárdica (discutida em detalhes mais adiante neste capítulo). As opções para substituição valvar transcateter continuam sendo

estudadas, sendo a pesquisa atualmente voltada para a expansão dessas opções a indivíduos com perfis de risco cirúrgico menores ou moderados.[5]

A valva mitral é aproximada através do átrio esquerdo. Em vez de excisar a valva original, as cordas tendíneas e os músculos papilares são preservados quando a prótese valvar é suturada na posição; essa técnica ajuda a manter a função e a fração de ejeção ventricular esquerda. A valva aórtica é abordada pela aorta ascendente. A valva aórtica original é excisada, o ânulo é medido e a prótese valvar é suturada ao ânulo.

De maneira ideal, uma prótese valvar duraria por toda a vida do paciente, e funcionaria exatamente como uma valva humana normal. A valva teria hemodinâmica normal com o fluxo sanguíneo livre e não turbulento através de uma abertura central, nenhum gradiente transvalvar e nenhuma regurgitação quando fechada. Ela não seria trombogênica nem lesionaria os componentes sanguíneos, sendo aceitável para o paciente em relação ao ruído e à necessidade de anticoagulação. Infelizmente, nenhuma valva artificial satisfaz atualmente a esses critérios, de modo que a pesquisa continua.

Escolha da valva. A primeira substituição foi realizada com uma prótese em esfera dentro de uma estrutura em forma de gaiola. Muitos projetos de próteses valvares surgiram depois desta. Dois tipos principais de próteses valvares estão disponíveis – biológicas e mecânicas. As valvas mecânicas são feitas totalmente de materiais sintéticos, enquanto as biológicas combinam materiais sintéticos e tecidos biológicos quimicamente tratados. Quando se escolhe uma valva apropriada para um determinado paciente, é necessário comparar as vantagens e desvantagens dos diversos tipos valvares. As vantagens e desvantagens das próteses valvares cardíacas são listadas no Quadro 22.1.

Pacientes com longa expectativa de vida podem receber valvas mecânicas, uma vez que são particularmente duráveis. No entanto, o estilo de vida e a ocupação do paciente precisam ser levados em consideração, uma vez que a valva mecânica pode aumentar o risco de hemorragia em um cenário de anticoagulação crônica.[5] As valvas biológicas estudadas em necropsia mostraram que a deterioração estrutural começa tão precocemente quanto 6 anos depois do implante, e o seu tempo de vida útil total é em geral inferior a 10 anos.

Valvas biológicas. Os pacientes idosos podem receber valvas biológicas porque ocorrem menos calcificação e deterioração nessa faixa etária, a durabilidade prolongada é menos importante

---

Quadro 22.1 **Vantagens e desvantagens de próteses valvares cardíacas.**

Valvas mecânicas
- Boa durabilidade a longo prazo
- Hemodinâmica adequada
- Risco alto para tromboembolia; necessidade de anticoagulação a longo prazo
- Risco aumentado de hemorragias associadas a anticoagulação

Valvas biológicas
- Durabilidade a longo prazo limitada
- Melhor hemodinâmica que as valvas mecânicas (exceto em pequenos tamanhos)
- Não ocorre hemólise
- Baixa incidência de tromboembolia; possivelmente, nenhuma necessidade de anticoagulação
- Menos eventos hemorrágicos

o risco de anticoagulação pode aumentar com o avançar da idade. As valvas biológicas estão indicadas para os pacientes incapazes de aderir a um regime de anticoagulantes, para aqueles em que um regime de anticoagulantes a longo prazo está contraindicado e para mulheres em idade fértil que planejam ficar grávidas (o anticoagulante varfarina cruza a barreira placentária).[5]

Valvas mecânicas. As valvas mecânicas incluem os modelos de esfera e arcabouço, de disco inclinado e uma valva com dois folhetos. A prótese valvar do tipo esfera e gaiola consiste em uma bola de plástico ou metálica dentro de um arcabouço metálico preso a um anel de sutura. Quando a pressão retrógrada à valva aumenta, a bola é forçada para baixo para dentro do arcabouço, e o sangue flui ao redor dela. Quando a pressão anterógrada à valva aumenta, a bola é forçada para cima contra o anel de sutura, evitando o fluxo regurgitante.

Hemodinamicamente, a esfera na estrutura provoca obstrução central ao fluxo sanguíneo, o que pode resultar em um pequeno gradiente pressórico estenótico, e o efluxo ventricular pode ser parcialmente obstruído por causa do tamanho e do perfil alto da estrutura. Por causa da trombogenicidade do plástico e do metal, assim como do fluxo turbulento ao redor da esfera e através da estrutura, os coágulos sanguíneos podem formar-se sobre ou ao redor da valva. A coagulação também é preocupante no projeto de valva de disco inclinado.

A valva de disco inclinado e a valva de disco inclinado com dois folhetos consistem em um a dois discos ou folhetos semicirculares de carbono pirolítico dobrados em um anel de sutura (Figura 22.5). Quando a pressão retrógrada à valva aumenta, os folhetos se abrem perpendicularmente ao anel de sutura, e o sangue flui através da abertura central com obstrução mínima. Quando a pressão anterógrada à valva aumenta, os folhetos retornam à sua posição plana contra o anel de sutura, evitando a insuficiência. A valva de disco inclinado apresenta boas características hemodinâmicas e durabilidade.

Próteses biológicas. As próteses biológicas, ou valvas tissulares, oferecem uma alternativa para a substituição valvar (Figura 22.6). O heteroenxerto de porco é construído a partir de uma valva

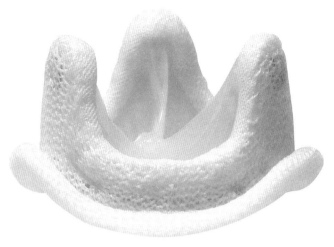

Figura 22.6 A prótese valvar Hancock® II é um exemplo de valva biológica. (Cortesia de Medtronic, Inc.)

aórtica suína excisada preservada em glutaraldeído e é montado em uma estrutura presa a um anel de sutura. As próteses biológicas proporcionam boa hemodinâmica, exceto em tamanhos menores, quando pode acontecer obstrução ao fluxo, podendo desenvolver-se gradiente. Sua principal vantagem é o risco menor de tromboembolia em comparação com as valvas mecânicas. Como a maioria dos eventos tromboembólicos ocorre durante os 3 primeiros meses depois do implante antes que o anel de sutura seja endotelizado, muitos pacientes com valvas biológicas recebem anticoagulantes apenas durante esse período. Entretanto, a decisão relacionada com a terapia anticoagulante deve basear-se na condição do paciente e em outros riscos para tromboembolia. Os pacientes com fibrilação atrial crônica que se submetem a substituição da valva mitral recebem, com frequência, a terapia anticoagulante a longo prazo, mesmo com uma prótese biológica, por causa do fluxo sanguíneo estagnante nos átrios, uma condição que pode levar à formação de coágulo.

Cirurgia cardíaca

Quando são oferecidos cuidados para pacientes submetidos a cirurgia cardíaca, o desafio ímpar para a enfermeira de cuidados críticos consiste em integrar conhecimento teórico e capacidade de avaliação e de resolução de problema para fornecer o cuidado de enfermagem ótimo e manter desfechos de alta qualidade, enquanto diminui os gastos, mas sempre mantendo o paciente como o foco.

Fase pré-operatória

A preparação pré-operatória para a cirurgia cardíaca inclui componentes fisiológicos e psicológicos. A preparação fisiológica é similar à de qualquer paciente pré-operatório e inclui a história, o exame físico, a radiografia de tórax e um eletrocardiograma (ECG). A história e o exame físico são extremamente importantes; eles podem fornecer as informações sobre o estado neurológico prévio, medicamentos atuais e quaisquer outras condições coexistentes (p. ex., diabetes melito, doença pulmonar, doença renal). A radiografia de tórax pode fornecer as informações gerais ao cirurgião sobre a calcificação aórtica, e o ECG fornece informações basais sobre o ritmo cardíaco do paciente.

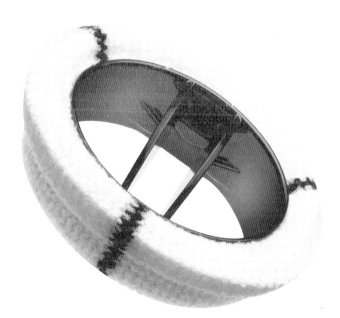

Figura 22.5 A valva Open Pivot® é um exemplo de valva mecânica. (Cortesia de Medtronic, Inc.)

416 Parte 5 Sistema Cardiovascular

Os exames laboratoriais incluem hemograma completo, eletrólitos, tempo de protrombina (TP), tempo de tromboplastina parcial (TTP), ureia e creatinina. As provas de função pulmonar e análises de gasometria arterial (GA) podem ser realizadas quando um paciente apresenta problemas pulmonares subjacentes.

A orientação pré-operatória efetiva, que reduz a ansiedade e as respostas fisiológicas ao estresse antes e depois da cirurgia, é um aspecto importante da preparação psicológica. O procedimento cirúrgico e as experiências intraoperatórias e pós-operatórias são explicados. Uma visita à UTI ajuda a familiarizar o paciente e a família com o ambiente e equipamento especializados. A visão de um paciente que está recuperando-se satisfatoriamente de cirurgia cardíaca ajuda na injeção de confiança e a dirimir a ansiedade. Incorporar os membros da família e outras pessoas significativas no processo de educação é central no cuidado do paciente. Os temas específicos relacionados com a permanência do paciente na UTI são listados no Quadro 22.2.

Fase intraoperatória

■ Abordagem cirúrgica

A abordagem cirúrgica mais comumente utilizada para a revascularização miocárdica e cirurgia valvar é a esternotomia mediana. O esterno é seccionado com uma serra esternal desde o manúbrio até abaixo do processo xifoide, e as costelas são afastadas para expor o mediastino anterior e o pericárdio. Se a abordagem mediastinal for usada em uma nova CRM, problemas podem ser causados por lesão ao antigo enxerto ou por embolia de resíduos resultantes da manipulação dos enxertos doentes.[6] Procedimentos híbridos de colocação de *stent* e revascularização miocárdica diminuem a necessidade de refazer a esternotomia, os riscos de lesão vascular e outras complicações.[2]

Além disso, aderências ao longo da linha de incisão tornam uma segunda operação tecnicamente mais difícil e alteram a estabilidade do tecido ao se tentar fechar a incisão ao fim da cirurgia. À medida que as técnicas de revascularização miocárdica se tornam cada vez mais sofisticadas, vão sendo desenvolvidas novas intervenções para minimizar a natureza invasiva da cirurgia. Uma incisão menor de toracotomia lateral pode ser utilizada para diminuir os riscos associados à reentrada no mediastino. A escolha da incisão baseia-se nas necessidades específicas de cada paciente e na experiência do cirurgião.

■ Circulação extracorpórea

A cirurgia cardíaca como é atualmente conhecida tornou-se possível pelo desenvolvimento e aplicação prática do procedimento de circulação extracorpórea por Gibbon, em 1953.[3,7] Como o coração precisa estar imóvel (não se contraindo) e vazio durante a cirurgia, utiliza-se um aparelho de circulação extracorpórea, a menos que haja indicação de CRM sem circulação extracorpórea. O sangue venoso desoxigenado do paciente é levado para o aparelho de circulação extracorpórea por meio de uma cânula colocada no apêndice atrial direito ou por duas cânulas, uma das quais é colocada diretamente na veia cava inferior e a outra diretamente na veia cava superior. A outra cânula é colocada na aorta ascendente para retornar o sangue oxigenado para a circulação sistêmica do paciente (Figura 22.7). A heparina é administrada durante

---

| Quadro 22.2 | Orientação de ensino | Orientação pré-operatória sobre a experiência na UTI para o paciente submetido à cirurgia cardíaca. |

Equipamento a ser mostrado

- Monitor cardíaco
- Acesso arterial
- Cateter de termodiluição
- Acessos intravenosos e bombas de infusão intravenosa
- Tubo endotraqueal e ventilador
- Aparelho de aspiração
- Cateter de Foley (sensação aumentada para urinar)
- Drenos torácicos (remoção prevista)
- Fios de marca-passo
- Tubo nasogástrico
- Contenções macias para as mãos

Incisões e curativos a esperar

- Esternotomia mediana ou outra incisão
- Incisão na perna (quando se utiliza a veia safena)

Aspecto do paciente no período pós-operatório imediato

- Pele amarelada devido ao uso de solução de iodopovidona na sala de operação
- Pele pálida e fria ao toque por causa da hipotermia durante a cirurgia
- "Inchação" generalizada, perceptível principalmente em pescoço, face e mãos, por causa do líquido no terceiro espaço administrado durante a circulação extracorpórea

Despertar da anestesia

- Explicar como o paciente deve se comunicar quando intubado ou incapaz de falar
- Explicar quando a extubação pode ser antecipada

- O paciente recupera-se na unidade de terapia intensiva (UTI); não vai para a unidade de cuidados pós-anestésicos
- Cada paciente recupera-se da anestesia de maneira diferente
- O paciente pode perceber determinadas sensações
- O paciente pode ouvir determinados ruídos
- O paciente pode estar lúcido ou ser capaz de ouvir, mas não consegue responder

Desconforto

- Expectativa de desconforto
- Quando a dor pode ser esperada
- Mecanismos de alívio
- Posicionamento/imobilização
- Medicamentos
- Analgesia controlada pelo paciente (ACP) e a importância da administração precoce do medicamento para dor

Cuidados respiratórios pós-operatórios

- Mudança de decúbito
- Uso de travesseiro para imobilizar a incisão da esternotomia mediana
- Tosse efetiva e respiração profunda após a extubação; fazer com que o paciente pratique os exercícios antes da cirurgia
- Espirometria de incentivo
- Mobilização precoce

Diversos

- Evolução da atividade pós-operatória
- Política de visitação na UTI do hospital
- Evitar o uso dos braços para proteger a estabilidade da esternotomia

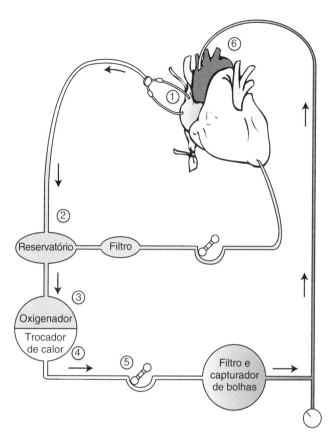

Figura 22.7 Fluxo sanguíneo pelo circuito do aparelho de circulação extracorpórea. (1) O sangue desoxigenado do paciente entra no circuito de circulação extracorpórea a partir das cânulas venosas nas veias cavas superior e inferior. (2) O reservatório retém temporariamente o sangue. (3) O oxigenador remove o dióxido de carbono e acrescenta oxigênio ao sangue do paciente. (4) O trocador de calor resfria, a princípio, o sangue e, em seguida, o reaquece. (5) As bombas peristálticas com roletes impulsionam o sangue através do circuito e de volta para o paciente. (6) O sangue oxigenado é devolvido à aorta ascendente por meio da cânula aórtica.

toda a circulação extracorpórea para evitar coagulação extravascular maciça quando o sangue circula pelas partes mecânicas do sistema de circulação extracorpórea. Durante a circulação extracorpórea, a temperatura corporal central do paciente é abaixada até 28 a 32°C para diminuir o metabolismo. Essa redução das demandas metabólicas ajuda a proteger os principais sistemas orgânicos contra possível lesão isquêmica e efeitos adversos da perfusão não pulsátil durante a circulação extracorpórea.[2,7]

O sangue oxigenado é filtrado e devolvido à aorta ascendente do paciente pela cânula arterial (ver Figura 22.6). Uma vez estabelecida a circulação extracorpórea e conseguida a hipotermia sistêmica, a aorta é clampeada exatamente acima das artérias coronárias, e a solução cardioplégica cristaloide ou sanguínea é infundida na raiz aórtica. Depois que a aorta é clampeada, nenhum sangue circula pelas artérias coronárias, de modo que o miocárdio se torna isquêmico. A solução cardioplégica fria (a 4°C) é infundida na raiz aórtica sob pressão. À medida que ela circula pelas artérias coronárias, a concentração elevada de potássio provoca relaxamento e assistolia imediatos, e o frio provoca hipotermia miocárdica. A assistolia e a hipotermia protegem contra a isquemia miocárdica, diminuindo as necessidades metabólicas do tecido miocárdico.[7] A inclusão de sangue ou solução cristaloide oxigenada na solução cardioplégica diminui a isquemia miocárdica ao suprir o oxigênio. A solução cardioplégica pode ser infundida na raiz aórtica, de forma contínua ou intermitente, a cada 15 a 30 minutos e sempre que a atividade elétrica cardíaca reincidir.

A hipotermia também é criada topicamente derramando-se soro fisiológico gelado sobre o coração dentro da parede pericárdica. Inúmeras desvantagens da cardioplegia fria já foram identificadas, incluindo depressão miocárdica pós-operatória, arritmias ventriculares, fluxo sanguíneo cerebral diminuído, disfunção plaquetária irreversível e desvios de dissociação da hemoglobina–oxigênio, com o sangue liberando oxigênio para os tecidos de modo menos imediato. Um coração que recebe solução cardioplégica com cristaloide fria precisa ter sangue reintroduzido na circulação coronária (reperfusão). Essa reintrodução do oxigênio pode provocar a liberação de substâncias tóxicas que lesionam as células miocárdicas (lesão por reperfusão). Para evitar essas desvantagens, alguns cirurgiões cardíacos utilizam cardioplegia sanguínea normotérmica (a 37°C), que mantém o coração em uma temperatura normal. Os pacientes que se submeteram à cardioplegia quente precisam de menos tempo sob ventilação mecânica e de quase nenhuma tecnologia de reaquecimento na UTI. Esse procedimento varia, de acordo com as preferências do cirurgião.

Depois que a cirurgia é encerrada, o trocador de calor reaquece o sangue para retornar a temperatura central do paciente a 37°C depois de empregadas técnicas hipotérmicas. Depois que o ar é ventilado dos compartimentos cardíacos e da raiz aórtica, o clampe aórtico é removido, de modo que o sangue novamente perfunde as artérias coronárias, aquecendo o miocárdio. À medida que a perfusão e o reaquecimento continuam, o ritmo cardíaco espontâneo pode reaparecer, fibrilação ventricular pode ocorrer (exigindo desfibrilação interna) ou o marca-passo pode ser utilizado para iniciar o ritmo. Depois que é estabelecido um ritmo confiável com uma frequência adequada para manter o débito cardíaco e a pressão arterial, o paciente é retirado da circulação extracorpórea, e as cânulas são removidas do átrio direito e da aorta. A heparinização é revertida pela administração de sulfato de protamina. Se não for possível manter débito cardíaco adequado durante o processo de retirada da CEC, podem ser instituídos agentes inotrópicos positivos ou contrapulsação por balão intra-aórtico[1,7] (ver Capítulo 18 para mais informações sobre o cuidado com o paciente submetido a balão intra-aórtico [BIA]).

■ Término da cirurgia

Se for prevista a necessidade de marca-passo cardíaco pós-operatório, os eletrodos do marca-passo temporário são colocados na superfície epicárdica do coração e aflorados através da parede torácica em ambos os lados da incisão da esternotomia mediana. Os eletrodos do marca-passo ventricular localizam-se tipicamente à esquerda, e os fios atriais, à direita do esterno (Figura 22.8) (ver Capítulo 18).

Os drenos torácicos colocados no mediastino e no espaço pericárdico para a drenagem são aflorados através de locais de incisão exatamente abaixo da esternotomia mediana. Se o espaço pleural foi penetrado, também são aplicados drenos pleurais. Depois que a hemostasia adequada é obtida, as bordas do esterno são aproximadas com fios de aço inoxidável, a incisão é fechada e os curativos são aplicados.

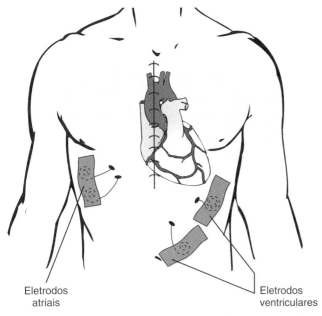

Figura 22.8 Fios do marca-passo epicárdico temporário: posição dos fios atrial e ventricular na parede torácica.

Fase pós-operatória

Os pacientes são transportados diretamente para a UTI, onde se recuperam da anestesia e, em geral, permanecem por 24 horas depois da cirurgia. Os pacientes chegam à UTI com inúmeros acessos e tubos (p. ex., tubo orotraqueal, acessos de monitoramento hemodinâmico). O cuidado pós-operatório imediato envolve monitoramento cardíaco e manutenção da oxigenação/estabilidade hemodinâmica, conforme descrito no Quadro 22.3.[1] Como a circulação extracorpórea produz interface sanguínea anormal e padrões de fluxo sanguíneo alterado, tem profundos efeitos fisiológicos (Tabela 22.2).

Quadro 22.3 Responsabilidades da enfermeira no cuidado ao paciente no período pós-operatório imediato (cirurgia cardíaca):

Intervenções prioritárias realizadas pela equipe na recepção da terapia intensiva

- Conectar o paciente ao monitor cardíaco à cabeceira do leito e observar o ritmo
- Conectar as linhas de mensuração da pressão ao monitor à cabeceira do leito (arterial e da artéria pulmonar); nivelar e zerar os transdutores e anotar os valores de pressão e formas de onda
- Obter o índice/débito cardíaco e anotar as infusões inotrópicas ou vasoativas existentes
- Depois que o ventilador for conectado ao tubo endotraqueal, auscultar o murmúrio vesicular bilateralmente
- Aplicar o sensor de dióxido de carbono expirado ($ETCO_2$) ao circuito do ventilador e anotar a forma de onda e o valor (melhor indicador da posição do tubo endotraqueal)
- Colocar o oxímetro de pulso no paciente e anotar o valor e a forma de onda da SpO_2
- Verificar os pulsos periféricos e os sinais de perfusão
- Monitorar os drenos torácicos e o caráter da drenagem: quantidade, coloração, fluxo. Verificar para extravasamentos de ar
- Medir a temperatura corporal e iniciar o reaquecimento se a temperatura < 36°C

Uma vez determinado que o paciente está hemodinamicamente estável

- Medir o débito urinário e anotar as características
- Obter os dados clínicos (nos primeiros 30 min da chegada)
- Obter a radiografia do tórax
- Obter o ECG de 12 derivações
- Coletar amostras de sangue para os exames de rotina dentro de 15 min da chegada; os exames podem incluir gasometria arterial, potássio, glicose, TTP e hemoglobina (varia com a instituição)
- Avaliar o estado neurológico
- Testar a função de marca-passo avaliando a captura e a sensibilidade

Dados de South T: Coronary artery bypass surgery. Crit Care Nurs Clin North Am 23:573-585, 2011.

Tabela 22.2 Efeitos da circulação extracorpórea.

Efeitos	Implicações clínicas
Perviedade capilar aumentada	
Interface entre o sangue e as superfícies não fisiológicas ou derivações do circuito de circulação extracorpórea levam a: • Ativação do complemento que aumenta a perviedade capilar • Ativação plaquetária – as plaquetas secretam substâncias vasoativas que aumentam a perviedade capilar • Liberação de outras substâncias vasoativas que aumentam a perviedade capilar	Grandes volumes de líquido se movem do espaço intravascular para o espaço intersticial durante e até 6 h após a circulação extracorpórea. O paciente fica edemaciado.
Hemodiluição	
A solução usada para preencher o circuito extracorpóreo dilui o sangue do paciente. A secreção de vasopressina (hormônio antidiurético) é aumentada. Os níveis de renina–angiotensina–aldosterona estão aumentados por causa da perfusão renal não pulsátil. A água corporal total mostra-se aumentada.	A viscosidade sanguínea diminuída melhora a perfusão capilar durante o fluxo não pulsátil e hipotermia. Hemoglobina e hematócrito diminuem. Os níveis dos fatores de coagulação estão diminuídos por causa da diluição. A pressão coloidosmótica intravascular está diminuída, contribuindo para o movimento do líquido do espaço intravascular para o intersticial. A água está retida no túbulo coletor do rim. A aldosterona causa retenção de sódio e água no túbulo renal. Ocorre ganho de peso.

Tabela 22.2 Efeitos da circulação extracorpórea. *(Continuação)*

Efeitos	Implicações clínicas
Coagulação alterada	
Efeitos procoagulantes: • Interface entre sangue e superfícies não endoteliais do circuito de circulação extracorpórea ativa a cascata de coagulação intrínseca • A lesão plaquetária ativa a via intrínseca Efeitos anticoagulantes: • A interface entre o sangue e as superfícies não endoteliais do circuito de CEC promove a aderência das plaquetas ao equipo e estas formam grumos; função plaquetária anormal; ativação da cascata de coagulação, o que depleta os fatores de coagulação; desnaturação das proteínas plasmáticas, incluindo os fatores de coagulação • Os fatores de coagulação são diminuídos em consequência da hemodiluição	O risco de microêmbolos está aumentado. A contagem de plaquetas diminui em torno de 50 a 70% da linha de base. Ocorre sangramento pós-operatório anormal. Existe a possibilidade de diátese hemorrágica.
Lesão das células sanguíneas	
A exposição do sangue às superfícies não endoteliais causa traumatismo mecânico e cisalhamento. • Ocorre lesão de plaquetas • Ocorre hemólise dos eritrócitos • Os leucócitos são lesionados	 A contagem de plaquetas é diminuída. Há aumento da hemoglobina livre e hemoglobinúria. O hematócrito mostra-se diminuído. A resposta imune é diminuída.
Microembolização	
Os êmbolos se formam a partir de resíduos teciduais, bolhas de ar, agregação de plaquetas.	Há possibilidade de microêmbolos em órgãos corporais (cérebro, pulmões, rim).
Resistência vascular sistêmica (RVS) aumentada	
A secreção de catecolaminas mostra-se aumentada quando a CEC é iniciada. A secreção de renina deve-se ao fluxo não pulsátil para o rim. Desenvolve-se hipotermia.	A hipertensão é possível. A RSV aumentada pode diminuir o débito cardíaco.

A evolução pós-operatória depende da condição pré-operatória do paciente. Os fatores que aumentam a taxa de mortalidade incluem idade; sexo; cirurgia cardíaca ou esternotomia prévias (reoperação); ocorrência pré-operatória de infarto agudo do miocárdio; e condições concomitantes, como diabetes melito, doença vascular periférica, insuficiência renal e doença pulmonar obstrutiva crônica (DPOC).[1] O fato de a cirurgia ser eletiva ou de emergência também influencia o desfecho. A conscientização dessas condições ajuda a enfermeira de cuidados críticos a antecipar os problemas. Avaliações exatas, monitoramento cuidadoso e intervenções apropriadas são críticos na estabilização dos pacientes que acabaram de se submeter a uma cirurgia cardíaca. O Quadro 22.4 apresenta as diretrizes interdependentes do cuidado para o paciente depois dessa cirurgia. Determinadas populações de pacientes apresentam problemas especiais. O Quadro 22.5 lista os fatores a considerar no tratamento do paciente cardíaco idoso.

■ **Prevenção da hipotermia**

Se o procedimento cardíaco for realizado com máquina de CEC ligada ou desligada, a hipotermia é um efeito colateral comum. Durante o reaquecimento na máquina de circulação extracorpórea, a temperatura central do paciente retorna a 37°C; no entanto, à medida que esse sangue aquecido começa a circular na periferia, a transferência de calor para os tecidos circunvizinhos novamente faz com que a temperatura central diminua. Com frequência, os pacientes entram na UTI com uma temperatura na faixa de 35 a 36°C. A CRM sem circulação extracorpórea provoca hipotermia por causa da perda de calor secundária à exposição prolongada às frias temperaturas da sala de cirurgia. A hipotermia causa vasoconstrição periférica e desvio da curva de dissociação da hemoglobina–oxigênio para a esquerda, o que significa que menos oxigênio é liberado da hemoglobina para os tecidos. A hipotermia também pode prejudicar a coagulação porque todos os sistemas enzimáticos no corpo dependem de uma rígida faixa de temperatura para o desempenho ótimo.[2,3,7]

A enfermeira avalia a temperatura do paciente ao admiti-lo na UTI usando a temperatura da artéria pulmonar ou da membrana timpânica para medição mais acurada. Aumentar a temperatura ambiente e usar o calor radiante, cobertores ou um cobertor de aquecimento são técnicas efetivas para aumentar a temperatura central. O reaquecimento deve acontecer de forma lenta, para evitar a instabilidade hemodinâmica decorrente da vasodilatação rápida.

É importante evitar os tremores, que ocorrem mais frequentemente de 90 a 180 minutos depois da admissão na UTI, porque aumentam a taxa metabólica, o consumo de oxigênio, a produção de dióxido de carbono e a carga de esforço miocárdico.

420 **Parte 5** Sistema Cardiovascular

Quadro 22.4 Diretrizes interdependentes do cuidado para o paciente em pós-cirurgia cardíaca.

Resultados	Intervenções
Troca de gases prejudicada	
O paciente apresentará a gasometria arterial dentro dos limites normais e oximetria de pulso > 92% O edema pulmonar será minimizado na radiografia de tórax e demonstrado pela melhora do murmúrio vesicular	• Obter a gasometria arterial de acordo com o protocolo • Correlacionar oximetria de pulso e $ETCO_2$ com os resultados da gasometria arterial • Ajustar os parâmetros do ventilador depois de consultar o terapeuta respiratório e o médico • Desmamar da ventilação mecânica de acordo com o protocolo, com ajuda do terapeuta respiratório • Extubar quando o paciente estiver hemodinamicamente estável; capaz de proteger a via respiratória • Fornecer oxigênio suplementar depois da extubação
A atelectasia será melhorada	• Incentivar o uso do espirômetro de incentivo, tosse e respiração profunda a cada 2 a 4 h depois da extubação • Incentivar a deambulação precoce e frequente para promover expansão diafragmática • Reduzir as medicações narcóticas para evitar depressão respiratória e sedação
Os drenos torácicos estarão pérvios	• Ordenhar os drenos torácicos, quando necessário, a fim de facilitar o movimento de drenagem anterógrado
Débito cardíaco diminuído **Perfusão tissular periférica ineficaz**	
O paciente manterá a perfusão clínica adequada Os sinais vitais estarão dentro dos limites de normalidade, incluindo PAM > 70 mmHg; o índice cardíaco estará em uma faixa adequada para a função ventricular esquerda do paciente	• Monitorar pressão da artéria pulmonar (PAP) e POAP, PVC, débito cardíaco, RVS e RVP de acordo com o protocolo, se o cateter de artéria pulmonar estiver em posição • Monitorar continuamente o ECG, o segmento ST e a pressão arterial • Administrar agentes inotrópicos positivos e reduzir a pós-carga com agentes vasodilatadores orientando-se por parâmetros hemodinâmicos e pelas prescrições médicas • Regular a administração de volume conforme indicado pelos valores da POAP e PVC • Avaliar o efeito de medicamentos sobre pressão arterial, frequência cardíaca e parâmetros hemodinâmicos • Monitorar e tratar as arritmias de acordo com o protocolo e com as prescrições médicas • Antecipar a necessidade de marca-passo cardíaco temporário; os eletrodos serão adequadamente isolados para a segurança elétrica • Preparar o paciente para assistência com IABP, se necessário • Insuficiência cardíaca congestiva devido ao débito cardíaco diminuído ou infarto do miocárdio peroperatório será minimizada pela colaboração com o médico • Avaliar se há distensão venosa jugular, estertores pulmonares, B_3 ou B_4, edema periférico, parâmetros de pré-carga aumentados, onda "a" elevada na PVC ou POAP
O paciente ficará eutérmico	• Monitorar o ECG de 12 derivações se forem notadas alterações eletrocardiográficas • Avaliar a temperatura de hora em hora • Aquecer o paciente em 1°C por hora usando mantas térmicas, luzes e aquecedor de líquidos
Risco de hemorragia	
O paciente terá sangramento mínimo e evitará o tamponamento cardíaco	• A drenagem torácica será < 200 mℓ/h • Monitorar os sinais de tamponamento cardíaco (hipotensão, pulso paradoxal, taquicardia, equalização da pressão da AP) • Avaliar a radiografia de tórax à procura de alargamento do mediastino; consultar um médico se necessário • Monitorar TP, TTP, hemograma completo de acordo com o protocolo • Administrar protamina, hemoderivados e outros procoagulantes de acordo com prescrição ou protocolo • Monitorar necessidade de medicamento vasoativo e relatar imediatamente para o médico o aumento acentuado dos medicamentos, porque essa alteração indica possível tamponamento
Risco de volume de líquidos desequilibrado **Risco de desequilíbrio eletrolítico**	
O paciente manterá ou melhorará a função renal pré-operatória	• A função renal será mantida conforme evidenciado pelo débito urinário de aproximadamente 0,5 mℓ/kg/h • O potássio será reposto para manter K^+ > 4,0 mEq/ℓ • Monitorar o balanço hídrico a cada 1 a 2 h • Monitorar ureia, creatinina, eletrólitos, magnésio, PO_4 • Registrar diariamente o peso corporal • Administrar o volume de líquidos ou os diuréticos conforme a prescrição

Capítulo 22 Cirurgia Cardíaca **421**

Quadro 22.4 Diretrizes interdependentes do cuidado para o paciente em pós-cirurgia cardíaca. (*Continuação*)

Resultados	Intervenções

Mobilidade física prejudicada
Risco de intolerância à atividade
Risco de integridade tissular prejudicada
Risco de infecção

O paciente manterá a amplitude de movimento e a força muscular e exibirá integridade cutânea intacta	• Mudar o decúbito do paciente a cada 2 h, enquanto em repouso no leito, e avaliar rigorosamente a pele • Mobilizar para fora do leito após a extubação • Progredir a atividade para a cadeira durante as refeições, uso do banheiro, caminhar aumentando a distância, delegar para o pessoal auxiliar quando indicado • Monitorar sinais vitais e esforço respiratório durante a atividade
As incisões irão curar sem evidência de infecção	• Verificar diariamente a estabilidade da incisão da esternotomia, principalmente nos pacientes diabéticos • Avaliar a esternotomia e a incisão da perna à procura de rubor, edema e drenagem • Colocar meias compressivas no paciente e elevar os membros inferiores para reduzir o edema • As ingestões calórica e de nutrientes satisfazem aos requisitos metabólicos de acordo com o cálculo para pacientes a longo prazo • Monitorar pré-albumina nos pacientes para determinar tendências em longo prazo

Conforto comprometido

O paciente exibirá alívio da dor cirúrgica O paciente não demonstrará evidências de dor nem de ansiedade, como frequência cardíaca, pressão arterial e frequência respiratória aumentadas ou agitação durante atividade ou procedimentos A administração do medicamento analgésico no horário será uma prioridade	• Avaliar as características, a duração e a localização da dor. Usar escala análoga visual para quantificar a dor • Fornecer um ambiente calmo. Fornecer períodos adequados de repouso e sono

Ensino/planejamento de alta

O paciente e a família compreenderão a necessidade de: Exames, procedimentos, tratamentos Aparelhos de autoproteção, quando indicados e de acordo com a política do hospital Na preparação para a alta para o domicílio, o paciente compreenderá os níveis de atividade, restrições de dieta, regime medicamentoso, cuidados com a incisão	• Consultar os serviços de apoio nutricional • Fazer precocemente as referências apropriadas para o serviço social ainda durante a hospitalização • Iniciar a educação da família em relação à dieta saudável para o coração, limitações da atividade física (p. ex., levantar até 4 a 6 kg, restrições para dirigir veículos), estratégias de redução de estresse, tratamento da dor, cuidados com a incisão

---

Quadro 22.5 Considerações para o paciente idoso | Após a cirurgia cardíaca.

Alterações fisiológicas

Sistema cardiovascular
• Maior rigidez do miocárdio
• Maior rigidez da vasculatura periférica e capacidade diminuída para se ajustar às alterações no volume sanguíneo
• Substituição das células no sistema de condução por colágeno e elastina
• Número decrescente de células marca-passo nos nodos sinoatrial (SA) e atrioventricular (AV)
• Menor responsividade cardíaca à estimulação beta-adrenérgica

Sistema pulmonar
• Ruptura de elastina e colágeno, o que compromete a retração elástica do pulmão
• Gradil torácico menos complacente
• Limpeza mucociliar e força da musculatura expiratória diminuídas

Sistema renal
• Perda progressiva dos néfrons corticais e diminuição no gradiente de concentração corticomedular
• Comprometimento da capacidade de concentração renal

• Menor depuração de medicamentos excretados pelos rins (pode estar reduzido em até 40% aos 80 anos de idade)

Sistema digestório
• Absorção gastrintestinal de medicamentos diminuída e mais variável
• Declínio na função hepática, resultando em degradação hepática diminuída dos medicamentos

Sistema musculoesquelético
• Osteoporose

Sistema imune
• A resposta imune pode estar diminuída, principalmente se houver desnutrição concomitante e diminuição nas proteínas séricas

Sistema neurológico
• Declínio nos neurotransmissores
• Maior risco de confusão mental aguda

Resposta aos medicamentos
• Menor percentual de tecido corporal magro
• Maior percentual de gordura corporal
• Redução da água corporal

(continua)

422 **Parte 5** Sistema Cardiovascular

Quadro 22.5 🌿 **Considerações para o paciente idoso | Após a cirurgia cardíaca.** (*Continuação*)

Efeito clínico
- Pressões de enchimento mais elevadas (pressão diastólica da artéria pulmonar [PDAP] e pressão de oclusão da artéria pulmonar [POAP])
- Capacidade diminuída de vasoconstrição com a mudança de posição, levando à hipotensão ortostática
- Comprometimento dos nodos SA e AV
- Débito cardíaco mantido por aumento do volume sistólico
- Alentecimento da resposta renal à desidratação
- Eficácia diminuída da conservação de líquido
- Níveis medicamentosos tóxicos ou duração da ação anormalmente prolongada
- Sensível a medicamentos com faixa terapêutica estreita, como digoxina
- Efeito medicamentoso mais intenso e duração de ação mais longa para medicamentos degradados no fígado (p. ex., benzodiazepínicos)

- Em consequência da diminuição da água corporal, medicamentos hidrossolúveis concentrados na corrente sanguínea, ocorrem níveis séricos medicamentosos mais elevados
- Medicamentos lipossolúveis armazenados no tecido adiposo; aumento do tecido adiposo pode resultar em resposta terapêutica mais lenta e duração de ação mais longa, porque o medicamento é liberado mais lentamente a partir do tecido adiposo

Ensino do paciente
- Acomodar déficits sensoriais
  - Garantir que os aparelhos auditivos estejam funcionais
  - Falar em voz alta e na direção do paciente
  - Usar materiais impressos com letras grandes e de fácil leitura
- Dar uma informação por vez e certificar-se de que o paciente compreenda antes de prosseguir
- Iniciar com a informação mais simples e prosseguir para a mais complexa
- Ensinar o paciente e o cuidador

Adaptado de Dixon V: Effects of vascular surgery on the elderly vascular patient. J Vasc Nurs 17:86–88, 1999.

Se a função ventricular esquerda estiver comprometida, os tremores deverão ser tratados com um bloqueador neuromuscular em combinação com a sedação simultânea, para evitar o comprometimento cardíaco adicional.

Depois do reaquecimento, muitos pacientes apresentam aumento na temperatura corporal. Narcóticos e anestésicos administrados durante a cirurgia podem redefinir o centro regulador hipotalâmico, alterando o fluxo sanguíneo periférico e a retroalimentação.[2] Um leito vascular periférico frio e contraído também pode ser um fator na prevenção da dissipação de calor. Quando o paciente está sangrando depois da cirurgia, a correção da temperatura é imperativa para ajudar no retorno da função normal das enzimas da coagulação e da capacidade de coagulação.[3]

■ Monitoramento da síndrome da resposta inflamatória sistêmica

Qualquer ofensa infecciosa ou não infecciosa ao corpo, inclusive a cirurgia, inicia SRIS. Uma resposta inflamatória "corporal" total, com sintomas semelhantes aos dos processos infecciosos, pode acontecer depois da cirurgia de revascularização miocárdica. Os sintomas e sinais incluem febre, taquicardia, taquipneia e leucocitose.

A SRIS é um mecanismo da defesa natural que é iniciado quando o tecido ou os vasos são lesionados. Uma lesão vascular, a resposta inflamatória e a cascata de coagulação estão inter-relacionadas. Um evento que rompe a integridade do endotélio, como o trauma por cortar o vaso, ou a hipoxia em algumas células endoteliais, deflagra o processo. Como resultado do dano endotelial, perviedade capilar aumentada inevitavelmente ocorre.[2] Quando a lesão acontece, uma reação inflamatória local começa com a liberação dos mediadores chamados citocinas das células "protetoras" (p. ex., linfócitos, macrófagos). Essas citocinas sinalizam outras células (p. ex., neutrófilos, monócitos) até a área lesionada, as quais liberam outros mediadores. Em seguida, o endotélio libera mediadores vasodilatadores (p. ex., óxido nítrico), que aumentam o fluxo sanguíneo para a região, aumentando assim a liberação de oxigênio. Os mediadores contrarreguladores provocam a vasoconstrição para equilibrar as ações vasodilatadoras. As plaquetas são atraídas até a região para iniciar a coagulação. As responsabilidades da enfermeira focam em refinar as habilidades de avaliação, de modo a aumentar a detecção precoce de eventos embólicos em qualquer sistema, em especial o nervoso, o cardiovascular, o pulmonar e o renal.

CRM com ou sem circulação extracorpórea inicia uma resposta à SRIS. Poucas intervenções limitam a SRIS; o processo inflamatório é tão complexo que tem sido difícil desenvolver medicamentos para contrapor-se a todas as inúmeras reações. Demonstrou-se que os esteroides diminuem um pouco a SRIS quando administrados antes da cirurgia, mas eles devem ser utilizados com cautela, sobretudo nos pacientes com diabetes melito.[1] (Ver Capítulo 54 para mais detalhes sobre SRIS.)

■ Controle da dor

Depois da cirurgia cardíaca, o paciente pode sentir dor decorrente da incisão torácica ou na perna, drenos torácicos, afastamento da costela durante a cirurgia e atividades de cuidado. O ambiente da UTI pode acentuar fisiologicamente a dor por causa da luz e do ruído e, psicologicamente, por causa da separação e do medo. Com frequência, a dor estimula o sistema nervoso simpático, aumentando a frequência cardíaca e elevando a pressão arterial, o que pode ser deletério para o estado hemodinâmico do paciente. O desconforto também pode resultar em expansão torácica diminuída, atelectasia aumentada e retenção das secreções.

Embora a percepção da dor varie de uma pessoa para outra, uma incisão de esternotomia mediana geralmente é menos dolorosa que uma incisão de toracotomia, e muitas pessoas relatam que a dor é mais intensa nos primeiros 3 a 4 dias depois da cirurgia. O desconforto da incisão na perna frequentemente se agrava depois que o paciente está deambulando, principalmente quando acontece edema de membros inferiores. O estiramento dos músculos do dorso e do pescoço, quando as costelas são afastadas, e a imobilização por várias horas durante a cirurgia podem provocar desconforto nas costas e no pescoço. Os pacientes com enxertos de artéria mamária interna podem queixar-se de dor aumentada por causa do maior estiramento dos músculos intercostais e da incisão na pleura parietal, a qual é ricamente inervada.

A ocorrência de angina depois da cirurgia de revascularização miocárdica pode indicar falha do enxerto; por conseguinte, a enfermeira deve ser capaz de diferenciar a angina da dor incisional. A típica dor da esternotomia mediana é localizada; não se irradia; e pode ser aguda, maciça, surda ou em queimação. Com frequência, ela se agrava com a respiração profunda, tosse ou movimento. Em geral, a angina é precordial ou subesternal; não é bem localizada; e frequentemente se irradia para os braços, pescoço ou mandíbula. Com frequência, é descrita como sensação de pressão e não é afetada pela respiração nem pelo movimento.

O cuidado de enfermagem inclui avaliação completa da dor do paciente usando uma escala de dor; a administração dos analgésicos com base no registro da intensidade da dor; fornecimento de alívio da dor adequado e de acordo com a queixa do paciente; e alívio dos fatores que estimulam a percepção da dor, como a ansiedade e o medo. Os medicamentos analgésicos comuns empregados são sulfato de morfina, fentanila e hidromorfona, quando necessário. Esses medicamentos podem ser suplementados com agentes anti-inflamatórios não esteroides (AINE), como o cetorolaco, que diminui a dor por meio de um mecanismo diferente. Deve-se ter cautela na administração de AINE aos pacientes com função renal comprometida e contagem de plaquetas diminuída (trombocitopenia). As bombas de analgesia controlada pelo paciente (ACP) podem ser utilizadas para possibilitar que o paciente controle a administração do medicamento para a dor. São menos comuns as intervenções como os bloqueios de nervo intercostal e a analgesia espinal. Independentemente do mecanismo utilizado, o controle da dor é buscado agressivamente para garantir o conforto e a mobilização rápida, o que, por sua vez, pode diminuir as complicações. As terapias alternativas, como musicoterapia e relaxamento com imagem guiada, também podem ser úteis no controle da dor.

■ Prevenção das complicações cardiovasculares

Muitas complicações cardiovasculares podem ser antecipadas e prevenidas, o que leva a menor tempo de permanência e melhores desfechos para o paciente. Observações aguçadas da enfermeira e intervenções apropriadas podem contribuir para melhores desfechos.

▶ **Reposição volêmica.** Uma preocupação primária consiste no volume intravascular adequado para prover a pré-carga. A perviedade capilar aumentada decorrente da SRIS faz com que o volume intravascular se desloque para os espaços intersticiais. Para manter o desempenho cardíaco e a pressão sanguínea ótimos, é primordial a reposição volêmica adequada. Diversas soluções podem ser empregadas, inclusive soro fisiológico e líquidos hiperosmolares (p. ex., solução salina a 3%).[8,9] Nenhuma solução específica é definitivamente recomendada. Se o paciente estiver sangrando, os hemoderivados devem ser a primeira opção. Se a pressão arterial do paciente não responder a velocidades de infusão moderadas, comumente 500 mℓ são infundidos, usando-se uma bolsa de pressão e um cateter de grande calibre.[7] Os parâmetros hemodinâmicos, incluindo pressão venosa central (PVC) baixa (< 8 a 10 mmHg), pressão diastólica da artéria pulmonar baixa e pressão de oclusão da artéria pulmonar (POAP) baixa (< 14 a 18 mmHg), em combinação com um baixo índice cardíaco (< 2,5 ℓ/minuto/m^2), ajudam a orientar as intervenções.[7,9] Deve-se ter cautela ao usar esses valores numéricos como metas absolutas.

É importante considerar a condição pré-operatória do coração. Se o paciente sofreu infarto do miocárdio recente ou apresenta comprometimento do desempenho ventricular esquerdo, pressões mais elevadas podem ser necessárias para manter o trabalho cardíaco ótimo. O paciente com um ventrículo esquerdo hipertrofiado, principalmente se houver doença valvar associada, é extremamente dependente de reposição volêmica.[7]

A efetividade de todas as intervenções tem de ser avaliada em termos da resposta do paciente. A combinação de pulsos arteriais fracos e membros mosqueados sugere hipoperfusão. A resolução desses achados clínicos, bem como a melhora dos valores de pressão, sinaliza o retorno da perfusão adequada. Deve-se monitorar continuamente a aparência dos membros e os pulsos arteriais na recuperação pós-operatória.[2,7,9]

▶ **Monitoramento de arritmias.** A arritmia é um problema importante após a CRM. A resposta hemodinâmica a uma alteração no ritmo cardíaco dita a velocidade da intervenção nos pacientes submetidos a CRM, bem como em todos os pacientes em unidades de cuidados críticos. Nas situações de emergência, são empregados os algoritmos de Advanced Cardiac Life Support (ACLS). O conhecimento do ritmo basal do paciente é importante. Os tipos de arritmias que podem acontecer variam desde extrassístoles atriais até a fibrilação ventricular e a assistolia.[1,2,9,10]

A taquicardia sinusal é comum e pode resultar de muitos fatores. Algumas das causas mais comuns são os medicamentos simpaticomiméticos, SRIS, hipovolemia, febre e dor. Os períodos prolongados de taquicardia podem ser valiosos devido ao tempo de enchimento arterial coronário diminuído. A bradicardia sinusal pode acontecer, mas não é prevista porque os pacientes estão em um estado simpaticamente responsivo; em muitos casos, o uso pré-operatório de agentes betabloqueadores é a causa.

As causas das extrassístoles atriais são, em geral, distúrbios eletrolíticos, isquemia ou infarto ou hipoperfusão. As extrassístoles atriais frequentes podem ser um precursor da fibrilação atrial e ocorrem com muita frequência, sobretudo nos pacientes com história prévia de doença pulmonar ou valvar, na qual os átrios podem estar distendidos. O tratamento simples para as contrações atriais prematuras é a reposição de potássio e magnésio. A manutenção do potássio sérico e do magnésio adequados minimiza as extrassístoles atriais.[2,7,10]

A fibrilação atrial pode acontecer depois da cirurgia de revascularização miocárdica, e a prevenção é uma alta prioridade. Descompensação cardíaca ou AVC são os principais riscos associados à fibrilação atrial. A fibrilação atrial se desenvolve em até 40% dos pacientes submetidos a procedimentos cardíacos a céu aberto, o que leva a tratamento profilático com betabloqueadores antes e depois da cirurgia na maioria dos pacientes.[1,3] Para a fibrilação atrial de início recente, a meta reside na conversão para o ritmo sinusal usando antiarrítmicos, principalmente a amiodarona.[10] O controle da resposta ventricular é uma meta que pode ser conseguida usando-se o diltiazem. Betabloqueadores intravenosos, inclusive metoprolol, também são usados e administrados em pequenos bolos. A combinação dos antiarrítmicos pode ser utilizada, mas deve ser monitorada com rigor. Se a fibrilação atrial persistir ou reaparecer por mais de 24 horas, pode ser necessária anticoagulação com varfarina por 4 semanas.[1] Para a fibrilação atrial com duração superior a 48 horas, a cardioversão não é a meta (a menos que o paciente tenha recebido anticoagulantes) por causa do risco de trombo atrial e possível embolização. Se for necessária cardioversão em caráter de emergência no período pós-operatório imediato e a anticoagulação não for uma opção, pode ser realizada ecocardiografia transesofágica, para verificar se um trombo se formou no átrio esquerdo.

Bloqueio atrioventricular ocorre em pacientes submetidos a cirurgia valvar secundariamente ao edema no local cirúrgico, próximo ao sistema de condução. A resolução desse ritmo geralmente é atingida em 48 a 72 horas depois da cirurgia, quando o edema diminuiu. A isquemia e o infarto do miocárdio também provocam o bloqueio atrioventricular. Os pacientes que se submeteram a cirurgia cardíaca têm uma vantagem com a colocação de fios de marca-passo epicárdico.[2,3,11] O uso desses fios permite o melhor controle da resposta ventricular em comparação com o uso de medicamentos, como atropina e isoprenalina.[10,11] O marca-passo atrial é preferido quando o nodo atrioventricular (AV) está intacto, porque ele permite a hemodinâmica ótima com uma contração atrial. Se o nodo AV não estiver funcionando adequadamente, o marca-passo sequencial AV pode ser necessário. O marca-passo ventricular é a última escolha. Se o marca-passo for necessário por mais de 72 horas, a colocação de marca-passo permanente deve ser considerada, sobretudo nos pacientes que se submeteram a cirurgia valvar. (Ver Capítulo 18 sobre marca-passos.)

A ocorrência de taquiarritmias pode levar a situações de emergência. Se o paciente estiver hemodinamicamente instável em um ritmo rápido, a primeira intervenção é a cardioversão, seguindo as orientações do ACLS. Se arritmias ventriculares se desenvolverem, serão necessárias intervenções elétricas ou farmacológicas. Se o paciente desenvolver taquicardia ventricular polimórfica com síndrome QT prolongada não herdada ou adquirida, magnésio IV pode auxiliar nesse problema.[10] As orientações atuais do ACLS recomendam a amiodarona para pacientes não responsivos a RCP, desfibrilação e epinefrina IV.[10] O uso de amiodarona previne taquicardia ventricular monomórfica e outras arritmias ventriculares refratárias, sobretudo nos pacientes com função ventricular esquerda insatisfatória ou DAC.[10] Se a taquicardia ventricular evoluir para fibrilação ventricular ou outros ritmos sem pulso, a reanimação cardiopulmonar deve ser iniciada de imediato; os médicos devem estar preparados para abrir o tórax à beira do leito para determinar e corrigir a causa da parada.[7,11]

▶ **Melhora da contratilidade cardíaca.** A contratilidade pode estar deprimida por causa da exposição do músculo cardíaco a manipulação, alteração de temperatura e possível hipoperfusão. O primeiro passo empreendido para melhorar o desempenho consiste em garantir a reposição ótima de volume; rapidamente ficará nítido se o volume não aumentar o índice e o débito cardíacos. O acréscimo e a titulação dos medicamentos simpaticomiméticos são uma parte comum do cuidado aos pacientes com contratilidade diminuída. Podem ser empregados diversos medicamentos, incluindo epinefrina, dobutamina e milrinona. Dopamina é outro medicamento que pode aumentar a contratilidade, porém pode causar taquicardia indesejada. A escolha de medicamentos varia com a condição do paciente, o formulário da instituição e a tomada de decisões baseada em evidências.

Enquanto o medicamento de escolha é adicionado, a causa da disfunção ventricular deve ser pesquisada. Isquemia e infarto do miocárdio causam, tipicamente, função cardíaca diminuída, mas outros fatores podem ser as fontes do problema. Miocárdio atordoado, uma depressão transitória da função ventricular esquerda devido a redução temporária do fluxo sanguíneo miocárdico, pode causar disfunção transitória; em geral, o miocárdio está funcionando normalmente.[12] Miocárdio hibernante é o tecido miocárdico cronicamente prejudicado, embora viável, que resulta em disfunção ventricular esquerda em repouso, por causa do miocárdio persistentemente hipoperfundido ou repetidamente comprometido.[12] Esse estado pode levar a disfunção mais crônica. O estado do ventrículo direito

também deve ser considerado. Se disfunção ventricular direita se desenvolver depois da cirurgia de revascularização miocárdica, o uso de óxido nítrico é uma das intervenções mais efetivas.[6] Os biomarcadores cardíacos podem ser usados nas primeiras 24 horas depois da CRM. A troponina é um parâmetro que pode ser monitorado para determinar se o paciente sofreu lesão miocárdica.[1,7] Nos casos mais complicados, podem ser úteis a amostragem da gasometria venosa/saturação venosa (SvO_2) e a diferença arteriovenosa no oxigênio; esses valores são indicadores do transporte e consumo de oxigênio e podem ajudar a direcionar a terapia. Embora o monitoramento contínuo da SvO_2 possa ser empregado em pacientes com disfunção miocárdica grave, não é uma intervenção-padrão; é dispendioso e não mostrou fazer diferença nos desfechos. Fatores mecânicos podem levar a função cardíaca deprimida.

O balão intra-aórtico é um método mecânico utilizado para melhorar a perfusão coronária e reduzir a carga de trabalho miocárdica em qualquer uma das situações previamente mencionadas[1] (ver balão intra-aórtico no Capítulo 18). Qualquer que seja a causa, tempo e suporte da função são, em geral, os principais fatores que melhoram o desempenho cardíaco. No entanto, períodos de tempo demorados com suporte mecânico ou farmacológico podem ser o sinal para considerar a aplicação de um dispositivo de assistência ventricular, comumente uma medida contemporizadora até o transplante cardíaco.

▶ **Controle da pressão arterial.** Redução da RVS e da pressão arterial é outra manobra clínica que pode aumentar o desempenho cardíaco e proteger a integridade do enxerto. Se o paciente apresentar pressão arterial adequada (pressão arterial média [PAM] > 70 mmHg ou pressão arterial sistólica > 120 mmHg), a redução da pós-carga deve ser iniciada mesmo quando o paciente está recebendo agente inotrópico para a contratilidade. Podem ser utilizados diversos agentes, incluindo nitroprusseto de sódio, nitroglicerina, hidralazina, labetalol e inibidores da enzima conversora de angiotensina (iECA). A velocidade necessária da resposta dita a escolha do medicamento. Por exemplo, os medicamentos IV, em especial o nitroprusseto de sódio, causam rapidamente redução da pós-carga. Os iECA podem exacerbar a disfunção renal e devem ser utilizados com cautela nos pacientes com função renal comprometida.

■ **Prevenção das complicações pulmonares**

A função pulmonar pós-operatória depende da função pré-operatória. Se o paciente apresentar história pulmonar significativa (p. ex., DPOC, hipertensão pulmonar), as provas basais de função pulmonar e a gasometria podem ser bastante valiosas no estabelecimento de metas no período pós-operatório. Esses testes podem ajudar a prever como o paciente responderá à ventilação mecânica.

As causas de disfunção pulmonar depois da cirurgia cardíaca podem ser atribuídas a alterações que acontecem com a resposta inflamatória. Vários deflagradores, como traumatismo cirúrgico e isquemia miocárdica regional, ativam o sistema complemento e liberam citocinas, levando à saída de neutrófilos e de líquido através do endotélio. Esses deflagradores também podem causar disfunção de órgão terminal, inclusive em órgãos como os pulmões.[2,7,13] Essas alterações nos pulmões podem levar a alteração na microcirculação e troca gasosa, que, por fim, resultam em desequilíbrio da ventilação-perfusão, *shunt* e atelectasia.[13]

A ventilação mecânica é necessária para atingir oxigenação e ventilação adequadas. A oxigenação adequada é conseguida ajustando-se o nível de oxigênio liberado pelo ventilador; o ponto de partida usual é o oxigênio a 40 a 50%. A oxigenação efetiva é monitorada usando-se a oximetria de pulso com amostragem intermitente da gasometria. A pressão expiratória final positiva (PEFP) é uma intervenção padrão empregada para ajudar a manter os alvéolos abertos e melhorar a oxigenação. Em geral, a PEFP começa com 5 cmH$_2$O, porém pode ser aumentada caso a hipoxemia esteja presente. Deve-se ter cuidado quando aumentar a PEFP porque ela pode reduzir a pré-carga, diminuindo assim o débito cardíaco e a pressão arterial. O modo inicial para o ventilador é em geral a ventilação assistida com controle e é mudada para a pressão positiva contínua nas vias respiratórias (CPAP) quando o paciente estiver pronto para ser desmamado por extubação.

A ventilação adequada é mantida selecionando-se o volume corrente adequado à área de superfície corporal, bem como estabelecendo-se uma frequência suficiente para o volume corrente do ventilador. O monitoramento da ventilação deve incluir monitoramento do CO$_2$ expirado (ETCO$_2$), que deve correlacionar-se com a pressão parcial de dióxido de carbono (PaCO$_2$) em uma gasometria. O monitoramento do dióxido de carbono expirado também é utilizado para confirmar o posicionamento apropriado do tubo endotraqueal.

O desmame da ventilação mecânica é um processo rápido nos pacientes que se submeteram a cirurgia a céu aberto. Quando o paciente demonstra capacidade de responder ao comando e força para proteger a via respiratória, uma curta tentativa com CPAP é instituída. O paciente pode ser extubado quando (1) o desempenho cardíaco é bom (índice cardíaco > 2,2 ℓ/minuto/m^2), (2) a oxigenação e a ventilação adequadas são conseguidas sem acidose e (3) o sangramento no dreno torácico é mínimo. O uso agressivo da espirometria de incentivo e da mobilidade física assegura a função pulmonar apropriada. A ausculta do murmúrio vesicular deve ser efetuada a intervalos frequentes e de acordo com a condição do paciente. Murmúrio vesicular diminuído, principalmente no lobo inferior esquerdo, é comum porque a atelectasia do lobo inferior esquerdo constitui um desfecho pós-operatório esperado após o pulmão ser desinflado durante a cirurgia. Também é importante a observação do esforço respiratório, e sinais como taquipneia, uso dos músculos acessórios e tempo expiratório prolongado podem indicar função pulmonar comprometida. A terapia com broncodilatador pode estar indicada e deve ser mantida se necessário em casa.

A ventilação mecânica prolongada pode ser uma complicação da cirurgia cardíaca. A função cardíaca deficiente protraída exige ventilação mecânica continuada. A lesão do nervo frênico devido às técnicas de preservação a frio para a proteção miocárdica ou transecção física é outra causa de insuficiência ventilatória decorrente de disfunção do diafragma.[3,13,14] A síndrome de angústia respiratória aguda (SARA) associada à SRIS, um estado de hipoperfusão ou ambos também podem ser um motivo de dias de ventilador prolongados. Uma traqueostomia deverá ser considerada nos pacientes com função pulmonar comprometida, porque ela pode aumentar o processo de desmame do ventilador e promover o conforto do paciente; no entanto, o risco de infecção da incisão esternal é uma preocupação com secreções orais aumentadas que podem contaminar o local da incisão.

■ Prevenção das complicações neurológicas

A recuperação neurológica do paciente de cirurgia cardíaca depende de diversos fatores, como o estado neurológico pré-operatório; a idade; a função renal; condições como aterosclerose aórtica, hipertensão arterial e diabetes melito; e o uso de balão intra-aórtico.[1] Uma vez que narcóticos e benzodiazepínicos, com bloqueio neuromuscular, são atualmente utilizados com mais frequência que os gases para anestesia, a recuperação é, em geral, mais rápida.[7] Há pouca necessidade de sedação quando o paciente é transportado da sala de cirurgia, a menos que haja instabilidade hemodinâmica; permite-se que o paciente desperte e se recupere da anestesia logo que possível. O paciente idoso não consegue metabolizar os narcóticos e agentes paralisantes com tanta rapidez quanto um paciente mais jovem e pode precisar de um tempo de recuperação mais longo. Se o paciente for difícil de despertar e apresentar pupilas puntiformes, pode estar indicada a reversão dos narcóticos com naloxona. Um método suave de recuperar o nível de consciência que não reverta o controle da dor consiste em 0,4 mg de naloxona diluído em 10 mℓ de soro fisiológico, e são administrados 1 a 2 mℓ IV a cada 5 minutos. Se o paciente não apresentar boa força muscular, está indicada a reversão do bloqueio neuromuscular. São empregados glicopirrolato, 0,6 mg IV, e neostigmina, 3 mg IV (ou mais). O paciente com insuficiência renal não consegue depurar esses medicamentos e, provavelmente, precisará da reversão de narcóticos e agentes bloqueadores neuromusculares para acelerar a extubação.

Assim que o paciente acordar, é essencial a avaliação contínua usando o exame neurológico padrão que avalia o nível de consciência e as capacidades motora e sensorial. Os déficits neurológicos pós-operatórios são divididos em duas categorias: (1) déficits focais importantes (acidente vascular cerebral), torpor ou coma; e (2) deterioração da função intelectual.[3] O melhor preditor de AVC é aterosclerose aórtica proximal, que é a fonte de êmbolos liberados com a manipulação da aorta, principalmente durante a canulação ou clampeamento. Hipoxia, hipoperfusão, hemorragia e anormalidades metabólicas também podem causar AVC.[1,3] As alterações cognitivas são mais difíceis de detectar, porque podem existir déficits de memória, linguagem e função psicomotora; a família do paciente pode ser valiosa na detecção de qualquer alteração sutil. Essas alterações são mais perceptíveis imediatamente após a cirurgia, mas ainda podem estar presentes 12 a 36 meses após o procedimento. A confirmação de um AVC pode ser realizada com tomografia computadorizada (TC) ou ressonância magnética (RM) da cabeça, mas esses estudos podem precisar ser repetidos; os eventos embólicos não aparecem imediatamente nas imagens. Se um paciente apresentar doença carotídea conhecida, manter a pressão arterial mais elevada pode ajudar a aumentar a perfusão dos tecidos cerebrais. A terapia trombolítica não pode ser empregada para AVC embólico depois da cirurgia no paciente que acabou de se submeter a cirurgia de revascularização miocárdica por causa das preocupações com sangramento.

■ Monitoramento do sangramento pós-operatório

O sangramento pós-operatório é esperado; o desafio reside em saber quando e como intervir. A anticoagulação pré-operatória crônica pode ser confundida com os problemas hemorrágicos no paciente que foi submetido a CRM, em especial nos casos de cirurgia de emergência, quando não há tempo para interromper

426 Parte 5 Sistema Cardiovascular

a administração de fármacos com antecedência. A correção temporalmente adequada dos problemas hemorrágicos pode diminuir a ocorrência de complicações e o custo dos cuidados ao paciente. Os anticoagulantes no pré-operatório, como terapia com trombolíticos e antiagregantes plaquetários, dificultam a coagulação, e os efeitos desses medicamentos são difíceis de reverter; a reversão pode nem mesmo ser uma opção, e o sangramento pós-operatório pode aumentar. Recomenda-se que, se o paciente estiver recebendo clopidogrel, ele deve ser interrompido 5 a 7 dias antes da cirurgia.[1]

O monitoramento atento do sistema de drenagem torácica é primordial para antecipar eventos hemorrágicos iminentes. A drenagem do dreno torácico é monitorada a cada hora ou com mais frequência, em caso de drenagem excessiva. O débito usual do dreno torácico pode variar de 100 a 200 mℓ/hora, com maiores períodos de drenagem devido a uma alteração na posição ou temperatura. Se o débito do dreno torácico se mantiver acima de 200 mℓ/hora, então a intervenção é necessária. A protamina, o primeiro nível de intervenção, é administrada a 1 mg para cada 100 unidades de heparina para reverter os efeitos da heparina, que é utilizada no processo cirúrgico.[2,3] O TTP é comumente utilizado para monitorar a via intrínseca da cascata de coagulação, que é afetada pela heparina. Protamina adicional pode ser necessária, sobretudo quando o paciente estiver hipotérmico, porque pode acontecer um fenômeno de "rebote". O reaquecimento agressivo é muito importante no paciente que apresenta aumento do sangramento, porque a cascata de coagulação, com suas reações enzimáticas, não funciona adequadamente nas temperaturas hipotérmicas. No entanto, à medida que a temperatura do paciente se eleva, a heparina é reativada, causando aumento de sangramento. A infusão de plaquetas é utilizada em seguida para ajudar a diminuir o sangramento. É importante lembrar que a infusão de plaquetas pode provocar uma reação de hemoderivados, porque cada infusão pode originar-se de múltiplos doadores. As causas da disfunção plaquetária e de sangramento pós-operatório incluem medicamentos, como o ácido acetilsalicílico; a própria máquina de circulação extracorpórea; o balão intra-aórtico, que destrói mecanicamente as plaquetas; e a trombocitopenia induzida por heparina, um fenômeno em que a exposição à heparina incapacita a função plaquetária.

O coagulograma de acompanhamento é um guia para a necessidade de infusões adicionais, bem como no monitoramento da perda sanguínea, porém não constitui parâmetro absoluto. Se o sangramento estiver aumentando, pode ser solicitado um TP para ver se outros fatores precisam ser repostos. Um TP elevado (> 15 segundos) pode indicar que o sangramento se deve à falta de fatores como o fibrinogênio, que pode ser reposto com o emprego de plasma fresco congelado, em geral 4 a 6 unidades/infusão.[3] A meta global consiste em determinar se o sangramento é causado por uma coagulopatia ou sangramento cirúrgico. O sangramento pelo dreno torácico superior a 500 mℓ/hora é considerado um sangramento cirúrgico e exige a reexploração cirúrgica.

Outras intervenções terapêuticas também podem ser usadas para diminuir o sangramento.[2,3] Os fatores de coagulação, como o crioprecipitado (fatores I e VIII) e o fator VII, estão indicados para sangramento intenso. Vários medicamentos, como o ácido aminocaproico, um potente inibidor da fibrinólise, e acetato de desmopressina, que influencia o fator VIII e estimula a adesão plaquetária, podem ser administrados para promover a coagulação.[15]

As medidas intraoperatórias para evitar o sangramento incluem a minimização da hemodiluição, a minimização das perdas autólogas e a otimização do estado de coagulação com o reaquecimento pleno.[2,3,15] A perda sanguínea exige reposição, que deverá ser considerada com cuidado. A transfusão de eritrócitos não somente pode aumentar a exposição às doenças infecciosas, principalmente hepatite e vírus da imunodeficiência humana, mas está associada a complicações imunossupressivas e microcirculatórias aumentadas.[1,15] O nível de hemoglobina indicado para a transfusão é uma questão controversa. Uma estratégia de transfusão restritiva (hemoglobina < 7 g/dℓ) demonstrou taxa de mortalidade inferior em pacientes com comprometimento menos crítico.[15] A autotransfusão da drenagem do tórax também tem sido utilizada, mas não existem dados claros que sustentem melhores desfechos com essa intervenção.

O tamponamento cardíaco é uma complicação grave do sangramento pós-operatório aumentado que ocorre quando sangue/líquido excessivo se acumula no espaço pericárdico, resultando em pressão crescente no átrio e ventrículo direitos que pode levar ao colapso dessas estruturas. O tamponamento pode desenvolver-se de forma rápida ou lenta, dependendo da rapidez com que o sangue se acumula no saco pericárdico. Quando um paciente é tratado para o sangramento excessivo, é importante monitorar rigorosamente a drenagem do dreno torácico e manter a perviedade.[3] O mecanismo de tamponamento cardíaco é o colapso dos compartimentos do coração direito com menor pressão em consequência do crescimento da PVC, da pressão diastólica da artéria pulmonar (PDAP) e da POAP. Esse aumento e a equalização dos três valores são evidências clássicas de tamponamento cardíaco. Contudo, a situação clínica pode ser um achado tardio; o desempenho cardíaco e a pressão arterial decrescentes, apesar da reposição volêmica e da ventilação com suporte pressórico, constituem um indicador mais precoce. Uma forma da onda de linha arterial com variação respiratória significativa (melhor ilustração de um pulso paradoxal aumentado) constitui outro sinal de advertência de que o tamponamento cardíaco é iminente, embora isso possa mostrar-se menos proeminente devido à ventilação de pressão positiva nos pacientes intubados.[3,7] O diagnóstico definitivo é feito com um ecocardiograma.

As intervenções para evitar o tamponamento incluem o movimento de deslizamento e a ordenha dos drenos torácicos quando o sangue começa a coagular, embora o movimento de deslizamento dos drenos possa gerar aumento da pressão negativa. Como os compartimentos (átrios e ventrículos) estão sendo comprimidos, as pressões cardíacas podem estar elevadas, principalmente a PVC. Outra intervenção útil envolve a infusão de volume, mesmo com a pressão aumentada, para impedir que as estruturas colabem.

■ Prevenção das complicações renais

A evolução pós-operatória da função renal é influenciada pela função pré-operatória. Os fatores de risco pré-operatórios são idade; história de insuficiência cardíaca congestiva moderada a grave; CRM prévia; e condições preexistentes, inclusive o diabetes melito do tipo 1 e a doença renal (creatinina sérica de 1,4 a 2,0 mg/dℓ).[1,3] A evolução pós-operatória usual também depende de a cirurgia ter sido realizada com a máquina de CEC ligada ou desligada. Depois da cirurgia de revascularização miocárdica com máquina de circulação extracorpórea, é esperado débito urinário inicial brusco por causa do enchimento do circuito da máquina de CEC com manitol e do possível uso de diurético. O débito diminui à medida que esses efeitos diminuem com o tempo. Depois de CRM sem circulação extracorpórea, há volume urinário menor porque os pacientes não são expostos a essas intervenções. À medida que a resposta inflamatória diminui nas 24 a 48 horas seguintes, as membranas capilares que apresentam extravasamento se vedam e o líquido intersticial adicional se desloca para o espaço intravascular, aumentando a necessidade de diurese farmacológica com agentes como a furosemida.[7] A reposição eletrolítica de magnésio e potássio depois da diurese também é importante para manter o ritmo cardíaco regular.[3] Uma discreta acidose metabólica pode ocorrer no paciente com insuficiência renal existente e pode persistir depois da cirurgia. Se houver acidose, a origem (respiratória, metabólica ou combinada) deve ser determinada para se intervir de modo apropriado. O foco das intervenções consiste em remover o excesso de líquido e, ao mesmo tempo, proteger as funções metabólica e cardíaca.

▶ **Oligúria.** O débito urinário decrescente ($< 0,5$ mℓ/kg/hora) é em geral causado pela perfusão renal diminuída. Os casos óbvios, como obstrução ou posicionamento errôneo do cateter de Foley, podem passar frequentemente despercebidos e devem ser inicialmente considerados, de modo que os problemas mecânicos possam ser excluídos. Débito urinário diminuído pode ser sinal de dissecção aórtica após cirurgia cardíaca.[3] A função cardíaca diminuída também pode estar causando diminuição no débito urinário. Hipovolemia é mais comum, podendo ser tratada com reposição volêmica, e o monitoramento das pressões arteriais pulmonares e do débito/índice cardíacos logo depois das infusões de líquido indica se a intervenção foi terapêutica.[2,7] Deve-se ter cautela ao adicionar o volume porque o excesso de líquido pode provocar redução da função no músculo cardíaco comprometido; nessa situação, podem ser necessários agentes inotrópicos ou medicamentos vasoativos. É importante determinar a pressão arterial basal do paciente, de modo que o controle dos medicamentos vasoativos possa ser titulado de acordo com a pressão de perfusão (PAM ou pressão arterial sistólica) que os rins do paciente exigem.[7]

Se nenhuma dessas intervenções for bem-sucedida, a diurese pode ser necessária. Os diuréticos de alça (p. ex., furosemida) constituem os medicamentos usuais de primeira linha.[7] Se o débito urinário não aumentar, doses maiores podem estar indicadas ou outros diuréticos que atuam em outras áreas do sistema tubular renal, a exemplo das tiazidas, como a metolazona, podem ser acrescentados. Devem ser clinicamente monitorados os valores de creatinina e ureia.

▶ **Insuficiência renal.** Quando se desenvolve a insuficiência renal aguda, é necessária a diálise. O método utilizado depende da condição do paciente e da preferência do médico. A hemofiltração venovenosa contínua (HVVC) e a hemodiálise estão entre os vários métodos que podem ser empregados.[7] A HVVC é preferida no paciente que está muito comprometido do ponto de vista hemodinâmico, porque é mais gradual e minimiza o comprometimento da pré-carga, o que poderia diminuir o desempenho cardíaco. Os pacientes que se submetem à diálise exigem restrição hídrica, modificação da nutrição para a disfunção renal prolongada e outras intervenções padrão, como modificações na nutrição para diminuir a ingesta de proteína e potássio. Infelizmente, a taxa de mortalidade decorrente da insuficiência renal no período pós-operatório dos pacientes de cirurgia cardíaca é superior a 60%.[16] O Capítulo 31 fornece maior discussão sobre a insuficiência renal, e o Capítulo 30 discute a diálise.

■ Prevenção das complicações endócrinas

O diabetes melito é um dos principais fatores de risco para o desenvolvimento da doença cardiovascular. Essa doença afeta quase todos os sistemas no corpo e requer que a equipe monitore continuamente a glicemia e mantenha o controle rigoroso da glicose. No período pós-operatório inicial, um nível de glicemia menor que 180 mg/dℓ é particularmente importante no cuidado da cicatrização das feridas e na prevenção de infecções ou de mediastinite.[1] A intervenção empregando infusão de insulina pode reduzir a princípio a incidência de infecções da ferida esternal profunda em torno de 50%.[1] Assim que for alcançado bom controle glicêmico, a insulina passa a ser administrada por via subcutânea, e os níveis sanguíneos de glicose são acompanhados com rigor. Essa terapia insulínica também diminui a incidência da cetoacidose diabética ou do coma hiperosmolar. É importante lembrar que, embora a hiperglicemia seja deletéria, a hipoglicemia grave pode ser fatal. A necessidade de monitoramento restrito da glicemia não pode ser excessivamente enfatizada.

Insuficiência suprarrenal pode acontecer, principalmente nos pacientes que estavam recebendo esteroides a intervalos regulares antes da cirurgia. A administração de esteroides pode suprimir a função das glândulas suprarrenais. Para evitar a supressão, doses de estresse pós-operatório de hidrocortisona (100 mg a cada 8 horas) devem ser fornecidas, e a dose regular do paciente deve ser reiniciada. Se o paciente estiver recebendo medicamentos vasoativos e não estiver desmamado desses agentes, insuficiência suprarrenal deve ser considerada; essa condição pode ser o resultado de hipoperfusão da glândula suprarrenal. Os níveis de cortisol mostram-se baixos e confirmam o diagnóstico de insuficiência suprarrenal.

A disfunção da tireoide, principalmente o hipotireoidismo, é comum nas pessoas idosas e nas mulheres. Embora os efeitos peroperatórios não resultem em disfunção, a função pré-operatória é uma importante consideração, e a disfunção não diagnosticada pode ficar evidente no período pós-operatório porque os hormônios tireóideos, principalmente a tri-iodotironina (T_3), podem ter efeitos cardiovasculares.[1]

■ Prevenção das complicações gastrintestinais

Felizmente, os aspectos gastrintestinais da evolução pós-operatória são rotineiros e similares àqueles da cirurgia geral. Depois da extubação, o paciente permanece em dieta zero nas primeiras 8 horas, com uma sonda nasogástrica em posição para descomprimir o estômago. Em seguida, permite-se que o paciente receba pequenas quantidades de gelo ou água. Esse aspecto relativamente simples do cuidado de enfermagem é muito importante para o paciente pós-operatório, o qual pode sentir sede significativa em decorrência dos medicamentos anticolinérgicos que foram administrados antes da cirurgia. O uso de cubos de gelo ou bebidas gaseificadas pode ajudar na adesão e diminuir a possibilidade de náuseas, vômitos e broncoaspiração.

Raramente acontecem complicações como colecistite, pancreatite e infarto intestinal. A patogenia dessas complicações nem sempre está clara, mas é atribuída à hipoperfusão esplâncnica e à isquemia gastrintestinal geral. O exame

428 Parte 5 Sistema Cardiovascular

completo do abdome, com pesquisa de dor, distensão ou timpanismo, pode ajudar a descobrir anormalidades sutis. Níveis de lactato superiores a 2,5 mmol/ℓ podem indicar hipoperfusão esplâncnica. No entanto, eles também podem resultar de fluxo não pulsátil da máquina de circulação extracorpórea, que pode causar a liberação de angiotensina II, exacerbando a isquemia esplâncnica.[17] A necessidade de avaliação adicional é ditada pela apresentação clínica.

■ Monitoramento da infecção

No período pós-operatório inicial, a redefinição hipotalâmica é a causa de alteração da temperatura. As reações febris são em geral atribuídas à SRIS e ao aumento decorrente do reaquecimento. Se a febre (temperatura > 38°C) persistir por mais de 48 a 72 horas, a infecção deve ser considerada. O objetivo da prevenção da infecção é conseguido pelo uso prudente de antibióticos profiláticos e empíricos, como vancomicina ou uma cefalosporina (cefuroxima, cefazolina, ceftazidima), dependendo das alergias conhecidas do paciente e de qualquer histórico de infecções resistentes. É primordial a regulação temporal da administração de antibiótico; para os resultados ótimos, as doses pré-operatórias deverão ser totalmente infundidas antes que a pele seja incisada. A dose de antibiótico depende da função renal pré-operatória. Também deve ser prevista uma curta evolução pós-operatória.[1]

A mediastinite é a principal infecção nos pacientes que se submeteram a cirurgia de revascularização miocárdica e pode ser uma complicação devastadora que aumenta o tempo de permanência hospitalar e a mortalidade. Os fatores de risco associados à mediastinite são obesidade; cirurgia cardíaca prévia; diabetes melito do tipo 1 (DM1) preexistente; e fatores peroperatórios, como o uso excessivo do eletrocautério, transfusão de sangue homólogo e o uso de ambas as artérias mamárias internas, resultando em fluxo sanguíneo comprometido na parede torácica.[1] A terapia é uma série prolongada de antibiótico e cirurgia plástica. Demonstrou-se que a regulação agressiva da glicemia usando, a princípio, as infusões de insulina por gotejamento em lugar da administração subcutânea, diminui a ocorrência de mediastinite.[1] É muito importante

instruir o paciente a não usar excessivamente os braços quando se mover e a usar um "travesseiro de apoio" durante a tosse (um pequeno travesseiro que é colocado sobre a incisão esternal e apertado durante a tosse). As outras intervenções, como fazer com que o paciente durma em decúbito dorsal, também são importantes. Seguir essas instruções pode ajudar a manter a estabilidade do esterno.

■ Orientação ao paciente e planejamento da alta

O tempo de duração da hospitalização, depois da cirurgia cardíaca, geralmente é de 4 a 7 dias. O planejamento da alta que começa na admissão é imperativo por causa da curta permanência hospitalar. O paciente deve receber alta com os seguintes medicamentos, exceto se houver contraindicação: ácido acetilsalicílico, um betabloqueador, um iECA (caso a fração de ejeção esteja abaixo de 40%) e uma estatina.[1] Se os medicamentos forem contraindicados, a justificativa deve ser documentada. Intervenções para cessação do tabagismo, se aplicáveis, devem ser incluídas no ensino para alta.[1] O Quadro 22.6 resume a orientação ao paciente sobre o cuidado pós-operatório cardíaco.

Endarterectomia carotídea

A estenose ou oclusão das artérias carótidas geralmente se deve à doença aterosclerótica e pode provocar AVC, uma causa importante de morbidade e mortalidade nos EUA.[18] A endarterectomia carotídea é o procedimento vascular não cardíaco mais comum realizado para restaurar o fluxo das artérias carótidas e destina-se a diminuir o risco de AVC e morte relacionada com AVC.[18]

A artéria carótida direita é um ramo do tronco braquiocefálico arterial que se origina do lado direito do arco aórtico. A artéria carótida comum esquerda origina-se diretamente do arco aórtico.[18] No nível da tireoide, as carótidas comuns bifurcam-se nas carótidas externa e interna. Localizados próximo a essa bifurcação, no seio carotídeo, estão os quimiorreceptores carotídeos, que são sensíveis aos níveis de dióxido de carbono

---

| **Quadro 22.6** | Orientação de ensino | Recuperação da cirurgia cardíaca. |

Orientações gerais

- Evitar levantar objetos pesados (4,5 a 7 kg ou mais) durante os primeiros 3 meses
- Evitar o movimento extenuante do braço, como golfe ou tênis. Quando sentar ou levantar da cadeira, usar as pernas. Os braços não devem suportar o peso e somente devem ser usados para equilíbrio
- Não dirigir por 6 semanas depois da cirurgia (pode andar de automóvel)
- Seguir as instruções do médico para a progressão da atividade
- Retomar a atividade sexual quando puder subir dois lances de escada sem parar (com recomendações do médico)
- Usar posições alternativas por 3 a 4 meses para diminuir o estresse sobre o esterno; evitar as posições de decúbito lateral e ventral
- Inspecionar e limpar diariamente as incisões cirúrgicas com sabão e água
- Inteirar-se dos medicamentos, incluindo o motivo para a administração, dosagem, frequência e efeitos colaterais
- Seguir as restrições nutricionais
- Compreender quanto de dor esperar e como tratá-la

Fatores de risco

- Seguir as orientações sobre fatores de risco individuais, entender seu impacto sobre a saúde, depois da cirurgia cardíaca, e aprender como modificá-los
- Procurar referências quando apropriado (p. ex., para um programa de perda de peso ou programa de cessação do tabagismo)

Acompanhamento médico

- Saber como e quando agendar as consultas de acompanhamento
- Ficar alerta para os sinais e sintomas de infecção, como febre, rubor aumentado, dolorimento, drenagem ou edema das incisões
- Relatar imediatamente palpitações, taquicardia ou pulso irregular (quando normalmente regular) para o médico
- Procurar o cuidado de acompanhamento se apresentar tontura ou fadiga aumentada, ganho de peso súbito ou edema periférico, falta de ar ou dor torácica

Dados de Hillis LD, Smith PK, Anderson JL: 2011 ACCF/AHA guideline for coronary artery bypass graft surgery. A report of the American College of Cardiology Foundation/American Heart Association Task Force on Practice Guidelines. Circulation 124:e652–e735, 2011.

e oxigênio do sangue, e os barorreceptores, que ajudam a regular a pressão arterial. As artérias carótidas externas suprem o sangue para as estruturas na cabeça e pescoço, excluindo os olhos e o cérebro. As artérias carótidas internas originam as artérias oftálmicas e as artérias comunicante posterior, cerebral anterior e cerebral média, que ajudam a suprir o sangue para o cérebro (Figura 22.9).

Os pacientes com doença oclusiva da artéria carótida podem apresentar disfagia súbita, fraqueza motora unilateral, afasia expressiva, tontura, déficits de memória ou cegueira monocular.[18] Com frequência, eles exibem sinais de doença vascular em outras regiões do corpo, como o coração (DAC) ou membros inferiores (doença arterial periférica). Os fatores de risco para a doença oclusiva da artéria carótida estão associados ao acidente vascular cerebral e deverão orientar o cuidado ao paciente. A hipertensão é o fator de risco mais importante para o acidente vascular cerebral, e a regulação da pressão arterial é essencial no período pós-operatório.[1,18] Tabagismo, hiperlipidemia, etilismo e uso de estrogênio pós-menopausa também podem afetar o cuidado ao paciente.[18]

Os pacientes com fatores de risco para a doença oclusiva da artéria carótida devem ser rigorosamente examinados. Um sopro carotídeo pode ser em geral auscultado sobre a artéria devido ao fluxo turbulento pela artéria estreitada.[18] A ultrassonografia carotídea com Doppler é geralmente realizada para estimar a presença e a quantidade da estenose, mas a angiografia constitui o método mais confiável para determinar a quantidade exata de estenose.[18] Também pode ser utilizada a angiografia por ressonância magnética, a qual é menos invasiva.[18]

Indicações

A doença oclusiva da artéria carótida faz parte do processo aterosclerótico sistêmico, que é revisto no Capítulo 21. A endarterectomia carotídea (EAC) está indicada para pacientes sintomáticos com estenose de 70 a 99% da artéria carótida.[18] Essa cirurgia não deve ser considerada para pacientes sintomáticos com estenose inferior a 50%; esses pacientes apresentam melhores desfechos quando tratados de forma conservadora.[18] A idade avançada não é uma limitação para realizar EAC nos pacientes adequados para submeterem-se a tal procedimento.[18]

Procedimento cirúrgico

É feita uma incisão ao longo da borda anteroinferior do músculo esternocleidomastóideo, exatamente abaixo do ângulo da mandíbula, e são isoladas as artérias carótidas comum, interna e externa. As artérias carótidas no lado operatório devem ser clampeadas.[18] O clampeamento coloca o hemisfério cerebral ipsilateral e os olhos em risco de isquemia e infarto porque a única perfusão para essas áreas ocorre através do círculo de Willis e vasos colaterais, o que pode ser inadequado. Para evitar a formação de tromboembolia enquanto as artérias estão clampeadas, pode ser administrada uma dose de heparina antes do clampeamento. A adequação da circulação pode ser determinada pelo monitoramento eletroencefalográfico contínuo na sala de cirurgia.[18] Quando se determina que a circulação é inadequada, um *shunt* ou *bypass* temporário pode ser aplicado da artéria carótida comum até a porção distal da carótida interna para fornecer a perfusão intraoperatória contínua.[18] Os pacientes tratados com *shunts* frequentemente incluem aqueles com estenose carotídea contralateral, déficits neurológicos, história pregressa de acidentes vasculares cerebrais e acidente vascular cerebral em evolução.

A endarterectomia ou remoção da placa ateromatosa ulcerada ou estenótica é então realizada, e a artéria é fechada. Se houver risco de o fechamento primário causar estreitamento do vaso, um retalho vascular pode ser utilizado.[18]

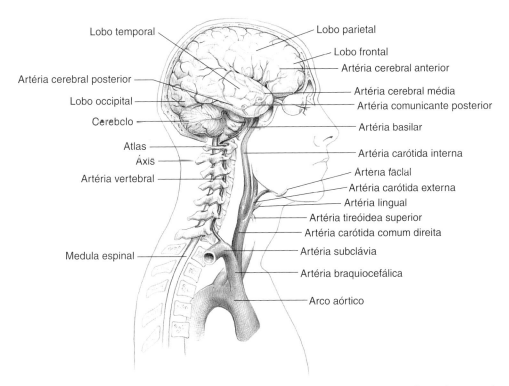

Figura 22.9 Ramos da artéria carótida externa direita. (Cortesia de Anatomical Chart Company.)

Cuidado pós-operatório

Depois da extubação na sala de recuperação, os pacientes são transferidos para a UTI com monitoramento do ECG, um acesso arterial, monitoramento da PVC e oxigênio. Tradicionalmente, os pacientes permanecem na UTI por 24 horas. Entretanto, os pacientes podem ser monitorados em uma unidade de cuidados intermediários com redução de permanência hospitalar para 1 dia.[19]

■ Controle da pressão arterial

Comumente, a pressão arterial é lábil até 24 horas depois da cirurgia por causa das anormalidades cirurgicamente induzidas da sensibilidade do barorreceptor carotídeo.[18] Isso se caracteriza como síndrome da falha do barorreflexo e, em geral, está associado a procedimentos cirúrgicos bilaterais.[18] Acredita-se que a hipertensão pré-operatória seja o mais importante determinante da hipertensão arterial pós-operatória, o que significa que a enfermeira de cuidados críticos deve estar ciente da faixa de pressão arterial pré-operatória do paciente. A pressão arterial aumentada também pode aumentar o risco de sangramento da ferida e a possível formação de hematoma.[18] A meta da regulação da pressão arterial é menor que 140/80 mmHg.[18,20] Uma pressão arterial sistólica maior que 170 mmHg deverá ser tratada com nitroprusseto de sódio ou outros agentes IV, enquanto aquela menor que 120 mmHg deverá ser tratada com soluções IV, norepinefrina ou infusão IV de fenilefrina, caso o paciente não seja responsivo a reposição volêmica.[20]

■ Cuidado com a ferida

Para minimizar o estresse sobre o local operatório, a cabeça e o pescoço do paciente deverão ser mantidos alinhados. O curativo e a área atrás do pescoço e ombros do paciente são avaliados à procura de sangue. A transudação persistente dos tecidos profundos, a tosse, o esforço durante a extubação e a ruptura das linhas de sutura podem levar, sem exceção, ao sangramento para o local operatório. O risco de sangramento pode ser agravado ainda pela terapia anticoagulante com heparina, AAS ou antiagregantes plaquetários.[18] A enfermeira avalia as dimensões do pescoço, comparando o lado operatório com o não operatório. O edema pode indicar a formação de hematoma. Qualquer queixa do paciente quanto à dificuldade de falar, deglutir ou respirar deverá ser relatada imediatamente ao médico. Caso se suspeite de um hematoma causar compressão traqueal, é indicada a sua evacuação cirúrgica. Os hematomas de feridas ocorrem em cerca de 6% dos pacientes.[18]

■ Prevenção das complicações neurológicas

Lesão cerebral, lesão nervosa local ou ambas podem acontecer com endarterectomia carotídea. AVC peroperatório acontece em cerca de 3% dos pacientes e pode ser decorrente da embolização dos resíduos ateromatosos, ar proveniente do local operatório ou baixo fluxo durante o clampeamento da artéria carótida.[18] O exame neurológico inclui monitoramento do nível de consciência, reatividade pupilar, movimento ocular, orientação, propriedade da resposta e função motora (flexão, extensão e fechamento das mãos) durante as primeiras 24 horas. As anormalidades devem ser relatadas ao médico de imediato.

A síndrome de hiperperfusão ocorre nos pacientes com estenose significativa. Teoricamente, o hemisfério distal à área estenótica sofreu hipoperfusão, o que faz com que os pequenos vasos sanguíneos permaneçam dilatados ao máximo com uma perda da autorregulação. Quando a estenose é reparada, a autorregulação ainda está paralisada, porém acontece um aumento acentuado no fluxo sanguíneo, o qual não pode ser controlado com vasoconstrição para proteger os capilares. Resulta o edema ou hemorragia para a região.[18] É primordial o controle rigoroso da pressão arterial.

Vários nervos cranianos (NC) atravessam a área cirúrgica e podem ser expostos ao trauma. Os mais comumente afetados são o NC VII (nervo facial), o NC X (nervo vago), o NC XII (nervo hipoglosso) e o NC XI (nervo acessório).[18] A avaliação funcional específica de cada nervo deve ser realizada depois da cirurgia, incluindo aqueles listados na Tabela 22.3. Se for encontrado déficit, a enfermeira deve notificar o médico e explicar ao paciente como ele aconteceu e que, em geral, esse déficit é temporário.

Considerações sobre o cuidado domiciliar

Em geral, os pacientes recebem alta no primeiro ou segundo dia de pós-operatório. AAS (81 ou 325 mg/dia) deve ser prescrito no período pós-operatório por um mínimo de 3 meses para reduzir a possibilidade de acidente vascular cerebral, infarto do miocárdio ou morte.[18] Betabloqueadores, inibidores de angiotensina e estatinas também devem ser administrados para melhorar os desfechos após endarterectomia carotídea.

A enfermeira de cuidados críticos desempenha um papel essencial no cuidado ao paciente que se submeteu a uma endarterectomia carotídea. Embora considerada um procedimento cirúrgico vascular, as complicações pós-operatórias da endarterectomia carotídea geralmente se manifestam como sinais/

Tabela 22.3 Avaliação funcional pós-operatória dos nervos cranianos após a endarterectomia carotídea.

Nervo	Intervenção nervosa	Avaliação funcional	Lesão funcional
Nervo facial (VII)	Função motora dos músculos faciais	Capacidade de sorrir e franzir a testa	Contração assimétrica da boca
Nervo vago (X)	Função motora e sensorial da laringe e faringe	Características e tom de voz e capacidade de deglutir	Dificuldade de deglutir, rouquidão, problemas de fala, perda do reflexo de ânsia
Nervo hipoglosso (XII)	Músculos da língua	Movimento da língua	Dificuldade de deglutição, problemas da fala, desvio da língua, por vezes lesão da via respiratória
Nervo acessório (XI)	Músculos trapézio e esternocleidomastóideo	Capacidade de levantar os ombros e elevar o braço até a posição horizontal	O ombro pode pender, dificuldade de levantar o ombro contra resistência, dificuldade de elevar o braço até a posição horizontal

| Quadro 22.7 | Orientação de ensino | Recuperação da endarterectomia carotídea. |

Redução do fator de risco

- Parar de fumar
- Dieta hipolipídica
- Controlar hipertensão arterial, se existente
- Controlar diabetes melito, se existente

Atividade

- Comumente, não existem restrições de atividade. É possível mover o pescoço de maneira normal

Cuidado com a incisão

- Equimose e alteração da coloração habitual são comuns
- Lavar o local da incisão com água e sabão

Geral

- Familiarizar-se com os sinais e sintomas da infecção incisional
- Notificar seu médico sobre alterações visuais, na memória ou sensibilidade, ou incapacidade de deglutir ou falar
- Estar orientado a respeito de indicações de medicamentos, incluindo o motivo para a administração, dosagem, frequência e efeitos colaterais
- Manter as consultas médicas

Dados de Brott TG, Halperin JL, Abbara S: 2011 ASA/ACCF/AHA/AANN/AANS/ACR/ASNR/CNS/SAIP/SCAI/SIR/SNIS/SVM/SVS guideline on the management of patients with extracranial carotid and vertebral artery disease. Circulation 124:e54–e130, 2011.

sintomas neurológicos, e a enfermeira deve avaliar o paciente quanto a alterações neurológicas sutis. A orientação ao paciente também é um componente importante do cuidado. Os pacientes e suas famílias devem compreender que o paciente apresenta uma doença cardiovascular subjacente e que se faz necessária a modificação do fator de risco. A educação deverá incluir os itens listados no Quadro 22.7.

Desafios relacionados à aplicabilidade clínica

Estudo de caso

O Sr. B. é um homem de 72 anos de idade que se submeteu a endarterectomia carotídea direita; ele retorna à UTI 2 h após a cirurgia. O paciente apresenta histórico de hipertensão arterial e hipercolesterolemia, bem como diabetes melito controlado por insulina por 5 anos. Ele fumou por 20 anos, mas parou de fumar no ano anterior. Seus sinais vitais no retorno à UTI incluem pressão arterial de 162/85, frequência cardíaca de 99 bpm, temperatura de 35,9°C e frequência respiratória de 28 incursões/min.

1. Que intervenções devem ser realizadas para prevenir complicações no paciente?
2. Que achados indicariam ocorrência de dano de nervo craniano?
3. Que achados seriam relatados à equipe cirúrgica?

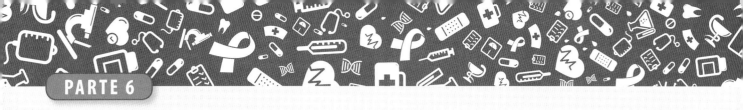

PARTE 6
Sistema Respiratório

23
Anatomia e Fisiologia do Sistema Respiratório

Megan Cecere Lynn e Karen Johnson

Objetivos de aprendizagem

Com base no conteúdo deste capítulo, o leitor deverá ser capaz de:

1. Identificar as principais estruturas do sistema respiratório que se localizam no tórax.
2. Descrever o movimento do ar pelas vias nasais e alveolares.
3. Discutir a função do surfactante na manutenção da insuflação alveolar.
4. Diferenciar a função das circulações brônquica e pulmonar.
5. Descrever a mecânica da ventilação em relação a movimento do ar para dentro e para fora dos pulmões, complacência pulmonar e resistência das vias respiratórias.
6. Explicar os quatro fatores que afetam a difusão dos gases através da membrana alveolocapilar.
7. Identificar as condições fisiológicas e fisiopatológicas que produzem um desequilíbrio da ventilação–perfusão.
8. Identificar as condições que afetam a relação descrita na curva de dissociação da oxi-hemoglobina e como essas condições afetam a troca de oxigênio.
9. Descrever a função dos quimiorreceptores e dos receptores pulmonares.

As estruturas do sistema respiratório permitem que os gases se movimentem entre o meio externo e o meio interno. A função primordial do sistema respiratório consiste na troca gasosa, um processo pelo qual o oxigênio se move do ar para dentro do sangue e o dióxido de carbono sai do sangue e é exalado para o ambiente. O sistema respiratório também possui várias outras funções, incluindo a regulação do equilíbrio acidobásico, o metabolismo de alguns compostos e a filtração de materiais indesejados na inspiração. As estruturas respiratórias íntegras e o funcionamento apropriado do sistema respiratório são necessários para o transporte de gases para dentro e para fora do organismo. O conhecimento da anatomia e da fisiologia respiratórias ajuda a enfermeira a compreender as técnicas de avaliação respiratória, os princípios do tratamento do sistema respiratório e os distúrbios comuns do sistema respiratório.

Anatomia do sistema respiratório

Tórax

O tórax contém as principais estruturas do sistema respiratório. Essas estruturas incluem o gradil costal, os músculos da ventilação, os pulmões e o mediastino (Figura 23.1). O gradil costal é uma estrutura rígida, embora flexível. A flexibilidade permite a inspiração/insuflação e a expiração/desinsuflação dos pulmões. O gradil costal consiste em 12 vértebras, cada qual com um par de costelas. Posteriormente, cada costela liga-se a uma vértebra (Figura 23.2). Anteriormente, as sete primeiras costelas ligam-se ao esterno (Figura 23.3). A 8ª, 9ª e 10ª costelas são ligadas por cartilagem às costelas acima delas. A 11ª e a 12ª costelas são chamadas de "costelas flutuantes", porque não se ligam anteriormente a outra estrutura.

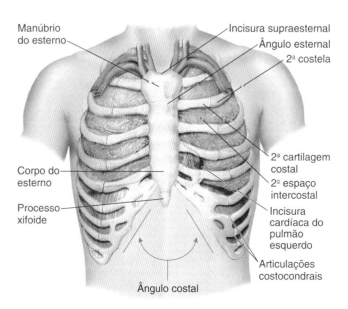

Figura 23.1 Anatomia da parede tocácica. (De Bickley LS: Bates' Guide to Physical Examination and History Taking, 11th ed. Philadelphia, PA: Lippincott Williams & Wilkins, 2013, p 293.)

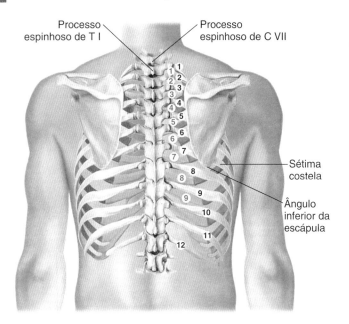

Figura 23.2 Gradil costal posterior. (De Bickley LS: Bates' Guide to Physical Examination and History Taking, 11th ed. Philadelphia, PA: Lippincott Williams & Wilkins, 2013, p 295.)

Figura 23.3 Gradil costal anterior. (De Bickley LS: Bates' Guide to Physical Examination and History Taking, 11th ed. Philadelphia, PA: Lippincott Williams & Wilkins, 2013, p 294.)

■ Pulmões, mediastino e espaço pleural

Posicionados dentro do gradil costal e protegidos por ele, os pulmões localizam-se em ambos os lados do tórax. Essas estruturas esponjosas cheias de ar são presas ao corpo apenas pelo ligamento pulmonar no mediastino. O pulmão direito contém três lobos, e o pulmão esquerdo contém apenas dois lobos. A base de cada pulmão repousa anteriormente no nível da 6ª costela na linha clavicular média e na 8ª costela na linha axilar média. Os ápices estendem-se por 2 a 4 cm acima das faces internas das clavículas.

O espaço entre os dois pulmões é o mediastino. O mediastino contém coração, vasos sanguíneos, linfonodos, timo, fibras nervosas e esôfago.

As membranas pleurais circundam os pulmões e revestem a parede torácica. A pleura parietal é a membrana que reveste a parede torácica, e a pleura visceral apõe-se ao parênquima pulmonar (Figura 23.4). Uma camada fina do líquido seroso no pequeno espaço entre essas duas pleuras permite que as pleuras parietal e visceral deslizem uma sobre a outra durante a inspiração e a expiração. A pressão dentro do espaço pleural é chamada de pressão intrapleural e é normalmente menor que as pressões dentro do pulmão. É essa pressão negativa que mantém os pulmões insuflados. Se o espaço intrapleural perde sua pressão negativa (por meio da exposição à pressão atmosférica; por exemplo, em consequência de tratamento torácico), o pulmão colaba, uma condição conhecida como pneumotórax.

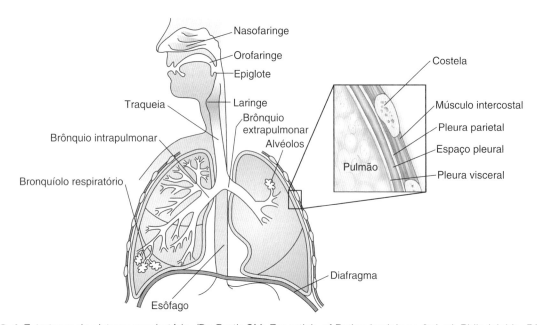

Figura 23.4 Estruturas do sistema respiratório. (De Porth CM: Essentials of Pathophysiology, 3rd ed. Philadelphia, PA: Lippincott Williams & Wilkins, 2011, p 514.)

O espaço pleural também é um espaço potencial para o acúmulo de líquido. O derrame pleural é uma coleção anormal de líquido no espaço pleural.

■ Músculos respiratórios

Os músculos que elevam o gradil costal são classificados como *músculos inspiratórios*.[1] O principal músculo envolvido na inspiração é o diafragma. O diafragma é um músculo fino, em forma de cúpula, inervado pelos nervos frênicos. Quando ele se contrai, o conteúdo abdominal é forçado para baixo e o tórax se expande verticalmente (Figura 23.5). Na respiração normal, o nível do diafragma se move por aproximadamente 1 cm, mas, na inspiração forçada, pode ocorrer uma excursão total de até 10 cm.[2] Os músculos intercostais externos também auxiliam na inspiração (Figura 23.6). Quando os músculos externos se contraem, as costelas são puxadas para diante e para cima, o que aumenta os diâmetros anteroposterior e lateral do gradil costal. Os músculos inspiratórios acessórios incluem os músculos escalenos e esternocleidomastóideos. Os músculos escalenos elevam as duas primeiras costelas, e os músculos esternocleidomastóideos elevam o esterno.[2] Durante a respiração normal, esses músculos não são empregados, porém, durante o exercício, esses músculos se contraem e ajudam na inspiração.

Os músculos que deprimem o gradil costal são classificados como *músculos expiratórios*.[1] A expiração é, em grande parte, um processo passivo durante a respiração normal. Durante a expiração, o diafragma relaxa, e a retração elástica dos pulmões, da parede torácica e das estruturas abdominais comprime os pulmões. Os músculos abdominais e intercostais podem aumentar o esforço expiratório (ver Figura 23.5). Quando os músculos abdominais se contraem, a pressão intra-abdominal aumenta e empurra o diafragma para cima. Quando os músculos intercostais internos se contraem, as costelas são puxadas para baixo e para dentro, diminuindo o volume torácico.

Vias de condução

As vias de condução incluem nasofaringe, orofaringe, traqueia, brônquios, bronquíolos e bronquíolos terminais (ver Figura 23.4). Essas vias respiratórias aquecem, umidificam e filtram o ar enquanto o canalizam para a região de troca gasosa (Figura 23.7). Como as vias respiratórias de condução não contêm alvéolos e não participam na troca gasosa, elas constituem o *espaço morto anatômico*, de aproximadamente 150 mℓ.[3]

■ Nasofaringe e orofaringe

A nasofaringe faz parte das estruturas respiratórias superiores e é a via preferida para a entrada do ar no sistema respiratório durante a respiração normal, porque ela filtra e aquece o ar inspirado.[4] As passagens externas são revestidas com pelos ásperos, que filtram as grandes partículas. A porção superior da cavidade nasal supre o ar inspirado com calor e umidade. Quando as vias nasais

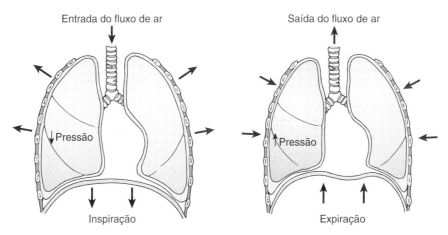

Figura 23.5 Corte frontal do tórax mostrando o movimento do gradil costal e diafragma durante a inspiração e a expiração. (De Porth CM: Essentials of Pathophysiology, 3rd ed. Philadelphia, PA: Lippincott Williams & Wilkins, 2011, p 522.)

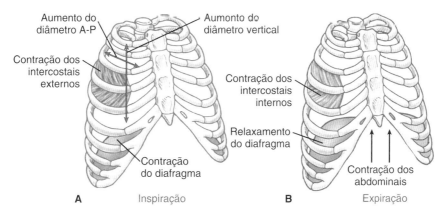

Figura 23.6 **A** e **B.** Contração e expansão do gradil costal durante a expiração e a inspiração, mostrando a contração diafragmática, função dos músculos intercostais e elevação e depressão do gradil costal. (De Porth CM: Essentials of Pathophysiology, 3rd ed. Philadelphia, PA: Lippincott Williams & Wilkins, 2011, p 523.)

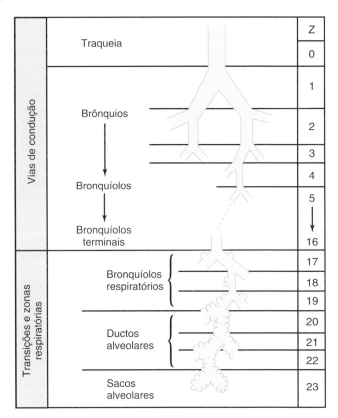

Figura 23.7 Idealização das vias respiratórias humanas. Observe que as 16 primeiras gerações (Z) constituem as zonas de condução, e as gerações 17 a 23 constituem transições e zonas respiratórias. Durante toda a infância, as vias respiratórias aumentam em diâmetro e comprimento, e o número e o tamanho dos alvéolos aumentam até a adolescência, quando o desenvolvimento respiratório amadurece até aquele do adulto. (Adaptada de West JB: Respiratory Physiology: The Essentials, 9th ed. Philadelphia, PA: Lippincott Williams & Wilkins, 2011, p 6.)

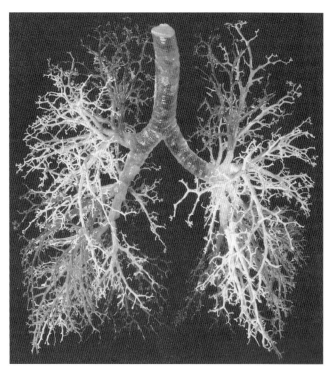

Figura 23.8 Disposição das vias respiratórias de um pulmão humano. Os alvéolos foram retirados, permitindo que sejam observadas as vias de condução desde a traqueia até os bronquíolos terminais. (De West JB: Respiratory Physiology: The Essentials, 9th ed. Philadelphia, PA: Lippincott Williams & Wilkins, 2011, p 5.)

estão obstruídas ou quando volumes maiores de gases precisam ser trocados, a orofaringe propicia uma via alternativa. A obstrução da orofaringe leva à cessação imediata da ventilação ("sufocação"). Corpos estranhos e o edema das vias faríngeas decorrentes de infecção, lesão ou reação alérgica também podem provocar obstrução das vias respiratórias.

■ Epiglote

A epiglote está localizada posteriormente à raiz da língua (ver Figura 23.4). Durante a inalação, a epiglote se movimenta para cima, de modo a permitir que o ar se movimente pela traqueia. Durante a deglutição, ela se move para baixo, para cobrir a laringe e permitir que o alimento e os líquidos passem para dentro do esôfago. A contração dos músculos intra-abdominais causa um aumento nas pressões intra-abdominal e intratorácica. Esse processo é chamado coletivamente de *manobra de Valsalva*. A manobra de Valsalva pode ser perigosa, uma vez que a elevação abrupta da pressão intratorácica pode reduzir significativamente o retorno venoso e, portanto, o débito cardíaco.

■ Árvore traqueobrônquica

A árvore traqueobrônquica é parte das estruturas respiratórias inferiores e consiste em traqueia, brônquios e bronquíolos. A traqueia conecta a laringe aos brônquios principais dos pulmões (ver Figura 23.4). A traqueia é composta principalmente de músculo liso e é sustentada por anéis de cartilagem em formato de ferradura, que impedem o colabamento da traqueia durante a tosse ou a broncoconstrição da musculatura lisa.

A parte final da traqueia divide-se, formando os dois brônquios-fonte. O ponto em que a traqueia se divide é chamado *carina*. Quando a carina é estimulada (p. ex., durante a aspiração traqueal), o reflexo da tosse e a broncoconstrição são ativados. Como o brônquio-fonte direito é mais largo e mais curto que o esquerdo, é o local mais comum de aspiração de corpos estranhos. Os brônquios-fonte direito e esquerdo dividem-se em brônquios lobares e segmentares, os quais se dividem nos bronquíolos, que se transformam em bronquíolos terminais (Figura 23.8). Os bronquíolos terminais são as menores vias respiratórias sem alvéolos. Os brônquios-fonte são sustentados por anéis cartilaginosos; entretanto, à medida que os brônquios se estendem para dentro dos pulmões, os anéis cartilaginosos tornam-se irregulares e menores, até que desaparecem em torno do nível dos bronquíolos respiratórios. Aqui, o músculo liso circunda os bronquíolos. A contração desses músculos (broncospasmo) provoca o estreitamento dos bronquíolos e compromete o fluxo de gás.[4]

Vias respiratórias

Os bronquíolos terminais ramificam-se nas vias respiratórias. Essas vias respiratórias incluem os bronquíolos respiratórios, os ductos alveolares e os sacos alveolares (ver Figura 23.7). A zona respiratória constitui a maior parte do pulmão, com um volume de aproximadamente 2,5 a 3 ℓ.[5]

Bronquíolos respiratórios

Cada bronquíolo respiratório forma um lóbulo, que é a menor unidade funcional do pulmão e é onde ocorre a troca gasosa. Um lóbulo consiste em uma arteríola, os capilares pulmonares e uma vênula (Figura 23.9). O sangue entra por uma artéria pulmonar e sai por uma veia pulmonar. Essa é a única parte no corpo em que o sangue altamente oxigenado flui por uma veia.

Alvéolos

O alvéolo é a região terminal do sistema respiratório, e é onde acontece a troca gasosa (Figura 23.9). O pulmão adulto tem área de superfície alveolar total de 85 m^2.[5] Os alvéolos também contêm macrófagos, que se movem de um alvéolo para outro, removendo as substâncias estranhas e mantendo os alvéolos estéreis.

As *células alveolares do tipo I* compreendem aproximadamente 90% da área de superfície alveolar total e são onde a troca gasosa acontece. As *células alveolares do tipo II* secretam o surfactante pulmonar, uma lipoproteína que diminui a tensão superficial nos alvéolos. Isso impede o colapso das vias respiratórias menores durante a expiração e facilita que elas insuflem os alvéolos durante a inspiração. A lesão das células alveolares do tipo II leva ao colapso alveolar e à troca gasosa pulmonar prejudicada.

Circulação pulmonar

Os pulmões apresentam um suprimento sanguíneo duplo: a circulação brônquica e a circulação pulmonar. A circulação brônquica distribui o sangue para as vias respiratórias, e a circulação pulmonar contribui para a troca gasosa.

Circulação brônquica

As artérias brônquicas que perfundem o lado esquerdo do tórax originam-se da aorta, e as artérias que perfundem o lado direito do tórax são ramos emitidos das artérias mamária interna, subclávia e intercostais. Os capilares da circulação brônquica drenam para as veias brônquicas e, mais adiante, desembocam na veia cava ou na veia pulmonar. A circulação brônquica não participa da troca gasosa. O sangue que é drenado para a veia pulmonar é sangue desoxigenado e se mistura com o sangue oxigenado que flui para o lado esquerdo do coração. Isso contribui para o "*shunt* anatômico", e é por isso que a saturação de oxigênio arterial sempre é menor que 100%. O fluxo através da circulação brônquica é mínimo, e o pulmão pode funcionar muito bem sem ele, como depois do transplante de pulmão.[5]

Circulação pulmonar

A circulação pulmonar origina-se da artéria pulmonar e desempenha a função de troca gasosa do pulmão (Figura 23.10). Conforme demonstrado na Figura 23.10, o sangue desoxigenado deixa o ventrículo direito e penetra na artéria pulmonar. O sangue passa da artéria pulmonar por uma série de artérias ramificadas até os capilares, e, em seguida, volta por uma série de vênulas até a veia pulmonar.

Nas paredes dos alvéolos, os capilares formam uma densa rede (ver Figura 23.9). A estrutura delgada da barreira alveolocapilar é altamente eficiente para a troca gasosa, mas também

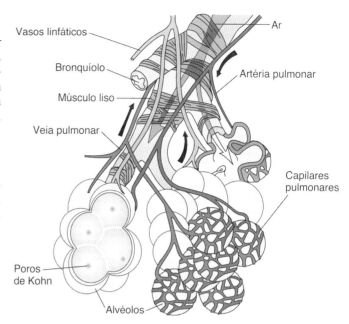

Figura 23.9 Lóbulo do pulmão, mostrando as fibras musculares lisas brônquicas, vasos sanguíneos pulmonares e vasos linfáticos. (De Porth CM: Essentials of Pathophysiology, 3rd ed. Philadelphia, PA: Lippincott Williams & Wilkins, 2011, p 518.)

significa que esses capilares são facilmente lesionados. A pressão crescente nos alvéolos (como a que ocorre com altos níveis de pressão expiratória final positiva) ou o volume crescente nos alvéolos (como o que ocorre com a ventilação mecânica com grandes volumes correntes) podem lesionar os capilares, fazendo com que extravase plasma para os espaços alveolares. O equilíbrio quase completo do oxigênio e dióxido de carbono entre o gás alveolar e o sangue capilar pode acontecer durante um tempo muito curto (menos de 0,75 segundo).[5]

A artéria pulmonar recebe todo o débito do ventrículo direito. No entanto, a resistência do circuito pulmonar é extremamente baixa devido à falta de musculatura lisa vascular. Dessa maneira, as pressões sistólica e diastólica no sistema circulatório pulmonar são muito menores. As pressões normais da artéria pulmonar são de 20 a 30/8 a 15 mmHg; e a pressão que excede os valores normais é chamada de hipertensão pulmonar.

Vasos linfáticos pulmonares

Os pulmões representam a maior área de superfície corporal exposta a um ambiente cada vez mais hostil.[5] Felizmente, os pulmões possuem múltiplos mecanismos para lidar com as partículas inaladas. O nariz filtra as grandes partículas. As partículas que se depositam nas vias respiratórias de condução são removidas pelos cílios que revestem as vias respiratórias. Os cílios empurram as partículas para cima, no sentido da epiglote, onde elas são então deglutidas. Pelo processo de fagocitose, macrófagos ou leucócitos destroem partículas estranhas nos alvéolos. Os materiais estranhos que chegam aos alvéolos são então removidos pelo tecido linfático. Os vasos linfáticos fazem paralelo com a vascularização pulmonar (ver Figura 23.9). Eles circundam o lóbulo e ajudam na remoção das partículas e proteínas dos espaços intersticiais. Mais adiante, esses vasos drenam para os linfonodos localizados nos hilos dos pulmões.

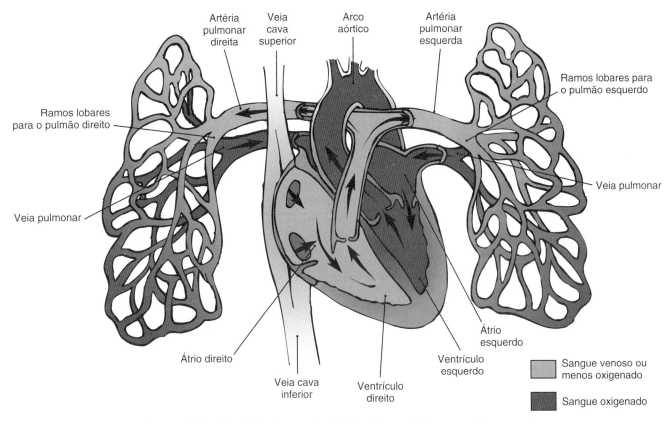

Figura 23.10 Circulação do coração direito até os pulmões e coração esquerdo.

Fisiologia do sistema respiratório

As metas da respiração consistem em fornecer oxigênio aos tecidos e remover o dióxido de carbono. A fisiologia da respiração envolve os três processos a seguir: (1) *ventilação*, ou o movimento de ar entre a atmosfera e os alvéolos; (2) *difusão* do oxigênio e dióxido de carbono entre os capilares pulmonares e os alvéolos; e (3) *transporte* do oxigênio e dióxido de carbono no sangue para as células e a partir delas.[6]

Ventilação

Durante a ventilação, o movimento de ar para os pulmões é conhecido como *inspiração*, e o movimento de ar para fora dos pulmões é conhecido como *expiração*. O ar flui de uma região de alta pressão para uma região de baixa pressão. Para iniciar a respiração, a queda na pressão nos alvéolos deve precipitar o fluxo de ar para os pulmões.

■ Mecânica da ventilação

A ventilação é um processo complexo com múltiplas variáveis, incluindo a alteração nas pressões e a integridade dos músculos responsáveis por mover o ar para dentro e para fora dos pulmões, a complacência dos pulmões e a resistência imposta pelas vias respiratórias. Coletivamente, essas variáveis são referidas como a *mecânica da ventilação*.

▶ **Movimento de ar para dentro e para fora dos pulmões.** O movimento de ar para dentro e para fora dos pulmões requer que os músculos expandam e contraiam a cavidade torácica e que haja uma mudança nas pressões gasosas para facilitar o movimento do ar de um compartimento para outro. Os pulmões podem ser expandidos e contraídos pelo movimento do diafragma para baixo e para cima para alongar e encurtar a cavidade torácica e pela elevação e depressão das costelas para aumentar e diminuir o diâmetro anteroposterior da cavidade torácica.[1]

O movimento dos gases sempre acontece de uma área de pressão mais elevada para a de pressão mais baixa. Existem várias pressões envolvidas no processo da respiração (Figura 23.11). A *pressão nas vias respiratórias* é a pressão existente nas vias respiratórias de condução. A *pressão intrapleural* é a pressão no estreito espaço entre as pleuras visceral e parietal. A *pressão intra-alveolar* é a pressão dentro dos alvéolos. A diferença de pressão entre a pressão intra-alveolar e a pressão intrapleural é chamada de *pressão transpulmonar*. A *pressão intratorácica* é a pressão dentro de toda a cavidade torácica.

A Figura 23.12 ilustra a mecânica envolvida na ventilação. A Figura 23.12 A mostra as pressões no estado de repouso. A pressão pleural, uma pressão discretamente negativa, cria uma sucção que mantém os pulmões abertos em seu nível de repouso. Sem essa pressão negativa para manter os pulmões contra a parede torácica, as propriedades de retração elástica dos pulmões fariam com que eles colabassem. Quando a glote está aberta e nenhum ar está fluindo, a pressão nas vias respiratórias de condução e alvéolos é igual à pressão atmosférica. A Figura 23.12 B mostra as pressões durante a inspiração. Durante a inspiração, quando o diafragma e os músculos intercostais se contraem, o volume da cavidade torácica aumenta. A expansão da parede torácica traciona para fora sobre os pulmões e a pressão intrapleural torna-se mais negativa. À medida que a pressão alveolar se torna mais negativa, o ar flui da atmosfera pelas

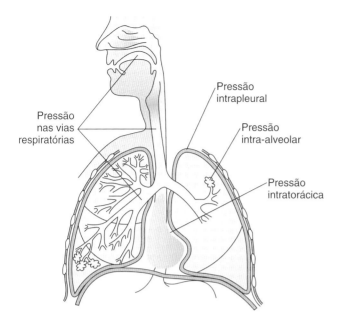

Figura 23.11 Distribuição das pressões respiratórias. (De Porth CM: Essentials of Pathophysiology, 3rd ed. Philadelphia, PA: Lippincott Williams & Wilkins, 2011, p 521.)

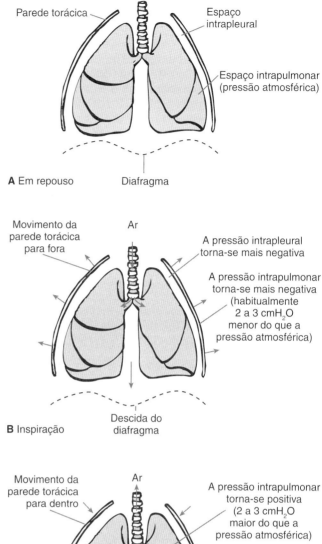

vias respiratórias de condução até os alvéolos. Depois da inspiração, os músculos relaxam, e a cavidade torácica retorna à sua posição de repouso. Com essa diminuição no tamanho torácico e a consequente compressão dos pulmões, a pressão intra-alveolar aumenta e força o ar para fora dos pulmões durante a expiração. Um ciclo respiratório consiste em uma inspiração (1 segundo em repouso) e uma expiração (2 segundos em repouso).

▶ **Complacência pulmonar.** A extensão em que os pulmões se expandem é denominada *complacência*. A complacência é uma medição da distensibilidade, ou da facilidade com que um tecido é estirado. Se a complacência estiver reduzida, é mais difícil expandir os pulmões para a inspiração. E, ao contrário, quando a complacência está aumentada, é mais fácil expandir o tecido pulmonar. A complacência é expressa como a razão entre a alteração no volume pulmonar e a alteração na pressão pulmonar.

$$\text{complacência} = \frac{\text{alteração no volume pulmonar } (\ell)}{\text{alteração na pressão pulmonar } (cmH_2O)}$$

A complacência pulmonar é determinada pelas fibras de elastina e de colágeno dos pulmões e pela tensão superficial nos alvéolos.

O tecido pulmonar é constituído de fibras de elastina e colágeno. As fibras de colágeno resistem ao estiramento e dificultam a insuflação pulmonar, enquanto as fibras de elastina são facilmente esticadas e aumentam a facilidade da insuflação pulmonar. Quando as fibras de elastina são substituídas por tecido cicatricial, como ocorre com a fibrose pulmonar ou a doença pulmonar intersticial, os pulmões tornam-se rígidos e não complacentes.

O líquido que reveste os alvéolos promove alta tensão superficial. Quando a tensão superficial é alta, as superfícies interiores úmidas de um alvéolo são difíceis de separar-se entre si, e mais energia é necessária para abrir e encher o alvéolo com ar durante a inspiração. Quando a tensão superficial é baixa,

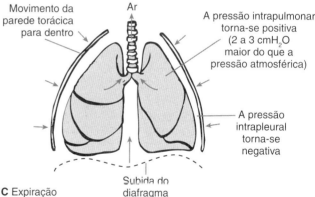

Figura 23.12 Fases da ventilação. **A.** Nenhum movimento de ar (repouso). **B.** O ar move-se do ambiente para o espaço intrapulmonar (inspiração). **C.** O ar move-se do espaço intrapulmonar para o ambiente (expiração).

as paredes alveolares separam-se com mais facilidade, exigindo menos esforço para o enchimento alveolar durante a inspiração. Por isso, o *surfactante* tem a função de diminuir a tensão superficial desses líquidos nos alvéolos.

O surfactante exerce quatro efeitos importantes sobre a insuflação pulmonar: ele diminui a tensão superficial; aumenta a complacência pulmonar e a facilidade de insuflação; propicia estabilidade e uma insuflação mais uniforme dos alvéolos; e auxilia na prevenção do edema pulmonar ao manter os alvéolos secos.[4] Sem surfactante, a insuflação pulmonar é extremamente difícil. A falta de surfactante ou a produção ineficaz de surfactante também podem desempenhar uma função no desenvolvimento da *síndrome de angústia respiratória aguda* (SARA) em adultos.

▶ **Resistência das vias respiratórias.** O fluxo de ar nas vias de condução é afetado não somente pelas diferenças de pressão entre a atmosfera e os alvéolos, mas também pela resistência que o ar encontra quando se movimenta pelas vias respiratórias. De acordo com a lei de Poiseuille, a resistência ao fluxo é inversamente proporcional à quarta potência do raio ($R = 1/r^4$). Quando o raio do tubo, pelo qual o gás está fluindo, é cortado pela metade, a resistência aumenta 16 vezes ($2 \times 2 \times 2 \times 2 = 16$). Nas vias respiratórias, pequenas alterações no diâmetro da via respiratória podem ter efeitos enormes sobre a resistência ao fluxo de ar. Normalmente, a resistência ao fluxo de ar é tão pequena que são necessárias apenas pequenas alterações na pressão para mover grandes volumes de ar para dentro dos pulmões. Contudo, nas condições que diminuem o diâmetro das vias respiratórias, como aquelas causadas por secreções pulmonares ou broncospasmo, ocorrem aumentos acentuados na resistência das vias respiratórias. Para manterem a mesma velocidade do fluxo de ar como antes do início da resistência aumentada das vias respiratórias, as pessoas com essas condições devem aumentar a pressão de propulsão (ou esforço respiratório) para mover o ar.

■ **Avaliação da ventilação**

A *ventilação por minuto* é o volume de ar inspirado e expirado por minuto. Ela é calculada ao se multiplicar o volume corrente (V_C) pela frequência respiratória. Em repouso, a ventilação por minuto é de aproximadamente 7.500 mℓ/minuto.

Nem todo o ar que entra nas vias respiratórias alcança os alvéolos onde a troca gasosa acontece. A parte do V_C que não participa na troca gasosa alveolar é chamada de *ventilação do espaço morto*. A ventilação do espaço morto inclui o volume do espaço morto anatômico e o volume do espaço morto fisiológico. O espaço morto anatômico é a quantidade de ar nas vias de condução, que normalmente é de cerca de 2 mℓ/kg, ou cerca de 150 mℓ.[7] O espaço morto anatômico depende da postura corporal e dos estados patológicos. Em determinados estados patológicos, como a doença pulmonar obstrutiva crônica (DPOC), o espaço morto anatômico é maior que o normal. O espaço morto fisiológico ocorre quando a ventilação é normal, porém a perfusão dos alvéolos está reduzida ou ausente. Isso pode acontecer com determinados estados patológicos, como o débito cardíaco reduzido ou a embolia pulmonar. O espaço morto aumenta a pressão parcial de dióxido de carbono arterial ($PaCO_2$) porque o sangue que está transportando o dióxido de carbono de volta dos tecidos não pode alcançar os alvéolos.

A *ventilação alveolar* é o volume de gás fresco que entra na zona respiratória a cada minuto. A ventilação alveolar é de primordial importância porque representa a quantidade de ar inspirado fresco disponível para a troca gasosa.[3] A ventilação alveolar é a ventilação por minuto menos o espaço morto. Ela é inversamente proporcional aos níveis da $PaCO_2$. Se alguém respira excessivamente, a ventilação alveolar aumenta e a $PaCO_2$ diminui. Se a ventilação alveolar diminui, os níveis da $PaCO_2$ aumentarão.

■ **Capacidades e volumes pulmonares**

O fluxo de ar para dentro e para fora dos pulmões proporciona medidas tangíveis dos volumes pulmonares. Embora referidos como medidas da "função pulmonar", esses volumes, na realidade, representam medidas da "anatomia pulmonar". Na avaliação da ventilação, a estrutura ou anatomia frequentemente determina a função.

As provas da função ventilatória ou pulmonar medem a capacidade do tórax e dos pulmões de movimentar o ar para dentro e para fora dos alvéolos. As provas de função pulmonar incluem as medidas de volume, de capacidade e da dinâmica. Essas medições são influenciadas pelo exercício e pela doença. Idade, sexo, tamanho corporal e postura são outras variáveis que são levadas em consideração quando são interpretados os resultados das provas. (Para um resumo das alterações relacionadas com a idade que afetam a anatomia e fisiologia do sistema respiratório, ver Quadro 23.1.) A Figura 23.13 ilustra as provas de função pulmonar, mostrando a capacidade e os volumes pulmonares normais. As medições volumétricas mostram a quantidade de ar contida nos pulmões durante várias partes do ciclo respiratório. As medidas dos volumes pulmonares incluem o V_C, o volume de reserva inspiratória (VRI), o volume de reserva expiratória (VRE) e o volume residual (VR), conforme demonstrado na Tabela 23.1. As medidas de capacidade quantificam uma parte do ciclo pulmonar. Elas são medidas que resultam da combinação dos volumes prévios e incluem a capacidade inspiratória (CI), a capacidade residual funcional (CRF), a capacidade vital (CV) e a capacidade pulmonar total (CPT; ver Tabela 23.1).

■ **Esforço respiratório**

Durante a respiração tranquila normal, a contração muscular acontece durante a inspiração, enquanto a expiração é um processo passivo provocado pela retração elástica do pulmão. Dessa maneira, sob condições de repouso normais, a contração muscular (ou esforço) é necessária apenas durante a inspiração. O esforço na inspiração pode ser dividido em três categorias: (1) esforço necessário para expandir os pulmões contra as forças elásticas do pulmão e da parede torácica, chamado de *esforço de complacência* ou *esforço elástico*; (2) esforço necessário para superar a viscosidade das estruturas do pulmão e da parede torácica, chamado de *esforço de resistência tissular*; e (3) esforço necessário para superar a resistência das vias respiratórias durante o movimento do ar para dentro dos pulmões, chamado de *esforço de resistência das vias respiratórias*.[1] Normalmente, durante a respiração tranquila, apenas um pequeno percentual de esforço total é usado para superar a resistência tissular e um pouco mais é empregado para superar a resistência das vias

---

Quadro 23.1 **Considerações para o paciente idoso.**

Alterações anatômicas e fisiológicas no sistema respiratório que ocorrem com o envelhecimento.

- O diâmetro anteroposterior aumenta
- A complacência aumenta
- O espaço morto anatômico aumenta
- O volume residual (VR) aumenta
- A força da musculatura respiratória diminui
- O número de alvéolos diminui, resultando em redução na área de superfície para difusão
- A elasticidade alveolar diminui
- A motilidade da parede torácica diminui
- A capacidade vital (CV) diminui
- Os níveis sanguíneos de oxigênio diminuem – subtrair 1 mmHg de uma tensão de oxigênio arterial (PaO_2) basal de 80 mmHg para cada ano acima de 60 anos
- A anemia é comum devido à diminuição da hemoglobina e da capacidade de transporte de oxigênio

Capítulo 23 Anatomia e Fisiologia do Sistema Respiratório **441**

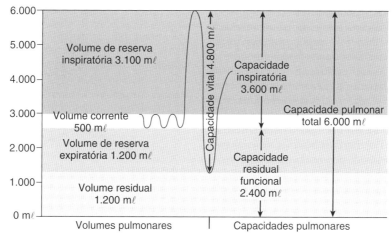

Figura 23.13 Detecções dos volumes respiratórios (**à esquerda**) e das capacidades pulmonares (**à direita**) como aparecem quando é usado espirômetro. O volume corrente representa a quantidade de ar inspirada e expirada durante a respiração normal; o volume de reserva inspiratória diz respeito à quantidade máxima de ar excedente ao volume corrente que é inalada forçadamente; a reserva expiratória máxima denota a quantidade máxima de ar que pode ser expirada excedente ao volume corrente; e o volume residual representa o ar que permanece no pulmão após esforço expiratório máximo. A capacidade inspiratória é conseguida pela soma do volume de reserva inspiratória com o volume corrente; a capacidade residual funcional, pela soma da reserva expiratória máxima com os volumes residuais; e a capacidade pulmonar total, pela soma de todos os volumes. (De Porth CM: Essentials of Pathophysiology, 3rd ed. Philadelphia, PA: Lippincott Williams & Wilkins, 2011, p 526.)

Tabela 23.1 Volumes e capacidades pulmonares.

Termo utilizado	Símbolo	Descrição	Características	Valores normais (mℓ)
Volumes pulmonares				
Volume corrente	V_C	Volume de ar inspirado e expirado a cada respiração	O volume corrente pode não variar, mesmo na presença de doença grave	500
Volume de reserva inspiratória	VRI	Volume máximo de ar que pode ser inspirado depois de uma inspiração normal		3.000
Volume de reserva expiratória	VRE	Volume máximo de ar que pode ser expirado com força depois de uma expiração normal	O volume de reserva expiratória diminui na presença de distúrbios restritivos, como obesidade e ascite e, na gravidez	1.100
Volume residual	VR	Volume de ar que permanece nos pulmões depois de uma expiração máxima	O volume residual pode estar aumentado nas doenças obstrutivas	1.200
Capacidades pulmonares				
Capacidade vital	CV	Volume máximo de ar expirado a partir do ponto de inspiração máxima	Pode ocorrer diminuição da capacidade vital na doença neuromuscular, fadiga generalizada, atelectasia, edema pulmonar e doença pulmonar obstrutiva crônica (DPOC)	4.600
Capacidade inspiratória	CI	Volume máximo de ar inspirado depois de uma expiração normal	A diminuição da capacidade inspiratória pode indicar doença restritiva	3.500
Capacidade residual funcional	CRF	Volume de ar que permanece nos pulmões depois de uma expiração normal	A capacidade residual funcional pode estar aumentada na DPOC e diminuída na síndrome de angústia respiratória aguda (SARA)	2.300
Capacidade pulmonar total	CPT	Volume de ar nos pulmões depois de uma inspiração máxima e igual à soma de todos os quatro volumes (V_C, VRI, VRE, VR)	A capacidade pulmonar total pode estar diminuída na doença restritiva (atelectasia, pneumonia) e aumentada na DPOC	5.800

respiratórias; são necessários apenas 3 a 5% da energia total gasta pelo corpo para a ventilação. Entretanto, durante a respiração intensa, quando o ar deve fluir pelas vias respiratórias em uma velocidade mais elevada, mais esforço é usado para superar a resistência das vias respiratórias.

Todos os três tipos de esforço estão frequentemente aumentados na doença pulmonar. A fibrose dos pulmões aumenta o esforço de complacência e da resistência tissular. As doenças que obstruem as vias respiratórias aumentam o esforço de resistência das vias respiratórias. Durante o exercício intenso, a quantidade de energia necessária pode aumentar em até 50 vezes, principalmente quando a pessoa possui qualquer aumento no grau de resistência das vias respiratórias ou redução na complacência pulmonar.[1]

Difusão

Depois que os alvéolos são ventilados com ar fresco, a próxima etapa no processo respiratório é a difusão do oxigênio dos alvéolos para os capilares pulmonares e a difusão do dióxido de carbono dos capilares para os alvéolos. A difusão, ou movimento das moléculas, acontece de uma área de alta concentração para uma área de baixa concentração. A lei de Fick descreve a difusão dos gases através da membrana alveolocapilar (Figura 23.14). A lei de Fick diz que a velocidade de transferência de um gás através de uma membrana semipermeável é proporcional à área de superfície tissular e à diferença nas pressões do gás entre os dois lados, e inversamente proporcional à espessura do tecido. Lembre-se de que a área de superfície dos alvéolos é muito grande (50 a 100 m^2) e a espessura da membrana alveolar é de 0,3 μm, de modo que as dimensões da barreira sangue–gás são ideais para a difusão dos gases.[8] Diferentes gases também atravessam a barreira em diferentes velocidades, dependendo de suas características moleculares. O dióxido de carbono difunde-se 20 vezes mais rapidamente que o oxigênio. Dessa forma, existem quatro fatores que afetam a troca gasosa alveolocapilar: (1) a área de superfície disponível para a difusão, (2) a espessura da membrana alveolocapilar, (3) a pressão parcial do gás através da membrana e (4) a solubilidade e as características moleculares do gás (Tabela 23.2). Qualquer condição ou doença que afete um ou mais desses fatores pode prejudicar a difusão de oxigênio ou de dióxido de carbono através da membrana alveolocapilar.

Perfusão

Quando o oxigênio se difunde do alvéolo para o capilar pulmonar, ele é transportado para longe do pulmão pela corrente sanguínea. Essa função de troca gasosa dos pulmões requer um fluxo constante de sangue pelas vias respiratórias.

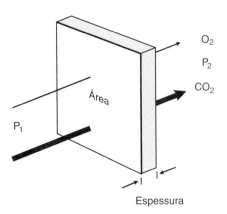

Figura 23.14 A lei de Fick descreve a difusão através de uma lâmina tissular. A quantidade de gás difundida é diretamente proporcional à área de superfície e à diferença nas pressões parciais entre a lâmina tissular (P_1 para P_2). A quantidade de gás difundida é inversamente proporcional à espessura da lâmina tissular. As características moleculares do dióxido de carbono (CO_2) permitem que ele se difunda com rapidez 20 vezes maior que o oxigênio (O_2). (De West JB: Respiratory Physiology: The Essentials, 9th ed. Philadelphia, PA: Lippincott Williams & Wilkins, 2011, p 26.)

O termo *perfusão* é empregado para descrever o fluxo de sangue através do leito capilar pulmonar. A rede de capilares na porção respiratória dos pulmões é tão densa, que o fluxo nesses vasos é frequentemente descrito como similar a um "lençol" de sangue.[4] Quando esses vasos sanguíneos percebem um baixo conteúdo de oxigênio nos alvéolos, eles se contraem. O mecanismo exato dessa resposta, conhecida como *vasoconstrição hipóxica*, não é conhecido.[9] A vasoconstrição hipóxica apresenta o efeito de direcionar o fluxo de sangue para longe das áreas hipóxicas do pulmão. Ao desviar o fluxo de sangue dessas regiões, são reduzidos os efeitos deletérios sobre a troca gasosa.

Relação ventilação–perfusão

■ Distribuição da ventilação

Nem todas as regiões do pulmão apresentam a mesma ventilação. A posição corporal afeta a distribuição da ventilação. Na posição sentada ou ereta, as regiões inferiores do pulmão ventilam melhor que as zonas superiores. Em uma posição de decúbito dorsal, o ápice e a base do pulmão ventilam aproximadamente igual; no entanto, a ventilação na parte mais inferior do pulmão (posterior) é maior que aquela da porção mais superior (anterior) do pulmão. Em uma posição lateral, o pulmão pendente é mais bem ventilado.[3]

Tabela 23.2 Fatores que afetam a troca gasosa alveolocapilar.

Fatores que afetam a troca gasosa	Exemplos
Área de superfície disponível para a difusão	Remoção de um pulmão ou doenças, como enfisema e bronquite crônica, que destroem o tecido pulmonar ou causam desequilíbrio da ventilação-perfusão.
Espessura da membrana alveolocapilar	Condições como pneumonia, doença pulmonar intersticial e edema pulmonar, que aumentam a espessura da membrana.
Pressão parcial de gás alveolar	A ascensão a grandes altitudes onde a pressão parcial de oxigênio está reduzida. No sentido oposto, o aumento na pressão parcial de um gás no ar inspirado (p. ex., terapia com oxigênio) aumenta o gradiente de difusão.
Solubilidade e peso molecular do gás	O dióxido de carbono, que é mais solúvel nas membranas celulares, difunde-se através da membrana alveolocapilar com mais rapidez que o oxigênio.

De Porth CM: Pathophysiology: Concepts of Altered Health States, 7th ed. Philadelphia, PA: Lippincott Williams & Wilkins, 2005, p 650.

Distribuição da perfusão

Da mesma forma que com a ventilação, a distribuição do fluxo sanguíneo pulmonar é afetada pela posição do corpo e pela gravidade. Na posição ereta, o fluxo sanguíneo é melhor nas bases dos pulmões que no ápice dos pulmões. Na posição de decúbito dorsal, o fluxo sanguíneo do ápice até a base é quase uniforme, mas o fluxo sanguíneo nas regiões posteriores (pendentes) do pulmão excede o das regiões anteriores. Na posição de decúbito ventral, o mesmo seria verdadeiro: o fluxo de sangue na posição dependente (agora a região anterior do tórax) supera o do tórax posterior.

Existe uma considerável desigualdade do fluxo sanguíneo dentro do pulmão humano (Figura 23.15). A distribuição desigual do fluxo sanguíneo pode ser explicada pelas diferenças de pressão hidrostática nos vasos sanguíneos. Na zona 1, as pressões alveolares superam as pressões arterial pulmonar e venosa pulmonar. Os capilares são basicamente comprimidos e achatados pela pressão nos alvéolos, e não há fluxo sanguíneo. Na zona 2, as pressões arteriais pulmonares são maiores que as pressões alveolares, de modo que acontece algum fluxo sanguíneo. Aqui, o fluxo sanguíneo é determinado pelas diferenças nas pressões arterial e alveolar. Na zona 3, há influência mínima da pressão alveolar sobre a vascularização pulmonar, e o fluxo sanguíneo é determinado na maneira usual pela diferença de pressão arteriovenosa.

Equivalência da ventilação com a perfusão

A troca gasosa pulmonar efetiva depende de um equilíbrio ou equivalência da ventilação com a perfusão (Figura 23.16 A). Dois fatores podem interferir no equilíbrio da ventilação com a perfusão: o espaço morto e o *shunt*. O espaço morto refere-se às áreas no sistema respiratório que não participam da troca gasosa. O *espaço morto anatômico* do ar nas vias respiratórias de condução (aproximadamente 150 mℓ) não participa da troca gasosa, mas aumenta com a intubação. Na zona 1 do pulmão, a região é ventilada, mas não perfundida, o que é referido como *espaço morto alveolar*. Outras regiões do pulmão também podem conter espaço morto alveolar, como aquele que acontece com os alvéolos colapsados pela atelectasia ou pneumonia. O *shunt* refere-se ao sangue que se desvia ou não passa pelos alvéolos sem captar oxigênio. Com um *shunt* anatômico, o sangue move-se do lado direito para o esquerdo do coração sem atravessar os pulmões. Os *shunts* anatômicos ocorrem com as cardiopatias congênitas. Com um *shunt* fisiológico, o sangue é desviado além dos alvéolos sem captar quantidades suficientes de oxigênio.

Um desequilíbrio da ventilação–perfusão, conhecido como incompatibilidade de ventilação–perfusão, acontece quando há ventilação inadequada, perfusão inadequada ou ambas. Podem ocorrer três tipos de desequilíbrio de ventilação–perfusão:

- *Shunt fisiológico* (baixa razão ventilação:perfusão). Quando a perfusão excede a ventilação, a razão é baixa e o *shunt* está presente. Um *shunt* significa que o sangue passa pelos alvéolos sem que ocorra a troca gasosa. Uma baixa razão ventilação:perfusão é observada com pneumonia, atelectasia, tumor ou com um tampão mucoso (ver Figura 23.16 B)
- *Espaço morto alveolar* (alta razão ventilação:perfusão). Quando a ventilação excede a perfusão, a razão é alta e desenvolve-se o espaço morto alveolar. O alvéolo apresenta uma perfusão inadequada disponível, e a troca gasosa não pode acontecer. Uma alta razão ventilação:perfusão é observada em embolia pulmonar, infarto pulmonar, choque cardiogênico e ventilação mecânica associada a altos volumes correntes (ver Figura 23.16 C)
- *Unidade silenciosa*. Quando a ventilação e a perfusão estão diminuídas, ocorre uma unidade silenciosa. Uma unidade silenciosa é observada no pneumotórax e na SARA grave (ver Figura 23.16 D).

Transporte gasoso

Oxigênio

O oxigênio é transportado no sangue de duas formas: dissolvido e ligado à hemoglobina. A pressão parcial de oxigênio no sangue arterial (PaO$_2$) representa o nível de oxigênio dissolvido

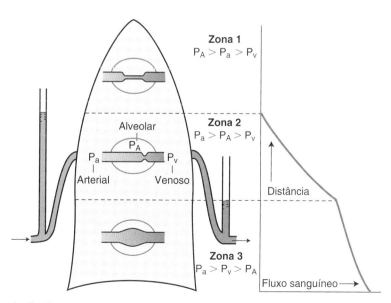

Figura 23.15 Explicação da distribuição desigual do fluxo sanguíneo no pulmão, baseado nas pressões que afetam os capilares. P$_A$, pressão alveolar; P$_a$, pressão arterial; P$_v$, pressão venosa. (De West JB: Respiratory Physiology: The Essentials, 9th ed. Philadelphia, PA: Lippincott Williams & Wilkins, 2011, p 44.)

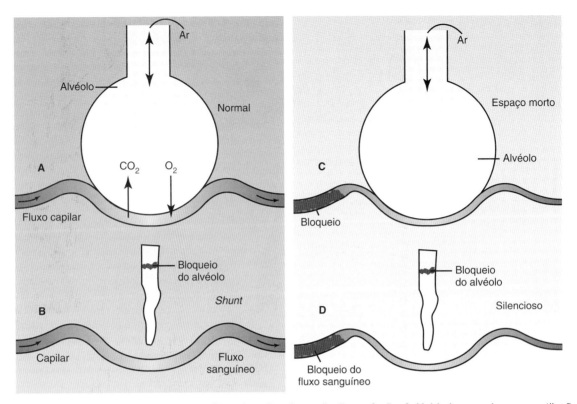

Figura 23.16 Representação esquemática das várias situações de ventilação-perfusão. **A.** Unidade normal com a ventilação normal e perfusão normal. **B.** Baixa razão ventilação:perfusão – alvéolos sem ventilação, mas com perfusão normal. **C.** Alta razão ventilação:perfusão – alvéolos com ventilação normal mas sem perfusão. **D.** Unidade silenciosa – alvéolos sem ventilação e sem perfusão. CO$_2$, dióxido de carbono; O$_2$, oxigênio. (De Smeltzer SC, Bare BG: Brunner and Suddarth's Textbook of Medical Surgical Nursing, 12th ed. Philadelphia, PA: Lippincott Williams & Wilkins, 2010, p 492.)

no plasma. Menos de 3% de todo o oxigênio são transportados dessa forma, enquanto 97% do oxigênio transportado no sangue estão ligados à hemoglobina, que é denominada *oxi-hemoglobina*. Cada grama de hemoglobina transporta aproximadamente 1,34 ml de oxigênio quando ela está totalmente saturada. À medida que se difunde através da membrana alveolocapilar, o oxigênio se combina com a hemoglobina no eritrócito, onde forma uma ligação reversível. A oxi-hemoglobina é transportada no sangue arterial e disponibilizada para os tecidos para uso no metabolismo celular. A saturação de oxigênio no sangue arterial (SaO$_2$) representa o percentual de moléculas de hemoglobina que estão ligadas ao oxigênio.

Diz-se que a molécula de hemoglobina está totalmente saturada quando o oxigênio está ligado a todos os seus quatro locais de ligação de oxigênio, e apenas parcialmente saturada quando menos de quatro moléculas estão ligadas a ela. O termo *afinidade* é empregado para referir-se à capacidade da hemoglobina de se combinar com o oxigênio. Quando a afinidade é alta, a hemoglobina liga-se imediatamente ao oxigênio na membrana alveolocapilar. Contudo, no nível tissular, a hemoglobina não libera imediatamente o oxigênio. Quando a afinidade é baixa, a hemoglobina não se liga de imediato ao oxigênio na membrana alveolocapilar. Em lugar disso, quando a afinidade é baixa, a hemoglobina libera o oxigênio mais prontamente no nível tissular. A afinidade da hemoglobina e do oxigênio é descrita pela curva de dissociação da oxi-hemoglobina (Figura 23.17).

A curva de dissociação da oxi-hemoglobina é uma demonstração gráfica da relação entre a saturação da oxi-hemoglobina (o percentual da hemoglobina combinada ao oxigênio, ou a SaO$_2$) e a tensão arterial de oxigênio (PaO$_2$) à qual está exposta.

A parte inicial da curva é muito inclinada e, em seguida, nivela-se no ápice. A porção plana representa a ligação do oxigênio à hemoglobina nos pulmões. A porção inclinada da curva (entre 40 e 60 mmHg) representa a liberação do oxigênio da hemoglobina que ocorre nos capilares. A uma PaO$_2$ de 40 mmHg, as moléculas de hemoglobina ainda estão perto de 70 a 75% de saturação pelo oxigênio. Isso proporciona um suprimento de oxigênio de reserva que pode ser liberado aos tecidos nos casos de emergência ou de exercício extenuante.

A afinidade da hemoglobina pelo oxigênio é influenciada pelo pH, pela concentração de dióxido de carbono, pela temperatura e pelo 2,3-difosfoglicerato (2,3-DPG). O 2,3-DPG é um composto de fosfato metabolicamente importante encontrado no sangue, porém em combinações diferentes sob diferentes condições metabólicas.[10] A hemoglobina liga-se mais prontamente ao oxigênio sob condições de pH aumentado, dióxido de carbono diminuído, temperatura corporal diminuída e 2,3-DPG diminuído. Isso é representado na curva de dissociação da oxi-hemoglobina como um desvio para a esquerda (ver Figura 23.17). Com um desvio para a esquerda, existem maior saturação de oxigênio para qualquer valor de PaO$_2$, maior afinidade da hemoglobina pelo oxigênio e menor liberação do oxigênio aos tecidos. A hemoglobina libera mais prontamente o oxigênio sob condições de redução do pH, aumento do dióxido de carbono, da temperatura corporal e do 2,3-DPG. Essa relação é representada na curva por um desvio para a direita (ver Figura 23.17). Com um desvio para a direita, existem menor saturação de oxigênio para qualquer valor de PaO$_2$, menor afinidade da hemoglobina pelo oxigênio e maior liberação de oxigênio aos tecidos.

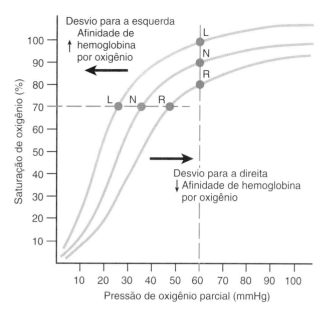

Figura 23.17 Curva de dissociação da oxi-hemoglobina. O desvio para a esquerda indica maior saturação de oxigênio em qualquer tensão de oxigênio arterial (PaO$_2$), aumento da afinidade da hemoglobina pelo oxigênio e menor liberação de oxigênio para os tecidos. Um desvio para a direita indica menor saturação de oxigênio em qualquer PaO$_2$, menor afinidade da hemoglobina pelo oxigênio e maior liberação de oxigênio para os tecidos. (De Smeltzer SC, Bare BG: Brunner and Suddarth's Textbook of Medical Surgical Nursing, 13th ed. Philadelphia, PA: Lippincott Williams & Wilkins, 2014, p 492.)

■ Dióxido de carbono

O dióxido de carbono é transportado no sangue de três formas: como dióxido de carbono dissolvido (10%), ligado à hemoglobina (30%) e como bicarbonato (60%).[4] O dióxido de carbono é formado como um subproduto metabólico. Ele se difunde para fora da célula e para os capilares. Grande parte dele se difunde para dentro dos eritrócitos, onde se liga à hemoglobina, e a maior parte é liberada dos eritrócitos como bicarbonato. Nos capilares pulmonares, a concentração de dióxido de carbono é maior nos capilares que nos alvéolos, de modo que o dióxido de carbono movimenta-se ao longo desse gradiente de concentração, difunde-se para os alvéolos e é expirado. Um aumento na frequência de expiração leva a maior eliminação do dióxido de carbono. O transporte do dióxido de carbono tem um efeito profundo sobre o estado acidobásico do sangue e sobre o corpo como um todo. O pulmão excreta aproximadamente 10.000 mEq de ácido carbônico por dia, em comparação com o rim, que excreta menos de 100 mEq de ácidos fixos por dia.[11] Por conseguinte, ao alterar a ventilação alveolar (e, subsequentemente, a eliminação do dióxido de carbono), o corpo é capaz de exercer um controle exato sobre o equilíbrio acidobásico.

Regulação da respiração

A respiração é controlada pelo sistema nervoso e pela regulação química. A regulação do sistema nervoso é assegurada pelos centros respiratórios, os quais se localizam na medula e na ponte (i. e., no tronco cerebral). A regulação química da respiração acontece através dos quimiorreceptores, os quais respondem ao pH sanguíneo e aos níveis de oxigênio e dióxido de carbono no sangue. Os quimiorreceptores localizam-se próximo ao centro respiratório no bulbo, nas artérias carótidas e no arco aórtico.

■ Centros do tronco cerebral e o ciclo respiratório

Diferentemente do coração, os pulmões não têm ritmo espontâneo. A ventilação depende da operação rítmica dos centros do tronco cerebral e vias intactas até os músculos respiratórios. Existem dois centros na medula: um centro que estimula a inspiração por contração diafragmática (pelos nervos frênicos) e outro centro que inerva tanto os músculos intercostais inspiratórios e expiratórios quanto os músculos acessórios (Figura 23.18). A ponte também contém dois centros envolvidos no controle da respiração: o centro pneumotáxico e o centro apnêustico. O centro apnêustico produz a inspiração sustentada, quando estimulado. O controle voluntário e o controle involuntário são estabelecidos ainda pelas fibras descendentes a partir de outros centros cerebrais. O controle neural da ventilação é ilustrado na Figura 23.18. Na respiração em repouso, acredita-se que ocorra a seguinte sequência. Os neurônios que inervam os músculos inspiratórios disparam rajadas de impulsos para esses músculos, levando à inspiração. Esses neurônios também estimulam o centro pneumotáxico. Por sua vez, esse centro deflagra os impulsos inibitórios de volta aos neurônios inspiratórios, gerando uma pausa na inspiração. A expiração sucede de maneira passiva. Depois da expiração, os neurônios inspiratórios são novamente estimulados para despolarizar de forma automática. Durante o exercício ou em outras ocasiões em que ocorre ventilação mais vigorosa, postula-se que os neurônios expiratórios da medula participem dessa sequência, gerando a expiração ativa.

■ Quimiorreceptores

Os quimiorreceptores são como telas de radar dispostas no corpo para monitorar os níveis sanguíneos de dióxido de carbono e oxigênio. Os sinais desses receptores são transmitidos para o centro respiratório, e a ventilação é ajustada para manter esses gases em uma faixa normal. Existem dois tipos de quimiorreceptores: os quimiorreceptores centrais e os quimiorreceptores periféricos.

Os quimiorreceptores centrais percebem as alterações no conteúdo de dióxido de carbono. Eles se localizam próximo ao centro respiratório na medula e estão em íntimo contato com o líquido cefalorraquidiano (LCR). O dióxido de carbono difunde-se livremente através da barreira hematencefálica para o LCR. Quando o nível do dióxido de carbono no LCR aumenta e o pH diminui, o centro respiratório mais próximo é estimulado a aumentar as respirações para "expirar" mais dióxido de carbono.

Os quimiorreceptores periféricos localizam-se no arco da aorta e nas artérias carótidas. Esses quimiorreceptores são sensíveis às alterações no conteúdo de oxigênio do sangue arterial. Esses receptores exercem pouco controle sobre as respirações até que a PaO$_2$ esteja abaixo de 60 mmHg.[4] Quando isso acontece, o centro respiratório é estimulado a aumentar a frequência e a profundidade das respirações para inspirar mais oxigênio.

■ Receptores pulmonares

Os receptores pulmonares e da parede torácica fornecem informações para o centro respiratório sobre o estado da resistência das vias respiratórias e da expansão pulmonar. Existem três tipos de receptores pulmonares: receptores de estiramento, irritação e justacapilares. Os receptores de estiramento, localizados nas camadas musculares lisas das vias de condução, respondem

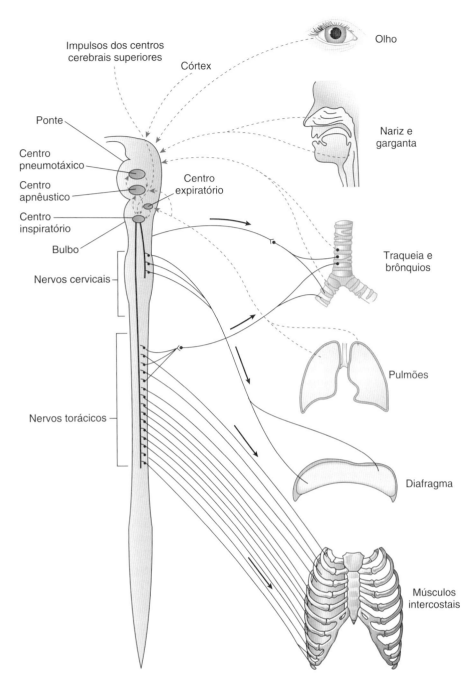

Figura 23.18 Representação esquemática da atividade do centro respiratório. Os impulsos que fazem trajeto nos neurônios aferentes ativam os neurônios centrais, e estes ativam os neurônios eferentes que suprem os músculos da respiração. Os movimentos respiratórios podem ser alterados por diversos estímulos.

a alterações de pressão nas vias respiratórias. Quando os pulmões estão totalmente insuflados, eles inibem a inspiração adicional e deflagram a expiração. Esses receptores são importantes porque estabelecem os padrões respiratórios ao ajustarem a frequência respiratória e o volume corrente em uma tentativa de responder a alterações na resistência da via respiratória e na complacência pulmonar.

Os receptores de irritação, localizados nas vias respiratórias, são estimulados por poeira inalada, fumaça, substâncias químicas e ar frio. A estimulação desses receptores deflagra a constrição das vias respiratórias e a respiração mais rápida e superficial. É possível que esses receptores desempenhem um papel primordial na broncoconstrição que ocorre com a asma.[4]

Os receptores justacapilares localizam-se na parede alveolar próximo aos capilares pulmonares. Esses receptores percebem a congestão pulmonar. Pode ser a estimulação desses receptores que produz a respiração rápida e superficial que é característica em pacientes com pneumonia e edema pulmonar.

Desafios relacionados à aplicabilidade clínica

Questões rápidas

1. Descreva o processo de inspiração e como ele é definido como processo "ativo".
2. Descreva os três diferentes tipos de desequilíbrios ventilação–perfusão.
3. Discorra sobre os quimiorreceptores centrais e periféricos responsáveis pela regulação da respiração.

24
Avaliação do Paciente | Sistema Respiratório

Patricia Gonce Morton

Objetivos de aprendizagem

Com base no conteúdo deste capítulo, o leitor deverá ser capaz de:

1. Descrever os componentes da história para a avaliação respiratória.
2. Explicar o uso da inspeção, palpação, percussão e ausculta para a avaliação respiratória.
3. Discutir a finalidade da oximetria de pulso e do monitoramento do dióxido de carbono.
4. Explicar os componentes de uma gasometria arterial e os valores normais para cada componente.
5. Comparar e contrastar as causas, os sinais e sintomas de acidose respiratória, alcalose respiratória, acidose metabólica e alcalose metabólica.
6. Analisar os exemplos de um resultado de gasometria arterial.
7. Descrever o propósito do monitoramento da saturação venosa de oxigênio mista.
8. Discutir o propósito dos exames respiratórios diagnósticos e as implicações de enfermagem associadas.

As enfermeiras contribuem de modo significativo para o cuidado aos pacientes com problemas respiratórios obtendo uma história abrangente e realizando o exame físico completo. Essa informação permite que a enfermeira estabeleça um parâmetro basal de avaliação do estado do paciente e proporciona uma estrutura para a detecção das alterações rápidas na condição do paciente. As avaliações são valiosas quando realizadas antes, no decorrer e depois de intervenções que tendam a alterar ou melhorar o estado respiratório. Com frequência, as avaliações de alta qualidade revelam as complicações ou alterações que precedem as informações fornecidas por outros exames diagnósticos.

História

Uma revisão completa da história clínica do paciente é um componente essencial do processo de exame físico global. Uma revisão adequadamente conduzida da entrevista para a história clínica do paciente serve como um guia para o restante do exame físico. Em muitos casos, obter uma história clínica é o primeiro passo para o estabelecimento de um relacionamento com o paciente. Com frequência, os pacientes suprimem as informações ou sub-relatam experiências pessoais que podem ser essenciais na identificação da causa subjacente da doença. Em consequência, a avaliação subjetiva constante do relato do paciente também deverá servir para nortear a obtenção da história clínica. O entrevistador deve conduzir o exame de tal modo que o paciente se sinta o mais confortável possível.

A história clínica do sistema respiratório é dividida em seis componentes, incluindo: (1) queixa principal, (2) história da doença atual, (3) história patológica pregressa, (4) história familiar, (5) história pessoal e social e (6) revisão dos sistemas (Quadro 24.1). A história do paciente começa com a queixa principal e as informações sobre a doença atual. Com frequência, se o paciente estiver muito doente, um parente ou amigo fornece mais informações. Os dados sobre a doença atual e quaisquer sintomas são minuciosamente investigados utilizando o acrônimo mnemônico NOPQRST: normal (N), início (O, *onset*), fatores precipitantes e paliativos (P), qualidade e quantidade (Q), região e irradiação (R), intensidade (S, *severity*) e tempo (T), conforme descrito no Quadro 17.1. Os principais sintomas que são investigados em maiores detalhes comumente incluem dispneia, dor torácica, produção de escarro e tosse. Uma revisão da história patológica pregressa e da história respiratória da família, bem como da história pessoal e social, pode revelar os elementos que estão contribuindo para o problema clínico atual do paciente. Como o tabagismo apresenta um impacto significativo sobre a saúde respiratória do paciente, o uso de tabaco pelo paciente será avaliado pela quantidade de cigarros e pelo tempo em que o paciente fumou. O Quadro 24.2 apresenta o processo para calcular essa quantidade, a qual é conhecida como maços/ano.

Dispneia

A dispneia é comumente observada nos pacientes com comprometimento pulmonar ou cardíaco. As informações sobre o início dos sintomas fornecem indícios sobre a fonte e a duração do problema. A enfermeira faz as seguintes perguntas:

- A dispneia ocorre quando o paciente está deitado em posição horizontal (portanto, exigindo que o paciente se sente, como é notado mais comumente na insuficiência cardíaca)?
- A dispneia acorda o paciente à noite (dispneia paroxística noturna)?
- A dispneia ocorre apenas com o esforço?

A dispneia paroxística noturna e a ortopneia significam, com frequência, insuficiência cardíaca, mas podem ocorrer em diversos distúrbios pulmonares. Isso requer a descrição de todo o curso da dispneia, incluindo os fatores exacerbadores, a duração dos episódios e qualquer medida de alívio tentada.

Dor torácica

A dispneia que acontece com a doença pulmonar primária está associada a um desconforto torácico anterior que deve ser diferenciado da angina. Em primeiro lugar, a enfermeira determina se o paciente apresenta mais de um tipo de dor. Para cada tipo de dor torácica, a enfermeira pede ao paciente que descreva a dor utilizando o acrônimo mnemônico NOPQRST. A informação detalhada obtida com o uso do acrônimo mnemônico é essencial para estabelecer a causa da dor.

448 Parte 6 Sistema Respiratório

> **Quadro 24.1** História de saúde para avaliação respiratória.

Queixa principal
- Descrição do problema pelo paciente

História da doença atual
- Análise completa dos seguintes sinais e sintomas (utilizando o formato NOPQRST; ver Capítulo 17, Quadro 17.1)
- Dispneia, dispneia de esforço
- Falta de ar
- Dor torácica
- Tosse
- Produção de escarro
- Hemoptise
- Sibilos
- Ortopneia
- Baqueteamento
- Fadiga
- Cianose

História patológica pregressa
- Doenças comuns da infância e imunizações: coqueluche, caxumba, fibrose cística
- Problemas patológicos agudos e crônicos anteriores, incluindo tratamentos e hospitalizações: infecção estreptocócica da garganta, infecções respiratórias superiores, tonsilite, bronquite, infecção sinusal, enfisema, asma, bronquiectasia, tuberculose, câncer, hipertensão pulmonar, insuficiência cardíaca, doenças musculoesqueléticas e neurológicas que afetam o sistema respiratório
- Fatores de risco: idade, obesidade, tabagismo, exposição ambiental, como exposição a asbesto, poeira de carvão, substâncias químicas, gás/vapores venenosos, poeira, alergênios
- Cirurgias anteriores: tonsilectomia, cirurgia torácica, cirurgia de revascularização da artéria coronária, cirurgia de valva cardíaca, cirurgia de aneurisma da aorta, cirurgia para traumatismo, traqueostomia
- Exames e intervenções diagnósticas anteriores: teste tuberculínico cutâneo, testes alérgicos, provas de função pulmonar, radiografia de tórax, tomografia computadorizada, ressonância magnética, broncoscopia, teste cardíaco de esforço, cintilografia de ventilação-perfusão, angiografia pulmonar, toracocentese, cultura do escarro

Medicamentos: uso de nitrogênio, broncodilatadores, antitussígenos, expectorantes, mucolíticos, anti-infecciosos, anti-histamínicos, medicamentos com metilxantina, medicamentos anti-inflamatórios
- Alergias e reações
- Transfusões

História familiar
- Estado de saúde ou causa de morte de pais e irmãos: tuberculose, fibrose cística, enfisema, asma, neoplasia maligna

História pessoal e social
- Tabagismo, álcool e uso de substâncias
- Composição familiar
- Ocupação e ambiente de trabalho: exposição a asbesto, substâncias químicas e poeira de carvão
- Ambiente domiciliar: exposição a alergênios e substâncias tóxicas, tipo de sistema de aquecimento e ventilação
- Dieta
- Padrões de sono: uso de travesseiros
- Atividade física
- Crenças culturais
- Crenças espirituais, religiosas
- Padrões de enfrentamento do estresse e sistemas de apoio social
- Atividades de lazer
- Atividade sexual
- Viagens recentes

Revisão dos sistemas
- FSONT: faringite, infecções sinusais, infecção de ouvido, desvio do septo nasal, tonsilite
- Cardíaco: insuficiência cardíaca, arritmias, doença das artérias coronárias, valvulopatia, hipertensão
- Gastrintestinal: perda de peso, náuseas, vômitos
- Neuromuscular: síndrome de Guillain-Barré, miastenia *gravis*, esclerose lateral amiotrófica, fraqueza
- Musculoesquelético: escoliose, cifose

> **Quadro 24.2** Passos para o cálculo de maços/ano.

Maços/ano = (número de maços fumados por dia) × (número de anos de tabagismo)
Exemplo: O paciente relata durante o exame físico que fumou 2 maços por dia por 15 anos.

(2 maços/dia) × (15 anos) = 30 maços/ano

Produção de secreção (escarro)

Com frequência, uma doença pulmonar resulta na produção (ou em alteração na produção) de escarro. A enfermeira questiona o paciente sobre a quantidade (p. ex., uma colher de sopa, metade de um copo) e a coloração do escarro produzido em 24 horas. A coloração do escarro fornece informações importantes a respeito da infecção. Um aumento na coloração ou na quantidade de escarro frequentemente significa infecção. Tipicamente, o escarro amarelado, esverdeado ou acastanhado significa infecção bacteriana; o escarro claro ou esbranquiçado pode significar ausência de infecção bacteriana. A coloração advém de leucócitos no escarro. No entanto, uma coloração amarelada pode acontecer quando existem muitos eosinófilos no escarro, significando assim alergia em lugar de infecção. O escarro cor de ferrugem (escarro amarelado misturado com sangue) pode significar tuberculose.

O escarro mucoide, viscoso ou tinto de sangue é, com frequência, um sinal de infecção viral. O escarro discretamente tinto de sangue e persistente é observado nos pacientes com carcinoma. Grandes quantidades de coágulo sanguíneo estão presentes no escarro de pacientes que sofreram um infarto pulmonar.

Ocasionalmente, a tosse não produz escarro. Por vezes, o paciente com infecção é incapaz de expectorar o escarro. Por exemplo, a diminuição na produção de escarro associada a agravamento da hipoxemia pode significar bronquiolite. Tosse sem produção de escarro em geral significa que o problema não é de origem bacteriana.

É importante saber se o escarro advém do nariz, tórax ou drenagem sinusal pós-nasal. A produção crônica de escarro pode indicar doença pulmonar obstrutiva crônica (DPOC).

Por vezes, o paciente fica temeroso em mencionar se há sangue no escarro; é essencial perguntar ao paciente, membros da família ou cuidadores sobre a presença de sangue. A quantidade de sangue deverá ser avaliada. Foram apenas filamentos ou pintas, muco tinto de sangue ou sangue puro (vermelho vivo ou escuro)? Pelo questionamento rigoroso, a enfermeira determina se o sangue está associado a ânsia de vômito e vômito ou produção de escarro, como é frequente na bronquite e pneumonia, ou se ocorre isoladamente, como costuma ocorrer na embolia pulmonar.

Tosse

A tosse é um sintoma respiratório frequente, com significado variado. A tosse pode ser estimulada por agentes externos, pela inflamação da mucosa respiratória ou pela pressão sobre uma via respiratória provocada por um tumor. De maneira específica, a tosse pode ser causada por fumo, alergias, pirose, asma e determinados medicamentos, incluindo os inibidores da enzima conversora de angiotensina e betabloqueadores.

Exame físico

O exame físico do sistema respiratório é um meio confiável de reunir os dados essenciais, e é orientado pelas informações obtidas com a entrevista. O exame físico completo inclui inspeção, palpação, percussão e ausculta.

Inspeção

A inspeção do paciente envolve a verificação da presença ou ausência de diversos fatores (Quadro 24.3).

A *cianose* refere-se à coloração azulada de pele e mucosas. A cianose é notoriamente difícil de detectar em um paciente com anemia. O paciente com policitemia pode apresentar cianose nos membros, mesmo quando a pressão de oxigênio está normal. A cianose periférica acontece nos membros ou na extremidade do nariz ou orelhas. Mesmo com pressões de oxigênio normais, a cianose periférica pode aparecer quando há fluxo sanguíneo diminuído para essas regiões, principalmente quando elas estão frias ou em uma posição pendente. A cianose central é observada na língua ou nos lábios e, em geral, significa que o paciente apresenta pressão de oxigênio baixa. Infelizmente, cianose é um sinal tardio e, com frequência, de mau prognóstico.

A *respiração dispneica* é um marcador importante da angústia respiratória. Como parte da inspeção, a enfermeira determina se o paciente está usando os músculos acessórios da respiração (os músculos escalenos e esternocleidomastóideos). As *retrações intercostais* (i. e., retração dos músculos e da pele entre as costelas durante a inspiração) geralmente significam que o paciente está fazendo um esforço maior que o normal na inspiração.

A enfermeira também observa o paciente para o uso dos músculos abdominais durante a fase expiratória em geral passiva. A respiração dispneica pode ser acompanhada pela fala silábica, na qual o padrão de fala do paciente é frequentemente interrompido quando ele arqueja. Por vezes, o número de palavras que um paciente pode dizer antes de uma pausa entre uma e outra respiração é uma boa medida do grau de respiração dispneica.

O *diâmetro anteroposterior do tórax* (i. e., o tamanho do tórax da frente para trás) também é verificado (Figura 24.1). Com frequência, um diâmetro anteroposterior aumentado é causado

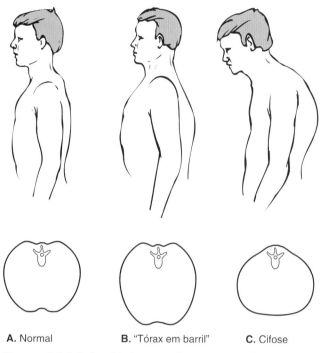

A. Normal **B.** "Tórax em barril" **C.** Cifose

Figura 24.1 Deformidades e configurações do tórax humano. **A.** Tórax normal. **B.** "Tórax em barril", uma deformidade torácica que resulta tipicamente do enfisema. **C.** Cifose, uma deformidade torácica que é mais comum nos idosos.

Quadro 24.3 Componentes do processo de inspeção no exame físico do sistema respiratório.

Geral
- Atividade mental
- Nível de ansiedade
- Fala
  - Silábica
  - Coerência
  - Afasia
  - Articulação
  - Rouquidão
- Turgor cutâneo
- Integridade cutânea
  - Cicatrizes
  - Erupção
  - Feridas
- Coloração da pele
  - Palidez
  - Cianose
- Peso
  - Obeso
  - Desnutrido
- Posição corporal
  - Inclinação para diante
  - Braços elevados

Tórax
- Simetria do tórax
- Posição do esterno
- Diâmetro anteroposterior menor que o transverso pelo menos à metade
- Frequência, padrão, ritmo e duração da respiração
- Uso da musculatura acessória
- Sincronia do movimento do tórax e abdome
- Alinhamento da coluna vertebral
- Mamilos supranumerários
- Padrões venosos superficiais

Cabeça e pescoço
- Batimento de asas do nariz
- Respiração com os lábios semiabertos
- Respiração bucal *versus* nasal
- Uso do pescoço e ombros
- Posição traqueal

Membros
- Baqueteamento
- Edema
- Cianose periférica

450 **Parte 6** Sistema Respiratório

pela expansão excessiva dos pulmões pela doença pulmonar obstrutiva. Um aumento no diâmetro anteroposterior também pode ser encontrado nos pacientes com cifose (curvatura da coluna vertebral).

As *cicatrizes e deformidades torácicas* são importantes para ajudar a determinar o motivo da angústia respiratória. Uma deformidade torácica, como a cifoescoliose ou o tórax flutuante devido a trauma, pode indicar por que o paciente apresenta angústia respiratória. Uma cicatriz pode significar lesões recentes ou antigas no tórax e propicia indícios para as possíveis fontes de angústia. Por exemplo, a evidência de trauma recente no tórax, como uma lesão perfurante ou por compressão de uma colisão automotiva, poderia ser responsável pela atual angústia.

A *postura do paciente* deve ser observada. Os pacientes com doença pulmonar obstrutiva frequentemente se sentam e se apoiam com os braços esticados ou se inclinam para diante com os cotovelos sobre uma mesa em um esforço para elevar as clavículas. Essa postura confere ao paciente uma capacidade discretamente maior para expandir o tórax.

É importante observar o *posicionamento da traqueia*. A enfermeira determina se a traqueia está na linha média, como deveria estar, ou se está desviada para um dos lados. Derrame pleural, hemotórax, pneumotórax ou pneumotórax hipertensivo pode desviar a traqueia para longe do lado afetado (no sentido do lado oposto). Entretanto, com a atelectasia, fibrose e paralisia do nervo frênico, a traqueia é frequentemente puxada no sentido do lado afetado.

A *frequência respiratória* é um parâmetro importante a seguir. Ela deverá ser contada durante um período mínimo de 15 segundos para os pacientes estáveis e durante 1 minuto inteiro para os pacientes criticamente doentes. A frequência do paciente deve ser comparada com sua frequência usual. Respirar 24 a 26 vezes por minuto pode ser normal em um paciente, mas anormal em outro. A família ou os amigos do paciente podem fornecer importantes informações adicionais a respeito da frequência respiratória usual do paciente.

A *profundidade da respiração* é, em geral, tão significativa quanto a frequência respiratória. Por exemplo, se um paciente está respirando 40 vezes por minuto, a enfermeira poderia achar que um problema respiratório grave é a fonte da angústia do paciente. No entanto, a frequência pode ser o resultado das respirações de Kussmaul causadas por acidose diabética. Se a respiração de um paciente for superficial em uma frequência de 40 incursões/minuto (taquipneia), a indicação pode ser a angústia respiratória grave devido a um problema pulmonar primário. As respirações rápidas e profundas, conhecidas como hiperventilação, podem indicar compensação para a acidose. O padrão das respirações também deverá ser notado, porque pode correlacionar-se com diversos processos patológicos. A Tabela 24.1 fornece uma descrição dos padrões respiratórios e suas implicações clínicas.

A *duração da inspiração versus a duração da expiração* ajuda a determinar a presença de doença pulmonar obstrutiva. Nos pacientes com qualquer uma das doenças pulmonares obstrutivas, a expiração é 1,5 vez mais longa que a inspiração.

A observação da *expansão torácica* é uma parte integrante do exame do paciente. Normalmente, a expansão torácica de aproximadamente 7,5 cm ocorre desde a expiração máxima até a inspiração máxima. Pode ser observado o movimento do abdome nos esforços respiratórios (mais provável de ser normal nos homens que nas mulheres). Pode-se verificar a presença de espondilite anquilosante, um distúrbio crônico que resulta em artrite inflamatória progressiva e dolorosa, que tipicamente acomete a coluna e as articulações sacroilíacas. A expansão torácica geral está limitada nessa condição. Durante a inspeção, a enfermeira compara a expansão da parte superior do tórax com a da parte inferior do tórax. A enfermeira também observa o movimento do diafragma para determinar se o paciente com doença pulmonar obstrutiva está se concentrando em expandir a parte inferior do tórax e usando adequadamente o diafragma. É importante observar a expansão de um lado do tórax e compará-la com a do outro lado: a atelectasia, principalmente aquela causada por um tampão mucoso, pode provocar expansão torácica unilateralmente diminuída, porque o ar é incapaz de mover-se por igual através do leito pulmonar. A expansão torácica anormal também pode ocorrer com o tórax flutuante, quando então o tórax colapsa em lugar de se expandir durante a inspiração. O tórax flutuante pode resultar de costelas fraturadas, que são incapazes de manter a integridade da parede torácica durante a respiração. A enfermeira também observa se o abdome e o tórax se elevam e abaixam juntos, como deve ocorrer, se o esforço não é coordenado e se existe simetria do esforço respiratório. O esforço respiratório assincrônico diminui a qualidade da respiração à custa do trabalho aumentado da respiração e, com frequência, precede a necessidade de suporte ventilatório.

Uma embolia pulmonar, pneumonia, derrame pleural, pneumotórax ou qualquer problema associado a dor torácica, como costelas fraturadas, podem levar à expansão torácica diminuída. Um tubo endotraqueal ou nasotraqueal posicionado além da traqueia e dentro de um brônquio-fonte (em geral o direito) é uma causa grave de expansão diminuída de um lado do tórax. Se o tubo desliza para o brônquio-fonte direito, o pulmão esquerdo não se expande, e o paciente pode apresentar atelectasia no lado esquerdo e hipoxemia.

O exame das *extremidades do paciente* pode fornecer informações adicionais sobre o estado respiratório do paciente. O baqueteamento dos dedos é um aumento da porção distal do dedo e é observado em muitos pacientes com doenças respiratórias e cardiovasculares (Figura 24.2). Embora a etiologia exata não seja conhecida, a hipoxia crônica é um fator contribuinte. Também é importante examinar as extremidades quanto à presença de edema e cianose periférica.

Palpação

A palpação do tórax pode indicar anormalidades pulmonares ou torácicas. Para palpar o tórax, a enfermeira coloca a mão espalmada sobre o tórax do paciente. Quando o paciente fala, os sons são gerados pela laringe, e esses sons viajam ao longo da árvore brônquica, resultando em um movimento ressonante da parede torácica. O *frêmito tátil* é a capacidade de sentir o som na parede torácica. O frêmito tátil é mais facilmente palpado sobre os grandes brônquios e é mais difícil de palpar sobre os campos pulmonares distantes.

Para examinar o frêmito tátil, a enfermeira pede ao paciente que diga "noventa e nove", enquanto move as mãos sobre as superfícies posteriores da parede torácica (Figura 24.3). O frêmito tátil deverá ser simétrico. O frêmito tátil pode estar diminuído ou ausente quando há aumento de ar por unidade de volume do pulmão, porque o ar impede a transmissão do som. Por exemplo, os pacientes com enfisema apresentam pouco ou nenhum frêmito tátil ao exame físico. O frêmito tátil está discretamente aumentado pela presença de substâncias sólidas, como a consolidação de um pulmão decorrente de pneumonia. As outras condições respiratórias que geram alteração no frêmito tátil estão listadas na Tabela 24.2.

Tabela 24.1 Padrões respiratórios.

Tipo	Descrição	Padrão	Indicação clínica
Normal	12 a 20 respirações/min e regular		Padrão de respiração normal
Taquipneia	> 24 bpm e superficial		Pode constituir uma resposta normal a febre, ansiedade ou exercício
			Pode ocorrer na insuficiência respiratória, alcalose, pneumonia ou pleurite
Bradipneia	< 10 respirações/min e regular		Pode ser normal em atletas bem condicionados
			Pode ocorrer com depressão do centro respiratório induzida por medicações, coma diabético, lesão neurológica
Hiperventilação	Aumento da frequência e da profundidade		Ocorre habitualmente com exercício de intensidade extrema, medo e ansiedade. As causas de hiperventilação incluem distúrbios do sistema nervoso central, superdosagem de salicilato ou ansiedade intensa
Respiração de Kussmaul	Rápida, profunda, dispneica		Tipo de hiperventilação associada a cetoacidose diabética
Hipoventilação	Diminuição da frequência e profundidade, padrão irregular		Habitualmente associada a superdosagem de narcóticos ou agentes anestésicos
Respiração de Cheyne-Stokes	Padrão regular, caracterizado por períodos alternados de respiração rápida e profunda, seguida de períodos de apneia		Pode resultar de insuficiência cardíaca congestiva grave, superdosagem de drogas, aumento da pressão intracraniana ou insuficiência renal
			Pode ser observada em indivíduos idosos durante o sono, não relacionada a nenhum processo mórbido
Respiração de Biot	Padrão irregular, caracterizado por profundidade e frequência variáveis das respirações, seguidas de períodos de apneia		Pode ser observada na meningite ou na lesão cerebral grave
Atáxica	Desorganização significativa, com profundidade irregular e variável da respiração		A expressão mais extrema das respirações de Biot indica comprometimento respiratório
Retenção de ar	Dificuldade crescente em expirar		Na DPOC, o ar é retido nos pulmões durante a expiração forçada

Figura 24.2 No baqueteamento, o ângulo entre a placa ungueal e a prega ungueal proximal aumenta para 180° ou mais. O baqueteamento dos dedos é observado nos pacientes com doenças respiratória e cardiovascular. (Foto de Bickley LS: Bates' Guide to Physical Examination and History Taking, 10th ed. Philadelphia, PA: Lippincott Williams & Wilkins, 2009, p 193. Ilustrações de Weber J, Kelley J: Health Assessment in Nursing, 5th ed. Philadelphia, PA: Lippincott Williams & Wilkins, 2010, p 203.)

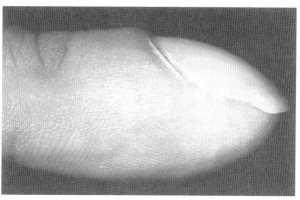
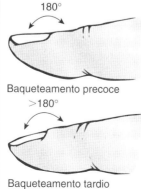

Baqueteamento precoce
>180°
Baqueteamento tardio

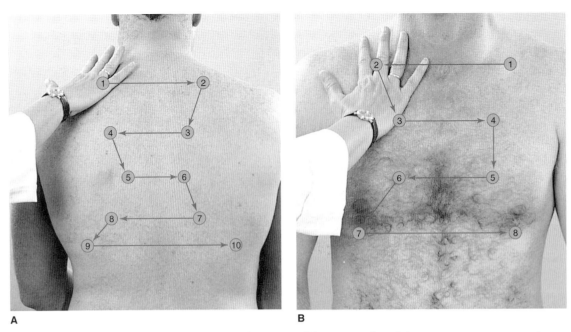

Figura 24.3 A palpação do tórax é realizada de maneira sequencial, começando próximo ao pescoço e movendo-se sistematicamente para baixo. **A.** Tórax posterior. **B.** Tórax anterior. (Adaptada de Weber J, Kelley J: Health Assessment in Nursing, 5th ed. Philadelphia, PA: Lippincott Williams & Wilkins, 2014, pp 382, 386.)

Tabela 24.2 Sinais de distúrbios respiratórios específicos no exame físico.

Condição	Sons à percussão	Traqueia	Sons respiratórios	Ruídos adventícios	Frêmito tátil e sons vocais transmitidos
Normal A árvore traqueobronquial e os alvéolos estão limpos; a pleura está fina e fechada; a mobilidade da parede torácica não está comprometida	**Ressonantes**	Linha média	Vesiculares, exceto talvez os ruídos broncovesicular e brônquico sobre grandes brônquios e traqueia, respectivamente	Nenhum, exceto talvez alguns estertores inspiratórios transitórios nas bases dos pulmões	Normais
Bronquite crônica Os brônquios estão cronicamente inflamados e há presença de tosse produtiva. Pode se desenvolver obstrução das vias respiratórias	**Ressonantes**	Linha média	Vesiculares (normal)	Nenhum ou *estertores* crepitantes disseminados no início da inspiração e talvez expiração; ou *sibilos* ou *roncos*	Normais
Insuficiência cardíaca esquerda A pressão aumentada nas veias pulmonares causa congestão e edema intersticial (em volta dos alvéolos); a mucosa brônquica pode tornar-se edematosa	**Ressonantes**	Linha média	Vesiculares	*Estertores inspiratórios tardios* nas porções pendentes dos pulmões; possíveis *sibilos*	Normais

Capítulo 24 Avaliação do Paciente | Sistema Respiratório

Tabela 24.2 Sinais de distúrbios respiratórios específicos no exame físico. (*Continuação*)

Condição	Sons à percussão	Traqueia	Sons respiratórios	Ruídos adventícios	Frêmito tátil e sons vocais transmitidos
Consolidação Alvéolos preenchidos por líquido ou células sanguíneas, como na pneumonia, no edema pulmonar ou na hemorragia pulmonar	**Macicez** sobre a área sem ar	Linha média	*Brônquicos* sobre a área afetada	*Estertores inspiratórios tardios* sobre a área afetada	*Aumentados* sobre a área envolvida com *broncofonia*, *egofonia* e *pectorilóquia sussurrada*
Atelectasia (*Obstrução lobar*) Quando um tampão em brônquio-fonte (de muco ou objeto estranho) obstrui o fluxo de ar, o tecido pulmonar afetado colapsa sem ar	**Macicez** sobre a área sem ar	Pode *desviar-se para o lado afetado*	*Geralmente ausentes* quando o tampão brônquico persiste. Exceções incluem atelectasia do lobo superior direito, quando então os sons traqueais adjacentes podem ser transmitidos	Nenhum	*Geralmente ausentes* quando o tampão brônquico persiste; exceções (p. ex., atelectasia do lobo superior direito); podem estar aumentados
Efusão pleural Líquido acumulado no espaço pleural separa o pulmão preenchido de ar da parede torácica, bloqueando a transmissão de som	**Macicez** sobre o líquido	*No sentido do lado oposto* em um grande derrame	*Diminuídos a ausentes*, mas o som brônquico é possivelmente ouvido próximo ao ápice de um grande derrame	Nenhum, exceto um *possível atrito pleural*	*Diminuídos a ausentes, mas podem estar aumentados* no sentido do ápice de um grande derrame
Pneumotórax Quando ar vaza para o espaço pleural, em geral unilateralmente, o pulmão recua da parece torácica. Ar pleural bloqueia a transmissão de som	**Hiper-ressonantes** ou timpânicos sobre o ar pleural	*No sentido do lado oposto* quando há muito ar	*Diminuídos a ausentes* sobre o ar pleural	Nenhum, exceto um *possível atrito pleural*	*Diminuídos a ausentes* sobre o ar pleural
Doença pulmonar obstrutiva crônica Distúrbio lentamente progressivo no qual os espaços aéreos distais aumentam e os pulmões hiperinflam. Bronquite crônica está com frequência associada	Difusamente **hiper-ressonantes**	Linha média	Diminuídos a ausentes	Nenhum ou estertores, sibilos e roncos de bronquite crônica associada	Diminuídos
Asma O estreitamento disseminado da árvore traqueobronquial diminui o fluxo a um nível oscilante. Durante os ataques, o fluxo de ar decai mais e os pulmões hiperinflam	**Ressonantes** a difusamente **hiper-ressonantes**	Linha média	Frequentemente obscurecidos pelos sibilos	Sibilos, possivelmente estertores	Diminuídos

Os boxes nesta tabela sugerem uma estrutura de avaliação clínica. Iniciar com os três boxes de Percussão. Observação: ressonante, macicez e hiper-ressonante. Passar então desses para outros boxes que enfatizem algumas das diferenças-chave entre várias condições. As alterações descritas variam com a extensão e a gravidade do distúrbio. Anormalidades profundas no tórax em geral produzem sinais menores do que as superficiais, podendo mesmo não causar sinais. Usar a tabela para a direção das alterações típicas, não para diferenciações absolutas. (De Bickley LS: Bates' Guide to Physical Examination and History Taking, 10th ed. Philadelphia, PA: Lippincott Williams & Wilkins, 2009, pp 320-321.)

A palpação também é utilizada para avaliar o enfisema subcutâneo, uma condição em que o ar "extravasa" do alvéolo e se move através do tecido subcutâneo. Ao mover os dedos em um movimento rotatório suave ao longo do tórax e pescoço, é possível sentir bolsas de ar sob a pele. Com frequência, sentir o enfisema subcutâneo assemelha-se à crepitação ruidosa de flocos de arroz sob a pele. O enfisema subcutâneo pode resultar de um pneumotórax, pequenas bolsas de alvéolos que se romperam com a pressão pulmonar aumentada ou o uso de pressão expiratória final positiva (PEFP). Nos casos graves, o enfisema subcutâneo pode espalhar-se para dentro da parte inferior do tórax, braços e face.

A avaliação da expansão torácica durante a respiração também requer a palpação. Para realizar esse procedimento, a enfermeira fica em pé atrás do paciente, identifica o nível da 10ª costela e coloca os polegares ao longo da coluna vertebral, usando os processos ósseos como uma diretriz, deixando que as regiões palmares façam contato suave com a superfície posterolateral (Figura 24.4). A enfermeira pede ao paciente que respire normalmente e, em seguida, profundamente, observando o afastamento dos polegares em ambas as ocasiões. A expansão da parede torácica deverá ser simétrica. A expansão assimétrica pode ser indicativa de um pulmão colapsado ou de doença unilateral. As retrações podem ser um sinal de obstrução à inspiração e exigir atenção imediata.

A palpação da traqueia do paciente é um elemento importante no exame físico do sistema respiratório. Para palpar a traqueia visando avaliar a posição na linha média, a enfermeira posiciona o dedo indicador na incisura supraesternal, sentindo cada lado da incisura e palpando os anéis traqueais (Figura 24.5). A traqueia deverá estar na posição da linha média, diretamente acima da incisura supraesternal.

Percussão

A percussão do tórax resulta em discreto movimento da parede torácica e das estruturas subjacentes, causando vibrações audíveis e táteis. Para percutir o tórax de um paciente,

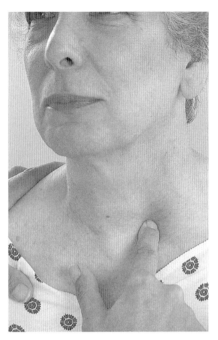

Figura 24.5 Palpando a traqueia. A traqueia deverá estar na linha média, acima da incisura supraesternal. (Fotografia de B. Proud. De Weber J, Kelley J: Health Assessment in Nursing, 4th ed. Philadelphia, PA: Lippincott Williams & Wilkins, 2010, p 220.)

a enfermeira pressiona um dedo da mão não dominante em posição horizontal sobre o tórax e utiliza a ponta de um dedo da mão dominante para golpear a articulação interfalângica que está apoiada no tórax (Figura 24.6). Normalmente, o tórax apresenta uma tonalidade de percussão ressonante ou oca. Nas doenças em que existe aumento da quantidade de ar no tórax ou nos pulmões, como o pneumotórax e o enfisema, podem existir tonalidades de percussão hiper-ressonantes. Contudo, esses sons graves e altos são, por vezes, difíceis de detectar.

Mais importante é uma tonalidade de percussão maciça (p. ex., o som que é ouvido quando se percute sobre uma região do corpo que não contém ar). Uma tonalidade de percussão maciça é um som agudo e suave, o qual é mais facilmente diferenciado ao se perceber a alteração no som quando nos movimentamos da percussão de uma região com ar para uma área sem ar. É mais provável que ele seja ouvido quando está presente um grande derrame pleural no pulmão sob a mão do examinador. Uma tonalidade de percussão maciça exibe intensidade e tonalidade médias. É ouvida quando há atelectasia ou consolidação decorrente de pneumonia, edema pulmonar ou hemorragia pulmonar. Um som timpânico, semelhante a um tambor, é um ruído de alta tonalidade ouvido quando a asma ou um grande pneumotórax está presente. Ver Tabela 24.2 para uma descrição dos sons de percussão associados a várias patologias respiratórias.

Ausculta

Na ausculta torácica, o diafragma do estetoscópio é pressionado firmemente contra a parede torácica. A sequência para auscultar as regiões posterior e anterior do tórax é fornecida na Figura 24.7. A enfermeira escuta a intensidade ou altura do murmúrio vesicular. Normalmente, existe um aumento de

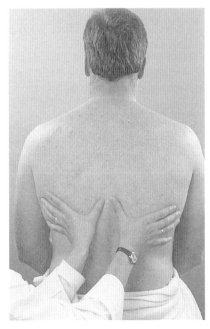

Figura 24.4 Palpando a expansão do tórax. Os polegares são posicionados ao nível da costela X. (De Weber J, Kelley J: Health Assessment in Nursing, 5th ed. Philadelphia, PA: Lippincott Williams & Wilkins, 2014, p 382.)

Capítulo 24 Avaliação do Paciente | Sistema Respiratório **455**

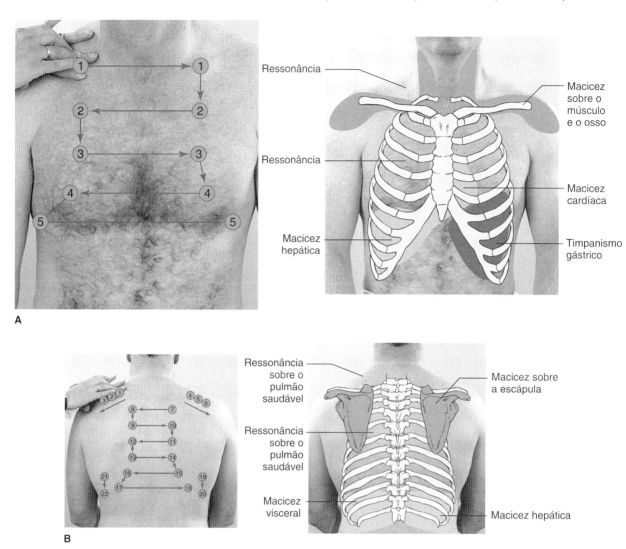

Figura 24.6 A percussão do tórax é realizada de maneira sequencial, começando próximo ao pescoço e movendo-se sistematicamente para baixo. **A.** Tórax anterior. **B.** Tórax posterior. (**A.** De Weber J, Kelley J: Health Assessment in Nursing, 5th ed. Philadelphia, PA: Lippincott Williams & Wilkins, 2014, pp 387, 388. **B.** De Weber J, Kelley J: Health Assessment in Nursing, 4th ed. Philadelphia, PA: Lippincott Williams & Wilkins, 2010, p 323.)

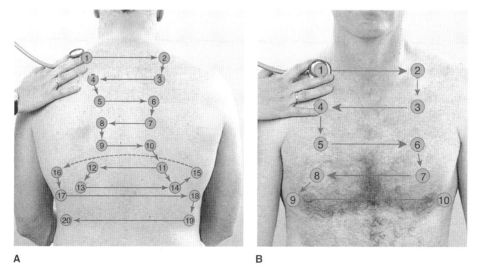

Figura 24.7 A ausculta do tórax é realizada de maneira sequencial, começando próximo ao pescoço e movendo-se sistematicamente para baixo. **A.** Tórax posterior. **B.** Tórax anterior. (De Weber J, Kelley J: Health Assessment in Nursing, 5th ed. Philadelphia, PA: Lippincott Williams & Wilkins, 2014, pp 384, 388.)

456 Parte 6 Sistema Respiratório

quatro vezes na intensidade do murmúrio vesicular quando um paciente empreende uma inspiração profunda máxima em oposição à respiração tranquila. Os sons são mais audíveis nas porções superior e central do tórax, quando se auscultam os brônquios mais calibrosos, e ficam mais suaves à medida que são auscultadas as vias respiratórias menores. A intensidade do murmúrio vesicular pode diminuir por causa do fluxo diminuído pelas vias respiratórias ou devido à presença de substâncias entre os pulmões e o estetoscópio. No espessamento pleural, derrame pleural, pneumotórax e obesidade, uma substância anormal (tecido fibroso, líquido, ar ou tecido adiposo) localiza-se entre o estetoscópio e o pulmão subjacente; essa substância isola o murmúrio vesicular do estetoscópio, fazendo com que o murmúrio vesicular pareça menos audível. Na obstrução das vias respiratórias, como na DPOC ou atelectasia, a intensidade do murmúrio vesicular se mostra diminuída. Com a respiração superficial, há diminuição do movimento do ar através das vias respiratórias, e o murmúrio vesicular não se mostra tão audível. Com o movimento restrito do tórax ou do diafragma, existe murmúrio vesicular diminuído nas áreas restritas.

Em geral, quatro tipos de sons são ouvidos no tórax normal (Tabela 24.3). O *murmúrio vesicular* é composto por sons graves e suaves, e a fase inspiratória é mais longa que a fase expiratória. O *murmúrio broncovesicular* exibe tonalidade média, e as fases inspiratória e expiratória têm igual duração. O *murmúrio brônquico* tem tonalidade mais elevada e é mais audível em comparação com o murmúrio vesicular, e a fase expiratória é mais prolongada que a fase inspiratória. O *murmúrio traqueal* é composto por sons agudos e altos, e as fases inspiratória e expiratória têm duração aproximadamente igual.[1]

Os sons respiratórios brônquicos são ouvidos sobre o manúbrio não somente no estado normal, mas também quando a consolidação está presente, como na pneumonia. Os sons brônquicos também são ouvidos acima de um derrame pleural, no qual o pulmão normal está comprimido e os sons são transmitidos através dos tecidos, os quais não estão participando do fluxo aéreo. Sempre que ocorrer a respiração brônquica, também pode haver duas alterações associadas: as mudanças de E para A* e a pectorilóquia sussurrada.

A *mudança de E para A* acontece quando o paciente diz "E" e a enfermeira, auscultando com um estetoscópio, ouve, na realidade, um som de "A" em lugar de um som "E". Isso acontece quando está presente a consolidação. *Egofonia* é o termo empregado para descrever os sons vocais que estão distorcidos.

A *pectorilóquia sussurrada* consiste na presença de sons claros e altos ouvidos através do estetoscópio quando o paciente sussurra. Normalmente, a voz sussurrada é ouvida de modo abafado e indistinto através do estetoscópio. A transmissão aumentada da voz indica que o ar nos pulmões foi substituído pelo líquido em consequência de pneumonia, edema pulmonar ou hemorragia.

Ruídos adventícios são sons respiratórios adicionais ouvidos à ausculta e incluem sons descontínuos, sons contínuos e atritos. Os sons descontínuos são sons breves, não musicais e intermitentes, incluindo *estertores* subcrepitantes e crepitantes. Os estertores subcrepitantes são sons de estalido muito curtos, suaves e agudos, que ocorrem com maior frequência durante a inspiração. Os estertores resultam de líquido nas vias respiratórias ou alvéolos ou da abertura de alvéolos colabados. A doença pulmonar restritiva resulta em estertores durante o final da inspiração, enquanto a doença pulmonar obstrutiva resulta em estertores durante a fase inicial da inspiração. Os estertores tornam-se mais ásperos à medida que o ar se movimenta através de acúmulos maiores de líquidos, como na bronquite ou pneumonia. Os estertores que desaparecem com a tosse não estão associados a doença pulmonar significativa. Quando avalia os estertores, a enfermeira também observa sua intensidade, tonalidade, duração, quantidade, localização e momento de ocorrência no ciclo respiratório.[2]

Os ruídos adventícios contínuos exibem duração mais prolongada que os estertores e incluem sibilos e roncos. Os *sibilos* são sons musicais contínuos que são mais longos que os estertores em duração e persistem durante todo o ciclo respiratório. Os sibilos (também conhecidos como sons sibilantes) são sons adventícios agudos e contínuos que possuem uma qualidade estridente. Eles são causados pelo movimento do ar através de uma via respiratória estreitada ou parcialmente obstruída, como na asma, na DPOC ou na bronquite.

Os *roncos*, outro tipo de ruído adventício contínuo, são ruídos em ruflar com tonalidade grave e intensos, os quais são por vezes referidos como gargarejo ou sibilos sonoros. A identificação dos roncos indica a presença de secreções nas grandes vias respiratórias.[1] Condições como a bronquite provocam roncos. Esses sons podem diminuir um pouco depois da tosse.

Tabela 24.3 Características dos sons respiratórios.

	Duração dos sons	Intensidade do som expiratório	Tonalidade do som expiratório	Localizações em que são ouvidos normalmente
Vesiculares	Sons inspiratórios que duram mais tempo que os expiratórios	Suave	Relativamente baixa	Sobre a maior parte de ambos os pulmões
Broncovesiculares	Os sons inspiratórios e expiratórios são aproximadamente iguais	Intermediária	Intermediária	Frequentemente, no primeiro e segundo espaços intercostais anteriormente e entre as escápulas
Brônquicos	Os sons expiratórios duram mais tempo que os inspiratórios	Alta	Relativamente alta	Sobre o manúbrio, quando ouvido
Traqueais	Os sons inspiratório e expiratório são aproximadamente iguais	Muito alta	Relativamente alta	Sobre a traqueia no pescoço

A espessura das barras indica a intensidade; quanto maior for sua inclinação, maior será sua tonalidade.
De Bickley LS: Bates' Guide to Physical Examination and History Taking, 10th Ed. Philadelphia, PA: Lippincott Williams & Wilkins, 2009, p 303.

*N.R.T.: no Brasil usa-se o "trinta e três" para avaliação de consolidação pulmonar.

Um *atrito* é um som em rangido e crepitante, ouvido com maior frequência na inspiração que na expiração. O som do atrito resulta da fricção das pleuras visceral e parietal entre si. Um atrito pode ser ouvido com o derrame pleural, pneumotórax ou pleurisia. É importante diferenciar um atrito pleural de um atrito pericárdico. Para determinar a origem do atrito, a enfermeira pede ao paciente que prenda a respiração, enquanto os pulmões são auscultados. Se o som continua enquanto o paciente está prendendo a respiração, é mais provável que seja um atrito pericárdico; um atrito pleural para quando cessa a respiração.

Nos idosos, as características anatômicas e fisiológicas únicas manifestam-se em diferentes achados de avaliação. O Quadro 24.4 mostra os achados específicos do exame respiratório nos pacientes idosos.

Monitoramento respiratório

Oximetria de pulso

Aproximadamente 3% do oxigênio estão dissolvidos no plasma (Quadro 24.5). A pressão parcial do oxigênio dissolvido no sangue arterial é medida pela PaO_2. A PaO_2 normal é de 80 a 100 mmHg ao nível do mar. Os 97% restantes do oxigênio estão ligados às moléculas de hemoglobina nas hemácias. Cada grama de hemoglobina transporta um máximo de 1,34 mℓ de oxigênio. O percentual de saturação da hemoglobina é definido como a quantidade de oxigênio que a hemoglobina está transportando em comparação com a quantidade de oxigênio que a hemoglobina (Hb) pode transportar, expresso como um percentual:

$$\text{percentual de saturação de } O_2 \text{ da Hb} = \frac{\text{quantidade de oxigênio que a hemoglobina está transportando}}{\text{quantidade de oxigênio que a hemoglobina consegue carregar}} \times 100$$

Como a quantidade de oxigênio que a hemoglobina pode transportar é uma constante de 1,34 mℓ/g,

$$1{,}34 \text{ m}\ell/\text{g} \times \text{g de Hb} \times \% \text{ de saturação da Hb} = \text{m}\ell \text{ de } O_2 \text{ que a Hb está transportando}$$

A saturação arterial de oxigênio da hemoglobina é conhecida como SaO_2. A SaO_2 normal varia de 93 a 99%.

A relação entre a PaO_2 e a SaO_2 é demonstrada pela curva de dissociação da oxi-hemoglobina (Figura 24.8). A parte inicial da curva é muito inclinada e se torna plana no ápice. A parte achatada significa que as grandes alterações na PaO_2 resultam em alterações apenas pequenas na SaO_2. Um ponto crítico da curva ocorre quando a PaO_2 cai abaixo de 60 mmHg. Nesse ponto, a curva cai agudamente, significando que uma pequena diminuição na PaO_2 está associada a uma grande diminuição na SaO_2.

Quando a curva se desloca para a direita, há uma capacidade reduzida para que a hemoglobina se combine com o oxigênio, resultando em maior quantidade de oxigênio liberada para os tecidos. Quando a curva se desloca para a esquerda, há maior capacidade para que a hemoglobina se combine com o oxigênio, resultando em menor quantidade de oxigênio liberada para os tecidos. Ver Capítulo 23 para uma discussão mais detalhada da curva de dissociação da oxi-hemoglobina.

Um oxímetro de pulso é um aparelho utilizado para medir um valor conhecido como SpO_2 (saturação de oxigênio conforme medido pela oximetria de pulso). A SpO_2 reflete a saturação de oxigênio arterial da hemoglobina. Pela oximetria, os sensores de emissão e recepção de luz estimam a quantidade de luz absorvida pela hemoglobina oxigenada/desoxigenada no sangue arterial. O valor demonstrado no oxímetro de pulso é a média das inúmeras leituras obtidas em um período de 3 a 10 segundos. Isso reduz os efeitos da variação da forma de onda de pressão causada pela atividade do paciente. Em geral, os sensores estão em um clipe colocado em um dedo ou lóbulo da orelha, possibilitando a avaliação da qualidade da forma de onda pulsátil. O sensor do oxímetro, em alguns equipamentos,

---

Quadro 24.4 **Considerações para o paciente idoso.**

Avaliação respiratória

- Capacidade diminuída de prender a respiração durante o exame
- Hiper-ressonância aumentada (causada pela distensibilidade aumentada dos pulmões)
- Expansão da parede torácica diminuída
- Uso diminuído dos músculos respiratórios
- Uso aumentado dos músculos respiratórios secundário à calcificação das articulações costais
- Menos tecido subcutâneo
- Possível curvatura dorsal acentuada
  - Cifose (convexidade anormal da coluna vertebral; ver Figura 24.1 C
  - Giba (cifose grave)
- Presença de estertores basais na ausência de doença (deverão limpar depois de alguns episódios de tosse)

Quadro 24.5 Como o oxigênio é transportado no sangue.

Oxigênio dissolvido no plasma medido como PaO_2	0,3 mℓ/100 mℓ de sangue
Oxigênio combinado com a hemoglobina medido como SaO_2	19,4 mℓ/100 mℓ de sangue
Oxigênio total no sangue	19,7 mℓ/100 mℓ de sangue

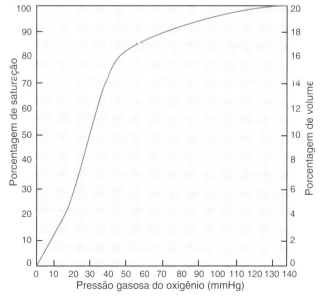

Figura 24.8 Curva de dissociação da oxi-hemoglobina.

é colocado sobre a fronte. Para a avaliação da oximetria de pulso em lactentes, as sondas flexíveis podem medir a saturação quando colocadas sobre a região palmar, braço, pênis ou pé.

A oximetria não deverá ser empregada em lugar do monitoramento da gasometria arterial (GA). Em vez disso, a oximetria de pulso pode ser usada para avaliar as tendências na saturação de oxigênio quando tiver sido estabelecida a correlação entre as leituras do sangue arterial e da oximetria de pulso. Os valores obtidos pela oximetria de pulso não são confiáveis quando medicamentos vasoconstritores ou contrastes intravenosos são utilizados e quando estão presentes choque, parada cardíaca ou anemia grave. A oximetria de pulso apresenta utilidade limitada nos pacientes com hemoglobinas anômalas conhecidas, como a carboxi-hemoglobina, que se mostra elevada nos fumantes, e a metemoglobina, que é observada nos pacientes que se submetem à terapia com nitrato e lidocaína. Essas limitações deverão ser consideradas quando se interpretam as leituras da oximetria de pulso em determinados pacientes.

Monitoramento do dióxido de carbono

O monitoramento do dióxido de carbono ($ETCO_2$) mede o nível de dióxido de carbono no final da expiração, quando o percentual de dióxido de carbono dissolvido no sangue arterial ($PaCO_2$) se aproxima do percentual de dióxido de carbono alveolar ($PaCO_2$). Por conseguinte, as amostras de dióxido de carbono expirado medidas no final da expiração ($ETCO_2$) podem ser utilizadas para estimar os níveis de $PaCO_2$. Os níveis de dióxido de carbono alveolar e de dióxido de carbono arterial são similares; por conseguinte, o $ETCO_2$ pode ser utilizado para estimar a $PaCO_2$. Embora os valores da $PaCO_2$ e do $ETCO_2$ sejam similares, o $ETCO_2$ é em geral menor que a $PaCO_2$ em torno de 2 a 5 mmHg. Embora a diferença entre a $PaCO_2$ e o $ETCO_2$ (gradiente $PaCO_2$–$ETCO_2$) possa ser atribuída a diversos fatores, o fluxo sanguíneo pulmonar é o determinante principal.

Os valores do $ETCO_2$ são obtidos ao se monitorarem as amostras de gás expirado de um tubo endotraqueal, uma cânula oral ou uma via respiratória nasofaríngea. Como o $ETCO_2$ fornece estimativas contínuas da ventilação alveolar, sua medição é útil para monitorar o paciente durante o desmame de um ventilador, na reanimação cardiopulmonar e na intubação endotraqueal.

A exatidão das leituras de $ETCO_2$ pode ser afetada pelas altas concentrações de oxigênio e vapor d'água. A enfermeira que emprega a tecnologia do $ETCO_2$ deve estar ciente dessas condições e de seus efeitos sobre o monitor que está sendo utilizado. A absorção prejudicada do infravermelho devido à interação do dióxido de carbono e oxigênio em altas concentrações pode gerar medições do $ETCO_2$ falsamente baixas, e a interferência do vapor d'água com a absorção da luz infravermelha pode causar medições falsamente elevadas. A enfermeira deve combinar as leituras do $ETCO_2$ com vários outros dados clínicos.

A forma de onda do dióxido de carbono expirado é demonstrada no monitor como um gráfico do $ETCO_2$ *versus* o tempo, chamado de capnograma, o qual fornece à enfermeira uma leitura gráfica contínua do nível de $ETCO_2$ do paciente a cada expiração. Alterações na forma de onda indicam anormalidades clínicas, anormalidades mecânicas ou ambas, exigindo a avaliação imediata pela enfermeira ou por outro profissional treinado.

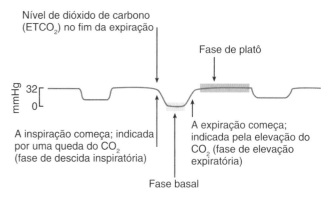

Figura 24.9 Traçado do capnograma, com as quatro fases marcadas. CO_2, dióxido de carbono.

Em um capnograma, a forma de onda é composta de quatro fases, cada qual representando uma parte específica do ciclo respiratório (Figura 24.9):

1. A *primeira fase* é a fase basal, a qual representa a fase inspiratória e a parte muito inicial da fase expiratória, quando o ar sem dióxido de carbono no espaço morto anatômico é expirado. Esse valor deverá ser zero no adulto saudável.
2. A *segunda fase* é a elevação expiratória, que representa a expiração do dióxido de carbono dos pulmões. Qualquer processo que retarde a liberação de dióxido de carbono dos pulmões do paciente até o detector prolonga a elevação expiratória. Condições como a DPOC e o broncoespasmo são causas fisiológicas conhecidas de elevação expiratória prolongada. As obstruções mecânicas, como o equipo do ventilador dobrado, também podem provocar elevação expiratória prolongada.
3. A *terceira fase* começa quando a eliminação de dióxido de carbono continua rapidamente; um platô no capnograma indica a expiração dos gases alveolares. O $ETCO_2$ é o valor gerado no final da expiração, indicando a quantidade de dióxido de carbono exalada dos alvéolos minimamente ventilados.
4. A *quarta fase* é conhecida como a descida inspiratória. A deflexão para baixo da forma de onda é causada pela lavagem do dióxido de carbono que acontece na presença do influxo de oxigênio durante a inspiração.

Gasometria arterial

Em um exame de GA, uma amostra do sangue arterial é coletada e analisada para ajudar a determinar a qualidade e a extensão da troca gasosa pulmonar e do equilíbrio acidobásico. O teste da GA mede a PaO_2, a SaO_2, a $PaCO_2$, o pH e o nível de bicarbonato (HCO_3). O procedimento envolve obter o sangue arterial por punção arterial direta ou por uma linha arterial frequentemente aplicada na artéria radial. A tecnologia mais recente permite o monitoramento contínuo da GA usando um sensor fibróptico colocado na artéria. Os valores normais da GA são mostrados no Quadro 24.6.

■ **Medida do oxigênio no sangue**

A oxigenação pode ser medida usando-se um exame de GA ao avaliar a PaO_2 e a SaO_2. Conforme mencionado anteriormente, apenas 3% do oxigênio estão dissolvidos no sangue arterial, e os 97% restantes estão ligados à hemoglobina nas hemácias.

| Quadro 24.6 | Valores normais da gasometria arterial. |

PaO₂: 80 a 100 mmHg
SaO₂: 93 a 99%
pH: 7,35 a 7,45
PaCO₂: 35 a 45 mmHg
HCO₃: 22 a 26 mEq/ℓ

A PaO_2 normal é de 80 a 100 mmHg ao nível do mar (pressão barométrica de 760 mmHg). Para as pessoas que vivem em altitudes mais elevadas, a PaO_2 normal é menor por causa da menor pressão barométrica. A PaO_2 tende a diminuir com a idade. Para pacientes que têm 60 a 80 anos de idade, uma PaO_2 de 60 a 80 mmHg é normal. Uma PaO_2 anormalmente baixa é referida como hipoxemia. A hipoxemia pode resultar de muitas condições, as quais são mais comumente agrupadas de acordo com a sua origem: déficits intrapulmonares (distúrbios no pulmão), déficits intracárdicos (distúrbios do fluxo ou do coração, que prejudicam a função ou fluxo pulmonar) ou déficits de perfusão (perfusão inadequada dos tecidos pulmonares, o que causa captação diminuída de oxigênio dos alvéolos).

A SaO_2 normal fica entre 93 e 97%. A SaO_2 é um importante valor da oxigenação a avaliar porque a maior parte do oxigênio fornecido aos tecidos é transportada pela hemoglobina.

■ Medida do pH no sangue

O pH é uma medida de concentração do íon hidrogênio no sangue e fornece informações sobre a acidez ou a alcalinidade do sangue. Um pH normal é de 7,35 a 7,45. À medida que os íons hidrogênio se acumulam, o pH cai, resultando em acidemia. A acidemia refere-se a uma condição em que o sangue está muito ácido. A acidose refere-se ao processo que causou a acidemia.

Uma diminuição nos íons hidrogênio resulta em elevação do pH e alcalemia. A alcalemia refere-se a uma condição em que o sangue está muito alcalino. Alcalose refere-se ao processo que causa a alcalemia. O Quadro 24.7 revê os termos empregados no equilíbrio acidobásico.

▶ **Ácidos.** Um ácido é uma substância que pode doar íon hidrogênio (H^+) para uma solução. Existem dois tipos diferentes de ácidos: ácidos voláteis e ácidos não voláteis. Os ácidos voláteis são aqueles que podem mover-se entre os estados líquido e gasoso. Uma vez no estado gasoso, esses ácidos podem ser removidos pelos pulmões. O principal ácido no plasma sanguíneo é o ácido carbônico (H_2CO_3). Esse ácido é clivado em dióxido de carbono e água por uma enzima produzida nos rins. Os ácidos não voláteis ("fixos") são aqueles que não podem mudar para um estado gasoso e, por conseguinte, não podem ser excretados pelos pulmões. Eles somente podem ser excretados pelos rins (um processo metabólico). Exemplos de ácidos não voláteis são o ácido láctico e os cetoácidos.

| Quadro 24.7 | Terminologia clínica. |

Ácido: Uma substância que pode doar íons hidrogênio (H^+).
Exemplo: H_2CO_3 (um ácido) → H^+ + HCO_3
Base: Uma substância que pode aceitar íons hidrogênio, H^+; todas as bases são substâncias alcalinas.
Exemplo: HCO_3 (base) + H^+ → H_2CO_3
Acidemia: Condição ácida do sangue em que o pH é < 7,35.
Alcalemia: Condição alcalina do sangue em que o pH é > 7,45.
Acidose: O processo que causa a acidemia.
Alcalose: O processo que causa a alcalemia.

Um distúrbio acidobásico pode ser de origem respiratória ou metabólica. A Tabela 24.4 lista as possíveis causas e os sinais e sintomas dos distúrbios acidobásicos. Um excesso de qualquer tipo de ácido resulta em acidemia. Ver também Tabela 29.6 no Capítulo 29. Se o dióxido de carbono oriundo de ácidos voláteis se acumula, então existe acidose respiratória. Se os ácidos não voláteis se acumulam, então existe acidose metabólica.

A alcalemia pode ser o resultado da perda de uma quantidade muito grande de ácidos do plasma. Quando uma quantidade muito grande de dióxido de carbono é perdida, o resultado é a alcalose respiratória. Se existem quantidades de ácidos não voláteis menores que as normais, o resultado é a alcalose metabólica.

▶ **Bases.** Uma base é uma substância que pode aceitar um íon hidrogênio (H^+), removendo-o, portanto, do plasma circulante. A principal base encontrada no plasma é o bicarbonato (HCO_3). A quantidade de bicarbonato que está disponível no soro é regulada pelo rim (um processo metabólico). Se houver muito pouco bicarbonato no soro, o resultado é a acidose metabólica. Se houver uma quantidade excessiva de bicarbonato no soro, o resultado é a alcalose metabólica.

As condições que conduzem à acidemia ou à alcalemia são influenciadas por inúmeros processos fisiológicos (Tabela 24.4). Alguns desses processos incluem função ou disfunção respiratória e renal, oxigenação tissular, circulação, produção de ácido láctico, ingestão de substância e perda de eletrólitos do sistema digestório. A identificação de uma anormalidade do pH deverá levar à investigação dos possíveis fatores contribuintes.

■ Medida do dióxido de carbono no sangue

A $PaCO_2$ refere-se à pressão ou tensão exercida pelo gás dióxido de carbono dissolvido no sangue arterial. O dióxido de carbono é o subproduto natural do metabolismo celular. Os níveis de dióxido de carbono são regulados principalmente pela função ventilatória do pulmão. A $PaCO_2$ normal é de 35 a 45 mmHg. Na interpretação da GA, a $PaCO_2$ é creditada como um "ácido". A eliminação do dióxido de carbono do organismo é uma das principais funções dos pulmões, e existe uma relação importante entre a quantidade da ventilação e a quantidade de dióxido de carbono no sangue.

Se um paciente hipoventila, o dióxido de carbono se acumula, e o valor da $PaCO_2$ aumenta acima do limite superior de 45 mmHg. A retenção do dióxido de carbono resulta em acidose respiratória. A acidose respiratória pode ocorrer mesmo com pulmões normais, quando o centro respiratório está deprimido e a qualidade ou frequência respiratória é insuficiente para manter as concentrações normais de dióxido de carbono.

Se um paciente hiperventila, o dióxido de carbono é eliminado do organismo, e então o valor da $PaCO_2$ diminui abaixo do limite inferior de 35 mmHg. A perda de dióxido de carbono resulta em alcalose respiratória.

■ Medida do bicarbonato no sangue

O bicarbonato (HCO_3), a principal base encontrada no soro, ajuda o organismo a regular o pH por causa de sua capacidade de aceitar um íon hidrogênio (H^+). A concentração de bicarbonato é regulada pelos rins e referida como um processo de regulação metabólico. O nível normal de bicarbonato é de 22 a 26 mEq/ℓ. O bicarbonato pode ser creditado como uma "base" (alcalino). Quando o nível de bicarbonato aumenta acima de 26 mEq/ℓ, existe alcalose metabólica. A alcalose metabólica resulta de ganho de substâncias básicas (alcalinas) ou de perda de ácidos metabólicos. Quando o nível de bicarbonato diminui

460 Parte 6 Sistema Respiratório

Tabela 24.4 Possíveis causas e sinais e sintomas dos distúrbios acidobásicos.

Condição	Possíveis causas	Sinais e sintomas
Acidose respiratória		
$PaCO_2 > 45$ mmHg pH < 7,35	Depressão do sistema nervoso central Traumatismo craniano Sedação excessiva Anestesia Lesão medular alta Pneumotórax Hipoventilação Obstrução brônquica e atelectasia Infecções pulmonares graves Insuficiência cardíaca e edema pulmonar Embolia pulmonar maciça Miastenia *gravis* Esclerose múltipla	Dispneia Inquietação Cefaleia Taquicardia Confusão Letargia Arritmias Angústia respiratória Sonolência Responsividade diminuída
Alcalose respiratória		
$PaCO_2 < 35$ mmHg pH > 7,45	Ansiedade e nervosismo Medo Dor Hiperventilação Febre Tireotoxicose Palpitações Salicilatos Septicemia gram-negativa Gravidez	Tontura Confusão Concentração diminuída Parestesias Espasmos tetânicos nos braços e pernas Arritmias cardíacas Lesões do sistema nervoso central Sudorese Ressecamento da boca Borramento visual
Acidose metabólica		
$HCO_3 < 22$ mEq/ℓ pH < 7,35	*Ácidos aumentados* Insuficiência renal Cetoacidose Metabolismo anaeróbico Inanição Intoxicação por salicilatos *Perda de base* Diarreia Fístulas intestinais	Cefaleia Confusão Inquietação Letargia Fraqueza Estupor/coma Respiração de Kussmaul Náuseas e vômitos Arritmias Pele ruborizada e quente
Alcalose metabólica		
$HCO_3 > 26$ mEq/ℓ pH > 7,45	*Ganho de base* Uso excessivo de bicarbonato Administração de lactato na diálise Ingestão excessiva de antiácidos *Perda de ácidos* Vômitos Aspiração nasogástrica Hipopotassemia Hipocloremia Administração de diuréticos Níveis aumentados de aldosterona	Cãibras e contraturas musculares Tetania Tontura Letargia Fraqueza Desorientação Convulsões Coma Náuseas e vômitos Respiração deprimida

abaixo de 22 mEq/ℓ, surge acidose metabólica. A acidose metabólica resulta de perda de substâncias básicas (alcalinas) ou de ganho de ácidos metabólicos.

■ **Alterações no equilíbrio acidobásico**

Os distúrbios no equilíbrio acidobásico resultam de uma anormalidade do sistema respiratório ou metabólico. Se o sistema respiratório for o responsável, ele é detectado pelo dióxido de carbono no plasma; se o sistema metabólico for o responsável, ele é detectado pelo bicarbonato no plasma.

▶ **Acidose respiratória.** A acidose respiratória é definida como $PaCO_2$ maior que 45 mmHg e pH inferior a 7,35. A acidose respiratória caracteriza-se pela eliminação inadequada de dióxido de carbono pelos pulmões e pode ser o resultado de função pulmonar ineficaz ou produção excessiva de dióxido de carbono.

▶ **Alcalose respiratória.** A alcalose respiratória é definida como $PaCO_2$ inferior a 35 mmHg e pH maior que 7,45. A alcalose respiratória caracteriza-se por eliminação excessiva do dióxido de carbono do plasma.

▶ **Acidose metabólica.** A acidose metabólica é um nível de bicarbonato abaixo de 22 mEq/ℓ e pH inferior a 7,35. A acidose metabólica caracteriza-se por produção excessiva de ácidos não voláteis ou por concentração inadequada de bicarbonato para a concentração do ácido no plasma.

▶ **Alcalose metabólica.** A alcalose metabólica é um nível de bicarbonato superior a 26 mEq/ℓ e pH maior que 7,45. A alcalose metabólica caracteriza-se por perda excessiva dos ácidos não voláteis ou produção excessiva de bicarbonato.

■ **Interpretação dos resultados da gasometria arterial**

Quando se interpretam os resultados da GA, três fatores devem ser considerados: (1) o estado de oxigenação, (2) o estado acidobásico e (3) o grau de compensação. Uma conduta sugerida para interpretar os resultados da GA é apresentada no Quadro 24.8, juntamente com os valores da amostra para interpretação.

▶ **Avaliação da oxigenação.** É necessário examinar o estado de oxigenação do paciente mediante a avaliação da PaO$_2$ e da SaO$_2$. Se o valor da PaO$_2$ for inferior ao normal do paciente, existe hipoxemia. Se a SaO$_2$ for inferior a 93%, quantidades inadequadas de oxigênio estão ligadas à hemoglobina.

▶ **Avaliação do estado acidobásico.** O primeiro passo na avaliação do estado acidobásico é o exame do pH arterial. Se o pH estiver abaixo de 7,35, existe acidemia; se o pH for maior que 7,45, existe alcalemia.

O segundo passo na avaliação do estado acidobásico consiste no exame da PaCO$_2$. PaCO$_2$ menor que 35 mmHg indica alcalose respiratória, enquanto PaCO$_2$ superior a 45 mmHg significa acidose respiratória.

O terceiro passo na avaliação do estado acidobásico consiste no exame do nível de bicarbonato. Se o valor do bicarbonato estiver abaixo de 22 mEq/ℓ, a acidose metabólica está presente. Se o valor do bicarbonato for maior que 26 mEq/ℓ, existe alcalose metabólica.

Quadro 24.8 | Interpretação dos resultados da gasometria arterial (GA).

Conduta

1. Avaliar a oxigenação examinando a PaO$_2$ e a SaO$_2$.
2. Avaliar o pH. Está acidótico, alcalótico ou normal?
3. Avaliar a PaCO$_2$. Está alta, baixa ou normal?
4. Avaliar o HCO$_3$. Está alto, baixo ou normal?
5. Determinar se a compensação está acontecendo. Está completa, parcial ou descompensada?

Exemplos

Amostra gasométrica: caso 1
PaO$_2$: 80 mmHg (normal)
SaO$_2$: 95% (normal)
pH: 7,30 (acidemia)
PaCO$_2$: 55 mmHg (aumentada – causa respiratória)
HCO$_3$: 25 mEq/ℓ (normal)
Conclusão: acidose respiratória (descompensada)

Amostra gasométrica: caso 2
PaO$_2$: 85 mmHg (normal)
SaO$_2$: 90% (saturação baixa)
pH: 7,49 (alcalemia)
PaCO$_2$: 40 (normal)
HCO$_3$: 29 mEq/ℓ (aumentado – causa metabólica)
Conclusão: alcalose metabólica com baixa saturação (descompensada)

Ocasionalmente, os pacientes apresentam-se com distúrbios tanto respiratórios quanto metabólicos que, em conjunto, provocam acidemia ou alcalemia. Por exemplo, a alcalose poderia resultar de aumento no bicarbonato e diminuição no dióxido de carbono, ou acidose poderia advir de diminuição no bicarbonato e aumento no dióxido de carbono. Um paciente com acidose metabólica por insuficiência renal aguda também poderia ter frequência respiratória muito lenta, a qual faz com que o paciente retenha dióxido de carbono, criando acidose respiratória. Portanto, a GA reflete acidose respiratória e metabólica mista. O Quadro 24.9 lista exemplos de gasometria arterial em distúrbios respiratórios e metabólicos mistos.

▶ **Determinação da compensação.** Se o paciente se apresenta com alcalemia ou acidemia, é importante determinar se o corpo tentou compensar a anormalidade. Quando os sistemas tampão no organismo são incapazes de manter o pH normal, então o sistema renal ou respiratório tenta compensar. Se o problema for de origem respiratória, os rins trabalharão para corrigi-lo. Se o problema for de origem renal, os pulmões tentarão corrigi-lo. Pode demorar apenas 5 a 15 minutos para que os pulmões reconheçam uma apresentação metabólica e comecem a corrigi-la. Pode levar até 1 dia para que os rins corrijam o problema induzido pela respiração. Um sistema não irá compensar em excesso; ou seja, o mecanismo compensatório nunca fará com que um paciente acidótico se torne alcalótico ou que um paciente alcalótico se torne acidótico.

O sistema respiratório responde aos desequilíbrios do pH gerados pelo metabolismo da seguinte maneira:

• *Acidose metabólica*: aumento na profundidade e frequência respiratórias
• *Alcalose metabólica*: diminuição na profundidade e frequência respiratórias.

O sistema renal responde aos desequilíbrios do pH de origem respiratória da seguinte maneira:

• *Acidose respiratória*: aumento na secreção de hidrogênio e reabsorção de bicarbonato
• *Alcalose respiratória*: diminuição na secreção de hidrogênio e reabsorção de bicarbonato.

A GA é definida por seu grau de compensação: descompensada, parcialmente compensada ou totalmente compensada. Para determinar o nível de compensação, são examinados o pH, o dióxido de carbono e o bicarbonato. Em primeiro lugar, determina-se se o pH está acidótico ou alcalótico. Em alguns casos, o pH não está dentro da faixa normal, indicando uma acidose ou alcalose. Se ele estiver dentro da faixa de normalidade, é importante determinar em qual faixa do

---

Quadro 24.9 | Gasometria arterial nos distúrbios respiratórios e metabólicos mistos.

Acidose mista	Alcalose mista
pH: 7,25	**pH:** 7,55
PaCO$_2$: 56 mmHg	**PaCO$_2$:** 26 mmHg
PaO$_2$: 80 mmHg	**PaO$_2$:** 80 mmHg
HCO$_3$: 15 mEq/ℓ	**HCO$_3$:** 28 mEq/ℓ

462 **Parte 6** Sistema Respiratório

7,40 (o ponto médio da faixa normal do pH) o pH se situa. Por exemplo, um pH de 7,38 está tendendo no sentido da acidose, enquanto um pH de 7,41 está tendendo no sentido da alcalose. Em seguida, realiza-se uma avaliação para observar se o dióxido de carbono ou o bicarbonato se modificaram para compensar a acidose ou a alcalose. Por fim, determina-se se o sistema oposto (metabólico ou respiratório) atuou no retorno ao pH normal. A anormalidade primária (metabólica ou respiratória) se correlaciona com o pH anormal (acidótico ou alcalótico). A anormalidade secundária é uma tentativa para corrigir o distúrbio primário. Usando-se as regras para definir a compensação no Quadro 24.10, é possível determinar o estado compensatório da GA do paciente.

Saturação venosa de oxigênio mista

A saturação venosa de oxigênio mista (SvO_2) é um parâmetro que pode ser medido para avaliar o equilíbrio entre o suprimento e a demanda de oxigênio. O sangue obtido de uma veia em um membro fornece informações, em sua maioria, sobre esse membro; isso pode ser bastante enganoso

---

Quadro 24.10 Estado compensatório da gasometria arterial.

Descompensado: O pH está *anormal* e *ou* o CO_2 *ou* o HCO_3 também está anormal. Não há nenhuma indicação de que o sistema oposto tenha tentado corrigir o outro.

No exemplo a seguir, o pH do paciente está alcalótico em consequência da baixa concentração de CO_2 (abaixo da faixa normal de 35 a 45 mmHg). O valor do sistema renal (HCO_3) não se modificou de sua faixa normal (22 a 26 mEq/ℓ) para compensar o distúrbio respiratório primário.

PaO₂: 94 mmHg (normal)
pH: 7,52 (alcalótico)
PaCO₂: 25 mmHg (diminuída)
HCO₃: 24 mEq/ℓ (normal)

Parcialmente compensado: O pH está *anormal*, e tanto o CO_2 quanto o HCO_3 também estão anormais; isso indica que um sistema tentou corrigir o outro, mas não teve sucesso completo.

No exemplo a seguir, o pH do paciente permanece alcalótico em consequência da baixa concentração do CO_2. O valor do sistema renal (HCO_3) moveu-se de sua faixa normal (22 a 26 mEq/ℓ) para compensar o distúrbio respiratório primário, mas não foi capaz de trazer o pH de volta à faixa normal.

PaO₂: 94 mmHg (normal)
pH: 7,48 (alcalótico)
PaCO₂: 25 mmHg (diminuída)
HCO₃: 20 mEq/ℓ (diminuído)

Totalmente compensado: O pH está *normal* e tanto o CO_2 quanto o HCO_3 estão anormais; o pH normal indica que um sistema foi capaz de compensar o outro.

No exemplo a seguir, o pH do paciente está normal, porém está tendendo para a alcalose (> 7,40). A anormalidade primária é respiratória porque a $PaCO_2$ está baixa (concentração ácida diminuída). O valor de bicarbonato de 18 mEq/ℓ reflete a concentração diminuída de base e está associado à acidose, não à alcalose. Nesse caso, o bicarbonato diminuído compensou totalmente a alcalose respiratória.

PaO₂: 94 mmHg (normal)
pH: 7,44 (normal, tendendo para alcalose)
PaCO₂: 25 mmHg (diminuída, problema primário)
HCO₃: 18 mEq/ℓ (diminuída, resposta compensatória)

---

quando o metabolismo no membro difere do metabolismo do organismo como um todo. Essa diferença é acentuada quando o membro está frio ou hipoperfundido (p. ex., no choque), se o paciente realizou exercícios localizados com o membro (p. ex., abrir e fechar o punho) ou se existe infecção localizada no membro.

Por vezes, o sangue é coletado por um cateter de pressão venosa central (PVC) misto, na esperança de obter o sangue venoso misto, porém, mesmo na veia cava superior ou no átrio direito, onde termina um cateter de PVC, geralmente existe mistura incompleta do retorno venoso de várias regiões do corpo. Para completar a mistura do sangue, é necessário obter uma amostra sanguínea de um cateter de artéria pulmonar. O uso do cateter de artéria pulmonar proporciona uma amostra de sangue que retornou dos membros e que foi misturada no ventrículo direito.

As medições de oxigênio do sangue venoso misto indicam se os tecidos estão sendo oxigenados, mas a SvO_2 não diferencia as contribuições independentes do coração e dos pulmões. A SvO_2 indica a adequação do suprimento de oxigênio relacionado com a demanda de oxigênio no nível tissular. A SvO_2 normal é de 60 a 80%. Uma SvO_2 normal significa que o suprimento de oxigênio para os tecidos é adequado para satisfazer a demanda do tecido. No entanto, um valor normal não indica se os mecanismos compensatórios foram necessários para manter a perfusão. Por exemplo, em alguns pacientes, um aumento no débito cardíaco é necessário para compensar um baixo suprimento do oxigênio.

SvO_2 baixa pode ser causada por diminuição no suprimento de oxigênio para os tecidos ou aumento no uso do oxigênio devido a demanda elevada. Diminuição no suprimento de oxigênio resulta de hemoglobina baixa, hemorragia ou baixo débito cardíaco. Aumento na demanda de oxigênio resulta de hipertermia, dor, estresse, tremor ou convulsões. SvO_2 de 40 a 60% pode ocorrer na insuficiência cardíaca, e os valores menores que 40% podem indicar choque profundo. A diminuição na SvO_2 frequentemente acontece antes de outras alterações hemodinâmicas e, por conseguinte, é um excelente instrumento clínico na avaliação e no controle de pacientes criticamente doentes. As metas das intervenções para SvO_2 baixa incluem aumentar o suprimento de oxigênio por meio de transfusões de sangue ou do aumento do débito cardíaco. O tratamento também pode ser direcionado para eliminar a causa da demanda elevada.

Um valor alto da SvO_2 indica que o suprimento de oxigênio supera a demanda ou a diminuição na demanda. Os valores da SvO_2 elevados estão associados à liberação aumentada de oxigênio (fração de oxigênio inspirado alta) ou à demanda diminuída devido a hipotermia, hipotireoidismo ou anestesia. SvO_2 elevada também é observada nos estágios iniciais do choque séptico quando os tecidos são incapazes de usar o oxigênio. A Tabela 24.5 resume as possíveis causas de anormalidades na SvO_2.

Um cateter de artéria pulmonar com um oxímetro acoplado em sua extremidade, o qual permite o monitoramento contínuo da SvO_2, proporciona avaliação continuada dos distúrbios do aporte e demanda de oxigênio. Se um cateter com oxímetro acoplado não estiver disponível, a enfermeira pode coletar o sangue da artéria pulmonar por meio de um cateter comum de artéria pulmonar e enviar a amostra para o laboratório para gasometria arterial e análise da SvO_2, utilizando as informações da mesma maneira.

Tabela 24.5 Possíveis causas de anormalidades na saturação venosa de oxigênio mista (SvO₂).

Anormalidade	Possível causa
SvO₂ baixa < 60%	**Suprimento de oxigênio diminuído** • Hematócrito baixo por anemia ou hemorragia • Saturação arterial baixa e hipoxemia por doença pulmonar, desequilíbrios de ventilação–perfusão • Baixo débito cardíaco por hipovolemia, insuficiência cardíaca, choque cardiogênico, infarto do miocárdio **Demanda aumentada de oxigênio** • Demanda metabólica aumentada, como hipertermia, convulsões, tremor, dor, ansiedade, estresse, exercício extenuante
SvO₂ alta > 80%	**Suprimento aumentado de oxigênio** • Oxigênio suplementar **Demanda aumentada de oxigênio** • Anestesia, hipotermia, estágios iniciais da sepse **Problemas técnicos** • Leitura alta falsa por causa do cateter de artéria pulmonar em cunha • Coágulo de fibrina na extremidade do cateter

Exames diagnósticos respiratórios

Radiografia de tórax

A radiografia de tórax é um valioso instrumento diagnóstico frequentemente utilizado para avaliar os aspectos anatômicos e fisiológicos do tórax e para detectar os processos patológicos. À medida que os raios X atravessam a parede torácica, várias estruturas são visualizadas. Os tecidos densos, como os ossos, absorvem o feixe de raios X e aparecem como opacos ou esbranquiçados na radiografia. Os vasos sanguíneos e os órgãos cheios de sangue, como o coração, são estruturas moderadamente densas e aparecem como áreas acinzentadas na radiografia. Durante a inspiração, os pulmões normais são cheios de ar e aparecem pretos na radiografia. Quando partes dos pulmões estão cheias de líquido, que é um material mais denso, os pulmões aparecem esbranquiçados.

A radiografia é usada pela enfermeira como um parâmetro de avaliação para validar os achados clínicos e as anormalidades suspeitadas. Empregando uma abordagem sistemática, a enfermeira examina a radiografia comparando o filme com filmes anteriores. A conduta pode consistir em examinar o filme começando pela periferia e, a seguir, movendo-se para o centro do tórax, ou começando no centro e movendo-se para fora, em direção ao tecido mole. Qualquer que seja o método empregado, o exame deve visar as áreas de tecido mole, as estruturas ósseas, as camadas internas logo abaixo do osso e as estruturas internas (ver Figura 17.15 no Capítulo 17). Os tecidos moles são examinados na radiografia pesquisando-se a homogeneidade, começando com as áreas laterais e movendo-se medialmente. O ar visualizado no tecido mole lateral pode indicar um pneumotórax.

As estruturas ósseas inspecionadas na radiografia de tórax incluem costelas, clavículas, esterno, manúbrio, coluna vertebral e vértebras. Aproximadamente oito a nove costelas deverão sobrepor-se ao tecido pulmonar na radiografia de tórax normal. A enfermeira examina as costelas quanto a fraturas seguindo a curvatura de cada costela, começando anteriormente e movendo-se posteriormente. Da mesma forma que as costelas, as outras estruturas ósseas são examinadas quanto à posição correta e à integridade. O contorno do diafragma também é visível na radiografia. Normalmente, o diafragma é arredondado, com ângulos costofrênicos agudos e afilados. Os derrames pleurais podem fazer com que os ângulos fiquem obscurecidos. O ápice do diafragma é visualizado aproximadamente na 6ª costela. Um diafragma depressível pode indicar hiperinsuflação causada pelo enfisema.

A enfermeira avalia o parênquima pulmonar comparando os lados direito e esquerdo, movendo-se de cima para baixo. Os pulmões cheios de ar normais devem parecer escurecidos ou muito escuros em comparação com os ossos e o coração. Na avaliação, é importante pesquisar a simetria. A densidade anormalmente alta em um lado do tórax pode indicar edema, massa, derrame pleural ou pneumonia.

As fissuras interlobares separam os lobos dos pulmões. A fissura menor no pulmão direito é em geral visível na incidência frontal. O deslocamento das fissuras normais observado nas radiografias pode indicar atelectasia ou colapso lobar.

A traqueia deve aparecer na linha média sobre as vértebras torácicas. A traqueia pode desviar-se para as áreas de atelectasia e para longe das áreas de pneumotórax ou derrame pleural.

Cintilografia de ventilação–perfusão

A cintilografia de ventilação–perfusão é um teste de imagem nuclear usado para avaliar uma alteração suspeita na relação de ventilação–perfusão. (Ver Capítulo 23 para uma discussão das relações de ventilação–perfusão.) Uma cintilografia de ventilação–perfusão ajuda na detecção da porcentagem de cada pulmão que apresenta função normal, diagnosticando e localizando os êmbolos pulmonares e avaliando o suprimento vascular pulmonar.

A cintilografia de ventilação–perfusão consiste em duas partes: uma cintilografia de ventilação e uma cintilografia de perfusão. Na cintilografia de ventilação, o paciente inspira o gás radioativo, que segue a mesma trajetória que o ar na respiração normal. Nas condições patológicas, as áreas com ventilação diminuída são visíveis na cintilografia. Na cintilografia de perfusão, um radioisótopo é injetado por via intravenosa, possibilitando a visualização do suprimento sanguíneo para os pulmões. Quando um êmbolo pulmonar está presente, o suprimento sanguíneo além do êmbolo fica restrito, revelando a visualização deficiente ou ausente da área afetada.

Com frequência, as cintilografias de ventilação–perfusão não são úteis nos pacientes dependentes de ventilação mecânica, porque o componente ventilação da cintilografia é difícil de realizar. Os desequilíbrios de ventilação–perfusão podem dificultar a interpretação das cintilografias de ventilação–perfusão nos pacientes com doenças pulmonares, como a

464   Parte 6 Sistema Respiratório

pneumonia. Por causa dessas limitações, a angiografia pulmonar pode ser apropriada no paciente criticamente doente, em especial quando se suspeita de um êmbolo pulmonar.

Angiografia pulmonar

A angiografia pulmonar envolve a injeção rápida de uma substância radiopaca para os exames radiográficos da vasculatura pulmonar. A suspeita de embolia pulmonar constitui a indicação mais comum para a angiografia pulmonar. Uma substância radiopaca é injetada em um ou ambos os braços, na veia femoral ou em um cateter que foi posicionado na artéria pulmonar. Um resultado de exame positivo é indicado pelo fluxo prejudicado da substância radiopaca através de um vaso estreitado ou pela cessação abrupta do fluxo da substância em um vaso.

Broncoscopia

A broncoscopia envolve a visualização direta de laringe, traqueia e brônquios através de um broncoscópio fibróptico flexível. A broncoscopia é usada de modo diagnóstico para examinar tecidos, coletar secreções, determinar a extensão e a localização do processo patológico e obter uma biopsia. Além disso, a broncoscopia é usada de modo terapêutico como um meio para remover os corpos estranhos ou secreções da árvore traqueobrônquica, tratar a atelectasia pós-operatória e excisar lesões.

Na preparação para uma broncoscopia, deverão ser realizados uma história e exame físico. Radiografia de tórax, exames de coagulação e GA também são obtidos. Com frequência, o paciente recebe a sedação intravenosa ou analgesia antes do procedimento. Se o propósito da broncoscopia for terapêutico, evitam-se os medicamentos que suprimem a tosse ou diminuem as secreções (p. ex., anestésicos tópicos intratraqueais, atropina e codeína).

O monitoramento cuidadoso do paciente está indicado depois de uma broncoscopia. A enfermeira examina qualquer evidência de complicações, as quais podem incluir laringospasmo, febre, alterações hemodinâmicas, arritmias cardíacas, pneumotórax, hemorragia ou parada cardiopulmonar.

Toracocentese

Na toracocentese, uma agulha é inserida no espaço pleural para remover o ar, líquido ou ambos; obter amostras para a avaliação diagnóstica; ou instilar medicamentos. Radiografia de tórax, coagulograma e educação do paciente são essenciais antes de uma toracocentese. Alguns pacientes podem precisar de medicamento para diminuir a ansiedade. Diferentemente da broncoscopia, a toracocentese requer a cooperação do paciente; por conseguinte, um anestésico local, em lugar da sedação moderada, é utilizado para minimizar a dor e o desconforto que acompanham o procedimento. Durante o procedimento, o paciente é colocado em uma cadeira ou à beira do leito em uma posição ereta, com os braços e ombros elevados, de modo que as costelas se levantem e se separem, permitindo a inserção mais fácil da agulha. Se o paciente for incapaz de elevar os braços, sentar-se à beira do leito com os braços acima da cabeça, uma posição alternativa é apoiar os braços, o mais elevado possível, sobre uma mesa.

Durante a toracocentese, a principal função da enfermeira consiste em fornecer conforto para o paciente, realizar a avaliação contínua do sistema respiratório do paciente, cobrir a ferida com curativos estéreis ao término do procedimento e enviar as amostras laboratoriais rotuladas conforme solicitado. O cuidado de enfermagem pós-toracocentese inclui a avaliação de complicações, inclusive pneumotórax, dor, hipotensão e edema pulmonar.

Cultura de escarro

Com frequência, as amostras de escarro fazem parte da avaliação respiratória. Como os pacientes saudáveis não produzem escarro, obter uma amostra exige que o paciente tussa para expectorar o escarro dos pulmões. É essencial que a enfermeira diferencie o escarro da saliva antes de enviar a amostra para o laboratório.

Na maioria dos casos, as amostras de escarro são obtidas para cultura e antibiograma. A amostra é examinada quanto a microrganismos específicos e às respectivas sensibilidades a medicamentos. Além disso, as amostras de escarro também são necessárias para estudos de citologia e bacilos acidorresistentes. A cultura de bacilos acidorresistentes requer a coleta seriada (comumente durante 3 dias) e é empregada para identificar tuberculose e micobactérias.

Provas de função pulmonar

O fluxo de ar para dentro e para fora dos pulmões propicia medidas tangíveis dos volumes pulmonares. Embora esses volumes sejam referidos como medidas da "função pulmonar", eles são, na realidade, medidas da anatomia pulmonar. Na avaliação da ventilação, a estrutura ou anatomia frequentemente determina a função. As provas de função ventilatória ou pulmonar medem a capacidade do tórax e dos pulmões de mover o ar para dentro e para fora dos alvéolos.

As provas de função pulmonar incluem as medições de volume, de capacidade e dinâmicas. Essas medições são influenciadas pelo exercício e pela doença. Idade, sexo, tamanho corporal e postura são outras variáveis levadas em consideração quando os resultados das provas são interpretados. A Figura 23.13 (Capítulo 23) ilustra volumes e capacidades pulmonares normais.

▪ Medições de volume

As medições de volume mostram a quantidade de ar contida nos pulmões durante várias partes do ciclo respiratório. As medidas do volume pulmonar incluem o volume corrente (Vc), o volume de reserva inspiratória, o volume de reserva expiratória e o volume residual (ver Capítulo 23, Tabela 23.1).

▪ Medições de capacidade

As medições da capacidade quantificam parte do ciclo respiratório. Elas consistem em uma combinação dos volumes anteriores, incluindo a capacidade inspiratória, a capacidade residual funcional (CRF), a capacidade vital e a capacidade pulmonar total (ver Capítulo 23, Tabela 23.1).

▪ Medições dinâmicas

As seguintes medições, chamadas de medições dinâmicas, fornecem dados sobre a resistência das vias respiratórias e a energia gasta na respiração (esforço respiratório).

- A frequência respiratória é o número de respirações por minuto. Em repouso, a frequência respiratória é de aproximadamente 15 incursões/minuto

- O volume-minuto, por vezes chamado de ventilação por minuto, é o volume de ar inspirado e expirado por minuto. É calculado multiplicando-se o volume corrente pela frequência respiratória. Em repouso, o volume-minuto é de aproximadamente 7.500 mℓ/minuto
- O espaço morto é a parte do volume corrente que não participa da troca gasosa alveolar. O espaço morto (medido em mililitros) é o ar contido nas vias respiratórias (espaço morto anatômico) mais o volume do ar alveolar que não está envolvido na troca gasosa (espaço morto fisiológico; p. ex., ar em um alvéolo não perfundido devido a embolia pulmonar ou, com maior frequência, ar nos alvéolos hipoperfundidos). O espaço morto anatômico adulto em geral é igual ao peso corporal em libras (p. ex., 140 mℓ em uma pessoa que pese 140 libras, ou seja, em torno de 63,5 kg). Em uma pessoa saudável, o espaço morto é composto apenas de espaço morto anatômico. O espaço morto fisiológico ocorre em determinados estados patológicos. O espaço morto é calculado subtraindo-se a pressão parcial de dióxido de carbono arterial ($PaCO_2$) da pressão parcial de dióxido de carbono alveolar ($PACO_2$). O valor normal do espaço morto em adultos saudáveis é tipicamente menor que 40% do volume corrente. A razão espaço morto/volume corrente é usada para se acompanhar a eficácia da ventilação mecânica
- A ventilação alveolar, o complemento do espaço morto, é expressa como o volume de ar corrente que está envolvido na troca gasosa alveolar. Esse volume é representado como volume por minuto pelo símbolo $\dot{V}_A$. O $\dot{V}_A$ é uma medida da eficácia ventilatória. É mais relevante para os valores de gasometria que o espaço morto ou volume corrente, porque essas duas últimas medidas incluem o espaço morto fisiológico. O $\dot{V}_A$ é calculado subtraindo-se o espaço morto (Vd) do volume corrente (Vc) e multiplicando-se o resultado pela frequência respiratória (f):

$$\dot{V}_A = (Vc - Vd) \times f$$

Aproximadamente 2.300 mℓ de ar (CRF) permanecem no pulmão ao final da expiração. Cada nova respiração introduz aproximadamente 350 mℓ de ar nos alvéolos. A razão entre o ar alveolar novo e o volume total de ar que permanece nos pulmões é:

$$\frac{350 \text{ m}\ell}{2.300 \text{ m}\ell}$$

Portanto, o novo ar é apenas aproximadamente um sétimo do volume total contido nos pulmões. O normal é de 5.250 mℓ/minuto (350 mℓ/respiração $\times$ 15 incursões/minuto = 5.250 mℓ/minuto). Uma incursão respiratória normal (Vc) pode repor 7.500 mℓ de ar por minuto (500 mℓ/incursão $\times$ 15 incursões/minuto = 7.500 mℓ/minuto), requerendo 0,008 segundo/mℓ:

$$\frac{1 \text{ min}}{7.500 \text{ m}\ell} \times \frac{60 \text{ s}}{1 \text{ min}} = 0,008 \text{ s/m}\ell$$

Portanto, a CRF dos pulmões pode ser completamente reposta em 18,4 segundos (2.300 mℓ $\times$ 0,008 segundo/mℓ = 18,4 segundos) se a difusão de ar for uniforme. Essa lenta taxa de renovação impede as flutuações rápidas das concentrações dos gases nos alvéolos a cada respiração.

Desafios relacionados à aplicabilidade clínica

Estudo de caso

A Sra. T., de 86 anos de idade, foi admitida na unidade de terapia intensiva com diagnóstico de pneumonia. Sua família relata que a paciente vinha apresentando falta de ar e começou a apresentar confusão súbita. No exame físico, a frequência respiratória da paciente é de 26 incursões/minuto, com o uso de músculos acessórios para respirar. Suas mucosas estão pálidas. São ouvidos estertores nas bases durante ausculta dos pulmões. A gasometria arterial da Sra. T. apresenta-se como: PaO_2 65 mmHg; $PaCO_2$ 33 mmHg; HCO_3 23 mEq/ℓ; pH 7,47.

1. Descreva algumas das diferenças na avaliação respiratória do paciente idoso.
2. Interprete a gasometria arterial da paciente.
3. Explicar por que os estertores foram ouvidos durante a ausculta dos pulmões da Sra. T.

25
Cuidado ao Paciente | Sistema Respiratório

John C. Hagan e Tracey L. Wilson

Objetivos de aprendizagem

Com base no conteúdo deste capítulo, o leitor deverá ser capaz de:

1. Resumir os resultados desejados para as diversas terapias de higienização brônquica.
2. Descrever os princípios da fisioterapia torácica.
3. Descrever a avaliação e o manejo da enfermeira quanto aos pacientes em oxigenoterapia.
4. Comparar e contrastar as indicações e as contraindicações da intubação endotraqueal *versus* a intubação nasotraqueal.
5. Descrever os princípios que controlam os sistemas de drenagem por drenos torácicos.
6. Discutir o manejo da enfermeira para um paciente com sistema de drenagem por dreno torácico.
7. Discutir os agentes farmacológicos usados no tratamento do broncospasmo na asma e na doença pulmonar obstrutiva crônica.
8. Diferenciar os tipos de ventiladores por pressão positiva.
9. Diferenciar os aparelhos de ventilação com ciclos de pressão e com ciclos de volume na ventilação por pressão positiva.
10. Comparar e contrastar as seguintes modalidades de ventilação: controle-assistida, sincronizada intermitente obrigatória, com suporte de pressão e controlada por pressão.
11. Resumir as estratégias para aumentar ao máximo a administração de oxigênio, com o objetivo de obter um padrão de FiO_2 sem toxicidade.
12. Resumir os efeitos adversos da pressão expiratória final positiva, como eles são identificados e o tratamento apropriado.
13. Comparar e contrastar as vantagens e desvantagens da traqueostomia *versus* a intubação endotraqueal.
14. Descrever o manejo de enfermagem para pacientes em ventilação e explicar como impedir complicações.
15. Discutir as diferenças entre desmame imediato da ventilação e aquele em um período mais longo.

A respiração é necessária para a manutenção da vida, e a enfermeira desempenha um papel importante em ajudar os pacientes criticamente doentes a respirar. A enfermeira deve se mostrar proficiente e hábil na avaliação das necessidades do paciente, na prestação de cuidados rápidos e eficientes, na avaliação dos resultados da intervenção e no apoio e na orientação ao paciente e seus familiares. As técnicas, o equipamento/material e os procedimentos variam de acordo com o estado respiratório do paciente.

Terapia de higienização brônquica

A terapia de higienização brônquica (THB) é útil na prevenção e no tratamento de complicações pulmonares. As principais fases da função pulmonar que a THB visa melhorar são a ventilação e a difusão (Figura 25.1). Essas melhoras são obtidas por meio de metas terapêuticas de mobilização e remoção de secreções e melhora das trocas gasosas.

A THB específica depende da disfunção pulmonar existente. A via respiratória de um indivíduo saudável tem uma "escada rolante" mucociliar em atividade constante, com um reflexo de tosse e produção normal de muco. Em contraste, um paciente hospitalizado pode ter pneumonia, atelectasia ou incapacidade de realizar respirações profundas, de tossir ou de eliminar muco eficazmente devido a fraqueza, sedação ou dor. O paciente pode também ter uma condição crônica como doença pulmonar obstrutiva crônica (DPOC), fibrose cística, fibrose pulmonar ou tetraplegia.

A necessidade e a efetividade dos diversos métodos de THB baseiam-se na avaliação física, nas radiografias de tórax, na medida da gasometria arterial (GA) e em outras fontes de informação, conforme o indicado. Usa-se qualquer uma das medidas a seguir ou uma combinação delas: manobras de tosse e respiração profunda, dispositivos auxiliares na limpeza das vias respiratórias, fisioterapia torácica (FT) e terapia broncodilatadora em aerossol. (A farmacologia é discutida mais adiante no capítulo.)

Tosse e respiração profunda

A tosse efetiva é necessária para o paciente eliminar secreções. Os objetivos da respiração profunda e da tosse são promover a expansão pulmonar, mobilizar secreções e evitar os efeitos

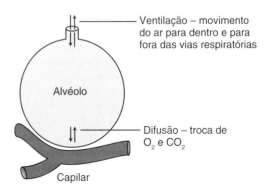

Figura 25.1 Funções pulmonares básicas: ventilação e difusão.

colaterais de secreções retidas (p. ex., pneumonia e atelectasia). Essas técnicas são efetivas unicamente se o paciente for capaz de cooperar e tiver força para tossir de forma produtiva.

Posicionar o paciente sentado e ereto à beira do leito ou da cadeira, com os pés apoiados. Orientá-lo a inspirar lenta e profundamente; prender a respiração por 2 a 3 segundos; e expirar lentamente durante a ausculta. Se forem auscultados ruídos adventícios, indicando presença de secreções, fazer o paciente inspirar ao máximo e tossir. Ainda que não sejam auscultadas secreções, encorajar o paciente a tossir e a respirar profundamente como medida profilática de hora em hora. Ensinar ao paciente o uso efetivo do espirômetro de incentivo (EI), para ter um retorno visual imediato da profundidade da respiração e encorajar o aumento do volume. Idealmente, o paciente usa o EI de hora em hora, enquanto estiver acordado, completando 10 incursões respiratórias a cada sessão, seguidas de tosse, e vai então aumentando progressivamente os volumes respiratórios. A enfermeira treina o paciente visando aumentar ao máximo a profundidade das respirações, seguidas de tosse, e registra os resultados do volume do EI. Juntamente com os exercícios de tosse e respiração profunda, o EI aumenta os volumes inalados e impede a atelectasia.

Terapias auxiliares na limpeza de vias respiratórias

Diversas terapias auxiliares podem ser úteis em pacientes que precisam submeter-se à remoção do muco e, mais especificamente, nos casos em que os esforços de tossir são limitados por um processo mórbido, lesão ou cirurgia. As válvulas Acapella e *flutter*, dois métodos de limpeza das vias respiratórias, proporcionam terapia por pressão expiratória positiva (PEP) intermitente, que melhora a remoção de muco fazendo a vibração das vias respiratórias soltar as secreções, que podem ser eliminadas com a tosse.[1] A válvula Acapella é tão efetiva quanto a válvula *flutter* e pode ser mais fácil de usar, especialmente em pacientes idosos. Ambas produzem PEP e vibrações oscilatórias nas vias respiratórias para soltar o muco. A válvula Acapella está disponível em dois tipos: uma para pacientes que conseguem manter um fluxo de 15 ℓ/minuto ou mais e outra para pacientes cujo fluxo sustentado é igual ou inferior a 15 ℓ/minuto. A enfermeira auxilia o paciente a tossir fazendo uma pressão positiva sobre a margem costal abdominal durante a expiração, aumentando a força da tosse (tosse manualmente assistida). Diversas THB especializadas são usadas em pacientes portadores de fibrose cística e outras doenças pulmonares crônicas, incluindo a drenagem autógena (DA), que pode ser usada na tosse sibilante.[1] DA é uma série de respirações controladas e usa tosse de baixa pressão com pequenas tosses em vez de uma ou duas grandes tosses. A enfermeira ensina a DA a pacientes que apresentam uma doença reativa das vias respiratórias, com sibilos prováveis à tosse normal.

O sistema Vest® Airway Clearance System (Hill-Rom, Batesville, IN), outro método de limpeza das vias respiratórias, é um dispositivo para a oscilação da parede torácica que acarreta o movimento da parede torácica por meio de uma máquina, a qual alterna ar para dentro de seções de uma veste colocada de modo circunferencial ao redor do tórax. O método, chamado oscilação de alta frequência da parede torácica, proporciona melhor remoção das secreções. Essa é uma alternativa para a fisioterapia torácica tradicional. O sistema Vest® Airway Clearance System tem sido usado em ensaios envolvendo pacientes com bronquiectasia, fibrose cística, transplante de pulmão e,

até mesmo, lesões medulares espinais ou tetraplegias, assim como em unidades de terapia intensiva (UTI) pós-operatórias. O Vest® Airway Clearance System foi demonstrado como associado à melhora da remoção de muco e à função pulmonar; é bem tolerado por pacientes cirúrgicos e pode ser autoadministrado no domicílio.

Outras terapias incluem o EzPAP® Positive Airway Pressure System (www.smithmedical.com), a pressão positiva bilateral nas vias respiratórias (BiPAP) e o EI, que pode ser usada antes de qualquer das THB para melhorar a remoção de muco. EzPAP e BiPAP são dispositivos de pressão positiva nas vias respiratórias que permitem o recrutamento de vias respiratórias e impedem a atelectasia usando entre 5 e 20 cmH$_2$O, com um fluxo variável de oxigênio durante a terapia. Ambas agem no sentido da redução da atelectasia usando a terapia por pressão positiva, frequentemente combinada a agentes farmacológicos em aerossol. EzPAP tem apenas um ajuste de pressão positiva contínua nas vias respiratórias (CPAP; do inglês, *continuous positive airway pressure*), e BiPAP tem tanto pressão inspiratória máxima (IPAP; do inglês, *inspiratory peak airway pressure*) como pressão expiratória positiva (EPAP; do inglês, *expiratory positive airway pressure*). Ambas são usadas em pacientes nos quais a EI ou outras terapias não são suficientes para a redução ou a prevenção da atelectasia.

Fisioterapia torácica

Drenagem postural, posicionamento, percussão e vibração do tórax são métodos de fisioterapia torácica (FT) usados para aumentar os esforços do paciente e melhorar a função pulmonar. Esses métodos podem ser usados em sequência em diferentes posições de drenagem pulmonar e devem ser precedidos pela terapia broncodilatadora e seguidos de respiração profunda e tosse ou outra THB. Mudar a posição do paciente de decúbito dorsal para a posição ereta afeta as trocas gasosas, e colocá-lo na posição lateral pode melhorar as trocas gasosas, especialmente em patologias pulmonares unilaterais. Posicionar o paciente com o pulmão "bom" para baixo melhora a oxigenação;[4] essa melhora se dá porque a derivação diminui quando o pulmão "bom" está na posição dependente.

■ Drenagem postural

As posições de drenagem postural facilitam a drenagem gravitacional das secreções pulmonares para os brônquios principais e a traqueia, com base na anatomia dos segmentos pulmonares (Figura 25.2). O foco da drenagem postural deve ser nos lobos afetados pela atelectasia e no aumento da remoção de muco por sucção ou pelo esforço da tosse. A drenagem postural não é indicada em todas as posições em todos os pacientes em estado crítico. As contraindicações são apresentadas no Quadro 25.1. A enfermeira deve monitorar atentamente o paciente que esteja em uma posição de cabeça para baixo para broncoaspiração, dificuldade respiratória e arritmias. Técnicas alternativas incluem uma percussão leve e o uso de um percussor mecânico para estimular o movimento do muco, ao mesmo tempo que devem ser evitadas as áreas cirúrgicas.

■ Percussão e vibração torácicas

A percussão (tapotagem) e vibração torácicas, realizadas por um profissional de saúde treinado, são usadas para desalojar secreções. A percussão envolve percutir a parede torácica com as mãos justapostas, na forma de concha, pela flexão dos dedos

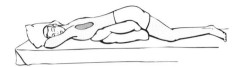

A. Deitado com a face para baixo – quadris elevados em 40 a 45 cm sobre travesseiros, fazendo um ângulo de 30 a 45°.
Finalidade: drenar os lobos inferiores posteriores.

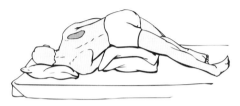

B. Deitado sobre o lado esquerdo – quadris elevados em 40 a 45 cm sobre travesseiros.
Finalidade: drenar os segmentos pulmonares inferiores laterais direitos.

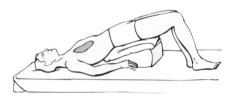

C. Deitado de costas – quadris elevados em 40 a 45 cm sobre travesseiros.
Finalidade: drenar os segmentos pulmonares anteriores inferiores.

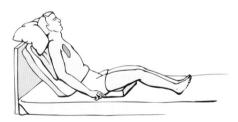

D. Deitado ereto ou semirreclinado.
Finalidade: drenar o campo pulmonar superior e permitir uma tosse mais vigorosa.

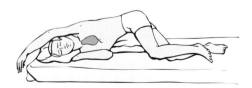

E. Deitado sobre o lado direito – quadris elevados por travesseiros, formando um ângulo de 30 a 45°.
Finalidade: drenar os lobos superiores esquerdos.

Figura 25.2 Posições usadas na drenagem pulmonar.

Quadro 25.1 Segurança do paciente.

Contraindicações à fisioterapia torácica

Contraindicações à drenagem postural
- Pressão intracraniana aumentada (PIC)
- Depois das refeições/durante a alimentação por sonda
- Incapacidade de tossir
- Hipoxia/instabilidade respiratória
- Instabilidade hemodinâmica
- Nível de consciência reduzido
- Cirurgia ocular recente
- Hérnia hiatal
- Obesidade

Contraindicações à percussão/vibração
- Fratura de costelas/osteoporose
- Traumatismo ou cirurgia de tórax/abdome
- Fístula broncopleural
- Hemorragia ou embolia pulmonar
- Coagulopatia
- Neoplasia torácica/condição de malignidade torácica/mastectomia
- Pneumotórax/enfisema subcutâneo
- Traumatismo à medula espinal cervical
- Tuberculose
- Derrames pleurais/empiema
- Edema pulmonar
- Asma

---

e a colocação do polegar bem firme contra o dedo indicador. A posição do paciente depende do segmento pulmonar a ser percutido. Coloca-se uma toalha ou fronha sobre a área a ser percutida e faz-se a percussão por 3 a 5 minutos em cada posição. A percussão nunca é feita sobre a coluna vertebral, sobre o esterno ou abaixo da caixa costal. Realizam-se percussão e vibração apenas na caixa torácica. Quando realizada corretamente, a percussão não machuca o paciente nem deixa marca vermelha na pele. Um som de palmas (em oposição ao de tapas) indica a posição correta da mão. Dispõe-se também de percussores mecânicos.

A vibração é usada em conjunto com expiração prolongada de lábios cerrados. A vibração aumenta a velocidade e a turbulência do ar expirado, soltando as secreções. Essa técnica é realizada colocando-se as mãos lado a lado, com os dedos estendidos, aplicando-se a palma da mão plana sobre a área torácica afetada. O paciente inspira profundamente e, então, expira lentamente. Enquanto o paciente expira, a enfermeira faz vibrar-lhe o tórax, contraindo e relaxando rapidamente os músculos do braço e do ombro. A vibração é usada, em lugar da percussão, nos casos em que a parede torácica se mostra extremamente dolorida.

As UTI modernas têm opções para percutir, vibrar ou prover uma terapia de rotação lateral contínua (TRLC), usando um módulo adicionado ou um sistema integrado ao leito. Essas características do leito podem ser usadas na realização da THB a pacientes criticamente doentes que possam não tolerar a terapia manual. A enfermeira avalia os pacientes quanto à tolerância tanto a mudanças de posição quanto ao nível da terapia; muitos sistemas de leitos possibilitam ajustes variáveis de frequência alta a baixa de percussão ou vibração. Uma rotação lateral contínua é efetiva em determinados pacientes, sobretudo nos pacientes ventilados.[2]

▪ Contraindicações e adaptações

Nenhum método individual de FT foi demonstrado como superior, e há muitas contraindicações ao uso dessas técnicas (ver Quadro 25.1). Os estudos questionaram a eficácia da FT, exceto em casos de atelectasia segmentar causada pela obstrução por muco e em doenças que provocam aumento da produção de escarro (pelo menos 30 mℓ/dia), como fibrose cística e bronquiectasia.[3] A broncoscopia é um tratamento alternativo para remover tampões de muco que acarretam atelectasia. A FT pode produzir broncospasmo em pacientes com asma e disseminar material infectado ao tecido pulmonar não infectado em pacientes com pneumonia unilateral.

A inclusão da FT no plano de cuidado deve ser individualizada e avaliada em termos do benefício obtido *versus* riscos potenciais. Além disso, a FT deve ser suspensa se não promover os objetivos do tratamento. Em pacientes que não tolerem a FT, mudar o paciente para o decúbito lateral a cada 2 horas ajuda na mobilização das secreções pela tosse ou aspiração. A mobilidade progressiva de sentar-se em uma cadeira para a sustentação de peso e a deambulação são usadas em todos os pacientes ventilados como parte da higiene pulmonar, assim como para aumentar a força e a resistência dos pacientes. Pacientes com via respiratória artificial ou tosse inefetiva podem precisar de aspiração após a FT.

Para ser efetiva, a FT deve ser acompanhada da posição de drenagem postural específica da área pulmonar afetada. Pacientes com acometimento unilateral são posicionados com o pulmão sadio para baixo para melhor ventilação e perfusão. Posicionar o paciente com o pulmão sadio para baixo pode causar hipoxemia, com descompasso ventilação–perfusão e derivação. O posicionamento é alterado se o paciente apresentar abscesso pulmonar. Nesses casos, a posição preferida é com o pulmão doente para baixo, porque o pulmão com o abscesso em uma posição dependente por gravidade poderia drenar seu conteúdo purulento para o pulmão oposto. O pulmão com o abscesso contaminaria então o pulmão sadio.

▪ Posicionamento do paciente

Os estudos demonstraram melhor oxigenação e taxas de sobrevida em 28 e 90 dias aprimoradas em pacientes com insuficiência respiratória aguda que foram posicionados em decúbito ventral.[4] O posicionamento em decúbito ventral é uma técnica avançada usada em pacientes em estado crítico ventilados apresentando síndrome de angústia respiratória aguda (SARA). A SARA pode ser categorizada como lesão pulmonar aguda (LPA) leve (PaO_2/FiO_2 maior que 200 mmHg), moderada (PaO_2/FiO_2 de 101 a 200 mmHg) ou grave (PaO_2/FiO_2 menor que 100 mmHg).[5] A oxigenação aumentada é atribuída ao recrutamento de áreas pulmonares colabadas em relação à alteração da posição corporal, permitindo que regiões pulmonares dependentes tenham perfusão e ventilação melhores. O posicionamento em decúbito ventral envolve múltiplos membros da equipe e leitos ou equipamentos especializados, devendo ser realizado unicamente por pessoa especialmente treinada, para evitar as muitas complicações relacionadas ao posicionamento em decúbito ventral.

Pacientes que estão sendo ventilados beneficiam-se com a cabeceira do leito elevada a 30° permanentemente. A justificativa é promover a expansão pulmonar, impedir a broncoaspiração que pode ocorrer na posição de decúbito em pacientes intubados e evitar a pneumonia associada ao ventilador (PAV). A manutenção da cabeceira do leito elevada a 30°, com a redução associada na PAV, está incluída no pacote da ventilação para a prevenção da PAV e faz parte da 5 Million Lives Campaign do Institute for Healthcare Improvement. A mobilização do paciente contribui para melhor oxigenação, remoção das secreções e perviedade das vias respiratórias.[6]

A mobilização do paciente usando a terapia de rotação lateral contínua (TRLC) melhora a oxigenação e o fluxo sanguíneo ao tecido pulmonar nas regiões afetadas. A TRLC é definida como um posicionamento lateral contínuo a menos de 40° durante 18 das 24 horas do dia. O posicionamento lateral melhora o fluxo sanguíneo e a ventilação nas regiões pulmonares superiores. A TRLC pode ajudar a reduzir a ocorrência de pneumonia, embora possa não reduzir os dias de uso do aparelho de ventilação nem a duração da estada hospitalar.

O posicionamento de pacientes criticamente doentes continua a ser uma intervenção de enfermagem que não só melhora a oxigenação em pacientes ventilados como também previne úlceras de pressão. A prática de virar o paciente executada por enfermeiras tornou-se mais significativa devido à meta de segurança obrigatória da Joint Commission de exigir a avaliação do risco e a reavaliação de úlceras de pressão, bem como a implementação de medidas para sua prevenção. Virar o paciente a cada 2 horas permite à enfermeira avaliar pontos de pressão no tronco e nas extremidades, incluindo a parte posterior da cabeça, e isso é ainda mais importante em pacientes com baixa perfusão. Devem ser dadas orientações para o uso de uma escala como a de Braden (ver Capítulo 51) para avaliar o risco de úlceras de pressão. A escala de Braden é um instrumento para a reavaliação de fatores de risco aumentados diariamente; seu uso deve ser seguido pela consulta à equipe de cuidado de feridas e pela instituição de outras medidas no tratamento de úlceras de pressão. O reposicionamento manual, usando TRLC, ou o posicionamento em decúbito ventral exigem cautela para evitar causar lesões aos tecidos quando o posicionamento é efetuado por períodos longos. O posicionamento prolongado em qualquer posição deixa o paciente em risco para apresentar úlcera de pressão, e virar o paciente pode fazer com que sejam deslocados diversos tubos e linhas. A equipe de cuidados críticos deve estar bem treinada no posicionamento em decúbito ventral, no monitoramento de tubos e linhas venosas durante a terapia de rotação e na prevenção de uma pressão prolongada em posições laterais. Colchões com fluxo de ar a pressão baixa podem ajudar a reduzir a ocorrência de úlceras de pele, mas não devem ser usados como método principal de prevenção. A mobilização de pacientes ventilados usando leitos especializados para a terapia de rotação é um método indicado às enfermeiras para melhorar o resultado da oxigenação dos pacientes; essa técnica também ajuda na prevenção de PAV e de úlceras de pele. Por fim, o paciente em estado crítico deve evoluir para posições de sustentação de peso, sentar-se em uma poltrona (com a fisioterapia), conseguir a deambulação a fim de melhorar o recondicionamento físico geral no sentido do retorno ao funcionamento independente.

Oxigenoterapia

A administração da oxigenoterapia a um paciente visa corrigir a hipoxemia (baixos níveis sanguíneos de oxigênio). Quando os níveis de oxigênio sanguíneo diminuem, isso é chamado hipoxemia, um suprimento de oxigênio diminuído, que pode ser generalizado ou limitado a uma região (p. ex., hipoxemia tecidual). Caso a respiração externa ou interna se altere, o oxigênio suplementar é vital para manter a função das células do paciente. A oxigenoterapia corrige a hipoxemia, diminui o trabalho de respirar assim como o trabalho do miocárdio. Qualquer processo mórbido que altere as trocas gasosas pode causar hipoxemia.

470 **Parte 6** Sistema Respiratório

Asma, bronquite, pneumonia, SARA, DPOC e enfisema são processos mórbidos que alteram o suprimento de oxigênio. Eventos traumáticos que acarretem um pneumotórax ou um hemotórax, assim como eventos cirúrgicos, como pneumonectomias ou lobectomias, e eventos que causem grandes derrames pleurais podem alterar significativamente as trocas gasosas. A administração de oxigênio por uma cânula nasal pode fornecer oxigênio adicional suficiente para reduzir a falta de ar e a dificuldade de respirar. Um paciente com DPOC também pode precisar de oxigênio contínuo devido às alterações permanentes no pulmão, que acarretam administração menor de oxigênio, especialmente em associação ao estresse, a doenças, infecções e exercícios. Os pacientes portadores de DPOC e enfisema requerem um monitoramento atento quanto à retenção de dióxido de carbono e a narcose ou estupor associado à administração de uma concentração muito alta de oxigênio. Esses pacientes normalmente toleram níveis mais altos de dióxido de carbono, porque seus quimiorreceptores não respondem mais aos níveis normalmente aceitos de pressão parcial de dióxido de carbono (PCO_2) e de pH sérico. O principal impulso para respirar desses pacientes vem de seus níveis de oxigênio, e não de dióxido de carbono. As metas previstas para todos os pacientes em oxigenoterapia são um nível estável de saturação arterial de oxigênio (SaO_2), respirações eupneicas e diminuição da ansiedade e da falta de ar. Essas metas devem ser atingidas pela administração da quantidade mínima de oxigênio suplementar necessária; assim, a enfermeira pode monitorar continuamente o paciente em uso de oxigênio quanto aos resultados desejados e às complicações (Quadro 25.2). Prescrições médicas ou de uma enfermeira especialista são necessárias para iniciar essa terapia.

Avaliação do paciente

A avaliação da necessidade de oxigênio do paciente baseia-se no processo mórbido e na gravidade da hipoxemia. A avaliação de enfermagem considera o nível de consciência do paciente, seus sinais vitais (incluindo a frequência e a profundidade da respiração), a coloração dos leitos ungueais, a perviedade das vias respiratórias ou a presença de uma via respiratória artificial, a SaO_2 e a gasometria arterial. O uso de músculos acessórios ou da respiração abdominal pode indicar dificuldade respiratória grave, e a incapacidade de falar (ou a tendência a responder usando apenas palavras monossilábicas) é ominosa. O uso dos músculos acessórios em qualquer paciente é geralmente um sinal de fadiga respiratória. Podem-se obter dados laboratoriais, incluindo hemoglobina, hematócrito, eletrólitos, gasometria arterial e radiografias de tórax, para ajudar na correção do equilíbrio eletrolítico e do pH. Nível baixo de

fósforo, ou hipofosfatemia, é associado a fraqueza muscular, inclusive fraqueza diafragmática, que impacta a ventilação. Nível baixo de hemoglobina afeta o transporte de oxigênio e seu fornecimento aos tecidos. Uma avaliação completa, que pode incluir a determinação dos gases arteriais, é demorada, enquanto é possível fazer rápida e repetidamente a avaliação dos sinais vitais, da SaO_2 e do esforço e dos sintomas respiratórios da pessoa. Para estabelecer a tolerância à atividade e a função respiratória basal, pode ser necessário envolver a família caso o paciente não possa comunicar-se com frases completas. Os clínicos precisam comparar os sintomas habitualmente apresentados por um paciente portador de asma ou de DPOC aos sintomas do quadro clínico inicial para estabelecer a gravidade da doença do paciente. Eles devem iniciar a oxigenoterapia em caso de dificuldade respiratória e hipoxemia. Após uma avaliação exaustiva, incluindo dados laboratoriais, é necessário ajustar o método de administração de oxigênio de modo a alcançar o objetivo terapêutico.

A acuidade do paciente e seu processo mórbido subjacente ditam o nível de administração de oxigênio necessário. A escolha do método de administrar oxigênio baseia-se na avaliação e no quadro clínico inicial do paciente, na SaO_2 ao ar ambiente e no resultado desejado. O nível de oxigênio desejado em um paciente com DPOC pode ser muito menor do que aquele de um paciente com pneumonia que não tenha DPOC. O paciente com pneumonia tolera níveis mais altos de oxigenação por períodos mais longos que o paciente com DPOC, que é suscetível à narcose por dióxido de carbono.

Depois de administrar oxigênio, é necessário reavaliar o paciente. Os sinais de melhora incluem a redução da frequência respiratória, um padrão respiratório mais confortável, uma SaO_2 aumentada e o próprio reconhecimento subjetivo do paciente de melhora da respiração, com diminuição da ansiedade ou da angústia respiratória. A alteração do estado mental pode indicar hipoxemia, mas também pode resultar de anormalidades do pH, dos eletrólitos ou do dióxido de carbono. A enfermeira avalia o estado respiratório do paciente com a frequência necessária até que sejam obtidos os resultados desejados. Os valores de gasometria arterial orientam a terapia, especialmente em pacientes apresentando reconhecida retenção de dióxido de carbono, letargia ou sedação contínua e naqueles incapazes de eliminar secreções. Em última análise, os valores de gasometria arterial indicam o sucesso ou o fracasso dos esforços de correção da hipoxemia subjacente.

Sistemas de administração de oxigênio

Os sistemas de administração de oxigênio são tradicionalmente divididos em duas categorias: aqueles de alto fluxo e os de baixo fluxo (Quadro 25.3). A escolha de um método de administração depende da condição do paciente.

Os dispositivos com baixo fluxo de oxigênio funcionam suprindo oxigênio a razões de fluxo inferiores ao volume inspiratório do paciente, geralmente de 1 a 10 ℓ/minuto. O restante do volume é obtido do ar ambiente (carreado). Devido a essa mistura de oxigênio e ar ambiente (carreado), é difícil especificar a fração de oxigênio inspirado (FiO_2) efetivamente administrada ao paciente. Os dispositivos de oxigênio de baixo fluxo são adequados em pacientes com padrões respiratórios, frequência respiratória e volume ventilatório normais. Os dispositivos de alto fluxo de oxigênio suprem oxigênio a razões de fluxo altas o suficiente para acomodar 2 a 3 vezes o volume inspiratório do paciente, de 1 a 40 ℓ/minuto. Esses dispositivos

---

Quadro 25.2 **Segurança do paciente.**

Complicações da oxigenoterapia

- Parada/depressão respiratória
- Desconforto pela ruptura da integridade da pele por alças e máscaras
- Membranas mucosas ressecadas, epistaxes ou infecção nas narinas
- Toxicidade do oxigênio (níveis elevados prolongados, vistos nas lesões pulmonares agudas ou na síndrome de angústia respiratória aguda)
- Atelectasia absortiva
- Narcose do dióxido de carbono (manifestada por alteração do estado mental, confusão mental, cefaleia, desorientação)

Capítulo 25 Cuidado ao Paciente | Sistema Respiratório **471**

> **Quadro 25.3** Métodos de administração de oxigênio com fração de oxigênio inspirado (FIO_2) administrada.

Cânula nasal | Dispositivo de baixo fluxo

Fluxo (ℓ/min)	FIO_2
1	21 a 25%
2	25 a 28%
3	28 a 32%
4	32 a 36%
5	36 a 40%
6	40 a 44%

Cânula nasal de alto fluxo

Fluxo (ℓ/min)	FIO_2
1 a 40	21 a 100%

A cânula nasal de alto fluxo (p. ex., sistema AquinOx ou Vapothem) é ajustada ao efeito clínico desejado, dependendo da gasometria arterial, da SaO_2 e das incursões por minuto. Esses sistemas de alto fluxo permitem a umidificação a 100% com altos níveis de oferta de oxigênio e manutenção da umidade da mucosa nasal, não possível ao uso de uma cânula nasal de baixo fluxo. A enfermeira deve monitorar atentamente a SaO_2 por, pelo menos, 30 a 60 min, mudando para outro dispositivo de oferta de oxigênio, avaliar a gasometria arterial quando necessário e avaliar a tolerância do paciente. Estar ciente das contraindicações clínicas à oferta aumentada de oxigênio.

Máscara facial | Dispositivo de baixo fluxo

Fluxo (ℓ/min)	FIO_2
5 a 6	40%
6 a 7	50%
7 a 10	60%

Tenda facial – Dispositivo de baixo fluxo

Oferta variável de oxigênio de 21 a 50%; depende da respiração do paciente (21% administrados com ar comprimido e até 50% administrados com 10 ℓ/min de fluxo de oxigênio associado). O ar é misturado ao fluxo de oxigênio na máscara, ocasionando uma oferta variável umidificada. Frequentemente usada para umidificação e oferta de oxigênio em pacientes claustrofóbicos em decorrência das máscaras mais tradicionais.

Máscara Venturi | Dispositivo de baixo fluxo

Fluxo de oxigênio (razão mínima) (ℓ/min)	Ajuste de FIO_2*
4	25%
4	28%
6	31%
8	35%
8	40%
10	50%
15	60%

*O ajuste da FIO_2 baseia-se no ajuste/adaptador Venturi usado e no fluxo de oxigênio.

Máscara unidirecional | Dispositivo de baixo fluxo

A máscara unidirecional é usada na hipoxemia grave para a oferta da mais alta concentração de oxigênio. A válvula unidirecional de um lado permite a exalação do dióxido de carbono. A máscara administra 80 a 95% de FIO_2 a uma razão de fluxo de 10 ℓ/min, dependendo da frequência e da profundidade da respiração do paciente, com algum ar ambiente levado como sequestro pela saída aberta na máscara. Todavia, a máscara deve ficar bem ajustada para evitar o sequestro adicional do ar ambiente.

Colar de traqueostomia e peça em T | Dispositivo de baixo fluxo

A peça em T é um adaptador em forma de T usado para fornecer oxigênio a um tubo endotraqueal ou de traqueostomia. A razão de fluxo deve ser de, pelo menos, 10 ℓ/min, com umidificação. O fluxo também pode ser fornecido por um aparelho de ventilação. O colar de traqueostomia também pode ser usado e é geralmente o método preferido por ser mais confortável que a peça em T. A alça no colar de traqueostomia é ajustada para manter o colar por sobre a traqueostomia. Tanto no caso da peça em T como do colar de traqueostomia, o objetivo é fornecer uma razão de fluxo alta o bastante para assegurar que haja o sequestro de um mínimo de ar ambiente.

---

são adequados em pacientes com necessidades elevadas de oxigênio, porque os dispositivos de alto fluxo administram O_2 a 100% e mantêm 100% de umidificação, essencial para impedir o ressecamento da mucosa.

Os dispositivos de administração de oxigênio fornecem todos os diferentes níveis de oxigênio. A escolha do dispositivo baseia-se na FIO_2 desejada. Caso se observe aumento da dificuldade respiratória, dessaturação ou ambos, pode haver necessidade de intervenções mais extremas (como a intubação).

Se forem necessárias concentrações mais baixas de oxigênio, uma cânula nasal pode ser usada. A cânula pode ser usada até mesmo em pessoas que respirem pela boca, porque o oxigênio enche a nasofaringe e é carreado com a inspiração. A concentração exata de oxigênio depende do volume corrente (Vc) inspirado do paciente. Se o paciente hipoventilar, a concentração de oxigênio nas vias respiratórias superiores aumenta. Em contraste, se ocorrer a hiperventilação, a concentração de oxigênio diminui, devido à grande quantidade de ar ambiente diluindo o oxigênio administrado. Um cálculo simples para a administração por cânula nasal consiste em adicionar outros 4% para cada litro de FIO_2 administrado ao valor do ar ambiente de 21% (ver Quadro 25.3). Cada um dos outros dispositivos para fornecer oxigênio administra uma FIO_2 variável, com base no padrão respiratório e no dispositivo que é usado, bem como no fluxo de oxigênio em litros por minuto.

Quando a concentração de oxigênio tem de ser constante, são usados os sistemas Venturi (p. ex., a máscara Venturi). A máscara Venturi administra uma porcentagem exata de oxigênio independentemente do volume corrente do paciente. Pacientes com DPOC podem necessitar de oxigênio pelo sistema Venturi. Esses pacientes são "sensíveis" ao oxigênio, e um pequeno aumento na porcentagem de FIO_2 administrada pode ocasionar uma elevação da $PaCO_2$ e depressão respiratória. O paciente com DPOC pode ter uma pulsão respiratória baseada em sua PaO_2; nesse processo mórbido, a ventilação diminui com um aumento da FIO_2, acarretando hipercapnia. O nível de dióxido de carbono pode ser detectado pelo monitoramento seriado da gasometria arterial, que pode revelar grandes aumentos na $PaCO_2$ a pequenos aumentos no fluxo de oxigênio.

Quando são necessárias concentrações mais altas de oxigênio, a cânula nasal é substituída por um sistema de máscara. Uma máscara simples administra as concentrações mais baixas de oxigênio e uma máscara unidirecional administra a concentração mais alta. A alternativa a uma máscara unidirecional para uma administração elevada de FIO_2 é o alto fluxo de oxigênio pelo sistema de cânula nasal umidificada. Esse sistema pode ser apropriado para pacientes que acabaram de ser retirados de um aparelho de ventilação, com baixa saturação de oxigênio, para a prevenção do ressecamento das secreções pela umidade aumentada (100%); aqueles em reabilitação pulmonar com diminuição da tolerância ao exercício; e aqueles com DPOC e asma, nos quais os sistemas de cânula nasal de alto fluxo melhoram a frequência respiratória e a dispneia. Pacientes com altas demandas de oxigênio em ventilação mecânica não devem ser extubados até que sua condição clínica melhore. Uma cânula nasal de alto fluxo possibilita um alto fluxo em litros de oxigênio por uma cânula nasal, com umidificação a fluxos de 40 ℓ/minuto. A cânula nasal de alto fluxo pode ser mais confortável e permitir melhor tolerância pela oferta de uma temperatura constante e umidade elevada, sem condensação e acúmulo de umidade nos tubos, que pode ocorrer e entrar no nariz se usada uma cânula nasal de baixo fluxo. A outra vantagem da cânula nasal de alto fluxo é a capacidade de administrar uma FiO_2 variada, de até 100%, para atender à necessidade de oxigênio do paciente. Se não for possível manter a PaO_2 e a SaO_2 do paciente com o uso da máscara unidirecional ou da cânula nasal de alto fluxo, torna-se iminente a insuficiência respiratória, com a necessidade de intubação e de ventilação mecânica.

Complicações na administração de oxigênio

A administração de oxigênio pode causar desconforto, rupturas na pele e outras complicações. O uso prolongado de oxigênio por cânula nasal, mesmo com a umidificação, pode levar ao ressecamento das membranas mucosas, epistaxes ou infecção nos seios da face. Os tubos da cânula nasal, as máscaras faciais (incluindo as alças) e os cadarços de traqueostomia podem causar lesões na pele ao longo da face, no dorso do nariz, na nuca ou atrás das orelhas. A administração de oxigênio pode cessar se o tubo for desconectado da parede, ocasionando hipoxemia com arritmias ou dispneia aumentada. A contaminação pode ocorrer no caso de secreções copiosas, envolvendo o cadarço de traqueostomia, ou de muco em qualquer outro dispositivo usado. A fim de prevenir lesões associadas a incêndios, uma regra de "não fumar" deve ser aplicada a todos os pacientes submetidos à oxigenoterapia.

A enfermeira inspeciona regularmente a pele e as membranas mucosas da boca e das narinas quanto a sinais de ruptura. Em pacientes com cânula nasal, a enfermeira inspeciona orelhas, lábio superior e narinas. Caso ocorra uma lesão de pele, pode-se evitar uma ruptura ainda maior pela manutenção de barreiras cutâneas ou coxins e, possivelmente, por se passar para outro tipo de dispositivo. A máscara pode causar ansiedade em alguns pacientes, com sensações de sufocação, e, como em todos os dispositivos, a enfermeira deve assegurar o conforto do paciente. Por fim, é necessário alterar os sistemas de umedecimento descartáveis de acordo com as especificações do fabricante para impedir infecções relacionadas a esses sistemas. Os ajustes de umidade do oxigênio em qualquer dispositivo precisam ser feitos de rotina pelo menos a cada 72 horas. A chave para a prevenção de qualquer complicação, incluindo a hipoxemia, é a avaliação precisa e oportuna dos parâmetros de oxigenação e o monitoramento quanto a complicações das terapias pela enfermeira.

Pacientes que sejam ventilados a uma concentração elevada de oxigênio por períodos prolongados estão em risco de toxicidade do oxigênio. Para evitar as alterações celulares patológicas da toxicidade do oxigênio, a FiO_2 do paciente deve ser reduzida conforme o tolerado até o ajuste mais baixo possível, desde que a PaO_2 permaneça acima de 60 mmHg. As alterações fisiopatológicas que ocorrem em associação à toxicidade do oxigênio se dão ao nível alveolar e podem evoluir de extravasamento capilar ao edema pulmonar e, possivelmente, à LPA se a FiO_2 elevada continuar por vários dias. Depois que a concentração de oxigênio diminuir para níveis mais seguros, as alterações fisiopatológicas celulares podem se reverter, mas, se os níveis elevados de FiO_2 continuarem, pode haver alterações celulares permanentes e comprometimento da função pulmonar.

A narcose por dióxido de carbono é um risco em pacientes com DPOC que sejam "sensíveis" ao oxigênio; uma FiO_2 elevada pode ocasionar elevação da $PaCO_2$, hipoventilação e depressão ou parada respiratória. Em pacientes com DPOC, portanto, deve-se administrar oxigênio com cuidado e, frequentemente, a níveis baixos para evitar a depressão respiratória. Pacientes em FiO_2 elevada podem vir a apresentar atelectasia absortiva decorrente de uma quantidade menor de nitrogênio na mistura gasosa administrada. Por não ser absorvido, o nitrogênio exerce normalmente pressão nos alvéolos, mantendo-os abertos. Quando o nitrogênio é eliminado (*washed out*), o oxigênio que o substitui é absorvido, ocasionando o colabamento alveolar (atelectasia).

A parada respiratória é uma complicação que pode ocorrer até mesmo em pacientes em oxigenoterapia. As enfermeiras evitam essa complicação monitorando o estado respiratório geral do paciente, seu estado neurológico, seus sinais vitais juntamente com a SaO_2 e valores de gasometria arterial, para detectar sinais de insuficiência respiratória iminente. A parada respiratória também pode ocorrer devido a um tampão de muco nas vias respiratórias traqueobrônquicas ou à obstrução da cânula de traqueostomia ou tubo endotraqueal (TET). A insuficiência respiratória por fadiga causada pelo aumento do esforço respiratório pode ocorrer rapidamente em um paciente cujo pulmão esteja comprometido, como naquele com DPOC e uma pneumonia de início recente. Risco de broncoaspiração de alimento ou do conteúdo gástrico pode ocorrer em pacientes hospitalizados com disfagia (p. ex., por um acidente vascular cerebral, sedação ou secundariamente a uma intubação prolongada, com paralisia das cordas vocais). A enfermeira deve monitorar com maior frequência os pacientes vulneráveis caso haja uma comorbidade clara que possa ocasionar insuficiência ou parada respiratória.

Vias respiratórias artificiais

Uma THB rigorosa e uma oxigenoterapia cuidadosamente monitorada podem eliminar a necessidade da via respiratória artificial ou do suporte ventilatório. Uma via respiratória artificial e o suporte ventilatório tornam-se obrigatórios se essas medidas não conseguirem proporcionar a oxigenação adequada e a remoção do dióxido de carbono. As vias respiratórias artificiais têm quatro propósitos:

- Estabelecimento de uma via respiratória
- Proteção da via respiratória, com o balonete inflado
- Provisão de assistência ventilatória contínua com TET ou traqueostomia
- Facilitação da limpeza da via respiratória.

Um cuidado de enfermagem consistente e agressivo é necessário para manter a perviedade das vias respiratórias, obter efeitos terapêuticos máximos e reduzir a um mínimo o dano à via respiratória natural do paciente.

A escolha da via respiratória artificial é importante. Como todas as vias respiratórias artificiais aumentam a resistência das vias respiratórias, é essencial usar na intubação o maior tubo possível. O balonete no tubo endotraqueal ou da cânula de traqueostomia deve ser muito complacente (mole), para reduzir ao máximo o trauma à traqueia, às cordas vocais e à área subglótica. Deve-se estabelecer a competência do balonete antes da intubação. Aproximadamente 10 mℓ de ar são injetados no balonete antes do uso, e o clínico verifica quanto a extravasamentos.

Se um paciente estiver sedado e em decúbito dorsal ou ficar inconsciente, o tônus da língua e dos músculos das vias respiratórias diminui, causando a oclusão da via respiratória pela língua. Embora mantenha a passagem do ar, uma via respiratória orofaríngea ou nasofaríngea não vai eliminar o potencial de aspiração. A Figura 25.3 mostra cinco vias respiratórias frequentemente utilizadas. A via respiratória nasofaríngea (trompa nasal), um tubo flexível que é inserido por via nasal além da base da língua para manter a perviedade da via respiratória, pode ser mais bem tolerada que a via respiratória orofaríngea em pacientes com reflexo de náuseas intacto.

Via respiratória orofaríngea

Uma via respiratória orofaríngea nunca é colocada em um paciente consciente, porque ela estimula o reflexo de náuseas e pode causar vômitos e broncoaspiração.

Antes de colocar uma via respiratória artificial, a enfermeira se certifica de ter eliminado toda e qualquer obstrução possível. A inserção de uma via respiratória orofaríngea se dá em três etapas:

1. Abrir delicadamente a boca do paciente usando uma técnica de dedos cruzados ou a projeção do maxilar modificado.

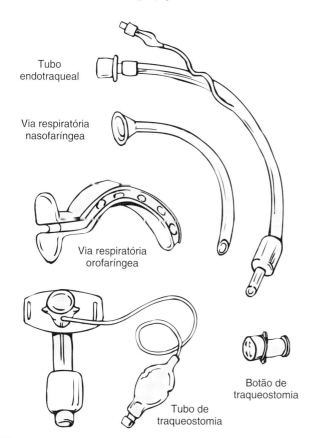

Figura 25.3 Cinco vias respiratórias artificiais frequentemente usadas.

2. Segurar a língua com um abaixador de língua e dirigir a via respiratória até a parte posterior da língua. (Um método opcional é posicionar a extremidade da via respiratória voltada para o céu da boca, com a concavidade virada para cima, e avançar lentamente a via respiratória dando-lhe uma rotação de 180°.)
3. Monitorar o paciente com frequência, quanto à perviedade da via respiratória, auscultando os sons respiratórios. Proporcionar aspiração orofaríngea quando necessária para êmese ou para secreções orais.

A aspiração oral é importante para a manutenção da higiene oral quando o paciente estiver intubado, porque a capacidade de deglutição do paciente pode estar limitada. A enfermeira aplica a aspiração oral quando necessário para secreções orais copiosas e, após efetuar a aspiração do tubo endotraqueal ou de traqueostomia, para manter a higiene oral e o conforto.

Use um dispositivo Yankauer (cateter de aspiração rígido ou "tonsila *tip*") para efetuar a aspiração oral. As aberturas maiores na extremidade Yankauer permitem a aspiração de secreções espessas, ou copiosas, melhor que outros cateteres de aspiração destinados à aspiração por tubos endotraqueais ou nasotraqueais, que têm diâmetro menor. Além disso, os cateteres menores são flexíveis, o que faz com que eles apresentem dobras. O dispositivo Yankauer é angulado para permitir que ele acompanhe o contorno da cavidade oral ao longo do palato; isso facilita a aspiração na orofaringe posterior e nas bolsas bucais, em que podem acumular-se secreções. Depois da aspiração, a enfermeira lava os tubos em água corrente para livrá-los de secreções espessas e assegurar que a aspiração vai continuar funcionando no futuro. Para remover uma via respiratória orofaríngea, aplica-se aspiração à orofaringe e remove-se delicadamente a via respiratória.

Via respiratória nasofaríngea

A inserção de uma via respiratória nasofaríngea envolve as seguintes etapas:

1. Determinar e selecionar o tubo do comprimento correto, medindo da extremidade do nariz até o lóbulo da orelha. Usar um tubo com o maior diâmetro externo que se ajuste à narina do paciente.
2. Lubrificar o tubo com água, gel hidrossolúvel ou gel de lidocaína a fim de aliviar o desconforto.
3. Tranquilizar o paciente e familiarizá-lo com o procedimento.
4. Inserir a via respiratória na narina até a extremidade da trompa nasal.
5. Fazer o paciente expirar com a boca fechada. (Se o tubo estiver na posição correta, pode-se sentir o ar saindo pela abertura do tubo.)
6. Abrir a boca do paciente, abaixar-lhe a língua e procurar a extremidade do tubo logo atrás da úvula.

Em pacientes que necessitem de aspiração nasotraqueal frequente, as vias respiratórias nasofaríngeas são usadas comumente para impedir o desconforto ao paciente e o trauma às vias respiratórias pela introdução repetida do cateter de aspiração pelas narinas.

O melhor meio de fazer a aspiração nasotraqueal é por um cateter de látex vermelho, que é mais flexível e mais bem tolerado que os cateteres plásticos padrão. A aspiração nasotraqueal é efetuada como um procedimento estéril. O cateter é lubrificado com gel hidrossolúvel e introduzido inicialmente até a parte posterior da nasofaringe. Administra-se oxigênio

474 Parte 6 Sistema Respiratório

suplementar antes da aspiração e entre as tentativas de aspiração. O oxigênio pode ser administrado usando-se um ambu ou bolsa de reanimação manual (BRM) e comprimindo-se suavemente a bolsa a cada inspiração para proporcionar uma elevada FiO_2. Também podem ser usados outros dispositivos de alto fluxo, como uma máscara Venturi a fim de fornecer concentrações mais acuradas de oxigênio. A enfermeira ou o terapeuta respiratório pede então ao paciente que tussa, o que abre a epiglote e permite o avanço do cateter. Uma alteração no som da tosse e o retorno de escarro à aspiração indicam a passagem à árvore traqueal.

A técnica da aspiração nasotraqueal é difícil e só deve ser realizada por profissionais experientes. Pode ser necessário submeter a via respiratória nasofaríngea a uma leve rotação para retirá-la das narinas. A enfermeira deve ficar preparada para o potencial de epistaxe à remoção de uma via respiratória nasofaríngea. Uma história anterior de epistaxe ou uma coagulopatia conhecida deve ser revista cuidadosamente antes de se colocar uma via respiratória nasofaríngea ou de efetuar uma aspiração nasotraqueal que possa ocasionar sangramento.

Tubos endotraqueais

Um TET é inserido se o paciente precisar de ventilação ou de proteção da via respiratória quando da broncoaspiração. O material citado no Quadro 25.4 é reunido antes da intubação. O TET pode ser introduzido por via nasal ou oral.

Para reduzir a incidência de complicações, a intubação traqueal deve ser efetuada por um profissional especialmente treinado. A enfermeira explica o procedimento ao paciente e a seus familiares. O paciente é posicionado deitado de costas, com um pequeno cobertor sob as escápulas para efetuar a hiperextensão do pescoço e abrir a via respiratória. Antes da inserção, injeta-se ar (10 mℓ) no balonete endotraqueal para se assegurar de que ele esteja intacto, e desinfla-se então o balonete.

O papel da enfermeira na intubação inclui avaliação do paciente; monitoramento dos sinais vitais, da oximetria de pulso e do equipamento de intubação e aspiração; além da colaboração com a equipe de apoio quando necessário. Antes do procedimento, a enfermeira confirma que o sistema de aspiração esteja funcionando adequadamente. A enfermeira ou o terapeuta respiratório oxigena previamente o paciente usando uma BRM e uma máscara. O profissional de saúde pode usar anestésicos tópicos, sedativos ou um fármaco bloqueador neuromuscular de ação curta para facilitar a intubação rápida

e não traumática. Novos anestésicos intravenosos de curta ação facilitam a intubação rápida. A sedação com bloqueio neuromuscular deve sempre ser oferecida.

A enfermeira ajuda durante a intubação aplicando aspiração, quando necessário, e monitorando a SaO_2 do paciente, por oximetria de pulso, bem como a frequência cardíaca e a pressão arterial do paciente. Se SaO_2 encontrar-se abaixo de 90%, as tentativas de intubação devem ser suspensas e o paciente deve ser oxigenado com a BRM. A hipoxemia durante a intubação pode causar bradicardia, hipotensão, arritmias, parada cardíaca e outras complicações.

O balonete é inflado depois de inserido o TET. É necessário auscultar o tórax, bilateralmente, quanto a sons respiratórios iguais, caso contrário pode indicar intubação do brônquio principal direito, assim como o abdome quanto a evidências de intubação esofágica. Um esparadrapo impermeável é usado para fixar o TET e anota-se a marcação em centímetros nos lábios, nos dentes ou na narina para o tubo nasotraqueal. Deve-se anotar o nível do TET para evitar a mudança de posição, que pode ocasionar a colocação no brônquio principal direito, com o colabamento do pulmão esquerdo, ou a auto-extubação. Uma radiografia de tórax portátil é obtida imediatamente após a inserção para se confirmar a colocação correta do tubo, que deve ficar aproximadamente 2 a 3 cm acima da carina.

As complicações da inserção de um TET são apresentadas no Quadro 25.5. No início da intubação podem ocorrer complicações de hipoxemia, intubação gástrica, intubação do brônquio principal e danos ao tecido oral ou traqueal. Os vômitos durante o procedimento podem acarretar broncoaspiração, que pode resultar em lesão pulmonar. Se o paciente apresentar hipoxemia e hipercapnia prolongadas (tal como pode acontecer em uma intubação difícil), podem ocorrer arritmias, como bradicardia ou taquicardia, ocasionando possivelmente instabilidade hemodinâmica.

Depois de o paciente ser intubado, as complicações potenciais incluem desconexão, falha do aparelho de ventilação, obstrução do tubo, sinusite e fístulas traqueoesofágicas. Paralisia das cordas vocais ou estenose laríngea ou traqueal podem evidenciar-se após a retirada do tubo. A extubação acidental em um paciente criticamente doente é uma complicação passível de prevenção. Os casos mais desafiadores envolvem pacientes em confusão mental que tentam a autoextubação. Orientar o paciente quanto à necessidade do TET e assegurar a ele que você vai ajudá-lo a ficar mais confortável são as primeiras intervenções. Ocasionalmente são necessárias contenções físicas ou farmacológicas.

Quadro 25.4 Material para intubação endotraqueal.

- Laringoscópio com lâminas curvas ou retas e lâmpada intacta
- Equipamento de aspiração com sucção Yankauer
- Tubo endotraqueal (TET) do tamanho correto com guia*
- Seringa de 10 mℓ para inflação do balonete
- Esparadrapo, fita de sarja ou *kit* comercial para TET
- Pinça (fórceps) Magill (pode ser usada na intubação nasal)
- Oximetria de pulso
- Fonte de oxigênio
- Bolsa de reanimação manual (BRM) com máscara
- Monitor de CO_2 corrente final ($ETCO_2$) ou detector descartável
- Sedação e medicação paralisante

*Em adultos, o tamanho do tubo é geralmente de 8,0 inicialmente, a não ser que o procedimento seja difícil, o paciente seja pequeno ou se espere uma intubação difícil, caso em que são usados tamanhos menores. Um TET maior que 7,0 mm facilita a broncoscopia.

Quadro 25.5 Segurança do paciente.

Complicações da intubação

- Laringospasmo/broncospasmo
- Hipoxemia/hipercapnia durante a intubação
- Edema da laringe ocasionando estridor à extubação
- Trauma/sangramento em locais nasais, orais, esofágicos, traqueais ou laríngeos
- Dentes fraturados
- Infecção hospitalar (pneumonia, sinusite, abscesso)
- Deslocamento do tubo (intubação do brônquio principal direito, intubação gástrica)
- Broncoaspiração do conteúdo oral ou gástrico
- Estenose traqueal/traqueomalacia
- Dano, paralisia e necrose da laringe
- Arritmias, hipertensão, hipotensão

Muitas complicações podem ser evitadas assegurando-se uma fixação adequada do TET, prendendo-se adequadamente os tubos do aparelho de ventilação, aplicando-se a aspiração apenas quando necessário e seguindo-se outros protocolos para o cuidado de manutenção. Esses protocolos incluem a realização de um cuidado oral para a remoção das secreções e a manutenção da cabeceira do leito elevada a 30° para ajudar a impedir a broncoaspiração. A adesão às orientações assépticas diminui as infecções hospitalares, e a manutenção da pressão apropriada no balonete ajuda a evitar a erosão traqueal. Um paciente ventilado por um período prolongado que seja intubado por mais de 72 horas pode acabar necessitando de uma traqueostomia para continuar o suporte ventilatório e a retirada deste.

■ Aspiração

A presença de um tubo artificial impede o fechamento da glote. Em consequência, o paciente não consegue usar o mecanismo de eliminação normal (*i. e.*, uma tosse efetiva). Além disso, o objeto estranho aumenta a produção de secreções. A aspiração, portanto, torna-se primordial para a remoção das secreções e a manutenção da perviedade das vias respiratórias. A aspiração não é isenta de riscos e deve ser feita somente quando necessário. Possíveis complicações da aspiração estão relacionadas no Quadro 25.6. As indicações da aspiração incluem observação de secreções nas vias respiratórias, identificação de secreções ou tampões mucosos pela ausculta do tórax, a tosse, aumento na pressão máxima nas vias respiratórias, diminuição no volume corrente durante a ventilação por pressão e deterioração na oxigenação do paciente, conforme evidenciado pela diminuição da SaO_2.

O procedimento de aspiração das vias respiratórias é apresentado no Quadro 25.7. A enfermeira aplica a aspiração como um procedimento estéril, usando práticas recomendadas pelos Centers for Disease Control and Prevention (CDC) dos EUA. Dispõe-se de cateteres de aspiração interna para uso em pacientes em altos níveis de pressão expiratória final positiva (PEFP) que não tolerem a desconexão dos tubos do aparelho de ventilação para se aplicar a aspiração. Além disso, os cateteres internos são usados em pacientes com secreções copiosas, tornando necessária a aspiração frequente, e naqueles com secreções visivelmente sanguinolentas. Os pacientes que forem identificados como tendo o potencial de ventilação mecânica prolongada e pacientes que tenham sido reintubados após uma extubação malsucedida são candidatos ao uso do TET para aspiração contínua de secreções subglóticas (CASS). O dispositivo é usado para impedir o acúmulo subglótico de secreções acima do TET, que pode ocasionar a aspiração e é discutido na seção sobre PAV, sob o título de "Suporte ventilatório | Complicações da ventilação mecânica".

Quadro 25.6	Segurança do paciente.

Complicações da aspiração

- Hipoxemia
- Arritmias
- Estimulação vagal (bradicardia, hipotensão)
- Broncospasmo
- PIC elevada
- Atelectasia
- Trauma à mucosa traqueal
- Sangramento
- Infecção hospitalar

Quadro 25.7	Procedimento de aspiração.

Material

- Cateter de aspiração estéril*
- Luvas esterilizadas
- Soro fisiológico normal para irrigação, somente quando indicado
- Recipiente descartável estéril

Técnica

1. Realizar procedimentos de rotina antes da aspiração. Administrar medicações, reunir o material, explicar o procedimento ao paciente, ajustar o leito a uma posição de trabalho confortável, preparar a pressão de aspiração, lavar as mãos, preparar e abrir o material e os suprimentos e calçar as luvas.
2. Hiperoxigenar o paciente com oxigênio a 100%, usando uma BRM ou o aparelho de ventilação. Se for usado o método do aparelho de ventilação, a pré-oxigenação deve durar pelo menos 2 min. Retorno ao nível de oxigênio anterior depois de efetuada a aspiração. Em pacientes que não tolerem a aspiração com hiperoxigenação, um anexo de pressão expiratória final positiva (PEFP) deve ser encontrado na BRM ao ajuste apropriado, ou deve-se usar a aspiração em linha para evitar a perda da PEFP e a dessaturação.
3. Rápida, porém delicadamente, introduzir o cateter o mais possível na via respiratória artificial, sem aplicar aspiração. Em pacientes traqueostomizados, limitar a distância a logo além do fim do dispositivo de traqueostomia.
4. Retrair o cateter 1 a 2 cm e aplicar aspiração intermitente enquanto realiza uma rotação no cateter e o remove. Limitar a pressão de aspiração a 80 a 120 mmHg. A aspiração não deve ultrapassar 10 a 15 s. (Uma aspiração prolongada pode ocasionar hipoxemia grave, instabilidade hemodinâmica e, finalmente, parada cardíaca.) Os pacientes traqueostomizados geralmente recebem aspiração por um período mais breve, de 3 a 5 s, devido ao tamanho muito pequeno do dispositivo.
5. Não instilar soro fisiológico normal, a não ser que o paciente tenha secreções espessas e o uso experimental tenha mostrado que isso melhora a remoção das secreções. A instilação rotineira de soro fisiológico foi demonstrada como capaz de diminuir a oxigenação e ocasionar outros efeitos negativos.[28–31]
6. Hiperoxigenar o paciente antes e depois de cada passagem subsequente do cateter por, pelo menos, 30 s e antes da reconexão ao aparelho de ventilação.
7. Monitorar a frequência cardíaca e o ritmo e a oximetria de pulso durante e após a aspiração.
8. Suspender o procedimento se o paciente não o tolerar, conforme evidenciado por arritmias, bradicardia ou uma baixa da SaO_2.
9. Remover o material.
10. Realizar a higiene oral. Limpar o cateter de aspiração com água para remover as secreções no recipiente de aspiração.
11. Lavar as mãos.
12. Registrar o procedimento.

---

*Cateter de aspiração do tamanho certo para o TET ou a traqueostomia; na traqueostomia, o cateter de borracha vermelha ou a marca de cateter de aspiração mais flexível é usado para evitar sangramentos traqueais.

■ Hiperoxigenação e instilação de soro fisiológico

O paciente deve ser hiperoxigenado com o uso do ajuste do aparelho de ventilação a 100% caso se esteja usando um sistema interno. Pacientes que não estejam em aparelhos de ventilação também devem ser hiperoxigenados antes da aspiração. O paciente deve ser orientado para respirar profundamente enquanto estiver conectado a uma fonte de oxigênio a 100%. Pacientes incapazes de respirar profundamente devem ser auxiliados pelo uso de uma BRM com máscara, fazendo-se a compressão da BRM coincidir com as incursões respiratórias do paciente. A presença de epiglotite ou crupe é uma

476 Parte 6 Sistema Respiratório

contraindicação absoluta a qualquer tipo de aspiração em pacientes sem uma via respiratória artificial, pois isso pode piorar a condição do paciente.

A instilação rotineira de soro fisiológico vem sendo cada vez mais questionada. Em um tubo de ensaio, o soro fisiológico e o escarro agem como óleo e água; não se misturam. Por essa razão, é pouco provável que a instilação de soro fisiológico liquefaça ou aumente a quantidade de escarro obtida durante a aspiração. O cuidado com o TET e o monitoramento da pressão no balonete são discutidos com mais detalhes mais adiante, neste capítulo, na seção "Suporte ventilatório | Avaliação e tratamento".

Depois de intubado, o paciente perde a capacidade de se comunicar com facilidade, o que pode tornar-se um importante fator de estresse durante o período de ventilação.

Drenos torácicos

O dreno torácico é um tubo. Suas finalidades são remover ar, líquido ou sangue do espaço pleural; restaurar a pressão negativa do espaço pleural; reexpandir um pulmão total ou parcialmente colabado (pneumotórax); e impedir o refluxo do material drenado de volta ao tórax. O Capítulo 23 apresenta uma revisão dos princípios anatômicos e fisiológicos dos pulmões e do tórax e ajuda a explicar como funcionam os sistemas de drenagem torácica.

Material para a inserção do dreno torácico

O material necessário para a inserção de um dreno torácico está relacionado no Quadro 25.8.

Muitos drenos torácicos são tubos transparentes multifenestrados, com marcadores de distância e radiopacos, o que permite ao médico ou a outro profissional de saúde qualificado visualizar o dreno à radiografia de tórax e posicioná-lo corretamente no espaço pleural. Todas as aberturas no dreno devem ser mantidas dentro do gradil costal, assegurando-se de que não ocorram extravasamentos de ar no tecido subcutâneo ou fora da parede torácica. Os drenos torácicos podem ser pleurais ou mediastinais, dependendo da localização da extremidade distal. Os pacientes podem ter mais de um dreno em locais diferentes, dependendo do propósito de cada dreno.

Drenos maiores (20 a 36 French) são usados para drenar sangue ou uma drenagem pleural espessa. Drenos menores (16 a 20 French) são usados na remoção de ar.

> **Quadro 25.8** **Material para a inserção de drenos torácicos.**

- Bandeja de drenos torácicos ou bandeja de traqueostomia (com bisturi)
- Dreno torácico
- Lidocaína a 1%
- Seringa para infiltração de lidocaína
- Antisséptico tópico
- Luvas estéreis
- Hemostatos grandes e curvos
- Material de sutura (seda 0-0 ou 2-0) em uma agulha para sutura
- Pomada bacteriostática ou gaze embebida em petrolato
- Gaze estéril com uma fenda
- Esparadrapo – tanto largo como estreito, ou um curativo oclusivo
- Sistema de drenagem por dreno torácico e sucção
- Água estéril para sistemas com selo d'água
- Medicação para dor e sedação

Sistemas de drenagem

Para se restabelecer a pressão intrapleural negativa, há necessidade de um selo para o dreno torácico que impeça a entrada, no sistema, do ar vindo de fora. A maneira mais simples de conseguir esse selo é usar um sistema de drenagem subaquática. Uma revisão dos sistemas de múltiplas câmaras pode proporcionar uma base para ficar conhecendo todas as unidades de drenagem descartáveis comumente usadas. Conhecer esses sistemas permite à enfermeira administrar com segurança o mais complexo sistema de drenagem por drenos torácicos.

Os sistemas modernos de drenagem torácica são constituídos de materiais descartáveis e podem ser configurados em sistemas com duas ou três câmaras. O sistema de duas câmaras tem um selo d'água e uma câmara de coleta, enquanto o sistema de três câmaras apresenta ainda uma câmara para o controle da sucção. A Figura 25.4 demonstra sistemas de drenagem torácica descartáveis.

■ Sistema de duas câmaras

Em um sistema de duas câmaras, a primeira câmara é o receptáculo de coleta, e a segunda, o selo d'água. Em um sistema descartável que requeira água, adiciona-se água estéril à segunda câmara até o nível de 2 cm para se conseguir esse selo. Esse nível constitui a pressão negativa que é exercida sobre o espaço pleural quando a água fecha o dreno torácico ao ar externo, agindo como uma válvula unidirecional. O selo d'água permite que o ar escape, ao mesmo tempo que impede a entrada do ar externo no espaço pleural. Um nível líquido acima de $2\ cmH_2O$ exerce pressão negativa maior sobre o espaço pleural e pode impedir a resolução do extravasamento de ar. Além disso, uma coluna de água mais alta na câmara do selo d'água pode dificultar mais a respiração, por fazer o paciente mover uma coluna maior de líquido durante a respiração.

O dreno torácico do paciente é ligado a um tubo de látex de 1,80 m de comprimento, que é preso a uma saída na parte superior da câmara de coleta de drenagem. A segunda câmara (o selo d'água) tem uma saída que fica aberta, permitindo que o ar do espaço pleural escape ao borbulhar através do selo d'água para a atmosfera. Exceto pela tampa da saída, o sistema de drenagem é hermeticamente fechado do local de inserção do dreno torácico até o frasco.

O nível líquido no selo d'água oscila ("correntes de maré") durante a respiração. Durante a inspiração, a pressão pleural torna-se mais negativa, fazendo com que o nível líquido na câmara do selo d'água se eleve. Durante a expiração, a pressão pleural torna-se mais positiva, fazendo descer o nível líquido. Esse processo é invertido se o paciente estiver recebendo ventilação mecânica. Devem ser vistas bolhas unicamente na câmara do selo subaquático durante a expiração (ou durante a inspiração com ventilação por pressão positiva), à medida que ar e líquido drenam da cavidade pleural. Um borbulhar constante indica um extravasamento de ar no sistema ou uma fístula broncopleural; isso é discutido com mais detalhe na seção "Avaliação e tratamento".

■ Sistema de três câmaras

No sistema de três câmaras, há a adição de uma câmara para o controle da sucção ao sistema de duas câmaras. Essa é a maneira mais segura de regular quantitativamente a sucção. Em um sistema descartável usando água, a sucção é obtida adicionando-se água até o nível prescrito na câmara de sucção,

Capítulo 25 Cuidado ao Paciente | Sistema Respiratório **477**

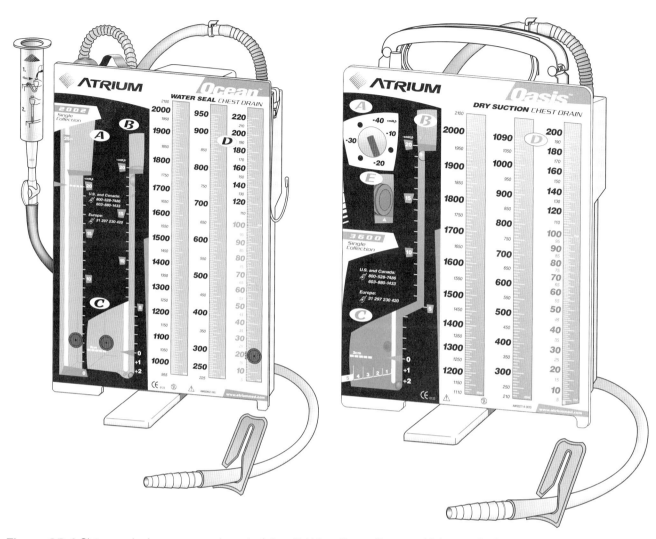

Figura 25.4 Sistemas de drenagem por dreno torácico. O Atrium Ocean (*à esquerda*) é exemplo de um sistema de dreno torácico com selo d'água, constituído de uma câmara de drenagem e uma câmara do selo d'água. O controle da sucção é determinado pela altura da coluna de água nessa câmara (geralmente 20 cm). (**A**, câmara de controle da sucção; **B**, câmara do selo d'água; **C**, zona de saída de ar; **D**, câmara de coleta). O Atrium Oasis (*à direita*) é exemplo de um sistema de selo d'água com sucção seca, que utiliza um regulador mecânico para controle do vácuo, uma câmara do selo d'água e uma câmara de drenagem. (**A**, regulador da sucção seca; **B**, câmara do selo d'água; **C**, monitor de saídas de ar; **D**, câmara de coleta; **E**, fole monitor da sucção.) (Cortesia da Atrium Medical Corporation, Hudson, New Hampshire, EUA.)

As unidades de drenagem torácica (UDT) funcionam com as mesmas três câmaras mostradas nos exemplos anteriores. A câmara de coleta recolhe líquido com ar que passa por ela, o selo d'água impede que o ar retorne ao paciente e uma câmara para o controle da sucção possibilita ajustes do nível de sucção, dependendo da condição clínica. Uma câmara de coleta permite a coleta de volume de líquido de até 2.000 mℓ. Isso possibilita a avaliação do tipo de drenagem, da quantidade de drenagem e de alterações na frequência, com alguns modelos tendo uma saída de amostragem. A câmara do selo d'água é a ação de uma válvula unidirecional que impede que o ar retorne ao tórax, ao mesmo tempo que permite a remoção do ar, como no pneumotórax. A câmara do selo d'água é cheia até o nível de -2 cmH$_2$O, que mantém uma pequena pressão pleural negativa e impede a entrada de ar no espaço pleural quando a UDT está com a sucção desligada e funciona no selo d'água. A câmara de controle da sucção opera por sucção seca ou por uma câmara cheia de água. A sucção cheia de água é regulada ajustando-se o nível de água. Com a sucção elevada contínua, ocorre evaporação, alterando o volume de água que mudará o nível de sucção. O cuidado de enfermagem inclui a avaliação diária do nível de água, com a sucção desligada, para encher novamente a câmara até o nível desejado. A sucção seca usa um sistema mecânico que permite que o nível de sucção fixado seja mantido independentemente do nível de sucção externa aplicado. A janela do fole nos sistemas de sucção seca permite a verificação visual de que está sendo aplicada a sucção correta; o indicador colorido se eleva quando é aplicada uma sucção suficiente para manter o nível de sucção fixado, de -10 a -40 cmH$_2$O. O regulador da sucção de parede deve ser ajustado a -80 mmHg, com um borbulhar suave contínuo na câmara do selo d'água. Todas as UDT apresentam essas mesmas funções de câmaras de coleta, de selo d'água e de regulação da sucção, e a enfermeira deve seguir as instruções do fabricante relativas a ajuste e monitoramento corretos do sistema.

478 **Parte 6** Sistema Respiratório

geralmente -20 cmH$_2$O, e, nos mais recentemente introduzidos sistemas de sucção sem água, o ajuste é feito girando-se um botão até a sucção desejada em centímetros de água.

Nesse sistema, é a altura da coluna de água na terceira câmara, e não o volume de sucção no vácuo da parede, que determina o grau de sucção aplicado ao dreno torácico, mais comumente -20 cmH$_2$O. Depois que a sucção na parede supera a força necessária para "levantar" essa coluna líquida, qualquer sucção adicional simplesmente puxa ar pela saída na parte superior da câmara pela água acima. A quantidade de sucção da parede aplicada à terceira câmara deve ser suficiente para criar uma bolha "deslizando suavemente" na câmara de controle de sucção. Um borbulhar vigoroso acarreta a perda de água por evaporação, alterando a pressão de sucção e aumentando o nível de ruído no quarto do paciente. É importante avaliar quanto à perda de água e acrescentar água estéril na quantidade necessária para manter o nível de sucção prescrito. O borbulhar deve ser avaliado quanto à ação suave, e o nível de água (-20 cmH$_2$O) é avaliado a cada 8 horas e quando houver alterações no estado clínico do paciente.

■ Sucção

Os sistemas de sucção seca (sem água) usam um mecanismo de mola para controlar o nível de sucção e podem proporcionar níveis mais altos de sucção com uma configuração mais fácil do que a dos sistemas de duas ou três câmaras. Os sistemas de sucção seca podem ser facilmente ajustados a qualquer contexto entre -10 e -40 cmH$_2$O e são mais seguros se o dispositivo virar acidentalmente. Se isso ocorrer, pode-se fazer a drenagem retornar à câmara de coleta correta sem que seja preciso substituir a unidade, ocasionando uma economia de custos. Além disso, um sistema de drenagem seca proporciona ao paciente um ambiente mais tranquilo. Sistemas de sucção seca que possam aplicar altos níveis de sucção podem ser necessários em pacientes apresentando grandes fístulas broncopleurais, hemorragias ou obesidade.

As válvulas Heimlich são reservadas para o tratamento de pneumotórax em uma base ambulatorial ou por profissionais de cuidados médicos de emergência para tratar trauma torácico penetrante ou não. A válvula é constituída de um dreno torácico de pequeno calibre ligado a uma válvula unidirecional, que está encerrada em um invólucro plástico. A válvula unidirecional permite que o ar escape, sem entrar novamente no espaço pleural. A válvula Heimlich não é apropriada para a remoção de líquido.

Inserção de drenos torácicos

A colocação de um dreno torácico se justifica em caso de lesão, cirurgia ou qualquer ruptura da integridade dos pulmões e da cavidade torácica. A colocação do dreno pode ser também necessária em caso de pneumotórax iatrogênico, o qual pode ocorrer em UTI durante a inserção de uma linha central torácica ou resultar de toracocentese, uso de elevadas pressões de ventilação mecânica ou reanimação cardiopulmonar (RCP), ou após uma biopsia pulmonar transbrônquica. As indicações para a inserção de drenos torácicos estão relacionadas na Tabela 25.1.

A inserção de um dreno torácico pode ser efetuada na sala de operação, no serviço de emergência ou junto ao leito do paciente. A inserção baseia-se no princípio de que, devido a sua densidade e peso diferentes, o ar sobe e o líquido desce. O local de inserção para a remoção de ar é ao longo da linha clavicular média, próximo do segundo espaço intercostal. O local

Tabela 25.1 Indicações para a inserção de um dreno torácico.

Indicação	Causa
Hemotórax	Traumatismos torácicos Neoplasias Rupturas pleurais Anticoagulação excessiva Pós-cirurgia torácica/biopsia pulmonar aberta
Pneumotórax espontâneo: > 20%	Ruptura de vesículas Paciente sintomático Presença de doença pulmonar
De tensão	Ventilação mecânica Ferida de punção penetrante Garroteamento prolongado de drenos torácicos Falta de selo d'água no sistema de drenagem por dreno torácico
Fístula broncopleural	Danos teciduais Tumor (câncer de esôfago) Broncoaspiração de compostos químicos tóxicos Síndrome de Boerhaave (ruptura espontânea)
Derrame pleural	Neoplasias Doenças cardiopulmonares, insuficiência cardíaca congestiva Condições inflamatórias Infecções/pneumonias recorrentes
Quilotórax	Traumatismo ou cirurgia torácica Condições malignas Anormalidades congênitas

de inserção para a drenagem de líquido é na linha axilar média, próximo do quinto ou sexto espaço intercostal. O líquido pode, ocasionalmente, tornar-se loculado (encapsulado), exigindo assim a orientação da ultrassonografia ou da tomografia computadorizada para a inserção do circuito de drenagem. Depois de uma cirurgia cardíaca, a inserção pode ser no mediastino, para drenar sangue da área em torno do coração.

A enfermeira prepara o paciente e seus familiares para o procedimento, respondendo a eventuais perguntas que eles possam fazer. A enfermeira também prepara fisicamente o paciente. Como as pleuras parietais são inervadas pelos nervos intercostais e frênicos, esse é um procedimento doloroso, estando assim indicada a administração de analgésicos. O paciente é colocado na posição de Fowler ou semi-Fowler. Depois de a pele ter sido limpa e o local anestesiado, o cirurgião torácico ou médico qualificado faz uma pequena incisão na pele. Um hemostato é usado para a penetração no espaço pleural (Figura 25.5). O trajeto feito pelo hemostato é então dilatado pelo dedo enluvado estéril. A extremidade proximal do dreno é pinçada com o hemostato e inserida então no espaço pleural. Se a inserção se mostrar difícil, pode-se usar um trocarte de metal para penetrar a parede torácica, deixando-se o tubo no lugar e removendo-se o trocarte.

Após a inserção, a extremidade externa do dreno é ligada a uma unidade de drenagem torácica (UDT). As extremidades tanto do dreno torácico como do sistema de drenagem devem permanecer estéreis enquanto estiverem conectadas. O dreno é suturado à pele em torno do local de inserção, para impedir que ele se desprenda. As pontas do fio de sutura são enroladas em torno do dreno e amarradas. Pode-se aplicar ao local de incisão uma pomada bacteriostática ou uma gaze embebida em

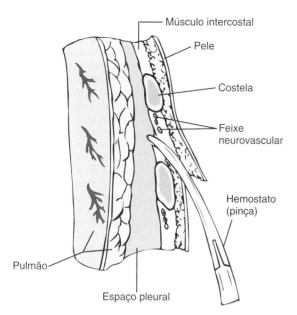

Figura 25.5 O hemostato (pinça) penetra no espaço pleural e se expande para criar um trajeto dentro do espaço pleural para o dreno torácico ser posicionado. Um dedo enluvado pode também ser usado para criar tal trajeto.

petrolato. A gaze tem sido preferida por impedir supostamente os extravasamentos de ar; entretanto, ela também tem o potencial de macerar a pele e predispor o local a infecções. Uma gaze 4 × 4 de drenagem com um divisor é posicionada sobre o dreno e fixada ao tórax por um curativo oclusivo. Todas as conexões do local de inserção ao sistema de coleta de drenagem são fixadas firmemente para impedir extravasamentos de ar, assim como uma desconexão inadvertida. O dreno proximal é preso ao tórax para evitar a tração sobre o dreno e as suturas com o movimento do paciente.

Uma radiografia de tórax pós-inserção é sempre solicitada para confirmar o posicionamento correto. Os pulmões são auscultados e a condição do tecido em torno do local de inserção é avaliada quanto à presença de enfisema subcutâneo. Essa avaliação fornece valores basais para determinar a melhora ou a piora da condição do paciente. Radiografias de tórax diárias podem ser necessárias para a avaliação do quadro clínico.

O controle da dor é um problema durante todo o período de uso de drenos torácicos. Narcóticos, agentes anti-inflamatórios não esteroides e um adesivo transcutâneo de lidocaína podem ajudar a reduzir a dor. A aplicação de um adesivo infundido com lidocaína proximalmente à incisão ou no local de inserção do dreno torácico, que libere a medicação lentamente em 12 a 24 horas, é outro recurso para o alívio da dor.[34] Os curativos são trocados de acordo com o protocolo da instituição, ou quando necessário por terem ficado sujos ou frouxos. A saída de ar do dreno torácico é avaliada a cada 2 horas, verificando se houve parada súbita de funcionamento ou um aumento súbito da drenagem para mais de 200 mℓ/hora ou uma alteração repentina na natureza da drenagem.

Avaliação e tratamento

O cuidado de enfermagem está voltado para a manutenção da perviedade e do funcionamento adequado do sistema de drenagem por drenos torácicos. O cuidado da enfermeira vigilante e consistente pode impedir complicações graves para o paciente.

Deve-se drenar os tubos de látex frequentemente para o recipiente de coleta. Enrolar os circuitos extensores de látex frouxamente sobre o leito do paciente evita dobras e o acúmulo ou a drenagem de sangue em uma alça pendente sobre o solo. Assegurar-se de que o paciente não se deite inadvertidamente sobre os drenos. Nunca se deve elevar o sistema de drenagem por drenos torácicos sobre o tórax, uma vez que a drenagem voltará para o tórax. A intervalos frequentes, deve-se verificar o sistema de drenagem por dreno torácico quanto a drenagem, nível de sucção e integridade do selo d'água. O sistema deve ser fixado ao pé do leito do paciente ou ao solo com fita adesiva para evitar que ele seja virado acidentalmente e que haja um possível reacúmulo do pneumotórax. Inspecionar todas as conexões dos drenos quanto à presença de extravasamentos e fixá-las com fita adesiva para evitar a desconexão acidental.

Para verificar quanto à perviedade do dreno torácico e as oscilações no ciclo respiratório, é necessário desligar a sucção momentaneamente (colocar o sistema apenas no selo d'água – sem pinças). Usar abordagem por etapas para poder avaliá-lo e resolver eventuais problemas surgidos:

1. Avaliar o estado cardiorrespiratório e os sinais vitais a cada 2 horas e quando necessário.
2. Verificar e manter a perviedade do dreno a cada 2 horas e quando necessário.
3. Monitorar o tipo e a quantidade do material drenado.
4. Marcar a quantidade de material drenado na câmara de coleta em uma base horária ou por turnos, anotando no controle de registro.
5. Evitar a ocorrência de alças do circuito de drenagem pendentes; verificar se o paciente não se deitou inadvertidamente sobre o dreno.
6. Repor água estéril nos sistemas de selo d'água até o nível do selo d'água e o nível de sucção prescrito (secundariamente à evaporação).
7. Avaliar quanto à ocorrência de "correntes de maré" na câmara do selo d'água à respiração ou às incursões respiratórias por ventilação mecânica.
8. Avaliar quanto à localização de extravasamentos de ar (borbulhar constante na câmara do selo d'água). Desligar a sucção. Começar no local de inserção; ocluir o dreno torácico ou o circuito de drenagem (brevemente) abaixo de cada ponto de conexão até chegar ao sistema de drenagem.
9. Verificar se todas as conexões do dreno estão hermeticamente fechadas e firmemente presas com esparadrapo. Outra técnica para fechar hermeticamente as conexões consiste em usar uma pistola que fixa uma faixa plástica em torno das conexões para impedir o extravasamento do ar.
10. Avaliar o paciente quanto à presença de dor e medicar conforme necessário.
11. Avaliar o local efetivo de inserção do dreno torácico quanto a sinais de infecção e enfisema subcutâneo durante as trocas de curativos.
12. Trocar o curativo 2 vezes/dia ou segundo a orientação da unidade, quando sujo e quando prescrito.

Monitoramento da drenagem

A enfermeira avalia e documenta coloração, consistência e quantidade do material drenado, permanecendo atenta a alterações significativas. Um aumento súbito indica hemorragia ou a perviedade súbita de um dreno anteriormente obstruído. Uma diminuição súbita indica a obstrução do dreno torácico

480 Parte 6 Sistema Respiratório

ou a insuficiência do circuito do dreno torácico ou do sistema de drenagem. As ações de enfermagem que se seguem são recomendadas para o restabelecimento da perviedade do dreno torácico:

- Tentar aliviar a obstrução reposicionando o paciente
- Se o coágulo estiver visível, retificar o dreno entre o tórax e a unidade de drenagem e elevar o dreno para aumentar o efeito da gravidade.

Os estudos sugerem que técnicas de ordenha e de deslizamento podem não ser benéficas para a manutenção da perviedade de drenos torácicos.[8] Essas técnicas podem aumentar excessivamente as pressões intrapleurais e intrapulmonares, afetando a função ventricular ou causando trauma pela aspiração do tecido pulmonar pelos orifícios do dreno torácico. Contudo, sob direção do médico, esse procedimento pode ser necessário em casos de sangramento ativo, para impedir coágulos sanguíneos no dreno capazes de ocasionar tamponamento cardíaco ou pleural.

■ Monitoramento do selo d'água

O monitoramento do selo d'água do sistema de drenagem subaquática é tão importante quanto a observação da drenagem. Observa-se visualmente, com frequência, para se assegurar de que as câmaras do selo d'água oscilem até a linha de 2 cm de água. Se for aplicada sucção, a enfermeira certifica-se de que a coluna de água em uma câmara de sucção controlada pela água esteja ao nível prescrito (geralmente -20 cmH$_2$O), porque a água evapora com o tempo, diminuindo a pressão de sucção que está sendo aplicada. É importante adicionar ao sistema apenas água estéril. Se for usada uma bomba de sucção pleural Emerson, a enfermeira verifica o medidor quanto ao volume de sucção desejado. É essencial que a saída de ar nunca seja obstruída. Os extensores de sucção são desconectados por um breve período para avaliar com precisão o nível de água na câmara (câmara d'água de controle da sucção) somente depois de pinçar o dreno. Depois, os extensores do dreno são reconectados e o pinçamento é liberado. O dreno nunca deve ser deixado pinçado, porque isso pode ocasionar pneumotórax ou o acúmulo de líquido no tórax, causando dificuldade respiratória.

Os movimentos respiratórios são observados na oscilação do selo d'água. A ausência de oscilações pode indicar que o pulmão se expandiu novamente ou que há uma obstrução no sistema. Um borbulhar vigoroso e contínuo na câmara de selo d'água, sem sucção, indica um pneumotórax contínuo ou pode indicar que o dreno se deslocou ou se soltou, ou, ainda, que o extensor do sistema de drenagem foi danificado. É necessário verificar todo o sistema quanto a desconexões e inspecionar o dreno torácico para observar se houve deslocamento do tórax. No contexto de uma ventilação mecânica a pressões e volumes elevados, um borbulhar persistente em um sistema de drenagem torácica pode indicar uma fístula broncopleural caso não se detecte um pneumotórax ou outra causa conhecida.

■ Posicionamento

A posição ideal para um paciente com um dreno torácico é a de semi-Fowler. Virar o paciente a cada 2 horas aumenta a evacuação de ar e líquido. A enfermeira orienta os pacientes para apoiar ou "imobilizar" a parede torácica próximo do local de inserção do dreno usando um travesseiro, uma toalha dobrada ou os braços firmemente contra o tórax. Ela também

encoraja a tosse, a respiração profunda e a deambulação. A administração de medicação analgésica antes desses exercícios diminui a dor e aumenta a expansão pulmonar.

Complicações

A complicação mais grave decorrente da inserção de um dreno torácico é o pneumotórax de tensão, que pode ocorrer se houver alguma obstrução no sistema de drenagem. Pinçar os drenos torácicos como prática de rotina predispõe os pacientes a essa complicação. O pinçamento de drenos torácicos é recomendado apenas em duas situações:

- Para localizar a origem de um extravasamento de ar se houver um borbulhar na câmara do selo d'água (*o pinçamento é apenas momentâneo*)
- Para substituir a unidade de drenagem torácica (*o pinçamento é apenas momentâneo*).

Caso se tenha de pinçar o tubo, usam-se hemostatos acolchoados para evitar laceração do vinil do dreno e dos extensores.

Ocasionalmente, o dreno torácico pode se deslocar ou ser removido acidentalmente. Em tal circunstância, o local de inserção é fechado rapidamente usando-se uma camada de gaze com petrolato, outra de gaze seca e um curativo oclusivo para a cobertura do orifício na pele para impedir a entrada de ar na cavidade pleural.

Transporte do paciente com um dreno torácico

Como em qualquer situação de transporte de pacientes criticamente doentes, uma avaliação constante é necessária para impedir a remoção inadvertida do dreno torácico, ocasionando um pneumotórax recorrente. A integridade do sistema de drenagem torácica é mantida posicionando esse sistema abaixo do nível do tórax. Prender o sistema ao pé da cama e assegurar-se de que o dreno não corra risco de ser esmagado nem dobrado. Se for necessário aplicar sucção para evacuação do espaço pleural, deve-se implementar uma sucção portátil. A enfermeira faz avaliações frequentes do paciente e do sistema de drenagem conforme as diretrizes da unidade, quando necessário, para verificar quanto a extravasamentos de ar, integridade dos curativos, integridade do selo d'água, nível de água e drenagem.

Quando a drenagem for mínima, o dreno torácico deverá ser removido 12 a 24 horas após ter sido posicionado no selo d'água, segundo prescrição do médico. Deve-se manter o dreno torácico no local no selo d'água por um período que permita monitoramento persistente de vazamento de ar, o que indica ar no espaço pleural e necessidade de continuação da aspiração por dreno torácico. A presença de ar no espaço pleural pode ser confirmada por radiografia torácica. Outras indicações para remoção do dreno torácico estão listadas no Quadro 25.9.

Quadro 25.9 Indicações para a remoção do dreno torácico.

- Um dia após a cessação de saída de ar
- Drenagem de menos de 50 a 100 mℓ de líquido/dia
- 1 a 3 dias após cirurgia cardíaca
- 2 a 6 dias após cirurgia torácica
- Obliteração da cavidade do empiema
- Drenagem serossanguinolenta da área em torno do local de inserção do dreno torácico
- Dreno torácico parcialmente para fora, com orifícios visíveis (pode ser necessária a inserção de um novo dreno torácico)

Quando o dreno está conectado ao selo d'água, deve-se desconectar o dreno de aspiração a fim de facilitar a ventilação atmosférica. Deve-se observar que pinçamento ou remoção prematura do dreno pode causar reacúmulo do pneumotórax.

Remoção do dreno torácico

Antes da remoção do dreno torácico, o paciente é colocado em posição de Fowler ou semi-Fowler (cabeceira da cama elevada 45 a 90°). Pré-medicação é recomendada para alívio de dor e desconforto. O curativo sobre o local de inserção é removido e a área é limpa. A sutura é cortada. O dreno é retirado em um movimento rápido ao fim da expiração com manobra de Valsalva a fim de impedir a reentrada de ar na cavidade pleural através dos ilhoses do dreno torácico. Imediatamente após a remoção do dreno, os campos pulmonares são auscultados à procura de alterações nos sons respiratórios e um curativo oclusivo estéril é aplicado sobre o local. Uma radiografia do tórax é com frequência obtida algumas horas após, à procura por ar ou líquido residual.

Agentes farmacológicos

Terapia broncodilatadora

A asma se caracteriza por uma inflamação recorrente das vias respiratórias e por hipersensibilidade aumentada a uma grande variedade de estímulos ambientais (vapores e gases nocivos, poluentes do ar, pelos de animais, frio extremo e exercício). A hipersensibilidade acarreta a hiper-reatividade das vias respiratórias à obstrução, com sintomas muito variáveis até na mesma pessoa. A asma é uma doença episódica, com exacerbações recorrentes e períodos sem sintomas. Os objetivos do tratamento incluem o controle dos sintomas para a manutenção das atividades normais, prevenção das exacerbações e redução a um mínimo dos efeitos colaterais e da toxicidade dos agentes farmacológicos. A terapia farmacológica inclui múltiplas classes de fármacos e visa reduzir a inflamação, tratar os sintomas agudos e manter um plano para a terapia imediata e a longo prazo. O broncospasmo também pode estar presente na DPOC, podendo ser tratado pelos mesmos compostos farmacológicos.

A administração de fármacos tem sido tipicamente feita por meio de inaladores propulsores, a dose dependendo do número de inalações por tratamento com o uso de um inalador de doses medidas (IDM). A amplitude, a profundidade, a razão de fluxo inspiratório e o uso de um espaçador (versus a administração diretamente na boca) acarretam a administração mecânica variável. Há necessidade de limpeza e de ajuste correto do aplicador à haste da válvula e em um espaçador (quando usado). O método preferido de IDM envolve o uso de um espaçador – um tubo ligado ao inalador para manter a medicação até que ela seja inalada pelo paciente. Em muitos casos, isso torna mais fácil o uso de IDM e deposita de modo mais efetivo as medicações nos pulmões. Os inaladores de pó seco (IPS) permitem que algumas medicações para asma sejam tomadas em forma de pó seco. A diferença entre os IPS e os IDM é que os primeiros não usam um propulsor, mas apenas uma medicação. A inalação pelo paciente assegura a oferta aos pulmões. Os pacientes devem praticar o uso correto desses dispositivos, manter um fluxo inspiratório consistente e usar um espaçador ou apontar o dispositivo diretamente para dentro da boca para obter uma dose consistente da medicação. Quanto à idade,

esses dispositivos podem ser usados por pacientes de 5 anos à terceira idade, mas devem ser capazes de inalar com força suficiente para aspirar a medicação. Como ocorre com os IDM, os pacientes precisam ser treinados quanto às instruções e ao processo para cada forma de inalador IPS.

O inalador Diskus® é uma versão do IPS. Ele contém habitualmente um número fixo de doses medidas, como de um β_2-agonista de ação longa (como selmeterol) ou uma combinação de fluticasona e salmeterol. O inalador Diskus® é usado para fornecer medicação para o controle da asma, e não na crise aguda de asma; a medicação tem ação prolongada para o uso diário. Não se usa um espaçador com o inalador Diskus®. O paciente precisa respirar profunda e uniformemente, prender a respiração por cerca de 10 segundos e, então, expirar lentamente. É importante instruir o paciente de que o bocal do Diskus® nunca deve ser lavado com água e que o inalador nunca deve ser colocado na água. Além disso, o paciente deve ser instruído a não respirar no dispositivo Diskus® antes de inalar.

■ Broncodilatadores

Os broncodilatadores agem principalmente na dilatação das vias respiratórias por relaxarem os músculos lisos brônquicos. Os objetivos da terapia broncodilatadora consistem em relaxar as vias respiratórias, mobilizar secreções e reduzir o edema da mucosa. A terapia broncodilatadora pode ser administrada por IDM, de preferência com um espaçador anexo, ou por nebulização. Independentemente do modo de administração, é essencial a avaliação antes da terapia e durante e após esta.

A avaliação antes e depois do tratamento inclui os sons respiratórios, o pulso e a frequência respiratória. Os dois últimos aumentam comumente durante a terapia broncodilatadora e podem permanecer elevados por até 1 a 1,5 hora após o tratamento. (Em pessoas asmáticas, a razão de fluxo expiratório máxima é medida por um medidor do fluxo máximo antes e depois do tratamento a fim de determinar se a gravidade da obstrução das vias respiratórias foi reduzida.) Uma avaliação objetiva é crucial, mas as informações subjetivas também são úteis. A avaliação da resposta do paciente precisa ser apurada indagando-se sobre a melhora na inspiração, a presença de sibilos e de efeitos colaterais, como tremores ou palpitações.

Com base em seu mecanismo e local de ação, os broncodilatadores podem ser divididos em três categorias: a dos agonistas β_2-adrenérgicos, a dos agentes anticolinérgicos e a das metilxantinas.

▶ **Agonistas β_2-adrenérgicos.** Os efeitos broncodilatadores dos agonistas beta-adrenérgicos decorrem da estimulação dos receptores β_2-adrenérgicos no músculo liso brônquico pulmonar. Além disso, esses medicamentos podem diminuir a liberação de mediadores por mastócitos e basófilos. Os receptores β_1-adrenérgicos no coração também podem ser estimulados e ocasionar efeitos cardíacos indesejados. Os beta-agonistas mais recentemente introduzidos são mais específicos para o receptor β_2, mas conservam alguma atividade β_1.

Os beta-agonistas podem ser administrados por via oral ou inalados. A terapia aerossolizada ou inalada é preferida e demonstrou-se capaz de produzir uma broncodilatação comparável e menos efeitos adversos sistêmicos.

Os beta-agonistas são os broncodilatadores de escolha para o tratamento de exacerbações agudas da asma devido a seu rápido início de ação. Eles produzem menos broncodilatação em pacientes portadores de DPOC comparados aos que têm asma. O broncodilatador de escolha no contexto agudo é o salbutamol (2,5 a 5 mg diluídos em 3 mℓ de soro fisiológico normal), podendo ser administrado por nebulização contínua ou intermitente frequente (a cada 15 a 20 minutos) e, depois, mantido em uma base, quando necessário, dependendo da resposta do paciente. Até recentemente, todos os beta-agonistas por inalação disponíveis, como o salbutamol, tinham duração de ação curta (de 4 a 6 horas). Salmeterol foi o primeiro beta-agonista de ação longa, com duração de ação de 12 horas. Salmeterol não pode ser usado em exacerbações agudas da asma devido a seu lento início de ação. A combinação ipratrópio/salbutamol permite um efeito sinérgico de um agente broncodilatador com um agente anticolinérgico, conforme discutido mais adiante. Além disso, Advair Diskus® combina um agonista β_2-adrenérgico de ação longa, salmeterol, ao propionato de fluticasona, um corticosteroide inalado, proporcionando a administração 2 vezes/dia a pacientes que não conseguem um controle adequado com o uso de outras medicações para asma.

▶ **Agentes anticolinérgicos.** Os agentes anticolinérgicos produzem broncodilatação, reduzindo o tônus vagal intrínseco nas vias respiratórias. Também bloqueiam a broncoconstrição reflexa causada por irritantes inalados.

A atropina é o protótipo de fármaco anticolinérgico, mas é usada raramente. É prontamente absorvida pelo sistema respiratório, mas produz efeitos sistêmicos indesejados (p. ex., visão turva, ressecamento das secreções respiratórias, taquicardia e ansiedade). Ipratrópio, uma amina quaternária que não é bem absorvida pelo sistema respiratório, produz menos efeitos adversos sistêmicos e tomou o lugar da atropina. É mais efetivo em pacientes portadores de DPOC quando usado regularmente. Diminui a secreção das glândulas submucosas e relaxa o músculo liso brônquico. O ipratrópio não deve ser usado isoladamente em exacerbações agudas devido a seu início de efeito mais lento comparado aos beta-agonistas. Demonstrou ser efetivo durante a condição asmática quando administrado por um nebulizador em combinação com beta-agonistas, como ipratrópio/salbutamol.

▶ **Metilxantinas.** O uso das metilxantinas no tratamento da doença broncospástica das vias respiratórias é controvertido. O mecanismo de ação desses fármacos é insuficientemente conhecido. Eles inibem a fosfodiesterase, uma enzima que catalisa a decomposição da adenosina monofosfato cíclico. Possuem também algum grau de atividade anti-inflamatória e podem aumentar a contratilidade dos músculos respiratórios.

A teofilina, o protótipo das metilxantinas, pode ser usada cronicamente no tratamento de doenças broncospásticas, mas é geralmente considerada como terapia de terceira ou quarta linha. Alguns pacientes apresentando uma doença grave que não seja controlada por beta-agonistas, anticolinérgicos ou agentes anti-inflamatórios podem beneficiar-se da teofilina. A aminofilina, a forma IV da teofilina, raramente é usada em exacerbações agudas por não haver evidências de que ela seja benéfica nessa situação.

A teofilina tem um estreito índice terapêutico. A concentração sérica do fármaco deve ser monitorada, dependendo da situação clínica, para assegurar sua eficácia e evitar toxicidade. A faixa terapêutica aceita é de 10 a 20 mcg/mℓ, embora algumas referências usem de 5 a 15 mcg/mℓ.[9] A teofilina interage com várias outras medicações que podem alterar sua concentração sérica; essas medicações incluem eritromicina, ciprofloxacino e cimetidina. Pacientes que apresentem uma hepatopatia ou insuficiência cardíaca congestiva eliminam teofilina mais lentamente e podem ter um risco aumentado de toxicidade.

O nível deve ser monitorado de 12 a 24 horas após a administração da dose de carga e tão frequentemente quanto indicado pela condição clínica e pelas funções hepática e renal.

■ Agentes anti-inflamatórios

Os agentes anti-inflamatórios interrompem a evolução da inflamação brônquica e têm uma ação profilática ou preventiva. Também podem reduzir ou fazer cessar uma inflamação contínua nas vias respiratórias. Os agentes anti-inflamatórios incluem corticosteroides, estabilizadores dos mastócitos e antagonistas dos receptores para leucotrienos.

▶ **Corticosteroides.** Os corticosteroides são os agentes anti-inflamatórios mais efetivos no tratamento da obstrução reversível do fluxo de ar. A terapia corticosteroide deve ser iniciada simultaneamente com a terapia broncodilatadora, porque o início de ação pode levar de 6 a 12 horas. Eles podem ser administrados parenteralmente, VO ou em aerossol. Em exacerbações agudas são usados esteroides parenterais (p. ex., metilprednisolona IV) em doses altas, que são então reduzidas gradativamente conforme a tolerância do paciente. Curtos períodos de terapia oral podem ser usados para impedir a evolução das crises agudas. A terapia oral prolongada se associa a efeitos sistêmicos adversos e deve ser evitada quando possível. Se medicação crônica for necessária, dá-se preferência a corticosteroides por inalação, como fluticasona ou budesonida, devido ao menor risco de efeitos adversos sistêmicos.

▶ **Estabilizadores de mastócitos.** Os dois estabilizadores de mastócitos disponíveis são cromoglicato e nedocromila. Eles estabilizam supostamente a membrana dos mastócitos, impedindo a liberação de mediadores pelos mastócitos. Esses fármacos não são indicados em exacerbações agudas de asma, porque são usados *profilaticamente* para impedir o estreitamento agudo das vias respiratórias após a exposição a alergênios (p. ex., exercício, ar frio). Um período de prova de 4 a 6 semanas pode ser necessário para determinar a eficácia em pacientes individuais. O ponto final desejado é a redução da frequência e da gravidade das crises de asma e a intensificação dos efeitos da terapia broncodilatadora e esteroide concomitantemente administrada. Em consequência disso, pode ser possível diminuir a dose de broncodilatadores ou corticosteroides em pacientes que respondam a estabilizadores de mastócitos.

▶ **Antagonistas dos receptores para leucotrienos.** Os antagonistas dos receptores para leucotrienos, como montelucaste, podem ser usados no tratamento de broncospasmos, asma, rinite alérgica e urticária induzidos pelo exercício. Esses fármacos bloqueiam a atividade de mediadores inflamatórios endógenos, especialmente leucotrienos. Esses mediadores causam aumento da permeabilidade vascular, secreção de muco, edema das vias respiratórias, broncoconstrição e outras atividades processadas por células inflamatórias. Os antagonistas dos receptores para leucotrienos são administrados 1 vez/dia, sendo geralmente bem tolerados. Eles não devem ser administrados em condições agudas, mas sim como parte de um programa contínuo de terapia.

■ Fármacos indicados na fibrose cística (DNase)

A DNase é usada em pacientes portadores de fibrose cística para decompor as moléculas em secreções tenazes e facilitar a expectoração, bem como para diminuir a quantidade de meio propício ao crescimento de bactérias. Isso também melhora o fluxo gasoso pelas vias respiratórias. O fármaco é administrado em uma forma inalada 1 ou 2 vezes/dia.

Antibióticos

A pneumonia muitas vezes é tratada empiricamente até que estejam disponíveis os resultados de culturas e testes de sensibilidade, após os quais o regime antibiótico é então ajustado para a erradicação do organismo patogênico específico. Usam-se comumente antibióticos de amplo espectro ou uma terapia combinada. Pacientes criticamente doentes estão em maior risco de vir a apresentar pneumonia, devido à ventilação mecânica, à diminuição das respostas imunes, ao uso de corticosteroides, à saúde geral debilitada e à infecção cruzada transmitida por profissionais de saúde. A terapia antibiótica deve ser guiada pelos protocolos da instituição para impedir o uso excessivo de antibióticos, e deve seguir orientações quanto à seleção de agentes antimicrobianos para limitar a resistência.

A terapia empírica para tratar pneumonias adquiridas na comunidade inclui a terapia dirigida aos organismos mais comumente associados a esse tipo de pneumonia. Esses organismos incluem *Streptococcus pneumoniae* e *Haemophilus influenzae*. Deve-se suspeitar de *Staphylococcus aureus* resistente a meticilina em pacientes admitidos ao hospital provenientes de uma instituição asilar. Deve-se suspeitar de espécies de *Legionella* em pacientes com pneumonia multilobar grave. Os pacientes infectados com o vírus da imunodeficiência humana demandam tratamento empírico em caso de suspeita de pneumonia provocada por *Pneumocystis jiroveci* (anteriormente chamado *Pneumocystis carinii*).

A pneumonia hospitalar adquirida (PHA), ou associada aos cuidados de saúde, associa-se frequentemente a bacilos gram-negativos, como *Pseudomonas aeruginosa*, ou pode ser polimicrobiana. PHA é o termo para designar pneumonias que se manifestam pelo menos 48 horas após a hospitalização; elas eram designadas anteriormente como pneumonias hospitalares, dentre as quais a PAV. A broncoaspiração é uma preocupação em pacientes em ventilação mecânica ou pacientes incapazes de proteger suas vias respiratórias. A pneumonia por broncoaspiração se associa a organismos anaeróbicos (p. ex., *Actinomyces* spp.). Organismos atípicos (*Mycoplasma pneumoniae*, *Chlamydia pneumoniae* e *Legionella* spp.) também devem ser considerados, assim como uma infecção viral. Nesses pacientes, deve-se fazer uma cultura quantitativa do escarro para a identificação dos organismos à admissão, podendo ser necessária uma broncoscopia para a coleta de espécimes.

As diretrizes consensuais para o tratamento da pneumonia são constantemente revisadas. As causas da pneumonia podem advir de diversos fatores que devem ser levados em consideração quando do tratamento de um paciente criticamente doente. Graças à prevalência da multidrogarresistência e à evolução dos regimes antibióticos, a prioridade deve ser a obtenção de cultura de escarro e a definição da suscetibilidade dos organismos a diversos antibióticos. Isso assegurará o uso correto de tais antibióticos.

Agentes sedativos

Os pacientes criticamente doentes com frequência necessitam de intervenção farmacológica para analgesia, sedação, controle da ansiedade e para facilitar a ventilação mecânica. A escolha dos agentes farmacológicos apropriados baseia-se na causa da agitação (Quadro 25.10), na doença subjacente, nos possíveis efeitos adversos, na história de uso anterior de fármacos e no custo. Os fármacos mais comumente usados em UTI incluem

---

Quadro 25.10 Etiologias da agitação em pacientes criticamente doentes.

- Dor
- Ventilação mecânica
- Dispneia
- Hipoxemia
- Distúrbios metabólicos
- Abstinência de álcool ou drogas
- Ansiedade
- Privação de sono
- Imobilidade
- Sepse
- Idade
- Administração de esteroides
- Doença de Alzheimer
- Déficit auditivo ou visual (grave)

---

opiáceos, benzodiazepínicos, haloperidol e propofol. Mais especificamente, o haloperidol é recomendado em pacientes apresentando *delirium*, e os opiáceos são usados sinergicamente no tratamento da dor.

Alguns fármacos podem ser administrados em doses maciças, por infusão contínua ou usando-se uma combinação das duas abordagens, embora alguns, como o haloperidol, sejam limitados à dose maciça. Ao se administrarem esses fármacos por infusão contínua, é importante monitorar com atenção a resposta do paciente e ajustar a dose de modo a atender as suas necessidades individuais. O melhor meio de conseguir isso é usando uma escala de avaliação da sedação objetiva para a avaliação e o registro consistentes da eficácia da medicação. Esse protocolo pode ajudar a evitar o uso prolongado desses fármacos e reduzir a quantidade cumulativa necessária para o controle da dor ou da agitação. Isso pode contribuir para menor estada hospitalar e para a redução do período de uso da ventilação mecânica.

Ao se usar uma infusão contínua, deve-se administrar uma pequena dose maciça adicional, se for necessário um aumento da dose, para facilitar o aumento rápido até o novo nível sanguíneo desejado. Para evitar sintomas de abstinência, as doses administradas a pacientes que receberam uma grande quantidade de opiáceos ou benzodiazepínicos por 2 semanas ou mais devem ser reduzidas gradualmente, por exemplo, pode-se reduzir a dose em 25% ao dia. Alguns protocolos promovem a conversão de infusões de benzodiazepínicos para a via enteral antes de cessar a infusão. A administração enteral é feita para manter um nível apropriado de sedação e para suspender a sedação em pacientes que precisaram de um período prolongado de uso da medicação, em geral em 7 dias. São recomendados protocolos que incluem a redução diária ou a suspensão das infusões juntamente com a interrupção da sedação diária. Outro método de monitoramento controlado pela enfermeira, o monitoramento pelo índice biespectral, foi estudado e considerado útil para o controle da sedação em pacientes criticamente doentes submetidos a sedação.[10]

Agentes bloqueadores neuromusculares

Agentes bloqueadores neuromusculares (BNM) podem ser necessários se as demandas metabólicas e o esforço respiratório continuarem a comprometer a estabilidade ventilatória ou hemodinâmica depois de se obter sedação máxima. O objetivo da terapia com agentes BNM é aumentar ao máximo a

484 Parte 6 Sistema Respiratório

oxigenação e evitar complicações, como o barotrauma (ruptura alveolar passível de levar à morte do indivíduo), que podem ser causadas por pressões ventilatórias elevadas.

A administração de agentes BNM é geralmente necessária quando se usa a modalidade de ventilação por razão inversa controlada pela pressão. Os agentes BNM *não* possuem propriedades analgésicas nem sedativas. Ao se usarem agentes BNM, há necessidade de sedação e analgesia, juntamente com a orientação ao paciente e a seus familiares. *Não se deve deixar sem atendimento um paciente quimicamente paralisado.*

Vários relatos recentes de paralisia prolongada após o uso de agentes BNM levaram muitas instituições a elaborar protocolos para indicação, monitoramento e suspensão desses agentes. Esses protocolos vão do uso de estimuladores de nervos periféricos para avaliar o nível de bloqueio neuromuscular à suspensão diária de rotina de agentes BNM para avaliar o estado neurológico e a necessidade de continuar sua administração.

Os agentes BNM comumente usados são vecurônio, atracúrio e cisatracúrio. Cada um deles tem vantagens e desvantagens relacionadas aos efeitos de fármacos concomitantes, à doença subjacente e ao custo. Tanto o atracúrio como o cisatracúrio têm menos efeitos colaterais que outros agentes BNM. Ambos os agentes são úteis em pacientes em insuficiência renal, já que sua decomposição metabólica se processa no plasma e é independente da função renal ou hepática. Esses dois agentes BNM são eliminados pela hidrólise do éster e eliminação Hoffman no plasma, que é uma degradação não enzimática espontânea, ótima ao pH e à temperatura fisiológicos. Atracúrio e cisatracúrio podem ter duração prolongada no contexto de acidose aguda ou hipotermia. Esses fármacos são benéficos para pacientes com insuficiência de múltiplos órgãos e sistemas, porque os outros agentes BNM podem ter efeitos mais prolongados tanto na insuficiência hepática quanto na renal. O cisatracúrio tem menor propensão a liberar histamina que o atracúrio.

Suporte ventilatório

Quando um paciente é incapaz de manter uma via respiratória permeável e/ou trocas gasosas adequadas, apesar de um tratamento agressivo usando as intervenções discutidas anteriormente, torna-se necessário considerar um suporte mais invasivo, com intubação e ventilação mecânica. Essa etapa tem riscos e acarreta uma sobrecarga física e psicológica significativa para paciente e família. Deve-se fazer todo o esforço no sentido de evitar a ventilação mecânica, mas ela se torna geralmente necessária quando dificuldade respiratória torna-se insuficiência respiratória.

A insuficiência respiratória é definida como a incapacidade de manter uma respiração adequada, conforme medida pelo pH, a $PaCO_2$ e a PaO_2 do sangue arterial. A insuficiência respiratória pode ser categorizada em hipoxemia ou hipercapnia. A insuficiência respiratória hipoxêmica dá-se quando PaO_2 é menor que 60 mmHg. A insuficiência respiratória por hipercapnia ocorre quando PaO_2 é menor que 60 mmHg e $PaCO_2$ excede 55 mmHg. O suporte ventilatório mecânico é indicado com frequência em casos em que os gases arteriais se deterioram além desses parâmetros. Os pacientes têm predisposição a apresentar insuficiência respiratória aguda se qualquer um dos sistemas envolvidos na respiração estiver comprometido ou for sobrepujado (Tabela 25.2). O grau de risco de desenvolvimento da insuficiência respiratória depende da capacidade do paciente em movimentar ar, secreções e sangue oxigenado.

Tabela 25.2 Possíveis eventos que causam insuficiência respiratória.

Sistema corporal	Evento
Sistema nervoso	
• Tronco cerebral	Traumatismo cranioencefálico
• Medula espinal e nervos	Poliomielite
	Fraturas cervicais (C1–C6)
	Superdosagem
Sistema muscular	
• Primário – diafragma	Miastenia *gravis*
• Secundário – respiratório	Guillain-Barré
Sistema esquelético	
• Tórax	Tórax em mangual
	Cifoescoliose
Sistema respiratório	
• Vias respiratórias	Obstrução
	Edema da laringe
	Bronquite
	Asma
• Alvéolos	Enfisema
	Pneumonia
	Fibrose
• Circulação pulmonar	Embolia pulmonar
• Sistema cardiovascular	Insuficiência cardíaca congestiva
	Sobrecarga hídrica
	Cirurgias cardíacas
	Infarto do miocárdio
Sistema gastrintestinal	Broncoaspiração
Sistema hematológico	Coagulação intravascular disseminada
Sistema geniturinário	Insuficiência renal

A enfermeira desempenha um papel no reconhecimento do início da insuficiência respiratória aguda. A identificação de pacientes de alto risco, o monitoramento e a avaliação seriados do estado respiratório e a instituição de medidas apropriadas podem retardar ou eliminar a necessidade de assistência ventilatória. Antes da intubação e da ventilação, o paciente pode ter necessidade de FiO_2 aumentada para atender à sua demanda de oxigênio.

Quando é necessária a assistência ventilatória, o objetivo da ventilação mecânica é dar suporte ao paciente durante um episódio de doença. Os objetivos clínicos da ventilação mecânica podem incluir a reversão da hipoxemia; a reversão da acidose respiratória aguda; o alívio da dificuldade respiratória; a prevenção ou reversão da atelectasia; o repouso dos músculos voluntários; a redução do consumo sistêmico de oxigênio e/ou do consumo miocárdio de oxigênio; a redução da pressão intracraniana (PIC); e a estabilização da parede torácica. A ventilação mecânica não é curativa e pode efetivamente causar complicações (como discutido mais adiante neste capítulo).

Princípios fisiológicos

Para compreender os efeitos da moderna ventilação mecânica, o leitor é encorajado a rever a fisiologia da respiração normal e da complacência pulmonar, como discutido no Capítulo 23. A relação entre as pressões intrapulmonares durante a inspiração e a expiração se inverte durante a ventilação mecânica. O aparelho de ventilação fornece o ar bombeando-o para dentro do paciente; portanto, as pressões durante a inspiração são positivas. A pressão positiva bombeada para dentro dos pulmões acarreta pressões intratorácicas aumentadas e diminuição do retorno venoso durante a inspiração. Com a instituição da PEFP, pressões ainda maiores são geradas durante a inspiração. Durante a expiração, a pressão nos pulmões diminui para o nível de PEFP "basal" e continua a ser positiva durante toda a expiração. Muitos pacientes compensam esse obstáculo ao retorno venoso aumentando o tônus venoso periférico. Na presença de condições que diminuem a resposta simpática (p. ex., hipovolemia, sepse, cardiopatia, fármacos ou idade mais avançada), pode ocorrer hipotensão. Além disso, um volume corrente elevado (acima de 10 a 12 mℓ/kg) que gere pressões iguais ou superiores a 35 cmH$_2$O não apenas reduz o débito cardíaco como também aumenta o risco de pneumotórax.

A pressão positiva pode ocasionar um barotrauma. O barotrauma ocorre quando o ar extravasa dos alvéolos para o espaço pleural; isso é designado como pneumotórax. Outra forma de lesão pulmonar é designada como volutrauma e é causada pela administração de um grande volume corrente em pacientes com pulmões rígidos, não complacentes. No volutrauma, os alvéolos apresentam fraturas que permitem que líquido e proteínas se infiltrem nos pulmões. Esse fenômeno é uma forma de edema pulmonar não cardiogênico. A lesão pulmonar por barotraumas ou volutraumas pode aumentar a mortalidade, sobretudo em pacientes suscetíveis (como aqueles portadores de asma ou SARA). Para evitar a lesão pulmonar, é importante determinar a complacência pulmonar e, assim, poder ajustar o aparelho de ventilação de maneira apropriada a fim de reduzir a um mínimo as pressões nas vias respiratórias.

Lesão pulmonar associada ao ventilador (LPAV) e *lesão pulmonar induzida pelo ventilador* (LPIV) são termos usados para descrever o dano aos pulmões pela ventilação prolongada. Outras causas de LPAV e LPIV são o volutrauma decorrente da expansão excessiva dos alvéolos por elevadas pressões ventilatórias e o atelectrauma, que consiste na lesão induzida por cisalhamento pela abertura e fechamento repetidos dos alvéolos. Além disso, níveis elevados prolongados de FIO_2, pressões e volumes elevados que ocasionam a perda de surfactante, assim como inflamação do tecido pulmonar e dos alvéolos e a lesão primária da pneumonia ou da broncoaspiração resultam em lesão pulmonar enquanto o aparelho de ventilação do paciente está com parâmetros que afetam o tecido pulmonar. Pacientes vulneráveis apresentando LPA ou SARA podem ter maior propensão a LPAV ou LPIV.

A comunidade médica nos EUA elaborou um sistema de pesquisa para a investigação diagnóstica e tratamento da SARA, designado como ARDSNet.[11] Os protocolos do ARDSNet para a proteção dos pulmões (em relação à LPAV e à LPIV) de pacientes em ventilação mecânica recomendaram o seguinte:

- Manter as pressões de platô < 30 cm H$_2$O
- Reduzir para 50% a FIO_2
- Manter o Vc entre 5 e 6 mℓ/kg do peso corporal ideal ou menos
- Manter a PEFP para evitar o colabamento dos alvéolos ao final da expiração.[11]

Vem sendo demonstrado maior interesse na comparação dos riscos de mortalidade e morbidade associados com o uso precoce de remoção de CO$_2$ extracorpóreo na SARA com aqueles associados às diretrizes convencionais para SARA. Alguns estudos não revelaram alteração significativa na mortalidade e na morbidade em 28 dias, mas tal abordagem pode ter seu mérito como estratégia de resgate quando outras terapias tradicionais tiverem falhado.[11]

■ Complacência

A complacência designa a capacidade do pulmão de se distender. Em termos de sua complacência, o pulmão é frequentemente comparado a um balão. Inicialmente, ele se mostra difícil de inflar (não complacente) até que seja esticado. Após repetidas inflações, o balão perde essa resistência elástica (excessivamente complacente), tornando-se muito fácil enchê-lo. Em condições que reduzem a elasticidade do pulmão, como inflamação, alterações fibróticas ou edema, há necessidade de maior força para inflar o pulmão. Um paciente com pulmões normais submetido a aparelho de ventilação deve ter complacência próxima de 100 mℓ/cmH$_2$O (normal). Em contraste, um paciente com patologia pulmonar que cause pulmões "rígidos" (p. ex., SARA, sarcoidose) submetido ao ventilador tem complacência baixa, de até 20 a 30 mℓ/cmH$_2$O, indicando um grave comprometimento pulmonar.

Ao se administrar determinado volume de gás a um paciente em um aparelho de ventilação mecânica, o medidor de pressão do aparelho se eleva lentamente do zero à pressão inspiratória máxima (PIM). A elevação da pressão é causada pela resistência (ao fluxo) das vias respiratórias, assim como pela complacência do pulmão e da parede torácica (Quadro 25.11). Um gráfico da pressão ao longo do tempo, mostrando a inspiração, seria semelhante ao exemplo mostrado na Figura 25.6. As pressões dinâmicas e a PIM dão uma indicação tanto da resistência das vias respiratórias como da complacência pulmonar.

■ Pressão estática

Uma das medidas usadas para a obtenção da complacência é a pressão estática ou pressão de platô. A pressão de platô é obtida pressionando-se o botão de suspensão inspiratória final

Quadro 25.11 Fatores que diminuem a complacência.

Fatores das vias respiratórias
- Fluxo máximo
- Tamanho das vias respiratórias
- Obstruções das vias respiratórias
- Obstruções externas (tubos do aparelho de ventilação com dobras ou água na tubulação)

Fatores pulmonares
- Elasticidade (rigidez) do pulmão
- Presença da autopressão expiratória final positiva (PEFP)
- Derivação (SARA)

Fatores da parede torácica
- Deformidades da parede torácica
- Posição do paciente
- Compressão externa da parede torácica ou do diafragma (abdome distendido, obesidade)

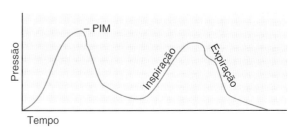

Figura 25.6 Gráfico mostrando a pressão inspiratória máxima (PIM).

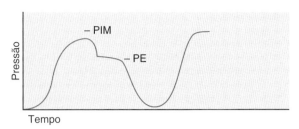

Figura 25.7 Gráfico mostrando a pressão estática (PE) e a pressão inspiratória máxima (PIM).

em um aparelho de ventilação, ao final de uma inspiração máxima, enquanto em uma modalidade de ventilação por volume. Isso mantém o volume de ar administrado no tórax do paciente, impedindo a expiração. A PIM se reduz a uma pressão de platô com essa manobra, que reflete a pressão necessária para manter abertos os pulmões. Um gráfico mostrando a pressão estática e a PIM pode ser visto na Figura 25.7. A complacência estática é determinada dividindo-se o volume corrente pela pressão de platô menos a PEFP total:

Vc expirado/[pressão de platô − PEFP] = complacência estática

Uma complacência maior indica que o pulmão é distendido mais facilmente, enquanto uma complacência menor indica que o pulmão está mais rígido e é mais difícil distendê-lo. Em outras palavras, uma complacência maior é melhor. A complacência baixa pode se dever a pulmões rígidos, como na SARA, a uma parede torácica restritiva (i. e., cifoescoliose) ou à ventilação apenas de uma pequena parte do pulmão, como ocorre no colabamento pulmonar parcial resultante da consolidação. Medidas seriadas da complacência, realizadas pelo profissional do cuidado respiratório, podem alertar a enfermeira quanto a reduções súbitas, que podem dever-se a um pneumotórax, a tampões de muco ou a um edema pulmonar.

Material

Dispõe-se de muitos sistemas diferentes de suporte ventilatório. Os aparelhos de reanimação manual são tipicamente usados em emergências, como a insuficiência respiratória aguda. Há vários tipos de aparelhos de ventilação mecânica em uso, e eles oferecem várias modalidades.

Aparelhos de reanimação manual

A primeira linha de defesa da enfermeira na insuficiência respiratória aguda é a BRM, designada por vezes como bolsa ambu ou dispositivo bolsa-válvula. Durante a RCP ou a hiperinflação com compressão da bolsa e sucção de qualquer paciente em ventilação mecânica, BRM com reservatórios devem ser usadas e ligadas a uma fonte de oxigênio para a administração de concentrações de oxigênio de 74 a 100%. BRM sem reservatórios podem administrar uma FiO_2 menor, mas também têm de ser ligadas a uma fonte de oxigênio.

O conhecimento da bolsa e a habilidade em seu manejo são requisitos fundamentais. A função desse aparelho de ventilação simples pode ser comparada àquela dos modelos mais sofisticados. As orientações que se seguem se referem ao aparelho de reanimação manual:

- A força da compressão da bolsa determina o volume corrente administrado ao paciente
- O número de compressões manuais por minuto determina a frequência respiratória assistida
- A força e a frequência com que a bolsa é comprimida determinam o fluxo máximo.

Enquanto a bolsa estiver sendo usada, a enfermeira deve observar cuidadosamente a elevação do tórax do paciente para determinar se a bolsa está ventilando corretamente e se está havendo alguma distensão gástrica (abdominal). Além disso, o grau de resistência encontrado pode indicar, *grosso modo*, a complacência pulmonar. Caso se torne progressivamente mais difícil ventilar para um paciente, deve-se considerar aumento nas secreções, pneumotórax, broncospasmos em agravamento ou outra condição que possa diminuir a complacência de um paciente. As respirações administradas a um paciente consciente devem ser aplicadas de modo a coincidir com o esforço inspiratório espontâneo, para que o desconforto da respiração assincrônica não acarrete ansiedade; o paciente não vai então tolerar a ventilação adicional.

Ao administrar respirações com uma BRM, a enfermeira dá um tempo para a expiração completa entre as incursões respiratórias para impedir o ar preso (designado como auto-PEFP), que pode causar hipotensão e barotrauma, sobretudo em pacientes com doença obstrutiva das vias respiratórias.

Aparelhos de ventilação mecânica

O objetivo da ventilação mecânica é manter uma ventilação alveolar apropriada às necessidades metabólicas do paciente, corrigir a hipoxemia e aumentar ao máximo o transporte de oxigênio. Os aparelhos de ventilação são classificados em duas categorias: aparelhos a pressão positiva e aparelhos a pressão negativa. Qualquer que seja o tipo ou o modelo usado, a enfermeira deve estar familiarizada com a função e as limitações do aparelho de ventilação. A discussão a seguir aborda a evolução da tecnologia desses aparelhos e seu uso subsequente na prática clínica.

Aparelhos de ventilação por pressão positiva

▶ **Aparelhos de ventilação por volume.** O aparelho de ventilação por volume é comumente usado em contextos de cuidados críticos. O princípio básico desse aparelho de ventilação é que um volume designado de ar é administrado a cada respiração. O grau de pressão necessário para a oferta do volume estabelecido depende da complacência pulmonar do paciente e de fatores de resistência do paciente-aparelho de ventilação. Por essa razão, é preciso monitorar a PIM nas modalidades de volume, porque ela varia de uma respiração para outra. Ao se usar essa modalidade de ventilação, selecionam-se para as respirações mecânicas uma frequência respiratória, o tempo inspiratório e o volume corrente.

▶ **Aparelhos de ventilação por pressão.** O uso de aparelhos de ventilação por pressão está aumentando nas unidades de cuidados críticos. Uma modalidade de pressão típica administra ao paciente uma pressão gasosa selecionada ao início da inspiração e mantém a pressão durante toda a fase inspiratória. Atendendo-se à demanda de fluxo inspiratório do paciente durante toda a inspiração, o esforço do paciente é reduzido e o conforto, aumentado. A pressão é consistente com essa modalidade, mas o volume não é. O volume se altera com base em alterações na resistência ou na complacência. A variável a ser monitorada com atenção, portanto, é o volume corrente expirado. Ao serem usadas as modalidades de pressão, escolhe-se

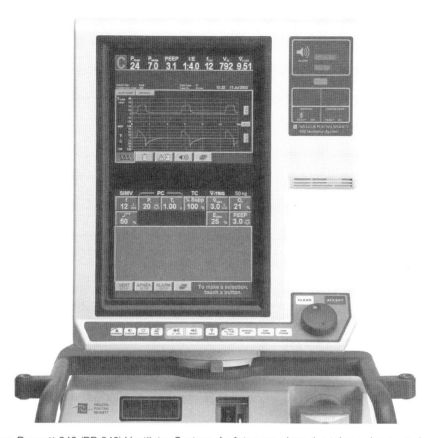

Figura 25.8 O Puritan-Bennett 840 (PB 840) Ventilator System. As fotos em *close* das telas e dos controles são um exemplo dos tipos de controles usados em aparelhos de ventilação controlados por computador. A enfermeira deve familiarizar-se com a pausa do alarme e o ajuste da FIO$_2$. Ela deve conhecer os níveis de alarme para poder responder imediatamente em situações de grande urgência e saber o significado do problema de alarme mostrado na tela superior desse aparelho de ventilação. A familiaridade com os sistemas de alarme e os controles destes e dos aparelhos de ventilação de outros fabricantes é essencial para toda e qualquer enfermeira que cuide de pacientes em uso de ventilador.

o nível de pressão que vai ser administrado, e, em algumas das opções (descritas mais diante), a frequência e o tempo inspiratório também são previamente selecionados. A Figura 25.8 mostra um típico aparelho de ventilação, com um sistema controlado por computador, e múltiplas telas mostrando dados de monitoramento e a modalidade de ventilação.

▸ **Aparelhos de ventilação oscilatórios a alta frequência.** O aparelho de ventilação a alta frequência realiza a oxigenação pela difusão de oxigênio e dióxido de carbono de elevados gradientes de concentração para gradientes baixos. Esse movimento de difusão é aumentado quando se aumenta a energia cinética das moléculas gasosas. Os aparelhos de ventilação a alta frequência usam pequenos volumes correntes (1 a 3 mℓ/kg) a frequências acima de 100 incursões/minuto medidas em Hertz. O padrão respiratório de uma pessoa em um aparelho de ventilação a alta frequência é, até certo ponto, análogo ao padrão respiratório de um cão ofegante; ofegar acarreta o movimento de pequenos volumes de ar a uma frequência muito rápida.

Teoricamente, um aparelho de ventilação a alta frequência deveria ser usado para obter pressões ventilatórias máximas mais baixas, reduzindo assim o risco de barotrauma e melhorando o descompasso ventilação–perfusão devido a suas características de aporte de fluxo diferentes. Os efeitos adversos potenciais associados aos aparelhos de ventilação a alta frequência incluem o sequestro gasoso e a traqueobronquite necrosante, quando usados na ausência de umidificação adequada. A eficácia e a segurança da ventilação oscilatória de alta frequência nos pacientes de cuidados críticos com SARA moderada a grave vêm sendo questionadas; faltam benefícios associados à prática, a qual pode aumentar mortalidade intra-hospitalar.[12]

Modalidades de ventilação

Várias modalidades diferentes de controle ventilatório estão disponíveis nos aparelhos de ventilação. A Figura 25.9 e a Tabela 25.3 comparam essas modalidades. As modalidades de volume incluem a modalidade controle-assistida (C/A) e modalidade de ventilação sincronizada intermitente obrigatória (VSIO). As modalidades de pressão incluem a modalidade de ventilação com suporte de pressão (VSP), a modalidade de ventilação controlada por pressão (VCP), a modalidade de ventilação com liberação da pressão nas vias respiratórias (VLPR), a modalidade com opções de pressão garantidas pelo volume (OPGV), a modalidade de ventilação com CPAP/PEFP e a modalidade não invasiva BiPAP. Não há uma modalidade que seja a melhor para o tratamento de pacientes em insuficiência respiratória, mas cada uma tem suas vantagens e desvantagens.

■ **Modalidades de volume**

▸ **Modalidade controle-assistida.** Na modalidade controle-assistida, ou volume-controlada, como é muitas vezes chamada, é escolhida uma frequência obrigatória (ou "controle"). Se desejar respirar mais rápido, o paciente pode

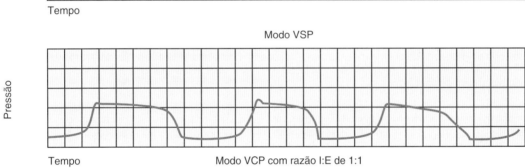

Figura 25.9 Comparação dos modos de ventilação usando o monitoramento contínuo da pressão nas vias respiratórias.

Tabela 25.3 Comparação das modalidades de ventilação.

Modalidade ventilatória	Indicações	Vantagens/desvantagens	Monitoramento especial
Controle-assistida C/A	Frequentemente usada como modalidade inicial de ventilação	*Vantagens*: Assegura suporte ventilatório durante toda e qualquer respiração Mesmo volume corrente a cada respiração *Desvantagens*: Hiperventilação, retenção de ar; pode tornar necessárias sedação e paralisia	Esforço respiratório pode aumentar se a sensibilidade ou a razão de fluxo estiverem demasiado baixas
Ventilação sincronizada intermitente obrigatória (VSIO)	Frequentemente usada como modalidade inicial de ventilação e para o desmame da ventilação	*Vantagens*: Permite respirações espontâneas (volume corrente determinado pelo paciente) entre as respirações do aparelho de ventilação; o desmame é realizado reduzindo-se gradualmente a frequência estabelecida e permitindo que o paciente assuma um esforço maior *Desvantagens*: Possível assincronia paciente–aparelho de ventilação	

Capítulo 25 Cuidado ao Paciente | Sistema Respiratório **489**

Tabela 25.3 Comparação das modalidades de ventilação. (*Continuação*)

Modalidade ventilatória	Indicações	Vantagens/desvantagens	Monitoramento especial
Ventilação por suporte de pressão (VSP)	Pulsão respiratória preservada no paciente necessária Usada como modalidade para o desmame e em alguns casos de assincronia	*Vantagens*: Diminui o esforço respiratório; aumenta o conforto do paciente; pode ser combinada à VSIO para possibilitar uma modalidade mais confortável *Desvantagens*: Não deve ser usada em pacientes com broncospasmo agudo ou com alterações do estado mental e respiração espontânea reduzida	Ajustar o nível da VSP para manter a frequência respiratória e o volume corrente desejados Monitorar quanto a alterações na complacência, que podem ocasionar alterações no volume corrente Monitorar frequência respiratória e volume corrente pelo menos de hora em hora
Ventilação controlada por pressão (VCP)	Usada para limitar as pressões de platô que podem causar barotraumas SARA grave	*Desvantagens*: Assincronia paciente–aparelho de ventilação possível, tornando necessária a sedação/paralisia	Monitorar volume corrente pelo menos de hora em hora Monitorar quanto a barotrauma, instabilidade hemodinâmica
Ventilação à razão inversa (VRI)	Usada geralmente em conjunção à VCP	*Vantagens*: Aumenta a razão I:E para possibilitar o recrutamento dos alvéolos e melhorar a oxigenação *Desvantagens*: Quase sempre requer paralisia	
Opções de pressão e volume garantido (OPVG)	Combina as vantagens da ventilação por pressão a um volume corrente garantido	*Vantagens*: Assegura a oferta de um volume corrente *Desvantagens*: Exige um conhecimento sofisticado da modalidade e análise das formas de onda	Monitorar quanto a auto-PEFP, barotrauma e instabilidade hemodinâmica
Pressão positiva contínua nas vias respiratórias (CPAP)	Pressão positiva contínua nas vias respiratórias para pacientes que respiram espontaneamente	*Vantagens*: Usada em pacientes intubados ou não intubados *Desvantagens*: Em alguns sistemas, não há alarmes quando a frequência respiratória diminui	Monitorar quanto ao aumento do esforço respiratório
Ventilação não invasiva por dois níveis de pressão positiva (BiPAP)	Hipoventilação noturna em pacientes apresentando doenças neuromusculares, deformidades da parede torácica, apneia obstrutiva do sono e DPOC; para evitar a intubação; para evitar a reintubação logo de início após a extubação	*Vantagens*: Custo diminuído quando os pacientes podem ser cuidados em casa; sem necessidade de via respiratória artificial *Desvantagens*: Desconforto ou claustrofobia do paciente	Monitorar quanto à ocorrência de distensão gástrica, escape de ar pela boca, risco de broncoaspiração

colocar em ação o aparelho de ventilação e receber uma respiração de volume integral. Essa modalidade de ventilação é frequentemente usada para o suporte integral dos pacientes, tal como os casos em que o paciente é intubado pela primeira vez ou naqueles em que o paciente está fraco demais para realizar o esforço de respirar espontaneamente (p. ex., a recuperação da anestesia).

▶ **Modalidade de ventilação sincronizada intermitente obrigatória (VSIO).** Na modalidade VSIO, a frequência e o volume corrente são previamente estabelecidos. Se o paciente quiser respirar acima dessa frequência, isso é possível. Em contraste com a modalidade C/A, porém, quaisquer respirações realizadas acima da frequência fixada são respirações espontâneas realizadas por meio de circuito do aparelho de ventilação. O volume corrente dessas respirações pode variar drasticamente em relação ao volume corrente fixado no aparelho de ventilação, porque o volume corrente é determinado unicamente pelo esforço espontâneo do paciente. A adição de um suporte de pressão (discutido na próxima seção) durante respirações espontâneas pode reduzir a um mínimo

o risco de um esforço respiratório aumentado. Em épocas anteriores, a VSIO era usada como modalidade popular para a suspensão da ventilação. Na suspensão, as respirações obrigatórias do paciente são diminuídas gradativamente, permitindo assim que o paciente assuma cada vez mais o esforço para respirar.

■ **Modalidades de pressão**

▶ **Modalidade de ventilação com suporte de pressão.** A modalidade VSP intensifica ou auxilia os esforços respiratórios espontâneos aportando um elevado fluxo gasoso a um nível de pressão previamente selecionado no início da inspiração e mantendo esse nível durante toda a fase inspiratória. O esforço do paciente determina a frequência, o fluxo inspiratório e o volume corrente. Quando se usa a modalidade VSP como modalidade única de ventilação, o nível de suporte de pressão é ajustado para obter aproximadamente o volume corrente e a frequência respiratória desejados. A níveis elevados de pressão, a modalidade VSP proporciona um suporte ventilatório praticamente total.

490 **Parte 6** Sistema Respiratório

A VSP é usada especificamente para promover o conforto do paciente e sua sincronia com o aparelho de ventilação; diminuir o esforço respiratório necessário para superar a resistência ao TET; e para suspender a ventilação. Como instrumento para a suspensão, a VSP aumenta supostamente a resistência dos músculos respiratórios, diminuindo o esforço físico e as necessidades de oxigênio durante a respiração espontânea. O condicionamento de resistência melhora porque o nível de suporte de pressão pode ser diminuído gradualmente.

Na modalidade VSP, é preciso monitorar atentamente o volume corrente inspirado e a frequência respiratória para detectar alterações na complacência pulmonar. Em geral, se a complacência diminuir ou a resistência aumentar, o volume corrente diminui e a frequência respiratória aumenta. A modalidade VSP deve ser usada com cautela em pacientes apresentando broncospasmo ou outras condições reativas das vias respiratórias.

▸ **Modalidade de ventilação controlada por pressão.** A modalidade VCP é usada para controlar as pressões de platô em condições como a SARA, em que a complacência está diminuída e o risco de barotrauma é elevado. Ela é usada quando o paciente apresenta problemas de oxigenação persistentes apesar de uma FiO_2 elevada e de níveis elevados de PEFP. É preciso escolher o nível de pressão inspiratória, a frequência respiratória e a razão inspiração/expiração (I:E). O volume corrente varia com a complacência, e a resistência das vias respiratórias deve ser monitorada com atenção. A sedação e o uso de BNM são frequentemente indicados, porque qualquer assincronia paciente-aparelho de ventilação geralmente acarreta uma redução profunda na SaO_2. Isso é particularmente válido quando são usadas razões inversas. A sensação "não natural" dessa modalidade torna frequentemente necessário o uso de relaxantes musculares para assegurar a sincronia paciente–aparelho de ventilação.

Muitos aparelhos de ventilação operam com um curto tempo inspiratório e um longo tempo expiratório (razão 1:2 ou 1:3). Isso promove o retorno venoso e dá tempo para o ar sair passivamente dos pulmões. A modalidade de ventilação à razão inversa (VRI) faz uma inversão dessa razão, de modo que o tempo inspiratório é igual ou superior ao tempo expiratório (1:1 a 4:1). Razões I:E inversas são usadas em conjunção ao controle da pressão para melhorar a oxigenação em pacientes portadores da SARA pela expansão de alvéolos rígidos pelo uso de tempos de distensão mais longos, dando assim maior oportunidade para as trocas gasosas e impedindo o colabamento alveolar.

Com a diminuição do tempo expiratório, a enfermeira tem de monitorar quanto à ocorrência de hiperinflação ou auto-PEFP. Distensão alveolar regional excessiva e barotrauma podem ocorrer em consequência de uma PEFP total excessiva. Quando se usa a modalidade VCP, a pressão média nas vias respiratórias e a pressão intratorácica se elevam, acarretando potencialmente diminuição do débito cardíaco e do aporte de oxigênio. Por essa razão, é necessário monitorar atentamente o estado hemodinâmico do paciente.

▪ Modalidade de ventilação com liberação da pressão nas vias respiratórias

A VLPR tem sido usada em pacientes vítimas de traumatismo e pacientes portadores da SARA para reduzir pressão nas vias respiratórias e diminuir o volume minuto, ao mesmo tempo que permite a respiração espontânea durante todo o ciclo de ventilação, tudo isso com diminuição da sedação e do uso de BNM. A modalidade VLPR permite que sejam seguidas estratégias protetoras pulmonares, com limitação das pressões de platô e das pressões máximas. A modalidade funciona estabelecendo um modo de ventilação temporalmente desencadeada, limitada pela pressão e com ciclos temporais. Consiste em um ajuste de alta pressão e um ajuste de baixa pressão, com o recrutamento e a oxigenação ocorrendo durante o ajuste de alta pressão por um intervalo de tempo fixo longo (5 segundos), seguido de uma breve liberação controlada (0,6 segundo) ao ajuste de baixa pressão. Isso significa que o paciente respira espontaneamente tanto a uma pressão alta fixa, com tempos breves fixados previamente, quanto a uma pressão baixa, que é sincronizada durante a expiração. Como o paciente respira espontaneamente durante ambas as fases, a de pressão alta e a de pressão baixa, a sedação pode ser limitada. A suspensão da VLPR é feita diminuindo-se o limite de alta pressão enquanto se aumenta o tempo de exposição à pressão alta. Ao mesmo tempo, pode-se diminuir o limite de pressão baixa, possibilitando a redução da pressão média nas vias respiratórias. Em geral, o limite de pressão baixa é reduzido para 5 cmH_2O e, com a redução da alta pressão, isso permite a liberação a um nível de PEFP que impede o não recrutamento. Quando o paciente tolera uma FiO_2 de 50% ou menos, ele pode ser passado à VSP e à suspensão subsequente. Essa modalidade pode melhorar a oxigenação e impedir a LPAV e a LPIV em pacientes com SARA ou LPA.[13]

▪ Modalidade com opções de pressão e volume garantido

A modalidade OPVG assegura a oferta de um volume corrente prescrito enquanto se usa um padrão de fluxo em desaceleração, por meio de uma respiração "sob pressão". As opções incluem tanto parâmetros de frequência espontânea como controle, e a garantia de volume é provida de maneira diferente, dependendo do aparelho de ventilação. A OPVG pode ser usada em pacientes agudamente doentes e também em pacientes mais estáveis, já em suspensão da ventilação. Alguns exemplos incluem as opções de suporte de volume e de controle do volume regulado pela pressão (Siemens Medical), e também a de aumento da pressão (Bear Medical Systems).

Em pacientes agudamente doentes instáveis, essa opção pode proporcionar a ventilação com pressão, garantindo ao mesmo tempo o volume corrente e a ventilação minuto a uma frequência fixa. Em pacientes com respiração espontânea, a opção é usada como "segurança" quando se deseja uma ventilação sob pressão. O uso de uma garantia de volume em pacientes que respiram espontaneamente pode ser particularmente importante à noite (quando a frequência respiratória e o volume respiratório normalmente diminuem) e em pacientes nos quais as secreções são um problema (porque as secreções diminuem a resistência e acarretam volumes espontâneos menores).

▪ Modalidade de pressão positiva contínua nas vias respiratórias/pressão expiratória final positiva

CPAP é o termo usado quando a PEFP é suprida durante a respiração espontânea. PEFP é o termo usado para descrever a pressão expiratória final positiva com respirações por pressão positiva. A CPAP ajuda pacientes que estejam respirando espontaneamente a melhorar sua oxigenação, elevando a pressão expiratória final nos pulmões durante todo o ciclo respiratório. A CPAP pode ser usada em pacientes intubados e não intubados. Pode ser usada como modalidade para a suspensão da ventilação e para a ventilação noturna (CPAP nasal ou por máscara), para manter abertas as vias respiratórias superiores, impedindo a obstrução das vias respiratórias superiores em pacientes com apneia obstrutiva do sono.

A PEFP é a pressão positiva exercida ao final da expiração. É uma prática comum usar níveis baixos de PEFP (2 a 5 cmH$_2$O) em pacientes intubados. A PEFP é aumentada em incrementos de 2 a 5 cmH$_2$O na presença de níveis de F$_{\text{I}}$O$_2$ acima de 50%, para obter uma SaO$_2$ aceitável (acima de 90%) ou uma PaO$_2$ aceitável (acima de 60 a 70 mmHg). A PEFP é mais comumente necessária em pacientes com hipoxemia refratária (como aqueles com SARA), nos quais a PaO$_2$ se deteriora rapidamente, apesar da administração de oxigênio a concentrações maiores.

A PEFP é usada para manter os alvéolos abertos à força e pode recrutar unidades alveolares que se encontram total ou parcialmente colabadas durante qualquer modalidade de ventilação. Essa pressão expiratória final aumenta a capacidade residual funcional (CRF) por reinflar alvéolos colabados, mantém os alvéolos em uma posição aberta e melhora a complacência pulmonar. Isso diminui a derivação e melhora a oxigenação. Além disso, há algumas evidências de que manter os alvéolos abertos aumente a regeneração do surfactante. Níveis elevados de PEFP raramente devem ser interrompidos, porque podem ser necessárias algumas horas para recrutar novamente os alvéolos e restaurar a CRF; até que isso ocorra, a oxigenação pode ser afetada. Em pacientes que não têm um volume sanguíneo circulante adequado, a instituição da PEFP diminui o retorno venoso ao coração, o débito cardíaco e o aporte de oxigênio aos tecidos. Quando há hipotensão ou diminuição do débito cardíaco em consequência da aplicação da PEFP, a restauração do volume intravascular circulante pela hidratação IV pode corrigir a hipotensão. Outra complicação grave da PEFP é o barotrauma. Este pode ocorrer em qualquer paciente em ventilação mecânica, mas é mais comum quando são usados altos níveis de PEFP (10 a 20 cmH$_2$O ou mais) em pulmões com pressões ventilatórias elevadas e complacência baixa e em pacientes com doença obstrutiva das vias respiratórias. A ocorrência do barotrauma é uma emergência e, geralmente, torna necessária a colocação de um dreno torácico por ocasião de pneumotórax.

■ Modalidade de ventilação não invasiva por dois níveis de pressão positiva

A BiPAP é uma forma não invasiva de ventilação mecânica, provida por meio de máscara nasal, cateter nasal ou máscara facial integral. É usada no tratamento de pacientes em insuficiência respiratória crônica para tratar a insuficiência respiratória aguda ou crônica sem intubação e a ventilação mecânica convencional. Também é usada como uma ponte para suspender a ventilação mecânica em pacientes e como alternativa à ventilação mecânica convencional em pacientes que são ventilados em sua própria casa. O sistema permite ao clínico escolher dois níveis de suporte por pressão positiva: um nível de suporte da pressão inspiratória (designado como IPAP) e uma pressão expiratória designada como EPAP (nível PEFP/CPAP). Como a BiPAP possibilita a provisão de uma inspiração assistida a uma frequência fixa pelo aparelho de ventilação, é possível a aplicação dessa modalidade a pacientes que hipoventilam e também àqueles que apresentam obstrução durante o sono.

A BiPAP é benéfica em pacientes com agravamento da hipoventilação, episódios de apneia obstrutiva ou ambos. Também é útil para evitar a intubação em pacientes apresentando insuficiência respiratória e hipercarbia, bem como para evitar a reintubação após a extubação em pacientes fronteiriços. O uso de máscara facial integral pode aumentar o risco de broncoaspiração e o risco de reinspiração de dióxido de carbono; por essa razão, a ventilação com máscara facial completa deve ser usada com cautela. Secreções espessas ou copiosas e tosse deficiente podem ser contraindicações relativas à BiPAP.

Uso de aparelhos de ventilação mecânica

■ Ajuste dos controles do aparelho

A enfermeira tem de saber como monitorar os diversos aparelhos de ventilação, as modalidades e os controles antes de administrar o suporte ventilatório mecânico a um paciente. A seção a seguir discute esses diversos controles e ajustes e suas implicações para o cuidado de enfermagem. Em algumas instituições, os terapeutas respiratórios compartilham da responsabilidade pela administração da ventilação ou têm responsabilidade total nisso, mas a enfermeira ainda precisa estar plenamente ciente das implicações para o paciente da modalidade e do nível de suporte mecânico.

Os ajustes do aparelho de ventilação devem ser frequentemente avaliados em relação à resposta do paciente. As complicações induzidas iatrogenicamente incluem a ventilação excessiva (que causa alcalose respiratória) e a ventilação insuficiente (que causa acidose respiratória ou hipoxemia). Estudos da gasometria arterial determinam a eficácia da ventilação mecânica. Pacientes portadores de doenças pulmonares crônicas, porém, devem ser ventilados de modo a ficar relativamente perto dos valores normais de seus gases arteriais. Isso geralmente significa aceitar níveis relativamente altos de dióxido de carbono e/ou uma oxigenação abaixo da média.

▶ **Fração de oxigênio inspirado.** Os aparelhos de ventilação permitem o ajuste da porcentagem de oxigênio (F$_{\text{I}}$O$_2$) por analisadores de oxigênio internos ou externos ao circuito, permitindo assim que a enfermeira verifique a F$_{\text{I}}$O$_2$ que está sendo administrada. Alterações na F$_{\text{I}}$O$_2$ baseiam-se na gasometria arterial e na SaO$_2$. Geralmente, a F$_{\text{I}}$O$_2$ é ajustada de modo a manter uma SaO$_2$ acima de 90% (cerca do equivalente a uma PaO$_2$ acima de 60 mmHg). A toxicidade do oxigênio é uma preocupação em casos em que há necessidade de F$_{\text{I}}$O$_2$ acima de 60% por mais de 24 horas; por essa razão, muitos clínicos tentam usar estratégias que possibilitem F$_{\text{I}}$O$_2$ de 60% ou menos.

▶ **Frequência respiratória.** O número de incursões respiratórias por minuto administradas ao paciente pode ser configurado diretamente em muitos aparelhos de ventilação modernos. O monitoramento do aparelho de ventilação precisa ser realizado com frequência quanto às configurações apropriadas, à resposta do paciente e à perviedade das vias respiratórias. No aparelho de ventilação por pressão, o tempo inspiratório determina a duração da inspiração, regulando a razão de fluxo gasoso. Quanto maior for a razão de fluxo, mais rapidamente é atingida a pressão máxima nas vias respiratórias e mais curta é a inspiração; reciprocamente, quanto menor for a razão de fluxo, mais longa é a inspiração. Uma razão de fluxo muito alta pode produzir turbulência, inspirações superficiais e distribuição não uniforme do volume.

A frequência respiratória multiplicada pelo volume corrente equivale à ventilação minuto (FR × Vc = VM). O volume minuto, por sua vez, determina a ventilação alveolar. Esses dois parâmetros são ajustados de acordo com a PaCO$_2$. Aumentar o volume minuto diminui a PaCO$_2$; reciprocamente, diminuir o volume minuto aumenta a PaCO$_2$. Em casos especiais, deseja-se a hipoventilação ou a hiperventilação. Em um paciente com uma lesão cranioencefálica, por exemplo, a alcalose respiratória pode ser necessária para promover a vasoconstrição cerebral, com uma consequente redução da PIC. Nesse caso, o volume corrente e a frequência respiratória são aumentados para obter o pH alcalótico desejado pela manipulação da PaCO$_2$. Em contraste, um paciente com DPOC cuja gasometria arterial basal reflita uma PaCO$_2$ elevada não deve ser hiperventilado; o objetivo deve ser, em vez disso, a restauração da PaCO$_2$ basal. Esses pacientes costumam apresentar uma grande carga de ácido carbônico, e a diminuição rápida de seus níveis de dióxido de carbono pode ocasionar crises convulsivas. Ajustes na frequência também podem ser necessários para aumentar o conforto do paciente, ou quando frequências rápidas causam um sequestro de ar que acarreta auto-PEFP.

▶ **Volume corrente (Vc).** No aparelho de ventilação por volume, o número de mililitros de ar a serem administrados a cada respiração é fixado pelo clínico. Eram usados tradicionalmente volumes correntes (Vc) de 10 a 15 mℓ/kg de peso corporal. As pesquisas identificaram um fenômeno de lesão pulmonar iatrogênica (LPIV ou LPAV), em que forças produzidas nos pulmões pelos grandes volumes correntes podem agravar os danos infligidos aos pulmões pelo processo patológico que tornou necessária a ventilação mecânica.[11] Por essa razão, são recomendados atualmente volumes correntes-alvo mais baixos (5 a 8 mℓ/kg).

▶ **Fluxo máximo.** O fluxo máximo é a velocidade de fluxo gasoso por unidade de tempo, sendo expresso em litros por minuto. Em muitos aparelhos de ventilação por volume, esse é um botão de configuração separado. Na presença de auto-PEFP (devido a um tempo expiratório inadequado), o fluxo máximo é aumentado para diminuir o tempo inspiratório, de modo que o paciente possa expirar de maneira completa. No entanto, aumentar o fluxo máximo aumenta a turbulência, o que se reflete em aumento das pressões nas vias respiratórias.

▶ **Limite de pressão inspiratória.** Em aparelhos de ventilação com ciclos de volume, o controle do limite de pressão inspiratória (LPI) limita a pressão mais alta permitida no circuito do aparelho de ventilação. A inspiração chega ao término ao ser atingido o limite de pressão mais alto. Portanto, se o LPI estiver sendo atingido frequentemente, o volume corrente designado não está sendo administrado ao paciente. A causa disso pode ser tosse, acúmulo de secreções, tubulação ou circuito do aparelho com dobras, pneumotórax, complacência decrescente ou um alarme do limite de pressão fixado a um nível demasiado baixo. O LPI é usado na VSP para ajustar a pressão durante a respiração espontânea, proporcionando redução do trabalho respiratório. A suspensão pode ser feita na modalidade de ventilação com suporte de pressão reduzindo-se o LPI a níveis baixos, enquanto o paciente aumenta o esforço respiratório.

▶ **Pressão expiratória final positiva.** O controle da PEFP ajusta a pressão que é mantida nos pulmões ao final da expiração. A PEFP e a CPAP podem ser visualizadas no medidor ou no visor da pressão respiratória. Em vez de retornar a zero (pressão atmosférica) ao final da expiração, o valor da pressão se reduz ao nível PEFP/CPAP. A redução da PEFP é considerada se o paciente apresentar PaO$_2$ de 80 ou 100 mmHg ou FiO$_2$ de 50% ou menos, mostrar-se hemodinamicamente estável e evidenciar estabilização ou melhora da doença subjacente. Para avaliar se os efeitos da PEFP são benéficos, é essencial monitorar a gasometria arterial, a SaO$_2$, a complacência e as pressões hemodinâmicas (incluindo o débito cardíaco e a pressão arterial). Os valores basais são obtidos antes que sejam efetuadas alterações na PEFP. A PEFP é geralmente aumentada a incrementos de 2 a 5 cmH$_2$O. O paciente é monitorado quanto a efeitos adversos, como hipotensão e arritmias. A PEFP é reduzida se esses efeitos ocorrerem. Se for tolerada uma PEFP mais elevada, o paciente é estabilizado aos novos níveis de PEFP por aproximadamente 15 minutos. Os parâmetros monitorados são então repetidos.

Medidas hemodinâmicas (débito cardíaco, pressão da artéria pulmonar [PAP], pressão venosa central e pressão de oclusão da artéria pulmonar [PAOP]) são efetuadas ao final da expiração com o paciente em PEFP. A precisão na escolha do ponto do final da expiração no traçado da forma de onda é facilitada pelo uso do monitoramento contínuo das vias respiratórias (Figura 25.10). Não é preciso suspender a PEFP para obter medidas hemodinâmicas. As medidas hemodinâmicas podem ser incorretas (como indicadores do estado do volume) se o paciente estiver em uma PEFP elevada ou a posição do transdutor não estiver nivelada no eixo flebostático. A posição do cateter na circulação pulmonar também deve ser verificada com uma radiografia de tórax.

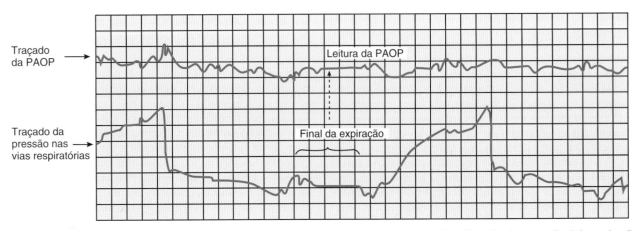

Figura 25.10 Monitoramento contínuo da pressão nas vias respiratórias para ajudar na identificação do ponto final da expiração.

Capítulo 25 Cuidado ao Paciente | Sistema Respiratório 493

São feitas tentativas de minimizar o desmame do paciente do aparelho de ventilação usando-se níveis altos de PEFP. A oxigenação pode se deteriorar, e seu rebote pode ser lento, pois é necessário um tempo significativo para que os efeitos da PEFP se restabeleçam. Se o paciente for oxigenado com o uso de uma BRM, portanto, esta deve ser equipada com uma válvula que permita o registro dos níveis da PEFP. Um aparelho de aspiração conectado pode ser útil para impedir a interrupção do circuito de PEFP ao se aplicar aspiração ao paciente.

▶ **Sensibilidade.** A função sensibilidade controla o grau de esforço do paciente necessário para iniciar uma inspiração, conforme medido pelo esforço inspiratório negativo. O aumento da sensibilidade (exigência de menos força negativa) diminui o esforço empreendido pelo paciente para iniciar uma respiração no aparelho de ventilação. Do mesmo modo, a diminuição da sensibilidade aumenta o grau de pressão negativa que o paciente precisa para iniciar a inspiração e aumenta o esforço respiratório.

■ **Resposta aos alarmes**

Os aparelhos de ventilação mecânica são usados para o suporte de vida. Sistemas de alarme são necessários para avisar a enfermeira sobre problemas em evolução. Os sistemas de alarme podem ser categorizados, de acordo com o volume e a pressão, em níveis alto e baixo. Os alarmes de pressão baixa avisam quanto à presença de desconexão do paciente do aparelho de ventilação ou extravasamentos no circuito. Alarmes de falhas elétricas são necessários para todos os aparelhos de ventilação. Uma enfermeira ou um terapeuta respiratório deve responder a todos os alarmes do aparelho. Os alarmes nunca devem ser ignorados nem desligados. Algumas orientações para a resolução de problemas clínicos são apresentadas na Tabela 25.4.

A disfunção do aparelho de ventilação é um problema potencialmente grave. Enfermeiras ou terapeutas respiratórios fazem verificações do aparelho de ventilação a cada 2 a 4 horas, e alarmes recorrentes podem alertar o clínico quanto à possibilidade de um problema relacionado ao equipamento. Caso se suspeite de uma

Tabela 25.4 Resolução de problemas do aparelho de ventilação.

Problema	Causas possíveis	Ação
Alarme de volume ou de pressão	**Relacionadas ao paciente**	
	Paciente desconectado do aparelho de ventilação	Religar imediatamente Auscultar o pescoço quanto a um possível extravasamento em torno do balonete do TET
	Perda do Vc administrado	Rever radiografias de tórax quanto ao posicionamento do tubo endotraqueal – pode estar alto demais Verificar perda de Vc pelo dreno torácico
	Diminuição das respirações iniciadas pelo paciente	Avaliar o paciente quanto à causa: verificar frequência respiratória, gasometria arterial (GA), última sedação
	Complacência aumentada	Pode resultar da eliminação de secreções ou do alívio do broncospasmo
	Relacionadas ao aparelho de ventilação	
	Extravasamentos	Verificar todos os tubos quanto à perda da conexão, começando no paciente e chegando até o umidificador Verificar quanto a alterações nos ajustes do aparelho de ventilação (*Observação*: Se o problema não for corrigido imediatamente, usar obrigatoriamente bolsa de reanimação até que o problema do aparelho de ventilação seja corrigido)
Alarme do pico de pressão ou pressão alta	**Relacionadas ao paciente**	
	Complacência diminuída	Aplicar aspiração ao paciente
	Pressões dinâmicas aumentadas	Administrar beta-agonistas inalados Em caso de evento súbito, avaliar se há pneumotórax Avaliar radiografia de tórax quanto à posição do TET no brônquio principal direito Sedar se o paciente estiver batendo no aparelho ou mordendo o TET
	Pressão estática aumentada	Avaliar gasometria arterial quanto a hipoxia, líquidos quanto a sobrecarga, radiografia de tórax quanto a atelectasia Auscultar sons respiratórios
	Relacionadas ao aparelho de ventilação	
	Tubos com dobras	Verificar tubos
	Tubos cheios de água	Esvaziar a água em um receptáculo. Não drenar de volta ao umidificador
	Assincronia paciente–aparelho de ventilação	Verificar novamente os ajustes de sensibilidade e de fluxo máximo Prover sedação/paralisia quando indicadas
Gasometria arterial (GA) anormal	**Relacionadas ao paciente**	
Hipoxemia	Secreções	Aplicar aspiração; aumentar FiO_2
	Aumento na patologia da doença	Avaliar paciente e radiografia de tórax
	Balanço hídrico positivo	Avaliar ingestão e excreção

(continua)

494 Parte 6 Sistema Respiratório

Tabela 25.4 Resolução de problemas do aparelho de ventilação. (*Continuação*)

Problema	Causas possíveis	Ação
Hipocapnia	Hipoxia	Avaliar GA e o paciente
	Complacência pulmonar aumentada	Avaliar quanto a potencial de desmame
Hipercapnia	Sedação	Aumentar ajustes de frequência respiratória ou Vc
	Fadiga	
	Relacionadas ao aparelho de ventilação	
Hipoxemia	Desvio da FIO_2	Verificar aparelho com o analisador de oxigênio
Hipocapnia	Ajustes não corretos	Diminuir a frequência respiratória, Vc ou a ventilação minuto (VM)
Hipercapnia	Ajustes não corretos	Aumentar a frequência respiratória, Vc ou a VM
Alarme do aquecedor	Adicionar água fria ao umidificador	Esperar
	Ajuste alterado	Reajustar
	Ar frio soprando sobre o umidificador	Redirecionar o fluxo de ar

disfunção do aparelho, uma segunda pessoa ventila manualmente o paciente, enquanto a enfermeira ou o terapeuta respiratório procura sua causa. Se o problema não puder ser prontamente corrigido pelo ajuste do aparelho de ventilação, deve-se obter outra máquina para retirar de serviço o aparelho danificado, que é submetido a análise e reparo pela equipe técnica.

■ Garantia de umidificação e termorregulação

A ventilação mecânica contorna a via respiratória superior, anulando assim o mecanismo protetor do corpo para a umidificação e o aquecimento do ar inspirado. Esses dois processos devem ser adicionados ao circuito do aparelho de ventilação, sob a forma de um umidificador com um controle de temperatura. Todo o ar administrado pelo aparelho de ventilação passa pela água no umidificador, onde é aquecido e saturado, e isso diminui a perda insensível de água. Em muitos casos, a temperatura do ar se aproxima da temperatura corporal. Em alguns raros casos (hipotermia grave), a temperatura do ar pode estar aumentada. Aconselha-se cautela, porque a inalação prolongada de gases a altas temperaturas pode causar lesões térmicas traqueais. Um umidificador vazio contribui para o ressecamento da via respiratória, muitas vezes com a consequente obstrução por muco e menor capacidade de realizar a aspiração de secreções. Um permutador de calor e umidade pode ser anexado à via respiratória a fim de agir como nariz artificial em vez de umidificador.

Durante a passagem do ar pelo aparelho de ventilação até o paciente, a água se condensa nos tubos corrugados. Essa umidade é considerada contaminada, e deve ser drenada para um receptáculo e não retornar ao umidificador estéril. Caso se deixe a água acumular, forma-se uma resistência no circuito e é gerada uma PEFP. Além disso, se houver acúmulo de umidade nas proximidades do TET, o paciente pode broncoaspirar a água. A enfermeira e o terapeuta respiratório são conjuntamente responsáveis por prevenir esse acúmulo de condensação. O umidificador é um meio ideal para o crescimento de bactérias. As orientações institucionais devem descrever a frequência de trocas no circuito do aparelho de ventilação.

Complicações da ventilação mecânica

As complicações que podem ocorrer em associação à ventilação mecânica estão relacionadas no Quadro 25.12. Embora todas essas consequências adversas ocorram com o tempo em alguns pacientes ventilados, a incidência dessas complicações pode ser reduzida a um mínimo por boas práticas de cuidados preventivos.

■ Broncoaspiração

A broncoaspiração pode ocorrer antes, no decorrer ou depois da intubação. O potencial de ocorrência de infecções hospitalares ou SARA aumenta caso haja a broncoaspiração. O risco de broncoaspiração após a intubação pode ser reduzido ao

---

Quadro 25.12 | **Complicações da ventilação mecânica.**

Via respiratória
- Broncoaspiração
- Eliminação de secreções diminuída
- Pneumonia adquirida ao ventilador

Tubo endotraqueal
- Tubo com dobras ou obstrução
- Ruptura do seio piriforme
- Estenose traqueal ou traqueomalacia
- Intubação do brônquio principal com atelectasia contralateral
- Insuficiência do balonete
- Sinusite
- Otite média
- Edema laríngeo

Mecânicas
- Hipoventilação com atelectasia
- Hiperventilação com hipocapnia e alcalose respiratória
- Barotrauma (pneumotórax ou pneumotórax de tensão, pneumomediastino, enfisema subcutâneo)
- Alarmes "desligados"
- Falha dos alarmes ou do aparelho de ventilação
- Nebulização ou umidificação inadequada
- Ar inspirado excessivamente aquecido, ocasionando hipertermia

Fisiológicas
- Sobrecarga hídrica, com retenção de ar umidificado e de cloreto de sódio
- Depressão da função cardíaca e hipotensão
- Úlceras de estresse
- Íleo paralítico
- Distensão gástrica
- Inanição
- Padrão respiratório assincrônico

mínimo pela manutenção da insuflação apropriada do balonete, evacuação do conteúdo gástrico e alívio da distensão gástrica por drenagem contínua, aspiração da orofaringe (especialmente antes de se desinsuflar o balonete), assim como pela elevação da cabeceira do leito do paciente em 30° ou mais o tempo todo. A elevação da cabeceira do leito pode ser limitada quando o paciente tem cateteres venosos centrais na região femoral; todavia, pode-se elevar o leito em 15 a 20° e acomodar o paciente em uma leve posição de Trendelenburg reversa para obter uma elevação próxima de 30°.

■ Barotrauma e pneumotórax

A ventilação mecânica envolve o "bombeamento" de ar para dentro da via respiratória preenchendo o tórax, criando pressões positivas, durante a inspiração, que podem ocasionar um barotrauma. Quando se adiciona a PEFP, as pressões são aumentadas e mantidas durante toda a expiração. Essas pressões positivas, especialmente no caso de uma PEFP acima de 10 a 15 cmH_2O, podem romper espontaneamente um alvéolo ou uma vesícula enfisematosa em pacientes portadores de DPOC. O ar escapa então para o espaço pleural, onde fica preso, acumulando-se até começar a colabar o pulmão. O pulmão colabado acaba por pressionar as estruturas mediastinais, comprimindo a traqueia e, finalmente, o coração; isso é designado como pneumotórax de tensão. Os sinais e sintomas do pneumotórax de tensão estão relacionados no Quadro 25.13. Os sinais de pneumotórax incluem dispneia extrema, hipoxemia e um aumento abrupto da PIP. Os sons respiratórios podem estar diminuídos ou ausentes do lado afetado; entretanto, esse sinal pode não ser confiável em pacientes em ventilação por pressão positiva. A observação do paciente pode revelar um desvio traqueal (para o lado oposto) ou a ocorrência súbita de um enfisema subcutâneo. A PIP pode se tornar elevada e um alarme de ventilação será ativado devido à pressão intratorácica aumentada. Os sinais mais ominosos do pneumotórax de tensão constituem hipotensão e bradicardia, que podem evoluir para uma parada cardíaca se não houver intervenção médica oportuna. O médico ou outro profissional de saúde qualificado pode fazer a descompressão do tórax pela inserção de uma agulha, para evacuar o ar preso até ser possível inserir um dreno torácico.

■ Pneumonia associada ao ventilador

A PAV é a segunda infecção hospitalar adquirida mais comum.[14] A incidência da pneumonia hospitalar é 10 vezes maior em pacientes intubados, e o risco de ocorrência da PAV

Quadro 25.13 — Segurança do paciente.

Sinais e sintomas do pneumotórax de tensão

- Taquicardia
- Taquipneia
- Agitação
- Sudorese
- Desvio traqueal da linha média
- Sons cardíacos abafados
- Ausência de sons respiratórios sobre o pulmão afetado
- Hiper-ressonância à percussão sobre o pulmão afetado
- Elevação nas pressões máximas nas vias respiratórias nos pacientes ventilados
- Diminuição na saturação de oxigênio no sangue arterial (SaO_2) ou na tensão arterial de oxigênio (PaO_2)
- Hipotensão
- Parada cardíaca

é particularmente grande em pacientes criticamente doentes ventilados mecanicamente. Os fatores que levam à pneumonia hospitalar são colonização orofaríngea, colonização gástrica, broncoaspiração e defesas pulmonares comprometidas. Ventilação mecânica, reintubação, autoextubação, presença de uma sonda nasogástrica e a posição de decúbito dorsal são alguns dos fatores de risco associados à PAV. A manutenção da barreira ácida gástrica natural no estômago exerce um papel importante na diminuição da incidência e da mortalidade por pneumonia hospitalar. O uso generalizado de antiácidos ou bloqueadores de histamina (H_2) pode predispor o paciente a infecções hospitalares, porque esses medicamentos diminuem a acidez gástrica (aumentam a alcalinidade). Essas medicações são usadas para a proteção relativa a sangramentos por estresse e podem aumentar a colonização do sistema digestório superior por bactérias que se desenvolvem em um ambiente mais alcalino.

A PAV é definida como a pneumonia hospitalar adquirida em um paciente que estava sendo ventilado mecanicamente (por TET ou por traqueostomia) há pelo menos 48 horas por ocasião do diagnóstico. Deve-se suspeitar que um paciente tenha um diagnóstico de PAV se a radiografia de tórax mostrar infiltrados recentes ou progressivos e persistentes. Outros sinais e sintomas podem incluir temperatura acima de 38°C, leucocitose e pelo menos dois dos seguintes: escarro purulento de início recente, tosse ou dispneia de início recente, sons respiratórios brônquicos e piora das trocas gasosas.[9]

Há diversas estratégias para a prevenção da PAV. A primeira providência a ser tomada é impedir a colonização por patógenos da orofaringe e do sistema digestório. São essenciais princípios básicos do cuidado de enfermagem, como lavar as mãos meticulosamente e usar luvas ao se aplicar aspiração aos pacientes oralmente ou pelo TET. Deve-se usar também luvas ao aplicar aspiração por dispositivos de sucção fechada. Além disso, os pacientes criticamente doentes têm um risco aumentado de colonização pelos microrganismos associados à higiene oral deficiente. O cuidado oral de um paciente em ventilação mecânica envolve escovar os dentes do paciente (a cada 8 horas), usar soluções antimicrobianas e colutório desprovido de álcool para a limpeza da boca, aplicar um umedecedor hidrossolúvel para manter a integridade da mucosa oral e realizar aspiração das secreções orais e subglóticas regularmente. O colutório à base de clorexidina é uma substância que tem ação antimicrobiana, sendo usada em muitas instituições. Deve haver um protocolo de cuidado oral válido para todas as unidades de cuidados críticos para adulto, usando a pesquisa e a prática baseada em evidências atuais.

Em pacientes recebendo alimentações enterais, deve-se elevar a cabeceira do leito de 30 a 45° (a não ser que contraindicado) para diminuir o risco de broncoaspiração.[15] Tubos endotraqueais e sondas gástricas usadas por via nasal por um período prolongado (i. e., mais de 3 dias) devem ser trocados para VO, a não ser que contraindicados ou não tolerados pelo paciente. Essa intervenção reduz o risco de o paciente vir a apresentar sinusite, que se associa à ocorrência da PAV. A sinusite é relativamente comum em pacientes intubados por via nasal e pode causar bacteriemia e sepse. Os sinais de sinusite (febre, corrimento nasal purulento) devem ser relatados imediatamente. Finalmente, o uso de um TET que apresente uma saída para a CASS parece impedir a ocorrência da PAV na primeira semana de intubação e pode diminuir a incidência global de PAV, mas não afeta nem a mortalidade nem o tempo de permanência hospitalar.[10] O uso do TET CASS é tipicamente reservado para os pacientes que podem ser identificados como necessitando potencialmente de ventilação por um período prolongado.

O advento do protocolo padrão sobre ventilação, que incorpora a profilaxia gastrintestinal e a da trombose venosa profunda, bem como fazer o paciente levantar do leito, realizar o cuidado oral e manter a cabeceira do leito elevada de 30 a 45°, reduziu a incidência da PAV em muitas instituições. Esses procedimentos devem ser incluídos como parte integrante do cuidado aos pacientes em ventilação.[16]

■ Débito cardíaco diminuído

Um débito cardíaco diminuído, refletido por hipotensão, pode ser observado ao início da ventilação mecânica. Embora isso seja frequentemente atribuído a fármacos usados na intubação (narcóticos, sedativos e agentes BNM fazem baixar a pressão arterial), a contribuição mais importante para esse fenômeno é a ausência de tônus simpático e a diminuição do retorno venoso devido aos efeitos da pressão positiva no tórax. Além da hipotensão, outros sinais e sintomas podem incluir uma inquietação não explicada, redução do nível de consciência, diminuição do débito urinário, pulsos periféricos fracos, enchimento capilar lento, palidez, fadiga e dor torácica. Aumentar a hidratação para corrigir a hipovolemia relativa geralmente trata a hipotensão. Nesse contexto, porém, pode haver necessidade de vasopressores.

■ Diminuição do equilíbrio hídrico

A diminuição do retorno venoso ao coração é percebida pelos receptores extensores vagais localizados no átrio direito. Essa hipovolemia percebida estimula a liberação de hormônio antidiurético pela pituitária posterior. A diminuição do débito cardíaco, ocasionando um débito urinário diminuído, complica o problema por estimular a resposta da renina-angiotensina-aldosterona. Um paciente em ventilação mecânica pode estar hemodinamicamente instável e requerer reanimação volêmica em grande quantidade. Tal paciente pode experimentar edema extenso, incluindo edema nos membros, escleral e facial.

■ Complicações associadas à imobilidade

Muitas complicações que contribuem para a morbidade e a mortalidade de pacientes em ventilação mecânica são decorrentes da imobilidade. Essas complicações incluem adelgaçamento e fraqueza muscular, contraturas, perda da integridade da pele, pneumonia e trombose venosa profunda, que podem ocasionar embolia pulmonar, constipação intestinal e íleo paralítico.

■ Problemas gastrintestinais

As complicações gastrintestinais associadas à ventilação mecânica incluem distensão (devido à deglutição de ar), hipomotilidade e íleo paralítico (devido à imobilidade e ao uso de analgésicos narcóticos), vômitos e decomposição da mucosa intestinal devido à falta da ingestão nutricional normal. Essa decomposição permite a translocação de bactérias do intestino para a corrente sanguínea, ocasionando um risco aumentado de bacteriemia em pacientes que não podem ser alimentados por via enteral. A manutenção de um padrão adequado de eliminação intestinal é necessária para impedir a distensão abdominal, com a consequente compressão à excursão diafragmática.

Muitos pacientes em ventilação mecânica já se encontram desnutridos devido à doença crônica subjacente. Pesquisas verificaram que muitos dos efeitos colaterais da inanição clínica

---

> **Quadro 25.14** Efeitos colaterais da inanição clínica.
>
> - Atrofia de músculos respiratórios
> - Diminuição das proteínas
> - Diminuição da albumina
> - Diminuição da imunidade mediada por célula
> - Diminuição da produção de surfactante
> - Menor replicação do epitélio respiratório
> - Depleção intracelular de trifosfato de adenosina
> - Oxigenação celular alterada
> - Depressão respiratória central

podem ocasionar complicações pulmonares e morte, como é mostrado no Quadro 25.14. A nutrição enteral imediata é indicada em casos de traumatismo e de pacientes criticamente doentes com sondas de pequeno calibre ou Salem-reservatório localizadas no estômago ou no intestino delgado.[17] A vantagem das sondas de alimentação de pequeno calibre é o conforto; com a colocação pós-pilórica, os objetivos da alimentação enteral são alcançados mais rapidamente.

■ Fraqueza muscular

Assim como os outros músculos, os músculos usados na respiração se descondicionam e podem até mesmo se atrofiar com o desuso prolongado. Os músculos respiratórios do paciente em ventilação podem não ser usados (à exceção dos movimentos passivos) enquanto estiver no aparelho de ventilação, especialmente se relaxantes musculares, sedativos fortes ou ambos fizeram parte do plano terapêutico. Um período de reabilitação, para exercitar e fortalecer os músculos respiratórios, pode ser necessário antes de suspender o suporte ventilatório. Estão particularmente em risco de miopatias da doença crítica pacientes que utilizaram corticosteroides combinados a agentes BNM, assim como aqueles que apresentam falência múltipla de órgãos, sepse e SARA.[18]

A fraqueza muscular também ocorre em consequência da fadiga muscular. Os pacientes que necessitam de ventilação mecânica tipicamente têm uma ou mais razões para justificar um aumento do esforço para respirar. Essas razões incluem um aumento da produção de dióxido de carbono e/ou do espaço morto fisiológico (passagens respiratórias sem trocas gasosas); diminuição da complacência pulmonar; e resistência aumentada nas vias respiratórias, como ocorre no broncospasmo ou em presença de secreções espessas. Quando o esforço para respirar supera a capacidade dos músculos enfraquecidos, o paciente começa a apresentar mecânica respiratória anormal, com o uso ineficiente desses músculos. Isso em geral ocorre durante uma tentativa de suspensão após ventilação prolongada. A intervenção aceita para a fadiga nesse contexto é retornar ao repouso muscular com o uso do aparelho de ventilação. Entretanto, isso aumenta mais o risco de contribuir para a atrofia muscular. O músculo diafragma também necessita de níveis suficientes dos eletrólitos cálcio, magnésio e fósforo para ter uma função ótima durante a suspensão. A enfermeira deve rever diariamente os valores dos eletrólitos para se assegurar de que esses eletrólitos essenciais ao diafragma se mantenham normais.

Avaliação e tratamento

O paciente que necessita de suporte ventilatório precisa também de cuidados fundamentais de enfermagem. Uma das maiores contribuições que a enfermeira pode dar para a diminuição dos custos, da permanência hospitalar e da mortalidade em pacientes com problemas respiratórios consiste em implementar intervenções que evitem ou reduzam a um mínimo as complicações. Como a ventilação mecânica tem função de apoio e não curativa, o foco do cuidado em pacientes em ventilação mecânica é holístico. A enfermeira deve interagir efetivamente com cada membro da equipe de saúde para obter os resultados desejados para o paciente. O Quadro 25.15 resume o cuidado a pacientes em aparelho de ventilação. O aparelho de ventilação mecânica, a via respiratória artificial e o cuidado necessário à manutenção da ventilação mecânica exigem conhecimentos e habilidades da enfermeira especialista, discutidos nas seções a seguir.

■ Cuidado com o tubo endotraqueal

Os tubos endotraqueais devem ser fixados firmemente para impedir o movimento do TET, a migração deste ou a extubação inadvertida. A fixação pode ser feita com esparadrapo ou com dispositivos para a imobilização de tubos disponíveis no mercado. A prática habitual consiste em trocar o esparadrapo do TET a cada 1 ou 2 dias, ou quando ele estiver sujo ou pouco firme. Em pacientes intubados VO, a posição do TET deve ser mobilizada de um lado para o outro, para facilitar o cuidado oral e impedir áreas de necrose por pressão nos lábios, na boca e na língua. A desvantagem da troca frequente do esparadrapo é que pacientes com pele frágil ou intubação prolongada podem sofrer lesões na pele. A fita telada pode substituir o esparadrapo nessas situações e em pacientes com barba cerrada. A troca da fita é realizada por duas pessoas, pois evita o deslocamento acidental do tubo. A etapa final na troca da fita é a verificação de posicionamento do tubo, comparando-se com o posicionamento anterior à troca. O posicionamento do TET é verificado radiograficamente após a intubação inicial.

Quadro 25.15	Diretrizes interdependentes do cuidado para o paciente em ventilação mecânica.
Resultados	**Intervenções**
Troca de gases prejudicada **Padrão respiratório ineficaz**	
É mantida uma via respiratória pérvia. Os pulmões estão limpos à ausculta Paciente não apresenta evidências de atelectasia Pressão máxima, pressão média e pressão de platô estão dentro dos limites normais Gasometria arterial está dentro dos limites normais	• Auscultar sons respiratórios a cada 2 a 4 h e quando necessário • Aspirar quando necessário devido a roncos, tosse ou dessaturação de oxigênio • Hiperoxigenar e hiperventilar antes e depois de cada aspiração • Monitorar as pressões nas vias respiratórias a cada 1 a 2 h • Monitorar as pressões nas vias respiratórias após aspiração • Administrar broncodilatadores e mucolíticos conforme prescrição • Realizar fisioterapia torácica quando indicado pelo exame clínico ou pelos raios X de tórax • Mudar de decúbito a cada 2 h • Considerar a terapia cinética ou o posicionamento em decúbito ventral, conforme indicado pelo quadro clínico • Retirar o paciente do leito para a poltrona de conforto ou para a posição de pé quando estável • Monitorar a oximetria de pulso e o ETCO$_2$ • Monitorar gasometria arterial quando indicado por alterações nos parâmetros não invasivos, estado do paciente ou protocolo de desmame
Perfusão tissular cardíaca **Perfusão tissular periférica ineficaz** **Risco de choque**	
Pressão arterial, frequência cardíaca, débito cardíaco, pressão venosa central e pressão da artéria pulmonar permanecem estáveis à ventilação mecânica	• Avaliar os efeitos hemodinâmicos de se iniciar uma ventilação por pressão positiva (p. ex., potencial de diminuição do retorno venoso e do débito cardíaco) • Monitorar o eletrocardiograma quanto a arritmias relacionadas à hipoxemia • Avaliar os efeitos de alterações nos controles do aparelho de ventilação (pressões inspiratórias, volume corrente, pressão expiratória final positiva [PEFP] e fração de oxigênio inspirado [FiO$_2$]) sobre parâmetros hemodinâmicos e de oxigenação • Administrar volume intravascular conforme prescrito para manter a pré-carga
Desequilíbrio eletrolítico **Volume de líquidos desequilibrado**	
Medidas da ingestão e excreção (I & E) estão equilibradas Valores dos eletrólitos estão dentro dos limites normais	• Monitorar estado da hidratação em relação ao exame clínico, ausculta, quantidade e viscosidade das secreções pulmonares • Avaliar o peso do paciente, totais de I & E, densidade urinária ou osmolalidade sérica para avaliar o equilíbrio hídrico • Administrar a reposição de eletrólitos (IV ou entérica) segundo a prescrição médica
Mobilidade física prejudicada **Risco de intolerância à atividade**	
Pacientes vão manter/recuperar o estado funcional basal em relação à mobilidade e ao autocuidado A amplitude de movimento articular é mantida	• Colaborar com a equipe de fisioterapia/terapia ocupacional para encorajar o esforço/participação do paciente no aumento da mobilidade • Progredir ativamente para sentar-se na poltrona de conforto, ficar de pé junto ao leito, deambular com assistência o mais cedo possível • Auxiliar o paciente nos exercícios de amplitude de movimento ativa ou passiva de todas as extremidades pelo menos uma vez a cada turno • Manter as extremidades na posição fisiologicamente neutra usando travesseiros ou dispositivos de imobilização/apoio apropriados quando indicado

(continua)

498 Parte 6 Sistema Respiratório

> **Quadro 25.15** Diretrizes interdependentes do cuidado para o paciente em ventilação mecânica. (*Continuação*)

Resultados	Intervenções
Risco de confusão aguda **Risco de lesão**	
O TET vai permanecer na posição correta É mantida a inflação correta do balonete do TET O sistema de alarmes do aparelho de ventilação permanece ativado	• Estabilizar com firmeza o TET na posição; usar terapia respiratória especializada para o melhor método • Observar e registrar a linha em "cm" à posição do TET nos lábios ou nos dentes • Usar dispositivos para a autoproteção do paciente ou sedação de acordo com o protocolo do hospital • Avaliar a posição do TET nas radiografias diariamente (vendo as chapas ou lendo o relatório) • Manter o equipamento da via respiratória de emergência e a BRM bem à mão e verificá-los a cada turno • Inflar o balonete usando a técnica do extravasamento mínimo ou uma pressão abaixo de 25 mmHg por manômetro • Monitorar inflação/extravasamento do balonete em cada turno e quando necessário • Proteger de danos o balão-piloto • Fazer verificações nos controles e alarmes do aparelho de ventilação a cada 4 h (no mínimo) ou segundo o protocolo do hospital
Integridade da pele prejudicada	
Paciente não apresenta evidências de lesão da pele	• Avaliar e registrar a integridade da pele pelo menos uma vez a cada turno • Mudar de decúbito a cada 2 h; reavaliar as proeminências ósseas quanto a evidências de lesão por pressão • Quando o paciente sair do leito para a poltrona de conforto, proporcionar alívio da pressão sobre as superfícies de assento pelo menos a cada 1 h • Remover dispositivos de autoproteção dos punhos e monitorar a pele de acordo com a orientação do hospital
Nutrição desequilibrada	
Ingestão nutricional satisfaz a necessidade metabólica calculada (p. ex., equação de gasto calórico basal) Paciente vai estabelecer padrão regular de eliminação intestinal	• Consultar a nutricionista quanto à avaliação das necessidades metabólicas e às recomendações • Proporcionar suporte nutricional imediato por alimentação enteral ou parenteral, começando dentro de 48 h da intubação • Monitorar o aporte efetivo da nutrição por cálculos de I & E • Pesar o paciente diariamente • Administrar medicações para o funcionamento intestinal conforme prescrito, juntamente com a hidratação adequada
Conforto prejudicado	
Paciente vai indicar/evidenciar um alívio adequado do desconforto/da dor enquanto em ventilação mecânica	• Registrar a avaliação da dor usando a escala numérica da dor ou uma escala semelhante • Fornecer analgésicos quando apropriado; registrar o efeito após cada dose • Evitar puxar e sacudir a tubulação do aparelho de ventilação e o tubo endotraqueal ou de traqueostomia • Proporcionar um meticuloso cuidado oral a cada 1 a 2 h, com aspiração da orofaringe e umidade oral quando necessário; escovação de dentes marcada pelo menos 3 vezes/dia, antimicrobianos 2 vezes/dia e avaliação oral pelo menos uma vez/dia • Administrar sedação quando indicado
Enfrentamento ineficaz **Resiliência individual prejudicada**	
Paciente participa do autocuidado e da tomada de decisões em relação às próprias atividades da vida diária (AVD) (p. ex., virar-se, tomar banho) Paciente se comunica com os profissionais de saúde e visitantes	• Encorajar o paciente a se mover no leito e tentar cuidar-se independentemente quanto às próprias necessidades de conforto/higiene • Estabelecer um horário diário para tomar banho, tempo fora do leito, tratamentos, e assim por diante, com base nas preferências do paciente • Proporcionar um meio para o paciente redigir notas e usar recursos visuais para facilitar a comunicação • Encorajar conversas dos visitantes com o paciente em tom de voz normal e com temas normais • Orientar os visitantes acerca de exercícios de amplitude de movimento e outros cuidados simples, para facilitar os padrões normais de interação
Educação/planejamento de alta	

Paciente coopera com a ventilação mecânica e indica compreensão da necessidade desta
Necessidades potenciais de alta são avaliadas
	• Dar explicações ao paciente/entes queridos quanto a:
	  ○ Justificativa do uso da ventilação mecânica
	  ○ Procedimentos como aspiração, cuidado das vias respiratórias, fisioterapia torácica
	  ○ Plano de desmame e extubação e evolução nesse sentido
	• Iniciar contato com serviço social para avaliar quanto a necessidades, recursos e sistemas de apoio

Registra-se a posição em centímetros ao nível dos lábios/dentes ou da narina; essa posição é verificada a cada troca de plantão para detectar alterações inadvertidas da posição. Após a troca da fita, o posicionamento do tubo é verificado comparando-se a marca em centímetros nos lábios/dentes ou na narina com o último registro radiológico. A inserção de um bloqueio à mordida oral pode impedir a mordedura do tubo, que pode levar ao estreitamento da via respiratória ou ao deslocamento do tubo. A inspeção e a higiene oral têm importância primordial quando se usa um bloqueio à mordida. O uso de um conector giratório (ligando o tubo ao circuito do aparelho de ventilação), juntamente com a fixação de uma grande alça do tubo ao leito, facilita o movimento do paciente sem movimentação do TET. Inspeção e higiene orais são de primordial importância quando um bloqueador de mordida é usado.

A tosse persistente pode sugerir que o TET migrou e está tocando a carina, levando à necessidade de mover o tubo até um nível apropriado. O balonete-piloto é protegido de ruptura inadvertida; a ruptura do balonete ou a oclusão do TET por um tampão de muco geralmente tornam necessária a reintubação. Se o paciente for extubado prematuramente por qualquer razão, a via respiratória deve ser mantida pérvia. A oxigenação e a ventilação podem ser fornecidas por uma BRM e uma máscara até que se possa realizar a reintubação.

■ Cuidado com a traqueostomia

Em pacientes com necessidade de ventilação mecânica prolongada, a via respiratória é convertida em traqueostomia em algum momento para evitar as complicações da intubação endotraqueal, como estenose traqueal e paralisia das cordas vocais. O método preferido para o controle da via respiratória é o tubo de traqueostomia na ventilação por um período prolongado. A prática anterior envolvia a traqueostomia depois de 11 a 21 dias no aparelho de ventilação. A prática atual recomenda uma traqueostomia mais precoce, 72 horas após a intubação. Traqueostomia mais imediata (p. ex., depois de 3 a 7 dias no aparelho de ventilação) é realizada para facilitar a suspensão precoce. Essa prática está sobretudo indicada para o paciente com múltiplas comorbidades e com dificuldades na suspensão ou diagnósticos neurológicos ou de trauma associados a uma necessidade prolongada de via respiratória artificial. A traqueostomia também é realizada para o conforto e a segurança do paciente ao ser mobilizado, e pode acarretar uma redução do tempo para a suspensão do aparelho de ventilação. Além da ventilação por um período longo, as indicações da traqueostomia incluem obstrução das vias respiratórias superiores, edema das vias respiratórias por anafilaxia, insucesso da intubação, intubações múltiplas (alto risco de complicações), complicações da introdução do TET, ausência de reflexos protetores, cuidado domiciliar, condições em que não é possível a intubação endotraqueal (p. ex., trauma facial, fraturas cervicais) e desejo de maior conforto para o paciente.

As vantagens da traqueostomia em relação à intubação endotraqueal incluem suspensão mais rápida (pelo menos em parte, deve-se à diminuição do espaço morto), maior conforto do paciente, melhor comunicação e possibilidade de alimentação oral. A traqueostomia é inserida para evitar a boca, a via respiratória superior e a glote, além de diminuir os problemas de resistência e de oclusão das vias respiratórias.

A traqueostomia não deixa de ter suas desvantagens, dentre as quais hemorragia, infecção, pneumotórax e a necessidade de um procedimento operatório que, por si mesmo, representa um risco. O Quadro 25.16 apresenta as complicações da

---

Quadro 25.16 — Segurança do paciente.

Complicações da traqueostomia

- Hemorragia aguda no local
- Embolia respiratória
- Broncoaspiração
- Estenose traqueal
- Erosão à artéria inominada, com exsanguinação
- Falha do balonete de traqueostomia
- Danos ao nervo laríngeo
- Obstrução do tubo de traqueostomia
- Pneumotórax
- Enfisema subcutâneo e mediastinal
- Disfunção da deglutição
- Fístula traqueoesofágica
- Infecção
- Extubação acidental, com perda da via respiratória
- Colocação falsa da cânula (não na traqueia)
- Voz fraca/rouca

---

traqueostomia. A complicação mais grave é a erosão da artéria inominada, que pode ocasionar a exsanguinação. Em caso de sangramento, pode-se hiperinsuflar o balonete na tentativa de controlar o sangramento até que possa ser realizada a cirurgia de emergência. A prática da traqueostomia percutânea junto ao leito do paciente, usando uma técnica de dilatação progressiva, foi apontada como capaz de diminuir a morbidade e os custos acarretados por um procedimento operatório, pois é frequentemente realizada antes da traqueostomia cirúrgica. Embora não haja diferenças grandes no risco de mortalidade, relata-se que a traqueostomia precoce resulta em menos dias de ventilação. Menos infecções e sangramentos também foram citados como vantagens em relação ao procedimento padrão realizado na sala de operação. A capacidade de prever que a extubação será realizada a curto ou longo prazo (mais de 10 dias) é limitada.[19]

A enfermeira pode evitar as complicações avaliando-as em cada interação com o paciente e durante o cuidado com a traqueostomia. A fixação apropriada do tubo de traqueostomia reduz o seu movimento na via respiratória e limita as lesões por fricção à parede traqueal ou à laringe. A manutenção da pressão no balonete ao mínimo necessário para impedir extravasamentos de ar no aparelho de ventilação reduz o risco de decomposição do tecido devido a uma pressão excessiva sobre a parede traqueal. O tubo de traqueostomia deve estar firmemente preso. O circuito do aparelho de ventilação deve ter um comprimento suficiente para permitir o movimento sem tracionar a traqueostomia e para possibilitar procedimentos. Um conector giratório para a traqueostomia, com ou sem circuitos flexíveis, reduz a tensão sobre a traqueostomia enquanto o paciente estiver no aparelho de ventilação. Um paciente com confusão mental ou muito reativo pode facilmente se autoextubar; contenções podem ser necessárias para impedir a extubação acidental. Orientar o paciente quanto à necessidade de uma via respiratória artificial e prover o controle da dor e a sedação são medidas tomadas antes de se recorrer à aplicação de contenções. Se forem necessárias contenções, é indispensável obter a prescrição de um médico com avaliação da necessidade da continuidade. A enfermeira deve monitorar o paciente dando atenção às lesões potenciais, além de realizar com frequência a avaliação circulatória, removendo as contenções.

O cuidado da traqueostomia inclui trocar com frequência as fixações traqueais e o curativo, embora as fixações iniciais não sejam trocadas até, pelo menos, 24 a 48 horas após a colocação para permitir a hemostasia do local. As suturas de uma

500 **Parte 6** Sistema Respiratório

traqueostomia percutânea ou cirúrgica são deixadas no lugar por 48 a 72 horas, ou até mesmo por 1 semana (segundo o protocolo do hospital), para evitar a extubação da cânula. Como ocorre na refixação do TET, a troca das fixações deve ser um procedimento envolvendo duas pessoas. As fixações devem ser amarradas de tal modo que um a dois dedos possam ser inseridos entre as fixações e a pele, permitindo um movimento mínimo do tubo de traqueostomia, mas preservando o conforto. É obrigatório manter a traqueostomia em posição na linha média, para evitar pressão sobre o tecido circundante. O estoma é limpo com peróxido de hidrogênio em potência média, seguindo-se lavagem com soro fisiológico estéril e observação quanto a consolidação da ferida, sangramento e sinais de infecção. A prática de rotina de limpeza ou troca da cânula interna pode não ser necessária no caso de uma cânula interna descartável que possa ser trocada diariamente. O cuidado de rotina da traqueostomia consiste em limpar o local da traqueostomia pelo menos a cada 8 a 12 horas e quando necessário, trocando-se a cânula interna diariamente (ou de acordo com a orientação do hospital) e as fixações de traqueostomia sujas, se preciso, evoluindo-se para o cuidado diário e sempre que necessário. Esse intervalo de cuidado mais longo ocorre habitualmente depois de 7 a 10 dias, ou quando a secreção e a drenagem da traqueostomia forem mínimas. O cuidado de rotina da traqueostomia é sempre realizado como um procedimento estéril enquanto no hospital.

Se ocorrer a extubação nos primeiros 7 dias de inserção da traqueostomia, o paciente pode ser reintubado com o mesmo TET no caso de a substituição de emergência do tubo de traqueostomia não poder ser feita com segurança. Um obturador e um novo tubo de traqueostomia, de tamanho apropriado, são mantidos junto ao leito. Se houver a extubação inadvertida depois de se formar um trato fistuloso, repõe-se cuidadosamente o tubo usando o obturador.

■ Monitoramento da pressão do balonete do tubo

As pressões do balonete do tubo são monitoradas a cada turno para evitar a distensão excessiva e o excesso de pressão sobre a mucosa da parede traqueal, que podem causar complicações, como a estenose traqueal. Se o paciente estiver no aparelho de ventilação, o ideal é mantê-lo a uma pressão o mais baixa possível, sem que haja perda do volume inspiratório. Fisiologicamente, pressões de cerca de 20 a 30 mmHg obliteram a circulação capilar e a mucosa traqueal. Caso se suspeite de extravasamento do balonete, a ausculta do pescoço quanto ao som de ar escapando acima do balonete pode determinar se o fechamento é adequado.

Um método usado para a inflação do balonete é designado como volume de oclusão mínimo. O ar é injetado lentamente no balão-piloto durante a inspiração do aparelho de ventilação, enquanto a ausculta é realizada sobre a traqueia. Quando o "assobio" áspero do ar escapando não for mais audível, o volume de oclusão mínimo terá sido atingido e o balonete do tubo estará ocluindo a via respiratória sem uma pressão excessiva sobre a traqueia. Não se deve adicionar ar extra. Em UTI, a melhor prática é a medida efetiva da pressão do balonete usando um manômetro. Esse dispositivo é fixado ao balão-piloto do TET para obter uma leitura, que deve ficar idealmente entre 20 e 25 mmHg. Se houver extravasamento presente acima desse nível de insuflação, um ligeiro reposicionamento do TET na via respiratória do paciente pode corrigir o problema. Pode ser necessário passar para um TET maior ou mais longo, com pressões crescentes, para fechar a via respiratória. A pressão

do balonete é avaliada pelo manômetro a cada 6 a 8 horas e quando se notar um extravasamento, a fim de impedir a broncoaspiração de secreções subglóticas. Sempre que for encontrado um extravasamento do balonete, deve-se notificar a equipe médica e o profissional de cuidado respiratório. Extravasamentos recorrentes do balonete podem indicar a necessidade de um tubo de comprimento extra ou de um tamanho maior para prover a ventilação.

■ Planejamento de alta e orientação ao paciente

O planejamento de alta é necessário em pacientes com alta programada com traqueostomia. As justificativas para o cuidado com a traqueostomia incluem a promoção da consolidação da ostomia, prevenção de infecções, manutenção de uma via respiratória pérvia e maior conforto para o paciente.

Ensinar ao paciente e ao cuidador familiar o cuidado com a traqueostomia possibilita a independência e o autocuidado. Esse é um componente essencial da orientação de alta. A comunicação relativa ao procedimento e a tranquilização durante o processo de treinamento reduzem a ansiedade e melhoram a cooperação.

■ Suporte nutricional

Assim como outros músculos corporais, os músculos respiratórios precisam de energia para trabalhar. Se as necessidades calóricas não forem atendidas, ocorre fadiga muscular, ocasionando a descoordenação dos músculos respiratórios e diminuição do volume corrente. A hipomagnesemia e a hipofosfatemia foram apontadas como responsáveis pela fadiga muscular causada por níveis diminuídos de trifosfato de adenosina. Os desequilíbrios eletrolíticos devem ser corrigidos e monitorados diariamente para um funcionamento muscular ótimo durante a suspensão da ventilação. Na inanição prolongada, o corpo canibaliza os músculos intercostais e o diafragma para obter energia calórica.

As necessidades metabólicas em pacientes criticamente doentes são muito mais altas que em indivíduos normais. As necessidades calóricas básicas geralmente aumentam em 25% devido à atividade hospitalar e ao estresse associado ao tratamento. A nutrição adequada é um pré-requisito para a suspensão da ventilação mecânica; o suporte nutricional deve ser instituído logo. Se o sistema digestório estiver intacto, dá-se preferência à nutrição enteral, que pode ser realizada por meio de uma sonda alimentar de pequeno calibre.

Inicia-se a alimentação por sonda lentamente, com o monitoramento atento dos níveis sanguíneos de glicose e dos eletrólitos. A enfermeira observa o paciente quanto a sinais de intolerância, como diarreia e desidratação hiperosmolar. Se o paciente tolerar as alimentações, a frequência é aumentada gradualmente até ser atingida a frequência-alvo. Se as alimentações por sonda não forem toleradas, deve-se considerar a hiperalimentação parenteral (ver Capítulo 40).

Pacientes que precisam de ventilação mecânica por um período prolongado necessitam tipicamente de proteínas e calorias adicionais por dia. Quando disponível, o teste da taxa metabólica basal (também designado como calorimetria indireta) ou um teste de nitrogênio urinário em urina de 24 horas podem avaliar as necessidades nutricionais individuais. O monitoramento do nível de pré-albumina pode oferecer indicação do estado nutricional recente. Os nutricionistas são valiosos na determinação das necessidades calóricas de pacientes criticamente doentes.

Cuidado dos olhos

O cuidado dos olhos de pacientes em aparelhos de ventilação é importante. Muitos pacientes de UTI estão em coma, sedados ou quimicamente paralisados, razão pela qual perderam o reflexo do piscar ou a capacidade de fechar completamente as pálpebras. Isso pode ocasionar ressecamento e ulcerações da córnea. Aumento da PEFP no ventilador pode levar a aumento da retenção hídrica e a edema da esclerótica. Pacientes que requeiram decúbito ventral também desenvolverão edema da esclerótica.[14]

O cuidado e a higiene dos olhos devem ser feitos com hora marcada, e não apenas quando necessário, para assegurar a aplicação por 24 horas. Para a higiene dos olhos, deve-se limpar a pálpebra com uma gaze umedecida com água estéril e friccionar em uma direção, de dentro para fora. Em caso presença ou de risco de ressecamento ocular após a higiene, deve-se aplicar 1 cm de lubrificante aprovado no bolsão em V entre o globo ocular e a pálpebra inferior a cada 4 horas. Os olhos devem ser cobertos com polietileno transparente visando a melhor proteção. Deve-se elevar a cabeceira da cama em pelo menos 30° a fim de prevenir ou minimizar o edema da esclerótica. Recomenda-se que os olhos do paciente sejam cobertos durante aspiração, de modo a impedir contaminação.[14] O uso de loção lubrificante em conjunto com a cobertura dos olhos afetados protege a córnea de ressecamento e dano.

Cuidado oral

Um cuidado oral frequente deve ser implementado em todos os pacientes em ventilação mecânica. O cuidado oral não apenas aumenta o conforto como também preserva a integridade da mucosa oral. A mucosa intacta ajuda a evitar infecções e a colonização por organismos que levam a PAV. A orofaringe é colonizada com patógenos potenciais, como *Staphylococcus aureus*, *Streptococcus pneumoniae*, *Prevotella* sp., *Bacteroides fragilis* e muitos outros.[16]

Como se observou na discussão sobre a PAV, os estudos baseados em evidências consideram o uso de protocolos de cuidado oral em pacientes adultos em ventilação na prevenção da PAV. Os manuais de procedimentos de enfermagem apresentam efetivamente orientações para o cuidado oral em pacientes com e sem dentes, bem como naqueles que estão incapacitados. Todavia, essas orientações gerais para o cuidado oral não são adequadas a pacientes com um TET e não previnem PAV. A literatura atual inclui orientações para o cuidado oral usando intervenções a cada 2, 4 e 8 horas, com intervenções específicas de escovar os dentes, aspiração da região oral e subglótica, umedecedor e lavagens orais.[10] O CDC dos EUA recomenda que todas as UTI implementem um programa completo de cuidado oral com o uso de um colutório antimicrobiano oral de modo a prevenir colonização oral.[10] O Cochrane Oral Health Group recentemente revisou 17 ensaios randomizados controlados sobre higiene oral que fornecem evidência de qualidade moderada para o uso de tanto de enxágues quanto géis de clorexidina. Os resultados de tais estudos demonstraram uma redução de 40% nas chances de PAV. Não há evidências que demonstrem diminuição na taxa de mortalidade em UTI, no número de dias em ventilação ou na duração da permanência em UTI. A combinação do uso de clorexidina e dentifrícios não demonstra diferença em comparação com apenas clorexidina.[15]

O que ainda se faz necessário é um estudo de pesquisa definitivo sobre a frequência ideal, os produtos, o tipo de colutório oral e os materiais para a provisão de cuidados orais em pacientes adultos ventilados. A inclusão das orientações quanto ao cuidado oral como parte da prevenção da PAV pode ajudar a reduzir sua ocorrência por meio da orientação das enfermeiras e da implementação de mudanças na prática, associadas aos protocolos de monitoramento contínuo de melhora da qualidade e da eficácia do cuidado oral e da PAV. Todas as UTI devem rever suas orientações quanto ao cuidado oral ou criar um protocolo com base nas pesquisas baseadas em evidências mais atuais e nos protocolos disponíveis. As UTI devem obedecer aos achados recentes da Cochrane Collaboration sobre cuidado oral para pacientes criticamente doentes a fim de prevenir pneumonia associada à ventilação.[15] As orientações sugeridas podem incluir as seguintes:

- Avaliação sistemática da mucosa oral, realizada diariamente e a cada limpeza
- Lavar as mãos antes e depois de cada intervenção de enfermagem
- Escovar os dentes regularmente para remover a placa dentária a cada 8 horas
- Limpeza da boca a cada 2 horas e quando necessário
- Uso de um colutório oral sem álcool ou antimicrobiano (clorexidina) a cada 8 ou 12 horas, para reduzir a colonização orofaríngea
- Aplicar aspiração à boca e à faringe subglótica, para reduzir a um mínimo o risco de broncoaspiração, e manter uma cobertura protetora dos materiais de aspiração, trocando-a a cada 8 ou 24 horas
- Aplicar um umedecedor hidrossolúvel para impedir o ressecamento da mucosa e manter a integridade da mucosa oral.

Dispõe-se de *kits* comerciais contendo os cateteres de aspiração, ponta de aspiração tonsilar coberta, escovas de dente com aspiração e conjuntos de dentifrício para a escovação embalados individualmente para impedir a contaminação.

Cuidado psicológico

Os pacientes em ventilação estão sujeitos a estresse físico e emocional extremo no ambiente da UTI. O sofrimento psicológico pode ser causado por privação de sono, estimulação sensorial excessiva, privação sensorial de contato com familiares, dor, medo, incapacidade de se comunicar e agentes farmacológicos comumente usados. O tratamento comum em UTI muitas vezes pode ser entendido como desumanizante.

Os sentimentos de impotência e de falta de controle podem ser avassaladores. O paciente pode exibir sinais de agitação, *delirium* e ansiedade; tais reações podem ser exacerbadas em pacientes com história de problemas psiquiátricos ou uso abusivo de álcool ou drogas ilícitas. Se não conseguir lidar com o estresse pelos mecanismos de enfrentamento, o paciente pode apresentar depressão, apatia e ausência de envolvimento emocional.[20] São numerosas as intervenções de enfermagem que objetivam a diminuição dos efeitos psicológicos, incluindo promoção de ciclos sono–vigília, minimização da sedação de modo a alcançar um nível baixo ou negativo da Richmond Agitation Sedation Scale (RASS), otimização da nutrição, prevenção das oscilações glicêmicas e atualizações frequentes sobre o quadro do paciente.[21] Outras intervenções incluem

502 **Parte 6** Sistema Respiratório

musicoterapia, terapia com animais de estimação, massagem ou terapia Reiki, encorajamento de visitas por parte de família e amigos, maior tempo de permanência do paciente fora do leito e à luz ambiente e retorno ao tratamento com antidepressivos e antipsicóticos se indicado.

A ventilação assistida pode precipitar dependência psicológica nos pacientes portadores de distúrbios respiratórios primários. Se, pela primeira vez em anos, estiver recebendo oxigênio suficiente para o atendimento das necessidades metabólicas sem ter de lutar pelo ar, o paciente pode relutar em desistir do aparelho de ventilação. O desmame pode se tornar ainda mais estressante para o paciente.

■ Como facilitar a comunicação

Algumas intervenções podem facilitar a comunicação com pacientes que tenham um tubo endotraqueal ou de traqueostomia. Antes de avaliar a capacidade de comunicação do paciente, dê a ele seus óculos ou seu aparelho auditivo (caso aplicável). Explicações abrangentes de membros da equipe em relação a quaisquer procedimentos podem ajudar a diminuir o estresse do paciente. O profissional pode usar habilidades de comunicação verbal e não verbal. A comunicação não verbal pode incluir linguagem de sinais, gestos ou leitura labial. Se o paciente não for capaz de usar essas formas de comunicação não verbal, os recursos úteis incluem lápis e papel, quadros brancos, quadros de figuras ou do alfabeto, quadros de comunicação eletrônicos e até mesmo um computador.

Depois de sair do aparelho de ventilação e tolerar o colar de traqueostomia, o paciente com traqueostomia pode se comunicar usando uma cobertura ou válvulas de fala que ocluam a cânula de traqueostomia. Esses instrumentos permitem a passagem do ar em torno da traqueostomia até as cordas vocais enquanto o balonete estiver desinflado. A traqueostomia pode ser coberta por 24 a 48 horas antes da extubação, e o paciente respira e fala em torno da traqueostomia. A cobertura do tubo é o último teste para assegurar a proteção das vias respiratórias pelo paciente.

Duas outras opções à tampa são as válvulas de fala Passy-Muir e Shiley. As válvulas de fala Passy-Muir e Shiley são válvulas unidirecionais que permitem a entrada de ar durante a inspiração e se fecham então para deixar o ar fluir sobre as cordas vocais à expiração. Cada uma dessas válvulas tem uma saída lateral para a fixação de um tubo de oxigênio, proporcionando suporte de oxigênio além do ar umidificado por um colar de traqueostomia. O colar de traqueostomia deve ser usado quase que continuamente para impedir o acúmulo de secreções e o ressecamento da mucosa das vias respiratórias, e nenhuma das válvulas de fala deve ser usada durante o sono, para impedir a broncoaspiração com o balonete desinflado. Pacientes com secreções copiosas estão em risco de obstrução dessas válvulas. Além disso, os pacientes em alto risco de broncoaspiração, sobretudo aqueles com disfunção da laringe ou da faringe, devem ser avaliados cuidadosamente antes de se usar um desses dispositivos. A enfermeira deve guardar essas válvulas em um recipiente claramente identificado com o nome do paciente, para maior segurança, porque ambos os tipos de válvula são relativamente caros. Deve-se ensinar o paciente a remover a válvula com escarro em excesso durante a tosse e a pedir ajuda na limpeza da válvula antes de usá-la novamente. O paciente traqueostomizado com uma válvula para a fala tem maior risco de broncoaspiração, por ser preciso desinflar o balonete para o paciente se comunicar.

■ Cuidado da família

A presença de um ente querido em UTI pode gerar estresse e ansiedade nos familiares.[21] Os membros da família têm de lidar com um ambiente estranho, um ente querido criticamente doente e a sobrecarga financeira imposta pela doença. A enfermagem apoia a família familiarizando-a com o ambiente físico, fornecendo informações a respeito das normas de visitação e elaborando relatórios frequentes sobre a evolução da condição do paciente. A enfermeira estabelece uma comunicação aberta com o paciente e seus familiares, planeja as visitas de forma proativa e fornece informações à família. Com a promoção de apoio espiritual e cultural, a marcação de reuniões de comunicação com a família, a orientação sobre o cuidado do paciente e a comunicação aberta, a enfermeira ajuda a família no tocante ao enfrentamento e à redução do estresse.[21]

Desmame da ventilação mecânica

Logo que é iniciada a ventilação mecânica, dá-se início a um plano para o desmame do paciente do suporte mecânico. O processo para atingir esse objetivo inclui a correção da causa da insuficiência respiratória, a prevenção das complicações e a restauração ou a manutenção do estado funcional fisiológico e psicológico. Os pacientes que necessitam de ventilação mecânica prolongada precisarão de uma abordagem diferente, com frequência individualizada, para o desmame. Os termos *desmame* e *liberação da ventilação* são frequentemente usados de maneira intercambiável, mas possuem significados diferentes: desmame implica processo lento enquanto o processo de liberação é rápido. Evidências antigas corroboram uma abordagem mais gradual para a extubação (desmame), porém as mais recentes apoiam uma abordagem rápida (liberação).[22]

Cada paciente é avaliado diariamente para verificar se está preparado para o desmame por meio da realização de um teste de respiração espontânea. O Quadro 25.17 apresenta diretrizes para a liberação da ventilação. É importante proceder a essa avaliação e abordar os impedimentos ao desmame antes de iniciar as tentativas de desmame. Muitos índices de desmame foram indicados para uso na predição da prontidão para o desmame. Alguns deles abordam exclusivamente fatores respiratórios, como força e resistência muscular (p. ex., pressão inspiratória negativa [PIN], índice de desmame PEP ou índice de respiração superficial rápida como a razão da frequência para o volume corrente). Outros são índices integrados compreendendo uma ampla variedade de fatores fisiológicos que influenciam a prontidão para o desmame. Muitos desses fatores carecem individualmente de previsibilidade e, com frequência, vários fatores são avaliados quanto à prontidão para o desmame.

O desempenho do diafragma, assim como dos músculos acessórios da respiração, depende tanto da resistência como da força dos músculos. A eficácia da contração diafragmática é função tanto do comprimento em repouso das fibras musculares quanto da velocidade com que elas se contraem. Esses dois fatores são afetados por alterações fisiológicas que modificam a posição em repouso do diafragma. Pacientes com DPOC, por exemplo, demonstram comprimento em repouso mais curto (enfraquecimento da força de contração). Em pacientes com distensão diafragmática, como ascite abdominal ou obesidade mórbida, o diafragma tem de empurrar para baixo o conteúdo abdominal ao se contrair. As doenças reativas das

Capítulo 25 Cuidado ao Paciente | Sistema Respiratório **503**

Quadro 25.17 Diretrizes para o desmame da ventilação.

Em pacientes que necessitem de ventilação mecânica por mais de 24 h, reverter todos os problemas possíveis relativos ou não à ventilação deve ser parte integral do processo de descontinuação ventilatório. Avaliação formal para descontinuação deve ser realizada caso o paciente satisfaça os seguintes critérios:

- Evidência de reversão ou melhoria da causa subjacente da insuficiência respiratória
- Oxigenação adequada (p. ex., PaO_2/FiO_2 maior que 150 a 200 mmHg) em baixa PEFP (5 a 8 cmH_2O ou menos) e pH 7,25 ou mais
- Estabilidade hemodinâmica: ausência de isquemia miocárdica e de hipotensão clinicamente significativa
- Capacidade de iniciar esforço inspiratório
- Necessidade de que o teste de respiração espontânea seja coordenado com teste de despertar da sedação
- As configurações do teste de respiração espontânea incluem suporte de pressão e PEFP de 5 ou menos
- Os critérios para a tolerância ao teste de respiração espontânea incluem padrão respiratório, adequação das trocas gasosas, estabilidade hemodinâmica e conforto subjetivo
- Tolerância ao teste de respiração espontânea com duração de entre 30 e 120 min deve suscitar considerações sobre descontinuação permanente da ventilação. Após passar o teste de respiração espontânea, a remoção da via respiratória artificial deve ser baseada em avaliação da perviedade das vias respiratórias e na capacidade do paciente de protegê-las
- Em caso de fracasso no teste de respiração espontânea, a causa do fracasso deve ser determinada. Após a reversão de tal causa, se o paciente satisfizer os critérios do teste, esse deve ser refeito a cada 24 h
- Pacientes malsucedidos no teste de respiração espontânea devem receber suporte ventilatório estável, não fatigante e confortável
- Devem ser usadas estratégias de anestesia/sedação, bem como manejo da ventilação, objetivando extubação precoce nos pacientes em pós-operatório
- Protocolos com objetivo de otimizar a sedação também devem ser desenvolvidos e implementados
- Protocolos de descontinuação projetados para profissionais de saúde que não sejam médicos devem ser desenvolvidos e implementados pela UTI
- A traqueostomia deve ser levada em consideração após período inicial de estabilização no aparelho de ventilação, quando se torna aparente que o paciente demandará assistência ventilatória prolongada

---

vias respiratórias, como a asma, aumentam a resistência ao fluxo de ar, com uma carga de esforço aumentada para os músculos respiratórios. Qualquer uma das anormalidades pode ocasionar fadiga significativa desses músculos e dificuldade de respirar.

A fadiga dos músculos respiratórios impede o desmame da ventilação. Podem ser necessárias até 24 horas de repouso total (o aparelho de ventilação mecânica assume todo o esforço da respiração pelo paciente) para a recuperação de músculos respiratórios fatigados. Por essa razão, é prática comum aumentar o suporte ventilatório à noite para assegurar o repouso. Isso pode ser obtido com qualquer das modalidades de "repouso", desde que a frequência respiratória do paciente se mantenha abaixo de 20 respirações/minuto. A intenção é promover e simular a diminuição normal na frequência e no esforço da respiração que ocorre durante o ciclo de sono e repouso de cada pessoa.

As tentativas de desmame são interrompidas caso ocorram sinais de fadiga ou de dificuldade respiratória. Os critérios de tolerância e as observações quanto ao desmame estão resumidos nos Quadros 25.18 e 25.19. Durante a fisioterapia e as atividades, é necessário monitorar a fadiga do paciente devido ao

Quadro 25.18 Diretrizes para o desmame da ventilação de curta duração.

Os pacientes, com frequência, são intubados eletivamente para procedimentos cirúrgicos ou outros procedimentos, ou com maior urgência devido a dificuldades respiratórias relacionadas a uma doença pulmonar ou lesão traumática subjacente. A outra razão comum para a intubação é a necessidade de proteção à via respiratória devido à tumefação desta (p. ex., em consequência de uma lesão aguda por inalação) ou a uma alteração significativa da consciência (p. ex., como em um acidente vascular cerebral ou em uma lesão cranioencefálica). Terminado o procedimento ou depois de o paciente ser estabilizado, o objetivo deve ser a extubação logo que o paciente for capaz de proteger a via respiratória. O processo de desmame nesse contexto pode evoluir rapidamente, com base na resposta do paciente à redução do suporte ventilatório.

Critérios para avaliar a prontidão ao desmame

- Hemodinamicamente estável, adequadamente reanimado e não necessitando de suporte vasoativo
- $SaO_2 > 90\%$ a FiO_2 40% ou menos, PEFP 5 cmH_2O ou menos
- Radiografias de tórax revistas quanto a fatores passíveis de correção; tratadas conforme o indicado
- Indicadores metabólicos (pH sérico, principais eletrólitos) dentro dos limites normais
- Hematócrito > 25%
- Temperatura central > 36°C e < 39°C
- Controle adequado da dor/ansiedade/agitação
- Ausência de bloqueio neuromuscular residual
- Gasometria arterial normalizada ou ao nível basal do paciente

Intervenção para o desmame

- Reduzir a frequência do aparelho de ventilação e converter então apenas à ventilação com suporte de pressão (VSP)
- Desmamar da VSP quando tolerado para 10 cmH_2O ou menos
- Se o paciente satisfizer os critérios de tolerância por, pelo menos, 2 h a esse nível de suporte e também os critérios para extubação (ver mais adiante), pode ser extubado
- Se o paciente não satisfizer os critérios de tolerância, então aumentar a VSP, ou a frequência do aparelho de ventilação, quando necessário para obter ajustes de "repouso" (frequência respiratória consistentemente < 20 respirações/min) e rever critérios de desmame quanto a fatores passíveis de correção
- Repetir tentativa de desmame à VSP de 10 cm depois de períodos de repouso (mínimo de 2 h). Se o paciente não tiver êxito na segunda tentativa de desmame, retornar aos ajustes de repouso e usar abordagem de desmame da ventilação de "longa duração"

Critérios de tolerância

Se o paciente apresentar qualquer um dos seguintes itens, a tentativa de desmame deve ser interrompida e deve-se fazer o paciente retornar a ajustes de "repouso"

- Frequência respiratória mantida acima de 35 respirações/min
- $SaO_2 < 90\%$
- Volume corrente 5 mℓ/kg ou menos
- Ventilação minuto mantida > 200 mℓ/kg/min
- Evidências de dificuldade respiratória ou hemodinâmica:
  - Padrão respiratório de esforço
  - Ansiedade aumentada e/ou sudorese
  - Frequência cardíaca mantida > 20% acima ou abaixo do nível basal
  - Pressão arterial sistólica > 180 mmHg ou < 90 mmHg

Critérios para a extubação

- Estado mental: vígil e capaz de responder a comandos
- Tosse e reflexo de ânsia bons, capazes de proteger a via respiratória e eliminar secreções
- Capaz de mover o ar em torno do tubo endotraqueal com o balonete desinflado e a extremidade do tubo ocluída

504 **Parte 6** Sistema Respiratório

Quadro 25.19 **Diretrizes para o desmame da ventilação de longa duração.**

Pacientes em ventilação mecânica há mais de 72 h ou aqueles em que o desmame da ventilação de curta duração não foi bem-sucedido apresentam, com frequência, um descondicionamento significativo em razão da doença complexa aguda e/ou crônica. Esses pacientes necessitam geralmente de um período de "exercício" dos músculos respiratórios para recuperar a força e a resistência necessárias para o retorno com êxito à respiração espontânea. Os objetivos desse processo são:

- Fazer o paciente tolerar duas a três tentativas de desmame por dia, com redução do suporte ventilatório sem se exercitar até o ponto de exaustão
- Fazer o paciente repousar entre as tentativas de desmame e durante a noite em ajustes do aparelho de ventilação que proporcionem repouso diafragmático, com o mínimo de esforço respiratório para o paciente ou sem nenhum esforço

Critérios para avaliar a prontidão ao desmame

- São os mesmos da ventilação de curta duração (ver Quadro 25.18), com ênfase na estabilidade hemodinâmica, analgesia/sedação adequada (escores registrados no fluxograma) e normalização do estado de volume

Intervenção para o desmame

- Transferir para a modalidade de VSP, ajustar o nível de suporte para manter a frequência respiratória do paciente abaixo de 35 respirações/min
- Observar por 30 min quanto a sinais de insucesso imediato (mesmos critérios de tolerância da ventilação de curta duração; ver Quadro 25.18)
- Caso tolerada, continuar a tentativa por 2 h e fazer o paciente retornar então a ajustes de "repouso", adicionando respirações do aparelho de ventilação ou aumentando a VSP de modo a obter uma frequência respiratória total inferior a 20 respirações/min
- Depois de, pelo menos, 2 h de repouso, repetir a tentativa por 2 a 4 h no mesmo nível de VSP da tentativa anterior. Se o paciente superar os critérios de tolerância (citados no Quadro 25.18), interromper a tentativa e retornar a ajustes de "repouso". Nesse caso, a próxima tentativa deve ser efetuada a um nível de suporte mais alto que a tentativa "fracassada"

- Registrar os resultados de cada episódio de desmame, incluindo parâmetros específicos e a escala temporal em caso de ocorrência de "fracasso", no fluxograma no leito do paciente
- O objetivo é aumentar a duração das tentativas e reduzir o nível de VSP necessário em uma base progressiva. A cada nova tentativa, o nível de VSP pode ser diminuído em 2 a 4 cmH_2O e/ou o intervalo de tempo pode ser aumentado em 1 ou 2 h, enquanto se mantém o paciente dentro dos parâmetros de tolerância. O ritmo de desmame é específico do paciente, e a tolerância pode variar de um dia para o outro. Rever os critérios de prontidão quanto a fatores passíveis de correção diariamente e a cada vez que uma tentativa de desmame da ventilação do paciente "falhar"
- Assegurar a ventilação noturna a ajustes de "repouso" (com uma frequência respiratória de < 20 respirações/min) por, pelo menos, 6 h a cada noite, até que as tentativas de desmame do paciente demonstrem a prontidão ao desmame do suporte ventilatório

Desmame da ventilação mecânica

O paciente deve ser desmamado até que os ajustes do aparelho de ventilação estejam a FIO_2 40% ou mais, VSP 10 cmH_2O ou menos e PEFP 5 cmH_2O ou menos. Quando esses ajustes forem bem tolerados, o paciente deve ser colocado em pressão positiva contínua nas vias respiratórias a 5 cmH_2O ou (se houver uma traqueostomia colocada) no colar de traqueostomia. Se o paciente satisfizer aos critérios de tolerância nos primeiros 5 min, a tentativa deve ser continuada por 1 a 2 h. Se a observação clínica e a gasometria arterial indicarem que o paciente está mantendo ventilação e oxigenação adequadas a esse suporte "mínimo", deve-se considerar as seguintes opções:

- Se o paciente satisfizer aos critérios para extubação (ver Quadro 25.18), deve-se tentar essa medida
- Se o paciente estiver no colar de traqueostomia, as tentativas devem ser continuadas 2 a 3 vezes/dia, com aumentos diários no tempo de uso do colar de traqueostomia de 1 a 2 h por tentativa, até que o tempo total fora do aparelho de ventilação atinja 18 h/dia. Nesse ponto, o paciente pode estar pronto para permanecer em uso do colar de traqueostomia por mais de 24 h, a não ser que os critérios de tolerância sejam superados
- O desmame do aparelho de ventilação é considerado exitoso quando o paciente consegue uma ventilação espontânea (extubado ou em uso do colar de traqueostomia) por, pelo menos, 24 h

---

uso de músculos acessórios, aumento da frequência respiratória e diminuição da saturação de oxigênio que indica fadiga dos músculos respiratórios. O uso de sedativos e de narcóticos durante o desmame deve limitar-se tão somente ao nível de medicação claramente necessário para o controle da dor ou da ansiedade.[20]

Qualquer que seja o modo de abordagem, alguns fatores foram verificados como influenciando positivamente o êxito do desmame da ventilação. Esses fatores incluem o trabalho de equipes multiprofissionais colaborativas para a formulação de planos de cuidado abrangentes baseados na avaliação individualizada de pacientes, no uso de protocolos padronizados para o desmame que sejam alocados a cada paciente com base na avaliação personalizada e no uso de linhas de cuidado. A interação dessas estratégias, todas visando promover a consistência da prática e a base lógica da mesma, leva de fato a evoluções finais que mostram que o todo (processo) é maior do que a soma das partes.

■ **Critérios para extubação**

Qualquer que seja a modalidade ou combinação de modalidades usada para o desmame, a extubação só pode ser efetuada quando são satisfeitos vários critérios, com base na ventilação de curta ou de longa duração (ver Quadros 25.18 e 25.19).

Antes da extubação, o paciente deve ser capaz de manter sua própria via respiratória, conforme evidenciado por um nível de consciência apropriado e pela presença de reflexos de tosse e de ânsia. Em todos os pacientes, especialmente naqueles com história de intubação difícil ou portadores de doença reativa das vias respiratórias, o teste de escape pelo balonete deve ser realizado antes da extubação. Esse teste implica a desinflação do balonete do tubo (depois da aspiração da orofaringe) e um breve período de oclusão do TET para demonstrar escape de ar à inspiração pelo paciente. A ausência de escape pode indicar edema e predizer um estridor laríngeo após a extubação. Uma visualização direta da traqueia com um broncoscópio pode ser efetuada antes da extubação para determinar se houve a resolução do edema.

A extubação não deve nunca ser realizada na ausência de um médico qualificado para a reintubação de emergência se o paciente não tolerar a extubação.

Depois de explicar o procedimento e preparar o paciente, a enfermeira ou o terapeuta respiratório aplica aspiração no tubo e na orofaringe posterior do paciente. O equipamento inclui uma BRM e uma máscara junto ao leito do paciente. O dispositivo de fixação ou o esparadrapo do TET é afrouxado e o balonete, desinflado. O TET é removido rapidamente ao mesmo tempo que se faz o paciente tossir. Aplica-se aspiração oral ao paciente e administra-se imediatamente oxigênio umidificado. O paciente é avaliado quanto a sinais imediatos de dificuldade respiratória: estridor, dispneia e diminuição da SaO_2. O tratamento do estridor inclui epinefrina racêmica e, por vezes, a administração de esteroides IV; a reintubação imediata pode ser necessária se essas medidas falharem.[22]

■ Desmame da ventilação de longa duração para pacientes em ventilação mecânica prolongada

O processo de desmame da ventilação de longa duração frequentemente dura semanas. Incorpora condicionamento gradual e progressivo dos músculos respiratórios e corporais usando abordagem multiprofissional. O condicionamento corporal total, com ênfase na força da parte superior do corpo e na função dos músculos respiratórios, é bem-sucedido em melhorar os resultados da liberação da ventilação; fisioterapia agressiva é necessária. Todo o processo é tipicamente complicado, envolvendo diversos adiamentos e retrocessos. Durante o desmame de longa duração, o paciente pode falhar no teste de desmame e deve ser então ser posto em repouso com ventilação por até 24 horas antes de outra tentativa. O período de repouso permite recuperação dos músculos respiratórios. Pacientes malsucedidos em um teste de desmame frequentemente exibem padrões de respiração superficiais, consistentes com a fraqueza de seus músculos respiratórios. A reavaliação regular do plano de desmame pela equipe multiprofissional, somada à comunicação com o paciente e sua família, é necessária (ver Quadro 25.19).

■ Métodos de desmame da ventilação

Vários métodos foram estudados para o desmame do aparelho de ventilação. Existem controvérsias quanto a que métodos seriam melhores. Alguns dos métodos de desmame mais comuns incluem a peça em T, tentativas de CPAP e a redução gradual da VSP a ajustes mínimos. A avaliação abrangente das necessidades do paciente e de sua evolução no sentido do desmame, o monitoramento dos parâmetros de desmame e a busca dos objetivos estabelecidos promovem um desmame bem-sucedido. Abordagens multiprofissionais e abrangentes ao desmame, baseadas no monitoramento por um profissional de saúde e na promoção de um plano de desmame com continuidade, demonstraram resultados finais positivos.

▶ **Uso da peça em T.** A peça em T é ligada ao paciente à FiO_2 desejada (em geral, um pouco mais alta que no ajuste anterior do aparelho de ventilação). Observa-se continuamente a resposta e a tolerância do paciente ao uso da peça. O tempo de duração dos períodos de uso da peça em T não foi padronizado, e alguns profissionais de saúde efetuam a extubação se um período inicial de 30 minutos termina com níveis aceitáveis de gases arteriais e de resposta do paciente. Períodos de uso da peça em T de duração e frequência crescentes aumentam a resistência do paciente, com períodos de repouso no aparelho de ventilação entre períodos de uso mais longos. Ao se usar esse último método, o paciente é geralmente considerado pronto para ser extubado depois de 24 horas sucessivas em uso de uma peça em T.

▶ **Método de ventilação sincronizada intermitente obrigatória (VSIO).** A modalidade VSIO foi anunciada inicialmente como a modalidade ideal para o desmame, permitindo alguma respiração espontânea (para impedir a atrofia dos músculos respiratórios) e proporcionando ao mesmo tempo uma frequência de sustentação. O desmame pelo método VSIO acarreta redução gradual no número de respirações controladas, até se

chegar a uma frequência baixa (geralmente, 4 incursões/minuto). O paciente é extubado então se todos os outros critérios de desmame forem satisfeitos. Entretanto, baixos níveis de VSIO (menores que 4 incursões/minuto) podem resultar em níveis elevados de esforço e fadiga. Pode-se usar a VSIO mais VSP, a chamada ventilação com suporte de pressão sincronizada (VSPS), para diminuir o esforço respiratório associado a respirações espontâneas. Sugeriu-se que o uso da modalidade VSIO pode acarretar maior tempo de desmame. O uso da modalidade VSPS pode passar facilmente para o uso da VSP tão somente quando o paciente iniciar todas as respirações, registrando no aparelho de ventilação as respirações. Em consequência disso, a VSP "isolada" é com frequência preferida em tentativas de desmame.

▶ **Método de pressão positiva contínua nas vias respiratórias.** A CPAP implica respirar pelo circuito do aparelho de ventilação com uma pressão positiva pequena (ou igual a zero). O uso da CPAP em lugar de uma peça em T no desmame permanece controversa. Com frequência, a decisão de usar uma delas em detrimento da outra é determinada pela observação da resposta do paciente ou baseia-se simplesmente na preferência do médico.

▶ **Método de ventilação com suporte de pressão (VSP).** Níveis baixos de VSP diminuem o trabalho respiratório associado a TET e circuitos de ventilação. O desmame usando a modalidade VSP acarreta diminuição progressiva no LPI para 5 a 10 cmH_2O, com base na manutenção pelo paciente de um volume corrente adequado (6 a 12 mℓ/kg) e de uma frequência respiratória abaixo de 25 incursões/minuto. A VSP se associa a menor esforço respiratório que outras modalidades de volume, de modo que períodos mais longos de desmame podem ser tolerados. O LPI de 5 cmH_2O é considerado sobrepujante ao esforço respiratório pelo TET e os tubos do aparelho de ventilação. Tipicamente, o LPI é reduzido em 2 cmH_2O 1 ou 2 vezes/dia, de acordo com a resposta do paciente à alteração no aparelho de ventilação. A tolerância ao desmame da VSP é avaliada, como em qualquer modalidade de desmame: por meio da avaliação da resposta do paciente às mudanças na frequência respiratória, na SaO_2 e na frequência cardíaca, juntamente com a observação de fadiga (ver Quadros 25.18 e 25.19). Há sustentação para o uso da CPAP, da peça em T ou até mesmo da VSP durante uma tentativa de respiração espontânea antes da extubação, porque cada um deles é um método efetivo no ensaio de prontidão para o desmame.[22]

■ Adjuvantes ao desmame

Vários adjuvantes ao desmame por longo tempo são usados para melhorar a tolerância ao desmame e o conforto do paciente. Em aparelhos de ventilação mais novos, a modalidade que permite a regulação do suporte de pressão ao tamanho e ao tipo de tubo, endotraqueal e de traqueostomia, efetua ajustes quanto ao tipo de resistência do tubo para possibilitar menor esforço respiratório. Designado em alguns aparelhos de ventilação como compensação automática ao tubo, esse é outro recurso a ser considerado durante o desmame da ventilação. O tubo de traqueostomia fenestrado proporciona comunicação durante os períodos de desmame, melhorando a interação com o paciente. O tubo de traqueostomia fenestrado tem uma abertura na cânula externa, porém não na cânula interna. Com a cânula interna no lugar e o balonete inflado, a ventilação mecânica é fácil. Durante o processo de desmame, a cânula interna é removida,

Quadro 25.20 Considerações para o paciente idoso.

Superando as barreiras do desmame da ventilação

Um paciente idoso em ventilação mecânica constitui um desafio singular para os profissionais. O êxito do desmame exige intervenções de enfermagem efetivas para abordar as necessidades de cuidado básicas do paciente:

- **Privação de sono:** Aprender os hábitos normais de sono do paciente, estabelecer um ambiente repousante e reduzir a um mínimo as interrupções por, pelo menos, 6 h a cada noite e 2 h de descanso na metade do dia. Consultar o farmacêutico ou o médico sobre a medicação para dormir, quando necessária, ao deitar
- **Nutrição alterada: menor que as necessidades corporais e risco de desequilíbrio do volume líquido:** Consultar a nutricionista e começar o mais cedo possível o aporte da nutrição recomendada. Avaliar a tolerância do paciente e aumentar a frequência-alvo conforme prescrito. Avaliar o balanço hídrico a cada turno (ingestão e excreção, peso, exame clínico) e discutir com o médico alterações na ingestão e a possível necessidade de um diurético
- **Dor aguda; ansiedade e confusão mental aguda:** Administrar a analgesia conforme o prescrito, avaliando a necessidade e o efeito da intervenção por uma escala de dor ou por parâmetros fisiológicos. Avaliar cuidadosamente a possível etiologia da ansiedade ou da agitação; quando estiver indicada uma intervenção farmacológica, ajustá-la para obter a resposta desejada usando uma escala de avaliação padronizada, para limitar a sedação. Intervenções são essenciais em pacientes idosos (p. ex., orientação quanto ao lugar, data e hora; espiritual; massagens). Ajustar o cuidado aos distúrbios auditivos ou outras limitações sensoriais que possam contribuir para a confusão mental ou a ansiedade
- **Risco de constipação intestinal e diarreia:** Conhecer o padrão de eliminação "habitual" do paciente, se possível; começar por uma intervenção semelhante e acrescentar regimes intestinais mais agressivos, quando necessário, para obter evacuações regulares. Avaliar os fatores (p. ex., medicações ou narcóticos) que podem alterar a função intestinal e assegurar uma hidratação adequada por via enteral, se possível
- **Risco de intolerância à atividade e mobilidade no leito ou física prejudicada:** Consultar o fisioterapeuta ou o terapeuta ocupacional para avaliar a capacidade funcional e iniciar a terapia apropriada. Começar a tirar o paciente do leito o mais cedo possível e encorajar exercícios ativos da amplitude de movimento e a participação nas atividades da vida diária

---

o balonete é desinflado, a cânula externa é protegida e é administrado oxigênio suplementar pela cânula nasal. Esse sistema permite a passagem do ar pelas cordas vocais, possibilitando a comunicação verbal com o paciente. Nunca se deve inflar o balonete com a cânula interna coberta, porque o paciente não vai conseguir respirar. As válvulas de fala proporcionam comunicação durante os períodos de desmame a pacientes com tubos de traqueostomia não fenestrados, que geralmente são usados em frequência maior. Essas válvulas proporcionam menor resistência que o tubo de traqueostomia fenestrado, e cada tipo de válvula de fala permite a administração de oxigênio suplementar por uma saída lateral. Há necessidade de ar umidificado com um colar de traqueostomia para manter a via respiratória úmida e impedir que as secreções sequem, especialmente à noite, quando as válvulas de fala devem ser removidas para dormir. O uso de um grande tubo endotraqueal (mais de 7,0 mm) diminui a resistência à respiração e o esforço de respirar. Um tubo endotraqueal maior também suporta a broncoscopia para a remoção de secreções, quando necessário. A traqueostomia é, em muitos casos, mais confortável para o paciente e permite melhor cuidado oral, melhor comunicação e ensaios clínicos de desmame com o colar de traqueostomia.

Considerações sobre o desmame de pacientes idosos podem ser encontradas no Quadro 25.20.

Cuidado domiciliar e ventilação mecânica

Alguns pacientes que necessitam de ventilação mecânica invasiva podem ser candidatos a cuidados domiciliares, unidades para dependentes da ventilação ou para reabilitação após desmame. Esses pacientes podem necessitar de ventilação mecânica invasiva integral ou parcial, devido a fraqueza neuromuscular, hipoventilação neurogênica ou doenças cardiopulmonares acarretando trocas gasosas inefetivas. As seguintes condições podem justificar um tratamento por aparelho de ventilação após doença aguda:

- Transtornos neurológicos (p. ex., esclerose lateral amiotrófica, síndrome de Guillain-Barré, esclerose múltipla, distrofia muscular, *miastenia gravis*, poliomielite, polimiosite, lesões medulares espinais)
- Distúrbios restritivos (p. ex., fibrose intersticial pulmonar, cifoescoliose, obesidade, sarcoidose)
- Distúrbios obstrutivos (p. ex., bronquiectasia, bronquiolite obliterante, displasia broncopulmonar, bronquite e enfisema crônicos, fibrose cística, obesidade, síndromes de apneia do sono).

Desafios relacionados à aplicabilidade clínica

Estudo de caso

O Sr. J. M. é um homem de 32 anos de idade que se apresenta ao hospital com histórico de dispneia, febre e calafrios durante 1 dia. Enquanto era avaliado no setor de emergência, entrou em estado de insuficiência cardíaca aguda descompensada com hipoxia e aumento do esforço respiratório. O paciente necessitou de intubação de emergência e ventilação mecânica. Seus exames mostraram influenza B positiva e pneumonia por *Staphylococcus aureus* resistentes à penicilina adquirida na comunidade. A condição do Sr. J. M. continuou a piorar, resultando em síndrome da angústia respiratória aguda (SARA).

1. Quais são as complicações comuns associadas à ventilação mecânica?
2. Que fatores reduzirão o risco para complicações relativas à pneumonia associada à ventilação (PAV) no paciente submetido à ventilação mecânica?
3. Identifique problemas fisiológicos comuns associados à ventilação mecânica e intervenções de enfermagem apropriadas.

26
Distúrbios Respiratórios Comuns

Denise Evans Ward e Joshua Ferguson

Objetivos de aprendizagem

Com base no conteúdo deste capítulo, o leitor deverá ser capaz de:

1. Comparar a etiologia, a fisiopatologia, a avaliação, os cuidados e a prevenção das pneumonias adquirida na comunidade, adquirida no hospital e associada a cuidados médicos.
2. Discutir a fisiopatologia, a avaliação e os cuidados no derrame pleural.
3. Descrever a fisiopatologia, a avaliação e os cuidados associados ao pneumotórax.
4. Discutir a fisiopatologia, a avaliação, os cuidados e a prevenção da embolia pulmonar.
5. Explicar a fisiopatologia, a avaliação, os cuidados e a prevenção da doença pulmonar obstrutiva crônica.
6. Descrever a patologia, a avaliação e os cuidados de um paciente em vários estágios do contínuo da asma, desde uma crise leve até a asma grave.
7. Explicar as principais características da insuficiência respiratória aguda hipoxêmica e da insuficiência respiratória aguda hipercápnica em termos de fisiopatologia, avaliação e cuidados.

Os sintomas associados com os distúrbios respiratórios comuns podem reproduzir ou exacerbar outros processos de doença. A compreensão de fisiopatologia dos diferentes distúrbios respiratórios, juntamente com uma avaliação física adequada e o histórico do paciente, aprimora a capacidade da enfermeira de rapidamente avaliar e iniciar a terapia apropriada. O tratamento imediato frequentemente previne complicações para o paciente e possivelmente salvar sua vida.

Pneumonia

A pneumonia continua sendo uma infecção comum, encontrada tanto na comunidade quanto no hospital, embora tenha havido progressos na identificação das pessoas com risco e na implementação de medidas preventivas. As enfermeiras de cuidados críticos deparam com a pneumonia quando ela complica evoluindo para uma doença grave ou quando leva à angústia respiratória aguda.

A pneumonia é uma infecção aguda que envolve o trato respiratório inferior, causada por qualquer classe de organismos (i. e., bactérias, vírus, fungos ou parasitas) associados com infecções humanas. Tal enfermidade é a nona maior causa de morte nos EUA; em conjunto com a influenza, a pneumonia é a nona maior causa de morte.[1] Na maioria dos casos, o diagnóstico de pneumonia adquirida na comunidade (PAC) é simples; entretanto, na população idosa, outros distúrbios comuns, como a doença cardiovascular, podem apresentar sintomas semelhantes. Além disso, as populações idosas podem apresentar sintomas atípicos.[2] Nos pacientes não internados, a PAC é tipicamente uma forma moderada de pneumonia; pacientes que requerem hospitalização em geral apresentam uma forma grave de PAC.

O comportamento na admissão hospitalar do paciente com pneumonia pode ser inconsistente e com frequência não refletir realmente a gravidade da doença, uma vez que não existem identificadores cruciais de pneumonia.[2] Diversas ferramentas de estratificação de risco foram desenvolvidas para auxiliar na identificação objetiva da real gravidade da pneumonia. Tanto a Infectious Disease Society of America (IDSA) quanto a American Thoracic Society (ATS) recomendam o uso do índice de gravidade da pneumonia (IGP) ou do escore CURB-65 (Quadro 26.1) como ferramenta adjuvante que guie o tratamento inicial de adultos com PAC. O IGP foi desenvolvido como parte do estudo de coorte Pneumonia Patient Outcomes Research Team (PORT), tendo como propósito identificar os pacientes com PAC que apresentem baixo risco de mortalidade. O IGP estratifica os pacientes em cinco categorias de risco: quanto mais alta a pontuação, maior o risco de morte, internação na unidade de terapia intensiva (UTI) ou reinternação, e maior o tempo de permanência.[3] Os pacientes nas classes de risco I, II e III correm baixo risco de morte e, com mais probabilidade, podem ser tratados com segurança no ambiente ambulatorial. Os pacientes nas classes de risco IV e V devem ser hospitalizados, e aqueles na classe V devem ser internados na UTI.[3] Ainda que o IGP seja uma ferramenta já validada, um de seus contras significativos é requerer um escore baseado em 20 variáveis diferentes. Graças à complexidade do escore de cálculo, o escore CURB-65 é frequentemente preferido. Tal ferramenta usa cinco variáveis facilmente calculáveis (ver Quadro 26.1). Pacientes com escore 0 ou 1 provavelmente podem, em sua maioria, ser tratados fora do hospital. Aqueles com escore 2 devem ser hospitalizados. Já os que mostram escore 3 devem ser avaliados no tocante a possível admissão em UTI. Por fim, os pacientes com escore 4 ou 5 devem ser admitidos na UTI.[2]

A pneumonia nosocomial (PN), que inclui a pneumonia adquirida no hospital (PAH), a pneumonia associada com os cuidados de saúde (PACS) e a pneumonia associada à ventilação (PAV), é a segunda forma mais comum de infecções nosocomiais.[4] A PN é definida como uma pneumonia não incubada quando da admissão hospitalar e que ocorre nas 48 horas seguintes.[5,6] O Quadro 26.2 lista as definições atuais de PAH, PACS e PAV. A necessidade de categorizar a PACS está sendo atualmente reavaliada. Pesquisadores argumentam que existe, com frequência, uma supergeneralização dos fatores de risco e que se assume que todos os pacientes que apresentem

508 Parte 6 Sistema Respiratório

Quadro 26.1 | Ferramenta CURB-65 para a determinação do tratamento inicial em adultos com PAC.

CURB-65 (um ponto é dado para cada achado positivo)

- **C**onfusão, desorientação quanto a pessoas, lugares e tempo
- **U**reia maior que 7 mm/ℓ
- Frequência **R**espiratória maior que 30 incursões/min
- Pressão arterial sistólica (**B**lood pressure) menor que 90 mmHg ou diastólica menor que 60 mmHg
- Idade igual a maior que **65** anos

Escore

- 0 a 1 = tratamento fora do hospital
- 2 a 3 = admissão hospitalar (considerar admissão em UTI para o escore 3)
- 4 a 5 = admissão em UTI

De Jones BE, Jones J, Bewick T *et al.*: CURB-65 pneumonia severity assessment adapted for electronic decision support. Chest 140(1):156-163, 2011.

Quadro 26.2 | Pneumonia | Definições.

Pneumonia adquirida na comunidade (PAC): pneumonia diagnosticada em indivíduos que tenham contato limitado com o sistema de saúde e baixo risco de desenvolvimento de infecções MDR.

Pneumonia adquirida no hospital (PAH): pneumonia que ocorre mais de 48 h após a admissão hospitalar.

Pneumonia associada aos cuidados de saúde (PACS): define-se caso de PACS quando o paciente tiver sido hospitalizado em um período de 90 dias e recebido terapia antimicrobiana; for residente de instituição de repouso ou de cuidados extensivos; for dependente de diálise; for imunossuprimido e/ou receber terapia imunossupressiva.

Pneumonia associada à ventilação (PAV): pneumonia que ocorre em pacientes intubados por mais de 48 h.

Dados de Anand N, Kollef MH: The alphabet soup of pneumonia: CAP, HAP, HCAP, NHAP, and VAP. Semin Respir Crit Care Med 30(1):3-9, 2009.

---

critérios sugestivos de PACS terão risco aumentado para patógenos multidrogarresistentes (MDR). O tratamento de pacientes com critérios para PACS leva à subutilização de antibióticos de espectro amplo e a risco para o paciente. PAH e PAV, com taxa de ocorrência de 5 a 20 casos por 1.000 admissões hospitalares, são causas significativas de morbidade e mortalidade apesar dos avanços na terapia antimicrobiana e nas medidas de apoio.[2,7] Além da morbidade e da mortalidade avançadas, a PAV está associada com desfechos clínicos e econômicos comprometidos.[8]

As diretrizes da American Thoracic Society para a PAH determinam que os critérios que definem a PAC grave também podem ser empregados para definir a PAH grave.[5] A PAH grave pode acontecer na UTI, com maior risco para os pacientes que recebem ventilação mecânica, ou pode ser a causa da admissão na UTI.[5] De modo independente, a PAH e a PAV contribuem para a mortalidade nos pacientes criticamente doentes; a taxa de mortalidade atribuível é de 33 a 50%.[8]

Etiologia

A etiologia específica de um tipo de pneumonia varia muito, dependendo de fatores relacionados ao hospedeiro, localização geográfica e processos de doença subjacentes já existentes.[9] Dos 4 milhões de casos de pneumonia que ocorrem todos os anos nos EUA, *Streptococcus pneumoniae* (pneumococo) é o patógeno predominante e a causa mais comum identificada em pacientes que necessitam de hospitalização em virtude de pneumonia. Outros microrganismos frequentemente considerados agentes etiológicos incluem *Haemophilus influenzae*, *Staphylococcus aureus* e outros bacilos gram-negativos.[3,9] *S. pneumoniae* resistente a medicamentos é frequentemente observado em indivíduos com mais de 65 anos de idade.[3] Os patógenos que devem ser considerados na PAC grave exigindo internação na UTI incluem *S. pneumoniae*, *Chlamydia pneumoniae*, *S. aureus*, *Mycobacterium tuberculosis*, espécies de *Legionella*, vírus respiratórios e fungos endêmicos.[3]

Os fatores etiológicos podem ser utilizados para classificar pneumonia em típica ou atípica. A pneumonia típica é em geral causada por um patógeno como *S. pneumoniae*, *Streptococcus pyogenes* e *Staphylococcus aureus*. A pneumonia atípica é causada por patógenos como *Mycoplasma pneumoniae*, *C. pneumoniae*, vírus influenza, adenovírus e espécies de *Legionella*.[9] Entretanto, os sintomas clínicos em geral não ajudam a distinguir entre pneumonia típica ou atípica.[9] Além da apresentação do paciente, seu histórico (i. e., exposição, viagem recente, condição de saúde subjacente) frequentemente ajuda os profissionais de saúde na identificação dos potenciais agentes causadores.[9] Durante a avaliação para PN, o momento de início constitui um fator importante na determinação dos potenciais patógenos e nos desfechos associados de pacientes com PAH ou PAV.[5] A PAH e a PAV que ocorrem dentro de 4 dias de internação são mais provavelmente causadas por bactérias sensíveis a antibióticos, enquanto a PAH e a PAV que ocorrem para além desse período têm mais tendência a ser causadas patógeno(s) MDR.[5] A PAH pode ser polimicrobiana; os patógenos comuns incluem bacilos gram-negativos aeróbicos, como *Escherichia coli*, *Klebsiella pneumoniae* e *Pseudomonas aeruginosa*, e cocos gram-positivos, como *S. aureus*.[5] Patógenos polimicrobianos são particularmente comuns (> 50%) em pacientes submetidos a ventilação mecânica (PAV). Os microrganismos gram-negativos altamente resistentes (p. ex., *P. aeruginosa*, espécies de *Acinetobacter*) e *S. aureus* resistente à meticilina são frequentemente observados na PAH de início tardio, mas também podem ocorrer na PAH de início precoce em pacientes com fatores de risco para esses patógenos.[4-6] O espectro de patógenos potenciais pode ser definido pela avaliação de uma variedade de fatores, incluindo a gravidade da pneumonia, morbidades associadas, terapia anterior (incluindo antibióticos) e duração da hospitalização.[5]

Fisiopatologia

A pneumonia é uma resposta inflamatória ao corpo estranho inalado ou aspirado ou à multiplicação descontrolada de microrganismos que invadem o trato respiratório inferior. Essa resposta resulta no acúmulo de neutrófilos e outras citocinas pró-inflamatórias nos brônquios periféricos e nos espaços alveolares.[4] O sistema de defesa do corpo, que inclui as defesas anatômica, mecânica, humoral e celular, destina-se a repelir e remover os organismos que penetram no trato respiratório. Muitas doenças sistêmicas aumentam o risco de pneumonia do paciente ao alterarem o mecanismo de defesa respiratória inato. A pneumonia desenvolve-se quando os mecanismos de defesa pulmonar normais estão prejudicados ou são superados, permitindo que os microrganismos se multipliquem com rapidez. A gravidade da pneumonia depende da quantidade de material aspirado, da virulência do microrganismo, da quantidade de bactérias no aspirado e das defesas do hospedeiro.[4]

■ Fatores de risco

Os meios pelos quais os patógenos penetram no trato respiratório inferior consistem em broncoaspiração, inalação, disseminação hematogênica de um local distante e translocação. Os fatores de risco que predispõem um indivíduo a um desses mecanismos podem ser classificados em condições que aumentam a colonização da orofaringe, condições que favorecem a broncoaspiração, condições que exigem intubação prolongada e fatores do hospedeiro.[5]

▶ **Colonização da orofaringe.** A colonização da orofaringe (a colonização refere-se à presença de microrganismos distintos da flora normal, na ausência de evidências clínicas de infecção) foi identificada como fator independente do desenvolvimento da PAH. As bactérias gram-positivas e as bactérias anaeróbicas normalmente vivem na orofaringe e ocupam os locais de ligação de bactérias na mucosa orofaríngea. Quando a flora orofaríngea normal é destruída, esses locais de ligação são suscetíveis à colonização por bactérias patogênicas. Os fatores de risco associados à colonização orofaríngea incluem antibioticoterapia anterior, idade avançada, placa dentária, tabagismo e doenças crônicas, tais como doença pulmonar obstrutiva crônica (DPOC), doença por refluxo gastresofágico, alcoolismo, diabetes melito e desnutrição.[4]

O papel exato que o estômago desempenha no desenvolvimento da pneumonia é controvertido. Nos indivíduos sadios, o estômago normalmente é estéril, devido à atividade bactericida do ácido clorídrico. Todavia, quando o pH gástrico aumenta acima do normal (pH > 4), conforme observado durante o uso de inibidores da bomba de prótons (IBP), antagonistas da histamina tipo 2 e antiácidos para profilaxia da úlcera de estresse, os microrganismos são capazes de se multiplicar.[5] A colonização gástrica aumenta a colonização retrógrada da orofaringe e aumenta o risco de pneumonia. Os indivíduos com risco de colonização gástrica incluem os idosos; aqueles com acloridria, íleo paralítico ou doença do trato gastrintestinal superior; e indivíduos que recebem IBP, antiácidos, antagonistas da histamina-2 ou alimentação enteral.[5] Os microrganismos gram-negativos ou gram-positivos patogênicos que colonizaram a orofaringe estão prontamente disponíveis para broncoaspiração na árvore traqueobrônquica.

▶ **Broncoaspiração.** A broncoaspiração acontece frequentemente em indivíduos saudáveis enquanto dormem. O risco de broncoaspiração clinicamente significativa aumenta em indivíduos incapazes de proteger suas vias respiratórias (p. ex., em pacientes com uso abusivo de álcool, nível deprimido de consciência ou disfagia, a qual frequentemente ocorre em pacientes recentemente intubados ou submetidos à cirurgia na região das pregas vocais, além de pacientes idosos debilitados). A broncoaspiração de bactérias encontradas em placas dentárias está recebendo maior atenção como fonte significativa de pneumonia.

▶ **Intubação prolongada.** A intubação prolongada está associada com risco aumentado de pneumonia devido à incapacidade do paciente de limpar secreções e à microaspiração de secreções em torno do balonete do tubo endotraqueal ou da traqueostomia. Por fim, o condensado coletado no tubo de ventilação pode tornar-se contaminado com secreções e servir de reservatório para o crescimento de bactérias.[10] A inalação constitui um mecanismo de entrada efetivo para espécies de *Legionella*, M. *tuberculosis*, certos vírus e fungos.

Os microrganismos são transportados por pequenas gotículas inaladas da árvore traqueobrônquica para o trato respiratório inferior.[10]

▶ **Fatores relativos ao hospedeiro.** A disseminação hematogênica serve de mecanismo para o desenvolvimento da pneumonia; a circulação pulmonar proporciona uma porta de entrada potencial para os micróbios. Os capilares pulmonares formam uma densa rede nas paredes dos alvéolos, que é ideal para troca gasosa. Os micróbios hematogênicos provenientes de locais distantes de infecção podem migrar através dessa rede e causar pneumonia. (A pneumonia também pode provocar bacteriemia. A bacteriemia secundária após uma pneumonia foi relatada em 6 a 20% dos casos de pneumonia.)

A translocação de toxinas bacterianas do lúmen intestinal para os linfonodos mesentéricos e, finalmente, para os pulmões pode, possivelmente, causar pneumonia bacteriana. Todavia, a translocação ainda não foi confirmada como mecanismo fisiopatológico.[5]

Avaliação

■ História

A história de um paciente é extremamente importante para a determinação do tratamento correto para a pneumonia. A hemoptise implica necrose tecidual e é mais comum com a pneumonia estreptocócica piogênica, abscessos pulmonares anaeróbicos, *S. aureus*, microrganismos gram-negativos necrosantes e espécies de *Aspergillus* invasivas.[4] Os sintomas extrapulmonares podem indicar patógenos específicos; por exemplo, a diarreia e o desconforto abdominal estão presentes com espécies de *Legionella*; e a otite média e a faringite estão presentes com o *Mycoplasma pneumoniae*.[9,10] A apresentação clínica no idoso pode variar um pouco do que é "típico" em uma pessoa mais jovem (Quadro 26.3).[7]

Uma história social oferece informações úteis. É importante determinar se o paciente teve contato com animais, principalmente pássaros, morcegos, ratos e coelhos; essa informação pode ajudar no diagnóstico de histoplasmose, psitacose, tularemia e peste. Além disso, uma história completa, inclusive histórico da higiene dental e da moradia pode auxiliar no diagnóstico diferencial.[5]

As características e os achados da pneumonia podem ser semelhantes aos de diversas condições não infecciosas, necessitando de um diagnóstico diferencial. Tais condições incluem insuficiência cardíaca congestiva, atelectasia, tromboembolia pulmonar, reações medicamentosas, hemorragia pulmonar e síndrome de angústia respiratória aguda (SARA), neoplasia maligna, hemorragia alveolar e pneumonite por hipersensibilidade.

Quadro 26.3 🍃 **Considerações para o paciente idoso | Pneumonia.**

- **Apresentação.** Os sintomas usuais (febre, calafrios, contagem de leucócitos aumentada) podem estar ausentes. A confusão e a taquipneia são os sintomas comumente apresentados nos pacientes idosos com pneumonia. Os outros sintomas no paciente idoso incluem fraqueza, letargia, falta de vigor, anorexia, dor abdominal, episódios de desmaio, incontinência, cefaleia, *delirium* e deterioração inespecífica.
- **Prevenção.** As pessoas com 65 anos de idade ou mais deverão receber tanto a vacina pneumocócica quanto para a gripe com base em recomendações dos CDC.

510 Parte 6 Sistema Respiratório

■ Achados físicos

O exame físico deve focar nos sistemas respiratório, cardiovascular, neurológico e renal. A enfermeira deverá avaliar os sinais de hipoxemia (escurecimento ou cianose) e dispneia. Os pacientes apresentam-se com sintomas respiratórios de início recente (p. ex., tosse, produção de escarro, dispneia, dor torácica pleurítica, presença de hemoptise) que, em geral, são acompanhados por febre e calafrios. A inspeção do tórax inclui avaliar o padrão respiratório e a frequência respiratória, observar a postura e o esforço respiratório do paciente e inspecionar a presença de retrações intercostais. Com frequência, a percussão torácica revela macicez associada a pneumonia lobar. O murmúrio vesicular diminuído é ouvido à ausculta; podem estar presentes também egofonia e frêmito tátil. Estertores crepitantes ou sons respiratórios brônquicos são ouvidos sobre a área de consolidação.

Os sintomas extrapulmonares de pneumonia podem incluir mialgia, novo início de convulsões, doença periodontal e sintomas gastrintestinais, faringite não exudativa e esplenomegalia. A confusão pode ser um sintoma sutil em pacientes idosos.[9]

■ Exames diagnósticos

São solicitados exames diagnósticos por dois motivos: para determinar se a pneumonia constitui a causa dos sintomas do paciente e para determinar o patógeno na presença de pneumonia.[5] A Tabela 26.1 resume as atuais recomendações da ATS. A avaliação diagnóstica deve ser rapidamente realizada para evitar retardos no início da antibioticoterapia.

Todos os pacientes deverão submeter-se a uma radiografia de tórax (incidências posteroanterior e perfil) para identificar a presença e a localização de infiltrados. A radiografia de tórax é valiosa na diferenciação da pneumonia de outras condições e na identificação da pneumonia grave, a qual é indicada pela presença de infiltrados multilobares, rapidamente disseminados ou cavitários.[9]

Estudos microbiológicos devem ser levados em consideração com base na gravidade da pneumonia do paciente e nas condições médicas subjacentes. O valor do exame das secreções respiratórias inferiores com a coloração de Gram e da cultura do escarro é controverso; há complicações, tais como a qualidade da amostra, o transporte, a rapidez e a efetividade do processamento e o tempo de obtenção da amostra com a administração de antibióticos. Uma cultura de escarro negativa não necessariamente exclui a presença de patógeno bacteriano. A ATS não recomenda o uso rotineiro da coloração de Gram e da cultura de escarro e adverte que os resultados devem ser interpretados com cautela.[3,5] Por outro lado, a IDSA recomenda a coloração de Gram e a cultura rotineiras de amostras obtidas com a tosse profunda.[3] As secreções respiratórias inferiores podem ser facilmente obtidas nos pacientes intubados

Tabela 26.1 Exames diagnósticos em pacientes com pneumonia grave adquirida na comunidade ou pneumonia grave adquirida no hospital.

Exame	Justificativa
Radiografia do tórax (anteroposterior e lateral)	Para avaliação do paciente com provável pneumonia, a fim de auxiliar no diagnóstico diferencial Para avaliação de derrame pleural
Amostras de sangue anteriores ao tratamento para cultura (dois conjuntos de cultura de sangue provenientes de dois locais diferentes): procedimento não necessário para pneumonia adquirida na comunidade (PAC), exceto no caso de pacientes admitidos em UTI, de falha na antibioticoterapia de pacientes não internados, de infiltrados cavitários, de leucopenia, de uso abusivo de álcool ativo, de doença hepática grave, de asplenia, de resultado positivo no teste do antígeno urinário para pneumococo e de derrame pleural	Para avaliação de possível causa para a PAC grave, graças a retorno elevado, à grande possibilidade da presença de patógeno não abrangido pela antibioticoterapia empírica comum e ao estreitamento do tratamento antibiótico destinado ao patógeno
Hemograma completo	Para a documentação da presença de disfunção de múltiplos órgãos
Eletrólitos séricos	Para avaliação de leucopenia associada a alta incidência de bacteriemia
Funções renal e hepática	Para auxílio na definição da gravidade da doença
Gasometria arterial	Para definição da gravidade da doença Para determinação da necessidade de suplementação de oxigênio e ventilação mecânica
Toracocentese (se derrame pleural de 10 mm for identificado na placa radiográfica do paciente em decúbito lateral)	Para exclusão da hipótese de empiema
Leucograma com diferencial	
Coloração de Gram e de acidorresistência	
Cultura para bactérias, fungos e micobactérias	
Coloração de Gram anterior ao tratamento e cultura de escarro expectorado	Os resultados da coloração de Gram auxiliarão a ampliar a cobertura empírica inicial para patógenos menos comuns, além de validar os resultados da cultura de escarro
Obtenção de teste do antígeno urinário para *Legionella pneumophila* e *Streptococcus pneumoniae*	Para exclusão da hipótese de *Legionella* e *Streptococcus*
Teste viral respiratório	Para exclusão de patógenos virais incluindo influenza A (inclusive seus subtipos), influenza B, VSR, parainfluenza, adenovírus, metapneumovírus, enterovírus/rinovírus, *Bordetella pertussis*, *Mycoplasma*

Dados de Mandell LA *et al*.: Infectious Disease Society of America/American Thoracic Society consensus guidelines on the management of community-acquired pneumonia in adults. Clin Infect Dis 44(Suppl 2):S27–S72, 2007.

Capítulo 26 Distúrbios Respiratórios Comuns

empregando-se a aspiração orotraqueal. As culturas não quantitativas da aspiração orotraqueal podem ajudar a excluir determinados patógenos e podem ser valiosas na modificação do tratamento empírico inicial.[3] O uso rotineiro de técnicas diagnósticas invasivas quantitativas (minilavagem broncoalveolar [mini-LBA], broncoscopia de escovado da amostra protegida [PSB] ou lavagem broncoalveolar [LBA]) na pneumonia grave não é recomendado pela ATS, pelos Centers for Disease Control and Prevention (CDC) nem pela IDSA.[3,5] As diretrizes atuais sugerem que a LBA ou a PSB sejam empregadas apenas em circunstâncias selecionadas, como ausência de resposta à antibioticoterapia, imunossupressão, suspeita de tuberculose na ausência de tosse produtiva, pneumonia com suspeita de neoplasia ou corpo estranho e condições que exijam biopsia pulmonar.[3,4] A IDSA recomenda também um teste de HIV para indivíduos entre 15 e 54 anos de idade com fatores de risco.[3] A testagem do antígeno urinário para infecções por *Streptococcus pneumoniae* e *Legionella pneumophila* é rotineiramente recomendada com base na gravidade da pneumonia. A vantagem desse teste é a rapidez com que os resultados são obtidos e seu forte valor preditivo.[3] Testes de reação da cadeia de polimerase (PCR; do inglês, *polymerase chain reaction*) viral para patógenos virais típicos da pneumonia são rotineiramente recomendados com base na rapidez da obtenção dos resultados e no oferecimento de informações adicionais que corroborem a redução dos antibióticos e a terapia correta individualizada.

Tratamento

■ Antibioticoterapia

A antibioticoterapia é a pedra angular do tratamento da PAC e da PAH. A princípio, os pacientes deverão ser tratados empiricamente, com base na gravidade da doença, no agente causador de que se suspeita e na sensibilidade aos antibióticos correspondentes.[5] A Tabela 26.2 apresenta as diretrizes da ATS para o tratamento da PAC grave, e a Tabela 26.3 fornece as diretrizes para o tratamento da PAH e PAV. De acordo com a Surviving Sepsis Campaign de 2012, a terapia inicial deverá ser instituída dentro de 3 horas após chegada ao hospital.[11,12] Os dados sugerem mortalidade de 30 dias reduzida nos pacientes hospitalizados com PAC que receberam a primeira dose de terapia com antibiótico dentro de 4 a 8 horas da chegada ao hospital.[13]

A terapia inicial não deve ser modificada nas primeiras 48 a 72 horas, a menos que a deterioração progressiva fique evidente ou que as culturas microbiológicas iniciais (de sangue ou respiratórias) indiquem uma necessidade de modificar a terapia.[3,5] A redução da antibioticoterapia ocorre tipicamente dentro de 48 a 72 horas após o paciente começar a mostrar melhora clínica e conforme os resultados microbiológicos são apresentados.

Os fatores a considerar quando se determina o tempo da terapia incluem doença concomitante, bacteriemia, gravidade da pneumonia no início da antibioticoterapia, patógenos infectantes, risco de resistência a múltiplos medicamentos e rapidez da resposta clínica.[5,7,9] A duração recomendada da terapia é de 7 a 10 dias para *S. aureus* e *H. influenzae*; de 10 a 14 dias para *M. pneumoniae* e *C. pneumoniae*; e de 8 a 14 dias para *P. aeruginosa* e espécies de *Acinetobacter*, comprometimento multilobar, desnutrição ou um bacilo gram-negativo necrosante.[4]

■ Terapia de apoio

A terapia com oxigênio pode ser necessária para manter a troca gasosa adequada. A ventilação mecânica para corrigir a hipoxemia é frequentemente necessária tanto na PAC grave quanto na PAH. O oxigênio umidificado deve ser administrado por máscara ou intubação para promover a ventilação adequada. A higienização pulmonar agressiva está indicada para mobilizar

---

Tabela 26.2 Terapia recomendada para pneumonia grave adquirida na comunidade em pacientes internados.[a]

Tipo de paciente	Terapia[b,c]
Paciente não admitido em UTI	Fluorquinolona respiratória
	Betalactâmico *mais* macrolídio
Paciente admitido em UTI	Betalactâmico IV (cefotaxima, ceftriaxona ou ampicilina/sulbactam) *mais* azitromicina ou fluorquinolona respiratória (para pacientes alérgicos a penicilinas, são recomendados fluorquinolona respiratória e clindamicina)
Paciente com risco para *Pseudomonas aeruginosa*	Betalactâmico IV selecionado antipneumocócico e antipseudômonas (cefepima, imipeném, meropeném, piperacilina/tazobactam) *mais* fluorquinolona antipseudômonas IV (ciprofloxacino ou levofloxacino)
	ou
	Betalactâmico IV antipneumocócico e antipseudômonas (cefepima, imipeném, meropeném, piperacilina/tazobactam) *mais* macrolídio IV (azitromicina) e aminoglicosídio
	ou
	Betalactâmico IV antipneumocócico e antipseudômonas (cefepima, imipeném, meropeném, piperacilina/tazobactam) mais aminoglicosídio e fluorquinolona IV antipneumocócica (para pacientes alérgicos a penicilinas, substituir aztreonam por betalactâmico descrito anteriormente
Pacientes com risco para *Staphylococcus aureus* adquirido na comunidade e resistente à meticilina (CA-MRSA; do inglês, *community-acquired methycilin-resistant* Staphylococcus aureus)	Adicionar vancomicina ou linezolida ao regime antibiótico atual se o paciente for positivo ou correr risco de infecção por MRSA

[a]Exclui pacientes em risco para HIV.
[b]A terapia combinada é necessária.
[c]Em nenhuma ordem particular.
Reproduzida, com autorização, de Infectious Disease Society of America/American Thoracic Society consensus guidelines on the management of community-acquired pneumonia in adults. Clin Infect Dis 44(Suppl 2):s27–s72, 2007.

512 Parte 6 Sistema Respiratório

Tabela 26.3 Antibioticoterapia em pacientes com pneumonia adquirida no hospital ou pneumonia associada ao ventilador.

Antibioticoterapia empírica inicial para a pneumonia adquirida no hospital ou pneumonia associada ao ventilador em pacientes sem nenhum fator de risco conhecido para patógenos multidrogarresistentes, início precoce e doença de qualquer gravidade	
Patógeno potencial	**Antibiótico recomendado**
Streptococcus pneumoniae[a] *Haemophilus influenzae* *Staphylococcus aureus* sensível à meticilina Bacilos gram-negativos entéricos sensíveis a antibióticos *Escherichia coli* *Klebsiella pneumoniae* Espécies de *Enterobacter* Espécies de *Proteus* *Serratia marcescens*	Ceftriaxona Ou Levofloxacino, moxifloxacino ou ciprofloxacino Ou Ampicilina/sulbactam ou Ertapeném
Terapia empírica inicial para a pneumonia adquirida no hospital, pneumonia associada ao ventilador e pneumonia associada a cuidados médicos em pacientes com doença de início tardio ou com fatores de risco para patógenos multidrogarresistentes e gravidade de todas as doenças	
Patógenos potenciais	**Antibioticoterapia combinada**[b]
Patógenos já listados na tabela e patógenos MDR *Pseudomonas aeruginosa* *Klebsiella pneumoniae* (ESBL[+])[c] Espécies de *Acinetobacter*[d] MRSA *Legionella pneumophila*[+c]	Cefalosporina antipseudômonas (cefepima, ceftazidima) ou Carbepeném antipseudômonas (imipeném ou meropeném) ou Betalactâmico/inibidor da betalactamase (piperacilina-tazobactam) *mais* fluorquinolona antipseudômonas[+] (ciprofloxacino ou levofloxacino) ou Aminoglicosídio (amicacina, gentamicina ou tobramicina) *mais*[c] Linezolida ou vancomicina

[a]A frequência de *S. pneumoniae* resistente à penicilina e de *S. pneumoniae* multidrogarresistente está aumentando; o levofloxacino e o moxifloxacino são preferidos ao ciprofloxacino, e o papel de outras quinolonas novas, como o gatifloxacino, ainda não foi estabelecido.
[b]A antibioticoterapia inicial deve ser ajustada ou calculada com base nos dados microbiológicos e na resposta clínica à terapia.
[c]Na presença de fatores de risco para MRSA ou se houver uma elevada incidência localmente.
[d]Se houver suspeita de uma cepa ESBL[+], como *K. pneumoniae*, ou de uma espécie de *Acinetobacter*, um carbepeném constitui uma escolha segura. Se houver suspeita de *L. pneumophila*, o esquema de antibióticos combinados deve incluir um macrolídio (p. ex., azitromicina), ou deve-se utilizar uma fluorquinolona (p. ex., ciprofloxacino ou levofloxacino), em lugar de um aminoglicosídio.
Reproduzida, com autorização, de Infectious Diseases Society of America/American Thoracic Society consensus guidelines for the management of adults with hospital-acquired, ventilator-associated, and health care–associated pneumonia. Am J Respir Crit Care Med 171:388-416, 2005.

as secreções, abrir os alvéolos fechados e promover a oxigenação. Suporte nutricional adicional é crítico. Além disso, deverá ser emitido um parecer nutricional com a implementação da terapia enteral ou parenteral apropriada.

Prevenção

Uma compreensão completa da patogenia da PAH possibilita que a enfermeira de cuidados críticos desenvolva intervenções que previnam o início da pneumonia. O CDC, a IDSA e a ATS consideram a educação o pilar de um programa de controle efetivo de infecção e prevenção da PAH.[3,5] Os alvos de oportunidade na prevenção da PAH incluem controle estrito da infecção, lavagem das mãos com desinfetante à base de álcool, vigilância para patógenos e retirada precoce de linhas invasivas.[5] A American Association of Critical-Care Nurses (AACN) publicou diretrizes para a prevenção da PAV como parte dos Alertas da Prática (ver Capítulo 25). De acordo com as diretrizes baseadas em evidências da AACN, em todos os pacientes submetidos a ventilação mecânica, bem como naqueles com alto risco de broncoaspiração, a cabeceira do leito deve ser elevada a 30 a 45°, a não ser que haja contraindicação médica, os tubos orotraqueais devem ter lumens dorsais acima do balonete para possibilitar a drenagem e secreções traqueais contínuas, e os circuitos de ventilação devem ser

trocados com base na necessidade devido a contaminação, mais do que por rotina.[14] Além dessas diretrizes, a AACN também publicou diretrizes para cuidados orais intensivos em pacientes com ventilação mecânica. Tais diretrizes incluem cuidado oral frequente e uso de umectantes orais.[14] Os CDC publicaram diretrizes abrangentes sobre a prevenção da PAH.[5] O acesso eletrônico para as diretrizes dos CDC está disponível em http://www.cdc.gov.

Derrame pleural

Fisiopatologia

O espaço pleural localiza-se entre a pleura visceral, que reveste os pulmões, e a pleura parietal, que reveste a parede interior do tórax. É normal haver pequena quantidade de líquido no espaço pleural; tal líquido permite o deslizamento entre os pulmões e a parede torácica durante a inspiração e a expiração normais.[15] Os vasos da pleura parietal são responsáveis pela maior parte da produção de líquido pleural sob condições normais.

Os vasos linfáticos da pleura parietal ajudam na reabsorção do líquido.[12] Sob condições normais, o líquido é produzido pelos vasos da pleura em pequena quantidade e os vasos linfáticos são capazes de manter uma taxa constante de reabsorção a fim de impedir quantidade excessiva de líquido no espaço. Entretanto, algumas condições patológicas podem fazer com que excesso de líquido acumule-se no espaço pleural, causando derrame pleural, o que é definido pela presença de líquido excedente no espaço. Pode ser causado por produção excessiva de líquido, alterações nas membranas pleurais ou incapacidade dos vasos linfáticos de drenarem o excesso de líquido.[15]

O derrame pleural pode ser causado por um dos seguintes mecanismos:[16]

- Pressão aumentada nos capilares pulmonares (p. ex., insuficiência cardíaca, embolia pulmonar maciça)
- Permeabilidade capilar aumentada (p. ex., pneumonia, neoplasia maligna, infecção, pancreatite)
- Pressão plasmática diminuída (p. ex., hipoalbunemia, hipoproteinemia, cirrose)
- Pressão negativa intrapleural aumentada (p. ex., atelectasia, encarceramento pulmonar)
- Drenagem linfática prejudicada do espaço pleural (p. ex., neoplasia maligna ou infecção pleural).

■ Transudatos

Os derrames pleurais transudativos, uni- e bilateral, constituem ultrafiltrados do plasma, indicando que as membranas pleurais não estão comprometidas.[17] Fatores sistêmicos causam o acúmulo de líquido nos derrames pleurais transudativos. Cerca de metade dos diagnósticos de derrame pleural em pacientes na UTI serão transudativos.[14] Na insuficiência cardíaca, um aumento na pressão venosa pulmonar contribui para a formação dos derrames pleurais. O tratamento foca em reduzir a pós-carga e melhorar o débito cardíaco com diuréticos, agentes inotrópicos ou ambos.[17] Outra causa dos derrames pleurais transudativos é a atelectasia, que pode fazer com que o líquido pleural se acumule por causa de diminuição na pressão pleural. O líquido continua a se acumular até que o gradiente de pressão intersticial pleural parietal–pleural retorne ao normal.[18] As outras causas de derrames pleurais transudativos incluem cirrose, síndrome nefrótica, neoplasia maligna bloqueando o fluxo linfático e diálise peritoneal.

■ Exsudatos

Os derrames pleurais exsudativos resultam de fatores locais, como derrames parapneumônicos causados por bactérias, vírus, tuberculose, embolia pulmonar, infecção, substâncias, trauma e neoplasia maligna.[19] Os derrames pleurais exsudativos satisfazem a qualquer um dos seguintes critérios, conhecidos como critérios de Light:[16,20]

- Proporção de proteína entre o líquido pleural e o soro maior que 0,5
- Proporção de LDH entre o líquido pleural e o soro maior que 0,6
- LDH no líquido pleural que alcança dois terços do limite normal superior para a LDH sérica.

Quatro milhões de residentes dos EUA são afetados por pneumonia bacteriana, 20% dos quais necessitam de hospitalização. Quarenta por cento dos hospitalizados desenvolvem derrames.[19] As neoplasias malignas constituem a segunda causa mais comum de derrames pleurais exsudativos. Se o derrame maciço opacifica todo o hemitórax, deve-se suspeitar de doença metastática ou quilotórax. Outras causas de derrame pleural exsudativo são tuberculose, trauma, pancreatite, mesotelioma e perfuração esofaríngea.[17]

Um hemotórax, frequentemente associado com trauma torácico penetrante ou não, é um exemplo de derrame pleural exsudativo sanguinolento (ver Capítulo 55).[12,15] Outras causas são procedimentos invasivos (aplicação de cateter venoso central, toracocentese) e da terapia anticoagulante. O empiema refere-se à presença de pus visível na cavidade pleural e exige drenagem com tubo torácico ou cirurgia. O quilotórax refere-se à presença de quilo ou de substância gordurosa no espaço pleural e em geral é causado por ruptura ou obstrução da saída do ducto torácico.[15] Neoplasias malignas, cirurgia, trauma, processo intra-abdominal e doenças do tecido conjuntivo podem também causar derrame pleural exsudativo.[15]

Avaliação

■ História e achados físicos

Os dados subjetivos incluem falta de ar e dor torácica pleurítica, dependendo da quantidade do acúmulo de líquido. Os dados objetivos incluem taquipneia e hipoxemia, quando a ventilação está prejudicada, submacicez à percussão e murmúrio vesicular diminuído sobre a área envolvida.

■ Exames diagnósticos

O diagnóstico pode ser estabelecido por radiografia, ultrassom ou TC do tórax. Quando se suspeita de derrame pleural com base no exame físico e há confirmação por meios radiológicos, obter uma amostra do líquido pleural é necessário para determinar se o derrame pleural é exsudativo ou transudativo e infeccioso. A aspiração do líquido pleural do espaço pleural é chamada toracocentese. Os exames laboratoriais realizados no líquido pleural obtido por toracocentese estão listados na Tabela 26.4.

Tratamento

O tratamento da causa subjacente do derrame pleural é necessário. A drenagem do derrame pleural por toracocentese, colocação de dreno torácico ou cirurgia pode ser indicada, dependendo da gravidade dos sintomas do paciente e do tamanho do derrame.

Pneumotórax

O pneumotórax ocorre quando o ar penetra no espaço pleural entre as pleuras visceral e parietal, produzindo colapso pulmonar parcial ou completo.

Fisiopatologia

Ar ou gás entra no espaço pleural como resultado de uma ruptura na pleura visceral ou parcial, ou na parede torácica. Quando isso ocorre, o ar no parênquima pulmonar entra na cavidade pleural durante a inspiração, mas não consegue escapar durante a expiração. O acúmulo de ar na cavidade pleural causará, por fim, uma interrupção na fisiologia normal entre pulmões e parede torácica, impedindo a expansão normal dos pulmões (Figura 26.1).[21] Quando há aumento da pressão pleural, a elasticidade dos pulmões fazem-nos colapsar e o mediastino inclina-se contralateralmente, o que pode causar compressão dos grandes vasos e, por fim, compressão do pulmão contralateral, se não tratado.[22] A principal consequência do colapso pulmonar é a diminuição na capacidade vital e na PO_2 arterial. Além disso, pacientes com baixa PO_2 arterial também

Tabela 26.4 Avaliação do líquido pleural.

Teste	Comentário
Contagem de eritrócitos < 100.000/mm³	Trauma, neoplasia maligna, embolia pulmonar
Hematócrito > 50% do sangue periférico	Hemotórax
Contagem de leucócitos	
> 50.000 a 100.000/mm³	Pus macroscopicamente visível, leucócitos totais de outra forma menos úteis do que a contagem diferencial
> 50% de neutrófilos	Inflamação ou infecção aguda
> 50% de linfócitos	Tuberculose, neoplasia maligna
> 10% de eosinófilos	Mais comum: hemotórax, pneumotórax; também benigno
> 5% de células mesoteliais	Derrames por asbesto, reação medicamentosa, paragonimíase; tuberculose menos provável
Glicose < 60 mg/dℓ	Infecção, neoplasia maligna, tuberculose, artrite reumatoide, hemotórax, paragonimíase, síndrome de Churg–Strauss
Amilase > 200 unidades/dℓ	Pleurite, perfuração esofágica, doença pancreática, neoplasia maligna, ruptura de gravidez ectópica
	Perfil de isoenzimas: salivares – doença esofágica, neoplasia maligna (particularmente no pulmão)
pH < 7,0	Derrame parapneumônico complicado
pH < 7,2	Acidose sistêmica, ruptura esofágica, pleurite reumatoide, doença pleural maligna, hemotórax, paragonimíase ou síndrome de Churg–Strauss
Triglicerídios > 110 mg/dℓ	Quilotórax
Exames microbiológicos	Etiologia da infecção
Citologia	Diagnóstico de neoplasia maligna (adenocarcinoma, células mesoteliais benignas ou malignas)

Adaptada de Light RW: Physiology of pleural fluid production. In: Shield TW, LoCicero J, Reed CE et al. (eds): General Thoracic Surgery, 7th ed. Philadelphia, PA: Lippincott Williams & Wilkins, 2009, pp 763-770.

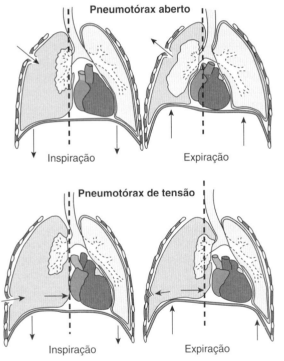

Figura 26.1 Pneumotórax aberto ou comunicante (*acima*) e pneumotórax hipertensivo (*abaixo*). Em um pneumotórax aberto, o ar entra no tórax durante a inspiração e sai durante a expiração. Pode haver discreta insuflação do pulmão afetado, devido a uma diminuição na pressão à medida que o ar sai do tórax. No pneumotórax hipertenso, o ar pode penetrar no tórax, mas não consegue sair. Conforme aumenta a pressão no tórax, o coração e os grandes vasos são comprimidos e as estruturas mediastinais são deslocadas para o lado oposto do tórax. A traqueia é empurrada de sua posição normal na linha média no sentido do lado oposto do tórax, e o pulmão sadio é comprimido. (De Porth C: *Essentials of Pathophysiology*, 3rd ed. Philadelphia, PA: Lippincott Williams & Wilkins, 2011, p 571.)

apresentam aumento no gradiente de pressão parcial alveolar–arterial de oxigênio (PAO_2–PaO_2), razão ventilação:perfusão diminuída e *shunt* intrapulmonar que resulta em hipoxemia.[22]

Existem dois tipos de pneumotórax: espontâneo e traumático. O pneumotórax espontâneo se desenvolve sem trauma. No passado, o pneumotórax espontâneo era dividido em duas classificações: primário e secundário. O pneumotórax era designado como primário quando o paciente não apresentava evidências de doença pulmonar subjacente e como secundário quando havia evidências de doença pulmonar subjacente como DPOC, asma, síndrome de Marfan, câncer de pulmão, tuberculose necrosante ou fibrose cística. Publicações recentes sugerem que o pneumotórax espontâneo não deve ser classificado como primário ou secundário, mas sim deve ser visto como um *continuum* baseado nas apresentações dos sintomas do paciente.[23]

As causas mais comuns de pneumotórax traumático em pacientes criticamente doentes são os procedimentos invasivos e o barotrauma.[20,22] (Ver Capítulo 55 para uma discussão do trauma fechado e do trauma penetrante como causas de pneumotórax.) O barotrauma pode ser uma complicação da ventilação mecânica com pressão positiva. O gás intersticial pulmonar ou enfisema é a indicação radiográfica inicial de barotrauma. O paciente mecanicamente ventilado está em risco para o desenvolvimento de pneumotórax hipertensivo. Um pneumotórax hipertensivo ocorre quando a pressão do ar no espaço pleural excede a pressão atmosférica. À medida que as pressões no tórax aumentam, o mediastino desloca-se para o lado contralateral, impondo torção sobre a veia cava inferior e diminuindo o retorno venoso no lado direito do coração (ver Figura 26.1).[22]

Avaliação

■ **História e achados físicos**

O paciente queixa-se de início súbito da dor torácica pleurítica aguda localizada no pulmão afetado. A dor torácica pleurítica é em geral acompanhada por falta de ar, maior esforço respiratório

> **Quadro 26.4** Segurança do paciente.
>
> **Sinais e sintomas do pneumotórax hipertensivo**
>
> - Hipoxemia (sinal precoce)
> - Apreensão
> - Angústia respiratória (taquipneia grave)
> - Pressões máxima e média crescentes nas vias respiratórias, complacência decrescente e autopressão expiratória final positiva (auto-PEFP) nos pacientes que recebem ventilação mecânica
> - Colapso cardiovascular (frequência cardíaca > 140 bpm com qualquer um dos seguintes: cianose periférica, hipotensão, atividade elétrica sem pulso)

e dispneia. O movimento da parede torácica pode ser desigual porque o lado afetado não se expande da mesma forma que o lado saudável. O murmúrio vesicular mostra-se distante ou ausente. A percussão torácica produz um som hiper-ressonante. A taquicardia acontece com frequência em todos os tipos de pneumotórax. O pneumotórax hipertensivo é uma condição com risco de morte manifestada por sofrimento respiratório (Quadro 26.4).

■ Exames diagnósticos

Uma radiografia do tórax é realizada a fim de confirmar o diagnóstico de pneumotórax simples.

Uma TC do tórax somente é realizada para ajudar no diagnóstico, dependendo da área e do tamanho do pneumotórax. O diagnóstico de pneumotórax hipertensivo deve ser feito apenas por exame físico. Os sintomas físicos de um pneumotórax hipertensivo incluem ausência ou diminuição dos sons respiratórios, desvio traqueal do pulmão afetado, hipoxemia grave e hipotensão. A obtenção de uma radiografia de tórax em tais casos apenas atrasa o tratamento urgente, que consiste na colocação imediata do tubo torácico no lado afetado.

Tratamento

Oxigênio suplementar deverá ser administrado a todos os pacientes com pneumotórax porque o oxigênio acelera a velocidade de reabsorção de ar do espaço pleural.[21] Quando o pneumotórax é de 15 a 20%, não há necessidade de intervenção médica.[24] Quando o pneumotórax é superior a 20%, um dreno torácico é colocado na face apical anterior do espaço pleural para ajudar na remoção do ar. Em geral, é adequado conectar o dreno torácico apenas à drenagem em selo d'água para resolver o pneumotórax. Quando o pneumotórax persiste depois de 12 a 24 horas de drenagem em selo d'água, deverão ser aplicados 15 a 20 cm H_2O de aspiração para facilitar o fechamento.[24]

Durante o tratamento de pneumotórax hipertensivo, se o dreno torácico não estiver imediatamente disponível, uma agulha calibrosa (16 ou 18 G) deverá ser colocada dentro do segundo espaço intercostal anterior. Depois da inserção da agulha, um dreno torácico é colocado e conectado à drenagem em selo d'água. Quando o pneumotórax hipertensivo é aliviado, o efeito é rápido e evidenciado por melhora na oxigenação, diminuição na frequência cardíaca e aumento na pressão arterial.

Embolia pulmonar

A tromboembolia venosa (TEV) inclui a embolia pulmonar (EP) e a trombose venosa profunda. Se essa condição não for reconhecida rapidamente e imediatamente tratada, pode ter consequências sérias, como morte súbita quando o trombo se solta e entra na circulação pulmonar. Estimativas atuais sugerem que 1 a 2 em cada mil indivíduos serão afetados pela TEV. Aproximadamente 10 a 30% das pessoas com TEV morrerão dentro do período de 1 mês após o diagnóstico.[25] Determinou-se que doenças e cirurgias que demandam hospitalização são o maior fator de risco para o desenvolvimento de TEV. Atualmente, os hospitais precisam seguir diretrizes agressivas de prevenção, uma vez que o Institute of Medicine declarou que o desenvolvimento da TEV durante a hospitalização é um erro médico.[26]

Etiologia

Há diversos fatores ambientais e genéticos que contribuem para o risco de desenvolvimento de TEV. Os fatores adquiridos incluem idade, cirurgia recente, câncer e trombofilia. Os fatores de risco que aumentam a incidência de TEV estão listados no Quadro 26.5. A maioria dos casos de EP ocorre quando um trombo (coágulo) se solta e migra para as artérias pulmonares, obstruindo parte da árvore vascular (Figura 26.2). As causas não trombóticas de EP incluem gordura (de fratura óssea), ar (durante neurocirurgia ou de cateteres venosos centrais) e líquido amniótico (durante trabalho de parto ativo), mas são muito menos comuns do que a tromboembolia.[27]

A formação de trombo em geral ocorre em veia profunda calibrosa. Os membros inferiores são área comum para a formação de trombose venosa profunda (TVP). Outros locais para a formação de trombo incluem o lado direito do coração (como na fibrilação arterial não tratada) e as veias da região pélvica.[27]

Fisiopatologia

Uma cascata de eventos inicia o processo do desenvolvimento tromboembólico. Acredita-se há muito que a tríade de fatores de Virchow, a qual inclui estase venosa, hipercoagulabilidade e dano endotelial vascular, contribua para a tromboembolia venosa. O desenvolvimento de estase venosa ocorre quando há retorno lento de fluxo sanguíneo para o coração. Imobilidade, insuficiência cardíaca e veias varicosas são condições que predispõem um indivíduo à formação de trombo devido à estase venosa. A hipercoagulabilidade ocorre quando há quebra no tênue equilíbrio entre a ativação de fatores de coagulação e o sistema fibrinolítico que impede a formação de trombo. Motivos comuns para a quebra desse equilíbrio incluem trauma,

> **Quadro 26.5** Fatores de risco para tromboembolia.
>
> **Fatores de risco**
>
> - Câncer
> - Cirurgia ou trauma de grande porte
> - Imobilidade prolongada, o que inclui voos de longa distância e estada hospitalar recente
> - Gravidez e puerpério
> - Contraceptivos e terapia de reposição hormonal
> - Distúrbios coagulatórios herdados
> - Tromboembolia venosa prévia
> - Fibrilação atrial
> - Insuficiência cardíaca
> - Obesidade
> - Tabagismo
>
> Dados de Bauersachs, RM: Clinical presentation of deep vein thrombosis and pulmonary embolism. Best Pract Res Clin Haematol 25(3):243-251, 2012.

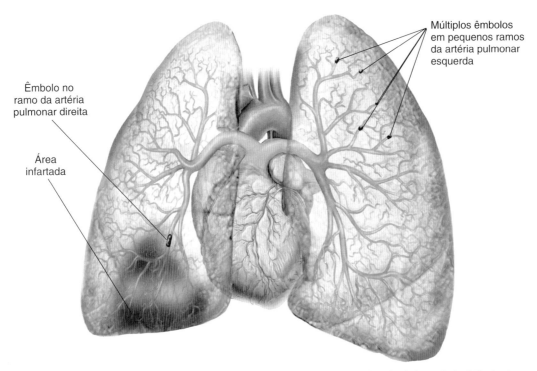

Figura 26.2 Locais de embolia pulmonar. (De Anatomical Chart Company: Atlas of Pathophysiology, 3rd ed. Springhouse, PA: Lippincott Williams & Wilkins, 2010, p 107.)

cirurgia, neoplasia maligna, gravidez, uso de contraceptivos orais e terapia de reposição hormonal.[27] Pacientes com câncer têm risco maior caso recebam quimio- ou radioterapia, caso sejam submetidos a cirurgia ou caso apresentem doença metastática.[26] Fatores menos comuns incluem trombofilias herdadas, como fator V de Leiden, mutação do gene 20210 da protrombina e deficiências de proteína C, proteína S e antitrombina. Suspeita-se de trombofilias herdadas em indivíduos jovens diagnosticados com TEV, indivíduos com história familiar de TEV e indivíduos cujo desenvolvimento de TEV não esteja associado aos fatores de risco comuns (Quadro 26.5).[28] O dano à parede do vaso causa adesão e agregação de plaquetas e contribui para a ativação dos fatores de coagulação. Os motivos comuns para o dano a vasos sanguíneos incluem trauma localizado, infecção, incisões cirúrgicas e aterosclerose.[28] TVP que se formam na panturrilha são considerados coágulos estáveis, pois apenas 20% dos pacientes desenvolverão embolia pulmonar. No entanto, TVP nas veias poplítea e iliofemoral têm maior probabilidade de embolizar para dentro do sistema vascular pulmonar.[28] Aproximadamente 50 a 70% dos pacientes com diagnóstico inicial de EP serão posteriormente diagnosticados com TVP nos membros inferiores.[27] A oclusão da artéria pulmonar pelo êmbolo pode produzir alterações pulmonares e hemodinâmicas.

O espaço morto respiratório dentro do sistema pulmonar ocorre quando os alvéolos são ventilados, porém não são perfundidos, pelo sangue que normalmente flui através das artérias pulmonares e dos capilares. Isso produz áreas de desequilíbrio da ventilação e perfusão. Em consequência, os alvéolos bem ventilados são hipoperfundidos, e a troca gasosa é comprometida. A constrição vascular pulmonar é decorrente da diminuição de dióxido de carbono normalmente presente no sangue arterial pulmonar. O fluxo sanguíneo é deslocado dos alvéolos hipoperfundidos para aqueles que estão sendo perfundidos. Isso causa um estado no qual a perfusão torna-se maior do que a ventilação normal. Quando isso ocorre, uma parte do sangue não será perfundida e voltará para o lado esquerdo do coração sem ter experimentado trocas gasosas, levando a hipoxemia. As alterações fisiológicas pulmonares diretas para a adaptação às trocas gasosas diminuídas incluem ventilação por minuto aumentada, capacidade vital diminuída, resistência aumentada nas vias respiratórias e capacidade de difusão diminuída.[29]

A gravidade da alteração hemodinâmica na embolia pulmonar depende do tamanho do êmbolo e do grau de obstrução vascular pulmonar, bem como do estado preexistente do sistema cardiopulmonar. Nos pacientes sem doença cardiopulmonar prévia, existe uma relação entre o grau de obstrução da artéria pulmonar e a pressão da artéria pulmonar. A pós-carga ventricular direita aumentada resulta da obstrução do leito vascular pulmonar pela embolia. Nos pacientes sem doença cardiopulmonar preexistente, a obstrução de menos de 20% do leito vascular pulmonar produz eventos compensatórios, que minimizam as consequências hemodinâmicas adversas.[29] O débito cardíaco é mantido por aumentos no volume sistólico ventricular direito e na frequência cardíaca, e ocorrem recrutamento e distensão dos vasos pulmonares, produzindo pressão na artéria pulmonar e resistência vascular pulmonar normais ou quase normais.[29] Quando o grau de obstrução vascular pulmonar excede 30 a 40%, ocorrem aumentos na pressão arterial pulmonar, seguidos por aumentos discretos na pressão atrial direita.[29] Quando o grau de obstrução da artéria pulmonar excede 50 a 60%, os mecanismos compensatórios são superados, produzindo diminuição no débito cardíaco e aumentos dramáticos na pressão atrial direita.[29] Os pacientes com doença cardiopulmonar preexistente apresentam graus de hipertensão pulmonar desproporcionais ao grau de obstrução embólica.[29] A hipertensão pulmonar grave pode desenvolver-se a partir de uma redução relativamente pequena do fluxo sanguíneo pulmonar.

Avaliação

A embolia pulmonar é frequentemente chamada de "o grande mascarado", graças a seus sinais e sintomas não específicos.[30] É comum que outros diagnósticos, como pneumonia ou insuficiência cardíaca, sejam descartados antes que uma embolia pulmonar seja considerada.[31] Entretanto, deve-se suspeitar de embolia pulmonar em paciente com nova ocorrência de dispneia, taquicardia ou hipotensão sustentada sem outras explicações. Outros sintomas incluem dor torácica, tosse com ou sem hemoptise, sinais clínicos de trombose venosa profunda e síncope.[30] É comum também que a TVP ou êmbolo não produza sintomas significativos e possa ser um achado incidental quando o paciente é submetido a imageamento por outros motivos.[2] Sinais e sintomas da embolia pulmonar são listados no Quadro 26.6.

A avaliação clínica pode indicar a necessidade de exames adicionais, mas não é confiável para a confirmação ou exclusão do diagnóstico de embolia pulmonar.[29] A angiografia pulmonar por tomografia computadorizada (CTPA; do inglês, *computed tomography pulmonary angiography*) é recomendada para confirmar o diagnóstico em pacientes com suspeita de êmbolo pulmonar. Entretanto, a CTPA usa contraste, o que pode estar contraindicado para pacientes com doença renal aguda ou com alergia ao meio de contraste. Exames de ventilação–perfusão (VQ) serão usados nesses pacientes a fim de auxiliar no diagnóstico, ainda que tais exames não sejam tão sensíveis quanto a CTPA no tocante à confirmação do diagnóstico.[31] O ecocardiograma transtorácico é frequentemente usado para determinar se há disfunção cardíaca associada que tenha relação com a EP.

A trombose venosa profunda (TVP) é com frequência associada com a embolia pulmonar aguda. É importante avaliar se existe TVP quando o paciente apresenta sintomas de EP aguda ou de edema e sensibilidade unilateral nas pernas. Testes comumente usados para auxiliar no diagnóstico de TVP são o teste hematológico dímero D e a ultrassonografia. Contudo, um resultado positivo no teste dímero D não necessariamente indica TVP/EP. O profissional de saúde deve sempre realizar ultrassonografia dos membros inferiores quando se suspeita de TVP em paciente com dímero D positivo.

Tratamento

A heparina e os agentes trombolíticos são usados para tratar a embolia pulmonar. As diretrizes desenvolvidas pelo American College of Chest Physicians (ACCP) para o tratamento da tromboembolia venosa são mostradas na Tabela 26.5.[32]

Pacientes com TVP ou EP devem iniciar imediatamente tratamento com terapia anticoagulante parenteral. São opções a heparina de baixo peso molecular (LMWH; do inglês, *low molecular weight heparin*) subcutânea (SC), a heparina não fracionada intravenosa (IV), o fondaparinux SC e dose ajustada de heparina SC. Embora a dose ajustada de heparina SC seja uma opção para o tratamento de EP, não é comumente usada, em virtude da biodisponibilidade diminuída da heparina quando administrada por via subcutânea.

A LMWH ou o fondaparinux SC pode ser substituído por heparina não fracionada (HNF) nos pacientes com TVP e nos pacientes estáveis com embolia pulmonar. HNF IV deve ser usada apenas em pacientes instáveis, em pacientes obesos quando houver preocupações relativas à absorção e em pacientes com risco aumentado para hemorragia.[32] O tratamento com heparina ou LMWH deve ser continuado por pelo menos 5 dias. Anticoagulação oral deve ser iniciada no mesmo dia de início do tratamento IV/SC e continuada até sua razão normalizada internacional (INR) estar dentro da faixa terapêutica do tratamento. Algumas das classes de fármacos atualmente recomendadas para anticoagulação oral são antagonistas da vitamina K (*i. e.*, varfarina) e inibidores do fator Xa/IIa (trombina). Diferentemente da varfarina, os inibidores do fator Xa/IIa não necessitam de monitoramento cuidadoso da INR. Contudo, não têm um agente reverso, o que pode ser necessário quando o paciente passa por episódio hemorrágico.[33]

A duração recomendada da terapia anticoagulante varia, dependendo da idade do paciente, das morbidades associadas e da probabilidade de recidiva da embolia pulmonar ou TVP. Na maioria dos pacientes, a terapia anticoagulante com varfarina deverá ser continuada por 3 a 6 meses.[33] O primeiro episódio de TVP não provocada deverá ser tratado por um mínimo de 3 meses. Após 3 meses, devem ser comparados os potenciais riscos e benefícios para o paciente antes de a terapia ser estendida.[32] Os pacientes com TVP de início recente e um fator de risco (câncer, estado de deficiência de inibidor) ou trombose venosa recorrente deverão ser tratados indefinidamente.[32] Os pacientes com embolia pulmonar maciça ou trombose iliofemoral grave podem requerer um

---

> **Quadro 26.6** | **Segurança do paciente.**
>
> **Sinais e sintomas de embolia pulmonar**
>
> **Êmbolo pequeno a moderado**
> - Dispneia
> - Taquipneia
> - Taquicardia
> - Dor torácica
> - Febre baixa
> - Hipoxemia
> - Apreensão
> - Tosse
> - Diaforese
> - Murmúrio vesicular diminuído sobre a área afetada
> - Estertores
> - Sibilos
>
> **Êmbolos maciços**
> Manifestação mais pronunciada dos sinais e sintomas apontados anteriormente, mais o seguinte:
> - Cianose
> - Inquietação
> - Ansiedade
> - Confusão
> - Hipotensão
> - Pele fria e pegajosa
> - Débito urinário diminuído
> - Dor torácica pleurítica: associada ao infarto pulmonar
> - Hemoptise: associada ao infarto pulmonar
>
> **Sinais de embolia pulmonar em pacientes de terapia intensiva**
> - Agravamento da hipoxemia ou hipocapnia no paciente em ventilação espontânea
> - Agravamento da hipoxemia e hipercapnia em um paciente sedado em ventilação mecânica controlada
> - Agravamento da dispneia, hipoxemia e redução na $PaCO_2$ no paciente com doença pulmonar crônica e retenção conhecida de dióxido de carbono
> - Febre inexplicada
> - Elevação súbita na pressão da artéria pulmonar ou pressão venosa central em um paciente hemodinamicamente monitorado

518 **Parte 6** Sistema Respiratório

Tabela 26.5 Recomendações do American College of Chest Physicians para o tratamento da tromboembolia venosa.

Diretrizes de anticoagulação para	Terapia recomendada
Heparina não fracionada	
Suspeita de TEV	• Obter TTPa, TP e hemograma basais • Verificar as contraindicações para a terapia com heparina • Administrar heparina, 5.000 U IV • Solicitar exame de imagem
TEV confirmada	• Nova dose de heparina em bolo, 80 U/kg IV ou 5.000 U, e iniciar a infusão de manutenção, 18 U/kg/h ou 1.300 U/h • Verificar o TTPa dentro de 6 h; manter uma faixa correspondente a um nível terapêutico de heparina • Iniciar terapia com varfarina no dia 1, na dose de 5 mg; ajustar a dose diária subsequente de acordo com a INR (não administrar dose em bolo) • Interromper a heparina depois de 3 a 5 dias de terapia combinada, quando a INR for > 2,0 (2,0 a 3,0) por 24 h • Anticoagulante varfarina durante, pelo menos, 3 meses (INR-alvo de 2,5; 2,0 a 3,0)
Heparina de baixo peso molecular (LMWH)	
Suspeita de TEV	• Obter TTPa, TP e hemograma completo basais • Verificar as contraindicações para a terapia com heparina • Administrar heparina não fracionada, 5.000 U IV • Solicitar exame de imagem
TEV confirmada	• Administrar LMWH (enoxaparina), 1 mg/kg SC, a cada 12 h ou 1,5 mg/kg/dia • Iniciar terapia com varfarina no dia 1, em uma dose de 5 mg; ajustar a dose diária subsequente de acordo com a INR • Considerar a verificação da contagem de plaquetas entre os dias 3 e 5 • Interromper a LMWH depois de, pelo menos, 4 a 5 dias de terapia combinada, quando a INR for > 2,0 em 2 dias consecutivos • Anticoagulante varfarina durante, pelo menos, 3 meses (INR-alvo de 2,5; 2,0 a 3,0). Depois, recomenda-se continuar a terapia com baixa intensidade (faixa de INR 1,5 a 1,9) com monitoramento menos frequente sendo preferido a parar o tratamento

TEV, tromboembolia venosa; TTPa, tempo de tromboplastina parcial ativada; TP, tempo de protrombina; INR, razão normalizada internacional.
De American College of Chest Physicians: Ninth ACCP consensus conference on Antithrombotic and Thrombolytic Therapy. Chest 41(2)(suppl)e419s–e494s2012;1412 supple: e419S–e12.

período mais longo de terapia com heparina.[32] A terapia anticoagulante empregando a LMWH durante vários meses é efetiva nos pacientes que apresentam contraindicações para a varfarina (p. ex., mulheres grávidas), mas que podem tomar seguramente a heparina.[32]

A terapia trombolítica só é recomendada para pacientes com embolia pulmonar maciça aguda que estão hemodinamicamente instáveis e não são propensos a sangramento.[33] Todos os agentes trombolíticos agem de maneira sistemática e possuem o potencial de lisar o coágulo de plaqueta-fibrina fresco em qualquer local e provocar sangramento nesse local.[32] Doença intracraniana, cirurgia intracraniana ou espinal recente, trauma, histórico de AVC hemorrágico e doenças hemorrágicas são contraindicações para a terapia trombolítica. Uroquinase, estreptoquinase e ativador do plasminogênio tecidual recombinante são os agentes trombolíticos aprovados para tratar a embolia pulmonar e a tromboembolia venosa. A terapia com heparina não é administrada ao mesmo tempo com os trombolíticos; no entanto, a terapia trombolítica é seguida pela administração da heparina e, depois, por anticoagulação oral.

Um filtro de veia cava inferior é recomendado para evitar a embolia pulmonar nos pacientes com contraindicações à terapia com heparina (risco de sangramento importante ou sensibilidade ao medicamento).[32] A aplicação de um filtro de veia cava inferior também é recomendada nos pacientes com tromboembolia recorrente apesar de anticoagulação adequada, embolia recorrente crônica e hipertensão pulmonar e procedimentos de endarterectomia pulmonar ou embolectomia pulmonar cirúrgica concomitantes.[32]

Prevenção

A prevenção da tromboembolia venosa é essencial para diminuir a morbidade e a mortalidade associadas à embolia pulmonar. As medidas profiláticas baseiam-se nos fatores de risco específicos do paciente.[32] As medidas de prevenção recomendadas pelo ACCP estão listadas na Tabela 26.6.

Doença pulmonar obstrutiva crônica

No passado, dois termos associados à doença pulmonar obstrutiva crônica (DPOC) eram *bronquite crônica* (doença de vias respiratórias pequenas) e *enfisema* (destruição parenquimal), os quais eram discutidos como dois processos de doença diferentes. Contudo, a DOPC é uma combinação de doença de vias respiratórias pequenas e da destruição do pulmão parenquimal, juntamente com outras anormalidades estruturais (Figura 26.3).[34] A diretriz atual sobre DPOC sugere a não utilização desses dois termos para referir-se à DOPC, uma vez que não descrevem completamente os processos patológicos associados com tal enfermidade. Atualmente, a DOPC é definida como uma limitação do fluxo de ar, que não é totalmente reversível. Em geral, a limitação ao fluxo de ar é progressiva e está associada a uma resposta crônica inflamatória anormal dos pulmões a partículas ou gases nocivos (principalmente fumaça de cigarro) ou a uma deficiência de α_1-antitripsina herdada (ver Foco na Genética 26.1).[34] Consulte a Global Initiative for Chronic Obstructive Lung Disease (GOLD) da Global Strategy for the Diagnosis, Management, and Prevention of Chronic Obstructive Pulmonary Disease para atualizações (www.goldcopd.org).

Tabela 26.6 Recomendações do American College of Chest Physicians para a prevenção da tromboembolia venosa.

População de pacientes	Terapia recomendada	
Cirurgia geral de baixo risco	Deambulação precoce e frequente	B1
Cirurgia geral de risco moderado	LMWH, HNFBD ou profilaxia mecânica, preferencialmente com compressão pneumática intermitente	2B, 2C
Cirurgia geral de risco maior	LMWH, HNFBD 3 vezes/dia ou profilaxia mecânica	
Cirurgia geral de risco muito alto com múltiplos fatores de risco	HNFBD 3 vezes/dia, LMWH, combinada com meias de compressão graduadas e/ou compressão pneumática intermitente	1B, 2C
Cirurgia de substituição total de quadril ou joelho	Usar uma das seguintes opções por no mínimo 10 a 14 dias: LMWH, fondaparinux, apixabana, dabigatrana, rivaroxabana, HNFBD, dose ajustada de antagonista da vitamina K, ácido acetilsalisílico ou dispositivo de compressão pneumática intermitente (DCPI) LMWH: iniciada mais de 12 h antes da cirurgia ou mais de 12 h após a cirurgia; profilaxia com agente antitrombótico e DCPI é recomendada durante a hospitalização	1B, 1C, 2C
Trauma grande, lesão cerebral traumática, lesão espinal aguda, lesão espinal traumática	Dispositivo de compressão pneumática intermitente quando não for contraindicado. LMWH e HNFBD quando o risco de sangramento diminuir	2C
Infarto do miocárdio	HNF ou LMWH ou bivalirudina ou fondaparinux	A
	Compressão pneumática intermitente ou meias elásticas quando a heparina estiver contraindicada	C
Acidente vascular cerebral isquêmico com restrição da mobilidade	HNF ou LMWH ou preferir dispositivos de compressão pneumática intermitente a não realizar profilaxia	2B
Pacientes clínicos com fatores de risco para TEV (incluindo insuficiência cardíaca congestiva e infecções do tórax)	HNFBD 3 vezes/dia, LMWH 2 vezes/dia ou fondaparinux	1B
Pacientes com cateteres venosos centrais de demora de uso prolongado	Não indicar profilaxia de rotina com LMWH ou HNFBD ou uso profilático de agonista da vitamina K	2B, 2C
Pacientes que fazem punção lombar ou com colocação de cateter epidural	Usar seleção apropriada para o paciente e ter cautela no uso de tromboprofilaxia anticoagulante	

HNFBD, heparina não fracionada em baixa dose; LMWH, heparina de baixo peso molecular; HNF, heparina não fracionada.
1A1: métodos fortes, resultados consistentes – estudos clínicos randomizados (ECR), sem heterogeneidade, efeito claro de que os benefícios superam (ou não) os riscos. A2: métodos fortes, resultados consistentes – ECR, sem heterogeneidade, efeito equívoco – incerteza de que os benefícios superam os riscos. 1B: métodos fortes, resultados inconsistentes – ECR, presença de heterogeneidade, efeito claro de que os benefícios superam (ou não) os riscos. 2B2: métodos fortes, resultados inconsistentes – ECR, presença de heterogeneidade, efeito equívoco – incerteza de que os benefícios superam os riscos. 1C: métodos fracos – estudos de observação, efeito claro de que os benefícios superam (ou não) os riscos. 2C: métodos fracos – estudos de observação, efeito equívoco – incerteza de que os benefícios superam os riscos.
De American College of Chest Physicians: Ninth ACCP Conference on Antithrombotic and Thrombolytic Therapy. Prevention of venous thromboembolism. Chest 133(412 Suppl):7S–47S, 2012. Retrieved from http://http://chestjournal.chestpubs.org/content/141/2_suppl.

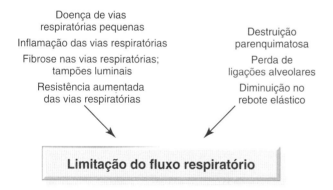

Figura 26.3 Mecanismos subjacentes à limitação do fluxo respiratório na DPOC. (De Global Strategy for Diagnosis, Management and Prevention of COPD 2015. © Global Initiative for Chronic Obstructive Lung Disease [GOLD], todos os direitos reservados. Disponível em http://www.goldcopd.org.)

Fisiopatologia

A DPOC é uma causa importante de morbidade crônica e mortalidade, aparecendo como a terceira causa principal de morte nos EUA. Espera-se que esse número cresça devido ao envelhecimento da população.[35]

Na DPOC, as alterações patológicas ocorrem nas vias respiratórias centrais, vias respiratórias periféricas, parênquima pulmonar e vasculatura pulmonar.[34] À medida que a doença progride, as alterações fisiopatológicas comumente ocorrem na seguinte ordem: hipersecreção de muco, disfunção ciliar, limitação do fluxo de ar, hiperinsuflação pulmonar, anormalidades da troca gasosa, hipertensão pulmonar e *cor pulmonale*.[34] As vias respiratórias periféricas transformam-se no principal

 Foco na Genética 26.1

Deficiência de α_1-antitripsina

- A deficiência da α_1-antitripsina afeta cerca de 1 em 1.500 a 3.500 indivíduos com ascendência europeia. É incomum em descendentes de asiáticos, mas comumente observada nos pacientes com DPOC
- Mutações no gene *SERPINA1* causam deficiência de α_1-antitripsina. Esse gene fornece as instruções para a formação da proteína α_1-antitripsina, que protege o corpo de uma enzima poderosa chamada elastase neutrofílica
- Leva à deficiência de α_1-antitripsina ou uma forma anormal da proteína, que não é capaz de controlar a elastase neutrofílica. Sem α_1-antitripsina funcional suficiente, a elastase neutrofílica destrói os alvéolos e causa doença pulmonar
- Existem diversos testes genéticos disponíveis para a detecção de deficiência de α_1-antitripsina

Dados de Genetic Home Reference. Acesso em 10/8/2015, em http://ghr.nlm.nih.gov; e Franciosi AN, McCarthy C, McE Ivaney NG: The efficacy and safety of inhaled human α-1 antitrypsin in people with α-1 antitrypsin deficiency-related emphysema. Expert Rev Respir Med 9(2):143-151, 2015.

local de obstrução nos pacientes com DPOC. As alterações estruturais na parede das vias respiratórias são a causa mais importante do aumento na resistência das vias respiratórias periféricas. As alterações inflamatórias, como o edema das vias respiratórias e a hipersecreção de muco, também contribuem para o estreitamento das vias respiratórias periféricas.[34] A hipersecreção de muco é causada pela estimulação das glândulas secretoras de muco aumentadas e pelo número aumentado de células caliciformes por mediadores inflamatórios, como leucotrienos, interleucina e fator de necrose tumoral.[34] As células epiteliais ciliadas sofrem metaplasia escamosa, levando à depuração mucociliar prejudicada, que em geral é a primeira anormalidade fisiológica a ocorrer na DPOC.[34] Essa anormalidade pode estar evidente durante muitos anos antes que se desenvolvam quaisquer outras anormalidades.[34]

A obstrução das vias respiratórias é causada por inflamação das vias respiratórias maiores e menores (Figura 26.4). Posteriormente, ocorrem edema e hiperplasia das glândulas mucosas, bem como excesso de excreção de muco na árvore brônquica, o que resulta em tosse crônica produtiva.[34] O hábito de fumar cigarros é a principal causa do desenvolvimento de obstrução das vias respiratórias causadas por inflamação.[34] Outras causas de irritação crônica das vias respiratórias incluem poluentes do ar e exposição ocupacional a nitrogênio, óxidos de enxofre ou endotoxina.[34] Alterações patológicas não específicas nos pulmões, inclusive infiltração de mucosa ou submucosa das vias respiratórias com neutrófilos e células mononucleares, hipertrofia dos músculos lisos e alargamento das glândulas secretoras submucosas, podem contribuir também para o desenvolvimento de DPOC.[34]

Quando os lumens das vias respiratórias estão ocluídos por secreções e estreitados por uma parede espessada, os pacientes desenvolvem obstrução das vias respiratórias. Infecções agudas bacterianas ou virais em pacientes com DPOC podem aumentar o dano para as vias respiratórias e o parênquima, comprometer a limpeza mucociliar, obstruir os bronquíolos e contribuir para o dano epitelial crônico e a colonização bacteriana que exacerbam os sintomas e a obstrução das vias respiratórias.[34] Bactérias comumente isoladas da secreção de pacientes com DPOC incluem *H. influenzae*, *Haemophilus parainfluenzae*, *S. pneumoniae* e *Moraxella catarrhalis*.[34] Mesmo em pacientes não fumantes, infecções virais agudas podem levar à inflamação crônica das vias respiratórias e à produção crônica de catarro características da DPOC.[34] Nesses pacientes, os sintomas podem ter componente reversível caso a fonte da infecção ou irritação crônicas seja tratada. Tais pacientes normalmente não apresentam hiperinsuflação ou resultados anormais nos testes de difusão.

A destruição parenquimatosa inclui perda de elasticidade pulmonar e alargamento anormal e permanente dos espaços respiratórios distais aos bronquíolos terminais, com destruição das paredes alveolares e dos leitos capilares e sem fibrose óbvia (Figura 26.5).[34] Existem três áreas de destruição: centrolobular, pan-acinar e parasseptal (Figura 26.6). O enfisema centrolobular é comum em pessoas que fumam e frequentemente se localiza nas regiões pulmonares superiores. O enfisema pan-acinar é frequentemente encontrado em pacientes com deficiência do inibidor de α_1-protease e em geral se localiza nos lobos inferiores. O enfisema parasseptal também é comum na pessoa que fuma e fica localizado perifericamente, com possível formação de grandes bolhas.[36]

O alargamento dos espaços respiratórios na DPOC resulta em hiperinsuflação dos pulmões e em capacidade pulmonar total aumentada.[36] Acredita-se que resulte de uma quebra da elastina pelas enzimas chamadas proteases, que digerem proteínas. Tais proteases, em especial a elastase, são liberadas dos neutrófilos, macrófagos alveolares e outras células inflamatórias.[36] Duas condições reconhecidas que causam tais alterações são o tabagismo e a deficiência herdada de α_1-antitripsina. Fumar contribui para o aumento das células inflamatórias nos alvéolos, o aumento da liberação de elastase dos neutrófilos, o aumento da atividade nos macrófagos e a ativação de mastócitos que liberam elastases.[36] A α_1-antitripsina em geral protege o pulmão das células inflamatórias destrutivas; contudo, o processo de destruição do tecido elástico permanece inalterado em pacientes com deficiência herdada de α_1-antitripsina.[36]

Quase todos os indivíduos que desenvolvem DPOC antes dos 40 anos de idade têm deficiência de α_1-antitripsina. Evidências mostram que o tabagismo diminui os níveis de α_1-antitripsina e aumenta o de macrófagos nas paredes

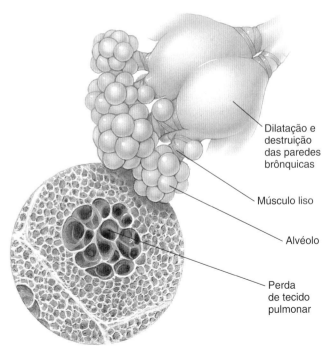

Figura 26.5 Alterações parenquimatosas na DPOC. Os espaços aéreos estão alargados no pulmão enfisematoso. (De Anatomical Chart Company: Atlas of Pathophysiology, 3rd ed. Springhouse, PA: Lippincott Williams & Wilkins, 2010, p 91.)

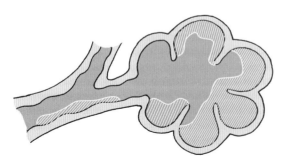

Figura 26.4 Pequenas alterações nas vias respiratórias em virtude de DPOC; inflamação e espessamento produzem estreitamento das vias respiratórias. As *áreas hachuradas* indicam as secreções.

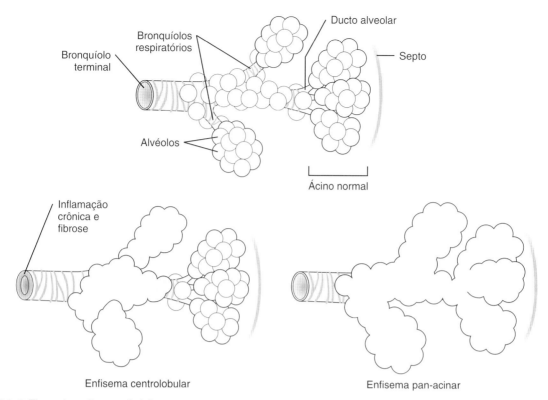

Figura 26.6 Tipos de enfisema. O ácino, a estrutura da troca gasosa do pulmão distal ao bronquíolo terminal, consiste em bronquíolo terminal, bronquíolos respiratórios, ductos alveolares, sacos alveolares e alvéolos. No enfisema centrolobular (acinar proximal), os bronquíolos respiratórios estão principalmente afetados. No enfisema parasseptal (acinar distal), os ductos alveolares estão principalmente afetados. No enfisema pan-acinar (panlobular), o ácino está uniformemente lesionado.

alveolares. Esse círculo vicioso promove número aumentado de neutrófilos. Uma deficiência hereditária na α_1-antitripsina é responsável por 1% de todos os casos de DPOC.[36] O tabagismo e as infecções recorrentes do sistema respiratório diminuem mais os níveis de α_1-antitripsina, aumentando o risco para DPOC em indivíduos com níveis baixos de α_1-antitripsina.[36]

Um fenômeno comum na DPOC é o pneumotórax espontâneo relacionado à ruptura do parênquima reduzido.[36] Os pacientes podem experimentar dispneia grave aguda e insuficiência respiratória dependendo da quantidade de reserva pulmonar (ver a discussão sobre barotrauma na seção "Pneumotórax"). Na DPOC avançada, obstrução das vias respiratórias periféricas, destruição parenquimatosa e irregularidades vasculares pulmonares reduzem a capacidade dos pulmões de realizarem trocas gasosas, resultando em hipoxemia (baixo nível de oxigênio no sangue) e hipercapnia (alto nível de dióxido de carbono no sangue).[34] Disparidade na razão VQ é a força motriz por trás da hipoxemia em pacientes com DPOC, independentemente do estágio da doença. Hipercapnia crônica em geral indica disfunção muscular inspiratória e hipoventilação alveolar.[34] Com o progresso posterior da hipoxemia e da hipercapnia na DPOC, hipertensão pulmonar com frequência se desenvolve, o que causa hipertrofia do ventrículo direito, mais conhecida como *cor pulmonale*.[34] A insuficiência cardíaca direita leva a maior estase venosa e trombose, que pode resultar potencialmente em embolia pulmonar e comprometer a circulação pulmonar. Por fim, a DPOC é associada a inflamação sistêmica e disfunção do músculo esquelético, a qual pode resultar em limitação da capacidade de exercício e no declínio do estado de saúde.[34]

Avaliação

Um exame físico raramente diagnostica DPOC, embora permaneça um importante aspecto dos cuidados com o paciente. Durante a avaliação de um paciente, indicadores-chave a serem considerados são: dispneia progressiva e persistente; tosse crônica que pode ser intermitente e não produtiva ou tosse com produção de catarro; história de tabagismo; e exposições ocupacionais a pó e substâncias químicas por período significativo.[34]

■ História

Uma história clínica detalhada de novo paciente com DPOC conhecida ou suspeitada deve incluir o seguinte:

- Exposição a fatores de risco, como tabagismo, e exposição ocupacional ou ambiental a poluentes
- História médica pregressa, incluindo asma, alergias, sinusite ou pólipo nasal, infecções respiratórias na infância e outras doenças respiratórias
- História familiar de DPOC ou outra doença respiratória crônica
- Padrão de desenvolvimento dos sintomas. DPOC tipicamente se desenvolve em adultos e a maioria dos pacientes está ciente da ocorrência do aumento da falta de ar, do aumento da frequência de resfriados e da presença de algumas restrições sociais durante diversos anos antes da procura de ajuda médica
- História de exacerbações ou hospitalizações anteriores devidas a distúrbios respiratórios. Os pacientes podem estar conscientes da piora periódica dos sintomas mesmo se esses

522 **Parte 6** Sistema Respiratório

episódios não tiverem sido identificados como exacerbações agudas da DPOC. Indicações para avaliação ou admissão hospitalar para exacerbação aguda da DPOC incluem um aumento marcado na intensidade dos sintomas; DPOC subjacente grave ou outras comorbidades sérias; início de novos sinais físicos; exacerbações frequentes; insuficiência da resposta das exacerbações ao tratamento médico; idade avançada; e apoio domiciliar insuficiente[34]

- Comorbidades como doença cardiovascular, disfunção do músculo esquelético, síndrome metabólica, osteoporose, depressão e câncer de pulmão, que também podem contribuir para a restrição da atividade ou tratamentos
- Adequação dos tratamentos médicos em uso, como betabloqueadores, comumente prescritos para doenças cardíacas. Betabloqueadores são em geral contraindicados na DPOC
- Impacto da doença na vida do paciente, incluindo limitação da atividade, ausência no trabalho e consequências econômicas, efeito na rotina familiar ou sentimentos de depressão e ansiedade
- Apoio social e familiar
- Possibilidades de redução dos fatores de risco, em especial cessação do tabagismo.[34]

■ Achados físicos

O exame físico deve incluir inspeção, palpação, percussão e ausculta.

▶ Inspeção. O profissional que realiza o exame deve procurar pelo seguinte:

- Cianose central ou descoloração azulada das membranas mucosas. Esta característica pode estar presente mas ser de difícil identificação à luz artificial e em diversos grupos raciais
- Anormalidades comuns da parede torácica, que refletem a hiperinsuflação pulmonar vista na DPOC, incluindo costelas relativamente horizontais, tórax em forma de barril e abdome saliente
- Achatamento dos hemidiafragmas, que pode estar associado a retração paradoxal do gradil costal inferior na inspiração, submacicez cardíaca reduzida e alargamento do ângulo xifoesternal
- Frequência respiratória em repouso frequentemente aumentada para mais de 20 incursões/minuto; as respirações podem ser superficiais
- Respiração com lábios semicerrados, que pode servir para alentecer o fluxo expiratório e permitir o esvaziamento pulmonar mais eficiente
- Perda supraclavicular e batimento das asas do nariz (adejo nasal); ativação muscular em repouso, que pode indicar estresse respiratório. Pacientes com DPOC, quando deitados em decúbito dorsal, frequentemente usam os músculos escaleno e esternocleidomastóideo
- Edema de tornozelo ou da parte inferior da perna, o que pode indicar insuficiência cardíaca direita.

▶ Palpação e percussão. Palpação e percussão são, com frequência, inúteis na DPOC. O examinador deve estar atento aos seguintes fatores:

- Batimento cardíaco apical, que pode ser difícil de detectar devido à hiperinsuflação pulmonar
- Hiperinsuflação pulmonar, que também leva ao deslocamento do fígado para baixo e a um aumento na capacidade de palpação desse órgão, sem que ele esteja realmente aumentado.

▶ Ausculta. Durante a ausculta, o examinador pode encontrar o seguinte:

- Sons respiratórios diminuídos
- Sibilos. A ocorrência durante a respiração tranquila é um indicador útil da limitação do fluxo de ar. Entretanto, a sibilância ouvida apenas depois da expiração forçada não tem significado diagnóstico
- Estertores inspiratórios, que ocorrem em alguns pacientes com DPOC, porém proporcionam pouco auxílio diagnóstico
- Bulhas cardíacas, que são mais bem ouvidas sobre a área xifoide
- Evidências de insuficiência cardíaca direita secundária à DPOC; inclui segunda bulha cardíaca aumentada, distensão jugular venosa e agitação ventricular direita.

As indicações para a admissão em UTI dos pacientes com exacerbação aguda da DPOC incluem dispneia grave com resposta inadequada à terapia; alterações do estado mental; hipoxemia persistente ou apresentando piora; acidose respiratória grave ou apresentando piora apesar da suplementação de oxigênio; instabilidade hemodinâmica e a necessidade de ventilação mecânica invasiva.[34]

■ Exames diagnósticos

Os exames laboratoriais e diagnósticos na DPOC estão sumarizados na Tabela 26.7.

▶ Espirometria. Pacientes com história de dispneia e tosse crônica com ou sem produção de catarro e os quais são considerados de alto risco (*i. e.*, história de tabagismo) devem ser avaliados quanto a DPOC. A espirometria mede o volume máximo de ar forçadamente expirado do ponto de inspiração máxima (capacidade vital forçada, CVF) e o volume de ar expirado durante o primeiro segundo desse exercício (volume expiratório forçado de 1 segundo, VEF_1). A razão dessas duas medições (VEF_1:CVF) é então calculada. Isso é realizado em geral antes e depois de oferecer ao paciente um broncodilatador. As medições da espirometria são avaliadas por comparação dos resultados com os valores de referência apropriados com base na idade, altura, sexo e raça.[34] Uma razão VEF_1:CVF menor que 70% confirma a presença de limitação do fluxo de ar que não é completamente reversível; isso é considerado o padrão-ouro para o diagnóstico da DPOC (Tabela 26.8).[34] Após o diagnóstico de DPOC ter sido confirmado, medições repetidas de VEF_1 são usadas para ajudar na documentação de progressão e gravidade da doença.[34]

Com a progressão da doença, VEF_1 e CVF diminuem; isso está associado ao maior afinamento da parede das vias respiratórias, à perda de ligações alveolares e à perda do rebote elástico dos pulmões.[34] Na DPOC grave, o ar fica preso nos pulmões durante a expiração forçada, levando a uma capacidade funcional residual (CFR) anormalmente alta. O aumento da CFR leva a hiperinsuflação pulmonar.[34]

Além da espirometria, outra medição de valor significativo advinda de teste de função pulmonar é a capacidade de difusão pulmonar do monóxido de carbono (DLCO; do inglês, *diffusion capacity of the lung for carbon monoxide*). Esse valor indica a quantidade da troca gasosa que está ocorrendo nos pulmões. Quando são usados os dados de VEF_1 e DLCO, pode-se determinar o verdadeiro estado respiratório de um paciente.

Tabela 26.7 Exames laboratoriais e diagnósticos para pacientes com doença pulmonar obstrutiva crônica.

Exame	Justificativa
Espirometria	Mede a CVF e o VEF_1; padrão-ouro para o diagnóstico da doença e o monitoramento da progressão
Capacidade de difusão	Mede o grau de função pulmonar e fornece informações sobre o impacto funcional das alterações relacionadas a enfisema na DPOC
Reversibilidade dos broncodilatadores	Efetuada uma vez durante o estágio do diagnóstico e útil pelos seguintes motivos: • Para excluir um diagnóstico de asma. (Se VEF_1 retorna à faixa normal prevista após a administração de broncodilatador, a limitação ao fluxo de ar é provavelmente devida à asma) • Para estabelecer a melhor função pulmonar que o paciente consegue atingir em determinado momento
Radiografia de tórax	• Para excluir diagnósticos alternativos • Avaliação da doença bolhosa As alterações radiológicas observadas incluem: • Diafragma achatado na radiografia de tórax de perfil • Volume aumentado do espaço aéreo retroesternal (sinais de hiperinsuflação) • Hipertransparência dos pulmões • Afunilamento rápido dos marcadores vasculares
Tomografia computadorizada	Não é rotineiramente recomendada, exceto quando houver dúvida sobre o diagnóstico de DPOC ou cirurgia de redução pulmonar pendente
Gasometria arterial	• Realizada quando $VEF_1 < 35\%$ do previsto, ou na presença de sinais de insuficiência respiratória ou insuficiência cardíaca direita • Realizada se a saturação periférica for $< 92\%$
Triagem para deficiência de α_1-antitripsina	Indicada para pacientes que desenvolvem DPOC com 45 anos de idade ou que apresentam uma forte predisposição familiar (um nível sérico de α_1-antitripsina abaixo de 15 a 20% do valor normal é altamente sugestivo de deficiência homozigótica de α_1-antitripsina)
Teste de esforço	• Usado para avaliar o comprometimento do estado de saúde e prever o prognóstico • Avalia efetividade da reabilitação pulmonar

VEF_1, volume expiratório forçado em 1 s; CVF, capacidade vital forçada.
Dados de Global Initiative for Chronic Lung Disease (GOLD): Global Strategy for the Diagnosis, Management, and Prevention of Chronic Obstructive Pulmonary Disease. Atualizado em 2015. Disponível em: http://www.goldcopd.org/uploads/users/files/GOLD_Report_2015_Sept2.pdf.

A Figura 26.7 demonstra uma espirometria normal e uma característica de um paciente com DPOC e leve a moderada limitação do fluxo de ar. Pacientes com DPOC têm VEF_1 e CVF diminuídos; o grau de anormalidade espirométrica em geral reflete a gravidade da doença.[34,37]

▸ **Gasometria arterial.** As medições da GA deverão ser realizadas em todos os pacientes nos estágios moderado e grave da doença ($VEF_1 < 40\%$ do previsto) ou quando os sinais clínicos da insuficiência respiratória ou da insuficiência cardíaca direita estão presentes (cianose central, edema no tornozelo, aumento na pressão venosa jugular).[34] A insuficiência respiratória é

Tabela 26.8 Classificação da gravidade da limitação do fluxo de ar na DPOC (com base no VEF_1 após broncodilatador).

Em pacientes com VEF_1:CVF $< 0,70$		
GOLD 1	Leve	$VEF_1 \geq 80\%$ do previsto
GOLD 2	Moderado	$50\% \leq VEF_1 < 80\%$ do previsto
GOLD 3	Grave	$30\% \leq VEF_1 < 50\%$ do previsto
GOLD 4	Muito grave	$VEF_1 < 30\%$ do previsto

De Global Initiative for Chronic Obstructive Pulmonary Disease (GOLD): Global Strategy for the Diagnosis, Management, and Prevention of Chronic Obstructive Pulmonary Disease: Atualizado em 2015, p 14. Disponível em: http://www.goldcopd.org/uploads/users/files/GOLD_Report_2015_Sept2.pdf.

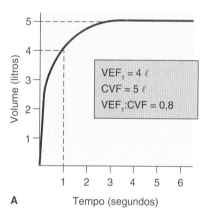

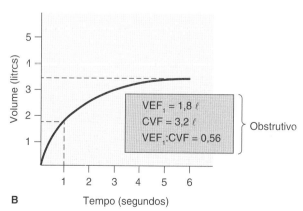

Figura 26.7 Padrões normal (**A**) e obstrutivo (**B**) de uma expiração forçada. CVF, capacidade vital forçada; VEF, volume expiratório forçado. (De Global Strategy for Diagnosis, Management and Prevention of COPD 2015. © Global Initiative for Chronic Obstructive Lung Disease [GOLD], todos os direitos reservados. Disponível em: http://www.goldcopd.org.)

524 **Parte 6** Sistema Respiratório

indicada por uma pressão parcial do oxigênio arterial (PaO_2) de 60 mmHg, com ou sem uma pressão parcial de dióxido de carbono arterial ($PaCO_2$) de 45 mmHg, com a respiração ao nível do mar.[34] Diversas precauções devem ser tomadas para garantir os resultados exatos. Em primeiro lugar, deverá ser observado se o paciente está atualmente recebendo oxigênio, bem como a quantidade de oxigênio liberada para o paciente durante o momento de coleta da amostra gasométrica. Em segundo lugar, se a fração de oxigênio inspirado (FiO_2) foi trocada, deve transcorrer um período de 20 a 30 minutos antes que as tensões dos gases sejam novamente verificadas.[34]

▶ **Radiografia do tórax.** A radiografia do tórax não é usada rotineiramente para a confirmação do diagnóstico de DPOC, mas ajuda a excluir outras causas dos sintomas apresentados. Alterações radiológicas associadas à DPOC incluem as seguintes:

- Diafragma mostrando-se achatado na imagem radiográfica lateral do tórax
- Volume aumentado de espaço respiratório retroesternal
- Pulmões hipertransparentes
- Afunilamento rápido dos marcadores vasculares.

Tratamento

Diversas modalidades de tratamento diferentes, que variam desde preparação física, aconselhamento nutricional e educação até terapia medicamentosa, uso de oxigênio e cirurgia, podem ser efetivas no tratamento da DPOC. O Quadro 26.7 fornece as diretrizes interdependentes do cuidado para o paciente com DPOC.

■ Terapia não farmacológica

As principais metas da reabilitação pulmonar são diminuir os sintomas, melhorar a qualidade de vida e aumentar a participação física e emocional nas atividades cotidianas.[34] As diretrizes GOLD de 2015 para o diagnóstico, o tratamento e a prevenção da DPOC recomendam um programa de reabilitação pulmonar abrangente.

▶ **Reabilitação pulmonar.** Mais recentemente, o valor da reabilitação pulmonar no tratamento da DPOC vem sendo percebido. Estudos mostraram que a fadiga muscular, não a dispneia, é provavelmente a causa principal do descondicionamento

---

Quadro 26.7 Diretrizes interdependentes do cuidado para o paciente com doença pulmonar obstrutiva crônica.

Resultados	Intervenções
Troca de gases prejudicada **Padrão respiratório ineficaz**	
O paciente apresenta gasometria arterial dentro dos limites normais e valor de oximetria de pulso > 90%	• Avaliar frequência respiratória, esforço e murmúrio vesicular a cada 2 a 4 h • Obter a gasometria arterial segundo prescrito ou diante de sinais de angústia respiratória • Monitorar a saturação arterial por oxímetro de pulso • Fornecer oxigênio suplementar por cânula nasal ou máscara facial, usando a menor FiO_2 e velocidade de fluxo possíveis • Fornecer umidificação com oxigênio • Fornecer intubação e ventilação mecânica, quando necessário (consultar as diretrizes interdependentes do cuidado para pacientes em ventilação mecânica, Capítulo 25)
O paciente mantém a frequência e a profundidade normais da respiração	• Monitorar a frequência, o padrão e o esforço respiratórios (p. ex., uso dos músculos acessórios) • Avaliar as respirações durante o sono; observar a apneia do sono ou padrões de Cheyne-Stokes
O paciente exibe radiografia de tórax limpa O paciente apresenta sons respiratórios limpos	• Obter a radiografia do tórax diária • Monitorar os sons respiratórios quanto a estertores, sibilos ou roncos a cada 2 a 4 h • Administrar diuréticos de acordo com a prescrição • Administrar broncodilatadores e mucolíticos conforme indicado
Não há evidência de atelectasia nem de pneumonia	• Encorajar os pacientes não intubados a usar o espirômetro de incentivo, tossir e respirar profundamente a cada 2 a 4 h e quando necessário • Avaliar a quantidade, a coloração e a consistência das secreções • Mudar de um decúbito lateral para outro a cada 2 h • Mobilizar do leito para a poltrona de conforto
Perfusão tissular cardíaca diminuída **Perfusão tissular periférica ineficaz** **Débito cardíaco diminuído**	
A pressão arterial, a frequência cardíaca e os parâmetros hemodinâmicos estão dentro dos limites de normalidade	• Monitorar os sinais vitais a cada 1 a 2 h • Monitorar as pressões da artéria pulmonar e a pressão atrial direita a cada 1 h e o débito cardíaco, a resistência venosa sistêmica e a resistência venosa periférica a cada 6 a 12 h, quando o cateter da artéria pulmonar estiver em posição • Avaliar os sinais de disfunção ventricular direita (p. ex., pressão venosa central aumentada, distensão das veias do pescoço, edema periférico)
O paciente está livre de arritmias	• Manter o acesso IV pérvio • Monitorar se houver arritmias atriais devido à dilatação atrial direita e arritmias ventriculares devido a hipoxemia e hipoxia
O lactato sérico estará dentro dos limites de normalidade	• Monitorar diariamente o lactato até que ele esteja dentro dos limites de normalidade • Administrar transfusão de hemácias, agentes inotrópicos positivos, infusão coloidal conforme prescrito, a fim de aumentar a liberação de oxigênio

Capítulo 26 Distúrbios Respiratórios Comuns **525**

Quadro 26.7	Diretrizes interdependentes do cuidado para o paciente com doença pulmonar obstrutiva crônica. (*Continuação*)
Resultados	**Intervenções**

Desequilíbrio eletrolítico
Risco de volume de líquidos desequilibrado

A função renal é mantida conforme evidenciado por débito urinário > 30 mℓ/h e valores laboratoriais normais	• Monitorar a ingesta e o débito a cada 1 a 2 h • Monitorar ureia, creatinina, eletrólitos, Mg, PO_4 • Repor potássio, magnésio e fósforo por prescrição ou protocolo • Verificar o peso diariamente
O paciente está euvolêmico	• Administrar o volume de líquidos e diuréticos com base nos sinais vitais, exame físico e viscosidade das secreções, conforme prescrito

Mobilidade física prejudicada
Risco de intolerância à atividade
Risco de infecção

Não há evidência de perda de tônus ou força muscular	• Promover a posição em pé ao lado do leito, sentar na cadeira, deambular com assistência logo que possível • Estabelecer o programa de atividade • Monitorar a resposta à atividade
O paciente mantém a flexibilidade articular	• Consultar o fisioterapeuta • Implementar a amplitude de movimento passivo e ativo a cada 4 h enquanto acordado
Não há evidência de infecção	• Monitorar os critérios de síndrome da resposta inflamatória sistêmica: contagem de leucócitos aumentada, temperatura aumentada, taquipneia, taquicardia
Os leucócitos estão dentro dos limites de normalidade	• Usar técnica asséptica rigorosa durante os procedimentos e monitorar outros • Manter a esterilidade do tubo e cateter invasivo • De acordo com o protocolo hospitalar, trocar os cateteres invasivos, hemocultura, pontas de cateteres ou líquidos
Não há evidência de trombose venosa profunda (TVP)	• Iniciar a profilaxia da TVP dentro de 24 h da admissão • Monitorar dor na perna, rubor ou edema

Integridade tissular prejudicada

Não há evidência de ruptura cutânea	• Mudar de um decúbito lateral para outro a cada 2 h • Remover os dispositivos de autoproteção para punhos e monitorar a pele de acordo com a política hospitalar • Avaliar o risco de ruptura cutânea usando instrumento objetivo (p. ex., escala de Braden). Considerar o colchão de alívio/redução de pressão

Nutrição desequilibrada

As ingestas calórica e de nutrientes satisfazem os requisitos metabólicos de acordo com o cálculo (p. ex., taxa metabólica basal)	• Fornecer nutrição oral, enteral ou parenteral dentro de 48 h • Consultar nutricionista ou serviço de suporte nutricional • Evitar carga elevada de carboidratos quando o paciente retém CO_2 • Monitorar albumina, pré-albumina, nível de vitamina D, transferrina, colesterol, triglicerídios, glicose

Conforto prejudicado

O paciente está confortável e avalia a dor como 4 na escala de dor	• Avaliar dor/conforto a cada 4 h • Administrar analgésicos e sedativos com cautela, monitorar rigorosamente a frequência, a profundidade e o padrão respiratórios • Diferenciar entre agitação causada por desconforto ou causada por hipoxia antes da administração do medicamento • Elevar a cabeceira do leito para melhorar o conforto respiratório

Enfrentamento ineficaz
Resiliência prejudicada

O paciente demonstra ansiedade diminuída	• Avaliar os sinais vitais durante tratamentos, discussões, e assim por diante • Administrar cautelosamente os sedativos • Consultar os serviços sociais e religiosos, quando apropriado • Fornecer repouso e sono adequados • Fornecer o suporte durante os períodos de dispneia

Ensino/planejamento de alta

O paciente/outras pessoas significativas compreendem os procedimentos e exames necessários para o tratamento	• Preparar o paciente/outras pessoas significativas para procedimentos como fisioterapia respiratória, broncoscopia, inserção de cateter de artéria pulmonar ou exames laboratoriais

(continua)

526 Parte 6 Sistema Respiratório

Quadro 26.7 Diretrizes interdependentes do cuidado para o paciente com doença pulmonar obstrutiva crônica. (*Continuação*)

Resultados	Intervenções
As outras pessoas significativas compreendem a gravidade da doença, fazem as perguntas apropriadas, antecipam as complicações potenciais	• Explicar as causas e os efeitos da DPOC e o potencial para complicações, como pneumonia ou disfunção cardíaca • Encorajar as pessoas significativas a fazer perguntas relacionadas com ventilador, fisiopatologia, monitoramento, tratamentos, e assim por diante
Na preparação da alta para o domicílio, o paciente compreende os níveis de atividade, restrições da dieta, esquema medicamentoso, inalador dosimétrico	• Fazer os encaminhamentos apropriados e pareceres precocemente durante a hospitalização • Iniciar a educação da família em relação ao uso apropriado do inalador dosimétrico, sinais e sintomas de insuficiência respiratória e ações apropriadas

---

em pacientes com DPOC.[34] A reabilitação pulmonar não melhora a função pulmonar, mas ajuda os pacientes a aprimorarem seu estado funcional, bem como sua qualidade de vida dentro das limitações de sua doença pulmonar. A reabilitação pulmonar mostrou aumentar a tolerância ao exercício, reduzir a dispneia, diminuir a ansiedade e a depressão, melhorar a qualidade de vida e a função cognitiva, fornecer ao paciente um sentimento de empoderamento e diminuir hospitalizações, assim como dias no hospital.[34,36] Programas de reabilitação pulmonar consistem em três a quatro seções supervisionadas por semana durante 6 a 12 semanas. Caso o paciente esteja instável para participar de um programa de reabilitação pulmonar, o profissional de saúde recomendará um programa de exercícios estruturado, como caminhadas de 20 minutos por dia.

▶ **Aconselhamento nutricional.** A desnutrição é um problema comum nos pacientes com DPOC e está presente em mais de 50% dos pacientes com DPOC admitidos no hospital. A incidência de desnutrição varia com o grau de anormalidade da troca gasosa. A desnutrição resulta em consumo dos músculos respiratórios e fraqueza adicional da musculatura respiratória.[34] Uma avaliação nutricional completa deverá ser realizada para identificar as estratégias para maximizar o estado nutricional do paciente. A melhora do estado nutricional dos pacientes com DPOC que perdem peso pode levar ao aumento da força da musculatura respiratória.[34]

▶ **Cessação do tabagismo.** Parar de fumar é o método isolado mais efetivo para reduzir o risco para o desenvolvimento da DPOC. O valor da cessação do tabagismo não pode ser subestimado no alentecimento da progressão da DPOC. Toda pessoa que fuma deverá receber uma sessão de aconselhamento desse tipo a cada consulta clínica.[34] A efetividade da cessação do tabagismo depende de o paciente estar mentalmente preparado para parar de fumar. Hoje em dia, existem inúmeras terapias farmacológicas efetivas para parar de fumar, inclusive produtos de substituição da nicotina em vários formatos (inalatórios, orais, sublinguais ou transdérmicos). Algumas das farmacoterapias mais efetivas para a cessação do tabagismo são vareniclina, bupropiona e nortriptilina. No entanto, estudos demonstraram que a efetividade desses medicamentos é aumentada quando são usados em conjunto com o apoio de outros programas de intervenção, como aconselhamento ou terapia de grupo.[34]

■ Terapia farmacológica

O objetivo da farmacoterapia para DPOC é a prevenção e a diminuição dos sintomas, além da redução da frequência e da gravidade das exacerbações, bem como a melhoria da tolerância

ao exercício e do estado de saúde. De acordo com as diretrizes GOLD de 2015, o tratamento farmacológico para pacientes estáveis com DPOC consiste em broncodilatadores, agonistas beta-2, anticolinérgicos, corticosteroides inalatórios e, algumas vezes, uso de metilxantinas e inibidores de fosfodieaterase-4.[34] Esses medicamentos podem ser administrados separadamente ou combinados, dependendo da resposta à terapia, bem como da gravidade da doença. Uma combinação de agentes pode produzir efeitos maiores do que a monoterapia, e a via inalatória constitui a via de administração preferida.[34] Outros tratamentos farmacológicos usados no passado, como glicocorticosteroides sistêmicos, agentes mucoativos e antibioticoterapia crônica, não são mais usados no tratamento dos pacientes com DPOC estável.[34,38]

▶ **Broncodilatadores.** Os broncodilatadores, principalmente agonistas beta-2, melhoram a dispneia estimulando os receptores beta-2 adrenérgicos e causando relaxamento nos músculos lisos das vias respiratórias. Os agonistas beta-2 e os anticolinérgicos, juntamente com os glicocorticosteroides inalatórios,[34] são o alicerce do tratamento farmacológico na DPOC estável. Tais medicamentos são, algumas vezes, usados em monoterapia ou em conjunto. Os broncodilatadores oferecem melhora a longo prazo para os sintomas, a capacidade de exercitar-se e a qualidade de vida. No entanto, tais medicamentos, assim como qualquer outro agente farmacológico, não demonstraram reversão da progressão da DPOC. Os pacientes ficam, em geral, em uma combinação de broncodilatadores de longa ação, como brometo de tiotrópio – um anticolinérgico de longa ação – e um broncodilatador de ação curta, como albuterol – um agonista beta-2 – no inalador de emergência.[34] Anticolinérgicos de longa ação são preferidos em relação aos agonistas beta-2, pois demonstraram diminuir a hiperinsuflação, a exacerbação da DPOC e melhorar a dispneia.[34] Eles aumentam o VEF_1 por alargarem o tônus da musculatura lisa das vias respiratórias, em lugar de alterarem as propriedades de retração elástica do pulmão.[34] Os broncodilatadores de ação longa são os mais convenientes. A escolha da forma particular da terapia broncodilatadora depende da disponibilidade e da resposta do paciente em relação ao alívio dos sintomas e aos efeitos colaterais. A terapia combinada, em lugar da maior dose de um agente isolado, pode levar à eficácia melhorada e a um risco diminuído de efeitos colaterais.[34]

▶ **Glicocorticosteroides.** DPOC é uma doença caracterizada pela inflamação sistêmica e das vias respiratórias.[34] O objetivo dos glicocorticosteroides inalatórios é reduzir a inflamação. Estudos demonstraram que glicocorticosteroides inalatórios diminuem as exacerbações da DPOC, mas impactam pouco a mortalidade total ou a melhora da função pulmonar.[34]

Os glicocorticosteroides inalatórios devem ser sempre usados em conjunto com broncodilatadores de longa ação, nunca em monoterapia.[1,34] Tratamento regular com glicocorticosteroides para DPOC é apropriado apenas para pacientes com valor previsto de VEF_1 menor que 60%.[34]

Glicocorticosteroides orais são administrados, em geral, por curto período e reservados para pacientes com exacerbação de DPOC. Miopatia esteróidea, associada com fraqueza muscular e função diminuída, é um efeito colateral relacionado com o uso a longo prazo. O declínio da função muscular contribui para o declínio do estado respiratório em pacientes com DPOC grave.[34]

▶ **Outros agentes farmacológicos.** Vários outros medicamentos podem ser úteis para a DPOC, mas não são universalmente recomendados. Um desses medicamentos é a teofilina. Estudos demonstraram que a teofilina diminui a dispneia e melhora as trocas gasosas.[34] Contudo, existem diversos problemas com seu uso.[34] A teofilina é um medicamento que requer monitoramento dos níveis sanguíneos. É metabolizada pelo fígado, portanto tudo que interfira com a função hepática do paciente pode causar alterações no nível sanguíneo de teofilina, o que leva a toxicidade. A teofilina também interage com diversos outros medicamentos. Por isso, não é usada no tratamento-padrão para DPOC, exceto nos casos em que broncodilatadores inalatórios de longa ação não estão disponíveis ou economicamente acessíveis.[34] Os inibidores de fosfodiesterase-4 reduzem a inflamação e promovem relaxamento dos músculos lisos com posterior broncodilatação.[38] No entanto, o uso desses medicamentos é limitado em virtude dos efeitos adversos; devem ser usados juntamente com broncodilatador de longa ação.[34] Os antibióticos não deverão ser usados na DPOC, exceto para o tratamento das exacerbações infecciosas e de outras infecções bacterianas.[34] Pesquisas atuais indicam que os agentes mucolíticos, como N-acetilcisteína, têm benefícios globais mínimos, e não se recomenda seu uso disseminado.[34]

■ Oxigenoterapia

A oxigenoterapia é um dos principais tratamentos não farmacológicos para pacientes com DPOC grave. A oxigenoterapia melhora a qualidade de vida e o desempenho cognitivo, bem como a sobrevida a longo prazo de pacientes em estado hipóxico.[34] A oxigenoterapia pode ser administrada continuamente e de forma prolongada, durante o exercício, durante a noite e no alívio da dispneia aguda. A meta dessa terapia a longo prazo consiste em produzir uma saturação de oxigênio evidenciada por oximetria de pulso (SpO_2) de pelo menos 88% em repouso e durante o sono.[34] Terapia de suplementação de oxigênio é recomendada para indivíduos hipóxicos como resultado da progressão da DPOC ou indivíduos em recuperação de uma exacerbação, com PaO_2 a 55 mmHg ou abaixo, ou Sa_{O_2} a 88% ou abaixo, com ou sem hipercapnia.[34] A oxigenoterapia suplementar também está indicada em indivíduos quando Pa_{O_2} está abaixo de 60 mmHg ou quando SaO_2 está abaixo de 88% e há evidência de *cor pulmonale* ou policitemia (hematócritos maiores que 55%) apesar do tratamento médico ótimo.[34]

A ventilação mecânica não invasiva (VMNI) pode ser usada em paciente estável com DPOC grave. A combinação de suplementação de oxigênio e VMNI, especialmente em pacientes com hipercapnia diurna, pode melhorar a sobrevida, mas melhora necessariamente a qualidade de vida.[34]

■ Terapia cirúrgica

A intervenção cirúrgica pode incluir cirurgia de redução do volume pulmonar (CRVP), bulectomia e transplante de pulmão. Os potenciais benefícios desses procedimentos para um grupo selecionado de pacientes com DPOC é a melhora dos volumes pulmonares, da tolerância ao exercício, da dispneia, dos testes de função pulmonar, da qualidade de vida e da sobrevida.[34]

▶ **Cirurgia de redução do volume pulmonar.** A CRVP é um procedimento cirúrgico no qual as partes que não funcionam ou estão feridas dos pulmões, em geral os lobos superiores, sofrem ressecção, reduzindo assim o volume dos pulmões. A CRVP pode ser realizada por meio de cirurgia de esternotomia mediana ou toracoscopia assistida por vídeo. Um motivo pelo qual a CRVP é efetiva é o fato de que a remoção das partes que não funcionam ou estão feridas dos lobos superiores dos pulmões melhora a função mecânica do diafragma e dos músculos intercostais. Isso é alcançado diminuindo-se a CFR e fazendo com que o diafragma retorne a uma curvatura normal e uma configuração alongada.[34,38] Dessa maneira, essa cirurgia melhora a mecânica da respiração e diminui potencialmente o esforço respiratório, mas é mais bem-sucedida em pacientes com envolvimento do lobo superior.

▶ **Outros procedimentos cirúrgicos.** Os pacientes com DPOC grave (estágio III) também podem considerar a bulectomia e o transplante pulmonar.[34] A bulectomia é um procedimento cirúrgico para o enfisema bolhoso, que é efetivo no alívio da dispneia e melhora da função pulmonar global.[34] Pacientes adequadamente selecionados com DPOC avançada são potenciais candidatos ao transplante de pulmão. O transplante de pulmão mostrou melhorar a qualidade de vida, a capacidade de exercitar-se e a capacidade funcional. Além das potenciais complicações pós-operatórias, existem preocupações sobre rejeição aguda, bronquiolite obliterante e infecções oportunistas, como as infecções raras bacterianas e fúngicas. A opção pelo transplante de pulmão é limitada pela disponibilidade de doadores.[34]

Exacerbações da DPOC

A exacerbação da DPOC é um episódio agudo de sintomas aumentados para além das limitações diárias normais do paciente (Quadro 26.8). Tais exacerbações são frequentemente precipitadas por uma infecção viral dos tratos respiratórios superior e possivelmente inferior.[34] As alterações incluem dispneia aumentada e tosse com ou sem produção de catarro. A apresentação física pode incluir uso aumentado dos músculos respiratórios acessórios, cianose central, confusão mental, movimento paradoxal da parede torácica e instabilidade hemodinâmica. Os pacientes podem demandar hospitalização, mas a maioria pode ser tratada fora do hospital.[34]

O tratamento pode requerer estabilização imediata, incluindo manejo das vias respiratórias, mas a maioria dos pacientes precisará apenas de uma alteração imediata de medicamentos para o tratamento dos sintomas apresentados e de oxigenação suplementar para a hipoxemia. A antibioticoterapia deve ser administrada apenas no caso de exacerbação aguda em que há evidência irrefutável de que o paciente apresenta infecção bacteriana. Ela inclui o uso de antibióticos para pacientes com exacerbação da DPOC moderada ou grave que também apresentam tosse aumentada e catarro purulento ou que necessitam de ventilação mecânica.[34]

528 Parte 6 Sistema Respiratório

> **Quadro 26.8** Manifestações e exacerbações graves da DPOC.
>
> **Sinais constitucionais**
> - Temperatura frequentemente subnormal
> - A contagem de leucócitos varia – pode estar ligeiramente ↑, normal ou ↓
>
> **Distúrbios do sistema nervoso central**
> - Cefaleia
> - Confusão
> - Alucinações
> - Depressão
> - Torpor
> - Sonolência
> - Coma
> - Papiledema
>
> **Sinais cardiovasculares**
> - Diaforese
> - Taquicardia
> - A pressão arterial varia: normal, ↑ ou ↓
> - Vasoconstrição inicialmente seguida de vasodilatação
>
> **Sinais neuromusculares**
> - Tremores finos
> - Asterixe
> - Flacidez
> - Convulsões

Cuidados paliativos, de fim de vida e de *hospice*

Os cuidados paliativos, de fim de vida e de *hospice* precisam ser levados em consideração para pacientes com DPOC avançada que experimentam hospitalizações frequentes para o tratamento de exacerbações agudas.[34] Os cuidados paliativos focam no manejo dos sintomas, nos cuidados de suporte e na melhoria da qualidade de vida em vez de focar em impedir a progressão da doença. Os cuidados de *hospice* são incorporados quando os pacientes têm menos de 6 meses de vida.[34]

Asma aguda

A asma é uma doença respiratória crônica com sintomas variados, inclusive sibilos, falta de ar, sensação de "aperto no peito" e tosse, o que contribui para as limitações do fluxo expiratório.[39] Os sintomas associados com a asma podem ser iniciados por inúmeras variáveis, como exercício, exposição a alergênicos, mudança climática ou infecção viral respiratória.[39] Os sintomas da asma com frequência são solucionados com medicamentos e, algumas vezes, espontaneamente, sem intervenção medicamentosa.[39] Contudo, em alguns casos, a asma pode ameaçar a vida e necessitar de atenção médica imediata para além da simples administração dos medicamentos-padrão orais ou inalatórios.

A prevalência da asma está aumentando em diversos países e vem sendo considerada um problema de saúde mundial.[39] Atualmente, a asma afeta 7,7% da população total nos EUA, sendo 7,4% adultos e 8,6% crianças.[40] A incidência de asma está aumentando na população mais jovem, nas populações de nível socioeconômico mais baixo, nas minorias e em especial nas crianças habitantes das regiões urbanas centrais.[37] Pesquisas recentes classificam a asma como uma doença heterogênea com diferentes processos de doença subjacentes que contribuem para seus sintomas. Os fenótipos da asma são classificados por características clínicas ou fisiopatológicas. A lista a seguir inclui a maioria dos fenótipos reconhecidos da asma:

- *Asma alérgica*: esse é o tipo mais comum de asma; pode estar associado a eczema, rinite alérgica ou alergias medicamentosas ou alimentares
- *Asma não alérgica*: esse tipo de asma não se associa a alergênio
- *Asma de início tardio*: esse tipo é mais comum em mulheres; em geral se apresenta na idade adulta e frequentemente não é alérgico
- *Asma com limitação fixa do fluxo respiratório*: pacientes com asma de longa data podem desenvolver uma limitação fixa do fluxo respiratório
- *Asma com obesidade*: pacientes obesos com asma têm sintomas respiratórios proeminentes não associados a inflamação eosinofílica das vias respiratórias.[39]

Fisiopatologia

A inflamação pode estar presente em toda a árvore brônquica, desde as grandes vias respiratórias até os alvéolos. Essa inflamação caracteriza-se por ativação dos mastócitos, infiltração de células inflamatórias, edema, desnudação e ruptura do epitélio brônquico, deposição de colágeno abaixo da membrana basal, hiperplasia das células caliciformes (o que contribui para a hipersecreção de muco) e espessamento da musculatura lisa (Figura 26.8). Esse processo inflamatório contribui para a hiper-responsividade das vias respiratórias, limitação do fluxo de ar, comprometimento patológico e sintomas respiratórios associados (i. e., sibilos, falta de ar e opressão torácica).[10]

Os fatores que contribuem para a limitação do fluxo de ar na asma incluem broncoconstrição aguda, edema da mucosa das vias respiratórias, formação crônica de tampões mucosos e remodelação das vias respiratórias.[10]

Acredita-se que os linfócitos T (células T auxiliares [Th]) desempenhem um papel crucial no processo de inflamação.[37] As células Th1 exercem papel protetor contra a inflamação das vias respiratórias, e as células Th2 promovem o desenvolvimento da inflamação crônica das vias respiratórias. Estudos recentes sugerem que possíveis infecções bacterianas e virais no início da infância podem contribuir para a estimulação das células Th2 e resultar em patogenia da asma.[39]

A etiologia e a patogenia da asma não são plenamente conhecidas. Os irritantes inalados, como fumaça de cigarro, poeiras inorgânicas e poluentes ambientais, são fatores precipitantes comuns. Esses irritantes estimulam os receptores de irritantes na parede da laringe e dos brônquios grandes, desencadeando um arco reflexo que se propaga até o sistema nervoso central e retorna através do nervo vago. Isso, por sua vez, induz broncoconstrição.[10] O fator precipitante mais comum de uma exacerbação aguda da asma consiste em infecção viral do trato respiratório superior. Isso pode induzir inflamação aumentada das vias respiratórias, reduzir a função pulmonar e aumentar a hiper-responsividade brônquica, que pode durar por dias a algumas semanas.[37] Os fatores que influenciam o desenvolvimento e a expressão da asma estão listados no Quadro 26.9.

Avaliação

■ História e achados físicos

A história clínica deverá abordar as seguintes áreas:[41]

- *Sintomas*: tosse, sibilos, falta de ar, sensação de "aperto no peito", produção de catarro

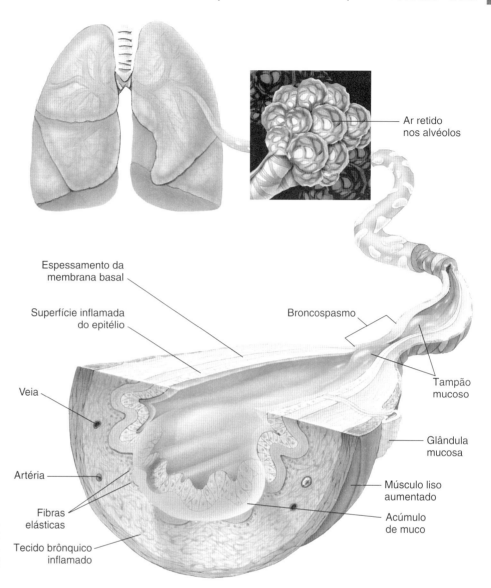

Figura 26.8 Brônquio asmático. (De Anatomical Chart Company: Atlas of Pathophysiology, 3rd ed. Springhouse, PA: Lippincott Williams & Wilkins, 2010, p 85.)

Quadro 26.9 Fatores que influenciam o desenvolvimento e a expressão da asma.

Fatores relativos ao hospedeiro

- Genéticos, por exemplo:
  - Genes predispondo a atopia
  - Genes predispondo a hiper-responsividade das vias respiratórias
- Obesidade
- Sexo:
  - Mais comum em homens na primeira infância
  - Mais comum em mulheres quando diagnosticada na idade adulta
- Depressão
- Ansiedade

- Associados à idade:
  - Idosos
  - Crianças e adolescentes

Fatores ambientais: alergênicos

- Ambientes internos: ácaros, animais com pelos (cães, gatos, roedores), baratas, alérgenos, fungos, mofo, leveduras
- Ambientes externos: pólen, fungos, mofo, leveduras
- Ambientes ocupacionais

Dados de Global Initiatives for Asthma (GINA) Guidelines: Global strategy for asthma management and prevention. Atualizado em 2015. Disponível em: http://www.ginasthma.org/local/uploads/files/GINA_Report_2015_Aug11.pdf.

- *Padrões dos sintomas*: perenes, sazonais ou ambos; intermitentes; início, duração, frequência; variações durante o dia (p. ex., norturnos, no início da manhã)
- *Fatores precipitantes e agravantes*: infecção viral do trato respiratório superior, exposição a alergênios em ambientes exteriores ou interiores, exposição a irritantes (p. ex., fumaça), exercício, substâncias químicas ou alergênicas em ambiente ocupacional, emoções, estresse, fármacos, alterações climáticas, início da menstruação, gravidez, doença tireóidea
- *Desenvolvimento da doença*: idade do início e do diagnóstico, história médica pregressa associada com os sintomas, progressão da doença
- *Tratamento atual*: frequência do uso de agonistas beta-2 de curta ação (SABA; do inglês, *short-acting β-2 agonists*) e necessidade de esteroides; planos de tratamento para exacerbações

530 Parte 6 Sistema Respiratório

- *Efeito dos sintomas* sobre as atividades de vida diária
- *Impacto da asma* sobre o paciente e a família: número de episódios com necessidade de avaliação médica, número de faltas a trabalho ou escola, quebras na rotina familiar, atividades, dinâmicas, impacto econômico
- *Percepções da doença pelo paciente e pela família*: crenças concernentes ao uso de tratamento prescrito, inclusive medicamentos.

O exame físico deverá focalizar as seguintes áreas:[39]

- Sinais vitais
- Altura, peso e comparação dos valores normais para a idade
- Inspeção da pele quanto à evidência de dermatite atópica ou eczema
- Respiração pela boca
- Coloração escurecida abaixo das pálpebras inferiores ("olheiras alérgicas")
- Mucosa nasal edemaciada ou pálida
- Secreção nasal clara
- Hipertrofia das tonsilas e adenoides
- Presença de lacrimejamento e edema periorbitário
- Ausculta pulmonar para sibilância
- Hiperexpansão do tórax
- Utilização da musculatura acessória
- Presença de taquipneia.

Os sinais e sintomas variam com o grau de broncospasmo. Os pacientes podem queixar-se de falta de ar associada à sibilância, principalmente durante o final da noite e início da manhã, juntamente com a interrupção do sono.[39] Diretrizes recentes da Global Initiative for Asthma (GINA) simplificaram a classificação da asma em leve, moderada e grave, com descrição adicional dos sintomas como controlados e não controlados, além de discriminar se existe ou não risco de exacerbação. A classificação oficial é dada após o paciente ter passado por tratamento regulador por diversos meses.[39] Achados adicionais, incluindo taquicardia, retrações, inquietação, ansiedade, sibilância inspiratória ou expiratória,

hipoxemia, hipercapnia, tosse, produção de escarro, prolongamento expiratório, cianose e pulso paradoxal elevado (pressão arterial sistólica na expiração superando a da inspiração em mais de 10 mmHg), podem ser observados nos pacientes que apresentam crises graves.[41] A gravidade de uma exacerbação aguda da asma é avaliada com base nos sintomas, sinais físicos e resultados das provas de função pulmonar do paciente, e pode ser classificada em branda, moderada, grave e com risco à vida (Tabela 26.9).

■ Exames diagnósticos

As medidas objetivas no diagnóstico e na quantificação da gravidade da asma consistem na espirometria e em provas de função pulmonar. Os testes alérgicos podem ser realizados para determinar os alergênios precipitadores.[39,42] As medições da CVF, VEF_1 e razão VEF_1/CVF por espirometria são realizadas antes e depois que o paciente inspira um broncodilatador de ação curta; as medições indicam se a obstrução ao fluxo de ar está presente e se ela é reversível. Um aumento de pelo menos 12% e 200 mℓ no VEF_1 depois da inalação de um broncodilatador de ação curta indica reversibilidade significativa e confirma a presença da asma.[39] Quando a razão VEF_1:CVF é menor que 70% do previsto, isso pode indicar um aumento na obstrução das vias respiratórias, uma vez que VEF_1 é reduzida significativamente quando comparada com a medição de CVF. Por exemplo, um paciente com asma pode ter uma VEF_1 de 2,5 ℓ com uma CVF de 4 ℓ; a razão será de 2,5:4,0, o que resulta em 63%. A CVF está perto de seu nível normal, mas o paciente apresenta baixa VEF_1. A resistência das vias respiratórias mostra-se aumentada, de modo que o VEF está reduzido desproporcionalmente à redução da CVF.

Os medidores portáteis de fluxo máximo são usados para monitorar continuamente a função pulmonar. Os pacientes são orientados sobre como medir o fluxo expiratório máximo, um indicador do grau de obstrução do fluxo de ar nas grandes vias respiratórias, com a utilização do medidor de fluxo máximo em uma base regular.[39]

Tabela 26.9 Classificação da gravidade das exacerbações da asma.

	Leve ou moderada	Grave	Insuficiência respiratória iminente
Falta de ar	Caminhando Prefere sentar-se ou deitar-se	Em repouso	Em repouso
Fala	Frases	Palavras	
Estado mental	Sem agitação	Agitado	Confuso ou sonolento
Frequência respiratória	Aumentada	Frequentemente > 30/min	
Uso dos músculos respiratórios acessórios	Habitualmente não	Habitualmente	Movimento toracoabdominal paradoxal
Sons respiratórios	Sibilância moderada, em geral na expiração	Sibilos inspiratórios em geral altos	Ausência de sibilos
Frequência cardíaca (bpm)	100 a 120 bpm	> 120	Bradicardia
Pulso paradoxal (mmHg)	Ausente ou < 10	Frequentemente presente, > 25	Frequentemente ausente
FEM (% do previsto ou melhor individual)	> 50%	< 50% do previsto ou o melhor do indivíduo ou resposta à terapia com duração de < 2 h	
SaO_2 (%, ar ambiente)	90 a 95%	< 90	
PaO_2 (mmHg, ar ambiente)	Normal	< 60	
$PaCO_2$ (mmHg)	< 45	> 45	

Dados de Global Initiative for Asthma (GINA): Global Strategy for Asthma Management and Prevention. Atualizado em 2015. Disponível em: http://www.ginasthma.org/local/uploads/files/GINA_Report_2015_Aug11.pdf.

Tratamento

O nível de tratamento baseia-se no nível de gravidade da asma do paciente, o qual se modifica com o tempo, a idade e a adesão ao tratamento.[39] Frequentes reavaliações do nível de gravidade são necessárias para fornecer a terapia adequada. As metas globais da terapia consistem em evitar os sintomas crônicos ou problemáticos; evitar as exacerbações dos sintomas; manter os níveis normais de atividade; manter a função pulmonar normal; otimizar a farmacoterapia e minimizar os efeitos colaterais; e satisfazer as expectativas, bem como as metas do paciente e da família para o cuidado na asma.[39] Uma conduta farmacológica em etapas é recomendada no tratamento de pacientes com asma. A meta principal consiste em ganhar rapidamente o controle e "descer" até o menor nível medicamentoso necessário para manter o controle da asma.[39] Um fluxograma que delineia a conduta por etapas para o tratamento da exacerbação da asma em ambientes de cuidados agudos é mostrado na Figura 26.9.

A educação em saúde e o treinamento para o autocontrole da asma são críticos para ajudar o paciente asmático no controle da inflamação das vias respiratórias. As diretrizes das Global Initiatives for Asthma de 2015 descrevem os componentes críticos da educação do paciente asmático.[39] Um importante aspecto dos programas de educação do paciente asmático é o treinamento nos procedimentos necessários ao tratamento. Esses procedimentos incluem técnica inalatória, adesão à medicação, conhecimento dos sinais de advertência precoces de uma crise de asma, tomada de decisões com base no automonitoramento dos sintomas e resultados do fluxo máximo e manutenção do controle dos deflagradores ambientais da asma (p. ex., ácaros da poeira, pelo de animais).[39] Estudos recentes confirmaram que a terapia apropriada, juntamente com a educação estruturada da asma, melhora significativamente a adesão a curto prazo à terapia e diminui a morbidade da asma.[39] O tratamento prolongado da asma requer o cuidado de acompanhamento regular com um médico especialista no controle da asma a longo prazo, visando manter o controle ótimo e prevenir as complicações evitáveis.[39]

Asma aguda grave

Os pacientes com sintomas agudos persistentes de asma após a administração de doses repetidas de terapia com agonista beta-2 ou epinefrina SC são classificados como possuidores de asma aguda grave (enfermidade antes conhecida como estado asmático). Esse estado é considerado emergência médica, uma vez que pode tornar-se uma condição com risco à vida.[39] Os pacientes apresentam-se com um quadro dramático de agitação aguda, respiração acentuadamente laboriosa, taquicardia, saturações de oxigênio menores que 90% e diaforese. A deterioração da função pulmonar resulta em hipoventilação alveolar com a subsequente hipoxemia, hipercapnia e acidemia. Uma $PaCO_2$ crescente em um paciente com crise asmática aguda é, com frequência, a primeira indicação objetiva da asma grave.[39] O tratamento da asma aguda grave envolve a instituição de múltiplas modalidades terapêuticas. Os pacientes devem ser colocados em oxigenação suplementar imediatamente. O tratamento com agonista beta-2 de curta duração e brometo de ipratrópio deve ser continuado e uma dose alta de corticosteroides orais ou IV deve ser administrada. Magnésio IV também pode ser dado. Tratamentos com agonista beta-2 de curta duração podem precisar ser repetidos diversas vezes. Caso o paciente não seja responsivo à terapia-padrão, pode ser tentada terapia de hélio e oxigênio.[39] Se a função pulmonar não melhorar e a insuficiência respiratória se estabelecer, os pacientes podem precisar de intubação e ventilação assistida (ver Capítulo 25). Um pneumotórax espontâneo pode acontecer durante as crises asmáticas agudas graves, bem como durante a ventilação mecânica com pressão positiva (ver "Tratamento" na seção "Pneumotórax").

Insuficiência respiratória aguda

A insuficiência respiratória aguda é definida como o início rápido de trocas gasosas inadequadas, demonstrado por hipoxemia na qual PaO_2 está a 50 mmHg ou menos, ou hipercapnia na qual $PaCO_2$ está a 50 mmHg ou mais, com pH de 7,25 ou menos.[12] A insuficiência respiratória aguda pode ocorrer em indivíduos com sistemas respiratórios normais e naqueles com doenças pulmonares crônicas. As causas da insuficiência respiratória podem incluir lesão na parede torácica, nos pulmões e nas vias respiratórias ou lesão em resultado de doença pulmonar (Quadro 26.10). A insuficiência respiratória pode ocorrer como complicação cirúrgica, especialmente cirurgias que envolvem tórax ou abdome superior. As complicações pulmonares mais comuns resultantes de cirurgias incluem atelectasia, edema pulmonar, pneumonia e embolia pulmonar, todas as quais podem precipitar falência respiratória aguda.[12]

Fisiopatologia

A insuficiência respiratória aguda é definida como uma PaO_2 de 55 mmHg ou menos, uma $PaCO_2$ maior que 50 mmHg e um pH arterial menor que 7,35.[42,43] Essa definição é válida apenas nos casos em que se supõe que os valores de GA basais estejam normais.[42] Nos pacientes com hipercapnia ou hipoxemia crônica estabelecida, a insuficiência respiratória aguda é indicada pela deterioração aguda da gasometria em relação aos seus níveis prévios, e não aos seus valores absolutos.[42] Nos pacientes com doença pulmonar crônica, os resultados de exames de GA associados à insuficiência respiratória aguda clássica podem não ser desfavoráveis porque esses pacientes se adaptaram aos níveis gasométricos fora dessa faixa, de acordo com a sua doença.[42]

A insuficiência respiratória aguda pode ser causada por várias doenças pulmonares e não pulmonares. A insuficiência respiratória pode resultar em mau funcionamento do centro respiratório, sistema neuromuscular respiratório anormal, doenças da parede torácica, obstrução das vias respiratórios ou distúrbios do parênquima pulmonar.[44] Muitos fatores podem precipitar ou exacerbar a insuficiência respiratória aguda, tais como medicamentos, distúrbios cardiovasculares, trauma, fadiga muscular torácica, uso de drogas ilícitas e infecção.

Um mecanismo de retroalimentação positivo vicioso caracteriza os efeitos deletérios da hipoxemia e hipercapnia continuadas. A hipoxemia afeta todos os órgãos e tecidos, e a hipercapnia prejudica as funções celulares.[42] A hipoxemia na insuficiência respiratória pode ser causada por qualquer uma dessas condições, em separado ou em várias combinações.[42-44] A hipercapnia resulta da hipoventilação alveolar e do desequilíbrio da ventilação-perfusão quando não há compensação pela ventilação aumentada das regiões bem perfundidas.[44] Na hipercapnia aguda, o pH sanguíneo arterial está diminuído, indicando acidose respiratória aguda. Os pacientes com DPOC avançada e hipercapnia crônica podem exibir elevação aguda da $PaCO_2$ até um nível alto, diminuição no pH sanguíneo e aumento significativo no bicarbonato sérico durante o início da insuficiência respiratória aguda.[44]

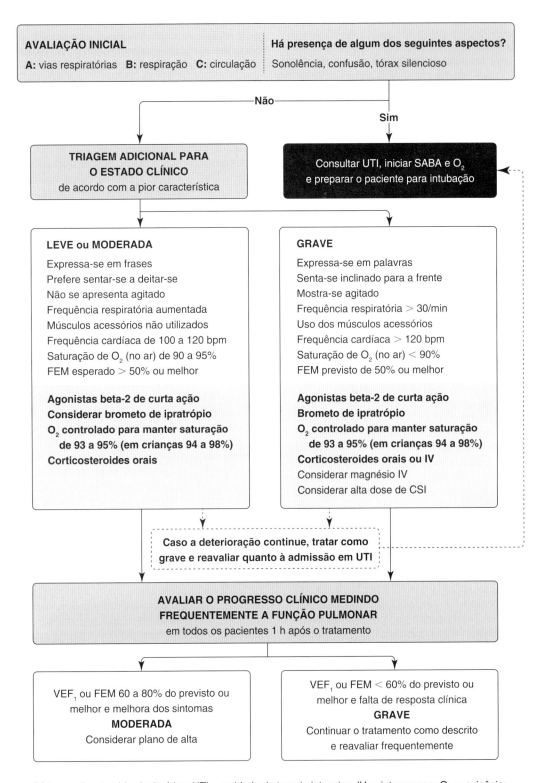

Figura 26.9 Tratamento da exacerbação da asma em unidades de cuidados agudos. (De Global Initiative for Asthma [GINA]: Global Strategy for Asthma Management and Prevention. Atualizado em 2015. Disponível em: http://www.ginasthma.org/local/uploads/files/GINA_Report_2015_Aug11.pdf.)

| Quadro 26.10 | **Causas de insuficiência respiratória aguda.** |

Doenças das vias respiratórias/pulmonares e intrínsecas

Obstrução das grandes vias respiratórias
- Deformidades congênitas
- Laringite aguda, epiglotite
- Corpos estranhos
- Tumores intrínsecos
- Pressão extrínseca
- Lesão traumática
- Tonsilas e adenoides aumentadas
- Apneia obstrutiva do sono

Doenças brônquicas
- Bronquite crônica
- Asma
- Bronquiolite aguda

Doenças parenquimatosas
- Enfisema pulmonar
- Fibrose pulmonar e outras doenças infiltrativas difusas crônicas
- Pneumonia grave
- Lesão pulmonar aguda de diversas etiologias (síndrome de angústia respiratória aguda)

Doença cardiovascular
- Edema pulmonar cardíaco
- Embolia pulmonar maciça ou recorrente
- Vasculite pulmonar

Distúrbios extrapulmonares

Doenças da pleura e da parede torácica
- Pneumotórax
- Derrame pleural
- Fibrotórax
- Deformidade da parede torácica
- Lesão traumática da parede torácica: tórax flutuante
- Obesidade

Distúrbios dos músculos respiratórios e da junção neuromuscular
- Miastenia *gravis* e distúrbios semelhantes à miastenia
- Distrofias musculares
- Polimiosite
- Botulismo
- Medicamentos paralisantes musculares
- Hipopotassemia e hipofosfatemia graves

Distúrbios dos nervos periféricos e da medula espinal
- Poliomielite
- Síndrome de Guillain-Barré
- Trauma raquimedular (tetraplegia)
- Esclerose lateral amiotrófica
- Tétano
- Esclerose múltipla

Distúrbios do sistema nervoso central
- Superdosagem de medicamentos sedativos e narcóticos
- Traumatismo craniano
- Hipoxia cerebral
- Acidente vascular cerebral
- Infecção do sistema nervoso central
- Convulsão epiléptica: estado epiléptico
- Distúrbios metabólicos e endócrinos
- Poliomielite bulbar
- Hipoventilação alveolar primária
- Síndrome da apneia do sono

Classificação

A insuficiência respiratória aguda é classificada como insuficiência respiratória hipoxêmica aguda, insuficiência respiratória hipercápnica aguda ou insuficiência respiratória combinada hipoxêmica e hipercápnica.[44] A insuficiência respiratória hipoxêmica é um defeito direto na oxigenação. A insuficiência respiratória hipercápnica é um defeito direto na ventilação.

■ Insuficiência respiratória hipoxêmica aguda

A hipoxemia é definida por uma redução na oxigenação do sangue arterial. É causada por alterações na respiração e evidenciada por nível de PaO_2 baixo.[12] A hipoxemia pode levar a hipoxia tecidual, mas a hipoxia pode ser causada também por baixo débito cardíaco ou envenenamento por cianeto não associado à função pulmonar. Manifestações de hipoxemia podem incluir cianose, confusão, taquicardia, edema e débito renal diminuído.

A hipoxemia resulta de problemas com um ou mais dos mecanismos principais de oxigenação:[12]

1. Fornecimento de oxigênio para os alvéolos
   a. Conteúdo de oxigênio da FiO_2
   b. Ventilação dos alvéolos
2. Difusão do oxigênio dos alvéolos para o sangue
   a. Equilíbrio entre ventilação e perfusão alveolares
   b. Difusão de oxigênio através da membrana alveolocapilar
3. Perfusão das membranas capilares.

A hipoxemia pode resultar em disfunção tecidual disseminada e infarto dos órgãos.[12] As maiores causas desse tipo de insuficiência estão listadas na Tabela 26.10.

■ Insuficiência respiratória hipercápnica aguda

A insuficiência respiratória hipercápnica aguda é causada por hipoventilação dos alvéolos e se manifesta por um aumento no CO_2 arterial. Existem diversas causas de hipercapnia, inclusive depressão do centro respiratório devida a fármacos, doenças medulares, infecções ou trauma do sistema nervoso central, anormalidades das vias de condução espinais (como lesões da medula espinal ou poliomielite), doenças dos músculos respiratórios ou da junção neuromuscular, anormalidades do gradil torácico (como lesões torácicas ou deformidades congênitas), obstrução das vias respiratórias maiores, esforço respiratório aumentado e espaço morto fisiológico.[12]

Manifestações de hipercapnia podem resultar em diversas condições, como desequilíbrio eletrolítico, que ocorre como resposta a pH baixo e pode causar arritmias. Níveis elevados de CO_2 podem gerar sonolência ou até mesmo coma, graças às alterações da pressão intracraniana, resultando em vasodilatação cerebral aumentada.[12,45]

Avaliação

■ História

Uma história clínica e social completa deverá ser obtida do paciente ou de um membro da família para determinar o estado respiratório basal do paciente na admissão. Essa informação pode ser usada na determinação de intervenções que assegurem cuidados médicos adequados.

■ Achados físicos

A apresentação da insuficiência respiratória aguda pode variar, dependendo da doença subjacente, dos fatores precipitantes e do grau de hipoxemia, hipercapnia ou acidose.[42,44,45] Tipicamente, a intubação e a ventilação são necessárias nos pacientes com estado mental deprimido ou coma, angústia respiratória grave, frequência respiratória agônica ou extremamente baixa, fadiga evidente da musculatura respiratória, cianose periférica ou parada cardiopulmonar iminente.[44]

O sintoma clássico da hipoxemia é a dispneia, embora ela possa estar totalmente ausente na insuficiência ventilatória decorrente de depressão do centro respiratório.[45]

534 Parte 6 Sistema Respiratório

Tabela 26.10 Avaliação e tratamento das causas comuns de insuficiência respiratória aguda.

Etiologia	Principais achados clínicos	Principais exames diagnósticos	Terapia específica
Insuficiência respiratória causada por disfunção do sistema nervoso central[a]			
Fármacos depressores do SNC	Histórico de superdosagem de substâncias, trauma craniano ou encefalopatia anóxica. Alterações pupilares, marcas de agulhas	Resposta à naloxona. Triagem toxicológica. Eletrocardiograma	Antídotos para as substâncias tomadas. Avaliação neurológica
Hipotireoidismo	Mixedema	Teste de função da tireoide	Reposição cuidadosa de hormônio tireoidiano
Inanição	Caquexia. Diarreia	$\downarrow$ Albumina. $\downarrow$ Colesterol	Nutrição
Alcalose metabólica	Letargia. Confusão	Gasometria arterial. Eletrólitos séricos	Tratamento das causas subjacentes
Dano estrutural do tronco encefálico	Achados neurológicos localizáveis. Dores de cabeça	TC, RM, citologia do líquido cerebrospinal	Radiação, quimioterapia
Neoplasia Infecção	Dores de cabeça, febre	RC, RM, ecocardiograma	Terapia antimicrobiana
Hipoventilação alveolar primária (síndrome de Ondina)	Hipersonolência diurna, dores de cabeça, dispneia rara, policitemia, *cor pulmonale*	Resposta ventilatória contida ou ausente a $\uparrow CO_2$, $\downarrow O_2$ no gás inspirado. Teste de função pulmonar normal	Suporte respiratório noturno. Marca-passo eletrofrênico. Acetato de medroxiprogesterona. Oxigênio suplementar
Apneia do sono central	Igual à hipoventilação alveolar primária	Polissonografia: apneia sem esforço respiratório. Curvas de resposta nomais para CO_2, O_2 durante a vigília	Suporte ventilatório noturno. Marca-passo eletrofrênico. Oxigênio suplementar
Insuficiência respiratória causada por disfunção do sistema nervoso periférico[a]			
Doença da medula espinal	Acima de C V, atividade diafragmática, intercostal e abdominal abolida	Radiografia espinal, TC, RM	A capacidade vital de apoio tende a melhorar em mais de 3 meses nas lesões traumáticas em C V e abaixo
Trauma	Abaixo de C V, atividade diafragmática, intercostal e abdominal abolida		Marca-passo diafragmático para lesões medulares altas com nervo frênico intacto
Estricnina	Espasmos musculares intensos. Apneia. Acidose metabólica	Triagem toxicológica. Imagem clínica	Terapia de suporte. Lavagem gástrica, carvão
Hipertireoidismo	Tireotoxicose, intolerância ao calor, taquicardia, hiper-reflexia	TSH, TFT	Propiltiouracila, metimazol
Hipotireoidismo	Mixedema, intolerância ao frio. Hiporreflexia, bradicardia	TSH, TFT	Terapia de reposição do hormônio tireoidiano
Insuficiência respiratória causada por disfunção muscular respiratória[a]			
Distrofias musculares	Atrofia e fraqueza do músculo proximal	Biopsia muscular. CPK elevada. Análise genética	Terapia de suporte. Duchenne: prednisona
Paralisia periódica	Hipopotassemia, hiperpotassemia ou normopotassemia. Genética. Fraqueza muscular associada com exercício, estado emocional, clima frio, álcool	Potássio sérico. História familiar	Evitar fatores precipitantes. Inibidor da anidrase carbônica
Insuficiência respiratória causada por doença da parede torácica, pleural e das vias respiratórias superiores[a]			
Cifoescoliose	Curvatura espinal $\geq 120°$. Dispneia progressiva ao esforço durante muitos anos	Radiografias espinais. Restrição nos testes de função pulmonar	Suporte ventilatório noturno
Tórax instável	Fraturas múltiplas das costelas, respiração paradoxal $\pm$ dor torácica pleurítica	Radiografia do tórax	Ventilação mecânica com pressão positiva
Espondilite anquilosante	Expansão torácica limitada. Fibrose apical pulmonar. Mobilidade lombar limitada. Dor crônica na parte inferior das costas	Testes de função pulmonar ($\downarrow$ capacidade funcional residual, $\downarrow$ capacidade pulmonar total). HLA-B27. Radiografias espinal e sacroilíaca	Agentes anti-inflamatórios. Exercícios de flexibilidade

Capítulo 26 Distúrbios Respiratórios Comuns **535**

Tabela 26.10 Avaliação e tratamento das causas comuns de insuficiência respiratória aguda. (*Continuação*)

Etiologia	Principais achados clínicos	Principais exames diagnósticos	Terapia específica
Angioedema/anafilaxia	Estridor com picada de *Hymenoptera*, meio de contraste ou administração de fármacos	Outras evidências de angioedema/anafilaxia; níveis complementares	Epinefrina parenteral Cricotireoidotomia
Aspiração de corpo estranho	Incapaz de falar Estridor ou apneia	Radiografia é útil quando o objeto estranho encontra-se abaixo das cordas vocais	Manobra de Heimlich Broncoscopia Cricotireoidotomia
Insuficiência respiratória de causas intrapulmonares			
Edema pulmonar cardiogênico[b]	Estertores, diaforese	Radiografia do tórax: edema pulmonar Ecocardiograma	Manejo de líquidos para a perfusão periférica adequada (diurese/líquido) LVEDP reduzida
Síndrome do estresse respiratório em adultos[b]	Estertores $PaO_2 < 55$ mmHg com FiO_2 maior que 60% PaO_2/FiO_2 200 mmHg ou menos (independente da PEFP) Febre	Radiografia do tórax: infiltrados bilaterais Hemograma completo Cateter pulmonar arterial: PAOP de 18 mmHg ou menos OU ausência de evidência clínica de hipertensão atrial esquerda	Tratar causa subjacente Vasodilatadores pulmonares Corticosteroides Ventilação mecânica protetora dos pulmões
Lesão pulmonar aguda (causada por sepse, transfusão de sangue, pneumonia, aspiração e/ou múltiplos traumas)[b]	Dispneia $PaO_2/FiO_2 \leq 300$ mmHg (independente da PEFP)	Radiografia do tórax: doença do espaço aéreo bilateral TC: edema pulmonar proveniente de permeabilidade aumentada Gasometria arterial Cateter arterial pulmonar: PAOP de 18 mmHg ou menos quando medida OU ausência de evidência clínica de hipertensão atrial esquerda	FiO_2 aumentada PEFP Broncodilatação Óxido nítrico inalado Antibióticos
DPOC[c]	Dispneia ao esforço Tempo expiratório forçado prolongado Sibilos Diminuição dos sons respiratórios Hiperinsuflação Novo início de movimento respiratório paradoxal ou alternância respiratória	Testes de função pulmonar Gasometria arterial Radiografia do tórax TC	Oxigenoterapia Broncodilatadores Antibióticos Corticosteroides Suporte nutricional Cessação do tabagismo

SNC, sistema nervoso central; TC, tomografia computadorizada; CPK, creatinofosfoquinase; HLB-B27, antígeno B27 do leucócito humano (do inglês, *human leukocyte antigen-B27*); LVEDP, pressão diastólica final do ventrículo esquerdo (do inglês, *left ventricular end-diastolic pressure*); RM, ressonância magnética; PAOP, pressão de oclusão da artéria pulmonar; TFT, teste de função da tireoide; TSH, hormônio estimulante da tireoide.

[a]Dados de Hollingsworth HM, Pratter MR, Irwin RS: Respiratory failure Part V: Extrapulmonary causes of respiratory failure. In: Irwin RS, Rippe JM (eds): Irwin and Rippe's Intensive Care Medicine, 6th ed. Philadelphia, PA: Lippincott Williams & Wilkins, 2008, pp 541-555.

[b]Dados de Allen GB, Parsons PE: Respiratory failure Part II: Acute respiratory failure due to acute respiratory distress syndrome and pulmonary edema. In: Irwin RS, Rippe JM, (eds): Irwin and Rippe's Intensive Care Medicine, 6th ed. Philadelphia, PA: Lippincott Williams & Wilkins, 2008, pp 497-515.

[c]Dados de Balter MS, Grossman RF: Respiratory failure Part IV: Chronic obstructive pulmonary disease. In: Irwin RS, Rippe JM (eds): Irwin and Rippe's Intensive Care Medicine, 6th ed. Philadelphia, PA: Lippincott Williams & Wilkins, 2008, pp 531-540.

Os outros sintomas presentes na hipoxemia incluem cianose, inquietação, confusão, ansiedade, *delirium*, taquipneia, taquicardia, hipertensão, arritmias cardíacas e tremor. Os sintomas cardeais da hipercapnia são a dispneia e a cefaleia.[45] As outras manifestações clínicas da hipercapnia incluem hiperemia periférica e conjuntival, hipertensão, taquicardia, taquipneia, consciência prejudicada, papiledema e asterixe.[45] Outros achados físicos no exame podem incluir uso da musculatura acessória da respiração, retração intercostal ou supraclavicular e movimento abdominal paradoxal quando está presente fraqueza ou fadiga diafragmática.[45]

■ **Exames diagnósticos**

Como os sinais e sintomas da insuficiência respiratória aguda são inespecíficos e insensíveis, o médico deve solicitar uma análise da GA para determinar o nível exato de PaO_2, $PaCO_2$ e pH sanguíneo nos casos de suspeita de insuficiência respiratória aguda. Apenas a determinação da gasometria arterial e do pH pode confirmar o diagnóstico.[45] Os outros exames diagnósticos necessários para determinar a etiologia da insuficiência respiratória hipoxêmica aguda incluem radiografia de tórax, exame de escarro, angiografia, cintilografia da ventilação–perfusão, TC, triagem toxicológica, hemograma completo, eletrólitos séricos, citologia, exame de urina, broncoscopia, eletrocardiografia, ecocardiografia e toracocentese.[45] Ver Tabela 26.10 para maiores detalhes sobre o uso desses exames diagnósticos na insuficiência respiratória aguda.

Tratamento

A insuficiência respiratória aguda demanda intervenção imediata para corrigir ou compensar a anormalidade da troca gasosa e identificar a etiologia.[45] Embora a intervenção

536 Parte 6 Sistema Respiratório

terapêutica recomendada possa variar de acordo com o processo patológico da doença específica, os princípios gerais de tratamento são aplicáveis a todo paciente com insuficiência respiratória aguda. Ver na Tabela 26.11 as terapias específicas para o tratamento das causas comuns de insuficiência respiratória aguda.[45]

Quando a ventilação alveolar é inadequada para manter os níveis de PaO_2 ou $PaCO_2$ relacionados com a insuficiência respiratória ou neurológica, a intubação orotraqueal e a ventilação mecânica podem salvar a vida.[42,45] A avaliação inicial e a decisão de iniciar a ventilação mecânica deverão ser realizadas rapidamente para minimizar as complicações com risco de morte associadas à hipoxemia prolongada (p. ex., arritmias cardíacas, encefalopatia anóxica).[42,45] Ver Capítulo 25 para mais informações sobre o tratamento das vias respiratórias e os cuidados ao paciente em uso de ventilador.

Os pacientes com insuficiência respiratória hipoxêmica aguda deverão receber tratamento imediato com FiO_2 rapidamente aumentada e monitoramento por oximetria de pulso contínuo até se obter uma SaO_2 de 90% ou mais.[45] Quando a hipoxemia for revertida, o oxigênio será titulado até o nível mínimo necessário para a correção da hipoxemia e a prevenção da retenção significativa de dióxido de carbono.[45]

Os pacientes com insuficiência respiratória hipercápnica aguda deverão ser imediatamente avaliados quanto a estímulo respiratório central prejudicado, associado a terapia sedativa ou narcótica, ou quanto ao broncospasmo subjacente secundário a uma exacerbação da asma ou DPOC.[45] Os agentes de reversão (antagonistas de opiáceos, por exemplo, naloxona) são empregados no caso de estímulo respiratório central prejudicado, e os broncodilatadores inalados e corticosteroides sistêmicos são utilizados no caso de broncospasmo subjacente.[45]

Tabela 26.11 Tratamento da insuficiência respiratória aguda.

Desfechos do tratamento	Intervenção terapêutica
Estabelecimento e manutenção de uma via respiratória adequada	• *Tubos orofaríngeos*: usados para assegurar e manter uma via respiratória aberta em pacientes com diminuição ou perda de consciência. O indivíduo pode ter reflexo de engasgo intacto para a utilização desse dispositivo • *Tubo nasofaríngeo*: usado em pacientes com risco de obstrução ou naqueles com trismo. Ajuda também no controle da secreção por facilitar a sucção. A intubação traqueal pode ser necessária para prevenir a aspiração, manter a perviedade das vias respiratórias e proporcionar sucção efetiva • Adesão estrita ao método adequado de higiene pulmonar (*i. e.*, respiração profunda, tosse, sucção traqueobrônquica)
Oxigenação	• Aumentar a concentração do oxigênio inspirado (FiO_2) com a administração de oxigênio suplementar para aumentar a oxigenação em nível celular e melhorar a perfusão tecidual • Indicações para o uso de ventilação mecânica incluem apneia, hipercapnia aguda, hipoxemia grave e fadiga progressiva apesar das intervenções em curso
Ventilação	• Usar ventilação de pressão positiva não invasiva em pacientes cooperativos com exacerbação da DPOC, níveis alterados de consciência ou ordens de não ressuscitar que necessitem de suporte por curto período

Correção do distúrbio acidobásico	• Corrigir distúrbios do pH: ventilação aumentada mecânica ou de pressão positiva não invasiva promoverá ventilação alveolar
	  ○ Ajudará também a compensar a acidose metabólica associada com febre, sepse ou insuficiência cardíaca
	  ○ A reversão da hipercapnia aguda ou da acidose respiratória em condições associadas com ventilação diminuída incluem superdosagem de substâncias, diminuição ou perda de consciência, asma grave e exacerbação da DPOC

Restauração do equilíbrio hidreletrolítico	• Monitorar administração de líquidos IV ou diminuição da ingesta oral • Monitorar a ingesta e o débito diários de líquidos atentamente • Prevenir e tratar prontamente hipopotassemia e hipofosfatemia • Pode promover hipoventilação em virtude da fraqueza muscular respiratória
Otimização da função cardíaca	• Manter o débito cardíaco adequado • Ecocardiograma no leito para medição da função cardíaca e do estado de líquidos
Identificação e tratamento das condições subjacentes passíveis de correção e causas precipitantes	• Evitar ou tratar as infecções do trato respiratório (virais, bacterianas ou fúngicas) • Evitar a obstrução potencial das vias respiratórias com a manutenção da higiene traqueobrônquica apropriada, reconhecer as secreções traqueobrônquicas aumentadas, alterações em suas características ou dificuldade em sua eliminação devido a diversos fatores • Identificar e tratar adequadamente a insuficiência cardíaca • Reconhecer e tratar o broncospasmo com broncodilatadores e corticosteroides • Avaliar o distúrbio orgânico ou metabólico que afeta o sistema nervoso central ou a função neuromuscular • Avaliar a tolerância a medicamentos sedativos, hipnóticos e narcóticos nos pacientes com insuficiência ventilatória crônica. No caso de superdosagem de medicamento narcótico, um antídoto apropriado pode ser administrado • Remover o ar ou os líquidos da cavidade pleural • Evitar e tratar a distensão abdominal por inserção de uma sonda nasogástrica • Para os pacientes com trauma e cirúrgicos, avaliar a limitação do movimento da parede torácica, tosse ineficaz, imobilidade e ausência de respiração profunda • Controlar a febre e outras causas de metabolismo aumentado • Avaliar a fadiga diafragmática; quando presente, está indicado o suporte ventilatório mecânico para promover o repouso dos músculos e restaurar sua contratilidade • Identificar prontamente e tratar de modo adequado a hipofosfatemia, a hipopotassemia e a hipocalcemia

Capítulo 26 Distúrbios Respiratórios Comuns **537**

Tabela 26.11 Tratamento da insuficiência respiratória aguda. (*Continuação*)

Desfechos do tratamento	Intervenção terapêutica
Prevenção e detecção precoce de complicações potenciais	• Muitas dessas complicações ocorrem em pacientes mecanicamente ventilados (ver Capítulo 25) • Manter a cabeceira da cama > 30° a fim de evitar aspiração • Profilaxia para TVP • Profilaxia para úlcera de estresse • Cuidados com a pele para prevenir úlceras de pressão • Apoio psicológico e emocional para o paciente e seus familiares • Pausa na sedação para reduzir o superuso de sedativos a fim de prevenir *delirium* e diminuir os dias em ventilação • Promover mobilidade de manhã cedo, quando o paciente estiver hemodinamicamente estável
Suporte nutricional	• A alimentação enteral é preferida em relação à alimentação parenteral porque é mantida a integridade da parede intestinal • Recomendar fórmulas hiperlipídicas em lugar de ricas em carboidratos, pois podem aumentar a produção de CO_2 e piorar ou induzir hipercapnia
Avaliação periódica de evolução, progresso e resposta à terapia	• Realizar gasometria arterial conforme indicado pela condição do paciente • Monitorar a saturação arterial de oxigênio por meio de oximetria de pulso
Determinação da necessidade de suporte ventilatório mecânico	• Avaliar continuamente o estado respiratório do paciente e a necessidade de suporte ventilatório (ver Capítulo 25)

Dados de Farzan S: Respiratory failure. In: Farzan S (ed): A Concises Handbook of Respiratory Diseases, 4th ed. Stamford, CT: Appleton & Lange, 1997, pp 371-386; e Papadakis MA, McPhee SJ: Current Medical Diagnosis and Treatment, 54th ed. Columbus, OH: McGraw-Hill Education, 2015, pp 315-317.

Desafios relacionados à aplicabilidade clínica

(Estudo de caso)

S. H. é uma mulher de 67 anos admitida na UTI com início agudo de dispneia e febre após procedimento de endoscopia. S. H. tem história de câncer de ovário, tratado com cirurgia de *debulking*, quimio- e radioterapia há 5 anos. Apesar do tratamento agressivo, a doença de S. H. continua progredindo. Há 2 meses, a paciente apresentou-se ao setor de emergência com queixa de retenção urinária. S. H. foi avaliada e descobriu-se câncer metastático com obstrução ureteral. A obstrução foi tratada com tubo de nefrostomia esquerdo e *stent* ureteral direito. No entanto, quando de sua estada no hospital, S. H. também desenvolveu TVP, que necessita de terapia anticoagulante em ambiente hospitalar.

Por fim, S. H. foi mandada para casa e instruída a realizar acompanhamento com seu médico para o manejo de sua terapia anticoagulante. Em algumas semanas, S. H. retornou ao hospital com queixa de dor abdominal aumentada e grave constipação intestinal. Foi diagnosticada com obstrução de cólon secundária à doença metastática. S. H. foi transferida para endoscopia para a colocação de *stent* de cólon. Além

da obstrução de cólon, encontraram-se extensa metástase hepática e diversos nódulos pulmonares consistentes com metástase.

Durante o procedimento endoscópico, S. H. teve episódio de vômito com possível aspiração; entretanto, não mostrou sinais imediatos de estresse posterior ao episódio. Completou-se o procedimento sem complicações adicionais e S. H. foi transferida para a unidade de tratamento. Algumas horas depois, S. H. apresentou falta de ar e desenvolveu febre. Por fim, foi transferida para UTI em virtude de sua dispneia aumentada e de leve hipoxia. Nesse momento, S. H. necessitava de 6 ℓ/min de oxigênio para a manutenção das saturações de oxigênio acima de 90%. Sua pressão arterial era de 130/70 mmHg, sua frequência cardíaca era de 115 e sua frequência respiratória era de 38. A paciente também apresentava temperatura de 39,9°. Uma radiografia portátil do tórax mostrou volumes pulmonares baixos, atelectasia e nódulos na parte superior do pulmão esquerdo.

1. Que testes diagnósticos adicionais podem ser úteis?
2. Dependendo do diagnóstico, que opções médicas estão disponíveis para S. H.?
3. Que parte da tríade de Virchow pode contribuir para os sintomas atuais de S. H.?

Síndrome do Desconforto Respiratório Agudo

Paul A. Thurman

Objetivos de aprendizagem

Com base no conteúdo deste capítulo, o leitor deverá ser capaz de:

1. Citar as causas, os achados da avaliação e os desfechos da síndrome do desconforto respiratório agudo (SDRA) no paciente em estado crítico.
2. Avaliar os pacientes com SDRA com base nas definições internacionais.
3. Relacionar os resultados da avaliação e os achados diagnósticos da SDRA com os processos fisiopatológicos.
4. Descrever as estratégias de ventilação mecânica usadas para evitar lesão pulmonar provocada pelo ventilador.
5. Explicar o tratamento dos pacientes com SDRA e as justificativas das intervenções.
6. Descrever as complicações possíveis da SDRA e as intervenções pertinentes.
7. Revisar o uso dos "pacotes" (*bundles*) de cuidados críticos aplicáveis aos pacientes com SDRA.

Síndrome do desconforto respiratório agudo (SDRA) é um conjunto de sinais e sintomas clínicos complexos, em vez de um processo patológico único, que está associado a um risco de mortalidade alto. A gravidade da evolução clínica, a incerteza quanto ao desfecho e a dependência de todo o espectro de recursos de cuidados intensivos exigem o trabalho colaborativo de toda a equipe de saúde. A partir da década de 1960, pesquisadores e profissionais da área médica começaram a investigar a natureza do processo patológico e explorar as opções terapêuticas com o objetivo de melhorar o desfecho. Com a integração da pesquisa com a prática clínica, hoje sabemos que algumas estratégias adotadas no passado são ineficazes e os avanços das técnicas de ventilação mecânica, sedação, nutrição, intervenção farmacológica e suporte extracorpóreo ainda são abordagens experimentais importantes. Uma função proeminente da enfermeira de cuidados intensivos é detectar precocemente e evitar lesão pulmonar, o que torna essencial ter conhecimentos sobre fatores de risco, instrumentos e protocolos de avaliação e estratégias de prevenção relacionadas com a fisiopatologia da lesão pulmonar.

A SDRA foi descrita primeiramente em 1967 e então denominada síndrome do desconforto respiratório do *adulto* (em vez de *agudo*) em razão da impressão errônea de que a síndrome ocorresse apenas nos adultos. O reconhecimento da prevalência dessa síndrome em pacientes mais jovens resultou na terminologia atual. A SDRA está situada no extremo de um *continuum* de lesão pulmonar hipóxica, que resulta em insuficiência respiratória. Em 1994, os membros da AECC (American-European Consensus Conference) publicaram definições da lesão pulmonar aguda (LPA) e SDRA, que hoje são amplamente utilizadas; entretanto, em 2012, estas definições foram revisadas para facilitar a identificação dos pacientes com LPA e SDRA.[1] A Definição de Berlim considera algumas das limitações da definição da AECC, inclusive o esclarecimento da exclusão da expressão "edema hidrostático" e a inclusão dos ajustes mínimos do ventilador, além de possibilitar uma pequena melhora da validade preditiva. A LPA foi retirada da definição em favor da inclusão de três níveis de gravidade da SDRA: branda, moderada e grave.[1]

Etiologia, critérios diagnósticos e incidência

A SDRA pode ser desencadeada por lesão pulmonar direta ou indireta, possivelmente em indivíduos previamente saudáveis expostos a algum tipo de processo deletério (Quadro 27.1). A SDRA tem início súbito e, nos casos típicos, os sintomas começam 4 a 48 horas depois do evento desencadeante, tornando até certo ponto difícil estabelecer uma relação entre causa e efeito. Recentemente, pesquisadores descobriram que vários distúrbios respiratórios semelhantes evidenciam-se por sinais clínicos da LPA. Por fim, esses distúrbios podem levar ao desenvolvimento da SDRA, inclusive *influenza*, síndrome respiratória aguda grave (SRAG) e lesão pulmonar aguda associada à transfusão (*transfusional-related acute lung injury*, ou TRALI em inglês).

Nos EUA, TRALI é a causa principal de mortalidade associada às transfusões sanguíneas.[2] A teoria proposta é de que ocorra uma interação dos sangues do doador e do receptor, dos compostos bioativos produzidos durante o armazenamento do sangue, ou uma combinação desses dois fatores.[3] As manifestações clínicas caracterizam-se pelo início súbito de desconforto respiratório dentro de uma a duas horas depois de uma transfusão de concentrado de hemácias ou plasma congelado.[2,3] As pressões respiratórias de pico estão elevadas, as secreções das vias respiratórias podem ser espumosas e as radiografias do tórax revelam infiltrados dispersos. O tratamento do paciente consiste em medidas de suporte e envolve os mesmos princípios da ventilação mecânica utilizados na SDRA e evitar diurese profusa. O banco de sangue deve ser notificado da ocorrência de um caso de TRALI e o paciente não deve receber mais hemocomponentes desse doador.

É difícil definir os critérios diagnósticos da SDRA porque esta síndrome é muito semelhante a outros distúrbios. Os exames diagnósticos são usados para "excluir" esses distúrbios, mas o diagnóstico definitivo da SDRA baseia-se em grande parte nas manifestações clínicas. Isoladamente, nenhum exame realmente permite estabelecer o diagnóstico da SDRA, inclusive os seguintes: evidência radiográfica, nível de peptídio natriurético cerebral plasmático menor que 500 pg/mℓ ou pressão de oclusão da artéria pulmonar (POAP, antes conhecida como pressão encunhada da artéria pulmonar) abaixo de

Quadro 27.1 — Causas e condições predisponentes da síndrome do desconforto respiratório agudo.

Predisposição genética

Lesão pulmonar direta
- Aspiração (líquidos gástricos, semiafogamento)
- Pneumonia infecciosa
- Contusões pulmonares traumáticas
- Inalação de tóxicos
- Obstrução das vias respiratórias superiores (tratada)
- Coronavírus associados à SRAG
- Edema pulmonar neurogênico
- Pneumonia eosinofílica aguda*
- Bronquiolite obliterante com pneumonia consolidativa*
- Tuberculose miliar*

Lesão pulmonar indireta
- Sepse
- Queimaduras
- Traumatismo
- Transfusão de sangue (TRALI)
- Transplante de pulmão ou medula óssea
- Superdosagem de álcool ou outras drogas
- Reação aos fármacos
- Circulação extracorpórea (CEC)
- Pancreatite aguda
- Fraturas múltiplas
- Embolia gasosa venosa
- Embolia de líquido amniótico
- Pancreatite

Critérios da síndrome de resposta inflamatória sistêmica (SRIS)

A SRIS evidencia-se por dois ou mais dos seguintes critérios:
- Temperatura acima de 38°C ou abaixo de 36°C
- Frequência cardíaca acima de 90 batimentos/minuto
- Frequência respiratória acima de 20 respirações/minuto, ou pressão de dióxido de carbono arterial ($PaCO_2$) menor que 32 mmHg
- Leucometria acima de 12.000 células/mm³ ou abaixo de 4.000 células/mm³, OU mais de 10% de bastões (leucócitos imaturos)

*É necessário tratamento específico.

18 cmH$_2$O. Lesão alveolar difusa é um indício inicial da SDRA. Os biomarcadores inflamatórios podem levar ao diagnóstico mais rápido da SDRA, ou seja, antes que ocorra deterioração das manifestações clínicas. Hoje em dia, existem estudos em andamento para identificar esses biomarcadores no plasma,[4] no líquido do lavado broncoalveolar[5] e no ar exalado pelo paciente.[6]

Nos EUA, a incidência da SDRA varia de 33,8 a 75 pacientes por 100.000 habitantes, com taxa de mortalidade entre 40 e 50%.[7] Os indivíduos mais predispostos a desenvolver essa síndrome são idosos (acima de 65 anos) e pacientes com doença aguda por ocasião da apresentação clínica (p. ex., sepse ou doença crônica preexistente). Embora sepse seja uma causa comum da SDRA, qualquer paciente que apresente uma das condições desencadeantes potenciais desta síndrome também é suscetível e as enfermeiras devem ficar atentas aos primeiros sinais de alerta (ver Quadro 27.1). A maioria dos pacientes com SDRA necessita de um período (dias ou semanas) de suporte com ventilação mecânica.

Fisiopatologia

A SDRA foi descrita inicialmente em relatos de casos de pacientes que se apresentaram com quadro agudo de taquipneia, redução da complacência pulmonar, infiltrados pulmonares difusos nas radiografias do tórax e hipoxemia.[8] Os pesquisadores realizaram exame histológico dos pulmões (demonstrando fibrose pulmonar) e descobriram que os processos patológicos não se limitavam ao endotélio pulmonar, mas também resultavam de alterações do epitélio e tecidos vasculares do pulmão, assim como da formação de membranas hialinas. Alterações patológicas dos tecidos vasculares do pulmão, edema pulmonar grave e limitação da troca de gases são marcas características da SDRA e estão diretamente relacionados com uma sequência de eventos resultantes da liberação de mediadores celulares e bioquímicos.

Alterações patológicas da SDRA

Mediadores liberados em consequência de uma lesão direta ou indireta podem desencadear a SDRA. Existe uma relação entre manifestações clínicas (hipoxia resistente à suplementação de oxigênio, taquipneia e dispneia), liberação de mediadores (interleucinas [IL], fator α de necrose tumoral [TNF-α] e fator de ativação das plaquetas [PAF]) e alterações patológicas (permeabilidade microvascular, hipertensão pulmonar e lesão do endotélio pulmonar). A Tabela 27.1 descreve alguns dos principais mediadores responsáveis pela lesão pulmonar associada à SDRA e suas ações mais importantes nesta síndrome.[9–12]

A troca gasosa adequada depende de alvéolos abertos e cheios de ar, membranas alveolocapilares preservadas e fluxo sanguíneo normal no sistema vascular pulmonar. A lesão difusa da membrana alveolocapilar permite que líquidos saiam do espaço vascular e entrem nos espaços intersticiais e alveolares (Figura 27.1). Os espaços aéreos enchem-se de líquido proteináceo sanguinolento e restos das células em degeneração, e isto causa edema intersticial e alveolar e limitação da oxigenação. Os mediadores inflamatórios causam vasoconstrição dos vasos sanguíneos pulmonares, inclusive hipertensão pulmonar e redução do fluxo sanguíneo de algumas partes do pulmão. Em consequência das reduções do fluxo sanguíneo e da concentração de hemoglobina (Hgb) nos capilares, o oxigênio disponível para a difusão e o transporte diminui, dificultando ainda mais a oxigenação.

As alterações patológicas afetam os vasos sanguíneos pulmonares, a troca gasosa e a mecânica pulmonar e brônquica (Figura 27.2). A ventilação é prejudicada por causa de diminuição na complacência pulmonar e aumento da resistência das vias respiratórias. A complacência pulmonar está reduzida em consequência da rigidez do pulmão sem ar e pelo preenchimento com líquido. A presença desses alvéolos preenchidos de líquido

Tabela 27.1 — Exemplos de reações patológicas aos mediadores biológicos.

Reação	Mediadores biológicos
Resposta inflamatória persistente	Citocinas: IL-1, IL-6, gamainterferona (INF-γ), TFN-α, complemento, tromboxano
Destruição da membrana endotelial	Complemento, tromboxano, cininas, TNF-α, metabólitos tóxicos do oxigênio, leucotrienos, prostaglandinas (PGE$_1$ e PGE$_2$)
Vasoconstrição seletiva	Tromboxano, TNF-α, PAF, metabólitos tóxicos do oxigênio
Vasodilatação sistêmica	Complemento, prostaglandinas, TNF-α, IL-1, IL-6
Depressão miocárdica	Complemento, leucotrienos, TNF-α, fator depressor do miocárdio
Broncoconstrição	Complemento, tromboxano, leucotrienos, PAF

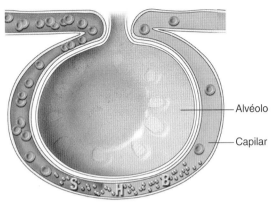

Fase 1. A lesão reduz o fluxo sanguíneo normal dos pulmões. As plaquetas agregam-se e liberam histamina (H), serotonina (S) e bradicinina (B).

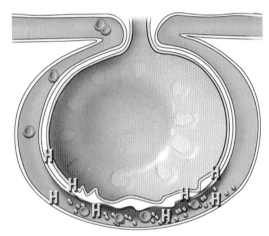

Fase 2. Essas substâncias (especialmente histamina) inflamam e danificam a membrana alveolocapilar, que aumenta a permeabilidade capilar. Em seguida, líquidos são desviados para o espaço intersticial.

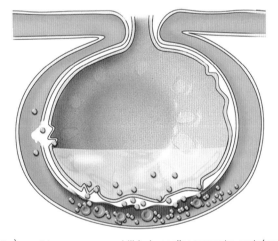

Fase 3. À medida que a permeabilidade capilar aumenta, proteínas e líquidos extravasam e aumentam a pressão osmótica do interstício, causando edema pulmonar.

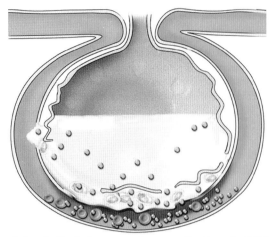

Fase 4. A redução do fluxo sanguíneo e os líquidos acumulados nos alvéolos danificam o surfactante e diminuem a capacidade de as células produzirem mais deste composto. Consequentemente, os alvéolos colapsam e isto impede a troca de gases e diminui a complacência pulmonar.

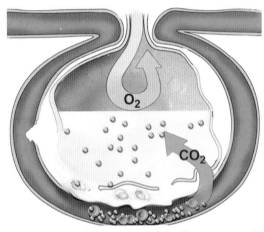

Fase 5. Quantidades suficientes de oxigênio não conseguem atravessar a membrana alveolocapilar, mas o dióxido de carbono (CO_2) pode e é eliminado a cada expiração. Os níveis sanguíneos de oxigênio (O_2) e CO_2 diminuem.

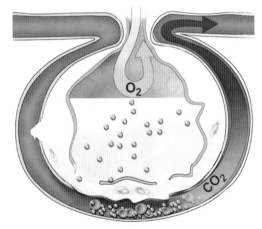

Fase 6. O edema pulmonar agrava-se, a inflamação causa fibrose e a troca de gases é dificultada ainda mais.

Figura 27.1 Patogênese da SDRA. As alterações do epitélio, do endotélio pulmonar e do endotélio vascular provocam transferência de líquidos e proteínas, redução da complacência pulmonar e destruição dos alvéolos com hipoxia subsequente. (Com base em Anatomical Chart Company: Atlas of Pathophysiology, 3rd ed. Ambler, PA: Lippincott Williams & Wilkins, 2010, pp 81, 83.)

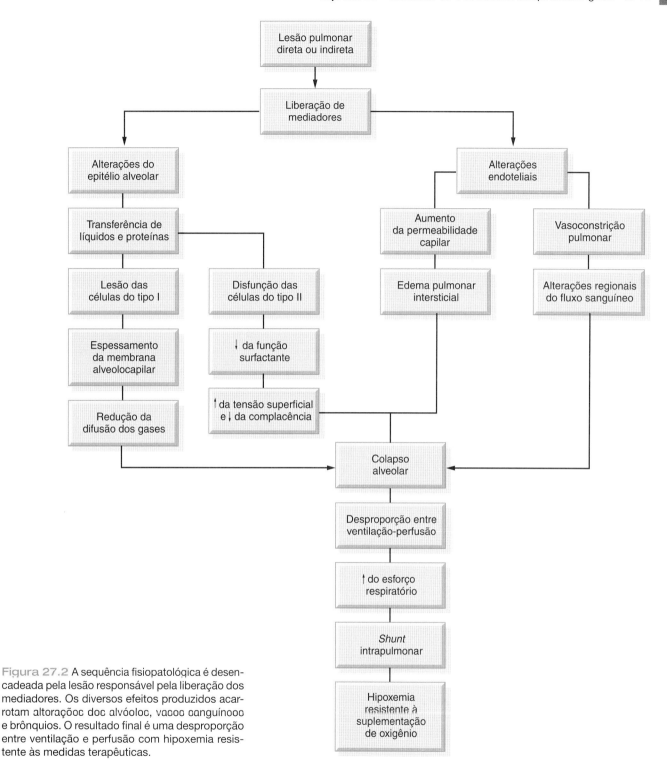

Figura 27.2 A sequência fisiopatológica é desencadeada pela lesão responsável pela liberação dos mediadores. Os diversos efeitos produzidos acarretam alterações dos alvéolos, vasos sanguíneos e brônquios. O resultado final é uma desproporção entre ventilação e perfusão com hipoxemia resistente às medidas terapêuticas.

ao longo de alvéolos colabados produz, na radiografia de tórax, a aparência "focal" clássica. Ocorre perda do surfactante, uma substância que normalmente diminui a tensão superficial dos alvéolos, resultando em colapso alveolar. A broncoconstrição induzida por mediadores restringe o fluxo de ar para os pulmões.

Síndrome da resposta inflamatória sistêmica

O termo síndrome da resposta inflamatória sistêmica (SRIS) descreve a reação inflamatória que afeta todo o corpo e seus sinais e sintomas são detectados frequentemente nos pacientes com SDRA (ver Quadro 27.1). O sistema respiratório pode ser o primeiro afetado e o mais comumente envolvido na resposta sistêmica. Por essa razão, o entendimento da fisiopatologia da SRIS e o conhecimento das intervenções usadas nesta síndrome são importantes para o tratamento da SDRA. Em muitos casos, pacientes com SRIS desenvolvem falência de múltiplos órgãos (FMO). A lesão endotelial agrava-se e o paciente desenvolve hipoxia tecidual, a reação inflamatória é perpetuada e a sequência patogênica intensifica-se (hiperativação) com liberação de mais mediadores. Por essa razão, a SDRA e a FMO fazem parte do ciclo vicioso do *continuum*

542 Parte 6 Sistema Respiratório

da SRIS. A determinação dos fatores desencadeantes de SRIS e SDRA presentes em alguns pacientes (mas não em todos) e os estudos sobre como suprimir os processos dessa sequência patogênica são temas de pesquisas atuais. Ver uma descrição mais detalhada da SRIS e FMO no Capítulo 54.

Estágios da SDRA

As alterações patológicas associadas à SDRA começam com edema pulmonar progressivo e avançam para inflamação, fibrose e anormalidades da cicatrização tecidual nos estágios mais avançados (Tabela 27.2). O reconhecimento da natureza dinâmica da SDRA permite à enfermeira compreender as alterações da avaliação física, as estratégias de ventilação mecânica, o tratamento e as intervenções realizadas ao longo de toda a internação do paciente em estado crítico.

No estágio 1, o diagnóstico é difícil porque os sinais da SDRA iminente são sutis. Clinicamente, o paciente apresenta dispneia e taquipneia acentuadas, mas há poucas alterações radiográficas. Nessa fase, os neutrófilos estão sendo sequestrados; contudo, não há evidência de lesão celular. Dentro de 24 horas (um intervalo crítico ao tratamento imediato), os sintomas de desconforto respiratório tornam-se mais graves com cianose, estertores crepitantes bilaterais à ausculta e alterações radiográficas compatíveis com infiltrados dispersos. O paciente pode ter tosse seca ou dor torácica. É nessa fase (estágio 2) que a destruição dos vasos sanguíneos induzida pelos mediadores aumenta o edema intersticial e alveolar. O endotélio e o epitélio tornam-se progressivamente mais permeáveis às proteínas. Essa fase é conhecida como estágio "exsudativo". A hipoxemia é resistente à administração de oxigênio suplementar e a ventilação mecânica torna-se necessária em razão da deterioração da razão entre oxigênio arterial e fração de oxigênio inspirado (razão $PaO_2:FIO_2$).

O estágio 3 "proliferativo" desenvolve-se entre o $2^{\underline{o}}$ e o $10^{\underline{o}}$ dia depois da lesão inicial. Nessa fase, há evidência de SRIS com instabilidade hemodinâmica, edema generalizado, desenvolvimento potencial de infecções nosocomiais, hipoxemia crescente e acometimento pulmonar. Aerobroncogramas podem ser evidentes na radiografia do tórax, bem como redução dos volumes pulmonares e tramas intersticiais difusas.

O estágio 4 "fibrótico" começa depois de 10 dias e caracteriza-se por poucas alterações radiográficas adicionais. Há acometimento progressivo de múltiplos órgãos, SRIS e elevações da

pressão arterial de dióxido de carbono ($PaCO_2$) à medida que a fibrose pulmonar progressiva e as alterações enfisematosas ampliam o espaço morto dos pulmões. As alterações fibróticas trazem dificuldades ao controle da ventilação mecânica, porque a pressão das vias respiratórias aumenta e o paciente desenvolve pneumotórax de repetição.

Avaliação

História

A história clínica detalhada e completa pode fornecer informações que permitam a erradicação da causa desencadeante e a interrupção da reação persistente aos mediadores inflamatórios. Pode ser difícil obter a história clínica em razão das condições críticas do paciente e da dificuldade de relacionar um evento distante à LPA. Como o desfecho é incerto e frequentemente inclui uma internação longa na unidade de cuidados intensivos, a equipe de saúde desempenha um papel importante ao oferecer apoio ao paciente e seus familiares. O estabelecimento imediato de uma relação (p. ex., reservando tempo para colher uma história detalhada) pode facilitar os cuidados prestados ao paciente ao longo de toda sua internação.

Todos os membros da equipe de saúde contribuem com informações da história clínica. As informações sobre incidentes relevantes (fármacos, transfusões sanguíneas, uso de contrastes radiográficos), uso de tratamentos farmacológicos e da medicina complementar, bem como fatores sociais podem facilitar os cuidados prestados ao paciente. Entre os itens importantes estão a avaliação dos fatores de risco para o desenvolvimento da SDRA (ver Quadro 27.1), a história social para avaliar comportamentos de risco (p. ex., sorologia para o vírus da imunodeficiência humana, tabagismo, uso de drogas ilícitas), fármacos (inclusive os que são vendidos sem prescrição), exposições ambientais (substâncias químicas ou biológicas) e tratamentos complementares (todas as substâncias exógenas, inclusive inalatórias). Essas informações devem ser obtidas em conjunto com a história da doença atual e dos sinais e sintomas presentes.

Exame físico

A insuficiência respiratória aguda pode começar dentro de algumas horas a vários dias, dependendo da condição patológica inicial, mas nem sempre progride para SDRA. O monitoramento

---

Tabela 27.2 Manifestações clínicas e alterações patológicas durante a síndrome do desconforto respiratório agudo.

Anormalidade radiográfica	Manifestações clínicas	Alterações patológicas
Estágio 1 (primeiras 12 h): Radiografia do tórax normal	Dispneia, taquipneia	Sequestro de neutrófilos, nenhuma evidência de lesão celular
Estágio 2 – exsudativo (24 h): Infiltrado alveolar disperso, principalmente nas áreas pulmonares inferiores; dimensões cardíacas normais	Dispneia, taquipneia, cianose, taquicardia, estertores crepitantes, hipoxemia	Infiltrados de neutrófilos, congestão vascular, faixas de fibrina, edema intersticial e pulmonar crescente
Estágio 3 – proliferativo (2 a 10 dias): Infiltrados alveolares difusos, possivelmente com aerobroncogramas, redução do volume pulmonar; dimensões cardíacas normais	Parâmetros hemodinâmicos hiperdinâmicos, manifestações clínicas de SRIS	Proliferação das células do tipo II, formação de microêmbolos, aumento do exsudato inflamatório alveolar e intersticial, deposição inicial de colágeno
Estágio 4 – fibrótico (mais de 10 dias): Infiltrados persistentes, infiltrados pneumônicos novos, pneumotórax recidivante	Acometimento de vários órgãos, dificuldade de manter a oxigenação adequada, sepse, pneumonia	Hiperplasia das células do tipo II, espessamento da parede intersticial com fibrose, macrófagos, fibroblastos, remodelação das arteríolas, formação de cistos

Adaptada de van Soeren MH, Diehl-Jones WL, Maykut RJ *et al.*: Pathophysiology and implications for treatment of acute respiratory distress syndrome. AACN Clin Issues 11(2):179-197, 2000.

dos pacientes que preenchem os critérios de SRIS (ver Quadro 27.1) pode ajudar a identificar os que se encontram em risco de desenvolver SDRA. Existem poucos indicadores iniciais confiáveis de SDRA iminente e anormalidades sutis podem passar despercebidas. Os sinais vitais variam ao longo de toda a progressão da SDRA, mas a tendência geral é de hipotensão, taquicardia e hipertermia ou hipotermia. A respiração, inicialmente rápida e trabalhosa, varia quando a ventilação mecânica é iniciada.

Os primeiros sinais e sintomas de insuficiência respiratória são taquipneia, dispneia e taquicardia. A ausculta pulmonar geralmente é normal nessa fase (Tabela 27.3). Os pacientes com insuficiência respiratória aguda podem ter anormalidades neurológicas como inquietude e agitação associadas à redução da oxigenação e perfusão cerebral. O uso dos músculos acessórios é evidente. A resposta cardiovascular consiste em taquicardia para aumentar o débito cardíaco como forma de compensar a oxigenação tecidual precária. Essas tentativas de atenuar a hipoxia constituem uma reação adaptativa do sistema nervoso simpático. Contudo, os esforços para reduzir a hipoxia provavelmente são ineficazes porque mediadores já estão na circulação desencadeando uma sequência de reações sistêmicas.

À medida que a SDRA avança, a ausculta pulmonar pode detectar estertores causados pelo aumento das secreções e estreitamento das vias respiratórias; contudo, os estertores crepitantes do edema pulmonar cardiogênico podem ser mínimos. A avaliação deve ser considerada quando a doença está em sua fase inicial ou causa as primeiras manifestações. Por exemplo, uma pneumonia (um dos fatores de risco para SDRA) preexistente pode confundir e dificultar a detecção das primeiras anormalidades da ausculta pulmonar. O paciente pode ficar progressivamente mais agitado e confuso em consequência da hipoxia. Redução da saturação de oxigênio arterial (SaO_2) é o primeiro sinal de descompensação iminente.

A capacidade compensatória diminui à medida que as alterações patológicas se agravam. Os campos pulmonares inferiores têm murmúrio vesicular reduzido à medida que líquidos se acumulam e os alvéolos sofrem colapso. A agitação pode ser substituída por depressão do nível de consciência – um sinal perigoso que indica a necessidade de intervir rapidamente para manter ventilação e oxigenação. Os estágios mais avançados de progressão da síndrome resultam da hipoxia tecidual e incluem arritmias, dor torácica, redução da função renal e diminuição dos ruídos peristálticos. Esses sinais e sintomas são indícios de acometimento multissistêmico, à medida que os órgãos profusamente perfundidos reagem à redução da oxigenação diminuindo suas funções.

Nos estágios mais tardios da SDRA, o paciente deve receber suporte com ventilação mecânica. A condensação pulmonar por acumulação de líquidos reduz o murmúrio vesicular. A complacência pulmonar diminui e, em seguida, há dificuldade crescente de manter a ventilação em consequência da resistência crescente. As alterações da ventilação (p. ex., redução da PaO_2 ou aumento da pressão inspiratória de pico) não podem ser atenuadas, porque a ocorrência de pneumotórax espontâneo é uma complicação frequente dos estágios mais avançados da SDRA. Sons respiratórios transmitidos, redução da entrada de ar em todos os campos pulmonares e estertores difusos associados à ventilação mecânica dificultam a avaliação do murmúrio vesicular. O débito cardíaco diminui, apesar da taquicardia persistente, porque os mediadores inflamatórios causam hipotensão.

Exames diagnósticos

Ao longo de todos os estágios da SDRA, é importante recorrer aos exames diagnósticos (ver Tabela 27.3). Nos estágios iniciais, a necessidade de definir a causa pode requerer exames específicos como hemoculturas, culturas do lavado broncoalveolar e tomografia computadorizada (TC). À medida que a hipoxemia piora,

Tabela 27.3 Avaliação integrada do paciente com síndrome do desconforto respiratório agudo.

Estágio	Exame físico	Resultados dos exames diagnósticos
Estágio 1 (primeiras 12 h)	• Inquietude, dispneia, taquipneia • Uso moderado a extensivo dos músculos respiratórios acessórios	• *GA*: alcalose respiratória • *RxT*: nenhuma alteração radiográfica • *Bioquímica*: os resultados dependem da causa desencadeante (p. ex., leucometria aumentada, alterações da Hgb) • *Hemodinâmica*: PAP elevada, POAP normal ou baixa
Estágio 2 (24 h)	• Dispneia grave, taquipneia, cianose, taquicardia • Estertores crepitantes bilaterais • Redução da entrada de ar nos campos pulmonares inferiores • Agitação e inquietude crescentes	• *GA*: redução da SaO_2, apesar da administração de oxigênio suplementar • *RxT*: infiltrados dispersos bilateralmente • *Bioquímica*: acidose (metabólica) progressiva, dependendo da gravidade inicial • *Hemodinâmica*: PAP progressivamente alta, POAP normal ou baixa
Estágio 3 (2 a 10 dias)	• Redução bilateral da entrada de ar • Depressão do nível de consciência (pode estar relacionada com a sedação necessária para manter a ventilação mecânica) • Redução da peristalse intestinal • Edema generalizado • Perda da integridade da pele e lesões cutâneas	• *GA*: hipoxemia crescente • *RxT*: aerobroncogramas, redução dos volumes pulmonares • *Bioquímica*: sinais de disfunção de outros órgãos: contagens baixas de plaquetas e redução da Hgb, leucometria alta, anormalidades dos fatores de coagulação • *Hemodinâmica*: inalterada ou deterioração progressiva
Estágio 4 (mais de 10 dias)	• Sinais e sintomas de FMO, inclusive redução do débito urinário, distúrbios da motilidade gástrica, anormalidades da coagulação **OU** • Acometimento isolado do sistema respiratório com melhora gradativa ao longo do tempo	• *GA*: hipoxemia e hipercapnia crescentes • *RxT*: aerobroncogramas, pneumotórax • *Bioquímica*: sinais persistentes de disfunção de outros sistemas – níveis baixos de Hgb e plaquetas, leucometria alta, anormalidades dos fatores de coagulação • *Hemodinâmica*: inalterada ou deterioração progressiva

GA, gasometria arterial; RxT, radiografia do tórax; PAP, pressão da artéria pulmonar; POAP, pressão de oclusão da artéria pulmonar; Hgb, hemoglobina.

544 **Parte 6** Sistema Respiratório

a instabilidade pode impedir o transporte do paciente para realizar exames diagnósticos. Nos estágios mais avançados, é necessário monitoramento mais rigoroso para intervir e tratar imediatamente quaisquer infecções hospitalares. O monitoramento contínuo dos resultados de gasometria, bioquímica e hematologia é realizado para assegurar a estabilidade dos parâmetros metabólicos e a otimização da função existente. Outros resultados dos exames laboratoriais geralmente são inespecíficos, mas podem incluir leucocitose e acidose láctica.

■ Gasometria arterial

A marca característica da SDRA é a deterioração da gasometria arterial (GA), apesar das intervenções realizadas. Inicialmente, a hipoxemia (pressão de oxigênio arterial, ou PaO_2, inferior a 60 mmHg) pode melhorar com a administração de oxigênio suplementar; contudo, a hipoxemia torna-se resistente e a SaO_2 mantém-se persistentemente baixa. Nas fases iniciais da insuficiência respiratória aguda, dispneia e taquipneia estão associadas à redução da $PaCO_2$, que acarreta alcalose respiratória (pH acima de 7,45). À medida que a troca de gases e a ventilação são reduzidas progressivamente, os níveis do dióxido de carbono aumentam. A hipercapnia e os níveis altos de lactato em consequência da hipoxia tecidual e do metabolismo anaeróbio induzidos pela hipoxemia causam acidose respiratória e metabólica mista. A dosagem do nível arterial de lactato é solicitada comumente como indício de hipoxia tecidual e metabolismo anaeróbio. Alguma elevação da concentração sanguínea de lactato é comum nos estágios iniciais da SDRA, mas regride à medida que a oxigenação melhora. O monitoramento dos níveis de lactato pode ajudar a assegurar a perfusão tecidual adequada apesar da hipoxemia, por meio das intervenções para regular a oxigenação, o débito cardíaco e a Hgb. Excesso e déficit de bases seguem uma tendência semelhante, dependendo da gravidade da hipoxia dos tecidos e órgãos.

■ Exames radiográficos

Na fase inicial da SDRA, as alterações das radiografias do tórax geralmente são inexpressivas. Depois de alguns dias, as radiografias mostram infiltrados alveolares dispersos bilateralmente, em geral nos campos pulmonares inferiores. Isso pode ser confundido com edema pulmonar cardiogênico. Com o transcorrer dos dias, esses infiltrados dispersos formam áreas de infiltração difusas, condensação e aerobroncogramas. A TC do tórax também revela áreas de infiltrados e condensação dos tecidos pulmonares. A repetição diária das radiografias do tórax é importante para a avaliação contínua da progressão e regressão da SDRA e o monitoramento constante das complicações possíveis, especialmente pneumotórax.

■ Determinação do *shunt* intrapulmonar

Shunt intrapulmonar é um tipo de desproporção entre ventilação e perfusão, cuja definição é a seguinte: porcentagem do débito cardíaco que não é oxigenada porque o fluxo sanguíneo pulmonar não entra nos alvéolos colapsados ou cheios de líquido e não ventilados (*shunt* fisiológico), porque não há fluxo sanguíneo nos alvéolos ventilados (espaço morto alveolar), ou uma combinação destes dois fatores (unidade silenciosa [alvéolos sem ventilação e perfusão]; ver Capítulo 23, Figura 23.16). Todos os indivíduos têm *shunt* intrapulmonar de 3 a 5%; contudo, a insuficiência respiratória avançada e a SDRA estão associadas a *shunts* de 15% ou mais em razão das

anormalidades circulatórias, lesão do endotélio e colapso dos alvéolos. À medida que o *shunt* intrapulmonar aumenta para 15% ou mais, são necessárias intervenções mais intensivas (inclusive ventilação mecânica) porque este nível de *shunt* está associado à hipoxemia grave.

A determinação do *shunt* intrapulmonar exige a colocação de um cateter na artéria pulmonar, que pode ser usado nos casos mais graves. A fração de *shunt* intrapulmonar (Qs/Qt) é calculada utilizando a concentração de oxigênio arterial (CaO_2), a concentração de oxigênio do sangue venoso misto (CvO_2) e a concentração de oxigênio capilar (CcO_2). A concentração de oxigênio é determinada com base na Hgb, na saturação de oxigênio (SO_2) e na pressão parcial de oxigênio medidas calculando as concentrações de oxigênio nos capilares pulmonares, na circulação arterial sistêmica e no sangue venoso misto retirado da artéria pulmonar.

A fração de *shunt* intrapulmonar também pode ser estimada com base na razão entre oxigênio arterial e oxigênio inspirado (ou seja, razão PaO_2:FIO_2). Em geral, uma razão PaO_2:FIO_2 acima de 300 é normal. Valores menores que 200 estão associados a *shunts* intrapulmonares de 15 a 20%, enquanto níveis iguais ou menores que 100 estão relacionados com *shunt* intrapulmonar acima de 20%.

■ Complacência pulmonar, resistência das vias respiratórias e ajustes de pressão

A complacência (ou distensibilidade) pulmonar diminui à medida que os alvéolos são preenchidos com líquidos ou sofrem colapso. Esforço maior e pressão mais alta são necessários para levar ar aos pulmões, à medida que se tornam progressivamente mais "rígidos". Além disso, a resistência à entrada e à saída do ar dos pulmões aumenta quando há acumulação de secreções e broncoconstrição induzida por mediadores inflamatórios. Como os pacientes com SDRA necessitam de ventilação mecânica, a complacência pulmonar e a resistência das vias respiratórias podem ser avaliadas com base nas determinações das alterações das pressões do ventilador e do volume corrente. Aumentos dessas pressões à medida que os volumes correntes são mantidos para assegurar um nível de $PaCO_2$ normal indicam complacência reduzida e resistência aumentada à ventilação. À medida que as pressões das vias respiratórias aumentam, o epitélio pulmonar é traumatizado e isto agrava a lesão dos tecidos pulmonares. Desse modo, o traumatismo volumétrico (volutrauma) causado pelas pressões persistentemente elevadas nas vias respiratórias tem efeitos deletérios adicionais na ventilação e na oxigenação.

Tratamento

Ainda não existem modalidades terapêuticas realmente eficazes para tratar a SDRA. Embora existam inúmeras causas potenciais de SDRA, os princípios terapêuticos são os mesmos. O tratamento consiste em medidas de sustentação (ou seja, atenuação, correção ou erradicação dos fatores contribuintes) e, enquanto os pulmões cicatrizam, devem ser adotados cuidados para evitar que o tratamento não cause lesões adicionais.

Além disso, foram realizados esforços extensivos para elaborar "pacotes", que são um conjunto de cuidados considerados essenciais à estabilização e ao tratamento de doenças graves específicas encontradas nas unidades de tratamento intensivo (UTI). O Quadro 27.2 descreve os "pacotes" essenciais de cuidados intensivos aplicáveis ao tratamento dos pacientes com SDRA. Essas medidas terapêuticas contemplam a profilaxia nos estágios

Quadro 27.2 "Pacotes" (bundles) de cuidados intensivos.

- "Pacote" básico para pneumonia associada ao ventilador:
  - Cabeceira elevada entre 30 e 45°
  - Avaliação diária do potencial de desmame (tentativas de respiração espontânea)
  - Interrupção diária da sedação
  - Protocolo de desmame do ventilador
  - Profilaxia para TVP
  - Profilaxia para doença ulcerosa péptica
- "Pacote" básico para sepse:
  - Tratamento antibiótico apropriado
  - Reposição imediata de líquidos orientada por metas
  - Administração de corticosteroide
  - Proteína C ativada
  - Profilaxia para TVP
  - Profilaxia para doença ulcerosa péptica
- Outros protocolos que podem ser acrescentados:
  - Controle rigoroso da glicemia
  - Alimentação pós-pilórica
  - Aspiração infraglótica
  - Reposição de eletrólitos

TVP, trombose venosa profunda.

iniciais da doença (p.ex., reposição imediata de líquidos orientada por metas) e prevenção das complicações a longo prazo (p. ex., protocolos de sedação). Independentemente disso, uma das funções mais importantes das enfermeiras de cuidados intensivos é dar atenção a todos esses elementos para evitar mortalidade e complicações e facilitar a recuperação.

Oxigenação e ventilação

Oxigenação

Pacientes com LPA e SDRA têm hipoxemia resistente ao tratamento. Algumas estratégias foram adotadas experimentalmente para otimizar os parâmetros normais de fornecimento de oxigênio (p. ex., Hgb, débito cardíaco e SO_2). O fornecimento de oxigênio (DaO_2) determinado com base em Hgb, oxigenação arterial e débito cardíaco corresponde à quantidade de oxigênio liberado aos tecidos por minuto. O DaO_2 adequado (acima de 800 mℓ de O_2/minuto) é essencial ao atendimento das necessidades teciduais de oxigênio e, deste modo, evita metabolismo anaeróbio e hipoxia, que podem desencadear e perpetuar a SRIS. Os pacientes com SDRA em estado crítico têm demandas altas de oxigênio para manter as funções dos órgãos.

Quantidades suficientes de Hgb são necessárias para transportar oxigênio às células. Existem poucos estudos a favor do conceito intuitivo de que um nível normal ou elevado de Hgb seja necessário para melhorar o fornecimento de oxigênio dos pacientes com SRIS ou SDRA. Estudos sobre necessidades transfusionais indicaram que os níveis em torno de 8 g/dℓ sejam suficientes para os pacientes em estado crítico, exceto quando também têm doença cardíaca.

O débito cardíaco pode estar alterado nos pacientes com SDRA em consequência da SRIS, do efeito da hipoxemia no miocárdio e da redução do retorno venoso induzida pela ventilação mecânica. A avaliação do débito cardíaco é importante, de forma que o fornecimento de oxigênio possa ser determinado e as intervenções apropriadas sejam iniciadas. As medidas terapêuticas destinadas a otimizar o débito cardíaco têm como objetivo aumentar a pré-carga e a contratilidade e normalizar a pós-carga. O uso de um cateter de termodiluição na artéria pulmonar para determinar o fornecimento e o consumo de oxigênio dos pacientes com SDRA é raro, mas este recurso pode ser usado para assegurar que as intervenções apropriadas sejam realizadas. Existem outros métodos menos invasivos para determinar o débito cardíaco, que utilizam a pressão arterial transduzida e o cateter venoso central do paciente para medir sua concentração venosa. Esses métodos fornecem dados que podem ser analisados quanto à sua tendência ao longo do tempo, sem necessidade de inserir cateteres adicionais.

A estabilização do volume de líquidos é usada há muitos anos na tentativa de balancear o tipo de líquido necessário para tratar o edema e a descompensação tipicamente associados à SDRA. No estágio inicial da doença, recomenda-se a reposição de líquidos orientada por metas. Estudos avaliaram o uso de diuréticos e a administração de quantidades menores de líquidos para reduzir o edema pulmonar. A reposição conservadora de líquidos combinada com diuréticos e albumina (pacientes com hipoproteinemia) está associada à melhora discreta da oxigenação.[13]

Os fármacos inotrópicos positivos (p. ex., dobutamina ou milrinona) são usados para melhorar a contratilidade e aumentar o débito cardíaco; contudo, estes fármacos devem ser usados com cautela, porque podem causar vasodilatação sistêmica, que agrava a hipotensão. Os vasoconstritores (p. ex., norepinefrina) podem ser acrescentados ao tratamento para compensar a vasodilatação induzida pela SRIS. Os fármacos vasoconstritores devem ser administrados com cuidado, porque alguns sistemas vasculares (especialmente os pulmões) estão contraídos, também como consequência dos mediadores liberados na SRIS e da hipoxia. Os pacientes tratados com fármacos inotrópicos ou vasoativos exigem monitoramento contínuo da pressão arterial e podem impor a necessidade de determinar o débito cardíaco e outros parâmetros hemodinâmicos.

Ventilação mecânica

Os métodos usados para fornecer quantidades adequadas de oxigênio e permitir a eliminação do dióxido de carbono incluem alguns tipos de ventilação mecânica e posições. As estratégias de ventilação protetora dos pulmões limitam a ocorrência de lesão pulmonar induzida pelo ventilador (LPIV). Isto inclui volumes correntes baixos (menos de 6 mℓ/kg de peso corporal); uso de pressão positiva ao final da expiração (positive end-expiratory pressure, ou PEEP em inglês) para reduzir o risco de usar uma FIO_2 alta e desencadear toxicidade do oxigênio; e limitação das pressões de platô a 30 cmH_2O.[14,15]

Existem várias modalidades de ventilação mecânica disponíveis para manter pacientes em insuficiência respiratória. (Ver uma descrição completa sobre ventilação mecânica no Capítulo 25). Em geral, o princípio de "não causar danos" inclui o uso da FIO_2 mais baixa para manter a oxigenação adequada e a utilização de volumes correntes pequenos para reduzir as pressões das vias respiratórias e, deste modo, evitar ou atenuar a lesão pulmonar (volutrauma). A hipercapnia permissiva pode ser necessária para evitar uma frequência respiratória acelerada em razão dos volumes correntes menores. A PEEP evita o colapso dos alvéolos e recruta outros disponíveis, permitindo a difusão dos gases através da membrana alveolocapilar. Os níveis recomendados de PEEP variam de 10 a 15 cmH_2O, mas valores acima de 20 cmH_2O são aceitáveis para reduzir as necessidades de oxigênio inspirado ou manter a oxigenação adequada.[14-18]

Hipercapnia permissiva é uma estratégia que permite aumentar lentamente a $PaCO_2$ acima do normal por meio da diminuição do volume corrente e, deste modo, limitar as pressões de pico e platô nas vias respiratórias. Níveis de $PaCO_2$ entre 55 e 60 mmHg e pH entre 7,25 e 7,35 são tolerados quando são alcançados

546 Parte 6 Sistema Respiratório

gradativamente. É necessário monitorar a elevação da PaCO₂ para evitar aumentos muito rápidos e os valores finais não devem ficar acima de 80 a 100 mmHg, em razão dos efeitos potenciais na função cardiopulmonar. Essas técnicas não são utilizadas nos pacientes com disfunção cardíaca ou neurológica.

Várias modalidades de ventilação mecânica têm como objetivos reduzir as pressões das vias respiratórias e atenuar a lesão pulmonar iatrogênica associada à ventilação mecânica convencional regulada por volume. A ventilação controlada por pressão limita a pressão inspiratória de pico a um nível preestabelecido (em contraste com a ventilação regulada por volume, que fornece um volume corrente predefinido, apesar da pressão exigida para transferir este volume aos pulmões). A ventilação regulada por pressão também usa um padrão decrescente de insuflação inspiratória para reduzir a pressão de pico e, ao mesmo tempo, fornecer o volume corrente necessário. Os pacientes mantidos no modo de ventilação regulada por pressão podem necessitar de sedação para evitar dissincronia com o ventilador.

■ Estratégias de ventilação inovadoras

Ventilação com razão invertida é outra estratégia que parece melhorar o recrutamento alveolar. A inversão da razão inspiração:expiração normal (razão I:E) de 2:1 ou 3:1 prolonga o tempo de inspiração e evita expiração completa. Uma razão I:E invertida é conseguida com a regulação do ventilador artificial. Esse volume expiratório final aumentado gera auto-PEEP (PEEP intrínseca), que é acrescentada à PEEP extrínseca aplicada. As vantagens teóricas incluem as pressões alveolares e os níveis finais de PEEP mais baixos. Essa estratégia terapêutica requer sedação e uso de agentes paralisantes para aumentar a tolerância.

Do mesmo modo, a ventilação com liberação de pressão de vias respiratórias (VLPVA; *airway pressure release ventilation*, ou APRV em inglês) inverte a razão I:E, mas tem a vantagem de permitir que o paciente inicie as respirações. Esses pacientes não necessitam do mesmo nível de sedação ou paralisia para tolerar ventilação limitada por pressão e podem ter recrutamento mais amplo dos alvéolos.

A ventilação oscilatória de alta frequência (VOAF; *high-frequency oscillatory ventilation*, ou HFOV em inglês) usa volumes correntes muito pequenos (1 a 4 mℓ/kg) administrados a frequências de 3 a 15 Hz ou ciclos/segundo, em vez de respirações/minuto, resultando em pressões mais baixas nas vias respiratórias e menos volutrauma. Entre os efeitos deletérios da VOAF estão a ampliação da retenção de ar nos alvéolos (auto-PEEP) e a elevação das pressões nas vias respiratórias a níveis altos em alguns casos. A VOAF requer sedação e paralisia, porque qualquer alteração da pressão nas vias respiratórias suprime a oscilação. Embora exista evidência demonstrando a segurança dessa abordagem e melhora da oxigenação, não há evidências baseadas em estudos randomizados comprovando que a mortalidade seja reduzida em comparação com o modo de controle por volume (modalidade principal usada na maioria das experiências clínicas sobre SDRA); além disto, um estudo demonstrou mortalidade intra-hospitalar mais alta.[15,19–21]

As modalidades de ventilação parcial com preservação da atividade respiratória espontânea durante a ventilação mecânica têm conquistado aceitação mais ampla nos pacientes com SDRA. Essas modalidades podem incluir assistido/controlado (A/C), ventilação mandatória intermitente sincronizada, ventilação com suporte de pressão, ventilação assistida proporcional, VLPVA, pressão positiva bifásica nas vias respiratórias ou suporte ventilatório ajustado pela função neural. Tradicionalmente, essas modalidades eram reservadas ao desmame dos pacientes da ventilação mecânica, mas hoje elas são usadas em todas as fases da ventilação artificial. Essas modalidades ajustam o grau de suporte mecânico fornecido às necessidades do paciente, preservando a contração diafragmática e permitindo esforços respiratórios espontâneos. Ainda não está claro se as modalidades de suporte ventilatório parcial aumentam o índice de sobrevivência, mas estudos demonstraram que elas atenuam a assincronismo entre paciente-ventilador com mais eficiência que as outras abordagens e reduzem o uso de sedativos e bloqueadores neuromusculares.[22] Estudos adicionais são necessários para referendar o uso dessas modalidades na SDRA.

Modalidades terapêuticas extracorpóreas

A tecnologia de suporte pulmonar extracorpóreo (*extracorporeal lung support*, ou ECLS em inglês) consiste em utilizar cânulas vasculares para remover sangue do paciente. Um dispositivo de bombeamento e um circuito fazem o sangue circular, enquanto um ou dois "pulmões artificiais" removem dióxido de carbono e oxigenam o sangue. A oxigenação por membrana extracorpórea (*extracorporeal membrana oxygenation*, ou ECMO em inglês) e a remoção extracorpórea de dióxido de carbono podem ser eficazes no tratamento dos pacientes com SDRA. Essas tecnologias altamente invasivas e perigosas permitem que os pulmões do paciente "descansem", porque a ventilação semiapneica ou a ventilação com volumes correntes muito baixos e as frequências respiratórias lentas reduzem acentuadamente as pressões nas vias respiratórias, enquanto a troca de gases ocorre nas membranas do pulmão artificial.

A ECLS chamou muita atenção depois da pandemia de *influenza* causada pelo vírus H1N1 em 2009. Nesses casos, a ECMO foi usada como modalidade de oxigenoterapia de último recurso. Vários estudos randomizados e alguns estudos de observação sugeriram que a ECMO associada à ventilação mecânica protetora pudesse melhorar o desfecho, mas sua eficácia ainda não está definida. Avanços tecnológicos melhoraram o tamanho, a segurança e a simplicidade da ECLS e podem resultar em melhora significativa no tratamento e no desfecho dos pacientes com SDRA. Ainda são necessárias evidências conclusivas quanto à ocasião ideal, às características das doenças de base e às indicações da ECLS para pacientes com SDRA grave e sua capacidade de melhorar os desfechos de curto e longo prazos. A ECLS deve ser considerada para pacientes com hipoxemia ou hipercapnia potencialmente fatal resistente à ventilação mecânica convencional.[21,23–28] A ECLS pode gerar questões éticas entre a equipe de saúde. Os cuidados dirigidos por metas com um plano mais claro devem ser desenvolvidos desde o início pela equipe de saúde, pacientes (quando exequível) e seus familiares.

Posicionamento

Mudança frequente de posição é uma abordagem bem estabelecida como forma de evitar e reverter atelectasia, assim como facilitar a remoção das secreções das vias respiratórias. Embora não seja um tratamento recomendado para SDRA, a elevação da cabeceira do leito a mais de 30° é considerada necessária para evitar pneumonia associada à ventilação (PAV).

O decúbito ventral, seja no leito do paciente usando uma armação de Stryker ou com o sistema terapêutico Roto-Prone®, melhora a troca de gases pulmonares, facilita a drenagem das vias respiratórias das regiões dorsais dos pulmões e acelera a recuperação dos alvéolos inferiores (no decúbito dorsal) consolidados, principalmente nas regiões dorsais dos pulmões.

Capítulo 27 Síndrome do Desconforto Respiratório Agudo

A evidência a favor da eficácia do posicionamento em decúbito ventral – hoje uma intervenção usada comumente na SDRA – é variável. Alguns dados sugerem que o posicionamento cuidadoso em decúbito ventral ofereça uma vantagem absoluta à sobrevivência de 10 a 17%, tornando esta intervenção altamente recomendável para essa população específica.[29–31] Os riscos associados incluem perda do controle das vias respiratórias em consequência da extubação acidental, perda do acesso vascular, edema facial e formação de áreas de pressão, além das dificuldades inerentes à reanimação cardiopulmonar. O Quadro 27.3 descreve recomendações quanto às etapas envolvidas no posicionamento em decúbito ventral.

Tratamento farmacológico

O tratamento com antibióticos é apropriado quando há um microrganismo conhecido, mas não deve ser administrado profilaticamente. Os sinais da SRIS são semelhantes aos de uma infecção (ou seja, taquicardia, febre, leucometria elevada) e isto resulta na tentação de tratar com antibióticos. É essencial identificar o foco de uma infecção (isolamento das bactérias específicas por meio de culturas de sangue, secreções da ferida, secreções respiratórias e outras amostras) antes de iniciar os antibióticos. Nenhum estudo demonstrou que o uso profilático dos antibióticos melhore o desfecho. A ênfase deve ser a prevenção de infecções, especialmente infecções hospitalares relacionadas com o uso de cateteres vasculares invasivos e ventiladores (p. ex., PAV).

Os broncodilatadores e mucolíticos são úteis na SDRA para ajudar a manter as vias respiratórias desobstruídas e reduzir a reação inflamatória e a acumulação de secreções em seu interior. A resposta ao tratamento é avaliada com base no monitoramento da resistência e das pressões das vias respiratórias e da complacência pulmonar.

Quadro 27.3 Resumo das etapas essenciais a considerar no posicionamento em decúbito ventral.

1. Avaliar com a equipe interprofissional a condição do paciente e determinar se estaria justificada uma experiência de posicionamento em decúbito ventral
2. Organizar a equipe de forma que esteja familiarizada com o procedimento e os cuidados do paciente durante o posicionamento em decúbito ventral
   - Adotar o procedimento baseado em evidências de seu hospital
   - Equipamentos disponíveis no local
   - Atribuir e explicitar as funções dos membros da equipe durante o posicionamento em decúbito ventral
3. Preparar o paciente para o procedimento
   - Explicar o procedimento ao paciente e aos seus familiares
   - Considerar a colocação de um tubo de alimentação, uma sonda nasogástrica ou ambos, se for necessário
4. Avaliar e documentar as condições do paciente antes do posicionamento em decúbito ventral
   - Parâmetros hemodinâmicos e ventilatórios, condições da pele ou feridas etc.
5. Proteger e manter a perviedade da via respiratória do paciente
   - Fixar o tubo endotraqueal
   - Iniciar aspiração em linha, se não estiver colocada
6. Adotar precauções de segurança para garantir que a posição do corpo seja mantida durante o posicionamento em decúbito ventral
7. Administrar sedação e analgesia adequadas
8. Completar o procedimento de acordo com o protocolo. Nota: os riscos de extubação acidental ou desprendimento dos acessos são grandes durante o procedimento
9. Avaliar, reavaliar e monitorar a condição do paciente
10. Adotar cuidados preventivos para áreas sob pressão, olhos e pele

Alguns estudos demonstraram que a administração de corticosteroides intravenosos em doses baixas aumentou o índice de sobrevivência e reduziu a mortalidade dos pacientes com SDRA; contudo, os resultados de estudos controlados randomizados recentes não conseguiram confirmar a melhoria do desfecho. O uso precoce dos corticosteroides em doses altas pode aumentar a mortalidade e causar efeitos adversos nos pacientes com SDRA e, por esta razão, estes fármacos não são recomendados. A eficácia do tratamento com corticosteroide depende em grande parte das doenças de base e da ocasião em que é administrado ao longo da evolução da SDRA.[32]

O óxido nítrico é um gás inalado, que causa vasodilatação pulmonar seletiva e, deste modo, atenua os efeitos deletérios da hipertensão pulmonar. Até hoje, nenhum estudo demonstrou que o óxido nítrico reduza a mortalidade ou melhore a oxigenação depois das primeiras 24 horas de tratamento. O uso do óxido nítrico deve ser reservado aos pacientes com hipoxemia potencialmente fatal resistente ao tratamento e depois da maximização da ventilação mecânica. Assim como o óxido nítrico, a prostaciclina inalatória também causa vasodilatação pulmonar e seu uso pode ser considerado.[32]

Sedação

O uso adequado de sedação para melhorar o conforto e reduzir o esforço respiratório e, deste modo, diminuir a demanda de oxigênio é uma consideração importante para as enfermeiras que lidam com pacientes com SDRA. Os bloqueadores neuromusculares (BNM) e os anestésicos gerais (p. ex., propofol), embora não sejam agentes sedativos, são administrados frequentemente nesses casos para promover o sincronismo paciente-ventilador, reduzir o esforço respiratório e facilitar a ventilação, especialmente quando se utilizam pressões altas nas vias respiratórias ou posicionamento em decúbito ventral. De acordo com um estudo controlado randomizado, os pacientes com SDRA grave, que receberam imediatamente BNM, tiveram índices de sobrevivência mais altos.[32,33] Os BNM devem ser combinados com sedativos para evitar que os pacientes quimicamente paralisados fiquem conscientes, porém incapazes de realizar movimentos. Uma importante intervenção da enfermeira é avaliar frequentemente a adequação do bloqueio neuromuscular e da sedação. Os BNM foram associados a polineuropatia e polimiopatia do estado crítico, especialmente quando também são administrados corticosteroides.

Dor, ansiedade e delirium são razões plausíveis para a necessidade de tratamento farmacológico e é importante diferenciar estas condições, porque cada uma delas requer intervenções farmacológicas diferentes. É fundamental entender por que cada fármaco é usado, quais são as metas do tratamento e quais podem ser as implicações a longo prazo do seu uso excessivo. Essas considerações devem ser contrapostas à necessidade de reduzir a demanda de oxigênio e aumentar o conforto dos pacientes que necessitam de ventilação intensiva e são submetidos a procedimentos potencialmente desconfortáveis.

Suporte nutricional

A iniciação imediata do suporte nutricional é essencial aos pacientes com SDRA, porque a nutrição desempenha uma função terapêutica proeminente na recuperação do estado crítico. Existem duas razões teóricas principais para o uso da alimentação enteral imediata como intervenção terapêutica para pacientes com SRIS e SDRA. Os mediadores inflamatórios

548 **Parte 6** Sistema Respiratório

(principalmente TNF-α e IL-1) estimulam a liberação de enzimas proteolíticas, que estimulam o catabolismo das proteínas dos músculos esqueléticos. A perda persistente de proteínas é agravada pelas perdas intersticiais por extravasamento capilar e hiporregulação da produção de RNA-mensageiro das proteínas intravasculares (p. ex., albumina). No início deste capítulo, mencionamos as alterações dos padrões circulatórios resultantes das reações do sistema nervoso simpático à hipoxia. Desse modo, há redução da perfusão sanguínea dos intestinos. Depois da reposição hídrica, a ampliação da liberação de neutrófilos causa danos adicionais ao intestino grosso reperfundido e lesado, em consequência do aumento da permeabilidade do endotélio vascular; por esta razão, bactérias do intestino normal são levadas à circulação e aumentam as incidências de peritonite, pneumonia e sepse. O mecanismo por meio do qual a alimentação enteral melhora o desfecho ainda não está claro, mas a redução da mortalidade dos pacientes em estado crítico que recebem alimentação enteral indica que esta prática seja geralmente benéfica.

Uma dieta com ingestão balanceada de calorias, proteínas, carboidratos e gordura é calculada com base nas necessidades metabólicas, embora com atenção especial à ingestão de aminoácidos, lipídios e carboidratos específicos. Os pacientes com SRIS ou SDRA geralmente necessitam de 35 a 45 kcal/kg/dia. As soluções ricas em carboidratos não devem ser usadas para evitar produção excessiva de dióxido carbono. Inovações recentes na suplementação de aminoácidos têm sido revisadas em vista da função destes nutrientes na resposta imune. O papel dos antioxidantes e ácidos graxos ômega-3 ainda está sendo investigado para determinar se sua administração melhora os desfechos dos pacientes com SDRA.[14,32]

O desafio enfrentado pelos profissionais de saúde é a possibilidade de administrar nutrição enteral quando a motilidade intestinal está reduzida. A colocação de tubos de alimentação no intestino delgado pode ser considerada. A utilidade da nutrição parenteral total é controversa e alguns médicos raramente a utilizam, seja isoladamente ou em combinação com nutrição parenteral. O risco de aspiração associada à alimentação enteral deve ser considerado e é essencial manter monitoramento cuidadoso da absorção e função intestinal.

O Quadro 27.4 apresenta as diretrizes interdependentes do cuidado para pacientes com SDRA.

Profilaxia das complicações

As complicações da SDRA estão relacionadas basicamente com SRIS, LPIV e imobilidade impostas pela doença que levou à condição crítica. A mais grave dessas complicações é a progressão para FMO secundária a hipoxemia, hipoxia e resposta inflamatória persistente. Os pacientes em estado crítico estão sujeitos a todo o espectro de complicações potenciais. Os fóruns de medicina intensiva compilaram protocolos baseados em evidência para elaborar "pacotes" para duas situações principais em terapia intensiva: PAV e sepse (ver Quadro 27.2). A introdução dos "pacotes" de cuidados intensivos reforça a aplicação das evidências para reduzir as complicações principais. Estudos demonstraram que a adoção dos "pacotes" de cuidados foi eficaz para reduzir a duração da internação e os dias no ventilador, mas sua aplicação consistente depende do trabalho em equipe e do monitoramento.

A ventilação mecânica com níveis altos de PEEP, volumes correntes grandes e modalidades reguladas por volume predispõe o paciente com SDRA ao volutrauma, conforme foi mencionado antes. O volutrauma pode evidenciar-se por pneumotórax, pneumomediastino ou enfisema subcutâneo ou intersticial. Quando há um pneumotórax, deve-se colocar um dreno torácico imediatamente. A prevenção do volutrauma

---

Quadro 27.4 Diretrizes interdependentes do cuidado para o paciente com síndrome do desconforto respiratório agudo.

Resultados	Intervenções
Troca de gases prejudicada	
A via respiratória do paciente é mantida. Se possível, deve ser mantida uma razão $PaO_2:FIO_2$ de 200 a 300 ou mais	• Auscultar os sons respiratórios a cada 2 a 4 horas e de acordo com a necessidade • Intubar e manter a oxigenação e ventilação e reduzir o esforço respiratório • Aspirar a via endotraqueal conforme a necessidade (ver Capítulo 25, Quadro 25.15) • Hiperoxigenar antes e depois de cada procedimento de aspiração das vias respiratórias
As estratégias de ventilação protetora do pulmão são usadas. Manter volume corrente baixo ($<$ 6 mℓ/kg), pressão de platô $\leq$ 30 cmH_2O e níveis de PEEP titulados de acordo com a curva de pressão-volume	• Monitorar as pressões das vias respiratórias a cada 1 a 2 horas • Monitorar as pressões das vias respiratórias depois de sua aspiração • Administrar broncodilatadores e mucolíticos • Obter um registro da PEEP para determinar o fornecimento ideal de oxigênio • Considerar uma alteração da modalidade de ventilação para evitar volutrauma
Os riscos de atelectasia, PAV e volutrauma são reduzidos e a oxigenação é melhorada	• Mudar o decúbito do paciente de um lado para outro a cada 2 horas • Fazer fisioterapia respiratória a cada 4 horas, se for tolerada • Elevar a cabeceira do leito a 30° • Monitorar a radiografia de tórax diariamente
A oxigenação é mantida (PaO_2 entre 55 e 80 mmHg, ou SaO_2 entre 88 e 95%)	• Monitorar a oximetria de pulso e o nível do dióxido de carbono circulante final • Monitorar os resultados da GA conforme indicado pelas alterações dos parâmetros não invasivos • Monitorar o *shunt* intrapulmonar (Qs/Qt e razão $PaO_2:FIO_2$) • Aumentar a PEEP e a FIO_2 para reduzir o *shunting* intrapulmonar usando a menor FIO_2 possível • Considerar hipercapnia permissiva para melhorar a oxigenação • Monitorar os sinais de volutrauma, especialmente pneumotórax • Considerar o risco da hiperoxia prolongada e reduzir a FIO_2 a menos de 65%, tão logo isto seja possível

Capítulo 27 Síndrome do Desconforto Respiratório Agudo **549**

Quadro 27.4 Diretrizes interdependentes do cuidado para o paciente com síndrome do desconforto respiratório agudo. (*Continuação*)

Resultados	Intervenções
Perfusão tissular cardíaca diminuída **Perfusão tissular periférica ineficaz**	
A pressão arterial, o débito cardíaco, a pressão venosa central e as pressões arteriais pulmonares continuam estáveis, apesar da ventilação mecânica	• Avaliar os efeitos hemodinâmicos da iniciação da ventilação mecânica (p. ex., reduções do retorno venoso e débito cardíaco) • Monitorar o eletrocardiograma para detectar arritmias associadas à hipoxemia • Avaliar os efeitos hemodinâmicos das alterações dos ajustes de pressão inspiratória, volume corrente, PEEP e modalidades de ventilação • Avaliar os efeitos das alterações dos ajustes do ventilador no débito cardíaco e na oxigenação • Administrar volume intravascular para manter a pré-carga
A pressão arterial, a frequência cardíaca e os parâmetros hemodinâmicos são otimizados de acordo com as metas do tratamento	• Monitorar os sinais vitais a cada 1 a 2 horas • Monitorar as pressões arteriais pulmonares e a pressão atrial direita a cada hora e o débito cardíaco, a resistência vascular sistêmica, a resistência vascular periférica, o DaO_2 e o consumo de oxigênio (VO_2) a cada 6 a 12 horas, se houver um cateter instalado na artéria pulmonar • Administrar líquidos intravasculares conforme a indicação baseada na hipovolemia real ou relativa e avaliar a resposta
Os níveis séricos do lactato estão dentro dos limites normais	• Monitorar o nível de lactato conforme a necessidade, até que esteja dentro dos limites normais • Administrar concentrado hemácias, fármacos inotrópicos positivos e infusão de coloides conforme a prescrição para aumentar o fornecimento de oxigênio
Risco de perfusão renal ineficaz **Risco de volume de líquidos deficiente** **Risco de desequilíbrio eletrolítico**	
O paciente mantém-se euvolêmico. Débito urinário > 0,5 mℓ/kg/hora	• Monitorar a hidratação para reduzir a viscosidade das secreções pulmonares • Monitorar os líquidos administrados e as perdas • Evitar o uso de substâncias nefrotóxicas e uso excessivo de diuréticos • Administrar líquidos e diuréticos para manter o volume intravascular e a função renal
Nenhuma evidência de distúrbio eletrolítico ou disfunção renal	• Repor eletrólitos conforme a prescrição • Monitorar débito urinário, níveis de ureia e creatinina, depuração de creatinina, osmolaridade sérica e eletrólitos séricos, quando necessário
Mobilidade física prejudicada **Risco de infecção**	
Nenhuma evidência de complicações relacionadas com o repouso ao leito e a imobilidade	• Iniciar profilaxia para TVP • Mudar a posição do paciente frequentemente • Mobilizar o paciente para a poltrona quando a estabilidade hemodinâmica e a hemostasia estiverem asseguradas • Pedir o parecer do fisioterapeuta • Realizar exercícios de mobilização ativa/passiva e fortalecimento, conforme a capacidade do paciente
As alterações fisiológicas são detectadas e tratadas imediatamente	• Monitorar os alarmes e os ajustes do ventilador e os parâmetros do paciente (p.ex., volume corrente) a cada 1 a 2 horas • Assegurar ajustes adequados e limites estritos para os alarmes de hemodinâmica, frequência cardíaca e oximetria de pulso
Nenhuma evidência de infecção; leucometria dentro dos limites normais	• Monitorar os critérios de SRIS (leucometria aumentada, temperatura alta, taquipneia e taquicardia) • Usar técnica asséptica rigorosa durante os procedimentos e monitorar a prática de outros profissionais • Manter a esterilidade dos cateteres e tubos invasivos • Trocar o curativo do dreno torácico e outros curativos, bem como cateteres invasivos • Enviar para cultura sangue e outros líquidos o pontas dos cateteres trocados
Integridade da pele prejudicada	
A integridade da pele é mantida	• Examinar a pele a cada 4 horas e todas as vezes que a posição do paciente for alterada • Mudar a posição do paciente a cada 2 horas • Considerar o uso de colchão para alívio/redução de pressão, leito de tratamento cinético, ou posicionamento em decúbito ventral • Usar a Escala de Braden para avaliar o risco de lesão da pele
Nutrição desequilibrada	
Os aportes de calorias e nutrientes atendem às necessidades metabólicas calculadas (p. ex., gasto calórico basal)	• Iniciar nutrição enteral dentro de 24 horas • Solicitar o parecer do nutricionista ou do serviço de suporte nutricional • Considerar o uso de uma sonda nasoenteral colocado no intestino delgado, se um distúrbio de motilidade gastrintestinal impedir a alimentação enteral • Monitorar a ingestão de lipídios • Monitorar os níveis de albumina, pré-albumina, transferrina, colesterol, triglicerídeos e glicose

(continua)

550 Parte 6 Sistema Respiratório

Quadro 27.4 Diretrizes interdependentes do cuidado para o paciente com síndrome do desconforto respiratório agudo. (*Continuação*)	
Resultados	**Intervenções**
Conforto prejudicado	

O paciente sente-se confortável na medida do possível, conforme se evidencia pela estabilidade dos sinais vitais ou cooperação com os tratamentos ou procedimentos	• Avaliar objetivamente o nível de conforto/dor usando uma escala de dor
	• Administrar analgesia e sedação conforme recomendadas com base na avaliação
	• Monitorar as respostas cardiorrespiratórias e a intensidade da dor do paciente aos fármacos administrados
	• Se o paciente estiver sob o efeito do bloqueador neuromuscular para facilitar o controle da ventilação:
	   ○ Usar um estimulador de nervo periférico para avaliar a paralisia química
	   ○ Administrar sedação e analgesia intravenosas contínuas ou conforme protocolo (a cada 1 a 2 horas)

Enfrentamento ineficaz	
O paciente mostra menos ansiedade	• Avaliar os sinais vitais durante os tratamentos, as conversas e outras situações • Administrar sedativos com critério • Solicitar o parecer do serviço social e da capelania, conforme a necessidade • Assegurar repouso e sono adequados
Ensino/planejamento de alta	
O paciente/pessoas significativas entendem os procedimentos e exames necessários ao tratamento	• Preparar o paciente/pessoas significativas para os procedimentos como broncoscopia, inserção de um cateter de artéria pulmonar, ou exames laboratoriais • Explicar as causas e os efeitos da SDRA e as complicações possíveis, inclusive sepse, volutrauma ou insuficiência renal
Pessoas significativas entendem a gravidade da doença, fazem perguntas pertinentes e antecipam complicações possíveis	• Estimular as pessoas significativas a fazer perguntas relativas ao ventilador, à fisiopatologia da SDRA, ao monitoramento e ao tratamento

mantendo-se as menores pressões das vias respiratórias, PEEP e volumes correntes possíveis pode ser assegurada com o uso das modalidades de ventilação mecânica que limitam a pressão.

A profilaxia ou redução da incidência de PAV pode ser conseguida com a utilização dos cateteres de aspiração "acoplados" (*in-line*). Estudos demonstraram que o uso dos tubos endotraqueais que permitem a remoção das secreções infraglóticas acumuladas reduziu a incidência de PAV. A sinusite também está associada à PAV. A enfermeira de cuidados intensivos precisa monitorar as secreções nasais e assegurar que os dispositivos (p. ex., tubos nasotraqueais ou de alimentação enteral) sejam retirados do nariz quando houver secreção. A higiene oral é um componente essencial à profilaxia da PAV, porque reduz a quantidade de microrganismos orais, que podem migrar para os pulmões. Estudos também demonstraram que a elevação da cabeceira do leito a 30° e a alimentação do paciente em estado crítico com um tubo pós-pilórico reduz microaspiração e PAV.

A imobilidade imposta pelo repouso ao leito, sedação ou paralisia química tem efeitos multissistêmicos. Muitos pacientes desenvolvem pneumonia nosocomial secundária às secreções acumuladas nas vias respiratórias e à atelectasia causada pela imobilidade; nestes casos, as bactérias têm acesso pelo tubo endotraqueal ou ao seu redor. Como foi descrito antes, a mudança frequente de posição do paciente, quando combinada com fisioterapia respiratória, ajuda a reduzir a estase das secreções e facilita sua remoção.

Trombose venosa profunda (TVP) e embolia pulmonar subsequente podem ser complicações fatais da imobilidade. Iniciar a profilaxia para TVP nas primeiras 48 horas da internação reduz o risco de ocorrer esta complicação. Heparina em dose baixa, meias elásticas graduadas, dispositivos de compressão pneumática externa, mobilização frequente e deambulação são medidas úteis para reduzir a incidência de TVP.

O processo de envelhecimento fisiológico aumenta a gravidade dos distúrbios metabólicos e das complicações da SDRA (Quadro 27.5).

Pacientes com SDRA podem necessitar de transporte para áreas situadas fora da unidade de tratamento intensivo para realizar procedimentos diagnósticos ou terapêuticos. Nesses casos, é necessário planejamento cuidadoso para assegurar que ele receba o mesmo nível de cuidados durante o procedimento. Esse é um processo multidisciplinar coordenado, que inclui enfermeira, fisioterapeuta respiratório, médico, perfusionista e equipe do departamento que receberá o paciente. O desprendimento do tubo endotraqueal ou da cânula de ECLS pode ser fatal. A enfermeira deve mapear o trajeto direto mais curto até o destino e assegurar que todos os profissionais e equipamentos necessários caibam no elevador, se o trajeto exigir transferência entre andares. Também é importante assegurar que todos os exames diagnósticos necessários sejam solicitados antes do transporte, de forma a reduzir o número de transferências.

Desfechos e conclusão

Os pacientes que sobrevivem às doenças que os levaram à condição crítica podem ser limitações significativas, tanto físicas quanto psicológicas. Alguns sobreviventes desenvolvem fibrose pulmonar com doença pulmonar crônica. Evidências recentes demonstraram que a ventilação mecânica – principalmente quando há distensão excessiva – pode contribuir para a patogenia da fibrose dos pacientes com SDRA.[34] Os sobreviventes podem desenvolver atrofia e fraqueza musculares significativas, que podem ter impacto profundo em sua reabilitação e desfechos a longo prazo. Um estudo com sobreviventes da SDRA demonstrou que, ao longo do acompanhamento por 3 meses, cerca de 40% dos pacientes tinham resultados positivos na triagem para

Quadro 27.5 Considerações para o paciente idoso.

Síndrome do desconforto respiratório agudo

- Pacientes de 65 anos ou mais têm risco elevado de acometimento simultâneo de vários sistemas, que reduz suas chances de recuperar-se da SDRA; por esta razão, a taxa de mortalidade é maior neste grupo
- Em razão da imunossupressão acentuada com o envelhecimento, os indivíduos idosos estão mais sujeitos a desenvolver infecções; por esta razão, as infecções hospitalares (p. ex., infecções urinárias e PAV) são mais comuns
- A instabilidade hemodinâmica agrava os distúrbios metabólicos que afetam a função renal já comprometida e, deste modo, predispõe este grupo à insuficiência renal
- Volume sistólico reduzido; possível doença arterial coronariana (DAC) ou aterosclerose, ou ambas; e hipertensão arterial sistólica e resistência vascular periférica elevada dificultam a recuperação hemodinâmica
- A redução da captação máxima de oxigênio associada aos volumes pulmonares reduzidos aumenta o risco dos indivíduos idosos de desenvolver lesão pulmonar associada ao ventilador
- A redução da massa muscular associada ao envelhecimento torna mais difícil a recuperação da imobilização prolongada. Por essa razão, os pacientes idosos com SDRA podem necessitar de reabilitação longa
- Edema periférico generalizado, exames invasivos repetidos e repouso prolongado ao leito – quando combinados com a redução da integridade da pele associada ao envelhecimento – aumentam o risco dos pacientes idosos de desenvolver úlceras de pressão e lesões cutâneas
- Os pacientes idosos com SDRA estão sujeitos a não receber a mesma qualidade e quantidade de tratamento e cuidados que os indivíduos mais jovens, em razão dos efeitos da discriminação por idade. A idade do paciente é um dos fatores a serem levados em consideração para prever os desfechos e o prognóstico, mas não é o único
- A incidência de comorbidades, especialmente diabetes melito não insulinodependente e DAC, aumenta com a idade. Pesquisas indicaram que as comorbidades aumentam o risco de morte dos pacientes com SDRA
- Com base nos desejos expressos antecipadamente, o paciente e seus familiares podem pedir que não sejam iniciadas (ou sejam interrompidas) as medidas de sustentação da vida. A experiência de vida ou a visão de risco do indivíduo acerca de uma doença prolongada com possibilidade de morte pode influenciar essa decisão e estes desejos devem ser respeitados

---

ansiedade generalizada – quase o dobro da população geral. Esses sintomas estavam associados às limitações da função física e aos níveis reduzidos de qualidade de vida relacionada com a saúde. As enfermeiras de cuidados intensivos podem influenciar não apenas a sobrevivência desses pacientes, como também seu nível funcional a longo prazo (se vierem a sobreviver) evitando complicações associadas à SDRA.

Desafios relacionados à aplicabilidade clínica

Estudo de caso

A.D., homem de 36 anos, foi internado no hospital para tratar pneumonia depois de gripe. Ele evoluiu para sepse com choque e foi transferido para a UTI.

Depois de chegar à UTI, o paciente entrou em insuficiência cardiorrespiratória, foi intubado e colocado em suporte vasoativo (0,04 unidade/minuto de vasopressina e 10 mcg/min de norepinefrina). O paciente teve vários episódios de baixa saturação de oxigênio, que exigiram uma FIO_2 de 1,00. Ele foi colocado em ventilação A/C a 20 respirações/minuto e volume corrente de 6 ℓ/kg com PEEP de 10 cmH_2O. A ausculta pulmonar era normal, sem estertores ou sibilos. A temperatura era de 38,4°C.

No transcorrer do dia, tornou-se difícil ventilar o paciente, que foi sedado com infusão de fentanila e propofol. Também foi necessário usar bloqueio neuromuscular com cisatracúrio para suprimir a dissincronia paciente-ventilador. Seu índice cardíaco era de 4,0, a frequência cardíaca de 120 batimentos/minuto, a pressão venosa central de 8 mmHg, a POAP de 10 mmHg e o índice de resistência vascular sistêmica de 900 dinas/s/m^2/cm^5. Os resultados da GA foram os seguintes: PaO_2 de 68 mmHg, $PaCO_2$ de 39 mmHg, pH de 7,36, HCO_3 de 18 mEq/ℓ e saturação de O_2 de 95,5%.

No dia seguinte, as condições do paciente continuaram a piorar, apesar da FIO_2 de 100%. Ele apresentou sibilação discreta a moderada bilateralmente na ausculta do tórax. As radiografias do tórax revelaram derrames bilaterais pequenos, mas estavam normais sob outros aspectos. A PaO_2 mantinha-se baixa a 50 mmHg. Amostras de sangue, escarro e urina foram enviadas ao laboratório para cultura. Antibióticos de espectro amplo foram administrados empiricamente. Como não houve melhora da GA e as pressões arteriais pulmonares continuavam a aumentar (47/16 mmHg), iniciou-se a administração de óxido nítrico a 10 ppm. A TC foi realizada e mostrou opacificação pulmonar bilateral. A.D. foi colocado em posição de decúbito ventral e houve melhora moderada da oxigenação. Antes da colocação em decúbito ventral, foi introduzida uma sonda nasoenteral para iniciar a nutrição enteral.

Três dias depois da internação, a FIO_2 continuava em 100%, o óxido nítrico ainda era administrado a 10 ppm e em posição de decúbito ventral, mas não havia melhora da oxigenação. A temperatura continuava alta (39,1°C) com leucometria de 12.000/mm^3. Todos os resultados das culturas foram negativos. A radiografia do tórax revelou opacidades brancas "felpudas" bilateralmente e lobo superior do pulmão direito opacificado. A broncoscopia foi realizada para examinar o lobo superior direito e muitas secreções foram removidas. Várias tentativas breves de recrutamento alveolar para expandir os pulmões foram realizadas e, como ainda não tinha havido melhora, A.D. foi colocado em ECLS.

Ao longo dos próximos dias, A.D. apresentou pequenas melhoras da oxigenação, mas ainda necessitava de suporte pleno com ECLS. Uma biopsia transbrônquica foi realizada e demonstrou DAD e pneumonia condensativa. Depois de 10 dias, o paciente melhorou e teve início o processo de desmame da ECLS.

Depois de quase quatro meses no hospital, o paciente recebeu alta domiciliar. Durante um exame de acompanhamento, observou-se que ele recuperou quase 60% de suas condições pré-internação. Seu teste de função pulmonar demonstrou limitação branda. A TC do tórax mostrou retrações e fibrose das áreas pulmonares superiores e médias e alguma bronquiectasia nas zonas pulmonares inferiores. Essas anormalidades foram interpretadas como lesão pulmonar induzida (adquirida) pelo ventilador, com lesão por estiramento das áreas médias e superiores e traumatismo das vias respiratórias das áreas inferiores.

1. Nos primeiros dias da evolução do paciente, quais sinais e sintomas indicavam que ele estivesse desenvolvendo SDRA?
2. A alimentação enteral foi iniciada precocemente para manter as condições do paciente. Quais são as outras medidas que a enfermeira deve defender para reduzir a incidência de complicações?
3. Qual é a evidência de que os BNM trazem benefícios positivos ao tratamento do paciente com SDRA?

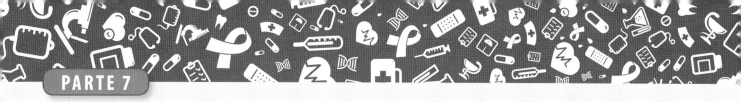

PARTE 7
Sistema Renal

28
Anatomia e Fisiologia do Sistema Renal

Kara Adams Snyder

Objetivos de aprendizagem

Com base no conteúdo deste capítulo, o leitor deverá ser capaz de:

1. Descrever o impacto do suprimento sanguíneo aferente e eferente sobre a função renal.
2. Discutir as estruturas formadoras do néfron: glomérulo, túbulo proximal, alça de Henle e túbulos distais e coletores.
3. Diferenciar as funções do néfron, incluindo filtração glomerular, transportes passivo e ativo e secreção tubular.
4. Comparar as pressões de líquido normais no néfron e como elas afetam a taxa de filtração glomerular.
5. Explicar a relação do hormônio antidiurético, da renina e da aldosterona com o controle hídrico pelos rins.
6. Explicar os mecanismos utilizados pelos rins para ajudar a efetuar a depuração das substâncias e a manter a homeostasia.
7. Descrever os papéis fisiológicos dos eletrólitos predominantes.

A cada contração do coração, os rins recebem 21% do débito cardíaco. Isso significa que aproximadamente 1,2 ℓ de sangue passa pelos rins por minuto, e a totalidade do volume sanguíneo do organismo é filtrada no rim 340 vezes/dia.[1] Com esse grande volume de sangue, os rins têm um papel dominante na filtração e um papel menor no metabolismo. Portanto, os rins apresentam grande exigência de pressão e uma necessidade relativamente menor de oxigênio. A regulação e a manutenção da concentração dos solutos no líquido extracelular (LEC) do organismo são as principais funções do rim. Os rins removem as escórias metabólicas e as concentrações excessivas dos constituintes e conservam as substâncias presentes em quantidades normais ou baixas.

Anatomia macroscópica do sistema renal

Os rins são órgãos em forma de feijão que se situam em uma posição retroperitoneal no abdome (Figura 28.1). Os rins são parcialmente protegidos pelo último par de costelas, com o rim direito um pouco mais baixo que o esquerdo por causa da localização do fígado. As glândulas suprarrenais, que são discutidas em maiores detalhes no Capítulo 42, sobrepõem-se ao polo superior do rim.

Os rins adultos têm aproximadamente 12 cm de comprimento, 6 cm de largura e 2,5 cm de espessura. O rim pesa cerca de 150 g e tem o tamanho de um punho cerrado. O tamanho e o peso dos rins são indicadores clinicamente valiosos no diagnóstico diferencial da insuficiência renal orientado por ultrassom (ver Capítulo 29).

Existem duas camadas distintas do rim: o córtex renal e a medula renal (Figura 28.2). O córtex renal é a porção externa do rim e possui duas regiões: a região cortical e a região justamedular "próxima à medula" (ver Figura 28.2). O córtex contém os glomérulos, os túbulos proximais, as alças corticais de Henle, os túbulos distais e os ductos coletores corticais. A camada interna, a medula, além das estruturas corticais, contém as pirâmides renais. O córtex renal recebe 90% do total do fluxo sanguíneo renal e apenas 5 a 10% alcançam a medula externa. As pirâmides contêm as alças medulares de Henle e as porções medulares dos ductos coletores, que se unem para formar um cálice menor. Os cálices menores se agrupam para formar um cálice maior. Os cálices renais unem-se ainda para se transformarem no conduto que direciona urina para dentro do ureter.

A urina sai do rim em um ângulo oblíquo por uma estrutura fibromuscular, o ureter. A peristalse ajuda a manter o fluxo da urina no ureter. O ureter penetra na bexiga na região do trígono. A região do trígono da bexiga é assim chamada em virtude das três estruturas que têm a forma de um triângulo: os dois ureteres e a uretra. As ações peristálticas no ureter e o ângulo de entrada na bexiga ajudam a evitar o refluxo de urina. A urina sai da bexiga através do orifício uretral, por meio da uretra. A uretra masculina mede aproximadamente 20 cm; a uretra feminina tem aproximadamente 3 a 5 cm de comprimento.[1] Na face medial de cada rim, existe uma endentação conhecida como hilo. É através dessa endentação que as artérias renais e nervos penetram e as veias renais, vasos linfáticos e ureteres saem (ver Figura 28.2). Os rins recebem seu

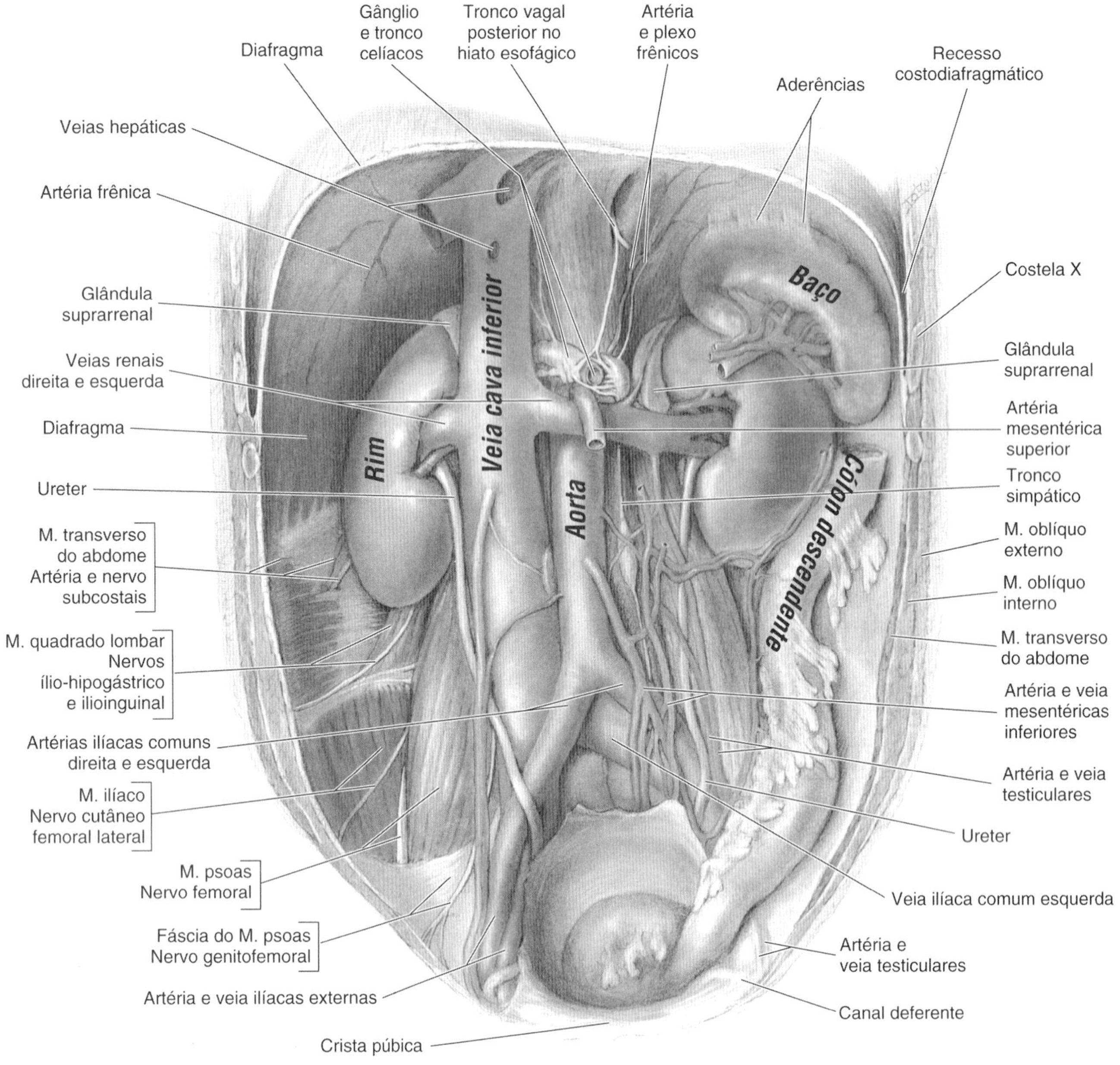

554 **Parte 7** Sistema Renal

Figura 28.1 Anatomia dos rins e do sistema urinário. (De Moore KL, Dalley AF, Agur AMR: Clinically Oriented Anatomy, 6th ed. Philadelphia, PA: Lippincott Williams & Wilkins, 2010, p 290.)

suprimento sanguíneo da artéria renal, um ramo da aorta descendente. A artéria renal divide-se em vários ramos menores e, por fim, em numerosas arteríolas aferentes (Figura 28.3). Cada arteríola aferente forma um tufo de capilares, conhecido como glomérulo, onde o sangue é filtrado. A arteríola eferente (que sai do glomérulo) ramifica-se para formar um segundo leito capilar, conhecido como capilares peritubulares (ver Figura 28.3). Os capilares peritubulares circundam a alça de Henle para reabsorver mais água e solutos, quando necessário, para a homeostasia. Reconectando-se, essa vasta rede de vasos retorna mais adiante para a circulação central pelas veias renais. O fluxo sanguíneo renal por unidade de peso é maior que o de qualquer outro órgão principal do corpo.

A taxa de filtração glomerular (TFG) é relativamente estável perante uma ampla faixa de pressão arterial. O conceito de "autorregulação" oferece ao rim tal estabilidade; as arteríolas aferentes ajustam seu diâmetro em resposta à pressão do sangue que chega a elas. Se a pressão arterial diminui, os músculos lisos das arteríolas aferentes relaxam, ocorre vasodilatação e a perfusão aumenta, mantendo, assim, a TFG em sua taxa normal. Em indivíduos saudáveis, a autorregulação mantém muito bem a homeostase quando a pressão arterial média varia entre 80 e 180 mmHg. Fora dessa taxa, a autorregulação é limitada e TFG é proporcional à perfusão renal. Por exemplo, se a pressão arterial sistêmica cai muito, como no choque, a TFG cairá até quase zero, produzindo assim a quase anúria.

Anatomia microscópica do sistema renal e fisiologia renal normal

A urina, o produto final da função renal, é formada a partir do sangue pela menor unidade do rim, o néfron (ver Figura 28.3). Cada rim humano consiste em aproximadamente 1 milhão de

Capítulo 28 Anatomia e Fisiologia do Sistema Renal **555**

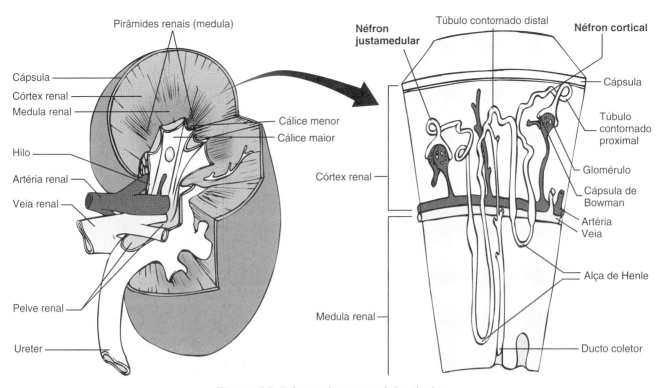

Figura 28.2 Anatomia macroscópica do rim.

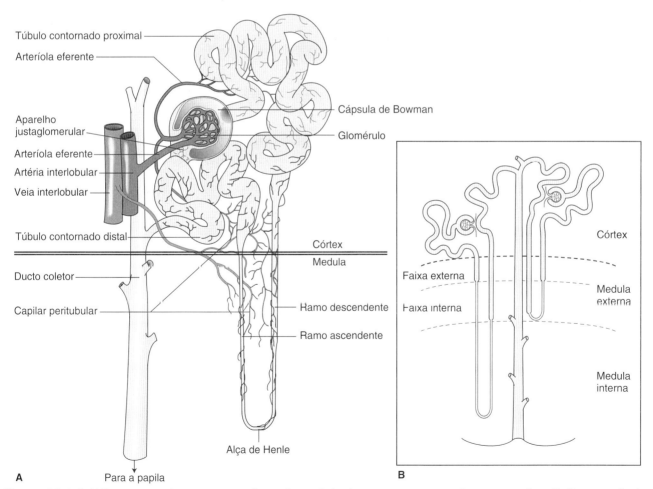

Figura 28.3 **A.** Néfron mostrando as estruturas glomerular e tubular, juntamente com o suprimento sanguíneo. **B.** Comparação das diferenças na localização das estruturas tubulares dos néfrons cortical e justamedular. (De Porth CM: Pathophysiology: Concepts of Altered Health States, 9th ed. Philadelphia, PA: Lippincott Williams & Wilkins, 2013, p 743.)

556 **Parte 7** Sistema Renal

néfrons, todos os quais funcionam de maneira idêntica (Tabela 28.1). Um néfron é composto de um glomérulo, um túbulo proximal, uma alça de Henle e um túbulo distal. Vários túbulos distais drenam para o ducto coletor.

Aproximadamente 80% do filtrado retornam à corrente sanguínea por reabsorção no túbulo proximal.[1] Em uma pessoa saudável, são reabsorvidos aqui toda a glicose e os aminoácidos filtrados; grande parte do sódio, cloreto, hidrogênio e outros eletrólitos; além do ácido úrico e ureia. As células do túbulo proximal também secretam substâncias (p. ex., alguns medicamentos, ácidos orgânicos e bases orgânicas) no filtrado.

Na alça de Henle, o filtrado (urina) torna-se altamente concentrado. Essa parte do néfron é composta de uma porção descendente de paredes finas e uma porção ascendente de paredes espessas. As alças de Henle pertencentes aos néfrons justamedulares mergulham na medula do rim, a qual contém um líquido intersticial altamente concentrado. A alta permeabilidade da porção descendente, juntamente com a alta concentração do líquido intersticial nesse ponto, faz com que a água se movimente por osmose do filtrado para o líquido intersticial. Isso torna o filtrado bastante concentrado no momento em que ele alcança o ramo ascendente da alça.

O ramo ascendente com paredes espessas é relativamente impermeável à água. Contém carreadores de íons que conduzem ativamente os íons cloreto para fora do filtrado, o que cria um gradiente eletroquímico que também "puxa" os íons sódio positivamente carregados para fora do filtrado. Essa saída de eletrólitos sem água torna, agora, o filtrado mais diluído que antes.

No túbulo distal, o sódio novamente é reabsorvido por transporte ativo, e o hidrogênio, o potássio e o ácido úrico podem ser adicionados à urina pela secreção tubular.

Os ductos coletores recebem o conteúdo de muitos túbulos distais. Nesse ponto, não há reabsorção nem secreção adicionais de eletrólitos. Na pessoa bem hidratada, também não há reabsorção adicional de água. A reabsorção de água sem reabsorção de eletrólitos pode acontecer nos ductos coletores sob o estímulo do hormônio antidiurético (ADH).

Aparelho justaglomerular

O néfron está disposto de modo que a porção inicial do túbulo distal se localize na junção das arteríolas aferente e eferente, que está muito próxima ao glomérulo. Aqui, as células da mácula densa do túbulo distal situam-se nas proximidades das células justaglomerulares da parede da arteríola aferente. Esses dois tipos de células (células justaglomerulares e da mácula densa) mais algumas células do tecido conjuntivo constituem o aparelho justaglomerular (Figura 28.4). As células justaglomerulares secretam renina, que inicia o sistema renina–angiotensina–aldosterona. Quando se percebe uma diminuição na concentração de cloreto de sódio, o tônus da arteríola aferente é reduzido (aumentando a pressão hidrostática na arteríola aferente) e as células justaglomerulares aumentam a liberação de renina. Dessa maneira, o aparelho justaglomerular ajuda a manter e promover a filtração glomerular.

Glomérulo

O glomérulo consiste em um tufo de capilares nutrido pela arteríola aferente e drenado pela arteríola eferente. A cápsula de Bowman cerca o glomérulo. A pressão hidrostática elevada na arteríola aferente provoca rápida filtração. O líquido que é filtrado dos capilares para essa cápsula flui, então, para o sistema tubular, o qual é dividido em quatro seções: o túbulo proximal,

Tabela 28.1 Funções do néfron.

Estrutura do néfron	Função	Concentração do filtrado ao longo do néfron
Glomérulo	Filtração livre do sangue através da cápsula de Bowman para produzir o filtrado As forças das pressões hidrostática e osmótica criam a pressão de filtração final	Isosmótica
Túbulo contornado proximal	Reabsorve sódio, potássio, cálcio, glicose, corpos cetônicos e aminoácidos por transporte ativo Reabsorve o cloreto e o bicarbonato por gradiente eletromecânico Reabsorve água por osmose Reabsorve a ureia por difusão	Isosmótica
Alça de Henle		
Ramo descendente delgado	Reabsorve sódio por transporte ativo Reabsorção adicional de cloreto por gradiente eletromecânico Reabsorve água por osmose Reabsorve ureia por difusão	Isosmótica
Ramo ascendente espesso	Reabsorve sódio e cloreto por transporte ativo Bloqueia a reabsorção de água no ramo ascendente espesso Reabsorve bicarbonato por gradiente eletromecânico	Hipo-osmótica
Túbulo distal	Reabsorve sódio por transporte ativo e aldosterona Reabsorve água por osmose Reabsorve fósforo, cloreto e bicarbonato por gradiente eletromecânico	Hipo-osmótica
Túbulo coletor	O hormônio antidiurético promove a reabsorção seletiva de água Secreta ou reabsorve os íons bicarbonato e hidrogênio para manter o pH Secreta íons potássio e hidrogênio, dependendo das necessidades corporais ou dos efeitos dos medicamentos Secreta creatinina Reabsorve ativamente o potássio	Depende das necessidades corporais de líquido

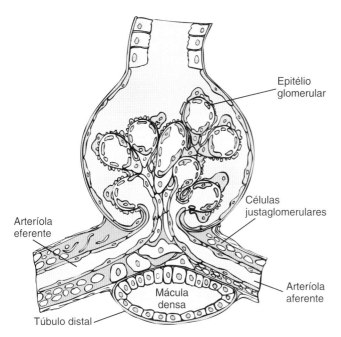

Figura 28.4 Aparelho justaglomerular. As células da mácula densa situam-se em estreita proximidade com as arteríolas aferente e eferente, o que ajuda a regular as funções do néfron.

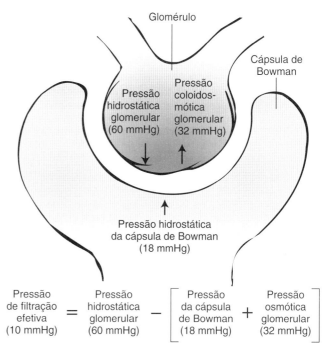

Figura 28.5 Interação das forças hidrostática e osmótica para a filtração glomerular na cápsula de Bowman.

a alça de Henle, o túbulo distal e o ducto coletor (ver Figura 28.3). A pressão hidrostática menor na circulação eferente permite a reabsorção. Grande parte da água e eletrólitos é reabsorvida no sangue nos capilares peritubulares que circundam as estruturas tubulares. Os produtos finais do metabolismo que restam nos túbulos passam para a urina.

A filtração glomerular é determinada pela pressão de filtração efetiva. As forças da pressão hidrostática e da pressão osmótica são os fatores principais. A pressão hidrostática é a pressão de propulsão ou "impulsionadora". A pressão osmótica é a pressão exercida pela água (ou por qualquer solvente) sobre uma membrana semipermeável quando ela tenta atravessar a membrana para uma área contendo mais moléculas que não podem atravessar a membrana semipermeável. Os poros no capilar glomerular o transformam em uma membrana semipermeável que permite a travessia de moléculas menores e água, mas que impede que moléculas maiores (p. ex., proteínas plasmáticas) a transpassem. As concentrações de proteína são os maiores fatores na determinação de uma pressão osmótica, e, por conseguinte, a pressão osmótica é frequentemente referida como pressão coloidosmótica. Quatro forças são consideradas quando se determina a filtração efetiva de líquidos (Figura 28.5).

A velocidade em que o filtrado é formado é a TFG. Os principais fatores clínicos que influenciam a TFG são a pressão hidrostática do sangue e a pressão osmótica do filtrado. A hipoproteinemia, como na inanição, diminui a pressão osmótica do filtrado e aumenta a TFG. A TFG diminui com a hipotensão grave por causa de uma queda na pressão hidrostática sanguínea, quando pode haver perda do controle autorregulador. Os outros fatores que diminuem a pressão hidrostática (e, portanto, a TFG) são a constrição da arteríola aferente e a estenose da artéria renal.

De 20 a 25% do débito cardíaco que se dirige para os rins em um adulto em repouso, cerca de 125 mℓ do filtrado são produzidos a cada minuto. Isso totaliza 180 ℓ/dia e é aproximadamente 4,5 vezes o volume total de líquido no organismo. Obviamente, nem todo esse filtrado pode ser excretado como urina. À medida que esse filtrado passa da cápsula de Bowman pelo restante dos néfrons, 178,5 ℓ são reabsorvidos pela corrente sanguínea e cerca de 1,5 ℓ/dia é excretado como urina. De maneira similar, nos níveis de glicose plasmática inferiores a 200 mg/dℓ, nenhuma glicose filtrada é encontrada na urina quando ela entra nos túbulos coletores. O volume e o conteúdo da urina constituem o resultado da reabsorção e secreção tubulares.

Túbulos

Reabsorção tubular

A reabsorção é realizada por transporte ativo, osmose e difusão. Ela ocorre em todas as partes do néfron quando as substâncias estão se movendo do lúmen para os capilares peritubulares.

▶ **Transporte ativo.** O transporte ativo envolve a ligação da molécula de uma substância a um carreador, que, então, agindo como uma bomba, move a molécula de um lado da membrana para o outro contra o gradiente de concentração dessa substância. Muitos processos de transporte ativo utilizam a bomba sódio–potássio. Por conseguinte, as pequenas exigências de oxigênio dos rins estão intimamente ligadas aos processos de transporte ativo que acontecem no néfron.

Nos néfrons, a reabsorção por transporte ativo remove as moléculas do filtrado (urina) de volta para a corrente sanguínea.

Como o transporte ativo envolve moléculas de transporte e trocas de energia, existe um limite superior para o número das moléculas de uma substância que podem ser transportadas em um momento. Esse limite máximo para as velocidades de reabsorção é chamado de $T_{máx}$. A glicose é um exemplo de uma molécula que aparece nas mesmas concentrações em que aparece no sangue. À medida que a glicose sérica se eleva, a glicose no filtrado também aumenta. Os túbulos renais

558 **Parte 7** Sistema Renal

reabsorvem a glicose do filtrado em velocidades cada vez mais rápidas, até que todos os mecanismos de transporte ativo dessa molécula estejam sendo utilizados. Nessa $T_{máx}$, aparece no filtrado uma quantidade de glicose maior que aquela que pode ser reabsorvida, e a glicose é excretada na urina. Esse "derramamento" de glicose na urina indica níveis séricos maiores que a $T_{máx}$.

▶ **Osmose.** O transporte ativo de sódio é responsável pela reabsorção osmótica da água do filtrado no túbulo proximal (e, mais adiante, no distal). A água é osmoticamente "puxada para fora" do líquido tubular. A água e o sódio difundem-se, então, para os capilares peritubulares e são devolvidos à corrente sanguínea. Esse movimento dos íons sódio positivamente carregados também cria um gradiente eletroquímico que puxa os íons de carga negativa (principalmente o cloreto) para fora do líquido tubular e de volta à corrente sanguínea.

▶ **Difusão.** A ureia é um exemplo de molécula que é reabsorvida por difusão. Sob as altas pressões nos capilares glomerulares, a ureia é filtrada. Nos túbulos, quando a água é reabsorvida na corrente sanguínea, a ureia a acompanha por difusão simples. Nenhuma permeabilidade seletiva evita seu retorno à corrente sanguínea, e não há necessidade de nenhum mecanismo de transporte. As taxas de reabsorção da ureia variam de 40 a 60% do volume filtrado e dependem integralmente das taxas de reabsorção de água.

■ **Secreção tubular**

A secreção envolve o transporte ativo e é realizada apenas pelas células tubulares distais. Muitas substâncias que são secretadas não existem naturalmente no corpo (p. ex., penicilina). As substâncias corporais de ocorrência natural que são secretadas incluem o ácido úrico, potássio e íons hidrogênio.

No túbulo distal, o transporte ativo de sódio utiliza um sistema de transporte que também está envolvido na secreção tubular de íons hidrogênio e potássio. Nessa relação, toda vez que o carreador transporta o sódio para fora do líquido tubular, ele também transporta um íon hidrogênio ou potássio para o líquido tubular em sua "viagem de retorno". Dessa maneira, para cada íon sódio reabsorvido, um íon hidrogênio ou potássio deve ser secretado, e vice-versa. A escolha do cátion a ser secretado depende da concentração desses íons (hidrogênio e potássio) no LEC.

Esse sistema de troca de cátions no túbulo distal ajuda a explicar parte das relações que esses eletrólitos têm entre si. Por exemplo, está claro por que um bloqueador da aldosterona pode provocar hiperpotassemia. O bloqueador da aldosterona reduz a reabsorção de sódio. Essa reabsorção reduzida de sódio também reduz a secreção tubular de hidrogênio ou potássio. O excesso de hidrogênio pode ser tamponado pelo bicarbonato, mas o potássio simplesmente aumenta até níveis acima do normal, levando à hiperpotassemia. De modo similar, o sistema de troca de cátions ajuda a explicar por que pode existir uma queda inicial no potássio plasmático na alcalose ou quando a acidose grave é terapeuticamente corrigida. Na acidose grave, os néfrons tentam compensar aumentando a secreção de íons hidrogênio. Entretanto, quando a acidose é terapeuticamente corrigida, os íons potássio são secretados. Outra preocupação é o deslocamento de potássio para as células. Quando os íons hidrogênio não precisam mais ser secretados, os íons potássio tornam-se a única troca para os íons sódio, levando, ao que se acredita, a uma redução no potássio plasmático.

Influências hormonais

Através da reabsorção do sódio e do "acompanhamento" passivo da água e cloreto, é possível fazer com que a urina tenha a mesma osmolalidade do sangue. Sob condições de desidratação, no entanto, a urina fica muito concentrada, ao passo que, se há um grande consumo de água, a urina fica mais diluída que o sangue. Essa regulação final da urina está sob a influência de três hormônios: o ADH, a renina e a aldosterona.

Hormônio antidiurético

Os osmorreceptores no hipotálamo são sensíveis à osmolalidade sérica. Durante a desidratação, quando a osmolalidade sérica se eleva, os osmorreceptores no hipotálamo respondem com o estímulo do hipotálamo à secreção de ADH, o que aumenta a permeabilidade das células dos túbulos coletores à água. Isso possibilita a reabsorção apenas de água (sem eletrólitos), o que, por sua vez, diminui a concentração do LEC. As alças de retroalimentação negativa regulam a secreção do ADH. Isso significa que a concentração do LEC volta ao normal, o estímulo à secreção do ADH desaparece, e sua secreção é interrompida.

Renina

Outro hormônio que influencia a concentração da urina é a renina. Quando a TFG cai por causa de desidratação ou perda sanguínea, o aparelho justaglomerular secreta renina.[2] Os níveis de sódio subnormais no filtrado também estimulam a secreção de renina. A renina converte a angiotensina, que é secretada pelo fígado, em angiotensina I. Por sua vez, as células dos capilares pulmonares convertem a angiotensina I em angiotensina II com a enzima conversora de angiotensina (ver Capítulo 42, Figura 42.9).

Aldosterona

A angiotensina II causa constrição da musculatura lisa que circunda as arteríolas. Isso aumenta a pressão arterial, o que aumenta a TFG. A angiotensina II também deflagra a secreção da aldosterona pelo córtex suprarrenal (ver Capítulo 42, Figura 42.9). A aldosterona é a terceira substância que influencia a osmolalidade urinária. Ao aumentar a reabsorção de sódio nas células do túbulo distal, a aldosterona provoca um aumento na reabsorção renal de água. Isso aumenta a pressão arterial e diminui a osmolalidade sérica. Ao mesmo tempo, o potássio é excretado na urina em troca da reabsorção de sódio. Portanto, a aldosterona também é secretada em resposta aos níveis séricos de potássio elevado e de sódio subnormal.

Funções do sistema renal

Depuração renal

Com base na discussão anterior, surge um importante conceito na função renal: a depuração (*clearance*). À medida que o filtrado se movimenta ao longo do néfron, ele contém uma grande proporção de produtos metabólicos finais. Esses produtos são removidos do sangue e deixam o corpo através da urina. De cada 125 mℓ de filtrado glomerular formados por minuto, cerca de metade, ou 60 mℓ, volta ao sangue sem ureia e aproximadamente metade é excretada com ureia. Em rins com funcionamento normal, 60 mℓ de plasma são depurados da ureia por minuto, assim como creatinina, ácido úrico, potássio, sulfato, fosfato, e assim por diante. É possível calcular a depuração renal com a coleta simultânea de amostras de urina e plasma. Dividindo-se a quantidade de substância encontrada em cada mililitro do plasma pela quantidade encontrada na urina, os mililitros depurados por minuto podem ser calculados e usados para testar a função renal.

Outros métodos para avaliar a função renal envolvem substâncias químicas que são conhecidas por serem apenas filtradas ou filtradas e secretadas. Por exemplo, a inulina, um polissacarídio, é apenas filtrada e não é absorvida nem secretada. Por conseguinte, a depuração de inulina fornece uma medida da filtração glomerular. A concentração de sódio na urina também pode servir como índice de saúde tubular em determinadas situações. Por exemplo, na insuficiência renal aguda, uma depuração aumentada de sódio pode indicar necrose tubular aguda. Assim, níveis sanguíneos acima do normal das substâncias filtradas (creatinina e outras escórias nitrogenadas) indicam uma queda na filtração glomerular e, portanto, na saúde do néfron.

Regulação

Além de excretarem as escórias nitrogenadas, como ureia e outros subprodutos do metabolismo, os rins ajudam a regular a concentração de eletrólitos e o pH do LEC (*i. e.*, o sangue e o líquido intersticial do corpo).

■ Concentração de eletrólitos

Os eletrólitos são substâncias que, quando em água, dissociam-se e se tornam eletricamente carregadas. Quando eletricamente carregadas, a solução é capaz de transportar uma corrente elétrica. Os eletrólitos de carga positiva são cátions; os eletrólitos de carga negativa são ânions.

Apesar da fisiologia complexa associada aos eletrólitos, os eletrólitos possuem quatro funções principais na homeostasia:

1. Metabolismo celular e contribuição para as estruturas corporais.
2. Facilitação do movimento da água entre os compartimentos orgânicos.
3. Auxílio na manutenção do equilíbrio acidobásico.
4. Manutenção e produção dos potenciais de membrana nas células nervosas e musculares.

As funções dos eletrólitos individuais são mostradas na Tabela 28.2. Para que as funções normais aconteçam, a concentração dos eletrólitos deve ser cuidadosamente mantida. A energia, comumente na forma de trifosfato de adenosina, é frequentemente necessária para manter esse equilíbrio. Conforme descrito anteriormente neste capítulo, os rins desempenham um papel primordial no equilíbrio eletrolítico. Além de sua perda na urina, os eletrólitos são perdidos no sistema digestório, nas fezes e no vômito, e pela pele, no suor.

▶ **Sódio.** Os rins, com influência de aldosterona e ADH, cuidadosamente regulam o balanço de sódio. A regulação ocorre principalmente por meio da reabsorção (ou excreção) no túbulo proximal sob a influência da aldosterona.

▶ **Potássio.** Embora algum potássio possa ser perdido no suor e nas fezes, os rins excretam aproximadamente 80 a 90% do potássio perdido pelo organismo. Nos casos de hiperpotassemia, a liberação de aldosterona facilita a excreção de potássio aumentada. O potássio também contribui para a regulação acidobásica pela troca celular com íons hidrogênio.

▶ **Cloreto.** O cloreto é o ânion extracelular mais abundante. Negativamente carregado, o cloreto acompanha passivamente o sódio de carga elétrica positiva para manter a eletroneutralidade. Uma grande quantidade de cloreto também é encontrada nas células da mucosa gástrica na forma de ácido clorídrico.

Tabela 28.2 Funções dos eletrólitos.

Eletrólito	Faixa normal	Funções
Sódio (Na^+)	135 a 145 mEq/ℓ	Exerce osmolalidade extracelular, regulando, assim, o movimento dos líquidos corporais Facilita os impulsos nervosos por transporte ativo e bomba sódio–potássio
Potássio (K^+)	3,5 a 5 mEq/ℓ	Mantém a condução do impulso nervoso no coração Promove a função do músculo esquelético Desempenha pequeno papel na regulação osmótica Ajuda na regulação acidobásica
Cloreto (Cl^-)	100 a 110 mEq/ℓ	Mantém a eletroneutralidade seguindo passivamente os íons de carga elétrica positiva Ajuda a regular as diferenças de pressão osmótica entre os compartimentos dos líquidos intracelular e extracelular Regula o equilíbrio hídrico corporal com sódio Combina-se com o H^+ nas células da mucosa gástrica para formar ácido clorídrico
Cálcio (Ca^{2+})	8,5 a 10,0 mg/dℓ (total) 4,4 a 5,4 mg/dℓ (ionizado)	Principal componente estrutural dos ossos e dos dentes Desempenha importante papel na coagulação sanguínea Promove a contração muscular e a transmissão do impulso nervoso Diminui a irritabilidade neuromuscular
Fósforo (PO_4^-)	2,5 a 4,5 mg/dℓ	Componente estrutural dos ossos e dentes Ajuda a manter o equilíbrio acidobásico Produção de energia (trifosfato de adenosina) Liberação de oxigênio aos tecidos como componente do 2,3-DPG
Magnésio (Mg^{2+})	1,8 a 2,5 mEq/ℓ	Assegura o transporte transmembrana de sódio e potássio na bomba sódio–potássio Promove a excitabilidade neuromuscular Desempenha importante papel na contração cardíaca Facilita a transmissão de impulsos no sistema nervoso central Parte de muitas reações enzimáticas para o metabolismo dos carboidratos e das proteínas

▶ **Cálcio.** O cálcio possui papéis tanto estruturais quanto funcionais na homeostasia. Diferentemente de outros eletrólitos, o cálcio é absorvido do intestino delgado sob a influência da vitamina D, e o restante do cálcio ingerido se perde nas fezes. A excreção também ocorre no túbulo contornado proximal dos rins.

Uma baixa concentração de cálcio estimula a liberação de paratormônio (PTH) das glândulas paratireóideas. O PTH facilita o deslocamento do cálcio em sua forma sólida (fosfato de cálcio, encontrado nos ossos) para sua forma ionizada. O PTH também aumenta o cálcio absorvido no intestino sinalizando os rins para ativar a vitamina D. A reabsorção do cálcio nos túbulos renais também é aumentada sob a influência do PTH. A calcitonina, secretada pela glândula tireoide, é outro hormônio que desempenha um papel comparativamente pequeno na regulação do cálcio. A calcitonina age em oposição ao PTH em um esforço para reduzir os níveis plasmáticos de cálcio.

▶ **Fósforo.** O PTH regula o fósforo, com efeitos diretamente opostos àqueles do cálcio. O PTH causa aumento na concentração plasmática de cálcio e promove a excreção do fósforo. O PTH também leva à liberação de fósforo nos ossos e o desloca para o LEC. Presumivelmente, isso provocaria um aumento no fósforo; no entanto, o PTH também diminui o transporte de íons fosfato pelos túbulos renais, de modo que mais íons fosfato se perdem na urina.

▶ **Magnésio.** O magnésio entra no transporte transmembrana de sódio e potássio na bomba sódio–potássio. Ele também desempenha um papel nas reações enzimáticas para o metabolismo dos carboidratos e das proteínas. Com frequência, as reações que exigem o cálcio precisam também de magnésio.

▶ **pH.** Se os tampões respiratórios para a regulação do pH forem insuficientes, os rins começam então a atuar, embora muito mais lentamente que os pulmões. Embora o controle respiratório do dióxido de carbono e, por conseguinte, dos níveis de íons hidrogênio possa levar apenas alguns segundos para ser alcançado, podem transcorrer 48 a 72 horas antes que o sistema renal possa modificar significativamente o equilíbrio acidobásico sérico.

A alcalose acontece em consequência de muito poucos íons hidrogênio ou muitos íons bicarbonato. Para compensar, o corpo deve conservar os íons hidrogênio. Na compensação renal da alcalose, a reabsorção tubular dos íons hidrogênio é aumentada e a secreção é diminuída. Isso aumenta a concentração do íon hidrogênio do LEC e, portanto, diminui a alcalose.

A acidose acontece quando há muitos íons hidrogênio e muito poucos íons bicarbonato. Para compensar, o corpo deve secretar íons hidrogênio. A compensação renal da acidose envolve um aumento na secreção de íons hidrogênio pelas células tubulares, principalmente nas células tubulares distais. Nesse caso, os íons bicarbonato e sódio estão sendo continuamente filtrados do glomérulo. Da mesma forma, a secreção de íons hidrogênio pelas células tubulares distais causa um aumento na reabsorção de sódio. Essa reabsorção de sódio pode aumentar a reabsorção de bicarbonato por meios eletroquímicos. Por conseguinte, à medida que os íons hidrogênio estão sendo eliminados do LEC, os íons bicarbonato e sódio estão sendo acrescentados a ele. Ambos servem para diminuir a acidose (Figura 28.6).

A urina pode ser acidificada (por secreção de íons hidrogênio) apenas até um nível de pH de 4,0 a 4,5. Se a secreção tubular de íons hidrogênio consistisse no único mecanismo em operação, apenas alguns íons hidrogênio poderiam ser secretados antes que o nível crítico de desligamento de 4,0 fosse alcançado. Isso ocorreria porque o hidrogênio se combinaria ao cloreto urinário para formar ácido clorídrico. Uma quantidade não muito grande dessas moléculas de ácido clorídrico forte é necessária para fazer com que o pH urinário alcance 4,0. A formação de ácido clorídrico interromperia, então, a secreção tubular de íons hidrogênio antes que pudesse ser obtida a compensação suficiente da acidose. Isso não acontece porque as células tubulares desaminam determinados aminoácidos e secretam o componente nitrogenado como amônia. Essa amônia combina-se ao hidrogênio na urina para formar amônio. Como as membranas tubulares não são permeáveis ao amônio, grande parte é secretada sob essa forma. Alguma amônia combina-se ao cloreto para formar o cloreto de amônio.

Equilíbrio hídrico

O corpo contém cerca de 60% de água na maioria dos indivíduos. Essa porcentagem pode variar de 50 a 70%, dependendo do conteúdo de gordura da pessoa. O tecido adiposo tem um teor muito baixo de água, e, por conseguinte, os indivíduos com mais gordura apresentam menor porcentagem de água em relação ao peso corporal.

A água encontra-se distribuída entre os dois principais compartimentos do corpo: o líquido intracelular (LIC) e o LEC. O LIC refere-se ao volume dentro da célula e constitui cerca de dois terços da água corporal total ou cerca de 40% do peso corporal. O LEC representa o terço restante da água corporal, ou seja, cerca de 20% do peso corporal. A solução contém principalmente cloreto de sódio e bicarbonato. A Figura 28.7 ilustra os diferentes compartimentos da água corporal.

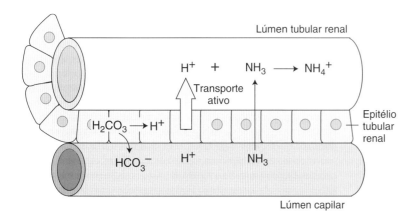

Figura 28.6 Compensação renal da acidose. O hidrogênio (H^+) é movido do sangue para o filtrado por transporte ativo e sai na urina como amônio (NH_4^+). H_2CO_3, ácido carbônico; HCO_3^-, bicarbonato; NH_3, amônia.

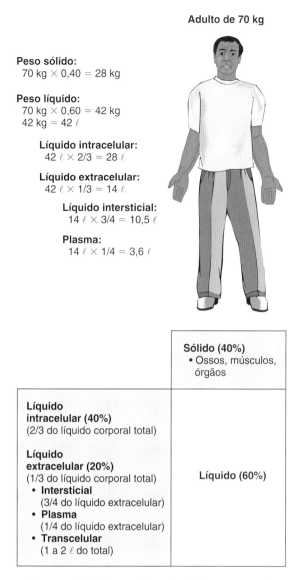

Figura 28.7 Compartimentos da água corporal.

Existem três subcompartimentos no LEC: o LIS, o plasma e o líquido transcelular. O LIS circunda as células, mas não circula. Esse subcompartimento representa cerca de três quartos do LEC. O segundo subcompartimento do LEC é o plasma, que circula como componente extracelular do sangue. O plasma responde por cerca de um quarto do LEC.

O terceiro subcompartimento do LEC é denominado líquido transcelular. Esse líquido não está no plasma nem no interstício; na verdade, é o líquido que compõe os sucos digestivos, o líquido cefalorraquidiano, o líquido sinovial, o líquido pericárdico e o muco. Apesar de o líquido transcelular corresponder apenas a cerca de 1 a 2 ℓ do total, ele desempenha um papel muito importante na homeostasia. O líquido transcelular ajuda a amortecer o coração a cada batida, torna o movimento das articulações suave, transporta o oxigênio e a glicose de importância crítica ao cérebro e remove bactérias e antígenos do trato respiratório.

Existe um constante movimento de água entre os compartimentos corporais. Por exemplo, em doenças nas quais existe falta de pressão oncótica do plasma (p. ex., doença hepática), pode haver movimento excessivo de líquido do plasma para o interstício. A linfa para recirculação reabsorve LIS adicional; todavia, o volume que o sistema linfático é capaz de suportar torna-se sobrepujado. Em consequência, ocorre formação de edema. Durante os eventos de desidratação, as influências hormonais são recrutadas para acrescentar quantidades adicionais de LIC, LIS e água transcelular para o plasma, a fim de manter o volume circulante efetivo.

Vários fatores podem influenciar a água corporal. A água corporal, que se move entre os compartimentos, é regulada por certos hormônios, como o ADH, a aldosterona e o peptídio natriurético atrial. Diariamente, ocorre uma perda aproximada de 2,5 ℓ de água através das funções corporais normais, como micção, defecação, respiração e sudorese. Essa perda de volume de água precisa ser reposta. Com o processo do envelhecimento, há diminuição da água corporal total devido à mudança da razão entre músculo e gordura. Com o aumento da gordura, a água corporal total diminui. Essa alteração fisiológica é responsável, em parte, pela propensão do indivíduo idoso à desidratação.

Outras funções renais

As células intersticiais renais (não os néfrons) sintetizam e secretam dois hormônios, o calcitriol (vitamina D) e a eritropoetina, cujas ações não estão relacionadas com a formação de urina. O calcitriol é um hormônio que aumenta a concentração plasmática de cálcio ao aumentar a absorção intestinal de cálcio, promover a reabsorção óssea e estimular a reabsorção tubular renal do cálcio. A eritropoetina é um hormônio glicoproteico que estimula a medula óssea a produzir eritrócitos. Qualquer processo que diminua o conteúdo de oxigênio no sangue, como sangramento ou hipoxemia, é percebido pelo rim e inicia a liberação de eritropoetina. Isso aumenta o conteúdo arterial de oxigênio necessário para manter a integridade celular.

Os rins também ativam a vitamina D. A vitamina D, ingerida com os alimentos, é absorvida de forma inerte. Os rins ativam vitamina D, de modo a auxiliar a absorção do cálcio, que ocorre no intestino. Conforme discutido anteriormente neste capítulo, o cálcio desempenha muitas funções. Se houver insuficiência renal, verifica-se uma acentuada redução da vitamina D, com biodisponibilidade subsequente de cálcio, expondo o paciente ao risco de doença óssea (como osteoporose) e sangramento.

Desafios relacionados à aplicabilidade clínica

Questões rápidas

1. O Sr. J. foi admitido na Unidade de Terapia Intensiva após um acidente em veículo automotor. Além de suas lesões, apresenta evidências de desidratação e hipotensão. Quando um paciente está desidratado, a urina fica bastante concentrada. A regulação final da urina está sob influência de três hormônios. Quais são esses hormônios e quais são suas funções?
2. A Sra. L. está sob cuidados na Unidade de Terapia Intensiva. Seus valores laboratoriais indicam baixo nível de potássio. Qual é o nível normal de potássio e qual seu papel no organismo?
3. A Sra. L. pesa 65 kg. Quais são os pesos de seus líquidos intra- e extracelular?

29
Avaliação do Paciente | Sistema Renal

Kara Adams Snyder

Objetivos de aprendizagem

Com base no conteúdo deste capítulo, o leitor deverá ser capaz de:

1. Elaborar um roteiro para a coleta de dados sobre a história e o exame físico para a avaliação de pacientes com distúrbios renais e desequilíbrio hidreletrolítico.
2. Descrever os exames sanguíneos diagnósticos e laboratoriais usados para avaliar o estado renal e os eletrólitos.
3. Discutir os métodos de avaliação do equilíbrio hídrico.

A avaliação do sistema renal envolve determinar como os rins realizam suas várias funções. Isso também inclui reunir informações sobre outros sistemas. Um exame minucioso da história e dos achados físicos, juntamente com a interpretação dos resultados dos exames laboratoriais e diagnósticos, pode fornecer indícios iniciais para o diagnóstico dos distúrbios do desequilíbrio da água e do volume e de outras complicações de disfunção renal no paciente criticamente doente.

História

A história do paciente fornece importantes informações que ajudam a determinar a causa, a gravidade, o tratamento e o controle da disfunção renal. Consiste em reunir as informações sobre a doença atual, história patológica pregressa, história familiar, história pessoal e história social. Uma boa história pode ajudar a descobrir condições clínicas que podem predispor os pacientes a lesões renais agudas ou crônicas e a distúrbios hidreletrolíticos. Além disso, as informações relevantes sobre o estado de outros sistemas corporais são reunidas através de uma revisão dos sistemas. O Quadro 29.1 apresenta um roteiro de avaliação renal.

Exame físico

O exame físico fornece dados objetivos que são empregados para enriquecer e esclarecer a história. A enfermeira começa o exame físico com a observação da aparência geral do paciente, incluindo expressão facial, altura e peso, posição no leito, arrumação, higiene pessoal e sinais de angústia. A enfermeira observa o nível de responsividade, cognição e interação do paciente com as pessoas, incluindo as respostas positivas, negativas ou incomuns.

Como os pacientes com problemas renais comumente apresentam problemas significativos com o equilíbrio hidreletrolítico, a enfermeira avalia o estado volumétrico do paciente durante o exame. A enfermeira pode começar verificando os sinais vitais. Deve-se dispensar uma atenção particular para a pressão arterial, observando a pressão diferencial e a presença de pulso paradoxal positivo. A elevação da temperatura pode indicar infecção.

Durante o exame físico, a enfermeira inspeciona a pele dos membros e do tronco quanto a coloração e evidência de escoriação, equimose ou sangramento; palpa para avaliar umidade, ressecamento, temperatura (usando a parte posterior dos dedos) e edema; e verifica a mobilidade e o turgor elevando uma prega da pele e observando a facilidade (mobilidade) e velocidade do retorno à posição anterior (turgor). Para avaliar ainda mais a hidratação, a enfermeira inspeciona a língua e as mucosas na boca e observa se há acúmulo de saliva sob a língua. Uma avaliação adicional do volume é efetuada com o exame do pescoço, uma vez que a enfermeira observa se há distensão da veia jugular e determina a necessidade de medir a pressão venosa jugular.

As regiões anterior e posterior do tórax são inspecionadas quanto a frequência, ritmo, profundidade e esforço respiratórios. Observam-se as deformidades do tórax, o formato deste ou o abaulamento dos espaços intercostais durante a expiração. A área precordial é observada e palpada para elevações, pulsações e frêmitos. A enfermeira ausculta a frequência e o ritmo cardíacos, bulhas cardíacas extras, sopros, estalidos e atrito pericárdico. Com frequência, a sobrecarga hídrica resulta na presença de uma terceira ou quarta bulha cardíaca.

A enfermeira ausculta os campos pulmonares anteriores e posteriores, observando as características do murmúrio vesicular e a presença de sons respiratórios adventícios (estertores, sibilos, atritos) que podem indicar sobrecarga de volume.

Depois de auscultar a parte posterior do tórax, a enfermeira avalia a sensibilidade do rim. Primeiro, a enfermeira coloca uma das mãos sobre o ângulo costovertebral (ACV) posterior. Depois, usando o punho da outra mão, ela percute suavemente o ACV (Figura 29.1) e observa se o paciente apresenta desconforto, que é descrito como punho-percussão positiva.

A enfermeira inspeciona o abdome e, depois, ausculta os sons intestinais. Além de auscultar os sons intestinais, a enfermeira ausculta as artérias renais para sopros colocando o estetoscópio acima e à esquerda e à direita do umbigo (Figura 29.2). Um sopro é um som anormal que se assemelha a um ruído de assopro ou esguicho, semelhante ao som de um *sopro* cardíaco. A presença de um sopro renal pode indicar estenose da artéria renal, o que significa que pode haver fluxo sanguíneo diminuído para o rim. Esse fluxo sanguíneo diminuído pode resultar em disfunção renal aguda ou crônica.

Em seguida, a enfermeira percute e palpa o abdome, palpando, depois, a borda hepática para determinar aumento. Se houver suspeita de ascite, a enfermeira mede a circunferência abdominal e pode verificar quanto a onda de líquido ou deslocamento da submacicez. Durante o exame abdominal, os rins direito e esquerdo são palpados colocando uma das mãos sob o flanco do paciente e, com a outra, examinando o quadrante logo abaixo da borda costal, na linha clavicular média (Figura 29.3). O rim normalmente não é palpável,

Quadro 29.1 História de saúde na avaliação renal.

Queixa principal
- Descrição do problema pelo paciente

História da doença atual
- Análise completa dos seguintes sinais e sintomas (utilizando o formato NOPQRST; ver Capítulo 17, Quadro 17.1)
  - Polaciúria
  - Urgência
  - Hesitação
  - Queimação
  - Disúria
  - Hematúria
  - Incontinência
  - Dor lombar
  - Dor à micção
  - Mudança na coloração, no odor ou no volume de urina
  - Sede
  - Mudança no peso
  - Edema

História patológica pregressa
- História pré-natal relevante e imunizações: prematuridade; uso pré-natal de inibidores da enzima conversora de angiotensina, bloqueadores dos receptores de angiotensina ou anti-inflamatórios não esteroides (AINE; p. ex., ibuprofeno); assegurar vacinação pré-natal contra rubéola; triagem para citomegalovírus ou toxoplasmose
- Problemas clínicos agudos e crônicos anteriores, incluindo tratamentos e hospitalizações: insuficiência renal; cálculos renais, câncer renal; glomerulonefrite; granulomatose de Wegener; doença renal policística; diálise, incluindo tipo, frequência e duração; infecções urinárias; lúpus eritematoso sistêmico; anemia falciforme; câncer; AIDS; hepatite C; insuficiência cardíaca; diabetes; hipertensão
- Fatores de risco: idade, traumatismo, uso maciço de ibuprofeno, naproxeno ou paracetamol; uso de heroína ou cocaína
- Cirurgias anteriores: transplante renal, colocação de fístula para diálise
- Exames diagnósticos e intervenções pregressas: exame de urina, cistoscopia, pielografia intravenosa, ultrassonografia dos rins, biopsia renal, ressonância magnética, exames diagnósticos que utilizaram meios de contraste
- Medicamentos: diuréticos, aminoglicosídios, antibióticos, AINE
- Alergias e reações: meios de contraste radiográficos
- Transfusões

História familiar
- Estado de saúde ou causa de morte dos pais e irmãos: hereditariedade, nefrite, doença renal policística, diabetes, hipertensão arterial

Histórias pessoal e social
- Tabagismo, etilismo e uso de substâncias psicoativas
- Composição familiar
- Ocupação e ambiente no trabalho: exposição a substâncias nefrotóxicas, como ácidos orgânicos, pesticidas, chumbo, mercúrio
- Ambiente de vida: exposição a substâncias nefrotóxicas, como ácidos orgânicos, pesticidas, chumbo e mercúrio
- Dieta, consumo de sal, ingesta de líquidos

Revisão dos sistemas
- Pele: ressecamento, prurido
- HEENT (*head, eyes, ears, nose and throat*/cabeça, olhos, orelhas, narinas e garganta): edema periorbitário
- Neurológico: dormência, formigamento, queimação, tremores, perda da memória
- Musculoesquelético: rabdomiólise, fraqueza muscular

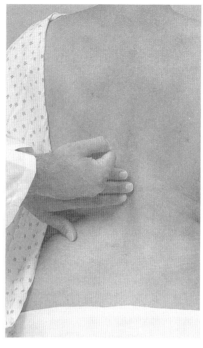

Figura 29.1 Avaliação de dor à percussão do ângulo costovertebral (ACV). (De Bickley LS: Bates' Guide to Physical Examination, 11th ed. Philadelphia, PA: Lippincott Williams & Wilkins, 2013, p 464.)

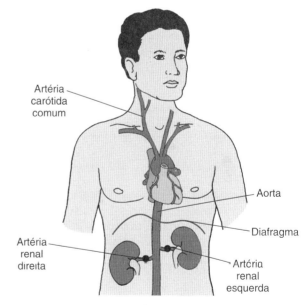

Figura 29.2 Locais para a ausculta de sopros renais.

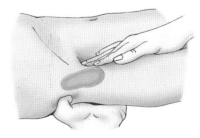

Figura 29.3 Palpação do rim direito e rim esquerdo. (Adaptada de Weber J, Kelley J: Health Assessment in Nursing, 5th ed. Philadelphia, PA: Lippincott Williams & Wilkins, 2014, p 620.)

564 Parte 7 Sistema Renal

embora um rim aumentado possa ser palpável; o aumento pode ser causado por cisto, tumor ou hidronefrose. Quando indicado pela história, a enfermeira pode palpar e percutir a bexiga. A bexiga não pode ser palpada, a não ser que esteja distendida acima da sínfise púbica. Quando palpada, a cúpula da bexiga distendida apresenta-se lisa e redonda. Para a palpação e a percussão da bexiga, a enfermeira começa da sínfise púbica e move-se para cima e para fora, para avaliar o tamanho da bexiga. Uma bexiga repleta é surda à percussão.

Se o paciente corre risco de excesso de volume vascular, a enfermeira pesquisa se há hipertensão; edema pulmonar; estertores; veias do pescoço ingurgitadas e elevadas; congestão e aumento hepáticos; insuficiência cardíaca; e dispneia. Os sinais e sintomas relacionados com o excesso de volume extravascular incluem edema depressível dos pés, tornozelos, mãos e dedos; edema periorbitário; edema sacral; e ascite. A Tabela 29.1 apresenta uma escala utilizada para o registro dos níveis de edema depressível.

Quando examina os membros, a enfermeira pode verificar as características dos pulsos periféricos; observar se há tremores; testar para parestesias, dormência e fraqueza; e palpar as unhas das mãos e dos pés, verificando a coloração, o formato e o tempo de enchimento capilar.

Se o paciente apresenta enxerto ou fístula arteriovenosa para a diálise, a enfermeira o avalia quanto à perviedade e à circulação adequada no membro na parte distal ao acesso. Palpar frêmito e auscultar um sopro ajuda a avaliar a permeabilidade do enxerto. Se o exame revela uma mudança, o médico deve ser notificado com urgência, porque o enxerto pode ser preservado por meio de intervenção radiológica ou cirúrgica. Se o paciente possui acesso a diálise temporária, o local de saída é inspecionado quanto a sinais de inflamação ou infecção. Com frequência, os lumens do acesso temporário apresentam altas doses de heparina para manter a perviedade, de modo que a lavagem ou o uso de dispositivo são esclarecidos com o médico ou a enfermeira especialista antes de qualquer manipulação ou uso de cateter.

Os pacientes com comprometimento renal podem estar em risco para hipocalcemia, hipomagnesemia ou ambas. O exame físico dessas alterações eletrolíticas pode ser realizado verificando-se os sinais de Chvostek e de Trousseau. O sinal de Chvostek acontece quando há irritabilidade facial depois da percussão do nervo facial anterior ao meato acústico com o dedo. O sinal de Trousseau ocorre quando existe espasmo das mãos e pés (espasmo carpopedal) em resposta à compressão do braço (p. ex., efeito semelhante ao manguito de pressão arterial).

Durante a história e o exame, a enfermeira de cuidados críticos observa o nível de consciência do paciente e seu estado mental. Quando forem necessários mais dados, a enfermeira pode utilizar instrumentos como a Escala de Coma de Glasgow e o Exame Mental Simplificado de Folstein (*Folstein Mini-Mental Examination*).

Tabela 29.1 Avaliação do edema depressível.

Escala	Descrição	Profundidade da endentação (em mm)	Retorno ao estado basal
1+	Vestigial	2 ou menos	Retorna ao normal rapidamente
2+	Leve	4	Menos de 30 s
3+	Moderado	6	1 a 2 min
4+	Grave	8	2 min ou mais

Avaliação da função renal

Exames laboratoriais

■ Exames de urina

▶ **Urinálise.** A enfermeira inspeciona a urina quanto a coloração, transparência e odor. Normalmente, a urina é transparente e amarela ou cor de palha, e tem odor de amônia. Alterações nas características da urina podem indicar insuficiência renal, infecção, excreção de medicamentos ou compensação do rim para o desequilíbrio homeostático sistêmico. A urina turva pode indicar infecção, enquanto a urina muito transparente e incolor pode ser um sinal de diurese, quer induzida por meios farmacológicos, que por diabetes insípido.[1] O sangue na urina pode aparecer vermelho vivo ou marrom-escuro. Se a hematúria estiver presente, avaliação adicional e acompanhamento com especialistas podem ser considerados para investigar neoplasia maligna.[2] A urinálise é usada para identificar mais especificamente os componentes da urina. A Tabela 29.2 fornece um resumo dos componentes da urinálise.

▶ **Volume urinário.** A diferença entre a quantidade de sangue filtrada pelos rins, ou taxa de filtração glomerular (TFG) (ver Capítulo 28), e a quantidade de água reabsorvida determina o volume da urina. Um paciente com função renal normal filtra 180 ℓ diariamente e deve reabsorver aproximadamente 179 ℓ. Isso equivale grosseiramente a mais de 99% do volume filtrado. Os pacientes com doença e comprometimento renal podem, na realidade, excretar uma quantidade apropriada de urina. Por exemplo, um paciente com doença renal grave pode ter uma TFG de 10 ℓ, filtrar ainda 1 ℓ, ou reabsorver 90%. Dessa maneira, o volume urinário tem pouca importância diagnóstica nesse quadro. Entretanto, o volume urinário é importante no contexto da anúria aguda. Na anúria aguda, um paciente pode gerar o volume normal e experimentar uma alteração súbita de padrão. As causas da anúria aguda incluem o seguinte:

- Obstrução bilateral completa (*i. e.*, síndrome compartimental abdominal)
- Glomerulonefrite
- Oclusão vascular bilateral.

As tendências de produção da urina, no entanto, podem fornecer indícios importantes na avaliação de importantes respostas compensatórias do corpo, como na hipovolemia. O corpo inicia o sistema renina–angiotensina–aldosterona para manter o equilíbrio hídrico fundamental (ver Capítulo 28).

▶ **pH urinário.** O pH urinário é normalmente ácido, com uma faixa entre 5,0 e 6,5, dependendo principalmente da ingesta nutricional. Os rins desempenham um enorme papel no equilíbrio acidobásico (ver Capítulo 28). Clinicamente, o pH urinário é importante em dois quadros. Em primeiro lugar, um pH urinário alcalino (acima de 7,5) sugere infecção urinária. Em segundo lugar, um pH baixo ou ácido indica que o rim pode ser compensador para uma acidose sérica. Do ponto de vista fisiológico, nesse estado, os rins reabsorvem mais bicarbonato e excretam mais íons hidrogênio para tamponar a acidose sérica. A urina torna-se cada vez mais ácida (pH mais baixo) quando o corpo procura conservar o sódio, como nos estados de desidratação.

▶ **Proteína urinária.** As proteínas são, em sua maioria, grandes moléculas e, sob condições normais, não devem penetrar na cápsula de Bowman. Portanto, os níveis de proteína urinários

Capítulo 29 Avaliação do Paciente | Sistema Renal **565**

Tabela 29.2 Achados da urinálise.

Exame	Valores ou achados normais	Achados anormais	Possíveis causas dos achados anormais
Cor e odor	• Cor de palha	Transparente a escura	Alterações da dieta; uso de certos medicamentos, doença inflamatória metabólica ou infecciosa
	• Odor ligeiramente aromático	Odor frutado	Diabetes melito, inanição, desidratação
	• Aspecto transparente	Aspecto turvo	Infecção renal
Densidade	• Entre 1,005 e 1,030, com ligeira variação de uma amostra para outra	Densidade específica abaixo do normal	Diabetes insípido, glomerulonefrite, pielonefrite, insuficiência renal aguda, alcalose
		Densidade acima do normal	Desidratação, nefrose
		Densidade fixa	Lesão renal grave
pH	• Entre 4,5 e 8,0	pH alcalino (acima de 8,0)	Síndrome de Fanconi (doença renal crônica), infecção do sistema urinário, alcalose metabólica ou respiratória
		pH ácido (abaixo de 4,5)	Tuberculose renal, fenilcetonúria, acidose
Proteína	• Ausência de proteína	Proteinúria	Doença renal (como glomerulosclerose, glomerulonefrite aguda ou crônica, nefrolitíase, doença renal policística e insuficiência renal aguda ou crônica)
Cetonas	• Ausência de cetonas	Cetonúria	Diabetes melito, inanição, condições que provocam aumento agudo das demandas metabólicas e ingesta diminuída de alimentos (como vômito e diarreia)
Glicose	• Ausência de glicose	Glicosúria	Diabetes melito
Hemácias	• 0 a 3 hemácias/campo de grande aumento	Numerosas hemácias	Infecção, obstrução, inflamação, traumatismo ou tumor do sistema urinário; glomerulonefrite; hipertensão renal; nefrite do lúpus; tuberculose renal; trombose da veia renal; hidronefrose; pielonefrite; infecção vesical por parasitas; poliarterite nodosa; distúrbio hemorrágico
Células epiteliais	• Poucas células epiteliais	Células epiteliais em excesso	Degeneração tubular renal
Leucócitos	• 0 a 4 leucócitos/campo de grande aumento	Numerosos leucócitos	Inflamação do sistema urinário, especialmente cistite ou pielonefrite
		Numerosos leucócitos e cilindros leucocitários	Infecção renal (como pielonefrite aguda e glomerulonefrite, síndrome nefrótica, infecção piogênica e nefrite do lúpus)
Cilindros	• Ausência de cilindros (exceto alguns cilindros hialinos)	Cilindros em excesso	Doença renal
		Cilindros hialinos em excesso	Doença parenquimatosa renal, inflamação, trauma da membrana capilar glomerular
		Cilindros epiteliais	Lesão tubular renal, nefrose, eclâmpsia, intoxicação crônica por chumbo
		Cilindros gordurosos, céreos	Síndrome nefrótica, doença renal crônica, diabetes melito
		Cilindros hemáticos	Doença parenquimatosa renal (especialmente glomerulonefrite, infarto renal, endocardite bacteriana subaguda, anemia falciforme, discrasias sanguíneas, hipertensão maligna, doença do colágeno
Cristais	• Alguns cristais	Numerosos cristais de oxalato de cálcio	Hipercalcemia
		Cristais de cistina (cistinúria)	Erro inato do metabolismo
Células de levedura	• Ausência de células de levedura	Células de levedura no sedimento	Contaminação da genitália externa, vaginite, uretrite, prostatovesiculite
Parasitas	• Ausência de parasitas	Parasitas no sedimento	Contaminação da genitália externa
Depuração da creatinina	• Homens (20 anos de idade): 90 mℓ/min/1,73 m^2 de superfície corporal	Depuração da creatinina acima do normal	Pouco significado diagnóstico
	• Mulheres (20 anos de idade): 84 mℓ/min/1,73 m^2 de superfície corporal	Depuração da creatinina abaixo do normal	Redução do fluxo sanguíneo renal (associada a choque ou obstrução da artéria renal), necrose tubular aguda, glomerulonefrite aguda ou crônica, lesões renais bilaterais avançadas (como em doença renal policística, tuberculose renal e câncer), nefrosclerose, insuficiência cardíaca, desidratação grave
	• Adultos mais velhos: concentrações normalmente diminuídas em 6 mℓ/min/década		

De Critical Care Nursing Made Incredibly Easy, 3rd ed. Philadelphia, PA: Lippincott Williams & Wilkins, 2012, pp 523-524.

são tipicamente de zero a residuais. Em geral, a proteinúria indica o comprometimento das estruturas capilares, como no caso das doenças glomerulares (glomerulonefrite) e da insuficiência renal aguda intrarrenal. Para fins diagnósticos, uma amostra de urina de 24 horas é utilizada para avaliar a proteinúria. As medições em fita única não são tão sensíveis e podem levar a valores falso-positivos.

▶ **Glicose e cetonas urinárias.** A glicose, como a maioria das proteínas, não está presente na urina sob condições normais. Diferentemente das proteínas, a glicose é livremente filtrada, porém é reabsorvida no túbulo proximal. A glicose torna-se detectável quando a glicose sérica está elevada (> 200 mg/dℓ), quando a carga filtrada excede a capacidade de reabsorção do rim. Os achados de glicosúria devem ser confirmados com determinações da glicose sérica ou do sangue capilar.

Os corpos cetônicos são subprodutos do metabolismo lipídico e são formados nos estados de deficiência de insulina. Três corpos cetônicos são formados: ácido β-hidroxibutírico (a principal cetona formada), o ácido acetoacético e acetona. Os dois últimos corpos cetônicos são detectados na urina. A acetona pode ser medida no soro. Uma amostra de urina positiva para cetonas pode indicar cetoacidose diabética.

▶ **Sedimento urinário.** O sedimento é a matéria particulada que, quando examinada, pode revelar determinadas condições fisiológicas no sistema renal. O sedimento, em geral, refere-se aos cilindros, eritrócitos, leucócitos, células epiteliais e cristais. Os cilindros são os produtos de degradação do material celular formado nos túbulos coletores. A estase urinária, como na doença pré-renal, pode promover a formação de cilindros. Os cilindros podem ser constituídos de diferentes tipos de células, e, dessa maneira, a forma, a composição e o tamanho dos cilindros podem ajudar na identificação da presença e etiologia de uma doença.

Hemácias. As hemácias podem ser microscópicas (hematúria microscópica) ou nitidamente visíveis (hematúria macroscópica). As hemácias penetram na urina em qualquer ponto ao longo do trato urinário. Qualquer lesão ou comprometimento das estruturas que compõem o trato urinário pode provocar hematúria. Cálculos renais, trauma e a patologia prostática são exemplos de causas extrarrenais de hematúria (*i. e.*, não relacionada aos rins).

O sangramento microscópico pode estar presente nas doenças glomerulares, como a glomerulonefrite. Ao avaliar os resultados da urinálise, deve-se observar a presença de cilindros hemáticos e a morfologia das hemácias. Com frequência, o sangramento glomerular está associado a algum tipo de fragmentação da hemácia, enquanto o sangramento extrarrenal frequentemente deixa a célula intacta. A presença de cilindros hemáticos é quase diagnóstica de glomerulonefrite.

A mioglobina faz com que a urina pareça avermelhada; no entanto, quando a urina é inspecionada ao microscópio, não há evidência de eritrócitos. A mioglobina é um componente da degradação da musculatura esquelética ou rabdomiólise. As lesões por esmagamento ou degradadas ao longo do tempo são os maiores indicativos dessa doença. Quando o músculo começa a sofrer degradação, ele libera a mioglobina, que é similar, na sua estrutura química, à hemoglobina. Por causa de seu grande tamanho molecular, a mioglobina bloqueia os túbulos renais, colocando os pacientes em risco muito elevado de insuficiência renal aguda intrarrenal.

Leucócitos. Os leucócitos na urina (piúria) em geral indicam infecção em algum ponto ao longo do trato urinário. A leucócito esterase é uma enzima produzida pelos leucócitos ao longo do sistema urinário que pode ser detectada na urina. Essa enzima está presente ao longo do trato urinário como um componente da resposta imune local. Altos níveis dessa enzima podem indicar infecção. A presença de nitritos também pode ajudar no diagnóstico de uma infecção bacteriana ao longo do trato urinário.

▶ **Densidade urinária específica e osmolalidade.** A densidade urinária específica testa a capacidade dos rins para concentrar e diluir a urina. A densidade urinária específica mede a flutuabilidade de uma solução em comparação com a água e depende do número de partículas na solução e de seu tamanho e peso.

O rim normal possui a capacidade de diluir a urina até uma densidade específica de 1.001 e de concentrar a urina até, pelo menos, 1.022. Para referência, a densidade específica da água é de 1.000. Normalmente, o equilíbrio hídrico de uma pessoa determina se a urina está concentrada ou diluída; a urina diluída é um indicador do excesso de água, e a urina concentrada indica o déficit de água. Em muitas doenças renais, a capacidade dos rins para formar urina concentrada se perde, e a densidade específica pode ser fixada em cerca de 1.010. Com frequência, esse achado é observado na necrose tubular aguda, nefrite aguda e doença renal crônica. Uma densidade específica falsamente alta pode ser vista quando as substâncias com alto peso molecular, como a proteína, a glicose, o manitol e o material de contraste radiográfico, estão presentes na urina. Portanto, maior grau de exatidão pode ser obtido com a verificação da osmolalidade da urina nesses casos.

A osmolalidade mede os osmoles de partículas de soluto presentes por quilograma de solvente. Os principais determinantes da osmolalidade são o sódio, a ureia e a glicose. Nos estados de depleção ou excesso de volume, várias respostas neuroendócrinas interagem para manter a homeostasia, afetando assim a osmolalidade urinária. Por causa dessa interação dinâmica, principalmente na doença crítica, as medições isoladas da osmolalidade são de pouca importância diagnóstica. Com frequência, a osmolalidade urinária é seguida para a avaliação dos pacientes com hiponatremia.

A osmolalidade urinária normal varia de 300 a 900 mOsm/kg/24 horas. Por causa dessa ampla faixa, mais informações sobre a função renal são obtidas quando são coletadas e interpretadas amostras séricas e urinárias simultâneas. Na doença renal, uma das primeiras funções a ser perdida é a capacidade de concentrar a urina. Isso pode resultar no fato de a osmolalidade urinária fixar-se em 150 mOsm da osmolalidade sérica determinada de forma simultânea.

▶ **Concentração urinária de sódio.** A excreção urinária de sódio é utilizada como um indicador da função renal na diferenciação entre a oligúria associada à insuficiência renal aguda e a outras causas pré-renais. Os estados de má perfusão renal estão em geral associados a uma diminuição na concentração urinária de sódio (em geral, < 10 mEq/ℓ). Essa é uma reação compensatória gerada pela ativação do sistema renina–angiotensina–aldosterona. A ativação dessa resposta neuroendócrina permite a reabsorção aumentada de sódio (excreção reduzida) com subsequente aumento na reabsorção de água. A causa fundamental da hipoperfusão renal pode ser qualquer fator que provoque uma redução no volume circulante efetivo; o volume persiste. A depleção do volume e a insuficiência cardíaca são dois exemplos. Quando a hipoperfusão persiste, pode-se estabelecer a insuficiência renal aguda. Na insuficiência renal aguda, a concentração urinária de sódio comumente é maior que 30 a 40 mEq/ℓ, apesar da oligúria, devido à lesão dos mecanismos de transporte tubular. No entanto, quando o pH urinário está alcalino, a concentração de sódio urinário não reflete com exatidão o equilíbrio de sódio, e a concentração de cloreto se transforma em um melhor indicador do estado volumétrico.

▶ **Excreção fracionada de sódio.** Excreção fracionada de sódio (FE_{Na}) fornece uma estimativa mais exata da quantidade de sódio filtrado que permanece na urina e é mais exato na predição da lesão tubular que a concentração de sódio urinário.[3] Um benefício da FE_{Na} comparado com o sódio urinário é que ela remove o efeito confuso da água. Ela pode ser calculada com o uso da seguinte fórmula:

$$FE_{Na} = \frac{U_{Na} \times P_{Cr}}{P_{Na} \times U_{Cr}}$$

em que U e P são as concentrações urinária e plasmática de sódio e creatinina, respectivamente. (Embora as medições de volume sejam necessárias para derivar a excreção urinária absoluta de sódio e creatinina, estas se anulam reciprocamente na derivação da fórmula.)

A FE_{Na} requer a determinação das concentrações sérica e urinária de sódio e creatinina em amostras obtidas ao mesmo tempo. Os valores menores que 1% indicam insuficiência renal aguda transiente, tipicamente causada por hipoperfusão. Os valores maiores que 1% (e, com frequência, maiores que 3%) são indicativos de insuficiência renal aguda persistente. Algumas situações trazem uma FE_{Na} falsamente baixa (menor que 1%), incluindo a glomerulonefrite, a mioglobinúria, a nefropatia de contraste, a rejeição do transplante renal, a nefrite intersticial aguda e a obstrução aguda do sistema urinário. A FE_{Na} é um indicador renal deficiente da função renal em pacientes medicados com diurético.[3]

■ **Exames de sangue**

▶ **Creatinina e depuração (*clearance*) da creatinina.** A creatinina é um subproduto do metabolismo muscular normal e é excretada na urina principalmente como resultado da filtração glomerular, com um pequeno percentual secretado na urina pelos túbulos renais. Portanto, a creatinina é o mais importante indicador da TFG. A quantidade de creatinina excretada na urina está diretamente relacionada com a massa muscular e normalmente permanece constante, a menos que ocorra consumo muscular significativo (um estado catabólico). Os valores séricos normais para a creatinina são de 0,6 a 1,2 mg/dℓ.

A depuração da creatinina pode ser definida como a quantidade de sangue a partir da qual a creatinina é removida em 1 minuto, e constitui um excelente indicador clínico da função renal. À medida que a função renal diminui, a depuração da creatinina diminui. Para obter uma depuração da creatinina exata, a enfermeira coleta a urina eliminada em um período de 24 horas e obtém uma amostra de sangue em algum momento durante a coleta da urina. Assim, é essencial que a enfermeira comunique aos outros membros da equipe que a coleta de urina de 24 horas está em curso. Para consistência, a amostra de sangue é em geral coletada na metade da coleta de urina. É importante anotar o horário exato do início e do término da coleta de urina.

A depuração real de creatinina é calculada pela seguinte fórmula:

$$CrCl = \frac{U_{Cr} \times V}{P_{Cr}}$$

em que U é a concentração urinária de creatinina; V, o volume da urina; e P_{Cr}, a concentração plasmática da creatinina.

O produto U por V diz quanto da creatinina aparece na urina durante o período de coleta. Isso pode ser prontamente convertido em miligramas por minuto, que é o ponto de referência padrão. Dividir esse valor pela concentração plasmática de creatinina (que deve ser convertida de miligramas por 100 mℓ para miligramas por mililitro) diz o número mínimo de mililitros de plasma que devem ser filtrados pelos glomérulos para produzir a quantidade medida de creatinina na urina. O resultado final é em geral expresso em mililitros por minuto. A faixa normal varia entre 80 e 120 mℓ/minuto, dependendo do tamanho, da idade e do sexo da pessoa. Os resultados podem ser ajustados a um tamanho padrão do corpo de 1,73 m^2 (área de superfície corporal [ASC]), que pode derivar de tabelas padronizadas quando a altura e o peso do paciente já são conhecidos; ele situa-se, em média, entre 120 e 125 mℓ/minuto/1,73 m^2 de ASC. Depois de 40 anos de idade, os valores da depuração normal da creatinina geralmente diminuem em 6,5 mℓ/minuto por década por causa de um declínio na TFG.

Também existem fórmulas que estimam a depuração da creatinina com base em um único nível de creatinina sérica. Uma estimativa pode ser feita quando há dificuldade de coletar uma amostra de urina de 24 horas ou quando uma verificação imediata da depuração da creatinina ajudará no tratamento imediato (como no caso da nefrotoxicidade medicamentosa). A estimativa pode ser exata apenas nos pacientes com insuficiência renal crônica com função renal estável, que não estão edemaciados ou com peso extremamente elevado. A seguir, está apresentada a fórmula de Cockcroft–Gault para estimativa da depuração da creatinina:

$$\text{depuração da creatinina} = \frac{(140 - \text{idade}) \times \text{peso (kg)}}{72 \times P_{Cr}\ (\text{mg/d}\ell)}$$

em que a P_{Cr} é a creatinina plasmática; para as mulheres, o resultado final é multiplicado por 0,85. Hoje em dia, muitos laboratórios fornecem rotineiramente a TFG utilizando fórmulas de estimativa para a depuração da creatinina.

Quando os rins são comprometidos por um processo patológico, a depuração da creatinina diminui, e a concentração da creatinina sérica se eleva. A excreção urinária de creatinina diminui inicialmente até que o nível sanguíneo se eleve a um ponto em que a quantidade de creatinina que aparece na urina seja igual à quantidade que está sendo produzida pelo organismo. Como os homens tendem a apresentar maior proporção de músculo do que as mulheres, a creatinina e a depuração de creatinina podem ser mais elevadas nos homens do que nas mulheres. Uma pessoa saudável com uma concentração sérica de creatinina de 1 mg/dℓ e uma excreção de creatinina de 1 mg/minuto apresenta uma depuração de creatinina de 100 mℓ/minuto. Quando a pessoa apresenta perda de 50% da função renal, a creatinina sérica eleva-se até 2 mg/dℓ, e a pessoa continuará a excretar 1 mg de creatinina/minuto na urina quando o equilíbrio é restaurado. Quando a pessoa apresenta uma função renal rapidamente mutável e oligúria (p. ex., insuficiência renal aguda), a depuração de creatinina é menos

568 Parte 7 Sistema Renal

confiável. Até que a função renal se estabilize, os níveis séricos de creatinina proporcionam melhor indicação da velocidade e direção da mudança. Nos pacientes com rabdomiólise, a creatinina sérica está desproporcionalmente elevada em relação à redução da TFG como consequência da conversão química da creatina muscular em creatinina. Nessa situação, a creatinina sérica é menos confiável como um indicador da função renal.

▶ **Ureia.** O nível sanguíneo de ureia foi utilizado durante muitos anos como indicador da função renal, mas, diferentemente da creatinina sérica, o nível de ureia pode ser influenciado por muitos fatores. Em baixas taxas de fluxo urinário, são reabsorvidos mais sódio e água e, por conseguinte, mais ureia. Portanto, quando o paciente está com depleção de volume, a ureia tende a se elevar desproporcionalmente a qualquer alteração na função renal. Um valor normal para a ureia é considerado de 8 a 20 mg/dℓ.

A produção aumentada de ureia pode resultar da ingesta proteica aumentada (alimentações por sonda e algumas formas de hiperalimentação), clivagem tissular aumentada (como nas lesões por esmagamento), doenças febris, administração de esteroides ou tetraciclina e reabsorção de sangue no intestino em um paciente com hemorragia intestinal. A ureia também pode estar elevada no paciente desidratado, porque a falta de volume de líquidos produz um valor concentrado. O paciente em choque e o paciente com insuficiência cardíaca podem ter uma ureia elevada secundária à perfusão renal diminuída. O oposto é verdadeiro para os pacientes com ingesta diminuída de proteína ou doença hepática (ambas as quais reduzem a produção de ureia) e para os pacientes com grandes volumes de urina secundários à ingesta excessiva de líquidos. No entanto, a ureia pode ser de valor significativo quando usada em comparação com a concentração sérica de creatinina. Normalmente, existe uma proporção de ureia/creatinina de 10:1. As discrepâncias nessa proporção poderiam sugerir uma situação potencialmente passível de correção, conforme observado no Quadro 29.2.

▶ **Osmolalidade.** A osmolalidade de uma solução é uma expressão do total de osmoles por quilograma (Osm/kg) de solvente e é independente do tamanho, do peso molecular e da carga elétrica das moléculas. Todas as substâncias na solução contribuem para a osmolalidade. A concentração total de partículas em uma solução é igual à osmolalidade e normalmente é registrada em unidades de osmoles por quilograma de solvente. No quadro clínico (por causa de concentrações muito menores), a osmolalidade é determinada em miliosmoles (um milésimo de um osmol, abreviado mOsm) por quilograma de solvente (plasma ou soro).

A osmolalidade sérica normal consiste principalmente em sódio e seus ânions acompanhantes, com a ureia e a glicose contribuindo com aproximadamente 5 mOsm cada. Portanto, quando são conhecidas as concentrações séricas de sódio, ureia e glicose, a osmolalidade plasmática pode ser calculada pela seguinte fórmula:

$$\text{osmolalidade} = 2(\text{Na}) + \frac{\text{glicose}}{18} + \frac{\text{ureia}}{2,8}$$

A osmolalidade média adulta normal é de 280 a 290 mOsm/kg e permanece bastante constante. Como a água pode mover-se livremente entre o sangue, o líquido intersticial e os tecidos, qualquer alteração na osmolalidade de um compartimento corporal produz um desvio nos líquidos orgânicos. Portanto, a osmolalidade do plasma é idêntica àquela de outros compartimentos corporais, exceto em condições rapidamente mutáveis, quando pode ocorrer um discreto hiato.

Uma diminuição na osmolalidade sérica pode ocorrer apenas quando o sódio sérico está diminuído. Um aumento na osmolalidade sérica pode acontecer sempre que o sódio, a ureia ou a glicose séricos estão elevados, ou quando compostos anormais estão presentes no sangue, como medicamentos, venenos ou produtos residuais metabólicos, como o ácido láctico. Em geral, os sintomas não ocorrem até que a osmolalidade exceda 350 mOsm/kg. O coma pode acontecer quando a osmolalidade é de 400 mOsm/kg ou mais.

Normalmente, a osmolaridade calculada situa-se dentro de 10 mOsm da osmolalidade medida. A comparação da osmolalidade calculada e medida pode ser útil para determinar a presença de substâncias potenciais. Um hiato osmolar elevado fornece evidências sobre a presença de uma quantidade significativa de solutos anormais. O etanol, o metanol e o etilenoglicol são três exemplos desses solutos que, quando presentes, em quantidades apreciáveis, provocam elevação do hiato osmolar. Se houver suspeita de ingestão de uma dessas substâncias, deve-se calcular o hiato osmolar.

▶ **Exames inespecíficos.** Alterações nos níveis de hematócritos, hemoglobina, plaquetas e ácido úrico podem ser indicativos de distúrbio.

Hematócrito e hemoglobina. A hemoglobina normal para homens é de 13,5 a 17,5 g/dℓ e de 12 a 16 g/dℓ para mulheres. O hematócrito normal deverá ser de 40 a 52% para homens adultos e de 37 a 48% para mulheres adultas. Falsas elevações do hematócrito podem ser observadas com a desidratação ou depois da diálise. Hematócritos baixos podem ser um valor dilucional devido à hipervolemia. O rim é o local primário de produção da eritropoetina. Ele estimula a medula óssea a liberar eritrócitos maduros. Muitos pacientes com doença renal crônica produzem quantidades insuficientes de eritropoetina, o que pode resultar em anemia crônica.

Plaquetas. Pacientes com uremia são particularmente suscetíveis à disfunção plaquetária. Sangramento gastrintestinal (GI) pode ser a manifestação inicial. O período de sangramento, indicativo da função plaquetária, pode ser prolongado. É mecanismo da disfunção plaquetária que as plaquetas urêmicas tendam a sintetizar menos tromboxano A2, a substância química que dá às plaquetas sua função coagulante.

Ácido úrico. O ácido úrico é um produto final nitrogenado do metabolismo das proteínas e purinas. Os seres humanos

---

> **Quadro 29.2 Fatores que afetam a razão sérica de ureia | Creatinina.**
>
> **Razão diminuída de ureia/creatinina ($< 10:1$)**
> - Doença hepática
> - Restrição de proteína
> - Ingesta excessiva de líquidos
>
> **Razão aumentada de ureia/creatinina ($> 10:1$)**
> - Depleção de volume
> - Volume sanguíneo "efetivo" diminuído
> - Estados catabólicos
> - Ingesta proteica excessiva

só produzem pequenas quantidades de ácido úrico em condições normais, e os níveis séricos normais de ácido úrico situam-se entre 2 e 8,5 mg/dℓ. O ácido úrico é excretado principalmente pelos rins, com alguma excreção nas fezes. O valor pode estar elevado devido à produção excessiva em consequência de degradação celular e excreção inadequada pelo rim.

Outros exames diagnósticos

■ Exames radiológicos

Os exames radiológicos dos rins que podem ser úteis na avaliação das anormalidades renais incluem radiografia, ultrassonografia e exames com radionuclídeos. Esses exames e suas finalidades estão resumidos na Tabela 29.3.

Tabela 29.3 Exame radiológico dos rins.

Exame diagnóstico	Definição	Propósito
Radiografia simples de abdome	Exame de imagem que emprega raios X	Detecta calcificações anormais e tamanho renal
Tomografia computadorizada (TC)	Séries de imagens de cortes transversais feitos ao longo de um eixo da estrutura corporal ou tecido. Um *software* é utilizado para construir a imagem tridimensional da estrutura. A administração tardia do contraste pode mostrar a anatomia do sistema coletor	Determina contornos e anormalidades renais
Pielografia intravenosa (PIV) (urografia excretora)	Radiografia das estruturas renais utilizando meio de contraste. As imagens são capturadas em tempo real. O meio de contraste é injetado por via intravenosa e, a seguir, coletado no sistema renal, o que torna as áreas brancas e brilhantes, possibilitando a avaliação da anatomia e da função dos rins e do sistema urinário inferior	Detecta anormalidades anatômicas dos rins e dos ureteres
Pielografia retrógrada	Semelhante à PIV, com uso de raios X e meio de contraste. O meio de contraste é injetado por cateter urinário. Esse exame é tipicamente efetuado ao mesmo tempo em que a cistoscopia	Avalia o tamanho renal, a obstrução ureteral e localiza e diagnostica tumores, bem como obstruções
Pielografia anterógrada	Semelhante à PIV e à pielografia retrógrada, essa radiografia utiliza meio de contraste para visualizar as estruturas do sistema urinário. O meio de contraste é injetado no ureter. Por conseguinte, as estruturas do sistema urinário superior são bem visualizadas	Diferencia cistos de hidronefrose
Arteriografia e venografia renal	O vaso (artéria ou veia) é acessado, e o meio de contraste é injetado para visualizar as estruturas a jusante	Avalia a possibilidade de estenose da artéria renal, lesões renais expansivas, trombose da veia renal e extensão venosa de carcinoma de células renais
Angiografia por subtração digital	Radiografia com técnica computadorizada que compara a imagem radiográfica dos vasos renais antes e depois da injeção de meio de contraste. Os tecidos e os vasos sanguíneos na primeira imagem são subtraídos digitalmente da segunda imagem, deixando uma imagem clara da artéria, que pode ser então estudada independentemente do resto do corpo	Visualiza os principais vasos arteriais
Ultrassonografia	Técnica de imagem que proporciona um excelente meio de visualizar tecidos e órgãos para avaliar seu tamanho, sua estrutura e sua possível patologia. As imagens são criadas por emissão e recepção de ondas sonoras	Delineia os contornos renais Mede as dimensões longitudinal e transversal dos rins Avalia lesões expansivas Examina a área perinéfrica Detecta e estabelece o grau de hidronefrose
Cintigrafia renal	Exame de medicina nuclear que utiliza pequenas doses de materiais radioativos (radioisótopos) para medir a função renal	Usada para avaliar a função renal e determinar o fluxo sanguíneo através do rim
Cintigrafia renal estática	Fornece informações sobre o tamanho, a forma e a posição dos rins, e se existem cicatrizes no rim em decorrência de infecção prévia	Avalia a localização, o tamanho e o contorno do tecido renal funcional; pode revelar áreas de heterogeneidade ou defeitos de enchimento
Cintigrafia renal dinâmica	Fornece informações sobre o fluxo sanguíneo para os rins e o grau de funcionamento de cada rim para a produção de urina	Monitora a passagem de um agente radiofarmacêutico através dos compartimentos vascular, parenquimatoso renal e do sistema urinário; indica também se há obstruções no débito urinário
Ressonância magnética	Utiliza sinais de radiofrequência não ionizantes (em oposição à TC, que utiliza radiação ionizante) para adquirir imagens, sendo mais apropriada para tecido não calcificado	Determina anormalidades anatômicas

570 **Parte 7** Sistema Renal

■ Biopsia renal

A biopsia renal é o teste diagnóstico mais invasivo e mostrou ter excelentes sensibilidade e especificidade para neoplasias malignas.[4] É utilizada para definir a contraparte histológica do quadro clínico, fornecer indícios etiológicos para o diagnóstico, avaliar o prognóstico e orientar a terapia. A Tabela 29.4 lista as indicações para biopsia renal. As contraindicações para a biopsia incluem distúrbios hemorrágicos graves, obesidade excessiva e hipertensão grave.

Em geral, as biopsias renais são realizadas por via percutânea com uma agulha de biopsia e algumas vezes guiadas por ultrassom. A preparação para uma biopsia renal inclui obter o consentimento informado, coagulograma pré-biopsia, tipagem sanguínea pré-operatória e sedação (em geral diazepam, 5 a 10 mg). Embora complicações na biopsia renal sejam menores que 2%, ainda é necessário estabelecer o acesso intravenoso (IV) para antecipar o tratamento de complicações.[4] Depois da biopsia, os sinais vitais do paciente são verificados com frequência nas primeiras 24 horas enquanto o paciente é monitorado para emergência por sedação e sinais de sangramento. A urina do paciente é examinada para hematúria. A principal complicação é o sangramento, o qual pode ocorrer tanto no plano retroperitoneal quanto no trato urinário. As outras complicações que podem ocorrer são a biopsia de outras vísceras abdominais, como intestino, pâncreas, fígado, baço ou vasos, e lacerações no diafragma ou pleura.

■ Angiografia renal

O exame da vasculatura renal pode ser realizado por ultrassonografia. Quando medições exatas são necessárias, pode ser usada a avaliação do fluxo sanguíneo renal através de angiografia. Esse procedimento pode ser realizado em conjunto com o cateterismo cardíaco. O acesso é obtido por técnica percutânea: um introdutor ou bainha é inserido na artéria femoral, e um pequeno cateter é passado até a bifurcação das artérias renais. O meio de contraste é injetado para fornecer a visualização radiológica do fluxo sanguíneo. A preparação da angiografia renal é similar àquela para a biopsia renal, incluindo a obtenção do consentimento informado, coagulograma pré-procedimento, tipagem

sanguínea pré-operatória e sedação, bem como estabelecimento do acesso venoso para evitar ou tratar as complicações. Depois da angiografia, os sinais vitais do paciente são verificados com frequência durante as primeiras 24 horas enquanto o paciente é monitorado para emergência por sedação ou sangramento. Aplica-se pressão local quando o acesso arterial é suspenso. Como a artéria é acessada, pode-se estabelecer sangramento com risco à vida. Portanto, avalia-se a presença de sangramento no local de acesso com a mesma frequência com que os sinais vitais são avaliados. A diligência na aplicação de compressão no local e na realização de avaliação do local é imperativa. Observe o desenvolvimento de bradicardia porque a pressão aplicada na área da virilha pode estimular o nervo vago.

Avaliação do equilíbrio eletrolítico e do equilíbrio acidobásico

O papel do rim é central na manutenção do volume de líquido e da composição iônica dos líquidos orgânicos. Quando os rins regulam adequadamente a excreção da água e dos íons, a homeostasia é alcançada. Quando eles falham em se adaptar adequadamente, ocorrem desequilíbrios. Os valores eletrolíticos e os sinais e sintomas de distúrbio estão sumarizados na Tabela 29.5. Todos os eletrólitos precisam ser monitorados rigorosamente pela enfermeira de cuidados críticos porque desvios pequenos podem ser letais.

Equilíbrio do sódio

A concentração de sódio sérico é normalmente de 135 a 145 mEq/ℓ. Ela é regulada pelos rins e depende da concentração de sódio no líquido extracelular (LEC). Quando a concentração de sódio aumenta, o hormônio antidiurético (ADH) é secretado pela hipófise posterior, e os rins retêm água em resposta ao hormônio antidiurético. Quando a concentração cai, a aldosterona promove a retenção de sódio pelos rins (ver Capítulo 42, Figura 42.9). Quando os rins funcionam mal, esse equilíbrio não é mantido. Em geral, um sódio sérico baixo indica a ingesta de água maior que a de sódio e se caracteriza por aumento do peso corporal. Um sódio sérico alto comumente indica a perda de água maior que a de sódio e se reflete em perda de peso. O sódio é essencial para manter a osmolalidade dos LEC, a função neuromuscular, o equilíbrio acidobásico e várias outras reações químicas celulares.

A hiponatremia é importante porque pode produzir uma ampla gama de sintomas neurológicos, inclusive a morte. A gravidade dos sintomas depende do grau de hiponatremia e da velocidade em que ela se desenvolveu. Em geral, os sintomas não ocorrem até que o nível de sódio sérico esteja abaixo de 120 mEq/ℓ.[2] Para os pacientes com hiponatremia, a gravidade dos sintomas encontrados depende da rapidez com que a concentração de sódio diminuiu, bem como do valor. A hiponatremia requer avaliação adicional. A Figura 29.4 ilustra as etiologias e a avaliação da hiponatremia.

Em geral, os sintomas da hipernatremia são idênticos aos da hiperosmolalidade e resultam da desidratação do sistema nervoso central. Podem ocorrer confusão mental, torpor, convulsões, coma e morte, além de outros sinais de desidratação, como fadiga, fraqueza muscular e cãibras e anorexia. Em geral, a osmolalidade sérica está acima de 350 mOsm/ℓ antes que os sintomas significativos sejam observados. Isso corresponde a um nível sérico de sódio de 165 a 170 mEq/ℓ.

Tabela 29.4 Indicações para a biopsia renal.

Condição clínica	Biopsia indicada	Ganho esperado
Proteinúria ortostática	Não	–
Hematúria e/ou proteinúria isolada	Não[a]	–
Hematúria e/ou proteinúria com ↓ na TFG	Sim	D, P, T
Síndrome nefrótica	Sim	D, P, T
Doença sistêmica com anormalidades renais	Sim[b]	D, P, T
IRA clássica	Não	–
IRA com:		
1. azotemia > 3 semanas	Sim	D, P
2. proteinúria moderada	Sim	D, T
3. anúria	Sim	D, T
4. eosinofilia ou eosinofilúria	Sim	D, T
Pós-transplante ↓ na TFG	Sim	D, P, T

[a]A biopsia pode ser indicada para fins de seguro, motivos administrativos, e assim por diante.
[b]A biopsia pode ser indicada ou não, dependendo do quadro clínico.
D, diagnóstico; IRA, insuficiência renal aguda; P, prognóstico; T, terapia; TFG, taxa de filtração glomerular.

Tabela 29.5 Distúrbios do equilíbrio eletrolítico.

Distúrbio eletrolítico	Sinais e sintomas	Resultados dos exames diagnósticos
Hiponatremia	• Fraqueza e contratura muscular • Letargia, confusão, convulsões e coma • Hipotensão e taquicardia • Náuseas, vômito e cólicas abdominais • Oligúria e anúria	• Sódio sérico < 135 mEq/ℓ • Densidade urinária diminuída • Osmolalidade sérica diminuída • Sódio urinário > 100 mEq/24 h • Contagem de hemácias aumentada
Hipernatremia	• Agitação, inquietação, febre e nível de consciência diminuído • Irritabilidade muscular e convulsões • Hipertensão, taquicardia, edema depressível e ganho de peso excessivo • Sede, viscosidade aumentada da saliva, língua áspera • Dispneia, parada respiratória e morte	• Sódio sérico > 145 mEq/ℓ • Sódio urinário < 40 mEq/24 h • Alta osmolalidade sérica
Hipopotassemia	• Tontura, hipotensão, arritmias, alterações do eletrocardiogramas (ECG) e parada cardiorrespiratória • Náuseas, vômito, anorexia, diarreia, peristalse diminuída, distensão abdominal e íleo paralítico • Fraqueza muscular, fadiga e cãibras nas pernas	• Potássio sérico < 3,5 mEq/ℓ • Níveis séricos baixos de cálcio e magnésio coexistentes não responsivos ao tratamento para a hipopotassemia comumente sugerem hipomagnesemia • Alcalose metabólica • Alterações do ECG, incluindo ondas T achatadas, ondas U elevadas, segmento ST deprimido
Hiperpotassemia	• Taquicardia mudando para bradicardia, alterações do ECG e parada cardíaca • Náuseas, diarreia e cólicas abdominais • Fraqueza muscular e paralisia flácida	• Potássio sérico > 5 mEq/ℓ • Acidose metabólica • Alterações do ECG, incluindo ondas T elevadas e em tenda, complexo QRS alargado, intervalo PR prolongado, ondas P achatadas ou ausentes, segmento ST deprimido
Hipocloremia	• Tetania e hiperexcitabilidade muscular • Respiração deprimida e superficial • Em geral associada a hiponatremia e seus sintomas característicos, como fraqueza e contratura muscular	• Cloreto sérico < 96 mEq/ℓ • pH sérico > 7,45, CO_2 sérico > 32 mEq/ℓ (valores de suporte)
Hipercloremia	• Respiração rápida e profunda • Fraqueza • Letargia, levando possivelmente ao coma	• Cloreto sérico > 108 mEq/ℓ • pH sérico < 7,35, CO_2 sérico < 22 mEq/ℓ (valores de suporte)
Hipocalcemia	• Ansiedade, irritabilidade, contratura ao redor da boca, laringospasmo, convulsões, sinais de Chvostek e de Trousseau positivos • Hipotensão e arritmias devido ao influxo de cálcio diminuído	• Cálcio sérico < 8,5 mg/dℓ • Baixa contagem de plaquetas • Alterações do ECG, intervalo QT aumentado, segmento ST prolongado, arritmias
Hipercalcemia	• Sonolência, letargia, cefaleias, irritabilidade, confusão, depressão, apatia, formigamento e entorpecimento dos dedos da mão, cãibras musculares e convulsões • Fraqueza e flacidez musculares • Dor óssea e fraturas patológicas • Bloqueio atrioventricular (BAV) • Anorexia, náuseas, vômito, constipação intestinal, desidratação e cólicas abdominais • Dor no flanco	• Cálcio sérico > 10,5 mg/dℓ • Alterações do ECG: sinais de BAV e intervalo QT encurtado • Nível de paratormônio diminuído • Cálculos de cálcio na urina
Hipomagnesemia	• Quase sempre coexiste com hipopotassemia e hipocalcemia • Hiperirritabilidade, tetania, cãibras na perna e no pé, sinais de Chvostek e de Trousseau positivos, confusão, ideias delirantes e convulsões • Arritmias, vasodilatação e hipotensão	• Magnésio sérico < 1,8 mEq/ℓ • Baixos níveis séricos de potássio e cálcio coexistentes
Hipermagnesemia	• Depressão do sistema nervoso central, letargia e sonolência • Reflexos diminuídos, fraqueza muscular até paralisia flácida • Angústia respiratória • BAV, bradicardia, alargamento do QRS e prolongamento do intervalo QT • Hipotensão	• Magnésio sérico > 2,5 mEq/ℓ • Níveis de potássio e cálcio elevados coexistentes
Hipofosfatemia	• Fraqueza muscular, tremor e parestesias • Hipoxia tecidual • Dor óssea, reflexos diminuídos e convulsões • Pulso fraco • Hiperventilação • Disfagia e anorexia	• Fosfato sérico < 2,5 mg/dℓ • Fosfato urinário > 1,3 g/24 h
Hiperfosfatemia	• Habitualmente assintomática, a não ser que leve à hipocalcemia, quando é evidenciada, então, por tetania e convulsões • Hiper-reflexia, paralisia flácida e fraqueza muscular	• Fosfato sérico > 4,5 mg/dℓ • Cálcio sérico < 8,5 mg/dℓ • Fósforo urinário < 0,9 g/24 h

De Anatomical Chart Company: Atlas of Pathophysiology, 3rd ed. Ambler, PA: Lippincott Williams & Wilkins, 2010, pp 32-33.

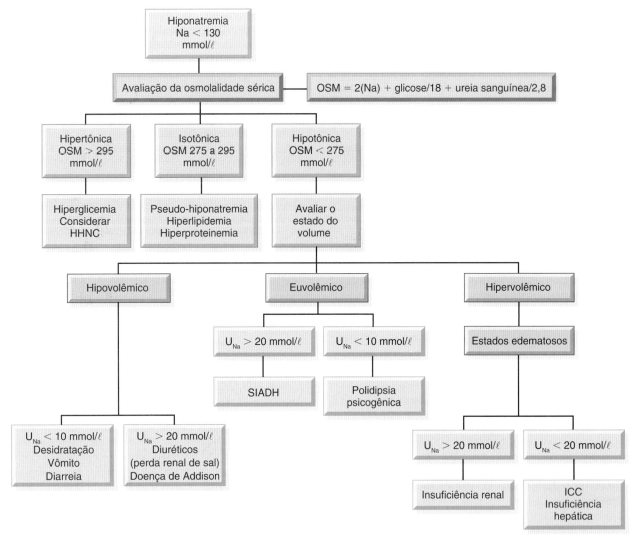

Figura 29.4 Avaliação da hiponatremia. ICC, insuficiência cardíaca congestiva; HHNC, hiperglicêmico, hiperosmolar e não cetótico (coma); Na, sódio; OSM, osmolalidade; SIADH, síndrome de secreção inapropriada de hormônio antidiurético; U_{Na}, sódio urinário.

Equilíbrio do potássio

O potássio é essencial para regular a condução do impulso nervoso e a contração muscular e está envolvido em inúmeras outras funções corporais, incluindo a osmolalidade intracelular e o equilíbrio acidobásico. A concentração sérica normal de potássio é de 3,5 a 5 mEq/ℓ. O equilíbrio de potássio é mantido pela ingesta nutricional e excreção renal. Noventa e oito por cento do potássio localizam-se no músculo esquelético; por conseguinte, o equilíbrio desse eletrólito também está fortemente atrelado às trocas entre os compartimentos intracelular e extracelular no corpo.

A hipopotassemia pode resultar de ingesta inadequada de potássio, perda de potássio excessiva pelos rins, perda gastrintestinal e deslocamentos de potássio do LEC para o intracelular. Da mesma forma, a terapia diurética pode contribuir para a excreção de potássio, acentuando ainda mais o problema.

A hiperpotassemia pode ser causada por diminuição na excreção renal do potássio ou por deslocamentos transcelulares do potássio. Isso é observado com maior frequência na acidose, na lesão ou destruição celular e na hiperglicemia.

Equilíbrio do cálcio e do fosfato

O cálcio e o fosfato são regulados reciprocamente no corpo pela vitamina D, pelo paratormônio e pela calcitonina. Os sais de cálcio e fosfato são normalmente depositados no osso. Quando os níveis de cálcio são altos, os níveis de fosfato estão baixos. Como na insuficiência renal os rins são incapazes de eliminar fosfato, os pacientes com insuficiência renal frequentemente apresentam níveis altos de fosfato e baixos níveis de cálcio.

A função primária do cálcio é a manutenção da força do osso e dos dentes. Ele também desempenha um papel importante na contratilidade miocárdica e esquelética. O cálcio também mantém a permeabilidade celular e colabora na coagulação sanguínea. A concentração sérica normal de cálcio é de 8,5 a 10,5 mg/dℓ. O cálcio sérico total é composto de duas frações principais: o cálcio difusível ou ultrafiltrável (ou ionizado) e o cálcio não difusível ou ligado à proteína (principalmente à albumina). Muitos pacientes criticamente doentes apresentam baixos níveis de albumina, resultando em baixos níveis séricos de cálcio. Esse resultado não significa necessariamente que o cálcio do paciente esteja baixo.

É necessário determinar o cálcio ionizado (quando disponível) ou corrigir o cálcio sérico para o nível de albumina, utilizando a seguinte fórmula:

$$\text{cálcio corrigido} = [0,8 \times (\text{albumina normal} - \text{albumina do paciente})] + \text{soro}$$

O fosfato é essencial para a formação do trifosfato de adenosina. O fosfato também colabora na manutenção da estrutura da membrana celular, na liberação de oxigênio e na imunidade celular. O nível normal de fosfato é de 3 a 4,5 mg/dℓ.

Equilíbrio do magnésio

O íon magnésio é o segundo principal íon intracelular. A concentração sérica normal é de 1,4 a 2,1 mEq/ℓ. O equilíbrio do magnésio é necessário para a integridade funcional do sistema neuromuscular. As glândulas paratireoides regulam o magnésio e o cálcio. O sódio é necessário para a reabsorção do magnésio. O magnésio pode acumular-se no soro, osso e músculo na insuficiência renal, causando inúmeros problemas.

Equilíbrio acidobásico

Uma acidez ou alcalinidade normal (pH de 7,35 a 7,45) do líquido orgânico é essencial para a vida. O corpo mantém o equilíbrio acidobásico pelo sistema tampão, pelo sistema respiratório e pelo sistema renal. Os sistemas tampão e respiratório são capazes de reagir rapidamente às alterações no pH corporal. No entanto, os rins levam mais tempo para se ajustarem às alterações no pH corporal.

Cinco processos principais estão associados à regulação do equilíbrio acidobásico pelo sistema renal: excreção do íon hidrogênio; reabsorção do íon sódio; geração e reabsorção do íon bicarbonato; excreção do sal de fosfato e ácido titulável; e síntese de amônia e excreção de amônio. Os distúrbios acidobásicos podem resultar quando os rins são incapazes de realizar esses processos de forma adequada. Os distúrbios do equilíbrio acidobásico estão sumarizados na Tabela 29.6.

Tabela 29.6 Distúrbios do equilíbrio acidobásico.

Distúrbio/causas	Fisiopatologia	Sinais/sintomas	Diagnóstico
Acidose respiratória			
• Obstrução das vias respiratórias ou doença pulmonar parenquimatosa • Ventilação mecânica • Alcalose metabólica crônica quando os mecanismos compensatórios respiratórios tentam normalizar o pH • Bronquite crônica • Pneumonia extensa • Pneumotórax extenso • Edema pulmonar • Asma • Doença pulmonar obstrutiva crônica • Medicamentos • Parada cardíaca • Traumatismo do sistema nervoso central (SNC) • Doenças neuromusculares • Apneia do sono	Quando a ventilação pulmonar diminui, a pressão parcial de dióxido de carbono no sangue arterial ($PaCO_2$) aumenta e o nível de CO_2 se eleva. O CO_2 retido combina-se com a água (H_2O) para formar ácido carbônico (H_2CO_3), o qual se dissocia para liberar os íons hidrogênio (H^+) e bicarbonato (HCO_3^-) livres. A $PaCO_2$ e os íons H^+ livres aumentados estimulam a medula a aumentar o estímulo respiratório e expelir o CO_2 À medida que o pH diminui, o 2,3-difosfoglicerato acumula-se nas hemácias, onde altera a hemoglobina (Hb) para liberar o oxigênio. A Hb capta os íons H^+ e o CO_2 e os remove do soro Quando os mecanismos respiratórios diminuem, a $PaCO_2$ crescente estimula os rins a reter o HCO_3^- e íons sódio (Na^+) e a excretar os íons H^+ Quando a concentração de íon H^+ supera os mecanismos compensatórios, os íons H^+ movem-se para o interior das células, e os íons potássio (K^+) se movem para fora. Sem oxigênio suficiente, o metabolismo anaeróbico produz ácido láctico	• Inquietação • Confusão • Apreensão • Sonolência • Asterixe • Cefaleias • Dispneia e taquipneia • Papiledema • Reflexos deprimidos • Hipoxemia • Taquicardia • Hipertensão/hipotensão • Arritmias atrial e ventricular • Coma	• Análise da gasometria arterial (GA): $PaCO_2 > 45$ mmHg; pH $< 7,35$ a 7,45; e HCO_3^- normal no estágio agudo e HCO_3^- elevado no estágio crônico
Alcalose respiratória			
• Hipoxemia aguda, pneumonia, doença pulmonar intersticial, doença vascular pulmonar ou asma aguda • Ansiedade • Estados hipermetabólicos, como febre e sepse • Ventilação mecânica excessiva • Intoxicação por salicilato • Acidose metabólica • Insuficiência hepática • Gravidez	Quando a ventilação pulmonar aumenta, o CO_2 excessivo é expirado. A hipocapnia resultante leva a redução do H_2CO_3, excreção dos íons H^+ e HCO_3^- e pH sérico crescente Contra o pH crescente, o sistema tampão de hidrogênio–potássio puxa os íons H^+ para fora das células e para dentro do sangue em troca de íons K^+. Os íons H^+ que entram no sangue combinam-se com os íons HCO_3^- para formar H_2CO_3, e o pH cai	• Respiração rápida e profunda • Tontura ou vertigem • Agitação • Parestesias perioral e periférica • Espasmos carpopedais, contratura e fraqueza muscular	• Análise da GA mostrando $PaCO_2 < 35$ mmHg; pH elevado proporcional à diminuição na $PaCO_2$ no estágio agudo, mas diminuindo em direção ao normal no estágio crônico; HCO_3^- normal no estágio agudo, porém abaixo do normal no estágio crônico

(continua)

Tabela 29.6 Distúrbios do equilíbrio acidobásico. (*Continuação*)

Distúrbio/causas	Fisiopatologia	Sinais/sintomas	Diagnóstico
	A hipocapnia causa aumento na frequência cardíaca, vasoconstrição cerebral e fluxo sanguíneo cerebral diminuído. Depois de 6 h, os rins secretam mais HCO_3^- e menos H^+ A $PaCO_2$ baixa e a vasoconstrição persistentes aumentam a hipoxia cerebral e periférica. A alcalose grave inibe a ionização de cálclo (Ca^{2+}), aumentando a excitabilidade nervosa/muscular		

Acidose metabólica

Distúrbio/causas	Fisiopatologia	Sinais/sintomas	Diagnóstico
• Acúmulo excessivo de ácido • Reservas deficientes de HCO_3^- • Excreção diminuída de ácido pelos rins • Cetoacidose diabética • Etilismo crônico • Desnutrição ou dieta pobre em carboidrato e hiperlipídica • Metabolismo anaeróbico de carboidratos • Subexcreção de ácidos metabolizados ou incapacidade de conservar a base • Diarreia, má absorção intestinal ou perda de bicarbonato de sódio dos intestinos • Intoxicação por salicilato, intoxicação exógena ou, menos frequentemente, doença de Addison • Secreção inibida de ácido	Quando os íons H^+ começam a se acumular no organismo, os tampões químicos (HCO_3^- e proteínas plasmáticas) nas células e no líquido extracelular (LEC) se ligam a eles. Os íons H^+ em excesso diminuem o pH sanguíneo e estimulam os quimiorreceptores na medula a aumentar a respiração. A consequente queda da pressão parcial da $paCO_2$ libera os íons H^+ para se ligarem aos íons HCO_3^-. A compensação respiratória acontece, porém não é suficiente para corrigir a acidose Os rins saudáveis compensam, excretando o excesso de íons H^+, tamponados por fosfato ou amônia. Para cada íon H^+ excretado, os túbulos renais reabsorvem e devolvem para o sangue um íon Na^+ e um íon HCO_3^- O excesso de íons H^+ no LEC se difunde passivamente para as células. Para manter as cargas elétricas equilibradas através da membrana celular, as células liberam íons K^+. Os íons H^+ em excesso alteram o equilíbrio normal dos íons K^+, Na^+ e Ca^{2+}, prejudicando a excitabilidade neural	• Cefaleia e letargia progredindo para sonolência, depressão do SNC, respirações de Kussmaul, hipotensão, torpor, coma e morte • Distúrbio GI associado que leva a anorexia, náuseas, vômitos, diarreia e, possivelmente, desidratação • Pele quente e ruborizada • Hálito adocicado	• pH arterial $< 7,35$; $PaCO_2$ normal ou < 35 mmHg quando os mecanismos compensatórios respiratórios assumem; o HCO_3^- pode ser < 22 mEq/ℓ • pH urinário $< 4,5$ na ausência de doença renal • Ácido láctico plasmático elevado na acidose láctica • Hiato aniônico > 14 mEq/ℓ na acidose metabólica com hiato aniônico alto, acidose láctica, cetoacidose, superdosagem de ácido acetilsalicílico, intoxicação alcoólica, insuficiência renal ou outro distúrbio caracterizado por acúmulo de ácidos orgânicos, sulfatos ou fosfatos • Hiato aniônico de 12 mEq/ℓ ou menos na acidose metabólica com hiato aniônico normal devido a perda de HCO_3^-, perda GI ou renal, carga ácida aumentada, administração rápida de soro fisiológico IV ou outros distúrbios caracterizados pela perda de HCO_3^-

Alcalose metabólica

Distúrbio/causas	Fisiopatologia	Sinais/sintomas	Diagnóstico
• Vômitos crônicos • Lavagem ou drenagem por sonda nasogástrica sem reposição eletrolítica adequada • Fístulas • Uso de esteroides e determinados diuréticos (furosemida, tiazidas e ácido etacrínico) • Transfusões sanguíneas maciças • Doença de Cushing, hiperaldosteronismo primário e síndrome de Bartter • Ingesta excessiva de bicarbonato de sódio, outros antiácidos ou álcalis absorvíveis • Quantidades excessivas de líquidos IV, altas concentrações séricas de bicarbonato ou lactato • Insuficiência respiratória • Cloreto sérico baixo • Potássio sérico baixo	Tampões químicos no LEC e no líquido intracelular ligam-se ao HCO_3^- no organismo. O excesso de HCO_3^- livre eleva o pH sanguíneo, deprimindo os quimiorreceptores na medula, inibindo a respiração e elevando a $PaCO_2$. O CO_2 combina-se com H_2O para formar H_2CO_3. O oxigênio baixo limita a compensação respiratória Quando o HCO_3^- sanguíneo se eleva até 28 mEq/ℓ, a quantidade filtrada pelos glomérulos renais excede a capacidade de reabsorção dos túbulos renais. O HCO_3^- em excesso é excretado na urina, e os íons H^+ são retidos. Para manter o equilíbrio eletroquímico, os íons Na^+ e a água são excretados com os íons HCO_3^- Quando os níveis do íon H^+ no LEC estão baixos, os íons H^+ difundem-se passivamente para fora das células, e os íons K^+ extracelulares movem-se para dentro das células. À medida que os níveis intracelulares do íon H^+ caem, a ionização do cálcio diminui e as células nervosas tornam-se permeáveis aos íons Na^+. Os íons Na^+ que se movem para dentro das células deflagram os impulsos neurais no sistema nervoso periférico e no SNC	• Irritabilidade, rasgar as roupas do leito (carfologia), contratura e confusão • Náuseas, vômitos e diarreia • Anormalidades cardiovasculares devidas à hipopotassemia • Distúrbios respiratórios (como cianose e apneia) e respirações lentas e superficiais • Possível espasmo carpopedal na mão, devido ao fluxo sanguíneo periférico diminuído durante as repetidas verificações da pressão arterial	• pH sanguíneo $> 7,45$; HCO_3^- > 26 mEq/ℓ • Potássio ($< 3,5$ mEq/ℓ), cálcio ($< 8,9$ mg/dℓ) e cloreto (< 98 mEq/ℓ) baixos

De Anatomical Chart Company: Atlas of Pathophysiology, 2nd ed. Ambler, PA, Lippincott Williams & Wilkins, 2006, pp 34-35.

■ Hiato aniônico

Para manter a neutralidade química, a concentração total dos cátions e ânions no sangue (e de outros líquidos orgânicos) deve ser equivalente em termos de miliequivalentes por litro. No entanto, existem vários ânions e cátions presentes no sangue, mas não são medidos rotineiramente, existe um "hiato" entre a concentração total de cátions e ânions e a concentração normalmente medida no plasma.

O hiato aniônico é composto principalmente de um excesso de ânions não medidos, inclusive proteínas plasmáticas, sulfatos e fosfatos inorgânicos, e ácidos orgânicos. Os cátions não medidos que existem em menores concentrações são principalmente o cálcio e o magnésio.

Em geral, o hiato aniônico é calculado subtraindo-se os ânions (cloreto e bicarbonato) pelos cátions (sódio e potássio) com uso da seguinte fórmula:

$$\text{hiato aniônico} = [Na^+] + [K^+] - [Cl^-] - [HCO_3]$$

A média normal é de aproximadamente 12 mEq/ℓ (faixa, 8 a 16 mEq/ℓ). Entretanto, os desvios desse hiato aniônico "normal" podem ter um significado diagnóstico importante nos distúrbios acidobásicos, especialmente as acidoses metabólicas.

A anormalidade mais comum do hiato aniônico é um aumento associado a maiores concentrações de lactato, corpos cetônicos ou sulfato ou fosfato inorgânico, que são encontradas na acidose láctica, na cetoacidose e na uremia, respectivamente. Outras formas de acidose associadas à ingestão de toxinas, como o etilenoglicol, o metanol, o paraldeído e salicilatos, também podem produzir aumentos significativos no hiato aniônico.

As diminuições no hiato aniônico são menos comuns, porém igualmente importantes. Elas podem ocorrer por causa de aumento dos cátions não mensuráveis ou por causa de diminuição dos ânions não mensuráveis. A Tabela 29.7 lista as causas do hiato aniônico alterado.

Tabela 29.7 Causas de hiato aniônico alterado.

Hiato aniônico aumentado	Hiato aniônico diminuído
Ânions não mensuráveis aumentados	**Cátions não mensuráveis aumentados**
• Acidose metabólica endógena ○ Acidose láctica ○ Cetoacidose ○ Acidose urêmica • Ingestão exógena de ânions ○ Etilenoglicol ○ Metanol ○ Paraldeído ○ Salicilatos ○ Penicilina ○ Carbenicilina • Proteínas plasmáticas aumentadas ○ Hiperalbuminemia	• Cátions normais ○ Hipercalcemia ○ Hiperpotassemia ○ Hipermagnesemia • Cátions anormais ○ Globulinas aumentadas (p. ex., mieloma) ○ Lítio
Cátions não mensuráveis diminuídos	**Ânions não mensuráveis diminuídos**
• Hipopotassemia • Hipocalcemia • Hipomagnesemia	• Hipoalbuminemia

Avaliação do equilíbrio hídrico

O papel da enfermeira na avaliação de problemas no equilíbrio hídrico inclui a mensuração exata de ingesta e débito, peso e sinais vitais. Embora os sinais vitais possam fornecer dados de sustentação, eles podem não ser anormais até que ocorram déficits significativos no volume ou na água. A avaliação do desequilíbrio hídrico precisa ser fundamentada na observação criteriosa e no reconhecimento dos sintomas pertinentes.

Peso

O peso é um dos parâmetros mais importantes isolados em pacientes criticamente doentes. O peso na admissão é comparado com aquele obtido na história. É importante observar se o peso se alterou significativamente na última semana ou nas 2 últimas semanas. Os pesos deverão ser cuidadosamente medidos no mesmo horário, com a mesma balança e as mesmas roupas diariamente. As variações no procedimento deverão ser anotadas e notificadas ao médico. Um litro de líquido é igual a 1 kg de peso corporal. Uma balança em quilogramas propicia maior exatidão porque as medições de medicamentos, líquidos e dieta podem ser calculadas com facilidade usando-se o sistema métrico. Um aumento no peso não especifica onde houve ganho ponderal. Por exemplo, um paciente pode apresentar depleção do volume intravascular e, apesar disso, exibir aumento ponderal, devido a uma fuga de líquido para o terceiro espaço (*i. e.*, movimento de água para o espaço intersticial).

Os ganhos e perdas de peso diários rápidos estão comumente associados a alterações no volume de líquido e não a fatores nutricionais. Com frequência, os pacientes criticamente doentes experimentam perdas insensíveis não mensuráveis, como as perdas com a ventilação e por feridas. A febre pode aumentar a quantidade de líquido perdida pela pele e pelos pulmões em até 75 mℓ/0,6°C acima do valor basal. Os pesos seriados frequentemente são mais confiáveis, e as alterações de peso comumente captam os desequilíbrios antes que os sintomas fiquem aparentes. Além da perspectiva do equilíbrio de líquidos, os pesos também são usados para calcular as dosagens de medicamentos e, para o paciente que está recebendo diálise, determinar a quantidade de líquido a ser removida durante a terapia.

Balanço hídrico

Um registro exato da ingesta e do débito fornece dados valiosos para avaliar e tratar os distúrbios hidreletrolíticos. É importante que a enfermeira ensine ao paciente ou aos visitantes a ajudar nessa avaliação. A ingesta e o débito são medidos e registrados conforme ocorrem e são totalizados no término de cada plantão. Na presença de perdas excessivas e de deterioração da função cardíaca, hepática, renal ou respiratória, é necessário o registro mais detalhado de cada fonte de ingesta e débito de líquidos, e podem ser necessários cálculos a cada 1 a 4 horas.

No paciente criticamente doente, a ingesta e o débito são monitorados a cada 1 a 2 horas. Os valores obtidos são somados para fornecer um balanço total no final de um período de 24 horas. Um balanço efetivo é calculado subtraindo-se o débito da ingesta:

$$\text{balanço hídrico} = \text{ingesta total} - \text{débito total}$$

576 Parte 7 Sistema Renal

Dependendo da condição do paciente, das metas terapêuticas diárias e da resposta às intervenções, o balanço efetivo pode ser neutro, positivo ou negativo. O balanço de 24 horas é comparado ao peso diário para avaliar o equilíbrio total. Se o balanço diário efetivo for positivo, mas o peso diário refletir uma perda nas últimas 24 horas, as perdas insensíveis podem ser a causa da discrepância.

A ingesta deverá incluir todos os líquidos, como água, sucos ou sopa, e quaisquer alimentos que sejam ricos em conteúdo de água (p. ex., laranjas, toranja, gelatina e sorvete). É útil manter uma lista de equivalentes para frutas, cubos e lascas de gelo e outras fontes de líquido. O débito deverá incluir as perdas urinária e intestinal e as estimativas das perdas respiratória e cutânea quando a temperatura do paciente ou a temperatura do ambiente estiver alta. Também são registradas outras fontes de perda de líquido, como ileostomia ou outra drenagem entérica, drenagem de feridas ou drenagem torácica.

Nos distúrbios hidreletrolíticos graves, o horário e o tipo de ingesta de líquidos e o horário e a quantidade eliminada em cada micção devem ser registrados. No caso em que a função renal diminui, essa informação pode ajudar de modo imensurável no diagnóstico e na possível prevenção da azotemia pré-renal ou da insuficiência renal aguda. Os fatores de risco para a perda excessiva de líquidos são mostrados no Quadro 29.3.

Hipovolemia e hipervolemia

A enfermeira de cuidados críticos deve ficar continuamente alerta para detectar alterações iniciais no estado volumétrico do paciente. Raramente o diagnóstico é feito com base em um parâmetro. O primeiro indício pode ser o aspecto geral do paciente; depois de observar isso, a enfermeira procura e anota os parâmetros mais específicos.

Os sintomas variam com o grau de desequilíbrio; alguns são observados precocemente nos estados de desequilíbrio, e outros só ficam evidentes depois de vários distúrbios estarem presentes. A Tabela 29.8 lista os sinais e sintomas de hipovolemia e hipervolemia.

Na depleção de volume, o paciente pode queixar-se de tontura ortostática quando assume a posição sentada ou em pé (isso também pode ocorrer com a inatividade e a disfunção autônoma). O desenvolvimento de taquicardia ao assumir a posição ereta e uma diminuição na pressão arterial (hipotensão ortostática), em oposição ao aumento normal, são achados iniciais frequentes. Mais adiante, o pulso pode tornar-se rápido, fraco e filiforme. Pode haver o ressecamento precoce da pele, com perda da elasticidade, olhos encovados, perda da sudorese axilar e língua seca e revestida. Quando acontece a depleção grave de volume, podem ser observadas sede, diminuição do

---

Quadro 29.3 **Segurança do paciente.**

Fatores de risco associados à perda excessiva de líquidos

Febre: um paciente com febre de 40°C e frequência respiratória de 40 incursões/min pode perder até 2.500 mℓ de líquido em um período de 24 h pelo sistema respiratório e pela pele

Ambiente: os climas secos e quentes podem aumentar as perdas por evaporação do suor até 1.500 mℓ/h para manter a perda calórica corporal por evaporação. Esta pode aumentar até 2 a 2,5 ℓ/h por curtos períodos em pessoas aclimatizadas que se exercitam em climas quentes

Hiperventilação: a hiperventilação pode aumentar as perdas hídricas respiratórias em consequência de doença ou do uso de ventiladores ou sistemas de liberação de oxigênio não umidificados

Sistema GI: vômito, aspiração nasogástrica, diarreia e fístulas ou drenagem enterocutânea podem aumentar as perdas GI

Terceiro espaço: a formação de derrame pleural ou peritoneal e edema por doença biliar, renal ou hepática ou por síndrome do extravasamento capilar difuso pode resultar em perda do volume intravascular efetivo. A drenagem do líquido peritoneal ou pleural, quando ainda está ocorrendo a formação desse terceiro espaço, pode resultar em perdas intravasculares efetivas adicionais por causa dos deslocamentos de líquidos continuados do compartimento vascular para o terceiro espaço

Queimaduras: a perda de líquido nos tecidos queimados pode resultar em diminuição significativa no volume intravascular efetivo. Como as perdas por evaporação e transudação pela pele queimada podem resultar em perdas diárias muito grandes de líquido, o paciente queimado requer atenção especial para a manutenção do equilíbrio hidreletrolítico. As fórmulas para determinar a área queimada e a reposição volêmica são discutidas no Capítulo 53

Perdas renais: a perda inadequada de líquidos e solutos pelos rins pode acontecer por causa da perda renal de sal. Esta é observada na fase diurética da necrose tubular aguda, em raros pacientes com perda renal de sal real e como consequência da administração excessiva de diuréticos. Ela também pode acontecer como resultado da diurese de solutos da alimentação enteral ou parenteral rica em sal ou hiperproteica e da administração de agentes osmóticos, como os agentes de radiocontraste e manitol. Finalmente, o líquido pode ser perdido durante a fase de geração da alcalose metabólica, na qual a excreção compensatória de bicarbonato urinário força a excreção renal de sódio. Com frequência, isso resulta em depleção de volume

---

Tabela 29.8 Sinais e sintomas de hipovolemia e hipervolemia.

Parâmetros	Hipovolemia	Hipervolemia
Pele e tecidos subcutâneos	Seca, menos elástica	Quente, úmida, edema depressível sobre as proeminências ósseas, pele enrugada devido à pressão das roupas
Face	Olhos encovados (sintoma tardio)	Edema periorbitário
Língua	Seca, saburrosa (sintoma inicial); fissurada (sintoma tardio)	Úmida
Saliva	Espessa, escassa	Excessiva, espumosa
Sede	Presente	Pode não ser significativa
Temperatura	Pode estar elevada	Pode não ser significativa
Pulso	Rápido, fraco, filiforme	Rápido
Respiração	Rápida, superficial	Dispneia rápida, estertores úmidos, tosse
Pressão arterial	Baixa, hipotensão ortostática; pressão do pulso pequena	Normal a alta
Peso	Perda	Ganho

Quadro 29.4 Fatores que afetam o equilíbrio hídrico.

Excesso de água

Aporte: sede
- Limiar diminuído para a sede
- Aumento da osmolalidade
- Depleção de potássio
- Hipercalcemia
- Febre
- Mucosas secas
- Higiene oral precária
- Administração de O_2 não umidificado
- Hipotensão
- Transtornos psiquiátricos

Aporte: líquidos parenterais
- Soro glicosado a 5% em excesso

Débito: excreção renal
- Liberação inapropriada de ADH
- Liberação apropriada de ADH
- Insuficiência congestiva
- Cirrose descompensada
- Depleção de volume
  - Insuficiência suprarrenal
  - Perda renal de sal
  - Hemorragia
  - Diuréticos
- Queimaduras
- Hipotireoidismo
- Doença renal
- Insuficiência renal aguda
- Insuficiência renal crônica
- Síndrome nefrótica
- Glomerulonefrite aguda
- Anti-inflamatórios não esteroides

Deficiência de água

Aporte: sede
- Aumento do limiar para a sede
- Diminuição da osmolalidade
- Falta de acesso
- Transtornos psiquiátricos

Aporte: líquidos parenterais
- Reposição deficiente
- Cargas osmóticas
- Alimentação parenteral
- Hiperglicemia
- Manitol
- Agentes de contraste radiográficos

Débito: sudorese
- Temperatura ambiente elevada
- Altitude elevada
- Febre

Débito: excreção renal
- Excreção em excesso
- Central
- Nefrogênica
  - Depleção de potássio
  - Hipercalcemia
  - Administração de lítio
  - Demeclociclina
- Metoxiflurano

---

volume urinário e perda de peso. Entretanto, a perda de peso e as alterações ortostáticas na pressão arterial e no pulso podem se constituir nos únicos achados.

Os exames laboratoriais, como a alta osmolalidade urinária e o baixo sódio urinário, podem facilitar o diagnóstico. Outros indicadores, como hematócrito elevado, pressão venosa central diminuída e pressão pulmonar encunhada diminuída, podem corroborar o diagnóstico.

Na sobrecarga de líquidos, o paciente, quando alerta, pode queixar-se de inchação ou rigidez nas mãos e nos pés. Mais adiante, ocorrerá edema periorbitário, seguido pelo edema postural depressível (pés e tornozelos, quando em pé; área sacral e parte posterior das coxas, quando em decúbito dorsal), seguido por dispneia ou ascite, dependendo da etiologia (*i. e.*, descompensação cardíaca e sobrecarga sistêmica de líquidos *versus* doença hepática). O volume urinário e o sódio urinário podem estar normais, aumentados ou diminuídos, dependendo da etiologia. Na maioria das doenças com retenção de líquido, exceto a síndrome da secreção inapropriada de ADH, o sódio urinário mostra-se reduzido. O hematócrito está diminuído, refletindo a hemodiluição.

O pulso pode estar rápido e a ausculta cardíaca pode revelar uma terceira bulha cardíaca (B_3), uma quarta bulha cardíaca (B_4) ou um sopro secundário à sobrecarga de volume. A frequência respiratória pode estar aumentada por causa da congestão pulmonar, e a ausculta torácica pode revelar estertores. Uma radiografia de tórax pode revelar congestão vascular pulmonar, trama alveolar aumentada, dilatação cardíaca, congestão pulmonar franca e derrames pleurais.

Todos os dados deverão ser avaliados à luz de outras evidências. Em geral, as tendências são mais significativas que os valores isolados. Por exemplo, quando uma diminuição no débito urinário é percebida, deverá ser empreendida a avaliação sistemática para determinar por que isso está acontecendo e quais intervenções de enfermagem são mais apropriadas. Dependendo da estabilidade do paciente, a equipe de saúde pode usar o monitoramento fisiológico avançado (p. ex., cateter de artéria pulmonar) para orientar a avaliação e o tratamento. Os fatores que afetam o equilíbrio hídrico são listados no Quadro 29.4.

Monitoramento hemodinâmico

O monitoramento hemodinâmico oferece ao clínico melhor avaliação do estado global do paciente. Para uma discussão detalhada, consulte o Capítulo 17. Embora o exame físico possa proporcionar informações sobre o estado volumétrico, as alterações no exame físico refletem-se mais tardiamente que as alterações nos parâmetros da avaliação hemodinâmica, como a pressão venosa central. Por meio do monitoramento melhorado, as intervenções são guiadas pelas informações em tempo real. A Tabela 29.9 propicia uma visão geral das causas dos parâmetros alterados para o exame da pré-carga.

Com base nos dados da história, do exame físico e de exames laboratoriais e diagnósticos, os diagnósticos de enfermagem são desenvolvidos para o paciente com problemas renais.

578 **Parte 7** Sistema Renal

Tabela 29.9 Etiologias da pré-carga alterada.

Parâmetro hemodinâmico	Aumentado	Diminuído
Pré-carga	Insuficiência renal	Hemorragia
	Administração de volume ou sangue	Diurese
	Vasopressores	Diaforese
	Choque cardiogênico	Vômitos
	Bradicardia	Diarreia
	Tamponamento cardíaco	Aporte insuficiente
	Pericardite constritiva	Terceiro espaço
		Vasodilatadores
		Choque séptico
		Choque neurogênico
		Choque anafilático
		Taquicardia
		Perda do estímulo atrial
Pré-carga direita	Insuficiência ventricular direita	
	Doença da valva tricúspide/pulmonar	
	Defeito do septo interventricular	
	Disfunção do músculo papilar ventricular direito	
Pré-carga esquerda	Insuficiência ventricular esquerda	
	Doença da valva mitral/aórtica	
	Disfunção do músculo papilar ventricular esquerdo	

Desafios relacionados à aplicabilidade clínica

Estudo de caso

O Sr. S. é um homem de 41 anos de idade com história de hipertensão pulmonar, hipertensão arterial, apneia obstrutiva do sono e obesidade mórbida. Há 5 dias, o Sr. S. se apresentou ao setor de emergência queixando-se de dificuldade para respirar, dor torácica e edema escrotal. Seus sinais vitais, quando da chegada ao departamento de emergência, eram os seguintes: temperatura de 36,6°C; frequência cardíaca de 101 bpm; pressão arterial de 148/94 mmHg; frequência respiratória de 23 irpm; saturação de oxigênio por oximetria de pulso (SpO_2) de 92 a 97% (em 4 ℓ/min de oxigênio inspirado por cânula nasal). Os testes laboratoriais na admissão à unidade médica/cirúrgica incluíram os seguintes: Na^+ de 134 mEq/ℓ; K^+ de 5,3 mEq/ℓ; Cl^- de 94 mEq/ℓ; CO_2 de 31 mmol/ℓ; ureia sanguínea de 14 mg/dℓ; creatinina de 1,1 mg/dℓ; fósforo de 6,6 mg/dℓ; glicose de 114 mg/dℓ.

No sexto dia, nota-se que o Sr. S. ganhou 2,2 kg desde sua última pesagem. Apresenta edema depressível 2+ bilateral nos tornozelos, e estertores crepitantes são auscultados durante sua avaliação pulmonar.

1. Que perguntas devem ser feitas ao Sr. S. para a determinação de sua função renal basal?
2. Com base no conhecimento dos valores anormais de eletrólitos, que sintomas devem ser esperados do Sr. S.?
3. Quais são os fatores de risco do Sr. S. para o desenvolvimento de insuficiência renal?
4. Por que as avaliações físicas no sexto dia indicam que o Sr. S. terá insuficiência renal?
5. Que outros achados da avaliação física e dos exames laboratoriais seriam esperados se o Sr. S. desenvolver insuficiência renal aguda?

30
Cuidado ao Paciente | Sistema Renal

Elyse Atkielski e Kara Adams Snyder

Objetivos de aprendizagem

Com base no conteúdo deste capítulo, o leitor deverá ser capaz de:

1. Explicar os princípios fisiológicos envolvidos nas terapias renais substitutivas: hemodiálise, terapias renais substitutivas contínuas e diálise peritoneal.
2. Descrever as diferenças dos equipamentos e procedimentos usados na terapia renal substitutiva.
3. Explicar os tipos de acesso vascular usados em hemodiálise e terapias renais substitutivas contínuas.
4. Comparar e contrastar as indicações, a avaliação e manutenção e as complicações de cada modalidade de terapia renal substitutiva.
5. Descrever as necessidades psicossociais e educativas dos pacientes e seus familiares relacionadas com a terapia renal substitutiva.
6. Descrever as avaliações e intervenções da enfermeira para pacientes em tratamento de reposição de volume.
7. Analisar os tratamentos específicos de reposição de volume selecionados com base nas alterações fisiológicas.
8. Explicar os cuidados de enfermagem para pacientes com alguns distúrbios eletrolíticos.

A função renal pode ser substituída por um processo conhecido como diálise, que é um tratamento de manutenção da vida usado nos pacientes com lesão renal aguda e doença renal crônica (também conhecida como insuficiência renal crônica). As enfermeiras de cuidados críticos podem lidar com pacientes que padecem dos efeitos de uma lesão renal aguda, ou pacientes que já fazem algum tipo de diálise crônica e, em seguida, desenvolvem um quadro crítico. As enfermeiras devem estar familiarizadas com as diversas modalidades de diálise para ajudar a cuidar de pacientes com doenças complexas. Este capítulo descreve as três modalidades de terapia renal substitutiva mais comumente utilizadas: hemodiálise, terapias renais substitutivas contínuas (TRSC) e diálise peritoneal. O capítulo também detalha as estratégias terapêuticas utilizadas comumente para tratar pacientes em estado crítico com distúrbios hidreletrolíticos.

Fisiologia da diálise

Todos os tipos de diálise estão baseados nos princípios da osmose e difusão para remover escórias metabólicas e excesso de líquidos do sangue. No circuito de diálise, entre o sangue e o dialisado, há uma membrana semipermeável. As substâncias dissolvidas (p. ex., ureia e creatinina) difundem-se através da membrana de uma área com concentração mais alta (sangue) para outra com concentração mais baixa (dialisado). As moléculas de água atravessam a membrana por osmose e entram na solução que contém menos moléculas de H_2O. O dialisado é formulado com concentrações variadas de glicose ou sódio, de forma a produzir um gradiente osmótico e, deste modo, retirar o excesso de água do sistema circulatório. O processo de passagem dos líquidos por uma membrana semipermeável de acordo com as forças criadas pelas pressões osmótica e hidrostática é conhecido como *ultrafiltração*.

Esses princípios básicos constituem o fundamento de qualquer terapia dialítica. A forma como a diálise é realizada varia de acordo com o tipo de tratamento.

Terapias extracorpóreas

Hemodiálise e TRSC utilizam um circuito extracorpóreo (localizado fora do corpo). Por essa razão, eles podem exigir um acesso à circulação do paciente e anticoagulação do circuito.

Acesso à circulação

Os três métodos utilizados mais comumente para ter acesso à circulação do paciente são cateteres vasculares, fístulas arteriovenosas e enxertos vasculares sintéticos. Os pacientes que necessitam repentinamente de hemodiálise ou TRSC usam cateteres venosos, enquanto os pacientes que já fazem hemodiálise geralmente têm uma fístula arteriovenosa ou um enxerto vascular sintético. O Quadro 30.1 descreve as intervenções de enfermagem para pacientes com acesso vascular de diálise.

■ **Cateteres venosos**

Cateteres de lúmen duplo introduzidos em veias centrais calibrosas são usados nos pacientes em estado crítico que necessitem de hemodiálise, hemofiltração venovenosa contínua (HVVC) ou hemofiltração venovenosa contínua com diálise (HVVC/D). Esses cateteres também são usados para realizar hemodiálise quando não há outro tipo de acesso à circulação. As veias usadas comumente são femoral, jugular interna e subclávia. O local escolhido depende da anatomia e acessibilidade às veias do paciente, assim como da experiência e preferência do médico.

Os cateteres venosos de lúmen duplo também são utilizados temporariamente nos pacientes em estado crítico mantidos com diálise aguda, ou nos pacientes em diálise crônica à espera da maturação de um acesso mais duradouro (p. ex., fístula arteriovenosa ou enxerto vascular). Cateteres venosos centrais de lúmen duplo tunelizados são usados frequentemente como acesso permanente para pacientes nos quais todos os outros métodos de acesso ao sistema circulatório foram esgotados.

580 Parte 7 Sistema Renal

Quadro 30.1 Intervenções de enfermagem.

Para pacientes com acesso vascular de diálise

Cateter venoso de lúmen duplo

- Quando está localizado na parte superior do tronco (p. ex., posição na veia subclávia ou jugular interna), verificar radiograficamente a posição do cateter central antes de começar a usar
- Não injetar líquidos IV ou fármacos no cateter. Os dois lumens do cateter podem ser preenchidos com heparina concentrada
- Não retirar o clampe do cateter, a menos como preparação para uma sessão de diálise. Isso pode fazer com que o sangue preencha o lúmen do cateter e cause trombose
- Manter técnica estéril durante o manuseio do acesso vascular
- Examinar a área de saída do cateter para detectar sinais de inflamação ou dobras do cateter

Para pacientes com fístula arteriovenosa ou enxerto vascular

- Não aferir a pressão arterial ou colher sangue do membro em que se localiza o acesso
- Periodicamente (p. ex., a cada turno de plantão) e antes e depois de realizar a diálise, auscultar para detectar sopros e palpar para detectar frêmitos
- Assegurar que o paciente não use roupas apertadas ou contenções no membro em que se localiza o acesso
- Verificar a perviedade do acesso com mais frequência quando os pacientes estão hipotensos. Hipotensão pode predispor à coagulação do sangue
- Se houver sangramento pós-diálise no local de introdução da agulha, aplicar pressão suficiente apenas para interromper o fluxo de sangue e manter esta pressão até que o sangramento pare. Não ocluir o vaso

---

O cateter tunelizado tem um manguito implantável, ao redor do qual os tecidos proliferam e funcionam como barreira contra infecção. Quando é possível, o cateter deve ser colocado na veia jugular interna direita ou esquerda, porque os cateteres posicionados na veia subclávia aumentam o risco de estenose deste vaso. Essa estenose aumenta a pressão venosa e causa edema, que pode invalidar as tentativas subsequentes de estabelecer uma fístula arteriovenosa ou implantar um enxerto.

Sempre que são utilizados cateteres venosos, deve-se ter o cuidado de evitar deslizamento e desprendimento acidental durante a hemodiálise. Como medida de segurança, os cateteres geralmente são fixados por suturas e também um curativo estéril para evitar movimento. A durabilidade dos cateteres implantados depende de sua função e das normas da instituição. Em geral, os cateteres venosos centrais podem ser usados por até 3 a 4 semanas. A implantação de cateteres de diálise tunelizados é uma estratégia recomendada para reduzir infecções hematogênicas associadas aos acessos centrais, de acordo com as diretrizes do CDC (Centers for Disease Control) americano, quando se espera que a hemodiálise seja necessária por mais que 3 semanas.[1] Os cateteres de diálise tunelizados ou de longa duração não devem ser utilizados para qualquer outra finalidade que não seja hemodiálise, sem que primeiramente os médicos especializados em diálise sejam consultados. A antissepsia e a colocação de curativos no local de inserção são as mesmas recomendadas para outros acessos centrais que exigem técnica asséptica rigorosa.

Quando os cateteres de diálise são removidos (i. e., quando o tratamento dialítico não é mais necessário ou foi estabelecido outro tipo de acesso permanente), deve-se aplicar pressão no local da punção. Os cateteres de diálise tendem a ser mais calibrosos que os outros acessos centrais convencionais e, por esta razão, têm mais tendência a causar sangramento quando são removidos. O local deve ser examinado por várias horas depois, de forma que possa ser detectado qualquer sangramento recidivante. A remoção dos cateteres tunelizados mais permanentes requer a aplicação de um anestésico local na área de saída e a dissecção cuidadosa ao redor do manguito, de forma a soltá-lo dos tecidos subcutâneos aderidos. Antes de remover qualquer cateter de diálise, a enfermeira precisa receber treinamento especializado e passar por uma avaliação de competência.

A perviedade do cateter deve ser preservada. Agentes trombolíticos podem ser usados para dissolver trombos formados nos cateteres venosos. Trombolíticos são enzimas originadas das bactérias estreptococos que são capazes de ativar o sistema fibrinolítico e dissolver trombos intravasculares. Esses fármacos podem ajudar a preservar o acesso vascular e reduzir a necessidade de um procedimento cirúrgico ou reinserção do cateter; contudo, seu uso está associado a riscos intrínsecos e efeitos colaterais, inclusive sangramento e reações alérgicas. O elemento fundamental à preservação da perviedade do cateter é sua irrigação adequada e rotineira para evitar formação de trombos. Os cateteres mantidos no local entre as sessões de diálise são preenchidos com solução salina heparinizada concentrada ou soro fisiológico (dependendo do tipo de fecho utilizado na ponta do cateter e das normas da instituição) depois da diálise para evitar trombose.

Nos primeiros tempos da terapia dialítica, o acesso vascular era estabelecido a cada sessão por canulação de uma artéria para retirar sangue do corpo e uma veia para devolver o sangue dialisado ao paciente. Os cateteres que levavam sangue ao dialisador eram conhecidos como linhas arteriais, enquanto os cateteres que devolviam o sangue ao corpo eram conhecidos como linhas venosas. Os dois lumens do cateter venoso usado em diálise ainda são designados como "arterial" e "venoso". O lúmen arterial é mais calibroso que o venoso, de forma que possa empurrar o sangue venoso que flui e permitir que seja bombeado para fora do corpo para o dialisador. O sangue é devolvido "contracorrente" pelo lúmen arterial, evitando assim a diálise do sangue que já retornou. Os lumens são diferenciados pela existência de pontas coloridas: vermelha no lúmen arterial e azul no lúmen venoso.

■ Fístulas arteriovenosas

A técnica da fístula arteriovenosa foi desenvolvida em 1966 na tentativa de conseguir um acesso duradouro para hemodiálise. Para estabelecer a fístula arteriovenosa, o cirurgião anastomosa uma artéria com uma veia, formando uma fístula ou comunicação artificial entre elas (Figura 30.1 A). O fluxo de sangue arterial dentro do sistema venoso acarreta dilatação acentuada da veia, que pode então ser puncionada facilmente com uma agulha de diálise calibre 15, 16 ou 17. Durante a sessão de diálise, são realizadas duas punções venosas: uma para a drenagem do sangue e outra para a devolução do sangue. As fístulas têm várias vantagens em comparação com os cateteres vasculares, dentre as quais uma das mais importantes é evitar a introdução de um objeto estranho no corpo. As complicações infecciosas são reduzidas nos pacientes com fístulas, embora sejam adotadas precauções especiais para manter o funcionamento da fístula arteriovenosa por períodos longos.

Uma das prioridades do cuidado destes pacientes é manter o fluxo sanguíneo da fístula. Não são necessários cuidados específicos com o local da fístula; na verdade, depois que a incisão da fístula arteriovenosa estiver cicatrizada, o paciente pode lavar a área durante um banho normal de chuveiro ou

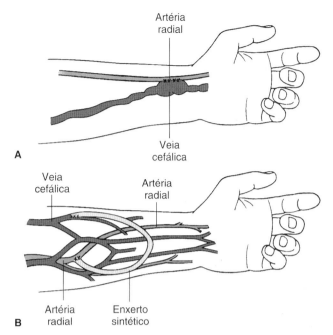

Figura 30.1 Métodos de acesso vascular para hemodiálise. **A.** Fístula arteriovenosa. **B.** Enxerto sintético.

banheira. De forma a evitar a formação de cicatriz, sangramento excessivo ou hematoma da fístula arteriovenosa, deve-se ter o cuidado de evitar punção venosa traumática, manipulação excessiva das agulhas e uso repetido da mesma área para puncionar a veia. Também é necessário aplicar pressão suficiente nos pontos da punção venosa depois da remoção das agulhas. Aferições da pressão arterial e punções venosas não devem ser realizadas no membro que contém a fístula. De forma a assegurar a comunicação quanto às precauções com a fístula, é recomendável colocar um aviso quanto a estes cuidados acima do leito hospitalar do paciente.

As estratégias de preservação das veias devem ser consideradas para os clientes que fazem ou venham a fazer diálise, de forma a oferecer-lhes todas as opções de acesso vascular. Estudos demonstraram que cateteres centrais introduzidos perifericamente (*peripherally inserted central catheters*, ou PICC em inglês) e cateteres centrais colocados na veia subclávia estão diretamente associados a estenose e trombose da veia central. É recomendável que os PICC e a cateterização da veia subclávia não sejam utilizados em pacientes com doença renal, que possam necessitar de uma fístula no futuro. Os pacientes devem ser instruídos quanto à importância da preservação vascular, de forma a assegurar o estabelecimento bem-sucedido de uma fístula no futuro.[2]

A maioria das fístulas arteriovenosas é estabelecida e está pronta para uso dentro de 1 a 3 meses depois da cirurgia e deve ser implantada ao menos 6 meses antes do início esperado da hemodiálise. Depois que ocorrer cicatrização inicial, os pacientes são instruídos a exercitar o braço para facilitar a maturação vascular. Além disso, eles são encorajados a familiarizar-se com a qualidade do "frêmito" percebido no local da anastomose, de forma que possam relatar qualquer alteração de sua presença ou intensidade. Um som forte de "assobio" – conhecido como *sopro* – e um frêmito palpável indicam que a fístula está funcional. O Quadro 30.2 descreve um guia de ensino para que o paciente cuide da sua fístula arteriovenosa.

Embora as fístulas arteriovenosas geralmente tenham vida longa, podem ocorrer complicações. Isso inclui trombose, aneurisma ou pseudoaneurisma, ou síndrome isquêmica de hipoperfusão distal (também conhecida como "síndrome de roubo"). Essa síndrome ocorre quando o desvio de sangue da artéria para a veia provoca isquemia da mão, que causa dor ou resfriamento da extremidade. Uma intervenção cirúrgica pode atenuar esses problemas e recuperar o fluxo adequado da fístula.

■ **Enxertos sintéticos**

O enxerto sintético é produzido com politetrafluoroetileno (PTFE) – um material fabricado a partir de um tipo de Teflon® expandido e altamente poroso. O enxerto é anastomosado entre uma artéria e uma veia e é utilizado da mesma forma que uma fístula arteriovenosa (ver Figura 30.1 B).

Os enxertos de PTFE são extremamente valiosos para muitos pacientes, cujos vasos naturais não são adequados para a formação de uma fístula. Os fragmentos de PTFE também são usados para remendar áreas dos enxertos ou das fístulas arteriovenosas que estenosaram ou formaram áreas de aneurisma. É melhor evitar punção venosa dos enxertos novos de PTFE (2 a 4 semanas), enquanto os tecidos do paciente proliferam para dentro do enxerto. Quando a proliferação de tecidos avança satisfatoriamente, o enxerto tem endotélio e parede externa com composição semelhante à dos vasos do próprio paciente.

Os procedimentos usados para evitar complicações dos enxertos são os mesmos recomendados para as fístulas arteriovenosas. Entretanto, algumas complicações são mais frequentes com os enxertos que as fístulas, inclusive trombose, infecção, formação de aneurismas e estenose no local da anastomose.

Anticoagulação

O sangue presente no sistema extracorpóreo (p. ex., dialisador e cateteres vasculares) coagula rapidamente, a menos que seja utilizado algum método de anticoagulação. A heparina é utilizada mais comumente porque sua administração é simples, ela

---

Quadro 30.2 Orientação de ensino | Cuidados ao paciente com fístula arteriovenosa.

- Lavar diariamente o local da fístula com sabão antibacteriano e sempre antes da diálise
- Evitar arrancar a casca que se forma depois da sessão de diálise
- Examinar a área para detectar vermelhidão, aumento perceptível da temperatura ou formação de uma "espinha" em qualquer área do acesso
- Pedir à equipe de diálise para alterar os locais de introdução da agulha durante a sessão de diálise
- Verificar se há fluxo sanguíneo várias vezes por dia palpando o pulso ou frêmito. Se não for percebido, ou se houver alguma alteração, ligue para seu médico ou para o centro de diálise

- Evitar o uso de roupas apertadas ou joias no braço em que se localiza o acesso. Evitar também carregar objetos pesados ou fazer qualquer movimento que coloque pressão sobre o local da fístula
- Evitar dormir com a cabeça apoiada sobre o braço em que se localiza o acesso
- Lembrar aos cuidadores e à equipe para não aplicar um manguito de pressão arterial ou colher sangue do braço em que se localiza o acesso vascular
- Aplicar apenas pressão suave no local de acesso depois da remoção da agulha. A aplicação de pressão excessiva interrompe o fluxo sanguíneo ao local do acesso

aumenta rapidamente o tempo de coagulação, pode ser monitorada facilmente e seu efeito pode ser revertido com protamina. Soluções de citrato também podem ser usadas na anticoagulação durante a diálise; estes fármacos provocam quelação do cálcio e, deste modo, inativam a cascata da coagulação. Existem evidências sugerindo que o uso do citrato nas TRSC esteja associado a menos complicações hemorrágicas potencialmente fatais que a heparina.[3]

Os procedimentos específicos de anticoagulação variam, mas o objetivo principal de todos os métodos é evitar coagulação do dialisador com doses mínimas de anticoagulante. Os dois métodos de heparinização usados mais comumente são infusões intermitentes e contínuas. Independentemente do tipo de anticoagulação utilizada, é necessário monitoramento cuidadoso dos valores laboratoriais pertinentes para garantir a segurança do paciente.

▪ Anticoagulação sistêmica

Nos casos típicos, o circuito é preparado inicialmente com uma dose de heparina seguida de doses intermitentes menores do anticoagulante, ou a heparina é administrada a uma taxa constante por uma bomba de infusão. Isso produz anticoagulação sistêmica, na qual os tempos de coagulação do paciente e do dialisador são praticamente iguais. É difícil estabelecer diretrizes definitivas porque os métodos usados e as necessidades do dialisador variam. O tempo de coagulação normal (6 a 10 minutos) pode ser ampliado para 30 a 60 minutos. Em geral, o efeito da heparina é monitorado com base no tempo de tromboplastina parcial ativada (TTPa).

A necessidade de heparinização do paciente e uma dose inicial adequada de heparina devem ser avaliadas rotineiramente antes da diálise, especialmente nos pacientes em estado crítico, que podem estar sangrando ativamente ou em risco de sangrar. Além disso, também é necessário detectar a ocorrência de trombocitopenia induzida pela heparina durante o uso de todos os produtos que contenham este anticoagulante (ver descrição das anormalidades hematológicas no Capítulo 49). A contagem de plaquetas, o nível sérico de cálcio e os resultados dos estudos da coagulação do paciente são valiosos para avaliar a atividade atual do processo de coagulação. Em muitos casos, pode-se utilizar pouca ou nenhuma heparina quando o paciente apresenta alterações graves de um ou mais fatores necessários à coagulação eficaz.

▪ Anticoagulação regional

Anticoagulação regional é outra opção para manter o fluxo sanguíneo durante as terapias dialíticas extracorpóreas. A anticoagulação regional ocorre quando o tempo de coagulação do paciente é mantido na faixa normal, enquanto o tempo de coagulação do dialisador é ampliado. Esse método é realizado por infusão de um anticoagulante a uma taxa constante dentro do dialisador e, simultaneamente, por neutralização dos seus efeitos com seu antídoto antes que o sangue retorne ao paciente. As combinações típicas consistem em heparina com sulfato de protamina, ou citrato trissódico com cálcio.

As razões entre anticoagulantes e antídotos usados na anticoagulação regional ainda não estão padronizadas. O monitoramento frequente dos tempos de coagulação com ajuste da velocidade de infusão do antídoto é a melhor forma de produzir anticoagulação regional. Uma preocupação quanto à segurança do paciente é a possibilidade de ocorrer sangramento secundário à anticoagulação excessiva. As causas de anticoagulação excessiva são falha de funcionamento da bomba de infusão, erros no ajuste das taxas de infusão e monitoramento infrequente dos tempos de coagulação. Em razão desses riscos, a administração da anticoagulação deve ser monitorada cuidadosa e frequentemente com verificação meticulosa dos parâmetros da bomba de infusão.

Outro método para evitar coagulação do dialisador e reduzir o risco de sangramento associado à anticoagulação é administrar o anticoagulante em doses intermitentes rápidas e realizar irrigações frequentes com solução salina. Em alguns casos, são utilizadas apenas irrigações com solução salina, que dilui o sangue do paciente (e seus fatores de coagulação) antes que ele entre no dialisador.

Quando se utiliza anticoagulação regional com citrato, a solução anticoagulante é infundida dentro do sistema antes que o dialisador ligue-se ao cálcio, impedindo as reações normais da coagulação. Os níveis de sódio do paciente podem aumentar porque o citrato é administrado na forma de citrato de sódio.[4] O citrato tem pH mais alto e, por esta razão, os pacientes também podem desenvolver alcalose metabólica.

Hemodiálise intermitente

Com a hemodiálise, água e escórias metabólicas em excesso são removidas do sangue à medida que ele é bombeado pela máquina de diálise (Figura 30.2) através de um circuito extracorpóreo (Figura 30.3) para dentro de um dispositivo conhecido como

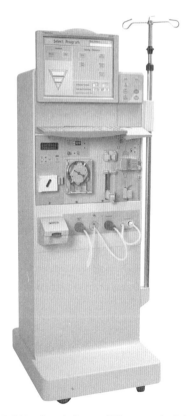

Figura 30.2 Máquina de hemodiálise, que inclui um manguito de pressão arterial automático, uma bomba de infusão de heparina e uma bomba de sangue. Essa máquina exibe na tela leituras contínuas como meta de ultrafiltração, taxa de diálise e líquidos totais removidos e monitora a temperatura e a condutividade do dialisado. O equipamento pode variar a concentração de sódio do dialisado. (Cortesia da Frenesius 2008T, Frenesius VSA, Inc., Concord, CA.)

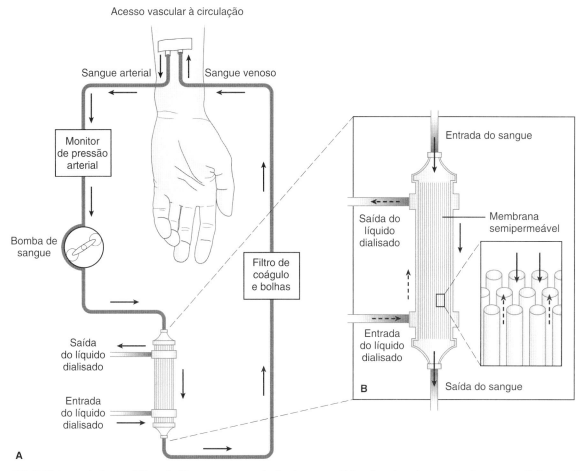

Figura 30.3 Sistema de hemodiálise. **A.** O sangue proveniente de uma artéria e bombeado para dentro de um dialisador (**B**), onde circula por dentro de tubos de celofane, que funcionam como uma membrana semipermeável (*detalhe ampliado*). O dialisado, que tem a mesma composição química do sangue, exceto quanto a ureia e escórias metabólicas, flui ao redor dos túbulos. As escórias metabólicas do sangue difundem-se através da membrana semipermeável para o dialisado. (De Smeltzer SC, Bare BG, Hinkle JL, Cheever KH: Brunner & Suddarth's Textbook of Medical-Surgical Nursing, 13th ed. Philadelphia, PA: Lippincott Williams & Wilkins, 2014, p 1549.)

dialisador ou rim artificial. O sangue fica em um compartimento e o dialisado em outro. O sangue circula por uma membrana semipermeável – uma lâmina porosa fina fabricada em celulose ou algum material sintético. O diâmetro dos poros da membrana permite a difusão das substâncias de baixo peso molecular (p. ex., ureia, creatinina e ácido úrico). Além disso, as moléculas de água são pequenas e atravessam livremente a membrana, mas a maior parte das proteínas plasmáticas, bactérias e células sanguíneas é muito grande para passar pelos poros da membrana. A diferença de concentração das substâncias entre os dois compartimentos é conhecida como gradiente de concentração.

O sangue contendo escórias metabólicas como ureia e creatinina circula para dentro do compartimento sanguíneo do dialisador, onde entra em contato com o dialisado, que não contém ureia e creatinina. Desse modo, estabelece-se um gradiente máximo, de forma que essas substâncias passam do sangue para o dialisado. Essas escórias metabólicas são reduzidas a níveis sanguíneos mais próximos do normal à medida que o sangue passa repetidamente pelo dialisador a uma velocidade variável de 200 a 400 mℓ/minuto durante duas a quatro horas. O excesso de água é removido por um diferencial de pressão gerado entre os compartimentos de sangue e dialisado. Esse diferencial de pressão é facilitado pela ação da bomba do

dialisador e, em geral, consiste em pressão positiva no trajeto do sangue e pressão negativa no compartimento do dialisado. Esse é o processo de ultrafiltração. Em resumo, a hemodiálise:

- Remove subprodutos do metabolismo proteico (p. ex., ureia, creatinina e ácido úrico)
- Remove o excesso de água
- Mantém ou normaliza o sistema de tamponamento do corpo
- Mantém ou normaliza os níveis de eletrólitos do corpo.

Indicações

A hemodiálise está indicada para pacientes com insuficiência renal crônica e complicações da lesão renal aguda. Isso inclui mas não se limita a uremia, sobrecarga de volume, acidose, hiperpotassemia e superdosagem de fármacos. A Tabela 30.1 compara hemodiálise, TRSC e diálise peritoneal, enquanto o Quadro 30.3 descreve as indicações da diálise.

Contraindicações

A hemodiálise pode estar contraindicada aos pacientes com coagulopatia, porque o circuito extracorpóreo precisa ser heparinizado. Pode ser difícil fazer hemodiálise intermitente nos pacientes hipotensos, com débito cardíaco extremamente

584 Parte 7 Sistema Renal

Tabela 30.1 Comparação entre hemodiálise, terapia renal substitutiva contínua e diálise peritoneal.

	Hemodiálise	TRSC	Diálise peritoneal
Acesso	Fístula ou enxerto arteriovenoso; cateter venoso de lúmen duplo	Cateter venoso de lúmen duplo	Cateter peritoneal temporário ou permanente
Necessidade de anticoagulação	Heparinização sistêmica ou irrigação frequente com salina	Anticoagulação sistêmica com heparina ou citrato trissódico pode estar indicada, dependendo dos testes da coagulação do paciente antes de iniciar o tratamento	Pode ser necessária apenas heparina intraperitoneal. Não é absorvida para a circulação sistêmica
Duração do tratamento	3 a 4 h, 3 vezes/semana ou mais, dependendo das condições agudas e da necessidade do paciente	Contínua ao longo de todo o dia; pode estender-se por quantos dias sejam necessários	Troca contínua ou intermitente (em ciclos); intervalo entre as trocas = 1 a 6 h
Vantagens	Remoção rápida e eficiente das escórias metabólicas e do excesso de água Útil para superdosagens de fármacos e intoxicações	Melhor opção para pacientes hemodinamicamente instáveis, porque menos sangue sai do corpo que na hemodiálise e as taxas de fluxo sanguíneo são menores; o mesmo volume de líquido pode ser retirado, mas durante um intervalo muito mais longo Adequada para pacientes em hipercatabolismo, que recebem grandes volumes de líquido IV	Remoção contínua das escórias metabólicas e do excesso de líquidos Maior estabilidade hemodinâmica Menos restrições dietéticas
Desvantagens	Pode necessitar de procedimentos frequentes no acesso vascular Aumenta a demanda imposta ao sistema cardiovascular Pode causar perda sanguínea em razão do sangramento ou da trombose dos cateteres Requer profissionais especialmente treinados para realizar o tratamento Risco de infecção hematogênica	Requer procedimentos para estabelecer acesso vascular; pode causar perda sanguínea por trombose ou falhas do equipamento; usa equipamentos adicionais Requer profissionais especialmente treinados para realizar o tratamento Dispendioso Risco de infecção hematogênica	Contraindicada depois de cirurgia abdominal ou quando há algumas cicatrizes As escórias metabólicas podem ser retiradas muito lentamente nos pacientes em catabolismo Risco de peritonite Desconforto abdominal

Quadro 30.3 Indicações da diálise.

- Anúria secundária à lesão renal aguda/crônica
- Edema pulmonar sintomático resistente ao tratamento com diuréticos
- Distúrbios eletrolíticos graves (i. e., hiperpotassemia e hiperfosfatemia resistentes ao tratamento clínico)
- Acidose metabólica
- Complicações da uremia refletidas em outros órgãos (i. e., pericardite, encefalopatia)
- Superdosagens de fármacos/tóxicos dialisáveis (i. e., salicilatos)
- Uso mais recente e crescente da hemodiálise na literatura: tratamento da sepse

reduzido, ou sensíveis às alterações repentinas do volume circulante. Para os pacientes em estado crítico com essas condições, TRSC pode ser a melhor opção. Além disso, a hemodiálise intermitente pode não atender às necessidades metabólicas de um paciente em hipercatabolismo acentuado. Nesses casos, a TRSC poderia ser o método dialítico preferível. Pacientes tratados prolongadamente para insuficiência renal podem ter a opção de fazer hemodiálise ou diálise peritoneal.

Avaliação e manejo

A gravidade e a complexidade dos problemas que surgem durante a hemodiálise podem variar de caso a caso e dependem de muitos fatores. Algumas variáveis importantes são o diagnóstico, o estágio da doença, a idade e outros distúrbios clínicos do paciente; distúrbios hidreletrolíticos; experiência pregressa com hemodiálise; e estado emocional. Em razão do número crescente de adultos idosos em tratamento dialítico, também

é importante considerar as alterações normais dos rins e sistema urinário que ocorrem com o processo de envelhecimento (Tabela 30.2).

■ Antes da diálise

Uma avaliação pré-diálise é a primeira etapa da preparação do paciente em hemodiálise. Essa avaliação consiste em revisar a história e as manifestações clínicas, a reação às sessões anteriores de diálise, os resultados laboratoriais (inclusive eletrólitos), a opinião de outros profissionais e os resultados da avaliação direta do paciente pela enfermeira.

A enfermeira avalia o balanço hídrico antes da diálise, de forma que possam ser instituídas medidas corretivas no início do procedimento. Pressão arterial, pulso, peso, ganhos e perdas, turgor da pele e outros elementos ajudam a enfermeira a estimar se há sobrecarga ou depleção de volume. Dispositivos de monitoramento (p. ex., cateteres de artéria pulmonar) também ajudam a avaliar as condições do volume cardiovascular.

O termo *peso seco* ou *peso ideal* é usado para expressar o peso com o qual o volume de líquidos fica na faixa normal para um paciente que não apresenta sinais e sintomas de desequilíbrio de volume. Esse valor é um guia para a reposição ou remoção de líquidos, mas não é um indicador absoluto: o *peso seco* deve ser reavaliado e redefinido com frequência, especialmente nos pacientes que fazem diálise e têm alterações frequentes do peso.

Depois de revisar os dados e enquanto consulta o médico e a enfermeira clínica (conforme o caso), a enfermeira do setor de diálise determina os objetivos quanto à remoção de líquidos e à normalização do equilíbrio eletrolítico para cada sessão de diálise. Os objetivos variam de uma sessão para outra quando

Tabela 30.2 Alterações dos rins e do sistema urinário associadas ao processo de envelhecimento.

Alterações fisiológicas	Efeitos fisiológicos	Implicações de enfermagem
Reduções da quantidade e função dos néfrons	Redução da capacidade de concentrar urina e conservar água. Risco de desidratação e ressecamento oral	Realizar cuidados orais rotineiros e oferecer líquidos em quantidades liberais (conforme a prescrição)
Redução da TFG	Secreção reduzida de sódio, água, ureia, amônia e fármacos. Risco aumentado de confusão, pele seca e sede. Eliminação mais lenta de fármacos eliminados por via renal, acarretando efeitos tóxicos	Precauções para evitar quedas, conforme a necessidade. Avaliações cuidadosas da pele com mudanças de posição a cada 2 h. Revisar os fármacos/prescrições com a equipe multiprofissional de forma a assegurar que a prescrição esteja adequada e as doses sejam apropriadas à idade
Declínio da eficiência dos rins	Predispõem a hipernatremia, sobrecarga de volume e reações tóxicas dos fármacos	Avaliação rotineira para detectar sinais e sintomas de insuficiência cardíaca (estertores, edema, terceira bulha cardíaca). Pesagem diária e registro dos ganhos e perdas, conforme a prescrição
Redução da tonicidade e da capacidade da bexiga	Aumento do volume urinário residual, micções noturnas. Risco de incontinência e lesões de pele secundárias. Risco aumentado de quedas associadas à incontinência	Monitorar incontinência e lesões da pele. Proteger a pele conforme a necessidade. Propor um programa de micções programadas. Colocar uma campainha à beira do leito, sempre ao alcance do paciente. Ensinar como fazer exercícios de Kegel
Redução das funções reguladoras, inclusive sensibilidade à sede, secreção de aldosterona, absorção de cálcio e resposta à vasopressina	Risco aumentado de desidratação. Menos capacidade de conservar sódio e excretar potássio. Formação óssea alterada. Risco de acidentes. Necessidades aumentadas de suplementos. Risco de episódios de hipotensão	Assegurar a ingestão adequada de líquidos e, se necessário, estimular a ingestão. Monitorar distúrbios hidreletrolíticos. Avaliar a marcha e o equilíbrio e adotar precauções para evitar quedas, se necessário

as condições do paciente mudam rapidamente. Por exemplo, a remoção de líquidos pode ter prioridade sobre a correção de um distúrbio eletrolítico ou vice-versa.

■ **Durante o procedimento**

A enfermeira inicia o procedimento verificando o equipamento (Quadro 30.4). Depois da preparação pré-diálise, da verificação da segurança do equipamento e da confirmação das prescrições médicas, a enfermeira está pronta para iniciar a hemodiálise. O acesso ao sistema circulatório é obtido por um cateter de lúmen duplo, uma fístula arteriovenosa ou um enxerto. O cateter de lúmen duplo é aberto em condições assépticas, de acordo com as normas da instituição. Duas agulhas calibrosas (calibre 15, 16 ou 17) são necessárias para canular o enxerto ou a fístula.

A Figura 30.3 ilustra o circuito de hemodiálise. Depois de estabelecer o acesso vascular com técnica asséptica rigorosa, o sangue começa a fluir por ação da bomba de sangue. A parte do circuito descartável situada antes do dialisador é conhecida como linha arterial, tanto para diferenciar o sangue em seu interior como aquele que ainda não entrou no dialisador, como em referência à posição da agulha. A agulha arterial é colocada mais perto da anastomose arteriovenosa do enxerto ou da

fístula, de forma a aumentar ao máximo o fluxo sanguíneo. Uma bolsa com solução salina fechada por clampe sempre fica ligada ao circuito, pouco antes da bomba de sangue. Se houver hipotensão, o fluxo sanguíneo proveniente do paciente pode ser fechado, enquanto o clampe da bolsa de solução salina é aberto de forma a permitir a infusão rápida de seu volume para corrigir a pressão arterial. Transfusões de sangue e expansores plasmáticos também podem ser ligados ao circuito nesse ponto, de forma a permitir sua infusão facilitada pela bomba de sangue. As infusões de heparina podem ser colocadas antes ou depois da bomba de sangue, dependendo do equipamento utilizado.

O próximo componente importante do circuito é o dialisador. O sangue flui para dentro do compartimento sanguíneo do dialisador, onde ocorrem as trocas de líquidos e escórias metabólicas. O sangue que sai do dialisador passa por um detector de ar, que desliga a bomba se for detectado algum ar no circuito. Nessa fase do processo, são infundidos quaisquer fármacos que possam ser administrados durante a diálise por meio de um acesso específico. Entretanto, a menos que seja prescrito em contrário, a maioria dos fármacos não é administrada antes do final da diálise.

O sangue que passou pelo dialisador volta para o paciente por meio da linha venosa (pós-dialisador). Depois da duração prescrita da sessão de diálise, o processo é interrompido com o fechamento do clampe do tubo que provém do paciente, a abertura do tubo com solução salina e a lavagem do circuito para devolver o sangue ao paciente.

A enfermeira do setor de diálise permanece presente durante todo o processo de hemodiálise. A pressão arterial e a frequência de pulso devem ser registradas ao menos a cada 30 minutos quando as condições do paciente são estáveis. Todas as pressões e velocidades de fluxo da máquina são verificadas e anotadas periodicamente. A enfermeira avalia as reações do paciente à remoção de líquidos e solutos e as condições e a função do seu acesso vascular. A enfermeira sempre deve usar luvas durante a hemodiálise, em vista do risco de exposição ao sangue.

Quadro 30.4 Intervenções de enfermagem.

Lista de verificação para hemodiálise e HVVC/D com equipamento de diálise

- Preencher os tubos e o dialisador ou filtro para expelir ar antes de iniciar o tratamento
- Testar todos os alarmes antes de ligar o paciente ao circuito
- Responder imediatamente aos alarmes
- Substituir os transdutores de pressão se eles interferirem com a transmissão da leitura de pressão
- Examinar e apertar todas as conexões antes de iniciar o tratamento

586 **Parte 7** Sistema Renal

A enfermeira do setor de diálise e a enfermeira da UTI trabalham juntas para cuidar do paciente, porque ambas precisam coordenar suas responsabilidades específicas no cuidado aos pacientes.

■ Depois do procedimento

Os resultados do tratamento dialítico podem ser determinados avaliando-se o volume de líquido removida (com base no peso depois da diálise) e o grau de correção dos distúrbios eletrolíticos e acidobásicos. O sangue colhido logo depois da diálise pode demonstrar níveis erroneamente baixos de eletrólitos, ureia e creatinina; o processo de equilíbrio parece estender-se por algum tempo depois da diálise, porque estas substâncias saem do interior das células para o plasma. De forma a garantir a precisão dos resultados laboratoriais depois da diálise, deve-se esperar no mínimo duas a três horas antes de colher amostras para exames laboratoriais do paciente.

Complicações

■ Síndrome de desequilíbrio da diálise

A uremia deve ser corrigida lentamente para evitar a síndrome de desequilíbrio, que se evidencia por um conjunto de sinais e sintomas que variam de cefaleia, náuseas, inquietude e disfunção mental branda até vômitos, confusão mental, agitação e crises convulsivas. Essa complicação é mais comum quando os pacientes iniciam o tratamento dialítico pela primeira vez. Aparentemente, isso ocorre à medida que as concentrações plasmáticas dos solutos (p. ex., ureia) são reduzidas. A ureia e o nitrogênio desempenham um papel importante na determinação da osmolaridade sérica. Em razão da barreira hematencefálica, os solutos são removidos mais lentamente das células do cérebro; por esta razão, o plasma torna-se hipotônico em comparação com as células cerebrais. Isso provoca transferência de água do plasma para as células encefálicas e causa edema cerebral e sintomas da síndrome de desequilíbrio. Essa síndrome pode ser evitada dialisando-se os pacientes por períodos mais curtos (p. ex., 1 a 2 horas em 3 a 4 dias consecutivos).

■ Hipovolemia

A sobrecarga de volume é corrigida durante a diálise com a remoção do excesso de água. Como essa remoção depende da transferência de líquidos de outros compartimentos corporais para o espaço vascular, os médicos devem ter o cuidado de evitar retirar líquidos rapidamente durante a diálise, de forma que isto não provoque depleção de volume. A remoção excessiva de líquidos pode causar hipotensão e o benefício é pequeno se for necessário administrar líquidos intravenosos (IV) para corrigir o problema. Por essa razão, é melhor reduzir a sobrecarga de volume ao longo de duas a três sessões, a menos que a congestão pulmonar coloque a vida do paciente em risco. As enfermeiras do setor de diálise usam periodicamente monitores para facilitar a avaliação da reposição do plasma do paciente durante a sessão dialítica.

■ Hipotensão

Em geral, são utilizados volumes de soro fisiológico de 100 a 200 mℓ para corrigir hipotensão. As máquinas de diálise modernas ajudam a evitar hipotensão porque o volume de ultrafiltração é controlado apertando-se um botão. Também é possível variar a concentração de sódio do dialisado. Níveis mais altos de sódio no dialisado significam que menos sódio será retirado do sangue. Níveis séricos altos de sódio ajudam o organismo durante as transferências de líquidos do espaço intersticial para o compartimento intravascular. Os expansores de volume sanguíneos (p. ex., albumina) são usados ocasionalmente nos pacientes com níveis séricos baixos de proteínas.

A administração de anti-hipertensivos aos pacientes em diálise pode desencadear hipotensão durante o tratamento dialítico. Para evitar isso, a prática padronizada em muitos serviços de diálise é omitir as doses dos anti-hipertensivos por 4 a 6 horas antes da diálise. A limitação do aporte de líquidos e sódio antes e durante a diálise é uma abordagem mais recomendável para controlar hipertensão. Sedativos e tranquilizantes também podem causar hipotensão e, se possível, devem ser evitados.

■ Hipertensão arterial

Sobrecarga de volume, síndrome de desequilíbrio, resposta da renina à ultrafiltração e ansiedade são as causas mais frequentes de hipertensão durante a diálise. Em geral, a hipertensão que ocorre durante a diálise é causada pelo excesso de sódio e água. Isso pode ser confirmado comparando-se o peso atual do paciente com seu peso seco ou ideal. Quando sobrecarga de volume é a causa da hipertensão, a ultrafiltração geralmente provoca redução da pressão arterial.

Alguns pacientes normotensos antes da diálise apresentam hipertensão durante a sessão de tratamento. A elevação da pressão arterial pode ser gradativa ou repentina. A causa não está bem esclarecida, mas pode estar relacionada com a produção de renina em resposta à ultrafiltração e com a acentuação da isquemia renal. Os pacientes devem ser monitorados cuidadosamente, porque a vasoconstrição causada pela resposta à renina tem efeito limitado. Quando a redução do volume sanguíneo suplanta a capacidade de manter a pressão arterial por meio da vasoconstrição, o paciente pode ter hipotensão súbita.

■ Cãibras musculares

Cãibras musculares podem correr durante a diálise em consequência da remoção excessiva de líquidos, resultando na redução do volume intravascular e na diminuição da perfusão dos músculos. Durante a diálise, as cãibras podem ser tratadas por diminuição da taxa de ultrafiltração e administração de soluções hipertônicas, volumes intermitentes de solução salina normal, manitol ou glicose na tentativa de aumentar a perfusão muscular.

■ Arritmias e angina

Arritmias e angina podem ocorrer em pacientes com doença cardíaca coexistente em resposta à remoção de líquidos e eletrólitos. A redução da taxa de remoção dos líquidos pode ser benéfica, mas também podem ser necessários fármacos para controlar o ritmo cardíaco do paciente.

Terapias renais substitutivas contínuas

Com as TRSC, o sangue circula fora do corpo por um filtro altamente poroso semelhante ao que é utilizado na hemodiálise. O processo é semelhante à hemodiálise, na medida em que água, eletrólitos e moléculas com pesos moleculares pequenos e médios são retirados por ultrafiltração. A TRSC é um processo contínuo, que se estende por um período longo e é combinado com reinfusão simultânea de uma solução fisiológica. Uma bomba (ligeiramente diferente da que é usada na hemodiálise) frequentemente incorpora um sistema de pesagem, de forma que os líquidos possam ser rigorosamente balanceados de hora em hora (Figura 30.4).

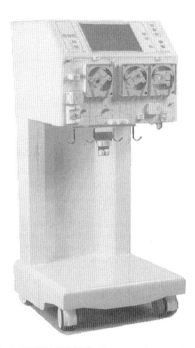

Figura 30.4 PRISMAFLEX®. Esse equipamento para realizar TRSC oferece um aquecedor de líquidos incorporado para aquecer a infusão e os líquidos do dialisado; um sistema de pesagem para reduzir a possibilidade de erros de avaliação do balanço hídrico; e uma bateria de reserva, que permite que as sessões de tratamento continuem durante as transferências do paciente. (Cortesia da Gambro Renal Products, Inc.)

Os tipos mais comuns de TRSC são HVVC, HVVC/D e hemofiltração contínua lenta (Tabela 30.3). O texto seguinte enfatiza basicamente a HVVC e a HVVC/D, porque estas modalidades estão substituindo as técnicas arteriovenosas anteriores. Com a HVVC e HVVC/D, o acesso à circulação geralmente é estabelecido por um cateter venoso central calibroso com lúmen duplo desenvolvido para hemodiálise. O circuito extracorpóreo é semelhante ao circuito de hemodiálise (Figura 30.5), com a diferença de que há uma bomba adicional para facilitar o fluxo sanguíneo. Nos casos típicos, a taxa de fluxo sanguíneo é muito menor que na hemodiálise (semelhante ao fluxo sanguíneo natural do paciente). A taxa de ultrafiltração é titulada de forma a alcançar uma meta diária baseada nas condições cardíacas e pulmonares do paciente, assim como em sua ingestão e perdas horárias.

Quando se utiliza HVVC, o médico prescreve um líquido de reposição, que é conectado antes ou depois do filtro, dependendo das características do paciente e das práticas da instituição. Quando a diálise é acrescentada à HVVC, o processo é referido como HVVC/D. O acréscimo de um dialisado aumenta a capacidade de remover escórias metabólicas; por esta razão, esta modalidade é usada quando a uremia precisa ser corrigida rigorosamente (p. ex., um paciente em hipercatabolismo intenso). A HVVC e a HVVC/D podem ser realizadas e controladas pela enfermeira de cuidados intensivos. Nos casos típicos, a educação permanente, a avaliação de competências e a certificação ocorrem antes que a enfermeira cuide de pacientes em TRSC.

Indicações

A TRSC está indicada aos pacientes com risco elevado de instabilidade hemodinâmica, que não toleram alterações rápidas do volume de líquidos associadas à hemodiálise intermitente; pacientes que precisam receber volumes grandes de líquidos ou nutrição parenteral contínua; e pacientes que necessitam de mais que 3 a 4 horas habituais de tratamento por hemodiálise para corrigir os desequilíbrios metabólicos impostos pela insuficiência renal aguda. Exemplos de

Tabela 30.3 Terapias renais substitutivas contínuas.

Modalidade	Mecanismo de ação	Indicações
HVVC/D	O sangue é retirado do acesso vascular e levado a um filtro de diálise de baixa permeabilidade; há um fluxo de contracorrente com solução de diálise para dentro do compartimento do dialisado e para bolsa de ultrafiltrado A pressão hidrostática empurra as moléculas (eletrólitos e toxinas) e líquidos, enquanto a pressão osmótica puxa outras moléculas (eletrólitos e toxinas) através do filtro. Essas duas ações formam o efluente, que drena para dentro da bolsa de coleta do ultrafiltrado A depuração dos solutos é conseguida basicamente por difusão; não é necessário administrar uma solução de reposição A eficiência da depuração é limitada às moléculas de baixo peso molecular	Depuração de líquidos e solutos
HVVC	O sangue é retirado do acesso vascular e levado ao filtro de diálise de alta permeabilidade; uma solução de reposição é acrescentada ao sistema, geralmente pouco antes do filtro. Isso resulta no fenômeno de "apenas empurrar": a pressão hidrostática empurra moléculas (eletrólitos e toxinas) e líquidos através da membrana. O acréscimo da solução de reposição aumenta essa pressão hidrostática para facilitar a depuração. Em seguida, o efluente formado drena para dentro da bolsa de coleta do ultrafiltrado O líquido removido pode ou não ser reposto, dependendo das necessidades do paciente A ultrafiltração é maior que a perda de peso do paciente; a solução de reposição é necessária	Depuração de líquidos e solutos
HVVC lenta	O sistema usa solução de reposição e dialisado O sangue é levado ao dialisador altamente permeável e o fluxo de contracorrente da solução dialítica é levado ao compartimento do dialisado. O líquido de reposição é acrescentado, geralmente pouco antes da conexão ao filtro A depuração dos solutos é realizada por difusão e convecção; a solução de reposição é necessária para manter o balanço hídrico	Depuração simultânea por difusão e convecção

588 Parte 7 Sistema Renal

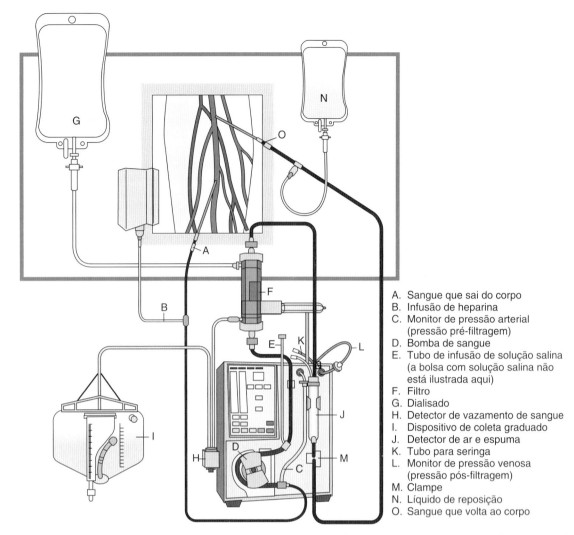

Figura 30.5 HVVC com diálise. (Cortesia da Baxter Health Care Corporation, Renal Division, McGraw Park, IL.)

A. Sangue que sai do corpo
B. Infusão de heparina
C. Monitor de pressão arterial (pressão pré-filtragem)
D. Bomba de sangue
E. Tubo de infusão de solução salina (a bolsa com solução salina não está ilustrada aqui)
F. Filtro
G. Dialisado
H. Detector de vazamento de sangue
I. Dispositivo de coleta graduado
J. Detector de ar e espuma
K. Tubo para seringa
L. Monitor de pressão venosa (pressão pós-filtragem)
M. Clampe
N. Líquido de reposição
O. Sangue que volta ao corpo

diagnósticos nos quais a TRSC é usada são: sepse, síndrome de resposta inflamatória sistêmica (SRIS), falência de múltiplos órgãos, síndrome do desconforto respiratório agudo, insuficiência cardíaca ou hepática, ingestão ou exposição a toxinas e rabdomiólise. A HVVC é usada quando os pacientes necessitam principalmente remover líquidos em excesso, enquanto a HVVC/D está indicada quando os pacientes também precisam remover escórias metabólicas associadas à uremia. Veja uma comparação das modalidades de TRSC com a hemodiálise e diálise peritoneal na Tabela 30.1.

Contraindicações

A TRSC está contraindicada quando os pacientes apresentam instabilidade hemodinâmica ou não necessitam mais de tratamento contínuo; a hemodiálise intermitente deve ser usada nestes casos. Pode ser difícil obter acesso à circulação em alguns pacientes com coagulopatia e isto pode prolongar a iniciação do tratamento.

Equipamento

A Figura 30.5 ilustra a instalação típica da HVVC/D. O sangue sai do corpo pela linha arterial do acesso vascular. O primeiro cateter de infusão demonstrado é reservado para a anticoagulação. Localizada pouco antes da bomba de sangue, há um tubo que mede a pressão da parte do circuito pré-filtragem, também conhecida como pressão arterial. Em seguida, há uma bomba de sangue, que empurra o sangue para dentro do filtro. O acesso para infusão localizado pouco depois da bomba de sangue geralmente está ligado à solução salina normal para irrigar o circuito ou conectar o líquido de reposição. A figura ilustra uma bolsa com dialisado, cuja solução circula pelo filtro e circunda as fibras ocas, dentro das quais o sangue circula. À medida que o dialisado sai do filtro, ele passa por um sensor que detecta quantidades microscópicas de sangue e, deste modo, avisa quando há ruptura do filtro. O dialisado e o excesso de líquido retirado do paciente são acumulados em um dispositivo de coleta graduado/pesado para aferição imediata. Enquanto isso, o sangue deixa o filtro e passa para dentro de uma câmara de gotejamento, no qual ar e espuma ficam retidos para que não tenham acesso à circulação do paciente. A câmara de gotejamento também contém um tubo, que mede a pressão na parte do circuito pós-filtragem, também conhecida como pressão venosa. Há um clampe localizado depois da câmara de gotejamento, que fecha automaticamente quando o ar tenta passar por ele e entrar no paciente. Os transdutores de pressão arterial e venosa estão protegidos por um filtro descartável. À medida que o sangue retorna ao corpo, o líquido de reposição é infundido. Em alguns sistemas, o tubo para administrar o líquido de reposição está localizado antes da bomba de sangue, de forma que ele possa ser infundido antes que o sangue chegue ao filtro. O volume total de sangue no circuito é de cerca de 150 a 200 mℓ.

Avaliação e manejo

■ Antes do procedimento

Antes de iniciar o tratamento, a enfermeira deve obter os seguintes dados basais: parâmetros hemodinâmicos, sinais vitais, resultados dos exames laboratoriais (*i. e.*, eletrólitos e testes da coagulação) e peso. Existe a possibilidade de ocorrerem perdas descontroladas de volumes expressivos de líquido; por esta razão, deve-se estabelecer uma meta horária de balanço hídrico para cada paciente, depois de uma avaliação cuidadosa de seu volume de líquidos. Os líquidos são removidos ou repostos a cada hora em volumes variáveis para alcançar o balanço hídrico almejado (Quadro 30.5).

■ Durante o procedimento

Antes de iniciar o tratamento, o equipamento e as prescrições médicas são verificados para garantir a segurança do paciente (ver Quadro 30.4). Os tubos e o filtro são preenchidos para expelir o ar do circuito. Os tubos arterial e venoso são conectados às entradas correspondentes do cateter de acesso e a bomba de sangue é ligada. O sangue começa a circular pelos tubos. A ultrafiltração inicia a produção de água plasmática (ultrafiltrado), que começa a fluir para dentro do dispositivo de coleta. Em média, as taxas de fluxo sanguíneo pelo circuito variam de 30 a 60 mℓ/minuto e podem chegar a 200 mℓ/minuto para obter depuração ideal. As substâncias são depuradas adequadamente quando a ultrafiltração produz 500 a 600 mℓ/hora de ultrafiltrado.

Quando está indicada, a anticoagulação é administrada no início do tratamento. Heparina em dose baixa é o anticoagulante padronizado utilizado e os níveis de TTPa devem ser monitorados frequentemente. A heparina também pode ser combinada com irrigações de solução salina para evitar trombose no circuito, que é o mecanismo mais comum de interrupção da TRSC. As irrigações de salina sem heparina em dose baixa podem ser usadas quando o paciente tem contagens baixas de plaquetas. Um protocolo típico é irrigar o circuito com 50 a 100 mℓ de hora em hora. Outro método de anticoagulação é infundir citrato antes do filtro; isto assegura a anticoagulação apenas do componente extracorpóreo do circuito. O citrato produz quelação do cálcio, que depois é reposto por infusão no tubo de retorno venoso ou perifericamente para manter os níveis normais de cálcio ionizado.[4] Por essa razão, o paciente precisa ser cuidadosamente monitorado para evitar hipercalcemia ou hipocalcemia.

A manutenção do sistema de HVVC/D a cada hora inclui aferições dos fluxos de sangue e dialisado, cálculos dos volumes totais de ultrafiltração e líquido de reposição, titulação dos anticoagulantes, avaliação da integridade do acesso vascular e monitoramento dos parâmetros hemodinâmicos e das pressões do circuito sanguíneo. Em colaboração com a equipe interprofissional, o nefrologista estabelece uma meta horária de balanço hídrico, enquanto a enfermeira de cuidados intensivos é responsável por verificar se a meta é atingida. O Quadro 30.6 descreve as intervenções de enfermagem para monitoramento do equilíbrio hidreletrolítico. Por comparação da ingestão e das perdas, pode-se calcular o balanço hídrico final horário. O volume do líquido de reposição é determinado com base na diferença entre os balanços hídricos final e desejado. O balanço hídrico e o volume da solução de reposição devem ser cuidadosamente documentados no prontuário na ficha de ingestão e débito do paciente.

Durante a HVVC, a solução de reposição pode ser infundida antes ou depois do filtro. A administração do líquido antes do filtro reduz a viscosidade sanguínea e facilita a circulação do sangue pelo filtro. Isso aumenta a produção de ultrafiltrado (líquido plasmático) e a remoção de solutos, além de reduzir a incidência de trombose. A desvantagem é aumentar o volume necessário da solução de reposição. Quando o líquido de reposição é administrado depois do filtro, a perda total de líquidos

---

Quadro 30.5 Exemplo ilustrativo da meta horária de líquidos com ganhos e perdas com reposição de líquidos durante a HVVC/D.

1. O paciente necessita que sejam retirados 100 mℓ de líquidos por hora
2. O paciente recebe 450 mℓ/hora de líquidos IV (p. ex., uma transfusão de sangue e fármacos IV)
3. O paciente tem 100 mℓ recolhidos por um tubo de drenagem torácica e 50 mℓ de drenagem por sonda nasogástrica em 1 h
4. O dialisado é acrescentado à taxa de 1.000 mℓ/h para aumentar a depuração
5. A quantidade total de líquido presente na bolsa de coleta ao final de 1 h é de 1.500 mℓ. (lembre-se de que 1.000 mℓ correspondem ao dialisado, de forma que o equipamento filtrou 500 mℓ de líquidos do plasma do paciente)

Para calcular o volume do líquido de reposição, some os líquidos acrescentados (450 mℓ de líquidos IV e 1.000 mℓ de dialisado). As perdas são de 500 mℓ filtrados do plasma do paciente, 50 mℓ da sonda nasogástrica e 100 mℓ da drenagem do tubo torácico. As perdas totais são de 1.650 mℓ, enquanto o aporte total é de 1.450 mℓ. A diferença é de 200 mℓ. Desse último valor, devem ser subtraídos 100 mℓ (meta horária de líquidos removidos), indicando que 100 mℓ foram removidos além da meta e precisam ser repostos nesta hora

---

Quadro 30.6 Intervenções de enfermagem.

Para monitoramento do equilíbrio hidreletrolítico durante a HVVC/D

- Monitorar e registrar diariamente o peso do paciente – de preferência, com a mesma balança e no mesmo horário
- Colher sangue para dosagens dos eletrólitos, ureia e creatinina antes de iniciar o tratamento e, em seguida, ao menos 2 vezes/dia
- Avaliar os sinais vitais, as aferições das pressões centrais (se estiverem disponíveis), a ingestão e as perdas antes de iniciar o tratamento e ao menos de hora em hora durante a sessão de diálise
- Em colaboração com o nefrologista, determinar o balanço hídrico de hora em hora
- Registrar todos os aportes e perdas para calcular o volume do líquido de reposição para a hora seguinte
- Administrar solução de reposição de acordo com os níveis de eletrólitos do paciente, ou usar um dialisado preparado na farmácia hospitalar de acordo com suas necessidades
- Se houver hipotensão, administrar volumes intermitentes (100 a 200 mℓ) de soro fisiológico conforme a prescrição, reduzir a ultrafiltração e, se for necessário, pedir uma prescrição de albumina a 5%
- Observar o paciente para detectar sinais de distúrbios eletrolíticos (*i. e.*, alterações do eletrocardiograma e fraqueza muscular sugestivas de hipopotassemia)

590 **Parte 7** Sistema Renal

é menor e o volume necessário para reposição diminui. Contudo, a incidência de trombose do filtro aumenta e a durabilidade do filtro diminui. O método escolhido depende do sistema utilizado e da preferência da instituição.

Os níveis de eletrólitos, ureia, creatinina e glicose são dosados antes de iniciar o procedimento e, em seguida, a intervalos mínimos de 6 a 12 horas. Os desequilíbrios eletrolíticos podem ser corrigidos alterando-se a composição do líquido de reposição, ou utilizando-se uma mistura de dialisado ajustado às necessidades do paciente. A anticoagulação é monitorada por determinações dos tempos de coagulação ativada, ou tempo de protrombina e TTP. Embora a frequência dos exames seja determinada por cada instituição, os tempos de coagulação comumente são verificados a cada uma a duas horas para evitar trombose dentro do filtro e dos tubos de sangue.

Nenhuma norma específica estabelece o tempo ideal para substituição do circuito. Algumas instituições determinam que a durabilidade do circuito é limitada a 24 a 48 horas, mas existem relatos de filtros que duraram em média 4 dias. O desempenho do sistema é monitorado por dosagem da quantidade de ureia presente no filtrado, em comparação com a quantidade de ureia antes do filtro. Uma razão decrescente indica funcionamento inadequado. Taxa de ultrafiltração decrescente e aumentos da pressão venosa indicam formação de trombos no filtro.

O tratamento pode ser interrompido para transportar o paciente para um exame diagnóstico ou corrigir um defeito mecânico no circuito ou no acesso vascular. O tratamento pode ser interrompido quando o paciente apresenta sinais de recuperação da função renal. Quando está claro que o tratamento contínuo pode ser interrompido, o sangue é devolvido ao paciente. Por fim, o clampe de saída do ultrafiltrado é fechado e o dialisado é desligado. Em seguida, a anticoagulação é fechada e o sangue é devolvido ao paciente por irrigação com solução salina. Quando os tubos estiverem limpos, eles são desligados do acesso vascular. A seguir, o acesso vascular é irrigado e tampado, conforme as normas do serviço. A documentação inclui balanço hídrico, condições do acesso e resposta do paciente ao tratamento. Os tubos e o filtro são descartáveis. A enfermeira deve adotar precauções padronizadas ao manusear o circuito e o ultrafiltrado.

Complicações técnicas

■ Problemas com o acesso

Os fluxos sanguíneos alcançados durante a HVVC/D são muito menores que os da hemodiálise intermitente e isto aumenta as chances de que um cateter forneça fluxo suficiente. Entretanto, os problemas de funcionamento do acesso podem ameaçar todo o procedimento de HVVC/D. Dependendo da localização do cateter de acesso (especialmente na veia femoral ou jugular interna), a posição do paciente pode afetar o fluxo de sangue. Uma obstrução (p. ex., uma dobra ou um trombo no tubo arterial do cateter) diminui a quantidade de sangue que é fornecida ao circuito e evidencia-se por redução das pressões arterial e venosa. Trombos ou dobras do tubo venoso do cateter aumentam as pressões venosas, porque o sangue tenta retornar contra uma obstrução. A solução do problema pode ser interromper temporariamente o sistema, enquanto a enfermeira irriga manualmente cada lúmen para avaliar sua perviedade. Se ainda assim não for possível restabelecer o fluxo, o médico deve ser avisado para realizar alguma intervenção adicional como administrar um trombolítico para restaurar a perviedade do cateter de diálise, ou substituí-lo.

> **Quadro 30.7** **Intervenções de enfermagem.**
>
> - Determinar os tempos de coagulação no início e a intervalos prescritos durante todo o tratamento
> - Irrigar o sistema quantas vezes sejam necessárias com solução salina para avaliar o aspecto do filtro e do circuito
> - Monitorar as taxas de ultrafiltração, as pressões arterial e venosa e a cor do sangue no circuito
> - Se o sistema estiver coagulado, devolver ao paciente a maior parte possível do sangue, antes de substituir o circuito

■ Coagulação

Um sinal precoce de coagulação do filtro é redução da taxa de ultrafiltração, que não pode ser corrigida aumentando-se o fluxo de sangue. À medida que a coagulação propaga-se, a pressão venosa aumenta, a pressão arterial diminui e os tubos de sangue parecem escuros. Os tempos de coagulação estão reduzidos. A injeção rápida de um volume de solução salina pode ajudar a determinar a localização e a extensão da trombose. É possível devolver parte do sangue do paciente antes de trocar o circuito, mas se a trombose for extensiva, isto não deve ser feito. O Quadro 30.7 descreve algumas intervenções de enfermagem para manter o fluxo sanguíneo no circuito de HVVC/D.

■ Ar no circuito

Quando as conexões estão frouxas, ou um tubo de infusão pré-filtragem "corre a seco", o ar interrompe o sistema acumulando-se na câmara de gotejamento e ativando o alarme do detector de ar, que ativa o fechamento do clampe do tubo venoso (retorno). A enfermeira deve avaliar a integridade do circuito para detectar a origem do ar. Antes de reativar o clampe do tubo, a enfermeira deve certificar-se de que todas as bolhas retidas tenham sido eliminadas da câmara de gotejamento, que todas as conexões estejam apertadas e que não haja risco de que o ar entre na corrente sanguínea do paciente.

■ Vazamentos de sangue

Sangue aparece no ultrafiltrado quando há algum vazamento dentro do filtro. O alarme de vazamento de sangue dispara e a bomba de sangue é desligada. A testagem do ultrafiltrado enviando-se uma amostra ao laboratório pode confirmar um vazamento microscópico. O sangue pode ser devolvido sem riscos ao paciente, contanto que não haja sangue perceptível a olho nu no ultrafiltrado; em seguida, o circuito deve ser substituído. Os vazamentos grandes são detectados facilmente; o sangue não deve ser devolvido ao paciente e seu hematócrito deve ser determinado para avaliar a necessidade de transfusão.

Complicações fisiológicas

■ Hipotensão

Quando a pressão arterial e as pressões de enchimento intravascular diminuem a níveis abaixo dos ideais, a enfermeira pode aumentar a taxa de infusão da solução de reposição, reduzir a quantidade de líquidos removidos, administrar um volume intermitente de solução salina, ou titular a infusão IV de um fármaco vasoativo, conforme a prescrição do médico. A infusão de albumina a 5% também pode ajudar a estabilizar a pressão arterial. Quando o problema persistir, o médico deverá ser acionado para ajustar a meta de ultrafiltração final.

▪ Hipotermia

Alguns pacientes têm calafrios e redução da temperatura corporal à medida que seu sangue circula fora do corpo. Quando isso acontece, pode ser recomendável usar um aquecedor de sangue para aquecê-lo no tubo venoso à medida que ele é devolvido ao paciente. Também pode ser colocada uma manta térmica no paciente, caso não se disponha de um aquecedor de sangue. Os avanços das tecnologias usadas para realizar TRSC aumentaram a precisão do balanço hídrico e reduziram a incidência de hipotermia, que pode ocorrer com qualquer terapia extracorpórea. O monitoramento rigoroso da temperatura do paciente durante as intervenções para recuperar a normotermia é essencial, porque a hipotermia pode obscurecer sinais importantes de infecção, assim como causar déficits de coagulação, arritmias cardíacas e perdas calóricas secundárias aos calafrios.[5]

Aspectos psicológicos

O impacto psicológico da terapia renal substitutiva de curta duração é diferente do que se seria esperado com o tratamento a longo prazo. Embora nos dois casos os pacientes dependam de uma máquina, com o tratamento a curto prazo existe a esperança de que o paciente possa recuperar sua função renal. Por essa razão, as preocupações geralmente giram em torno do desconforto associado ao estabelecimento de um acesso vascular temporário e ao tratamento dialítico. Quando essas questões são resolvidas, o paciente e seus familiares podem então manter as esperanças, embora não saibam por quanto tempo a insuficiência renal persistirá e a diálise será necessária.

Os pacientes que progridem para insuficiência renal crônica precisam lidar com o fato de que a terapia renal substitutiva será necessária pelo resto de sua vida. De início, os pacientes geralmente negam categoricamente o que está acontecendo com eles. Isso pode persistir por algum tempo e impedir que alguns pacientes aceitem os elementos necessários ao seu esquema terapêutico. Outros pacientes que se sentem consideravelmente melhor depois de iniciar a diálise podem entrar em fase de "lua de mel" e parecer muito eufóricos por algum tempo. Os pacientes precisam avançar ao longo dos processos normais de lamentação pela perda da saúde e desenvolver mecanismos saudáveis de enfrentamento para lidar com seu tratamento crônico.

O consentimento do paciente é necessário antes de iniciar qualquer tratamento dialítico. Os pacientes que não aceitam fazer o procedimento, mesmo depois que são plenamente esclarecidos quanto aos riscos e benefícios, não devem ser submetidos à diálise. As conversas com o paciente e seus familiares são fundamentais antes de iniciar o tratamento. Alguns pacientes não aceitam fazer TRSC, porque precisam ter um acesso venoso 24 horas. É essencial que os desejos do paciente sejam respeitados.

▪ Ansiedade

Ansiedade e apreensão, especialmente durante as primeiras semanas de diálise, podem contribuir para as variações da pressão arterial, inquietude e desconforto gastrintestinal (GI). A presença de uma enfermeira atenciosa e competente do setor de diálise durante o procedimento pode aumentar a sensação de segurança do paciente, a ponto de evitar a necessidade de usar um ansiolítico, que pode causar alterações dos sinais vitais.

Uma explicação básica ao paciente do procedimento e sua função no plano terapêutico geral também pode atenuar parcialmente a ansiedade vivenciada pelo paciente e seus familiares. Eles precisam entender que a diálise é realizada para manter as funções normais do organismo, em vez de "curar" a doença renal.

▪ Depressão

Depressão é a complicação psicossocial mais comum dos pacientes com doença renal em estágio terminal (DRET).[6] Pacientes com depressão e DRET têm qualidade de vida inferior, menos adesão aos tratamentos dialíticos, mais comorbidades e menos sobrevida, em comparação com os indivíduos que têm apenas DRET.[7] Alguns autores sugeriram que mais de dois terços dos pacientes em diálise possam ter sintomas depressivos.[6] Os fármacos usados para tratar a depressão produzem resultados variáveis, e as intervenções psicossociais (p. ex., conversas à beira do leito) alcançam resultados promissores.[7] A enfermeira encarregada de cuidar de um paciente com DRET está em posição propícia para realizar uma triagem para sintomas depressivos e oferecer aconselhamento antes e depois do tratamento.[8] As abordagens mais promissoras para o grupo de pacientes com DRET são terapia cognitivo-comportamental, exercícios físicos, tratamento da ansiedade e musicoterapia.[9] Todos os membros da equipe interprofissional precisam assegurar que sejam oferecidos recursos, caso sejam detectados sintomas depressivos. Nas consultas de hemodiálise, a enfermeira deve monitorar a reação do paciente aos tratamentos farmacológicos e às outras intervenções terapêuticas.

Hemodiálise combinada com outros tratamentos

Os equipamentos e conhecimentos técnicos necessários para realizar hemodiálise são utilizados frequentemente em outros tratamentos que requerem um processo de circulação extracorpórea do sangue, inclusive hemoperfusão e aférese terapêutica. A hemoperfusão é realizada basicamente para tratar superdosagem de fármacos ou *overdose*. O sangue é bombeado para fora do corpo e perfundido por uma coluna de carvão ou outros materiais absorventes, que se ligam ao fármaco ou à droga. Isso assegura redução rápida dos níveis séricos e evita os danos teciduais potenciais causados pelo nível farmacológico anormalmente elevado. Esse tipo de tratamento é especialmente útil para fármacos que se ligam à gordura, ou cuja estrutura molecular é muito grande para ser removida por hemodiálise. Com isso em mente, pode ser necessário que as enfermeiras de cuidados intensivos levem em consideração os horários de hemodiálise dos seus pacientes, quando for preciso programar a administração de fármacos. Veja uma lista com os fármacos removidos durante a diálise no Quadro 30.8.

Plasmaférese (ou aférese plasmática) terapêutica é outra modalidade de tratamento que pode ser realizada utilizando o equipamento convencional de hemodiálise combinado com um separador de células plasmáticas e líquidos de reposição. A aférese é usada para tratar doenças causadas ou complicadas por imunocomplexos circulantes ou suas proteínas anormais. Durante o procedimento, o sangue total do paciente é separado em seus componentes principais e os elementos deletérios são removidos.

> **Quadro 30.8** Exemplos de fármacos removidos comumente por hemodiálise.

- Aciclovir, alopurinol, amoxicilina, ampicilina, ácido acetilsalicílico e atenolol
- Captopril, cefazolina, cefepima, cefoxitina, ceftazidima, cimetidina e ciprofloxacino
- Enalapril, esmolol e estreptomicina
- Ferro (sulfato de ferro) e fluconazol
- Ganciclovir e gentamicina
- Imipeném
- Lisinopril, lítio
- Manitol, meropeném, metformina, metotrexato, metilprednisolona, metoprolol, metronidazol e morfina
- Nitroprusseto de sódio
- Paracetamol, penicilina, fenobarbital, piperacilina, procainamida
- Salsalato, sotalol e sulfametoxazol
- Teofilina e tobramicina

Diálise peritoneal

A diálise peritoneal e a hemodiálise atendem aos mesmos objetivos e operam com base no mesmo princípio de difusão. Contudo, com a diálise peritoneal, o peritônio funciona como membrana semipermeável e a osmose – em vez das diferenças de pressão utilizadas na hemodiálise – é usada para remover líquidos. Para ter acesso à cavidade peritoneal, coloca-se um cateter de Tenckhoff (peritoneal) (Figura 30.6) Diálise peritoneal intermitente (DPI) é um método alternativo eficaz para tratar insuficiência renal aguda quando não se dispõe de hemodiálise, ou quando o acesso à circulação sanguínea não é possível. Em alguns casos, a DPI é usada como tratamento inicial da insuficiência renal enquanto o paciente está em processo de avaliação para um programa de hemodiálise. Veja uma comparação da diálise peritoneal com hemodiálise de TRSC na Tabela 30.1.

Em comparação com a hemodiálise, a diálise peritoneal tem as seguintes vantagens:

- Os equipamentos e suprimentos técnicos necessários são menos complexos e estão facilmente disponíveis
- É necessário menos treinamento pela equipe de saúde

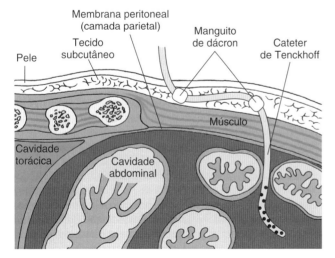

Figura 30.6 O cateter de Tenckhoff (peritoneal) é usado para ter acesso à cavidade peritoneal. Dois manguitos de dácron envolvendo o cateter ajudam a reduzir as complicações infecciosas.

- Os efeitos adversos associados à hemodiálise mais eficiente são atenuados. Isso pode ser importante para os pacientes com doença cardíaca grave, que não conseguem tolerar alterações hemodinâmicas rápidas
- Os pacientes podem aprender a realizar a própria diálise peritoneal em sua casa.

A diálise peritoneal também tem algumas desvantagens, que são as seguintes:

- Requer mais tempo para remover adequadamente as escórias metabólicas e normalizar o equilíbrio hidreletrolítico
- Sessões de diálise repetidas podem causar peritonite
- Períodos longos de imobilidade podem acarretar complicações, inclusive congestão pulmonar e estase venosa.

Em razão do líquido introduzido dentro da cavidade peritoneal, a diálise peritoneal está contraindicada aos pacientes com peritonite coexistente, indivíduos submetidos a procedimentos cirúrgicos abdominais extensivos ou recentes e pacientes com aderências intra-abdominais. Se houver uma parada cardíaca, o abdome do paciente deve ser drenado imediatamente para aumentar a eficácia das massagens cardíacas.

Equipamento

■ Soluções

Assim como na hemodiálise, as soluções de diálise peritoneal contêm concentrações "ideais" de eletrólitos, exceto ureia, creatinina e outras substâncias que são removidas do sangue. Ao contrário do dialisado utilizado na hemodiálise, as soluções da diálise peritoneal devem ser estéreis. As concentrações de glicose das soluções variam e as opções disponíveis são soluções a 1,5%, 2,5% e 4,25%. Em geral, as soluções a 2,5% e 4,25% são reservadas para remover mais líquidos e, em alguns casos, para melhorar a depuração dos solutos. Soluções à base de amido de milho (p. ex., Extraneal®) são utilizadas comumente nos pacientes diabéticos, porque estas soluções não contêm glicose. O amido da solução atua como agente osmótico em substituição à glicose. Quando o dialisado peritoneal não contém potássio, pode ser necessário acrescentar uma quantidade pequena de cloreto de potássio ao dialisado para evitar hipopotassemia. O nível sérico de potássio do paciente deve ser rigorosamente monitorado para regular a quantidade acrescentada.

■ Sistemas automatizados de diálise peritoneal

Os sistemas automatizados de diálise peritoneal têm monitores incorporados e um sistema de reguladores automáticos de tempo, que alternam os ciclos de infusão e remoção do líquido peritoneal. Por essa razão, esses equipamentos são conhecidos como cicladores e podem ser usados no ambiente de cuidados intensivos. Eles são convenientes porque eliminam a necessidade de trocar constantemente as bolsas com solução e podem ser ajustados para fazer ciclos durante toda a noite, reduzindo as interrupções das atividades cotidianas do paciente. A maioria dos cicladores também dispõe de um histórico, que conserva informações da ultrafiltração ciclo a ciclo. A instalação do ciclador requer a ligação da capacidade adequada das bolsas de solução com volume grande (5 ℓ) ao tubo de ciclador usando técnica asséptica. O ciclador é programado para liberar um volume predefinido de dialisado por troca durante determinado intervalo de tempo. Quando esse tempo é esgotado, o paciente é drenado automaticamente e depois a solução é reposta. Em geral, os cicladores são usados quando os pacientes têm um dispositivo de acesso peritoneal permanente.

Avaliação e manejo

▪ Antes do procedimento

Antes de iniciar a diálise peritoneal, a enfermeira deve realizar as seguintes intervenções:

1. Se for necessário colocar um cateter novo, preparar o paciente para a inserção do cateter e o procedimento de diálise fornecendo uma explicação detalhada do processo. Dependendo das normas do hospital, pode ser necessário obter um consentimento informado.
2. Pedir ao paciente para esvaziar a bexiga pouco antes do procedimento.
3. Administrar um fármaco pré-operatório (conforme a prescrição) para aumentar o relaxamento durante o procedimento.
4. Aquecer o líquido de diálise até a temperatura corporal ou ligeiramente acima usando um dispositivo fabricado exclusivamente para esta finalidade. Evite aquecer o dialisado peritoneal no micro-ondas em razão do aquecimento desigual do líquido e da inconstância entre os diferentes aparelhos de micro-ondas.
5. Fazer aferições e registrar os sinais vitais basais, inclusive temperatura, pressão arterial, pulso, respirações e peso. Uma balança acoplada ao leito é ideal para o monitoramento frequente do peso do paciente.
6. Obter a história clínica do paciente, verificando se houve cirurgia ou traumatismo abdominal.
7. Examinar o abdome antes de introduzir o cateter.
8. Seguir as prescrições específicas obtidas antes do procedimento, referidas a remoção de líquidos, reposição e administração de fármacos.

▪ Durante o procedimento

Os seguintes itens são necessários para realizar o procedimento de inserção do cateter:

- Equipo para administração da diálise peritoneal
- Equipo com cateter de diálise peritoneal, que inclui o cateter, um tubo de conexão para ser conectar o cateter ao equipo de administração e um estilete de metal
- Equipo com trocarte de preferência do médico
- Fármacos auxiliares: solução de anestésico local (lidocaína a 2%), solução aquosa de heparina (1.000 unidades/mℓ), cloreto de potássio e antibióticos de espectro amplo.

O médico faz uma pequena incisão na linha média, pouco abaixo da cicatriz umbilical, em condições assépticas. O trocarte é introduzido na cavidade peritoneal pela incisão. O obturador é retirado e o cateter é introduzido e fixado. Em condições ideais, a colocação do cateter de diálise peritoneal é realizada em um setor destinado a procedimentos especiais ou no centro cirúrgico.

A solução de diálise flui tão rapidamente quanto possível (5 a 10 minutos; Figura 30.7) para dentro da cavidade abdominal por gravidade. Se o fluxo for muito lento, pode ser necessário reposicionar o cateter. Depois de infundir a solução, o clampe do tubo é fechado e a solução permanece na cavidade abdominal por 30 a 45 minutos. Em seguida, os frascos ou as bolsas para recolher a solução são colocadas abaixo do nível

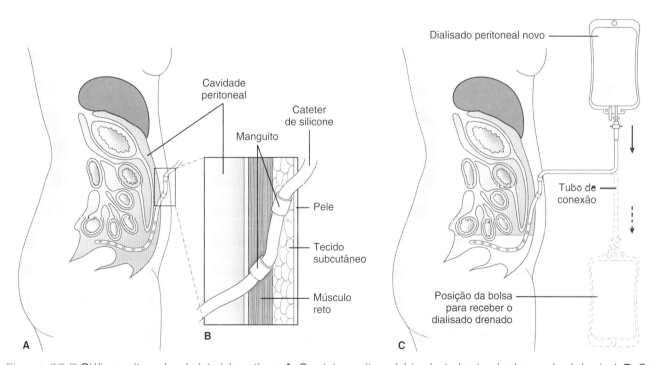

Figura 30.7 Diálise peritoneal ambulatorial contínua. **A.** O cateter peritoneal é implantado através da parede abdominal. **B.** Os manguitos de dácron e um túnel subcutâneo conferem proteção contra infecção bacteriana. **C.** O dialisado flui por gravidade para dentro do cateter peritoneal e, em seguida, entra na cavidade peritoneal. Depois do intervalo prescrito, o líquido é drenado por gravidade e descartado. Em seguida, uma solução nova é infundida na cavidade peritoneal, até o próximo período de drenagem. Desse modo, a diálise continua ao longo das 24 horas e, durante este tempo, o paciente fica livre para movimentar-se e realizar suas atividades habituais. (De Smeltzer SC, Bare BG, Hinkle JL, et al.: Brunner & Suddarth's Textbook of Medical-Surgical Nursing, 13th ed. Philadelphia, PA: Lippincott Williams & Wilkins, 2014, p 1556.)

594 Parte 7 Sistema Renal

da cavidade abdominal e o líquido drena por gravidade para dentro do frasco ou bolsa. Quando o sistema está desobstruído e o cateter está bem posicionado, o líquido drena com um jato vigoroso contínuo. A drenagem não deve demorar mais que 20 minutos.

O ciclo é repetido continuamente durante o intervalo prescrito, que varia de 12 a 36 horas, dependendo da finalidade do tratamento, das condições do paciente e do funcionamento adequado do sistema. O efluente da diálise é tratado como um líquido contaminado e deve-se utilizar equipamento de proteção individual durante seu manuseio.

▪ Depois do procedimento

Depois do procedimento, a enfermeira deve realizar as seguintes intervenções:

1. Manter registros adequados dos ganhos e perdas e dos pesos determinados na mesma balança para avaliar se há depleção ou sobrecarga de volume.
2. Monitorar a pressão arterial e a frequência do pulso. Alterações ortostáticas da pressão arterial e aceleração do pulso são indícios valiosos, que ajudam a enfermeira a avaliar as condições de volume do paciente.
3. Detectar imediatamente sinais e sintomas de peritonite. Febre baixa, dor abdominal e líquido peritoneal turvo são sinais potenciais de infecção.
4. Manter a esterilidade do sistema peritoneal. Máscaras e aventais estéreis devem ser utilizados durante a troca do curativo abdominal e quando o cateter for acessado ou a troca for encerrada. As bolsas ou os frascos com solução são trocados em um ambiente físico tão controlado quanto possível para evitar contaminação (p. ex., evitar áreas de muita circulação e fluxos intensos de ar).
5. Detectar e corrigir imediatamente problemas técnicos, antes que causem distúrbios fisiológicos. Drenagem lenta do líquido peritoneal pode indicar problemas iniciais com a perviedade do cateter peritoneal.
6. Evitar complicações do repouso ao leito e assegurar um ambiente que ajude o paciente a aceitar o repouso por períodos longos.
7. Evitar constipação intestinal. Evacuações difíceis ou infrequentes diminuem a depuração das escórias metabólicas e causam mais desconforto e distensão ao paciente.

Complicações técnicas

▪ Retorno parcial do líquido

O líquido removido deve ser igual ou maior que a quantidade infundida. O dialisado preparado comercialmente contém cerca de 1.000 a 2.000 mℓ. Se, depois de várias trocas, o volume drenado for menor (em 500 mℓ ou mais) que a quantidade infundida, deve-se realizar uma avaliação. Os sinais de retenção de líquidos incluem distensão abdominal e queixas de plenitude abdominal. O indício mais seguro quanto ao líquido que não foi drenado é o peso do paciente.

Quando o líquido drena lentamente, a ponta do cateter pode estar encravada no omento ou entupida por fibrina. Mudar a posição do paciente de um lado para outro, elevar a cabeceira do leito e massagear seu abdome pode facilitar a drenagem. Quando sai fibrina ou sangue no líquido de drenagem, deve-se acrescentar heparina ao dialisado. A dose específica a ser prescrita pelo médico varia de 500 a 1.000 unidades/ℓ.

▪ Extravasamento ao redor do cateter

O extravasamento superficial depois da cirurgia pode ser controlado com aplicação de suturas adicionais e redução do volume de dialisado instilado no peritônio. Aumentos da pressão intra-abdominal também podem causar vazamentos do dialisado. Por essa razão, devem ser evitados vômitos persistentes, tosse contínua e movimentos bruscos durante o período pós-operatório imediato. O curativo abdominal deve ser examinado frequentemente para detectar extravasamento. Os vazamentos do dialisado podem ser diferenciados de outros líquidos límpidos por um teste com fita de glicose. Os testes do dialisado são positivos porque ele contém glicose. Um cateter vazando deve ser corrigido, porque funciona como via de entrada das bactérias no peritônio.

▪ Líquido peritoneal tingido de sangue

Líquido peritoneal tingido de sangue é uma alteração esperada nas primeiras drenagens, mas ele deve clarear depois de algumas trocas. Sangramento perceptível a olho nu a qualquer tempo indica um problema mais grave e deve ser investigado imediatamente.

Complicações fisiológicas

▪ Peritonite

Peritonite é uma complicação grave e reversível da diálise peritoneal. Os sinais de peritonite são febre baixa, dor abdominal quando o líquido é infundido e opacificação do líquido de drenagem peritoneal. O diagnóstico e o tratamento imediatos reduzem o desconforto do paciente e evitam complicações mais graves.

O tratamento começa logo depois de obter uma amostra de líquido peritoneal para cultura e teste de sensibilidade. O paciente deve iniciar o tratamento com um antibiótico de espectro amplo, que geralmente é acrescentado à solução do dialisado, embora também possa ser administrado por via intravenosa. Dependendo da gravidade da infecção, a condição do paciente deve melhorar drasticamente depois de 8 horas de tratamento com antibiótico.

▪ Infecção do cateter

Durante as trocas diárias dos curativos, a enfermeira deve examinar atentamente o local de saída para detectar sinais de infecção, inclusive hipersensibilidade, eritema e secreção ao redor do cateter. Quando não houver peritonite, a infecção do cateter geralmente será tratada com um antibiótico oral de espectro amplo. O Quadro 30.9 descreve as intervenções de enfermagem para evitar infecções durante a diálise peritoneal.

▪ Hipotensão

Pode haver hipotensão quando líquidos são removidos em excesso. Os sinais vitais devem ser monitorados frequentemente, em especial quando se utiliza uma solução hipertônica. As aferições da pressão arterial nas posições sentada e deitada são especialmente úteis para avaliar o volume de líquidos do paciente. Reduções progressivas da pressão arterial e do peso são sinais de déficit de líquidos.

Quadro 30.9 | Intervenções de enfermagem.

Para evitar infecção durante a diálise peritoneal

- Manter técnica asséptica durante todo o procedimento de diálise
- Usar bolsas plásticas seladas com dialisado
- Trocar periodicamente os tubos de diálise, de acordo com o protocolo
- Friccionar ou molhar as conexões dos tubos e acessos para injeção com uma solução bactericida antes de administrar fármacos ou violar um sistema fechado
- Avaliar continuamente o paciente para detectar sinais e sintomas de peritonite (dor, efluente turvo, febre)
- Trocar diariamente o curativo do local de saída utilizando técnica asséptica, até que ocorra cicatrização. Avaliar diariamente o local para detectar aumento da inflamação ou secreção
- Quando houver suspeita de infecção, colher amostras apropriadas para cultura e iniciar antibiótico de acordo com o protocolo ou a prescrição médica

■ Hipertensão e sobrecarga de volume

Quando a solução do dialisado não é removida por completo a cada ciclo, o paciente pode desenvolver hipertensão e sobrecarga de volume. Quando houver hipertensão e aumento do peso, a enfermeira deverá avaliar a perviedade do cateter e verificar o volume exato de líquido na bolsa do dialisado. Alguns fabricantes acrescentam 50 mℓ a uma bolsa de 1.000 mℓ; depois de algumas horas, este acréscimo pode fazer uma diferença considerável.

Além disso, a enfermeira deve observar o paciente para detectar sinais de desconforto respiratório e congestão pulmonar. Quando não houver outros sinais e sintomas de sobrecarga de volume, a hipertensão poderá ser causada por ansiedade e apreensão. As intervenções não farmacológicas para atenuar a ansiedade são preferíveis à administração de sedativos e tranquilizantes.

■ Níveis altos de ureia e creatinina

Os níveis de ureia e creatinina devem ser monitorados rigorosamente porque ajudam a avaliar a eficácia da diálise. Quando os níveis permanecem elevados, isso indica depuração inadequada dessas escórias metabólicas.

■ Hipopotassemia

O nível sérico de potássio deve ser monitorado cuidadosamente porque hipopotassemia é uma complicação comum da diálise peritoneal, considerando que o dialisado geralmente não contém potássio. Quando o nível sérico do potássio estiver baixo, deve-se acrescentar cloreto de potássio ao dialisado.

■ Hiperglicemia

É possível acrescentar doses suplementares de insulina ao dialisado para controlar hiperglicemia. Os níveis sanguíneos de glicose devem ser monitorados cuidadosamente nos pacientes com diabetes melito e doença hepática.

■ Dor

Os pacientes podem sentir desconforto abdominal brando em qualquer fase do procedimento de diálise. Isso provavelmente está relacionado com a distensão ou irritação química constante do peritônio. Quando um analgésico suave não aliviar a dor, poderá ser útil injetar 5 mℓ de lidocaína a 2% diretamente no cateter. O paciente pode sentir-se mais confortável quando a nutrição for administrada em volumes pequenos quando o líquido estiver drenando, em vez de quando a cavidade abdominal estiver distendida.

Dor intensa pode indicar problemas mais graves como infecção ou íleo paralítico. Infecção não é provável nas primeiras 24 horas. Técnica asséptica e antibióticos profiláticos reduzem o risco de infecção. Culturas periódicas do líquido de drenagem facilitam a detecção imediata dos microrganismos patogênicos.

■ Imobilidade

A imobilidade pode causar pneumonia secundária à hipóstase, especialmente nos indivíduos idosos ou debilitados. Respirações profundas, mudanças de posição no leito e tosse devem ser estimuladas durante o procedimento. Exercícios com as pernas e uso de meias elásticas podem evitar a formação de trombos e êmbolos venosos.

■ Desconforto

A diálise peritoneal produz depuração mais lenta das escórias metabólicas que a hemodiálise; por esta razão, a primeira raramente está associada à síndrome de desequilíbrio que ocorre na hemodiálise. Entretanto, tédio é um problema frequente porque o tratamento é mais longo. A enfermeira deve adotar medidas para tornar o paciente mais confortável possível. Distrações como ler, assistir TV e visitas devem ser estimuladas. Outras medidas para atenuar a ansiedade e o desconforto são instruir o paciente acerca do procedimento de diálise peritoneal e envolvê-lo no processo de cuidado.

Diálise peritoneal como tratamento crônico

A diálise peritoneal intermitente (DPI) é utilizada como tratamento crônico por algum tempo, mas requer que o paciente não se movimente por até 10 a 14 horas, 3 vezes/semana. Em razão dessa inconveniência para o paciente e o tempo adicional exigido da equipe de saúde quando esse tratamento é realizado no centro de diálise, a DPI raramente é usada e não está disponível em muitos centros.

A diálise peritoneal tem conquistado popularidade como modalidade de tratamento dialítico crônico, especialmente depois que a diálise peritoneal ambulatorial contínua (DPAC) tornou-se disponível. A DPAC é ensinada facilmente aos pacientes e não impede a deambulação entre as trocas do dialisado. Esse procedimento consiste em deixar o líquido de dialisado continuamente dentro da cavidade abdominal (por 24 horas, 7 dias/semana). O líquido é drenado pelo paciente e reposto com solução nova 3 a 5 vezes/dia. O número de trocas diárias da solução depende das necessidades de cada paciente. Embora seja necessário que o paciente realize o procedimento de diálise diariamente, a DPAC é atraente para muitos pacientes com DRET porque eles podem realizá-lo facilmente por si próprios. A DPAC também é preferível aos pacientes que se beneficiam da remoção lenta e contínua de sódio e água, inclusive portadores de insuficiência cardíaca congestiva resistente ao tratamento.

Diálise peritoneal cíclica contínua (DPCC) é outra variação da diálise peritoneal contínua. A DPCC usa um sistema automatizado, que foi descrito anteriormente neste capítulo. Os pacientes que escolhem esse tipo de tratamento

596 **Parte 7** Sistema Renal

fazem DPI durante a noite enquanto dormem usando um ciclador e, durante o dia, instilam o líquido de dialisado, que permanece no abdome durante todo o dia. Isso é mais conveniente para o paciente que requer ajuda dos familiares para realizar suas trocas.

Assim como na diálise peritoneal aguda, peritonite é o principal problema que pode estar associado às modalidades crônicas de diálise. Os cateteres peritoneais são permanentes e instalados no centro cirúrgico. Esses cateteres têm um ou dois manguitos de dácron, que o cirurgião sutura na parede abdominal, nos tecidos subcutâneos ou ambos, de forma a fixar o cateter e assegurar uma vedação eficaz contra bactérias invasoras. Os pacientes aprendem como detectar qualquer problema potencial associado ao cateter ou ao tratamento e são instruídos a buscar ajuda da equipe de DPAC, quando for necessário.

Os pacientes que fazem DPI, DPAC e DPCC em casa geralmente comparecem ao serviço de diálise a cada 4 a 8 semanas. Nessas ocasiões, realiza-se uma avaliação pela enfermeira, as técnicas são revisadas e os exames hematológicos necessários são solicitados. Todos os membros da equipe de saúde, inclusive médico, enfermeira, nutricionista e assistente social, trabalham junto com o paciente e seus familiares de forma a assegurar o sucesso da adaptação à modalidade escolhida de tratamento.

Tratamento farmacológico da disfunção renal

Quando os rins entram em falência, os tratamentos como a diálise podem ser usados para recuperar o equilíbrio hidreletrolítico. O tratamento farmacológico pode ser iniciado para melhorar a função de um rim ainda viável, tentar recuperar a função renal, ou otimizar o equilíbrio hidreletrolítico.

Diuréticos

Diuréticos são fármacos que eliminam líquidos aumentando a formação de urina. Existem três classes principais de diuréticos: de alça, tiazídicos e poupadores de potássio. Além desses, a acetazolamida (um inibidor de anidrase carbônica) e o manitol (um diurético osmótico) podem ser usados para facilitar a remoção de líquidos. Algumas vezes, pode ser necessário combinar fármacos para alcançar o efeito terapêutico desejado. Com o tratamento combinado, fármacos de classes diferentes são escolhidos para aumentar a formação de urina.

Os diuréticos podem ser administrados por via oral ou intravenosa. O efeito é mais imediato com a administração IV. O paciente deve ser monitorado quanto a ausculta pulmonar, alterações dos parâmetros hemodinâmicos, peso e edema periférico para determinar sua resposta ao tratamento. O controle laboratorial cuidadoso dos níveis sanguíneos de ureia e creatinina é necessário para monitorar a ocorrência ou agravamento da insuficiência renal aguda. Em condições ideais, a função pulmonar e o balanço hídrico do paciente melhoram quando a taxa de filtração glomerular é mantida na faixa normal.

Os diuréticos podem causar efeitos favoráveis e indesejáveis. Diurese excessiva é o efeito colateral mais comum. A enfermeira deve estar atenta à ocorrência de déficit de volume de líquidos, especialmente quando os esquemas de diuréticos são alterados ou introduzidos. Os sinais de déficit de volume estão descritos no Capítulo 29. Outros efeitos colaterais são hiponatremia, hipopotassemia, hiperpotassemia, hipocalcemia, hipercalcemia, hipomagnesemia e distúrbios acidobásicos.

Redução do volume circulante causada por vômitos, acumulação de líquidos no terceiro espaço, tratamento com diurético ou outros distúrbios podem ter as mesmas consequências.

Hipopotassemia é outro efeito colateral comum dos diuréticos, principalmente diuréticos de alça e tiazídicos. Em geral, a hipopotassemia é um distúrbio benigno tratável eficazmente com reposição de potássio. Quando não é tratada, os pacientes podem desenvolver arritmias cardíacas perigosas ou fatais em alguns casos.

Fármacos vasoativos

Em alguns casos, a causa da redução do volume circulante eficaz é a diminuição da contratilidade cardíaca. Nesses casos, pode-se acrescentar um fármaco inotrópico (p. ex., dobutamina ou milrinona) ao plano terapêutico para melhorar o fluxo ejetado pelo coração e, deste modo, aumentar o volume circulante eficaz e suprimir a sequência de mecanismos compensatórios contraproducentes. O coração insuficiente (p. ex., pacientes com insuficiência cardíaca congestiva) pode reduzir o fluxo sanguíneo renal e agravar a insuficiência renal aguda. Os mesmos mecanismos compensatórios usados nas condições de déficit de volume atuam na tentativa de recuperar a função renal. Ou seja, o sistema renina–angiotensina–aldosterona é ativado para aumentar a retenção de sódio e água e produzir vasoconstrição renal e periférica.

Dopamina é um fármaco vasoativo usado em doses mais altas, mas pode ativar os receptores dopaminérgicos dos rins quando é infundido em doses mais baixas (1 a 3 mcg/kg/minuto). A estimulação dos receptores de dopamina aumenta o fluxo sanguíneo renal e estimula a natriurese. Embora esse tratamento ainda possa ser usado para evitar ou tratar insuficiência renal aguda em alguns casos, vários estudos demonstraram que não há melhora do desfecho clínico e não existem evidências clínicas suficientes a favor do seu uso rotineiro.[5,10]

Distúrbios do volume de líquidos

Os pacientes em estado crítico comumente têm desequilíbrios da homeostasia dos líquidos em consequência de sua doença primária coexistente. O desequilíbrio de líquidos ocorre quando há excesso ou déficit de líquidos, que pode ser relativo ou absoluto. Fármacos como diuréticos aumentam o risco de desequilíbrio de líquidos. Infecções aumentam a demanda metabólica e as perdas imperceptíveis, razão pela qual os pacientes podem desenvolver déficits de volume de líquidos. Independentemente do diagnóstico do paciente, a avaliação do balanço hídrico (ver Capítulo 29) e a correção cuidadosa são essenciais ao cuidado dos pacientes em estado crítico.

Déficit de volume de líquidos

Quando a perda de líquidos é maior que o aporte, o paciente tem um déficit de volume de líquidos, que é uma condição fisiológica na qual os líquidos perdidos são isotônicos (ou seja, líquidos e eletrólitos são perdidos simultaneamente). Desidratação é a perda exclusiva de água, que acarreta uma condição de hiperosmolaridade. Embora os pacientes em estado crítico geralmente possam ter déficits de volume de líquidos e desidratação simultaneamente, a discussão seguinte limita-se unicamente aos distúrbios associados ao déficit de volume de líquidos.

Vários grupos de pacientes são particularmente suscetíveis a desenvolver déficits de volume de líquidos. Crianças pequenas em idade pré-escolar não são capazes de expressar sua sede; por esta razão, nas condições em que há aumento das necessidades de líquidos, elas não aumentam sua ingestão espontaneamente. Pacientes debilitados – por exemplo, vítimas de acidentes vasculares cerebrais – podem ter dificuldade de expressar suas necessidades ou desenvolver distúrbios da deglutição e não conseguem controlar sua própria ingestão de líquidos. Pacientes idosos são particularmente suscetíveis aos déficits de volume de líquidos em razão das alterações multissistêmicas associadas ao envelhecimento. Veja uma revisão das alterações associadas ao envelhecimento e implicações de enfermagem na avaliação e correção do volume de líquidos na Tabela 30.2.

■ Causas

▶ **Perda gastrintestinal.** Em condições fisiológicas, o organismo produz cerca de 5 ℓ de líquidos gastrintestinais (GI). No tubo GI, os líquidos funcionam como carreadores de enzimas e tamponadores importantes para facilitar a digestão. No intestino delgado distal e no intestino grosso, os líquidos são reabsorvidos, restando apenas cerca de 150 mℓ, que são perdidos diariamente nas fezes.

Perdas excessivas em qualquer área na qual os líquidos são perdidos normalmente podem causar um desequilíbrio de líquidos. Condições como vômito e diarreia podem aumentar as perdas acima dos volumes normais de 150 mℓ e causar um déficit de volume de líquidos. Além disso, tubos de drenagem colocados cirurgicamente e sondas nasogástricas usadas para aspirar o estômago também podem causar esses déficits.

▶ **Infecção.** As infecções causam déficits de líquidos por vários mecanismos, inclusive:

- A infecção pode aumentar as demandas metabólicas e as perdas imperceptíveis de água. Quando os pacientes não se encontram em condições críticas, eles frequentemente atenuam esse desequilíbrio aumentando a ingestão de líquidos. Quando têm infecções generalizadas ou algum déficit de autocuidado (p. ex., como pode ocorrer nos indivíduos idosos), a ingestão de líquidos pode não ser suficiente para recuperar o balanço hídrico
- Mediadores liberados como parte da reação imune. Esses mediadores provocam um "afrouxamento" das junções estreitas dos capilares e isto aumenta a acumulação de líquidos no terceiro espaço
- A produção de dióxido de carbono aumenta em consequência do metabolismo acelerado. De forma a manter o pH neutro, o paciente pode desenvolver taquipneia. Embora a perda de líquidos pelo trato respiratório seja muito pequena, as perdas de líquidos podem tornar-se clinicamente significativas quando a frequência respiratória fica acima de 35 respirações/minuto.

▶ **Perda renal.** Os rins filtram cerca de 180 mℓ/dia. Entretanto, o débito urinário representa apenas 1 a 2% do volume sanguíneo total filtrado. A reabsorção dos líquidos é influenciada por um sistema de regulação complexo, que inclui os efeitos da aldosterona, angiotensina e hormônio antidiurético (ADH). Qualquer falha de alguma dessas funções reguladoras pode causar um distúrbio da homeostasia dos líquidos renais.

Vários distúrbios endócrinos podem desorganizar o sistema de regulação renal. A insuficiência suprarrenal (ausência de glicocorticoides e aldosterona) pode reduzir a absorção de sódio

e, deste modo, aumentar a perda de água. O diabetes insípido caracteriza-se por redução grave da produção de ADH, que diminui o líquido reabsorvido no túbulo contornado distal. A perda de água predomina no diabetes insípido e, por esta razão, o desequilíbrio de volume está relacionado com a desidratação (ver Capítulo 44).

A osmolaridade sérica é determinada pelos níveis de sódio, glicose e ureia. Em condições normais, a glicose não influencia a osmolaridade final. Contudo, quando há hiperglicemia grave, a influência da glicose aumenta expressivamente. A osmolaridade sérica aumenta e é "percebida" pelos osmorreceptores que, deste modo, atraem líquidos para o espaço intravascular e iniciam uma diurese osmótica. Duas condições que aumentam patologicamente a glicose são cetoacidose diabética (CAD) e coma não cetótico hiperosmolar hiperglicêmico. Esses dois distúrbios estão descritos com mais detalhes no Capítulo 44.

O tratamento com diurético tem como objetivo corrigir o volume de líquidos excessivo. Entretanto, a administração excessiva de diuréticos pode causar um déficit de volume de líquidos. É importante saber que os diuréticos podem causar efeitos imediatos quando são administrados por via intravenosa, quando o tratamento é iniciado, ou quando suas doses são ajustadas.

▶ **Acumulação de líquidos no terceiro espaço.** A acumulação de líquidos no terceiro espaço caracteriza-se pela transferência dos líquidos do espaço vascular para o interstício celular (espaço intersticial). Como causa da transferência de líquidos entre os compartimentos do organismo, há uma alteração da permeabilidade capilar em consequência de inflamação, isquemia ou lesão. Existem muitas causas de acumulação de líquidos no terceiro espaço, inclusive infecção, SRIS (p. ex., pancreatite), hipoalbuminemia (p. ex., insuficiência hepática), queimaduras, obstrução intestinal e procedimentos cirúrgicos. O volume de líquidos perdidos depende da gravidade do distúrbio fisiopatológico. Independentemente da causa, o líquido perdido não pode manter o volume vascular e, consequentemente, há um déficit de volume de líquidos. Quando os líquidos extravasam do espaço vascular, o peso diário aumenta paradoxalmente, apesar do déficit de volume intravascular.

■ Tratamento | Reposição do volume de líquidos

Para corrigir um déficit de volume de líquidos, é necessário tratar a causa subjacente e repor os líquidos perdidos. Os objetivos principais da administração de líquidos são repor as perdas, manter o balanço hídrico e repor os eletrólitos perdidos. Existem vários tipos de líquidos disponíveis, que têm efeitos fisiológicos diferentes. Os líquidos podem ser administrados pelo tubo GI ou por um acesso IV ou intraósseo. Quando é necessária reposição prolongada (p. ex., pacientes em alimentação crônica por tubo), utiliza-se a abordagem GI. O acesso enteral é necessário quando os pacientes não conseguem ingerir líquidos. Quando é preciso restaurar rapidamente o balanço hídrico, a via IV é preferível. Em alguns casos, essas duas vias podem ser usadas.

▶ **Líquidos de manutenção.** Em condições normais, o adulto mediano saudável requer cerca de 2,5 ℓ/dia. Esse volume repõe os líquidos perdidos em fezes, vias respiratórias, transpiração e urina. Pacientes que não conseguem manter sua ingestão habitual de líquidos frequentemente recebem prescrição de líquidos de manutenção IV na faixa de 2 a 3 ℓ/dia. Para determinar a taxa de administração dos líquidos de manutenção, devem ser

Parte 7 Sistema Renal

levados em consideração fatores como história clínica (insuficiência renal), idade (crianças ou idosos), excessos de água patológicos (insuficiência cardíaca) e alterações da avaliação contínua (acumulação de edema).

▶ **Líquidos de reposição.** Os pacientes em estado crítico frequentemente não conseguem ingerir os líquidos adicionais necessários para repor o volume perdido. Nesses casos, a administração de líquidos IV acima do volume basal de manutenção é necessária para manter a homeostasia. Isso é conseguido administrando-se um volume de líquidos rapidamente, ou aumentando a ingestão diária total de líquidos. Quando a perda de líquidos é aguda, ela deve ser reposta imediatamente para manter a perfusão dos tecidos. O tipo de líquido administrado depende dos líquidos perdidos. Quando há perda de sangue total (p. ex., traumatismo ou intervenção cirúrgica), pode-se administrar sangue. Quando há um déficit de volume intravascular (p. ex., diarreia), soluções isotônicas podem ser administradas. A velocidade de infusão depende da história clínica e do volume de líquidos perdidos pelo paciente.

Cristaloides. As soluções cristaloides são preparadas com proporções especificadas de água e eletrólitos. O Quadro 30.10 fornece uma descrição das soluções cristaloides utilizadas comumente e, embora aqui estejam descritas separadamente, elas são usadas mais frequentemente em combinações. Os líquidos são classificados como hipotônicos (osmolaridade menor que 250 mEq/ℓ), isotônicos (osmolaridade em torno de 310 mEq/ℓ) ou hipertônicos (osmolaridade maior que 376 mEq/ℓ).

As soluções glicosadas são administradas para fornecer água livre e algumas calorias para evitar catabolismo das proteínas. A solução a 5% contém 50 g de glicose por litro e fornece cerca de 170 cal/ℓ. Quando são administradas soluções puras glicosadas (p. ex., soro glicosado a 5%), a glicose é metabolizada e isto resulta no fornecimento de água livre. Quando é administrada por via intravenosa, a água livre reduz a osmolaridade plasmática e, deste modo, estimula a transferência homogênea de água para todos os compartimentos do corpo. A água livre não se mantém no compartimento vascular e, por esta razão, as soluções de glicose pura não devem ser usadas quando for necessário repor líquidos intravasculares.

As soluções salinas são usadas comumente e estão disponíveis em diversas concentrações (p. ex., 0,9% ou 0,45%). O soro fisiológico é um líquido isotônico. Cerca de 25% do líquido administrado permanecem no espaço vascular, enquanto o restante é levado ao espaço extracelular cerca de uma hora depois da infusão. Nos estados críticos, o volume que entra no espaço extracelular pode aumentar porque a permeabilidade capilar está aumentada.

Em comparação, a solução salina a 1/2 (0,45%) é hipotônica. Essa solução fornece mais água livre e isto a torna ideal para manter o volume de líquidos. Em alguns casos, a solução salina a 1/2 é administrada para repor perdas de líquidos quando também há hipernatremia.

As soluções salinas hipertônicas (p. ex., 3%) podem ser administradas para corrigir hiponatremia sintomática. A hipertonicidade atrai líquidos do espaço extravascular para o compartimento vascular. As soluções hipertônicas devem ser administradas apenas quando os pacientes podem ser monitorados cuidadosamente, porque o excesso de volume de líquidos pode desenvolver-se rapidamente. Alguns estudos demonstraram que as soluções salinas hipertônicas (p. ex., salina a 3% ou 7,5%) podem ser benéficas durante a reanimação.[11,12]

Coloides. Coloides são substâncias com alto peso molecular e, por esta razão, não atravessam a membrana capilar em condições normais. A Tabela 30.4 descreve as soluções coloides preparadas comumente.

Albumina é a proteína circulante mais abundante do corpo e é responsável por 80% da pressão coloidosmótica. A albumina utilizada terapeuticamente é preparada a partir do plasma doado. Com o uso de albumina, não há risco de adquirir doenças transmitidas pelo sangue, inclusive hepatite ou infecção pelo vírus da imunodeficiência humana. A albumina está disponível em duas concentrações (5% e 25%) e ambas contêm algum sódio. A solução a 5% é semelhante à osmolaridade do plasma. Por outro lado, a solução a 25% é hipertônica e, deste modo, atrai a água extravascular para dentro do compartimento vascular. Essas duas preparações de albumina podem causar expansão do volume intravascular maior que o volume de albumina infundido, tendo em vista o aumento da pressão oncótica produzido. Nos pacientes em risco alto de desenvolver sobrecarga de volume, a albumina deve ser administrada com cautela. O uso de albumina para reposição volêmica em diversas doenças tem sido tema de debates acalorados na literatura e as recomendações quanto à escolha entre albumina *versus* soluções cristaloides ainda são diversificadas.[13,14]

Quadro 30.10 **Soluções cristaloides comuns.**

Soro glicosado a 5% (SG 5%): nenhum eletrólito, 50 g de glicose
- Fornece cerca de 170 cal/ℓ e água livre para facilitar a excreção renal de solutos
- Não deve ser administrado em volumes excessivos aos pacientes com hipersecreção de ADH ou para repor líquidos aos pacientes hipovolêmicos

NaCl a 0,9% (soro fisiológico ou salina isotônica): 154 mEq/ℓ de Na$^+$, 154 mEq/ℓ de Cl$^-$
- Líquido isotônico usado comumente para expandir o volume de líquido extracelular quando houver hipovolemia
- Em razão do teor relativamente alto de cloreto, pode ser usado para corrigir alcalose metabólica

NaCl a 0,45% (solução salina a 1/2): 77 mEq/ℓ de Na$^+$, 77 mEq/ℓ de Cl$^-$
- Solução salina hipotônica que fornece sódio, cloreto e água livre (o sódio e o cloreto presentes na solução permitem que os rins selecionem e retenham as quantidades necessárias)
- A água livre é desejável porque ajuda os rins a eliminar solutos

NaCl a 0,33% (solução salina a 1/3): 56 mEq/ℓ de Na$^+$ e 56 mEq/ℓ de Cl$^-$
- Solução hipotônica que fornece sódio, cloreto e água livre
- Utilizada frequentemente para tratar hipernatremia (porque esta solução contém quantidade pequena de sódio, ela dilui o sódio plasmático e, ao mesmo tempo, não permite que sua concentração diminua muito rapidamente)

Solução salina a 3%
- Solução altamente hipertônica usada apenas para tratar hiponatremia grave
- Essa solução deve ser usada apenas quando os pacientes puderem ser monitorados cuidadosamente

Solução de Ringer com lactato: 130 mEq/ℓ de Na$^+$, 4 mEq/ℓ de K$^+$, 3 mEq/ℓ de Ca^{2+}, 109 mEq/ℓ de Cl$^-$ e 28 mEq/ℓ de lactato (metabolizado a bicarbonato)
- Solução praticamente isotônica, que contém vários eletrólitos em concentrações em torno das que são encontradas no plasma (lembre-se de que esta solução não contém magnésio e fosfato)
- Usada para corrigir hipovolemia e tratar queimaduras e perdas de líquidos (p. ex., bile ou diarreia)
- Útil para corrigir acidose metabólica branda

Tabela 30.4 Soluções coloides comuns.

Solução	Composição	Indicações	Comentários
Albumina	Disponível em duas concentrações: 5% (oncoticamente semelhante ao plasma) e 25% (hipertônica). As soluções a 5% e 25% contêm cerca de 130 a 160 mEq/ℓ de sódio	Usada como expansor de volume no tratamento do choque. Pode ser útil para tratar queimaduras e desvios de líquidos para o terceiro espaço	Custa 25 a 30 vezes mais que as soluções cristaloides. Pode ocorrer aumento da pressão oncótica intersticial nas doenças em que há extravasamento capilar aumentado (p. ex., queimaduras e sepse); isto pode agravar a perda de líquidos do espaço vascular. Tenha cautela ao administrar rapidamente; atente para sobrecarga de volume
Hetamido	Coloide sintético produzido a partir do amido (6%), que é acrescentado à solução de cloreto de sódio	Pode ser usado para expandir o volume plasmático quando há perda de volume por hemorragia, traumatismo, queimaduras e sepse	Os efeitos de expansão do volume plasmático diminuem ao longo de 24 a 36 h. O amido é eliminado pelos rins e fígado; por esta razão, deve ser utilizado com cautela nos pacientes com disfunção hepática e renal. Podem ocorrer coagulopatias brandas e transitórias. Pode haver elevação transitória da amilase sérica
Dextrana	Polissacarídeo de glicose disponível em preparações de baixo peso molecular (dextrana 40) ou alto peso molecular (dextrana 70). Não contém eletrólitos	Pode ser usada para expandir o volume plasmático quando os líquidos são perdidos por hemorragia, traumatismo, queimaduras e sepse	Foi associada a risco maior de reação alérgica, em comparação com albumina ou hetamido. Pode interferir com as provas cruzadas para transfusão de sangue. Pode causar coagulopatia; tem efeito mais acentuado na coagulação que o hetamido

Os amidos dextrana e hetamido, que diferem apenas ligeiramente, têm pressões oncóticas semelhantes à da albumina. Esses dois tipos de amido são usados para expandir o volume plasmático gerando pressão oncótica e, desta forma, atraindo água do espaço extravascular para o compartimento vascular. O hetamido é metabolizado pelos rins e fígado. A diurese que ocorre depois da administração de hetamido é osmótica e não reflete um aumento do volume circulatório renal efetivo. Dextrana e hetamido podem causar coagulopatia; contudo, o primeiro tem efeitos mais acentuados na coagulação.

Excesso de volume de líquidos

O excesso de volume de líquidos ocorre quando há retenção de sódio, que resulta na reabsorção de água. Nos casos típicos, os eletrólitos não se alteram quando há aumento da água corporal total e seus níveis aumentam proporcionalmente. Alguns pacientes em estado crítico podem ter distúrbios mistos com manifestações associadas aos mecanismos compensatórios intervenientes. As causas de excesso de volume de líquidos são administração de líquidos em excesso, doenças edemaciantes (p. ex., insuficiência cardíaca congestiva ou insuficiência renal ou hepática), ingestão exagerada de sódio e fármacos (p. ex., corticosteroides, acetato de desmopressina [DDAVP]).

Quando os rins funcionam normalmente e regulam o balanço hídrico, o organismo geralmente se livra do excesso de líquidos e a sobrecarga de volume não se evidencia clinicamente. Quando os rins detectam uma redução do volume circulatório eficaz, mecanismos compensatórios impedem a excreção do excesso de água (p. ex., como ocorre na insuficiência cardíaca congestiva).

O tratamento do excesso de volume de líquidos é voltado para a correção do distúrbio subjacente. Quando isso não é possível, as intervenções têm como objetivo evitar comprometimento da função pulmonar tentando retirar do corpo os excessos de sódio e água. Nos pacientes com sobrecarga de volume, a pressão hidrostática do pulmão aumenta e estimula a transferência de água para dentro dos alvéolos e, deste modo, impede a troca de gases. A restrição de sódio reduz a água reabsorvida, mas não contribui para a correção imediata da sobrecarga de volume. Os diuréticos constituem a base do tratamento rápido do excesso de volume de líquidos.

Tratamento dos distúrbios eletrolíticos

Distúrbios eletrolíticos são comuns nos pacientes em estado crítico, frequentemente combinados com outras condições patológicas. A correção do problema subjacente assegura a restauração do equilíbrio a longo prazo. Entretanto, o tratamento dos distúrbios eletrolíticos é necessário frequentemente para manter a integridade celular.

Sódio

Sódio é o cátion extracelular principal e o previsor mais importante da osmolaridade sérica, além de controlar a distribuição da água. Nos casos típicos, os distúrbios do sódio estão associados as anormalidades do balanço hídrico (Tabela 30.5).

A hiponatremia pode estar associada ao excesso de volume, como ocorre nas doenças edemaciantes (p. ex., insuficiência cardíaca, renal ou hepática) ou ao déficit de volume, como se observa quando a perda de volume é maior que a perda de sódio (p. ex., secreções GI, doses excessivas de diuréticos, ou insuficiência suprarrenal). Sódio baixo com volume normal (euvolemia) caracteriza a síndrome da secreção inapropriada de ADH (SIADH; ver Capítulo 44). A pseudo-hiponatremia pode estar associada a hiperlipidemia e hipoproteinemia; o sódio total do corpo não se altera, mas o nível real deste cátion está alterado.

O tratamento da hiponatremia tem como objetivo corrigir a causa subjacente (ver Tabela 30.5). Quando a hiponatremia está associada à hipervolemia, os diuréticos podem ser eficazes. Quando o paciente tem volume normal (euvolemia,

600 Parte 7 Sistema Renal

Tabela 30.5 Tratamento dos distúrbios eletrolíticos.

Eletrólito	Algumas condições clínicas associadas ao distúrbio	Intervenções colaborativas
Sódio		
Hiponatremia	Insuficiência cardíaca congestiva Insuficiência hepática Insuficiência renal Hiperlipidemia Hipoproteinemia SIADH Perdas GI Insuficiência suprarrenal Diuréticos tiazídicos Fármacos: anti-inflamatórios não esteroides, antidepressivos tricíclicos, inibidores seletivos da recaptação de serotonina, clorpropamida, omeprazol Tumores associados à produção ectópica excessiva de ADH: carcinoma de células claras do pulmão, leucemia, linfoma Doenças pulmonares: pneumonia, asma aguda Síndrome da imunodeficiência adquirida	Revisar o padrão de utilização de fármacos e a história clínica do paciente Monitorar focos de perdas ou acumulação de líquidos Monitorar distúrbios do volume de líquidos e sinais e sintomas de distúrbios eletrolíticos Tentar corrigir a causa básica A correção do distúrbio eletrolítico pode exigir reposição de sódio (solução salina a 3%) ou restrição do aporte de água, dependendo da causa do problema
Hipernatremia	Desidratação grave, geralmente em pacientes que não conseguem pedir água (p. ex., idosos debilitados ou crianças), indivíduos com distúrbios da regulação da sede (p. ex., idosos), ou vítimas de insolação Alimentação hipertônica por tubo, sem suplementação de água Aumento das perdas imperceptíveis de água (p. ex., transpiração excessiva, queimaduras de 2° e 3° graus, hiperventilação) Administração excessiva de líquidos contendo sódio (solução salina a 3%, bicarbonato de sódio) Diabetes insípido	Avaliar os pacientes em risco especial de hipernatremia, inclusive indivíduos idosos ou debilitados, crianças em estado crítico e pacientes alimentados por sonda Monitorar rigorosamente os valores laboratoriais dos pacientes com perdas de líquido imperceptíveis e dos indivíduos tratados com líquidos parenterais contendo sódio Ver revisão abrangente do tratamento do diabetes insípido no Capítulo 44 Administrar os fármacos prescritos, inclusive vasopressina ou DDAVP Administrar líquidos hipotônicos (solução salina a 1/2, soro glicosado a 5%)
Potássio		
Hipopotassemia	Perdas GI: diarreia, laxantes, aspiração gástrica Perdas renais: diuréticos eliminadores de potássio, hiperaldosteronismo, diurese osmótica, corticosteroides, alguns antibióticos Desvios intracelulares: alcalose, secreção ou administração excessiva de insulina, hiperalimentação Ingestão insuficiente: anorexia nervosa, etilismo, debilitação	Monitorar rigorosamente os valores laboratoriais dos pacientes em risco especial de hipopotassemia Prestar atenção especial ao nível de potássio dos pacientes tratados com digoxina Administrar potássio por via oral ou IV (ver Quadro 30.11) Monitorar os níveis de magnésio dos pacientes resistentes à reposição de potássio
Hiperpotassemia	Pseudo-hiperpotassemia: aplicação prolongada de um torniquete apertado; contrair e relaxar o punho imediatamente antes ou durante a coleta de sangue; hemólise da amostra de sangue Excreção reduzida de potássio: insuficiência renal oligúrica, diuréticos poupadores de potássio, hipoaldosteronismo Ingestão excessiva de potássio: uso inadequado dos suplementos orais de potássio; infusão IV rápida de potássio Desvios extracelulares; acidose, lesões por esmagamento, lise de células tumorais depois da quimioterapia	Assegurar que seja utilizada pressão negativa mínima para colher as amostras para exames laboratoriais, principalmente quando forem colhidas por agulhas finas Limitar o uso de diuréticos poupadores de potássio Estimular a excreção: administração oral ou retal de sulfonato de poliestireno sódico, diálise, diuréticos eliminadores de potássio (p. ex., furosemida) Medidas terapêuticas de emergência: cálcio IV, bicarbonato de sódio, insulina IV com glicose, agonistas β_2-adrenérgicos
Cálcio		
Hipocalcemia	Hipoparatireoidismo cirúrgico Hipoparatireoidismo primário Má absorção (etilismo) Pancreatite aguda Administração excessiva de sangue citratado Estados de alcalose Fármacos (diuréticos de alça, mitramicina, calcitonina) Hiperfosfatemia Sepse Hipomagnesemia Carcinoma medular da tireoide Hipoalbuminemia	Monitorar sinais e sintomas associados à hipocalcemia, especialmente distúrbios convulsivos e estridor Administrar cálcio IV para reposição rápida (ver Quadro 30.11) Assegurar ingestão dietética adequada aos pacientes em risco especial

Tabela 30.5 Tratamento dos distúrbios eletrolíticos. (Continuação)

Eletrólito	Algumas condições clínicas associadas ao distúrbio	Intervenções colaborativas
Hipercalcemia	Hiperparatireoidismo Doença neoplásica maligna Fármacos (diuréticos tiazídicos, lítio, teofilina) Imobilização prolongada Desidratação	Administrar bifosfonatos como etidronato ou mitramicina, especialmente quando o distúrbio estiver relacionado com doença maligna Administrar diuréticos (p. ex., diuréticos de alça) para aumentar a excreção renal Repor líquidos com solução salina a 0,9%
Magnésio		
Hipomagnesemia	Ingestão insuficiente: inanição, nutrição parenteral total sem suplementação adequada de Mg^{2+}, etilismo crônico Perdas GI aumentadas: diarreia, laxantes, fístulas, aspiração do tubo nasogástrico, vômitos Perdas renais aumentadas: fármacos (diuréticos tiazídicos e de alça, manitol, anfotericina B), diurese (diabetes melito descontrolado, hipoaldosteronismo) Distúrbios da distribuição do magnésio: pancreatite, queimaduras, insulina, hemocomponentes	Monitorar hipopotassemia nos pacientes com níveis baixos de magnésio, porque os rins não conseguem conservar potássio quando o nível de magnésio está baixo Administrar magnésio IV para reposição rápida (ver Quadro 30.11) Administrar preparações orais para reposição de longo prazo
Hipermagnesemia	Insuficiência renal Ingestão excessiva de compostos contendo magnésio (p. ex., antiácidos, suplementos minerais, laxantes)	Evitar administração de compostos contendo magnésio aos pacientes em insuficiência renal Nos casos extremos, pode ser indicada diálise
Fósforo		
Hipofosfatemia	Síndrome de realimentação Etilismo Antiácidos que se ligam ao fosfato Alcalose respiratória Administração de insulina IV exógena Queimaduras	Assegurar ingestão nutricional Monitorar o nível de fósforo nos primeiros dias depois de iniciar a nutrição enteral ou parenteral Administrar suplemento oral ou IV (ver Quadro 30.11)
Hiperfosfatemia	Insuficiência renal Quimioterapia Administração excessiva de compostos com fosfato	Prevenção é a medida terapêutica principal; evitar a administração de fósforo aos pacientes em insuficiência renal Administrar acetato de cálcio Administrar líquidos IV para acelerar a excreção renal Nos casos graves, a infusão de níveis altos de glicose com insulina pode ajudar o transporte de fósforo intracelular

como ocorre na SIADH), a restrição da ingestão de água pode ser útil. Nas condições em que há perdas simultâneas de sódio e água, a administração de solução salina hipertônica (geralmente iniciada para os pacientes sintomáticos) em taxas lentas pode ajudar a atenuar essa hiponatremia clinicamente significativa.

A hipernatremia pode ser um distúrbio isolado quando há perda de água livre, que aumenta o nível de sódio. A causa mais comum desse tipo de hipernatremia é aumento das perdas imperceptíveis de líquidos, que ocorre por exemplo com transpiração excessiva, hiperventilação ou febre. O déficit de volume de líquidos associado à hipernatremia depende quase unicamente da gravidade das perdas imperceptíveis. Doenças endócrinas como hiperaldosteronismo ou doença de Cushing podem causar hipernatremia e estão associadas à acumulação excessiva de água corporal total. A administração de líquidos hipertônicos (p. ex., bicarbonato de sódio, solução salina a 3% ou albumina) também pode causar hipernatremia.

O tratamento da hipernatremia tem como objetivo principal normalizar o balanço hídrico (ver Tabela 30.5). Também é importante corrigir a causa subjacente ao aumento do sódio corporal.

Potássio

Potássio é o íon intracelular principal e desempenha um papel fundamental na função neuromuscular; níveis altos ou baixos podem causar alterações do ritmo cardíaco. Em razão da variação exígua da homeostasia do potássio extracelular, a função renal é essencial à regulação dos seus níveis. Nos pacientes em estado crítico, os distúrbios do potássio são comuns e têm diversas causas (ver Tabela 30.5).

A hipopotassemia é causada mais comumente por deficiência absoluta de potássio. Perdas desse elemento ocorrem em rins, tubo GI, transpiração e transferências intracelulares. Embora possam ocorrer deficiências relativas (p. ex., na alcalose metabólica), elas são raras em comparação com os déficits absolutos. A correção da hipopotassemia consiste em repor o potássio perdido e recuperar sua homeostasia. Pode ser necessário dosar o nível de magnésio dos pacientes que não melhoram com a reposição de potássio. O Quadro 30.11 descreve as considerações de enfermagem relativas à reposição de potássio.

A hiperpotassemia é causada por redução da excreção renal, administração excessiva de potássio durante a reposição, transferências intracelulares e erros de determinação dos níveis séricos.

602 Parte 7 Sistema Renal

Quadro 30.11 Intervenções de enfermagem.

Para reposição de eletrólitos intravenosos

Potássio
Diluição
- Diluir o potássio antes de administrar diretamente na veia
- Manter todas as ampolas com potássio não diluído longe da área de cuidado dos pacientes
- A diluição do potássio depende do volume de líquido que o paciente pode tolerar. Soluções de potássio altamente concentradas podem causar irritação, dor e esclerose venosa
- As concentrações típicas de potássio variam de 10 a 40 mEq/100 mℓ. Existem disponíveis bolsas pré-misturadas

Administração IV periférica
- Em colaboração com o médico que prescreveu, considerar o acréscimo de um volume pequeno de lidocaína para atenuar a dor
- Administrar em uma veia central, se estiver disponível
- Nos casos de hipopotassemia branda a moderada, as velocidades recomendadas de infusão são de 10 a 20 mEq/h
- Velocidades de infusão acima de 40 mEq/h estão contraindicadas
- Usar bomba de infusão para administrar reposição de potássio

Monitoramento
- Monitorar o débito urinário e os níveis de ureia e creatinina dos pacientes em reposição de potássio. Pacientes com disfunção ou insuficiência renal podem ter hiperpotassemia transitória. Considerar doses menores de reposição e reavaliação periódica
- Quando a taxa de administração for maior que 10 mEq/ℓ, recomenda-se monitorar o ritmo cardíaco
- Avaliar os níveis de magnésio, porque a correção do potássio pode ser resistente à reposição quando também houver hipomagnesemia

Cálcio
Diluição
- O cálcio pode ser administrado na forma de gliconato de cálcio (4,5 mEq de Ca^{2+} elementar) ou cloreto de cálcio (13,5 mEq de Ca^{2+} elementar)

- O cálcio pode irritar as veias. Se for necessário usar uma veia periférica, recomenda-se usar gliconato de cálcio porque pode haver lesão dos tecidos moles adjacentes

Administração
- Administrar por injeção IV lenta por uma veia central, ou infundir misturado com líquidos IV compatíveis
- Administrar lentamente (em 1 a 2 h) aos pacientes tratados com digoxina

Magnésio
Administração
- Administrar com cuidado aos pacientes em insuficiência renal, porque o magnésio é excretado principalmente pelos rins
- Nas emergências (p. ex., *torsades de pointes*), o magnésio pode ser injetado diretamente
- Nos casos de hipomagnesemia branda a moderada, a velocidade de infusão recomendável é de 1 a 2 g em 1 h

Monitoramento
- Monitorar hipotensão ou ruborização durante a infusão
- Monitorar periodicamente os reflexos tendíneos profundos durante a infusão

Fósforo
Administração
- A reposição do fósforo por via IV pode ser realizada com fosfato de sódio ou potássio. Vale ressaltar que a dose de fósforo é calculada em milimoles, enquanto as doses de sódio e potássio estão em miliequivalentes
- Administrar fosfato de sódio aos pacientes em insuficiência renal
- Não administrar com cálcio
- Administrar ao longo de várias horas, geralmente 15 a 30 mmol de fósforo em 4 a 6 h

---

Pacientes com insuficiência renal crônica ou lesão renal têm riscos especialmente elevados. Nos casos típicos, a diálise é usada para corrigir a hiperpotassemia dos pacientes com DRET. A falta de adesão ao tratamento dialítico certamente pode causar hiperpotassemia, sendo uma razão importante de internação hospitalar. Embora seja realizado frequentemente no contexto de cuidados intensivos, o tratamento de reposição do potássio deve ser feito com cautela; é importante atentar especialmente aos sinais cardíacos e à repetição das dosagens laboratoriais. Acidose de qualquer causa pode potencializar a hiperpotassemia; por esta razão, pacientes em acidose devem ser monitorados cuidadosamente para detectar desvios do potássio. Nesses casos, o objetivo terapêutico principal é corrigir a acidose. A hiperpotassemia clinicamente significativa deve ser corrigida com as medidas descritas na Tabela 30.5. As medidas provisórias para corrigir hiperpotassemia giram em torno da estabilização da membrana celular (cálcio) e da transferência de potássio do meio extracelular para os espaços intracelulares (bicarbonato, insulina). Essas medidas recuperam temporariamente a homeostasia do potássio e oferecem aos médicos tempo para tratar o problema subjacente. Quando se prevê que será necessário algum tempo para corrigir o problema básico, a equipe interprofissional pode considerar medidas como administrar poliestireno de sódio, diálise e diuréticos. A coleta de amostras para exame laboratorial pode causar hemólise das células, resultando na liberação de grandes quantidades de potássio intracelular. A avaliação das tendências dos níveis séricos e do quadro clínico em geral evita tratamento desnecessário e, deste modo, hipopotassemia secundária.

Cálcio

Quase todo o cálcio do organismo está localizado nos ossos e 1% do total está ligado à albumina (50% do cálcio plasmático) ou em sua forma ionizada. A função principal do cálcio é facilitar a transmissão dos impulsos neuromusculares. Os fatores de coagulação também dependem do cálcio.

A hipocalcemia tem várias causas (ver Tabela 30.5), mas a maioria dos casos consiste em deficiência relativa; entre as causas estão transferências intracelulares, níveis baixos de proteínas circulantes e ligação aos ácidos graxos (pancreatite). A hipocalcemia relativa que ocorre depois de uma transfusão sanguínea maciça é comum no contexto de cuidados intensivos. O sangue é misturado com citrato para evitar sua coagulação; quando o sangue é transfundido, o citrato liga-se ao cálcio e isto causa deficiência relativa. O citrato usado como anticoagulante para TRSC também causa hipocalcemia. Outras causas de hipocalcemia são excreção renal aumentada (diuréticos de alça) ou absorção reduzida (síndromes de má absorção).

O cálcio é transportado em sua forma ionizada, faz parte de alguns componentes estruturais dos ossos e também está ligado à albumina. Por essa razão, os níveis baixos de albumina podem ser uma causa de hipocalcemia. O nível do cálcio deve ser corrigido pela concentração de albumina, antes de considerar a reposição deste elemento. A reposição do cálcio é necessária para evitar complicações hemorrágicas e depressão da transmissão dos impulsos neuromusculares. Veja uma revisão das implicações de enfermagem relativas à reposição do cálcio no Quadro 30.11.

Muito menos frequente no contexto de cuidados intensivos, a hipercalcemia é causada mais comumente por neoplasias malignas. O tratamento consiste em medidas de suporte e uso de diuréticos e líquidos intravenosos, algumas vezes simultaneamente.

Magnésio

Cerca de dois terços do magnésio do corpo estão no sistema esquelético e o terço restante está no espaço intracelular. Cerca de 1% circula no espaço extracelular. O magnésio atua como catalisador de centenas de reações enzimáticas e desempenha um papel importante na neurotransmissão e contração cardíaca. O magnésio é excretado principalmente pelos rins.

A hipomagnesemia é causada por perdas de magnésio pelo tubo GI ou (menos comumente) pelos rins. Etilismo é uma causa significativa. O mecanismo etiológico não está totalmente esclarecido, mas parece que a redução da ingestão dietética causada por desnutrição, absorção reduzida e perdas GI aumentadas (secundárias aos vômitos repetidos) também são importantes. Vários fármacos também podem causar hipomagnesemia, inclusive diuréticos de alça, aminoglicosídeos, anfotericina B, cisplatina, ciclosporina e citrato. Veja uma revisão das causas de hipomagnesemia na Tabela 30.5.

O magnésio está disponível em várias preparações, inclusive soluções a 50%, 20% ou 10%. É importante atentar especialmente ao tipo de solução prescrita para a reposição, cuja "dose" deve ser calculada em gramas, em vez de miligramas. Veja uma revisão das implicações de enfermagem relativas à reposição de magnésio no Quadro 30.11.

Fósforo

Fósforo é o ânion intracelular principal. Fósforo é a fonte do trifosfato de adenosina (ATP) e está implicado em muitos processos vitais, inclusive contração muscular, condução dos estímulos neuromusculares e regulação de vários processos da hemostasia dos eletrólitos intracelulares e extracelulares.

A hipofosfatemia pode ser causada por vários distúrbios metabólicos, inclusive síndrome de realimentação e etilismo, transferência intracelular devida à alcalose respiratória, captação por fármacos (p. ex., antiácidos contendo magnésio, que se ligam ao fosfato) e excreção excessiva de fosfato (p. ex., CAD; ver Tabela 30.5). A síndrome de realimentação ocorre quando o paciente é alimentado por via enteral ou parenteral depois de algum tempo de inanição. Durante a inanição, há catabolismo das proteínas, que esgotam todas as reservas de fosforo intracelular. Quando uma carga expressiva de glicose é administrada (p.ex., durante a realimentação), a liberação de insulina parece transferir o fósforo para dentro das células.

O tratamento da hipofosfatemia pode ser difícil, principalmente aos pacientes mantidos com respirador artificial. A contração de todos os músculos, inclusive diafragma, depende do ATP. A reposição de fósforo está indicada para todos os pacientes em estado crítico para manter a função pulmonar normal. Quando o estado crítico regride, a hipofosfatemia geralmente também é corrigida. Entretanto, enquanto isso, há necessidade de repor fosfato de sódio ou potássio. Veja uma revisão das implicações de enfermagem relativas à reposição de fósforo no Quadro 30.11.

A hiperfosfatemia está geralmente associada à insuficiência renal e tem como causa a redução da eliminação de fósforo. Em razão da relação inversa com o cálcio, o nível alto de fósforo também pode estar associado à hipocalcemia. Nesses casos, está indicada administração de quelantes de fosfato e suplementos de cálcio.

Desafios relacionados à aplicabilidade clínica

Estudo de caso

A Sra. G. é uma paciente de 74 anos com história de diabetes e hipertensão. Dois anos atrás, ela teve o diagnóstico de um aneurisma da aorta abdominal (AAA). Há quatro dias, a paciente foi internada na unidade de cuidados intensivos cardiovasculares no pós-operatório de uma cirurgia de reparo do AAA. Os resultados da avaliação no pós-operatório imediato foram os seguintes: temperatura de 36,5°C; pulso de 120 bpm; pressão arterial de 87/50 mmHg; frequência respiratória de 18 irpm; e saturação de oxigênio por oximetria de pulso (SpO_2) de 98% (ou fração de oxigênio inspirado [FIO_2] de 50%). Os resultados dos exames laboratoriais à internação eram os seguintes: Na^+ de 130 mEq/ℓ; K^+ de 3,5 mEq/ℓ; Cl^- de 100 mEq/ℓ; CO_2, 18 mmol/ℓ; ureia, 28 mg/dℓ; creatinina de 1,4 mg/dℓ; e glicose, 162 mg/dℓ. Hoje de manhã, os dados da paciente eram: temperatura de 38,5°C; pulso de 80 bpm; pressão arterial de 127/85 mmHg; frequência respiratória, 16 irpm; saturação de oxigênio por oximetria de pulso (SpO_2) de 96% (com cateter nasal a 2 ℓ/minuto); Na^+, 132 mEq/ℓ; K^+ de 4,5 mEq/ℓ; Cl^-, 105 mEq/ℓ; CO_2, 17 mmol/ℓ; ureia, 45 mg/dℓ; creatinina de 2,1 mg/dℓ; e glicose, 122 mg/dℓ.

1. Explique as bases fisiopatológicas das alterações dos níveis de ureia e creatinina da Sra. G., antes e depois da intervenção cirúrgica.
2. Quais são os fatores de risco da Sra. G. para lesão renal aguda?
3. Descreva algumas prioridades de cuidado de enfermagem para a Sra. G. Quais seriam os tratamentos esperados para a paciente?
4. A Sra. G. está no 3º dia de pós-operatório e desenvolveu lesão renal aguda com os seguintes resultados laboratoriais: Na^+, 138 mEq/ℓ; K^+ de 5,2 mEq/ℓ; Cl^-, 1.109 mEq/ℓ; CO_2, 15 mmol/ℓ; ureia, 67 mg/dℓ; creatinina de 3,9 mg/dℓ; e glicose de 154 mg/dℓ. Qual são as bases fisiopatológicas das alterações do CO_2 e do potássio da paciente?
5. Foi solicitada uma gasometria arterial. Em sua opinião, quais seriam os resultados esperados?

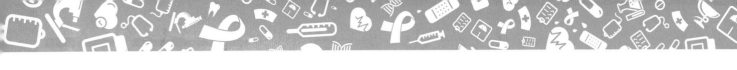

31
Lesão Renal Aguda e Doença Renal Crônica

Dorene M. Holcombe e Nancy Kern Feeley

Objetivos de aprendizagem

Com base no conteúdo deste capítulo, o leitor deverá ser capaz de:

1. Explicar as causas da lesão renal aguda (LRA).
2. Entender as intervenções realizadas para reduzir o risco de nefropatia induzida por contraste.
3. Diferenciar os três tipos de LRA com base em história e exame físico, resultados laboratoriais e exames diagnósticos.
4. Descrever as causas principais e os estágios clínicos da doença renal crônica (DRC).
5. Explicar os fatores que podem contribuir para a progressão da DRC.
6. Descrever as manifestações clínicas e o tratamento da insuficiência renal.

Lesão renal aguda

A lesão renal aguda (LRA) ocorre em 2 a 20% dos pacientes que não estão internados em unidade de tratamento intensivo (UTI) e cerca de 70% dos pacientes tratados em UTI.[1-4] Independentemente da etiologia subjacente, a LRA está associada a aumentos da morbidade, mortalidade e custos hospitalares e também aos aumentos da morbimortalidade a longo prazo.[1-6] Os pacientes portadores de LRA tratada com terapia renal substitutiva (TRS) têm taxa de mortalidade entre 40 e 70%, apesar dos avanços tecnológicos desta modalidade terapêutica.[3,4,6] Algumas evidências sugerem que, mesmo nos pacientes que sobrevivem à LRA e têm função renal praticamente normal por ocasião da alta hospitalar, o risco de desenvolver doença renal crônica (DRC) subsequente seja maior, justificando o monitoramento longitudinal de sua função renal.[5,7]

LRA é uma síndrome clínica comum na qual a função renal diminui repentinamente e isto pode acarretar distúrbios da homeostasia dos líquidos e eletrólitos, equilíbrio acidobásico, metabolismo do cálcio e fosfato, regulação da pressão arterial (PA) e eritropoese. A anormalidade característica da LRA é uma redução da taxa de filtração glomerular (TFG), que se evidencia por acumulação de ureia e creatinina no soro – condição conhecida como azotemia. O nível sérico de creatinina é um marcador mais confiável, porque os fatores metabólicos têm influência relativamente pequena em suas concentrações no soro.

No passado, a LRA era conhecida como insuficiência renal aguda (IRA). Na literatura médica, existem mais de 35 definições diferentes para IRA. A inexistência de uma definição padronizada acarretava variações da incidência relatada de IRA e relatos conflitantes quanto a sua morbidade e mortalidade. Essa situação tinha efeitos adversos nos estudos científicos.[1] Por essas razões, em 2004, um grupo de especialistas intensivistas e nefrologistas formou a ADQI (Acute Dialysis Quality Initiative) para elaborar uma definição consensual para IRA/LRA. A definição consensual elaborada pela ADQI é conhecida como classificação RIFLE (acrônimo de **R**isco [de disfunção renal], **I**njury [lesão/danos aos rins], **F**ailure [falência da função renal], **L**oss [perda da função renal] e *End-stage kidney disease* [doença renal em estágio terminal]). De acordo com a classificação RIFLE[1] (Tabela 31.1), existem três níveis de gravidade crescente da LRA – risco, lesão e falência – com base no aumento relativo da creatinina sérica ou um período de redução do débito urinário. Além disso, dois critérios prognósticos – perda da função renal e doença renal em estágio terminal – são definidos com base na duração da perda da função renal (4 semanas e 3 meses), respectivamente.[1]

Em 2007, os critérios RIFLE foram modificados pela AKIN (Acute Kidney Injury Network), que incluía o grupo da ADQI e também outros representantes das sociedades de nefrologia e cuidados intensivos. Os critérios diagnósticos propostos pela AKIN são aumento súbito (dentro de 48 horas) da creatinina sérica em 0,3 mg/dℓ ou mais (em comparação com o nível basal), aumento percentual da concentração de creatinina sérica em 50% ou mais, ou débito urinário menor que 0,5 mℓ/kg/hora por mais que 6 horas.[1] Mais recentemente, a KDIGO (Kidney Disease/Improving Global Outcomes) lançou a *Diretriz de Prática Clínica para Lesão Renal Aguda* e também revisou a definição de LRA. A KDIGO é uma fundação internacional sem fins lucrativos, criada em 2003 com a missão de desenvolver diretrizes de prática mundial para melhorar os cuidados prestados aos pacientes com doença renal e seu prognóstico. A alteração principal incluída na definição da KDIGO é a duração do intervalo de aumento da creatinina em 50% ou mais, que passou a ser de 7 dias (ver Tabela 31.1).[8] No futuro, é provável que os marcadores funcionais de insuficiência renal (débito urinário e creatinina sérica) sejam substituídos ou ampliados pelos marcadores de lesão biológica, semelhante à forma como a troponina é utilizada atualmente para ajudar a diagnosticar infarto agudo do miocárdio (IAM). A expectativa é de que esses marcadores de lesão celular renal não apenas definam LRA, como também ofereçam a possibilidade de diagnosticar a doença antes que ocorra declínio funcional.

Os padrões de débito urinário da LRA podem ser caracterizados como oligúricos (menos de 500 mℓ/dia), não oligúricos (mais que 500 mℓ/dia) ou anúricos (menos de 50 mℓ/dia). A classificação da LRA como oligúrica ou não oligúrica tem importância diagnóstica, porque a forma oligúrica está associada a índices mais altos de morbidade e mortalidade. Isso pode ser atribuído em parte à retenção mais acentuada de líquidos pelos pacientes oligúricos, em comparação com os que

Tabela 31.1 Critérios de estadiamento da lesão renal aguda.

Estágio	Nível de creatinina	Débito urinário
Critérios RIFLE		
Risco	Aumento da creatinina de 1,5 a 2 vezes acima do valor basal	< 0,5 mℓ/kg/h, por 6 h
Lesão	Aumento da creatinina de 2 a 3 vezes acima do valor basal	< 0,5 mℓ/kg/h por 12 h
Falência	Aumento da creatinina 3 vezes ou mais acima do valor basal, ou nível de creatinina > 4 mg/dℓ com aumento súbito de 0,5 mg/dℓ ou mais	< 0,3 mℓ/kg/h por 24 h, ou anúria há 12 h
Perda	IRA persiste por mais de 4 semanas	
Doença renal em estágio terminal	IRA persiste por mais de 3 meses	
Critérios AKIN[a]		
1	Aumento da creatinina de 1,5 a 2 vezes acima do valor basal, ou aumentos da creatinina de 0,3 mg/dℓ ou mais	< 0,5 mℓ/kg/h por 6 h
2	Aumento da creatinina de 2 a 3 vezes acima do valor basal	< 0,5 mℓ/kg/h por 12 h
3	Aumento da creatinina de 3 vezes ou mais acima do valor basal, ou nível de creatinina > 4 mg/dℓ com elevação súbita de 0,5 mg/dℓ ou mais	
Critérios KDIGO		
1	Aumento da creatinina de 1,5 a 1,9 vez acima do valor basal[b], ou ≥ 0,3 mg/dℓ[c]	< 0,5 mℓ/kg/h por 6 h
2	Aumento da creatinina de 2 a 2,9 vezes acima do valor basal	< 0,5 mℓ/kg/h por 12 h
3	Aumento da creatinina de 3 vezes ou mais acima do valor basal, ou nível de creatinina ≥ 4 mg/dℓ, ou iniciação de TRS	< 0,3 mℓ/kg/h por 24 h, ou anúria há 12 h

[a]A redução da função renal deve ocorrer dentro de 48 h.
[b]O aumento da creatinina sérica ocorreu suposta ou comprovadamente nos últimos 7 dias.
[c]O aumento da creatinina sérica ocorreu em qualquer período de 48 h.

não têm oligúria.[9–11] Anúria é rara, mas ocorre mais comumente em duas condições: choque e obstrução bilateral total das vias urinárias. Qualquer interrupção total ou repentina do fluxo urinário de um paciente com cateter de Foley deve alertar a enfermeira a examinar, irrigar ou trocar o cateter.

Causas de lesão renal aguda

Vários processos fisiopatológicos podem causar a síndrome da LRA. Para ajudar a estabelecer o diagnóstico e o plano terapêutico, a LRA é classificada em três categorias gerais de acordo com os fatores desencadeantes e os sintomas evidenciados (Quadro 31.1).

■ Lesão renal aguda pré-renal

A IRA pré-renal caracteriza-se por qualquer processo fisiopatológico que acarrete hipoperfusão renal. Na maioria dos casos, as condições desencadeantes são hipovolemia e falência cardiovascular; contudo, qualquer outra condição que provoque redução aguda da "perfusão renal eficaz" pode ser incluída nesta categoria (ver Quadro 31.1). Por exemplo, nos pacientes com sepse, a reação inflamatória sistêmica desencadeia uma série de eventos, que levam a uma condição de hipotensão por vasodilatação, embora não ocorra perda final de líquidos corporais.

■ Lesão renal aguda intrarrenal

A LRA intrarrenal caracteriza-se por danos reais ao parênquima renal e tem diversas causas associadas. Um método usado para classificar essas causas é com base no compartimento anatômico: glomerular, vascular, intersticial e tubular. As causas glomerulares que acarretam glomerulonefrite aguda incluem doenças mediadas por imunocomplexos (p.ex., glomerulonefrite pós-estreptocócica) e distúrbios que causam vasculite (p. ex., granulomatose de Wegener e doença do anticorpo anti-membrana basal glomerular). As causas intersticiais incluem nefrite intersticial alérgica (geralmente causada por fármacos) e etiologias infecciosas (p. ex., pielonefrite). As causas vasculares incluem hipertensão maligna e também processos micro-angiopáticos como síndrome hemolítico-urêmica (SHU) e púrpura trombocitopênica trombótica (PTT). Por fim, os túbulos renais podem ser afetados primariamente por obstrução ou necrose tubular aguda (NTA). As causas obstrutivas incluem mieloma múltiplo e nefropatia aguda por uratos.

NTA é uma causa comum de LRA intrarrenal adquirida no hospital. Essa condição resulta de um distúrbio pré-renal prolongado (NTA isquêmica) ou dos efeitos de toxinas nos túbulos (NTA tóxica). Exemplos de toxinas potenciais que atuam nos túbulos renais são fármacos (p. ex., aminoglicosídeos, anfotericina B) e quimioterápicos; metais pesados; solventes orgânicos; pigmentos com heme (p. ex., mioglobina e hemoglobina); e contrastes radiográficos (Quadro 31.2).

■ Lesão renal aguda pós-renal

Qualquer obstrução do fluxo urinário proveniente dos ductos coletores dos rins para o orifício uretral externo pode causar LRA pós-renal. A obstrução pós-renal pode resultar de bloqueios do ureter (p. ex., cálculos renais bilaterais), da uretra (estenose e hipertrofia prostática benigna) ou por processos extrínsecos (p. ex., tumor ou fibrose retroperitoneal). Outra causa de LRA pós-renal é disfunção vesical (p. ex., causada por fármacos bloqueadores ganglionares, que interrompem a inervação autônoma do sistema urinário). Homens idosos e crianças pequenas são grupos

606 Parte 7 Sistema Renal

Quadro 31.1 Causas desencadeantes da lesão renal aguda.

Pré-renais

Redução do volume intravascular
- Desidratação
- Hemorragia
- Choque hipovolêmico
- Hipovolemia (perdas gastrintestinais, diuréticos, diabetes insípido)
- Fuga para o terceiro espaço (queimaduras, peritonite)

Falência cardiovascular
- Insuficiência cardíaca
- Infarto do miocárdio
- Choque cardiogênico
- Cardiopatia valvar
- Estenose ou trombose da artéria renal

Fármacos
- Inibidores de enzima conversora de angiotensina (ECA)
- Anti-inflamatórios não esteroides (AINE) – inibem a vasodilatação das arteríolas aferentes mediada pelas prostaglandinas
- Inibidores de calcineurina (p. ex., tacrolimo, ciclosporina) – causam vasoconstrição pré-glomerular

Redução da "perfusão renal eficaz"
- Sepse
- Cirrose
- Choque neurogênico

Intrarrenais

Glomerulonefrite aguda
- Mediada por imunocomplexos (pós-infecciosa, nefrite lúpica, crioglobulinemia, nefropatia da imunoglobulina A)
- Com vasculite (granulomatose de Wegener, doença do anticorpo antimembrana basal glomerular, poliarterite nodosa)

Doença vascular
- Hipertensão maligna
- Síndrome hemolítico-urêmica (SHU) microangiopática
- Púrpura trombocitopênica trombótica (PTT)

- Esclerodermia
- Eclâmpsia
- Doença ateroembólica
- Necrose cortical aguda

Doença intersticial aguda
- Nefrite intersticial alérgica
- Pielonefrite aguda

Obstrução dos túbulos renais
- Mieloma múltiplo
- Nefropatia aguda por uratos
- Intoxicação por etilenoglicol ou metanol

Necrose tubular aguda
- Isquemia
- Nefrotoxinas (contrastes, fármacos, pigmentos com heme)
- Rejeição do transplante renal

Pós-renais

Obstrução ureteral
- Intrínseca (cálculos, carcinoma de células de transição do ureter, coágulos de sangue, estenose)
- Extrínseca (câncer de ovário; linfoma; câncer metastático de próstata, colo do útero ou intestino grosso; fibrose retroperitoneal)

Doenças vesicais
- Tumores
- Coágulos de sangue
- Bexiga neurogênica (traumatismo raquimedular, diabetes melito, isquemia, fármacos)
- Cálculos

Obstrução uretral
- Câncer de próstata ou hipertrofia prostática benigna
- Cálculos
- Estenose
- Coágulos de sangue
- Obstrução do cateter uretral de demora

Quadro 31.2 Causas comuns de necrose tubular aguda.

Causas isquêmicas
- Hipotensão pós-hemorrágica
- Déficit de volume grave
- Clampeamento transversal cirúrgico da aorta
- Cirurgia cardíaca
- Redução do débito cardíaco
- Choque séptico
- Pancreatite
- Imunossupressão (ciclosporina, tacrolimo)
- AINE

Causas nefrotóxicas
- Fármacos, inclusive antimicrobianos (aminoglicosídeos, anfotericina), ciclosporina, anestésicos, quimioterápicos
- Metais pesados (mercúrio, chumbo, cisplatina, urânio, cádmio, bismuto, arsênio)
- Contrastes radiográficos
- Pigmentos com heme (mioglobina, hemoglobina)
- Solventes orgânicos (tetracloreto de carbono)
- Fungicidas e pesticidas
- Substâncias de origem vegetal e animal (cogumelos, venenos de serpentes)

---

especialmente suscetíveis à LRA pós-renal. As crianças estão em risco secundário às anomalias congênitas, enquanto os homens idosos estão predispostos em razão da prevalência alta de hipertrofia prostática benigna ou câncer de próstata.

Fisiopatologia da lesão renal aguda

■ Lesão renal aguda pré-renal

A fisiopatologia da LRA pré-renal está centrada na reação dos rins à perfusão inadequada. A redução da perfusão renal aumenta a secreção da enzima renina pelas células justaglomerulares das paredes das arteríolas aferentes. Isso ativa o sistema renina-angiotensina-aldosterona, cujos resultados finais são a formação de angiotensina II e a liberação de aldosterona pelo córtex suprarrenal. A angiotensina II causa vasoconstrição sistêmica profunda, enquanto a aldosterona provoca retenção de sódio e água. Esses efeitos ajudam o organismo a conservar o volume circulante para manter o fluxo sanguíneo adequado aos órgãos essenciais como coração e cérebro. Nos rins, a angiotensina II também ajuda a manter a TFG, aumentando a resistência arteriolar eferente e estimulando as prostaglandinas vasodilatadoras intrarrenais (que dilatam a arteríola aferente); isto aumenta a pressão hidrostática nos glomérulos.[12] Desse modo, os rins podem preservar a TFG em uma faixa ampla de pressões arteriais médias. Contudo, quando a perfusão renal é profundamente reduzida, a capacidade de autorregulação é suplantada e a TFG diminui.

Mesmo nos casos de hipovolemia moderada ou insuficiência cardíaca congestiva, alguns fármacos como os inibidores da enzima conversora de angiotensina (ECA), os bloqueadores do receptor de angiotensina (BRA) e os anti-inflamatórios não esteroides (AINE) podem anular a capacidade de autorregulação renal. Esses fármacos suprimem alguns mecanismos de autorregulação, inclusive vasodilatação das arteríolas aferentes mediada pelas prostaglandinas (no caso dos AINE) e aumento da resistência das arteríolas eferentes (no caso dos inibidores de ECA e BRA). Entre os fatores predisponentes para insuficiência pré-renal induzida pelos AINE e inibidores de ECA estão hipovolemia, insuficiência renal basal, doença hepática, insuficiência cardíaca e doenças das artérias renais. O uso simultâneo de diuréticos, inibidores de ECA ou BRA com AINE também pode predispor ao risco de IRA induzida por estes últimos fármacos, mesmo que não existam outros fatores de risco.[12]

Nos pacientes com LRA pré-renal, quando a capacidade de autorregulação é suplantada e a TFG diminui, as alterações da composição e do volume da urina seguem um padrão previsível. Quando a TFG diminui, o volume do líquido tubular é reduzido e este líquido atravessa os túbulos mais lentamente. Isso aumenta a reabsorção de sódio e água. Em razão da circulação renal reduzida, os solutos reabsorvidos do líquido tubular são removidos do interstício da medula renal mais lentamente que o normal. Isso aumenta a tonicidade medular e acelera ainda mais a reabsorção de água do líquido tubular distal. Em consequência desses fenômenos, o volume urinário diminui a menos de 400 mℓ/dia (menos de 17 mℓ/hora), a densidade urinária aumenta e a concentração urinária de sódio é baixa (em geral, menos de 5 mEq/ℓ; Figura 31.1). Em vista dessas alterações típicas associadas à hipoperfusão renal, as determinações do débito urinário, da concentração urinária de sódio e da densidade da urina são parâmetros simples para determinar o efeito da recuperação da perfusão renal.

Elevações da PA sistêmica não significam necessariamente melhora da perfusão renal. Isso pode ser especialmente evidente quando são usados fármacos como a norepinefrina para reverter a hipotensão associada aos estados hipovolêmicos. Esses fármacos podem estar associados à redução adicional do fluxo sanguíneo renal em consequência da vasoconstrição das artérias renais. Isso se evidencia por redução adicional do débito urinário e aumento da densidade da urina. Por sua vez, quando a hipoperfusão é tratada especificamente com medidas mais apropriadas (reposição de volume, aumento do débito cardíaco, controle das arritmias ou uma combinação destas medidas), a melhora da perfusão renal evidencia-se por aumentos do débito urinário e da concentração urinária de sódio, assim como redução da densidade da urina. Essa possibilidade de reverter a IRA pré-renal é um elemento essencial ao seu diagnóstico.

■ **Lesão renal aguda intrarrenal**

Assim como existem muitas causas de LRA intrarrenal, diversos mecanismos fisiopatológicos também causam esta condição (Figura 31.2). Como NTA é o tipo mais comum de LRA intrarrenal adquirida nos hospitais, a discussão subsequente enfatiza a fisiopatologia complexa da NTA, embora estudos detalhados recentes tenham ampliado o entendimento

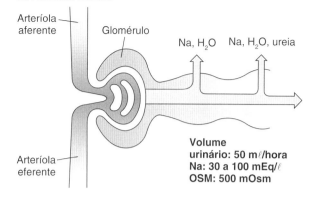

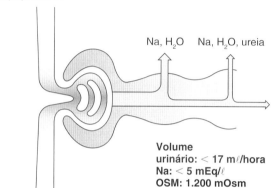

Figura 31.1 Perfusão renal normal comparada com a hipoperfusão associada à LRA pré-renal. A hipoperfusão do rim diminui o fluxo sanguíneo renal e a taxa de filtração glomerular, aumenta a fração do filtrado reabsorvido nos túbulos proximais e reduz o volume de urina com teor baixo de sódio (Na) e concentração alta. H$_2$O, água; OSM, osmolaridade.

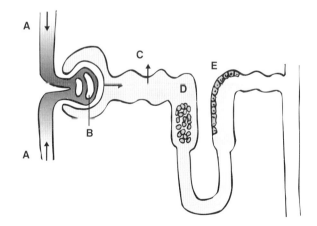

Figura 31.2 Entre os mecanismos que podem causar LRA intrarrenal estão os seguintes: (**A**) redução da pressão de filtração secundária à constrição das arteríolas renais; (**B**) redução da permeabilidade dos capilares glomerulares; (**C**) aumento da permeabilidade dos túbulos proximais com extravasamento inverso do filtrado; (**D**) obstrução do fluxo urinário por células tubulares necróticas; e (**E**) aumento da exposição da mácula densa ao sódio, que aumenta a produção de renina-angiotensina e causa vasoconstrição no nível glomerular.

quanto aos fatores que contribuem para esta condição. Isquemia e nefrotoxicidade são as duas causas subjacentes principais de NTA (Figura 31.3).

■ Necrose tubular aguda isquêmica

A NTA isquêmica é causada por hipoperfusão prolongada. Desse modo, a LRA pré-renal e a NTA isquêmica na verdade formam um *continuum* – fato que realça a importância da detecção e do tratamento imediatos da LRA pré-renal. Quando a hipoperfusão renal persiste por tempo suficiente (a duração exata é imprevisível e varia com as condições clínicas vigentes), as células do epitélio tubular renal tornam-se hipóxicas e são danificadas, de forma que a restauração da perfusão renal não mais resulta na melhoria da filtração glomerular.

A isquemia desencadeia uma reação inflamatória e diminui a produção do trifosfato de adenosina nas mitocôndrias das células renais. Os mediadores inflamatórios produzidos pelos leucócitos ativados e pelas células epiteliais tubulares estimulam a inflamação por um mecanismo de *feedback* positivo, agravando a lesão renal. A produção reduzida do trifosfato de adenosina retira das células seu suprimento de energia necessária. Parte dessa energia é usada para manter a concentração adequada dos eletrólitos da célula por meio dos canais de permuta de eletrólitos. Alguns dos distúrbios dos eletrólitos celulares causados pela isquemia são reduções do potássio, magnésio e fosfato intracelulares e aumento do sódio, cloreto e cálcio intracelulares. Estudos demonstraram que o aumento do cálcio intracelular predispõe especificamente as células a lesão e disfunção.[13]

Durante a reperfusão, também ocorrem danos celulares atribuíveis à formação dos radicais livres de oxigênio. Por fim, esses efeitos deletérios à célula provocam edema das células tubulares, que se tornam necróticas. Em seguida, as células necróticas desprendem-se e podem obstruir o lúmen tubular. Essas células desprendidas também permitem o extravasamento

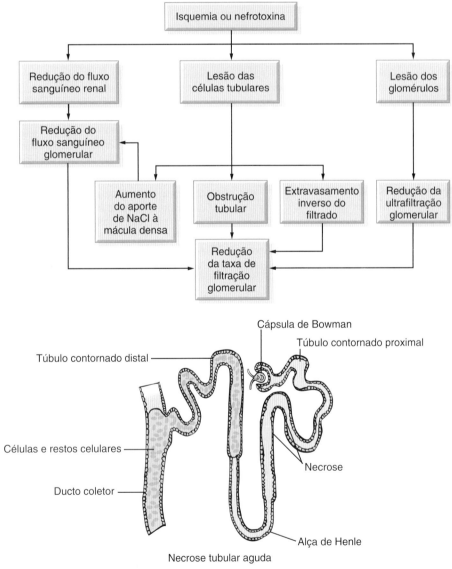

Figura 31.3 A NTA isquêmica é causada pela hipoperfusão prolongada. Uma sequência de processos fisiopatológicos acarreta desprendimento das células necróticas, que bloqueiam o lúmen tubular. A NTA tóxica ocorre quando uma nefrotoxina fica concentrada nas células tubulares renais e causa necrose. As células necróticas desprendem-se e obstruem o lúmen tubular (semelhante à NTA isquêmica). Nos casos de NTA tóxica, a membrana basal das células renais geralmente se mantém intacta e as áreas de necrose são mais localizadas.

inverso do líquido tubular em razão da função alterada de sua membrana basal, que contribui para a redução da TFG associada à NTA.

Os dois últimos fatores contribuintes para a fisiopatologia da NTA isquêmica são vasoconstrição renal e redução profunda do fluxo sanguíneo renal. Essas anormalidades hemodinâmicas dificultam ainda mais o fornecimento de oxigênio aos rins e agravam a lesão isquêmica. Os vasoconstritores envolvidos são norepinefrina liberada pela ativação do sistema nervoso simpático; angiotensina II, tromboxano A_2, adenosina, leucotrienos C4 e D4, prostaglandina H_2 e endotelina. A liberação de endotelina (um vasoconstritor potente) pelas células necróticas do endotélio vascular do rim provoca reduções profundas da TFG. Os radicais livres do oxigênio acentuam as respostas vasoconstritoras renais e o edema celular pode comprometer ainda mais o fluxo sanguíneo renal.[13]

■ Necrose tubular aguda tóxica

A fisiopatologia da NTA tóxica começa com a concentração de uma nefrotoxina nas células dos túbulos renais, que causa sua necrose. Em seguida, essas células necróticas desprendem-se para o interior do lúmen tubular e podem causar obstrução e redução da filtração glomerular por um mecanismo semelhante ao da NTA isquêmica. Entretanto, existem diferenças significativas entre a NTA tóxica e a NTA isquêmica. No primeiro caso, a membrana basal das células renais geralmente é preservada e as áreas de lesão necrótica são mais localizadas. Além disso, a IRA não oligúrica é mais comum com a NTA tóxica e o processo de cicatrização frequentemente é mais rápido.

Embora existam muitas nefrotoxinas capazes de causar NTA tóxica (ver Quadro 31.2), os antibióticos aminoglicosídeos e os contrastes radiográficos merecem considerações especiais em razão da frequência com que causam NTA tóxica em pacientes hospitalizados. A nefrotoxicidade dos aminoglicosídeos ocorre em 10 a 20% dos pacientes tratados.[8,14,15] Em geral, o início da LRA secundária aos aminoglicosídeos é tardio – comumente dentro de 5 a 10 dias depois de começar o tratamento. A toxicidade desses fármacos é dose-dependente e como estes antibióticos são eliminados predominantemente pelos rins, as doses devem ser ajustadas nos pacientes com disfunção renal preexistente. De forma a assegurar que seja alcançada a faixa terapêutica apropriada, amostras de sangue devem ser obtidas frequentemente para dosar os níveis mínimos e as concentrações de pico. Vários estudos sugeriram que uma única dose diária de um aminoglicosídeos possa causar menos nefrotoxicidade que a administração da mesma quantidade do fármaco em três doses fracionadas.[8,15,16] Por essa razão, a Diretriz Prática para LRA da KDIGO recomenda o uso de uma única dose diária e monitoramento rigoroso dos níveis do fármaco.[8] Outros fatores de risco de toxicidade dos aminoglicosídeos são depleção de volume, idade avançada, diabetes, uso simultâneo de outros compostos nefrotóxicos e disfunção hepática.[14,15] A melhor medida para evitar nefrotoxicidade dos aminoglicosídeos é, quando possível, usar antibióticos alternativos associados a menos efeitos nefrotóxicos.

A nefropatia induzida por contraste (NIC) – redução súbita da função renal depois da injeção intravascular de contraste – é responsável por uma porcentagem significativa dos casos de IRA adquirida nos hospitais. Nos pacientes em estado crítico, a frequência da NIC varia de 2 a 23%.[17,18] Em geral, a nefropatia começa dentro de 24 a 48 horas depois da administração do contraste radioativo intravenoso (IV) e alcança intensidade máxima dentro de 3 a 7 dias. Nos casos típicos, a NIC não é oligúrica, é transitória e reversível; contudo, nos pacientes de alto risco, pode ser necessária diálise intermitente ou permanente. Os pacientes sob risco mais alto são diabéticos e indivíduos com disfunção renal preexistente. Nesses casos, a incidência de NIC pode chegar a 50%.[18] Outros grupos de risco são indivíduos idosos; pacientes com depleção do volume intravascular, insuficiência cardíaca, tratamento com outros fármacos ou uso simultâneo de outros compostos nefrotóxicos; e pacientes expostos a doses grandes de contraste.[17]

A única medida comprovadamente eficaz para reduzir o risco de NIC é a expansão vigorosa do volume circulante com cristaloides isotônicos (soro fisiológico) antes e depois de administrar o contraste.[5,19] Como a NIC parece envolver a formação de radicais livres de oxigênio, alguns autores sugeriram que a alcalinização da urina com bicarbonato de sódio poderia conferir maior proteção que apenas a infusão de líquidos IV. Contudo, vários estudos que compararam a infusão profilática de bicarbonato de potássio ou soro fisiológico produziram resultados inconsistentes e as metanálises foram inconclusivas.[5,8,19] Por essa razão, a Diretriz para LRA da KDIGO recomenda expansão de volume com solução de cloreto de sódio ou bicarbonato de sódio isotônico para os pacientes em risco elevado de LRA-NIC. Recentemente, houve um aumento dos estudos clínicos dedicados à avaliação do conceito de diurese forçada (acrescentar diuréticos para aumentar o débito urinário, ao mesmo tempo que se administram cristaloides para manter a volemia normal), de forma a evitar NIC.[5,20,21] Embora alguns estudos tenham produzido resultados promissores, é necessário realizar mais pesquisas sobre o assunto.

Outras intervenções para reduzir a incidência de NIC são as seguintes: usar a dose mínima necessária de contraste, administrar contrastes não iônicos isosmolares em vez de contrastes iônicos hiperosmolares, interromper a administração de fármacos nefrotóxicos 24 horas antes da injeção do contraste e evitar intervalos curtos entre exames que exijam contraste. Em muitos hospitais, a *N*-acetilcisteína (NAC) – um antioxidante e vasodilatador potente – faz parte do protocolo para evitar NIC com base em estudos clínicos demonstrando seus efeitos nefroprotetores nos pacientes expostos aos contrastes IV. Entretanto, embora a NAC tenha sido avaliada em muitos estudos e metanálises, a conclusão final é que não existem evidências suficientes a favor do uso deste composto para evitar NIC.[5,18,22,23] Contudo, apesar da falta de evidência de um efeito benéfico, essa ainda é uma medida popular para evitar NIC-LRA, provavelmente em razão do seu custo baixo e dos efeitos deletérios potenciais desprezíveis. Alguns estudos demonstraram que outras intervenções farmacológicas como bloqueadores do canal de cálcio, dopamina, manitol e peptídio natriurético atrial não reduzem consistentemente a incidência de NIC e podem até ser perigosas.

Evidentemente, a melhor medida profilática é evitar qualquer uso de contraste iodado nos grupos de alto risco; nestes casos, devem ser considerados exames alternativos como ultrassonografia, tomografia computadorizada (TC) sem contraste e ressonância magnética (RM) intensificada por contraste. Os contrastes usados em RM são basicamente quelatos de gadolínio e são menos nefrotóxicos que os contrastes radiográficos iodados, principalmente quando são administradas doses pequenas. Isso tem levado ao uso dos contrastes à base de gadolínio (CAG) como alternativa aos contrastes iodados para angiografia de subtração digital ou procedimentos intervencionistas, especialmente nos pacientes com alergias aos

610 Parte 7 Sistema Renal

contrastes iodados. Entretanto, uma ressalva importante quanto ao uso dos CAG em pacientes com LRA ou DRC grave (TFG < 30 mℓ/min) é o risco grave de desenvolver uma condição rara conhecida como fibrose sistêmica nefrogênica (FSN). A FSN (um distúrbio fibrosante encontrado apenas nos pacientes com doença renal) caracteriza-se por espessamento e endurecimento da pele dos membros e do tronco. Em alguns casos, também ocorre fibrose de estruturas mais profundas (inclusive articulações, músculos, testículos, duramáter, rins e coração). Como essa complicação pode ser devastadora para o paciente (porque acarreta perda significativa da mobilidade e pode levar à morte), os contrastes de gadolínio devem ser evitados nos pacientes com TFG menor que 30 mℓ/min.[24-26] Quando existe necessidade comprovada de realizar um exame usando CAG, o American College of Radiology (ACR) recomenda que seja usada a menor dose possível destes contrastes necessária para realizar o procedimento e que, antes de administrar novamente estes contrastes, seja observado um intervalo suficiente para sua eliminação pelo organismo. Além disso, para os pacientes em hemodiálise, recomenda-se uma sessão imediatamente depois da administração do CAG com a finalidade de eliminá-lo do organismo.

Por fim, o ACR classificou os CAG em três grupos diferentes com base em sua associação com os casos de FSN – ou seja, os compostos do grupo I estão associados aos índices mais elevados (Tabela 31.2). Todos os CAG do grupo I estão contraindicados aos pacientes de alto risco.[24,27,28]

■ Lesão renal aguda pós-renal

A obstrução pode formar-se em qualquer segmento do sistema urinário. Quando a urina não consegue passar ao redor da obstrução, a congestão resultante gera pressões altas, que são transmitidas retrogradamente ao sistema coletor e aos néfrons. Isso reduz a taxa de fluxo do líquido tubular e diminui a TFG. Consequentemente, a reabsorção de sódio, água e ureia aumenta, resultando na redução da concentração do sódio urinário e em aumentos da osmolalidade e da ureia urinárias. Os níveis séricos da creatinina também aumentam. Com a pressão persistente originada da obstrução urinária, todo o sistema coletor dilata, comprimindo e danificando os néfrons. Isso acarreta um distúrbio dos mecanismos de concentração e diluição e a osmolalidade urinária e a concentração de sódio na urina ficam semelhantes às do plasma. Essa condição pode ser evitada pela remoção imediata da obstrução.

Como apenas um rim funcionante é suficiente para manter a homeostasia, a progressão para LRA depois de uma obstrução requer que os dois rins sejam obstruídos (i. e., obstrução da uretra ou do colo vesical, ou obstrução ureteral bilateral), ou uma obstrução ureteral unilateral nos pacientes com rim único. Depois da eliminação da obstrução, comumente há diurese profusa (mais de 4 ℓ/dia). A diurese pós-obstrutiva dos pacientes de UTI com LRA pós-renal pode indicar recuperação renal completa.[29] Entretanto, quando os eletrólitos e a água não são repostos de acordo com a necessidade, essa diurese pode causar depleção hemodinâmica, arritmias e NTA.

Diagnóstico da lesão renal aguda

A investigação diagnóstica começa com a determinação se o processo é pré-renal, intrarrenal ou pós-renal. Os recursos usados para avaliar isso incluem a história clínica e o exame físico, resultados dos exames laboratoriais e exames diagnósticos. O Quadro 31.3 descreve considerações especiais da avaliação da função renal dos pacientes idosos.[30]

Quadro 31.3 — Considerações para o paciente idoso.

Alterações fisiológicas que afetam o sistema renal

À medida que o organismo envelhece, ocorrem alterações fisiológicas sistêmicas e renais específicas que devem ser levadas em consideração ao avaliar a função renal, incluindo:

- Alterações vasculares: com a idade de 30 anos, a arteriosclerose começa a desenvolver-se e também afeta as artérias renais; isto pode causar danos significativos aos rins
- Alterações musculoesqueléticas: na população idosa, a massa muscular e o peso corporal diminuem. Essas alterações devem ser lembradas ao avaliar a função renal, em vista da possibilidade de que o valor basal da creatinina sérica seja menor. Uma elevação mínima do nível de creatinina sérica dos pacientes idosos, que pode estar dentro dos limites normais de um adulto jovem, na verdade poderia significar disfunção renal significativa
- Alterações renais específicas: com o envelhecimento, há redução da quantidade total de glomérulos funcionantes, diminuição do fluxo sanguíneo renal e redução da TRG em cerca de 0,75 mℓ/min/1,73 m^3 ao ano, a partir da idade de 30 anos[24]

Em vista dessas alterações sistêmicas e renais específicas, a avaliação precisa da TFG usando uma amostra de urina de 24 horas ou um estudo com radioisótopo é essencial. Também pode ser usada a fórmula de Cockcroft-Gault, ou as fórmulas da MDRD (Modification of Diet in Renal Disease, ou Modificação da Dieta para Doença Renal em tradução livre) descritas abaixo, que levam em consideração o sexo e a idade. É importante entender que essas fórmulas não foram extensivamente validadas nos pacientes com mais de 70 anos. Depois de determinar a TFG real, o tratamento (p. ex., doses dos fármacos) pode ser dirigido com mais segurança.

Fórmula de Cockcroft-Gault para depuração de creatinina (mℓ/min)
Homens = (140 − idade) × peso em kg/72 × creatinina sérica
Mulheres = 0,85 × depuração de creatinina dos homens

Fórmulas da MDRD para TFG (adultos; mℓ/min)
175 × concentração sérica de creatinina$^{-1,154}$ × idade$^{-0,203}$
× 0,742 (se mulheres)
× 1,210 (se negros)

Existem *sites* da internet para ajudar a calcular a TFG por meio dessas fórmulas, inclusive http://www.kidney.org e http://www.nephron.com.

Tabela 31.2 Classificação dos CAG proposta pelo ACR.

CAG	Nome comercial
Grupo I: contrastes associados ao maior número de casos de FSN	
Gadodiamida	Omniscan®
Gadopentetato de dimeglumina	Magnevist®
Gadoversetamida	OptiMARK®
Grupo II: contrastes associados a poucos ou nenhum caso confirmado de FSN	
Gadobenato de dimeglumina	MultiHance®
Gadoteridol	ProHance®
Ácido gadotérico	Dotarem®
Gadobutrol	Gadovist®
Grupo III: contrastes lançados apenas recentemente no mercado norte-americano	
Gadofosvesete	Ablavar®
Ácido gadoxético	Eovist®

■ História e exame físico

A história de saúde e o exame físico são essenciais a qualquer avaliação. Com a história clínica detalhada, podem ser obtidos indícios que ajudam a classificar e determinar a causa exata da LRA. Indícios importantes da história de saúde que sugerem LRA pré-renal são: qualquer evento ou condição que possa ter contribuído para a redução da perfusão renal (p. ex., IAM, cirurgia cardiovascular, parada cardíaca, febre alta, qualquer tipo de choque e uso de alguns fármacos, inclusive AINE). Além disso, história de doença aterosclerótica pode ser um indício de estenose da artéria renal, que também é uma condição desencadeante da LRA. Entre os indícios de causa intrarrenal obtidos pela história de saúde estão os seguintes: qualquer evento ou condição pré-renal prolongada, bem como exposição a nefrotoxinas, especialmente antibióticos amino-glicosídeos e contrastes radiográficos. Também é importante obter informações sobre doenças sistêmicas (p. ex., lúpus ou vasculite), infecções estreptocócicas recentes e toxicidade causada pelo pigmento heme, inclusive rabdomiólise (p. ex., história de traumatismo ou paciente encontrado inconsciente depois de um intervalo indeterminado). Além disso, a história de cateterização cardíaca, anticoagulação e tratamento trombolítico aumenta as chances de ocorrerem doenças intrarrenais ateroembólicas. Os indícios que podem sugerir LRA pós-renal são qualquer história de tumores abdominais ou cálculos, especialmente relato de hipertrofia prostática benigna em homens idosos. História familiar de urolitíase ou hipertrofia prostática benigna também pode ser sugestiva.

O exame físico, especialmente no que diz respeito ao volume de líquidos, é fundamental ao diagnóstico da LRA. Nos casos de LRA pré-renal, a redução da perfusão renal associada a desidratação ou hipovolemia é evidenciada por turgor cutâneo reduzido, mucosas hipoidratadas, perda de peso e veias jugulares pouco distendidas. Por outro lado, quando a redução da perfusão está relacionada com vasodilatação, acumulação de líquidos no terceiro espaço, doença cardiovascular (p. ex., insuficiência cardíaca), doença hepática ou uma combinação destes fatores, as manifestações do excesso de líquidos extracelulares podem incluir edema, ascite e aumento do peso. Para os pacientes em estado crítico, os valores da monitoramento hemodinâmico ajudam a determinar o volume intravascular e também a função cardíaca. Os parâmetros que devem ser monitorados são pressão venosa central (PVC), pressão de oclusão da artéria pulmonar (POAP) e débito cardíaco (ou índice cardíaco). Por meio da correlação dos achados do exame físico

com a história de saúde, parâmetros hemodinâmicos e resultados dos exames laboratoriais, as etiologias pré-renais possíveis podem ser reduzidas.

Embora nenhuma alteração específica do exame físico seja indicativa de LRA intrarrenal, algumas anormalidades do exame físico ajudam a definir suas causas potenciais. Por exemplo, sinais de infecção estreptocócica da faringe, lúpus (p. ex., eritema em asa de borboleta) ou fenômenos embólicos (p. ex., artelhos cianóticos e livedo reticular [coloração azulada semipermanente da pele das extremidades]) podem sugerir uma causa intrarrenal. Também nesses casos, a correlação com a história de saúde e os exames laboratoriais ajuda a reduzir a lista de causas possíveis. Entre as anormalidades do exame físico que podem sugerir a etiologia pós-renal estão distensão da bexiga, massa abdominal, próstata aumentada ou nodular e – o mais evidente – um cateter de Foley dobrado ou obstruído.

■ Exames laboratoriais

A avaliação laboratorial – essencial ao diagnóstico e à classificação da LRA – inclui exames séricos e urinários. Veja uma comparação básica dos resultados laboratoriais da LRA pré-renal, LRA pós-renal e NTA na Tabela 31.3. Além de ajudar a diferenciar as formas pré-renal, intrarrenal e pós-renal da LRA, os exames de sangue e urina também facilitam o diagnóstico da causa subjacente à lesão renal aguda (Quadro 31.4).

▶ **Exames de urina.** A obtenção de uma amostra de urina para realizar exames diagnósticos tem valor inestimável para estabelecer o diagnóstico e definir o tipo de LRA. A amostra de urina deve ser colhida antes que seja administrada a dose de teste diagnóstico de diuréticos, porque estes fármacos alteram a composição química da urina. Concentração de sódio, osmolalidade e densidade da urina são especialmente úteis à diferenciação entre LRA e NTA, porque estas variáveis refletem a capacidade de concentração dos rins. Nos casos de falência pré-renal, os rins hipoperfundidos reabsorvem ativamente sódio e água na tentativa de aumentar o volume circulante. Consequentemente, o nível urinário de sódio e a excreção fracionada de sódio (FE_{Na}) são baixos (menos que 20 mEq/ℓ e menos de 1%, respectivamente), enquanto a osmolalidade e a concentração urinárias dos solutos não absorvíveis são altas. Por outro lado, na NTA em que a lesão do parênquima afeta o rim, as células tubulares não conseguem mais reabsorver eficazmente sódio ou concentrar a urina. Por essa razão, a concentração de sódio urinário comumente está acima de 40 mEq/ℓ,

---

Tabela 31.3 Lesão renal aguda: comparação dos resultados dos exames laboratoriais na LRA pré-renal, LRA pós-renal e necrose tubular aguda (NTA).

Parâmetro	Pré-renal	Pós-renal	NTA
Volume urinário	Oligúria	Pode alternar entre anúria e poliúria	Anúria, oligúria ou forma não oligúrica
Osmolalidade urinária	Aumentada (> 500 mOsm/kg de H_2O)	Variável: aumentada ou igual à do soro	250 a 300 mOsm/kg de H_2O
Densidade urinária	Aumentada (> 1,020)	Variável	Em torno de 1,010
Sódio urinário	< 20 mEq/ℓ	Variável	> 40 mEq/ℓ
Sedimento urinário	Normal, poucos cilindros	Normal, pode conter cristais	Cilindros granulosos, células epiteliais tubulares
FE_{Na}	< 1%	> 1%	> 1% (geralmente > 3%)
Ureia:Cr	> 20:1	10:1 a 15:1	10:1 a 15:1

FE_{Na}, excreção fracionada de sódio; Ureia:Cr, razão entre ureia/creatinina sérica.

612 Parte 7 Sistema Renal

Quadro 31.4 Indícios diagnósticos da lesão renal aguda.

Urina

- Cristais de urato: lise tumoral, especialmente linfoma (nefropatia do urato)
- Cristais de oxalato: nefrotoxicidade do etilenoglicol ou do metoxiflurano
- Eosinófilos: nefrite intersticial alérgica, especialmente à meticilina
- Teste de peroxidase positivo sem hemácias: hemoglobinúria ou mioglobinúria
- Cilindros de pigmento: hemoglobinúria ou mioglobinúria
- Proteinúria massiva: nefrite intersticial aguda, diuréticos tiazídicos, febres hemorrágicas (p. ex., coreana, escandinava)
- Eletroforese anormal das proteínas urinárias: mieloma múltiplo
- Anúria: necrose cortical renal, obstrução bilateral, síndrome vascular renal catastrófica

Plasma

- Hiperpotassemia grave: rabdomiólise, necrose tecidual, hemólise
- Hipocalcemia grave: rabdomiólise
- Hipercalcemia: nefropatia hipercalcêmica
- Hiperuricemia: lise tumoral, rabdomiólise, ingestão de toxinas
- Acidose grave: intoxicação por etilenoglicol ou álcool metílico
- Níveis altos de creatinoquinase ou mioglobina: rabdomiólise
- Níveis baixos de complemento: lúpus eritematoso sistêmico (LES), glomerulonefrite pós-infecciosa, endocardite bacteriana subaguda
- Eletroforese anormal das proteínas séricas: mieloma múltiplo
- Correlação positiva entre anticorpo/membrana basal glomerular: síndrome de Goodpasture
- Anticorpo anticitoplasma de neutrófilos positivo: vasculite de pequenos vasos (granulomatose de Wegener ou poliarterite nodosa)
- Anticorpo antinuclear positivo, ou anticorpo contra DNA de dupla-hélice: LES
- Anticorpos positivos contra estreptolisina O: glomerulonefrite pós-estreptocócica
- Nível alto de desidrogenase láctica, bilirrubina sérica elevada, ou nível reduzido de haptoglobina: SHU ou PTT

a FE_{Na} é maior que 1% e a osmolalidade urinária fica próxima da plasmática (isostenúria). Infelizmente, não há um limite à utilidade desses indicadores, porque ocorre superposição destes valores na LRA e NTA (*i. e.*, os níveis de concentração urinária de sódio variam na faixa de 20 a 40 mEq/ℓ). Por essa razão, os valores situados nos dois extremos são mais úteis.

O sedimento do exame parcial de urina (ou EAS) também é muito útil para diagnosticar e diferenciar os tipos de LRA. Nos casos de LRA pré-renal, o sedimento urinário está normal ou pode conter apenas alguns cilindros hialinos, enquanto na NTA aparecem cilindros granulares grosseiros marrons e comumente são encontradas células epiteliais tubulares. Na LRA pós-renal, o sedimento geralmente é normal, mas pode ajudar a diagnosticar cálculos renais.

▶ **Níveis de ureia e creatinina.** As dosagens séricas da ureia e creatinina são essenciais não apenas para diagnosticar LRA, como também ajudam a diferenciar entre LRA e NTA ou LRA pós-renal. Nos pacientes com LRA pré-renal, a razão entre ureia e creatinina aumenta dos valores normais de 10:1 para mais de 20:1. Essa alteração é causada pela desidratação e pelo fato de que, à medida que os túbulos tornam-se mais permeáveis ao sódio e à água quando há LRA pré-renal, a ureia também é reabsorvida passivamente. Nos casos de NTA e LRA pós-renal, quando a capacidade de concentração renal está reduzida, a ureia e creatinina aumentam proporcionalmente e mantêm a razão normal de 10:1.

■ Exames diagnósticos

A ultrassonografia renal – um exame diagnóstico importante para a avaliação da LRA – é especialmente útil para afastar a existência de obstrução e tem a vantagem de não ser invasiva. Quando há uma obstrução grave, a dilatação do sistema coletor urinário pode ser demonstrada à ultrassonografia dentro de 1 a 2 dias depois da obstrução. A ultrassonografia também pode demonstrar cálculos renais proximais como causa da obstrução pós-renal. Além disso, esse exame pode estimar as dimensões dos rins, que ajudam a diferenciar entre LRA e DRC avançada. Nos casos de DRC avançada, os rins frequentemente são pequenos (menos de 9 cm) e ecogênicos.

Outros exames potencialmente úteis ao diagnóstico da LRA são TC e RM para investigar massas, doenças vasculares e falhas de enchimento do sistema coletor, bem como angiografia renal para avaliar a existência de estenose da artéria renal. Vale ressaltar que os contrastes iodados utilizados em alguns exames são alergênicos e nefrotóxicos e que os CAG podem causar FSN nos pacientes com doença renal grave (TFG < 30 mℓ/min). Antes de realizar qualquer exame diagnóstico, seus benefícios devem ser comparados com os riscos potenciais. Quando estiver disponível, uma tecnologia alternativa (p. ex., uso do gás dióxido de carbono na angiografia de subtração digital) deve ser usada nos pacientes alérgicos aos contrastes iodados ou com insuficiência renal avançada.[31,32] Por fim, a biopsia renal pode ser esclarecedora nos pacientes que aparentemente têm LRA intrarrenal (exceto NTA), especialmente quando o exame parcial da urina revela proteinúria significativa ou hematúria inexplicável. Além do seu valor diagnóstico, os resultados da biopsia podem ajudar a definir prognóstico e tratamento.

Doença renal crônica

DRC é uma deterioração lenta, progressiva e irreversível da função renal, que acarreta perda da capacidade renal de eliminar escórias metabólicas e manter o balanço hidreletrolítico. Por fim, essa condição acarreta doença renal em estágio terminal (DRET), que requer TRS ou transplante de rim para manter o paciente vivo.

Hoje em dia, existem mais de 615.000 pacientes em diálise e transplantados renais nos EUA, representando um aumento da prevalência de 26% em comparação com o ano 2000. Apenas em 2011, mais de 115.000 pacientes novos foram diagnosticados com DRET. Entre esses pacientes, as taxas de incidência são mais altas nos homens que nas mulheres e aumentam à medida que a população envelhece. As taxas de incidência na população afrodescendente são 3,4 vezes maiores que na população caucasoide. Os hispânicos e indígenas também têm taxas de incidência mais altas que os indivíduos da raça branca, mas as diferenças não são tão marcantes.[33] Essas diferenças das taxas de incidência são importantes quando se consideram os fatores de risco do paciente e as populações-alvo para as intervenções de educação em saúde.

Entre os fatores que teoricamente contribuem para a prevalência crescente da DRET estão os seguintes: alterações do perfil demográfico da população; diferenças nas consequências deletérias das doenças nos diversos grupos raciais; índices mais baixos de diagnóstico e tratamento nos estágios iniciais da DRC; falta de reconhecimento dos fatores de risco para DRC; e sobrevivência mais longa dos pacientes com DRET.[33] Evidências crescentes demonstram que o diagnóstico e o tratamento precoces da DRC podem evitar, ou ao menos postergar a progressão para DRET.[34,35] Por essa razão, é importante que as oportunidades para evitar e tratar DRC não sejam perdidas em razão das falhas em diagnosticar e tratar a doença.

Definição e classificação da doença renal crônica

Na tentativa de enfrentar o problema de saúde pública crescente que a DRC representa, a NKF-KDOQI (National Kidney Foundation-Kidney Disease Outcome Quality Initiative) publicou diretrizes de prática clínica para DRC em 2002. Os objetivos do grupo de trabalho que desenvolveu essas diretrizes eram definir DRC e classificar seus estágios; avaliar os parâmetros laboratoriais da investigação clínica da doença renal; relacionar o nível da função renal com as complicações da DRC; e estratificar o risco de perda do rim e desenvolvimento subsequente de doença cardiovascular.[36]

A KDOQI define DRC como lesão renal com ou sem redução da TFG por 3 meses ou mais, *ou* TFG menor que 60 mℓ/min/1,73 m^2 por mais que 3 meses (Quadro 31.5). Os marcadores de lesão renal incluem anormalidades nos exames de sangue ou urina, ou nos exames de imagem. Exemplos desses marcadores são proteinúria, anormalidades do sedimento urinário, nível alto de creatinina sérica e vários cistos renais revelados à ultrassonografia de um paciente com história familiar de doença renal policística (ver Foco na Genética 31.1). O valor de TFG (considerada a melhor medida global da função renal) inferior a 60 mℓ/min/1,73 m^2 foi escolhido por duas razões: (1) ele representa uma perda de 50% ou mais da função renal normal do adulto; e (2) abaixo deste nível, a prevalência das complicações da DRC aumenta.

Como as complicações previsíveis e os problemas terapêuticos estão baseados na gravidade da disfunção renal, independentemente da causa subjacente específica da DRC, o grupo de trabalho da KDOQI também desenvolveu um sistema de classificação para DRC com base na TFG determinada. Esse sistema de classificação tinha cinco estágios de acordo com a TFG (Tabela 31.4). Em 2013, foi publicada a *Diretriz de Prática Clínica para Avaliação e Tratamento da DRC*, que atualizou o estadiamento da DRC. A KDIGO recomendou uma classificação baseada na etiologia da DRC, no nível da TFG e na concentração de albumina (sistema referido como CGA). A etiologia da DRC foi acrescentada porque ela fornece informações prognósticas importantes e influencia as decisões terapêuticas. A Diretriz da KDIGO recomenda que a causa da DRC seja baseada na existência ou inexistência de doença sistêmica como diabetes ou lúpus, bem como na localização anatômica da anormalidade patológica do rim. Quanto à TFG, a KDIGO manteve os estágios da classificação anterior, com exceção do estágio 3, que foi dividido em 3a e 3b. Essa subdivisão do estágio 3 foi uma resposta à disparidade acentuada entre as complicações detectadas nos pacientes deste estágio. Por fim, a KDIGO acrescentou o nível de albumina ao estadiamento. A albuminúria é avaliada com base na razão albumina:creatinina (RAC) em uma amostra aleatória de urina. O limiar para elevação anormal da RAC é de 30 mg/g ou mais. Esse acréscimo foi efetuado como resposta às evidências crescentes de que a mortalidade e a progressão da DRC para DRET são maiores à medida que os níveis de albumina aumentam, independentemente da TFG.[34] Por essa razão, agora os pacientes têm um "estágio G" baseado na TFG e um "estágio A" definido pela albuminúria, ambos usados para definir o risco de progressão da DRC do paciente e suas complicações (Figura 31.4). Esse sistema de classificação

---

 Foco na Genética 31.1

Doença renal policística

- Doença renal policística é um dos distúrbios mais comuns causados por mutações de um único gene. Essa doença acomete cerca de 500.000 americanos. A forma autossômica dominante é muito mais comum que a autossômica recessiva. A doença renal policística autossômica dominante afeta 1 em 500 a 1.000 habitantes, enquanto o tipo autossômico recessivo ocorre em cerca de 1 em 20.000 a 40.000. Agrupamentos de dilatações repletas de líquido (os chamados cistos) formam-se nos rins e interferem com sua capacidade de filtrar as escórias metabólicas do sangue
- Mutações dos genes *PKD1*, *PKD2* e *PKHD1* causam a doença renal policística
- As mutações do gene *PKD1* ou *PKD2* podem causar doença renal policística autossômica dominante. Esses genes fornecem instruções para a produção de proteínas, cujas funções não estão totalmente esclarecidas. Pesquisadores acreditam que elas estejam envolvidas na transmissão de sinais químicos de fora da célula para dentro do núcleo celular. As duas proteínas afetadas trabalham juntas para assegurar o desenvolvimento, a organização e a função normais do rim. Mutações do gene *PKD1* ou *PKD2* resultam na formação de milhares de cistos, que interferem com as funções normais dos rins e outros órgãos
- Existem disponíveis testes genéticos para as formas autossômicas dominante e recessiva da doença renal policística

Genetic Home Reference, acessado em 20 de agosto de 2015 na página http://ghr.nlm.nih.gov.
Mochizuki T, Tsuchiya K, Nitta K: Autossomal dominant polycistic kidney disease. Recent advances in pathogenesis and potential therapies. Clin Exp Nephrol 17:317-326, 2013.

Quadro 31.5 Definição de doença renal crônica.

1. Lesão renal presente há 3 meses ou mais, definida por anormalidades estruturais ou funcionais do rim, com ou sem redução da TFG, evidenciada por:
   a. Anormalidades histopatológicas; *ou*
   b. Marcadores de lesão renal, inclusive anormalidades da composição do sangue e da urina, ou anormalidades dos exames de imagem
2. TFG menor que 60 mℓ/min/1,73 m^2, com ou sem lesão renal.

De National Kidney Foundation: K/DOQI clinical practice guidelines for chronic kidney disease: Evaluation, classification, and stratification. Am J Kidney Dis 39(2 Suppl 1):S1-S266, 2002.

Tabela 31.4 Estágios da doença renal crônica conforme a diretriz de 2002 da NKF-KDIGO (National Kidney Foundation-Kidney Disease Outcome Quality Initiative).

Estágio	Descrição	TFG (mℓ/min/1,73 m^2)
1	Lesão renal com TFG normal ou aumentada	90 ou mais
2	Lesão renal com TFG leve ou moderadamente reduzida	60 a 89
3	TFG moderadamente reduzida	30 a 59
4	TFG gravemente reduzida	15 a 29
5	Insuficiência renal	< 15 ou diálise

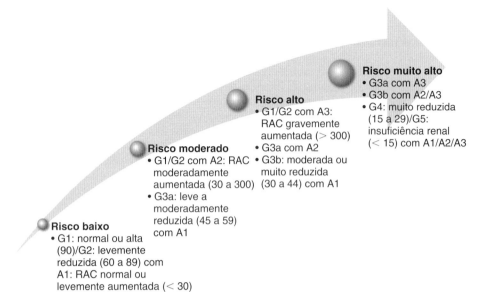

Figura 31.4 Risco de progressão da DRC, de acordo com o estadiamento da KDIGO.

estabelece uma "linguagem" comum para os médicos e pacientes, de forma a melhorar a comunicação, ampliar os esforços educativos e estimular pesquisas. O mais importante é que ele também oferece um arcabouço para a avaliação e a elaboração de um plano de tratamento para os pacientes nos diversos estágios da DRC.

Estágios G

- O estágio G1 caracteriza-se pela inexistência de um déficit inequívoco de filtração e é definido por função renal normal ou aumentada (TFG ≥ 90 mℓ/min/1,73 m^2) associada à evidência de lesão renal
- O estágio G2 é definido por redução branda da função renal (TFG entre 60 a 89 mℓ/min/1,72 m^2) associada à lesão renal
- O estágio G3a caracteriza-se por função renal leve a moderadamente reduzida (TFG entre 45 a 59 mℓ/min/1,73 m^2)
- O estágio G3b é definido por função renal moderada a gravemente reduzida (TFG entre 30 a 44 mℓ/min/1,73 m^2)
- O estágio G4 caracteriza-se por função renal gravemente reduzida (TFG entre 15 a 29 mℓ/min/1,73 m^2)
- O estágio G5 é definido por uma TFG menor que 15 mℓ/min/1,73 m^2, ou necessidade de diálise. O termo DRET amplamente utilizado nos círculos regulatórios e administrativos correlaciona-se com DRC do estágio G5 e representa os pacientes que fazem ou são elegíveis a fazer TRS por diálise ou transplante.

Estágios A | Albuminúria

- O estágio A1 é definido por RAC < 30 mg/g
- O estágio A2 caracteriza-se por RAC entre 30 e 299 mg/g
- O estágio A3 é definido por RAC ≥ 300 mg/g.

Causas da doença renal crônica

Existem muitas causas de DRC (Quadro 31.6). Sem dúvida, as duas causas mais comuns são diabetes melito e hipertensão, que representam mais de 44% e 28% dos casos incidentes de DRET, respectivamente.[33] Outras causas são glomerulonefrite (primárias e secundárias às doenças sistêmicas), nefrite intersticial, malformações congênitas, doenças genéticas, neoplasias, síndrome hepatorrenal, uropatia obstrutiva e distúrbios microangiopáticos (inclusive esclerodermia e doença ateroembólica).

Fisiopatologia da doença renal crônica

Embora muitas doenças possam causar DRC, os mecanismos fisiopatológicos de progressão parecem ser comuns a todas. As alterações morfológicas comuns mais marcantes da DRC são fibrose, destruição das células renais originais e infiltração por monócitos e macrófagos. Os mediadores desse processo são diversos, inclusive anormalidades da hemodinâmica glomerular, hipoxia, proteinúria e substâncias vasoativas (p. ex., angiotensina II).[34,35]

No que diz respeito à hemodinâmica glomerular, é importante entender a teoria do néfron intacto. Como cada um dos mais de 1 milhão de néfrons de cada rim é uma unidade funcional independente; à medida que a doença avança eles podem perder sua capacidade funcional em épocas diferentes. Quando um néfron específico é danificado, os néfrons muito próximos aumentam suas taxas de filtração individuais por meio de elevações da taxa de fluxo sanguíneo e da pressão

Quadro 31.6 Causas de doença renal crônica.

- Diabetes melito
- Hipertensão
- Glomerulonefrites
  - Primárias (nefropatia da imunoglobulina A, glomerulonefrite pós-infecciosa)
  - Secundárias (nefropatia do HIV, lúpus, crioglobulinemia, granulomatose de Wegener, síndrome de Goodpasture, poliarterite nodosa, amiloidose)
- Nefrite intersticial (nefrite intersticial alérgica, pielonefrite)
- Doenças vasculares microangiopáticas (doença ateroembólica, esclerodermia)
- Malformação congênita
- Doenças genéticas (doença renal policística, doença renal cística medular)
- Uropatia obstrutiva
- Neoplasias ou tumores
- Rejeição de transplante
- Síndrome hepatorrenal

hidrostática dos seus capilares glomerulares. Essa resposta de hiperfiltração dos néfrons normais permite que os rins mantenham as funções excretória e homeostática, mesmo quando até 70% dos néfrons estão danificados. Contudo, por fim, os néfrons normais alcançam um patamar de filtração máxima e qualquer perda adicional da massa glomerular acompanha-se de perda progressiva da TFG e acumulação subsequente de toxinas filtráveis.

Embora a hiperfiltração seja uma reação adaptativa à perda dos néfrons, com o tempo isto pode na verdade acelerar a destruição dos néfrons restantes porque a hiperfiltração causa lesão endotelial, estimula as citocinas pró-fibróticas, causa infiltração por monócitos e macrófagos e provoca desprendimento das células do epitélio glomerular. Além disso, a hipertrofia dos néfrons normais causada pela hiperfiltração aumenta o estresse mural e acarreta danos adicionais.[37] Isso explica por que algumas intervenções usadas para retardar a progressão da falência renal consistem em medidas que reduzem a pressão hidrostática do glomérulo. Um exemplo é o uso dos inibidores de ECA e BRA, que impedem a vasoconstrição das arteríolas eferentes mediada pela angiotensina II e a hiperfiltração subsequente nos néfrons normais.

Outros mediadores possíveis da progressão da DRC são hipoxia e angiotensina II. Nos pacientes com DRC, a destruição dos capilares peritubulares por várias causas diminui a perfusão capilar dos túbulos. A hipoxia resultante favorece a liberação de citocinas pró-inflamatórias e pró-fibróticas, que acarretam fibrose e lesão celular. A angiotensina II estimula a liberação dos fatores de crescimento e citocinas, que contribuem para a fibrose, além dos seus efeitos hemodinâmicos no glomérulo.[38,39]

A proteinúria resultante da hipertensão glomerular e da permeabilidade anormal dos glomérulos também contribui para a progressão da DRC. As proteínas filtradas anormalmente são reabsorvidas pelas células dos túbulos proximais por endocitose e acumulam-se no interior das células, estimulando a produção de citocinas. Por fim, esses fatores pró-inflamatórios causam fibrose e retrações fibróticas do interstício tubular.[40] Proteinúria é um previsor muito seguro de progressão da DRC e isto é compatível com seu papel na fisiopatologia da doença e explica sua inclusão na versão mais recente do estadiamento da DRC proposto pela KDIGO.

■ Nefropatia diabética

Em razão da prevalência extremamente elevada de diabetes e hipertensão como causas de DRC, é fundamental entender a fisiopatologia renal específica destas duas doenças de base e conhecer as intervenções destinadas a retardar ou até mesmo evitar a progressão à DRC do estágio G5. Nefropatia diabética é uma das complicações principais do diabetes e sua incidência varia em torno de 20 a 40%.[41]

Nos pacientes diabéticos, a microcirculação dos sistemas do organismo (inclusive rins) é danificada. Nos rins, a doença afeta primariamente as arteríolas aferentes e eferentes e os capilares glomerulares. As anormalidades glomerulares incluem espessamento da membrana basal, expansão mesangial secundária à formação excessiva e à decomposição reduzida das proteínas da matriz extracelular e glomerulosclerose difusa. Nas fases mais avançadas da nefropatia diabética, também há atrofia tubular e fibrose intersticial. O mecanismo fisiopatológico exato dessas alterações estruturais não está definido, mas a hiperglicemia é um fator contribuinte

importante. No estudo clássico DCCT (Diabetes Control and Complications Trial) – um estudo prospectivo multicêntrico randomizado realizado para avaliar a eficácia do controle rigoroso da glicemia nas complicações do diabetes tipo 1 –, os autores observaram que o controle glicêmico rigoroso postergava e até mesmo poderia evitar a progressão da nefropatia diabética.[42] O estudo de seguimento do DCCT, denominado EDIC (Epidemiology of Diabetes Interventions and Complications), demonstrou que os efeitos benéficos do controle rigoroso persistiam por alguns anos.[43] Mais recentemente, estudos também demonstraram que o tratamento intensivo do diabetes tipo 1 melhora o prognóstico renal, mesmo depois do desenvolvimento de microalbuminúria (taxa de excreção urinária de albumina na faixa de 30 a 300 mg/24 horas) persistente.[44] Além disso, o clássico UKPDS (United Kingdom Prospective Diabetes Study) chegou a conclusões semelhantes às do DCCT, mas com pacientes portadores de diabetes tipo 2.[45]

Na fase inicial da nefropatia diabética, os pacientes podem ter TFG alta (até 140 mℓ/min) em razão da hiperfiltração, rins ligeiramente aumentados e microalbuminúria (30 a 300 mg/dℓ de albumina na urina). No decurso de cerca de 10 a 15 anos, a hipertensão e o extravasamento de proteínas aumentam. Por fim, o extravasamento de proteínas é profuso, com hipoalbuminemia e edema consequente, além de azotemia branda. Nesse ponto, a lesão renal é extensa e o paciente geralmente requer diálise depois de alguns anos.

■ Nefrosclerose hipertensiva

A hipertensão sistêmica pode causar um distúrbio conhecido como nefrosclerose. A nefrosclerose hipertensiva consiste na formação de lesões escleróticas nas arteríolas renais e nos capilares glomerulares, que os tornam enrijecidos, estreitados e finalmente necróticos. A nefrosclerose hipertensiva pode ser benigna ou maligna. Na forma benigna associada à hipertensão crônica branda a moderada, a disfunção renal desenvolve-se ao longo de alguns anos. A nefrosclerose maligna associada à hipertensão maligna pode causar rapidamente insuficiência renal irreversível quando a PA não é reduzida imediatamente. Em muitos casos, essa situação de emergência evidencia-se por turvação da visão e cefaleia grave.

Como a nefrosclerose hipertensiva é causada diretamente pela hipertensão, sua incidência é mais alta na população com incidência mais alta de hipertensão primária (p. ex., idosos, afro-americanos). Entre os indivíduos afrodescendentes com menos de 75 anos, a incidência de DRET induzida pela hipertensão é 6 a 11 vezes maior que nos caucasoides.[33] Os sinais da nefrosclerose hipertensiva são variáveis, dependendo da gravidade da lesão renal e da rapidez com que se instala a hipertensão. Alguns sinais potencialmente presentes são proteinúria, azotemia e hematúria com cilindros hemáticos. Infelizmente, assim como ocorre nos indivíduos hipertensos, os pacientes com nefrosclerose frequentemente são assintomáticos, até que ocorra lesão extensiva dos rins. Para evitar ou retardar a progressão da nefropatia hipertensiva, o controle da PA é essencial e, em muitos casos, são necessários vários fármacos anti-hipertensivos usados simultaneamente. Essa é uma área na qual a educação do paciente pode ter forte impacto na redução da incidência de DRET. A educação do paciente quanto às complicações da hipertensão descontrolada é especialmente importante e pode estimular a participação ativa do paciente no controle de sua PA.

Prevenção da progressão da doença renal crônica

Uma característica importante da DRC é sua progressão contínua. A redução da taxa de progressão depois do diagnóstico da DRC é um dos focos de estudos extensivos atuais. Independentemente da causa básica da DRC, os danos renais secundários específicos detectáveis podem acelerar rapidamente a destruição dos néfrons. Esses danos secundários incluem alteração da perfusão renal, como ocorre na insuficiência cardíaca congestiva ou depleção de volume intravascular; administração de compostos nefrotóxicos; obstrução urinária; e infecções das vias urinárias. Por essa razão, é fundamental monitorar e evitar esses danos secundários e tratá-los rigorosamente, caso ocorram.

Também é importante instruir os pacientes e seus familiares quanto aos riscos desses danos secundários. Por exemplo, os pacientes e familiares devem ser instruídos quanto aos sinais e sintomas das infecções urinárias e à necessidade de tratamento imediato, assim como quanto aos fármacos nefrotóxicos que devem ser evitados. Analgésicos comuns comercializados com e sem prescrição (inclusive AINE) podem provocar deterioração rápida da função renal e devem ser evitados pelos pacientes com DRC.

O controle rigoroso dos níveis de glicemia é fundamental para evitar e postergar a progressão da falência renal dos pacientes diabéticos. As metas dos parâmetros essenciais de controle glicêmico estabelecidas pela American Diabetes Association para pacientes diabéticos são hemoglobina glicosilada menor que 7,0%, glicose plasmática pré-prandial entre 70 e 130 mg/dℓ e glicose plasmática pós-prandial de pico menor que 180 mg/dℓ.[41]

O controle da PA também é essencial para evitar progressão da falência renal de quase todas as causas primárias, não apenas hipertensão ou diabetes. De acordo com a *Diretriz de Prática Clínica da KDIGO para Controle da Pressão Arterial na Doença Renal Crônica* e a *Diretriz Baseada em Evidência do JNC 8 (Eighth Joint National Committee) de 2014 para Controle da Hipertensão Arterial dos Adultos*, o alvo terapêutico é manter a PA abaixo de 140/90 mmHg.[35,46] Entretanto, a KDIGO recomenda uma meta mais baixa (menor que 130/80 mmHg) para pacientes com DRC e RAC ≥ 30 mg.[35] O controle da hipertensão inclui alterações do estilo de vida como praticar exercícios, limitar a ingestão de sal, parar de fumar e evitar ingestão excessiva de álcool, além do tratamento farmacológico se for necessário. Estudos demonstraram que os inibidores de ECA e os BRA têm a vantagem diferenciada de retardar a progressão do diabetes e outras síndromes que causam proteinúria. De acordo com esses estudos, esses dois grupos de fármacos comprovadamente reduziram a PA e a proteinúria e retardaram a progressão da doença renal, possivelmente em razão de sua capacidade de reduzir a pressão intraglomerular bloqueando o efeito da angiotensina II nas arteríolas aferentes e eferentes. Nenhum estudo demonstrou que o tratamento simultâneo com um inibidor de ECA e um BRA reduza a proteinúria ou retarde a progressão da DRC.[34,35,46,47]

Também há controvérsias quanto à indicação de uma dieta de restrição proteica para retardar a progressão da falência renal. A Diretriz de Prática Clínica da KDIGO recomenda reduzir a ingestão proteica a 0,8 g/kg/dia para os adultos diabéticos ou com TFG < 30. A KDIGO também sugeriu que uma dieta hiperproteica (1,3 g/kg/dia) seja evitada em qualquer paciente com DRC em risco de progressão.[35] Alguns nutricionistas especializados em doenças renais recomendaram uma restrição mais severa das proteínas (0,6 a 0,8 g/kg/dia), contanto que não existam sinais de desnutrição.[48] Contudo, é importante usar a restrição de proteínas com cautela, especialmente nos pacientes em estado crítico e hipercatabolismo. A própria desnutrição é um determinante importante da morbimortalidade dos pacientes em falência renal.[48,49] Entre as formas de evitar desnutrição estão fornecer proteínas de alto valor biológico, assegurar que as necessidades calóricas adequadas sejam atendidas e monitorar cuidadosamente os parâmetros da avaliação nutricional (*i. e.*, peso corporal, níveis séricos de albumina e pré-albumina e níveis de proteínas totais). Em razão da complexidade das demandas nutricionais dos pacientes em estado crítico, é essencial trabalhar em colaboração com um nutricionista.

Por fim, ingestão exagerada de sódio e obesidade são fatores de risco modificáveis, que podem alterar a progressão da DRC. A ingestão exagerada de sal está associada à agravação da albuminúria e à redução da TFG. As recomendações atuais são limitar a ingestão de sódio a menos de 2 g/dia, a não ser que exista alguma contraindicação.[35] As contraindicações são pacientes com doenças renais que acarretem perda salina e indivíduos suscetíveis a hipotensão e depleção de volume. Assim como na população que não tem DRC, a obesidade pode contribuir para a hipertensão e o aumento da resistência à insulina e resultar na formação de citocinas inflamatórias. Os pacientes devem ser orientados a alcançar e manter um peso corporal saudável (índice de massa corporal entre 20 e 25).[34,50]

Tratamento da falência renal

Embora existam algumas diferenças bem definidas na forma como a LRA e a DRC são tratadas, algumas das manifestações clínicas e complicações encontradas são as mesmas. Desse modo, o texto a seguir revisa o tratamento geral da falência renal e, quando necessário, enfatiza quaisquer diferenças existentes entre LRA e DRC. Com esses dois tipos de falência renal, o tratamento começa com a erradicação da condição deletéria primária. As diretrizes interdependentes (Quadro 31.7) fornecem uma visão geral do tratamento dos pacientes com LRA.

Correção dos distúrbios do volume de líquidos

O controle clínico do volume de líquidos é fundamentalmente importante aos pacientes em falência renal e é a área na qual as diferenças entre os tratamentos da LRA e DRC talvez sejam mais notáveis.

■ Alterações do volume de líquidos na lesão renal aguda

Com a LRA pré-renal e os estágios iniciais da NTA isquêmica, a causa da falência renal é a perfusão renal insuficiente, comumente causada por déficits de volume intravascular. Depois de usar os resultados laboratoriais, a avaliação física e os parâmetros hemodinâmicos para estabelecer um diagnóstico rápido da depleção de volume intravascular, o tratamento consiste em administrar imediatamente líquidos de reposição (p. ex., sangue e cristaloides). As soluções de reposição utilizadas devem refletir o tipo de perdas (p. ex., nos pacientes com um distúrbio hemorrágico, sangue deve ser o líquido de reposição

Capítulo 31 Lesão Renal Aguda e Doença Renal Crônica **617**

Quadro 31.7 — Diretrizes interdependentes do cuidado para o paciente com lesão renal aguda.

Resultados	Intervenções
Coordenação do cuidado	
Todos os membros da equipe e as profissões pertinentes estão envolvidos no plano de cuidados	• Elaborar o plano de cuidados com paciente, família, médico assistente, nefrologista, pneumologista, cardiologista, enfermeira, enfermeira especialista, assistente social, terapeuta respiratório, fisioterapeuta, terapeuta ocupacional, nutricionista, capelão e equipe do serviço de diálise
Padrão respiratório ineficaz **Troca de gases prejudicada**	

O paciente tem troca de gases adequada, conforme se evidencia por:
• Resultados da gasometria arterial dentro dos limites normais
• Saturação de oxigênio (SpO$_2$) funcional > 92%
• Ausculta respiratória normal
• Frequência e profundidade das respirações normais
• Radiografias do tórax sem anormalidades
	• Monitorar os resultados da gasometria arterial e a oximetria de pulso contínua
	• Monitorar o equilíbrio acidobásico
	• Monitorar sinais e sintomas de angústia respiratória por sobrecarga de volume
	• Realizar limpeza rotineira das vias respiratórias, inclusive:
	  ○ Aspirar as vias respiratórias
	  ○ Realizar percussão do tórax
	  ○ Usar espirômetro de incentivo
	  ○ Mudar a posição do paciente frequentemente
	• Mobilizar o paciente do leito para a cadeira
	• Manter o paciente com oxigenoterapia, respiração artificial, ou ambas, conforme a necessidade. Envolver o terapeuta respiratório

Perfusão tissular cardíaca diminuída **Perfusão tissular periférica ineficaz**	
A PA, a frequência cardíaca e os parâmetros hemodinâmicos do paciente estão dentro dos limites normais O paciente tem perfusão tecidual adequada, conforme se evidencia por: • Níveis de hemoglobina adequados • Estado euvolêmico • Débito urinário ideal, dependendo do estágio da LRA • Nível de consciência apropriado	• Monitorar os sinais vitais a cada 1 a 2 horas • Monitorar POAP, pressão atrial direita, débito cardíaco, resistência vascular sistêmica e resistência vascular periférica a cada 4 horas ou conforme a recomendação se o paciente tiver um cateter arterial pulmonar instalado • Avaliar os sinais vitais continuamente ou a cada 15 minutos, durante a diálise • Monitorar diariamente os níveis de hemoglobina e hematócrito • Avaliar a perfusão tecidual (dor, pulsos, cor, temperatura e sinais de redução da perfusão dos órgãos, inclusive alteração do nível de consciência, íleo e débito urinário decrescente • Administrar cristaloides intravasculares ou hemocomponentes conforme a necessidade
Volume de líquidos excessivo relacionado com a função renal reduzida **Perfusão renal ineficaz**	
O paciente continua euvolêmico O paciente mantém o equilíbrio eletrolítico normal O paciente mantém a função renal ideal	• Monitorar o volume de líquidos, inclusive ganhos e perdas (restrição de líquidos), peso diário, tendências do débito urinário, sinais vitais, PVC e POAP • Monitorar sinais e sintomas de hipervolemia (hipertensão, edema pulmonar, edema periférico, distensão das veias jugulares e elevação da PVC) • Monitorar os eletrólitos séricos diariamente • Monitorar os parâmetros renais, inclusive débito urinário, ureia e creatinina, equilíbrio acidobásico, eletrólitos urinários, osmolalidade urinária e densidade da urina • Administrar líquidos e diuréticos para manter o volume intravascular e a função renal de acordo com a prescrição • Repor eletrólitos conforme a prescrição • Tratar o paciente com diálise e monitorar sua resposta, conforme a necessidade • Monitorar e manter o acesso de diálise de acordo com a técnica dialítica escolhida (contínua ou intermitente): *Diálise venovenosa contínua* • Monitorar e regular a taxa de ultrafiltração de hora em hora com base na resposta do paciente e seu volume de líquidos • Repor líquidos conforme a prescrição • Avaliar e resolver problemas com o hemofiltro e os tubos de sangue de hora em hora • Proteger o acesso vascular para evitar desprendimento • Trocar o filtro e os tubos de acordo com o protocolo • Monitorar o acesso vascular para sinais de infecção *Diálise peritoneal* • Infundir lentamente o dialisado aquecido • Drenar depois do tempo de permanência adequado • Avaliar o volume e o aspecto do líquido drenado • Enviar amostras para cultura diariamente, ou conforme a prescrição • Avaliar o local de acesso para sinais de infecção *Hemodiálise intermitente* • Avaliar o *shunt* quanto à ocorrência de frêmito e sopro a cada 12 horas • Evitar constrição (i. e., aferições da PA), flebotomia e administração de líquidos IV no braço com *shunt* • Avaliar sinais de infecção • Monitorar a perfusão do membro envolvido
Mobilidade física prejudicada	
O paciente não tem complicações relacionadas com o repouso ao leito e a imobilidade	• Iniciar profilaxia para trombose venosa profunda • Trocar a posição do paciente frequentemente • Mobilizar para a poltrona de conforto, quando possível • Solicitar o parecer do fisioterapeuta • Praticar exercícios de mobilização e fortalecimento

(continua)

618 Parte 7 Sistema Renal

Quadro 31.7 | Diretrizes interdependentes do cuidado para o paciente com lesão renal aguda. (*Continuação*)

Resultados	Intervenções
Risco de lesão **Risco de quedas**	
O paciente está protegido de possíveis danos	• Avaliar a necessidade de usar contenções dos punhos quando o paciente estiver intubado, tiver depressão do nível de consciência, não conseguir seguir as instruções ou apresentar agitação aguda; ou do membro utilizado durante a diálise. Explicar ao paciente e seus familiares a necessidade de usar contenções. Quando estiver contido, avaliar a reação à contenção e, a cada 1 a 2 horas, examinar a integridade da pele e verificar se há redução da perfusão tecidual. Seguir o protocolo do hospital quanto ao uso de contenções • Usar as grades laterais do leito e cintos de segurança em cadeiras, conforme a necessidade • Adotar precauções se houver convulsões
Integridade da pele prejudicada	
A pele do paciente mantém-se intacta	• Avaliar a integridade da pele e todas as proeminências ósseas a cada 4 horas • Mudar a posição do paciente a cada 2 horas • Considerar o uso de um colchão para reduzir/atenuar pressão. Usar a Escala de Braden para avaliar o risco de lesão da pele • Utilizar sabonete de glicerina ou à base de lanolina nos banhos e aplicar emolientes para aliviar o prurido • Tratar as úlceras de pressão de acordo com o protocolo do hospital. Envolver o enfermeiro especializado em enterostomia no cuidado prestado ao paciente
Nutrição desequilibrada **Desequilíbrio eletrolítico**	
O paciente mantém-se bem nutrido, conforme se evidencia por: • Peso estável (não menos que 10% abaixo ou mais que 20% acima do peso ideal) • Nível de albumina entre 3,5 e 4,0 g/dℓ • Contagem de linfócitos totais entre 1.000 e 3.000 $\times$ 10^6/ℓ • Nível de proteínas totais entre 6 e 8 g/dℓ	• Consultar o nutricionista para orientar e coordenar o suporte nutricional • Seguir as restrições de sódio, potássio, proteínas e líquidos, conforme a necessidade • Oferecer refeições leves e frequentes • Administrar alimentação enteral ou parenteral conforme a prescrição • Monitorar albumina, pré-albumina, proteínas totais, hematócrito, hemoglobina e leucometria e controlar o peso diariamente para avaliar a eficácia da terapia nutricional
Conforto prejudicado	
O paciente sente-se tão confortável e sem dor quanto possível, conforme se evidencia por: • Nenhuma queixa de desconforto • Nenhum indício objetivo de desconforto	• Monitorar sinais e sintomas de angústia respiratória relacionada com sobrecarga de líquidos e, se for necessário, melhorar a oxigenação. Manter a cabeceira do leito elevada e ensinar técnicas de respiração para atenuar a angústia respiratória (*p. ex.*, expirar com os lábios entreabertos) • Planejar restrições de líquidos ao longo de 24 horas, de forma a permitir goles periódicos de água e raspas de gelo para atenuar a sede • Cuidar frequentemente da cavidade oral e da pele • Avaliar o grau e o tipo de desconforto • Assegurar um ambiente tranquilo e tranquilizar o paciente frequentemente • Estar alerta às complicações que possam causar desconforto, inclusive infecção do acesso vascular, peritonite ou drenagem inadequada durante a diálise peritoneal e distúrbios gastrintestinais (náusea, vômito, diarreia e constipação) • Administrar analgésicos, antieméticos, antidiarreicos, laxantes (sem magnésio ou fosfato), emolientes fecais, anti-histamínicos, sedativos ou ansiolíticos conforme a necessidade e monitorar a resposta
Enfrentamento ineficaz	
O paciente demonstra menos ansiedade, conforme se evidencia por: • Sinais vitais dentro da variação normal • Nível de consciência nos limites normais • Relatos subjetivos de ansiedade atenuada • Sinais objetivos de ansiedade atenuada	• Avaliar os sinais vitais • Conversar sobre as preocupações do paciente e seus familiares • Se o paciente estive intubado, realizar intervenções para assegurar comunicação eficaz • Flexibilizar os horários de visitas para atender às necessidades do paciente e seus familiares • Assegurar repouso e sono adequados • Fornecer informações e atualizações frequentes sobre a condição do paciente e seu tratamento e explicar o funcionamento dos equipamentos. Responder a todas as perguntas • Acionar assistente social e liderança religiosa, conforme a necessidade • Administrar sedativos e antidepressivos conforme a necessidade e monitorar a resposta
Ensino/planejamento de alta	
O paciente e seus familiares compreendem os procedimentos e exames necessários ao tratamento durante a fase aguda e a manutenção do paciente com doença crônica O paciente e seus familiares entendem a gravidade da doença, fazem perguntas pertinentes e antecipam-se às complicações possíveis Em preparação para a alta domiciliar, o paciente e seus familiares explicam com suas palavras o que é TRS, restrições dietéticas e de líquidos e regime terapêutico	• Preparar o paciente e seus familiares para os procedimentos como inserção do acesso de diálise, tratamento dialítico ou exames laboratoriais • Explicar as causas e as consequências da falência renal e as complicações potenciais, inclusive hipertensão e sobrecarga de líquidos • Estimular os familiares a fazer perguntas sobre a fisiopatologia da falência renal, diálise e restrições dietéticas ou de líquidos • Fazer imediatamente os referenciamentos e as consultas apropriadas durante a internação hospitalar • Iniciar a educação dos familiares quanto aos cuidados domiciliares do paciente em diálise, o que esperar, manutenção da função renal e quando procurar atendimento médico

preferível). Em muitos pacientes com LRA, mesmo quando não há sinais e sintomas de déficits de volume intravascular, são administrados volumes expressivos de líquidos IV em infusão rápida. A regressão da LRA depois dessa infusão rápida é terapêutica, além de confirmar o diagnóstico da LRA pré-renal.

A administração de líquidos também está indicada aos pacientes com LRA para evitar ou atenuar a obstrução tubular associada às causas obstrutivas de LRA, inclusive NTA e algumas etiologias pós-renais. Entretanto, em qualquer estado de oligúria, deve-se ter o cuidado de evitar sobrecarga de líquidos. Nos casos de oligúria prolongada (p. ex., estágio de oligúria da NTA), os líquidos devem ficar limitados ao débito urinário do dia anterior acrescido de 500 a 800 mℓ para compensar as perdas imperceptíveis.

Os diuréticos são usados frequentemente nos pacientes com LRA para aumentar o fluxo urinário e, deste modo, ajudar a atenuar as condições de sobrecarga de volume ou evitar obstrução tubular. Furosemida (um diurético de alça) e manitol (diurético osmótico) são usados comumente com hidratação para evitar obstrução tubular em algumas etiologias obstrutivas de LRA (p. ex., nefropatia aguda por uratos e nefropatia por pigmento com heme, inclusive rabdomiólise). Os diuréticos também são úteis nos estados de sobrecarga de líquido como edema pulmonar e insuficiência cardíaca. Em muitos casos desse tipo, a furosemida é administrada a cada 6 horas com dose inicial variando entre 20 e 100 mg, dependendo se o paciente usa este diurético regularmente. Se a resposta não for adequada dentro de uma hora, a dose pode então ser duplicada. Esse processo pode ser repetido, até que se obtenha débito urinário adequado. Em alguns pacientes, pode ser necessária até uma infusão contínua de furosemida. Além disso, pode-se acrescentar à furosemida um diurético tiazídico (p. ex., hidroclorotiazida) em razão da ação sinérgica destes diuréticos para aumentar a excreção urinária.

Com o uso de diuréticos, deve-se ter o cuidado de evitar complicações da desidratação, distúrbios eletrolíticos e efeitos colaterais. Tinido e déficit auditivo (reversível e irreversível) foram relatados depois do tratamento com furosemida IV. A ototoxicidade está associada à infusão rápida, ao uso de doses excessivamente altas ou ao tratamento simultâneo com outros fármacos ototóxicos. O fabricante recomenda infusão IV controlada (no máximo, 4 mg/minuto) durante o tratamento com doses altas de furosemida parenteral.

Ao contrário das indicações dos diuréticos mencionadas antes, o uso dos diuréticos para converter uma LRA oligúrica em não oligúrica não está substanciado na literatura médica e pode até ser perigoso. Além disso, não existem estudos demonstrando que o uso dos diuréticos de alça na LRA reduza a mortalidade, abrevie a duração da falência renal ou ajude a evitar ou reduzir a necessidade de fazer TRS.[51-53] Por essa razão, com base na literatura, é razoável usar diuréticos por um período curto para controlar o volume, mas não para tratar a fase oligúrica estabelecida da LRA.

Dopamina é outro fármaco usado tradicionalmente nos pacientes com LRA em razão de sua capacidade teórica de causar vasodilatação renal nas "doses renais" (1 a 3 mcg/kg/minuto) e, deste modo, aumentar a perfusão renal. Contudo, a eficácia desse fármaco para alterar a evolução da LRA não foi confirmada, apesar de muitos estudos clínicos; alguns estudos chegaram mesmo a mostrar efeitos deletérios.[52,54] Por essa razão, com base nas evidências disponíveis atualmente, não há indicação para usar dopamina para evitar LRA.

Quando ocorrem complicações da infusão de líquidos, que não possam ser controladas com a restrição de líquidos e fármacos, pode ser necessária diálise (descrita detalhadamente no Capítulo 30) ou ultrafiltração isolada. Isso ocorre comumente nos pacientes oligúricos tratados com volumes grandes de líquidos IV administrados de hora em hora na forma de fármacos e suplementos nutricionais. Os pacientes que desenvolvem LRA em consequência da hipoperfusão ou lesão dos túbulos renais podem ter recuperação mais lenta e necessitar de diálise de manutenção, até que os tecidos recuperem-se e a função renal seja normalizada. Nesses casos, o planejamento da alta deve levar em consideração a necessidade de fazer diálise ambulatorial (que pode estender-se por várias semanas a meses), a necessidade de modificar a dieta e a ingestão de líquidos do paciente e as implicações psicossociais destas medidas para o paciente e seus familiares.

■ Alterações do volume de líquidos na doença renal crônica

Na DRC, a restrição de líquidos e sal é fundamental ao tratamento para evitar sobrecarga de volume. A ingestão de sódio deve ser reduzida a menos de 2.000 mg/dia, enquanto o aporte de líquidos é limitado a 500 mℓ acrescidos do débito urinário do paciente nas últimas 24 horas. Diuréticos também são usados para corrigir a sobrecarga de volume. Em geral, os pacientes respondem bem aos diuréticos até que sua TFG caia a menos de 10 a 15; a partir deste ponto, a lesão renal extensiva impede uma resposta satisfatória. Quando a DRC avança ao estágio G5, o paciente geralmente tem oligúria e apresenta sinais e sintomas de sobrecarga de volume, inclusive edema, hipertensão, edema pulmonar, insuficiência cardíaca e distensão das veias jugulares, a menos que seja iniciado tratamento dialítico. Nesses casos, é fundamental efetuar avaliações contínuas do volume de líquidos, inclusive com registros precisos do aporte e das perdas de líquidos, pesagens diárias e monitoramento das complicações da sobrecarga de volume.

Correção dos distúrbios acidobásicos

Nos casos típicos, a LRA e a DRC causam acidose metabólica consequente à incapacidade dos néfrons de secretar e excretar íons hidrogênio e reabsorver íons bicarbonato à medida que a falência renal avança. Nos pacientes em estado crítico, esse distúrbio acidobásico pode ser agravado pelas condições coexistentes (p. ex., acidose láctica ou cetoacidose diabética) e porque eles encontram-se em um estado de hipercatabolismo, que aumenta a liberação de ácidos intracelulares na circulação. As manifestações clínicas da acidose metabólica são cefaleia, náuseas e vômitos, respirações rápidas e superficiais (respirações de Kussmaul), alterações do estado mental, hiperpotassemia e taquicardia. Nos casos graves de acidose metabólica, pode haver bradicardia e hipotensão secundárias à depressão miocárdica e à vasodilatação. Também há depressão profunda do nível de consciência do paciente, geralmente acarretando estupor ou coma.

Na DRC, a acidose metabólica causa suas primeiras manifestações à medida que o paciente chega ao estágio G3a e a TFG cai a menos de 60 mℓ/min/1,73 m^2. Embora a acidose metabólica associada à DRC geralmente seja branda (CO_2 entre 16 e 22 mEq/ℓ), ela tem muitas consequências adversas, inclusive fadiga, catabolismo proteico e desmineralização óssea. Os ossos são desmineralizados porque o fosfato e o carbonato são usados como tamponadores para o excesso de íons hidrogênio.

Os exames laboratoriais do equilíbrio acidobásico, como gasometria arterial (GA) e concentrações venosas do dióxido de carbono, orientam o tratamento. Pacientes com nível plasmático de bicarbonato inferior a 22 mEq/ℓ precisam ser tratados. O tratamento consiste em administrar compostos alcalinos (p. ex., ácido cítrico associado a citrato de sódio, ou comprimidos de bicarbonato de sódio), diálise ou ambos. Quando se utilizam fármacos contendo citrato é importante que eles não sejam administrados junto com quelantes de fosfato contendo alumínio. A administração simultânea desses fármacos poderia colocar o paciente em risco de toxicidade do alumínio, porque o citrato aumenta significativamente a absorção de alumínio no tubo gastrintestinal.

A administração do bicarbonato de sódio IV é reservada aos casos graves de acidose (evidenciada por pH sanguíneo < 7,2 ou nível de bicarbonato plasmático inferior a 12 a 14 mEq/ℓ), tendo em vista as complicações possíveis como volume extracelular excessivo, alcalose metabólica e hipopotassemia. Acidose incorrigível é indicação para diálise, que remove o excesso de íons hidrogênio e acrescenta um tamponador para o organismo. Na hemodiálise, o tamponador é o bicarbonato, enquanto na diálise peritoneal é o lactato, que depois é metabolizado em bicarbonato. Durante a correção da acidose metabólica, recomenda-se cautela. A correção rápida pode suprimir o drive respiratório e causar hipoventilação. Além disso, essa correção pode causar hipocalcemia aguda e tetania porque a quantidade de cálcio ionizado diminui nos estados de alcalose em consequência da ligação ampliada do cálcio à albumina e aos compostos inorgânicos (p. ex., fosfato). Com qualquer modalidade de tratamento acidobásico, é necessário monitorar rigorosamente o pH e os níveis séricos de bicarbonato, cálcio e potássio.

Tratamento das anormalidades cardiovasculares

As anormalidades do sistema cardiovascular podem causar ou acelerar a progressão da LRA e DRC. Além disso, complicações cardiovasculares podem ser causadas pela própria falência renal. Entre as complicações cardiovasculares comuns da LRA e DRC estão hipertensão e hiperpotassemia. Outra complicação cardiovascular é pericardite, que ocorre principalmente nos pacientes com DRC.

■ Hipertensão

A hipertensão como complicação da falência renal é atribuída à retenção excessiva de água e sódio, à hiperatividade do sistema nervoso simpático e à estimulação do sistema renina-angiotensina-aldosterona. Como o controle da PA é essencial para evitar lesão dos órgãos-alvo e reduzir o risco de complicações cardiovasculares potencialmente fatais, o tratamento eficaz é essencial. Isso pode incluir restrição de sódio e líquidos, diuréticos, anti-hipertensivos e diálise para remover excesso de líquidos. Um componente importante do tratamento é a instrução detalhada do paciente acerca das medidas farmacológicas e não farmacológicas do tratamento e das complicações possíveis da hipertensão descontrolada.

■ Hiperpotassemia

Hiperpotassemia é uma complicação potencialmente fatal detectada nos pacientes com LRA e DRC. À medida que a TFG diminui, a capacidade renal de excretar excesso de potássio diminui. Nos pacientes em estado crítico, essa disfunção renal frequentemente é agravada por distúrbios como hipercatabolismo, acidose, lesão celular, administração de compostos que contenham potássio e transfusões de sangue – todas estas condições podem aumentar os níveis séricos de potássio. Quando não é detectada e tratada, a hiperpotassemia causa arritmias fatais.

A avaliação da hiperpotassemia consiste no monitoramento rigoroso dos níveis séricos do potássio e no controle dos efeitos deste íon no sistema de condução elétrica do coração. Nos casos típicos, aparecem alterações no eletrocardiograma (ECG) à medida que os níveis do potássio aumentam (Figura 31.5). As primeiras alterações do ECG – geralmente quando o nível sérico do potássio está na faixa de 6 a 7 mEq/ℓ – são ondas T altas e apiculadas e prolongamento do intervalo PR. Em seguida, as ondas P desaparecem e há alargamento discreto do complexo QRS. Nesse ponto, o potássio sérico geralmente se encontra na faixa de 8 a 9 mEq/ℓ. A partir daí, o complexo QRS continua a alargar, até que se desenvolva um padrão de ondas sinusais (linha sinuosa). Esse sinal de mau presságio é seguido rapidamente de fibrilação ventricular ou assistolia.

Durante a avaliação da hiperpotassemia, vale ressaltar que os pacientes com elevações persistentes do potássio sérico são mais resistentes aos seus efeitos cardíacos que os indivíduos que desenvolvem hiperpotassemia repentinamente. Desse modo, as alterações do potássio e ECG devem ser avaliadas simultaneamente para determinar a natureza aguda do problema. Outros efeitos da hiperpotassemia que devem ser monitorados incluem parestesias, hiporreflexia e fraqueza muscular (que, nos casos típicos, começa nos membros inferiores e ascende ao tronco e membros superiores).

A hiperpotassemia branda (nível sérico de potássio menor que 6 mEq/ℓ sem anormalidades do ECG) pode ser tratada com restrição dietética de potássio, diuréticos e resinas quelantes de

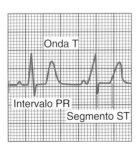

A. Ondas T apiculadas, intervalo PR prolongado, segmento ST deprimido

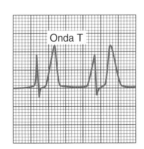

B. Desaparecimento da onda P

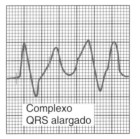

C. Complexo QRS alargado

Figura 31.5 Anormalidades típicas do ECG sugestivas de diversos graus de hiperpotassemia. **A.** Quando o nível sérico do potássio (K⁺) está em torno de 6 a 7 mEq/ℓ, as ondas T ficam apiculadas, o intervalo PR é prolongado e o segmento ST é deprimido. **B.** Na faixa em torno de 8 a 9 mEq/ℓ, a onda P desaparece. **C.** Em torno de 10 a 11 mEq/ℓ, o complexo QRS alarga.

potássio (p. ex., sulfato de poliestireno sódico [SPS]). O SPS é administrado por via oral com ou sem sorbitol, ou na forma de enema sem sorbitol. A dose oral é de 15 a 30 g a cada 4 a 6 horas, conforme necessário. A dose retal é de 50 g diluídos em 150 mℓ de água de torneira; a solução deve ser retida no reto por 30 a 60 minutos no mínimo. Esse fármaco deve ser usado com extrema cautela nos pacientes em estado crítico com redução da motilidade do intestino grosso (p. ex., pacientes em pós-operatório ou tratados com doses altas de opioides), tendo em vista que ele está associado à necrose do cólon nesta população. O risco de necrose do intestino grosso pode aumentar quando o SPS é misturado com sorbitol.[55] A administração desse fármaco deve ser interrompida nos pacientes que apresentam constipação intestinal e doses repetidas não devem ser administradas se os pacientes ainda não evacuaram. Depois da administração retal, recomenda-se um enema de limpeza com 250 a 1.000 mℓ de água de torneira à temperatura do corpo. O poliestireno sódico nunca deve ser administrado aos pacientes com obstrução gastrintestinal ou íleo paralítico e os ruídos peristálticos devem ser avaliados antes da administração.

O tratamento da hiperpotassemia potencialmente fatal consiste em adotar medidas para antagonizar os efeitos do potássio no coração, estimular a transferência intracelular do potássio e remover o excesso de potássio do corpo. A supressão dos efeitos cardíacos do potássio é conseguida com a administração de gliconato de cálcio ou cloreto de cálcio por via IV e é a prioridade máxima nos casos em que há alterações significativas do ECG. Em seguida, a transferência intracelular do potássio é estimulada para corrigir a anormalidade, até que seja possível eliminar potássio do corpo. Entre as medidas usadas para transferir potássio para dentro da célula estão a administração de insulina e glicose IV e a infusão de bicarbonato IV. O uso de um bloqueador β_2-adrenérgico também pode resultar na transferência do potássio para dentro das células, mas este fármaco é menos utilizado porque a dose necessária é 10 a 20 vezes maior que a usada para tratar doença reativa das vias respiratórias. Como foi mencionado antes, a remoção do potássio do corpo requer a administração de diuréticos e o uso de resinas permutadoras de potássio. Quando essas medidas não controlam a hiperpotassemia, a diálise deve ser iniciada. Evidentemente, em um paciente com DRC no estágio G5 – que provavelmente já está em tratamento dialítico – a diálise deve ser iniciada imediatamente em combinação com outras medidas de emergência para controlar hiperpotassemia potencialmente fatal.

■ Pericardite

A pericardite resultante da uremia (pericardite urêmica) é uma complicação que pode ser diagnosticada principalmente nos pacientes com DRC no estágio G5. Esse tipo de pericardite caracteriza-se por inflamação da membrana pericárdica, que torna os capilares do pericárdio permeáveis a líquidos, hemácias, fibrinogênio e albumina. Na maioria dos casos, a inflamação é asséptica, embora também possa ser causada por infecções virais ou bacterianas. A acumulação subsequente de líquido seroso ou serossanguinolento na cavidade pericárdica (derrame pericárdico) pode aumentar a pressão intrapericárdica e comprometer a contratilidade ventricular, o volume ejetado e o débito cardíaco. Tamponamento pericárdico é uma emergência potencialmente fatal e ocorre quando a acumulação de líquido pericárdico é tão volumosa, que o paciente não consegue manter um débito cardíaco suficiente. A causa exata da pericardite urêmica é desconhecida, mas está associada a diálise inadequada prolongada, toxinas urêmicas, agentes infecciosos, tratamento com anti-hipertensivo minoxidil e administração de heparina.

Dor torácica, febre e atrito pericárdico formam a tríade clássica de manifestações clínicas associadas à pericardite. Nos casos típicos, a dor torácica é aguda e contínua e pode ser aliviada pela inclinação do corpo para frente e agravada pela respiração profunda. O atrito pericárdico (um som audível no precórdio de caráter rude, semelhante ao som produzido pela esfregação do couro) pode aparecer antes da dor, persistir depois da regressão da dor e desaparecer quando o volume do derrame aumenta. As anormalidades típicas do ECG do paciente com pericardite são arritmias atriais de início recente e supradesnivelamento do segmento ST em várias derivações com concavidade voltada para cima (em contraste com a convexidade voltada para cima, que é típica do IAM). Entretanto, nem sempre há desnivelamento do segmento ST em várias derivações na pericardite urêmica, porque sua causa é metabólica e comumente não há lesão cardíaca. Quando há derrame pericárdico volumoso, os sinais e sintomas são mais marcantes e incluem dispneia, taquicardia, confusão mental, fraqueza, distensão acentuadas das veias jugulares, edema periférico e pulso paradoxal maior que 10 mmHg durante a inspiração. O tamponamento causa distensão das veias do pescoço, taquipneia, estreitamento da pressão do pulso, elevação da POAP, bulhas cardíacas abafadas, redução dos pulsos periféricos e depressão do nível de consciência.

O tratamento da pericardite urêmica inclui diálise rigorosa (em geral, diariamente) até que os sintomas regridam. Além disso, como a anticoagulação usada durante a diálise pode acarretar ou agravar o sangramento intrapericárdico, pode ser prescrita heparina em dose baixa, heparinização regional ou abstenção total do uso de heparina. Corticosteroides sistêmicos e AINE (p. ex., indometacina) também podem ser usados, mas os resultados são variados. Tamponamento cardíaco é uma emergência que requer pericardiocentese de urgência para aliviar a pressão intracardíaca. Para os pacientes que desenvolvem pericardite recidivante ou nos quais o pericárdio torna-se constritivo, pode ser necessário produzir cirurgicamente uma "janela" pericárdica ou realizar pericardiectomia.

■ Anormalidades cardiovasculares na doença renal crônica

A DRC está associada a morbidade e mortalidade cardiovasculares altas. Na verdade, é muito mais provável que os pacientes com DRC desenvolvam doença cardíaca resultando em morte cardíaca do que acabem precisando de TRS.[33,36] Os distúrbios cardiovasculares predominantes nos pacientes com DRC são hipertrofia ventricular esquerda, doença arterial coronariana, arritmias, miocardiopatia, insuficiência cardíaca congestiva e disfunção valvar.

Como a maioria desses distúrbios cardiovasculares desenvolve-se ao longo de um período mínimo de poucos anos, eles geralmente são diagnosticados nos estágios iniciais da DRC e continuam a progredir à medida que a função renal declina. Essa associação entre DRC e doença cardiovascular pode ser explicada da seguinte forma: (1) a doença cardiovascular causa disfunção renal (i. e., insuficiência cardíaca); (2) a DRC aumenta o risco de doença cardiovascular; ou (3) outros fatores (p. ex., hipertensão, diabetes melito, anemia ou hiperlipidemia) causam ou aceleram a disfunção renal e a doença cardiovascular. De qualquer forma, monitorar o desenvolvimento da

622 **Parte 7** Sistema Renal

doença cardiovascular, reduzir os fatores de risco modificáveis e tratar os distúrbios cardiovasculares específicos existentes são medidas essenciais para reduzir a mortalidade dos pacientes com DRC.

Entre os exames diagnósticos úteis para avaliar doença cardiovascular nesses pacientes de alto risco estão ECG de rotina, ecocardiografia e prova de esforço cardíaco. O teste de estresse farmacológico, em vez da prova de esforço convencional, é preferível porque os pacientes com DRC comumente não conseguem alcançar o nível de esforço necessário para tornar o teste ergométrico elucidativo. Exames mais invasivos para pacientes sintomáticos são cintilografia com tálio e angiografia coronariana. Quanto aos exames hematológicos nos pacientes com TFG < 60, os biomarcadores cardíacos (troponinas e peptídio natriurético tipo B) devem ser interpretados com cautela, porque sua precisão diagnóstica é menos confiável.[35]

Os fatores de risco modificáveis que podem contribuir para doença cardiovascular e que devem ser controlados como parte do tratamento dos pacientes com DRC são hipertensão, obesidade, hiperlipidemia, hipervolemia, anemia, tabagismo, hiperglicemia, distúrbios do cálcio e fosfato, deficiência de vitamina D e acidose metabólica. O tratamento com estatina é recomendável para reduzir os lipídios dos pacientes com DRC e diminuir as taxas de mortalidade cardiovascular e por todas as causas entre os pacientes que ainda não estão em diálise, mas seu benefício é menor no grupo que já faz diálise.[34] Assim como a população em geral, o tratamento de cada doença específica (p. ex., uso de antiplaquetário e betabloqueador para doença arterial coronariana) deve ser instituído conforme a necessidade.

Tratamento das anormalidades pulmonares

Edema pulmonar é uma complicação frequente nos pacientes com LRA oligúrica ou DRC no estágio G5. Essa complicação é causada por sobrecarga de líquidos, insuficiência cardíaca ou ambas. As manifestações clínicas são dispneia; estertores crepitantes à ausculta; expectoração de escarro rosado espumoso; taquipneia e taquicardia; baixa da saturação de oxigênio arterial (SpO_2); e indícios de sobrecarga de líquidos nas radiografias do tórax. O tratamento consiste em restrição de líquidos e sal, estabilização da doença cardíaca coexistente e, possivelmente, diuréticos quando os rins do paciente ainda respondem a estes fármacos. Em muitos casos, o edema pulmonar coloca a vida do paciente em risco e requer intubação, diálise de emergência ou ambas para melhorar a oxigenação arterial e normalizar o balanço de líquidos.

Outras complicações pulmonares da falência renal são derrames pleurais, inflamação e dor pleuríticas, pneumonite urêmica e infecções respiratórias. Inflamação pleurítica e pneumonite urêmica são frequentes com a DRC no estágio G5 e são atribuídas ao efeito das toxinas urêmicas nos pulmões e à diálise inadequada. Por outro lado, as infecções pulmonares são comuns com a LRA e DRC, especialmente nos pacientes em estado crítico. Entre os fatores associados à falência renal que podem contribuir para as infecções pulmonares estão redução da atividade dos macrófagos pulmonares, imunossupressão generalizada, secreções respiratórias espessas e supressão do reflexo da tosse. As intervenções terapêuticas colaborativas incluem cultura de escarro, administração de antibióticos de espectro amplo até que os resultados do antibiograma estejam disponíveis e instrução e promoção das medidas de higiene pulmonar (i. e., tossir e respirar profundamente).

Tratamento das anormalidades gastrintestinais

Sangramento gastrintestinal é uma complicação GI potencialmente fatal da LRA e DRC. As etiologias sugeridas para explicar o sangramento gastrintestinal associado à falência renal incluem anormalidades das plaquetas e dos fatores de coagulação; anticoagulação com diálise, perviedade do acesso ou ambas; ingestão de fármacos irritativos (p. ex., AINE, ácido acetilsalicílico); malformações arteriovenosas (com DRC); e produção aumentada de amônia no tubo gastrintestinal em razão da decomposição da ureia. A amônia é comprovadamente irritativa das mucosas. Pacientes com DRC e níveis altos de ureia tendem a desenvolver gastrite, esofagite ulcerativa e duodenite confirmada por biopsia.[56] Outro fator sugerido é o estresse fisiológico, especialmente nos pacientes em estado crítico. Os elementos da avaliação são examinar qualquer material vomitado ou fezes para detectar sangue oculto ou visível a olho nu; monitorar os níveis de ferro, hemoglobina, hematócrito e índices hematimétricos; e prestar atenção rigorosa aos sinais de depleção do volume intravascular. Quando há suspeita de sangramento gastrintestinal, geralmente são necessários exames radiográficos e endoscópicos para diagnosticar e tratar as lesões específicas. O tratamento depende da lesão em questão, mas comumente inclui reposição de volume com soluções cristaloides e hemocomponentes, bem como administração de bloqueadores do receptor de histamina tipo 2 (H_2), inibidores da bomba de prótons (IBP) ou ambos.

Outras complicações gastrintestinais associadas à falência renal ocorrem principalmente nos pacientes com DRC e incluem anorexia, náuseas e vômitos, diarreia, constipação intestinal, doença do refluxo gastresofágico (DRGE) e anormalidades da cavidade oral como estomatite, gosto metálico e hálito urêmico (odor de urina e amônia no ar exalado). As anormalidades orais e os sintomas como anorexia, náuseas e vômitos são atribuídos parcialmente aos níveis altos das toxinas urêmicas, que afetam a mucosa intestinal e estimulam os centros do vômito no cérebro. A causa da DRGE ainda não é conhecida, mas pode ser atribuída ao retardo do esvaziamento gástrico, produção aumentada de gastrina e uso de fármacos que afetam o tônus do esfíncter esofágico inferior (p. ex., bloqueadores do canal de cálcio).[57] As intervenções terapêuticas colaborativas consistem em iniciar (ou manter) diálise adequada, administrar antiácidos e bloqueadores H_2 ou IBP profiláticos e usar antieméticos. A higiene oral adequada também é essencial.

Constipação intestinal é uma complicação comum nos pacientes com falência renal e é atribuída à redução do volume do bolo alimentar e da quantidade de líquidos da dieta e à administração de suplementos orais de ferro e quelantes de fosfato à base de cálcio. A diarreia também pode ser causada pela irritação intestinal devida à uremia. As intervenções terapêuticas colaborativas incluem aumentar a ingestão de fibras dietéticas; administrar laxantes formadores do bolo fecal, emolientes fecais ou ambos; administrar antidiarreicos; ou uma combinação destas medidas. Para os pacientes com DRC no estágio G5, as preparações contendo magnésio (inclusive catárticos como citrato de magnésio) devem ser evitados em vista do risco de ocorrer hipermagnesemia neste grupo. Além disso, também não deve ser administrado Fleet Enema®, que contém grandes quantidades de fosfato que poderiam ser absorvidas sistemicamente.

Tratamento das anormalidades neuromusculares

As anormalidades neuromusculares incluem distúrbios do sono, alterações dos processos cognitivos, letargia, irritabilidade muscular e neuropatias periféricas, inclusive síndrome das pernas inquietas e síndrome de ardência dos pés. A síndrome das pernas inquietas caracteriza-se por desconforto nos membros inferiores, especialmente à noite, que algumas vezes é aliviada por movimentação contínua das pernas. A síndrome de ardência dos pés consiste em parestesias e dormência nas plantas dos pés e nos segmentos inferiores das pernas. Essas complicações neuromusculares estão associadas principalmente à DRC nos estágios G4 e G5 e parecem ser causadas por distúrbios eletrolíticos, acidose metabólica e efeito das toxinas urêmicas nos nervos sensoriais e motores. Os distúrbios da função cognitiva, inclusive dificuldade de concentrar-se e déficit de memória de curto prazo, estão relacionados com as elevações da ureia na circulação cerebral, que pode acarretar edema cerebral. O edema cerebral extensivo pode causar crises convulsivas, vômitos em jato e até mesmo coma ou morte.

As avaliações frequentes dos déficits cognitivos, da atividade convulsiva e das outras anormalidades neuromusculares são importantes. Além dos exames neuromusculares detalhados, os estudos da condução neural e outros exames diagnósticos (p. ex., eletroencefalograma e TC do crânio) também podem ser usados. As intervenções terapêuticas colaborativas consistem em administrar tratamento de emergência, como nos casos de atividade convulsiva persistente; manter o equilíbrio eletrolítico; corrigir a acidose metabólica; fazer diálise regularmente; e fornecer instruções detalhadas aos pacientes. Os pontos específicos que devem ser incluídos no ensino do paciente são os seguintes: importância de evitar lesões dos membros por calor ou traumatismo quando houver parestesias e quais alterações da função neuromuscular frequentemente melhoram com diálise regular ou transplante. Entretanto, quando as manifestações neuropáticas do paciente forem atribuídas a outras comorbidades (p. ex., diabetes), o problema pode melhorar muito pouco com diálise ou transplante renal.

É importante estar ciente dos distúrbios cognitivos potenciais durante o processo de instrução do paciente. Como ele pode ter dificuldade de concentrar-se e déficits de memória de curto prazo, as instruções devem ser fornecidas durante sessões frequentes de curta duração com materiais de reforço e, na medida do possível, devem incluir os familiares. Isso é especialmente válido para os pacientes em estado crítico que, por definição, encontram-se em uma situação de crise.

Tratamento das anormalidades hematológicas

As anormalidades do sistema hematológico são complicações importantes da LRA e DRC. Isso inclui predisposição aumentada a sangramentos, depressão do sistema imune e anemia.

■ Predisposição aumentada a sangramentos

A predisposição aumentada a sangramentos associada à falência renal é atribuível à redução da agregação e adesão plaquetárias e a uma anormalidade da interação de plaquetas e parede vascular. Essas alterações parecem ser devidas à uremia, mas seus mecanismos fisiopatológicos exatos ainda são desconhecidos. A avaliação consiste em monitorar as contagens de plaquetas e as provas de coagulação e monitorar a ocorrência de sangramentos, especialmente gastrintestinais. As intervenções terapêuticas colaborativas incluem administrar hemocomponentes conforme a necessidade, proteger o paciente de acidentes e evitar fármacos que alterem a função plaquetária (p. ex., AINE e AAS). Em muitos casos, a heparina (para diálise) e o AAS (como profilaxia do IAM) estão indicados aos pacientes em falência renal; nestes casos, os efeitos destes fármacos nas plaquetas devem ser monitorados cuidadosamente. Uma complicação potencialmente grave da heparina é trombocitopenia induzida pelo fármaco; a ocorrência desta complicação exige a interrupção do tratamento.

■ Distúrbios do sistema imune

Os pacientes em falência renal têm imunossupressão, que predispõe às infecções (uma causa significativa de mortalidade associada a LRA e DRC). As anormalidades do sistema imune parecem ser causadas por desnutrição e efeitos da uremia nos leucócitos. Esses efeitos incluem depressão da imunidade mediada por linfócitos T (celular) e anticorpos (humoral), anormalidades da fagocitose e redução da quimiotaxia e adesão dos leucócitos.[58]

A avaliação do paciente para detectar infecções e o monitoramento dos indicadores laboratoriais de infecção devem ser contínuos. A temperatura corporal basal dos pacientes urêmicos é mais baixa e, deste modo, qualquer aumento da temperatura acima do nível basal é importante como indício de infecção. As intervenções terapêuticas colaborativas incluem lavagem frequente das mãos, remoção dos cateteres invasivos tão logo seja possível (ou evitar absolutamente seu uso) e obter amostras para cultura de sangue e outros líquidos corporais potencialmente infectados, de forma a isolar os microrganismos específicos e selecionar os antibióticos apropriados.

■ Anemia

A anemia associada à falência renal é atribuível a três mecanismos principais: deficiência de eritropoetina, redução da sobrevivência das hemácias e perdas sanguíneas relacionadas com a predisposição aos sangramentos. Dentre esses três mecanismos, a deficiência de eritropoetina tem efeito mais acentuado.

Mais de 90% do hormônio eritropoetina são produzidos nos rins. Esse hormônio é uma glicoproteína que estimula a produção das hemácias em resposta à hipoxia e é essencial à manutenção das contagens normais de eritrócitos. À medida que a doença renal avança e os néfrons são destruídos, esse hormônio não é sintetizado em quantidades adequadas e o paciente desenvolve anemia hipoproliferativa, que se caracteriza por hemácias normocrômicas e normocíticas. Antes da produção de eritropoetina pelas técnicas de recombinação humana, a deficiência deste hormônio causava anemia grave na maioria dos pacientes com DRC, que exigia transfusões sanguíneas frequentes.

A sobrevivência reduzida das hemácias dos pacientes em falência renal caracteriza-se por hemólise branda. O mecanismo exato dessa hemólise é desconhecido, mas pode estar relacionado com o tratamento dialítico ou o efeito da uremia nos eritrócitos. A sobrevivência média das hemácias dos pacientes urêmicos é de apenas 70 dias, em contraste com os 120 dias de sobrevida normal das hemácias na população em geral.

Além dos três mecanismos citados antes para explicar a anemia, outros fatores podem contribuir para a anemia dos pacientes em falência renal, especialmente os que se encontram em estado crítico. Exemplos são desnutrição, coleta frequente de amostras de sangue para exame laboratoriais,

624 Parte 7 Sistema Renal

problema de funcionamento do dialisador e sequestro das hemácias no equipamento e doenças infecciosas. O tratamento da anemia dos pacientes em falência renal é extremamente importante por diversas razões, inclusive para aumentar a capacidade de transportar oxigênio no sangue, ampliar o volume intravascular e evitar as consequências deletérias da anemia no sistema cardiovascular. A anemia agrava a isquemia miocárdica, cerebral e periférica e aumenta o risco (ou acelera a progressão) de hipertrofia ventricular esquerda. Estudos também demonstraram que a correção da anemia tem impacto positivo nos parâmetros de qualidade de vida dos pacientes em falência renal, inclusive melhoras do apetite, do vigor físico e da capacidade de trabalho.[59] Uma avaliação detalhada da anemia inclui exames diagnósticos, história clínica e exame físico. Entre os parâmetros metabólicos diagnósticos que devem ser avaliados e monitorados estão os seguintes: hemoglobina, hematócrito, índices hematimétricos e contagens de reticulócitos. Além disso, as fezes ou os vômitos devem ser testados para sangue oculto. As dosagens do ferro também devem ser realizadas, porque a própria deficiência de ferro pode causar anemia e porque reservas adequadas deste elemento são necessárias para que a eritropoetina seja eficaz. Entre os indicadores específicos do metabolismo do ferro que devem ser avaliados estão ferro sérico total, capacidade de ligação do ferro total e ferritina sérica. Por fim, os parâmetros nutricionais e os níveis de ácido fólico, piridoxina e vitamina B_{12} – que afetam a produção de hemácias – também devem ser monitorados.

A história e o exame físico detalhados incluem perguntar aos pacientes sobre focos potenciais de sangramento (p. ex., perguntar qual é a cor das fezes), avaliar sinais e sintomas de anemia (p. ex., angina, taquicardia, palidez cutaneomucosa, perda do apetite, emagrecimento, níveis baixos de disposição física, fadiga), investigar as fontes de sangramento, avaliar inflamação ou infecção e investigar outras doenças que possam causar anemia (p. ex., lúpus, anemia falciforme).

As intervenções terapêuticas colaborativas para anemia incluem evitar perda sanguínea, administrar suplementos orais ou intravenosos de ferro, fazer suplementação com vitaminas, tratar rigorosamente quaisquer infecções, assegurar nutrição adequada e administrar fármacos que estimulem a eritropoetina (FEE), inclusive eritropoetina humana e darbepoetina, hemocomponentes ou ambos. A Diretriz da KDIGO recomenda administrar ferro aos pacientes com DRC quando a saturação de transferrina for $\leq 30\%$ e o nível de ferritina sérica for ≤ 500 ng/mℓ.[60] As metas do tratamento com FEE são menos exatas, tendo em vista dos riscos cardiovasculares potenciais quando se utilizam como alvos os níveis normais de hemoglobina. Esses riscos cardiovasculares levaram a FDA (Food and Drug Administration) americana a publicar um alerta em todas as bulas dos FEE. As metas de hemoglobina devem ser individualizadas com base nos sintomas e comorbidades do paciente e deve-se utilizar a menor dose de FEE capaz de reduzir a necessidade de realizar transfusões de sangue. A Diretriz da KDIGO não recomenda usar FEE com o objetivo de aumentar a concentração de hemoglobina acima de 11,5 mg/dℓ, ou contraindica seu uso nos pacientes com câncer em atividade ou história recente de neoplasia maligna.[35]

Alguns aspectos relativos ao tratamento com FEE e controle da anemia merecem considerações especiais. Um deles é que o efeito pleno desses fármacos demora semanas para ser alcançado e, por esta razão, os pacientes com anemia grave têm indicação para fazer transfusão de sangue. Além disso, a administração dos FEE pode aumentar a PA; em alguns casos, pode ser necessário alterar o tratamento anti-hipertensivo. Quando não houver resposta adequada aos FEE, apesar do aumento das doses, as razões da resistência à eritropoetina devem ser investigadas. Isso inclui infecções ocultas, estados inflamatórios, infecção pelo vírus da imunodeficiência humana, hiperparatireoidismo, toxicidade do alumínio, desnutrição, deficiência de ferro e câncer de medula óssea.

Também é necessário considerar aspectos clínicos importantes relativos às preparações de ferro. O ferro oral não é bem absorvido quando são utilizados quelantes de fosfato, antiácidos, bloqueadores H_2 ou IBP – todos estes fármacos são prescritos comumente aos pacientes em falência renal. Por outro lado, o ferro intravenoso (IV) tem biodisponibilidade muito melhor, mas acarreta risco de reação alérgica, que pode ser fatal em alguns casos. Esse risco diminuiu significativamente com as preparações IV modernas mais biocompatíveis.

A instrução detalhada do paciente acerca da anemia é crucial. No mínimo, o ensino deve incluir informações sobre tratamento farmacológico; intervalos para administração dos suplementos de ferro; causas possíveis, sinais e sintomas de agravação da anemia; e técnicas para conservação de energia. Instrução sobre medidas para reduzir sangramentos (p. ex., uso de escovas de dente macias e evitar AINE) também são úteis.

Controle das anormalidades da eliminação dos fármacos

Como muitos fármacos, seus metabólitos ou ambos são excretados pelos rins, deve-se tomar extremo cuidado quando eles são administrados aos pacientes em falência renal. Dependendo da TFG do paciente, pode ser necessário fazer ajustes na dose do fármaco, no intervalo entre as doses, ou ambas. Um aspecto importante a ser considerado, especialmente nos casos de LRA, é que a TFG frequentemente é variável e, por esta razão, precisa ser monitorada frequentemente para determinar as doses com precisão. Assim como nos pacientes com função renal normal, é essencial o monitoramento dos níveis séricos de certos fármacos para garantir que estejam dentro da faixa terapêutica. Para os pacientes em diálise, a equipe de saúde deve estar atenta aos fármacos que são removidos durante o procedimento, de forma a assegurar que sejam administrados nos horários apropriados.

Tratamento das anormalidades ósseas

Quando há falência renal, os distúrbios da homeostasia do cálcio e fosfato predispõem ao hiperparatireoidismo secundário e à osteodistrofia renal por renovação acelerada (osteopatia renal). À medida que a TFG diminui, a filtração glomerular do fosfato também se reduz e seus níveis séricos aumentam. Isso diminui os níveis séricos do cálcio ionizado, em razão da ligação do cálcio ao fosfato. Os níveis do cálcio também tendem a diminuir em razão da incapacidade renal crescente de converter vitamina D ao seu metabólito ativo (1,25-di-hidroxicolecalciferol, ou vitamina D_3), que é necessário à absorção intestinal normal do cálcio. Em resposta à redução dos níveis séricos do cálcio ionizado e à diminuição da síntese de vitamina D_3, as glândulas paratireoides secretam paratormônio (PTH). Com o tempo, a estimulação contínua pelo PTH causa hiperplasia e proliferação das células das paratireoides, que são responsáveis pelo hiperparatireoidismo secundário. O PTH estimula a reabsorção dos sais de cálcio e fosfato dos ossos e, deste modo, aumenta o nível sérico de cálcio à custa de densidade e massa ósseas. Além disso, o PTH provoca reabsorção de cálcio e excreção de fosfato nos rins; contudo, à medida que a falência renal se agrava, este efeito do PTH não é a efetivado. Por fim, à medida que o cálcio e fosfato continuam a ser reabsorvidos dos ossos, seus níveis séricos aumentam simultaneamente. Isso provoca uma elevação do produto cálcio-fosfato (cálcio sérico multiplicado pelo fosfato sérico), que normalmente é menor que 40 mg/dℓ. Quando o produto é maior que 55 mg/dℓ, podem formar-se cristais de fosfato de cálcio, que se precipitam em várias partes do corpo (condição conhecida como calcificações metastáticas), inclusive cérebro, olhos, gengivas, valvas cardíacas, miocárdio, pulmões, articulações, vasos sanguíneos e pele. Outras anormalidades ósseas possivelmente associadas à doença renal incluem desmineralização óssea em resposta a acidose metabólica e osteodistrofia renal por renovação lenta em consequência dos depósitos de alumínio nos ossos ou das doses excessivas de vitamina D_3 usadas como tratamento. As alterações associadas à osteodistrofia renal por renovação acelerada na falência renal estão resumidas na Figura 31.6.

As complicações da osteopatia renal são dor óssea, fraturas, pseudogota causada pela precipitação do oxalato de cálcio no líquido sinovial, periartrite devida às calcificações articulares, fraqueza dos músculos proximais, ruptura espontânea de tendões e prurido. As calcificações metastáticas podem causar calcificações dos vasos sanguíneos e das valvas cardíacas, lesões cutâneas, síndrome do olho vermelho associado à deposição de cristais na conjuntiva e – o mais importante – úlceras isquêmicas. Os resultados dos exames laboratoriais, inclusive níveis de cálcio, fosfato, alumínio, fosfatase alcalina e PTH intacto, ajudam a confirmar o diagnóstico. Os achados radiográficos também podem ser úteis, principalmente quando há osteodistrofia por renovação acelerada; nestes casos, os exames de imagem podem mostrar adelgaçamento do osso subperiosteal, que são mais evidentes nas mãos e clavículas. A biopsia óssea, embora seja considerada o padrão de referência para o diagnóstico definitivo da osteodistrofia renal, não é realizada rotineiramente em razão do desconforto imposto ao paciente e da controvérsia em torno das indicações deste exame invasivo.

O tratamento inclui regulação do fosfato, manutenção dos níveis normais de cálcio, reposição da deficiência de vitamina D, supressão do PTH, profilaxia dos efeitos tóxicos do alumínio e controle da acidose metabólica. Entre as medidas disponíveis para controlar os níveis do fosfato estão restrições dietéticas e fármacos quelantes de fosfato. Os quelantes de fosfato usados comumente são acetato de cálcio, carbonato de cálcio, cloridrato de sevelâmer e carbonato de lantânio. O sevelâmer e o carbonato de lantânio são quelantes de fosfato livres de cálcio e são preferíveis aos quelantes à base de cálcio para pacientes com níveis altos de cálcio, porque eles reduzem o risco de hipercalcemia e elevações adicionais do produto cálcio-fosfato. Os quelantes de hidróxido de alumínio, utilizados no passado como fármacos principais, hoje são administrados raramente em razão dos efeitos tóxicos do alumínio nos ossos e sistema nervoso. A toxicidade do alumínio também causa resistência à eritropoetina.

Com base na Diretriz de Prática Clínica da KDIGO, os níveis do cálcio devem ser mantidos na faixa normal.[61] Isso é conseguido com dieta e suplementos de cálcio. Quando os níveis do cálcio ficam acima de 10,2 mg/dℓ, os tratamentos que possam estar contribuindo para a hipercalcemia (p. ex., administração de suplementos de cálcio ou vitamina D) devem ser ajustados para reduzir o risco de calcificações extraesqueléticas.

Os suplementos de vitamina D são administrados para suprimir a secreção do PTH. Além de causar redução do PTH indiretamente por meio da elevação do cálcio sérico, a vitamina D ativa também inibe diretamente a secreção deste hormônio ligando-se aos receptores de vitamina D da glândula paratireoide. A vitamina D ativa pode ser administrada por via oral (calcitriol) ou intravenosa. De qualquer forma, deve-se ter cautela ao administrar esses fármacos para evitar hipercalcemia e hiperfosfatemia, bem como impedir a supressão excessiva das paratireoides. Dois análogos sintéticos da vitamina D ativa também podem ser usados e são paricalcitol e doxercalciferol. Esses fármacos têm a vantagem de causar aumentos menos acentuados dos níveis séricos do cálcio e fosfato, embora ao mesmo tempo causem supressão do PTH.

Os fármacos desenvolvidos mais recentemente para ajudar a suprimir o PTH e evitar o desenvolvimento do hiperparatireoidismo secundário são calcimiméticos, que atuam aumentando a sensibilidade do receptor sensível ao cálcio da glândula paratireoide ao cálcio extracelular. Nos EUA, a FDA aprovou o calcimiméticos cloridrato de cinacalcete para pacientes com DRET. Estudos demonstraram que esse fármaco é seguro e eficaz e seus efeitos colaterais mais comuns são náuseas, vômitos e hipocalcemia. Em casos

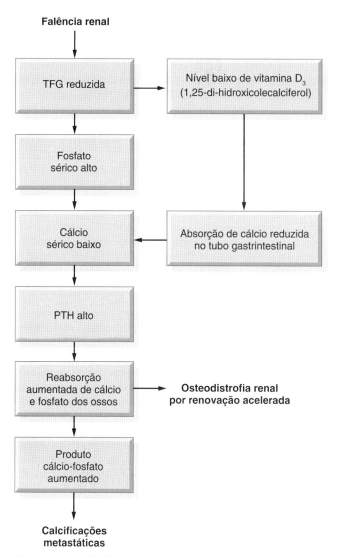

Figura 31.6 Efeitos da falência renal no sistema esquelético.

626 Parte 7 Sistema Renal

raros, pode ser necessário realizar paratireoidectomia nos pacientes resistentes aos tratamentos disponíveis para hiperparatireoidismo secundário, inclusive reposição de vitamina D e calcimiméticos.

A educação do paciente acerca da doença óssea e seu tratamento é complexa e deve ser reforçada continuamente. Aspectos específicos a serem incluídos são a finalidade e os horários dos fármacos (p. ex., os quelantes de fosfato devem ser administrados às refeições para que sejam eficazes), modificações da dieta e complicações da doença óssea sem tratamento.

Tratamento das anormalidades da pele

As alterações dermatológicas associadas à falência renal são xerose (ressecamento), prurido, palidez, equimose, púrpura e anormalidades da pigmentação. As anormalidades da pigmentação incluem hiperpigmentação (especialmente das áreas expostas ao sol) ou coloração amarela da pele. A DRC também está associada à queda dos cabelos e às anormalidades ungueais, inclusive desaparecimento da lúnula, hemorragias lineares, linhas de Beau (linhas brancas nas unhas dos dedos das mãos) e onicomicose. Os fatores contribuintes potenciais para essas anormalidades são anemia ferropênica, redução das atividades das glândulas sudoríparas e sebáceas, acumulação de pigmentos na pele, disfunção plaquetária e fragilidade capilar, deposição de cristais de fosfato de cálcio na pele, hiperparatireoidismo, hiperfosfatemia, níveis altos de vitamina A na epiderme e distúrbios da imunidade celular.[62] A "neve ou geada" urêmica – um material pulvináceo (semelhante ao talco) branco formado de uratos depositados na pele – é atribuída à cristalização da ureia; em geral, este sinal é detectado apenas nos pacientes com uremia grave, nos quais o tratamento dialítico está sendo realizado. Essas anormalidades cutâneas, principalmente prurido e xerose, podem causar infecções localizadas secundárias à escoriação e às alterações cutâneas secundárias, inclusive líquen simples e pápulas ceratóticas. Além disso, essas anormalidades podem causar desconforto significativo ao paciente e problemas psicológicos relacionados com as lesões cutâneas.

As intervenções terapêuticas colaborativas para as anormalidades cutâneas incluem regulação do fosfato, suplementação nutricional, tratamento da anemia, anti-histamínicos e cuidados meticulosos com a pele e mudanças de posição para evitar úlceras de pressão. O tratamento dialítico também ajuda a remover as escórias metabólicas. Contudo, em vista da possibilidade de ocorrerem alergias aos componentes do sistema de diálise, o tratamento dialítico também pode agravar alguns problemas (p. ex., prurido). A educação do paciente deve incluir informações sobre os fatores que contribuem para as anormalidades cutâneas, a importância de manter a pele limpa e bem hidratada e formas de evitar escoriações (p. ex., manter as unhas dos dedos das mãos bem aparadas).

Tratamento das alterações da ingestão dietética

As metas do tratamento nutricional na falência renal são atenuar os sintomas urêmicos; reduzir a incidência de distúrbios hidreletrolíticos e acidobásicos; atenuar os sintomas da anemia; reduzir a suscetibilidade do paciente às infecções; e evitar catabolismo. As restrições dietéticas aplicáveis ao controle das comorbidades e à redução do risco cardiovascular também devem ser consideradas. Em razão da complexidade envolvida na adoção de um plano terapêutico nutricional que atenda a esses objetivos, é essencial uma abordagem colaborativa da equipe de saúde, inclusive a participação contínua de um nutricionista. Isso é especialmente importante no contexto dos cuidados intensivos, no qual os pacientes geralmente se encontram em estado catabólico e sujeitos à desnutrição significativa.

As prescrições dietéticas para pacientes renais incluem restrições da ingestão de líquidos, sódio, potássio e fosfato e podem incluir suplementos de ferro, vitaminas e cálcio. Sob o ponto de vista calórico, os pacientes com doença renal em estado crítico necessitam de uma dieta hipercalórica com total de 20 a 30 kcal/kg/dia, das quais a maioria deve provir de uma combinação de carboidratos e lipídios. Além disso, o paciente deve ingerir proteínas suficientes para evitar catabolismo e ao menos 50% da ingestão proteica devem consistir em proteínas de alto valor biológico para assegurar que as necessidades mínimas de aminoácidos essenciais sejam atendidas. A restrição de proteínas para atenuar os sintomas de uremia e progressão lenta da falência renal é controvertida (ver seção sobre prevenção da progressão da DRC), mas pode ter efeitos benéficos. Entretanto, a restrição de proteínas nunca deve comprometer a concretização das metas anabólicas, expondo o paciente ao risco da desnutrição. Nos pacientes com LRA, a Diretriz de 2012 da KDIGO não recomenda restrição de proteínas, porque nenhum estudo demonstrou que isto retarde a necessidade de TRS.

Nos pacientes em estado crítico, pode ser necessário iniciar nutrição parenteral em razão da disfunção intestinal ou da desnutrição grave, mas a via enteral é preferível sempre que for exequível. Nos pacientes em oligúria, as necessidades horárias altas de líquidos incluídos na nutrição enteral ou parenteral frequentemente devem ser compensadas pela diálise ou ultrafiltração isolada.

De forma a determinar a eficácia da terapia nutricional, é essencial monitorar continuamente os resultados laboratoriais como níveis séricos de proteínas, colesterol, albumina, pré-albumina, eletrólitos, hemoglobina, hematócrito, ureia e creatinina. Outros parâmetros que devem ser monitorados são peso, volume de líquidos e níveis de energia do paciente. A educação nutricional inclui informações como restrições dietéticas, uso e horários de administração dos quelantes de fosfato, suplementos de vitaminas e minerais e parâmetros do estado nutricional.

Estabilização dos problemas psicossociais

Os pacientes com LRA e DRC frequentemente têm sentimentos de medo, ansiedade e impotência. Além disso, eles comumente mostram transtornos do autoconceito e distúrbios da imagem corporal em consequência das alterações físicas e funcionais associadas à falência renal. Os pacientes e seus familiares podem ter dificuldade de enfrentamento em razão do estresse, escassez de recursos ou apoio, mecanismos de enfrentamento inadequados ou ineficazes, interrupções das funções familiares habituais, ou uma combinação destes fatores. É importante que a equipe de saúde esteja atenta a essas e outras complicações psicossociais da falência renal, de forma a tratar holisticamente seus pacientes e familiares. As intervenções específicas incluem instruir detalhadamente o paciente e seus familiares, envolver ativamente o paciente e os familiares no tratamento da doença,

Desafios relacionados à aplicabilidade clínica

Estudo de caso

O Sr. X., homem branco de 63 anos, foi internado por IAM com supradesnivelamento de ST. Ele estava em seu estado normal de saúde até 6 horas antes da internação, quando apresentou dor torácica subesternal (DTSE) com irradiação para o braço esquerdo. A dor foi acompanhada de sudorese branda. Depois de autoadministrar antiácidos sem obter alívio, ele pediu à sua esposa para levá-lo ao setor de emergência (SE).

Ao chegar ao SE, o paciente estava ansioso e sudorético e queixava-se de dispneia e DTSE de intensidade 9/10. Os sinais vitais iniciais eram os seguintes: temperatura de 37,5°C, PA de 90/60, pulso de 105, frequência respiratória de 24, saturação de oxigênio capilar periférica (SpO_2) de 92% com cateter nasal a 4 ℓ/minuto. O exame físico era marcado por aumento da pressão venosa jugular e estertores bilaterais da metade dos pulmões para cima. O Sr. X. não tinha edema periférico e sua história patológica pregressa incluía hipertensão há 22 anos com controle variável, hiperlipidemia, DRC (creatinina sérica basal de 1,8 mg/dℓ) e diabetes melito tipo 2 há 15 anos.

Os resultados dos exames laboratoriais iniciais realizados no SE indicaram creatinina sérica de 1,9 mg/dℓ, troponina elevada e proteinúria de 2+ no exame de urina. O ECG mostrou supradesnivelamento de ST de 3 mm nas derivações II e aVF. As radiografias do tórax apresentaram dilatação moderada da artéria pulmonar. Os fármacos utilizados em casa eram AAS (81 mg/dia), lisinopril (20 mg/dia), insulina glargina (15 unidades à hora de deitar), furosemida (20 mg) e atorvastatina (20 mg à noite). Além do oxigênio suplementar, o Sr. X. recebeu 325 mg de AAS e 0,4 mg de nitroglicerina SL no SE. Depois da nitroglicerina SL, a dor torácica não se modificou e a PA caiu para 85/50; a FC era de 110.

O paciente foi avaliado pelo serviço de cardiologia e levado imediatamente ao laboratório de cateterismo; a angiografia coronariana mostrou uma lesão estenótica de 95% do terço médio da artéria coronária direita. As demais artérias não tinham restrições do fluxo. O paciente foi submetido à angioplastia transluminar percutânea com colocação de um *stent* metálico não farmacológico. A dose de contraste intravenoso administrada foi de 175 mℓ. Depois do procedimento, o paciente começou a usar clopidogrel, insulina subcutânea, betabloqueador e AAS em dose diária contínua.

No 1º dia depois do procedimento, o paciente sentia-se bem e não sentia dor torácica. A PA era de 140/85, FR de 70, SpO_2 de 95% respirando ar ambiente. O débito urinário foi de 1.100 mℓ e a creatinina sérica era de 1,8 mg/dℓ. No 2º dia de pós-operatório, o débito urinário diminui a 600 mℓ. A creatinina sérica era de 1,9 mg/dℓ. No 3º dia, o paciente apresentou oligúria com débito urinário total de 200 mℓ e precisou receber oxigênio suplementar por cateter nasal a 4 ℓ/minuto para manter a SpO_2 acima de 92%. A creatinina sérica era de 2,7 mg/dℓ. A radiografia do tórax mostrou edema pulmonar e foi possível revelar contraste retido na parte visível dos rins.

1. Qual dado do Sr. X. confirma o diagnóstico de LRA, em vez de deterioração da DRC?
2. O que colocava o Sr. X. em risco de nefropatia induzida por contraste?
3. Durante o tratamento do Sr. X., quais distúrbios hidreletrolíticos e acidobásicos poderiam ser esperados?

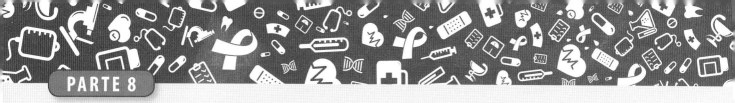

PARTE 8
Sistema Nervoso

32
Anatomia e Fisiologia do Sistema Nervoso

Donna Mower-Wade e Rebecca E. MacIntyre

Objetivos de aprendizagem

Com base no conteúdo deste capítulo, o leitor deverá ser capaz de:

1. Descrever as unidades celulares do sistema nervoso.
2. Explicar as características da regeneração dos neurônios e dos nervos.
3. Descrever os componentes do sistema nervoso central.
4. Listar as áreas do encéfalo e sua função correspondente.
5. Definir resumidamente o sistema sensorial e o sistema motor.
6. Explicar o reflexo barorreceptor e três reflexos da medula espinal.
7. Explicar a anatomia e a fisiologia da dor.
8. Explicar o conceito de homeostasia.
9. Descrever a resposta ao estresse agudo.
10. Descrever as alterações relacionadas à idade que podem ocorrer no sistema nervoso.

O encéfalo é um órgão central que coordena a atividade da maioria, se não da totalidade, dos sistemas orgânicos por meio de sua influência sobre os sistemas endócrino e imune, bem como de sua influência mais geralmente apreciada sobre o músculo esquelético e a função autônoma. Sua influência é modulada por percepções sensoriais que transmitem um quadro dos ambientes externo e interno, e também por circuitos internos que têm a ver com o estado emocional e os níveis de vigília. Portanto, o encéfalo pode ser considerado como o órgão integrador que direciona nossas respostas à influência ambiental. Além disso, a diferenciação do encéfalo e medula espinal da periferia é mais anatômica que conceitual, e as enfermeiras da atualidade sempre devem ter em mente que o encéfalo possui profunda influência sobre quase tudo que acontece na periferia, e vice-versa.

Tradicionalmente, o sistema nervoso é discutido em termos anatômicos e funcionais. Os componentes anatômicos são o sistema nervoso central (SNC), compreendendo o encéfalo e a medula espinal, e o sistema nervoso periférico (SNP), compreendendo os nervos cranianos e espinais. O sistema nervoso é funcionalmente separado nas divisões sensorial, integradora e motora (somática e autônoma). O conteúdo deste capítulo é apresentado de acordo com ambas as divisões. Contudo, em primeiro lugar, são discutidas a anatomia e a fisiologia celular.

Células do sistema nervoso

As unidades celulares são o neurônio – a unidade funcional básica – e suas células acompanhantes, a neuróglia.

Neuróglia

A neuróglia constitui o tecido de sustentação associado aos neurônios. No SNC, existem quatro tipos de neuróglia: micróglia, astrócitos, células ependimárias e oligodendróglia. A micróglia consiste em células fagocíticas do sistema nervoso, que se assemelham aos macrófagos na periferia. Os astrócitos são células de sustentação do sistema nervoso, que compõem a barreira hematencefálica. As células ependimárias revestem os ventrículos e ajudam na produção e circulação do líquido cefalorraquidiano (LCR). A oligodendróglia é encontrada, em sua maior parte, na substância branca e produz a mielina que reveste as fibras nervosas no SNC. No SNP, a contraparte da célula oligodendroglial produtora de mielina é a célula de Schwann.

Na maioria das circunstâncias, os neurônios perdem sua capacidade de sofrer mitose no início da vida do indivíduo. No entanto, a neuróglia conserva sua capacidade mitótica durante todo o ciclo de vida de uma pessoa. Por causa disso, as lesões proliferativas malignas ou benignas originárias no SNC envolvem a neuróglia em lugar dos neurônios. À medida que o tumor neuroglial aumenta, no entanto, ele afeta de forma adversa os neurônios adjacentes – inicialmente por compressão e, mais adiante, por promover reação inflamatória além de compressão.

Neurônios

A unidade funcional básica do sistema nervoso é o neurônio (ou célula nervosa), e todas as informações e atividades, quer sensoriais, quer motoras ou ambas, são realizadas pelos neurônios. O neurônio consiste em um corpo celular ou pericário, que contém o material nuclear e citoplasmático, e os prolongamentos, axônios ou dendritos, que se originam do pericário (Figura 32.1). Os axônios transportam normalmente os impulsos nervosos para longe do corpo celular, enquanto os dendritos conduzem os impulsos no sentido do corpo celular. Os axônios e os dendritos podem ser brotamentos ou áreas na superfície do corpo celular apenas microscópicos, ou podem ser prolongamentos cilíndricos que se estendem por mais de 1 m de comprimento. Uma estrutura especializada no final do axônio é denominada terminal axônico. Este consiste em uma terminação bulbosa (por vezes chamada de botão) que forma uma sinapse com outro neurônio. O terminal axônico contém vesículas de neurotransmissores que são liberadas na sinapse, difundem-se para o neurônio pós-sináptico e ligam-se a receptores específicos na membrana da célula pós-sináptica. A ligação de determinado neurotransmissor a seu receptor específico no neurônio pós-sináptico despolariza ou hiperpolariza o neurônio pós-sináptico na área da sinapse. Os axônios e os dendritos são referidos coletivamente como fibras nervosas. Um feixe de fibras nervosas em conjunto com seus revestimentos é chamado de trato no SNC e de nervo no SNP.

Algumas fibras nervosas são revestidas por uma bainha lipoproteica denominada bainha de mielina. Esse revestimento é o que diferencia a substância branca da substância cinzenta no SNC. A bainha de mielina é formada no SNC pelos oligodendrócitos. Outras fibras permanecem desmielinizadas. Todas as fibras nervosas do SNP são revestidas por um neurilema. Este consiste em uma bainha formada pelas células de Schwann, que se enrolam ao redor da fibra. Algumas células de Schwann ao redor de determinadas fibras secretam mielina; outras não (ver Figura 32.1). O neurilema de uma fibra mielinizada entra em contato com o axônio a intervalos periódicos. Essas constrições periódicas da bainha do neurilema são chamadas de nódulos de Ranvier. Os nódulos de Ranvier produzem a condução mais rápida do impulso nervoso permitindo que o impulso salte de um nódulo para outro (condução saltatória).

Os neurônios são muito diversificados, com muitos aspectos anatômicos especializados que são importantes para suas funções. Alguns neurônios são extremamente grandes ou originam fibras nervosas extremamente longas. As velocidades de transmissão nas fibras mielinizadas longas podem ser tão elevadas quanto 100 m/segundo, enquanto os neurônios desmielinizados com processos desmielinizados muito curtos apresentam velocidades de 1 m/segundo. Alguns neurônios conectam-se a muitos neurônios diferentes, talvez a milhares

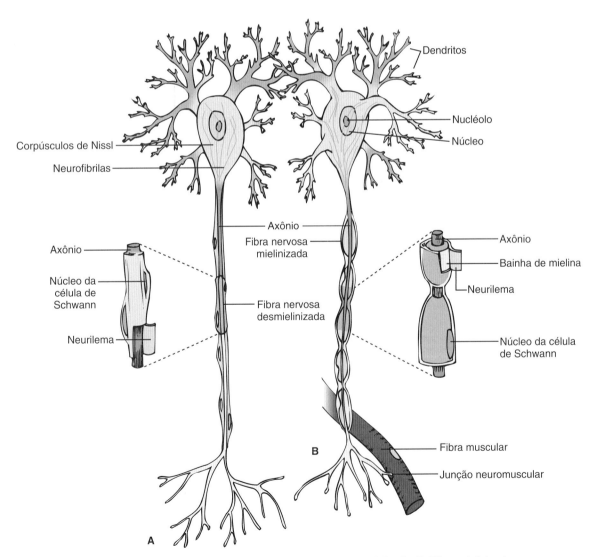

Figura 32.1 Neurônios eferentes típicos. **A.** Fibra desmielinizada. **B.** Fibra mielinizada.

de outros neurônios, em uma "rede", enquanto outros possuem relativamente poucas conexões com outras células do sistema nervoso.

Estima-se que o SNC humano tenha 100 bilhões de neurônios. Três quartos desses neurônios localizam-se no córtex cerebral, onde residem o pensamento consciente e o sentimento, bem como o processamento integrativo e a delicadeza dos movimentos motores voluntários. Esse processamento inclui não somente a determinação das respostas apropriadas e efetivas, mas também o armazenamento da memória e o desenvolvimento dos padrões de pensamento e motor associativos.

Características dos neurônios

Potencial de repouso da membrana

A membrana da célula neuronal contém bombas sódio–potássio que mantêm o interior do neurônio carregado mais negativamente que o líquido intersticial exterior. O citoplasma de todas as células contém ânions (íons de carga elétrica negativa) que são muito grandes para sair da célula. Muitos íons, inclusive sódio, potássio e cloreto, são suficientemente pequenos para se difundirem através dos diminutos poros na membrana celular. Se não fosse pela bomba sódio–potássio, as concentrações desses íons seriam iguais no interior da célula em comparação com o exterior. A bomba sódio–potássio na membrana celular bombeia íons sódio para fora da célula quase tão rapidamente quanto eles entram. Para cada dois íons sódio que são bombeados para fora, um íon potássio é bombeado para dentro da célula. Por causa disso, existe uma carga elétrica positiva efetiva que deixa a célula, e os grandes ânions não podem ser contrabalançados. Dessa maneira, em condições de repouso quando nenhum impulso está sendo conduzido, o interior do neurônio é negativo em relação ao exterior. Essa relativa negatividade interna é o potencial de repouso da membrana do neurônio e, tipicamente, é cerca de −70 mV.

Além disso, em consequência da atividade da bomba sódio–potássio, a concentração de íons sódio dentro da célula é muito menor que fora dela, e a concentração de íons potássio é muito mais elevada na célula que fora dela. Esses gradientes de concentração são importantes para a despolarização produzida por transmissão sináptica e para a condução do potencial de ação pelo axônio (Figura 32.2).

Transmissão sináptica

Os espaços submicroscópicos entre o axônio (ou axônios) de um neurônio e o dendrito (ou dendritos) ou pericário do outro são chamados de sinapses. Os axônios ou dendritos podem ramificar-se, possibilitando que o axônio de um neurônio faça sinapse com os dendritos ou pericários de diversos neurônios. Uma sinapse consiste em um terminal axônico pré-sináptico, um neurônio pós-sináptico e a fenda sináptica (Figura 32.3 A). Quando um potencial de ação é conduzido pelo axônio pré-sináptico e despolariza o terminal axônico, as vesículas de neurotransmissor fundem-se com a membrana plasmática, liberando o neurotransmissor na fenda sináptica. As moléculas do neurotransmissor difundem-se através da fenda e ligam-se a receptores específicos na membrana da célula pós-sináptica. A ligação do neurotransmissor a seu receptor provoca uma alteração no potencial de membrana da célula pós-sináptica, quer despolarização, quer hiperpolarização.

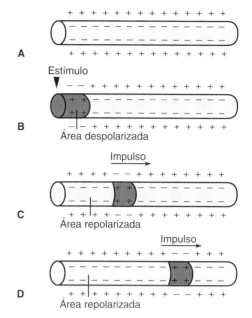

Figura 32.2 Propagação dos impulsos. **A.** Membrana em repouso. **B.** Potencial de ação, primeiro estágio: a estimulação da fibra resulta em despolarização. **C.** Potencial de ação, segundo estágio: a repolarização acontece quando o potencial de repouso é restaurado. **D.** A propagação dos impulsos continua no sentido da *seta*.

Em um intervalo de tempo muito curto (milionésimos de segundo), o neurotransmissor desprende-se do local receptor e pode se reconectar ou ser inativado. A inativação pode ocorrer tanto pelo retorno do neurotransmissor para o terminal axônico por meio de bombas de recaptação específicas e seu reacondicionamento em vesículas para serem reutilizadas, quanto pela destruição por uma enzima na fenda sináptica. Para que a atividade da via neural prossiga, é necessária a estimulação rápida, repetitiva e bem definida. As vias neurais podem ser estimuladas durante períodos prolongados por meio de despolarizações repetidas dos neurônios pré-sinápticos, ou a atividade de uma via específica pode ser ativada ou desativada de imediato.

A transmissão sináptica é unidirecional – do axônio através da fenda sináptica até o dendrito ou corpo do próximo neurônio. Ela não prossegue na direção oposta. Além disso, a destruição diminuída ou a recaptação diminuída de um transmissor pode aumentar o efeito desse transmissor na membrana pós-sináptica. De maneira similar, a destruição aumentada ou a recaptação aumentada de um transmissor reduzem seus efeitos pós-sinápticos. Várias classes de agentes farmacológicos beneficiam-se desses fatos. Por exemplo, os inibidores da acetilcolinesterase, como o brometo de piridostigmina, são empregados para aumentar a quantidade de acetilcolina que permanece na sinapse da junção neuromuscular. Usa-se isso para contrabalançar os efeitos dos medicamentos paralisantes administrados durante a anestesia ou para o tratamento de miastenia *gravis*. Os inibidores da bomba de recaptação de norepinefrina ou serotonina aumentam a quantidade de serotonina ou norepinefrina na sinapse e apresentam efeitos terapêuticos nos pacientes deprimidos.

Acreditava-se que cada neurônio sintetizasse e armazenasse apenas um neurotransmissor principal em seu terminal axônico, mas pesquisas sugerem atualmente que alguns neurônios podem

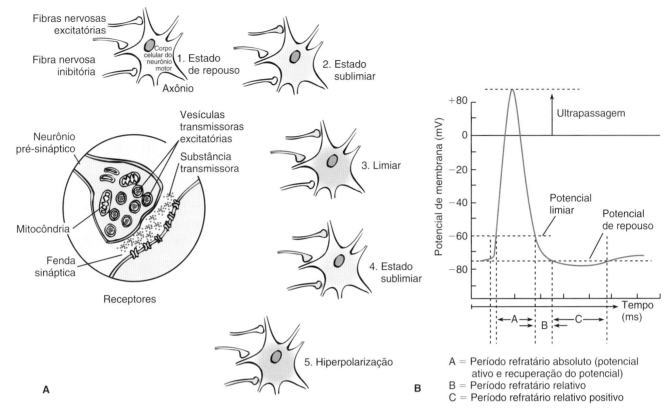

Figura 32.3 Condução nas sinapses. **A.** Um neurônio pode ser excitado ou inibido pelas substâncias transmissoras liberadas pelas terminações das fibras nervosas pré-sinápticas. São mostradas duas fibras excitatórias e uma inibitória. (1) Durante o estado de repouso, nenhum impulso é recebido. (2) Durante o estágio sublimiar, os impulsos de apenas uma fibra excitatória não podem fazer com que o neurônio pós-sináptico estabeleça um potencial de ação. (3) O limiar é alcançado pela adição dos impulsos de uma segunda fibra excitatória. Isso possibilita que o neurônio pós-sináptico organize um potencial de ação. (4) O estado sublimiar é restaurado pelos impulsos procedentes de uma fibra inibitória. (5) Quando a fibra inibitória isolada está transportando impulsos, o neurônio pós-sináptico está em estado de hiperpolarização e é incapaz de ser ativado. **B.** A evolução temporal de um potencial de ação neural.

armazenar e liberar mais de um neurotransmissor. Os principais neurotransmissores incluem serotonina, acetilcolina, ácido γ-aminobutírico (GABA), glicina, glutamato e as catecolaminas, dopamina, norepinefrina e epinefrina. Exemplos de neuropeptídios neurotransmissores são os opioides endógenos (endorfinas e encefalinas) e a substância P, todos os quais parecem estar envolvidos na sensibilidade à dor. As endorfinas e as encefalinas, frequentemente descritas como a própria morfina do corpo, contribuem para diminuição na sensibilidade à dor. A substância P excita os neurônios sensoriais que respondem aos estímulos dolorosos, e, assim, parece estar envolvida na transmissão da informação dolorosa da periferia para o SNC.

Cada neurotransmissor principal possui múltiplos receptores.[1] Por exemplo, a epinefrina pode ligar-se aos receptores α_1, α_2, β_1, β_2 e β_3, e a acetilcolina pode ligar-se aos receptores nicotínicos neuronais, nicotínicos do músculo esquelético ou muscarínicos, que são subdivididos ainda em m_1, m_2 e m_3. A membrana pós-sináptica de cada sinapse contém apenas um tipo de receptor para o neurotransmissor em questão sintetizado pelo neurônio pré-sináptico. O subtipo do receptor dita os efeitos de um neurotransmissor em determinada sinapse na célula pós-sináptica (hiperpolarização ou despolarização). Todos os tipos de receptores de GABA são hiperpolarizantes, e o GABA é o mais importante neurotransmissor inibitório no sistema nervoso. Da mesma forma, o glutamato e a glicina sempre são neurotransmissores despolarizantes (excitatórios).

Limiares neuronais e potencial de ação

Um impulso despolarizante que alcança os dendritos ou o corpo de um neurônio pela ação de um neurotransmissor que se liga a seus receptores faz com que a membrana se despolarize localmente pela ação do receptor. A despolarização faz com que os canais de sódio sensíveis à voltagem se abram e os íons sódio sejam transmitidos ao longo de seu gradiente de concentração de fora para dentro do neurônio. Isso provoca despolarização adicional. Quando uma quantidade suficiente de canais de sódio se abre, a consequente despolarização é suficientemente grande para abrir os canais de sódio nas áreas adjacentes, despolarizando uma área maior da membrana. Em contrapartida, a liberação de um neurotransmissor inibitório, como o GABA em uma sinapse, causa hiperpolarização do neurônio pós-sináptico via ação do receptor.

Para determinada célula nervosa, existem tipicamente muitos outros neurônios que fazem sinapse com seu corpo ou dendritos. Alguns desses neurônios que fazem sinapse liberam um neurotransmissor excitatório que interage com os receptores da célula nervosa para despolarizar o neurônio pós-sináptico. Outros neurônios que fazem sinapse liberam neurotransmissores inibitórios que interagem com seus receptores para hiperpolarizar o neurônio pós-sináptico. Se as influências despolarizantes superarem as influências hiperpolarizantes, o potencial de membrana do corpo da célula nervosa pode alcançar determinado valor chamado limiar.

Nesse ponto, é gerado um potencial de ação no local em que o axônio deixa o corpo. O potencial de ação é propagado pelo axônio graças à abertura dos canais de sódio na área de avanço do potencial de ação, seguido pela despolarização completa da região. Depois disso, os canais de sódio se fecham, e a membrana repolariza-se pela atividade da bomba sódio–potássio e através da abertura dos canais de potássio sensíveis à voltagem. À medida que o potássio se acumula na célula, quer pelas entradas pelos canais de potássio sensíveis à voltagem, quer pela bomba sódio–potássio, o potencial de membrana é restabelecido.

O potencial de ação normalmente se propaga por toda a extensão do axônio até o terminal axônico. Nesse ponto, a despolarização do terminal axônico faz com que o neurotransmissor seja liberado, o qual se difunde através da sinapse e se liga a receptores específicos, gerando uma alteração de despolarização ou hiperpolarização no neurônio pós-sináptico.

A Figura 32.3 B mostra a evolução temporal de um potencial de ação neuronal conforme monitorado por eletrodos inseridos dentro de um axônio. Em comparação com os potenciais de ação cardíacos, os potenciais de ação neuronais são bastante curtos, com durações de aproximadamente 5 a 15 milissegundos. Como o potencial de ação cardíaco, existem períodos refratários absoluto e relativo, durante os quais o neurônio não pode ser facilmente reexcitado. Esses períodos refratários são muito curtos porque a condução de impulso repetida é necessária para manter a atividade tônica de determinadas vias neurais. Por exemplo, as vias motoras que suprem os músculos de postura devem estar tonicamente ativas para manter uma contração contínua nesses músculos que nos mantêm eretos. As outras vias que possuem atividade tônica incluem as vias motoras autônomas (simpáticas e parassimpáticas), conforme discutido mais adiante neste capítulo.

A atividade elétrica do potencial de ação pode ser monitorada em determinadas situações clínicas. Por exemplo, o eletroencefalograma (EEG) mostra múltiplos potenciais de ação a partir dos neurônios de superfície do cérebro e os exames de condução nervosa podem ser realizados nos nervos periféricos para diagnosticar áreas de compressão ou aprisionamento.

Remodelagem de conexões do sistema nervoso

Neurônios em adultos e em todas as crianças, à exceção das crianças muito pequenas, não sofrem divisão para formar mais neurônios, e os neurônios de fato morrem no curso da vida. Nosso SNC encontra-se em um estado constante de remodelagem (frequentemente designada como *plasticidade*), com formação de novas conexões entre os neurônios (sinapses) e regressão das conexões anteriores. Trata-se de uma área em pesquisa contínua; entretanto, as evidências sugerem que a informação sensorial comunicada ao cérebro como resultado de nossas experiências é responsável pela remodelagem. Essas alterações nos circuitos cerebrais explicariam determinados fenômenos, como maturação emocional e aprendizado motor. Podem explicar também o desenvolvimento de doença mental em determinados períodos na vida de um indivíduo, ou o intenso desejo que surge nos transtornos de abuso de substâncias psicoativas.

Regeneração nervosa

Se uma fibra nervosa for seccionada, a porção distal ao corte morrerá. A parte ainda ligada ao corpo celular irá regenerar-se. Nos nervos periféricos, o próprio neurilema propicia um canal que pode ser seguido por uma fibra em regeneração, de modo que ele se religa à sua conexão anatômica original (Figura 32.4). A regeneração também ocorre na ausência de um neurilema, como no caso dos neurônios do SNC. Como não existe um canal para garantir a reconexão anatômica correta, as regenerações não produzem a função recuperada devido ao vagueamento do coto, que volta a crescer sem objetivo entre outras estruturas ou enrosca-se em um feixe inútil.

Observe que os prolongamentos nervosos, axônios ou dendritos que são seccionados podem se regenerar, mas se o corpo é danificado ou a célula nervosa é morta pela falta de oxigênio ou por uma neurotoxina, não haverá regeneração. Além disso, sob circunstâncias normais, um neurônio que morre não pode ser substituído porque os neurônios normalmente não sofrem mitose nas pessoas com mais de 2 anos de idade.

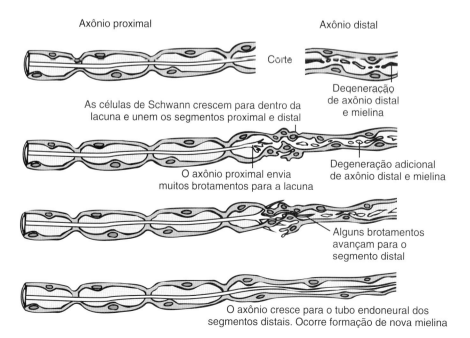

Figura 32.4 Diagrama das alterações que acontecem em uma fibra nervosa que foi seccionada e, em seguida, se regenera.

Sistema nervoso central

O SNC compreende o encéfalo e a medula espinal. Ele recebe o estímulo sensorial pelos neurônios sensoriais, cujos dendritos correm dentro dos nervos espinais e cranianos, e envia impulsos motores pelos axônios dos neurônios motores que correm nesses mesmos nervos. O SNC também contém numerosos neurônios que são totalmente contidos dentro dele. Esses neurônios são denominados neurônios internunciais, ou interneurônios, e existem dentro do encéfalo e da medula espinal ou conectam-se entre si.

Crânio

O crânio é um dos ossos mais duros do corpo e, juntamente com os ossos faciais, tem por função proteger o cérebro de lesões traumáticas (Figura 32.5). Os ossos faciais ajudam a proteger o encéfalo de lesões porque absorvem parte das forças traumáticas. O crânio, que circunda as estruturas moles encefálicas, é composto de oito ossos fundidos nas linhas de sutura. Os ossos que compõem a principal parte do crânio são os ossos frontal, parietal, temporal e occipital, e esses ossos estão unidos entre si no início da infância (ver Figura 32.5).

Meninges

O SNC, incluindo a medula espinal, é coberto por três camadas de tecido, coletivamente chamadas de meninges (Figura 32.6). A pia-máter é uma membrana delicada que adere ao encéfalo e à medula espinal. Acima está a aracnoide-máter, que contém suprimento vascular substancial. Por último está a dura-máter, a camada mais espessa de todas, situada mais perto do crânio. Entre a pia-máter e a aracnoide-máter, encontra-se o espaço subaracnoide. O LCR circula no espaço subaracnoide. Além disso, o espaço subaracnoide contém a vasculatura cerebral. Quando ocorre ruptura de uma anormalidade vascular cerebral, há sangramento no espaço subaracnoide, causando hemorragia subaracnóidea. O espaço entre a aracnoide-máter e a dura-máter é denominado espaço subdural. O espaço entre a dura-máter e os ossos do crânio é conhecido como espaço epidural. O espaço epidural que circunda a medula espinal é utilizado para tratamento da dor epidural.

O SNC é ricamente suprido por vasos sanguíneos que trazem o oxigênio e os nutrientes para as células nele existentes. No entanto, muitas substâncias não podem ser facilmente trocadas entre o sangue e o encéfalo, porque as células endoteliais dos vasos e os astrócitos do SNC formam junções extremamente firmes, coletivamente referidas como barreira hematencefálica. Em particular, as moléculas polares e as grandes moléculas, como as proteínas, não cruzam a barreira hematencefálica, mas as moléculas lipossolúveis a atravessam com facilidade. Muitos medicamentos penetram mal no encéfalo porque não são lipossolúveis o suficiente para atravessar a barreira hematencefálica.

O espaço entre a aracnoide-máter e a pia-máter, denominado espaço subaracnoide, contém o LCR, que é outro meio para suprir os nutrientes, mas não o oxigênio, para o SNC e também tem função protetora ao acolchoar o cérebro e a medula espinal.

Líquido cefalorraquidiano

O LCR, líquido incolor e transparente, flui nos ventrículos cerebrais e no espaço subaracnoide do encéfalo e da medula espinal. O LCR funciona como um amortecedor líquido de impacto, impedindo que os delicados tecidos do SNC sejam mecanicamente lesionados pelas estruturas ósseas circunvizinhas. Na realidade, o LCR é um filtrado plasmático que é exsudado pelos capilares no teto de cada um dos quatro ventrículos cerebrais. Dessa forma, é similar ao plasma sem as grandes proteínas plasmáticas, que permanecem na corrente sanguínea. As hemácias, que contêm a hemoglobina responsável pela maior parte do transporte de oxigênio no sangue, não estão presentes no LCR. Por conseguinte, o LCR é uma fonte ruim de oxigênio, embora contenha glicose, aminoácidos e outros nutrientes que poderiam ser necessários para as células do SNC.

Grande parte do LCR é produzida nos ventrículos laterais, que se localizam em cada um dos hemisférios cerebrais. O plexo coroide, localizado entre os ventrículos, produz aproximadamente

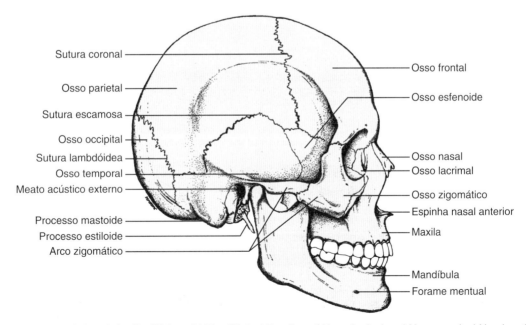

Figura 32.5 Visão lateral do crânio. (De Hickey JV: The Clinical Practice of Neurological and Neurosurgical Nursing, 6th ed. Philadelphia, PA: Lippincott Williams & Wilkins, 2009, p 47.)

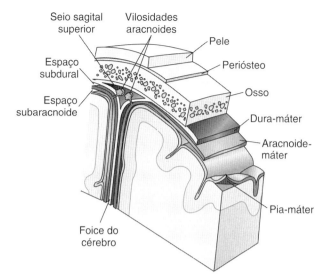

Figura 32.6 As meninges cranianas. As vilosidades aracnoides mostradas dentro do seio sagital superior constituem um local de passagem do LCR para o sangue. (De Porth CM: Pathophysiology: Concepts of Altered Health States, 8th ed. Philadelphia, PA: Wolters Kluwer Health | Lippincott Williams & Wilkins, 2009, p 1211.)

500 mℓ de LCR por dia, ou 25 mℓ/hora. O LCR movimenta-se daí, pelos ductos, para o terceiro ventrículo do diencéfalo (Figura 32.7). A partir daí, ele segue pelo aqueduto do mesencéfalo e penetra no quarto ventrículo no bulbo. Em seguida, grande parte dele passa através dos orifícios (forames) no teto desse ventrículo e penetra no espaço subaracnoide. Um pequeno volume vai para o canal espinal. No espaço subaracnoide, o LCR é reabsorvido para a corrente sanguínea em determinadas estruturas, chamadas de vilosidades aracnoides.

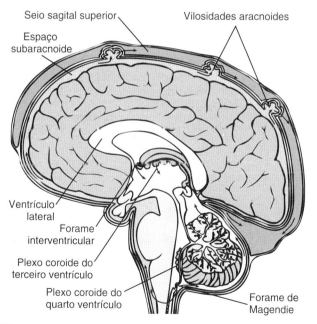

Figura 32.7 Diagrama do fluxo do LCR desde o momento de sua formação a partir do sangue nos plexos coroides até seu retorno ao sangue no seio sagital superior. (Adaptada de Hickey JV: The Clinical Practice of Neurological and Neurosurgical Nursing, 6th ed. Philadelphia, PA: Lippincott Williams & Wilkins, 2009, p 52.)

A formação e a reabsorção do LCR obedecem às mesmas forças hidrostática e coloidosmótica que regulam os movimentos do líquido e de pequenas moléculas entre o plasma e os compartimentos do líquido intersticial. Em síntese, a ação dessas forças é a seguinte. Duas forças simétricas opostas influenciam o movimento da água e das pequenas moléculas através das membranas capilares semipermeáveis. Uma força é composta pela pressão oncótica do plasma e pela pressão hidrostática do LCR. Ela favorece o movimento da água e das pequenas moléculas do compartimento do LCR para o plasma. O movimento da água e das pequenas moléculas na direção oposta é influenciado pela força da pressão hidrostática plasmática e pela pressão oncótica do LCR. Essas duas forças opostas são exercidas de forma simultânea e contínua. Nos ventrículos, o fluxo do LCR para fora dos ventrículos reduz a pressão hidrostática do LCR. Isso influencia favoravelmente o movimento da água e das pequenas moléculas do plasma para os ventrículos. A baixa pressão hidrostática plasmática do sangue nos seios venosos próximos às vilosidades aracnoides influencia favoravelmente o movimento da água e soluto do compartimento do LCR de volta para a corrente sanguínea. Essas forças são moduladas pela morte das células de revestimento do compartimento do LCR, que libera as proteínas para o LCR. Isso eleva a pressão oncótica do LCR e retarda a reabsorção (embora também acelere a formação do LCR quando o comprometimento está nas paredes ventriculares). As proteínas aumentadas do LCR devido a essa e a outras causas podem provocar ou exacerbar uma condição de excesso de LCR chamada de hidrocefalia. Se houver bloqueio das vilosidades aracnoides a qualquer momento, ou se houver comprometimento no fluxo do LCR, ocorrerá hidrocefalia.

Como o LCR é formado nos ventrículos e precisa passar pelo espaço subaracnoide para ser reabsorvido, qualquer comprometimento ao seu fluxo prejudica a sua absorção. O aqueduto do mesencéfalo ou os forames no teto do quarto ventrículo podem ser obstruídos por aderências devido a infecção (meningite), coágulos de uma hemorragia subaracnóidea, tumor ou anormalidade congênita. Isso produz hidrocefalia obstrutiva com aumento da pressão no LCR. A hidrocefalia comunicante, causada por infecção ou hemorragia subaracnóidea, ocorre quando o LCR não pode ser reabsorvido pelas vilosidades aracnoides.

Vasculatura cerebral

Como o encéfalo necessita de aporte contínuo de oxigênio e glicose para sobreviver, ele recebe cerca de 20% do débito cardíaco (aproximadamente 750 mℓ/minuto). Dois principais conjuntos de vasos suprem o cérebro com sangue: as duas artérias carótidas internas e as duas artérias vertebrais. A artéria carótida comum esquerda origina-se do arco aórtico, enquanto a artéria carótida comum direita é formada a partir da bifurcação do tronco braquiocefálico curto, que tem a sua origem na aorta. Cada artéria carótida bifurca-se para formar as artérias carótidas interna e externa. As artérias carótidas internas suprem a maior parte do cérebro e a porção superior do diencéfalo, enquanto a artéria carótida externa supre a face e o couro cabeludo. As artérias vertebrais originam-se das artérias subclávias. Após penetrarem no forame magno, as artérias vertebrais unem-se para formar a artéria basilar, que envia ramos para o cerebelo, o tronco encefálico e a parte posterior do diencéfalo. A artéria basilar une-se ao círculo de Willis ao se bifurcar e formar as duas artérias cerebrais posteriores.

O círculo de Willis, que se localiza no espaço subaracnoide, é a área onde se unem os ramos das artérias basilar e carótida interna (Figura 32.8). Essa área é composta das duas artérias cerebrais anteriores, artéria comunicante anterior, as duas artérias cerebrais posteriores e as duas artérias comunicantes posteriores. Essas artérias emitem ramos para suprir os vários lobos do córtex cerebral. Essa rede circular permite a circulação do sangue de um hemisfério para outro e das regiões anteriores do cérebro para as posteriores. A circulação anterior é constituída pelas artérias cerebrais média e anterior e por uma artéria cerebral comunicante anterior. A circulação posterior é constituída pelas artérias cerebral posterior e comunicante posterior e por uma artéria basilar. Esse sistema possibilita a circulação colateral se houver oclusão de um vaso.

Não é raro que algum vaso no círculo de Willis sofra atrofia ou esteja até mesmo ausente. Isso explica as diferentes apresentações clínicas observadas entre pacientes com a mesma lesão. Por exemplo, o indivíduo com oclusão da artéria carótida e círculo de Willis completamente permeável pode estar totalmente assintomático, enquanto o paciente em que o círculo de Willis é incompleto pode sofrer infarto cerebral maciço.

Encéfalo

A anatomia básica do encéfalo é ilustrada na Figura 32.9. As partes do encéfalo, em ordem decrescente, são os hemisférios cerebrais (o cérebro), o diencéfalo, o mesencéfalo, a ponte do

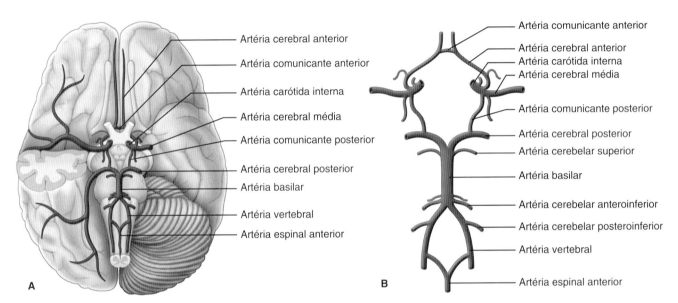

Figura 32.8 Círculo de Willis (aporte de sangue arterial para o cérebro). **A.** Sob o cérebro, observa-se o círculo de Willis. **B.** Representação esquemática do círculo de Willis.

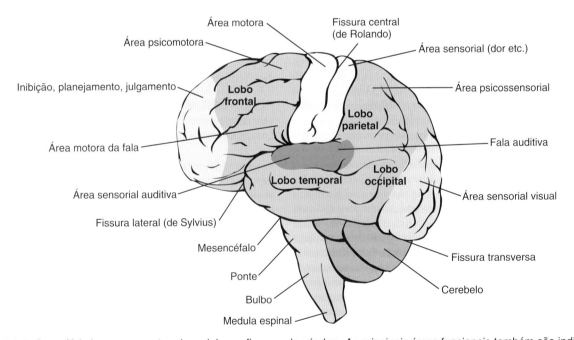

Figura 32.9 O encéfalo humano, mostrando os lobos e fissuras do cérebro. As principais áreas funcionais também são indicadas. O córtex é constituído pelo lobo frontal, lobo parietal, lobo temporal e lobo occipital.

vasólio (em geral chamada de ponte do tronco encefálico ou apenas ponte), o bulbo (ou medula oblonga) e o cerebelo.[2] A aparência geral do encéfalo é semelhante a uma haste que se estende para a parte de cima da medula espinal, com um pequeno crescimento inferior protuberante (cerebelo), que envolve a parte inferior da haste, e um grande crescimento superior protuberante (cérebro), que reveste a maior parte da porção superior da haste. O bulbo, a ponte e o mesencéfalo compõem o tronco encefálico.

Cérebro (telencéfalo)

Cada um dos dois hemisférios cerebrais (esquerdo e direito) possui uma camada de córtex que reveste a superfície. Essa camada cortical consiste em diversos tipos diferentes de neurônios com a neuróglia acompanhante, dispostos em seis camadas distintas de acordo com o tipo e a função celular. Alguns desses neurônios projetam axônios mielinizados mais profundamente para o córtex com destinações finais mais abaixo no SNC ou no córtex oposto. As áreas dos axônios mielinizados aparecem como substância branca. A substância cinzenta é constituída por corpos celulares de natureza vascular e aparência cinzenta. Profundamente em cada hemisfério, encontra-se um ventrículo lateral contendo LCR, juntamente com diversas coleções de corpos celulares, denominados núcleos da base. Os hemisférios esquerdo e direito são ligados e se comunicam entre si por meio de uma faixa transversal de substância branca, denominada corpo caloso, formado por axônios mielinizados entre cada lado do córtex. Em sua maior parte, cada hemisfério serve ao lado oposto do corpo (as fibras cruzam no SNC). Contudo, uma notável exceção é a área da fala de Broca. Essa área do córtex serve para todas as funções motoras da fala e se localiza em uma área posterolateral do lobo frontal esquerdo para todas as pessoas destras e em muitas pessoas sinistras. A lesão dessa área em um adulto provoca disfasia motora, que inclui disartria (dificuldade nas palavras faladas) e disgrafia (dificuldade nas palavras escritas).

Cada hemisfério cerebral possui quatro lobos, cujos nomes derivam dos ossos do crânio que os recobrem: frontal, parietal, temporal e occipital. As principais funções de cada lobo são as seguintes: os lobos frontais são responsáveis pela cognição de alto nível, memória e movimento motor voluntário. Os lobos parietais estão envolvidos principalmente com a sensação. Os lobos temporais são principalmente responsáveis por várias funções sensoriais, como aprendizagem, memória, emoção e estímulos visuais. Os lobos occipitais funcionam primariamente na interpretação.

Muitas áreas do cérebro atuam em conjunto para produzir a função humana coordenada. O processo de comunicação proporciona um bom exemplo dessa coordenação. A comunicação verbal depende da capacidade de interpretar a fala e traduzir o pensamento em fala. Em geral, as ideias são comunicadas entre as pessoas pela palavra, seja falada ou escrita. Com a palavra falada, o estímulo da informação sensorial ocorre através do córtex auditivo primário. Nas áreas de associação auditiva, os sons são interpretados como palavras e as palavras, como frases. Essas sentenças são então interpretadas por uma área de integração comum do córtex como pensamentos.

A área de integração comum também desenvolve os pensamentos a serem comunicados. As letras vistas pelos olhos são associadas às palavras e frases nas áreas de associação visual e, depois, são integradas no pensamento na área de integração comum. Operando em conjunto com as regiões faciais da área sensorial somestésica, a área de integração comum inicia uma série de impulsos, cada qual representando uma sílaba ou palavra, e os transmite para a área motora secundária que controla a laringe e a boca. O centro da fala, além de controlar a atividade motora da laringe e da fala, envia impulsos para o centro respiratório do córtex motor secundário para proporcionar os padrões respiratórios apropriados para o processo da fala.

Córtex

Conforme mencionado, o córtex é a camada mais superficial do cérebro. Ele é responsável por todas as funções mentais superiores, como o julgamento, a linguagem, a memória, a criatividade e o raciocínio abstrato. Ele também funciona na percepção, na localização e na interpretação de todas as sensações e orienta todas as atividades motoras voluntárias (ver Figura 32.9). Diversas áreas do córtex foram identificadas como tendo diferentes funções motoras e sensoriais, mas algumas dessas áreas também estão sendo implicadas em outras funções. Por exemplo, atualmente se sabe que a área occipital, que em geral leva os impulsos sensoriais dos olhos e os integra em imagens visuais, funciona em alguns processos de aprendizado das pessoas cegas.

Núcleos da base

Os núcleos da base funcionam em cooperação com outras regiões cerebrais mais inferiores propiciando o circuito para os movimentos corporais básicos e subconscientes. Eles proporcionam o tônus muscular basal necessário para os movimentos voluntários separados, o refinamento e a coordenação nas funções dos antagonistas musculares e os movimentos rítmicos automáticos básicos subconscientes envolvidos na deambulação e no equilíbrio. As lesões dos núcleos da base produzem diversas anormalidades clínicas, como a coreia, o hemibalismo e a doença de Parkinson.

Diencéfalo

O diencéfalo, uma importante divisão do cérebro, reside abaixo dos hemisférios cerebrais. O diencéfalo é uma estrutura pareada em cada lado do terceiro ventrículo, diretamente acima do tronco encefálico. As áreas mais importantes do diencéfalo são o tálamo e o hipotálamo, descritos nas seções seguintes. O subtálamo é a porção ventral do tálamo, e o epitálamo é uma área que contém a glândula pineal, que parece desempenhar um papel importante nos ritmos diurnos (Figura 32.10).

Tálamo

O tálamo (ver Figura 32.10) funciona como um centro de retransmissão sensorial e motor. Isto é, seus neurônios recebem os impulsos sensoriais dos neurônios que fazem sinapse que se originam em níveis mais inferiores na medula espinal ou no tronco encefálico e retransmitem o estímulo sensorial, inclusive a visão, o som e o toque, até o córtex sensorial. O tálamo também funciona na percepção global de determinadas sensações, mais notadamente da dor. A localização separada e os detalhes perceptuais mais finos das sensações são funções corticais, porém a consciência ocorre nas áreas talâmicas e, até mesmo, mesencefálicas. Finalmente, o tálamo está envolvido nos sistemas de ativação reticular (SAR), o sistema neural que promove a vigília e a consciência e, possivelmente, alguns aspectos da atenção.

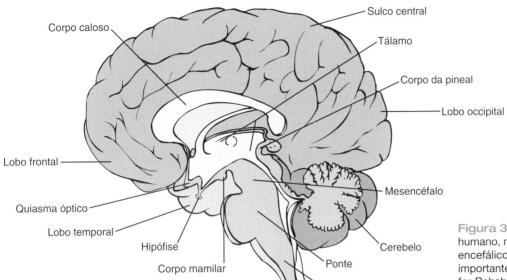

Figura 32.10 Visão lateral do encéfalo humano, mostrando as partes do tronco encefálico, o cerebelo e outros marcos importantes. (De Cohen H: Neuroscience for Rehabilitation, 2nd ed. Philadelphia, PA: Lippincott Williams & Wilkins, 1999.)

Hipotálamo

O hipotálamo é o local da interação neuroendócrina. Desempenha um papel no controle da função visceral, autônoma, endócrina e emocional. É conectado à formação reticular do tronco encefálico, bem como ao diencéfalo, ao córtex e à hipófise (pituitária). Essa região do encéfalo também contém alguns dos centros para a estimulação parassimpática e simpática coordenada, bem como aqueles para a regulação da temperatura, do apetite, do equilíbrio hídrico pelo hormônio antidiurético (ADH) e de determinadas atividades psicobiológicas rítmicas (p. ex., sono).

Tronco encefálico

Uma importante subdivisão do encéfalo, o tronco encefálico consiste no mesencéfalo, na ponte e no bulbo e contém os centros de controle respiratório e autônomo, bem como muitos tratos de axônios motores mielinizados que estão seguindo o seu trajeto para baixo até a medula espinal, ou axônios sensoriais que passam por seu trajeto para cima até o tálamo. Além disso, as áreas do tronco encefálico são importantes na coordenação das atividades do cerebelo com o restante do encéfalo. Da mesma forma, 10 dos 12 nervos cranianos originam-se nessa área (Figura 32.11).

Mesencéfalo

O mesencéfalo localiza-se entre o diencéfalo e a ponte. Ele contém o aqueduto cerebral (de Sylvius), muitos tratos de fibras nervosas ascendentes e descendentes (substância branca) e os centros para os impulsos nervosos auditivos e visualmente estimulados. O núcleo de Edinger-Westphal no mesencéfalo contém os centros de reflexo autônomos para as acomodações pupilares à luz. Ele recebe fibras sensoriais da retina por meio do nervo craniano II e envia os impulsos motores por meio das fibras simpáticas e parassimpáticas (nervo craniano III) para os músculos lisos da íris. A acomodação pupilar prejudicada significa que pelo menos um desses estímulos aferentes ou eferentes está comprometido ou que o mesencéfalo está sofrendo uma agressão (com frequência, devido a herniação tentorial ou acidente vascular cerebral). O nervo craniano IV também se origina no mesencéfalo.

Ponte

A ponte localiza-se entre o mesencéfalo e o bulbo, possuindo corpos celulares das fibras contidos nos nervos cranianos V, VI, VII e VIII. Ela contém os centros respiratórios e as fibras do trato que conectam os centros superiores e inferiores, incluindo o cerebelo.

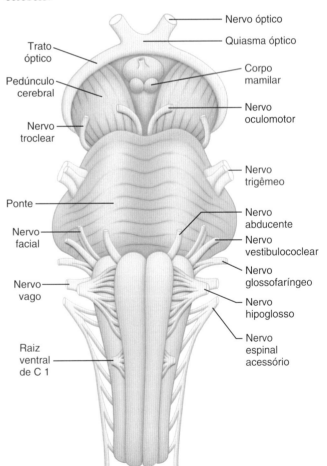

Figura 32.11 Superfície anterior do tronco encefálico, mostrando a origem e a entrada da maioria dos nervos cranianos.

Bulbo

O bulbo (medula oblonga) situa-se entre a ponte e a medula espinal. Ele contém os centros que regulam as funções vitais, como a respiração, a frequência cardíaca e o tônus vasomotor, bem como os centros para os comportamentos dos reflexos de deglutição, vômito, náuseas, tosse e espirro. Ele também contém o quarto ventrículo. Os nervos cranianos IX, X, XI e XII originam-se no bulbo. O comprometimento de qualquer uma das funções vitais ou reflexos que envolvam esses nervos cranianos sugere lesão medular.

Sistemas do tronco encefálico funcionalmente integrados

Quatro redes de neurônios no tronco encefálico devem ser mencionadas. Elas são os sistemas integrados responsáveis por postura e equilíbrio, consciência, reações emocionais e sono.[3]

■ Formação bulborreticular

A formação bulborreticular é uma rede de neurônios no tronco encefálico que ajuda a manter o equilíbrio e a postura ereta. Essa área recebe as informações sensoriais de diversas fontes, incluindo os receptores sensoriais periféricos que são retransmitidos da medula espinal, cerebelo, aparelho vestibular da orelha interna, córtex motor e núcleos da base. Portanto, a formação bulborreticular é uma rede integradora das informações sensoriais e informações motoras que tem a ver com a postura corporal e o equilíbrio. O estímulo da formação bulborreticular viaja para baixo pelas fibras descendentes até os neurônios internunciais na medula espinal, os quais fazem sinapse com os neurônios motores. Esse estímulo altera o tônus dos músculos que mantêm o equilíbrio e a postura ereta, bem como as posições das principais regiões do corpo (tronco, membros) necessárias para o desempenho das ações distintas (p. ex., escrever sobre a mesa, caminhar).

■ Sistema de ativação reticular

O SAR é um sistema de fibras nervosas ascendentes que se origina no mesencéfalo e no tálamo. O SAR é estimulado por impulsos sensoriais de diversas origens. Estes incluem o impulso oriundo dos nervos cranianos óptico e acústico, impulsos somestésicos da coluna dorsal e das vias espinotalâmicas e de fibras originárias do córtex. Por conseguinte, o SAR é um sistema integrador que recebe as informações sensoriais relativas à luz, ao som e ao tato que podem indicar uma necessidade de estado de alerta. O débito excitatório do SAR estende-se a uma variedade de centros superiores, incluindo o córtex. Dessa maneira, o SAR pode estimular esses centros a manter o estado de alerta. A estimulação do córtex pelo SAR parece ser a principal base fisiológica para a consciência, o estado de alerta e a atenção a vários estímulos ambientais. A atividade diminuída do SAR produz a diminuição do nível de alerta ou dos níveis de consciência, inclusive estupor e coma. A inativação do SAR pode resultar de qualquer fator que interrompa a entrada de uma quantidade crítica de estímulos sensoriais ou de qualquer comprometimento que impeça que as fibras do SAR enviem impulsos ao córtex.

■ Sistema límbico

O hipotálamo, o giro cingulado do córtex, a amígdala e o hipocampo nos lobos temporais e o septo e os tratos de fibras nervosas de interconexão entre essas áreas compreendem uma unidade funcional do encéfalo chamada de sistema límbico. Esse sistema proporciona um substrato neural para as emoções (p. ex., terror, prazer intenso, erotismo). Essa região do encéfalo está envolvida na experiência emocional e no controle do comportamento relacionado com a emoção. Da mesma forma, é aqui que as vias neurais propiciam uma conexão entre as funções cerebrais superiores e as atividades endócrinas ou autônomas.

■ Centros do sono

A liberação da serotonina armazenada dos terminais axônicos em diencéfalo, bulbo, tálamo e em uma pequena área prosencefálica, coletivamente chamados de DMTP (ou DMTF; do inglês, *diencephalon, medulla, thalamus, small forebrain area*), resulta na inativação do SAR e na ativação do DMTP. A atividade do DMTP resulta nos quatro estágios do sono. Durante os estágios III e IV do sono, a atividade parassimpática (com as frequências cardíaca e respiratória diminuídas, e assim por diante) predomina, e ocorrem o sonambulismo, o falar dormindo e a enurese noturna.

Descargas rítmicas (cerca de quatro a oito vezes por noite, de 10 a 20 minutos por episódio) provenientes dos núcleos pontinos durante o sono resultam no sono de movimento ocular rápido, durante o qual aproximadamente 80% de todos os sonhos acontecem e em que predomina a atividade do sistema nervoso simpático. Com base na ritmicidade circadiana e nos níveis cerebrais decrescentes de serotonina, o SAR é reativado pela manhã, depois de 6 a 8 horas de sono. Ver Capítulo 2, Quadro 2.1, para uma revisão dos estágios e das características do sono.

Cerebelo

O cerebelo (ver Figura 32.10) está localizado exatamente superior e posterior ao bulbo. Ele recebe "amostras" de todos os estímulos sensoriais somestésicos ascendentes e de todos os impulsos motores descendentes. O uso dessas conexões possibilita que o cerebelo compatibilize os estímulos motores pretendidos (antes que eles alcancem os músculos) com os dados sensoriais reais. Isso garante uma compatibilização ótima para a "intenção" motora voluntária com a ação motora real, com tempo para alterar a mensagem motora no caso de erro. Ele envia suas próprias mensagens para os núcleos da base e córtex e para regiões do tronco encefálico.

O cerebelo produz as ações finas dos músculos esqueléticos, contínuas, harmoniosas e coordenadas; para manter o equilíbrio; e para controlar a postura sem nenhuma oscilação ou movimento descompensado ou em contratura. O cerebelo também está envolvido no aprendizado motor e é responsável pelas atividades reflexas que acontecem quando o aprendizado motor está completo, como a correção do equilíbrio da pessoa ao andar de bicicleta. A doença cerebelar pode produzir sintomas típicos, dos quais os mais proeminentes são os distúrbios da marcha, ataxia do equilíbrio (estabilidade excessiva ou deficiente da marcha), incapacidade de realizar movimentos repetitivos rápidos e tremores intencionais característicos.

Medula espinal

A medula espinal localiza-se dentro do canal vertebral para a sua proteção contra lesões traumáticas. As estruturas ósseas da coluna, juntamente com as do crânio, constituem um mecanismo de proteção para as delicadas estruturas do SNC (ver Figuras 32.5 e 32.12). A coluna vertebral é composta de 33 vértebras: 7 cervicais, 12 torácicas, 5 lombares, 5 sacrais (fundidas em uma) e 4 coccígeas (também fundidas em uma). Cada vértebra é composta de duas partes essenciais: um corpo anterior e um arco posterior, que forma um anel protetor (forame vertebral) ao redor da medula espinal. O arco possui dois pedículos e duas lâminas para sustentar sete processos (quatro articulares, dois transversos e um espinhoso), sobre os quais podem inserir-se músculos e ligamentos (Figura 32.13). A primeira vértebra cervical, o atlas, sustenta o peso da cabeça, articulando-se com o osso occipital do crânio. A segunda vértebra cervical, o áxis, possui uma projeção perpendicular, denominada dente do áxis, sobre a qual repousa o atlas, possibilitando a rotação lateral da cabeça (Figura 32.14).

Além das estruturas ósseas da coluna vertebral, os ligamentos e os discos intervertebrais também protegem a medula espinal, proporcionando sustentação e estabilidade à coluna vertebral. O ligamento longitudinal anterior e o ligamento longitudinal posterior mantêm os discos e os corpos vertebrais

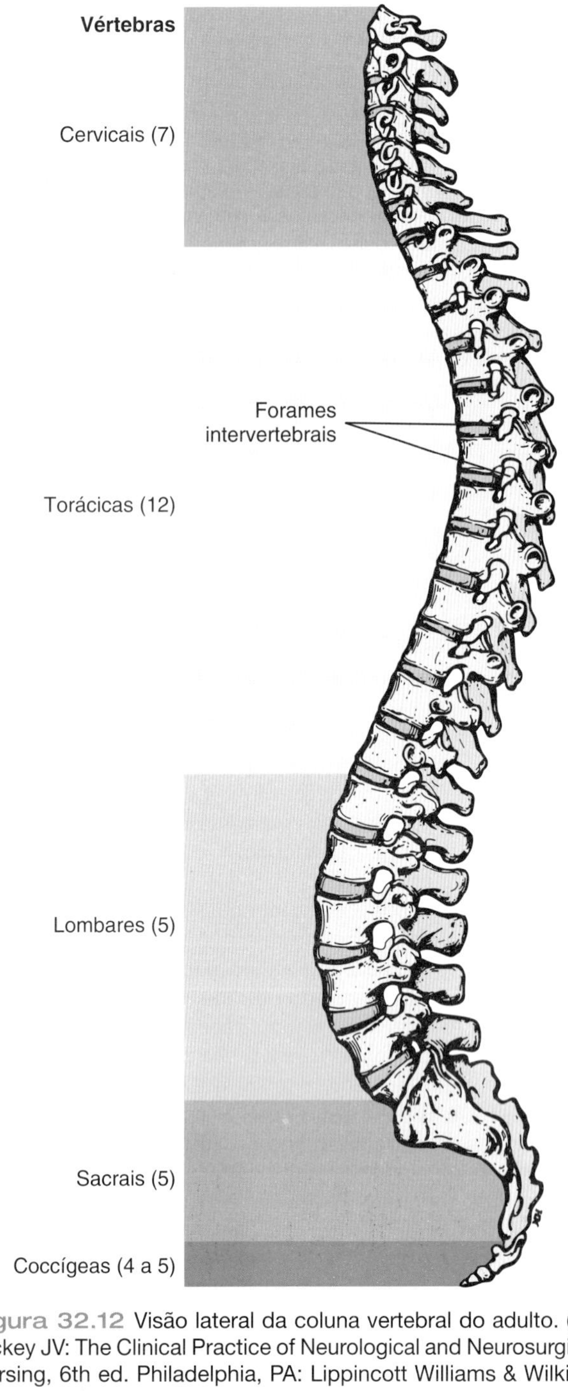

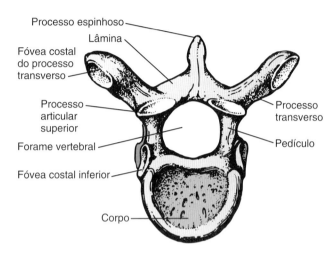

Figura 32.13 A sexta vértebra torácica com suas características anatômicas. O forame vertebral é o local da medula espinal, e os processos espinhoso e transverso atuam como locais para a fixação dos músculos. Os processos articulares formam articulações sinoviais entre as vértebras. O corpo vertebral é oposto aos discos intervertebrais superior e inferior. (De Hickey JV: The Clinical Practice of Neurological and Neurosurgical Nursing, 6th ed. Philadelphia, PA: Lippincott Williams & Wilkins, 2009, p 416.)

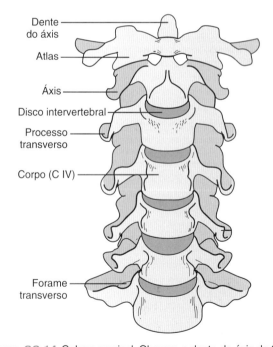

Figura 32.12 Visão lateral da coluna vertebral do adulto. (De Hickey JV: The Clinical Practice of Neurological and Neurosurgical Nursing, 6th ed. Philadelphia, PA: Lippincott Williams & Wilkins, 2009, p 48.)

Figura 32.14 Coluna cervical. Observe o dente do áxis de C II e o atlas, C I, posicionado na parte superior de C II. (Adaptada de Hickey JV: The Clinical Practice of Neurological and Neurosurgical Nursing, 6th ed. Philadelphia, PA: Lippincott Williams & Wilkins, 2009, p 50.)

em sua posição. Os discos intervertebrais são estruturas fibrocartilaginosas, em forma de disco, que se localizam entre os corpos vertebrais, desde a segunda vértebra cervical até o sacro. Esses discos, que atuam como absorventes de choque entre as vértebras, possuem uma parte central, conhecida como núcleo pulposo, que é circundada por uma cápsula fibrosa, denominada anel fibroso (Figura 32.15).

A medula espinal estende-se para baixo e ocupa o canal vertebral até as proximidades da segunda vértebra lombar no adulto. Em toda a extensão da coluna vertebral, existe um par de nervos espinais entre as vértebras adjacentes em seu respectivo nível (p. ex., C V, T XI, L I, S I). No entanto, como a medula é mais curta que a coluna vertebral, o nível da medula que origina determinado par de nervos espinais está acima da vértebra desse nível. Por exemplo, os dois nervos espinais que saem da coluna vertebral entre as vértebras L IV e L V precisam viajar para baixo no canal neural desde o nível da medula L 4, que, na realidade, está mais elevado, aproximadamente no nível vertebral de T XII. Abaixo do ponto em que a medula termina, o canal neural é preenchido com nervos espinais descendentes, coletivamente conhecidos como cauda equina, que saem do canal neural na vértebra correspondente ao nível da medula do qual eles se originam (Figura 32.16). Como os neurônios ocupam menos espaço no canal nos níveis lombares inferiores, é aqui que as punções espinais podem ser realizadas com segurança. Esse fato anatômico também explica por que as lesões das vértebras lombares e torácicas inferiores podem produzir comprometimento em níveis corporais desproporcionalmente inferiores.

Dentro da medula, situam-se as fibras sensoriais ascendentes e as fibras motoras descendentes, muitas das quais são mielinizadas e aparecem como a substância branca. Os interneurônios e os corpos celulares nervosos e dendritos dos neurônios motores autônomos de primeira ordem e somáticos de segunda ordem (voluntários) não são mielinizados e aparecem como substância cinzenta. A área central da medula contém os corpos das células nervosas e neurônios internunciais (*i. e.*, células nervosas totalmente contidas na medula) e também aparece como substância cinzenta. A substância cinzenta possui projeções ventrais e dorsais esquerdas e direitas, que lhe conferem uma aparência em forma de "H" (Figura 32.17). Os corpos dos neurônios motores que inervam os músculos esqueléticos localizam-se nos cornos ventrais. Os corpos celulares dos neurônios pré-ganglionares simpáticos situam-se nas projeções ou cornos laterais esquerdo e direito da substância cinzenta, designados como coluna de células intermediolaterais nas porções torácica e lombar superior da medula.

É importante perceber que a medula espinal realmente é uma extensão do encéfalo e contém muitas funções de integração e de processamento. Por exemplo, a substância gelatinosa contém terminações nervosas dos neurônios descendentes, bem como interneurônios, que agem para moderar os impulsos dolorosos ascendentes (ver seção "Dor").

Sistema nervoso periférico

O SNP consiste nos 12 pares de nervos cranianos e nos 31 pares de nervos espinais, além de incluir todas as estruturas nervosas que se situam fora da pia-máter da medula espinal e do tronco encefálico. As partes do SNP dentro do canal espinal e ligadas às superfícies ventrais e dorsais da medula são chamadas de raízes nervosas espinais. Aquelas ligadas à superfície ventrolateral do tronco encefálico são as raízes dos nervos cranianos.

Funcionalmente, o SNP é separado nas divisões sensorial e motora. A divisão sensorial inclui os neurônios sensoriais que inervam a pele, músculos, articulações e vísceras e fornecem para o SNC as informações sensoriais sobre o ambiente dentro e fora do corpo. A divisão motora inclui os neurônios motores que inervam os músculos esqueléticos e o sistema nervoso autônomo (SNA) que inerva os músculos liso e cardíaco e as glândulas. O SNA é responsável por regular as funções contínuas de muitos sistemas orgânicos, como a pressão arterial, a frequência cardíaca e a atividade gastrintestinal.

Nervos cranianos

Os 12 pares de nervos cranianos suprem as fibras motoras e sensoriais em sua maior parte para as estruturas da cabeça, pescoço e parte superior das costas, embora o nervo craniano X, o nervo vago, inerve as vísceras até aproximadamente o nível da cintura (Tabela 32.1). A maioria dos nervos cranianos origina-se no tronco encefálico (ver Figura 32.11), excetuando-se os nervos cranianos I e II, que se originam no diencéfalo.

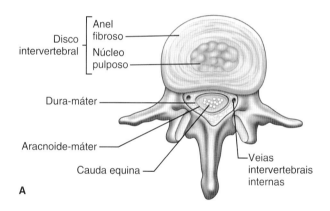

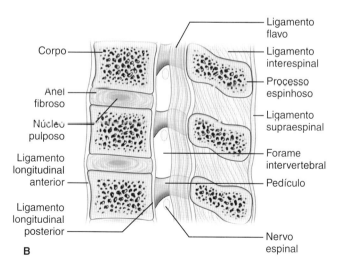

Figura 32.15 **A.** Terceira vértebra lombar vista de cima, mostrando o disco intervertebral. **B.** Corte sagital através de três vértebras lombares, mostrando os ligamentos e os discos intervertebrais. (Adaptada de Hickey JV: The Clinical Practice of Neurological and Neurosurgical Nursing, 6th ed. Philadelphia, PA: Lippincott Williams & Wilkins, 2009, p 49.)

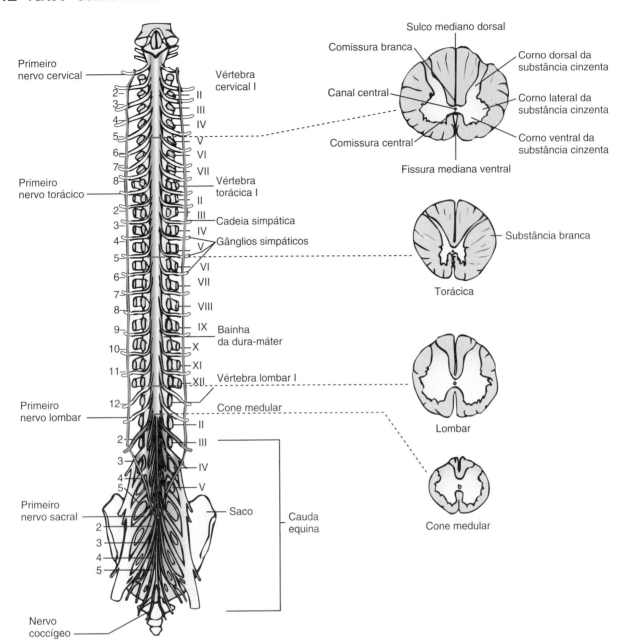

Figura 32.16 A medula espinal dentro do canal vertebral. O canal espinal e as meninges foram abertos. Os nervos espinais e as vértebras são numerados à esquerda. Os cortes cruzados (transversais) com variações regionais na substância cinzenta e as proporções crescentes da substância branca, à medida que a medula espinal ascende, aparecem à direita. (Adaptada de Hickey JV: The Clinical Practice of Neurological and Neurosurgical Nursing, 6th ed. Philadelphia, PA: Lippincott Williams & Wilkins, 2009, p 69.)

Os nervos cranianos são classificados em sensoriais, motores ou mistos (conduzindo sinais tanto sensoriais quanto motores). Eles trazem os estímulos originários dos sentidos especiais (visão, audição, olfato) e os estímulos sensoriais somáticos da face e cabeça para o encéfalo. Eles também enviam comandos motores aos músculos e glândulas da cabeça e pescoço para controlar a expressão facial, os movimentos oculares, os movimentos das estruturas na boca e garganta, os movimentos da cabeça e pescoço e as funções autônomas dos olhos, das glândulas salivares e das vísceras no tórax e parte superior do abdome. A maioria dos nervos cranianos contém fibras de mais de um tipo funcional; assim, muitos nervos cranianos estão associados a mais de um núcleo no tronco encefálico (ver Tabela 32.1).

Nervos espinais

Os nervos espinais ligam-se à medula espinal em pares; existem 8 pares de nervos espinais cervicais, 12 pares torácicos, 5 lombares, 5 sacrais e 1 coccígeo (ver Figura 32.16). Na coluna cervical, os nervos espinais saem acima das vértebras. Em C VII, um nervo espinal adicional sai abaixo de C VII, dando origem ao nervo espinal C8. Todos os demais nervos espinais (i. e., os nervos torácicos, lombares, sacrais e coccígeo) saem abaixo das vértebras. Os nervos espinais contêm fibras tanto sensoriais quanto motoras. Cada nervo espinal se liga à medula por uma raiz dorsal e uma ventral. A raiz dorsal aloja os corpos dos neurônios sensoriais. Os axônios motores, cujos corpos celulares se encontram na substância cinzenta do corno ventral da medula, atravessam a raiz ventral. Dessa maneira, a lesão da

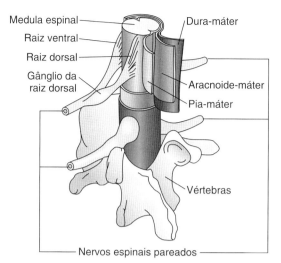

Figura 32.17 Medula espinal e meninges. (De Porth CM: Pathophysiology: Concepts of Altered Health States, 8th ed. Philadelphia, PA: Wolters Kluwer Health: Lippincott Williams & Wilkins, 2009, p 1211.)

raiz dorsal pode prejudicar a função sensorial sem comprometer a função motora, e vice-versa. No entanto, uma lesão de nervo espinal distal às raízes pode lesionar o funcionamento sensorial e motor. Um dermátomo é a área da pele inervada pelas fibras sensoriais de determinado nervo espinal que sai de determinado segmento da medula espinal (ver Capítulo 37, Figura 37.3).

Divisão sensorial

A divisão sensorial do sistema nervoso é composta de receptores sensoriais, neurônios sensoriais cujos axônios formam vias sensoriais e áreas perceptivas do encéfalo.

■ Sensações e receptores sensoriais

Com frequência, as sensações são divididas nos sentidos especiais (p. ex., visão, audição e olfato) e naquelas denominadas sensações somestésicas (p. ex., dor, tato e estiramento). Nesta seção, apenas as sensações somestésicas são debatidas. Certas sensações fornecem informações a respeito, por exemplo, da posição do corpo e das condições dos ambientes externo e interno. Elas são chamadas de sensações proprioceptivas, exteroceptivas e viscerais, respectivamente.

As sensações proprioceptivas descrevem o estado da posição física do corpo, como tensão muscular, extensão ou flexão das articulações, tensão dos tendões e pressão profunda nas partes pendentes, como os pés, enquanto alguém está em pé, ou as nádegas, enquanto uma pessoa está sentada. As sensações exteroceptivas monitoram as condições na superfície do corpo, como a temperatura e a dor.

As sensações viscerais são similares às sensações exteroceptivas, exceto pelo fato de que elas se originam de dentro do corpo e monitoram a dor, a pressão e a plenitude dos órgãos internos.

Os receptores sensoriais para as sensações somestésicas são basicamente dendritos, que podem ter a forma de terminações nervosas livres ou receptores especializados. As terminações

Tabela 32.1 Nervos cranianos.

Nervo craniano	Trato(s)	Função	Local de origem
I. Olfatório	Sensorial	Sentido do olfato	Diencéfalo
II. Óptico	Sensorial	Visão	Diencéfalo
III. Oculomotor	Parassimpático Motor	Constrição pupilar Elevação da pálpebra superior e quatro dos seis movimentos extraoculares	Mesencéfalo
IV. Troclear	Motor	Movimento para baixo e medial do olho (músculo oblíquo superior)	Mesencéfalo
V. Trigêmeo	Motor Sensorial	Músculos da mastigação e abertura da mandíbula Sensação tátil da córnea, mucosas nasal e oral e pele facial	Ponte
VI. Abducente	Motor	Desvio lateral do olho (músculo reto lateral)	Ponte

(continua)

Tabela 32.1 Nervos cranianos. (*Continuação*)

Nervo craniano	Trato(s)	Função	Local de origem
VII. Facial	Parassimpático	Secretor de saliva e lágrimas	Ponte
	Motor	Movimento da fronte, pálpebras, bochechas, lábios, orelhas, nariz e pescoço para produzir a expressão facial e fechar os olhos	
	Sensorial	Sensação tátil nas regiões da orelha externa, do meato acústico e da membrana timpânica externa	
		Sensação do paladar nos dois terços anteriores da língua	
VIII. Vestibulococlear	Sensorial	*Ramo vestibular:* Equilíbrio *Ramo coclear:* Audição	Ponte
IX. Glossofaríngeo	Parassimpático	Salivação	Bulbo
	Motor	Músculos voluntários para a deglutição e a fonação	
	Sensorial	Sensação da faringe, palato mole e terço posterior da língua	
		A estimulação provoca o reflexo faríngeo (do vômito)	
X. Vago	Parassimpático	Atividade autônoma das vísceras do tórax e abdome	Bulbo
	Motor	Atividade involuntária dos músculos viscerais do coração, dos pulmões e do sistema digestório	
		Inervação dos músculos estriados do palato mole, da laringe e da faringe para deglutição voluntária	
	Sensorial	Sensação do canal auditivo, da faringe, da laringe e das vísceras de tórax e abdome	
XI. Acessório	Motor	Movimentos dos músculos esternocleidomastóideo e trapézio	Bulbo
XII. Hipoglosso	Motor	Movimentos da língua	Bulbo

Ilustrações de Evans MJ: Neurologic Neurosurgical Nursing, 2nd ed. Springhouse, PA: Springhouse, 1995, pp 7-8.

nervosas livres são nada mais do que pequenas ramificações filamentosas dos dendritos. Elas detectam as sensações rudes do tato, dor, calor e frio. A exatidão é rudimentar porque diferentes neurônios apresentam distribuições sobrepostas de seus dendritos. Essas terminações nervosas são as mais amplamente distribuídas e as mais numerosas dos receptores sensoriais e realizam as funções discriminatórias gerais. Os receptores sensoriais mais especializados discriminam diferenças muito discretas nos graus de tato, dor, calor e frio. Na realidade, os órgãos terminais exteroceptivos especiais para detectar o toque suave, calor e frio diferem estruturalmente um do outro e são específicos em suas funções. A base fisiológica para essa função específica não foi estabelecida, mas supõe-se que se baseie em algum efeito físico específico sobre o próprio receptor.

A sensação dos órgãos internos pode advir de receptores sensoriais especializados, como os barorreceptores e quimiorreceptores que residem nas paredes arteriais, ou de receptores de estiramento nos esfíncteres. Em contrapartida, a dor visceral é o resultado da estimulação das terminações nervosas sensoriais desmielinizadas desnudas, em geral por estiramento, como pode acontecer durante o edema ou distensão, ou por pressão sobre o órgão, como pode acontecer com a compressão por um tumor. Para os receptores viscerais tanto especializados quanto inespecíficos, as fibras sensoriais fazem trajeto dentro dos nervos autônomos (simpáticos e parassimpáticos) de volta para os centros do SNC que estão intimamente associados às respostas motoras autônomas. Por esse motivo, essas fibras sensoriais são por vezes referidas como fibras aferentes autônomas. Este é um nome um tanto enganoso porque o SNA é simplesmente um sistema motor (ver adiante), e o nome refere-se apenas à localização anatômica das fibras sensoriais dentro dos nervos que também carregam fibras motoras autônomas.

A estimulação de um receptor sensorial inicia uma descarga elétrica (potencial gerador) que despolariza o dendrito sensorial, fazendo com que uma série de impulsos nervosos viaje ao longo do dendrito sensorial até o corpo celular. Conforme mencionado, o corpo do neurônio sensorial está contido no gânglio da raiz dorsal fora da medula espinal. O neurônio sensorial envia axônios para a medula espinal (ou encéfalo no caso dos nervos cranianos), onde faz sinapse com os neurônios de projeção no encéfalo ou na medula espinal, os quais transportam os impulsos para os centros apropriados no encéfalo, inclusive o tálamo, onde a sensação pode ser finalmente percebida de modo consciente. O neurônio de projeção pode fazer sinapse no tálamo com outro neurônio, o qual retransmite o impulso sensorial para o córtex sensorial.

Quando a sensação estimula em primeiro lugar o receptor sensorial na periferia, há uma sequência de impulsos; se o estímulo persiste, a frequência dos impulsos transmitidos começa a diminuir. Todos os receptores sensoriais mostram esse fenômeno de adaptação em graus variados e em diferentes frequências. As adaptações ao toque suave e à pressão acontecem em alguns segundos, enquanto a dor e as sensações proprioceptivas adaptam-se muito pouco, ou nada, e a uma velocidade muito baixa. Essa adaptação resulta no fato de não estarmos cientes do toque de nossas roupas em nossa pele ou da pressão sobre nossas nádegas enquanto estamos sentados. A determinação da intensidade sensorial é feita em uma base relativa, não absoluta.

Embora existam receptores estruturalmente diferentes para detectar cada tipo de sensação, a área do encéfalo para a qual a informação é transmitida determina a modalidade, ou tipo de sensação, que uma pessoa percebe. O tálamo e o córtex sensorial atuam em conjunto para atribuir várias qualidades sensoriais e intensidades às informações do impulso nervoso que recebem.

■ **Vias sensoriais**

Conforme já mencionado, os neurônios sensoriais que penetram na medula espinal fazem sinapse com os neurônios de projeção que transportam as informações sensoriais para cima na medula espinal. Existem inúmeras vias pelas quais as informações sensoriais são transmitidas para cima pela medula através dos axônios dos neurônios de projeção. Dependendo do tipo de receptor somestésico envolvido, as fibras dos neurônios sensoriais, ao entrarem na medula, podem exercer uma das três seguintes atividades.

Em primeiro lugar, elas podem enviar axônios para cima até o bulbo no mesmo lado do corpo que o receptor sensorial. Esse trato de axônios mielinizados (substância branca) é chamado de coluna dorsal. No bulbo, os neurônios sensoriais fazem sinapse com os neurônios de projeção que cruzam para o lado oposto do encéfalo e viajam até o tálamo. Esse trato é chamado de lemnisco medial (Figura 32.18). Ele é usado para a condução dos impulsos originários da estimulação de proprioceptores articulares, musculares e tendinosos; de receptores sensíveis à vibração; e de receptores na pele envolvidos na localização exata do toque.

Em segundo lugar, os neurônios sensoriais podem fazer sinapse imediatamente ao entrarem na medula com os neurônios de projeção, os quais atravessam para o lado oposto da medula. As fibras originárias desses neurônios de projeção viajam então para cima na substância branca da medula espinal até o tálamo. Essa é a chamada via espinotalâmica (ver Figura 32.18). Ela conduz impulsos relacionados com a dor, a temperatura, o toque mal localizado e as sensações dos órgãos sexuais. A via coluna dorsal–lemnisco medial e a via espinotalâmica envolvem o cruzamento das informações sensoriais de cada lado do corpo para o lado oposto do SNC. Portanto, as sensações em cada lado do corpo são percebidas pelo tálamo e córtex sensorial no lado oposto. No tálamo, os neurônios das vias da coluna dorsal e espinotalâmica fazem sinapse com outros neurônios que transmitem impulsos para a área apropriada do córtex sensorial. Por causa de sua destinação final no córtex, os impulsos de ambas as vias dão origem às sensações conscientemente percebidas.

Em terceiro lugar, determinados neurônios sensoriais podem fazer sinapse com um neurônio de projeção que pertence à via espinocerebelar. Os neurônios espinocerebelares não atravessam para o outro lado. Eles transportam os impulsos apenas até o cerebelo (e, possivelmente, para a porção inferior do tronco encefálico). Essa via transporta os impulsos que se originam da estimulação dos proprioceptores articulares, musculares e tendinosos. Como essa via termina no cerebelo, ela transmite as informações sensoriais que não são percebidas de maneira consciente. Em lugar disso, esses dados são usados em ajustes posturais reflexos.

Divisão motora e junção neuromuscular

A divisão motora compreende as áreas do encéfalo, tratos de fibras descendentes e neurônios motores envolvidos na produção ou alteração do movimento ou no ajuste do tônus dos músculos esqueléticos, cardíaco e lisos, bem como na regulação das secreções das várias células glandulares exócrinas e determinadas células glandulares endócrinas. Os tecidos muscular e glandular são referidos como os órgãos efetores desse sistema.

A divisão motora pode ser separada com base nos neurônios motores e órgãos efetores nas partes somática e autônoma (Figura 32.19). A primeira envolve os músculos esqueléticos e os neurônios motores que os inervam. A última é composta do músculo liso, músculo cardíaco e células glandulares, mais as fibras simpáticas e parassimpáticas que os inervam.

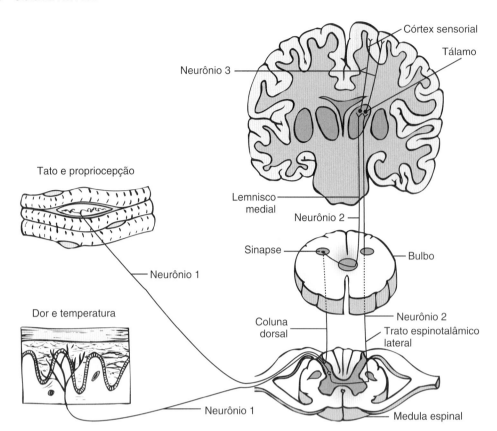

Figura 32.18 Vias dos tratos ascendentes. Os neurônios sensoriais penetram na medula espinal no corno dorsal. Os axônios dos neurônios sensoriais para o tato e a propriocepção ascendem nas colunas dorsais até o bulbo, onde fazem sinapse com os neurônios de projeção de segunda ordem que cruzam (decussam) para o lado oposto antes de ascenderem até o tálamo no trato chamado de lemnisco medial. Os neurônios de primeira ordem para a dor e a temperatura entram na substância cinzenta dorsal da medula espinal, onde fazem sinapse com os neurônios de projeção de segunda ordem que cruzam para o lado oposto e ascendem no trato espino-talâmico lateral até o tálamo. Os neurônios de terceira ordem conectam ambas as vias desde o tálamo até o córtex sensorial.

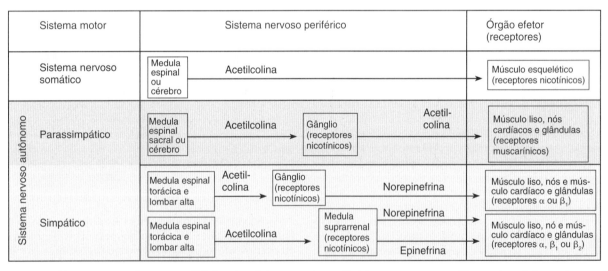

Figura 32.19 Uma comparação entre as divisões dos sistemas motores. O sistema nervoso somático envia axônios motores colinérgicos desde a medula espinal ou cérebro até os músculos esqueléticos. A acetilcolina liberada desses terminais axônicos liga-se aos receptores nicotínicos nos músculos esqueléticos para provocar a contração. O SNA é composto das divisões parassimpática e simpática. Para ambas as divisões, os neurônios colinérgicos pré-ganglionares originam-se no cérebro ou na medula espinal e enviam seus axônios até os gânglios na periferia, onde fazem sinapse com os neurônios pós-ganglionares que possuem receptores nicotínicos ganglionares. Os neurônios pós-ganglionares da divisão parassimpática são colinérgicos e fazem sinapse com os receptores muscarínicos nos órgãos terminais. Os neurônios pós-ganglionares da divisão simpática são noradrenérgicos e fazem sinapse com os receptores α ou β_1 nos órgãos terminais. A medula suprarrenal é inervada por neurônios simpáticos pré-ganglionares. A acetilcolina liberada por esses neurônios liga-se aos receptores ganglionares nicotínicos nas células da medula suprarrenal, fazendo com que elas liberem norepinefrina e epinefrina para a corrente sanguínea.

■ **Divisão motora somática**

A Figura 32.20 demonstra os principais tratos de fibras descendentes das áreas motoras do córtex. O mais proeminente desses tratos é o corticospinal, frequentemente chamado de trato piramidal, porque ele se origina dos corpos celulares em forma de pirâmide no córtex. O trato corticospinal é intensamente mielinizado e aparece como substância branca no encéfalo e na medula espinal. As fibras cruzam para o lado oposto em uma área do bulbo referida como decussação (cruzamento) das pirâmides. Existem vários outros tratos motores que se originam no córtex ou no cerebelo. Esses tratos podem fazer o cruzamento no encéfalo ou nos centros medulares. Por fim, as fibras motoras advindas do encéfalo estimulam os neurônios motores somáticos, cujos corpos celulares se localizam no corno anterior (ventral) da substância cinzenta na medula espinal. Os axônios desses neurônios motores viajam dentro dos nervos espinais e terminam na junção neuromuscular, a sinapse entre o axônio do neurônio motor somático e a célula muscular. Quando um neurônio motor despolariza, ocorre liberação de acetilcolina na sinapse, na junção neuromuscular. A acetilcolina liga-se a receptores nicotínicos na membrana dos músculos esqueléticos, provocando despolarização da célula muscular, o que estimula a contração.

A Figura 32.20 também mostra vários tratos extrapiramidais (que não fazem parte dos tratos piramidais [corticospinais]) que se originam dos centros do tronco encefálico (p. ex., formação bulborreticular, mesencéfalo). Alguns desses tratos fazem cruzamento, outros não. As fibras nesses tratos descem pela medula espinal e, por fim, estimulam neurônios motores somáticos, que estimulam a contração dos músculos esqueléticos, ou outros neurônios motores (eferentes gama), que alteram as tensões das organelas dos receptores de estiramento (fusos musculares) nos músculos esqueléticos. A alteração da tensão do fuso provoca um arco reflexo espinal, que modifica eficientemente o tônus da musculatura esquelética. Essas vias extrapiramidais conduzem impulsos que produzem as alterações coordenadas automáticas no tônus e movimento dos músculos esqueléticos, que são necessários para os movimentos motores grosseiros (p. ex., deambulação), bem como para a postura apropriada para a condução dos movimentos mais finos (p. ex., sentar em uma escrivaninha com o braço flexionado para escrever).

Na Figura 32.20 não são mostrados os tratos de fibras descendentes que estimulam os neurônios motores responsáveis pelo movimento dos músculos esqueléticos da cabeça (p. ex., língua, face, mandíbula). O padrão geral e o transmissor mioneural são os mesmos, exceto pelo fato de que os corpos dos neurônios motores somáticos se localizam em determinadas áreas do encéfalo e saem através dos nervos cranianos. Essas fibras também devem cruzar do lado oposto antes de fazerem sinapse com os neurônios motores.

■ **Junção neuromuscular**

Conforme já mencionado, os neurônios motores cujos corpos celulares se encontram no corno ventral da medula espinal, em cada nível, emitem axônios fora da raiz ventral para cada nervo espinal e inervam músculos esqueléticos específicos. De forma semelhante, os nervos cranianos que inervam os músculos esqueléticos da cabeça, pescoço e ombros contêm axônios de neurônios motores que se originam nos núcleos do tronco encefálico e da ponte. Os terminais axônicos desses neurônios motores terminam em sinapses especializadas com células musculares esqueléticas, denominadas junção neuromuscular.

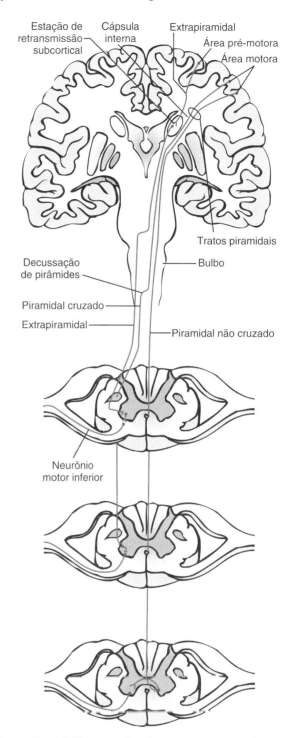

Figura 32.20 Diagrama das vias motoras entre o córtex cerebral, um dos centros de retransmissão subcortical, e os neurônios motores inferiores na medula espinal. A decussação (cruzamento) das fibras significa que cada lado do cérebro controla os músculos esqueléticos no lado oposto do corpo.

Os neurônios motores podem inervar várias fibras musculares. A combinação dos terminais axônicos e fibras musculares correspondentes inervadas por um neurônio motor é designada como unidade motora. Os terminais axônicos alcançam invaginações na fibra muscular esquelética, denominadas placas motoras, e formam as sinapses altamente estruturadas que compõem a junção neuromuscular (Figura 32.21). A membrana

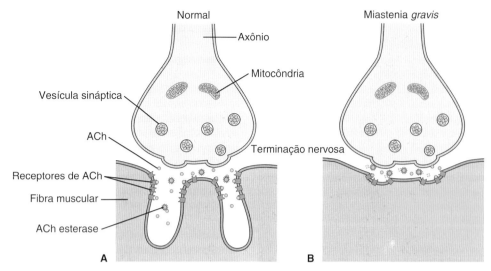

Figura 32.21 A junção neuromuscular. **A.** A acetilcolina (ACh), liberada dos neurônios motores na junção mioneural, cruza o espaço sináptico para alcançar receptores de ACh que estão concentrados em dobras das fibras da placa motora. Uma vez liberada, a ACh é rapidamente degradada pela enzima acetilcolinesterase (ACh esterase). **B.** Diminuição dos receptores de ACh na miastenia *gravis*. (De Porth CM: Essentials of Pathophysiology, 3rd ed. Philadelphia, PA: Lippincott Williams & Wilkins, 2011, p 901.)

celular do músculo esquelético contém uma quantidade abundante de receptores nicotínicos do músculo esquelético, que se concentram na área da placa motora. Esses receptores ligam-se à acetilcolina, que é liberada do neurônio motor em resposta à chegada de um potencial de ação. Esses receptores nicotínicos são ligeiramente diferentes daqueles localizados nas sinapses ganglionares do SNA, possibilitando, assim, o desenvolvimento de medicamentos que só se ligarão a receptores nicotínicos do músculo esquelético, e não aos ganglionares. Esses medicamentos, como cisatracúrio e vecurônio, são utilizados para bloqueio neuromuscular durante a anestesia ou na unidade de tratamento intensivo.

No interior da junção neuromuscular, à semelhança de outras sinapses colinérgicas, estão também localizadas numerosas moléculas de acetilcolinesterase, uma enzima que degrada com muita rapidez a acetilcolina em acetato e colina. Essa enzima é responsável pela interrupção da atividade da acetilcolina na sinapse. Após a degradação da acetilcolina, a colina é rapidamente captada de volta na terminação nervosa motora e utilizada para nova síntese de acetilcolina. O acetato pode ser usado para combustível pelas células corporais através de sua conversão em acetil coenzima A. Os inibidores da acetilcolinesterase são medicamentos que podem ser utilizados para prolongar a atividade da acetilcolina. Isso pode ser valioso, como na reversão do bloqueio neuromuscular ou tratamento de miastenia *gravis*.

A miastenia *gravis* é uma doença da junção neuromuscular, em que ocorre desenvolvimento de anticorpos dirigidos contra receptores nicotínicos no músculo esquelético (ver Capítulo 35). Os ataques imunes desses receptores diminuem o número disponível para ativação pela acetilcolina, tornando a contração muscular mais fraca do que o normal. A síndrome de Lambert–Eaton, uma condição semelhante que prevalece em pacientes com câncer, deve-se à liberação diminuída de acetilcolina na junção neuromuscular.

■ **Divisão motora autônoma**

A divisão autônoma contém fibras motoras tanto simpáticas quanto parassimpáticas. Elas são responsáveis pela contração e relaxamento do músculo liso, frequência e força da contração do músculo cardíaco, secreção de glândulas exócrinas e secreção da medula suprarrenal. Elas também influenciam a secreção das ilhotas de Langerhans no pâncreas.

As partes simpática e parassimpática diferem com base na distribuição anatômica das fibras nervosas, na secreção de dois neurotransmissores diferentes pelas fibras pós-ganglionares das duas divisões e pelos efeitos antagônicos das duas divisões em alguns dos órgãos que elas inervam. A Figura 32.22 mostra a anatomia dos sistemas nervosos simpático e parassimpático. O centro do SNC imediatamente responsável pelo efluxo simpático reside na medula espinal torácica. Em contraste, 80% da atividade parassimpática originam-se no encéfalo e fazem trajeto através do nervo craniano X (o nervo vago), e aproximadamente 20% originam-se na medula espinal sacral e fazem trajeto através dos nervos pélvicos.

As vias motoras simpáticas e parassimpáticas são compostas de uma cadeia de dois neurônios que transportam os impulsos nervosos desde o SNC até o órgão efetor. O primeiro neurônio na cadeia é o neurônio pré-ganglionar; o segundo é o neurônio pós-ganglionar. (Um gânglio é um agrupamento de corpos celulares.) Os corpos celulares dos neurônios simpáticos pré-ganglionares localizam-se nos cornos laterais da substância cinzenta dos segmentos torácico e lombar alto da medula espinal (as colunas de células intermediolaterais); seus axônios saem da medula espinal nas raízes nervosas espinais. Os corpos celulares dos neurônios parassimpáticos pré-ganglionares localizam-se em determinadas regiões do encéfalo, enviando seus axônios para baixo pelo nervo craniano X, ou nos cornos laterais da substância cinzenta na medula espinal sacral, enviando seus axônios pelos nervos pélvicos.

Conforme mencionado, os axônios dos neurônios simpáticos pré-ganglionares saem da medula espinal e penetram nas raízes ventrais dos nervos espinais. Em seguida, eles deixam o nervo espinal para entrar em um gânglio simpático próximo por uma via de conexão denominada ramo. No gânglio simpático, o neurônio pré-ganglionar faz sinapse com um pós-ganglionar. Em seguida, o neurônio simpático pós-ganglionar pode retornar ao nervo espinal ou sair do gânglio por um nervo simpático especial e fazer o seu trajeto até o órgão efetor. Os neurônios simpáticos pré-ganglionares também podem enviar axônios para cima ou para baixo da cadeia ganglionar simpática, onde fazem sinapse com os neurônios simpáticos pós-ganglionares em diferentes

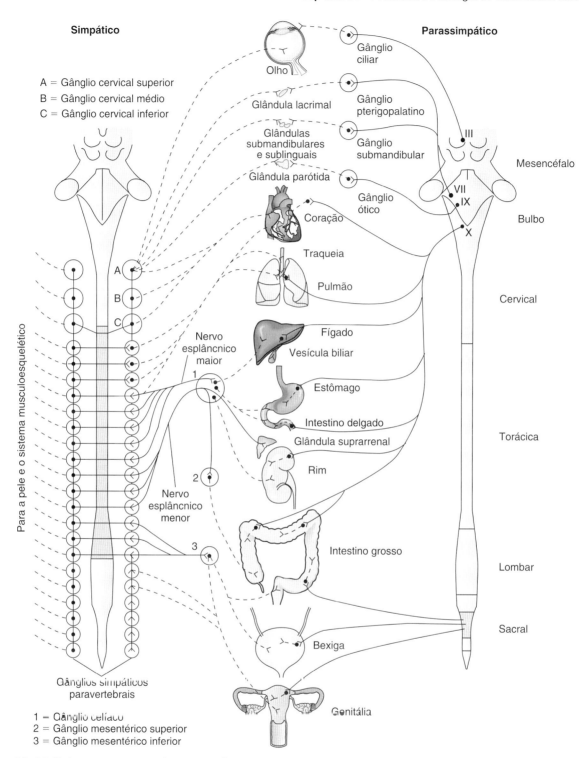

Figura 32.22 O sistema nervoso autônomo e os órgãos que ele afeta. O *lado esquerdo* ilustra as ações do sistema nervoso simpático. O *lado direito* ilustra o sistema nervoso parassimpático. (De Porth CM: Pathophysiology: Concepts of Altered Health States, 8th ed. Philadelphia: Lippincott Williams & Wilkins, 2009.)

níveis. Dessa maneira, o sistema nervoso simpático mantém a comunicação entre seus diferentes níveis para cima e para baixo na medula espinal. Essa anatomia possibilita a ativação unitária do sistema simpático, de modo que todos os órgãos terminais simpáticos sejam estimulados ao máximo ao mesmo tempo. Esse tipo de ativação é importante para a resposta simpática total envolvida na fuga ou luta. Em contrapartida, o sistema parassimpático é mais difuso, com uma comunicação mais indireta entre os centros parassimpáticos vagais no encéfalo e centros parassimpáticos sacrais e uma relativa independência de atividade.

Os axônios dos neurônios parassimpáticos pré-ganglionares deixam o SNC por meio de determinados nervos cranianos ou espinais e fazem o seu trajeto até o órgão efetor. No órgão efetor ou próximo a ele, fazem sinapse com o neurônio pós-ganglionar, o qual inerva o órgão efetor.

650 Parte 8 Sistema Nervoso

A acetilcolina é o neurotransmissor sintetizado por todos os neurônios autônomos pré-ganglionares – tanto os simpáticos quanto os parassimpáticos (ver Figura 32.19). Os neurônios que usam a acetilcolina como seu neurotransmissor são chamados de neurônios colinérgicos. Quando um potencial de ação é conduzido pelo axônio de um neurônio autônomo pré-ganglionar, a acetilcolina é liberada dentro da sinapse entre o terminal axônico e a membrana do neurônio pós-ganglionar. Ela difunde-se através da sinapse e liga-se aos receptores nicotínicos na membrana do neurônio pós-ganglionar, despolarizando essa membrana e, possivelmente, fazendo com que o neurônio pós-ganglionar desenvolva um potencial de ação. Os receptores nicotínicos de acetilcolina no neurônio pós-ganglionar em sua sinapse com o neurônio pré-ganglionar são similares, porém discretamente diferentes, aos receptores nicotínicos de acetilcolina da membrana muscular esquelética na junção neuromuscular. É por isso que medicamentos como cisatracúrio e vecurônio, em doses normais, são capazes de bloquear os receptores nicotínicos do músculo esquelético, sem afetarem os receptores nicotínicos ganglionares.

A acetilcolina também é o neurotransmissor sintetizado pelos axônios dos neurônios parassimpáticos pós-ganglionares (ver Figura 32.19). Um potencial de ação conduzido pelo axônio de um neurônio parassimpático pós-ganglionar, como consequência de uma forte influência despolarizante recebida do neurônio pré-ganglionar, faz com que a acetilcolina seja liberada da terminação axônica para a sinapse. A acetilcolina difunde-se pela sinapse e liga-se aos receptores muscarínicos de acetilcolina no órgão terminal parassimpático. Esses receptores causam alterações na célula do órgão terminal, as quais resultam em contração do músculo liso, secreção glandular, hiperpolarização do nó (ou nodo) sinoatrial do coração (provocando diminuição na frequência cardíaca) ou alentecimento na velocidade de condução no nó atrioventricular do coração. Conforme descrito anteriormente, a atividade da acetilcolina é encerrada pela acetilcolinesterase, uma enzima da sinapse. Como os receptores muscarínicos são estruturalmente diferentes dos receptores nicotínicos, embora ambos possam se ligar à acetilcolina, foram desenvolvidos medicamentos que afetam apenas os receptores muscarínicos, e não os receptores nicotínicos. Um exemplo desses medicamentos é a atropina, que bloqueia os receptores muscarínicos e impede a ligação da acetilcolina. Esse medicamento e outros similares são chamados de antagonistas muscarínicos (também conhecidos como anticolinérgicos), e seus efeitos são opostos aos da acetilcolina nos receptores muscarínicos.

A maioria dos neurônios simpáticos pós-ganglionares sintetiza a norepinefrina, também chamada de noradrenalina. Por esse motivo, eles e outros neurônios que usam a norepinefrina como neurotransmissor são chamados de neurônios noradrenérgicos. Quando um potencial de ação é conduzido por um neurônio simpático pós-ganglionar, devido a uma forte influência despolarizante recebida do neurônio pré-ganglionar, a norepinefrina é liberada do terminal axônico para a sinapse. Ela difunde-se através da sinapse e liga-se aos receptores na membrana celular do órgão efetor. Esses receptores podem ser receptores α ou β; receptores α podem ser receptores α_1 ou α_2, e os receptores β podem ser receptores β_1, β_2 ou β_3. O coração apresenta principalmente receptores β_1, e a musculatura lisa das artérias e veias possui, em sua maior parte, receptores α_1 e α_2. O sistema nervoso simpático inerva órgãos com receptores α_1, α_2 e β_1, e a norepinefrina ativa esses receptores para gerar alterações nos órgãos efetores que os possuem.

Por exemplo, a ativação dos receptores β_1 no nó sinoatrial pela norepinefrina liberada dos terminais axônicos simpáticos resulta em despolarização do nó sinoatrial e em aumento na frequência cardíaca. A ativação dos receptores α_1 ou α_2 nas artérias resulta em contração aumentada pela musculatura lisa arteriolar e em aumento na pressão arterial, enquanto a ativação dos receptores α_2 resulta em relaxamento do músculo arterial liso e diminuição da pressão arterial.

A medula suprarrenal é inervada pelo sistema nervoso simpático através dos neurônios simpáticos pré-ganglionares (colinérgicos). Quando um potencial de ação é conduzido por seus axônios, esses neurônios liberam a acetilcolina de seus terminais axônicos para dentro de suas sinapses. A acetilcolina difunde-se através da sinapse e liga-se aos receptores nicotínicos nas membranas celulares das células da medula suprarrenal, deflagrando a liberação de alguma norepinefrina, mas principalmente de epinefrina das células da glândula suprarrenal para a corrente sanguínea. A norepinefrina e a epinefrina circulantes podem ligar-se aos receptores α e β nos órgãos efetores simpáticos, de modo semelhante à norepinefrina simpática que é liberada das terminações nervosas simpáticas. Contudo, existe uma diferença importante entre a norepinefrina e a epinefrina. Conforme já mencionado, os receptores β_2 não são inervados pelo sistema nervoso simpático, e a norepinefrina não se liga aos receptores β_2 nem os ativa em nenhum grau. No entanto, a epinefrina é um poderoso estimulador dos receptores β_2, que ela alcança pela corrente sanguínea depois de ser secretada pela medula suprarrenal. Assim, a dilatação da musculatura lisa bronquiolar ou a dilatação dos vasos sanguíneos nos músculos esqueléticos são importantes efeitos dos receptores β_2 mediados pela epinefrina circulante, em lugar de serem um efeito da norepinefrina liberada pelas terminações nervosas simpáticas ou pela medula suprarrenal.

Embora os nervos simpáticos originem-se na medula espinal torácica e lombar alta, e os nervos parassimpáticos se originem com núcleos que enviam axônios por vários nervos cranianos ou nervos espinais sacrais, os estímulos nos padrões da função autônoma são regulados ou deflagrados por centros no hipotálamo, bulbo e formações bulborreticulares. Esses centros no SNC enviam impulsos ao longo das fibras descendentes até o neurônio autônomo pré-ganglionar apropriado. Na medula espinal, essas fibras percorrem os tratos descendentes especiais na substância branca até alcançarem o nível adequado da medula espinal. Dessa forma, qualquer interrupção dessas fibras descendentes (p. ex., transecção dos tratos cervicais) impede ou evita a estimulação dos neurônios autônomos pré-ganglionares nas regiões torácica, lombar e sacral da medula espinal.

Os estímulos dos centros no tronco encefálico e hipotálamo que regulam o efluxo simpático ou parassimpático advêm de áreas difusas por todo o encéfalo, inclusive dos centros visual ou auditivo e de áreas do encéfalo associadas ao planejamento ou pensamento consciente. Portanto, quando observamos uma visão alarmante, como um carro avançando sobre nós, ou ouvimos um ruído ameaçador, os centros simpáticos são estimulados e o efluxo simpático aumenta. Em contraste, quando sentimos o aroma do alimento, o efluxo parassimpático aumenta, preparando as glândulas digestivas para a secreção.

Em muitos sistemas orgânicos, os sistemas simpático e parassimpático são antagônicos. Por exemplo, o sistema simpático aumenta a frequência de deflagração do nó sinoatrial e a velocidade de condução no nó atrioventricular do coração, enquanto o sistema parassimpático faz o oposto. O sistema parassimpático ativa o trato gastrintestinal, enquanto o sistema simpático o inibe. Embora este seja um tema recorrente, ele não é uma regra absoluta. Assim, a estimulação simpática faz a constrição dos vasos sanguíneos (através dos receptores α_1), mas os vasos sanguíneos não são inervados pelo sistema parassimpático, de modo que um efeito oposto não é produzido pelo sistema parassimpático. O sistema simpático estimula a contratilidade ventricular cardíaca (através dos receptores β_1), mas os ventrículos não são inervados pelo sistema parassimpático, de modo que a contratilidade não é afetada por este. Na realidade, os dois sistemas trabalham em conjunto na genitália masculina, com o sistema parassimpático fazendo a mediação da ereção, enquanto o sistema simpático faz a mediação da ejaculação.

Tanto o sistema simpático quanto o parassimpático estão tonicamente ativos na maior parte do tempo. Um ou outro pode estar mais ativo em determinado momento, mas é raro que ambos estejam completamente inoperantes. Por conseguinte, a frequência cardíaca de uma pessoa em determinado momento é a somação dos efeitos positivos do sistema simpático e dos efeitos negativos do sistema parassimpático. Em repouso, a influência parassimpática é mais forte e a frequência cardíaca é lenta. Com o esforço ou emoção forte, a ativação simpática aumenta, e a frequência cardíaca se acelera.

Reflexos

Um reflexo é uma resposta motora a um estímulo sensorial. Os reflexos apresentam três componentes. Existe um componente sensorial, que pode consistir apenas em um estímulo sensorial ou em múltiplos estímulos. Existe um componente integrador do SNC, que processa o componente sensorial e "decide" se ele é forte o suficiente para exigir uma resposta motora. Por fim, o componente motor executa a resposta. O componente motor pode consistir em um nervo motor e um músculo, ou em vários nervos motores e vários músculos. Os três componentes em conjunto constituem um "arco reflexo". Os reflexos são mediados pelas áreas inferiores do encéfalo ou pela medula espinal, de modo que eles acontecem sem o pensamento consciente. Tornamo-nos cientes do estímulo sensorial e da resposta motora quando eles são comunicados ao nosso córtex, mas, nesse momento, o reflexo já se encerrou. Contudo, quando sabemos que é provável uma ação reflexa, como quando vemos alguém prestes a golpear nosso joelho com um martelo de reflexo, frequentemente podemos suprimir um reflexo por nossa vontade de não realizar a ação motora. Essa capacidade ilustra que o córtex possui o estímulo dentro do componente integrador do reflexo. Quando os centros superiores são lesionados, o reflexo ainda acontecerá. Por exemplo, pessoas com transecções da medula espinal ainda possuem reflexos nas áreas supridas pelos nervos espinais abaixo da transecção. Certamente, elas não estão cientes de que esses reflexos estão acontecendo, porque não recebem o estímulo sensorial em seus córtices a partir do nível abaixo da transecção.

Reflexos cerebrais

Os reflexos cerebrais incluem aqueles que envolvem os centros cardiorregulador e vasomotor do bulbo, mais o centro de ajuste pupilar, que envolve o mesencéfalo. Os reflexos adicionais mediados pelos centros cerebrais compreendem o reflexo de náuseas, o reflexo de piscar, o vômito e a deglutição.

Por causa de sua importância para o cuidado crítico, o reflexo barorreceptor será utilizado como ilustração de um reflexo cerebral. Os componentes sensoriais do reflexo barorreceptor são os receptores de estiramento em diversas artérias, dos quais os mais importantes estão situados nos seios caróticos e no arco aórtico. Esses receptores de estiramento consistem, na realidade, em dendritos especializados dos nervos sensoriais que sentem o estiramento na parede arterial produzido pelo pulso. Quando a pressão arterial é alta, os receptores de estiramento são altamente estimulados, ao passo que, se a pressão arterial está baixa, os receptores de estiramento não são muito estimulados. Os receptores de estiramento enviam impulsos nervosos por seus dendritos até os gânglios sensoriais próximos ao encéfalo em seus respectivos nervos (o nervo craniano IX – o nervo glossofaríngeo – no caso dos seios caróticos, e o nervo craniano X – o nervo vago – no caso do arco aórtico) que são proporcionais ao grau de estiramento. Essa informação é comunicada por axônios sensoriais aos centros autônomos no bulbo, que processa a informação e a compara com um "ponto estabelecido", o qual representa o grau de estimulação que eles deveriam receber se a pressão arterial estivesse normal. Se os centros medulares recebem muito pouca estimulação dos barorreceptores, eles enviam impulsos para os centros simpáticos para aumentar o efluxo simpático. Isso estimula os nervos simpáticos que inervam o coração a aumentar sua liberação de norepinefrina, a qual se liga aos receptores β_1 no nó sinoatrial para aumentar a frequência cardíaca, bem como aos receptores β_1 nos ventrículos para aumentar a contratilidade. Os nervos simpáticos que suprem as veias liberam norepinefrina, a qual se liga aos receptores α, provocando a constrição das veias, o que aumenta o retorno venoso para o coração. Os nervos simpáticos que inervam as artérias liberam norepinefrina, a qual se liga aos receptores α, provocando a constrição das artérias, o que eleva a pressão arterial. A combinação do aumento do retorno venoso para o coração com o aumento da frequência cardíaca e aumento da contratilidade eleva o débito cardíaco, o que também aumenta a pressão arterial. Por fim, os nervos simpáticos que suprem o aparelho justaglomerular no rim liberam norepinefrina, a qual se liga aos receptores β_1 nesse local, estimulando a liberação de renina. Através de uma série de eventos, a renina estimula a formação de angiotensina II, que é um potente constritor arterial, aumentando diretamente a pressão arterial; ela também age sobre o rim (através da aldosterona) para gerar a retenção de sódio e água. A retenção aumentada de sódio e água aumenta ainda mais o retorno venoso para o coração, gerando aumento adicional do débito cardíaco e da pressão arterial. Portanto, a ativação do sistema nervoso simpático em resposta à estimulação diminuída dos barorreceptores produz muitas consequências nos órgãos efetores, todos os quais, separadamente e em conjunto, provocam elevação da pressão arterial. Se o estiramento nos barorreceptores for muito acentuado (de acordo com o ponto estabelecido normal), o sistema nervoso simpático é inibido, o efluxo simpático diminui e as consequências nos órgãos efetores são diminuídas.

Reflexos da medula espinal

Em um tipo de reflexo da medula espinal, o componente sensorial do reflexo são os neurônios sensoriais que enviam seus axônios para a medula espinal por meio de um dos nervos espinais, o componente de integração do SNC é a medula espinal e o componente motor localiza-se nos neurônios motores que suprem os músculos esqueléticos. Os reflexos tendinosos profundos pertencem a essa classificação, como acontece com o reflexo de retirada (Figura 32.23 A). Esses reflexos estão presentes em cada nível da medula espinal, bilateralmente.

O componente sensorial do reflexo de retirada é a dor que se origina nos nociceptores, dendritos especializados dos neurônios sensoriais. Os impulsos são conduzidos através dos dendritos dos neurônios sensoriais até os gânglios da raiz dorsal próximo à medula espinal e, a partir daí, ao longo dos axônios sensoriais para dentro da medula. Esses impulsos estimulam os interneurônios da medula, que, se o estímulo sensorial for forte o suficiente, estimulam os neurônios motores, cujos axônios inervam os músculos esqueléticos, provocando contração. Quando contraídos, os músculos esqueléticos produzem a retirada da região do corpo da fonte de estímulo doloroso. O reflexo de retirada depende das conexões anatômicas apropriadas entre os neurônios sensoriais, interneurônios e neurônios motores na medula espinal. Quando estes se tornam afuncionais (p. ex., choque espinal ou traumatismo físico), esse e outros reflexos espinais não acontecem.

O reflexo de retirada de um pé está associado a outro reflexo, o reflexo extensor cruzado (ver Figura 32.23 B). Esse reflexo envolve a estimulação de diversos músculos extensores na perna oposta, de modo que o peso de uma pessoa seja totalmente sustentado pela outra perna, enquanto um membro inferior é retirado do estímulo doloroso. Esse reflexo é complexo e envolve muitos níveis da medula espinal. Qualquer desequilíbrio, ainda que discreto, durante a atuação desse reflexo em uma pessoa normal, deflagra a ocorrência de reflexos adicionais que envolvem a formação bulborreticular, o cerebelo e diversos músculos dos braços e tronco, de modo a manter o equilíbrio e a postura.

Outro reflexo medular é o reflexo de estiramento ou reflexo tendinoso profundo, mais comumente ilustrado pelo teste clínico do reflexo patelar (ver Figura 32.23 C). No reflexo tendinoso profundo, o componente sensorial é um órgão dos sentidos especializado, o fuso muscular, que envia seus sinais ao longo de um nervo espinal até o corno dorsal da medula espinal. O componente do SNC é uma única sinapse do terminal axônico sensorial com o corpo do neurônio motor. O componente motor é o axônio motor que inerva o músculo esquelético. No teste do reflexo patelar, o impacto de um martelo de reflexo estira o tendão do quadríceps, o que estira o fuso muscular, o qual envia impulsos através do dendrito e do axônio de sua célula nervosa para liberar o neurotransmissor do terminal axônico. Isso faz com que o corpo do neurônio motor na medula espinal se despolarize. Quando a despolarização é suficientemente forte, um potencial de ação é conduzido pelo axônio do neurônio motor para despolarizar o músculo através da liberação de acetilcolina para a sinapse na junção neuromuscular, conforme discutido anteriormente. Isso causa a contração do músculo quadríceps femoral, o que faz com que a perna chute para diante. Os outros reflexos tendinosos profundos de importância clínica são o reflexo do tendão de Aquiles e os reflexos bicipital e tricipital. Todos agem de modo semelhante ao reflexo patelar.

Um aspecto importante de todos os reflexos da medula espinal que envolvem músculos esqueléticos é a inibição recíproca, que acontece no músculo antagonista daquele estimulado. Por exemplo, quando um reflexo flexor estimula o músculo bíceps, ele também inibe seu antagonista, o músculo tríceps, e propicia o desempenho mais eficiente das atividades motoras no braço.

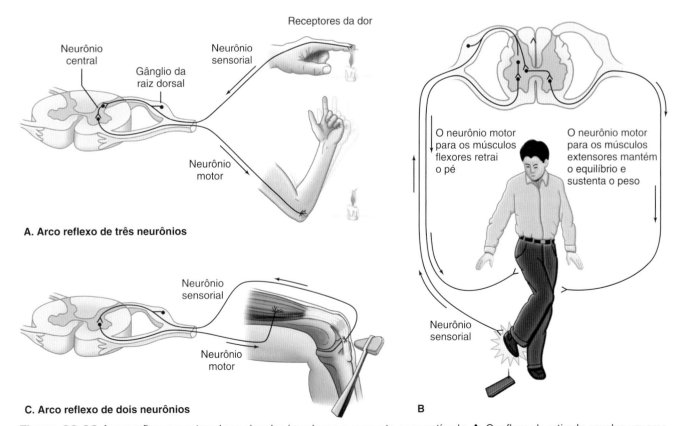

Figura 32.23 Arcos reflexos mostrando as vias dos impulsos em resposta a um estímulo. **A.** O reflexo de retirada envolve um arco reflexo de três neurônios: neurônios sensorial, central e motor. **B.** Os reflexos flexor e extensor cruzado. **C.** Exemplo de um reflexo de estiramento, envolvendo apenas um arco reflexo de dois neurônios: neurônios sensorial e motor.

As atividades da medula espinal também incluem os circuitos reflexos autônomos, os quais auxiliam no controle das funções viscerais do corpo. Os estímulos sensoriais originam-se de receptores sensoriais viscerais e são transmitidos até a medula espinal, onde os padrões reflexos apropriados para o estímulo sensorial são determinados. Em seguida, os sinais são transmitidos para os neurônios motores autônomos na substância cinzenta da medula espinal, a qual envia impulsos para os nervos simpáticos que inervam os órgãos terminais motores viscerais.

Um reflexo autônomo muito importante é o reflexo peritoneal. A lesão tissular de qualquer porção do peritônio resulta na ativação desse reflexo, o que alentece ou interrompe toda a atividade motora nas vísceras próximas, como o intestino. Os outros reflexos autônomos da medula espinal são capazes de modificar o fluxo sanguíneo local em resposta ao frio, à dor e ao calor. Esse controle vascular pelos reflexos autônomos na medula espinal pode atuar como um mecanismo de *backup* para os padrões de controle usuais do tronco encefálico nos pacientes com lesões de transecção no tronco encefálico. De maneira alternativa, como os reflexos autônomos que se originam em um nível mais baixo na medula espinal de um paciente com lesão de transecção cervical não são modulados pelos centros do tronco encefálico, como acontece nos pacientes sem uma transecção, o estímulo sensorial para os centros autônomos na medula espinal pode provocar respostas motoras extremas, semelhantes ao desenvolvimento do clônus com os reflexos tendinosos profundos sem modulação. Contudo, esses reflexos motores são simpáticos, e seu estado de descontrole nos pacientes com lesão raquimedular é chamado de hiper-reflexia autônoma.

Também incluídos nos reflexos autônomos da medula espinal estão os que causam o esvaziamento da bexiga urinária e do reto. Esses reflexos são mediados pelo sistema parassimpático sacral. Quando a bexiga ou o intestino ficam distendidos, os sinais sensoriais dos receptores de estiramento na parede da bexiga ou do intestino são transmitidos por neurônios sensoriais aos neurônios internunciais dos segmentos sacral superior e lombar inferior da medula espinal. Esses neurônios, por sua vez, estimulam os neurônios motores parassimpáticos que inervam o músculo liso na parede da bexiga ou do intestino, e seus respectivos esfíncteres musculares lisos internos também são reflexamente inibidos pelos internunciais. O resultado é uma contração reflexa da bexiga ou do intestino e uma abertura do respectivo esfíncter muscular liso, permitindo assim a micção ou a defecação.

Além de seus esfíncteres musculares lisos, a bexiga e o intestino apresentam esfíncteres musculares esqueléticos que são controlados por neurônios motores. As fibras motoras descendentes do córtex fazem sinapse com os neurônios motores e, nos indivíduos com controle sobre os hábitos de higiene íntima, mantêm os esfíncteres musculares esqueléticos em um estado de contração, inibindo o reflexo de esvaziamento da bexiga ou do intestino em horários ou locais inconvenientes para o indivíduo. Quando alcança um momento e local apropriados, o indivíduo pode relaxar conscientemente o esfíncter do músculo esquelético e urinar ou defecar de maneira reflexa. O controle de esfíncter de lactentes deve aguardar a maturação funcional dessas fibras motoras descendentes. A transecção da medula espinal ou outra lesão acima do nível da medula espinal que aloja os neurônios para os reflexos de evacuação da bexiga ou do intestino interrompe algumas dessas fibras descendentes ou

todas elas. Isso produz uma condição em que o paciente não pode controlar (evitar) conscientemente o esvaziamento da bexiga ou do intestino ou de ambos. Enquanto a medula espinal sacral e os nervos espinais associados estão funcionando, a micção ou a defecação prosseguem de forma reflexa no paciente. A lesão ou a função interrompida no nível da medula espinal que aloja as conexões neuronais anatômicas para esses reflexos (como, por exemplo, na espina bífida, choque espinal ou lesões graves da porção sacral inferior ou lombar da medula espinal) ou a lesão dos nervos espinais que suprem a bexiga ou o reto evitam a evacuação reflexa da bexiga e/ou do intestino. Esse paciente pode exibir retenção com o fluxo excessivo, mas não possui mecanismo efetivo para esvaziar a bexiga ou o intestino.

Dor

A sensação da dor requer consideração especial, porque ela desempenha um importante papel protetor. Sempre que existe lesão tissular, os receptores de dor, chamados de nociceptores, são estimulados e enviam impulsos de volta à medula espinal. Esses impulsos são transmitidos para cima até o encéfalo, onde são percebidos, conforme explicado anteriormente. A estimulação dos nociceptores é causada pela liberação de substâncias do tecido lesionado e pela ativação da resposta inflamatória. As células lesionadas liberam potássio e íon hidrogênio, os quais podem estimular os nociceptores. No entanto, a resposta inflamatória que é evocada em resposta à lesão tissular é responsável por grande parte da estimulação dos nociceptores. Por exemplo, a histamina pode estimular os nociceptores, e as prostaglandinas e os leucotrienos podem sensibilizar os nociceptores a outros estímulos. Todas essas substâncias são liberadas pelas células inflamatórias (macrófagos, neutrófilos e outros leucócitos) que são atraídas para a região da lesão tissular. Além disso, as plaquetas ativadas, que participam na formação do coágulo em resposta à laceração dos vasos sanguíneos, liberam a serotonina, que também estimula os nociceptores. Por fim, o próprio nociceptor pode liberar a substância P quando estimulado, o que o sensibiliza para outras substâncias ativadoras. Por conseguinte, a dor pode ser devida a uma lesão tissular verdadeira ou à resposta inflamatória desencadeada pela lesão.

Vias da dor e sua modulação

A sensação de dor é transmitida para a medula espinal e para cima até o encéfalo da mesma maneira que a descrita previamente para as sensações em geral. Recapitulando, o nociceptor é, na realidade, um dendrito especializado de um neurônio sensorial, cujo corpo celular está no gânglio da raiz dorsal do nervo espinal. Quando o nociceptor é suficientemente estimulado para desenvolver um potencial de ação, o impulso viaja até o gânglio da raiz dorsal e, depois, pelo axônio do nervo sensorial para o corno dorsal, onde faz sinapse com um ou mais neurônios de projeção. Os neurônios de projeção carregam a mensagem de dor até o tálamo, onde a dor é percebida em primeiro lugar. Os neurônios de projeção fazem sinapse no tálamo com os neurônios que transportam a mensagem até o córtex sensorial, onde a dor é percebida como uma sensação localizada.

Contudo, há uma importante diferença em como as mensagens de dor são transmitidas até o tálamo e o córtex em comparação com outras sensações. Essa diferença está na maneira com que o impulso doloroso pode ser modulado pelas influências espinais antes que ele ascenda pela medula espinal. Em resumo, existem mecanismos de portão em uma área na substância cinzenta, chamada de substância gelatinosa, em todos os níveis da medula espinal dorsal. Esses mecanismos são capazes de regular o número de impulsos dolorosos que podem entrar nos tratos ascendentes e viajar até o encéfalo.

Para regular os impulsos dolorosos ascendentes, uma área do tronco encefálico, chamada substância cinzenta periaquedutal, envia os axônios para o núcleo da rafe magna no bulbo. Esses axônios fazem sinapse com os neurônios que enviam axônios do núcleo da rafe magna para todos os níveis da medula espinal na substância gelatinosa. Esses neurônios regulam a capacidade dos neurônios sensoriais estimulados pela dor de estimular os neurônios de projeção do trato espinotalâmico. Dessa forma, as fibras descendentes da substância gelatinosa controlam a entrada dos impulsos dolorosos dentro do sistema de condução da dor espinal no nível da medula onde entra o neurônio sensorial em questão (Figura 32.24). Os estímulos sensoriais não podem ser conduzidos e, pelo menos até o tálamo, não podem ser percebidos.

Como as fibras descendentes modulam a estimulação dos neurônios de projeção pelos neurônios sensoriais? Quando os pesquisadores responderam a essa questão, também obtivemos a resposta para outra pergunta instigante: Como os medicamentos opioides aliviam a dor? Os neurônios que descem do núcleo da rafe magna no bulbo, bem como os neurônios internunciais moduladores, utilizam pequenos neurotransmissores proteicos previamente desconhecidos, coletivamente referidos como peptídios opioides endógenos:[3]

- Leucina-encefalina
- Metionina-encefalina
- β-endorfina
- Dinorfina
- α-neoendorfina.

Quando os peptídios opioides endógenos são liberados para dentro de uma sinapse e se ligam a seus receptores na célula pós-sináptica, eles produzem hiperpolarização da célula pós-sináptica. Conforme explicado anteriormente, isso torna a célula pós-sináptica menos provável de ser capaz de conduzir um potencial de ação ao longo de seu axônio. Portanto, as fibras descendentes que fazem sinapse com os neurônios de projeção podem produzir hiperpolarização nos neurônios de projeção, diminuindo ou, talvez, eliminando as mensagens de dor que, de outro modo, seriam conduzidas para cima pelos neurônios de projeção. Portanto, os neurotransmissores opioides endógenos, ao se ligarem a seus receptores nos neurônios de projeção, diminuem a percepção da dor no tálamo e no córtex. Em circunstâncias extremas, essas vias descendentes podem ser tão inibitórias para os neurônios de projeção a ponto de eliminarem todas as mensagens dolorosas ascendentes, produzindo analgesia completa à dor. Esse fenômeno é por vezes observado em vítimas de colisões automobilísticas ou em soldados feridos, que continuam a agir, esquecendo-se de suas feridas.

O que estimula as áreas da substância cinzenta periaquedutal e o núcleo da rafe magna a enviar essas mensagens inibitórias descendentes para a substância gelatinosa, resultando na liberação dos neurotransmissores opioides e na diminuição dos sinais dolorosos ascendentes? Infelizmente, sabemos muito pouco sobre isso, mas é possível que a acupuntura e os aparelhos de estimulação elétrica para o controle da dor sejam estimuladores dessas vias, provocando a inibição dos neurônios de projeção pela liberação dos neurotransmissores opioides dos neurônios descendentes.

Os medicamentos opioides agem da mesma maneira que os neurotransmissores opioides endógenos. Ligam-se aos receptores opioides no neurônio de projeção ou internuncial, produzindo a hiperpolarização e diminuição do estímulo doloroso que alcança o tálamo e o córtex. Existem neurônios que também utilizam os opioides endógenos como neurotransmissores no encéfalo, e os medicamentos opioides também se ligam aos receptores que esses neurônios suprem. Esses efeitos podem aumentar os efeitos analgésicos do medicamento ou podem ser responsáveis por outros efeitos, como a sonolência ou tontura que os medicamentos opioides produzem. Além disso, existem receptores opioides no trato intestinal, que são estimulados por opioides endógenos e por medicamentos opioides. Esses receptores inibem a peristalse no trato intestinal, e esse efeito é responsável pela constipação intestinal e náuseas frequentemente observadas com os medicamentos opioides.

A dor é uma sensação complexa. Existe grande variação nos limiares de dor entre diferentes pessoas e na mesma pessoa em diferentes momentos. Essas variações podem ser parcialmente

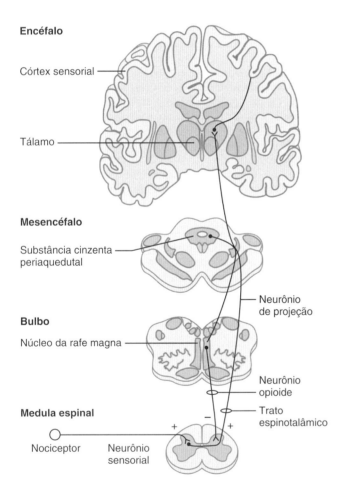

Figura 32.24 Modulação dos impulsos dolorosos ascendentes pelos neurônios opioides descendentes com origens no núcleo da rafe magna e estímulo proveniente da substância cinzenta periaquedutal. A influência do neurônio sensorial sobre o neurônio de projeção é estimuladora (despolarizante), designada pelo sinal positivo, enquanto a influência do neurônio opioide é inibitória (hiperpolarizante), designada pelo sinal negativo. Portanto, se a força dos impulsos descendentes no neurônio opioide for alta, o neurônio de projeção apresentará menos potenciais de ação e enviará menos impulsos dolorosos para cima até o tálamo.

explicadas pela modulação das vias dolorosas pelos neurotransmissores opioides endógenos. Além disso, a extensão de lesão tissular e a presença de mediadores químicos podem aumentar a sensação de dor qualitativa, quantitativa, temporal e espacialmente. No entanto, a percepção da dor também é influenciada pelas expectativas e pelas influências culturais. É valioso lembrar que a dor é uma percepção e que precisamos considerar a palavra de uma pessoa na descrição dessa percepção para nós. É impossível julgar a dor de um paciente por sua aparência, suas ações ou sinais físicos ou laboratoriais. A complexidade das vias de dor pode dificultar o tratamento clínico da dor, mas a descrição que cada paciente faz de sua dor deverá ser considerada com seriedade. A dependência de opioides é praticamente desconhecida em pacientes sem uma história de abuso de drogas que recebem opioides para o alívio da dor. O medicamento para a dor deverá ser administrado para a maioria dos pacientes com base em seu próprio relato da dor.

Dor referida

A dor referida é a dor percebida como tendo origem em um local que é diferente de seu ponto de origem real. O "ponto de origem real" para esse tipo de dor em geral reside em algum órgão visceral ou estrutura somática profunda, e o "ponto de referência" é alguma área da superfície corporal. Exemplos bem conhecidos incluem a dor referida da isquemia cardíaca grave para o braço esquerdo ou a dor diafragmática referida para o pescoço e ombro.

A teoria mais aceita em geral para a dor referida é que os dois neurônios sensoriais, um da região do ponto de origem real e um do ponto de referência, penetram no mesmo segmento da medula espinal e fazem sinapse com o mesmo neurônio de projeção. Não existe maneira de o córtex saber se determinado neurônio de projeção foi originalmente estimulado pela dor no ponto de origem real ou na área referida. Para localizar a fonte do estímulo da dor, o córtex fundamenta-se na experiência prévia em relação ao conhecimento geográfico da pessoa de seu próprio corpo. Como as áreas de superfície são mais familiares a uma pessoa que as localizações das estruturas somáticas profundas ou viscerais, o local referido é usado preferencialmente em relação ao ponto de origem real, porém menos familiar (Figura 32.25).

Resposta neuro-hormonal ao estresse

Homeostasia

Em meados do século XIX, o fisiologista francês Claude Bernard (1813-1878) criou o termo meio interno (*milieu intérieur*) para referir-se ao ambiente interno ao qual estão expostas as células do corpo. Ele afirmou que, para manter o funcionamento celular apropriado, o meio interior deve ser constante e adequado.[4,5]

O corpo vivo, embora necessite do ambiente ao redor, é relativamente independente. Essa independência que o organismo tem do ambiente externo deriva do fato de que, nos seres vivos, os tecidos são desprovidos de influências externas diretas. Os tecidos são também protegidos por um verdadeiro ambiente interno, constituído, em especial, pelos líquidos que circulam no corpo.

Embora Bernard achasse que o sangue constituía o meio interno, atualmente sabemos que cada tecido e tipo celular provavelmente possuem seu próprio ambiente, que pode ser diferente daquele de outros tecidos ou tipos celulares. A ideia

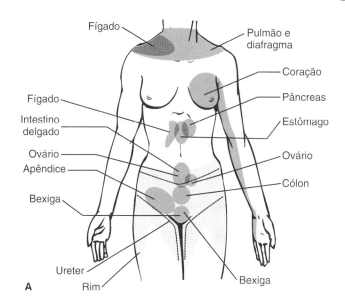

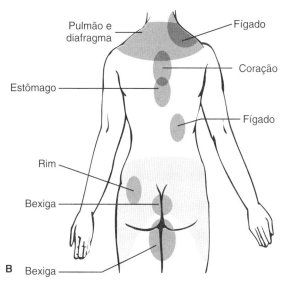

Figura 32.25 Áreas de dor referida. **A.** Vista anterior. **B.** Vista posterior.

de um ambiente interno constante e apropriado permanece válida até hoje. Bernard foi o primeiro a formular o conceito de que os processos corporais estão respondendo constantemente ao ambiente externo para manter o meio interior: "A constância do ambiente interno requer tal perfeição no organismo que as variações externas são instantaneamente compensadas e equilibradas."[4] O conceito de um ambiente interno constante foi expandido por Walter Canon, no início do século XX, para incluir todos os processos e estruturas corporais, e foi denominado *homeostasia*.

A homeostasia é definida como a situação em que atributos do corpo permanecem constantes ou mudam apropriadamente para diferentes situações, como a pressão arterial, o nível de alerta e o tônus muscular. A natureza constante desses atributos deve-se ao equilíbrio correto entre as influências neuronais e hormonais estimuladoras e inibitórias – um equilíbrio dinâmico. Além disso, componentes estruturais, como a composição do sangue e do líquido extracelular, ossos, tendões, músculos e órgãos internos, permanecem essencialmente constantes, ainda que seus componentes estejam sendo degradados e ressintetizados.

Ruptura da homeostasia

Embora cada um de nós esteja continuamente exposto a estressores psicológicos e fisiológicos, em geral somos capazes de manter um estado de saúde emocional e física por meio do uso de mecanismos compensatórios que sustentam a homeostasia. De fato, demonstrou-se que algum nível de estresse é benéfico para a saúde. Quando os estressores sobrecarregam os mecanismos compensatórios, a homeostasia é perdida e o indivíduo fica doente. Esses estressores sobrepujantes ocorrem por ampla magnitude ao longo do tempo ou início súbito.

O Dr. Hans Selye[6,7] foi o pesquisador e autor mais reconhecido sobre o tema do estresse. Definiu estresse como "qualquer fator externo ou interno que afete o estado normal de equilíbrio dinâmico em um indivíduo". Esses fatores, ou estressores, podem ser físicos ou psicológicos. A despeito de a pessoa perceber ou não conscientemente uma ameaça, o corpo responde com determinadas reações intrínsecas. Uma pessoa pode ter mecanismos compensatórios com uma grande capacidade de lidar com os estressores, enquanto outra pessoa pode não tê-los. Por conseguinte, a exposição a determinado estressor não provoca a mesma resposta em todos os indivíduos. Essa diferença pode basear-se nos fatores condicionantes internos, como idade, sexo e genética, e em fatores externos, como cultura, eventos prévios na vida, exposição a esse estressor ou a estressores similares, dieta e nutrição e medicamentos.

■ Síndrome de adaptação geral

Selye *et al.* observaram traços comuns nas respostas a diferentes estressores em diferentes indivíduos. Eles denominaram esses traços comuns de síndrome de adaptação geral. Embora esse termo tenha caído em desuso, e as alterações que eles notaram não sejam, provavelmente, tão gerais quanto acreditavam, permanece o conceito de uma resposta generalizada ao estresse. Eles definiram três estágios básicos para a síndrome do estresse: a reação de alarme, o estágio de resistência e o estágio de exaustão.

- *Reação de alarme.* Durante esse estágio inicial, a ameaça é percebida quer de forma consciente, quer inconsciente, e os processos corporais são modificados para se contraporem a ela. O sistema nervoso simpático é estimulado pelo estressor, e existe uma resposta subsequente por meio da liberação de norepinefrina e epinefrina. Além disso, o hormônio adrenocorticotrófico (ACTH) e o ADH são liberados pela adeno-hipófise e pela neuro-hipófise. A estimulação do sistema nervoso simpático aumenta a frequência cardíaca e a pressão arterial e estimula o sistema renina–angiotensina–aldosterona, o que resulta em retenção de sódio e água, aumentando a pressão arterial. O ACTH estimula a liberação de cortisol pelo córtex suprarrenal, que produz numerosas adaptações ao estresse, conforme delineado adiante. O ADH eleva a pressão arterial principalmente ao provocar retenção de água pelo rim
- *Estágio de resistência.* Durante o segundo estágio, o estresse está sendo compensado pelo aumento de atividade das respostas ao estresse provocadas durante a fase de alarme. A secreção de cortisol, o sistema nervoso simpático e outros mecanismos ativados na reação de alarme podem continuar a ser ativados em um nível menor, mais constante. Essa fase pode continuar por um longo período, até mesmo anos, quando são mantidos os níveis aumentados dos mecanismos de resposta ao estresse. No entanto, os níveis aumentados dos mecanismos de resposta ao estresse têm um preço – o

uso de recursos adicionais de energia e nutrientes. É durante esse estágio que os sintomas da doença podem ficar crônicos se as respostas compensatórias não forem adequadas para controlá-los

- *Estágio de exaustão.* A capacidade de desenvolver uma resposta ao estresse possui limites. A resposta ao estresse pode ser ativada apenas por um intervalo de tempo finito ou até um grau finito. Se o estressor não for removido ou a adaptação não acontecer, o indivíduo não será mais capaz de resistir ao estressor e a homeostasia não é mais atingível. Pode ocorrer um estado de choque (ver Capítulo 54), e, sem a intervenção apropriada, a falência de órgãos e a morte podem sobrevir com rapidez.

Resposta ao estresse

■ Estresse agudo

Considere um homem pré-histórico caminhando nas savanas africanas. De repente, um leão salta de trás de alguma vegetação. Os olhos do homem capturam uma imagem do leão, que é comunicada às áreas visuais em seu córtex occipital, enviada e processada por seu córtex pré-frontal e frontal e percebida como uma ameaça. Essa ameaça é comunicada a muitos centros em seu encéfalo, incluindo os que suprem o SNA. Imediatamente, o efluxo simpático é aumentado pela ativação dos centros simpáticos do tronco encefálico e pela ativação unitária do sistema nervoso simpático, aumentando a frequência de ativação dos nervos simpáticos e liberando norepinefrina nas sinapses simpáticas. Ao mesmo tempo, o efluxo parassimpático é inibido, diminuindo a atividade do sistema digestório e a necessidade de sangue desses órgãos. A frequência e a contratilidade cardíacas (receptores β_1) aumentam muito, o que leva a um aumento do débito cardíaco e à contração das arteríolas (receptores α), elevando, assim, a pressão arterial. A medula suprarrenal é estimulada pelo efluxo simpático (receptores nicotínicos neuronais) para secretar alguma norepinefrina, mas principalmente epinefrina, para a corrente sanguínea. A epinefrina estimula os receptores α e β_1, provocando os mesmos efeitos da norepinefrina e receptores β_2 na musculatura lisa bronquiolar, e causando relaxamento e dilatação dos bronquíolos. Ela também estimula os receptores β_2 sobre as arteríolas nos leitos musculares esqueléticos, causando dilatação profunda e aumentando a capacidade do fluxo sanguíneo nesses leitos. O fluxo sanguíneo para o encéfalo também aumenta, porque as arteríolas que irrigam o encéfalo apresentam poucos receptores α, de modo que elas permanecem totalmente dilatadas. A estimulação dos receptores β_1 no aparelho justaglomerular do rim pela norepinefrina (a partir de terminações nervosas do sistema nervoso simpático e da medula suprarrenal) e pela epinefrina (a partir da medula suprarrenal) provoca a liberação da renina, o que ativa o sistema renina–angiotensina–aldosterona. A renina atua sobre o angiotensinogênio circulante, que é transformado em angiotensina I, que, por sua vez, é ainda convertida em angiotensina II por enzimas conversoras de angiotensina. A angiotensina II provoca constrição arteriolar adicional, aumentando ainda mais a pressão arterial. Ela também provoca a liberação de aldosterona, o que faz com que o rim retenha sódio e água. A retenção de sódio e água aumenta a pré-carga para o coração, aumentando ainda mais o débito cardíaco.

Além disso, a comunicação da visão ameaçadora para o hipotálamo ativa mecanismos neuro-hormonais controlados pela hipófise. O hipotálamo aumenta a síntese e a liberação de ADH pela neuro-hipófise. O ADH faz com que o rim retenha água, aumentando ainda mais a pré-carga e, consequentemente, o débito cardíaco. O hipotálamo também aumenta sua secreção e liberação de hormônio liberador de corticotrofina, o que faz com que a adeno-hipófise secrete ACTH adicional, e este, por sua vez, faz com que o córtex suprarrenal libere mais cortisol. O cortisol possui efeitos de longo alcance sobre muitos órgãos que aumentam sua capacidade de responder ao estresse. A síntese e a liberação de hormônio do crescimento (GH) também são aumentadas pela adeno-hipófise. Como o cortisol, o GH possui muitos efeitos de longo alcance sobre muitos órgãos, mas seu efeito global consiste em aumentar a atividade dos mecanismos de reparação tissular e a utilização de nutrientes.

Por fim, o sistema imune é ativado pela resposta ao estresse. Essa ativação é conseguida por múltiplas influências. Em primeiro lugar, o GH aumenta a capacidade de muitas células do sistema imune, como os neutrófilos e linfócitos T e B, para que elas realizem suas funções, inclusive a fagocitose, a apresentação de antígeno e a produção de anticorpos. Ademais, os níveis fisiologicamente altos de cortisol afetam a capacidade do sistema imune de responder aos antígenos não próprios. (Os níveis produzidos por doses farmacológicas de corticosteroides são muito mais elevados do que aqueles produzidos pelo estresse e são imunodepressores.) Os efeitos dos níveis fisiologicamente elevados de cortisol em resposta ao estresse sobre a função imune são complexos e podem envolver os efeitos sobre a capacidade das células imunes de deixar a circulação e ir até os locais de lesão tissular, ou sua capacidade de responder à apresentação do antígeno. As catecolaminas também afetam a capacidade do sistema imune de responder à lesão tissular ou aos antígenos não próprios. A resposta efetiva do sistema imune às influências agudas do estresse geralmente é considerada a capacidade de organizar uma resposta inflamatória e de responder a um antígeno não próprio. A Figura 32.26 resume os efeitos sobre vários sistemas orgânicos.

Retornando ao nosso homem pré-histórico ameaçado por um leão, as alterações produzidas em seu corpo pela visão ameaçadora do leão têm, sem exceção, o efeito de aumentar a capacidade para ajudá-lo a correr mais rápido ou a lutar mais para escapar do animal e de aumentar sua capacidade de responder à lesão tissular que poderia resultar desse seu encontro com o leão. Essas alterações constituem a reação de alarme caracterizada por Selye. A ameaça do leão representa um estressor agudo que terminaria muito rapidamente, quer porque o homem escapou, quer porque ele foi morto. Se o homem foi bem-sucedido e conseguiu fugir do leão, a resposta ao estresse se extingue e seu estado fisiológico retorna gradualmente ao normal.

A questão que surge para os seres humanos urbanos é: "Como as alterações na reação de alarme são benéficas para o estresse encontrado na vida moderna?" Se alguém está correndo para se afastar de uma situação perigosa ou para pegar um ônibus, sofre um traumatismo em um acidente automobilístico ou contrai uma doença aguda, muito provavelmente a resposta aguda ao estresse ainda é benéfica. No entanto, se alguém sofre um estresse emocional agudo, como uma discussão intensa ou a morte de um ente querido, a reação de alarme é ativada, de maneira idêntica à que seria para um estresse mais fisiologicamente orientado. Nessas circunstâncias, não precisamos da maior capacidade para lutar ou fugir, da atividade diminuída de nosso sistema

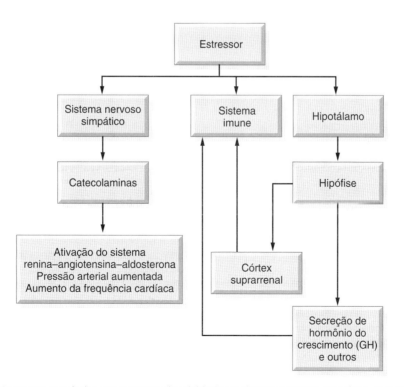

Figura 32.26 A resposta ao estresse induz um aumento de atividade no sistema nervoso simpático, incluindo a medula da glândula suprarrenal, o que ativa o sistema renina–angiotensina–aldosterona e aumenta a pressão arterial e a frequência cardíaca, entre outras implicações. A resposta ao estresse também ativa a hipófise, que secreta mais hormônio do crescimento; o córtex suprarrenal, que secreta mais cortisol; e o sistema imune.

digestório nem do aumento de capacidade para a reparação tissular. Portanto, em algumas circunstâncias, a resposta aguda ao estresse é, no máximo, desnecessária, e, na pior das hipóteses, consome recursos e cria desgastes desnecessários dos sistemas orgânicos.

■ **Estresse crônico**

O "estágio de resistência" de Selye descreve nossa capacidade de lidar com o estresse crônico. Os estressores crônicos que afetaram os seres humanos pré-históricos incluíram inanição ou calor ou frio extremos. As respostas a esses estressores incluíram alguns dos mesmos mecanismos anteriormente delineados para o estresse agudo, mas em níveis diminuídos, que são mais sustentáveis no transcurso de um longo período. No entanto, as respostas a esses estressores também incluíram mecanismos adicionais que conservam as reservas corporais de nutrientes e energia. Essas respostas incluem cortisol, mas também insulina, glucagon e GH. A resposta ao estresse crônico no período pré-histórico provavelmente não incluía a resposta às doenças. Como os processos patológicos não podem ser tratados, os indivíduos afetados morriam rapidamente durante a resposta ao estresse agudo. Os mecanismos que evoluíram, de forma pré-histórica, para lidar com o estresse crônico podem ser apropriados, ou não, para lidar com os modernos estressores, como a doença crônica ou o estresse emocional crônico associado a prazos limites constantes ou a mudanças no tráfego pesado. Ademais, com o cuidado médico moderno, temos a capacidade de manter os indivíduos com níveis extremamente elevados de estresse crônico devido a doença, seu estado emocional e o estresse induzido por nossas intervenções. Nas unidades de terapia intensiva, medimos muitos aspectos da homeostasia, como níveis de eletrólitos, contagens de células sanguíneas, funcionamento cardíaco e níveis hormonais, e ajustamos nosso cuidado para preservar a homeostasia (um meio interno adequado).

Em muitas dessas situações, as respostas ao estresse crônico que nos foram legadas desde os tempos pré-históricos podem ser, na realidade, contraproducentes e diminuir nossa capacidade de manter a homeostasia. Além disso, a atividade aumentada das respostas ao estresse aumenta a probabilidade de doenças degenerativas do sistema circulatório, como a aterosclerose, levando a eventos vasculares no coração, na periferia ou no encéfalo; aos distúrbios do metabolismo da glicose que levam ao diabetes do tipo 2; ou, talvez, aos distúrbios do sistema imune que levam às doenças inflamatórias. Esses tipos de doenças são, sem exceção, consequência de uma complexa relação entre a constituição genética de uma pessoa, suas experiências de vida (inclusive a exposição aos antígenos e a doenças infecciosas) e o nível do estresse fisiológico e psicológico.

Alterações relacionadas com a idade

Devido às alterações relacionadas com a idade no sistema nervoso, os indivíduos idosos correm maior risco de lesão e têm menor chance de sobreviver após uma lesão grave. O comprometimento sensorial, da propriocepção, marcha, visão e audição e o tempo de resposta retardado constituem alguns fatores que predispõem os indivíduos idosos à lesão. As considerações para o paciente idoso são apresentadas no Quadro 32.1.

Quadro 32.1 **Considerações para o paciente idoso.**

Alterações anatômicas e fisiológicas no sistema nervoso que ocorrem com o envelhecimento

- A atrofia cerebral resulta em diminuição do volume e peso totais do cérebro, especialmente nos lobos frontal e temporal, aumento dos ventrículos e perda da substância cinzenta
- A atrofia cerebral faz com que a dura-máter e as veias que a cruzam se tornem firmemente aderidas ao crânio; por conseguinte, são facilmente laceradas com um movimento significativo do conteúdo craniano, levando à formação de hematoma subdural
- A atrofia cerebral cria mais espaço para que o sangue intracraniano permaneça oculto, de modo que o paciente idoso pode manifestar apenas sintomas sutis, podendo levar a um retardo no estabelecimento do diagnóstico
- A perda axônica ou a diminuição na mielinização resultam em perda da substância branca
- Ocorre atrofia do hipocampo, que se correlaciona com um declínio da aprendizagem e memória e comprometimento cognitivo
- A diminuição no número de células neuronais e a degeneração dos dendritos e espinhas dendríticas nas células piramidais corticais levam a um declínio da transmissão sináptica e redução da velocidade de condução do impulso
- Ocorre diminuição na produção, na liberação e no metabolismo dos neurotransmissores
- A circulação alterada na orelha interna e o menor número de células cocleares funcionais levam a uma redução da audição
- Um número diminuído de células olfatórias na mucosa nasal leva a uma sensação de olfato diminuído
- Ocorre aumento do estado de vigília e despertar do sono, bem como diminuição no sono de ondas lentas, levando a alterações nos padrões do sono
- O processo odontoide na coluna cervical é mais comumente fraturado devido a osteoporose e doença articular degenerativa
- A síndrome da medula central ocorre com mais frequência devido à estenose espinal
- O paciente está mais propenso a sofrer lesão cerebral grave e pode ter menos reserva para sobreviver a uma lesão grave
- A incidência de demência aumenta gradualmente. Os pacientes que desenvolvem demência apresentam declínio nas capacidades cognitiva e emocional, o que pode afetar a memória, a linguagem, as capacidades espaciais visuais, a cognição complexa, a emoção e a personalidade

---

Desafios relacionados à aplicabilidade clínica

Questões rápidas

1. Uma mulher de 65 anos de idade é levada ao setor de emergência devido a queixas de cefaleia persistente e ataxia. Uma TC do cérebro revela infarto cerebelar esquerdo com compressão do tronco encefálico e do quarto ventrículo. Descreva os sintomas que essa paciente corre risco de desenvolver.
2. Um homem de 54 anos de idade com história de miastenia *gravis* é admitido no hospital com exacerbação da miastenia. É indicada plasmaférese para o paciente. Discorra sobre o propósito da plasmaférese e como ela funciona. Explique a importância do monitoramento da fadiga e da capacidade vital. Defina a crise miastênica.
3. Um homem de 22 anos de idade é admitido após lesão cerebral traumática grave. Um monitor de pressão intracraniana é posicionado e a leitura inicial é de 28 mmHg. Que medidas de enfermagem podem ser instituídas inicialmente para o tratamento de PIC elevada? Quais seriam os próximos passos farmacológicos e cirúrgicos para a diminuição da PIC? Descreva os sinais precoces e tardios de PIC aumentada.

33
Avaliação do Paciente | Sistema Nervoso

Amy Winkelman e Genell Hilton

Objetivos de aprendizagem

Com base no conteúdo deste capítulo, o leitor deverá ser capaz de:

1. Realizar uma avaliação neurológica abrangente.
2. Descrever achados de avaliação anormais consistentes com comprometimento neurológico.
3. Analisar os achados da avaliação e identificar diagnósticos de enfermagem potenciais.
4. Avaliar o efeito da disfunção neurológica no paciente.
5. Discorrer sobre as intervenções de enfermagem pré-procedimento e pós-procedimento apropriadas a testes neurodiagnósticos selecionados.

A avaliação e o cuidado ao paciente com problema neurológico constituem um dos maiores desafios para as enfermeiras de cuidados críticos. A educação básica de enfermagem e os cursos de cuidados críticos podem não abordar a avaliação do sistema nervoso em profundidade ou com a mesma complexidade observada em outros sistemas corporais. Além disso, uma avaliação neurológica abrangente envolve o uso de técnicas não utilizadas comumente na avaliação de outros sistemas corporais. Por essa razão, não é raro que até mesmo enfermeiras experientes tenham dúvidas ao obterem dados referentes ao sistema nervoso.

São quatro os objetivos principais da avaliação de enfermagem de um paciente com um problema neurológico real ou potencial. O primeiro objetivo é obter dados a respeito do funcionamento do sistema nervoso de modo imparcial e ordenado, evitando inconsistências na coleta de dados ou coleta de dados inadequados. É essencial que os resultados do exame sejam registrados com clareza, para que as alterações nos achados possam ser identificadas com facilidade. Uma ferramenta de documentação neurológica padrão, com escalas de avaliação e termos de definição claramente delineados, deve ser usada por toda a equipe de enfermeiras.

O segundo objetivo da avaliação neurológica é acompanhar os achados ao longo do tempo, descobrindo correlações e tendências. Para que essas correlações sejam úteis, é necessário inter-relacionar os resultados da história, do exame físico e dos testes diagnósticos. O uso de um formato padronizado ajuda no estabelecimento dos diagnósticos médicos e de enfermagem, bem como orienta a enfermeira na escolha e na avaliação da terapia.

O terceiro objetivo da avaliação neurológica é analisar os dados para elaborar uma lista de diagnósticos potenciais ou efetivos. Pequenas alterações no estado neurológico podem ser os primeiros indícios de que a condição física do paciente está piorando. A enfermeira que presta cuidados ao paciente é responsável por reconhecer essas alterações, correlacionar esses achados ao processo fisiopatológico e intervir de maneira apropriada.

O quarto objetivo da avaliação neurológica pela enfermeira é determinar o efeito da disfunção sobre a vida diária do paciente e sua capacidade de cuidar de si mesmo. Até esse ponto, os objetivos de médicos e enfermeiras no cuidado ao paciente com um problema neurológico são semelhantes. Cada profissão usa muitas das mesmas perguntas e técnicas para determinar o funcionamento normal e anormal do sistema nervoso. O foco da enfermeira é ajudar os pacientes a lidar com alterações reais ou potenciais na vida diária e no autocuidado.

Esses objetivos da neuroavaliação são os mesmos para todos os pacientes. Em pacientes idosos é necessário levar em conta as alterações normais do envelhecimento ao avaliar os problemas neurológicos. Os idosos estão em maior risco para apresentar algumas condições clínicas que os predispõem a transtornos neurológicos. Essas mesmas condições clínicas ou o tratamento prescrito para elas também podem alterar os achados da avaliação neurológica. Considerações especiais relativamente a pacientes idosos são apresentadas no Quadro 33.1.

História

A avaliação neurológica começa ao primeiro contato com o paciente. A conversa com o paciente e seus familiares é uma fonte vital de dados necessários para a avaliação do funcionamento

---

Quadro 33.1 **Considerações para o paciente idoso.**

Neuroavaliação

Ao avaliar um idoso, é necessário verificar o nível funcional anterior da pessoa para avaliar adequadamente seu estado. Os aspectos a seguir devem ser levados em consideração quando a enfermeira avalia a função neurológica de um idoso:

- A função motora pode ser afetada pela diminuição da força, alteração da marcha, alterações na postura e tremores aumentados
- A visão pode estar diminuída, as pupilas podem estar menos reativas, a discriminação das cores pode estar diminuída, o olhar pode estar alterado e a visão noturna pode estar diminuída
- A audição pode estar diminuída e podem ser notadas alterações no teste de Rinne. A enfermeira deve ter em mente que uma alteração auditiva não detectada pode ocasionar a suposição errônea de que uma pessoa tem mais déficits neurológicos do que apresenta efetivamente
- As alterações na função sensorial podem incluir reflexos diminuídos, diminuição dos sentidos vibratório e posicional e diminuição da discriminação de dois pontos
- Os idosos com idade mais avançada estão em maior risco para apresentar depressão, anormalidades nutricionais, acidente vascular cerebral, ataques isquêmicos transitórios e demência
- Os idosos podem ter padrões de sono alterados

660 Parte 8 Sistema Nervoso

> **Quadro 33.2** História de saúde para avaliação neurológica.

Queixa principal
- Descrição do problema pelo próprio paciente

História da doença atual
- Análise completa dos sinais e sintomas a seguir (usando o formato NOPQRST apresentado no Capítulo 17, Quadro 17.1)
- Tonturas, síncope ou convulsões
- Cefaleias
- Alterações visuais ou auditivas, incluindo sensibilidade à luz e tinidos
- Dificuldade de deglutição ou rouquidão
- Fala pastosa ou dificuldade para encontrar as palavras
- Confusão mental, perda de memória ou dificuldade de concentração
- Distúrbios da marcha
- Sintomas motores, incluindo fraqueza, parestesias, paralisia, diminuição da amplitude de movimento e tremores

História patológica pregressa
- Doenças e imunizações comuns da infância: convulsões febris, lesões de parto, violência física ou traumatismos, meningite
- Distúrbios clínicos agudos e crônicos anteriores, incluindo tratamentos e hospitalizações: tumores, lesões cranioencefálicas traumáticas, hipertensão, tromboflebite ou trombose venosa profunda, coagulopatias, sinusite, meningite, encefalite, convulsões, diabetes, câncer, transtornos psiquiátricos
- Fatores de risco: diabetes, tabagismo, hipercolesterolemia, hipertensão, uso de drogas, consumo de álcool, doenças cardiovasculares
- Cirurgias anteriores: cirurgias vasculares periféricas; endarterectomia carotídea; excisão de aneurismas; evacuação de hematomas; procedimentos da cabeça, olhos, ouvidos, nariz e garganta (COONG)
- Testes diagnósticos e intervenções anteriores: eletroencefalografia, cintilografia cerebral, Doppler da carótida, tomografia computadorizada da cabeça e pescoço, aquisição de imagens por ressonância magnética, terapia trombolítica, cateterismo cardíaco

Medicações: anticonvulsivantes, anticoagulantes, substâncias psicotrópicas, anticoncepcionais orais, betabloqueadores, bloqueadores dos canais de cálcio, anti-hiperlipidêmicos, terapia de reposição hormonal
- Alergias e reações: meio de contraste, medicações
- Transfusões, incluindo tipo e data

História familiar
- Estado de saúde ou causa de morte de pais e irmãos: doença arterial coronária, doença vascular periférica, câncer, hipertensão, diabetes, acidente vascular cerebral, hiperlipidemia, coagulopatias, convulsões, transtornos psiquiátricos

História pessoal e social
- Tabagismo, etilismo e uso abusivo de substâncias
- Composição familiar
- Ocupação e ambiente de trabalho: exposição a compostos químicos e toxinas
- Ambiente de vida: violência física, emocional e verbal
- Dieta
- Padrões de sono
- Exercício e lazer
- Crenças culturais, espirituais e religiosas
- Fontes de estresse, padrões de ajuste e sistemas de apoio social
- Viagens recentes, em especial para outro continente

Revisão dos sistemas
- COONG: alterações visuais, tinidos, cefaleia
- Cardiovascular: hipertensão, síncope, palpitações, claudicação intermitente
- Respiratório: dificuldade de respirar, infecções, tosse, dispneia
- Digestório: perda de peso, alteração nas evacuações, náuseas/vômitos/diarreia
- Geniturinário: alteração na micção; micção dolorosa, disfunção sexual
- Musculoesquelético: sensibilidade a alterações da temperatura, varicosidades, perda de cabelos nas extremidades, alterações sensoriais

---

global. A enfermeira investiga a razão para a consulta do paciente, obtém informações sobre os sintomas e avalia a história patológica pregressa, a história familiar e a história pessoal e social do paciente (Quadro 33.2). Uma revisão abrangente dos sistemas é também efetuada como parte da avaliação inicial.

Exame físico

Uma avaliação neurológica abrangente do paciente criticamente doente analisa o estado mental, a função motora, a resposta pupilar, a função dos nervos cranianos, os reflexos e a sensibilidade. Os achados são correlacionados com os sinais vitais.

Estado mental

O exame do estado mental inclui testes para avaliar o nível de consciência e atenção, a orientação espacial e o conteúdo do pensamento.

A qualidade do nível de consciência de um paciente é o parâmetro mais básico e crítico que deve ser avaliado. O nível de consciência indica o funcionamento dos hemisférios cerebrais, assim como aquele do sistema de ativação reticular, que é responsável pela atenção. O grau de percepção do ambiente, resposta a ele e interação com o mesmo é o indicador mais sensível de uma disfunção do sistema nervoso.

A capacidade de resposta pode ser categorizada de acordo com a resposta do paciente a estímulos externos, e as gradações da resposta incluem termos tais como letárgico, torporoso e semicomatoso (Quadro 33.3).

A orientação espacial envolve não apenas a capacidade de resposta do paciente como também o conteúdo de sua resposta. A orientação é avaliada fazendo-se ao paciente perguntas como: "Qual é seu nome? Onde você está agora? Em que mês/ano/dia/hora estamos? Por que você está no hospital?" Um aumento no número de respostas erradas indica confusão crescente e uma possível deterioração no estado neurológico. Assim também, um aumento no número de respostas corretas pode indicar melhoras neurológicas.

Em casos de suspeita de lesão cerebral, a escala de coma de Glasgow (ECG) mostrou ser um instrumento confiável para avaliar o nível de consciência e atenção (Quadro 33.4). A ECG permite que o examinador registre objetivamente a resposta do paciente ao ambiente em três áreas principais: abertura dos olhos, verbalização e movimento. Em cada categoria, atribui-se um escore à melhor resposta. A ECG usa duas respostas, a melhor resposta de abertura dos olhos e a melhor resposta verbal, para avaliar a ativação e o nível de consciência. A melhor resposta de abertura dos olhos recebe um escore de 1 a 4, sendo 1 a ausência de resposta e 4 a abertura espontânea dos olhos. A melhor resposta verbal aborda a orientação e varia de 1 a 5, com 1 novamente indicando ausência de resposta e 5

Capítulo 33 Avaliação do Paciente | Sistema Nervoso

> **Quadro 33.3 Terminologia clínica para a gradação da resposta.**
>
> **Lúcido (consciência plena):** normal
>
> **Desperto:** pode dormir mais do que o habitual ou ficar algo confuso ao despertar, mas se mostra totalmente orientado quando estimulado
>
> **Letárgico:** sonolento, mas obedece a comandos simples quando estimulado
>
> **Obtuso:** fica ativo quando estimulado; responde verbalmente com uma ou duas palavras; obedece a comandos simples; fora isso, fica sonolento
>
> **Torporoso:** muito difícil de ser ativado; pode obedecer a comandos simples ou dizer palavras soltas ou expressões curtas de maneira inconsistente; movimento espontâneo limitado
>
> **Semicomatoso:** movimentos são intencionais quando estimulado; não obedece a comandos nem fala de modo coerente
>
> **Em coma:** pode responder por posturas reflexas, quando estimulado, ou não apresentar nenhuma resposta aos estímulos

> **Quadro 33.4 Escala de coma de Glasgow.**

Melhor resposta de abertura dos olhos	Escore
Espontaneamente	4
À fala	3
À dor	2
Nenhuma resposta	1

Melhor resposta verbal	Escore
Orientado	5
Conversa confusa	4
Palavras inadequadas	3
Sons distorcidos	2
Nenhuma resposta	1

Melhor resposta motora	Escore
Obedece a comandos	6
Localiza estímulos	5
Se esquiva aos estímulos	4
Flexão anormal (decorticação)	3
Extensão anormal (descerebração)	2
Nenhuma resposta	1

Um escore total de 3 a 8 sugere alteração grave, 9 a 12 sugere alteração moderada e 13 a 15 sugere alteração leve.

indicando um paciente plenamente orientado. O paciente intubado é geralmente observado como apresentando um escore de 1T, que deve ser adicionado ao escore total. Desse modo se reconhece a incapacidade de o paciente falar secundariamente à presença do tubo endotraqueal. A melhor resposta motora tem uma variação de 1 a 6, com 1 indicando ausência de resposta motora e 6 representando um paciente com o movimento de todas as extremidades ao comando. O escore total máximo para uma pessoa plenamente alerta e lúcida é de 15. Um escore mínimo de 3 é consistente com a ausência total de resposta. Um escore global de 8 ou menos se associa ao coma e à provável incapacidade de proteger as vias respiratórias. Quando mantido ao longo do tempo, um escore baixo pode ser um fator de predição de uma recuperação funcional insuficiente.

A ECG destinava-se a servir de guia para a avaliação rápida de pacientes agudamente doentes ou agudamente lesados, cujo estado pode se alterar rapidamente. Não é útil como guia da avaliação de pacientes em coma de evolução longa ou durante a recuperação prolongada de uma lesão cerebral grave. Informações mais complexas a respeito do funcionamento do sistema nervoso podem ser obtidas colhendo-se dados sobre a capacidade do paciente em integrar a atenção, a memória e os processos de pensamento (Tabela 33.1). Esse exame do estado mental também pode revelar indicações de outros problemas afetando o estilo de vida do paciente. O Mini-Mental State Examination (MMSE) é um instrumento de avaliação cognitiva largamente usado, de administração fácil e rápida e boa confiabilidade entre os avaliadores. É frequentemente usado para monitorar a evolução da doença em pacientes apresentando demência ou outros estados mórbidos progressivos. O MMSE é constituído de perguntas relacionadas a orientação, evocação/memória, atenção, cálculo, linguagem e *insight* espacial. São atribuídos pontos às respostas corretas, com um máximo de 30 pontos. Um escore abaixo de 20 pode indicar uma doença neurológica. Exemplos de déficits específicos são apresentados na Tabela 33.2.

Ao se obterem tantos dados, a avaliação da capacidade de comunicação do paciente torna-se primordial. O uso da linguagem requer a compreensão de símbolos verbais e não verbais e a capacidade de usar esses símbolos para se comunicar com outras pessoas. A avaliação da compreensão do paciente é feita normalmente através da palavra falada. Todavia, disfunções da fala (Tabela 33.3) podem tornar extremamente difíceis

Tabela 33.1 Exame do estado mental.

Funções	Teste	Implicações
Orientação	Tempo: dizer o ano, mês, data, estação, dia da semana Lugar: indicar o estado, a cidade em que reside; dizer o nome do hospital, número do andar ou do quarto	Pode ser alterada por muitas condições neurológicas
Atenção	Limite de dígitos; série de 7 números; citar os meses do ano em ordem inversa	Pode se alterar no *delirium*, nas lesões do lobo frontal e na demência
Memória	A curto prazo: repetição de três itens depois de 5 min A longo prazo: repetição de eventos da vida como o nome de solteira da mãe, fatos do dia anterior	Pode se alterar em condições como demência, acidentes vasculares cerebrais e *delirium*
Linguagem	Nomear: apontar para três objetos e fazer o paciente nomeá-los Compreensão: dar comandos simples e complexos Repetição: repetir expressões como "nada de se, mas nem porém" Leitura: fazer o paciente ler e explicar um trecho curto Escrita: fazer o paciente escrever uma frase curta	Requer a integração dos aspectos visual, semântico e fonológico do conhecimento Disfunção pode se associar a lesões da área de Broca; pode ser dependente do nível educacional
Espacial/perceptiva	Copiar desenhos como uma cruz ou um quadrado; desenhar o mostrador de um relógio Apontar o lado direito e esquerdo da própria pessoa Demonstrar ações tais como vestir um casaco ou apagar um fósforo com um sopro	Pode se associar a lesões do lobo parietal

662 **Parte 8** Sistema Nervoso

Tabela 33.2 Seleção de defeitos na função intelectual superior.

Tipo	Características
Anomia	Incapacidade de nomear objetos ou de reconhecer nomes escritos ou falados de objetos
Parafasia fonêmica	Substituição de partes de palavras (p. ex., abridor de patas em vez de abridor de latas)
Parafasia semântica	Substituição de palavras inteiras (p. ex., maçã em vez de laranja)
Dislexia	Incapacidade de reconhecer e compreender palavras escritas
Alexia	Ler letra por letra em vez de palavras inteiras
Dislexia por negligência	Omissões ou substituições de letras da parte inicial da palavra
Dislexia de superfície	Dificuldade em ler palavras com soletração irregular
Disgrafia	Dificuldade na escrita
Disgrafia central	Afeta tanto a soletração escrita quanto a falada
Disgrafia por negligência	Soletrar de forma incorreta a parte inicial da palavra
Agnosia	Incapacidade de reconhecer objetos apesar de uma estimulação sensorial intacta; pode ser visual, auditiva ou sensorial
Prosopagnosia	Incapacidade de reconhecer rostos familiares
Acromatopsia	Incapacidade de discriminar cores
Acalculia	Incapacidade de ler, escrever e compreender números

Tabela 33.3 Padrões de defeitos da fala.

Tipo	Localização do déficit	Padrões da fala
Disfasia fluente	Lobos parietal-temporal esquerdo (área de Wernicke)	• Fala fluente, mas desconexa • Alteração da compreensão da palavra falada apesar de audição normal • Pode ter um ritmo da fala aparentemente normal, porém sem palavras inteligíveis • Pode usar palavras inventadas e sem sentido (neologismos), substituições de palavras (parafasias) ou repetições de palavras (perseveração, ecolalia)
Disfasia não fluente	Área frontal esquerda (área de Broca)	• Fala lenta com articulação deficiente • Incapacidade de iniciar sons • Compreensão geralmente intacta • Associada habitualmente à alteração das habilidades escritas
Disfasia global	Envolvimento difuso das áreas frontal, parietal e occipital	• Fala não fluente • Incapacidade de compreender palavras faladas ou escritas
Disartria	Tratos corticobulbares; cerebelo	• Perda da articulação, da fonação • Perda de controle dos músculos dos lábios, da língua e do palato • Fala pastosa, espasmódica ou irregular, com conteúdo apropriado

essas avaliações. Em pacientes cuja língua-mãe não é a falada no país, pode ser indicado o uso de um intérprete de modo a assegurar avaliação acurada da orientação.

Função motora

A avaliação da função motora inclui a análise de resposta motora a estímulos e força e coordenação motora. A avaliação da resposta motora envolve a avaliação do tipo de estímulos necessários para a evocação de uma resposta motora. Isso dá à equipe de saúde informações quanto ao nível de consciência necessário para a obtenção de uma resposta motora, assim como à capacidade do paciente em obedecer a comandos. O exame da força e da coordenação motoras avalia as vias dos neurônios motores no encéfalo, do córtex motor primário até a medula espinal, bem como as diversas outras áreas envolvidas na coordenação, como o cerebelo e os núcleos da base.

▪ Resposta motora a estímulos

Primeiro a enfermeira tenta evocar uma resposta motora pedindo ao paciente que mova um membro contra a gravidade. Se não for obtida nenhuma resposta, o paciente pode estar incapaz de compreender ou responder a comandos verbais. Nesse caso, estímulos dolorosos devem ser usados para evocar uma resposta motora.

Em casos em que há necessidade de estímulos dolorosos para a evocação de uma resposta, a enfermeira presta atenção cuidadosa ao local em que é aplicado o estímulo doloroso. Estímulos dolorosos podem envolver tanto a estimulação central quanto a periférica. A estimulação central envolve apertar o músculo trapézio ou pressionar a crista supraorbital, ao passo que a resposta à estimulação periférica pode ser suscitada pela compressão do leito ungueal. Contudo, deve-se estar ciente de que a localização errônea da mão do examinador pode causar uma lesão grave da pele ou do tecido. As áreas a serem evitadas incluem a pele dos mamilos e a área genital. Além disso, a técnica comumente usada de esfregar o esterno pode causar lesões graves e não suscita resposta clara. Ao se estimular a crista supraorbital, deve-se tomar cuidado para não comprimir o olho propriamente dito.

A localização de estímulos dolorosos caracteriza-se por uma tentativa organizada de remoção do estímulo central (*i. e.*, a mão do examinador) e implica o movimento de um membro superior para uma localização acima da clavícula (Figura 33.1 A).

Isso contrasta com a retirada, em que o paciente simplesmente se afasta do estímulo doloroso, em vez de tentar removê-lo (Figura 33.1 B). A localização é uma resposta que indica nível mais alto de função cerebral do que a retirada. Respostas apropriadas, como localização ou retirada, significam que as vias sensoriais e corticospinais estão funcionando. Pode haver monoplegia ou hemiplegia, indicando a interrupção das vias corticospinais de um lado.

As respostas inadequadas incluem a rigidez de decorticação e a rigidez de descerebração. Flexão dos braços, punhos e dedos; adução das extremidades superiores; e extensão, rotação lateral e flexão plantar das extremidades inferiores caracterizam a rigidez de decorticação (Figura 33.1 C). Essa rigidez decorre de lesões da cápsula interna, dos núcleos da base, do tálamo ou do hemisfério cerebral, interrompendo vias corticospinais. A rigidez de descerebração consiste em extensão, adução e hiperpronação das extremidades superiores e em extensão das extremidades inferiores, com flexão plantar dos pés (ver Figura 33.1 D). A pessoa pode também apresentar dentes cerrados. Uma lesão do mesencéfalo e da ponte acarreta descerebração. Por vezes, as respostas inadequadas de decorticação e descerebração podem alternar-se. Se não houver nenhuma resposta a estímulos dolorosos ou apenas respostas flexoras muito fracas (*i. e.*, flacidez) forem observadas, o paciente apresenta provavelmente uma disfunção extensa do tronco encefálico (Figura 33.1 E). Outras respostas motoras anormais em um paciente em coma incluem contrações tônicas, que são contrações musculares consistentes, e o clônus, que é a alternância de espasticidade e relaxamento muscular.

■ **Força e coordenação motoras**

O segundo componente da avaliação motora aborda a força e a coordenação. A fraqueza muscular é um sinal fundamental de disfunção em muitos transtornos neurológicos. A enfermeira testa a força das extremidades fazendo resistência a vários grupos musculares, usando seus próprios músculos ou a gravidade. Como um teste rápido para detectar fraqueza nas extremidades superiores, a enfermeira pede ao paciente que mantenha os braços bem estendidos, com a palma das mãos voltada para cima e os olhos fechados, e observa quanto a qualquer desvio descendente ou pronação dos antebraços (designado como desvio pronador). Um teste semelhante para as extremidades inferiores envolve fazer o paciente deitar no leito e erguer as pernas, uma de cada vez, levantando-as da cama contra a resistência do examinador. Uma fraqueza notada em qualquer desses testes pode indicar uma lesão às vias do

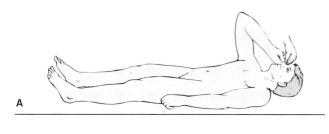

A — Localização da dor: uma resposta apropriada consiste em estender a mão acima do nível do ombro em direção ao estímulo. Lembre-se: um déficit motor focal, como hemiplegia, pode impedir uma resposta bilateral.

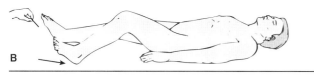

B — Retirada: uma resposta apropriada consiste em puxar a extremidade do corpo afastando-a do estímulo. Com o aumento do envolvimento do tronco encefálico, o paciente pode responder assumindo uma das posições a seguir. Cada uma evidencia deterioração mais avançada.

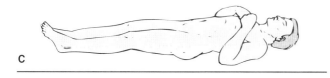

C — Postura de decorticação: um dos braços ou ambos em flexão integral no tórax. As pernas podem estar rigidamente estendidas.

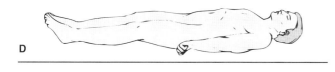

D — Postura de descerebração: um dos braços ou ambos rigidamente estendidos. Possível extensão das pernas.

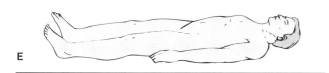

E — Flacidez: nenhuma resposta motora em qualquer das extremidades.

Figura 33.1 Respostas motoras à dor. Ao se aplicar um estímulo doloroso à incisura supraorbital de um paciente inconsciente, o paciente responde de uma dessas maneiras.

664 **Parte 8** Sistema Nervoso

Quadro 33.5	Escala de avaliação da função motora.
Escore	**Interpretação**
0/5	Nenhuma contração muscular
1/5	Lampejo ou traço de contração
2/5	Move-se, mas não consegue superar a gravidade
3/5	Move-se contra a gravidade, mas não consegue superar a resistência dos músculos do examinador
4/5	Move-se com alguma fraqueza contra a resistência dos músculos do examinador
5/5	Força e potência normais

neurônio motor do sistema piramidal, que transmite comandos para os movimentos voluntários. A função motora de cada extremidade é relatada como uma fração tendo 5 como denominador, como mostrado no Quadro 33.5.

Os grupos musculares são avaliados individualmente, de início sem resistência e, em seguida, contra a resistência, para obter uma avaliação completa. A força dos músculos da extremidade superior é avaliada pedindo-se ao paciente que eleve e abaixe os ombros (músculos trapézio e levantador da escápula), que levante os braços (músculo deltoide), flexione o cotovelo (músculo bíceps), estenda o braço (músculo tríceps) e estenda o punho (músculo extensor radial longo do carpo). A força dos músculos da extremidade inferior é avaliada pedindo-se ao paciente que levante a perna (músculo iliopsoas), estenda o joelho (músculo quadríceps), efetue a dorsiflexão e a flexão plantar do pé (músculos tibial anterior e gastrocnêmio, respectivamente) e flexione o joelho (grupo de músculos posteriores da coxa, que consiste nos músculos bíceps femoral, semitendinoso e semimembranoso).

A avaliação do movimento e da força em um paciente que não consegue obedecer a comandos ou não apresenta resposta pode ser difícil, porque a participação no teste da força muscular contra a gravidade exige a compreensão e a cooperação do paciente. Se o paciente não puder elaborar uma resposta motora a estímulos dolorosos, a enfermeira pode não ter a oportunidade de testar quanto à força muscular de maneira confiável. Em pacientes em coma, portanto, é importante observar o estímulo que desencadeou uma resposta, se é que houve algum, e descrever ou graduar o tipo de resposta obtido.

A enfermeira também pode avaliar cada extremidade quanto ao tamanho, tônus muscular e regularidade do movimento passivo. Respostas anormais podem indicar problemas nos núcleos da base (também designados como sistema extrapiramidal). Essas vias suprimem normalmente os movimentos voluntários por uma inibição controlada. Os achados da avaliação podem incluir o fenômeno do "canivete de mola", em que uma resistência inicialmente forte ao movimento passivo diminui subitamente. Em outros casos pode estar presente uma rigidez de "cano de chumbo", que é uma resistência constante e contínua ao movimento passivo, característica de uma lesão hemisférica difusa. A rigidez em "roda dentada", que é uma série de movimentos pequenos, regulares e espasmódicos, ocorrendo ao movimento passivo, é característica da doença de Parkinson. A enfermeira também deve estar atenta aos movimentos involuntários, de fasciculações (abalos musculares) leves a movimentos violentos e agitados de uma extremidade. Os termos descritivos dos movimentos involuntários são apresentados no Quadro 33.6.

Quadro 33.6	Tipos de movimentos involuntários.

Tremores: movimentos sem finalidade
- Em repouso: lesão nos núcleos da base
- Intencional: lesão no cerebelo
- Asterixe: distúrbio metabólico
- Fisiológico: devido a fadiga ou estresse

Fasciculação: abalo de músculos em repouso devido a lesão de um nervo periférico ou da medula espinal ou a influências metabólicas, como frio ou fármacos anestésicos

Clônus: movimento repetitivo; evocado ao reflexo extensor e indica uma lesão dos tratos corticospinais

Mioclonias: movimentos arrítmicos; movimentos individuais do tipo espasmódico; simétricos; etiologia não conhecida

Hemibalismo: movimento de agitação da extremidade; movimento violento; ausente durante o sono; lesão nos núcleos subtalâmicos dos núcleos da base

Coreia: movimentos irregulares; envolve músculos dos membros e faciais; movimentos assimétricos em repouso; movimentos involuntários podem aumentar ao se tentarem movimentos intencionais

Atetose: movimentos lentos e sinuosos

Hemiparesia (fraqueza) e hemiplegia (paralisia) são sintomas unilaterais decorrentes de uma lesão contralateral ao trato corticospinal. A paraplegia decorre de uma lesão da medula espinal abaixo das primeiras vértebras torácicas ou de disfunções de nervos periféricos. A quadriplegia (também designada como tetraplegia) se associa a lesões da medula espinal cervical, disfunções do tronco encefálico e a grandes lesões bilaterais do encéfalo.

O cerebelo é responsável pelo sincronismo regular, equilíbrio e ordenação dos movimentos. Ele não inicia nenhum movimento, de modo que um paciente com disfunção cerebelar não fica paralisado. Em vez disso, são manifestações comuns ataxia, dismetria e falta de sincronismo dos movimentos. Alguns dos testes mais comuns da sincronização cerebelar dos movimentos com equilíbrio incluem os descritos a seguir.

▶ **Teste de Romberg.** Esse teste é realizado fazendo-se o paciente ficar de pé com os pés unidos, primeiro de olhos abertos e, depois, de olhos fechados. A enfermeira observa a oscilação ou a direção da queda e fica preparada para segurar o paciente caso seja necessário.

▶ **Teste dedo–nariz.** Esse teste é realizado fazendo-se o paciente encostar um dedo no dedo do examinador e, em seguida, tocar o próprio nariz. Ultrapassar o ponto ou ir além da marca é designado como dismetria. Os dois lados são testados individualmente.

▶ **Teste de movimentos alternados rápidos (MAR).** A capacidade do paciente em executar MAR é verificada de cada lado fazendo-se o paciente opor cada dedo ao polegar em sucessão rápida ou executando a pronação e a supinação rápidas da mão sobre a perna. A incapacidade de execução de MAR é designada como adiadococinesia; a execução deficiente ou desajeitada dos MAR é designada como disdiadococinesia.

▶ **Teste calcanhar–canela.** Esse teste é realizado fazendo-se o paciente estender o calcanhar de um dos pés em sentido descendente pela parte anterior da canela, movendo-se do joelho ao tornozelo. Incapacidade de completar esse movimento ou falta de movimento do músculo liso motor indica disfunção cerebelar.

Alterações pupilares

A avaliação da resposta pupilar é um componente importante do exame neurológico. As pupilas são examinadas quanto ao tamanho (especificado em milímetros; Figura 33.2) e à forma. O paciente focaliza um ponto distante na sala. Para isolar o olho que está sendo examinado, o examinador coloca a borda de uma das mãos ao longo do nariz do paciente. Uma luz forte é dirigida a um dos olhos e nota-se a rapidez da constrição pupilar (resposta direta). O procedimento é então repetido para o outro olho. A anisocoria (pupilas desiguais) é normal em uma pequena porcentagem da população, mas também pode indicar disfunção neural. Se esta for uma variante normal, a diferença no tamanho das pupilas deve ser inferior a 1 mm.

A reatividade pupilar também é avaliada quanto à acomodação. Para testar a acomodação, segura-se um objeto de 20 a 30 cm à frente do rosto do paciente. O paciente focaliza o objeto enquanto o examinador o move em direção ao nariz do paciente. As pupilas devem contrair-se quando o objeto se aproximar, e os olhos devem se voltar para dentro para manter uma imagem clara.

A resposta normal ao teste é documentada como PERRLA ou *p*upilas *e*quivalentes, *r*edondas, *r*eativas à *l*uz e com *a*comodação. Algumas anormalidades pupilares importantes são mostradas na Figura 33.3. As causas de pupilas pequenas e reativas incluem anormalidades metabólicas e uma disfunção bilateral no diencéfalo. Pupilas grandes e fixas (5 a 6 mm), que podem evidenciar uma leve constrição e dilatação rítmica, quando estimuladas, podem indicar uma lesão do mesencéfalo. Pupilas fixas na posição média (4 a 5 mm) também podem indicar uma disfunção do mesencéfalo, envolvendo interrupção das vias simpáticas e parassimpáticas. Pupilas puntiformes e não reativas são vistas após uma lesão da área da ponte no tronco encefálico (daí a expressão "as pupilas pontinas são puntiformes"), uso de medicações oculares selecionadas e administração de opiáceos. Uma pupila unilateralmente dilatada e não reativa ("explodida")

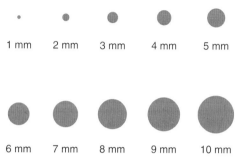

Figura 33.2 Gráfico do tamanho das pupilas.

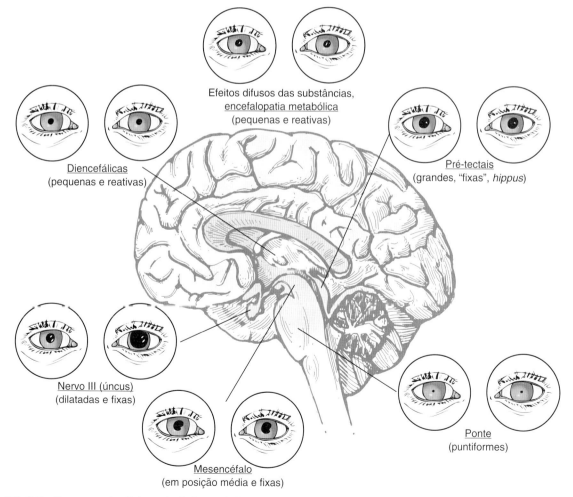

Figura 33.3 Pupilas anormais. (Adaptada de Saper C: Brain stem modulation of sensation, movement, and consciousness. In Kandel ER, Schwartz JH, Jessel TM *et al.* [eds]: Principles of Neural Science, 5th ed. New York, NY: McGraw-Hill, 2012, p 1054, com autorização de McGraw-Hill.)

> **Quadro 33.7** Guia rápido para investigação das causas de alteração do tamanho das pupilas.
>
> **Pupilas puntiformes**
> - Substâncias: opiáceos
> - Gota: medicações para glaucoma
> - "Peixe morto": lesão na área da ponte do tronco encefálico
>
> **Pupilas dilatadas**
> - Medo: ataque de pânico, ansiedade extrema
> - "Ataques": convulsões
> - "Vida acelerada": cocaína, *crack*, fenciclidina

é vista nas lesões do terceiro nervo craniano (oculomotor), quando a parte do úncus do lobo temporal hernia através do tentório. Quando há compressão de estruturas em torno do tentório ou da prega da dura-máter que separa o encéfalo do cerebelo e do tronco encefálico, a perda do funcionamento dos nervos parassimpáticos à pupila desse lado ocasiona pupilas ipsilateralmente dilatadas. Um guia rápido sobre as causas das alterações no tamanho das pupilas é apresentado no Quadro 33.7.

A avaliação da resposta pupilar em pacientes em coma é a mesma que em pacientes conscientes. Determina-se com facilidade a reatividade pupilar à luz, pela resposta direta e a resposta consensual. Pode ser impossível verificar a reatividade à acomodação, porque o paciente pode não conseguir cooperar.

Função dos nervos cranianos

A avaliação dos nervos cranianos varia dependendo de o paciente estar consciente ou inconsciente. A avaliação dos nervos cranianos em pacientes inconscientes é importante porque fornece dados relativamente à função do tronco encefálico, embora muitos componentes possam precisar ser eliminados ou adaptados. Ver Capítulo 32 para informações fisiológicas específicas a respeito dos nervos cranianos.

▪ Nervo craniano I | Nervo olfatório

O primeiro nervo craniano contém fibras sensoriais para o sentido do olfato. O teste desse nervo é geralmente adiado, a não ser que o paciente se queixe de incapacidade de perceber odores. A enfermeira testa o nervo, com os olhos do paciente fechados, colocando-lhe substâncias aromáticas junto ao nariz para serem identificadas. Devem ser usados itens que tenham um odor nítido (p. ex., sabão, café, canela). Não se deve usar amônia, porque o paciente vai responder à irritação da mucosa nasal e não ao odor. Cada narina é verificada separadamente, fechando-se uma narina de cada vez. A perda do olfato pode ser causada por uma fratura da lâmina cribriforme ou por uma fratura na área etmoidal. O paciente pode apresentar anosmia (perda do sentido do olfato) por uma lesão devido ao cisalhamento do bulbo olfatório após uma fratura da base do crânio ou por um vazamento de líquido cefalorraquidiano.

▪ Nervo craniano II | Nervo óptico

A avaliação do nervo óptico envolve a avaliação da acuidade visual e dos campos visuais. A acuidade visual macroscópica é verificada fazendo-se o paciente ler notícias de jornal comuns, notando-se a necessidade de lentes corretivas do paciente antes da lesão. Os campos visuais são testados fazendo-se o paciente olhar diretamente para frente com um dos olhos coberto.

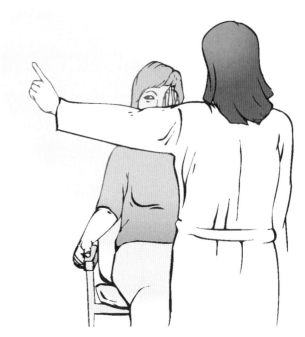

Figura 33.4 Método confrontacional para o teste dos campos visuais.

O examinador move um dedo da periferia de cada quadrante da visão para o centro da visão do paciente. O paciente deve indicar quando o dedo do examinador é visto. Isso é feito para ambos os olhos e os resultados são comparados com os campos visuais do examinador, que se supõe sejam normais (Figura 33.4). Uma lesão da retina produz um ponto cego. Uma lesão do nervo óptico produz uma cegueira parcial ou completa do mesmo lado. Danos ao quiasma óptico acarretam hemianopsia bitemporal, cegueira em ambos os campos visuais laterais. A pressão sobre o trato óptico pode causar hemianopsia homônima, meia cegueira do lado oposto da lesão em ambos os olhos. Uma lesão no lobo parietal ou no lobo temporal pode produzir cegueira contralateral no quadrante superior ou inferior da visão, respectivamente, em ambos os olhos (déficit do quadrante). Danos ao lobo occipital podem causar uma hemianopsia homônima, sendo poupada a visão central. A Tabela 33.4 ilustra defeitos do campo visual.

▪ Nervos cranianos III (nervo oculomotor), IV (nervo troclear) e VI (nervo abducente)

Os nervos cranianos III, IV e VI são verificados juntos porque todos inervam músculos extraoculares envolvidos no movimento ocular. As fibras parassimpáticas do nervo oculomotor são responsáveis pela acomodação do cristalino e pelo tamanho das pupilas, por meio do controle dos músculos ciliares. Este é o nervo testado quando a enfermeira evoca uma resposta pupilar. As fibras motoras do nervo oculomotor inervam os músculos que elevam a pálpebra e aqueles que movem os olhos para cima, para baixo e medialmente. Esses músculos incluem o reto superior, oblíquo inferior, reto inferior e reto medial. O nervo troclear inerva o músculo oblíquo superior, que move os olhos para baixo e para dentro. O músculo reto lateral move os olhos lateralmente e é inervado pelo nervo abducente. Diplopia, nistagmo, desvio conjugado e ptose podem indicar uma disfunção desses nervos cranianos. Em pacientes conscientes, esses nervos são testados fazendo-se o paciente acompanhar o dedo do examinador enquanto este o move em todas as direções do olhar (Figura 35.5).

Tabela 33.4 Defeitos do campo visual associados a defeitos do sistema visual.

Defeito do campo visual	Esquerdo	Direito	Descrição
Anopsia	○	●	Cegueira em um dos olhos devido a uma lesão completa do nervo óptico direito
Hemianopsia bitemporal (visão central)	◐	◑	Cegueira em ambos os campos visuais laterais; devida a lesões em torno do quiasma óptico, como tumores da hipófise ou aneurismas da artéria comunicante anterior. Fibras afetadas originam-se da metade nasal de cada retina
Hemianopsia homônima	◐	◐	Cegueira parcial envolvendo ambos os olhos, com perda do campo visual do mesmo lado de cada olho; devida a uma lesão do lobo temporal ou occipital, com dano ao trato óptico ou à radiação óptica (a cegueira ocorre do lado oposto ao da lesão; aqui a lesão ocorreu do lado direito do cérebro, ocasionando a perda da visão no campo visual esquerdo de ambos os olhos)
Defeito do quadrante	◔	◔	Cegueira no quadrante superior ou inferior da visão em ambos os olhos, decorrendo de uma lesão no lobo parietal ou no lobo temporal

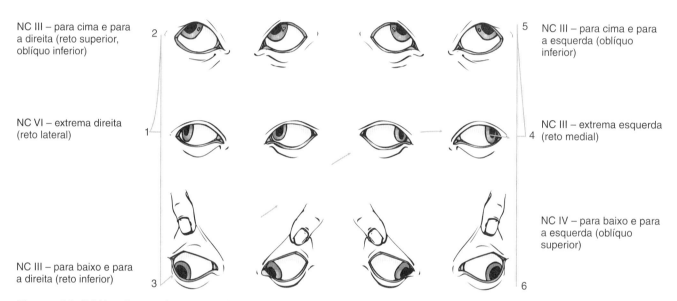

Figura 33.5 Músculos usados nos movimentos oculares conjugados nas seis direções principais do olhar. Direção do olhar do paciente na sequência numerada de 1 a 6. NC III, nervo oculomotor; NC IV, nervo troclear; NC VI, nervo abducente.

A posição e o movimento dos olhos estão entre os guias mais úteis do local da disfunção cerebral em pacientes em coma. Quando se observam os olhos em repouso, nota-se não raro uma pequena divergência do olhar. Se ambos os olhos apresentarem um desvio conjugado, há uma possível disfunção no lobo frontal desse lado ou na área pontina contralateral do tronco encefálico. Um desvio para baixo sugere uma disfunção no mesencéfalo.

Embora pacientes inconscientes não possam participar do exame movendo voluntariamente os olhos pelo campo de visão, o examinador ainda pode testar a amplitude do movimento ocular avaliando os reflexos oculocefálico (teste dos "olhos de boneca") e oculovestibular (teste calórico com água gelada). O reflexo oculocefálico pode ser avaliado aplicando-se à cabeça do paciente uma rotação rápida para um dos lados e observando-se a posição dos olhos (Figura 33.6). Essa manobra nunca deve ser realizada em uma pessoa com uma possível lesão da coluna cervical. Uma resposta normal consiste em um desvio conjugado inicial dos olhos na direção oposta e, depois, dentro de alguns segundos, em um movimento uniforme e simultâneo de ambos os olhos de volta à posição na linha média.

Essa resposta indica um tronco encefálico intacto. Uma resposta reflexa anormal ocorre quando um dos olhos não segue o padrão normal de resposta. A ausência de todo e qualquer movimento ocular ao se efetuar uma rotação rápida da cabeça para qualquer dos lados ou para cima e para baixo indica um reflexo ausente e prognostica uma disfunção grave do tronco encefálico.

O examinador testa o reflexo oculovestibular elevando a cabeça do paciente em 30° e irrigando cada ouvido separadamente com 30 a 50 mℓ de água gelada (Figura 33.7). Esse teste nunca deve ser realizado em um paciente que não tenha o tímpano intacto ou que tenha uma coleção sanguínea ou líquida acumulada atrás do tímpano. Assim também, o canal externo do ouvido não deve estar obstruído por cerume ou detritos. Em um paciente inconsciente com o tronco encefálico intacto, os olhos apresentam um nistagmo horizontal, com um movimento conjugado lento em direção ao ouvido irrigado, seguido de um movimento rápido em direção oposta ao estímulo. Quando o reflexo está ausente, ambos os olhos permanecem fixos na posição na linha média, indicando disfunção do mesencéfalo e da ponte.

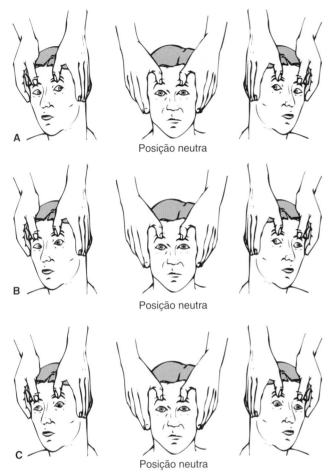

Figura 33.6 Teste da resposta reflexa oculocefálica (fenômeno de olhos de boneca). **A.** Resposta normal – quando se efetua a rotação da cabeça, os olhos se voltam juntos para o lado oposto ao movimento da cabeça. **B.** Resposta anormal – ao se efetuar a rotação da cabeça, os olhos não se viram de maneira conjugada. **C.** Resposta ausente – ao se mudar a posição da cabeça, os olhos não se movem nas órbitas.

■ **Nervo craniano V | Nervo trigêmeo**

O nervo craniano V tem três divisões: oftálmica, maxilar e mandibular. A parte sensorial desse nervo controla a sensação à córnea e à face. A parte motora controla os músculos da mastigação. Esse nervo é testado parcialmente verificando-se o reflexo córneo; se este estiver intacto, o paciente pisca ao se aproximar da córnea um chumaço de algodão ou ao se instilar no olho uma gota de soro fisiológico normal. Deve-se tomar cuidado para não esbarrar nos cílios, porque isso pode fazer o olho piscar independentemente de um reflexo córneo. A sensação facial pode ser testada comparando-se o toque leve e a picada de alfinete de lados simétricos da face. É também observada a capacidade de mastigar ou de cerrar o maxilar.

■ **Nervo craniano VII | Nervo facial**

A parte sensorial do nervo craniano VII está relacionada ao paladar nos dois terços anteriores da língua. A parte motora controla os músculos da expressão facial (Figura 33.8). O teste é realizado pedindo-se ao paciente que eleve as sobrancelhas, sorria ou faça uma careta. Em uma lesão central (supranuclear), há paralisia muscular da metade inferior da face do lado oposto à lesão; os músculos em torno dos olhos e na fronte não são afetados. Em uma lesão periférica (nuclear ou infranuclear), há paralisia completa dos músculos faciais do mesmo lado da lesão.

O tipo mais comum de paralisia facial periférica é a paralisia de Bell, que consiste em uma paralisia facial ipsilateral. Há queda da pálpebra superior, com a pálpebra inferior em ligeira eversão. As linhas faciais do mesmo lado são obliteradas, com a boca puxada para o lado normal.

■ **Nervo craniano VIII | Nervo acústico**

O nervo craniano VIII é dividido nos ramos coclear e vestibular, que controlam a audição e o equilíbrio, respectivamente. O nervo coclear é testado pela condução aérea e óssea. Existem dois testes distintos para a audição: o teste Weber e o teste Rinne. Para o teste Rinne, um diapasão em vibração é colocado sobre o processo mastoide e pede-se que o paciente ouça o som e indique seu desaparecimento. O diapasão é então colocado à frente da orelha; ocorre resultado normal quando o paciente ainda pode escutar o som transmitido pelo ar. O teste Weber envolve posicionamento do diapasão na testa do paciente. A resposta normal deve ser a audição do som igual em ambas as orelhas. O paciente pode se queixar de tinidos ou de diminuição da audição se o nervo estiver lesado. O nervo vestibular pode não ser avaliado de rotina. Todavia, a enfermeira deve ficar atenta a queixas de tontura ou vertigem por parte do paciente.

■ **Nervos cranianos IX (nervo glossofaríngeo) e X (nervo vago)**

Os nervos cranianos IX e X geralmente são testados juntos. O nervo glossofaríngeo supre fibras sensoriais ao terço posterior da língua e à úvula e ao palato mole. O nervo vago inerva a laringe, a faringe e o palato mole e transmite respostas autonômicas ao

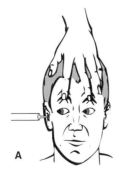 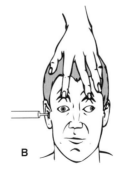 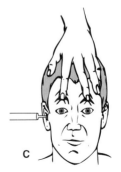

Figura 33.7 Teste da resposta reflexa oculovestibular (teste calórico com água gelada). **A.** Resposta normal – a infusão de água gelada no ouvido produz movimentos oculares conjugados. **B.** Resposta anormal – a infusão produz movimentos oculares desconjugados ou assimétricos. **C.** Resposta ausente – a infusão não produz nenhum movimento ocular.

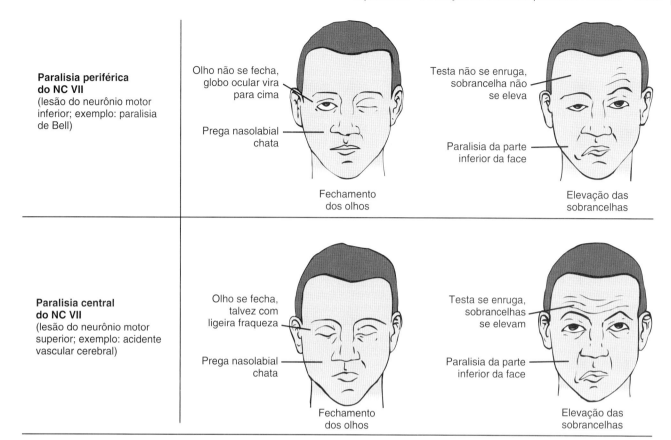

Figura 33.8 Movimentos faciais na paralisia facial do neurônio motor superior e do neurônio motor inferior. No estado comatoso, a função motora dos músculos faciais e da mandíbula pode ser determinada observando-se a atividade muscular espontânea, como bocejo, careta ou mastigação. A simetria do movimento pode ser avaliada, e as inclinações faciais podem ser observadas. NC VII, nervo facial.

coração, ao estômago, aos pulmões e ao intestino delgado. Esses nervos podem ser testados evocando-se um reflexo de ânsia, observando-se a úvula quanto ao movimento simétrico quando o paciente diz "ah", ou observando-se a elevação da úvula na linha média quando ambos os lados são tocados. Incapacidade de tossir vigorosamente, dificuldade de deglutir e rouquidão podem ser sinais de disfunção. As funções vagais autonômicas geralmente não são testadas, por serem verificadas durante o exame físico geral.

■ Nervo craniano XI | Nervo espinal acessório

O nervo craniano XI controla os músculos trapézio e esternocleidomastóideo. O examinador testa esse nervo fazendo o paciente elevar e abaixar os ombros ou virar a cabeça de um lado para o outro contra resistência.

■ Nervo craniano XII | Nervo hipoglosso

O nervo craniano XII controla o movimento da língua. O nervo pode ser verificado fazendo-se o paciente efetuar a protrusão da língua. O examinador verifica quanto a desvio da linha média, tremor e atrofia. Se for observado um desvio secundariamente a danos ao nervo, este será para o lado da lesão cerebral.

■ Teste rápido de avaliação

Testar integralmente a função dos nervos cranianos é demorado e minucioso. Pode-se fazer uma avaliação de triagem parcial, mais rápida, focalizando os nervos nos quais a disfunção pode indicar problemas graves ou interferir nas atividades de vida diária. Os nervos cranianos mais importantes para um exame de triagem são os nervos óptico, oculomotor, trigêmeo, facial, glossofaríngeo e vago (Tabela 33.5).

Tabela 33.5 Teste rápido de avaliação da função dos nervos cranianos.

	Nervo	Reflexo	Procedimento
II III	Óptico Oculomotor	Constrição pupilar (proteção da retina)	Incidir uma luz sobre cada olho e observar se a pupila desse lado se contrai (resposta direta). A seguir, incidir uma luz em cada olho e observar se a pupila oposta se contrai (resposta consensual)
V VII	Trigêmeo Facial	Reflexo córneo (proteção das córneas)	Aproximando-se pela lateral do olho e evitando os cílios, tocar a córnea com um chumaço de algodão. Como alternativa, pode-se usar uma gota de água estéril ou de soro fisiológico normal. Evidencia-se uma resposta de piscar
IX X	Glossofaríngeo Vago	Proteção das vias respiratórias	Tocar a parte posterior da garganta com um abaixador de língua. Evidencia-se uma resposta de ânsia de vômito ou de tosse

Reflexos

Um reflexo ocorre quando um estímulo sensorial evoca uma resposta motora. Controle cerebral e consciência não são necessários para a ocorrência de um reflexo. Os reflexos superficiais e profundos são testados na lateral simétrica do corpo e comparados notando-se a força de contração evocada de cada lado.

Os reflexos cutâneos, ou superficiais, ocorrem ao se tocar de leve ou percutir determinadas áreas da pele, causando contrações dos grupos musculares sob elas. Esses reflexos são graduados simplesmente como normais, anormais (patológicos) ou ausentes. Um exemplo é o reflexo plantar. Aplica-se um estímulo sensorial tocando-se rapidamente a borda externa da sola do pé cruzando a bola do pé com um objeto rombudo, como um abaixador de língua ou uma chave. A resposta motora normal é um movimento para baixo ou de flexão plantar dos artelhos. Uma resposta anormal (sinal de Babinski) consiste em um movimento para cima ou de dorsiflexão do hálux, com ou sem abertura em leque dos outros artelhos. Um sinal de Babinski positivo pode indicar uma lesão no trato piramidal. Deve-se notar, porém, que um sinal de Babinski positivo é normal em crianças abaixo de 2 anos de idade.

Os reflexos extensores musculares, também designados como reflexos tendinosos profundos, são evocados por uma batidinha rápida com um martelo de reflexos sobre o local de inserção de um tendão apropriado. O alvo desse estímulo sensorial é um tendão de um grupo muscular estendido. Os reflexos tendinosos profundos são testados nos tendões do bíceps, braquiorradial, patelar e de Aquiles. A resposta motora desejada é a contração do grupo muscular estimulado. Os reflexos musculares profundos são graduados em uma escala de 0 a 4:

- 4+: resposta muito rápida; evidência de doença, desequilíbrio eletrolítico ou ambos; associada a contrações clônicas
- 3+: resposta rápida; possivelmente indicativa de doença
- 2+: resposta normal
- 1+: resposta na faixa normal baixa
- 0: nenhuma resposta; possivelmente evidência de doença ou desequilíbrio eletrolítico.

A hiper-reflexia se associa à doença do neurônio motor superior, enquanto a arreflexia (ausência de reflexos) se associa à disfunção do neurônio motor inferior, como nas lesões medulares espinais. Os reflexos podem ser testados em pacientes em coma. É de esperar que, dependendo da gravidade e da localização dos danos neuronais, estejam presentes hiper-reflexia ou arreflexia.

Sensibilidade

O último componente do exame neurológico além dos sinais vitais envolve uma avaliação sensorial. Achados sensoriais normais demandam que a medula espinal, as vias sensoriais e o sistema nervoso periférico estejam intactos. São testadas primeiro as formas primárias de sensibilidade. Estas incluem a percepção ao toque (chumaço de algodão), temperatura (quente, frio), propriocepção (posição dos membros) e vibração. Com os olhos do paciente fechados, são testadas áreas múltiplas e simétricas do corpo, incluindo o tronco e as extremidades.

A enfermeira avalia a percepção ao toque pedindo ao paciente que feche os olhos e identifique quando e onde sente o contato sobre a pele de um chumaço de algodão ou de uma haste com algodão na ponta. A dor é avaliada com o uso de um alfinete ou da borda pontiaguda da haste, movendo-se em uma direção da cabeça para os artelhos de ambos os lados do corpo. Quando a temperatura é testada, a enfermeira usa tubos de vidro com água fria e quente, e o teste é efetuado conforme descrito anteriormente. Pode-se testar também a discriminação de dois pontos, o que designa a capacidade do paciente de distinguir entre dois pontos localizados bem próximo um do outro. A discriminação de um estímulo agudo *versus* surdo também é um teste comumente usado.

A propriocepção é testada pedindo-se ao paciente, novamente com os olhos fechados, que identifique a direção do movimento (p. ex., movendo-se o dedo para cima e perguntando-se então ao paciente se o dedo está para cima ou para baixo). O mesmo teste é realizado sobre a outra mão, assim como nas extremidades inferiores. A enfermeira avalia a vibração usando um diapasão colocado sobre uma proeminência óssea. O paciente é solicitado a identificar quando é sentida a vibração.

A capacidade de percepção sensorial do paciente é notada comparando-se áreas distais a áreas proximais e comparando-se o lado esquerdo e o direito em pontos correspondentes. A enfermeira determina também se a alteração sensorial envolve todo um lado do corpo. Resultados anormais podem indicar um dano em algum ponto ao longo das vias dos receptores na pele, músculos, articulações e tendões, tratos espinotalâmicos ou a área sensorial no córtex (Tabela 33.6).

Devem ser igualmente testadas as formas corticais de sensibilidade. Caso a sensibilidade primária esteja intacta, mas a interpretação de estímulos sensoriais alterada, pode-se prever então danos ao lobo parietal. Os problemas na discriminação sensorial incluem aqueles envolvendo estereognosia, grafestesia e localização de pontos. A capacidade de reconhecer e identificar objetos pelo toque é denominada estereognosia, e é uma função do lobo parietal. A incapacidade de reconhecer objetos pelo toque, visão ou som é designada como agnosia. Isso pode ser testado colocando-se um objeto na mão do paciente e pedindo-se a ele que, com os olhos fechados, identifique o objeto com base unicamente no tato. A identificação de um objeto pelo sentido da visão é uma função da junção parietoccipital. O lobo temporal é responsável pela identificação de objetos pelo som. Cada um desses sentidos deve ser testado em separado. Por exemplo, um paciente pode não conseguir identificar um som de apito, mas pode reconhecê-lo imediatamente segurando-o ou olhando para ele.

A grafestesia é a capacidade de reconhecimento de números ou letras desenhados de leve na pele. O teste é realizado bilateralmente. A localização de pontos designa a capacidade de localizar o ponto exato tocado pelo examinador. Uma versão da disfunção nessa área é designada como fenômeno de extinção, a incapacidade de reconhecimento sensorial bilateral quando o examinador toca simultaneamente duas áreas simétricas em lados opostos do corpo.

Em um paciente em coma é impossível efetuar um teste sensorial completo, porque é necessária a cooperação do paciente. Todavia, o uso de estímulos dolorosos para a evocação da resposta dá uma indicação grosseira de que a função sensorial permanece intacta em algum grau. Entretanto, não é possível obter dados mais detalhados.

Capítulo 33 Avaliação do Paciente | Sistema Nervoso **671**

Tabela 33.6 Teste sensorial superficial e profundo.

Sensibilidade	Estímulos	Disfunção
Tratos espinotalâmicos levam impulsos de		
Dor	Alternar as extremidades pontiaguda e rombuda de um alfinete, pedindo ao paciente que discrimine entre as duas (dor superficial) Comprimir os leitos ungueais; aplicar pressão sobre a orla orbital; esfregar o esterno (dor profunda)	• Perda sensorial ipsilateral indica lesão nervosa periférica • Perda sensorial contralateral é vista nas lesões do trato espinotalâmico ou no tálamo
Toque leve	Usar um chumaço de algodão sobre a pele e pedir ao paciente para identificar quando ele toca	• Perda sensorial bilateral indica lesão da medula espinal • Parestesia é uma sensibilidade anormal, como prurido ou formigamento
Temperatura	Usar tubos de ensaio cheios de água quente e fria ou usar pequenas placas de metal de temperaturas variáveis. (Testar somente se a sensibilidade à dor e ao toque leve estiver anormal)	• Causalgia é uma sensação de ardência que pode ser provocada por uma irritação nervosa periférica
Colunas posteriores levam impulsos de		
Vibração	Aplicar um diapasão que esteja vibrando sobre proeminências ósseas e observar a capacidade do paciente de perceber e localizar vibrações bilateralmente	Perda sensorial ipsilateral pode decorrer de lesão medular espinal ou de neuropatia periférica
Propriocepção	Mover o dedo/artelho do paciente para cima e para baixo e pedir ao paciente que identifique a posição de repouso final	Perda contralateral pode ocorrer por lesões do tálamo ou dos lobos parietais

Sinais vitais

A avaliação dos sinais vitais é crucial para o exame neurológico. Alterações na temperatura, na frequência cardíaca e na pressão arterial são consideradas como achados tardios na deterioração neurológica. As alterações na frequência respiratória, por outro lado, podem indicar a evolução da alteração neurológica e são vistas com frequência ao início da deterioração neurológica.

▪ Respirações

Variações no padrão respiratório se associam comumente a lesões neurológicas. Respirações rápidas e superficiais podem indicar um problema na manutenção de uma via respiratória permeável ou a necessidade de sucção. Respirações com ronco ou estridor também podem indicar uma via respiratória parcialmente obstruída. A incapacidade de manter uma via respiratória efetiva pode se associar a uma lesão alta na medula espinal cervical ou a uma paralisia progressiva do diafragma (vista nas doenças neurodegenerativas), ou pode ser vista em associação a um rebaixamento do nível de consciência.

As alterações no padrão respiratório também podem ser uma indicação direta de aumento da pressão intracraniana (PIC) (ver Capítulo 36, Figura 36.6). As respirações de Cheyne-Stokes (respirações crescentes–decrescentes alternando-se com períodos de apneia) são notadas frequentemente nas doenças neurológicas.

A hipoventilação após um traumatismo cerebral pode acarretar acidose respiratória. Quando o dióxido de carbono sanguíneo aumenta e o oxigênio sanguíneo diminui, a hipoxia e o edema do cérebro podem ocasionar lesões cerebrais secundárias, aumentando assim o grau de dano. A hiperventilação após um traumatismo cerebral produz alcalose respiratória, com diminuição dos níveis sanguíneos de dióxido de carbono. Isso causa a constrição dos vasos cerebrais, contribuindo para a diminuição do fluxo sanguíneo cerebral.

▪ Temperatura

A regulação normal da temperatura se dá no hipotálamo; dessa maneira, danos cerebrais difusos, os quais incluem o hipotálamo, podem ocasionar perda do controle de temperatura, levando à hipotermia. Febres causadas por dano ao hipotálamo podem ser muito altas e se diferenciam de outras causas de febre por sua resistência à terapia antipirética. A hipotermia ocorre por causas metabólicas, lesões da hipófise e lesões da medula espinal; não é resultado de lesão hipotalâmica.

▪ Pulso

Variações na frequência e no ritmo cardíacos podem associar-se a lesões neurológicas. Elevação da PIC pode ocasionar episódios de taquicardia e predispor o paciente a alterações no padrão do eletrocardiograma, como arritmias ventriculares ou atriais. Com o aumento da PIC, há bradicardia, e a combinação das duas é indicativa de herniação iminente.

▪ Pressão arterial

A pressão arterial é controlada ao nível do bulbo. Por essa razão, danos específicos a essa área ou um edema invasivo secundário a uma lesão em outras áreas acarretam alterações na pressão arterial. A hipotensão não se associa normalmente a lesões neurológicas. Por outro lado, deve-se evitar a hipotensão no estágio pós-lesão, porque ela pode ocasionar diminuição da perfusão cerebral, hipoxia e extensão da lesão inicial.

A hipertensão é muito mais comum. No encéfalo intacto, os mecanismos da autorregulação cerebral mantêm fluxo sanguíneo constante no encéfalo, apesar de variações amplas na pressão sistêmica. Após uma lesão, porém, os mecanismos autorreguladores falham e o fluxo sanguíneo cerebral varia drasticamente às variações na pressão arterial. O fluxo sanguíneo cerebral aumenta quando aumenta a pressão arterial, ocasionando aumento da PIC. Assim também, o fluxo sanguíneo cerebral diminui quando baixa a pressão arterial, ocasionando isquemia.

Sinais de traumatismo ou infecção

Sinais de traumatismo ou infecção podem evidenciar-se ao exame:

- O **sinal de Battle** (contusão sobre as áreas mastoides) sugere uma fratura da base do crânio
- O **olho de guaxinim** (edema e contusão periorbital) sugere uma fratura frontobasilar
- A **rinorreia de LCR** (drenagem de LCR pelo nariz) sugere uma fratura da lâmina cribriforme, com herniação de um fragmento da dura e da aracnoide através da fratura
- A **otorreia de LCR** (drenagem de LCR pelo ouvido) se associa habitualmente à fratura da parte petrosa do osso temporal
- Os **sinais de irritação meníngea** incluem rigidez de nuca (i. e., dor e resistência à flexão da nuca), febre, cefaleia e fotofobia. Um sinal de Kernig positivo (i. e., dor no pescoço ao se flexionar a coxa sobre o abdome, com a perna estendida no joelho) também pode estar presente. O sinal de Brudzinski (flexão involuntária dos quadris ao se flexionar o pescoço em direção ao tronco) é outra indicação de inflamação meníngea. O sinal de Kernig e o sinal de Brudzinski são mostrados na Figura 33.9.

Sinais de aumento da pressão intracraniana

A prevenção do aumento da PIC, ou pressão intracraniana, é de importância-chave para o papel da enfermeira ao cuidar de um paciente com lesão neurológica. Inicialmente é essencial que a enfermeira faça uma avaliação neurológica basal do paciente para comparar deterioração ou melhoria adicional. Em termos gerais, o aumento da PIC se manifesta por deterioração em todos os aspectos do funcionamento neurológico.

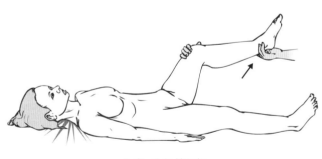

A. Sinal de Kernig

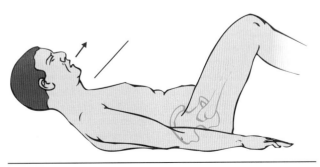

B. Sinal de Brudzinski

Figura 33.9 Dois sinais de irritação meníngea.

O nível de consciência baixa com o aumento da PIC. Inicialmente, o paciente pode apresentar evidências de inquietação, confusão mental e agitação. Isso descompensa então a um rebaixamento maior da consciência, variando da letargia à obnubilação e ao coma. As reações pupilares começam a diminuir, com pupilas de reação lenta e, finalmente, pupilas fixas e dilatadas. Frequentemente, uma pupila se dilata antes da outra, em virtude de o potencial da lesão ser unilateral, ocasionando pupilas desiguais.

A função motora também declina com baixa PIC e o paciente começa a demonstrar uma atividade motora anormal. Por exemplo, o paciente que pode ter inicialmente mostrado resposta localizada a estímulos dolorosos (i. e., movido um membro superior acima da clavícula de modo a remover o estímulo) passa a apresentar flexão ou extensão anormal. Alterações nos sinais vitais são consideradas um achado tardio. Ocorrem variações no padrão respiratório, acabando por chegar à apneia completa. A tríade de Cushing é considerada sinal de herniação iminente (ver Capítulo 36); essa tríade consiste em pressão sistólica aumentada (acarretando aumento da pressão diferencial), bradicardia e respirações diminuídas e irregulares.

Avaliação de disfunções nos padrões de vida do paciente

A avaliação neurológica pela enfermeira seria incompleta se o processo consistisse tão somente na coleta de dados e na identificação de funções anormais. A *expertise* da enfermeira deve ampliar o alcance de modo a incluir uma avaliação do impacto da disfunção sobre os padrões de vida do paciente e sua capacidade de autocuidado. Por exemplo, a diplopia (visão dupla) é um achado anormal e pode ser um indicador de problemas nos músculos oculares ou no sistema nervoso; todavia, a enfermeira também reconhecerá que a diplopia dificultará que o paciente realize atividades da vida diária e incorporará esse conhecimento no plano de cuidado.

Estudos neurodiagnósticos

Os estudos neurodiagnósticos beneficiam o paciente em um contexto agudo, abreviando o tempo necessário para chegar a um diagnóstico e instituir a terapia. A escolha do teste investigativo a ser realizado deve basear-se na capacidade do examinador de integrar os achados à avaliação neurológica e localizar a causa da anormalidade.

O papel da enfermeira nos estudos neurodiagnósticos envolve a preparação do paciente e seus familiares, assim como o monitoramento de pacientes criticamente doentes quanto a complicações potenciais durante e após o procedimento. Embora tenha havido um aumento claro no número de testes que podem ser realizados junto ao leito do paciente, muitos deles ainda tornam necessário que o paciente seja transportado para o serviço de diagnóstico por imagens ou até mesmo para fora da instituição, expandindo ainda mais o papel da enfermeira de cuidados críticos. A Tabela 33.7 resume alguns dos testes diagnósticos e delineia as implicações para a enfermeira.

Técnicas neurorradiológicas

As radiografias convencionais do crânio e da coluna são usadas para a identificação de fraturas, luxações e outras anomalias ósseas, especialmente no contexto de um traumatismo agudo. O uso de radiografias simples diminuiu em anos recentes porque

Capítulo 33 Avaliação do Paciente | Sistema Nervoso **673**

Tabela 33.7 Testes neurodiagnósticos.

Teste diagnóstico	Descrição	Informações obtidas	Considerações e intervenções de enfermagem
Tomografia computadorizada (TC) (invasiva e não invasiva)	Um aparelho obtém uma série de imagens radiográficas, todas em torno do mesmo plano axial. Um computador cria então uma imagem composta das diversas densidades teciduais visualizadas. As imagens podem ser realçadas pelo uso de um contraste IV	TC fornece contornos detalhados de ossos, tecidos e estruturas líquidas do corpo. Pode indicar o desvio de estruturas devido a tumores, hematomas ou hidrocefalia. TC é limitada por fornecer informações unicamente a respeito da estrutura dos tecidos, não sobre o estado funcional	Orientar o paciente a se deitar em decúbito dorsal em uma mesa com a máquina ao redor, sem tocar a área que vai ser examinada. O paciente também deve permanecer o mais imóvel que puder; pode ser necessário sedação O exame pode não ser da melhor qualidade se o paciente se mover durante o teste ou se os feixes de raios X forem desviados por algum objeto metálico (i. e., tenazes de tração, dispositivos para o monitoramento da PIC)
Ressonância magnética (RM)	Uma área selecionada do corpo do paciente é colocada no interior de um potente campo magnético. Os átomos de hidrogênio dentro do paciente são temporariamente "excitados" e levados a oscilar por uma sequência de pulsações de radiofrequência. O aparelho sensível mede essas pequenas oscilações e é criada uma imagem intensificada por computador	RM produz uma imagem gráfica de ossos, líquidos e estruturas de tecido mole. Ele fornece uma imagem mais definida dos detalhes anatômicos e pode ajudar no diagnóstico de pequenos tumores ou de síndromes de infarto no início da evolução	Os fatores de risco para essa técnica não foram bem identificados Esse teste é contraindicado em pacientes submetidos a cirurgias anteriores em que foram implantados grampos hemostáticos ou de aneurisma. O potente campo magnético pode fazer esses grampos saírem de posição, colocando o paciente em risco de sangramento ou hemorragia. Outras contraindicações incluem marca-passos cardíacos, próteses valvares, fragmentos de balas e pinos ortopédicos Informar ao paciente que o procedimento é muito barulhento Usar precaução se o paciente tiver claustrofobia O paciente (e os cuidadores) devem remover todos os objetos metálicos com características magnéticas (p. ex., tesoura, estetoscópio)
Tomografia com emissão de pósitrons (PET); tomografia computadorizada com emissão de fóton único (SPECT)	O paciente inala ou recebe por injeção substâncias marcadas radioativamente, como oxigênio ou glicose. Um aparelho gama mede a captação radioativa dessas substâncias e um computador produz uma imagem composta indicando onde o material radioativo está localizado, correspondendo a áreas de metabolismo celular	Esses testes diagnósticos são os únicos que medem processos fisiológicos e bioquímicos no sistema nervoso. Áreas específicas podem ser identificadas como funcionando ou não funcionando. O metabolismo cerebral e o fluxo sanguíneo cerebral podem ser medidos regionalmente. PET e SPECT ajudam a diagnosticar anormalidades (tumores, doenças vasculares) e distúrbios de comportamento, como a demência e a esquizofrenia, que podem ter uma base fisiológica	O paciente recebe apenas uma exposição mínima à radiação, porque a meia-vida dos radionuclídeos usados é de alguns minutos a 2 h Os exames podem levar algumas horas O procedimento é muito caro Deve-se informar ao paciente que permanecer muito quieto e imóvel proporcionará os melhores resultados
Angiografia cerebral (invasiva)	Esse é um estudo radiográfico contrastado em que um contraste radiopaco é injetado por meio de um cateter na circulação arterial cerebral do paciente. O meio de contraste é dirigido a cada artéria carótida comum e a cada artéria vertebral, e são então obtidas radiografias seriadas	O meio de contraste ilumina a estrutura da circulação cerebral. As vias vasculares são examinadas quanto a perviedade, estreitamento e oclusão, e para detectar anormalidades vasculares (aneurismas), deslocamento de vasos (tumores, edema) e alterações no fluxo sanguíneo (tumores, malformações arteriovenosas)	Em preparação para esse teste, informar ao paciente sobre o local de inserção do cateter (a artéria femoral é um local comum) e que vai ser usado um anestésico local. Avisar também que uma sensação de calor e rubor vai ocorrer ao ser injetado o contraste Depois desse procedimento, avaliar o local da punção quanto à presença de tumefação, rubor e sangramento. Verificar também a cor da pele, a temperatura e os pulsos periféricos da extremidade distalmente ao local quanto a sinais de insuficiência arterial devido a vasospasmo ou coagulação Uma grande quantidade de meio de contraste pode ser necessária durante esse teste, com um consequente aumento da diurese osmótica e risco de desidratação e oclusão tubular renal. Outras complicações incluem déficits neurológicos temporários ou permanentes, anafilaxia, sangramento ou hematoma no local de inserção e circulação alterada no membro usado para a injeção

(continua)

674 Parte 8 Sistema Nervoso

Tabela 33.7 Testes neurodiagnósticos. (*Continuação*)

Teste diagnóstico	Descrição	Informações obtidas	Considerações e intervenções de enfermagem
Angiografia por subtração digital (invasiva)	Nesse exame é obtida uma radiografia simples do crânio do paciente. Em seguida, um meio de contraste radiopaco é injetado em uma grande veia e são obtidas radiografias seriadas. Um computador converte as imagens a uma forma digital e "subtrai" a radiografia simples daquelas com o meio de contraste. A consequência é uma imagem radiográfica intensificada pelo contraste nos vasos arteriais	Pode-se examinar a circulação extracraniana (arterial, capilar e venosa). Pode-se determinar o tamanho dos vasos, sua perviedade, estreitamento e grau de estenose ou deslocamento	Há um risco menor para o paciente de sangramento ou insuficiência vascular, porque a injeção do contraste é intravenosa e não intra-arterial. O paciente deve permanecer absolutamente imóvel durante o exame (até mesmo a deglutição vai interferir nos resultados)
Cintilografia cerebral (não invasiva)	Nesse teste, o isótopo radioativo é geralmente injetado por via intravenosa. O aparelho produz imagens de áreas de concentração do isótopo na cabeça do paciente	Como o tecido cerebral lesado absorve mais isótopos, pode-se diagnosticar uma lesão intracraniana, assim como infarto ou contusão cerebral. A não captação do isótopo pode indicar morte cerebral	É necessária preparação mínima do paciente. O isótopo pode não estar prontamente disponível na instituição. O movimento vai dificultar a interpretação do teste. Esse exame é menos usado que a TC ou a RM
Mielografia (invasiva)	Um mielograma é um estudo radiográfico em que uma substância (ar ou contraste) é injetada no espaço subaracnoide lombar. Fluoroscopia, radiografias convencionais ou TC são usados para a visualização de áreas selecionadas	O espaço subaracnoide espinal é examinado quanto a obstruções parciais ou completas devido a deslocamentos ósseos, compressão medular espinal ou hérnias de disco intervertebrais	Orientar o paciente como para a punção lombar. Além disso, avisar que uma mesa especial vai se inclinar para cima ou para baixo durante o procedimento. O cuidado pós-procedimento é determinado pelo tipo de meio de contraste usado. *Contraste lipossolúvel:* • Deitado na horizontal por 24 h • Forçar líquidos • Observar quanto à presença de cefaleia, febre, espasmos nas costas, náuseas e vômitos *Contraste hidrossolúvel:* • Cabeceira do leito elevada por 8 h • Manter o paciente quieto nas primeiras horas • Não administrar fenotiazinas • Observar se ocorrem cefaleia, febre, espasmos nas costas, náuseas, vômitos e convulsões
Eletroencefalograma ou EEG (não invasivo)	Um EEG é um registro dos impulsos elétricos gerados pelo córtex cerebral que são captados por eletrodos na superfície do couro cabeludo	A análise dos traçados resultantes ajuda a detectar e localizar uma atividade elétrica anormal no córtex cerebral. Ele ajuda na detecção de focos convulsivos, na localização de uma fonte de irritação, como tumor ou abscesso, e no diagnóstico de distúrbios metabólicos e de transtornos do sono	Assegurar ao paciente que ele não vai sentir choque elétrico nem dor durante esse exame. A enfermeira também pode ter de esclarecer ao paciente que a máquina não pode "ler mentes" nem indicar a presença de uma doença mental. O couro cabeludo e o cabelo do paciente devem estar livres de óleo, sujeira, cremes e aerossóis que possam causar interferências elétricas e, assim, um registro incorreto. Informar ao técnico do EEG quanto aos dispositivos elétricos em torno do paciente que podem causar interferência durante o procedimento (p. ex., monitor cardíaco, aparelho de ventilação)
Potenciais evocados corticais (não invasivos) • Potenciais evocados somatossensoriais • Respostas evocadas auditivas do tronco encefálico • Potenciais evocados visuais	Nesse teste, um dispositivo especializado capta a atividade elétrica central ou cortical cerebral por eletrodos na pele em resposta à estimulação periférica de receptores sensoriais específicos. Os receptores sensoriais estimulados podem ser aqueles da visão, da audição ou da sensação tátil. Os sinais são representados graficamente por um computador, sendo medidos os picos característicos e os intervalos entre eles	Os potenciais evocados corticais proporcionam uma avaliação detalhada da transmissão neuronal ao longo de vias específicas. Eles são úteis para determinar a integridade das vias visuais, auditivas e táteis em pacientes com esclerose múltipla e lesões da medula espinal. Esse teste também pode ser usado na avaliação de uma via sensorial antes, no decorrer e depois de uma cirurgia	Esse teste pode ser usado em pacientes conscientes e inconscientes, e pode ser realizado junto ao leito. O paciente deve ficar o mais imóvel possível durante algumas fases do teste para reduzir a um mínimo a interferência musculoesquelética. Dependendo da via sensorial que estiver sendo testada, o paciente pode ser orientado a visualizar uma série de desenhos geométricos ou ouvir uma série de ruídos de clique

Tabela 33.7 Testes neurodiagnósticos. *(Continuação)*

Teste diagnóstico	Descrição	Informações obtidas	Considerações e intervenções de enfermagem
Doppler transcraniano	Esse é um exame em que ondas ultrassônicas de alta frequência são dirigidas por um transdutor a vasos cerebrais específicos. A energia ultrassônica é dirigida através de "janelas" cranianas, áreas no crânio em que a tábua óssea é fina (processo zigomático do osso temporal) ou em que há pequenas lacunas no osso (órbita ou forame magno). As ondas sonoras refletidas são analisadas quanto a desvios de frequência, indicando a velocidade do fluxo	A rapidez ou velocidade com que o sangue percorre os vasos cerebrais é uma indicação do tamanho do canal vascular e da resistência ao fluxo sanguíneo. Pode-se determinar de forma aproximada o fluxo sanguíneo cerebral. Pode-se monitorar a autorregulação cerebral observando-se a resposta dos vasos intracranianos a alterações do CO_2 arterial e à oclusão parcial dos vasos proximais, como pode ocorrer no vasospasmo	O exame é não invasivo e pode ser realizado junto ao leito do paciente pelo médico em 30 a 60 min Não há efeitos adversos conhecidos e o procedimento pode ser repetido na frequência necessária O teste é feito com o paciente inicialmente em decúbito dorsal e posteriormente de lado, com a cabeça flexionada para diante
Punção lombar (invasiva)	Uma agulha oca é posicionada no espaço subaracnoide ao nível de L III–IV ou L IV–V e colhe-se uma amostra de LCR. Mede-se também a pressão do LCR. A pressão normal varia com a idade, de 45 mmH$_2$O em neonatos a termo a 120 mmH$_2$O em adultos	O LCR é examinado quanto à presença de sangue e a alterações no aspecto, na contagem celular, proteínas e glicose. A pressão de abertura é equivalente à PIC em muitos pacientes, quando medida em decúbito e na ausência de qualquer bloqueio	Esse exame é contraindicado em pacientes com suspeita de aumento da PIC, porque uma redução súbita na pressão na parte inferior da medula espinal pode causar a herniação das estruturas cerebrais, ocasionando a morte Em preparação para esse teste, posicionar o paciente de lado, com os joelhos e a cabeça flexionados. Explicar ao paciente que ele pode sentir alguma pressão, ao ser inserida a agulha, e que não deve se mover subitamente nem tossir Depois desse procedimento, manter o paciente deitado a 0° por 8 a 10 h, para evitar cefaleia. Encorajar a ingestão liberal de líquido

a tomografia computadorizada (TC) e a obtenção de imagens por ressonância magnética (RM) mostraram-se melhores instrumentos diagnósticos.

As radiografias da coluna ainda podem ser usadas como uma avaliação inicial em casos de suspeita de traumatismo à coluna vertebral ou à medula espinal; entretanto, os centros de atendimento ao trauma confiam cada vez mais na TC da coluna cervical. Se radiografias forem tiradas, a visualização da coluna cervical até C VII é indicada para afastar uma lesão da coluna cervical. Visualização adicional de C I a C II pode requerer um processo odontoide, ou método de Waters; essa radiografia é tirada através da boca aberta do paciente (transoral) e torna necessária a cooperação deste.

O papel da enfermeira envolve o monitoramento do paciente e do equipamento associado durante o procedimento e ficar atenta às complicações relacionadas à posição do paciente e à duração do procedimento. Em pacientes com lesões da medula espinal, deve-se ter o cuidado de assegurar a estabilização do pescoço por meio de um colarinho cervical duro, bem como rolar o paciente como um tronco de árvore durante o teste.

Tomografia computadorizada

A TC está em uso nos EUA desde 1973. A TC usa feixes de raios X que passam pelo encéfalo e crânio, fazendo interseção uns com os outros para medir a densidade do tecido através do qual passam os feixes de raios X. Quanto mais denso for o material (i. e., o crânio), mais branco ele aparece na imagem (Figura 33.10); quanto menos denso for (i. e., ar), mais escuro ele aparece na imagem. Com a reconstrução matemática, podem-se ver múltiplas tomadas ou múltiplos cortes do encéfalo, o que permite uma representação muito detalhada e precisa do encéfalo e seu conteúdo. Por exemplo, o edema cerebral parece menos denso e, portanto, tem uma cor mais clara que o tecido normal.

O valor dessa técnica é mais bem ilustrado no contexto de um traumatismo, em que a capacidade de obter com rapidez e precisão imagens do conteúdo intracraniano e da posição das vértebras e da medula espinal modificou consideravelmente o tratamento dos pacientes com problemas neurológicos. TC é recomendada na investigação inicial de crises convulsivas, cefaleias e perdas da consciência e para o diagnóstico de casos de suspeita de hemorragia, tumores e outras lesões. TC pode detectar de maneira confiável condições tais como fraturas do crânio, tumefação tecidual, hematomas, tumores e abscessos. Entretanto, observou-se que algumas lesões vasculares não são documentadas com a mesma fidedignidade na TC como o são na RM. Por essa razão, a RM é indicada caso se suspeite dessas lesões.

O uso de um meio de contraste realça algumas estruturas na TC. O uso de contraste radiográfico possibilita melhor visualização de áreas vasculares e intensifica lesões vistas anteriormente em chapas não contrastadas. Deve-se tomar cuidado em pacientes em insuficiência renal, porque a depuração do meio de contraste pelos rins pode estar comprometida.

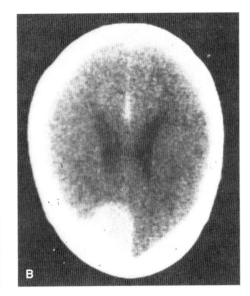

Figura 33.10 Tomografia computadorizada cerebral. **A.** Exame normal. **B.** Exame mostrando uma grande massa no lobo frontal esquerdo. (Reproduzida de Hickey J: The Clinical Practice of Neurological and Neuroscience Nursing, 6th ed. Philadelphia, PA: Lippincott Williams & Wilkins, 2009, p 92, com autorização.)

O cuidado de enfermagem concentra-se na orientação ao paciente para eliminar quaisquer complicações potenciais, como baixa tolerância por parte do paciente. O paciente deve saber que tem de ficar completamente imóvel durante o procedimento e que pode sentir claustrofobia. Além disso, a enfermeira verifica previamente se o paciente tem alguma alergia, sobretudo quando se vai usar meio de contraste. A enfermeira pode ter de permanecer com o paciente durante o procedimento para continuar monitorando o estado neurológico e os sinais vitais.

Obtenção de imagens por ressonância magnética

A RM tornou-se amplamente disponível em centros médicos médios e grandes. Essa modalidade usa formas de radiação não ionizante para produzir imagens transversas computadorizadas, da maneira bastante semelhante à TC. Todavia, uma vez que a radiação reage de modo diferente às diferentes densidades dos tecidos moles, ela fornece imagens com detalhes mais finos, que se assemelham de maneira notável a cortes anatômicos do corpo. A RM é superior à TC no diagnóstico precoce do infarto cerebral e na detecção de transtornos desmielinizantes. Ela é também útil no diagnóstico de pequenas lesões, como tumores e hemorragias, que podem não aparecer na TC ou à avaliação das lesões ligamentares da medula espinal.

Embora superior em muitos aspectos à TC, a RM tem suas limitações. Seus potentes campos magnéticos interferem no funcionamento de dispositivos como os marca-passos cardíacos. Pacientes com grampos cirúrgicos e próteses implantadas feitas de material ferroso não podem ser examinados. Também é difícil estudar pacientes em um equipamento de suporte de vida, porque muitos aparelhos de ventilação e monitores são construídos parcialmente de metais ferrosos. Se for necessária uma terapia de emergência, o paciente tem de ser removido da câmara de exame e da suíte de obtenção de imagens para que a reanimação possa ser iniciada.

Tomografia com emissão de pósitrons e tomografia computadorizada com emissão de fóton único

A tomografia com emissão de pósitrons (PET) é um processo pelo qual moléculas marcadas com isótopos radioativos são localizadas no encéfalo e registradas por detectores sensíveis à radiação fora da cabeça. A PET tem a capacidade de medir o fluxo sanguíneo cerebral e o metabolismo cerebral ao se usar glicose ou oxigênio marcado com isótopos. Ela é superior às tecnologias que podem obter imagens apenas da estrutura e não da função. Ela auxilia atualmente no diagnóstico da doença de Alzheimer, que demonstra um padrão característico de consumo de glicose, assim como na doença de Parkinson, na doença de Huntington e na síndrome de Tourette. Entretanto, a complexidade dos testes, o custo comparativamente alto por exame e a necessidade de ter um ciclotron por perto para produzir os isótopos radioativos de meia-vida curta tornam essa modalidade pouco prática e de difícil manejo no contexto clínico.

A tomografia computadorizada com emissão de fóton único (SPECT) combina a capacidade de aquisição de imagens dos aparelhos de medicina nuclear convencionais com a tecnologia de TC transaxial para superar algumas limitações da PET. Usando radioisótopos mais estáveis, a SPECT é capaz de detectar a diminuição da perfusão em uma área de acidente vascular cerebral, antes que haja evidências à TC convencional de um infarto. SPECT consegue também detectar alterações no fluxo sanguíneo regional em pacientes com doença de Alzheimer.

Angiografia simples e angiografia por subtração digital

A angiografia cerebral (Figura 33.11) continua a ser o estudo de escolha para a avaliação de problemas vasculares cerebrais. Esse é o único teste que pode revelar grandes e pequenos aneurismas e malformações arteriovenosas e sua relação com

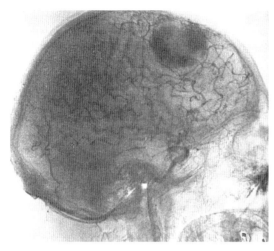

Figura 33.11 Angiograma cerebral mostrando uma grande lesão expansiva anormal à 1 h. (Reproduzida de Hickey J: The Clinical Practice of Neurological and Neuroscience Nursing, 6th ed. Philadelphia, PA: Lippincott Williams & Wilkins, 2009, p 103, com autorização.)

estruturas e vasos adjacentes. Ela envolve a introdução de um cateter radiográfico em uma grande artéria (geralmente a femoral) até cada um dos vasos arteriais que levam sangue ao encéfalo e à medula espinal. Um contraste radiopaco é então injetado em cada vaso. Uma sequência rápida de imagens é obtida depois de o agente de contraste passar pelos pequenos ramos arteriais e os capilares até a circulação venosa. Desse modo, pode-se visualizar o lúmen e o tamanho do vaso e a presença de quaisquer oclusões. A angiografia cerebral é usada antes de cirurgias para ajudar a decidir a adequação do tratamento clínico *versus* o cirúrgico. Ela também foi combinada à angioplastia com balão em casos de oclusão vascular ou uso de cabos no tratamento de aneurismas.

A angiografia por subtração digital faz uso de um contraste radiográfico para iluminar a circulação cerebral, porém em quantidades consideravelmente menores do que as necessárias para a angiografia convencional. O agente de contraste pode ser injetado no sistema arterial ou no sistema venoso. As imagens são tiradas antes e depois da injeção do contraste e são convertidas em informações digitais no computador anexo. As imagens são "subtraídas" umas das outras, removendo-se todas as imagens em comum. A imagem decorrente disso mostra apenas o sistema circulatório intensificado pelo contraste, livre de outras distorções anatômicas.

As principais complicações associadas à angiografia incluem acidentes vasculares cerebrais, vasospasmo e insuficiência renal secundária à carga de contraste. As contraindicações à angiografia incluem alergias identificadas ao meio de contraste, terapia anticoagulante e doenças renais e hepáticas.

Estudos do fluxo sanguíneo cerebral

No contexto diagnóstico, o fluxo sanguíneo cerebral é avaliado mais comumente por uma cintilografia cerebral. Um isótopo radioativo é injetado por via intravenosa; em circunstâncias fora do comum, o isótopo pode ser administrado por via oral ou intra-arterial. Examina-se então o encéfalo para determinar as áreas que mostram um acúmulo da substância radioativa. Se houver fluxo sanguíneo para o encéfalo, as áreas lesadas absorvem mais do isótopo que as áreas não lesadas. Uma técnica mais nova, a TC de perfusão, envolve o exame antes, no decorrer e depois da infusão do meio de contraste, de modo a obter dados em "tempo real" relacionados ao fluxo sanguíneo. Os estudos do fluxo sanguíneo cerebral são indicados para a detecção de aumentos ou diminuições do fluxo sanguíneo durante procedimentos cirúrgicos ou para avaliar quanto a um vasospasmo. Eles também podem ser usados após endarterectomia carotídea. O teste pode ser usado para determinar a morte cerebral, que é evidenciada se não houver nenhum fluxo para os hemisférios cerebrais. Em alguns transtornos, como a intoxicação por monóxido de carbono, ocorre aumento do fluxo sanguíneo ao encéfalo e, ainda assim, ocorrer morte cerebral anóxica. A medida do fluxo cerebral ajuda na tomada de decisões relativamente ao tratamento e na identificação das complicações.

Mielografia

A mielografia é um estudo contrastado da medula espinal e das estruturas circunvizinhas. Ela envolve a introdução de um material hidrossolúvel no LCR por punção lombar ou cisternal, realizada sob fluoroscopia, após a remoção de cerca de 10 mℓ de LCR. A mielografia é indicada na avaliação de hérnias de disco intervertebral, tumores da medula espinal e problemas congênitos e na avaliação de traumatismos à medula espinal. Ela possibilita melhor visualização das raízes nervosas e das estruturas circundantes, por usar um meio de contraste mais leve que o LCR. Todavia, o contraste se dispersa rapidamente no espaço subaracnoide, e, assim, não se pode ajustar a posição do paciente. O contraste não precisa ser removido; por essa razão, deve-se manter o paciente bem hidratado para facilitar a excreção do agente de contraste. Usa-se por vezes uma preparação mais pesada, meio de contraste à base de óleo, que deve ser removida ao final do procedimento.

Os meios de contraste são potencialmente tóxicos ao tecido cerebral e podem causar crises convulsivas do tipo grande mal. Assim, o paciente deve permanecer com a cabeceira elevada pelo menos 30 a 45°, e é preciso evitar fenotiazínicos, que aumentam os sintomas tóxicos.

Ultrassonografia e estudos vasculares cerebrais não invasivos

Os estudos ultrassonográficos com Doppler transcranianos são um meio não invasivo de monitorar a hemodinâmica intracraniana junto ao leito do paciente. O exame é feito através de "janelas" cranianas, áreas no crânio em que o osso é relativamente fino, como o osso temporal, ou em que há pequenos espaços entre os ossos, como a órbita. A sonda ultrassônica transmite ondas sonoras a determinadas frequências até uma profundidade especificada. O consequente sinal refletido do sangue passando através dos vasos cerebrais é interpretado quanto à rapidez ou à velocidade. Com a alteração da resistência ou do tamanho vascular, isso se reflete em uma alteração na velocidade do fluxo sanguíneo. Os dados podem ser usados para monitorar a terapia, ajudar na determinação do prognóstico e proporcionar o reconhecimento precoce de vasospasmo cerebral após hemorragia subaracnoide ou de lesão cerebral grave. Estudos com Doppler seriados em pacientes portadores de aneurisma fornecem dados relativamente a um vasospasmo pós-operatório e aliviam a necessidade de angiogramas repetidos.

678 Parte 8 Sistema Nervoso

Duplex scan (ultrassonografia vascular) da artéria carótida e da artéria vertebral fornecem imagens anatômicas de vasos sanguíneos combinados a informações hemodinâmicas. Estudos com Doppler na janela craniana fornecem informações a respeito da direção do fluxo, ritmicidade pulsátil e resistência ao fluxo da vasculatura cerebral. Os *duplex scan* da artéria carótida são usados de rotina como instrumento de avaliação em pacientes em risco de doença aterosclerótica. A enfermeira investiga se o paciente apresenta arritmia ou doença cardíaca, porque estas podem alterar o perfil hemodinâmico e os achados do teste.

Estudos eletrofisiológicos

■ Eletroencefalografia

Através da eletroencefalografia (EEG), faz-se um registro da atividade elétrica encefálica. Pequenos eletrodos em placas são colocados em locais específicos no couro cabeludo do paciente, e de 16 a 21 canais transcrevem os potenciais elétricos gerados pelo encéfalo. As formas de onda são classificadas em termos de voltagem e amplitude. A EEG é mais útil no diagnóstico e no tratamento de pacientes com crises convulsivas. Além disso, ela pode ajudar a localizar anormalidades estruturais, como tumores e abscessos, e auxiliar na diferenciação de anormalidades estruturais e metabólicas. Pode também proporcionar critérios confirmatórios para o diagnóstico da morte cerebral. Ultimamente, tem sido usada uma forma modificada de EEG junto ao leito de pacientes em cuidados críticos para monitorar os efeitos de substâncias farmacológicas que reduzem o fluxo sanguíneo cerebral e diminuem, portanto, a atividade elétrica. Esse monitoramento EEG contínuo está se tornando rapidamente um padrão de cuidado em muitas instituições. Visa detectar atividade comicial subclínica ou não convulsiva em pacientes que estejam tomando medicações que suprimam a atividade elétrica.

Uma técnica computadorizada que comprime drasticamente os dados EEG padrão e os converte em uma forma colorizada e de interpretação mais fácil é o arranjo espectral comprimido.

Essa técnica é também vista junto ao leito em unidades de tratamento intensivo, para o monitoramento de pacientes apresentando lesões cranioencefálicas graves.

■ Potenciais evocados

Um potencial evocado é manifestação elétrica da resposta do encéfalo a um estímulo elétrico: auditivo, visual, somático ou uma combinação destes. A medida dessa resposta propicia uma avaliação da função das vias neurais da periferia até as estruturas corticais, passando pela medula espinal e tronco encefálico. Essa técnica tem sido útil no diagnóstico da esclerose múltipla e da síndrome de Guillain-Barré, bem como para prever a reversibilidade do coma em pacientes com lesões do tronco encefálico. Ela também pode ser usada durante uma cirurgia para monitorar lesões potenciais durante a manipulação de nervos espinais e estruturas da coluna.

As três técnicas mais frequentemente usadas na avaliação de traumatismos cranioencefálicos são os potenciais evocados somatossensoriais (PESS), que usam como estímulo um choque elétrico; resposta evocada auditiva do tronco encefálico (REATE), que usa um estímulo de clique ou sonoro; e os potenciais evocados visuais (PEV), que usam estímulos luminosos. Os PESS avaliam a função neurológica em vias neurais específicas após a lesão e detectam outras lesões do sistema nervoso central por processos secundários, como hipoxia e hipertensão.

Punção lombar para exame do líquido cefalorraquidiano

Pode-se fazer uma punção lombar para a análise do LCR para ajudar no diagnóstico de transtornos autoimunes ou infecções. Ocasionalmente, ela é efetuada para a verificação de uma hemorragia subaracnoide, embora um exame de TC seja o procedimento de escolha e mais seguro nesses pacientes. O LCR é enviado para análise do conteúdo e para cultura, testes de sensibilidade e outros testes sorológicos (Tabela 33.8). Leituras de pressão também podem ser obtidas para fins diagnósticos.

Tabela 33.8 Valores normais e anormais do líquido cefalorraquidiano.

Característica	Normal	Anormal
Cor	Clara, incolor	Turva com frequência devido à presença de leucócitos ou bactérias
		Xantocrômico devido à presença de hemácias
Leucócitos	0 a 5/mm³, todos mononucleares	Uma contagem elevada acompanha muitas condições (tumor, meningite, hemorragia subaracnoide, infarto, abscesso)
Hemácias	Nenhuma	A presença pode decorrer de punção traumática ou de hemorragia subaracnoide
Cloreto	120 a 130 mEq/ℓ	Concentração baixa associada a infecção meníngea e meningite tuberculosa
		Nível elevado não significativo neurologicamente
Glicose	50 a 75 mg/100 mℓ	Nível diminuído associado à presença de bactérias no LCR
	O nível normal de glicose no LCR é 2/3 do nível de glicose no sangue	Nível elevado não significativo neurologicamente
Pressão	70 a 180 mmH₂O	Pressão baixa associada a colocação incorreta da agulha, desidratação ou bloqueio ao longo do espaço subaracnoide ou no forame magno
		Pressão elevada associada a hipertensão intracraniana benigna; edema cerebral; tumor, abscesso ou cisto do SNC; hidrocefalia; tensão muscular ou compressão abdominal; hematoma subdural
Proteínas	14 a 45 mg/100 mℓ	Nível diminuído não significativo neurologicamente
		Nível aumentado associado a doenças desmielinizantes ou degenerativas, síndrome de Guillain-Barré, hemorragia, infecção, tumor que provoca bloqueio espinal

De Bader M, Littlejonhs L (eds): Core Curriculum for Neuroscience Nursing, 5th ed. Chicago, IL: American Association of Neuroscience Nurses, 2010.

Se for realizada uma punção lombar em um paciente com PIC elevada, a herniação pode ser uma complicação que venha a colocar em risco a vida do paciente. As complicações que podem decorrer do vazamento de LCR incluem cefaleia pós-procedimento, rigidez de nuca, febre e dificuldade de urinar. O tratamento envolve a injeção de sangue na dura-máter, designada como tampão sanguíneo epidural (*blood patch*), para fazer cessar o vazamento.

Desafios relacionados à aplicabilidade clínica

Estudo de caso

A Sra. Q. é uma mulher de 63 anos de idade que entrou em colapso em casa após queixar-se de forte dor de cabeça. Seu marido relatou que ela subitamente parou de falar com ele e perdeu a consciência. Pelo relato da equipe de emergência, a escala de coma de Glascow da paciente na admissão era de 10 (E3V3M4), suas pupilas eram caracterizadas como PERRL, a pressão arterial era de 190/78, pulso de 87, frequência respiratória de 20. A avaliação inicial revela que a paciente necessita de estimulação física para abrir os olhos, localiza com o braço esquerdo mas apenas realiza retirada com o direito e sua fala está se tornando truncada. A frequência respiratória da Sra. Q. diminuiu para 10 e ela continua hipertensa com 194/82.

1. Que intervenções devem ser antecipadas caso o estado neurológico da Sra. Q. continue decaindo?
2. Que itens da história patológica pregressa são mais importantes para o diagnóstico da condição da Sra. Q. e a determinação da segurança dos testes diagnósticos de que ela pode precisar?
3. Após a Sra. Q. ser estabilizada no setor de emergência, é transferida para a UTI. Por que é importante oferecer um exame neurológico detalhado em vez de apenas avaliar a escala de coma de Glasgow?

34
Cuidado ao Paciente | Sistema Nervoso

Mona N. Bahouth

Objetivos de aprendizagem

Com base no conteúdo deste capítulo, o leitor deverá ser capaz de:

1. Definir pressão intracraniana (PIC) e hipertensão intracraniana (HIC).
2. Descrever os diversos princípios fisiológicos que determinam a PIC, inclusive doutrina de Monro-Kellie, complacência, autorregulação e perfusão cerebral.
3. Descrever as indicações do monitoramento da PIC.
4. Descrever os métodos disponíveis atualmente para monitorar a PIC.
5. Explicar três complicações possíveis associadas ao monitoramento da PIC e descrever as estratégias indicadas para resolver estes problemas.
6. Entender as diversas estratégias usadas para controlar a PIC alta.
7. Descrever três princípios gerais que devem embasar a escolha de um sedativo para o paciente com lesão neurológica.

Cuidar de um paciente com lesão neurológica em estado crítico exige conhecimento de três princípios gerais: (1) alterações progressivas do exame neurológico; (2) conceitos de pressão intracraniana (PIC); e (3) tratamentos disponíveis (farmacológicos e medidas não farmacológicas) para esta população de pacientes.

A PIC é definida como pressão dentro da caixa craniana em relação com a pressão atmosférica. O entendimento dos princípios gerais relativos aos conceitos de PIC oferece à enfermeira intensivista um arcabouço a ser aplicado às diversas doenças neurológicas. Além disso, o conhecimento prático dos fármacos usados nas emergências neurológicas, inclusive agentes osmóticos, corticosteroides, anti-hipertensivos, diuréticos, analgésicos, sedativos, barbitúricos e anticonvulsivantes, torna a enfermeira mais bem preparada para essas situações.

Princípios fisiológicos

Dinâmica intracraniana

Os conceitos de PIC e seu controle estão baseados no princípio de que o crânio é uma caixa rígida, um espaço que não pode ser contraído ou expandido. Seu conteúdo é dividido em três componentes intracranianos: sangue mantido dentro dos vasos sanguíneos, líquido cefalorraquidiano (LCR) e parênquima cerebral. A capacidade de autorregulação do encéfalo está baseada na doutrina de Monro-Kellie do volume intracraniano invariável. Essa doutrina estabelece que o volume intracraniano é igual ao volume de sangue cerebral intravascular (3 a 10%) somado ao volume de LCR (8 a 12%) e ao volume de tecidos cerebrais que, por sua vez, consistem em mais de 80% de água. Enquanto o volume intracraniano total foi invariável, a PIC mantém-se constante. Para manter esse equilíbrio, não pode haver aumento do volume de um desses componentes, sem que haja redução compensatória dos outros dois. Quaisquer alterações de volume de algum desses três componentes dentro da calota craniana, sem uma resposta compensatória dos outros dois componentes, podem causar alterações da PIC. Os níveis normais de PIC variam de 0 a 15 mmHg. Valores acima de 15 mmHg são classificados como hipertensão intracraniana ou PIC elevada. Diversas condições podem acarretar alterações intracranianas e, deste modo, comprometer a pressão intracraniana (Tabela 34.1).

Tabela 34.1 Causas possíveis de hipertensão intracraniana.

Fisiologia determinante	Componente intracraniano afetado	Causa possível	Tratamento recomendável
Produção excessiva de LCR	Espaço do LCR	Papiloma do plexo coroide	Ressecção cirúrgica, diuréticos
Reabsorção insuficiente do LCR (hidrocefalia comunicante)	Espaço do LCR	Hemorragia subaracnoide, infecção	Drenagem do LCR por punção intratecal, colocação de *shunt*
Bloqueio da circulação do LCR (hidrocefalia obstrutiva)	Espaço do LCR	Tumor da fossa posterior, traumatismo encefálico, anomalias congênitas (espinha bífida)	Drenagem ventricular, remoção cirúrgica da obstrução
Edema (vasogênico, citotóxico)	Tecidos cerebrais	Tumor, infecção, infarto, hipoxia, malformação arteriovenosa	Drenagem do LCR, ressecção da lesão, oxigenação adequada
Massa expansível	Tecidos cerebrais	Tumor, abscesso, hemorragia intracerebral	Ressecção cirúrgica, corticosteroides
Vasospasmo	Circulação intracraniana	Hemorragia subaracnoide	Hipervolemia, uso de anti-hipertensivos, antagonistas do canal de cálcio
Vasodilatação	Circulação intracraniana	$PaCO_2$ elevada, vasodilatadores sistêmicos (fármacos α-adrenérgicos)	Hiperventilação, interrupção do uso do fármaco desencadeante

■ Fluxo sanguíneo cerebral

A autorregulação é definida como capacidade de algum órgão manter seu fluxo sanguíneo estável, apesar das alterações acentuadas da pressão arterial circulante e das pressões de perfusão. O encéfalo normal tem a capacidade de autorregular seu fluxo sanguíneo cerebral (FSC) por meio de alterações arteriais e venosas contínuas em resposta às influências metabólicas, neurogênicas e miogênicas. Em condições normais, a autorregulação assegura fluxo sanguíneo constante nos vasos cerebrais dentro de uma faixa determinada de pressões de perfusão alterando o diâmetro vascular em resposta às oscilações das pressões arteriais. Esse mecanismo é um dispositivo de proteção do encéfalo para compensar as oscilações constantes da pressão arterial. Quando a autorregulação está prejudicada, o FSC varia em relação direta com a pressão arterial sistêmica. Nos pacientes com autorregulação anormal, qualquer atividade que aumente a pressão arterial (p. ex., tossir, aspirar as vias respiratórias ou agitar-se) pode elevar o FSC, que também pode aumentar a PIC.

O volume sanguíneo do encéfalo é o primeiro dos três componentes que podem sofrer alterações à medida que o organismo tenta manter um volume intracraniano invariável. O FSC normal é assegurado por uma pressão de perfusão cerebral (PPC) na faixa de 60 a 100 mmHg. O encéfalo recebe cerca de 750 mℓ/minuto de sangue arterial (15 a 20% do débito cardíaco total em repouso). Para que a autorregulação funcione normalmente, as variáveis hemodinâmicas devem estar dentro de uma faixa aceitável: PPC maior que 60 mmHg, pressão arterial média (PAM) menor que 160 mmHg, pressão sistólica entre 60 e 140 mmHg e PIC menor que 30 mmHg.[1] Os fatores que alteram a capacidade de contração ou dilatação dos vasos cerebrais (p. ex., hipoxia, hipercapnia e traumatismo encefálico) também interferem com a autorregulação. O dióxido de carbono é um vasodilatador potente dos vasos cerebrais, porque aumenta o fluxo e o volume de sangue encefálico (FSC) e, deste modo, eleva a PIC.

■ Circulação do líquido cefalorraquidiano

O líquido cefalorraquidiano (LCR) também contribui para as oscilações das variáveis hemodinâmicas intracranianas. O LCR é um líquido límpido produzido predominantemente no plexo coroide localizado nos ventrículos laterais e no terceiro e quarto ventrículos. Ele preenche os ventrículos e o espaço subaracnoide e protege o encéfalo e a medula espinal contra lesões. O LCR circula em um sistema fechado; ele é reabsorvido principalmente pelas vilosidades aracnoides localizadas no espaço subaracnoide e devolvido ao sistema venoso por meio do seio sagital superior (ver Capítulo 32, Figura 32.6). Em todo o ciclo circulatório do LCR, distúrbios da produção, circulação e absorção podem contribuir para as alterações da PIC. Por exemplo, a produção excessiva de LCR no plexo coroide sobrecarrega o sistema circulatório. A obstrução da circulação do LCR dentro dos ventrículos provoca dilatação do sistema ventricular (hidrocefalia obstrutiva). A redução acentuada da absorção do LCR nas vilosidades aracnoides, causada por acumulação de sangue ou restos de infecções, interfere com sua reabsorção e, deste modo, acarreta sobrecarga do sistema (hidrocefalia comunicante).

■ Parênquima cerebral

O parênquima cerebral é o terceiro componente intracraniano e também o mais difícil de manipular sem intervenção cirúrgica. Entretanto, os tecidos encefálicos reagem à elevação da PIC e às alterações que ocorrem dentro dos outros dois componentes intracranianos. O encéfalo pode acomodar uma elevação da PIC alterando seu volume por colapso parcial das cisternas, dos ventrículos e dos sistemas vasculares, por sua vez reduzindo a produção e aumentando a reabsorção de LCR. Os mecanismos compensatórios usados para manter a PIC normal são os seguintes:

- Desvio do LCR para dentro do espaço subaracnoide espinal
- Aceleração da reabsorção do LCR
- Redução da produção de LCR
- Desvio do sangue venoso para fora do crânio.

Durante o período de compensação, a PIC mantém-se praticamente constante. Entretanto, quando esses mecanismos compensatórios são esgotados, a pressão aumenta rapidamente, até que os tecidos cerebrais sejam empurrados para dentro dos espaços vazios do crânio (herniação encefálica) e a irrigação sanguínea do bulbo seja interrompida. A capacidade compensatória do conteúdo intracraniano depende da localização da lesão, taxa de expansão e complacência craniana.

Curva de volume-pressão

A curva de volume-pressão intracraniana, também conhecida como índice de pressão-volume (IPV), mostra a relação entre as alterações do volume intracraniano e as oscilações da PIC. A determinação da posição em que se encontra o paciente nessa curva ajuda a monitorar e escolher as intervenções apropriadas. A taxa com que a PIC aumenta em resposta a uma alteração do volume intracraniano depende da complacência do encéfalo. A *complacência* é definida como capacidade de alterar o volume para acomodar uma variação da pressão. Quando a complacência do compartimento intracraniano é pequena, alterações discretas do volume causam elevações acentuadas da PIC. Na Figura 34.1, a curva ilustra a complacência, de forma que os mecanismos compensatórios mantêm a PIC na faixa normal durante os aumentos do volume intracraniano. Pouca alteração da PIC ocorre durante o aumento volumétrico inicial, porque o volume acrescentado ao crânio é compensado pela transferência de volume. À medida que os mecanismos compensatórios são exauridos, o volume acrescentado torna-se maior que o volume transferido e há um aumento mais expressivo da PIC depois de qualquer ampliação adicional do volume intracraniano. Consequentemente, a comunicação livre do LCR entre os ventrículos laterais e a região infratentorial é impedida.

Uma razão importante para o controle e a redução da PIC é manter a oxigenação cerebral por meio do FSC adequado, que é estimado clinicamente com base na determinação da PPC. Diversos fatores contribuem para a elevação da PIC ao longo da curva de volume-pressão. Elevações drásticas da PIC podem ser causadas por hipercapnia, hipoxia, sono com movimentos oculares rápidos (REM), hipertermia ou administração de alguns anestésicos. Além disso, a PIC é afetada por estímulos ambientais e taxas metabólicas altas.[2]

Pressão de perfusão cerebral

Pressão de perfusão cerebral (PPC) é o gradiente de pressão dentro do encéfalo. A PPC é calculada subtraindo-se a PIC média da PAM: PPC = PAM − PIC. Quando a PPC é maior que 100 mmHg, existe possibilidade de ocorrer hipoperfusão

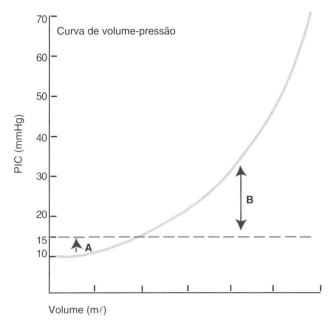

Figura 34.1 Curva de volume-pressão. A resposta de volume-pressão (RVP), também descrita como índice de pressão-volume (IPV), oferece um método para estimar a capacidade compensatória da cavidade intracraniana. Observe que a pressão intracraniana (PIC) mantém-se dentro da variação normal de 0 a 15 mmHg, contanto que a complacência seja normal e que os líquidos possam ser transferidos para acomodar o volume adicional (**A**). Quando o sistema compensatório é esgotado, pequenos volumes adicionais causam elevação mais acentuada da pressão (**B**). Alterações repentinas podem causar deterioração neurológica grave e fatal em alguns casos.

e elevação da PIC. Quando a PPC é menor que 60 mmHg, a irrigação sanguínea do encéfalo é inadequada e pode haver hipoxia dos neurônios e morte celular. Quando a PAM e a PIC são iguais, a PPC é zero, indicando que não há FSC. O FSC também pode cessar por completo quando as pressões estão um pouco acima de zero. Pacientes com hipotensão (p. ex., depois da reanimação cardíaca ou de traumatismo) e PIC normal (0 a 15 mmHg) podem ter PPC reduzida.

Autorregulação é um processo ativo que requer energia para contrair ou dilatar os vasos sanguíneos de forma a manter o fluxo sanguíneo intravascular estável, apesar das oscilações da PIC. O sistema de autorregulação para manter o fluxo sanguíneo constante não funciona sob pressões menores que 40 mmHg. Como o encéfalo submetido a uma lesão aguda necessita de PPC mais elevada que o encéfalo normal, a PPC mínima de 70 mmHg é necessária para manter a perfusão cerebral adequada e, possivelmente, melhorar o desfecho dos pacientes com lesões encefálicas.[2] Quando a PPC diminui, o sistema cardiovascular reage aumentando a pressão sistêmica. Quando a PPC está abaixo do nível inferior de autorregulação, o resultado é oligoemia.

Quando a lesão encefálica é grave (p. ex., edema cerebral difuso ou quando há impedimento ao fluxo sanguíneo do encéfalo), o FSC pode ser reduzido com níveis relativamente normais de PPC. A causa desse efeito é a impedância ao fluxo sanguíneo no sistema vascular encefálico. Quando a autorregulação está prejudicada, o FSC não pode aumentar, apesar das elevações da PPC. O aumento da PIC causa isquemia, lesão tóxica, redução da complacência e possivelmente herniação.[3]

Hipertensão intracraniana

Os sinais de hipertensão intracraniana podem ser agitação, náuseas, cefaleia, sonolência e alterações pupilares. As anormalidades pupilares detectáveis variam de pupilas com formato ligeiramente ovoide até a abolição completa do tônus e da reatividade das pupilas. O conhecimento da condição basal do paciente, inclusive a existência de uma alteração cirúrgica da pupila, é essencial para evitar testes ou tratamentos desnecessários.

Tríade de Cushing

Reação de Cushing é um reflexo protetor em resposta à elevação da PIC. A tríade de Cushing caracteriza a síndrome clássica de elevação da PIC e inclui ampliação da pressão de pulso, diminuição da frequência do pulso e alteração do padrão respiratório com anormalidades pupilares. Em geral, essa síndrome ocorre apenas nos casos de lesões da fossa posterior e raramente está associada às lesões expansivas supratentoriais encontradas comumente (p. ex., tumores ou hematomas subdurais expansivos). Quando esses sinais clássicos acompanham uma lesão supratentorial, eles estão associados à elevação repentina da pressão e geralmente prenunciam um estado de descompensação. A lesão cerebral geralmente é irreversível se for persistente e a morte é iminente se não houver uma intervenção imediata.

Edema cerebral

O edema cerebral responsável pela elevação da PIC é um processo comum a várias doenças neurológicas, inclusive insuficiência hepática, traumatismo craniano, infecções do sistema nervoso central (SNC), tumores cerebrais, acidente vascular cerebral (AVC) etc. O edema causa complicações secundárias relacionadas com a expansão dos tecidos encefálicos dentro do espaço fechado do crânio, inclusive déficits circulatórios com hipoxia secundária. Independentemente, o edema cerebral pode causar elevações acentuadas da PIC e deve ser tratado rigorosamente. Em geral, quando o edema desenvolve-se, sua progressão é rápida e difícil de controlar.

O tratamento do edema cerebral pode incluir corticosteroides e diuréticos osmóticos com o objetivo de reduzir a PIC. Esses fármacos atuam aumentando a osmolaridade plasmática, que atrai líquidos para fora dos tecidos cerebrais, de onde são levados ao sangue circulante. O objetivo do tratamento é manter a osmolaridade plasmática de até 320 mOsm/ℓ. Veja uma descrição mais detalhada do edema cerebral no Capítulo 36.

■ Edema vasogênico

Edema vasogênico é o tipo mais comum de edema cerebral e caracteriza-se por uma violação da barreira hematencefálica com incapacidade de controlar a transferência de água através das membranas celulares para dentro e para fora das células. A permeabilidade capilar é alterada, e líquidos e proteínas conseguem sair do plasma e entrar no espaço extracelular, resultando no aumento do volume de líquido extracelular predominantemente na substância branca. Entre os processos que comumente causam edema vasogênico estão tumores encefálicos e abscessos cerebrais.

■ Edema citotóxico

O edema citotóxico caracteriza-se por distensão localizada dos neurônios e das células endoteliais, que aumenta o volume de líquidos no espaço intracelular e reduz o espaço extracelular disponível na substância cinzenta. Por fim, a membrana celular não consegue manter uma barreira eficaz e água e sódio entram nas células, causando edema e perda de função. O edema citotóxico ocorre depois de condições deletérias como anoxia ou hipoxia. O AVC isquêmico causa uma combinação de edema vasogênico e citotóxico. O edema citotóxico ocorre nos estágios iniciais de evolução de um AVC em razão do déficit de energia e da despolarização da membrana anóxica das células localizadas no núcleo isquêmico. Mais tarde, o edema vasogênico predomina em consequência da violação da barreira hematencefálica e do aumento da permeabilidade.[4]

Herniação

A definição de herniação é qualquer deslocamento de tecidos das estruturas intracranianas e é uma consequência da elevação da PIC. O desvio transtentorial ou uncal dos tecidos cerebrais através de orifícios rígidos do crânio ou da dura-máter provoca deslocamento das estruturas cerebrais da linha média e compressão das estruturas do SNC, causando as síndromes clínicas tradicionais de herniação. Veja mais detalhes sobre as síndromes de herniação no Capítulo 36.

Monitoramento da pressão intracraniana

O monitoramento da PIC fornece informações que facilitam intervenções mais imediatas para evitar isquemia cerebral secundária e distorção do tronco encefálico. Para que o monitoramento da PIC seja seguro e eficaz, deve-se levar em consideração as indicações e os métodos de monitoramento e aspectos éticos relativos à assistência ao paciente e à prática de enfermagem. Entre os fatores que afetam a seleção dos pacientes estão os benefícios potenciais do monitoramento invasivo e do controle da PIC, o diagnóstico e o prognóstico do paciente e a disponibilidade do nível apropriado de cuidados intensivos. O monitoramento da PIC ajuda a melhorar o desfecho do paciente porque fornece informações quanto às chances de ocorrer herniação cerebral e facilitar o cálculo da PPC. Esse monitoramento também ajuda a orientar o uso de tratamentos potencialmente perigosos, inclusive hiperventilação, manitol e barbitúricos.

Indicações

O monitoramento da PIC é usado principalmente para orientar o tratamento. Existem diretrizes gerais para orientar o tratamento dos pacientes em risco de desenvolver elevação da PIC ou que já têm hipertensão intracraniana. As indicações diagnósticas possíveis do monitoramento da PIC incluem lesão cerebral, AVC, tumores cerebrais, parada cardíaca e intervenções cirúrgicas. A decisão de usar monitoramento da PIC deve ser baseada nos exames clínicos e radiográficos, bem como no diagnóstico à tomografia computadorizada (TC).

Hoje em dia, o monitoramento da PIC não está indicado para pacientes com lesões cerebrais brandas a moderadas, definidas por escores da escala de coma de Glasgow (ECG) entre 9 e 15. Entretanto, o monitoramento da PIC pode ser apropriado aos pacientes em coma ou portadores de lesões cerebrais graves, com ou sem anormalidades na TC do crânio. A lesão cerebral grave é definida por escores da ECG entre 3 e 8 com anormalidades evidenciáveis à TC, inclusive hematoma, contusão, edema ou compressão das cisternas basais. O monitoramento da PIC também é recomendável aos pacientes portadores de lesões cerebrais com TC normal, mas que tenham dois ou mais dos seguintes critérios: idade acima de 40 anos, qualquer postura motora anormal, ou pressão arterial sistólica menor que 90 mmHg.[5]

Nos casos típicos, o limite superior da PIC normal é de 15 mmHg. Embora não tenham sido realizados estudos randomizados prospectivos, um resumo da literatura sugere que os monitores de PIC sejam benéficos para:

- Reduzir o uso indiscriminado de tratamentos que possam causar consequências deletérias
- Reduzir a PIC por drenagem do LCR e, deste modo, aumentar a PPC
- Ajudar a definir o prognóstico e
- Possivelmente, melhorar os desfechos.[4]

Entre os distúrbios neurológicos não traumáticos que podem melhorar com o monitoramento da PIC estão hemorragia subaracnoide, hemorragia intracerebral, infartos isquêmicos extensivos, infecções, hidrocefalia e, raramente, tumores cerebrais com edema associado ou lesões volumetricamente significativas. Coagulopatia, infecção sistêmica ou do SNC e infecções dos locais de inserção de dispositivos são contraindicações relativas ao uso de monitores da PIC.

Dispositivos

Vários dispositivos são usados para monitorar a PIC, inclusive cateteres intraventriculares, equipamentos de fibra óptica e monitores epidurais. Os sistemas de drenagem ventricular externa são utilizados frequentemente na unidade de tratamento intensivo (UTI) neurológica (centro de neurociência); estes sistemas passaram por diversas alterações, desde que começaram a ser usados em 1744.[6] O dispositivo escolhido para monitorar a PIC deve ter uma faixa de pressão entre 0 e 100 mmHg, capacidade de aferir com precisão os níveis de PIC na faixa de 0 a 20 ± 2 mmHg e erro máximo de aferição da PIC de 10% na faixa de 20 a 100 mmHg.[5] O tipo de monitor usado depende de vários fatores clínicos, do tipo de processo neurológico e dos sintomas do paciente à apresentação clínica (Figura 34.2). Cada dispositivo específico tem diversas vantagens e desvantagens; por esta razão, o conhecimento de suas complicações potenciais é essencial ao tratamento clínico do paciente mantido em monitoramento com estes dispositivos (Tabela 34.2).

Os cateteres intraventriculares (CIV) permitem o monitoramento preciso e confiável da PIC a um custo baixo e são amplamente utilizados. O cateter é um instrumento tubular colocado dentro das cavidades ventriculares preenchidas com líquido. O LCR é sintetizado nessas cavidades e circula sobre a superfície do encéfalo. Os CIV permitem o monitoramento e a correção simultâneos da PIC por drenagem intermitente (Figura 34.3). Esses cateteres podem ser introduzidos em condições estéreis à beira do leito da UTI, ou no centro cirúrgico durante um procedimento cirúrgico. Ao contrário dos monitores parenquimatosos, o CIV pode ser recalibrado in situ. Além disso, esse tipo de monitor pode ter a utilidade adicional de remover sangue ou trombos intraventriculares dos pacientes com hemorragia intraventricular primária ou secundária.[7]

Os monitores de fibra óptica usam esta tecnologia para medir a PIC. A ponta da sonda de fibra óptica tem um transdutor, que é inserido dentro do parênquima cerebral, nos ventrículos que o circundam, ou no espaço subdural. Os monitores de fibra óptica são introduzidos facilmente e seu uso tem

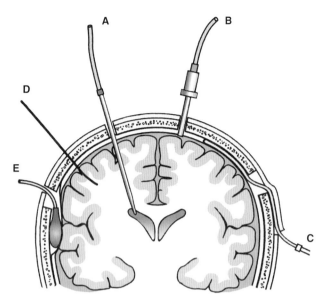

Figura 34.2 Sistemas de monitoramento da PIC: intraventricular (**A**); subaracnoide (**B**); subdural (**C**); parenquimatoso (**D**); e epidural (**E**).

introduzido por um orifício de trepanação giratória até o nível do espaço subaracnoide e fixado a um sistema com transdutor tubular de pressão preenchido com solução salina. Os monitores epidurais são colocados no espaço epidural entre a superfície interna do crânio e a dura-máter para monitorar a PIC.

Complicações

Todos os tipos de sistema de monitoramento têm complicações potenciais. De forma a assegurar determinações exatas e reduzir a morbidade, a enfermeira deve estar alerta aos problemas associados aos sistemas de monitoramento da PIC, que poderiam acarretar aferições inexatas da PIC e complicações. Quando o monitor indica alguma alteração da PIC, a enfermeira precisa inicialmente determinar se a leitura é real. Quando a leitura é exata, deve então tentar descobrir a razão da alteração da pressão. A Tabela 34.3 oferece um guia para resolver problemas com os cateteres de monitoramento da PIC.

Como qualquer procedimento invasivo, podem ocorrer complicações. Nos pacientes em estado crítico com problemas neurológicos, a relação de risco/benefício de qualquer tratamento deve ser considerada antes de realizar esta intervenção terapêutica. Por exemplo, os CIV têm riscos potenciais como desprendimento do cateter, obstrução, infecção e hemorragia. O uso de CIV impregnados com antibiótico tem aumentado, porque é uma tecnologia promissora para reduzir os índices de infecção dos dispositivos de monitoramento, ainda que existam controvérsias sem solução.

Como os orifícios de drenagem utilizados para remover LCR em excesso são muito estreitos, o cateter pode ser obstruído facilmente; a enfermeira deve monitorar a ocorrência desta complicação, que se evidencia por drenagem insuficiente do sistema ou alteração da condição neurológica do paciente. Problemas de funcionamento ou obstrução ocorrem a uma frequência de

aumentado. Os cateteres ventriculares de fibra óptica oferecem os mesmos benefícios dos CIV, mas a um custo mais alto. Os monitores parenquimatosos da PIC com transdutor de fibra óptica ou transdutor de aferição de tensão na ponta do cateter têm precisão comparável; contudo, estes dispositivos estão sujeitos à possibilidade de variações da aferição.

Os monitores subaracnoides, subdurais e epidurais são menos precisos e não são utilizados com a mesma frequência que os outros tipos de monitores.[5,8] O pino ou parafuso subaracnoide é

Tabela 34.2 Vantagens e desvantagens dos dispositivos de monitoramento da pressão intracraniana.

Local do monitoramento	Vantagens	Desvantagens
Intraventricular (ventriculostomia)	• Alta precisão • Aferição central direta da PIC real • Pode remover LCR para reduzir a PIC ou avaliar a complacência • Coleta fácil de amostras do LCR	• Necessidade de reposicionar o transdutor a cada alteração da posição da cabeça • Risco alto de infecção grave • Inserção difícil nos pacientes com ventrículos pequenos ou deslocados • Risco de sangramento ou edema intracerebral ao longo do trajeto da cânula
Intraventricular (cateter de fibra óptica)	• Versátil; pode ser colocado no ventrículo ou espaço subaracnoide • Nenhum ajuste do transdutor com a movimentação da cabeça	• Necessidade de usar um sistema de monitoramento independente • Cateter frágil • Impossibilidade de recalibrar o dispositivo depois de sua inserção
Intraparenquimatosa	• Facilidade de inserção • Aferição das pressões encefálicas reais	• Infecções raras, mas graves
Lombar/subaracnoide	• Aferições isoladas de obtenção simples • Nenhuma penetração do parênquima cerebral • Risco reduzido de infecção • Pode colher amostras de LCR • Controle direto da pressão	• Contraindicado quando há evidência de PIC alta • Requer que o crânio esteja intacto • O transdutor precisa ser reposicionado com a movimentação da cabeça
Subdural	• Facilidade de inserção	• Risco de infecção grave
Epidural	• Risco baixo de infecções • Nenhum ajuste do transdutor com a movimentação da cabeça	• Correlação imprecisa com a pressão intradural (aferição através da dura-máter) • Necessidade de usar o centro cirúrgico para inserção • Impossibilidade de recalibrar o dispositivo depois de sua inserção • Impossibilidade de drenar LCR

Capítulo 34 Cuidado ao Paciente | Sistema Nervoso **685**

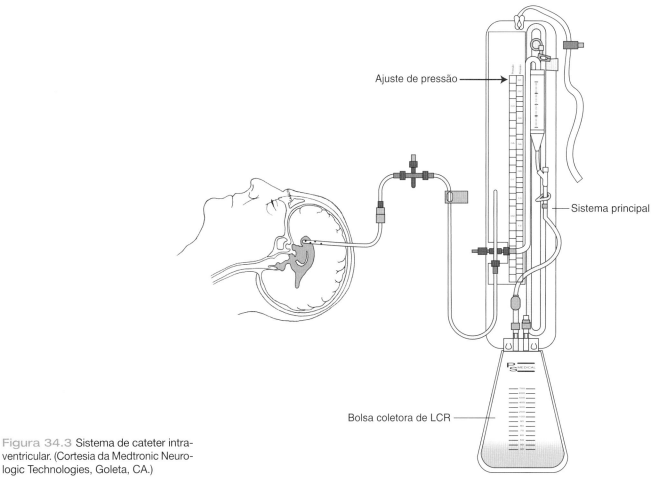

Figura 34.3 Sistema de cateter intraventricular. (Cortesia da Medtronic Neurologic Technologies, Goleta, CA.)

Tabela 34.3 Solução de problemas dos cateteres de pressão intracraniana.

Problema	Causa	Considerações e intervenções de enfermagem
Nenhum traçado de PIC	Ar entre o diafragma do transdutor e a fonte de pressão	Eliminar bolhas de ar com solução salina estéril
	Obstrução do dispositivo de aferição intracraniana por sangue ou detritos	Irrigar o cateter ou pino intracraniano conforme as instruções do médico: em geral, utiliza-se 0,25 mℓ de solução salina
	Transdutor mal conectado	Verificar a conexão e assegurar que seja utilizado um conector apropriado ao amplificador
	Cateter de fibra óptica dobrado ou quebrado	Trocar o cateter de fibra óptica
	Ajuste de ganho inadequado para a pressão, ou paciente tem ondas planas	Alterar o ajuste de ganho para uma faixa de pressão mais alta
	Traçado desligado	Ligar o traçado
Aferição falsamente elevada da pressão	Transdutor muito baixo	Colocar o acesso de drenagem do transdutor no nível do forame de Monro. Para cada 2,5 cm que o transdutor estiver abaixo da fonte de pressão, o erro de leitura é de 2 mmHg
	Transdutor balanceado incorretamente	Com o transdutor posicionado corretamente, recalibrar
		O transdutor deve ser recalibrado a cada 2 a 4 h e antes de iniciar uma intervenção para controlar uma alteração da pressão
	Sistema de monitoramento calibrado incorretamente	Repetir os procedimentos de calibração
	Ar no sistema: o ar pode atenuar ou amplificar o sinal de pressão	Remover o ar do cateter de monitoramento
Nível de pressão alto	Via respiratória obstruída: a elevação da pressão intratorácica pode aumentar a PaCO$_2$	Aspirar o paciente
		Mudar de posição. Iniciar fisioterapia respiratória
	Ajustes incorretos do respirador	Verificar os ajustes do respirador
	PEEP	Colher amostras para gasometria arterial porque hipoxia e hipercapnia aumentam a PIC
	Postura	A cabeça deve ser elevada em 15 a 30°, a menos que haja contraindicação por algum problema como fraturas
	Cabeça e pescoço	A cabeça deve ser posicionada para facilitar a drenagem venosa
	Pernas	Evitar flexão do joelho e flexão aguda do quadril
	Atividade muscular excessiva em razão da postura de descerebração dos pacientes com lesões da parte superior do tronco encefálico pode aumentar a PIC	Em alguns casos, podem ser usados relaxantes ou paralisantes musculares

(continua)

Parte 8 Sistema Nervoso

Tabela 34.3 Solução de problemas dos cateteres de pressão intracraniana. (*Continuação*)

Problema	Causa	Considerações e intervenções de enfermagem
	Hipertermia Atividade muscular excessiva Suscetibilidade aumentada à infecção	Iniciar medidas para controlar atividade muscular, infecção e hipertermia
	Distúrbio hidreletrolítico secundário às restrições de líquidos e aos diuréticos	Colher amostras de sangue para dosagens dos eletrólitos e da osmolalidade sérica Aferir a pressão arterial pulmonar Avaliar o aporte e as perdas de líquidos com base na densidade urinária
	Pressão arterial: reações vasopressóricas ocorrem em alguns pacientes com PIC crescente	Adotar medidas para manter pressão positiva contínua adequada
	Pressão arterial baixa associada a hipovolemia, choque e coma barbitúrico pode agravar a isquemia cerebral	
Aferição falsamente baixa da pressão	Bolhas de ar entre o transdutor e o LCR	Eliminar bolhas de ar com solução salina estéril
	Nível do transdutor muito alto	Colocar o acesso de drenagem do transdutor no nível do forame de Monro. Para cada 2,5 cm que o transdutor estiver acima do nível da fonte de pressão, o erro de leitura aproximado é de 2 mmHg
Nível de pressão baixo	Zero ou calibração incorreta	Zerar e calibrar novamente o sistema de monitoramento
	Colapso dos ventrículos em torno do cateter	Se estiver sendo usada ventriculostomia, a pressão positiva pode ser insuficiente. Avaliar e assegurar que haja pressão positiva na faixa de 15 a 20 mmHg Drenar LCR lentamente
	Otorreia ou rinorreia	Essas complicações podem acarretar leituras incorretamente baixas em razão da descompressão. Documentar a correlação entre drenagem e alterações da pressão
	Vazamento de líquidos nas conexões	Eliminar todos os vazamentos de líquido
	Deslocamento do cateter do ventrículo para o encéfalo	Entrar em contato com o médico quanto aos exames diagnósticos e as intervenções apropriadas. Usar um cateter macio destinado à aferição da pressão intraventricular
	Obstrução da ponta de um pino subaracnoide por tecidos cerebrais necróticos	Na maioria dos casos, retirar o pino

6 a 10% nos pacientes com CIV e sua incidência é significativamente maior (9 a 40%) quando são colocados dispositivos com cateteres de fibra óptica no parênquima ou ventrículo.[9] Os índices mais altos de obstrução foram associados às elevações extremas (malignas) da PIC acima de 50 mmHg. Com as alterações recentes das técnicas de inserção, a profilaxia com antibióticos e os avanços dos métodos de coleta de amostras de LCR, houve redução das infecções dos cateteres.[9] Os sangramentos associados à colocação de um CIV não estão bem descritos na literatura, mas estudos sugerem que o risco de formação de hematomas varie entre 1,1 e 2,8%. O índice de sangramentos é altamente dependente do dispositivo escolhido.

■ Traçados de pressão intracraniana

Os traçados de PIC fornecem um indicador da dinâmica de pressão, inclusive alterações da complacência intracerebral. O aspecto dos traçados de PIC varia de acordo com a técnica de aferição utilizada, a condição patológica e as atividades do paciente, as intervenções realizadas e as mudanças do ambiente. Oscilações hemodinâmicas e respiratórias podem ser detectadas nos traçados de PIC. Atualmente, existem em processo de desenvolvimento sistemas computadorizados para analisar os traçados e integrar a PIC, a PPC e outros parâmetros relevantes.

Algumas vezes, os traçados são muito semelhantes aos traçados de pressão arterial; outras vezes, eles são semelhantes aos traçados de pressão venosa. Em graus variáveis, as oscilações que correspondem às pulsações arteriais intracranianas com pulsações venosas retrógradas são detectadas a cada batimento cardíaco (Figura 34.4). Nos pacientes com PIC menor que 20 mmHg, pode-se observar um traçado mais lento e sincrônico com a respiração, que é causado pelas variações da pressão intratorácica (ver Figura 34.4, ao centro). Alterações da força de irrigação arterial, distúrbios da drenagem venosa e vasodilatação cerebral correlacionam-se com as variações do aspecto dos traçados. Às vezes, uma onda "A" pequena fica sobreposta à diálise e reflete a pressão arterial direita.

Alguns pacientes apresentam variação no traçado, mais comumente ondas A, B e C. As ondas A (também conhecidas como ondas de platô) são elevações espontâneas rápidas da pressão na faixa de 50 a 200 mmHg, que ocorrem a intervalos variáveis (ver Figura 34.4, embaixo). Essas ondas tendem a ocorrer nos pacientes com elevações moderadas da PIC, persistem por 5 a 20 minutos e diminuem espontaneamente. Em geral, as ondas A estão acompanhadas de agravação transitória do déficit neurológico.

Embora o mecanismo das ondas A ainda não esteja totalmente esclarecido, elas parecem indicar redução da complacência intracraniana; por esta razão, esses traçados de ondas devem ser detectados e corrigidos imediatamente. Eles podem resultar da ampliação do volume sanguíneo com redução simultânea do fluxo sanguíneo. A reversão súbita da pressão alta pode ser causada pelo aumento da absorção do LCR. Reduções da PPC com autorregulação preservada e complacência intracraniana baixa foram correlacionadas com a iniciação das ondas de platô. Essas ondas também podem ser desencadeadas por um estímulo vasodilatador ou estímulos inespecíficos como hipoventilação ou hiperventilação, dor e atividades mentais no estado desperto.

As ondas B são ondas pontiagudas, rítmicas e pequenas com PIC de até 50 mmHg, que ocorrem a uma frequência de 0,5 a 2,0 por minuto. Essas ondas correspondem às alterações da respiração e constituem indícios de respiração periódica relacionada com a complacência cerebral reduzida ou disfunção pulmonar. Em muitos casos, as ondas B estão associadas às respirações de

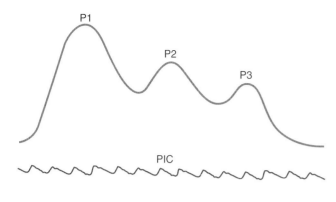

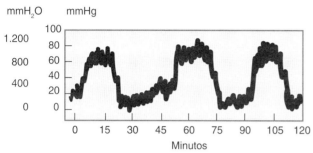

Figura 34.4 Traçados de pressão intracraniana (PIC). **Ao alto**: o traçado normal de oscilações da PIC pode revelar três ou mais picos descendentes. P1 é a onda de pressão que se origina das pulsações no plexo coroide; P2 é a onda corrente, que tem formato e amplitude mais variáveis e termina na incisura dicrótica; P3 é a onda dicrótica que se segue à incisura dicrótica e decresce até a posição diastólica, a menos que as pulsações venosas retrógradas produzam alguns picos adicionais. A parte P2 do traçado reflete mais diretamente o grau de complacência intracraniana. À medida que a PIC média aumenta, P2 cresce progressivamente e torna a onda de pulso mais arredondada. Quando há uma condição de complacência reduzida, o componente P2 é igual ou maior que P1. **Ao centro**: um traçado de PIC demonstrando oscilações hemodinâmicas e respiratórias. Observe as incisuras do tipo "pressão vascular" nos traçados e as variações basais que refletem as respirações. **Embaixo**: ondas "A" ou de platô, que estão associadas à redução da complacência intracraniana, podem ser secundárias ao aumento do volume sanguíneo com redução simultânea da irrigação sanguínea.

Cheyne-Stokes (ver Capítulo 36). Elas podem preceder as ondas A e aumentar à medida que a complacência diminui. Em alguns casos, as ondas B são detectadas nos pacientes com PIC normal e edema das papilas ópticas. Elas podem ser secundárias às oscilações do volume sanguíneo cerebral.

As ondas C são ondas rítmicas pequenas com PIC de até 20 mmHg, que ocorrem a uma frequência aproximada de 6 por minuto. Essas ondas estão relacionadas com a pressão arterial. Assim como as ondas A, elas indicam compressão intracraniana grave com pouco volume residual remanescente no espaço intracraniano.

Aferições

As aferições normais da PIC variam de 0 a 10 mmHg, com limite superior de 15 mmHg. Quando o paciente tosse ou faz esforço, a PIC normal pode aumentar até 100 mmHg. A tolerância individual às oscilações da PIC varia com a rapidez com que elas ocorrem. Nos casos típicos, um paciente com elevação mais lenta da PIC (p. ex., em consequência de um tumor cerebral em expansão) é mais tolerante às elevações da PIC que um indivíduo com elevações mais rápidas (p. ex., em consequência de um hematoma subdural agudo). A PIC descontrolada na faixa de 20 a 25 mmHg é considerada extremamente perigosa para os pacientes com lesão cerebral. PIC persistente acima de 60 mmHg geralmente é fatal. A PIC pode subir até o nível da pressão arterial média (PAM). Quanto maiores são as variações da PIC média, mais próximos da exaustão estão os mecanismos compensatórios dos aumentos do volume intracraniano.

A PPC é o indicador principal da capacidade de irrigação cerebral do sistema circulatório. Entretanto, a PPC tem limitações; ela mede apenas um parâmetro, que influencia o fornecimento de oxigênio e a resistência dos neurônios a uma condição deletéria. A demanda de oxigênio dos neurônios é determinada pelas necessidades metabólicas das células, que aumentam com a atividade ou lesão neuronal. Por essa razão, para entender o estado metabólico do neurônio, o FSC e a concentração de oxigênio no sangue devem ser determinados. A equação FSC × FEO × SaO_2 é usada comumente para calcular a taxa metabólica cerebral de oxigênio ($TMCO_2$). A fração de extração do oxigênio (FEO), que é calculada com base nas concentrações arterial e venosa do oxigênio, descreve quanto de oxigênio é extraído. SaO_2 representa a saturação de oxigênio do sangue arterial. As informações necessárias podem ser obtidas por meio do monitoramento multimodal, que inclui estudos do fluxo sanguíneo como oximetria do bulbo da veia jugular, tomografia por emissão de pósitrons e TC por emissão de fóton único.

Monitoramento multimodal

O neuromonitoramento multimodal permite acompanhar o equilíbrio metabólico do encéfalo lesado quando é combinado com os dados de PIC. O FSC pode ser estimado com base nas velocidades de fluxo usando Doppler transcraniano; biomarcadores metabólicos locais podem ser acompanhados por microdiálise invasiva; e a utilização de oxigênio pode ser determinada com base na oximetria do bulbo da veia jugular. Essas tecnologias podem ser úteis para aumentar a sobrevivência do paciente durante todo o período de lesão cerebral aguda.[8,10]

Oximetria do bulbo da veia jugular

Oximetria do bulbo da veia jugular é uma técnica invasiva, que consiste em colocar um cateter para recolher amostras da veia jugular interna, com a ponta localizada no bulbo da veia jugular situada na base do encéfalo. As amostras de sangue retiradas desse local medem a saturação de oxigênio venoso misto (SjO_2) do sangue que sai do encéfalo; em condições normais, seus valores variam de 50 a 75%. A SjO_2 diminui quando há algum desequilíbrio entre o consumo e o fornecimento de oxigênio. Se a SjO_2 diminuir a menos de 50% (sem redução da SaO_2), isto significa redução do FSC ou aumento da utilização de oxigênio ($TMCO_2$ mais alta). Se a PPC for mantida, a redução do FSC pode ser atribuída à elevação da resistência vascular cerebral (RVC). Espasmo vascular e elevações da RVC são muito comuns depois de lesão cerebral e são agravados significativamente pela hiperventilação; por esta razão, essa técnica não deve ser recomendada. Elevações da SjO_2 acima de 85% indicam hiperemia com ampliação do FSC, desvio do sangue para longe dos neurônios, ou redução da $TMCO_2$ (morte celular ou morte cerebral iminente). É importante enfatizar que a SjO_2 é uma medida da oxigenação cerebral global e que não é sensível às áreas pequenas de isquemia focal. Entretanto, a SjO_2 pode ajudar a orientar alguns tratamentos recomendados aos pacientes com lesão cerebral, inclusive supressão metabólica cerebral com barbitúricos e, raramente, hiperventilação induzida.

Ecodoppler transcraniano

Ecodoppler transcraniano é um método não invasivo para avaliar a condição da circulação intracraniana. A velocidade do fluxo pode ser medida nas artérias cerebrais média, anterior e posterior, na artéria oftálmica e na artéria carótida interna. O fluxo não pode ser avaliado com base na velocidade, porque a área transversal das artérias não pode ser medida diretamente. Entretanto, o desvio Doppler calculado é inversamente proporcional ao diâmetro do vaso, de forma que, quando todos os outros fatores permanecem constantes, o estreitamento vascular aumenta a velocidade do fluxo. A análise do traçado Doppler pode fornecer informações adicionais quanto ao estado circulatório, mas o valor e a utilidade dessa e de outras técnicas multimodais ainda não estão estabelecidos.

Tratamento da hipertensão intracraniana

No intervalo entre o início da hipertensão intracraniana e a herniação, existem alguns tratamentos para reduzir a PIC e manter a perfusão cerebral adequada. Nenhuma rotina terapêutica isolada é apropriada a todos os casos. Além dos processos e protocolos clínicos, pesquisadores desenvolveram algoritmos para a utilização progressiva e o "desmame" do tratamento para PIC elevada. As intervenções terapêuticas de primeira linha são drenagem ventricular do LCR, administração de diuréticos osmóticos, suporte respiratório e sedação com analgesia. Entre as medidas terapêuticas de segunda linha estão hipotermia, coma barbitúrico, hiperventilação otimizada, sustentação da PPC com hipertensão e craniectomia descompressiva.

As metas terapêuticas para o paciente com hipertensão intracraniana são as seguintes: reduzir a PIC, otimizar a PPC, manter a oxigenação tecidual adequada e evitar herniação cerebral. A maioria das intervenções terapêuticas é voltada para o controle do volume sanguíneo cerebral e da circulação de LCR – os dois mecanismos principais responsáveis pela regulação da PIC. As medidas para reduzir a PIC geralmente são iniciadas quando a PIC do paciente aumenta para cerca de 15 mmHg.

Tratamento clínico

Tratamento hiperosmolar

A hipertensão intracraniana pode ser controlada com a administração de salina hipertônica ou manitol (uma solução cristaloide hipertônica).

▶ **Salina hipertônica.** Salina hipertônica é essencial ao tratamento dos pacientes com edema intracraniano. Estudos demonstraram que a hipernatremia induzida aumenta a PPC e reduz a pressão intracerebral dos pacientes com várias patologias (AVC, hemorragia subaracnoide, lesões expansivas). A ocasião ideal para iniciar esses tratamentos ainda é controvertida e também não existem recomendações claras. Por essa razão, o tratamento com salina hipertônica varia quanto à concentração da solução hipertônica e quanto ao método de administração. A hipernatremia induzida pode ser obtida com soluções em concentrações na faixa de 2 a 23,4%. Além disso, as soluções podem ser administradas em doses intermitentes rápidas ou infusão contínua.

Um acesso intravenoso periférico pode ser usado para administrar salina hipertônica a 2%. Contudo, a administração de uma solução mais hiperosmolar (acima de 3%) requer acesso venoso central para evitar flebite ou necrose regional pós-infusão.

A infusão rápida de 250 mℓ de solução salina hipertônica a 3% pode elevar o sódio sérico em quase 5 mEq/ℓ.[11] Mielinólise pontina central ainda é uma preocupação teórica, embora sua realidade ainda não esteja comprovada na literatura.

▶ **Manitol.** O manitol, uma solução cristaloide hipertônica que reduz o edema cerebral, também é usado como primeira opção terapêutica para reduzir a PIC depois de uma lesão cerebral. Nos casos típicos, ele é administrado em infusão intravenosa (IV) rápida (10 a 30 minutos) em doses na faixa de 0,25 a 2,0 g/kg de peso corporal. Alguns estudos demonstraram o efeito do manitol na PIC, PPC, FSC e metabolismo cerebral, além de evidenciar um efeito benéfico no desfecho neurológico a longo prazo. O efeito expansor plasmático imediato do manitol, que reduz a viscosidade sanguínea, aumenta o FSC e melhora o metabolismo cerebral do oxigênio, permitindo que as arteríolas cerebrais reduzam seu calibre. Isso diminui o volume sanguíneo do encéfalo e a PIC, ao mesmo tempo que mantém o FSC constante. A administração de salina hipertônica tem efeito farmacodinâmico semelhante no tratamento da hipertensão intracraniana e pode ser uma alternativa terapêutica.[12-15]

O manitol é excretado na urina. Se for administrado em doses altas e a osmolaridade sérica estiver acima de 320 mOsm, haverá risco significativo de ocorrer necrose tubular aguda e falência renal. Por essa razão, a rotina é determinar a osmolaridade sérica a cada 6 a 8 horas, até alcançar um nível abaixo de 320 mOsm.

Um cateter de Foley pode ser colocado quando o manitol é administrado. Quando o manitol é utilizado durante a fase de reanimação inicial dos pacientes hipovolêmicos com lesões cerebrais, soluções cristaloides são infundidas simultaneamente para corrigir a hipovolemia. A administração simultânea de soluções cristaloides facilita a excreção renal rápida do manitol e evita falência renal. Nos estágios iniciais da lesão cerebral aguda, o manitol é recomendado em monoterapia. É recomendável ter cautela quando o manitol é combinado com furosemida, porque existem riscos de diurese excessiva, depleção do volume intravascular e distúrbio eletrolítico.

Suporte respiratório

Várias considerações são pertinentes à estabilização da função respiratória dos pacientes com lesões neurológicas em estado crítico. A pressão média das vias respiratórias é o fator predominante a afetar a PIC dos pacientes mantidos com suporte ventilatório. A pressão positiva das vias respiratórias é transmitida à cavidade intracraniana por meio do mediastino, impedindo a drenagem venosa pelas veias jugulares. Por essa razão, qualquer condição que reduza a complacência pulmonar ou a utilização de pressão positiva ao final da expiração (*positive end-expiratory pressure*, ou PEEP em inglês) aumenta a pressão média das vias respiratórias e reduz a PAM e a PPC.

A normocapnia é essencial à manutenção da PIC estável, porque o dióxido de carbono afeta diretamente o grau de dilatação dos vasos sanguíneos cerebrais. Hiperventilação é uma intervenção temporária para o tratamento da hipertensão intracraniana maligna. A hiperventilação reduz a pressão arterial do dióxido de carbono ($PaCO_2$ e causa vasoconstrição cerebral. Consequentemente, o FSC diminui em razão do efeito vasoconstritor potente da hipocapnia nas artérias cerebrais. A $PaCO_2$ deve ser reduzida progressivamente para evitar um efeito vasodilatador de rebote em consequência da correção excessiva. Quando a hiperventilação é interrompida, a frequência respiratória deve ser reduzida gradativamente ao normal. Quando não há hipertensão intracraniana maligna, o tratamento com hiperventilação ($PaCO_2$ menor que 25 mmHg) deve ser evitado depois de uma lesão cerebral traumática. Além disso, o uso profilático da hiperventilação ($PaCO_2$ menor que 35 mmHg) durante as primeiras 24 horas depois de um traumatismo cranioencefálico deve ser evitado, porque pode reduzir a perfusão cerebral durante um período de redução crítica do FSC.[5,16] Estudos demonstraram conclusivamente que a hiperventilação profunda e prolongada agrava o desfecho dos pacientes com lesão cerebral grave e deve ser reservada aos casos nos quais as outras intervenções terapêuticas foram ineficazes. A hiperventilação profunda é definida por $PaCO_2$ menor que 25 mmHg com base no monitoramento da saturação de oxigênio do sangue venoso jugular. A hiperventilação extrema parece causar isquemia secundária em consequência da vasoconstrição cerebral.[5]

A elevação da pressão intratorácica aumenta diretamente a PIC; por esta razão, a aspiração traqueal deve ser realizada com cuidado. Limitar a duração da introdução do cateter de aspiração a não mais que 5 a 10 segundos evita hipoxia. Reduzir o número de passagens a uma ou duas evita estimulação excessiva do reflexo da tosse e diminui a incidência de hipertensão intratorácica e elevação da PIC.

Tratamento farmacológico

■ Analgésicos, sedativos e paralisantes musculares

Nos pacientes com lesão cerebral grave (escores da escala de coma de Glasgow menores que 8), os analgésicos e sedativos são usados para:

- Reduzir a agitação psicomotora, o desconforto e a dor
- Facilitar a ventilação mecânica por supressão da tosse
- Limitar as reações aos estímulos (p. ex., aspiração traqueal), que podem aumentar a PIC.

Antes de iniciar a administração de analgésicos ou sedativos ao paciente, devem ser envidados todos os esforços para implementar técnicas terapêuticas não farmacológicas para controlar a dor, agitação psicomotora, ansiedade e confusão. Quando o tratamento farmacológico torna-se necessário, o fármaco específico deve ser escolhido com base no mecanismo de ação desejado e também em sua meia-vida, porque a recuperação da função neurológica é essencial ao tratamento destes pacientes. O controle da dor reduz o gasto de energia e, deste modo, facilita a cicatrização. Além disso, os analgésicos e sedativos podem potencializar suas ações farmacológicas, permitindo que os pacientes obtenham conforto e sedação.[17]

▶ **Analgésicos.** Os narcóticos opioides afetam primariamente o SNC. Fentanila e morfina são os dois narcóticos opioides utilizados mais comumente nos pacientes com lesão cerebral. Esses dois fármacos:

- Reduzem a dor provocada por lesões e intervenções de enfermagem
- Facilitam a ventilação mecânica
- Potencializam os efeitos dos sedativos.[17]

Os efeitos adversos potencialmente perigosos dos narcóticos são depressão respiratória, abolição do reflexo da tosse, alterações do humor, náuseas e vômitos. Os sinais vitais e os valores da oximetria de pulso devem ser monitorados cuidadosamente quando o paciente recebe um analgésico por via IV. Em antecipação a essas complicações, a enfermeira de cuidados

intensivos deve assegurar que os equipamentos de reanimação e intubação estejam prontamente disponíveis, caso ocorra depressão respiratória. Pode ser necessário administrar naloxona, que reverte a depressão do SNC que pode ocorrer com a administração de fentanila e morfina. Com o uso das doses corretas e a observação cuidadosa pela enfermeira, os analgésicos narcóticos podem ser administrados eficazmente aos pacientes em estado crítico.

Os princípios básicos da administração de narcóticos são alívio adequado da dor e utilização de doses seguras. É especialmente importante iniciar com a menor dose possível quando se trata de um paciente com doença neurológica, especialmente se for idoso, porque a reação do encéfalo lesado ao fármaco é imprevisível. Quando um paciente com lesão cerebral também tem dor grave causada por lesões traumáticas múltiplas, a infusão contínua de fentanila ou morfina está indicada e a dose pode ser titulada a cada 15 a 30 minutos, até que se consiga controlar a dor. Para os pacientes com dor moderada, um esquema de administração de narcóticos opioides ao longo das 24 horas foi capaz de aliviar a dor mais eficazmente, em comparação com outro esquema de doses opioides "conforme a necessidade".

Quando o paciente consegue comunicar-se, deve-se utilizar uma escala verbal de dor para avaliar sua intensidade. As escalas de graduação padronizadas (p. ex., escala de 1 a 10) devem ser usadas para quantificar e avaliar a intensidade da dor e a resposta ao tratamento. Além da localização, qualidade e duração da dor, a enfermeira precisa documentar a eficácia dos analgésicos depois da administração inicial e das alterações da dose. É extremamente importante ficar alerta aos efeitos sedativos, que dificultam o monitoramento do exame neurológico. Todos os hospitais têm um protocolo de controle da dor, que determina os analgésicos que devem ser usados, as diretrizes para titulação da dose e as exigências de documentação.

Quando o paciente não consegue comunicar-se, os parâmetros fisiológicos são usados para avaliar a eficácia da analgesia. A enfermeira avalia as frequências cardíaca e respiratória, o uso dos músculos acessórios da respiração e a pressão arterial. O controle adequado da dor leva o paciente a movimentar-se menos (p. ex., debatendo-se) e isto reduz a atividade metabólica. Os indícios relacionados a seguir podem ser usados para determinar se foi obtida analgesia adequada para um paciente que não pode comunicar-se:

- Suavidade das respirações
- Paciente ventilado mecanicamente respira em sincronia com o respirador
- Redução possível da frequência cardíaca
- Menos agitação indicada por um estado de sono repousante
- Cooperação com as intervenções de enfermagem sem atividade física excessiva.

A enfermeira precisa estar ciente de que os narcóticos reduzem a motilidade gástrica e podem causar constipação intestinal. Pacientes com doença neurológica em estado crítico frequentemente estão imobilizados ou confinados ao leito e, por esta razão, são especialmente propensos a apresentar constipação intestinal. Todos os pacientes em tratamento com narcóticos opioides devem fazer um regime intestinal para evitar essa complicação e a frequência e a qualidade das evacuações devem ser cuidadosamente monitoradas. Esforço para evacuar aumenta a PIC e pode ser evitado com regimes intestinais estritos. Os pacientes também podem apresentar náuseas e vômito durante o tratamento com narcóticos. A proteção das vias respiratórias

690 **Parte 8** Sistema Nervoso

é especialmente importante aos pacientes com doença neurológica. Pacientes ventilados mecanicamente precisam de tubo nasogástrico ou orogástrico para descomprimir o estômago e evitar vômitos.

▶ **Sedativos.** Os sedativos mais usados na UTI são benzodiazepínicos, que causam pouca alteração do FSC, da PIC e da taxa metabólica cerebral, além de potencializar os efeitos dos analgésicos. Midazolam, diazepam e lorazepam são usados frequentemente para obter sedação antes de procedimentos efetuados na UTI e conforme a necessidade para controlar ansiedade. O lorazepam é administrado comumente para tratar abstinência alcoólica e como tratamento anticonvulsivante. Em combinação com fentanila, o midazolam é usado mais comumente para produzir sedação antes de procedimentos e acarretar amnésia dos eventos imediatos. Os efeitos colaterais dos sedativos são depressão respiratória, hipotensão e sonolência. Quando são administrados benzodiazepínicos, é obrigatório que o equipamento de reanimação esteja sempre disponível. Os benzodiazepínicos devem ser administrados nas menores doses possíveis para produzir sedação efetiva sem causar sonolência. Assim como os analgésicos, os sinais vitais devem ser verificados frequentemente durante a administração dos sedativos. A documentação mínima recomendada dos sinais vitais deve ser depois da administração do sedativo e de hora em hora, durante 4 horas.

Várias escalas podem ser usadas para documentar a resposta do paciente à sedação. O nível almejado de sedação de um paciente com doença neurológica grave é o que permita um despertar fácil ao toque leve ou à voz baixa. Para os pacientes que não conseguem comunicar-se (conforme foi mencionado antes acerca do uso dos analgésicos), a avaliação dos parâmetros fisiológicos pode ser usada para determinar a resposta do paciente à sedação de forma a assegurar-lhe conforto máximo. O uso de fármacos sedativos é apenas uma das estratégias usadas para tratar ansiedade. Além dos fármacos, precisam ser implementadas medidas de enfermagem para aumentar o conforto do paciente.

▶ **Anestésicos.** Propofol é um anestésico lipossolúvel administrado em infusão contínua para atenuar a agitação psicomotora dos pacientes em estado crítico. Alguns estudos demonstraram que o propofol reduz FSC, PIC, PPC e função metabólica do encéfalo.[18] A dose do propofol pode ser titulada facilmente com base na resposta do paciente. Esse fármaco tem meia-vida curta e sua infusão pode ser interrompida para efetuar avaliações neurológicas. O propofol consegue deprimir o nível de consciência em 2 minutos. Hipotensão é um efeito colateral comum; por esta razão, a pressão arterial tem de ser monitorada frequentemente, em especial se o paciente apresentar hipertensão intracraniana. Como esse anestésico pode deprimir o impulso respiratório, deve-se assegurar proteção rigorosa das vias respiratórias dos pacientes tratados com propofol. Para evitar depressão respiratória, o paciente deve ser intubado e ventilado mecanicamente quando se administra propofol. Por essas razões, o paciente tratado com infusão contínua de propofol deve ser assistido na UTI sob vigilância constante da enfermeira de cuidados intensivos. Na maioria dos estados americanos, a enfermeira anestesiologista pode administrar doses intravenosas intermitentes de propofol.

A síndrome da infusão de propofol é uma reação adversa significativa rara do uso prolongado de propofol (mais de 48 horas) em doses altas (mais de 4 mg/kg/hora). Essa síndrome caracteriza-se por hipotensão, acidose metabólica grave, rabdomiólise, hiperpotassemia, falência renal, hepatomegalia e colapso cardiovascular. Por essa razão, a duração do tratamento com propofol deve ser monitorada e, quando possível, limitada ao mínimo necessário.

Outras considerações aplicáveis ao propofol estão relacionadas com o manuseio do fármaco. O propofol é fabricado usando uma emulsão lipídica, que o torna um meio muito propício à proliferação bacteriana. O fármaco deve ser manuseado meticulosamente para evitar o risco de infecção bacteriana ou fúngica associada ao seu uso. As calorias na forma de gordura fornecidas pelo propofol devem ser incluídas nos cálculos da suplementação nutricional do paciente tratado com este anestésico. Pode ser necessário monitorar o nível dos triglicerídeos dos pacientes tratados por mais tempo.

Dexmedetomidina é um agonista dos receptores α-adrenérgicos com ações sedativa, ansiolítica e analgésica sem causar depressão respiratória.[18,19] Esse fármaco IV pode ser uma alternativa adequada no contexto de cuidados intensivos, porque os pacientes podem ser desmamados do respirador e extubados enquanto recebem a dexmedetomidina. Hipotensão é o efeito colateral mais comum.[18] Esse fármaco é especialmente útil ao paciente com lesão neurológica, porque as alterações respiratórias (principalmente manipulação dos níveis de dióxido de carbono) podem ter efeitos significativos na pressão intracraniana e é desejável produzir menos interferência com o estado mental. Custo é uma consideração importante antes de usar esse fármaco.

▶ **Bloqueadores neuromusculares.** Os bloqueadores neuromusculares (BNM) são usados para induzir paralisia muscular nos casos de hipertensão intracraniana resistente às medidas terapêuticas. O BNM interrompe a transmissão da acetilcolina na placa motora terminal e causa paralisia dos músculos esqueléticos. A reversão dos efeitos dos BNM é conseguida com inibidores de acetilcolinesterase como neostigmina, edrofônio e piridostigmina. O uso de um BNM requer ventilação mecânica com suporte pleno. O equipamento de reanimação deve estar sempre disponível quando um paciente é tratado com BNM. Quando o paciente está consciente, a incapacidade de movimentar-se e comunicar-se é assustadora; por esta razão, é obrigatório administrar simultaneamente analgésicos e sedativos.[20] Analgesia e sedação trazem o benefício adicional de causar amnésia.

As complicações comuns com o uso da maioria dos BNM são taquicardia, hipotensão e arritmias. Os fármacos de ação cardíaca como antiarrítmicos, diuréticos, bloqueadores do canal de cálcio e betabloqueadores podem potencializar os efeitos dos BNM. Alguns antibióticos como aminoglicosídeos e clindamicina podem potencializar a ação dos agentes paralisantes. Alterações da temperatura corporal ou distúrbios acidobásicos e eletrolíticos também alteram a ação dos BNM.[20]

Uma complicação preocupante do tratamento com BNM é polimiopatia persistente.[21] A condição conhecida como síndrome de miopatia tetraplégica aguda (ou tetraparesia pós-paralítica) é uma das complicações mais devastadoras do uso prolongado de um BNM.[20,21] Essa complicação evidencia-se por fraqueza persistente dos membros superiores e inferiores. Em geral, os músculos motores extraoculares são preservados nessa síndrome. O paciente também pode ter fasciculações musculares dolorosas. Para evitar essas complicações, deve-se utilizar a menor dose possível do BNM que possibilite suporte respiratório adequado.

O monitoramento da estimulação dos nervos periféricos é obrigatório durante o tratamento com BNM;[20] a repetição deste teste a cada 4 horas, com alteração da dose de acordo com a necessidade, ajuda a evitar as complicações associadas ao tratamento com BNM. O estimulador neural periférico é um pequeno dispositivo portátil usado na UTI para monitorar a profundidade do bloqueio neuromuscular dos pacientes tratados com agentes paralisantes. Esse dispositivo libera uma carga diminuta de energia na superfície ulnar do punho, causando um abalo do dedo polegar. O método da "série de quatro" é usado para avaliar a eficácia e profundidade do bloqueio neuromuscular. O estimulador neural periférico libera quatro estímulos de 2 Hz com duração de 0,2 milissegundo a intervalos de 0,5 segundo no nervo ulnar do punho. Normalmente, o dedo polegar contrai quatro vezes quando o estimulador neural periférico é ativado. A enfermeira deve observar os movimentos do polegar depois da estimulação do nervo periférico. Quando o polegar contrai duas ou três vezes, a dose do BNM geralmente é suficiente. Se ocorrerem quatro abalos, a paralisia não será efetiva. Se não ocorrerem abalos, a paralisia será excessiva e a dose do BNM deverá ser reduzida.

Cuidados de enfermagem especializados também podem ajudar a evitar algumas das complicações causadas pelos BNM. Um esquema de mudança de posição do paciente tem de ser mantido rigorosamente para evitar o desenvolvimento de úlceras de pressão. As precauções para evitar aspiração e a higiene respiratória excelente devem ser mantidas sempre para evitar pneumonia. Além disso, antes de induzir paralisia, deve-se iniciar profilaxia para trombose venosa profunda.

▶ **Coma barbitúrico.** Para os pacientes com hipertensão intracraniana grave e resistente às outras medidas, o coma barbitúrico induzido pode ser tentado para reduzir a atividade metabólica sistêmica na tentativa de preservar a função cerebral. Nos casos de elevação maligna da PIC, "colocar o encéfalo para dormir" de forma a reduzir a demanda metabólica e diminuir a PIC pode ter efeitos benéficos. Os critérios para induzir coma barbitúrico incluem escore da ECG menor que 7, PIC maior que 25 mmHg em repouso por 10 minutos e insucesso das intervenções outras, inclusive drenagem de LCR, manitol, analgesia e sedação em doses máximas. Nos casos típicos, o coma barbitúrico é usado por menos de 72 horas, porque seu uso prolongado causa acumulação do fármaco no tecido adiposo, dificultando o "desmame" subsequente.

Além de reduzir a atividade metabólica do encéfalo e a demanda de oxigênio cerebral, os barbitúricos trazem o benefício adicional de suprimir atividade convulsiva. Esses efeitos combinados, junto com a demanda metabólica, a atividade eletroencefalográfica (EEG) e a hemodinâmica sistêmica, podem reduzir o FSC em 50%. O tratamento com barbitúrico parece ter um efeito restitivo direto na circulação cerebral desviando pequenos volumes de sangue das áreas bem perfundidas para as regiões isquêmicas e, deste modo, aumenta a perfusão cerebral.

Antes de administrar barbitúricos, as seguintes medidas devem ser asseguradas ao paciente: uma via respiratória segura com ventilação mecânica; monitoramento da PIC, pressão arterial, função cardíaca e pressão da artéria pulmonar; e monitoramento EEG contínuo. Antes de administrar um barbitúrico, deve-se obter um EEG de forma a documentar a atividade eletrocortical espontânea. O padrão eletroencefalográfico de surto-supressão* é o método usado mais comumente para estabelecer a dose do barbitúrico: a dose do fármaco é ajustada até que o padrão de surto-supressão do EEG seja alcançado. A dose inicial pode ser suplementada por uma dose IV rápida para

conseguir o padrão de surto-supressão. Isoladamente, os níveis séricos dos barbitúricos não são suficientes para avaliar a eficácia terapêutica e a toxicidade sistêmica.

O uso dos barbitúricos deve ser interrompido quando ocorrer qualquer uma das seguintes anormalidades clínicas:

- PIC menor que 15 mmHg por 24 a 72 horas
- Pressão arterial sistólica menor que 90 mmHg, apesar do uso de vasopressores
- Disfunção neurológica progressiva evidenciada por deterioração das respostas evocadas auditivas do tronco encefálico
- Parada cardíaca.

Na ocasião da interrupção do tratamento, a dose do barbitúrico deve ser reduzida progressivamente ao longo de 24 a 72 horas. O despertar é gradativo e prolongado, mesmo depois que os níveis sanguíneos estiverem zerados há vários dias. O paciente deve ser "desmamado" lenta e cuidadosamente da ventilação mecânica, porque pode ocorrer fraqueza muscular residual. Os pacientes podem apresentar fraqueza facial por vários dias depois da interrupção da infusão de barbitúricos. Ocasionalmente, o paciente pode ter disartria relacionada com a fraqueza dos músculos da fonação. Durante as primeiras 24 horas de abstinência do barbitúrico, podem ser observados movimentos musculares anormais lentos.

■ **Controle da pressão arterial**

O controle da pressão arterial é um elemento importante do tratamento do paciente com hipertensão intracraniana. A pressão arterial está diretamente relacionada com o volume sanguíneo, a pressão de perfusão, a isquemia e a complacência do cérebro. Nos pacientes com lesão encefálica, a preservação da PPC e a manutenção da oxigenação sistêmica são duas metas importantes. Além disso, os pacientes com lesões encefálicas mais graves correm risco de desenvolver danos secundários causados pela hipotensão e hipoxia. Os pacientes com lesão encefálica podem ter consumo metabólico aumentado de oxigênio, hipertensão branda e índices cardíacos aumentados. O monitoramento invasivo da pressão arterial é usado rotineiramente para permitir a determinação contínua e exata da pressão arterial durante a fase aguda do tratamento dos pacientes com lesões encefálicas. A PAM é o parâmetro usado para avaliar a PPC e a eficácia do tratamento anti-hipertensivo ou vasopressor. Veja uma descrição mais detalhada do monitoramento hemodinâmico no Capítulo 17.

Os fármacos usados para controlar a pressão arterial podem causar aumento ou redução súbita do débito cardíaco. Quando o débito cardíaco está reduzido, os pacientes com lesões neurológicas correm risco de agravamento da lesão isquêmica, porque os mecanismos de proteção por autorregulação estão prejudicados. Em geral, o índice cardíaco é mantido a 3 ℓ/min/m², porque os pacientes com lesões cranianas frequentemente têm demandas metabólicas aumentadas. Nesses casos, a pressão capilar pulmonar geralmente é mantida na faixa de 12 a 15 mmHg. Além disso, o monitoramento não invasivo contínuo da oximetria do pulso e as análises da gasometria arterial são usados para determinar a concentração de oxigênio arterial.

Diversas classes de fármacos anti-hipertensivos podem ser usadas para tratar hipertensão sistêmica dos pacientes em estado crítico.[22] Para os pacientes com AVC isquêmico agudo, a hipertensão aguda é definida como pressão arterial sistólica acima de 185 mmHg e pressão arterial diastólica maior que 110 mmHg. Esses pacientes são especialmente dependentes da pressão arterial

---

*N.T.: *Surto-supressão* é um padrão eletroencefalográfico que se caracteriza por períodos de atividade elétrica de alta voltagem alternando com períodos de nenhuma atividade cerebral.

692 **Parte 8** Sistema Nervoso

sistêmica para manter a perfusão de um vaso intracraniano parcialmente obstruído. Hidralazina ou labetalol IV são usados frequentemente para tratar hipertensão arterial e suas doses devem ser tituladas lentamente para evitar episódios súbitos de hipotensão. Quando o paciente continua hipertenso depois da administração de hidralazina ou labetalol, pode-se usar nicardipino ou nitroprusseto de sódio. Esses dois fármacos são vasodilatadores potentes e podem reduzir a pressão arterial rapidamente. Eles são administrados em infusão contínua, suas doses podem ser tituladas facilmente e têm meias-vidas relativamente curtas. Nicardipino e nitroprusseto de sódio devem ser administrados na UTI ou no setor de emergência, nos quais seja possível assegurar monitoramento contínuo da pressão arterial. Se a infusão for aumentada muito rapidamente, o paciente pode ter hipotensão.

Para os pacientes com AVC hemorrágico, deve-se manter uma faixa mais estrita de pressão arterial. Nesses casos, deve-se evitar PAM acima de 110 mmHg.[23] Inibidores da enzima conversora de angiotensina (ECA) e betabloqueadores são usados frequentemente para controlar hipertensão arterial dos pacientes com traumatismo craniano e hipertensão sistêmica. Os betabloqueadores são utilizados mais comumente em razão do seu perfil de efeitos colaterais mais seguro, embora possam causar bradicardia. Em geral, os bloqueadores do canal de cálcio são evitados nos pacientes com traumatismo craniano porque podem agravar o edema cerebral.

■ Profilaxia das convulsões

Os pacientes com lesão neurológica frequentemente são propensos a atividade convulsiva, que aumenta acentuadamente a taxa metabólica cerebral e o FSC e pode causar hipoxia. Nos pacientes com traumatismo craniano, estudos demonstraram que o uso de antiepilépticos por 7 dias reduz a incidência de atividade convulsiva imediata, mas não impede o desenvolvimento de epilepsia no futuro. Entretanto, a prática de administrar antiepilépticos varia porque não existem dados convincentes sugerindo que o desfecho melhore com seu uso. O tratamento anticonvulsivante pode ser usado para evitar crises convulsivas pós-traumáticas imediatas, especialmente nos pacientes com limiar convulsivo baixo (p. ex., tumor cerebral, lesões corticais, patologias do lobo temporal). Fenitoína, levetiracetam e carbamazepina são considerados fármacos úteis para evitar atividade convulsiva pós-traumática imediata (menos de 7 dias). O levetiracetam é mais fácil de administrar, mas causa agitação psicomotora em alguns pacientes.

O tratamento preferível para crises convulsivas de início agudo (p. ex., convulsões tônico-clônicas) do paciente em estado crítico ainda é diazepam. O paciente deve ser posicionado em decúbito lateral com uma máscara de oxigênio aplicada. Não é necessário tentar conter o paciente em convulsão, porque isto pode causar luxação articular ou fratura. Quando a atividade convulsiva regride, a enfermeira deve fazer uma dosagem da glicose sérica para determinar se a hipoglicemia é um fator contribuinte. Um EEG também pode ser solicitado para avaliar se o paciente continua a ter atividade convulsiva subclínica e definir o foco das crises convulsivas.

Outras modalidades de tratamento

■ Hipotermia

A hipotermia ainda é um método em investigação como forma de reduzir as demandas metabólicas do encéfalo durante os períodos críticos de edema e lesão cerebrais. É recomendada para pacientes com insuficiência hepática fulminante com edema cerebral secundário.[24] Uma dificuldade é resfriar adequadamente o paciente para conseguir neuroproteção ideal sem provocar calafrios, que podem aumentar a pressão intracraniana.[25] Até hoje, o nível ideal de resfriamento não está definido, embora existam estudos clínicos multicêntricos em andamento. Entretanto, o controle da febre é essencial e pode ser abordado de forma mais agressiva usando diversos tipos de dispositivos de resfriamento (resfriamento superficial e dispositivos intravasculares de resfriamento).[25-27]

■ Craniectomia descompressiva

Outra intervenção realizada para controlar hipertensão intracraniana resistente às outras medidas é craniectomia descompressiva. Essa intervenção cirúrgica baseia-se na teoria de que a PIC possa ser reduzida por descompressão cirúrgica do crânio rígido. Embora a descompressão cirúrgica ainda seja uma opção viável aos pacientes com PIC incontrolável, estudos demonstraram resultados variáveis na mortalidade, dependendo da causa da hipertensão intracraniana. Vários estudos demonstraram um efeito benéfico na mortalidade com hemicraniectomia descompressiva imediata para pacientes mais jovens com edema maligno depois de um AVC isquêmico.[27-35]

Ainda existem controvérsias na literatura sobre traumatismo cranioencefálico.[36] Contudo, a craniectomia ainda é amplamente realizada nos pacientes com edema cerebral maligno depois de traumatismo cranioencefálico. A morbidade e a mortalidade a longo prazo, assim como a melhor ocasião para realizar essa intervenção, ainda estão em processo de investigação e debate.[36-41] Alguns estudos demonstraram que a intervenção cirúrgica pode salvar a vida do paciente, mas seu impacto no desfecho funcional ainda não foi confirmado.

Craniotomia suboccipital para os pacientes com patologias cerebelares e deterioração das condições clínicas é uma intervenção terapêutica essencial, porque a fossa posterior não acomoda aumento de volume sem que ocorra herniação do tronco encefálico. Não existem dados prospectivos específicos sobre essa intervenção, embora estudos de casos e recomendações práticas para pacientes com infarto cerebelar e edema referendem o tratamento cirúrgico dessa população de pacientes em risco de herniação rápida.[42,43]

Considerações relativas ao cuidado do paciente

A atividade resultante da realização dos cuidados de enfermagem pode agravar as lesões intracranianas primárias e secundárias e contribuir para a deterioração rápida dos pacientes instáveis, que perderam complacência intracraniana, autorregulação e tônus vasomotor.[23] Posicionamento, agitação psicomotora, dor, condições hemodinâmicas e respiratórias e atividade convulsiva podem contribuir para a hipertensão intracraniana do paciente. As seções subsequentes descrevem algumas estratégias terapêuticas para reduzir a PIC; veja também a Tabela 34.4.

■ Posicionamento

As estratégias básicas de posicionamento do paciente com hipertensão intracraniana iminente ou confirmada incluem colocar a cabeça e o pescoço em posição neutra. Flexão, extensão ou rotação extrema do pescoço dificulta a drenagem venosa da cabeça por meio do sistema venoso jugular interno e do plexo venoso vertebral, aumentando o volume intracraniano total. As posturas de decorticação ou descerebração

Capítulo 34 Cuidado ao Paciente | Sistema Nervoso **693**

Tabela 34.4 Considerações de enfermagem para pacientes em risco de hipertensão intracraniana.

Problema	Intervenção de enfermagem	Justificativa
Ventilação adequada	• Avaliar a frequência e os padrões respiratórios • Aspiração traqueal: pré-oxigenar com O_2 a 100%; uma ou duas passagens do cateter, no máximo 10 s por introdução do cateter • Monitorar oximetria de pulso contínua e gasometria arterial	• Indicam alterações neurológicas, nível de dor e perviedade das vias respiratórias • Evita elevação do CO_2 (vasodilatador que aumenta a PIC); reduz a estimulação da tosse e a elevação da pressão intratorácica • Alerta a enfermeira para problemas nas vias respiratórias; indicador confiável da hemodinâmica da respiração
Avaliação neurológica	• Avaliar a função neurológica basal do paciente no início do plantão (de preferência, com a enfermeira do turno anterior) – estado mental; diâmetro, formato e reação das pupilas; função motora • Avaliar os sinais vitais – notar tendências (revisar os parâmetros determinados para notificar o médico) • Revisar as intervenções de enfermagem e o algoritmo de emergência para deterioração neurológica (fármacos disponíveis, manitol, hiperventilação etc.)	• Alterações sutis da condição basal indicam deterioração e necessidade de intervenção imediata • A PAM correlaciona-se diretamente com a PIC do paciente com autorregulação prejudicada • Assegura benefícios máximos ao paciente e reduz lesões secundárias causadas pela hipertensão intracraniana prolongada
Posicionamento	• Manter a cabeceira do leito plana ou elevada a 30°, conforme a prescrição • Manter a cabeça em posição neutra • Evitar flexão do quadril • Avaliar se pacientes contidos apresentam agitação psicomotora • Mudar a posição do paciente a cada 2 horas; instruí-lo a exalar o ar durante a troca de posição • Realizar exercícios de mobilização passiva • Evitar acumulação das atividades de cuidado do paciente (p. ex., mudança de posição, banho, aspiração traqueal) • Realizar intervenções terapêuticas para atenuar o sofrimento emocional – conversar em voz baixa, tomar cuidado com conversas desagradáveis, reduzir estímulos nocivos (barulho) e aplicar toque terapêutico	• Melhora a perfusão cerebral ou facilita a drenagem venosa; as prescrições dependem do processo fisiopatológico • Melhora a drenagem jugular • Reduz a pressão intratorácica • Aumenta a PIC • Evita lesão da pele e manobra de Valsalva durante a mudança de posição • Evita contraturas e, ao mesmo tempo, contrações isométricas que induzem uma manobra de Valsalva • Desencadeia picos prolongados de hipertensão intracraniana • Causa elevações da PIC; pacientes em coma ainda reagem aos estímulos ambientais desagradáveis
Transporte do paciente com monitor invasivo da PIC	• Confirmar a hora do exame ou a possiblidade de realizar um exame com equipamento portátil • Preparar o suporte respiratório e outras medidas de apoio durante o transporte • Reunir os suprimentos e equipamentos para transporte (sedação se for prescrita, monitor de transporte, anti-hipertensivos) • Colaborar com a transferência do paciente à mesa de exame, mantendo a enfermeira na cabeceira do leito com dispositivo de monitoramento • Monitorar e registrar os parâmetros hemodinâmicos e a dinâmica da PIC durante o exame	• Evita demoras excessivas em ambiente sem controle com estimulação potencialmente excessiva • A oxigenação adequada ainda é prioridade; os diversos cateteres usados exigem ajuda de outros profissionais • Prepara para a intervenção se houver alguma reação adversa do paciente durante o transporte, que especificamente contribua para a elevação da PIC • Assegura a proteção do paciente e mantém a recalibração de equipamento de monitoramento de forma a garantir sua precisão • Monitora a reação do paciente ao procedimento
Controle da temperatura	• Verificar com frequência a temperatura (preferencialmente oral ou retal, se não houver contraindicações) • Confirmar as prescrições para controle imediato da febre e tratar rigorosamente	• A taxa metabólica cerebral aumenta com a elevação da temperatura corporal • O FSC aumentado eleva a PIC • Assegura resfriamento progressivo com manta resfriadora sob monitoramento rigoroso • Calafrios aumentam a PIC
Controle da glicemia	• Monitorar a glicose sérica e a glicose capilar conforme prescrição (a cada 4 a 6 h); seguir rigorosamente os protocolos da tabela progressiva para pacientes não diabéticos • Manter a euvolemia com soro fisiológico	• Alterações da glicemia podem causar distúrbios neurológicos (i. e., alterações da taxa metabólica) • Devem ser evitadas soluções hipotônicas de glicose IV
Regimes intestinal e vesical	• Administrar emolientes fecais conforme prescrição • Evitar enemas • Avaliar a pervieade do cateter de Foley • Documentar rigorosamente o balanço hídrico	• Reduz o risco de esforço para defecar e elevação da pressão intra-abdominal, que aumenta a PIC • Evita manobra de Valsalva • É importante monitorar o volume da diurese, especialmente nos pacientes tratados com diuréticos osmóticos • É importante manter a euvolemia
Precauções para crises convulsivas	• Adotar precauções para crises convulsivas conforme o protocolo do hospital (acolchoamento etc.) • Monitorar os níveis séricos dos anticonvulsivantes	• Evita lesão em pacientes de alto risco • Mantém níveis terapêuticos

também podem aumentar a PIC. Além disso, estudos demonstraram que a elevação da cabeceira do leito melhora a drenagem venosa e reduz a PIC. A cabeceira é elevada de 15 a 30°, a menos que esteja contraindicada por fraturas da coluna vertebral ou dos membros.

Cordões fixadores de traqueostomia e colares cervicais devem ser examinados frequentemente para verificar se estão bem ajustados. A flexão do quadril em mais de 90° deve ser evitada, porque contribui para a elevação das pressões intra-abdominal e intratorácica e também dificulta o retorno venoso.

■ **Estímulos ambientais**

Os estímulos ambientais contribuem para dor, estresse e ansiedade, que podem aumentar as taxas metabólicas e o fluxo sanguíneo do encéfalo, confundindo o controle da hipertensão intracraniana. De forma a reduzir a estimulação ambiental excessiva para os pacientes em estado crítico, o controle da dor e a sedação são essenciais, mas também é preciso considerar a necessidade de realizar avaliações neurológicas repetidas. A ansiedade e o desconforto vivenciados na UTI não podem ser subestimados nos pacientes neurologicamente afetados. Períodos de sono e repouso ininterruptos devem ser assegurados entre as atividades. Apenas intervenções essenciais devem ser realizadas durante os períodos de complacência intracraniana reduzida e as atividades devem ser espaçadas para evitar um efeito cumulativo. Também é recomendável evitar procedimentos dolorosos desnecessários, inclusive coletas frequentes de amostras de sangue.

Desafios relacionados à aplicabilidade clínica

Estudo de caso

O Sr. R., homem de 44 anos com história de hipertensão e tabagismo, foi internado no hospital depois de ser encontrado caído no chão. O paciente encontrava-se em seu estado habitual de saúde, embora tenha referido cefaleia há uma semana. No dia da internação, o Sr. R. estava se preparando para trabalhar de manhã como fazia habitualmente, mas foi encontrado caído no chão por sua esposa cerca de 30 minutos depois. Os Serviços Médicos de Emergência (SME) foram acionados; no local, a pressão arterial era de 242/132 com frequência cardíaca de 88 e ritmo regular.

A história patológica/cirúrgica pregressa do paciente era a seguinte:

- Hipertensão e hiperlipidemia
- *Alergias*: nenhuma
- *História social*: trabalha com vendas, casado com uma esposa carinhosa, dois filhos; etilismo social; história de tabagismo de um maço por dia há 29 anos
- *Fármacos*: lisinopril, 20 mg/dia; atorvastatina, 10 mg/dia.

A TC realizada no setor de emergência mostrou hemorragia (30 mℓ) nos núcleos da base com disseminação intraventricular evidente. Depois do controle da pressão arterial, o Sr. R. foi internado na UTI neurológica para estabilização subsequente, monitoramento hemodinâmico e tratamento das complicações potenciais.

Mais tarde nessa mesma noite, o Sr. R. tornou-se cada vez mais inquieto e sua pupila esquerda tinha formato ovoide. A enfermeira do Sr. R. estava preocupada que a pressão intracraniana crescente pudesse ser a causa dessas alterações sutis. A enfermeira elevou a cabeceira do leito e avisou o médico plantonista quanto à alteração das condições do paciente. Outra TC foi realizada em caráter de urgência e revelou edema cerebral acentuado com desvio da linha média em 6 mm.

Depois de voltar à UTI, o Sr. R. estava mais sonolento e foi intubado para proteger suas vias respiratórias e foi hiperventilado no primeiro minuto depois da intubação. O paciente foi tratado com infusão rápida de manitol. Um dispositivo de drenagem intraventricular foi instalado sob condições estéreis à beira do leito e a PIC inicial registrada era de 32 mmHg. A enfermeira do Sr. R. adotou medidas estritas para evitar hipertensão intracraniana, inclusive manter o ambiente tranquilo, limitar as atividades de enfermagem e evitar flexão e extensão do pescoço. A pressão arterial do paciente estava normal e ele não necessitou de anti-hipertensivos ou sedativos. Ele mostrou resposta satisfatória à infusão rápida de manitol e foi mantido em monitoramento rigoroso.

No 2º dia de internação hospitalar, a enfermeira do Sr. R. presenciou uma crise convulsiva tônico-clônica de 30 s, que foi tratada com diazepam e uma dose de impregnação de fenitoína, seguida de fenitoína em doses diárias. A TC não apresentou alteração da hemorragia intracerebral ou do volume do edema. O paciente começou a usar um fármaco antiepiléptico para evitar convulsões subsequentes, que poderiam contribuir para a elevação da pressão intracraniana. No 5º dia, o paciente foi extubado e estava alerta e interativo, quando começou a fazer fisioterapia, terapia ocupacional e terapia da fala.

O Sr. R. encontrava-se sob risco de complicações da imobilidade relacionada com seu AVC e, por esta razão, iniciou profilaxia para trombose venosa profunda. Ele continuou a usar lisinopril para controlar hipertensão e foi instruído quanto à importância de seguir o tratamento. Os exames realizados para determinar a causa do sangramento não mostraram malformação vascular ou aneurisma. A suspeita era que a hipertensão mal controlada tenha sido a causa da hemorragia.

Até a alta, os sinais vitais e o estado clínico do Sr. R. mantiveram-se estáveis. O paciente foi transferido a um centro de reabilitação de AVC para tratamento rigoroso da hemiparesia e disartria persistentes.

1. Como a hemorragia intracerebral resultou no aumento da pressão intracraniana?
2. Descreva as razões para a redução rápida da pressão arterial dos pacientes com hemorragia intracerebral.
3. Qual é o benefício de colocar um cateter intraventricular nessa condição?

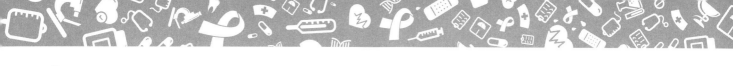

35
Distúrbios Neurológicos e Neurocirúrgicos Comuns

Stephanie Gire e Erin Wice

Objetivos de aprendizagem

Com base no conteúdo deste capítulo, o leitor deverá ser capaz de:

1. Descrever o tratamento cirúrgico de um paciente com tumor cerebral.
2. Explicar os cuidados indicados aos pacientes com aneurisma cerebral ou malformação arteriovenosa.
3. Comparar e contrastar as classificações do acidente vascular cerebral (AVC).
4. Descrever os cuidados de enfermagem para um paciente que tem AVC.
5. Diferenciar entre crises convulsivas parciais e generalizadas.
6. Descrever as manifestações clínicas e o tratamento do paciente com síndrome de Guillain-Barré.
7. Descrever as manifestações clínicas e o tratamento do paciente com miastenia *gravis*.

Durante a evolução de sua doença, alguns pacientes com distúrbios neurológicos requerem cuidados intensivos. Os procedimentos neurocirúrgicos rotineiros podem exigir uma internação breve na unidade de tratamento intensivo (UTI) para monitorar o período pós-operatório imediato. As complicações de um tumor ou tratamentos semelhantes podem exigir reinternação. A internação na UTI também pode estar indicada para tratamento trombolítico de um AVC e pode ser necessária para tratar pacientes com AVC complicado por hipertensão intracraniana (HIC). Pacientes com miastenia *gravis* ou síndrome de Guillain-Barré podem necessitar de cuidados intensivos para tratar as consequências cardiorrespiratórias da sua doença. A enfermeira de cuidados intensivos está mais bem preparada para atender às necessidades agudas e crônicas dessa população quando detém conhecimentos sobre a evolução das doenças e também sobre os recursos clínicos e cirúrgicos disponíveis. Este capítulo apresenta uma revisão sobre etiologia, manifestações clínicas, exames diagnósticos e tratamento atual dos distúrbios neurológicos e neurocirúrgicos encontrados mais comumente na UTI.

Procedimentos neurocirúrgicos

Vários distúrbios neurológicos requerem intervenção cirúrgica. Os procedimentos neurocirúrgicos são componentes importantes e frequentes do tratamento dos pacientes com tumores intracranianos, malformações arteriovenosas (MAV) e aneurismas. Craniotomia é o procedimento realizado mais comumente para controlar esses problemas. A seção seguinte revisa a etiologia e a fisiopatologia desses distúrbios e descreve as abordagens cirúrgicas utilizadas para estabilizar esses pacientes.

Tumores cerebrais

Tumor cerebral é um termo amplo usado para descrever qualquer neoplasia que se desenvolva no espaço intracraniano. Os tumores podem originar-se do encéfalo (primários) ou disseminar de outros órgãos para o encéfalo (metastáticos).[1,2] Com base no exame anatomopatológico, o tumor pode ser classificado quanto ao tipo celular. Os tumores também são classificados de acordo com o grau de malignidade. Essa classificação e o grau do tumor são usados para prever o desfecho do paciente.[1,2] A Tabela 35.1 resume descrições, sintomas, prognóstico e tratamento dos tumores cerebrais comuns e inclui o sistema de estadiamento da Organização Mundial da Saúde (OMS).[5] Outros previsores de desfecho são idade e condições de saúde do paciente, diagnóstico precoce, tratamento escolhido e localização do tumor.[2,3]

Embora alguns tumores cerebrais sejam de grau baixo ou "benignos", sua localização pode impedir a ressecção cirúrgica e causar edema cerebral, além de desviar as estruturas adjacentes. Isso causa hipertensão intracraniana (HIC). A HIC não tratada pode causar herniação cerebral e pode ser fatal. Diagnóstico precoce, controle dos sintomas e diagnóstico histológico são fatores prognósticos importantes.[1-3]

■ Etiologia

A causa da maioria dos tumores cerebrais ainda é desconhecida. À medida que avançam as pesquisas na área da genética, há interesse crescente por identificar anomalias cromossômicas associadas a alguns tipos de câncer, inclusive tumores cerebrais. Estudos de citogenética do glioblastoma – tumor encefálico primário mais comum – demonstraram várias anormalidades cromossômicas caracterizadas por ganhos ou perdas de certos cromossomos.[3,4] A hipótese é de que essas informações genéticas ajudem no mínimo a desenvolver tratamentos individualizados para pacientes com tumores cerebrais primários. Algumas doenças hereditárias (p. ex., neurofibromatose e polipose) estão associadas ao desenvolvimento de determinados tipos de tumor encefálico.

Radiação ionizante é um fator ambiental estudado atualmente por sua associação com tumores intracranianos. Alguns exemplos de radiação ionizante são raios X, luz ultravioleta, luz infravermelha, micro-ondas e ondas de rádio. Entre os fatores ambientais investigados recentemente, mas que não têm relação comprovada com tumores intracranianos, estão alimentos (especialmente os que são decompostos no estômago ou na bexiga e formam compostos de nitrogênio nitroso) e uso

696 Parte 8 Sistema Nervoso

Tabela 35.1 Classificação e estadiamento dos tumores cerebrais (tumores intracranianos mais comuns).[a]

Classificação/estágio	Descrição	Sintomas	Tratamento/prognóstico
Tumores neuroepiteliais (cerca de 30% dos tumores primários)			
Gliomas			
Astrocítico			
OMS grau I – pilocítico – astrocitoma	Pediátrico; 85% são cerebelares; crescimento lento; bem delimitados; císticos e benignos	HIC; sinais neurológicos focais	Curável cirurgicamente (craniotomia para ressecção do tumor)
OMS grau II – astrocitoma	Infiltrativo; crescimento lento	Crises convulsivas; sintomas com início agudo ou sutil	Radioterapia (RT) para tumor residual; pode prescindir de RT depois da ressecção macroscópica total; pouca idade é um fator prognóstico favorável
OMS grau III – astrocitoma anaplásico	Hipercelularidade; anaplasia	Os sintomas podem ter início agudo	RT com ou sem quimioterapia; índice alto de recidiva; idade e condições gerais de saúde afetam o prognóstico
OMS grau IV – glioblastoma multiforme	Pouco diferenciado; com índice mitótico alto; altamente maligno; gliomas mais comuns dos adultos	Os sintomas têm início rápido; HIC ou sinais focais	Comportamento invasivo: não é possível retirar todas as células; RT com quimioterapia; protocolos experimentais; recidiva em quase todos os casos; sobrevida média: 12 a 18 meses
Oligodendroglioma	Bem diferenciado; calcificado; infiltrante; crescimento lento; alguns tumores são malignos (anaplásicos)	Crises convulsivas; cefaleia; sintomas com início sutil	RT do tumor residual; pode prescindir de RT depois da ressecção macroscópica total; RT com ou sem quimioterapia para oligodendroglioma anaplásico
Glioma misto (oligoastrocitoma)	Pode comportar-se mais ou menos agressivamente, dependendo de suas características	Dependem da localização e do grau de malignidade	Desfecho variável
Ependimoma	Pacientes pediátricos e adultos jovens; origina-se do revestimento dos ventrículos; comum na fossa posterior; geralmente é benigno	Pode causar hidrocefalia; os sintomas dependem da localização	RT para doença residual ou recidivante; RT cranioespinal quando há evidência apenas de doença espinal; prognóstico favorável
Meduloblastoma embrionário (tumor neuroectodérmico primitivo) é o tipo mais comum	Predominantemente pediátrico; mais comum na fossa posterior; metástases no LCR em 33% dos casos	Sintomas dependentes da localização; hidrocefalia é comum	RT cranioespinal; prognóstico desfavorável, principalmente quando há disseminação ao LCR
Tumores dos nervos periféricos			
Schwannoma vestibular (neuroma do acústico)	Ângulo cerebelopontino; benigno; encapsulado; associado à neurofibromatose tipo 2	Déficit auditivo; tinido; distúrbios do equilíbrio; pode causar déficits de outros nervos cranianos	Curável cirurgicamente; prognóstico excelente; os déficits dos nervos cranianos podem ser temporários ou irreversíveis; afeta a qualidade de vida
Tumores meníngeos (cerca de 30% dos tumores cerebrais primários)			
Meningioma	Composto de células aracnoides; fixado à dura-máter; geralmente é benigno; bem demarcado; pode ser vascular; locais comuns: convexidade da foice, sulco olfativo, saliência esfenoide, região parasselar, nervo óptico	O estiramento da dura-máter pode causar cefaleia; crises convulsivas e sinais neurológicos focais	A amplitude da ressecção (e a frequência de recidivas) está associada à localização; prognóstico excelente depois da ressecção macroscópica total; meningioma atípicos e malignos têm características mais agressivas e desfecho mais desfavorável
Linfomas e tumores hematopoéticos			
Linfoma maligno do SNC	Originado do SNC sem linfoma sistêmico; comumente é suprasselar; infiltração cerebral difusa; pode ser periventricular e acomete as leptomeninges; solitário ou múltiplo	Sintomas neurológicos e neuropsiquiátricos	O diagnóstico comumente é firmado por biopsia estereotáxica ou citologia do LCR; os corticosteroides podem reduzir ou suprimir temporariamente as lesões evidenciadas à TC ou RM; RT com ou sem quimioterapia; metotrexato em doses altas é usado em monoterapia; alguns estudos dispensaram RT; incidência crescente nos pacientes imunossuprimidos; incidência decrescente nos pacientes com AIDS

Capítulo 35 Distúrbios Neurológicos e Neurocirúrgicos Comuns **697**

Tabela 35.1 Classificação e estadiamento dos tumores cerebrais (tumores intracranianos mais comuns).[a] (*Continuação*)

Classificação/estágio	Descrição	Sintomas	Tratamento/prognóstico
Tumores de células germinativas			
	Tumores associados ao desenvolvimento – originados das gônadas e das estruturas extrago-nadais; germinoma (sólido, intensificação à RM) e teratoma (cístico, com gordura e calcifi-cação) são mais comuns	Os sintomas dependem da localização do tumor; os germinomas comumente são suprasselares – diabetes insípido	O tratamento e o prognóstico dependem de muitos fatores, inclusive histologia, localização do tumor e operabilidade
Tumores selares			
Adenoma hipofisário	6,3% dos tumores selares; benigno; origina-se da adeno-hipófise; classifi-cado com base no conteúdo hormonal; microadenoma (1 cm ou menos) ou macroade-noma (1 cm ou mais)	Hipersecreção: • *Prolactina*: amenorreia, galactorreia • *Hormônio do crescimento*: acromegalia • *Hormônio adrenocorticotró-fico*: síndrome de Cushing • Hormônio estimulador da tireoide: hipertireoidismo (raro) Hipossecreção causada pela compressão da hipófise Déficits dos campos visuais (hemianopsia bitemporal); cefaleia; apoplexia hipofisária: hemorragia ou infarto agudo da glândula – há indicação para tratamento de emergência	*Cirúrgico*: ressecção transesfenoidal em cerca de 95% dos casos operáveis; *clínico*: apropriado a alguns casos de tumores secretores de prolactina e hormônio do crescimento; RT para recidiva ou tumores hipersecretores, quando o tratamento clínico é ineficaz
Craniofaringeoma, OMS grau I	Tumores benignos calcificados e císticos	Anormalidades endócrinas: déficit visual; distúrbios cognitivos e/ou da personali-dade; pode causar HIC	A ressecção macroscópica total determina o prognóstico; RT para tumor residual
Tumores metastáticos (cerca de 150.000 casos novos; ocorrem em 20 a 40% dos pacientes com câncer			
	Originam-se de tumores primários sistêmicos; lesões bem demarcadas, arredon-dadas, com acentuação periférica por contraste; 50% são solitários; cânceres de mama e pulmão são os focos primários mais comuns	Os sintomas dependem da localização do tumor	O prognóstico depende do número de lesões e da localização dos tumores, se há doença sistêmica e da idade do paciente; o prognóstico é mais favorável depois da ressecção macroscópica total e RT

[a]Com todos os tumores, biopsia ou craniotomia para ressecção da lesão é necessária para firmar o diagnóstico definitivo.

Dados baseados em: U.S. Department of Health and Human Services, National Institutes of Health, National Cancer Institute: Adult brain central nervous system tumors treatment: versão para profissionais da saúde. Atualizada em 15 de janeiro de 2016. Acessada em 18 de janeiro de 2016 na página http://www.cancer.gov/types/brain/hp/adult-brain-treatment-pdq; Goldblum JR, Folpe AL, Weiss SW: Enzinger & Weiss's Soft Tissue Tumors, 6th ed. Philadelphia, PA: Saunders, 2014; National Cancer Institute: Primary CNS Lymphoma Treat-ment – Para Profissionais de Saúde (PDQ). Bethesda, MD: National Cancer Institute. Atualizado em 2 de abril de 2015. Acessado em 12 de dezembro de 2015 na página http://www.cancer.gov/types/lymphoma/hp/primary-cns-lymphoma-treatment-pdq; e National Cancer Institute: Pituitary Tumors Treatment – Para Profissionais de Saúde (PDQ). Bethesda, MD: National Cancer Institute. Atualizado em 14 de maio de 2015. Acessado em 21 de dezembro de 2015 na página http://www.cancer.gov/types/pituitary/hp/pituitary-treatment-pdq.

de telefone celular.[2-4] Estudos demonstraram que radiação ioni-zante em doses altas aumenta a incidência de alguns tumores encefálicos (tumores da bainha neural, meningioma e gliomas).[2,4] O mesmo efeito não foi demonstrado claramente com a exposição à radiação em doses baixas, que é um tema de discussão e controvérsia.

■ **Epidemiologia**

Anualmente, são diagnosticados cerca de 238.000 casos novos de tumores encefálicos primários.[5] A incidência anual de tumores cerebrais metastáticos diagnosticados nos EUA é signi-ficativamente maior.

Estudos epidemiológicos confirmaram determinados padrões de incidência dos tumores cerebrais. Ao longo das últimas décadas, houve um aumento expressivo da incidência desses tumores nos países desenvolvidos. Parte desse aumento pode ser atribuída aos avanços das técnicas diagnósticas e do acesso aos cuidados médicos, assim como ao envelhecimento populacional crescente. Entretanto, existem indícios de que parte desse aumento também possa ser atribuída aos fatores ambientais e ao estilo de vida, conforme foi mencionado antes.

Outros padrões de incidência foram documentados com base em idade, etnia e sexo.[2,4] Por exemplo, as incidências do astrocitoma pilocítico e do meduloblastoma diminuem com a idade, enquanto a incidência do glioblastoma aumenta.

Os glioblastomas são diagnosticados mais comumente na população caucasoide e nos homens. Afrodescendentes e mulheres têm taxas de incidência mais altas de meningioma.[2]

■ Fisiopatologia

O encéfalo tem um mecanismo de proteção própria bem definido na forma de barreira hematencefálica. Essa barreira altamente seletiva limita o transporte de moléculas (inclusive fármacos) para o interior do encéfalo.[1] Os tumores conseguem romper essa barreira hematencefálica, conforme se evidencia à tomografia computadorizada (TC) e à ressonância magnética (RM), que mostram captação do contaste nas áreas de alguns tumores.[1,3,4] A violação da barreira hematencefálica pode estar relacionada com o aumento da permeabilidade da irrigação sanguínea do tumor no nível capilar quando há níveis mais altos de malignidade.

O edema vasogênico causado pelo aumento da permeabilidade capilar e associado comumente aos tumores encefálicos e outras lesões cerebrais é uma consequência direta da violação da barreira hematencefálica.[1-3] Com base na doutrina de Monro-Kellie, o conteúdo da caixa craniana – encéfalo, LCR e sangue – tem um volume invariável. Qualquer aumento desse volume precisa ser compensado por redução de um dos outros componentes. Quando esse mecanismo compensatório não consegue mais atuar, acumula-se edema e a PIC aumenta.[1] A Figura 35.1 (uma imagem de RM do encéfalo) mostra edema cerebral e efeito de massa (desvio das estruturas cerebrais) causados por um glioblastoma. Alguns tumores de crescimento lento (p. ex., meningioma) podem alcançar volumes muito grandes em consequência desse mecanismo compensatório e da plasticidade do encéfalo. Essa plasticidade permite que o encéfalo acomode-se ao crescimento lento do tumor ao longo de um período extenso.

■ Manifestações clínicas

O paciente com neoplasia encefálica pode apresentar um ou mais sinais associados ao crescimento do tumor. Esses sinais podem ser gerais ou focais. Os sinais gerais mais comuns de tumor cerebral são cefaleia, crises convulsivas e alterações do estado mental. Essas manifestações clínicas estão relacionadas com a elevação progressiva da PIC.[1-3]

A tríade de sintomas associados à hipertensão intracraniana inclui cefaleia, náuseas com ou sem vômitos e edema das papilas (dilatação dos discos ópticos). Nos casos típicos, esses sinais e sintomas são controlados com corticosteroides, que estão descritos mais adiante neste capítulo.[2-4] Evidências clínicas de herniação (desvio dos tecidos cerebrais por massas, PIC elevada ou ambas) frequentemente exigem cuidados intensivos como restrição de líquidos, hiperventilação, fármacos osmóticos e diuréticos. Algumas situações impõem a necessidade de realizar drenagem do LCR por um cateter intraventricular (ver Capítulo 34).

A frequência das crises convulsivas depende da localização e também da histologia do tumor. Alguns pacientes desenvolvem crises convulsivas durante a evolução da doença.[1,2,4] Atividade convulsiva é mais comum nos pacientes com tumores de grau baixo. Os tumores localizados nos hemisféricos cerebrais têm tendência muito maior a causar atividade convulsiva que as lesões tumorais da fossa posterior. As convulsões podem ser focais ou generalizadas, conforme está descrito adiante neste capítulo.

As alterações do estado mental são atribuídas ao efeito de massa no encéfalo em consequência da hipertensão intracraniana ou hidrocefalia. Os pacientes podem tornar-se sonolentos e mentalmente mais lentos à medida que a PIC aumenta. Também ocorrem alterações cognitivas como dificuldade de concentração, déficits de memória, transtornos da personalidade, confusão mental ou desorientação. Embora as alterações do estado mental estejam associadas aos tumores do lobo frontal, elas também podem ser causadas por hipertensão intracraniana.[1]

Os déficits neurológicos focais podem ser o resultado transitório da compressão causada pelo tumor, ou podem ser irreversíveis em razão da destruição provocada pela lesão tumoral. Esses déficits estão diretamente relacionados com a localização do tumor. A Figura 35.2 descreve os sinais e sintomas específicos dos tumores cerebrais com base na localização específica.

■ Diagnóstico

A história clínica é um elemento essencial ao diagnóstico das neoplasias cerebrais. Com base nessas informações, deve-se determinar a duração, frequência e gravidade dos sintomas. É importante avaliar se há alguma hora específica do dia ou sequência de atividades que desencadeiem sintomas. Os sintomas são intermitentes ou contínuos? Eles melhoram com tratamento farmacológico? O exame físico ajuda a localizar a lesão com mais precisão. Os pacientes podem minimizar ou frequentemente não percebem déficits neurológicos sutis. A participação dos familiares nessa conversa é útil.

Nos casos típicos, os exames de imagem como TC e RM são solicitados para localizar a lesão e avaliar a gravidade do edema, assim como do efeito de massa nas estruturas adjacentes. Em muitos casos, a TC é realizada para esclarecer o diagnóstico diferencial quando um paciente é atendido no setor de emergência.[1,2,5] Como a RM revela tumores em três dimensões (axial, coronal e sagital), esta é a modalidade diagnóstica preferível. O eletroencefalograma (EEG) é usado para confirmar a existência de descargas epilépticas, que podem ajudar a determinar a necessidade de usar anticonvulsivantes. A angiorressonância magnética (ARM) fornece imagens da anatomia vascular e dos vasos que irrigam certos tumores. A ARM pode ser uma alternativa não invasiva à angiografia, que é um exame invasivo potencialmente necessário para

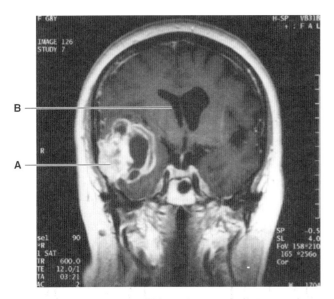

Figura 35.1 Imagem de RM no plano coronal mostrando um glioblastoma com intensificação periférica (**A**) e evidência de efeito de massa (**B**). (Cortesia do Dr. Henry Brem, Johns Hopkins University, Baltimore, MD.)

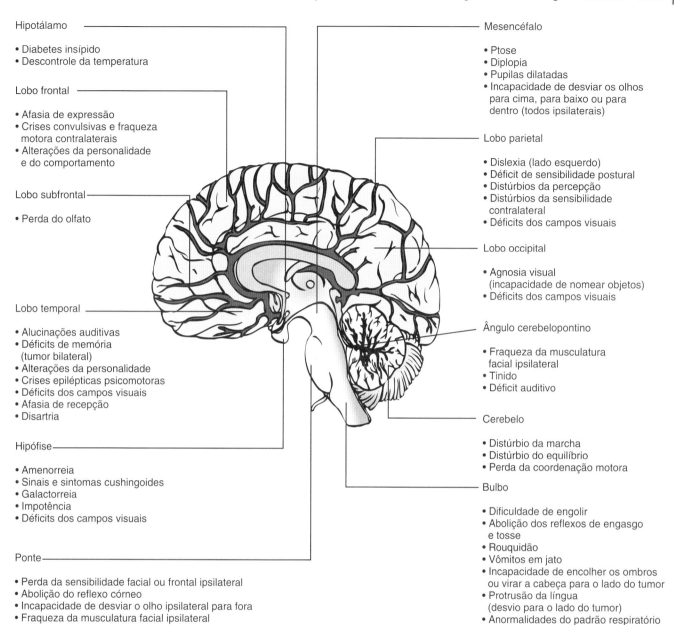

Figura 35.2 Sinais e sintomas dos tumores cerebrais com base na localização específica.

identificar os vasos nutrientes do tumor e sua embolização com preparações à base de cola. Em alguns casos, a angiografia e embolização são realizadas dentro de 24 a 48 horas depois de um procedimento cirúrgico para remover tumores volumosos (p. ex., meningiomas).

A RM funcional (RMf) é um tipo de exame de imagem usado para identificar tumores no hemisfério dominante ou nos tratos motores. Aparentemente, a ampliação do fluxo sanguíneo cerebral (FSC) é detectada por sinais de intensidade aumentada na RMf. Nesse exame, o paciente realiza uma atividade específica e a RMf indica qual parte do encéfalo é ativada. Esse procedimento não invasivo é utilizado atualmente em alguns centros como parte da avaliação pré-operatória das funções motora, sensorial e de linguagem de forma a determinar a localização do tumor. A tomografia por emissão de pósitrons (PET, ou *positron emission tomography*, em inglês) usa radionuclídeos para avaliar o FSC e o metabolismo cerebral. Esse exame é usado para diferenciar tumores de graus baixo e alto (estes últimos mais ativos metabolicamente). A PET também é usada para diferenciar entre necrose pós-irradiação e tumores de grau alto dos pacientes tratados anteriormente. A espectroscopia de ressonância magnética (ERM) é uma técnica radiológica não invasiva, que mede os níveis metabólicos dos tumores cerebrais. Compostos biológicos como colina podem ser quantificados nos tumores cerebrais. Como a ERM é realizada simultaneamente à RM convencional, as características anatômicas e metabólicas do tumor podem ser avaliadas com pouco inconveniente adicional para o paciente.

■ **Tratamento clínico**

Depois de esclarecer o diagnóstico diferencial do tumor cerebral com base na história de saúde, no exame físico e nos exames de imagem, é necessário decidir quanto às modalidades terapêuticas apropriadas. Um plano de cuidados clínicos deve ser elaborado com o paciente e seus familiares.

700 Parte 8 Sistema Nervoso

▶ **Tratamento farmacológico.** Os tumores e os tratamentos antineoplásicos são conhecidos por aumentar a PIC, que deve ser controlada com corticosteroides.[2-4] Os corticosteroides como a dexametasona reduzem o edema cerebral diminuindo a permeabilidade dos capilares tumorais e, possivelmente, transferindo parte dos líquidos acumulados para o sistema ventricular. A dose de 16 mg/dia é padronizada para o período peroperatório. Em geral, essa dose é dividida em quatro partes com doses espaçadas ao longo do dia. A melhora dos sintomas pode ser muito rápida. Os corticosteroides também aumentam a segurança do procedimento cirúrgico. Contudo, eles estão associados a efeitos colaterais significativos, que estão descritos na Tabela 35.2.[1,2]

Bloqueadores dos receptores de histamina tipo 2 (bloqueadores H_2) são utilizados frequentemente pelos pacientes em tratamento com corticosteroides. Esses fármacos são usados para evitar sintomas gastrintestinais (GI), que podem estar associados ao tratamento prolongado com corticosteroides. Quando são administrados isoladamente, os corticosteroides acarretam risco baixo de úlceras pépticas e sangramento GI, mas este risco aumenta nos pacientes que também usam antiinflamatórios não esteroides (AINE).[1,2]

O tratamento anticonvulsivante deve ser iniciado quando o paciente tem um episódio de crise convulsiva. Alguns cirurgiões também administram fármacos antiepilépticos (FAE) profilaticamente no período peroperatório. Como alguns estudos demonstraram pouca diferença na incidência de crises convulsivas pós-operatórias nos pacientes tratados com FAE, em comparação com os grupos de controle sem estes fármacos, alguns médicos têm limitado o uso profilático e pós-operatório destes FAE. Contudo, 70% dos membros da American Association of Neurological Surgeons que responderam a um questionário afirmaram que ainda prescreviam FAE profiláticos aos seus pacientes com tumores cerebrais. As crises convulsivas estão descritas detalhadamente mais adiante neste capítulo.

▶ **Tratamento cirúrgico.** Exames clínicos e radiológicos são úteis ao esclarecimento do diagnóstico diferencial. Entretanto, o exame anatomopatológico dos tecidos tumorais permite estabelecer o diagnóstico definitivo. Existem duas abordagens cirúrgicas diferentes ao diagnóstico e tratamento dos tumores encefálicos. A biopsia estereotáxica é usada para obter amostras diminutas de tecido tumoral sob orientação da TC ou RM. A craniotomia é realizada quando a ressecção do tumor é exequível e permite definir o diagnóstico e remover cirurgicamente a lesão tumoral.[1,2,5] Essas duas abordagens estão descritas na seção "Procedimentos neurocirúrgicos" deste capítulo.

Durante as últimas décadas, avanços das técnicas de anestesia, dos equipamentos de microcirurgia, dos sistemas de monitoramento intraoperatório e do tratamento farmacológico melhoraram significativamente os índices de mortalidade intraoperatória. A morbidade pós-operatória também diminuiu significativamente. O tratamento peroperatório do paciente com tumor cerebral requer uma abordagem de equipe multidisciplinar, conforme está descrito na Tabela 35.3.

Apesar dos avanços significativos no tratamento dos pacientes com tumores cerebrais, as complicações cirúrgicas podem ser graves e exigir monitoramento e cuidados intensivos. As complicações mais comuns são edema cerebral, infecção, hiponatremia ou outros distúrbios eletrolíticos, hemorragia, tromboembolia venosa (inclusive trombose venosa profunda [TVP]) e embolia pulmonar [EP]) e crises convulsivas (Quadro 35.1).[2,3]

▶ **Radioterapia.** Alguns tumores encefálicos são tratados com terapias adjuvantes, seja porque não podem ser removidos cirurgicamente ou em razão de seu comportamento agressivo. Com a maioria dos tumores encefálicos, radioterapia (RT) é o tratamento de primeira linha depois da biopsia ou craniotomia. A energia gerada pela radiação danifica o DNA das células tumorais na fase de divisão celular.[2,5] Em geral, a radioterapia conformacional tridimensional é usada para erradicar as células tumorais que não possam ser removidas cirurgicamente. Essa modalidade de RT irradia o formato e o volume do tumor, enquanto os tecidos encefálicos normais são protegidos. Uma dose padronizada de até 6.000 centigrays (cGy; também referida como dose de radiação absorvida, ou rad) é administrada aos tumores cerebrais primários cinco dias por semana, ao longo de um período de 6 semanas. Os tumores metastáticos múltiplos recebem doses aproximadas de 3.000 cGy divididos em 10 sessões. Algumas metástases podem ser tratadas com doses mais altas de radiação, com ou sem um reforço de radiação focada.[2-4]

Existem outras modalidades de radioterapia. A radioterapia modulada por intensidade (RTMI) modifica o feixe de radiação, de forma que possa ser aplicada uma dose mais focada, sem expor os tecidos cerebrais circundantes. A radiocirurgia estereotáxica (RCE) (p. ex., bisturi gama e acelerador linear) é realizada sob orientação da RM. Uma imagem tridimensional é obtida e a radiação é aplicada em dose alta no tumor residual, preservando os tecidos cerebrais normais.[6,7] A braquiterapia utiliza isótopos radioativos em implantes diminutos ou balões

Tabela 35.2 Complicações do tratamento com corticosteroides.

Sistema	Complicações
Neurológico	*Comuns*: distúrbios do comportamento, insônia, miopatia, alucinações, soluços, tremor, atrofia cerebral *Incomuns*: psicose, demência, crises convulsivas, dependência, paraparesia (lipomatose epidural)
Gerais	Aumento do peso, alterações cushingoides (fácies de lua, corcova de búfalo, obesidade centrípeta), infecções oportunistas (p. ex., candidíase, pneumonia por *Pneumocystis jiroveci*) *Nota*: A redução progressiva da dose do corticosteroide pode acarretar recidiva dos problemas preexistentes (p. ex., artrite, reação alérgica)
Cardiovascular	Hipertensão, aterosclerose, aumento da incidência de doenças cardiovasculares e vasculares encefálicas
Tegumentar	Pele fina, equimoses, púrpura, acne, estrias, dificuldade de cicatrizar feridas, hirsutismo
Endócrino	Hiperglicemia, hipopotassemia, hiperlipidemia, retenção de líquidos
Digestório	Aumento do apetite, distensão abdominal, sangramento GI, úlceras pépticas, pancreatite, hipertrofia hepática
Geniturinário	Poliúria, irregularidades menstruais, infertilidade
Hematológico	Neutrofilia, linfopenia
Oftálmico	Turvação visual, cataratas, glaucoma, uveíte
Esquelético	Osteoporose, necrose avascular

Dados segundo Hickey JV: The Clinical Practice of Neurological and Neurosurgical Nursing. Philadelphia, PA: Wolters Kluwer/Lippincott Williams & Wilkins, 2014; e Stummer W: Mechanisms of tumor-related brain edema. Neurosurg Focus, 2007. Acessado em 7 de agosto de 2015 na página http://www.medscape.com/viewarticle/559000_6.

Tabela 35.3 Guia de tratamento interprofissional do paciente com tumor cerebral.

Estágio	Equipe terapêutica	Intervenções	Considerações de enfermagem
Pré-operatório			
História e exame físico	Neurocirurgião, enfermeira	• Dados iniciais da história clínica e do exame físico • Avaliação neurológica: estado mental, nervos cranianos, funções sensorial e motora, coordenação, reflexos	• Iniciação das instruções pré-operatórias • Envolvimento dos familiares na medida do possível
Fármacos	Clínico, farmacêutico, enfermeira	• Corticosteroides: bloqueadores do receptor de histamina tipo 2 (bloqueador H_2), conforme a necessidade; anticonvulsivantes para lesões supratentoriais • Prescrever fármacos novos; revisar os que já são utilizados; conversar sobre interações ou contraindicações	• Anticoagulantes, AINE que possam ser interrompidos (com consentimento do médico que os prescreveu)
Exames diagnósticos	Neurorradiologista	• TC ou RM inicial • ECG, radiografias do tórax • Outros exames diagnósticos indicados	• A maioria dos exames pré-operatórios é realizada na última semana antes da intervenção cirúrgica
Instruções pré-operatórias	Por especialidade: enfermeira, neurocirurgião, neuroanestesiologista	• Consentimento informado • Reunir todos os resultados dos exames antes do dia da internação	• É recomendável fornecer ao paciente e seus familiares um panfleto instrutivo por escrito
Internação hospitalar	Funcionário da admissão, equipe do centro cirúrgico (CC)	• Obter/confirmar dados demográficos	• A maioria dos pacientes é internada no dia da operação
Intraoperatório			
Biopsia estereotáxica	Equipe do CC, cirurgião, anestesiologistas, radiologista, patologista	• Instalação da armação estereotáxica; amostras recolhidas por um cateter introduzido sob orientação da TC/RM • Exame histopatológico	• Pode ser realizada no setor de radiologia ou no CC • Instruções acerca da colocação da armação estereotáxica • O procedimento pode ser realizado sem armação estereotáxica
Craniotomia	Equipe do CC, cirurgião, anestesiologistas, radiologista, patologista	• Amostras de tecido do tumor são obtidas por biopsia; tumor removido • Exame histopatológico	• Instruções quanto à anestesia geral
Pós-operatório			
Unidade de tratamento intensivo	Equipe da UTI, neurocirurgião	• Monitoramento hemodinâmico; avaliações neurológicas frequentes	• Se for possível, é recomendável que o paciente e seus familiares visitem a UTI antes da cirurgia
Unidade de enfermagem	Enfermeiras do andar, cirurgião, médicos consultores, equipe de reabilitação, farmacêutico, liderança espiritual, nutricionista	• Cuidados pós-operatórios como sinais vitais, exame neurológico, cuidados com a ferida cirúrgica, tosse e respiração profunda; ampliar as atividades conforme a tolerância; avançar a dieta de acordo com a tolerância • Parecer da equipe de reabilitação • Avaliação dos déficits e das complicações e obter pareceres conforme a necessidade	• Quando possível, ampliar a participação dos familiares nos cuidados prestados ao paciente • Em geral, os pacientes saem do leito dentro de 24 h depois da cirurgia • Recentemente, as internações hospitalares curtas aumentam o envolvimento e a participação dos familiares; iniciar o processo de ensino enquanto o paciente estiver na unidade de enfermagem
Planejamento da alta	Assistente social, enfermeira, médicos consultores, radioterapeuta (radioncologista), oncologista clínico (quando necessário)	• Reabilitação hospitalar/ambulatorial conforme a necessidade (terapia ocupacional, fisioterapia, terapia da fala ou cognição) • Terapias ambulatoriais conforme a necessidade (radioterapia, quimioterapia) • Cuidados paliativos (hospitalares ou em serviços para doentes terminais) podem estar indicados, principalmente nos casos de gliomas malignos recidivantes refratários aos tratamentos convencionais	• Em condições ideais, o planejamento começa logo depois que o paciente chegar à unidade de internação • Os familiares assumem um papel mais amplo porque o paciente comumente recebe alta do hospital dentro de 2 a 3 dias depois da cirurgia, principalmente nos casos de tumores altamente malignos, quando há necessidade de cuidados domiciliares para doença terminal

Adaptada de Bohan E, Macenka DG: Surgical management of patient with brain tumors. Semin Oncol Nurs 20(4):240-252, 2004.

Parte 8 Sistema Nervoso

> **Quadro 35.1 Cuidados intensivos para pacientes com complicações dos tumores cerebrais.**

Hipertensão intracraniana

- Corticosteroides e antiácidos ou bloqueadores dos receptores de histamina tipo 2 (bloqueadores H_2)
- Líquidos IV: evitar soluções hipotônicas
- Elevar a cabeceira do leito e manter o alinhamento adequado do corpo
- Evitar hipotensão e controlar hipertensão; é útil instalar um cateter arterial; se um sistema de monitoramento da PIC estiver disponível, titular a reposição de líquidos e os fármacos vasoativos/inotrópicos conforme a prescrição, de forma a assegurar que sejam clinicamente apropriados para manter a PAM entre 70 e 80 mmHg para manter a PPC. A hipertensão intracraniana pode necessitar de uma PAM mais alta para manter a PPC entre 60 e 70 mmHg
- Manter o paciente bem oxigenado; pode ser necessário intubá-lo
- Usar criteriosamente soluções osmóticas: manitol para expandir o volume plasmático e remover líquidos do encéfalo
- Sedação para reduzir a atividade e atenuar a hipertensão
- Um cateter intraventricular pode ser necessário para monitorar a PIC e drenar LCR
- Usar com cautela hiperventilação por períodos curtos (6 a 24 h), apenas para reduzir a pressão arterial do dióxido de carbono (PCO_2)
- Pode ser necessária intervenção cirúrgica para drenar hematoma

Infecção da ferida, abscesso intracraniano ou infecção do remendo ósseo

- Exames de sangue, inclusive hemograma completo e hemoculturas
- TC, RM e – em alguns casos – ERM para detectar abscesso
- Ressecção cirúrgica do abscesso ou remendo ósseo, quando exequível
- Culturas apropriadas da secreção das feridas, quando possível
- Tratamento com antibióticos
- Parecer de um especialista em doenças infecciosas quanto ao fármaco, à dose e à duração apropriados

Hiponatremia ou hipernatremia

- Possível diabetes insípido, síndrome de perda salina ou síndrome da secreção inapropriada de hormônio antidiurético
- Para hiponatremia: restrição de líquidos, salina hipertônica
- Para hipernatremia: líquidos, água livre

Hemorragia intracraniana

- TC imediata para avaliar sinais iniciais de sangramento
- Monitorar PA
- Verificar os resultados dos exames laboratoriais: tempo de protrombina, tempo de tromboplastina parcial, plaquetas, INR
- Controle da hipertensão intracraniana, conforme descrito antes
- Pode ser necessário intubar e ventilar
- Pode ser necessária intervenção cirúrgica para remover trombos

Tromboembolia: TVP e embolia pulmonar (EP)

- Diagnosticada por ecodoppler transcraniano (DTC) ou cintilografia da ventilação-perfusão
- Heparinização *apenas depois* que a TC excluir hemorragia intracraniana
- Alternativamente, pode-se usar um filtro de veia cava inferior (VCI)
- Embolias pulmonares volumosas requerem cuidados intensivos para tratamento clínico subsequente

Crises convulsivas

- Podem evoluir para estado epiléptico
- Proteger o paciente contra lesões
- Titular as doses dos antiepiléticos para manter os níveis terapêuticos

cheios de líquido introduzidos no tumor residual.[5] Radiossensibilizantes são compostos administrados junto com a RT. Teoricamente, algumas substâncias aumentam o fornecimento de oxigênio aos tumores hipóxicos. O oxigênio acentua os efeitos da radiação. A hipertermia também é usada com o mesmo propósito de aumentar o fornecimento de oxigênio aos tumores e potencializar os efeitos da radiação.[5]

▶ **Quimioterapia.** Os tumores cerebrais malignos requerem diversas modalidades terapêuticas. A quimioterapia é usada em combinação com radioterapia, ou quando um tumor recidiva. Os quimioterápicos podem ser administrados por via oral ou intravenosa, mas podem causar efeitos tóxicos sistêmicos e têm dificuldade de atravessar a barreira hematencefálica em quantidades suficientes para produzir efeitos benéficos. Estudos demonstraram que uma abordagem à base de RT combinada com quimioterapia (temozolomida) aumentou a sobrevivência dos pacientes com o tumor encefálico primário mais maligno – glioblastoma.[2-5]

A quimioterapia também pode ser aplicada na cavidade formada pela ressecção do tumor por ocasião da craniotomia. Uma pastilha de polímero biodegradável que libera infusão contínua de carmustina (BCNU, um agente quimioterápico) ao longo de um período de duas a três semanas tem sido usada para tratar tumores cerebrais malignos primários e metastáticos. A pastilha é implantada cirurgicamente por ocasião do diagnóstico inicial ou quando o tumor recidiva.[3,5]

▪ Cuidados de enfermagem

▶ **Avaliação.** Alguns tumores são curados cirurgicamente, enquanto outros têm evolução prolongada e requerem terapias adjuvantes e tratamento das recidivas do tumor. Como parte da equipe interprofissional, a enfermeira desempenha um papel fundamental nos cuidados prestados ao paciente e no apoio aos familiares durante toda a evolução da sua doença. A enfermeira participa da investigação diagnóstica, do tratamento e dos cuidados subsequentes prestados ao paciente com tumor cerebral.[1,2,5] A avaliação contínua da capacidade de tomar decisões relativas aos cuidados médicos é um componente essencial da assistência prestada ao paciente, tendo em vista a possibilidade de ocorrerem alterações do estado mental dos indivíduos com tumores cerebrais; embora sejam sutis, estas alterações podem comprometer a capacidade de tomar decisões.[5]

▶ **Plano de cuidados.** A obtenção da história detalhada e a avaliação cuidadosa dos sintomas contribuem para a precisão diagnóstica do tumor cerebral. Quando são prescritos fármacos, o ensino do paciente inclui explicar sobre dose, efeitos colaterais e contraindicações. Os resultados dos exames que esclarecem o diagnóstico diferencial devem ser revisados com o paciente e seus familiares. Quando é tomada a decisão de avançar para cirurgia, são necessárias instruções detalhadas no período peroperatório. A Tabela 35.3 descreve o papel da enfermeira no plano de cuidados prestados a essa população de pacientes. O Quadro 35.1 fornece informações acerca do tratamento do paciente com complicações causadas pelo tumor cerebral.

Intervenção cirúrgica e tratamento subsequentes interrompem as atividades do paciente e seus familiares. É importante estimular o retorno à normalidade tão logo seja possível. Manter as atividades da vida diária que reforçam uma atitude motivada e positiva contribui para a recuperação.

▶ **Cuidados paliativos.** Diversos procedimentos cirúrgicos e tratamentos adjuvantes frequentemente conseguem controlar tumores cerebrais malignos por algum tempo. Inevitavelmente, esses tumores recidivam e tornam-se resistentes a todas as modalidades de tratamento. Além disso, a qualidade de vida do paciente pode estar tão comprometida, que não seja possível qualquer tratamento adicional. Hoje em dia, os serviços de cuidados paliativos estão disponíveis em muitos hospitais. Os cuidados paliativos domiciliares e hospitalares estão disponíveis na maioria das comunidades e oferecem assistência específica de apoio ao final de vida.

Aneurismas

Aneurisma é um enfraquecimento da parede arterial, que causa um efeito de abaulamento ou distensão difusa do vaso afetado. Os aneurismas podem ser congênitos ou lesões arteriais degenerativas. A preocupação começa quando a dilatação da parede vascular rompe-se ou se torna suficientemente volumosa para comprimir estruturas cerebrais circundantes.[6-8] Cerca de 10 a 15% (e, de acordo com algumas referências, até 30%) dos pacientes morrem depois do sangramento inicial do aneurisma, antes que consigam receber atendimento médico.[8] Outros 50% morrem dentro do primeiro mês depois da hemorragia.[6,8] Recidiva do sangramento é a causa principal da morte dos pacientes com história de aneurisma rompido. Dentre os indivíduos que sobrevivem ao sangramento, 25% morrem nas primeiras 24 horas e 40 a 49% falecem dentro de três meses.[7] A recidiva do sangramento ocorre mais comumente em torno do 7º dia depois da hemorragia inicial. Alguns dados recentes sugeriram que a taxa de mortalidade global por hemorragia subaracnoide aneurismática (HAS) possa chegar a 65%.[7] Entre os indicadores de recuperação satisfatória dentro de um mês depois do sangramento estão escore alto da Escala de Coma de Glasgow (ECG) por ocasião da internação e inexistência de sangue na primeira TC de crânio.[6-8]

■ Etiologia

A etiologia dos aneurismas ainda não está definida, mas provavelmente é uma combinação de fatores congênitos e degenerativos. Carmichael descreveu a hipótese combinada da formação aneurismática. Das três camadas de uma artéria – íntima (mais interna), média (intermediária) e adventícia (mais externa) – esse autor observou que as anomalias congênitas focais da túnica média eram comuns. Entretanto, alterações degenerativas também são necessárias à formação dos aneurismas. Exames histológicos da parede vascular normal dentro do saco aneurismático demonstraram que a túnica média geralmente terminava no colo do aneurisma e que a lâmina elástica interna tornava-se fragmentada à medida que entrava no saco. Compatível com essa hipótese, existe o fato de que os aneurismas são raros na infância, mas comuns na idade adulta avançada.[6-8]

Embora a causa exata dos aneurismas intracranianos não esteja esclarecida, há evidências a favor de que fatores genéticos e adquiridos contribuam para sua formação. Os fatores genéticos são hereditariedade e doenças geneticamente transmitidas. Entre os fatores adquiridos estão traumatismo cerebral, sepse, tabagismo e hipertensão.[6-8] Diversas doenças clínicas coexistentes (p. ex., síndrome de Marfan, coarctação da aorta, doença renal policística e lúpus eritematoso sistêmico) estão associadas aos aneurismas cerebrais, reforçando um componente genético na patogenia dos aneurismas.[6-8]

■ Epidemiologia

Os aneurismas intracranianos são lesões comuns e estudos de necropsia demonstraram prevalência entre 1 e 6% na população adulta.[6] Nos EUA, anualmente cerca de 30.000 casos novos de HSA são atribuídos à ruptura de aneurismas.[7]

Os aneurismas também podem estar associados a outros processos patológicos, como doença renal policística.[6-8] A triagem por RM está indicada aos pacientes que têm dois parentes de primeiro grau com história de aneurisma intracraniano e todos os pacientes com doença renal policística autossômica dominante. A incidência dos aneurismas aumenta com a idade e o pico de incidência ocorre entre as idades de 55 e 60 anos.[6-8] Os aneurismas afetam mais comumente mulheres que homens e, conforme foi mencionado antes, podem estar relacionados com tabagismo. Os médicos observaram que pode haver uma variação sazonal, com aumento da incidência na primavera e no outono.

O Cooperative Study of Intracranial Aneurysms and Subarachnoid Hemorrhage relatou que, em 32% dos casos, a hemorragia ocorreu enquanto o indivíduo realizava alguma atividade física. Esse estudo também demonstrou que uma percentagem semelhante dos casos ocorreu durante o sono. Em resumo, a incidência da HSA em relação com a atividade pode ser praticamente dividida em três grupos: sono, atividade e repouso.

■ Fisiopatologia

Os vasos arteriais são compostos de três camadas: revestimento endotelial, musculatura lisa e tecido conjuntivo. Uma falha na camada de músculo liso (ou túnica média) permite que o revestimento endotelial sofra abaulamento, formando um aneurisma. A maioria dos aneurismas origina-se das artérias mais calibrosas situadas ao redor do segmento anterior do polígono de Willis (Figura 35.3). Os vasos da circulação anterior afetados mais comumente são artéria comunicante anterior, artéria comunicante posterior (ACP), bifurcação da artéria cerebral

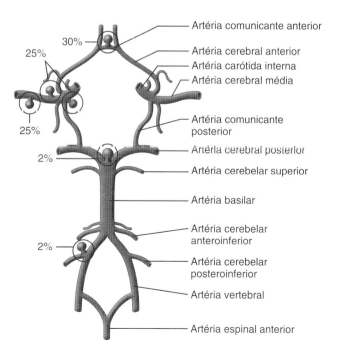

Figura 35.3 Polígono de Willis com os locais comuns dos aneurismas.

média (ACM) e bifurcação da artéria carótida interna.[6-8] Na circulação posterior, as localizações mais comuns são ápice da artéria basilar e artéria cerebral inferior posterior.[6-8]

À medida que a camada íntima do vaso enfraquece, o sangue em alta velocidade começa a fluir, produzindo um efeito de turbilhão que distende a parede do vaso; isto forma a dilatação anormal ou saco aneurismático. À medida que a parede vascular expande-se, ela começa a enfraquecer e por fim pode romper-se. A compressão exercida pelo saco aneurismático sobre estruturas cerebrais circundantes pode causar déficits neurológicos focais. A ruptura do aneurisma pode causar hemorragia subaracnoide, intracerebral ou intraventricular.[6-8]

Os aneurismas podem ser classificados de acordo com seu formato. Os *aneurismas saculares* também são conhecidos como aneurismas de "framboesa" em razão do seu tronco bem definido e da dilatação em forma de bagas da camada medial da parede arterial. Em geral, os aneurismas de "framboesa" estão localizados nas artérias cerebrais principais nos ápices dos pontos de ramificação, que é onde há estresse hemodinâmico máximo do vaso (ver Figura 35.3). Os *aneurismas fusiformes* são mais comuns no sistema vertebrobasilar. Esses aneurismas são dilatações circunferenciais e comumente são secundários à aterosclerose. O terceiro tipo de aneurisma, conhecido como *aneurisma micótico*, é causado por infecção.[6-8]

Os aneurismas também podem ser classificados com base em seu diâmetro. Os aneurismas pequenos medem menos de 10 mm, os aneurismas grandes medem entre 10 e 20 mm e os gigantes medem mais de 25 mm. Os aneurismas gigantes são muito preocupantes, porque podem comprimir os tecidos cerebrais circundantes ou comprometer a circulação existente da área. Existe controvérsia quanto à relação entre diâmetro e ruptura. A dimensão média de um aneurisma rompido é de 7 mm, mas lesões menores frequentemente sangram.[6-8] A hemorragia originada de um aneurisma geralmente se acumula no espaço subaracnoide, porque os vasos que formam aneurismas comumente se localizam no espaço entre a camada aracnoide das meninges e o encéfalo. A força que resulta na ruptura do vaso pode ser tão grande, que ela pode empurrar o sangue através da pia-máter para dentro da substância encefálica, causando uma hemorragia intracerebral. A força também pode empurrar o sangue através da aracnoide para dentro do espaço subdural, resultando em hemorragia subdural.[6,7]

■ Manifestações clínicas

Muitos aneurismas são assintomáticos e jamais causam problemas, mas podem ser detectados ao exame de necropsia. Nos casos típicos, os aneurismas que não causam problemas incidem nos pacientes com idades entre 35 e 60 anos.

A utilização de uma escala de graduação pode ajudar a determinar o desfecho clínico. As hemorragias subaracnoides aneurismáticas são graduadas de acordo com sua gravidade com o uso da escala de Hunt e Hess. Nesse sistema de graduação, o grau 0 caracteriza aneurisma intacto, enquanto o grau V significa hemorragia com sequelas neurológicas graves (Tabela 35.4). A escala de graduação da Word Federation of Neurological Surgeons também é usada para classificar HSA. A escala de Fisher é outro sistema de estadiamento utilizado para estimar a densidade do sangue subaracnoide revelado à TC no momento da internação hospitalar do paciente (Tabela 35.5).[6-8] Estudos demonstraram que escore de 3 ou 4 na escala de Fisher aumenta as chances de desfecho clínico desfavorável. Escore de 1 ou 2 não parece aumentar as taxas de mortalidade.

Tabela 35.4 Escala de Hunt e Hess para graduação dos aneurismas.

Grau 0	Aneurisma intacto
Grau I	Assintomático
	Cefaleia mínima
	Rigidez de nuca branda
Grau II	Cefaleia moderada a grave
	Rigidez de nuca
	Déficits dos nervos cranianos
Grau III	Letargia
	Confusão mental
	Déficit neurológico focal brando
Grau IV	Estupor
	Déficit motor moderado a grave
	Possível postura anormal
Grau V	Coma profundo
	Postura anormal
	Deterioração clínica evidente

Dados segundo Brisman JL, Abraham K, Norvin P: Neurosurgery for cerebral aneurysm. Atualizado em 4 de dezembro de 2014. Acessado em 7 de agosto de 2015 na página http://emedicine.medscape.com/article/252142-overview; Leibskind DS: Cerebral aneurysms. Atualizado em 6 de agosto de 2015. Acessado em 7 de agosto de 2015 na página http://emedicine.medscape.com/article/116518-print; e Alexander S, Gallek M, Prescuitti M *et al.*: Care of the patient with aneurysmal subarachnoid hemorrhage. AANN Clinical Practice Guideline. Glenview, IL: American Association of Neuroscience Nurses, 2007, revisado em dezembro de 2009. Acessado em 7 de agosto de 2015 na página http://www.aann.org/pdf/cpg/aannaneurysmsmalsah.pdf.

Tabela 35.5 Escala de estadiamento de Fisher.

Grupo de Fisher	Sangue nas imagens de TC
1	Nenhum sangue detectado
2	Camada fina difusa de sangue subaracnoide
3	Trombo localizado ou camada espessa de sangue subaracnoide
4	Hemorragia intracerebral ou intraventricular, com ou sem HSA difusa

Dados segundo Brisman JL, Abraham K, Norvin P: Neurosurgery for cerebral aneurysm. Atualizado em 4 de dezembro de 2014. Acessado em 7 de agosto de 2015 na página http://emedicine.medscape.com/article/252142-overview; Leibskind DS: Cerebral aneurysms. Atualizado em 6 de agosto de 2015. Acessado em 7 de agosto de 2015 na página http://emedicine.medscape.com/article/116518-print; e Alexander S, Gallek M, Prescuitti M *et al.*: Care of the patient with aneurysmal subarachnoid hemorrhage. AANN Clinical Practice Guideline. Glenview, IL: American Association of Neuroscience Nurses, 2007, revisado em dezembro de 2009. Acessado em 7 de agosto de 2015 na página http://www.aann.org/pdf/cpg/aannaneurysmsmalsah.pdf.

Cerca de 50% dos pacientes têm alguns sinais premonitórios antes da ruptura do aneurisma. Esses sinais podem ser cefaleia, letargia, dor no pescoço, um "barulho na cabeça" e disfunção dos nervos cranianos óptico, oculomotor ou trigêmeo.[6-8]

Depois da ruptura ou hemorragia de um aneurisma, o paciente geralmente se queixa de cefaleia terrível. A descrição clássica é "a pior dor de cabeça da minha vida", geralmente abreviada pelo acrônimo PDCMV (WHOL, em inglês) no prontuário médico. Outros sinais e sintomas que podem acompanhar uma HSA ou aneurismas que se evidenciam por efeito de massa são náuseas, vômitos, déficits neurológicos focais e coma. Nos casos típicos, os aneurismas que se evidenciam por efeito de massa estão associados à elevação da PIC. Quando há uma HSA, o paciente também pode ter sinais de irritação meníngea, inclusive rigidez e dor na região cervical, fotofobia, turvação visual, irritabilidade, febre e sinais de Kernig e

Brudzinski positivos. O tipo específico de déficit presente depende da localização do aneurisma, da hemorragia subsequente e da gravidade do sangramento.[6-8]

O sangramento é interrompido porque a PIC do espaço subaracnoide alcança rapidamente o nível da pressão arterial média (PAM), resultando em um efeito tamponador que susta o sangramento por tempo suficiente para que haja vedação da ruptura. Quando isso não ocorre, o paciente morre.[6-8]

Quando há sangue no espaço subaracnoide, ele irrita o tronco encefálico e causa atividade anormal do sistema nervoso autônomo, geralmente com arritmias cardíacas e hipertensão. A hipertensão também pode ser causada pela elevação da PIC. Outra complicação do sangue no espaço subaracnoide é hidrocefalia. O sangue localizado nesse espaço impede a reabsorção do LCR pelas vilosidades aracnoides. A hidrocefalia causa dilatação do terceiro ventrículo e dos ventrículos laterais.[6-8]

■ Diagnóstico

O diagnóstico de um aneurisma cerebral geralmente é estabelecido com base em história clínica, exame físico, TC, punção lombar e angiografia cerebral. Quando a enfermeira obtém a história de saúde do paciente, ele identifica fatores de risco como predisposição genética, hipertensão e tabagismo. Os pacientes com HSA podem ter cefaleia, desconforto cervical ou ambos, com ou sem quaisquer sinais neurológicos. A intensidade da cefaleia pode variar de branda a grave. A TC revela hemorragia na maioria dos casos quando é realizada nas primeiras 24 horas depois do sangramento, mas este exame é mais sensível quando neste intervalo de tempo.[6-8] Ao longo dos dias subsequentes, a sensibilidade do exame decresce progressivamente e cerca de 50% das TC são positivas dentro de 5 dias depois de uma HSA.

Quando os resultados da TC são negativos e o paciente tem sinais e sintomas sugestivos de que teve uma HSA, a punção lombar geralmente é realizada para confirmar o diagnóstico. Depois do resultado positivo da punção lombar, a angiografia cerebral deve ser realizada para determinar a origem da HSA. Diversos tipos de angiografia podem ser usados com essa finalidade, inclusive angiotomografia computadorizada (angio-TC), angiorressonância magnética (angio-RM) ou angiografia de subtração digital (ASD). Embora todos esses exames possam definir a anatomia vascular, a ASD é o padrão de referência quando se planeja uma intervenção cirúrgica. O ecodoppler transcraniano (DTC) também pode ser usado para diagnosticar e tratar vasospasmo, que é uma complicação comum da HSA.[6-8]

■ Tratamento clínico

Antes do tratamento cirúrgico, a estabilização do paciente com aneurisma rompido ou com sangramento ativo consiste basicamente em estimulação mínima do paciente. Algumas instituições iniciam as "precauções para aneurisma" como medidas profiláticas para evitar recidiva do sangramento. Essas medidas incluem assegurar um ambiente tranquilo, estabelecer um regime intestinal para evitar esforço para evacuar (manobra de Valsalva) e limitar visitas.[8]

▶ **Tratamento farmacológico.** Anti-hipertensivos podem ser usados para controlar a pressão arterial (PA) antes da realização de procedimentos ou intervenções cirúrgicas. É importante não permitir que o volume plasmático diminua. Os pacientes frequentemente têm distúrbios eletrolíticos – especialmente

hiponatremia, que geralmente está associada à perda de sal por efeito cerebral, em vez de à síndrome da secreção inapropriada de hormônio antidiurético; a hiponatremia é corrigida com reposição de sódio e manutenção da euvolemia.[6-9]

Emolientes fecais são administrados aos pacientes com aneurismas para evitar que eles façam esforço para evacuar. Analgésicos suaves podem ser administrados para aliviar a cefaleia. Um antipirético (em geral, paracetamol) e mantas de hipotermia podem ser aplicados para controlar hipertermia que, nos casos típicos, é causada pelo sangue acumulado no espaço subaracnoide. O paracetamol pode ser administrado sem obscurecer os sinais neurológicos.

▶ Tratamento cirúrgico

Grampeamento. O grampeamento cirúrgico pode ser considerado quando o aneurisma está localizado em uma área acessível. O objetivo do procedimento cirúrgico o fechamento completo do aneurisma. Os aneurismas do sistema vertebrobasilar frequentemente acarretam o problema da inacessibilidade cirúrgica. O tratamento cirúrgico aceito para esses casos é a aplicação de um clipe no colo do aneurisma (Figura 35.4). Esses clipes de titânio são fabricados em vários formatos e tamanhos. Para os aneurismas mais largos ou volumosos, pode-se utilizar mais de um clipe para assegurar a oclusão completa do colo aneurismático. Depois da aplicação dos clipes, o aneurisma pode ser puncionado para produzir seu colapso e aliviar o efeito de massa se estiver presente.[6-8]

Alguns aneurismas podem ser envolvidos por um material semelhante à gaze ou cobertos com uma substância acrílica, que confere sustentação à dilatação aneurismática. Embora o envolvimento ou a cobertura não deva ser o objetivo da intervenção cirúrgica, pode haver situações em que não há outra opção (p. ex., um aneurisma fusiforme).

Ainda existem controvérsias quanto à ocasião mais propícia à intervenção cirúrgica. O entendimento atual é que a cirurgia deva ser realizada no menor tempo possível. Desse modo, a intervenção cirúrgica geralmente pode ser realizada dentro de 24 a 48 horas depois da ruptura e do sangramento inicial.[6-9]

Depois da aplicação dos clipes no aneurisma, o paciente é estabilizado na unidade de tratamento intensivo. A manutenção de uma via respiratória adequada é vital. Quando o paciente está intubado e a aspiração é necessária, é importante que o cateter de aspiração seja introduzido e retirado rapidamente; isto é necessário para evitar baixa da saturação de oxigênio, assim como picos de elevação da PIC que podem ocorrer em consequência da estimulação do reflexo da tosse, que aumenta a pressão intratorácica.

Os sinais de vasospasmo como hemiparesia, distúrbios visuais, crises convulsivas ou depressão progressiva do nível de consciência (NC) devem ser detectados e notificados, de forma que possam ser realizadas intervenções médicas imediatas. O controle da PIC é uma atividade que exige a colaboração de vários profissionais. As enfermeiras devem manter a cabeceira do leito do paciente elevada e assegurar que não ocorra flexão ou rotação acentuada do pescoço. Os cuidados de enfermagem devem ser espaçados para evitar elevação da PIC.[6-8]

Espirais. Um dos avanços recentes mais valiosos do tratamento dos aneurismas é a técnica de trombose endovascular dos aneurismas com espirais destacáveis de Guglielmi (EDG). Essas microespirais trombogênicas de liga de platina são macias, permitindo que se conformem ao formato do aneurisma. As espirais estão disponíveis em diversos formatos, dimensões, comprimentos e diâmetros para assegurar oclusão máxima.[6,7,9]

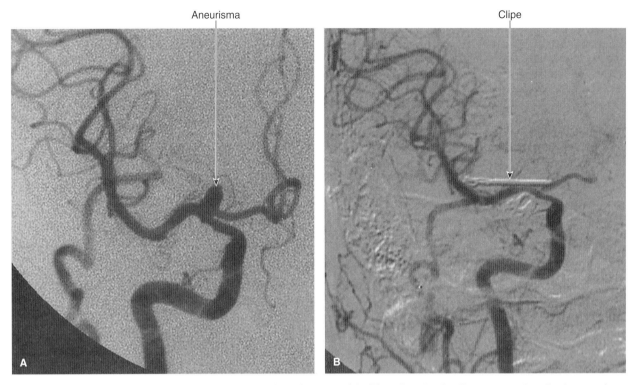

Figura 35.4 Imagens de angiografia pré-operatória (**A**) e pós-operatória (**B**): aplicação de clipes na terminação do aneurisma da artéria carótida interna. (Cortesia de Rafael Tamargo, MD, e Richard Clatterbuck, MD, Johns Hopkins University, Baltimore, MD.)

O procedimento realizado para introduzir a espiral no aneurisma é semelhante ao de uma angiografia cerebral, que utiliza um acesso na artéria femoral e equipamento de radioscopia. Com esse procedimento, um microcateter é introduzido pela aorta, ao longo da crossa aórtica e depois dentro do vaso específico onde se localiza o aneurisma. Quando o cateter está em posição, o sistema do espiral é introduzido dentro do saco aneurismático por meio do cateter. Em seguida, a espiral é posicionada e, quando a localização é satisfatória, aplica-se uma corrente de baixa voltagem. A corrente provoca o desprendimento da espiral. Quando a espiral está bem posicionada, ela obstrui o aneurisma e o isola da circulação cerebral. O número de espirais colocadas deve ser determinado caso a caso. Por meio desse procedimento de inserção de espirais, o risco de hemorragia ou recidiva do sangramento é reduzido.[6,7,9]

As complicações desse tratamento são AVC embólico, migração das espirais, incapacidade de fechar o aneurisma e ruptura da lesão aneurismática. O AVC pode ocorrer porque a artéria original que irriga o aneurisma é obstruída, ou em consequência da introdução de ar ou partículas dentro do sistema do cateter. A migração da espiral ocorre porque há reintrodução do sangue dentro do saco aneurismático. As espirais ficam reposicionadas fora do fundo do saco e, em seguida, podem migrar para outras áreas anatômicas do encéfalo, acarretando complicações como isquemia das áreas irrigadas pelo vaso sanguíneo afetado. A incapacidade de obstruir o aneurisma também é uma possibilidade. Quando as espirais não conseguem obstruir o aneurisma, o saco aneurismático pode crescer e provocar mais sintomas, ou até mesmo romper. Nesses casos, há indicação para uma intervenção adicional com outra técnica endovascular ou cirurgia.[6,7]

Embora a aplicação de clipes seja o tratamento preferido ou padrão de referência para a maioria dos aneurismas, a colocação das EDG é uma opção para os pacientes considerados em risco operatório alto em razão de sua instabilidade clínica, ou que poderiam ser tratados com alguma outra abordagem conservadora. Com a evolução rápida da tecnologia, a embolização endovascular dos aneurismas cerebrais é uma alternativa segura para o grampeamento cirúrgico como tratamento dos aneurismas cerebrais intactos ou rompidos.[6,7,9] Ainda é preciso estudar com mais detalhes os desfechos de longo prazo. Alguns especialistas consideram as espirais preferíveis para o tratamento dessas lesões, embora esta questão ainda seja controvertida.

O Stent "Pipeline" | *Uma opção terapêutica nova.* Em 2014, a FDA (Food and Drug Administration) americana aprovou uma nova opção de tratamento dos aneurismas, conhecida como *stent "pipeline"* (tubular). Esse *stent* é um tubo feito de platina e liga de níquel-cobalto-cromo, que é usado para interromper o fluxo sanguíneo de aneurismas volumosos situados na artéria carótida interna (ACI). Um cirurgião especialmente treinado coloca o *stent "pipeline"* na ACI pela artéria femoral sob controle radioscópico. Quando o *stent* está bem posicionado, o fluxo sanguíneo do aneurisma diminui e isto permite a formação de um trombo para reduzir as chances de ruptura ou dilatação adicional do aneurisma. No estudo realizado como parte do processo de aprovação, 70% dos pacientes com aneurismas grandes ou gigantes apresentaram obstrução total sem estenose no período de 1 ano depois do procedimento.[10]

▶ **Tratamento clínico das complicações.** Como foi mencionado antes, pode ocorrer vasospasmo antes ou depois da intervenção cirúrgica realizada no paciente com aneurisma. O vasospasmo angiográfico é detectado imediatamente e pode ser detectado clinicamente por meio de exames neurológicos frequentes. Os sinais e sintomas do paciente podem oscilar, mas podem incluir alterações do NC, cefaleia, déficit de linguagem, hemiparesia e crises convulsivas.[6-9]

Em geral, o vasospasmo começa 3 a 12 dias depois de uma HSA; o pico de incidência ocorre dentro de 7 a 10 dias depois da hemorragia. Embora o aneurisma possa ser grampeado com sucesso, o vasospasmo pode resultar na formação de uma área extensa de isquemia ou infarto cerebral com déficits graves. O vasospasmo tem importância clínica porque reduz o FSC e priva os tecidos cerebrais de oxigênio, facilitando a acumulação de escórias metabólicas (p. ex., ácido láctico). O diâmetro reduzido do lúmen vascular limita o fluxo sanguíneo aos tecidos cerebrais e causa isquemia cerebral com consequências neurológicas potencialmente irreversíveis.[6-9]

Ecodoppler transcraniano (DTC) é uma técnica não invasiva valiosa usada para diagnosticar vasospasmo. Esse exame, que pode ser realizado à beira do leito, mede a velocidade do fluxo sanguíneo através dos segmentos dos vasos arteriais. O monitoramento das tendências de velocidade circulatória permite a detecção imediata dos primeiros indícios de vasospasmo e a identificação dos pacientes em risco de desenvolver vasospasmo. Os resultados do exame neurológico podem ser correlacionados com as alterações reveladas pelo DTC, de forma a estabelecer o diagnóstico e iniciar o tratamento imediato do vasoespasmo.

A causa exata do vasospasmo ainda não está definida. Aparentemente, há uma correlação positiva entre a dimensão da hemorragia detectada à TC e o desenvolvimento subsequente do vasospasmo, que provavelmente é causado por reações inflamatórias. Houve algum sucesso com a administração de nimodipino (um antagonista do cálcio) depois da HSA para melhorar o desfecho dos pacientes. É recomendável que esse fármaco seja administrado desde o início do quadro até o 21º dia. O nimodipino reduz a contração dos músculos liso e cardíaco, sem afetar a musculatura esquelética. A dose é de 60 mg a cada 4 horas.

O esquema "três H" é o padrão recomendado para evitar e tratar vasospasmo e consiste em expansão hipervolêmica, hemodiluição e hipertensão induzida no período pós-operatório. O nimodipino é acrescentado a esse esquema. Essas medidas atenuam o espasmo da musculatura lisa e melhoram a perfusão quando há vasospasmo.[6-9]

A hipervolemia é conseguida com expansores de volume como soluções coloides e cristaloides intravenosas (IV). Essas soluções são administradas para aumentar o volume intravascular e reduzir a viscosidade sanguínea. Com a hipervolemia, os vasos cerebrais dilatam e a PAM aumenta, deste modo aumentando a pressão de perfusão cerebral (PPC). Durante esse tratamento, o paciente deve ser monitorado porque pode desenvolver edema pulmonar e insuficiência cardíaca.

A hemodiluição por meio da administração de líquidos IV reduz a viscosidade sanguínea, aumenta o FSC regional e pode diminuir as dimensões do infarto e melhorar o transporte de oxigênio. O objetivo da hemodiluição é reduzir a viscosidade sanguínea de forma a aumentar o fluxo sanguíneo cerebral.[9]

Os vasopressores são usados para induzir hipertensão. O objetivo é manter a PA sistólica mais de 20 mmHg acima do normal. Os vasopressores aumentam a PA e a perfusão cerebral do paciente a ponto de melhorar o déficit neurológico.[6-9]

Quando o tratamento clínico convencional é ineficaz, o vasospasmo arterial agudo secundário a uma HSA pode ser tratado por angioplastia com balão nos centros que dispõem desta tecnologia. Avanços recentes na tecnologia dos microbalões permitem hoje acesso à circulação cerebral com balões

de angioplastia flexíveis, que dilatam mecanicamente e aumentam o FSC ao longo de segmentos arteriais importantes afetados pelo vasospasmo. A angioplastia com balão permite o alargamento direto do segmento estenótico.[6,7,9] A administração intra-arterial de verapamil ou nicardipino para tratar seletivamente o vasospasmo cerebral é outra técnica que pode ser usada. Pode ser necessário aumentar a dose do vasopressor para manter a pressão arterial sistêmica; estudos demonstraram que isto é bem tolerado.[9]

Hidrocefalia é outra complicação depois da ruptura aneurismática. Hidrocefalia indica um desequilíbrio entre produção e reabsorção de LCR e pode ocorrer nos pacientes com HSA. Quando há sangue no espaço subaracnoide, os coágulos de hemácias e o edema cerebral potencial podem obstruir os canais pequeníssimos que comunicam os ventrículos entre si. Quando isso ocorre, o paciente desenvolve hidrocefalia obstrutiva, que impede o fluxo normal do LCR, em geral, entre o terceiro e quarto ventrículos ou nas saídas do quarto ventrículo. Também existe a possibilidade de ocorrer um distúrbio da reabsorção, por meio do qual hemácias e produtos de sua decomposição obstruem as vilosidades aracnoides, impedindo e reabsorção e acarretando hidrocefalia comunicante. O paciente pode necessitar de um *shunt*. Com a colocação de um *shunt* ventriculoperitoneal, a ponta proximal do cateter é colocada em um dos ventrículos laterais, enquanto a ponta distal é posicionada no peritônio. O *shunt* drena o LCR para a cavidade peritoneal com o objetivo de tratar a hidrocefalia e evitar elevações perigosas da PIC.[6-8]

Crises convulsivas podem ser causadas pela acumulação do sangue no espaço subaracnoide, que atua como irritante dos neurônios. Nos casos típicos, os pacientes usam um anticonvulsivante para reduzir o risco de convulsões.[6-8]

Recidiva do sangramento é outra complicação encontrada nos pacientes com HSA quando o aneurisma não é reparado. O risco de recidiva do sangramento aneurismático varia de 2 a 4% nas primeiras 24 horas depois da primeira hemorragia. O risco de recidiva aumenta drasticamente ao longo do primeiro ano depois da primeira hemorragia.[9]

■ Cuidados de enfermagem

▶ **Avaliação.** Uma das responsabilidades principais da enfermeira é realizar uma avaliação neurológica inicial e reavaliações subsequentes para detectar alterações. Depois do procedimento cirúrgico, a enfermeira deve estar alerta ao desenvolvimento de novos déficits ou à agravação dos déficits pré-operatórios. A gravidade e a duração de qualquer déficit pós-operatório dependem em grande parte da localização e da extensão da lesão vascular e da isquemia resultante. O paciente também deve ser cuidadosamente monitorado quanto ao desenvolvimento de edema cerebral.[8]

▶ **Plano de cuidados.** Antes do procedimento cirúrgico, a enfermeira adota precauções para aneurismas assegurando um ambiente tranquilo com pouca estimulação. A enfermeira deve fazer uma avaliação da função intestinal e adotar medidas individualizadas.

É importante assegurar uma via respiratória livre. A estabilização dos líquidos e eletrólitos do paciente inclui monitoramento cuidadoso da hiponatremia, que pode agravar o edema cerebral. O controle rigoroso dos ganhos e das perdas é imperativo.[8]

A enfermeira também monitora os sinais vitais para detectar imediatamente quaisquer alterações da PA e iniciar medidas corretivas para mantê-la dentro da faixa almejada.

A hipotensão deve ser tratada imediatamente para evitar redução da perfusão cerebral. Arritmias cardíacas podem ocorrer, especialmente quando houve hemorragia no espaço subaracnoide. As arritmias devem ser tratadas imediatamente porque podem provocar redução do débito cardíaco e diminuição subsequente da perfusão cerebral.[6-8]

A administração contínua de líquidos faz parte do tratamento do vasospasmo. Um acesso intravascular pérvio deve ser mantido para hidratação; a critério do médico, pode ser apropriado manter dois acessos IV. O acesso deve ser monitorado frequentemente e a administração de líquidos não deve ser interrompida por qualquer razão. Se houver infiltração dos tecidos locais, a enfermeira deve restabelecer um acesso imediatamente.[8] Também são necessárias medidas para controlar a elevação da PIC, se isto ocorrer; o aumento da PIC pode ser percebido inicialmente como um declínio do NC. Quando a elevação da PIC for suficientemente grave para deprimir acentuadamente o NC, a intubação endotraqueal e a ventilação controlada devem ser iniciadas. A hiperventilação pode ser usada como medida inicial de emergência para reduzir as elevações perigosas da PIC, enquanto se espera pela iniciação de outras medidas terapêuticas como diuréticos osmóticos e drenagem ventricular, que são recursos valiosos para controlar elevações da PIC.

Apoio emocional é um elemento fundamental dos cuidados gerais de enfermagem para pacientes com aneurisma rompido. Em razão do desenvolvimento repentino do aneurisma, a internação hospitalar não pode ser planejada. Em muitos casos, a ruptura interrompe repentinamente as rotinas diárias do paciente e pode causar-lhe déficits neurológicos. O sistema de apoio do paciente precisa ser reorganizado para que suas atividades e responsabilidades diárias sejam realizadas em sua ausência. Os familiares precisam de ajuda para enfrentar os problemas financeiros, físicos e emocionais inerentes ao cuidado de um paciente que teve HSA. O assistente social pode ser essencial para ajudar a organizar o apoio de amigos e familiares.[8]

▶ **Educação do paciente e planejamento da alta.** Tabagismo e hipertensão são fatores de risco evitáveis associados aos aneurismas intracranianos e à HSA. Os pacientes podem ser instruídos de que deixar de fumar e controlar a hipertensão pode reduzir a incidência de formação e ruptura de aneurismas.

Os pacientes submetidos ao grampeamento de aneurismas cerebrais devem ser cuidadosamente triados antes de realizar RM. Embora os clipes de titânio usados depois de 1996 sejam "compatíveis com RM", é necessário determinar a composição do clipe antes que o paciente possa realizar este exame.

Quando o paciente teve uma crise convulsiva e está em tratamento de manutenção com anticonvulsivantes, ele deve receber instruções quanto ao monitoramento dos fármacos e à necessidade de seguir a prescrição. Além disso, ele deve ser instruído quanto às medidas de segurança para crises convulsivas.

Os pacientes que tiveram HSA passam por uma recuperação demorada. A reabilitação dos déficits específicos deve começar imediatamente.[8] A participação dos familiares no plano de reabilitação é recomendável. Os membros da equipe de saúde – inclusive fisioterapeuta, terapeuta ocupacional e fonoaudiólogo – podem ajudar a recuperar a independência do paciente e estes serviços podem ser coordenados no contexto ambulatorial ou hospitalar, dependendo da gravidade da limitação e das condições financeiras do paciente.

Malformações arteriovenosas

Malformações arteriovenosas (MAV) são lesões caracterizadas por artérias e veias dilatadas sem sistema capilar, nas quais o sangue arterial flui diretamente para o sistema venoso. Em geral, as MAV são descritas como "emaranhados" de vasos sanguíneos com um nicho bem definido, que não afeta o parênquima cerebral.[11-13] As MAV geralmente são congênitas e, nos casos típicos, crescem à medida que a idade aumenta.[11] Embora sejam encontradas em todas as estruturas do sistema nervoso central (SNC), cerca de 90% das MAV estão localizadas no encéfalo, mais comumente nos lobos frontais e temporais, onde são irrigadas pela ACM.

▪ Epidemiologia

As MAV são lesões cerebrais relativamente raras. Estudos populacionais estimaram que a prevalência seja menor que 1% da população geral.[11] Com base em análises estatísticas, não há predisposição significativa por sexo. As MAV são diagnosticadas mais comumente em adultos jovens e a maioria dos casos é detectada nos pacientes com menos de 40 anos.[14] Quando o paciente tem MAV e aneurisma (7% dos casos), a lesão que está causando sintomas deve ser tratada primeiramente. Em alguns casos, as duas lesões podem ser tratadas cirurgicamente no mesmo procedimento. Os aneurismas têm mais tendência a causar hemorragia.

▪ Fisiopatologia

As MAV desenvolvem-se mais provavelmente entre a 4ª e a 8ª semana de desenvolvimento embrionário, quando as células começam a diferenciar-se e quando os componentes capilares do encéfalo desenvolvem-se. (Ver boxe Foco na Genética 35.1.)

Foco na Genética 35.1

Malformação arteriovenosa cerebral

- Polimorfismos de nucleotídeos únicos (SNP, ou *single nucleotide polymorphism* em inglês) na região promotora do gene *IL6* foram associados a malformação arteriovenosa cerebral (MAVC) e hemorragia intracerebral. O gene *IL6* fornece instruções para a produção de uma proteína conhecida como interleucina 6 (IL-6). A expressão dessa proteína pode modular os alvos inflamatórios e angiogênicos subsequentes, que contribuem para a hemorragia intracraniana da MAVC
- A mutação do gene *IL6* associada à MAVC afeta um segmento de DNA conhecido como região promotora do gene, especificamente no (−17G/C). Nos tecidos cerebrais dos pacientes com MAVC, pesquisadores encontraram níveis mais altos da proteína IL-6 e seu mRNA, que estavam associados ao genótipo *IL6* −174GG, em comparação com os genótipos GC e CC. Os níveis da proteína IL-6 estavam aumentados nos tecidos da MAVC dos pacientes com quadro de hemorragia, em comparação com os indivíduos sem sangramento intracraniano
- Existem testes genéticos para detectar polimorfismos de nucleotídeo único (SNP)

Dados baseados em Online Mendelian Inheritance in Man (OMIM). Acessados em 10 de Agosto de 2015 na página http://omim.org; Chen Y, Pawlikowska L, Yao JS et al.: Interleukin-6 involvement in brain arteriovenous malformations. Ann Neurol 59:72-80, 2006; e Weinsheimer SM, Xu H, Achrol AS et al.: Gene expression profiling of blood in brain arteriovenous malformation patients. Transl Stroke Res 2(4):575-587, 2011.

As MAV formam-se nos locais onde a circulação vascular primitiva não consegue desenvolver um sistema capilar adequado. Dentro da lesão, o sangue é desviado diretamente da circulação arterial para a venosa, sem a vantagem de um sistema capilar interveniente; deste modo, a resistência é menor e, consequentemente, as MAV recebem fluxo sanguíneo significativo. As artérias e veias dilatam para acomodar esse fluxo aumentado e suas paredes são tipicamente muito finas. As artérias que levam sangue à malformação e as veias que o drenam também se tornam dilatadas em consequência do fluxo sanguíneo aumentado na lesão.[1,13,13]

■ Manifestações clínicas

A manifestação inicial mais comum das MAV – hemorragia – ocorre em mais de 50% dos pacientes afetados.[11] O sangramento pode ser intracerebral, subdural ou subaracnoide. Uma lesão pequena pode estar associada ao risco elevado de hemorragia em consequência da pressão e do fluxo mais altos nos vasos que a irrigam. O risco aumentado de hemorragia também se evidencia com as MAV localizadas nos núcleos da base e na fossa posterior; lesões com drenagem venosa profunda; e lesões que contêm apenas poucas ou uma veia de drenagem, acarretando elevação das pressões dentro das artérias que irrigam a MAV.[11]

A taxa de mortalidade depois de uma hemorragia varia em torno de 10 a 15%.[11] O risco de recidiva do sangramento é maior no primeiro ano depois do primeiro episódio, mas diminui nos anos seguintes.[11] As MAV cerebrais podem ser responsáveis por cerca de 2% das hemorragias subaracnoides (HSA).[13] As HSA causadas por MAV são menos letais que as secundárias à ruptura de um aneurisma, mas estão associadas a morbidade neurológica significativa.

Outra manifestação inicial comum de MAV é crise convulsiva, que ocorre em 20 a 25% dos pacientes afetados.[11] O risco de ter uma crise convulsiva aumenta com o diâmetro crescente da lesão: as convulsões são mais prováveis nos pacientes com MAV volumosas e mais superficiais.[12] Os pacientes que desenvolvem crises convulsivas devem ser tratados com FAE, mas eles não são administrados rotineiramente como profilaxia nos casos de MAV.

Outras manifestações iniciais da MAV são cefaleia, hipertensão intracraniana, déficits neurológicos referíveis à localização da lesão (5 a 7%), sopros e sintomas visuais.[11,13] Também pode haver declínio da função cognitiva, especialmente nos pacientes mais idosos com MAV volumosas; isto pode estar relacionado com o "roubo cerebral", no qual o sangue arterial é desviado dos tecidos cerebrais normais para a MAV, causando alterações isquêmicas.[12]

As MAV são classificadas com base em sua morfologia, localização e drenagem venosa. O sistema de classificação de Spetzler-Martin usado para estimar o risco de intervenção neurocirúrgica no paciente com MAV atribui 1 ponto para lesões com menos de 3 cm, 2 pontos para lesões de 3 a 6 cm e 3 pontos para lesões com mais de 6 cm. Quando a MAV está localizada em uma área sensível do encéfalo (sensorial ou motora, fala, visão ou tronco encefálico), acrescenta-se mais 1 ponto à soma; nenhum ponto é acrescentado quando está localizada fora dessas áreas sensíveis. Quando a malformação está associada a drenagem venosa profunda, atribui-se mais 1 ponto, que não é acrescentado quando a drenagem venosa é superficial. Os escores baixos estão associados a desfechos cirúrgicos mais favoráveis, enquanto os escores mais altos preveem morbidade pós-operatória mais alta.[12,14]

■ Diagnóstico

TC e RM são usadas para investigar a existência de MAV. A lesão deve ser diferenciada de tumores e outras lesões encefálicas com base na existência de um halo de hemossiderina ao redor da malformação. As imagens tridimensionais ajudam a revelar a malformação e suas relações com as estruturas anatômicas circundantes. Angio-RM é uma técnica não invasiva usada para avaliar os vasos nutrientes e de drenagem com referência ao nicho da MAV. Embora a angio-RM forneça informações úteis, essa técnica não substitui satisfatoriamente a angiografia mais invasiva, que também é usada para avaliar as artérias nutrientes e as veias de drenagem. Em casos raros, a MAV não é demonstrável à angiografia; isto pode ocorrer com as lesões que sangraram, têm vasos nutrientes e de drenagem finos, ou que apresentam fluxo lento. DTC, tomografia computadorizada por emissão de fóton único (SPECT, em inglês) e PET também são usados para demonstrar alterações do fluxo sanguíneo. A RMf é útil para demonstrar a relação da MAV com as áreas cerebrais sensíveis.[11,13]

■ Tratamento clínico

O tratamento das MAV depende dos seguintes fatores: idade e condições clínicas do paciente, padrão de circulação associado à malformação, história de sangramento, outros sintomas e localização da lesão.

▶ **Tratamento intervencionista.** A embolização endovascular das artérias nutrientes é realizada para tratar malformações pequenas de grau baixo. O índice de cura é pequeno (10 a 15%) e pode ser necessário um ou mais procedimentos para obstruir os vasos anormais. A embolização é usada como adjuvante ao tratamento cirúrgico e à radiocirurgia. Durante a embolização, partículas, líquidos (p. ex., cola acrílica), balões ou espirais são introduzidos dentro do nicho da MAV antes da cirurgia ou radiocirurgia.[11-13] O tratamento endovascular das micro-MAV pode ser realizado imediatamente depois da seleção cuidadosa dos pacientes e pode ser uma alternativa à ressecção cirúrgica aberta da lesão.[12]

▶ **Tratamento radiocirúrgico.** A radiocirurgia com bisturi gama, acelerador linear ou irradiação com íons pesados assegura desfechos satisfatórios com as lesões relativamente pequenas. Quando a radiocirurgia foi realizada para tratar lesões com menos de 3 cm de diâmetro, estudos sugeriram índices de cura em torno de 96%. Contudo, a obstrução completa da malformação demora dois a três anos e, durante este período, existe o risco de hemorragia.[14,15] As MAV muito grandes podem ser tratadas com sucesso por intervenções radiocirúrgicas progressivas. Considerando o tempo necessário para conseguir a obstrução da lesão, ainda é necessário acompanhar os pacientes tratados por muitos anos.[15]

▶ **Tratamento cirúrgico.** Ressecção cirúrgica é o tratamento preferido para a maioria das MAV. A cirurgia pode reduzir o risco de hemorragia e crises convulsivas. Mapeamento cerebral, RMf e potenciais evocados intraoperatórios podem ser usados no planejamento cirúrgico das lesões localizadas em áreas sensíveis do encéfalo. Os desfechos são favoráveis, principalmente com as lesões graus I e II de Spetzler-Martin. Além disso, a incidência de complicações neurológicas é pequena; o tratamento cirúrgico também oferece cura imediata. A angiografia intraoperatória é recomendável.[12-14]

710 Parte 8 Sistema Nervoso

▶ **Tratamento multimodal.** Para as lesões grau III de Spetzler-Martin, as abordagens terapêuticas variam entre cirurgia e radiocirurgia. Com as MAV volumosas ou lesões situadas em áreas sensíveis do encéfalo, o tratamento multimodal com embolização, radiocirurgia e microcirurgia é preferível. Há controvérsias quanto à abordagem terapêutica mais apropriada às lesões graus IV e V de Spetzler-Martin; alguns médicos recomendam a abordagem multimodal, enquanto outros preferem nenhuma intervenção terapêutica.

Além da manifestação clínica inicial da MAV na forma de hemorragia intracraniana, o paciente pode ter hidrocefalia, possivelmente porque a lesão atua como um tumor que ocupa espaço e interfere com a circulação do LCR. A hidrodinâmica do encéfalo também pode ser afetada pela obstrução mecânica por uma veia de drenagem associada à lesão. Quando isso causa hidrocefalia aguda e elevação da PIC, pode ser necessário realizar drenagem ventricular; quando o problema é crônico, um *shunt* ventriculoperitoneal pode ser necessário como tratamento de longa duração. O controle definitivo da hidrocefalia deve ter prioridade no tratamento da MAV.[12,13]

■ **Cuidados de enfermagem**

▶ **Avaliação.** Os cuidados da enfermeira para o paciente com MAV são semelhantes aos descritos para os casos de aneurisma cerebral. As avaliações neurológicas inicial e sequencial são necessárias para detectar alterações sutis ou evidência de hemorragia.

▶ **Plano de cuidados.** A avaliação cuidadosa para detectar sinais neurológicos focais ou evidência de edema cerebral reduz a morbidade pós-operatória significativa.

▶ **Educação do paciente e planejamento da alta.** Os pacientes que tiveram uma hemorragia ou crises convulsivas secundárias a MAV são tratados praticamente da mesma forma que os pacientes com aneurismas. A educação do paciente e de seus familiares inclui sinais de hipertensão intracraniana, controle e precauções para convulsões, tratamento anticonvulsivante, complicações pós-operatórias e efeitos colaterais da radioterapia (quando necessário).

Procedimentos neurocirúrgicos

Os procedimentos neurocirúrgicos podem ser realizados em algumas situações, inclusive:

1. Obter tecidos para diagnóstico histopatológico.
2. Remover massa anormal ou lesão expansiva (p. ex., tumor, cisto ou sangramento) e, consequentemente, reduzir o efeito compressivo.
3. Reparar alguma anormalidade (p.ex., aneurisma).
4. Implantar um dispositivo (p.ex., *shunt*, reservatório).

Alguns fatores devem ser considerados antes de tomar uma decisão cirúrgica segura. Primeiramente, os exames diagnósticos são realizados para esclarecer o diagnóstico diferencial. Idade e condições neurológicas do paciente e comorbidades existentes são fatores incluídos na decisão de realizar uma intervenção cirúrgica e determinar a abordagem mais apropriada. Os procedimentos cirúrgicos realizados mais comumente estão descritos resumidamente nas seções subsequentes.

■ **Biopsia estereotáxica**

A biopsia estereotáxica é realizada para obter tecidos que permitam firmar o diagnóstico histopatológico definitivo. Esse procedimento é realizado frequentemente quando há suspeita de um tumor, mas a lesão é muito pequena ou profunda para que seja retirada cirurgicamente. A biopsia estereotáxica é usada em tumores localizados em áreas sensíveis do encéfalo, lesões que atravessam o corpo caloso e lesões múltiplas inoperáveis.[2,16-18] Também é realizada para confirmar o diagnóstico de tumores tratados anteriormente, por exemplo, quando um glioma maligno é tratado com várias modalidades, tecidos são obtidos e analisados para diferenciar entre tumor em atividade e efeitos do tratamento (*i. e.*, necrose). Além disso, alguns pacientes podem ter várias comorbidades clínicas e doença muito grave a ponto de impedir uma craniotomia. Outros pacientes podem optar por fazer uma biopsia menos invasiva.[2]

O objetivo da cirurgia estereotáxica é localizar um alvo seguindo uma trajetória predefinida. As biopsias estereotáxicas com armação requerem a colocação de uma armação craniana rígida para estabelecer as coordenadas correspondentes. Em seguida, a TC ou RM intensificada com contraste é realizada usando a mesma armação de localização. A imagem axial do tumor é exibida com algumas coordenadas para indicar os pontos de acesso. A biopsia pode ser realizada sob anestesia local ou geral no centro cirúrgico (CC).[1,2,16] Depois da tricotomia e da preparação da pele, um orifício diminuto (broca giratória ou trepanação) é perfurado, uma agulha é introduzida até a lesão e uma ou mais biopsias são obtidas e examinadas imediatamente por um patologista. O procedimento é finalizado quando se obtém tecido suficiente ou líquido do cisto com finalidades diagnósticas.

A biopsia estereotáxica também pode ser realizada sem armação. Estereotaxia guiada por computador é um sistema de navegação usado para gerar uma imagem tridimensional do tumor. Antes do procedimento, são obtidas imagens de TC ou RM e marcadores (fiduciais) são aplicados no couro cabeludo. Os marcadores ficam evidentes na superfície e são usados para determinar a posição do alvo real. Em seguida, obtém-se uma imagem computadorizada a partir dos dados de imageamento.[2,16]

■ **Craniotomia**

A craniotomia é realizada para remover lesões que ocupam espaço, inclusive tumor, cisto ou malformação vascular. Esse procedimento cirúrgico também pode ser necessário em caráter de emergência para drenar um hematoma ou tratar uma síndrome de herniação. Quando for necessário, a craniotomia é realizada para grampear um aneurisma.[1,6-8]

Com esse procedimento, o cirurgião faz uma incisão na pele, levanta um retalho ósseo, abre a dura-máter e recolhe tecidos da lesão para biopsia ou realiza a ressecção. O paciente neurocirúrgico tem necessidades farmacológicas no período intraoperatório muito singulares. O neuroanestesiologista administra fármacos que produzem o efeito anestésico necessário, ao mesmo tempo que reduzem os riscos de elevar a PIC ou rebaixar o limiar convulsivo. Reversibilidade rápida também é especialmente importante para os pacientes submetidos a uma craniotomia, porque seu estado neurológico pós-operatório deve ser avaliado rapidamente.[1,18]

Além do equipamento usado durante o procedimento cirúrgico para ampliar a segurança e eficiência, recursos específicos de monitoramento intraoperatório podem melhorar o desfecho desses pacientes. Ao longo dos últimos 15 a 20 anos, houve avanços significativos nessa área. A ultrassonografia passou a ser o padrão de referência para monitoramento neurocirúrgico há alguns anos, porque ela pode diferenciar entre lesões anormais e tecido cerebral normal ou edema. Os tecidos anormais remanescentes podem ser identificados antes de fechar a ferida cirúrgica. Como foi mencionado antes, a estereotaxia guiada por computador também é usada durante a craniotomia. É possível que esse procedimento aumente a segurança e eficácia cirúrgicas porque reduz a dimensão da craniotomia, diminui a manipulação dos tecidos cerebrais e facilita a ressecção do tumor.[16,17] O mapeamento cortical é usado para remover massas localizadas em áreas sensíveis do encéfalo. Os potenciais evocados somatossensoriais são registrados durante o procedimento cirúrgico sob anestesia geral para avaliar a relação entre as áreas motoras e a lesão a ser retirada. A estimulação cortical direta permite localizar o córtex sensitivomotor e também é usada para atenuar os déficits neurológicos e facilitar a ressecção do tumor. Em alguns casos, esses procedimentos permitem um controle mais eficaz das crises convulsivas. A estimulação cortical direta requer anestesia local e o paciente precisa estar consciente durante grande parte do procedimento.[2,17,18]

Os cuidados pós-operatórios do paciente submetido a craniotomia ou biopsia estereotáxica de um tumor cerebral enfatizam a avaliação e a intervenção indicada para algumas complicações que podem ocorrer. No período pós-operatório imediato, os pacientes podem reagir lentamente em razão dos efeitos da anestesia geral. Alterações transitórias do estado mental ou déficits neurológicos focais novos devem regredir rapidamente nesses casos.[2] Quando houver alguma alteração significativa em comparação com o exame basal, é necessário obter documentação radiográfica de uma hemorragia ou edema cerebral. A TC ou RM é realizada para excluir complicações pós-operatórias. Edema é esperado e pode ser tratado frequentemente com corticosteroides. Quando há elevação significativa da PIC, o paciente é tratado clinicamente na UTI sob observação rigorosa. Em alguns casos, é necessária intervenção cirúrgica para tratar uma hemorragia pós-operatória aguda.

Outros parâmetros de monitoramento pós-operatório são os seguintes: avaliações contínuas dos sinais vitais e do estado neurológico; deambulação imediata para evitar complicações pulmonares e cardiovasculares; avaliações dos serviços de fisioterapia e terapia ocupacional; testes da fala e função cognitiva quando há indicação; profilaxia para TVP e EP; e avaliação e cuidados com a ferida operatória.

■ Operações transesfenoidais e transnasais

As operações transesfenoidais e transnasais têm sido realizadas em alguns centros para remover tumores e cistos hipofisários. Essas duas abordagens cirúrgicas substituem a abordagem transcraniana, quando possível. Algumas estimativas sugerem que 75 a 95% dos casos sejam tratados dessa forma. O paciente é posicionado na mesa cirúrgica sob anestesia geral. O seio esfenoide e a sela túrcica são abertos e o tumor é removido usando um microscópio cirúrgico. Quando há evidência de extravasamento de líquido durante o procedimento cirúrgico, a cavidade selar é comprimida com tecido adiposo, geralmente retirado do abdome do paciente. A incisão da mucosa é fechada com suturas reabsorvíveis. Compressas intranasais são aplicadas comumente depois da operação e retiradas dentro de 3 a 4 dias.[1,2]

Esse procedimento geralmente é bem tolerado. Os cuidados pós-operatórios têm como objetivo ampliar a mobilidade, monitorar a respiração, avaliar o equilíbrio hidreletrolítico e

detectar indícios de vazamento de LCR. O paciente deve ser instruído a evitar tossir, espirrar e assoar o nariz para evitar elevação da PIC e desprendimento do tamponamento nasal.[2]

■ Neuroendoscopia como recurso cirúrgico

As técnicas de microcirurgia endoscópica têm sido usadas com frequência crescente. Esse recurso cirúrgico facilita a visualização da anatomia normal e das lesões patológicas e é usado mais comumente para retirar lesões avasculares menores com consistência macia. Cistos coloides e cistos do plexo coroide, ependimoma, alguns tumores da base do crânio e certos gliomas podem ser removidos por essa abordagem. A técnica consiste em usar um endoscópio flexível angulado que, deste modo, facilita a abordagem para remover tumores e grampear aneurismas.[19] Além disso, ela permite melhorar a visualização durante uma operação transesfenoidal, assegurando uma avaliação mais detalhada do tumor hipofisário.[19]

Distúrbios neurológicos

Acidente vascular cerebral

O termo "doença vascular cerebral" engloba qualquer processo patológico que afete os vasos sanguíneos do encéfalo. A maioria dos casos de doença cerebrovascular é causada por trombose, embolia ou hemorragia. Os mecanismos de cada um desses processos são diferentes, mas o resultado final é a destruição de uma área focal do encéfalo.[20-22]

Um acidente vascular cerebral (AVC) pode ser definido por um déficit neurológico que tem início súbito, causa lesão irreversível do encéfalo e é causado por doença cerebrovascular. O AVC ocorre quando há interrupção do fluxo sanguíneo de uma região do encéfalo. A irrigação sanguínea é bloqueada por uma obstrução vascular, trombo ou êmbolo, ou pela ruptura de um vaso sanguíneo. As manifestações clínicas evidentes dependem da localização do processo e da região do encéfalo perfundida pelo vaso.[20-22]

Hoje em dia, o AVC é referido como um "ataque cerebral" para estimular os profissionais de saúde e o público em geral a tratar esta condição com a mesma urgência que um infarto agudo do miocárdio. O ataque cerebral deve ser considerado uma emergência clínica. De forma a assegurar a regressão da isquemia cerebral, os pacientes devem ser avaliados imediatamente. A lesão isquêmica do encéfalo ocorre quando a obstrução arterial estende-se por mais que duas a três horas. A demora em buscar atendimento médico pode anular a possibilidade de usar tratamentos com agentes trombolíticos para preservar os tecidos cerebrais. Nos EUA, AVC é a quarta causa principal de mortes.[22] Mesmo quando não é fatal, o AVC pode causar limitações físicas graves e persistentes.[20-22]

Houve avanços significativos no tratamento dos acidentes vasculares cerebrais. O diagnóstico imediato e a admissão rápida no setor de emergência médica (SEM) são essenciais para reduzir as mortes e sequelas físicas do AVC. Também foram lançadas campanhas na mídia para ampliar a conscientização pública quanto aos sinais e sintomas de um AVC, de forma que possa ser buscado atendimento imediato.

Uma inovação na forma como é prestado atendimento aos pacientes com AVC consistiu em estabelecer centros certificados pela Joint Commission para atendimento a esta emergência. Em 2002, a Joint Commission criou um programa de Certificação em Atendimento a Doenças Específicas e AVC era uma das categorias patológicas específicas, nas quais a certificação do programa poderia ser alcançada. Com esse programa voluntário, as organizações têm seus programas de tratamento revisados pela Joint Commission. Os critérios do programa são os seguintes: adesão aos padrões nacionais consensuais; adoção efetiva das diretrizes de prática clínica para estabilização e otimização dos cuidados prestados; e uma abordagem organizada para monitorar o desempenho das atividades de melhoria do serviço. Obter a certificação de "Primary Stroke Center" (Centro Primário de Atendimento ao AVC, em tradução livre) significa que uma equipe interdisciplinar com profissionais de várias áreas presta cuidados terapêuticos aos pacientes com AVC. Essa designação é interessante para muitas instituições que desejam ser reconhecidas por seus cuidados prestados aos pacientes com AVC.[22,23]

Etiologia

Nos EUA, cerca de 75% dos acidentes vasculares cerebrais são causados por obstruções vasculares (trombos ou êmbolos), que acarretam isquemia e infarto. Cerca de 25% dos AVC detectados naquele país são hemorrágicos e resultam de doença vascular hipertensiva (que causa uma hemorragia intracerebral), ruptura de aneurisma ou MAV.[20,24,25] A Figura 35.5 descreve a classificação dos acidentes vasculares cerebrais.

Epidemiologia

Anualmente, cerca de 795.000 pessoas têm um AVC novo ou recidivante, que acarreta taxa de mortalidade de 35%.[24] Ainda que a média de idade dos pacientes com AVC seja de 70 anos, 40% de todos os casos incidem na população com menos de 60 anos. As mulheres superam os homens quanto à incidência de AVC, porque cerca de 60.000 mais mulheres têm AVC anualmente, em comparação com os homens. Em vista da expectativa de vida mais longa das mulheres, na verdade é maior o número de mulheres que morrem por AVC, representando 61% de todas as mortes por esta causa. Algumas estimativas sugeriram que 3 milhões de indivíduos sejam sobreviventes de um AVC e que esta seja a causa principal de limitação física e um dos diagnósticos principais a exigir cuidados prolongados.[24] Os fatores de risco do AVC são tabagismo, hipertensão, obesidade, doença cardíaca, hipercolesterolemia, diabetes, câncer, uso de anticoncepcionais hormonais e forame oval patente com aneurisma do septo atrial. Os esforços de prevenção devem enfatizar alterações do estilo de vida, que podem modificar os fatores de risco. Além disso, o uso apropriado de anticoagulantes (varfarina, apixabana, dabigatrana e rivaroxabana) e ácido acetilsalicílico (AAS) pelos pacientes em risco de AVC trombótico é uma intervenção de profilaxia primária.[21,22,26]

Fisiopatologia

Quando a irrigação sanguínea de qualquer parte do encéfalo é impedida por um trombo ou êmbolo, começa o período de privação de oxigênio e substratos fornecidos aos tecidos cerebrais. A privação por 1 minuto pode causar sintomas reversíveis como perda da consciência. A privação de oxigênio por períodos mais longos pode causar necrose microscópica dos neurônios. Em seguida, pode-se dizer que a área necrótica está infartada.[1,26]

A privação inicial de oxigênio pode ser causada por isquemia difusa (em consequência de uma parada cardíaca ou hipotensão) ou hipoxia generalizada (por anemia ou altitude elevada). Quando os neurônios são submetidos apenas à isquemia e ainda não necrosaram, eles podem ser recuperados. Esse tecido isquêmico pode ser recuperado com tratamento apropriado ou destruído por complicações secundárias.[1,26]

Isquemia cerebral é um processo complexo, que depende da gravidade e da duração da redução do FSC. A sequência isquêmica começa dentro de alguns segundos a minutos depois da redução da perfusão, formando uma zona de infarto irreversível

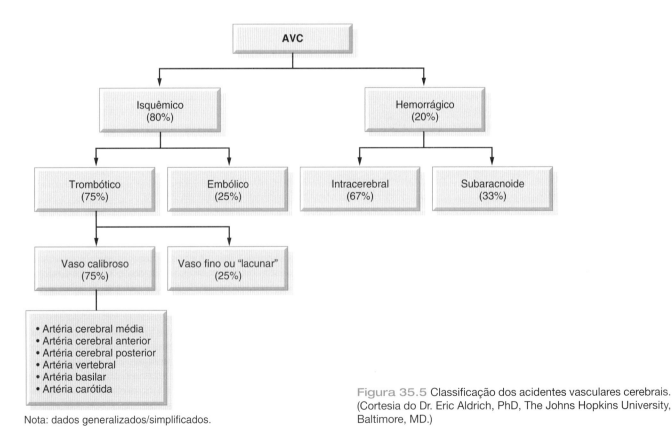

Figura 35.5 Classificação dos acidentes vasculares cerebrais. (Cortesia do Dr. Eric Aldrich, PhD, The Johns Hopkins University, Baltimore, MD.)

Nota: dados generalizados/simplificados.

e uma área circundante de "penumbra isquêmica" potencialmente recuperável. O objetivo do tratamento para AVC agudo é recuperar a penumbra isquêmica ou o território ameaçado. Sem intervenção imediata, toda a área de penumbra isquêmica pode finalmente se transformar em uma região infartada.[1,26]

O êmbolo que causou um AVC pode ser formado de coágulos de sangue, fragmentos de placas ateromatosas, gordura ou ar. Na maioria dos casos, os êmbolos cerebrais têm origem cardíaca e são secundários a infarto do miocárdio ou fibrilação atrial. Quando a causa de um AVC é hemorragia, o fator desencadeante geralmente é hipertensão arterial. As anomalias vasculares (p. ex., MAV e aneurismas cerebrais) têm mais tendência a romper e causar hemorragia quando o paciente é hipertenso.[25]

A síndrome neurovascular encontrada mais comumente nos pacientes com AVC trombótico e isquêmico é atribuída ao acometimento da artéria cerebral média (ACM). Essa artéria irriga predominantemente as regiões laterais do hemisfério cerebral. O infarto dessa área do encéfalo pode causar déficits sensoriais e motores contralaterais. Quando o hemisfério infartado é o dominante, o paciente pode ter disfasia. É difícil prever o grau de isquemia e infarto cerebrais resultantes de um AVC trombótico ou embólico. Existe a possibilidade de que um AVC seja ampliado depois da lesão inicial. Depois de um AVC trombótico volumoso, o paciente pode desenvolver edema cerebral massivo e elevação da PIC a ponto de causar herniação e morte. A área do encéfalo afetada e a gravidade da lesão afetam o prognóstico. Como os AVC trombóticos frequentemente são causados por aterosclerose, existe o risco de recidiva do AVC nos pacientes que já tiveram um episódio no passado.[24,26] Com os AVC embólicos, os pacientes também podem ter episódios subsequentes quando a causa básica não é tratada. Quando a extensão dos tecidos cerebrais destruídos por um AVC hemorrágico não é exagerada e não afeta uma área vital, o paciente pode recuperar-se com déficits mínimos. Quando a hemorragia é volumosa ou afeta estruturas cerebrais vitais, o paciente pode não se recuperar; contudo, quando a hemorragia intracerebral não é massiva, a recuperação é possível. Considerando os objetivos dessa descrição, enfatizaremos diagnóstico e tratamento do AVC isquêmico.

■ Manifestações clínicas

Em geral, o AVC caracteriza-se pelo início súbito de algum déficit neurológico focal. O paciente pode ter sinais como fraqueza, dormência, distúrbios visuais, disartria, disfagia ou afasia. As manifestações de um AVC dependem da localização anatômica da lesão; um infarto localizado em determinada região do encéfalo causa perda funcional da parte do corpo controlada, ou da habilidade pela qual ela era responsável.[1,25,26] A Tabela 35.6 mostra a correlação entre irrigação sanguínea e sintomatologia depois de um ataque cerebral.

Tabela 35.6 AVC | Correlação entre irrigação sanguínea do encéfalo e sintomatologia.

Artéria	Estrutura do encéfalo	Sinais/sintomas da obstrução
Circulação anterior		
Artéria cerebral anterior	Lobos medial, frontal e parietal; cabeça do núcleo caudado; globo pálido; segmento anterior da cápsula interna	• Amnésia • Embotamento afetivo, lentidão e distração ao menor estímulo • Déficit de discernimento • Desinibição e narrativa perseverante • Déficits sensoriais e motores contralaterais mais acentuados na perna que no braço • Incontinência • Reflexos primitivos (preensão palmar, sucção) • Apraxia da marcha • Reação lenta ou retardada
Artéria cerebral média	Regiões laterais dos lobos frontal e parietal; regiões lateral e anterior do lobo temporal; globo pálido e putâmen; cápsula interna	• Hemiparesia e déficits sensoriais contralaterais • Fraqueza do braço e da face mais acentuada que da perna • Hipoestesia contralateral • Hemianopsia ipsilateral • Olhar preferencial para o lado da lesão • Agnosia • Afasia de recepção ou expressão – lesão no hemisfério dominante • Negligência e desatenção – lesão no hemisfério não dominante
Circulação posterior		
Artéria cerebral posterior	Lobos occipitais; regiões medial e posterior dos lobos temporal e parietal; tronco encefálico; tálamo posterior; e mesencéfalo	• Hemianopsia homônima contralateral • Cegueira cortical • Agnosia visual • Estado mental alterado • Déficit de memória • Vertigem • Náuseas e vômitos • Nistagmo • Diplopia • Déficits dos campos visuais • Disfagia • Disartria • Hipoestesia facial • Síncope • Ataxia

Dados baseados em Hickey JV: The Clinical Practice of Neurological and Neurosurgical Nursing. Philadelphia, PA: Wolters Kluwer/Lippincott Williams & Wilkins, 2014; e Jauch EC: Ischemic stroke. Atualizado em 30 de julho de 2015. Acessado em 7 de Agosto de 2015 na página http://emedicine.medscape.com/article/1916852-print.

714 Parte 8 Sistema Nervoso

Quando os sintomas regridem em menos de 24 horas, o episódio é classificado como ataque isquêmico transitório (AIT), cuja definição é "déficit neurológico com duração menor que 24 horas e atribuível à isquemia retiniana ou cerebral focal". A maioria dos AIT persiste por apenas alguns minutos a menos de uma hora, dificultando ainda mais seu diagnóstico e tratamento imediatos. Cerca de 15% de todos os AVC são precedidos de AIT.[24] Depois de um AIT, o paciente deve ser passar por uma investigação diagnóstica detalhada.

■ **Diagnóstico**

O diagnóstico rápido de um AVC é essencial, de forma que os pacientes adequados possam receber tratamento trombolítico, cujo objetivo é recuperar os tecidos cerebrais lesados e atenuar déficits irreversíveis. O paciente deve ser levado a um serviço de emergência, no qual um neurologista possa fazer a triagem inicial e solicitar exames de neuroimagem apropriados.[20,22,272,28] O intervalo entre o início dos sintomas e a administração do tratamento trombolítico (ou "tempo até a agulha") deve ser o menor possível. Existem evidências favoráveis a uma "janela terapêutica" de 4,5 horas entre o início dos sintomas e a administração do trombolítico.[22,26,27] Os setores de emergência devem contar com serviços eficientes, de forma que os exames possam ser realizados e o tratamento iniciado imediatamente.

A história de saúde do paciente ajuda a determinar o que aconteceu. É importante obter uma descrição do evento neurológico; quanto durou; e se os sintomas estão regredindo, desapareceram por completo ou não se alteraram desde o início do quadro. O diagnóstico diferencial de um AVC inclui excluir a possibilidade de hemorragia intracerebral, HSA, hematoma subdural ou epidural, neoplasia, crise convulsiva, meningite ou enxaqueca.[25,26] O esclarecimento do tipo de sintomas pode ajudar a definir o diagnóstico e localizar o território vascular potencialmente afetado. A detecção de fatores de risco para AVC, inclusive hipertensão, fibrilação atrial crônica, hipercolesterolemia, tabagismo ou uso de anticoncepcional oral, ou história familiar de AVC, também facilita o diagnóstico.

No setor de emergência, alguns dos exames usados frequentemente para avaliar um paciente com AVC isquêmico agudo são TC do encéfalo (sem contraste), exames hematológicos, avaliação neurológica e triagem usando a NIHSS (National Institutes of Health Stroke Scale).[22,25-28] Esse recurso (Figura 35.6) permite determinar um escore para estimar a gravidade do AVC.

Hoje em dia, não existem exames laboratoriais definitivos para determinar se um paciente teve AVC. Por outro lado, os resultados desses exames devem ser analisados em conjunto com a história de saúde, o exame neurológico e os resultados dos exames de neuroimagem. Também devem ser solicitados exames laboratoriais como hemograma completo, eletrólitos, glicose e parâmetros da coagulação.

A TC de crânio deve ser realizada em caráter de urgência para excluir a existência de hemorragia intracerebral. Em condições ideais, a TC deve ser realizada dentro de 60 minutos depois da chegada do paciente no setor de emergência, de forma que possam ser tomadas decisões terapêuticas. A TC pode ser útil para diferenciar entre AVC e outras lesões não vasculares. Por exemplo, esse exame pode mostrar hemorragia subdural, abscesso cerebral, tumor, HSA ou hemorragia intracerebral.[1,20,29] Contudo, nas primeiras 24 a 48 horas, a TC pode não mostrar uma área de infarto.

As técnicas de neuroimagem mais modernas também fornecem informações valiosas. A ressonância magnética (p. ex., sequências ponderadas em T1 e T2, FLAIR [*fluid-attenuated inversion recovery*, em inglês] e técnicas ponderadas por difusão) tornaram-se amplamente disponíveis e são mais esclarecedoras que a TC para detectar infartos.[21,22,27] Normalmente, as primeiras alterações aparecem nas imagens de RM dentro de 24 horas.

Outros exames que podem ser realizados, dependendo da disponibilidade dessas tecnologias, são RM ponderada por difusão (DWI ou *diffusion-weighted imaging*, em inglês) e ponderada por perfusão (PWI ou *perfusion-weighted imaging*, em inglês). Essas técnicas ajudam a detectar o núcleo do infarto e a área de penumbra, o que é importante porque a existência de tecidos viáveis direciona as intervenções subsequentes (p. ex., reperfusão). A penumbra isquêmica circunda o tecido infartado e corresponde à área cerebral com perfusão limítrofe, que foi lesada pelo episódio isquêmico, mas é potencialmente recuperável. A técnica DWI detecta o infarto agudo dentro de algumas horas depois do início dos sintomas. Também pode revelar alterações associadas ao tecido infartado horas antes que a TC ou RM convencional possam detectar qualquer anormalidade. Além disso, a DWI diferencia entre as alterações isquêmicas agudas e crônicas. A PWI mostra anormalidades regionais do FSC. A diferença entre as falhas de difusão e perfusão representa a penumbra isquêmica, ou "território em risco".[22] As técnicas de RM DWI-PWI identificam os pacientes que são candidatos ideais ao tratamento trombolítico.

A angiografia cerebral é o padrão de referência para avaliar a irrigação sanguínea do encéfalo. O risco de morbidade ou mortalidade associado a esse exame foi estimado entre 1,5 e 2,0%. Entretanto, ele pode evidenciar uma obstrução ou êmbolo arterial. Em razão do tempo que demora para fazer uma angiografia cerebral, a janela de oportunidade para tratar um paciente com trombolíticos intravenosos pode ser perdida. Contudo, a angiografia é necessária à trombólise intra-arterial, na qual o ativador de plasminogênio tecidual (AP-t) ou outro agente trombolítico é administrado na área da trombose por um cateter introduzido na artéria.[22] Os intervalos de oportunidade podem ser de até 6 horas desde o início dos sintomas até a trombólise intra-arterial; 8 horas desde o início dos sintomas até a trombólise mecânica; e 24 horas para uma intervenção intravascular depois de um AVC da artéria basilar. A circulação cerebral pode ser avaliada por métodos não invasivos como DTC, ultrassonografia, angio-RM ou angio-TC.

Um eletrocardiograma (ECG) deve ser obtido para avaliar evidências de arritmia ou isquemia cardíaca. O ECG ajuda a determinar se há arritmia, que pode ter causado o AVC. Fibrilação atrial é uma arritmia na qual se formam trombos no coração, que podem ser levados ao encéfalo (portanto, uma causa cardioembólica). Outras alterações que podem ser identificadas no ECG são ondas T invertidas, elevação ou depressão do segmento ST e prolongamento do intervalo QT.

Em resumo, a realização imediata da TC e sua interpretação subsequente são cruciais ao tratamento de um paciente com AVC agudo. A TC de crânio fornece informações vitais, que permitem ao médico tomar decisões quanto ao uso do tratamento trombolítico. Uma abordagem alternativa é solicitar RM em caráter de urgência com modalidades PWE e DWI.

ESCALA DE AVC DO NATIONAL INSTITUTE OF HEALTH (NIHSS)

Identificação do paciente: _____-_____-_____

Data de nascimento do paciente: ____/____/____

Hospital: _____ (____-____)

Data do exame: ____/____/____

Intervalo: [ ] Exame inicial [ ] 2 horas depois do tratamento
[ ] 24 horas ± 20 minutos depois do início dos sintomas
[ ] 7 a 10 dias [ ] 3 meses [ ] Outro _____

Hora: ____:____ [ ] dia [ ] noite

Profissional que aplicou a Escala: _____

Execute os itens da escala de AVC na ordem correta. Registre sua avaliação em cada categoria, depois de cada exame da subescala. Não volte atrás para alterar as pontuações. Siga as instruções fornecidas para cada uma das técnicas de exame. As pontuações devem refletir o que o paciente consegue fazer e não aquilo que o clínico pensa que ele seja capaz. O clínico deve registrar as respostas enquanto realiza o exame e deve fazê-lo rapidamente. Exceto quando indicado, o paciente não deve ser dirigido (i. e., fazer vários pedidos para que o paciente realize um esforço especial).

Instruções	Definição da escala	Escore
1a. Nível de consciência: O examinador deve escolher uma resposta, mesmo que a avaliação completa seja impedida por alguns obstáculos como um tubo endotraqueal, barreira de idioma, traumatismo/bandagens orofaciais. O escore 3 é aplicado apenas quando o paciente não faz qualquer movimento (exceto postura reflexa) em resposta à estimulação dolorosa.	0 = **Acordado**; responde corretamente. 1 = **Sonolento**; mas acorda com um estímulo leve para obedecer, responder ou reagir. 2 = **Sonolento**; requer estimulação repetida para responder, ou está obnubilado e requer estimulação vigorosa ou dolorosa para realizar movimentos (não estereotipados). 3 = Reage apenas aos efeitos motores ou autônomos reflexos, ou sem qualquer tipo de reação, flácido e arreflexivo.	
1b. Questões para avaliar NC: O examinador pergunta ao paciente em que mês estamos e sua idade. A resposta deve ser correta – não se valorizam respostas aproximadas. Pacientes com afasia ou estupor, que não compreendem as perguntas, recebem escore 2. Pacientes incapazes de falar em razão da intubação endotraqueal, traumatismo orotraqueal, disartria grave de qualquer causa, barreira de idioma ou qualquer outro problema secundário à afasia recebem escore 1. É importante considerar apenas a resposta inicial e que o examinador não "ajude" o paciente com indícios verbais ou não verbais.	0 = **Responde** corretamente às duas perguntas. 1 = **Responde** corretamente apenas a uma pergunta. 2 = **Responde** incorretamente às duas perguntas.	
1b. Comandos para avaliar o NC: O examinador solicita ao paciente a abrir e fechar os olhos e, em seguida, abrir e fechar a mão que não tem paresia. Substitua por outro comando com uma única etapa se o paciente não conseguir usar as mãos. O examinador deve valorizar uma tentativa inequívoca de obedecer, mas que não foi concluída em razão da fraqueza. Quando o paciente não responde ao comando, a atividade deve ser demonstrada a ele por meio de gestos (pantomina) e o resultado assinalado (i. e., não obedece, ou obedece a um ou dois comandos). Os pacientes com história de traumatismo, amputação ou outras limitações físicas devem ser avaliados por um comando com uma única etapa. Apenas a primeira tentativa deve ser pontuada.	0 = **Executa** as duas atividades corretamente. 1 = **Executa** apenas uma atividade corretamente. 2 = **Nenhuma** atividade é executada corretamente.	
2. Melhor resposta do olhar conjugado: Teste apenas os movimentos oculares horizontais. Os movimentos oculares voluntários ou reflexos (oculocefálicos) são pontuados, mas a prova calórica não é avaliada. Quando o paciente tem desvio conjugado dos olhos, que pode ser suprimido pela atividade voluntária ou reflexa, o escore atribuído é 1. Quando o paciente tem paresia isolada de um nervo periférico (NC III, IV ou VI), o escore também é 1. O olhar conjugado pode ser testado em todos os pacientes afásicos. Os pacientes com traumatismo ocular, bandagens, cegueira preexistente ou outros distúrbios da acuidade ou dos campos visuais devem ser testados por movimentos reflexos e o examinador deve escolher o que usar. Ocasionalmente, estabelecer contato visual e mover-se ao redor do paciente de um lado para outro pode esclarecer a existência de uma paralisia parcial do olhar conjugado.	0 = **Normal**. 1 = **Paralisia parcial do olhar conjugado**; o olhar conjugado é anormal com um ou ambos os olhos, mas não há desvio forçado ou paralisia total do olhar conjugado. 2 = **Desvio forçado**, ou paresia total do olhar, que não pode ser suprimido pela manobra oculocefálica.	
3. Campos visuais: Os campos visuais (quadrantes superiores e inferiores) são testados por confrontação utilizando a contagem de dedos ou uma "ameaça" visual, conforme o caso. O paciente pode ser estimulado, mas se ele olhar adequadamente para o lado dos dedos em movimento, o teste pode ser considerado normal. Quando há cegueira ou enucleação ocular unilateral, os campos visuais do olho restante podem ser avaliados. Atribuir o escore de 1 apenas se houver assimetria nítida, inclusive quadrantopsia. Quando o paciente é cego por qualquer razão, atribua o escore 3. A estimulação simultânea dupla é realizada nesse ponto. Quando há extinção, o paciente recebe o escore 1 e os resultados são usados para responder ao item 11.	0 = **Nenhum déficit visual**. 1 = **Hemianopsia parcial**. 2 = **Hemianopsia total**. 3 = **Hemianopsia bilateral** (cegueira, inclusive cegueira cortical).	
4. Paralisia facial: Peça – ou faça gestos de pantomina – ao paciente para mostrar seus dentes ou levantar os supercílios e fechar os olhos. Pontue a simetria da contração facial em resposta aos estímulos dolorosos quando os pacientes são pouco responsivos ou não compreendem o que o examinador fala. Quando há traumatismo/bandagens faciais, tubo orotraqueal ou outros impedimentos físicos que dificultem a visão da face, eles devem ser removidos na medida do possível.	0 = Movimentos simétricos **normais**. 1 = **Paralisia discreta** (sulco nasolabial plano, assimetria do sorriso). 2 = **Paralisia parcial** (paralisia semitotal ou total da parte inferior da face). 3 = **Paralisia total** de um ou ambos os lados (nenhum movimento facial nas partes superior e inferior da face).	
5. Atividade motora – braço: O membro deve ser colocado na posição adequada: estender os braços (palmas viradas para baixo) a 90 graus (se estiver sentado) ou 45 graus (se estiver deitado). Pontue queda do braço se isto ocorrer antes de 10 segundos. O paciente afásico deve ser estimulado usando voz enfática e gestos, mas não por estimulação dolorosa. Cada membro é testado separadamente, começando com o braço não parético. O examinador deve anotar o escore como não testável (NT) apenas se houver amputação ou derrame articular do ombro e, neste caso, deve descrever claramente a explicação para essa opção.	0 = **Nenhuma queda**; mantém o braço a 90 (ou 45) graus por 10 segundos completos. 1 = **Queda do braço**; mantém o braço a 90 (ou 45) graus, mas ele cai antes de completar 10 segundos; o braço não chega a tocar na cama ou outro apoio. 2 = **Algum esforço contra a gravidade**; o membro não pode ser levantado ou mantido (quando o paciente é instruído) a 90 (ou 45) graus, porque cai sobre o leito, embora o paciente faça algum esforço contra a gravidade. 3 = **Nenhum esforço contra a gravidade**; o membro cai. 4 = **Nenhum movimento**. NT = **Amputação** ou derrame articular; explique: _____ **5a. Braço esquerdo** **5b. Braço direito**	

Figura 35.6 NIHSS (National Institutes of Health Stroke Scale). (De acordo com National Institute of Neurological Disorders and Stroke [NINDS], National Institutes of Health [NIH], Bethesda, MD. Acessada na página http://www.ninds.nih.gov/doctors/nih_stroke_scale.pdf.) (continua)

716 **Parte 8** Sistema Nervoso

ESCALA DE AVC DO NATIONAL INSTITUTE OF HEALTH (NIHSS)

Identificação do paciente: _____-_____-_____

Data de nascimento do paciente: ____/____/____

Hospital: _____ (____-____)

Data do exame: ____/____/____

Intervalo:　[ ] Exame inicial　　[ ] 2 horas depois do tratamento
　　　　　　[ ] 24 horas ± 20 minutos depois do início dos sintomas
　　　　　　[ ] 7 a 10 dias　　[ ] 3 meses　　[ ] Outro _____

Instruções	Definição da escala	Escore
6. Atividade motora – perna: O membro deve ser colocado na posição adequada: estender a perna a 30 graus (teste sempre com o paciente deitado). Pontue queda da perna se isto ocorrer antes de 5 segundos. O paciente afásico deve ser estimulado usando voz enfática e gestos, mas não por estimulação dolorosa. Cada membro é testado separadamente, começando com a perna não parética. O examinador deve anotar o escore como não testável (NT) apenas se houver amputação ou derrame articular do quadril e, neste caso, deve descrever claramente a explicação para essa opção.	0 = **Nenhuma queda**; mantém o membro a 30 graus por 5 segundos completos. 1 = **Queda**; a perna cai no final do período de 5 segundos, mas não toca no leito. 2 = **Algum esforço contra a gravidade**; a perna cai no leito em 5 segundos, mas o paciente faz algum esforço contra a gravidade. 3 = **Nenhum esforço contra a gravidade**; a perna cai imediatamente no leito. 4 = **Nenhum movimento**. NT = **Amputação** ou derrame articular; explique: _____ **6a. Perna esquerda** **6b. Perna direita**	
7. Ataxia dos membros: Este item tem como objetivo encontrar indícios de lesão cerebelar unilateral. Teste o paciente com os olhos fechados. Quando houver déficit visual, assegure que o teste seja realizado no campo visual preservado. Os testes dedo-nariz e dedo-canela são realizados nos dois lados e a ataxia é considerada apenas quando é desproporcional à fraqueza. A ataxia não está presente no paciente que não consegue compreender o que lhe falam ou está paralisado. O examinador deve usar o escore não testável (NT) apenas quando houver amputação ou derrame articular e, neste caso, deve explicar claramente sua opção. No caso de cegueira, aplique o teste pedindo ao paciente para tocar seu nariz a partir da posição com o braço estendido.	0 = **Ausente**. 1 = **Presente em um membro**. 2 = **Presente nos dois membros** NT = **Amputação** ou derrame articular; explique: _____	
8. Função sensorial: Quando o paciente estiver obnubilado ou afásico, teste a sensibilidade ou a expressão facial em resposta à picada de alfinete ou a resposta de retirada ao estímulo doloroso. Apenas um déficit sensorial atribuído ao AVC deve ser pontuado como anormal e o examinador deve testar quantas áreas do corpo (braços [exceto mãos], pernas, tronco e face) forem necessárias para avaliar com precisão a existência de déficit de sensibilidade unilateral. Atribua escore 2 ("déficit sensorial grave ou insensibilidade total") apenas quando for possível demonstrar claramente perda grave ou completa da sensibilidade. Por essa razão, os pacientes com afasia ou estupor provavelmente têm escore 1. O paciente com AVC do tronco encefálico e perda bilateral da sensibilidade recebe escore 2. Quando o paciente não reagir e tiver tetraplegia, atribua escore 2. Pacientes em coma (item 1a = 3) recebem automaticamente escore 2 neste item.	0 = **Normal**; nenhum déficit sensorial. 1 = **Déficit sensorial brando a moderado**; o paciente sente a picada de alfinete com menos intensidade ou percebe dormência no lado afetado; ou há perda da sensibilidade superficial à dor da picada de alfinete, mas o paciente está ciente de que foi tocado. 2 = **Déficit sensorial grave ou insensibilidade total**; o paciente não percebe que é tocado na face, braço e perna.	
9. Melhor resposta verbal: Durante a avaliação das seções anteriores do exame, o examinador consegue obter muitas informações quanto à compreensão. Para este item da escala, o examinador pede ao paciente para descrever o que está acontecendo na gravura pendurada, dar os nomes de alguns itens do cartão de nomeação anexado e ler uma lista de frases do anexo. A compreensão é avaliada com base nessas respostas, bem como a todos os comandos das seções anteriores do exame neurológico geral. Quando um déficit visual interferir com os testes, peça ao paciente para identificar objetos colocados em sua mão, para repetir o que ouviu e falar. Quando estiver intubado, o examinador deve pedir ao paciente para escrever algo. O paciente em coma (item 1a = 3) recebe automaticamente escore 3. O examinador precisa definir um escore para o paciente em estupor ou com cooperação limitada, mas o escore 3 deve ser usado apenas quando ele estiver mudo e não responder a qualquer comando.	0 = **Nenhuma afasia**; normal. 1 = **Afasia branda a moderada**; alguma perda evidente da fluência ou facilidade de compreensão, sem limitação significativa das ideias expressas ou na forma de expressão. Entretanto, uma redução da fala e/ou compreensão torna a conversação sobre os materiais apresentados difícil ou impossível. Por exemplo, ao conversar sobre os materiais apresentados, o examinador pode identificar o conteúdo da gravura ou do cartão de nomeação com base na resposta do paciente. 2 = **Afasia grave**; toda a comunicação parece fragmentária em sua expressão; o examinador percebe forte necessidade de inferir, perguntar e imaginar. A gama de informações que podem ser trocadas é restrita; o examinador executa a maior parte do processo de comunicação e não consegue identificar os materiais fornecidos com base na resposta do paciente. 3 = **Mudo, afasia total**; nenhuma expressão verbal ou compreensão auditiva utilizável.	
10. Disartria: Quando o paciente estiver aparentemente normal, o examinador deve obter uma amostra de sua fala pedindo-lhe para ler ou repetir palavras escritas em uma lista anexa. Quando o paciente tiver afasia grave, o examinador pode graduar a clareza da articulação da fala espontânea. O examinador deve pontuar o escore como não testável (NT) apenas quando o paciente estiver intubado ou tiver outros impedimentos físicos e deve explicar claramente sua opção. O examinador não deve dizer ao paciente por que ele está sendo testado.	0 = **Normal**. 1 = **Disartria branda a moderada**; o paciente balbucia ao menos algumas palavras e, na pior das hipóteses, consegue compreender com alguma dificuldade. 2 = **Disartria grave**; a fala do paciente é tão arrastada que não pode ser entendida, embora na ausência de ou proporcionalmente a qualquer disfasia; ou está mudo/anártrico. NT = **Intubado** ou algum outro obstáculo físico; explique: _____	
11. Extinção e desatenção (antes referidas como negligência): Durante as etapas anteriores do exame, o examinador pode obter informações suficientes para detectar negligência. Quando o paciente tiver um déficit visual grave que impeça a estimulação visual simultânea dupla e a reação aos estímulos cutâneos for normal, o escore é considerado normal. Quando o paciente tiver afasia, mas parecer reconhecer as duas metas do corpo, o escore também é normal. A existência de negligência visoespacial ou anosognosia também pode ser considerada evidência de anormalidade. Como a anormalidade é graduada apenas quando está presente, este item nunca pode ser referido como "não testável".	0 = **Nenhuma anormalidade**. 1 = **Desatenção visual, tátil, auditiva, espacial ou pessoal**, ou extinção da estimulação simultânea bilateral em algumas das modalidades de sensibilidade. 2 = **Heminegligência ou extinção grave de mais de uma modalidade sensorial**; o paciente não reconhece a própria mão, ou a movimenta para apenas um lado no espaço.	

Figura 35.6 (*Continuação*) NIHSS (National Institutes of Health Stroke Scale). (De acordo com National Institute of Neurological Disorders and Stroke [NINDS], National Institutes of Health [NIH], Bethesda, MD. Acessada na página http://www.ninds.nih.gov/doctors/nih_stroke_scale.pdf.)

Capítulo 35 Distúrbios Neurológicos e Neurocirúrgicos Comuns **717**

■ Tratamento clínico

O tratamento de um AVC isquêmico tem quatro objetivos principais: recuperar o FSC (reperfusão), evitar recidiva da trombose, proteger os tecidos cerebrais (neuroproteção) e adotar medidas de suporte. A sequência de cada componente do tratamento clínico deve ser seguida decididamente.

Em condições ideais, os pacientes são avaliados inicialmente em um centro que conte com um programa para atendimento ao AVC, talvez até mesmo um Centro Primário de AVC credenciado pela Joint Commission. As decisões tomadas no setor de emergência determinam o plano terapêutico do paciente. O setor de emergência pode ter prescrições, procedimentos médicos ou protocolos padronizados desenvolvidos por uma equipe interprofissional para orientar o tratamento.[23,28]

O foco do tratamento inicial é recuperar a maior parte possível de área isquêmica. Três elementos necessários a isso são oxigênio, glicose e irrigação sanguínea adequada. O nível de oxigênio pode ser monitorado por gasometria arterial ou oximetria de pulso e, se houver necessidade, pode-se administrar oxigênio ao paciente. A existência de hipoglicemia ou hiperglicemia pode ser avaliada por verificações repetidas do nível glicêmico. A reperfusão pode ser realizada com administração intravenosa de AP-t.[22,26,27]

A PPC é um reflexo da PA sistêmica e da PIC. A perfusão regional é influenciada pela autorregulação cerebral, enquanto a PAM é determinada pelo débito cardíaco e frequência cardíaca (PPC = PAM − PIC). Os parâmetros controlados mais facilmente por acesso externo são PA e frequência e rimo cardíacos.[1] Arritmias podem reduzir o débito cardíaco e a PA, mas geralmente podem ser corrigidas. Os tecidos cerebrais da penumbra isquêmica perdem a capacidade de autorregulação, razão pela qual a PA decrescente pode reduzir ainda mais o fluxo sanguíneo desta região e causar infarto.[26]

Quando o paciente é candidato ao tratamento trombolítico IV, a administração do AP-t começa no setor de emergência e, em seguida, ele pode ser transferido à UTI ou outra unidade de monitoramento especializado (p. ex., setor de neurociência ou unidade especial de AVC) para monitoramento adicional. Quando o paciente não é candidato ao tratamento trombolítico, a complexidade dos seus problemas determina sua transferência à UTI, à enfermaria clínica ou à unidade de AVC especializada.

Hoje em dia, existem dois tratamentos de emergência para AVC isquêmico: AP-t intravenoso ou remoção dos êmbolos por um dispositivo mecânico. A administração de AP-t é um tratamento aprovado pela FDA americana.

▶ Trombolíticos
Trombolíticos são fármacos sintéticos que dissolvem trombos. O AP-t intravenoso dissolve o trombo e permite a reperfusão dos tecidos cerebrais. O tratamento trombolítico IV deve ser iniciado tão logo seja possível depois do início dos sintomas. O intervalo máximo é de 4,5 horas ou menos, a contar do início dos sintomas neurológicos.[22,26,27] O relógio começa a contar da hora em que o paciente foi visto em bom estado pela última vez. Por exemplo, um paciente recolhe-se para dormir às 23 h e acorda às 5 h da manhã para ir ao banheiro. Quando tenta levantar-se da cama, ele sente que está fraco e tem dificuldade de colocar-se de pé. Quando pede ajuda à sua esposa, sua fala está embaralhada. A última hora em que ele estava acordado e agindo normalmente era às 23 h. Ainda que seus sintomas tenham começado há apenas alguns minutos, a hora em que ele foi visto bem pela última vez foi há 6 horas. Por essa razão, esse paciente já estaria fora da janela terapêutica para AP-t.

A seleção dos candidatos ao tratamento com AP-t deve ser realizada cuidadosamente. Exame neurológico, escore da NIHSS e resultados dos exames de neuroimagem ajudam o médico a decidir-se quanto ao oferecimento de tratamento trombolítico. O Quadro 35.2 descreve os critérios de elegibilidade a esse tratamento. Os padrões de administração do AP-t para tratar AVC resultaram do estudo National Institute of Neurologic Disorders and Stroke t-PA Stroke. A dose de AP-t intravenoso – 0,9 mg/kg (dose máxima de 90 mg) – é administrada da seguinte forma: 10% da dose total em infusão rápida em 1 a 2 minutos e o restante infundidos em 60 minutos. O AP-t ativa o plasminogênio, que é uma enzima natural presente no endotélio intravascular, cuja função é proteger contra coagulação excessiva. A ativação do plasminogênio inicia o processo de dissolução do trombo por fibrinólise. Nenhum outro tratamento antitrombótico deve ser administrado nas próximas 24 horas. Hemorragia intracerebral é um risco significativo desse tratamento.[1,22,26] Contudo, é gratificante constatar que esse fármaco pode ser eficaz para reverter um déficit neurológico e melhorar a qualidade de vida depois de um AVC.

Uma alternativa à infusão IV do AP-t é administrar um fármaco trombolítico diretamente dentro de uma artéria. Esse tratamento é eficaz para AVC isquêmico agudo e pode ser administrado até 6 horas depois do início dos sintomas. Um fator limitante é que os pacientes devem ser internados em um centro especializado, no qual seja possível realizar infusão intra-arterial dos fármacos trombolíticos. Com essa abordagem terapêutica, uma artéria cerebral obstruída pode se recanalizada. Para o tratamento intra-arterial, geralmente é introduzida uma bainha na artéria femoral, por meio da qual pode ser

---

> **Quadro 35.2** Critérios de elegibilidade para tratamento trombolítico.

Critérios de inclusão

1. Início dos sintomas há menos de 4,5 h
2. Diagnóstico clínico de AVC isquêmico com déficit mensurável com base na escala NIHSS
3. Idade acima de 18 anos
4. Critérios da TC: nenhuma evidência de infarto multilobar (hipodensidade acentuada em um terço do hemisfério) ou hemorragia intracerebral

Critérios de exclusão

1. AVC ou traumatismo craniano grave nos últimos 3 meses
2. PA sistólica acima de 185 mmHg ou PA diastólica acima de 110 mmHg, refratária à administração de fármacos IV
3. Condições que possam desencadear ou sugerir sangramento parenquimatoso (hemorragia subaracnoide ou intracerebral; infarto do miocárdio de início recente; crises convulsivas iniciais; sangramento do sistema digestório ou geniturinário nos últimos 21 dias ou punção lombar nos últimos 7 dias)
4. Glicose abaixo de 50 mg/dℓ; INR acima de 1,7; contagem de plaquetas inferior a 100.000/mm³
5. Tratamento recente com heparina IV ou subcutânea nas últimas 48 h e tempo de tromboplastina parcial elevado
6. Critérios de exclusão relativos: mulheres em idade reprodutiva com teste positivo para gravidez; cirurgia de grande porte ou traumatismo grave nos últimos 14 dias; início com crise convulsiva com déficits neurológicos pós-ictais; infarto agudo do miocárdio nos últimos 3 meses; melhora rápida dos sintomas do AVC, ou apenas sintomas brandos

Dados segundo Liebeskind DS: Hemorrhagic stroke. Medscape. Atualizado em 8 de janeiro de 2015. Acessado em 16 de janeiro de 2015 na página http://emedicine.medscape.com/article/1916662-print; e Jauch EC: Ischemic stroke. Medscape. Atualizado em 30 de julho de 2015. Acessado em 7 de agosto de 2015 na página http://emedicine.medscape.com/article/1916852-print.

718 Parte 8 Sistema Nervoso

introduzido um microcateter sob controle radioscópico. A ponta do cateter é posicionada dentro do trombo e avançada até que ele seja dissolvido. Em geral, a bainha femoral é mantida no local por 24 horas, caso ocorra recidiva da obstrução arterial. A vantagem dessa abordagem é que o fármaco pode ser administrado diretamente no local da obstrução.[22,26]

▸ **Dispositivos mecânicos.** Existem quatro dispositivos mecânicos aprovados pela FDA para remover trombos.[26] Eles podem ser usados por até 8 horas depois do início do AVC para remover coágulos de sangue dos vasos. Quando o paciente chega ao hospital muito tarde para receber AP-t intravenoso ou não é elegível para tratamento fibrinolítico intravenoso, esses dispositivos oferecem mais uma opção de tratamento.[26]

Os dispositivos mecânicos funcionam como saca-rolhas usados para remover trombos. Durante a angiografia cerebral, o radiologista intervencionista introduz o microcateter na artéria femoral. O cateter é avançado para dentro da carótida, até que alcance o trombo. Em seguida, um fio-guia é empurrado para dentro do cateter, levando-o a retornar com forma de um saca-rolhas. Por fim, o fio enrosca no êmbolo.[30,31]

Os riscos possivelmente associados ao uso de um dispositivo mecânico para remover trombos incluem sangramento e dissecção ou perfuração vascular. O paciente deve ser cuidadosamente monitorado nas primeiras 24 horas para detectar efeitos adversos. A enfermeira desempenha um papel fundamental no monitoramento pós-operatório e realiza avaliações neurológicas e monitora cuidadosamente o paciente para detectar sinais de hemorragia intracraniana, AVC novo ou infarto do miocárdio.[1]

▸ **Anticoagulação.** Além do tratamento trombolítico e da remoção mecânica dos trombos, outra opção terapêutica secundária é anticoagulação com antitrombóticos e antiplaquetários. Quando o paciente tem fibrilação atrial, a anticoagulação pode estar justificada. As instruções ao paciente incluem a finalidade do tratamento e precauções para evitar sangramento. Quando o médico prescreve varfarina ao paciente, ele deve receber instruções quanto ao consumo moderado de vegetais folhosos verdes (que contêm vitamina K) e à importância de colher periodicamente amostras de sangue para monitorar o tempo de protrombina e o INR.[22]

Os fármacos antiplaquetários são dipiridamol (preparação de liberação estendida), ticlopidina, clopidogrel e AAS. Esses fármacos impedem que as plaquetas fiquem aderidas à parede de um vaso sanguíneo lesado ou a outras plaquetas e são administrados para evitar episódios subsequentes de trombose ou embolia. Embora existam vários fármacos antiplaquetários, AAS é a opção prescrita mais comumente. O AAS reduz a aderência e agregação das plaquetas. A dose recomendada é de 81 a 325 mg/dia. A administração de um fármaco antiplaquetário desempenha uma função profilática importante porque reduz o risco de AVC subsequentes.[1,22,26]

▸ **Controle da hipertensão arterial e da elevação da pressão intracraniana.** O controle da hipertensão arterial, da elevação da PIC e da PPC depende dos esforços da enfermeira e do médico. A enfermeira deve avaliar esses problemas, reconhecê-los e entender seu significado e defender os interesses do paciente, assegurando que sejam realizadas intervenções médicas apropriadas.

Os pacientes com hipertensão moderada geralmente não são tratados na fase aguda. Quando a PA diminui depois que o encéfalo acostuma-se à hipertensão necessária para manter

a perfusão adequada, a pressão de perfusão cerebral diminui junto com a PA. Quando a PA diastólica está acima de 105 mmHg aproximadamente, ela deve ser reduzida progressivamente. Isso pode ser conseguido eficazmente com labetalol e bloqueadores do canal de cálcio.[1,22,27]

Quando um paciente com AVC apresenta PIC alta, isto geralmente ocorre no primeiro dia. Embora seja uma reação natural do encéfalo a algumas lesões vasculares encefálicas, ela tem ação destrutiva no encéfalo. Os métodos convencionais de controle da hipertensão intracraniana podem ser instituídos: hiperventilação (pacientes mantidos com ventilação controlada por períodos curtos, apenas para controlar elevações críticas da PIC enquanto se espera pela iniciação de outros tratamentos); restrição de líquidos; elevação da cabeça; evitar flexão do pescoço ou rotação grave da cabeça, que poderia impedir o retorno venoso cefálico; e administrar diuréticos osmóticos (manitol) para reduzir o edema cerebral.

▸ **Tratamento cirúrgico.** Nos pacientes com estenose das carótidas, a endarterectomia carotídea pode ser realizada para evitar um AVC. Endarterectomia carotídea é um procedimento cirúrgico no qual a placa aterosclerótica acumulada dentro da artéria carótida é removida cirurgicamente. Depois da remoção da placa, o fluxo sanguíneo é restaurado. Embora o uso da endarterectomia carotídea tenha aumentado nos últimos anos como tratamento de emergência para AVC, uma revisão sistemática de 47 estudos concluiu que este procedimento é muito perigoso para pacientes com estado neurológico instável.[22] Durante o tratamento clínico rigoroso do AVC, o edema cerebral e a elevação da PIC podem ser resistentes às medidas como hiperventilação controlada de curta duração e diuréticos osmóticos. Um subgrupo de pacientes pode melhorar com hemicraniectomia, que abre mais espaço para a expansão do encéfalo edemaciado e reduz a PIC elevada até que ocorra regressão do edema. Além disso, a cirurgia de *bypass* extracraniano-intracraniano em pacientes cuidadosamente selecionados em séries de casos com números limitados foi eficaz para interromper a progressão do AVC e resultou em melhora rápida dos parâmetros da avaliação neurológica.[22]

▸ **Tratamento não cirúrgico.** Embora o padrão de referência do tratamento da estenose das artérias carótidas seja endarterectomia carotídea, existe outra opção terapêutica – ou seja, colocação de *stents* nas carótidas. Esse procedimento minimamente invasivo mais moderno é interessante para pacientes com contraindicações ao tratamento cirúrgico tradicional (p. ex., portadores de doença cardíaca ou pulmonar grave). Os *stents* colocados nas artérias carótidas abrem os vasos estreitados pela acumulação de placas. Um radiologista intervencionista introduz um cateter na artéria femoral, que é avançado até a artéria estreitada. Depois que o cateter atravessa a área estenótica, um filtro pequeno pode ser armado para capturar quaisquer fragmentos da placa que possam desprender-se durante o procedimento. A angioplastia (procedimento no qual a placa é pressionada contra a parede arterial) pode ser realizada e um *stent* é implantado dentro do vaso. Estudos demonstraram que a colocação de *stents* carotídeos e a endarterectomia carotídea são realizados para evitar AVC, em vez de tratar um AVC agudo.[22]

Depois da colocação dos *stents* carotídeos, existe risco de AVC e síndrome de hiperperfusão. Depois do procedimento, a enfermeira deve monitorar as condições neurológicas do paciente e avaliar a região inguinal para detectar sangramento e formação de hematoma.

Hipotermia terapêutica é outra opção em fase de estudo, que poderá ser utilizada futuramente no tratamento dos pacientes com AVC. A hipertermia que ocorre depois de um AVC tem correlação direta com morte neuronal adicional e agravação dos déficits neurológicos. O controle rigoroso da febre (normoterapia agressiva) do paciente com AVC pode ser conseguido com paracetamol e dispositivos de resfriamento por convecção e condução. A hipotermia terapêutica foi estudada depois de parada cardíaca e está em fase de estudo como medida de neuroproteção pós-AVC. Fármacos neuroprotetores estão em fase de investigação, mas não existem efeitos benéficos claros até o momento.[22]

▸ **AVC hemorrágico intracerebral.** O AVC hemorrágico intracerebral (hemorragia intracerebral, ou HIC) é uma consequência potencialmente devastadora da doença vascular encefálica. Como foi mencionado antes, isso pode ocorrer como consequência da ruptura de um aneurisma ou MAV no encéfalo. Também pode ocorrer em consequência do estresse hemodinâmico persistente dentro das paredes arteriais do parênquima cerebral. Com a ruptura do vaso, o sangue arterial sob pressão é ejetado de um sistema arterial sob alta pressão para dentro do sistema de baixa pressão do espaço intracraniano e parênquima cerebral. O hematoma funciona como uma lesão expansiva e desloca as estruturas internas, acarretando edema cerebral como mecanismo deletério adicional. Além disso, quando a hemorragia invade os ventrículos ou causa obstrução dos canais por onde circula o LCR, o resultado pode ser hidrocefalia obstrutiva ou comunicante. A Figura 35.7 (TC do crânio) revela um AVC hemorrágico intracerebral grave com formação de hematoma resultante e deslocamento progressivo das estruturas intracranianas.

As hemorragias intracerebrais representam 8 a 13% de todos os AVC. A taxa de mortalidade em 30 dias do AVC hemorrágico é de 44%. Os pacientes com hemorragia intracerebral no tronco encefálico têm taxa de mortalidade de 75% nas primeiras 24 horas.[32] Além da hemorragia causada por aneurisma e MAV, a HIC também pode ser atribuída a coagulopatia, vasculites e uso abusivo de cocaína ou outros fármacos simpaticomiméticos.[32] Os achados da avaliação clínica são determinados pela localização da hemorragia e pelo território irrigado pelo vaso afetado, assim como pela gravidade e taxa de progressão da elevação da PIC.[32] Os exames diagnósticos incluem avaliações neurológicas repetidas e TC do crânio. Com base nas condições clínicas e no nível de consciência, podem ser necessárias estabilização das vias respiratórias e internação em UTI para assegurar cuidados rigorosos de acordo com o mecanismo da lesão.[32]

Os cuidados rigorosos de acordo com o mecanismo da lesão associada a uma HIC podem incluir controle das vias respiratórias e ventilação mecânica para evitar hipercapnia. A ventilação controlada também pode ser usada para administrar hiperventilação de curta duração ($PaCO_2$ entre 25 e 30 mmHg) e modular o FSC a curto prazo, ou seja, apenas enquanto outras medidas terapêuticas para controlar a PIC ainda não alcançaram seu efeito máximo. A diurese osmótica com fármacos como manitol ou solução salina hipertônica pode ser usada para retirar água dos tecidos cerebrais edemaciados. A drenagem ventricular pode ser usada para remover LCR e reduzir a PIC, além de permitir a implantação de um dispositivo de monitoramento da PIC. A supressão metabólica por meio de fármacos como sedativos/analgésicos, propofol ou barbitúricos reduz o metabolismo cerebral, o fluxo sanguíneo do encéfalo e a PIC com efeitos dose-dependentes.[32] Conforme a necessidade clínica, também pode ser realizada intervenção cirúrgica para remover trombos e medidas para controle rigoroso da PA.[8,32]

■ **Cuidados de enfermagem**

▸ **Avaliação.** A avaliação neurológica completa é essencial para detectar déficits que o paciente tenha. Como foi mencionado antes, a NIHSS é um recurso valioso que pode ser usado no setor de emergência para determinar a gravidade do AVC e definir se o paciente é candidato ao tratamento com AP-t (ver Quadro 35.2). A brevidade e a confiabilidade dessa escala a tornam ideal para utilização no setor de emergência. A NIHSS também é útil às reavaliações subsequentes e deve ser aplicada em conjunto com o exame neurológico.

Como membro da equipe interprofissional numerosa, a enfermeira precisa estar preparada para assumir um papel fundamental para ajudar a administrar tratamento trombolítico, otimizar os cuidados imediatos prestados ao paciente e transferi-lo rapidamente para reabilitação de forma a aumentar suas chances de ter um desfecho mais favorável. A enfermeira encontra-se em posição singular para detectar problemas e colaborar com o médico para iniciar os encaminhamentos apropriados aos especialistas em medicina de reabilitação, assistentes sociais, fonoaudiólogos e nutricionistas. Em razão do tipo de problemas do paciente, a abordagem interprofissional assegura cuidados abrangentes para atender a todas as necessidades.

Além disso, a enfermeira precisa monitorar cuidadosamente o paciente para detectar infecção, variações da temperatura e alterações da glicemia, porque todos estes fatores têm efeitos potencialmente deletérios nos pacientes que têm AVC. Nos pacientes que estão na fase aguda de um AVC, a hiperglicemia aumenta as dimensões do infarto cerebral e agrava o desfecho neurológico, com ou sem diabetes melito preexistente. Na unidade de tratamento intensivo, o limite superior do controle glicêmico deve ser de 110 mg/dℓ. O controle rigoroso da glicemia na UTI pode ser conseguido com infusão contínua de insulina ou esquema de correção baseada na glicemia.

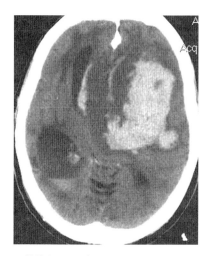

Figura 35.7 AVC hemorrágico hipertensivo volumoso. TC do crânio demonstrando um hematoma expansivo com efeito expansivo, edema cerebral, deslocamento das estruturas cerebrais com desvio da linha média e hemorragia extensiva ao sistema ventricular. (Cortesia de Richard Arbour, MSN, RN, FAAN, Albert Einstein Healthcare Network, Philadelphia, PA.)

720 **Parte 8** Sistema Nervoso

▶ **Plano de cuidados.** A enfermeira desempenha um papel significativo na prevenção das complicações associadas a imobilidade, hemiparesia ou qualquer déficit neurológico causado por um AVC. As medidas profiláticas são especialmente importantes nas áreas como infecções urinárias, aspiração pulmonar, úlceras de pressão, contraturas e tromboflebite. Os pacientes internados em unidades de tratamento intensivo estão sujeitos a desenvolver TVP e suas complicações. As medidas profiláticas mecânicas para evitar TVP são exercícios de mobilização ativa, meias antitrombóticas e dispositivos de compressão pneumática. Além disso, intervenções farmacológicas como heparina não fracionada, heparina de baixo peso molecular ou varfarina podem ser prescritas para evitar coagulação do sangue. As intervenções eficazes para tratar um AVC agudo ajudam a reduzir as taxas de mortalidade e morbidade dos pacientes. As diretrizes interdependentes (Quadro 35.3) descrevem os resultados e as intervenções específicas para o paciente que teve um AVC.

Quadro 35.3 Diretrizes interdependentes do cuidado para o paciente que teve um AVC.	
Resultados	**Intervenções**
Troca de gases prejudicada *Padrão respiratório ineficaz*	
Mantém uma via respiratória adequada A saturação de oxigênio (SpO_2) é mantida dentro dos limites normais	• Monitorar os sons respiratórios a cada turno de plantão • Verificar a saturação de oxigênio a cada turno de plantão • Instruir o paciente a tossir, respirar profundamente e usar um espirômetro de incentivo a cada 2 h, enquanto estiver acordado
Atelectasias são evitadas	• Ajudar a remover secreções das vias respiratórias, quando necessário
Risco de perfusão tissular cardíaca diminuída *Risco de débito cardíaco diminuído*	
O paciente não tem arritmias	• Monitorar rigorosamente os sinais vitais • Controlar a PA cuidadosamente; evitar reduções rápidas da PA, que poderiam causar hipotensão e um episódio isquêmico secundário à hipotensão • Detectar arritmias durante o monitoramento cardíaco • Tratar arritmias para manter a pressão de perfusão adequada e reduzir a possibilidade de déficit neurológico
Risco de perfusão tissular cerebral ineficaz *Risco de comunicação verbal prejudicada*	
A pressão de perfusão adequada é mantida	• Verificar os sinais vitais e realizar uma avaliação neurológica para obter dados basais e monitorar o desenvolvimento de déficits adicionais • Usar a escala NIHSS para detectar alterações iniciais sugestivas de edema cerebral ou ampliação do AVC • Posicionar a cabeceira do leito a 30° para melhorar a drenagem venosa
A comunicação eficaz é assegurada	• Avaliar a capacidade de falar e seguir instruções • Providenciar uma consulta com o fonoaudiólogo para diferenciar os distúrbios da fala • Usar recursos que auxiliem a comunicação, inclusive quadros de gravuras, gestos, lousa e giz ou computador para melhorar a comunicação • Assegurar um ambiente calmo e organizado. Ouvir atentamente o paciente e falar em tom normal
Risco de volume de líquidos desequilibrado *Risco de desequilíbrio eletrolítico*	
Os eletrólitos são mantidos nas faixas normais	• Monitorar os resultados dos exames laboratoriais, especialmente glicose • Monitorar o aporte (VO/IV) e eliminação
Risco de mobilidade física prejudicada *Risco de quedas* *Risco de lesão*	
A segurança é mantida As complicações da imobilidade são evitadas	• Adotar precauções para TVP como meias compressivas antitrombóticas, dispositivos de compressão sequencial e heparina subcutânea, conforme a prescrição • Realizar avaliação do risco de quedas • Consultar um fisioterapeuta • Realizar exercícios de mobilização ativa ou passiva com todos os membros a cada turno de trabalho • Estabelecer rotina de imobilização dos membros afetados • Instruir quanto ao uso de recursos auxiliares de mobilidade e medidas para evitar quedas • Quando houver déficits dos campos visuais, ensinar técnicas de varredura visual
Risco de integridade da pele prejudicada	
A pele é mantida intacta	• Realizar uma avaliação da pele usando a escala de Braden • Usar um colchão para aliviar pressão, conforme indicado com base na escala de Braden • Mudar a posição do paciente a cada 2 h • Consultar uma enfermeira especializada em cuidados com feridas para contornar riscos e problemas de pele

Capítulo 35 Distúrbios Neurológicos e Neurocirúrgicos Comuns **721**

Quadro 35.3	Diretrizes interdependentes do cuidado para o paciente que teve um AVC. (*Continuação*)
Resultados	**Intervenções**
Nutrição desequilibrada	
O paciente tem ingestão calórica adequada e não apresenta perda de peso em comparação com o peso basal O paciente não tem aspiração pulmonar	• Registrar o peso à admissão • Realizar uma avaliação dos nervos cranianos (inclusive capacidade de deglutir) para detectar déficits • Solicitar o parecer do fonoaudiólogo para determinar se o paciente corre riscos em razão da ingestão oral • Oferecer uma dieta apropriada e ajudar o paciente a alimentar-se, quando necessário • Monitorar o aporte calórico; fazer contagem de calorias, quando necessário • Solicitar o parecer do nutricionista para conseguir recomendação de suplementos nutricionais
Enfrentamento ineficaz	
O paciente tem uma rede de apoio eficaz	• Usar quadros de gravuras ou outros recursos para facilitar a comunicação • Avaliar os sistemas de apoio familiar • Realizar triagem para depressão pós-AVC
Ensino/planejamento de alta	
Os fatores de risco são modificados Medidas de prevenção secundária são adotadas	• Instruir sobre como controlar a PA • Fornecer recomendações dietéticas

▶ **Adaptação emocional e modificação comportamental.** Os pacientes que têm um AVC podem desenvolver problemas emocionais e seu comportamento pode ser diferente do que era antes. As emoções podem ser instáveis sem explicação ou controle. A tolerância ao estresse também pode estar reduzida. Uma condição de estresse mínimo antes do AVC pode ser percebida como um problema difícil depois do episódio. Os familiares podem não entender o comportamento. Os pacientes podem mostrar frustração ou agitação com a equipe de enfermagem ou seus familiares.

A enfermeira tem a função de ajudar os familiares a compreender essas alterações comportamentais. A enfermeira pode ajudar a modificar o comportamento do paciente com as seguintes medidas: controle dos estímulos ambientais, períodos de repouso ao longo de todo o dia para evitar fadiga, *feedback* positivo e repetição das instruções quando o paciente tenta reaprender uma função ou habilidade.

▶ **Comunicação.** Os pacientes podem mostrar muita frustração com seus déficits. Provavelmente, nenhum déficit causa mais frustração ao paciente e aos que tentam comunicar-se com ele que um problema que interfira com a produção ou o entendimento da linguagem. A disfasia pode afetar as habilidades motoras, a função sensorial ou ambas. Quando a área cerebral lesada fica perto da área de Broca esquerda, a memória dos padrões motores da fala é comprometida. Isso causa disfasia de expressão ou não fluente, na qual o paciente entende a linguagem, mas não consegue utilizá-la adequadamente.

Em geral, a disfasia de recepção ou fluente é causada por alguma lesão da área de Wernicke esquerda, onde se localiza o centro de controle para o reconhecimento da linguagem falada. Por essa razão, o paciente não consegue compreender o significado da palavra falada (e, em geral, também da palavra escrita). A disfasia simultânea de expressão e recepção é referida como disfasia global. A Tabela 35.7 resume as diferenças entre as disfasias de expressão e recepção.

É importante que a enfermeira informe aos familiares que ter disfasia não significa que o indivíduo esteja intelectualmente prejudicado. É importante tentar estabelecer comunicação em algum nível, seja por escrito, utilizando quadros de gravuras ou gestos.

Tabela 35.7 **Comparação das disfasias de expressão e recepção.**

Disfasia de expressão	**Disfasia de recepção**
O paciente tem hemiparesia porque o córtex motor está localizado perto da área de Broca	A hemiparesia é branda ou inexistente porque a lesão não está localizada perto do córtex motor O paciente pode ter hemianopsia ou quadrantopsia
A fala é lenta, não fluente; a articulação é ruim; o paciente precisa fazer muito esforço para falar. A fala é globalmente reduzida em volume. O paciente pode usar fala telegráfica omitindo palavras pequenas	A fala é fluente; a articulação e o ritmo são normais. O conteúdo da fala está prejudicado; o paciente utiliza palavras erradas
O paciente compreende a linguagem escrita e verbal	O paciente não compreende a linguagem escrita e verbal
O paciente escreve disfasicamente	O conteúdo da escrita é normal. A caligrafia pode ser boa
O paciente pode ser capaz de repetir palavras simples com esforço. A repetição de frases é precária	A repetição é precária
A nomeação de objetos comumente é ruim, mas pode ser melhor que as tentativas de falar espontaneamente	A nomeação de objetos é ruim
O paciente está ciente do déficit e comumente sente frustração e depressão	O paciente comumente não tem consciência do déficit
Xingamentos ou outras formas de fala explosiva podem ser bem articulados e automáticos. O paciente pode ser capaz de cantarolar normalmente	O paciente pode usar palavras e sons errados

722 **Parte 8** Sistema Nervoso

▶ **Educação do paciente e planejamento da alta.** A educação fornece instruções ao paciente quanto aos fatores de risco modificáveis e ensina às pessoas como reconhecer os sinais e sintomas de um AVC. As informações apresentadas podem referir-se aos fármacos e outras modificações do estilo de vida para controlar a PA. Os pacientes podem ser referenciados para um programa para cessação do tabagismo. As instruções sobre controle da glicemia, manutenção do peso e programas de exercícios também são valiosas. Também é importante enfatizar a adesão aos regimes terapêuticos.

O AVC é uma condição que pode modificar a vida do paciente e seus familiares. Dependendo do desfecho, os familiares podem necessitar de instruções quanto à forma de cuidar do paciente em casa. Eles devem receber instruções quanto a mobilidade, nutrição, segurança, sono e cuidados para manter as funções de eliminação, além de referenciamento aos serviços de cuidados domiciliares (*home care*, em inglês), caso sejam necessários.

Crises convulsivas

Crise convulsiva é um episódio de descargas excessivas anormais dos neurônios cerebrais. Isso pode acarretar alterações das atividades sensoriais, motoras ou comportamentais e pode estar associado a oscilações do nível de consciência (NC). Os sinais e sintomas específicos dependem da localização das descargas neuronais. Algumas crises convulsivas são tão brandas, que apenas o paciente as percebe. Outras são muito graves. O período efetivo de atividade convulsiva (ou período ictal) pode ser seguido de uma fase pós-ictal evidenciada por letargia e desorientação, que variam com a gravidade da crise convulsiva.

Epilepsia é uma doença na qual as crises convulsivas são espontâneas e recidivantes. O estado epiléptico é definido como uma condição de atividade convulsiva contínua ou crises convulsivas repetitivas sem recuperação entre os episódios, com duração superior a 30 minutos. O estado epiléptico pode estar associado a crises convulsivas tônico-clônicas, parciais complexas ou crises de ausência. É uma emergência neurológica, que requer tratamento imediato.[33-35]

As crises não epilépticas psicogênicas, que se assemelham às crises epilépticas, são episódios que afetam a atividade motora ou causam colapso físico.[35] Em geral, as crises convulsivas falsas podem ser diferenciadas clinicamente da epilepsia porque podem envolver atividade motora assimétrica, movimentos da cabeça de um lado para outro e atividade voluntária. Além disso, essas crises falsas podem ter início gradativo. A atividade motora pode estender-se por alguns minutos, ao contrário da epilepsia. Em geral, a fase "pós-ictal" é curta ou inexistente. Os pacientes tendem a ter problemas emocionais ou psicológicos e podem necessitar de antidepressivos, aconselhamento e intervenção psiquiátrica. Em cerca de 20% dos casos, os pacientes também têm epilepsia verdadeira. Abuso infantil é comum nesses casos, embora os episódios geralmente sejam sinais de enfrentamento anormal e possam ter várias causas.

■ Etiologia

Algumas crises convulsivas generalizadas podem ter base genética e são referidas como crises "idiopáticas" ou primárias, porque não têm uma causa subjacente definida. As crises convulsivas sintomáticas ou secundárias têm alguma causa conhecida.[35]

As crises convulsivas idiopáticas representam cerca de 50% de todas as crises epilépticas. Elas são mais comuns nas crianças com menos de 10 anos. Cerca de 10% da população em geral têm epilepsia de causas genéticas e congênitas. Embora a epilepsia hereditária seja mais frequentemente idiopática, ela também está associada a outras doenças.[35]

As crises convulsivas sintomáticas têm muitas causas, inclusive doença vascular, alcoolismo, tumores cerebrais, traumatismo, infecção ou febre, distúrbios metabólicos, anoxia e doenças degenerativas. Anomalias do desenvolvimento como disgenesia cortical (desenvolvimento anormal do córtex cerebral) são causas frequentes de epilepsia com início na infância.[1,34]

Algumas outras variáveis afetam a frequência e a intensidade das crises convulsivas. Fadiga e privação de sono podem reduzir o limiar convulsivo.[1] Condições de estresse físico e emocional estão associadas ao início das crises convulsivas, mas é difícil avaliar sua intensidade. Algumas mulheres que mantêm registros de sua atividade convulsiva descobrem que as crises são cíclicas e ocorrem com mais frequência ou são mais graves durante a menstruação, gravidez ou menopausa. Uso abusivo de álcool ou drogas, bem como distúrbios eletrolíticos, podem causar crises convulsivas e desencadear crises epilépticas.[34,35] Alguns fármacos reduzem o limiar convulsivo, embora a maioria dos pacientes com epilepsia controlada com fármacos não seja afetada. Os pacientes que fazem "diários" da atividade convulsiva, dos sinais premonitórios e de quaisquer fatores desencadeantes (p. ex., privação de sono ou transtorno emocional) podem chegar a desenvolver um plano profilático eficaz.[1]

As causas comuns de epilepsia de início recente são doença cerebrovascular, tumores cerebrais, infecções intracranianas, febre, traumatismo craniano e distúrbios metabólicos. Nos pacientes com epilepsia diagnosticada, o estado epiléptico também está associado a abstinência de drogas, distúrbios metabólicos ou doenças coexistentes.[35]

■ Epidemiologia

Anualmente, são diagnosticados cerca de 200.000 casos novos de atividade convulsiva. Cerca de 40 a 50% desses casos recidivam e são classificados como epilepsia. Bebês e crianças pequenas estão mais sujeitos a desenvolver crises convulsivas e o próximo grupo afetado mais comumente são idosos.[1,33] As populações dos países em desenvolvimento têm risco mais alto de crises convulsivas ou epilepsia – provavelmente em razão da higiene precária, desnutrição, risco elevado de infecção e percentuais populacionais altos de crianças. Crises convulsivas isoladas são muito menos comuns que as crises epilépticas (epilepsia ou distúrbio epiléptico) (20 por 100.000 *versus* 50 por 100.000, respectivamente). Cinco por cento dos pacientes que desenvolvem epilepsia são diagnosticados em estado epiléptico. Dentre as crises epilépticas, as crises parciais representam cerca de 60%, enquanto as crises generalizadas constituem 40% dos casos. O tratamento clínico controla completamente as crises convulsivas de cerca de 70% dos pacientes.

■ Fisiopatologia

As células neurais (neurônios) do encéfalo têm cargas elétricas, que refletem um equilíbrio entre íons intracelulares e extracelulares eletricamente carregados. A atividade elétrica da

Capítulo 35 Distúrbios Neurológicos e Neurocirúrgicos Comuns **723**

membrana neuronal é determinada pela transferência de íons entre esses espaços. Os íons como sódio (Na^+), potássio (K^+), cálcio (Ca^{2+}) e cloreto (Cl^-) são regulados por canais receptores e são transferidos através da membrana quando os receptores são ativados por alterações da voltagem e modulação dos neurotransmissores. Quando a permeabilidade celular é alterada, sua excitabilidade pode modificar-se, tornando os neurônios mais suscetíveis a descarregar. A hiperexcitabilidade pode aumentar a frequência dos disparos neuronais aleatórios. Quando isso é combinado com determinado padrão de disparos neuronais (sincronização), o neurônio adquire propriedades epileptogênicas.[33,34]

Embora não se saiba exatamente como os mecanismos de excitação e sincronização neuronais anormais causam atividade epileptiforme, a investigação contínua da atividade das membranas celulares, das variáveis ambientais e das reações aos fármacos ampliaram nosso entendimento e controle da epilepsia.

■ Manifestações clínicas

As manifestações clínicas da epilepsia dependem da localização da descarga epileptiforme e do tipo de crise epiléptica.[33,34] O Quadro 35.4 descreve crises convulsivas específicas e suas manifestações clínicas resultantes.

■ Diagnóstico

O paciente que apresenta uma crise convulsiva deve ser avaliado inicialmente para definir a causa da atividade de convulsiva e confirmar o diagnóstico de epilepsia.[1,36]

Quadro 35.4 Classificação dos tipos de crises convulsivas.

1. **Generalizadas**: afetam os dois hemisférios; perda da consciência; nenhum foco epileptogênico bem definido no encéfalo
   a. *Tônico-clônicas* (grande mal) – perda da consciência; enrijecimento; expirações forçadas (grito); abalos rítmicos
   b. *Clônicas* – abalos parcialmente rítmicos, simétricos e bilaterais
   c. *Tônicas* – hipertonia repentina e expiração forçada
   d. *Mioclônicas* – abalos corporais repentinos de curta duração
   e. *Atônicas* ("episódios de queda súbita") – perda repentina do tônus muscular; quedas
   f. *Ausência* (pequeno mal) – olhar fixo transitório, geralmente sem atividade motora
2. **Parciais**: afetam um dos hemisférios
   a. *Crise convulsiva parcial simples* – nenhuma alteração do NC, crise jacksoniana
      i. Motora – lobo frontal
      ii. Somatossensorial – lobo parietal
      iii. Visual – lobo occipital
      iv. Pode envolver atividade autônoma (p. ex., alterações respiratórias, taquicardia, ruborização), psíquica (p. ex., *déjà vu*) ou cognitiva (sem alteração do NC)
   b. *Crises parciais complexas* – alteração do NC; com ou sem automatismos como estalidos dos lábios, movimento de deglutir, andar a esmo, verbalizações
      i. Crises parciais simples seguidas de alteração do NC
      ii. Começa com alteração da consciência
      iii. Nos casos típicos, têm origem no lobo temporal
   c. *Parciais com generalização secundária*
      i. Generalização parcial simples
      ii. Generalização parcial complexa
      iii. Generalização parcial complexa de uma crise parcial simples
      iv. O monitoramento contínuo do EEG pode ser necessário para diferenciar de convulsões generalizadas
3. **Crises não classificáveis**

A história de saúde começa com uma descrição do episódio pelo paciente ou uma testemunha. Essa descrição deve incluir o seguinte:

1. O que o paciente fazia quando a crise convulsiva começou.
2. Duração da crise.
3. Sintomas ou comportamentos incomuns antes da crise convulsiva.
4. Manifestações específicas, inclusive movimentos, sensações, sons, odores, paladares e incontinência.
5. NC durante e depois da crise.
6. Duração e descrição dos sintomas depois da crise convulsiva.
7. Descrição de quaisquer episódios semelhantes no passado e idade de início.

Também é importante perguntar sobre:

1. Padrões de sono.
2. Uso excessivo de álcool ou drogas.
3. História de doenças ou acidentes.
4. História familiar de epilepsia.
5. Outras variáveis potenciais: ciclo menstrual, estresse, febre, distúrbios metabólicos.
6. Quando houve outras crises no passado, semelhanças dos sintomas, duração, frequência e hora do dia.

Depois do primeiro episódio de convulsão, deve-se realizar uma TC ou RM para investigar a existência de uma lesão estrutural. O EEG é realizado como triagem para descargas epilépticas interictais (anormalidades elétricas presentes entre as crises convulsivas) e avaliar a excitabilidade cerebral. Essas técnicas podem ajudar a determinar se as crises convulsivas têm origem focal ou são mais generalizadas. Durante o EEG, eletrodos são aplicados no couro cabeludo para medir a atividade da membrana neuronal do córtex cerebral subjacente. Os ritmos são registrados enquanto o paciente está acordado e dormindo. O EEG localiza a região da qual se origina a crise convulsiva do paciente em determinado momento.[36,37]

Quando são necessárias informações adicionais quanto aos padrões e às características das crises convulsivas, pode-se recomendar internação hospitalar na unidade de monitoramento de epilepsia, conforme está descrito na seção subsequente. Além disso, o monitoramento contínuo do EEG é usado atualmente na UTI, onde tem ajudado a detectar crises convulsivas sutis nos pacientes em estado crítico. Como esses pacientes com traumatismo craniano ou em coma frequentemente têm crises epilépticas não convulsivas, o uso do EEG tem sido ampliado no contexto da UTI.[35,36]

■ Unidade de monitoramento de epilepsia

Os pacientes que necessitam de uma caracterização ou localização mais detalhada das suas crises convulsivas são internados para monitoramento por videoeletroencefalografia em uma unidade apropriada, na qual são aplicados eletrodos em seu couro cabeludo. O monitoramento por vídeo-EEG é contínuo e inclui observações audiovisuais. O monitoramento ocorre enquanto o paciente está acordado e dormindo. As doses dos fármacos podem ser reduzidas lentamente ou interrompidas durante essas observações. Como o monitoramento por vídeo-EEG captura dados durante, depois e entre as crises, a atividade convulsiva pode ser documentada e localizada e os sintomas clínicos do paciente são observados. O monitoramento por vídeo-EEG frequentemente consegue identificar crises convulsivas passíveis de intervenção cirúrgica para erradicar epilepsia.

Também é muito comum identificar crises convulsivas falsas e outros distúrbios que são confundidos com epilepsia. Avaliações neuropsicológicas e psiquiátricas podem fazer parte dessa investigação, principalmente quando se contempla alguma intervenção cirúrgica.[1]

Nos casos em que a localização não é possível ou é questionável, pode ser necessária uma abordagem mais invasiva usando eletrodos cirúrgicos para localizar a atividade convulsiva. Três tipos diferentes de eletrodos podem ser implantados para obter registros intracranianos.

Nos casos típicos, os eletrodos profundos são implantados bilateralmente e têm como alvos o hipocampo e outros focos epilépticos comuns situados na amígdala e nos lobos frontais. Vários eletrodos são aplicados sob anestesia local ou geral por perfurações a broca ou trepanação para registros simultâneos. Os cabos dos eletrodos saem do crânio e os pacientes são monitorados continuamente por vídeo-EEG ao longo de vários dias na unidade de monitoramento de epilepsia. Entre as complicações potenciais estão hemorragia, cefaleia e infecção. Esse procedimento é realizado mais comumente para definir quais regiões estão envolvidas no início da atividade convulsiva.[37]

Os eletrodos subdurais e epidurais são geralmente colocados apenas de um lado sob anestesia geral. As fitas são colocadas por meio de orifícios de trepanação. As armações requerem craniotomia e permitem o monitoramento de regiões mais amplas (Figura 35.8). Elas são fixadas à dura-máter e os cabos dos eletrodos emergem por uma incisão para monitoramento contínuo. Infecção, hemorragia e efeito expansivo secundário ao edema cerebral são riscos potenciais. O retalho ósseo pode ser recolocado no final do procedimento ou depois da remoção das fitas ou armações. O monitoramento intracraniano pode ser iniciado antes de uma intervenção cirúrgica para tratar epilepsia.[37]

Tratamento clínico

▶ **Tratamento farmacológico.** Na maioria dos casos, o paciente com epilepsia pode ser tratado clinicamente. Alguns fármacos antiepilépticos (FAE) são considerados mais apropriados para determinados tipos de crises convulsivas. Alguns são preferíveis em monoterapia, enquanto outros são mais apropriados em tratamentos combinados com outros fármacos.[33]

Estado epiléptico é uma emergência, que requer intervenção farmacológica rápida. Fármacos parenterais são administrados porque asseguram absorção rápida e podem ser usados por via intravenosa ou intramuscular. Nas situações de emergência, os benzodiazepínicos (p. ex., diazepam) podem ser administrados por via retal quando não há um acesso intravenoso durante uma emergência.[33] Alguns fármacos de ação rápida são lipossolúveis e tendem a ser redistribuídos do plasma para os tecidos adiposo e muscular e, por esta razão, ocorrem reduções iniciais das concentrações sanguíneas e cerebrais. Isso pode resultar na recidiva da crise convulsiva. Doses intermitentes repetidas ou infusão contínua deve ser administrada criteriosamente, porque esses fármacos saturam os receptores do tecido adiposo e os níveis plasmáticos e musculares aumentam. Isso pode resultar em depressão prolongada do estado mental, obnubilação e até mesmo morte. Embora a mortalidade relacionada com crises convulsivas seja baixa, o risco de acidentes é maior que na população geral e as lesões mais comuns afetam a face e o pescoço.[34] O Quadro 35.5 resume o tratamento de emergência do estado epiléptico.

▶ **Tratamento cirúrgico.** Existem casos nos quais os FAE não conseguem controlar a epilepsia. As tentativas de tratar o paciente com um ou mais fármacos combinados são esgotadas e várias combinações de fármacos são ineficazes; a atividade convulsiva compromete a qualidade de vida do paciente. Nesses caos, a epilepsia é incontrolável e intervenções cirúrgicas são contempladas para controlar a atividade convulsiva. Isso também pode ser considerado nos casos em que os efeitos colaterais do tratamento são tão incapacitantes, que o paciente não consegue ter um nível aceitável de capacidade funcional.[34]

Em muitos casos, o paciente é monitorado antes do procedimento cirúrgico em uma unidade de monitoramento de epilepsia por vídeo-EEG. Nesses casos, frequentemente se realiza um

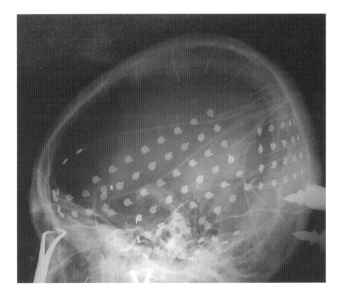

Figura 35.8 Radiografia de uma armação para monitoramento de epilepsia. (Cortesia dos Drs. Frederick Lenz e Ira Garonzik, The Johns Hopkins University, Baltimore, MD.)

Quadro 35.5 Tratamento de emergência do estado epiléptico.

Metas: manter uma via respiratória, a respiração e a circulação; controlar as crises convulsivas; estabilizar o paciente; identificar e tratar a causa

Tratamento: estabilização de uma via respiratória; O_2; intubação, se for necessário; monitoramento do EEG, ECG e PA; cateter para incontinência; TC de crânio; punção lombar se houver suspeita de infecção do SNC; reanimação cardiorrespiratória (RCP) pode ser necessária

Exames sanguíneos: eletrólitos; magnésio; cálcio; níveis dos anticonvulsivantes; gasometria; hemograma completo; provas de funções renal e hepática; testes da coagulação; testes toxicológicos podem ser necessários

Fármacos:
- Benzodiazepínicos (lorazepam, 1 a 2 mg/minuto como dose inicial administrada em 8 minutos, ou diazepam até a dose total de 20 mg). Esses fármacos têm ação curta e é necessária impregnação simultânea com fenitoína (50 mg/minuto) ou fosfenitoína na dose equivalente a 150 mg de fenitoína/minuto; a dose total pode ser de 20 mg/kg
- Quando as crises convulsivas persistirem, acrescentar 5 a 10 mg/kg de fenitoína ou fenobarbital na dose de 50 a 100 mg/minuto, até a dose total de 20 mg/kg
- Quando essas medidas forem ineficazes, administrar anestesia com barbitúrico: pentobarbital e intubação. Os benzodiazepínicos (p. ex., midazolam) podem ser tentados antes da anestesia barbitúrica. Monitoramento contínuo do EEG na UTI

procedimento cirúrgico para colocar fitas ou armações para localizar o foco epileptogênico e identificar as áreas funcionais. Depois do procedimento cirúrgico, a enfermeira faz exames neurológicos repetidos a intervalos regulares e pede ao paciente para realizar determinadas atividades. Déficits de linguagem e fraqueza motora devem ser detectados. Os objetivos desse procedimento são localizar as descargas epileptiformes relacionadas com fala, memória e função sensorial ou motora. Também é útil para definir a relação entre as descargas convulsivas e uma lesão focal (p. ex., um tumor) potencialmente presente. Isso aumenta a segurança e a precisão da cirurgia para remover o tumor.[34,37]

A decisão de operar depende de uma discussão detalhada entre os membros da equipe multidisciplinar. O neurologista, o neurocirurgião, o paciente e seus familiares revisam o tratamento clínico usado até o momento e confirmam que o tratamento alcançou doses máximas. Eles avaliam as chances de haver controle da epilepsia depois do tratamento cirúrgico. Testes neuropsicológicos pré-operatórios são realizados e outros exames pertinentes são obtidos e discutidos. Alguns ou todos os exames diagnósticos descritos antes podem ser necessários.

O objetivo do tratamento cirúrgico da epilepsia é remover ou interromper o foco epileptogênico. Em muitos casos, os pacientes continuam a usar FAE por dois anos depois do procedimento cirúrgico, porque a recidiva das crises convulsivas é mais provável durante este período. A Tabela 35.8 resume os procedimentos cirúrgicos realizados mais comumente e suas indicações.

■ Cuidados de enfermagem

▶ **Avaliação.** A história de saúde detalhada é um componente essencial do diagnóstico preciso e tratamento eficaz da epilepsia. História familiar, idade de início, frequência e descrição dos sintomas e sua duração ajudam a desenvolver um plano de cuidados adaptado às condições específicas do paciente. Os FAE são prescritos com base em todos esses dados. Alterações da gravidade ou frequência dos sintomas exigem modificações do regime terapêutico. O tratamento farmacológico pode estar indicado indefinidamente; por esta razão, o tratamento deve levar em consideração a eficácia e a tolerabilidade dos fármacos. Efeitos colaterais podem comprometer a qualidade de vida e exigir o uso de um fármaco diferente possivelmente menos eficaz, ou de dois ou mais FAE simultaneamente.[1,34]

▶ **Plano de cuidados.** Os cuidados de enfermagem intra-hospitalares incluem monitorar o paciente durante uma crise convulsiva (ele nunca deve ficar sozinho) e oferecer apoio e proteção sem tentar restringi-lo. Quando for possível, a colocação do paciente em decúbito lateral durante uma crise convulsiva generalizada ajuda a manter a via respiratória pérvia.

▶ **Educação do paciente e planejamento da alta.** A educação do paciente deve incluir instruções para manter a independência funcional. Os seguintes pontos da educação do paciente são elementos essenciais ao planejamento da alta:

1. Tornar o ambiente doméstico seguro, principalmente nos casos de epilepsia tônico-clônica.
2. Avaliar a existência de lesões depois de cada crise convulsiva.
3. Manter um "diário" para registrar descrição das crises convulsivas e do período pós-ictal, duração, horário, gravidade e quaisquer características novas.
4. Estar ciente das leis estaduais sobre restrições à direção por indivíduos epilépticos.
5. Usar um bracelete de identificação médica.
6. Monitorar os níveis séricos dos FAE, quando houver necessidade.
7. Estar consciente da condição do paciente, quando for necessário realizar algum tratamento de emergência.
8. Consultar especialistas quando a epilepsia for incontrolável.

Síndrome de Guillain-Barré

Síndrome de Guillain-Barré, também conhecida como polineuropatia desmielinizante inflamatória aguda, é uma doença com progressão rápida, que comumente se evidencia por fraqueza, déficit sensorial e arreflexia simétricas. Essa síndrome é uma neuropatia periférica inflamatória, na qual linfócitos e macrófagos "desnudam" a bainha de mielina dos axônios. A reação inflamatória difusa pode ser encontrada no sistema nervoso periférico, nervos cranianos e raízes dos nervos espinais. A condição também é descrita como uma síndrome, em vez de uma doença, tendo em vista a combinação de sinais e sintomas apresentados pelo paciente.[38]

■ Etiologia

A síndrome de Guillain-Barré é uma neuropatia imune associada a uma gama ampla de sintomas, gravidade e tempo de progressão. Em alguns casos, a síndrome começa depois de uma infecção.[38-41] Cerca de 50% dos pacientes com síndrome de Guillain-Barré têm uma doença febril branda cerca de duas a três semanas antes do início dos sintomas. Em geral, a doença febril afeta o trato respiratório ou GI. *Campylobacter jejuni* e citomegalovírus são os agentes etiológicos mais frequentes das infecções antecedentes, que geralmente ocorrem uma a quatro semanas antes do início dos sintomas da síndrome de Guillain-Barré.[38,39,41] Alguns estudos demonstraram uma relação possível entre imunizações e risco elevado de desenvolver a síndrome.[41]

Tabela 35.8 Indicações clínicas dos procedimentos cirúrgicos para tratar epilepsia.

Procedimento	Indicações
Lobectomia temporal: ressecção de 6 cm do lobo temporal do hemisfério não dominante e 4 a 5 cm do hemisfério dominante	Crises convulsivas incontroláveis originadas do lobo temporal anterior com duração > 5 anos Comprometimento significativo da qualidade de vida
Lesionectomia: ressecção cirúrgica das anomalias estruturais	Pacientes pediátricos
Estimulador do nervo vagal: um gerador de sinais programável é implantado no tórax e eletrodos de estimulação são aplicados no nervo vago esquerdo	Crises resistentes ao tratamento farmacológico Em geral, crises convulsivas parciais
Estimulador cerebral profundo: eletrodos são aplicados nas estruturas cerebrais profundas (tálamo, hipocampo, cápsula interna) e programados para ativar quando for detectada atividade convulsiva	Epilepsia incontrolável

Dados baseados em Ko DY: Epilepsy and seizures. Medscape. Atualizados em 19 de novembro de 2015. Acessados em 15 de janeiro de 2016 na página http://emedicine.medscape.com/article/1184846-print.

726 Parte 8 Sistema Nervoso

Embora vacinas administradas previamente, inclusive vacinas para H1N1 e raiva, tenham sido relacionadas com o desenvolvimento da síndrome de Guillain-Barré,[41] ainda não foi demonstrada uma relação causal clara. Hoje em dia, nenhuma vacina utilizada atualmente foi associada conclusivamente como causa da síndrome.

A agressão ao sistema imune é extensiva e afeta os segmentos proximais das raízes neurais e os segmentos distais do axônio motor terminal. Mecanismos imunes humorais e celulares parecem estar envolvidos. Os linfócitos e macrófagos são as células efetoras responsáveis pela destruição da mielina e dos axônios adjacentes. Os nervos motores, sensoriais e autônomos são afetados. A fraqueza e os déficits sensoriais resultam do impedimento da condução dos potenciais de ação pelas fibras nervosas (secundário a desmielinização ou destruição do axônio).[38,40,41]

Nos pacientes com essa síndrome, o sistema imune quase certamente é ativado primeiramente em resposta a um vírus ou uma bactéria. Em seguida, o sistema imune ataca desnecessariamente os tecidos do hospedeiro que compartilham de um mesmo epítopo (parte superficial de um antígeno capaz de desencadear uma reação imune). Esse processo é conhecido como mimetismo molecular.[41]

■ Epidemiologia

A síndrome de Guillain-Barré incide com frequência igual nos dois sexos e em todas as raças e pode desenvolver-se em qualquer idade. Nos EUA, a incidência anual é de cerca de 1 a 2 casos por 100.000 habitantes.[38,40,41]

■ Fisiopatologia

Nos pacientes com síndrome de Guillain-Barré, a bainha de mielina que circunda o axônio é destruída. A bainha de mielina pode ser danificada por vários agentes e doenças, inclusive agentes físicos, traumatismo, hipoxemia, compostos químicos tóxicos, insuficiência vascular e reações imunes. A desmielinização é uma reação comum dos tecidos neurais a qualquer uma dessas condições adversas.[38,40,41]

Os axônios mielinizados conduzem os estímulos neurais mais rapidamente que os axônios não mielinizados. Ao longo do comprimento de uma fibra mielinizada, existem interrupções da bainha de mielina (nodos de Ranvier), onde há contato direto entre a membrana celular do axônio e o líquido extracelular. A membrana é altamente permeável nesses nodos, tornando a condução especialmente eficaz. A transferência de íons para dentro e para fora do axônio pode ocorrer rapidamente apenas nos nodos de Ranvier; por esta razão, um estímulo neural transmitido ao longo de uma fibra mielinizada pode saltar de um nódulo para outro (condição conhecida como condução saltatória) muito rapidamente. A destruição da bainha de mielina inviabiliza a condução saltatória e a transmissão dos impulsos neurais é impedida.[40-42]

Uma teoria recente quanto à fisiopatologia da síndrome de Guillain-Barré especula que a causa básica da inflamação seja uma resposta linfocitária primária dos linfócitos T. As células migram através das paredes vasculares para o nervo periférico. A consequência disso é edema e inflamação perivascular. Em seguida, os macrófagos decompõem a bainha de mielina.[40,41] Um mecanismo secundário potencial é a desmielinização iniciada por ação de um anticorpo na bainha de mielina nos estágios iniciais da doença. A desmielinização causa atrofia dos axônios, que acarreta lentidão ou bloqueio da condução neural.[41]

■ Manifestações clínicas

A síndrome de Guillain-Barré pode progredir rapidamente em algumas horas ou dias, ou pode demorar até 3 a 4 semanas para desenvolver-se. A maioria dos pacientes apresenta fraqueza mais acentuada nas primeiras semanas da doença, especialmente na terceira semana depois do início dos sintomas.[38,39,41]

Nos estágios iniciais, o paciente desenvolve rapidamente paralisia flácida ascendente. Na maioria dos casos, o padrão de acometimento neural é simétrico. O paciente pode perceber a fraqueza primeiramente nos membros inferiores, que pode estender-se rapidamente para incluir fraqueza e déficits sensoriais nos membros superiores. Em geral, os reflexos tendíneos profundos estão abolidos, mesmo nos estágios mais iniciais. Os nervos cranianos e do tronco também podem ser afetados. Os músculos respiratórios podem ser envolvidos, resultando em disfunção respiratória.[38,39,41] Também pode haver distúrbios autônomos como retenção urinária e hipotensão ortostática. Alguns pacientes referem hipersensibilidade e dor à compressão profunda ou movimentação de alguns músculos.[38,41]

Os pacientes podem ter sintomas sensoriais de parestesias, inclusive dormência e formigamento. Dor é uma queixa referida por alguns pacientes. A dor é de caráter incômodo e difuso, frequentemente comparada com a sensação de que os músculos foram excessivamente exercitados. Quando há acometimento dos nervos cranianos, o nervo afetado mais comumente é o VII par (nervo facial). A síndrome de Guillain-Barré não afeta o NC, a reação pupilar ou a função cognitiva.[38,41]

Os sintomas podem progredir ao longo de várias semanas. O nível da paralisia pode parar em qualquer segmento. Em geral, a progressão estende-se em três estágios: agudo, platô e recuperação. O estágio agudo começa com o início dos sintomas e progride rapidamente, até que não ocorra mais deterioração clínica. O estágio de platô, durante o qual os pacientes mantêm sintomas, estende-se por alguns dias até semanas. O estágio de recuperação pode estender-se por até dois anos. Aparentemente, o estágio de recuperação coincide com o processo de remielinização e regeneração dos axônios. Embora a desmielinização ocorra rapidamente, a taxa de remielinização é de cerca de 1 a 2 mm/dia. A função motora é recuperada com padrão descendente.[38,41]

■ Diagnóstico

O diagnóstico da síndrome de Guillain-Barré depende em grande parte da história médica do paciente e da progressão clínica dos sintomas. Como foi mencionado antes, o início geralmente é súbito e a história de saúde frequentemente revela um distúrbio das vias respiratórias superiores ou do trato GI cerca de 1 a 4 semanas antes do início das manifestações neurológicas. A descrição do início dos sintomas pode ser reveladora, porque os sinais e sintomas da síndrome de Guillain-Barré geralmente começam com fraqueza ou parestesias dos membros inferiores, que ascendem com padrão simétrico.[38,40,41]

A punção lombar pode ser realizada e revela nível alto de proteínas. Entretanto, resultados negativos desse exame devem ser interpretados com cautela, porque apenas 50% dos pacientes têm níveis altos de proteínas na primeira semana da doença. Dentro de três semanas, essa percentagem aumenta para mais de 90%. Além disso, os estudos da condução neural registram a transmissão de impulsos ao longo da fibra neural. Nos pacientes com síndrome de Guillain-Barré, a velocidade de condução está reduzida.[38,40,41]

Diante da suspeita de que o paciente tenha síndrome de Guillain-Barré, as provas de função pulmonar são realizadas para determinar valores iniciais para comparação subsequente à medida que a doença avança. Deterioração progressiva da capacidade funcional pulmonar pode indicar a necessidade de ventilação mecânica e tratamento na UTI.[38,41] Insuficiência respiratória grave secundária à síndrome de Guillain-Barré com necessidade de ventilação mecânica é um previsor de mortalidade do paciente hospitalizado.

■ Tratamento clínico

Em razão dos riscos associados à insuficiência respiratória, aos sintomas bulbares e à disfunção autônoma, todos os pacientes com síndrome de Guillain-Barré – exceto os casos brandos – devem ser internados em um hospital que disponha de UTI especializadas. A deterioração com necessidade de ventilação mecânica é esperada nos pacientes com progressão rápida da doença, acometimento bulbar, fraqueza facial bilateral ou disautonomia. A internação em UTI é recomendável aos pacientes com capacidade vital menor que 20 mℓ/kg, necessidade de reavaliar a capacidade vital a intervalos menores que 4 horas, aspiração pulmonar, instabilidade autônoma ou progressão rápida da fraqueza.[38,41]

Algumas medidas podem atenuar a gravidade da doença e acelerar a recuperação. A força dos músculos flexores do pescoço é um sinal clínico útil de disfunção respiratória. Quando o paciente não consegue levantar a cabeça contra a gravidade, os nervos frênicos também estão afetados, causando paralisia diafragmática e redução da capacidade vital forçada (CVF, ou volume de ar que o paciente consegue exalar vigorosamente depois de uma inspiração máxima). Nessas condições, as vias respiratórias não podem ser mantidas eficazmente sem intubação.

Também devem ser adotadas medidas profiláticas, de forma que o paciente não desenvolva TVP e EP subsequente. A profilaxia para TVP inclui heparina subcutânea (5.000 unidades duas vezes ao dia), meias antitrombóticas e dispositivos de compressão sequencial. Além disso, as oscilações da atividade do sistema nervoso autônomo precisam ser avaliadas com base na aferição da PA e monitoramento para detectar arritmias cardíacas.[38,41]

Plasmaférese foi o primeiro tratamento aprovado para tratar pacientes com síndrome de Guillain-Barré e é a única intervenção terapêutica comprovadamente superior à administração apenas de medidas de sustentação. Hoje em dia, recomenda-se que os pacientes com síndrome de Guillain-Barré façam plasmaférese. Para realizar sessões de plasmaférese, são necessários um dispositivo de acesso vascular central com lúmen duplo e uma equipe especialmente treinada. Na tentativa de atenuar a gravidade da doença, o médico pode prescrever plasmaférese quando a condição do paciente piora.[38,39,41] Vale ressaltar que dois riscos importantes associados à plasmaférese são infecções relacionadas com o cateter e hemorragia durante a inserção do cateter.

Imunoglobulina intravenosa (IGIV) também é útil como tratamento da síndrome de Guillain-Barré. Um hemoderivado obtido de grande número de doadores de plasma, a IGIV pode ligar-se a alguns patógenos comuns e modular uma gama ampla de efetores da doença autoimune, inclusive síndrome de Guillain-Barré. O componente principal é imunoglobulina G, embora também estejam presentes quantidades mínimas de imunoglobulina A. As imunoglobulinas podem ser infundidas facilmente, mesmo no ambiente doméstico, sem equipamentos dispendiosos. As doses e a frequência de administração ideais devem ser definidas caso a caso. A imunoglobulina, que se liga aos receptores dos linfócitos T ou aos receptores existentes nos nervos, produz melhora apenas transitória em razão da renovação dos linfócitos T ou da inativação dos anticorpos ligados aos receptores. Infusões diárias de IGIV podem ser úteis na fase aguda da síndrome de Guillain-Barré, quando o paciente apresenta deterioração clínica rápida.[38,40,41]

A dose de IGIV é de 2 g/kg e, em geral, a dose total é dividida em cinco infusões diárias de 400 mg/kg cada. Os neurologistas que usam IGIV para tratar pacientes com síndrome de Guillain-Barré estão familiarizados com seus efeitos colaterais, que incluem febre baixa, calafrios, mialgia, sudorese, sobrecarga de volume, hipertensão, náuseas e vômitos, erupção cutânea, cefaleia, meningite asséptica e neutropenia.[38,41] O efeito adverso mais grave é necrose tubular aguda, que ocorre com qualquer doença coexistente que reduza a filtração glomerular renal.

Hoje em dia, não existem dados sugestivos de que a IGIV seja mais eficaz que a plasmaférese como tratamento dos pacientes com síndrome de Guillain-Barré. IGIV e plasmaférese têm potencial comparável de acelerar a recuperação do paciente. As circunstâncias específicas do paciente, inclusive disponibilidade de recursos para realizar plasmaférese e condições clínicas subjacentes, determinam o tratamento específico para cada caso. A IGIV é uma opção interessante, porque pode ser administrada facilmente na unidade de tratamento intensivo.[38,41]

■ Cuidados de enfermagem

▶ **Avaliação.** Nos pacientes com síndrome de Guillain-Barré, a avaliação cuidadosa e o plano de cuidados resultante ajudam a atenuar complicações da imobilidade e permitem que o paciente avance ao estágio de reabilitação sem déficits. Embora os pacientes estejam em condições críticas, suas chances de voltar a ter uma vida produtiva são boas, contanto que sobrevivam aos estágios agudos e evitem complicações da imobilidade. A maioria das mortes é devida às complicações respiratórias evitáveis ou à disfunção autônoma.

Quando houver suspeita de que um paciente tenha síndrome de Guillain-Barré, ele deverá ser hospitalizado de forma a assegurar que sejam realizadas avaliações frequentes para monitorar deterioração clínica. Em razão da natureza progressiva da doença, as avaliações devem enfatizar o exame neurológico (i. e., acometimento dos nervos cranianos, fraqueza motora e déficits sensoriais). Os déficits dos nervos cranianos definem se o paciente está sujeito à aspiração pulmonar. As funções sensorial e motora do paciente devem ser monitoradas frequentemente.[1]

A avaliação cardiovascular é realizada para monitorar a PA e a frequência cardíaca. O sistema nervoso autônomo é afetado comumente na síndrome de Guillain-Barré. A disautonomia evidencia-se por taquicardia sinusal, mas pode causar outras arritmias cardíacas ou instabilidade da PA, que requer monitoramento cuidadoso porque pode ser fatal. As condições respiratórias do paciente devem ser monitoradas e a CVF deve ser avaliada no mínimo a cada turno de trabalho. As funções GI e urinária também devem ser monitoradas. O paciente está sujeito a ter constipação e infecções urinárias resultantes da retenção de urina. Outras complicações possíveis da imobilidade são úlceras de pressão e TVP.[38,39,41]

▶ Plano de cuidados. Quando a enfermeira cuida de um paciente com síndrome de Guillain-Barré, os objetivos principais são evitar infecções e complicações da imobilidade; assegurar a manutenção das funções dos sistemas do corpo; tratar imediatamente crises autônomas potencialmente fatais; e oferecer apoio emocional ao paciente e seus familiares. Quanto ao estado neurológico do paciente, a fraqueza acarreta limitação da mobilidade.

Além disso, devem ser adotadas medidas para manter o alinhamento corporal adequado. As medidas como aplicação de talas são implementadas para evitar hiperflexão dos punhos e queda plantar.[1,38] A fisioterapia é iniciada em um estágio precoce da internação hospitalar e mantida durante todo o período de recuperação.

O acometimento dos nervos cranianos coloca o paciente em risco de aspiração e a nutrição adequada deve ser mantida. Quando o paciente não consegue ingerir alimentos, a alimentação por tubo enteral deve ser iniciada. É importante solicitar a colaboração de um nutricionista para assegurar calorias suficientes à remielinização e às atividades de reabilitação. Quando o paciente não consegue ingerir alimentos, deve-se iniciar nutrição enteral para fornecer ao menos 1.500 a 2.000 kcal/dia.[38,41]

Em razão da intubação ou da comunicação verbal prejudicada, também é importante utilizar métodos alternativos para facilitar a comunicação. Formas alternativas de comunicação são estabelecidas usando quadros de escrita e recursos não verbais como gestos e piscar dos olhos. A incapacidade de comunicar-se pode ser frustrante para o paciente e gerar ansiedade desnecessária.

Insuficiência respiratória é a complicação mais grave da síndrome de Guillain-Barré. A fraqueza dos músculos respiratórios coloca o paciente em grande risco de hipoventilação e infecções pulmonares repetidas. Cinquenta por cento dos pacientes com essa síndrome têm alguma disfunção respiratória, que diminui o volume corrente e a capacidade vital, ou pode causar até parada respiratória completa. A traqueostomia está indicada quando o paciente necessita de ventilação mecânica prolongada.[38]

Quando há acometimento do sistema nervoso autônomo, podem ocorrer oscilações drásticas da PA (hipotensão ou hipertensão) ou da frequência cardíaca, ou de ambas. Hipertensão lábil e arritmias são comuns e levam à internação para tratamento na UTI. O monitoramento cardíaco possibilita a detecção e o tratamento imediatos das arritmias. Como manobra de Valsalva, tosse e aspiração das vias respiratórias podem desencadear um distúrbio do sistema nervoso autônomo, o paciente deve ser cuidadosamente monitorado.[38,41]

As medidas de conforto como mudanças frequentes de posição podem ser úteis. Quando ocorre remielinização, o processo frequentemente é desconfortável e o paciente pode queixar-se de dormência e dor. Isso pode ser um sinal encorajador para o paciente, porque o processo patológico está em fase de regressão.

Embora o paciente esteja fisicamente incapacitado, ele está plenamente consciente do que ocorre à sua volta. O paciente pode sentir medo, perda do controle e desamparo e desesperança. Explicações frequentes das intervenções e dos sinais de progressão são úteis.[1] O paciente deve ter permissão para participar do seu próprio cuidado na medida em que suas funções permitam. É essencial que a enfermeira da unidade de tratamento intensivo demonstre empatia, compaixão, sensibilidade e escuta atenta ao paciente com síndrome de Guillain-Barré, de forma que suas dificuldades emocionais possam ser atenuadas.

▶ Educação do paciente e planejamento da alta. A educação do paciente e seus familiares quanto a todos os problemas envolvidos em seu cuidado é importante. A enfermeira pode fornecer informações quanto ao processo patológico, à evolução e à recuperação da doença.[1] Os pacientes precisam saber que a doença pode avançar a ponto de ser necessária ventilação mecânica. Além disso, eles devem compreender que podem receber alta para um serviço de reabilitação, no qual sua recuperação possa ter continuidade. Muitos meses de reabilitação podem ser necessários para que os pacientes recuperem sua força e seu nível funcional prévios. Os pacientes podem continuar a demonstrar melhoras por até dois anos. A enfermeira pode conversar com os pacientes e seus familiares acerca da Guillain-Barré Syndrome International Foundation, que fornece informações e recursos. Antes da alta domiciliar, o paciente pode ser encaminhado aos recursos de apoio, de forma que ele possa interagir com outros indivíduos que tiveram a mesma síndrome.[1]

Miastenia *gravis*

Miastenia *gravis* é uma doença autoimune que afeta a transmissão na junção neuromuscular e evidencia-se por fadiga e fraqueza dos músculos oculares, bulbares, diafragma ou músculos dos membros. O termo "miastenia" deriva das palavras gregas para "músculo" e "fraqueza", enquanto a palavra *gravis* significa 'grave' em latim. Em vista da mortalidade alta associada à fraqueza dos músculos diafragmáticos, essa doença também é conhecida como "fraqueza muscular grave".[1] Entretanto, atualmente a miastenia *gravis* não é uma doença "grave" em razão dos avanços dos tratamentos imunomoduladores e da possibilidade de controlar a insuficiência respiratória.

■ Etiologia

Miastenia *gravis* é uma doença autoimune, que se caracteriza por fraqueza e fadigabilidade dos músculos esqueléticos. A doença acarreta redução da quantidade de receptores de acetilcolina (AChR) na junção neuromuscular, que é causada por anticorpos dirigidos contra estes receptores.[42-44] Os fatores que desencadeiam o processo autoimune são desconhecidos, mas o timo desempenha um papel importante. O timo está localizado atrás do esterno e pode estender-se inferiormente até o diafragma e superiormente até o pescoço. Essa glândula desempenha um papel importante na reatividade dos linfócitos T aos antígenos estranhos. A maioria dos pacientes apresenta anormalidades relacionadas com o timo.[43]

■ Epidemiologia

A miastenia *gravis* é mais comum nas mulheres que nos homens (razão de 3:2) e consiste basicamente em uma doença de mulheres jovens e homens idosos. Na maioria dos casos, os sintomas começam na terceira década de vida, embora qualquer faixa etária possa ser afetada.[42] Ao longo dos últimos 50 anos, a prevalência dessa doença tem aumentado em razão dos avanços no diagnóstico, tratamento clínico e sobrevivência da doença. A miastenia *gravis* não é hereditária no sentido mendeliano; contudo, alguns pacientes podem referir história de doenças autoimunes na família, inclusive distúrbios da tireoide ou lúpus. É importante salientar que cerca de 10% das mulheres com miastenia *gravis* podem transmitir aos seus bebês uma forma transitória de miastenia neonatal, que regride dentro de alguns dias depois do nascimento.

Fisiopatologia

A miastenia *gravis* é causada por anticorpos circulantes dirigidos contra os AChR do músculo esquelético.[42-44] O AChR é uma proteína composta de cinco subunidades, que está localizada em uma superfície especializada da membrana da célula muscular conhecida como placa terminal. Quando a acetilcolina é liberada pelo nervo depois da despolarização, ela se liga ao AChR e provoca a abertura dos canais iônicos. Essa transferência dos íons por meio desses canais resulta na despolarização da placa terminal, na geração do potencial de ação e na contração subsequente das fibras musculares. Com esse processo, a despolarização da placa terminal é de 3 a 4 vezes maior que o necessário para a geração de um potencial de ação. Por essa razão, oscilações da despolarização da placa terminal não afetam a geração dos potenciais de ação ou a força global da contração muscular.[42]

Na miastenia *gravis*, os anticorpos dirigidos contra os AChR provocam sua inativação por aumento da interiorização do receptor e destruição da membrana muscular por ação do complemento. Consequentemente, a transferência de íons por meio do AChR diminui, resultando na redução da despolarização da placa terminal, que pode ser insuficiente para gerar um potencial de ação. Isso resulta na incapacidade de contrair o músculo. Em repouso, a anormalidade da transmissão neuromuscular geralmente é branda e os potenciais de ação ainda são gerados. Contudo, quando o paciente faz esforço ou há estimulação neural repetitiva, o potencial da placa terminal diminui ainda mais, os potenciais de ação não são gerados e o indivíduo tem fraqueza muscular. Em resumo, os anticorpos atacam os AChR da junção neuromuscular e, deste modo, bloqueiam a transmissão dos estímulos neurais ao músculo.[42-44]

Manifestações clínicas

A miastenia *gravis* pode caracterizar-se por fraqueza da musculatura ocular (miastenia ocular) ou fraqueza muscular generalizada, dependendo se os sinais e sintomas estão limitados aos músculos oculares ou se afetam qualquer outro músculo do corpo. Nos casos de miastenia ocular, os pacientes podem ter problemas como ptose palpebral ou diplopia (visão duplicada). Mais de 90% dos pacientes têm sintomas oculares. Em apenas 16% dos casos, os sintomas continuam confinados aos músculos oculares. Nos demais casos, os sintomas afetam outros músculos (bulbares, dos membros e do diafragma) no primeiro ano depois do início dos sintomas oculares.[42,43]

Com a forma generalizada, os pacientes podem ter manifestações oculares e também sintomas bulbares, que se evidenciam por dificuldade de mastigar, engolir, conversar e controlar as secreções, além de fraqueza do pescoço. A voz pode ter uma tonalidade anasalada. Falar por muito tempo torna a fala arrastada. A fraqueza do fechamento da mandíbula (músculo masseter) pode fazer com que ela fique caída e aberta. A fraqueza da musculatura dos membros também é evidente e pode variar de caso a caso. Em geral, os pacientes têm fraqueza mais proximal que distal. Eles frequentemente referem que a fraqueza aumenta quando fazem atividades prolongadas, mas melhora em repouso. Além disso, os pacientes podem ter disfunção respiratória atribuível à fraqueza dos músculos respiratórios. A complicação mais grave que pode ocorrer com a miastenia *gravis* é insuficiência respiratória (crise miastênica) secundária à fraqueza dos músculos intercostais e do diafragma.[42,43] A insuficiência respiratória pode ser fatal. Com diagnóstico mais precoce e intervenção imediata para os pacientes com miastenia *gravis*, a mortalidade hospitalar é baixa. Insuficiência respiratória secundária à miastenia *gravis* e idade avançada são previsores de mortalidade mais alta.[42]

Diagnóstico

Como outras doenças neurológicas, a história clínica e outros exames diagnósticos ajudam a estabelecer o diagnóstico definitivo da miastenia *gravis*. Os pacientes podem referir queixas de diplopia ou ptose das pálpebras. Além disso, a miastenia causa fraqueza dos músculos da cintura escapular. Por essa razão, eles podem queixar-se de incapacidade de realizar várias atividades de autocuidado, inclusive secar os cabelos com um secador.

O exame neurológico também é útil ao estabelecimento do diagnóstico. O exame dos nervos cranianos pode revelar ptose e diplopia, além de outros déficits referidos aos outros nervos cranianos. Os sinais de fraqueza motora podem ser evidentes.[42,43] Além disso, exames laboratoriais indicam que os anticorpos contra AChR estão presentes em cerca de 90% dos pacientes.[43]

Os testes de condução neural repetitiva durante a eletromiografia (EMG) ajudam a confirmar o diagnóstico da miastenia *gravis*. Durante a EMG, um eletrodo de agulha é introduzido em um músculo esquelético e os registros da atividade elétrica em repouso, durante a realização de atividades voluntárias e depois da estimulação elétrica são exibidos em um osciloscópio. O paciente deve ser avisado de que a agulha causa algum desconforto. Nos casos de miastenia *gravis*, a perda funcional dos AChR diminui a amplitude do potencial de ação com a estimulação repetitiva. A estimulação repetitiva do músculo provoca declínio rápido do potencial de ação muscular, em razão da quantidade insuficiente de AChR. A EMG de fibra única é um teste muito sensível para avaliar a atividade de transmissão na junção neuromuscular.[42,43]

O teste do edrofônio é um recurso diagnóstico clássico para confirmar o diagnóstico da miastenia *gravis*. Um resultado positivo desse teste reforça significativamente o diagnóstico de miastenia *gravis*. Com esse teste, o médico aplica 10 mg de edrofônio (um anticolinesterásico de ação curta) durante cerca de 1 minuto. Quando é injetado, o edrofônio inibe transitoriamente a degradação da acetilcolina na junção neuromuscular. A resposta esperada deve ocorrer dentro de 2 a 3 minutos. O teste é mais útil quando há melhora da ptose ou da força dos músculos extraoculares. Pode ser difícil interpretar alguma melhora da força dos membros ou da função bulbar. Quando se administra edrofônio, o médico deve dispor prontamente de atropina porque o paciente pode ter bradicardia. Como existem relatos de taquicardia ventricular e até mortes, o edrofônio deve ser administrado em condições monitoradas.[42,43]

A TC ou RM do tórax também pode ser realizada para excluir a existência de um timoma ou hiperplasia do timo. Como foi mencionado antes, os pacientes com miastenia *gravis* podem ter tumores tímicos e devem passar por uma triagem. As provas de função tireóidea e a dosagem dos níveis de vitamina B_{12} também estão indicadas junto com pesquisa de anticorpos antinucleares, anticorpos contra células parietais e anticorpos antimicrossômicos.[42]

Tratamento clínico

O tratamento clínico da miastenia *gravis* inclui as seguintes medidas: fármacos para melhorar a transmissão neuromuscular; imunossupressão crônica com corticosteroides, micofenolato de mofetila, azatioprina ou ciclosporina; ciclofosfamida; imunomodulação de curto prazo com plasmaférese ou IGIV; ou timectomia.[42,43,45]

730 Parte 8 Sistema Nervoso

▸ **Tratamento farmacológico.** O tratamento farmacológico consiste em usar anticolinesterásico, corticosteroides ou outros fármacos imunossupressores. A piridostigmina está disponível em três preparações: solução oral, comprimidos de 60 mg ou uma preparação de ação prolongada com 180 mg. Esse fármaco inibe a degradação enzimática da acetilcolina e, deste modo, prolonga sua ação na membrana pós-sináptica e melhora a transmissão neuromuscular. Em razão de sua ação, quantidades maiores de acetilcolina ficam disponíveis na junção neuromuscular e o paciente aumenta sua força muscular. A ação da piridostigmina começa em 30 minutos depois da administração, alcança intensidade máxima em 1 hora e estende-se por 3 a 6 horas.[1,42]

A piridostigmina sempre deve ser administrada imediatamente, conforme a prescrição. Ela deve ser administrada a cada 3 a 4 horas enquanto o paciente estiver acordado. Quando houver dificuldade de mastigar e engolir, a administração do fármaco 30 minutos antes das refeições é útil. O comprimido de ação prolongada (180 mg) é administrado à hora de deitar e nunca deve ser triturado. Como o fármaco é administrado à noite, o paciente tem seu efeito benéfico durante o sono. Os efeitos colaterais muscarínicos são diarreia, cólicas abdominais, salivação exagerada, turvação da visão, bradicardia e transpiração excessiva. Os efeitos colaterais nicotínicos são abalos musculares, fraqueza e fadiga.[1]

Quando o paciente não consegue usar piridostigmina oral em razão de estar em jejum (ou dieta zero) ou intubado, uma abordagem igualmente eficaz é administrar neostigmina por via IV. A dose de 1 mg de brometo de neostigmina IV equivale a 60 mg de piridostigmina. A neostigmina pode ser administrada em infusão contínua e deve-se ter o cuidado de assegurar que o acesso IV esteja pérvio. Monitoramento cardíaco é essencial.[43]

Corticosteroides e outros imunossupressores podem ser administrados junto com piridostigmina para tratar miastenia *gravis*.[42,43]

Os pacientes com miastenia não devem usar determinados fármacos. Por exemplo, a D-penicilamina está contraindicada a esses pacientes. Outros fármacos, inclusive alguns antibióticos, podem agravar a fraqueza da miastenia (Quadro 35.6).[42,43] Os pacientes e profissionais de saúde devem estar cientes de que esses fármacos não podem ser usados. Embora médicos e enfermeiras que trabalham no contexto de neurociência comumente estejam familiarizados com esses fármacos, os pacientes podem enfrentar dificuldades nos contextos como serviços de emergência ou centro cirúrgico, onde os profissionais de saúde não atendem frequentemente pacientes com miastenia *gravis* e podem não estar familiarizados com esses fármacos.[42,43]

▸ **Plasmaférese.** A plasmaférese pode estar indicada aos pacientes em crise miastênica ou que, por alguma outra razão, sejam resistentes ao tratamento. A plasmaférese é iniciada para remover os anticorpos anti-AChR circulantes do plasma, o que resulta em melhora clínica. Esse procedimento é realizado por um dispositivo de acesso vascular central com lúmen duplo, semelhante a um cateter de diálise. Em geral, a plasmaférese é realizada como procedimento de emergência, mas também pode ser realizada ambulatorialmente.[43,45] O volume de sangue circulante do paciente é retirado por um dos lumens do cateter, filtrado e depois devolvido pelo outro lúmen. O plasma do paciente é retirado e a albumina é devolvida junto com os elementos sólidos do sangue. O procedimento demora várias horas e o paciente deve ser monitorado para hipotensão. Depois de cada sessão de plasmaférese, os eletrólitos e fatores de coagulação devem ser dosados.

Os cateteres devem ser manuseados com cuidado porque são fontes potenciais de infecção. O risco é especialmente alto porque o paciente com miastenia *gravis* pode estar usando corticosteroides ou outros imunossupressores. Além disso, a enfermeira deve estar ciente de que a plasmaférese remove fármacos (inclusive piridostigmina) que o paciente usou antes. A enfermeira deve obter uma prescrição do médico para interromper os fármacos que ele usa durante a plasmaférese.

▸ **Imunoglobulina intravenosa.** Outro tratamento usado em lugar da plasmaférese é IGIV, que é administrada na doença aguda ou como manutenção de longo prazo dos pacientes com miastenia *gravis* que não respondem aos outros tipos de tratamento. A IGIV é usada frequentemente antes da timectomia para estabilizar o paciente. A dose deve ser individualizada caso a caso. Os pacientes podem ter melhora clínica dentro de 2 a 4 dias, que pode estender-se por intervalos variáveis. O mecanismo de ação da IGIV não é conhecido. O paciente precisa ser monitorado quanto à ocorrência de febre, calafrios, leucopenia, cefaleia, sobrecarga de volume e insuficiência renal.[1,43]

▸ **Timectomia.** Timectomia é um tratamento padronizado para pacientes com menos de 56 anos portadores de miastenia *gravis*. Esse procedimento cirúrgico consegue remissão e melhora prolongadas, embora não tenham sido realizados estudos controlados. Entretanto, a redução dos títulos dos anticorpos depois da cirurgia apoia a realização da timectomia. Os pacientes devem estar cientes de que esse procedimento é realizado por seus efeitos benéficos de longo prazo, de forma que não esperem por melhora dramática logo depois da cirurgia. A melhora clínica pode não ser efetivada antes de 6 a 12 meses depois da timectomia. Em alguns casos, o efeito benéfico pode não ser percebido antes de vários anos.[42,43] Os pacientes podem ter melhora suficiente, de forma que seus fármacos possam ser reduzidos e, deste modo, que os efeitos adversos sejam atenuados.

Os cuidados pós-timectomia incluem uma internação breve na UTI. Analgesia epidural é usada para controlar a dor do pós-operatório. Em geral, o paciente é extubado logo depois da cirurgia. Respiração com pressão positiva intermitente pode ser usada para atenuar as complicações respiratórias pós-operatórias. Depois da internação na unidade de tratamento intensivo, os pacientes são transferidos a uma enfermaria, onde são monitorados quanto à ocorrência de complicações. Existem diversas abordagens cirúrgicas eficazes à timectomia, inclusive transesternal, videoassistida e complementada por robótica.[46]

▸ **Tratamento da crise miastênica *versus* crise colinérgica.** Fatores como estresse, infecção respiratória, redução muito rápida da dose do corticosteroide ou uso de alguns fármacos que afetam a junção neuromuscular podem predispor o paciente a uma crise. A crise miastênica deve ser diferenciada da crise colinérgica, porque os tratamentos são diferentes.[43]

Quadro 35.6 **Segurança do paciente.**

Fármacos que devem ser evitados na miastenia *gravis*

Antibióticos: aminoglicosídeos, "micinas", tetraciclina, polimixinas B e E, colistina
Antiepilépticos: fenitoína, mefenitoína, trimetadiona
Cardiovasculares: quinidina, procainamida, betabloqueadores
Psicotrópicos: carbonato de lítio, fenotiazinas
Relaxantes musculares: curare, succinilcolina
Outros: preparações de magnésio, quinina, D-penicilamina, cloroquina

A crise miastênica caracteriza-se por insuficiência respiratória com exacerbação repentina da fraqueza de outros grupos musculares. Em geral, essa crise é causada pela falta do fármaco ou de resposta da junção neuromuscular ao tratamento colinérgico, bem como pela agravação da doença. O paciente não responde ao aumento das doses dos anticolinesterásico e pode apresentar fraqueza extrema, disfagia e disfunção respiratória. Nesses casos, devem ser realizadas avaliações frequentes da CVF e, quando diminui a menos de 15 mℓ/kg, o paciente deve ser intubado. Qualquer paciente portador de miastenia *gravis* com função respiratória duvidosa deve ser internado na UTI para monitoramento rigoroso da CVF, força inspiratória negativa e ansiedade, bem como para facilitar a realização de um exame físico.[42,43]

As manifestações típicas da crise colinérgica são efeitos colaterais muscarínicos ou nicotínicos, ou seja, transpiração excessiva, cólicas abdominais e diarreia. A crise colinérgica é causada por doses excessivas dos fármacos, que causam bloqueio neuromuscular (impedindo a despolarização muscular em razão do excesso de acetilcolina). O paciente também pode entrar em insuficiência respiratória. Na verdade, insuficiência respiratória pode ocorrer com esses dois tipos de crise.[1,43,45]

Os pacientes devem ser tratados na UTI. Os cuidados prestados na UTI incluem profilaxia para TVP e prevenção de úlceras. Os médicos devem estar cientes de que os pacientes em crise miastênica não são intubados em razão de problemas pulmonares ou sistêmicos, mas em consequência da redução da força muscular.[42,43,45] Considerando os riscos da intubação e ventilação controlada, inclusive lesão das vias respiratórias e dos pulmões e pneumonia associada ao respirador, as medidas para evitar intubação devem ser consideradas quando houver indicação clínica. Uma opção é usar ventilação não invasiva com pressão positiva (VNIPP). A avaliação cuidadosa e a detecção imediata de insuficiência respiratória iminente podem definir os candidatos adequados à VNIPP. O uso dessa modalidade de tratamento nos pacientes em crise miastênica, antes que desenvolvam hipercapnia, pode evitar intubação e ventilação mecânica prolongada, além de abreviar a internação hospitalar e reduzir o risco de complicações pulmonares.[1,47]

No passado, o teste com edrofônio era usado para determinar se um paciente estava em crise miastênica ou colinérgica. Se houvesse melhora da força muscular depois da administração do edrofônio, isto indicava uma crise miastênica.[1,42] Se não houvesse melhora ou mesmo deterioração adicional da força muscular, o paciente quase certamente tinha uma crise colinérgica. Esse teste não é mais exigido, porque a interrupção do uso dos anticolinesterásicos é necessária para tratar os dois tipos de crise. Em ambos, o paciente deve receber suporte ventilatório e nutricional.

■ Cuidados de enfermagem

▶ **Avaliação.** A enfermeira deve focar a avaliação neurológica no acometimento dos nervos cranianos, da força motora e da função respiratória. O paciente deve ser monitorado quanto à ocorrência de ptose e diplopia. A força motora do paciente deve ser avaliada por meio dos tempos de abdução do braço por até 5 minutos. Um recurso valioso para monitorar a função respiratória é um espirômetro portátil para medir a CVF. A enfermeira deve estar atenta ao monitoramento da função respiratória do paciente, porque seu diafragma e seus músculos intercostais podem ficar enfraquecidos. Quando a CVF do

paciente diminui a menos de 1 litro, isto geralmente indica insuficiência respiratória e a necessidade de intubação com ventilação mecânica. Um teste fácil de realizar à beira do leito consiste em contar números durante uma respiração. A maioria dos pacientes deve ser capaz de contar até 50 durante uma respiração. Em resumo, a avaliação clínica útil consiste em tempos de abdução do braço, CVF, amplitude dos movimentos oculares e intervalo até a ocorrência de ptose quando o paciente olha para cima e mantém o olhar. Os testes de força muscular também são úteis.

▶ **Plano de cuidados.** O paciente com miastenia *gravis* pode necessitar de ajuda para realizar atividades da vida diária. Equipamentos de adaptação podem ajudá-lo a realizar as atividades de autocuidado. Períodos curtos de repouso devem ser planejados ao longo de todo o dia para ajudar a atenuar a fadiga e conservar energia do paciente.

A nutrição também deve ser contemplada. As refeições devem ser planejadas para quando os efeitos da piridostigmina estiverem em seu nível máximo. Também é necessário adotar precauções para evitar aspiração. Líquidos diluídos devem ser administrados apenas quando o paciente conseguir tolerá-los bem. Quando o paciente engasga ao engolir água, a ingestão oral deve ser suspensa. Quando o paciente tem voz ou sons respiratórios gorgolejantes ou borbulhantes, ou desenvolve estridor, a intubação pode ser necessária para proteger as vias respiratórias e pode ser preciso administrar nutrição por tubo enteral. A ingestão calórica deve ser mantida para evitar balanço energético negativo, que interfere com o "desmame' do respirador.

Os cuidados com a pele também devem ser incorporados à rotina de cuidados e devem ser adotadas medidas para evitar úlceras de pressão. Dispositivos de redução da pressão podem ser colocados no leito ou nas cadeiras.

Também deve ser estabelecido um método eficaz de comunicação, principalmente quando se torna difícil entender o paciente em razão de sua voz anasalada. Um quadro de comunicação pode ser um dispositivo de comunicação alternativa útil.

▶ **Educação do paciente e planejamento da alta.** Apoio e educação acerca da miastenia *gravis* são cruciais ao sucesso do tratamento da doença. O paciente precisa entender a finalidade, os horários de administração e os efeitos colaterais dos fármacos. Doses do fármaco devem ser mantidas em casa e no trabalho, de forma que estejam prontamente disponíveis. Durante viagens, o paciente sempre deve levar seus fármacos consigo (p. ex., em uma bolsa ou estojo para câmera fotográfica), de forma que eles não fiquem perdidos junto com a bagagem.

Também é recomendável que o paciente use um bracelete e cartão de identificação médica, de forma que ele possa ser rapidamente identificado durante uma emergência médica. Quando o paciente não conseguir comunicar-se, o sucesso do tratamento pode depender de que os profissionais de saúde reconheçam que ele tem miastenia *gravis*.

O paciente e seus familiares devem ser ensinados a reconhecer os sinais e sintomas de uma crise. Além disso, deve ser enfatizada a importância de evitar fatores desencadeantes potenciais, inclusive infecção respiratória ou estresse desnecessário. Durante os meses de inverno, quando resfriados e gripe são comuns, o paciente deve ser instruído a ficar longe de aglomerações (p. ex., salas de cinema ou concertos).

732 **Parte 8** Sistema Nervoso

O paciente também deve ser instruído quanto aos grupos de apoio disponíveis na comunidade. A Myasthenia Gravis Foundation pode proporcionar recursos valiosos. O desfecho de longo prazo da miastenia *gravis* melhorou acentuadamente em razão da disponibilidade dos tratamentos de imunomodulação e os pacientes precisam ser instruídos quanto à melhor forma de viver com sua doença.

Desafios relacionados à aplicabilidade clínica

Estudo de caso

H.B. é um homem de 38 anos, que foi internado na unidade de tratamento intensivo neurológico depois de seu atendimento no serviço de emergência (SE). O paciente estava no trabalho de eletricista, quando percebeu redução da força de sua mão esquerda, a ponto de não conseguir concluir sua tarefa. Ele dirigiu sozinho até o setor de emergência mais próximo.

Ao chegar ao SE, o exame neurológico do paciente demonstrou o seguinte: LOTE (lúcido e orientado no tempo, espaço, identidade e data), PIRAA (pupilas isocóricas reativas à luz e à acomodação), sensibilidade facial e contração dos ombros preservadas bilateralmente, força e sensibilidade plenas nos membros superiores e inferiores direitos e força reduzida do lado esquerdo. O paciente não conseguia estender os dedos da mão esquerda, tinha desvio pronador e déficit de sensibilidade profunda. Além disso, ele tinha fraqueza da flexão plantar e dorsiflexão do tornozelo esquerdo.

A TC de crânio demonstrou massa com 4,3 × 2,6 cm no osso parietal, compatível com um meningioma. Também havia efeito de massa subjacente com edema subcortical do encéfalo adjacente e desvio da linha média de 5 mm da direta para a esquerda. Não havia indícios de hidrocefalia.

O paciente foi programado para ressecção do tumor parietal direito no dia seguinte. Um corticosteroide e um bloqueador do receptor de histamina tipo 2 foram administrados e foi iniciado esquema de correção da glicose com base na glicemia capilar.

1. Os corticosteroides são administrados frequentemente aos pacientes com edema cerebral para reduzir o edema. Por que os bloqueadores de receptor de histamina tipo 2 são prescritos simultaneamente aos corticosteroides?
2. Por que o Sr. H.B. deveria iniciar um esquema de correção da glicose com base na glicemia capilar?
3. O tumor do paciente estava localizado no lobo parietal direito. Se ele estivesse localizado no cerebelo, qual sintoma o Sr. H.B. poderia ter apresentado?
4. Em razão da elevação da pressão intracraniana (PIC) do paciente, que tipo de líquido a enfermeira esperaria administrar por infusão?

36
Traumatismo Cranioencefálico

Elizabeth Zink e Elizabeth Kozub

Objetivos de aprendizagem

Com base no conteúdo deste capítulo, o leitor deverá ser capaz de:

1. Explicar a importância do mecanismo das lesões quando se cuida de um paciente com traumatismo cranioencefálico.
2. Comparar e contrastar os vários tipos de lesões cranianas e sua apresentação típica no paciente.
3. Diferenciar a lesão encefálica primária da secundária.
4. Explicar a importância e a técnica da avaliação neurológica seriada no paciente com traumatismo cranioencefálico.
5. Discutir a justificativa para o tratamento médico e o cuidado de enfermagem ao paciente com traumatismo cranioencefálico.
6. Descrever os papéis da equipe de saúde interprofissional no cuidado ao paciente com traumatismo cranioencefálico.

O traumatismo cranioencefálico (TCE) é a principal causa de deficiência e morte nos EUA e tem efeitos devastadores sobre os pacientes e suas famílias. Ocorrem aproximadamente 1,7 milhão de TCE todos os anos, 80% deles são avaliados e recebem alta dos setores de emergência; 275.000 são internados e 52.000 falecem. Há suspeita de que um grande número de indivíduos que sofrem TCE não procure cuidados médicos. Contudo, ao longo da década passada, com o aumento da conscientização sobre o TCE, as visitas ao setor de emergência aumentaram 70%, enquanto as hospitalizações aumentaram 11% e a taxa de mortalidade diminuiu 7%.[2]

As quedas constituem a principal causa de TCE, respondendo por 35% de todos os casos, seguidas de causa desconhecida (21%), trauma não intencional sem corte (16,5%) e lesões relacionadas com veículos automotores (17%).[1] A incidência de TCE é maior nos homens do que nas mulheres, e os TCE ocorrem mais frequentemente em crianças com menos de 5 anos de idade e em adolescentes entre 15 e 19 anos.[1] Os TCE em adultos com mais de 65 anos de idade resultam mais frequentemente de quedas (61%). As enfermeiras de cuidados críticos desempenham um papel importante na redução da incidência de traumatismo cranioencefálico por meio da educação em saúde do paciente e da família, bem como da participação na prevenção primária (p. ex., capacete de segurança, prevenção da violência, prevenção de quedas e maior consciência sobre drogas e álcool). O Quadro 36.1 lista intervenções de enfermagem para a prevenção de quedas em idosos.

O TCE pode ter um efeito profundo e duradouro sobre o paciente e sua família. Os déficits neurológicos podem afetar a capacidade do paciente de retomar a sua carreira escolhida ou de retornar ao trabalho. As alterações emocionais e comportamentais podem afetar os relacionamentos interpessoais e os papéis familiares. Uma compreensão pormenorizada da fisiopatologia do TCE permite que a enfermeira de cuidados críticos individualize os cuidados de enfermagem e tenha uma influência positiva nos resultados dos pacientes e suas famílias. As enfermeiras de cuidados críticos desempenham um papel essencial no planejamento e na implementação do cuidado multiprofissional desses pacientes complexos e suas famílias.

Quadro 36.1 Considerações para o paciente idoso.

Prevenção de quedas no idoso

- Proceder à triagem de pacientes com 65 anos de idade
- Considerar os seguintes fatores, cuja avaliação e/ou modificação podem ser necessárias em pacientes com maior risco de quedas futuras:
  - Comprometimento da visão
  - Medicamentos
  - Pressão arterial (hipotensão postural)
  - Equilíbrio e marcha
  - Perigos no ambiente onde o paciente vive
  - Déficits cognitivos

Adaptado de Panel on Prevention of Falls in Older Persons. Summary of the Updated American Geriatrics Society/British Geriatrics Society clinical practice guideline for prevention of falls in older persons. J Am Geriatr Soc 2011;59:148-157.

Mecanismos do traumatismo cranioencefálico

Os mecanismos típicos de lesão incluem aceleração, aceleração–desaceleração, golpe–contragolpe, lesão rotacional e lesão penetrante (Figura 36.1).

- As **lesões por aceleração** acontecem quando um objeto em movimento colide com a cabeça imóvel (p. ex., um bastão colidindo com a cabeça ou o disparo de um projétil na cabeça)
- As **lesões por aceleração–desaceleração** ocorrem quando a cabeça em movimento colide contra um objeto parado. Por exemplo, um acidente com veículo automotor em que a cabeça colide contra o para-brisa provoca uma lesão por aceleração–desaceleração. As lesões por aceleração–desaceleração também podem ocorrer com quedas ou agressões físicas
- As **lesões de golpe–contragolpe** ocorrem quando o encéfalo "bate fortemente" para trás e para a frente dentro do crânio, golpeando ambos os polos do encéfalo (i. e., para a frente e para trás, para a direita e para a esquerda). O golpe refere-se à área de tecido encefálico em contato inicial agressivo com o lado do crânio e o contragolpe refere-se ao segundo impacto de tecido encefálico com o interior do crânio, em geral no

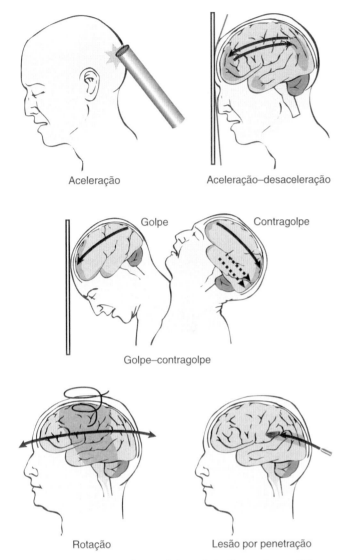

Figura 36.1 Mecanismos típicos de lesão cranioencefálica.

Tabela 36.1 Definição da gravidade da lesão cranioencefálica.

Gravidade	Descrição
Leve	Pontuação na ECG de 13 a 15
	Perda da consciência ou amnésia por 5 a 60 min
	Nenhuma anormalidade na TC e tempo de permanência hospitalar > 48 h
Moderada	Pontuação na ECG de 9 a 12
	Perda da consciência ou amnésia por 1 a 24 h
	Pode apresentar uma anormalidade na TC
Grave	Pontuação na ECG de 3 a 8
	Perda da consciência ou amnésia por mais de 24 h
	Pode apresentar contusão cerebral, laceração ou hematoma intracraniano

ECG, escala de coma de Glasgow.

Lesão encefálica primária e secundária

O termo *lesão encefálica primária* descreve a lesão que ocorre por ocasião do traumatismo. A lesão ao encéfalo que se inicia imediatamente após o evento traumático é denominada *lesão encefálica secundária*. A lesão inicial provoca ruptura imediata do crânio e das estruturas (p. ex., meninges, vasos sanguíneos, tecido encefálico, neurônios) e funções encefálicas (fluxo sanguíneo, oxigenação, metabolismo celular). A lesão secundária descreve a resposta fisiológica à lesão encefálica, incluindo edema cerebral, isquemia e alterações bioquímicas. Os cuidados para os pacientes com TCE focam na prevenção e na redução da lesão encefálica secundária para aumentar ao máximo as possibilidades de resultados funcionais positivos.

Lesão encefálica primária

■ **Laceração do couro cabeludo**

Com frequência, a laceração do couro cabeludo provoca sangramento copioso, devido à vascularização do couro cabeludo, e pode estar associada a outras lesões subjacentes do crânio e do tecido encefálico. O couro cabeludo deve ser cuidadosamente palpado para verificar a ocorrência de deformidade. As fraturas de crânio ainda podem estar presentes mesmo quando as deformidades não são palpáveis, de modo que se deve ter cuidado ao aplicar compressão nas feridas do couro cabeludo. As lacerações do couro cabeludo podem ser suturadas à beira do leito ou podem exigir reparação cirúrgica, dependendo do tamanho e da extensão da lesão. A avulsão das áreas do couro cabeludo pode exigir reimplante cirúrgico para incluir as estruturas vasculares lesionadas.

■ **Fratura de crânio**

O crânio oferece proteção para o encéfalo ao distribuir as forças externamente, reduzindo o impacto direto sobre o encéfalo. As fraturas de crânio são classificadas com base na sua localização; os ossos fraturados podem localizar-se na fossa anterior, média ou posterior do crânio (compartimentos ósseos ou regiões do crânio) ou na base do crânio. As fraturas de crânio podem ser compostas (p. ex., as que ocorrem com uma ferida aberta) ou deslocadas (ferida fechada em que as bordas da fratura não se encontram), ou podem ser lineares. As fraturas cranianas deprimidas são fraturas em que fragmentos de osso são deslocados até as meninges do tecido encefálico; com frequência, isso é sentido à palpação do couro cabeludo como

lado oposto. Ao avaliar um paciente com batida na parte posterior da cabeça, o médico examina à procura de lesão das estruturas posteriores (p. ex., lobos occipitais e cerebelo) bem como das estruturas encefálicas anteriores (p. ex., lobos frontais)

- As **lesões rotacionais** provocam torção do encéfalo dentro das meninges e do crânio, resultando em estiramento e laceração dos vasos sanguíneos e cisalhamento dos neurônios. As agressões físicas e as colisões de veículos automotores são exemplos de situações em que a rotação e a torção podem constituir o mecanismo de lesão
- As **lesões por penetração** podem ser causadas por projétil, estilhaços de granada ou outro objeto cortante que se desloca a uma velocidade substancial suficiente para romper a integridade do crânio. Dependendo da velocidade e da trajetória do objeto, pode ocorrer ou não lesão das estruturas encefálicas subjacentes.

A lesão da coluna cervical deve ser automaticamente considerada e sistematicamente excluída em todos os tipos de TCE antes da remoção dos dispositivos de imobilização. O TCE é classificado pela sua gravidade com base na lesão radiográfica e na escala de coma de Glasgow (ECG) (Tabela 36.1).

uma depressão ou declive. Os pacientes com fraturas de crânio deprimidas podem necessitar de tratamento cirúrgico para remoção dos fragmentos ósseos, reparação do crânio ou da dura-máter, evacuação de um hematoma ou reparo de outras estruturas adjacentes, como vasos sanguíneos.[3] Os vasos sanguíneos seguem o seu trajeto ao longo de sulcos ósseos, na superfície interna do crânio; em consequência, são vulneráveis à lesão direta durante um golpe direto sobre o crânio. A lesão da dura-máter pode causar uma falha em um compartimento tipicamente estéril e estanque, fazendo com que o paciente corra risco de meningite; por conseguinte, é importante proceder a cuidadoso monitoramento dos sinais e sintomas de infecção, como febre, dor no pescoço e rigidez.

As fraturas basilares do crânio acontecem na base, ou assoalho, do crânio, tipicamente nas áreas da fossa anterior e fossa média. As fraturas de base de crânio podem ser lineares ou deslocadas. A avaliação dos movimentos extraoculares é importante na detecção de compressão dos nervos cranianos que passam através dos forames no crânio (saídas no crânio que permitem que vasos sanguíneos e nervos transitem através dele). A inserção de sonda nasogástrica e a intubação nasotraqueal deverão ser evitadas porque esses tubos poderiam atravessar as áreas fraturadas do crânio e atingir o encéfalo.

A drenagem do líquido cefalorraquidiano (LCR) do nariz ou da orelha indica lesão da dura-máter. A drenagem da orelha, denominada otorreia, significa tipicamente uma fratura na fossa média. A equimose (contusão) atrás do ouvido (sinal de Battle) é um sinal tardio de uma fratura de base de crânio na fossa média. A rinorreia, a drenagem de LCR do nariz, ocorre com uma fratura na fossa anterior. Os "olhos de guaxinim", um padrão anelar de equimose ao redor dos olhos, são um sinal tardio desse tipo de fratura.

A drenagem da orelha ou do nariz pode misturar-se com sangue, dificultando a identificação do LCR. Na limpeza da área com gaze pode aparecer uma mancha de líquidos com sangue na parte interna e LCR com um anel amarelado no exterior (o "sinal do halo"); entretanto, um teste mais definitivo do líquido, visando encontrar uma substância chamada β-2 transferrina, é efetivo em diferenciar entre LCR e outros líquidos corporais. Os pacientes também podem relatar um sabor adocicado ou salgado quando o LCR goteja na faringe.

Os extravasamentos de LCR geralmente se curam espontaneamente com o repouso; no entanto, nas situações em que o extravasamento persiste, pode ser necessário o desvio do LCR para um dispositivo de drenagem externa para reduzir a pressão sobre a laceração da dura-máter e permitir tempo para cicatrização. Em alguns casos, deve-se realizar um reparo cirúrgico da região lesionada da dura-máter. Um curativo de gaze frouxo pode ser aplicado à orelha ou ao nariz para estimar a quantidade e o caráter da drenagem, não provocando obstrução na drenagem do líquido. A pele ao redor do local de drenagem é mantida limpa, e o paciente é orientado a não assoar o nariz.

▪ Concussão

Uma concussão é definida como qualquer alteração no estado mental decorrente de trauma. O paciente pode ou não perder a consciência. A perda de consciência pode durar por até 30 minutos. Com frequência, os pacientes são incapazes de lembrar os eventos que conduziram ao evento traumático, e ocasionalmente a memória a curto prazo é afetada. As concussões não estão associadas a anormalidades estruturais na imagem radiográfica; contudo, um *corpus* crescente de pesquisas

sugere que a lesão neuronal ocorra com concussões e esteja associada a crise metabólica em nível celular.[4] Essa crise metabólica celular pode causar sintomas atribuídos à síndrome pós-concussão.[4]

Em geral, a recuperação depois de uma concussão é rápida e completa, mas alguns pacientes exibem sintomas que duram mais, em particular com concussões.[4] Os sintomas podem incluir cefaleias, espectro de atenção e concentração diminuído, distúrbios do sono, ansiedade, comprometimento da memória a curto prazo, tontura, irritabilidade, labilidade emocional, fadiga, distúrbios visuais, sensibilidade a ruídos e luz e dificuldades nas funções de execução.[5] Esses sintomas podem durar meses até anos e podem ser alarmantes para o paciente e para a família. Se os sintomas pós-concussão durarem mais que 3 meses, o paciente é descrito como portador de síndrome pós-concussão. A orientação de alta deve incluir uma revisão dos sinais e sintomas dessa síndrome, bem como critérios para obter acompanhamento médico disponível. Em uma revisão sistemática recente, Nygren-deBoussard et al.[6] relataram que educação precoce e intervenções de aconselhamento podem ser benéficas na redução dos sintomas pós-concussão, bem como que o repouso prolongado no leito não contribui para melhorar a recuperação. Além disso, a ênfase nas estratégias de prevenção para evitar nova lesão é necessária para impedir lesão encefálica crônica e catastrófica futura.[4]

▪ Contusão

As contusões no encéfalo são o resultado de laceração dos microvasos. São focais e superficiais, disseminando-se, em certas ocasiões, para as camadas mais profundas do encéfalo. As contusões cerebrais podem variar desde leves a graves, dependendo da localização, do tamanho e da extensão da lesão do tecido cerebral. Contusões no encéfalo localizam-se mais frequentemente nos lobos frontal e temporal. Contusões estão associadas, com frequência, a outras lesões encefálicas, inclusive hematoma subdural, hemorragia subaracnoide e fraturas cranianas.[7]

O diagnóstico de contusão cerebral é feito com o uso de tomografia computadorizada (TC). As lesões pequenas podem resultar em déficits neurológicos focais, enquanto as contusões múltiplas ou grandes podem resultar em nível de consciência deprimido e coma. As complicações da contusão cerebral incluem expansão de hematoma e edema cerebral.[7] O edema cerebral torna-se máximo dentro de 24 a 72 horas após a lesão, provocando elevação da pressão intracraniana (PIC). A condição clínica do paciente pode deteriorar progressivamente nas primeiras 72 horas; por conseguinte, o paciente necessita de monitoramento antecipado intensivo (avaliações neurológicas seriadas) para a rápida identificação de sinais e sintomas de PIC aumentada e prevenção de lesão cerebral adicional.

▪ Hematoma epidural

Um hematoma epidural é uma coleção de sangue localizada entre a dura-máter e a tábua interna do crânio, em geral causada pela laceração da artéria meníngea média (Figura 36.2). Embora esse tipo de hemorragia esteja frequentemente associado à lesão de uma artéria, lesão de veia ou seio venoso localizado acima da dura-máter também pode produzir hematoma epidural. O reconhecimento imediato e a intervenção cirúrgica rápida para evacuar o hematoma têm melhor resultado. Os pacientes podem apresentar-se em coma ou totalmente conscientes.

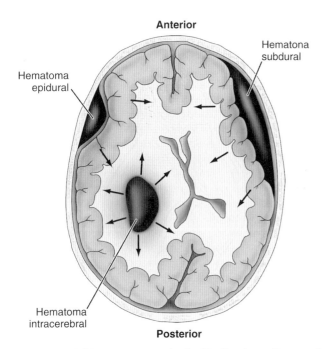

Figura 36.2 Hematomas cerebrais. (De Smeltzer: Brunner & Suddarth's Textbook of Medical-Surgical Nursing, 13th ed. Philadelphia, PA: Lippincott Williams & Wilkins, 2014, p 1999.)

Hematoma subdural

Um hematoma subdural é um acúmulo de sangue abaixo da dura-máter e acima do revestimento aracnoide do encéfalo (ver Figura 36.2). A laceração das veias da superfície ou a ruptura dos seios venosos podem provocar um hematoma subdural. O risco de hematoma subdural aumenta nos idosos e nos pacientes alcoólatras.[8] A atrofia cortical nessas duas populações exerce tensão sobre as veias que fazem ponte, estendendo-se da superfície do encéfalo à superfície interna da dura-máter. A maior incidência de quedas compõe o risco de hematomas subdurais nessas duas populações. Mais da metade dos pacientes idosos não se recorda de uma lesão traumática específica que possa ter causado um hematoma subdural.[8] Nos pacientes que não relatam queda ou trauma, encontrou-se lesão inicial 49 dias anteriormente ao desenvolvimento dos sintomas. Pacientes submetidos a medicamentos anticoagulantes têm risco aumentado para hematoma subdural.[8]

Os hematomas subdurais podem ser separados em três categorias, com base no intervalo de tempo desde a lesão até o início dos sintomas: agudo, subagudo e crônico. O tamanho e a localização do hematoma, o grau de disfunção neurológica, os resultados do imageamento, a presença de efeito maciço e PIC aumentada são levados em consideração quando da tomada de decisão quanto à evacuação cirúrgica do hematoma.[9]

Os pacientes com *hematoma subdural agudo* manifestam sintomas dentro de 24 a 48 horas depois da lesão, dependendo da velocidade e da quantidade de acúmulo de sangue. Os sintomas incluem cefaleia, déficit neurológico focal, anormalidades pupilares unilaterais e um nível decrescente de consciência.

Os pacientes com *hematomas subdurais subagudos* apresentam início tardio dos sintomas, dentro de 2 dias a 2 semanas após a lesão. A demora no aparecimento dos sintomas pode ser explicada por um acúmulo mais lento de sangue devido à ruptura de vasos sanguíneos menores. Em alguns casos, a atrofia cerebral pode permitir o acúmulo de maior quantidade de líquido antes da manifestação dos sintomas de PIC aumentada.

Os pacientes com *hematoma subdural crônico* podem apresentar pequeno sangramento inicial que não gera sintomas. Com o decorrer do tempo, a pequena coleção de sangue se degrada até tornar-se um líquido proteináceo encapsulado por membrana fibrosa. O extravasamento capilar lento de líquido proteináceo provoca expansão da massa e produz sintomas de PIC elevada. Os hematomas subdurais crônicos são frequentemente observados em pacientes idosos com história de queda ou em pacientes com alcoolismo. O acúmulo lento de líquido é responsável pela manifestação tardia dos sinais e sintomas de PIC aumentada.[9] Os sintomas comuns consistem em cefaleia, letargia, confusão e convulsões. Pode ser aplicado um dreno no intraoperatório para evitar o reacúmulo de líquido. Alguns profissionais de saúde preferem manter a cabeceira do leito do paciente horizontal para diminuir a tensão exercida sobre as veias que fazem ponte, em uma tentativa de evitar novo sangramento.

Hematoma intracerebral

Um hematoma intracerebral é uma coleção de sangue no interior do tecido encefálico, causada pela ruptura de vasos sanguíneos (ver Figura 36.2). As causas traumáticas do hematoma intracerebral incluem fraturas de crânio deprimidas e lesões penetrantes. O tratamento cirúrgico dos hematomas intraparenquimatosos está indicado para pacientes com estado neurológico em processo de deterioração relacionado com a região lesionada do tecido encefálico e para pacientes com elevação da PIC que não é controlada com doses máximas de terapias clínicas (p. ex., terapia osmótica, hiperventilação e sedação). A terapia clínica tem por objetivo tratar o edema cerebral e promover a perfusão cerebral adequada.

Hemorragia subaracnoide traumática

A hemorragia subaracnoide traumática acontece com a laceração ou o cisalhamento dos microvasos na camada aracnoide, na qual o LCR flui ao redor do encéfalo. Com frequência, uma hemorragia subaracnoide traumática acompanha outras lesões encefálicas graves e sugere-se que esteja associada a um resultado neurológico ruim e a aumento da mortalidade.[10] Complicações adicionais, como a hidrocefalia e o vasospasmo cerebral, aumentam a complexidade da lesão. O início do vasospasmo após TCE pode ocorrer dentro de 1 a 2 dias após a lesão inicial e atinge seu ponto máximo em 5 a 7 dias.[10] Existem diversas teorias para o mecanismo de vasospasmo na hemorragia subaracnoide, mas o mecanismo exato não é conhecido.

Lesão axonal difusa

A lesão axonal difusa (LAD) caracteriza-se por laceração ou cisalhamento direto microscópico dos axônios, levando a edema durante as primeiras 12 a 24 horas. A LAD prolonga ou incapacita a condução do sinal da substância branca para a substância cinzenta no encéfalo, e acredita-se que ocorra com as forças rotacionais e de aceleração–desaceleração ou movimentos não restritos da cabeça que criam cisalhamento dos axônios.[11] Após a lesão inicial, a lesão secundária que causa edema axonal pode afetar os axônios que não sofreram dano inicial, resultando em degeneração adicional dos axônios.[11]

A LAD pode ser classificada como leve, moderada ou grave, com base na duração do coma e no grau de disfunção neurológica. A LAD leve está associada a um coma que não dura mais de 24 horas. A LAD moderada caracteriza-se por um coma que dura além de 24 horas, com postura flexora ou extensora transitória. A LAD grave caracteriza-se por coma prolongado, febre, diaforese e postura extensora grave.

A LAD não é facilmente identificada pelas imagens radiográficas nas primeiras 24 horas; no entanto, pequenas hemorragias puntiformes podem ser visualizadas profundamente na substância branca, um achado que aumenta a suspeita de ocorrência de LAD. A ressonância magnética (RM) pode ser valiosa na identificação da lesão neuronal depois de 24 horas. Infelizmente, nem todos os pacientes com LAD apresentarão alterações radiográficas; assim, o diagnóstico é frequentemente realizado por meio da exclusão de outras condições clínicas.[12]

Lesão vascular cerebral

Deve-se considerar a dissecção da artéria carótida ou vertebral em situações nas quais um paciente apresenta déficits neurológicos não explicados por outras lesões encefálicas, em particular pacientes que tenham sofrido trauma sem corte.[13] A dissecção arterial é causada por cisalhamento da camada mais interna ou média do vaso, a íntima e a média. O comprometimento da íntima pode resultar na formação de coágulo ou em um retalho da íntima, ambos os quais podem ocluir o vaso, resultando em um acidente vascular cerebral isquêmico.

A chave para evitar o acidente vascular cerebral nesses pacientes reside em identificação precoce da lesão, exclusão da hemorragia concomitante e início da terapia anticoagulante em alguns casos. Para detectar esse tipo de lesão, a angiografia cerebral ou angiografia cerebral por tomografia computadorizada (CTA) pode ser realizada nos pacientes que sofreram lesão do pescoço ou apresentam déficits neurológicos focais inexplicados.[13] A lesão da íntima ou da média propicia o extravasamento de sangue entre as camadas do vaso sanguíneo, resultando em edema das camadas mais externas do vaso e criando um aneurisma. Esse tipo de aneurisma é designado como aneurisma intracerebral traumático ou pseudoaneurisma.

Lesão encefálica secundária

Lesões encefálicas secundárias ocorrem após o evento traumático inicial e causam dano adicional ao tecido cerebral. Exemplos de condições que provocam lesão encefálica secundária ou que a exacerbam incluem PIC não controlada, isquemia, hipotensão, hipoxemia e infecção local ou sistêmica. A lesão encefálica secundária ocorre como uma função da resposta inflamatória, redução do fluxo sanguíneo cerebral e disfunção da autorregulação cerebral, causando lesão dos neurônios. Esses processos secundários podem resultar em infarto cerebral (acidente vascular cerebral), coma e aumento do edema cerebral. A prevenção de hipotensão, hipercarbia, hipoxemia, hipertermia e convulsões é extremamente importante na tentativa de evitar a lesão adicional.[14]

É essencial compreender a dinâmica intracraniana e o fluxo sanguíneo cerebral para evitar e tratar a lesão encefálica secundária. (Ver Capítulo 34 para uma discussão completa da dinâmica intracraniana e da doutrina de Monro-Kellie.)

A compensação para o aumento de volume no crânio ocorre quando o LCR é canalizado através do forame magno para o canal espinal, a produção de LCR é diminuída e o sangue

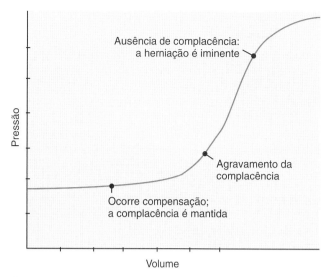

Figura 36.3 Curva de complacência. O corpo é capaz de compensar a adição de água, sangue ou LCR na abóbada craniana até que um ponto crítico seja alcançado, quando se atinge o ponto máximo de compensação. Nesse ponto, a adição de uma pequena quantidade de volume provocará um aumento desproporcional na PIC. Os mecanismos bioquímicos também desempenham papel significativo como causa de lesão encefálica secundária. A resposta inflamatória foi considerada causa ou fator de exacerbação potencial de lesão encefálica secundária.

venoso passa do crânio para as veias jugulares. A curva de complacência (Figura 36.3) ilustra a capacidade do corpo de compensar adições de água, LCR ou sangue na abóbada craniana e o ponto em que a complacência intracraniana é maximizada. A complacência intracraniana diminuída resulta em uma adição pequena de volume, causando aumentos desproporcionais na PIC. Entre os exemplos de condições que causam diminuição da complacência intracraniana, destacam-se o edema cerebral (aumento da água encefálica), expansão de um hematoma (aumento de sangue) e hidrocefalia (aumento no LCR). Uma compreensão das relações de pressão–volume permite à enfermeira antecipar qualquer deterioração na condição clínica do paciente, individualizar as intervenções de enfermagem e antecipar possíveis tratamentos clínicos ou cirúrgicos.

A autorregulação cerebral é um mecanismo protetor que capacita o encéfalo a alcançar um fluxo sanguíneo constante durante uma faixa de pressões arteriais sistêmicas (ver Capítulo 34 para uma discussão completa). Diversos estudos sugeriram que o fluxo sanguíneo cerebral regional pode diminuir 70% do normal no mesmo lado (ipsilateral) da lesão.[14]

Edema cerebral

O edema cerebral comumente acontece nos pacientes com TCE 24 a 48 horas depois da agressão primária e acreditava-se que alcançasse o máximo em 3 dias; contudo, pesquisas recentes mostram que o edema cerebral resultante da PIC aumentada pode permanecer presente por 3 a 7 dias após a lesão.[15] Os pacientes precisam de maior observação durante esse período por causa do maior risco de deterioração neurológica. Se o edema cerebral não for tratado de modo rápido e agressivo, pode ocorrer síndrome da herniação. O tratamento do edema cerebral é discutido no Capítulo 34.

738 Parte 8 Sistema Nervoso

■ Isquemia

A isquemia cerebral, um tipo de lesão cerebral secundária, que constitui uma importante causa de morbidade e de mortalidade, pode resultar de lesão vascular direta ou de edema cerebral, causando compressão ou oclusão de vasos sanguíneos dentro do encéfalo. A isquemia encefálica pode ocorrer por ocasião da lesão ou durante o período subsequente. Ocorre isquemia cerebral sempre que o fluxo sanguíneo é inadequado para suprir as demandas metabólicas do encéfalo. Quando a causa da isquemia cerebral não é controlada, pode ocorrer infarto cerebral (acidente vascular cerebral). (Ver Capítulo 35 para mais informações sobre isquemia cerebral e acidente vascular cerebral.)

■ Síndrome da herniação

Ocorre síndrome da herniação quando a pressão aumenta dentro do crânio, excedendo a capacidade do encéfalo de compensar o aumento de pressão, causando deslocamento ou compressão do tecido cerebral e resultando em lesão encefálica adicional. A tríade de Cushing descreve os três sinais tardios da herniação: aumento da pressão do pulso, redução da frequência cardíaca e um padrão respiratório irregular. É de suma importância identificar os sinais iniciais da PIC aumentada (como alteração no nível de consciência) para prevenir a síndrome da herniação. Os achados no exame de um paciente com PIC elevada diferem significativamente daqueles de um paciente com síndrome da herniação (Tabela 36.2).

A síndrome da herniação cerebral é classificada de acordo com as estruturas encefálicas envolvidas. As síndromes mais comuns no contexto dos cuidados críticos e trauma são a herniação uncal e a herniação central (Tabela 36.3). A herniação da parte medial do lobo temporal (unco) através do tentório e no tronco encefálico é denominada herniação uncal e resulta em dilatação pupilar ipsilateral (mesmo lado) e hemiparesia contralateral. A herniação central ou tonsilar descreve o deslocamento das tonsilas cerebelares para baixo através do forame magno, provocando compressão do tronco encefálico. Os sinais clínicos da síndrome da herniação central consistem em perda da consciência, dilatação pupilar bilateral, alterações do padrão respiratório ou parada respiratória e paralisia flácida (Figura 36.4).

Pacientes em risco para síndrome de herniação devem ser monitorados atentamente pela realização de exames neurológicos seriados, levando em consideração as alterações sutis. Outrora creditada como imediatamente fatal, a síndrome da herniação pode ser reversível, em determinadas circunstâncias, quando identificada precocemente e quando se administram terapias agressivas de maneira sistemática, de modo semelhante a quando suporte de vida cardíaco avançado é aplicado na ocasião de infarto do miocárdio.[16]

Tabela 36.2 Pressão intracraniana elevada *versus* síndrome da herniação.

	Pressão intracraniana elevada	Síndrome da herniação
Nível de despertar	É necessário um estímulo aumentado	Não consegue acordar
Função motora	Fraqueza motora sutil ou desvio do pronador	Fraqueza motora densa, postura ou resposta ausente
Resposta pupilar	Resposta pupilar lenta	Pupila fixa e dilatada unilateral ("pupila aberta")
Sinais vitais	Podem estar estáveis ou lábeis	Tríade de Cushing (elevação da pressão arterial sistólica, redução da frequência cardíaca, respiração irregular)

Reproduzida, com autorização, de uma palestra não publicada, Lower J. 2002. Facing Neuro Assessment Fearlessly. Nursing; 32(2):58-64.

Tabela 36.3 Síndromes da herniação.

Nome	Tecido deslocado	Causas comuns	Sinais clínicos
Herniação central (transtentorial)	Supratentorial	Compressão e comprometimento do fluxo sanguíneo para o tronco encefálico	Estado de alerta alterado precoce
		Aumentos crônicos da pressão intracraniana (PIC)	Suspiros, bocejos e pausas respiratórias
		Tumor nos lobos frontal, parietal e occipital	Olhar vago, pupilas pequenas. Sinal tardio: postura decorticada ou descerebrada
Herniação uncal	Supratentorial	Lesões em rápida expansão – hematoma	Dilatação pupilar unilateral precoce. Quando surgem sinais do tronco encefálico, a deterioração é rápida
Herniação cerebelar para cima	Infratentorial	Massa na fossa posterior	Coma. Infarto cerebelar quando as artérias cerebelares superiores estão ocluídas. Hidrocefalia com comprometimento do aqueduto mensecefálico
Herniação tonsilar	Infratentorial	PIC elevada	Anormalidades dos nervos cranianos
		Massa em expansão	Alterações respiratórias (respiração apnêustica/em salvas). Alteração no nível de consciência (rápida)

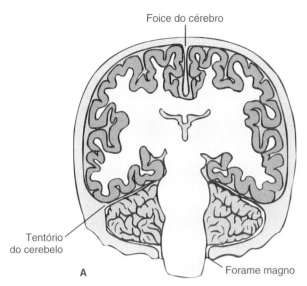 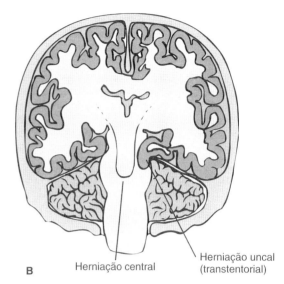

Figura 36.4 **A.** Encéfalo normal. **B.** Encéfalo herniado. A herniação associada à compressão do tronco encefálico é chamada de *herniação central*, enquanto a herniação associada às estruturas supratentoriais é chamada de *herniação uncal (transtentorial)*.

■ Coma

O coma é uma alteração na consciência provocada por comprometimento de ambos os hemisférios do cérebro ou do tronco encefálico. O coma resulta da ruptura do sistema de ativação reticular (SAR), que é uma entidade fisiológica que engloba os núcleos desde o bulbo até o córtex cerebral. O SAR é responsável pela vigília, despertar acentuado e estado de alerta. A consciência é um *continuum* desde a consciência plena até o coma (ver Capítulo 33, Quadro 33.3). Os estados de coma podem ser subdivididos em coma superficial, coma e coma profundo.

■ Estado vegetativo persistente

Diversos termos descrevem um estado vegetativo persistente, como coma irreversível ou coma vígil. Um estado vegetativo persistente caracteriza-se por um período de coma semelhante ao sono seguido por um retorno ao estado de vigília, porém com incapacidade de responder ao ambiente. Em um estado vegetativo persistente, as funções corticais superiores dos hemisférios cerebrais foram lesionadas de maneira permanente, porém as funções inferiores do tronco encefálico permanecem intactas. Os olhos do paciente abrem-se espontaneamente e podem parecer abrir-se em resposta a estímulos verbais. Existem ciclos de sono–vigília, e o paciente mantém um controle cardiovascular e respiratório normal. Também se observam os movimentos involuntários de estalar dos lábios, mastigar e virar os olhos. O estado vegetativo persistente não deve ser diagnosticado até 12 meses após o início de TCE e coma; a possibilidade de retorno à consciência é extremamente baixa nesse ponto.[17]

Para paciente em estado vegetativo persistente, a enfermeira de cuidados críticos organiza recursos para apoio da família e do paciente, como assistência religiosa e serviço social. Grupos de apoio e programas de assistência estão frequentemente disponíveis para familiares de pacientes com TCE. Apoiar a família no processo obtenção de informações e tomada de decisões é uma tarefa essencial da equipe interprofissional de cuidados críticos.

Avaliação

Exame físico

Os dois aspectos essenciais da avaliação neurológica são os seguintes:

1. O nível de consciência como o indicador mais sensível da PIC elevada.
2. O estímulo máximo a ser aplicado para alcançar a resposta máxima do paciente.

É necessário proceder a exames neurológicos seriados, que incluem avaliação do nível de consciência e função motora e dos nervos cranianos, para identificar a PIC elevada e prevenir a síndrome da herniação. A ECG (ver Capítulo 33, Quadro 33.4) é útil na avaliação das tendências da função neurológica com o passar do tempo; no entanto, os déficits motores focais não são levados em consideração. As vantagens da ECG são a facilidade de uso e a comprovada consistência entre os avaliadores.

■ Avaliação da função cognitiva

Em geral, a função cognitiva é avaliada com três perguntas de orientação relativas à pessoa, ao local e ao tempo. No entanto, é necessário obter uma história específica do paciente para facilitar a detecção de alterações sutis com o passar do tempo. Os pacientes podem aprender a responder corretamente às mesmas perguntas, devido à repetição, mas podem continuar confusos quando são feitas perguntas adicionais. Em vez de pedir ao paciente que diga onde ele está, a enfermeira pode pedir-lhe que tente lembrar-se do local em que se encontra ou perguntar-lhe o nome do hospital, da cidade e do estado.

■ Avaliação do nível de vigília

A avaliação da capacidade de acordar determina o nível de vigília de um paciente. Um estímulo máximo deve ser aplicado de maneira sistemática e crescente para gerar efetivamente a melhor resposta ou a resposta máxima do paciente. O paciente deve ser inicialmente estimulado ao ser chamado pelo seu nome (da mesma maneira que você tentaria acordar uma pessoa que está dormindo), depois aumentando o tom da voz (como você faria com uma pessoa que tem "sono pesado"), depois sacudindo-o e, por fim, provocando dor central. Essa conduta estagiada fornece ao paciente a oportunidade para demonstrar a vigília crescente ou sua melhor resposta. Se um paciente desperta de imediato, sua capacidade para seguir comandos simples deverá ser avaliada com o pedido para que ele movimente os membros ou "mostre dois dedos da mão". Ao solicitar que um paciente cumprimente ou aperte a mão do examinador, é importante certificar-se de que a pessoa pode apertar e desfazer o aperto. Os pacientes com lesão do lobo frontal podem ter afetado a área de inibição da preensão, que se desenvolve na lactância. Nesse caso, o paciente segura por causa de um reflexo e não por uma ação voluntária.

Se um estímulo doloroso deve ser aplicado, são úteis as seguintes técnicas: aperte o ventre do músculo trapézio com o polegar e o indicador no local em que se encontram o pescoço e o ombro, aplique pressão sobre a incisura supraorbital, ou realize um atrito esternal (Figura 36.5). Se uma resposta não for produzida com essas manobras, então se faz uma compressão nos leitos ungueais dos dedos das mãos ou dos pés do paciente colocando-se um lápis sobre a unha e rolando-o para a frente e para trás, enquanto se aplica a pressão. O movimento provocado pela compressão do leito ungueal é o resultado da ativação de um reflexo medular espinal. É útil adotar de um período para aplicação de estímulo doloroso, como por 15 a 30 segundos, para criar uma tendência na qualidade da resposta e assegurar que o encéfalo lesionado tenha tempo adequado para responder. Os pacientes com lesão cerebral podem exibir respostas tardias aos estímulos.

■ Avaliação dos olhos

O exame dos olhos inclui a avaliação das pupilas e dos movimentos extraoculares, o que ajuda a localizar uma disfunção dos nervos cranianos. O exame do nervo craniano II (o nervo óptico) envolve a detecção de defeitos dos campos visuais macroscópicos e da acuidade visual. Os campos visuais podem ser adequadamente avaliados pela capacidade do paciente de detectar o movimento do dedo do examinador em cada campo de visão (ver Capítulo 33 para a técnica). A acuidade visual pode ser grosseiramente avaliada pedindo-se ao paciente que leia palavras impressas em uma página ou usando uma tabela de Snellen. Se houver preocupação quanto ao comprometimento do nervo óptico, recomenda-se uma avaliação completa por um oftalmologista.

A avaliação do nervo craniano III (o nervo oculomotor) envolve a inspeção da pupila, inclusive tamanho, forma, igualdade e reação à luz. A PIC elevada pode provocar irregularidades na forma, desigualdade pupilar (anisocoria) e reação muito lenta ou ausente à luz. Os nervos cranianos III, IV e VI (os nervos oculomotor, troclear e abducente) possibilitam o movimento dos olhos. Os nervos cranianos III e IV originam-se ao nível do mesencéfalo, e o nervo craniano VI origina-se ao nível da ponte. A avaliação desses nervos é realizada pedindo-se ao paciente que siga o dedo do examinador enquanto ele é movido em um padrão de "H". A visão dupla (diplopia) é um sinal de fraqueza da musculatura ocular e comprometimento do nervo craniano.

No paciente comatoso, os seguintes exames são realizados para avaliar os nervos cranianos III, VI e VIII (os nervos oculomotor e abducente e a porção vestibular do nervo acústico). O reflexo oculocefálico (o fenômeno dos "olhos de boneca"; ver Capítulo 33, Figura 33.6) é testado movendo-se a cabeça de um lado para outro em um plano horizontal (depois de confirmar a ausência de fratura espinal cervical). Se a resposta oculocefálica estiver presente, os olhos se movem em conjunto na direção oposta da cabeça quando ela é virada de um lado para outro. A ausência de movimento ocular na rotação da cabeça reflete disfunção do tronco encefálico. O reflexo oculovestibular (ver Capítulo 33, Figura 33.7) é testado instilando-se água fria dentro de cada orelha e observando-se o movimento dos olhos. Uma resposta oculovestibular normal caracteriza-se por movimento dos olhos no sentido do estímulo com o nistagmo. A ausência de movimento sinaliza perda da função da porção vestibular do oitavo nervo craniano, bem como do tronco encefálico.

■ Avaliação das respostas do tronco encefálico

O tronco encefálico pode ser examinado ainda no paciente inconsciente com o teste dos reflexos corneal, de tosse e de ânsia. O reflexo corneal reflete a função dos nervos cranianos V e VII (os nervos trigêmeo e facial), que saem do encéfalo no nível da ponte. Esse reflexo é testado estimulando-se a pálpebra inferior de cada olho pela aplicação de uma gota de soro fisiológico ou passando-se um fiapo de algodão dentro dela. Um movimento como de piscar da pálpebra inferior indica a presença do reflexo. A resposta sensorial ao estímulo irritante representa a função macroscópica de um ramo do nervo trigêmeo, e o movimento da pálpebra inferior representa a função motora do nervo facial. Deve-se tomar cuidado ao testar o reflexo corneal para evitar abrasões da córnea.

Os nervos cranianos IX e X (os nervos glossofaríngeo e vago) saem no nível do bulbo e são responsáveis pelos reflexos de tosse e náuseas e pela proteção das vias respiratórias contra a broncoaspiração. Os reflexos de tosse e náuseas deverão ser avaliados no paciente tanto acordado quanto inconsciente.

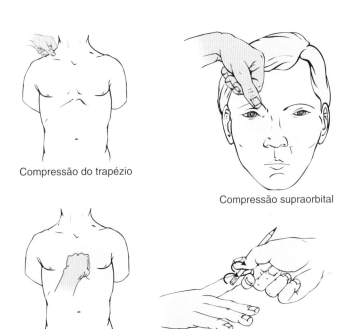

Figura 36.5 Métodos de aplicação de um estímulo doloroso.

■ Avaliação da função motora

A função motora é avaliada utilizando-se a conduta estagiada descrita anteriormente. O paciente acordado e cooperativo pode ser adicionalmente avaliado fazendo-se com que mova os membros contra a gravidade e com resistência passiva; o movimento é graduado em uma escala de 1 a 5 (ver Capítulo 33).

O paciente não responsivo pode exibir localização, retirada e postura flexora ou extensora em resposta a estímulos nocivos. A localização de um estímulo doloroso é observada como uma resposta intencional, em que o paciente é capaz de localizar a fonte da dor e mover-se no sentido dela com um ou ambos os membros cruzando a linha média do corpo. O paciente pode tentar remover a mão do examinador quando ele realiza o aperto do trapézio ou pode tentar agarrar o equipamento médico (p. ex., cateteres ou tubos orotraqueais). Uma resposta de retirada caracteriza-se por um movimento de afastamento de um estímulo doloroso. A postura flexora (descorticada) indica lesão cortical difusa e caracteriza-se pela curvatura ou flexão dos membros superiores e extensão dos membros inferiores e pés. A postura extensora (descerebrada) indica lesão do tronco encefálico e é observada como extensão e rotação interna dos membros superiores e extensão dos membros inferiores e pés (ver Capítulo 33, Figura 33.1). O paciente pode exibir um tipo de movimento em um membro e outro tipo de movimento em outro membro. A presença do reflexo de Babinski também é observada no paciente com TCE.

■ Avaliação da função respiratória

A avaliação dos padrões respiratórios é importante na detecção do agravamento da lesão neurológica e da necessidade de controle das vias respiratórias e ventilação mecânica. Inúmeras localizações em ambos os hemisférios cerebrais regulam o controle voluntário sobre os músculos usados na respiração. O cerebelo sincroniza e coordena os músculos envolvidos na respiração. O cérebro controla a frequência e o ritmo da respiração. Ponte e mesencéfalo regulam a automaticidade da respiração.

Os padrões respiratórios anormais podem estar correlacionados com regiões lesionadas do encéfalo, como mostrado na Figura 36.6. A respiração de Cheyne–Stokes é a respiração periódica em que a profundidade de cada respiração aumenta até um máximo e, depois, diminui até a apneia; a fase hiperpneica geralmente dura mais tempo que a fase apneica. Esse padrão respiratório também pode ser observado nos pacientes com lesões bilaterais localizadas profundamente nos hemisférios cerebrais. A compressão na área do mesencéfalo e da ponte pode causar hiperventilação neurogênica central. A hiperventilação é sustentada, regular, rápida e profunda. A respiração apnêustica caracteriza-se por uma longa pausa na inspiração plena ou expiração plena. A etiologia desse padrão é a perda de todo o controle cerebral e cerebelar da respiração, com a função respiratória apenas no nível do tronco encefálico. A respiração em salva pode ser observada em um paciente quando a lesão é alta no bulbo ou baixa na ponte. Esse padrão de respiração é observado como respirações ofegantes com pausas irregulares.

Os centros críticos da inspiração e expiração localizam-se no bulbo. Qualquer lesão intracraniana com expansão rápida, como a hemorragia cerebelar, pode comprimir o bulbo, resultando em respiração atáxica. Essa respiração irregular consiste em respirações profundas e superficiais com pausas irregulares; isso sinaliza necessidade de intubação orotraqueal.

■ Avaliação de outros sistemas orgânicos

Além do exame completo do sistema nervoso central, a avaliação abrangente de todos os outros sistemas orgânicos é crucial na identificação precoce das complicações nos pacientes com TCI. A disfunção orgânica, particularmente a insuficiência respiratória, é comum em pacientes com TCI grave.

Exames diagnósticos

A TC é efetuada como exame diagnóstico inicial para identificar lesões estruturais no encéfalo e sangramento intracraniano. A TC pode ser obtida rapidamente. Uma desvantagem

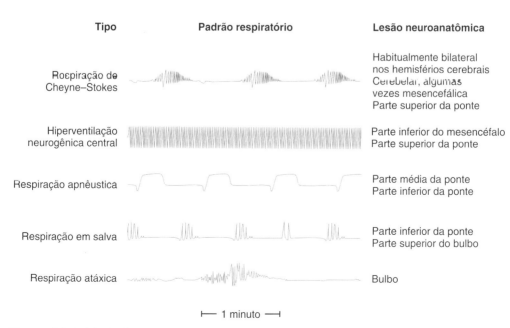

Figura 36.6 A lesão do tronco encefálico pode resultar em diversos padrões respiratórios anormais.

da TC é não fornecer imagens adequadas do cerebelo e tronco encefálico. Efetua-se uma TC inicial sem contraste. As TC realizadas com contraste intravenoso destinam-se a investigar massas suspeitas (i. e., tumores ou abscessos). A RM é útil para avaliar estruturas na fossa posterior e medula espinal. A angiografia com ressonância magnética pode ser utilizada para avaliar lesões vasculares cerebrais, como dissecção da carótida ou vertebral.[18]

A angiografia cerebral constitui o melhor exame diagnóstico para investigar lesões dos vasos sanguíneos cerebrais. Pode-se obter também uma angiografia cerebral para confirmar a ausência de fluxo sanguíneo cerebral na morte encefálica.

O Doppler transcraniano (DTC) avalia indiretamente o fluxo sanguíneo cerebral e os mecanismos autorreguladores ao medir a velocidade com que o sangue circula pelos vasos sanguíneos. O DTC também pode ser utilizado para documentar a cessação do fluxo sanguíneo para o encéfalo.

Outros exames diagnósticos são utilizados para avaliar a transmissão dos impulsos elétricos no encéfalo. Esses exames são frequentemente realizados para obter o prognóstico do paciente. Os exames neurofisiológicos incluem eletroencefalograma (EEG), respostas evocadas auditivas do tronco encefálico (REAT) e potenciais evocados somatossensoriais (PESS). O EEG mede a atividade elétrica em todas as regiões do córtex e é útil na identificação de convulsões e na correlação do exame neurológico anormal com a função cortical anormal. O EEG é necessário na exclusão das convulsões subclínicas ou não convulsivas no paciente comatoso. O EEG também pode ser usado como teste comprobatório de morte encefálica para demonstrar a cessação da condução elétrica para o córtex cerebral. Um achado comum em um paciente com TCE é o alentecimento da atividade elétrica na área da lesão. O REAT e o PESS são exames prognósticos úteis nos pacientes com TCE. Os resultados anormais desses dois exames podem ajudar a confirmar um diagnóstico de disfunção do tronco encefálico ou cortical grave.

Tratamento

As diretrizes para o tratamento do TCE grave foram desenvolvidas pela Brain Trauma Foundation e pela American Association of Neurological Surgeons para difundir as recomendações baseadas em evidências.[19] A meta dessas diretrizes é criar um padrão consistente de cuidados e tratamento dos pacientes com TCE grave. Existem diretrizes específicas para o tratamento do TCE grave em lactentes, crianças e adolescentes, enfatizando as necessidades únicas da população pediátrica.[20] O foco da discussão neste capítulo é o tratamento do TCE grave em adultos.

Tratamento inicial

A avaliação e o tratamento iniciais do paciente com TCE começam imediatamente depois da agressão, frequentemente com a equipe de saúde pré-hospitalar. O tratamento pré-hospitalar do paciente com lesão craniana concentra-se em uma rápida avaliação neurológica, no tratamento definitivo das vias respiratórias e no tratamento da hipotensão.[21] Diretrizes para o tratamento pré-hospitalar enfatizam a correção precoce da hipoxia e hipercarbia, que comprovadamente afetam a morbidade e a mortalidade em pacientes com TCE (Figura 36.7).

O tratamento das vias respiratórias é uma etapa inicial crucial para prevenir a hipoxia e a hipercarbia, que exacerbam a lesão encefálica secundária. As estratégias iniciais de ventilação mecânica visam manter uma ventilação normal ou uma pressão parcial de dióxido de carbono ($PaCO_2$) dentro dos limites normais (35 a 45 mmHg). Os sinais de herniação cerebral podem exigir terapia com hiperventilação ($PaCO_2$, 30 a 35 mmHg). A meta da hiperventilação no TCE consiste em

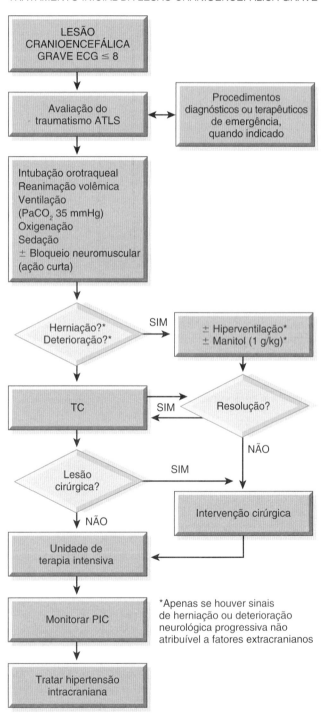

Figura 36.7 Fluxograma para a reanimação do paciente com lesão cranioencefálica grave antes do monitoramento da PIC. (© 2000 Brain Trauma Foundation, Inc. Reproduzida, com autorização.)

diminuir a $PaCO_2$, causando constrição dos vasos sanguíneos cerebrais e diminuição do volume sanguíneo cerebral. O volume sanguíneo diminuído no encéfalo resulta em redução da PIC. A vasoconstrição cerebral global faz com que regiões saudáveis de tecido cerebral corram risco de desenvolver isquemia, não devendo ser, portanto, utilizada de modo profilático.[22] O monitoramento contínuo do dióxido de carbono término-respiratório ($EtCO_2$) ou a avaliação frequente da $PaCO_2$ (obtida por gasometria arterial) são essenciais para a prevenção da vasoconstrição excessiva e da isquemia cerebral. O monitoramento da oxigenação cerebral (SjO_2 ou $PbtO_2$) é uma opção para identificar a presença de isquemia cerebral. As pesquisas realizadas sugerem que o encéfalo sofre uma redução do fluxo sanguíneo nas primeiras 24 horas após a lesão; por conseguinte, deve-se evitar a hiperventilação durante esse período.[19]

Os exames diagnósticos são realizados após a reanimação inicial para avaliar a necessidade de intervenção cirúrgica imediata. Os exames típicos incluem radiografias da coluna cervical e TC do encéfalo, que é útil para o diagnóstico de hemorragia intracraniana, a qual pode exigir intervenção cirúrgica. Outros exames de imagem e exames de sangue podem ser obtidos para excluir possíveis lesões sistêmicas e ajudar no tratamento das complicações. O mecanismo da lesão ajuda a definir os exames diagnósticos apropriados.

O tratamento continuado procura controlar a PIC, promover a perfusão cerebral e corrigir o processo patológico primário. O tratamento geral do paciente com TCE requer uma abordagem multiprofissional, multissistêmica e holística, levando em consideração as características fisiológicas e psicossociais próprias do indivíduo (Quadro 36.2).

Monitoramento e controle da pressão intracraniana

O monitoramento da PIC, discutido profundamente no Capítulo 34, permite que a equipe de saúde tome decisões rápidas sobre o tratamento com base nos registros de pressão e na análise da forma de onda da PIC. O monitor da PIC é tipicamente inserido por um neurocirurgião à beira do leito ou na sala de cirurgia. O monitoramento da PIC é recomendado para pacientes com lesão craniana grave (pontuação < 8 na ECG) e anormalidades na TC na internação.[19] O monitoramento da PIC também pode ser considerado quando a TC for normal, porém o paciente preenche dois ou mais dos seguintes critérios: mais de 40 anos de idade, postura anormal ou pressão arterial sistólica inferior a 90 mmHg.[19] A determinação de limiares precisos para o tratamento de PIC aumentada deve ser individualizada para cada paciente pela equipe de cuidados de saúde, usando-se informações da avaliação neurológica e, em alguns casos, outros parâmetros de monitoramento (discutidos adiante) como evidência da resposta positiva ou negativa do paciente para dado valor de PIC ou pressão de perfusão cerebral (PPC).[23,24] O impacto do monitoramento da PIC no desfecho do paciente está sendo investigado, em especial a identificação de pacientes com TCE que seriam beneficiados com tratamento guiado para PIC. A elevação da PIC pode ocorrer dentro de 24 horas após a lesão inicial, permanecendo por até 7 dias.[25]

As intervenções de enfermagem para tratar a PIC elevada incluem a manutenção do alinhamento corporal, evitar mudar a posição lateral da cabeça de forma brusca e a flexão ostensiva do quadril. A rotação lateral da cabeça provoca compressão da veia jugular, impedindo a drenagem do sangue venoso da cabeça e aumentando a PIC. A flexão rápida do quadril aumenta a pressão intra-abdominal, resultando em diminuição do fluxo venoso e provocando aumento na PIC.

Manutenção da perfusão cerebral

O controle da perfusão cerebral envolve o controle da PIC e a manutenção da pressão arterial média (PAM). A PPC é calculada subtraindo-se a PIC da PAM: PPC = PAM − PIC. A manutenção da PPC dentro da faixa de 50 a 70 mmHg evita a isquemia cerebral na extremidade mais baixa e diminui o risco de síndrome de angústia respiratória aguda (SARA), que ocorre mais frequentemente quando a PPC é elevada para o limite superior de 70 mmHg.[19]

Monitoramento multimodal | Oxigenação e microdiálise cerebrais

O monitoramento da oxigenação do tecido cerebral por meio de um cateter que passe através de uma perfuração no crânio e entre no tecido cerebral (parênquima) permite aos profissionais avaliarem o suprimento de oxigênio e sua utilização pelo tecido em questão.[26] A interpretação dos valores de oxigenação do tecido cerebral requer tipicamente monitoramento concomitante de PIC. O cateter de $PbtO_2$ também permite medição direta da temperatura encefálica. O nível normal de $PbtO_2$ varia entre 25 e 35 mmHg, ao passo que a hipoxia cerebral ocorre a 15 mmHg, a hipoxia cerebral grave a 10 mmHg e a morte celular neuronal abaixo de 5 mmHg.[26] Os desafios do monitoramento da $PbtO_2$ incluem o custo, a interpretação das leituras e as estratégias de tratamento. Existem controvérsias quanto à aplicação do cateter em tecido não lesionado saudável, que fornece informações sobre a oxigenação global do encéfalo, em comparação com a aplicação em tecido lesionado, mas de recuperação possível, o que pode proporcionar terapia mais focada.[26] É importante observar que as estratégias de tratamento direcionadas apenas para $PbtO_2$ não demonstraram influência nos desfechos funcionais. A oxigenação cerebral global pode ser medida usando-se a saturação venosa de oxigênio na jugular (SjO_2), determinada por meio da inserção de cateter intravenoso na veia jugular interna e do direcionamento de tal cateter para cima, orientado para o encéfalo. A SjO_2 é indicativa da extração de oxigênio no encéfalo; no encéfalo saudável, a SjO_2 varia de 55 a 70%.[13] Caso a SjO_2 esteja menor que 55%, as células não estão extraindo oxigênio das moléculas de hemoglobina eficientemente (ver Capítulo 17 para uma discussão sobre o consumo de oxigênio). Caso a SjO_2 esteja maior que 70%, a taxa de extração do oxigênio é aumentada. Um aumento na extração cerebral de oxigênio frequentemente ocorre como resultado de isquemia cerebral.

A microdiálise cerebral é outra estratégia adjuvante para o tratamento de pacientes com TCE grave. Durante a microdiálise cerebral, um cateter específico com membrana semipermeável é inserido no encéfalo.[27] Uma solução de líquido semelhante ao cefalorraquidiano flui através do cateter, permitindo a difusão de solutos entre o cateter e o tecido cerebral circundante. Amostras da solução podem ser coletadas periodicamente para a avaliação de substratos bioquímicos como lactato e piruvato, os quais podem indicar isquemia do tecido cerebral e morte celular. A microdiálise cerebral pode ser usada como método adjuvante de monitoramento para a avaliação dos efeitos das intervenções voltadas para a modulação de PIC

744 **Parte 8** Sistema Nervoso

Quadro 36.2 Diretrizes interdependentes do cuidado para o paciente com traumatismo cranioencefálico.

Resultados	Intervenções
Troca de gases prejudicada **Padrão respiratório ineficaz**	
O paciente irá manter uma via respiratória pérvia Os pulmões estarão limpos à ausculta O pH arterial, a PaO_2 e a SaO_2 serão mantidos dentro dos limites de normalidade O $ETCO_2$ ou a PCO_2 serão mantidos dentro da faixa prescrita Não haverá nenhuma evidência de atelectasia nem de pneumonia na radiografia de tórax	• Auscultar os sons respiratórios a cada 2 a 4 h e quando necessário • Hiperoxigenar antes e depois de cada procedimento de aspiração • Evitar que o procedimento de aspiração se estenda por mais de 10 s • Monitorar a PIC e a PPC durante a aspiração e a fisioterapia respiratória • Fornecer higiene oral meticulosa • Monitorar à procura de sinais de aspiração • Encorajar os pacientes não intubados a utilizar o espirômetro de incentivo, tossir e respirar profundamente a cada 4 h e quando necessário • Alternar o decúbito do paciente a cada 2 h • Mover o paciente do leito para a cadeira 1 a 2 vezes/dia, quando a PIC tiver sido controlada
Perfusão tissular periférica ineficaz **Perfusão tissular cardíaca diminuída**	
O paciente irá exibir um ritmo sinusal normal sem ectopia nem alterações isquêmicas O paciente não irá apresentar complicações tromboembólicas	• Monitorar à procura de isquemia miocárdica e arritmias, devido a ativação simpática e descargas de liberação de catecolaminas • Evitar a TVP com o uso de dispositivos de compressão pneumática, meias antiembólicas e heparina subcutânea • Implementar a mobilização precoce. Facilitar a movimentação para uma cadeira, 1 a 2 vezes/dia • Monitorar continuamente a pressão arterial por meio de linha arterial ou, com frequência, com manguito não invasivo • Monitorar a liberação de oxigênio (hemoglobina, SaO_2, débito cardíaco) • Administrar hemácias, agentes inotrópicos, líquidos intravenosos, quando indicado
Risco de perfusão cerebral prejudicada	
A PPC estará acima de 60 mmHg A PIC estará abaixo de 20 mmHg O paciente não irá apresentar crise convulsiva	• Monitorar a PIC e a PPC a cada hora • Efetuar verificações neurológicas a cada 1 a 2 h • Elevar a cabeceira do leito a 30°, exceto quando contraindicado • Manter o alinhamento correto do corpo, conservando a cabeça em posição neutra e evitando a flexão acentuada do quadril • Manter a normotermia • Manter o ambiente tranquilo, agrupar o cuidado e proporcionar períodos de repouso • Fornecer sedação, quando necessário e quando prescrita • Administrar agentes antiepilépticos profiláticos, quando prescritos, para evitar a crise convulsiva
Desequilíbrio eletrolítico **Risco de volume de líquidos deficiente**	
Os eletrólitos séricos estarão dentro dos limites de normalidade A osmolalidade sérica permanecerá dentro da faixa prescrita	• Registrar rigorosamente ingesta/débito, considerar as perdas insensíveis em decorrência da intubação, febre e situações semelhantes • Monitorar os eletrólitos séricos, a glicose e a osmolalidade, quando solicitado • Considerar a necessidade de terapia de reposição de eletrólitos e administrar de acordo com a prescrição médica ou o protocolo
Risco de lesões **Risco de quedas**	
Existirão alterações mínimas e transitórias em PIC/PPC durante os tratamentos ou as atividades de cuidado ao paciente. PIC/PPC irão retornar aos valores basais dentro de 5 min O paciente não apresentará complicações relacionadas com a imobilização prolongada (p. ex., TVP, pneumonia, anquilose) O paciente não irá machucar-se ao deslocar o equipamento médico ou ao cair	• Fornecer a amplitude de movimento e a imobilização funcional para os membros paralisados ou pacientes em coma • Posicionar o paciente fora dos pontos de pressão pelo menos a cada 2 h • Considerar o uso de colchões especiais com base nas avaliações da pele e dos fatores de risco • Manter as grades do leito na posição elevada • Fornecer contenções, quando necessário, para evitar o deslocamento dos dispositivos médicos, conforme permitido pela política do hospital

e PPC.[27] Os limites da microdiálise cerebral incluem tempo de atraso no relato dos dados, aplicação do cateter e falta de dados sugestivos de desfechos funcionais positivos nos pacientes. Até o momento, a microdiálise cerebral permanece sob investigação como estratégia de tratamento para pacientes com TCE.[28]

Prevenção e tratamento de convulsões

As convulsões durante os estágios iniciais do TCE podem ter graves efeitos negativos sobre a PIC e as demandas metabólicas do cérebro. As diretrizes baseadas em evidências sustentam o uso de medicação anticonvulsivante nos primeiros 7 dias após a ocorrência de TCE de modo a evitar convulsões pós-traumáticas.[19,29] As convulsões posteriores a esse período inicial são denominadas convulsões pós-traumáticas tardias e não são evitadas pela administração profilática de medicações anticonvulsivantes.[19] As convulsões que ocorrem durante os primeiros 7 dias são correlacionadas com TCE mais grave.[29] Estima-se que, dos pacientes com TCE grave (ECG menor que 8), 20 a 25% experimentarão pelo menos uma convulsão.[29] As diretrizes da Brain Trauma Foundation (BTF) recomendam o uso de fenitoína durante o período agudo.

Em geral, a fenitoína é administrada na forma de dose intravenosa direta, seguida de esquema de manutenção. Os pacientes são rigorosamente monitorados para hipotensão, bradicardia, erupções e infiltração IV durante e após a administração. A hipotensão pode ser evitada administrando-se lentamente o medicamento (não mais que 50 mg/minuto). Erupções no tronco com gravidade variada, incluindo síndrome de Stevens-Johnson, podem acontecer com a administração da fenitoína. O medicamento deverá ser interrompido com o aparecimento de erupção. O profármaco da fenitoína, fosfenitoína, é administrado por via intravenosa ou IM e metabolizado no corpo em fenitoína. A fosfenitoína pode ser administrada rapidamente sem as reações no local de infusão associadas com a fenitoína. Outros estudos mais recentes sugerem que levetiracetam pode ser tão eficaz na prevenção de convulsões nos pacientes com TCE quanto a fenitoína.[29,30,31]

Manutenção da temperatura corporal normal

A hipertermia (temperatura corporal > 37,5°C) em um paciente com TCE grave aumenta as demandas metabólicas do cérebro, pode compor a lesão cerebral secundária e deve ser evitada. É necessário o monitoramento frequente da temperatura corporal para manter a normotermia (35 a 37,5°C). É necessário excluir a possibilidade de infecção como causa de febre, e são utilizados métodos de resfriamento, quando necessário, para manter a temperatura corporal normal. A indução de hipotermia (32 a 35°C) em pacientes com TCE mostrou benefícios controversos ou ausência de benefícios na melhora do desfecho funcional.[19,32,33]

Identificação e tratamento da "tempestade simpática"

Os pacientes com TCE grave podem apresentar uma condição conhecida como hiperatividade simpática paroxística (também conhecida como "tempestade simpática"). Essa condição caracteriza-se por diaforese, agitação, inquietação, flexão ou extensão da postura, hiperventilação, taquicardia e febre. A tempestade simpática ocorre em consequência de um desequilíbrio das partes simpática e parassimpática do sistema nervoso. A causa precisa desse desequilíbrio não está bem elucidada. Média de 10% dos pacientes com TCE desenvolverão hiperatividade simpática paroxística.[34]

Os fatores deflagradores de um episódio de tempestade simpática podem incluir qualquer evento estressante, como aspiração orotraqueal, mudança de posição do paciente, desenvolvimento de febre ou alarmes no quarto do paciente. O diagnóstico de tempestade simpática baseia-se, tipicamente, no aparecimento dos sinais e sintomas comuns e na exclusão de outras condições, como infecções.[35] Os sintomas da tempestade simpática podem durar de 2 a 127 dias, com média de duração de 15 dias.[35]

O tratamento é orientado para encontrar um esquema de medicação capaz de suprimir o sistema nervoso simpático, enquanto evita os efeitos adversos, como hipotensão e bradicardia.[36] Os esquemas de medicamentos podem incluir uma ou mais das seguintes classes de medicamentos: bloqueadores alfa-adrenérgicos, betabloqueadores, opiáceos, sedativos, agonistas do ácido γ-aminobutírico e agonistas da dopamina. Os cuidados de enfermagem ao paciente com tempestade simpática incluem monitoramento e avaliação do paciente para determinar a eficiência do esquema medicamentoso, redução dos estímulos do ambiente para reduzir os deflagradores do episódio de tempestade simpática e prevenção das complicações, como ruptura ou lesão da pele, devido a inquietação ou agitação. Os pacientes que apresentam tempestade simpática podem estar desconfortáveis e causar preocupação para os familiares; por conseguinte, a educação em saúde da família é importante.

Monitoramento do estado hidreletrolítico

A administração de diuréticos osmóticos, a perda hídrica insensível e a disfunção da hipófise podem ser responsáveis por distúrbios hidreletrolíticos em pacientes com TCE. O monitoramento rigoroso da hidratação, bem como o monitoramento da hemodinâmica, orienta a equipe de cuidados na prescrição de uma reposição hídrica adequada. O monitoramento rotineiro da osmolalidade sérica é útil para prevenir a desidratação sistêmica excessiva quando são administrados diuréticos osmóticos, como o manitol, ou soro fisiológico hipertônico. A vigilância dos eletrólitos séricos possibilita identificação e tratamento precoces das anormalidades dos eletrólitos.

Os distúrbios nos níveis de sódio são comuns no paciente com TCE (Tabela 36.4). A hiponatremia ocorre com maior frequência como consequência da síndrome de secreção inapropriada de hormônio antidiurético (SIADH), na qual o hormônio antidiurético (ADH) é liberado em quantidades excessivas, resultando em retenção de água e hemodiluição.[37] A hemodiluição leva a uma concentração menor de sódio no sangue. Com frequência, a SIADH é um fenômeno transitório, que pode ser tratado com restrição de líquidos.

A síndrome cerebral perdedora de sal também pode provocar hiponatremia. O mecanismo fisiológico preciso da síndrome cerebral perdedora de sal não está totalmente compreendido, mas envolve uma perda primária de sódio e água livre pelos rins. O tratamento para esse distúrbio requer a reposição de líquido e sódio em quantidades iguais às perdas e pode incluir a administração de soro fisiológico hipertônico.[37]

O diabetes insípido (DI) é uma causa de hipernatremia e hipovolemia que acontece comumente em pacientes com lesão ou isquemia na hipófise e em torno dela. Com frequência,

Parte 8 Sistema Nervoso

Tabela 36.4 Distúrbios do desequilíbrio de sódio | Comparação entre diabetes insípido, síndrome de secreção inapropriada de hormônio antidiurético e síndrome cerebral perdedora de sal.

	Diabetes insípido	Síndrome de secreção inapropriada de hormônio antidiurético	Síndrome cerebral perdedora de sal
Débito urinário	Aumentado	Diminuído	Aumentado
Densidade	Diminuída	Aumentada	Diminuída
Estado do volume	Diminuído	Ligeiramente aumentado	Diminuído
Sódio sérico	Aumentado	Diminuído	Diminuído
Tratamento	Administração de vasopressina exógena, reposição de líquido	Restrição hídrica, reposição criteriosa de sódio	Reposição de líquido e sódio

a síndrome da herniação provoca compressão direta da hipófise ou compressão dos vasos sanguíneos que a irrigam. A lesão da hipófise impede ou diminui a secreção de ADH. O DI é diagnosticado por um nível sérico crescente de sódio, baixa densidade específica da urina e aumento do débito urinário.[38] O tratamento do DI inclui reposição hídrica agressiva, que deve corresponder às perdas hídricas a cada hora, bem como administração de ADH exógeno (vasopressina). A vasopressina pode ser administrada por via intravenosa, subcutânea ou intranasal, dependendo da gravidade do distúrbio.

Tratamento das complicações cardiovasculares

Podem ocorrer "atordoamento" miocárdico e diminuição transitória da função cardíaca no TCE grave. Pode-se observar a presença de inversão das ondas T e elevação ou depressão do segmento ST. Os níveis de enzimas cardíacas séricas, a eletrocardiografia e a ecocardiografia podem ser utilizadas para avaliar a função do miocárdio. Em um estudo, 22% dos pacientes com TCE tiveram ecocardiografia anormal; isso foi associado à mortalidade aumentada intra-hospitalar.[39] Os dispositivos de monitoramento hemodinâmico, como linhas arteriais e centrais e cateter de artéria pulmonar, podem ser usados para orientar a terapia clínica durante as fases críticas do TCE.

Os distúrbios da coagulação, que causam liberação de grandes quantidades de tromboplastina em resposta à lesão cerebral, são objeto de preocupação nos pacientes com TCE. Além disso, esses pacientes frequentemente apresentam desequilíbrios na coagulação e na lise, tanto levando a hipercoagulação com microtrombose quanto hipocoagulação com hemorragia.[40] Em consequência, pode ocorrer coagulação intravascular disseminada. As opções de tratamento para coagulação após TCE devem focar na causa principal e na redução da hemorragia, e podem incluir administração de plasma fresco congelado, plaquetas ou fator recombinante VIIa.[40]

A profilaxia da trombose venosa profunda (TVP) é um componente essencial dos cuidados dos pacientes com lesões cranioencefálicas, que, com frequência, ficam imóveis por períodos prolongados e, assim, têm risco maior de eventos tromboembólicos. A anticoagulação profilática em pacientes com TCE continua sendo desafiadora, e faltam diretrizes baseadas em evidências para a prática clínica.[41] Estudos recentes sugerem que a iniciação de injeções subcutâneas de dose baixa de heparina não fracionada para tromboprofilaxia não aumenta risco de hemorragia intracraniana em pacientes com TCE quando a coleta de imagens neurológicas é considerada estável.[41,42]

Tratamento das complicações pulmonares

As complicações pulmonares no paciente com TCE incluem pneumonia, SARA, edema pulmonar neurogênico e embolia pulmonar. A higienização pulmonar, a higiene oral vigilante e o monitoramento da pressão do balonete do tubo orotraqueal são necessários para evitar a pneumonia hospitalar e diminuir as complicações pulmonares nos pacientes com lesão cranioencefálica que precisam de ventilação mecânica prolongada. (Ver Capítulo 25 para uma discussão das causas e prevenção da pneumonia associada à ventilação mecânica.) Ver Capítulo 27 para uma discussão completa sobre o tratamento da SARA.

A mobilidade precoce é crítica para facilitar a higienização pulmonar, prevenir a atelectasia e a embolia pulmonar devido à TVP. A consideração precoce de extubação para reduzir o número de dias de ventilação mecânica e o planejamento precoce para traqueostomia em pacientes incapazes de proteger as vias respiratórias podem evitar complicações pulmonares adicionais.[19]

O edema pulmonar neurogênico pode resultar de lesão do tronco encefálico, PIC elevada ou aumento no tônus simpático que provoca uma descarga de catecolaminas no momento do trauma. Com frequência, o edema pulmonar neurogênico apresenta-se como "edema pulmonar relâmpago", caracterizado por início súbito e grande quantidade de líquido aspirado dos pulmões. Acredita-se que esse tipo de edema pulmonar seja causado por vasoconstrição maciça em virtude de aumento agudo da PIC, causando ativação do sistema nervoso simpático. Consequentemente, há acentuado aumento da pós-carga sistêmica, resultando em insuficiência ventricular esquerda. O edema pulmonar que resulta na insuficiência ventricular esquerda é exacerbado por um aumento na permeabilidade capilar pulmonar, causando edema adicional.[43] O tratamento inclui o uso criterioso de diuréticos em dose baixa. A condição é tipicamente autolimitada nos pacientes sem cardiopatia.

O cuidado multiprofissional do paciente com TCE com relação às complicações pulmonares deve englobar a equipe de enfermagem; a equipe médica; um fisioterapeuta respiratório; um terapeuta ocupacional; um fisioterapeuta geral (para a mobilização precoce); e um fonoaudiólogo (para abordar os problemas com a broncoaspiração).

Controle da nutrição e manutenção do controle glicêmico

Acredita-se que a lesão cranioencefálica provoque estados hipermetabólicos e hipercatabólicos, bem como diminuição na imunocompetência.[44] A morbidade e a mortalidade podem aumentar significativamente quando as necessidades nutricionais não são supridas. A calorimetria indireta mostra-se útil para determinar o gasto energético em repouso (GER).[45] As recomendações atuais sugerem a reposição de 140% do GER em pacientes que não estejam paralisados e de 100% do GER naqueles que estejam.[19] O reconhecimento da importância da nutrição e da colaboração multiprofissional com uma equipe de suporte nutricional são essenciais para otimizar o desfecho do paciente. As pesquisas sugerem que hiperglicemia e hipoglicemia possuem efeito prejudicial sobre a morbidade e a mortalidade dos pacientes com TCE; todavia, não foram estabelecidos limiares específicos de tratamento. A hiperglicemia com glicose sanguínea excedendo 200 mg/dℓ e a hipoglicemia devem ser evitadas em pacientes com TCE.[19,46]

Tratamento das complicações musculoesqueléticas e tegumentares

É necessária uma avaliação abrangente dos sistemas musculoesquelético e tegumentar para evitar a ruptura da pele e outras complicações, como contraturas. Um estudo recente sugere uma relação entre desenvolvimento de úlcera de pressão e mortalidade dentro de 21 dias de TCE, bem como desfecho neurológico prejudicado.[47] A colaboração com outras disciplinas, como a terapia ocupacional e a fisioterapia, também é essencial no desenvolvimento de um plano de cuidado para prevenção ou redução dos efeitos da imobilidade sobre a pele e o sistema musculoesquelético. A imobilização das mãos e dos pés em um paciente não responsivo se faz necessária para preservar a função musculoesquelética e assegurar as melhores condições para a futura reabilitação.

Cuidado à família

O cuidado da família em crise, bem como a coordenação dos serviços disponíveis (como trabalho social e atendimento religioso), é uma função integrante da enfermeira de cuidados críticos. Bond *et al.* examinaram as necessidades dos membros da família de pacientes com TCE grave e descobriram as quatro necessidades a seguir:[48]

- A necessidade de informações verdadeiras específicas
- A necessidade de que as informações sejam consistentes
- A necessidade de estar ativamente envolvido no cuidado
- A necessidade de compreender a totalidade da experiência.

As enfermeiras de cuidados críticos têm oportunidade de atender a todas essas necessidades específicas, bem como de mudar o hábito da unidade para atender a essas necessidades. Encorajar os membros da família a tocar no paciente e permitir que membros da família ajudem no fornecimento da estimulação sensorial (Quadro 36.3) pode ser valioso e confortador para alguns membros da família. Encontrar oportunidades para que os familiares participem no plano de cuidado ao paciente também pode ser terapêutico para o paciente e família. A Escala Rancho Los Amigos pode ser utilizada pela enfermeira de cuidados críticos para descrever os estágios do coma, na medida em que se relacionam com os métodos de reabilitação e intervenções (Tabela 36.5). Deverá ser dada atenção para incluir no plano de cuidados as necessidades espirituais e culturais.

Os pacientes com TCE podem receber alta para casa com indicação de programa de reabilitação ou para uma casa de apoio, dependendo da gravidade dos déficits neurológicos. As famílias devem ser informadas e educadas a respeito da evolução esperada dos eventos e situações potenciais para cuidado continuado após a hospitalização aguda, particularmente quando o paciente apresentar TCE grave. Os recursos da família, bem como outros sistemas e serviços de apoio disponíveis para o paciente, devem ser avaliados precocemente em todos os pacientes com TCE para facilitar uma transição suave para o estágio seguinte de cuidados. As assistentes sociais e gerentes de casos desempenham um papel integral na obtenção de informações e sua comunicação ao paciente, à família e à equipe multiprofissional.

Morte encefálica

A condição do paciente pode ser tão grave que a morte encefálica constitui o resultado final. No passado, a declaração de morte encefálica era controvertida em relação à padronização dos exames necessários para tomar a decisão e para as considerações éticas. O Uniform Determination of Death Act foi desenvolvido em 1981 pela President's Commission for the Study of Ethical Problems in Medicine and Biomedical Behavior Research e adotado por todos os 50 estados dos EUA. Essa lei diz: "Um indivíduo que sofreu (1) parada irreversível das funções circulatória e respiratória ou (2) parada irreversível de

---

Quadro 36.3 Intervenções de enfermagem.

Para estimulação sensorial

Audição

- Explicar ao paciente o que você irá fazer
- Colocar o programa de rádio ou televisão favorito do paciente durante 10 a 15 min. Alternativamente, ligar um gravador com a voz familiar de um amigo ou membro da família
- Durante o programa, não conversar com outras pessoas no quarto nem realizar outros procedimentos de cuidado ao paciente. A meta é minimizar as distrações, de modo que o paciente possa aprender a prestar atenção seletiva ao estímulo
- Outra abordagem consiste em bater palmas ou tocar um sino. Fazer isso durante 5 a 10 s por vez, movendo o som para diferentes locais ao redor do leito

Visão

- Colocar um objeto intensamente colorido no campo de visão do paciente. Apresentar apenas um objeto de cada vez
- Alternativamente, utilizar um objeto que seja familiar, como uma foto de família ou pôster preferido

Tato

- Aplicar suavemente tecidos de várias texturas no braço ou na perna do paciente. Alternativamente, a parte côncava de uma colher pode simular uma textura lisa, e uma toalha, uma textura áspera
- A aplicação de loção à pele do paciente com fricção também irá estimular esse sentido. Para alguns, a pressão firme pode ser mais bem tolerada do que o toque muito suave

Olfato

- Segurar um frasco de uma fragrância agradável sob o nariz do paciente. Utilizar um aroma familiar, como perfume, loção pós-barba, canela ou café
- Apresentar esse estímulo por períodos muito curtos (1 a 3 min no máximo)
- Se um tubo de traqueostomia ou orotraqueal com balão estiver inserido, o paciente não será capaz de apreciar totalmente essa estimulação

Tabela 36.5 Escala Rancho Los Amigos.

Nível	Diretrizes para interagir com o paciente
1. **Ausência de resposta** a qualquer estímulo.	• Pressupor que o paciente pode compreender tudo aquilo que está sendo dito. Conversar com o paciente, e não sobre ele
2. **Resposta generalizada.** A resposta ao estímulo é incoerente, limitada e não intencional, com movimentos aleatórios ou sons incompreensíveis.	• Não sobrecarregar o paciente com conversa. Deixar alguns momentos de silêncio entre os estímulos verbais
3. **Resposta localizada.** A resposta ao estímulo é específica, porém inconsistente, o paciente pode retirar-se ou empurrar para longe, pode fazer sons, seguir alguns comandos simples, ou pode responder a certos membros da família.	• Controlar o ambiente para proporcionar apenas uma fonte de estimulação por vez. Se houver uma conversa, o rádio ou a televisão devem ser desligados • Fornecer períodos curtos e aleatórios de estímulo sensorial que sejam significativos para o paciente. Um programa de televisão ou fita gravada preferido, ou 30 min de música da estação de rádio preferida do paciente irão proporcionar uma estimulação mais significativa do que a audição constante do rádio, que se torna tão insignificante quanto o ruído contínuo do monitor cardíaco
4. **Confuso–agitado.** A resposta ao estímulo é principalmente à confusão interna, com estado de atividade aumentado; o comportamento pode ser bizarro ou agressivo; o paciente pode tentar remover os tubos ou as contenções ou arrastar-se para fora do leito; a verbalização é incoerente ou inapropriada; o paciente mostra uma percepção mínima do ambiente e memória a curto prazo ausente.	• Permanecer calma e tranquila ao tratar do paciente. Abordar com toque suave para diminuir a ocorrência de reflexos motores e emocionais defensivos • Observar à procura de sinais precoces de que o paciente está ficando agitado (p. ex., aumento dos movimentos, altura da voz, resistência à atividade) • Quando o paciente ficar agitado, não tentar argumentar nem "conversar com ele". A conversa será um estímulo externo adicional com o qual o paciente não consegue lidar • Se o paciente permanecer agitado, retirá-lo da situação ou remover a situação dele
5. **Confuso, inapropriado–não agitado.** O paciente está alerta e responde consistentemente a comandos simples; entretanto, o paciente apresenta um tempo de atenção curto e distrai-se com facilidade; a memória está prejudicada, e o paciente exibe confusão sobre eventos passados e atuais; o paciente pode realizar tarefas previamente aprendidas com estrutura máxima, porém é incapaz de aprender novas informações; pode manifestar uma intenção vaga de "ir para casa".	• Apresentar ao paciente uma tarefa de cada vez. Dar tempo suficiente para a sua realização antes de fornecer outras instruções • Certificar-se de que você tem a atenção do paciente, colocando-se no seu campo de visão e tocando-o antes de falar • Se o paciente ficar confuso ou resistente, parar de falar. Esperar até que pareça estar relaxado antes de prosseguir com a instrução ou atividade • Utilizar gestos, demonstrações e apenas as palavras mais necessárias quando fornecer instruções • Manter a mesma sequência nas atividades e tarefas rotineiras. Descrever essas rotinas ao paciente e relacioná-las com a hora do dia
6. **Confuso–apropriado.** O paciente mostra um comportamento dirigido para metas, mas ainda necessita de direcionamento externo; pode compreender orientações e raciocínio simples; segue orientações simples de modo consistente e requer menos supervisão para tarefas previamente aprendidas; apresenta melhora na profundidade e nos detalhes da memória pregressa e consciência básica de si próprio e do ambiente.	
7. **Automático–apropriado.** O paciente é capaz de completar as rotinas diárias em ambiente estruturado; possui maior consciência de si próprio e do ambiente, mas carece de *insight*, julgamento e capacidade de resolução de problemas.	• A supervisão é ainda necessária para o aprendizado contínuo e a segurança • Reforçar a memória do paciente para rotinas e horários com relógios, calendários e um diário escrito das atividades
8. **Intencional–apropriado.** O paciente está alerta, orientado e capaz de se lembrar e integrar eventos passados e recentes; responde apropriadamente ao ambiente; ainda tem uma capacidade diminuída no raciocínio abstrato, tolerância ao estresse e julgamento em emergências ou situações incomuns.	• O paciente deve ser capaz de agir sem supervisão • Deve-se considerar a reeducação vocacional ou o retorno à escola

todas as funções cerebrais, inclusive do tronco encefálico, é considerado morto. Uma determinação da morte deve ser feita de acordo com os padrões médicos aceitos."[48]

O exame da morte encefálica procura confirmar os três achados fundamentais a seguir: coma ou não responsividade, ausência de reflexos do tronco encefálico e apneia.[49,50] Os exames específicos para a morte encefálica incluem testes motores; avaliação das respostas pupilares; avaliação do reflexo oculocefálico (fenômeno dos "olhos de boneca"); avaliação do reflexo oculovestibular (teste calórico com água gelada); avaliação dos reflexos corneal, de tosse e de náuseas; e teste da apneia, mas não se limitam a eles. As anormalidades eletrolíticas, a hipotermia ou hipertermia, a hipotensão grave ou a presença de medicamentos em quantidades passíveis de causar coma devem ser resolvidas antes que se possa efetuar o exame de morte encefálica. O teste da apneia é feito interrompendo-se o ventilador do paciente e inspecionando-se o tórax para o esforço respiratório espontâneo, enquanto se fornece

oxigênio suplementar e se monitora o aumento na $PaCO_2$. O equilíbrio acidobásico basal é estabelecido pela medição da gasometria arterial (GA) antes da remoção do ventilador; a seguir, são obtidas medições da GA seriadas. Uma $PaCO_2$ maior que 60 mmHg ou um aumento na $PaCO_2$ de 20 mmHg ou mais acima da $PaCO_2$ basal do paciente são considerados como teste positivo, sustentando o diagnóstico de morte encefálica.[51] O paciente é simultaneamente observado para a respiração espontânea e instabilidade hemodinâmica, o que pode fazer com que o teste seja abortado. Uma $PaCO_2$ elevada é o estímulo isolado mais forte para o início da respiração; por conseguinte, a ausência do esforço respiratório na presença de hipercarbia grave constitui forte evidência de morte encefálica. Os exames comprobatórios de morte encefálica, como angiografia cerebral (para testar a ausência de fluxo sanguíneo cerebral), ultrassonografia DTC, EEG, REAT e PESS, podem ser empregados caso exista alguma dúvida depois de um exame clínico completo.

A American Academy of Neurology recomenda repetir a avaliação clínica para a morte encefálica depois de 6 horas.[49] O horário da morte é registrado no momento em que a morte encefálica é declarada. Diferentes instituições especificam os requisitos com base nas leis estaduais e nos estatutos e resoluções do conselho profissional dos médicos que declaram a morte encefálica. A determinação da morte encefálica nos pacientes pediátricos difere daquela para os adultos por causa da maior viabilidade do encéfalo imaturo.[51]

Com frequência, o conceito de morte encefálica é confuso para as famílias, porque a morte está comumente associada à parada cardiopulmonar. Por conseguinte, é muito importante a linguagem empregada nas discussões. Para alguns membros da família, o termo "morte encefálica" pode ser interpretado como significando que o resto do corpo pode continuar vivo, de modo que é preciso ter cuidado ao avaliar a compreensão e os comportamentos de enfrentamento dos familiares. A presença da família durante os exames usados para determinar a morte cerebral está associada a entendimento aumentado do conceito sem maior estresse psicológico.[52]

A discussão sobre morte encefálica deverá ser separada, no tempo, das conversas relacionadas com as oportunidades para a doação de órgãos. É essencial trabalhar junto a uma organização de busca de órgãos para fornecer a informação mais completa e acurada acerca da doação de órgãos.

Desafios relacionados à aplicabilidade clínica

Estudo de caso

O Sr. H. tem 30 anos de idade e foi atingido por um veículo a 56 km/h. O serviço de resgate levou o paciente para o setor de emergência. Na admissão, o paciente estava comatoso com ECG nível 7 (abertura ocular à dor [E2], sons incompreensíveis [V], flexão motora ao estímulo doloroso [3]). O paciente apresenta traumatismo cranioencefálico visível com substância encefálica exposta. Em virtude do estado alterado e da evidência de lesão craniana no exame, o paciente foi intubado com o uso de sequência de intubação rápida e colocado em ventilação mecânica.

TC do crânio, do tórax, do abdome e da região pélvica foram realizadas e revelaram contusão frontal esquerda, hemorragia intraencefálica temporal esquerda, hematoma subdural direito, fratura craniana deprimida, múltiplas fraturas faciais e orbitais, múltiplas fraturas nas costelas, contusões pulmonares, hemotórax e pneumotórax, e fratura pélvica. O Sr. H. recebe monitor de PIC, tubo torácico e linha arterial.

No decorrer dos 4 dias seguintes, a PIC do Sr. H. varia de 9 a 35 mmHg, demandando diversos bolos de manitol a 50 g para o tratamento da PIC elevada. Seu exame neurológico revelou localização da dor, abertura ocular à dor e leve resposta pulmonar. O paciente recebeu infusão de fentanila a 25 mcg/h como analgésico. Assim que a PIC do Sr. H. foi estabilizada no quinto dia de estada na UTI, foi levado à sala de cirurgia para a realização de uma cranioplastia com objetivo de reparar o traumatismo craniano deprimido. Após o reparo do traumatismo, o Sr. H. passou a ser movido do leito para a cadeira cardíaca diariamente, de modo a facilitar a drenagem pulmonar.

No sétimo dia de UTI, o Sr. H. continuava apresentando insuficiência respiratória aguda, sendo realizada uma traqueostomia percutânea à beira do leito para facilitar a ventilação mecânica prolongada.

Durante a primeira semana de hospitalização, o Sr. H. necessitou de diversas broncoscopias, em virtude de tampão de muco, além de ter voltado à sala de cirurgia para reparo das fraturas nas costelas e na face, além de desbridamento cutâneo. No décimo dia de UTI, o Sr. H. começou a abrir os olhos ao ouvir vozes e a obedecer a comandos simples. Iniciou-se fisioterapia, vindo o paciente a realizar deambulação no décimo terceiro dia de UTI. O desmame ventilatório ocorreu com a realização de testes para assegurar respiração espontânea e para a utilização do colar de traqueostomia durante 6 dias. Quando o paciente tolerou com sucesso o colar de traqueostomia, recebeu uma válvula para fala, de modo a facilitar a comunicação. No décimo sexto dia de hospitalização, o Sr. H. foi transferido para a unidade de cuidados progressivos, passou por avaliação da deglutição e começou a se alimentar.

O Sr. H. recebeu alta no vigésimo quarto dia de hospitalização, apresentando-se alerta e orientado em nível 4, com ECG nível 15 e avaliação neurológica intacta. Passou a receber fisioterapia fora do hospital e retornou ao trabalho 2 meses depois.

1. Com base nos achados radiográficos e em seus conhecimentos sobre fisiopatologia de lesão encefálica, como a enfermeira explicaria o motivo de o Sr. H. ter nível reduzido de consciência?
2. Cite pelo menos três complicações multissistêmicas de um TCE grave que o Sr. H. pode experimentar.
3. Utilizando-se da descrição do estado neurológico do paciente no início e no final do estudo de caso, indique o nível apropriado do paciente na escala Rancho Los Amigos (ver Tabela 36.5).
4. Cite duas intervenções que podem ser usadas quando da interação com pacientes nessas categorias.

37

Traumatismo Raquimedular

Janice J. Hoffman

Objetivos de aprendizagem

Com base no conteúdo deste capítulo, o leitor deverá ser capaz de:

1. Descrever os diversos sistemas de classificação do traumatismo raquimedular (TRM).
2. Diferenciar entre síndrome medular central, síndrome de Brown-Séquard, síndrome medular anterior e síndrome medular posterior.
3. Diferenciar entre choque medular, choque neurogênico e hipotensão ortostática.
4. Realizar a avaliação de um paciente com TRM.
5. Elaborar um plano de cuidados colaborativos para o paciente com TRM agudo.
6. Descrever as intervenções imediatas da enfermeira para um paciente com disreflexia autônoma.
7. Explicar outras complicações típicas que ocorrem após um TRM.

Traumatismo da medula espinal geralmente é uma lesão devastadora, que acarreta paralisia e incapacidade física permanentes. Nos EUA, a incidência anual estimada de traumatismo raquimedular (TRM) é de 54 casos por milhão, ou cerca de 17.000 casos novos; estes números não incluem os indivíduos que morrem no local do acidente.[1] De acordo com o National Spinal Cord Injury Database (2016), existem cerca de 280.000 (variação de 243.000 a 347.000) indivíduos vivendo com TRM nos EUA.

Na maioria dos casos, o TRM ocorre em adultos jovens e praticamente 50% de todos estes acidentes acontecem na faixa etária de 16 a 30 anos; contudo, como a idade da população em geral aumentou em cerca de 9 anos desde meados da década de 1970, o mesmo aconteceu com a média de idade dos pacientes com TRM.[1] A partir de 2010, a média de idade por ocasião do acidente aumentou de 29 para 42 anos.[1] De acordo com dados nacionais americanos, os homens representam a maioria esmagadora das vítimas e constituem 80% de todos os pacientes com TRM. Uma análise dos dados relativos à década de 2010 em diante revelou a seguinte distribuição: 63,5% de brancos não hispânicos, 22% de negros não hispânicos, 11% de hispânicos, 2% de asiáticos, 0,5% de nativos americanos e 1% de outras etnias.

Acidentes automotivos são a causa mais comum de TRM (38%), seguidos de quedas (30,5%), atos de violência (13,5% – basicamente, feridas causadas por armas de fogo) e atividades esportivas (9%).[1] Embora a expectativa de vida dos pacientes com TRM tenha aumentado expressivamente desde a década de 1980, ela ainda é menor que a expectativa de vida da população em geral. Insuficiência renal foi a causa principal das mortes dos pacientes com TRM durante muitos anos; contudo, com os avanços do tratamento urológico, houve uma mudança na qual pneumonia e septicemia tornaram-se as causas principais destes óbitos. As taxas de mortalidade são mais altas no primeiro ano depois do acidente e mais elevadas nos pacientes com lesões medulares traumáticas envolvendo níveis medulares mais altos.[1]

Em 2016, o NSCISC (National Spinal Cord Injury Statistical Center) relatou que a duração média das internações dos pacientes com TRM nos serviços de cuidados intensivos era de 11 dias. Em seguida, esses pacientes geralmente eram transferidos para uma unidade ou um serviço de reabilitação, onde permaneciam em média por mais 35 dias. Os custos da assistência prestada variavam significativamente, dependendo do nível do traumatismo raquimedular. Os custos estimados para o primeiro ano eram os seguintes: pacientes com tetraplegia alta (C1-C4), US$ 1.065.980; com tetraplegia baixa (C5-C8), US$ 770.264; e com paraplegia, US$ 519.520. Durante os anos seguintes, os custos anuais estimados eram, respectivamente, de US$ 185.111, US$ 113.557 e US$ 68.821, respectivamente.[1]

Classificação da lesão

Os conhecimentos da anatomia e fisiologia da medula espinal são importantes para a correlação entre a lesão medular e as manifestações clínicas. A medula espinal estende-se desde a base do crânio até aproximadamente o nível da primeira ou segunda vértebra lombar. As artérias espinais anterior e posterior irrigam a medula espinal. As raízes dos nervos espinais emergem da medula espinal, que fica acondicionada dentro do canal vertebral formado por 33 vértebras: 7 cervicais, 12 torácicas, 5 lombares, 5 sacrais (unidas) e 4 coccígeas (unidas). As vértebras são sustentadas em suas posições por ligamentos, músculos e outras estruturas de sustentação.

Os TRM podem ser classificados com base em mecanismo do traumatismo, tipo de lesão vertebral, nível da lesão ou causa. Os TRM ocorrem como consequência de traumatismo com perfuração ou forças mecânicas. As lesões com perfuração, que na maioria dos casos são causadas por feridas provocadas por projéteis de arma de fogo ou armas brancas, lesam a medula espinal e causam déficits neurológicos funcionais.

Mecanismo da lesão

As forças mecânicas que podem causar TRM são hiperflexão, hiperextensão, sobrecarga axial (compressão) e rotação (Figura 37.1):

- A **hiperflexão** (ilustrada na Figura 37.1 A) é causada por uma desaceleração repentina da cabeça e do pescoço e, em geral, ocorre nos pacientes que sofreram traumatismo em razão de um acidente automotivo com colisão (AAC) ou acidente de mergulho. A região cervical é afetada na maioria dos casos, especialmente o nível de C5-C6

- **Hiperextensão** (Figura 37.1 B) é o tipo de acidente mais comum e pode ser causada por queda, AAC traseira, ou golpes na cabeça (p. ex., durante uma luta de boxe). A hiperextensão da cabeça e do pescoço pode causar contusão e isquemia da medula espinal, sem lesão da coluna vertebral. As lesões causadas por chicoteio da cabeça são exemplos de acidente com hiperextensão
- Nos casos típicos, a **sobrecarga axial** – também conhecida como compressão (Figura 37.1 C) – ocorre quando um indivíduo "aterra" sobre os pés ou nádegas depois de cair ou saltar de um lugar alto, ou quando um golpe é aplicado diretamente na cabeça. A lesão medular é resultante da compressão da coluna vertebral, que causa fratura e lesão da medula espinal
- As **lesões rotacionais** resultam de forças que causam torção ou flexão lateral extrema da cabeça e do pescoço (Figura 37.1 D). Também pode ocorrer fratura ou luxação das vértebras.

Tipo de lesão vertebral

As forças mecânicas podem causar fratura ou luxação (ou ambas) das vértebras. Quando há lesão das vértebras, o tipo de lesão vertebral pode ser usado para descrever o TRM do paciente. O Quadro 37.1 define os tipos de fratura e luxação. A fratura pode ser considerada instável quando os ligamentos posteriores estão rompidos.

Nível da lesão

Os TRM também podem ser classificados de acordo com o segmento medular afetado:

Quadro 37.1 Tipos de fraturas e luxações vertebrais.

Fraturas

Fratura simples: fratura isolada; o alinhamento das vértebras está mantido e não há déficits neurológicos
Fratura com compressão: fratura causada por compressão axial e hiperflexão
Fratura cuneiforme com compressão: fratura instável que inclui compressão do corpo vertebral da região cervical
Fratura em gota de lágrima (*teardrop*): fratura instável que inclui um fragmento de osso desprendido da vértebra; associada às fraturas cuneiformes
Fratura cominutiva: a vértebra é fraturada em vários pedaços; os fragmentos ósseos podem ser empurrados para dentro da medula espinal

Luxações

Luxação: uma vértebra desliza sobre outra
Subluxação: luxação parcial ou incompleta
Fratura-luxação: fratura com luxação

- Cervical alta (C1-C2): fraturas do atlas, subluxação atlantoaxial, fraturas do processo odontoide e "fraturas de enforcamento"
- Cervical baixa (C3-C8)
- Torácica (T1-T12)
- Lombar (L1-L5)
- Sacral (S1-S5).

O grau de recuperação funcional depende da localização e extensão da lesão. O nível do TRM é determinado pelo efeito do traumatismo nas funções sensorial e motora (Tabela 37.1). Perdas completas do controle dos músculos voluntários e da sensibilidade abaixo do nível do traumatismo sugerem que a lesão seja completa. As lesões completas que afetam os segmentos C1 a T1 da medula espinal causam tetraplegia

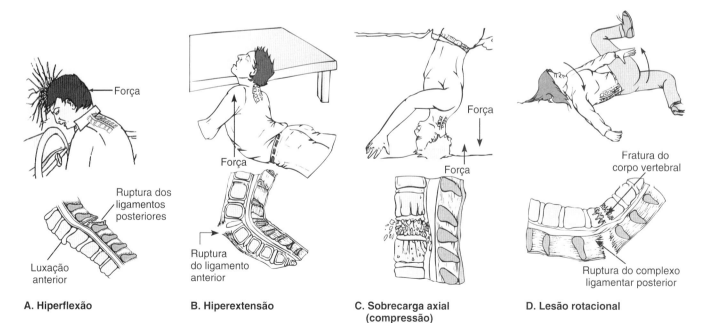

Figura 37.1 Os traumatismos raquimedulares podem ser classificados de acordo com o mecanismo do acidente. **A.** Com a hiperflexão da coluna cervical, pode haver laceração do complexo ligamentar posterior, resultando em luxação anterior. **B.** A hiperextensão pode causar ruptura do ligamento anterior. **C.** A sobrecarga axial (compressão) da coluna provoca fratura e lesão subsequente da medula espinal. **D.** Quando é aplicada uma força rotacional, há fratura e laceração simultâneas do complexo ligamentar posterior. (Adaptada de Hickey JV: Clinical Practice of Neurological and Nerusurgical Nursing, 6th ed. Philadelphia, PA: Lippincott Williams & Wilkins, 2009; pp 412-415.)

Tabela 37.1 Déficits funcionais causados por traumatismo raquimedular (completo ou total).

Nível da lesão espinal	Função motora	Reflexos tendíneos profundos	Função sensorial	Função respiratória	Controle voluntário dos esfíncteres vesical e retal	Potencial de reabilitação
C1-C4	Tetraplegia: perda de toda a função motora do pescoço para baixo	Totalmente abolidos	Perda de toda a função sensorial do pescoço e abaixo (C4 inerva as clavículas)	Perda das funções respiratórias involuntária (frênico) e voluntária (intercostais); são necessários suporte ventilatório e traqueostomia	Nenhum controle retal ou vesical	O paciente pode ter alta para casa com respirador e cuidados domiciliares (home care)
C5	Tetraplegia: perda de toda a função motora da parte superior dos ombros para baixo Preservada: músculos esternocleidomastoides e paraespinais, cervicais e trapézio; pode controlar a cabeça	C5, C6, bicipital	Perda da sensibilidade abaixo da clavícula e na maior parte dos braços, mãos, tórax, abdome e membros inferiores Preservada: cabeça, ombros, deltoide, clavícula, partes dos antebraços (C5 inerva a face lateral do braço)	Nervo frênico preservado, mas não os músculos intercostais	Nenhum controle retal ou vesical	Uso de dispositivos elétricos para extremidades para conseguir algum controle dos membros superiores Cadeira de rodas com recursos para controle da cabeça (W/C) Dispositivos de adaptação presos na boca para digitar e escrever Alguns dispositivos adaptativos e uso de tecnologia especial de computador
C6	Tetraplegia: perda de toda a função abaixo dos ombros e membros superiores; não tem controle do cotovelo, antebraço e mão Preservada: músculos deltoide, bíceps e rotador externo dos ombros	C5, C6 e braquiorradial	Perda de toda a função citada para a lesão de C5, mas com sensibilidade mais ampla no braço e dedo polegar Preservada: cabeça, ombros, braços, palmas das mãos e polegares (C6 inerva o antebraço e o polegar)	Nervo frênico preservado, mas não os músculos intercostais	Nenhum controle retal ou vesical	Requer dispositivos auxiliares para usar os braços (pode ser capaz de alimentar-se, arrumar-se e vestir-se sem ajuda) Necessita de uma W/C motorizada Dependente para todas as transferências
C7	Tetraplegia: perda do controle motor de algumas partes dos braços e das mãos Preservada: força voluntária dos abaixadores do ombro, adutores do ombro, rotadores internos e extensores radiais do punho	C7, C8, tricipital	Perda de sensibilidade abaixo da clavícula e partes dos braços e das mãos Preservada: cabeça, ombros, a maior parte dos braços e mãos (C7 inerva o dedo médio)	Nervo frênico preservado, mas não os músculos intercostais	Nenhum controle retal ou vesical	Consegue realizar algumas atividades da vida diária (AVD) Pode usar um extensor de punho com tala especial para produzir flexão do dedo Pode empurrar uma W/C com manoplas especiais Pode conseguir dirigir um carro especialmente equipado
C8	Tetraplegia: perda do controle motor de partes dos braços e das mãos Preservada: algum controle voluntário dos extensores do cotovelo, punho e extensores e flexores dos dedos		Perda de sensibilidade abaixo do tórax e partes das mãos Preservada: sensibilidade na face, ombros, braços, mãos e parte do tórax (C8 inerva o dedo mínimo)	Nervo frênico preservado, mas não os músculos intercostais	Nenhum controle da função anal ou vesical	Pode sentar-se na W/C Melhor tolerância à posição sentada Consegue segurar e soltar as mãos voluntariamente Independente na maior parte das AVD em uma W/C Independente para usar um W/C Pode usar as mãos para cateterizar a bexiga e estimular o reto para evacuar

Nível	Função motora	Reflexo	Função respiratória	Sensibilidade	Função retal/vesical	Capacidades funcionais
T1-T6	Paraplegia: perda de toda a função abaixo da região intermediária do tórax, inclusive músculos do tronco. Preservada: controle da função dos ombros, parte superior do tórax, braços e mãos		O nervo frênico funciona independentemente. Algum déficit dos músculos intercostais	Perda de sensibilidade abaixo da região intermediária do tórax. Preservada: totalmente mantida até a região intermediária do tórax, inclusive braços e mãos (T1 e T2 inervam a superfície interna do braço; T4 inerva a região do mamilo)	Nenhuma função retal ou vesical	Controle pleno dos membros superiores e totalmente independente na W/C. Consegue trabalhar em tempo integral. Independente para controlar a drenagem urinária e aplicar supositórios. Consegue viver em uma residência sem adaptações significativas da arquitetura
T6-T12	Paraplegia: perda do controle motor abaixo da cintura. Preservada: músculos dos ombros, braços, mãos e longitudinais do tronco		Nenhuma interferência com a função respiratória	Perda de toda a sensibilidade abaixo da cintura. Preservada: ombros, tórax, braços e mãos (T10 inerva o umbigo; T12 inerva a região da virilha)	Nenhum controle da função retal ou vesical	Além das capacidades descritas antes, tem controle completo do abdome e parte superior do dorso
L1-L3	Paraplegia: perda da maior parte do controle das pernas e pelve. Preservada: ombros, braços, mãos, tronco, rotação e flexão do quadril e alguma flexão da perna	L2-L4 (reflexo patelar)	Nenhuma interferência com a função respiratória	Perda de sensibilidade até a parte inferior do abdome e pernas. Preservada: todas as áreas citadas acima, mais alguma sensibilidade das superfícies interna e anterior da coxa (L3 inerva o joelho)	Nenhum controle da função retal ou vesical	Independente na maioria das atividades em W/C
L3-L4	Paraplegia: perda do controle de partes das pernas, tornozelos e pés. Preservada: todas as funções citadas acima, mais extensão ampliada do joelho		Nenhuma interferência com a função respiratória	Perda de sensibilidade em partes das pernas, pés e tornozelos. Preservada a: todas as áreas citadas acima, mais sensibilidade nas coxas	Nenhum controle da função retal ou vesical	Controle voluntário dos extensores do quadril; fraqueza dos abdutores. Consegue caminhar com ajuda de talas
L4-S5	Paraplegia: parcial. Controle motor segmentar. L4-S1: abdução e rotação interna do quadril, dorsiflexão do tornozelo e inversão do pé. L5-S1: eversão do pé. L4-S2: flexão do joelho. S1-S2: flexão plantar (reflexo do calcâneo). S2-S5: controle da função retal/vesical	S1-S2 (reflexo do calcâneo)	Nenhuma interferência com a função respiratória	Nervos sensoriais lombares inervam as coxas e partes das pernas. L5: superfície medial do pé. S1: superfície lateral do pé. S2: superfície posterior da panturrilha/coxa. Nervos sensoriais sacrais inervam pernas, pés e períneo	Controle da função retal e vesical pode estar prejudicado. Os segmentos S2-S4 controlam a continência urinária. Os segmentos S3-S5 controlam a continência fecal (músculos perianais)	Consegue caminhar com talas ou pode usar uma W/C. Pode ser relativamente independente

De Hickey JV: The Clinical Practice of Neurological and Neurosurgical Nursing, 6th ed. Philadelphia, PA: Lippincott Williams & Wilkins, 2009; pp 428-429, com autorização.

(Figura 37.2). As lesões completas que afetam os segmentos medulares de T2 a L1 causam paraplegia (ver Figura 37.2). Com as lesões parciais ou incompletas, há alguma função sensorial ou motora abaixo do nível do traumatismo. Como se pode observar na Figura 37.3, o nível do déficit sensorial detectado em um paciente com lesão medular completa segue a distribuição do dermátomo correspondente.

Causa da lesão

O TRM também pode ser classificado com base na causa do acidente, que inclui concussão ou golpes diretos; compressão dos elementos neurais por fragmentos ósseos ou sangramento; contusão (hematoma) da medula espinal; e laceração, transecção ou bloqueio dos vasos sanguíneos que irrigam a medula.

Desfecho funcional

As lesões da medula espinal podem ser classificadas como completas ou incompletas com base na consequência funcional. As lesões que acarretam perda total de todas as funções sensoriais e motoras abaixo do nível do traumatismo são classificadas como completas. As manifestações clínicas dependem basicamente do nível da lesão; pacientes com lesões situadas em C4 ou acima são especialmente suscetíveis a desenvolver insuficiência respiratória total resultantes dos déficits de inervação do diafragma (C2-C4) e músculos intercostais (T1-T4).

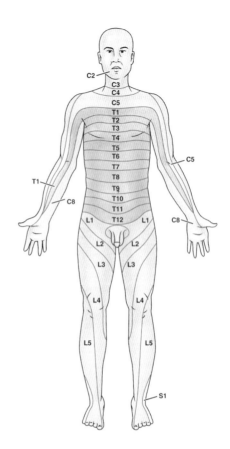

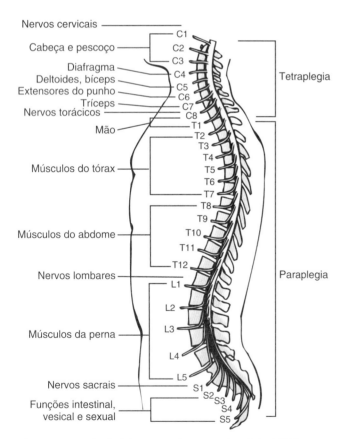

Figura 37.2 O nível do traumatismo raquimedular (TRM) correlaciona-se com o déficit funcional. Quanto mais alto é o nível do TRM, mais déficits das funções motora, sensorial e autônoma tem o paciente. (Adaptada de Hickey JV: The Clinical Practice of Neurological and Neurosurgical Nursing, 6th ed. Philadelphia, PA: Lippincott Williams & Wilkins, 2009; p 411.)

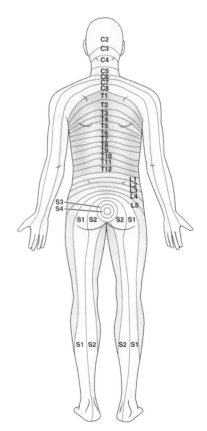

Figura 37.3 Um paciente com TRM completo tem nível de déficit sensorial correspondente à distribuição dos dermátomos. (De Hinkle JL, Cheever KH: Brunner & Suddarth's Textbook of Medical-Surgical Nursing, 13th ed. Philadelphia, PA: Lippincott Williams & Wilkins, 2014; p 1915.)

As lesões medulares incompletas frequentemente causam síndromes neurológicas bem definidas, que são classificadas de acordo com a área afetada (Figura 37.4).

Síndromes medulares

Síndrome medular central

Nos pacientes com síndrome medular central, a lesão da medula espinal está localizada nas áreas centrais. A hiperextensão da coluna cervical frequentemente é o mecanismo desse acidente e a lesão é mais grave nos tratos cervicais que inervam os braços.[2] Clinicamente, o paciente pode ter paralisia dos braços, mas sem déficits nas pernas ou função vesical (Figura 37.4 A).

Síndrome de Brown-Séquard

Na síndrome de Brown-Séquard, a lesão está localizada em um dos lados da medula espinal. O quadro clínico é de um paciente com aumento ou redução da sensibilidade cutânea à dor, temperatura e estimulação tátil no mesmo lado (ipsilateral) da medula espinal no nível da lesão. Abaixo do nível

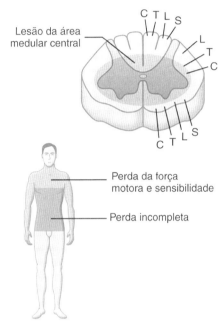

A. Síndrome medular central

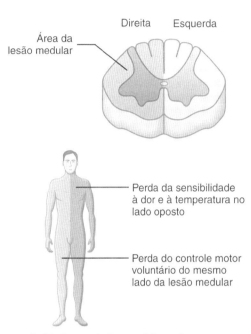

B. Síndrome de Brown-Séquard

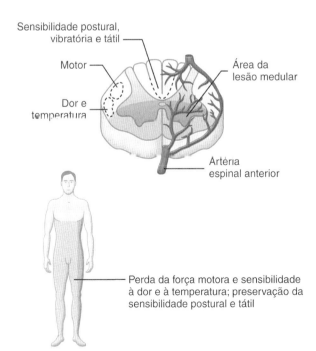

C. Síndrome medular anterior

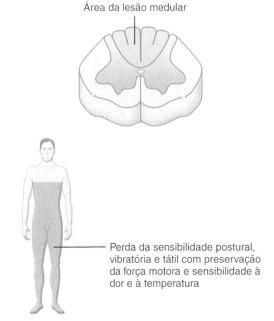

D. Síndrome medular posterior

Figura 37.4 Algumas síndromes associadas aos TRM. C, cervical; L, lombar; S, sacral; T, torácica. (Adaptada de Hickey JV: The Clinical Practice of Neurological and Neurosurgical Nursing, 6th ed. Philadelphia, PA: Lippincott Williams & Wilkins, 2009; pp 424-425.)

da lesão e do mesmo lado, há paralisia motora completa. No lado oposto ao da lesão (contralateral) e abaixo do nível da lesão, há perda de sensibilidade a dor, temperatura e estimulação tátil porque os tratos espinotalâmicos cruzam para o lado oposto pouco depois de entrar na medula. As colunas posteriores são interrompidas no mesmo lado, mas isto não causa déficit significativo porque algumas fibras cruzam para o lado oposto, em vez de estender-se em posição ipsilateral. Clinicamente, o membro do paciente com melhor força motora tem déficit de sensibilidade mais grave. Por outro lado, o membro com mais sensibilidade tem força motora mais reduzida (Figura 37.4 B).

Síndrome medular anterior

Na síndrome medular anterior, a área lesada está localizada na região anterior da medula espinal. Clinicamente, o paciente, em geral, tem paralisia motora completa abaixo do nível da lesão (tratos corticospinais) e déficits de sensibilidade a dor, temperatura e estimulação tátil (tratos espinotalâmicos), embora com preservação da sensibilidade ao toque suave, da propriocepção e do sentido de posição (Figura 37.4 C).

Síndrome medular posterior

Em geral, a síndrome medular posterior é causada pela hiperextensão da coluna cervical, mas não é comum. As sensibilidades posturais, ao toque suave e à vibração estão abolidas abaixo do nível da lesão, enquanto a função motora e a sensibilidade à dor e à temperatura estão preservadas (Figura 37.4 D).

Fisiopatologia

Lesão primária

A lesão da medula espinal da área submetida ao impacto é descrita como lesão primária e, na maioria dos casos, está associada ao traumatismo da coluna vertebral. As vértebras podem ser fraturadas, luxadas ou comprimidas, causando contusão, concussão, compressão, laceração ou transecção da medula espinal. As áreas mais móveis da coluna vertebral (p. ex., região cervical) são lesadas mais frequentemente.

Lesão secundária

A lesão ou destruição secundária da medula espinal é igualmente destrutiva e estende-se por horas ou dias depois do traumatismo inicial. Processos vasculares, inflamatórios e químicos complexos causam lesão axonal adicional e agravam o déficit neurológico. Os mecanismos da lesão secundária são os seguintes:

- Células imunes, que normalmente não entram na medula espinal, espalham-se na região de um TRM. Essas células imunes reagem como normalmente fazem quando há inflamação de outras partes do corpo, resultando na liberação de reguladores químicos, dentre os quais alguns são deletérios à medula espinal. Os compostos oxidantes altamente reativos (radicais livres) são produzidos, danificam a membrana celular e desativam a bomba de sódio-potássio. O cálcio intracelular aumenta em consequência da inativação dessa bomba iônica, resultando na liberação de substâncias vasoativas (catecolaminas, histamina e

prostaglandinas). Por fim, essa sequência de reações diminui o fluxo sanguíneo da medula espinal e agrava ainda mais a isquemia medular
- A hipoperfusão da medula espinal em consequência de hemorragias microscópicas e edema causa isquemia medular. Áreas isquêmicas desenvolvem-se na área traumatizada, bem como em um ou dois segmentos acima e abaixo do nível da lesão
- A liberação de catecolaminas e substâncias vasoativas (norepinefrina, serotonina, dopamina e histamina) contribui para a redução da irrigação sanguínea e diminuição da perfusão das células da medula espinal
- A liberação excessiva de neurotransmissores causa hiperexcitação das células neurais. A excitotoxicidade permite a entrada de grandes quantidades de cálcio nas células, que acentuam ainda mais os danos oxidativos e a destruição das mitocôndrias. A excitotoxicidade parece danificar os oligodendrócitos (células que produzem mielina), resultando nos axônios desmielinizados incapazes de conduzir estímulos.

Disfunção do sistema nervoso autônomo

Choque medular

Choque medular é uma condição que ocorre imediatamente ou dentro de algumas horas depois de um TRM; o choque é causado pelo bloqueio repentino dos estímulos provenientes dos centros encefálicos superiores (Figura 37.5). Em razão da redução da inervação simpática do sistema vascular, ocorre vasodilatação generalizada, que desencadeia uma sequência de reações como reduções da pré-carga e do volume ejetado. A supressão da função simpática do sistema nervoso, quando é combinada com a estimulação desimpedida do sistema nervoso parassimpático do coração, diminui a frequência cardíaca e agrava ainda mais a redução do volume ejetado. A vasodilatação também diminui a pós-carga. Em razão dessas alterações da inervação, o paciente desenvolve hipotensão e bradicardia.

O choque medular é um tipo singular de choque, porque não há taquicardia reflexa, que geralmente está associada à redução da pressão arterial. As características do choque medular são déficits das funções motora, sensorial, reflexa e autônoma abaixo do nível da lesão com paralisia flácida resultante e perda das funções vesical e intestinal (Quadro 37.2). Além disso, a capacidade de controlar a temperatura do corpo é perdida e a temperatura do paciente tende a equilibrar-se com o ambiente externo (pecilotermia).

Quando o TRM causa transecção parcial, a supressão da função abaixo do nível da lesão é transitória e estende-se de alguns dias a semanas ou meses. A duração do choque medular é variável, dependendo da gravidade da lesão e da coexistência de complicações. A recuperação da atividade reflexa perianal assinala o fim do período de choque medular. Os reflexos associados à área que circunda a medula espinal lesada retornam por último. Os músculos esqueléticos tornam-se espásticos e há hipertonia muscular e movimentos exagerados dos músculos flexores.

Choque neurogênico

Choque neurogênico (um tipo de choque distributivo) é uma condição detectada nos pacientes com lesões graves da coluna cervical e torácica alta. Esse tipo de choque é causado pela supressão da estimulação simpática da circulação sanguínea do coração e pela redução subsequente da resistência vascular

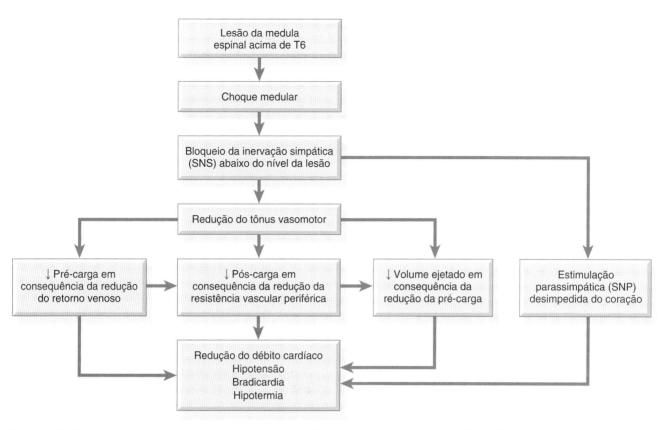

Figura 37.5 Mecanismos envolvidos no choque medular. SNP, sistema nervoso parassimpático; SNS, sistema nervoso simpático.

Quadro 37.2 Manifestações clínicas do choque medular.

- Paralisia flácida abaixo do nível da lesão
- Perda da sensibilidade cutânea e da propriocepção
- Hipotensão e bradicardia
- Inexistência de atividade reflexa abaixo do nível da lesão; pode causar retenção urinária, paralisia intestinal e íleo
- Perda do controle da temperatura (a vasodilatação e a incapacidade de desenvolver tremores dificulta que o paciente conserve calor em um ambiente frio, enquanto a incapacidade de transpirar impede o resfriamento normal em um ambiente quente)

periférica. Os sinais e sintomas são hipotensão, bradicardia grave e perda da capacidade de transpirar abaixo do nível da lesão. As mesmas manifestações clínicas associadas à interrupção da transmissão simpática que ocorre com o choque medular são encontradas nos casos de choque neurogênico.

Hipotensão ortostática

Um paciente com TRM pode ter hipotensão ortostática porque não consegue compensar as alterações posturais. Os estímulos vasoconstritores originados do bulbo não podem chegar aos vasos sanguíneos em razão da lesão medular.

Avaliação e tratamento iniciais

Tratamento pré-hospitalar

Na cena de um acidente, deve-se suspeitar de TRM quando o paciente tiver redução ou perda de sensibilidade ou mobilidade. Os pacientes inconscientes ou com traumatismo craniano devem ser tratados como se tivessem TRM, até que seja possível excluir a coexistência de uma lesão medular. Como o tempo decorrido desde o acidente afeta o prognóstico, o paciente com TRM deve ser transportado nas melhores condições de segurança e no menor tempo possível a um centro especializado de traumatologia ou a um hospital com recursos diagnósticos e terapêuticos adequados para tratar este tipo de traumatismo. A avaliação primária realizada na cena do acidente inclui uma verificação rápida das vias respiratórias, respiração e circulação (ABC). Depois de avaliar a perviedade das vias respiratórias, a coluna cervical é imobilizada e estabilizada. É importante lembrar que o colar cervical aumenta o grau de estabilidade, mas não assegura imobilização completa, especialmente quando há ruptura de ligamentos porque, nestes casos, o colar tem efeito mínimo na estabilização da coluna vertebral.[3]

Tratamento intra-hospitalar

Depois da admissão do paciente no setor de emergência, a prioridade máxima é avaliar suas vias respiratórias. Lesões faciais, mandibulares ou laríngeas, assim como dentes fraturados ou língua edemaciada, podem causar obstrução das vias respiratórias. Com base nos resultados da avaliação, a equipe de emergência inicia imediatamente suporte ventilatório apropriado, que pode incluir intubação eletiva e ventilação mecânica seguida de uma radiografia do tórax. Depois de estabilizar a via respiratória, deve-se avaliar a respiração. Murmúrio vesicular abolido ou hipertimpanismo à percussão torácica pode indicar pneumotórax hipertensivo ou aberto, tórax instável ou hemotórax. Essas lesões devem ser tratadas imediatamente para evitar deterioração das condições respiratórias do paciente.

Depois da estabilização das vias respiratórias e da respiração, deve-se avaliar o estado circulatório. Em geral, a hipotensão é secundária à perda de volume por hemorragia. A reposição de líquidos é realizada por infusão de líquidos intravenosos, cristaloides ou sangue. A administração imediata de sangue melhora a oxigenação e pode atenuar a lesão isquêmica secundária da medula espinal.[4] A equipe de emergência conclui uma avaliação neurológica e ortopédica completa e examina o paciente para detectar lesões adicionais; em seguida, ele é retirado da prancha para evitar o desenvolvimento de úlceras de pressão. Por fim, a equipe do setor de emergência estabiliza o paciente antes de transferi-lo para a unidade de tratamento intensivo (UTI) ou um centro especializado de traumatologia.

A administração de doses altas de metilprednisolona no setor de emergência ainda é controvertida. Esse fármaco reduz o edema e ajuda a atenuar a lesão secundária revertendo a acumulação intracelular de cálcio e reduzindo o risco de degeneração e isquemia medulares. Em razão das complicações associadas ao uso dos corticosteroides em doses altas, principalmente nos pacientes com sepse ou sangramento gastrintestinal, ou que se apresentam mais de 8 horas depois do acidente, o uso da metilprednisolona diminuiu significativamente nesses casos. A administração de corticosteroides também foi associada a pneumonia grave e sepse. O médico decide prescrever metilprednisolona com base nos resultados da avaliação, na história patológica e nos exames diagnósticos do paciente.[5]

A hipotermia terapêutica (outra modalidade de tratamento usada no setor de emergência nos pacientes com TRM) atraiu atenção nacional com a recuperação de um jogador famoso da Liga Nacional de Futebol, que se acidentou durante uma partida. A hipotermia terapêutica começou a ser utilizada para tratar TRM antes dos resultados iniciais dos estudos sobre corticosteroides no início de 2000 e agora voltou a ser avaliada quanto à sua indicação para tratar TRM aguda.[6] O uso crescente dessa modalidade de tratamento também pode ser atribuído aos efeitos neuroprotetores observados nos pacientes tratados com hipotermia terapêutica depois de uma parada cardíaca. A hipotermia terapêutica consiste em reduzir a temperatura corporal central, que pode ser conseguida por resfriamento intravascular ou regional (dural). A teoria proposta para explicar sua eficácia está relacionada com a redução do metabolismo do sistema nervoso, que parece atenuar os efeitos deletérios da lesão secundária. Embora as evidências a favor do uso da hipotermia terapêutica não sejam conclusivas (a maioria dos indícios está baseada em estudos qualitativos, descritivos ou randomizados controlados com resultados inconsistentes), esta modalidade ainda é utilizada experimentalmente em razão dos seus benefícios potenciais e sua segurança relativa.[7]

■ **Exame físico**

▶ **Avaliação respiratória.** A enfermeira avalia e registra a frequência respiratória e a saturação de oxigênio arterial (por oximetria de pulso) do paciente. Além das manifestações clínicas associadas às lesões coexistentes, outro sinal clínico pode ser hipoventilação ou insuficiência respiratória. O risco de hipoventilação é atribuído ao bloqueio da inervação do diafragma (C2-C4) e dos músculos intercostais (T1-T4) e tem prioridade na avaliação dos pacientes com lesões cervicais altas. O edema da medula espinal pode atuar como uma lesão ascendente, que pode comprometer a função do diafragma quando a lesão está localizada entre C5 e C6. A avaliação do volume corrente e da capacidade vital e a ausculta pulmonar são essenciais para detectar as primeiras manifestações clínicas de disfunção respiratória.

O paciente com TRM pode ter outros problemas respiratórios secundários a uma doença pulmonar preexistente, ou causados por lesões torácicas, laríngeas, traqueais ou esofágicas coexistentes. Os nervos cranianos e as artérias e veias adjacentes importantes também podem ser lesados. Colapso ou condensação pulmonar secundária à retenção de secreções ou à aspiração de vômito pode afetar diretamente a ventilação alveolar. O edema pulmonar também pode ser causado pela infusão inadequada de líquidos intravenosos. Como o íleo paralítico e a dilatação gástrica podem aumentar a pressão exercida sobre o diafragma e agravar a disfunção respiratória, deve-se colocar uma sonda nasogástrica para descomprimir o estômago.

▶ **Avaliação cardiovascular.** A equipe de traumatologia coloca imediatamente o paciente no monitor cardíaco, afere os sinais vitais e conclui uma avaliação cardiovascular. Hipotensão e bradicardia podem ser causadas por choque medular, neurogênico ou hemorrágico. As causas de choque hemorrágico (evidenciado por hipotensão, taquicardia e pele fria e úmida) são lesões intratorácicas, intra-abdominais ou retroperitoneais, ou fraturas de pelve ou ossos longos. O exame do paciente determina se existem outras lesões coexistentes. A taxa de infusão dos líquidos intravenosos é ajustada com base nos sinais e sintomas iniciais e na história patológica pregressa do paciente. A colocação de um cateter de Foley permite o monitoramento preciso do volume de líquidos. Lesões torácicas estão associadas comumente ao traumatismo da coluna vertebral torácica e é importante examinar o tórax, a cabeça e o abdome em busca de evidências de lesões coexistentes. Quando há suspeita de choque medular ou neurogênico, o paciente tem bradicardia (secundária ao bloqueio da inervação autônoma) em vez de taquicardia associada à hipovolemia.

▶ **Avaliação neurológica.** A avaliação frequente do estado neurológico determina a extensão do TRM e permite a detecção imediata de alterações do nível de consciência, que podem ser secundárias ao traumatismo cranioencefálico. A equipe de traumatologia usa a Escala de Coma de Glasgow (ECG) ou outros instrumentos padronizados para avaliar o nível de consciência do paciente. A maioria dos centros especializados em TRM usa um fluxograma especial (p. ex., Standard Neurological Classification of Spinal Cord Injury, ou Classificação Neurológica Padronizada do Traumatismo Raquimedular) para avaliar e documentar o nível funcional do paciente (Figura 37.6). Os testes dos nervos cranianos são necessários, principalmente quando a causa da lesão foi traumatismo com perfuração ou incluiu traumatismo craniano. Ver descrição mais detalhada dos cuidados necessários aos pacientes com traumatismo craniano no Capítulo 36.

Durante a avaliação inicial do paciente, é importante fazer um toque retal para determinar se a lesão é incompleta ou completa. A lesão é incompleta quando o paciente consegue sentir o dedo palpando ou pode contrair voluntariamente em torno do dedo do examinador. O paciente pode manter a sensibilidade, mesmo que não haja atividade motora voluntária. A sensibilidade raramente está abolida quando o paciente consegue contrair voluntariamente os músculos perianais. De qualquer forma, o prognóstico de recuperação motora e sensorial adicional é bom. A preservação da função sacral pode ser o único indício sugestivo de lesão incompleta e pode haver recuperação neurológica significativa nos pacientes com este tipo de lesão. O tônus retal propriamente dito – sem contração voluntária dos músculos perianais ou sensibilidade retal – não é evidência de lesão medular incompleta.

Capítulo 37 Traumatismo Raquimedular **759**

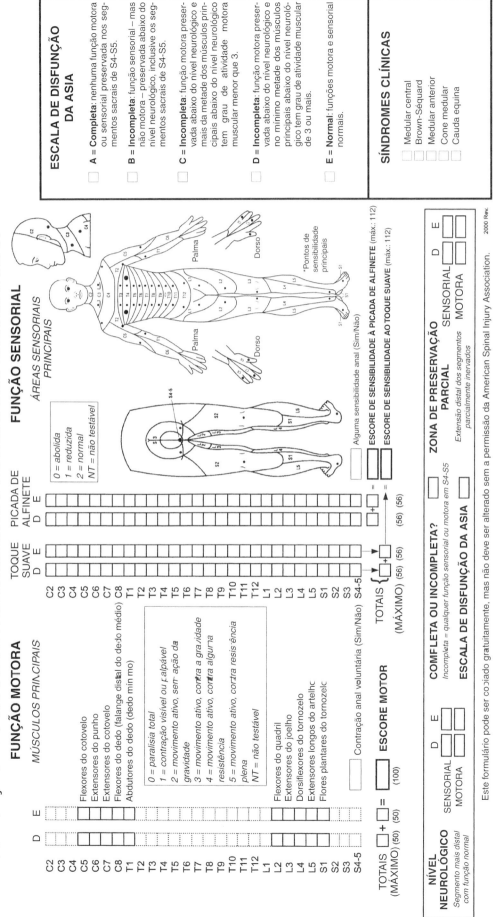

Figura 37.6 Esse fluxograma da *Classificação Neurológica Padronizada do Traumatismo Raquimedular* define os déficits motores e sensoriais fundamentais e as síndromes clínicas principais, além de incluir uma escala de avaliação funcional. A atividade motora dos grupos musculares principais é graduada em 0 a 5, em que 0 indica paralisia total e 5 significa movimentos ativos contra resistência completa ou movimentos normais. Os testes de sensibilidade são realizados começando na área em que a sensibilidade está abolida ou reduzida e avançando para outra área de sensibilidade normal, de acordo com a distribuição sensorial dos dermátomos. Cada segmento da medula espinal é testado quanto à sensibilidade e graduado em 0 (abolida), 1 (reduzida) ou 2 (normal). (Cortesia da American Spinal Injury Association.)

760 **Parte 8** Sistema Nervoso

▶ **Avaliação das funções intestinal e vesical.** Incontinência urinária e possivelmente fecal podem ter ocorrido no local do acidente. Para evitar que a bexiga torne-se distendida em consequência da atonia vesical, é necessário passar um cateter urinário de longa permanência. Pode haver um desequilíbrio entre as inervações simpática e parassimpática do intestino e, consequentemente, perda do controle voluntário.

■ **Exames diagnósticos**

Depois de estabilizar o paciente, os exames diagnósticos definitivos podem ser realizados em segurança. A investigação diagnóstica consiste em radiografias da coluna vertebral, tórax e outras estruturas, dependendo das indicações clínicas. A tomografia computadorizada (TC) pode fornecer informações adicionais acerca das estruturas ósseas e fraturas. As lesões das partes moles são detectadas mais facilmente por ressonância magnética (RM). Os exames laboratoriais geralmente solicitados são hemograma completo, eletrólitos, glicose, ureia e creatinina, tipo sanguíneo e prova cruzada, gasometria arterial e estudos da coagulação.

Embora seja rara, a incidência de fraturas vertebrais despercebidas geralmente é menor que 2% com o uso da TC.[8] As consequências de uma lesão despercebida são dor crônica, deformidade e traumatismo tardio da medula espinal ou das raízes neurais adjacentes. Os fatores associados mais comumente a uma lesão despercebida são traumatismo de alta energia, idade avançada, traumatismo craniano fechado e exames de imagem inadequados. Em condições ideais, as incidências de RM em flexão-extensão são necessárias aos pacientes com alterações do estado mental e que se queixam de dor, mesmo quando as radiografias simples e a TC são negativas.

Quando o paciente está na UTI ou outro ambiente de cuidados intensivos, o médico frequentemente solicita um teste dos potenciais evocados somatossensoriais (ver Capítulo 33). Esse teste avalia a capacidade de a medula espinal transmitir estímulos ao longo das vias neurais aos centros superiores do encéfalo e é usado para determinar o tratamento indicado. Com esse teste, um nervo periférico do braço ou da perna abaixo do nível da lesão é estimulado e a resposta neurológica (potencial evocado) é registrada. Quando a lesão é completa, não há qualquer resposta. Nos casos de lesão incompleta, o teste detecta respostas variadas.

Avaliação e tratamento de manutenção

Com base nos resultados da avaliação, a equipe interprofissional elabora um plano de tratamento individualizado (Quadro 37.3); o tratamento depende do tipo e da gravidade da lesão.

Quadro 37.3 Diretrizes interdependentes do cuidado para o paciente com traumatismo raquimedular.	
Resultados	**Intervenções**
Troca de gases prejudicada **Padrão respiratório ineficaz**	
Os resultados da gasometria arterial permanecem dentro dos limites normais Não há evidência de atelectasia detectável	• Avaliar a necessidade de ventilação mecânica • Realizar higiene pulmonar rotineira, inclusive: Aspiração das vias respiratórias Percussão torácica, exercícios de tossir e respirar Uso de um espirômetro de incentivo, nebulização • Mudar a posição do paciente frequentemente • Mobilizar o paciente do leito para a cadeira • Aplicar uma cinta abdominal quando o paciente estiver fora do leito • Consultar um pneumologista, conforme a necessidade • Realizar provas de função pulmonar
Perfusão tissular periférica ineficaz **Risco de choque**	
Não há indícios de choque neurogênico (medular) (lesões de T10 e mais altas) Pressão arterial (PA) suficiente para manter a função dos órgãos vitais Não há trombose venosa profunda (TVP) ou embolia pulmonar Não há indícios de hipotensão ortostática	• Monitorar bradicardia, vasodilatação e hipotensão • Avaliar arritmias • Preparar-se para administração de líquidos intravasculares, vasopressores e fármacos cronotrópicos positivos • Iniciar profilaxia para TVP no momento da admissão (p. ex., dispositivo de compressão externa, heparina em dose baixa) • Medir diariamente e nos mesmos níveis as circunferências de panturrilha e coxa; relatar qualquer aumento • Aplicar bandagem/envoltórios elásticos nos membros inferiores, antes de mobilizar o paciente para fora do leito • Monitorar hipotensão ortostática ao elevar a cabeceira do leito e sair da cama • Pedir o parecer do serviço de cardiologia, conforme a necessidade
Risco de perfusão tissular cerebral ineficaz **Risco de confusão aguda** **Risco de disreflexia autônoma**	
Não há indícios de deterioração do estado neurológico	• Realizar exames neurológicos e testes da função da medula espinal a cada 2 a 4 horas • Monitorar deterioração do estado neurológico e avisar ao médico ou à enfermeira supervisora • Monitorar e evitar complicações • Fornecer ao paciente e familiares informações sobre a lesão, os efeitos do traumatismo e a reabilitação

Capítulo 37 Traumatismo Raquimedular **761**

Quadro 37.3 Diretrizes interdependentes do cuidado para o paciente com traumatismo raquimedular. *(Continuação)*

Resultados	Intervenções

Distúrbio eletrolítico
Risco de volume de líquidos deficiente

Eletrólitos séricos são mantidos dentro dos limites normais Balanço de líquidos é mantido, conforme se evidencia por peso estável, inexistência de edema e turgor cutâneo normal	• Monitorar os exames laboratoriais indicados com base na condição do paciente • Verificar se há desidratação • Administrar reposição de sais minerais/eletrólitos, conforme a prescrição • Monitorar perdas de líquidos gastrintestinais e perdas imperceptíveis • Registrar detalhadamente ingestão e excreção de líquidos • Pesar o paciente semanalmente • Monitorar os resultados dos exames laboratoriais, principalmente níveis de albumina e eletrólitos

Mobilidade física prejudicada
Risco de intolerância à atividade
Integridade tissular prejudicada

A amplitude dos movimentos articulares é preservada e as contraturas são evitadas A integridade da pele é mantida sob ou ao redor dos dispositivos de estabilização (p. ex., colar cervical, colete de Yale, *halo vest*)	• Manter o alinhamento corporal correto • Consultar a enfermeira estomatoterapeuta para determinar o tipo adequado de leito • Iniciar exercícios de mobilização logo depois da internação • Usar rotineiramente tênis ou botas de neve com solado alto, ou talas para extremidades • Consultar o fisioterapeuta e o terapeuta ocupacional • Seguir os horários de utilização de talas, coletes e dispositivos de adaptação; verificar se há úlceras de pressão a cada 4 horas, ou com mais frequência se houver necessidade • Monitorar a pele ou os pontos de apoio dos dispositivos de estabilização • Realizar cuidados meticulosos com a pele/pontos de apoio sob ou ao redor dos dispositivos de estabilização

Integridade tissular prejudicada

A integridade da pele é mantida	• Consultar a enfermeira estomatoterapeuta para determinar o tipo adequado de leito • Mudar a posição do paciente a cada 2 horas quando ele estiver no leito • Posicionar o paciente para evitar pressão nas proeminências ósseas • Usar uma cadeira com encosto alto e reto quando o paciente estiver fora do leito (não uma cadeira reclinável). Colocar uma almofada de feltro ou um assento macio para cadeira • Reposicionar/transferir o peso de hora em hora, quando o paciente estiver de pé • Usar a escala de Braden para monitorar o risco de lesão cutânea

Nutrição desequilibrada

A ingestão de proteínas, carboidratos, gorduras e calorias atende às necessidades diárias mínimas	• Consultar o nutricionista • Estimular a ingestão de líquidos e uma dieta rica em fibras • Monitorar os ganhos e as perdas e a contagem de calorias • Administrar nutrição enteral e parenteral, conforme a necessidade • Ajudar o paciente a alimentar-se, se for necessário

Conforto prejudicado

O paciente verbaliza um escore de dor menor que "4" na escala analógica visual	• Avaliar e diferenciar entre dor e ansiedade ou reação ao estresse • Administrar analgésicos ou sedativos apropriados para aliviar a dor e monitorar a resposta do paciente • Adotar técnicas não farmacológicas para alívio da dor (p. ex., distração, música, terapias de relaxamento)

Enfrentamento ineficaz
Distúrbio na imagem corporal
Resiliência prejudicada

O paciente adapta-se às perdas das funções sensorial e motora Estratégias terapêuticas são adotadas para lidar com a ansiedade e a síndrome de dor crônica. O paciente é auxiliado a adaptar-se à função social que tinha antes	• Oferecer apoio: Estimulando a expressão de tristeza, medos e outros sentimentos Acionando serviço social, liderança religiosa, neuropsicólogo ou grupos de apoio para atender o paciente. • Fornecer informações e aconselhamento sobre: Recursos pessoais Técnicas não farmacológicas do controle da dor Estratégias de controle do estresse Uso adequado dos fármacos prescritos • Fazer aconselhamento do paciente/familiares sobre: Estágios do processo de pesar Função sexual e técnicas de adaptação Serviços sociais e recursos disponíveis na comunidade

Ensino/planejamento de alta

O paciente adapta-se à perda do controle das funções intestinal/vesical O paciente participa do programa de reabilitação das funções intestinal e vesical As complicações da imobilidade são evitadas O paciente é encaminhado a um serviço de cuidados crônicos adequado	• Instruir o paciente/familiares sobre: Programa e recondicionamento da função intestinal Hábitos dietéticos para manter a função intestinal Treinamento/cateterização vesical intermitente Prevenção e sinais/sintomas de disreflexia autônoma • Instruir o paciente/familiares sobre: Posicionamento para evitar lesões da pele Exercícios de fisioterapia Higiene pulmonar • Consultar serviço de reabilitação/planejador de alta/serviço social logo depois da internação hospitalar para iniciar providências de alocação do paciente

A colaboração com todas as disciplinas de saúde é necessária para permitir que o paciente alcance seu potencial máximo depois do acidente. As metas iniciais são realinhar ou estabilizar a coluna vertebral para evitar deterioração neurológica adicional, prevenir complicações e iniciar intervenções imediatas para tratar quaisquer complicações que possam ocorrer.

Realinhamento e estabilização da coluna vertebral

A equipe de traumatologia avalia cuidadosamente o paciente para determinar o tratamento mais eficaz de acordo com o tipo e a causa da lesão. O cirurgião deve contrabalançar os riscos de uma intervenção cirúrgica com os efeitos benéficos potencialmente associados ao desfecho do paciente.

■ Tratamento clínico

Independentemente da abordagem terapêutica, a estabilização clínica do paciente é um elemento fundamentalmente importante do tratamento inicial.[9] A redução fechada de uma fratura cervical frequentemente requer tração esquelética. A tração cervical é usada quando a fratura é instável ou há subluxação. Tenazes de Gardner-Wells, Vinke ou Crutchfield são modalidades comuns de tração cervical; contudo, em razão das complicações associadas à imobilização prolongada, a tração crônica com tenazes raramente é usada, especialmente com a disponibilidade dos coletes de estabilização craniana (*halo vest*, em inglês) (Figura 37.7).

Para imobilização cervical, pode-se utilizar um colete de estabilização craniana (*halo vest*) ou um colar de Miami J ou colar de Aspen. Os dispositivos de imobilização das lesões cervicais e torácicas podem incluir a utilização de talas de metal e plástico (Minerva). A órtese toracolombossacra pode ser aplicada usando um espartilho de fibra de vidro e plástico, ou um colete de Jewett. Todos esses dispositivos são ajustados ao paciente para assegurar suporte e estabilização da coluna vertebral. Também pode ser necessária estabilização cirúrgica. Repouso ao leito é recomendável para tratar lesões sacrococcígeas.

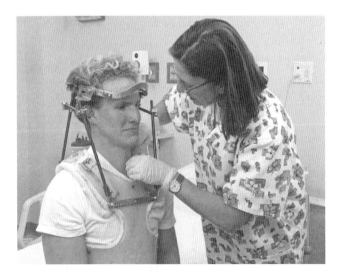

Figura 37.7 Uma armação leve com estabilizador craniano (*halo vest*) revestida com lã pode ser usada para estabilizar as vértebras cervicais. Observe que o colete tem vários tamanhos e não precisa ser removido para realizar exame de ressonância magnética. (Cortesia da Bremer Medical Inc., Dawin Road, Jacksonville, FL.)

■ Tratamento cirúrgico

O objetivo do tratamento cirúrgico é estabilizar e apoiar a coluna vertebral. Intervenções cirúrgicas de emergência podem ser necessárias para remover fragmentos ósseos, hematoma ou objetos perfurantes (p. ex., um projétil de arma de fogo). Quando a função motora do paciente continuar a deteriorar, pode-se realizar uma laminectomia (ressecção de parte da coluna vertebral) para permitir acomodação ao edema da medula espinal. Entre os procedimentos cirúrgicos de estabilização estão inserção de bastões e fios, laminectomia com fusão e fusão anterior. Em geral, o osso usado na fusão é retirado da crista ilíaca, tíbia ou costelas, ou pode ser obtido de um banco de tecidos. Ver informações quanto ao tempo recomendado para a descompressão cirúrgica no boxe Destaques na Prática Baseada em Evidências 37.1.

No período pós-operatório, a enfermeira deve monitorar o estado neurológico do paciente ao menos de hora em hora durante as primeiras 24 horas e, em seguida, a cada 4 horas. Qualquer indício de deterioração da função neurológica deve ser notificado imediatamente ao médico. Infecção pós-operatória é uma complicação cirúrgica importante. Isso é particularmente válido para os pacientes idosos e os que têm outras comorbidades ou feridas expostas, lesões da coluna toracolombar ou lesões completas.[11] Nos casos típicos, os agentes etiológicos são bactérias gram-positivas, embora outros microrganismos associados possam incluir *Enterococcus faecalis*, *Enterobacter cloacae*, espécies de *Pseudomonas* e *Klebsiella* e *Escherichia coli*.

Profilaxia das complicações respiratórias

Os pacientes com TRM, especialmente acima de T6, têm risco de complicações respiratórias como limpeza ineficaz das vias respiratórias, padrões respiratórios ineficazes e troca de gases prejudicada. O grau de disfunção respiratória é determinado basicamente pelo nível da lesão, embora não apenas por isto. Por exemplo, um paciente de 28 anos com tetraplegia por lesão de C5 sem doença pulmonar pode ter ventilação mais eficaz que um paciente de 65 anos com tetraplegia por lesão de C8 com história de tabagismo prolongado e doença pulmonar obstrutiva crônica.

Normalmente, a ventilação é mantida por uma interação complexa entre músculos torácicos, parede abdominal e diafragma. Um TRM acima de T6 causa paralisia dos músculos inspiratórios e expiratórios. A disfunção dos músculos intercostais e acessórios dificulta a ventilação e predispõe o paciente a desenvolver atelectasias. A disfunção dos músculos abdominais e músculos intercostais expiratórios diminui a capacidade do paciente de tossir para eliminar secreções. Além disso, os

---

Destaques na Prática Baseada em Evidências 37.1

Tempo da descompressão cirúrgica de um traumatismo raquimedular agudo

Em um estudo com 1.410 pacientes que tiveram traumatismo raquimedular agudo, os autores avaliaram a recuperação motora e a duração da internação com base no tempo decorrido entre o acidente e a intervenção cirúrgica. Os pacientes com lesões incompletas de C2 a L2 submetidos a uma intervenção cirúrgica nas primeiras 24 horas mostraram melhor recuperação motora que os pacientes que foram operados depois de 24 horas. Os pacientes com lesões completas não apresentaram melhoras. A intervenção cirúrgica precoce também estava correlacionada com a duração mais curta das internações hospitalares.[10]

Adaptado de Dvorak MF, Noonan VK, Fallah N, et al. The influence of time from injury to surgery on motor recovery and length of hospital stay in acute traumatic spinal cord injury: An observational Canadian cohort study. J Neurotrauma 32(9): 645–654, 2015

músculos intercostais normalmente fornecem apoio à parede torácica lateral. Quando os intercostais estão enfraquecidos, essa parte da parede torácica entra em colapso durante a inspiração, à medida que o abdome se expande. Esse padrão respiratório facilmente detectável causa ventilação ineficaz.

As complicações respiratórias estão entre as causas principais de morte nas fases aguda e crônica do TRM, especialmente entre os pacientes tetraplégicos. A enfermeira e o fisioterapeuta respiratório devem auscultar os sons respiratórios e medir frequentemente os parâmetros ventilatórios (p. ex., volume corrente e capacidade vital). A insuficiência respiratória é provável quando a capacidade vital do paciente for menor que 15 a 20 mℓ/kg e a frequência respiratória for maior que 30 respirações/minuto. Outra intervenção recomendada é avaliar a oxigenação por meio da oximetria de pulso. Quando o nível for menor que 85% ou a pressão arterial de dióxido de carbono (PaCO$_2$) for maior que 45 mmHg, pode ser necessária intubação. Outras intervenções são administrar oxigênio por cateter nasal e assegurar que o paciente esteja bem hidratado.

A cinesioterapia consiste em colocar o paciente em um leito especial, que gira continuamente no mínimo a 40 graus. Isso estabiliza a coluna vertebral e a rotação lenta contínua evita complicações pulmonares.

A enfermeira deve estimular o paciente a realizar respirações profundas e usar um espirômetro de incentivo a cada duas horas ou a intervalos menores, caso seja tolerável. Por exemplo, quando o paciente tem uma TV ou um rádio no quarto, toda vez que entrar um comercial, ele pode tomar quatro a cinco respirações profundas ou usar o espirômetro de incentivo independentemente ou com ajuda da enfermeira ou de um familiar. Ajudar o paciente a praticar a técnica de tossir com compressão torácica pode ajudar a limpar as vias respiratórias mais eficazmente, apesar da fraqueza ou inatividade dos músculos respiratórios que produzem tosse reflexa automática. A técnica de tossir com compressão torácica consiste em comprimir as laterais do tórax do paciente (quando ele está em decúbito lateral ou deitado sobre o abdome) ou seu diafragma (quando ele está em posição supina). Na maioria dos casos, essa técnica é mais útil depois da drenagem postural ou vibração do tórax.

A aspiração pode ser necessária quando não é possível limpar eficazmente as vias respiratórias do paciente com outras técnicas. As enfermeiras devem lembrar que a aspiração (ou colocação de um tubo nasogástrico) pode desencadear uma reação vasovagal anormal, que provoca bradicardia. O equipamento de aspiração sempre deve estar disponível à beira do leito do paciente com traumatismo raquimedular cervical ou torácico alto.

Durante a colocação do paciente em posição supina com uma armação de Stryker, a enfermeira deve permanecer à beira do leito durante as primeiras mudanças para avaliar a tolerância do paciente à posição nova. Pacientes com tetraplegia alta podem sofrer parada respiratória na posição de decúbito ventral, porque os movimentos do diafragma ficam comprometidos. Quando o paciente está em decúbito ventral, também é comum ocorrer bradicardia.

Recuperação da estabilidade hemodinâmica

O controle da oxigenação arterial e da pressão arterial (PA) são essenciais à otimização do potencial de recuperação neurológica. O monitoramento hemodinâmico contínuo é essencial para determinar o débito cardíaco e a perfusão sistêmica. A colocação de um cateter arterial pulmonar e um acesso venoso central pode ser necessária, caso isto não tenha sido providenciado no setor de emergência. É importante manter a pressão arterial

média entre 85 e 90 mmHg com PA sistólica acima de 90 mmHg durante a primeira semana depois da lesão, de forma a melhorar a perfusão dos órgãos vitais (inclusive medula espinal). O paciente é suscetível a ter disfunção cardiovascular em razão da anormalidade do sistema nervoso autônomo. Bradicardia, hipotensão e arritmias podem ocorrer. Hipotensão e taquicardia podem indicar hemorragia intra-abdominal ou sangramento em torno das áreas com fraturas. Os dispositivos de compressão sequencial, as meias antitrombóticas ou uma cinta abdominal pode ser usada para melhorar o retorno venoso.

A disfunção ventricular esquerda pode ser secundária à secreção de β-endorfinas. As enzimas cardíacas devem ser dosadas quando houver alterações do eletrocardiograma. Arritmias e bloqueio atrioventricular (BAV) podem ocorrer. É necessário assegurar perfusão adequada dos tecidos da medula espinal e de outros órgãos vitais (p. ex., rins). A reposição criteriosa de líquidos intravenosos assegura hidratação sem excesso de volume. Vasopressores podem não ser necessários para manter a PA durante o choque medular, mas quando a PA não é suficientemente alta para manter a perfusão dos órgãos vitais, a infusão de dopamina é iniciada comumente. Além disso, a bradicardia nem sempre precisa ser tratada, mas se for necessário pode ser usada atropina para aumentar a frequência cardíaca. Um marca-passo transcutâneo ou transvenoso pode ser essencial quando o paciente continua bradicárdico, apesar da atropina.

Estabilização neurológica

Enquanto está na UTI, o paciente deve ter seu estado neurológico avaliado a cada hora, até que suas condições se estabilizem e, em seguida, a cada quatro horas. As funções motora e sensorial do paciente merecem atenção especial. Quando há qualquer deterioração do estado do paciente, a frequência das avaliações aumenta e a enfermeira avisa ao médico ou à enfermeira supervisora.

Dependendo da função motora do paciente, pode ser necessário disponibilizar um sistema de chamada da enfermagem. Entre os dispositivos úteis estão sistemas de baixa pressão, sistemas controlados por voz e sistemas semelhantes a canudos para puxar e soprar. Outros sistemas de comunicação podem ser desenvolvidos com a ajuda do fonoaudiólogo quando o paciente é mantido com respirador artificial.

Controle da dor

É comum o paciente queixar-se de dor, frequentemente de forte intensidade. A causa da dor pode ser neuropática, musculoesquelética, central ou visceral. Com as lesões que causam diversos tipos de danos às raízes neurais (p. ex., feridas provocadas por armas de fogo ou instrumentos cortoperfurantes), o paciente pode ter sensibilidade anormal no nível da área afetada. A dor resultante do TRM, da intervenção cirúrgica ou de ambas é controlada rigorosamente de acordo com o protocolo da instituição e com base nas normas do serviço aplicáveis ao tratamento da dor.

Administração de fármacos

Os fármacos usados para tratar pacientes com TRM estão indicados para:

- Atenuar a lesão
- Estabilizar a função cardiovascular
- Tratar íleo paralítico e úlceras de estresse

764 **Parte 8** Sistema Nervoso

- Controlar a hiper-reflexia autônoma
- Controlar o espasmo da musculatura esquelética.

As enfermeiras que administram fármacos aos pacientes com lesões traumáticas da medula espinal devem ter em mente diversas considerações. As injeções subcutâneas e intramusculares não são bem absorvidas em razão da hipotonia muscular. Abscessos estéreis podem formar-se e causar disreflexia autônoma ou agravação do espasmo. As áreas adequadas às injeções são região do deltoide, superfície anterior da coxa e abdome. É necessário alternar os locais de aplicação e o volume injetado em cada área não deve ser maior que 1 mℓ.

As enfermeiras frequentemente instalam acessos intravenosos periféricos, mas o acesso intravenoso preferido é a veia subclávia. Nessa veia com fluxo sanguíneo volumoso, existe menos chance de ocorrer trombose secundária à paralisia vasomotora, especialmente durante o choque medular. Por essa razão, as veias dos membros inferiores nunca devem ser usadas para administrar fármacos intravenosos aos pacientes com TRM.

Termorregulação

Termorregulação ineficaz é um problema frequente nos pacientes com lesões da medula espinal acima do segmento toracolombar. A interrupção dos estímulos do sistema nervoso simpático bloqueia os mecanismos de termorregulação talâmica. Por essa razão, o paciente não consegue transpirar para eliminar calor corporal e não há vasoconstrição, resultando na incapacidade de produzir calafrios para aumentar o calor corporal quando a temperatura ambiente está baixa. O grau de controle e a disfunção da temperatura são diretamente proporcionais à área do corpo em que há perda da termorregulação. Por essa razão, os pacientes tetraplégicos têm distúrbio mais grave da termorregulação que os pacientes paraplégicos.

Em geral, a hipotermia é controlada com mantas aquecidas. A temperatura ambiente é ajustada para manter o paciente confortável. Cobertores de aquecimento elétrico ou frascos com água quente podem causar danos às partes do corpo sem sensibilidade, aumentando o risco de lesão térmica. A temperatura do paciente deve ser mantida acima de 35,8°C. Em condições ideais, o paciente é colocado em um quarto particular, de forma que a temperatura ambiente não afete negativamente outros pacientes internados no mesmo quarto. A longo prazo, o controle térmico pode ser facilitado pelo uso de roupas apropriadas às condições climáticas.

Nutrição

A possibilidade de nutrição inadequada é especialmente preocupante durante a fase aguda da lesão e não deve ser desconsiderada, embora o foco esteja na estabilização hemodinâmica. Em razão do catabolismo proteico e das perdas significativas de massa muscular magra devidas à atrofia, os pacientes têm perdas enormes de nitrogênio, que acarretam balanço de nitrogênio negativo e emagrecimento.[12] O balanço de nitrogênio negativo contribui para as lesões da pele, a demora da cicatrização das feridas e a falta de vigor físico para as atividades de reabilitação. Por essas razões, recomenda-se iniciar alimentação enteral nas primeiras 72 horas depois do acidente para evitar déficits nutricionais mais graves.[12] Além dos outros exames hematológicos necessários, também é importante dosar a albumina sérica. Níveis abaixo de 3,5 g/dℓ ou contagem total de linfócitos menor que 1.500 a 2.000/mm^2 indica desnutrição clínica. A colaboração do nutricionista deve ser solicitada

desde a internação. As necessidades calóricas são calculadas para assegurar suporte nutricional adequado, mas não excessivo. Quando o paciente precisar ser mantido em dieta zero por mais que alguns dias, deve-se iniciar a administração de nutrição parenteral total.

Os pacientes com lesões traumáticas da medula espinal comumente têm demandas aumentadas de energia em razão da reação ao estresse metabólico. Isso pode levar a um estado catabólico grave e à desnutrição. É comum encontrar emagrecimento significativo nos primeiros dias depois do acidente. A nutrição parenteral total ou alimentação enteral deve ser administrada até que o paciente seja capaz de reiniciar uma dieta oral. Os ganhos e as perdas do paciente devem ser rigorosamente monitorados.

Assegurar nutrição adequada é um problema colaborativo que envolve o paciente, seus familiares, nutricionista, terapeuta ocupacional (TO) e enfermeira. O nutricionista conversa com o paciente e seus familiares para descobrir os alimentos de que ele gosta e elaborar um cardápio que contemple suas preferências no plano dietético necessário. Os familiares aprendem quais alimentos podem trazer de casa para incluir na dieta prescrita ao paciente. O TO avalia a necessidade do paciente de usar dispositivos auxiliares durante as refeições e ensina ao paciente e seus familiares como usar talheres adaptados. A enfermeira reforça as informações fornecidas pelo nutricionista e TO. Ele também pode ensinar aos familiares e amigos como ajudar o paciente durante as refeições e quanto à importância de manter a maior independência possível enquanto ele se alimenta. É necessário estimular a ingestão de líquidos e dieta rica em fibras, a menos que estejam contraindicados. Antes das refeições, a enfermeira ajuda o paciente a fazer a higiene oral e assegura que o paciente não tenha apresentado incontinência.

Mobilização e cuidados com a pele

A reabilitação começa na unidade de tratamento intensivo e é um esforço colaborativo que envolve paciente, médico, fisioterapeuta (FT), TO, enfermeira e familiares. Inicialmente, a enfermeira ajuda o paciente a realizar exercícios de mobilização. Quando suas condições forem estáveis, os familiares podem aprender a ajudar o paciente a praticar esses exercícios. De acordo com os resultados da avaliação, FT e TO elaboram um plano terapêutico individualizado para iniciar a mobilização do paciente.

O posicionamento não consiste simplesmente nas mudanças de posição do paciente a cada duas horas. O desenvolvimento dos protocolos de posicionamento adequado é atribuição conjunta de FT e TO para aumentar ao máximo a amplitude dos movimentos e evitar contraturas articulares. Ao mudar a posição do paciente, a enfermeira coloca um travesseiro sob sua cabeça, mas não sob os antebraços. Quando o paciente estiver em decúbito lateral, a maior parte do peso da região superior do corpo deve ser apoiada nas escápulas recostadas no leito. Flexionar os quadris e joelhos permite ao paciente manter-se em decúbito lateral com apoio mínimo. A enfermeira coloca travesseiros e almofadas acolchoadas entre os joelhos e atrás do dorso.

Pressão é uma causa comum de lesão estrutural dos músculos e de sua inervação periférica. Evitar lesões cutâneas é uma prioridade da enfermeira de cuidados intensivos. Há uma relação bem definida entre tempo e pressão no que se refere ao desenvolvimento das úlceras de pressão. As alterações teciduais microscópicas secundárias à isquemia local começam em menos de 30 minutos. A pressão interfere no fluxo sanguíneo das arteríolas e dos capilares. Quando a pressão é prolongada, há destruição irreversível da circulação e dos tecidos superficiais. A lesão pode estar associada a congestão e induração da área, ou a formação de bolhas e desprendimento das camadas epidérmicas superficiais da pele. À medida que a pressão é mantida, as camadas mais profundas da pele são destruídas, resultando em necrose e ulceração. A drenagem serosa da úlcera pode acarretar perdas contínuas de proteínas (até 50 g/dia). A persistência da pressão acarreta necrose penetrante profunda da pele, tecidos subcutâneos, fáscia e músculo. A destruição pode avançar para gangrena da estrutura óssea subjacente. A necrose associada à pressão pode começar de dentro dos tecidos situados sobre uma proeminência óssea, na qual o peso corporal é maior por centímetro quadrado.

O esquema de mudanças de posição do paciente é importante, mesmo quando ele ainda não foi submetido a um procedimento cirúrgico de estabilização. Podem ser necessários três membros da equipe para realizar essa atividade com segurança, principalmente quando o paciente tiver lesão cervical. Um profissional estabiliza o pescoço e os outros dois flexionam os quadris, joelhos e tornozelos e mantêm os pés apoiados na superfície do leito enquanto giram o tronco do paciente. De forma a manter o alinhamento, a enfermeira usa cunhas de espuma, travesseiros ou rolos cheios de ar. A mudança de posição deve ser realizada a cada duas horas no mínimo. O uso de um colchão de ar ou caixa de ovo não evita a necessidade das mudanças de posição. A enfermeira examina as condições da pele, antes e depois da mudança de posição, atentando especialmente às áreas como lobos das orelhas, parte posterior da cabeça, cotovelos, superfícies internas dos joelhos, calcanhares e região sacral. A região posterior da coxa e as tuberosidades isquiáticas são mais suscetíveis às lesões cutâneas secundárias ao decúbito dorsal prolongado com a cabeceira do leito elevada ou quando o paciente é mantido sentado em uma cadeira. A enfermeira deve documentar quaisquer alterações da integridade da pele, notificar o especialista em cuidados com feridas e adotar um plano de cuidados. Diversos leitos cinéticos e colchões de ar estão disponíveis para aumentar o conforto do paciente e evitar lesões cutâneas e tratar complicações da imobilidade.[13]

Em colaboração com o FT e o TO, a enfermeira elabora um plano para evitar a queda plantar. Inicialmente, os calcanhares são colocados em "botas de joanete". Outros dispositivos utilizados frequentemente são calçados de borracha com solados altos ou tênis de basquete. É importante assegurar que as botas ou os calçados sejam do tamanho apropriado, verificar se há sinais de lesão cutânea e garantir que os pés do paciente estejam sempre secos. Também é necessário elaborar com o FT um esquema de "colocar e tirar". Quando as botas ou os calçados são retirados, a enfermeira deve atentar ao posicionamento dos pés e avaliar a formação de úlceras de pressão.

O TO avalia a necessidade de usar talas ou suportes para os punhos e as mãos do paciente. A enfermeira deve examinar a pele do paciente frequentemente para detectar imediatamente áreas sob pressão. Quando for necessário, as talas serão modificadas para evitar lesão da pele.

Controle urinário

Necrose tubular aguda pode ocorrer nas primeiras 48 horas depois do acidente em consequência da hipotensão. Um cateter urinário de longa permanência é necessário para permitir as determinações do débito urinário de hora em hora durante essa fase, que deve ser mantido em 30 mℓ/hora ou mais. A enfermeira monitora atentamente o balanço hidreletrolítico. O risco de infecção diminui com a retirada do cateter urinário logo depois que o choque medular regride.

Independentemente do nível da lesão medular, os objetivos a longo prazo do controle vesical são assegurar uma forma de esvaziar regularmente a bexiga, manter a urina estéril e preservar a continência urinária do paciente. O objetivo final é permitir que o paciente não use um cateter; isto requer medidas como manter o volume urinário residual consistentemente baixo, controlar infecções das vias urinárias e evitar lesão das estruturas do trato urinário superior.

Cateterização intermitente é um método de controle vesical, que pode ser iniciado na fase de recuperação inicial depois da regressão do choque medular. A finalidade desse programa é exercitar o músculo detrusor, também com o objetivo de evitar que o paciente use um cateter. A vantagem desse método é que nenhum corpo estranho irritativo permanece na bexiga; consequentemente, os riscos de infecção urinária, abscesso periuretral e epididimite diminuem.

Controle intestinal

Antes de iniciar um programa de controle intestinal, é necessário realizar uma avaliação sistemática abrangente quanto ao tipo de lesão medular, função intestinal, déficits e complicações possíveis. Isso inclui um exame do abdome, toque retal e avaliação do tônus do esfíncter anal. Além disso, os reflexos anocutâneo (contração do esfíncter anal depois da estimulação cutânea) e bulbocavernoso (também conhecido como reflexo peniano; a compressão ou a percussão suave do dorso da glande peniana provocam contração do músculo bulbocavernoso na ponta do pênis) devem ser avaliados para determinar se o paciente tem disfunção do neurônio motor superior ou inferior. Também é igualmente importante que um programa de controle intestinal considere a capacidade de que o paciente e seus cuidadores realizem as intervenções planejadas depois da alta.

Medidas simples podem evitar constipação intestinal e iniciar a progressão no sentido da continência intestinal. É necessário manter a ingestão adequada, seja por líquidos orais ou intravenosos e dieta. A enfermeira anota as evacuações em uma área do prontuário que esteja facilmente acessível para revisão e administra diariamente emolientes fecais. É recomendável desenvolver um horário consistente para o programa intestinal. Em geral, o horário do programa geralmente é depois das refeições, de forma a coincidir com a peristalse que ocorre depois da ingestão de alimentos para avançá-los ao longo do trato gastrintestinal. Estimulação retal pode ser necessária para desencadear a evacuação.

Apoio psicológico

Logo que o paciente estiver clinicamente estável, a enfermeira começa a focar as questões psicossociais preocupantes para ele e seus familiares. Entre as perguntas feitas frequentemente à enfermeira estão as seguintes: "Eu vou morrer?" "Eu voltarei a andar ou usar meus braços novamente?" "O que acontecerá comigo?" Essas perguntas não são fáceis de responder e pode ser difícil para os pacientes e familiares aceitarem esta incerteza. A maioria dos pacientes está acostumada a fazer tratamentos para doenças ou distúrbios que tenham duração de tratamento e resultados previsíveis. Por exemplo, antibióticos são prescritos por 10 dias e a infecção é controlada, ou um procedimento cirúrgico é realizado e o paciente recebe alta domiciliar e consegue voltar às suas atividades habituais dentro de determinado tempo.

A enfermeira deve responder às perguntas com base nas mais fortes evidências. Nunca deve prever o futuro, contar histórias de outros pacientes que tiveram recuperação completa, ou ignorar uma pergunta ou preocupação. Deve-se ouvir o paciente e seus familiares e deixar que eles falem sobre seus medos e ansiedades. Instruções detalhadas ao paciente na unidade de tratamento intensivo geralmente não são apropriadas. Contudo, é importante dar informações ao paciente e seus familiares quanto ao que eles precisam saber enquanto recebem cuidados na UTI. A enfermeira deve focar os cuidados de que os pacientes necessitam a cada dia e também em suas capacidades atuais. Não deve minimizar as limitações físicas apresentadas pelo paciente. Se for necessário, a enfermeira deve transmitir aos outros membros da equipe de saúde as dúvidas do paciente. Nos casos necessários, a enfermeira deve solicitar o parecer de um psiquiatra.

A enfermeira deve incorporar o uso da tecnologia para ajudar o paciente a manter-se conectado com seus familiares e amigos. Por exemplo, pode-se colocar um telefone "viva voz" no quarto ou usar um computador portátil e uma câmera de internet, caso esteja disponível acesso *wireless*. A enfermeira pode explorar outros recursos disponíveis no computador portátil do paciente, que lhe permitam receber apoio ininterrupto de outras pessoas e ofereçam um meio de ajudar a passar os dias longos na unidade de tratamento intensivo.

A transição psicológica da perda da capacidade física anterior para o estado atual é singular para cada indivíduo. Sentimentos como tristeza, perda, raiva e frustração são comuns. Algumas emoções são típicas depois de um TRM, independentemente dos nomes que sejam usados para descrever os estágios do pesar por uma perda (Quadro 37.4). A velocidade com que um indivíduo passa por esse processo varia e nenhum estágio é estático. Um paciente pode avançar e retroceder de um estágio para outro. As emoções vividas e demonstradas por um indivíduo com TRM não são diferentes das emoções sentidas por qualquer pessoa em determinado momento e o reconhecimento deste fato pode ajudar a reforçar a empatia com o paciente.

Todos os membros da equipe devem compreender os tipos de sentimentos e reações que o paciente com TRM pode demonstrar. Eles podem compartilhar esse processo de recuperação com seus familiares de forma a ajudá-los a apoiar o

Quadro 37.4 Estágios do processo de pesar de um paciente com traumatismo raquimedular.	
Estágio e descrição	**Implicações de enfermagem**
1. **Choque e incredulidade**: Durante esse estágio, o paciente não pede uma explicação sobre o que aconteceu. Ele está atordoado pelo acidente e pode ficar mais preocupado com a possibilidade de sobreviver, com o fato de se voltará a andar ou não. Esse período pode acarretar dependência extrema dos membros da equipe de saúde.	A enfermeira pode sentir que o paciente não entende as implicações do acidente. A enfermeira pode identificar-se com os sentimentos de perplexidade, porque ela frequentemente fica assoberbada com o tratamento clínico imediato dessa condição devastadora.
2. **Negação**: O processo de negação é um mecanismo de fuga. Em geral, o paciente não nega sua incapacidade total, mas apenas alguns dos seus aspectos. Por exemplo, ele pode dizer que não consegue andar agora, mas que será capaz de andar novamente dentro de 6 meses. Em vez de ser um estágio diferente, o comportamento de barganhar pode ser considerado um tipo de negação. A barganha com Deus pode ser expressa como: "Eu Te entrego minhas pernas, contanto que simplesmente me devolva a função dos braços."	A enfermeira comumente acha difícil lidar com os pacientes nesse estágio. Uma abordagem útil é focar os problemas atuais. Esse não é o estágio para conversar sobre mudanças de longo prazo, como solicitar uma cadeira de rodas ou realizar mudanças no lar. Questões mais pertinentes seriam os cuidados necessários com a pele e os exercícios de mobilização.
3. **Reação**: Durante esse estágio, em vez de negar o impacto do acidente, o paciente expressa este impacto. Pode haver depressão profunda e perda da motivação e participação. Os passatempos ou interesses anteriores perdem seu significado. Durante esse estágio, o paciente sente desesperança profunda e pode haver expressões suicidas.	Nesse estágio, a enfermeira pode ajudar ouvindo o paciente verbalizar seus sentimentos. Deve evitar que surjam situações de fracasso iminente, que poderiam acontecer se ela fizesse o paciente avançar muito rapidamente. É importante notar que as perdas repentinas da atividade muscular e da sensibilidade do paciente com TRM e o estado mental de desesperança parecem alterar o metabolismo do sistema nervoso central. A depressão coincide com uma redução dos metabólitos encefálicos excretados na urina, inclusive triptofano. Desse modo, é importante que a enfermeira entenda que, em alguns casos, a depressão associada ao TRM pode ser uma reação metabólica e que uma tentativa de usar tratamentos farmacológicos pode ser benéfica.
4. **Mobilização**: O comportamento voltado para a solução de problemas ocorre durante esse estágio. O paciente encara o futuro e expressa vontade de aprender sobre autocuidado. Na verdade, o paciente pode tornar-se muito possessivo quanto ao terapeuta ou enfermeira e ressentido quanto ao tempo despendido com outros pacientes. Esse é um período de compartilhar e planejar com o paciente e a equipe de saúde.	
5. **Enfrentamento**: Alguns especialistas entendem que os pacientes não aceitam a incapacidade propriamente dita, mas apenas aprendem a lidar com ela. A incapacidade ainda é inconveniente, mas não ocupa mais o centro da vida do paciente. Viver volta a ser importante para ele, que novamente se envolve com outras pessoas.	

paciente e participar de sua recuperação. Os familiares também devem receber apoio psicológico, porque certamente têm muitas preocupações como finanças, mudanças dos papéis desempenhados e prognóstico a longo prazo. É importante que a enfermeira seja compreensiva e ajude os familiares e o paciente a desenvolver estratégias de enfrentamento.

Como lidar com questões relativas à sexualidade

Depois de um TRM, os pacientes preocupam-se quanto à sua capacidade de voltar a ter atividade sexual, embora possam não verbalizar esta questão imediatamente. As enfermeiras de cuidados intensivos podem não lidar especificamente com esse problema, mas é importante ter algum conhecimento quanto ao potencial funcional do paciente, de forma a começar a lidar com seus medos e preocupações nesta área. Quando evitam conversar sobre esse problema importante, os profissionais de saúde reforçam os medos do paciente de que ele não possa mais ter vida sexual depois de um TRM, o que certamente não é verdade.

■ Sexualidade masculina

Muitos homens com TRM acreditam que toda a sua sexualidade esteja ligada à ereção e à ejaculação. Existem três tipos gerais de ereção masculina: psicogênica, reflexogênica e espontânea. A ereção psicogênica pode ser desencadeada por pensamentos sexuais. A área medular responsável por esse tipo de ereção está localizada entre T11 e L2. Por essa razão, quando a lesão está situada acima desse nível, a mensagem originada do encéfalo não consegue passar pela área lesada.

As ereções reflexogênicas são resultado direto da estimulação do pênis. Alguns pacientes podem ter esse tipo de ereção quando o cateter é substituído ou os pelos púbicos são raspados. A duração da ereção é variável; por esta razão, sua utilidade para a atividade sexual também varia. As ereções reflexogênicas são mais eficazes com as lesões cervicais altas e torácicas. A lesão das regiões lombar e sacral pode destruir o arco reflexo.

O terceiro tipo de ereção é espontâneo. Isso pode ocorrer quando a bexiga está cheia e provém de algum estímulo interno. A utilidade desse tipo de ereção para a atividade sexual depende de sua duração. A possibilidade de ter uma ereção reflexogênica ou espontânea depende dos nervos dos segmentos S2, S3 e S4 da medula espinal.

■ Sexualidade feminina

Assim como os homens, as mulheres expressam preocupação quanto à função sexual depois de um TRM; contudo, depois de uma lesão deste tipo, ocorrem poucas alterações fisiológicas relacionadas com a função sexual feminina. As questões principais referem-se à lubrificação vaginal reduzida (porque depende tanto de estímulos mentais quanto de reflexos fisiológicos), à sensibilidade diminuída e às alterações do orgasmo. As mulheres com TRM podem perceber que demoram mais tempo para chegar ao orgasmo e que ele parece diferente, em comparação com antes do acidente. De forma a aumentar a satisfação sexual, podem ser usados lubrificantes hidrossolúveis e vibradores.[14]

Em 50% das mulheres com TRM, o padrão menstrual é interrompido por cerca de 6 meses depois do acidente, mas depois é restabelecido. As mulheres conseguem engravidar e não parecem ter índices mais altos de abortamento. A gravidez pode estar associada a algumas complicações potenciais,

inclusive infecções urinárias, úlceras de pressão e anemia, mas, com cuidados médicos cuidadosos, estas complicações geralmente podem ser evitadas ou atenuadas.

O trabalho de parto pode ser indolor, ou a mulher pode apresentar outros sinais indicativos de que as contrações estão ocorrendo (p. ex., espasmos do abdome ou das pernas, dor lombar, dificuldade de respirar). Disreflexia autônoma é uma complicação do trabalho de parto das pacientes com TRM acima de T4 a T6 e deve ser antecipada, de forma que possa ser controlada. As mulheres conseguem amamentar, caso queiram.

Complicações

Disreflexia autônoma

Disreflexia (ou hiper-reflexia) autônoma é uma síndrome que ocorre ocasionalmente depois da fase aguda dos pacientes com traumatismo raquimedular de T7 ou segmentos superiores. A disreflexia autônoma é uma emergência médica, que se desenvolve rapidamente e pode provocar crises convulsivas ou acidente vascular cerebral (AVC). Se a causa não for eliminada, o paciente pode morrer.

As condições desencadeantes são distensão vesical ou intestinal, espasticidade, úlceras de pressão ou estimulação da pele abaixo do nível da lesão. Nos homens, a ejaculação pode ativar o reflexo, enquanto nas mulheres as contrações uterinas vigorosas podem ser o estímulo desencadeante. O Quadro 37.5 relaciona os fatores desencadeantes possíveis.

Esses estímulos provocam uma descarga simpática, que causa vasoconstrição reflexa dos vasos sanguíneos da pele e da circulação esplâncnica abaixo do nível da lesão. A vasoconstrição causa hipertensão extrema e cefaleia pulsátil. A vasoconstrição da circulação esplâncnica distende os barorreceptores do seio carotídeo e da crossa aórtica. Por sua vez, esses barorreceptores estimulam o nervo vago, que desencadeia bradicardia na tentativa de reduzir a PA. O organismo também tenta reduzir a hipertensão causando vasodilatação superficial dos vasos sanguíneos situados acima do TRM. Consequentemente, o paciente apresenta rubor, borramento visual e congestão nasal. Como o TRM interrompe a transmissão dos estímulos vasodilatadores abaixo do nível da lesão, a vasoconstrição persiste abaixo deste segmento, até que o estímulo seja identificado e eliminado. A vasoconstrição provoca palidez abaixo da lesão, enquanto há ruborização acima. O Quadro 37.6 resume os sinais e sintomas da disreflexia autônoma.

Quadro 37.5   Fatores desencadeantes da disreflexia autônoma.

- Distensão da bexiga ou infecção das vias urinárias
- Cálculos na bexiga ou nos rins
- Distensão do intestino
- Áreas sob pressão ou úlceras de pressão
- Tromboflebite
- Distúrbios abdominais agudos (p. ex., úlceras ou gastrite)
- Embolia pulmonar
- Menstruação
- Segundo estágio do trabalho de parto
- Roupas apertadas
- Osso heterotópico
- Dor
- Atividade sexual; ejaculação masculina
- Manipulação ou instrumentação da bexiga ou do intestino
- Espasticidade
- Exposição a estímulos quentes ou frios

Quadro 37.6 — Segurança do paciente.

Sinais e sintomas da disreflexia autônoma

- Hipertensão paroxística
- Cefaleia pulsátil
- Turvação visual
- Bradicardia
- Sudorese profusa acima do nível da lesão
- Ruborização ou manchas avermelhadas na face e no pescoço
- Piloereção
- Congestão nasal
- Náuseas
- Dilatação das pupilas

Existem várias medidas que a enfermeira pode adotar imediatamente para aliviar os sintomas do paciente com disreflexia autônoma, inclusive elevar a cabeceira do leito e monitorar frequentemente sua PA. Além disso, a enfermeira deve verificar frequentemente o sistema de drenagem vesical para detectar dobras do tubo. A bolsa de coleta de urina não deve estar completamente cheia. Alguns protocolos de verificação da perviedade do sistema de drenagem urinária incluem irrigar o cateter com 10 a 30 mℓ de solução de irrigação. Absolutamente nenhum volume a mais deve ser utilizado, porque o acréscimo de líquidos pode agravar a ativação simpática massiva já existente. Quando os sinais e sintomas persistem, o cateter deve ser substituído, de forma que a bexiga possa esvaziar. A colocação de um cateter de Foley pode ser necessária aos pacientes que estão em um programa de condicionamento vesical e aos que ainda não urinaram nas últimas 4 a 6 horas.

Quando não parece que o sistema urinário seja a causa da estimulação, é necessário examinar o paciente para verificar se tem impactação fecal. A remoção das fezes impactadas não deve ser realizada até que os sintomas regridam. A aplicação retal de uma pomada de lidocaína ou dibucaína anestesia a região, até que os sintomas regridam. Quando a PA do paciente não volta ao normal, a administração de nifedipino sublingual pode ser eficaz. Um bloqueador ganglionar simpático (p. ex., sulfato de atropina, monossulfato de guanetidina, reserpina ou metildopa) também pode ser útil. A hidralazina e o diazóxido também são eficazes em alguns casos. O Quadro 37.7 descreve as intervenções de enfermagem recomendadas para tratar disreflexia autônoma.

Complicações pulmonares

Complicações pulmonares são a causa mais comum de morte dos pacientes com TRM, tanto na fase aguda quanto nos estágios crônicos. As complicações pulmonares são especialmente comuns nos indivíduos com lesões acima de T10. Quando também há traumatismo torácico ou doença pulmonar preexistente, história de tabagismo ou idade avançada, o risco de ocorrerem essas complicações é maior.

▪ Atelectasia e pneumonia

Atelectasia pode ocorrer em qualquer paciente imobilizado. Mobilização precoce, manutenção das vias respiratórias livres de secreções e higiene brônquica podem ser úteis para atenuar ou evitar atelectasia. Pneumonia também pode ser causada pela hipoventilação e incapacidade de manter as vias respiratórias limpas. A hidratação adequada ajuda a manter as secreções liquefeitas para facilitar sua remoção, mas pode ser necessário realizar broncoscopia para remover tampões de

Quadro 37.7 — Intervenções de enfermagem.

Para tratar disreflexia autônoma

1. Elevar a cabeceira do leito
2. Colocar o manguito de PA e verificar a PA a cada 1 a 2 minutos
   - Se a PA estiver acima de 180/90 mmHg, avançar para a etapa 5
   - Se a PA estiver abaixo de 180/90 mmHg, avançar para a próxima etapa
3. Colocar imediatamente um cateter vesical ou verificar o sistema de drenagem vesical instalado para detectar possível obstrução
   - Avaliar se não há uma tampa ou clampe no cateter ou no tubo
   - Verificar se há dobras no cateter ou tubo de drenagem
   - Examinar a entrada da bolsa de coleta para avaliar se não está corroída
   - Assegurar que a bolsa de coleta não esteja muito cheia
   - Se nenhuma das anormalidades anteriores estiver presente, avance para a etapa 4
4. Avaliar se o cateter está obstruído irrigando a bexiga lentamente com no máximo 30 mℓ de solução de irrigação. A administração de volumes maiores pode agravar a estimulação simpática massiva já presente. Se os sintomas não regredirem, avançar para a etapa 5
5. Trocar o cateter e esvaziar a bexiga
6. Quando você tiver certeza de que a bexiga está vazia e quando a PA está
   - Acima de 180/90 mmHg, chamar o médico imediatamente
   - Abaixo de 180/90 mmHg, fazer o seguinte: administrar nifedipino sublingual de acordo com o protocolo da instituição. Administrar atropina de acordo com a prescrição médica. Se a PA aumentar ou não diminuir, chamar o médico imediatamente. Em seguida, o médico pode prescrever monossulfato de guanetidina, hidralazina ou nitrato de amilo inalatório. A fenoxibenzamina pode ser usada para tratar disreflexia crônica
7. Em condições ideais, esse procedimento requer três pessoas: uma para verificar a PA, uma para examinar o sistema de drenagem e outra para chamar o médico

Quando a causa da disreflexia não parecer ser a distensão excessiva da bexiga:

- Avaliar se há impactação fecal. Se houver fezes impactadas, não se deve tentar removê-las. Aplicar geleia de dibucaína ou lidocaína no reto e na região anal. À medida que a região é anestesiada, a PA deve diminuir. Depois de estabilizar a PA novamente, aplicar uma quantidade generosa de geleia ou pomada anestésica para remover a impactação manualmente
- Mudar a posição do paciente. Áreas sob pressão podem ser a causa da disreflexia

---

muco. A hipoxia é tratada com administração de oxigênio suplementar. Os pacientes dependentes do respirador necessitam de cuidados pulmonares intensivos (ver Capítulo 25).

▪ Trombose venosa profunda e embolia pulmonar

A tríade de Virchow que predispõe à trombose venosa – estase venosa, lesão vascular venosa e hipercoagulabilidade – está presente nos pacientes com TRM. Por essa razão, esses pacientes têm risco mais alto de trombose venosa profunda (TVP) e embolia pulmonar (EP). Além de edema e dor, a obstrução do retorno venoso pode causar uma síndrome compartimental e isquemia do membro. Embora não seja comum, o paciente pode ter choque hipovolêmico quando acumula sangue e líquidos intersticiais volumosos nas extremidades.[15] Quando o trombo desprende-se, os êmbolos pulmonares podem obstruir o retorno venoso e causar colapso cardiovascular e morte. Os pacientes em risco especialmente alto de embolia gordurosa são os que têm fraturas de ossos longos; petéquias no tórax ou pescoço e febre baixa podem ser os primeiros indícios dessa complicação.

As veias das pernas não devem ser usadas como acessos para colher sangue ou introduzir cateteres intravenosos em razão do risco de que o traumatismo vascular estimule a agregação plaquetária e resulte na formação de trombos. É importante estimular o paciente a parar de fumar, porque a nicotina causa vasoconstrição e, deste modo, reduz o fluxo sanguíneo das extremidades.

Existe alguma controvérsia quanto à eficácia das medições sequenciais das pernas como monitoramento para TVP. É necessário adotar um protocolo padronizado de medição e todos os membros da equipe devem segui-lo. Por exemplo, usar uma fita métrica especial em vez de uma fita métrica de costura; marcar a área em que a fita é aplicada; e utilizar as médias das medidas.

O tratamento para TVP e embolia pulmonar pode incluir infusão de heparina, colocação de um filtro intravenoso na veia cava ou dissolução de trombos com fármacos trombolíticos. Entre as medidas para evitar TVP estão administrar heparina de baixo peso molecular e usar meias antitrombóticas. Outras medidas terapêuticas são dispositivos de compressão sequencial, exercícios de mobilização passiva e mobilização precoce. Além disso, pode ser útil usar um leito cinético; este equipamento funciona mantendo o paciente em movimento contínuo.

Íleo paralítico e úlceras de estresse

As intervenções médicas iniciais para tratar íleo paralítico e úlceras de estresse incluem instituir dieta zero, principalmente para os pacientes com lesões da medula espinal cervical. A colocação de uma sonda nasogástrica com aspiração intermitente ajuda a tratar o íleo paralítico, que frequentemente está associado ao TRM. A colocação dessa sonda também diminui o risco de aspiração e alivia a distensão abdominal. Logo que os ruídos peristálticos retornarem, a estimulação segura da peristalse pode ser facilitada com emolientes fecais, laxantes suaves ou supositórios. É importante evitar enemas, exceto do tipo de retenção de óleo, porque o risco de perfuração intestinal é grande.

Os pacientes com lesões cervicais têm mais tendência a apresentar sangramento gastrintestinal originado das úlceras de estresse. O tratamento clínico inclui bloqueadores dos receptores de histamina tipo 2 (bloqueadores H_2), inibidores da bomba de prótons, antiácidos ou uma combinação destes três. A introdução precoce da alimentação enteral também ajuda a reduzir o risco de desenvolver úlceras de estresse.

Ossificação heterotópica

Calcificações ao redor de uma articulação, especialmente quadril, podem desenvolver-se dentro de 12 semanas depois do acidente. As manifestações clínicas incluem limitação da amplitude dos movimentos, edema da articulação afetada e nível alto de fosfatase alcalina. O paciente pode ter dor ou não.

O objetivo do tratamento é evitar lesão e progressão adicionais. Outras medidas terapêuticas são radioterapia, anti-inflamatórios não hormonais e etidronato dissódico.

Espasticidade

A espasticidade desenvolve-se depois da recuperação do choque medular e afeta os músculos flexores dos braços e os músculos extensores das pernas. Uma abordagem multidisciplinar é essencial ao sucesso do tratamento. A colaboração de um fisioterapeuta é recomendável para elaborar um programa de exercícios, fortalecimento e posicionamento do paciente. Vários fármacos podem ser eficazes, inclusive baclofeno, dantroleno sódico, diazepam e clonidina.

Educação do paciente e planejamento da alta

A enfermeira desempenha um papel fundamental quando trabalha com o paciente e seus familiares para buscar um programa de reabilitação que tenha um programa específico para pacientes vítimas de traumatismo raquimedular. Em geral, o paciente recebe alta para um serviço de reabilitação para aprender as habilidades necessárias às atividades da vida diária e, quando possível, para ter vida independente. A enfermeira ajuda a família a encontrar um programa de reabilitação específico para pacientes com TRM. Ao buscar um programa de reabilitação apropriado, os familiares devem obter respostas às seguintes perguntas:

- Quantos pacientes com TRM são tratados anualmente nesse programa?
- Qual é a média de idade dos pacientes desse programa?
- O plano de tratamento estabelece metas de curto e longo prazos?
- O paciente será encaminhado a um coordenador experiente, que possa coordenar a transição do centro de reabilitação para a residência do paciente?
- Quanto tempo será despendido com ensino do paciente e familiares sobre sexualidade, cuidados vesicais e intestinais e outras atividades da vida diária?

Além disso, a família deve averiguar se a equipe do centro de reabilitação tem treinamento especializado em TRM. Os procedimentos de reabilitação devem estar disponíveis no mínimo três horas por dia. Além disso, o programa deve dispor de atividades ou tratamentos durante os finais de semana e as noites. O mais importante é que o centro de reabilitação deve ter uma equipe atuante em 24 horas com enfermeiras e terapeutas habilitados. O Quadro 37.8 oferece um guia de ensino para pacientes portadores de TRM.

Quadro 37.8 Orientação de ensino | Como viver com traumatismo raquimedular.

Cuidados respiratórios

- Tossir e respirar profundamente a intervalos regulares
- Ingerir bastante líquido, a menos que esteja contraindicado
- Realizar drenagem postural ou fisioterapia respiratória
- Como existe o risco de desenvolver pneumonia, ter cuidado ao ficar perto de qualquer pessoa resfriada e aplicar vacina antigripal anualmente

Cuidados nutricionais

- Ingerir uma dieta bem balanceada, que inclua proteínas (carnes magras, laticínios, legumes), frutas frescas, vegetais e líquidos
- Manter o peso corporal ideal

Cuidados com a pele

- O paciente e o cuidador devem examinar a pele duas vezes por dia. Devem buscar sinais como vermelhidão, equimoses ou arranhões, bolhas e erupções. Prestar atenção às proeminências ósseas. Examinar as virilhas para detectar erupções e áreas avermelhadas
- Manter a pele limpa e seca, especialmente nas áreas em que a pele fica em contato com outras áreas de pele (p. ex., entre os dedos dos pés, sob as mamas). Não usar sabonetes antimicrobianos ou ásperos. Aplicar uma loção hidratante. Evitar loções ou cremes que ressequem a pele
- Examinar os pés sempre que usar calçados novos. Avaliar se as unhas dos pés estão "encravadas". Manter as unhas cortadas e sem rebarbadas; tratar calos com um podólogo

(continua)

Parte 8 Sistema Nervoso

Quadro 37.8 | Orientação de ensino | Como viver com traumatismo raquimedular. (*Continuação*)

- Usar a cadeira de rodas e almofada conforme a recomendação do FT
- Mudar frequentemente de posição para aliviar a pressão aplicada nas proeminências ósseas
- Verificar se não está deitado ou sentado sobre algum objeto. Evitar que objetos sejam colocados nos bolsos
- Assegurar que as talas, as bolsas de coleta e outros equipamentos adaptativos não sejam muito apertados
- Quando estiver na cama, usar acolchoados nas proeminências ósseas. Usar um colchão firme. Se for possível, dormir de bruços
- Avisar seu médico se tiver alguma lesão de pele

Cuidados com as vias urinárias

- Seguir o programa de condicionamento vesical desenvolvido pela equipe de reabilitação
- Ingerir bastante líquido, a menos que exista contraindicação
- Se estiver usando um cateter de Foley, ele deve ser mantido sem dobras e trocado conforme as instruções do seu médico
- Estar atento aos sinais e sintomas de infecção urinária (p. ex., urina turva com odor fétido, depósito na urina)

Cuidados intestinais

- Seguir o programa de condicionamento intestinal desenvolvido pela equipe de reabilitação. Evitar o uso frequente de laxantes. Reservar tempo suficiente para concluir as atividades necessárias. Avisar o médico se não tiver uma evacuação a cada 3 a 4 dias
- Ingerir bastante líquido, a menos que esteja contraindicado
- Monitorar a dieta para identificar quais alimentos causam constipação e diarreia
- Evitar constipação por meio da dieta e ingestão de líquidos e, quando necessário, fármacos específicos
- Evitar alimentos que formam gases, inclusive feijões, milho e maçãs
- Estar ciente de que pode ocorrer disreflexia autônoma durante o programa de condicionamento intestinal

Cuidados com o ambiente doméstico

- Designar representantes dos serviços de fisioterapia e terapia ocupacional para avaliar a residência do paciente quanto aos seguintes aspectos:
  Acessibilidade da cadeira de rodas
  Espaço para manobrar uma cadeira de rodas dentro de casa
  Adaptações necessárias no quarto de dormir, banheiro e cozinha
  Detectores de fumaça e alarmes de incêndio
- Conseguir os equipamentos necessários aos cuidados domiciliares, dependendo do nível de lesão do paciente. Garantir que os equipamentos sejam entregues antes que o paciente saia do centro de reabilitação. Assegurar também que o paciente e seus familiares saibam como operar os equipamentos
- Tomar providências para iniciar os cuidados domiciliares, fisioterapia, terapia ocupacional e treinamento profissional ou reabilitação vocacional, conforme a necessidade
- Avisar a companhia de eletricidade se houver algum equipamento necessário à manutenção da vida em casa, inclusive um respirador
- Fornecer ao paciente e seus familiares as instruções necessárias
- Localizar os grupos de apoio disponíveis na comunidade

Complicações

Disreflexia autônoma
- Essa complicação ocorre nos pacientes com lesão situada em T5 ou níveis mais altos
- A causa mais comum é distensão excessiva da bexiga. Outras causas são constipação ou excesso de gases, irritações da pele, úlceras de pressão, feridas e unhas encravadas
- A disreflexia autônoma pode ser uma emergência fatal. O paciente e seu cuidador devem agir imediatamente para corrigir o problema
- Os sinais e sintomas da disreflexia autônoma são cefaleia grave, congestão nasal, "pele arrepiada" e agitação

- Manter a cabeça elevada. Se estiver sentado em uma cadeira, manter esta posição; se estiver deitado no leito, levantar a cabeceira
- Se tiver um cateter urinário de longa permanência:
  Verificar se há alguma dobra do tubo
  Esvaziar a bolsa de coleta; se não houver drenagem, o cateter pode estar obstruído – trocar o cateter
  Examinar o cateter e a bolsa de drenagem para verificar se há depósitos
  Verificar a cor da urina
- Se estiver usando cateterização intermitente, fazer a autocateterização
- Se tiver problemas relacionados com a função intestinal, fazer estimulação digital e esvaziar o intestino
- Se a disreflexia não estiver associada a problemas intestinais ou vesicais, verificar se há úlcera de pressão, unha encravada ou possível fratura óssea
- Se nenhuma das medidas anteriores aliviar os sinais e sintomas, buscar atendimento médico de emergência

Trombose venosa profunda
- A prevenção é importante
- Os sinais e sintomas incluem edema da perna, dor torácica e tosse
- Ligar imediatamente para o médico se tiver sinais e sintomas de trombose venosa profunda

Hipotermia e hipertermia
- Para evitar hipertermia:
  Ingerir bastante líquido
  Vestir-se de acordo com a temperatura ambiente
  Ficar atento aos sinais e sintomas de hipertermia
  Usar protetor solar
- Para evitar hipotermia:
  ○ Vestir-se de acordo com o clima
  ○ Ficar atento aos sinais e sintomas de hipotermia e queimaduras de frio

Ossificação heterotópica
- Ficar atento à formação de osso anormal nos tecidos moles, geralmente em torno do quadril ou joelho
- Os sinais e sintomas incluem alteração da amplitude dos movimentos, redução da capacidade de realizar as atividades da vida diária, edema, aumento da temperatura local, vermelhidão sobre o quadril ou joelho, espasticidade e febre
- Avisar imediatamente o médico se houver algum desses sinais e sintomas

Dor
- A profilaxia de outros problemas como úlceras de pressão, úlceras de estresse e infecções também é importante
- Manter o programa de atividades físicas, exercícios de mobilização e dieta saudável
- Descrever ao médico o tipo de dor que o paciente está sentindo
- Analgésicos e técnicas de redução do estresse podem ser úteis

Hipotensão ortostática
- Entender que hipotensão ortostática é uma queda da PA logo depois que o paciente se levanta
- Usar calças elásticas ou uma cinta abdominal
- Sentar-se lentamente
- Se tiver hipotensão ortostática quando se sentar, pedir a alguém para inclinar novamente o encosto da cadeira de rodas, até que a cabeça do paciente esteja paralela ao piso
- Assegurar a ingestão de bastante líquido

Espasticidade
- A prevenção é essencial. Estar atento e tratar imediatamente problemas de pele como unhas encravadas. Evitar úlceras de pressão. Manter o programa de condicionamento intestinal e vesical
- Avisar o médico se o paciente desenvolver espasticidade

Desafios relacionados à aplicabilidade clínica

Estudo de caso

S.W., contadora de 32 anos, foi internada na unidade de cuidados neurológicos intensivos há 3 dias, depois de receber uma facada durante uma tentativa de assalto. Quando os paramédicos chegaram à cena da agressão, S.W. estava inconsciente e tinha respirações superficiais e difíceis; ela estava deitada sobre o lado esquerdo. A ferida de entrada da faca estava localizada entre os omoplatas e havia sangramento moderado no local; a arma não estava na cena do crime. Depois da estabilização pelos paramédicos, ela foi intubada no local e colocada sobre uma prancha de estabilização vertebral. Dois acessos intravenosos periféricos foram instalados para infundir soro fisiológico. A frequência do pulso era de 100 e a PA era de 100/60 mmHg. Além da ferida de faca e uma pequena abrasão na fronte, não havia outras lesões evidentes.

Ao chegar ao setor de emergência, S.W. conseguia abrir os olhos e obedecer a comandos simples, como levantar dois dedos da mão ao ser solicitada a isto; entretanto, não havia movimentos voluntários nas pernas e nos pés. A equipe do setor de emergência explicou onde ela estava e os planos imediatos de tratamento. S.W. tentava conversar com o tubo endotraqueal e a equipe explicou-lhe a razão de usar um tubo ET. A paciente conseguia encolher os ombros e tinha sensibilidade preservada em torno da linha mamilar. Quando foi testada, ela não tinha atividade reflexa perianal, sugerindo que estivesse em choque medular. A avaliação radiográfica e a TC demonstraram transecção completa da medula no nível de T3-T4 com edema moderado da medula espinal. Não havia sinais de traumatismo craniano na TC. Uma dose de impregnação de metilprednisolona foi administrada e, em seguida, infusão contínua do fármaco por 23 horas.

S.W. foi internada na unidade de cuidados intensivos neurológicos e, depois da limpeza e do desbridamento da ferida de entrada da faca, foi estabilizada em repouso no leito e aplicado um colete de lona e plástico. Durante as primeiras 24 horas depois da internação, o controle da PA era difícil porque S.W. tinha sinais de choque neurogênico, inclusive queda da PA com bradicardia. Além dos líquidos IV, a paciente também

começou a receber infusão contínua de dopamina (3 mcg/minuto) para manter a pressão arterial média na faixa de 85 a 90 mmHg.

Agora, dois dias depois do acidente, S.W. estava alerta e orientada quanto a individualidade e local e foi extubada porque suas condições respiratórias melhoraram. Em razão da persistência da fraqueza dos músculos inspiratórios, ela foi novamente intubada e também necessitava de cuidados respiratórios extensivos, inclusive percussão torácica e mudanças de posição a cada 2 horas. O exame físico detectou paralisia flácida abaixo do nível da lesão. Ela conseguia encolher os ombros e discriminar entre estímulos sensoriais agudos e difusos no nível correspondente da lesão. A paciente ainda tinha um acesso intravenoso periférico para administração de soro fisiológico a 75 mℓ/hora. Também havia uma sonda nasogástrica conectada a um sistema de aspiração intermitente sob baixa pressão; um cateter de Foley livre com urina amarela; e dispositivos de compressão sequencial nas duas pernas.

As intervenções de enfermagem incluíam monitoramento dos sinais vitais a cada 1 a 2 horas com avaliações motora e sensorial completas a cada quatro horas. As enfermeiras que cuidavam da paciente S.W. continuavam vigilantes, monitorando seu estado respiratório. A paciente era reposicionada (mudança de posição) a cada duas horas e seu débito urinário do cateter de Foley era medido e anotado a cada 4 horas. Todos os esforços foram envidados para evitar complicações da imobilidade, tanto no setor de emergência quanto na unidade de cuidados intensivos. Depois de consultar os serviços de fisioterapia e terapia ocupacional, a equipe de saúde da paciente S.W. iniciou um plano de tratamento. Depois que a paciente saiu da fase aguda da sua lesão, foram realizados planos para transferi-la ao centro de reabilitação para recuperação adicional e adaptação à sua lesão.

1. Correlacione o quadro clínico da paciente S.W. com o nível de sua lesão em T3-T4.
2. Quando a paciente, por meio de um quadro de escrita, pergunta se ela necessitará de ventilação mecânica pelo resto de sua vida, qual seria a melhor resposta da enfermeira?
3. Como a enfermeira deveria responder às perguntas da paciente quanto à possibilidade de engravidar e ter filhos no futuro?

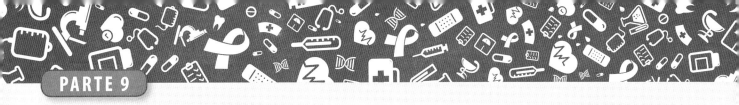

PARTE 9

Sistema Digestório

38

Anatomia e Fisiologia do Sistema Digestório

Allison Steele York e Valerie K. Sabol

Objetivos de aprendizagem

Com base no conteúdo deste capítulo, o leitor deverá ser capaz de:

1. Descrever os processos de ingestão, motilidade, digestão, absorção e eliminação.
2. Definir as funções das principais estruturas do sistema digestório.
3. Explicar a digestão e a absorção dos carboidratos, proteínas, lipídios, vitaminas e minerais.
4. Descrever a produção, a secreção e a excreção da bile.
5. Discutir os processos envolvidos no vômito e na defecação.

O sistema digestório consiste no tubo gastrintestinal e nos órgãos glandulares acessórios, que liberam seu conteúdo no tubo gastrintestinal. As principais estruturas do tubo gastrintestinal são a boca, a faringe, o esôfago, o estômago, o intestino delgado (duodeno, jejuno, íleo) e o intestino grosso (cólon, reto, ânus). Os órgãos glandulares acessórios incluem as glândulas salivares, o fígado, a vesícula biliar e o pâncreas.

As principais funções fisiológicas do sistema digestório consistem em fornecer nutrientes para a manutenção e o crescimento das células e eliminar os resíduos. A manutenção e o crescimento celulares são efetuados pelos processos de ingestão (ingerir o alimento), motilidade (misturar e impulsionar o alimento pelo tubo gastrintestinal), digestão (clivar o alimento) e absorção (movimento das partículas do alimento para a corrente sanguínea). A eliminação é o processo pelo qual o resíduo é eliminado do corpo.

A função gastrintestinal é regulada e coordenada pelo sistema nervoso autônomo (SNA) e diversos peptídios, que são classificados ainda como endócrinos (hormônios), parácrinos e neurócrinos. Os peptídios endócrinos são liberados na circulação geral e alcançam todos os tecidos. As células endócrinas liberam os parácrinos, que atuam sobre tecidos específicos. Os neurócrinos, ou neurotransmissores, difundem-se através de uma fenda sináptica e podem, por conseguinte, estimular ou inibir a liberação dos endócrinos e parácrinos.

Estrutura do sistema digestório

Anatomia macroscópica do sistema digestório

O sistema digestório (Figura 38.1) é composto do tubo gastrintestinal (também denominado canal alimentar), que começa na boca e termina no ânus. As glândulas (p. ex., glândulas salivares) e órgãos (p. ex., fígado e pâncreas) acessórios liberam produtos secretores no tubo gastrintestinal.

A cavidade oral desemboca na faringe, uma estrutura que permite a passagem de nutrientes e do ar. A faringe anterior, dividida em orofaringe e nasofaringe, conecta as cavidades oral e nasal. A extremidade posteroinferior da faringe (aproximadamente no nível da sexta vértebra cervical) conecta-se ao esôfago e à laringe. A epiglote, um fino retalho cartilaginoso coberto por tecido mole, cobre reflexivamente a laringe durante a deglutição e impede a passagem do alimento e da água para a traqueia.

O esôfago conecta a faringe ao estômago no orifício da cárdia (Figura 38.2). Sua principal função consiste em conduzir o alimento até o estômago. Dois anéis musculares, os esfíncteres esofágicos superior e inferior, limitam o esôfago. O esfíncter esofágico superior (EES) impede a aspiração e deglutição de ar em excesso. O esfíncter esofágico inferior (EEI), um anel muscular na junção gastresofágica, impede o refluxo do conteúdo gástrico para dentro do esôfago. O lúmen esofágico, um tubo oco central através do qual passa o bolo alimentar, é cercado por quatro camadas de tecido (ver "Anatomia microscópica do sistema digestório" para mais detalhes). Da camada mais interna a mais externa, são elas: mucosa, submucosa, muscular própria e serosa (Figura 38.3).

O estômago é um órgão em forma de bolsa que se localiza na parte superior do abdome, abaixo do diafragma (Figura 38.4). A principal função do estômago é de armazenamento; atua como um reservatório para o alimento mastigado. O estômago também mistura o alimento ingerido com as secreções gástricas para formar um líquido semissólido, chamado quimo, e regula a liberação do quimo para o duodeno em um ritmo controlado. O esôfago une-se ao estômago na cárdia do estômago. As células da cárdia secretam muco, que ajuda a proteger o esôfago contra as secreções ácidas do estômago. O fundo em forma de

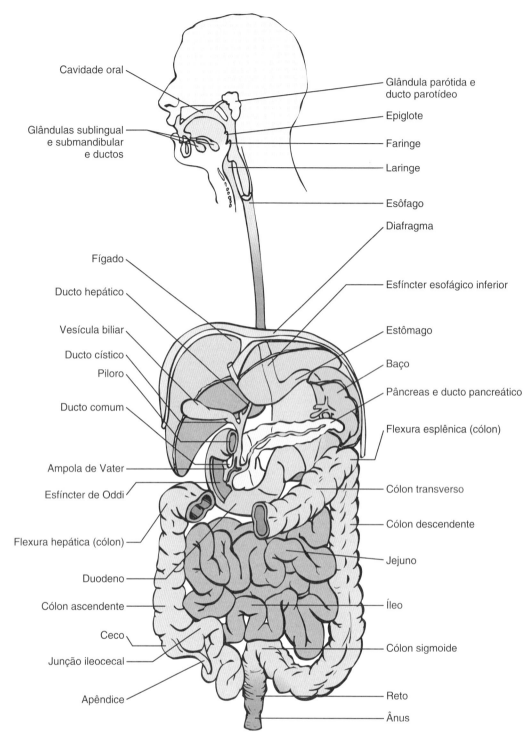

Figura 38.1 O sistema digestório.

cúpula, localizado à esquerda da cárdia, age como um reservatório. O corpo e o fundo apresentam dobras ásperas chamadas de rugas, que permitem a expansão do estômago. As depressões gástricas, que contêm as células gástricas secretoras de ácido, localizam-se principalmente no corpo do estômago. O antro, a área mais distal do estômago, é o local das células G, que secretam gastrina. O antro estreita-se para o canal pilórico ou piloro, terminando na junção gastroduodenal no esfíncter pilórico. O esfíncter pilórico, uma estrutura muscular entre o estômago e o duodeno, minimiza o refluxo intestinal.

Grande parte da digestão e absorção acontece no intestino delgado. O duodeno, os primeiros 25 a 30 cm do intestino delgado, começa no piloro. O ducto colédoco desemboca no duodeno na papila duodenal através da ampola de Vater. Os 2,6 m seguintes do intestino delgado compõem o jejuno. O íleo, o 1,1 m final do intestino delgado, conecta-se ao cólon (ceco) na válvula ileocecal, que impede o refluxo do conteúdo colônico para o íleo.

Tradicionalmente, considera-se que o cólon tenha seis partes. O *ceco* é a seção mais proximal e onde se localiza a válvula ileocecal. O *apêndice vermiforme*, um tubo cego de

Capítulo 38 Anatomia e Fisiologia do Sistema Digestório **775**

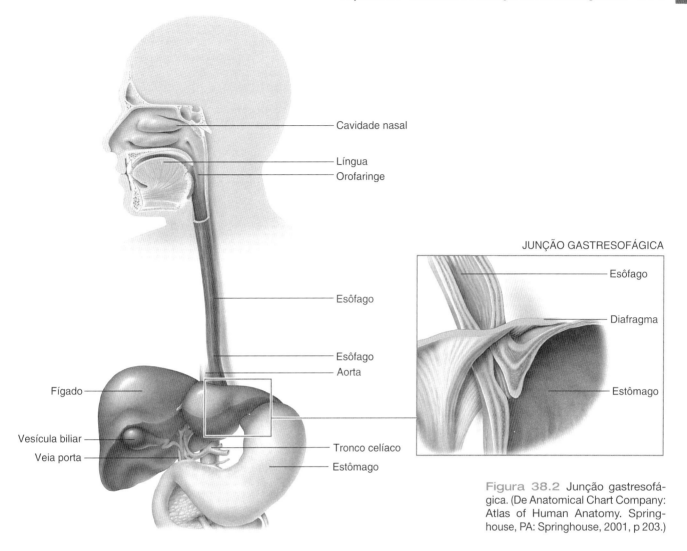

Figura 38.2 Junção gastresofágica. (De Anatomical Chart Company: Atlas of Human Anatomy. Springhouse, PA: Springhouse, 2001, p 203.)

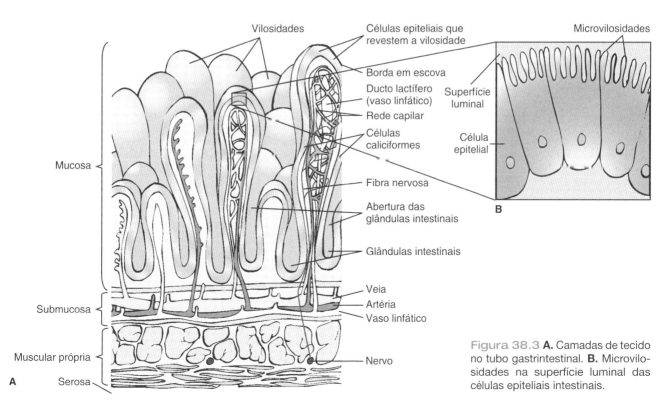

Figura 38.3 **A.** Camadas de tecido no tubo gastrintestinal. **B.** Microvilosidades na superfície luminal das células epiteliais intestinais.

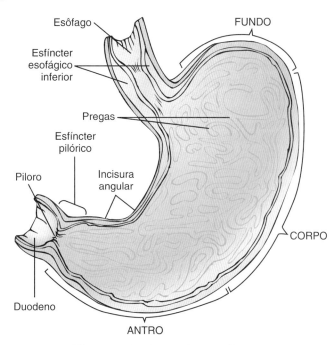

Figura 38.4 Anatomia do estômago.

2,5 a 20 cm, protrai-se posteriormente a partir do ceco. O *cólon ascendente* estende-se superiormente do ceco até a flexura hepática. O *cólon transverso* localiza-se entre as flexuras hepática e esplênica. O *cólon descendente* estende-se desde a flexura esplênica até o nível da crista ilíaca. Na crista ilíaca, o cólon transforma-se em *cólon sigmoide*, que continua para baixo até o assoalho pélvico, recebendo a denominação de reto. Os últimos 2,5 cm ou mais do reto, o canal anal, passam entre os músculos levantadores do ânus do assoalho pélvico e desembocam na superfície externa do corpo como o orifício anal. Dois esfíncteres atuam para proporcionar a continência fecal e proteger esse orifício: um esfíncter interno, composto de músculo liso, e um esfíncter externo, composto de músculo esquelético. O cólon, embora não indispensável para a vida, é responsável pela reabsorção dos eletrólitos e líquidos, possibilitando assim que o organismo mantenha o equilíbrio hidreletrolítico com menor ingestão de líquido.

Anatomia microscópica do sistema digestório

A estrutura microscópica do tubo gastrintestinal varia, dependendo da localização, porém possui aspectos comuns, que independem da localização.

■ Mucosa

A mucosa é composta de três camadas: o epitélio, a lâmina própria e a muscular da mucosa. Uma única camada de células epiteliais reveste a mucosa. As junções firmes entre as células epiteliais agem como uma barreira contra bactérias e outras grandes moléculas. No intestino delgado, essa camada é mais convoluta e possui projeções digitiformes, denominadas (vilosidades) (ver Figura 38.3). Essas modificações estruturais aumentam consideravelmente a área de superfície do intestino delgado, facilitando, assim, a absorção. A lâmina própria, uma camada de tecido conjuntivo, contém capilares e vasos linfáticos. A muscular da mucosa, a camada mais interna, é composta de duas camadas de músculo liso. A mucosa contém células que produzem secreções gastrintestinais e células que são sensíveis a estímulos químicos e mecânicos.

■ Submucosa

A submucosa contém vasos sanguíneos, redes de nervos e tecido conjuntivo. A submucosa do intestino delgado contém agregados de tecido linfático (placas de Peyer), que são particularmente numerosos no íleo. Células especializadas da mucosa, que se localizam superiormente às placas de tecido linfático no intestino delgado, absorvem os antígenos virais e bacterianos. Essas células especializadas sensibilizam as células linfáticas para os antígenos, produzem e secretam os anticorpos de imunoglobulina da classe A (IgA). Os anticorpos protegem o corpo contra o antígeno na próxima vez (ou vezes) que ele penetrar no intestino delgado.

■ Muscular própria

A muscular própria consiste em duas camadas de músculo liso: uma camada muscular circular interna e uma camada longitudinal externa. As duas camadas musculares lisas funcionam obedecendo aos dois tipos principais de motilidade gastrintestinal: o movimento de propulsão e os movimentos de mistura. O estômago possui uma camada adicional de músculo liso para facilitar seus movimentos de mistura dos alimentos.

■ Serosa

A serosa, ou adventícia, é a camada mais externa do tubo gastrintestinal. A serosa é contínua ao mesentério e forma parte do peritônio visceral.

Inervação

O tubo gastrintestinal é inervado pelo SNA. O SNA pode ser dividido em sistema nervoso extrínseco e sistema nervoso intrínseco (entérico).

■ Sistema nervoso extrínseco

O sistema nervoso extrínseco é ainda dividido nos ramos parassimpático e simpático. A estimulação parassimpática aumenta a atividade gastrintestinal através das fibras sensoriais e motoras para promover a motilidade, relaxar os esfíncteres e promover a secreção. A ativação dos nervos simpáticos comumente inibe as atividades motoras e secretoras do sistema digestório.

■ Ramo parassimpático

A inervação parassimpática do tubo gastrintestinal ocorre principalmente por meio dos nervos vago e pélvico. O nervo vago (nervo craniano X) inerva o esôfago, o estômago, o pâncreas, a vesícula biliar, o intestino delgado, o ceco e o cólon proximal. Os eferentes vagais fazem sinapse com os neurônios no plexo mioentérico, ou plexo de Auerbach. A seguir, as fibras pós-ganglionares fazem sinapse com as células musculares lisas e secretoras.

As fibras vagais aferentes (sensoriais) originam-se no esôfago, estômago, intestino delgado e, possivelmente, no intestino grosso. As fibras aferentes retransmitem as informações sobre a dor e distensão para o cérebro e para a medula espinal.

O nervo pélvico, originário das vias espinais S2 a S4, transporta as fibras aferentes e eferentes parassimpáticas para inervar o reto e o cólon descendente.

■ Ramo simpático

As fibras eferentes simpáticas saem da medula espinal e fazem sinapse nos gânglios próximos à medula espinal. A seguir, fibras pós-ganglionares longas fazem o seu trajeto até o intestino e fazem sinapse com vasos sanguíneos, gânglios do plexo mioentérico e células secretoras. O esôfago recebe uma densa inervação simpática. As fibras simpáticas para o estômago e duodeno que saem de T6 a T9 fazem sinapse no gânglio celíaco, e, a seguir, continuam seu trajeto ao longo da artéria celíaca. As fibras simpáticas que saem de T9 e T10 fazem sinapse no gânglio mesentérico superior e, em seguida, viajam com a artéria celíaca até intestino grosso e intestino delgado. As fibras terminam em neurônios e vasos sanguíneos entéricos; algumas fibras inervam as camadas musculares.

■ Sistema nervoso intrínseco (entérico)

O sistema nervoso intrínseco, mais comumente conhecido como entérico (SNE), coordena motilidade e secreção gastrintestinais. O SNE é agrupado em vários plexos nervosos, sendo os plexos mioentérico e submucoso os mais proeminentes. Os nervos nesses plexos recebem estímulos de receptores no tubo gastrintestinal e do SNE. Quando integrado no sistema intrínseco, esse estímulo ajuda a coordenar a função. As fibras periféricas inervam os músculos voluntários responsáveis por mastigação, deglutição e defecação.

O SNE é uma complexa rede incrustada na parede do tubo gastrintestinal desde a faringe até o ânus. Ele inclui neurônios entéricos e os processos dos neurônios extrínsecos aferentes e eferentes. Existem dois plexos ganglionares principais contendo os corpos celulares dos neurônios entéricos: um plexo externo e um interno. Tais plexos são responsáveis pelo controle dos movimentos gastrintestinais e de secreção e fluxo sanguíneo gastrintestinais, respectivamente. Existem dois plexos ganglionares que contêm corpos celulares dos neurônios entéricos. O plexo externo, plexo mioentérico ou plexo de Auberbach, fica entre as camadas musculares longitudinal e circular. O plexo submucoso, ou plexo de Meissner, fica entre o músculo circular e a mucosa. O plexo mioentérico controla principalmente os movimentos gastrintestinais e o plexo submucoso controla principalmente a secreção e o fluxo sanguíneo gastrintestinais.

O SNE pode funcionar isoladamente, independente dos nervos extrínsecos, embora a estimulação dos nervos parassimpáticos ou simpáticos possa ativar ou estimular ainda mais seu funcionamento.

Os nervos do SNE são caracterizados tanto por sua função quanto pelos neurotransmissores que contêm. Esses incluem acetilcolina, norepinefrina, serotonina e dopamina. Além disso, muitos hormônios gastrintestinais foram identificados nos nervos do SNE, onde agem como neurotransmissores, e no encéfalo, onde influenciam o fluxo autonômico. Estes incluem a substância P, o polipeptídio intestinal vasoativo, o peptídio inibitório gástrico (GIP) e peptídios opioides. Há evidência de que essas substâncias participem no controle de todas as funções gastrintestinais (secreção, motilidade e absorção).

Circulação

O suprimento sanguíneo para o tubo gastrintestinal e o baço é chamado de circulação esplâncnica. O sistema digestório recebe cerca de um quarto do débito cardíaco em repouso, mais do que qualquer outro sistema orgânico. Quando a circulação é prejudicada (como no choque), a perfusão para o leito esplâncnico é desviada para a circulação sistêmica. Como os órgãos esplâncnicos em geral extraem apenas cerca de 20% do oxigênio do sangue perfundido, a perfusão esplâncnica pode ser reduzida sem o comprometimento dos órgãos. Contudo, uma redução grave da perfusão esplâncnica pode causar dano ao revestimento mucoso no intestino.

A artéria esofágica é um ramo originário da aorta torácica e perfunde o esôfago. Três ramos da porção abdominal da artéria aorta perfundem os órgãos gastrintestinais:

- O eixo celíaco (que consiste na artéria gástrica esquerda, artéria hepática comum e artéria esplênica) perfunde a porção inferior do esôfago, estômago, duodeno, vesícula biliar e fígado
- A artéria mesentérica superior irriga o intestino delgado até o cólon transverso
- A artéria mesentérica inferior perfunde cólon descendente, cólon sigmoide e reto.

As áreas de perfusão se sobrepõem, proporcionando alguma proteção contra a isquemia.

A drenagem venosa do estômago e dos intestinos delgado e grosso se faz principalmente através da veia porta até o fígado. O suprimento sanguíneo oriundo da porção inferior do reto e da porção inferior do esôfago desvia-se do sistema porta. O sangue oriundo do reto drena para dentro da veia cava inferior através das veias retais, as quais desembocam na veia ilíaca externa. O sangue advindo do esôfago drena através das veias hemiázigo e ázigo para dentro da veia cava inferior.

O suprimento sanguíneo para o fígado é único. O fígado recebe o aporte sanguíneo arterial e venoso. O sangue venoso é suprido por meio da veia porta, que drena a maior parte do sangue originário do tubo gastrintestinal (Figura 38.5). A veia porta forma-se atrás do baço, na confluência das veias mesentérica superior e esplênica, e vai até o fígado. O suprimento arterial é feito pela artéria hepática comum, que se origina do tronco celíaco próximo à aorta e, a seguir, perfunde o fígado. Ambos os conjuntos de vasos formam capilares e, em seguida, drenam para dentro da veia hepática, que, por sua vez, desemboca na veia cava inferior.

Função do sistema digestório

A principal função do tubo gastrintestinal consiste em decompor os nutrientes em uma forma de energia utilizável. O alimento é ingerido na forma de macromoléculas, que não podem ser absorvidas. Essas macromoléculas são convertidas em formas utilizáveis de energia através de sua mistura com enzimas e secreções digestivas à medida que se movem pelo tubo gastrintestinal. Esses processos serão discutidos em relação com as várias partes do tubo gastrintestinal e as secreções e motilidade que possibilitam a digestão.

Orofaringe

■ Secreções

As glândulas salivares da orofaringe produzem saliva. A saliva é composta de muco (um lubrificante que facilita a deglutição), lipase lingual (uma enzima que digere os lipídios, secretada

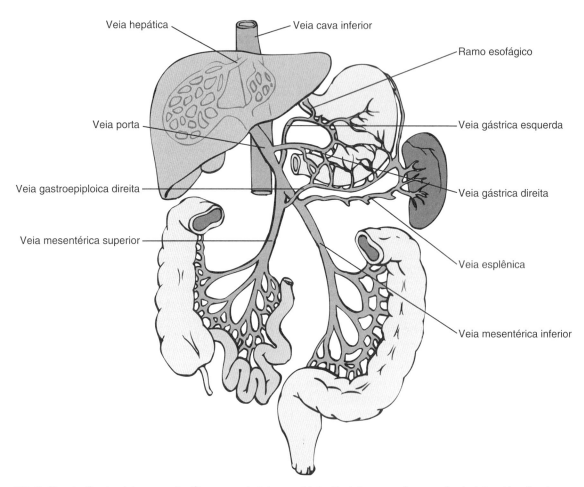

Figura 38.5 Circulação do sistema porta. O sangue do tubo gastrintestinal, baço e pâncreas faz trajeto até o fígado por meio da veia porta, antes de entrar na veia cava inferior para retornar ao coração.

pelas glândulas linguais), amilase salivar (uma enzima que cliva o amido) e anticorpos da classe A (IgA) (que fornecem uma primeira linha de defesa contra as bactérias, vírus e substâncias químicas bacteriostáticas e carcinogênicas; Tabela 38.1). Uma cavidade oral úmida também facilita a fala. O pH da saliva é 7 e contém bicarbonato, tornando a saliva capaz de neutralizar as substâncias ácidas que penetram na cavidade oral, incluindo o ácido gástrico regurgitado. A lipase lingual digere cerca de 30% dos lipídios da dieta no estômago. As glândulas salivares secretam aproximadamente metade da amilase digestiva empregada na digestão; o restante é secretado pelo pâncreas.

A produção de saliva é provocada por múltiplos estímulos, incluindo visão, olfato ou imagem mental do alimento, e pelo paladar agradável ou textura macia do alimento na boca. Os alimentos ásperos, com sabor ruim e odor desagradável reduzem as secreções das glândulas salivares. A estimulação parassimpática ou a administração de medicamentos que mimetizam a estimulação (colinérgicos) ou a estimulam (neostigmina) promove a secreção copiosa de saliva aquosa. A estimulação simpática ou a administração de medicamento simpaticomimético produz um débito escasso de saliva espessa. Os bloqueadores colinérgicos (p. ex., atropina) também inibem a salivação.

■ **Motilidade**

Na boca, a mastigação fraciona mecanicamente o alimento em partículas menores. Isso produz um bolo de alimento que se mantém unido e lubrificado pela saliva, podendo, então, ser impulsionado para o estômago pelo processo da deglutição. A deglutição constitui um processo complexo, que apresenta várias fases (Figura 38.6). Durante a fase oral, a língua impulsiona o bolo de alimento ou líquido para a parte posterior da faringe. Este é um processo voluntário. Durante a fase faríngea involuntária, a presença do alimento ou líquido na faringe estimula os receptores sensoriais faríngeos, os quais iniciam impulsos através do nervo craniano V (o nervo trigêmeo) até o centro da deglutição no bulbo. Os impulsos sensoriais deflagram, de maneira reflexa, o efluxo de impulsos pelas fibras motoras no nervo craniano IX (o nervo glossofaríngeo) e no nervo craniano X (o nervo vago) até as estruturas faríngeas e laríngeas. Isso gera os seguintes eventos coordenados, que impulsionam a substância sólida ou líquida para dentro do esôfago:

1. O palato mole eleva-se e se retrai, fechando a nasofaringe para evitar a regurgitação.
2. As cordas vocais se fecham, e a epiglote se fecha sobre a laringe para evitar a aspiração.
3. O EES relaxa.
4. A laringe retrai-se para cima e aumenta a abertura do esôfago e do EES.
5. Os músculos da faringe se contraem, impulsionando o alimento ou líquido para o esôfago aberto.

Durante essa fase, a respiração é inibida por meio reflexo. A lesão das fibras sensoriais ou motoras (nos nervos cranianos V, IX ou X) ou do centro da deglutição no tronco encefálico

Tabela 38.1 Principais secreções gastrintestinais.

Localização	Volume diário	Composição (e ação)
Boca	1.000 a 2.000 mℓ	Amilase (digestão de carboidrato) Lipase (digestão de lipídios) Imunoglobulinas Muco Água, eletrólitos
Esôfago	300 a 800 mℓ	Muco
Estômago	2.000 mℓ	Fator intrínseco (absorção da vitamina B_{12}) Ácido clorídrico (ativa o pepsinogênio) Pepsinogênio (digestão de proteína) Muco Água, eletrólitos Gastrina (estimula a liberação de ácido clorídrico, efeitos tróficos sobre a mucosa, especialmente no estômago)
Pâncreas	1.200 a 1.800 mℓ	Enzimas • Amilase (digestão de carboidratos) • Tripsinogênio (digestão de proteína) • Quimotripsina (digestão de proteína) • Elastase (digestão de proteína) • Carboxipeptidase (digestão de proteína) • Lipase (digestão de lipídios) • Colipase (digestão de lipídios) • Esterase (digestão do colesterol) • Fosfolipase (digestão de fosfolipídios) • Nucleases (digestão do RNA e do DNA) Bicarbonato (protege a parede luminal neutralizando o ácido) Água, eletrólitos
Fígado	500 a 1.000 mℓ	Sais biliares (emulsificam as gorduras) Bilirrubina (produto excretor final da degradação da hemoglobina) Água, eletrólitos
Intestino delgado	3.000 a 4.000 mℓ	Enzimas • Enteroquinase (ativa o tripsinogênio) • Lipase (digestão dos lipídios) • Enteropeptidase (digestão de proteína) • Peptidase (digestão de proteína) • Nucleases (digestão do RNA e do DNA) • Maltase (digestão de carboidratos) • Lactase (digestão de carboidratos) • Sacarase (digestão de carboidratos) Muco Bicarbonato Água, eletrólitos Colecistocinina no sangue (estimula a secreção pancreática e a contração da vesícula biliar) Peptídio insulinotrópico dependente de glicose no sangue (estimula a liberação de insulina, bem como motilidade e secreção gástricas) Gastrina (estimula a secreção de ácido gástrico)
Intestino grosso	Variável	Muco

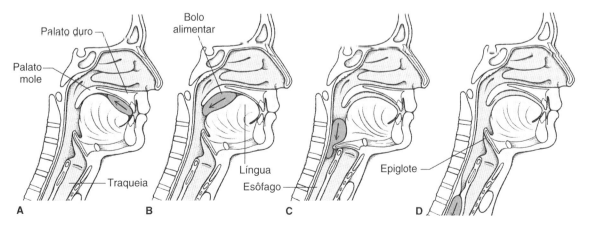

Deglutição: (A) o bolo alimentar é jogado para trás; (B) a nasofaringe se fecha; (C) a epiglote fecha a traqueia; (D) o bolo é movido para baixo através do esôfago.

Figura 38.6 Deglutição: passagem do bolo alimentar da boca pela faringe.

enfraquece ou elimina a capacidade de deglutir ou provoca deglutição mal coordenada, na qual o alimento ou líquido penetra na nasofaringe e/ou na laringe.

Esôfago

■ Secreções

As células mucosas esofágicas secretam muco (ver Tabela 38.1). O muco protege o revestimento esofágico contra a lesão provocada pelas secreções gástricas ou pelo alimento e atua como um lubrificante para facilitar a passagem do alimento.

■ Motilidade

A fase esofágica da deglutição começa quando o alimento ou líquido penetra no esôfago (Figura 38.7). As contrações do esôfago induzidas pela deglutição são chamadas de peristalse primária. A onda da peristalse faz com que o EEI relaxe, permitindo, assim, que o alimento penetre no estômago. Se a peristalse primária for incapaz de limpar o esôfago, o alimento ou líquido o distende. Essa distensão estimula os receptores de estiramento, que, de maneira reflexa, promovem o relaxamento dos músculos esofágicos adiante da área de distensão, bem como a contração dos músculos esofágicos aí situados e atrás dela. O alimento ou líquido é então impulsionado para diante, para dentro da área recentemente relaxada, a qual se torna distendida. Isso é chamado de peristalse secundária. A peristalse reflexa reincide de modo repetitivo até que o alimento ou líquido chegue ao EEI.

O tônus do EEI pode ser alterado por diversos agentes (Tabela 38.2). Algumas pessoas sofrem de um EEI hipertrófico, que impede o esvaziamento esofágico (e pode levar à distensão excessiva da parte inferior do esôfago), enquanto outras apresentam um EEI incompetente, o que resulta em repetidos episódios de refluxo gástrico (o que pode levar a estenoses da porção inferior do esôfago).

Tabela 38.2 Fatores que influenciam o tônus do esfíncter esofágico inferior.

Aumento do tônus	Diminuição do tônus

Substâncias alimentares:
  Proteína
Medicamentos:
  Metoclopramida
  Algumas prostaglandinas (F$_2$)
	Substâncias alimentares:
	  Gorduras
	  Café
	  Chocolate
	  Álcool
	  Hortelã-pimenta
	  Sucos cítricos
	  Produtos feitos de tomate
	  Bebidas gaseificadas
	  Colecistocininas
	  Progesterona (como durante a gravidez)
	  Somatostatina
	  Dopamina
	  Algumas prostaglandinas (E$_2$, A$_2$)
	  Tabagismo

Estômago

■ Secreções

As principais secreções do estômago são o ácido clorídrico, o fator intrínseco, o pepsinogênio, a gastrina e o muco (ver Tabela 38.1).

O ácido clorídrico converte o pepsinogênio, que é secretado pelas células principais do estômago, em pepsina, uma enzima proteolítica. O ácido clorídrico proporciona um pH ideal para a atividade da pepsina; juntos, o ácido clorídrico e a pepsina começam a digestão da proteína. A ação química do ácido clorídrico também cliva as moléculas alimentares e ajuda a proteger o tubo gastrintestinal de invasão bacteriana. O fator intrínseco é necessário para a absorção da vitamina B$_{12}$ no intestino delgado.

As células G, localizadas no antro gástrico, secretam o hormônio gastrina, o qual promove a secreção das células principais e parietais e o crescimento da mucosa gástrica (Tabela 38.3). A produção excessiva de gastrina, uma condição conhecida como síndrome de Zollinger-Ellison, resulta em hipersecreção gástrica e ulceração péptica.

As células da mucosa gástrica secretam continuamente uma fina camada de muco. O muco, um lubrificante, age em conjunto com o bicarbonato para neutralizar o ácido, protegendo a parede gástrica de lesão. Essa barreira pode ser rompida por vários agentes, incluindo sais biliares, álcool, ácido acetilsalicílico, agentes anti-inflamatórios não esteroides (AINE) e infecção por *Helicobacter pylori*.

■ Fatores que afetam as secreções gástricas

As células parietais gástricas contêm receptores de acetilcolina, histamina e gastrina. A estimulação desses receptores faz com que as células parietais secretem de imediato o ácido clorídrico. A secreção de ácido clorídrico é inibida por substâncias químicas que bloqueiam os receptores de histamina (p. ex., antagonistas do receptor H$_2$) ou os receptores de acetilcolina (p. ex., atropina). Os inibidores da bomba de prótons inibem

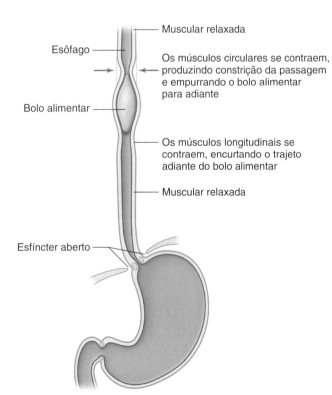

Figura 38.7 Movimento do bolo alimentar através do esôfago por contração peristáltica.

Capítulo 38 Anatomia e Fisiologia do Sistema Digestório **781**

Tabela 38.3 Hormônios que controlam a secreção e a motilidade.

Hormônio	Fonte	Estimulação da liberação	Principal função
Gastrina	Estômago, intestino delgado	Distensão gástrica, presença de proteína parcialmente digerida próximo ao piloro	Estimula • Secreção de ácido gástrico • Secreção do fator intrínseco gástrico • Motilidade gástrica • Motilidade intestinal • Crescimento da mucosa • Crescimento pancreático • Liberação de insulina pelo pâncreas • Tônus esofágico inferior
Secretina	Intestino delgado	Ácido que penetra no intestino delgado	Estimula • Secreção pancreática de bicarbonato • Secreção pancreática de enzimas • Crescimento pancreático • Secreção gástrica de pepsina • Secreção biliar de bicarbonato • Contração da vesícula biliar Inibe • Esvaziamento gástrico • Motilidade gástrica • Motilidade intestinal
Colecistocinina	Intestino delgado	Ácidos graxos e aminoácidos no intestino delgado	Estimula • Secreção de ácido gástrico • Motilidade gástrica • Motilidade intestinal • Motilidade colônica • Contração da vesícula biliar e relaxamento do esfíncter de Oddi (aumentando, assim, o fluxo de bile para o intestino delgado) • Secreção pancreática de bicarbonato • Liberação pancreática de enzimas • Crescimento pancreático Inibe • Tônus esofágico inferior • Esvaziamento gástrico
Peptídio inibitório gástrico	Intestino delgado	Ácidos graxos e lipídios no intestino delgado	Estimula • Liberação de insulina • Motilidade intestinal Inibe • Secreção de ácido gástrico • Esvaziamento gástrico • Motilidade gástrica
Motilina	Intestino delgado	Ácido e lipídios no intestino delgado	Estimula • Motilidade gástrica • Motilidade intestinal

a via da enzima H^+/K^+-adenosina trifosfatase (ATPase), a etapa comum final na via secretora ácida. Algumas prostaglandinas também inibem a secreção de ácido clorídrico. Os fatores que estimulam as secreções gástricas incluem álcool, cafeína e hipoglicemia.

■ Controle das secreções gástricas

As secreções gástricas são reguladas em três fases: a cefálica, a gástrica e a intestinal (Tabela 38.4). Essas fases são controladas por mecanismos neurais e hormonais.

Na fase cefálica, a visão, o olfato, o paladar ou a imagem mental do alimento estimula os centros do tronco encefálico, levando, de forma imediata e reflexa, à estimulação parassimpática (vagal) da salivação, secreção pancreática, liberação de bile e secreções gástricas de pepsinogênio e ácido clorídrico pelas células principais e parietais, respectivamente. A estimulação simpática pode alterar a resposta da fase cefálica. Este é o mecanismo pelo qual as emoções podem influenciar as secreções gastrintestinais. Medo, raiva e depressão diminuem as secreções.

Durante a fase gástrica, a distensão do estômago por alimento estimula os receptores de estiramento na parede gástrica. As substâncias químicas, principalmente as proteínas, estimulam os quimiorreceptores na mucosa. Os receptores de estiramento e os quimiorreceptores, por sua vez, ativam os neurônios no plexo submucoso, que, em seguida, estimulam os neurônios no plexo mioentérico, os quais, por sua vez, estimulam a secreção pelas células parietais e principais. As proteínas no quimo também promovem diretamente a secreção de gastrina pelas células G; a gastrina fornece um estímulo adicional para a secreção das células parietais e principais.

Mais adiante, a fase gástrica é interrompida por uma combinação de eventos: os receptores de estiramento e os quimiorreceptores na parede do estômago tornam-se refratários à estimulação; a acidez do quimo inibe a secreção adicional de gastrina; e o GIP diminui a secreção de ácido clorídrico e a motilidade gástrica.

A fase intestinal começa depois que o quimo alcança o duodeno. A acidez do quimo estimula as células da mucosa duodenal a liberar secretina para a corrente sanguínea; as proteínas e os lipídios deflagram a liberação de colecistocinina (CCK)

782 Parte 9 Sistema Digestório

Tabela 38.4 Fases da secreção gástrica.

Fase	Estímulo para a secreção	Efeito
Cefálica (neuronal)	A visão, o olfato e o sabor do alimento iniciam impulsos do sistema nervoso central mediados pelo nervo vago	Efeitos gástricos: Ácido clorídrico (das células parietais) Pepsinogênio (das células principais) Secreção de muco Outros efeitos: Salivação Secreção pancreática Liberação de bile
Gástrica (neuronal e hormonal)	A presença de alimento no antro inicia impulsos do sistema nervoso central mediados pelo nervo vago	Liberação de gastrina Liberação de ácido clorídrico Liberação de pepsinogênio
Intestinal (hormonal)	Quimo no intestino delgado	pH do quimo < 2: liberação de secretina, polipeptídio inibitório gástrico, colecistocinina (diminui a secreção de ácido gástrico) pH do quimo > 3: liberação de gastrina (aumenta a secreção de ácido gástrico)

para o sangue oriundo de células similares, e a glicose e o tecido adiposo estimulam a secreção de GIP. A secretina e a CCK provocam a secreção pancreática e a liberação do conteúdo da vesícula biliar para o duodeno. O GIP estimula a liberação de insulina das ilhotas de Langerhans e diminui a motilidade e as secreções gástricas (ver Tabela 38.3). Os receptores de estiramento no duodeno deflagram a peristalse, de modo que o quimo é degradado, misturado com enzimas e diluentes, e movido além do lúmen do intestino delgado altamente absorvente. Se o quimo for menos ácido, a gastrina é liberada. Sob o controle neural, a motilina é outro hormônio que é ciclicamente liberado durante o jejum. A motilina estimula a motilidade do estômago e do intestino delgado.

■ Motilidade

A passagem do alimento do esôfago para o estômago inicia, por meio reflexo, o relaxamento receptivo. Depois que o estômago se encheu de alimento, as contrações peristálticas misturam o alimento e impulsionam o conteúdo gástrico para o piloro, onde pequenas quantidades penetram no duodeno. O esfíncter pilórico desempenha um papel menor no esvaziamento gástrico; sua principal função é evitar o refluxo duodenal. Os ácidos biliares presentes no quimo que tornam a entrar no estômago através do refluxo duodenal lesionam a barreira química que reveste as superfícies das células da mucosa gástrica. O esvaziamento gástrico pode ser retardado por vagotomia; pela presença de lipídios, proteínas ou ácido clorídrico no quimo duodenal; por distensão duodenal; e por hormônios intestinais.

O vômito é a regurgitação do alimento do estômago pela boca. Durante o vômito, os músculos abdominais e o diafragma se contraem, e o EEI relaxa, permitindo o refluxo do conteúdo gástrico para o esôfago e a propulsão do conteúdo gástrico para fora da boca. Além disso, a irritação do intestino delgado pode provocar peristalse reversa. Esses movimentos deslocam o quimo no sentido da válvula pilórica, e, quando suficientemente fortes para abrir o piloro, o conteúdo intestinal pode ser eliminado na forma de vômito. Quando a bile amarelada do duodeno é exposta ao ácido no estômago, a interação faz com que o vômito fique esverdeado. Ocasionalmente, o vômito do conteúdo intestinal pode ser tão rápido que apresenta conteúdo de bile amarelada. Quando o sangue é exposto ao ácido no estômago, a exposição resulta em vômito "em borra de café", castanho-escuro. Se a rapidez do vômito não permitir tempo suficiente para que ocorra essa interação do ácido com o sangue, o sangue no vômito apresenta sua coloração vermelha normal (hematêmese).

Pâncreas

O pâncreas é composto tanto de tecido exócrino quanto de tecido endócrino. O tecido endócrino, disseminado por todo o pâncreas, secreta insulina, glucagon e hormônios polipeptídicos pancreáticos, que auxiliam no processo digestivo. O pâncreas exócrino é composto de células acinares, que esvaziam as secreções dentro de um sistema de ductos pancreáticos interno (Figura 38.8). Por causa da disposição anatômica entre o ducto colédoco e o ducto de Wirsung, um cálculo biliar que obstrui a ampola de Vater pode obstruir o fluxo normal da bile e das secreções pancreáticas. (Tal obstrução, embora rara, pode levar à estase da secreção pancreática, resultando em pancreatite aguda.)

As células acinares exócrinas secretam tanto uma solução de bicarbonato aquosa e alcalina quanto enzimas (ver Tabela 38.1). A grande quantidade de água secretada pelo pâncreas é o instrumento na diluição do quimo antes da absorção. Além disso, o bicarbonato neutraliza o quimo altamente ácido do estômago. As enzimas pancreáticas digerem as proteínas (tripsina, quimotripsina, elastase e carboxipeptidase), lipídios (lipase, colipase e esterase), fosfolipase e ácidos nucleicos (nucleases) e amido (amilase).

As enzimas pancreáticas são secretadas pelo pâncreas na forma inativa. O inibidor de tripsina evita a ativação prematura do tripsinogênio à sua forma ativa, a tripsina. Quando as secreções pancreáticas chegam ao duodeno, o tripsinogênio é ativado por uma enzima da mucosa intestinal, a enteroquinase, em sua forma ativa, a tripsina. A seguir, a tripsina ativa as outras enzimas pancreáticas.

Vesícula biliar

No duodeno, o quimo misturado com as secreções pancreáticas é aquoso. Os lipídios no quimo não são hidrossolúveis e requerem uma mistura enzimática solvente do fígado para torná-los absorvíveis pelas células intestinais. Os hepatócitos, entre muitas outras funções metabólicas, produzem a bile. A bile é uma mistura de sais biliares, colesterol, bilirrubina e ácidos suspensos em água. Essa solução emulsifica a gordura no quimo, clivando os lipídios em pequenos glóbulos que podem ser absorvidos através do lúmen intestinal. A ação da bile ioniza as vitaminas lipossolúveis em formas absorvíveis. A bile também suspende o colesterol, triglicerídios e lipoproteínas de múltipla densidade na corrente sanguínea, impedindo, assim, a precipitação e a deposição dessas moléculas na rede vascular até que possam ser catabolizadas.

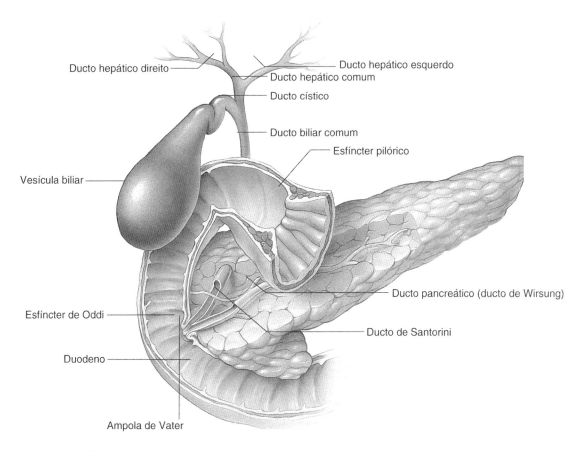

Figura 38.8 Sistema biliar. (De Anatomical Chart Company: Atlas of Human Anatomy. Springhouse, PA: Springhouse, 2001, p 217.)

A bile é armazenada e concentrada na vesícula biliar. A secreção da vesícula biliar é máxima durante a fase intestinal da digestão. Essa atividade é estimulada pela CCK, que é secretada pela mucosa intestinal na presença de ácidos graxos ou de aminoácidos. A CCK provoca a contração da vesícula biliar e o relaxamento do esfíncter de Oddi, permitindo a liberação da bile no duodeno para misturar-se com o quimo.

Intestino delgado

■ Secreções

No duodeno, o quimo mistura-se com as enzimas digestivas pancreáticas, substâncias alcalinas, água, muco e bile. Quando a mucosa do intestino delgado é exposta ao ácido no quimo, ocorre liberação de secretina. A secretina estimula a liberação de bicarbonato pelas células que revestem os ductos biliares. As enzimas intestinais secretina, CCK e enteroquinase são acrescentadas a essa mistura, juntamente com muco, bicarbonato e água. Essas secreções intestinais ajudam a manter a fluidez do quimo e podem diluir agentes nocivos.

■ Motilidade

O intestino delgado apresenta dois tipos de movimentos característicos: propulsivo e de mistura. Os movimentos propulsivos impulsionam o alimento para a frente, permitindo a digestão e a absorção. Essa peristalse é estimulada por distensão. Durante o movimento de mistura, contrações concêntricas localizadas na parede intestinal, chamadas de segmentação, promovem a mistura das partículas alimentares. A repetição desse processo amassa continuamente o quimo, o que aumenta a exposição das moléculas às superfícies absortivas da mucosa intestinal.

O esvaziamento do intestino delgado para dentro do cólon ocorre da mesma maneira que o esvaziamento gástrico. As ondas peristálticas acumulam uma pressão no íleo, atrás da válvula ileocecal, e empurram o quimo através da válvula para dentro do cólon.

■ Absorção

As principais funções do intestino delgado são a absorção e a digestão, que são facilitadas por secreções do pâncreas, fígado e vesícula biliar. A camada mucosa do intestino delgado apresenta muitas dobras (válvulas coniventes) revestidas por numerosas projeções digitiformes (vilosidades) e microvilosidades, as quais aumentam drasticamente a área de superfície de absorção do intestino delgado.

▶ **Carboidratos.** As três principais fontes de carboidratos na dieta humana são a sacarose, a lactose e o amido. A clivagem de carboidratos começa na boca, quando o alimento se mistura com a amilase salivar durante a mastigação. A digestão continua no duodeno. A conversão em açúcares simples continua no intestino delgado por enzimas intestinais. Os transportes ativo e passivo são empregados para absorver os açúcares através do lúmen intestinal para a corrente sanguínea.

▶ **Proteínas.** A degradação da proteína é iniciada no estômago pelas ações do ácido clorídrico e da pepsina. No entanto, na ausência de pepsina e ácido clorídrico, o intestino delgado é

784 **Parte 9** Sistema Digestório

capaz de digerir por completo toda a proteína disponível. Grande parte da digestão acontece no duodeno e no jejuno por meio das enzimas pancreáticas proteolíticas. Os polipeptídios no intestino delgado são degradados em fragmentos peptídicos e aminoácidos pela tripsina, quimotripsina e carboxipeptidase. Os aminoácidos são absorvidos no sangue por difusão ativa e passiva.

▶ **Lipídios.** Triglicerídios, lipídios e fosfolipídios são primeiramente degradados no intestino delgado. Os sais biliares, em um processo chamado de emulsificação, facilitam a criação de pequenas gotículas de gorduras a partir de glóbulos maiores. Em seguida, as enzimas pancreáticas degradam as gorduras em cadeias de ácidos graxos e monoglicerídios. Essas moléculas menores degradam-se em glóbulos ainda menores, chamados micelas. Os ácidos graxos e os monossacarídios são transportados passivamente através da mucosa intestinal a partir de uma micela, deixando a bile para trás.

Na submucosa, os ácidos graxos livres passam diretamente para o sangue, quando suficientemente pequenos. Quando muito grandes para a difusão passiva direta, o ácido graxo livre é reorganizado em um triglicerídio, acoplado às lipoproteínas e ao colesterol, e passa para o líquido linfático como quilomícron.

A bile deixada para trás no intestino depois da absorção das gorduras a partir de uma micela é reabsorvida no íleo. Quando os sais biliares penetram no cólon, eles diminuem a reabsorção de sódio e água, aumentando e tornando os resíduos alimentares não digeridos no cólon mais liquefeitos. Grande parte da gordura é absorvida no momento em que o quimo alcança metade do jejuno.

▶ **Vitaminas, minerais e água.** Muitas vitaminas, sejam lipossolúveis ou hidrossolúveis, difundem-se através da mucosa e submucosa intestinal no sangue. A vitamina B_{12} lipossolúvel acopla-se ao fator intrínseco, formando molécula maior. Nessa forma, a vitamina B_{12} é absorvida no íleo.

Os minerais e os eletrólitos variam em sua absorção. O sódio e o ferro requerem transporte ativo, enquanto outros minerais e eletrólitos sofrem difusão passiva. O ferro é principalmente absorvido no duodeno.

A água é absorvida passivamente por todo o estômago e pelos intestinos delgado e grosso. O tubo gastrintestinal é altamente permeável à água em ambas as direções. Se uma solução hipertônica penetrar no duodeno, a osmose acontece no lúmen. O contrário também é verdadeiro: um quimo hipotônico no estômago e duodeno provoca um movimento extremamente rápido da água na corrente sanguínea.

Intestino grosso

■ Secreção

As células caliciformes da mucosa colônica secretam muco, o qual lubrifica a passagem do quimo (ver Tabela 38.1). A produção de muco é estimulada pela irritação e pela ativação colinérgica.

■ Motilidade

Os movimentos colônicos incluem a mistura e os movimentos peristálticos. Estes operam como descrito para o intestino delgado. Um terceiro movimento, próprio do cólon, é o movimento de massa. Ele consiste em contrações simultâneas do músculo liso colônico sobre grandes regiões das porções descendente e sigmoide do cólon. O movimento de massa move rapidamente o resíduo alimentar não digerido (fezes) dessas áreas para o reto.

Os seres humanos não podem digerir a celulose, a hemicelulose ou a lignina nos tecidos vegetais. Esses materiais vegetais formam uma grande parcela do resíduo alimentar não digerido. Em geral, eles são denominados fibra vegetal ou massa nutricional. Essas fibras atraem e mantêm a água, criando fezes maiores e mais amolecidas. Baixas quantidades de fibras resultam em um cólon relativamente inativo, levando a movimentos intestinais que são relativamente raros e fezes relativamente pequenas, secas e de difícil eliminação. Os relatos epidemiológicos sugerem que as dietas ricas em fibras estão associadas a uma incidência diminuída de diverticulite e de câncer de cólon.

A repleção do reto deflagra o reflexo de defecação ao estimular os receptores de estiramento na parede retal. A estimulação dos receptores de estiramento faz com que as fibras nervosas sensoriais (aferentes) transmitam impulsos até a porção inferior da medula espinal. Por causa da disposição anatômica dos neurônios nessa parte da medula espinal, esses impulsos aferentes fazem com que, de modo reflexo, os impulsos nervosos saiam da medula, ao longo das fibras motoras parassimpáticas que inervam os músculos lisos dos cólons descendente e sigmoide, o reto e o esfíncter anal interno. Os impulsos aferentes também fazem com que, de modo reflexo, os impulsos nervosos sejam enviados da medula espinal, ao longo dos neurônios motores somáticos que inervam a musculatura esquelética do esfíncter anal externo. O efeito total desses eventos consiste em produzir as contrações expulsivas coordenadas do cólon e do reto, o relaxamento (abertura) dos esfíncteres e a expulsão das fezes pelo ânus.

A urgência para defecar começa depois que a pressão dentro do reto alcança 18 mmHg. Depois que a pressão intrarretal alcança 55 mmHg, ocorre a evacuação intestinal reflexa. Esse reflexo de defecação é inibido, em uma pessoa continente, pelos impulsos neuronais descendentes a partir dos centros cerebrais superiores, inibindo as ações dos neurônios motores somáticos que inervam o esfíncter externo. Essa inibição mantém fechado o esfíncter anal externo, evitando assim a incontinência fecal. Depois de alguns minutos, o reflexo de defecação diminui, mas, em geral, ele se torna novamente ativo dentro de mais algumas horas. A defecação é um reflexo da medula espinal que não requer vias intactas entre a medula espinal sacral e o cérebro. Na fase pós-traumática inicial do choque espinal, o reflexo não funciona. Depois que o choque medular termina, a defecação reflexa acontece apenas mais uma vez, porém a inibição voluntária não é possível (intestino neurogênico).

■ Absorção

No intestino grosso, grande parte da água e do potássio do quimo é absorvida. Isso produz um resíduo semissólido de alimento não digerido (fezes) que pode ser eliminado do organismo. A diarreia pode reduzir o tempo de trânsito do quimo, limitando, assim, essa reabsorção de potássio e água. Isso pode resultar em hipopotassemia e desidratação. A diarreia também pode ser causada por materiais que retêm a água no quimo (p. ex., sulfato de magnésio), resultando em fezes semilíquidas.

Ao nascimento, o cólon é estéril, mas grandes populações bacterianas colônicas são estabelecidas logo depois. Alguns desses organismos produzem vitamina K e algumas das vitaminas B. Outras bactérias produzem amônia, que é absorvida. Normalmente, esta é removida do sangue quando atinge o fígado. No entanto, nas pessoas com função hepática gravemente comprometida ou com vias circulatórias colaterais que se desviam do fígado (em geral resultado da hipertensão porta), essa amônia pode permanecer na circulação e levar à encefalopatia hepática.

Fígado

O fígado localiza-se no quadrante superior direito do abdome e é dividido em unidades funcionais, chamadas lóbulos. Cada lóbulo consiste em lâminas de hepatócitos organizadas ao redor de um agrupamento central de vasos chamado de tríade portal (Figura 38.9). A tríade portal inclui os dois conjuntos de vasos aferentes (veia porta e artéria hepática) e um pequeno ducto biliar.

Ramos da artéria hepática e a veia porta hepática localizam-se na periferia da roda. As células de Kupffer, os leucócitos especializados do sistema reticuloendotelial, fagocitam as bactérias, resíduos e outros materiais não próprios no sangue sinusal. Os seios drenam para a vênula central, que, por sua vez, transporta o sangue até a veia hepática.

Os canalículos biliares cegos transportam a bile recentemente secretada até ductos maiores localizados na periferia. Esses ductos menores drenam, mais adiante, para o ducto colédoco. A bile que está saindo do fígado é concentrada e armazenada na vesícula biliar. A reabsorção de líquidos e eletrólitos na vesícula biliar pode aumentar a concentração dos sais biliares, colesterol e bilirrubina em 12 vezes.

A vesícula biliar apresenta uma capacidade máxima de 50 mℓ e pode comportar um débito de bile de 24 horas (600 mℓ) do fígado. O hormônio intestinal CCK (secretado pela mucosa duodenal) e a atividade do nervo vago estimulam a contração da vesícula biliar como parte da digestão do alimento, principalmente os lipídios. A CCK e os reflexos locais iniciados pela peristalse duodenal abrem o esfíncter de Oddi. Esses eventos permitem um efluxo de bile pelo ducto colédoco para o duodeno.

O ducto colédoco e o ducto principal do pâncreas em regra se unem exatamente antes que o ducto penetre no lúmen do duodeno. Com frequência, existe uma dilatação do tubo depois dessa junção (a ampola de Vater). A abertura do ducto colédoco no duodeno ocorre a uma distância aproximada de 8 a 10 cm do piloro.

As células hepáticas realizam muitas funções vitais, conforme descrito nas seções posteriores, e são resumidas na Tabela 38.5.

■ **Metabolismo de carboidratos**

O fígado participa no metabolismo dos carboidratos. O fígado e o músculo esquelético são os dois principais locais de armazenamento de glicogênio. Os níveis séricos de glicose são mantidos pela função glicostática hepática, envolvendo dois mecanismos. Quando os níveis plasmáticos de glicose estão elevados, os hepatócitos removem a glicose do plasma. Parte dessa glicose é, então, armazenada no fígado como glicogênio. Se os níveis plasmáticos de glicose diminuem, os hepatócitos convertem o glicogênio de volta em glicose por meio de um processo chamado glicogenólise, e a glicose é liberada na corrente sanguínea. Embora muitos tecidos orgânicos possuam enzimas celulares próprias para a glicogenólise, os hepatócitos são um dos poucos tipos celulares que podem liberar essa glicose intracelular na corrente sanguínea. Os hepatócitos simplesmente não respondem diretamente à glicose plasmática. Essas

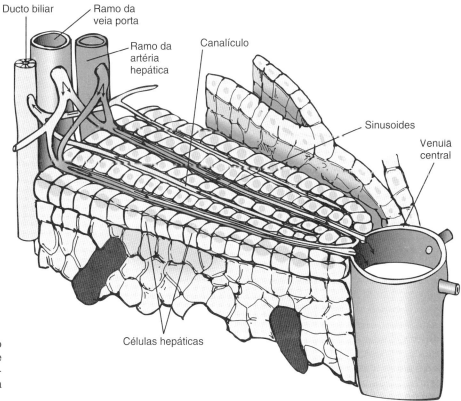

Figura 38.9 Uma porção do lóbulo hepático mostrando a localização de veias hepáticas, células hepáticas, sinusoides hepáticos e ramos da veia porta e artéria hepática.

Parte 9 Sistema Digestório

Tabela 38.5 Função hepática.

Categoria geral	Descrição específica
Metabolismo dos carboidratos	Glicogênese (conversão da glicose em glicogênio) Glicogenólise (degradação do glicogênio em glicose) Gliconeogênese (formação da glicose a partir de aminoácidos ou ácidos graxos)
Metabolismo das proteínas	Síntese de aminoácidos não essenciais Síntese de proteínas plasmáticas (albumina, pré-albumina, transferrina, fatores da coagulação, fatores do complemento; não gamaglobulina nem imunoglobulinas) Formação da ureia a partir de NH_3 (NH_3 formada por desaminação dos aminoácidos no fígado e pela ação das bactérias colônicas sobre as proteínas)
Metabolismo dos lipídios e das lipoproteínas	Síntese de lipoproteínas Degradação dos triglicerídios em ácidos graxos e glicerol Formação de corpos cetônicos Síntese de ácidos graxos a partir de aminoácidos e glicose Síntese e degradação do colesterol
Síntese e excreção de ácidos biliares	Formação da bile (contendo sais biliares, pigmentos biliares [bilirrubina, biliverdina]), colesterol Secreção da bile
Armazenamento	Glicose (na forma de glicogênio) Vitaminas (A, D, E, K, B_1, B_2, B_{12}, ácido fólico) Ácidos graxos Minerais (Fe, Cu) Aminoácidos (na forma de albumina, betaglobulinas)
Biotransformação, desintoxicação, excreção de compostos endógenos e exógenos	Inativação de medicamentos e excreção dos produtos de degradação Depuração de pró-coagulantes, fatores da coagulação ativados, subprodutos da coagulação
Remoção de patógenos	Eliminação de microrganismos por macrófagos
Catabolismo dos esteroides	Conjugação e excreção dos esteroides gonadais Conjugação e excreção dos esteroides suprarrenais (cortisol, aldosterona)

funções glicostáticas são mediadas por vários hormônios; alguns (p. ex., insulina) promovem a captação hepática de glicose, e outros (p. ex., glucagon, hormônio de crescimento e epinefrina) estimulam a glicogenólise e a liberação de glicose das células hepáticas.

O fígado não contém reservas suficientes de glicogênio capazes de tamponar a glicose plasmática durante jejum prolongado ou exercício intenso. Durante esses períodos, os baixos níveis de glicose no plasma estimulam a secreção de um ou mais hormônios (glucagon, glicocorticosteroides ou tiroxina) que deflagram a conversão bioquímica dos ácidos graxos e aminoácidos intracelulares em glicose (gliconeogênese), que a célula hepática pode então liberar na corrente sanguínea ou armazenar como glicogênio. Apenas os hepatócitos possuem a enzima que é primordial para a gliconeogênese. O armazenamento de glicogênio é importante para outras funções das células hepáticas. Um hepatócito rico em glicogênio conjuga a bilirrubina a uma velocidade mais rápida e é mais resistente às toxinas e aos agentes infecciosos.

■ Metabolismo da proteína

O fígado desempenha um papel essencial no metabolismo das proteínas. Os aminoácidos que resultam da clivagem das proteínas são desaminados para formar amônia no fígado e, em seguida, são convertidos em ureia. O fígado também sintetiza as proteínas plasmáticas, inclusive albuminas, globulinas, fibrinogênios, lipoproteínas plasmáticas e outras proteínas envolvidas na coagulação. As albuminas mantêm a pressão oncótica plasmática normal. Uma queda nessa pressão leva ao edema (tanto sistêmico quanto pulmonar) e contribui para a ascite. As globulinas ligam-se aos hormônios tireóideos e da suprarrenal. Ligados, esses hormônios ficam inativos. Os níveis de proteína hepática diminuídos podem levar a um excesso clínico desses hormônios.

■ Metabolismo lipídico e de lipoproteínas

O fígado contribui para as reservas de tecido adiposo pelo metabolismo de triglicerídios, ácidos graxos e colesterol. Durante o jejum, os triglicerídios advindos do tecido adiposo são catabolizados pelo fígado em ácidos graxos e glicerol. Os ácidos graxos livres no jejum prolongado são catabolizados ainda em acetil coenzima A e, depois, em corpos cetônicos. Os corpos cetônicos fornecem uma fonte de energia para alguns tecidos (não neuronais).

■ Síntese e excreção de ácidos biliares

Os hepatócitos produzem bile, que contém água, sais biliares, colesterol, bilirrubina, gliconato e ácidos inorgânicos. Os sais biliares auxiliam na digestão emulsificando as gorduras da dieta e fomentando sua absorção e a absorção de vitaminas lipossolúveis através da mucosa intestinal. Eles também impedem que o colesterol na bile se precipite da solução e forme cálculos. Mais de 90% do débito diário de bile são reabsorvidos para reciclagem por um processo de transporte ativo da mucosa ileal.

Outra função hepática é a eliminação da bilirrubina do organismo. Eritrócitos velhos ou defeituosos são fagocitados por grandes células reticuloendoteliais que revestem as grandes veias e os seios do fígado e baço. Esses fagócitos degradam a hemoglobina dessas células em biliverdina, ferro e moléculas de globulina. Os dois últimos componentes são reciclados pelo organismo e usados para a futura eritropoese. A biliverdina é quase imediatamente convertida em bilirrubina livre. Como a bilirrubina livre é um composto insolúvel, ela é transportada ligada às moléculas de albumina plasmáticas. Os hepatócitos convertem essa bilirrubina insolúvel em uma forma solúvel (e, dessa maneira, excretável) ao conjugá-la com o ácido glicurônico para formar o gliconato de bilirrubina. Essa forma solúvel de bilirrubina é, então, adicionada à bile e eliminada do organismo pelas fezes.

O gliconato de bilirrubina confere à bile a sua coloração amarelo-ouro normal. Os organismos no intestino convertem a maior parte do gliconato de bilirrubina em um composto acastanhado mais escuro, o urobilinogênio, que confere às fezes sua coloração acastanhada natural. Como é solúvel em água, o urobilinogênio também pode ser absorvido do cólon de volta para a corrente sanguínea e excretado pelos rins. Os níveis plasmáticos excessivos de bilirrubina conjugada (direta) ou não conjugada (indireta) produzem a icterícia. A bilirrubina não conjugada excessiva pode atravessar a barreira hematencefálica imatura ou lesionada e ligar-se aos núcleos da base, resultando em *kernicterus*.

■ **Armazenamento**

As vitaminas lipossolúveis e muitos minerais são armazenados no fígado. Essas vitaminas e minerais são liberados sob a influência dos hormônios e concentrações séricas dos elementos inorgânicos.

■ **Biotransformação**

Os hepatócitos possuem um sistema de enzimas de oxidase de função mista (OFM), que degradam determinados medicamentos e substâncias, inclusive álcool, benzodiazepínicos, tranquilizantes, fenobarbital, fenitoína e varfarina sódica, entre outros. Esse sistema opera em adição a outros sistemas intracelulares que também degradam alguns desses medicamentos e substâncias. Seu significado clínico reside na natureza dos medicamentos que esse sistema cataboliza e no fato de a atividade do sistema OFM poder ser inibida ou aumentada (induzida) por esses mesmos medicamentos, dependendo de quando eles são administrados.

A administração de dois medicamentos ou substâncias catabolizadas pelo sistema OFM dentro de um intervalo de algumas horas ou em conjunto faz com que cada agente atue de forma competitiva, lentificando a degradação do outro. Por exemplo, a ingestão simultânea de diazepam e álcool pode resultar em degradação mais lenta de cada substância. O resultado consiste em níveis sanguíneos mais elevados de ambas as substâncias químicas por um intervalo de tempo mais prolongado depois da administração.

A administração repetida de um medicamento catabolizado pelo sistema OFM por vários dias faz com que o sistema aumente fisicamente e possua mais enzimas. Isso é chamado de indução. Uma vez induzido, o sistema OFM degrada os medicamentos com maior rapidez (incluindo o medicamento que iniciou a indução). Se a administração de um segundo medicamento catabolizado pelo sistema OFM for iniciada depois que ele foi induzido, uma dose maior desse medicamento será necessária para produzir determinado efeito. Por exemplo, a indução do sistema OFM pelo diazepam aumenta a dosagem de varfarina necessária para produzir determinado efeito terapêutico. Outros medicamentos são degradados por diversos sistemas hepáticos.

■ **Catabolismo de esteroides**

As células hepáticas degradam os hormônios esteroides, impedindo, dessa maneira, os níveis séricos excessivos de estrogênio, testosterona, progesterona, aldosterona e glicocorticosteroides.

Desafios relacionados à aplicabilidade clínica

Questões rápidas

1. O Sr. K. é um homem de 27 anos de idade com suspeita de intoxicação alimentar. Quais são os processos envolvidos no ato de vomitar?
2. A Sra. D. queixa-se de um retrogosto amargo na boca após as refeições. Outros sintomas associados sugerem refluxo gastresofágico. Descreva brevemente o papel da bile nos processos digestivos.
3. O Sr. Z. é um homem de 53 anos de idade em preparação para cirurgia no fígado. Descreva brevemente como o suprimento sanguíneo no fígado é singular.

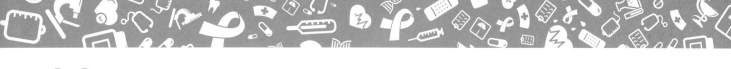

39
Avaliação do Paciente | Sistema Digestório

Tamara Ekker, Stephanie Gire, Janis Gunnell,
Sharee Brinton, Sara Angle e Micah Baker

Objetivos de aprendizagem

Com base no conteúdo deste capítulo, o leitor deverá ser capaz de:

1. Explicar o papel da enfermeira na avaliação do estado gastrintestinal no paciente em cuidados intensivos.
2. Discutir os componentes importantes da história de saúde que fornecem informações sobre as condições do sistema digestório.
3. Descrever uma conduta sistemática para realizar um exame físico completo do sistema digestório.
4. Discutir a importância dos padrões de dor em um exame abdominal.
5. Diferenciar os achados normais dos anormais detectados no exame físico do sistema digestório.
6. Identificar os dados que norteiam o julgamento clínico sobre o estado nutricional e o metabolismo em um paciente em cuidados intensivos.
7. Discutir os exames e procedimentos apropriados utilizados para diagnosticar os distúrbios gastrintestinais e as implicações de enfermagem.

O sistema digestório é um tubo longo (9 m) com glândulas e órgãos acessórios (glândulas salivares, fígado, vesícula biliar e pâncreas). O tubo gastrintestinal começa na boca, estende-se por faringe, esôfago, estômago, intestino delgado, cólon e reto, e termina no ânus. É um sistema não estéril cheio de bactérias e outra flora. Esses organismos podem provocar superinfecção se adquirirem resistência em decorrência de antibioticoterapia, e podem infectar outros sistemas quando um órgão do tubo gastrintestinal se rompe. Mau funcionamento ao longo do tubo gastrintestinal pode produzir diversos efeitos metabólicos.

A avaliação do sistema digestório em um paciente criticamente doente permite identificação precoce dos distúrbios gastrintestinais e serve como base para desenvolver um plano de cuidado holístico para o paciente. A avaliação continuada do sistema digestório do paciente de cuidados críticos pode ajudar a identificar novas complicações. Em um ambiente de cuidados intensivos, a natureza dinâmica da condição do paciente pode determinar uma avaliação mais focada do paciente.

Quando o paciente está criticamente doente, a enfermeira deve determinar se os achados do exame relacionam-se com o problema clínico atual ou nova complicação. A enfermeira compara os sinais e sintomas gastrintestinais e determina se são entidades isoladas ou estão relacionados a outro problema subjacente: o sangue vermelho vivo nas fezes é consequência de sangramento gastrintestinal ou de hemorroidas hemorrágicas externas? A dor abdominal se deve a uma cirurgia intestinal recente ou a distensão gástrica? A enfermeira deve estar ciente do estado nutricional e metabólico mutável do paciente, porque essa informação pode afetar diretamente outros resultados de saúde.[1]

História

A avaliação do sistema digestório começa com um relato completo e exato da história. A história do paciente fornece informações que podem lançar as bases e estabelecer a direção para o restante da avaliação. A história é a principal fonte de dados subjetivos sobre o estado de saúde de um paciente e fornece uma compreensão dos problemas de saúde reais ou potenciais. A história do paciente orienta o exame físico. A história organiza as informações fisiológicas, psicológicas, culturais e psicossociais pertinentes quando se relaciona com o estado de saúde atual do paciente, e contribui com fatores como estilo de vida, relações familiares e influências culturais.[2] O Quadro 39.1 lista os elementos a serem incluídos no levantamento da história gastrintestinal abrangente.

A enfermeira foca a história na queixa principal, nos eventos precipitadores, nos sintomas atuais, na história médica e na história familiar do paciente. A informação que não muda, obtida na entrevista inicial, inclui os dados sobre saúde pessoal, condições gastrintestinais preexistentes, lesões ou cirurgias abdominais ou gastrintestinais prévias e hospitalizações. A enfermeira de cuidados críticos também deve considerar o atual estado nutricional do paciente, a duração esperada da doença e seu impacto na condição do paciente sobre as futuras necessidades ou ajustes nutricionais.

A avaliação gastrintestinal pode modificar-se com a evolução da doença. Os dados obtidos durante a história inicial podem ter focado nas questões prementes com que o paciente se defronta no momento, porém essas questões podem modificar-se durante o período de uma internação. A enfermeira de cuidados críticos deve ficar atenta e precisa manter os dados e incorporar as informações adicionais na prestação de cuidado de enfermagem individualizado e holístico, à medida que o estado do paciente evolui.[2]

A dor é, com frequência, a queixa principal dos pacientes com distúrbios abdominais. Uma avaliação completa da dor deve incluir detalhes sobre os parâmetros de avaliação NOPQRST, descritos no Quadro 17.1 (ver Capítulo 17). Para ajudar a compreender a origem potencial, a localização e a radiação da dor, a enfermeira divide mentalmente o abdome em regiões, utilizando o método dos quadrantes (Figura 39.1).

Em muitos problemas gastrintestinais, a dor é referida; isso torna o diagnóstico difícil. A dor referida é a dor sentida em um local diferente daquele onde se localiza o órgão afetado. A dor referida ocorre porque os nervos que suprem um órgão também suprem a superfície corporal. A Figura 39.2 identifica os locais comuns de dor abdominal referida.

Quadro 39.1 História de saúde para avaliação gastrintestinal.

Queixa principal
- Descrição do problema pelo paciente

História da doença atual
Análise completa dos seguintes sinais e sintomas (utilizando o formato NOPQRST apresentado no Capítulo 17, Quadro 17.1)
- Dor abdominal
- Anorexia
- Indigestão (pirose)
- Disfagia
- Eructação (arroto)
- Náuseas
- Vômitos
- Hematêmese
- Febre e calafrios
- Icterícia
- Prurido (coceira)
- Diarreia
- Constipação intestinal
- Flatulência
- Sangramento
- Hemorroidas
- Melena
- Mudança no apetite
- Ganho ou perda recentes de peso
- Lesões bucais
- Desconforto anal
- Incontinência fecal
- Alteração na circunferência abdominal

História patológica pregressa
- Doenças comuns da infância e imunizações: hepatite, influenza, pneumocócica, meningocócica
- Problemas clínicos agudos e crônicos passados: tratamentos e hospitalizações – diabetes, câncer, doença inflamatória intestinal (doença de Crohn, colite ulcerativa, síndrome do intestino irritável, diverticulite), úlcera péptica, cálculos biliares, pólipos, pancreatite, hepatite ou cirrose hepática, sangramento gastrintestinal prévio, cânceres ou tumores do tubo gastrintestinal, lesão da medula espinal; para mulheres, episiotomia ou laceração de quarto grau durante a gravidez
- Fatores de risco: idade, hereditariedade, sexo, raça, tabagismo, inatividade física, obesidade, diabetes melito, tatuagens, exposição a doenças infecciosas – hepatite, influenza
- Cirurgias prévias: cirurgias gastrintestinais prévias (bucais, faríngeas, esofágica, gástrica, do intestino delgado, cólon, vesícula biliar, fígado, pâncreas), cirurgias ou traumatismos abdominais

- Exames diagnósticos e intervenções anteriores: endoscopia superior, colonoscopia, seriografia gastrintestinal superior, enema de bário, manometria retal
- Medicamentos (medicamentos adquiridos com prescrição, medicamentos de venda livre, vitaminas, fitoterápicos e suplementos): ácido acetilsalicílico, esteroides, anticoagulantes, anti-inflamatórios não esteroides, laxativos, emolientes fecais
- Alergias e reações a medicamentos, alimentos, meios de contraste, látex ou outros materiais
- Transfusões, incluindo tipo e data

História familiar
- Estado de saúde ou causa de morte dos pais e irmãos: doença inflamatória intestinal, síndrome de má absorção, fibrose cística, doença celíaca, doença da vesícula biliar, qualquer câncer do tubo gastrintestinal

História pessoal e social
- Tabagismo, consumo de álcool ou substâncias
- Ambiente, fonte de água
- Dieta: intolerância a alimentos, sabores, consumo de café, dieta especial
- Estado dos dentes, padrões de cuidados com os dentes, cáries, presença de dentaduras, suportes, pontes, coroas
- Hábitos intestinais
- Padrões de sono
- Exercício
- Crenças culturais, espirituais e/ou religiosas
- Fontes de estresse, padrões de enfrentamento, sistemas de apoio social
- Viagem: em especial para outros países

Revisão de outros sistemas
- Avaliação de ouvido, nariz e garganta: alterações visuais, cefaleias, zumbido, vertigem, epistaxe, faringite, lesões bucais, enfartamento glandular, linfadenopatia
- Respiratório: falta de ar, dispneia, tosse, escarro, doença pulmonar, infecções recorrentes
- Cardiovascular: dor torácica, palpitações, ortopneia, edema, hipertensão, insuficiência cardíaca, arritmia, angina, doença valvar
- Geniturinário: incontinência, disfunção erétil, disúria, frequência, nictúria
- Musculoesquelético: dor, fraqueza, veias varicosas, alterações sensoriais
- Neurológico: ataques isquêmicos transitórios, acidente vascular cerebral, alteração no nível de consciência, síncope, convulsões, doença vascular cerebral

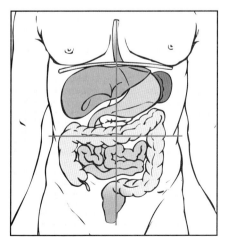

Quadrante superior direito (QSD)	Quadrante superior esquerdo (QSE)
Fígado e vesícula biliar Piloro Duodeno Cabeça do pâncreas Flexura hepática do cólon Porções dos cólons ascendente e transverso	Lobo esquerdo do fígado Estômago Corpo e cauda do pâncreas Flexura esplênica do cólon Porções dos cólons transverso e descendente
Quadrante inferior direito (QID)	**Quadrante inferior esquerdo (QIE)**
Ceco e apêndice Porção do cólon ascendente Porções do íleo e do jejuno	Cólon sigmoide Porção do cólon descendente Porções do jejuno e do íleo

Figura 39.1 Para ajudar na avaliação abdominal e no registro exato dos achados, a enfermeira pode dividir mentalmente o abdome do paciente em regiões usando o método dos quadrantes.

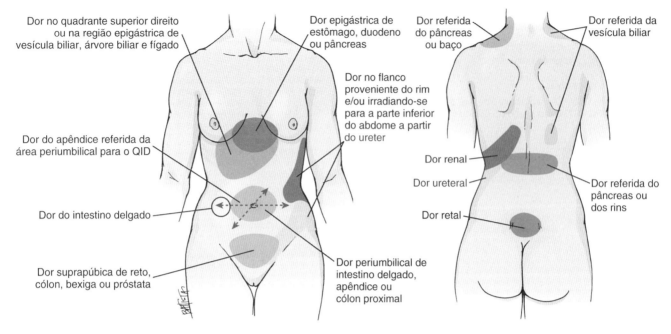

Figura 39.2 Mecanismos e fontes de dor abdominal. A dor abdominal pode ser descrita como visceral, parietal ou referida. (De Weber J, Kelley J: Health Assessment in Nursing, 5th ed. Philadelphia, PA: Wolters Kluwer Health, 2013, p 481.)

Exame físico

Exame focado do sistema digestório inclui avaliação de cavidade oral e garganta, abdome e reto. A avaliação do abdome inclui o fígado, a vesícula biliar e o pâncreas.[2]

Cavidade oral e garganta

Logo após o nascimento, um biofilme de bactérias se forma na boca. Tais biofilmes preparam o sistema imune para que reconheça agentes patológicos e ajude a impedir colonização patogênica.[3] Uma avaliação cuidadosa da cavidade oral e da garganta fornece informações não apenas sobre o sistema digestório do paciente, mas também sobre a possibilidade de infecções potenciais, os estados nutricional e de hidratação do paciente e problemas nos sistemas pulmonar, imune e cardiovascular.

A cavidade oral é inspecionada e palpada usando-se uma boa fonte de iluminação, um abaixador de língua, uma luva de procedimento e uma máscara. A enfermeira deverá explicar o procedimento ao paciente. O paciente assume uma posição confortável que facilite o exame; a postura sentada ereta é a melhor para essa parte do exame.

O modelo BRUSHED é uma ferramenta de avaliação desenvolvida por Hayes e Jones para ajudar enfermeiras a completarem uma avaliação cuidadosa da cavidade oral (Tabela 39.1). Com o uso desse modelo, a enfermeira avalia a cavidade oral para sangramento (**b**leeding), incluindo lábios ou língua rachados, gengivas, membrana mucosa e o estado de coagulação do paciente. A enfermeira procura por vermelhidão (**r**edness) dentro ou em volta da boca e observa **u**lceração, inclusive tamanho, formato e condição das lesões, bem como se as úlceras mostram sinais de infecção ou parecem herpéticas. A enfermeira avalia a **s**aliva do paciente, sua quantidade e suas características. O **h**álito do paciente também é avaliado, e qualquer tipo de halitose (fecal, acidótica, com odor frutado ou com odor infeccioso) é observado. Fatores **e**xternos, como mobilidade mandibular, crepitação, lábios, simetria entre pescoço e mandíbula, edema e linfonodos sob a mandíbula e no pescoço, devem ser examinados; além disso, a enfermeira observa os efeitos dos tubos orotraqueal ou gastrintestinal, das fitas orotraqueais e assim por diante. Por fim, a enfermeira observa se há resíduos (**d**ebris), partículas ou massas incomuns na boca, como placa, filme na língua ou na mucosa, ou qualquer partícula estranha.[4]

A Tabela 39.2 revê o exame oral, os achados normais e anormais e as possíveis causas de achados anormais.

O exame da cavidade oral de um paciente intubado é muito importante, ainda que o tubo possa dificultar a visão durante a avaliação. A condição da boca de um paciente criticamente doente pode modificar-se rapidamente, e a enfermeira deve realizar uma avaliação periódica para iniciar o tratamento e

Tabela 39.1 Método BRUSHED de avaliação.

B	Sangramento (*bleeding*) (gengivas, mucosas, estado de coagulação)
R	Vermelhidão (*redness*) (margens gengivais, língua, estomatite antibiótica)
U	Ulceração (tamanho, formato, herpéticas, infecciosas)
S	Saliva (xerostomia, hipersalivação, características salivares)
H	Halitose (características, acidótica, infecciosa)
E	Fatores externos (queilite angular, fitas orotraqueais, linfonodos)
D	Resíduos (*debris*) (placa visível, filme esbranquiçado na língua ou nas mucosas, partículas estranhas)

De Fouché N: Word of mouth goes a long way for critically ill patients. South Afr J Crit Care 25(2):34-35, 2009.

Tabela 39.2 Avaliação oral.

Estrutura	Normal	Achados anormais	Etiologia possível
Lábios	Lisos, rosados e úmidos	Secos ou rachados	Doença febril
		Assimétricos, rachados, fissurados ou hemorrágicos	Queilite
		Cianóticos	Frio ou hipoxia
		Rachaduras no canto dos lábios	Possível deficiência de vitamina B ou higiene deficiente
Língua	Rósea, úmida, com papilas presentes	Com saburra ou perda das papilas e aparência brilhante (com ou sem vermelhidão); bolhosa ou rachada; paladar alterado	Infecção
		Desvio lateral	Problema com o nervo craniano XII (nervo hipoglosso)
		Nódulos ou úlceras na base da língua	Lesões cancerosas
Saliva	Aquosa	Espessa, viscosa ou ausente	
Mucosas	Rosadas e úmidas	Avermelhadas sem ulcerações	Infecção
		Ulcerações com ou sem sangramento	Nutrição deficiente
		Inflamação	Dentaduras mal-adaptadas
		Leucoplaquia ou hemorragia bucal	Lesão pré-cancerosa
		Cianose	Hipoxia
		Mucosa pálida	Anemia
		Pequenas áreas de tecido cicatricial branco	Irritação crônica devido a atrito das superfícies dentárias irregulares ou mordedura durante a mastigação
		Abertura do ducto de Stensen inflamada ou dolorosa	Infecção da glândula parótida
Gengiva	Rosada, pontilhada e firme	Edematosa com ou sem vermelhidão; sangramento espontâneo ou com pressão; ulceração	Gengivite
Dentes ou dentaduras	Limpos, sem resíduos	Placa ou resíduos entre os dentes; placa ou resíduos ao longo da linha gengival ou na área de sustentação da dentadura	
		Dor de dente, abscesso dentário	
		Má adaptação dos aparelhos dentários	
		Dentes ausentes ou quebrados, cavidades	
		Má oclusão, bordas dentárias desgastadas ou achatadas	Bruxismo
Voz	Normal	Mais grave ou estridente; dificuldade em falar ou com dor para falar	Paralisia das cordas vocais; extubação recente
Garganta/deglutição	Normal	Alguma dor na deglutição ou incapaz de deglutir; faringite	Infecção; extubação recente; lesão cancerosa
Glândulas	Não palpáveis	Inflamação e nódulos	Cálculos ou cistos

intervir a fim de evitar as complicações. A presença de qualquer secreção, o odor oral ou as alterações nos odores advindos da cavidade oral deverão ser prontamente examinados. Os estudos realizados indicaram que a colonização microbiana da orofaringe e da placa dentária está associada a pneumonia em pacientes com ventilação mecânica.[5]

O paciente com uma sonda nasogástrica, orogástrica ou qualquer sonda longa para a descompressão intestinal requer rigorosa observação, porque essas sondas impedem que o esfíncter esofágico inferior se feche por completo. Pode acontecer refluxo gástrico ou, até mesmo, refluxo para dentro da orofaringe, o que pode provocar a lesão erosiva do esôfago, bem como um odor fétido na boca. O esvaziamento gástrico retardado também pode exacerbar o refluxo.

Abdome

O conforto do paciente deverá ser preservado enquanto a enfermeira realiza o exame abdominal. O paciente deverá esvaziar a bexiga antes do exame se possível, ou isso pode ser facilitado por um cateter urinário interno. Há preferência por uma posição de decúbito dorsal com os braços abaixados e os joelhos discretamente curvados, porque essa posição alivia a tensão sobre a parede abdominal e é mais confortável para o paciente. A cobertura com campos expõe o abdome enquanto assegura a privacidade do paciente. Essa é a situação ideal para realizar um exame abdominal, mas nem sempre pode ser possível em um paciente criticamente doente. A enfermeira deve avaliar as circunstâncias e priorizar aquele paciente. Se o paciente sente dor, pode ser reavaliada a necessidade de um exame. Da mesma forma, quando o procedimento aumenta o desconforto ou a intensidade da dor, o examinador deve adaptar e usar ferramentas de avaliação que preservem o máximo de conforto possível para o paciente. A ordem do exame abdominal consiste em inspeção, ausculta, percussão e palpação. A ausculta precede a percussão e a palpação porque esta última pode alterar a frequência e a qualidade dos sons intestinais. Da mesma forma, se uma área dolorosa for palpada em primeiro lugar, o paciente pode tensionar os músculos abdominais, dificultando ou impossibilitando o exame.[6]

Em geral, o abdome é dividido em quatro quadrantes por linhas imaginárias que se cruzam no umbigo: quadrantes superior direito, inferior direito, superior esquerdo e inferior

792 **Parte 9** Sistema Digestório

Tabela 39.3 Achados abdominais anormais.

Achado	Característica	Possíveis causas
Contorno abdominal	Côncavo (escafoide)	Desnutrição
	Distensão	Tumor; líquido em excesso (ascite, perfuração); acúmulo de gás; desnutrição grave
Anormalidades cutâneas	Abaulamento ao redor de cicatriz antiga	Hérnia incisional
	Estrias	Obesidade; gravidez; tumor abdominal; síndrome de Cushing (estrias roxas)
	Rosadas ou azuladas	Estrias recém-desenvolvidas
	Brancas ou prateadas	Estrias antigas
	Tensas, brilhantes	Ascite
	Veias dilatadas e sinuosas	Obstrução da veia cava inferior
Umbigo	Evertido	Aumento da pressão intra-abdominal
	Equimose azulada ao redor do umbigo (sinal de Cullen)	Sangramento intra-abdominal; pancreatite; gravidez ectópica
	Abaulamento nodular palpável (nódulo da Irmã Maria José)	Pode indicar metástase de câncer pélvico ou gastrintestinal (GI)
Onda peristáltica	Forte	Obstrução intestinal
Pulsações da aorta abdominal	Óbvias e pronunciadas	Aumento da pressão intra-abdominal (em consequência de tumor ou ascite)
Sinal de Murphy	Dor aguda que interrompe a respiração durante a palpação abaixo da borda hepática	Colecistite
Sinal de Grey Turner	Equimose franca	Sangramento intra-abdominal; pancreatite hemorrágica
Sinal de Blumberg	Hipersensibilidade ao rechaço	Irritação peritoneal; apêndice inflamado ou perfurado
Músculo iliopsoas	Dor no quadrante inferior direito quando a perna direita é elevada contra uma tensão	Apêndice inflamado ou perfurado devido à inflamação do músculo psoas
Músculo obturador	Dor abdominal quando a perna direita é girada no quadril (rotação interna ou externa)	Apêndice inflamado ou perfurado

esquerdo. Ver Figura 39.1 sobre os órgãos abdominais e sua relação com os quatro quadrantes. A Tabela 39.3 apresenta achados abdominais anormais e suas possíveis causas.

■ Inspeção

A enfermeira inicia o exame inspecionando se há simetria do abdome, massas visíveis e pulsações vasculares. Tamanho, formato e movimento das respirações e da peristalse devem ser observados. Então, a enfermeira inspeciona tensão e brilho do abdome, verificando se há áreas de coloração, erupções, estrias (linhas decorrentes do estiramento rápido ou prolongado da pele), equimoses, petéquias (pequenas manchas vermelhas ou roxas causadas por hemorragia), lesões, cicatrizes e veias proeminentes ou dilatadas. O umbigo é inspecionado quanto a posição, contorno e coloração. A pulsação da aorta é normalmente observada na área epigástrica. Em uma pessoa magra, podem ser visíveis os pulsos femorais. Quando houver suspeita de ascite ou de sangramento abdominal, a enfermeira deve medir rotineiramente a circunferência abdominal.

■ Ausculta

A ausculta fornece informação sobre a motilidade intestinal e sobre os vasos e órgãos que se localizam logo abaixo da parede abdominal. A enfermeira comprime suavemente o diafragma do estetoscópio quando ausculta os quatro quadrantes abdominais. A enfermeira começa abaixo e à direita do umbigo e prossegue metodicamente em cada um dos quatro quadrantes. Para evitar a contração da musculatura abdominal, o que pode impedir a ausculta dos sons, a enfermeira retira o estetoscópio da parede abdominal cada vez que muda sua localização. Normalmente, o ar e o líquido que se movem pelo intestino por meio da peristalse produzem um som de borbulhamento suave, sem padrão regular, frequentemente com alternância de crepitações e gorgolejos suaves, aproximadamente a cada 5 a 15 segundos. Os sons

colônicos são de baixa tonalidade e têm uma característica de ruflar. Um paciente com fome pode exibir um "estômago roncando" decorrente da hiperperistalse, chamada de borborigmo. Os sons intestinais de alta tonalidade, rápidos, altos e gorgolejantes indicam intestino hiperativo e podem acontecer no paciente com fome. Um tinido de alta tonalidade e uma série de sons também de alta tonalidade com cólica abdominal geralmente indicam obstrução. Os sons intestinais que acontecem uma vez por minuto ou com menor frequência indicam intestino hipoativo, o que ocorre, em geral, depois da cirurgia intestinal ou quando as fezes preenchem o cólon.[2] A ausência de sons intestinais pode estar associada a peritonite ou íleo paralítico.

O edema da parede abdominal pode ser detectado quando a marca do diafragma do estetoscópio permanece impressa no abdome do paciente depois de uma ausculta delicada. A enfermeira utiliza a campânula do estetoscópio para auscultar os sons vasculares sobre a aorta abdominal e artérias renais e femorais. A Figura 39.3 ilustra a ausculta dos sons vasculares no abdome. Se um sopro (um som de derramamento, assopro ou zumbido contínuo) for auscultado, a percussão e a palpação não são realizadas. Quando um sopro for um achado recente, o médico é notificado.

A Tabela 39.4 descreve os sons abdominais anormais.

■ Percussão

A enfermeira percute o abdome suavemente em todos os quatro quadrantes, ouvindo a localização e a distribuição do timpanismo e da submacicez (Figura 39.4 A). A percussão pode ser feita no sentido horário ou para cima e para baixo no abdome (ver Figura 39.4 B e C). A enfermeira percute áreas nas quais o paciente não esteja sentindo dor antes de examinar as áreas dolorosas.

A percussão abdominal ajuda a identificar ar, gás e líquido no abdome e ajuda a determinar o tamanho e a localização dos órgãos abdominais. O som produzido pela percussão depende

Capítulo 39 Avaliação do Paciente | Sistema Digestório 793

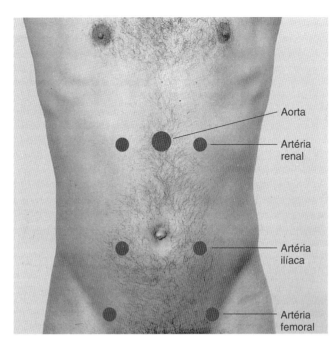

Figura 39.3 Locais de ausculta dos sons vasculares. (De Bickley L: Bates' Guide to Physical Examination and History Taking, 10th ed. Philadelphia, PA: Lippincott Williams & Wilkins, 2009, p 436.)

da densidade da estrutura subjacente. Um som submaciço é ouvido sobre os órgãos sólidos (como o fígado), um cólon cheio de fezes, massas abdominais ou derrames pleurais. Um som timpânico é ouvido sobre estruturas preenchidas com ar, como no estômago ou intestino cheio de gases.

A realização da percussão abdominal em um paciente criticamente doente pode ser adiada, sobretudo quando existir defesa abdominal. A percussão/palpação abdominal está contraindicada para um paciente com suspeita de apendicite, aneurisma de aorta abdominal, cirurgia ou trauma abdominal extenso, ou rins policísticos, ou para um paciente que recebeu um transplante de órgão abdominal, a fim de evitar a ruptura dos órgãos ou da aorta.[2]

■ Palpação

A palpação abdominal é realizada para avaliar a parede abdominal, incluindo o tamanho, a condição e a consistência dos órgãos abdominais; a presença de massas abdominais; e a presença, a localização e o grau da dor abdominal. A palpação abdominal inclui palpação superficial e profunda. As contraindicações para a palpação profunda são as mesmas discutidas para a percussão abdominal.

A palpação superficial deverá ser realizada em primeiro lugar; ela identifica a resistência muscular e as áreas de hipersensibilidade (Figura 39.5). Usam-se as polpas digitais para provocar uma depressão de 1 cm da parede abdominal. A enfermeira observa temperatura da pele, resistência muscular, áreas dolorosas e massas. A artéria femoral é palpada bilateralmente. Uma área sintomática sempre é palpada por último para garantir a cooperação do paciente e o relaxamento muscular.

Quando a doença estiver presente, a palpação pode resultar em dor somática ou orgânica. A dor somática é localizada e reflete a inflamação de pele, fáscia ou superfícies abdominais. A defesa dos músculos abdominais acompanha a dor somática. A dor orgânica é de natureza visceral e em geral é maciça, difusa e generalizada.

Tabela 39.4 Sons abdominais anormais.

Som e descrição	Localização	Possíveis causas
Sons intestinais		
Sons hipoativos não relacionados com a fome	Todos os quatro quadrantes	Diarreia ou obstrução intestinal inicial
Sons hipoativos e, a seguir, ausentes	Todos os quatro quadrantes	Íleo paralítico ou peritonite
Sons de "tilintar" de alta intensidade	Todos os quatro quadrantes	Ar e líquido intestinais sob tensão em intestino dilatado; obstrução intestinal inicial
Sons de "esguicho" de alta tonalidade, coincidindo com cólica abdominal	Todos os quatro quadrantes	Obstrução intestinal
Sons hiperativos, longos e prolongados (borborigmos)	Todos os quatro quadrantes	Fome, gastrenterite
Ausência de sons durante 5 min em todos os quatro quadrantes	Todos os quatro quadrantes	Perda temporária da motilidade intestinal; ocorre com íleo paralítico
Sopros sistólicos		
Sons de "sopro" vasculares, semelhantes aos sopros cardíacos	Aorta abdominal	Obstrução arterial parcial ou fluxo sanguíneo turbulento Aneurisma abdominal dissecante
	Artéria renal	Estenose da artéria renal
	Artéria ilíaca	Hepatomegalia
Sopro venoso		
Tom contínuo de média intensidade, produzido pelo fluxo sanguíneo em um grande órgão vascularizado e ingurgitado, como o fígado	Área epigástrica e umbigo	Aumento da circulação colateral entre os sistemas venosos porta e sistêmico Cirrose hepática
Atrito de fricção		
Som áspero, dissonante, semelhante a dois pedaços de lixa atritando-se	Hepática	Inflamação da superfície peritoneal de um órgão Massa hepática

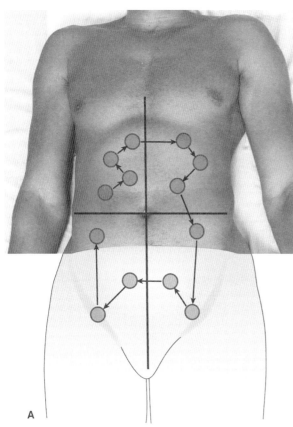

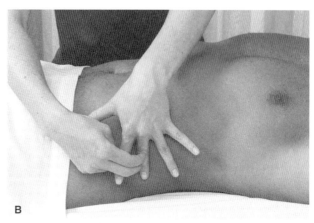

Técnica de percussão abdominal

Figura 39.4 Percutir o abdome de maneira sistemática, (**A**) começando com o quadrante superior direito e movendo-se no sentido horário para os locais de percussão em cada quadrante. **B.** Se o paciente se queixar de dor em determinado quadrante, reordene a sequência de percussão deixando esse quadrante para ser percutido por último. Lembre-se, quando da percussão, de afastar seu dedo direito rapidamente de modo a não inibir as vibrações. A sequência da percussão abdominal pode seguir o sentido horário (**B**) ou ser realizada em sentido ascendente e descendente no abdome. (Adaptada de Weber J, Kelley J: Health Assessment in Nursing, 5th ed. Philadelphia, PA: Wolters Kluwer Health, 2013, p 489.)

A

Padrão de percussão abdominal

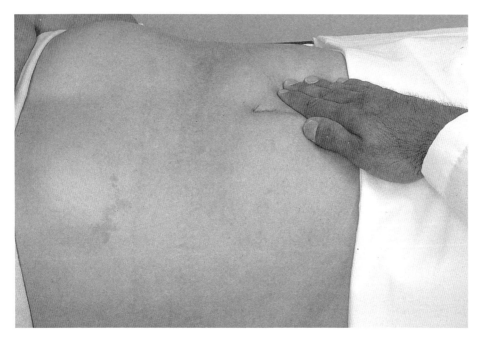

Figura 39.5 Realização de palpação superficial. (De Bickley L: Bates' Guide to Physical Examination and History Taking, 10th ed. Philadelphia, PA: Lippincott Williams & Wilkins, 2009, p 438.)

A palpação profunda é empregada para localizar os órgãos abdominais (baço aumentado, borda hepática, polos do rim direito; o rim esquerdo habitualmente não é palpável) e grandes massas (Figura 39.6). As polpas digitais são utilizadas para deprimir firmemente a parede abdominal até uma profundidade de 7,5 cm. A área epigástrica é palpada para perceber a pulsação da aorta (Figura 39.7). Se uma área de hipersensibilidade for encontrada com a palpação superficial, a hipersensibilidade em rechaço deverá ser avaliada com a retirada rápida das polpas digitais depois da depressão. A hipersensibilidade em rechaço em geral indica uma inflamação do peritônio, devido a um processo abdominal, como inflamação de órgão, infecção, formação de abscesso ou intestino perfurado (a liberação do conteúdo intestinal para dentro

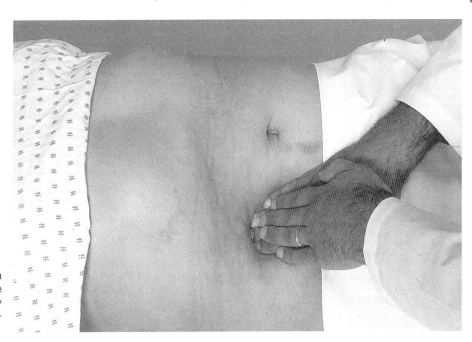

Figura 39.6 Palpação profunda bimanual. (De Bickley L: Bates' Guide to Physical Examination and History Taking, 10th ed. Philadelphia, PA: Lippincott Williams & Wilkins, 2009, p 439.)

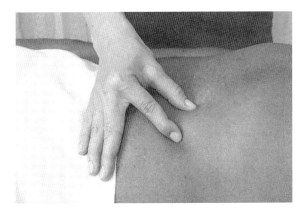

Figura 39.7 Palpação da aorta. (De Weber J, Kelley J: Health Assessment in Nursing, 5th ed. Philadelphia, PA: Wolters Kluwer Health, 2013, p 494.)

do abdome). Se uma massa for palpada, a enfermeira deve observar localização, tamanho, forma, consistência, tipo de borda, grau de hipersensibilidade, pulsações e grau de mobilidade (fixa ou móvel).[2]

Ânus e reto

O ânus é examinado com inspeção e palpação. A pele ao redor do ânus é normalmente mais escura que a área circunvizinha. A enfermeira deverá inspecionar se há inflamação, lesões, verrugas ou apêndices cutâneos, fissuras evidentes e hemorroidas. A alteração na eliminação decorrente de imobilidade, ingesta alimentar limitada ou ausente, opioides ou peristalse intestinal diminuída pode resultar de doença do paciente ou de seu tratamento. A constipação intestinal pode ser uma complicação; se não tratada, pode levar à impactação fecal, ou, em casos graves, ruptura intestinal.[2] A avaliação de enfermagem minuciosa é primordial na prevenção e no tratamento da constipação intestinal ou da impactação fecal em qualquer paciente.

Avaliação nutricional

A nutrição adequada de pacientes em unidade de terapia intensiva (UTI) melhora os desfechos, ao passo que a má nutrição está fortemente associada com taxas de morbidade e mortalidade aumentadas entre os pacientes criticamente doentes. As complicações gastrintestinais são uma das principais razões pelas quais as necessidades nutricionais dos pacientes criticamente doentes não são alcançadas. Apoio nutricional deve ser iniciado nos pacientes em cuidados intensivos o mais cedo possível. Alimentação enteral deve ser priorizada, mas é frequentemente necessário suplementá-la com alimentação parenteral, uma vez que a maioria dos pacientes em cuidados intensivos têm risco de má nutrição.[7,8]

O estado nutricional de um paciente criticamente doente pode se situar em qualquer ponto em um contínuo que varia desde a supernutrição até a desnutrição. O paciente de cuidados críticos pode ter uma ingesta alimentar inadequada por causa da doença ou do distúrbio que provocou a hospitalização, principalmente quando o distúrbio é gastrintestinal. Além disso, os pacientes criticamente doentes estão em risco para problemas gastrintestinais decorrentes de tratamentos que causam comprometimento do sistema digestório e reduzem a capacidade do organismo de absorver os nutrientes. Uma boa ingesta de nutrientes proporciona energia adequada e pode proteger das complicações da doença.[7]

A enfermeira desempenha um papel importante na avaliação do estado nutricional dos pacientes sob seus cuidados. Determinados sinais e sintomas que sugerem possível deficiência nutricional são fáceis de perceber porque são específicos. Em contrapartida, alterações dos líquidos, como edema ou derrames, podem mascarar as perdas de proteína e lipídios. O fato de que os distúrbios nutricionais podem ser sutis e são, com frequência, inespecíficos torna importante a necessidade de avaliação.[8]

A avaliação nutricional do paciente indica uma avaliação abrangente do estado nutricional, enquanto a triagem nutricional é o processo de identificação de pacientes com risco de má nutrição ou atualmente malnutridos.[7] A detecção da má nutrição na UTI é crucial para a avaliação apropriada de sua contribuição para os desfechos. Os pacientes malnutridos têm em geral tempo de hospitalização mais longo, além de mais morbidade, mortalidade e custos de cuidado do que aqueles bem nutridos.[7]

As enfermeiras que cuidam de pacientes em UTI são essenciais para a triagem de pacientes quanto a deficiências ou necessidades nutricionais. As enfermeiras auxiliam na avaliação nutricional formal oferecendo informações para o serviço de suporte nutricional e completando ferramentas de triagem para a avaliação de risco para má nutrição. A medição continuada do peso é talvez o indicador mais importante do estado nutricional, bem como a avaliação que a enfermeira realiza com mais frequência.

Uma avaliação nutricional inicial pode começar com dados superficiais, conforme ditado pela condição do paciente. Uma nutricionista ou um membro da equipe de suporte nutricional pode realizar uma avaliação nutricional mais abrangente. Os parâmetros de avaliação nutricional incluem a medida antropométrica, exames laboratoriais, exame físico e avaliação nutricional. As medidas antropométricas incluem altura, peso, índice de massa corporal, espessura da prega do tríceps e circunferências dos músculos do braço e da parte média do braço.[2] A Tabela 39.5 apresenta os exames laboratoriais realizados para a avaliação do estado nutricional. A Tabela 39.6 fornece informações sobre o exame físico e sua interpretação nos distúrbios nutricionais.

A avaliação dietética pode consistir em uma nova entrevista dentro de 24 horas para obter informações sobre todos os alimentos e bebidas consumidos nas 24 horas precedentes. Todavia, esse método pode superestimar ou subestimar a ingesta calórica habitual de um paciente, visto que a lembrança do paciente pode não refletir seus hábitos alimentares a longo prazo. A enfermeira avalia a quantidade e a qualidade do alimento consumido, pedindo ao paciente que lembre o seu padrão diário normal de consumo. Essa abordagem fornece mais informações sobre os padrões de ingesta e tende a refletir hábitos dietéticos a longo prazo com maior exatidão. É também necessário considerar os padrões anteriores ou atuais de consumo de alimentos do paciente, ou ambos, como práticas vegetarianas ou *kosher*, bem como a situação cultural e social.[2] É preciso considerar o paciente geriátrico em particular; as alterações no sistema digestório relacionadas com a idade podem afetar a ingesta de alimentos e a manutenção de uma nutrição adequada (Quadro 39.2).

Ferramentas de triagem nutricional são frequentemente advindas de outras unidades de cuidados e não foram validadas para pacientes na UTI. Evidências sugerem tratar pacientes que ficarão na UTI por mais de 2 dias sem ingesta oral normal como se estivessem em risco para má nutrição.[7]

A avaliação nutricional direciona a prescrição nutricional e ajuda no desenvolvimento das intervenções. A nutrição enteral ou parenteral pode ser iniciada quando a ingesta oral estiver suspensa. Se o tubo gastrintestinal do paciente estiver funcionando, a alimentação enteral é a intervenção de escolha. Para os indivíduos sem um tubo gastrintestinal funcionante, a nutrição parenteral total pode ser a melhor opção (ver Capítulo 40 para uma discussão sobre nutrição enteral e parenteral, bem como síndrome da realimentação). O nível das intervenções é ditado pelo estado nutricional basal do paciente, estado patológico, risco de desnutrição devido ao tratamento e resposta prevista à terapia.[7]

Tabela 39.5 Exames laboratoriais para avaliação do estado nutricional.

Exame	Achados normais	Significado clínico e de enfermagem
Hemoglobina	Homens: 13 a 18 g/dℓ Mulheres: 12 a 16 g/dℓ	Principal componente dos eritrócitos, utilizado para o transporte de oxigênio; identifica a capacidade de transporte de ferro do sangue Ajuda a identificar a anemia, deficiência proteica, perda excessiva de sangue, estado de hidratação Elevada na desidratação; diminuída na hiper-hidratação
Hematócrito	Homens: 40 a 52% Mulheres: 36 a 48%	Identifica o volume dos eritrócitos Valor diminuído na hiper-hidratação, perda de sangue, aporte dietético de ferro comprometido, proteína, certas vitaminas
Albumina	4,8 g/dℓ	Avalia os níveis de proteína no corpo; requer células hepáticas funcionais Diminuída na deficiência de proteína, perda sanguínea secundária a queimaduras, desnutrição, doença hepática/renal, insuficiência cardíaca, cirurgia de grande porte, infecções, câncer Elevada na desidratação
Proteína total	6 a 8 g/dℓ	Diminuída na hiper-hidratação, desnutrição, doença hepática
Pré-albumina	15 a 30 mg/dℓ	Proteína de transporte da tiroxina (T_4) Sua meia-vida curta a torna mais sensível do que a albumina para alterações nas reservas de proteína Diminuída na desnutrição em pacientes criticamente doentes ou naqueles com doença crônica
Transferrina	200 a 400 mg/dℓ	Proteína de transporte do ferro; sintetizada no fígado; meia-vida mais curta do que a albumina; reflete o estado atual das proteínas; indicador mais sensível das reservas proteicas viscerais Elevada durante a gravidez ou na deficiência de ferro Diminuída em infecção aguda ou crônica, cirrose, doença renal, câncer
Contagem total de linfócitos	> 2.000 mm³	Indicador de imunocompetência Leve: 1.200 a 2.000 Moderada: 800 a 1.199 Grave: < 800 Pode indicar desnutrição na ausência de outra causa aparente; pode apontar para infecção, leucemia ou necrose tecidual

Capítulo 39 Avaliação do Paciente | Sistema Digestório **797**

Tabela 39.6 Interpretação da avaliação física nos distúrbios nutricionais.

Sistema ou região do corpo	Sinal ou sintoma	Implicações
Geral	Fraqueza e fadiga	Anemia ou desequilíbrio eletrolítico, diminuição do aporte calórico, uso aumentado das calorias, ou aporte ou absorção inadequada de nutrientes
	Perda de peso	
Pele, pelos e unhas	Pele seca e escamosa	Deficiência de vitamina A, complexo de vitamina B e ácido linoleico
	Pele seca com turgor deficiente	Desidratação
	Pele escamosa e áspera com saliências	Deficiência de vitamina A
	Petéquias ou equimoses	Deficiência de vitamina C ou K
	Úlceras que não cicatrizam	Deficiência de proteína, vitamina C ou zinco
	Pelos finos e secos	Deficiência de proteína
	Unhas em forma de colher, quebradiças ou rígidas	Deficiência de ferro
Olhos	Cegueira noturna; edema, amolecimento ou ressecamento da córnea; manchas de Bitot (manchas triangulares de coloração cinza na conjuntiva)	Deficiência de vitamina A
	Congestão da conjuntiva	Deficiência de riboflavina
Garganta e boca	Rachaduras no canto da boca	Deficiência de riboflavina ou niacina
	Língua magenta	Deficiência de riboflavina
	Língua vermelho vivo	Deficiência de vitamina B_{12}
	Gengivas moles, esponjosas e hemorrágicas	Deficiência de vitamina C
	Pescoço edemaciado (bócio)	Deficiência de iodo
Cardiovascular	Edema	Deficiência de proteína
	Taquicardia, hipotensão	Déficit de volume de líquido
Gastrintestinal	Ascite	Deficiência de proteína
Musculoesquelético	Dor óssea e pernas arqueadas	Deficiência de vitamina D ou de cálcio
	Debilidade muscular	Deficiência de proteína, carboidratos e lipídios
Neurológico	Alteração do estado mental	Desidratação e deficiência de tiamina ou de vitamina B_{12}
	Parestesia	Deficiência de vitamina B_{12}, piridoxina ou tiamina

Adaptada de Lee R, Neiman D: Nutritional Assessment, 5th ed. New York, NY: McGraw Hill, 2010.

Quadro 39.2 **Considerações para o paciente idoso.**

Alterações do sistema digestório relacionadas com a idade

Cavidade oral e faringe
- Lesão/perda ou deterioração dos dentes
- Atrofia dos botões gustativos
- Produção diminuída de saliva
- Quantidade reduzida de ptialina e amilase na saliva

Esôfago
- Diminuição da motilidade e do esvaziamento
- Reflexo da ânsia enfraquecido
- Pressão diminuída do esfíncter esofágico inferior em repouso

Estômago
- Degeneração e atrofia da superfície mucosa gástrica com produção diminuída de HCl
- Secreção diminuída de ácidos gástricos e da maioria das enzimas digestivas
- Diminuição da motilidade e esvaziamento

Intestino delgado
- Atrofia do músculo e das mucosas
- Adelgaçamento das vilosidades e células epiteliais

Intestino grosso
- Diminuição da secreção de muco
- Diminuição da elasticidade da parede retal
- Tônus diminuído do esfíncter anal interno
- Impulsos nervosos mais lentos e mais deprimidos na área retal

Adaptado de Smeltzer SC, Bare BG, Hinkle JL *et al.* (eds): Brunner & Suddarth's Textbook of Medical-Surgical Nursing, 13th ed. Philadelphia, PA: Lippincott Williams & Wilkins, 2014, p 1200.

Exames laboratoriais

Como a cavidade oral é a única parte visível do tubo gastrintestinal, é essencial combinar as informações obtidas da história e do exame físico com os resultados dos exames laboratoriais e diagnósticos para avaliar o restante do tubo gastrintestinal. Muitos exames laboratoriais ajudam no diagnóstico dos distúrbios gastrintestinais e abdominais no paciente criticamente doente. Os parâmetros avaliados incluem os eletrólitos séricos; níveis de produtos finais do metabolismo, enzimas e proteínas; e parâmetros hematológicos.

Exames laboratoriais da função hepática

O fígado é responsável por muitas funções, e as mais significativas são a formação e secreção da bile, o metabolismo de proteínas e lipídios, a destoxificação de muitas substâncias e a produção de enzimas e fatores da coagulação. A Tabela 39.7 resume os exames laboratoriais comuns da função hepática.

Um exame laboratorial isolado ou um valor isolado de qualquer exame laboratorial não propiciam uma avaliação exata da função de um órgão. Uma série de valores de um exame laboratorial e as combinações de exames proporcionam um quadro mais exato. Por exemplo, quando as enzimas hepáticas de um paciente e a bilirrubina estiverem elevadas, mas o nível da fosfatase alcalina (FA) estiver normal, isso comumente indica lesão dos hepatócitos, como na hepatite e cirrose. Se as enzimas hepáticas estiverem dentro da faixa de normalidade e os níveis de bilirrubina e FA estiverem elevados, isso geralmente indica uma obstrução biliar extra-hepática, como na obstrução do ducto colédoco distal por cálculos biliares ou câncer pancreático.

798 Parte 9 Sistema Digestório

Tabela 39.7 Exames laboratoriais utilizados na avaliação da função hepática.

Exame	Achados normais	Significado clínico e de emergência
Formação e secreção da bile		
Bilirrubina sérica		
Direta (conjugada – solúvel em água)	< 6,8 μmol/ℓ	Elevada na doença biliar e hepática; provoca icterícia clínica
Indireta (não conjugada – insolúvel em água)	0 a 14 μmol/ℓ	Anormal na hemólise e nos distúrbios funcionais da captação ou conjugação
Bilirrubina urinária	0	A urina apresenta uma cor de mogno; a agitação da amostra resulta em espuma amarelo-clara; confirmado com comprimido de Ictotest ou fita reagente; possibilidade de resultados falso-positivos quando o paciente está em uso de fenazopiridina
Urobilinogênio	< 17 μmol/ℓ	Aumentado na cirrose; obstrução biliar com infecção do trato biliar; hemorragia e hepatotoxicidade; diminuído na obstrução biliar sem infecção do trato biliar; lesão hepatocelular; e insuficiência renal
Exames de proteínas		
Albumina	35 a 55 g/ℓ	Diminuída na cirrose, hepatite crônica
Globulina	15 a 30 g/ℓ	Aumentada na cirrose, icterícia obstrutiva crônica, hepatite viral
Proteína sérica total	64 a 83 g/ℓ	As medições individuais das proteínas possuem maior significado do que as medições da proteína total
Transferrina	220 a 400 μg/dℓ	Diminuída na cirrose, hepatite e neoplasia maligna; aumentada na anemia ferropriva grave
Tempo de protrombina (TP) ou razão normalizada internacional (INR)	11,0 a 14,0 s ou 0,8 a 1,2	O TP prolongado na doença hepática não irá normalizar-se com a administração de vitamina K, enquanto o TP prolongado decorrente de má absorção de lipídios e vitaminas lipossolúveis irá retornar ao normal com a administração de vitamina K
Tempo de tromboplastina parcial (TTP)	25,0 a 36,0 s	Aumentado na doença hepática grave ou na terapia com heparina ou outros anticoagulantes
α-fetoproteína (AFP)	6 a 20 ng/mℓ	Elevada no carcinoma hepatocelular primário
Metabolismo dos lipídios		
Colesterol	< 200 mg/dℓ (adultos)	Diminuído na doença hepática parenquimatosa; aumentado na obstrução biliar
Lipoproteína de alta densidade (HDL)		
Homens	35 a 70 mg/dℓ	
Mulheres	35 a 85 mg/dℓ	
Lipoproteína de baixa densidade (LDL)	< 130 mg/dℓ	
Lipoproteína de muito baixa densidade (VLDL)	2 a 30 mg/dℓ	
Destoxificação hepática		
Fosfatase alcalina (FA) sérica	20 a 90 U/ℓ a 30°C	O nível está elevado em mais de 3 vezes o normal na icterícia obstrutiva, colestase intra-hepática, metástase hepática ou granulomas; está também elevado nas doenças osteoblásticas, doença de Paget e hiperparatireoidismo
Amônia	15 a 56 μg/dℓ	Uma elevação indica lesão dos hepatócitos (o fígado converte a amônia em ureia)
Produção de enzimas		
Aspartato aminotransferase (AST)	10 a 34 U/ℓ	Qualquer elevação indica lesão dos hepatócitos
Alanina aminotransferase (ALT)	7 a 56 U/ℓ	Qualquer elevação indica lesão dos hepatócitos
Lactato desidrogenase (LDH)	140 a 280 U/ℓ	Qualquer elevação indica lesão dos hepatócitos
γ-glutamil transferase (GGT)	0 a 30 U/ℓ a 30°C	Uma elevação na GGT, juntamente com nível elevado de fosfatase alcalina, indica habitualmente doença biliar; útil no diagnóstico de doença hepática crônica

Exames laboratoriais da função pancreática

Os exames laboratoriais séricos da função pancreática estão listados na Tabela 39.8. A amilase e a lipase são enzimas digestivas secretadas pelo pâncreas. A amilase sérica é encontrada em pâncreas, glândulas parótidas, intestino, fígado e tubas uterinas. A lipase é encontrada principalmente no pâncreas. Na pancreatite aguda, a amilase e a lipase séricas podem estar elevadas em 4 a 6 vezes o nível normal, enquanto na pancreatite crônica os níveis séricos de amilase e lipase podem estar normais ou muito baixos porque o pâncreas pode não produzir mais enzimas.

O pâncreas produz insulina e glucagon, hormônios que ajudam na regulação dos níveis séricos de glicose. Quando existe uma ruptura na função pancreática normal, ou na presença de um tumor, a produção desses hormônios pode estar alterada. Está

Tabela 39.8 Exames laboratoriais utilizados na avaliação da função pancreática.

Exame	Achados normais	Significado clínico e de enfermagem
Amilase sérica	25 a 125 U/ℓ	Na pancreatite aguda, os níveis séricos atingem um valor máximo entre 4 e 8 h após o início da condição; a seguir, caem para o normal dentro de 48 a 72 h; a presença de baixos níveis indica habitualmente insuficiência pancreática.
Amilase urinária	1 a 7 U/ℓ	Valores urinários com atraso de 6 a 10 h em relação aos valores séricos; os níveis baixos indicam insuficiência pancreática.
Lipase sérica	< 160 U/ℓ	Elevada apenas na pancreatite, acentuadamente na pancreatite aguda e na obstrução do ducto pancreático; permanece elevada após retorno da amilase ao valor basal.
Glicose sérica	65 a 110 mg/dℓ (jejum)	O paciente deve permanecer em jejum por 12 h antes da coleta da amostra.
Triglicerídios séricos	< 200 mg/dℓ	O paciente deve permanecer em jejum por 12 h antes da coleta da amostra; níveis aumentados em cirrose alcoólica, diabetes melito (não tratado), dieta rica em carboidratos, hiperlipoproteinemia e hipertensão; níveis diminuídos na desnutrição, exercício vigoroso.
Cálcio sérico		
Total	8,2 a 10,2 mg/dℓ	Níveis elevados de cálcio total observados no câncer de fígado, de pâncreas e de outros órgãos.
Ionizado	4,65 a 5,28 mg/dℓ	Útil para rastrear a evolução de distúrbios como câncer e pancreatite aguda.
Gordura fecal	< 7 g/24 h	Um conteúdo de mais de 6 g/24 h sugere diminuição na capacidade do organismo de absorver os alimentos; indica insuficiência exócrina pancreática, como na pancreatite crônica.

assegurado o monitoramento frequente da glicemia nessa situação. Qualquer elevação nos níveis séricos e urinários de glicose apresenta um efeito cascata sobre múltiplos sistemas orgânicos, o que, por sua vez, afeta a condição geral do paciente.[9]

Outros exames laboratoriais

A Tabela 39.9 fornece informações sobre outros exames laboratoriais selecionados que são utilizados na avaliação dos distúrbios gastrintestinais.

Exames diagnósticos

A enfermeira que cuida do paciente criticamente doente coordena a preparação e, possivelmente, o horário para a realização de muitos exames diagnósticos. A enfermeira prepara o paciente e os membros da família para o exame, fornecendo uma explicação ampla sobre como realizá-lo e sobre quais informações ele pode fornecer. Além disso, a enfermeira explica a necessidade do consentimento informado (autorização para procedimento) para realizar o exame, e responde a qualquer dúvida pertinente que o paciente ou os membros da família possam ter. Os exames diagnósticos para avaliar o tubo gastrintestinal podem ser divididos em duas categorias, não invasiva e invasiva, e estão resumidos na Tabela 39.10.

Exames radiológicos e de imagem

O tecido corporal apresenta densidades diferentes que produzem diferentes matizes de preto e branco em uma radiografia: o tecido ósseo tem alta densidade e aparece como branco em uma radiografia; o ar se mostra preto; e o tecido mole aparece em matizes de cinza. O estômago e os intestinos em geral contêm algum ar e se mostram mais escuros em uma radiografia. Os órgãos sólidos, como pâncreas, baço, rins ou fígado, mostram-se mais acinzentados em uma radiografia.[10]

Exames endoscópicos

O uso de um endoscópio é um importante adjunto para os exames radiográficos porque permite a observação direta de partes do tubo intestinal. O endoscópio de fibra óptica flexível é um instrumento com uma luz e uma lente no final de uma

Tabela 39.9 Outros exames laboratoriais selecionados utilizados no diagnóstico dos distúrbios gastrintestinais.

Exames	Achados normais	Significado clínico e de enfermagem
Amostra de fezes		
Sangue oculto	Nenhum	Um teste positivo indica sangramento dentro do tubo gastrintestinal, com causas como hemorroidas, úlceras ou neoplasia maligna.
Lipídios	< 7 g/24 h	Teste de triagem para a esteatorreia quando há suspeita de síndrome de má absorção ou insuficiência pancreática.
Ovos e parasitas	Nenhum	Um teste positivo sugere infecção.
Pus	Nenhum	Uma quantidade aumentada de pus pode indicar colite ulcerativa, abscesso ou fissura anal ou retal.
Patógenos	Nenhum	Os patógenos comuns são *Salmonella typhi* (febre tifoide), *Shigella* (disenteria), *Vibrio cholerae* (cólera), *Yersinia* (enterocolite), *Escherichia coli* e *Aeromonas* (gastrenterite), *Staphylococcus aureus*, *Clostridium botulinum* e *Clostridium perfringens* (intoxicação alimentar).
Teste da ureia na respiração	Negativo	Detecta a presença de *Helicobacter pylori*.
Teste do hidrogênio na respiração	Negativo	Determina a quantidade de hidrogênio expelida na respiração após a sua produção no cólon e absorção no sangue; ajuda no diagnóstico de crescimento bacteriano excessivo no intestino e na síndrome do intestino curto.

800 Parte 9 Sistema Digestório

Tabela 39.10 Exames diagnósticos utilizados na avaliação do tubo gastrintestinal.

Exame	Descrição	Indicações
Radiografia simples do abdome	Não invasiva Exame radiológico utilizado para visualizar um único plano; mostra o tamanho, a posição e a integridade dos órgãos, bem como os padrões de gases normais em estômago, intestino delgado e cólon	Ajuda no diagnóstico de obstrução intestinal, ruptura de órgãos, massas, corpos estranhos, ar ou líquido anormal ("cálculos, ossos, gás, massas")
Seriografia gastrintestinal alta (deglutição de bário)	Não invasiva Dieta zero Com contraste oral Exame radiológico utilizado para visualizar o esôfago, o estômago e o duodeno; o bário intensifica a imagem; no exame de duplo contraste, administra-se bário em primeiro lugar, seguido de uma substância radiotransparente, com ar, para ajudar a revestir a mucosa intestinal para melhor visualização de qualquer tipo de lesão	Ajuda no diagnóstico de hérnia de hiato, úlceras, tumores, corpos estranhos, obstrução intestinal
Seriografia gastrintestinal alta com segmento para o intestino delgado	Não invasiva Dieta zero Com contraste oral Exame radiográfico utilizado para visualizar o jejuno, o íleo e o ceco	Ajuda no diagnóstico de tumores, doença de Crohn, divertículo de Meckel
Enteróclise	Invasiva Com contraste Dieta zero Exame radiológico utilizado para visualizar todo o intestino delgado; a infusão contínua (através de sonda duodenal) de ar em uma suspensão de sulfato de bário, juntamente com metilcelulose, preenche as alças intestinais; o trânsito do meio de contraste é filmado a intervalos para acompanhar a sua progressão pelo jejuno e íleo	Ajuda no diagnóstico de obstrução intestinal parcial ou divertículos
Enema baritado	Não invasivo Limpeza intestinal antes do procedimento; dieta zero/líquidos claros Exame radiológico utilizado para visualizar o cólon; o bário intensifica a imagem; pode-se introduzir ar após o bário para obter um exame de duplo contraste	Ajuda no diagnóstico de pólipos, tumores, fístulas, obstrução, divertículos e estenose
Lavagem gástrica	Invasiva Sem contraste Aspiração do conteúdo gástrico e lavagem do estômago através de uma sonda gástrica de grande calibre	Ajuda no diagnóstico de sangramento gastrintestinal alto; também utilizada para conter a hemorragia e preparar para exames adicionais
Paracentese	Invasiva Sem contraste Aspiração do líquido peritoneal	Exames laboratoriais (como amilase e lipase para avaliação da pancreatite); Exames citológicos (para a detecção de tumores); Medida de conforto (para aliviar o acúmulo de líquido ascítico)
Exame rápido: avaliação focada para trauma com uso de ultrassonografia	Não invasivo Ondas de ultrassonografia usadas para a detecção de "líquido livre", o que é, com mais frequência, sangue na cavidade abdominal; agora também é usado para detectar líquido na cavidade torácica	Tornando-se padrão-ouro para avaliação rápida não invasiva para pacientes com trauma hipotensivo Mais frequentemente usado no setor de emergência
Ultrassonografia	Não invasiva Sem contraste Dieta zero/líquidos claros Uso de ondas sonoras de alta frequência sobre um órgão abdominal para obter uma imagem da estrutura	Ajuda no diagnóstico de massas, ductos biliares dilatados, cálculos biliares e ascite Gastroparesia
Cintilografia hepatobiliar	Não invasiva Com contraste Dieta zero O radioisótopo injetado por via intravenosa é principalmente captado pelo fígado e, assim, secretado na bile, permitindo a visualização do sistema biliar, vesícula biliar e duodeno (tamanho, função, vascularidade e fluxo sanguíneo)	Ajuda no diagnóstico de sangramento gastrintestinal
Cintilografia com eritrócitos marcados (cintilografia com eritrócitos marcados com tecnécio)	Não invasiva Sem preparação Com contraste Os eritrócitos são marcados com tecnécio e injetados por via intravenosa; são obtidas imagens com uma câmera gama, que pode identificar áreas de radioatividade aumentada como local de hemorragia gastrintestinal lenta ou intermitente	Ajuda no diagnóstico de sangramento gastrintestinal

Tabela 39.10 Exames diagnósticos utilizados na avaliação do tubo gastrintestinal. (*Continuação*)

Exame	Descrição	Indicações
Tomografia computadorizada (TC)	Não invasiva Dieta zero Com ou sem contraste Procedimento radiológico que utiliza feixes de raios X estreitos para produzir imagens transversais de órgãos e tecidos. Imageamento tridimensional	Excelente para a visualização do abdome, estruturas retroperitoneais, tumores, cistos, coleção de líquido, ar em uma cavidade, sangramento ou embolia pulmonar
Ressonância magnética (RM)	Não invasiva Com ou sem contraste Nenhum dispositivo de metal fixado no paciente por motivos de segurança. Uma *checklist* do procedimento deve ser realizada Usa ondas de radiofrequência emitidas de um campo eletromagnético poderoso para obter imagens em triagens profundas de nível tecidual	Útil na avaliação dos tecidos moles do abdome e vasos sanguíneos, abscessos, fístulas, tumores e fontes de sangramento
Colangiopancreatografia com ressonância magnética (CPRM)	Não invasiva Sem contraste Nenhum dispositivo de metal fixado no paciente por motivos de segurança. Uma *checklist* do procedimento deve ser realizada Semelhante à RM; ideal para pacientes com alergias ao meio de contraste	Ajuda no diagnóstico de distúrbios que afetam os ductos pancreáticos e a árvore biliar
Colangiografia transepática percutânea (CTP)	Invasiva Com contraste Dieta zero Usa fluoroscopia; os ductos biliares intra- e extra-hepáticos são injetados com meio de contraste na árvore biliar através de injeção por agulha percutânea	Ajuda a diferenciar a icterícia obstrutiva causada por doença hepática da icterícia provocada por obstrução biliar (p. ex., de tumor, lesão do ducto colédoco, cálculos dentro dos ductos biliares ou colangite esclerosante)
Drenagem biliar transepática percutânea (DBTP)	Invasiva Com contraste Dieta zero Um cateter biliar é inserido durante uma CTP; o cateter biliar pode ser inserido para avaliar a obstrução, ou pode desviar-se da obstrução para permitir o fluxo livre de bile; o cateter alivia a icterícia e o prurido; melhora o estado nutricional; facilita o acesso à árvore biliar para procedimentos adicionais; e pode ser utilizado como marco anatômico e *stent* no momento da cirurgia	Obstrução biliar que resulta em icterícia, colangite, sepse ou dor
Tomografia com emissão de pósitrons (PET)	Não invasiva Com contraste Técnica radiográfica computadorizada que utiliza substâncias radioativas para examinar a atividade metabólica das estruturas corporais. A PET pode ser combinada com TC, de modo que imagens possam ser adquiridas de ambos os dispositivos, sequencialmente e ao mesmo tempo, para a geração de imagens superpostas	Útil para a localização precisa de um tumor. Fornece atividade metabólica revelada pelo aparelho de PET em conjunto com informações anatômicas fornecidas pelo dispositivo de TC
Angiografia	Invasiva Com contraste Dieta zero Exame radiológico das artérias e veias selecionadas para a detecção de dofoitos nas paredes dos vasos; também utilizada para avaliar o fluxo sanguíneo através dos vasos	Habitualmente efetuada quando os procedimentos iniciais não invasivos são insuficientes para revelar a causa de um defeito vascular suspeito

extremidade móvel, o qual pode ser manipulado no tubo intestinal pelo operador. Isso também inclui um canal de instrumento que permite a biopsia de lesões, como tumores, úlceras ou áreas de inflamação. Os líquidos podem ser aspirados do lúmen do tubo intestinal, e o ar pode ser insuflado para distender o tubo intestinal para melhorar a observação. Escovas citológicas e alças de eletrocautério podem ser passadas pelo aparelho. Exames especiais do ducto colédoco e do ducto pancreático, por colangiopancreatografia retrógrada endoscópica, usam um endoscópio intestinal alto com visualização lateral. A ultrassonografia endoscópica com aspiração por agulha fina é outro procedimento que usa um endoscópio, nesse caso com uma sonda de ultrassom e uma agulha de biopsia na extremidade. O endoscópio é inserido através de um orifício e a sonda de ultrassom é usada para movimentar ondas sonoras altamente energéticas nos órgãos e tecidos internos, criando uma figura em um monitor. Isso permite que o operador insira a agulha para obtenção de células provenientes de massa ou linfonodos para biopsia.[10]

A Tabela 39.11 descreve os procedimentos endoscópicos usados para a avaliação do tubo gastrintestinal.

Outros exames diagnósticos

Além dos exames radiológicos, de imagem e dos procedimentos endoscópicos, existem outros exames especificamente idealizados para ajudar no diagnóstico dos distúrbios gastrintestinais. A Tabela 39.12 fornece informações sobre outros exames diagnósticos selecionados indicados no diagnóstico de distúrbios gastrintestinais específicos.

802 Parte 9 Sistema Digestório

Tabela 39.11 Exames endoscópicos utilizados na avaliação do tubo gastrintestinal.

Exame	Descrição	Indicações
Esofagogastroduodenoscopia (EGD)	Invasiva Sem contraste Dieta zero O endoscópio é introduzido na boca e avançado para visualizar esôfago, estômago e duodeno; qualquer anormalidade pode ser fotografada e biopsiada; as áreas de sangramento podem ser cauterizadas, e as varizes podem ser injetadas com agentes esclerosantes	Ajuda a diagnosticar o sangramento gastrintestinal alto agudo ou crônico, varizes esofágicas ou gástricas, pólipos, tumores, úlceras, esofagite, gastrite, estenose esofágica e refluxo gastresofágico
Colonoscopia	Invasiva Sem contraste Limpeza intestinal Endoscópio de fibra óptica flexível introduzido no reto e avançado para visualizar o intestino grosso; qualquer anormalidade pode ser fotografada e biopsiada; os pólipos podem ser removidos, e as áreas de sangramento podem ser cauterizadas	Ajuda a diagnosticar o sangramento, diverticulose, pólipos, estenose, tumor ou doença inflamatória intestinal (p. ex., doença de Crohn ou colite ulcerativa)
Proctoscopia (anoscopia)	Invasiva Sem contraste Aparelho de escopia rígido passado através do reto para visualizar a superfície mucosa do ânus e do reto	Ajuda a diagnosticar pólipos, sangramento, tumores e outros defeitos
Sigmoidoscopia	Invasiva Sem contraste Enema Endoscópio de fibra óptica flexível introduzido pelo reto e avançado para visualizar reto, cólon sigmoide e cólon proximal; quaisquer lesões podem ser analisadas por biopsia	Ajuda a diagnosticar pólipos, sangramento, tumores e outros defeitos
Colangiopancreatografia retrógrada endoscópica (CPRE)	Invasiva Com contraste Dieta zero Endoscópio de fibra óptica flexível inserido no esôfago, passado através do estômago até o duodeno para visualizar o ducto colédoco, os ductos biliares hepáticos e ductos pancreáticos; o ducto colédoco e o ducto pancreático são canulados, e o meio de contraste é injetado nos ductos, permitindo visualização e avaliação radiográfica	Pode detectar obstrução biliar extra-hepática (p. ex., por cálculos, tumores do ducto biliar, estenoses ou lesões no ducto biliar); obstrução biliar intra-hepática causada por cálculos e tumor; e doença pancreática, como pancreatite crônica, pseudocistos ou tumores
Ultrassonografia endoscópica	Invasiva Sem contraste Dieta zero São utilizadas a endoscopia e a ultrassonografia para visualizar o tubo gastrintestinal; um transdutor ultrassônico acoplado à extremidade distal do endoscópio possibilita uma resolução de alta qualidade das paredes do tubo gastrintestinal	Útil na avaliação e no estadiamento dos tumores do tubo gastrintestinal

Tabela 39.12 Outros exames diagnósticos selecionados utilizados no diagnóstico dos distúrbios gastrintestinais.

Exames	Descrição	Achados normais
Exames de esvaziamento gástrico	Os componentes líquidos e sólidos de uma refeição são marcados com um radionuclídeo. Após a ingestão da refeição, a velocidade de passagem da substância radioativa no estômago é medida por um *scanner* de cintilografia. Útil no diagnóstico de distúrbios da motilidade gástrica.	Trânsito normal
Análise gástrica	A análise do suco gástrico fornece informações sobre a atividade secretora da mucosa gástrica e a presença ou grau de retenção gástrica, que é útil para ajudar a diagnosticar pacientes com obstrução pilórica ou duodenal.	Conteúdo normal
Estimulação do ácido gástrico	Habitualmente realizada em conjunto com a análise gástrica. Administra-se histamina, ou pentagastrina SC, para estimular as secreções gástricas. As amostras gástricas são coletadas a determinados intervalos para análise. Ajuda a determinar a presença ou a ausência de células malignas.	11 a 20 mEq/h após estimulação

Tabela 39.12 Outros exames diagnósticos selecionados utilizados no diagnóstico dos distúrbios gastrintestinais. *(Continuação)*

Exames	Descrição	Achados normais
Manometria	Medição das pressões utilizando um cateter cheio de água conectado a um transdutor passado em esôfago, estômago, cólon ou reto para avaliar a contratilidade; útil na detecção de distúrbios da motilidade de esôfago e esfíncter esofágico inferior; as manometrias gastroduodenal, do intestino delgado e colônica são empregadas para avaliar o esvaziamento gástrico tardio e distúrbios da motilidade gástrica e intestinal, como síndrome do intestino irritável ou cólon atônico; a manometria anorretal mede o tônus do esfíncter anal interno em repouso e a contratilidade do esfíncter anal externo, o que é valioso na avaliação da constipação intestinal crônica ou da incontinência fecal.	Os valores diferem em vários níveis do intestino
Tonometria gástrica	Modalidade de monitoramento utilizada para determinar o estado de perfusão da mucosa gástrica, utilizando medições da PCO_2 local. O CO_2 difunde-se da mucosa do estômago para o lúmen do estômago e, a seguir, para o balão de silicone do tonômetro. A PCO_2 dentro do balão serve como medição substituta do CO_2 da mucosa gástrica ($PgCO_2$). Na mucosa gástrica com perfusão normal, a $PgCO_2$ é quase equivalente à $PaCO_2$. Em caso de hipoperfusão, a $PgCO_2$ aumenta, assim como o hiato entre a $PgCO_2$ e a $PaCO_2$. O hiato é um indicador muito sensível de hipoperfusão gástrica.	A $PgCO_2$ e a $PaCO_2$ são quase iguais

Desafios relacionados à aplicabilidade clínica

Estudo de caso

O Sr. W. foi recebido na unidade para tratamento gastrintestinal mais cedo graças a uma circunferência abdominal aumentada. Neste momento, está sendo internado na UTI em virtude de hipotensão (pressão arterial 98/62, frequência cardíaca 110). Os sinais vitais do Sr. W. estão estáveis, com PA 102/64, FC 106, frequência respiratória 18, SpO_2 96% do ar ambiente e dor de 3/10 no abdome. O paciente encontra-se alerta e cooperativo. A enfermeira observa, durante a avaliação do Sr. W., que seu abdome está distendido, tenso e macio à palpação superficial em todos os quadrantes. Todos os sons intestinais estão abafados. A pele do paciente encontra-se amarela e pálida.

Os títulos séricos do Sr. W. são: hemoglobina a 7,2; hematócrito a 21,5; albumina a 3,1. Os resultados do painel metabólico abrangente e do exame de coagulação foram: bilirrubina a 9; amônia a 68; aspartato aminotransferase a 45; alanina aminotransferase a 67; e tempo de tromboplastina parcial a 45. Foi indicada para o Sr. W. TC abdominal com contraste.

A avaliação inicial e dos sinais vitais está concluída e o Sr. W. está agora ligado aos monitores.

1. Que questões a enfermeira perguntaria ao Sr. W. sobre seu sistema digestório?
2. Que pontos relativos à aparência do paciente levantariam preocupações relativas à saúde gastrintestinal?
3. Quais são as prioridades da enfermeira no cuidado com o Sr. W.? Quais são as preocupações?

40
Cuidado ao Paciente | Sistema Digestório

Valerie K. Sabol e Allison Steele York

Objetivos de aprendizagem

Com base no conteúdo deste capítulo, o leitor deverá ser capaz de:

1. Explicar como os estresses fisiológicos da doença e da lesão alteram as necessidades do organismo em relação à energia.
2. Descrever as diferentes formas de desnutrição.
3. Discutir a nutrição enteral e a parenteral com relação às indicações, à avaliação, ao tratamento e às complicações.
4. Discutir medicamentos mais comuns utilizados para pacientes com distúrbios gastrintestinais.

A saúde e a nutrição apresentam uma relação simbiótica. Os estressores fisiológicos, como a doença e a lesão, alteram as demandas metabólicas e energéticas do organismo. Embora identificação e intervenção nutricional precoces possam diminuir os riscos de morbidade e mortalidade nos pacientes criticamente doentes, o processo patológico fundamental deve ser identificado e corrigido antes que o corpo possa reverter o metabolismo anormal do nutriente. Este capítulo apresenta uma revisão do estresse fisiológico e seus efeitos sobre o metabolismo, tipos de desnutrição e indicações, avaliação e controle das terapias de suporte na nutrição enteral e parenteral, bem como as complicações associadas a essas terapias.

Desnutrição

De acordo com as leis da termodinâmica, a energia não pode ser criada nem destruída. Através dos processos do metabolismo, as pessoas obtêm a energia dos alimentos (ou combustíveis orgânicos) que consomem. O metabolismo possui duas partes: anabolismo e catabolismo. O anabolismo é um processo de construção e reparação que requer energia. O catabolismo consiste na clivagem do alimento e dos tecidos orgânicos com a finalidade de liberar energia.

A glicose é o combustível obrigatório do organismo, e é o combustível principal do cérebro e do sistema nervoso, em particular. O sistema nervoso não pode armazenar nem sintetizar a glicose como uma fonte de combustível, de modo que ele se fundamenta na extração da glicose da corrente sanguínea. O fígado regula a entrada de glicose no sistema circulatório porque tem a capacidade de armazenar e sintetizar a glicose. A glicose em excesso é convertida e armazenada como glicogênio ou ácidos graxos (triglicerídios). Embora a glicose possa ser convertida em ácidos graxos para ser armazenada, não existe via para converter os ácidos graxos novamente em glicose. Em lugar disso, os ácidos graxos são utilizados diretamente como fonte de energia ou são convertidos em cetonas pelo fígado. Depois da inanição prolongada, o organismo adapta-se para preservar as proteínas vitais usando as cetonas, em lugar da glicose, como energia. A cetoacidose acontece quando a produção de cetona excede a utilização.

Os hormônios pancreáticos glucagon e insulina possuem funções opostas nos processos metabólicos. O glucagon estimula glicogenólise (clivagem do glicogênio) e gliconeogênese (síntese de glicose de outras fontes, como as proteínas) e aumenta a lipólise (clivagem e metabolização dos lipídios). Em contraste, a insulina ajuda no transporte de glicose para armazenamento nas células e tecidos, impede a clivagem dos lipídios e aumenta a síntese de proteínas.

A glicogenólise é controlada pelo hormônio glucagon e pelas catecolaminas epinefrina e norepinefrina, que são liberadas da medula suprarrenal em momentos de estresse. Quando forem exauridas as reservas de glicose e glicogênio (em geral dentro de 8 a 12 horas), a gliconeogênese hepática aumenta drasticamente para satisfazer as demandas metabólicas. Os hormônios que estimulam a gliconeogênese incluem o glucagon e o hormônio glicocorticoide cortisol. Quando os processos catabólicos continuam sem o suporte de energia, aminoácidos e nutrientes essenciais, a depleção das reservas corporais existentes compromete a função e a saúde corporal total. Nesse caso, se não houver intervenção, a desnutrição pode se desenvolver.

A resposta metabólica ao estresse é caracterizada por aumento da liberação de citocinas (interleucina-1, interleucina-6 e fator de necrose tumoral-α) e pela produção aumentada de hormônios contrarreguladores (catecolaminas, cortisol, glucagon e hormônio do crescimento).[1] Tais hormônios induzem catabolismo e se opõem aos efeitos anabólicos da insulina. Isso resulta em hipermetabolismo e hipercatabolismo com perda de reservas energéticas corporais por meio de proteólise, lipólise e glicogenólise. Doenças críticas estão tipicamente associadas com estresse catabólico no qual pacientes comumente apresentam resposta inflamatória sistêmica.

Aproximadamente um terço a metade dos pacientes hospitalizados apresentam evidências de desnutrição.[2,3] Uma revisão dos dados do Healthcare Cost and Utilization Project mostrou que 3,2% dos pacientes hospitalizados em 2010 tinha diagnóstico documentado de desnutrição.[4] Quarenta por cento dos pacientes experimentam perda de peso considerável (> 10 kg) durante e após internação em unidade de terapia intensiva (UTI).[5] Essa perda involuntária de peso pode esgotar as reservas vitais de nutrientes, o que pode predispor o paciente à desnutrição. A desnutrição está associada com aumento da morbidade e mortalidade, retardo da cicatrização de feridas, aumento do tempo de internação, aumento de complicações, imunossupressão e comprometimento de órgãos.[2,4] A desnutrição decorrente apenas da inanição geralmente pode ser corrigida com a reposição das reservas corporais dos nutrientes essenciais.

No entanto, a desnutrição decorrente da doença crítica e dos processos patológicos que alteram o metabolismo não é corrigida tão facilmente.

O grau de inanição e estresse fisiológico determina a extensão e o tipo de desnutrição. Os três principais tipos de desnutrição proteico-energética são o marasmo, o *kwashiorkor* e a desnutrição proteico-calórica. O marasmo é um processo caquético grave, por meio do qual quase todas as reservas lipídicas disponíveis foram exauridas pela deficiência calórica prolongada. O consumo muscular grave é evidente no marasmo; entretanto, os níveis séricos de albumina podem estar dentro dos limites normais ou apenas discretamente reduzidos. O tratamento requer reposição hídrica e nutricional a uma velocidade de infusão lenta, para prevenir complicações associadas com deslocamentos súbitos de líquido, anormalidades eletrolíticas e insuficiência cardiorrespiratória.

Em contraste à resposta adaptativa da relativa preservação de proteína no marasmo, o *kwashiorkor* e a desnutrição proteico-calórica são tipicamente causados por uma doença aguda com risco de morte, como cirurgia, trauma ou sepse. Geralmente, o *kwashiorkor* é observado em crianças em países em desenvolvimento que tiveram períodos prolongados de desnutrição proteica. A desnutrição proteico-calórica é observada com maior frequência nos países desenvolvidos, devendo-se à depleção de lipídios, ao consumo muscular e a deficiências de micronutrientes pela doença aguda e crônica. Tipicamente, durante os períodos mais críticos, quando o paciente é relegado ao estado de dieta zero para cirurgia, exames diagnósticos ou várias outras complicações médicas, o hipermetabolismo e o catabolismo aumentam as demandas de proteína e energia. Embora o paciente criticamente doente pareça bem nutrido, isso se deve, com frequência, aos efeitos que mascaram o edema generalizado – o resultado dos deslocamentos de líquido extracelular causados pela pressão oncótica hipoproteica no espaço intravascular. Diferentemente do edema, os sinais clínicos da desnutrição proteica incluem ruptura da pele, má cicatrização das feridas, deiscência cirúrgica ou uma combinação das três. Além disso, os cabelos podem ser facilmente arrancados, e os fios restantes são frequentemente observados na fronha e nos lençóis do paciente. Os dados laboratoriais revelam baixos níveis séricos de albumina, e o tratamento exige a reposição agressiva das reservas de proteína. O fato de que é muito mais fácil prevenir do que tratar a desnutrição proteica reforça a necessidade de intensa vigilância de enfermagem em relação ao estado nutricional do paciente.

O marasmo e o *kwashiorkor* podem coexistir. Tipicamente, isso é observado quando um paciente com marasmo é exposto a um estressor agudo, como cirurgia, trauma ou sepse. Embora cada situação deva ser avaliada de maneira individual, está frequentemente indicada a reposição agressiva de proteína e calorias. Independentemente do tipo (ou tipos) de desnutrição, o monitoramento vigilante é primordial para o sucesso da terapia nutricional.

Suporte nutricional

Uma avaliação nutricional deve ser realizada em todos os pacientes, criticamente doentes ou lesionados, no início da hospitalização, de modo a determinar a necessidade de terapia de suporte nutricional. A Joint Commission demanda triagem nutricional dentro de 24 horas após a internação em unidade de cuidados agudos. O tempo da terapia de suporte nutricional é baseado na avaliação do estado nutricional preexistente, na presença e na extensão da resposta sistêmica a inflamação e ao curso clínico antecipado.[6,7] Terapia de suporte nutricional iniciada dentro de 24 a 48 horas da admissão, uma vez que os pacientes estão hemodinamicamente estáveis, é recomendada.[7-9] As metas do cuidado no suporte nutricional incluem as seguintes: prevenção e tratamento das deficiências de macronutrientes e micronutrientes, manutenção do equilíbrio hidreletrolítico, manutenção da função imune, prevenção da infecção e de outras complicações associadas ao suporte nutricional e melhora da morbidade e mortalidade do paciente. Satisfazer esses objetivos envolve uma abordagem interprofissional, a qual inclui a enfermeira, o médico, o nutricionista e o farmacêutico. Depois que um nutricionista determinar as necessidades nutricionais, deve ser selecionado um método para administrar a suplementação nutricional. Nos pacientes incapazes de satisfazer suas necessidades nutricionais com a ingesta oral, a suplementação nutricional pode ser fornecida por via enteral ou parenteral. A Figura 40.1 delineia o processo de tomada de decisão. No Quadro 40.1 são fornecidas considerações para os pacientes idosos.

Nutrição enteral

A nutrição enteral refere-se a qualquer forma de nutrição fornecida ao tubo gastrintestinal. Para os pacientes com um tubo gastrintestinal íntegro, a via enteral é o método preferido de suporte nutricional. Uma norma prática clínica é "se o intestino funciona, use-o".

A mucosa gastrintestinal depende do fornecimento de nutrientes e do fluxo sanguíneo adequado para evitar a atrofia, mantendo assim as funções de absorção, de barreira e imunológica do intestino. Os enterócitos são células epiteliais firmemente envoltas que revestem o lúmen intestinal e agem como uma barreira contra a invasão bacteriana. O tecido linfoide associado ao intestino (GALT; do inglês, *gut-associated lymphoid tissue*) reveste o tubo gastrintestinal e está associado à manutenção da função imunológica da mucosa. O GALT produz imunoglobulina A (IgA), que é secretada pela mucosa gastrintestinal em resposta à alimentação. IgA reveste bactérias luminais, impedindo a adesão bacteriana aos enterócitos. Sem o alimento, a mucosa gastrintestinal atrofia e a motilidade fica comprometida. Em consequência da atrofia, o tecido disponível para absorver os nutrientes diminui e o GALT fica comprometido. A preservação da integridade da mucosa intestinal também é essencial para preservar sua função como barreira. Com a atrofia, existe uma perda das junções estreitas entre os enterócitos, resultando em aumento da permeabilidade da mucosa e função de barreira diminuída. Essa função de barreira diminuída pode permitir que as bactérias gastrintestinais residentes e as endotoxinas entrem na circulação sistêmica. Esse processo, chamado de translocação bacteriana, pode deflagrar as respostas imune e inflamatória que podem levar a infecção, sepse e falência de múltiplos sistemas orgânicos. Além de seus efeitos tróficos sobre o tubo gastrintestinal, a nutrição enteral está associada a maior utilização de nutrientes, complicações infecciosas diminuídas, facilidade e segurança de administração e menor custo.

A nutrição enteral é considerada quando o paciente não pode ou não deve comer, a ingesta é insuficiente ou não confiável, o paciente apresenta um trato gastrintestinal funcional e o acesso pode ser alcançado com segurança. A obstrução mecânica é a única contraindicação absoluta para as alimentações enterais.

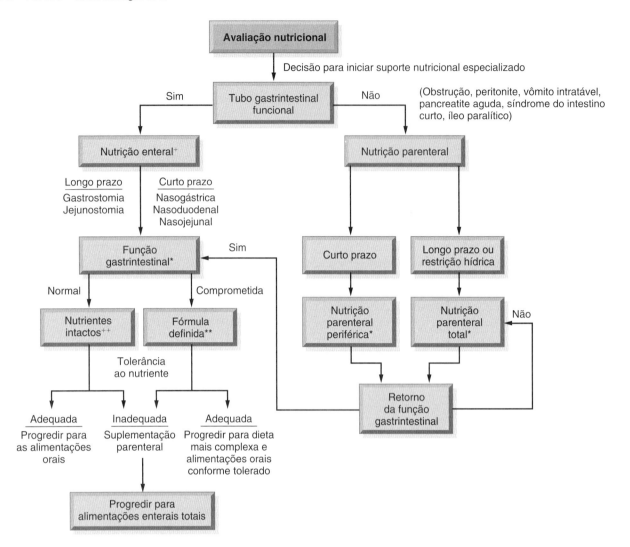

*A formulação das soluções enteral e parenteral deverá ser feita considerando-se a função orgânica (p. ex., cardíaca, renal, respiratória, hepática).
**O conteúdo de fórmulas pobres em oligoelementos/ricas em lipídios, sem lactose, ricas em fibras e modulares deverá ser fornecido de acordo com a tolerância gastrintestinal do paciente. +A alimentação distal ao piloro pode ser mais apropriada quando o paciente apresentar mais risco de broncoaspiração. ++Fórmulas poliméricas completas ou dietas à base de purê são apropriadas.

Figura 40.1 Processo de tomada de decisão sobre a via de administração do suporte nutricional especializado. (Adaptada de ASPEN Clinical Pathways and Algorithms for Delivery of Parenteral and Enteral Nutrition Support in Adults. Jacobs D (ed): Section II: Nutrition care process. J Parenter Enteral Nutr 26(1 Suppl):85A, 2002.)

Quadro 40.1 Considerações para o paciente idoso.

Necessidades nutricionais

- O risco de desnutrição aumenta à medida que a capacidade funcional fica reduzida
- As necessidades calóricas das pessoas idosas são geralmente menores e secundárias à diminuição do metabolismo
- Embora as exigências de proteína permaneçam as mesmas, é importante monitorar a função renal
- Há diminuição da capacidade de tolerar a sobrecarga de glicose
- Gastrite atrófica ocorre frequentemente em pessoas idosas, podendo resultar em diminuição da secreção de ácido gástrico. A acloridria ou hipocloridria resultantes podem levar ao crescimento excessivo de bactérias e alterar a absorção do ferro, vitamina B_{12}, ácido fólico, cálcio, vitamina K e zinco
- A intolerância à lactose aumenta com a idade; essa intolerância a produtos lácteos pode contribuir para a osteopenia
- A deficiência de vitamina D em idosos pode ser devida a diminuição da ingestão alimentar, diminuição da síntese ou diminuição da exposição à luz solar
- Os idosos têm menos capacidade de regular o equilíbrio hídrico, o que aumenta o risco de desidratação ou super-hidratação
- Incentivar o aumento de consumo dietético de fibra, líquidos e exercício para reduzir a incidência de constipação intestinal
- Diminuição da motilidade gastrintestinal, da função exócrina ou da absorção e digestão pode ocorrer em idosos
- As mudanças físicas na mandíbula, incluindo dentição pobre ou dentaduras mal ajustadas, podem interferir com a mastigação e ingestão de uma alimentação adequada
- A ingestão pode ser mais difícil por causa da diminuição da motilidade esofágica e diminuição da produção de saliva
- Vários medicamentos ou doenças concomitantes podem contribuir para anorexia ou paladar reduzido

Na ocasião de comprometimento hemodinâmico (*i. e.*, o paciente necessita de suporte hemodinâmico significativo, inclusive alta dose de agentes catecolamínicos, sozinhos ou em combinação com grande volume de líquidos ou administração de produtos sanguíneos, a fim de manter perfusão celular), a nutrição enteral deve ser suspensa até que o paciente esteja completamente reanimado e/ou estável.[7] Assim sendo, a situação de cada paciente deve ser avaliada de maneira individual.

A nutrição enteral pode ser fornecida por sondas de alimentação inseridas no estômago ou no intestino delgado. O tempo de duração previsto do suporte nutricional, a condição geral do paciente, o risco de broncoaspiração, a função do tubo gastrintestinal e a técnica de aplicação deverão ser todos considerados ao se decidir sobre qual tipo de sonda de alimentação inserir. Para a maioria das populações de pacientes, as sondas nasoentéricas são bastante empregadas.

■ Alimentação e sondas de alimentação nasoenteral

Uma sonda nasoentérica está indicada para uso por curto prazo em pacientes hospitalizados, geralmente menos de 4 a 6 semanas. As sondas nasoenterais são inseridas pelo nariz e avançadas pelo esôfago até o estômago (sonda nasogástrica), duodeno (sonda nasoduodenal) ou jejuno (sonda nasojejunal). A sonda é identificada pela localização distal de sua extremidade. Muitas sondas nasoentéricas são sondas de poliuretano ou silicone, de pequeno calibre, flexíveis e macias, que exibem diâmetro de 8 a 14 French (F) e 50 a 150 centímetros (cm) de comprimento, possuem marcadores para ajudar na mensuração e são radiopacas, de modo a permitir a confirmação radiográfica da posição. As de comprimentos mais curtos são usadas para as alimentações nasogástricas, e as mais longas, para as alimentações nasoduodenais ou nasojejunais. Como regra geral, é preferido o tubo de comprimento apropriado com o menor diâmetro, porque o menor diâmetro foi associado a menos complicações e maior conforto do paciente. As sondas de diâmetro pequeno podem ajudar a evitar o refluxo e a diminuir o risco de broncoaspiração, porque o diâmetro pequeno diminui o comprometimento do esfíncter esofágico inferior. Ver Destaques na Prática Baseada em Evidências 40.1 para informações sobre prevenção da aspiração. Além disso, as sondas de pequeno diâmetro causam menos inibição da deglutição, o que é mais confortável para os pacientes. As sondas feitas de cloreto de polivinil são menos desejáveis porque, com o passar do tempo, elas podem enrijecer na presença de ácido, o que pode provocar desconforto para o paciente e maiores complicações, como a perfuração da sonda. Qualquer sonda aplicada por via nasal pode provocar sinusite, erosão do septo nasal ou esôfago, otite, paralisia das cordas vocais, epistaxe ou estenoses esofágicas distais, o que pode limitar o uso por longo prazo. Sondas pequenas e macias são menos prováveis de provocar essas complicações.

Muitas sondas nasoentéricas possuem múltiplos orifícios intervalados ao longo de suas laterais e na extremidade, o que minimiza a obstrução e maximiza o fluxo. Muitas sondas também apresentam pesos na extremidade e um fio-guia, o que enrijece a sonda para ajudar na inserção. Outro aspecto comum de muitas sondas nasoentéricas é uma "porta Y" na extremidade proximal, o que permite a administração dos medicamentos e a irrigação sem interromper a alimentação por sonda.

▶ **Sondas nasogástricas.** As alimentações gástricas através de uma sonda nasogástrica são apropriadas para pacientes que possuem reflexos de náuseas e tosse preservados e esvaziamento

---

Destaques na Prática Baseada em Evidências 40.1
Prevenção da broncoaspiração

Prática esperada

- Manter a elevação da cabeceira do leito a um ângulo de 30 a 45°, exceto se contraindicado (Nível B)
- Usar sedativos tão moderadamente quanto possível (Nível C)
- Para pacientes alimentados por sonda, avaliar a colocação da sonda de alimentação em intervalos de 4 h (Nível C)
- Para pacientes que recebem alimentação por sonda gástrica, avaliar intolerância gastrintestinal a tal alimentação em intervalos de 4 h (Nível C)
- Para pacientes alimentados por sonda, evitar alimentação em bolo naqueles com risco elevado de broncoaspiração (Nível E)
- Consultar o médico com relação a obter uma avaliação da deglutição antes do início da alimentação oral em pacientes recentemente extubados que foram submetidos a intubação prolongada (Nível C)
- Manter as pressões do balão endotraqueal em nível apropriado e assegurar que as secreções foram removidas de cima do balão antes de ser desinflado (Nível B)

Níveis de evidência da AACN

Nível A. Metanálise de estudos quantitativos ou metassíntese de estudos qualitativos com resultados que embasem consistentemente uma ação, intervenção ou o tratamento específico (inclusive revisão sistemática de testes randomizados controlados)
Nível B. Estudos bem projetados e controlados com resultados que embasem consistentemente uma ação, uma intervenção ou um tratamento específico
Nível C. Estudos qualitativos, descritivos e de correlação, revisões integrativas, revisões sistemáticas ou testes randomizados controlados com resultados inconsistentes
Nível D. Padrões profissionais e organizacionais revisados, com apoio das recomendações de estudos clínicos
Nível E. Múltiplos relatórios de caso, evidências baseadas em teoria a partir da opinião de especialistas ou padrões organizacionais profissionais revisados sem estudos clínicos como suporte para as recomendações
Nível M. Apenas recomendações do fabricante

Retirado de American Association of Critical-Care Nurses Practice Alert. Disponível *online* em http://aacn.org.

---

gástrico adequado. Em geral, as sondas nasogástricas variam em diâmetro desde 8 a 12 French e têm 75 a 90 cm de comprimento. As sondas nasogástricas de pequeno calibre são usadas unicamente para a alimentação, enquanto as sondas de grosso calibre podem ser empregadas para descomprimir o estômago, monitorar o pH gástrico e administrar medicamentos e alimentações. As sondas nasogástricas de grosso calibre são em geral feitas de material mais rígido e, com frequência, são menos confortáveis para os pacientes, possivelmente deflagrando a autoextubação. Essas sondas são, em regra, utilizadas para descomprimir e drenar temporariamente o estômago e, por conseguinte, destinam-se tipicamente para uso a curto prazo.

As vantagens da alimentação gástrica incluem a facilidade da aplicação, a facilidade de verificar os resíduos e a tolerância às infusões enterais. Contudo, os pacientes com sondas nasogástricas estão em maior risco de broncoaspiração, sobretudo quando estão inconscientes, são mecanicamente ventilados ou incapazes, por outros motivos, de proteger suas vias respiratórias. Em um paciente consciente, o simples aspecto físico da sonda e o desconforto associado podem limitar o uso clínico das sondas nasogástricas.

▶ **Sondas nasoduodenais e sondas nasojejunais.** Acredita-se que as sondas nasoduodenais e as sondas nasojejunais sejam mais adequadas para o uso prolongado que as sondas nasogástricas. As sondas nasoduodenais e nasojejunais avançam do estômago para o intestino delgado, passando pelo piloro, e geralmente se localizam na terceira porção do duodeno, para além do ligamento de Treitz. Na teoria, o esfíncter pilórico fornece uma barreira que diminui o risco de broncoaspiração ou regurgitação.

A alimentação transpilórica pode ser administrada sem levar em consideração o esvaziamento gástrico, propiciando uma vantagem adicional sobre a alimentação intragástrica. Os candidatos às alimentações transpilóricas incluem pacientes criticamente doentes com uma história prévia de aspiração gástrica, pacientes em risco de broncoaspiração (como os pacientes ventilados), aqueles com gastroparesia, com obstrução da saída gástrica e com condições neurológicas que sejam incapazes de proteger sua via respiratória.

Um conceito errôneo comum é que as alimentações enterais não deverão ser iniciadas quando há ausência dos sons intestinais. Os sons intestinais constituem uma indicação da motilidade gastrintestinal, não da absorção, e não é necessário haver presença ou ausência de sons intestinais ou flatos antes do início da alimentação enteral.[7,9] Nos períodos pós-lesão e pós-operatório, os sons intestinais podem não ser detectados por 3 a 5 dias devido à atonia gástrica. A motilidade do intestino delgado é menos comumente comprometida que o estômago ou o cólon e preserva sua capacidade de absorção e digestão, possibilitando aceitar as alimentações enterais imediatamente depois da cirurgia ou trauma.

As sondas nasoduodenais e as sondas nasojejunais variam desde 8 a 16 French em diâmetro e de 152 a 240 cm de comprimento. O comprimento e o diâmetro tornam mais difícil a verificação do resíduo alimentar porque o lúmen é menor e tende a se colabar quando aspirada. Além disso, a obstrução por medicamentos é mais comum que com as sondas nasogástricas. A principal desvantagem associada às sondas nasoduodenais e nasojejunais relaciona-se com a dificuldade de inserir, a princípio, a extremidade da sonda além do esfíncter pilórico.

▶ **Inserção de sondas nasoentéricas.** Na maioria das unidades de terapia intensiva (UTI), as enfermeiras com capacitação ou os médicos aplicam rotineiramente as sondas nasoentéricas. Antes de aplicar uma sonda de alimentação, deve-se consultar a política e o protocolo da instituição, porque a inserção da sonda nasoentérica apresenta muitas complicações potenciais. Os pacientes com nível de consciência diminuído, reflexo de tosse ou de ânsia deficiente ou uma incapacidade ou falta de vontade de cooperar encontram-se em maior risco para a intubação pulmonar. Quando o paciente não pode cooperar ou tosse durante o desvio da sonda na árvore brônquica, devem ser empreendidas precauções adicionais para garantir a inserção correta. As sondas de alimentação desviadas para a árvore brônquica podem provocar hemorragia pulmonar ou pneumotórax. Um tubo orotraqueal com balão não impede a intubação pulmonar acidental. As sondas nasoentéricas também podem ser acidentalmente posicionadas no esôfago ou, nos pacientes com fratura da base de crânio, no espaço intracraniano.

Em geral, a inserção da sonda nasogástrica é mais fácil que a sonda nasoduodenal ou nasojejunal. Ao inserir a sonda de alimentação nasoentérica no estômago, a enfermeira deve determinar a extensão da sonda a ser inserida medindo a distância da ponta do nariz até o lobo da orelha, e daí à extremidade do processo xifoide. Antes da inserção, a enfermeira deve considerar a utilização de um anestésico tópico ou de um lubrificante hidrossolúvel para ajudar na progressão da sonda. Depois de o leito do paciente ser mantido na posição de Fowler alta, a enfermeira deve flexionar discretamente a cabeça do paciente (quando não for clinicamente contraindicado) e introduzir a extremidade lubrificada pela narina em direção à nasofaringe. Enquanto avança a sonda, a enfermeira pede ao paciente que engula repetidamente. Fazer com que o paciente degluta goles de água puxando-a por um canudo também pode ajudar na inserção da sonda (quando não for clinicamente contraindicado). Girar a sonda à medida que ela avança também pode facilitar a progressão.

Para passar a extremidade da sonda nasoentérica além do piloro, a enfermeira segue o mesmo procedimento descrito anteriormente e, depois, vira o paciente para a posição de decúbito lateral direito com a cabeceira do leito em um ângulo de 30 a 45° para ter a vantagem da gravidade e da peristalse. As sondas nasoduodenal e nasojejunal dependem da motilidade gástrica para que a extremidade atravesse o piloro, mas possuem tendência a enrolar-se no estômago. Algumas sondas nasoduodenais e nasojejunais possuem pesos para ajudar na passagem pelo piloro; no entanto, a utilidade da extremidade com peso é dúbia. Inserção pós-pilórica com o uso de aparelhos eletromagnéticos de inserção (EMPD; do inglês, *electromagnetic placement devices*) à beira do leito utiliza rastreamento em tempo real para o direcionamento e a verificação da acurácia da inserção dos tubos de alimentação pós-pilóricos à beira do leito.[10] Um agente pró-motilidade, como a metoclopramida ou a eritromicina, pode ser prescrito antes da inserção, porque esses medicamentos aumentam a motilidade gastrintestinal alta enquanto relaxam o piloro. A insuflação de ar, o processo de injetar grandes quantidades de ar no estômago, também pode ser valiosa por distender o estômago e facilitar a passagem da sonda pelo piloro. Se as tentativas para passar às cegas uma sonda nasoduodenal ou nasojejunal não forem bem-sucedidas em 24 horas, deverá ser solicitada a assistência endoscópica ou radiológica para avançar a extremidade da sonda.

Antes de iniciar a alimentação por sonda, a posição correta da sonda deve ser confirmada por meio de uma radiografia abdominal. As sondas de alimentação cirurgicamente inseridas, ou por endoscopia ou sob fluoroscopia, não precisam de confirmação radiográfica da posição. O comprimento externo da sonda é registrado depois que a posição for confirmada. A enfermeira marca a sonda com esparadrapo ou com tinta indelével no ponto em que ela penetra nas narinas; torna a verificar a posição da sonda antes de iniciar as alimentações intermitentes ou a administração de medicamento, e, pelo menos, uma vez a cada plantão, e monitora a posição da sonda durante a alimentação contínua por sonda de acordo com a política da instituição.

Ausculta, aspiração e inspeção do resíduo aspirado e teste do pH têm sido empregados para monitorar a posição da sonda depois que a posição inicial é confirmada por uma radiografia abdominal, com graus variáveis de acurácia. Nenhum método é infalível, de modo que se aconselha a utilização de uma combinação desses métodos. A injeção de ar pela sonda e a ausculta para a presença do ruído gástrico, embora comumente utilizadas, não constituem um método exato para verificar a posição inicial da sonda. O som de uma bolha de ar pode ser transmitido para o epigástrio quando a sonda está no esôfago. Embora a ausculta do ar insuflado não seja um método confiável para confirmar a posição inicial da sonda de alimentação, ela ainda pode fornecer informações valiosas. Se nenhuma resistência for encontrada, é improvável que a sonda esteja dobrada, e, quando o paciente arrota imediatamente o ar, a extremidade da sonda provavelmente se localiza no esôfago.

A aspiração e a inspeção do resíduo aspirado podem ajudar a diferenciar entre a posição gástrica e a intestinal, mas não entre a posição intestinal e a pulmonar. Em geral, o resíduo gástrico é verde-escuro, castanho, marrom ou sanguinolento.[11] O aspirado do intestino delgado em geral é amarelado, translúcido ou da cor de bile e é geralmente mais espesso do que o aspirado gástrico.[11] O líquido pulmonar comumente é marrom, esbranquiçado, amarelo-claro ou pálido e pode assemelhar-se aos aspirados gástricos ou intestinais.[11] No entanto, é necessário ter em mente que o diâmetro de pequenos tubos intestinais pode não permitir a retirada para verificar o aspirado.

Medir o pH do líquido aspirado do tubo de alimentação é outro método de controle de posicionamento da sonda. O pH das secreções do esôfago normalmente é de 6,0 a 7,0; do aspirado gástrico é 1,0 a 4,0; e do conteúdo intestinal é de 6,0 a 7,0.[11] No entanto, o pH do aspirado gástrico pode ser elevado com a infusão de fórmulas enterais, uso de medicamentos modificadores da acidez e presença de refluxo biliar. O pH do aspirado do intestino delgado e do líquido pulmonar geralmente é superior a 6,0; portanto, se o pH do aspirado for maior que 4,0, a posição da sonda não pode ser determinada com base apenas no pH.[11] Para melhores resultados com o teste de pH, nada que possa alterar o pH deve ser instilado na sonda durante 60 minutos.

A capnometria e a capnografia detectam o dióxido de carbono; essas técnicas de monitoramento não invasivas são usadas para monitorar e avaliar a função respiratória e a ventilação. A observação da presença ou ausência de uma onda é utilizada para avaliar o posicionamento pulmonar acidental de sondas de alimentação.

A aspiração e o movimento do paciente ou tosse podem deslocar potencialmente uma sonda de alimentação. Se a qualquer momento houver dúvida em relação à localização da sonda, a enfermeira fixa a sonda de alimentação e solicita a prescrição de uma radiografia abdominal para confirmar a posição. Ver Destaques na Prática Baseada em Evidências 40.2 para mais informações.

▶ **Fixação de sondas nasoentéricas.** Antes de fixar qualquer sonda de alimentação, a enfermeira limpa a pele com álcool para remover a oleosidade e sujeiras e considera a aplicação de um protetor cutâneo para manter a integridade da pele. As sondas nasoentéricas devem ser fixadas de uma maneira que evite a irritação ou a pressão sobre as narinas, evitando assim a necrose. A enfermeira permite que a sonda fique pendente e alinhada com a narina, fixando-a na crista do nariz ou na bochecha com esparadrapo (ou um dos muitos dispositivos comercialmente disponíveis). Para os pacientes agitados ou que não cooperem, a enfermeira considera as contenções macias de punho ou luvas para evitar a autoextubação acidental (consultar a política e os procedimentos da instituição em relação à utilização de contenções). É preciso inspecionar a pele e as narinas a cada 4 a 8 horas para observar sinais e sintomas de irritação, eritema ou ruptura da pele. Pode-se maximizar o conforto do paciente realizando-se o cuidado bucal frequente e umedecendo-lhe as narinas.

■ **Alimentação e sondas de alimentação enterostomal**

Quando se espera que a terapia dure 1 mês ou mais, um dispositivo enterostomal mais permanente pode ser inserido através do abdome para o estômago (gastrostomia) ou jejuno (jejunostomia)[11] (Figura 40.2). As sondas de alimentação enterostomais também estão indicadas quando a via nasal está contraindicada e quando a deglutição do paciente está prejudicada ou

---

Destaques na Prática Baseada em Evidências 40.2
Verificação do posicionamento da sonda de alimentação (inserida cegamente)

Prática esperada

- Usar diversos métodos à beira do leito para prever a localização da sonda *durante* o procedimento de inserção:
  - Observar sinais de estresse respiratório
  - Usar capnografia, se disponível
  - Medir o pH do conteúdo aspirado da sonda se estiver disponível fita para medição de pH
  - Observar as características visuais do conteúdo aspirado da sonda
  - Reconhecer que os métodos de ausculta (bolo de ar) e de bolhas de água não são confiáveis (Nível B)
- Obter confirmação radiográfica do local correto de qualquer sonda inserida cegamente antes que seja utilizada para administrar alimentação ou medicamentos
  - A radiografia deve visualizar todo o curso da sonda no tubo gastrintestinal e deve ser avaliada por um radiologista, para evitar erros de interpretação. Marcar e documentar o local de saída da sonda do nariz ou da boca imediatamente após confirmação radiográfica do local correto da sonda (Nível A)
- Verificar a localização da sonda em intervalos de 4 h após o início da alimentação:
  - Observar alterações no comprimento da parte externa da sonda de alimentação (como determinado pelo movimento da parte marcada da sonda)
  - Rever radiografias de rotina de tórax e abdome para observações sobre a localização da sonda
  - Observar alterações de volume do conteúdo aspirado da sonda de alimentação
  - Se houver fitas de medição de pH disponíveis, medir o pH do conteúdo aspirado da sonda de alimentação caso as alimentações sejam interrompidas por mais do que algumas horas
  - Observar a aparência do conteúdo aspirado da sonda de alimentação caso as alimentações sejam interrompidar por mais do que algumas horas
  - Obter radiografia para confirmar a posição da sonda caso haja dúvidas quando a ela (Nível B)

Níveis de evidência da AACN

Nível A. Metanálise de estudos quantitativos ou metassíntese de estudos qualitativos com resultados que embasem consistentemente uma ação, intervenção ou tratamento específico (inclusive revisão sistemática de testes randomizados controlados)

Nível B. Estudos bem projetados e controlados com resultados que embasem consistentemente uma ação, uma intervenção ou um tratamento específico

Nível C. Estudos qualitativos, descritivos e de correlação, revisões integrativas, revisões sistemáticas ou testes randomizados controlados com resultados inconsistentes

Nível D. Padrões profissionais ou organizacionais revisados, com apoio das recomendações de estudos clínicos

Nível E. Múltiplos relatórios de caso, evidências baseadas em teoria a partir da opinião de especialistas ou padrões organizacionais profissionais revisados sem estudos clínicos como suporte para as recomendações

Nível M. Apenas recomendações do fabricante

Retirado de American Association of Critical-Care Nurses Practice Alert. Disponível *online* em http://aacn.org.

---

orofaringe, laringe ou esôfago estão obstruídos. As sondas enterostomais têm de 18 a 28 French, são feitas de silicone e poliuretano, e são muito duráveis.

▶ **Tubos de gastrostomia.** Os tubos de gastrostomia possuem uma retenção interna para evitar o deslocamento acidental. Os tubos de gastrostomia podem ser utilizados em caráter temporário ou para alimentação permanente. Quando um tubo de gastrostomia se destina a alimentações permanentes, pode haver necessidade de substituí-lo, pois o material do tubo se deteriora

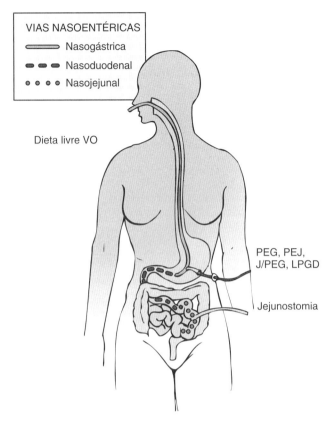

Figura 40.2 Possíveis vias para a alimentação. PEG, gastrostomia endoscópica percutânea; J/PEG, PEG modificada com um tubo de extensão jejunal; PEJ, jejunostomia endoscópica percutânea; LPGD, dispositivo de gastrostomia de baixo perfil.

com o passar do tempo. Os tubos de gastrostomia também podem ser usados para a descompressão gástrica crônica. Um dispositivo de gastrostomia de baixo perfil (LPGD; do inglês, *low-profile gastrostomy device*; ou, em português, DGBP), frequentemente referido como um botão, pode ser utilizado para substituir as sondas de gastrostomia em um trato de gastrostomia maduro, em geral 3 a 6 meses depois da aplicação inicial ou como aplicação inicial. Os LPGD ou DGBP são fixados no estômago e se protraem do abdome, nivelados com a pele. Esses dispositivos exigem um adaptador de extensão especial para conectá-los com a bolsa da sonda de alimentação, verificar os resíduos e serem usados para a descompressão. Então, esse adaptador pode ser removido depois do uso. Alguns LPGD ou DGPB são dotados de uma válvula unidirecional antirrefluxo para evitar o extravasamento do conteúdo gástrico para a pele. Em geral, esses dispositivos são bem aceitos, porque são duráveis, improváveis de irritar a pele e difíceis de deslocar-se. Com adultos agitados ou confusos que apresentem tendência para puxar os tubos, essas vantagens podem ser benéficas.

▶ **Tubos de jejunostomia.** Quando as alimentações gástricas não forem possíveis nem desejadas, as sondas de jejunostomia (tubos J) são preferidas na alimentação prolongada por esse sistema, porque liberam a fórmula enteral no jejuno, depois do duodeno, diminuindo a estimulação peristáltica. Os tubos J são indicados para os pacientes que necessitam de alimentação jejunal, em particular aqueles com doença gástrica, esvaziamento gástrico anormal, fístula ou obstrução gastrintestinal alta, pancreatite ou reflexo de náuseas diminuído com risco significativo de broncoaspiração. Os tubos J estão contraindicados nos pacientes com doenças primárias do intestino delgado (como a doença de Crohn) ou enterite por radiação, por causa do risco aumentado para formação de fístula enterocutânea. Uma limitação dos tubos J é o potencial para a obstrução decorrente do pequeno diâmetro do lúmen.

▶ **Inserção de tubos enterostomais.** As técnicas endoscópicas percutâneas, cirúrgica aberta, laparoscópica e fluoroscópica podem ser empregadas para aplicar um tubo de gastrostomia. Os tubos J podem ser aplicados pelo método de endoscopia percutânea ou pelo método cirúrgico. A doença subjacente do paciente e a experiência do médico precisam ser consideradas quando da seleção da técnica de aplicação apropriada.

Gastrostomia endoscópica percutânea. A gastrostomia endoscópica percutânea (PEG; do inglês, *percutaneous endoscopic gastrostomy*) transformou-se rapidamente no método preferido para uso como dispositivo de gastrostomia. Uma PEG pode ser realizada à beira do leito ou na sala de endoscopia, com sedação mínima. O posicionamento é através de uma incisão abdominal com visualização endoscópica direta. A alimentação pode ser administrada tão logo quanto 2 horas após a colocação.[11] Outras vantagens da aplicação da PEG incluem maior conforto, menor custo e redução no tempo de recuperação. Um candidato a PEG deve apresentar integridade da orofaringe e esôfago desobstruído. A única contraindicação absoluta para a realização da PEG é a incapacidade de colocar a parede gástrica em aposição ao abdome. Cirurgias abdominais prévias, neoplasia maligna da parede abdominal, ascite, hepatomegalia e obesidade podem impedir a aplicação de uma PEG.

As complicações da PEG são raras, mas incluem infecção da ferida relacionada com contaminação bacteriana pela flora oral durante a inserção, fascite necrosante, peritonite e broncoaspiração. O pneumoperitônio, um achado comum depois da inserção da PEG, não é clinicamente significativo, a menos que acompanhado por sinais e sintomas de peritonite. Em geral, os antibióticos profiláticos são administrados 30 a 60 minutos antes do procedimento. Em seguida, o posicionamento correto é verificado por endoscopia.

Os pacientes com refluxo gastresofágico grave, gastroparesia ou risco aumentado para broncoaspiração de alimento administrado por sonda podem receber uma PEG modificada com um tubo de extensão jejunal conhecido como tubo J/PEG. O lúmen gástrico de um tubo J/PEG é em geral utilizado na descompressão gástrica, e o lúmen jejunal é usado para a liberação simultânea da alimentação enteral. Os tubos J/PEG podem diminuir o risco de broncoaspiração gástrica; mas, necessariamente, eles não protegem mais que os tubos jejunais, porque o piloro está comprometido pelo cateter calibroso. A porção jejunal de um tubo J/PEG pode retroceder e migrar para o estômago, o que aumenta o risco de oclusão, refluxo gástrico ou broncoaspiração. Os tubos de PEG e J/PEG são mantidos na posição por dispositivos de retenção internos e externos. O dispositivo interno repousa no estômago, o que impede a migração e o extravasamento do conteúdo gástrico. O dispositivo de fixação externo ancora o tubo no abdome. Esses tubos têm uma taxa elevada de disfunção mecânica, o que limita seu uso a longo prazo.

Gastrostomia cirúrgica. Os tubos de gastrostomia cirúrgica são inseridos através de uma incisão na parede abdominal com o paciente sob anestesia geral. Comumente, o estômago é suturado na parede abdominal para criar uma conexão permanente entre as paredes gástrica e abdominal. A aplicação cirúrgica da gastrostomia geralmente é reservada para aqueles cuja inserção endoscópica ou radiológica falhou, quando o cirurgião quer visualizar claramente a anatomia gástrica ou como um procedimento secundário à cirurgia abdominal. As desvantagens da aplicação cirúrgica incluem a necessidade de anestesia geral, maior tempo de recuperação, menor conforto e maior custo.

Gastrostomia laparoscópica. Um tubo de gastrostomia aplicado por meios laparoscópicos também requer anestesia geral ou sedação intravenosa consciente. Reserva-se a aplicação laparoscópica para os pacientes com câncer de cabeça, pescoço ou esôfago. Ela é menos invasiva, menos dolorosa e, em geral, envolve menos complicações que a gastrostomia cirúrgica.

Gastrostomia fluoroscópica. A inserção do cateter percutâneo direto de um tubo de gastrostomia sob fluoroscopia está indicada na obstrução faríngea ou esofágica de alto grau. As desvantagens do uso da fluoroscopia na aplicação de dispositivos enterostomais incluem incapacidade para detectar a doença da mucosa, potencial para a exposição prolongada à radiação, necessidade de transporte para a sala de fluoroscopia e maior custo.

▶ **Fixação de tubos enterostomais e cuidado com o estoma.** Os tubos enterostomais são fixados na parede abdominal para evitar deslocamento ou migração, evitar a tensão sobre o tubo e evitar que o dispositivo de retenção externa mergulhe na pele. O comprimento do equipo externo é registrado para monitorar a migração do tubo.

Para evitar a maceração tecidual, o local de inserção é mantido limpo e seco pela exposição ao ar ambiente, exceto quando houver drenagem, e evita-se levantar ou ajustar o tubo por vários dias depois da inserção inicial. Para evitar o tensionamento do dispositivo de retenção interno contra a mucosa gástrica ou intestinal, limita-se a quantidade de curativo entre o dispositivo e a pele. Qualquer drenagem acumulada pode ser limpa com água. Pode ser esperada drenagem serossanguinolenta para 7 a 10 dias após a inserção. Quando não houver drenagem, a limpeza com água e sabão é a mais recomendada. A pele ao redor do local de inserção e o dispositivo de retenção são examinados pelo menos diariamente para verificar a integridade da pele, eritema ou drenagem. Em geral, o tecido cicatriza dentro de 1 mês.

Verifica-se a mobilidade do tubo para dentro e para fora; ele deverá ser capaz de mover-se por 0,5 cm para evitar a erosão do tecido gástrico ou abdominal. Se a fixação for muito tensionada, a enfermeira deverá notificar imediatamente o médico, porque isso pode indicar a "síndrome do para-choque afundado", uma situação em que o dispositivo de retenção está incrustado no tecido, levando assim à erosão da mucosa ou da pele. Se o tubo de gastrostomia se deslocar acidentalmente, a enfermeira deverá notificar imediatamente o médico, de modo que o tubo possa ser rapidamente reinserido antes que o trato se feche.

■ **Tipos e administração de fórmulas enterais**

Quando se seleciona uma fórmula de alimentação por sonda, devem ser considerados as demandas de nutrientes, o estado clínico do paciente, a localização do acesso enteral, a função gastrintestinal, o custo e o tempo de duração. Existem inúmeras soluções de alimentação por tubo disponíveis para a nutrição enteral, com muitas destinadas a ajudar no tratamento de processos patológicos específicos; no entanto, nenhuma fórmula isolada é ideal para todos os pacientes. Todas contêm proteínas, carboidratos, lipídios, vitaminas e minerais residuais. A diferença consiste em como esses nutrientes são estruturados e administrados. A fórmula nutricional selecionada baseia-se na capacidade do paciente para digerir e absorver os principais nutrientes, em suas demandas totais de nutrientes e na restrição hidreletrolítica.

As soluções poliméricas são as fórmulas usadas mais comumente. São isotônicas e podem fornecer uma quantidade suficiente de proteínas, carboidratos, lipídios, vitaminas, oligoelementos e minerais, a fim de evitar as deficiências nutricionais. Elas são consideradas nutricionalmente completas quando administradas em volume suficiente para satisfazer as necessidades calóricas. As fórmulas comuns fornecem 1 kcal/mℓ; algumas fórmulas concentradas podem fornecer 2 kcal/mℓ.[12] As fórmulas mais concentradas podem ser usadas por pacientes que necessitem de restrição de líquidos ou pacientes com necessidades calóricas mais elevadas. Todas as soluções poliméricas contêm proteínas totais (mais frequentemente, proteínas da carne, Whey® [derivada do leite, sem lactose e de alto valor biológico], leite e soja) que exigem enzimas pancreáticas normais para a digestão. Várias fórmulas específicas para algumas doenças estão disponíveis.

As fórmulas peptídicas (elementares ou semielementares) fornecem proteínas como dipeptídios, tripeptídios ou aminoácidos livres a partir da hidrólise das proteínas Whey®, leite ou soja. Essas proteínas não requerem enzimas pancreáticas para a digestão. As soluções elementares são usadas quando a digestão está prejudicada, como na insuficiência pancreática, na enterite por radiação, na doença de Crohn ou na síndrome do intestino curto secundária à ressecção cirúrgica. As soluções elementares não mostraram vantagem comprovada em pacientes com função intestinal normal; geralmente são mais dispendiosas que as fórmulas poliméricas e possuem um sabor desagradável.

As fórmulas modulares contêm componentes nutricionais individuais, como proteínas, carboidratos e lipídios que podem ser misturados ou adicionados a outras fórmulas para individualizar as alimentações às necessidades nutricionais específicas do paciente. O envolvimento de uma nutricionista é essencial na preparação dessas fórmulas, porque a mistura inadequada pode resultar em anormalidades metabólicas.

A atenção recentemente foi concentrada no papel das fórmulas enterais contendo nutrientes adicionais que pretendiam melhorar a função imune. Essas fórmulas, referidas popularmente como imunonutrição ou dietas imunorrealçadoras, foram relatadas para diminuir as taxas de infecção, tempo de ventilação mecânica e tempo de internação, mas não houve demonstração de que afetassem a mortalidade.[13] Diversos nutrientes que têm atraído a atenção são a glutamina, arginina e ácidos graxos poli-insaturados ômega-3.

A glutamina é um aminoácido não essencial que pode se tornar condicionalmente essencial em adultos criticamente doentes.[12] A glutamina é importante fonte de combustível para as células se dividirem rapidamente como enterócitos, linfócitos e macrófagos.[12] Além disso, a glutamina pode melhorar a função imune e reduzir a permeabilidade intestinal.[12] Soluções enriquecidas com glutamina devem ser levadas em consideração em pacientes com queimaduras ou traumas.[7,9,12]

Outro aditivo é a arginina, que também é um aminoácido não essencial o qual pode tornar-se empobrecido em estado crítico. A arginina é um precursor do óxido nítrico e é importante para o crescimento e a proliferação celulares, a cicatrização e a síntese do colágeno.[12] Seu papel é controverso, uma

812 Parte 9 Sistema Digestório

vez que produção aumentada de óxido nítrico pode aumentar a lesão tecidual e ser um gatilho para o colapso cardiovascular em pacientes com sepse ou síndrome da resposta inflamatória sistêmica.[7,14]

O ácido graxo ômega-3 é um precursor de prostaglandinas, leucotrienos e outros mediadores inflamatórios. O uso de uma formula enteral com perfil lipídico anti-inflamatório fortificado com ácidos graxos ômega-3 ou óleo de borragem é recomendado para pacientes com síndrome da angústia respiratória aguda e lesão pulmonar aguda grave.[7,9,14] Tais fórmulas mostraram-se capazes de reduzir o tempo de estada em UTI, a duração da ventilação mecânica, a falência de órgãos e a mortalidade em comparação com fórmulas-padrão.[7]

Para iniciar as alimentações por sonda enteral, muitos médicos recomendam começar com uma fórmula isotônica a uma velocidade lenta, na maioria das vezes 20 a 30 mℓ/hora, que é aumentada progressivamente a cada 8 a 12 horas, até ser alcançada a velocidade desejada. A diluição da fórmula pode ajudar na tolerância, mas não é recomendada porque pode aumentar o tempo necessário para satisfazer os requisitos nutricionais.

As infusões das dietas enterais podem ser administradas em bolo, infusão por gravidade, infusão intermitente, infusão contínua ou infusão cíclica. Em geral, a localização da extremidade da sonda e a tolerância ditam a administração da fórmula. As alimentações gástricas são apropriadas para pacientes que apresentam os reflexos de náuseas e tosse intactos e o esvaziamento gástrico adequado.

▶ **Infusão de dieta em bolo.** As alimentações em bolo, consideradas o método mais natural do ponto de vista fisiológico, são administradas por gravidade por uma grande seringa em volumes de até 400 mℓ durante 5 a 15 minutos, 5 a 6 vezes/dia.[11] O estômago é a região preferida para as alimentações em bolo. O estômago e o esfíncter pilórico regulam o efluxo da alimentação do estômago. As alimentações em bolo permitem maior mobilidade do paciente porque ele não precisa usar um dispositivo mecânico entre as alimentações. Infusões de dieta em bolo em geral são iniciadas com 60 a 120 mℓ da fórmula com força total a cada 8 a 12 horas, até que o objetivo seja atingido.[11] Infelizmente, em consequência do elevado resíduo gástrico, as alimentações em bolo geralmente não são bem toleradas e, com frequência, são acompanhadas por náuseas, distensão abdominal, cólicas, diarreia ou broncoaspiração.

▶ **Infusões intermitentes.** As alimentações intermitentes de 300 a 400 mℓ são administradas por infusão ou gotejamento lento por gravidade, 4 a 6 vezes/dia, durante um período de 30 a 60 minutos. O estômago é o local preferido para a infusão intermitente por causa de sua capacidade. As alimentações intermitentes estão associadas a menor risco de diarreia osmótica. As desvantagens das alimentações intermitentes incluem a dependência de um dispositivo mecânico e de uma fonte de energia, o que pode aumentar o custo e diminuir a mobilidade do paciente.

▶ **Infusões contínuas.** Se a extremidade de uma sonda nasoentérica estiver no duodeno ou no jejuno, as alimentações por sonda devem ser fornecidas por infusão. As infusões contínuas são administradas durante 24 horas, com a ajuda de uma bomba de alimentação, a fim de garantir uma velocidade de fluxo constante. As alimentações contínuas por bomba constituem o método preferido para a alimentação intestinal, porque a administração muito rápida pode levar à "síndrome do esvaziamento rápido", caracterizada por diarreia osmótica, distensão

abdominal, cólicas, hiperperistalse, tonturas, diaforese e palpitações. Quando a sonda estiver posicionada na terceira porção do duodeno, além do ligamento de Treitz, as alimentações contínuas por bomba estão associadas a menor risco de broncoaspiração. Deve-se iniciar alimentações contínuas com fórmula com força total de 10 a 40 mℓ/h, avançando com incrementos de 10 a 20 mℓ a cada 8 a 12 horas até que o objetivo seja atingido.[11] Quando a alimentação for avançada lentamente, o intestino delgado geralmente pode tolerar alimentações a uma velocidade de 150 mℓ/hora. O método contínuo adapta-se melhor ao paciente criticamente doente, porque possibilita mais tempo para que os nutrientes sejam absorvidos no intestino. Com frequência, a infusão contínua também é utilizada na UTI, porque existem menor incidência de distensão gástrica e potencial para broncoaspiração. A infusão contínua de dieta por sonda também pode agir profilaticamente para evitar as úlceras de estresse e complicações metabólicas. Da mesma forma que com as alimentações intermitentes, as desvantagens incluem a dependência de um dispositivo mecânico e de uma fonte de energia.

▶ **Infusões cíclicas.** As alimentações cíclicas são alimentações contínuas que fornecem os requisitos nutricionais diários totais em um intervalo de tempo mais curto, geralmente de 8 a 12 horas. Desse modo, o paciente tem mais liberdade do que as alimentações contínuas por 24 horas oferecem. As alimentações cíclicas de alta densidade e alto volume em geral são administradas à noite, para permitir que se desenvolva fome durante o dia, mas podem ser administradas durante o dia, se um paciente apresentar problemas de regurgitação enquanto em posição supina. Esse horário pode ajudar o paciente a passar da dieta enteral para a oral.

A meta final é que os pacientes reiniciem a ingesta oral adequada. A alimentação enteral pode ser interrompida quando os pacientes puderem ingerir líquido suficiente para manter a hidratação e receber dois terços de seus requisitos nutricionais.

■ Complicações da nutrição enteral

Embora a nutrição enteral esteja, em geral, associada a menos complicações que a nutrição parenteral, ainda podem ocorrer complicações. Em regra, são complicações gastrintestinais, mecânicas, metabólicas e infecciosas. Muitas delas podem ser evitadas ou tratadas ao se observarem rigorosamente o resíduo gástrico e os sinais e sintomas de intolerância gástrica.

▶ **Complicações gastrintestinais.** A tolerância do paciente à alimentação enteral depende da velocidade do fluxo e da osmolalidade da fórmula. Os sinais e sintomas de intolerância gastrintestinal à alimentação enteral incluem diarreia, náuseas, vômitos, desconforto abdominal, distensão e elevado resíduo gástrico. Normalmente, o alimento atravessa o estômago a uma velocidade de 2 a 10 mℓ/minuto; no entanto, o esvaziamento gástrico é retardado ou ausente em muitos pacientes criticamente doentes. Diferentemente do estômago, o intestino delgado não atua como um reservatório. Se grandes resíduos forem aspirados através de uma sonda nasoduodenal ou nasojejunal, a sonda pode ser retraída para o estômago, e o posicionamento confirmado por radiografia abdominal.

Resíduo gástrico elevado. O monitoramento do volume de resíduo gástrico (RG) é uma prática de rotina baseada na suposição de que o volume de RG é útil na previsão do risco de broncoaspiração e pneumonia. No entanto, estudos não mostraram relação consistente entre volume de RG e aspiração; o RG alto não indica a aspiração, e um RG baixo não se opõe à broncoaspiração. Além disso, não existe consenso entre os especialistas sobre o que constitua um volume de RG alto, com relatos variando de 100 a 500 mℓ. Acredita-se que o volume de RG alto seja o resultado de esvaziamento gástrico prejudicado causado por intolerância à alimentação enteral; o RG é uma medida imprecisa do esvaziamento gástrico e pode não levar em conta o volume gástrico e secreções salivares. Além disso, é difícil determinar se o conteúdo gástrico foi completamente removido. Muitos médicos interrompem a alimentação por sonda de forma inadequada, com base em um único RG inferior a 400 a 500 mℓ. No entanto, um RG entre 200 e 500 mℓ deve levantar a suspeita de intolerância e provocar implementação de medidas de redução do risco de aspiração. Um valor alto não significa insuficiência da alimentação, e a interrupção automática da alimentação pode retardar a capacidade do paciente de satisfazer suas metas nutricionais.[7,9] Nutrição por tubo não deve ser interrompida por causa de volume de RG menor que 500 mℓ na ausência de outros sinais de intolerância.[7] A enfermeira deve certificar-se de avaliar o estado clínico de seu paciente antes de suspender a alimentação com sonda exclusivamente com base em um RG elevado; a chave consiste em monitorar a evolução do RG.[9,16] Os resíduos devem ser verificados a cada 4 horas durante as 48 horas iniciais de alimentação gástrica, 4 horas alimentação contínua e antes de iniciar alimentações intermitentes.[1,11,15]

A alimentação enteral deve ser suspensa se o paciente mostrar sinais evidentes de regurgitação, vômitos ou aspiração. Uma intervenção comum envolve suspender a alimentação por 1 a 2 h e rever o RG a cada 1 a 2 h até que o resíduo aspirado por sonda nasogástrica seja menor que 200 a 250 mℓ, ou inferior a 100 mℓ se aspirado por tubo de gastrostomia, momento em que podem ser retomadas as alimentações. Se o volume de RG for maior que 250 mℓ após duas medições, deve-se levar em consideração oferecer agente pró-motilidade.[1,11] Isso permite tempo para o esvaziamento gástrico normal e reduz o risco de broncoaspirações. É importante lembrar que uma velocidade rápida de infusão resulta em maiores volumes residuais e que deverão ser verificados a política e o protocolo da instituição relativos aos elevados RG.

Náuseas, vômitos e distensão abdominal. Náuseas, vômitos e distensão abdominal estão comumente associados às alimentações enterais. Medicamentos, velocidade de infusão rápida ou posição inadequada da sonda podem provocar náuseas e vômitos. É mais provável que náuseas, vômitos e distensão abdominal ocorram quando o esvaziamento gástrico é retardado. Deve ser feita uma avaliação minuciosa dos medicamentos que podem contribuir para esses sintomas, sendo então eliminados tais medicamentos, quando possível. Mudança da fórmula, redução na velocidade de fornecimento ou adição de um agente pró-cinético também podem ajudar no tratamento.

Diarreia. A diarreia é a complicação mais comum das alimentações enterais; no entanto, é importante considerar outras etiologias antes de supor que as alimentações enterais sejam a causa da diarreia. A diarreia em um paciente que recebe alimentação enteral pode decorrer do uso de antibióticos ou de outros medicamentos indutores de diarreia; flora bacteriana alterada; composição da fórmula; intolerância à lactose, lipídios ou osmolalidade; uma velocidade de infusão muito alta; hipoalbuminemia; ou contaminação da fórmula enteral.

A forma líquida de muitos medicamentos pode conter sorbitol hipertônico, o qual pode apresentar efeitos laxativos. Antibióticos, antiácidos, magnésio e medicamentos pró-cinéticos também podem contribuir para a diarreia. Os antibióticos podem contribuir para a diarreia provocando o crescimento bacteriano excessivo de *Clostridium difficile*. Para avaliar se há infecção por *C. difficile*, uma amostra fecal deverá ser examinada para a pesquisa da sua toxina. As opções de tratamento incluem antibioticoterapia com metronidazol oral, vancomicina ou colestiramina (um sequestrador de ácido biliar que se liga à toxina). Um paciente que recebeu antibióticos não deverá receber antidiarreicos até que a infecção por *C. difficile* tenha sido excluída, porque a diarreia ajuda a eliminar a toxina da mucosa intestinal.

O crescimento bacteriano excessivo pode provocar diarreia. A motilidade gástrica e do intestino delgado reduzida pode levar ao crescimento excessivo no intestino delgado, o que pode modificar a microflora intestinal. A supressão ácida também pode permitir o crescimento bacteriano excessivo porque as bactérias podem colonizar o tubo gastrintestinal quando o pH gástrico for superior a 6,0.

A infusão muito rápida das alimentações enterais pode provocar diarreia. A intolerância a lactose, lipídios ou osmolalidade também podem conduzir à diarreia. Reduzir a velocidade de infusão, mudar para uma fórmula à base de peptídios que seja mais fácil de digerir e fornecer um produto de absorção, como a fibra de psílio, são medidas que podem ajudar. O uso de uma fórmula contendo fibra pode ser útil na formação do conteúdo fecal e na correção da diarreia.

A composição das fórmulas enterais as torna um meio ideal para o crescimento bacteriano, que pode resultar em diarreia. Muitos organismos têm sido associados com alimentação enteral, incluindo estafilococos coagulase-negativos, *C. difficile* e bacilos gram-negativos, como *Serratia*, *Klebsiella*, *Enterobacter*, *Proteus* e *Pseudomonas* spp. Contaminação bacteriana da superfície do recipiente da fórmula, ou mesmo a adição de água, quando os preparativos estão misturados ou vertidos, pode levar à diarreia. Contaminação de alimentos enterais também pode ocorrer como resultado de movimento retrógrado de bactérias do tubo gastrintestinal do próprio paciente. Além disso, a aspiração dos resíduos gástricos e ao remover o fio-guia do tubo de alimentação pode contribuir para a contaminação.

A contaminação do equipamento de administração da alimentação também pode causar diarreia. Quebras no sistema devem ser minimizadas, bem como a utilização de uma solução fechada, pré-carregada, pronta para pendurar deve ser considerada para minimizar a contaminação por patógenos. Para evitar a contaminação bacteriana, fórmulas que forem reconstituídas antecipadamente devem ser imediatamente refrigeradas e descartadas dentro de 24 horas caso não venham a ser usadas.[11] As fórmulas expostas à temperatura ambiente por mais que 4 horas devem ser descartadas.[11] Fórmulas estéreis e misturadas com antecedência não devem ser administradas por mais que 8 horas.[11] A enfermeira verifica a data de validade da fórmula e descarta seu uso, caso tenha expirado a validade. Sistemas fechados de administração devem ter as soluções trocadas a cada 24 a 48 horas e sistemas abertos devem tê-las trocadas a cada 24 horas.[11] Todos os profissionais devem usar a técnica de lavagem das mãos rigorosa e calçar luvas para manusear os sistemas de alimentação.

Nos pacientes que recebem alimentações enterais, uma fórmula hiperosmótica também pode contribuir para a diarreia. Se esta diminuir quando as alimentações forem suspensas, a

814 Parte 9 Sistema Digestório

fórmula pode ser a causa. Depois da consulta com uma nutricionista, a enfermeira deverá considerar a mudança da fórmula. Do mesmo modo, uma amostra de sangue deverá ser coletada para avaliar o intervalo osmótico; isso pode ajudar a identificar a diarreia osmótica.

A hipoalbuminemia pode predispor os pacientes à diarreia ao diminuir o gradiente de pressão osmótica. Essa diminuição pode levar ao edema intestinal e à má absorção. Qualquer fórmula que não seja absorvida pode contribuir para a diarreia. O nível de pré-albumina deverá ser monitorado porque constitui indicador mais confiável do estado nutricional atual que a albumina sérica.

Constipação intestinal. A constipação intestinal associada às alimentações enterais pode estar relacionada com má hidratação, carência de fibras, repouso no leito, impactação, obstrução e administração de narcóticos. A hidratação adequada deverá ser garantida, e deve ser considerada a adição de um emoliente fecal, juntamente com a minimização dos narcóticos, encorajamento da deambulação e adição de fibras para aliviar a constipação intestinal.

▶ **Complicações mecânicas.** As complicações mecânicas ocorrem quando a sonda se desloca, obstrui ou fica mal posicionada.

Deslocamento da sonda. O deslocamento da sonda pelos pacientes ou pela equipe contribui para a maioria das remoções. Contenções suaves ou luvas deverão ser consideradas junto aos pacientes agitados para evitar a autoextubação acidental (consulte a política de sua instituição a respeito do uso de dispositivos de retenção).

Obstrução da sonda. A precipitação de medicamentos, a aglomeração de fragmentos de comprimidos ou a coagulação da fórmula podem causar a obstrução de qualquer sonda de alimentação, retardando a administração de nutrientes e medicamentos. Para evitar a obstrução, as sondas de alimentação enteral são lavadas a cada 4 horas durante as alimentações contínuas, antes e depois da administração de medicamentos, após se verificarem os resíduos e quando se desligarem as alimentações.[11] As sondas nasoentéricas sempre deverão ser lavadas com uma seringa de 30 a 60 mℓ para evitar ruptura por pressão excessiva. Elas deverão ser irrigadas com 15 a 30 mℓ de água estéril.[11,17] O frasco da solução enteral deverá ser verificado com frequência quanto à presença de precipitados. Os comprimidos esmagados podem deixar um resíduo que bloqueia a sonda. Para evitar a obstrução, medicamentos devem ser administrados na forma líquida, quando disponíveis. Lavar a sonda antes e depois da administração de cada medicamento também ajuda a evitar as incompatibilidades entre os medicamentos e alimentações, além de reduzir a incidência de obstrução. A medicação não deve ser adicionada diretamente nas fórmulas enterais.[11,17]

Suspeita-se de obstrução quando a fórmula não flui por gravidade, não é possível lavar o resíduo gástrico aspirado pela sonda ou o alarme de oclusão da bomba de alimentação soa repetidamente. Quando se suspeita de obstrução, a enfermeira utiliza uma grande seringa com êmbolo para lavar a sonda com água quente, empregando movimentos delicados de vaivém. Embora tenham sido propostas muitas soluções para ajudar a remover a obstrução de uma sonda de alimentação, elas não proporcionam benefício demonstrável em relação à água morna. Um fio-guia nunca deverá ser usado para desobstruir uma sonda por causa do risco de romper a sonda de alimentação

e perfurar o esôfago, estômago ou intestino delgado. Estudos recentes mostraram que a enzima pancreática, pancrelipase, foi efetiva para desobstruir a sonda quando não se consegue fazê-lo com a água, enquanto as enzimas são ativadas antes da instilação.[11]

▶ **Complicações metabólicas.** Inúmeras complicações metabólicas podem acompanhar a nutrição enteral. O distúrbio hidreletrolítico pode acontecer por causa de excesso de líquido, depleção de líquido por perdas gastrintestinais ou renais, drenagem de feridas, diurese, febre ou ingesta inadequada de água. Quando a desidratação se deve à ingestão inadequada de líquidos, pode ser necessário administrar líquidos adicionais em bolo ou por lavagem automática usando as bombas de alimentação especializadas. O paciente médio com boa função renal precisa de 30 a 35 mℓ/kg de água livre por dia, se não houver contraindicação clínica. Em contrapartida, quando a função cardíaca ou hepática está comprometida, as dietas enterais podem provocar hidratação excessiva. A determinação dos requisitos hídricos basais do paciente e a medição exata da ingesta e débito podem ajudar a manter o balanço hídrico. Tenha em mente que muitos dos pacientes observados na UTI podem ser incapazes de transmitir as sensações de sede, devido à intubação ou aos níveis diminuídos de consciência.

A hiperglicemia pode ocorrer quando os pacientes estão sendo alimentados em excesso, durante os estados hipermetabólicos e como consequência de medicamentos esteroides. A glicemia deverá ser monitorada durante a terapia enteral; uma diminuição na velocidade de infusão da fórmula ou na concentração pode auxiliar quando acontece a hiperglicemia. A alimentação em bolo pode exacerbar a hiperglicemia nos pacientes com diabetes. Quando as alimentações são interrompidas abruptamente, a hipoglicemia deverá ser avaliada, sobretudo nos pacientes que recebem insulina.

▶ **Complicações infecciosas.** A broncoaspiração de alimentação enteral, resultando em hipoxia ou pneumonia, é uma complicação da alimentação enteral. A incidência de aspiração de fórmulas enterais é tão alta quanto 50 a 75% em pacientes com tubo endotraqueal. Perda de consciência, ventilação mecânica e muitos medicamentos utilizados em pacientes criticamente doentes podem aumentar o risco de aspiração. Para reduzir esse risco, a cabeceira do leito deve ser mantida em 30 a 45°.[7,11] Se a elevação da cabeceira do leito for clinicamente contraindicada, uma posição de Trendelenburg reversa é usada, a menos que contraindicada.[11] A infusão intermitente ou contínua da alimentação é usada em vez de infusão rápida em bolo, pois permite a restauração do pH gástrico, o que pode minimizar a colonização gástrica. RG é verificado com frequência, e os sinais de intolerância alimentar são avaliados. As infusões alimentares são interrompidas pelo menos 30 min antes de qualquer procedimento para o qual o paciente deva descansar. Se um procedimento necessitar que a cabeceira do leito seja rebaixada, a alimentação pelo tubo pode ser interrompida. O paciente retorna à posição elevada, e a alimentação é reiniciada prontamente quando o procedimento houver terminado.[11] Se um paciente estiver intubado, as secreções acima do balonete do tubo devem ser aspiradas antes do esvaziamento do tubo.

A broncoaspiração pulmonar, embora frequentemente subclínica, pode ser sinalizada por febre baixa, tosse, falta de ar, roncos durante ou após as infusões da alimentação enteral e a presença de um odor "adocicado" da fórmula emanado da secreção traqueal ou da oral durante a aspiração de vias respiratórias. A adição do corante azul de metileno à fórmula de alimentação enteral, para ajudar na identificação visual do aspirado da fórmula de alimentação, era uma prática comum há anos. No entanto, em 2003, a Food and Drug Administration (FDA)[18] emitiu uma Regulamentação de Saúde Pública (Public Health Advisory) associando o corante a vários relatos de toxicidade, incluindo colonização bacteriana, diarreia, absorção sistêmica e morte. Como resultado, o corante azul de metileno não deve ser utilizado em dietas enterais. É necessário que cada enfermeira elabore uma política institucional e um protocolo sobre a administração de corante azul de metileno.

Avaliação do líquido do aspirado traqueal com uma tira de glicose e glicosímetro foi usada para testar a aspiração da fórmula. Secreções traqueobrônquicas geralmente contêm menos de 5 mg/dℓ de glicose, e, assim, uma leitura superior a 20 a 25 mg/dℓ sugere broncoaspiração, embora persista a polêmica sobre esse procedimento.

Nutrição parenteral (intravenosa)

A nutrição parenteral está indicada quando a nutrição oral ou enteral não é possível, ou quando a absorção ou função do tubo gastrintestinal não é suficiente (ou não é confiável) para satisfazer às necessidades nutricionais do paciente. No início dos anos 1960, quando a nutrição parenteral foi introduzida, acreditava-se que o repouso intestinal era a pedra fundamental do tratamento de muitos distúrbios gastrintestinais. Hoje em dia, exceto nos casos de pancreatite hemorrágica grave, enterocolite necrosante, íleo paralítico prolongado e obstrução intestinal distal, alguma nutrição enteral é recomendada para manter a função e integridade intestinais.[19] Se um paciente se apresentava saudável anteriormente à doença crítica, sem evidências de desnutrição calórico-proteica, o uso de nutrição parenteral deve ser reservado e iniciado após os 7 dias iniciais da hospitalização.[7,9]

Existem dois tipos de nutrição parenteral (IV): central e periférica. A nutrição parenteral central, também conhecida como nutrição parenteral total (NPT), é infundida por uma veia central calibrosa (Figura 40.3). Por vezes, a NPT tem sido referida como hiperalimentação ou "hiperal". Este não é o termo preferido porque implica que a nutrição parenteral fornece mais nutrientes do que o paciente pode de fato necessitar. Se a NPT for necessária por mais de algumas semanas, um dispositivo mais permanente, como um cateter Hickman ou Port-a-Cath tunelizado pode ser colocado. Outro dispositivo de acesso venoso central que pode ser usado no suporte nutricional prolongado é o cateter central de inserção periférica (PICC). O PICC é inserido perifericamente na veia basílica e avançado de modo que sua ponta repouse na veia cava superior. Nutrição parenteral periférica (NPP), ao contrário da NPT, é infundida em veias periféricas menores (p. ex., veia basílica) e é frequentemente utilizada para suporte nutricional de curta duração (p. ex., de 7 a 10 dias) ou como um suplemento durante as fases de transição para a nutrição enteral ou oral (ver Figura 40.3). Por causa dos riscos de flebite, as concentrações de fórmulas NPP não devem exceder 900 mOsm/ℓ.[20] A NPT difere dos líquidos IV comuns pelo fato de que a totalidade dos nutrientes diários necessários é administrada ao paciente na forma de macronutrientes (carboidratos, proteínas e gorduras) e de micronutrientes (eletrólitos, vitaminas e oligominerais). A solução é infundida a uma velocidade constante durante um período de 24 horas para alcançar a assimilação máxima dos nutrientes e para evitar a hiperglicemia (ou hipoglicemia). O objetivo do tratamento é uma infusão contínua que satisfaça aos requisitos calóricos e nutricionais do paciente.

Com frequência, os pacientes criticamente doentes apresentam problemas com o acesso venoso confiável. A fórmula da NPT deve ser infundida em separado de outras soluções venosas, medicações e hemoderivados, devido ao alto risco de precipitação e ao risco de contaminação. Felizmente, a introdução de cateteres com múltiplos lumens facilitou muito o cuidado aos pacientes que precisam de múltiplas terapias IV individuais para infusão e saída distal ao longo da tubulação do cateter. Isso impede a mistura direta das soluções antes que elas sejam diluídas pelos elevados volumes sanguíneos das veias centrais. Portanto, uma porta pode ser dedicada ao uso exclusivo da NPT, enquanto as portas restantes podem ser usadas para a administração de líquidos IV e coleta de sangue. Quando a linha central é de lúmen único, esse lúmen deverá ser usado exclusivamente para a infusão da NPT.

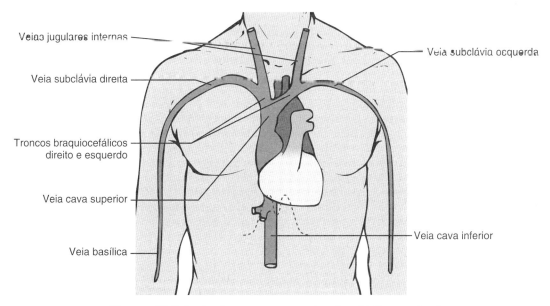

Figura 40.3 Anatomia venosa para as vias de nutrição parenteral.

816 Parte 9 Sistema Digestório

■ Composição das fórmulas de nutrição parenteral

Tipicamente, as fórmulas de NPT contêm três macronutrientes primários: carboidratos, lipídios (gorduras) e aminoácidos (proteína). Essa combinação é chamada de fonte energética mista. Quando todas as três fontes de energia são combinadas em uma bolsa de NPT, esta é frequentemente referida como uma mistura de "3 em 1". A fim de manter esterilidade estrita, as proporções desejadas desses nutrientes são preparadas por um farmacêutico sob uma capela de fluxo laminar para manter a esterilização rigorosa. Devido às diferenças de soluções usadas entre as farmácias para compor a NPT, algumas instituições infundem os lipídios em separado, em geral em um frasco de vidro. Os medicamentos não são adicionados a uma bolsa de NPT depois que a solução foi preparada pelo farmacêutico por causa do risco de contaminação ou precipitação de seu conteúdo. A tendência atual para a formulação da NPT baseia-se nas necessidades específicas de cada paciente; as fórmulas padronizadas não são mais amplamente prescritas.

▶ **Carboidratos.** A fonte primária de energia no organismo está nos carboidratos. Comumente, esse macronutriente fornece 40 a 60% dos requisitos calóricos diários, e é essencial para o funcionamento do sistema nervoso central. A fonte mais comum e preferida de carboidratos é a dextrose (D-glicose), porque ela é prontamente metabolizada, estimula a secreção de insulina e, em geral, é bem tolerada em grandes quantidades. A dextrose fornece 3,4 kcal/g na forma venosa e contribui com a maior parte da osmolalidade (ou concentração) da solução de NPT. As concentrações iniciais de dextrose podem variar desde 50 a 70%, mas a concentração final é diluída para aproximadamente 25 a 30% depois da adição de aminoácidos, emulsões lipídicas e água.

Apesar da diluição, a concentração continua a ser muito elevada e exige a administração por meio de um cateter venoso central para que os maiores volumes de sangue nas veias centrais de maior calibre sejam capazes de continuar a diluir e dispersar a solução. A veia cava superior é um local excelente para essa administração. A passagem de um cateter venoso central, indo da veia subclávia para a veia cava superior, é a via de escolha, pois permite ao paciente maior liberdade de movimento sem afetar o local de inserção. Veias jugulares também podem ser usadas, mas dificultam a manutenção de curativos estéreis, além do desconforto para o paciente, devido às limitações nos movimentos do pescoço. Independentemente do local, a adesão estrita a protocolos de inserção e de infecção deve ser seguida, e a verificação radiológica do posicionamento da ponta do cateter é necessária antes da infusão inicial. (Consulte as políticas e procedimentos institucionais de cuidados de linha central e de controle de infecção.)

A quantidade de dextrose prescrita na NPT baseia-se nas necessidades metabólicas, que, quando satisfeitas, permitem a utilização de aminoácidos para a síntese de proteína e não apenas como uma fonte de energia. Adultos requerem um mínimo de 100 g/dia de glicose para realizar atividades metabólicas vitais; entretanto, a dose máxima de glicose varia de acordo com as necessidades de um indivíduo, condição clínica e tolerância à glicose. As recomendações sugerem que a glicose não deve ultrapassar 7 g/kg/dia.[21] Um dos efeitos colaterais metabólicos mais comuns das altas concentrações de dextrose é a hiperglicemia, a qual, com frequência, requer o uso de insulina. Recomenda-se controle da glicemia sanguínea relativamente rígido a fim de prevenir complicações associadas à hiperglicemia. Um protocolo para controle moderadamente estrito da glicose sérica variando entre 100 e 150 mg/dℓ pode ser apropriado.[7,9] Além disso, as altas concentrações de dextrose podem colocar determinados pacientes, como aqueles com comprometimento pulmonar, em risco para a retenção de dióxido de carbono e subsequente acidose respiratória. Como um dos produtos finais do metabolismo da dextrose é o dióxido de carbono, os níveis elevados podem aumentar a ventilação por minuto e, daí, o trabalho da respiração. A alimentação com carboidratos excessivos pode dificultar o desmame do ventilador, quando não o impossibilita.

▶ **Lipídios.** Lipídios parenterais IV, ou emulsões de gordura, contêm principalmente ácidos graxos de cadeia longa linoleico e α-linolênico (ácidos graxos essenciais) do açafrão e do óleo de soja. Soluções lipídicas também contêm fosfolipídios da gema de ovo como emulsionantes; por isso, é importante verificar o histórico de alergia alimentar antes da administração. Lipídios fornecem uma fonte concentrada de calorias, 9 kcal/g, e são importantes na manutenção da integridade do tecido conjuntivo e prevenção da deficiência de ácidos graxos. Sintomas de deficiência de ácidos graxos incluem pele seca, áspera e descamante; seborreia nasolabial; cabelo desvitalizado ou seco, unhas moles e quebradiças, má cicatrização e diarreia. Assim sendo, os pacientes devem receber 2 a 4% de suas demandas diárias de energia como ácido linoleico e 0,25 a 0,5% de tais demandas como ácido α-linolênico.[21] A dose normalmente prescrita de infusão de emulsão lipídica é de aproximadamente 1,0 a 1,3 g/kg/dia (sem exceder 2,5 g/kg/dia) para suplementação de até 30% da ingesta calórica do paciente. A administração semanal de uma emulsão lipídica a 20% (500 mℓ), entretanto, é suficiente para impedir deficiência de ácidos graxos essenciais em adultos.[19,21]

Emulsões lipídicas são isotônicas e as concentrações estão disponíveis para soluções de 10, 20 e 30% fornecendo 1,1, 2,0 e 2,9 kcal/mℓ, respectivamente.[20] O benefício de maiores concentrações é que elas fornecem maior concentração de calorias em menos volume de líquido total, uma consideração importante para muitos pacientes. Em situações nas quais a hiperglicemia tornou-se problemática, as concentrações da solução de dextrose e de volumes podem ser reduzidas, e, salvo contraindicadas, as concentrações de lipídios e de volumes podem ser aumentadas. Lipídios normalmente fornecem 15 a 30% da ingestão calórica diária; se a administração de lipídios for maior do que 30% da ingestão calórica total, o monitoramento atento para efeitos colaterais metabólicos é especialmente importante. As tendências basal e semanal dos triglicerídios são úteis no monitoramento da tolerância aos lipídios. Elevados níveis de triglicerídios superiores a 400 mg/dℓ sugerem comprometimento da depuração lipídica e um risco aumentado de pancreatite; por isso, é recomendável que emulsões lipídicas sejam realizadas até os níveis de triglicerídios retornarem ao normal.[22] As concentrações de lipídios podem precisar ser ajustadas para pacientes que podem também estar recebendo lipídios adicionais de outras fontes que não a NPT (p. ex., infusão contínua de propofol, um sedativo administrado como emulsão lipídica). Emulsões lipídicas proporcionam um excelente meio para o crescimento bacteriano, de modo que a maior manipulação e a manutenção prolongada do frasco de infusão pendurada são evitadas. Reações lipídicas adversas incluem, dentre outros, febre, calafrios, sensação de aperto no peito ou nas costas, dispneia, taquicardia, dor de cabeça, náuseas e vômitos. Se ocorrerem tais reações, a enfermeira para imediatamente a perfusão e relata a reação ao médico e farmacêutico. Reações lipídicas a longo prazo incluem preocupações sobre a depressão do sistema imunológico.[20] Antes da infusão, a enfermeira inspeciona soluções de NPT com lipídio para a separação da solução lipídica, o que também é conhecido como rachaduras e coalescência. Essa perda de emulsão pode ser identificada pelo efeito marmóreo amarelo-escuro de toda a solução ou como camadas de óleo na superfície do recipiente de NPT. Essas soluções não são seguras para infusão e devem ser devolvidas à farmácia para substituição.

▶ **Aminoácidos.** Todos os tecidos precisam de proteína para manter sua estrutura e facilitar a cicatrização de feridas. Quando a ingestão de proteína é inadequada, ocorre o catabolismo de proteína do músculo esquelético e dos órgãos vitais. Na NPT, a proteína é fornecida como uma mistura de aminoácidos cristalinos essenciais e não essenciais, que estão disponíveis em concentrações que variam desde 5 a 15%. Essas concentrações fornecem aproximadamente 15 a 20% das necessidades calóricas diárias. Um grama de aminoácidos é equivalente a 1 g de proteína, que fornece 4 kcal/g. As exigências nutricionais de aminoácidos de um adulto podem variar bastante, entre 0,8 e 2,5 g/kg/dia, e aqueles pacientes com queimaduras, feridas, fístulas drenantes, insuficiência renal ou insuficiência hepática podem necessitar de ajustes frequentes na quantidade de aminoácidos que recebem.[19] Para os pacientes com doença renal, existem soluções disponíveis com uma concentração mais elevada de aminoácidos essenciais. Para os pacientes com insuficiência hepática ou condições hipercatabólicas, existem fórmulas com aminoácidos ramificados que podem ser usadas. Tais fórmulas poupam a clivagem de outras proteínas musculares para usar como energia, reduzindo possivelmente a incidência de encefalopatia hepática.

▶ **Micronutrientes.** Vitaminas, minerais e oligoelementos são considerados micronutrientes. Infelizmente, os requisitos nutricionais recomendados pela U.S. Recommended Dietary Allowance (Recomendação dos Requisitos Nutricionais Diários) não se aplicam à nutrição parenteral por inúmeras razões. Em primeiro lugar, os processos absortivos do tubo gastrintestinal e do fígado são desviados, resultando na eliminação desses micronutrientes através da urina sem que eles sejam utilizados. Em segundo lugar, muitas doenças modificam a capacidade do intestino de absorver as vitaminas lipossolúveis e a vitamina B_{12}. Por fim, muitos nutrientes aderem ao equipo plástico e às bolsas de solução IV ou são destruídos pela exposição à luz ou ao oxigênio (principalmente a vitamina A) antes de alcançarem a corrente sanguínea.

Com esses fatores em mente, foram criadas preparações multivitamínicas aquosas padrão, que proporcionam níveis mais elevados de tiamina, piridoxina, ácido ascórbico e ácido fólico.[22] Contudo, nas condições hipermetabólicas da doença crítica, podem exacerbar deficiências que requerem monitoramento rigoroso e suplementação potencial; vitaminas isoladas estão disponíveis para suplementação, se necessário. A vitamina K é a única vitamina não incluída na preparação multivitamínica; ela é fornecida com a adição de até 10 mg/semana dessa vitamina à solução de NPT (a não ser quando contraindicado pelo tratamento com anticoagulante). Como algumas fórmulas parenterais podem conter vitamina K, a suplementação semanal não é mais necessária, mas é importante continuar a acompanhar os estudos de coagulação, especialmente se o paciente estiver recebendo tratamento anticoagulante. Ao contrário dos pacientes que necessitam de nutrientes adicionais, os pacientes com doença renal ou hepática podem precisar receber doses menores de certas vitaminas.

Os oligoelementos são necessários para manter a homeostase bioquímica e acompanham uma variedade de misturas comerciais, mas incluem, tipicamente, cromo, cobre, manganês, zinco e selênio. O ferro não é rotineiramente acrescentado às soluções de NPT devido à estabilidade e ao potencial para efeitos adversos, podendo ser suplementado na terapia a longo prazo.

A maioria das misturas de eletrólitos padrão contêm sódio, potássio, cálcio, magnésio, fósforo, cloreto e acetato. O bicarbonato de sódio não é adicionado à NPT; pode ocorrer precipitação com os outros eletrólitos. Em vez disso, o acetato é usado porque pode ser convertido pelo fígado em bicarbonato. Dependendo do processo patológico subjacente do paciente e dos achados no exame físico, as concentrações eletrolíticas específicas podem ser ajustadas diariamente na solução de NPT. Se uma deficiência de eletrólito for detectada depois que a solução de NPT já tiver sido preparada ou durante a infusão, suplementos IV adicionais podem ser administrados como uma infusão IV em paralelo (*piggy back*). Os suplementos eletrolíticos nunca deverão ser adicionados à bolsa de NPT depois de preparada pelo farmacêutico, porque isso romperia a esterilização da solução, podendo fazer com que a solução se precipite.

▶ **Medicamentos.** Durante a preparação de solução de NPT, o farmacêutico pode acrescentar medicamentos, muitos dos quais são frequentemente exigidos pela própria terapia com NPT. Por exemplo, usar *drips* de insulina é atualmente uma tendência no controle da hiperglicemia quando a insulina é adicionada à solução de NPT. Da mesma forma, a heparina pode ser adicionada para reduzir o acúmulo de fibrina ao longo da extremidade do cateter. A prescrição de medicamentos requer a consulta ao farmacêutico para assegurar-se de que não há problemas de compatibilidade se adicionados à NPT.

■ Complicações da nutrição parenteral

As complicações podem ser divididas em três categorias principais: metabólicas, infecciosas e mecânicas.

▶ **Complicações metabólicas.** NPT é reconhecida como a causa de grave morbidade e de complicações com risco à vida.[19] Isso é muitas vezes relacionado com a quantidade e velocidade da infusão. Complicações específicas incluem esteatose hepática (gordura no fígado), colestase intra- e extra-hepática (supressão do fluxo biliar) e colelitíase (formação de cálculos biliares). Embora os mecanismos exatos desses distúrbios hepáticos ainda não estejam completamente esclarecidos, foi observado que a colestase é menos provável de ocorrer se alguma forma de alimentação enteral for mantida.[23] Atrofias gastrintestinais e todas as suas complicações associadas podem ocorrer com o desuso. Se não for contraindicada, a alimentação VO ou enteral deve ser iniciada o mais rapidamente possível.

É importante compreender que muitas complicações metabólicas resultam de processos do paciente, da doença subjacente ou da administração imprudente da fórmula. Alguns distúrbios metabólicos podem ser prevenidos pela verificação da bolsa de solução da nutrição parenteral para a precisão da transcrição, controle preciso da bomba de infusão venosa e monitoramento da resposta do paciente à terapia. Praticamente qualquer distúrbio metabólico pode ocorrer durante a infusão de nutrição

818 Parte 9 Sistema Digestório

parenteral: as complicações metabólicas mais comuns incluem hiperglicemia, hipoglicemia, hipofosfatemia, hipopotassemia, hipomagnesemia e hipocalcemia. Esses distúrbios metabólicos, juntamente com deslocamentos e desequilíbrios rápidos de líquidos, podem conduzir a uma disfunção chamada síndrome de realimentação, que é discutida posteriormente.

Hiperglicemia. A hiperglicemia, ou uma glicose sanguínea elevada acima de 220 mg/dℓ, pode ocorrer quando o pâncreas não responde ao aumento da carga de glicose. Embora possa ser causada por alimentações enterais ou parenterais, ela é mais comumente observada nos pacientes que recebem nutrição parenteral. Mesmo os níveis de glicose no sangue discretamente elevados podem prejudicar a função dos linfócitos, levando à imunossupressão e a maior risco de infecção. As concentrações de glicose elevadas mostraram reduzir a quimiotaxia dos neutrófilos e a fagocitose, podendo ser um fator de risco independente para as infecções a curto prazo.[6] Quando o limiar renal para a reabsorção de glicose é superado, a diurese osmótica resulta em subsequente desidratação e distúrbios eletrolíticos. O controle glicêmico pode ser alcançado com o aumento da quantidade de insulina na solução de NPT, manutenção de um *drip* de insulina durante a administração da NPT ou administração de insulina subcutânea, em escala variável, a intervalos regulares. Quando a NPT é interrompida, as demandas de insulina serão nitidamente menores ou inexistentes. Quando uma nova solução de NPT não está temporariamente disponível, a administração de soro glicosado a 10% (dextrose a 10%) é recomendada para evitar a hipoglicemia de rechaço. Além disso, quando uma solução está "atrasada", a velocidade de infusão não deve ser aumentada para acertar o tempo; isso pode provocar flutuações metabólicas súbitas e sobrecarga hídrica.

Síndrome da realimentação. A síndrome da realimentação é uma das complicações mais críticas que ocorrem com o início da NPT. A condição caracteriza-se por alterações rápidas nos eletrólitos (fósforo, potássio, magnésio, cálcio), glicose e estado volumétrico dentro de horas a dias da implementação da nutrição. A administração parenteral de cargas de glicose estimula a liberação de insulina, que, por sua vez, estimula a captação intracelular de fósforo, glicose e outros eletrólitos para os processos anabólicos. Apesar de os níveis séricos de fosfato serem relativamente normais comparados aos registros laboratoriais padrão, as reservas intracelulares estão marcadamente depletadas nos pacientes desnutridos catabólicos. A hipofosfatemia grave (< 1 mg/dℓ) pode levar a disfunção neuromuscular, respiratória e cardíaca. Os baixos níveis séricos de potássio, magnésio e cálcio podem precipitar arritmias cardíacas. Os maiores volumes de líquido intravascular, associados à nutrição parenteral em particular, podem tensionar o coração visceralmente depletado e induzir, possivelmente, a insuficiência cardíaca e a lesão miocárdica. Os fatores de risco para a síndrome de realimentação incluem marasmo, alcoolismo crônico, anorexia nervosa, realimentação rápida e infusão excessiva de dextrose.

A prevenção e o tratamento da síndrome de realimentação incluem a correção das anormalidades preexistentes de fósforo, potássio, magnésio e cálcio, antes da instituição da terapia nutricional, e limitação inicial da dose de dextrose. O volume total e a velocidade são titulados para avaliar a sobrecarga hídrica e a descompensação cardíaca potencial. Recomenda-se o monitoramento diário de fósforo, potássio e magnésio.[24] O algoritmo de reposição de fósforo com base no peso (p. ex.,

0,32 a 1,0 mmol/kg de peso) foi demonstrado ser altamente eficaz na correção da hipofosfatemia durante a terapia de suporte nutricional.[24] É de primordial importância que as enfermeiras de cuidados críticos meçam com precisão a ingesta e os débitos, bem como o peso diário, porque a nutrição parenteral adequada frequentemente significa uma administração de 1,5 a 3 ℓ de líquido por dia, além das outras terapias. Um ganho de peso progressivo poderia ser um indicador precoce da má tolerância aos líquidos.

▶ **Complicações infecciosas.** A solução e o cateter de demora são os locais primários para a infecção devido ao elevado conteúdo de glicose. Qualquer ruptura no sistema é um nicho para a infecção, que pode progredir para uma infecção sistêmica se permanecer sem verificação. Portanto, as soluções são preparadas por um farmacêutico sob uma capela de fluxo laminar para garantir um ambiente estéril e livre de partículas. Depois da preparação inicial, os canhões de acesso são frequentemente cobertos com adesivos, como um lembrete de que nenhuma solução ou medicamento adicional deve ser acrescentado.

A bolsa da solução e o equipo à beira do leito são trocados de acordo com a política da instituição, em geral a cada 24 horas. O local de inserção do cateter recebe novo curativo de acordo com a política da instituição, geralmente a cada 24 a 72 horas, usando um curativo transparente ou de gaze estéril. Troca frequente dos curativos, entretanto, mostrou aumentar a colonização bacteriana. Felizmente, os curativos transparentes possibilitam a observação mais fácil do local de entrada do cateter; inflamação visível significa colonização bacteriana e necessidade de remoção imediata do cateter.[25] É importante conferir a política institucional e os procedimentos relativos a trocas de curativos de linhas centrais e periféricas.

No momento da troca de curativos, a enfermeira examina o local para detectar sinais de vazamento, eritema e/ou inflamação, e limpa o local com uma solução antibactericida para remover organismos patogênicos. Os pesquisadores demonstraram que a solução de clorexidina é um antisséptico local mais eficaz do que soluções de iodopovidona.[26,27] O uso de cateteres impregnados de clorexidina/sulfadiazina de prata ou minociclina/rifampicina poderia reduzir a incidência de infecções relacionadas com cateter venoso central.[28] A presença de uma traqueostomia ou de outras feridas abertas com drenagem próximas ao local de inserção IV requer precauções especiais para evitar a contaminação do local.

O potencial para infecções pode ser minimizado com o cuidado meticuloso do cateter. Nos pacientes criticamente doentes, as infecções relacionadas com o cateter variam desde a inflamação local até a infecção sistêmica da corrente sanguínea e sepse. Cateteres venosos centrais são a principal fonte de infecções nosocomiais da corrente sanguínea, com mortalidade estimada em 10%.[25] Se febre, rigidez ou calafrios coincidirem com a infusão parenteral, deve-se suspeitar de sepse relacionada ao cateter; o alentecimento ou a interrupção da infusão podem provocar diminuição da febre. O tratamento de uma infecção pode envolver antibióticos tópicos locais, antibióticos sistêmicos e, em muitos casos, a remoção do cateter. Quando se suspeita de sepse por cateter, geralmente faz-se a cultura da extremidade do cateter para identificar o organismo agressor e promover a cobertura antibiótica apropriada.

▶ **Complicações mecânicas.** Complicações mecânicas incluem aquelas associadas à inserção de cateter venoso central, como traumatismo do vaso, pneumotórax, obstrução do cateter, trombose e embolia gasosa venosa. Depois da inserção de um cateter central, uma radiografia de tórax é o método-padrão para confirmar a posição correta. Quando existe uma suspeita clínica de migração da extremidade do cateter ou de outras complicações potenciais, estão indicados exames diagnósticos adicionais.

O trauma dos vasos e o pneumotórax são as complicações que podem requerer intervenção cirúrgica, inserção de drenos torácicos e/ou drenos simples. A obstrução do cateter periférico pode ser apenas uma consequência do alojamento da extremidade do cateter na parede vascular ou do fato de ele estar fisiologicamente "pinçado" entre a clavícula e a primeira costela. A obstrução também pode ocorrer devido ao acúmulo de fibrina, depósito de sangue ou lipídios, precipitação de medicamentos e quebra do cateter. Outro tipo comum é "a obstrução por remoção", que permite a infusão da solução, mas impede a coleta de sangue. A adição de 6.000 unidades de heparina na fórmula parenteral diária dos pacientes hospitalizados com cateteres temporários reduz o risco de formação de bainha de fibrina e infecção do cateter.[4] A formação de trombose no lúmen do vaso frequentemente resulta de irritação mecânica (decorrente de inserção traumática do cateter), de um lúmen pequeno, de maior tempo de uso do cateter, de material do cateter ou de posicionamento errôneo. As enfermeiras precisam estar cientes de que os pacientes podem ter uma trombose e podem estar assintomáticos, embora se queixem de cefaleia leve e inchaço no olho no lado afetado. Avaliações atentas durante a administração da nutrição parenteral são recomendadas. O tratamento inclui a remoção do cateter, o uso de anticoagulante sistêmico e a terapia trombolítica.

A embolia gasosa venosa é outra complicação grave; a introdução rápida de ar na circulação venosa pode ser fatal.[29] Em uma revisão de todos os pacientes na literatura com embolia gasosa cerebral associada a cateteres venosos de 1975 a 1988, 54% dos casos ocorreram secundários à desconexão do cateter, 31% durante sua remoção e 15% durante sua inserção.[29] Qualquer ruptura do sistema de cateter fechado (em geral durante as trocas das conexões da linha, quando se instala uma nova bolsa de NPT ou uma desconexão acidental do equipo) pode aumentar o risco de uma embolia gasosa. Quando esse incidente acontece, é mais provável que o paciente se queixe de dor torácica aguda com localização central, dispneia e hipotensão. As intervenções de enfermagem imediatas incluem pinçamento do equipo do cateter ou oclusão do canhão do cateter, tentativa de aspirar o ar diretamente da linha venosa (i. e., nos pacientes com acesso venoso central adequadamente inserido no átrio direito, pode-se tentar aspirar as bolhas de ar da porta distal), administração de oxigênio a 100% por meio de máscara facial e colocação do paciente em decúbito lateral esquerdo e com a cabeça em nível inferior (manobra de Durant).[29] Essa posição permite que o ar suba até o nível do ventrículo direito, para longe da vasculatura pulmonar. A prevenção de uma embolia gasosa pode ser facilitada fazendo-se com que o paciente realize a manobra de Valsalva ou que apenas profira algumas palavras em voz alta durante as trocas de linha. Nos pacientes dependentes de ventilador, a pressão intratorácica positiva pode ser criada ao se iniciarem as insuflações pulmonares mecânicas ou "respirações". Por fim, o uso de curativos oclusivos estéreis (p. ex., gaze com vaselina) sobre o local de entrada do cateter é uma medida efetiva para impedir que o ar penetre no trato depois que o cateter foi interrompido.

■ **Suspensão da nutrição parenteral**

Frequentemente, a suspensão (redução gradual) de NPT é iniciada para aqueles pacientes capazes de retornar a alimentar-se com segurança, consumindo (e tolerando) aproximadamente 50 a 75% de suas necessidades nutricionais por nutrição enteral ou oral. Nesses casos, uma contagem de calorias é essencial para determinar se as necessidades nutricionais do paciente estão sendo satisfeitas. Caso a nutrição parenteral precise ser interrompida ou descontinuada, diminui-se a velocidade de infusão à metade por 30 a 60 minutos, de modo a permitir uma resposta da glicose plasmática e prevenir a hipoglicemia de rechaço.[30] Verificar a glicemia dentro de 30 a 60 minutos depois da interrupção ajuda a enfermeira a identificar e tratar as anormalidades imediatas da glicose.

Nas situações em que o prognóstico ruim não assegura o suporte nutricional agressivo, dilemas emocional e ético podem aparecer para muitas enfermeiras, porque a alimentação e a hidratação são, há muito, dogmas básicos do cuidado de enfermagem. Embora muitas instituições possam ter protocolos relativos à nutrição parenteral, as decisões de tratamento e plano de cuidados deverão ser discutidas em uma base individualizada; as conversas frequentes e continuadas entre o paciente, a família e a equipe de saúde são primordiais para proporcionar o melhor cuidado possível para cada paciente.

Papel da enfermeira na suplementação nutricional

As enfermeiras são responsáveis pela obtenção do "peso seco inicial" e pesagens semanais, sinais vitais, medidas de ingesta e débito, dados laboratoriais e pela prestação de cuidados à sonda enteral e ao cateter IV durante todo o período de terapias de suporte nutricional. Muitas complicações, sejam de nutrição enteral ou parenteral, podem ser prevenidas com a observação atenta e os cuidados. Se o paciente estiver acordado e alerta, a avaliação subjetiva da tolerância do paciente pode ser muito informativa. A enfermeira obtém mais sinais objetivos de tolerância alimentar por meio do exame abdominal, que avalia os ruídos intestinais e mudanças na circunferência abdominal. Além disso, a enfermeira monitora e registra volume e frequência de micções e evacuações.

A enfermeira deve também monitorar os sinais clínicos de desidratação (sede, membranas mucosas secas, taquicardia e turgor deficiente da pele), excesso de líquidos (edema periférico e ruídos pulmonares adventícios). Detecção precoce e intervenções subsequentes podem prevenir a ocorrência de desvio do excesso de líquido e comprometimento cardíaco. Isto é de especial preocupação se o paciente estiver gravemente desnutrido, podendo precipitar a síndrome de realimentação e outras complicações indesejáveis. Cuidados meticulosos com a sonda de alimentação e o cateter venoso são fundamentais para prevenir infecções locais e sistêmicas.

Cuidado também inclui o fornecimento de informações e apoio emocional ao paciente e família. Exemplos incluem a explicação sobre procedimentos, o que esperar, riscos e resultados esperados (Quadro 40.2).

Tratamento farmacológico dos distúrbios gastrintestinais

Agentes farmacológicos de diversas classes de medicamentos são usados para tratar pacientes com distúrbios gastrintestinais. Antiácidos ajudam a neutralizar o ácido gástrico e alguns também reduzem a pepsina, enquanto outros ligam fosfatos no tubo gastrintestinal. Antagonistas do receptor de histamina tipo 2 inibem a histamina nos locais receptores nas células

820 Parte 9 Sistema Digestório

Quadro 40.2 Orientação de ensino | Vivendo com o suporte nutricional.

Cuidados gerais | Nutrição enteral

- Administrar fórmulas enterais como prescrito
- Conhecer as possíveis complicações e tratamentos adequados
- Evitar atividades que possam resultar em alto impacto ou estresse no local de inserção e relatar qualquer atividade que possa ter danificado o local de acesso enteral
- Retornar às atividades anteriores (p. ex., trabalho, lazer, atividade sexual) após a obtenção do consentimento médico

Cuidados gerais | Nutrição parenteral

- Administrar fórmulas parenterais como prescrito
- Monitorar a glicose no sangue restritamente para ajudar a determinar a tolerância de soluções parenterais
- Conhecer as possíveis complicações e tratamentos adequados
- Evitar atividades que possam resultar em alto impacto ou estresse no local de inserção e relatar qualquer atividade que possa ter danificado o local de acesso parenteral
- Retornar às atividades anteriores (p. ex., trabalho, lazer, atividade sexual) após a obtenção do consentimento médico

Sinais de infecções

- Compreender as razões para a técnica asséptica
- Notificar a enfermeira sobre os sintomas de febre, calor localizado, vermelhidão, dor ou drenagem na sonda de alimentação ou local de inserção IV

Medicações

- Seguir as instruções relativas a medicamentos

- Conhecer os nomes dos medicamentos e da dose, frequência de administração, efeitos colaterais e uso de cada medicação
- Conhecer a boa técnica de administração de medicamentos pela sonda de alimentação e técnica de lavagem apropriadas
- Nunca adicionar medicamentos às soluções de NPT. Os medicamentos devem ser administrados por acesso paralelo devido ao risco de contaminação ou precipitação da fórmula

Medidas de segurança

- Informar os profissionais de saúde sobre a presença de outros dispositivos de acesso enteral ou parenteral e notificá-los acerca de qualquer medicação que o paciente possa estar tomando

Cuidados de acompanhamento

- Relatar quaisquer problemas à enfermeira de cuidado domiciliar
- Seguir o agendamento das visitas de acompanhamento do paciente com o médico ou outro profissional de saúde
- Certificar-se de que a aprendizagem do paciente/cuidador inclua a determinação de procedimentos e os riscos, a identificação precoce de problemas com o paciente e os equipamentos, a resolução de problemas e o seguimento com os profissionais de saúde
- Encaminhar ao serviço de cuidados domiciliares e comunicar-se com este
- Fornecer orientações por escrito para o paciente
- Se possível, não alterar a quantidade nem a frequência de suporte nutricional no dia da alta para o domicílio

---

parietais gástricas, que inibem a secreção do ácido gástrico. Inibidores de bomba de prótons são usados para suprimir a secreção do ácido gástrico. Laxativos funcionam tanto aumentando a absorção de água no lúmen intestinal quanto aumentando a peristalse. Antieméticos agem pela inibição da zona de gatilho de quimiorreceptores, o que inibe o centro de vômito ou bloqueia os receptores de serotonina em tal zona e no tubo gastrintestinal.

Desafios relacionados à aplicabilidade clínica

Estudo de caso

A Sra. R., obesa mórbida de 71 anos com diabetes tipo 2 mal controlado, hipertensão e hipercolesterolemia, apresenta hipoglicemia sintomática 1 mês após a inserção de sonda alimentar por gastrostomia. A sonda foi colocada após acidente vascular cerebral que deixou a paciente com hemiplegia e disfagia leves do lado direito. Durante a avaliação da paciente, a enfermeira descobre que a Sra. R. apresenta volume de RG "alto", de aproximadamente 150 mℓ, antes da próxima administração agendada pela sonda de alimentação. Embora a Sra. R. tenha continuado a administrar a medicação conforme prescrito (para incluir a insulina subcutânea), ela interrompeu a alimentação agendada. Também indicou estar tentando "perder peso e aumentar suas atividades físicas", pelo que acreditou que não realizar algumas doses alimentares poderia ajudar a "acelerar" a perda ponderal.

1. Por que a Sra. R. tem volume residual no estômago?
2. Que intervenções (medicamentosas e não medicamentosas) podem ser levadas em consideração para a Sra. R.?
3. Que orientação seria necessária para a Sra. R. a fim de que ela não apresente hipoglicemia novamente? Que outras orientações relacionadas são necessárias?

41
Distúrbios Gastrintestinais Comuns

Valerie K. Sabol e Allison Steele York

Objetivos de aprendizagem

Com base no conteúdo deste capítulo, o leitor deverá ser capaz de:

1. Entender os conceitos fisiopatológicos que ajudam a definir hemorragia digestiva aguda (HDA), obstrução intestinal e íleo paralítico, pancreatite aguda (PA), hepatite, complicações das doenças hepáticas e obesidade.
2. Comparar e contrastar a história, o exame físico e os resultados dos exames diagnósticos aplicáveis à HDA, obstrução intestinal e íleo paralítico, PA, hepatite, complicações das doenças hepáticas e obesidade.
3. Descrever os exames laboratoriais úteis ao diagnóstico e tratamento de HDA, obstrução intestinal e íleo paralítico, PA, hepatite, complicações das doenças hepáticas e obesidade.
4. Analisar as semelhanças e diferenças dos cuidados prestados aos pacientes com HDA, obstrução intestinal e íleo paralítico, PA, hepatite, complicações das doenças hepáticas e obesidade.
5. Entender as funções da enfermeira na avaliação, no tratamento e na reavaliação de um plano de cuidados para pacientes com HDA, obstrução intestinal e íleo paralítico, PA, hepatite, complicações das doenças hepáticas e obesidade.

A enfermeira que atua no ambiente de cuidados intensivos inevitavelmente cuida de pacientes com distúrbios comuns e graves do sistema digestório. Alguns desses distúrbios são hemorragia digestiva aguda (HDA), obstruções intestinais e processos inflamatórios complexos como hepatite e pancreatite. Além disso, a enfermeira intensivista frequentemente precisa tratar de pacientes obesos seja depois de cirurgias bariátricas, seja por ter a obesidade como comorbidade geral.

Hemorragia digestiva aguda

Hemorragia digestiva aguda (HDA) é uma emergência médica comum e potencialmente fatal entre os pacientes internados na unidade de tratamento intensivo (UTI). A incidência de HDA alta varia de 50 a 150 casos por 100.000 internações por ano.[1,2] A taxa de mortalidade associada à HDA tem permanecido estável ao longo dos últimos 50 anos, apesar dos avanços no diagnóstico e tratamento. Essa taxa de mortalidade invariável pode ser atribuída à prevalência de comorbidades nos adultos idosos e ao uso generalizado dos anti-inflamatórios não esteroides (AINE). A causa da morte raramente é exsanguinação, mas sim uma exacerbação de outras doenças clínicas. Diagnóstico e tratamento imediatos dos pacientes com HDA requerem uma abordagem de equipe.

A HDA é diferenciada em alta e baixa. O ligamento de Treitz localizado na junção entre duodeno e jejuno é o limite anatômico entre os tratos gastrintestinais alto e baixo. A HDA alta provém de alguma lesão localizada no esôfago, estômago ou duodeno. A HDA baixa origina-se de uma lesão situada no jejuno, íleo, cólon ou reto. HDA baixa é menos comum que HDA alta.

Hemorragia digestiva alta

■ Etiologia

O Quadro 41.1 relaciona as causas possíveis da HDA alta. Uma descrição detalhada dessa lista estaria além dos objetivos deste

Quadro 41.1 Causas comuns de hemorragia digestiva aguda (HDA).

Hemorragia digestiva alta

Origem esofágica
- Varizes
- Esofagite
- Úlceras
- Tumores
- Lacerações de Mallory-Weiss

Origem gástrica
- Úlceras pépticas
- Gastrite
- Tumores
- Angiodisplasia
- Lesões de Dieulafoy

Origem duodenal
- Úlceras pépticas
- Angiodisplasia
- Doença de Crohn
- Divertículo de Meckel

Hemorragia digestiva baixa
- Tumores malignos
- Pólipos
- Colite ulcerativa
- Doença de Crohn
- Colite isquêmica
- Colite infecciosa
- Angiodisplasia
- Diverticulose
- Hemorroidas
- Hemorragia digestiva alta profusa

capítulo. As seções subsequentes descrevem as causas de HDA encontradas mais comumente na UTI. Ver descrição da doença de Crohn no boxe Foco na Genética 41.1.

▶ **Doença ulcerosa péptica.** Doença ulcerosa péptica, que inclui úlceras gástricas e duodenais, é responsável por cerca de 40 a 60% dos casos de HDA alta.[1–3] Vários mecanismos de

Foco na Genética 41.1

Sistema digestório | Doença de Crohn

- Doença de Crohn é um distúrbio complexo crônico, que afeta principalmente o sistema digestório. Nos casos típicos, essa doença consiste em inflamação anormal das paredes do intestino, especialmente do segmento distal do intestino delgado e áreas do intestino grosso; a doença é mais comum nos países da Europa ocidental e na América do Norte, nos quais a incidência é de 100 a 150 casos por 100.000 habitantes
- O gene *IL23R* foi associado à doença de Crohn e diversos fatores genéticos e ambientais provavelmente desempenham um papel importante na etiologia deste distúrbio. Embora pesquisadores ainda estudem os fatores de risco que podem contribuir para essa doença complexa, alguns destes fatores não foram esclarecidos
- A doença de Crohn pode ser atribuída a uma combinação de determinadas variações genéticas, alterações do sistema imune e presença de bactérias no sistema digestório. Estudos recentes detectaram variações de genes específicos (como *ATG16L1*, *IL23R*, *IRGM* e *NOD2*), que afetam o risco de desenvolver a doença. Esses genes fornecem instruções para a produção de proteínas envolvidas na função do sistema imune. Variações de qualquer um desses genes podem interferir com a capacidade das células intestinais de reagir normalmente às bactérias. Uma resposta imune anormal às bactérias das paredes intestinais pode causar inflamação crônica e os distúrbios digestivos típicos da doença de Crohn
- A análise da sequência de toda a região codificadora ou as análises de mutações pontuais estão disponíveis para diagnosticar doença de Crohn

Dados de Genetic Home Reference. Acessado em 10 de agosto de 2015 na página http://ghr.nlm.nih.gov; e Palmieri O, Creanza TM, Bossa F et al.: Genome-wide pathway analysis using gene expression. Data of colonic mucosa in patients with inflammatory bowel disease. Inflamm Bowel Dis 21(6):1260-1268, 2015.

proteção preservam as células epiteliais da mucosa gastroduodenal dos efeitos potencialmente deletérios das secreções gástricas, fármacos, álcool e bactérias. Essas células secretam mucinas, fosfolipídios e bicarbonato, que geram um gradiente de pH entre o lúmen ácido do estômago e a superfície da célula. As prostaglandinas reforçam essa proteção da mucosa aumentando a secreção de muco, ampliando a produção de bicarbonato, mantendo o fluxo sanguíneo da mucosa e reforçando a resistência das células gastroduodenais à lesão. Além disso, as junções estreitas das células epiteliais dificultam a difusão. Quando esses fatores de proteção são suplantados por fatores deletérios, a integridade da mucosa gástrica ou duodenal é perdida e o resultado pode ser doença ulcerosa péptica. O sangramento causado pela doença ulcerosa péptica ocorre quando uma úlcera causa erosão das paredes de um vaso sanguíneo.

O fator de risco principal para doença ulcerosa péptica é infecção pela bactéria *Helicobacter pylori*. Essa infecção foi associada a 90% das úlceras duodenais e 75% das úlceras gástricas. O *H. pylori* é um bastonete flagelar espiralado gram-negativo, que coloniza a camada de muco que recobre o epitélio gástrico. O flagelo do *H. pylori* facilita a mobilidade e a adesão da bactéria à camada de muco. O *H. pylori* produz urease, que converte ureia em amônia e dióxido de carbono. A amônia tampona o ácido ao redor da bactéria, criando condições mais favoráveis ao desenvolvimento do *H. pylori* no estômago ácido. A infecção por *H. pylori* predispõe a mucosa à lesão porque destrói a camada de muco, libera enzimas e toxinas e adere ao epitélio. A inflamação também é agravada por uma resposta imune do hospedeiro. Em geral, essa inflamação crônica causa gastrite crônica assintomática. Contudo, em alguns casos, os pacientes desenvolvem úlceras.

Quando não há infecção por *H. pylori*, o uso de AAS ou AINE é responsável pela maioria dos casos de doença ulcerosa péptica. O AAS e os AINE podem lesar diretamente a camada mucosa, aumentando a permeabilidade da mucosa e permitindo a retrodifusão de ácidos. Os efeitos sistêmicos do uso crônico de AAS e AINE incluem inibição da síntese de prostaglandinas pela mucosa gastroduodenal, que diminui a produção de muco e bicarbonato e também reduz o fluxo sanguíneo da mucosa. Essa alteração da citoproteção da mucosa pode resultar na formação de úlceras. A HDA alta associada aos AINE é mais comum na população idosa. O tabagismo também pode predispor à doença ulcerosa péptica e está associado à cicatrização demorada e às recidivas mais frequentes das úlceras.

▶ **Síndrome erosiva associada ao estresse.** A síndrome erosiva associada ao estresse – também conhecida como gastrite erosiva, úlcera de estresse e gastrite hemorrágica – é uma causa comum de HDA entre os pacientes em estado crítico. As úlceras de estresse são diferentes das úlceras causadas pela doença ulcerosa péptica, porque tendem a ser mais numerosas, superficiais e difusas. Essas úlceras podem desenvolver-se no estômago, duodeno e esôfago dentro de algumas horas depois da lesão. Em geral, as lesões são superficiais e causam sangramento gotejante dos capilares superficiais, embora também possam causar erosão da submucosa e hemorragia profusa.

O risco de desenvolver úlcera de estresse depende da gravidade e do tipo de doença associada (Quadro 41.2). Estresse fisiológico é o elemento comum entre os fatores de risco. A perfusão reduzida da mucosa gástrica provavelmente é o mecanismo principal da ulceração. Essa perfusão reduzida contribui para a redução da secreção de muco, diminui o pH da mucosa, dificulta a regeneração das células da mucosa e reduz a tolerância às secreções ácidas do estômago.

▶ **Varizes esofágicas.** Em geral, a hipertensão portal é causada por cirrose, que se caracteriza por elevação da resistência do sistema venoso porta em consequência da destruição da estrutura normal dos lóbulos hepáticos. Essa resistência aumentada impede que o sangue entre, circule e saia do fígado. Em resposta à hipertensão porta, veias colaterais desenvolvem-se para desviar o sangue da área com resistência porta

Quadro 41.2 Segurança do paciente.

Fatores de risco da síndrome erosiva associada ao estresse

- Hipotensão ou choque
- Coagulopatia
- Insuficiência respiratória com necessidade de ventilação mecânica
- Sepse
- Insuficiência hepática
- Insuficiência renal
- Traumatismo múltiplo ou grave
- Queimaduras de mais de 35% da superfície corporal total
- Pós-operatório de transplante de órgãos
- Traumatismo craniano ou raquimedular
- História de doença ulcerosa péptica ou HDA alta
- Internação prolongada na UTI

aumentada, na tentativa de devolver o sangue à circulação sistêmica. À medida que a pressão dentro dessas veias aumenta, elas tornam-se tortuosas e distendidas, formando varizes (ou veias varicosas).

As varizes esofágicas são responsáveis por 5 a 20% dos casos de HDA.[1,3] As varizes estão presentes em 50% dos pacientes cirróticos e cerca de 30% destes têm sangramento varicoso dentro do primeiro ano depois do diagnóstico.[4] As varizes podem desenvolver-se no esôfago, estômago, duodeno, cólon, reto ou ânus. A localização clinicamente mais significativa das varizes é a junção gastresofágica, em razão da tendência a romper e causar hemorragia digestiva profusa. A taxa de mortalidade associada aos sangramentos varicosos é de 15%, mas pode chegar a 33% quando há recidiva.[5]

▶ **Lacerações de Mallory-Weiss.** As lacerações de Mallory-Weiss são responsáveis por 8 a 15% dos casos de HDA.[2,3] Essas lacerações ocorrem no esôfago distal, na junção gastresofágica e na cárdia gástrica. O sangramento originado das lacerações de Mallory-Weiss ocorre quando as lesões afetam a circulação arterial ou venosa subjacente. As lacerações de Mallory-Weiss estão diretamente associadas à ingestão massiva de álcool ou a um episódio recente de bebedeira e à história pregressa de vômitos ou esforços violentos para vomitar, ou à tosse violenta. Pacientes com hipertensão portal têm risco aumentado de sangramento originado das lacerações de Mallory-Weiss.

▶ **Lesões de Dieulafoy.** Lesões de Dieulafoy são malformações vasculares de artérias submucosas anormalmente grandes, que se localizam em contato direto com a superfície da mucosa. Essas lesões podem ser encontradas em qualquer parte do tubo gastrintestinal (GI), mas são mais frequentes no estômago proximal. Em razão do diâmetro calibroso da artéria, o sangramento associado a uma lesão de Dieulafoy pode ser profuso e recidivante. Quando o sangramento cessa, pode ser difícil identificar a lesão porque não há uma úlcera associada e esta provavelmente é a causa de muitas HDA altas de origem indeterminada.

■ Manifestações clínicas

Independentemente da causa, os pacientes com HDA alta têm manifestações clínicas correspondentes à quantidade de sangue perdida. A reação do indivíduo a uma hemorragia depende do volume e da taxa de perda sanguínea, idade, grau de compensação, comorbidades e rapidez do tratamento. Pacientes com sangramento mínimo podem ter anemia e nenhum outro sintoma, enquanto os pacientes com sangramentos rápidos e profusos podem ter sinais e sintomas de choque. Quando a perda de sangue é moderada, o sistema nervoso simpático reage secretando as catecolaminas epinefrina e norepinefrina, que inicialmente aumentam a frequência cardíaca e causam vasoconstrição vascular periférica na tentativa de manter a pressão arterial adequada. Oscilações ortostáticas (redução da PA em mais de 10 mmHg com aumento correspondente da frequência cardíaca em 20 bpm na posição sentada ou de pé) significam redução do volume em 15% ou mais.

Quando há perda sanguínea profusa, ocorrem sinais e sintomas de choque. A secreção de catecolaminas causa constrição dos vasos sanguíneos de pele, pulmões, intestinos, fígado e rins e, deste modo, aumenta o fluxo sanguíneo do cérebro e coração. Em consequência da redução do fluxo sanguíneo da pele, o paciente tem pele fria ao toque. Com a redução do fluxo sanguíneo pulmonar, ocorre hiperventilação na tentativa de manter a troca de gases adequada.

Os sinais e sintomas clássicos da HDA são hematêmese, hematoquezia e melena. Em geral, os pacientes com HDA têm hematêmese, ou vômito de sangue rutilante vivo ou de material semelhante à "borra de café"; melena, ou eliminação de fezes pretas ou escuras, malcheirosas e pegajosas; ou ambas. Os pacientes com hematêmese geralmente têm sangramentos originados acima do ligamento de Treitz. A peristalse reversa raramente é suficiente para causar hematêmese quando a origem do sangramento está além dessa área. Os vômitos clássicos em "borra de café" associados à HDA resultam da decomposição parcial do sangue em contato com as secreções gástricas. O ácido gástrico converte a hemoglobina vermelho-vivo em hematina marrom e isto explica o aspecto do vômito em "borra de café". O sangue vermelho-vivo ou acastanhado resulta de sangramento profuso com pouco contato com os sucos gástricos.

A melena é escura em razão da decomposição do sangue em trânsito e sugere um intervalo de trânsito longo dentro do tubo GI. Melena indica HDA na maioria dos casos. Depois da interrupção do sangramento, podem ser necessários vários dias para que as fezes melênicas clareiem. Depois de uma HDA, o teste para sangue oculto nas fezes pode continuar positivo por 1 a 2 semanas. A melena não deve ser confundida com as fezes esverdeadas resultantes da ingestão de ferro, ou as fezes pretas causadas pela ingestão de subsalicilato de bismuto.

Hematoquezia, ou eliminação de sangue vermelho-vivo ou acastanhado misturado com fezes, geralmente indica sangramento originado do sistema digestório baixo. Em casos raros, a hematoquezia pode ocorrer durante uma hemorragia profusa e rápida originada do sistema digestório alto, quando o volume grande de sangue atua como catártico e acelera o trânsito ao longo do tubo GI.

A expressão HDA "oculta" refere-se às perdas de quantidades pequenas de sangue, que não são percebidas pelo paciente. O termo HDA "obscura" descreve sangramento evidente sem qualquer fonte facilmente detectável aos exames de rotina.

■ Avaliação

▶ **História clínica.** A história clínica dirigida, cuidadosa e imediata pode sugerir a causa responsável pela HDA. História de dor epigástrica ou dispepsia, ou história patológica pregressa de doença ulcerosa péptica, sugere esta possibilidade. A história clínica da HDA deve ser esclarecida, porque a maioria dos sangramentos digestivos altos recidiva no mesmo local. A ingestão volumosa de álcool aumenta as chances de cirrose e sangramento originado de varizes esofágicas. Pacientes com história de tabagismo têm risco mais alto de úlceras duodenais. Distúrbios clínicos coexistentes podem sugerir a causa subjacente; pacientes com insuficiência renal frequentemente sangram de malformações arteriovenosas. Vômitos, tosse ou esforço para vomitar antes de um episódio de sangramento sugerem laceração de Mallory-Weiss. Uso pregresso de AINE ou AAS aumenta o risco de úlceras gastroduodenais e as chances de sangramento originado destas lesões.

▶ **Exame físico.** O exame físico é dirigido inicialmente para a avaliação da estabilidade hemodinâmica por meio das aferições contínuas dos sinais vitais. Taquicardia e hipotensão ortostática indicam desidratação secundária à perda de sangue ou aos vômitos. Hipotensão ortostática, síncope, tontura e taquicardia sugerem perdas de mais de 15% do volume sanguíneo e

824 Parte 9 Sistema Digestório

indicam desfecho desfavorável. Quando a perda sanguínea chega a 40%, o paciente tem hipotensão e hipovolemia, com redução das perfusões cerebral e cardíaca. Por essa razão, é importante avaliar se o paciente tem sinais e sintomas de perfusão tecidual reduzida, inclusive angina, cianose e alterações do estado mental. Um eletrocardiograma basal é essencial aos pacientes com doença cardíaca diagnosticada, porque a perda sanguínea pode provocar isquemia miocárdica. A redução do volume sanguíneo circulante também pode reduzir a perfusão cerebral. A enfermeira deve estar atenta aos sinais de agitação ou confusão mental, que podem indicar hipoperfusão cerebral. O abdome deve ser examinado para detectar ruídos peristálticos; hipersensibilidade à palpação; defesa, rigidez ou massas abdominais; e sinais de doença hepática. Esplenomegalia, ascite e dilatações varicosas em "cabeça de Medusa" sugerem doença hepática. Abdome hipersensível e extremamente rígido sugere peritonite, possivelmente em consequência de uma perfuração. O toque retal é essencial para detectar hematoquezia e melena.

▶ **Exames laboratoriais.** Os exames laboratoriais podem ajudar a avaliar a gravidade do sangramento e, em muitos casos, sugerem a etiologia. O Quadro 41.3 descreve as anormalidades laboratoriais comuns no paciente com HDA. Os valores iniciais do hematócrito e da hemoglobina podem não refletir exatamente a perda sanguínea inicial, porque a perda de volume plasmático é proporcional à quantidade de hemácias (eritrócitos) perdidas. Dentro de 24 a 48 horas depois do sangramento inicial, a redistribuição do plasma do espaço extravascular para o compartimento intravascular reduz ainda mais o hematócrito. Líquidos administrados durante a reanimação contribuem para a hemodiluição. A leucocitose e a hiperglicemia podem refletir a reação do organismo ao estresse. Hipopotassemia e hipernatremia podem resultar das perdas provocadas pelos vômitos. Nível alto de ureia indica a sobrecarga de proteínas originadas da decomposição do sangue. Razão elevada entre ureia:creatinina sugere que a origem da HDA seja alta.[2] Coagulopatia com tempo de protrombina (TP) prolongado pode indicar doença hepática ou tratamento anticoagulante crônico. Pacientes com cirrose e hipertensão portal com esplenomegalia podem ter trombocitopenia. Quando há perda de grandes volumes de sangue, o paciente tem acidose metabólica em consequência do metabolismo anaeróbio. Hemorragia profusa pode causar hipoxemia devida à redução da quantidade de hemoglobina circulante e do transporte de oxigênio às células.

■ Tratamento

▶ **Reanimação.** O tratamento inicial de qualquer paciente com HDA alta deve ser focado na reposição de líquidos para reverter os efeitos da perda sanguínea. Oxigênio suplementar também é administrado a todos os pacientes com HDA para aumentar a saturação e o transporte de oxigênio e evitar isquemia e arritmias. A intubação pode ser necessária aos pacientes com sangramento em atividade e risco elevado de aspiração; pacientes com depressão do estado mental; e pacientes com angústia respiratória. Os pacientes com HDA alta devem ficar em dieta zero porque pode ser necessário realizar endoscopia ou cirurgia em caráter de urgência. Um cateter de Foley é colocado para monitorar o débito urinário como indicador da adequação da reposição de líquidos. Todos os pacientes com instabilidade hemodinâmica, redução do hematócrito, necessidade de transfundir mais de duas unidades de concentrado de hemácias (CH) ou sangramento em atividade devem ser internados na UTI.

Reanimação volêmica. Os pacientes com HDA necessitam de acesso intravenoso (IV) imediato com no mínimo dois cateteres calibrosos (número 14 ou 16) ou acesso central. Uma amostra para classificação sanguínea e prova cruzada deve ser enviada imediatamente durante o episódio de sangramento, porque perdas sanguíneas acima de 1.500 mℓ precisam ser repostas com sangue, além dos líquidos administrados. Enquanto se aguarda a chegada do sangue testado, deve-se infundir lactato de Ringer ou soro fisiológico para repor o volume circulante e evitar progressão para choque hipovolêmico. O CH deve ser transfundido quando a hemoglobina for igual ou menor que 7 g/dℓ para restabelecer a capacidade de transportar oxigênio no sangue.[1,2,5] Outros hemocomponentes como plaquetas e fatores de coagulação são prescritos de acordo com os resultados dos exames laboratoriais e da condição básica do paciente. A reposição de cálcio pode ser necessária quando o paciente recebe transfusão de várias unidades de CH, porque o citrato dos hemocomponentes armazenados pode ligar-se ao cálcio e causar hipocalcemia. Um cateter arterial pulmonar ou venoso central pode ser útil para ajudar a evitar reposição excessiva nos pacientes com doença cardíaca ou renal coexistente. Nos pacientes com coagulopatia, a vitamina K pode ser administrada na forma de fitonadiona (10 mg intramuscular ou IV muito lentamente) na tentativa de normalizar o TP. Quando os pacientes usam anticoagulantes, a correção da coagulopatia é recomendável, mas não deve postergar a endoscopia. Plasma fresco congelado é prescrito para corrigir o distúrbio da coagulação quando houver indicação para correção rápida da coagulopatia.

Fármacos vasoativos podem ser administrados até que o volume de líquidos seja normalizado, de forma a manter a pressão arterial e a perfusão dos órgãos vitais. Dopamina, epinefrina ou norepinefrina pode ser prescrita para estabilizar o paciente até que o tratamento definitivo possa ser realizado.

Intubação nasogástrica. Um tubo nasogástrico calibroso deve ser colocado em todos os pacientes com HDA para aspirar e lavar o conteúdo gástrico. O tubo nasogástrico confirma a existência de sangramento em atividade. A cor do aspirado gástrico tem significado prognóstico. Drenagem nasogástrica escura ou como "borra de café" e fezes melênicas indicam sangramento lento, enquanto drenagem nasogástrica vermelho-vivo e sangue rutilante nas fezes sugerem sangramento profuso de um foco no sistema digestório alto.

O tubo nasogástrico também é útil para descomprimir e lavar o estômago. A lavagem ajuda a remover sangue do estômago, que também facilita o exame para identificar a origem do sangramento durante a endoscopia. A lavagem com soro fisiológico gelado deve ser evitada porque é desconfortável, não consegue controlar o sangramento, pode reduzir

---

Quadro 41.3 **Anormalidades laboratoriais típicas do paciente com hemorragia digestiva aguda.**

- Níveis reduzidos de hematócrito e hemoglobina
- Leucocitose branda e hiperglicemia
- Níveis altos de ureia
- Hipernatremia
- Hipopotassemia
- Prolongamento do tempo de protrombina (PT)/tempo de tromboplastina parcial (TTP)
- Trombocitopenia
- Hipoxemia

expressivamente a temperatura corporal central e pode provocar arritmias cardíacas. A lavagem deve ser realizada com soro fisiológico ou água de torneira. Volumes de 250 a 500 mℓ são introduzidos pelo tubo nasogástrico e, em seguida, removidos com uma seringa ou aspiração intermitente, até que as secreções gástricas estejam claras. Em geral, o tubo nasogástrico é retirado depois de lavar o conteúdo gástrico, a menos que o paciente tenha sangramento em atividade ou náuseas intensas e vômitos, porque o tubo pode danificar a mucosa gástrica e contribuir para o sangramento.

Supressão da acidez gástrica. O ácido dificulta a agregação plaquetária e a formação de coágulos e ativa a fibrinólise.[1] Pacientes com HDA alta devem ser tratados com supressores da acidez gástrica para reduzir o risco de sangramento repetido, principalmente quando for originado de úlceras pépticas. Doses altas de inibidores da bomba de prótons (IBPs como omeprazol, lansoprazol, esomeprazol, pantoprazol, rabeprazol) devem ser administradas para manter o pH gástrico acima de 6,0. O tratamento com IBP deve ser mantido por no mínimo 72 horas depois de conseguir hemostasia, de forma a evitar que os coágulos sejam dissolvidos.[3] O tratamento com IBP pode ser administrado por via oral ou IV. Nos EUA, pantoprazol e esomeprazol estão disponíveis para infusão IV.

O tratamento de supressão da acidez gástrica com antagonistas dos receptores de histamina (bloqueadores H_2 como cimetidina, ranitidina, famotidina, nizatidina) não é recomendado aos pacientes com sangramentos não varicosos agudos. Os bloqueadores H_2 podem ser usados profilaticamente pelos pacientes em risco alto de síndrome erosiva associada ao estresse, mas seu uso é limitado pelo desenvolvimento rápido de tolerância.

Antiácidos também podem ser prescritos, mas seu uso é reduzido em razão da necessidade de administrar doses frequentes e dos seus efeitos colaterais potenciais. Os antiácidos atuam como tamponador alcalino direto e são administrados para controlar o pH gástrico. O sucralfato – um sal de octassulfato de sacarose e alumínio base – atua localmente como citoprotetor e pode ser prescrito como profilaxia para síndrome erosiva associada ao estresse.

Tratamento farmacológico para reduzir hipertensão porta. Mesmo antes de identificar a origem do sangramento, deve-se considerar a redução da pressão porta com vasopressina ou octreotida quando houver suspeita de hemorragia varicosa. A vasopressina reduz a hipertensão portal causando vasoconstrição das artérias esplâncnicas, o que diminui o fluxo sanguíneo porta. A vasopressina deve ser administrada por um acesso central. As complicações desse tratamento podem limitar seu uso. A vasopressina reduz o fluxo sanguíneo coronariano, aumenta a pressão arterial (aumentando a demanda de oxigênio) e causa vasoconstrição das artérias coronárias (pode desencadear várias arritmias cardíacas). Como a vasopressina também reduz o fluxo sanguíneo da circulação mesentérica, a consequência pode ser isquemia intestinal. De forma a atenuar esses efeitos colaterais potenciais, a vasopressina deve ser administrada simultaneamente com nitroglicerina IV, sublingual ou tópica, porque ela reduz seus efeitos sistêmicos.

Somatostatina é um polipeptídio natural que reduz a pressão venosa porta por vasoconstrição da circulação esplâncnica. A somatostatina causa vasoconstrição seletiva da circulação esplâncnica e está associada a menos efeitos colaterais que a vasopressina. Em razão de sua meia-vida curta, a somatostatina deve ser administrada por infusão IV.

A octreotida – um análogo sintético da somatostatina com propriedades hemodinâmicas semelhantes, embora com meia-vida mais longa – está disponível nos EUA. Esse fármaco causa redução do fluxo sanguíneo esplâncnico, com diminuição resultante da pressão dentro das varizes, redução da secreção de ácido gástrico e pepsina e estimulação da produção de muco. Em geral, a octreotida é administrada na dose de 50 a 100 mcg em injeção IV rápida, seguida de 50 mcg/hora durante 3 a 5 dias. Os efeitos da octreotida são semelhantes aos da vasopressina administrada simultaneamente com nitroglicerina, ou seja, sem os impactos na hemodinâmica ou no débito cardíaco.

▶ **Diagnóstico definitivo.** Depois da reanimação dos pacientes com HDA, a endoscopia é considerada. Esse exame pode ser realizado em caráter de urgência à beira do leito e é o procedimento preferido para diagnosticar e tratar HDA. Os melhores resultados são obtidos quando a endoscopia é realizada dentro de 12 a 24 horas depois do sangramento inicial. A endoscopia imediata é essencial nos casos de HDA, porque o tratamento é determinado com base na etiologia. A endoscopia permite identificar o foco do sangramento na maioria dos casos, porque é possível examinar a mucosa diretamente. O estado hemodinâmico do paciente e o aspecto à endoscopia têm valor prognóstico. A existência de sangramento em atividade, um vaso visível sem sangramento ou uma úlcera "babando" indica risco alto de recidiva do sangramento depois do tratamento clínico apenas.[3] Os sinais vitais devem ser rigorosamente monitorados durante a endoscopia. A posição de decúbito lateral esquerdo reduz o risco de aspiração nos casos de sangramento em atividade.

Quando a endoscopia diagnóstica não é bem-sucedida em razão de uma hemorragia profusa, a angiografia pode ser realizada para definir a origem do sangramento ou detectar anormalidades da vascularização. A angiografia consegue detectar sangramentos com volumes de apenas 0,5 a 1,0 mℓ/minuto.[6] Esse exame não é sensível para revelar sangramento venoso.

Os exames contrastados com bário (p. ex., radiografia do esôfago, estômago e duodeno, ou REED) são inúteis nos casos de HDA alta. Esses procedimentos não têm utilidade terapêutica e impedem a realização de endoscopia e angiografia em razão do bário retido. Os exames contrastados com bário também são inconclusivos quando há coágulos ou sangramento superficial no estômago.

▶ **Intervenção terapêutica.** Além de sua utilidade diagnóstica, endoscopia é o procedimento preferido para tratar HDA. Quando não consegue atender às necessidades do paciente, ainda existem outras opções terapêuticas disponíveis.

Endoscopia. Na maioria dos casos, o tratamento endoscópico resulta em hemostasia, embora 25% dos focos de alto risco possam voltar a sangrar.[3] Existem várias opções terapêuticas, inclusive escleroterapia injetável, termocoagulação, aplicação de clipes hemostáticos e ligadura endoscópica de varizes (LEV). A técnica ideal depende de diversas variáveis, inclusive tipo e aspecto da lesão e experiência do endoscopista.

Os métodos principais de controle endoscópico da HDA alta originada de úlceras pépticas incluem aplicação de injeções e técnicas térmicas. O tratamento injetável consiste na administração de um fármaco (p. ex., epinefrina) ao redor e dentro do vaso hemorrágico. Os métodos térmicos incluem a aplicação de uma sonda de aquecimento e eletrocoagulação bipolar (quando uma sonda é aplicada com pressão para aquecer e ocluir um vaso hemorrágico). Os clipes hemostáticos (conhecidos como *endoclipes*) também são usados com sucesso para ligar vasos sanguíneos hemorrágicos dentro de uma lesão.

LEV é o tratamento preferido para sangramento de varizes. Com esse procedimento, uma faixa de borracha é aplicada por via endoscópica ao redor da base de cada variz. Isso provoca necrose coagulativa e desprendimento das varizes trombosadas. A LEV pode controlar sangramentos varicosos agudos na maioria dos casos, embora a chance de recidiva da hemorragia no primeiro ano seja de 60%.[5] Escleroterapia é uma alternativa à LEV. A escleroterapia injetável consiste na administração de um agente esclerosante dentro das varizes para sustar o sangramento. Os esclerosantes causam tamponamento e vasoconstrição locais, necrose e finalmente esclerose do vaso hemorrágico. Os índices de hemostasia imediata são semelhantes aos obtidos com a LEV, mas a escleroterapia está associada a índices mais altos de complicações.

Angiografia. A maioria dos casos de HDA regride espontaneamente, ou pode ser controlada durante a endoscopia. Contudo, os pacientes com sangramento persistente podem necessitar de angiografia para controlar o foco de sangramento. Durante a angiografia, a HDA arterial pode ser controlada por infusão de vasopressina intra-arterial ou embolização da artéria por um radiologista intervencionista. Quando a endoscopia terapêutica for ineficaz, a angiografia é uma opção terapêutica útil, principalmente para pacientes em estado crítico e candidatos inaptos ao tratamento cirúrgico.

A vasopressina intra-arterial causa vasoconstrição generalizada, que desencadeia redução rápida do fluxo sanguíneo local. Os pacientes devem ser rigorosamente monitorados para detectar arritmias e retenção de líquidos com hiponatremia resultante. Depois da infusão inicial de vasopressina, a angiografia é repetida e a dose deste fármaco pode ser titulada conforme a necessidade. Depois de controlar o sangramento, a infusão pode ser mantida na UTI por 24 a 36 horas e, em seguida, reduzida progressivamente ao longo de 24 horas. Os pacientes devem ser mantidos em monitoramento cardíaco durante o tratamento com vasopressina para detectar arritmias cardíacas. Adesivos ou infusão de nitroglicerina pode ser usada para compensar quaisquer alterações isquêmicas.

A embolização de um vaso hemorrágico consiste em obstruir a artéria com algum material, que pode ser temporário ou permanente. Esponjas de gelatina biodegradável de ação longa são usadas comumente. Essas esponjas causam hemostasia de contato quando são injetadas dentro do vaso. Espirais de aço inoxidável, balões e fios de seda podem ser usados para bloquear mecanicamente uma artéria, resultando em sua oclusão permanente. As complicações incomuns são isquemia intestinal, estenose duodenal secundária e infarto gástrico, hepático ou esplênico.

Tamponamento com balão. O sangramento varicoso que não responde ao tratamento endoscópico pode ser controlado temporariamente por tamponamento com balão. A maioria dos tubos esofagogástricos tem dois balões – um para o estômago e outro para o esôfago – e um acesso distal para drenagem gástrica. O tubo de Sengstaken-Blakemore é o mais utilizado (Figura 41.1).

Durante o tamponamento com balão, a pressão é exercida sobre a cárdia gástrica e contra as varizes hemorrágicas. O tubo é introduzido por até 50 cm no mínimo de forma a assegurar a intubação gástrica. Em seguida, o balão gástrico é inflado lentamente com 250 a 300 mℓ de ar e tracionado suavemente até que ele fique firmemente encaixado contra a cárdia gástrica. Por fim, a posição é confirmada por radiografia. Em seguida, o tubo é tracionado no local onde entra no paciente por meio de um pedaço de esponja de borracha, conforme está ilustrado na Figura 41.1, ou por tração fixada a um capacete ou nos pés

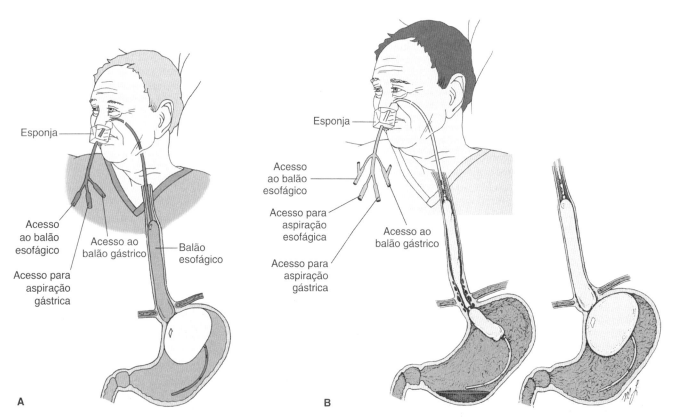

Figura 41.1 Comparação de dois tipos de tubos para tamponamento esofágico. **A.** O tubo de Sengstaken-Blakemore é o mais conhecido. Um outro tubo precisa ser colocado no esôfago proximal. **B.** O tubo de tamponamento esofagogástrico de Minnesota inclui um lúmen para aspiração esofágica.

do leito. Se o paciente tiver dor torácica, o balão gástrico deve ser esvaziado imediatamente, porque pode ter se deslocado para dentro do esôfago.

Quando o sangramento continua, o balão esofágico é inflado até a pressão de 25 a 39 mmHg e mantido sob esta pressão por 24 a 48 horas. Embora possa ser necessário aplicar pressão por mais de 24 horas para controlar o sangramento, isto pode causar edema, esofagite, ulcerações ou perfuração do esôfago. Depois de controlar o sangramento, o balão é mantido inflado por no máximo 12 a 24 horas para reduzir o risco de isquemia e necrose gástricas. Infelizmente, a recidiva do sangramento é comum depois de esvaziar o balão, a menos que outras medidas terapêuticas sejam adotadas.

Um tubo nasogástrico deve ser introduzido nos pacientes com tubo de Sengstaken-Blakemore para aspirar as secreções orais e nasofaríngeas que se acumulam acima do balão esofágico, de forma a evitar que as secreções sejam aspiradas aos pulmões. O tubo de tamponamento esofagogástrico de Minnesota (ver Figura 41.1) tem um acesso para aspiração localizado acima do balão esofágico, além dos outros acessos habituais (dois balões, um acesso para aspiração gástrica) do tubo de Sengstaken-Blakemore. O Quadro 41.4 descreve as intervenções de enfermagem para os pacientes com tubo de tamponamento esofagogástrico.

Shunt *portossistêmico intra-hepático transjugular*. Shunt portossistêmico intra-hepático transjugular (SPIT) é um procedimento radiológico que estabelece uma comunicação intra-hepática na tentativa de reduzir a pressão porta. A colocação de um SPIT pode ser considerada quando todas as outras abordagens terapêuticas para tratar varizes esofágicas tiverem sido ineficazes.

Quadro 41.4 — Intervenções de enfermagem.

Para o paciente com tubo de tamponamento por balão esofagogástrico

- Explicar ao paciente a finalidade do tubo e o procedimento
- Lubrificar e esfriar o tubo, conforme as instruções do fabricante
- Identificar e rotular os lumens do tubo
- Verificar a perviedade de cada lúmen antes de introduzir o tubo
- Lavar o estômago do paciente antes de introduzir o tubo
- Monitorar o paciente enquanto o médico introduz o tubo
- Elevar a cabeceira do leito a 30 graus para evitar refluxo
- Quando um tubo de Sengstaken-Blakemore estiver instalado, aspirar as secreções orofaríngeas frequentemente para evitar aspiração, ou colocar um tubo nasogástrico acima do balão esofágico para controlar as secreções e evitar aspiração
- Aspirar o acesso esofágico quando se utiliza um tubo de Minnesota
- Manter a pressão e a tração do balão
- Manter a posição do balão
- Limpar e lubrificar frequentemente as narinas do paciente para evitar áreas de pressão causadas pelo tubo
- Irrigar o acesso nasogástrico a cada duas horas para manter a perviedade do tubo e o estômago vazio
- Instruir o paciente a evitar tossir ou fazer esforço, porque isto aumenta a pressão intra-abdominal e predispõe a sangramento adicional
- Manter um segundo tubo nasogástrico, material para aspiração e tesoura disponíveis à beira do leito
- Quando o balão gástrico se rompe, o tubo pode subir para a nasofaringe e obstruir as vias respiratórias. Se isso ocorrer, corte imediatamente o tubo para desinflar o balão rapidamente
- Cortar e retirar o tubo sempre que houver dúvida de que o paciente tem insuficiência respiratória ou aspiração
- Conter os braços do paciente se houver risco de que ele puxe o tubo. Agitação, confusão e inquietude são fatores de risco
- Avaliar complicações como ruptura e esvaziamento do balão, aspiração pulmonar e ruptura do esôfago

Cirurgia. Na era do tratamento endoscópico e dos IBPs, intervenções cirúrgicas raramente são realizadas para controlar HDA. As indicações para intervenção cirúrgica são hemorragia grave resistente à reposição inicial de líquidos; sangramento profuso com risco imediato à vida; tratamento endoscópico indisponível ou ineficaz; perfuração, obstrução ou suspeita de câncer; ou sangramento persistente, apesar dos tratamentos clínicos rigorosos.

As opções cirúrgicas para tratar sangramento de úlceras pépticas dependem da idade e das condições do paciente, bem como da localização, do tamanho e da anatomia do foco hemorrágico. A intervenção cirúrgica de emergência para um sangramento de úlcera duodenal pode ser simplesmente suturar (isto é, "costurar") a lesão. Úlceras duodenais hemorrágicas também podem ser tratadas por meio dos seguintes procedimentos cirúrgicos:

- Vagotomia troncular e piloroplastia com fechamento da úlcera por suturas
- Vagotomia troncular e antrectomia com ressecção ou fechamento da úlcera por suturas
- Vagotomia gástrica proximal com duodenotomia e fechamento da úlcera por suturas.

As úlceras gástricas hemorrágicas são tratadas comumente por meio de um dos seguintes procedimentos cirúrgicos:

- Vagotomia troncular com piloroplastia e ressecção cuneiforme da úlcera
- Antrectomia com excisão cuneiforme da úlcera proximal
- Gastrectomia distal com ou sem vagotomia troncular
- Ressecção cuneiforme da úlcera.

A vagotomia consiste em seccionar o nervo vago, que inerva as células gástricas. Isso diminui a secreção ácida do estômago. A vagotomia troncular (gástrica) secciona seletivamente as fibras do nervo vago que inervam o estômago. A piloroplastia é necessária em combinação com a vagotomia porque a desenervação do vago afeta a motilidade gástrica. A piloroplastia permite o esvaziamento gástrico desimpedido. A antrectomia remove as células gástricas que secretam ácido. A operação de Billroth I inclui vagotomia e antrectomia com anastomose do estômago ao duodeno (Figura 41.2 A). A operação de Billroth II inclui vagotomia, ressecção do antro e anastomose do estômago com o jejuno (Figura 41.2 B). As perfurações gástricas podem ser tratadas cirurgicamente por fechamento simples ou utilização de um remendo para cobrir o orifício da mucosa.

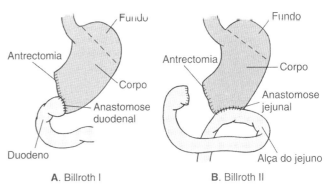

Figura 41.2 **A.** A operação de Billroth I inclui vagotomia e antrectomia com anastomose do estômago ao duodeno. **B.** A operação de Billroth II inclui vagotomia, antrectomia e anastomose do estômago ao jejuno.

828 Parte 9 Sistema Digestório

A descompressão cirúrgica da hipertensão portal pode ser realizada nos pacientes com varizes esofágicas ou gástricas que não melhoram com tratamento clínico e endoscópico. Com esse procedimento cirúrgico, o cirurgião forma um *shunt* portossistêmico interligando a veia porta com a veia cava inferior para desviar o fluxo sanguíneo para este último vaso e reduzir a pressão porta.

Tratamento clínico. Depois de controlar o sangramento, o tratamento enfatiza a erradicação da causa da HDA alta e a prevenção de recidivas do sangramento. Para os pacientes com doença ulcerosa péptica, a erradicação do *H. pylori* e a interrupção do uso de AINE aumentam o índice de cicatrização e reduzem expressivamente as recidivas do sangramento. Os pacientes tratados para infecção por *H. pylori* devem repetir o teste depois do tratamento. O tratamento com IBP deve ser mantido depois da alta, dependendo da causa do sangramento. Uma combinação de IBP com inibidor de COX-2 é recomendável aos pacientes que tiveram sangramento de uma úlcera e precisam usar AAS ou AINE por períodos longos. As recidivas do sangramento varicoso ocorrem em cerca de 60% dos pacientes que não são tratados de alguma forma ao longo do primeiro ano.[5] As varizes esofágicas podem ser fechadas durante as sessões subsequentes de endoscopia e o betabloqueio com propranolol ou nadolol para reduzir a pressão porta deve ser iniciado para diminuir o índice de recidiva do sangramento. A dose deve ser titulada de forma a conseguir redução de 25% da frequência cardíaca em repouso, ou uma frequência cardíaca em torno de 55 bpm como meta desejável.[5] O acréscimo do mononitrato de isossorbida pode reduzir ainda mais o risco de recidiva do sangramento. Estudos demonstraram que o uso profilático de antibióticos nos pacientes com varizes hemorrágicas agudas também reduz o risco de recidiva do sangramento. Interromper a ingestão de álcool também é imperativo. Ver intervenções de enfermagem para cuidar de um paciente com HDA no Quadro 41.5.

Hemorragia digestiva baixa

■ Etiologia

O Quadro 41.1 relaciona as causas comuns de HDA baixa. A maioria dos casos de HDA baixa que requerem internação em UTI é causada por diverticulose ou doença anorretal. Outras causas são isquemia, angiodisplasia, neoplasia, colite, doença intestinal inflamatória e hemorroidas.

▶ **Diverticulose.** Divertículos são protrusões saculares da parede do intestino grosso, que geralmente se formam nos pontos em que as artérias penetram na parede. Esses vasos ficam separados do lúmen intestinal apenas por mucosa e, por esta razão, podem ser danificados. O sangramento diverticular é responsável por 30 a 50% de todos os casos de HDA baixa e tem incidência mais alta na população idosa.[6-9] A maioria dos pacientes com sangramento diverticular deixa de sangrar espontaneamente, mas em 5% dos casos a hemorragia pode ser profusa.[9] Os fatores de risco para sangramento diverticular são dieta pobre em fibra, uso de AAS e AINE, idade avançada e constipação intestinal.

▶ **Angiodisplasia.** Angiodisplasia (também conhecida como malformação arteriovenosa ou angioma) é o termo usado para descrever veias submucosas tortuosas e dilatadas, diminutas comunicações arteriovenosas, ou artérias dilatadas. As paredes dos vasos não têm musculatura lisa e são compostas de células endoteliais. A incidência de angiodisplasia aumenta com a

---

> **Quadro 41.5** **Intervenções de enfermagem.**

Para o paciente com hemorragia digestiva aguda

- Manter uma via respiratória desimpedida, elevar a cabeceira do leito e manter material de aspiração disponível à beira do leito para evitar aspiração broncopulmonar de vômitos ou sangue
- Administrar oxigênio para corrigir a hipoxia, que pode ser causada pela redução dos níveis de hemoglobina
- Monitorar os níveis da oximetria de pulso
- Avaliar e documentar sinais e sintomas de choque, inclusive inquietude; pulsos periféricos reduzidos; e pele fria, pálida ou úmida. Avaliar e documentar os sinais vitais, débito urinário, parâmetros hemodinâmicos e saturação de oxigênio (SaO_2)
- Avaliar e documentar o monitoramento eletrocardiográfico, as bulhas cardíacas, os sons respiratórios e os ruídos peristálticos
- Ajudar a colocar um cateter de pressão venosa central (PVC) ou um cateter arterial pulmonar
- Monitorar e documentar PVC, pressão arterial pulmonar, pressão de oclusão da artéria pulmonar, débito cardíaco e resistência vascular sistêmica
- Manter o acesso IV e administrar líquidos IV e hemocomponentes de acordo com a prescrição
- Colocar um tubo nasogástrico e lavar o estômago conforme a prescrição
- Monitorar o pH gástrico; consultar o médico quanto à faixa específica de pH e à administração de antiácidos
- Administrar fármacos antissecretórios para reduzir a secreção ácida do estômago conforme a prescrição
- Administrar vasopressina ou octreotida conforme a prescrição
- Manter registros precisos dos ganhos e perdas a cada 1 a 2 horas e manter dieta zero
- Registrar vômitos, drenagem nasogástrica e urina
- Monitorar eletrólitos, que podem ser perdidos com líquidos ou estar alterados em razão das transferências de líquidos; relatar valores anormais
- Monitorar hemoglobina, hematócrito, contagem de hemácias, TP, TTP e ureia; notificar valores anormais
- Realizar cuidados orais, conforme a necessidade
- Explicar todos os procedimentos ao paciente
- Preparar o paciente para os procedimentos diagnósticos e as intervenções terapêuticas
- Monitorar o paciente para detectar complicações potenciais da endoscopia ou colonoscopia, inclusive perfuração, sepse, aspiração broncopulmonar e sangramento induzido
- Instruir o paciente quanto à importância de buscar atendimento médico se tiver sinais ou sintomas de recidiva do sangramento
- Recomendar que o paciente pare de fumar e evite ingerir álcool

---

idade em razão da degeneração das paredes vasculares; a maioria dos casos ocorre nos indivíduos com mais de 50 anos e dois terços dos casos incidem na população com mais de 70 anos.

A angiodisplasia pode desenvolver-se em qualquer parte do intestino grosso, embora seja mais comum no ceco ou cólon ascendente. Em contraste com o sangramento diverticular, o sangramento da angiodisplasia pode ser venoso ou arteriovenoso e, por esta razão, geralmente é menos profuso que a hemorragia associada à doença diverticular (que é arterial). Angiodisplasia é uma causa comum de HDA baixa dos pacientes com doença renal.

■ Manifestações clínicas

A HDA baixa pode ser definida pela presença de instabilidade hemodinâmica e eliminação de sangue pelo reto (hematoquezia). Os pacientes com sangramento diverticular geralmente referem início súbito de hematoquezia indolor com sangue vermelho-vivo ou acastanhado, embora raramente também possa ocorrer melena. O sangramento diverticular comumente é indolor, embora os pacientes possam queixar-se de cólicas (resultantes do espasmo do intestino grosso secundário à exposição ao sangue no lúmen intestinal). Em geral, o sangramento da angiodisplasia evidencia-se por hematoquezia indolor.

Quando a hemorragia digestiva baixa é crônica, os pacientes podem ter anemia ferropênica e sintomas associados à anemia, inclusive fraqueza, fadiga ou dispneia aos esforços. Sangramentos profusos originados de hemorroidas são raros, mas podem ocorrer nos pacientes com varizes retais associadas à hipertensão porta.

■ Avaliação

▶ **História clínica.** Os elementos relevantes do histórico de enfermagem são cirurgia abdominal; episódio pregresso de sangramento; doença ulcerosa péptica; doença intestinal inflamatória; irradiação do abdome ou da pelve; ou doença cardiopulmonar, renal ou hepática. O conhecimento dos fármacos que o paciente usa atualmente e a existência de quaisquer alergias também podem ajudar a esclarecer o diagnóstico. É importante investigar se o paciente tem outros sintomas associados, inclusive dor abdominal, febre, urgência retal, tenesmo, emagrecimento ou alteração dos hábitos intestinais. A cor e a consistência das fezes devem ser determinadas; com sangramentos profusos, fezes vermelhas ou acastanhadas frequentes são mais prováveis, enquanto fezes marrons ou infrequentes são improváveis. A idade do paciente pode ser um indício diagnóstico, porque o risco de sangramento de divertículos ou angiodisplasia aumenta com a idade.

▶ **Exame físico.** Em muitos casos, os achados do exame físico são inconclusivos. Os sinais vitais devem ser monitorados rigorosamente para detectar instabilidade hemodinâmica. Massa palpável pode ser neoplásica. O toque retal é essencial para detectar hematoquezia e melena e excluir a possibilidade de sangramento hemorroidário que, em alguns casos, pode causar hemorragia profusa.

▶ **Exames laboratoriais.** Os exames laboratoriais iniciais incluem hemograma completo, eletrólitos séricos, ureia e creatinina e TP e tempo de tromboplastina parcial (TTP). Assim como nos casos de HDA alta, classificação sanguínea e prova cruzada são obrigatórias antes da transfusão de hemácias.

■ Tratamento

▶ **Reanimação.** O tratamento da HDA baixa requer reposição agressiva de líquidos, conforme está descrito na seção sobre HDA alta. Os pacientes com hematoquezia devem ter um tubo nasogástrico introduzido para excluir origem do sangramento no sistema digestório alto, considerando que 10% dos casos suspeitos de HDA baixa têm sua origem no sistema digestório alto.[6,7] A recuperação de material sanguinolento confirma que a fonte do sangramento é o sistema digestório alto. Entretanto, a inexistência de sangue não exclui uma origem no sistema digestório alto, porque um sangramento duodenal pode não refluir para o estômago. O aspirado nasogástrico contendo bile sem sangue provavelmente não indica sangramento originado no sistema digestório alto. Depois de confirmar que o sangramento provém de algum foco no sistema digestório baixo, colonoscopia é o procedimento preferido com finalidades diagnóstica e terapêutica.

▶ **Diagnóstico definitivo.** Colonoscopia é o exame preferido para investigar HDA baixa. A precisão diagnóstica desse exame é de 95% nos pacientes afetados. Outras vantagens da colonoscopia são a capacidade de localizar a causa do sangramento

com precisão, a capacidade de realizar biopsias e o potencial de efetuar intervenções terapêuticas. Antes da colonoscopia realizada na unidade de tratamento intensivo, o intestino grosso precisa ser lavado com 4 ℓ de solução de polietileno glicol administrado por via oral ou tubo nasogástrico, até que o efluente saia limpo. Nos pacientes que tiveram seu sangramento interrompido, é razoável realizar uma colonoscopia eletiva, em vez de em caráter de emergência. Quando a origem do sangramento é identificada à colonoscopia, as opções terapêuticas são termocoagulação ou injeção de epinefrina ou outros esclerosantes, conforme descrito antes.

Endoscopia. A endoscopia digestiva alta deve ser realizada quando a colonoscopia não conseguir identificar a causa do sangramento no sistema digestório baixo.

Cintilografia. Quando a colonoscopia não conseguir identificar a origem do sangramento, a cintilografia pode detectar sangramentos que ocorrem com volumes de apenas 0,04 mℓ/minuto.[6] Esse exame é mais sensível que a angiografia, mas é menos específico que a colonoscopia ou uma angiografia positiva. Os dois tipos de radioisótopos disponíveis são hemácias autólogas marcadas com pertecnetato de ^{99m}TC e enxofre coloidal marcado com tecnécio (^{99m}Tc). Infelizmente, essas duas técnicas não permitem uma localização exata em razão da ação peristáltica do intestino. Contudo, esses exames podem ser úteis antes da angiografia, porque uma cintilografia positiva pode ajudar a localizar a origem do sangramento.

Angiografia. A angiografia é reservada aos pacientes com sangramentos profusos e persistentes, quando a endoscopia não for uma opção aceitável ou quando houver sangramento recidivante ou persistente de uma fonte não demonstrável à colonoscopia. A angiografia depende de que o sangramento seja de 0,5 a 1,0 mℓ/minuto para localizar sua origem, porque o contraste é mantido no sistema arterial apenas por um intervalo curto.[6] Um resultado positivo na angiografia está associado a grande probabilidade de intervenção cirúrgica. Quando o exame revela uma fonte de sangramento ativo, pode-se realizar uma intervenção arteriográfica com vasopressina intra-arterial ou embolização. Contudo, a embolização com esponjas de gelatina, microespirais ou partículas de álcool polivinílico tem substituído o uso de vasopressina em razão da incidência alta de complicações e recidiva do sangramento depois de interromper sua infusão. A enfermeira deve estar ciente das complicações potencialmente associadas à arteriografia, inclusive alergia ao contraste, insuficiência renal induzida pelo contraste, sangramento no local da punção arterial e até mesmo embolia de um trombo.

▶ **Intervenção cirúrgica.** O tratamento cirúrgico da HDA baixa está indicado quando o sangramento for profuso ou recidivante e para os pacientes que necessitam de transfusões repetidas. Em geral, o cirurgião realiza uma laparotomia exploratória para identificar a origem do sangramento. A ressecção intestinal segmentar com anastomose primária é comumente necessária como tratamento definitivo da HDA baixa. Nos pacientes instáveis, pode-se formar um estoma e uma fístula mucosa. Nos casos de HDA baixa volumosa sem fonte localizável, a opção cirúrgica pode ser colectomia total às cegas. O tratamento cirúrgico do sangramento diverticular está indicado quando ele não for controlado por técnicas endoscópicas ou angiográficas, ou para os pacientes com sangramentos repetidos no mesmo segmento.

Obstrução intestinal e íleo paralítico

A obstrução intestinal ocorre quando há algum impedimento ao trânsito do conteúdo no lúmen intestinal. Isso pode resultar de causas mecânicas (anatômicas) ou não mecânicas. A obstrução intestinal é classificada como parcial ou completa, dependendo do grau de obstrução. Com uma obstrução simples, não há isquemia, mas isto ocorre quando há obstrução estrangulada. A expressão "obstrução em alça fechada" descreve uma obstrução mecânica com oclusões proximal e distal do segmento intestinal afetado.

A obstrução intestinal pode ocorrer nos intestinos delgado e grosso. O intestino delgado é afetado mais comumente e o segmento obstruído mais comumente é o íleo. Nos casos de obstrução do intestino grosso, o cólon sigmoide é o segmento obstruído mais frequentemente. A localização e o grau de obstrução, assim como a ocorrência de isquemia, são elementos diferenciados importantes, porque o tratamento varia. O diagnóstico imediato da obstrução intestinal é importante para a enfermeira, porque a obstrução intestinal pode avançar para estrangulamento, infecção e perfuração das alças intestinais, que podem causar infecções peritoneal e sistêmica potencialmente fatais. A taxa de mortalidade associada a uma obstrução estrangulada é alta.

As causas de obstrução mecânica são diversas e podem ser classificadas em extrínsecas, intrínsecas e intraluminares (Quadro 41.6). As lesões extrínsecas localizam-se fora do intestino. Exemplos de lesões extrínsecas são aderências, hérnias, vólvulo (torção de um segmento do intestino ao redor de si próprio) e massas. As lesões intrínsecas invadem a parede intestinal. Diverticulite, neoplasias e enterite pós-irradiação são exemplos de lesões extrínsecas. As causas intraluminares de obstrução podem ser atribuídas à ingestão de corpos estranhos, intussuscepção e neoplasias.

Obstrução do intestino delgado

■ Etiologia

Aderências são a causa mais comum de obstrução do intestino delgado (OID) dos adultos, representando 75% dos casos de obstrução.[10] As aderências formam-se mais comumente depois de laparotomia para colectomia, apendicectomia ou operações ginecológicas. As aderências também podem desenvolver-se depois de irradiação, isquemia ou infecção abdominal, ou em consequência da presença de corpos estranhos. Elas podem formar-se apenas alguns dias depois de um procedimento cirúrgico, ou demorar até 10 a 20 anos para formar-se. Faixas adesivas podem desenvolver-se e contrair e, com o tempo, podem encarcerar uma alça do intestino.

Hérnias são a segunda causa mais comum de OID. A OID secundária às hérnias tem risco alto de causar obstrução completa e estrangulamento. A herniação de uma parte do intestino depois da laparotomia é conhecida como hérnia de Richter. O desenvolvimento de OID sem história pregressa de laparotomia deve sugerir hérnia como causa.

Neoplasias primárias do intestino delgado não são comuns. A compressão do lúmen do intestino delgado ou a invasão local por cânceres gástricos, pancreáticos, colônicos e ginecológicos podem causar compressão extrínseca, que é responsável pela maioria dos casos de OID resultante de neoplasias malignas. Estenoses intraluminares resultantes da doença de Crohn, radioterapia, isquemia e alguns fármacos (p.ex., cloreto de potássio com revestimento entérico ou AINE) também podem causar OID.

Quadro 41.6 — Causas de obstrução mecânica.

Lesões extrínsecas

- Aderências e faixas congênitas
- Hérnias
  - Hérnias externas
  - Hérnias internas
  - Hérnias diafragmáticas
  - Hérnias pélvicas
- Vólvulo
  - Gástrico
  - Intestinal médio
  - Cecal
  - Sigmóideo
- Massas extrínsecas
  - Tumores benignos ou malignos
  - Abscessos
  - Aneurismas
  - Hematomas
  - Endometriose

Lesões intrínsecas

- Neoplasias benignas e malignas
  - Adenocarcinomas
  - Linfomas, linfossarcomas
  - Tumores carcinoides
- Doenças inflamatórias
  - Enterite tuberculosa, doença de Crohn
  - Estenoses secundárias à ingestão de cloreto de potássio, anti-inflamatórios não hormonais e isquemia
  - Lesões causadas por irradiação ou ingestão de substâncias cáusticas
  - Gastrenterite eosinofílica, ameboma
  - Diverticulite, doença inflamatória pélvica
- Intussuscepção
- Anomalias congênitas
  - Estenose pilórica hipertrófica, pâncreas anular
  - Atresia/agenesia do intestino
  - Má rotação/vólvulo
  - Duplicação intestinal, cistos mesentéricos
  - Divertículo de Meckel
  - Doença de Hirschsprung
- Hematomas
  - Traumatismo abdominal
  - Trombocitopenia
  - Púrpura de Henoch-Schönlein

Causas intraluminares

- Íleo paralítico meconial
- Impactação de bário
- Impactação fecal
- Íleo paralítico biliar
- Bezoares gástricos
- Corpos estranhos

De Yamada T, Alpers DH, Laine L et al. (eds.): Textbook of Gastroenterology, 4th ed. Philadelphia, PA: Lippincott Williams & Wilkins, 2003, p 834.

■ Fisiopatologia

Quando há OID, volumes grandes de líquidos e ar deglutido acumulam-se no lúmen intestinal proximal à obstrução e causam distensão (Figura 41.3). Os líquidos acumulados provêm da ingestão oral, saliva deglutida e secreções gástricas, biliares e pancreáticas. O ar deglutido tem concentração alta de nitrogênio e não é bem absorvido no lúmen intestinal.

À medida que a obstrução persiste, a parede e o lúmen intestinais tornam-se edemaciados e distendidos. A pressão intraluminar elevada aumenta a permeabilidade capilar e a transferência de líquidos e eletrólitos para o interior da cavidade abdominal. Esse extravasamento de líquidos e eletrólitos

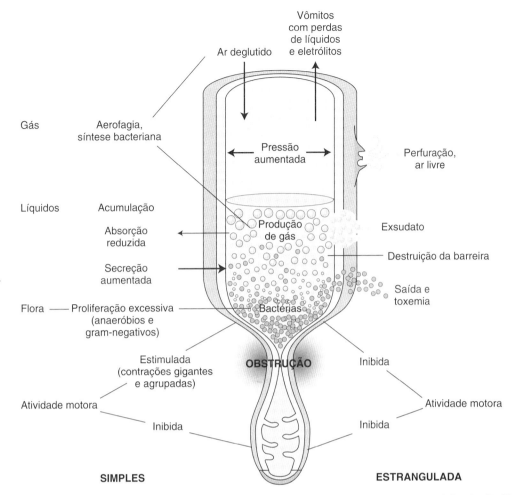

Figura 41.3 Fisiopatologia das obstruções simples (à esquerda) e estrangulada (à direita) do intestino delgado. (De Yamada T, Alpers DH, Laine L et al. (eds.): Textbook of Gastroenterology, 4th ed. Philadelphia, PA: Lippincott Williams & Wilkins, 2003, p 830.)

para o interior da cavidade peritoneal, quando somado aos líquidos perdidos por vômitos, pode causar hipovolemia, hipopotassemia e hiponatremia. A peristalse diminui e as funções normais do intestino reduzem ou são interrompidas. Quando não há motilidade intestinal normal, as bactérias proliferam descontroladamente. Se a ingestão oral continuar, a fermentação bacteriana pode contribuir para a acumulação de gás. Dentro de algumas horas depois de uma obstrução aguda, o conteúdo luminar proximal à obstrução torna-se fétido e feculento em razão dessa proliferação bacteriana descontrolada.

■ Manifestações clínicas

A gravidade dos sintomas está relacionada com a localização e o grau de obstrução, a duração do processo obstrutivo e a ocorrência e a gravidade da isquemia (Tabela 41.1). Em geral, os pacientes com OID queixam-se de dor periumbilical em cólicas intermitentes de início súbito. As ondas de peristalse acima da obstrução provocam dor. A dor geralmente é mais grave quanto mais proximal for a obstrução. Pacientes com obstrução parcial frequentemente se queixam de dor abdominal

Tabela 41.1 Manifestações clínicas do íleo paralítico e da obstrução, dependendo da localização anatômica.

		Localização da obstrução			
Manifestação	Íleo paralítico	Saída gástrica	Duodeno distal	Jejunoileal	Intestino grosso
Dor	Suave	Suave	Suave	Moderada	Grave
Distensão	Moderada a grave	Suave	Suave	Moderada	Grave
Vômitos					
Volume/frequência	Poucos, infrequentes	Copiosos, frequentes	Copiosos, frequentes	Poucos, menos frequentes	Incomuns
Tipo	Ácido, bilioso	Claro, ácido, HCl, KCl	Tingido de bile, amargo, NaCl, NaHCO$_3$	Fétido, feculento	Variável
Desequilíbrio acidobásico	Variável	Alcalose metabólica	Acidose metabólica	Desidratação, hipotensão	Geralmente brando

HCl, cloreto de hidrogênio; KCl, cloreto de potássio; NaHCO$_3$, bicarbonato de sódio; NaCl, cloreto de sódio.
Segundo Yamada T, Alpers DH, Laine L et al. (eds.): Textbook of Gastroenterology, 4th ed. Philadelphia, PA: Lippincott Williams & Wilkins, 2003, p 833.

832 **Parte 9** Sistema Digestório

em cólicas depois das refeições. A dor da obstrução parcial pode ser agravada pela ingestão de alimentos ricos em fibras. Pacientes com obstrução em alça fechada podem referir dor desproporcional às alterações do exame físico.

Nos pacientes com OID proximal, vômitos são frequentes e ocorrem no início do processo obstrutivo. Em geral, o vômito é bilioso e frequentemente alivia a dor porque esvazia o intestino distendido. Distensão abdominal mínima geralmente acompanha a OID proximal.

Nos casos de OID distal, geralmente há distensão abdominal moderada e dor intermitente ou constante. Os vômitos são intermitentes. Quando há OID ileal, os vômitos podem ser feculentos em razão da proliferação bacteriana excessiva.

Nos pacientes com OID estrangulada, a dor é mais localizada e pode ser contínua e grave. Quando há vômitos prolongados, as consequências podem ser desidratação e hipovolemia.

Os pacientes podem ter febre secundária a um processo inflamatório ou como resposta a isquemia ou perfuração do intestino. Constipação intestinal também é uma queixa comum, embora os pacientes possam continuar a eliminar gases e fezes à medida que o intestino distal à obstrução elimina seu conteúdo. Constipação intestinal é um indício importante de obstrução completa, mas os pacientes com obstrução intestinal total eliminam o conteúdo distal à obstrução. Dependendo da duração e da gravidade da obstrução, os pacientes podem ter instabilidade hemodinâmica resultante da retenção grave de líquidos no lúmen com extravasamento para a cavidade peritoneal.

■ Avaliação

▶ **História clínica.** A história clínica detalhada fornece indícios quanto à etiologia. História patológica pregressa de cirurgia ou traumatismo abdominal aumenta o risco de aderências. Outros elementos sugestivos da história patológica pregressa são doença intestinal inflamatória, diverticulite, irradiação abdominal ou pélvica, doença ulcerosa péptica, pancreatite e histórico de obstrução por câncer. A correlação dos sintomas com a menstruação sugere endometriose. Também é essencial obter uma descrição detalhada dos fármacos usados. Pacientes com história psiquiátrica devem ser questionados quanto à possibilidade de terem ingerido objetos estranhos.

▶ **Exame físico.** Os pacientes com OID frequentemente se apresentam em condições agudas. A inspeção do abdome comumente detecta peristalse visível e distensão. Os pacientes com OID proximal podem ter hipersensibilidade epigástrica ou periumbilical, enquanto os indivíduos com OID distal frequentemente referem hipersensibilidade mais difusa. Em geral, os ruídos peristálticos estão exacerbados nos estágios iniciais da obstrução, depois se tornam agudos e tilintantes com sons nítidos à medida que as ondas peristálticas tentam empurrar o conteúdo intestinal para além da obstrução. Os ruídos peristálticos diminuem à medida que a obstrução avança e o intestino entra em fadiga. Taquicardia, hipotensão ortostática, turgor cutâneo reduzido ou mucosas ressecadas podem indicar desidratação. Massa palpável pode ser indício de neoplasia ou vólvulo.

É necessário fazer um toque retal para averiguar se há sangue, impactação fecal ou massa. A inspeção pode detectar cicatrizes e hérnias externas. Hepatomegalia, massas hepáticas e linfadenopatia periumbilical, inguinal ou supraclavicular palpável sugerem câncer. Hipersensibilidade abdominal e massas palpáveis podem sugerir abscesso. Febre, calafrios e deterioração do estado mental indicam estrangulamento intestinal.

Borborigmos e sons retumbantes, gorgolejantes e tilintantes produzidos pela peristalse intestinal hiperativa são comumente audíveis e podem correlacionar-se com as cólicas abdominais. Quando há hipersensibilidade à descompressão súbita, a enfermeira deve ficar atenta aos sinais e sintomas de choque porque existe possibilidade de perfuração. A percussão do abdome pode detectar ressonância ou timpanismo causado pelos líquidos retidos no intestino. Maciez móvel à percussão sugere ascite. O abdome deve ser palpado para detectar hérnias inguinais, femorais e umbilicais. Massa hipersensível associada a uma hérnia sugere que esta seja a causa da obstrução. Taquicardia, taquipneia, estado mental alterado, oligúria e hipotensão podem ser indícios de hipovolemia.

▶ **Exames laboratoriais.** Isoladamente, nenhum exame laboratorial permite estabelecer o diagnóstico definitivo de OID. Leucocitose branda pode ocorrer com obstruções simples, mas leucocitose significativa sugere estrangulamento. Nos casos de obstrução proximal, pode haver perdas de potássio, sódio, hidrogênio e cloreto com os vômitos e a osmolalidade sérica reflete os distúrbios hidreletrolíticos que se desenvolvem à medida que líquidos extravasam do intestino e eletrólitos são reabsorvidos ou perdidos. À medida que a desidratação se agrava, os níveis de hemoglobina e hematócrito aumentam, indicando hemoconcentração. Nos casos de isquemia ou estrangulamento, os níveis de amilase, lipase, fosfatase alcalina, creatinofosfoquinase, aspartato aminotransferase (AST), alanina aminotransferase (ALT) e desidrogenase láctica podem aumentar. Em muitos casos, as fezes são positivas para pigmento heme quando há isquemia ou carcinoma. Acidose metabólica sugere hipoxemia grave secundária à hipoperfusão, enquanto acidose metabólica resistente à reposição de líquidos indica estrangulamento.

▶ **Exames de imagem.** Existem diversas modalidades de exames de imagem para confirmar o diagnóstico.

Radiografia. Quando há suspeita de OID, as radiografias do abdome com o paciente de pé, em decúbito dorsal e em decúbito lateral podem confirmar o diagnóstico de obstrução, localizar a área obstruída e ajudar a avaliar o grau de obstrução. Pneumoperitônio detectável nas radiografias obtidas na posição ereta sugere perfuração intestinal. Em condições normais, há pouco ar no intestino delgado. Quando há OID total, gases e líquidos acumulam-se nos segmentos proximais à obstrução. Vários níveis hidroaéreos podem ser detectados com um padrão de degraus de escada, que revela várias alças intestinais com diferentes níveis de ar. Nos segmentos distais à obstrução, o lúmen intestinal esvazia e entra em colapso dentro de 12 a 24 horas. Radiografias sucessivas também podem confirmar o diagnóstico, mas é difícil diferenciar entre obstrução do intestino delgado, obstrução do intestino grosso ou íleo paralítico.

As radiografias contrastadas com bário podem ajudar a diagnosticar obstrução quando as radiografias simples são inconclusivas. Os exames contrastados podem diferenciar entre obstrução parcial ou total. Bário é o contraste preferido quando há suspeita de OID, porque oferece melhor contraste que os compostos hidrossolúveis. Nos casos de OID, o volume expressivo de água presente nos segmentos proximais à obstrução dilui o contraste hidrossolúvel. Contudo, quando há alguma dúvida quanto à possibilidade de perfuração, a administração de bário deve ser evitada porque o bário livre no peritônio pode causar inflamação significativa. Quando há suspeita de obstrução do intestino grosso, um enema baritado limitado pode ser usado com finalidade diagnóstica, antes que o mesmo contraste seja administrado por via oral.

Tomografia computadorizada. A tomografia computadorizada (TC) do abdome pode ajudar a detectar lesões obstrutivas, neoplasias, hérnias e sinais de isquemia. A TC de abdome com contraste oral ou intravenoso pode ajudar a diferenciar entre obstrução mecânica e pseudo-obstrução. Nas imagens de TC, o contraste oral presente no intestino grosso 12 horas depois da ingestão indica OID parcial, enquanto a impossibilidade de detectar contraste oral no intestino grosso dentro de 12 horas sugere OID completa. O diagnóstico de uma OID completa com base na TC requer uma zona de transição entre as alças intestinais dilatadas e colapsadas, sugerindo o ponto de obstrução. A TC é menos sensível para diagnosticar OID parcial. Essa técnica de exame também pode avaliar todo o abdome e sugerir outros diagnósticos, bem como detectar quaisquer complicações associadas à obstrução. A TC de abdome também é confiável para detectar estrangulamento ou obstrução em alça fechada.

Endoscopia. O exame direto por endoscopia pode confirmar obstrução do intestino grosso ou dos segmentos proximais do intestino delgado e ajuda a determinar o tipo de obstrução.

■ Tratamento

▶ **Tratamento clínico.** Quando possível, as obstruções (especialmente as parciais) são tratadas clinicamente, em vez de cirurgicamente. Alimentos e líquidos orais são suspensos (*i. e.*, o paciente é colocado em dieta zero) e um tubo nasogástrico é introduzido para descomprimir o estômago ou duodeno. Líquidos (lactato de Ringer ou soro fisiológico) e eletrólitos devem ser administrados rapidamente por via IV. Quando possível, as causas subjacentes devem ser tratadas. Nutrição parenteral total (NPT) pode ser necessária como suporte nutricional. Um cateter de Foley é colocado para permitir a avaliação contínua da reposição de líquidos. Nos pacientes com doença renal ou cardíaca, um cateter de pressão venosa central (PVC) ou pressão arterial pulmonar pode orientar a reposição de líquidos.

Cerca de 80% dos casos de OID regridem espontaneamente e, quando os pacientes continuam a eliminar gases e fezes, o tratamento de manutenção deve ser mantido.[11] Quando os pacientes não melhoram dentro de 3 a 5 dias, ou quando têm febre ou hipersensibilidade à descompressão súbita, deve-se solicitar uma avaliação cirúrgica.[11] Todos os pacientes com obstrução intestinal devem ser cuidadosamente monitorados quanto à ocorrência de sinais e sintomas sugestivos de sepse, perfuração, isquemia, necrose ou gangrena. Antibióticos de espectro amplo são iniciados imediatamente quando houver suspeita de estrangulamento. A taxa de mortalidade associada à isquemia intestinal resultante de obstrução é alta.

Tratamento cirúrgico. Obstrução aguda e completa do intestino delgado é uma emergência cirúrgica. A OID aguda e completa deve ser considerada quando o paciente não conseguir eliminar gases e as radiografias não mostrarem gás e fezes no intestino distal. A OID aguda completa está associada ao risco de estrangulamento. Pacientes com intestino estrangulado, vólvulo e encarceramento de uma alça intestinal dentro de uma hérnia ou uma obstrução em alça fechada devem ser operados imediatamente. Além disso, os pacientes que não melhoram com tratamento conservador ou apresentam deterioração do estado clínico também devem ser operados.

Os procedimentos cirúrgicos são dissolução laparoscópica das aderências, redução do vólvulo, ressecção do segmento intestinal afetado por isquemia e das áreas adjacentes, descompressão intestinal e possível ostomia. Esses pacientes podem necessitar de uma segunda operação para avaliar a viabilidade intestinal.

Obstrução do intestino grosso

■ Etiologia

Carcinoma, diverticulite do sigmoide e vólvulo são as três causas mais comuns de obstrução do intestino grosso e coletivamente são responsáveis pela maioria dos casos deste tipo de obstrução. Nos EUA, câncer é a causa mais comum de obstrução do intestino grosso, representando cerca de 60% dos casos.[12] Dez a 30% dos pacientes com câncer colorretal desenvolvem obstrução do intestino grosso.[13] As neoplasias malignas que causam obstrução do intestino grosso localizam-se mais comumente no cólon sigmoide. A compressão extrínseca ou a invasão do intestino grosso por tumores pélvicos também pode causar obstrução. Diverticulite pode causar estenoses do intestino grosso, que resultam em obstrução mecânica do intestino em cerca de 10% dos casos.[8] Mais comum no cólon sigmoide e ceco, o vólvulo causa 10 a 15% dos casos de obstrução do intestino grosso nos EUA.[8,12] Em geral, a obstrução em alça fechada é causada por um vólvulo e a incidência de estrangulamento é alta. Outras causas de obstrução do intestino grosso são estenoses inflamatórias ou anastomóticas.

■ Fisiopatologia

Quando a válvula ileocecal funciona normalmente, a obstrução em alça fechada pode ocorrer porque o ceco não permite a descompressão de líquidos e gases para o interior do intestino delgado. À medida que se acumulam gases e líquidos, a pressão intraluminar aumenta e a parede do intestino grosso pode entrar em isquemia se a pressão for maior que pressão capilar. Em alguns casos, o ceco pode ficar tão distendido, que impede o fluxo sanguíneo intramural e resulta em necrose e gangrena. Nos casos de obstrução do intestino grosso, a flora normal do cólon produz metano e amônia, que agravam a distensão. A desidratação ocorre quando as secreções ficam sequestradas no intestino grosso.

Pacientes com obstrução do intestino grosso desenvolvem alterações da flora intestinal e translocação de bactérias nos linfonodos mesentéricos. Essa é a causa mais provável das complicações sépticas da obstrução do intestino grosso.

■ Manifestações clínicas

As manifestações clínicas dos pacientes com obstrução do intestino grosso dependem do grau de obstrução, causa do processo obstrutivo, comorbidades associadas, existência de uma obstrução em alça fechada e competência da válvula ileocecal. Nos casos típicos, os pacientes com obstrução do intestino grosso têm dor e distensão abdominais e constipação intestinal progressiva. A dor pode ser em cólicas ou grave e persistente quando houver peritonite. Dor grave e constante sugere gangrena intestinal. Quando o paciente tem vômitos, eles tendem a ser tardios na evolução da obstrução, especialmente nos casos em que a válvula ileocecal é competente. Pacientes com vólvulo podem apresentar distensão abdominal de início súbito. Pacientes com obstrução causada por um câncer do intestino grosso podem referir início gradativo dos

834 Parte 9 Sistema Digestório

sintomas como alterações dos hábitos intestinais ou do calibre das fezes. A desidratação ocorre quando as secreções ficam retidas no intestino grosso. Pacientes com válvula ileocecal competente podem ter distensão mais acentuada, que aumenta o risco de isquemia e perfuração, considerando que a válvula ileocecal incompetente permite a descompressão para dentro do intestino delgado. A maioria dos pacientes com obstrução do intestino grosso queixa-se de constipação intestinal; contudo, também pode ocorrer diarreia quando as fezes conseguem passar por uma obstrução. Os pacientes podem queixar-se de dispneia quando as excursões diafragmáticas são limitadas pela distensão abdominal.

■ **Avaliação**

▶ **História clínica.** O relato de alterações do trânsito intestinal, sangue nas fezes ou anemia ferropênica sugere carcinoma, assim como emagrecimento e anorexia. Nos casos típicos, a diverticulite causa dor no quadrante inferior esquerdo e febre associada. Também pode haver alterações dos hábitos intestinais. A diverticulite geralmente não está associada a sangramentos. História de uso de laxantes e constipação intestinal é comum nos pacientes com vólvulo.

▶ **Exame físico.** Distensão abdominal é comum e a percussão detecta timpanismo. O paciente pode ter sinais e sintomas de desidratação, inclusive taquicardia, hipotensão, turgor cutâneo reduzido e mucosas secas. Os ruídos peristálticos geralmente estão hiperativos nas fases iniciais, mas se tornam progressivamente hipoativos. Massas abdominais e sinais de irritação peritoneal podem ser detectados ao exame físico. O abdome pode estar difusamente hipersensível. Defesa ou hipersensibilidade à descompressão súbita sugere peritonite. Pacientes com câncer de intestino grosso e metástases hepáticas podem ter ascite e hepatomegalia. O toque retal pode ajudar a detectar câncer retal. Febre alta e taquicardia, independentemente da reidratação ou da existência de sinais de peritonite, sugerem estrangulamento e justificam uma avaliação cirúrgica de urgência.

▶ **Exames laboratoriais.** Quando a obstrução for causada por neoplasias, o paciente pode ter anemia ferropênica. Leucocitose grave sugere diverticulite, isquemia ou perfuração.

▶ **Exames de imagem.** As radiografias simples do abdome nas posições ereta e supina identificam o local da obstrução e definem o grau de obstrução. Nos pacientes com válvula ileocecal competente, a obstrução causa dilatação limitada ao intestino grosso. Distensão do intestino delgado pode ser revelada nas radiografias do abdome dos pacientes com obstrução aguda do intestino grosso e nos indivíduos com válvulas ileocecais competentes. As radiografias do abdome também sugerem vólvulo.

Quando é necessário fazer um enema contrastado, pode-se considerar o uso de um contraste hidrossolúvel em vez de bário. O bário nunca deve ser administrado por via oral, a menos que um enema de bário, TC ou colonoscopia exclua obstrução do intestino grosso. O bário administrado por via oral acumula-se nos segmentos proximais à obstrução do intestino grosso e a água é reabsorvida continuamente; isto pode causar impactação do bário. Nos casos suspeitos de vólvulo, um contraste hidrossolúvel pode evidenciar uma área de torção.

A TC pode ajudar a diferenciar entre obstrução anatômica e pseudo-obstrução. Além disso, esse exame pode diagnosticar outras causas de obstrução do intestino grosso, inclusive inflamação resultante de colite ou diverticulite e perfuração resultante de um câncer colorretal.

■ **Tratamento**

▶ **Tratamento clínico.** O tratamento clínico do paciente com obstrução aguda do intestino grosso é semelhante ao do paciente com OID. Esse tratamento consiste basicamente em repor líquidos e eletrólitos. A ingestão oral é reduzida, ou o paciente é colocado em dieta zero. A aspiração nasogástrica pode facilitar a descompressão do abdome distendido. Um tubo retal pode descomprimir o cólon distal, mas tem pouco efeito nos segmentos proximais do intestino grosso. A descompressão do intestino grosso dos pacientes com vólvulo pode ser tentada por colonoscopia.

▶ **Tratamento cirúrgico.** Em geral, a obstrução do intestino grosso deve ser tratada cirurgicamente. Os objetivos da intervenção cirúrgica são descomprimir o cólon e tratar a lesão obstrutiva. O tratamento cirúrgico da obstrução do intestino grosso está justificado quando o paciente não melhorar com tratamento clínico, quando suas condições clínicas deteriorarem, ou quando ele tiver obstrução completa do intestino grosso com válvula ileocecal competente. Nos casos de obstrução do cólon esquerdo, o tratamento preferido é descompressão cirúrgica seguida de anastomose primária depois da lavagem intraoperatória. Nos casos de obstrução dos cólons transverso e direito, também podem ser realizadas ressecção primária com anastomose. A anastomose primária deve ser evitada nos pacientes que não fizeram preparação do intestino grosso.

▶ **Tratamento endoscópico.** *Stents* colocados por via endoscópica podem ser usados como medida temporária antes da ressecção cirúrgica da obstrução causada por um tumor maligno, ou como procedimento paliativo para câncer colorretal inoperável. Tratamento a *laser*, coagulação com plasma de argônio e polipectomia de alça por via endoscópica podem ser usados para reduzir o volume de tumores obstrutivos dos pacientes que não desejam ou não podem ser operados.

Íleo paralítico

Íleo paralítico (também conhecido como íleo adinâmico) é o impedimento ao trânsito do conteúdo intestinal em consequência da peristalse reduzida sem nenhum tipo de obstrução mecânica. O íleo paralítico pode ter causas intra-abdominais ou extra-abdominais (Quadro 41.7), das quais algumas provavelmente são encontradas na UTI. A pseudo-obstrução aguda do intestino grosso (POAIG), também conhecida como íleo colônico agudo e síndrome de Ogilvie, é uma variação do íleo paralítico que se caracteriza por dilatação extrema do intestino grosso sem qualquer tipo de obstrução mecânica.

■ **Etiologia**

Íleo paralítico pós-operatório (inibição transitória da motilidade no sistema digestório normal, que geralmente se estende por 3 a 5 dias depois de uma intervenção cirúrgica) é a causa mais frequente de postergação da alta pós-operatória de cirurgia abdominal ou outros procedimentos cirúrgicos. Na maioria dos pacientes com íleo paralítico, há alguma doença coexistente. As causas de íleo paralítico são distúrbios metabólicos (distúrbios eletrolíticos, cetoacidose diabética, uremia, intoxicação por metais pesados), fármacos (narcóticos, catecolaminas, anti-histamínicos, bloqueadores do canal de cálcio, hormônios adrenocorticotróficos, anticolinérgicos) e inflamação local ou sistêmica (sepse, peritonite, isquemia, pancreatite). O íleo paralítico também pode ocorrer depois de lesão traumática da

Capítulo 41 Distúrbios Gastrintestinais Comuns 835

Quadro 41.7 Causas de íleo adinâmico e pseudo-obstrução aguda do intestino grosso.

Causas intra-abdominais	Causas extra-abdominais
Inibição reflexa	**Inibição reflexa**
• Laparotomia	• Craniotomia
• Traumatismo abdominal	• Fraturas da coluna vertebral ou pelve
• Transplante renal	• Infarto do miocárdio
Distúrbios inflamatórios	• Cirurgia de *bypass* coronariano
• Perfuração de órgãos internos ou feridas com perfuração	• Cirurgia cardíaca aberta
• Peritonite biliar	• Pneumonia, embolia pulmonar
• Peritonite química	• Queimaduras
• Hemorragia intraperitoneal	• Picada de aranha viúva-negra
• Megacólon tóxico	
• Febre familiar do Mediterrâneo	**Induzido por fármacos**
• Pancreatite aguda	• Anticolinérgicos/bloqueadores ganglionares
• Colecistite aguda	• Opioides
• Doença celíaca	• Quimioterápicos
• Doença intestinal inflamatória	• Antidepressivos tricíclicos
	• Fenotiazinas
Lesão aguda pós-irradiação	
• Irradiação do abdome	**Distúrbios metabólicos**
	• Septicemia
Processos infecciosos	• Distúrbios eletrolíticos
• Peritonite bacteriana	• Intoxicação por metais pesados (chumbo, mercúrio)
• Apendicite	• Porfiria
• Diverticulite	• Uremia
• Infecção por vírus herpes-zóster	• Cetoacidose diabética
• Infecção anorretal por vírus herpes simples	• Doença falciforme
	• Insuficiência respiratória
Processos isquêmicos	
• Insuficiência arterial	
• Trombose venosa	
• Arterite mesentérica	
• Obstrução por estrangulamento de alça	
Processos retroperitoneais	
• Cálculos ureteropélvicos	
• Pielonefrite	
• Hemorragia retroperitoneal	
• Feocromocitoma	
• Neoplasia maligna (síndrome de Ogilvie)	

De Yamada T, Alpers DH, Laine L *et al.* (eds.): Textbook of Gastroenterology, 4th ed. Philadelphia, PA: Lippincott Williams & Wilkins, 2003, p 836.

medula espinal. Toxinas transportadas no sangue, distúrbios acidobásicos e eletrolíticos e redução do fornecimento de oxigênio também podem causar íleo paralítico.

■ Fisiopatologia

Embora seja possível definir a causa do íleo paralítico, sua fisiopatologia não está bem esclarecida. O íleo paralítico pós-operatório tem sido amplamente estudado e diversos mecanismos parecem desempenhar um papel importante, inclusive reflexos neurais simpáticos que inibem a motilidade intestinal normal; mediadores inflamatórios locais e sistêmicos, que resultam na acumulação de edema no intestino; e alterações dos transmissores neurais e hormonais. Os efeitos da anestesia combinados com a inflamação ou isquemia da área operada também podem interferir com a condução neural. Narcóticos opioides também podem contribuir para o íleo paralítico pós-operatório, porque eles reduzem a motilidade propulsora do intestino. Nos casos de íleo paralítico, a peristalse diminui ou cessa e há distensão do intestino à medida que se acumulam gases, líquidos e eletrólitos por um processo semelhante ao que ocorre com uma obstrução mecânica.

■ Manifestações clínicas

Pacientes com íleo paralítico podem queixar-se de desconforto e distensão abdominal difusa (ver Tabela 41.1). A POAIG é mais comum nos homens e na faixa etária de 60 anos ou mais. Náuseas e vômitos frequentemente predominam nos pacientes com íleo paralítico pós-operatório. Vômitos são frequentes e, em geral, contêm secreções gástricas e bile. Vômitos de material fecaloide são raros. Em geral, a dor é menos intensa que a causada por uma obstrução do intestino delgado ou grosso. O paciente com íleo paralítico também se queixa de constipação intestinal e geralmente refere que não consegue eliminar flatos. Outras queixas comuns são náuseas, anorexia, soluços e distensão abdominal por gases.

■ Avaliação

▶ **História clínica.** História de doença da tireoide ou das paratireoides, exposição a metais pesados, diabetes melito e esclerodermia podem indicar as causas subjacentes.

▶ **Exame físico.** Distensão abdominal comumente é um sinal proeminente nos casos de íleo paralítico. Em geral, a ausculta do abdome detecta ruídos peristálticos infrequentes ou ausentes. O abdome geralmente é timpânico à percussão em consequência do ar acumulado nas alças intestinais dilatadas. A distensão abdominal pode dificultar a respiração. A circunferência abdominal deve ser medida a intervalos reduzidos. Sinais de peritonite podem indicar perfuração iminente. Taquicardia, hipotensão ortostática, turgor cutâneo reduzido ou mucosas desidratadas podem indicar desidratação.

▶ **Exames laboratoriais.** Os distúrbios eletrolíticos associados comumente ao íleo paralítico são semelhantes aos detectados nos pacientes com obstrução mecânica.

▶ **Exames de imagem.** As radiografias do abdome revelam dilatação extrema do intestino grosso e confirmam o diagnóstico de íleo paralítico. Nesses casos, gases e líquidos acumulam-se nas alças do intestino proximal ligeiramente dilatadas ou nos segmentos próximos a um processo inflamatório agudo (p. ex., apendicite ou pancreatite). Essas alças fazem parte do íleo paralítico localizado e são descritas como "alças sentinelas". Nos casos de POAIG, todo o intestino grosso está dilatado, embora o diâmetro do ceco seja maior. As radiografias do tórax podem ajudar a detectar pneumonia ou outras causas de íleo paralítico. Enemas contrastados podem ser realizados para diferenciar entre obstrução completa ou parcial e íleo paralítico. A TC do abdome pode definir os fatores que contribuem para o íleo paralítico. A ultrassonografia não tem qualquer utilidade diagnóstica no íleo paralítico, porque as alças intestinais dilatadas dificultam o exame.

■ Tratamento

O tratamento do íleo paralítico consiste basicamente em eliminar as causas subjacentes. Como o íleo paralítico pode ter as mesmas manifestações clínicas da obstrução mecânica, é necessário excluir a existência de causas mecânicas. Em geral, o tratamento consiste em medidas de suporte. Tradicionalmente, os pacientes com íleo paralítico eram colocados em dieta zero, mas estudos recentes sugeriram que a reintrodução

836 **Parte 9** Sistema Digestório

precoce da alimentação não oferece riscos. A reposição hidreletrolítica é orientada com base nas condições clínicas e nos resultados dos exames laboratoriais, conforme o caso. A aspiração nasogástrica reduz a acumulação de ar deglutido, que pode contribuir para a distensão abdominal. Fármacos que podem afetar negativamente a motilidade do intestino grosso (p. ex., narcóticos e anticolinérgicos) devem ser interrompidos se for possível. O uso de laxantes deve ser evitado porque eles podem fornecer um substrato para a fermentação bacteriana, que aumenta a acumulação de gases. Além disso, os pacientes devem ser mobilizados e estimulados a sair do leito se puderem caminhar.

Quando os pacientes não apresentam melhora dentro de 3 a 5 dias, deve-se iniciar uma investigação mais detalhada das causas subjacentes. Neostigmina tem sido eficaz para tratar íleo colônico que não melhora com medidas conservadoras. A neostigmina é um fármaco parassimpaticomimético, que pode corrigir o distúrbio autônomo que parece contribuir para o íleo paralítico. Esse fármaco pode causar bradicardia e arritmias e, por esta razão, o paciente deve ser colocado em monitoramento cardíaco cuidadoso. Os fármacos procinéticos como metoclopramida e eritromicina não foram considerados eficazes no tratamento do íleo paralítico.

As intervenções terapêuticas realizadas para descomprimir o intestino grosso são colonoscopia, cecostomia percutânea ou aberta e colostomia descompressiva. Colonoscopia é o procedimento preferido para descomprimir pacientes que não melhoram com tratamento clínico ou medidas conservadoras.

O tratamento cirúrgico está indicado aos pacientes que não melhoram com tratamento conservador, ou que desenvolvem perfuração ou sinais de isquemia.

Pancreatite aguda

Pancreatite aguda (PA) é uma inflamação aguda do pâncreas, que também pode afetar os tecidos circundantes, órgãos distantes ou ambos. Nos EUA, anualmente ocorrem cerca de 300.000 internações hospitalares motivadas por PA.[14] A expressão pancreatite aguda refere-se a um episódio agudo que se desenvolve em uma pessoa previamente saudável, com regressão dos sintomas depois da fase aguda. O termo pancreatite crônica descreve episódios repetidos com sintomas persistentes. A PA pode ser branda, moderada ou grave. A PA branda não está associada a disfunção dos órgãos ou complicações e a recuperação geralmente ocorre em 1 semana sem complicações. A PA moderadamente grave é definida pela ocorrência de falência transitória dos órgãos, complicações locais ou exacerbação de alguma comorbidades; nos casos de PA grave, há falência persistente dos órgãos por mais de 48 horas.[15] Cerca de 20% dos pacientes com PA têm a forma grave, também conhecida como pancreatite hemorrágica ou necrótica.[16] Nos casos de PA grave, há necrose extensiva dos tecidos adiposos dentro e ao redor do pâncreas, necrose das células pancreáticas e hemorragia do pâncreas. A incidência de PA varia nas diversas populações, dependendo da prevalência dos fatores desencadeantes como ingestão excessiva de álcool e litíase biliar.

▪ Etiologia

A PA tem diversas causas (Quadro 41.8). Cálculos biliares e ingestão excessiva de álcool constituem a maioria dos casos.

Os cálculos biliares são responsáveis por 40% dos casos.[16] Cálculos e lama biliares podem ficar alojados à medida que são transportados no sistema biliar, impedindo que as secreções

---

> **Quadro 41.8** **Causas principais de pancreatite aguda.**
>
> - Doença biliar: cálculos ou microlitíase biliar, obstrução do colédoco, lama biliar
> - Pâncreas dividido (*pancreas divisum*)
> - Ingestão excessiva de álcool
> - Fármacos: diuréticos tiazídicos, furosemida, procainamida, tetraciclina, sulfonamidas, azatioprina, 6-mercaptopurina, inibidores da enzima conversora de angiotensina, ácido valproico
> - Hipertrigliceridemia
> - Hipercalcemia
> - Idiopática
> - Causas diversas (pós-operatória, gestação ectópica, cisto de ovário, nutrição parenteral total)
> - Traumatismo abdominal
> - Colangiopancreatografia retrógrada endoscópica
> - Processos infecciosos

pancreáticas sejam descarregadas no duodeno. O refluxo da bile para dentro do ducto pancreático em consequência dessa obstrução parece ser o fator desencadeante. A pancreatite biliar é mais comum nas mulheres.

Alcoolismo é a segunda causa principal de pancreatite e é responsável por 35% dos casos de PA.[16] O mecanismo exato pelo qual o álcool causa PA ainda é desconhecido. O álcool também pode ter um efeito tóxico direto e aumentar a sensibilidade do pâncreas aos efeitos deletérios de fatores genéticos ou ambientais. Outra teoria é que o álcool provoca espasmo do esfíncter de Oddi, que provoca refluxo das enzimas pancreáticas para o interior do pâncreas. A pancreatite alcoólica é mais comum nos homens. A PA raramente resulta de uma bebedeira, a menos que o pâncreas já esteja lesado pelo uso crônico de álcool. Ingerir 5 a 8 drinques por dia ao longo de mais de 5 anos é um fator de risco para pancreatite.[14]

As causas metabólicas de PA são hipercalcemia e hipertrigliceridemia. Alguns fármacos (inclusive diuréticos, sulfonamidas, metronidazol, aminossalicilatos e estrogênio) podem desencadear PA em consequência de seus metabólitos tóxicos ou de uma reação direta ao fármaco. A pancreatite idiopática está associada a gestação, NPT ou intervenção cirúrgica de grande porte. Também existem relatos de pancreatite depois de traumatismo abdominal fechado ou com perfuração, ou depois da manipulação endoscópica da ampola de Vater. Outros fatores desencadeantes potenciais são processos infecciosos (p.ex., parotidite epidêmica, infecção estafilocócica, escarlatina e infecções virais) e a variante congênita conhecida como pâncreas dividido (*pancreas divisum*). A pancreatite pode ocorrer uma vez, ou o paciente pode ter episódios repetidos.

▪ Fisiopatologia

As células acinares do pâncreas sintetizam e secretam enzimas digestivas, que ajudam a decompor amido, gorduras e proteínas. Em condições normais, essas enzimas permanecem inativadas, até que entrem no duodeno. À medida que o suco pancreático entra no duodeno, o tripsinogênio é ativado pela enteroquinase para sua forma ativa tripsina.

Nos casos de PA, as enzimas pancreáticas são ativadas prematuramente no pâncreas. Essa ativação prematura causa autodigestão do órgão e dos tecidos peripancreáticos. O mecanismo exato pelo qual as enzimas pancreáticas são ativadas e iniciam a autodigestão não está totalmente esclarecido. Contudo, a ativação do tripsinogênio parece ser a reação essencial à ativação das outras enzimas deletérias, inclusive elastase,

Capítulo 41 Distúrbios Gastrintestinais Comuns **837**

quinases e fosfolipase A. A elastase pode dissolver as fibras elásticas dos vasos sanguíneos e isto pode acarretar hemorragia. As cininas ativadas causam vasodilatação sistêmica e aumentam a permeabilidade vascular, que resultam na acumulação de edema. A fosfolipase A causa necrose do pâncreas e dos tecidos adiposos adjacentes.

Enzimas pancreáticas, substâncias vasoativas, hormônios e citocinas liberados pelo pâncreas danificado ativam uma série de reações, que resultam na acumulação de edema, lesão vascular, hemorragia e necrose. Os efeitos sistêmicos mediados pelo sistema imune podem causar a síndrome da resposta inflamatória sistêmica (SRIS), que pode causar lesão de órgãos distantes e falência de múltiplos órgãos. Essa reação imune não depende da condição inicial que desencadeou a PA, mas é responsável pela maior parte da morbimortalidade associada.

■ Manifestações clínicas

O diagnóstico de PA depende da existência de duas das três manifestações clínicas seguintes: dor abdominal compatível com pancreatite, lipase sérica no mínimo três vezes acima do limite superior normal e anormalidades típicas na TC, RM ou US.[15] A gravidade da dor está relacionada com o grau de acometimento do pâncreas. Em geral, a dor é profunda e contínua, na região mesoepigástrica ou periumbilical com irradiação ao dorso, mas também pode irradiar para a coluna vertebral, o flanco ou o ombro esquerdo. A dor geralmente começa repentinamente e sua intensidade aumenta ao longo de algumas horas. A dor geralmente é contínua, mas pode ser agravada pela ingestão alimentar. A dor associada à pancreatite biliar pode ser mais localizada no quadrante superior direito, mais semelhante a cólicas, e mais variável quanto à intensidade. A dor geralmente é agravada quando o paciente deita-se em posição supina e é aliviada quando se senta e inclina o corpo para frente ou se coloca em posição fetal. Comumente, os pacientes ficam inquietos e agitados. Náuseas e vômitos sem alívio da dor são comuns. Taquicardia, distensão abdominal e hipotensão também são sinais e sintomas comuns. O paciente pode ou não ter febre baixa. Febre persistente pode indicar complicações como peritonite, colecistite ou abscesso intra-abdominal.

O diagnóstico da PA frequentemente é difícil, porque ela pode assemelhar-se a muitas outras doenças. O diagnóstico diferencial inclui gastrite, perfuração de úlceras gástricas ou duodenais, OID aguda, gravidez ectópica rota, crise falcêmica, colecistite aguda, obstrução da artéria mesentérica e ruptura de aneurisma aórtico. O diagnóstico é estabelecido com base nas manifestações clínicas, história, exame físico e resultados dos exames laboratoriais e radiológicos do paciente (Quadro 41.9).

■ Avaliação

▶ **História clínica.** A história detalhada pode fornecer indícios importantes quanto ao diagnóstico. História de doença biliar, ingestão alcoólica, diabetes e uso de fármacos pode sugerir a causa subjacente. História familiar de PA pode sugerir causas hereditárias. O paciente pode referir anorexia, emagrecimento, náuseas e vômitos, ou distensão abdominal. A avaliação da dor quanto a localização, duração, qualidade, intensidade e fatores desencadeantes é importante para ajudar a detectar as causas possíveis.

▶ **Exame físico.** Hipersensibilidade difusa e defesa abdominais podem ser detectadas durante a palpação do abdome. O abdome superior pode estar distendido e timpânico à percussão.

> **Quadro 41.9** **Manifestações clínicas da pancreatite aguda.**

Alterações do exame físico

- Dor abdominal
- Febre baixa
- Icterícia (pode não ocorrer)
- Defesa ou distensão abdominal
- Íleo paralítico
- Sinal de Grey Turner
- Sinal de Cullen
- Náusea ou vômitos sem alívio

Anormalidades laboratoriais

- Níveis altos de amilase no soro e na urina
- Níveis altos de lipase sérica
- Leucocitose (aumento dos glóbulos brancos)
- Hipopotassemia
- Hipocalcemia
- Níveis altos de bilirrubina, aspartato-aminotransferase (AST e TP) (se houver doença hepática)
- Níveis altos de fosfatase alcalina (se houver doença biliar)
- Hipertrigliceridemia
- Hiperglicemia
- Hipoxemia

Os ruídos peristálticos podem estar hipoativos ou ausentes em consequência da motilidade intestinal reduzida ou do íleo paralítico. Icterícia pode ser causada por doença biliar ou obstrução das vias biliares devida ao edema pancreático. Ascite ou massas abdominais palpáveis podem ser detectadas. Os pacientes com pancreatite hemorrágica aguda e grave podem ter sinais de desidratação e choque hipovolêmico. Esses sinais podem agravar-se quando líquidos são perdidos no lúmen intestinal em consequência do íleo paralítico. Manchas azuladas nas regiões inferiores do flanco abdominal (sinal de Grey Turner) ou ao redor do umbigo (sinal de Cullen) indicam pancreatite hemorrágica e acumulação de sangue nestas áreas. Esses sinais são raros, mas quando ocorrem geralmente não aparecem antes de 48 horas ou mais depois do início dos sintomas.

▶ **Exames laboratoriais.** Isoladamente, nenhum exame laboratorial confirma o diagnóstico de PA; contudo, elevações dos níveis séricos de amilase e lipase são comuns nos casos de PA (ver Capítulo 39, Tabela 39.7). Essas enzimas são liberadas à medida que as células e os ductos pancreáticos são destruídos. Os níveis séricos de amilase aumentam 2 a 12 horas depois do início dos sintomas e voltam gradativamente aos níveis basais ao longo de 3 a 5 dias. Nos casos de pancreatite branda, os níveis de amilase podem estar próximos do normal. Quando já decorreram alguns dias desde o início dos sintomas, os níveis de amilase também podem ser normais, mesmo que haja um processo inflamatório em atividade no pâncreas. A sensibilidade da amilase sérica é pequena nos pacientes com hipertrigliceridemia e pancreatite alcoólica crônica agudizada. A especificidade da amilase sérica é menor nos pacientes com doença biliar, tumores, lesões das glândulas salivares, traumatismo cerebral, doenças ginecológicas e insuficiência renal. Contudo, níveis séricos de amilase mais de três vezes acima dos limites superiores normais são altamente específicos de pancreatite.[15]

Em comparação com os níveis de amilase sérica, os níveis de lipase sérica aumentam mais tarde e continuam elevados. Em geral, os níveis séricos de lipase aumentam dentro de quatro a oito horas depois do início dos sintomas, alcançam níveis máximos em 24 horas e voltam ao normal depois de 8 a 14 dias.

838 Parte 9 Sistema Digestório

Como a lipase sérica mantém-se elevada por mais tempo, este é um exame diagnóstico útil quando há demora em efetuar sua dosagem. Assim como a amilase, os níveis séricos de lipase podem estar elevados nos pacientes com inflamação intra-abdominal ou insuficiência renal.

Elevações das isoenzimas, da amilase urinária e dos níveis de amilase no líquido pleural e no líquido drenado por paracentese reforçam a existência de pancreatite. Leucocitose, hipopotassemia, hipocalcemia e hipertrigliceridemia podem ocorrer, mas não são específicas de PA. A leucocitose é causada comumente por infecções, estresse ou desidratação. Vômitos persistentes podem causar hipopotassemia. Hipocalcemia pode indicar necrose da gordura pancreática, porque o cálcio liga-se aos ácidos graxos durante o processo de necrose dos tecidos. Além disso, a tripsina inativa o hormônio paratireóideo, que é necessário à absorção do cálcio. A hiperglicemia pode ser causada pela secreção reduzida de insulina pelas células β destruídas, pelo aumento da secreção de glucagon e pela reação ao estresse. À medida que o paciente perde líquidos para o espaço peritoneal, ele pode ter hemoconcentração. Elevações dos níveis séricos de bilirrubina, AST e TP são comuns quando também há doença hepática. Elevação da ALT em mais de três vezes sugere pancreatite biliar. A fosfatase alcalina aumenta quando há doença das vias biliares. Os níveis de triglicerídeos associados à PA geralmente estão acima de 1.000 mg/dℓ.[14]

▶ **Exames de imagem.** As radiografias do tórax e abdome ajudam a excluir outras causas de dor abdominal, inclusive íleo paralítico, perfuração intestinal, derrame pericárdico e doença pulmonar.

A ultrassonografia do abdome tem pouca utilidade para examinar o pâncreas em razão dos gases intestinais e do tecido adiposo. Esse exame é realizado para avaliar as vias biliares em busca de cálculos, lama ou dilatação dos ductos como causa da pancreatite. TC é o melhor exame de imagem para confirmar o diagnóstico e determinar a gravidade da PA. A TC pode avaliar as dimensões do pâncreas e detectar a presença de líquidos peripancreáticos, pseudocistos pancreáticos e abscessos. A TC dinâmica com contraste pode ajudar a revelar áreas de necrose do pâncreas. Os sinais de necrose extensiva à TC foram relacionados com risco elevado de infecção e morte associadas à pancreatite. A repetição periódica da TC permite avaliar a progressão ou regressão da doença. Esse exame também pode revelar coleções de líquidos e áreas de necrose e pode ser usado para orientar a aspiração por agulha percutânea para cultura.

A colangiopancreatografia por ressonância magnética pode ter sensibilidade maior que 90% como método diagnóstico de cálculos dos ductos biliares. Esse exame pode ser realizado nas gestantes e nos pacientes com alergias aos contrastes usados na TC, ou ainda nos pacientes com doença renal. A colangiopancreatografia retrógrada endoscópica é útil para localizar e remover cálculos do colédoco dos pacientes com pancreatite biliar.

▶ **Recursos para prever a gravidade.** A PA é autolimitada e branda em 75% dos casos e regride espontaneamente dentro de 5 a 7 dias.[17] Em geral, esses pacientes devem receber cuidados conservadores. Entretanto, em 10 a 20% dos pacientes com PA, a agravação da inflamação intrapancreática e extrapancreática desencadeia uma reação inflamatória sistêmica. Embora a taxa de mortalidade da PA grave seja de 10%, esta porcentagem aumenta para 30% ou mais quando ocorrem complicações.[17] Diversos recursos de avaliação foram desenvolvidos

---

> **Quadro 41.10** Critérios de Ranson para pancreatite aguda.
>
> **Avaliação no momento da internação ou confirmação do diagnóstico**
> - Idade maior que 55 anos
> - Leucocitose acima de 16.000/mℓ
> - Glicose sérica acima de 200 mg/dℓ
> - Desidrogenase láctica sérica acima de 350 UI/mℓ
> - AST sérica acima de 250 UI/dℓ
>
> **Avaliação ao longo das primeiras 48 horas**
> - Queda do hematócrito em mais de 10%
> - Elevação da ureia em mais de 5 mg/dℓ
> - Cálcio sérico menor que 8 mg/dℓ
> - Déficit de bases maior que 4 mEq/ℓ
> - Líquidos sequestrados estimados em mais de 6 ℓ
> - PaO_2 arterial menor que 60 mmHg

---

na tentativa de identificar os pacientes que provavelmente desenvolvem PA grave, de forma que o tratamento e o monitoramento rigoroso possam reduzir as complicações e a mortalidade.

Os critérios de Ranson são amplamente utilizados para avaliar a gravidade da PA (Quadro 41.10). Esses critérios consistem em diversas variáveis clínicas usadas para identificar os pacientes sob risco de morbimortalidade mais alta. Quando são avaliados no momento da internação esses critérios indicam a gravidade da reação inflamatória aguda e devem ser reavaliados dentro de 48 horas para estimar os efeitos sistêmicos. Três ou mais sinais detectados no momento da internação ou ao longo das primeiras 48 horas preveem PA grave. Os critérios de Ranson têm precisão acima de 90% e são clinicamente úteis para identificar os pacientes de alto risco.[17] A desvantagem principal dos critérios de Ranson é a demora de 48 horas até concluir a avaliação.

Nos casos de PA grave, o extravasamento e a acumulação de líquidos no terceiro espaço podem causar déficit significativo de volume intravascular. Esse déficit pode reduzir a perfusão pancreática e causar necrose do pâncreas. Alguns especialistas sugeriram que a hemoconcentração detectada por elevação do hematócrito seja um previsor confiável de pancreatite necrosante; entretanto, não existe consenso quanto a isso.

Estudos demonstraram que a existência de inflamação peripancreática, acumulação de líquidos ao redor do pâncreas e necrose pancreática extensiva evidenciada à TC preveem a gravidade da PA. O índice de gravidade à TC baseia-se nas anormalidades detectadas ao exame para determinar a gravidade da pancreatite.

O uso de marcadores séricos para determinar o prognóstico de gravidade também foi testado. O indicador mais promissor é proteína C reativa (PCR). Os níveis de PCR aumentam proporcionalmente à gravidade, o exame tem custo baixo e está prontamente disponível. Infelizmente, a PCR não aumenta significativamente antes de 48 horas depois do início da inflamação e isto limita sua utilidade diagnóstica na PA.

■ Complicações

O Quadro 41.11 resume as complicações locais e sistêmicas da PA.

▶ **Complicações locais.** Os efeitos locais da pancreatite são inflamação do peritônio ao redor do pâncreas e acumulação de líquidos na cavidade peritoneal. Essas alterações podem resultar na formação de pseudocistos e abscessos pancreáticos, assim como hemorragia digestiva aguda.

Quadro 41.11 Complicações principais da pancreatite aguda.

Locais
- Necrose do pâncreas
- Pseudocisto pancreático
- Abscesso pancreático

Pulmonares
- Atelectasia
- Síndrome do desconforto respiratório agudo
- Derrames pleurais

Cardiovasculares
- Choque hipotensivo
- Choque séptico
- Choque hemorrágico

Renal
- Insuficiência renal aguda

Hematológica
- Coagulação intravascular disseminada (CID)

Metabólicas
- Hiperglicemia
- Hipertrigliceridemia
- Hipocalcemia
- Acidose metabólica

Gastrintestinal
- Hemorragia digestiva

Os pseudocistos pancreáticos desenvolvem-se em até 15% de todos os casos de PA. Pseudocisto é uma coleção de restos inflamatórios e secreções pancreáticas circundados por tecido epitelial sem detritos sólidos, que deve estar presente há mais de 4 semanas. O pseudocisto pode romper e sangrar, ou se tornar infectado e causar disseminação bacteriana e sepse. O pseudocisto deve ser considerado em qualquer paciente com dor abdominal persistente e náuseas e vômitos, febre prolongada e nível alto de amilase sérica. Intervenção cirúrgica também pode ser recomendada para tratar pseudocistos, mas ela geralmente é postergada porque a maioria destas lesões regride espontaneamente. O tratamento cirúrgico do pseudocisto pode ser realizado por drenagem externa ou interna, ou por aspiração com agulha. Uma intervenção cirúrgica imediata pode ser necessária quando o pseudocisto torna-se infectado ou perfura.

Abscesso pancreático é uma coleção encarcerada de material purulento no pâncreas ou ao seu redor, que geralmente se desenvolve dentro de 6 semanas ou mais depois do início da PA. Os sinais e sintomas de abscesso abdominal ou necrose pancreática infectada são leucometria elevada, febre, dor abdominal e vômitos. A infecção pancreática pode estar associada a um abscesso, pseudocisto ou tecido necrótico sempre que o paciente tenha temperatura acima de 39°C, taquicardia ou leucocitose, ou apresente outros sinais de deterioração clínica. Em muitos casos, as infecções que se desenvolvem depois do início da pancreatite podem ser fatais, se não forem tratadas. Antibióticos de espectro amplo são administrados aos pacientes com quadro suspeito de infecção.

As complicações gastrintestinais da PA são hemorragia digestiva aguda (HDA) e disseminação bacteriana. HDA é a complicação mais comum da PA e inclui sangramentos originados de úlceras pépticas, gastroduodenite hemorrágica, úlceras de estresse e síndrome de Mallory-Weiss. A peristalse reduzida pode favorecer a disseminação bacteriana.

▶ **Complicações pulmonares.** As enzimas e citocinas inflamatórias que chegam à circulação pulmonar parecem causar algumas das complicações pulmonares associadas à PA. Os leucócitos que alcançam a microcirculação pulmonar migram para o interstício, aumentando a permeabilidade endotelial e causando edema dos tecidos. Isso causa congestão pulmonar e colapso alveolar, que podem resultar na síndrome do desconforto respiratório do adulto. Hipoxemia arterial pode ocorrer nos pacientes com doença branda, ou seja, sem manifestações clínicas ou radiológicas sugestivas de disfunção pulmonar. Os resultados da gasometria arterial e da oximetria de pulso devem ser monitorados cuidadosamente nos primeiros dias, de forma a detectar essa complicação. O tratamento da hipoxemia consiste em cuidados respiratórios rigorosos (p. ex., exercícios de respiração profunda e tosse) e mudanças frequentes de posição. Oxigênio também pode ser administrado para melhorar a oxigenação em geral. A administração criteriosa de líquidos também é necessária para evitar excesso de volume e congestão pulmonar. Os pacientes com disfunção respiratória aguda podem necessitar de ventilação mecânica. A distensão abdominal e a limitação das excursões diafragmáticas também podem contribuir para a atelectasia associada à PA.

▶ **Complicações cardiovasculares.** Sequestro hemodinamicamente significativo de líquidos é uma característica da pancreatite fulminante. Outro efeito sistêmico significativo da liberação de enzimas no sistema circulatório é vasodilatação periférica que, por sua vez, pode causar hipotensão e choque.

A redução da perfusão do próprio pâncreas pode resultar na secreção do fator depressor miocárdico (FDM). Esse fator reduz a contratilidade cardíaca e altera o débito cardíaco. Em seguida, a perfusão de todos os órgãos pode ser reduzida. A reposição imediata agressiva de líquidos parece evitar a secreção do FDM. A ativação de tripsina causa anormalidades da coagulação sanguínea e dissolução de coágulos. Isso predispõe ao desenvolvimento de coagulação intravascular disseminada (CID) com seu sangramento associado (ver Capítulo 49).

▶ **Complicações renais.** Insuficiência renal aguda parece ser uma consequência da hipovolemia e diminuição da perfusão renal. Em geral, as mortes que ocorrem durante as primeiras 2 semanas da PA resultam das complicações pulmonares ou renais.

▶ **Complicações metabólicas.** As complicações metabólicas da PA são hipocalcemia e hiperlipidemia, que aparentemente estão relacionadas com os focos de necrose gordurosa ao redor do pâncreas inflamado. A hiperglicemia pode ser uma consequência da destruição das células das ilhotas de Langerhans; a acidose metabólica pode ser causada pela hipoperfusão e ativação do metabolismo anaeróbio.

■ Tratamento

▶ **Tratamento clínico.** Os cuidados convencionais do paciente com PA enfatizam a reposição de líquidos e eletrólitos para manter ou recompor o volume vascular e o balanço de líquidos; controle da dor; "repouso" pancreático na tentativa de evitar a secreção de enzimas pancreáticas; e conservação do estado nutricional do paciente. Observação rigorosa e bom senso clínico são as bases do tratamento.

840 **Parte 9** Sistema Digestório

▶ **Reposição de líquidos e eletrólitos.** A maioria dos pacientes com PA requer infusão de líquidos intravenosos para repor as perdas de líquidos para o terço espaço (espaço retroperitoneal e cavidade peritoneal) e o déficit de volume intravascular em consequência dos mediadores inflamatórios e da inflamação local causada pela exsudação de enzimas pancreáticas. Os pacientes com PA grave podem necessitar de até 5 a 10 ℓ de líquidos em 24 horas, durante os primeiros dias de internação hospitalar. O objetivo é administrar líquidos suficientes para assegurar um volume circulante suficiente para manter a perfusão dos órgãos e tecidos e evitar choque terminal. Hipovolemia e choque são as causas principais de morte nos estágios iniciais de evolução da doença, quando a reposição agressiva de líquidos não consegue reverter o choque hipovolêmico.

Soluções cristaloides e coloides (p. ex., lactato de Ringer e albumina) são usadas para reposição volêmica. Os pacientes com pancreatite hemorrágica aguda também podem necessitar de concentrado de hemácias para repor o volume sanguíneo. A reposição de líquidos é avaliada com base no monitoramento dos ganhos e das perdas e nas pesagens diárias. Os pacientes com doença mais grave podem necessitar de monitoramento hemodinâmico por pressão de oclusão da artéria pulmonar (POAP) ou pressão venosa central (PVC). Os pacientes com doença grave e hipotensão resistente à reposição de líquidos podem necessitar de fármacos para manter a pressão arterial. O fármaco preferido é dopamina em doses baixas para manter a perfusão renal e, ao mesmo tempo, preservar a pressão arterial.

O débito urinário é um indicador sensível da adequação da reposição de líquidos e deve ser mantido em mais de 30 mℓ/hora (ou 0,6 mℓ/kg/hora). A pressão arterial e a frequência cardíaca também são indicadores sensíveis do volume de líquidos.

Os pacientes com hipocalcemia grave são mantidos com precauções para crises convulsivas e equipamentos de suporte respiratório prontamente disponíveis. A enfermeira é responsável por monitorar os níveis de cálcio, administrar soluções de reposição e avaliar a resposta do paciente a qualquer suplementação de cálcio administrada. A reposição de cálcio deve ser administrada por um cateter central porque a infiltração dos tecidos periféricos pode causar necrose dos tecidos. Além disso, é importante monitorar o paciente para detectar efeitos tóxicos do cálcio, cujos sinais e sintomas são letargia, náuseas, encurtamento do intervalo QT e excitabilidade reduzida dos nervos e músculos. Esses pacientes também podem ter hipomagnesemia e, por esta razão, também é necessário repor magnésio. Em geral, os níveis séricos de magnésio devem ser corrigidos antes que as concentrações de cálcio possam ser normalizadas. Em alguns casos, pode ser necessário administrar potássio nas fases iniciais do tratamento, porque este cátion é perdido com vômitos e sequestro dos sucos pancreáticos ricos em potássio.

A hiperglicemia está relacionada com a secreção reduzida de insulina, aumento da secreção de glucagon ou reação exacerbada ao estresse. Em alguns casos, a hiperglicemia pode estar associada a desidratação ou outros distúrbios eletrolíticos. O médico pode prescrever um esquema de correção da glicemia com base na glicose capilar; a insulina deve ser administrada com muito cuidado, porque os níveis do glucagon aumentam apenas transitoriamente na PA. O sucesso da reposição de líquidos é evidenciado por melhoras do estado mental, débito urinário, débito cardíaco, parâmetros hemodinâmicos estáveis e normalização do nível de lactato.

▶ **Controle da dor.** O controle da dor é uma das prioridades de enfermagem para os pacientes com PA, não apenas em razão do desconforto extremo, mas também porque a dor aumenta a secreção das enzimas pancreáticas. A dor está relacionada com a gravidade da inflamação, pode ser grave e constante e pode persistir por alguns dias.

O controle adequado da dor com narcóticos intravenosos – administrados preferencialmente por analgesia controlada pelo paciente – é essencial ao tratamento da PA. Tradicionalmente, meperidina era o analgésico preferido em razão da possibilidade de haver espasmo do esfíncter de Oddi associado ao uso dos outros opioides. Entretanto, a meperidina nem sempre é eficaz e outros analgésicos (inclusive opioides) não devem ser relegados. Citrato de fentanila e hidromorfona são usados para controlar eficazmente a dor associada à PA.

A analgesia deve ser administrada rotineiramente ao menos a cada 3 a 4 horas para evitar dor abdominal incontrolável. O uso de uma escala de graduação da dor é recomendável para avaliar a resposta do paciente ao tratamento. A enfermeira deve estar atenta à função respiratória do paciente, porque os narcóticos podem causar depressão respiratória. Um tubo nasogástrico ligado a um sistema de aspiração sob baixa pressão pode ajudar a aliviar significativamente a dor, embora o uso do tubo nasogástrico seja controvertido nos pacientes sem vômitos. O posicionamento do paciente também pode atenuar parte do desconforto.

▶ **Repouso pancreático.** Em alguns pacientes com PA, a aspiração nasogástrica é realizada para descomprimir o estômago e reduzir a estimulação da secretina. A secretina estimula a produção de secreções pancreáticas e é secretada em resposta à presença de ácido no duodeno. Náuseas, vômitos e dor abdominal podem diminuir quando o tubo nasogástrico é colocado e ligado a um sistema de aspiração no estágio inicial do tratamento. O tubo nasogástrico também é necessário aos pacientes com distensão gástrica grave ou íleo paralítico. Os pacientes com PA devem ficar em dieta zero até que a dor abdominal regrida e os níveis séricos de amilase voltem ao normal. A reintrodução da ingestão oral antes disso pode causar recidiva da dor abdominal e ampliar a inflamação do pâncreas por estimulação do processo de autodigestão patológica.

▶ **Suporte nutricional.** O suporte nutricional é recomendável aos pacientes com PA em dieta zero prolongada e aspiração nasogástrica em razão do íleo paralítico, da dor abdominal persistente ou das complicações pancreáticas. Tradicionalmente, a NPT era usada porque se acreditava que a estimulação do pâncreas por nutrientes sólidos ou líquidos causasse estimulação do pâncreas e afetasse negativamente a evolução da PA. No entanto, a nutrição oral ou enteral nas primeiras 48 a 72 horas depois da internação hospitalar é recomendável.[18] Além disso, a nutrição enteral pode reduzir as complicações infecciosas porque mantém a função de barreira intestinal e evita algumas das complicações da nutrição parenteral. A administração de gorduras deve ser evitada para não aumentar os níveis dos triglicerídeos, que podem agravar o processo inflamatório. Nos pacientes com PA branda, os líquidos orais geralmente podem ser reintroduzidos nos primeiros 3 a 7 dias, enquanto os alimentos sólidos são reintroduzidos lentamente na medida da tolerância. A suplementação com NPT é apropriada quando a nutrição oral e enteral não consegue fornecer calorias suficientes para evitar catabolismo.

A manutenção prolongada do paciente em dieta zero geralmente é difícil. Cuidados orais frequentes e posicionamento correto do tubo nasogástrico são medidas importantes para

Hepatite

Etiologia

A inflamação difusa do fígado, também conhecida como hepatite, frequentemente é causada por uma infecção viral, mas também pode ser secundária às infecções bacterianas, fúngicas e parasitárias; à exposição a substâncias tóxicas; a um efeito colateral de algum fármaco prescrito; ou uma consequência de uma doença imune (Quadro 41.12). As hepatites agudas estendem-se por menos de 6 meses e regridem por completo com recuperação da função hepática normal, ou progridem para hepatite crônica, depois cirrose e, possivelmente, insuficiência hepática. Hepatite crônica é um processo inflamatório que se estende por mais de 6 meses e também pode progredir para cirrose e insuficiência hepática.

▶ **Hepatites não infecciosas.** As hepatites não infecciosas podem ser causadas por ingestão excessiva de álcool, doenças autoimunes, distúrbios metabólicos ou vasculares (inclusive insuficiência cardíaca direita), obstrução biliar aguda e alguns fármacos específicos e classes farmacêuticas (dependendo da quantidade ingerida e da duração da exposição). Alguns exemplos são paracetamol (superdosagens acidentais ou intencionais), isoniazida, inibidores de HMG-CoA redutase, anticonvulsivantes, antimicrobianos, alfametildopa, amiodarona e estrogênios. Embora apenas a minoria dos alcoólicos crônicos desenvolva a síndrome de hepatite alcoólica, os casos graves têm taxa de mortalidade expressiva, principalmente na população idosa.

Outras toxinas hepáticas são cogumelos venenosos (*Amanita phalloides*), *ecstasy* (metilenodioximetanfetamina, ou MDMA) e alguns fitoterápicos (ginseng, chá de confrei, óleo de poejo e *Teucrium polium*). A hepatite autoimune – uma doença na qual o sistema imune do próprio paciente ataca o fígado – causa inflamação e destruição ou morte dos hepatócitos. A hepatite autoimune pode ser confundida com hepatite viral aguda quando os pacientes têm sintomas graves.

▶ **Hepatites infecciosas.** Hepatite viral é uma doença inflamatória altamente contagiosa. Assim como as hepatites não infecciosas, as hepatites infecciosas podem ser agudas, ou crônicas quando a infecção persiste por mais de 6 meses. As infecções virais do parênquima hepático são classificadas de acordo com seu agente infeccioso específico e os seus marcadores sorológicos correspondentes. A Tabela 41.2 resume as hepatites A, B, C, D e E. Outras causas virais de hepatite são herpes-vírus simples, vírus Epstein-Barr, citomegalovírus, adenovírus, vírus Coxsackie B e vírus varicela-zóster. Nos casos típicos, os pacientes com hepatite viral têm sintomas gripais inespecíficos

---

Quadro 41.12 Algumas causas de inflamação hepática.

Doenças infecciosas

- Hepatites virais (A, B, C, D, E)
- Infecção pelo vírus Epstein-Barr
- Infecção por citomegalovírus
- Infecção pelos vírus herpes simples
- Infecção pelo vírus Coxsackie B
- Toxoplasmose
- Infecção por adenovírus
- Infecção pelo vírus varicela-zóster

Fármacos e toxinas

- Álcool
- Paracetamol
- Isoniazida
- Salicilatos
- Anticonvulsivantes
- Antimicrobianos
- Inibidores de HMG-CoA redutase
- Alfametildopa
- Amiodarona
- Estrogênios
- Cogumelos da espécie *Amanita phalloides*
- *Ecstasy* (metilenodioximetanfetamina, ou MDMA)
- Fitoterápicos (ginseng, chá de confrei, óleo de poejo, *Teucrium polium*)

Doenças autoimunes

- Hepatite autoimune
- Cirrose biliar primária
- Colangite esclerosante primária

Doenças congênitas

- Hemocromatose (sobrecarga de ferro)
- Doença de Wilson (deposição de cobre)
- Deficiência de alfa$_1$-antitripsina

Causas diversas

- Esteatose hepática não alcoólica
- Esteatose da gravidez
- Insuficiência cardíaca congestiva direita grave
- Síndrome de Budd-Chiari (obstrução vascular)

---

como mal-estar, náuseas, vômitos, diarreia, perda do apetite, desconforto abdominal mesoepigástrico e febre baixa. Nos pacientes infectados pelo vírus da hepatite B (VHB), os sintomas podem ser mais graves.

Hepatite A. Nos EUA, o CDC americano (Centers for Disease Control and Prevention) relatou declínio significativo da incidência da infecção aguda pelo vírus da hepatite A (VHA) depois que a primeira vacina tornou-se disponível em 1995.[19] Entretanto, surtos esporádicos ainda são notificados em consequência da ingestão de alimentos contaminados ou contato interpessoal direto.[19] A hepatite A é causada por um enterovírus de RNA transmitido por via orofecal, principalmente por ingestão de água contaminada ou frutos do mar crus ou malcozidos. Na maioria dos casos, os sintomas da infecção pelo VHA são relativamente brandos ou o paciente é assintomático, embora os indivíduos idosos estejam mais sujeitos a ter sintomas mais graves. O período de incubação varia de 15 a 45 dias depois da exposição. A infecção pelo VHA causa apenas hepatite aguda; a recuperação geralmente é completa e a infecção não evolui para hepatite crônica ou cirrose. Em geral, os exames sanguíneos detectam elevações das aminotransferases (ALT e AST), bilirrubinas e fosfatase alcalina. Nos casos graves, o TP pode estar prolongado. O diagnóstico pode ser confirmado por

842 Parte 9 Sistema Digestório

Tabela 41.2 Resumo dos tipos de hepatite.

	Hepatite A	Hepatite B	Hepatite C	Hepatite D	Hepatite E
Incubação (dias)	15 a 45	30 a 180	15 a 160	30 a 180	14 a 60
Início	Agudo	Insidioso	Insidioso	Agudo ou insidioso	Agudo
Transmissão	Orofecal	Sanguínea	Sangue	Sexual (coinfecção	Alimento ou água
	Água ou alimento	Sexual	Pode ser sexual	pelo VHB)	contaminada
	contaminado	Perinatal			
		Percutânea			
Gravidade	Branda	Comumente grave	Moderada	Pode ser muito grave	Grave, especialmente
					nas gestantes
Prognóstico	Geralmente bom	Piora com a idade e a	Moderado	Desfavorável, pior	Bom, a menos que
		debilidade		com doença crônica	seja gestante
Diagnóstico					
Fase aguda	IgM anti-VHA	HBsAg	ELISA para VHC	Ag do VHD	Clínico
		Anti-HBc (IgM)	RIBA anti-VHC		
		HBeAg	RNA do VHC		
Crônica	–	Anti-HBc (IgG)	Anti-VHC	Anti-VHD	–
Profilaxia (adultos)	Imunoglobulina	Vacina para hepatite B	Imunoglobulina	Não existe	Não existe
		Imunoglobulina			
Estado de portador	Não	Sim	Sim	Sim	Não

testes sorológicos para anticorpos. A imunoglobulina G (IgG) anti-VHA confere imunidade e pode ser detectada nos indivíduos que tiveram essa infecção no passado, mas não ajuda a diagnosticar infecção aguda. Em seu lugar, um teste positivo para IgM anti-VHA indica infecção aguda nos últimos 6 meses. A infecção pelo vírus da hepatite A não induz um estado de portador crônico.

Nos estágios iniciais da infecção, há um período de incubação durante o qual o paciente é assintomático, mas altamente contagioso, especialmente quando os níveis do VHA nas fezes são altos. Depois que os sintomas começam, a hepatite A pode não ser diagnosticada porque alguns dos seus sintomas são semelhantes aos de uma gripe. Alguns pacientes buscam atendimento médico porque se tornam ictéricos. As duas anormalidades detectadas mais comumente ao exame físico são icterícia e hepatomegalia. Os sintomas agudos podem progredir ou desaparecer durante a fase ictérica. Na fase sintomática, o vírus não é mais disseminado nas fezes e o paciente geralmente não é contagioso. A recuperação é marcada pela normalização das provas de função hepática (PFHs).

Depois da exposição ao VHA, a imunização passiva pode ser conseguida com a administração de imunoglobulina sérica. A maioria das preparações de imunoglobulina sérica contém quantidades suficientes de anticorpos anti-VHA e deve ser administrada nas primeiras 2 semanas depois da exposição. A imunoglobulina sérica pode não suprimir completamente a infecção, mas atenua expressivamente os sintomas. Em geral, a imunoglobulina é administrada aos contatos diretos dos pacientes com hepatite A. Também existem vacinas aprovadas pela FDA americana (US Food and Drug Administration): Havrix® e Vaqta®. Uma vacina combinada (Twinrix®) contém antígenos do VHA e do VHB. Todas essas vacinas são de vírus inativados. A vacinação é recomendada a todos os grupos de alto risco, todas as crianças de 12 a 23 meses e crianças e adolescentes de 2 a 18 anos que vivam em comunidades nas quais a incidência da doença seja alta.[19]

Hepatite B. O vírus da hepatite B (VHB) é um vírus de DNA da família Hepadnaviridae, que se replica por transcrição reversa. A infecção causa hepatite aguda e crônica e o período de incubação varia de 30 a 180 dias (em média, 12 semanas).

O VHB é disseminado pelo contato com sangue ou hemocomponentes. O antígeno viral foi detectado em secreções corporais como sêmen, muco e saliva; exposição sexual a um indivíduo infectado pelo VHB é o mecanismo de transmissão mais comum. Aparentemente, é necessário haver uma falha na pele ou mucosa para que ocorra transmissão. O VHB também tem transmissão parenteral por meio de transfusões sanguíneas, acidentes ocupacionais com picadas de agulha e uso de agulhas contaminadas (p. ex., uso de drogas ilícitas). A transmissão perinatal materna também é possível.

Os critérios diagnósticos da infecção pelo VHB incluem marcadores sorológicos, marcadores bioquímicos de doença hepática (inclusive níveis elevados das enzimas hepáticas) e alterações histológicas do fígado. A interpretação equivocada dos marcadores sorológicos do VHB é comum. A familiaridade com os testes sorológicos é importante para a enfermeira que colabora com a investigação diagnóstica de um caso suspeito de hepatite viral, de forma a evitar a realização de testes sorológicos inadequados e desconforto ao paciente. O antígeno de superfície da hepatite B (HBsAg) é uma proteína que recobre a superfície externa do VHB e é produzida em quantidades excessivas durante a replicação viral. Isoladamente, o HBsAg é o teste mais importante para detectar infecção pelo VHB: um resultado positivo indica que o paciente está infectado por este vírus e também pode contagiar outras pessoas. Quando a positividade do HBsAg também está associada a uma doença aguda (menos de 6 meses de duração) e elevação acentuada das aminotransferases, além da presença do anticorpo IgM contra antígeno nuclear da hepatite B (IgM anti-HBc), o paciente tem infecção aguda pelo VHB. Quando o HBsAg desaparece do sangue dentro de 6 meses, a infecção regride e o paciente não evolui para hepatite crônica. Nos pacientes com hepatite B aguda que erradicam o vírus desenvolvendo anticorpos contra o antígeno de superfície (anti-HBsAg), estes anticorpos são detectados por um teste positivo para anticorpo contra o antígeno de superfície da hepatite B (anti-HBs). Em alguns laboratórios, esses resultados podem ser lançados como anticorpo de superfície da hepatite B (HBsAb) em vez de anti-HBs. Independentemente da nomenclatura, esses pacientes estão protegidos contra infecção subsequente pelo VHB. Um indivíduo eficazmente vacinado contra o VHB por uma vacina específica também desenvolve teste positivo para anti-HBs (ou HBsAb). Outro marcador do VHB é o anticorpo contra o núcleo do vírus da hepatite B (anti-HBc), que aparece no início dos sintomas e persiste por toda a vida; um resultado positivo indica infecção pregressa ou crônica em uma faixa de tempo indeterminada. Nos pacientes portadores de infecção crônica, os testes sorológicos revelam os seguintes resultados: HBsAg (positivo), anti-HBc (positivo), IgM anti-HBc (negativo) e anti-HBs (negativo).[20]

Durante a fase aguda, os sinais e sintomas clínicos da infecção pelo VHB são os mesmos da infecção causada pelo VHA. Artralgia, febre alta e erupção cutânea são sinais típicos de uma infecção aguda pelo VHB. A infecção aguda regride na maioria dos casos; contudo, a infecção pode cronificar, especialmente nos indivíduos imunodeficientes. Os pacientes que desenvolvem infecção crônica pelo VHB continuam a apresentar níveis altos de HBsAg e podem contagiar outras pessoas; pacientes com cargas virais altas também têm risco mais alto de desenvolver doença hepática crônica (p. ex., cirrose) e carcinoma hepatocelular. Cirrose deve ser considerada quando o paciente tem hiperesplenismo, hipoalbuminemia (sem nefropatia), trombocitopenia e TP prolongado. Embora menos de 1% dos pacientes infectados pelo VHB evolua para insuficiência hepática fulminante (que, nos casos típicos, ocorre dentro de 4 semanas depois do início dos sintomas), esta complicação está associada a encefalopatia, falência de múltiplos órgãos e taxa de mortalidade de 75% quando o paciente não é tratado por transplante de fígado.[20]

A exposição ao VHB está associada a um risco elevado. Depois da exposição acidental (p. ex., uma picada de agulha acidental), a imunoprofilaxia passiva pode ser conseguida com a administração de imunoglobulina da hepatite B (IGHB) com títulos altos de anti-HBs. Essa preparação consiste em soro obtido de vários doadores contendo títulos altos de anticorpo anti-HBs. É recomendável que a IGHB seja administrada dentro de 48 horas depois da exposição por inoculação aos pacientes de alto risco, contatos diretos dos pacientes com VHB em atividade (nas primeiras 2 semanas depois do contato sexual ou pessoal com líquidos corporais infectados) e aos indivíduos que viajarão para áreas endêmicas, mas não terão tempo para concluir um esquema completo de vacinação com três doses.[20] Os seguintes fármacos estão aprovados atualmente pela FDA americana para tratar infecção crônica pelo VHB: alfainterferona tradicional (INF-α 2b), alfainterferona peguilhada (INF-α 2a) e antivirais orais (i. e., lamivudina, adefovir, entecavir, telbivudina e tenofovir).[20]

Felizmente, existem vacinas para imunização ativa contra infecção pelo VHB (i. e., Recombivax-HB® ou Engerix-B®). A imunização administrada profilaticamente ao longo de um período de 6 meses confere imunidade ativa contra o VHB. A vacina é altamente recomendável para profissionais de saúde em risco de infecção pelo VHB e também é recomendada para indivíduos que tenham contato direto com pacientes já infectados por este vírus. Também é importante adotar precauções para evitar exposição aos patógenos transmitidos pelo sangue. Nos EUA, todas as crianças são vacinadas contra o VHB. Outras preparações de vacinas combinadas são Twinrix® (VHA e VHB) e Pediatrix® (VHB, difteria, tétano, pertússis acelular e poliovírus inativado).[20]

Hepatite C. O vírus da hepatite C (VHC) superou o alcoolismo como causa principal de cirrose hepática e doença hepática terminal com necessidade de transplante nos EUA.[21]

À medida que os testes diagnósticos foram aperfeiçoados, o VHC (antes conhecido como vírus da hepatite não A, não B) foi identificado em 1989. Ele é um vírus de RNA de hélice simples relacionado com a família Flaviviridae. Existem no mínimo seis genótipos conhecidos e mais de 50 subtipos do VHC; todos têm opções terapêuticas, durações do tratamento e desfechos diferentes.[21] Essas diferenças realçam não apenas a importância da genotipagem (i. e., determinar a melhor abordagem terapêutica), mas também as dificuldades associadas ao desenvolvimento de vacinas. Hoje em dia, não existem vacinas para evitar infecção pelo VHC e a imunoglobulina não confere proteção aos indivíduos expostos.

O VHC é transmitido pelo sangue e pode causar hepatites aguda e crônica. Entre os pacientes que desenvolvem hepatite C aguda, cerca de 75 a 85% podem desenvolver infecção crônica e 5 a 20% supostamente desenvolvem cirrose durante os próximos 20 a 30 anos.[21] Entre os pacientes que desenvolvem cirrose, 1 a 5% morrem em razão das complicações da cirrose ou de carcinoma hepatocelular.[21] Antes de 1992 (quando o teste para VHC tornou-se obrigatório), muitas pessoas adquiriram esta infecção viral por meio das transfusões de sangue. Nos EUA, os fatores de risco principais são uso compartilhado de agulhas para injeção de drogas ilícitas e exposições ocupacionais por picadas de agulha. Existem indícios de que o vírus também possa ser transmitido por exposição perinatal, contato sexual e exposições familiares (p. ex., uso compartilhado de barbeadores e escovas de dente), embora estes mecanismos de transmissão não sejam tão comuns. Alguns estudos também sugeriram que acupuntura, *piercing*, tatuagem e até mesmo barbearias comerciais acarretem algum risco de transmissão do VHC. O período de incubação do vírus é de 15 a 160 dias (em média, 7 semanas). Dentro de 6 meses depois da infecção, os pacientes podem produzir anticorpos anti-hepatite C, mas eles não conferem imunidade.

Embora a maioria (70 a 85%) dos pacientes com infecção recém-adquirida pelo VHC seja assintomática, até 85% continuam com infecção crônica.[21] Ainda que a maioria possa ser assintomática, as enzimas hepáticas como a ALT (alanina aminotransferase) podem estar elevadas acima de 200 UI/ℓ. Os indivíduos que erradicam o vírus por sua imunidade própria são classificados como portadores de infecção erradicada. Os sinais e sintomas atribuídos mais comumente à infecção pelo VHC são febre, fadiga, urina escura, fezes claras, dor abdominal, anorexia, dor articular e icterícia. Em geral, os anticorpos contra o VHC não se desenvolvem senão vários meses depois da exposição, mas sempre estão presentes nos estágios mais avançados da doença. A investigação diagnóstica para infecção pelo VHC (i. e., anticorpo anti-VHC) inclui um ensaio imunossorvente ligado a enzima (EIA), um imunoensaio de quimiluminescência ampliado (CIA) ou um ensaio anti-VHC mais específico (i. e., ensaio *immunoblot* recombinante, ou RIBA). Um RIBA para VHC é solicitado quando o teste anti-VHC é reativo (i. e., anticorpo positivo) e ainda há um grau elevado de suspeita de infecção pelo VHC. Os testes para RNA do VHC detectam a presença do RNA viral no sangue (em vez de anticorpos dirigidos contra o vírus); quando o RNA viral é detectado, o paciente tem infecção por VHC em atividade. Quando o RNA do VHC não é detectado, não há infecção em atividade. Entretanto, é importante diferenciar uma infecção resolvida por VHC de um resultado positivo falso no teste para anticorpo anti-VHC (i. e., outro ensaio para anticorpo contra o VHC pode ser repetido).[21] Cerca de 40% dos indivíduos infectados pelo VHC têm anticorpos detectáveis no soro (anti-VHC positivo) em torno de 10 a 11 semanas depois da exposição; quase todos os indivíduos infectados têm teste positivo para anti-VHC dentro de 6 meses depois da infecção. Desde a descoberta dos tratamentos à base de inibidores de protease do VHC em 2011, o desenvolvimento de outros tratamentos farmacológicos e a melhora dos desfechos dos pacientes foram particularmente impressionantes. O objetivo do tratamento para infecção pelo VHC é reduzir a mortalidade por todas as causas e as consequências adversas à saúde relacionadas com doença hepática (inclusive hepatopatia terminal e carcinoma hepatocelular) por meio da obtenção de cura virológica evidenciada por resposta virológica sustentada (RVS) de pelo menos 12 semanas depois da conclusão do tratamento.[22] Nesse sentido, a American Association for the Study of Liver Diseases e a Infectious Diseases Society of America recomendaram o tratamento imediato dos pacientes com infecção crônica pelo VHC, antes que desenvolvam doença hepática e outras complicações, de forma a aumentar os índices de sobrevivência, considerando que estudos recentes demonstraram que os tratamentos modernos curaram mais de 99% dos pacientes acompanhados por 5 anos.[23,24]

Até recentemente, a base do tratamento da infecção pelo VHC consistia em alfainterferona peguilhada 2a ou 2b com ribavirina, com ou sem inibidores de protease de primeira geração (boceprevir e telaprevir) para o genótipo 1 do VHC (mais comum nos EUA). Os pacientes com genótipos 2 e 3 têm probabilidade quase três vezes maior que os portadores do genótipo 1 de responder à alfainterferona ou a uma combinação de alfainterferona com ribavirina. Para os genótipos 2 e 3, um período de tratamento combinado por 24 semanas é considerado adequado, enquanto para o genótipo 1 o período recomendado é de 48 semanas.[21] É importante salientar que, depois da identificação do genótipo, não é necessário repetir a genotipagem (*i. e.*, os genótipos não mudam). Uma classe nova de potentes antivirais de ação direta (AAD) foi incluída nas diretrizes terapêuticas. Entre 2013 e 2014, a FDA americana aprovou dois novos AADs potentes (sofosbuvir e simeprevir) e um inibidor de proteína não estrutural 5A (ledipasivir) para serem usados em diversas combinações (com ou sem interferona; com ou sem ribavirina) para tratar infecção crônica pelo VHC com doença hepática compensada, cirrose, coinfecção pelo HIV e carcinoma hepatocelular à espera de um transplante de fígado.[21] Embora esses fármacos mais modernos precisem ser administrados 1 a 2 vezes ao dia por via oral e causem menos efeitos colaterais (em comparação com interferona e ribavirina), a duração do tratamento (no mínimo 8 semanas) pode desempenhar um papel importante na adesão terapêutica.

Hepatite D. O vírus da hepatite D (vírus delta ou VHD) é um vírus de RNA incompleto, que depende das proteínas do envelope do VHB para reproduzir-se. Ele não pode existir ou disseminar-se na ausência do VHB. O vírus é disseminado por contato percutâneo ou exposição da mucosa ao sangue infectado. A infecção pelo VHD pode ocorrer como superinfecção dos pacientes com hepatite B crônica, ou pode desenvolver-se simultaneamente à infecção aguda pelo VHB. Embora não seja comum nos EUA, a hepatite D pode progredir para hepatite fulminante e doença crônica. Nos estágios iniciais da doença, o antígeno da hepatite D (VHD-Ag) está presente no sangue. Nos estágios mais avançados, anticorpos contra o VHD (anti-VHD) são positivos.

Como essa infecção coexiste com a hepatite B, os pacientes infectados pelo VHD têm sintomas semelhantes aos da hepatite B aguda ou crônica, mas as manifestações clínicas podem ser mais graves. Os ensaios de reação em cadeia de polimerase (RCP) em tempo real para RNA do VHD devem ser monitorados a cada 3 a 6 meses. Hoje em dia, existem poucas opções de tratamento, mas incluem interferona convencional e estudos recentes sugeriram que a α-INF peguilhada 2b possa aumentar a RVS. Estudos demonstraram que o acréscimo de ribavirina não conferiu qualquer benefício adicional.[25] Não existe vacina contra o VHD, mas a vacinação contra o VHB pode evitar infecção pelo VHD.[25]

Hepatite E. O vírus da hepatite E (VHE) é um vírus de RNA de hélice simples semelhante ao VHA. Embora seja rara e esporádica nos países industrializados, essa é a forma de hepatite epidêmica transmitida pela água mais comum nos países em desenvolvimento.[26] A hepatite E é transmitida por via orofecal por água e alimentos contaminados (o risco é maior para as pessoas que vivem em campos de refugiados ou abrigos temporários superlotados depois de desastres naturais). A infecção transmitida por alimentos pode ser atribuída à ingestão de carnes/vísceras cruas ou malcozidas de animais infectados (porcos, javalis e veados).[26] Quatro genótipos virais diferentes foram reconhecidos e cada um tem características clínicas diversas. Nos casos típicos, o genótipo 1 do VHE é encontrado na Ásia e África; o genótipo 2 no México ou na África ocidental; e o genótipo 4 em Taiwan e China. O genótipo 3 é encontrado comumente em casos isolados diagnosticados nos países desenvolvidos.[26] Os sinais e sintomas geralmente começam 15 a 60 dias depois da exposição e podem incluir febre, anorexia, náuseas, vômitos, dor abdominal, hepatomegalia e icterícia. Os níveis das aminotransferases séricas estão significativamente elevados, mas nos casos típicos a infecção é autolimitada. Por motivos ainda desconhecidos, as gestantes desenvolvem doença mais grave, com taxa de mortalidade entre 10 e 30% para as gestantes no terceiro trimestre.[26] Como a incidência da infecção pelo VHE é pequena nos EUA, a enfermeira deve dar atenção especial quando um paciente tiver sintomas de hepatite depois de ter viajado ou vivido recentemente em áreas endêmicas. Nos EUA, não existe vacina aprovada pela FDA para hepatite E; contudo, há uma vacina recombinante aprovada recentemente para uso na China.[26] Infelizmente, uma infecção pregressa pelo VHE não confere necessariamente proteção.

■ Fisiopatologia

De forma a melhorar o desfecho dos pacientes, a enfermeira precisa ter uma base sólida de conhecimentos acerca da fisiopatologia, avaliação e tratamento das doenças hepáticas agudas e crônicas. Os hepatócitos (células funcionais do fígado) desempenham várias funções essenciais, inclusive metabolismo de nutrientes (p. ex., glicose, proteínas, lipídios e vitaminas) e destoxificação de fármacos, álcool, amônia, toxinas e hormônios. Além disso, os hepatócitos são responsáveis pela síntese dos fatores de coagulação, conjugação e secreção da bilirrubina e síntese dos sais biliares. A função hepática anormal geralmente não se torna evidente, a menos que haja uma lesão aguda significativa ou a hepatopatia crônica esteja muito avançada. A insuficiência hepática ocorre quando há perda de 60% dos hepatócitos e, em geral, os sintomas são detectáveis depois da lesão ou destruição de 75% dos hepatócitos ou mais. As PFHs e a avaliação começam com história clínica e exame físico completos. É importante que a enfermeira consiga interpretar os testes das enzimas hepáticas séricas, da função sintética do fígado e da colestase (ou função excretória); esta interpretação está descrita mais adiante neste capítulo.

A doença hepática aguda, geralmente causada por vírus ou compostos químicos deletérios, começa repentinamente e regride, evolui para uma fase crônica ou leva o paciente à morte. A doença hepática crônica com cirrose secundária geralmente tem evolução mais insidiosa e é a 12ª causa principal de mortes nos EUA.[27] Os processos patológicos que afetam o fígado podem destruir hepatócitos, vasos sanguíneos e células de Kupffer, que são responsáveis pela captação e decomposição subsequente de substâncias estranhas e potencialmente deletérias presentes no corpo. Quando a lesão é branda e reversível, os hepatócitos podem regenerar-se e a função hepática pode voltar ao normal. Entretanto, quando a lesão é mais grave ou persistente, a regeneração pode ser parcial, ou o processo de cicatrização pode causar fibrose. As alterações fibróticas alteram a arquitetura hepática e podem causar cirrose e obstrução do fluxo sanguíneo no fígado. Uma lesão aguda do fígado pode avançar para insuficiência hepática fulminante, que é definida por encefalopatia hepática (HE) dentro de 8 semanas depois do início de icterícia. HE é uma condição de disfunção mental consequente à incapacidade de o fígado remover amônia e outras toxinas do sangue. Quando a função hepática não volta ao normal e o transplante de fígado é inevitável, a insuficiência hepática fulminante pode progredir para edema cerebral, coma e morte por herniação encefálica.

■ Avaliação

▶ **História clínica.** Perguntas ao paciente sobre ingestão de álcool e uso de drogas ilícitas, tratamento com fármacos prescritos ou vendidos sem prescrição, utilização de suplementos fitoterápicos, histórico de transfusões e cirurgias, exposição ocupacional ou durante viagens e história sexual podem ajudar a determinar o diagnóstico, o plano de cuidados de enfermagem e as necessidades de instrução do paciente. Nos casos de hepatite crônica, a maioria dos pacientes é assintomática, mas tem elevações discretas das enzimas hepáticas. Os sintomas constitucionais variam amplamente, mas nos casos típicos incluem mal-estar, fadiga, febre baixa, náuseas, vômitos e diarreia ocasional.

▶ **Exame físico.** Quando o paciente tem cirrose e hipertensão portal resultantes da hepatite crônica, o exame pode detectar icterícia (coloração amarelada da pele e das mucosas em consequência da deposição dos pigmentos de bilirrubina). A hepatomegalia pode causar hipersensibilidade no quadrante superior direito e é causada pela hipertensão ou congestão porta do fígado em consequência das alterações do fluxo sanguíneo consequentes à cirrose. A borda do fígado frequentemente é firme e nodular. Nos casos de cirrose avançada, embora o lobo esquerdo possa estar aumentado, o tamanho global do fígado comumente está reduzido e o órgão é difícil de palpar. Macicez à percussão do fígado pode permitir avaliações sequenciais da regressão da hepatite ou progressão da cirrose. A esplenomegalia causada pela hipertensão portal e pelo sequestro de líquidos no baço pode causar hipersensibilidade no quadrante superior esquerdo. Atrofia da musculatura e ascite abdominal podem ser atribuídas a desnutrição, hipertensão portal e hipoalbuminemia secundária à redução da capacidade de o fígado sintetizar proteínas. O edema periférico pode ser causado por hipoalbuminemia, retenção de sódio e ascite bloqueando o retorno venoso dos membros inferiores. As deficiências de vitaminas podem causar glossite da língua e queilose labial. Equimoses e predisposição a sangramentos podem ser atribuídos à produção reduzida dos fatores de coagulação e ao sequestro das plaquetas no baço. Outras manifestações clínicas são telangiectasia ou nevos aracneiformes (em geral, na metade superior do corpo). Essas lesões consistem em uma arteríola pulsátil, da qual se irradiam vasos mais finos. O eritema palmar (ou vermelhidão das palmas) é causado pelo aumento do fluxo sanguíneo em consequência da disfunção cardíaca hiperdinâmica associada à hepatite (com ascite). Nos homens, pode haver queda dos pelos, atrofia testicular e ginecomastia. Essas alterações parecem estar relacionadas com o metabolismo hormonal alterado e o excesso de estrogênio no fígado.

O exame físico também pode mostrar dilatação das veias da parede abdominal em torno do umbigo, sinal conhecido como cabeça de Medusa. Essa alteração é causada pela hipertensão e congestão porta e pelo desenvolvimento de vasos colaterais. Essa congestão pode ser auscultada como um sopro arterial (fase sistólica) ou um frêmito venoso (fases sistólica e diastólica) sobre o fígado e epigástrio. O paciente pode ter encefalopatia, ascite e edema periférico sugestivos de doença avançada. Outras alterações detectáveis ao exame físico são urina espumosa cor de âmbar escuro e fezes claras em consequência das alterações da excreção de bilirrubina. A Tabela 41.3 descreve os sinais e sintomas comuns das hepatites infecciosas e não infecciosas. Os pacientes com sinais e sintomas de descompensação hepática (p. ex., hipertensão porta, ascite, encefalopatia e coagulopatia) devem ser hospitalizados, avaliados e tratados mais rapidamente que os pacientes que mostram compensação e estabilidade hepáticas satisfatórias.

▶ **Exames laboratoriais**

Exames para avaliar lesão hepatocelular. O significado clínico de qualquer exame da bioquímica hepática precisa ser avaliado no contexto da história e condição clínica do paciente. As PFHs são realizadas comumente, mas este termo é impreciso. Alguns exames laboratoriais avaliam a função sintética do fígado, inclusive albumina, TP e bilirrubina total. Contudo, outros exames laboratoriais são marcadores de lesão hepatocelular e incluem AST (antes conhecida como transaminase glutâmico-oxalacética sérica) e ALT (antes conhecida como transaminase glutâmico-pirúvica sérica). Ver Tabela 39.6 do Capítulo 39.

ALT e AST são enzimas presentes no interior dos hepatócitos. Quando essas células são destruídas, elas liberam AST e ALT no soro. Por essa razão, a presença dessas enzimas no sangue indica lesão dos hepatócitos. Contudo, essas duas enzimas são pouco sensíveis (ou seja, não indicam um diagnóstico específico) para avaliar doença hepática crônica por duas razões. Primeiramente, a AST e ALT também são encontradas (em quantidades menores) nos músculos esqueléticos e, por esta razão, as elevações podem estar relacionadas com lesões da musculatura esquelética ou esforço excessivo. Isso é especialmente aplicável à AST, porque a ALT está presente quase exclusivamente nos hepatócitos e é um teste mais específico para lesão hepatocelular. Em segundo lugar, acredita-se que os hepatócitos em processo de destruição sintetizem quantidades menores das enzimas AST e ALT que as células normais. Por essa razão, apesar da inflamação detectada à biopsia hepática, pacientes com hepatite crônica podem ter níveis relativamente normais de AST e ALT.

846 Parte 9 Sistema Digestório

Tabela 41.3 Sinais e sintomas comuns de hepatite.

Sinais e sintomas	Causa
Constitucionais	
Febre, calafrios	Reação imune à infecção viral
Fraqueza generalizada, desnutrição	Incapacidade de metabolizar nutrientes
Gastrintestinais	
Dor no quadrante superior direito	Hepatomegalia
Dor no quadrante superior esquerdo	Esplenomegalia
Perda do apetite	Ascite, fadiga
Distensão abdominal	Ascite
Náuseas, vômitos/hematêmese	Hipertensão porta
Fezes claras	Incapacidade de excretar bilirrubina conjugada
Diarreia	Metabolismo reduzido das gorduras
Melena, hematoquezia	Hipertensão porta
Pulmonares	
Dificuldade de respirar	Ascite, redução das excursões pulmonares e diafragmáticas
Esforço aumentado para respirar	
Redução da saturação de oxigênio	
Redução da pressão parcial de oxigênio	
Cardíacos	
Frequência cardíaca acelerada	Hipotensão, sequestro de líquidos no fígado e baço, acumulação
Pressão arterial reduzida	de líquidos no terceiro espaço (membros) em consequência dos
	níveis baixos de albumina/metabolismo das proteínas
Arritmias	Distúrbios eletrolíticos
Edema periférico	Metabolismo de proteínas comprometido
Neurológicos	
Cefaleia	Metabolismo reduzido da amônia e outras toxinas circulantes
Depressão/irritabilidade	
Asterixe	
Geniturinários	
Débito urinário reduzido	Volume circulante reduzido e redução da taxa de filtração glomerular
Urina espumosa, cor de âmbar escuro	Excreção de bilirrubina conjugada (bile hidrossolúvel)
Tegumentares	
Icterícia	Excreção reduzida de bile
Prurido, pele seca	Excreção reduzida de bile
Equimoses, contusões	Capacidade reduzida de sintetizar fatores de coagulação
Nevos aracneiformes, cabeça de Medusa	Hipertensão porta
Eritema palmar	Hipertensão porta
Queda dos pelos	Metabolismo reduzido dos hormônios circulantes
Endócrinos	
Hipoglicemia	Metabolismo e armazenamento reduzidos de glicose
Aumento do peso	Ascite, acumulação de líquidos no terceiro espaço
Ginecomastia, atrofia testicular (homens)	Incapacidade de metabolizar hormônios (p. ex., estrogênios)
Imunológicos	
Infecção, peritonite bacteriana espontânea	Função reduzida das células de Kupffer, esplenomegalia

Apesar dessas dificuldades da interpretação dos exames laboratoriais, elevações da AST e ALT frequentemente são úteis para avaliar lesão hepática aguda, resposta ao tratamento e monitoramento dos pacientes em risco de doença hepática consequente a algumas intervenções médicas. Elevações dessas enzimas sugerem morte dos hepatócitos e o grau de elevação é praticamente proporcional à extensão da destruição das células hepáticas. Os níveis de AST e ALT aumentam em proporções relativamente iguais, mas há uma exceção nos

pacientes com hepatite alcoólica, nos quais os níveis de AST tendem a ser maiores que os da ALT. Embora a razão AST:ALT não tenha precisão diagnóstica, níveis maiores que 2:1 sugerem hepatite alcoólica. Isso parece ser atribuível à deficiência de vitamina B_6 (piridoxina) nos pacientes com alcoolismo crônico; a síntese de ALT é inibida mais profundamente pela deficiência de piridoxina que a síntese de AST. Nos pacientes com hepatite crônica, os níveis de AST e ALT geralmente ficam abaixo de 10 vezes o limite normal. Contudo, nos casos de hepatite viral aguda, tóxica ou isquêmica, essas elevações podem ultrapassar a faixa de 1.000 unidades/ℓ. Além disto, a hepatite alcoólica causa elevações mais brandas (abaixo de 300 unidades/ℓ). Infelizmente, as concentrações de AST e ALT têm pouco valor prognóstico.

Exames para avaliar a função sintética do fígado. Como foi mencionado antes, albumina, proteínas totais e TP são indicadores da função sintética real do fígado. Como as proteínas são sintetizadas pelo fígado, albumina e outras proteínas são indicadores da função hepática. Albumina é a proteína predominante no soro; pacientes com doença hepática avançada e cirrose tendem a apresentar concentrações séricas baixas (hipoalbuminemia). Como a albumina é responsável pela pressão coloidosmótica, as concentrações baixas causam extravasamento dos líquidos intravasculares para os espaços intersticiais e edema periférico. Como os níveis de albumina também são influenciados pela desnutrição e doença renal, deve-se ter cuidado ao interpretar os resultados dos exames laboratoriais.

Tempo de protrombina (TP) é um indicador da capacidade de o fígado sintetizar fatores de coagulação. O fígado sintetiza os fatores de coagulação II, V, VII, IX e X. As elevações dos valores do TP não ocorrem antes que o paciente perca mais de 80% da função dos hepatócitos. Entretanto, em razão da meia-vida curta do fator VII, o TP ajuda a avaliar insuficiência hepática aguda. A avaliação para deficiência de vitamina K é realizada porque é necessário excluir má absorção ou ingestão nutricional precária nos pacientes com hipoprotrombinemia. A impossibilidade de aumentar o TP depois da suplementação de vitamina K (5 a 10 mg VO, durante 3 dias) pode indicar doença hepática intrínseca.

Exames para avaliar a colestase (função excretória do fígado). Os exames para a colestase (interrupção do fluxo de bile) ajudam a determinar o que está acontecendo nos ductos biliares. A obstrução do fluxo de bile pode ser extra-hepática (p. ex., cálculos biliares, estenose pós-operatória ou neoplasia maligna) ou intra-hepática (p. ex., disfunção dos hepatócitos ou lesão dos pequenos ductos biliares septais ou intralobulares). Presentes no epitélio do sistema biliar, níveis altos de fosfatase alcalina e gamaglutamiltransferase indicam lesão dos ductos biliares ou obstrução do fluxo de bile.

O nível alto de bilirrubina sérica é praticamente proporcional à gravidade da disfunção ou doença hepática. Bilirrubina é o produto principal do metabolismo da hemoglobina depois da destruição das hemácias adultas. A forma indireta (ou não conjugada) da bilirrubina não é hidrossolúvel e está ligada à albumina para ser transportada ao fígado para conjugação e excreção subsequente na bile. Nos hepatócitos, a bilirrubina não conjugada é combinada com ácido glicurônico para torná-la hidrossolúvel (ou conjugada) para excreção na bile e nas fezes. A colestase causa refluxo da bilirrubina conjugada para o sangue (condição conhecida como hiperbilirrubinemia conjugada), de forma que esta fração da bilirrubina é então excretada pelos rins. A urina torna-se espumosa e de cor âmbar muito escuro em razão dos pigmentos de bilirrubina. A enfermeira pode ser solicitada a realizar um teste com fita na urina para detectar bilirrubina e confirmar essa suspeita clínica. A hiperbilirrubinemia não conjugada é causada por desnutrição (p. ex., quantidades menores de albumina disponíveis para transportar bilirrubina ao fígado) ou disfunção dos hepatócitos no processo de conjugação. Em geral, a icterícia é detectável quando o nível sérico de bilirrubina é maior que 2,5 mg/dℓ.

■ **Tratamento**

O tratamento básico de qualquer tipo de hepatite aguda consiste principalmente em medidas de suporte. Isso inclui repouso e nutrição adequada, assim como prevenção de lesão hepática adicional evitando-se fármacos e substâncias hepatotóxicos. Internação hospitalar raramente é necessária, mas pode estar indicada nos casos de doença complicada por instabilidade hemodinâmica, impossibilidade de manter nutrição e ingestão de líquidos adequadas, encefalopatia, coagulopatia e insuficiência renal.

Nos casos de instabilidade hemodinâmica, é essencial monitorar a pressão arterial, frequência cardíaca, arritmias cardíacas e débito urinário. Líquidos IV quase certamente são necessários. É importante evitar soluções de lactato de Ringer porque esses pacientes não conseguem metabolizar lactato, que pode induzir ou agravar a acidose metabólica. O monitoramento frequente das enzimas e da função sintética do fígado é solicitado para avaliar a progressão da doença e a resposta às intervenções terapêuticas. As deficiências de eletrólitos, nutrientes e vitaminas causadas pela progressão da doença, desnutrição e náuseas e vômitos devem ser corrigidas. A enfermeira pode precisar ajudar a realizar tratamentos ou procedimentos invasivos, inclusive colocar um tubo de Sengstaken-Blakemore para controlar sangramento de varizes esofágicas; paracentese para aliviar ascite; e biopsia do fígado. Nos casos em que há excesso de volume de líquidos, podem ser prescritos diuréticos, albumina e suplementos de proteínas. Anotação cuidadosa da ingestão e do débito, pesagens diárias e medições da circunferência abdominal podem alertar a enfermeira para desvios significativos de volume e problemas hemodinâmicos ou respiratórios potenciais.

A manutenção da nutrição adequada é uma prioridade. Refeições leves e frequentes e antieméticos são administrados de acordo com a necessidade. É recomendável a oferta de uma dieta hipercalórica e hipoproteica para evitar complicações associadas ao metabolismo prejudicado das proteínas e da amônia, que pode causar encefalopatia hepática aguda. Contudo, a dieta hipoproteica é administrada apenas por períodos curtos, porque os pacientes em estado grave na verdade podem ter necessidades aumentadas de proteínas para produzir e manter a massa muscular e facilitar a cicatrização e a reparação dos tecidos. A nutrição parenteral é necessária apenas quando a ingestão oral é dificultada por náuseas e vômitos incontroláveis. Os pacientes com fadiga extrema necessitam de repouso frequente e espaçamento das atividades.

Em razão do risco de coagulopatia, a enfermeira deve estar atenta a sangramentos gengivais, epistaxe, equimoses, petéquias, hematêmese, hematúria e melena. A vitamina K pode ser prescrita para ajudar a atenuar os efeitos das tendências hemorrágicas e o médico pode solicitar que o TP seja monitorado para avaliar a eficácia do tratamento.

Também é recomendável evitar álcool, narcóticos, barbitúricos e outros fármacos metabolizados pelo fígado. Por essa razão, recomendam-se observação e documentação cuidadosa das reações do paciente (p. ex., estado mental, nível de consciência) aos fármacos e regimes terapêuticos. Em razão da incapacidade de o fígado metabolizar ou destoxificar alguns alimentos, fármacos e toxinas, a enfermeira pode ser solicitada a administrar frequentemente alguns fármacos como lactulose, sulfato de neomicina e metronidazol para tratar HE. Lactulose é um laxante, que acidifica o intestino grosso e impede a absorção de amônia. A dose de lactulose é titulada de forma que o paciente tenha duas a três evacuações moles por dia, mas sem diarreia. Neomicina e metronidazol atuam como antibióticos para eliminar as bactérias do intestino grosso que produzem amônia.

Quando o paciente tem prurido intenso associado à icterícia, um sequestrador de sais biliares (p. ex., colestiramina), um emoliente tópico ou ambos podem ser usados para ajudar a atenuar este sintoma. O paciente com quadro de confusão mental pode precisar usar luvas que cubram todos os dedos simultaneamente para evitar que escarifique a pele e provoque lesões cutâneas.

As instruções necessárias aos pacientes com hepatite incluem medidas para evitar infecção e transmissão, restrições dietéticas e abstinência de álcool e importância dos cuidados de manutenção. O paciente é instruído a monitorar sua tolerância às atividades e fadiga. Quando os sinais e sintomas persistem e as enzimas hepáticas continuam elevadas por mais de 6 meses, o paciente terá progredido para doença crônica. Isso é mais comum com as infecções por VHB e VHC e é confirmado por biopsia do fígado.

Complicações das doenças hepáticas

As complicações das doenças hepáticas avançadas são cirrose, EH, síndrome hepatorrenal (SHR), peritonite bacteriana espontânea (PBE) e carcinoma hepatocelular.

Cirrose

■ **Etiologia**

Como foi mencionado antes, infecção crônica pelo VHC e alcoolismo são as causas mais comuns de cirrose hepática. Entretanto, a cirrose hepática pode ser causada por outras doenças, inclusive esteato-hepatite não alcoólica, hemocromatose hereditária, doença de Wilson e deficiência de alfa$_1$-antripsina, entre outras.

■ **Fisiopatologia**

A cirrose desenvolve-se ao longo do tempo e pode causar alterações graves da arquitetura estrutural do fígado e da função dos hepatócitos. Essas alterações caracterizam-se por inflamação e necrose das células hepáticas, que podem ser focais ou difusas. A necrose é seguida de regeneração dos tecidos hepáticos, mas não com um padrão normal. Os tecidos fibrosos e os nódulos degenerativos formam-se com o tempo e distorcem a arquitetura normal do lobo hepático e alteram o fluxo sanguíneo do órgão. Essas alterações fibróticas são irreversíveis, resultando em disfunção hepática crônica e, por fim, insuficiência hepática. Inicialmente, podem ser encontrados depósitos de gordura nas células parenquimatosas. A causa das alterações gordurosas não está clara, mas pode ser uma reação às alterações da função enzimática responsável pelo metabolismo normal das gorduras. Por fim, todos os processos metabólicos do fígado são alterados.

A inflamação, as alterações fibróticas e o aumento da resistência vascular intra-hepática causam compressão dos lóbulos hepáticos, que resulta em aumento da resistência ou obstrução do fluxo sanguíneo normal do fígado, normalmente um sistema de baixa pressão. A hipertensão portal causa congestão e dilatação venosas significativas (Figura 41.4). Em seguida, o sangue rico em nutrientes proveniente do tubo GI é desviado do fígado, que seria o primeiro local para metabolismo de alguns nutrientes, fármacos e toxinas. A pressão da circulação venosa sistêmica aumenta, causando congestão onde os

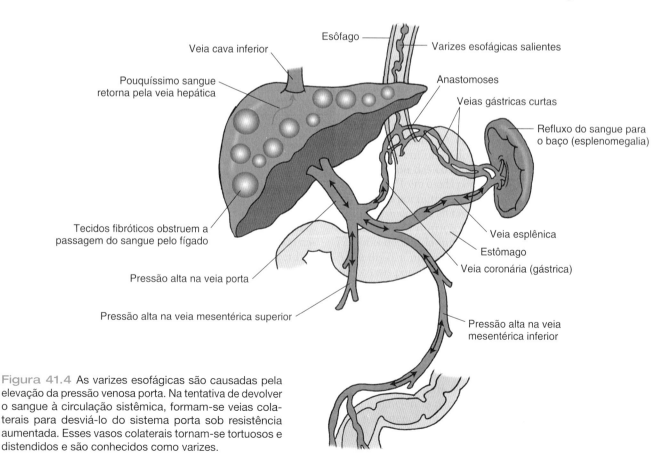

Figura 41.4 As varizes esofágicas são causadas pela elevação da pressão venosa porta. Na tentativa de devolver o sangue à circulação sistêmica, formam-se veias colaterais para desviá-lo do sistema porta sob resistência aumentada. Esses vasos colaterais tornam-se tortuosos e distendidos e são conhecidos como varizes.

sistemas venosos porta e sistêmico comunicam-se: esôfago, estômago e reto. Essas alterações vasculares resultam na formação de veias varicosas ou varizes. As varizes esofágicas e gástricas são especialmente preocupantes no cuidado prestado a esses pacientes, porque são extremamente friáveis. A ruptura dessas varizes pode causar sangramento interno profuso, que pode ser fatal. A hipertensão portal também estimula a ampliação da circulação colateral e permite que o sangue circule dos intestinos diretamente para a veia cava. Essa congestão é evidenciada frequentemente como uma coleção de vasos proeminentes na superfície do abdome, que também é conhecida como cabeça de Medusa. A esplenomegalia é causada pelo sequestro de sangue retido em consequência da hipertensão porta. O sequestro de plaquetas é particularmente preocupante, porque pode ser evidenciado clinicamente como tendência hemorrágica e trombocitopenia nos exames de laboratório. Hematêmese franca ou sangramento das varizes esofágicas e gástricas pode causar melena. As varizes hemorroidárias (ou hemorroidas) também são causadas pela hipertensão portal. Por fim, a hipertensão portal pode causar acumulação de líquidos no abdome, condição conhecida como ascite. À medida que a doença hepática avança e o paciente desenvolve cirrose, pode haver disfunção cardíaca de alto débito branda a moderada. Essa disfunção hiperdinâmica caracteriza-se por vasodilatação esplâncnica e sistêmica, um efeito de pós-carga que reduz o trabalho cardíaco e aumenta o débito cardíaco. Clinicamente, essa condição evidencia-se por hipotensão, taquicardia e sopros cardíacos. À medida que a cirrose hepática avança, essas manifestações clínicas tornam-se mais acentuadas. A Figura 41.5 ilustra as consequências clínicas da cirrose.

■ Avaliação

Em alguns pacientes, a cirrose pode ser subclínica. Contudo, as alterações da história clínica e do exame físico podem revelar indícios de disfunção hepática. Por exemplo, o metabolismo anormal dos carboidratos pode causar instabilidade dos níveis de glicemia. As anormalidades do metabolismo das gorduras podem causar fadiga e redução da tolerância aos esforços. Os distúrbios do metabolismo das proteínas diminuem a síntese de albumina, que é necessária à manutenção da pressão coloidosmótica que mantém os líquidos no espaço intravascular. A redução dessa pressão causa edema dos tecidos intersticiais e redução do volume plasmático. A globulina (outra proteína) é essencial à coagulação sanguínea normal. Somado à redução da síntese de alguns fatores de coagulação e ao metabolismo reduzido das vitaminas e do ferro, isso predispõe o paciente às complicações hemorrágicas, que podem variar de equimoses a hemorragias. O paciente também pode desenvolver CID branda. Hipertensão porta, ascite e edema dos membros inferiores causam hipotensão. Inicialmente, o paciente pode ter rubor cutâneo e pulsos saltitantes em consequência da vasodilatação do sistema venoso porta, que acarreta um estado hiperdinâmico com vasodilatação da circulação periférica e hipotensão. A Tabela 41.4 resume as anormalidades laboratoriais dos pacientes com cirrose e insuficiência hepática iminente.

■ Tratamento

As metas do tratamento são evitar estresse adicional da função hepática e reconhecer e tratar imediatamente as complicações. As funções hepáticas sob estresse são metabolismo dos

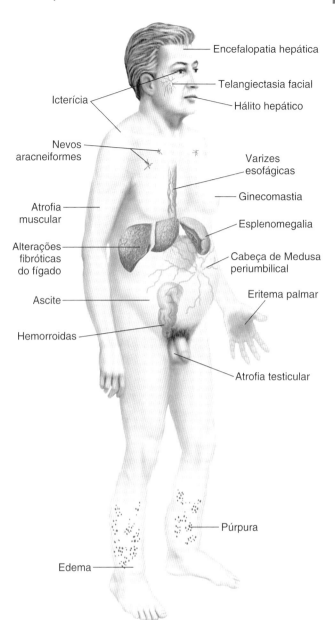

Figura 41.5 Consequências clínicas da cirrose hepática. (Segundo Porth CM: Pathophysiology: Concepts of Altered Health States, 8th ed. Philadelphia, PA: Wolters Kluwer Health/Lippincott Williams & Wilkins, 2009, p 968.)

nutrientes, depuração de fármacos e escórias metabólicas e produção dos fatores de coagulação. As intervenções incluem monitorar os marcadores nutricionais e assegurar a nutrição adequada; monitorar o balanço de líquidos, débito urinário, eletrólitos e exames bioquímicos, tipo de fármacos usados e doses necessárias; monitorar os tempos de sangramento, função plaquetária e hematócrito; e detectar sinais de hemorragia (Quadro 41.13). Os esquemas de limpeza intestinal podem ser prescritos. O diagnóstico imediato das complicações consiste em detectar sinais de insuficiência hepática iminente: alterações do estado mental e da função neurológica, ascite crescente e SHR.

Os pacientes em estado crítico por insuficiência hepática frequentemente têm algum grau de depressão do nível de consciência e icterícia da pele e das escleróticas. Os tempos de coagulação estão prolongados, de forma que podem ocorrer

850 Parte 9 Sistema Digestório

Tabela 41.4 Exames laboratoriais de função e disfunção hepáticas.

Parâmetro	Normal	Aumentado	Reduzido
Lesão hepatocelular			
ALT	5 a 35 UI/ℓ	Hepatites virais agudas (ALT mais que AST)	Deficiência de vitamina B
AST	5 a 40 UI/ℓ	Obstrução das vias biliares	
		Hepatite alcoólica (AST mais que ALT)	
		Isquemia ou hipoxia ("choque hepático")	
		Toxicidade dos fármacos	
		Insuficiência cardíaca direita	
		Câncer de fígado	
Função sintética do fígado			
Albumina	3,4 a 4,7 g/dℓ	Desidratação, choque	Doença hepática crônica, desnutrição, má absorção
Proteínas totais	6,0 a 8,0 g/dℓ		
TP	11 a 15 s	Doença hepática	N/A
INR	0,8 a 1,2 s	Deficiência de vitamina K	
		Anticoagulantes	
Colestase ou função excretória			
Bilirrubina total	0,2 a 1,3 mg/dℓ	Hepatites virais	N/A
Conjugada (direta)	0,1 a 0,3 mg/dℓ	Hepatite alcoólica	
Não conjugada (indireta)	0,2 a 0,7 mg/dℓ	Icterícia obstrutiva	
Fosfatase alcalina	30 a 115 UI/ℓ	Cirrose biliar primária	
GGT	9 a 85 U/ℓ		

N/A, não se aplica; TP, tempo de protrombina; ALT, alanina transaminase; AST, aspartato aminotransferase; GGT, gamaglutamiltranspeptidase; INR, razão normalizada internacional.

Quadro 41.13 Diretrizes interdependentes do cuidado para o paciente com cirrose e insuficiência hepática iminente.

Resultados	Intervenções
Troca de gases prejudicada **Padrão respiratório ineficaz**	
Os resultados da GA do paciente permanecem dentro dos limites normais	• Monitorar a oximetria de pulso e os resultados da GA, frequência e padrão respiratórios e capacidade de eliminar secreções • Confirmar as alterações significativas da oximetria de pulso por determinação simultânea da oximetria e saturação arterial
O paciente não tem evidência de edema pulmonar ou atelectasia	• Ajudar o paciente a mudar de posição, tossir, respirar profundamente e usar um espirômetro de incentivo a cada 2 horas • Realizar percussão torácica com drenagem postural, se houver necessidade, a cada 4 horas
A ausculta pulmonar é normal bilateralmente	• Monitorar o efeito da ascite no esforço respiratório e na complacência pulmonar • Colocar o paciente em decúbito lateral com a cabeceira do leito elevada para aumentar a mobilidade diafragmática
Perfusão tissular cardíaca diminuída **Risco de sangramento** **Risco de perfusão gastrintestinal ineficaz**	
O paciente alcança ou mantém a pressão arterial e a oxigenação estáveis	• Monitorar os sinais vitais, inclusive débito cardíaco, resistência vascular sistêmica, oxigenação e consumo de oxigênio
O lactato sérico mantém-se nos limites normais	• Monitorar diariamente o nível de lactato, até que esteja dentro da faixa normal • Transfundir hemácias e administrar inotrópicos positivos ou coloides, conforme a prescrição, para melhorar a oxigenação
O paciente não tem sangramento relacionado com coagulopatia, varizes ou síndrome hepatorrenal	• Monitorar TP, TTP e hemograma completo diariamente • Avaliar sinais de sangramento (p. ex., sangue no conteúdo gástrico, fezes ou urina); observar se há petéquias ou equimoses • Administrar hemocomponentes conforme a indicação • Ajudar a instalar e cuidar de um tubo com balão de tamponamento esofágico • Realizar lavagem gástrica conforme a necessidade
Distúrbio eletrolítico **Risco de volume de líquidos desequilibrado**	
O paciente mantém-se euvolêmico O paciente não ganha peso em consequência da retenção de líquidos	• Pesar diariamente • Monitorar ganhos e perdas • Monitorar os níveis dos eletrólitos • Medir diariamente a circunferência abdominal no mesmo local do abdome

Capítulo 41 Distúrbios Gastrintestinais Comuns **851**

Quadro 41.13 Diretrizes interdependentes do cuidado para o paciente com cirrose e insuficiência hepática iminente. (*Continuação*)

Resultados	Intervenções
	• Monitorar sinais de excesso de volume: Galope cardíaco Estertores pulmonares Dispneia Distensão das veias jugulares Edema periférico • Administrar diuréticos conforme a prescrição
Risco de lesão **Mobilidade física prejudicada** **Risco de intolerância à atividade** **Risco de infecção**	
O paciente está alerta e orientado O nível de amônia mantém-se nos limites normais O paciente alcança ou mantém sua capacidade de realizar as atividades da vida diária e movimentar-se independentemente Sem evidência de infecção leucometria normal	• Avaliar o nível sérico de amônia • Administrar lactulose conforme a prescrição • Monitorar o nível de consciência, orientação, processamento mental • Verificar se há asterixe • Adotar precauções para evitar quedas • Consultar um fisioterapeuta • Realizar exercícios de mobilização e fortalecimento • Monitorar os critérios para SRIS: leucocitose, hipertermia, taquipneia e taquicardia • Usar técnica asséptica durante procedimentos e monitorar outros • Manter esterilidade de tubos e cateteres invasivos • Trocar cateteres invasivos, enviar sangue, pontas de cateteres ou líquidos para cultura; cuidar dos locais de acesso, etc., conforme o protocolo do hospital
Integridade da pele prejudicada	
A integridade da pele é preservada	• Examinar a pele a cada 8 horas e todas as vezes que o paciente for reposicionado • Mudar a posição do paciente a cada 2 horas. Ajudar ou ensinar o paciente a transferir seu peso ou mudar de posição • Considerar o uso de colchão para reduzir/aliviar pressão
Nutrição desequilibrada	
A ingestão de calorias e nutrientes atende às necessidades metabólicas calculadas (p. ex., gasto calórico basal) A evidência de disfunção metabólica é mínima	• Assegurar nutrição por alimentação oral, enteral ou parenteral • Seguir as restrições de sódio, proteínas, gorduras ou líquidos conforme a necessidade • Consultar um nutricionista ou serviço de suporte nutricional para avaliar as necessidades e restrições nutricionais • Oferecer refeições leves e frequentes • Monitorar os níveis de albumina, pré-albumina, transferrina, ureia, colesterol, triglicerídios, bilirrubina, aspartato transaminase e alanina transaminase • Administrar enemas de limpeza e catárticos conforme a prescrição
Conforto prejudicado	
O paciente tem dor mínima O paciente tem prurido mínimo	• Avaliar a dor e o desconforto causados por ascite, sangramento ou prurido • Administrar analgésicos criteriosamente e monitorar a resposta do paciente • Banhar com água gelada e secar suavemente com uma toalha • Lubrificar a pele • Administrar fármacos antipruriginosos: aplicar na pele conforme a necessidade e a prescrição
Enfrentamento ineficaz **Ansiedade**	
O paciente demonstra diminuição da ansiedade	• Avaliar a reação do paciente à doença. Reservar tempo para ouvi-lo • Avaliar o efeito do ambiente de cuidados intensivos no paciente • Atenuar sobrecarga de estímulos sensoriais • Assegurar tempo suficiente para um sono ininterrupto • Recomendar flexibilidade nos horários de visitas de familiares • Preparar um cuidador consistente
Ensino/planejamento de alta	
O paciente/outras pessoas significativas entendem os procedimentos e exames necessários para o tratamento da disfunção hepática O paciente/outras pessoas significativas estão preparados para os cuidados domiciliares	• Preparar o paciente/outras pessoas significativas para procedimentos como paracentese ou exames laboratoriais • Fornecer ao paciente e familiares informações sobre restrições de sódio, proteínas e líquidos. Fornecer instruções por escrito • Explicar os sinais e sintomas de progressão da insuficiência hepática (p. ex., alteração do estado mental, cor da pele, ascite) • Explicar os sinais e sintomas de sangramento oculto e infecção respiratória • Ensinar o regime terapêutico domiciliar • Ensinar medidas para aumentar o conforto

sangramentos de vários locais. Em razão do estado de debilitação do paciente, existe o risco de úlceras de pressão e lesões da pele.

A manutenção do equilíbrio hidreletrolítico requer avaliações contínuas da enfermagem. Os desequilíbrios podem ser causados pelo tratamento de reposição, desnutrição, aspiração gástrica, diuréticos, vômitos, sudorese, ascite, diarreia, ingestão inadequada de líquidos e níveis altos de aldosterona. O paciente pode queixar-se de cefaleia, fraqueza, dormência e formigamento nos membros, abalos musculares, sede, náuseas ou cãibras musculares e pode ficar confuso. A enfermeira tem a função de monitorar o peso e as tendências da PVC para ajudar a detectar retenção de líquidos e sobrecarga de volume vascular. Outros indícios que devem ser monitorados pela avaliação são qualquer aumento ou redução do débito urinário, arritmias cardíacas, alterações do estado mental ou nível de consciência, vômitos persistentes ou fezes líquidas frequentes, tremores musculares, espasmos, edema ou turgor cutâneo reduzido.

A dificuldade de equilibrar o balanço hidreletrolítico pelos rins e outras anormalidades da homeostasia dos líquidos predispõem o paciente à ascite, ou acumulação de líquido no peritônio. Essa complicação pode ser problemática, porque pode reduzir os movimentos diafragmáticos e interferir com o padrão respiratório do paciente. Por essa razão, é fundamental que a enfermeira monitore a função respiratória. A ascite é tratada com repouso ao leito, dieta hipossódica (no máximo 2.000 mg/dia), restrição de líquidos e diuréticos.[28] Estudos demonstraram que o limite máximo de absorção do líquido ascítico com o tratamento diurético é de 700 a 900 mℓ/dia. Quando a diurese é maior que isso, os líquidos podem ser eliminados à custa do volume intravascular e podem agravar a instabilidade hemodinâmica. Diurese com espironolactona (um antagonista da aldosterona) é o tratamento diurético preferível para ascite, embora a combinação com furosemida seja mais eficaz.[28] É essencial monitorar distúrbios eletrolíticos, principalmente hipopotassemia. Além do controle rigoroso dos ganhos e das perdas e das pesagens diárias, a circunferência abdominal também deve ser medida diariamente.

A paracentese também é realizada para tratar ascite dos pacientes que não melhoram com restrição de sódio e tratamento com diuréticos em doses máximas.[28] Com esse procedimento, o líquido ascítico é removido do abdome por aspiração com uma agulha percutânea. Cerca de 4 a 6 ℓ de líquido ascítico podem ser removidos e o monitoramento atento dos sinais vitais é importante durante o procedimento, porque a redução repentina da pressão intravascular pode causar hipotensão, hipoperfusão renal e taquicardia. Expansores de volume são recomendados quando é necessário retirar 5 ℓ ou mais de líquido ascítico durante um único procedimento de paracentese (p. ex., reposição de 5 a 10 g de albumina por litro de líquido ascítico retirado).[28] Assim como qualquer procedimento invasivo, o risco de infecção é maior, especialmente quando são realizadas paracenteses repetidas com remoção de volumes grandes (p. ex., ascite resistente ao tratamento). A ascite resistente acarreta deterioração contínua da função hepática e aumenta a pressão porta, eleva os níveis circulantes dos vasoconstritores e diminui o fluxo sanguíneo renal. A ascite resistente é um prenúncio de deterioração da doença do paciente. A ascite resistente exige paracenteses repetidas com intervalos progressivamente menores entre os procedimentos. Infelizmente, a paracentese não melhora o prognóstico desfavorável global e todos os pacientes com ascite resistente devem ser referenciados para avaliar a possibilidade de um transplante de fígado.

Um *shunt* peritoniovenoso (PV) é estabelecido para atenuar a ascite resistente aos outros tratamentos. O *shunt* de LeVeen (Figura 41.6) é estabelecido colocando-se a ponta distal de um tubo na cavidade abdominal e levando-se a outra ponta até uma veia central (p. ex., veia cava superior) por meio de um túnel subcutâneo. Esse tubo intra-abdominal perfurado permite que o líquido ascítico circule para dentro da veia central. As complicações associadas à colocação e ao uso desse *shunt* são sepse, peritonite, CID, trombose e hemorragia varicosa. O *shunt* de LeVeen não é recomendado aos pacientes com ascite infectada, encefalopatia ou insuficiência renal. Embora o *shunt* PV controle a ascite mais eficazmente que a paracentese, os índices de obstrução do tubo ao longo do primeiro ano depois da colocação são altos. Em vista das complicações mencionadas antes, esses *shunts* raramente são utilizados na prática corrente de hepatologia.

Como se pode observar na Figura 41.7, SPIT (*shunt* portossistêmico intra-hepático transjugular) é uma abordagem não cirúrgica utilizada para tratar ascite e hemorragia varicosa aguda. A finalidade do SPIT é descomprimir o sistema venoso porta e, deste modo, evitar recidiva da hemorragia varicosa ou interromper ou reduzir a acumulação de líquido ascítico.[28] O SPIT foi associado ao aumento dos índices de sobrevivência, à melhora da função renal por aumento da irrigação sanguínea e até permite que alguns pacientes parem de fazer hemodiálise. As contraindicações absolutas a um procedimento de SPIT são insuficiência cardíaca congestiva, regurgitação tricúspide grave, cistos hepáticos múltiplos, infecção sistêmica ou sepse descontrolada, obstrução biliar persistente e hipertensão pulmonar grave (pressões médias acima de 45 mmHg; estes pacientes não são candidatos a um transplante de fígado). Utilizando um cateter de angiografia, o cirurgião introduz um fio-guia com balão dilatador na veia jugular interna, que então é avançado por dentro do parênquima hepático até se ligar à veia porta (onde entra a maior parte do sangue que irriga o fígado) e à veia hepática, que drena o sangue para a veia cava inferior. Em seguida, o cirurgião coloca um *stent* para formar um conduto entre as veias hepática e porta, de forma a reduzir

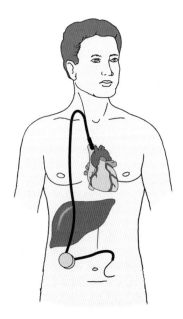

Figura 41.6 A extremidade distal do *shunt* de LeVeen é levada até uma veia central por um túnel subcutâneo. O *shunt* permite que o líquido ascítico drene da cavidade abdominal para a veia.

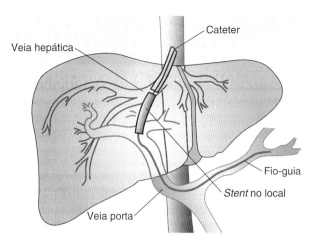

Figura 41.7 *Shunt* portossistêmico intra-hepático transjugular (SPIT). Um *stent* é introduzido por um cateter na veia porta para desviar o fluxo sanguíneo e reduzir a hipertensão porta. (Hinkle JL, Cheever KH: Brunner e Suddarth's Textbook of Medical-Surgical Nursing, 13th ed. Philadelphia, PA: Lippincott Williams & Wilkins, 2014, p 1348.)

a pressão porta. As complicações são obstrução e estenose do *shunt* e encefalopatia hepática. A incidência de EH aumenta depois da colocação de um SPIT porque este *shunt* portocava desvia o fluxo sanguíneo porta para fora do parênquima hepático. Embora o SPIT seja extremamente bem-sucedido como tratamento para ascite, metanálises recentes concluíram que ele pode estar associado à agravação da encefalopatia.

Encefalopatia hepática

Pacientes com doença hepática grave podem progredir para EH – uma redução reversível da função neurológica em consequência da hepatopatia crônica. Em geral, as manifestações clínicas da EH podem ser sutis, inclusive problemas de memória, transtornos de personalidade, déficits de concentração e tempos de reação. A EH pode evoluir e causar anormalidades neurocognitivas mais evidentes, irritabilidade ou agitação, inversão dos horários diurnos e noturnos, sonolência e, por fim, coma terminal se não for tratada. Essas anormalidades podem ser graduadas com base nas manifestações clínicas: o grau 1 inclui alterações comportamentais, confusão mental branda, fala arrastada e/ou sono perturbado; o grau 2 consiste em letargia e/ou confusão mental moderada; o grau 3 inclui confusão profunda (estupor), fala incoerente, sonolência (embora o paciente possa ser acordado); e o grau 4 caracteriza-se por coma sem reação aos estímulos dolorosos. O tratamento varia de acordo com o nível de gravidade.

A causa da EH parece estar relacionada com a acumulação de substâncias tóxicas absorvidas do trato intestinal. Essas substâncias acumulam-se porque o fígado não tem mais capacidade de metabolizar e destoxificar estes compostos. Amônia (um subproduto do metabolismo das proteínas e dos aminoácidos) em níveis altos no soro é uma das neurotoxinas supostas. Em condições normais, a amônia é metabolizada em ureia antes de entrar na circulação sistêmica e, em seguida, a ureia é excretada pelos rins. Quando o fígado não consegue realizar essa destoxificação ou quando boa parte do sangue porta é desviada do fígado em consequência da hipertensão porta, o nível de amônia circulante aumenta. Quando a amônia e outros compostos tóxicos podem ser reduzidos por meio do tratamento

eficaz, a encefalopatia melhora progressivamente. Embora os níveis arteriais de amônia sejam mais confiáveis que as concentrações venosas, as amostras arteriais são mais difíceis de obter e causam mais dor ao paciente. Além disso, os sinais e sintomas da EH podem começar algum tempo depois da elevação dos níveis de amônia e a melhora dos sintomas da EH pode ocorrer antes que haja alguma redução das concentrações de amônia.

O tratamento geralmente é baseado em intervenções que reduzem a produção e absorção de amônia com fármacos como lactulose e/ou rifaximina. A lactulose é administrada para facilitar as evacuações e a eliminação das escórias nitrogenadas, além de reduzir o pH do intestino grosso para evitar que a amônia seja absorvida. Os antibióticos como a neomicina ou o metronidazol podem ser administrados para erradicar as bactérias intestinais responsáveis pela produção de escórias nitrogenadas. Além disso, a restrição da ingestão dietética de proteínas não é mais recomendada para a maioria dos pacientes, porque os indivíduos com cirrose frequentemente estão desnutridos. Nos pacientes com hipertensão portal (causada por cirrose), sangramentos de varizes esofágicas ou outras áreas do tubo GI introduzem uma carga nitrogenada significativa no intestino. A decomposição das hemácias por desaminação bacteriana forma mais amônia e torna um *shunt* portossistêmico uma opção terapêutica importante (*i. e.*, reduz a hipertensão porta/risco de sangramento). Entretanto, a derivação hepática por um *shunt* portossistêmico pode reduzir a depuração e aumentar a acumulação de toxinas, permitindo o desenvolvimento rápido de EH. As intervenções de enfermagem para monitorar alterações do estado mental e garantir a segurança do ambiente são prioritárias.

Síndrome hepatorrenal

Síndrome hepatorrenal (SHR) é a complicação fatal mais comum da cirrose. Essa síndrome é definida pelo desenvolvimento de insuficiência renal nos pacientes com hepatopatia grave (aguda ou crônica), na ausência de qualquer outra causa detectável de deterioração renal.[29] Existem dois tipos definidos de SHR. O início do tipo 1 é rápido, com nível de creatinina acima de 2,5 mg/dℓ ou redução de 50% na depuração de creatinina inicial em 24 horas e diminuição da taxa de filtração glomerular a menos de 20 mℓ/minuto em 2 semanas. O tipo 1 é detectado comumente nos pacientes com insuficiência hepática aguda ou hepatite alcoólica, ou depois da descompensação aguda de um paciente com história de cirrose. Em geral, os pacientes têm icterícia e coagulopatia significativa. O tempo de sobrevida dos pacientes com SHR tipo 1 é de duas semanas.[30] A mortalidade associada à SHR tipo 1 geralmente é uma combinação de insuficiências hepática e renal ou sangramento varicoso. A SHR tipo 2 é comum nos pacientes com ascite resistente aos diuréticos. O início é mais insidioso e a função renal deteriora ao longo de alguns meses, mas a síndrome também está associada a um prognóstico desfavorável com sobrevida média de 6 meses.[30] Com os dois tipos de SHR, a falência dos rins é causada pela vasodilatação sistêmica extrema (em consequência da hipertensão portal associada à insuficiência hepática), que reduz o volume sanguíneo circulante efetivo. Isso provoca aumentos compensatórios do débito cardíaco e vasoconstrição renal máxima, que reduz a perfusão renal e depois evolui para insuficiência renal.

As manifestações clínicas da SHR são ascite, icterícia, hipotensão e oligúria; nos casos típicos, as anormalidades laboratoriais incluem azotemia, creatinina sérica alta, sódio urinário

854 Parte 9 Sistema Digestório

inferior a 10 mEq/ℓ e hiponatremia. As metas do tratamento são medidas para manter as funções hepática e renal. No passado, o tratamento preferido era transplante de fígado. Contudo, como os níveis séricos altos de creatinina antes do transplante foram identificados como fator prognóstico desfavorável depois da operação, hoje existem indícios de que o transplante simultâneo de fígado e rim possa aumentar a sobrevida desses pacientes.

Peritonite bacteriana espontânea

Os pacientes com doença hepática podem ser mais suscetíveis às infecções, porque as células de Kupffer do fígado – responsáveis por captar e depois decompor substâncias estranhas e potencialmente perigosas no organismo – não funcionam com eficácia suficiente. Peritonite bacteriana espontânea (PBE) é uma infecção do líquido ascítico sem qualquer fonte intra-abdominal detectável (i. e., sem perfuração intestinal demonstrável). O líquido ascítico contém concentrações baixas de albumina, que normalmente parecem conferir alguma proteção contra as bactérias. O extravasamento subsequente de bactérias através da parede abdominal ou por procedimentos invasivos (p. ex., endoscopia digestiva, colocação de tubo nasogástrico ou cateter IV, ou introdução de um cateter vesical de demora) parece desencadear PBE.

Os pacientes com PBE podem queixar-se de febre, calafrios, dor abdominal difusa ou hipersensibilidade à palpação (mas raramente têm hipersensibilidade à descompressão súbita do abdome). Contudo, os sintomas podem ser mínimos, apenas com agravação sutil da icterícia ou deterioração da encefalopatia.

A PBE acarreta descompensação renal em cerca de 30 a 40% dos pacientes cirróticos e é um previsor seguro de morte durante a internação hospitalar.[31] *Escherichia coli*, espécies de *Klebsiella* e *Staphylococcus aureus* são os agentes etiológicos mais comuns.[31] A detecção imediata dos sinais e sintomas de PBE nos pacientes com cirrose avançada (i. e., febre, dor/hipersensibilidade abdominal e alterações do estado mental) é importante, antes que eles evoluam ao choque. Como os pacientes com cirrose avançada frequentemente têm hipotermia branda, temperatura de 37,8°C ou maior deve ser considerada clinicamente suspeita (i. e., semelhante ao que ocorre com um paciente com neutropenia). Quando houver suspeita de PBE, o líquido ascítico deve ser examinado quanto a celularidade total, contagem diferencial e cultura. O tratamento com antibióticos de espectro amplo é recomendável até que os resultados desses exames estejam disponíveis. Além disso, a PBE deve ser diferenciada da peritonite secundária a um abscesso ou perfuração, porque esta última requer intervenção cirúrgica imediata.

Obesidade

▪ Etiologia

Nos EUA, a trajetória da epidemia de obesidade está em fase ascendente. Hoje em dia, mais de dois terços dos americanos têm sobrepeso (definido por índice de massa corporal [IMC] entre 25 e 30 kg/m²) ou são obesos (definidos por IMC acima de 30 kg/m²).[32] Modelos estatísticos estimaram recentemente que, até 2030, 42% dos adultos serão obesos e 11% terão obesidade grave.[33]

A etiologia da obesidade é genética e ambiental. Uma dieta nutritiva bem balanceada ainda é o elemento essencial à manutenção do peso saudável; a perda de apenas 10% do peso frequentemente é suficiente para reduzir a pressão arterial

elevada, os níveis de HbA1c e os valores lipídicos. Entretanto, a cirurgia bariátrica possibilita perdas mais significativas de peso que as dietas convencionais e a prática de exercícios.

▪ Avaliação

▶ **História clínica.** O tratamento da obesidade requer uma avaliação nutricional abrangente, assim como uma história clínica e exame físico completos. As considerações importantes são determinantes sociais de saúde, padrões dietéticos e atividade física e revisão dos fármacos que possam promover o aumento do peso. Existem algumas comorbidades associadas à obesidade, inclusive diabetes, hipertensão arterial, apneia obstrutiva do sono e osteoartrite, entre outras.

▶ **Exame físico.** O índice de Quetelet – mais conhecido com índice de massa corporal (IMC) – é um método simples e rápido para avaliar a adiposidade corporal em relação com a estatura e o peso, independentemente da conformação corporal. Entretanto, o IMC pode subestimar a gordura corporal de determinados indivíduos; ele não leva em consideração diferenças de sexo ou etnia; e não avalia a gordura ou massa seca (músculos) total. Normogramas padronizados ou calculares disponíveis *online* determinam o IMC facilmente; a obesidade pode ser classificada em três graus progressivos, que refletem o risco mais alto de desenvolver doença.

▶ **Exames laboratoriais.** Isoladamente, nenhum exame laboratorial permite firmar o diagnóstico de obesidade. A cirurgia bariátrica requer monitoramento periódico dos perfis metabólicos básicos (i. e., hemograma completo, eletrólitos, funções renal e hepática, TP e TTP); a enfermeira de cuidados intensivos deve estar familiarizada com os protocolos específicos do seu hospital.

▪ Tratamento

Em junho de 2013, a American Medical Association[34] adotou uma política que reconheceu a obesidade como doença, que requer diversas intervenções médicas para promover o tratamento e a prevenção da obesidade.[34] Essa política vem depois de décadas de uso de vários procedimentos cirúrgicos para reduzir peso (ou cirurgia bariátrica) com resultados e cobertura dos planos de saúde variáveis.

O *bypass* jejunoileal (BJI) introduzido em 1954 foi a primeira cirurgia bariátrica já realizada. Em razão da incidência alta de complicações (i. e., diarreia, cirrose hepática, nefrolitíase e insuficiência renal), essa técnica foi finalmente proscrita na década de 1990. O primeiro *bypass* gástrico em Y de Roux (BGYR) foi realizado em 1977 e o primeiro *bypass* gástrico laparoscópico (BGYRL) foi concluído em 1994.[35]

A maioria das cirurgias bariátricas realizadas hoje em dia em todo o mundo é efetuada por via laparoscópica. Em geral, uma dieta com pouquíssimas calorias (DPC) é prescrita no período pré-operatório para ajudar a reduzir o tamanho do fígado e melhorar a precisão técnica, bem como reduzir as comorbidades comumente associadas à obesidade por meio do controle mais rigoroso da glicemia e pressão arterial. Além de perder peso, os benefícios de longa duração da cirurgia bariátrica são controle metabólico mais eficaz das comorbidades como diabetes e hipertensão.

Os objetivos das operações bariátricas são reduzir a ingestão alimentar, limitar a absorção de nutrientes ou ambas, de forma a facilitar o emagrecimento. Os tipos mais comuns de cirurgia bariátrica realizadas em todo o mundo são os seguintes: banda gástrica ajustável por laparoscopia (BGAL), BGYR e gastrectomia em manga (GM, ou *sleeve gastrectomy*, em inglês). A BGAL é o procedimento menos invasivo: uma faixa ajustável é colocada ao redor de uma parte do estômago e funciona como um mecanismo restritivo (*i. e.*, permite que o indivíduo sinta-se cheio depois de ingerir quantidades pequenas de alimento). O BGYR é consideravelmente mais invasivo: o estômago é reduzido ao tamanho de uma bolsa pequena e ligado cirurgicamente à parte inferior do intestino delgado. O BGYR funciona limitando tanto a ingestão alimentar quanto a absorção de nutrientes (*i. e.*, porções menores são ingeridas e a maior parte do estômago e duodeno é desviada). A GM consiste na excisão longitudinal e ressecção de quase 85% do estômago; o estômago restante assemelha-se a um tubo ou manga de camisa.

Depois dos procedimentos laparoscópicos de BGYR ou GM, um teste de extravasamento de contraste (Gastrografin®) é realizado geralmente no primeiro dia depois da cirurgia para confirmar que não há deiscência da anastomose cirúrgica. Se não for detectado extravasamento, o paciente pode começar a ingerir pequenos goles de um líquido claro. A enfermeira de cuidados intensivos deve estar especialmente atenta e antecipar-se às complicações pós-operatórias que podem ocorrer. Por exemplo, os pacientes obesos comumente têm um padrão ventilatório restritivo, que os coloca em risco mais alto de complicações pulmonares pós-operatórias como hipoventilação, hipoxemia e ventilação mecânica prolongada. A obesidade extrema (IMC igual ou maior que 40 kg/m²) foi associada ao risco aumentado de ventilação mecânica prolongada dos pacientes em estado crítico.[36] Além disso, a pressão intra-abdominal elevada em consequência do excesso de tecido adiposo no tórax e abdome aumenta o risco de aspiração. As medidas profiláticas incluem colocar o paciente em posição de Trendelenburg invertida e aplicar pressão expiratória final positiva (PEEP, ou *positive end-expiratory pressure*, em inglês) durante a ventilação mecânica, que pode facilitar o trabalho respiratório, melhorar a oxigenação e facilitar a extubação rápida. Outras complicações pós-operatórias imediatas são sangramento, deiscência da anastomose cirúrgica, infecção e tromboembolia. Protocolos de cuidados pós-operatórios intensivos são utilizados comumente (*i. e.*, controle da dor, monitoramento hemodinâmico, líquidos intravenosos, higiene pulmonar e mobilização precoce).

As complicações a longo prazo das operações bariátricas podem incluir hérnia incisional, colelitíase (cálculos biliares) e formação de cálculos renais. Em razão da modificação da anatomia do estômago, a introdução de um tubo nasogástrico coloca o paciente em risco de perfuração da mucosa e a progressão do tubo deve ser realizada com cautela (*i. e.*, evitar progredir o tubo contra resistência). O controle radioscópico durante a introdução, que permite visualizar a ponta do tubo, é uma abordagem que pode reduzir o risco de perfuração. Outras medidas para evitar perfuração acidental são utilizar tubos flexíveis e macios de poliuretano ou silicone (em vez de PVC [policloreto de vinila]).[37]

Desafios relacionados à aplicabilidade clínica

Estudo de caso

J.S. é um homem de 45 anos internado com queixas de dor contínua e progressivamente mais grave no quadrante superior direito, náuseas e vômitos nas últimas 24 horas. No fim de semana anterior, ele foi a uma festa e ingeriu grande quantidade de álcool em uma reunião de família, mas referiu que não bebia regularmente. O paciente toma diariamente um complexo vitamínico e não usa nenhum outro fármaco prescrito.

Ao exame físico, observou-se que o paciente tinha sofrimento agudo com expressões faciais de dor e apertava seu abdome. Os sinais vitais eram os seguintes: temperatura de 38°C, pressão arterial de 102/58 mmHg, pulso de 101 batimentos/minuto e frequência respiratória de 16/minuto. Os exames laboratoriais revelaram leucocitose de 11.000 células/mm³, hematócrito de 45%, creatinina sérica de 1,4 mg/dℓ, bilirrubina sérica total de 3,4 mg/dℓ e amilase sérica de 650 U/ℓ. Os níveis de AST e ALT estavam elevados. A ultrassonografia do abdome mostrou um cálculo de colédoco. O tratamento recomendado foi dieta zero, colocação de um tubo nasogástrico (com aspiração sob baixa pressão), infusão de líquidos IV e analgésicos para aliviar a dor. O diagnóstico do paciente foi pancreatite biliar aguda e foi programado um procedimento de colangiopancreatografia retrógrada endoscópica (CPRE) para remover o cálculo do colédoco.

1. Quais são os sinais e sintomas típicos de PA e quais são seus mecanismos fisiopatológicos?
2. Quais indicadores clínicos e laboratoriais são usados para avaliar o prognóstico da PA?
3. Qual é o tratamento para PA?

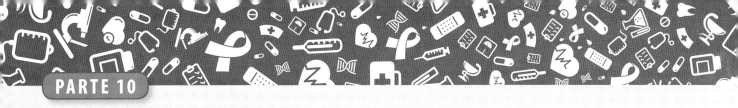

PARTE 10
Sistema Endócrino

42
Anatomia e Fisiologia do Sistema Endócrino

Jane Kapustin e Ameera Chakravarthy

Objetivos de aprendizagem

Com base no estudo deste capítulo, o leitor deverá ser capaz de:

1. Descrever a síntese, a ação e a regulação do hormônio antidiurético, do hormônio do crescimento e dos hormônios tireóideos.
2. Entender como a vitamina D ativada, o hormônio paratireóideo e a calcitonina influenciam as concentrações sanguíneas do cálcio.
3. Descrever os oito mecanismos responsáveis pela patogenia do diabetes melito tipo 2.
4. Comparar e contrastar a fisiopatologia do diabetes tipos 1 e 2.
5. Descrever as funções dos hormônios contrarreguladores, dos hormônios intestinais e do glucagon na regulação da glicose sanguínea.
6. Explicar como os glicocorticoides são secretados.
7. Descrever os efeitos significativos dos glicocorticoides usados terapeuticamente.
8. Resumir o sistema renina-angiotensina de regulação da secreção dos mineralocorticoides.

A comunicação entre os sistemas do organismo é efetuada de três formas. O sistema nervoso é um desses mecanismos de comunicação. Outro mecanismo é a secreção celular de compostos químicos liberados no líquido intersticial. Exemplos desse último mecanismo de comunicação são os compostos químicos que desencadeiam uma reação inflamatória local, inclusive histamina, complemento e prostaglandinas. O terceiro mecanismo de comunicação é a secreção celular de compostos químicos que circulam na corrente sanguínea. Esse último mecanismo de comunicação é conhecido comumente como sistema endócrino (Figura 42.1, Tabela 42.1). As secreções das células endócrinas são conhecidas como hormônios. Hormônios são moléculas sintetizadas e secretadas por células especializadas e liberadas na corrente sanguínea de forma a produzir seus efeitos biológicos em células-alvo distantes do seu local de origem. Os hormônios controlam metabolismo, transporte de substâncias através da membrana celular, equilíbrio hidreletrolítico, crescimento e desenvolvimento, adaptação e reprodução.

A ação do hormônio é específica e depende da ligação a um receptor hormonal especializado existente na célula-alvo. Esse complexo hormônio-receptor é responsável por uma série de reações biológicas. Os hormônios têm ação estimuladora ou inibidora. De qualquer forma, suas ações são muito específicas para determinado órgão (p. ex., prolactina, que atua apenas nas glândulas mamárias) ou seus efeitos são generalizados (p. ex., insulina, que afeta muitas funções celulares do organismo).

A produção dos hormônios é mantida por um mecanismo de *feedback*, que envolve o sistema hipotalâmico-hipofisário (Figura 42.2). A secreção de um hormônio específico é estimulada quando o nível circulante deste hormônio está baixo (*feedback* positivo). Por outro lado, quando o nível circulante de um hormônio está alto, a secreção de mais hormônio é inibida (*feedback* negativo) até que seja alcançado um nível mais baixo. Esse sistema é regulado por sensores especializados localizados no hipotálamo, que monitoram continuamente os níveis hormonais para manter a homeostasia autorregulada. Teoricamente, quando funciona normalmente, esse sistema evita a produção excessiva de hormônios.

Os efeitos do envelhecimento também podem afetar o sistema endócrino (Quadro 42.1). À medida que o ser humano envelhece, a sensibilidade dos órgãos-alvo diminui. Esses órgãos apresentam os efeitos do envelhecimento na forma de aumento da pigmentação ou redução de tamanho. Na verdade, isso reduz a ligação aos receptores hormonais. Esse fenômeno explica por que os pacientes idosos (especialmente as mulheres) têm riscos mais altos de desenvolver hipotireoidismo: o envelhecimento pode reduzir a produção de tri-iodotironina (T_3) e tiroxina (T_4) e resultar na atrofia da glândula tireoide.

A disfunção endócrina pode ser classificada em cinco grupos principais:

- Produção hormonal abaixo do normal em consequência de malformação ou destruição da glândula

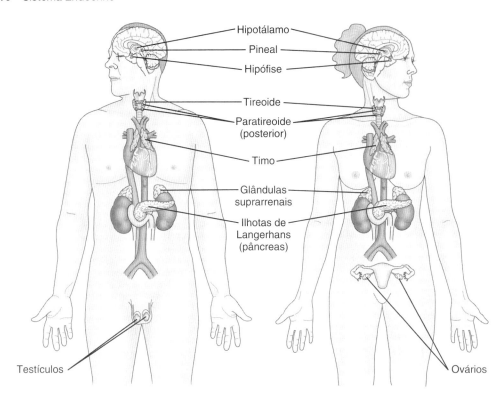

Figura 42.1 Sistema endócrino. (De Hinkle JL, Cheever KH: Brunner & Suddarth's Textbook of Medical-Surgical Nursing, 13th ed. Philadelphia, PA: Lippincott Williams & Wilkins, p 1464, 2014.)

Tabela 42.1 Resumo do sistema endócrino.

Glândula endócrina e hormônio	Local de ação principal	Principais processos afetados
Hipófise		
Lobo anterior		
GH, somatotrofina	Sistêmico	Crescimento dos ossos, músculos e outros órgãos
TSH	Tireoide	Crescimento e atividade secretória da glândula tireoide
ACTH	Córtex suprarrenal	Crescimento e atividade secretória do córtex suprarrenal
FSH	Ovários	Desenvolvimento dos folículos e secreção de estrogênio
	Testículos	Desenvolvimento dos túbulos seminíferos e espermatogênese
LH (ou hormônio de estimulação das células intersticiais)	Ovários	Ovulação, formação do corpo lúteo, secreção de progesterona
Prolactina (LTH)	Testículos	Secreção de testosterona
MSH	Glândulas mamárias e ovários	Secreção de leite; manutenção do corpo lúteo
β-lipotrofina	Pele	Pigmentação
Lobo posterior		
ADH (vasopressina)	Rim	Reabsorção de água; homeostasia da água
	Arteríolas	Pressão arterial
Ocitocina	Útero	Contração
	Mama	Expressão do leite
Glândula pineal		
Melatonina	Gônadas	Maturação sexual
Glândula tireoide		
Tiroxina (T_4) e tri-iodotironina (T_3)	Sistêmico	Taxa metabólica; crescimento e desenvolvimento; metabolismo intermediário
Calcitonina	Ossos	Inibe a reabsorção do cálcio; reduz os níveis sanguíneos do cálcio
Glândulas paratireoides		
PTH (paratormônio)	Ossos, rins, intestino	Estimula a reabsorção óssea; aumenta a absorção de cálcio; eleva o nível sanguíneo de cálcio

Tabela 42.1 Resumo do sistema endócrino. (*Continuação*)

Glândula endócrina e hormônio	Local de ação principal	Principais processos afetados
Glândulas suprarrenais		
Córtex		
Mineralocorticoides (p. ex., aldosterona)	Rim	Reabsorção de sódio; eliminação de potássio
Glicocorticoides (p. ex., cortisol)	Sistêmico	Metabolismo dos carboidratos, proteínas e gorduras; reação ao estresse; ação anti-inflamatória
Hormônios sexuais	Sistêmico	Estirão de crescimento antes da adolescência
Medula		
Epinefrina	Músculo cardíaco, músculo liso, glândulas	Funções de emergência: mesma estimulação do sistema nervoso simpático
Norepinefrina	Órgãos inervados pelo sistema nervoso simpático	Neurotransmissor químico; aumenta a resistência periférica
Células das ilhotas pancreáticas		
Insulina	Sistêmico	Reduz a glicose sanguínea; utilização e armazenamento dos carboidratos; reduz a gliconeogênese
Glucagon	Fígado	Aumenta a glicose sanguínea; glicogenólise
Somatostatina	Sistêmico	Reduz a glicose sanguínea interferindo com a secreção de GH e glucagon
Testículos		
Testosterona	Sistêmico	Desenvolvimento das características sexuais secundárias
	Órgãos reprodutivos	Desenvolvimento e manutenção; função normal
Ovários		
Estrogênio	Sistêmico	Desenvolvimento das características sexuais secundárias
	Glândulas mamárias	Desenvolvimento do sistema ductal
	Órgãos reprodutivos	Maturação e função cíclica normal
Progesterona	Glândulas mamárias	Desenvolvimento dos tecidos secretórios
	Útero	Preparação para implantação; manutenção da gravidez
Trato digestório		
Gastrina	Estômago	Produção de suco gástrico
Enterogastrona	Estômago	Inibe secreção e motilidade
Secretina	Fígado e pâncreas	Produção de bile; produção de suco pancreático aquoso (rico em $NaHCO_3$)
Pancreozimina	Pâncreas	Produção de suco pancreático rico em enzimas
Colecistoquinina (CCK)	Vesícula biliar	Contração e esvaziamento

- Excesso de hormônio
- Produção de hormônio anormal resultante de mutação genética
- Distúrbios dos receptores hormonais resultantes de processos autoimunes
- Distúrbios do transporte ou metabolismo hormonal acarretando níveis altos de hormônios "livres" no sangue.

Hipotálamo e hipófise

Um requisito essencial ao entendimento da fisiologia dos hormônios hipofisários é a visualização da anatomia da glândula e sua irrigação sanguínea. O hipotálamo e a hipófise têm dois sistemas de comunicação: uma rede vascular profusa, que liga o hipotálamo à adeno-hipófise (hipófise anterior) e fibras neurais que interligam o hipotálamo à neuro-hipófise (hipófise posterior). Em conjunto, essas duas glândulas constituem um sistema que controla tireoide, suprarrenais e gônadas e regula o crescimento e o metabolismo do organismo.

Como o controle da hipófise afeta todas as funções do corpo, ela é conhecida comumente como glândula mestre. A hipófise tem duas regiões bem demarcadas: o lobo anterior (parte da frente) e o lobo posterior (parte de trás). Embora esteja bem protegida, a hipófise ainda assim é suscetível à lesão em consequência de traumatismo, edema ou complicações de cirurgias do crânio ou da face. Como é muito vascularizada, a hipófise é extremamente sensível à lesão causada por isquemia e infarto.

Hipotálamo é uma área diminuta situada na base do encéfalo, que está ligada à neuro-hipófise pelo pedículo hipofisário. Esse pedículo é uma extensão direta do neuroectoderma da base da glândula, que desce durante o desenvolvimento hipofisário para dentro da sela turca óssea. Isso contrasta nitidamente com a adeno-hipófise, que se origina do endotélio bucal e desenvolve-se separadamente na mesma estrutura óssea. Como o hipotálamo controla os hormônios de liberação ou inibição que afetam a hipófise, ele desempenha uma função de centro coordenador encefálico das funções endócrinas, comportamentais e

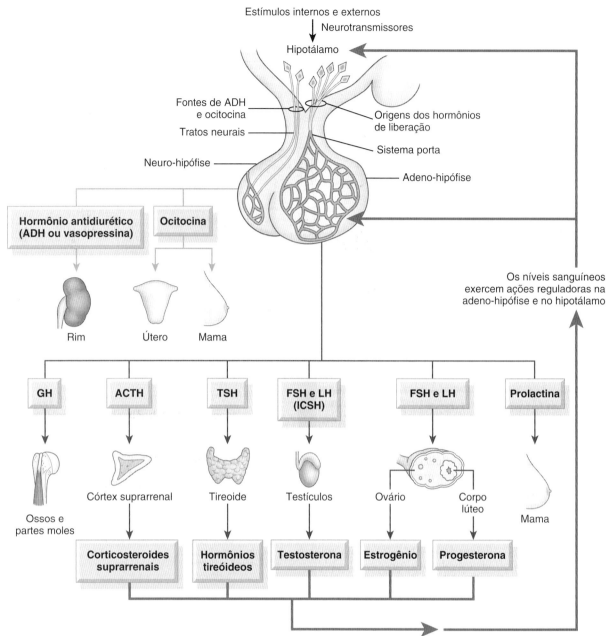

Figura 42.2 Mecanismos de *feedback* que controlam a produção hormonal. Sensores existentes no hipotálamo monitoram os níveis dos hormônios e iniciam ou suprimem sua síntese conforme a necessidade. (De Hinkle JL, Cheever KH: Brunner & Suddarth's Textbook of Medical-Surgical Nursing, 13th ed. Philadelphia, PA: Lippincott Williams & Wilkins, p 1467, 2014.)

do sistema nervoso autônomo. O hipotálamo é responsável por comunicar emoções, dor, temperatura corporal e outros estímulos neurais ao sistema endócrino.

Quadro 42.1 Considerações para o paciente idoso.

Alterações fisiológicas do sistema endócrino em consequência do envelhecimento

a. A produção de hormônios tireóideos, cortisol e aldosterona diminui com a idade.

b. Os níveis de somatostatina, tri-iodotironina (T_3), tiroxina (T_4), TSH, aldosterona, renina, calcitonina e vasopressina diminuem com a idade, assim como a tolerância à glicose.

c. Os níveis de norepinefrina, PTH, PNA, insulina e glucagon aumentam com a idade.

Os hormônios da adeno-hipófise são controlados pelos fatores de liberação secretados pelo hipotálamo. O hormônio do crescimento (GH ou somatotrofina) e a prolactina são duplamente controlados por um hormônio hipofisiotrófico estimulador e inibidor. Além de controlar a hipófise por meio dos fatores de liberação, o hipotálamo controla outras funções endócrinas por meio dos fatores de liberação que regulam apetite, sede, emoções, ciclos de sono-vigília e cognição.

Essa regulação hipotalâmica das funções hipofisárias pode ser interrompida por lesões do hipotálamo. Isso pode provocar secreção excessiva ou insuficiente de um ou mais hormônios liberados pela neuro ou adeno-hipófise. O hipotálamo também recebe estímulos neurais de vários centros encefálicos superiores e inferiores. Essas conexões neurais, somadas à influência que o hipotálamo exerce na hipófise, constituem a base biológica

Capítulo 42 Anatomia e Fisiologia do Sistema Endócrino 861

para a elaboração dos modelos conceituais que descrevem como o estresse, as emoções, os estímulos ambientais e as percepções afetam as funções endócrinas.

Hormônios da neuro-hipófise

Os dois hormônios principais da neuro-hipófise são o hormônio antidiurético (ADH ou vasopressina) e a ocitocina (ver Tabela 42.1). Como a ocitocina não desempenha um papel importante nos pacientes em cuidados intensivos, suas funções não estão descritas aqui.

As duas ações principais do ADH são concentrar urina (permitindo que seja reabsorvida apenas água do líquido tubular hipotônico do néfron distal) e contrair os músculos lisos da parede arterial. O ADH liga-se a receptores específicos existentes nos túbulos renais distais para aumentar sua permeabilidade à água. Isso aumenta a reabsorção de água, sem que sejam reabsorvidos eletrólitos simultaneamente. Essa água reabsorvida aumenta o volume e reduz a osmolalidade do líquido extracelular (LEC). Ao mesmo tempo, ela diminui o volume e aumenta a concentração da urina excretada. Sem ADH, o túbulo contorcido distal seria impermeável à água. Quando esse hormônio está presente, esse túbulo e o ducto coletor são permeáveis à água, que se difunde do líquido tubular hipotônico para os tecidos hipertônicos que circundam os túbulos. Isso concentra o líquido tubular e, por fim, a urina.

O termo *vasopressina* originou-se da observação de que doses suprafisiológicas altas de ADH atuavam na musculatura lisa das arteríolas aumentando a pressão arterial. Embora essa ação vasopressora do ADH não pareça desempenhar um papel importante na homeostasia normal da pressão arterial, ela compensa a redução da pressão sanguínea resultante de hemorragias ou outros estados hipovolêmicos agudos e pode ser usada farmacologicamente com esta finalidade.

A secreção do ADH é regulada por três estímulos principais. O primeiro é a osmolalidade plasmática, que é monitorada pelos osmorreceptores existentes no hipotálamo anterior. O aumento da osmolalidade plasmática acima do normal (290 mOsm/kg) desencadeia estímulos neurais originados desses receptores para as células que secretam ADH, resultando no aumento de sua secreção. Isso aumenta a retenção de água e, deste modo, dilui o LEC e reduz a osmolalidade plasmática de volta ao normal. Da mesma forma, a redução da osmolalidade plasmática resulta em redução ou interrupção da secreção desse hormônio. Isso permite que mais água seja excretada e, deste modo, aumenta a osmolalidade do LEC. A secreção do ADH pode ser alterada por variações da osmolalidade menores que 1%. Esse arco reflexo mediado por osmorreceptores tem a função de manter a homeostasia osmótica do LEC.

O segundo tipo de estímulo são as alterações do volume do LEC. Receptores de estiramento existentes no componente de baixa pressão do sistema cardiovascular (p. ex., veia cava, átrio direito do coração e vasos pulmonares) monitoram o volume sanguíneo. Estímulos originados desses receptores são transmitidos por fibras aferentes ao hipotálamo (por meio do tronco encefálico). A redução do volume sanguíneo estimula a secreção de ADH. O aumento resultante da retenção de água amplia o volume sanguíneo. O volume sanguíneo ampliado suprime a secreção de ADH. Isso interrompe a retenção de água e, deste modo, normaliza o volume do compartimento do LEC. Esse mecanismo altera a secreção do ADH em resposta às alterações da posição corporal. A alteração da posição de decúbito para a posição ereta causa redução transitória dos

---

> **Quadro 42.2** Fármacos que afetam a secreção de hormônio antidiurético.
>
> **Fármacos ou drogas que estimulam a secreção de ADH**
>
>   i. Diuréticos
>   ii. Barbitúricos
> iii. Glicocorticoides
> iv. Antidepressivos tricíclicos
>   v. Carbamazepina
> vi. Clorpropamida
> vii. Anestésicos
> viii. Paracetamol
>
> **Fármacos ou drogas que inibem a secreção de ADH**
>
>   i. Álcool
>   ii. Fenitoína
> iii. Narcóticos
> iv. Lítio
>   v. Demeclociclina
> vi. Norepinefrina
> vii. Clorpromazina

---

estímulos originados dos receptores de volume, porque o sangue acumula-se nas pernas. Isso aumenta a secreção de ADH. A posição de decúbito aumenta o retorno venoso proveniente das pernas. O aumento do volume diminui a secreção de ADH e, deste modo, aumenta o volume de urina excretada.

O terceiro tipo de estímulo – alterações da pressão arterial – também pode regular a secreção do ADH. O hipotálamo recebe informações originadas dos receptores de pressão localizados nos seios carotídeos e na aorta. A redução da pressão arterial aumenta a secreção do ADH. A retenção de água produzida pelo ADH aumenta o volume plasmático e a pressão arterial. A elevação da pressão arterial causa efeitos contrários. Esse mecanismo é mais importante para compensar alterações expressivas da pressão arterial (p. ex., choque iminente ou estabelecido).

Estudos demonstraram que vários outros estímulos afetam a secreção de ADH. A secreção aumentada desse hormônio pode ser desencadeada por angiotensina II, dor, aumento da osmolalidade sérica, hipovolemia, náuseas e vômitos, hipoglicemia, estresse, infecções agudas, neoplasias malignas, doenças pulmonares benignas e traumatismo envolvendo o sistema hipotalâmico-hipofisário. A secreção do ADH é inibida por redução da osmolalidade sérica, hipervolemia, intoxicação hídrica, frio, traumatismo envolvendo o sistema hipotalâmico-hipofisário, inalação de dióxido de carbono e ingestão de álcool. Alguns fármacos também afetam a secreção de ADH (Quadro 42.2).

Hormônios da adeno-hipófise

O lobo anterior da hipófise contém cinco tipos celulares morfologicamente diferentes, que secretam hormônios polipeptídicos:

- Somatotrofos, que secretam GH (somatotrofina)
- Mamotrofos, que secretam prolactina (hormônio luteotrófico, ou LTH)
- Tireotrofos, que secretam hormônio de estimulação da tireoide (TSH)
- Corticotrofos, que secretam hormônio adrenocorticotrófico (ACTH), beta-lipotrofina, beta-endorfina e hormônio de estimulação dos melanócitos (MSH)
- Gonadotrofos, que secretam hormônio luteinizante (LH) e hormônio foliculoestimulante (FSH).

Cada tipo de célula é regulado separadamente por hormônios hipofisiotróficos (Figura 42.3).

LTH, LH e FSH não são importantes no contexto dos cuidados intensivos e não estão descritos neste capítulo. O TSH, que estimula as células da tireoide a produzir e secretar dois hormônios tireóideos, está descrito mais adiante neste capítulo, enquanto a descrição das ações do GH começa no parágrafo seguinte.

A produção e secreção do GH ocorrem na adeno-hipófise em resposta ao hormônio de liberação do GH (GHRH) produzido no hipotálamo. O hormônio inibidor do crescimento (GIH) inibe a secreção do GH. O GH atua diretamente nas células-alvo e indiretamente estimulando o fígado e outros tecidos ainda não definidos claramente a secretar diversos fatores de crescimento conhecidos como somatomedinas. Esses fatores de crescimento são estruturalmente semelhantes à insulina. Entre as ações diretas do GH estão aumenta a decomposição das gorduras (lipólise) nos adipócitos e liberar os ácidos graxos produzidos pela lipólise na corrente sanguínea (este é o chamado efeito cetogênico); aumentar a glicólise hepática e, deste modo, elevar os níveis sanguíneos de glicose; aumentar a sensibilidade das células produtoras de insulina a determinados estímulos; aumentar a captação celular dos aminoácidos; e estimular a eritropoese.

Tireoide e paratireoides

A glândula tireoide é uma estrutura profusamente vascularizada. Os lobos da glândula estão situados ao lado da traqueia, logo abaixo da laringe e interligados por uma faixa de tecidos tireóideos (ou istmo da tireoide), que cruza a superfície anterior da traqueia (Figura 42.4). Os folículos produzem, armazenam e secretam os dois hormônios tireóideos principais: T_3 e T_4. As células parafoliculares (células C), que produzem o hormônio calcitonina, estão dispersas entre os folículos da tireoide.

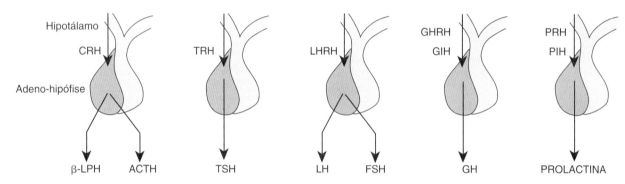

Figura 42.3 Efeitos dos hormônios hipofisiotróficos na secreção dos hormônios da adeno-hipófise. Os hormônios hipofisiotróficos são CRH, TRH, hormônio de liberação do hormônio luteinizante (LHRH), hormônio de liberação do hormônio de crescimento (GHRH), hormônio inibidor do crescimento (GIH), hormônio de inibição da prolactina (PIH) e hormônio de liberação da prolactina (PRH). O CRH estimula a liberação de beta-lipotrofina (β-LPH) e ACTH. O TRH estimula a secreção de TSH. O LHRH aumenta a secreção de LH e FSH. O GHRH estimula e o GIH inibe a secreção de GH. O PRH aumenta e o PIH diminui a secreção de prolactina.

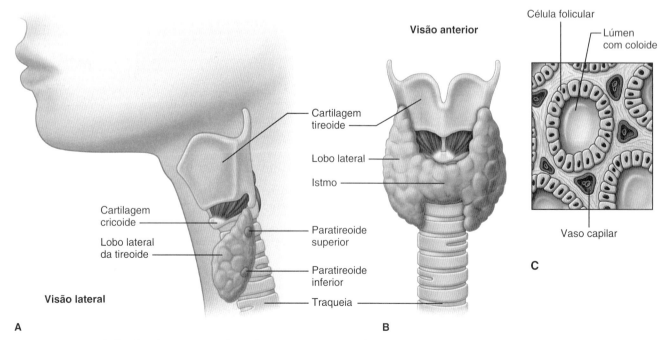

Figura 42.4 A a C Tireoide. (Adaptada de Porth CM: Pathophysiology: Concepts of Altered Health States, 9th ed. Philadelphpia, PA: Lippincott Williams & Wilkins, 2013.)

Hormônios tireóideos

As células foliculares absorvem tirosina (um aminoácido) e iodo do plasma e secretam os dois na parte coloide central do folículo, onde são usados para sintetizar T_3 e T_4. Em razão do papel desempenhado pelo iodo na produção dos hormônios tireóideos, o armazenamento e a secreção de quantidades pequenas de iodo radioativo pela tireoide podem ser usados para medir a atividade da glândula. Como a tireoide é praticamente o único tecido do corpo que absorve e armazena iodo, quantidades maiores de iodo radioativo podem ser usadas para destruir partes da glândula tireoide como forma de tratar hipertireoidismo.

T_3 e T_4 são armazenadas no coloide, até que sejam necessárias. No momento de sua secreção, esses hormônios são transportados do coloide para o plasma pelas células foliculares. As proteínas plasmáticas envolvidas no transporte de T_3 e T_4 são produzidas no fígado. Consequentemente, as doenças hepáticas que reduzem os níveis plasmáticos dessas proteínas podem causar uma condição semelhante ao excesso de hormônio tireóideo (i. e., hipertireoidismo). Os níveis plasmáticos dessas proteínas também podem ser reduzidos por glicocorticoides, androgênios e L-asparaginase (um fármaco antineoplásico). Eles aumentam na gravidez e durante o tratamento com estrogênios, opioides, clofibrato e tranquilizantes maiores. Os hormônios tireóideos são desiodinizados e catabolizados por fígado, rins e vários outros tecidos.

As ações dos hormônios tireóideos são sistêmicas e aparentemente se originam da estimulação da taxa metabólica basal da maioria dos tecidos (exceto tecidos encefálicos, adeno-hipófise, baço, linfonodos, testículos e pulmões). Os hormônios tireóideos aumentam a quantidade de receptores adrenérgicos β_1 e β_2 em vários tecidos e a afinidade destes receptores pelas catecolaminas; deste modo, o hipertireoidismo frequentemente causa aceleração da frequência cardíaca e transpiração. Os hormônios tireóideos aumentam o catabolismo das proteínas da musculatura esquelética a tal ponto que o hipertireoidismo crônico causa fraqueza muscular acentuada (miopatia tireotóxica). Esses hormônios aumentam a taxa de absorção dos carboidratos no intestino delgado e diminuem os níveis circulantes do colesterol.

Os hormônios tireóideos são essenciais ao crescimento e desenvolvimento normais de muitos sistemas do corpo, especialmente dos sistemas nervoso e esquelético. Esses hormônios estimulam a secreção do GH e potencializam seu efeito em vários tecidos. Além disso, eles são necessários à manutenção dos níveis normais de função neuronal. A insuficiência tireóidea causa reflexos mais lentos, função mental embotada e depressão do nível de consciência (por redução dos níveis de atividade do sistema de ativação reticular). O hipertireoidismo reduz os limiares sinápticos do sistema nervoso central (SNC) e causa hiper-reflexia e tremor muscular delicado. Os efeitos generalizados dos hormônios tireóideos no sistema nervoso são mais bem ilustrados pelo cretinismo – um distúrbio resultante da insuficiência tireóidea congênita.

A secreção de T_3 e T_4 pela tireoide é regulada basicamente pela secreção de TSH pela adeno-hipófise. Por sua vez, a secreção do TSH é regulada por um composto neurossecretório hipotalâmico conhecido como hormônio de liberação da tireotrofina (TRH). Depois de receber estímulos do TRH originado do hipotálamo, a hipófise secreta TSH para estimular a produção e secreção de T_3 e T_4. Existe um mecanismo de *feedback* negativo, por meio do qual os níveis altos de T_3 e T_4 livres (não ligados às proteínas) suprimem a secreção de TSH. Os níveis baixos de TSH deprimem a função da tireoide, que resulta em níveis plasmáticos baixos de T_3 e T_4 livres. Os níveis baixos desses hormônios estimulam a secreção do TSH. Quando um aumento da atividade tireóidea induzida pelo TSH não eleva os níveis plasmáticos de T_3 e T_4 livres, as concentrações persistentemente altas de TSH por fim aumentam o tamanho da glândula tireoide (bócio atóxico). Nesse caso, a tireoide aumentada não está associada à produção excessiva de hormônios. Esse sistema de *feedback* mantém a homeostasia da secreção diária de TSH e hormônios tireóideos.

Calcitonina e hormônio paratireóideo

Calcitonina (secretada pelas células parafoliculares da tireoide) e PTH (sintetizado e secretado pelas paratireoides) exercem influências significativas no metabolismo do cálcio em combinação com o 1,25-di-hidroxicolecalciferol produzido por conversão da vitamina D no fígado e nos rins. A luz ultravioleta transforma as provitaminas de 7-di-hidrocolesterol na pele em um grupo de compostos conhecidos coletivamente como vitamina D. Um deles (vitamina D_3) também pode ser obtido de alimentos enriquecidos com vitamina D e outros itens alimentares. O fígado converte a vitamina D_3 em 25-hidroxicolecalciferol que, em seguida, é convertido pelas células renais a um composto mais ativo conhecido como 1,25-di-hidroxicolecalciferol. (A hipocalcemia associada à doença renal crônica é causada pela deficiência de vitamina D ativada). A vitamina D ativada atua nas enzimas intracelulares das células da mucosa intestinal de forma a aumentar a absorção do cálcio. Em menor grau, ela também aumenta o transporte ativo do cálcio dos osteoblastos para a corrente sanguínea. Essas duas ações aumentam os níveis plasmáticos do cálcio. Nos estados de deficiência de vitamina D, o efeito da absorção intestinal reduzida supera qualquer redução do transporte do cálcio dos ossos e causa hipocalcemia e mineralização óssea anormal.

A vitamina D é sintetizada na pele, absorvida no intestino delgado e transportada ao plasma ligada às proteínas de ligação da vitamina D. O metabolismo dessa vitamina é regulado rigorosamente pela concentração de fosfato nos rins e pelo PTH. Desse modo, o efeito da redução do fosfato dietético ou do seu nível sérico é aumentar os níveis de 1,25-di-hidroxicolecalciferol.

■ Hormônio paratireóideo

PTH (ou paratormônio) é um polipeptídio produzido e secretado pelas células principais das glândulas paratireoides. Esse hormônio é armazenado em grânulos secretórios e liberado em resposta à redução das concentrações do cálcio ionizado. Nos rins e no fígado, o hormônio é clivado em sua forma ativa. Os níveis plasmáticos de cálcio e fosfato atuam por um sistema de *feedback* negativo e afetam a atividade do sistema enzimático renal que catalisa a conversão da vitamina D metabolicamente inativa em sua forma metabolicamente ativa. Níveis plasmáticos altos de cálcio diminuem esse processo de ativação enzimática, enquanto concentrações baixas aumentam. A produção de vitamina D ativada também é facilitada pelo PTH e dificultada por acidose metabólica e hipoinsulinemia (diabetes melito).

O PTH é transportado em sua forma livre (não ligado às proteínas) no plasma e é metabolicamente decomposto pelas células hepáticas. A redução da concentração de cálcio

864 Parte 10 Sistema Endócrino

aumenta a secreção de PTH. Esse hormônio atua em dois tecidos-alvo: células ósseas e túbulos renais. Nos ossos, o PTH estimula a atividade dos osteoclastos e inibe a atividade dos osteoblastos. Isso acarreta reabsorção óssea com mobilização subsequente de cálcio e fosfato da matriz óssea para a corrente sanguínea. Nos rins, o PTH aumenta a reabsorção de cálcio pelas células dos túbulos distais e diminui a reabsorção de fosfato pelas células dos túbulos proximais. Os efeitos dessas diversas ações são aumentar os níveis plasmáticos do cálcio e reduzir as concentrações plasmáticas do fosfato.

Os níveis plasmáticos do cálcio alteram a secreção do PTH por um mecanismo de *feedback* negativo. A secreção é inibida pelos níveis plasmáticos altos de cálcio e estimulada pelas concentrações sanguíneas baixas de cálcio. A deficiência de vitamina D ativada – induzida pela hipocalcemia associada à insuficiência renal crônica – comumente causa hiperparatireoidismo secundário. A secreção de PTH pelas glândulas paratireoides também é estimulada por hipomagnesemia, agonistas adrenérgicos e prostaglandinas.

■ Calcitonina

Esse hormônio polipeptídico é produzido pelas células parafoliculares (células C) da tireoide. Ele também pode ser secretado por tecidos não tireóideos (p. ex., tecidos dos pulmões, intestino, hipófise e bexiga). A calcitonina é transportada em sua forma livre no plasma, tem meia-vida de 5 minutos e é metabolizada principalmente nos rins. Esse hormônio reduz os níveis plasmáticos do cálcio e fosfato porque inibe a reabsorção óssea por ação dos osteoclastos e aumenta a excreção urinária de cálcio e fosfato. Os níveis de calcitonina estão elevados na gravidez e na lactação, sugerindo que este hormônio possa ajudar a proteger o esqueleto materno da perda excessiva de cálcio durante esses períodos de consumo aumentado deste elemento.

A calcitonina não atua na homeostasia diária normal dos níveis plasmáticos do cálcio. Ela parece desempenhar mais uma função de emergência, porque é secretada apenas quando o nível plasmático de cálcio está acima de 9,3 mg/dℓ. Quando os níveis sanguíneos do cálcio estão altos, a secreção de calcitonina é estimulada pelos níveis altos de cálcio no plasma. A calcitonina também é secretada por ação de gastrina, glucagon e hormônios gastrintestinais secretados.

A Tabela 42.2 resume as ações dos hormônios secretados pelas glândulas tireoide e paratireoide.

Pâncreas endócrino

O pâncreas desempenha funções endócrina e exócrina, que são controladas por diversos grupos de células. O órgão é constituído de dois tipos celulares: ácinos (parte exócrina) e ilhotas de Langerhans (parte endócrina). Os ácinos secretam enzimas digestivas no duodeno, enquanto as células das ilhotas de Langerhans liberam hormônios na corrente sanguínea.

As ilhotas de Langerhans secretam hormônios peptídicos envolvidos na regulação da glicemia. O termo "ilhotas de Langerhans" refere-se a mais de 1 milhão de ilhotas ovoides de células dispersas por todo o pâncreas, especialmente na região da cauda. Em razão dessa distribuição das células das ilhotas, os episódios agudos de pancreatite – que geralmente poupam a cauda – tendem a preservá-las. Nos casos típicos, os episódios de pancreatite crônica afetam todo o pâncreas. Consequentemente, a pancreatite crônica pode resultar na destruição das ilhotas de Langerhans e causar diabetes melito.

Cada grumo de células é profusamente irrigado por capilares, nos quais os hormônios são secretados. As ilhotas são compostas de quatro tipos celulares: células α, que secretam glucagon; células β, que secretam insulina; células δ, que secretam somatostatina; e células F, que secretam polipeptídio pancreático. A Tabela 42.3 resume os hormônios secretados pelo pâncreas.

Tabela 42.2 Hormônios das glândulas tireoide e paratireoides e suas ações.

Glândulas	Hormônio	Ações
Tireoide	Tiroxina (T_4)	Controle da taxa metabólica basal
	Tri-iodotironina (T_3)	Indução do crescimento e desenvolvimento
		Inibição da reabsorção óssea
	Calcitonina	Inibição da reabsorção do cálcio no trato digestório
		Aumento da excreção de cálcio pelos rins
Paratireoides	PTH	Promoção da reabsorção óssea
		Aumento da reabsorção de cálcio
		Aumento dos níveis sanguíneos do cálcio

Tabela 42.3 Hormônios do pâncreas e suas ações.

Hormônio	Célula	Estimulante	Respostas
Insulina	β	Glicose	Redução do nível de glicose
			Aumento da gordura armazenada
			Aumento da síntese de proteínas
			Aumento da glicogênese
Glucagon	α	Nível baixo de glicose, esforço físico	Aumento do nível de glicose
			Aumento da gliconeogênese
			Aumento da glicogenólise
Somatostatina	δ	Hiperglicemia	Aumento do nível de glicose
			Aumento do glicogênio
Polipeptídio pancreático	F	Hipoglicemia aguda	Aumento da contração da vesícula biliar
			Aumento das enzimas pancreáticas

Insulina

A insulina (um hormônio anabólico) é regulada por alguns fatores estimuladores e inibidores e é responsável pelo controle das concentrações sanguíneas de glicose e pelo armazenamento dos carboidratos, proteínas e gorduras. A insulina facilita a utilização da glicose como fonte principal de energia para a maioria dos tecidos do corpo. Ela é o único hormônio capaz de reduzir diretamente o nível sanguíneo da glicose. Além disso, a insulina facilita o aumento do transporte celular de glicose, aminoácidos e ácidos graxos através das membranas celulares e modula a síntese metabólica intracelular dos ácidos nucleicos. As membranas celulares dependem de um transportador de glicose para levá-la para o interior da célula a uma taxa mais rápida que por difusão. GLUT-4 é o transportador de glicose do músculo esquelético e do tecido adiposo, enquanto GLUT-2 transporta glicose para dentro das células β e tecidos hepáticos.

O precursor da insulina (proinsulina) é produzido nas células β das ilhotas de Langerhans. A proinsulina pode ser encontrada no plasma dos pacientes com determinados tumores das ilhotas pancreáticas (insulinomas) ou quando há estimulação excessiva das células β. O peptídio conector (peptídio C) é uma cadeia biologicamente inativa e é secretado na corrente sanguínea junto com insulina. Como a razão entre peptídio C e insulina é de 1:1, os níveis deste peptídio podem ser usados para avaliar a secreção de insulina ou o grau de atividade das células β. Clinicamente, os níveis do peptídio C podem ajudar a diferenciar os tipos 1 e 2 do diabetes (o peptídio C está reduzido no diabetes tipo 2, refletindo a autodestruição das células β, que não podem mais produzir insulina).[1]

O Quadro 42.3 resume as ações da insulina. Em geral, a insulina permite que a glicose esteja prontamente disponível para oxidação aeróbia nos músculos, adipócitos e células do tecido conjuntivo. A facilitação do uso preferencial da glicose como combustível celular significa que as células não precisam oxidar ácidos graxos ou aminoácidos. Em vez disso, esses compostos podem ser conservados. A síntese de proteínas e o armazenamento de gordura são acentuados em fígado, músculos e tecido adiposo. A decomposição das gorduras e proteínas é reduzida. A gliconeogênese hepática também é reduzida ou suprimida e a síntese do glicogênio é aumenta.

A insulina atua em apenas alguns tipos de tecidos. Entretanto, as membranas de quase todos os tipos de células do corpo têm receptores de insulina. A ligação da insulina aos seus receptores desencadeia a ação fisiológica deste hormônio na célula. Cerca de 80% de toda a insulina circulante são catabolizados pelas células do fígado e dos rins.

Como se pode observar no Quadro 42.4, a secreção de insulina é afetada por vários fatores. Os monossacarídeos são o mecanismo regulador principal da secreção de insulina. Níveis plasmáticos altos de glicose atuam no sistema de *feedback* negativo e aumentam a secreção de insulina. Níveis mais baixos de glicose reduzem a secreção de insulina. Glucagon, agonistas beta-adrenérgicos e teofilina aumentam a secreção de insulina. As células β também são estimuladas a secretar insulina por ação da tolbutamida e outros derivados da sulfonilureia; acetilcolina; estímulos originados dos ramos do nervo vago nas ilhotas pancreáticas; alguns aminoácidos, inclusive arginina; e beta-cetoácidos. Os mecanismos de ação desses estímulos ainda não estão esclarecidos. A síntese de insulina é inibida por agonistas alfa-adrenérgicos, bloqueadores beta-adrenérgicos, diazóxido, diuréticos tiazídicos, fenitoína, aloxana, compostos que evitam metabolismo da glicose (p. ex., 2-desoxiglicose e mano-heptulose), somatostatina e a própria insulina.

A estimulação crônica das células β – por exemplo, uma dieta rica em carboidratos por várias semanas – pode causar um grau limitado de hipertrofia e aumento subsequente da capacidade de sintetizar insulina. Contudo, a estimulação excessiva leva ao esgotamento das células β. A estimulação adicional dessas células exauridas resulta em sua destruição e diminuição das reservas de células β. A atividade dessas células também diminui com a administração de insulina exógena. Essa atividade reduzida permite que as células β "descansem" e resulta na produção exagerada transitória depois da interrupção da administração de insulina exógena.

Quadro 42.3 Principais ações da insulina nos adipócitos e nas células musculares.

Células musculares

- Ampliação da entrada de glicose
- Aumento da captação de K^+
- Aumento da síntese de glicogênio
- Ampliação da entrada de aminoácidos
- Aumento da síntese de proteínas
- Redução do catabolismo das proteínas
- Ampliação da entrada de corpos cetônicos nas células

Adipócitos

- Ampliação da entrada de glicose
- Aumento da captação de K^+
- Aumento da síntese e da entrada de ácidos graxos
- Aumento da deposição de gordura
- Aumento da conversão de glicose em ácidos graxos
- Inibição da lipólise

Quadro 42.4 Fatores que afetam a secreção de insulina.

Fatores estimulantes

- Glicose
- Manose
- Aminoácidos (leucina, arginina, outros)
- Hormônios intestinais (peptídio inibidor gástrico, gastrina, secretina, CCK, glucagon, outros)
- Betacetoácidos
- Acetilcolina
- Glucagon
- Monofosfato de adenosina cíclico (AMP) e vários compostos que produzem AMP cíclico
- Agonistas beta-adrenérgicos
- Teofilina
- Sulfonilureias

Inibidores

- Somatostatina
- 2-desoxiglicose
- Mano-heptulose
- Agonistas alfa-adrenérgicos (norepinefrina, epinefrina)
- Bloqueadores beta-adrenérgicos (propranolol)
- Diazóxido
- Diuréticos tiazídicos
- Fenitoína
- Aloxana
- Inibidores dos microtúbulos
- Insulina

Resistência à insulina

Resistência à insulina – típica do diabetes tipo 2 – é uma das anormalidades principais detectadas quando há hiperglicemia, hiperinsulinemia e destruição subsequente das células β. A resistência à insulina é uma condição fisiológica, na qual a pessoa requer quantidades maiores de insulina para reduzir eficazmente a glicose sérica, que seriam necessárias normalmente. Para compensar a resistência à insulina, o pâncreas inicialmente secreta mais insulina na tentativa de manter os níveis normais de glicose. O grau de obesidade afeta diretamente a resistência à insulina na maioria dos pacientes com diabetes tipo 2. Um dos mecanismos principais pode ser uma falha de função do receptor de insulina em consequência a uma mutação genética do gene deste receptor. A quantidade e a atividade dos receptores de insulina também podem ser reguladas por diversos fatores. Níveis altos de insulina, obesidade, acromegalia, excesso de glicocorticoides e tratamentos para infecção pelo vírus da imunodeficiência humana podem agravar a resistência à insulina por meio da redução da quantidade ou atividade dos receptores (ou ambas). Exercícios e níveis reduzidos de insulina circulante aumentam a atividade dos receptores deste hormônio;[2] por esta razão, um estilo de vida sedentário pode contribuir para a resistência à insulina.

Além do diabetes tipo 2, a resistência à insulina desempenha um papel importante em outros distúrbios metabólicos como obesidade, níveis altos de triglicerídeos, concentrações baixas de lipoproteínas de alta densidade, hipertensão e inflamação sistêmica, doença macrovascular e fibrinólise anormal. Esses sinais e sintomas são conhecidos como síndrome metabólica e a obesidade, somada a um estilo de vida sedentário, são fatores importantes que podem levar ao desenvolvimento do diabetes tipo 2.

Oito anormalidades (conhecidas como *Octeto Sinistro*) podem desempenhar um papel importante na patogenia do diabetes tipo 2: resistência à insulina, disfunção das células β, produção excessiva de glicose no fígado, redução do efeito das incretinas, lipólise aumentada, secreção excessiva de glucagon, aumento da reabsorção renal de glicose e disfunção dos neurotransmissores. Quando o diabetes melito tipo 2 é diagnosticado, cerca de 50 a 80% da função das células β já foram perdidos.[3]

Diversas teorias explicam o desenvolvimento da disfunção das células β:

- A exaustão celular ocorre quando o pâncreas precisa compensar a demanda exagerada de insulina. Algumas alterações funcionais e morfológicas ocorrem para compensar a demanda exagerada, mas finalmente há esgotamento das células β
- A hiperglicemia crônica provoca glicotoxicidade – efeitos tóxicos diretos nas células β
- A exposição crônica das células β aos níveis excessivos de ácidos graxos livres provoca sua destruição (lipotoxicidade)
- A apoptose (morte celular programada) é secundária a glicotoxicidade e lipotoxicidade crônicas. Isso provoca destruição progressiva das células β das ilhotas pancreáticas
- A deposição anormal de material amiloide causa destruição das células das ilhotas pancreáticas.[4]

A resistência à insulina interfere nas interações celulares normais entre insulina, músculos esqueléticos e tecidos adiposos. A insulina liga-se aos receptores da superfície celular e ativa uma série de sinais intracelulares; isto resulta na transferência dos transportadores celulares de glicose para as superfícies das células e facilita sua entrada nas células. Além disso, a insulina pode ligar-se normalmente aos receptores, mas precisa trabalhar com sinais anormais, resultando na transferência ineficaz das moléculas transportadoras de glicose. Por fim, isso provoca acúmulo excessivo de glicose.[2]

A resistência à insulina estimula as células β a produzir mais insulina como mecanismo compensatório. Inicialmente, a hiperinsulinemia atende às necessidades aumentadas produzidas pelo excesso de glicose. Entretanto, quando a função das células β não consegue atender a essas demandas, a pessoa desenvolve hiperglicemia e diabetes tipo 2.[4] Os resultados de um estudo clássico (United Kingdom Prospective Diabetes Study) sugeriram que o processo de declínio da função das células β comece cerca de 10 anos antes do diagnóstico do diabetes tipo 2.[5]

Glucagon

O glucagon é produzido e secretado pelas células α das ilhotas de Langerhans e sua liberação é estimulada por uma refeição contendo unicamente proteínas, que acarretam aminoacidemia. Esse hormônio afeta os sistemas enzimáticos do fígado, os adipócitos e as células musculares, sendo decomposto principalmente no fígado.

A função principal do glucagon é aumentar os níveis sanguíneos de glicose e, deste modo, permitir que esta glicose plasmática entre e seja usada pelas células do corpo (p. ex., células musculares) por estimulação da secreção de insulina. Por essa razão, o glucagon impede que ocorra hipoglicemia entre as refeições, durante atividade física, nos primeiros dias de jejum e depois da ingestão de uma refeição rica em proteínas. As proteínas da dieta estimulam o aumento da insulina plasmática, que provoca captação celular rápida dos carboidratos dietéticos absorvidos.

Para aumentar os níveis sanguíneos da glicose, o glucagon estimula as células hepáticas a realizar glicogenólise e gliconeogênese. Isso aumenta a concentração de glicose nos hepatócitos e, como estas células podem desfosforilar glicose intracelular, esta glicose pode ser liberada na corrente sanguínea pelo fígado. Os ácidos graxos e aminoácidos necessários à gliconeogênese são fornecidos pela decomposição das gorduras estimulada pelo glucagon nos adipócitos e pela liberação de ácidos graxos na corrente sanguínea. Quando o suprimento de ácidos graxos não é suficiente, o glucagon também estimula a decomposição das proteínas em aminoácidos nas células musculares e sua liberação no plasma. Em seguida, esses ácidos graxos e aminoácidos são captados pelos hepatócitos e usados como matéria-prima na gliconeogênese. O glucagon também aumenta os níveis dos corpos cetônicos no plasma, ampliando a produção de cetona no fígado, e estimula a secreção de somatostatina e GH.

Embora o glucagon produza efeitos contrários aos da insulina nos níveis sanguíneos de glicose, ele também estimula a secreção deste último hormônio. Na verdade, essa contradição aparente é a segunda etapa lógica da função biológica do glucagon. Ele permite que quantidades maiores de glicose plasmática entrem e sejam utilizadas por vários tecidos. O nível plasmático alto de glicose estimula a secreção de insulina, mas isto demora um pouco. A ação direta do glucagon nas células β simplesmente é mais rápida.

Assim como ocorre com as células β, as células α são estimuladas por agonistas beta-adrenérgicos, teofilina, níveis plasmáticos altos de aminoácidos dietéticos (especialmente dos que são usados na gliconeogênese) e estimulação vagal (colinérgica). A secreção de glucagon também é ampliada pelos glicocorticoides (p. ex., cortisol), catecolaminas, GH, colecistoquinina (CKK) e gastrina. Esforço físico, estresse físico e infecções também aumentam a atividade das células α. Enquanto os efeitos do exercício na secreção de glucagon parecem ser mediados pela acentuação da atividade beta-adrenérgica, estresse e infecção provavelmente influenciam esta atividade aumentando os níveis dos glicocorticoides plasmáticos. Os aminoácidos da dieta parecem aumentar a secreção de glucagon por seus efeitos na CCK ou na gastrina (ou ambas), porque a administração intravenosa de aminoácidos tem pouco ou nenhum efeito nas células α.

Os níveis plasmáticos altos de glicose atuam por um sistema de *feedback* negativo para retardar ou suprimir a liberação de glucagon; contudo, a insulina plasmática deve estar presente para que este mecanismo funcione. Assim como a secreção das células β, a secreção das células α é inibida pelos agonistas adrenérgicos, fenitoína e somatostatina. Os ácidos graxos e os corpos cetônicos plasmáticos podem inibir a secreção do glucagon, mas esta inibição deve ser fraca, porque os níveis plasmáticos deste hormônio podem estar muito altos durante a cetoacidose diabética.

Além do glucagon, outros hormônios – cortisol, epinefrina e GH – exercem forte influência na regulação de glicose e insulina. Esses hormônios contrarreguladores têm efeitos sinérgicos na síntese da glicose como mecanismo de proteção durante períodos de estresse do organismo. Eles atuam no sentido de inibir a insulina e aumentar simultaneamente o glucagon, produzindo um estado de resistência à insulina e aumentando os níveis sistêmicos de glicose sérica para gerar energia suficiente durante as reações de "luta ou fuga". Esses hormônios aumentam os níveis séricos da glicose para evitar hipoglicemia e preparar o organismo para o estresse. Entretanto, eles também podem agravar ainda mais a hiperglicemia e produzir níveis perigosos de glicose, como acontece nas emergências diabéticas.[6]

Outro grupo de hormônios – incretinas – é liberado pelo intestino em resposta à ingestão de nutrientes. Um desses hormônios (peptídio 1 semelhante ao glucagon) é um estimulador potente da secreção de insulina (secretagogo), que é liberado pelas células L do intestino delgado distal e facilita a assimilação dos nutrientes. Ele inibe a secreção do glucagon, retarda o esvaziamento gástrico e reduz o apetite e a ingestão alimentar. Quando são usadas terapeuticamente, as incretinas podem reduzir expressivamente os níveis sanguíneos de glicose.[6-8]

Somatostatina

A somatostatina não é produzida apenas pelas células δ do pâncreas, mas também pelo hipotálamo, onde tem a função de inibir a secreção de GH pela adeno-hipófise; pelos neurônios do SNC, nos quais provavelmente desempenha a função de neurotransmissor sináptico; e pelas células δ da mucosa gástrica, onde inibe a secreção da gastrina e outros hormônios gastrintestinais menos conhecidos. A somatostatina das células das ilhotas pancreáticas é secretada na corrente sanguínea e, deste modo, funciona como um hormônio. Pouco se sabe acerca do metabolismo da somatostatina, porque ela está diretamente relacionada com as ações do GH.

A somatostatina inibe a secreção de insulina e glucagon pelo pâncreas. A somatostatina pancreática inibe a atividade de todas as outras células das ilhotas. O significado biológico dessa ação ainda é desconhecido. Os únicos dados clínicos relevantes dizem respeito ao problema dos tumores de células δ. Esses tumores causam um quadro clínico semelhante ao do diabetes melito, mas que é reversível depois da ressecção da lesão. A secreção de somatostatina pelas células das ilhotas pancreáticas é estimulada pela glicose, certos aminoácidos e CCK. Os fatores que inibem a secreção pancreática de somatostatina não estão definidos.

Polipeptídio pancreático

Existem poucas informações quanto a esse hormônio das ilhotas pancreáticas humanas. Ele é produzido por células endócrinas e sua secreção é estimulada por proteínas da dieta, exercícios físicos, hipoglicemia aguda e jejum. Somatostatina e níveis plasmáticos altos de glicose reduzem a secreção desse polipeptídio, que parece desempenhar uma função do relaxamento da musculatura lisa da vesícula biliar.

Glândulas suprarrenais

As glândulas suprarrenais estão situadas no polo superior de cada rim no espaço retroperitoneal. Cada glândula é composta de um núcleo central (medula) circundado por uma camada externa (córtex) (Figura 42.5). A Tabela 42.4 resume os hormônios produzidos pelas glândulas suprarrenais.

Hormônios da medula suprarrenal

A medula suprarrenal é basicamente um gânglio simpático modificado. Como a medula suprarrenal secreta compostos químicos diretamente na corrente sanguínea, ela pode ser considerada acertadamente como uma extensão endócrina do sistema nervoso autônomo.

Quatro compostos químicos são produzidos e secretados na medula suprarrenal:

- Dopamina, um precursor da norepinefrina
- Norepinefrina, um produto típico dos neurônios simpáticos pós-ganglionares
- Epinefrina, uma versão metilada da norepinefrina
- Peptídios opioides (encefalinas).

Existem poucas informações sobre os peptídios opioides. O estímulo específico para sua secreção ainda não foi definido e suas ações fisiológicas são desconhecidas, assim como seu metabolismo e seu destino. Dopamina, norepinefrina e epinefrina são conhecidas coletivamente como catecolaminas. Elas são armazenadas em grânulos nas células medulares. A secreção desses compostos químicos é ativada por estimulação dos neurônios que inervam a medula suprarrenal. Isso leva os neurônios a secretar acetilcolina que, por sua vez, estimula as células medulares a secretar seus grânulos. Esses compostos são rapidamente degradados pelas enzimas catecol-O-metiltransferases renal e hepática em ácido vanilmandélico, metanefrina e normetanefrina, que são excretadas na urina. A determinação dos níveis urinários desses compostos é significativa quando há suspeita de um tumor suprarrenal (feocromocitoma). Nesses casos, os níveis estão altos e indicam que a existência de um tumor secretor de catecolaminas seja provável.

Como seria esperado, epinefrina e norepinefrina secretadas pela medula suprarrenal reproduzem os efeitos de uma descarga profusa originada dos neurônios simpáticos. Entretanto, além desses efeitos, essas catecolaminas têm várias ações metabólicas. Primeiramente, elas aumentam os níveis

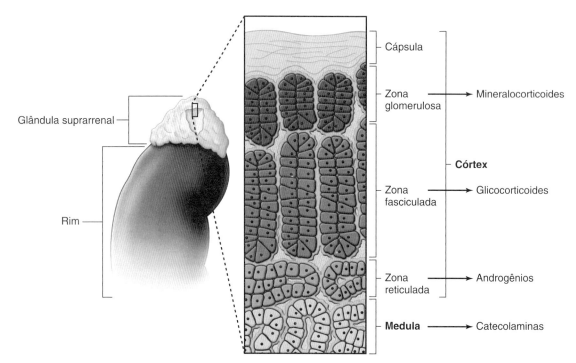

Figura 42.5 A glândula suprarrenal tem um córtex e uma medula. (Adaptada de Seiffer J, Ratner A, Sloane D: Concepts in Medical Physiology. Philadelphia, PA: Lippincott Williams & Wilkins, p 541, 2005.)

Tabela 42.4 Hormônios da glândula suprarrenal e suas ações.

Glândula suprarrenal	Hormônios	Ações
Córtex	Mineralocorticoides	Reabsorção de sódio Eliminação de potássio
	Glicocorticoides	Reação ao estresse Atenuação da inflamação Alteração do metabolismo das proteínas e gorduras
Medula	Epinefrina	Estimulação do sistema nervoso simpático
	Norepinefrina	Aumento da resistência periférica

sanguíneos de glicose por ativação de uma enzima (fosforilase), que estimula a glicogenólise hepática. Como as células hepáticas contêm a enzima glicose-6-fosfatase, a glicose produzida por essa degradação do glicogênio consegue sair dos hepatócitos e entrar na corrente sanguínea. Esses hormônios também induzem as células musculares a contribuir com a elevação da glicose sanguínea, embora este processo seja menos direto. Além disso, esses hormônios podem aumentar os níveis plasmáticos da glicose estimulando a secreção do glucagon e podem ampliar a captação de glicose pelos tecidos do corpo estimulando a secreção de insulina. Epinefrina e norepinefrina também causam efeitos contrários porque estimulam os receptores alfa-adrenérgicos das células das ilhotas pancreáticas. Em razão dos efeitos diferenciados desses dois hormônios nos receptores adrenérgicos α e β, o resultado é que a epinefrina aumenta muito mais os níveis plasmáticos da glicose que a norepinefrina.

O segundo efeito metabólico das catecolaminas é estimular a lipólise nos tecidos adiposos. Isso aumenta os níveis dos ácidos graxos livres no plasma e oferece uma fonte de energia alternativa para algumas células do corpo. As catecolaminas circulantes também aguçam a atenção porque estimulam o sistema reticular. Por fim, esses hormônios aumentam a taxa metabólica do organismo e causam vasoconstrição cutânea; estes dois efeitos provocam elevação da temperatura corporal. Contudo, o metabolismo acelerado depende da presença dos hormônios tireóideos e do córtex suprarrenal.

Embora a ação fisiológica da dopamina secretada pela medula suprarrenal seja desconhecida, a dopamina exógena é útil para reverter alguns estados de choque porque tem efeito inotrópico positivo no coração (por meio dos receptores β) e causa vasodilatação renal e vasoconstrição periférica. O efeito global das doses moderadas é aumento da pressão arterial sistólica (sem elevação significativa da pressão arterial diastólica) associada a preservação ou recuperação do débito renal.

A estimulação da medula suprarrenal faz parte de uma reação simpática generalizada (RSG) da medula ao esforço físico e às ameaças percebidas à integridade biopsíquica e à sobrevivência. (Cannon chamou essa reação de resposta de "luta ou fuga".) A hipoglicemia também estimula o aumento da secreção dos hormônios suprarrenais. As consequências da RSG permitem que o organismo realize esforço físico rigoroso em condições ideais. A frequência cardíaca e a pressão arterial aumentam (melhorando a perfusão) e o fluxo sanguíneo é desviado da pele e do trato digestório para órgãos mais vitais à realização do esforço físico (p. ex., músculos esqueléticos, cérebro e coração). O sistema de ativação reticular é estimulado e isto amplia o grau de atenção. Os níveis sanguíneos de glicose e ácidos graxos aumentam e, deste modo, ampliam as fontes de energia disponível às células. As pupilas dilatam e ampliam o campo de visão periférica e a quantidade de luz que entra nos olhos. As glândulas sudoríparas são estimuladas e isto reduz a temperatura corporal antecipadamente e durante o intervalo em que a temperatura aumenta em consequência do esforço físico. A maior parte dessa RSG é mediada pelas fibras dos nervos simpáticos que inervam várias estruturas do corpo; as catecolaminas circulantes desempenham uma função apenas secundária. Além disso, algumas respostas teciduais (p. ex., células musculares) a essas demandas simpáticas dependem dos glicocorticoides para que os tecidos consigam atender às demandas impostas pela RSG, que frequentemente acompanha a secreção de corticosteroides suprarrenais induzida pelo estresse, conforme foi demonstrado por Selye. (Essa reação simpática e a resposta endócrina ao estresse físico e psicológico estão descritas na seção sobre hormônios corticais.)

Hormônios corticais

O córtex suprarrenal é composto de três camadas histologicamente diferentes (ver Figura 42.5).

Sua parte externa é recoberta por uma cápsula. A camada mais externa (ou zona glomerulosa) produz e secreta principalmente mineralocorticoides como a aldosterona. As duas camadas mais internas (zonas fasciculada e reticulada) produzem e secretam glicocorticoides (cortisol e corticosterona) e androgênios e estrogênios suprarrenais. Quando essas camadas corticais mais internas são destruídas, elas podem ser regeneradas pelas células da glomerulosa.

A Figura 42.6 ilustra os processos metabólicos envolvidos na síntese de todos os hormônios do córtex suprarrenal. Cada uma dessas reações metabólicas é regulada por uma enzima específica. Deficiências genéticas de uma ou mais dessas enzimas causam síndromes que consistem em produção excessiva ou insuficiente de vários hormônios corticais. Fármacos que inibem enzimas específicas são utilizados clinicamente para avaliar a função cortical. Um deles é a metirapona, que inibe a síntese do cortisol.

Depois de ser secretado, o cortisol e as corticosteronas plasmáticos (em menor grau) ligam-se a uma globulina plasmática conhecida como globulina de ligação dos corticosteroides (GLC), ou transcortina. Apenas os hormônios que não estão ligados às proteínas são fisiologicamente ativos. Os glicocorticoides ligados às proteínas funcionam como um reservatório hormonal, que é usado para repor os hormônios livres degradados. A GLC é produzida pelas células hepáticas. Por essa razão, a redução da função hepática (p. ex., cirrose) pode resultar em níveis subnormais de GLC plasmática, resultando em quantidades excessivas de glicocorticoides livres na circulação (forma ativa), que acarretam circulação hiperdinâmica. Apenas uma quantidade pequena da aldosterona está ligada às proteínas plasmáticas. Os esteroides suprarrenais são decompostos pelo fígado. A redução da função hepática pode retardar a decomposição dos esteroides suprarrenais e, deste modo, causar um quadro clínico de excesso de hormônios. Os metabólitos solúveis dos esteroides suprarrenais são excretados pelos rins.

■ Glicocorticoides

Como o termo glicocorticoide sugere, cortisol e corticosterona afetam o metabolismo da glicose. Eles aumentam os níveis plasmáticos da glicose estimulando gliconeogênese e glicogenólise hepáticas. Para facilitar a gliconeogênese, esses hormônios decompõem gorduras e proteínas e liberam ácidos graxos e aminoácidos na corrente sanguínea, que os leva ao fígado. A gliconeogênese excessiva pode causar hiperglicemia grave detectada frequentemente nos pacientes diabéticos tratados com glicocorticoides.

Os glicocorticoides possibilitam que os tecidos respondam ao glucagon e às catecolaminas; além disto, eles impedem a fadiga rápida da musculatura esquelética. O cortisol e a corticosterona também atuam nos rins de forma a possibilitar a

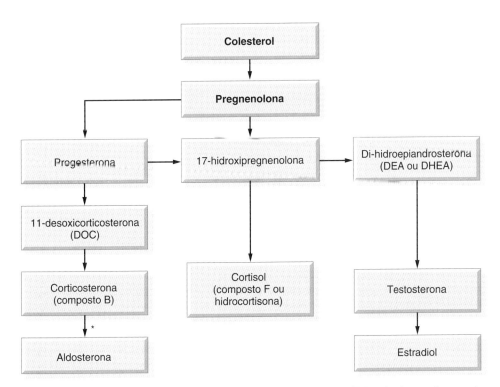

Figura 42.6 Rotas da biossíntese dos hormônios do córtex suprarrenal. Apenas as células da glomerulosa podem converter a corticosterona em aldosterona (*asterisco*). Todas as outras rotas podem acontecer em todas as três camadas do córtex suprarrenal.

870 Parte 10 Sistema Endócrino

excreção de um volume normal de água por um dentre três mecanismos: os glicocorticoides tornam os túbulos distais ou coletores mais permeáveis à reabsorção de água, independentemente da reabsorção de sódio; eles aumentam a taxa de filtração glomerular (TFG); ou eles reduzem a secreção do ADH.

Os efeitos dos glicocorticoides nos componentes do plasma são variados. Eles reduzem a quantidade de eosinófilos e basófilos no sangue circulante, mas aumentam as contagens de neutrófilos, plaquetas e eritrócitos na circulação. Com a supressão da produção e a ampliação da destruição, os glicocorticoides reduzem as contagens dos linfócitos. Além disso, eles diminuem as dimensões dos linfonodos. Uma das funções principais dos linfócitos é conferir imunidade humoral (por meio de anticorpos) ou celular. As elevações da secreção de glicocorticoides induzidas pelo estresse e a redução resultante dos linfócitos podem explicar a imunossupressão que ocorre frequentemente nos pacientes sob condições de estresse físico ou psicológico.

Outros efeitos dos níveis fisiológicos dos glicocorticoides são reduções dos limiares de sensibilidade olfatória e gustativa. Pacientes com insuficiência suprarrenal podem detectar vários compostos químicos (p. ex., açúcar, sal, ureia e cloreto de potássio) por gustação ou olfato com sensibilidade 40 a 120 vezes maior que o normal.

Os efeitos das doses farmacológicas dos glicocorticoides são considerados separadamente das ações dos níveis fisiológicos normais. Em doses farmacológicas, os glicocorticoides têm ações imunossupressora, anti-inflamatória e anti-histamínica. Esses hormônios suprimem o sistema imune inibindo a produção de interleucinas-2 pelos linfócitos T_4 (auxiliares). As reduções da interleucinas-2 diminuem a proliferação dos linfócitos T_8 (supressores ou citotóxicos) e dos linfócitos B. Os glicocorticoides atuam por vários mecanismos para suprimir a resposta inflamatória, inclusive entrada dos fagócitos e ativação do complemento e das cininas.

Por outro lado, os glicocorticoides podem ser altamente benéficos ao tratamento de alguns distúrbios inflamatórios não infecciosos (p. ex., artrite reumatoide e lúpus eritematoso sistêmico). Além disso, os glicocorticoides podem ter efeitos benéficos no tratamento de algumas alergias (p. ex., asma, urticária e doença glomerular de lesão mínima), porque eles impedem a liberação de histamina pelos mastócitos. Seu uso como imunossupressores permite que pacientes recebam transplantes de órgãos. De qualquer modo, os efeitos colaterais potencialmente deletérios dos glicocorticoides geralmente exigem que eles sejam utilizados apenas depois que outros tratamentos (p. ex., anti-inflamatórios não esteroides [AINE] ou anti-histamínicos) tenham falhado, ou quando os efeitos benéficos suplantam claramente os riscos (p. ex., nos casos de doença renal ou transplantes de órgãos). Além da imunossupressão, os glicocorticoides estimulam o desenvolvimento de todas as manifestações da síndrome de Cushing (p. ex., diabetes, hipertensão, perda de proteínas e osteoporose) e inibem o crescimento dos lactentes e das crianças. A Tabela 42.5 resume as ações fisiológicas e terapêuticas dos glicocorticoides.

A Figura 42.7 descreve a regulação da secreção dos glicocorticoides. A secreção desses hormônios é ativada pela secreção do hormônio de liberação da corticotrofina (CRH), que é um composto neurossecretório liberado pelo hipotálamo. O CRH estimula as células da adeno-hipófise a secretar ACTH. Sem o estímulo do ACTH, as células das zonas fasciculada e reticulada não secretam glicocorticoides. Os níveis plasmáticos altos dos glicocorticoides funcionam por um mecanismo de *feedback* negativo e reduzem ou suprimem a secreção do CRH e, deste modo, também inibem indiretamente a secreção do ACTH.

Há um ritmo diurno de secreção do CRH, que desencadeia um ritmo semelhante na secreção de ACTH e glicocorticoides. O resultado é que a secreção máxima dos glicocorticoides ocorre entre as 6:00 e as 8:00 da manhã nas pessoas que dormem da meia-noite às 8:00 da manhã em um período de 24 h. Tumores que secretam CRH, ACTH ou glicocorticoides não permitem desenvolver esse ritmo e isto ajuda a estabelecer o diagnóstico. O relógio biológico que regula este e outros ritmos diurnos (ou circadianos) está localizado no hipotálamo, pouco acima da área em que os nervos ópticos cruzam (quiasma óptico).

Tabela 42.5 Ações do cortisol.

Influência principal	Efeito no organismo
Metabolismo da glicose	Estimula a gliconeogênese Reduz a utilização da glicose pelos tecidos
Metabolismo das proteínas	Aumenta a decomposição das proteínas Aumenta os níveis plasmáticos das proteínas
Metabolismo das gorduras	Aumenta a mobilização dos ácidos graxos Aumenta a utilização dos ácidos graxos
Ação anti-inflamatória (níveis terapêuticos)	Estabiliza as membranas dos lisossomos das células inflamatórias, impedindo a liberação dos mediadores inflamatórios Reduz a permeabilidade capilar e evita edema inflamatório Deprime a fagocitose pelos leucócitos para reduzir a liberação dos mediadores inflamatórios Suprime a resposta imune Causa atrofia dos tecidos linfoides Reduz as contagens de eosinófilos Reduz a síntese de anticorpos Deprime a imunidade celular Reduz a febre Inibe a atividade dos fibroblastos
Efeito psíquico	Pode contribuir para a instabilidade emocional
Efeito permissivo	Facilita a reação dos tecidos às influências humorais e neurais (p. ex., catecolaminas) durante traumatismo e estresse extremo

De Porth CM: Pathophysiology: Concepts of Altered Health States, 9th ed. Philadelphia, PA: Lippincott Williams & Wilkins, 2013.

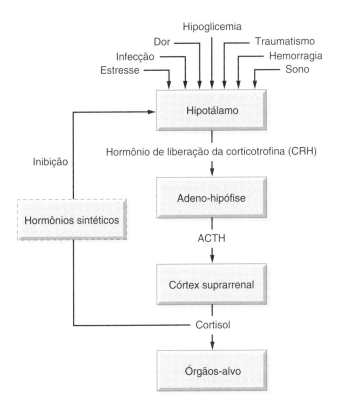

Figura 42.7 Sistema de *feedback* hipotalâmico-hipofisário-suprarrenal (HHSR) que regula os níveis dos glicocorticoides (cortisol). A secreção do cortisol é regulada pelo ACTH. O estresse exerce seus efeitos na secreção do cortisol por meio do sistema HHSR e do CRH, que controla a secreção do ACTH pela adeno-hipófise. Os níveis altos de cortisol estimulam a inibição da secreção de ACTH por um mecanismo de *feedback* negativo. Doses farmacológicas dos corticosteroides sintéticos inibem a secreção do ACTH por meio do CRH secretado pelo hipotálamo.

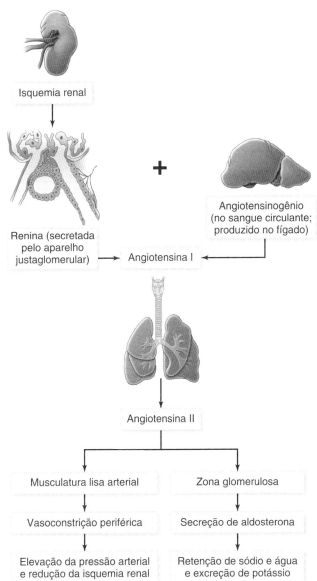

Figura 42.8 O sistema renina-angiotensina estimula a secreção de aldosterona e causa vasoconstrição que, por sua vez, aumenta a pressão arterial sistêmica.

As funções favoráveis dos níveis normais dos glicocorticoides no sentido de possibilitar que os tecidos respondam ao glucagon e às catecolaminas são mais que suficientes para atender às necessidades do mecanismo de RSG por um intervalo curto. Quando essas necessidades persistem, é necessária secreção adicional de glicocorticoides induzidos pelo estresse. Por fim, quando o estresse persiste sem atenuação, há exaustão do córtex suprarrenal, os níveis dos glicocorticoides diminuem, os tecidos não conseguem mais atender às demandas da RSG, os músculos entram em fadiga, as fontes de energia celular prontamente disponíveis (p. ex., glicose e ácidos graxos plasmáticos) esgotam e o paciente tem colapso vascular e morre.

■ Mineralocorticoides

A aldosterona e os glicocorticoides que têm alguma função mineralocorticoide (p. ex., 11-desoxicorticosterona) aumentam a reabsorção de sódio pelas células dos ductos coletores e túbulos distais dos néfrons. Em razão do sistema de permuta de cátions das células tubulares distais, essa reabsorção de sódio pode aumentar a secreção de potássio e, deste modo, elevar as chances de ocorrer hipopotassemia. Osmoticamente, a reabsorção de sódio provoca reabsorção de água. Isso expande o volume do LEC. O aumento do volume sanguíneo eleva a pressão arterial. Entretanto, o paciente geralmente não acumula edema. Acima de determinado nível de reabsorção de sódio induzida pela aldosterona, a expansão do compartimento de LEC pode estimular a secreção do hormônio natriurético ou reduzir a reabsorção de sódio no túbulo proximal. Esses dois efeitos têm ações contrárias às da aldosterona e aumentam a excreção de sódio.

O mecanismo principal de regulação da secreção de aldosterona é o sistema renina-angiotensina (Figura 42.8). O ACTH hipofisário não estimula as células da zona glomerulosa em condições normais. As células do aparelho justaglomerular estão encravadas entre a arteríola aferente renal à medida que ela entra no glomérulo e o túbulo distal à medida que atravessa esta área. O aparelho justaglomerular contém células barorreceptoras, que monitoram a pressão arterial das arteríolas aferentes e outras células que monitoram as concentrações de sódio e cloreto na urina do túbulo distal (quanto menor é a concentração, mais lenta a formação do filtrado, contanto que todos os outros fatores estejam inalterados). A redução da pressão arterial ou da concentração dos eletrólitos estimula o aparelho justaglomerular a secretar renina (um hormônio glicoproteico). Os estímulos

872 Parte 10 Sistema Endócrino

principais que desencadeiam a secreção de renina são diminuição da perfusão renal (p. ex., insuficiência cardíaca, desidratação e hemorragia) e concentrações baixas de sódio no LEC (p. ex., doses excessivas de diuréticos).

A renina converte uma globulina plasmática circulante em angiotensina I. À medida que o sangue circula nos pulmões (e, em menor grau, em outras partes do sistema circulatório), a angiotensina I é convertida em angiotensina II. Esse composto químico fisiologicamente ativo atua na zona glomerulosa de forma a estimular a secreção de aldosterona, que provoca retenção de sal e água, assim como a contração da musculatura lisa dos vasos sanguíneos e, deste modo, causa vasoconstrição intensa. O resultado dessas duas ações da angiotensina II é aumentar a pressão arterial sistêmica que, entre outras coisas, aumenta a perfusão renal.

O aparelho justaglomerular contém receptores β_1 e pode ser estimulado pelas fibras simpáticas. As prostaglandinas também estimulam o aparelho justaglomerular. Estimulação simpática por meio dos receptores β_1, hipotensão arterial renal e redução do aporte de sódio aos túbulos distais estimulam a secreção de renina. Desse modo, a secreção de renina pode ser reduzida farmacologicamente pelos betabloqueadores (p. ex., propranolol ou atenolol). Os inibidores das prostaglandinas (AAS e AINE) podem ter ação semelhante. Os inibidores da enzima conversora de angiotensina (ECA, como lisinopril) impedem a conversão da angiotensina I em angiotensina II. Esses efeitos tornam os inibidores de ECA e os betabloqueadores úteis como anti-hipertensivos.

A secreção de aldosterona também é estimulada pela elevação dos níveis plasmáticos de potássio, mas não pelo aumento das concentrações de sódio no plasma. Posição do corpo é outro fator que regula a secreção de aldosterona. A posição ereta eleva os níveis de aldosterona porque aumenta sua produção e reduz sua decomposição. Ainda não está explicado como isso ocorre, mas por esta razão os níveis de aldosterona dos pacientes acamados ficam ligeiramente abaixo do normal. A secreção de aldosterona também segue um ritmo diurno ainda pouco definido, com o qual as concentrações mais altas ocorrem nas primeiras horas da manhã, pouco antes do despertar.

Peptídio natriurético atrial (hormônio natriurético)

O peptídio natriurético atrial (PNA) é produzido pelas células das paredes atriais do coração. O estímulo principal para a secreção desse mediador é um estiramento das paredes atriais.

O PNA aumenta a excreção renal de sal e água. Existem algumas evidências sugestivas de que o PNA aumente a filtração glomerular. Outras evidências sugerem que ele cause inibição do mecanismo de transporte ativo da membrana responsável pela reabsorção do sódio pelas células dos túbulos renais. A redução da reabsorção de sódio diminui a transferência de água da urina no néfron de volta à corrente sanguínea dos capilares peritubulares e, deste modo, aumenta a eliminação de água e sal do organismo. Além disso, o PNA também inibe a secreção de renina pelo aparelho justaglomerular e, por esta razão, reduz os níveis de angiotensina plasmática. Por fim, o PNA inibe o mecanismo de transporte ativo da membrana responsável pelo bombeamento do sódio para fora das células da musculatura lisa vascular. A elevação subsequente do sódio intracelular inibe a entrada dos íons cálcio e, desta forma, reduz a concentração intracelular do cálcio ionizado. A redução do cálcio intracelular livre causa vasodilatação e reduz a pressão arterial sistêmica.

O PNA é secretado em resposta à ampliação do volume de LEC causada pela ingestão de sal e água. O estímulo exato parece ser um estiramento das fibras musculares das paredes atriais, que resulta do aumento do retorno venoso causado pela ampliação do volume de LEC. À medida que a natriurese normaliza o volume de LEC, a secreção do PNA diminui e é interrompida. A ação do PNA de aumentar a TFG, somada aos seus efeitos diretos nos túbulos coletores, provoca natriurese e diurese profusas.

O destino metabólico final do PNA é desconhecido, mas os níveis desse hormônio circulante estão elevados nos pacientes com insuficiência cardíaca congestiva, cirrose ou insuficiência renal, mas estão reduzidos nas pessoas com síndrome nefrótica ou depleção de volume. Essas observações sugerem que o PNA seja regulado por fígado e rins.

Desafios relacionados à aplicabilidade clínica

Questões rápidas

1. Descreva o impacto que as doenças graves que exigem cuidados intensivos podem ter nos três estímulos principais para a regulação da secreção de ADH.
2. Cite os distúrbios que podem afetar o sistema de *feedback* negativo da secreção dos hormônios tireóideos.
3. Explique o significado e as anormalidades metabólicas específicas do Octeto Sinistro.

43
Avaliação do Paciente | Sistema Endócrino

Jane Kapustin e Ameera Chakravarthy

Objetivos de aprendizagem

Com base no conteúdo deste capítulo, o leitor deverá ser capaz de:

1. Examinar a relação entre a disfunção do hipotálamo e da hipófise e os sinais e sintomas do distúrbio resultante.
2. Analisar as diferenças entre sinais e sintomas do hipotireoidismo e do hipertireoidismo.
3. Identificar o papel do paratormônio na regulação do cálcio e do fósforo séricos.
4. Descrever a patogênese de sinais e sintomas associados com emergências hiperglicêmicas.
5. Comparar história e achados físicos normais com os anormais para distúrbio da glândula suprarrenal.
6. Explicar o diagnóstico apropriado e os exames laboratoriais empregados para o diagnóstico dos distúrbios endócrinos agudos.

Os distúrbios endócrinos podem afetar todos os sistemas orgânicos e, em geral, são causados pela produção excessiva ou deficiente de hormônios. Este capítulo apresenta uma visão geral da história, exame físico e exames diagnósticos que ajudam a diagnosticar crise tireotóxica; coma mixedematoso; crise suprarrenal; síndrome de secreção inapropriada de hormônio antidiurético (SIADH); diabetes insípido; cetoacidose diabética (CAD); síndrome hiperglicêmica hiperosmolar (SHH); e hipoglicemia. Fundamenta-se no conteúdo apresentado no Capítulo 42, que explorou os efeitos de longo alcance do sistema endócrino sobre as funções orgânicas. Este capítulo também fornece uma base para entender distúrbios específicos e seu tratamento, como descrito no Capítulo 44.

Como o sistema endócrino afeta muitas áreas do corpo, a avaliação deve incluir diversos sinais e sintomas. As manifestações gerais dos distúrbios são evidenciadas pelos sinais vitais, nível de energia, distúrbios hidreletrolíticos e capacidade de realizar as atividades da vida diária. Os outros parâmetros a serem avaliados compreendem intolerância ao frio ou calor, alterações no peso, redistribuição do tecido adiposo, alterações no funcionamento sexual e padrões de sono alterados. O Quadro 43.1 resume a conduta empregada para avaliar o paciente com suspeita de apresentar um distúrbio endócrino agudo.

Quadro 43.1 História de saúde para avaliação endócrina.

Queixa principal
Descrição do problema pelo paciente

História da doença atual
Distúrbios hipotalâmicos e hipofisários: débito urinário excessivo ou inadequado, sede excessiva, turgor cutâneo deficiente, alterações cognitivas, desidratação ou intoxicação hídrica
Distúrbios da tireoide: intolerância ao frio ou ao calor; edema; alterações cognitivas, como raciocínio lento, agitação, comprometimento da memória e estupor; tremores; insônia; fadiga, taquicardia, fibrilação atrial; bradicardia; hipoventilação; constipação intestinal; diarreia; irregularidades do ciclo menstrual; problemas cutâneos; voz rouca, diplopia, exoftalmia; dor ocular, alteração da visão; depressão; hematúria
Distúrbios das paratireoides: apatia, fadiga, fraqueza, tetania, dor articular
Diabetes melito: ganho ou perda de peso, micção excessiva, sede excessiva, apetite excessivo, visão turva, cáries dentárias, cicatrização deficiente das feridas, vaginite crônica, neuropatia, noctúria, desidratação, alterações cognitivas
Distúrbios das suprarrenais: náuseas, vômitos; estrias; obesidade central com debilidade periférica; face de lua cheia; hirsutismo; petéquias; equimoses fáceis; desidratação; fadiga, letargia

História patológica pregressa de saúde
Doenças infantis relevantes e imunizações: história de adenoide ou irradiação do pescoço/tórax, retardo mental, deficiência de iodo
Problemas clínicos agudos e crônicos passados: emergências diabéticas, hipertensão, colesterol alto, taquiarritmias, insuficiência cardíaca congestiva, infarto do miocárdio, doença de Graves, tireoidite de Hashimoto, lesão cranioencefálica, acidente vascular cerebral, pancreatite, infecções inexplicadas
Fatores de risco: idade, hereditariedade, sexo, raça, uso de tabaco, consumo de álcool, colesterol elevado, obesidade, estilo de vida sedentário, ciclos de estirão de crescimento, gravidez, diabetes gestacional, parto de um lactente com peso de mais de 4 kg, anemia
Cirurgias anteriores: procedimentos neurocirúrgicos, tireoidectomia, paratireoidectomia, adrenalectomia
Medicamentos: amiodarona, fenitoína, carbamazepina, clorpropamida, corticosteroides, opioides, lítio, ácido acetilsalicílico, iodetos, heparina, levotiroxina, agentes neoplásicos, estrogênio, metadona, androgênios, betabloqueadores, anti-inflamatórios não esteroides, potássio, diuréticos
Alergias e reações a medicamentos, alimentos, meios de contraste, látex ou outros materiais
História de transfusão
História familiar: doença da tireoide, diabetes, distúrbios dos lipídios, aneurismas cerebrais, cânceres, distúrbios autoimunes
História pessoal e social: tabaco, álcool, uso abusivo de substâncias; ocupação; ambiente residencial; dieta, exercício; padrões de sono; crenças culturais; crenças espirituais/religiosas; lazer

Revisão de outros sistemas
CAFT: cefaleias, alterações visuais, fraqueza, tontura
Linfático: edema, linfadenopatia
Geniturinário: disfunção sexual, infertilidade, sangramento vaginal anormal

874 Parte 10 Sistema Endócrino

Como o sistema endócrino exerce controle sobre todo o organismo, muitos exames laboratoriais abordados em outros capítulos são aplicáveis na avaliação de um distúrbio endócrino agudo. Por exemplo, problemas hidreletrolíticos acompanham muitos distúrbios endócrinos agudos; por conseguinte, são avaliados o sódio, o potássio, o magnésio e a osmolalidade sérica. Os níveis de ureia sanguínea e creatinina também podem ajudar a avaliar o comprometimento renal (ver Capítulo 29). A gasometria arterial, os níveis de bicarbonato e o cálculo do hiato aniônico podem ser necessários para diagnosticar a acidose. Os exames laboratoriais específicos para a disfunção das glândulas endócrinas são descritos nas seções a seguir e resumidos na Tabela 43.1.

De modo similar, na avaliação dos distúrbios endócrinos, é frequentemente necessário avaliar outros sistemas orgânicos que não o sistema endócrino usando exames diagnósticos. Por exemplo, a eletrocardiografia e o monitoramento cardíaco podem ser necessários para diagnosticar problemas cardíacos, enquanto uma radiografia de tórax pode ser necessária para detectar problemas pulmonares, como o derrame pleural que pode acontecer no coma mixedematoso. A tomografia computadorizada (TC), a ressonância magnética (RM) e a ultrassonografia podem ser empregadas para localizar tumores.

Hipotálamo e hipófise

Alguns hormônios do hipotálamo e da hipófise possuem um impacto profundo sobre o paciente criticamente doente e são descritos em detalhe nesta seção. Eles incluem hormônio antidiurético (ADH), hormônio adrenocorticotrófico (ACTH), hormônio tireoestimulante (TSH). Os hormônios que são principalmente responsáveis pelo funcionamento fisiológico normal do sistema reprodutor – ocitocina, hormônio foliculoestimulante (FSH), hormônio luteinizante (LH), hormônio do crescimento (GH), hormônio melanocitoestimulante (MSH) – não são significativos no cuidado ao adulto criticamente doente e, por conseguinte, não são abordados nesta seção.

Os hormônios hipofisários estão sob controle do hipotálamo. O lobo posterior da hipófise armazena e secreta ADH (vasopressina) em resposta à osmolalidade sérica. Como a função primária do ADH é controlar a excreção de água pelo rim, a atenção deve ser focalizada no estado de hidratação do paciente (i. e., excesso ou déficit no volume de líquidos) e osmolalidades sérica e urinária para adquirir informações sobre o funcionamento geral dessa parte da hipófise.

História e exame físico

A enfermeira extrai informações importantes sobre a natureza dos distúrbios endócrinos obtendo uma história completa. Como os distúrbios da hipófise que poderiam resultar na admissão em ambientes de cuidados críticos afetam o equilíbrio hidreletrolítico, a enfermeira pergunta sobre o estado de hidratação geral. São incluídos parâmetros específicos na história de saúde endócrina (ver Quadro 43.1).

O exame físico do paciente inclui a avaliação do estado de hidratação. Turgor cutâneo, umidade da mucosa oral, sinais vitais e peso são avaliados. Um paciente com hipovolemia (conforme observado no diabetes insípido) apresenta perda de peso devido à excreção de grandes volumes de urina diluída. Mais adiante, o paciente apresenta taquicardia, hipotensão, turgor cutâneo deficiente, mucosas bucais secas e alterações cognitivas associadas a desidratação e hipernatremia. Em contrapartida, um paciente com hipervolemia (conforme observado na SIADH) apresentaria sinais de intoxicação hídrica, como edema, débito urinário escasso, ganho de peso, hipertensão, mucosas orais úmidas, bom turgor cutâneo e alterações cognitivas associadas à hiponatremia.

Para os pacientes que apresentam alterações do equilíbrio hídrico, a enfermeira precisa manter a medição rigorosa da ingestão e do débito. A densidade urinária específica é medida rotineiramente, observando-se o aspecto da urina (coloração, concentração e volume). Além disso, os pacientes criticamente doentes com distúrbio hídrico frequentemente são submetidos a procedimentos de monitoramento avançado, como a pressão

Tabela 43.1 Exemplos de exames laboratoriais utilizados na avaliação dos distúrbios endócrinos agudos.

Exame	Valores normais no adulto	Valores anormais
T_4 total	4 a 12 µg/dℓ	Elevada no hipertireoidismo Baixa no hipotireoidismo
T_4 livre	0,8 a 2,7 ng/mℓ	Elevada no hipertireoidismo Baixa no hipotireoidismo
Índice de T_4 livre	4,6 a 12 ng/mℓ	Elevado no hipertireoidismo Baixo no hipotireoidismo
T_3 livre	260 a 480 pg/dℓ	Baixa no hipotireoidismo
Hormônio tireoestimulante (TSH)	260 a 480 pg/dℓ	Elevado no hipotireoidismo (primário) Baixo na hipofunção da adeno-hipófise (hipotireoidismo secundário)
Cortisol	8 h: 5 a 23 µg/dℓ	Elevado na doença de Cushing (secreção aumentada de ACTH pela hipófise)
	16 h: 3 a 16 µg/dℓ	Elevado no estresse, traumatismo de cirurgia Baixo na hipossecreção de ACTH pela hipófise e insuficiência suprarrenal
Estimulação do cortisol	Deverá aumentar para 18 µg/dℓ	Baixa ou ausente na insuficiência suprarrenal e no hipopituitarismo
Ácido vanililmandélico (VMA) e catecolaminas urinários	VMA até 2 a 7 mg/24 h Catecolaminas: 270 µg/24 h	Elevado no feocromocitoma Elevadas no hipotireoidismo e na acidose diabética
Densidade urinária específica	1,010 a 1,025 com hidratação e volume normais	Baixa no diabetes insípido Alta no diabetes melito com desidratação Alta na SIADH
Cetonas urinárias	Negativas	Positivas na cetoacidose diabética

SIADH, síndrome de secreção inapropriada de hormônio antidiurético; T_3, tri-iodotironina; T_4, tiroxina.

Exames laboratoriais

■ Hormônio antidiurético sérico

O nível de ADH sérico normal é de 1 a 13,3 pg/mℓ. Esse nível de radioimunoensaio distingue entre o diabetes insípido central e a SIADH. O ADH sérico elevado comparado com a baixa osmolalidade sérica e osmolalidade urinária elevada confirma o diagnóstico de SIADH. Em contrapartida, os níveis reduzidos de ADH com uma osmolalidade sérica correspondentemente alta, hipernatremia e concentração urinária reduzida indicam o diabetes insípido central. A Tabela 43.2 compara e contrasta os valores laboratoriais para o diabetes insípido e a SIADH.

■ Densidade urinária específica

A densidade específica reflete a capacidade dos rins de diluir e concentrar a urina. A faixa depende da hidratação, do volume urinário e da quantidade de sólidos na urina. A densidade específica pode ser medida com o uso de um teste de fita com múltiplos reagentes, o qual possui um reagente para a densidade específica, ou com a utilização de um refratômetro. A baixa densidade (1,001 a 1,010) está presente no diabetes insípido e é acompanhada por urina diluída e copiosa. O aumento da densidade específica (1,025 a 1,030) é observado no diabetes melito com desidratação; em geral, a urina é mais concentrada com menores volumes.

■ Osmolalidade sérica

A osmolalidade sérica varia desde 270 até 300 mOsm/kg e mede a concentração das partículas diluídas na corrente sanguínea. A osmolalidade sérica elevada (hemoconcentração) estimula a liberação do ADH, que estimula a reabsorção de líquido e sódio no nível do néfron. Através desse processo, o volume de líquido extracelular (LEC) é restaurado, e o plasma torna-se menos concentrado.

Em contrapartida, a hemodiluição ou osmolalidade sérica diminuída inibe o ADH, fazendo com que o excesso de líquido seja eliminado pelos rins para manter a homeostasia. A concentração plasmática é restaurada.

■ Osmolalidade urinária

Esse exame fornece uma medida mais exata da concentração urinária. Também é mais útil quando realizado em conjunto com a osmolalidade sérica. Pode ser empregado para diagnosticar a função renal, o diabetes insípido e a ingestão psicogênica de água. A osmolalidade urinária mostra-se aumentada na doença de Addison, SIADH, desidratação e doença renal. Está diminuída no diabetes insípido e na ingestão psicogênica de água. A faixa normal é de 300 a 900 mOsm/kg por 24 horas e de 50 a 1.200 mOsm/kg em uma amostra ao acaso.

■ Teste de privação de água

A restrição de água é um teste útil porque as pessoas saudáveis respondem com uma rápida diminuição no volume urinário quando a ingesta de água é suspensa. No entanto, as pessoas com diabetes insípido não apresentam diminuição no volume urinário em resposta à restrição hídrica grave. Isso significa que o mecanismo normal de liberação de ADH está disfuncional diante da restrição de água e da desidratação. Contudo, esse exame raramente é realizado em uma unidade de cuidados críticos porque o paciente está muito doente e frágil para suportar os rigores da desidratação grave. O teste preferido é a medição do ADH sérico para diagnosticar o diabetes insípido.

■ Administração de hormônio antidiurético

Um exame laboratorial final empregado para diagnosticar o diabetes insípido é a administração de ADH. O ADH exógeno (vasopressina ou Pitressin), administrado por via subcutânea à pessoa com suspeita de diabetes insípido, provoca um aumento temporário na osmolalidade urinária. Durante um curto intervalo de tempo, a pessoa mostra a resposta apropriada ao ADH ao conservar a água no nível renal, e o débito urinário se alentece na tentativa de restaurar o LEC. Esse exame também ajuda a diferenciar entre os dois tipos de diabetes insípido: nefrogênico e central. No diabetes insípido nefrogênico, a pessoa não demonstra reação ao ADH exógeno porque os receptores renais no ducto coletor não respondem ao ADH. As pessoas com diabetes insípido central respondem prontamente ao ADH exógeno.

Exames diagnósticos

Os exames diagnósticos de imagem são frequentemente utilizados para os pacientes com suspeita de distúrbios hipofisários ou hipotalâmicos. A TC e a RM são essenciais no diagnóstico das doenças primárias que afetam essa área do cérebro. Exemplos de distúrbios que afetam o eixo hipotálamo-hipofisário são os tumores cerebrais, aneurismas, edema por exploração cirúrgica ou lesões traumáticas, e as lesões necróticas. As técnicas de imageamento são empregadas para visualizar a sela túrcica e as estruturas circunvizinhas, incluindo a hipófise dentro do arcabouço ósseo da fossa craniana média. A angiografia ajuda com a visualização exata do suprimento vascular na área.

O paciente criticamente doente requer o monitoramento em todos os momentos durante esses procedimentos. Com bastante frequência, o paciente requer sedação para eliminar a movimentação do paciente em um esforço para garantir imagens nítidas. A TC é frequentemente usada com meio de contraste para destacar áreas específicas do cérebro. O paciente precisa ser monitorado no tocante a reações alérgicas adversas caso seja sensível a iodo, que pode estar presente no meio de contraste. As políticas institucionais e os procedimentos precisam ser seguidos durante os exames diagnósticos.

Tabela 43.2 Comparação dos valores laboratoriais no diabetes insípido e na síndrome de secreção inapropriada de hormônio antidiurético (SIADH).

Exame laboratorial	Diabetes insípido	SIADH
ADH	Diminuído	Aumentado
Osmolalidade sérica	Aumentada	Diminuída
Sódio	Aumentado	Diminuído
Débito urinário	Aumentado	Diminuído
Densidade urinária específica	Diminuída	Aumentada
Osmolalidade urinária	Diminuída	Aumentada

Tireoide

Os hormônios da tireoide são regulados pelo hipotálamo e pela hipófise em um sistema de retroalimentação negativa conforme previamente descrito. Os baixos níveis de tri-iodotironina (T_3) e de tiroxina (T_4) fazem com que o hipotálamo secrete o hormônio de liberação da tireotropina (TRH), que, então, estimula a adeno-hipófise a liberar TSH. O TSH estimula a produção e a liberação dos hormônios tireóideos (Figura 43.1).

O aumento da produção de hormônio tireóideo resulta em hipertireoidismo, o que pode levar a uma forma extrema de tireotoxicose. Trata-se de uma doença rara, com risco de morte, que exige a admissão em ambientes de cuidados críticos para o tratamento do paciente. Em contrapartida, o hipotireoidismo pode acontecer, resultando em um estado hipometabólico grave. Quando o hipotireoidismo não é tratado, pode desenvolver-se no paciente coma mixedematoso, que é mais provável de ser tratado e controlado em uma unidade de cuidados críticos.

História e exame físico

Os hormônios tireóideos afetam quase todas as células e tecidos no organismo. Por conseguinte, as manifestações desses distúrbios são amplas. A evolução típica da progressão da doença é insidiosa, e a enfermeira precisa coletar uma história detalhada para revelar os sinais e sintomas de hipo- ou de hipertireoidismo. O levantamento da história concentra-se em diversos sinais e sintomas esperados associados ao hipo- e hipertireoidismo. A Tabela 43.3 compara e contrasta os dois distúrbios. O Quadro 43.2 explora a incidência dos distúrbios tireóideos no paciente idoso.

Por causa da sua localização profunda e protegida, as glândulas endócrinas são, em geral, inacessíveis a palpação, percussão e ausculta. A exceção é a tireoide, que pode ser fisicamente examinada quando está aumentada. A avaliação começa com a inspeção da área cervical anterior quanto a aumento, nódulos e simetria da glândula. Em seguida, o paciente é solicitado a engolir, enquanto a enfermeira observa a tireoide elevando-se. Depois, a tireoide é palpada para tamanho, forma, simetria e presença de hipersensibilidade (Figura 43.2). Ver Quadro 43.3 para uma descrição mais detalhada das etapas para a palpação da glândula tireoide. A tireomegalia (bócio) ou os nódulos tireóideos podem ser detectados pela palpação. Ambos os lobos da glândula e o istmo são palpados. Ocasionalmente, um sopro tireóideo pode ser detectado auscultando-se a glândula com a campânula do estetoscópio. Um sopro é causado pelo fluxo sanguíneo excessivo ou turbulento associado ao hipertireoidismo e ao estado hipermetabólico resultante.

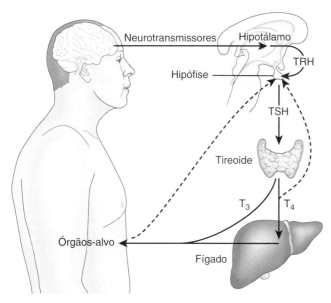

Figura 43.1 O eixo hipotálamo–hipófise–tireoide. TRH do hipotálamo estimula a hipófise a secretar TSH. TSH estimula a tireoide a produzir o hormônio tireóideo (T_3 e T_4). Os altos níveis circulantes de T_3 e T_4 inibem a secreção adicional de TSH e a produção de hormônio tireóideo através de um mecanismo de retroalimentação negativa (*linhas tracejadas*). (De Hinkle JL, Cheever KH: Brunner & Suddarth's Textbook of Medical–Surgical Nursing, 13th ed. Philadelphia: Lippincott Williams & Wilkins, 2014, p 1471.)

Tabela 43.3 Manifestações dos estados hipotireóideo e hipertireóideo.

Hipertireoidismo	Hipotireoidismo
Sintomas de disfunção da tireoide	
Nervosismo	Fadiga, letargia
Perda de peso, apesar do aumento de apetite	Ganho moderado de peso com anorexia
Sudorese excessiva e intolerância ao calor	Intolerância ao frio
Palpitações	Edema da face, das mãos e das pernas
Evacuações frequentes	Constipação intestinal
Fraqueza muscular do tipo proximal e tremores	Fraqueza, cãibras musculares, artralgias, parestesias, comprometimento da memória e da audição
Sinais de disfunção da tireoide	
Taquicardia ou fibrilação atrial	Bradicardia e, nos estágios tardios, hipotermia
Aumento da pressão arterial sistólica e diminuição da pressão arterial diastólica	Diminuição da pressão arterial sistólica e aumento da pressão arterial diastólica
Pulsações cardíacas hiperdinâmicas com B_1 acentuada	Pele seca e áspera e intensidade das bulhas cardíacas algumas vezes diminuída
Pele quente, lisa e úmida	Pele seca, áspera e fria, algumas vezes com tonalidade amarelada devido ao caroteno, com edema não depressível e queda dos cabelos
Tremores e fraqueza dos músculos proximais	Comprometimento da memória, perda auditiva mista, sonolência, neuropatia periférica, síndrome do túnel do carpo
Na doença de Graves, sinais oculares, como olhar fixo, retardo palpebral e exoftalmia	Edema periorbitário

Quadro 43.2 Considerações para o paciente idoso.

Distúrbios endócrinos

- Expectativa de maior prevalência de hipotireoidismo na população idosa. Com frequência, o paciente idoso apresenta sintomas iniciais atípicos, como depressão, apatia e imobilização
- O hipertireoidismo no idoso é muito menos comum; entretanto, o paciente idoso pode apresentar um quadro subclínico. As queixas comuns, como perda de peso, fadiga, palpitações e taquicardia, confusão mental e ansiedade, são tipicamente atribuídas à "velhice", tornando, assim, o distúrbio mais difícil de detectar. Em consequência, podem ocorrer agravamento da insuficiência cardíaca ou angina instável, e, com frequência, o paciente idoso apresenta fibrilação atrial de início recente. Por esses motivos, o teste de TSH altamente sensível deve ser considerado para o paciente idoso com manifestações cardiovasculares e neurológicas
- O idoso apresenta aumento da resistência à insulina e hiperinsulinemia e, portanto, corre maior risco de desenvolver diabetes do tipo 2
- SHH afeta a população idosa frágil, e o paciente idoso agudamente doente corre maior risco. Suspeitar do paciente idoso com diabetes e início recente de doença aguda, como infarto do miocárdio, pancreatite, pneumonia ou outras infecções ou doenças graves
- Outro resultado esperado do envelhecimento é a diminuição na secreção de aldosterona e cortisol. Isso pode resultar em resposta diminuída à doença aguda ou traumatismo. O paciente idoso pode ter uma capacidade diminuída de manter o equilíbrio hidreletrolítico apropriado. Em geral, os idosos apresentam uma resposta diminuída a estressores, como doença crítica ou trauma

Quadro 43.3 Etapas na palpação da glândula tireoide.

- Pedir ao paciente que flexione o pescoço ligeiramente para a frente para relaxar os músculos esternocleidomastóideos
- Colocar os dedos de ambas as mãos no pescoço do paciente, de modo que os dedos indicadores estejam logo abaixo da cartilagem cricoide
- Pedir ao paciente que tome um gole de água como usual. Sentir a elevação do istmo da tireoide sob os seus dedos. Nem sempre ele é palpável
- Deslocar a traqueia para a direita com os dedos da mão esquerda; com os dedos da mão direita, palpar lateralmente o lobo direito da tireoide, no espaço entre a traqueia deslocada e o esternocleidomastóideo relaxado. Encontrar a margem lateral. De forma semelhante, examinar o lobo direito
- Os lobos são ligeiramente mais difíceis de palpar do que o istmo, de modo que é necessário adquirir prática
- A superfície anterior de um lobo lateral é aproximadamente do tamanho da falange distal do polegar e tem uma consistência um tanto elástica
- Observar o *tamanho*, a *forma* e a *consistência* da glândula e identificar quaisquer *nódulos* ou *hipersensibilidade*

Se a glândula tireoide estiver aumentada, auscultar os lobos laterais com um estetoscópio para detecção som similar a um *sopro* cardíaco, porém de origem não cardíaca.

De Bickley LS: Bates' Guide to Physical Examination and History Taking, 10th ed. Philadelphia, PA: Wolters Kluwer/Lippincott Williams & Wilkins, 2009, p 242.

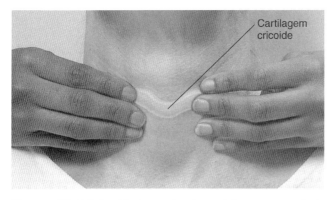

Figura 43.2 A tireoide é examinada por trás, com o paciente na posição sentada, evitando a hiperextensão do pescoço. (De Bickley LS: Bates' Guide to Physical Examination and History Taking, 10th ed. Philadelphia, PA: Wolters Kluwer/Lippincott Williams & Wilkins, 2009, p 242.)

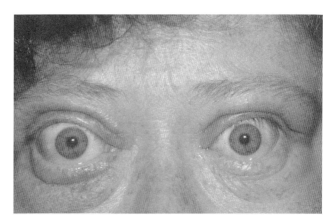

Figura 43.3 Mulher com doença de Graves (hipertireoidismo). Observe a exoftalmia. (De Goodheart HP: Goodheart's Photoguide of Common Skin Disorders: Diagnosis and Management, 2nd ed. Philadelphia, PA: Lippincott Williams & Wilkins, 2003, p 391.)

Outros parâmetros de avaliação incluem observação da alteração dos sinais vitais, alterações cutâneas (incluindo o edema), alterações neurológicas e alterações de peso associadas a ambos os distúrbios. O hipotireoidismo está frequentemente associado a hipotensão, bradicardia, hipoventilação e temperatura subnormal. Com frequência, o paciente exibe pele seca e descamativa; edema sobre a região pré-tibial; e voz grave ou rouca. O paciente apresenta funcionamento cognitivo lento com respostas verbais mais lentas que o normal, movimentos alternantes rápidos alentecidos e reflexos tendinosos profundos diminuídos.

Os pacientes com hipertireoidismo apresentam mais manifestações neurológicas, como tremor, nervosismo, insônia e movimentos incessantes e reflexos hiperativos. Os sinais vitais característicos são hipertensão, taquicardia, taquipneia e hipertermia. O paciente pode ter um bócio com sopro detectável.

Da mesma forma, o paciente pode exibir exoftalmia ou proptose dos olhos. Os olhos podem apresentar protrusão uni- ou bilateral das órbitas, tornando o paciente incapaz de fechar um ou ambos os olhos (Figura 43.3).

Exames laboratoriais

■ Teste do hormônio tireoestimulante (ensaio da tireotropina)

O teste do TSH é um exame altamente sensível empregado para diagnosticar o hipo- e o hipertireoidismo. Os testes de ensaio imunométrico de terceira geração para o TSH são 100 vezes mais sensíveis que os métodos iniciais para medir o TSH, e esse exame consiste no método preferido para diagnosticar e monitorar a evolução da doença tireóidea. O Quadro 43.4 fornece uma revisão dos exames tireóideos comuns. A Tabela 43.4 lista os medicamentos que podem interferir nos exames tireóideos.

878 Parte 10 Sistema Endócrino

> **Quadro 43.4** Avaliação laboratorial da tireoide.

Exame para avaliar a função da tireoide
- Captação de iodo radioativo

Exames para avaliar o eixo hipotálamo–hipófise
- TSH sensível
- Teste de estimulação do hormônio de liberação do TSH

Exames para avaliar a ligação periférica do hormônio tireóideo
- T_4 total e T_3 total
- T_4 livre e T_3 livre
- Testes de captação *in vitro* (captação de resina de T_3)
- Relações de ligação do hormônio tireóideo (índice de T_4 livre)
- Globulina de ligação da T_4

Exames diagnósticos
- Cintilografias com iodo-131, tecnécio-99m
- Ultrassonografia
- TC
- RM
- Tireoide retilinear computadorizada

Exames diversos
- Anticorpos antitireoide (tireoide peroxidase, imunoglobulina tireo-estimulante)
- Tireoglobulina
- Calcitonina
- Taxa metabólica basal

Tabela 43.4 Medicamentos passíveis de interferir nos exames da tireoide.

Substância determinada	Fármacos que provocam valores aumentados ou falso-positivos	Medicamentos e drogas que provocam valores diminuídos ou falso-negativos
Calcitonina (plasmática)	Estrogênio/progestina, cálcio, colecistocinina, epinefrina, glucagon	Octreotida, fenitoína
T_4 livre (sérica)	Amiodarona, ácido acetilsalicílico, carbamazepina, danazol, furosemida, levotiroxina, fenitoína, probenecida, propranolol, contraceptivos orais, agentes radiográficos, tamoxifeno, T_4, ácido valproico	Amiodarona, esteroides anabólicos, anticonvulsivantes (p. ex., carbamazepina), asparaginase, clofibrato, corticosteroides, furosemida, isotretinoína, levotiroxina, metadona, metimazol, octreotida, contraceptivos orais, fenobarbital, fenitoína, ranitidina
T_3 livre (sérica)	Amiodarona, ácido acetilsalicílico, carbamazepina, fenoprofeno, levotiroxina, fenitoína, ranitidina, T_4	Amiodarona, carbamazepina, corticosteroides, metimazol, fenitoína, propranolol, agentes radiográficos, somatostatina
Índice de T_4 livre (sérica)	Amiodarona, anfetamina, furosemida, contraceptivos orais, fenobarbitol, propranolol	Ácido acetilsalicílico, carbamazepina, clomifeno, corticosteroides, cotrimoxazol, sulfato ferroso, iodetos, isotretinoína, lovastatina, metimazol, fenobarbital, fenitoína, primidona, iodo radioativo
Tireoglobulina (sérica)	Amiodarona	Carbamazepina, neomicina, T_4
TSH (sérico)	Aminoglutetimida, anfetamina, atenolol, calcitonina, carbamazepina, clopromazina, clomifeno, estrogênio, etionamida, sulfato ferroso, furosemida, iodetos, lítio, lovastatina, mercaptopurina, metoprolol, morfina, nitroprusseto, fenitoína, iodeto de potássio, prazosina, prednisona, propranolol, agentes radiográficos, rifampicina, sulfonamidas, TRH	Amiodarona, esteroides anabólicos, medicamentos antitireóideos, ácido acetilsalicílico, carbamazepina, clofibrato, corticosteroides, danazol, dobutamida, dopamina, fenoldopam, hormônio de liberação do hormônio do crescimento, hidrocortisona, interferona, levodopa, levotiroxina, nifedipino, octreotida, fenitoína, pimozida, piridoxina, somatostatina, T_4, troleandomicina
TBG (sérica)	Carbamazepina, clofibrato, dietilestilbestrol, estrogênio, mestranol, contraceptivos orais, perfenazina, fenotiazinas, progesteronas, tamoxifeno, agentes tireóideos, varfarina	Esteroides anabólicos, asparaginase, ácido acetilsalicílico, clorpropamida, colestipol, corticosteroides, cortisona, terapia citostática, fenitoína, propranolol, sulfonamidas
T_3 total (sérica)	Amiodarona, anfetamina, clofibrato, estrogênios, fenoprofeno, fluoruracila, insulina, levotiroxina, mestranol, metadona, opiáceos, fenotiazinas, fenitoína, propiltiouracila, prostaglandinas, ranitidina, rifampicina, somatotropina, tamoxifeno, terbutalina, TRH, ácido valproico	Amiodarona, esteroides anabólicos, androgênios, anticonvulsivantes (p. ex., fenitoína), asparaginase, ácido acetilsalicílico, atenolol, colestiramina, cimetidina, clomifeno, clomipramina, colestipol, corticosteroides, cotrimoxazol, furosemida, interferona, iodetos, isotretinoína, lítio, metimazol, metoprolol, neomicina, netilmicina, contraceptivos orais, penicilamina, fenobarbital, fenitoína, iodeto de potássio, propranolol, propiltiouracila, agentes radiográficos, reserpina, salicilatos (p. ex., ácido acetilsalicílico), somatostatina, sulfonilureias
Captação de T_3 (sangue)	Esteroides anabólicos, androgênios, ácido acetilsalicílico, colestipol, corticosteroides, terapia citostática, dicumarol, heparina, fenitoína, propranolol, salicilatos, sulfonamidas, agentes tireóideos, varfarina	Agentes antiovulatórios, medicamentos antitireóideos, carbamazepina, clofibrato, dietilestilbestrol, estrogênios, heparina, heroína, mestranol, metadona, contraceptivos orais, perfenazina, fenotiazinas, progesterona, tamoxifeno, diuréticos tiazídicos (p. ex., hidroclorotiazida), agentes tireóideos, varfarina

De Fischbach FT, Dunning MB: A Manual of Laboratory and Diagnostic Tests, 8th ed. Philadelphia, PA: Lippincott Williams & Wilkins, 2009, pp 1253-1254.

O teste do TSH mede o TSH circulante oriundo da adeno-hipófise. O TSH estimula a liberação e a distribuição da T_3 e T_4 armazenadas em grandes quantidades na tireoide. A medição do TSH ajuda a determinar se o hipotireoidismo é primário (*i. e.*, causado por disfunção da glândula tireoide) ou secundário (*i. e.*, causado por hipofunção da adeno-hipófise). Um alto nível de TSH ajuda a diagnosticar o hipotireoidismo primário. Medir o nível de TSH também ajuda a orientar as titulações de medicamentos para os pacientes que exigem hormônio tireóideo exógeno. No entanto, os níveis de TSH e T_4 livre são altamente influenciados pelo estresse nos pacientes criticamente doentes, devido aos problemas com os níveis de proteína que são frequentemente observados no cuidado crítico. Desnutrição, disfunção hepática, gravidez e medicamentos afetam os níveis de TSH e T_4 livre e não existe doença tireóidea real: isso é chamado síndrome do paciente eutireóideo doente.[1] Portanto, os resultados do exame do TSH precisam ser analisados com cuidado no paciente criticamente doente. O valor normal do adulto para o TSH é de 0,4 a 5,4 mU/ℓ.

■ Tiroxina total

A T_4 total mede tanto a T_4 livre quanto a porção transportada pela globulina de ligação da tiroxina (TBG). A T_4 está aumentada no hipertireoidismo e diminuída no hipotireoidismo. Qualquer fator que afete a ligação proteica afetará os resultados da T_4 total; esses fatores incluem gravidez, terapia com estrogênio ou androgênio e a administração de contraceptivos orais, salicilatos ou fenitoína. Os valores normais dependem do método laboratorial utilizado. O valor normal é de 9,8 a 22,6 mcg/dℓ nos lactentes; os valores normais na infância são de até 5,6 a 16,6 mcg/dℓ. Os valores adultos normais variam de 4,6 a 12 mcg/dℓ e são mais elevados durante a gravidez. Os idosos apresentam valores menores porque as proteínas plasmáticas diminuem à medida que as pessoas envelhecem.

■ Tiroxina livre e índice de tiroxina livre

A T_4 livre e o índice de T_4 livre medem a parte livre da T_4, a parte que não está ligada à proteína. A T_4 livre é a forma metabolicamente ativa do hormônio, que pode ser utilizada pelos tecidos. Ela constitui uma pequena parte da T_4 total. O teste da T_4 livre é mais útil que o teste da T_4 total para diagnosticar a hipofunção e a hiperfunção da tireoide, porque ele ajuda a diagnosticar a função tireóidea quando níveis de TBG são anormais. Esse teste também pode avaliar a terapia de reposição tireóidea. Os radioisótopos podem interferir nos resultados do exame, e a heparina pode fornecer leituras falsamente elevadas. Esse teste pode ser feito por ensaio direto ou por medição indireta. O valor normal do ensaio direto é de 0,8 a 2,7 ng/mℓ, enquanto o índice de T_4 livre é de 4,6 a 12 ng/mℓ.

■ Tri-iodotironina livre

A T_3 livre mede a T_3 circulante que existe no estado livre no sangue, não ligada à proteína. Esta é uma medida para avaliar a função tireóidea. A T_3 é aproximadamente cinco vezes mais potente que a T_4 e é mais ativa do ponto de vista metabólico. Os valores diminuídos indicam hipotireoidismo. Os radioisótopos também afetam os resultados. Os valores normais no adulto são de 260 a 480 pg/dℓ.

■ Teste de captação de resina de tri-iodotironina

O teste de captação de resina de T_3 é uma medida indireta da TBG disponível para ligar a T_3 e T_4. Ele está aumentado com a tireotoxicose.

■ Calcitonina

A calcitonina, ou tireocalcitonina, é um hormônio secretado pela tireoide em resposta aos altos níveis de cálcio e reduz o nível de cálcio aumentando sua deposição no osso.

■ Anticorpos antitireóideos

Várias doenças tireóideas autoimunes produzem anticorpos detectáveis. De maneira específica, a doença de Graves, a tireoidite de Hashimoto e a doença tireóidea autoimune crônica provocam elevações nos anticorpos antitireóideos, que são detectáveis por técnicas de radioimunoensaio. Essas condições podem levar ao hipo- ou hipertireoidismo grave quando não tratadas.

■ Tireoglobulina

A tireoglobulina pode ser medida por radioimunoensaio e está elevada na maioria dos distúrbios tireóideos. Esse exame possui valor diagnóstico limitado porque é inespecífico. Ele é clinicamente utilizado para acompanhar a progressão da doença em um paciente que está sendo tratado para o câncer de tireoide.

Exames diagnósticos

■ Cintilografia da tireoide e captação de iodo radioativo

O teste de captação de iodo radioativo mede a velocidade de captação de iodo pela glândula tireoide depois da administração do marcador iodo-123 (por cápsula, solução ou injeção intravenosa). Um contador de cintilação mede, então, os raios gama liberados a partir da clivagem do marcador na tireoide, produzindo uma representação visual da radioatividade na glândula tireoide, pescoço e mediastino. O tempo de imageamento é de aproximadamente 20 minutos. Normalmente, o iodo radioativo distribui-se de modo uniforme na tireoide, e a imagem mostra tamanho, posição e forma normais.

A cintilografia da tireoide pode ser realizada em conjunto com o exame de captação de iodo radioativo. Depois que o paciente recebe o iodo radioativo, faz-se uma contagem sobre a tireoide com um contador de cintilação em horários específicos. Esses exames nucleares podem indicar aumento e redução das áreas de função e fornecem dados para diagnosticar hipertireoidismo, hipotireoidismo, nódulos, tecido tireóideo ectópico e câncer de tireoide.

■ Biopsia por agulha fina

A biopsia por agulha fina é o instrumento diagnóstico de escolha para detectar a malignidade para um nódulo tireóideo. Com frequência, é o exame inicial para a avaliação de qualquer massa tireóidea. O exame é seguro, rápido e exato, e os resultados estão em geral disponíveis dentro de horas a vários dias.

■ Ultrassonografia

A ultrassonografia da glândula tireoide utiliza ondas sonoras de alta frequência para produzir uma imagem da glândula. A ultrassonografia é um procedimento fácil e não invasivo, não apresenta riscos de radiação e pode ser realizado à beira do leito. O exame produz boas imagens das estruturas e pode detectar massas, nódulos, cistos e aumentos da glândula.

Paratireoide

A paratireoide produz o paratormônio (PTH), que mantém os níveis sanguíneos de cálcio e fósforo, a atividade neuromuscular, a função da coagulação sanguínea e a permeabilidade das membranas celulares. As quatro glândulas paratireoides localizam-se exatamente posteriores à tireoide e são, por vezes, lesionadas durante a cirurgia de tireoide.

O débito do PTH é regulado pelo nível sérico de cálcio sob um sistema de retroalimentação negativa. A produção excessiva de PTH resulta em hiperparatireoidismo e se caracteriza por descalcificação óssea e pelo desenvolvimento de cálculos renais contendo cálcio.

A hipocalcemia como consequência do hipoparatireoidismo tem manifestação neurológica, como tetania (hipertonia muscular generalizada, tremor e movimentos espasmódicos), quando os níveis de cálcio caem abaixo de 5 a 6 mg/dℓ. O paciente pode queixar-se de dormência, formigamento e cãibras nos membros. Quando a hipocalcemia se agrava, o paciente apresenta broncospasmo, espasmo laríngeo, espasmo carpopedal (flexão dos cotovelos e punhos com extensão das articulações carpofalângicas), disfagia, fotofobia, arritmias cardíacas e convulsões.

História e exame físico

A enfermeira estabelece uma história de distúrbio eletrolítico, especificamente relacionada a cálcio e fósforo. As informações adicionais incluem uma história de vários outros sintomas listados na avaliação de saúde endócrina (ver Quadro 43.1). O paciente pode apresentar-se com sintomas de cálculos renais, como dor intensa no flanco, dor na virilha, micção frequente, hematúria, náuseas e vômitos. O paciente pode queixar-se de dores articulares e ósseas e pode sofrer fraturas patológicas, principalmente da coluna vertebral. A enfermeira permanece vigilante para os sinais de tetania e complicações correlatas.

A tetania pode ser examinada avaliando-se o paciente para o sinal de Trousseau ou sinal de Chvostek (Figura 43.4). O sinal de Trousseau é positivo quando o espasmo carpopedal é induzido ocluindo-se o fluxo sanguíneo do braço por 3 minutos com o uso de um manguito de pressão arterial. Quando a percussão sobre o nervo facial exatamente diante da glândula parótida provoca contratura da boca ou do olho, o paciente exibe um sinal de Chvostek positivo.

Exames laboratoriais

Os níveis normais de cálcio variam de 8,6 a 10,3 mg/dℓ. Grande parte (99%) do cálcio orgânico está no osso. O 1% restante está no LEC. Quase 50% do cálcio sérico estão na forma ionizada ou livre, enquanto o restante se encontra ligado à albumina.

As acentuadas elevações do cálcio sérico (níveis superiores a 10,3 mg/dℓ) constituem a manifestação mais evidente do hiperparatireoidismo. As causas comuns de hipercalcemia incluem hiperparatireoidismo primário, malignidade, sarcoidose, intoxicação por vitamina D, hipertireoidismo e alguns medicamentos, como os diuréticos tiazídicos e o lítio.

Os níveis baixos de cálcio sérico são o marcador para o hipoparatireoidismo. A tetania desenvolve-se quando os níveis de cálcio são de 5 a 6 mg/dℓ ou menos. As causas comuns de hipocalcemia incluem hipoalbuminemia, insuficiência renal, hipoparatireoidismo, pancreatite aguda, síndrome de lise tumoral, hipomagnesemia grave e múltiplas transfusões de sangue citratado.

Pâncreas endócrino

O diabetes é um distúrbio do pâncreas endócrino caracterizado por hiperglicemia crônica; resulta em importantes deslocamentos de líquidos e eletrólitos, bem como dos níveis de glicose sanguínea. O risco de desenvolver diabetes aumenta com a idade. Os dois principais tipos de diabetes são o tipo 1 e o tipo 2, e ambas as formas de diabetes podem levar a doenças graves que exigem cuidados críticos.

História e exame físico

Uma história completa deve ter um enfoque multissistêmico porque a disfunção da glicose afeta todos os sistemas do organismo. Uma boa história familiar é obtida para registrar o papel dos padrões familiares frequentemente observados no diabetes do tipo 2. As características dos pacientes com risco de desenvolver diabetes do tipo 2 são revistas no Quadro 43.5.

Para o paciente com diabetes conhecido que é admitido nos cuidados críticos, a enfermeira concentra-se em reunir as informações sobre a extensão da doença e sua duração, o início das complicações, os medicamentos em uso e outras histórias clínicas e cirúrgicas pregressas. As complicações crônicas, como neuropatia, retinopatia e nefropatia, são exploradas, bem como a coexistência de condições clínicas relacionadas, como hipertensão, hiperlipidemia, obesidade e doença vascular periférica. Consultar Quadro 43.1 para uma revisão da história de saúde do sistema endócrino.

Quadro 43.5 Segurança do paciente.

Fatores de risco associados ao desenvolvimento do diabetes do tipo 2

- História familiar de diabetes (pais, avós, irmãos)
- Obesidade (índice de massa corporal maior que 27 kg/m²)
- Raça e etnicidade (afrodescendentes, indígenas, hispano-americanos, asiáticos americanos, nativos das ilhas do Pacífico)
- Idade superior a 45 anos
- História de comprometimento da glicose em jejum ou comprometimento da tolerância à glicose
- Hipertensão
- Colesterol das lipoproteínas de alta densidade inferior a 35 mg/dℓ
- Nível de triglicerídios acima de 250 mg/dℓ
- História de diabetes gestacional, parto de um recém-nascido com mais de 4,5 kg ou ambos

---

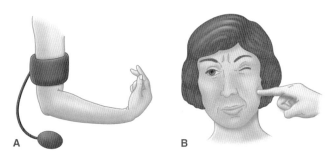

Figura 43.4 A tetania é causada por espasmo tônico dos músculos intrínsecos da mão. Avaliar o paciente quanto a sinal de Trousseau (**A**) ou de Chvostek (**B**).

O exame físico focaliza as disfunções hidreletrolíticas e neurológicas graves observadas com as complicações agudas do diabetes, como CAD, SHH e hipoglicemia. A observação do estado hídrico e da hidratação é essencial. São avaliados o turgor cutâneo, as membranas bucais, o peso, a densidade urinária específica e os sinais vitais. A enfermeira monitora com frequência o estado neurológico do paciente, bem como as pressões venosas centrais e outro monitoramento avançado, quando disponível. Deverá ser percebida a presença de um hálito frugal na respiração (associado à cetonemia). Além disso, o paciente pode demonstrar as respirações de Kussmaul como tentativa de exalar rapidamente o excesso de dióxido de carbono. Esse padrão respiratório caracteriza-se por respiração rápida e profunda. A Figura 43.5 fornece um resumo das características físicas observadas no paciente com diabetes melito. A Tabela 43.5 compara CAD com SHH.

Exames laboratoriais

- **Nível de glicemia em jejum e análise da glicose por punção digital**

O nível de glicemia em jejum fornece uma base para tratar o diabetes melito. Os níveis glicêmicos muito elevados podem ocorrer na CAD e SHH. Além disso, níveis elevados de glicose podem acontecer na síndrome de Cushing, em estados de alto estresse, na pancreatite e na doença hepática e renal crônica. Pode ocorrer hipoglicemia na doença de Addison, nos tumores pancreáticos, na inanição e nos problemas hipofisários. O valor normal de glicose em jejum para adultos é de 65 a 110 mg/dℓ. O exame da glicemia pós-prandial de 2 horas ajuda a avaliar ainda mais o metabolismo dos carboidratos e o valor normal é de 65 a 126 mg/dℓ.

Além disso, a ADA reconhece um grupo intermediário de indivíduos cujos níveis de glicemia são inferiores a 126 mg/dℓ, mas apresentam níveis de glicose muito altos para serem considerados normais. Se a glicose em jejum ultrapassar 100 mg/dℓ, porém for inferior a 126 mg/dℓ, esses indivíduos têm uma anormalidade conhecida como comprometimento da glicose em jejum (CGJ). Quando o teste de tolerância à glicose (TTG) oral é efetuado para diagnosticar anormalidades da glicose, o nível de pós-carga de 2 horas de menos de 140 mg/dℓ é considerado normal, enquanto um nível de 140 a 199 mg/dℓ é considerado como comprometimento da tolerância à glicose (CTG), e um nível acima de 200 mg/dℓ é provisoriamente diagnóstico de diabetes.[2] Hoje em dia, os pacientes com CGJ ou CTG são

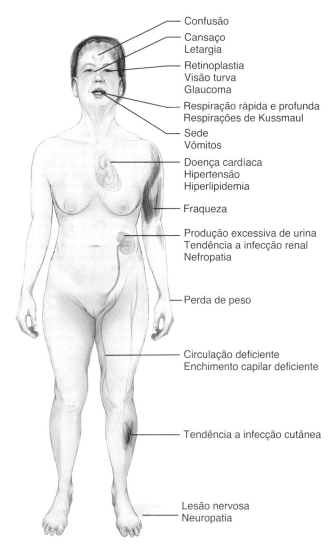

Figura 43.5 Características clínicas do diabetes melito.

diagnosticados com "pré-diabetes"; correm risco muito alto de desenvolver diabetes, bem como doença cardiovascular. O CGJ e o CTG estão associados à síndrome metabólica, que se manifesta por obesidade abdominal pronunciada, níveis elevados de triglicerídios, baixos níveis de colesterol das lipoproteínas de alta densidade e hipertensão.[3]

Tabela 43.5 Comparação entre cetoacidose diabética (CAD) e síndrome hiperosmolar hiperglicêmica (SHH).

Características	CAD	SHH
Pacientes afetados mais comumente	Pode ocorrer no diabetes tipo 1 e tipo 2; mais comum no tipo 1	Pode ocorrer no diabetes tipo 1 e tipo 2; mais comum no diabetes tipo 2, especialmente em pacientes idosos com diabetes tipo 2
Evento precipitante	Omissão de insulina; estresse fisiológico (infecção, cirurgia, AVC, infarto do miocárdio)	Estresse fisiológico (infecção, cirurgia, AVC, infarto do miocárdio)
Início	Rápido (< 24 h)	Mais lento (durante vários dias)
Níveis de glicemia sanguínea	Em geral > 250 mg/dℓ (> 13,9 mmol/ℓ)	Em geral > 600 mg/dℓ (> 33,3 mmol/ℓ)
Nível do pH arterial	< 7,3	Normal
Cetonas séricas e urinárias	Presente	Ausente
Osmolalidade sérica	300 a 350 mOsm/ℓ	> 350 mOsm/ℓ
Nível de bicarbonato plasmático	< 15 mEq/ℓ	Normal
Níveis de creatinina e BUN	Elevados	Elevados
Taxa de mortalidade	1 a 5%	10 a 20%

AVC, acidente vascular cerebral.
Adaptada de Reynolds IG: How to recognize and intervene for hyperosmolar hyperglycemic syndrome, Am Nurs Today 7(7), 12–5, 2012.

882 **Parte 10** Sistema Endócrino

Inúmeros medicamentos podem interferir na regulação da glicose, incluindo corticosteroides, diuréticos, lítio, fenitoína, betabloqueadores e estrogênio. As reações hipoglicêmicas podem resultar de sulfonilureias, insulina, álcool, betabloqueadores, inibidores da enzima conversora de angiotensina e ácido acetilsalicílico.

O teste de glicose por punção digital pode ser usado à beira do leito para obtenção imediata de dados relativos ao estado da glicose do paciente. Além disso, os pacientes podem ser ensinados a usar lancetas de punção digital em casa para monitorar seus níveis de glicose e as respostas à medicação. A padronização dos dispositivos deve ser garantida quando são empregados para monitorar o paciente.

Em geral, um teste como este pode não ser apropriado para o paciente criticamente doente, porque o teste por punção digital requer uma perfusão tissular adequada para a exatidão, e muitos pacientes criticamente doentes não apresentam esse nível exigido de perfusão. Testar a glicose a partir de fontes sanguíneas mais diretas (i. e., veias, cateteres venosos, cateteres centrais, cateteres arteriais) pode aumentar a exatidão.

■ Hemoglobina glicosilada

O teste da hemoglobina glicosilada (HbA$_{1C}$) proporciona informações sobre a quantidade média de glicose sérica ligada à hemoglobina durante o ciclo de vida de 100 a 120 dias dos eritrócitos. Essa informação é usada atualmente para diagnóstico de diabetes e para avaliar as tendências dos dados de uma pessoa que foi previamente diagnosticada com diabetes. O resultado percentual (normal: 4 a 7%) reflete uma média de 3 meses e aumenta a exatidão, porque ele controla muitas variáveis, como estresse, exercício, estado de jejum, medicamentos passíveis de interferir e alterações recentes na adesão do paciente ao esquema terapêutico. Em comparação com a "visão instantânea" altamente variável que é fornecida por um nível glicêmico em jejum, o exame da HbA$_{1C}$ propicia informações sobre o estado global do paciente nos meses anteriores.[5]

■ Frutosamina

O nível sérico de frutosamina mede a glicosilação da proteína sérica albumina. A albumina possui uma meia-vida de aproximadamente 2 semanas, em contraste com a meia-vida da hemoglobina. Trata-se de um índice útil, que reflete o controle glicêmico crônico em pacientes com diabetes, em que a HbA$_{1C}$ pode não ser exata, naqueles que apresentam anemia ou anormalidades da hemoglobina (p. ex., anemia falciforme).[6]

■ Insulina

Um exame de insulina ajuda a avaliar o metabolismo anormal dos carboidratos medindo a quantidade de insulina sérica circulante em jejum. A insulina é liberada em resposta aos níveis glicêmicos. Quando a glicose está elevada, os níveis de insulina também deverão aumentar. Os níveis anormalmente elevados de insulina podem ajudar a diagnosticar o insulinoma, um tumor das ilhotas de Langerhans. O valor normal no adulto é de 6 a 24 mcU/mℓ.

Um nível de insulina baixo ajuda a diagnosticar o diabetes melito, principalmente na presença de um TTG anormal. É testada uma amostra sanguínea em jejum. Se o teste de insulina é feito em conjunto com um TTG, as amostras sanguíneas são coletadas nesse momento. Os contraceptivos orais e a administração recente de radioisótopos interferem nos resultados.

■ Nível de peptídio C

O peptídio C é uma única cadeia de aminoácidos que conecta as cadeias A e B da insulina na molécula de proinsulina. Não tem função fisiológica conhecida; entretanto, como persiste em concentrações mais altas do que a insulina, pode constituir um reflexo mais preciso dos níveis de insulina. Proporciona um monitoramento útil da secreção média de insulina pelas células β e pode ser utilizado para distinguir entre o diabetes melito do tipo 1 e o do tipo 2. Os valores normais são de 0,5 a 2,0 ng/mℓ e indicam que o organismo ainda está produzindo alguma insulina. Os valores baixos (ou ausência de peptídio C da insulina) indicam que o pâncreas do indivíduo está produzindo pouca ou nenhuma insulina, como no diabetes do tipo 1.[7]

■ Glucagon

O glucagon, hormônio produzido nas células α das ilhotas de Langerhans, controla a produção, o armazenamento e a liberação da glicose. Normalmente, a insulina opõe-se à ação do glucagon. O exame de glucagon mede a produção e o metabolismo do glucagon. Ocorre uma deficiência quando o tecido pancreático é perdido por causa de pancreatite crônica ou tumores pancreáticos. Os níveis aumentados ocorrem no diabetes, na pancreatite aguda e na secreção de catecolaminas (como a que ocorre com a infecção, com altos níveis de estresse ou com o feocromocitoma). A insuficiência renal crônica e a cirrose hepática também podem aumentar os níveis de glucagon. Os valores normais em jejum são de 50 a 200 pg/mℓ.

■ Cetonas séricas

A medição das cetonas séricas revela informações sobre o uso do metabolismo lipídico em lugar dos carboidratos, conforme observado na pessoa criticamente doente com diabetes. O nível de cetona sérico normal é de 2 a 4 mg/dℓ. A cetonemia (acetona, β-hidroxibutirato e acetoacetato) manifesta-se por respirações de Kussmaul e um hálito frugal e adocicado à expiração. Esses sinais são consequência da tentativa do paciente em manter um pH normal durante a acidose metabólica extrema. Na CAD, a acidose metabólica resulta primariamente do acúmulo de ácido acetoacético e ácido β-hidroxibutírico, método preferido para estimar gravidade da CAD.[8]

■ Cetonas urinárias

As cetonas não são normalmente encontradas na urina. As cetonas na urina estão associadas ao diabetes e a outras doenças do metabolismo alterado dos carboidratos. As pessoas com diabetes deverão ser testadas para as cetonas sempre que sua glicosúria ou glicemia estiver alta. Como as cetonas aparecem na urina antes de serem detectadas no sangue, esse exame é frequentemente utilizado no atendimento de emergência quando se faz a triagem para a acidose. O exame é realizado mergulhando-se uma fita com reagente para cetona em uma amostra de urina fresca. A presença de cetonas na urina resulta de lipólise ou clivagem lipídica na ausência de insulina adequada.

Glândula suprarrenal

A glândula suprarrenal é anatômica e funcionalmente dividida em duas partes distintas – o córtex externo e a medula interna (ver Capítulo 42, Figura 42.6). As duas regiões secretam diferentes hormônios. O córtex produz mineralocorticoides (p. ex., aldosterona), glicocorticoides (p. ex., cortisol) e androgênios.

A medula secreta catecolaminas, como epinefrina, norepinefrina e dopamina. Os distúrbios da glândula suprarrenal apresentam efeitos disseminados no corpo humano, porque esses hormônios regulam as principais funções orgânicas, como o equilíbrio hidreletrolítico, as respostas do sistema nervoso simpático, a inflamação e o metabolismo.

A secreção dos hormônios pela glândula suprarrenal é regulada por um sistema de retroalimentação negativa através do eixo hipotálamo-hipofisário. O hipotálamo libera o hormônio liberador de corticotropina, que, por sua vez, estimula a liberação de ACTH a partir da adeno-hipófise. Então, o ACTH estimula o córtex suprarrenal a secretar o cortisol.

História e exame físico

Consultar Quadro 43.1 para uma revisão das questões relevantes de história de saúde relacionadas com os distúrbios da glândula suprarrenal.

As manifestações clínicas da disfunção da glândula suprarrenal dependem da natureza da lesão e de qual hormônio é afetado de forma adversa. As lesões da medula suprarrenal podem afetar a liberação das catecolaminas e provocar cefaleia súbita e intensa, diaforese, palpitações e outros sintomas associados à hipertensão paroxística. Uma lesão desse tipo é o feocromocitoma, um tumor benigno da medula suprarrenal que medeia esse derramamento grave das catecolaminas.

Outra patologia comum que afeta a glândula suprarrenal é um tumor hipofisário que leva à hipersecreção do ACTH. A doença resultante, a síndrome de Cushing, manifesta-se como obesidade central, depósitos incomuns de tecido adiposo, membros magros, pele frágil, descoloração da pele (estrias), distúrbios do sono e catabolismo (Figura 43.6). O mesmo quadro clínico pode resultar do uso crônico de esteroide exógeno.[9]

A insuficiência suprarrenal decorrente da doença de Addison autoimune pode levar a uma crise suprarrenal. O paciente carece de estimulação adequada da glândula suprarrenal, ou a glândula suprarrenal é inativada e para de secretar os níveis adequados de hormônio. Por conseguinte, o paciente fica letárgico, desidratado e incapaz de qualquer resposta ao estresse para o controle da doença aguda ou trauma.

Com frequência, o paciente criticamente doente sofre das formas brandas de insuficiência suprarrenal porque as reservas normais de hormônios do paciente são usadas rapidamente em resposta à doença. Muitos precisam de esteroides exógenos para ajudar na recuperação. Um resumo das manifestações clínicas da insuficiência cortical da glândula suprarrenal e do excesso de glicocorticoides é apresentado na Tabela 43.6.

Exames laboratoriais

■ **Cortisol (hidrocortisona)**

O exame de cortisol avalia a capacidade do córtex suprarrenal de produzir o hormônio glicocorticoide cortisol. O cortisol está elevado na hiperfunção da glândula suprarrenal e diminuído na hipofunção. A hiperfunção da glândula suprarrenal pode

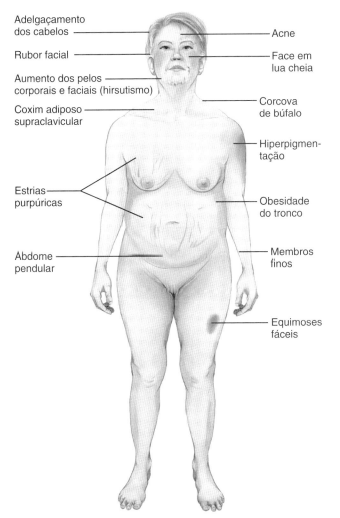

Figura 43.6 Manifestações clínicas da síndrome de Cushing.

Tabela 43.6 Manifestações da insuficiência e do excesso do córtex suprarrenal.

Parâmetro	Insuficiência do córtex suprarrenal	Excesso de glicocorticoides
Eletrólitos	Hiponatremia* Hiperpotassemia*	Hipopotassemia
Líquidos	Desidratação* (p. ex., BUN elevada)	Edema
Pressão arterial	Hipotensão Choque* Hipotensão ortostática	Hipertensão
Musculoesquelético	Fraqueza muscular* Fadiga*	Consumo muscular Fadiga
Pelos e pele	Pigmentação cutânea	Equimoses fáceis Hirsutismo, acne e estrias (abdome e coxas)
Resposta inflamatória	Baixa resistência a trauma, infecção e estresse	Diminuição dos eosinófilos, linfocitopenia
Gastrintestinal	Náuseas, vômitos* Dor abdominal*	Possível sangramento gastrintestinal
Metabolismo da glicose	Hipoglicemia*	Comprometimento da tolerância à glicose Glicosúria Glicemia elevada
Emocional	Depressão e irritabilidade	Labilidade emocional a psicose
Outros	Irregularidade menstrual Diminuição dos pelos axilares e públicos em mulheres	Oligomenorreia Impotência no homem Obesidade centrípeta (face de lua cheia e corcova de búfalo)

*Ocorre na insuficiência suprarrenal aguda.
De Porth CM: Pathophysiology: Concepts of Altered Health States, 9th ed. Philadelphia, PA: Wolters Kluwer/Lippincott Williams & Wilkins, 2014.

884 Parte 10 Sistema Endócrino

ser causada por secreção excessiva de ACTH pela hipófise (síndrome de Cushing), estresse intenso, trauma e cirurgia. A hipofunção da glândula suprarrenal pode ser o resultado de hipossecreção da adeno-hipófise, hepatite e cirrose.

A secreção de cortisol é diurna; ela é normalmente mais elevada no início da manhã (das 6 às 8 horas) e mais baixa à tarde (das 16 às 18 horas). Essa variação se perde nos pacientes com hiperfunção da glândula suprarrenal e nas pessoas sob estresse. As amostras séricas são coletadas entre as 6 e as 8 horas e entre as 16 e as 18 horas. Os valores normais às 8 horas são de 5 a 23 fg/dℓ ou 138 a 635 mmol/ℓ. Os valores normais às 16 horas são de 3 a 16 fg/dℓ ou 83 a 441 mmol/ℓ.

■ **Supressão do cortisol (dexametasona)**

O teste de supressão do cortisol é o procedimento de escolha para o diagnóstico da síndrome de Cushing.[10] Antes do início do teste, a medicação precisa ser descontinuada por 24 a 48 horas – em especial estrógenos, fenitoína e preparações relacionadas com cortisol. Além disso, radioisótopos não devem ser administrados dentro de 1 semana após o teste.

Para a realização do teste, uma dose baixa de dexametasona (quimicamente semelhante ao cortisol) é administrada na hora de dormir. Amostras sanguíneas são coletadas no dia seguinte às 8 e às 16 horas. Quando as pessoas saudáveis recebem uma dose baixa de dexametasona, a produção de ACTH é suprimida, mas as pessoas com hiperfunção da glândula suprarrenal e algumas com depressão endógena continuam a produzir o ACTH e não apresentam variação diurna do cortisol.

■ **Estimulação do cortisol**

A estimulação do cortisol é o teste de preferência para o diagnóstico de doença de Addison. O teste de estimulação de cortisol mede a resposta das glândulas suprarrenais a uma injeção de cosintropina (uma preparação de ACTH sintético). Sangue é coletado para medição do nível de cortisol em jejum às 8 horas, antes da administração de cosintropina, e, depois, amostras de sangue são coletadas 30 e 60 minutos após sua administração. Normalmente, as glândulas suprarrenais respondem à cosintropina sintetizando e secretando adrenocorticoides. O nível plasmático de cortisol deverá aumentar até pelo menos 18 fg/dℓ. A resposta à cosintropina está diminuída ou ausente nas pessoas com insuficiência suprarrenal ou hipopituitarismo. A terapia com esteroide a longo prazo afeta os resultados. Esse teste pode estar contraindicado na presença de infecções, doenças inflamatórias e cardiopatia.

■ **Níveis urinários e plasmáticos de catecolaminas**

O ácido vanililmandélico urinário, um metabólito das catecolaminas, é raramente usado para diagnóstico atualmente. Prefere-se a medição de metanefrinas plasmáticas fracionadas e livres, metanefrinas urinárias fracionadas e totais e normetanefrinas plasmáticas, uma vez que oferecem sensibilidade mais alta a feocromocitoma. Uma vez que as metanefrinas têm alta concentração na urina e são fáceis de detectar; um teste da urina de 24 horas é feito quando se suspeita que uma pessoa tem hipertensão decorrente de feocromocitoma. Os níveis elevados de catecolaminas podem ser encontrados nos pacientes com hipotireoidismo, CAD, neuroblastomas e ganglioneuromas.

A urina não deverá ser coletada quando o paciente estiver em jejum. Os resultados do exame também são afetados por muitos medicamentos e alimentos, como chá, café, baunilha e suco de frutas. Por conseguinte, alguns laboratórios restringem determinados alimentos durante 2 dias antes do exame e no dia do exame. Determinados medicamentos também podem ser interrompidos por 4 a 7 dias antes do exame. O valor normal do adulto para as catecolaminas urinárias é de 270 fg/24 horas.

■ **17-cetoesteroides e 17-hidroxicorticosteroides urinários**

A função da glândula suprarrenal pode ser testada pela medição da excreção urinária dos esteroides. Esses testes urinários de 24 horas são raramente empregados, porque foram substituídos pelos imunoensaios séricos.

Exames diagnósticos

■ **Cintilografia da glândula suprarrenal**

A cintilografia da glândula suprarrenal é utilizada para identificar o local de determinados tumores ou locais que produzem quantidades excessivas de catecolaminas. O radionuclídeo iobenguanina (I^{131}) é injetado por via intravenosa, e as imagens são obtidas no segundo, terceiro e quarto dias. Em alguns pacientes, o tumor ou local de produção excessiva de catecolaminas pode ser identificado no segundo dia, enquanto em outros se faz necessária a obtenção de imagem adicional no sexto e no sétimo dias. Tipicamente, não são achados tumores ou locais de hipersecreção. Se os níveis de ACTH estiverem elevados, deve-se efetuar uma RM da hipófise para investigar a origem.

Desafios relacionados à aplicabilidade clínica

Estudo de caso

A Sra. T., mulher hispânica de 53 anos de idade com história médica pregressa de obesidade, diabetes, dislipidemia e doença reativa das vias respiratórias, apresentou-se ao setor de emergência com história de 5 dias de fraqueza, febre, tosse produtiva, náuseas e vômitos. Relatou que, 2 anos antes, seu diabetes foi tratado apenas com dieta. No ano anterior, foram adicionados glipizida e metformina pelo médico da paciente, dada a piora do controle glicêmico.

No exame, a temperatura da Sra. T. está a 38,5°C, sua pressão arterial é de 98/64 mmHg, seu pulso é de 136 bpm e sua frequência respiratória é de 36 incursões/minuto. A paciente está sonolenta, mas racional. Os exames de cabeça e pescoço revelam dentição comprometida e doença periodontal. Os pulmões soam limpos à ausculta, mas não são ouvidos sons pulmonares no lobo direito inferior. Os sons cardíacos estão normais. O exame abdominal revela hipersensibilidade epigástrica à palpação profunda, mas não há dor abdominal ou espasmo muscular. Os membros estão bem perfundidos com pulsos simétricos.

Os resultados laboratoriais são marcados por gasometria arterial em ar ambiente com pH de 7,14, PCO_2 de 17 mmHg, PaO_2 de 92 e bicarbonato de 5,6 mEq/ℓ. A urinálise revela glicose 4+ e cetonas 2+. O painel químico revela uma glicose de 420 mg/dℓ, ureia de 16 mg/dℓ, creatinina de 1,3 mg/dℓ, sódio de 139 mEq/ℓ, cloro de 112 mEq/ℓ, CO_2 de 11,2 mmol/ℓ e potássio de 5,0 mEq/ℓ. A radiografia torácica revela pequeno infiltrado no lobo inferior direito.

1. A Sra. T. está com CAD?
2. Que tipo de diabetes a Sra. T. tem?
3. Qual é o tipo de etiologia de CAD da Sra. T.?

44
Distúrbios Endócrinos Comuns

Jane Kapustin e Ameera Chakravarthy

Objetivos de aprendizagem

Com base no conteúdo deste capítulo, o leitor deverá ser capaz de:

1. Revisar os mecanismos fisiopatológicos básicos, que ajudam a explicar crises tireotóxicas, coma mixedematoso, crises suprarrenais, feocromocitoma, síndrome da secreção inapropriada do hormônio antidiurético, diabetes insípido, cetoacidose diabética, estado hiperglicêmico hiperosmolar e hipoglicemia.
2. Descrever os fatores desencadeantes principais, a história clínica e as manifestações clínicas dos distúrbios endócrinos.
3. Citar ao menos cinco exames laboratoriais úteis ao diagnóstico dos distúrbios endócrinos agudos.
4. Descrever as semelhanças e diferenças dos cuidados prestados aos pacientes com distúrbios endócrinos causados por hipofunção ou hiperfunção.
5. Detalhar o papel da enfermeira em avaliação, execução e reavaliação de um plano de cuidados para pacientes com distúrbios endócrinos em estado crítico.

Os distúrbios endócrinos têm efeitos multissistêmicos e devem ser considerados durante a avaliação e o tratamento de todos os pacientes em estado crítico. As doenças agudas podem causar hipofunção e, menos comumente, hiperfunção do sistema neuroendócrino. Além disso, alguns pacientes têm um distúrbio endócrino diagnosticado, enquanto outros podem ter uma doença endócrina preexistente detectada apenas quando desenvolvem algum distúrbio agudo.

Função hipotalâmico-hipofisário-suprarrenal nas doenças que requerem cuidados intensivos

Estresse e doenças graves ativam o eixo hipotalâmico-hipofisário-suprarrenal (HHSR) e resultam na secreção de cortisol pelo córtex suprarrenal. Esse mecanismo é essencial à adaptação positiva aos fatores de estresse grave e à homeostasia geral das células e dos órgãos. Os sistemas nervoso e endócrino são afetados pelas reações ao estresse e as ações destes sistemas estão interligadas e são interdependentes. Por exemplo, as vias neurossensoriais e os mediadores químicos do sistema vascular detectam uma condição de estresse potencial, enquanto os sistemas endócrino e imune são estimulados para assegurar a interação e a reação para lidar eficazmente com esta condição. A Tabela 44.1 define os hormônios intrinsecamente ligados à reação ao estresse. A reação ao estresse é ativada primeiramente no sistema nervoso central (SNC). A comunicação ocorre por meio de muitas vias neurais existentes no córtex cerebral, sistema límbico, tálamo, hipotálamo, hipófise e sistema de ativação reticular (Figura 44.1). Uma área do tronco encefálico – *locus* cerúleo – é responsável pela liberação de norepinefrina pelo sistema nervoso autônomo, que constitui uma das reações mais básicas de sobrevivência ao estresse. Esse hormônio desencadeia uma série de reações, que preparam os seres humanos para reagir adequadamente à situação de estresse. Por sua vez, o fator de liberação da corticotrofina estimula a secreção do hormônio adrenocorticotrófico (ACTH), que ativa a síntese e a secreção de cortisol pela glândula suprarrenal.[1]

Tabela 44.1 Hormônios envolvidos na reação neuroendócrina ao estresse.

Hormônios associados à reação ao estresse	Origem do hormônio	Efeitos fisiológicos
Catecolaminas (norepinefrina e epinefrina)	*Locus* cerúleo, medula suprarrenal	Diminuem a secreção de insulina e aumentam a secreção de glucagon, resultando em aumentos de glicogenólise, gliconeogênese, lipólise, proteólise e em captação reduzida de glicose pelos tecidos periféricos; aumentos da frequência e contratilidade cardíacas, igualmente a contração da musculatura lisa dos vasos sanguíneos; e relaxamento da musculatura lisa dos brônquios
Fator de liberação da corticotrofina	Hipotálamo	Estimula a secreção de ACTH pela adeno-hipófise e aumenta a atividade dos neurônios do *locus* cerúleo
ACTH	Adeno-hipófise	Estimula a síntese e a secreção de cortisol
Hormônios glicocorticoides (p. ex., cortisol)	Córtex suprarrenal	Potencializam as ações da epinefrina e do glucagon; inibem a secreção e/ou ações dos hormônios reprodutivos e do TSH; e reduzem as células imunes e os mediadores inflamatórios
Hormônios mineralocorticoides (p. ex., aldosterona)	Córtex suprarrenal	Aumentam a absorção de sódio pelos rins
ADH (vasopressina)	Hipotálamo, Neuro-hipófise	Aumenta a absorção de água pelos rins; causa vasoconstrição; e estimula a secreção de ACTH

De Porth CM: Porth's Pathophysiology: Concepts of Altered Health States, 8th ed. Philadelphia, PA: Wolters Kluwer Health, 2009, p 202.

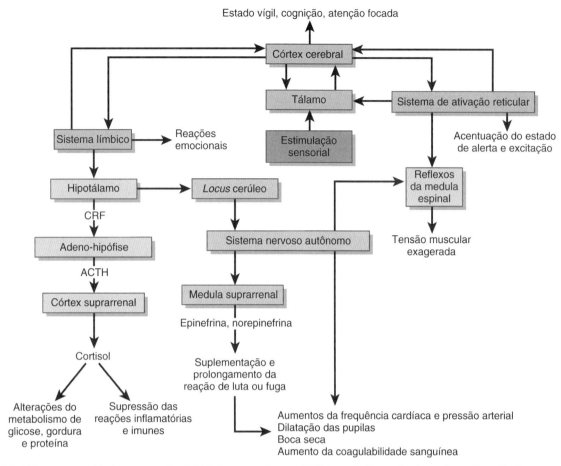

Figura 44.1 Vias neuroendócrinas e reações fisiológicas ao estresse. CRF, fator de liberação da corticotrofina. (De Grossman S, Porth CM: Porth's Pathophysiology of Altered Health States, 8th ed. Philadelphia, PA: Wolters Kluwer Health, 2009, p 2003.)

Situações de estresse agudo e crônico podem desencadear uma reação fisiológica significativa na tentativa de manter a homeostasia. A reação de "luta ou fuga" é a primeira resposta a uma condição de estresse grave e, em seguida, há liberação de norepinefrina e epinefrina. A ativação do eixo HHSR ocorre em resposta ao estresse e a uma doença aguda e resulta na secreção de cortisol, que é o hormônio glicocorticoide principal. As ações celulares do cortisol são estimulação da gliconeogênese, efeitos anti-inflamatórios no sistema imune, manutenção do tônus vascular e da integridade endotelial, aumento da sensibilidade aos vasopressores, redução da vasodilatação mediada pelo óxido nítrico e modulação da síntese de angiotensinogênio. O cortisol pode desempenhar um papel importante na sobrevivência às condições de estresse significativo. Esse hormônio estimula o eixo HHSR durante eventos agudos e crônicos, inclusive intervenções cirúrgicas, sepse, traumatismo, queimaduras e outras doenças graves que requerem cuidados intensivos. Nos casos típicos, os níveis altos de cortisol são detectados inicialmente nos pacientes em estado crítico; contudo, quando a condição de estresse é prolongada, as concentrações deste hormônio diminuem. Ver revisão dos hormônios ativados na reação neuroendócrina ao estresse na Tabela 44.1 e no Capítulo 42.

Este capítulo propõe uma revisão dos distúrbios endócrinos agudos, inclusive fisiopatologia, avaliação e tratamento do paciente e suas complicações. Isso inclui disfunção da tireoide, distúrbios da glândula suprarrenal, secreção inapropriada de hormônio antidiurético (ADH) e emergências médicas dos pacientes diabéticos. O boxe Foco na Genética 44.1 que acompanha o texto descreve o diabetes juvenil com início na idade adulta (DJIA).

Disfunção da tireoide

Disfunção da tireoide é um problema clínico comum nos EUA. As mulheres têm probabilidade 5 a 10 vezes maior de desenvolver doenças da tireoide que os homens. Os distúrbios tireóideos mais comuns são hipertireoidismo, hipotireoidismo e nódulo da tireoide. As manifestações clínicas são muito sutis; por esta razão, os pacientes com manifestações endócrinas devem ser considerados altamente suspeitos. A Figura 44.2 compara os sinais e sintomas do hipotireoidismo e hipertireoidismo.

Crise tireotóxica

Crise tireotóxica é uma forma grave de hipertireoidismo, que geralmente está associada ao estresse fisiológico ou psicológico. Quando o distúrbio da tireoide é muito grave, a condição é conhecida como crise tireotóxica. Essa condição pode desenvolver-se espontaneamente, mas ocorre mais comumente nas pessoas mal diagnosticadas ou com hipertireoidismo grave parcialmente tratado. Quando a crise tireotóxica não é tratada, pode haver deterioração rápida e morte. Os pacientes em crise

> **Foco na Genética 44.1**
>
> **Diabetes juvenil com início na idade adulta (DJIA)**
>
> - O DJIA representa 1 a 2% da população diabética, mas pode não ser diagnosticado. É importante detectar essa doença, porque seu tratamento é diferente do recomendado aos outros tipos de diabetes
> - O DJIA é um distúrbio monogênico com hereditariedade autossômica dominante, de forma que os filhos de um genitor afetado pela doença têm chance de 50% de herdar os genes e desenvolver a doença
> - Cada gene mutante diferente causa um tipo de diabetes ligeiramente diferente:
>   - Existem seis tipos de DJIA identificados
>   - Os mais comuns são DJIA *HNF1α* (DJIA3) e DJIA *GCK* (DJIA2) causados por mutações dos genes *HNF1A* e *GCK*, respectivamente
> - Nos casos típicos, o DJIA é diagnosticado no final da infância, na adolescência ou nos primeiros anos da vida adulta
> - Alguns tipos de DJIA são tratados com fármacos orais (sulfonilureia), enquanto outros respondem mais favoravelmente à insulina. Por essa razão, os testes genéticos são necessários para determinar o tipo de tratamento ideal

Dados de Naylor R, Philipson LH: Who should have genetic testing for maturity-onset diabetes of the young? Clin Endocrinol 75:422, 2011; e Thanabalasingham G, Owen KR: Diagnosis and management of maturity-onset diabetes of the young (MODY). BMJ 343:d6044, 2011.

tireotóxica devem ser internados na unidade de tratamento intensivo para que possam receber medidas de suporte, fármacos antitireóideos, corticosteroides e cuidados de enfermagem contínuos. Os pareceres de um cardiologista e endocrinologista são essenciais. Mesmo nos pacientes que não têm doença arterial preexistente, a crise tireotóxica não tratada pode causar angina do peito e infarto do miocárdio, insuficiência cardíaca, colapso cardiovascular, coma e morte.

Por definição, hipertireoidismo é um distúrbio no qual as ações dos hormônios tireóideos desencadeiam reações mais acentuadas que o normal. Entre os distúrbios específicos que podem causar hipertireoidismo estão doença de Graves, administração exógena de levotiroxina, tireoidite, bócio nodular tóxico, bócio multinodular tóxico e câncer da tireoide. Alguns fármacos como contrastes usados em exames radiográficos e amiodarona (antiarrítmico) podem desencadear uma crise tireotóxica em razão dos seus teores altos de iodo. O Quadro 44.1 resume os distúrbios associados ao hipertireoidismo.

Fisiopatologia

A causa da crise tireotóxica – descrita comumente como "tempestade tireoidiana" – não está bem definida. Entre os mecanismos fisiopatológicos que parecem induzir crises tireotóxicas estão os seguintes: liberação súbita de grandes quantidades de hormônio tireóideo; tolerância tecidual baixa à tri-iodotironina (T_3) e à tiroxina (T_4); hiperatividade adrenérgica;

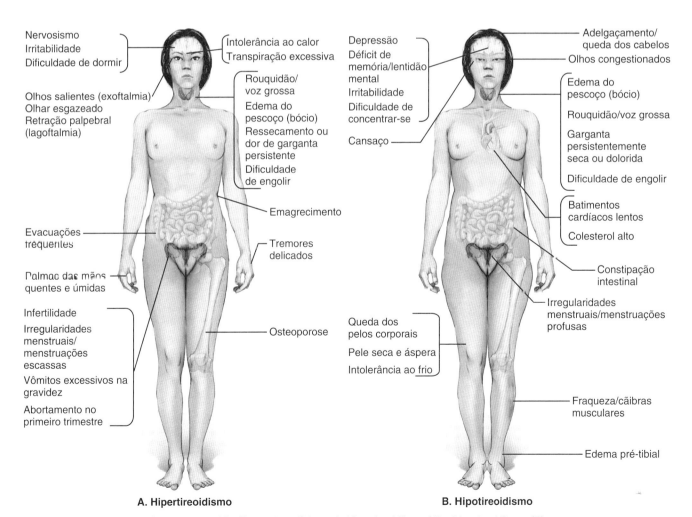

Figura 44.2 Manifestações clínicas de hipertireoidismo (**A**) e hipotireoidismo (**B**).

888 Parte 10 Sistema Endócrino

> **Quadro 44.1** Distúrbios associados ao hipertireoidismo ou à tireotoxicose.

Distúrbios endócrinos

- Doença de Graves
- Bócio nodular
- Adenoma multinodular tóxico
- Tireoidite induzida por radiação
- Tireoidite subaguda

Fármacos

- Iatrogenia por reposição de hormônios tireóideos
- Ingestão acidental ou intencional de fármacos de ação tireóidea
- Contrastes radiográficos
- Amiodarona
- Betabloqueadores

Tumores

- Câncer metastático da tireoide
- Tumores hipofisários
- Tumor hipotalâmico
- Mola hidatiforme

> **Quadro 44.2** Segurança do paciente.

Fatores de risco para crise tireotóxica

Quando há alguma doença preexistente

Fatores desencadeantes

- Infecção
- Traumatismo
- Estresse
- Doenças clínicas coexistentes (p. ex., infarto do miocárdio, doença pulmonar)
- Gravidez
- Exposição ao frio

Fármacos ou drogas

- Tratamento crônico com corticosteroides
- Betabloqueadores
- Narcóticos, anestésicos
- Álcool, antidepressivos tricíclicos
- Tratamento com glicocorticoides
- Insulina
- Diuréticos tiazídicos
- Fenitoína
- Quimioterápicos
- Anti-inflamatórios não hormonais

Quando não há uma doença preexistente

Fatores desencadeantes

- Tumores hipofisários
- Radioterapia da cabeça e do pescoço
- Doença autoimune
- Procedimentos neurocirúrgicos
- Tumores malignos metastáticos (p. ex., pulmão, mama)
- Intervenções cirúrgicas
- Doença crônica
- Choque
- Puerpério
- Traumatismo

---

e lipólise e produção excessiva de ácidos graxos. A liberação repentina de grandes quantidades de hormônio tireóideo parece causar as manifestações hipermetabólicas observadas durante a crise tireotóxica. As diversas manifestações endócrinas, reprodutivas, digestórias, tegumentares e oculares são atribuídas ao aumento dos níveis circulantes dos hormônios tireóideos e à estimulação do sistema nervoso simpático.

A hiperatividade adrenérgica é considerada um mecanismo possível da crise tireotóxica. Embora o hormônio tireóideo e as catecolaminas potencializem seus efeitos, os níveis das catecolaminas durante a crise tireotóxica geralmente estão dentro dos limites normais. Ainda não está claro se os efeitos da secreção excessiva de hormônio tireóideo ou os níveis altos de catecolaminas são responsáveis pela hipersensibilidade e hiperfunção da tireoide. As interações das catecolaminas com a glândula tireoide aceleram as taxas das reações químicas, aumentam o consumo de oxigênio e nutrientes, ampliam a produção de calor, causam distúrbios hidreletrolíticos e levam a um estado catabólico.

Outro mecanismo que parece contribuir para a crise tireotóxica é lipólise excessiva com produção aumentada de ácidos graxos. Quando há lipólise excessiva, quantidades maiores de ácidos graxos são oxidadas e geram um excesso de energia térmica, que é difícil dissipar por meio da vasodilatação.

■ Avaliação

▶ **História e exame físico.** A identificação exata do fator desencadeante da crise tireotóxica possibilita iniciar o tratamento adequado. O Quadro 44.2 relaciona os fatores desencadeantes dos pacientes com doença da tireoide subclínica ou diagnosticada. O tipo mais comum de hipertireoidismo – doença de Graves – é um distúrbio autoimune causado por imunoglobulinas que estimulam a glândula tireoide. Contudo, nem sempre está claro que o paciente tem alguma doença específica; por esta razão, devem ser buscados indícios sutis como exposição do paciente ao iodo, uso pregresso ou atual de hormônio tireóideo, dor na região anterior do pescoço, crescimento da tireoide, exoftalmia (i. e., protrusão de um ou ambos os olhos) ou outros sintomas oculares, gravidez, história de bócio e história familiar de doença da tireoide.

Os sinais e sintomas do hipertireoidismo afetam todos os sistemas do organismo e incluem sudorese, intolerância ao calor, nervosismo, tremores, palpitações, taquicardia, hipercinesia e ruídos peristálticos hiperativos. Pacientes com hipertireoidismo podem apresentar graus extremos dessas manifestações – ou seja, temperatura acima de 40°C (sem infecção), taquicardia e disfunção do SNC. As anormalidades referidas ao SNC são agitação, inquietude, *delirium*, crises convulsivas ou coma. O Quadro 44.3 descreve as emergências associadas à disfunção tireóidea.

Como se pode observar no Quadro 44.4, os clientes idosos podem não apresentar os sinais e sintomas clássicos da crise tireotóxica e isto pode fazer com que não sejam diagnosticados; contudo, eles frequentemente têm sinais e sintomas sugestivos. Nesse grupo, a enfermeira deve perguntar aos pacientes se eles têm doença cardíaca e quais fármacos utilizam. Isso pode ser importante para descobrir se há doença tireóidea subjacente, porque os fármacos betabloqueadores podem obscurecer as manifestações cardiovasculares.

▶ **Exames laboratoriais.** Os exames laboratoriais podem mostrar níveis altos de T_4 total, T_3 livre e T_4 livre. No hipertireoidismo, a concentração do hormônio de estimulação da tireoide (TSH) está extremamente baixa (em geral, menor que 0,1 mcg/mℓ). O TSH está suprimido porque os níveis dos hormônios tireóideos circulantes (T_3 e T_4) estão elevados. Vale lembrar que o TSH é secretado quando os níveis dos hormônios tireóideos estão baixos.

Quadro 44.3 — Segurança do paciente.

Indícios possíveis das emergências associadas à disfunção tireóidea

Crise tireotóxica	Coma mixedematoso
Taquicardia	Bradicardia
Hipertermia	Hipotermia
Taquipneia	Hipoventilação
Sudorese	
Hipercalcemia	Hiponatremia
Hiperglicemia	Hipoglicemia
Acidose metabólica	Acidose respiratória e metabólica
Diarreia	
Colapso cardiovascular	Colapso cardiovascular
Choque cardiogênico	Redução do tônus vascular
Hipovolemia	
Arritmias cardíacas	
Irritabilidade	
Depressão do nível de consciência	Depressão do nível de consciência
Labilidade emocional	Crises convulsivas, coma
Psicose	
Tremores, agitação	Hiporreflexia
Emagrecimento	Aumento do peso

Quadro 44.4 Considerações para o paciente idoso.

Hipertireoidismo

Os pacientes idosos com hipertireoidismo frequentemente têm sinais e sintomas atípicos. O hipertireoidismo apático diagnosticado na população idosa evidencia-se por um único sinal ou sintoma como depressão, fibrilação atrial, insuficiência cardíaca ou fraqueza muscular. Desse modo, o paciente idoso pode referir palpitações, falta de ar, tremor e nervosismo, mas diversos outros sinais e sintomas detectados na população mais jovem podem estar obscurecidos. Um período longo pode decorrer até que o paciente tenha deterioração clínica e desenvolva uma crise tireotóxica inequívoca.

Eletrólitos séricos, provas de função hepática e hemograma completo – ainda que não sejam diagnósticos – podem ajudar a detectar anormalidades que precisam ser tratadas. Esses exames também podem ajudar a definir a causa desencadeante. É comum encontrar distúrbios eletrolíticos causados por desidratação, reabsorção óssea excessiva e decomposição acelerada da insulina. O nível sérico do cálcio comumente está elevado, enquanto as concentrações de potássio e magnésio estão baixas e os valores das provas de função hepática estão aumentados. Frequentemente também há hiperglicemia resultante da resistência à insulina e da decomposição da glicose armazenada.

▶ **Exames diagnósticos.** Os exames diagnósticos incluem um teste de captação de iodo radioativo, que geralmente está aumentada. Eletrocardiograma (ECG) e monitoramento cardíaco podem revelar fibrilação atrial, taquicardia supraventricular, bradicardia sinusal, bloqueio cardíaco, distúrbios da condução e arritmias ventriculares – todas essas anormalidades refletem o estado de hipermetabolismo e os efeitos sinérgicos das catecolaminas.

■ **Tratamento**

O tratamento da crise tireotóxica tem quatro objetivos: (1) eliminar o(s) fator(es) desencadeante(s); controlar a liberação excessiva de hormônios tireóideos; (3) inibir a biossíntese dos hormônios da tireoide; e (4) controlar os efeitos periféricos destes hormônios.[1]

Os fármacos antitireóideos são utilizados para controlar a liberação ou a biossíntese dos hormônios da tireoide. Propiltiouracila (PTU) é o fármaco preferido durante a gravidez, embora possa ser administrado apenas VO. Esse fármaco é preferível porque ele bloqueia a conversão de T_4 em T_3 nos tecidos periféricos e liga-se ao iodo, impedindo que seja sintetizado hormônio. Quando a VO não é possível, o metimazol pode ser administrado VR. A PTU foi associada a efeitos colaterais hepáticos graves e, por esta razão, recomenda-se monitoramento rigoroso para evitar lesão irreversível.

As soluções de iodo (p. ex., iodeto de sódio IV ou solução de Lugol [iodeto de potássio] oral) são administradas para bloquear a liberação do hormônio tireóideo. Essas preparações só devem ser administradas uma hora depois da administração dos fármacos antitireóideos. Lítio é uma opção para os pacientes hipersensíveis ao iodo. Os glicocorticoides podem ser prescritos porque também inibem a secreção do hormônio tireóideo.

A remoção em caráter de emergência do excesso de hormônio circulante administrado como tratamento de reposição pode ser realizada por plasmaférese, diálise ou adsorção por hemoperfusão. A colestiramina pode ser usada para facilitar a absorção oral do hormônio em excesso.

Outra medida recomendada é bloquear os efeitos das catecolaminas, que podem causar descompensação cardiovascular secundária à redução do volume ejetado e à diminuição do débito cardíaco. Betabloqueadores (especialmente propranolol) são administrados para tratar os sintomas do hipertireoidismo, mas não afetam a doença primária da tireoide. Esse tratamento pode ser prescrito para recuperar a função cardíaca reduzindo os sintomas induzidos pelas catecolaminas. A resposta aos betabloqueadores deve ser cuidadosamente monitorada, porque a doença cardíaca intrínseca pode agravar-se em consequência dos efeitos inotrópicos negativos.[2] Digoxina, diltiazem, diuréticos ou uma combinação destes fármacos também podem ser administrados para tratar insuficiência cardíaca ou taquiarritmias supraventriculares. As demandas metabólicas aumentadas podem ser atendidas com a administração de oxigênio. O objetivo desse tratamento é reduzir o consumo de oxigênio do miocárdio, diminuir a frequência cardíaca (de preferência a menos de 100 bpm) e aumentar o débito cardíaco.

Os corticosteroides podem ser usados para ajudar a tratar insuficiência suprarrenal e crise tireotóxica coexistentes. A dexametasona ou a hidrocortisona pode ser administrada por via intravenosa (IV) para ajudar a atenuar a liberação excessiva de hormônio tireóideo durante essa emergência clínica.

Além disso, o tratamento enfatiza o monitoramento dos efeitos multissistêmicos do hipermetabolismo associado à crise tireotóxica e da resposta ao tratamento. Função cardiovascular, equilíbrio hidreletrolítico e estado neurológico devem ser monitorados cuidadosamente. É necessário avaliar a pressão arterial, frequência e ritmo cardíacos, frequência respiratória, assim como as bulhas cardíacas de hora em hora.

A enfermeira deve avaliar o volume de líquidos e os resultados dos exames laboratoriais. O monitoramento diário da temperatura corporal é recomendável porque o paciente pode ter hipertermia. Antipiréticos (especialmente paracetamol) são recomendados para controlar a febre; o ácido acetilsalicílico (AAS) não é apropriado porque interfere nos níveis de T_3 e T_4. Podem ser necessários banhos de água tépida ou uma manta de resfriamento. É importante evitar resfriamento a

890 Parte 10 Sistema Endócrino

ponto de provocar tremores e piloereção, porque isto pode ter um efeito contrário de aumentar a temperatura corporal. Líquidos intravenosos são necessários para repor líquidos perdidos com a hipertermia excessiva, taquipneia, sudorese e diarreia associadas comumente à crise tireotóxica.

A enfermeira deve avaliar o estado neurológico ao menos de hora em hora e adotar precauções para crises convulsivas e medidas de segurança para evitar acidentes. Quando o nível de consciência do paciente está deprimido, é importante avaliar a perviedade das vias respiratórias e questões de segurança. A manutenção de um ambiente tranquilo é importante para ajudar a controlar a agitação e inquietude extremas observadas nos pacientes em crise tireotóxica.

As necessidades calóricas e nutricionais aumentam em consequência do hipermetabolismo. As intervenções incluem administrar soluções contendo glicose, suporte nutricional, suplementos de vitaminas e sedação (se necessário). A enfermeira deve monitorar o nível glicêmico do paciente, porque a administração de corticosteroides e o excesso de nutrientes ricos em glicose pode causar hiperglicemia em alguns casos.

Com tratamento eficaz, pode-se esperar que o paciente tenha melhora clínica dentro de 24 a 48 horas. A enfermeira deve monitorar cuidadosamente o estado mental do paciente e também checar a estabilização dos sinais vitais e a normalização da temperatura corporal. O paciente deve ser monitorado para evitar outro episódio e isto pode requerer o uso de fármacos por toda a vida ou tratamento supressor por ablação da tireoide.

Coma mixedematoso

Hipotireoidismo é um distúrbio comum com espectro clínico amplo: os pacientes podem ser assintomáticos, ou se apresentar em estado grave com coma mixedematoso. O hipotireoidismo é mais comum nas mulheres e a incidência aumenta com a idade. Cerca de 10 a 15% dos pacientes idosos têm níveis altos de TSH associados ao hipotireoidismo e a triagem rotineira das populações de alto risco é realizada frequentemente no contexto da atenção básica.

Coma mixedematoso é uma emergência rara e potencialmente fatal causada por hipotireoidismo extremo. Em geral, essa condição é diagnosticada nos pacientes idosos durante os meses de inverno quando há determinados fatores desencadeantes como estresse, exposição a temperaturas extremamente baixas ou traumatismo. Além do coma, as complicações do coma mixedematoso são derrames pleural e pericárdico, megacólon com íleo paralítico e crises convulsivas. Quando hipoxia e hipercapnia graves não são corrigidas, o paciente pode morrer.

■ Fisiopatologia

A produção insuficiente de hormônio tireóideo acarreta a condição clínica conhecida como hipotireoidismo, que é uma doença crônica cerca de 10 vezes mais comum nas mulheres que nos homens. A doença ocorre em todas as idades, mas é mais comum na faixa etária acima de 50 anos e é mais frequente que o hipertireoidismo.

O hipotireoidismo pode ser primário ou secundário. As causas primárias são anomalias congênitas, destruição dos tecidos da tireoide depois do tratamento para hipertireoidismo, síntese insuficiente de hormônio associada a uma doença autoimune e administração de fármacos antitireóideos ou deficiência de iodo. As causas secundárias são resistência periférica ao hormônio tireóideo, infarto hipofisário e distúrbios hipotalâmicos.

Quadro 44.5 | **Causas de hipotireoidismo.**

- Destruição da glândula tireoide (p. ex., cirurgia, iodo radioativo ou radiação externa do pescoço)
- Doença infiltrativa (p. ex., sarcoidose, amiloidose, linfoma)
- Doença autoimune (p. ex., tireoidite de Hashimoto, pós-doença de Graves
- Tireoidite (p. ex., viral, assintomática, puerperal)
- Induzido por fármacos (p. ex., iodetos, lítio, amiodarona)
- Hipotireoidismo hereditário
- Deficiência de hormônio de liberação da tireotrofina (TRH)
- Deficiência de TSH

O hipotireoidismo transitório pode ocorrer depois da interrupção do tratamento crônico com T_4 ou T_3. O Quadro 44.5 resume as causas comuns de hipotireoidismo.

Em geral, o hipotireoidismo afeta todos os sistemas do corpo. A taxa metabólica basal baixa com reduções do metabolismo de energia e da geração de calor são anormalidades típicas. O paciente com hipotireoidismo crônico pode ter mixedema – uma alteração da composição da derme e dos outros tecidos. As fibras de colágeno estão separadas por quantidades aumentadas de proteínas e mucopolissacarídeos; isto atrai água e é responsável pelo edema amolecido (com cacifo) ao redor dos olhos, mãos e pés; isto também causa espessamento da língua e das mucosas da laringe e faringe, que explicam a fala mal articulada e a rouquidão.

■ Avaliação

▶ **História e exame físico.** Os sinais e sintomas de hipotireoidismo são fadiga, fraqueza, redução dos ruídos peristálticos, perda do apetite, aumento do peso e anormalidades do ECG. Coma mixedematoso é uma apresentação rara do hipotireoidismo e caracteriza-se por depressão grave do nível de consciência, hipotermia, hipoventilação, hipoxemia, hiponatremia, hipoglicemia, hiporreflexia, hipotensão e bradicardia. Os pacientes em coma mixedematoso não têm calafrios, embora tenham sido relatados casos em que a temperatura estava abaixo de 26,5°C. O diagnóstico do coma mixedematoso depende do reconhecimento das suas manifestações clínicas e da identificação do fator desencadeante. Infecção pulmonar é o fator desencadeante mais comum; outros fatores são traumatismo, estresse, outras infecções, fármacos (p. ex., narcóticos ou barbitúricos), cirurgia e distúrbios metabólicos (ver Quadro 44.3).

▶ **Exames laboratoriais.** As anormalidades mais comuns são concentrações baixas de T_4 total e T_4 livre; em geral, o nível de sódio está baixo e o potássio está aumentado. O nível de TSH geralmente está elevado nos casos de hipotireoidismo grave. Em geral, a gasometria arterial (GA) mostra hipercapnia com pressão de oxigênio arterial (Pa_{O_2}) baixa e pressão de dióxido de carbono (Pa_{CO_2}) alta.

▶ **Exames diagnósticos.** As radiografias do tórax revelam derrame pleural. Entre as anormalidades do ECG estão bradicardia, prolongamento do intervalo PR e amplitude baixa das ondas P e dos complexos QRS. Também pode haver bloqueio cardíaco.

■ Tratamento

A complicação mais grave do hipotireoidismo é progressão ao coma mixedematoso e morte quando a doença não é tratada. A abordagem ao tratamento dessa emergência clínica deve ser multissistêmica. Ventilação mecânica é usada para controlar hipoventilação, hipercapnia e parada respiratória. Solução salina hipertônica e soluções de glicose administradas por via IV corrigem a hiponatremia dilucional e a hipoglicemia. A administração de líquidos com vasopressor pode ser necessária para reverter a hipotensão.

O tratamento farmacológico inclui a administração de hormônio tireóideo e corticosteroides. A reposição de hormônio deve ser lenta com monitoramento contínuo do paciente durante o tratamento para evitar aumento repentino das demandas metabólicas e infarto do miocárdio subsequente. Reposição metódica de líquidos e reaquecimento do paciente também ajudam a evitar complicações.

Outras intervenções são tratar a distensão abdominal e a impactação fecal e controlar a hipotermia por reaquecimento gradativo do paciente usando mantas térmicas e meias. Dispositivos mecânicos não devem ser usados. A enfermeira deve monitorar o estado neurológico e as alterações do nível de consciência do paciente e adotar precauções para crises convulsivas. Os cuidados prestados ao paciente em coma incluem evitar complicações relacionadas com aspiração, imobilidade, lesão da pele e infecção. Também é necessário monitorar as funções cardiovascular e pulmonar. A administração de líquidos também deve ser monitorada em razão do risco de ocorrer sobrecarga de volume. Um aspecto importante do tratamento é detectar sinais iniciais de complicações. À medida que o paciente se recupera, as intervenções devem enfatizar seu autocuidado e sua educação.

O acompanhamento clínico inclui uma investigação detalhada da causa do hipotireoidismo grave e a identificação da melhor forma de evitar sua recidiva no futuro. O ensino do paciente, o acompanhamento da família, o uso de um bracelete de alerta médico e o envolvimento dos recursos disponíveis na comunidade podem ser necessários a esse paciente de alta complexidade.

Disfunção da glândula suprarrenal

Crise suprarrenal

■ Fisiopatologia

Insuficiência suprarrenal (também conhecida como hipoadrenalismo ou hipocorticismo) é uma disfunção rara e potencialmente fatal do córtex suprarrenal. A insuficiência de hormônios suprarrenais pode ser primária (i. e., quando envolve diretamente as glândulas suprarrenais) ou secundária (i. e., quando é causada por um distúrbio hipotalâmico-hipofisário).

A insuficiência suprarrenal primária é conhecida como doença de Addison. Nos países ocidentais industrializados, a causa mais comum do hipoadrenalismo primário é adrenalite autoimune. A produção autoimune de anticorpos resulta na destruição progressiva das glândulas suprarrenais, que acarreta insuficiência suprarrenal. A segunda causa mais comum de insuficiência suprarrenal é destruição da glândula em consequência da infecção por *Mycobacterium tuberculosis*. Mundialmente, tuberculose ainda é a causa mais frequente de insuficiência suprarrenal primária. Outras causas são hemorragia bilateral das glândulas em consequência de infecção bacteriana com sepse e choque; neoplasias malignas metastáticas; síndrome da imunodeficiência adquirida (AIDS); infecções fúngicas; adrenalectomia cirúrgica; e sarcoidose.

A causa mais comum de insuficiência suprarrenal secundária é iatrogênica, ou seja, resultante da interrupção abrupta do tratamento com ACTH exógeno ou como complicação do tratamento com cortisol. A secreção suprimida de ACTH em razão da administração de cortisol interrompe o sistema de *feedback* natural do organismo, que controla a secreção deste hormônio, resultando em um estado agudo de insuficiência suprarrenal. Outras causas de insuficiência suprarrenal secundária são carcinomas metastáticos do pulmão ou mama, infarto hipofisário, cirurgia ou irradiação e distúrbios do SNC (p. ex., fraturas da base do crânio ou infecções).

A insuficiência suprarrenal aguda (ou crise suprarrenal) ocorre quando há alteração de um distúrbio crônico ou hemorragia suprarrenal grave. Além de uma doença crônica, outros fatores desencadeantes são infecções graves, choque séptico, traumatismo, intervenções cirúrgicas ou alguma condição de estresse adicional desencadeando a crise suprarrenal aguda do paciente. Por essa razão, ele não consegue atender às demandas da função metabólica normal ou as necessidades metabólicas aumentadas em razão do estresse ou da doença coexistente. Todos os pacientes em estresse de estado crítico podem desenvolver insuficiência suprarrenal secundária às condições de estresse impostas repentinamente. À medida que o paciente luta para sobreviver, ele rapidamente esgota as reservas de cortisol e pode necessitar de reposição de hormônio exógeno.[4]

■ Avaliação

▶ **História e exame físico.** Os sinais e sintomas da insuficiência suprarrenal são os mesmos nas formas primária e secundária da doença. Como a insuficiência suprarrenal afeta os glicocorticoides e os mineralocorticoides, muitas funções do corpo são alteradas, inclusive o metabolismo da glicose, o equilíbrio hidreletrolítico, o estado cognitivo e a função cardiopulmonar. Fraqueza, fadiga, anorexia, náuseas e vômitos, diarreia e dor abdominal podem ser os primeiros indícios de uma crise suprarrenal. Essas anormalidades são inespecíficas, até que sejam relacionadas com a história de alguma doença crônica que necessitou do uso pregresso ou atual de corticosteroides.[5] Especificamente, a administração de mais de 20 mg de hidrocortisona ou seu equivalente por mais de 7 a 10 dias pode causar supressão do eixo HHSR.

Os pacientes com insuficiência suprarrenal primária têm hiperpigmentação das áreas dos cotovelos, joelhos, mãos ou mucosa oral. A hiperpigmentação secundária à deposição de melanina na pele reforça a hipótese clínica de uma crise suprarrenal. As alterações mais comuns do exame físico são sinais de desidratação grave como perda de peso e hipotensão ortostática. A desidratação é secundária à incapacidade dos néfrons de reabsorver quantidades suficientes de sódio e água. O Quadro 44.6 resume os sinais e sintomas de uma crise suprarrenal iminente.

▶ **Exames laboratoriais.** Nas condições agudas de deficiência de glicocorticoides e mineralocorticoides, os exames laboratoriais mostram hiponatremia, hiperpotassemia, níveis baixos de bicarbonato sérico e ureia elevada. Acidose metabólica pode ocorrer em consequência da desidratação e geralmente também há hipoglicemia. Outras anormalidades laboratoriais são anemia e linfocitose com eosinofilia. Nos casos de insuficiência suprarrenal primária, o paciente tem níveis persistentemente elevados de ACTH, que estão normais ou reduzidos nos pacientes com insuficiência suprarrenal secundária.

Os níveis de cortisol sérico e os testes de estimulação do cortisol (teste de estimulação com ACTH) também são usados para confirmar o diagnóstico. Níveis de cortisol abaixo de 15 mcg/dℓ indicam disfunção suprarrenal. Quando a insuficiência suprarrenal é primária, as injeções repetidas de ACTH

892 Parte 10 Sistema Endócrino

> ### Quadro 44.6 Segurança do paciente.
>
> **Indícios de uma crise suprarrenal iminente**
>
> **Deficiência de aldosterona**
> - Hiperpotassemia
> - Hiponatremia
> - Hipovolemia
> - Ureia aumentada
>
> **Deficiência de cortisol**
> - Hipoglicemia
> - Motilidade gástrica reduzida
> - Tônus vascular reduzido
> - Hipercalcemia
>
> **Sinais e sintomas inespecíficos**
> - Anorexia
> - Náuseas e vômitos
> - Cólicas abdominais
> - Diarreia
> - Taquicardia
> - Hipotensão ortostática
> - Cefaleia, letargia
> - Fadiga, fraqueza
> - Alterações eletrocardiográficas associadas à hiperpotassemia
> - Hiperpigmentação

(ou cosintropina) não aumentam os níveis do cortisol porque a glândula suprarrenal não funciona normalmente. Nos casos de insuficiência suprarrenal secundária, as injeções de ACTH desencadeiam uma resposta normal, embora mais demorada.

▶ **Exames diagnósticos.** Tomografias computadorizadas (TC) das glândulas suprarrenais e do crânio podem ser realizadas para detectar tumores ou outras lesões das glândulas hipófise e suprarrenais.

■ Tratamento

O objetivo imediato do tratamento é administrar os hormônios necessários e recuperar o equilíbrio hidreletrolítico. A reposição de líquidos também deve ser iniciada imediatamente com soros fisiológico e glicosado a 5%. A taxa de reposição dos líquidos e eletrólitos é determinada pela gravidade da depleção de volume, níveis dos eletrólitos séricos e resposta clínica ao tratamento. Problemas clínicos ou cirúrgicos associados podem indicar a necessidade de monitoramento invasivo da pressão arterial e dos parâmetros hemodinâmicos.

Outro objetivo do tratamento é evitar complicações com base no monitoramento dos sinais e sintomas de distúrbios eletrolíticos (hiponatremia e hipercalcemia), assim como das funções cardiovascular e respiratória. A enfermeira deve atentar às alterações da pressão arterial, frequência e ritmo cardíacos, cor e temperatura da pele, tempo de enchimento capilar e pressão venosa central, assim como hipotensão ortostática, bradicardia e arritmias. Além disso, ela deve monitorar sinais neuromusculares como fraqueza, abalos, hiper-reflexia e parestesia.

Apoio emocional, explicações simples e ambiente tranquilo ajudam o paciente a superar emocionalmente a crise fisiológica. Depois que a crise aguda regredir, uma das metas do tratamento é a educação do paciente. A educação é necessária porque o prognóstico final depende da capacidade de o paciente entender e realizar o autocuidado necessário. O autocuidado inclui entender o regime terapêutico, identificar os fatores de estresse e reconhecer seu efeito na doença e estar ciente dos sinais de uma crise iminente; usar um bracelete ou crachá de identificação médica, ou portar um cartão de alerta médico na bolsa; e usar os fármacos conforme a prescrição.

Feocromocitoma

Feocromocitoma é um tumor raro secretor de catecolaminas, que se desenvolve a partir das células cromafínicas da glândula suprarrenal. Em consequência da secreção excessiva de catecolaminas, o feocromocitoma pode causar hipertensão ou arritmias cardíacas potencialmente fatais quando são liberadas grandes quantidades de norepinefrina ou epinefrina. O fator desencadeante da secreção de catecolaminas é desconhecido, mas os níveis altos podem causar hipertensão grave, fibrilação atrial e/ou ventricular, infarto do miocárdio e infarto cerebral.

O feocromocitoma pode desenvolver-se em pessoas de todas as idades e raças, mas o pico de incidência ocorre entre a terceira e quarta décadas de vida. A tríade sintomatológica clássica consiste em cefaleias, palpitação e sudorese. Quando está associada a hipertensão paroxística grave, essa tríade tem sensibilidade e especificidade acima de 90% no diagnóstico do feocromocitoma. Nos casos típicos, os sintomas pioram com o tempo e tornam-se mais graves à medida que o tumor cresce.

O diagnóstico baseia-se na suspeita de feocromocitoma nos pacientes com hipertensão paroxística e outras queixas associadas. Os exames laboratoriais indicados são dosagens das metanefrina e normetanefrina fracionadas no plasma e na urina. O ácido vanilmandélico raramente é dosado porque as chances de que o resultado seja realmente positivo são pequenas (sensibilidade baixa). O diagnóstico é confirmado por exames de imagem como ressonância magnética (RM) ou TC. O tratamento médico inclui ressecção cirúrgica do tumor e controle rigoroso da hipertensão. Os fármacos necessários antes do procedimento cirúrgico para controlar a pressão arterial e evitar crise hipertensiva são alfabloqueadores e betabloqueadores. Em geral, a hipertensão não causa mais problemas depois do tratamento cirúrgico.

Disfunção do hormônio antidiurético

Dois distúrbios podem causar disfunção do ADH. Um deles é a síndrome de secreção inapropriada do hormônio antidiurético (SIADH), que se caracteriza por excesso de hormônio. O segundo é diabetes insípido, que se caracteriza por deficiência de ADH. Esses dois distúrbios podem causar distúrbios hidreletrolíticos graves e reações neurológicas adversas. Vale lembrar que o ADH é sintetizado no hipotálamo e armazenado na neuro-hipófise. Esse hormônio é secretado quando é estimulado por condições específicas e leva os túbulos renais a reabsorver mais água e sódio.

Síndrome de secreção inapropriada do hormônio antidiurético (SIADH)

■ Fisiopatologia

Na SIADH, pode haver secreção excessiva ou produção aumentada de ADH. O aumento da produção desse hormônio ocorre apesar da osmolalidade inicialmente normal. Por essa razão, a produção aumentada de ADH aumenta a água total do corpo. Essa síndrome deve ser considerada sempre que um paciente tenha hiponatremia hipotônica com osmolalidade urinária alta, que é a marca característica da SIADH. Nesses pacientes, não há edema ou hipovolemia associada à hiponatremia.

A secreção de ADH é considerada "inapropriada" porque continua, apesar da osmolalidade baixa do plasma. O sistema de *feedback* normal que regula a secreção e a inibição do ADH não funciona e a secreção do hormônio persiste. O ADH circulante atua nos túbulos renais e provoca reabsorção de água, que é desnecessária ao organismo. Outras razões para a secreção persistente de ADH também não ocorrem nesses casos. O paciente não tem hipopotassemia e edema; as funções cardíaca, renal e suprarrenal estão normais; e os volumes de plasma e líquido extracelular (LEC) estão normais ou aumentados.

Em alguns casos, a causa da SIADH é um tumor hipofisário, mas na maioria dos pacientes é resultante de um carcinoma broncogênico (pequenas células) ou pancreático. Na verdade, esses tumores secretam ADH, mas independentemente dos controles fisiológicos normais. Outras causas possíveis da SIADH são traumatismo craniano; outras doenças endócrinas; doenças pulmonares como pneumonia e abscessos pulmonares; infecções ou tumores do SNC; e fármacos. O Quadro 44.7 resume as causas comuns da SIADH.

■ **Avaliação**

▶ **História e exame físico.** A SIADH caracteriza-se por retenção de água e, por fim, intoxicação hídrica secundária ao efeito persistente do ADH. A hiponatremia associada à SIADH tem

---

Quadro 44.7 Causas comuns da síndrome de secreção inapropriada do hormônio antidiurético.

Neoplasias malignas
- Carcinoma broncogênico
- Adenocarcinoma de pâncreas
- Câncer de próstata ou timo
- Leucemia

Alterações do SNC
- Traumatismo craniano
- Hemorragia (hematoma subdural, hemorragia subaracnóidea)
- Abscesso cerebral
- Infecção, abscesso, meningite
- Hidrocefalia

Alterações pulmonares
- Ventilação mecânica
- Doença pulmonar obstrutiva crônica
- Insuficiência respiratória
- Abscesso ou infecção pulmonar, pneumonia

Fármacos
- Nicotina
- Opioides, morfina
- Clorpropamida, hipoglicemiantes, insulina
- Antineoplásicos
- Antidepressivos tricíclicos, inibidores seletivos da recaptação da serotonina (ISRS)
- Anestésicos
- Clofibrato
- Diuréticos

Outras causas
- Vírus da imunodeficiência humana, AIDS
- Atrofia senil
- Dor
- Medo
- Infarto do miocárdio
- Idiopática

---

dois componentes: um componente dilucional inicial causado pelo aumento da água intravascular; e um componente mais tardio indetectável clinicamente, que é causado pela excreção urinária aumentada de sódio.

Os sinais e sintomas associados à SIADH são predominantemente neurológicos e digestórios. Os mais comuns são transtornos da personalidade, cefaleia, embotamento mental, letargia, cólicas abdominais, náuseas, vômitos, diarreia, anorexia, reflexos tendíneos reduzidos, desorientação, confusão mental e, finalmente, crises convulsivas e coma. Alguns pacientes mantêm-se assintomáticos, até que o nível de sódio diminua a menos de 125 mEq/ℓ. Os primeiros indícios de problemas iminentes podem ser anormalidades neurológicas sutis como estado mental alterado, confusão mental discreta, anorexia, incapacidade de concentrar-se e queixas de fraqueza.

Hiponatremia é o foco clínico e a causa provável da internação hospitalar. Quando o sódio sérico diminui a menos de 120 a 125 mEq/ℓ, o paciente frequentemente tem sinais e sintomas mais acentuados associados ao edema cerebral, inclusive cefaleia, náuseas e vômitos, agitação, irritabilidade muscular e crises convulsivas. Quando a síndrome desenvolve-se rapidamente (*i. e.*, dentro de 24 horas), a taxa de mortalidade é de 50%. Crianças e idosos são mais suscetíveis à hiponatremia porque têm menos água corporal total.

Os sinais físicos de hiponatremia são dispneia, distensão das veias jugulares, agitação, hipotermia, aumento do peso, pouco ou nenhum edema, urina reduzida e concentrada, anorexia, cólicas abdominais e desorientação mental. Em muitos casos, a enfermeira é o primeiro profissional a detectar esses sinais iniciais sutis.

▶ **Exames laboratoriais.** As anormalidades laboratoriais principais da SIADH são hiponatremia e hiposmolalidade plasmáticas. Ao mesmo tempo, a urina é hiperosmolar e a excreção de sódio na urina é aumentada. A densidade urinária é alta (urina concentrada, geralmente acima de 1.025) e o débito urinário total é baixo (menos de 30 mℓ/hora). Outras anormalidades laboratoriais são níveis baixos de ureia, creatinina e ácido úrico; hipocalcemia e hipopotassemia; e valores baixos de hemoglobina e hematócrito. O diagnóstico pode ser confirmado por radioimunoensaio do ADH plasmático, que está inadequadamente elevado em comparação com a osmolalidade plasmática. A Tabela 44.2 ilustra uma comparação dos resultados laboratoriais da SIADH e do diabetes insípido.

■ **Tratamento**

O tratamento da SIADH tem três objetivos: (1) erradicar a doença subjacente; (2) atenuar a retenção excessiva de água; e (3) prestar cuidados abrangentes necessários a um paciente com depressão do nível de consciência.

O tratamento da causa básica da SIADH pode ser exequível ou não, dependendo da doença existente. Ressecção cirúrgica, radioterapia ou quimioterapia podem atenuar parte da retenção de água causada por alguns tumores malignos. Nenhum fármaco inibe totalmente a secreção de ADH por um tumor da glândula hipófise. Quando a causa da SIADH for desconhecida, o tratamento consiste em restrição da ingestão de líquidos.

A primeira etapa do tratamento da SIADH é limitar a ingestão de líquidos. Nos casos brandos, a restrição de líquidos é suficiente. Isso diminui o fluxo sanguíneo renal e reduz a taxa de filtração glomerular, aumentando a reabsorção de sal e água nos túbulos renais proximais; diminui a secreção de aldosterona; e aumenta a reabsorção de sódio nos túbulos distais.

894 Parte 10 Sistema Endócrino

Tabela 44.2 Resultados laboratoriais: síndrome de secreção inapropriada do hormônio antidiurético e diabetes insípido.

Exame	Normal	SIADH		Diabetes insípido
ADH sérico	1 a 5 pg/mℓ	Aumentado		Reduzido
Osmolalidade sérica	285 a 300 mOsm/kg	< 285 mOsm/kg		> 300 mOsm/kg
Sódio sérico	133 a 145 mEq/ℓ	< 33 mEq/ℓ		> 145 mEq/ℓ
Osmolalidade urinária	300 a 1.400 mOsm/kg	> 300 mOsm/kg		< 300 mOsm/kg
Densidade urinária	1.005 a 1.030	> 1.030		< 1.005
Débito urinário	1,0 a 1,5 ℓ/24 h	Abaixo do normal		30 a 40 ℓ/24 h
Ingestão de líquidos	1,0 a 1,5 ℓ/24 h	Meta: < 600 a 800 mℓ/24 h (limitação da ingestão de líquidos)		> 50 ℓ/24 h

Como regra geral, a ingestão de água não deve ser maior que o débito urinário, até que a concentração sérica do sódio seja normalizada e os sintomas regridam. Em geral, a restrição de líquidos é eficaz nos pacientes com níveis de sódio entre 125 e 135 mEq/ℓ.

Nos pacientes com sinais e sintomas graves de hiponatremia aguda, a administração de solução salina hipertônica a 3% e furosemida é recomendada para corrigir a hiponatremia em situações de emergência. A infusão de solução salina hipertônica à taxa de 0,1 mg/kg/minuto evita sobrecarga rápida de volume e edema pulmonar. Em geral, é suficiente administrar 300 a 500 mℓ a cada 4 a 6 horas por infusão IV.

Uma complicação significativa a ser evitada é mielinólise pontina central. Isso pode ocorrer quando a correção da hiponatremia com infusão de salina hipertônica é muito rápida. A correção rápida da hiponatremia pode causar desidratação encefálica, sangramento cerebral, desmielinização, lesão neurológica ou morte. Os sinais e sintomas iniciais incluem crises convulsivas, distúrbios do movimento, mutismo acinético, tetraparesia e reatividade reduzida. De forma a evitar essa síndrome, o melhor plano terapêutico é repor sódio a uma taxa menor que 1 a 2 mEq/ℓ/hora.

Outros fármacos interferem favoravelmente na interação do ADH com os túbulos renais. Conivaptana é um inibidor do ADH, que pode ser administrado por via IV aos pacientes hospitalizados com hiponatremia euvolêmica. Este fármaco bloqueia os receptores de vasopressina dos ductos coletores renais e diminui a reabsorção de água. A demeclociclina (um antibiótico) é eficaz porque interfere no efeito normal do ADH nos túbulos renais. Outros fármacos que bloqueiam os efeitos do ADH nos túbulos são fenitoína, lítio e fludrocortisona.

A enfermeira deve monitorar o equilíbrio hidreletrolítico, especialmente o nível de sódio. Além disso, é necessário controlar os ganhos e as perdas (inclusive volume urinário horário) e estar atenta aos sinais de sobrecarga de líquidos. As perdas não devem ser maiores que os ganhos. A ingestão adequada de proteínas e de sal na dieta deve ser estimulada.

A enfermeira também deve avaliar o estado neurológico do paciente. Alterações rápidas dos níveis de sódio podem causar deterioração neurológica. Quando o sódio sérico é menor que 125 mEq/ℓ, o risco de desenvolver sintomas neurológicos é significativo, inclusive desorientação mental e depressão do nível de consciência. As precauções para crises convulsivas podem ser necessárias. As complicações da SIADH são deterioração neurológica com crises convulsivas, coma e morte.

Os pacientes podem achar difícil limitar sua ingestão de líquidos. As refeições também podem ser problemáticas em razão dos cardápios voltados ao atendimento das necessidades nutricionais sem aumentar a ingestão de líquidos. Realizar higiene oral adequada e oferecer substitutos para os líquidos (p. ex., bochechos com limão e glicerina, ou *swabs* de higienização) podem ser medidas eficazes nos pacientes com sede persistente. Oferecer informações e apoio emocional e reconhecer a privação pode ajudar os pacientes a passar por esse período difícil.

Diabetes insípido

■ Fisiopatologia

Diabetes insípido é uma doença que se caracteriza por um distúrbio da homeostasia da água resultante da secreção inapropriada de ADH ou da resistência ao hormônio, resultando em diurese (perda de água) e desidratação. Poliúria é o sintoma característico dessa doença: os rins podem excretar grandes quantidades de urina diluída (em alguns casos, até 20 ℓ/dia). Normalmente, a neuro-hipófise secreta ADH que, em seguida, atua nos túbulos renais distais estimulando a reabsorção de água. Quando o ADH não é secretado ou a secreção é insuficiente, os rins perdem sua capacidade de reabsorver água e controlar o débito de líquidos (ver Capítulo 42).

O diabetes insípido pode evidenciar-se de duas formas: central e nefrogênico. Diabetes insípido central é a condição que causa mais comumente deficiência de ADH; esta doença responde favoravelmente à administração de vasopressina exógena. Esse tipo de diabetes insípido é a doença encontrada mais comumente na UTI. Diabetes insípido nefrogênico é um distúrbio genético raro resultante da incapacidade de os rins responderem ao ADH. Apenas o diabetes insípido central está descrito neste capítulo.

O diabetes insípido pode ser transitório, temporário, parcial ou permanente, dependendo da causa inicial e das circunstâncias que envolvem a doença ou a lesão do paciente. Os sensores hipotalâmicos de osmolalidade controlam a secreção do ADH pela neuro-hipófise. À medida que a osmolalidade aumenta, os osmorreceptores são ativados e isto aumenta a secreção de ADH. Nos rins, esse hormônio estimula a absorção de água e sódio, restaurando o equilíbrio de líquidos. Quando não há ADH, os túbulos renais e os ductos coletores são impermeáveis à água; deste modo, o paciente elimina grandes volumes de urina diluída. A osmolalidade e o sódio séricos aumentam e o paciente torna-se progressivamente mais desidratado. A sensação de sede pode ou não ser alterada, dependendo do nível de consciência do paciente. Quando o mecanismo da sede está comprometido, a desidratação e o choque hipovolêmico ocorrem mais rapidamente quando a doença não é tratada.

O diabetes insípido pode desenvolver-se depois de qualquer condição que cause edema ou lesão direta da neuro-hipófise. Depois de intervenções cirúrgicas, o diabetes insípido ocorre quando algumas regiões do encéfalo ao redor do hipotálamo e da hipófise são afetadas. Isso pode ocorrer depois de traumatismos cranianos, ferimentos por projéteis de arma de fogo e lesões que interrompem a circulação sanguínea dessas áreas. Lesão do osso esfenoide, lesões maxilofaciais, tumores hipotalâmicos e tumores nasofaríngeos que invadem a base do crânio também podem causar diabetes insípido. Traumatismo direto ou episódios isquêmicos envolvendo o hipotálamo (p. ex., hemorragia, infecção ou tumores malignos) também podem causar diabetes insípido. Por fim, doenças ou fármacos que afetam os túbulos coletores renais podem causar diabetes insípido. Também há polidipsia psicogênica, na qual o excesso de água ingerida aumenta o débito urinário.

Depois de traumatismo ou intervenções cirúrgicas, o diabetes insípido pode ser transitório, até que o edema inicial regrida. A neuro-hipófise é muito sensível à pressão externa; por esta razão, estas estruturas podem deixar de produzir, secretar ou liberar ADH de acordo com a necessidade. O paciente tem sinais temporários de diabetes insípido. À medida que o edema regride, a secreção de ADH volta ao normal e, por fim, o diabetes insípido regride. Em alguns casos de traumatismo ou hemorragia grave, as estruturas da neuro-hipófise podem ser totalmente lesadas e os pacientes podem desenvolver diabetes insípido permanente.

O exemplo clássico do tipo transitório da doença é ilustrado pelo paciente submetido a uma operação transesfenoidal para hipofisectomia de forma a remover um tumor hipofisário. Na maioria dos casos, esses pacientes têm problemas temporários associados à incapacidade de sintetizar, armazenar ou secretar ADH em consequência do edema do hipotálamo e da hipófise. Esses pacientes devem ser rigorosamente monitorados porque podem desenvolver diabetes insípido e podem necessitar de tratamento. A Figura 44.3 ilustra a abordagem transesfenoidal a um tumor hipofisário.

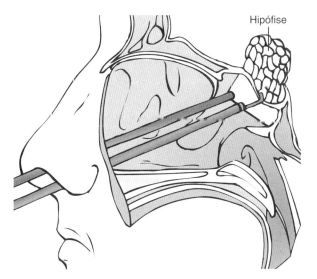

Figura 44.3 A abordagem transesfenoidal a um tumor hipofisário pode causar diabetes insípido transitório. A neuro-hipófise é muito sensível à pressão externa; por esta razão, essas estruturas podem deixar de produzir, secretar ou liberar ADH de acordo com a necessidade. O diabetes insípido resultante regride à medida que o edema (pós-operatório) é eliminado.

■ Avaliação

Poliúria, polidipsia e desidratação são as marcas características do diabetes insípido. Os pacientes podem eliminar entre 3 e 20 ℓ de urina por dia. Quando estão conscientes, eles sentem sede exagerada e têm débito urinário volumoso. Eles tentam aumentar a ingestão de líquidos, mas isto pode causar exaustão e, por fim, desidratação. Por outro lado, quando os pacientes não estão suficientemente conscientes para detectar sede e aumentar a ingestão de líquidos, eles podem desenvolver hipovolemia rapidamente em consequência da perda de líquidos. Se não for tratada, essa condição pode causar a morte do paciente.

Os sinais e sintomas de desidratação são pele e mucosas secas, confusão mental, olhos encovados, constipação intestinal, turgor cutâneo reduzido, letargia, fraqueza e dor musculares e palidez. Os sinais vitais são afetados negativamente e o paciente tem taquicardia grave, hipotensão, PVC baixa e, possivelmente, aumento da temperatura corporal. O emagrecimento pode ser evidente.

O diagnóstico do diabetes insípido pode ser mais difícil quando os pacientes estão em processo de recuperação pós-operatória, porque os corticosteroides e os agentes desidratantes cerebrais administrados antes e durante a operação estimulam a diurese nos primeiros dias depois da intervenção cirúrgica. Quando está acordado, o paciente queixa-se de sede crescente quando tem diabetes insípido. O débito urinário aumenta e mantém-se elevado, apesar do volume de líquidos administrados. A densidade urinária diminui ou se mantém constante na faixa de 1.001 a 1.005. A urina é abundante, límpida e quase incolor. A osmolalidade plasmática aumenta, comumente a níveis acima de 300 mOsm/kg. A osmolalidade urinária diminui na faixa de 50 a 100 mOsm/kg. A concentração urinária de sódio está abaixo do normal, enquanto a concentração sérica do sódio está aumentada (ver Capítulo 43, Tabela 43.2). O teste de privação de água também é útil para diagnosticar diabetes insípido. Quando é combinado com os sinais e sintomas do paciente, esse teste permite confirmar o diagnóstico. A Tabela 44.2 descreve os resultados laboratoriais dos pacientes com diabetes insípido.

■ Tratamento

Os objetivos do tratamento são evitar desidratação e distúrbios eletrolíticos e, ao mesmo tempo, erradicar a causa básica e evitar complicações. Soluções hipotônicas intravenosas (p. ex., solução de cloreto de sódio a 0,45%) são administradas para repor o débito urinário. O volume de líquidos repostos depende da gravidade da desidratação e da quantidade necessária para reverter o choque hipovolêmico.

Existem vários tratamentos de reposição do ADH (vasopressina). O acetato de desmopressina é um hormônio ADH sintético, que pode ser administrado por via IV, oral ou na forma de *spray* nasal. A vasopressina aquosa pode ser administrada em injeção IV rápida, infusão contínua ou injeção subcutânea. Esses fármacos podem ser usados como reposição de ADH temporária ou permanente. A reposição hormonal permanente requer que o paciente e seus familiares recebam instruções adicionais. O paciente também deve obter e portar sempre um dispositivo de identificação médica. Os fármacos administrados para tratar diabetes insípido são desmopressina, vasopressina aquosa, *spray* nasal de vasopressina-lisina, clorpropamida e clofibrato.

O tratamento também enfatiza o monitoramento do equilíbrio hidreletrolítico. A enfermeira pode detectar excesso ou déficit de líquidos avaliando os ganhos e as perdas de hora em hora, os eletrólitos e a osmolalidade séricos e urinários e a densidade urinária. Ela também pode detectar alterações da pressão arterial, pulso e respirações, assim como o desenvolvimento de estertores pulmonares, distensão das veias jugulares, edema periférico e elevação da PVC e pressão de oclusão da artéria pulmonar (POAP, também conhecida como pressão encunhada da artéria pulmonar). A enfermeira deve avaliar o turgor cutâneo e as mucosas e ficar atenta às alterações do nível de consciência e da cognição. Sonolência, confusão mental e cefaleia podem indicar intoxicação hídrica. O peso corporal também é um indicador do volume de líquidos.

■ Complicações

As complicações principais do diabetes insípido são colapso cardiovascular e hipoxia dos tecidos. Crises convulsivas e encefalopatia também podem ser resultantes dos desequilíbrios hidreletrolíticos. O prognóstico é excelente, contanto que o paciente receba tratamento rigoroso imediato.

Emergências dos pacientes com diabetes melito

Diabetes melito é uma doença metabólica crônica e complexa, que se caracteriza por hiperglicemia e anormalidades da secreção de insulina. A Figura 44.4 ilustra como a hiperglicemia crônica está associada à disfunção lenta dos órgãos, especialmente olhos, rins, nervos, coração e vasos sanguíneos. Essas complicações microvasculares e macrovasculares de longa evolução (retinopatia, neuropatia, nefropatia e doença cardiovascular) são as causas principais da morbimortalidade dos pacientes diabéticos.

Nos EUA, a incidência do diabetes aumentou drasticamente e a morbimortalidade associada à doença também tem aumentado. Diabetes é uma das doenças mais comuns nos EUA e as estimativas são de que 29,1 milhões de adultos (representando 9,3% da população) sejam diabéticos.[6] Os índices de prevalência ficam em torno de 50% em determinados subgrupos populacionais (índios americanos, hispano-americanos, afro-americanos). Esses índices estão diretamente relacionados com a epidemia de obesidade e as desigualdades socioeconômicas que assolam o país.

Os processos patogênicos associados ao diabetes melito variam da destruição autoimune das células das ilhotas pancreáticas (diabetes melito tipo 1) até a resistência à insulina (diabetes melito tipo 2). As anormalidades do metabolismo dos carboidratos, das proteínas e das gorduras resultam da ação deficiente da insulina nos tecidos-alvo. A consequência principal é hiperglicemia, que se evidencia por poliúria, polidipsia, polifagia, aumento do peso e turvação da visão. As complicações agudas e graves associadas ao diabetes são hiperglicemia com cetoacidose e estado hiperosmolar não cetótico.

Em geral, quase a metade dos pacientes com diabetes melito tipo 2 não é diagnosticada até que já tenham complicações e muitos deles desenvolvem síndromes agudas que exigem avaliação nos serviços de emergência, cuidados intensivos ou ambos. A enfermeira intensivista deve estar atenta para detectar pacientes de alto risco.

A maioria dos pacientes diabéticos pode ser classificada em dois grupos principais: pacientes com diabetes melito tipo 1 e diabetes melito tipo 2 (Tabela 44.3). A causa do diabetes tipo 1 é uma deficiência absoluta de secreção de insulina. Essa redução da secreção de insulina resulta da destruição autoimune das células beta do pâncreas. Os marcadores da destruição imune

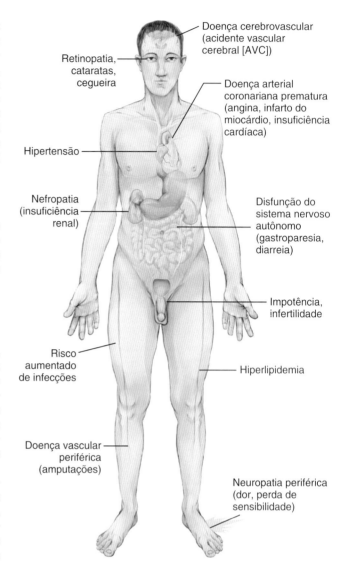

Figura 44.4 As complicações do diabetes podem ser sistêmicas.

incluem autoanticorpos contra células das ilhotas (ACI), anticorpos contra descarboxilase do ácido glutâmico, anticorpos contra células das ilhotas pancreáticas (ACI512-1A-2) e anticorpos contra insulina. O melhor previsor de desenvolvimento do diabetes tipo 1 no futuro é a expressão de vários autoanticorpos.[7] A taxa de destruição das células das ilhotas pancreáticas é variável, mas ocorre mais rapidamente nos pacientes mais jovens e mais lentamente nas pessoas idosas. Algumas crianças e adolescentes têm cetoacidose como primeira manifestação da doença. À medida que ocorre destruição das células das ilhotas pancreáticas, o paciente torna-se dependente de insulina para sobreviver.

Diabetes tipo 1 é basicamente uma doença juvenil, com picos de incidência entre as idades de 10 a 12 anos nas meninas e 12 a 14 anos nos meninos. Embora a doença comece principalmente na infância ou na puberdade e a maioria dos pacientes seja diagnosticada antes da idade de 20 anos, o diabetes tipo 1 pode começar em qualquer idade. Esse tipo de diabetes representa cerca de 5 a 10% de todos os casos de diabetes. Pode haver predisposição genética ao diabetes tipo 1: aparentemente, os pacientes geneticamente predispostos desenvolvem a doença depois da exposição a um fator ambiente (vírus, rubéola congênita, infecção por enterovírus), que desencadeia

Tabela 44.3 Comparação dos tipos 1 e 2 do diabetes melito.

	Diabetes tipo 1	Diabetes tipo 2
Etiologia	Destruição autoimune das células das ilhotas pancreáticas	Resistência à insulina
Incidência	5 a 10%	90 a 95%
Idade de início	Geralmente antes de 35 anos	Geralmente depois de 35 anos
Rapidez de início	Geralmente rápido	Geralmente gradativo
Estado nutricional	Geralmente magro	Geralmente com sobrepeso ou obeso
Insulina endógena	Nenhuma	Nível baixo ou alto, raramente nenhuma
Sinais e sintomas	Poliúria, polidipsia, polifagia, emagrecimento	Os mesmos, acrescidos de turvação da visão e fadiga
Cetose	Comum quando a doença não é bem controlada	Rara
Meta do tratamento	Reposição com insulina exógena	Emagrecimento, exercícios físicos, atenuação da resistência à insulina
Tratamento	Insulina exógena, controle da dieta, exercícios físicos, manutenção do peso	Fármacos orais e injetáveis (não insulínicos), controle da dieta, exercícios físicos, perda de peso; pode progredir para necessidade de insulina

a destruição autoimune das células das ilhotas pancreáticas e causa deficiência de insulina.[7,8] (Ver o boxe Foco na Genética 44.2 | Diabetes tipo 1.) Esses pacientes raramente são obesos. O diabetes tipo 1 está associado a outros distúrbios autoimunes, inclusive doença de Graves, doença de Addison e síndromes poliendócrinas autoimunes.

O diabetes tipo 2 caracteriza-se por resistência à insulina com deficiência relativa (em vez de absoluta) de insulina, disfunção das células beta pancreáticas e das incretinas, produção excessiva de glucagon, acumulação excessiva de glicose no fígado e outros processos patológicos subjacentes. A maioria dos pacientes com esse tipo de diabetes não precisa usar insulina, ao menos inicialmente. A causa específica da resistência à insulina é multifatorial; contudo, esses pacientes não têm destruição autoimune das células das ilhotas pancreáticas. A maioria dos pacientes tem sobrepeso ou é obesa e a

---

Foco na Genética 44.2

Diabetes tipo 1

- Nos EUA, a incidência do diabetes tipo 1 é de 10 a 20 por 100.000 habitantes. Essa doença é responsável por 5 a 10% dos casos de diabetes diagnosticados em todo o mundo e, ao longo dos últimos 20 anos, sua incidência tem aumentado de 2 a 5% ao ano em diversos países
- O risco de desenvolver diabetes tipo 1 aumenta com determinadas variantes dos genes *HLA-DQA1*, *HLA-DQB1* e *HLA-DRB1*. Esses três genes fazem parte de uma família de genes conhecida como complexo de antígenos leucocitários humanos (*human leukocyte antigen*, ou HLA em inglês). O complexo HLA ajuda o sistema imune a diferenciar entre as proteínas do próprio organismo e as proteínas produzidas por invasores estranhos como vírus e bactérias
- Em geral, o diabetes tipo 1 é considerado uma doença autoimune comumente devida às diversas variantes dos genes *HLA-DQA1*, *HLA-DQB1* e *HLA-DRB1*. Por motivo desconhecido, o complexo HLA destrói as ilhotas de células beta produtoras de insulina do pâncreas
- Existem testes genéticos para determinar o risco de desenvolver diabetes tipo 1

Dados segundo Genetic Home Reference http://ghr.nlm.nih.gov – acessada em 10 de agosto de 2015; e Morahan G: Insights into type 1 diabetes provided by genetic analyses. Curr Opin Endocrinol Diabetes Obes 19(4):263-270, 2012.

---

própria adiposidade excessiva pode causar resistência à insulina. Cetoacidose não é comum com esse tipo de diabetes, porque o paciente ainda consegue secretar quantidades suficientes de insulina para evitar esta complicação grave. Quando o paciente desenvolve complicações graves associadas à hiperglicemia, ele geralmente tem doença coexistente como infarto do miocárdio, infecção ou traumatismo. Em razão da incidência alta de resistência à insulina e de deficiência relativa de insulina, o estado hiperosmolar hiperglicêmico (EHH) geralmente ocorre nos pacientes com diabetes tipo 2 quando eles desenvolvem alguma doença grave, que necessite de cuidados intensivos.

O diabetes tipo 2 pode passar despercebido por muitos anos, porque esta doença progride lentamente. Entretanto, o paciente tem risco elevado de desenvolver complicações microvasculares e macrovasculares. Em muitos casos, esses pacientes têm níveis de insulina normais ou acima do normal; eles desenvolvem resistência à insulina e os níveis circulantes do hormônio não são suficientes para evitar hiperglicemia. A resistência à insulina é mais bem tratada com perda de peso, exercícios físicos e fármacos. Os fármacos usados para tratar diabetes tipo 2 variam de secretagogo de insulina e compostos que alteram a sensibilidade à insulina. Ver revisão dos fármacos orais usados comumente para tratar diabetes tipo 2 e seus mecanismos de ação na Tabela 44.4 e Figura 44.5.

Muitos pacientes diabéticos precisam de insulina à medida que a doença avança. O risco de desenvolver diabetes tipo 2 aumenta com a idade, obesidade, estilo de vida sedentário e história familiar de diabetes tipo 2. A incidência varia com a raça, mas tem aumentado entre os afrodescendentes, hispânicos, povos originais das Américas, habitantes das ilhas do Pacífico e asiáticos. Estudos genéticos e epidemiológicos sugerem uma base genética clara como patogenia do diabetes tipo 2; contudo, ainda não foram identificados os genes potencialmente envolvidos na maioria dos casos. O diabetes tipo 2 é uma doença multifatorial com implicações genéticas e ambientais.

Os resultados de dois estudos emblemáticos envolvendo pacientes com diabetes melito tipos 1 e 2 – DCCT (Diabetes Control and Complications Trial)[9] e UKPDS (United Kingdom Prospective Diabetes Study)[10] – afetaram profundamente o tratamento moderno destas doenças.

Tabela 44.4 Fármacos orais usados para tratar diabetes melito.

Grupo farmacológico	Exemplo	Ação	Duração da ação	Considerações de enfermagem
Sulfonilureias de segunda geração	Gliburida, glipizida, glibenclamida, glimepirida	Estimulam a secreção de insulina pelo pâncreas	10 a 24 h	Os efeitos colaterais incluem hipoglicemia, distúrbios gastrintestinais e erupção cutânea São mais seguras nos pacientes idosos
Biguanida	Metformina	Reduz a produção hepática de glicose, aumentam a sensibilidade à insulina	8 h	Acidose láctica é um efeito colateral grave (interromper quando usar contrastes radiográficos); outros efeitos colaterais são distúrbios digestórios (p. ex., flatulência, diarreia, náuseas) Deve ser usada com cautela nos pacientes com doença renal Reduz a resistência à insulina Facilita a perda de peso
Tiazolidinediona	Pioglitazona	Melhora os efeitos da insulina nos receptores do hormônio	12 a 24 h	Não aumenta o nível de insulina circulante Os efeitos colaterais são edema, aumento do peso e anemia Monitorar as provas de função hepática Melhora o perfil lipídico Contraindicada na insuficiência cardíaca Classes 3 e 4
Inibidores de α-glicosidase	Acarbose, miglitol	Inibem o metabolismo dos carboidratos nos intestinos	8 h	Devem ser ingeridos às refeições Os efeitos colaterais são sintomas digestivos (p. ex., flatulência, dor abdominal, diarreia, náuseas) Utilizar com cuidado nos pacientes com doença renal
Meglitinida	Repaglinida	Estimula a secreção de insulina pelas células β		Os efeitos colaterais são hipoglicemia, infecção das vias respiratórias superiores, cefaleia e diarreia Utilizar com cuidado nos pacientes com doença hepática ou renal
Derivado dos aminoácidos (secretagogo de insulina)	Nateglinida	Estimula a secreção de insulina pelas células β		Os efeitos colaterais incluem hipoglicemia, distúrbios digestórios (p. ex., náuseas), sintomas referidos às vias respiratórias superiores e tontura Utilizar com cuidado nos pacientes com doença hepática
Miméticos da incretinas				
Agonistas do receptor do peptídeo 1 semelhante ao glucagon (GLP-1)		Reduzem a elevação pós-prandial da glicose, estimulam a secreção de insulina, retardam o esvaziamento gástrico e provocam saciedade	8 a 12 h	Administrados SC Podem causar emagrecimento Devem ser utilizados com cuidado nos pacientes com disfunção renal Risco de pancreatite e câncer de células C da tireoide
Exenatida	Byetta® Bydureon® (exenatida injetada semanalmente)		8 a 12 h Semanalmente	
Dulaglutida	Trulicity®		Semanalmente	
Albiglutida	Tanzeum®		Semanalmente	
Liraglutida	Victoza®		24 h	

Análogo da amilina	Pranlintida	Igual à anterior		
Inibidores da dipeptidilpeptidase-4		Aumentam a disponibilidade de GLP-1 com as ações descritas antes	12 a 24 h	Administrados VO Podem causar emagrecimento, mas geralmente não alteram o peso; devem ser usados com cuidado nos pacientes com doença renal; risco de pancreatite
Linagliptina	Tradjenta®			
Sitagliptina	Januvia®			
Saxagliptina	Onglyza®			
Alogliptina	Nesina®			
Inibidores do cotransportador 2 de sódio e glicose		Causam glicosúria para reduzir os níveis de glicose	12 a 24 h	Dependem que a função renal esteja normal Podem ajudar a perder peso Risco de infecções micóticas genitais, ITU e hipotensão postural
Canagliflozina	Invokana®			
Dapagliflozina	Farxiga®			
Empagliflozina	Jardiance®			
Esquemas combinados				
Gliburida e metformina	Glucovance®	Igual à que está descrita acima para cada fármaco	Igual à que está descrita acima para cada fármaco	Igual à que está descrita acima para cada fármaco
Metformina e glipizida	Metaglip®	Igual à que está descrita acima para cada fármaco	Igual à que está descrita acima para cada fármaco	Igual à que está descrita acima para cada fármaco
Repaglinida e metformina	PrandiMet®	Igual à que está descrita acima para cada fármaco	Igual à que está descrita acima para cada fármaco	Igual à que está descrita acima para cada fármaco
Sitagliptina e metformina	Janumet	Igual à que está descrita acima para cada fármaco	Igual à que está descrita acima para cada fármaco	Igual à que está descrita acima para cada fármaco
Alogliptina e metformina	Kazano			
Linagliptina e metformina	Jentadueto®			
Saxagliptina e metformina	Kombiglyze XR®			
Pioglitazona e metformina	Actoplus MET®	Igual à que está descrita acima para cada fármaco	Igual à que está descrita acima para cada fármaco	Igual à que está descrita acima para cada fármaco
Pioglitazona e glimepirida	Duetact®	Igual à que está descrita acima para cada fármaco	Igual à que está descrita acima para cada fármaco	Igual à que está descrita acima para cada fármaco
Rosiglitazona e glimepirida	Avandaryl®	Igual à que está descrita acima para cada fármaco	Igual à que está descrita acima para cada fármaco	Igual à que está descrita acima para cada fármaco
Canagliflozina e metformina	Invokamet®	Igual à que está descrita acima para cada fármaco	Igual à que está descrita acima para cada fármaco	Igual à que está descrita acima para cada fármaco
Dapagliflozina e metformina	Xigduo®	Igual à que está descrita acima para cada fármaco	Igual à que está descrita acima para cada fármaco	Igual à que está descrita acima para cada fármaco

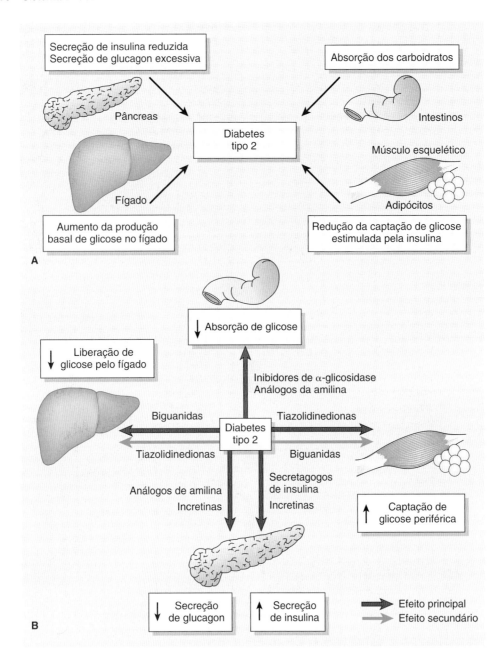

Figura 44.5 **A.** Fatores que aumentam os níveis sanguíneos de glicose no diabetes melito tipo 2. **B.** Mecanismos de ação dos hipoglicemiantes orais usados para tratar diabetes melito tipo 2. (De Porth CM: Porth's Pathophysiology: Concepts of Altered Health States, 8th ed. Philadelphia, PA: Wolters Kluwer Health, 2009, p 1063.)

Esses dois estudos demonstraram que o controle glicêmico muito rigoroso é necessário para evitar as complicações onerosas e potencialmente fatais resultantes do diabetes mal controlado. Essa abordagem também se aplica ao tratamento das emergências diabéticas no contexto dos cuidados intensivos; outro estudo clássico publicado em 2001 demonstrou melhora significativa do prognóstico dos pacientes quando a glicemia era mantida entre 80 e 110 mg/dℓ. As evidências produzidas por esses estudos alteraram significativamente o tratamento do diabetes dos pacientes em estado crítico e introduziram a prática de administrar infusões contínuas de insulina por via IV para controlar a glicemia ininterruptamente. A enfermeira de cuidados intensivos deve monitorar rigorosamente seus pacientes para evitar as complicações graves associadas às infusões contínuas de insulina.

Hoje em dia, existem evidências recentes que colocam em dúvida a necessidade do controle muito rigoroso da glicemia no contexto hospitalar. Em 2008, o estudo Action to Control Cardiovascular Risk in Diabetes Trial,[11] cujo objetivo era reduzir os níveis de Hb A_1C a menos de 6% para estudar os efeitos no risco cardiovascular, foi interrompido prematuramente depois que os participantes do grupo em cuidados intensivos apresentaram índices de mortalidade mais altos. O estudo NICE-SUGAR (Normoglycemia in Intensive Care Evaluation-Survival Using Glucose Algorithm Regulation)[12] – um estudo prospectivo de grande porte realizado para avaliar os efeitos da redução rigorosa da glicemia (80 a 108 mg/dℓ) nos adultos em estado crítico – demonstrou que os participantes apresentaram episódios de hipoglicemia inaceitavelmente graves (menos de 40 mg/dℓ) e risco de mortalidade associada mais alta, em comparação com o grupo de controle. Os resultados desses dois estudos resultaram em revisões dos padrões de cuidado, que agora referendam o controle glicêmico mais moderado dos pacientes em estado crítico.

Cetoacidose diabética

■ Fisiopatologia

Cetoacidose diabética (CAD) é uma doença extremamente grave, que se evidencia por hiperglicemia extrema, acidose metabólica e distúrbios hidreletrolíticos. A CAD é causada pela deficiência extrema de insulina, que desencadeia anormalidades do metabolismo das proteínas, dos carboidratos e das gorduras. A elevação simultânea dos hormônios contrarreguladores como hormônio do crescimento (GH), cortisol, epinefrina e glucagon, agrava a condição e aprofunda ainda mais hiperglicemia, hiperosmolalidade, cetoacidose e depleção de volume. A Figura 44.6 ilustra esses mecanismos e suas inter-relações.

CAD ainda é uma causa importante de morbimortalidade dos pacientes diabéticos. Nos EUA, essa condição é responsável por mais de 100.000 internações hospitalares por ano. A maioria dos pacientes com CAD tem diabetes melito tipo 1; contudo, é possível que pacientes com diabetes melito tipo 2 desenvolvam CAD durante o estado de estresse catabólico associado a alguma doença extremamente grave. A CAD está associada à mortalidade global menor que 2%, mas é uma causa comum de morte por edema cerebral entre as crianças e os adolescentes com diabetes melito tipo 1.[13] O tratamento pode custar muito mais que 1 de cada 4 dólares despendidos diretamente com a atenção básica dos adultos com diabetes melito tipo 1, resultando em despesas de até US$ 2,4 bilhões por ano.[14] Os óbitos raramente são consequência direta da acidose metabólica ou hiperglicemia; em vez disto, estas mortes estão relacionadas mais comumente com a doença coexistente que desencadeou a descompensação metabólica. Por essa razão, o sucesso do tratamento depende de detecção e correção imediatas das causas desencadeantes do episódio de hiperglicemia.

Três distúrbios metabólicos significativos estão associados à CAD: (1) hiperosmolalidade causada pela hiperglicemia; (2) acidose metabólica secundária à acumulação de cetoácidos; e (3) déficit de volume causado pela diurese osmótica. Todas essas três anormalidades podem ser mais ou menos graves em determinado caso. Além disso, esses três distúrbios metabólicos podem interagir, agravando (ou, possivelmente, compensando em parte) um ao outro.

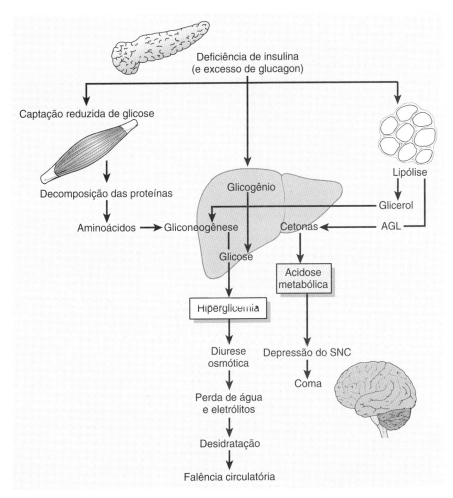

Figura 44.6 Mecanismos da CAD. Essa doença está associada a níveis muito baixos de insulina e concentrações extremamente altas de glucagon, catecolaminas e outros hormônios contrarreguladores. Os níveis altos de glucagon e catecolaminas resultam na mobilização hepática dos substratos necessários a gliconeogênese e cetogênese. A gliconeogênese maior que a necessária para suprir glicose ao cérebro e outros tecidos dependentes deste carboidrato provoca elevação dos níveis glicêmicos. A mobilização dos ácidos graxos livres (AGL) a partir das reservas de triglicerídeos do tecido adiposo aumenta a produção de cetona e causa cetose. (De Porth CM: Porth's Pathophysiology: Concepts of Altered Health States, 8th ed. Philadelphia, PA: Wolters Kluwer Health, 2009, p 1068.)

▶ **Hiperglicemia e hiperosmolalidade.** A primeira consequência principal da CAD é hiperosmolalidade resultante da hiperglicemia. A hiperglicemia associada à CAD é causada pela deficiência de insulina, gliconeogênese (produção excessiva de glicose no fígado) e glicogenólise (formação excessiva de glicose no fígado) e utilização reduzida de glicose nos tecidos periféricos. Com a deficiência de insulina, o nível plasmático da glicose aumenta. Como se pode observar na Figura 44.7, os efeitos simultâneos dos hormônios contrarreguladores – principalmente cortisol e catecolaminas – agravam ainda mais a hiperglicemia porque aumentam gliconeogênese, resistência à insulina e lipólise. Isso provoca oxidação dos ácidos graxos do fígado em corpos cetônicos (β-hidroxibutirato e acetoacetato), cetonemia e acidose metabólica.

O mecanismo principal que evita hiperosmolalidade é a excreção de glicose pelos rins. A glicose é filtrada nos glomérulos renais. Quando o volume sanguíneo circulante e a quantidade de glicose existente estão normais, toda a glicose é reabsorvida para a corrente sanguínea. Contudo, quando o nível sanguíneo da glicose está acima do limiar normal em torno de 180 mg/dℓ, a glicose começa a escapar para a urina porque a capacidade de reabsorção dos túbulos é suplantada. À medida que aumenta a quantidade de glicose filtrada, este carboidrato é perdido rapidamente na urina. Por fim, quase toda a glicose adicional colocada em circulação é eliminada na urina. A "válvula de escape" renal serve como mecanismo de proteção para evitar acumulação extrema de glicose no sangue. Na verdade, nos pacientes diabéticos com volume sanguíneo circulante bem preservado, raramente se encontram níveis de glicose acima de 500 mg/dℓ em razão de sua eliminação profusa na urina. Por outro lado, qualquer paciente com nível glicêmico acima de 500 mg/dℓ tem redução grave do volume sanguíneo circulante, lesão renal ou ambas.

A glicosúria é responsável em grande parte pelo déficit de volume. Além disso, os níveis altos de cetona causam diurese osmótica, que provoca hipovolemia e redução da taxa de filtração glomerular. Nos pacientes com diabetes melito mal controlado, que não conseguem ingerir quantidades suficientes de sódio e água para compensar as perdas urinárias, instala-se um círculo vicioso. A hiperglicemia causa déficit de volume que, por sua vez, reduz as perdas urinárias de glicose e permite que seu nível sanguíneo aumente ainda mais.

Essa hiperosmolalidade dos líquidos corporais e a desidratação provavelmente explicam a letargia, o estupor e, por fim, o coma que ocorrem à medida que a CAD agrava. Os pacientes diabéticos em cetoacidose sem hiperosmolalidade têm menos tendência a ter alterações do nível de consciência.

▶ **Cetose e acidose.** A segunda consequência grave da deficiência profunda de insulina é cetogênese descontrolada (ver Figura 44.7). A combinação da deficiência de insulina com os efeitos exagerados dos hormônios contrarreguladores causa ativação da lipase no tecido adiposo. A lipase causa decomposição dos triglicerídeos em glicerol e ácidos graxos livres (AGL) em grandes quantidades; estes últimos são precursores dos cetoácidos. No fígado, os AGL são oxidados em corpos cetônicos.

À medida que os cetoácidos entram no LEC, os íons hidrogênio são arrancados da molécula e neutralizados por combinação com íons bicarbonato tamponadores, desta forma

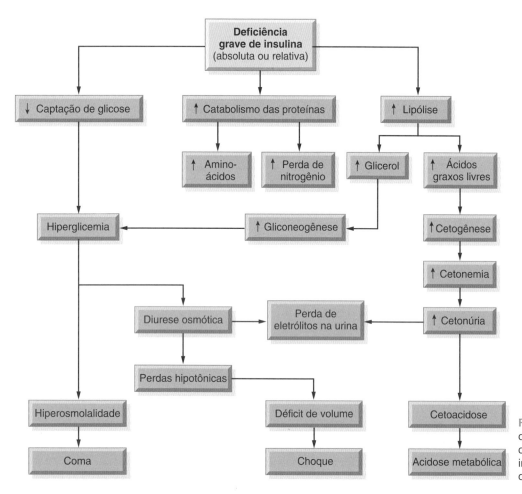

Figura 44.7 As consequências metabólicas da deficiência grave de insulina e as inter-relações destes efeitos causam a CAD.

mantendo o pH do LEC e resultando na formação de cetoácidos livres. O ácido carbônico é decomposto em água e gás dióxido de carbono, que é eliminado no ar exalado. À medida que os ânions cetoácidos acumulam-se, eles removem progressivamente o bicarbonato do LEC. A dosagem laboratorial convencional dos eletrólitos não mede diretamente a concentração dos cetoácidos. Contudo, o excesso de cátions totais dosados (sódio mais potássio) maior que os ânions dosados (cloreto mais bicarbonato) é um indício da presença destes chamados ânions indetermináveis. Esse excesso – conhecido como hiato aniônico (ou *anion gap*, em inglês) – pode ser uma medida indireta da quantidade de cetoácidos presentes.

A fórmula seguinte é usada para calcular o hiato aniônico:

$$(\text{sódio}) - (\text{cloreto} + HCO_3)$$

O nível normal é menor que 15 mEq/ℓ. Valores anormais indicam acidose metabólica. Por exemplo, quando o nível de sódio = 144 mEq/ℓ, o cloreto = 92 mEq/ℓ e o bicarbonato = 26 mEq/ℓ, o hiato aniônico é de 26 mEq/ℓ, ou seja, um nível que sugere acidose metabólica grave. À medida que os cetoácidos continuam a acumular-se, o bicarbonato sérico diminui e o hiato aniônico aumenta. Quando esse processo patológico persiste, o pH diminui e a acidose pode levar à morte.

Outra causa de acidose metabólica associada à CAD é a acidose láctica resultante da perfusão tecidual reduzida e da hipovolemia. Isso acentua ainda mais o hiato aniônico e reduz a concentração sérica do bicarbonato. A neutralidade dos líquidos corporais é protegida basicamente pelo sistema tamponador do bicarbonato, que determina continuamente o pH com base na razão entre ânions bicarbonato e dióxido de carbono no plasma. Quando há perda de ânions bicarbonato em consequência de seu deslocamento por ação dos ânions cetoácidos, o excesso de gás dióxido de carbono precisa ser eliminado pelos pulmões por meio da hiperventilação. Esse processo mantém a razão entre bicarbonato-dióxido de carbono na faixa em torno de 20:1 e preserva o pH próximo de seu nível fisiológico de 7,4. A hiperventilação, que inicialmente é progressiva e depois se torna rapidamente mais vigorosa e evidente à medida que o pH arterial diminui a menos de 7,2, é uma anormalidade típica da CAD. Esse aumento notável da ventilação, que ocorre mais à custa do aumento da profundidade que da frequência das respirações, é conhecido como respirações de Kussmaul. Nos casos de CAD, esse padrão respiratório está associado ao odor típico de "frutas" do ar exalado. A ocorrência das respirações de Kussmaul bem marcadas é um sinal de que o pH do LEC está abaixo de 7,2 – ou seja, um nível relativamente grave de acidose.

▶ **Déficit de volume.** Os cetoácidos são excretados na urina principalmente na forma de sais de sódio, potássio e amônio. Isso contribui para o terceiro distúrbio fisiopatológico da CAD: déficit de volume e perda de eletrólitos em consequência da diurese osmótica. A perda de líquidos associada à CAD gira em torno de 6 ℓ.

Embora a eliminação de glicose pelos rins ajude a evitar os efeitos devastadores da hiperosmolalidade extrema, o paciente com diabetes em cetoacidose paga um preço por esta glicosúria. A glicose restante no filtrado glomerular depois de sua reabsorção máxima nos túbulos renais força a água a permanecer nos túbulos. Em seguida, esse filtrado rico em glicose é eliminado do corpo, levando junto água, sódio, potássio, amônio, fosfato e outros sais. Esse fluxo urinário acelerado e as perdas inevitáveis de água e eletrólitos são conhecidos como diurese

osmótica. Os sais de corpos cetônicos e a ureia resultantes da decomposição rápida das proteínas e da gliconeogênese acelerada também contribuem para a sobrecarga de solutos nos túbulos renais e agravam ainda mais a diurese. Pesquisadores calcularam as quantidades médias de sais e água perdidos pelo corpo em consequência da diurese osmótica durante o desenvolvimento da CAD. Em geral, a perda de água de um adulto de 70 kg em CAD pode variar de 5 a 8 ℓ, ou 15% da água corporal total.

O líquido perdido pelo organismo é ligeiramente hipotônico: ou seja, contém um pouco mais de água em comparação com a quantidade de sais. Isso é esperado em razão da diurese osmótica causada pela glicose e ureia. As perdas de líquido resultam da combinação de diversos fatores, inclusive intensidade e duração da hiperglicemia e diurese osmótica; quantidade de água e eletrólitos repostos VO durante este período; perdas simultâneas de outros eletrólitos e líquidos, inclusive vômitos, diarreia ou transpiração; e integridade da função renal.

Sódio e água são os elementos básicos do LEC, inclusive do volume vascular. Quando são perdidas quantidades grandes de água e sódio na urina, o organismo percebe isto como uma ameaça grave à manutenção da circulação. Vários mecanismos compensatórios são ativados para evitar colapso vascular e choque. Por exemplo, geralmente há aceleração da frequência do pulso, que ajuda a manter o débito cardíaco em face da redução do volume intravascular.

Entretanto, igualmente importante é o desvio compensatório dos líquidos corporais desencadeado pela hiperglicemia. Como a glicose livre fica limitada quase exclusivamente ao compartimento de líquido extracelular, um gradiente de pressão osmótica é estabelecido entre os dois lados das membranas celulares, ou seja, entre o compartimento extracelular e o interior das células. Por essa razão, quanto mais altos são os níveis sanguíneos de glicose, mais água é retirada das células e levada ao espaço extracelular. À medida que sódio e água são perdidos na urina, reduzindo o volume do LEC, eles são "substituídos" (ao menos quanto ao seu efeito osmótico) pela glicose que provém do fígado e pela água que saiu das células; isto volta a expandir o volume de LEC.

Embora a hiperosmolalidade produza efeitos deletérios no SNC e diurese osmótica, ela também é um mecanismo temporário usado para evitar colapso vascular. Apesar desses mecanismos compensatórios, o volume circulante diminui à medida que a CAD se agrava. Isso diminui a taxa de filtração glomerular e a perfusão tecidual, causando acidose metabólica e choque.

À medida que o volume vascular diminui, a taxa de filtração glomerular também cai. Essa disfunção renal progressiva aumenta os níveis sanguíneos de glicose, potássio, ureia e creatinina. A excreção de potássio pelos rins ocorre por meio da permuta de potássio por sódio. Por essa razão, o sódio deve estar em quantidades adequadas no local de permuta renal para que a taxa de excreção de potássio seja compatível com a quantidade que precisa ser eliminada. Quando a perfusão renal diminui, quantidades suficientes de sódio podem não estar disponíveis para essa permuta. Consequentemente, apesar da deficiência de potássio total do corpo, o nível sérico deste cátion pode estar acima do normal e até chegar a patamares perigosamente altos.

A segunda consequência grave da redução do volume vascular é a diminuição generalizada da perfusão tecidual. Muito antes que a redução do volume vascular tenha chegado ao ponto de causar queda efetiva da pressão arterial e choque inequívoco, o sangue é desviado para fora de alguns tecidos e

904 Parte 10 Sistema Endócrino

a perfusão de quase todos os órgãos é comprometida. A redução resultante do oxigênio leva esses tecidos a recorrer a algum grau de metabolismo anaeróbio da glicose. Isso aumenta a produção de ácido láctico. A liberação de ácido láctico na circulação reduz ainda mais o nível de bicarbonato e agrava a acidose metabólica preexistente. Por essa razão, nos pacientes com CAD, é comum encontrar acidose láctica e cetoacidose coexistentes.

A perda de fosfato na urina agrava a hipoxia tecidual. À medida que as reservas de fosfato do organismo são esgotadas, os níveis plasmáticos deste elemento no sangue circulante caem a valores muito baixos, privando as hemácias de compostos de fosfato orgânicos. Nessas condições, as hemácias tornam-se deficientes de alguns derivados essenciais do fosfato, intensificando a afinidade da ligação do oxigênio à hemoglobina destas células. Desse modo, a quantidade liberada de oxigênio diminui e isto agrava a hipoxia tecidual.

Por fim, quando o volume vascular alcança níveis suficientemente baixos, os mecanismos compensatórios tornam-se ineficazes, a pressão arterial diminui e o paciente entra em choque, alterando seu quadro clínico. Em seguida, pode começar um ciclo de agravação rápida da acidose, lesão dos tecidos e aprofundamento do choque, resultando por fim em colapso vascular irreversível e morte. A síndrome completa da CAD caracteriza-se por contribuições expressivas de todos esses três mecanismos fisiopatológicos, cada qual predominantemente responsável por uma das principais manifestações clínicas: coma, choque e acidose metabólica. Existem evidências sugestivas de que o episódio de hiperglicemia esteja associado a um estado inflamatório grave secundário às concentrações altas das citocinas pró-inflamatórias, proteína C reativa, espécies reativas do oxigênio e peroxidação lipídica, além do fator inibidor do ativador de plasminogênio tipo 1. Isso explica em parte o estado de hipercoagulabilidade associada à crise hiperglicêmica.[15]

■ Causas

Infecção é a causa mais comum da CAD e ocorre em 30 a 50% dos casos. Infecção do trato urinário (ITU) e pneumonia são responsáveis pela maioria das infecções.[8] Outros fatores desencadeantes são doses insuficientes de insulina, falha de adesão ao esquema insulínico, doença grave (acidente vascular cerebral [AVC], infarto do miocárdio ou pancreatite), uso abusivo de álcool ou drogas, traumatismo e alguns fármacos (p. ex., antipsicóticos, corticosteroides). Além disso, muitos pacientes com diabetes tipo 1 têm sua doença diagnosticada inicialmente com o quadro de CAD. Da mesma forma, alguns pacientes com diabetes tipo 1 interrompem repentinamente o uso de insulina e têm suas condições deterioradas; entre as razões da omissão de insulina entre os pacientes mais jovens estão medo de aumentar o peso corporal ou apresentar um episódio de hipoglicemia; rebelião contra a autoridade dos pais ou profissionais de saúde; e estresse associado a alguma doença crônica. Em um estudo com 341 mulheres portadoras de diabetes tipo 1, problemas psicológicos complicados por outras doenças eram um fator contribuinte em 20% dos casos.[13] Outras razões que levam à interrupção súbita da insulina ou dos fármacos orais estão falta de conhecimento e dificuldade de adesão em consequência da escassez de recursos financeiros. A falta de adesão ao tratamento foi implicada como causa desencadeante significativa da CAD entre afrodescendentes e pacientes medicamente desassistidos das áreas urbanas.[8]

■ Avaliação

Os exames laboratoriais iniciais devem incluir dosagem imediata da glicemia usando uma amostra de sangue venoso e dosagem simultânea da glicemia capilar (com um hemoglicosímetro) para confirmar o diagnóstico. Enquanto esses dados preliminares são obtidos, a enfermeira instala um acesso IV e inicia a reposição de volume. Em seguida, deve-se realizar uma avaliação mais detalhada, que começa com a história e o exame físico detalhados, uma investigação das causas desencadeantes e exames laboratoriais mais completos. O Quadro 44.8 resume o exame físico e os resultados dos exames laboratoriais dos pacientes em CAD.

▶ **História e exame físico.** Quando a suspeita de cetoacidose é forte, deve-se realizar uma tentativa de estabelecer rapidamente o diagnóstico, de forma que possam ser iniciadas medidas terapêuticas capazes de salvar a vida do paciente. Os dados iniciais obtidos incluem uma história sucinta relatada por familiares ou amigos de um paciente inconsciente; uma busca por algum cartão de identificação do paciente como diabético; e uma investigação rápida dos indícios clínicos de déficit de volume. Depois de perguntar sobre esquema de tratamento do diabetes, fármacos usados e alterações recentes do estado de saúde, a enfermeira deve realizar uma revisão dos sistemas. Devem ser incluídas perguntas sobre apetite, alteração do peso, ingestão de alimentos e líquidos, sede, distensão e desconforto abdominais, função intestinal e frequência e volume urinários. Durante a entrevista, a enfermeira deve observar o nível de cognição e o grau de reação do paciente.

A CAD desenvolve-se rapidamente e os pacientes podem ter polidipsia, poliúria e perda de peso por vários dias antes do início da cetoacidose. Em muitos casos, os sintomas iniciais são dor abdominal e vômitos. Cerca de 40 a 75% dos pacientes têm dor abdominal sugestiva de abdome agudo; a gravidade da dor abdominal comumente se correlaciona com acidose metabólica mais grave. Outras queixas possíveis são sede, micções mais frequentes, falta de apetite, náuseas e vômitos, fadiga, fraqueza e sonolência. O paciente também pode ter sintomas referidos a uma ITU, infecção respiratória e sintomas torácicos, porque infecção frequentemente é um fator desencadeante.

O exame físico inclui pressão arterial, frequências cardíaca e respiratória, padrão respiratório, bulhas e ritmo cardíacos, tempo de enchimento capilar, cor e temperatura da pele das extremidades, temperatura corporal, sinais de hidratação (p. ex., turgor cutâneo, lago mucoso sublingual), reflexos tendíneos profundos, nível de consciência e exame do abdome. Os sinais possíveis são hiperventilação, respirações de Kussmaul e hálito de "frutas", desidratação, distensão abdominal, mucosas desidratadas, rubor cutâneo, turgor e perfusão cutânea

---

Quadro 44.8 **Sinais da cetoacidose diabética (CAD).**

- Hiperventilação
- Respirações de Kussmaul e hálito com "odor de frutas"
- Letargia, estupor ou coma
- Hiperglicemia
- Glicosúria
- Déficit de volume
- Hiperosmolalidade
- Ampliação do hiato aniônico ($>$ 7 mEq/ℓ)
- Redução do bicarbonato sérico ($<$ 10 mEq/ℓ)
- Redução do pH ($<$ 7,4)

reduzidos, hipotensão, taquicardia e graus variados de reatividade (de letargia a coma). Mesmo que o paciente comumente tenha uma infecção associada, sua temperatura pode estar normal em consequência da vasodilatação. Hipertermia grave é um sinal de prognóstico desfavorável.

▶ **Exames laboratoriais.** Os exames laboratoriais incluem glicemia, perfil bioquímico, hemograma completo com contagem diferencial, osmolalidade, hiato aniônico, pH, gasometria arterial, nível de cetona na urina e glicosúria. As anormalidades que podem ser encontradas são hiperosmolalidade, ampliação do hiato aniônico (maior que 7 mEq/ℓ), nível baixo de bicarbonato (menor que 10 mEq/ℓ) e pH reduzido (menor que 7,4). A glicose sérica pode variar de 250 a 800 mg/dℓ ou mais. Os níveis de sódio, potássio, ureia e creatinina estão elevados. Os níveis de fosfato e magnésio também podem estar aumentados. Os pacientes com CAD frequentemente têm leucocitose com desvio à esquerda (mais de 10% de bastões). O elemento diagnóstico fundamental da CAD é a presença de cetonas no soro demonstrada pelo teste do nitroprusseto de sódio ou determinação direta do nível de β-hidroxibutirato.[8,15]

▶ **Exames diagnósticos.** As culturas das secreções da faringe, da urina ou do sangue também podem ser realizadas para confirmar a existência de infecção, especialmente quando há leucocitose com desvio à esquerda. As radiografias do tórax devem ser obtidas para excluir infecção aguda e também é importante obter um ECG.

■ **Tratamento**

A gravidade da CAD pode ser classificada como branda, moderada ou grave, dependendo do nível de acidose metabólica e do grau de alteração do estado mental. Os objetivos do tratamento do paciente com CAD são os seguintes:

• Aumentar o volume circulante e melhorar a perfusão tecidual
• Corrigir os distúrbios eletrolíticos
• Reduzir a concentração da glicose sérica
• Corrigir a cetoacidose
• Determinar o(s) evento(s) desencadeante(s).

A Figura 44.8 descreve os protocolos de tratamento dos pacientes adultos em CAD, enquanto o Quadro 44.9 apresenta as diretrizes interdependentes do cuidado para o paciente em CAD.

▶ **Reposição de líquidos.** Nos pacientes em estado crítico com cetoacidose diabética, déficit de volume é o risco imediato à sobrevivência. Depois de instalar um acesso IV, a enfermeira deve infundir rapidamente soro fisiológico (NaCl a 0,9%). Os objetivos são atenuar a gravidade do déficit de volume extracelular e recuperar a perfusão renal na medida do possível. O primeiro litro pode ser infundido em uma hora aos pacientes com função cardíaca normal; em média, a taxa de infusão varia de 15 a 20 mℓ/kg de peso corporal a cada hora. Isso repõe apenas uma fração da perda extracelular dos pacientes medianos, que pode variar de 6 a 10 ℓ.

A reposição de líquidos deve continuar a uma taxa de aproximadamente 1 ℓ/hora, até que a frequência cardíaca, a pressão arterial e o débito urinário indiquem que a estabilidade hemodinâmica foi alcançada. Soluções hipotônicas (p. ex., solução salina a 0,45%) podem ser administradas a uma taxa de 150 a 250 mℓ/hora depois da recuperação do volume intravascular, ou quando o sódio estiver acima de 155 mg/dℓ. Outros expansores plasmáticos como albumina e concentrados de plasma podem ser necessários quando a pressão arterial baixa e outros sinais clínicos de colapso vascular não melhorarem apenas com infusão de solução salina.

A infusão rápida de soluções salinas aos pacientes com CAD pode causar complicações: pode diluir as proteínas plasmáticas e reduzir a pressão osmótica do plasma. Isso permite extravasamento de líquidos do sistema vascular através das paredes dos capilares e contribui para a ocorrência de edema pulmonar ou cerebral, principalmente em crianças e adultos idosos. Por essa razão, os pacientes devem ser monitorados cuidadosamente durante as primeiras 24 a 36 horas para detectar sinais de edema pulmonar ou cerebral.

As perdas de volume persistem nas primeiras horas de tratamento, até que a glicosúria e a diurese osmótica sejam controladas. A próxima etapa da reposição de líquidos pode ser baseada na perda estimada de líquidos corporais totais do paciente. Cerca de 80% da redução da glicemia dos pacientes em tratamento para CAD são atribuídos à eliminação de glicose na urina, em vez das alterações da produção e metabolismo da glicose induzidas pela insulina. Por essa razão, nas fases iniciais do tratamento, o tratamento com insulina complementa a reposição hidreletrolítica. A redução dos níveis de glicose é conseguida mais rapidamente (em até 6 horas) que a correção da cetoacidose (até 12 horas).

▶ **Tratamento com insulina.** Insulina é o componente fundamental do tratamento da cetoacidose por várias razões. A insulina reduz a produção de cetonas interrompendo o fornecimento de AGL originados do tecido adiposo. Ela inibe a gliconeogênese hepática e, deste modo, impede que seja acrescentada mais glicose ao LEC. Ao mesmo tempo, a cetogênese hepática também diminui. A insulina também restaura a síntese de proteínas nas células. Esse efeito ocorre mais lentamente e permite a recuperação das reservas normais de potássio, magnésio e fosfato dos tecidos. Por fim, a insulina também aumenta a utilização de glicose nos tecidos periféricos.

O controle cuidadoso da glicemia é o objetivo do tratamento dos pacientes com diabetes em condições de cuidado intensivo. Entretanto, o nível sanguíneo da glicose não deve ser reduzido muito rapidamente ou muito lentamente. A redução rápida e repentina da glicemia com insulina permite que a água seja transferida muito rapidamente de volta ao interior das células e isto pode causar colapso vascular. Em vez disso, a reposição inicial de volume deve incluir sódio e água, seja antes ou durante o tratamento com insulina.

Nos casos mais graves de CAD ou EHH, é necessário administrar insulina regular em doses baixas por infusão contínua, em vez de injeções subcutâneas ou intravenosas intermitentes. Injeções subcutâneas de insulina aplicadas a cada 1 a 2 horas são alternativas à insulina IV para os casos brandos a moderados de CAD e, em geral, são utilizados análogos de insulina de ação rápida (lispro, asparte ou glulisina).[12] O Quadro 44.10 resume as recomendações quanto à administração de insulina.

Inicialmente, o tratamento com insulina consiste em administrar doses IV intermitentes de insulina regular (0,15 unidade/kg de peso corporal), seguidas de infusão contínua da mesma preparação a uma taxa de 0,1 unidade/kg/hora (5 a 10 unidades/hora). Isso provoca declínio constante das concentrações de glicose a uma taxa de 65 a 125 mg/hora. A infusão de 0,14 unidade/kg/hora de insulina sem uma dose rápida inicial é suficiente para reduzir a glicemia e suprimir a produção hepática de corpos cetônicos.

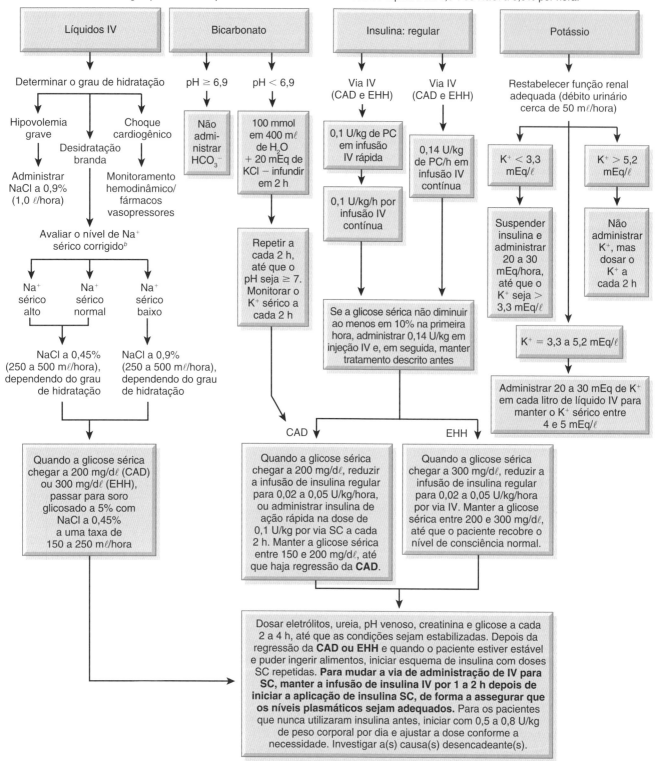

Figura 44.8 Protocolo de tratamento dos pacientes adultos em CAD ou EHH. Os critérios diagnósticos da CAD são: glicose sanguínea de 250 mg/dℓ ou mais, pH arterial de 7,3 ou menos, bicarbonato sérico de 15 mEq/ℓ ou menos e cetonúria ou cetonemia moderada. Os critérios do EHH são: glicose sanguínea igual ou maior que 600 mg/dℓ, pH arterial maior que 7,3, bicarbonato sérico maior que 15 mEq/ℓ e cetonúria e cetonemia mínimas.

[a]15 a 20 mℓ/kg/hora; [b]o nível sérico de Na deve ser corrigido com base na hiperglicemia (para cada 100 mg/dℓ de glicose, acrescentar 1,6 mEq ao nível de sódio para obter o valor sérico corrigido). PC, peso corporal; SC, via subcutânea. (De Kitabchi AE, Umpierrez GE, Miles JM et al.: Hyperglycemic crises in adult patients with diabetes. Diabetes Care 32[7]:1335-1343, 2009.)

Capítulo 44 Distúrbios Endócrinos Comuns 907

Quadro 44.9 Diretrizes interdependentes do cuidado para o paciente em CAD.

Resultados	Intervenções
Troca de gases prejudicada **Padrão respiratório ineficaz**	
Os valores da gasometria arterial são mantidos dentro dos limites normais Nenhum indício de insuficiência respiratória aguda	• Realizar fisioterapia respiratória, mudança de posição, respiração profunda, exercício de tossir, espirometria de incentivo a cada 4 h e sempre que for necessário • Monitorar continuamente frequência, profundidade e padrão das respirações do paciente. Estar atenta às respirações de Kussmaul, respirações rápidas e superficiais e outros sinais de angústia respiratória • Monitorar gasometria arterial, oximetria de pulso e (se estiver intubado), CO_2 ao final da expiração • Administrar oxigênio suplementar • Preparar para intubação e ventilação mecânica (ver Quadro 25.16)
A ausculta pulmonar do paciente mantém-se normal Não há indícios de atelectasia ou pneumonia	• Auscultar os pulmões a cada duas horas e conforme a necessidade • Realizar radiografias do tórax diariamente • Realizar fisioterapia respiratória a cada 4 h • Mobilizar o paciente para fora do leito, logo que suas condições estejam estabilizadas
Perfusão tissular cardíaca diminuída	
A pressão arterial e a frequência cardíaca estão dentro dos limites normais Se houver um cateter arterial pulmonar instalado, os parâmetros hemodinâmicos são mantidos dentro dos limites normais	• Monitorar os sinais vitais de hora em hora e conforme a necessidade • Verificar se há desidratação/hipovolemia: taquicardia, PVC e POAP baixas • Avaliar se há hipervolemia: distensão das veias do pescoço, estertores e edema pulmonar, PVC e POAP altas • Administrar fármacos vasopressores se houver hipotensão associada à vasodilatação
O paciente não apresenta arritmias	• Monitorar o ECG continuamente • Avaliar e tratar a causa das arritmias (p. ex., acidose, hipoxia, hipopotassemia/hiperpotassemia)
Perfusão renal ineficaz **Volume de líquidos deficiente** **Risco de desequilíbrio eletrolítico** **Risco de glicemia instável**	
Evidências de reidratação sem complicações: • Ganhos e perdas equilibrados • Turgor cutâneo normal • Estabilidade hemodinâmica • Nível de consciência preservado Eletrólitos séricos e equilíbrio acidobásico normais	• Infundir soro fisiológico ou solução de lactato de Ringer; em seguida, solução salina a 0,45% • Monitorar rigorosamente osmolalidade sérica, débito urinário, estado neurológico e sinais vitais durante a reidratação. Detectar complicações da CAD (p. ex., choque, insuficiência renal, depressão do NC e crises convulsivas) • Dosar ureia, creatinina e glicose e cetonas urinárias • Dosar e repor eletrólitos, Mg e PO_4 de acordo com a necessidade • Monitorar cuidadosamente as oscilações do potássio à medida que a glicose sérica for reduzida e a acidose for corrigida • Determinar o pH arterial e o nível de bicarbonato a cada 2 a 4 h durante a reidratação e a administração de insulina
A glicose sérica retorna à variação normal	• Monitorar a glicose sérica a cada 30 a 60 min; em seguida, a cada 1 a 4 h quando o nível for $<$ 300 mg/dℓ • Administrar insulina em injeção IV rápida e, em seguida, infusão contínua de doses baixas • Infundir soro glicofisiológico (glicose a 5% e salina a 0,45%) ou glicose a 5% quando o nível de glicose for $<$ 300 mg/dℓ
Mobilidade física prejudicada **Risco de lesão** **Risco de queda**	
O paciente não tem lesões relacionadas com a alteração do nível de consciência ou crises convulsivas	• Adotar precauções para crises convulsivas e quedas • Avaliar o estado neurológico de hora em hora e, em seguida, a cada 2 a 4 h depois da fase de reidratação
O paciente mantém o tônus muscular e a amplitude dos movimentos articulares	• Realizar exercícios de mobilização a cada 4 h • Mudar a posição no leito a cada 2 h • Mobilizar o paciente para a cadeira quando suas condições estiverem estabilizadas • Solicitar o parecer do fisioterapeuta
Integridade da pele prejudicada	
A integridade da pele é mantida	• Avaliar o risco de lesão da pele com base na Escala de Braden (ver Figura 51.7, no Capítulo 51) • Avaliar inicialmente a pele e a circulação a cada 1 a 2 h, nas primeiras 12 h • Se o risco de lesão da pele for pequeno, examinar a pele a cada 8 h e todas as vezes que o paciente for reposicionado • Mudar a posição do paciente no leito a cada 2 h • Considerar o uso de colchão para atenuar/reduzir pressão se houver risco de lesão da pele

(continua)

Parte 10 Sistema Endócrino

Quadro 44.9 Diretrizes interdependentes do cuidado para o paciente em CAD. (*Continuação*)

Resultados	Intervenções
Nutrição desequilibrada **Desequilíbrio eletrolítico**	
Os aportes de calorias e nutrientes atendem às necessidades metabólicas calculadas (p. ex., consumo energético basal)	• Administrar alimentação parenteral se o paciente estiver em jejum (dieta zero) • Administrar líquidos claros e, em seguida, dieta líquida completa e avaliar a resposta do paciente • Progredir para dieta de diabético (ADA) • Solicitar o parecer do nutricionista ou serviço de suporte nutricional quanto às necessidades nutricionais especiais
Nenhum indício de disfunção metabólica	• Monitorar níveis de albumina, pré-albumina, transferrina, colesterol, triglicerídeos, glicose e proteínas
Conforto prejudicado	
O paciente tem dor mínima ($<$ 5 na escala de dor)	• Avaliar o grau de dor e desconforto. Se houver dor, usar uma escala objetiva de avaliação da dor a cada 4 h, conforme a necessidade e depois da administração dos analgésicos • Se forem necessários analgésicos, administrar com cuidado porque existe o risco de complicações respiratórias e neurológicas • Considerar o uso de técnicas não farmacológicas de controle da dor (p. ex., distração, toque terapêutico)
A náuseas, os vômitos e a dor ou hipersensibilidade abdominal do paciente regridem	• Manter a sonda nasogástrica desobstruída • Avaliar os ruídos peristálticos a cada 1 a 2 h • Administrar antieméticos conforme a prescrição • Oferecer raspas de gelo e realizar higiene oral frequente
Enfrentamento ineficaz	
O paciente apresenta menos ansiedade	• Assegurar um ambiente isento de julgamentos, no qual o paciente possa conversar sobre suas preocupações e medos • Oferecer um método de comunicação aos pacientes com tubo orotraqueal • Aplicar estímulos sensoriais aos pacientes com depressão do nível de consciência • Assegurar repouso e sono adequados
Ensino/planejamento de alta	
O paciente/outras pessoas significativas entendem os exames necessários ao tratamento	• Preparar o paciente/outras pessoas significativas para procedimentos como eletroencefalografia, ECG e exames laboratoriais repetidos
As outras pessoas significativas entendem a gravidade da doença, fazem perguntas pertinentes e antecipam-se às complicações que podem ocorrer	• Explicar os efeitos sistêmicos do diabetes e a possibilidade de complicações da CAD, inclusive crises convulsivas, insuficiência renal ou colapso vascular • Estimular as pessoas significativas a fazer perguntas relacionadas com as complicações, a fisiopatologia, o monitoramento, os tratamentos e assim por diante
O paciente/outras pessoas significativas estão preparados para os cuidados domiciliares	• Fornecer ao paciente e seus familiares informações necessárias para tratar o diabetes: dieta para diabéticos, cuidados com a pele, monitoramento da glicose, administração de insulina, sinais e sintomas de hipoglicemia e hiperglicemia e medidas apropriadas • Conversar sobre tratamento para "dias de doença" e fatores que podem desencadear CAD • Iniciar contatos com grupos de apoio aos diabéticos, serviço social e serviço de cuidados domiciliares

Quadro 44.10 Intervenções de enfermagem.

Para administrar insulina

• Administrar insulina intravenosa (IV) ao paciente em CAD para atenuar o trauma acarretado por injeções repetidas
• Administrar a infusão de insulina por uma bomba de infusão IV. Irrigar bem o tubo de infusão com a mistura de insulina antes de infundi-la ao paciente, de forma a evitar que as paredes do tubo absorvam muita insulina
• Quando a glicose sérica chegar a 200 a 250 mg/dℓ, os líquidos IV devem ser alterados para uma solução à base de glicose
• As alterações do nível glicêmico e do estado clínico do paciente devem confirmar que a resposta à insulina e à reposição de líquidos foi eficaz e benéfica. Quando a glicose sanguínea não diminui e a pressão arterial e o débito urinário não estabilizam, a administração de insulina ou a reposição de líquidos pode não ter sido suficiente

Quando a glicose plasmática chega a 200 a 250 mg/dℓ, é necessário reduzir a infusão de insulina para 0,5 unidade/kg/hora e acrescentar glicose (5 ou 10%) aos líquidos IV. Para evitar edema cerebral, que pode ocorrer quando a barreira hematencefálica é violada por transferências profusas de líquidos, é recomendável evitar hipoglicemia nessa fase. Antes de interromper a infusão de insulina IV, é essencial iniciar a administração subcutânea de insulina basal por 1 a 2 horas.[8,15] Ver as preparações de insulina utilizadas comumente na Tabela 44.5.

▶ **Reposição de potássio e fosfato.** O potássio plasmático inicial dos pacientes com CAD pode estar em níveis muito altos ou muito baixos; por esta razão, não se pode administrar potássio até que se disponha de exames laboratoriais. Iniciar a reposição IV de potássio quando houver hiperpotassemia ainda

Tabela 44.5 Tipos de insulina.

Preparação	Nome comercial	Início de ação (h)	Pico de ação (h)	Duração da ação (h)	Considerações de enfermagem
Ação muito rápida					
Análogos da insulina	Humalog® (Lispro) NovoLog® (Asparte) Apidra® (Glulisina)	< 0,25	0,5 a 1,5	3 a 5	Deve ser administrada às refeições (ação mais curta que a insulina regular)
Ação curta					
Regular (R)	Humulin R®	0,5 a 1,0	2 a 3	5 a 8	Única preparação disponível para infusão IV contínua
	Novolin R® Velosulin BR® Afrezza®				Pó – administrada por um dispositivo de inalação portátil
Ação intermediária					
NPH Regular (R)	Humulin N® Novolin N® Humulin R U-500®	1 a 4 0,5 a 1,0 0,5	4 a 12 1,7 a 4 1,75 a 4	10 a 16 6 a 8 24	O conteúdo do frasco deve ser uniformemente opaco Concentração de insulina 5 vezes maior; para pacientes que necessitam de doses altas de insulina
Ação longa					
Insulina glargina	Lantus®	1 a 2	Nenhum	24	Não pode ser misturada com outras preparações de insulina
Insulina glargina 300 Insulina detemir	Toujeo® Levemir®	6 0,8 a 2	Nenhum 3 a 9	+ 24 Até 24 h	
Combinações					
NPH e R (70/30)	70/30 (70% de NPH e 30% de regular) 50/50 (50% de NPH e 50% de regular)	0,5 a 3	Duplo	12 a 14	Misturas de insulinas de ações curta e longa
Humalog Mix® (75/25)	75% de insulina lispro protamina e 25% de insulina lispro	0,1 a 0,25	Duplo	10 a 16 h	
Humalog Mix® (50/50)	50% de insulina lispro protamina e 50% de insulina lispro	0,1 a 0,25	Duplo	10 a 16 h	
NovoLog Mix® (70 a 30)	70% de insulina asparte protamina e 30% de insulina asparte	0,1 a 0,25	Duplo	10 a 16	

indefinida e os mecanismos renais de estabilização do excesso de potássio estiverem alterados pode ser fatal. Embora o ECG possa fornecer indícios quanto à existência de hiperpotassemia ou hipopotassemia, a reposição de potássio não deve ser baseada apenas neste parâmetro.

Quando o nível inicial do potássio sérico está baixo, a infusão IV de potássio geralmente é iniciada de imediato. Isso é especialmente importante porque a insulina e as soluções salinas diminuem ainda mais a concentração de potássio, possivelmente a patamares perigosos, com os quais podem ocorrer paralisia da musculatura esquelética e parada cardíaca. Quando o nível inicial do potássio está normal ou alto, a reposição de potássio IV geralmente não é iniciada até que sua concentração comece a diminuir e o débito urinário seja restabelecido. Em geral, o potássio é reposto em concentrações de 20 a 40 mEq/ℓ de líquido IV, dependendo do seu nível sérico inicial. Algumas razões podem explicar por que o nível de potássio não diminui:

- Acidose persistente não corrigida (que transfere o potássio das células para o LEC)
- Hiperosmolalidade
- Disfunção renal intrínseca
- Volume circulante insuficiente.

Em geral, os níveis do fosfato também diminuem durante o tratamento e isto agrava qualquer tendência preexistente de que as hemácias fixem oxigênio com mais afinidade. Por essa razão, muitos pacientes recebem fosfato nas fases intermediária e tardia do tratamento. O fosfato geralmente é combinado com a reposição de potássio na forma de sais de fosfato de potássio acrescentados à infusão IV. Os pacientes tratados com reposição de fosfato IV devem ser monitorados cuidadosamente quanto a sinais de tetania: parestesias ao redor da boca ou nas mãos, irritabilidade neuromuscular, espasmo carpopodal ou mesmo crises convulsivas. A tetania pode ocorrer porque o fosfato reduz o nível do cálcio circulante.

▶ **Reposição de bicarbonato.** Os pacientes em cetoacidose branda a moderada, que são tratados com reposição de sódio, água e insulina, por fim excretam e metabolizam os corpos cetônicos restantes no LEC. À medida que esse processo continua, mais ânions bicarbonato são reabsorvidos pelos túbulos renais e o déficit de bicarbonato é lentamente corrigido. Em alguns casos, as quantidades significativas de cloreto administrado junto com sódio nas soluções salinas IV podem causar hipercloremia transitória; isto atrasa em vários dias a normalização do nível de bicarbonato.

910 **Parte 10** Sistema Endócrino

A reposição de bicarbonato aos pacientes em CAD ainda é controvertida, porque estudos baseados em evidências não conseguiram demonstrar seu efeito benéfico nos pacientes com pH arterial entre 6,9 e 7,1.[8] Contudo, a American Diabetes Association recomenda reposição de bicarbonato quando houver acidose grave indicada por pH arterial de 6,9 ou menos. Também é necessário administrar bicarbonato quando houver descompensação cardíaca. O déficit de bicarbonato pode ser calculado e reposto por via intravenosa ao longo de várias horas, até aumentar seu nível até a faixa de 10 a 12 mEq/ℓ no mínimo. O bicarbonato de sódio deve ser administrado por infusão IV lenta ao longo de várias horas, mas é infundido em injeção rápida apenas nos casos de parada cardíaca. A administração do bicarbonato de sódio pode reduzir a concentração plasmática do potássio e a sobrecarga de sódio.

▶ **Recuperação da função metabólica normal.** A motilidade gástrica é profundamente prejudicada nos pacientes em CAD. É comum observar distensão gástrica com líquido escuro positivo para heme e vômitos. Dor abdominal, hipersensibilidade à palpação e íleo paralítico também podem ser causados pela CAD. O paciente pode necessitar de uma sonda nasogástrica para descomprimir o estômago; isto aumenta o conforto e reduz o risco de aspiração. Nessa fase da doença, os pacientes não devem ingerir alimentos ou líquidos. Raspas de gelo podem atenuar a sede. Mais tarde, quando a distensão diminuir e a motilidade voltar, a ingestão oral pode começar de forma a atender às necessidades nutricionais complexas da recuperação.

As anormalidades metabólicas não devem ser corrigidas muito rapidamente, em especial nos pacientes que desenvolveram CAD durante um período mais longo. Os riscos principais durante essa fase são agravação do estupor ou coma, hipotensão e hiperpotassemia. O paciente pode ter desequilíbrio da pressão osmótica ou do pH quando a glicemia ou o nível de bicarbonato é corrigido muito rapidamente. O estado mental do paciente pode deteriorar, mesmo que os parâmetros bioquímicos estejam melhorando. A redução rápida da glicose sanguínea sem reposição suficiente de sódio e água pode causar hipotensão; entretanto, a hipotensão também pode ser causada por sepse, infarto do miocárdio e outras causas de choque. Em geral, a hiperpotassemia é causada pela infusão prematura de potássio, acidose persistente e reposição insuficiente de volume; contudo, pode haver obstrução aguda da irrigação arterial de um membro, que pode provocar a entrada de grandes quantidades de potássio na circulação. Por essa razão, os membros devem ser monitorados para detectar palidez, resfriamento e rubor assimétricos.

Embora os pacientes comecem a melhorar durante a fase inicial do tratamento, a recuperação pode demorar vários dias. A correção das anormalidades metabólicas e o restabelecimento das reservas corporais de alguns nutrientes (p. ex., magnésio, proteínas e fosfato) ocorrem durante esse período.

Quando a recuperação está bem avançada, é tempo de ajudar o paciente e seus familiares a entender como evitar uma recidiva.

■ Ensino do paciente

Muitos casos de CAD são evitáveis com o ensino adequado. Os pacientes e familiares bem instruídos quanto ao diabetes podem ter mais chances de reconhecer os sinais iniciais de complicações, atenuar sua progressão e buscar ajuda quando começam a ocorrer. Embora as pessoas geralmente entendam a necessidade de aplicar injeções de insulina quando têm fome e sua ingestão alimentar é normal, eles podem ter dificuldade de compreender que necessitam de insulina quando estão doentes, não têm apetite, não estão ingerindo alimentos ou têm vômitos. O Quadro 44.11 descreve os componentes do ensino adequado depois de um episódio de CAD.

Estado hiperglicêmico hiperosmolar

Alguns pacientes com diabetes desenvolvem hiperglicemia e hiperosmolalidade acentuadas sem cetoacidose; esta condição caracteriza o estado hiperglicêmico hiperosmolar (EHH). Em geral, os pacientes em EHH são de meia-idade ou idosos (55 a 70 anos), têm diabetes tipo 2 não diagnosticado e comumente residem em instituições asilares. O EHH é a primeira manifestação da doença em 7 a 17% dos pacientes.[15]

O EHH está associado a uma taxa de mortalidade maior que qualquer outra complicação do diabetes e isto reflete a morbidade mais alta associada aos pacientes que desenvolvem este tipo de emergência diabética. Em muitos casos, esses pacientes obesos e idosos têm outras doenças clínicas, inclusive insuficiência cardíaca congestiva ou doença renal. Os níveis de glicose extremamente altos, quando combinados com desidratação grave de um paciente idoso suscetível com outras doenças clínicas, explicam a taxa de mortalidade mais elevada associada a essa complicação diabética. A Tabela 44.6 compara o EHH com a CAD.

■ Fisiopatologia

Ainda não está claro exatamente por que alguns pacientes com diabetes desenvolvem EHH em vez de CAD, embora alguns tenham especulado que estas pessoas possam ter insulina exatamente suficiente para evitar cetose. Quanto ao aspecto da fisiopatologia, os mecanismos patogênicos são os mesmos da CAD. A redução da insulina circulante, somada aos efeitos dos hormônios contrarreguladores (p. ex., cortisol e epinefrina), leva ao desenvolvimento de hiperglicemia e estado hiperosmolar extremo. Em geral, o paciente tem redução concomitante da excreção renal de glicose e insuficiência renal ou azotemia pré-renal coexistente. Como os níveis basais de

---

| **Quadro 44.11** | Orientação de ensino | Autocuidado depois de um episódio de cetoacidose diabética. |

- Como qualquer outra pessoa, os pacientes com diabetes precisam de insulina, mesmo quando não estão ingerindo alimentos
- A quantidade de insulina necessária quando o paciente com diabetes não está ingerindo alimentos é de cerca de 50% do total necessário quando a ingestão é normal
- A quantidade de insulina necessária quando o paciente com diabetes está em jejum deve ser espaçada na forma de um "pingo" de insulina, em vez de um "jato" de insulina

- Em geral, as doenças coexistentes aumentam a necessidade de insulina, de forma que, mesmo que o paciente com diabetes não esteja ingerindo alimentos, ele na verdade pode necessitar de mais de 50% da dose diária habitual
- Você deve ter disponível insulina suficiente para suas injeções diárias
- Você deve saber como entrar em contato com um profissional de saúde para receber instruções por telefone a qualquer hora
- Quando você estiver doente, podem ser necessários ajustes do seu tratamento para diabetes

Capítulo 44 Distúrbios Endócrinos Comuns **911**

Tabela 44.6 Comparação dos sinais e sintomas da cetoacidose diabética (CAD) e do estado hiperglicêmico hiperosmolar (EHH).

Características	CAD	EHH
Início	Gradativo ou súbito, geralmente menos de 2 dias	Gradativo, geralmente mais de 5 dias
História pregressa de diabetes melito	85% (15% têm início agudo)	60%
Tipo de diabetes melito	Tipo 1, raramente tipo 2	Tipo 2
Idade do paciente	Geralmente menos de 40 anos	Geralmente mais de 60 anos
Risco de mortalidade	1 a 15%	20 a 40%
Fármacos usados	Insulina	Corticosteroides, tiazídicos, hipoglicemiantes orais
Sinais físicos	Polidipsia, poliúria, desidratação, respirações de Kussmaul, estado mental alterado, "hálito de frutas", febre em alguns casos, cetoacidose, náuseas e vômitos	Desidratação; obnubilação; hipotermia, aspecto toxêmico; não há respirações de Kussmaul ou cetoacidose
Nível de glicose	Em média, 600 mg/dℓ Variação: 250 a 1.200 mg/dℓ	Em média, 1.100 mg/dℓ Variação: 400 a 4.000 mg/dℓ
Cetonas	Presentes	Ausentes
Osmolalidade	Em média, 320 mOsm/ℓ	Em média, 400 mOsm/ℓ
pH arterial	Em média, 7,07	Em média, 7,26
Bicarbonato	Acentuadamente baixo (< 10 mEq/ℓ)	Normal ou > 15 mEq/ℓ
Hiato aniônico	> 12 mEq/ℓ	< 12 mEq/ℓ; variável

Adaptada de Kitabchi AE, Umpierrez GE, Miles JM et al.: Hyperglycemic crises in adult patients with diabetes. Diabetes Care 32(7):1335-1343, 2009.

insulina não são alterados, não há formação de corpos cetônicos em excesso. A acidose que esses pacientes desenvolvem é atribuída à acidose láctica originada pela redução da perfusão tecidual, em vez de à cetoacidose.

O EHH desenvolve-se lentamente ao longo dos dias ou semanas e os pacientes frequentemente têm polidipsia, poliúria e declínio progressivo do nível de consciência. Quando o paciente não consegue manter a ingestão adequada de líquidos, ele desenvolve desidratação grave. Nos casos típicos, a perda de líquidos associada ao EHH é de 9 ℓ. À medida que a desidratação se agrava, o paciente tem concentrações de glicose e osmolalidade séricas crescentes. O ciclo potencialmente fatal de hiperglicemia, hiperosmolalidade, diurese osmótica e desidratação profunda ativa a reação de luta ou fuga pelo sistema nervoso simpático. Os hormônios contrarreguladores epinefrina e cortisol estimulam a gliconeogênese e aumentam a produção de glicose no fígado. A desidratação piora e causa disfunção do SNC. Confusão e letargia instalam-se rapidamente. A hemoconcentração aumenta o risco de trombose, tromboembolia e infartos dos órgãos vitais.

■ Causas

Infecção é uma causa importante do EHH e ocorre em 30 a 60% dos pacientes. Infecções urinárias e pneumonias são as infecções associadas mais comumente. Em alguns casos, doenças agudas como AVC, infarto do miocárdio ou pancreatite provocam a liberação dos hormônios contrarreguladores e causam hiperglicemia. O EHH também pode ser secundário ao estresse extremo associado às doenças clínicas graves como AVC, infarto do miocárdio, pancreatite, traumatismo, sepse, queimaduras ou pneumonia. Em muitos casos, o EHH resulta de exposição ou ingestão excessiva de carboidratos, inclusive suplementos dietéticos, suporte enteral total com alimentação por sonda, ou diálise peritoneal. As pessoas idosas estão sob risco particularmente alto, especialmente as que têm déficits cognitivos e que estão internadas em instituições asilares. Fármacos como corticosteroides, diuréticos tiazídicos, sedativos e simpaticomiméticos afetam negativamente o metabolismo dos carboidratos e podem aumentar o nível de glicose.

■ Avaliação

▶ **História e exame físico.** A enfermeira deve avaliar o paciente para identificar os fatores desencadeantes ou associados. Essa síndrome pode ser iatrogênica (p. ex., induzida por alguns fármacos como corticosteroides, hemodiálise com soluções de glicose hiperosmolares, ou infusão prolongada de glicose hipertônica, como ocorre durante a nutrição parenteral total). O EHH também pode ser desencadeado por doenças clínicas graves, como pneumonia ou pancreatite.

Em muitos casos, os familiares ou a equipe de cuidadores da instituição asilar referem que o paciente tornou-se um pouco sonolento, passou a ingerir menos alimentos e líquidos nos últimos dias e dormia mais, até que ficou difícil acordá-lo. O paciente comumente chega ao hospital com déficit grave de volume e estupor ou coma. A Tabela 44.6 descreve os sinais e sintomas do EHH. As manifestações clínicas podem desenvolver-se ao longo de dias ou semanas e o paciente frequentemente apresenta fraqueza, poliúria, polidipsia e depressão do estado mental, que varia de confusão mental a coma. A desidratação é evidenciada por taquicardia, hipotensão, baixo débito cardíaco, turgor cutâneo reduzido, respirações rápidas (sem padrão respiratório de Kussmaul) e pele quente e ruborizada. A ocorrência de hipotermia é um sinal de prognóstico desfavorável.

▶ **Exames laboratoriais.** Os resultados dos exames laboratoriais dos pacientes em EHH são semelhantes aos da CAD, com quatro exceções principais:

1. Por definição, a hiperglicemia do EHH alcança níveis acima de 600 mg/dℓ; estes níveis são significativamente maiores que os encontrados na CAD. A concentração plasmática da glicose pode ficar acima de 2.000 mg/dℓ.
2. A osmolalidade plasmática é maior que na CAD e reflete a desidratação mais grave. Além das perdas de sódio e água extracelulares, há um déficit adicional expressivo de "água livre", provavelmente porque os pacientes não têm sede, o que os leva a reduzir as quantidades de líquidos ingeridos. Consequentemente, os pacientes têm níveis séricos altíssimos de sódio e glicose. A osmolalidade sérica é extremamente alta (acima de 310 a 320 mOsm/kg).

912 **Parte 10** Sistema Endócrino

3. Os pacientes também podem ter algum grau de cetose, mas geralmente não estão cetóticos. Na CAD, o grau de cetose é muito mais grave.
4. Os pacientes em EHH não têm acidose ou esta é muito branda. Nesses casos, o hiato aniônico atribuído aos cetoácidos geralmente está muito abaixo de 7 mEq/ℓ. O paciente pode ter azotemia, hiperpotassemia e acidose láctica.

■ Tratamento

O tratamento do EHH tem como objetivos corrigir o déficit de volume, controlar a hiperglicemia, assim como determinar e tratar a causa subjacente. Em geral, o déficit de volume é maior nos pacientes com EHH que CAD. A reidratação rápida deve ser realizada com mais cautela em razão do estado frágil do paciente, que geralmente tem comorbidades. Soro fisiológico ou solução salina hipotônica devem ser administrados inicialmente para corrigir o desequilíbrio de líquidos; alguns pacientes podem necessitar de até 9 a 12 ℓ de líquidos no total. A enfermeira deve estar atenta aos sinais de sobrecarga de líquidos durante a reidratação.

Os pacientes em estado crítico devem ser colocados em monitoramento hemodinâmico durante a reposição de líquidos, especialmente pessoas idosas com doença cardíaca ou renal. Uma das responsabilidades principais da enfermeira é monitorar cuidadosamente os ganhos de líquidos, débito urinário, pressão arterial, parâmetros hemodinâmicos, pulso, ausculta pulmonar e estado neurológico. Além disso, também é necessário monitorar frequentemente os resultados dos exames laboratoriais.

Os pacientes são tratados com doses baixas de insulina e reposição de líquidos. É necessário administrar insulina em doses baixas (0,1 mg/kg/h) por infusão contínua porque esses pacientes são suscetíveis à perda súbita de volume sanguíneo circulante, que ocorre quando são usadas doses mais altas de insulina e a glicemia é reduzida rapidamente. À medida que o nível de glicose aproxima-se do normal (250 a 300 mg/dℓ), é recomendável interromper a infusão de insulina e acrescentar glicose aos líquidos IV para evitar queda súbita da glicemia. Nessa fase, a administração de insulina subcutânea pode ser iniciada.

Também é necessário investigar a causa subjacente ao EHH e, se for possível, iniciar o tratamento apropriado. Por exemplo, o tratamento de uma infecção subjacente como pneumonia consiste em administrar antibióticos eficazes, fisioterapia respiratória, mudanças de posição, bem como exercícios de tossir e respirar profundamente ou aspirar as vias respiratórias conforme a necessidade para dissolver os infiltrados pulmonares. A interrupção das fontes exógenas de glicose (alimentação por sonda, diálise peritoneal, fármacos) é recomendável durante o tratamento da hiperglicemia.

Os pacientes idosos que desenvolvem EHH têm complicações frequentes e taxas de mortalidade altas. Eles comumente têm dificuldade de equilibrar as transferências de volume de líquidos, que ocorrem durante o desenvolvimento e tratamento desse distúrbio. A enfermeira deve administrar líquidos lentamente para evitar complicações associadas ao edema cerebral, inclusive crises convulsivas e estado neurológico alterado. Esses pacientes também estão sujeitos a trombose intravascular e crises convulsivas focais em consequência da hemoconcentração do sangue e do estado hiperosmolar. A adoção de precauções para convulsões é necessária a qualquer tempo. O tratamento do edema cerebral agudo geralmente consiste em infusão de um diurético osmótico (p. ex., manitol a 20%). Como esses pacientes geralmente têm história de doença renal ou cardíaca preexistente, que os predispõem às complicações, a reposição de líquidos deve ser realizada lentamente e com muito cuidado.

Os cuidados intensivos são mantidos até que o estado hiperglicêmico do paciente esteja estabilizado, que seu estado neurológico e seus sinais vitais voltem ao normal e que a causa desencadeante tenha sido corrigida. Os critérios de alta também incluem ter um plano adequado para que o paciente possa manter o controle da glicemia e evitar emergências hiperglicêmicas subsequentes.

■ Ensino do paciente

Assim como os pacientes com CAD, o paciente com EHH e seus familiares precisam receber informações. A prevenção de muitos casos de EHH e CAD inclui acesso ampliado aos serviços de saúde, ensino apropriado e comunicação eficaz com um profissional de saúde durante o período de alguma doença intercorrente. Muitos pacientes com pouca ou nenhuma cobertura de seguro de saúde ou sem acesso adequado param de usar insulina por motivos financeiros; a enfermeira precisa avaliar esta possibilidade.

Nos casos de diabetes melito recém-diagnosticado, a enfermeira deve fornecer informações quanto a fisiopatologia da doença, sinais e sintomas de complicações e métodos terapêuticos, inclusive fármacos, dieta e exercícios. Como parte do plano de ensino, devem ser incluídas informações sobre como tratar o diabetes nos "dias de doença" e outras dicas para evitar complicações agudas como o EHH.

O paciente pode necessitar de instruções sobre controle e dosagens domiciliares da glicemia. A equipe da unidade de tratamento intensivo frequentemente entra em contato com um educador de diabetes quanto ao plano de ensino que está sendo elaborado para o paciente. O tema principal deve ser as técnicas eficazes para evitar intervenções de emergência no futuro. É necessário realizar os referenciamentos apropriados a um educador de diabetes, assistente social, nutricionista ou uma combinação destes profissionais porque o prognóstico dos pacientes com diabetes melhora quando é adotada uma abordagem interprofissional.

Hipoglicemia

Hipoglicemia é uma complicação bem conhecida dos pacientes com diabetes melito tipo 1 e é a emergência mais comum relacionada com esta doença.[16] O problema da hipoglicemia foi bem documentado no estudo clássico DCCT,[9] no qual pacientes com diabetes mantidos em tratamento intensivo rigoroso de sua doença tiveram aumentos de três vezes na incidência de hipoglicemia grave, em comparação com os pacientes que seguiram protocolos terapêuticos menos estritos. O estudo UKPDS[10] demonstrou incidência um pouco maior de hipoglicemia entre pacientes com diabetes tipo 2, embora tenham sido documentados poucos casos graves e potencialmente fatais neste estudo.

As reações hipoglicêmicas causadas pela insulina frequentemente ocorrem no cotidiano desses pacientes; estas reações podem ser no mínimo embaraçosas e, na pior das hipóteses, perigosas. A hipoglicemia branda causa sintomas desagradáveis e desconforto; contudo, a hipoglicemia grave pode acarretar complicações potencialmente fatais como crises convulsivas, coma e mesmo morte se não for revertida. Ainda que a recuperação perceptível da hipoglicemia seja rápida e completa depois de alguns minutos de tratamento apropriado, muitos pacientes continuam emocionalmente abalados (e, talvez, fisiologicamente alterados) por horas ou mesmo dias depois das reações hipoglicêmicas. Nos casos extremos, a hipoglicemia prolongada ou recidivante – embora não seja comum – pode causar lesão cerebral irreversível e mesmo levar ao óbito.

▪ Fisiopatologia

A dependência contínua do suprimento de glicose ao cérebro por meio do sangue circulante é atribuída à incapacidade do órgão de usar AGL de cadeia longa como combustível, à escassez de glicose armazenada na forma de glicogênio no cérebro do adulto e à indisponibilidade de corpos cetônicos. O cérebro detecta essa deficiência de energia quando a glicose sérica cai repentinamente a cerca de 45 mg/dℓ. O termo *neuroglicopenia* refere-se ao grau de hipoglicemia suficiente para causar disfunção cerebral acarretando alterações da personalidade e deterioração intelectual. O nível exato no qual esses sintomas ocorrem varia amplamente de caso a caso, mas sua ocorrência é comum com níveis de apenas 30 a 35 mg/dℓ (p. ex., durante testes de tolerância à glicose), sem quaisquer outros sintomas na população de diabéticos crônicos. Ver descrição dos sinais e sintomas comuns de hipoglicemia no Quadro 44.12.

Os sintomas resultam da reação do sistema nervoso simpático à hipoglicemia, ou resposta neuroglicopênica. O hipotálamo reage aos níveis baixos de glicose desencadeando uma reação adrenérgica, que causa taquicardia, palpitações, tremores e ansiedade. O objetivo é ativar os hormônios contrarreguladores (glucagon, catecolaminas, cortisol, GH) a elevar o nível de glicose e proteger os órgãos vitais da hipoglicemia. Os efeitos dessa ativação são glicogenólise e gliconeogênese.

▪ Avaliação

Reações ocasionais ocorrem mesmo nos pacientes com diabetes insulinodependentes mais estáveis. Contanto que sejam brandas, elas geralmente podem ser toleradas sem dificuldades e não provocam alarme ou alterações do regime terapêutico. Em muitos casos, o evento desencadeante é evidente (p. ex., uma refeição omitida ou um episódio de esforço físico incomumente extenuante). O Quadro 44.13 descreve as causas comuns de hipoglicemia.

Quando as reações hipoglicêmicas são frequentes, repetidas ou graves, é importante identificar a causa e evitar episódios subsequentes; caso contrário, os pacientes podem limitar suas

Quadro 44.13	Causas comuns de hipoglicemia.
Choque insulínico	Sepse grave
Insulinoma	Efeitos de alguns fármacos/drogas:
Erros inatos do metabolismo	• Etanol
Estresse	• Salicilatos
Emagrecimento	• Quinina
Pós-gastrectomia	• Haloperidol
Alcoolismo	• Insulina
Deficiência de glicocorticoides	• Sulfonilureias
Hipoglicemia do jejum	• Sulfonamidas
Desnutrição grave	• Alopurinol
Esforço físico prolongado	• Clofibrato
Doença hepática grave	• Agonistas beta-adrenérgicos

atividades funcionais e relutar ou ficar incapacitados de dirigir – em outras palavras, eles podem comer excessivamente na tentativa de evitar essas reações. Em geral, é possível identificar o mecanismo responsável; se isto não for possível, o paciente deve ser internado para investigação e avaliação mais detalhada.

▶ **História e exame físico.** A enfermeira deve perguntar sobre ingestão alimentar e exercícios físicos, porque estes dois fatores frequentemente contribuem para os episódios de hipoglicemia. Também é importante atentar aos problemas com doses ou aplicação de insulina. É necessário investigar cuidadosamente todos os detalhes do tratamento com insulina, inclusive como a insulina é comprada e seu aspecto, preparação e unidades; seringas, locais de aplicação e técnica de injeção; e especialmente qualquer mudança recente de qualquer componente do regime terapêutico. A enfermeira deve investigar falhas e inconsistências nos relatos. Erros de prescrição, discrepâncias entre seringa e unidades de insulina, uso de locais novos para aplicação e outros erros que possam ocorrer.

A administração ou a interrupção do uso de outros fármacos pode ser o evento desencadeante das reações hipoglicêmicas recidivantes. Por exemplo, os salicilatos em doses altas podem reduzir a glicemia e, quando combinados com insulina, podem causar hipoglicemia. Além disso, a enfermeira deve perguntar sobre o uso de glicocorticoides. Como esses fármacos causam resistência à insulina, as doses frequentemente são aumentadas para atender à demanda aumentada de insulina. Quando as doses dos corticosteroides são depois reduzidas sem uma diminuição correspondente da dose de insulina, podem ocorrer reações hipoglicêmicas. O álcool frequentemente causa hipoglicemia porque, além de se comer menos quando se ingerem alguns drinques, o álcool também suprime a gliconeogênese porque interfere nas etapas bioquímicas intermediárias do fígado. Quando essa alteração é somada à insulina injetada, isso frequentemente causa hipoglicemia. Os hipoglicemiantes orais também podem causar hipoglicemia grave e persistente. Os pacientes que desenvolvem esses episódios tendem a ser mais idosos e desnutridos com disfunção renal ou hepática. No entanto, qualquer paciente tratado com hipoglicemiantes orais pode ter hipoglicemia, especialmente quando salicilatos e álcool potencializam seus efeitos.

Outro mecanismo que comumente pode causar hipoglicemia é uma reação atípica (p. ex., mais rápida ou demorada) ao tratamento com insulina. Depois de definir o padrão de resposta, é possível ajustar o esquema de insulina e eliminar as reações hipoglicêmicas. Em alguns casos, quando um paciente estável sem relato de hipoglicemia começa a ter episódios hipoglicêmicos, o médico deve investigar a possibilidade de hipersensibilidade à insulina em consequência da perda de peso ou progressão da azotemia.

Quadro 44.12	Sinais e sintomas de hipoglicemia.
Sinais	**Sintomas**
Hipotermia	Cefaleia
Taquipneia	Alterações da personalidade
Taquicardia	Palpitações
Arritmias	Borramento visual
Hipertensão	Agressividade, confusão
Sudorese	mental, coma, convulsões
Tremores	
Fome	
Náuseas	
Eructações	

914 Parte 10 Sistema Endócrino

À medida que o nível da glicose sanguínea cai abaixo do normal, o SNC reage de duas formas: primeiramente, com limitação das funções cerebrais superiores e, em segundo lugar e logo depois, com uma resposta de "alarme" das funções vegetativas. A maioria dos pacientes descreve os sintomas das reações hipoglicêmicas brandas ou iniciais como confusão mental, dificuldade de pensar ou concentrar-se, tremores, tontura ou vertigem. Essas alterações ocorrem quando o córtex cerebral fica privado de sua fonte principal de energia, geralmente quando o nível sanguíneo de glicose cai a 50 mg/dℓ ou menos, ou tem um declínio muito rápido. Aparentemente, o córtex cerebral é a estrutura mais sensível à escassez de glicose.

As alterações da personalidade e do comportamento variam caso a caso e podem não ser evidentes para a pessoa durante uma reação hipoglicêmica. As alterações variam de comportamento tolo, maníaco ou impróprio até comportamento retraído, soturno, rabugento, irritável ou desconfiado. Também podem ocorrer anormalidades da função motora, inclusive dificuldade de caminhar e fala arrastada; alguns pacientes que desenvolvem reações insulínicas podem ser muito semelhantes a pessoas que se embriagam.

Alguns pacientes têm afasia, vertigem, fraqueza localizada e até crises convulsivas focais durante as reações hipoglicêmicas. Em geral, essas alterações focais ocorrem quando há lesão preexistente de uma área específica do córtex (p. ex., depois de traumatismo craniano ou AVC). Logo depois das alterações corticais, há uma série de reações neurológicas do sistema nervoso autônomo. A reação principal é uma descarga dos centros que controlam a atividade autônoma adrenérgica; isto provoca liberação de norepinefrina por todo o corpo e epinefrina pelas suprarrenais. Taquicardia, palidez, sudorese, ansiedade e tremor são sinais típicos de hipoglicemia e são sinas de alerta iniciais para os pacientes que conseguem detectar um episódio de hipoglicemia. Alguns pacientes têm cefaleia e, em alguns casos, a reação ao estresse pode desencadear outros sintomas secundários como angina ou edema pulmonar nos pacientes com doença cardiovascular instável.

À medida que a hipoglicemia persiste e piora, o nível de consciência é progressivamente deprimido e o paciente entra em estupor, crise convulsiva ou coma; esta evolução é típica da hipoglicemia grave. Os centros autônomos que controlam sistemas fundamentais como respiração e pressão arterial são mais resistentes à hipoglicemia e continuam a funcionar, mesmo quando outras funções cerebrais estão suprimidas.

Quanto mais grave for a hipoglicemia e quanto mais tempo ela persistir, maiores são as chances de que ocorra lesão cerebral transitória ou mesmo irreversível depois da normalização do nível sanguíneo da glicose. Aparentemente, não há um limiar de tempo bem definido para que ocorra essa lesão, mas a hipoglicemia grave por mais de 15 a 30 min pode causar alguns sintomas persistentes, mesmo depois da administração de glicose. A dosagem da glicose sanguínea, se possível antes de administrar glicose, confirma o diagnóstico, mas não se deve esperar pelo resultado da dosagem da glicemia nos casos de emergência.

■ **Tratamento**

Glicose sempre é o tratamento recomendado para reações hipoglicêmicas. Quando o paciente conseguir engolir, a forma mais conveniente é uma bebida contendo glicose ou sacarose, porque ela provavelmente passa pelo estômago e chega ao epitélio absortivo do intestino nesta forma dentro do menor tempo possível. Quando o paciente estiver muito atordoado, estuporoso ou não conseguir ingerir, a glicose deve ser administrada na forma de injeção intravenosa de glicose a 25 a 50% administrada em alguns minutos. Quando essa via de administração ou dose não estiver disponível, a injeção de 1 mg de glucagon por via subcutânea ou intramuscular reverte os sintomas induzindo decomposição e liberação rápidas de glicose na corrente sanguínea das reservas hepáticas de glicogênio.

A quantidade de glicose necessária para tratar uma reação hipoglicêmica aguda não é grande. Nos adultos medianos, menos de 15 g de glicose (três colheres de sopa de açúcar) podem aumentar a glicemia em 20 a 120 mg/dℓ. Quase todas as formas orais de glicose servem a essa finalidade. Os tratamentos típicos para hipoglicemia são: três tabletes de açúcar, 180 mℓ de refrigerante de cola, 180 mℓ de suco de laranja, 120 mℓ de leite desnatado, ou 6 a 8 balas duras. O amido presente nos biscoitos e doces é decomposto em glicose livre depois de passar pelo estômago e é absorvido tão rapidamente que a glicose sanguínea aumenta praticamente a uma velocidade tão rápida quanto com glicose livre ou sacarose.

Os pacientes frequentemente expressam dúvidas quanto ao que fazer se não houver resposta ao tratamento inicial e temem que possam "nunca mais acordar" de uma reação hipoglicêmica noturna. A enfermeira deve tranquilizá-los de que, se a primeira dose de glicose consumida aparentemente não funcionar, a melhor coisa a fazer é ingerir mais. As reações hipoglicêmicas sempre são reversíveis com glicose suficiente. Evidentemente, a resposta à glicose oral demora algum tempo – talvez 5 a 15 min – enquanto a reação à glicose IV deve ocorrer dentro de 1 a 2 min no máximo. A incapacidade de reagir plenamente no tempo apropriado indica que não foi administrada glicose suficiente, que o diagnóstico está equivocado, ou que a hipoglicemia tem longa duração e é suficientemente grave para causar disfunção cerebral persistente, embora não necessariamente irreversível.

■ **Ensino do paciente**

A enfermeira deve ensinar todos os pacientes com diabetes a relatar reações hipoglicêmicas aos seus médicos, de forma que possam ser realizados ajustes em seu regime terapêutico. Quando usam insulina, eles devem saber quando esperar os efeitos máximos do fármaco, de forma que possam prever os períodos de mais risco de hipoglicemia. Os pacientes sempre devem levar consigo um lanche rico em glicose para uso em situações de emergência. A enfermeira deve recomendar que eles sempre usem um dispositivo de identificação médica.

Desafios relacionados à aplicabilidade clínica

Estudo de caso

S.T., um estudante de nível superior de 19 anos, foi internado no hospital com sintomas gripais: febre, náuseas, vômitos e tosse há 3 dias. Ele teve o diagnóstico de diabetes melito quando tinha 12 anos e vem utilizando um esquema de insulina de manutenção com 24 unidades de insulina glargina de ação prolongada à hora de deitar e uma dose variável de insulina asparte antes das refeições. Nos últimos 3 dias, ele deixou de usar insulina porque não estava ingerindo alimentos e ainda vomitava. Seu colega de quarto da faculdade ligou para 192 quando S.T. não conseguia ficar acordado e parecia estar muito mal.

Os sinais vitais do paciente eram os seguintes: temperatura de 39,2°C; pulso de 124 bpm; 36 respirações profundas por minuto; e pressão arterial de 85/52 mmHg. S.T. estava letárgico, mas plenamente orientado e queixava-se de calafrios e desconforto na região inferior direita do tórax. Os resultados dos exames laboratoriais realizados à admissão eram os seguintes: hematócrito de 48,2%; leucometria de 36.500/mm^3; glicose de 560 mg/dℓ; sódio, 140 mEq/ℓ; potássio, 5,7 mEq/ℓ; cloreto, 90 mEq/ℓ; bicarbonato, 4 mEq/ℓ; ureia, 43 mg/100 mℓ; creatinina, 2,2 mg/dℓ; cetonas séricas 4+; e glicosúria e cetonúria de 4+. Os resultados da gasometria arterial eram os seguintes: pH arterial de 7,06; Pa$_{O_2}$ de 86 mmHg; Pa$_{CO_2}$, 13 mmHg; e bicarbonato de 2,5 mEq/ℓ. As radiografias do tórax confirmaram pneumonia do pulmão direito. O paciente não havia sido vacinado contra gripe no último outono.

Os médicos do setor de emergência diagnosticaram CAD moderada a grave com pneumonia do lobo inferior direito. O tratamento inicial consistiu em vários litros de soro fisiológico infundidos por via intravenosa e 20 unidades de insulina regular por injeção IV, seguida de infusão de insulina na dose de 5 unidades/hora durante as próximas seis horas.

O tratamento com antipiréticos e antibióticos de espectro amplo foi iniciado imediatamente. O estado mental do paciente melhorou à medida que foi reidratado. O quadro ilustrado a seguir resume as alterações bioquímicas detectadas nas primeiras 15 horas.

Hora	Glicose	pH	Na	K	Cl	HCO$_3$	Ureia/creatinina
13:00	560	7,06	138	5,7	90	4	40/2,1
15:00	490		137	4,8	101	6	41/1,7
17:15	375	7,25	137	4,1	106	8	45/1,4
22:00	303		139	4,7	114	15	27/1,2
4:00	204		143	4,3	113	22	22/1,1

Por ocasião da alta 5 dias depois, S.T. comia bem, não tinha febre e tinha seus níveis de glicose sanguínea bem controlados com as doses habituais de insulina glargina e insulina asparte.

1. O paciente teve o diagnóstico de cetose e acidose. Quais são os indicadores de cetose e acidose?
2. O paciente tinha déficit de volume e distúrbios eletrolíticos. Por que isso ocorre e quais são os indícios?
3. Quais seriam os pontos principais do ensino quanto ao tratamento subsequente do diabetes desse paciente?

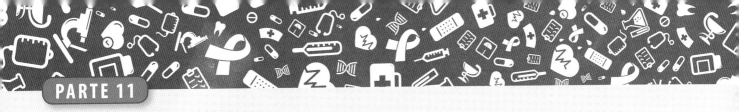

PARTE 11
Sistemas Hematológico e Imune

45
Anatomia e Fisiologia dos Sistemas Hematológico e Imune

Thomasine A. Guberski

Objetivos de aprendizagem

Com base no conteúdo deste capítulo, o leitor deverá ser capaz de:

1. Descrever o sangue e seus componentes, bem como a função de cada componente.
2. Delinear os fatores de coagulação e o papel que cada um desempenha na coagulação.
3. Descrever a anatomia e a fisiologia do sistema imune.
4. Diferenciar entre imunidade inata e adaptativa, incluindo a imunidade humoral e a celular.

Como as células de ambos os sistemas hematológico e imune originam-se na medula óssea, esses sistemas estão inter-relacionados. Em consequência, uma alteração em um sistema pode manifestar-se no outro sistema. Por exemplo, uma diminuição no número de leucócitos determina menor capacidade do sistema imune de responder à infecção. A anatomia e a fisiologia desses dois sistemas são discutidas em separado neste capítulo, porém o leitor deverá ter em mente a sua íntima relação.

Sistema hematológico

Veias, vênulas, capilares, arteríolas e artérias constituem uma intrincada rede de condutos para o transporte de sangue, o qual conduz os gases respiratórios, nutrientes e produtos residuais para o tecido orgânico e a partir dele. Um equilíbrio delicado deve ser mantido na rede vascular para garantir tanto a sua perviedade quanto um estado líquido do sangue, de modo que não ocorram nem trombose nem hemorragia. Esse delicado equilíbrio é fornecido pelos sistemas hemostático e fibrinolítico, que atuam em conjunto.

Sangue e suas funções

O sangue é uma solução aquosa de coloide e eletrólitos, que serve como um meio de troca entre as células do organismo (meio interior) e o meio exterior ou externo. Ele possui características distintas, incluindo a coloração variável (o sangue arterial é vermelho vivo; o sangue venoso é vermelho-escuro), a viscosidade (o sangue é três ou quatro vezes mais espesso que a água), um pH de 7,35 a 7,4 e um volume de aproximadamente 70 a 75 mℓ/kg de peso corporal (5 a 6 ℓ). O plasma constitui aproximadamente 55% do volume sanguíneo, enquanto os elementos celulares suspensos no plasma constituem os 45% restantes. As funções vitais do sangue são as seguintes:

- Transporte de oxigênio e nutrientes absorvidos até as células
- Transporte de dióxido de carbono e outros produtos residuais até os pulmões, rins, sistema digestório e pele
- Transporte de hormônios das glândulas endócrinas até os órgãos e tecidos-alvo
- Proteção do organismo contra os microrganismos que ameaçam a vida
- Regulação do equilíbrio acidobásico
- Proteção contra a perda sanguínea através da hemostasia
- Regulação da temperatura corpórea por transferência de calor.

Ver Capítulo 16 para uma discussão mais detalhada sobre a circulação.

Componentes do sangue

Plasma

O plasma é a porção líquida do sangue e contém uma ampla variedade de componentes orgânicos e inorgânicos (Tabela 45.1). A concentração desses componentes é um reflexo da dieta, da demanda metabólica, dos hormônios e das vitaminas. O plasma tem aproximadamente 90% de água e 10% de solutos dissolvidos. Os solutos mais prevalentes de acordo com o peso são as proteínas plasmáticas e os fatores de coagulação. O soro é o plasma que teve as proteínas da coagulação removidas.

As proteínas plasmáticas desempenham uma função no transporte, na regulação de volume, na função imune e na coagulação. Muitas proteínas plasmáticas, incluindo a albumina

Parte 11 Sistemas Hematológico e Imune

Tabela 45.1 Componentes orgânicos e inorgânicos do plasma arterial.

Constituinte	Quantidade/concentração	Principais funções
Água	93% do peso plasmático	Meio de transporte de todos os outros constituintes
Eletrólitos	Total < 1% do peso plasmático	Mantêm a H_2O no compartimento extracelular; atuam como tampões; funcionam na excitabilidade da membrana
Na$^+$	142 mEq/ℓ (142 mM)	
K$^+$	4 mEq/ℓ (4 mM)	
Ca^{++}	5 mEq/ℓ (2,5 mM)	
Mg^{++}	3 mEq/ℓ (1,5 mM)	
Cl$^-$	103 mEq/ℓ (103 mM)	
HCO$_3^-$	27 mEq/ℓ (27 mM)	
Fosfatase (em sua maior parte HPO$_4^{2-}$)	2 mEq/ℓ (1 mM)	
SO$_4^{2-}$	1 mEq/ℓ (0,5 mM)	
Proteínas	7,3 g/dℓ (2,5 mM)	Fornecem a pressão coloidosmótica do plasma; atuam como tampões; ligam-se a outros constituintes plasmáticos (p. ex., lipídios, hormônios, vitaminas, minerais etc.); fatores da coagulação; enzimas; precursores enzimáticos; anticorpos (imunoglobulinas); hormônios; transportadores
Albuminas	4,5 g/dℓ	
Globulinas	2,5 g/dℓ	
Fibrinogênio	0,3 g/dℓ	
Transferrina	250 mg/dℓ	
Ferritina	15 a 300 μg/ℓ	
Gases		
Conteúdo de CO_2	22 a 32 mmol/ℓ de plasma	Subproduto da oxigenação, maior parte do conteúdo de CO_2 a partir do HCO$_3$ e atua como tampão
O_2	PaO$_2$ 80 torr ou mais (arterial); PvO$_2$ 30 a 40 torr (venoso)	Oxigenação
N_2	0,9 mℓ/dℓ	Subproduto do catabolismo das proteínas
Nutrientes		
Glicose e outros carboidratos	100 mg/dℓ (5,6 mM)	Fornecem nutrição e substâncias para reparo dos tecidos
Aminoácidos totais	40 mg/dℓ (2 mM)	
Lipídios totais	500 mg/dℓ (7,5 mM)	
Colesterol	150 a 250 mg/dℓ (4 a 7 mM)	
Vitaminas isoladas	0,0001 a 2,5 mg/dℓ	
Oligoelementos isolados	0,001 a 0,3 mg/dℓ	
Ferro	50 a 150 μg/dℓ	
Produtos de degradação		
Ureia	7 a 18 mg/dℓ (5,7 mM)	Produto final do catabolismo proteico
Creatinina (a partir da creatina)	1 mg/dℓ (0,09 mM)	Produto final do metabolismo energético
Ácido úrico (a partir dos ácidos nucleicos)	5 mg/dℓ (0,3 mM)	Produto final do metabolismo proteico
Bilirrubina (a partir do heme)	0,2 a 1,2 mg/dℓ (0,003 a 0,018 mM)	Produto final da destruição dos eritrócitos
Hormônios isolados	0,000001 a 0,05 mg/dℓ	Funções específicas para tecido-alvo

De McCance KL, Heuther SE: Pathophysiology: The Biologic Basis for Disease in Adults and Children, 7th ed. St. Louis, MO: Mosby, 2014, p 947.

e o fibrinogênio, são sintetizadas pelo fígado; no entanto, as imunoglobulinas (Ig) são sintetizadas pelos linfócitos B. A albumina é essencial para a regulação da pressão coloidosmótica, a qual é crítica para o movimento de água e solutos na microcirculação. O plasma também é uma molécula transportadora de componentes sanguíneos normais e agentes exógenos, como os medicamentos. As Ig (anticorpos) são essenciais para a defesa contra os microrganismos infecciosos (ver seção "Sistema imune", neste capítulo, para uma descrição adicional). O fibrinogênio é o fator de coagulação que forma o coágulo de fibrina, primordial para a cascata da coagulação.

As lipoproteínas, que incluem os lipídios plasmáticos, triglicerídios, fosfolipídios, colesterol e ácidos graxos, são transportadas no sangue formando complexos com as proteínas plasmáticas. Também contidos no plasma, os eletrólitos (sódio, potássio, cálcio, magnésio, cloreto, bicarbonato, fosfato e sulfato) mantêm o pH e a osmolalidade do sangue. Os nutrientes

plasmáticos, como a glicose, e os gases, como o oxigênio e o dióxido de carbono, circulam para e a partir dos tecidos. Os produtos residuais, um componente final do plasma, são transportados até o órgão apropriado para excreção.

■ Elementos celulares

Resumidos na Tabela 45.2 juntamente com suas funções, os elementos celulares do sangue são os eritrócitos (hemácias), os leucócitos e as plaquetas. Acredita-se que todos os tipos celulares derivem de uma única célula-tronco, conhecida como célula-tronco pluripotente, conforme mostrado na Figura 45.1. A produção de células sanguíneas (hematopoese) ocorre na medula óssea. A mitose ocorre e a proliferação continua até que o número necessário de células-filhas maduras entre na circulação. O estresse pode ser um gatilho para o aumento no número de células imaturas.

Capítulo 45 Anatomia e Fisiologia dos Sistemas Hematológico e Imune

Tabela 45.2 Componentes celulares do sangue.

Célula	Características estruturais	Quantidades normais no sangue circulante	Função	Tempo de sobrevida
Eritrócito (hemácia)	Disco citoplasmático sem núcleo, contendo hemoglobina	4,2 a 6,2 milhões/mm^3	Transporte de gases para e a partir das células teciduais e pulmões	80 a 120 dias
Leucócito	Célula nucleada	5.000 a 10.000/mm^3	Mecanismos de defesa do corpo	Ver adiante
Linfócito	Imunócito mononuclear	25 a 33% da contagem de leucócitos (contagem diferencial de leucócitos)	Imunidade humoral e mediada por células	Dias ou anos, dependendo do tipo
Monócito e macrófago	Grande fagócito mononuclear em forma de rim	3 a 7% da contagem diferencial de leucócitos	Fagocitose; sistema de fagócitos mononucleares	Meses ou anos
Eosinófilo	Granulócito polimorfonuclear segmentado com grânulos que podem ser corados por corantes de eosina	1 a 4% da contagem diferencial de leucócitos	Fagocitose; resposta contra parasitas, controle de reações alérgicas	8 a 12 dias
Neutrófilo	Granulócito polimorfonuclear segmentado com grânulos que podem ser corados com corantes neutros	57 a 67% da contagem diferencial de leucócitos	Fagocitose, particularmente durante a fase inicial da inflamação, morte bacteriana	4 dias
Basófilo	Granulócito polimorfonuclear segmentado com grânulos que podem ser corados por corantes básicos	0 a 0,75% da contagem diferencial de leucócitos	Semelhante ao mastócito, secreta mediadores inflamatórios (p. ex., histamina, fatores quimiotáxicos para eosinófilos e neutrófilos), envolvido com reações alérgicas	Algumas horas a dias
Plaqueta	Fragmento citoplasmático de forma irregular (não é uma célula)	140.000 a 340.000/mm^3	Hemostasia após lesão vascular; coagulação normal e formação/retração do coágulo	8 a 11 dias

De McCance KL, Huether SE: Pathophysiology: The Biologic Basis for Disease in Adults and Children, 7th ed. St. Louis, MO: Mosby, 2014, p 948.

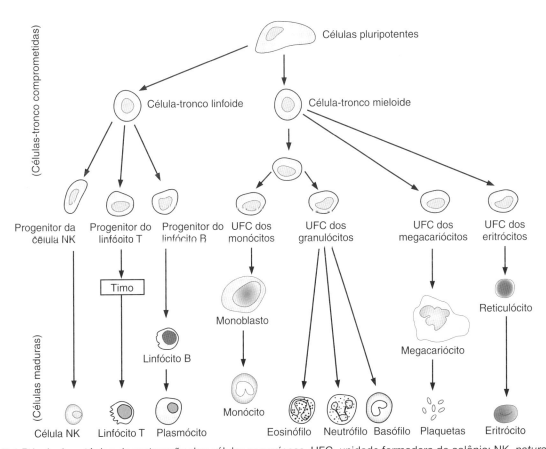

Figura 45.1 Principais estágios de maturação das células sanguíneas. UFC, unidade formadora de colônia; NK, *natural killer*. (De Grossman SC, Porth CM: Porth's Pathophysiology: Concepts of Altered Health States, 9th ed. Philadelphia, PA: Lippincott Williams & Wilkins, 2014, p 645.)

920 Parte 11 Sistemas Hematológico e Imune

■ Eritrócitos

Existem aproximadamente 5 milhões de eritrócitos por milímetro cúbico de sangue. Eles são produzidos na medula óssea vermelha encontrada em esterno, costelas, crânio, vértebras e ossos das mãos, pés e pelve. A formação celular normal requer nutrientes como ferro, vitamina B_{12}, ácido fólico e piridoxina. Os reticulócitos (eritrócitos nucleados imaturos) são liberados da medula óssea.

O eritrócito tem uma razão de volume que é ideal para a difusão dos gases para dentro e para fora da célula. A deformabilidade reversível permite que a célula altere a sua forma para se comprimir através da microcirculação e, em seguida, retornar à forma original.

A hemoglobina é a substância que transporta o ferro nas hemácias. A quantidade normal de hemoglobina no organismo é de 12 a 18 g/dℓ de sangue, com um nível mais baixo nas mulheres e um nível mais elevado nos homens. A hemoglobina é formada por um composto vermelho chamado heme (que contém ferro e porfirina) e uma proteína simples, chamada de globina. Dois terços dele estão na hemoglobina, enquanto o restante é armazenado em medula óssea, baço e fígado. Quando os eritrócitos se clivam, a hemoglobina desdobra-se nos fatores heme e globina. O fígado armazena a porção do ferro do heme para a produção da nova hemoglobina, e o restante é convertido em bilirrubina, que é excretada nas fezes e urina depois de conjugada no fígado. Esse processo de conjugação é importante para a excreção da bilirrubina, que provoca a icterícia quando se acumula nos tecidos (ver Capítulo 38). Cada eritrócito contém 200 a 300 milhões de moléculas de hemoglobina, que se combinam com o oxigênio para formar a oxi-hemoglobina. A hemoglobina também se combina com o dióxido de carbono. Dessa maneira, o sangue pode transportar oxigênio para os tecidos e dióxido de carbono para os alvéolos dos pulmões, onde é expelido para a atmosfera. A hemoglobina também pode combinar-se preferencialmente com o monóxido de carbono, que desloca o oxigênio.

A respiração é uma importante função dos eritrócitos. A hemoglobina combina-se com o oxigênio nos pulmões. A saturação da hemoglobina com o oxigênio é influenciada pela pressão parcial de oxigênio disponível nos pulmões, pela temperatura do sangue, pelo pH sanguíneo e pela quantidade de 2,3-difosfoglicerato intracelular. Por exemplo, as pessoas que vivem ao nível do mar e passam férias em altitudes elevadas, onde a pressão parcial de oxigênio nos pulmões é menor, podem sentir falta de ar porque menos oxigênio está disponível para se combinar com a hemoglobina.

■ Leucócitos

Os leucócitos são transportados na circulação, porém agem principalmente nos tecidos orgânicos, defendendo o organismo de microrganismos e antígenos não próprios, assim como removendo os resíduos, como células do hospedeiro mortas ou lesionadas. Existem aproximadamente 5.000 a 10.000 leucócitos por milímetro cúbico de sangue. As duas principais categorias de leucócitos são os granulócitos e os agranulócitos.

Os granulócitos compreendem aproximadamente 70% de todos os leucócitos e englobam neutrófilos, eosinófilos e basófilos. Eles são produzidos pela medula óssea a partir de células-tronco mieloides, e sua função depende do tipo de grânulo existente. Os leucócitos polimorfonucleares ou neutrófilos combatem as infecções bacterianas e fúngicas e digerem o material particulado não próprio ou clivam os produtos de células através da fagocitose. A fagocitose é mais eficiente quando os microrganismos estão presos em pequenos espaços, como os alvéolos.[1] Biofilmes, massas multicelulares complexas que contêm uma mistura de microrganismos, protegem as bactérias contra a fagocitose.[2] Os neutrófilos estão presentes durante a fase aguda inicial de uma reação inflamatória. Depois da invasão bacteriana ou lesão tecidual, eles migram dos capilares para a área inflamada, alcançando a sua atividade máxima em 6 a 12 horas. Na área inflamada, eles destroem e ingerem os microrganismos e outros resíduos. Eles morrem em 1 a 2 dias, liberando as enzimas digestivas que dissolvem o resíduo celular e preparam o local inflamado para a cura.

Os eosinófilos são particularmente importantes na desintoxicação de proteínas não próprias. Eles ingerem complexos antígeno–anticorpo, atacam parasitas e alguns vírus, e estão elevados durante as reações alérgicas.

Os basófilos contêm grânulos citoplasmáticos com histamina, bradicinina e serotonina (aminas vasoativas), que parecem desempenhar um papel nos sintomas das reações alérgicas sistêmicas agudas mediadas por imunoglobulina E (IgE). Os basófilos contribuem na diferenciação dos linfócitos B.

Os agranulócitos (monócitos, macrófagos e linfócitos) são leucócitos que não possuem grânulos lisossomais em seu citoplasma. Os monócitos (macrófagos imaturos) e os macrófagos são responsáveis pela fagocitose dos leucócitos e eritrócitos mortos no sangue e pelo processamento do material antigênico quando os neutrófilos começam a diminuir em número. Alguns dos macrófagos circulantes migram para fora dos vasos sanguíneos em resposta a inflamação ou infecção, enquanto outros migram para locais fixos nos tecidos linfoides de fígado, baço, linfonodos, peritônio ou tubo gastrintestinal, onde podem permanecer ativos durante meses ou anos. Os linfócitos estão envolvidos na produção de anticorpos e na manutenção da resposta imune. As classificações mais importantes são os linfócitos B e T, que são discutidos mais adiante neste capítulo.

■ Plaquetas

As plaquetas são fragmentos citoplasmáticos em forma de disco, formadas por células-tronco na medula óssea. As plaquetas mantêm a integridade capilar, aceleram a coagulação e retraem os coágulos. Um terço do total de plaquetas localiza-se em reservatório no baço. As plaquetas vivem aproximadamente 10 dias; quando morrem, são removidas da circulação pelos macrófagos, em sua maior parte no baço.

Coagulação sanguínea

A homeostase hemostática é mantida por meio de três componentes interdependentes: vasos sanguíneos, plaquetas e fatores da coagulação sanguínea. No curso do desgaste normal, o revestimento endotelial dos vasos sanguíneos está sujeito a lesão que exige reparação local para evitar o extravasamento de sangue. O organismo repara os vasos por meio de um processo denominado coagulação. As plaquetas desempenham dois papéis importantes no processo da coagulação. Em primeiro lugar, o tampão plaquetário estanca temporariamente o extravasamento no vaso sanguíneo. Esse tampão fornece a base de arquitetura para a construção do coágulo de fibrina. Em segundo lugar, as plaquetas iniciam a coagulação por meio da via intrínseca através da liberação do fator plaquetário III.

Capítulo 45 Anatomia e Fisiologia dos Sistemas Hematológico e Imune

Quadro 45.1 Fatores da coagulação.

I	Fibrinogênio
II	Protrombina (trombina na forma ativa IIa)
III	Tromboplastina
IV	Cálcio
V	Proacelerina
VI	Não designado
VII	Proconvertina; protrombinogênio; convertina
VIII	Fator anti-hemofílico A (fator VIIIR-von Willebrand)
IX	Fator anti-hemofílico B; fator de Christmas; cofator plaquetário II
X	Fator Stuart-Prower; protrombinase
XI	Antecedente da tromboplastina plasmática
XII	Fator de Hageman; fator de contato
XIII	Fator estabilizador da fibrina; fator de Laki-Lorand

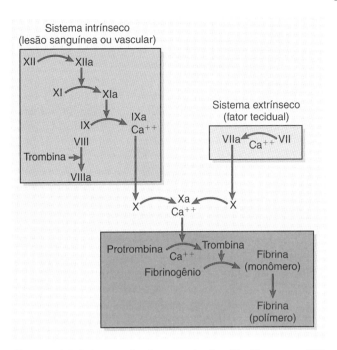

Figura 45.2 A cascata da coagulação. (De Grossman SC, Porth CM: Porth's Pathophysiology: Concepts of Altered Health States, 9th ed. Philadelphia, PA: Lippincott Williams & Wilkins, 2014, p 651.)

▪ Fatores da coagulação

Os fatores da coagulação são designados por algarismos romanos e numerados de acordo com a ordem em que foram primeiramente identificados. Quando os fatores estão na forma ativa, eles são designados por uma letra minúscula "a" (p. ex., fator XIIa). O Quadro 45.1 lista os fatores pelo algarismo romano e pelo nome comum.

▪ Vias de coagulação

As proteínas da coagulação sanguínea, ou fatores de coagulação, são encontradas nas vias extrínseca e intrínseca da coagulação. O fator tecidual TFVIIa ativa a via de coagulação. Existe relação entre as vias extrínseca e intrínseca. A ativação do fator VII, encontrado na via extrínseca, pode ativar o fator XI da via intrínseca. Da mesma forma, vários fatores na via intrínseca ativam o fator VII.

▶ **Via extrínseca.** A via extrínseca consiste em uma série de reações químicas que se originam fora da estrutura lesionada. Os passos críticos são mostrados na Figura 45.2. A lesão de tecidos e vasos sanguíneos deflagra a coagulação e resulta na liberação de tromboplastina na circulação. A tromboplastina, catalisada pelo fator VII proconvertina, ativa o fator X. Na presença de íons cálcio, de proacelerina e do fator plaquetário III, o fator Xa catalisa a conversão da protrombina em trombina e de fibrinogênio no coágulo de fibrina.

O resultado da interação é a formação de fibrina. As vias intrínseca e extrínseca unem-se em uma via final comum para a formação do coágulo. A Figura 45.2 é um diagrama da sequência de formação do coágulo.

O cálcio desempenha um papel importante ao longo da cascata da coagulação e cria uma forte afinidade para que os fatores se liguem no local de coagulação.

▶ **Via intrínseca.** Normalmente, os fatores da coagulação circulam no sangue em um estado inativo. Depois do estímulo deflagrador, as alterações nos fatores da coagulação ocorrem de imediato. O estímulo, o subendotélio lesado, causa alteração molecular em qualquer fator de coagulação inativo, conhecido como uma proenzima, convertendo-o em uma forma ativa. O produto dessa reação enzimática ativa o próximo fator de coagulação em uma reação em cadeia, levando à formação final do coágulo. Essa cadeia de reações químicas é denominada via intrínseca, o que indica sua origem a partir do tecido.

▪ Inibidores da coagulação

A ativação descontrolada dos fatores de coagulação sanguínea faria com que os coágulos se formassem no ápice de um tampão plaquetário, liberando trombina no processo de coagulação, atraindo ainda mais plaquetas para o local do coágulo e gerando a formação de coágulos adicionais no local do extravasamento vascular (Figura 45.3). Haveria oclusão vascular total se não houvesse mecanismos que atuassem para manter o sangue em um estado líquido e evitar a coagulação desenfreada.

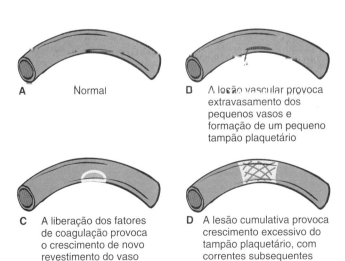

Figura 45.3 **A** a **D.** Sequência da formação de trombo nos vasos sanguíneos.

922 Parte 11 Sistemas Hematológico e Imune

No entanto, existe um equilíbrio bem controlado entre a formação de coágulo e a inibição do coágulo. Através da ação dos inibidores fisiológicos da coagulação, o sangue é mantido em seu estado líquido, e os vasos sanguíneos permanecem permeáveis. Esses inibidores – fluxo sanguíneo adequado, mastócitos, antitrombina III, o sistema fagocitário mononuclear e o sistema fibrinolítico – agem limitando as reações que promovem a coagulação e lisando quaisquer coágulos que realmente se formem, impedindo assim a oclusão total dos vasos. Manter o fluxo sanguíneo adequado facilita a rápida liberação de fatores de coagulação ativados diluídos para o fígado, onde eles são depurados da circulação. Da mesma forma, os mastócitos, que se localizam na maioria dos tecidos orgânicos, produzem heparina (que possui uma baixa atividade anticoagulante em comparação com a da heparina comercialmente produzida). Em seguida, a liberação da antitrombina III em resposta à trombina inativa a trombina circulante e neutraliza os fatores XII, XI e X ativados. Isso retarda a conversão do fibrinogênio em fibrina, interrompendo assim a ativação sequencial dos fatores de coagulação. Da mesma forma, o sistema fagocítico mononuclear inibe a coagulação pela depuração dos fatores ativados do sangue. Por fim, o sistema fibrinolítico interfere na trombina em seu local de ação sobre o fibrinogênio e também envolve uma reação em cadeia por meio da qual as enzimas líticas dissolvem os coágulos.

■ Inibidores do sistema fibrinolítico

À semelhança dos inibidores da coagulação, existem inibidores do sistema fibrinolítico. Esses inibidores evitam a lise inadequada da formação de coágulo necessária. O sistema de fagócitos mononucleares depura os produtos da degradação da fibrina (PDF) da circulação. Da mesma forma, a antiplasmina liga-se à plasmina e a inativa. O nível de antiplasmina circulante supera em muito as concentrações de plasmina, e a plasmina é rapidamente neutralizada.

É evidente que os sistemas de hemostasia e fibrinólise, em conjunto com seus sistemas inibidores, agem dentro de uma margem estreita para garantir a liquidez do sangue e a perviedade da rede vascular. Um distúrbio nesses sistemas pode resultar em evidência clínica de trombose, hemorragia ou desencadear o evento catastrófico da coagulação intravascular disseminada.

Sistema imune

O sistema imune é composto dos seguintes órgãos: baço, linfonodos, timo, medula óssea, apêndice, tonsilas e adenoides; e células: linfócitos T e B, eosinófilos, basófilos e fagócitos. Os órgãos do sistema são conectados entre si e com outros órgãos através de uma rede de vasos linfáticos. As células imunes e as partículas não próprias são transportadas na linfa pelos vasos.

Os sistemas hematológico e imune se originam na medula óssea e o sangue transporta componentes do sistema imune por todo o corpo. O sistema da coagulação ajuda a manter os microrganismos no local de inflamação. As funções de um sistema imune saudável são as seguintes:

- Proteção do organismo contra a destruição por agentes não próprios e patógenos microbianos
- Degradação e remoção das células lesionadas e mortas
- Vigilância e destruição das células malignas.

Resposta imune

O sistema imune é a resposta interna do organismo às substâncias reconhecidas como não próprias. Os indivíduos possuem dois tipos de imunidade: a imunidade inata e a imunidade adaptativa. A imunidade inata é a capacidade do organismo de resistir à invasão por agentes estranhos. O sistema de imunidade inata detecta diferentes patógenos e conecta o funcionamento dos sistemas imunes inato e adaptativo. Linfócitos T e B são ativados.[1] Além disso, a imunidade inata utiliza os fagócitos e as células destruidoras naturais (*natural killer*) (NK) em sua resposta inflamatória aos microrganismos. A imunidade inata é inespecífica e não tem memória.

A imunidade adaptativa é a capacidade específica do sistema imune de um indivíduo de identificar uma substância como não própria e criar uma resposta de anticorpos. A imunidade adquirida ocorre quando um indivíduo desenvolve seus próprios anticorpos em resposta à exposição a um antígeno. Os anticorpos funcionam como células de memória, de modo que uma exposição subsequente a antígenos específicos produz uma resposta mais rápida. Ocorre também imunidade adaptativa quando outra fonte fornece anticorpos a uma pessoa. A transferência materno-fetal de anticorpos é um exemplo de um indivíduo que fornece anticorpos a outro. Como podem ser necessários vários dias para que a imunidade adquirida possa gerar uma atividade suficiente para proteger o indivíduo, um importante papel do sistema imune inato consiste em limitar a replicação microbiana até que a resposta imune inespecífica seja mobilizada.

Basicamente, o sistema imune protege o corpo, ou o "próprio", contra a invasão pelo "não próprio". O conceito de tolerância imune indica um sistema imune não ativo com o próprio, enquanto produz imunidade contra substâncias estranhas. Qualquer substância não própria capaz de provocar uma resposta imune específica é referida como um antígeno. Os antígenos podem atuar como materiais antigênicos. Bactérias, vírus, fungos, parasitas e tecidos não próprios são, sem exceção, antígenos. Por exemplo, a rejeição de transplantes ocorre quando o corpo reconhece os tecidos ou órgãos transplantados como não próprios. Locais distintos e imunologicamente ativos sobre os antígenos possibilitam que as Ig, os linfócitos ou os anticorpos identifiquem as células-alvo, contra as quais são dirigidas as forças destrutivas. As respostas imunes não são igualmente potentes. A intensidade da resposta do sistema é afetada pela via de invasão, pela dosagem do antígeno e por seu grau de não próprio.

A competência imunológica refere-se à capacidade do sistema imune de identificar e rejeitar os materiais não próprios. A falha do sistema em reconhecer os antígenos e mobilizar as defesas efetivas resulta em infecção ou malignidade. A falha em reconhecer os marcadores do próprio organismo pode resultar em doença autoimune, como esclerose múltipla, artrite reumatoide ou lúpus eritematoso sistêmico. A "batalha contra os inimigos imaginários" do sistema, como pólen ou poeira, pode resultar em alergias.

O complexo principal de histocompatibilidade, que é essencial para reconhecer o próprio do não próprio, é um grupo de genes que codificam moléculas que marcam as células como próprias. Esses genes variam muito na sua estrutura de uma pessoa para outra. Sua presença é um importante fator na rejeição do transplante porque eles determinam a quais antígenos alguém responde e com que intensidade. Quanto mais semelhante melhor. Eles também permitem que as células imunes se reconheçam e se comuniquem entre si.

Imunidade inata

A imunidade inata está presente em todas as pessoas saudáveis e forma a primeira linha de defesa contra a doença. A exposição prévia a um organismo ou toxina não é necessária para ativação. Da mesma forma, os mecanismos da imunidade inata não diferenciam entre os microrganismos de diferentes espécies e não se alteram em intensidade na reexposição. As defesas imunes inatas incluem as barreiras físicas, químicas e mecânicas; defesas biológicas; fagocitose; processos inflamatórios; e citocinas, células dendríticas, macrófagos e neutrófilos.

Barreiras físicas, químicas e mecânicas

As barreiras físicas evitam que organismos nocivos e outras substâncias tenham acesso ao interior do organismo ou das cavidades corporais. Essas barreiras incluem pele, mucosas, epiglote, cílios do sistema respiratório e esfíncteres. As barreiras químicas, como os agentes antibacterianos, anticorpos e soluções ácidas, criam um ambiente hostil para muitos patógenos. As lisozimas nas lágrimas, o ácido láctico nas secreções vaginais e o ácido clorídrico nas secreções gástricas agem, sem exceção, como barreiras químicas. As barreiras mecânicas ajudam a livrar o organismo de substâncias potencialmente danosas através de alguma ação (p. ex., lacrimejamento, peristalse intestinal, fluxo urinário).

Defesas biológicas

Sob condições normais, grandes áreas do corpo humano são colonizadas por microrganismos de baixa patogenicidade. A pele e as mucosas da orofaringe, nasofaringe, tubo intestinal e partes do sistema genital possuem, cada uma, sua própria microflora, referida como a flora normal. Esses microrganismos influenciam os padrões de colonização competindo com os organismos mais agressores pelos nutrientes essenciais e produzindo substâncias que inibem o crescimento de outros microrganismos. Deficiência de vitamina D, diminuição na flora cutânea normal, ou certas doenças imunes podem aumentar o risco de infecção nos tecidos epiteliais.

Fagócitos e fagocitose

A fagocitose é um processo pelo qual as células lesionadas e os invasores não próprios são ingeridos pelos leucócitos, especificamente pelos neutrófilos e fagócitos mononucleares (monócitos e macrófagos). Os neutrófilos proporcionam a "primeira onda" de ataque celular contra os organismos invasores durante o processo inflamatório agudo. A segunda onda de células consiste principalmente em monócitos. Quando no tecido, os monócitos incham até atingirem tamanhos muito maiores para se transformarem em macrófagos, que se ligam a determinados tecidos e destroem as bactérias, ou vagueiam pelo tecido, fagocitando o material não próprio. Os macrófagos em diferentes tecidos diferem em sua aparência por causa de variações ambientais e são conhecidos por nomes diferentes (*i. e.*, células de Kupffer no fígado, macrófagos alveolares nos pulmões, histiócitos na pele e tecidos subcutâneos e micróglia no cérebro).

Respostas inflamatórias

A inflamação é uma resposta fisiológica inespecífica aguda do organismo à lesão tecidual provocada por fatores como substâncias químicas, calor, trauma ou invasão microbiana. É o processo primário através do qual o organismo repara a lesão tecidual e se defende contra a infecção. A resposta inflamatória inicial é localizada, porém pode levar a consequências sistêmicas, como febre, indisposição e neutrofilia. A resposta inflamatória contém três estágios:

1. O estágio vascular envolve uma vasoconstrição imediata, porém de curto prazo, seguida de vasodilatação das arteríolas e vênulas e hiperemia e edema, resultantes da secreção de histamina, prostaglandinas e cininas.
2. O estágio de exsudato celular caracteriza-se por neutrofilia, secreção de fatores estimuladores de colônias no líquido intersticial e formação de exsudato, um líquido seroso transparente com um elevado teor proteico. As funções do exsudato são transportar os leucócitos e anticorpos até o local inflamatório, diluir as toxinas e substâncias irritativas e transportar os materiais necessários para o reparo tecidual. À medida que prossegue o processo inflamatório, o exsudato seroso transforma-se em um líquido esbranquiçado cremoso contendo resíduos celulares.
3. O estágio de reparo e reposição teciduais é aquele em que o material inflamatório é removido, observando-se proliferação das células do tecido conjuntivo. Ocorre a síntese do colágeno, resultando em reposição tecidual.

O resultado mais importante desses processos consiste no acúmulo, no local da lesão, de grandes quantidades de neutrófilos e macrófagos, que inativam ou destroem os invasores, removem os resíduos e começam a reparação tecidual inicial.

Citocinas

As citocinas são mensageiros químicos produzidos pelos linfócitos T que funcionam como hormônios do sistema imune e que desempenham um papel na imunidade adaptativa e na mediação da resposta inflamatória. Intensificam o crescimento celular, promovem a ativação celular, direcionam o trânsito celular, estimulam a função dos macrófagos e destroem os antígenos. Elas também são chamadas de interleucinas, porque servem como mensageiros entre leucócitos. As interferonas e o fator de necrose tumoral também são citocinas.

As citocinas podem ser classificadas como linfocinas (secretadas pelos linfócitos) ou monocinas (secretadas por monócitos ou macrófagos). As interferonas (um tipo de linfocina) propiciam alguma proteção para o organismo contra a invasão por vírus, até que aconteçam as respostas imunes específicas de reação mais lenta. As interferonas são produzidas quando um vírus infecta uma célula hospedeira, afetam a transcrição e a tradução dos genes virais. Além disso, as interferonas parecem estar envolvidas na proteção do organismo contra algumas formas de câncer. De maneira específica, essas substâncias demonstraram interferir com a divisão celular e a proliferação de células anormais. Elas também estimulam a atividade das NK. Citocinas inflamatórias causam febre em pacientes e também aumentam a síntese de proteína C reativa (PCR), um marcador da fase inflamatória aguda.

Imunidade adaptativa

Quando um agente não próprio persiste apesar das respostas imunes inatas, a ativação de respostas imunes adaptativas acontece. Para serem mais efetivas, essas respostas exigem a exposição prévia a um agente ou organismo não próprio. Os componentes celulares desses tipos de respostas são capazes de diferenciar entre os microrganismos e podem modificar sua intensidade e tempo de resposta de maneira significativa na reexposição. A resposta imune adaptativa tem especificidade e memória antigênicas.

924 **Parte 11** Sistemas Hematológico e Imune

Foram identificados dois tipos de respostas imunes adaptativas: a imunidade celular e a imunidade humoral. Muitas substâncias não próprias estimulam as respostas imunes celular e humoral; isso resulta em uma sobreposição de suas reações e na proteção máxima contra a lesão provocada por substâncias invasoras. Os sintomas de algumas doenças infecciosas como hipotensão e choque são resultado de grandes quantidades de toxinas bacterianas e deficiência de anticorpos protetores suficientes.

■ Linfócitos B e T

Os linfócitos B e T originam-se de células-tronco produzidas na medula óssea e amadurecem nas células competentes responsáveis pelas respostas imunes celular e humoral.

À medida que se desenvolvem, cada um desses linfócitos B ou T "pré-programados" (na ativação por seu antígeno específico) é capaz de produzir quantidades enormes de clones ou duplicar linfócitos. Os diferentes tipos de linfócitos T que conferem imunidade a longo prazo são categorizados de acordo com sua função, conforme mostrado na Tabela 45.3.

■ Sistema linfoide

O tecido linfático secundário localiza-se extensamente nos linfonodos. Ele também é encontrado no tecido linfoide especial, como aquele do baço, tonsilas, adenoides, apêndice, medula óssea e tubo gastrintestinal. Esse tecido linfoide é vantajosamente disposto por todo o organismo para interceptar os organismos invasores ou toxinas antes que eles possam penetrar na corrente sanguínea e se disseminar amplamente.

■ Resposta imune mediada por célula

A imunidade mediada por célula fornece uma resposta aos fungos, parasitas e bactérias intracelulares. Ela também desempenha um papel importante na rejeição ou aceitação de determinados enxertos teciduais, na estimulação e regulação da produção de anticorpos e na defesa contra diversas alterações malignas.

Cada um desses linfócitos T, quando ativado por seu antígeno específico, migra para o tecido linfoide, onde ataca diretamente os antígenos e as células malignas e reguladores das respostas imunes celular e humoral.

A estimulação antigênica dos linfócitos T inicia a resposta celular. Essa etapa da resposta pode ser mediada por macrófagos que se ligam ao antígeno, facilitando seu reconhecimento. Os macrófagos produzem, então, as citocinas, que estimulam os linfócitos T, aumentam a proliferação do linfócito B e ativam os fagócitos. Os indivíduos com comprometimento da imunidade celular correm alto risco de infecções por patógenos que se replicam no interior das células, como vírus ou parasitas.

■ Resposta imune humoral

A resposta imune humoral ocorre no sangue e no líquido tecidual. Ela começa em resposta à maioria das bactérias, toxinas bacterianas e à fase extracelular da invasão viral. A imunidade humoral envolve dois tipos de proteínas séricas: Ig e complemento. A vitamina D pode diminuir a produção de Ig e alentecer a diferenciação dos precursores de linfócitos B no plasma.[3]

As Ig são moléculas de anticorpo produzidas pelos linfócitos B, que se diferenciam em plasmócitos e células de memória. Em seguida, os plasmócitos secretam anticorpos que se ligam aos antígenos; os complexos antígeno–anticorpo resultantes são ingeridos pelos fagócitos. Depois que os complexos são eliminados, as células de memória permanecem na circulação e no tecido linfoide para amadurecer em plasmócitos, quando o antígeno é novamente encontrado. As Ig são específicas para os antígenos e são de diversos tipos:

- A IgA (dois tipos) concentra-se nos líquidos orgânicos, como lágrimas, saliva e secreções dos sistemas respiratório e digestório; ela defende as portas de entrada do corpo
- A IgM tende a permanecer na corrente sanguínea, onde é efetiva na morte de bactérias
- A IgG (quatro tipos) é capaz de penetrar nos espaços teciduais e funciona de forma eficiente para cobrir os microrganismos antes que ocorra a fagocitose
- A IgD é encontrada, em sua maior parte, na membrana dos linfócitos B, onde se acredita que regule a ativação das células
- A IgE normalmente está presente apenas em quantidades residuais; ela é responsável pelos sintomas de alergia através da ativação dos mastócitos.

O complemento é uma série inespecífica de 15 proteínas sintetizadas pelos macrófagos que circulam na forma inativa na corrente vascular. Essas proteínas ativam umas às outras em uma sequência de cascata quando o primeiro complemento encontra um complexo antígeno–anticorpo. O produto final da cascata mata a célula-alvo.

O complemento é ativado pelo complexo antígeno–anticorpo (Figura 45.4).[2] O complemento facilita a interação antígeno–anticorpo e estimula todos os aspectos do processo inflamatório.

■ Respostas imunes combinadas

A resposta imune específica é complexa e envolve a interação de macrófagos, proteínas do complemento e os componentes celulares dos sistemas celular e humoral (Figura 45.5). Todos esses componentes agem em conjunto para destruir o antígeno,

Tabela 45.3 Tipos de linfócitos T e suas funções.

Tipo de célula	Função
Linfócitos T citotóxicos (T8)	Células de ataque direto, capazes de matar numerosos microrganismos; célula efetora predominante
	Células infectadas por vírus, células cancerosas e células transplantadas especialmente suscetíveis
Linfócitos T auxiliares indutores (T4)	As mais numerosas
	Desempenham um papel central na recuperação global da resposta imune
	Frequentemente denominadas "condutores mestre"
	Secretam linfocinas
Linfócitos T supressores (T8)	Atuam como controladores dos linfócitos T4 por retroalimentação negativa
	Podem limitar também a capacidade do sistema imune de atacar os tecidos corporais
Linfócitos T de memória	Sensibilizadas por antígenos durante respostas imunes específicas
	Permanecem armazenadas no organismo
	Capazes de iniciar uma resposta muito mais rápida pelos linfócitos T por ocasião de reexposição ao mesmo antígeno

Capítulo 45   Anatomia e Fisiologia dos Sistemas Hematológico e Imune   **925**

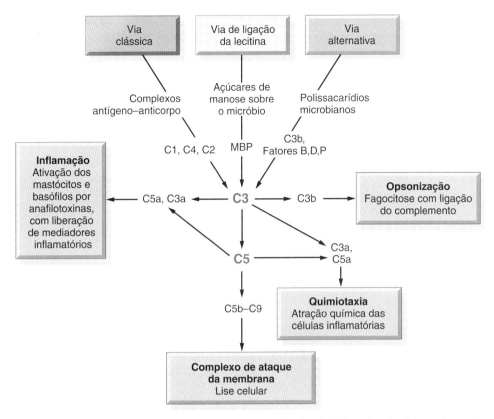

Figura 45.4 Vias clássica, da lecitina e alternativa do complemento. (De Porth CM: Pathophysiology: Concepts of Altered Health States, 7th ed. Philadelphia, PA: Lippincott Williams & Wilkins, 2005, p 381.)

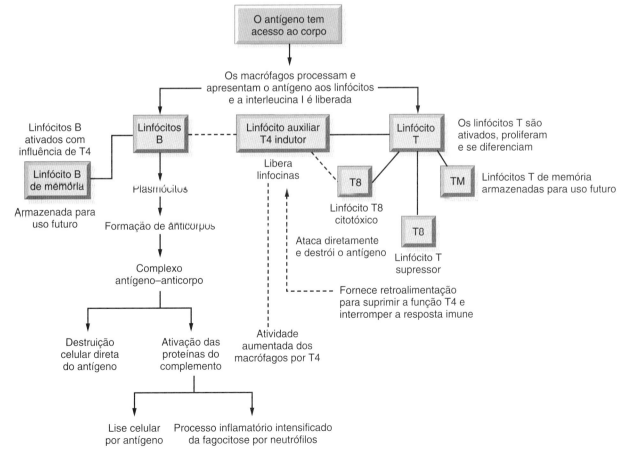

Figura 45.5 Representação esquemática das respostas imunes combinadas.

926 Parte 11 Sistemas Hematológico e Imune

Tabela 45.4 Fatores de risco para defesas do hospedeiro comprometidas.

Defesas do hospedeiro	Doenças, terapias e outras condições associadas a defeitos do hospedeiro
Função dos fagócitos comprometida	Radioterapia Deficiências nutricionais Diabetes melito Leucemias agudas Corticosteroides Agentes quimioterápicos citotóxicos Anemia aplásica Distúrbios hematológicos congênitos Alcoolismo
Deficiências do sistema complemento	Doença hepática Lúpus eritematoso sistêmico Anemia falciforme Esplenectomia Deficiências congênitas
Comprometimento da resposta imune mediada por célula (linfócitos T)	Radioterapia Deficiências nutricionais Envelhecimento Aplasia tímica AIDS Doença/linfomas de Hodgkin Corticosteroides Globulina antilinfocitária Disfunções congênitas do timo
Comprometimento da imunidade humoral (anticorpos)	Leucemia linfocítica crônica Mieloma múltiplo Hipogamaglobulinemia congênita Enteropatias perdedoras de proteína (doença inflamatória intestinal)
Interrupção das barreiras físicas/mecânicas/químicas	Lesão traumática Úlceras de decúbito/defeitos cutâneos Procedimentos médicos invasivos Doença vascular Doenças cutâneas Comprometimentos nutricionais Queimaduras Intubação respiratória Obstrução mecânica dos sistemas de drenagem do corpo, como os sistemas lacrimal e urinário Diminuição do nível de consciência
Comprometimento do sistema de fagócitos mononucleares	Doença hepática Esplenectomia

seja por meio de processos complexos que envolvem o ataque direto, seja por modulação por processos químicos. Os linfócitos T supressores fornecem uma retroalimentação para os linfócitos T4 auxiliares para conter essas reações de defesa quando elas não são mais necessárias, e as células de memória as reativam por ocasião da reexposição ao antígeno.

Resistência do hospedeiro comprometida

Os diversos componentes do sistema imune fornecem uma complexa rede de mecanismos que, quando íntegros, defendem o corpo de microrganismos estranhos e células malignas. Contudo, em algumas situações, os componentes do sistema podem falhar, resultando em resistência do hospedeiro comprometida. Com frequência, o estado de imunodepressão é quimicamente induzido por drogas ou medicamentos, como os corticosteroides e agentes quimioterápicos citotóxicos. As pessoas que adquirem uma infecção por causa de uma deficiência em qualquer uma de suas defesas do hospedeiro são referidas como imunocomprometidas ou imunodeprimidas.

Os efeitos exatos dos defeitos e os sintomas correlatos na defesa do hospedeiro variam de acordo com a parte do sistema imune afetada (Tabela 45.4). Os aspectos gerais associados ao comprometimento da resistência do hospedeiro incluem infecções recorrentes, infecções causadas por agentes em geral inócuos (organismos oportunistas), infecções crônicas, erupções cutâneas, diarreia, comprometimento do crescimento e suscetibilidade aumentada a determinados cânceres.

Desafios relacionados à aplicabilidade clínica

Questões rápidas

1. Acredita-se que um paciente esteja experimentando rejeição de órgão transplantado. Que mecanismo é responsável?
2. Quais são as principais diferenças entre as funções dos receptores *Toll-like* e das células dendríticas no funcionamento imune?
3. Um paciente com infecção por estafilococos desenvolve hipotensão, febre e PCR elevada. O que está acontecendo?

46
Avaliação do Paciente | Sistemas Hematológico e Imune

Patricia Gonce Morton

Objetivos de aprendizagem

Com base no conteúdo deste capítulo, o leitor deverá ser capaz de:

1. Descrever as áreas da história e do exame físico do paciente pertinentes à avaliação dos distúrbios hematológicos e imunes.
2. Diferenciar os exames diagnósticos utilizados para avaliar os distúrbios hematológicos e imunes.
3. Sintetizar os dados da história do paciente, do exame físico e da investigação diagnóstica para identificar os distúrbios hematológicos e imunes.
4. Descrever os aspectos essenciais da avaliação do paciente com imunocomprometimento.

Os distúrbios hematológicos e imunes englobam numerosas patologias, muitas das quais comportam risco de morte. Em geral, os distúrbios hematológicos podem ser classificados como produção excessiva ou deficiente de componentes hematológicos ou disfunção desses componentes. Geralmente, os distúrbios imunes são causados pela atividade deficiente ou excessiva dos elementos do sistema imune. Os distúrbios imunes podem ser herdados, ou adquiridos por intermédio de doenças ou tratamentos, como quimioterapia ou imunossupressão do transplante. Os sistemas hematológico e imune são complexos e estão muito inter-relacionados; portanto, os distúrbios ou disfunções de um sistema frequentemente alteram a eficácia do outro.

História

Uma história completa do paciente é essencial quando se avalia o paciente para um distúrbio hematológico ou imune potencial. Quando perguntado sobre sua queixa principal, o paciente pode mencionar sintomas que parecem vagos e não relacionados, razão pela qual é fundamental obter uma história detalhada. É importante ter em mente a complexa fisiologia desses sistemas quando se avalia a história de saúde do paciente (ver Capítulo 45). Depois de obter informações relacionadas com a queixa principal e a história da doença atual, a enfermeira pergunta sobre a história patológica pregressa do paciente, história familiar e história pessoal e social (Quadro 46.1).

Quadro 46.1 História de saúde hematológica e imune.

Queixa principal
- Descrição do problema pelo paciente

História da doença atual
- Exame completo dos seguintes sinais e sintomas (utilizando o formato NOPQRST; ver Quadro 17.1)
- Equimoses ou sangramento incomum, infecções frequentes, fadiga/mal-estar, cefaleia, tontura/distúrbio da marcha, dor, aumento dos linfonodos, febre, sudorese noturna, fraqueza, dor nos membros/claudicação, convulsões, perda de peso, dor abdominal, vômitos, intolerância ao calor, cicatrização deficiente das feridas, nevos

História patológica pregressa
- Doenças comuns da infância e imunizações – mononucleose, má absorção, hepatite, anemia perniciosa
- Problemas médicos agudos e crônicos anteriores, incluindo tratamentos e hospitalizações – anemia, câncer, infecções, anemia hemolítica autoimune/síndrome de Evans, hemocromatose, esferocitose hereditária, anemia ferropriva, policitemia, hemofilia, anemia falciforme, talassemia, trombocitopenia idiopática, deficiência de glicose-6-fosfato desidrogenase (G6PD), anemia aplásica, síndrome mielodisplásica, cirrose, HIV, traumatismo significativo, sepse
- Fatores de risco – exposição recente a benzenos, pesticidas, gás mostarda, agentes antineoplásicos
- Cirurgias anteriores – esplenectomia, cirurgia cardiotorácica, gastrectomia total
- Exames diagnósticos e intervenções anteriores – aspiração da medula óssea, radioterapia, quimioterapia, múltiplas transfusões de sangue, administração de hemoderivados (crioprecipitado)
- Medicamentos, incluindo fármacos com e sem prescrição, vitaminas, fitoterápicos e suplementos – agentes quimioterápicos, antibióticos, anti-hipertensivos, diuréticos, glicocorticoides, anti-inflamatórios não esteroides, ácido acetilsalicílico, heparina, varfarina, agentes antiplaquetários
- Alergias e reações a medicamentos, alimentos, corantes, látex e outros materiais
- Transfusões, inclusive tipo e data

História familiar
- Estado de saúde ou causa de morte dos pais e irmãos – câncer, anemia, distúrbios hematológicos herdados

História pessoal e social
- Tabagismo, álcool e substâncias
- Exposição a ambiente com substâncias químicas
- Dieta: consumo insuficiente de alimentos ricos em ferro, ácido fólico e vitamina B_{12}
- Padrões de sono – padrões alterados de sono
- Exercício

Revisão dos sistemas
- Cabeça e pescoço: infecções orais, sangramento gengival, epistaxe, aftas, faringite, textura lisa da língua, esclera com icterícia, palidez conjuntival, hemorragias retinianas
- Palpitações cardíacas: taquicardia, nova ocorrência de dor torácica
- Respiratório: infecções respiratórias altas ou baixas recentes, hemoptise
- Digestório: presença de sangue no vômito ou nas fezes, fezes alcatroadas, perda de peso não intencional
- Musculoesquelético: fraqueza, dor óssea, dor lombar, artralgia
- Neurológico: alterações do estado mental, dor ao toque
- Geniturinário: presença de sangue na urina, infecções do sistema urinário, menstruação profusa, sangramento vaginal

Tabela 46.1 Distúrbios hematológicos e imunes com base na história do paciente.

História do paciente	Distúrbio potencial
Doença crônica (inflamação, infecção)	Anemia
Deficiências nutricionais (ferro, folato, vitamina B_{12})	Anemia
Deficiências nutricionais (vitamina K, má absorção)	Coagulopatia
Disfunção endócrina (tireoide, hipófise)	Anemia
Hiperesplenismo	Anemia, trombocitopenia
Síndrome de imunodeficiência adquirida	Anemia, neutropenia
Neoplasia maligna	Pancitopenia
Exposição a substâncias químicas	Neutropenia, anemia hemolítica
Prótese de valva cardíaca ou enxerto vascular	Anemia hemolítica
Distúrbio vascular do colágeno	PTT
Reação de hipersensibilidade	PTT
Infecção viral, bacteriana ou fúngica	PTT
Uremia	Coagulopatia
Alcoolismo crônico	Coagulopatia
Doença hepática	Coagulopatia, trombose
Vasculite	Trombose
Aterosclerose	Trombose
Doença pulmonar obstrutiva crônica	Policitemia
Tabagismo	Policitemia
Doença cardíaca congênita	Policitemia
Terapias/medicamentos anteriores	
Heparina	Trombocitopenia
Antibióticos	Agranulocitose
Carbamazepina	Agranulocitose
Agentes alquilantes	Leucemia, linfoma, pancitopenia
Transfusão sanguínea	Anemia
Ácido acetilsalicílico, agentes anti-inflamatórios não esteroides	Coagulopatia
Varfarina	Coagulopatia
Esteroides	Leucocitose
Vários medicamentos, substâncias químicas e toxina (ver Quadro 49.1)	Anemia hemolítica
História familiar	
Anemia falciforme	Anemia
Talassemia	Anemia
Anemia hemolítica congênita	Anemia
Distúrbios policitêmicos	Policitemia vera
Doença de von Willebrand	Distúrbio hemorrágico
Hemofilia	Distúrbio hemorrágico

Quadro 46.2 **Considerações para o paciente idoso.**

Fatores de risco para distúrbios hematológicos

- A ingesta diminuída de ferro, em consequência de má dentição (dificuldade em mastigar carnes) ou de uma renda fixa (impedindo a aquisição de fontes de ferro, como carne ou suplementos), pode colocar o idoso em risco de anemia ferropriva
- Os indivíduos idosos podem apresentar sangramento gastrintestinal de baixo grau, em consequência do uso de agentes anti-inflamatórios não esteroides para o tratamento de artrite, hemorroidas ou pólipos, ou câncer de cólon não diagnosticado. Essa perda de sangue também pode colocá-los em risco de anemia ferropriva
- A má absorção de vitamina B_{12} (em consequência de gastrite atrófica) coloca o indivíduo idoso em risco de anemia megaloblástica
- A função imune em declínio coloca o indivíduo idoso em risco de leucemia, linfoma e mieloma múltiplo
- A terapia com anticoagulante (p. ex., para tratamento da fibrilação atrial) pode resultar em disfunção plaquetária, colocando o indivíduo idoso em risco de hemorragia. Trata-se de um risco particularmente significativo em idosos que estejam desorientados ou que apresentem mobilidade diminuída

---

A história de imunização e a ocupação do paciente podem fornecer indícios valiosos. A história é concluída com uma revisão dos sistemas relevantes. A Tabela 46.1 resume as condições e os tratamentos que podem predispor os pacientes aos distúrbios hematológicos e imunes (ver Capítulos 48 e 49). O Quadro 46.2 sumariza as considerações especiais para pacientes idosos.

Exame físico

O exame físico completo é necessário para identificar os sinais físicos que podem indicar um distúrbio do sistema hematológico ou imune. A Tabela 46.2 resume as alterações físicas que podem sugerir vários distúrbios desses sistemas. (Muitos desses distúrbios são descritos ainda no Capítulo 49.)

O exame físico do paciente com comprometimento hematológico ou imunocomprometimento foca em quatro áreas principais: a pele, o fígado, o baço e os linfonodos. O exame deve ser completo para ajudar a identificar a origem exata do problema. A enfermeira examina a pele do paciente quanto a palidez ou icterícia, bem como sinais de sangramento anormal. Ela também avalia as articulações do paciente quanto a dor, edema e amplitude de movimento limitado, que podem sugerir hemartrose por coagulopatia ou por anemia falciforme. O sangramento mucocutâneo superficial e uma distribuição dependente das petéquias podem indicar trombocitopenia, enquanto grupos de petéquias pruriginosas e palpáveis podem sugerir vasculite. A púrpura superficial extensa, os hematomas profundos ou as hemartroses podem indicar um distúrbio da coagulação. A enfermeira também observa exantemas cutâneos, prurido e escoriações. É necessário examinar os membros quanto a áreas de rubor, hipersensibilidade, calor ou edema, que podem indicar tromboflebite. As úlceras de perna e tornozelo podem estar presentes em pacientes com anemia falciforme. A enfermeira examina se há cianose perilabial e nos leitos ungueais; o baqueteamento digital também pode estar presente nos pacientes com hipoxemia crônica. Para mais informações sobre a avaliação das unhas, ver Capítulo 51.

A enfermeira também examina os olhos e a boca do paciente. As alterações visuais podem indicar hiperviscosidade decorrente da policitemia ou infartos retinianos que estão associados à anemia falciforme. As narinas, as gengivas e a mucosa bucal deverão ser examinadas quanto a sinais de sangramento. O exame oral é um bom momento para perguntar sobre a ocorrência de sangramento das gengivas quando o paciente escova os dentes. A palidez da mucosa oral pode ser um indicador significativo de anemia. As alterações da língua podem acontecer nos pacientes com deficiência de ferro e anemias megaloblásticas. A inspeção da garganta e a palpação dos linfonodos deverão ser realizadas para examinar se há infecção ou neoplasia maligna. A Figura 46.1 mostra a localização dos linfonodos no pescoço.

A taquicardia e a taquipneia podem estar presentes nos pacientes com anemia ou infecção. Uma bulha cardíaca B_4 pode ser auscultada em uma pessoa com anemia grave.

Capítulo 46 Avaliação do Paciente | Sistemas Hematológico e Imune **929**

Tabela 46.2 Achados indicativos de possíveis distúrbios hematológicos ou imunes.

Achados físicos[a]	Informação relacionada obtida da história do paciente	Possível distúrbio
Palidez, dispneia, tontura, taquicardia, glossites	Fadiga Cefaleia Pica (desejo compulsivo de comer argila, goma de passar roupa, terra ou gelo)	Anemia ferropriva
Iguais aos anteriores, e também língua lisa, estomatite, icterícia, parestesias, ataxia da marcha, alterações do estado mental	Fadiga Cefaleia Embranquecimento prematuro dos cabelos	Anemia megaloblástica
Sangramento (equimoses, petéquias, epistaxe, hemorragia), palidez, tontura, taquicardia	Fadiga Cefaleia História de infecções frequentes (p. ex., respiratória alta, celulite, perirretal) Infecção viral breve (hepatite, mononucleose infecciosa, HIV, citomegalovírus) História familiar de anemia aplásica	Anemia aplásica
Palidez das conjuntivas, mucosas, palmas das mãos e plantas dos pés; dispneia; tontura; taquicardia; dor óssea; dor torácica ou abdominal; esplenomegalia; febre; úlceras de perna e maléolos; hematúria indolor	Origem afrodescendente História familiar de anemia falciforme Infecções frequentes Comprometimento da visão Lesão das articulações Insuficiência renal crônica História de acidente vascular cerebral	Anemia falciforme
Palidez, dispneia, tontura, icterícia, esplenomegalia, colelitíase	Origem mediterrânea, bem como do Oriente Médio, Sul e Sudeste Asiático e África	Talassemia
Esplenomegalia, hepatomegalia, pletora facial e conjuntival, hipertensão, prurido, tontura, cefaleia, trombose, tromboflebite	Distúrbios visuais Desconforto epigástrico Insuficiência cardiovascular Tendência hemorrágica Dormência e queimação dos dedos dos pés (devido à insuficiência vascular periférica)	Policitemia
Aftas, faringite, linfadenopatia, esplenomegalia, hepatomegalia, infecção (os sinais de infecção podem ser mínimos)	História de infecções graves recorrentes Fadiga Tratamento recente com radioterapia ou quimioterapia	Leucopenia
Infecção, sangramento, dor óssea, esplenomegalia, lesões cutâneas e gengivais, leucostasia se a contagem de leucócitos estiver extremamente elevada (cefaleia, confusão, infartos do sistema nervoso central, insuficiência respiratória aguda, infartos pulmonares)	História de infecções recorrentes Fadiga Anorexia Perda de peso	Leucemia aguda ou crônica
Dor óssea, palidez, fraqueza, fadiga	História de infecções recorrentes Insuficiência renal Hipercalcemia (sede, letargia, confusão, poliúria, constipação intestinal)	Mieloma múltiplo
Perda de peso, febre, sudorese noturna, linfadenopatia indolor, esplenomegalia, dor abdominal	Fadiga Anorexia História de infecções bacterianas ou virais	Doença de Hodgkin ou linfoma não Hodgkin
Sangramento mucocutâneo superficial, petéquias nas áreas dependentes do corpo, epistaxe, hemoptise, hematêmese, hematúria, sangramento retal, sangramento vaginal, hemorragia intra-abdominal (dor abdominal difusa, inquietação, ansiedade, palidez, rigidez, coloração escura da pele do abdome, taquicardia, taquipneia e hipotensão), sangramento intracraniano (cefaleia, vômitos, diminuição do nível de consciência, papiledema, bradicardia)	História de infecção viral ou bacteriana Hiperesplenismo Neoplasias malignas que acometem a medula óssea História de distúrbios imunes Alcoolismo Gravidez	Trombocitopenia
Confusão, cefaleia, alteração do estado mental, paresia, afasia, disfagia, coma, convulsões	Parestesias Distúrbios visuais	PTT
Púrpura superficial, sangramento mucocutâneo, hemorragia, dor e edema articular (em decorrência do sangramento dentro das articulações), hematomas profundos	História de sangramento excessivo ou recorrente no paciente ou em membros de sua família Alcoolismo Hepatite Doença hepática Desnutrição Síndromes de má absorção (afetando a absorção de vitamina K pelo tubo gastrintestinal)	Distúrbio da coagulação

[a]Os achados listados nem sempre estão presentes.

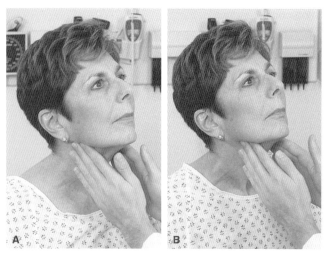

Figura 46.1 **A.** Palpação dos linfonodos tonsilares. **B.** Palpação dos linfonodos submandibulares. (De Weber J, Kelley J: Health Assessment in Nursing, 5th ed. Philadelphia, PA: Wolters Kluwer/Lippincott Williams & Wilkins, 2014, p 287.)

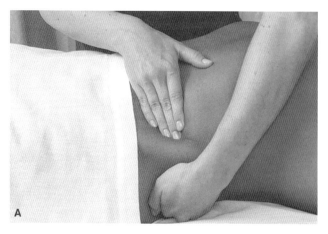

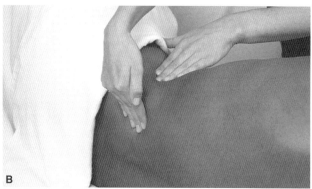

Figura 46.2 **A.** Palpação do baço em decúbito dorsal. **B.** Palpação do baço em decúbito lateral. (De Weber J, Kelley J: Health Assessment in Nursing, 5th ed. Philadelphia, PA: Lippincott Williams & Wilkins, 2014, pp 495, 500.)

Dispneia de esforço e alterações ortostáticas na pressão arterial podem ser outros sintomas da anemia, não apenas insuficiência de volume. Muitos pacientes apresentam dor torácica de início recente, agravada pela anemia. À medida que o corpo perde a capacidade de transporte de oxigênio em decorrência da perda de hemoglobina, o miocárdio fica estressado e pode desencadear angina. É necessário proceder a uma ausculta pulmonar completa e inspeção do escarro, quando presente, para excluir infecção pulmonar e hemoptise. Sintomas de claudicação intermitente (ver Capítulo 19) e a angina de peito (ver Capítulo 21) indicam problemas com a liberação de oxigênio nos pacientes com policitemia. A policitemia é uma doença mieloproliferativa incomum, caracterizada pela produção excessiva de eritrócitos. O número aumentado de eritrócitos resulta em aumento no volume e na viscosidade do sangue, bem como em obstrução dos vasos sanguíneos da microcirculação, levando a uma redução da perfusão tecidual.[4] Subsequentemente, os pacientes com policitemia apresentam comumente hipertensão como parte da resposta simpática à perfusão tecidual diminuída.

Os achados pertinentes do exame físico das regiões abdominal e pélvica incluem linfadenopatia, esplenomegalia e hepatomegalia, que podem indicar diversas condições hematológicas ou imunes. A Figura 46.2 mostra a técnica de palpação do baço com a pessoa em decúbito dorsal e decúbito lateral. A Figura 46.3 mostra os graus de esplenomegalia. A enfermeira também deve realizar uma avaliação completa à procura de infecção do sistema urinário, infecções vaginais (incluindo as causadas por leveduras) e inflamação perirretal. Além disso, deve verificar todas as secreções e líquidos corporais (fezes, urina, vômito ou secreções gástricas) quanto à presença de sangue.

Anormalidades neurológicas podem estar presentes nos pacientes com condições hematológicas. Estado mental alterado, paresia, afasia, disfasia, coma, convulsões, parestesia e problemas visuais podem ser causados por púrpura trombocitopênica trombótica (PTT; ver Capítulo 49). Um nível alterado de consciência, papiledema, vômitos e bradicardia com pressão de pulso alargada são sinais de aumento da pressão intracraniana, que pode ser causado por sangramento intracraniano nos pacientes com coagulopatia.

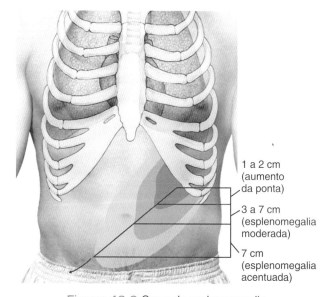

Figura 46.3 Graus de esplenomegalia.

Exames diagnósticos e interpretação dos resultados

Os resultados dos exames laboratoriais constituem, habitualmente, os determinantes mais sensíveis e específicos dos problemas hematológicos e imunes. Exames especializados podem ser necessários para determinar se os componentes estão funcionando adequadamente. Como os pacientes com

Capítulo 46 Avaliação do Paciente | Sistemas Hematológico e Imune

apresentações graves de condições hematológicas e imunes podem ser observados na unidade de terapia intensiva (UTI), os exames para diferenciar as condições e suas etiologias são aqui apresentados.

Exames para avaliar os eritrócitos (hemácias)

Os eritrócitos são essenciais para a oxigenação dos tecidos. Uma produção excessiva de eritrócitos resulta em policitemia, a qual é indicada por alto nível de hematócrito e aumento de massa eritrocitária (ver Capítulo 49). A anemia é uma condição marcada por diminuição na massa dos eritrócitos provocada pela produção diminuída de eritrócitos, aumento da destruição de eritrócitos, uma combinação dessas duas condições ou perda sanguínea aguda. Todos os pacientes que estão sendo avaliados para a anemia deverão fazer um hemograma completo (HC) com índices eritrocitários, contagem de reticulócitos, exames dos níveis de ferro e análise do esfregaço periférico. Anormalidades nos resultados desses exames indicam a necessidade de exames subsequentes.

■ Hemograma completo

O hemograma completo fornece uma indicação global da produção de eritrócitos, leucócitos e plaquetas pela medula óssea. Ele também indica o nível de hemoglobina, o nível do hematócrito, os índices eritrocitários e a contagem diferencial de leucócitos do paciente. (Ver Capítulo 17, Tabela 17.2, para os valores normais da hemoglobina e do hematócrito.) Os pacientes habitualmente extraem cerca de 25% do oxigênio da hemoglobina saturada. Pode ocorrer aumento da extração de oxigênio em pacientes com anemia extrema. À medida que a extração aumenta, o mesmo ocorre com o débito de oxigênio e o estado de choque. A anemia de qualquer etiologia constitui um importante determinante na hipoxia tecidual.

■ Índices eritrocitários

Os índices eritrocitários referem-se aos valores laboratoriais que descrevem a estrutura ou a função dos eritrócitos. A Tabela 46.3 apresenta os índices eritrocitários e algumas condições que podem provocar resultados laboratoriais anormais.

Tabela 46.3 Índices eritrocitários | Anormalidades laboratoriais.

Exame	Valor normal	Significado	Possíveis causas para resultados anormais
Volume corpuscular médio	82 a 98 m³	Indica o volume médio de um eritrócito na amostra de sangue. Um baixo valor indica que os eritrócitos são menores do que o normal (microcíticos). Um valor elevado indica que os eritrócitos são maiores do que o normal (macrocíticos).	*Diminuído*: anemia (ferropriva, falciforme, hemolítica), α- ou β-talassemia, doença crônica, radioterapia, endocardite, diverticulite, autoanticorpos quentes. *Aumentado*: alcoolismo, cirrose, deficiência de folato, deficiência de vitamina B$_{12}$, pancreatite, leucemia linfocítica crônica, anemia aplásica
Hemoglobina corpuscular média	26 a 34 pg	Indica o peso médio da hemoglobina em cada eritrócito.	*Diminuída*: anemia (ferropriva, microcítica, normocítica). *Aumentada*: anemia (macrocítica, perniciosa), condições com crioaglutininas, presença de proteínas sanguíneas monoclonais, heparina sódica, heparina cálcica
Concentração de hemoglobina corpuscular média	31 a 38%	Indica a quantidade de hemoglobina no eritrócito, em comparação com o seu tamanho. Resultados expressos como hipocrômicos ou normocrômicos, referindo-se à concentração de hemoglobina e à coloração dos eritrócitos.	*Diminuída*: anemia (ferropriva, crônica, megaloblástica, microcítica, sideroblástica). *Aumentada*: crioaglutininas, esferocitose hereditária, hemólise intravascular, heparina cálcica, heparina sódica
Faixa de distribuição de tamanho dos eritrócitos	13,4 a 14,6%	Mede a quantidade de homogeneidade na faixa de distribuição de tamanho dos eritrócitos na amostra de sangue. Uma acentuada variação na faixa de distribuição dos eritrócitos indica que a faixa de distribuição de tamanho está elevada. Eritrócitos de tamanho similar indicam uma faixa de distribuição de tamanho dos eritrócitos baixa.	*Diminuída*: defeitos na reutilização do forro. *Aumentada*: estados de deficiência de ferro
Contagem de reticulócitos	1 a 2%	Indica a quantidade de eritrócitos imaturos que foram recentemente liberados da medula óssea, expressa como percentual dos eritrócitos totais. Uma baixa contagem de reticulócitos na presença de eritrócitos diminuídos indica possível disfunção da medula óssea.	*Diminuída*: alcoolismo, anemia (aplásica, ferropriva, megaloblástica, perniciosa), infecção crônica, mixedema, radioterapia. *Aumentada*: anemia hemolítica, hemorragia, leucemia, malária, policitemia, gravidez, anemia falciforme, talassemia, púrpura trombocitopênica trombótica

(continua)

932 Parte 11 Sistemas Hematológico e Imune

Tabela 46.3 Índices eritrocitários | Anormalidades laboratoriais. *(Continuação)*

Exame	Valor normal	Significado	Possíveis causas para resultados anormais
Ferro sérico	Homens adultos: 50 a 160 µg/dℓ Mulheres adultas: 40 a 150 µg/dℓ	Indica a quantidade de ferro no soro. Um baixo nível sérico de ferro precisa ser correlacionado com outros exames (*i. e.*, ferritina, transferrina e capacidade total de ligação do ferro) para determinar a presença de anemia ferropriva.	*Diminuído*: perda sanguínea aguda, anemia ferropriva, gastrectomia, má absorção, neoplasia maligna, artrite reumatoide, uremia *Aumentado*: hepatite aguda, anemia aplásica, transfusão de sangue, hemocromatose, intoxicação por chumbo, anemia perniciosa, talassemia, deficiência de vitamina B_6
Ferritina sérica	Homens adultos: 15 a 200 ng/mℓ Mulheres adultas: ≤ 40 anos 11 a 122 ng/mℓ Mulheres adultas: > 40 anos 12 a 263 ng/mℓ	Correlaciona-se bem com o tamanho das reservas de ferro no organismo. A ferritina é armazenada no fígado e no sistema reticuloendotelial e liberada no soro para suprir a demanda de ferro do organismo.	*Diminuída*: hemodiálise, doença inflamatória intestinal, anemia ferropriva, cirurgia gastrintestinal, gravidez *Aumentada*: anemia (crônica, hemolítica, megaloblástica, perniciosa, sideroblástica), infecção crônica, inflamação crônica, doença renal crônica, ingestão excessiva de ferro, doença hepática, neoplasia maligna, múltiplas transfusões de sangue, artrite reumatoide, talassemia
Capacidade total de ligação do ferro	250 a 400 mg/dℓ	Indica a quantidade máxima de ferro que pode ligar-se à transferrina. Útil para diferenciar a anemia dos distúrbios inflamatórios crônicos.	*Normal*: distúrbios inflamatórios crônicos *Aumentada*: anemia ferropriva
Transferrina sérica	200 a 400 mg/dℓ	Proteína plasmática que transporta o ferro através de sua ligação a receptores de transferrina sérica. Surgindo como um indicador mais sensível da deficiência de ferro, podendo substituir índices mais convencionais (ferro sérico e ferritina).	*Diminuída*: cirrose, hemocromatose, estados inflamatórios, doença renal, hemorragia, hepatite, hipotireoidismo, anemia microcítica, anemia perniciosa, talassemia *Aumentada*: estados de deficiência de ferro

Dados de Chernecky CC, Berger BJ: Laboratory Tests and Diagnostic Procedures, 6th ed. St. Louis, MO: Saunders, 2013.

■ Esfregaço periférico

O esfregaço periférico pode indicar distúrbios da estrutura dos eritrócitos. Diversas anormalidades detectadas ao se examinar o esfregaço periférico são listadas na Tabela 46.4, juntamente com os exames adicionais que podem ser apropriados.

Os eritrócitos maduros não contêm um núcleo. Os eritrócitos nucleados amadurecem na medula óssea e, normalmente, não estão presentes no sangue periférico. Eles aparecem no esfregaço periférico depois de estimulação profunda, como a da hemorragia aguda, hipoxemia, anemia hemolítica ou anemia megaloblástica. Se essas causas forem excluídas, o aparecimento de eritrócitos nucleados pode ser causado por processos infiltrativos na medula óssea, devido a neoplasia maligna, mielofibrose ou granuloma. Os eritrócitos nucleados também podem ser observados nos pacientes asplênicos, porque o baço normalmente reconhece e remove essas células anormais.

Os esferócitos e eliptócitos são eritrócitos de morfologia anormal. Em geral, eles aparecem nos pacientes com um distúrbio hereditário que provoca defeitos na membrana do eritrócito. Essas células irregulares são aprisionadas e destruídas no baço, gerando anemia hemolítica. Os exames para avaliação da fragilidade osmótica do eritrócito revelam que essas células têm mais tendência a sofrer lise que os eritrócitos normais. A desidrogenase láctica sérica e os níveis séricos de bilirrubina deverão ser solicitados quando se suspeita de hemólise.

A presença de formação de *rouleaux* (os eritrócitos no esfregaço periférico assemelham-se a uma pilha de moedas) pode indicar mieloma múltiplo.[1] Quando os achados clínicos sustentam essa suspeita, a eletroforese das proteínas séricas e a análise da urina para a proteína de Bence Jones são as próximas etapas na determinação de um diagnóstico.

As células-alvo, as células falciformes e as inclusões citoplasmáticas eritrocitárias no esfregaço periférico sugerem a necessidade de eletroforese e análise de hemoglobina e dos níveis de hemoglobina F e A2. As anemias mais comuns diagnosticadas dessa maneira são a β-talassemia e a anemia falciforme.

A presença de esquistócitos em um paciente com uma prótese valvar cardíaca pode indicar hemólise mecânica. Os esquistócitos em um paciente com febre, trombocitopenia, disfunção renal e anormalidades neurológicas exigem intervenções imediatas para a suspeita de PTT (ver Capítulo 49).

Exames para avaliar os leucócitos

Como os leucócitos detectam e destroem os patógenos, uma contagem elevada de leucócitos em geral indica infecção e tende a se correlacionar com a gravidade da infecção.

■ Contagem de leucócitos

A contagem de leucócitos mede os leucócitos circulantes e sempre deve ser avaliada em conjunto com a contagem diferencial de leucócitos e com a condição clínica do paciente. A contagem diferencial dos leucócitos é relativa e descreve os percentuais dos subtipos de leucócitos (neutrófilos, eosinófilos,

Tabela 46.4 Anormalidades dos eritrócitos no esfregaço periférico.

Anormalidade	Diagnósticos potenciais	Exames adicionais
Eritrócitos nucleados	Hemorragia aguda, hipoxia, anemia megaloblástica	Níveis de vitamina B_{12} e folato; avaliar a presença de sangramento; saturação de O_2, gasometria arterial para hipoxia
Esferócitos, eliptócitos	Anemia hemolítica da esferocitose hereditária, eliptocitose hereditária	Contagem de reticulócitos, bilirrubina sérica, lactato desidrogenase sérica, teste de Coombs direto, fragilidade osmótica
Formação de *rouleaux*	Mieloma múltiplo	Eletroforese das proteínas séricas, urina para proteínas de Bence Jones
Células-alvo, células falciformes, inclusões citoplasmáticas eritrocitárias	Anemia falciforme, talassemia	Exames da hemoglobina (eletroforese da hemoglobina, hemoglobina F e A_2)
Esquistócitos	Púrpura trombocitopênica trombótica, hemólise mecânica	Contagem de reticulócitos, lactato desidrogenase sérica, bilirrubina sérica, exames da coagulação, ausculta cardíaca

basófilos, monócitos e linfócitos). Os subtipos de leucócitos também podem ser medidos utilizando números absolutos. É importante considerar os valores tanto absolutos quanto relativos dos subtipos de leucócitos quando se avalia a contagem diferencial. Por exemplo, 60% de neutrófilos segmentados podem estar aparentemente dentro dos limites da normalidade; entretanto, se a contagem total de leucócitos for de 18.000 células/mm^3, o valor absoluto (18.000 × 0,60) é de 10.800 células/mm^3, que está bem acima do normal. A Tabela 46.5 indica os valores normais para a contagem absoluta e para a contagem diferencial dos leucócitos.

Condições outras que não a infecção que podem elevar a contagem de leucócitos incluem uso de esteroides, trauma, estresse, leucemia, hemorragia, necrose tecidual e desidratação.[2-4] A Tabela 46.5 resume as anormalidades da produção excessiva de leucócitos e as causas fisiológicas potenciais. Em alguns casos, os pacientes com leucemia apresentam contagens de leucócitos maiores que 100.000 células/mm^3 por causa da excessiva produção de células blásticas (granulócitos imaturos) na medula óssea. Esses pacientes estão em risco para leucostase, na qual os blastos se agregam nos capilares do cérebro e dos pulmões. Os achados clínicos da leucostase incluem cefaleia, confusão, infartos do sistema nervoso central, insuficiência respiratória aguda e infiltrados pulmonares.

Em geral, uma contagem de leucócitos baixa indica produção diminuída provocada pela terapia imunossupresora ou por um distúrbio da produção da medula óssea decorrente de processos infiltrativos ou de falência da medula óssea. As diminuições nos neutrófilos circulantes podem ser causadas por produção diminuída provocada por lesão da medula óssea, infiltração da medula óssea, deficiências nutricionais ou defeitos congênitos das células-tronco na medula óssea. Outras causas de neutropenia são sequestro e destruição esplênicos, destruição de granulócitos imunomediada ou infecção avassaladora. A linfocitopenia é mais comumente causada por neoplasia maligna, seguida pela doença vascular do colágeno. A síndrome da imunodeficiência adquirida (AIDS) e o complexo relacionado com a AIDS são outras etiologias notáveis de linfocitopenia (ver Capítulo 48).

934 Parte 11 Sistemas Hematológico e Imune

Tabela 46.5 Contagem de leucócitos e contagem diferencial | Anormalidades laboratoriais.

Exame	Valor normal: relativo	Valor normal: absoluto (células/mm³)	Significado	Possíveis causas para os resultados anormais
Contagem de leucócitos		4.500 a 10.000	Mede o número de leucócitos	Infecção, inflamação, leucemia, traumatismo, estresse
Contagem diferencial	A soma dos percentuais dos vários tipos de leucócitos deve totalizar 100%		Descreve o percentual de cada tipo de leucócito encontrado no sangue	Ver exemplos dos tipos específicos adiante
Granulócitos	50 a 70%		Tipo de leucócito caracterizado pela presença de grânulos no citoplasma	Ver os subtipos específicos de granulócitos adiante
Neutrófilos segmentados	50 a 70%	2.500 a 7.000	Neutrófilo maduro com núcleos segmentados em lobos	*Aumentados*: infecção bacteriana, distúrbio inflamatório, destruição tecidual, neoplasia maligna, hemólise induzida por medicamentos, cetoacidose diabética, distúrbios mieloproliferativos, idiopático, tabagismo, obesidade *Diminuídos*: comprometimento do sistema imune, medula óssea deprimida, *bypass* de coração–pulmão, hemodiálise, infecção maciça, tuberculose, febre tifoide
Bastões	1 a 3%	135 a 500	Neutrófilo imaturo com núcleos que apresentam bordas lisas, não segmentado	*Aumentados*: estresse agudo, infecção bacteriana ativa *Diminuídos*: comprometimento do sistema imune
Eosinófilos	1 a 3%	100 a 300	Também conhecidos como acidófilos (afinidade com ácido), combatem as infecções causadas por parasitas; desempenham um papel nas reações alérgicas; provocam broncoconstrição na asma	*Aumentados*: infecção parasitária, asma, alergias, dermatoses (urticária e eczema), insuficiência suprarrenal *Diminuídos* (observação: uma baixa contagem de eosinófilos não é motivo de preocupação); doença de Cushing; administração de glicocorticoides; vários agentes farmacêuticos
Basófilos	0,4 a 1%	40 a 100	Mecanismo semelhante aos mastócitos nas reações alérgicas; estimulados pela ligação da imunoglobulina E a antígenos; liberam mediadores pró-inflamatórios	*Aumentados*: hiperlipidemia, infecções virais (varíola, varicela), condições inflamatórias (colite ulcerativa, sinusite crônica, asma), linfoma de Hodgkin, aumento dos estrogênios, hipotireoidismo, distúrbios mieloproliferativos *Diminuídos*: estresse, hipertireoidismo, gravidez
Monócitos	4 a 6%	200 a 600	Os monócitos transformam-se em macrófagos após a sua migração para os tecidos; os macrófagos realizam a fagocitose	*Aumentados*: infecção viral, infecção parasitária, distúrbios mieloproliferativos, doença inflamatória intestinal, sarcoidose, cirrose, reações medicamentosas *Diminuídos*: administração de glicocorticoides, anemia aplásica, anemia linfocítica
Linfócitos	25 a 35%	1.700 a 3.500	Fonte primária de defesa viral e produção de anticorpos	*Aumentados*: infecções virais, coqueluche, tuberculose, leucemia linfoblástica aguda, infecção por citomegalovírus, mononucleose, pós-transfusão, esplenomegalia, hipertireoidismo, distúrbio do tecido conjuntivo *Diminuídos*: AIDS, supressão da medula óssea, anemia aplásica, uso de esteroides, distúrbios neurológicos (esclerose múltipla, miastenia *gravis*, síndrome de Guillain-Barré)

Capítulo 46 Avaliação do Paciente | Sistemas Hematológico e Imune **935**

Existem inúmeras anormalidades potenciais na contagem diferencial dos leucócitos. Um desvio para a esquerda refere-se a um aumento no número de bastões (precursores dos neutrófilos), o que comumente indica um processo infeccioso. A presença de blastos no sangue periférico sempre é um achado anormal e sugere a presença de leucemia ou de um distúrbio mieloproliferativo.

■ Exames de linfócitos T e B

Conforme discutido no Capítulo 45, os linfócitos são classificados como T e B. Os linfócitos T são importantes na capacidade do organismo para diferenciar entre o próprio e o não próprio. Os anticorpos monoclonais contra proteínas específicas de superfície dos linfócitos são usados para identificar os tipos de linfócitos circulantes e suas populações de subgrupos, que podem ser úteis na caracterização das neoplasias malignas hematológicas e na identificação de doenças imunológicas e autoimunes. Um exemplo específico disso é a avaliação da subpopulação $CD4^+$ dos linfócitos T nos pacientes com AIDS. A Tabela 46.6 lista possíveis causas de linfocitose e linfopenia.

Quando um antígeno estimula os linfócitos B, estes diferenciam-se em plasmócitos e produzem anticorpos. Embora os plasmócitos residam no tecido linfoide, sua produção de anticorpos pode ser avaliada por meio da eletroforese das proteínas séricas e urinárias. As doenças autoimunes ocorrem quando o corpo produz anticorpos direcionados contra seus próprios tecidos. Essas doenças podem ser órgão-específicas (p. ex., doença de Graves na tireoide) ou amplamente disseminadas e envolver múltiplos órgãos, como o lúpus eritematoso sistêmico, que pode atacar quase todos os sistemas do corpo. Os exames laboratoriais envolvem a detecção dos anticorpos séricos contra diversos tecidos. A proteína C reativa, o anticorpo antinuclear, o fator reumatoide e a velocidade de hemossedimentação são exames adicionais usados no diagnóstico de distúrbios autoimunes.[1]

Exames para avaliar os distúrbios da hemostasia primária

Quaisquer exames laboratoriais para avaliar a disfunção hematológica deverão ser orientados por informações obtidas na história e no exame físico. A história familiar, as condições clínicas subjacentes e a duração, assim como o tipo de sangramento anormal podem indicar os exames apropriados e a pesquisa diagnóstica. Como os distúrbios hematológicos e imunes são tão disseminados no organismo humano, a enfermeira precisa ter cuidado para não omitir sintomas inócuos. A história do paciente deve ser completa.

Os distúrbios da hemostasia primária são causados por distúrbios das plaquetas e dos pequenos vasos sanguíneos, resultando em sangramento discreto. Por exemplo, o sangramento mucocutâneo, petéquias e púrpura superficial podem constituir sinais precoces de doença crítica iminente. As plaquetas diminuídas ou o aumento da fragilidade capilar podem provocar o aparecimento súbito de petéquias, principalmente nas áreas pendentes, como os membros inferiores.

■ Contagem de plaquetas

A fase primária da hemostasia envolve a agregação das plaquetas no local da lesão vascular. Essas plaquetas iniciam a cascata da coagulação, que resulta em depósito de fibrina no local da lesão para estabilizar o coágulo (hemostasia secundária). Ver Capítulo 45, Figura 45.2, para uma ilustração dos processos que acontecem durante a hemostasia.

Quando avaliamos a hemostasia primária, obtemos primeiramente uma contagem de plaquetas a partir do hemograma completo. Uma contagem de plaquetas inferior a 150.000/mm^3 é anormal, mas o sangramento por trombocitopenia isoladamente não acontece habitualmente, a menos que a contagem de plaquetas caia abaixo de 20.000/mm^3. No entanto, o sangramento prolongado devido a cirurgia ou trauma pode ocorrer com contagens de plaquetas de 40.000 a 50.000/mm^3. A hemorragia grave espontânea pode acontecer quando as contagens de plaquetas alcançam 5.000 a 10.000/mm^3. A trombocitopenia pode ser causada pela produção diminuída na medula óssea, sequestro esplênico devido à esplenomegalia ou destruição periférica das plaquetas pelo próprio sistema imune do corpo. A coagulação intravascular disseminada (CID) e a PTT (ver Capítulo 49) são outros distúrbios graves que envolvem baixas contagens de plaquetas. Os medicamentos são os primeiros associados como suspeitos na trombocitopenia (Quadro 46.3); uma vez excluídos, a enfermeira passa para outras causas (Quadro 46.4). Por fim, é preciso considerar que algumas pessoas podem produzir quantidades adequadas de plaquetas, mas que funcionam de maneira anormal.

Tabela 46.6 Possíveis causas de linfocitose e linfopenia.

Achado	Possíveis causas
Linfocitose	Leucemia linfocítica, vírus Epstein-Barr, infecção viral do sistema respiratório superior, infecção por citomegalovírus, sarampo, caxumba, catapora, infecção aguda pelo HIV, hepatite infecciosa, tuberculose, doença de Crohn
Linfopenia	Anemia aplásica, doença de Hodgkin, síndrome da imunodeficiência adquirida, insuficiência cardíaca congestiva
	Os medicamentos incluem: agentes quimioterápicos, medicamentos imunossupressores, radioterapia

Dados de Fischbach FT, Dunning MB: A Manual of Laboratory and Diagnostic Tests, 9th ed. Philadelphia, PA: Wolters Kluwer: Lippincott Williams & Wilkins, 2014.

Quadro 46.3 **Segurança do paciente.**

Medicamentos que diminuem a produção ou função das plaquetas

Os medicamentos listados abaixo podem causar complicações, interações ou outros efeitos não desejados.

- Ácido acetilsalicílico
- Barbitúricos
- Cimetidina
- Agentes quimioterápicos
- Cloranfenicol
- Clorotiazidas
- Digitálicos
- Digoxina
- Furosemida
- Gliburida
- Ibuprofeno
- Penicilina
- Fenobarbital
- Quinidina
- Estreptomicina
- Sulfonilureias
- Tetraciclinas

Dados de Fischbach FT, Dunning MB: A Manual of Laboratory and Diagnostic Tests, 9th ed. Philadelphia, PA: Wolters Kluwer: Lippincott Williams & Wilkins, 2014.

Quadro 46.4 Causas de distúrbios plaquetários na unidade de tratamento intensivo.

Trombocitopenia

- Heparina (1 a 3%)
- Sepse (> 50%)
- AIDS (40 a 60%)
- CID
- PTT

Função plaquetária anormal

- Insuficiência renal
- *Bypass* cardiopulmonar
- Ácido acetilsalicílico
- Dextrana

A incidência dos distúrbios plaquetários está indicada entre parênteses.

De Marino PL: Marino's the ICU Book, 4th ed. Philadelphia, PA: Wolters Kluwer Health/Lippincott Williams & Wilkins, 2014.

Uma contagem de plaquetas elevada acima de 400.000/mm^3 indica aumento da produção de plaquetas ou menor destruição de plaquetas. Essas plaquetas podem funcionar de modo anormal, gerando sangramento e coagulação anormais. Uma causa de trombocitose primária é a doença da medula óssea. A trombocitose reativa é causada por inflamação crônica, infecção, desnutrição, estresse agudo, neoplasia maligna, esplenectomia e pelo estado pós-operatório.

■ Esfregaço periférico

Um esfregaço de sangue periférico pode revelar megatrombócitos (plaquetas grandes) que podem estar presentes durante a destruição prematura das plaquetas. Da mesma forma, observe que as plaquetas de alguns pacientes agrupam-se quando expostas ao ácido etilenodiamino tetra-acético (o anticoagulante usado no tubo de coleta de sangue com "tampa roxa"). O exame do esfregaço periférico mostra esse agrupamento, e um hemograma completo de repetição em um tubo de coleta sanguínea de "tampa verde" heparinizado revela uma contagem exata de plaquetas.

■ Teste da função plaquetária

O teste da função plaquetária é um método de triagem que avalia a função das plaquetas quanto à sua qualidade de adesão e agregação. Esse exame é valioso para avaliar a função das plaquetas em pacientes com menorragia, disfunção plaquetária induzida por medicamentos e gravidez de alto risco.

■ Tempo de sangramento

O tempo de sangramento avalia o intervalo de tempo necessário para que um coágulo se forme no local da lesão vascular. Um tempo de sangramento prolongado em um paciente com contagem de plaquetas normal pode indicar um distúrbio da função plaquetária que exige exames adicionais. É preciso lembrar que os pacientes podem apresentar sangramento até hemorragia com contagem normal de plaquetas quando estas não estão funcionando. Uma deficiência no fator VIIIR (doença de von Willebrand) resulta em capacidade diminuída das plaquetas para aderir à parede vascular lesionada. A uremia decorrente de insuficiência renal, medicamentos (principalmente ácido acetilsalicílico), alimentos e condimentos também pode provocar função plaquetária anormal. O Quadro 46.3 lista alguns medicamentos

conhecidos por diminuir a produção ou função plaquetária. Os exames da agregação plaquetária são feitos para detectar os distúrbios herdados ou adquiridos na função plaquetária.

■ Testes para anormalidades na coagulação

▶ **Tempo de protrombina e tempo de tromboplastina parcial ativada.** O rastreamento de anormalidades da coagulação inclui avaliar o tempo de protrombina (TP) e o tempo de tromboplastina parcial ativada (TTPa). O prolongamento de qualquer um desses dois exames indica deficiência ou inibição de fatores da coagulação.

O TP rastreia disfunção na via extrínseca, que inclui a tromboplastina tecidual e o fator VII, e na via comum, que inclui os fatores X, V, II e o fibrinogênio. O prolongamento do TP pode resultar de distúrbios como doença hepática, deficiência de vitamina K, deficiência de fatores da coagulação ou CID. Inúmeros medicamentos, inclusive alopurinol, ácido acetilsalicílico, antibióticos betalactâmicos, clorpropamida, digoxina, difenidramina e fenitoína sódica, também podem causar um TP prolongado. O TP também é utilizado para monitorar a resposta do paciente à terapia anticoagulante com varfarina. A razão normalizada internacional (INR) propicia um padrão comum para a interpretação do TP. O valor da INR depende da relação de sensibilidade do reagente da tromboplastina usado no laboratório com a Preparação de Referência Internacional. A avaliação do nível do anticoagulante e da dosagem de varfarina tem base na INR.

O TTPa mede quão bem estão funcionando as sequências de coagulação da via intrínseca (fatores XII, XI, IX e VIII) e da via comum (fatores X, V, II e fibrinogênio). Um TTPa elevado poderia indicar distúrbios de qualquer fator da coagulação, exceto o VII e o XIII. As condições clínicas associadas a um TTPa elevado incluem CID, doença de von Willebrand e doença hepática. Os medicamentos que podem afetar o TTPa incluem clorpromazina, codeína, fenotiazínicos, salicilatos e varfarina. O TTPa também é utilizado para monitorar a resposta do paciente à terapia com heparina.

▶ **Tempo de trombina.** O tempo de trombina é um exame que mede o tempo de coagulação de uma amostra de plasma à qual foi adicionada trombina. A trombina é importante na conversão do fibrinogênio em fibrina na fase final da cascata da coagulação. O tempo de trombina está aumentado em condições como CID, doença hepática, deficiência de fatores da coagulação, choque e neoplasias malignas hematológicas. Tempo de trombina diminuído ocorre com a trombocitose.

▶ **Nível de fibrinogênio.** O fibrinogênio é convertido pela trombina em fibrina, que então se combina com as plaquetas para formar um coágulo estável. Os pacientes com CID, doença hepática grave, sepse, TTP ou trauma apresentam um baixo nível de fibrinogênio. Os níveis de fibrinogênio elevados ocorrem em condições que envolvem lesão tecidual e inflamação.

▶ **Nível de produtos de degradação da fibrina.** Os produtos de degradação da fibrina (PDF) acumulam-se quando uma grande quantidade de coagulação aconteceu e, em seguida, foi clivada. Os PDF aumentados, juntamente com um TP/TTPa elevado, plaquetas decrescentes e um baixo nível de fibrinogênio, indicam possível CID (ver Capítulo 49).

▶ **Dímero D.** O dímero D é um exame mais específico que a medição do PDF para detectar um evento em que a fibrina está sendo clivada. Suas indicações incluem excluir e monitorar a CID, trombose venosa profunda e as condições trombóticas arteriais e venosas, bem como o monitoramento da terapia trombolítica.

Exames para avaliar os distúrbios da hemostasia secundária

Os distúrbios da hemostasia secundária envolvem as deficiências de fatores da coagulação e se caracterizam pela transudação recorrente do sangue e formação de hematoma. O início desses sintomas pode ser retardado por causa do tamponamento inicial da lesão vascular; no entanto, os mecanismos de coagulação defeituosos falham em produzir um coágulo de fibrina estável.

Quando se avaliam os distúrbios da hemostasia secundária, devemos determinar se o distúrbio é congênito ou adquirido. Uma história de sangramento excessivo ou recorrente no indivíduo ou em membros da família sugere um distúrbio congênito como etiologia mais provável. As complicações potenciais apresentadas pelas pessoas com distúrbios hemorrágicos congênitos são descritas na Tabela 46.7. Os distúrbios hemorrágicos congênitos mais comuns são doença de von Willebrand, hemofilia A e hemofilia B. O TP e o TTPa são solicitados para os pacientes com suspeita de distúrbios congênitos, juntamente com os ensaios dos fatores VIIIR, VIII e IX. Uma deficiência no fator de von Willebrand (VIIIR) resulta na capacidade diminuída das plaquetas para aderir à parede vascular lesionada e em deficiência do fator VIII. Uma deficiência do fator VIII provoca a hemofilia A; uma deficiência do fator IX causa a hemofilia B. A Tabela 46.8 resume as anormalidades laboratoriais que indicam esses distúrbios congênitos.

Um problema hemorrágico agudo sem uma história prévia de sangramento crônico sugere um distúrbio adquirido. Os distúrbios adquiridos da hemostasia acontecem com a deficiência de vitamina K, trauma grave, hemorragia, transfusão maciça, infecção fulminante, doença hepática grave e CID. Uma deficiência de vitamina K diminui a síntese de protrombina, fator VII, fator IX e fator X. A doença hepática prejudica a absorção de vitamina K por meio da produção diminuída de sais biliares necessários à absorção de vitamina K do intestino ou através de obstrução do sistema biliar. Os hepatócitos disfuncionais no fígado são incapazes de produzir os fatores vitamina K-dependentes, bem como o fibrinogênio; os fatores V, XI, XII e XIII; e outros fatores da coagulação. Alguns pacientes com doença hepática podem apresentar tendências trombóticas causadas pela síntese hepática diminuída de anticoagulantes, como proteína C, proteína S, plasminogênio e antitrombina III.

Os exames laboratoriais para um distúrbio adquirido da hemostasia variam com base na etiologia suspeita do distúrbio. Em geral, os exames incluem TP, TTPa, tempo de trombina, tempo de sangramento, provas de função hepática e enzimas hepáticas, níveis de fibrinogênio e PDF. A Tabela 46.9 resume as anormalidades laboratoriais que indicam alguns dos distúrbios da coagulação adquiridos.

Um estado hipercoagulável provoca uma tendência aumentada para a trombose. O Quadro 46.5 resume alguns dos fatores de risco para a hipercoagulabilidade. A doença trombótica hereditária consiste em um grupo de anormalidades genéticas que geram defeitos da coagulação, fibrinólise ou de seus sistemas reguladores. As anormalidades laboratoriais na hipercoagulabilidade hereditária compreendem as deficiências de antitrombina III, proteína C, proteína S, plasminogênio, ativador do plasminogênio tecidual e fibrinogênio; no entanto, 65 a 70% das causas permanecem desconhecidas. O anticoagulante lúpico (AL) é um distúrbio autoimune no qual os pacientes apresentam TTPa elevado, embora a trombose se desenvolva em 30% dos pacientes. O AL é confirmado pela presença de anticorpos anticardiolipina, procedimento de neutralização de plaquetas positivo ou por teste positivo com veneno da víbora Russell.

Exames para avaliar os distúrbios hematológicos e imunes

A Tabela 46.10 fornece uma lista dos exames laboratoriais comuns para avaliar a função do sistema imune. Os exames diagnósticos para o vírus da imunodeficiência humana (HIV) estão relacionados no Capítulo 48.

A aspiração e a biopsia da medula óssea constituem os exames diagnósticos mais importantes para determinar a função da medula óssea. A biopsia fornece informações sobre os precursores dos componentes do sangue periférico para determinar se as anormalidades hematológicas decorrem de um defeito na produção. O exame da medula óssea é útil na detecção dos processos infiltrativos, como a neoplasia maligna, que podem estar afetando a produção das células sanguíneas. Esse procedimento também é realizado para determinar a resposta à terapia nos pacientes com neoplasias malignas hematológicas ou infiltração da medula óssea por tumor sólido.

Tabela 46.7 Complicações potenciais nos distúrbios hemorrágicos congênitos.

Local	Complicações potenciais
Abdome	Hipotensão, choque hipovolêmico (p. ex., retroperitoneal)
Músculo	Síndrome compartimental
Articulações	Hemartrose com destruição do osso e da cartilagem na cápsula articular
Intracraniano	Pressão intracraniana aumentada
Retrofaríngeo	Obstrução das vias respiratórias
Gastrintestinal	Anemia, melena
Sistema urinário	Hematúria; podem ocorrer coágulos nos ureteres após a administração de fatores

Dados de Stabler SP: Hemophilia. In Wood ME (ed): Hematology/Oncology Secrets. Philadelphia, PA: Hanley & Belfus, 2003.

Tabela 46.8 Anormalidades laboratoriais nos distúrbios hemorrágicos congênitos.[a]

	TP	TTPa	vWF	Antígeno vWF	VIII	IX	TS[b]
Doença de von Willebrand	N	↑	↓	↓	↓	N	↑
Hemofilia A	N	↑	N	N	↓	N	↑
Hemofilia B	N	↑	N	N	N	↓	↑

[a]Outras anormalidades hemorrágicas congênitas são raras e não são mencionadas neste texto.
[b]O TS depende da gravidade da condição; pode ser normal nos casos leves.
TP, tempo de protrombina; TTPa, tempo de tromboplastina parcial ativada; vWF, fator de von Willebrand; VIII, fator VIII; IX, fator IX; TS, tempo de sangramento; N, normal.

938 Parte 11 Sistemas Hematológico e Imune

Tabela 46.9 Anormalidades laboratoriais nos distúrbios hemorrágicos adquiridos.

	TP	TTPa	TT	PTF	Plt
Deficiência de vitamina K	X	X			
Doença hepática:					
Hepatite aguda, doença hepática inicial	X				
Doença hepática crônica	X	X	X	X	X
CID	X	X	X	X	X
Transfusão maciça	X	X	X		X

TP, tempo de protrombina; TTPa, tempo de tromboplastina parcial ativada; TT, tempo de trombina; PTF, produtos de degradação da fibrina; Plt, plaquetas; CID, coagulação intravascular disseminada; X, resultado laboratorial elevado.

Quadro 46.5 Segurança do paciente.

Fatores de risco para a hipercoagulabilidade

Fisiológicos
- Gravidez
- Pós-parto
- Estase venosa
- Idade > 40 anos
- Imobilização
- Veias varicosas
- Tromboembolia venosa prévia

Patológicos
- Neoplasia maligna
- Doença hepática
- Coagulação intravascular disseminada
- Policitemia
- Anticoagulante do lúpus

- Lesão vascular
- Sepse
- Insuficiência cardíaca
- Infarto do miocárdio
- Anormalidades herdadas

Ambientais
- Tabagismo
- Estresse
- Calor

Iatrogênicos
- Cirurgia
- Pós-cirúrgico
- Contraceptivos orais
- Estrogênios

Tabela 46.10 Exames laboratoriais comuns do sistema imune.

Exame laboratorial	Faixa de referência	Uso
Proteína C reativa	Não disponível; níveis < 10 mg/ℓ indicam que o paciente não apresenta mais inflamação clinicamente ativa; os níveis elevados ou crescentes são compatíveis com infecção e/ou inflamação.	Avaliação de várias condições inflamatórias, incluindo artrite reumatoide e lúpus eritematoso sistêmico
Anticorpo antinuclear	Os baixos títulos são negativos; títulos elevados demonstram uma concentração elevada de anticorpos antinucleares.	Triagem e diagnóstico dos distúrbios autoimunes
Tipagem dos antígenos leucocitários humanos (HLA)	Registrado como fenótipo para cada um dos seis *loci* HLA testados. A tipagem HLA (marcador proteico encontrado na maioria das células do corpo) envolve métodos sorológicos ou de DNA. O teste de triagem de anticorpos é relatado como percentual de anticorpos reativos do painel (ARP); o percentual de ARP é o número de cavidades reativas com o soro do paciente expresso em percentual A prova cruzada é relatada como compatível ou incompatível.	Determinação da compatibilidade tecidual para transplante de órgãos; também utilizada para determinar paternidade e diagnosticar distúrbios relacionados com o HLA
Velocidade de hemossedimentação (VHS)	1 a 13 mm/h para homens; 1 a 20 mm/h para mulheres	Avaliação do estado inflamatório; as mulheres tendem a apresentar VHS mais elevada; a VHS aumenta com a idade
Imunoglobulinas (Ig)	IgA: 160 a 260 mg/dℓ IgG: 950 a 1.550 mg/dℓ IgM: 50 a 300 mg/dℓ IgD: 0 a 9 mg/dℓ IgE: 0,002 a 0,2 mg/dℓ	Avaliação do estado de imunodeficiência em certos cânceres, incluindo mieloma múltiplo e macroglobulinemia; também utilizadas para avaliar a resposta a imunizações
Sistema complemento	C3: 75 a 150 mg/dℓ C4: 13 a 40 mg/dℓ	Diagnóstico do lúpus eritematoso sistêmico e de outros distúrbios imunológicos

A biopsia tissular pode ser realizada nas lesões cutâneas em que se suspeite de uma neoplasia maligna (p. ex., linfoma de linfócitos T cutâneo) ou de um processo autoimune (p. ex., pênfigo). A biopsia de linfonodos é necessária para a linfadenopatia que não parece ser causada por um processo infeccioso.

Os linfonodos internos de tórax, abdome e pelve podem ser avaliados por tomografia computadorizada (TC). Um exame de TC pode ser usado para determinar a presença de massas na suspeita de neoplasia maligna, principalmente no linfoma. A tomografia com emissão de pósitrons é empregada no linfoma e no linfoma não Hodgkin para diagnosticar e estadiar o câncer, avaliar a resposta à terapia e avaliar quanto à recidiva. A doença hepática, um importante fator na coagulopatia, e a esplenomegalia também podem ser avaliadas por meio de um exame de TC. Um estudo esquelético (crânio, vértebras, costelas, pelve, braços, antebraços, coxas e pernas) é realizado entre os pacientes com suspeita de mieloma múltiplo para avaliar as típicas lesões líticas "em saca-bocado" que ocorrem nessa afecção.

O teste cutâneo intradérmico é empregado para avaliar a imunidade celular. Vários antígenos são injetados logo abaixo da superfície da pele para avaliar a hipersensibilidade tardia. Os antígenos comumente utilizados incluem caxumba, espécies de *Candida*, tricofitina e tuberculina. A falha em responder aos antígenos injetados é chamada de anergia cutânea e implica um defeito na imunidade celular do paciente. Algumas causas de anergia cutânea incluem AIDS; leucemia aguda; leucemia linfocítica crônica; carcinoma; doença de Hodgkin; linfoma não Hodgkin; condições imunes congênitas; infecções bacterianas, fúngicas ou virais; medicamentos imunossupressores; cirrose; e desnutrição.

Avaliação do paciente com imunocomprometimento

A imunocompetência refere-se à capacidade do organismo para se proteger contra a doença (ver Capítulo 45). A Figura 46.4 ilustra as áreas a serem avaliadas para a imunocompetência.

É essencial que a imunocompetência dos pacientes criticamente doentes seja avaliada a intervalos frequentes. Os estresses físico e psicológico por doença fulminante ou trauma no paciente criticamente doente podem deprimir o funcionamento do sistema imune. Procedimentos invasivos, cateteres de demora, acessos e linhas intravenosas, ventilação mecânica, comprometimento nutricional e o próprio ambiente de cuidados intensivos podem predispor os pacientes a infecções e sepse. Como sempre, a lavagem das mãos constitui o melhor recurso disponível para esses pacientes. Além disso, o ensino do paciente e a técnica asséptica são essenciais para minimizar a exposição aos organismos infecciosos. A enfermeira deverá monitorar rigorosamente os locais potenciais de infecção, as alterações ou flutuações na temperatura corporal, o estado nutricional e os achados laboratoriais para indicações de função imune comprometida ou do início da infecção.

O choque séptico é uma complicação com risco de morte que pode se desenvolver rapidamente nos pacientes com imunocomprometimento. Os resultados do paciente melhoram muito quando o choque séptico é detectado em seus estágios iniciais e as intervenções são instituídas de imediato. Os sinais iniciais do choque séptico são mostrados no Quadro 46.6 (ver também Capítulo 54).

História

A redução da suscetibilidade à infecção é de suma importância para o cuidado de pacientes na UTI, e a história clínica pode identificar a existência de suscetibilidade e orientar a prática da enfermeira nos cuidados críticos. O tipo de infecção propicia, com frequência, os indícios em relação à natureza do defeito imune. Por exemplo, os pacientes com defeitos na imunidade humoral podem ter infecções bacterianas recorrentes ou crônicas, como meningite ou bacteriemia. As infecções virais ou fúngicas repetidas podem indicar um defeito na imunidade celular. (Ver Capítulo 45 para uma revisão da imunidade humoral ou celular.)

Fatores de risco para o imunocomprometimento

Determinados fatores, como a idade cronológica, colocam os pacientes criticamente doentes em um risco mais elevado de imunocomprometimento. Um paciente que possui uma doença crônica ou que já está imunossuprimido também pode estar predisposto a dificuldades imunes adicionais. Por fim, determinados medicamentos e tratamentos podem alterar a imunocompetência de um paciente, da mesma maneira que acontece com seu estado nutricional e integridade cutânea. As enfermeiras deverão estar particularmente cientes desses fatores de risco durante sua avaliação da imunocompetência.

■ Idade

A idade cronológica do paciente influencia a imunocompetência. A resposta imune pode estar deprimida entre os mais jovens por causa do subdesenvolvimento do timo. Os pacientes idosos apresentam um declínio na função do sistema imune, o que os torna

> **Quadro 46.6** Segurança do paciente.
>
> **Sinais iniciais de choque séptico**
> - Febre
> - Calafrios
> - Confusão
> - Irritabilidade
> - Taquicardia
> - Taquipneia
> - Pulsos periféricos diminuídos
> - Hipotensão
> - Pele quente e seca

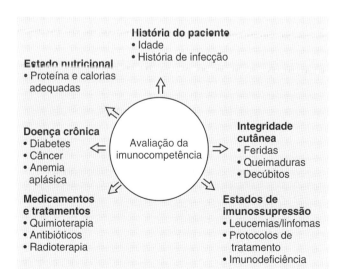

Figura 46.4 Além de obter a história, a avaliação do paciente com imunocomprometimento deverá cobrir seis áreas importantes.

mais suscetíveis às infecções; dessa forma, eles deverão ser rigorosamente examinados quanto a alterações na sua imunocompetência. O Quadro 46.7 descreve os fatores que contribuem para o declínio global da imunocompetência nas pessoas idosas.

■ Doença crônica

Muitas doenças crônicas estão associadas ao funcionamento imune comprometido. Diabetes, doença hepática, câncer e anemia aplásica são apenas alguns exemplos de doenças em que ocorrem deficiências imunes. Como muitos pacientes criticamente doentes apresentam uma doença crônica subjacente, a existência e a gravidade dessas doenças deverão ser consideradas fatores contribuintes para o imunocomprometimento quando esses pacientes são avaliados.

■ Estados da imunossupressão

Os pacientes com leucemia, linfoma, mieloma múltiplo e outras afecções hematológicas podem apresentar imunidade comprometida e infecções recorrentes. Os estados de imunodeficiência podem ser congênitos ou adquiridos. As pessoas com imunodeficiências congênitas frequentemente não sobrevivem à infância. As síndromes de imunodeficiência nos adultos podem ocorrer através de um defeito espontâneo no sistema imune ou através da infecção pelo HIV (ver Capítulo 48).

Os pacientes que estão com imunossupressão grave apresentam respostas prejudicadas aos agentes infecciosos e podem não mostrar os sinais típicos de infecção. A febre e o rubor ou o pus nos locais de infecção podem estar diminuídos por causa das quantidades diminuídas de leucócitos necessárias para promover esses sinais físicos. As enfermeiras deverão, assim, ficar extremamente vigilantes para monitorar infecção potencial nesses pacientes.

■ Medicamentos e tratamentos

Muitos medicamentos afetam a imunocompetência. Antibióticos como a tetraciclina e o cloranfenicol prejudicam a função da medula óssea. Os esteroides apresentam muitos efeitos imunológicos, incluindo diminuição dos linfócitos e da concentração de anticorpos. Os pacientes que receberam transplantes de órgãos ou de medula óssea (ver Capítulo 47) devem, com frequência, permanecer sob medicamentos (p. ex., ciclosporina) que suprimem intensamente o sistema imune. Os pacientes colocados nos esquemas de tratamento com quaisquer medicamentos imunossupressores deverão ser monitorados quanto a sintomas precoces de infecção que indicariam comprometimento na função imune.

Diversos tratamentos também prejudicam a imunocompetência. Os protocolos de tratamento para os pacientes com câncer podem levar a complicações com risco de morte, como infecção e sepse. A terapia biológica com interferona-α e interleucina-2 pode provocar leucopenia. Os pacientes que recebem múltiplas transfusões com eritrócitos podem apresentar supressão da imunidade. Muitos agentes quimioterápicos e a radiação na pelve, coluna vertebral, costelas, esterno, crânio e metáfises de ossos longos podem afetar de maneira adversa a capacidade da medula óssea de produzir leucócitos. O ponto mais baixo nos níveis de leucócitos, ou o nadir, pode não ser observado até vários dias ou semanas depois do início do tratamento. A contagem absoluta de neutrófilos (CAN) é calculada nos pacientes neutropênicos para determinar o grau de imunossupressão. A CAN é calculada da seguinte maneira:

1. Somar os neutrófilos segmentados e os neutrófilos em bastão (a partir da contagem diferencial de leucócitos).
2. Multiplicar a contagem total de leucócitos pelo total obtido na etapa 1.

> Exemplo:
> Segmentados = 42%
> Bastões = 10%
> Leucócitos totais = 4.100 células/mm^3
> 42 + 10 = 52%
> 4.100 × 0,52 = 2.132 células/mm^3 (CAN)

Geralmente, medidas de proteção, como aquelas resumidas no Quadro 46.8, são instituídas para os pacientes com CAN menor que 1.000 células/mm^3. No entanto, todos os pacientes na UTI são considerados em risco de imunocomprometimento e deverão ter o benefício da lavagem rigorosa das mãos, monitoramento rigoroso e intervenções de proteção.

■ Estado nutricional

O estado nutricional do paciente possui um impacto importante sobre a função imune. A ingestão inadequada de proteína e calorias pode modificar as respostas imunes e a resistência contra a infecção ao diminuir a produção de linfócitos e anticorpos, igualmente ao prejudicar a cicatrização de feridas. Uma conduta interprofissional com a participação de uma nutricionista pode ajudar a enfermeira na avaliação da ingesta nutricional e dos requisitos nutricionais

---

Quadro 46.7 **Considerações para o paciente idoso.**

Fatores que contribuem para a diminuição da imunocompetência
- Declínio no funcionamento do sistema imune
- Ingesta nutricional diminuída (diminuição do paladar, dentição precária, diminuição do apetite)
- Doenças crônicas (diabetes, doença pulmonar obstrutiva crônica, doença renal)
- Risco aumentado de neoplasia maligna
- Possível incontinência urinária
- Hipertrofia da próstata e retenção urinária
- Solução de continuidade da pele e cicatrização deficiente das feridas
- Menor capacidade de autocuidado
- Comunicação prejudicada
- Diminuição da mobilidade

Quadro 46.8 **Intervenções de enfermagem.**

Paciente com imunocomprometimento[a]
- Providenciar um quarto privativo ou com paciente de quarto não infectado
- Utilizar fluxo laminar ou quarto com pressão positiva
- Manter a lavagem rigorosa das mãos com sabonete antisséptico
- Não utilizar termômetros retais, enemas nem supositórios
- Restringir a equipe e os visitantes com infecções (ou exigir o uso de máscaras)
- Fornecer máscara ao paciente quando for para outros setores ou áreas com muitas pessoas
- Permitir apenas alimentos cozidos
- Não permitir flores frescas nem plantas vivas
- Evitar fontes de água estagnada (vasos, coletores de água, umidificadores, copos para dentaduras)

[a]As precauções tomadas podem variar de acordo com a política institucional e a gravidade da imunossupressão.

para a pessoa com imunocomprometimento criticamente doente. As alimentações enterais ou parenterais suplementares podem ser necessárias para evitar a deterioração adicional do estado nutricional do organismo e da capacidade de combater a infecção.

■ Integridade cutânea

O sistema tegumentar, incluindo a pele e as mucosas, proporciona uma barreira física contra a infecção. As feridas cirúrgicas ou traumáticas, as lesões por queimadura e as úlceras de pressão rompem essas defesas físicas e predispõem o paciente criticamente doente à infecção. Da mesma forma, em um ambiente de cuidados críticos no qual são usados cateteres intravenosos e intra-arteriais, sondas uretrais ou tubos orotraqueais, múltiplas portas de entrada para os patógenos podem proporcionar locais simultâneos para a infecção potencial. Por conseguinte, todas as feridas e portas de entrada deverão ser cuidadosamente monitoradas para detectar sinais e sintomas de infecção.

Desafios relacionados à aplicabilidade clínica

Estudo de caso

A Sra. J., de 79 anos de idade, foi internada na unidade de terapia intensiva com diagnóstico de sangramento gastrintestinal inferior. Seus sinais vitais são frequência cardíaca de 110 bpm, frequência respiratória de 26 incursões/min, temperatura de 36,9°C e pressão arterial de 88/58 mmHg. A contagem de hemácias estava a $3,4 \times 10^6/mm^3$, o hematócrito era 32% e a hemoglobina apresentava-se a 10 g/100 mℓ. Embora a Sra. J. não tenha história de doença cardíaca, sua família relata que ela queixou-se de dor torácica pela manhã.

1. O sangramento gastrintestinal da Sra. J. mais provavelmente causou que outro problema?
2. Explique por que a Sra. J. desenvolveu dor torácica.
3. No exame físico do sistema cardiovascular, que outros achados podem ser antecipados?

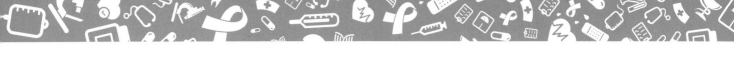

47
Transplantes de Órgãos e Células-Tronco Hematopoéticas

Sandra A. Mitchell, Jo Ann Hoffman Sikora e Esmeralda L. Matthews

> **Objetivos de aprendizagem**
>
> Com base no conteúdo deste capítulo, o leitor deverá ser capaz de:
>
> 1. Analisar os critérios usados para avaliar e preparar pacientes para transplante.
> 2. Entender os princípios de compatibilidade de órgãos e células-tronco hematopoéticas e imunossupressão.
> 3. Descrever a avaliação e os cuidados de enfermagem para pacientes submetidos a transplantes de órgãos sólidos (rim, fígado, coração, pâncreas e pulmão) ou transplante de células-tronco hematopoéticas (TCTH).
> 4. Descrever as complicações imediatas e tardias do transplante de órgãos sólidos e do TCTH.

Os estudos com transplantes começaram a ser realizados no início do século XX, mas o transplante de rim não se tornou uma abordagem terapêutica realista para seres humanos com insuficiência renal crônica antes do início da década de 1950. Os transplantes de coração e fígado vieram em seguida na década de 1960 e, a partir da década de 1980, sua frequência tem aumentado continuamente como abordagem terapêutica para insuficiência cardíaca ou hepática terminal. O transplante de pâncreas também começou a ser realizado em meados da década de 1960, mas os índices de sobrevivência satisfatórios dos enxertos foram alcançados duas décadas depois. O número de transplantes de pulmão é pequeno, principalmente em razão da escassez de doadores clinicamente aptos. A Tabela 47.1 descreve os índices de sobrevivência dos transplantes de órgãos sólidos.

Ao longo dos últimos 40 anos, o transplante de células-tronco hematopoéticas (TCTH) evoluiu de um procedimento terapêutico experimental para pacientes com leucemia aguda e agora constitui uma abordagem terapeuticamente eficaz padronizada para determinadas doenças. O TCTH leva comprovadamente à cura diversas doenças benignas e malignas, sendo um transplante que utiliza células-tronco hematopoéticas em diferentes estágios de diferenciação e maturação. A redução da mortalidade associada a esse tratamento e os avanços dos cuidados de suporte ajudaram a tornar isso possível.

Este capítulo descreve os aspectos principais do cuidado prestado aos pacientes que recebem transplantes de rim, fígado, coração, pâncreas e pulmão e TCTH. O texto abrange os princípios aplicáveis a todos os tipos de transplante e descreve aspectos singulares a determinados tipos de transplante.

Seleção dos pacientes

Alguns fatores determinam as indicações do transplante e a elegibilidade dos pacientes a este tratamento. Hoje em dia, doença terminal é a razão principal da maioria dos transplantes de órgãos sólidos. O TCTH é realizado atualmente quando a medula óssea está insuficiente ou foi destruída por alguma doença ou como consequência do tratamento de um processo patológico primário.[1] Outras informações levadas em consideração hoje em dia são desfecho do paciente, complicações, técnicas cirúrgicas, imunossupressores e disponibilidade de órgãos e células-tronco hematopoéticas. A Tabela 47.2 descreve as indicações dos transplantes.

A seleção do candidato ideal a um transplante é um processo complexo. De forma a avaliar a aptidão do paciente ao transplante, realiza-se uma análise abrangente de vários sistemas do organismo. Isso inclui fatores fisiológicos e psicossociais que afetam as chances de sucesso de um transplante para determinado paciente. Durante essa fase de avaliação, as doenças recém-diagnosticadas são tratadas e os médicos fazem planos para assegurar nutrição, mobilidade e força muscular adequadas. O objetivo é manter os pacientes nas melhores condições físicas possíveis para o transplante. Quando os transplantes são realizados em uma fase mais precoce da doença, em vez de nas fases terminais, as limitações físicas são menores e as chances de sobrevivência são maiores.

Também é necessário fornecer orientação financeira, de forma que os pacientes e seus familiares entendam o que seu plano de saúde cobrirá e as despesas esperadas que deverão arcar com seus próprios recursos. Os transplantes acarretam

Tabela 47.1 Índices de sobrevivência em 1 ano dos pacientes adultos e seus enxertos após transplantes de órgãos sólidos realizados entre 2009 e 2010.

Órgão	Índice de sobrevivência dos enxertos (%)	Índice de sobrevivência dos pacientes (%)
Rim – doador vivo	95	98
Rim – doador morto	89	94
Coração	86	87
Pulmão	82	83
Fígado – doador vivo	82	90
Fígado – doador morto	82	86
Pâncreas	76	94
Rim/pâncreas	91 (apenas pâncreas: 89,1)	95
Intestino	75	78

Dados do Relatório Anual de 2015 da U.S. Organ Procurement and Transplantation Network e do Scientific Registry of Transplant Recipients: Transplant Data. Rockville, MD: US Department of Health and Human Services, Health Resources and Services Administration, Healthcare Systems Bureau, Division of Transplantation.

Capítulo 47 Transplantes de Órgãos e Células-Tronco Hematopoéticas **943**

Tabela 47.2 Indicações de transplante.

Órgão	Indicações de transplante	Causas comuns
Rim	Doença renal terminal	Hipertensão, diabetes melito, glomerulonefrite, doenças urológicas, câncer, nefrotoxinas, traumatismo, doenças hemolíticas, anomalias congênitas
Fígado	*Adultos*: doença hepática irreversível, câncer e insuficiência hepática resultante dos distúrbios da função sintética do fígado *Crianças*: atresia biliar, deficiência de α1-antitripsina	Hepatites agudas e crônicas, colangite esclerosante primária, cirrose biliar primária, carcinoma hepatocelular, síndrome de Budd-Chiari, cirrose alcoólica
Coração	Insuficiência cardíaca terminal	Miocardiopatia isquêmica, miocardiopatia idiopática, cardiopatia valvar, anomalias congênitas
Pâncreas	Diabetes melito tipo 1 com doença renal terminal; isoladamente ou em combinação com transplante de rim	Diabetes melito
Pulmão	Doença pulmonar obstrutiva crônica	Enfisema e bronquiectasia, fibrose pulmonar idiopática, enfisema associado à deficiência de α1-antitripsina, hipertensão pulmonar primária
Coração/pulmão	Síndrome de Eisenmenger	Hipertensão pulmonar com insuficiência cardíaca direita irreversível refratária apenas ao transplante de coração
Células-tronco hematopoéticas	Doenças malignas	Leucemias, síndrome mielodisplásica, linfoma de Hodgkin, linfoma não Hodgkin, mieloma múltiplo e alguns tumores sólidos (p. ex., tumores de células renais, tumores de células germinativas, neuroblastoma, pinealoblastoma)[2]
	Outras doenças	Anemia aplásica, doença falciforme e anemia de Fanconi; alguns distúrbios metabólicos; talassemias; e síndromes de imunodeficiência[2]

custos antes, durante e depois do procedimento propriamente dito. Esses custos incluem exames laboratoriais, busca de órgãos, honorários do cirurgião e outros profissionais que participam da cirurgia de transplante, internações hospitalares, transferências para e do hospital de transplante, exames de acompanhamento, reabilitação e fármacos – custos que podem chegar a US$ 2.500 por mês. Em 2008, os custos médios dos transplantes variaram de US$ 259.000 para rim único a mais de US$ 1.200.000 para transplantes de coração-pulmão.[3–5]

Nos EUA, os centros de transplantes podem exigir comprovação de que o paciente pode arcar com as despesas com fármacos, antes de aceitá-lo para realizar um transplante.

Os critérios gerais enumerados a seguir orientam a seleção dos candidatos ao transplante:

- A idade biológica (em vez da idade cronológica) é avaliada caso a caso. Os pacientes elegíveis para transplante podem ser recémnascidos, ou pessoas na 7ª década de vida. Pacientes com mais de 55 anos podem ter riscos mais altos de complicações
- Infecção aguda ou crônica inexistente ou tratada. Uma exceção pode ser infecção hepática localizada. Doenças inflamatórias (p. ex., lúpus eritematoso sistêmico) não invalidam um transplante, mas devem estar em fase inativa por ocasião da operação
- No caso dos pacientes submetidos a um TCTH para câncer, é preciso ter o cuidado de diferenciar entre os que podem ser recuperados pelo transplante e os que podem ter recidiva ou morrer em consequência dos rigores e efeitos tóxicos do tratamento.

A Tabela 47.3 relaciona os critérios para transplante de cada órgão específico. Em geral, as avaliações comuns a todos os procedimentos de transplante são os seguintes:

- Classificação ABO
- Tipagem de tecidos, compatibilidade HLA, compatibilidade em cultura de linfócitos mistos

- História de transfusões sanguíneas
- Triagem para doenças infecciosas (teste tuberculínico, vírus da imunodeficiência humana [HIV], antígeno de superfície da hepatite B, vírus da hepatite C, vírus Epstein-Barr, citomegalovírus [CMV], títulos de toxoplasmose, herpes simples, varicela-zóster e doenças sexualmente transmissíveis)
- Provas de função hepática
- Provas de função renal
- Hemograma completo
- Coagulograma
- Avaliação da função digestória (dependendo da idade e da história clínica)
- Exame ginecológico
- Eletrocardiograma (ECG)
- Radiografias do tórax
- Exame dentário para excluir infecção
- História social; revisão da motivação, capacidade de seguir o regime pós-operatório e avaliação psiquiátrica do paciente

As contraindicações dependem das condições e dos comportamentos que reduzem as chances de sobrevivência. No caso dos transplantes de órgãos sólidos, isso inclui infecções graves em atividade ou sepse, câncer recente (a menos que seja uma indicação para o transplante), uso atual de drogas ilícitas, infecção pelo HIV, caquexia grave, doença ulcerosa péptica em atividade, transtornos psiquiátricos que limitam a capacidade de assinar consentimento informado ou seguir o regime terapêutico e histórico repetido de problemas de adesão ao tratamento médico. A Tabela 47.3 relaciona essas contraindicações.

Seleção dos doadores

Depois que estiver definido que um paciente é candidato a transplante, deve-se iniciar a seleção dos doadores em potencial.

944 Parte 11 Sistemas Hematológico e Imune

Avaliação da compatibilidade

A avaliação da compatibilidade do transplante consiste em examinar os dois sistemas de antígenos principais. O determinante principal dos transplantes de órgãos sólidos é o grupo ABO. Uma incompatibilidade ABO pode causar reação imediata com perda do órgão transplantado.

■ Transplante de órgãos sólidos

As regras de compatibilidade aplicáveis à administração de hemocomponentes também são válidas aos transplantes de órgãos: tipo sanguíneo A tem antígeno A, tipo sanguíneo B tem antígeno B, tipo sanguíneo AB tem antígenos A e B e tipo sanguíneo O não tem antígeno A ou B.

Tabela 47.3 Critérios, contraindicações e componentes da avaliação para transplante.

Órgão	Critérios específicos	Contraindicações	Avaliação específica
Rim	• Insuficiência renal grave ou terminal (definida por taxa de filtração glomerular menor que 10 mℓ/min) • Estágio pré-terminal preferível para alguns pacientes (*i. e.*, crianças, pessoas com diabetes e quando houver um doador vivo disponível)	• Doença arterial coronariana grave ou intratável, doença vascular periférica, ou doença pulmonar • Miocardiopatia grave	• Uretrocistografia miccional para avaliar obstrução ou refluxo (dependendo da história clínica) • Avaliação cardiológica (dependendo da idade e da história clínica)
Fígado	• Desnutrição • Distúrbios graves da coagulação sanguínea • Sangramento de varizes gástricas • Encefalopatia hepática • Ascite grave incontrolável • Prurido grave incontrolável	• Anomalias congênitas múltiplas não corrigidas • Doença cardiopulmonar grave • Hipertensão pulmonar grave	• Tomografia computadorizada (TC) do abdome para detectar hepatoma • Ecodoppler (para avaliar a perviedade da veia porta) • Provas de função hepática e marcadores autoimunes, inclusive ceruloplasmina, antígeno carcinoembrionário e anticorpos antimitocondriais e antinucleares • Colangiopancreatografia retrógrada endoscópica ou colangiografia (se houver indicação, geralmente pacientes com colestase) • Biopsia do fígado (se houver indicação) • Endoscopias digestivas alta e baixa (se houver necessidade)
Pâncreas	• Insuficiência renal terminal (transplante de fígado-pâncreas simultâneo) • Inexistência de doença arterial coronariana ou doença tratada	• Doença arterial coronariana grave ou intratável, doença vascular periférica ou doença pulmonar • História de amputação significativa • Cegueira (não é contraindicação absoluta) • Miocardiopatia grave	• Prova de esforço com tálio ou angiografia coronariana • Parecer do cardiologista • Estudo do esvaziamento gástrico • Avaliação oftalmológica • Exames endócrinos: hemoglobina glicosilada, amilase e lipase séricas, anticorpo contra células das ilhotas pancreáticas, exame de urina e dosagens dos peptídios séricos
Coração	• Doença cardíaca, classe IV (ou III avançada) da New York Heart Association • Doença incontrolável por outros tipos de tratamento clínico ou cirúrgico • Cardiopatia terminal com probabilidade de menos de 25% de sobreviver em 1 ano sem transplante • Pacientes com arritmias potencialmente fatais incontroláveis por outros tratamentos	• Hipertensão pulmonar persistente com resistência vascular pulmonar elevada: mais de 6 a 8 unidades Wood (mais de 480 a 640 dinas/s/cm^{-5}, ou gradiente arteriolar pulmonar maior que 15 mmHg • Infarto pulmonar recente em regressão (aumenta o risco de infecção pulmonar depois do transplante) • Diabetes melito avançado ou mal controlado	• Cateterização do coração direito; cateterização cardíaca completa se houver indicação • Prova de esforço cardiorrespiratório (MV$_{O_2}$) • Provas de função pulmonar, inclusive capacidade de difusão (DL$_{CO}$) • Parecer da equipe de reabilitação cardíaca • Ventrilografia de radionuclídeos (MUGA [*multiple gate acquisition scan*]) ou ecocardiografia
Pulmão	• Doença pulmonar terminal intratável (parenquimatosa ou pulmonar) • Tratamento clínico ineficaz • Sobrevida estimada (sem transplante de pulmão) menor que a probabilidade de sobrevivência com transplante de pulmão	• Doença arterial coronariana significativa • Condição nutricional precária (*i. e.*, menos de 10 a 15% do peso corporal ideal) • Histórico de cirurgia cardiotorácica • Tratamento com corticosteroide em dose maior que 15 mg/dia • Dependência do respirador	• Cintigrafia quantitativa da ventilação/perfusão • Avaliação cardiológica • Provas de função pulmonar completas, inclusive DL$_{CO}$, gasometria arterial (GA) e volumes pulmonares • Prova de caminhada por 6 min (avaliação da possibilidade de reabilitação) • Avaliação nutricional

Capítulo 47 Transplantes de Órgãos e Células-Tronco Hematopoéticas **945**

Tabela 47.3 Critérios, contraindicações e componentes da avaliação para transplante. (*Continuação*)

Órgão	Critérios específicos	Contraindicações	Avaliação específica
Células-tronco hematopoéticas	• *Cânceres*: recomposição dos sistemas imune e hematopoético destruídos por radioterapia ou quimioterapia em doses altas, de forma que o sistema imune reconstituído possa reconhecer as células malignas como estranhas e desenvolver uma reação imune contra o tumor • *Outras doenças*: reconstituição do sistema imune ou hematopoético deficiente ou inativo	• Pouca ou nenhuma resposta da doença maligna à quimioterapia em doses convencionais (uma exceção é leucemia aguda refratária ao tratamento de indução [falência primária da indução]; quimioterapia em doses altas e transplante alogênico é uma indicação aceita) • Nível funcional precário (com base na escala Karnofsky Performance Status para avaliar a função física) • Doença cardiopulmonar ou renal avançada (fração de ejeção ventricular esquerda menor que 50%; DL_{CO} menor que 70; depuração de creatinina menor que 60 mℓ/min [uma exceção podem ser os pacientes com mieloma múltiplo]) • Metástase cerebral • Idade acima de 70 anos	• Redefinição do estágio da doença, inclusive TC, cintilografias, aspiração e biopsia de medula óssea, punção lombar, dosagens dos níveis das imunoglobulinas, estudos citogenéticos, diagnóstico molecular e parâmetros de doença residual mínima • Busca por DNA para exames de transplante futuros • Classificação ABO e Rh • Tipagem dos antígenos leucocitários humanos (HLA) e suporte com transfusão de plaquetas HLA-compatíveis (apenas pacientes que fazem transplantes alogênicos) • Radiografias do tórax, ECG e MUGA, provas de função pulmonar (inclusive DL_{CO}), depuração de creatinina na urina de 24 h • TC iniciais do tórax e seios paranasais, principalmente se houver sintomas ou história de infecções repetidas • Avaliação odontológica, inclusive radiografias e limpeza de toda a cavidade oral • Preservação da fertilidade • Recuperação de células-tronco autólogas, se o paciente for submetido a um transplante de doador não relacionado ou incompatível • Pareceres dos especialistas em radioterapia e doenças infecciosas

Os testes de histocompatibilidade (histotipagem) consistem em identificar os antígenos do doador e do receptor e testar os antígenos do primeiro com os anticorpos do segundo. Essa avaliação determina a compatibilidade entre doador e receptor, que prevê as chances de aceitação do enxerto. No sistema de antígenos HLA, os genes do complexo de histocompatibilidade principal codificam os antígenos que compõem os tecidos do indivíduo. Esses genes contêm informações quanto aos antígenos presentes na superfície das células nucleadas e servem para sinalizar o sistema imune no processo de diferenciação entre o que é próprio e o que é estranho. O complexo de histocompatibilidade principal envolvido na resposta imune inclui os antígenos da classe I (A, B) e da classe II (DR). Os antígenos da classe I (HLA) estão presentes na superfície de todas as células nucleadas e plaquetas, enquanto os antígenos da classe II são encontrados na superfície dos linfócitos. Qualquer pessoa tem seis antígenos dos *loci* A, B e DR, que são herdados como um haplótipo (*i. e.*, unidade singular), ou seja, recebe um haplótipo HLA de cada genitor. Desse modo, as pessoas têm dois haplótipos HLA, um em cada cromossomo. Por essa razão, os filhos compartilham um haplótipo de cada genitor e, em média, há uma probabilidade de um em quatro de que compartilhem os dois haplótipos com no mínimo um dos seus irmãos. Também há uma probabilidade de um em quatro de que não compartilhem nenhum dos haplótipos com seus irmãos. Cada *locus* tem alguns alelos possíveis, resultando em um número elevado de combinações HLA. Portanto, é raro que pessoas não aparentadas tenham antígenos idênticos.

Quanto maior é o número de antígenos compartilhados, maiores são as chances de compatibilidade e menor é o risco de rejeição. A compatibilidade de seis antígenos está associada às maiores chances de sucesso do transplante. As análises da compatibilidade HLA são realizadas antes dos transplantes de órgãos sólidos e de células-tronco hematopoéticas. Isso é mais importante nos transplantes de rim e células-tronco. O transplante exige supressão da resposta imune normal por administração pós-operatória de fármacos imunossupressores para evitar rejeição do enxerto. Quanto maior for a semelhança entre os tipos de tecidos do doador e receptor, menores são as chances de que ocorra rejeição.

No caso dos doadores vivos com algum grau de parentesco, pode-se realizar uma prova cruzada de leucócitos (glóbulos brancos). Os soros do doador e do receptor são testados e avaliados quanto ao grau de morte celular. Para os pacientes que não recebem transplantes de doadores vivos aparentados, a triagem é realizada rotineiramente de um *pool* de amostras de linfócitos obtidos de vários doadores aleatórios contra os soros do receptor. A porcentagem de amostras contra as quais o receptor reage é conhecida como porcentagem de reatividade dos anticorpos do painel (PRAP). Uma PRAP alta prevê risco alto de rejeição e uma prova cruzada prospectiva (p. ex., a que é realizada com doadores vivos) seria recomendável. A PRAP deve ser repetida mensalmente, porque o título pode alterar-se de uma ocasião para outra.

Quando possível, as transfusões de sangue devem ser evitadas nos pacientes que aguardam por transplantes de órgãos, em vista do risco de estimularem a produção de

946 **Parte 11** Sistemas Hematológico e Imune

anticorpos e aumentar a PRAP ou causar uma prova cruzada positiva entre doador e receptor. Quando as transfusões sanguíneas são necessárias, deve ser administrado sangue filtrado para separar leucócitos.

■ **Transplante de células-tronco hematopoéticas**

A seleção de um doador para TCTH baseia-se no tipo e estágio da doença subjacente, idade e comorbidades do paciente e disponibilidade de doadores HLA- e MLC-compatíveis. Os testes de compatibilidade do MLC são realizados para avaliar a interação das células do doador em potencial com as células do receptor. Reatividade baixa indica compatibilidade maior.

Existem algumas fontes de células-tronco hematopoéticas. Os tipos de TCTH podem ser diferenciados em termos de doador de células-tronco hematopoéticas, método usado para recolher as células e intensidade do esquema de condicionamento (Quadro 47.1).

Quando os pacientes recebem células-tronco hematopoéticas de outra pessoa (i. e., transplante alogênico), a seleção dos doadores baseia-se na disponibilidade de doadores HLA- e MLC compatíveis, que podem ou não ter algum grau de parentesco. Em geral, doador aparentado é um irmão (irmãos têm as maiores chances de compatibilidade entre os antígenos HLA e outros antígenos menos importantes, ainda não identificados). Quando mais de um doador é HLA-idêntico ao paciente, a seleção do doador baseia-se na compatibilidade de sexo, compatibilidade ABO, títulos de anticorpos virais negativos, condições gerais de saúde, doador mais jovem, exposição mínima do doador aos hemocomponentes e nuliparidade do doador – todos estes fatores estão associados a um desfecho mais favorável depois do TCTH.

Quando o paciente não tem um doador familiar compatível, pode-se realizar uma busca por um doador sem grau de parentesco. O National Marrow Donor Program (NMDP) é um registro custeado pelo governo federal, que coordena a busca de doadores e o processo de compatibilização. O NMDP mantém o maior e mais diversificado registro mundial, com mais de 6 milhões de doadores voluntários de células-tronco hematopoéticas e mais de 60.000 unidades de sangue de cordão doado por pais depois do nascimento de seus bebês. Sangue de cordão umbilical é outra fonte possível de células-tronco, principalmente para transplantes alogênicos pediátricos. Além disso, o NMDP trabalha com a Cruz Vermelha e com outros registros internacionais de forma a ter acesso a mais 4 milhões de doadores e unidades de sangue de cordão ao redor do mundo.

Uma diferença entre os grupos sanguíneos ABO do paciente e doador não interfere na seleção dos doadores; contudo, isto acarreta problemas clínicos singulares. O hemocomponente de células-tronco hematopoéticas pode não ser sido depurado de todas as hemácias para evitar uma reação hemolítica durante a infusão, que é causada por anticorpos anti-ABO que ainda circulam no sangue do paciente. Depois do enxerto e cerca de 100 dias depois do transplante, o paciente faz a soroconversão ao tipo ABO do doador.

Doadores vivos

Desde os primórdios dos transplantes, tem havido escassez extrema de órgãos doados disponíveis. Embora o número de candidatos a transplante continue a aumentar, a quantidade de doadores de órgãos cadavéricos ainda é relativamente constante. Na tentativa de compensar a disparidade crescente entre a demanda e o suprimento de órgãos adequados, o uso de órgãos de doadores vivos tem aumentado.[6] Doadores vivos têm sido usados com frequência crescente nos transplantes de rim, fígado, pâncreas e pulmão, enquanto os TCTH são realizados apenas com doadores vivos.

Depois de ser identificado, um doador em potencial precisa passar por uma avaliação médica completa para determinar que seu órgão funciona normalmente, que ele não tem alguma doença coexistente e que a doação não poderia colocar em risco o bem-estar do doador por alguma razão evidente. Depois de concluir essa avaliação com sucesso, o transplante de doador vivo pode ser realizado.

As pessoas continuam a levantar questões éticas quanto ao uso de doadores vivos. Estudos a longo prazo com doadores vivos demonstraram que os riscos de efeitos adversos da doação são raros e, na verdade, alguns doadores referem efeitos psicológicos benéficos depois da doação. Contudo, alguns questionam o risco de coação dos doadores vivos, especialmente quando o doador é o genitor de uma criança que poderia morrer sem transplante. De forma a assegurar o consentimento informado e livre, pode ser necessária uma avaliação psiquiátrica e o envolvimento de um médico que não faça parte da equipe de transplante, além de educação e aconselhamento do doador.

■ **Doador de rim**

No passado, os doadores vivos eram parentes consanguíneos porque se acreditava que a compatibilidade de tecidos fosse mais provável. Contudo, mais recentemente, os doadores vivos de rins são cônjuges e amigos e os resultados têm sido comparáveis aos obtidos com doadores vivos com algum grau de parentesco. Embora qualquer rim possa ser usado no transplante, o esquerdo é preferível porque a veia renal esquerda é mais longa que a direita.[7]

> **Quadro 47.1** **Tipos de transplante de células-tronco hematopoéticas.**
>
> Diferenciados com base na fonte do *doador* de células-tronco:
> - Autólogo – do próprio paciente
> - Singênico – de gêmeo idêntico
> - Alogênico – de outros doadores
>   - Parentes
>   - Sem grau de parentesco (National Marrow Donor Program)
> - Sangue de cordão
>   - Parentes
>   - Sem grau de parentesco (banco de sangue de cordão)
>
> Diferenciados com base no *método* de coleta das células-tronco:
> - Aspiração de medula óssea
> - Separação das células-tronco do sangue periférico por aférese
>
> Diferenciados com base na *intensidade* do esquema de condicionamento:
> - Mieloablativo: doses altas de quimioterápicos e, em alguns casos, radioterapia administradas para destruir os sistemas imune e hematopoético do receptor. O transplante de novas células-tronco permite a reconstituição dos sistemas imune e hematopoético. Os índices altos de morbimortalidade restringem esse tratamento aos pacientes mais jovens e aos que estão em boas condições clínicas
> - Intensidade reduzida: doses mais baixas de quimioterápicos (que não destroem completamente os sistemas imune e hematopoético do paciente) são administradas com fármacos imunossupressores para facilitar a adaptação das células hematopoéticas do doador. Os riscos a longo prazo de infecções e doença enxerto-*versus*-hospedeiro persistem

Doador de fígado

O transplante de fígado de doador vivo consiste na remoção de uma parte do fígado de um adulto vivo para transplante ao receptor. Nos EUA, o índice de sobrevivência do enxerto em 1 ano é de 97%.[5]

Doador de pâncreas

O transplante de uma parte do pâncreas de um doador vivo raramente é realizado. Nesses casos, o doador não deve ter risco de diabetes melito.

Doador de pulmão

Recentemente, foram realizados com sucesso transplantes de pulmão de doadores vivos com algum grau de parentesco. O lobo de um pulmão do genitor é transplantado ao seu filho, ou um lobo de cada genitor é usado para um transplante lobar bilateral. A vantagem principal do transplante lobar é que ele permite que as crianças recebam o transplante quando se encontram em melhores condições, ou quando estão em condições críticas e não há um doador cadavérico disponível.

Doadores cadavéricos

Quando é necessário usar um doador morto, o receptor é incluído em uma lista de espera nacional.* A lei National Organ Transport foi promulgada para facilitar a compatibilização de órgãos e o processo de procura de órgãos. Essa lei baniu a venda de órgãos humanos e autorizou concessões para estabelecer e operar organizações de procura de órgãos (OPO). Os EUA estão divididos em cerca de 60 áreas; uma OPO é responsável por recolher e transportar órgãos aos hospitais de transplante de cada área. A United Network for Organ Sharing (UNOS) é uma organização privada sem fins lucrativos, que administra as listas de espera por órgãos e distribui órgãos por todos os estados do país a benefício dos receptores.

Os pacientes são inscritos na lista nacional da UNOS com base no tipo sanguíneo e na data de inclusão. As dimensões dos corações, pulmões e fígados são importantes para a doação. O tempo de espera varia para cada órgão. Os pacientes que esperam por transplante de coração são estratificados com base no risco de sua condição e classificados de acordo com seu estado. As pessoas que esperam por transplantes de coração e necessitam de agentes inotrópicos ou dispositivos de suporte ventricular podem ter prioridade maior (estado 1) que os que aguardam em casa enquanto são tratados com fármacos orais para insuficiência cardíaca (estado 2). Os pacientes que esperam por transplante de pulmão são classificados com base no novo sistema de alocação de pulmões desenvolvido pela UNOS, que utiliza informações médicas específicas para cada paciente de forma a estimar a gravidade da doença e a chance de sucesso depois do transplante. O escore da UNOS é usado para priorizar os receptores que aguardam por um transplante de pulmão. Um candidato com escore alto de alocação de pulmão tem prioridade para receber um órgão doado quando há um pulmão compatível.[4,5] Os pacientes que aguardam por transplante de fígado também são estratificados por risco com base no modelo dos escores de doença hepática terminal

(MELD, ou *model for end-stage liver disease*, em inglês). Os estados 1, 2A, 2B e 3 são usados com base na gravidade da doença. Um paciente com chances de sobreviver por menos de 7 dias sem transplante tem estado 1, enquanto a pessoa que vive em casa com doença hepática crônica está no estado 3.[8-10]

Apesar da necessidade persistente de transplantes, o suprimento de órgãos doados ainda é insuficiente. Hoje em dia, de acordo com a UNOS, cerca de 122.446 pacientes aguardam por transplantes de órgãos nos EUA. Em 2012, o Scientific Registry of Transplant Recipients relatou que havia 28.051 doadores de órgãos; este número incluía doadores vivos e mortos.[4,11] A falta de consenso quanto a uma solicitação para doação é a causa primária da discrepância entre o número de doadores em potencial e o número de doadores reais. O índice de doação é calculado com base no número de doadores elegíveis por 100 mortes elegíveis. Em 2011, 72,9 doadores elegíveis por 100 mortes elegíveis foram convertidos em doadores de órgãos.[4]

Um fator significativo na discrepância entre os doadores potenciais e reais é a falta de informações fornecidas às famílias de doadores em potencial.[12] Quando se confirma que um paciente está em morte cerebral, ou que os meios de sustentação da vida de um paciente em morte cerebral serão retirados, alguns hospitais têm como norma de rotina avisar à OPO local. Em algumas instituições maiores, uma enfermeira com treinamento especializado na área de doação de órgãos e apoio à família está preparada para facilitar as doações. O papel dessa enfermeira é apoiar a família no processo de luto, ao mesmo tempo que inicia uma conversa sobre doação de órgãos. É importante que todos os doadores de órgão em potencial sejam identificados. Em muitos casos, os doadores em potencial são vítimas de traumatismo, aneurisma cerebral ou várias outras condições. Os doadores em potencial podem estar impedidos de doar órgãos sólidos por diversas razões, inclusive idade avançada, infecção ou coma, embora estes doadores possam ser considerados para doação de córnea, pele ou tecidos cardiovasculares (p. ex., valvas cardíacas ou partes da aorta).

Confirmação da morte

Com a tecnologia moderna, existem duas formas de confirmar a morte. O método mais conhecido é a inexistência de função cardiopulmonar; contudo, a inexistência de função encefálica (morte cerebral) também é um método comum usado para confirmar a morte (ver critérios neurológicos para confirmar a morte no Capítulo 36). A maioria dos pacientes doadores de órgãos é declarada morta com base na inexistência de função encefálica. A enfermeira de cuidados intensivos deve estar familiarizada com a legislação referente à "morte cerebral" e com as normas de sua instituição aplicáveis à confirmação do óbito.

Função da enfermeira

As enfermeiras que atuam no contexto de cuidados intensivos fazem parte da equipe de doação de órgãos. Quase todos os doadores de órgãos morrem nas unidades de tratamento intensivo; por esta razão, a enfermeira intensivista é um elemento fundamental à identificação dos doadores em potencial. Além disso, a enfermeira desempenha um papel importante como defensora dos interesses dos pacientes quando assegura que todos os esforços sejam efetuados para determinar e agir de acordo com os desejos dos pacientes no que diz respeito à doação. Além disso, as enfermeiras desempenham um papel fundamental quando apoiam psicologicamente os familiares, principalmente quando estes tentam aceitar a morte do doador.

---

*N.R.T.: No Brasil, todas as informações sobre os protocolos de transplante constam no Portal do Ministério da Saúde (http://portalms.saude.gov.br/saude-de-a-z/doacao-de-orgaos).

948 **Parte 11** Sistemas Hematológico e Imune

O papel do coordenador de doações foi criado para permitir que uma enfermeira com habilidades especiais interaja com a família dos doadores em potencial durante o processo de luto e ofereça apoio à equipe de enfermeiras que cuida do doador. Quando é tomada a decisão de doar órgãos, a enfermeira também desempenha um papel importante de manter as funções fisiológicas dos doadores.

Os cuidados prestados a um doador em potencial, depois de sua identificação, passam a ser responsabilidade da OPO. A enfermeira especialmente treinada para manter a estabilidade hemodinâmica do doador trabalha com a enfermeira da unidade de saúde para cuidar do paciente. É essencial manter a estabilidade hemodinâmica, de forma que os órgãos vitais sejam adequadamente perfundidos.

Considerando as alterações hemodinâmicas marcantes que ocorrem depois da morte encefálica, a estabilização hemodinâmica ocorre em duas fases. Na primeira, os "picos" hemodinâmicos causados pela secreção de catecolaminas endógenas causam hipertensão. Fármacos de ação curta como nitroprusseto de sódio ou esmolol, cujas doses podem ser tituladas facilmente e têm duração de ação curta, são usados para controlar a pressão arterial e a frequência cardíaca.

A fase 2 começa depois do esgotamento das reservas de catecolaminas, ocasião em que o doador apresenta uma redução dramática da pressão arterial. Na fase 2, a intervenção inicial consiste na reposição rápida do volume sanguíneo circulante com soluções cristaloides ou coloides intravenosas. A reposição rigorosa de líquidos nessa fase deve levar em consideração o déficit relativo de volume de líquidos produzido pela vasodilatação secundária ao esgotamento das reservas de catecolaminas e também à reação inflamatória sistêmica.[6,13] O objetivo da estabilização da pressão arterial na fase 2 seria manter a pressão arterial média de 70 mmHg. O tratamento farmacológico recomendado como suporte vasopressor inclui dopamina ou dobutamina, com doses calculadas em menos de 10 μg/kg/min quando o foco é doação de coração. Nos demais casos, pode-se usar norepinefrina com doses entre 0,5 a 5,0 μg/min. A administração de vasopressores e inotrópicos, além de dar suporte cardiovascular ao doador de órgãos, assegura incidência mais baixa de rejeição do rim transplantado e índices maiores de sobrevivência dos enxertos a longo prazo.[13,14] À medida que aumenta a necessidade de vasopressores e inotrópicos, a possibilidade de recuperação de vários órgãos diminui.

Também são necessários cuidados pulmonares ideais, inclusive aspiração para limpeza das vias respiratórias e precauções para evitar broncoaspiração. A manutenção em respirador artificial deve incluir a titulação rigorosa dos líquidos para reduzir o risco de edema pulmonar. A pressão positiva ao final da expiração deve ser menor que 5 cmH$_2$O e as pressões de pico nas vias respiratórias devem ser mantidas abaixo de 30 mmHg, se isto for possível. A ventilação com volumes correntes entre 10 e 12 mℓ/kg pode manter a ventilação por minuto e atenuar o risco de barotrauma.[13]

Também é essencial avaliar o débito urinário de hora em hora para detectar diabetes insípido. Isso é comum nos doadores de órgãos e é causado pela incapacidade de a hipófise posterior produzir ou secretar hormônio antidiurético. Essa condição pode causar distúrbios eletrolíticos e pode ser necessário prescrever vasopressina ou acetato de desmopressina para reduzir o débito urinário e ajudar a manter o balanço de líquidos.

Os resultados dos exames laboratoriais como eletrólitos, hemograma completo, provas de função hepática e renal e gasometria arterial (GA) são necessários para avaliar a função dos órgãos e definir as intervenções apropriadas. ECG e ecocardiograma são necessários aos doadores de coração. Radiografias de tórax sequenciais, broncoscopia, coloração do escarro por Gram e exame visual por ocasião da busca de órgãos são medidas necessárias à doação de pulmão.

■ Função da coordenação de doações

O papel da coordenação de doações desenvolveu-se como resultado da discrepância entre os doadores em potencial e a quantidade de pacientes à espera de órgãos para transplante. O coordenador de doações – geralmente uma enfermeira – explica o conceito de doação de órgãos à família; esta abordagem assegura os índices mais altos de consentimento.[15] O coordenador de doações tem a função de buscar a manter todos os órgãos transplantáveis. (Rins são os órgãos transplantados mais comumente; coração, pulmão, fígado, pâncreas, intestino, córnea, pele, ossos e outros órgãos ou tecidos também podem ser doados.) Além disso, o coordenador de doações geralmente assegura que a família receba informações necessárias para dar consentimento informado e oferece-lhes acesso ao apoio durante o processo de luto. O coordenador de doações também atua como componente da equipe de interprofissional e como elo entre o programa de transplantes e o setor de cuidados intensivos. A cooperação entre a equipe de cuidados intensivos e o programa de transplantes ajuda a assegurar que a opção de doar seja oferecida às famílias de todos os doadores em potencial.

■ Tempo de conservação

Quando não há circulação sanguínea, as células rapidamente passam do metabolismo aeróbio ao anaeróbio. Em condições de metabolismo anaeróbio, é necessário mais glicose para produzir trifosfato de adenosina (ATP), que no metabolismo aeróbio. Os resultados disso são consumo rápido do substrato energético, esgotamento das reservas celulares de energia e acumulação de metabólitos e ácido láctico. O objetivo da preservação dos órgãos é evitar que ocorram essas alterações no menor tempo possível.[6]

Os tempos aceitáveis de conservação dos órgãos são amplamente variáveis. Entretanto, o objetivo é transplantar os órgãos com a maior rapidez possível. Os rins podem ser conservados por até 48 horas usando preservação por perfusão pulsátil e por 24 a 36 horas por armazenamento a frio. Os fígados podem ser conservados por até 20 horas, o pâncreas por até 12 horas e os corações e pulmões por até 4 a 6 horas. De forma a reduzir os danos celulares, os órgãos são conservados em uma solução e mantidos no gelo. As soluções conservantes utilizadas são diferentes para cada órgão e baseiam-se nas necessidades metabólicas dos órgãos, mas também variam nos diversos centros de transplante. O foco da conservação é proteger o órgão para evitar lesão isquêmica.[5,13]

Transplante de órgãos sólidos | Avaliação e tratamento

O papel do coordenador de doações estende-se ao longo de um *continuum* de cuidados, desde a pré-avaliação dos receptores em potencial até o transplante propriamente dito e o acompanhamento dos pacientes. Esse profissional é responsável por coordenar a avaliação e o ensino dos receptores e seus familiares quanto ao processo de testagem, ao processo de inclusão nas listas de espera e à alocação dos órgãos. Uma contribuição significativa é revisar os procedimentos pré-operatórios e pós-operatórios, o esquema imunossupressor e os cuidados subsequentes ao transplante. Em algumas instituições, a enfermeira clínica – que também presta cuidados clínicos e acompanha seus pacientes – é responsável por essa função.

Fase pré-operatória

A fase pré-operatória imediata, que geralmente começa dentro de algumas horas depois que um órgão é disponibilizado para transplante, inclui exames laboratoriais abrangentes, radiografias do tórax, ECG e – no caso dos receptores de transplantes de rim – diálise nas primeiras 24 horas depois do procedimento. Em geral, os exames laboratoriais incluem hemograma completo, tempo de protrombina, tempo de tromboplastina parcial (TTP), eletrólitos, glicemia, ureia e creatinina, provas de função hepática, tipo sanguíneo e prova cruzada e análise do sedimento urinário.

Procedimento cirúrgico

■ Transplante de rim

Nos casos típicos, o rim é implantado no espaço retroperitoneal na fossa ilíaca. A artéria hipogástrica ou ilíaca interna e a veia ilíaca externa geralmente são usadas para estabelecer a anastomose vascular. Quando é mecanicamente difícil acessar esses vasos (p. ex., crianças), pode ser necessário anastomosar os vasos renais com a veia cava inferior e a aorta.

Existem duas opções comuns de anastomose ureteral exequíveis. No primeiro procedimento, o ureter do doador é implantado na bexiga do receptor por cistostomia vertical e um túnel submucoso antirrefluxo, porque o ureter não tem inervação e peristalse normal. No segundo tipo – usado menos comumente –, o rim do doador é anastomosado na junção ureteropélvica do ureter do receptor. Um cateter de longa permanência é usado nos dois tipos de anastomose e, em alguns casos, pode-se utilizar um *stent* ureteral. Nos dois casos, os pacientes têm hematúria durante vários dias. No primeiro procedimento realizado mais comumente, trombos podem aparecer na urina em razão da estrutura vascularizada da bexiga. No segundo procedimento realizado menos comumente, a urina adquire coloração rosada no primeiro dia depois da operação porque não há suturas na bexiga.

■ Transplante de fígado

O transplante de fígado é ortotópico, isto é, o órgão é colocado em sua posição habitual depois da remoção do fígado original. Nessa operação, é necessário realizar quatro anastomoses: veia cava supra-hepática, veia cava infra-hepática, veia porta e artéria hepática (Figura 47.1). Em seguida, o fígado é reperfundido e o ducto biliar é anastomosado, geralmente com o ducto biliar do receptor.[16] Em geral, também é colocado um tubo "T". Durante o transplante de fígado, utiliza-se um sistema de infusão rápida para administrar sangue e hemocomponentes; frequentemente também se utiliza um recuperador de células (*cell saver*, em inglês) para reduzir a necessidade de sangue transfundido; e comumente se utiliza uma bomba para irrigar o *bypass* venovenoso dos adultos, de forma a assegurar o retorno do sangue ao coração. Esse *bypass* é estabelecido colocando-se um cateter dentro da veia safena ou femoral e outro na veia axilar (em geral, do lado esquerdo), de forma a permitir que o sangue circule dos membros inferiores de volta ao coração. Em geral, a cirurgia demora entre 8 e 16 horas.

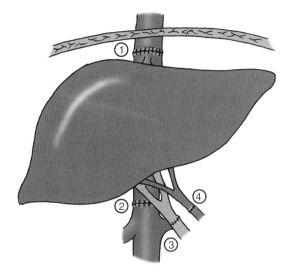

Figura 47.1 Ilustração das anastomoses vasculares do transplante de fígado: (1) veia cava supra-hepática, (2) veia cava infra-hepática, (3) veia porta e (4) artéria hepática.

■ Transplante de coração

As operações de transplante cardíaco podem ser realizadas por abordagem ortotópica ou heterotópica. O transplante ortotópico consiste em substituir o coração doente pelo coração do doador. No transplante heterotópico, o coração do próprio paciente não é retirado. O coração do doador é posicionado de forma que as câmaras e os vasos sanguíneos dos dois corações sejam interligados e, deste modo, permitam que o órgão transplantado "ajude" o coração doente.

▶ **Transplante ortotópico.** O transplante cardíaco ortotópico (TCO) é a operação de transplante de coração realizada mais comumente. O cirurgião retira o coração do receptor e implanta o coração do doador em seu lugar. Depois de realizar uma incisão de esternotomia mediana, o *bypass* cardiopulmonar é iniciado e o coração do receptor é retirado por incisões dos átrios esquerdo e direito, artéria pulmonar e aorta. A técnica de Lower e Shumway é a abordagem cirúrgica padronizada para o TCO. O septo atrial e as paredes posterior e lateral dos átrios do receptor permanecem intactos, inclusive as áreas do nodo sinoatrial, as entradas das veias cavas superior e inferior no átrio direito e as entradas das veias pulmonares no átrio esquerdo. Os átrios remanescentes funcionam como "âncoras" para o coração do doador.

Os átrios do doador são desbastados para preservar as paredes arteriais anteriores, o nodo sinoatrial e as vias de condução intermodais. Em seguida, as anastomoses são estabelecidas entre os átrios direito e esquerdo, as artérias pulmonares e as aortas do doador e receptor. Os eletrodos atrial e ventricular do marcapasso são colocados durante o procedimento cirúrgico, de forma que a estimulação temporária possa ser iniciada facilmente. O *bypass* cardiopulmonar é desfeito e o coração do doador assume a função de bombear o débito cardíaco (Figura 47.2 A).

Uma alternativa à técnica do manguito atrioatrial é a técnica bicaval (ver Figura 47.2 B), que preserva a anatomia dos átrios perdidos com a técnica de Lower e Shumway. Os átrios do doador são preservados e as anastomoses são estabelecidas entre as veias cavas superior e inferior do doador e receptor, em vez de usar seus átrios. Isso evita a perda da anatomia atrial, que tem sido responsável pela ocorrência de complicações pós-operatórias, inclusive regurgitações mitral e tricúspide, trombose atrial e taquiarritmias.[17,18]

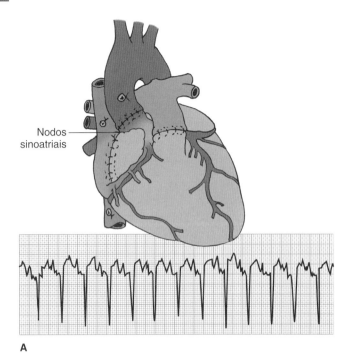

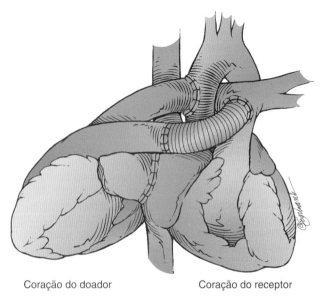

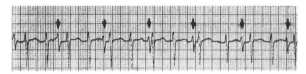

Figura 47.3 Técnica do transplante cardíaco heterotópico. O coração do doador é anastomosado com um enxerto de Dacron® ao coração do receptor, resultando nesse traçado de ECG. Observe o QRS "extra" com uma frequência independente. (De Smeltzer SC, Bare BG, Hinkle JL et al.: Brunner and Suddarth's Textbook of Medical-Surgical Nursing, 10th ed. Philadelphia, PA: Lippincott Williams & Wilkins, 2010, p 775.)

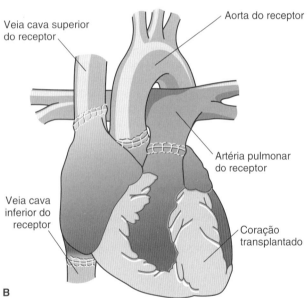

Figura 47.2 Técnica do transplante cardíaco ortotópico. **A.** Técnica de Lower e Shumway. Os nodos sinoatriais do doador e do receptor são preservados, resultando nesse traçado do eletrocardiograma (ECG). Observe as duas ondas P em frequências independentes. **B.** Técnica bicaval. As anastomoses são estabelecidas entre as veias cavas superior e inferior, em vez dos átrios. (**B** de Smeltzer SC, Bare BG, Hinkle JL et al.: Brunner and Suddarth's Textbook of Medical-Surgical Nursing, 12th ed. Philadelphia, PA: Lippincott Williams & Wilkins, 2010, p 811.)

▶ **Transplante heterotópico.** O transplante heterotópico (ou operação combinada) não é realizado comumente. O coração do receptor é mantido no lugar e o coração do doador é colocado perto dele no lado direito do tórax. Os dois corações são ligados em paralelo por anastomoses efetuadas entre os átrios direitos e esquerdos, as aortas e as artérias pulmonares do doador e do receptor usando um enxerto tubular sintético. Por permitir que o sangue circule de um coração para outro, os dois corações funcionais trabalham juntos para gerar o débito cardíaco (Figura 47.3).

O transplante heterotópico pode ser realizado nos pacientes com hipertensão pulmonar, nos quais apenas o coração do doador não teria força suficiente no ventrículo direito para bombear sangue contra a resistência vascular pulmonar elevada. Essa técnica também pode ser usada como operação salvadora nos casos urgentes, quando apenas o coração doado disponível é muito pequeno para atender ao tamanho do receptor. Entre as limitações do transplante heterotópico estão tromboembolia originada do coração original com necessidade de usar anticoagulante, espaço limitado na cavidade torácica e – nos casos de cardiopatia isquêmica – angina persistente com possibilidade de arritmias induzidas por isquemia do coração original. Os índices de sobrevivência são menos favoráveis com o transplante heterotópico que com o ortotópico.

■ **Transplante de pâncreas**

O transplante do pâncreas inteiro é realizado mais comumente. O transplante de pâncreas pode ser combinado com um transplante de rim para pacientes com doença renal terminal secundária ao diabetes melito. O pâncreas e o rim podem ser transplantados no mesmo procedimento ou com intervalo de alguns meses. Hoje em dia, existem estudos em andamento para determinar e exequibilidade e os resultados do transplante de células das ilhotas pancreáticas para pacientes com diabetes tipo 1, que não possa ser controlado com insulina. Com esse procedimento experimental, são transplantadas apenas as células das ilhotas pancreáticas produtoras de insulina. Ainda assim, o receptor necessita de fármacos imunossupressores para evitar rejeição.

O pâncreas é colocado em posição heterotópica, geralmente na fossa ilíaca direita. As técnicas variam quanto às anastomoses vasculares e dos tecidos exócrinos. O aspecto mais controvertido da técnica cirúrgica é a abordagem à drenagem das secreções exócrinas. O ducto exócrino pode ser obstruído, ou as secreções exócrinas podem drenar para o intestino delgado ou a bexiga. Não há consenso quanto à melhor abordagem e todas têm vantagens e desvantagens.

■ Transplante de pulmão

Os transplantes de pulmão podem ser unilaterais ou bilaterais. Nos transplantes de um único pulmão, o brônquio-fonte do pulmão esquerdo é mais longo e isto torna o procedimento mais fácil sob o ponto de vista técnico. O pulmão preferido depende das anormalidades de perfusão (avaliadas pela cintigrafia da ventilação-perfusão) e funcionais. As anastomoses são estabelecidas entre o brônquio-fonte, a artéria pulmonar e o manguito atrial contendo as veias pulmonares. O *bypass* cardiopulmonar nem sempre é necessário e depende da pressão arterial pulmonar, da pressão arterial sistêmica e da troca de gases do paciente. A incisão é realizada no quinto espaço intercostal com toracotomia lateral posterior para os transplantes de pulmão único, enquanto uma incisão de esternotomia mediana ou incisão em "concha de marisco" é realizada nos transplantes de dois pulmões. Os cirurgiões introduzem o brônquio do receptor dentro do pulmão do doador ou vice-versa, ou estabelecem uma anastomose terminoterminal com omentopexia, na qual um retalho de omento é passado ao redor da anastomose traqueal para melhorar a irrigação sanguínea da região.

Fase pós-operatória

Pouco depois da operação, os receptores de transplantes precisam receber cuidados em um setor rigorosamente monitorado, até que suas condições sejam estabilizadas. Os receptores de transplante renal frequentemente são levados ao setor de recuperação pós-anestésica e, em seguida, diretamente para a unidade de tratamento intensivo. Outros receptores de transplantes são levados do centro cirúrgico (CC) à unidade de tratamento intensivo (UTI).

Quando o paciente chega no setor de recuperação pós-anestésica ou na UTI, a enfermeira deve realizar as seguintes avaliações:

- Pressão arterial, frequência cardíaca, respirações, oxigenação e ajustes do respirador, temperatura, pressão venosa central e hemodinâmica cardiopulmonar. Nos receptores de transplante renal, é necessário aferir a pressão arterial de um membro que não tenha um acesso vascular funcionante, porque mesmo a interferência momentânea com a irrigação arterial pode causar problemas de funcionamento do acesso
- Nível de consciência e intensidade da dor do paciente
- Número de acessos IV e arteriais, inclusive localização, tipo de solução e taxa de infusão
- Curativo abdominal ou torácico para detectar drenagem, atentando para presença de drenos e volume e tipo de material drenado
- Cateteres vesical e possivelmente ureteral, sua perviedade e drenagem urinária
- Conexão do tubo nasogástrico ao sistema de drenagem apropriado e volume e características do material drenado
- Resultados dos exames laboratoriais e parâmetros hemodinâmicos intraoperatórios e mais recentes.

■ Transplante de rim

Os cuidados prestados aos pacientes que recebem transplante de rim enfatizam a avaliação da função renal e a administração do tratamento imunossupressor. Por essa razão, as respostas às seguintes questões ajudam a orientar os cuidados prestados:

- Além do enxerto, os rins do próprio paciente foram conservados e, em caso afirmativo, qual é o volume de urina que eles produzem diariamente? Essas informações ajudam a determinar quanta urina provém do rim transplantado
- Quais são os resultados pré-operatórios dos exames laboratoriais (ureia, creatinina e hematócrito)?
- Quanto e que tipo de líquido IV o paciente recebeu?
- Quais foram os imunossupressores administrados antes ou durante a operação? Qual tratamento imunossupressor deve ser administrado depois da operação?

As responsabilidades da enfermeira também incluem as seguintes

- Monitorar a função do rim transplantado
- Monitorar o equilíbrio hidreletrolítico
- Ajudar a evitar contato com fontes de infecção
- Detectar os sinais iniciais de complicações
- Apoiar o paciente e seus familiares durante a fase de recuperação

Além disso, a enfermeira avalia periodicamente a perviedade e o acesso vascular usado na diálise. Essa avaliação consiste em colocar os dedos ou um estetoscópio diretamente sobre o local de acesso e sentir ou auscultar um *frêmito* pulsátil ou som característico. Quando o paciente é mantido em diálise peritoneal e o cateter está no local, é essencial que o sistema esteja estéril e protegido.

▶ **Função do enxerto renal.** O volume de urina produzida pelo rim transplantado pode ser grande (200 a 1.000 mℓ/hora) ou pequeno (menos de 20 mℓ/hora). A função renal do órgão transplantado está relacionada com a lesão isquêmica do rim doado, geralmente durante períodos de hipotensão do doador morto ou durante o tempo em que o órgão foi armazenado fora do corpo (tempo de conservação). A função renal é melhor quando o tempo de conservação do rim é menor que 24 horas. A maior parte da disfunção pós-transplante é reversível, mas podem ser necessárias até 4 semanas para voltar ao normal.

As avaliações da função renal incluem dosagens periódicas da ureia e creatinina e, em alguns centros, também da concentração de β_2-microglobulina. A membrana basal glomerular filtra facilmente essa globulina de baixo peso molecular, que os túbulos renais proximais reabsorvem e metabolizam quase por completo.

Cintigrafia renal é um exame radionuclídico usado para avaliar a perfusão, filtração e excreção renal. Em geral, esse exame é realizado nas primeiras 24 horas para obter dados basais e, em seguida, a intervalos regulares quando os resultados laboratoriais ou as alterações do estado clínico sugerem disfunção renal.

▶ **Problemas com a drenagem urinária.** Quando há alguma alteração do débito urinário (p. ex., volume expressivo em uma hora e volumes menores nas horas seguintes), devem ser considerados fatores mecânicos que interfiram na drenagem urinária. Tubos do sistema de drenagem coagulados, dobrados ou comprimidos podem ser a causa do débito urinário reduzido. Quando o cateter está obstruído por um coágulo, o paciente pode

952 **Parte 11** Sistemas Hematológico e Imune

queixar-se de dor, sensação de urgência para urinar ou eliminação de líquido sanguinolento ao redor do cateter. Ordenhar costumava ser o método preferido para desprender coágulos, porque a irrigação – mesmo em condições assépticas – aumenta o risco de infecção. Entretanto, a irrigação suave com técnica asséptica rigorosa pode ser necessária. Volumes pequenos de solução de irrigação (30 mℓ ou menos) são recomendados porque os pacientes frequentemente têm bexigas pequenas. A irrigação volumosa também pode causar extravasamento na área da anastomose ureteral.

▶ **Extravasamento de urina.** Vazamento de urina no curativo abdominal e desconforto ou distensão abdominal grave podem indicar extravasamento retroperitoneal da anastomose ureteral. É importante relatar qualquer diminuição do débito urinário ou dor abdominal intensa quando o paciente tem função renal adequada e está recebendo analgésicos suficientes, porque complicações técnicas e cirúrgicas podem resultar na perda do enxerto renal.

▶ **Hiperpotassemia.** Hiperpotassemia é o distúrbio eletrolítico mais comum na fase pós-operatória imediata. Quando o enxerto funciona e excreta um volume expressivo de urina, ele geralmente também consegue excretar o excesso de potássio sérico acumulado em consequência da lesão causada pela cirurgia. Quando o paciente está em oligúria ou anúria depois da operação, o potássio sérico pode aumentar a níveis intoleráveis. As intervenções recomendadas incluem administrar glicose e insulina para levar potássio ao interior das células e administrar sulfonato de poliestireno oral.

■ **Transplante de fígado**

Os cuidados pós-operatórios imediatos enfatizam estabilização hemodinâmica, oxigenação adequada, homeostasia hidreletrolítica, hemostasia adequada e função normal do enxerto. Os pacientes têm um acesso arterial e um cateter arterial pulmonar. As aferições da pressão arterial pulmonar ajudam a monitorar a função cardíaca e o volume de líquidos, porque débito cardíaco alto e resistência vascular sistêmica baixa associados aos efeitos da doença hepática terminal persistem no período pós-operatório imediato.

Vasopressores e volumes adicionais de líquidos podem ser necessários nas primeiras 24 a 36 horas. A pressão venosa central deve ser mantida acima de 10 cmH$_2$O para equilibrar a importância da função cardíaca adequada com o risco de congestão passiva do fígado. Na maioria dos casos, a hipotensão é causada por sangramento intra-abdominal. Ampliação da circunferência abdominal ou drenagem sanguinolenta excessiva pelos drenos de Jackson-Pratt indica algum problema grave.

▶ **Oxigenação.** A ventilação adequada é crucial à perfusão do enxerto e ajuda a reduzir o risco de complicações pulmonares. A equipe de cuidados intensivos define os ajustes do respirador e a enfermeira monitora as saturações de oxigênio do sangue arterial (Sa$_{O_2}$) e venoso misto (Sv$_{O_2}$). A oximetria de pulso (Sp$_{O_2}$) pode ser usada, mas a icterícia grave pode interferir com as aferições da saturação. Derrame pleural pós-operatório é comum em consequência da ascite e do risco de lesão diafragmática durante a operação. Pode ser necessário colocar um dreno torácico.

Em geral, o suporte com respirador é retirado quando o paciente está plenamente acordado. Contudo, quando o paciente deve receber um anticorpo monoclonal (p. ex.,

muromonabe-CD3), a primeira dose deve ser administrada antes da extubação porque existe o risco de edema pulmonar como reação ao fármaco.

▶ **Coagulação.** Anormalidades dos fatores de coagulação, sangramento no local das anastomoses e disfunção do enxerto podem contribuir para os problemas com hemostasia. Por essa razão, a enfermeira deve monitorar PT, PTT, fibrinogênio e fator V, assim como o volume, a cor e a consistência do sangramento no local da incisão e nos tubos de drenagem.

O paciente pode precisar de transfusões de plaquetas e hemácias, ou infusões de crioprecipitado. Os hemocomponentes devem ser leucorreduzidos para evitar infecção por CMV, especialmente quando o paciente tem títulos negativos para anticorpos contra este vírus. É necessário ter o cuidado de evitar correção exagerada das deficiências de fatores de coagulação, porque isto pode acarretar trombose vascular dos membros ou do enxerto. Em consequência do sistema de *bypass* venovenoso, também existe o risco de flebite ou trombose dos acessos femoral e axilar. Isso pode ser sugerido por edema ipsilateral desses membros. Anticoagulação ou um filtro de veia cava inferior pode ser necessário quando o paciente tem trombose venosa profunda.

▶ **Equilíbrio eletrolítico.** Os distúrbios que podem ocorrer são hiperglicemia, hiperpotassemia, alcalose metabólica e anormalidades dos níveis de cálcio, fósforo e magnésio. Hiperglicemia é um indício de que o fígado consegue armazenar glicogênio e convertê-lo em glicose. Hiperpotassemia pode indicar que existam hepatócitos não funcionantes e, por sua vez, problemas com o enxerto. A alcalose metabólica está relacionada com o citrato do sangue armazenado (que é metabolizado em bicarbonato), a hipopotassemia, o uso de diuréticos e a administração de volumes expressivos de plasma fresco congelado. Em geral, essa complicação regride espontaneamente, mas a hipoventilação em resposta à alcalose pode retardar o desmame do respirador. Os distúrbios do cálcio, fósforo e magnésio resultam basicamente da administração de líquidos e hemocomponentes.

Também é comum ocorrer algum grau de disfunção renal pós-operatória, seja devida à síndrome hepatorrenal ou à hipotensão intraoperatória. Além disso, alguns fármacos imunossupressores são nefrotóxicos. Isso pode alterar o balanço hidreletrolítico. Em alguns pacientes que necessitam de diálise, a hemofiltração arteriovenosa ou venovenosa contínua é usada porque interfere menos com a estabilidade hemodinâmica.

▶ **Função hepática.** A função do fígado transplantado pode variar de excelente a uma disfunção primária. Embora a causa da disfunção primária seja desconhecida, ela parece estar relacionada com os danos causados pela conservação do órgão e, nestes casos, é necessário realizar novo transplante. A função hepática é avaliada inicialmente com base na produção de bile e fatores de coagulação e, mais tarde, nas provas de função hepática. A determinação da produção de bile eliminada no sistema de drenagem biliar avalia a função excretória do fígado e é um bom indicador inicial da função do enxerto. O TP e a razão normalizada internacional (INR, ou *international normalized ratio*) oferecem medida da função sintética do fígado. Os níveis das aminotransferases (alanina aminotransferase e aspartato aminotransferase) fornecem informações quanto ao grau de lesão hepática relacionada com a conservação do órgão. Além disso, o aumento da eliminação de lactato, a melhora da encefalopatia e a estabilização do metabolismo da glicose também permitem avaliar a função hepática. Todos os resultados das provas de função hepática estão elevados inicialmente e diminuem gradativamente.

■ Transplante de coração

Os cuidados pós-operatórios do paciente que fez transplante de coração são semelhantes aos de qualquer paciente submetido a uma cirurgia cardíaca. Contudo, existem várias diferenças significativas, inclusive as alterações do ritmo e da função cardíaca em consequência da desenervação do coração do doador e a possibilidade de ocorrer insuficiência ventricular direita. A descrição seguinte refere-se apenas ao transplante ortotópico, que é realizado mais comumente.

▶ **Ondas P remanescentes.** Com a técnica do manguito atrial convencional, o nodo sinoatrial e partes dos átrios do receptor são preservados durante o procedimento cirúrgico. Por essa razão, geralmente aparecem duas ondas P no ECG. O nodo sinoatrial do receptor inicia um impulso, que despolariza os átrios remanescentes do receptor; contudo, esta onda de despolarização geralmente não atravessa a linha de sutura atrial. O nodo sinoatrial do doador inicia outro impulso, que provoca despolarização de todo o coração do doador e produz um complexo QRS. Como os dois conjuntos de átrios batem independentemente, duas ondas P diferentes podem aparecer no ECG. As ondas P remanescentes podem ser identificadas por sua dissociação ou independência dos complexos QRS. Em geral, essas ondas ocorrem a uma frequência mais lenta que as ondas P do doador e sua frequência pode aumentar ou diminuir, porque as ondas P remanescentes ainda estão sob influência do sistema nervoso autônomo, enquanto as ondas P do doador originam-se do coração desenervado. Os dois conjuntos de átrios também podem contrair em ritmos diferentes. Por exemplo, os resquícios atriais do receptor podem estar em fibrilação atrial, enquanto o coração do doador está em ritmo sinusal normal.

▶ **Efeitos da desenervação.** Durante a retirada do coração do doador, a inervação é interrompida e isto resulta na perda da inervação do sistema nervoso autônomo do órgão transplantado. Em consequência da perda da atividade vagal, o ritmo sinusal em repouso é maior que o normal – geralmente entre 90 e 110 bpm – e não ocorrem variações da frequência cardíaca em resposta à respiração.

A automaticidade reduzida do nodo sinoatrial do doador também pode ocorrer depois de um transplante como consequência da lesão deste nodo durante os processos de busca, transporte, procedimento cirúrgico ou edema pós-operatório da linha de sutura atrial. Em geral, esses problemas regridem dentro de 1 a 2 semanas depois do transplante, mas pode ser necessário usar um marca-passo temporário para manter a frequência cardíaca adequada. A atropina bloqueia a estimulação vagal e é eficaz para tratar bradiarritmias do coração transplantado, porque não há inervação parassimpática. Quando a frequência sinusal é baixa, podem ocorrer ritmos juncionais com mais facilidade que em condições normais em consequência da perda do tônus vagal.

Os reflexos cardiovasculares normais também são perdidos com a desenervação. No coração normal, o aumento das demandas metabólicas do organismo provoca estimulação compensatória direta do coração pelo sistema nervoso simpático, que aumenta imediatamente frequência, contratilidade e débito cardíacos. Como não há estimulação direta do coração transplantado pelo sistema nervoso simpático, essa resposta é mediada pela liberação de catecolaminas pela medula suprarrenal. Por essa razão, os aumentos de frequência, contratilidade e débito cardíaco ocorrem mais lentamente que em condições normais. Durante um esforço físico, a frequência e o débito cardíacos aumentam progressivamente ao longo de 3 a 5 min e mantêm-se elevados depois da atividade física. Aquecimento prolongado inicial e alongamento depois do esforço físico ajudam a compensar essas alterações.

Os pacientes podem ter hipotensão ortostática porque não há taquicardia reflexa imediata, que normalmente compensa a acumulação de sangue venoso com a mudança de posição. Quando os pacientes caminham, eles devem ser instruídos a mudar de posição gradativamente para evitar hipotensão ortostática.

Em consequência de desenervação, os efeitos cardíacos dos fármacos – que normalmente são mediados pelo sistema nervoso autônomo – não são os mesmos observados em condições normais. A atropina, que aumenta a frequência cardíaca bloqueando a atividade parassimpática, é ineficaz. O isoproterenol (um agente cronotrópico positivo) é amplamente utilizado porque estimula diretamente os receptores miocárdicos como tratamento farmacológico das bradiarritmias sintomáticas. Entretanto, esse fármaco não está amplamente disponível. Em seu lugar, são utilizadas frequentemente dobutamina e epinefrina combinadas com estimulação transitória por marca-passo epicárdico.

As preparações digitálicas são ineficazes para reduzir a frequência cardíaca ou aumentar o período refratário do nodo atrioventricular, porque estes efeitos são mediados principalmente pelo sistema nervoso simpático. Os digitálicos aumentam a contratilidade miocárdica por sua ação direta nas células miocárdicas. Os betabloqueadores ou os bloqueadores do canal de cálcio (p. ex., verapamil) podem ser usados para controlar taquiarritmias supraventriculares do coração transplantado; compressão dos seios carotídeos, manobra de Valsalva e digitálicos são ineficazes.

Por fim, a desenervação impede a transmissão dos estímulos dolorosos do miocárdio isquêmico ao cérebro, de forma que o paciente não tem angina. Isquemia miocárdica grave ou infarto do miocárdio pode ser assintomático. Por essa razão, o paciente geralmente realiza anualmente uma prova de esforço e angiografia coronariana ou ecocardiografia para avaliação das artérias coronárias.

▶ **Potencial de insuficiência ventricular.** A insuficiência ventricular pós-transplante diminui o débito cardíaco e tem as mesmas causas associadas a outros procedimentos cirúrgicos do coração. Além disso, o tempo prolongado de isquemia, o suporte inotrópico do doador ou a rejeição pode causar depressão miocárdica do paciente transplantado.

Insuficiência ventricular direita é a causa mais comum de falência primária do enxerto depois do transplante. As razões da disfunção cardíaca direita não estão totalmente esclarecidas, mas estão relacionadas com as alterações agudas da resistência vascular pulmonar. O coração recém-transplantado precisa trabalhar sob pressões pulmonares elevadas em consequência da insuficiência cardíaca crônica do receptor. As alterações pós-operatórias no pH ou na GA podem causar espasmo dos vasos pulmonares. A hipertensão pulmonar e o espasmo vascular aumentam a resistência vascular pulmonar ou a resistência à ejeção do sangue pelo ventrículo direito. O ventrículo direito normal do coração doado pode ser incapaz de aumentar seu débito cardíaco repentinamente para superar a resistência

954 Parte 11 Sistemas Hematológico e Imune

vascular pulmonar previamente elevada. Os sinais de insuficiência ventricular aguda são pressão venosa central alta e distensão das veias jugulares. O débito cardíaco do ventrículo esquerdo diminui porque o ventrículo direito não consegue bombear sangue suficiente para os pulmões.

O tratamento da insuficiência cardíaca direita pós-transplante consiste em administrar fármacos para reduzir a pós-carga do coração direito (dobutamina, milrinona, óxido nítrico inalatório). O óxido nítrico (um vasodilatador pulmonar direto) pode ser administrado pelo circuito do respirador, deste modo evitando os efeitos sistêmicos dos fármacos administrados por via IV. Também é importante evitar as condições que aumentem a pós-carga do coração direito (p. ex., hipoxia, acidose, transfusões sanguíneas excessivas).

■ Transplante de pâncreas

Os cuidados intensivos dos pacientes que fazem transplante de pâncreas são comparáveis aos recomendados para qualquer paciente submetido a uma cirurgia abdominal de grande porte. As diferenças estão relacionadas com a função pancreática, o tipo de procedimento cirúrgico e os efeitos secundários do diabetes melito.

A resposta da glicose sanguínea geralmente retorna nas primeiras horas do período pós-operatório; entretanto, pode ser necessário administrar infusão de insulina até que a glicemia seja normalizada. A função pancreática é monitorada com base nos níveis de glicose antes e depois das refeições, pelos níveis de hemoglobina glicosilada e, em alguns casos, pelos testes de tolerância à glicose. Anormalidades ainda que pequenas podem indicar rejeição ou trombose vascular do enxerto.

Quando um segmento do duodeno é usado para a drenagem das secreções exócrinas, a profilaxia de infecções é particularmente difícil. Em geral, os antibióticos são administrados até que os resultados das culturas intraoperatórias das secreções duodenais estejam prontos. Quando a bexiga é usada para drenagem exócrina, pode haver perda de bicarbonato na urina. A técnica tradicional do transplante de pâncreas consiste na drenagem das secreções exócrinas para a bexiga com drenagem venosa para a circulação sistêmica. Apesar do índice alto de sucesso associado a essa abordagem, as complicações são comuns e podem incluir infecções urinárias, pancreatite de refluxo, acidose metabólica e hiperinsulinemia. Dependendo da capacidade miccional do paciente, pode ser necessário usar um cateter por vários dias ou possivelmente semanas, se houver disfunção crônica de bexiga neurogênica secundária ao diabetes melito. As abordagens cirúrgicas variam em cada centro de transplante e cirurgião envolvido.

É necessário manter uma sonda nasogástrica até que a atividade intestinal retorne. Isso pode demorar 3 a 5 dias, quando o paciente tem gastroparesia diabética. Quando a sonda nasogástrica é conservada no local, pode ser necessário administrar alimentação enteral ou parenteral.

■ Transplante de pulmão

Quando chega à UTI, o paciente que fez transplante de pulmão está anestesiado, intubado e mantido com respirador artificial. Em geral, a extubação é realizada dentro de 24 a 36 horas depois da operação quando a oxigenação do paciente melhora e as secreções são mínimas. A extubação geralmente pode ser realizada em menos tempo nos pacientes com enfisema e transplante de pulmão único do que nas pessoas com hipertensão pulmonar, nas quais a intubação necessária pode ser mais longa.

O receptor de um transplante de pulmão não tem reflexo de tossir em razão da desenervação. Por essa razão, durante a aspiração das vias respiratórias, a enfermeira deve evitar introduzir o cateter até onde possa causar lesão. A equipe cirúrgica realiza broncoscopias frequentes para assegurar que as anastomoses estejam íntegras, bem como para realizar a limpeza pulmonar. Um problema frequente no período imediato depois do transplante é o edema pulmonar causado por um fenômeno conhecido como lesão de "reperfusão". Por essa razão, é melhor manter o paciente em um estado relativamente hipovolêmico durante os primeiros dias. A diurese começa quando o paciente está hemodinamicamente estável.

Os pulmões ficam constantemente expostos ao ambiente exterior e, por esta razão, a profilaxia de infecções é especialmente importante depois de um transplante pulmonar. Os antibióticos são administrados profilaticamente e sua escolha é baseada nos resultados das culturas do doador, nos resultados da sorologia pré-operatória e nas amostras de escarro. Entre as medidas adotadas para evitar infecção do paciente estão higiene oral, estimulação da atividade física imediata no período pós-operatório e exercícios diários de fisioterapia motora e respiratória. A oximetria de pulso contínua é usada para monitorar a saturação de oxigênio, enquanto as radiografias de tórax repetidas diariamente ajudam a monitorar os progressos do paciente. As medidas de controle de infecções adotadas pela equipe incluem lavar as mãos e usar técnica de aspiração asséptica das vias respiratórias. Os membros da equipe e os visitantes com infecções em atividade devem evitar cuidar dos pacientes ou visitá-los.

Transplante de células-tronco hematopoéticas | Avaliação e tratamento

O TCTH consiste em substituir as células hematopoéticas anormais, destruídas ou funcionalmente inativas por células progenitoras (também conhecidas como células-tronco) normais. As células-tronco são células hematopoéticas primitivas capazes de autorrenovação; elas são pluripotentes, ou seja, conseguem passar por um processo de maturação em hemácias, leucócitos ou plaquetas. Essas células-tronco podem ser recolhidas diretamente da medula óssea por um procedimento de punção medular, ou do sangue periférico por aférese. O TCTH representa um avanço importante para a recuperação da função hematopoética dos pacientes cuja medula óssea foi destruída por quimioterápicos em doses altas ou radioterapia (ver Tabela 47.1).

Com os TCTH autólogo e alogênico, as células-tronco do sangue periférico passaram a ser a fonte preferida de células hematopoéticas primitivas para transplante, embora em alguns receptores de TCTH alogênico os transplantes de medula óssea possam oferecer vantagens específicas em comparação com as células-tronco do sangue periférico. A coleta de células-tronco por aférese é mais fácil e menos dispendiosa e também pode resultar na recuperação mais rápida das contagens de neutrófilos e plaquetas. Com o transplante alogênico entre pessoas sem grau de parentesco, a fonte de células-tronco pode ser um procedimento de punção de medula óssea ou uma coleta de células-tronco do sangue periférico. A Tabela 47.4 descreve uma comparação detalhada dos transplantes de células-tronco autólogos e alogênicos. O Quadro 47.2 descreve os benefícios e as limitações das diversas fontes de células-tronco para transplante.

Capítulo 47 Transplantes de Órgãos e Células-Tronco Hematopoéticas **955**

Tabela 47.4 Comparação dos transplantes de células-tronco autólogos e alogênicos.

	Autólogo	Alogênico
Indicações	Neoplasias malignas hematológicas e tumores sólidos Utilidade potencial no tratamento das doenças autoimunes Utilidade futura em combinação com terapia gênica para tratar doenças genéticas e infecção pelo HIV	Neoplasias malignas hematológicas, anemia aplásica, doenças congênitas da medula óssea, alguns erros inatos do metabolismo
Fonte das células-tronco	Células-tronco retiradas da medula óssea ou do sangue periférico do paciente e, em seguida, reinfundidas depois do esquema de condicionamento com doses altas Células-tronco administradas para recuperar pacientes dos efeitos tóxicos hematológicos do esquema de condicionamento	Medula óssea, sangue periférico, sangue de cordão, doadores familiares, doadores sem grau de parentesco, pessoas HLA-compatíveis ou parcialmente compatíveis
Esquema pré-operatório	Quimioterapia em doses altas para erradicar a doença maligna	Quimioterapia em doses altas e, em alguns casos, irradiação de corpo inteiro como tratamento intensivo da doença maligna e para produzir imunossupressão para assegurar a aceitação do enxerto ("abrir espaço" para as células-tronco que virão)
Tratamento pós-transplante	Medidas de suporte, transfusões, fatores de crescimento, imunomodulação	Medidas de suporte, transfusões, fatores de crescimento, imunomodulação, profilaxia e tratamento da doença enxerto-versus-hospedeiro (DEVH)
Risco de complicações infecciosas	Menor; as infecções ocorrem principalmente no período pós-operatório imediato	Maior; risco de infecção persistente por meses ou anos
Complicações principais	Efeitos tóxicos do esquema preparatório, recidiva ou progressão da doença	Efeitos tóxicos do esquema preparatório, recidiva ou progressão da doença, DEVH, imunodeficiência
Taxa de mortalidade associada ao tratamento	Em geral, menor que 5%	Entre 5 e 30%, dependendo de muitos fatores relacionados com o paciente, doador e doença primária

Adaptada de Treleaven J, Barrett AJ (eds.): Hematopoietic Stem Cell Transplantation in Clinical Practice. Edinburgh, UK: Elsevier Limited, 2009.

Quadro 47.2 Fontes de células-tronco | Benefícios e limitações.

Coleta/aférese de células-tronco do sangue periférico

- Coleta mais fácil para pacientes que fazem transplantes autólogos e, possivelmente, também para doadores de transplantes alogênicos
- Mielossupressão mais breve
- Teoricamente, parece haver menos contaminação tumoral pelas células-tronco derivadas do sangue periférico
- A incidência da doença do enxerto-versus-hospedeiro (DEVH) pode ser igual ou superior

Punção de medula óssea

- Dor associada ao procedimento de punção
- Necessidade de anestesia geral

- Pode ter relação de custo-benefício mais desfavorável, ou ser menos conveniente para os doadores

Sangue de cordão

- Material abundante e procedimento relativamente fácil quando os obstetras são treinados
- Custo baixo
- Fonte excelente para ampliar o *pool* de doadores sem grau de parentesco
- Pode estar associado a menos DEVH
- Hoje em dia, é limitado às pessoas que pesam menos de 50 ou até 70 kg; com a expansão *ex vivo*, as técnicas podem ser aplicadas a uma população mais ampla

---

Punção, mobilização e coleta de células-tronco

As células-tronco são abundantes nos espaços da medula óssea e algumas circulam no sangue periférico. O processo de punção e coleta de células-tronco difere, dependendo se as células progenitoras são obtidas por uma punção de medula óssea ou separadas da corrente sanguínea.

Quando as células-tronco são retiradas da medula óssea, o procedimento de punção é realizado no centro cirúrgico com o paciente anestesiado. Várias aspirações são efetuadas em cada uma das cristas ilíacas posteriores usando agulhas calibrosas, até conseguir o total de 2 a 3 × 10⁸ células nucleadas por quilograma de peso corpóreo do receptor. O volume total aspirado varia de 1 a 2 ℓ. A medula aspirada é colocada em um meio de cultura de tecidos heparinizado e filtrada para remover gordura e partículas ósseas; em seguida, as células são levadas imediatamente para infusão no quarto do paciente. Em geral, o procedimento de punção da medula óssea demora uma a duas horas. Curativos compressivos são aplicados nos pontos puncionados e o doador geralmente é mantido internado no hospital para observação durante a noite. O paciente pode sentir desconforto suave nos locais da punção por 2 a 7 dias depois do procedimento.

As células-tronco hematopoéticas também podem ser retiradas do sangue periférico. Contudo, como as células-tronco não são abundantes no sangue periférico, é preciso administrar quimioterapia ou fatores de estimulação das colônias (CSFs, ou *colony-stimulating factors*, em inglês, inclusive fator de estimulação das colônias de granulócitos [G-CSF] ou fator de estimulação das colônias de granulócitos-macrófagos

956 Parte 11 Sistemas Hematológico e Imune

[GM-CSF]) antes da coleta para atrair as células progenitoras ao sangue periférico. Esse processo é conhecido como *mobilização* ou *preparação*. A quimioterapia que os pacientes usam para mobilização das células-tronco também ajuda a reduzir a carga tumoral. Nos casos de doadores aparentados e sem grau de parentesco, apenas fatores de estimulação de colônias são usados para aumentar as contagens de células-tronco do sangue periférico. Os protocolos variam, mas o G-CSF ou GM-CSF é administrado por injeções subcutâneas diárias. As coletas de células-tronco começam depois de 4 a 5 dias de injeções de citocinas.

As células progenitoras hematopoéticas são recolhidas do sangue periférico por uma técnica conhecida como *leucaférese*. Um aparelho separador de células, disponível no mercado, recolhe as células-tronco e devolve o plasma e os elementos celulares restantes à corrente sanguínea. Esse processo é realizado por meio de cateteres centrais calibrosos de lúmen duplo, ou por cateteres IV calibrosos instalados em veias do antebraço. O procedimento demora cerca de 3 a 4 horas e o número de procedimentos necessários é determinado pela quantidade de células-tronco recolhidas a cada sessão. O objetivo é obter 5×10^6 células CD34-positivas por quilograma de peso corporal do receptor. O antígeno CD34 está expresso na superfície das células precursoras primitivas. Com o procedimento de transplante de células-tronco hematopoéticas autólogas, as células são criopreservadas imediatamente e armazenadas em nitrogênio líquido até que o receptor esteja pronto para recebê-las novamente. O doador pode ter reação transitória de hipocalcemia com calafrios, fadiga, formigamento nos lábios e extremidades, assim como vertigem resultante da infusão de citrato usado para evitar coagulação do sangue durante o procedimento. Esses sintomas podem ser evitados ou tratados por administração de um suplemento de cálcio.

Esquema de condicionamento

Depois de obter as células-tronco, o receptor começa o esquema de condicionamento destinado a prepará-lo para receber as células progenitoras transplantadas. O objetivo do esquema de condicionamento depende em parte de se o transplante é autólogo ou alogênico e do tipo de doença primária do receptor. No transplante alogênico, a finalidade do condicionamento é erradicar qualquer câncer, destruir a medula óssea para abrir espaço para as células-tronco novas do doador e produzir imunossupressão suficiente para assegurar a aceitação das células-tronco transplantadas. No transplante autólogo, a imunossupressão não é necessária porque o receptor das células-tronco hematopoéticas também é o doador e, deste modo, não há incompatibilidade de tecidos. Entretanto, quimioterapia em doses altas ainda é necessária para erradicar o câncer.

A quimioterapia em doses altas baseia-se na hipótese de que os aumentos de dose total ou frequência das doses destroem mais células tumorais, resultando em respostas mais favoráveis e índices de sobrevivência maiores. Fármacos com diversos efeitos tóxicos não hematológicos dose-dependentes (*i. e.*, não redundantes) são combinados em doses máximas. Compostos alquilantes (ciclofosfamida, carboplatina, bussulfano, tiotepa, cisplatina, melfalana e carmustina), etoposídeo, citarabina e, em alguns casos, radioterapia corporal total são usados para destruir a medula óssea e erradicar a doença. O esquema de tratamento é administrado por 2 a 8 dias. Cada fármaco que pode ser usado em combinação como parte do esquema de condicionamento pré-transplante pode ter vários efeitos adversos (Quadro 47.3).

Antes da infusão das células-tronco, o receptor deve descansar por 1 a 2 dias para eliminar os fármacos quimioterápicos. A aplasia da medula óssea começa dentro de alguns dias após concluir o esquema de condicionamento. A toxicidade aguda desse esquema pode persistir por algumas semanas, ou até que o enxerto seja estabilizado.

Os esquemas de condicionamento de intensidade reduzida (também conhecidos como não mieloablativos) seguidos do TCTH alogênico podem oferecer resultados mais favoráveis em determinados pacientes. O transplante com condicionamento de intensidade reduzida pode ser uma opção de tratamento para pacientes que, em razão de idade avançada ou doença pulmonar, renal ou hepática coexistente, não poderiam tolerar os efeitos tóxicos do transplante alogênico tradicional.[19] A teoria que embasa o transplante com condicionamento de intensidade reduzida é que o efeito enxerto-*versus*-tumor mediado pelo sistema imune recém-constituído, mais que o próprio esquema de condicionamento, cura a doença. Entre os esquemas em fase de investigação estão os que incluem fludarabina, irradiação de corpo inteiro em dose única e uma combinação de

---

Quadro 47.3 Efeitos adversos não hematológicos dos esquemas de quimioterapia em doses altas.

Bussulfano: Fibrose pulmonar intersticial, disfunção hepática (inclusive doença venoclusiva do fígado), colecistite aguda, crises convulsivas generalizadas, mucosite, efeitos adversos cutâneos (hiperpigmentação, descamação, eritema acral), náuseas e vômitos.

Carmustina (BNCNU): Efeitos adversos hepáticos, pulmonares e neurológicos centrais, efeitos adversos cardíacos (arritmias e hipotensão), náuseas e vômitos)

Arabinosídeo de citosina (Ara-C): Toxicidade cerebelar, encefalopatia, crises convulsivas, conjuntivite, efeitos adversos cutâneos (erupção, eritema das extremidades), náuseas e vômitos, diarreia, insuficiência renal, disfunção hepática, pancreatite, edema pulmonar não cardiogênico, febre e artralgias.

Ciclofosfamida: Efeitos adversos cardíacos (miocardiopatia, insuficiência cardíaca congestiva, necrose cardíaca hemorrágica, derrame pericárdico, anormalidades do ECG), fibrose pulmonar intersticial, cistite hemorrágica, elevações das enzimas hepáticas, náuseas e vômitos, efeitos adversos metabólicos (síndrome de secreção inapropriada de hormônio antidiurético).

Carboplatina: Náuseas e vômitos, nefrotoxicidade, distúrbios da função hepática (inclusive doença venoclusiva do fígado), ototoxicidade.

Cisplatina: Náuseas e vômitos, neurotoxicidade (neuropatia periférica, ataxia, distúrbios visuais), ototoxicidade, efeitos adversos renais.

Etoposídeo: Reações de hipersensibilidade, hipotensão, disfunção hepática e hepatite química, disfunção renal, náuseas e vômitos, efeitos adversos metabólicos (acidose metabólica), mucosite, estomatite, erupção cutânea dolorosa (nas palmas, plantas e região periorbitária).

Ifosfamida: Cistite hemorrágica, náuseas e vômitos.

Melfalana: Reação de hipersensibilidade aguda, efeitos adversos renais, mucosite, náuseas e vômitos, hepatotoxicidade (inclusive doença venoclusiva do fígado).

Tiotepa: Hiperpigmentação, eritrodermia aguda, descamação seca, disfunção hepática (inclusive doença venoclusiva do fígado), mucosite, esofagite, disúria e reações de hipersensibilidade.

Irradiação de corpo inteiro: Náuseas e vômitos, diarreia, febre, parotidite, xerostomia, estomatite, eritema, pneumonite, doença venoclusiva do fígado.

fármacos imunossupressores potentes. Esses esquemas não estão isentos de risco e todos os pacientes submetidos a transplante com esquema de condicionamento de intensidade reduzida podem ter algumas das complicações esperadas depois de um transplante alogênico mieloablativo. Os problemas encontrados no período imediato pós-transplante, inclusive infecção, sangramento e efeitos tóxicos associados ao esquema de condicionamento, podem ser mais brandos em comparação com um transplante mieloablativo, mas o risco de desenvolver DEVH e os riscos de infecção a longo prazo ainda são importantes.

Transplante | Infusão de células-tronco hematopoéticas

Com o TCTH alogênico, as células-tronco geralmente são infundidas logo depois da coleta. As células-tronco autólogas são criopreservadas com dimetilsulfóxido (DMSO) e, pouco antes da reinfusão, precisam ser descongeladas em banho de solução salina normal aquecida à beira do leito.

A infusão propriamente dita das células-tronco é um procedimento relativamente simples, como uma transfusão de sangue. As células são infundidas em um cateter venoso central durante 30 a 60 min, dependendo do volume total do produto. Em geral, os pacientes são pré-medicados com paracetamol, hidrocortisona e difenidramina e são pré-hidratados para manter a perfusão renal. Diuréticos, manitol e anti-hipertensivos podem ser necessários para evitar sobrecarga de volume e controlar as alterações hemodinâmicas durante a infusão. Os sinais vitais devem ser monitorados e os monitores cardíaco e de oximetria devem estar prontamente disponíveis.

As complicações da infusão de células-tronco são edema pulmonar, hemólise, infecção e anafilaxia; contudo, estas complicações são raras. O paciente pode ter hálito ou odor de alho, que é causado pela excreção do DMSO. A hemólise das hemácias induzida pelo DMSO também pode ocorrer e os pacientes devem ser rigorosamente hidratados para evitar toxicidade renal. Uma reação à infusão que pode incluir bradicardia (raramente, bloqueio cardíaco), hipertensão e reação de hipersensibilidade aguda é outro efeito adverso potencial do DMSO durante a administração do TCTH autólogo criopreservado. Durante o TCTH, é necessário monitorar a ocorrência de sobrecarga de volume e queixas sugestivas de embolia, inclusive dor torácica, dispneia e tosse. Os pacientes também podem ter uma reação transfusional hemolítica aguda quando recebem células-tronco hematopoéticas de um doador ABO-incompatível.

Implantação do enxerto

Depois da infusão intravenosa, as células-tronco hematopoéticas migram para os espaços da medula óssea, para onde são atraídas pelos fatores quimiotáxicos. A implantação do enxerto ocorre quando as células progenitoras transplantadas começam a proliferar e produzir novas células hematopoéticas na medula óssea. Em geral, o processo de implantação do enxerto é definido por contagem absoluta de neutrófilos acima de $0,5 \times 10^9/\ell$ durante 3 dias seguidos e contagem de plaquetas acima de $20 \times 10^9/\ell$ sem transfusão de plaquetas. A rapidez da implantação do enxerto depende da origem das células progenitoras, da quantidade total de células-tronco, do uso de fatores de estimulação de colônias, das complicações que o paciente tem

no período pré-implantação e do tipo de profilaxia usada para evitar DEVH. O intervalo entre o TCTH e a implantação do enxerto varia de acordo com a origem das células-tronco hematopoéticas: no caso de células-tronco derivadas da medula óssea, 2 a 3 semanas; no caso de células-tronco separadas do sangue periférico, 11 a 16 dias; e no caso de células-tronco derivadas do sangue de coração, 26 dias (em média; pode chegar a 42 dias).

Em geral, os pacientes fazem tratamento de condicionamento e recebem cuidados imediatos depois do transplante em uma unidade de internação hospitalar. Entretanto, o controle mais adequado dos sintomas e os avanços tecnológicos – inclusive uso dos fatores de crescimento hematopoéticos – têm permitido altas hospitalares mais rápidas.

Depois do transplante, mas antes da implantação completa das células-tronco hematopoéticas, os pacientes têm pancitopenia e imunossupressão graves, cujas complicações resultantes podem incluir infecção e sangramento. Os pacientes recebem fatores de crescimento hematopoéticos (p. ex., G-CSF ou GM-CSF) para acelerar a recuperação dos neutrófilos e, deste modo, abreviar a duração da pancitopenia e do período de risco mais alto de infecção. Enquanto os pacientes têm pancitopenia – até que suas contagens sanguíneas comecem a normalizar – eles geralmente usam antimicrobianos de espectro amplo dirigidos contra bactérias, vírus e fungos, assim como hemocomponentes (p. ex., plaquetas e concentrados de hemácias).

Todos os hemocomponentes administrados aos receptores de TCTH precisam ser filtrados para remover os leucócitos (que podem transmitir CMV) e irradiados para evitar DEVH associada à transfusão. Alguns estudos demonstraram que a leucodepleção por filtração à beira do leito durante a transfusão, ou a leucodepleção pré-armazenamento dos hemocomponentes, é um método eficaz para evitar infecção por CMV associada à transfusão do TCTH, porque os leucócitos transmitem este vírus.[20] Além disso, os hemocomponentes filtrados também podem evitar reações transfusionais febris e postergar a aloimunização.[21,22] Entretanto, o uso de um filtro para leucodepleção não afeta o risco de transmissão dos vírus que causam hepatites.

DEVH associada à transfusão é uma complicação rara, mas quase sempre fatal das transfusões e resulta da infusão de leucócitos imunocompetentes, que podem proliferar no receptor imunossuprimido incapaz de destruí-los.[23,24] Os linfócitos infundidos reconhecem os tecidos do receptor como estranhos e desencadeiam uma reação.

Para evitar DEVH associada à transfusão, todos os hemocomponentes celulares (exceto células-tronco) e linfócitos do doador administrados por seu efeito enxerto-*versus*-hospedeiro devem ser irradiados com 2.500 cGy antes da transfusão.[23,24] O hemocomponente deve ser rotulado com a palavra "irradiado". Ele não é radioativo e não são necessárias precauções adicionais durante seu manuseio. Outros pacientes podem usar hemocomponentes irradiados; o processo de irradiação não altera a eficácia ou a composição celular do produto e não acarreta qualquer risco ao receptor. Pacientes submetidos ao TCTH autólogo devem receber componentes celulares irradiados, tanto antes como depois do transplante.[16] A maioria dos centros recomenda que os receptores de células-tronco alogênicas recebam hemocomponentes irradiados pelo resto de sua vida. O Quadro 47.4 apresenta as diretrizes interdependentes do cuidado para o paciente submetido a um TCTH alogênico.

Quadro 47.4 Diretrizes interdependentes do cuidado para transplante de células-tronco hematopoéticas alogênicas.

Resultados	Intervenções
Troca de gases prejudicada **Padrão respiratório ineficaz**	

O paciente descreve com suas palavras as técnicas de higiene pulmonar, inclusive tossir, respirar profundamente, usar um espirômetro de incentivo e praticar exercícios diariamente, conforme sua tolerância

O paciente apresenta melhoria do padrão respiratório e da ausculta pulmonar, com redução subjetiva das queixas de dispneia, tosse, dor torácica pleurítica e fraqueza

O risco de aspiração broncopulmonar do paciente é eliminado ou reduzido.

- Auscultar os sons respiratórios e aferir os sinais vitais e a oximetria de pulso a cada 4 h e sempre que for necessário
- Estar atenta ao tempo de enchimento capilar e à cor da pele e detectar a ocorrência de cianose central ou periférica
- Avaliar a qualidade das respirações, inclusive uso dos músculos acessórios, batimento das asas do nariz e grunhidos
- Estar atenta à ocorrência de tosse e queixas de dispneia, ortopneia ou dor pleurítica
- Avaliar os efeitos dos fármacos que possam afetar a função respiratória, inclusive narcóticos e sedativos
- Aspirar a orofaringe ou nasofaringe para remover secreções
- Estimular o paciente a fazer exercícios de tossir e respirar profundamente e ensinar-lhe como usar o espirômetro de incentivo corretamente
- Estimular o paciente a manter um nível ideal de atividade, inclusive andar, praticar exercícios em bicicleta e trabalhar diariamente com o fisioterapeuta
- Ensinar ao paciente os métodos para evitar complicações respiratórias relacionadas com a mucosite ou broncoaspiração, inclusive evitar ingerir líquidos depois de anestesia geral, manter a cabeceira do leito elevada e manter o equipamento de aspiração oral em um local conveniente
- Adotar medidas para tratar anemia e controlar sangramento, caso ocorram
- Administrar oxigênio suplementar conforme a necessidade
- Administrar diuréticos conforme a prescrição

Perfusão tissular cardíaca diminuída
Risco de choque
Risco de sangramento
Risco de volume de líquidos desequilibrado

O paciente mostra que não tem ou controla os sinais e sintomas de distúrbios fisiológicos potenciais:

Sangramento/hemorragia

Hipotensão secundária a sepse, hemorragia, efeitos colaterais dos fármacos ou desidratação

Hipertensão secundária aos efeitos colaterais dos fármacos

Desidratação secundária à redução da ingestão de líquidos orais em consequência de náuseas, vômitos ou mucosite, ou às perdas de líquidos aumentadas por febre, diarreia ou perdas imperceptíveis através da pele

- Elaborar um plano de cuidados para tratar cada problema cardiovascular específico. Os problemas cardiovasculares podem ser hipertensão, hipotensão ortostática, hipotensão induzida por sepse, arritmias, pericardite, síndrome da veia cava superior, trombose e infarto do miocárdio
- Repor as perdas de líquidos com concentrado de hemácias ou hidratação
- Adotar medidas apropriadas para reduzir as perdas de líquidos causadas por febre, diarreia, vômitos ou sangramento
- Administrar anti-hipertensivos, diuréticos, antiarrítmicos ou fármacos vasoativos conforme a prescrição e monitorar sua eficácia
- Fornecer ao paciente e familiares informações sobre função cardíaca e as razões das intervenções de enfermagem específicas
- Monitorar cuidadosamente a contagem de plaquetas e o perfil de coagulação, especialmente nos pacientes hipertensos
- Instruir o paciente quanto às medidas adequadas de segurança durante os períodos de disfunção cardíaca. Os pacientes com hipotensão ortostática podem ficar com tontura quando estão de pé. Ajudar o paciente conforme a necessidade
- Embora hipotensão e hipertensão possam ser assintomáticas, alertar o paciente para estes sinais e sintomas e recomendar que sejam relatados imediatamente à equipe de saúde. Os sinais comuns de hipertensão são cefaleia e distúrbios visuais. A hipotensão pode causar tontura, distúrbios visuais, taquicardia e pele fria e úmida
- Enfatizar a importância de usar os fármacos anti-hipertensivos nos horários agendados

Desequilíbrio eletrolítico
Risco de volume de líquidos desequilibrado
Perfusão renal ineficaz

O paciente mostra que não tem ou controla os sinais e sintomas de distúrbios fisiológicos potenciais:

Doença venoclusiva do fígado, evidenciada por aumento repentino do peso; elevações dos níveis de bilirrubina, aspartato-aminotransferase e fosfatase alcalina; hepatomegalia; ascite e encefalopatia

Falência/insuficiência renal, evidenciada por redução do débito urinário e elevação da creatinina sérica

Desidratação secundária à redução da ingestão de líquidos em consequência de náuseas, vômitos ou mucosite, ou ao aumento das perdas de líquido por febre, diarreia ou perdas insensíveis pela pele

Distúrbios eletrolíticos secundários à hiperglicemia induzida por corticosteroides, síndrome de secreção inapropriada de hormônio antidiurético, síndrome de lise tumoral ou alterações dos eletrólitos induzidas por fármacos.

- Monitorar rigorosamente os ganhos, as perdas e a ingestão, totalizando o balanço hídrico a cada 4 a 8 h
- Pesar o paciente 2 vezes/dia
- Medir diariamente a circunferência abdominal dos pacientes com doença venoclusiva do fígado
- Realizar avaliação pulmonar, inclusive oximetria de pulso, frequência e qualidade das respirações e ausculta para detectar ruídos adventícios
- Realizar avaliação cardíaca, atentando para hipotensão ortostática, bulhas cardíacas anormais ou distensão das veias do pescoço
- Avaliar se há edema periférico ou da região sacral
- Monitorar os eletrólitos séricos, as provas de função hepática e a densidade urinária 1 vez/dia, conforme a prescrição
- Monitorar e corrigir hiperglicemia induzida por corticosteroides
- Ajustar as doses ou interromper o uso de fármacos nefrotóxicos nos pacientes com falência ou insuficiência renal
- Administrar líquidos intravenosos conforme a prescrição para repor perdas gastrintestinais e compensar a incapacidade de ingerir líquidos orais suficientes
- Administrar reposição de eletrólitos conforme a prescrição
- Administrar antieméticos e antidiarreicos conforme a prescrição
- Monitorar as fezes quanto ao volume, consistência, cor e odor
- Monitorar perdas de líquidos por descamação da pele

Risco de quedas
Mobilidade física prejudicada
Risco de lesão
Risco de intolerância à atividade

O paciente:
Mantém força e resistência basais e tem menos fraqueza muscular, fadiga e dispneia
Colabora com as medidas para evitar redução da força e resistência
Desenvolve complicações mínimas associadas à mobilidade reduzida
Adota medidas de segurança para evitar acidentes

- Estimular o paciente a manter as atividades cotidianas durante todo o processo de transplante. Dar as razões ao paciente e seus familiares e explicar as complicações da inatividade
- Elaborar um plano individualizado para controlar os fatores que contribuem para a mobilidade reduzida, inclusive dor, falta de adesão às recomendações, depressão, efeitos colaterais dos fármacos, náuseas, fraqueza e mal-estar geral e alteração do nível de consciência
- Referenciar o paciente para fisioterapia e terapia ocupacional para avaliação e tratamento
- Estimular exercícios focados que assegurem fortalecimento da musculatura proximal dos pacientes tratados com corticosteroides
- Estimular o paciente a manter independência máxima nas atividades da vida diária (AVDs) e no autocuidado
- Elaborar uma agenda que contemple repouso adequado coordenando todas as atividades e tratamentos (AVDs, administração de fármacos, rondas da equipe de saúde)
- Detectar os sinais de tolerância reduzida à atividade e estabelecer metas específicas para aumentar a tolerância/resistência às atividades

Integridade da pele prejudicada

O paciente:
Mantém a integridade da pele
Demonstra como cuidar da sua pele
Mostra entendimento básico sobre DEVH cutânea
Mostra que controla os sintomas associados à DEVH cutânea

- Examinar a pele diariamente para detectar exantema maculopapuloso, eritema, descamação ou lesões expostas
- Monitorar a pele para detectar sinais de infecção, inclusive aumento da temperatura local, eritema, edema ou hipersensibilidade
- Aplicar emolientes cutâneos e outros agentes tópicos, inclusive antimicrobianos tópicos conforme a prescrição
- Considerar o uso de preparações antipruriginosas ou corticosteroides tópicos para atenuar os sintomas de prurido e inflamação
- Quando houver lesão da pele, consultar um especialista em enterostomia ou tratamento de feridas quanto ao uso de curativos absorventes não adesivos e à utilidade de leitos/colchões especiais
- Monitorar o paciente para detectar desidratação se houver perdas insensíveis aumentadas de líquidos pela pele
- Instruir o paciente e seus familiares quanto à importância de evitar exposição direta ao sol e usar protetores solares e roupas apropriadas quando estiver ao ar livre, porque a exposição solar pode desencadear uma exacerbação da DEVH cutânea

(continua)

Resultados	Intervenções
Nutrição desequilibrada **Desequilíbrio eletrolítico**	

Resultados	Intervenções
O paciente: Tem seu balanço nutricional mantido por meio de dieta e nutrição parenteral Explica com suas palavras as restrições dietéticas relacionadas com um problema específico do trato digestório Relaciona métodos para atender às demandas nutricionais durante seu tratamento ambulatorial	• Avaliar a integridade da mucosa oral e detectar a existência de problemas orais • Atentar às queixas subjetivas como náuseas, perda do apetite, alterações do paladar, saciedade precoce, dor ou cólicas abdominais e quaisquer fatores desencadeantes • Monitorar as contagens de calorias, os ganhos e as perdas e o peso para avaliar a adequação do aporte nutricional • Elaborar um plano interprofissional de manutenção nutricional. Conversar sobre as abordagens a serem adotadas quando o paciente tem alterações do paladar; saliva e muco espessos e viscosos; xerostomia; saciedade precoce; náuseas/vômitos; mucosite ou esofagite; e outros sintomas difíceis • Quando o paciente usa corticosteroides em doses altas, assegurar ingestão adequada de proteínas e administrar suplementos de cálcio e vitamina D. Considerar a restrição da ingestão de carboidratos concentrados se houver hiperglicemia. Considerar a limitação da ingestão de sódio se a retenção de líquidos for especialmente problemática • Aumentar a ingestão proteica dos pacientes com DEVH da pele ou do trato digestório • Considerar o uso de polivitamínicos sem ferro (para evitar sobrecarga de ferro) e suplementação de ácido fólico oral (1 mg/dia) • Atender às demandas nutricionais por meio do uso de hiperalimentação, quando necessário • Estimular o paciente a tentar ingerir alimentos diversificados, conforme sua tolerância • Avançar a dieta conforme a tolerância e avaliar a resposta à progressão • Recomendar a ingestão de refeições leves e frequentes e um lanche à hora de deitar • Administrar antieméticos ou analgésicos conforme a necessidade • Estimular os familiares a apoiar o paciente. A pressão da família ou da equipe de saúde pode gerar ansiedade, que tem efeitos negativos na ingestão nutricional

Resultados	Intervenções
Conforto prejudicado	

Resultados	Intervenções

O paciente é capaz de:
Reconhecer as atividades que agravam ou atenuam a dor
Relatar à equipe de saúde a localização e as características da dor, bem como o grau de alívio da dor
Participar dos cuidados diários sem interferência da dor ou dos efeitos colaterais das medidas adotadas para atenuar a dor
Alcançar um nível aceitável de controle da dor
	• Monitorar as causas possíveis de dor/desconforto dos receptores de transplante de células-tronco hematopoéticas, inclusive:
	   ◦ Dor associada aos procedimentos diagnósticos ou terapêuticos
	   ◦ Dor neuropática associada aos imunossupressores
	   ◦ Mucosite/esofagite
	   ◦ Dor retal/hemorroidas
	   ◦ Micções dolorosas associadas à cistite hemorrágica
	   ◦ Dor abdominal secundária a infecções, diarreia/enterite grave ou distensão hepática
	   ◦ Desconforto cutâneo associado à DEVH cutânea
	• Instruir o paciente quanto à importância de relatar à equipe de saúde se sentir dor e descrever a eficácia das medidas adotadas para aliviar a dor
	• Avaliar a localização, fatores desencadeantes, frequência, intensidade e tipo de dor. Usar uma escala de 0 a 10 para avaliar a percepção da dor do paciente e ajudar a determinar a eficácia do tratamento. Nos pacientes que não conseguem comunicar-se, monitorar as alterações dos sinais vitais e atentar para qualquer aumento da agitação, que poderia indicar controle inadequado da dor
	• Pré-medicar o paciente antes de procedimentos potencialmente dolorosos
	• Instruir quanto ao uso correto e seguro da analgesia controlada pelo paciente, conforme a prescrição
	• Para os pacientes em infusão contínua, considerar a necessidade de administrar uma dose rápida de analgésico antes de retirar os tubos de infusão contínua, durante a infusão e depois de reiniciar a infusão
	• Recomendar o parecer da equipe de controle da dor, conforme a necessidade
	• Monitorar cuidadosamente as doses dos narcóticos e a resposta dos pacientes com disfunção hepática secundária à doença venoclusiva do fígado ou à DEVH
	• Se o paciente não estiver usando um respirador, ajustar as doses dos analgésicos quando a frequência respiratória estiver acentuadamente reduzida ou o nível de consciência estiver profundamente alterado

O paciente e seus familiares são capazes de:

Reconhecer os padrões de enfrentamento eficazes e ineficazes

Identificar os pontos fortes pessoais

Verbalizar suas necessidades

Participar ativamente da solução dos problemas

Utilizar os recursos e sistemas de apoio disponíveis para fortalecer suas habilidades de enfrentamento

- Oferecer oportunidades para que o paciente e seus familiares comuniquem-se, assim como conversem com os profissionais de apoio psicossocial e outros membros da equipe de saúde
- Reforçar as habilidades de enfrentamento bem-sucedidas (*i. e.*, expressão objetiva das necessidades, prática de atividades que reduzam o estresse e comunicação eficaz entre paciente/família/equipe)
- Tranquilizar e revisar os sistemas de apoio, as opções e os recursos disponíveis para melhorar o enfrentamento eficaz
- Estabelecer confiança e mostrar consistência nas metas e nos objetivos
- Fornecer informações de forma oportuna e específica
- Oferecer controle e escolhas ao paciente na medida do possível e adequado
- Evitar a adoção de abordagens que reforcem a dependência (coerção, persuasão, manipulação)
- Demonstrar cuidado, respeito e preocupação com o paciente e seus familiares
- Fornecer reforço positivo

O paciente e seus familiares mostram conhecimentos sobre:

Processo global do TCTH e complicações e necessidades de autocuidado esperadas, inclusive esquema de condicionamento e efeitos colaterais; infusão de células-tronco periféricas e efeitos colaterais; implantação do enxerto; complicações; critérios de alta; cuidados subsequentes à alta, sintomas que devem ser relatados; medidas de proteção (precauções para neutropenia e trombocitopenia); restrições dietéticas; e habilidades psicomotoras específicas, inclusive cuidados com o cateter venoso central, administração de fármacos e monitoramento dos sinais vitais

Estrutura da unidade de internação, rotinas da unidade e programas e recursos disponíveis para tornar a internação hospitalar mais confortável e facilitar seu autocuidado

Importância da participação ativa do paciente e da família nos cuidados diários e nas decisões durante todo o processo do TCTH

Por ocasião da alta, o paciente e seus familiares explicam com palavras próprias:

Sinais e sintomas que devem ser relatados imediatamente à equipe de saúde, inclusive febre, calafrios, erupção cutânea, sangramento, náuseas e vômitos, diarreia ou dor abdominal, falta de ar, tosse, dispneia e incapacidade de ingerir fármacos orais ou líquidos em quantidade suficiente

Citam os nomes dos fármacos, as razões de cada um, os horários de administração necessários e os efeitos colaterais potenciais

Informam os números dos telefones de contato quanto a cuidados durante o dia e fora do expediente

Demonstram habilidades psicomotoras necessárias à administração de fármacos orais e IV, autocuidado com o cateter venoso central e quaisquer outras habilidades de autocuidado, inclusive administração de nutrição parenteral total e hidratação intravenosa domiciliar

- Orientar o paciente em sua unidade de internação, ambiente do quarto, serviços complementares e rotinas em geral. Inicialmente, o paciente e seus familiares podem estar sobrecarregados com a quantidade informações e podem necessitar que elas sejam reforçadas
- Permitir que o paciente e seus familiares compartilhem suas preocupações e solicitem informações adicionais quanto ao procedimento de transplante
- Estimular perguntas durante todo o processo de transplante e explicar todos os aspectos do tratamento
- Explicar a necessidade de participação ativa do paciente e da família nos cuidados diários e nas decisões ao longo de todo o processo do TCTH
- Instruir quanto à importância da higiene diária, cuidados orais rigorosos, exercícios diários, nutrição e outras rotinas
- Estimular o paciente a manter comunicação sincera com a equipe de saúde
- Incorporar o ensino para alta enquanto reforça a participação dos familiares nos cuidados diários
- Fornecer ao paciente instruções por escrito com diretrizes quanto ao autocuidado ambulatorial, regime terapêutico e outras atividades de autocuidado
- Referenciar a um serviço de cuidados domiciliares (*home care*) para assegurar instrução e apoio contínuos ao paciente em sua residência, conforme a necessidade
- Fornecer ensino/instrução usando métodos adaptados ao estilo de aprendizagem do paciente. Conversar com o paciente sobre como ele aprende mais facilmente: fazendo, ouvindo ou vendo
- Documentar no prontuário do paciente as instruções fornecidas, as áreas que necessitam de reforço e acompanhamento contínuos e resultados do aprendizado alcançado

Fatores que afetam o desfecho

Cuidados de enfermagem competentes prestados aos pacientes submetidos ao TCTH são essenciais para evitar complicações relacionadas com o tratamento e mortes. Outros fatores que podem afetar o resultado do TCTH são os seguintes: tipo e estágio da doença por ocasião do transplante; tipo de transplante (alogênico *versus* autólogo); grau de compatibilidade dos antígenos leucocitários humanos (HLA) dos transplantes alogênicos; fonte de células-tronco; intensidade do esquema de condicionamento; idades do doador e do receptor; e experiência do centro de transplantes. Em geral, o risco de mortalidade relacionada com o TCTH alogênico é cerca de 20 a 30% maior que o do TCTH autólogo. A taxa de mortalidade relacionada com o TCTH autólogo é menor que 5% na maioria dos centros de transplantes.

Tratamento imunossupressor

Depois do transplante, a função do enxerto depende da imunossupressão. Quando a imunossupressão é interrompida, há rejeição e o enxerto "morre".

Depois dos transplantes de órgãos sólidos, os órgãos transplantados são estranhos ao receptor, cujo sistema imunológico finalmente os reconhece e mobiliza-se para rejeitá-los. Por essa razão, o tratamento imunossupressor é necessário para suprimir a reação imune, de forma que o órgão transplantado possa ser aceito. Com o TCTH, como a reação imune é desencadeada pelas células do doador, o tratamento imunossupressor é usado para evitar DEVH – uma reação na qual os linfócitos T do doador atacam as células do receptor. O desafio do tratamento imunossupressor é assegurar ao receptor imunossupressão suficiente, sem efeitos tóxicos desnecessários, reações desfavoráveis e suscetibilidade exacerbada às infecções oportunistas. Os esquemas terapêuticos podem ser individualizados com base nas necessidades de cada paciente.

Logo depois do transplante, são necessários níveis altos de imunossupressão, mas depois as doses podem ser reduzidas a um nível de manutenção. Com os transplantes de órgãos sólidos, as estratégias de imunossupressão consistem em indução e tratamento de manutenção.[25-28] Os objetivos dessas estratégias são reduzir a ocorrência de rejeição celular e, ao mesmo tempo, atenuar a imunossupressão associada a complicações como infecções, insuficiência renal e neurotoxicidade.

Tratamento de indução

O tratamento de indução consiste em administrar um imunossupressor por ocasião da apresentação dos antígenos durante o período peritransplante. Esse tratamento é administrado para intensificar a imunossupressão para evitar rejeição celular aguda clinicamente significativa no período pós-operatório imediato. Outros efeitos benéficos desse tratamento são aumentar a sobrevivência do enxerto, assegurar proteção renal (evitar nefropatia imediata associada aos inibidores de calcineurina) e reduzir a dose necessária dos corticosteroides.[25,26,28,29]

Quando a prova cruzada é negativa, a lesão imediata do aloenxerto é atribuída principalmente às reações dos linfócitos T; deste modo, as estratégias de indução enfatizam a inibição destas células. Existem duas abordagens ao tratamento de indução, ambas envolvendo o uso de anticorpos. O primeiro método provoca depleção dos linfócitos T (e também de outras células imunes) com o uso de anticorpos monoclonais ou policlonais reativos contra um ou mais antígenos de superfície dos linfócitos. O segundo método usa anticorpos não depletadores (anticorpos quiméricos monoclonais), que impedem a ativação dos linfócitos T e sua proliferação subsequente, sem causar destruição direta ou citólise destas células. Independentemente do tipo de tratamento de indução utilizado, o resultado é a redução dos linfócitos T.

Os fármacos depletadores consistem em anticorpos monoclonais ou policlonais, que têm como alvos diversos antígenos presentes na superfície dos linfócitos B e T reativos contra um ou mais antígenos da superfície celular, de forma a depletar os linfócitos B e T, resultando em sua citólise (desintegração celular). Exemplos de anticorpos policlonais são anticorpos antilinfocitários (ALG) e antitimócitos (ATG). Exemplos de anticorpos monoclonais são alentuzumabe e muromonabe CD3 (OKT3), que foram espontaneamente retirados do mercado americano em 2009 porque sua utilização diminuiu. O alentuzumabe atua diretamente contra o antígeno CD-52, que está presente na superfície celular dos linfócitos T e B, assim como dos monócitos, macrófagos, células NK e timócitos. Originalmente, o alentuzumabe era prescrito para tratar leucemia linfocítica crônica e linfoma; no final da década de 1990, ele começou a ser usado nos transplantes renais. O uso dos fármacos depletadores de linfócitos T (anticorpos monoclonais e policlonais) causa uma síndrome de liberação de citocinas, que consiste em: instabilidade hemodinâmica, picos febris, tremores e anafilaxia. De forma a controlar essa síndrome, os pacientes devem ser pré-medicados com paracetamol, difenidramina e corticosteroides. Outros efeitos colaterais são leucopenia, trombocitopenia, glomerulonefrite, edema pulmonar, meningite asséptica, insuficiência renal e crises convulsivas.[25,28]

A segunda abordagem ao tratamento de indução consiste em usar anticorpos que não causem depleção dos linfócitos T, ou seja, antagonistas do receptor de IL-2 (anticorpos monoclonais quiméricos). Esses antagonistas têm como alvos os linfócitos T ativados. Exemplos são daclizumabe e basiliximabe. Em geral, os antagonistas de IL-2 causam efeitos colaterais mínimos, mas existem relatos de que eles causem edema pulmonar e uma condição semelhante à síndrome de angústia respiratória aguda (SARA).[28]

Tratamento de manutenção

Para suprimir a reação imune dos receptores de transplantes de órgãos sólidos e células-tronco hematopoéticas, podem ser necessários vários fármacos. Em geral, um único fármaco não consegue alcançar esse objetivo eficazmente. Portanto, os esquemas imunossupressores incluem fármacos que se complementam e aumentam a eficácia da imunossupressão. Os esquemas tríplices (três fármacos) constituem o fundamento da maioria dos esquemas imunossupressores para receptores de transplantes de órgãos sólidos. As combinações de fármacos recomendadas para transplantes de órgãos sólidos e TCTH podem ser diferentes.

O tratamento tríplice é uma combinação de prednisona em dose baixa, azatioprina ou micofenolato de mofetila (MFM) e ciclosporina A ou tacrolimo. Com a combinação desses três fármacos, a dose de cada um é menor, de forma que os pacientes têm menos efeitos adversos que se utilizassem apenas um deles. Por exemplo, os riscos de necrose asséptica, diabetes melito, cataratas e complicações do trato digestório atribuíveis ao tratamento crônico com corticosteroides são acentuadamente reduzidos com o tratamento combinado. Como a dose de azatioprina é pequena, os riscos de hepatotoxicidade e leucopenia são menores. Os problemas associados às doses mais altas de ciclosporina A – inclusive linfoma, hirsutismo, hepatotoxicidade, hiperplasia gengival, crises convulsivas e distúrbios do trato digestório – também ocorrem com menos frequência.

O tratamento quádruplo ou sequencial é uma combinação dos mesmos três fármacos, que são usados em um esquema tríplice (prednisona, azatioprina ou MFM e ciclosporina A ou tacrolimo) junto com preparações de anticorpos antitimócitos ou anticorpos monoclonais (muromonabe CD3). Os inibidores de calcineurina – ciclosporina A e tacrolimo – não são administrados até que a função renal retorne. Todos os quatro fármacos são usados por vários dias e, em seguida, a preparação de anticorpos monoclonais ou policlonais é interrompida. Por fim, o esquema tríplice é mantido como tratamento de manutenção.

Em razão da nefrotoxicidade dos inibidores de calcineurina e dos riscos da acumulação dos fármacos com toxicidade resultante quando o paciente não tem função renal adequada, existem algumas vantagens em não usar inibidores de calcineurina no período imediato depois do transplante. O esquema quádruplo permite alcançar imunossupressão ampla e específica, embora limitando os efeitos tóxicos até que a função renal melhore. Entretanto, isso tem uma desvantagem: a impossibilidade eventual de usar uma preparação de anticorpos monoclonais ou policlonais para tratar episódios de rejeição ou como tratamento de "resgate".

Tratamento de resgate

Corticosteroides em doses altas constituem o fundamento do tratamento de resgate para episódios de rejeição dos órgãos transplantados. Nos episódios de rejeição resistentes aos corticosteroides em doses altas, outras opções de tratamento são globulina antitimócitos e anticorpos monoclonais, inclusive muromonabe CD3, basiliximabe ou daclizumabe para controlar episódios de rejeição resistentes ao tratamento com corticoides em doses altas. Um segundo ciclo de tratamento com muromonabe CD3 pode ser usado como esquema de resgate para rejeição recidivante, embora o tratamento repetido possa estar associado a complicações secundárias ao desenvolvimento de anticorpos anticamundongos. Outras opções para tratamento de resgate dos episódios de rejeição resistentes aos corticosteroides são rapamicina, micofenolato de mofetila e azatioprina.

Complicações do transplante

Em geral, as complicações que ocorrem depois do transplante de órgãos sólidos e do TCTH são atribuídas à disfunção do enxerto, aos problemas de imunossupressão ou aos efeitos adversos do esquema de condicionamento pré-transplante. Outras complicações comuns depois do TCTH são DEVH e infecções.

Complicações dos transplantes de órgãos sólidos

Os pacientes que recebem transplantes de rim, fígado, coração, pâncreas e pulmão estão sujeitos a algumas complicações, inclusive rejeição aguda ou crônica, infecção e sangramento.

■ Rejeição do órgão

O diagnóstico e o tratamento imediatos da rejeição do órgão transplantado e seus problemas associados são prioridades fundamentais dos cuidados da enfermeira na unidade de tratamento intensivo. O órgão transplantado é uma fonte contínua de aloantígenos HLA, que podem induzir uma reação de rejeição. Essa reação imune envolve o reconhecimento dos antígenos HLA das células endoteliais do doador pelos linfócitos ou anticorpos do receptor. O aloenxerto ativa continuamente as reações imunes, resultando em produção excessiva interrupta de citocinas, atividade citotóxica constante e alteração persistente dos vasos sanguíneos do enxerto. O transplante de um órgão vascularizado induz sensibilização por estimulação direta das células imunes circulantes do hospedeiro, à medida que elas entram em contato com antígenos do doador nas superfícies das células do aloenxerto. A rejeição resulta na destruição subsequente do enxerto que contém os antígenos estranhos. A Figura 47.4 ilustra os mecanismos fisiopatológicos da rejeição do enxerto.

Fatores do doador e do receptor contribuem para a reação imune de rejeição. O fator principal do doador é a expressão de antígenos nos tecidos doados e a presença de células apresentadoras de antígenos dentro do enxerto transplantado. O fator principal do receptor é a sensibilização prévia aos antígenos ABO e HLA expressos no enxerto.[30]

Como o órgão transplantado não é imunologicamente idêntico ao receptor, ele funciona como um antígeno ou substância estranha, ativando o sistema imune a rejeitá-lo. O grau de rejeição pode ser brando a grave e o processo pode ser irreversível. A rejeição pode ocorrer a qualquer tempo, mas o risco é maior nos primeiros 3 meses depois do transplante. É importante manter os níveis terapêuticos de imunossupressão e fornecer instruções ao paciente e seus familiares quanto à importância de usar os fármacos conforme a prescrição, bem como quanto à razão do monitoramento laboratorial rotineiro dos níveis dos imunossupressores. Quanto mais precoce e grave é o episódio de rejeição, pior é o prognóstico quanto à sobrevivência do enxerto. A biopsia do órgão transplantado geralmente é necessária para estabelecer o diagnóstico definitivo de rejeição. Existem quatro tipos definidos de rejeição: hiperaguda, acelerada, aguda e crônica, mas nem todos ocorrem no mesmo órgão transplantado.

▶ **Rejeição hiperaguda.** A rejeição hiperaguda ocorre no centro cirúrgico logo depois do transplante. Essa rejeição é uma resposta imune humoral, na qual o receptor tem anticorpos pré-formados, que reagem imediatamente aos antígenos do doador. Nesses casos, há lesão vascular, que acarreta trombose grave e necrose do enxerto. Nos transplantes de rim e coração, a rejeição hiperaguda sempre leva à falência do enxerto e à necessidade de realizar outro transplante. Felizmente, a rejeição hiperaguda não é comum e geralmente pode ser evitada por uma prova cruzada realizada antes do transplante.

▶ **Rejeição acelerada.** A definição de rejeição acelerada aplica-se apenas aos transplantes de rim e ocorre na primeira semana depois do transplante. Clinicamente, o paciente pode ter anúria, níveis altos de ureia e creatinina e dor na região do enxerto. A rejeição acelerada é causada por anticorpos pré-formados contra antígenos do doador no sangue do receptor, ou por linfócitos do receptor previamente sensibilizados a algum dos antígenos do doador. Assim como a rejeição hiperaguda, a rejeição acelerada não é frequente em razão dos avanços da histotipagem e prova cruzada. Esse tipo de rejeição é tratado intensivamente com imunossupressores e geralmente resulta na perda do rim transplantado.

▶ **Rejeição aguda.** A rejeição aguda ocorre nos primeiros 3 meses depois do transplante. Esse é o tipo mais comum de rejeição e a maioria dos pacientes tem ao menos um episódio.

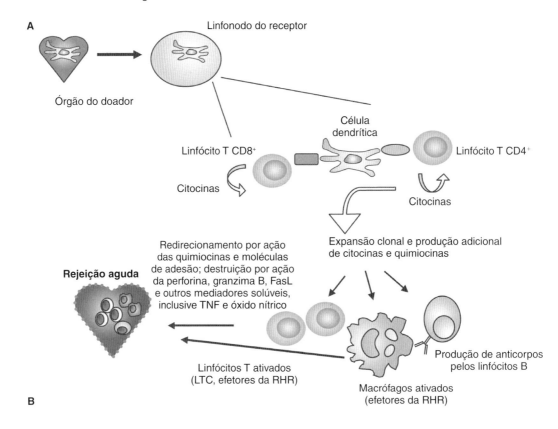
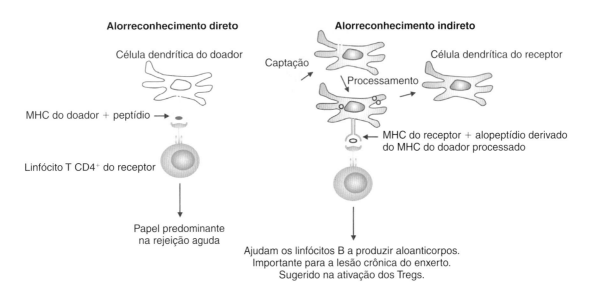

Figura 47.4 Mecanismos da rejeição do enxerto. **A.** Nas primeiras 24 a 48 h depois da implantação do enxerto, as células dendríticas que vivem normalmente dentro do órgão do doador migram para os tecidos linfoides regionais do receptor. Nos linfonodos, essas células estimulam os linfócitos T CD4+ e CD8+. Os linfócitos T ativados, especialmente as células CD4+, produzem citocinas (p. ex., interleucinas-2, interleucinas-4, gamainterferona) e os dois tipos de linfócitos respondem com proliferação e diferenciação. Os linfócitos T ativados podem causar destruição do enxerto por lise direta (linfócitos T citotóxicos, ou LTCs) ou produção local de citocinas (reação de hipersensibilidade retardada, ou RHR). As citocinas também estimulam a ativação e o recrutamento dos macrófagos, bem como eosinófilos, e estas células também podem secretar mediadores inflamatórios solúveis, que destroem seus alvos. Por fim, os linfócitos T ativados colaboram com a produção de anticorpos pelos linfócitos B. **B.** Existem dois tipos de alorreconhecimento. O alorreconhecimento direto ocorre quando os linfócitos T reconhecem moléculas do complexo de histocompatibilidade principal (MHC, ilustradas no painel *A*). Isso parece ser o mecanismo desencadeante principal da rejeição aguda do enxerto. Os linfócitos T também podem reconhecer fragmentos peptídicos derivados do processamento dos antígenos do doador apresentados nas moléculas MHC próprias do receptor. Isso é conhecido como *alorreconhecimento indireto* e parece ser importante para a disfunção crônica do enxerto, em parte talvez por seu papel de fornecer ajuda dos linfócitos T para a produção de aloanticorpos pelos linfócitos B. O alorreconhecimento indireto também está implicado na ativação dos linfócitos T reguladores, que podem atuar no sentido de limitar a lesão do enxerto e aumentar a tolerância. (De Lechler RI, Sykes M, Thomson AW et al.: Organ transplantation: How much of the promise has been realized? Nat Med 11(6):605-613, 2005.)

A rejeição aguda ocorre quando antígenos do órgão doado estimulam os linfócitos a desenvolverem-se em linfócitos T auxiliares. Esse tipo de linfócito aumenta a produção de linfócitos T *natural killer* citotóxicos, que se ligam ao órgão transplantado e resultam na sua destruição por meio da secreção de enzimas lisossômicas e linfocinas. A rejeição aguda também é um tipo de rejeição que responde bem ao tratamento imunossupressor.

▶ **Rejeição crônica.** A fisiopatologia da rejeição crônica não está inteiramente esclarecida. O mais provável é uma combinação de reação imune celular com a formação de anticorpos circulantes. Em segundo lugar depois da rejeição aguda, a rejeição crônica geralmente ocorre dentro de 3 meses a vários anos depois do transplante e acompanha-se de deterioração da função do órgão transplantado.

▶ **Rim.** A rejeição aguda ocorre depois da primeira semana depois do transplante. Esse é o tipo de rejeição observado mais comumente e que mais bem responde ao tratamento. Alterações dos exames laboratoriais são os indicadores mais precoces e mais confiáveis de que a função do enxerto está em processo de deterioração. As manifestações clínicas da rejeição são mais sutis e podem não ser evidentes. O paciente pode apresentar algumas, todas ou nenhuma das seguintes anormalidades laboratoriais durante um episódio de rejeição aguda:

- Níveis séricos altos de creatinina, ureia e β_2-microglobulina
- Depuração de creatinina baixo
- Nível de creatinina urinária baixo
- Sódio urinário possivelmente baixo
- Fluxo sanguíneo reduzido demonstrado na cintigrafia renal.

As manifestações clínicas da rejeição são:

- Redução do débito urinário
- Aumento do peso
- Edema
- Temperatura elevada (no mínimo 37,8°C)
- Hipersensibilidade na região do transplante, possivelmente com edema do rim
- Mal-estar geral
- Hipertensão arterial.

A rejeição crônica é resultado dos episódios repetidos de rejeição aguda, nos quais os vasos sanguíneos sofrem infarto em consequência da vasculite e os tecidos renais desenvolvem retrações fibróticas. Aos poucos, isso leva à deterioração da função renal. Os sinais e sintomas são semelhantes aos da rejeição aguda, com exceção de que não há febre ou crescimento do enxerto transplantado. As manifestações laboratoriais são semelhantes às da rejeição aguda, mas também incluem sinais de insuficiência renal crônica, inclusive hematócrito decrescente e distúrbios da homeostasia do cálcio-fósforo. A taxa de deterioração varia de meses a anos. Em geral, não é necessário realizar nefrectomia do órgão transplantado, a menos que o rim torne-se necrótico e coloque a vida do paciente em risco.

▶ **Fígado.** A rejeição aguda do transplante de fígado deve ser considerada quando as provas de função hepática aumentam, especialmente o TP/INR (mais sensível), as aminotransferases, a fosfatase alcalina e a bilirrubina total. Os sinais clínicos como produção reduzida de bile e hipersensibilidade ao redor do enxerto podem ocorrer ou não.[31,32] A rejeição crônica parece ser devida aos episódios repetidos de rejeição aguda ou uma

prova cruzada positiva. O diagnóstico definitivo é estabelecido quando a biopsia revela inflamação e células inflamatórias (p. ex., linfócitos T) no sistema porta e ductos biliares.[31,32]

▶ **Coração.** Embora a rejeição aguda comumente seja assintomática, os sinais e sintomas sutis podem incluir redução do débito cardíaco, *flutter* ou fibrilação atrial, leucocitose e febre baixa. A biopsia do endomiocárdio é realizada semanalmente durante o primeiro mês e, em seguida, com menos frequência para diagnosticar rejeição. Rejeição aguda é uma causa significativa de morte no primeiro ano depois do transplante. Rejeição crônica é a causa principal de mortes depois do primeiro ano do transplante cardíaco. A prevalência nos primeiros 5 anos depois do transplante é de 60% no mínimo. Essa rejeição mediada por células causa fibrose miocárdica progressiva, que acarreta disfunção cardíaca. As lesões dos vasos sanguíneos do aloenxerto são concêntricas (em vez de focais), ao contrário da aterosclerose típica; a vasculopatia do aloenxerto pode frequentemente passar despercebida à cateterização cardíaca tradicional. Angina não pode ser usada como sinal premonitório de doença arterial coronariana, porque o coração está desnervado. Em seu lugar, redução da tolerância aos esforços durante uma prova de esforço ou ultrassonografia intravascular é usada para confirmar o diagnóstico.[33]

▶ **Pâncreas.** Rejeição é uma causa significativa de perda do enxerto depois do transplante de pâncreas. Isso pode ser atribuído à dificuldade de diagnosticar rejeição. Níveis altos de glicose sanguínea são um sinal tardio e podem ocorrer muito tardiamente para iniciar tratamento eficaz. Quando a bexiga é usada como drenagem das secreções exócrinas, os níveis urinários de amilase refletem rejeição antes que a hiperglicemia fique evidente. Com o transplante simultâneo de rim e pâncreas, um nível alto de creatinina sérica pode indicar rejeição, embora a rejeição possa ocorrer em um órgão e não no outro. Alguns especialistas sustentam que a rejeição crônica do pâncreas possa não ocorrer com o transplante simultâneo de pâncreas e rim. O melhor índice de sobrevivência do transplante de pâncreas ocorre quando o procedimento é realizado simultaneamente com o transplante de rim (ver Tabela 47.1).[4,34] Para estabelecer o diagnóstico definitivo, deve-se realizar uma biopsia por agulha durante a cistoscopia.

▶ **Pulmão.** Os sinais e sintomas da rejeição do transplante de pulmão são difíceis de diferenciar de uma infecção pulmonar. Redução da função pulmonar (i. e., volume expiratório forçado reduzido), dispneia, tosse, diminuição do murmúrio vesicular, febre e taquipneia podem ocorrer com rejeição e infecção. Logo depois do procedimento cirúrgico, a rejeição também pode ser confundida com sobrecarga de volume, lesão de reperfusão ou lesão isquêmica secundária à conservação do órgão. Radiografias do tórax revelando edema intersticial e peri-hilar também podem ser sinais de rejeição e indicar a necessidade de fazer biopsia. Ainda assim, as biopsias devem ser interpretadas com cautela para excluir infecções infecciosas, inclusive infecção por CMV ou *Pneumocystis jiroveci*, que podem causar anormalidades histológicas semelhantes às da rejeição aguda.

A rejeição crônica é conhecida como bronquiolite obstrutiva e ocorre em 15 a 25% dos pacientes que recebem transplante de pulmão. Rejeição aguda e infecção parecem desempenhar um papel importante na patogenia da bronquiolite obstrutiva. Rejeição aguda ainda é comum e 36% dos pacientes transplantados têm ao menos um episódio de rejeição aguda do pulmão transplantado no primeiro ano depois da operação.[35]

Parte 11 Sistemas Hematológico e Imune

■ Infecção

Infecção é a complicação mais comum depois dos transplantes. Alterações da integridade das barreiras mucosas e neutropenia grave associada ao esquema de condicionamento pré-transplante geram as condições propícias às infecções bacterianas e fúngicas graves.

Os agentes etiológicos frequentemente provêm da própria flora do paciente, principalmente dos sistemas digestório e tegumentar. Os patógenos podem ser bactérias, fungos, vírus e mesmo protozoários. Esses últimos três grupos de patógenos são referidos como oportunistas. Normalmente inofensivos e presentes nos seres humanos e no ambiente, esses microrganismos causam ameaças graves aos pacientes com sistema imune deprimido. Eles aproveitam-se das defesas comprometidas do hospedeiro – daí o termo "oportunistas". Exemplos de patógenos oportunistas são herpes-vírus simples e herpes-zóster, CMV, *Candida albicans*, *P. jiroveci*, espécies de *Aspergillus* e espécies de *Cryptococcus*.[36]

Todos os receptores de transplantes têm risco de contrair infecções bacterianas dos acessos intravasculares e cateteres de drenagem urinária, mas os pacientes que fazem transplantes de órgãos sólidos também podem adquirir infecções pulmonares e na ferida cirúrgica. Em geral, antibióticos de espectro amplo são administrados profilaticamente nas primeiras 48 horas depois do transplante, ou até que os acessos invasivos e drenos tenham sido retirados. Os receptores de TCTH usam antibióticos profiláticos por meses depois do transplante. A Tabela 47.5 descreve as infecções causadas por bactérias e outros microrganismos encontrados comumente depois do TCTH alogênico.

Os receptores de transplantes de órgãos sólidos têm risco alto de infecção nos primeiros 3 meses depois do transplante porque usam doses altas de imunossupressores. No período que se segue ao transplante de células-tronco, as infecções geralmente seguem um padrão previsível com base na recuperação do sistema imune. Desse modo, os pacientes que fazem TCTH estão mais sujeitos a ter infecções durante o primeiro mês, que corresponde à fase pré-implantação do enxerto, como consequência da neutropenia. Esses pacientes podem usar fatores de estimulação de colônias para reduzir seu risco de infecção com a aceleração da recuperação dos leucócitos. Eles continuam a ter risco alto de infecção quando utilizam fármacos imunossupressores para evitar ou tratar DEVH.

Durante o primeiro mês, as infecções fúngicas predominantes dos pacientes que recebem TCTH são espécies de *Aspergillus* e *Candida*, nos quais anfotericina B ou fluconazol podem ser usados profilaticamente. Herpes simples é o agente viral que mais comumente causa infecções e 80% dos pacientes soropositivos antes do transplante têm reativação do herpes simples, a menos que recebam aciclovir profilaticamente.[35,37]

Depois do primeiro mês, CMV é o agente etiológico mais comum das infecções dos pacientes que fazem qualquer tipo de transplante. As consequências da infecção por CMV são enterite, retinite, pneumonite e supressão medular. Para evitar infecção por esse vírus, os pacientes soronegativos para CMV devem receber apenas hemocomponentes CMV-negativos. Alguns centros de transplante exigem que todas as transfusões de sangue sejam filtradas. As recomendações atuais são tratar profilaticamente os receptores de transplantes de órgãos sólidos CMV-negativos e que recebem um órgão CMV-positivo com valaciclovir oral por 3 a 6 meses depois do transplante.[37,38] O ganciclovir pode ser adequado aos pacientes soronegativos para CMV, que estejam recebendo doses mais altas de imunossupressores para tratar um episódio de rejeição aguda. O monitoramento cuidadoso dos receptores de TCTH para detectar reativação do CMV – evidenciada por níveis crescentes do antígeno do CMV na reação em cadeia de polimerase no sangue – é fundamental, com adoção imediata de medidas profiláticas. A profilaxia é importante para os receptores de transplante de coração, porque há uma relação entre CMV e doença arterial coronariana.[36,38] O CMV pode afetar muitos sistemas do corpo; por esta razão, o paciente pode ter sinais e sintomas de hepatite, retinite, enterite, pneumonite, febre, calafrios e mal-estar.[37,38]

Uma porcentagem pequena dos pacientes que fazem TCTH contrai infecções graves e potencialmente fatais dentro de 3 meses ou mais depois do transplante, durante a fase tardia de recuperação, como consequência das imunodeficiências celular e humoral. As causas mais comuns dessas infecções são espécies de pneumococos, *Staphylococcus aureus*, espécies de *Candida* e vírus varicela-zóster.

Quando pacientes imunossuprimidos adquirem uma infecção, os sinais e sintomas habituais podem estar ausentes. Nesses casos, mesmo um aumento discreto da temperatura (37,2°C) pode ser significativo. O monitoramento diário da contagem de leucócitos é necessário. Depois do transplante de órgãos sólidos, a contagem de leucócitos geralmente fica um pouco acima do normal em consequência da operação e do tratamento com corticosteroide. Entretanto, o paciente pode ter alguma infecção quando essa elevação persiste, quando há elevação rápida depois de um declínio, ou quando há aumento da porcentagem de formas imaturas (bastões) na contagem diferencial.

É essencial evitar infecções nos pacientes transplantados e imunossuprimidos, que podem ter neutropenia. Entre as responsabilidades importantes da enfermeira estão manter ambientes protegidos, praticar a lavagem cuidadosa e repetida das mãos e higiene adequada da boca e da pele, monitorar os sinais vitais frequentemente e realizar avaliações físicas completas do paciente. Em alguns centros, outras medidas protetoras são sistemas de isolamento protetor, filtração do ar, descontaminação da pele e do intestino e dietas hipomicrobianas. Ainda existem controvérsias quanto aos benefícios dessas intervenções e seu uso é específico em cada instituição ou protocolo.[39]

Com o transplante simultâneo de pâncreas e rim, os imunossupressores podem ser interrompidos quando há infecção grave de forma a ativar o sistema imune do paciente. Consequentemente, o enxerto pode ser perdido para salvar a vida do paciente. Depois dos transplantes de coração, pulmão e fígado, a imunossupressão pode ser reduzida, mas deve ser mantida.

Tabela 47.5 Infecções depois do transplante de células-tronco alogênico.

Período de neutropenia (0 a 30 dias)	Período de DEVH aguda (30 a 100 dias)	Período de DEVH crônica (depois de 100 dias)
Bactérias gram-negativas	Bactérias gram-negativas	Bactérias encapsuladas
Bactérias gram-positivas	Bactérias gram-positivas	Vírus varicela-zóster
Herpes-vírus simples	Citomegalovírus (CMV)	CMV
Espécies de *Candida*	Poliomavírus (vírus BK)	*P. jiroveci*
Espécies de *Aspergillus*	Adenovírus Vírus varicela-zóster Espécies de *Candida* Espécies de *Aspergillus* *Pneumocystis jiroveci* *Toxoplasma gondii*	Espécies de *Aspergillus*

Baseada em informações obtidas de: Wingard JR, Hsu J, Hiemenz JW: Hematopoietic stem cell transplantation: An overview of infection risks and epidemiology. Hematol Oncol Clin North Am 25(1):101-116, 2011. doi:10.1016/j.hoc.2010.11.008.

Sangramento

No período pós-operatório, pode haver sangramento, exsudação de sangue da superfície do órgão transplantado ou formação de um hematoma ou linfocele. Os pacientes que fazem transplante de coração estão sujeitos a sangramento porque o saco pericárdico estava estirado para acomodar um coração dilatado. Quando um coração saudável menor é implantado, o saco pericárdico ampliado torna-se um reservatório que pode ocultar sangramento pós-operatório. Isso pode causar tamponamento cardíaco. Tratamento anticoagulante prolongado e congestão hepática associada à insuficiência cardíaca pré-operatória também aumentam o risco de sangramento.

Depois do transplante de fígado, o sangramento pode ser causado pela coagulopatia associada à disfunção hepática ou vasos diminutos que continuam a sangrar depois da operação. Quando se utiliza a técnica de drenagem vesical das secreções exócrinas depois do transplante de pâncreas, os pacientes podem ter hematúria pós-operatória quando o segmento duodenal transplantado desenvolve úlceras ou o paciente tem cistite. Nos casos de sangramento grave, é necessário fazer eletrocauterização por cistoscopia.

Complicações digestórias relacionadas ao tratamento com corticosteroides

O tratamento crônico com corticosteroides aumenta o risco de ulceração péptica e gastrite erosiva porque aumenta as secreções de ácido clorídrico e pepsinogênio. Hemorragia digestiva profusa pode ser causada não apenas pelo tratamento com corticosteroide, mas também por estresse e perda da viabilidade dos tecidos em consequência da restrição proteica prolongada. Por essas razões, os pacientes geralmente são tratados com antagonistas do receptor de histamina tipo 2 (H_2) como nizatidina ou ranitidina, ou inibidores da bomba de prótons como omeprazol. O grau de disfunção renal e os fármacos usados simultaneamente determinam qual classe farmacológica deve ser escolhida como citoproteção gástrica.

Outras complicações digestórias graves são pancreatite aguda, diverticulite, infecção por *Candida*, esofagite, obstrução por aderências intestinais e colite ulcerativa. Infecções também causam riscos adicionais quando o paciente tem uma perfuração intestinal. Doença intestinal isquêmica foi relatada no período pós-operatório imediato em consequência da desidratação ou isquemia resultante da redução do débito cardíaco.

O paciente pode ter mais de uma complicação simultaneamente. Além disso, os sinais e sintomas de hemorragia digestiva ou perfuração podem ser obscurecidos pelos efeitos anti-inflamatórios dos corticosteroides. Por essa razão, as queixas e as alterações de progressão clínica do paciente devem ser avaliadas imediata e detalhadamente.

O trato digestório dos pacientes submetidos ao TCTH também pode ser afetado pelos efeitos da irradiação de corpo inteiro e da quimioterapia utilizada no esquema de condicionamento. Os sinais e sintomas podem ser mucosite, náuseas, vômitos, diarreia, cólicas, dispepsia, anorexia, alterações gustativas e xerostomia.

Complicações do transplante de células-tronco hematopoéticas

Falência do enxerto

A incidência de falência do enxerto é menor que 5% e, nos casos típicos, esta condição é definida por falha completa de implantação ou hematopoese aparentemente normal logo depois do transplante, seguida de contagens decrescentes das células sanguíneas e hematopoese indetectável.[40] A Tabela 47.6 descreve a falência do enxerto quanto aos seus fatores de risco, causas possíveis e medidas profiláticas e terapêuticas.

Doença venoclusiva do fígado (síndrome obstrutiva sinusoidal)

Doença venoclusiva do fígado (também conhecida como síndrome obstrutiva sinusoidal) é uma doença hepática potencialmente fatal, que ocorre em 15 a 20% dos pacientes que fazem TCTH. Essa doença é uma complicação do esquema de condicionamento e os pacientes que fazem irradiação de corpo inteiro têm riscos mais altos. A taxa de mortalidade da doença venoclusiva do fígado fica em torno de 50% e a doença pode causar falência de múltiplos órgãos.[41]

A doença venoclusiva ocorre quando se acumula material fibroso, que provoca obstrução das diminutas vênulas hepáticas. Em seguida, há hipertensão porta, congestão hepática aguda e destruição dos hepatócitos. A doença venoclusiva do fígado também afeta os rins, porque há redução do fluxo sanguíneo renal, que causa retenção adicional de água e sódio.

As manifestações clínicas da doença venoclusiva geralmente começam nas primeiras 3 semanas depois do transplante e caracterizam-se por hiperbilirrubinemia, aumento rápido do peso, ascite, dor no quadrante superior direito, hepatomegalia, esplenomegalia e icterícia.[42] O tratamento consiste em medidas de suporte e enfatiza a manutenção do volume intravascular e da perfusão renal, ao mesmo tempo que se evita acumulação de líquidos.[42] Isso pode exigir monitoramento da pressão venosa central e ventilação mecânica, assim como monitoramento da pressão arterial pulmonar se houver acumulação excessiva de líquidos nos pulmões. A restrição de sódio é desejável e o uso de espironolactona é necessário para reduzir a acumulação de líquidos no espaço extravascular. Outras medidas de suporte podem incluir infusão de dopamina em doses renais, evitar diuréticos que reduzam excessivamente o volume intravascular e fisioterapia respiratória para evitar atelectasia pulmonar.[42]

Hoje em dia, existem estudos em andamento para avaliar medidas para evitar doença venoclusiva do fígado. Isso inclui anticoagulação com heparina; fibrinolíticos como ativador do plasminogênio tecidual ou concentrados de antitrombina III; defibrotida; prostaglandina E; e ácido ursodesoxicólico.[43]

Complicações pulmonares

Depois de um TCTH, 30 a 60% dos pacientes desenvolvem complicações pulmonares.[30] Essas complicações podem ser causadas por (1) infecção, edema pulmonar, pneumonia de aspiração, síndrome de angústia respiratória aguda e choque séptico; e (2) lesão pulmonar causada pela irradiação de corpo inteiro ou pelos fármacos quimioterápicos com efeitos pulmonares tóxicos.[44-47] O Quadro 47.5 descreve as complicações pulmonares do TCTH.

Doença enxerto-*versus*-hospedeiro (DEVH)

Uma complicação singular do TCTH alogênico, a DEVH ocorre quando as células-tronco do doador (enxerto) reconhecem os tecidos do receptor (hospedeiro) como estranhos. Em seguida, o enxerto desencadeia uma reação imune que ataca os tecidos do hospedeiro, resultando em uma reação mediada por linfócitos T na pele (erupção), trato digestório (enterite) e fígado (elevações dos resultados das provas de função hepática). A Figura 47.5 ilustra exemplos de manifestações cutâneas e digestivas potencialmente associadas à DEVH.

Tabela 47.6 Falência do enxerto depois do transplante de células-tronco hematopoéticas | Fatores de risco, causas e medidas profiláticas.

968

Parte 11 Sistemas Hematológico e Imune

	Fatores de risco	Causas	Medidas profiláticas/terapêuticas
Transplante de células-tronco autólogo	• Pacientes com leucemia mielocítica aguda ou tratados intensivamente no passado • Contagens celulares baixas • Medula depletada • Agentes mielossupressores • Infecção viral	• Microambiente medular anormal com lesão das células estromais • Acumulação de células-tronco danificadas em consequência do tratamento prévio extensivo • Mielossupressão induzida pelos fármacos • Efeitos dos vírus no estroma da medula óssea	• Recolher células-tronco autólogas precocemente, antes dos ciclos repetidos de quimioterapia potencialmente tóxica para as células-tronco • Aumentar ao máximo o número de células infundidas (quantidade mínima de células-tronco autólogas do sangue periférico, que resulta em implantação consistente de no mínimo 1×10^6 células CD34$^+$/kg de peso corporal, abaixo da qual a implantação do enxerto pode ser parcial ou pode haver falha de implantação) • Evitar fármacos mielossupressores depois do transplante • Ajustar as doses dos fármacos com base na disfunção renal • Tratar/evitar infecções virais • Manter células-tronco não manipuladas como reserva para o caso de enxertos rejeitados ou manipulados • Assegurar que não ocorra deficiência de folato ou vitamina B$_{12}$ • Administrar G-CSF e rEPO conforme a necessidade
Transplantes de células-tronco alogênico	• Doenças associadas às anormalidades do microambiente da medula óssea, inclusive anemia aplásica e mielofibrose • Células-tronco fornecidas por doador HLA-incompatível, sem grau de parentesco, ou de sangue de cordão • Transfusões antes do transplante, especialmente de um doador sem grau de parentesco • Depleção de linfócitos T, contagem celular baixa, mielossupressão • Pacientes cujas condições clínicas impedem um esquema de condicionamento intensivo • Imunossupressão pós-transplante inadequada • Fármacos mielossupressores • Infecção viral, inclusive por CMV	• Anormalidades do microambiente da medula óssea com lesão das células estromais • Obstáculos à histocompatibilidade • Alossensibilização por transfusões • Células-tronco danificadas ou em contagens insuficientes transfundidas • Persistência de hematopoese do hospedeiro • Persistência da imunocompetência dos linfócitos do hospedeiro • Danos ao microambiente da medula óssea em consequência da DEVH • Mielossupressão induzida por fármacos • Efeitos dos vírus no estroma da medula óssea	• Evitar transfusões antes do transplante, especialmente de parentes • Selecionar doadores histocompatíveis • Assegurar que o esquema de condicionamento seja suficientemente imunossupressor • Administrar dose suficiente de células-tronco (quantidade mínima de células-tronco alogênicas do sangue periférico, que resulta em implantação consistente de no mínimo 2×10^6 células CD34$^+$/kg de peso corporal, abaixo da qual a implantação pode ser parcial ou pode haver falência de implantação) • Fazer imunossupressão pós-transplante com ciclosporina, tacrolimo ou metotrexato • Evitar quaisquer fármacos mielossupressores depois do transplante • Ajustas as doses dos fármacos com base na disfunção renal • Tratar/evitar infecções virais • Assegurar que não ocorra deficiência de folato ou vitamina B$_{12}$ • Administrar G-CSF e rEPO conforme a necessidade • Considerar a criopreservação das células-tronco autólogas do sangue periférico antes do transplante, de forma que possam ser utilizadas se houver falência do enxerto e problemas clínicos incontornáveis, inclusive hemorragia ou infecção potencialmente fatal

rEPO, eritropoetina recombinante; G-CSF, fator de estimulação de colônias de granulócitos.

Dados de Rees C, Beale P, Judson I: Theoretical aspects of dose intensity and dose scheduling. In: Barrett J. Treleaven J (eds.): The Clinical Practice of Stem Cell Transplantation. Oxford, UK: Isis Medical Media, 1989, pp. 17-29; Potter M: Graft failure. In: Treleaven J, Barrett AJ (eds.): Hematopoietic Stem Cell Transplantation in Clinical Practice. Edinburgh, UK: Elsevier Limited, 2009, pp 381–385; Lowe T, Bhatia S, Somlo G: Second malignancies after allogenic hematopoietic cell transplantation. Biol Blood Marrow Transplant 13(10):1121-1134, 2007.

Capítulo 47 Transplantes de Órgãos e Células-Tronco Hematopoéticas **969**

Quadro 47.5 Complicações pulmonares do transplante de células-tronco hematopoéticas.

Agudas (antes de 30 dias)
- Edema pulmonar (secundário à sobrecarga de líquidos, à disfunção cardíaca ou a uma reação alérgica aos fármacos/tratamento)
- Mucosite orofaríngea
- Pneumonia de aspiração
- Hemorragia pulmonar/hemorragia alveolar difusa
- Pneumonia bacteriana ou fúngica
- Atelectasia
- Derrame pleural
- Pneumonia pós-irradiação de resgate
- Broncospasmo alérgico
- Lesão pulmonar associada à transfusão
- SDRA e choque séptico

Iniciais (antes de 100 dias)
- Pneumonite intersticial idiopática
- Embolia pulmonar
- Pneumonia viral (CMV, herpes-vírus simples, vírus varicela-zóster, vírus sincicial respiratório, adenovírus, parainfluenza, influenza)
- Pneumonia causada por protozoários (pneumonia por *Pneumocystis jiroveci*)
- Pneumonia fúngica
- Pneumonia bacteriana
- Lesão pulmonar associada à transfusão
- SDRA e choque séptico

Tardias (depois de 100 dias)
- Pneumonite intersticial idiopática
- Pneumonia bacteriana, viral ou fúngica
- Bronquiolite obstrutiva/DEVH pulmonar

DEVH, doença enxerto-*versus*-hospedeiro; SDRA, síndrome do desconforto respiratório agudo.

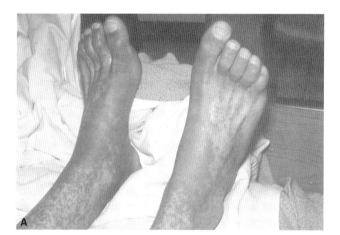
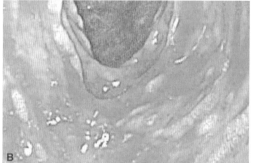
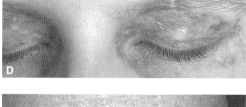
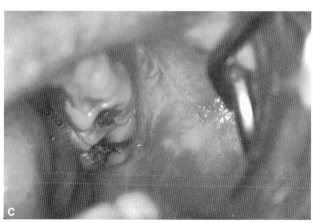
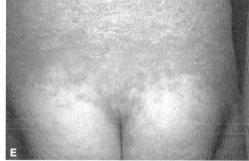

Figura 47.5 Doenças enxerto-*versus*-hospedeiro aguda e crônica. **A.** A DEVH cutânea caracteriza-se por máculas e pápulas eritematosas delicadas bem demarcadas e confluentes. As lesões podem ser pruriginosas ou ligeiramente sensíveis à palpação. As primeiras manifestações cutâneas geralmente ocorrem em face, palmas e plantas e parte superior do tronco. **B.** DEVH do trato digestório. Imagens obtidas durante a endoscopia revelam edema dos tecidos, eritema extensivo e úlceras da mucosa. **C.** Alterações do líquen plano oral em um paciente com DEVH iniciada mais de 130 dias depois de um transplante de células-tronco alogênico retiradas do sangue periférico. Observe as pápulas brancas lisas e confluentes, que formam um padrão rendilhado na mucosa oral. **D.** DEVH crônica da pele com lesões maculosas acentuadamente pigmentadas com tonalidades variadas. Observe a atrofia da derme e dos tecidos subcutâneos com pele fina como papel, que lhe confere um aspecto facilmente enrugado ou brilhante. O termo *poiquilodermia* é usado para descrever as manifestações clássicas de hipopigmentação e hiperpigmentação variegadas, atrofia da derme e telangiectasia (diminutos vasos sanguíneos lineares finíssimos visíveis na superfície da pele). **E.** DEVH crônica liquenoide na pele da região lombar com pápulas violáceas planas; a superfície é brilhante e tem padrão esbranquiçado rendilhado. A erupção é confluente em algumas áreas e também há placas hipertróficas. Alguns pacientes podem ter hiperpigmentação pós-inflamatória. (**B**, fotografia cedida por cortesia de Bruce Greenwald, MD, University of Maryland Medical System, Baltimore, MD; **C**, fotografia cedida por cortesia de Jane Fall-Dickson, RN, PhD, AOCN, National Institutes of Health, Bethesda, MD; **D** e **E**, fotografias cedidas por cortesia de TL Diepgen e G Yihune, Dermatology Online Atlas [http://www.dermis.net/doia].)

970 Parte 11 Sistemas Hematológico e Imune

A incidência da DEVH varia de 30 a 60% nos casos que envolvem aloenxertos histocompatíveis de irmãos compatibilizados, mas a maioria dos casos ocorre quando há incompatibilidade HLA mais acentuada entre o doador e receptor.[48,49] A taxa de mortalidade atribuída direta ou indiretamente à DEVH pode chegar a 50%.[50] Além da histocompatibilidade, outros fatores de risco são diferença de sexo; número de filhos do doador; idade avançada; complicações infecciosas depois do transplante, especialmente infecções virais; uso de infusões de linfócitos do doador depois do transplante; e tipo de profilaxia para DEVH utilizada.[51]

A DEVH é uma complicação grave, mas também traz o efeito benéfico de controlar a neoplasia cancerígena do paciente, na medida em que as células imunocompetentes do doador são capazes de reconhecer as células cancerígenas do paciente como estranhas e as eliminam. Esse efeito foi demonstrado inicialmente nos pacientes com leucemia e foi descrito como *efeito enxerto-versus-leucemia*. A recidiva da leucemia era menos comum nos pacientes com DEVH que nos que não desenvolviam esta complicação. A ausência de DEVH nos receptores de transplante autólogo parece desempenhar um papel importante nos índices de recidiva mais altos da doença primária neste grupo. Recentemente, pesquisadores têm utilizado o efeito enxerto-*versus*-tumor para evitar recidiva da doença depois do transplante de células-tronco por meio da infusão de linfócitos do doador.[52,53] Essa abordagem é conhecida como "infusão de linfócitos do doador". Também existem pesquisas em andamento para elaborar estratégias para induzir DEVH nos receptores de TCTH autólogo.

▶ **Doença enxerto-*versus*-hospedeiro aguda.** A DEVH aguda pode começar dentro de 7 a 21 dias depois do transplante, mas o pico de incidência ocorre entre 30 e 40 dias depois. A DEVH aguda tem como alvos a pele, o fígado e o sistema digestório. As reações cutâneas, que frequentemente aparecem primeiro, incluem erupções eritematosas maculopapulosas em palmas, plantas, orelhas, face e tronco. Essas lesões podem desaparecer ou progredir para eritrodermia generalizada com descamação. Os sintomas digestivos são náuseas, vômitos, anorexia, cólicas abdominais e diarreia volumosa com fezes líquidas esverdeadas. As fezes podem ter teste positivo com guáiaco porque há descamação da mucosa intestinal. Os pacientes também podem ter fígado aumentado, dor no quadrante superior direito, icterícia e níveis altos de bilirrubina e fosfatase alcalina. A gravidade e a extensão da DEVH são avaliadas com base em um sistema de classificação (Tabela 47.7).

▶ **Doença enxerto-*versus*-hospedeiro crônica.** Em geral, a DEVH crônica acomete pacientes que tiveram DEVH aguda, embora também possa ocorrer sem este precedente. Nos casos típicos, a DEVH crônica começa entre 100 e 400 dias depois do transplante. Entre os pacientes que sobreviveram por 150 dias depois do transplante de células-tronco alogênico, pesquisadores detectaram DEVH crônica em 33 a 49% dos transplantados HLA-idênticos e 64% dos transplantados compatíveis sem grau de parentesco.[44]

Os fatores de risco da DEVH crônica são histórico de DEVH aguda, idade avançada do receptor e diferença de sexo (doador feminino e receptor masculino).[54] A incidência da DEVH crônica também pode ser mais alta nos receptores de células-tronco retiradas do sangue periférico que nos receptores de células-tronco derivadas da medula óssea.[55] Outro fator de risco significativo para o desenvolvimento de DEVH

Tabela 47.7 Sistema de estadiamento e graduação da doença enxerto-*versus*-hospedeiro aguda.

Estadiamento clínico das manifestações referidas a cada órgão		
Órgão	**Estágio[a]**	**Descrição**
Pele[b]	+1	Erupção maculopapulosa em menos de 25% da superfície corporal
	+2	Erupção maculopapulosa em 25 a 50% da superfície corporal
	+3	Eritrodermia generalizada
	+4	Eritrodermia generalizada com formação de bolhas, comumente com descamação
Fígado	+1	Bilirrubina entre 2,0 e 3,0 mg/dℓ
	+2	Bilirrubina entre 3,1 e 6,0 mg/dℓ
	+3	Bilirrubina entre 6,1 e 15 mg/dℓ
	+4	Bilirrubina acima de 15 mg/dℓ
Intestino	+1	Diarreia com menos de 500 mℓ/dia
	+2	Diarreia com 500 a 999 mℓ/dia, ou náuseas persistentes com evidência histológica de DEVH no estômago ou duodeno
	+3	Diarreia com 1.500 mℓ/dia ou mais
	+4	Dor abdominal grave, com ou sem íleo paralítico

Grau total			
Grau	**Pele[c]**	**Fígado**	**Intestino**
I	+1 a +2	0	0
II	+1 a +3	+1 e/ou	+1
III	+2 a +3	+2 a +3 e/ou	+2 a +3
IV	+2 a +4	+2 a +4 e/ou	+2 a +4

[a]Critérios para o grau mínimo de estadiamento do acometimento do órgão necessário para atribuir esse estágio.
[b]Usar a regra dos nove ou o gráfico de queimadura para avaliar a extensão da erupção.
[c]Quando não houver lesões cutâneas, o grau total é o estágio mais alto de apenas um órgão.

crônica é a necessidade persistente de usar corticosteroides para controlar DEVH em torno de 100 dias depois do transplante.[55]

As manifestações clínicas da DEVH crônica (clinicamente, pode ser branda, moderada ou grave) estão referidas a pele, fígado, olhos, cavidade oral, pulmões, sistema digestório, estruturas neuromusculares e vários outros sistemas do corpo. Embora o início da DEVH crônica geralmente ocorra muito depois da DEVH aguda – nos casos típicos, entre 100 e 400 dias depois do transplante – há evidências crescentes de que as DEVHs aguda e crônica sejam diferenciadas mais claramente por suas manifestações clínicas, não com base no início do quadro. As manifestações clínicas da DEVH aguda, inclusive erupção cutânea eritematosa, anormalidades das provas de função hepática, náuseas e vômitos, diarreia e dor abdominal, também podem ocorrer depois da infusão de linfócitos do doador. O paradigma moderno usado para classificar a DEVH como aguda ou crônica baseia-se nos sinais e sintomas de DEVH aguda ou crônica, em vez do número de dias decorridos depois do transplante.[56] Além disso, os sistemas de classificação contemporâneos agora reconhecem uma síndrome de sobreposição, na qual as manifestações diagnósticas ou diferenciadoras das formas aguda e crônica da DEVH aparecem simultaneamente.[57] A Tabela 47.8 resume as manifestações clínicas, triagem e avaliação, bem como as intervenções recomendadas para os pacientes com DEVH crônica.[51,54,58–61]

Capítulo 47 Transplantes de Órgãos e Células-Tronco Hematopoéticas **971**

Tabela 47.8 Doença enxerto-*versus*-hospedeiro crônica | Manifestações clínicas e intervenções.

Órgão/sistema	Manifestações clínicas	Intervenções
Pele	Despigmentação, xerose (ressecamento), hiperquera-tose, prurido, esclerose, liquenificação, onicodistrofia (sulcos ou queda das unhas), alopecia	• Tratamento imunossupressor sistêmico • PUVA; fotoférese extracorpórea • Pomada de tacrolimo tópica • Tratamento tópico com cremes de corticosteroides, hidratantes/emolientes, pomadas antibacterianas para evitar superinfecção; lubrificação abundante da pele • Como as glândulas sudoríparas são afetadas, evitar aquecimento excessivo porque o paciente pode ter prostração e insolação • Evitar exposição à luz solar, usar loção protetora e um chapéu de abas largas, que cubra a face quando o paciente estiver ao ar livre
Cavidade oral	Líquen plano, xerostomia, úlceras	• Enxágues orais com corticosteroides, PUVA oral, pilocarpina para xeros-tomia, gel/enxaguatórios com flúor para evitar cáries • Atenção cuidadosa à higiene oral; avaliações dentárias periódicas
Olhos	Ceratite, síndrome seca	• Avaliações oftalmológicas periódicas • Lágrimas artificiais sem conservantes • Obstrução transitória ou permanente dos canais lacrimais • Prótese de lente para esclerótica permeável ao ar e líquidos • Considerar uma experiência com emulsão oftálmica de ciclosporina
Fígado	Icterícia, dor abdominal	• Considerar tratamento de reposição de ácidos biliares com ácido ursodeso-xicólico, 300 mg VO, 3 vezes/dia
Pulmões	Doença pulmonar obstrutiva/restritiva, falta de ar, tosse, dispneia, sibilos, fadiga, hipoxia, derrame pleural	• Evitar e tratar infecções pulmonares, inclusive por *Pneumocystis jiroveci* e *Streptococcus pneumoniae* • Investigar rigorosamente alterações da função pulmonar, porque isto pode significar DEVH crônica do pulmão/bronquiolite obstrutiva • Recomendar que o paciente pare de fumar • Considerar tratamento com montelucaste e azitromicina em dose baixa
Digestório	Náuseas, odinofagia, disfagia, anorexia, saciedade precoce, má absorção, diarreia, emagrecimento	• Referenciar ao gastroenterologista; solicitar o parecer do nutricionista e suporte nutricional • Considerar uma experiência empírica com suplementação de enzimas pancreáticas • Controle rigoroso dos sintomas digestórios, inclusive náuseas e vômitos • Considerar o uso de colestiramina no tratamento da diarreia • Considerar uma experiência com beclometasona ou budesonida oral, ou ambas
Nutricional	Deficiência proteico-calórica, má absorção, desidratação, emagrecimento, atrofia muscular	• Monitoramento nutricional, suplementos nutricionais, intervenções especí-ficas para cada sintoma • Experimentar megestrol ou outras medidas para estimular o apetite (p. ex., mirtazapina ou antidepressivos semelhantes; dronabinol)
Geniturinário	Ressecamento da vagina, atrofia vaginal, estenose, dispareunia, vulvodinia	• Considerar uma experiência com aplicação tópica de pomada de corticos-teroide, ciclosporina ou tacrolimo • Dilatadores vaginais • Lubrificantes vaginais • Aconselhamento sexual
Imunológico	Hipogamaglobulinemia, síndromes autoimunes, formação de autoanticorpos	• Suplementação de imunoglobulinas IV conforme a necessidade e antimicro-bianos profiláticos (alternar antibióticos para infecções sinopulmonares recorrentes, profilaxia para PPC, antifúngicos tópicos) • Triagem para CMV e outras infecções oportunistas com culturas de vigilância e testes de detecção de antígenos frequentes • Considerar vacinação contra influenza e pneumococo
Musculoesquelético	Miosite, fascite, contraturas, debilidade, câimbras/dores musculares, espasmo carpal	• Fisioterapia para fortalecimento e resistência • Corrigir distúrbios eletrolíticos • Considerar clonazepam e suplemento de magnésio para câibras ou mialgia

RM, ressonância magnética; TC, tomografia computadorizada; PPC, pneumonia por *Pneumocystis jiroveci*; PUVA, psoraleno e ultravioleta A; CMV, citomegalovírus.

▶ **Profilaxia e tratamento da doença enxerto-*versus*-hospe-deiro.** A primeira e mais importante medida para reduzir a incidência de DEVH é encontrar um doador HLA-compatível. Apesar dos melhores esforços de compatibilização entre doador e receptor, ainda é necessário adotar outras estratégias para evitar DEVH. As duas abordagens principais à profilaxia da DEVH depois de um TCTH são: depleção de linfócitos T do enxerto e tratamento farmacológico para evitar e tratar DEVH.

Os linfócitos T desempenham um papel significativo no reco-nhecimento das proteínas próprias e estranhas e a redução da quantidade de linfócitos T do enxerto antes do transplante pode diminuir a incidência e gravidade da DEVH. Entre os métodos de depleção linfocitária estão técnicas físicas, imunológicas e

farmacológicas. O resultado esperado é redução ou eliminação dos linfócitos T capazes de iniciar DEVH potencialmente fatal. Contudo, os linfócitos T também desempenham uma função importante na implantação do enxerto e sua depleção aumenta os riscos de infecção, falência do enxerto e recidiva da doença.

Vários fármacos imunossupressores usados isoladamente ou em combinações diversas são administrados profilaticamente para tratar DEVH aguda.[50,62-65] Os imunossupressores reduzem a capacidade de o sistema imune do doador recém-desenvol-vido reconhecer os tecidos do hospedeiro (ou paciente) como estranho e restringem a reação imune. Pode ser necessário usar imunossupressores por meses ou anos depois de um TCTH alogênico. A imunossupressão pode incluir um único fármaco (em geral, tacrolimo ou ciclosporina A) ou uma combinação de fármacos (metotrexato, tacrolimo, ciclosporina A, corticosteroides, MFM, globulina antitimócitos [GAT]), algumas vezes associados à depleção dos linfócitos T.[66,67,68]

Para os pacientes com risco mais alto de desenvolver DEVH, especialmente os que fazem TCTH de doadores compatibilizados sem grau de parentesco, são necessárias abordagens profiláticas mais intensivas para evitar DEVH. A ciclosporina A e o tacrolimo estão associados a algumas interações farmacológicas. A Tabela 47.9 relaciona os fármacos que podem interferir com os efeitos da ciclosporina A e do tacrolimo. É importante instruir os pacientes a usarem os fármacos imunossupressores exatamente como foram prescritos e a entrarem em contato com seu médico, antes de começar a usar qualquer outro fármaco.

Estudos randomizados prospectivos demonstraram que o tratamento combinado é mais eficaz que o uso de um único fármaco para evitar DEVH aguda. Entretanto, até hoje, estudos não demonstraram que qualquer esquema profilático seja mais eficaz para evitar essa complicação ou melhorar o desfecho em geral.[62,69] O esquema imunossupressor utilizado mais amplamente como profilaxia da DEVH aguda é uma combinação de metotrexato com ciclosporina A ou tacrolimo.[63] Outros fármacos incluídos em alguns esquemas de profilaxia para DEVH são corticosteroides, GAT, daclizumabe e MFM.[65] O Quadro 47.6 ilustra vários exemplos de esquemas profiláticos para evitar DEVH.

Quando o paciente desenvolve DEVH grau II a IV, geralmente é necessário tratá-lo.[62] Corticosteroides são os componentes principais do tratamento, embora sem interromper o tratamento com imunossupressor usado profilaticamente (tacrolimo ou ciclosporina A).[58,67] Com essa finalidade, podem ser administradas doses altas de metilprednisolona (1 a 20 mg/kg/dia). Contudo, esses esquemas de doses altas estão associados a infecções fatais e não podem ser usados por mais que alguns dias e a dose de metilprednisolona deve ser reduzida rapidamente a 2 mg/kg/dia em doses fracionadas. Depois de obter melhora máxima, a dose do corticosteroide é reduzida ao longo de 8 a 20 semanas, dependendo da resposta do paciente.

Para os pacientes com DEVH nos quais o tratamento inicial é ineficaz, existem vários esquemas de "resgate" ou tratamento secundário, inclusive MFM, rituximabe, montelucaste, infliximabe e daclizumabe.[59] Quando o paciente desenvolve DEVH crônica, o tratamento geralmente inclui corticosteroides, ciclosporina A, tacrolimo e vários outros imunossupressores.[65] Outros elementos importantes do tratamento de suporte para pacientes com DEVH aguda são "repouso" intestinal, analgesia e profilaxia com antimicrobianos combinados com hiperalimentação (se for necessária).[62] O resultado do tratamento da DEVH aguda é previsto com base na gravidade global da doença; quanto maior é a gravidade da DEVH aguda, pior é o desfecho.[48] A resposta ao tratamento também é outro determinante do desfecho e a mortalidade é mais alta entre os pacientes que não obtêm resposta completa ao tratamento inicial da DEVH aguda.[48]

Tabela 47.9 Fármacos que podem alterar os níveis da ciclosporina e do tacrolimo.

Interações conhecidas	Interações suspeitas
Aumento dos níveis séricos	
Eritromicina	Antagonistas H_2
Claritromicina	Cefalosporinas
Itraconazol	Diuréticos tiazídicos
Fluconazol	Furosemida
Cetoconazol	Aciclovir
Corticosteroides	Varfarina
	Bloqueadores do canal de cálcio (*i. e.*, diltiazem, verapamil, nicardipino)
	Anticoncepcionais orais
	Doxiciclina
	Metoclopramida
	Administração simultânea com suco de toronja
Redução dos níveis séricos	
Fenitoína ou fenobarbital	Sulfimpirazona
Rifampicina ou isoniazida	Carbamazepina
Sulfadiazina + trimetoprima (IV)	Anticonvulsivantes
Nefrotoxicidade aditiva	
Anfotericina B	Anti-inflamatórios não esteroides (AINE)
Aminoglicosídeos	
Melfalana	
Sulfametoxazol-trimetoprima	
Interferência nos efeitos imunossupressores	
	Propranolol
	Verapamil
	Etoposídeo

Dados de Evans SO: The transplant pharmacopeia. In: Treleaven J, Barrett AJ (eds.): Hematopoietic Stem Cell Transplantation in Clinical Practice. Edinburgh, UK: Elsevier Limited, 2009, pp. 331-342.

Quadro 47.6 Exemplos de esquemas profiláticos utilizados comumente para evitar DEVH aguda.

Ciclosporina/corticosteroides

Ciclosporina (3 mg/kg/dia) em infusão IV a partir de 2 dias antes do transplante; reduzir semanalmente a dose em 10% a partir do 180º dia*

Metilprednisolona na dose de 0,25 mg/kg 2 vezes/dia, entre os 7º e 14º dias; 0,5 mg/kg 2 vezes/dia entre os 15º e 28º dias; 0,4 mg/kg 2 vezes/dia entre os 29º e 42º dias; 0,3 mg/kg 2 vezes/dia, entre os 43º e 58º dias; 0,25 mg/kg 2 vezes/dia, entre os 59º e 119º dias; e 0,1 mg/kg/dia entre os 120º e 180º dias

Ciclosporina/metotrexato/corticosteroide

Ciclosporina (5 mg/kg) em infusão IV a partir de 2 dias antes do transplante; reduzir a dose em 20% a cada 2 semanas a partir do 84º dia.

Metotrexato (15 mg/m²) no 1º dia; 10 mg/m² entre os 3º e 6º dias

Metilprednisolona na dose de 0,25 mg/kg 2 vezes/dia entre os 7º e 14º dias; 0,5 mg/kg 2 vezes/dia, entre os 15º e 28º dias; 0,4 mg/kg 2 vezes/dia, entre os 29º e 42º dias; 0,3 mg/kg 2 vezes/dia, entre os 43º e 58º dias; 0,25 mg/kg 2 vezes/dia, entre os 59º e 119º dias; e 0,1 mg/kg/dia entre os 120º e 180º dias

Tacrolimo/metotrexato em dose mínima

Tacrolimo (0,03 mg/kg/dia) em infusão a partir de 2 dias antes do transplante; reduzir a dose em 20% a cada 2 semanas a partir do 180º dia

Metotrexato (5 mg/m²) nos 1º, 3º, 6º e 11º dias

Globulina antitimócitos (GAT)/ciclosporina/metotrexato

GAT (20 mg/kg) por via IV nos 3º, 2º e 1º dias antes do transplante

Ciclosporina (5 mg/kg/dia) por infusão IV a partir de 1 dia antes do transplante; reduzir a dose em 10% semanalmente a partir do 180º dia

Metotrexato (10 mg/m²) nos dias 1º, 3º, 6º e 11º

*Tacrolimo ou ciclosporina são usados com esse esquema de metotrexato ou corticosteroide.

Considerações a longo prazo

O transplante de órgãos sólidos pode levar à sobrevivência prolongada. Números crescentes de receptores de transplantes têm vida saudável e longa. Contudo, podem ocorrer complicações muito tempo depois do transplante.

Os cuidados a longo prazo enfatizam o monitoramento dos progressos e da adesão do paciente ao esquema de manutenção da saúde. Para os receptores de transplantes de órgãos sólidos, uma causa significativa de falência do enxerto a longo prazo é a falta de adesão ao tratamento farmacológico. Os pacientes também precisam ser monitorados quanto ao desenvolvimento de complicações tardias, inclusive infecções, hipertensão e doença cardiovascular, rejeição crônica e recidiva da doença inicial (p. ex., hepatite com transplante de fígado e glomerulonefrite recorrente com transplante de rim). Entre os receptores de transplantes de órgãos sólidos mantidos em imunossupressão crônica, também há aumento da incidência de doenças linfoproliferativas pós-transplante.[70,71]

Aumento do peso pode ser uma complicação significativa do transplante em consequência do tratamento com corticosteroide ou da melhora do bem-estar associada ao transplante. Osteoporose secundária ao uso de corticosteroides em dose alta também é um problema a longo prazo para os receptores de transplante de órgãos sólidos, mais comumente nos transplantados de coração, fígado e células-tronco que nos receptores de transplantes renais.

O aperfeiçoamento e o sucesso do TCTH resultaram em uma população numerosa de pacientes que conseguiram controlar sua doença de base. Entretanto, esses pacientes comumente precisam lidar com as sequelas crônicas e os efeitos tardios do TCTH. Além da DEVH crônica e dos riscos de infecções, esses pacientes podem ter diversas complicações (Quadro 47.7).[72,79]

Quadro 47.7 **Complicações imediatas e tardias dos transplantes de células-tronco autólogos e alogênicos.**

Imediatas (antes de 100 dias)

- Efeitos tóxicos associados ao esquema de condicionamento
  - Cistite hemorrágica
  - Doença venoclusiva do fígado
  - Complicações pulmonares
  - Complicações renais
  - Complicações neurológicas
- Complicações nutricionais
- Pneumonito idiopática
- Falência do enxerto
- Infecções
  - Virais
  - Bacterianas
  - Fúngicas
- Doença enxerto-*versus*-hospedeiro (DEVH)
- Recidiva da doença primária

Tardias (depois de 100 dias)

- Efeitos tóxicos relacionados com o esquema de tratamento
  - Cataratas
  - Distúrbios neurológicos (neuropatias autônomas e periféricas)
  - Disfunção gonadal
  - Disfunção endócrina
- Imunodeficiência
- Infecções
- Distúrbios musculoesqueléticos
  - Osteoporose
  - Necrose avascular
- DEVH crônica
- Recidiva da neoplasia maligna
- Neoplasia maligna secundária

Em geral, o transplante autólogo causa menos complicações a longo prazo, principalmente porque este tipo de transplante não está associado à DEVH. Os índices de sobrevivência em 5 anos depois do TCTH variam amplamente, dependendo de idade do paciente, doença de base, fatores de risco prognósticos, estágio da doença por ocasião do transplante, tipo de TCTH e duração do tratamento pré-transplante. Dependendo desses fatores, os índices de sobrevivência sem doença variam de 10 a 75% (Tabela 47.10).[2,80-85] Entre os fatores que ajudam a ampliar o sucesso do TCTH estão os seguintes: avanços dos métodos de histocompatibilização, imunossupressão, coleta de células-tronco e técnicas de criopreservação, assim como o desenvolvimento de esquemas de condicionamento mais seguros e menos tóxicos combinados com fármacos mais eficazes para controlar infecções pós-transplante, estimular a hematopoese e controlar a doença enxerto-*versus*-hospedeiro.[66,86]

Tabela 47.10 Índices de sobrevivência sem doença por 5 anos depois do transplante de células-tronco hematopoéticas.

Doença e estágio	Alogênico (% de sobreviventes)	Autólogo (% de sobreviventes)
Leucemia mieloide aguda		
Primeira remissão	45 a 70	40
Primeira recaída, segunda remissão ou outras subsequentes	23 a 45	20 a 30
Refratária, várias recaídas	10 a 15	< 10
Leucemia linfocítica aguda		
Primeira ou segunda remissão	30 a 60	40
Recaída	10	—
Leucemia mieloide crônica		
Fase crônica	50 a 70	—
Fase blástica ou acelerada	10 a 30	—
Anemia aplásica		
Sem história de transfusão	80 a 90	—
Com história de transfusão	50 a 70	—
Síndrome mielodisplásica	10 a 25	—
Linfoma de Hodgkin	—	50 a 80
Linfoma não Hodgkin	40 a 50	30 a 60
Mieloma múltiplo	20 a 40	< 10*

*15 a 25% com transplante autólogo em *tandem*.

Dados de Arnaout K, Patel N, Jain M et al.: Complications of allogeneic hematopoietic stem cell transplantation. Cancer Invest 32(7):349-362, 2014; Gyurkocza B, Rezvani A, Storb RF: Allogeneic hematopoietic cell transplantation: The state of the art. Expert Rev Hematol 3(3):285-299, 2010; e Barrett JA, Chao NJA, Bishop MR: Are More Patients Being Cured with Allogeneic Stem Cell Transplantation? American Society of Clinical Oncology, 2006 Educational Book. Alexnadria, VA: American Society of Clinical Oncology, 2006.

Desafios relacionados à aplicabilidade clínica

Estudo de caso

A paciente G.S. era uma mulher de 52 anos com pneumonia intersticial comum (PIC) e hipertensão pulmonar. Ela começou a sentir dispneia progressiva nos últimos 2 anos, que piorou no último verão. A paciente conseguia caminhar no plano por cerca de 5 min, sentia falta de ar quando andava em pisos ligeiramente inclinados e queixava-se de tosse mínima. Em sua residência, ela usava oxigênio (3 a 5 ℓ) por cateter nasal.

A história patológica pregressa da paciente incluía ansiedade, hipertensão, hiperlipidemia e prolapso de valva mitral com endocardite. Ela foi submetida a uma operação para substituição da valva mitral em 2007. A paciente era casada, professora aposentada, tinha história de tabagismo por 5 anos (parou de fumar há 15 anos), bebia vinho ocasionalmente e nunca usou drogas ilícitas.

As radiografias do tórax revelaram opacidades pulmonares bilaterais extensivas com infiltrados ou edema de várias causas. Não havia pneumotórax e derrame pleural. O coração estava ligeiramente aumentado e havia uma cicatriz da cirurgia de substituição valvar no tórax. A TC de tórax mostrou alterações fibróticas intersticiais brandas a moderadas envolvendo principalmente a periferia dos pulmões, mais acentuada nos lobos inferiores e afetando praticamente todo o lobo inferior esquerdo com bronquiectasia e alterações bolhosas císticas no lobo superior esquerdo. A cintigrafia de ventilação/perfusão (V/Q) evidenciou ventilação pulmonar direita de 71,2%, perfusão de 83%, ventilação pulmonar esquerda de 28,4% e perfusão de 17%. As provas de função pulmonar mostraram CVF de 2,77, FEV de 2,32 e DL_{CO} de 5,8. O teste de esforço de caminhada por 6 min cobriu 400 metros em NC 3 ℓ e GA de 7,43/42/49/81%. O ecocardiograma transtorácico evidenciou FE de 50 a 60%, RM branda, EM suave, RT moderada, RA branda e hipertensão pulmonar moderada a grave. Os resultados da cateterização do coração direito foram os seguintes: AR, 2; PAS, 72; PAD, 25; PAM, 43; PCP, 16; RVP, 42; CO de Fick, 6,4; IC de Fick, 2,32. A cateterização do coração esquerdo não demonstrou EA ou EM significativa e não havia doença arterial coronariana considerável.

A paciente foi avaliada por um pneumologista, que estava tratando sua doença pulmonar intersticial. Um cirurgião cardiotorácico também a avaliou e disse-lhe que ela era candidata a um transplante de pulmão.

Quando foi encontrado um doador de pulmão compatível, a Sra. G.S. foi internada e submetida a um transplante de pulmão ortotópico. O procedimento cirúrgico transcorreu sem problemas. A paciente saiu com infusão contínua de epinefrina (0,05 µg/kg/min) e vasopressina (0,04 unidade/min). Ela continuou intubada desde a operação e foi transferida para a unidade de tratamento intensivo de cirurgia cardíaca (UTICC). No 1º dia depois da operação, a paciente foi extubada e não teve complicações hemorrágicas na UTICC. O desmame das infusões de vasopressina e epinefrina foi efetuado nas primeiras 24 horas. A paciente recebeu esquema de indução com alentuzumabe (30 mg por infusão IV em duas horas) e foi pré-medicada antes da indução com 650 mg de paracetamol, 50 mg de difenidramina IV e 500 mg de metilprednisolona IV.

Vinte e quatro horas depois do tratamento de indução, o tratamento com tacrolimo foi iniciado em doses baixas com monitoramento cuidadoso do débito urinário e dos índices renais, além de corticosteroides orais para imunossupressão. O micofenolato de mofetila (MFM) não foi iniciado imediatamente em razão da indução com alentuzumabe. Os níveis de ureia e creatinina foram mantidos nos limites normais e a dose do tacrolimo foi aumentada até chegar ao nível objetivado de 6 a 8 ng/mℓ. A paciente também começou a usar voriconazol (200 mg 2 vezes/dia), valganciclovir (900 mg/dia), azitromicina (250 às segundas, quartas e sextas-feiras) e sulfametoxazol-trimetoprima (1 comprimido de dose-dupla às segundas, quartas e sextas-feiras). Em razão da discrepância de sorologia para CMV, a reação em cadeia de polimerase para CMV foi avaliada semanalmente para detectar possível reativação imediata desta infecção; a Sra. G.S. apresentou níveis muito altos de glicemia e foi mantida com infusão de insulina, além de começar a usar insulina glargina (Lantus®).

Uma semana depois da cirurgia, a paciente fez broncoscopia e biopsia transbrônquica. Durante a broncoscopia, observou-se que a anastomose estava intacta e a paciente tinha pouquíssima secreção. O líquido do lavado broncoalveolar (LBA) não teve crescimento e a patologia da biopsia brônquica não mostrou evidência de rejeição celular aguda (A0B0). Quando o processo de instruções para alta e tratamento farmacológico foi concluído, a paciente recebeu alta para casa. Antes da alta, foi iniciado tratamento com dose baixa (500 mg 2 vezes/dia) de micofenolato de mofetila (MFM). O esquema de imunossupressão da paciente consistia em MFM (500 mg 2 vezes/dia), prednisona (10 mg/dia) e tacrolimo (1,5 mg 2 vezes/dia; meta de manter o nível entre 6 e 8 ng/mℓ).

1. Qual é o objetivo do processo de seleção durante a avaliação de um paciente candidato a transplante?
2. A Sra. G.S. fez tratamento de indução e, 24 horas depois, começou a usar tacrolimo. Quais são as vantagens do tratamento de indução?
3. Quais são os quatro tipos de rejeição? Descreva resumidamente cada tipo.

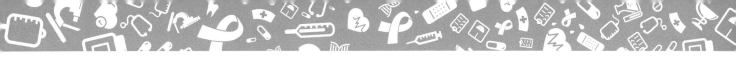

48
Distúrbios Imunológicos Comuns
Michael V. Relf e Brenda K. Shelton

Objetivos de aprendizagem

Com base no conteúdo deste capítulo, o leitor deverá ser capaz de:

1. Empregar evidências epidemiológicas para descrever as epidemias atuais do vírus da imunodeficiência humana (HIV) e da síndrome da imunodeficiência adquirida (AIDS).
2. Descrever a imunopatogênese e a história natural da infecção pelo HIV e AIDS.
3. Explicar as precauções padrão e precauções baseadas na transmissão, bem como sua implementação na unidade de terapia intensiva.
4. Discutir o uso de testes diagnósticos e terapia antirretroviral no manejo da infecção pelo HIV e AIDS.
5. Descrever os processos fisiopatológicos das emergências oncológicas.
6. Discutir os dados apropriados na avaliação de cada emergência oncológica, derivados de história de saúde do paciente, exame físico, manifestações clínicas e estudos diagnósticos.
7. Explicar o manejo clínico antecipado e a justificativa para o tratamento de emergências oncológicas selecionadas.
8. Descrever aspectos relevantes dos cuidados de enfermagem para cada uma das emergências oncológicas.

Um sistema imunológico intacto ajuda a proteger o organismo de inúmeros antígenos, incluindo bactérias, vírus, toxinas, células cancerosas e sangue ou tecidos estranhos de outra pessoa ou espécie.[1] Quando um ou mais componentes desse sistema está fraco ou comprometido, a pessoa fica suscetível a diversas patologias, incluindo infecções oportunistas (IO) e alguns tipos de câncer.

Os distúrbios de imunodeficiência primária (IDP) são um grupo raro de condições que resultam em função imunológica deficiente ou ausente, com mais de 130 distúrbios identificados.[2] A maioria dos IDP é herdada; no entanto, foram identificadas formas adquiridas. Exemplos de IDP incluem agamaglobulinemia (incapacidade de os precursores de linfócitos B amadurecerem em linfócitos B e, no final, em plasmócitos), agamaglobulinemia ligada ao X ou doença Bruton, síndrome de Wiskott-Aldrich (envolvendo os linfócitos T e B e as plaquetas), e a imunodeficiência combinada grave em que há ausência de função nos linfócitos T e linfócitos B.

A imunodeficiência é conhecida como secundária se for adquirida mais tarde na vida. Imunodeficiências secundárias têm etiologia variada, incluindo doenças malignas (leucemia linfocítica crônica, mieloma), fármacos (agentes citotóxicos, imunossupressores utilizados em casos de transplante de órgãos e esteroides), vírus, deficiências nutricionais, distúrbios metabólicos e perda grave de proteínas.[1]

Este capítulo é dividido em duas partes. A primeira parte discute a imunodeficiência secundária associada à infecção pelo HIV. A segunda parte foca em situações de emergência precipitadas por distúrbios neoplásicos comuns. O leitor é encorajado a revisar o Capítulo 45, especialmente o material relacionado aos mecanismos imunológicos (imunidades humoral e celular, sistema complemento e fagocitose/quimiotaxia/opsonização). Esta revisão ajudará o leitor a apreciar as alterações fisiopatológicas que ocorrem nas condições discutidas neste capítulo.

Infecção por vírus da imunodeficiência humana

O comprometimento da imunidade celular é a consequência fisiopatológica subjacente à AIDS, que é causada pelo HIV. Em 1981, os primeiros relatos de casos da doença conhecidos hoje como AIDS foram feitos aos Centers for Disease Control and Prevention (CDC).[3] Desde o início da epidemia de HIV/AIDS, as definições da vigilância sanitária têm sido usadas por profissionais de saúde pública para o estadiamento da infecção pelo HIV. Em 2014, o sistema de classificação e as definições da vigilância foram revisados. Neste sistema de estadiamento e vigilância mais recente, "um caso confirmado que atende aos critérios de diagnóstico da infecção pelo HIV pode ser classificado em um dos cinco estágios da infecção pelo HIV (0, 1, 2, 3 ou desconhecido). O estágio 0 indica infecção inicial pelo HIV, inferida de um resultado negativo ou indeterminado no teste de HIV no intervalo de 6 meses a partir de um resultado positivo confirmado, e esses critérios substituem e são independentes dos critérios usados para estadiamentos posteriores. Os estágios 1, 2 e 3 se baseiam na contagem de linfócitos T $CD4^+$. Se a contagem de $CD4^+$ estiver ausente ou for desconhecida, a porcentagem de linfócitos T $CD4^+$ em relação ao total de linfócitos pode ser usada para atribuir o estágio. Casos sem informação sobre contagem ou porcentagem de linfócitos T $CD4^+$ são classificados como estágio desconhecido. Se uma doença oportunista definidora do estágio 3 foi diagnosticada, então é um caso de estágio 3, independentemente dos resultados do teste de linfócitos T CD4, a menos que os critérios descritos para o estágio 0 sejam atendidos."[4]

A definição da vigilância de 2014 adicionou "critérios específicos para definir um caso de infecção pelo HIV-2", classificou os "estágios 1 a 3 da infecção pelo HIV com base na contagem de linfócitos T $CD4^+$, a menos que o indivíduo tenha uma doença oportunista definidora de estágio 3" e combinou os "critérios pediátricos e adultos para um caso confirmado de

976 **Parte 11** Sistemas Hematológico e Imune

infecção pelo HIV e especificação de diferentes critérios para o estadiamento da infecção pelo HIV entre três grupos etários (< 1 ano, 1 a 5 anos e ≥ 6 anos). [...] Outra mudança importante é a adição do 'estágio 0' com base em uma sequência de resultados negativos e positivos do teste, indicativos de infecção inicial pelo HIV. Esta adição tira proveito de testes incorporados nos novos algoritmos que são mais sensíveis durante a infecção inicial do que os testes utilizados anteriormente, e que, juntamente com um teste de anticorpos menos sensível, produzem uma combinação de resultados positivos e negativos permitindo o diagnóstico da infecção aguda pelo HIV (primária), que ocorre antes que a resposta do anticorpo esteja totalmente desenvolvida. A adição do estágio 0 permite o monitoramento rotineiro do número de casos diagnosticados vários meses após a infecção, o que inclui o período mais altamente infeccioso quando as cargas virais são extremamente altas e a intervenção pode ser mais efetiva na prevenção de transmissão adicional. A definição do estágio 0 também reduzirá a confusão entre a infecção aguda pelo HIV (parte do estágio 0), no qual a contagem de linfócitos T CD4$^+$ pode estar transitoriamente deprimida e o estágio 3 (AIDS), um estágio avançado de infecção pelo HIV, no qual os valores de linfócitos T CD4$^+$ geralmente ficam persistentemente deprimidos".[4]

Desde a década de 1980, a infecção pelo HIV transformou-se de doença limitadora de vida para doença crônica gerenciável com adesão estrita à terapia antirretroviral (TARV) e outras intervenções terapêuticas, incluindo profilaxia e tratamento de infecções oportunistas. Apesar dos significativos avanços no tratamento, continua sendo uma doença incurável e altamente estigmatizada nos EUA e no mundo.[5] Aproximadamente um em cada oito indivíduos infectados pelo HIV nos EUA desconhece seu *status* sorológico para o HIV;[6] apenas 40% estão envolvidos no tratamento, apenas 37% estão em TARV e apenas 30% atingiram a supressão viral.[7] Assim, apenas três em cada dez indivíduos infectados pelo HIV nos EUA estão alcançando o resultado desejado do tratamento. Sem tratamento, uma pessoa infectada pelo HIV progredirá para a AIDS e, finalmente, a morte em 11 a 15 anos. No entanto, com diagnóstico precoce, envolvimento nos cuidados e adesão estrita à TARV, bem como outras terapias conforme necessário, a expectativa de vida pode ser estendida até o início dos 70 anos, embora diferenças de sexo, raça, grupo de risco de transmissão do HIV e contagem de CD4 influenciem a expectativa de vida.[8] Para alcançar este resultado, é preciso ocorrer uma cascata de eventos.[9] A cascata de tratamento do HIV concentra-se na identificação das pessoas infectadas, assegurando que elas estejam vinculadas e retidas nos cuidados e tratadas com TARV para ter sua carga viral suprimida.

Tratar de pessoas com HIV ou AIDS requer cuidados colaborativos e interprofissionais durante todo o curso da doença.[3] No início da epidemia de AIDS, muitos acreditavam que seria inútil e um desperdício de recursos a admissão de pessoas vivendo com AIDS em uma unidade de terapia intensiva (UTI).[10] Hoje, no entanto, como as pessoas que vivem com HIV/AIDS estão vivendo mais tempo, elas estão sendo admitidas na UTI para tratamento de infecções oportunistas relacionadas à AIDS, complicações associadas à TARV e problemas médicos não relacionados à infecção pelo HIV.[11] A indicação mais comum para admissão em uma UTI de pessoas infectadas pelo HIV é a infecção respiratória ou insuficiência respiratória e sepse.[11,12] Outras condições fisiológicas apresentadas por pessoas que vivem com HIV ou AIDS e que

potencialmente necessitam de cuidados de UTI incluem a síndrome da reconstituição imunológica; complicações metabólicas aterogênicas associadas à TARV; doença hepática em estágio terminal, secundária a hepatite viral; acidose láctica associada a inibidores da transcriptase reversa de nucleosídios (NRTI); doença renal em estágio terminal, secundária à nefropatia associada ao HIV; hepatite B ou C; diabetes; e hipertensão.[11] Semelhante à população em geral, a principal causa de morte entre as pessoas infectadas pelo HIV é a doença cardiovascular.[13]

Quando pessoas que vivem com HIV ou AIDS são admitidas na UTI, existem vários problemas desafiadores enfrentados pela enfermagem. Essas questões incluem leis relacionadas ao teste e divulgação do HIV; risco de interações medicamentosas significativas entre TARV e medicamentos comumente usados na UTI; assim como as controvérsias sobre o uso de TARV na UTI. Portanto, para garantir atendimento de qualidade e seguro, as enfermeiras de cuidados intensivos precisam estar familiarizadas com a TARV pelas seguintes razões:[14]

• Reconhecer toxicidades com risco à vida associadas à TARV
• Evitar interações medicamentosas entre a TARV e outras classes de fármacos que são comuns e potencialmente fatais
• Evitar a promoção da resistência aos medicamentos antirretrovirais, uma situação que pode ter profundas consequências negativas para a pessoa que vive com HIV ou AIDS após a alta da UTI.

Para algumas pessoas, o HIV ou a AIDS é diagnosticado durante uma hospitalização ou doença crítica. Em 2006, o CDC publicou as *Recomendações revisadas para o teste de HIV de adultos, adolescentes e mulheres grávidas em ambientes de cuidados de saúde*, nas quais o CDC defende que os testes de rotina sejam feitos em todas as pessoas que frequentem estabelecimentos de saúde.[15] O objetivo deste relatório foi aumentar a taxa de diagnóstico de HIV em ambientes de cuidados de saúde, promover a detecção precoce da infecção pelo HIV, identificar e aconselhar pessoas com infecção pelo HIV não reconhecida, conectando-as a serviços clínicos e de prevenção, bem como reduzir ainda mais a taxa de transmissão perinatal ou vertical (mãe-filho). O conhecimento do *status* sorológico do indivíduo afeta o diagnóstico diferencial e pode influenciar as opções de diagnóstico e tratamento, incluindo os resultados dos pacientes. Portanto, é essencial que as enfermeiras de cuidados intensivos compreendam como a infecção pelo HIV, bem como suas sequelas e seu tratamento, funcionam como uma comorbidade da pessoa criticamente enferma ou o diagnóstico de admissão primária na UTI.

Epidemiologia

O CDC estima que mais de 1,2 milhão de pessoas estejam vivendo com HIV nos EUA.[16] Uma em cada oito pessoas vivendo com HIV não tem conhecimento de sua infecção. Como consequência do aumento da sobrevida, a prevalência do HIV e da AIDS está aumentando nos EUA; além disso, o número de novas infecções continua alto, com cerca de 50.000 americanos infectados anualmente com o HIV. A maioria dos casos de AIDS continua ocorrendo em homens homossexuais, homens bissexuais e HSH (homens que fazem sexo com homens). Metade das novas infecções pelo HIV anualmente e quase metade das pessoas que vivem com HIV/AIDS são HSH. No entanto, pessoas heterossexuais e usuárias de drogas injetáveis também continuam sendo diagnosticadas com HIV e AIDS. Assim como os HSH, os afrodescendentes são desproporcionalmente afetados pelo HIV e pela AIDS. Embora os afrodescendentes constituam aproximadamente 12% da população dos EUA, eles representam quase metade de todas as novas infecções pelo HIV a cada ano e metade das pessoas que vivem com o HIV nos EUA. Embora a epidemia continue nos epicentros urbanos históricos de Washington, DC, Nova York e São Francisco, ela alcançou todos os estados dos EUA, com o sudeste dos EUA apresentando as taxas mais altas de novas infecções pelo HIV.[17] Dos dez estados americanos com 65% de todas as novas infecções pelo HIV em 2011, sete estão no sudeste dos EUA.[17]

Imunopatogênese do HIV

A imunodeficiência associada à AIDS é causada pelo HIV.[18,19] O HIV é um vírus de RNA de cadeia simples que faz parte da família Retroviridae no gênero *Lentivirus*. São conhecidas duas espécies de lentivírus de primatas humanos: HIV-1 e HIV-2. Seus primos genéticos, vírus da imunodeficiência símia 1 e 2 (SIV-1 e SIV-2), são lentivírus de primatas não humanos. Uma evidência recente documenta que houve grande diversidade de HIV-1 na população de primatas humanos em 1960 e que o ancestral comum do HIV-1 estava se espalhando entre humanos 60 a 80 anos antes de a AIDS ser reconhecida pela primeira vez na década de 1980.[20,21]

O HIV é transmitido de pessoa para pessoa por sangue e fluidos corporais (sêmen, secreções vaginais, leite materno).[19] Várias células são suscetíveis à infecção pelo HIV, incluindo células do sistema hematopoético, sistema nervoso central (SNC), pele, sistema digestório e miocárdio, bem como as células dendríticas, células tubulares renais, hepatócitos, células de Kupffer, fibroblastos pulmonares, células do colo do útero, próstata e testículos, igualmente fibroblastos de polpa dentária.[19] As propriedades biológicas do vírus, sua concentração nos fluidos corporais, assim como a natureza da suscetibilidade do hospedeiro nos níveis celular e imunológico influenciam a transmissão do HIV. As infecções sexualmente transmissíveis (IST) aumentam tanto a carga de vírus infecciosos quanto o número de células infectadas nos órgãos genitais, facilitando a maior transmissão do HIV. A falta de circuncisão no sexo masculino tem sido associada ao maior risco de infecção relacionado ao grande número de células dendríticas no prepúcio e também ao aumento das taxas de transmissão entre homens não circuncidados para seus parceiros sexuais.[19]

Replicação viral

O HIV é composto por nove genes responsáveis pela invasão das células do hospedeiro e pela replicação. O HIV é composto de um pequeno envelope externo, um núcleo interno de material genético (RNA) e três enzimas necessárias para a reprodução: transcriptase reversa, integrase e protease (controlada pelo gene pol ou polimerase). Como todos os vírus de RNA, o HIV não consegue se reproduzir sozinho: precisa se ligar e invadir outras células para se reproduzir. A Figura 48.1 ilustra o processo de replicação viral.

Depois que o HIV entra na corrente sanguínea, a infecção ocorre com a transmissão do HIV através de uma barreira mucosa ligando-se a células dendríticas ou células de Langerhans.[18]

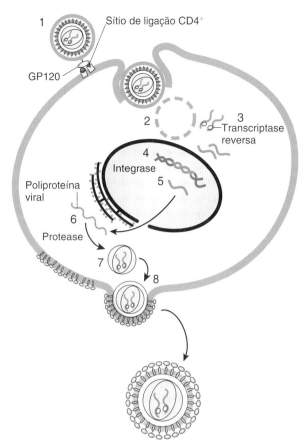

Figura 48.1 Processo de replicação do vírus da imunodeficiência humana (HIV). (1) Anexação do HIV a um receptor CD4+. (2) Internalização e desencapsulamento do vírus com RNA viral e transcriptase reversa. (3) Transcrição reversa, que produz uma imagem em espelho do RNA viral e da molécula de DNA de cadeia dupla. (4) Integração do DNA viral no DNA do hospedeiro usando a enzima integrase. (5) Transcrição do DNA viral inserido para produzir RNA mensageiro viral. (6) Tradução de RNA mensageiro viral para criar poliproteína viral. (7) Clivagem da poliproteína viral em proteínas virais individuais que compõem o novo vírus. (8) Montagem e liberação do novo vírus da célula hospedeira. (Adaptada de Porth C: Pathophysiology: Concepts of Altered Health States, 8th ed. Philadelphia, PA: Lippincott Williams & Wilkins, 2009.)

A propagação do HIV ocorre inicialmente em linfócitos T CD4+ parcialmente ativados, seguida de propagação maciça em linfócitos T CD4+ ativados pelo tecido linfoide associado ao intestino. Em seguida, ocorre a disseminação do HIV para outros tecidos linfoides secundários, com o estabelecimento de reservatórios estáveis de HIV.

Em razão da afinidade pelos receptores CD4+, o HIV liga-se aos receptores CD4+ sobre os linfócitos T, fundindo-se com a célula hospedeira, liberando o seu envelope exterior e integrando seu cerne ao DNA da célula do hospedeiro. O RNA viral é incorporado ao DNA dos linfócitos T do hospedeiro, com a ajuda da enzima integrase. Após a integração, o RNA viral é transcrito no DNA do hospedeiro por meio da enzima transcriptase reversa. Após a incorporação na estrutura de DNA da célula, a enzima protease divide os componentes em pedaços funcionais, que são então reunidos em novas unidades infecciosas estruturalmente intactas chamadas vírions. Esse processo "engana" as células do hospedeiro, fazendo-as criar componentes para mais vírions.

Os novos vírions acabam passando por um processo de revestimento e são expelidos da célula hospedeira por brotamento. Durante o brotamento, a célula mãe libera uma célula-filha com seu material citoplasmático, que começa a existir como uma célula separada. Essas células-filhas se disseminam pela corrente sanguínea e infectam outras células. Aproximadamente 30% da carga viral em uma pessoa soropositiva é regenerada diariamente. Este processo de brotamento enfraquece a parede celular dos linfócitos T CD4$^+$ originais, levando à instabilidade celular. Esta instabilidade celular resulta em um declínio no número de linfócitos T CD4$^+$ circulantes devido à combinação com os efeitos citopáticos diretos do HIV nos linfócitos CD4$^+$ e nas células progenitoras; ao efeito do HIV na permeabilidade da membrana celular; à indução de apoptose (morte celular programada) associada à ativação imune; à destruição da medula óssea e tecidos linfoides; à desregulação de citocinas; à atividade citotóxica de células anti-CD4$^+$; e aos autoanticorpos anti-CD4$^+$. Em última análise, todos esses mecanismos complexos destroem o funcionamento imunológico celular, resultando em imunossupressão.[19]

Defeitos imunológicos

Pacientes com infecção pelo HIV apresentam comprometimento da ativação da imunidade celular e humoral.[18,19] O HIV infecta principalmente os linfócitos CD4$^+$ auxiliares do sistema imune. Como discutido no Capítulo 45, esses linfócitos T desempenham um papel importante na resposta imunológica geral. A infecção dos linfócitos T auxiliares pelo HIV resulta em linfopenia profunda com diminuição das habilidades funcionais, incluindo diminuição da resposta a antígenos e perda de estímulo para ativação de linfócitos T e B. Além disso, a atividade citotóxica das células exterminadoras (NK, *natural killer*) (linfócitos T CD8$^+$) é prejudicada. As habilidades funcionais de macrófagos também são afetadas, levando à diminuição da fagocitose e da quimiotaxia. Na imunidade humoral, ocorre diminuição da resposta de anticorpos aos antígenos, juntamente com a desregulação da produção de anticorpos. O efeito total desses defeitos imunológicos acaba resultando em imunossupressão, aumentando a suscetibilidade a infecções oportunistas e neoplasias. A Figura 48.2 apresenta um resumo dos defeitos imunológicos associados à AIDS.

Transmissão e história natural do HIV

O HIV é um vírus frágil e não consegue sobreviver por muito tempo fora do corpo. O tempo de sobrevivência depende do tamanho da gota líquida em que ele existe: quanto maior a gotícula, mais tempo o HIV pode permanecer vivo. Quando a gota seca, o HIV morre. O HIV foi isolado de todos os tipos de fluidos corporais e tecidos. No entanto, nem todos os fluidos corporais foram implicados na transmissão do HIV. Os quatro fluidos a partir dos quais grandes quantidades de vírus foram isoladas e foram implicados na transmissão são sangue, sêmen, fluido vaginal e leite materno.

A capacidade de infecção de um fluido depende da quantidade de vírus presente (carga viral) no fluido e da capacidade desse fluido para atingir a célula-alvo. Para o HIV causar infecção, ele precisa deixar o corpo do hospedeiro infectado, entrar com sucesso na corrente sanguínea do novo hospedeiro e anexar-se a um receptor de CD4$^+$. A probabilidade de que essa série de eventos ocorra é baixa, especialmente porque uma determinada quantidade de vírus é necessária para causar uma infecção. A noção de que o HIV não é facilmente transmitido se baseia em evidências que sugerem que a probabilidade de transmissão varia de 0,0001 a 0,0040 por contato sexual.[18] Pequenas lesões no ânus ou na vagina fornecem uma porta de entrada para o vírus presente no sangue, sêmen e líquido vaginal. O vírus no leite materno pode entrar através de cortes ou irritação no sistema digestório do recém-nascido (lactente).

Existem três modos conhecidos de transmissão do HIV:[19]

- Contato sexual vaginal ou anal sem proteção com uma pessoa infectada, sendo o sexo anal receptivo desprotegido o comportamento sexual mais arriscado
- Inoculação com sangue ou hemoderivados infectados, o que inclui lesões acidentais por picada de agulha e risco de transmissão pelo compartilhamento de agulhas por usuários de drogas injetáveis
- Transmissão vertical (de mãe para filho) durante o parto ou através da amamentação.

Após uma pessoa ser infectada pelo HIV, o teste não mostra imediatamente o resultado positivo para o HIV; primeiro, precisa ocorrer a soroconversão. A soroconversão é o desenvolvimento de anticorpos que podem ser detectados no sangue como consequência da estimulação antigênica do HIV associada à exposição. Em outras palavras, a soroconversão é a

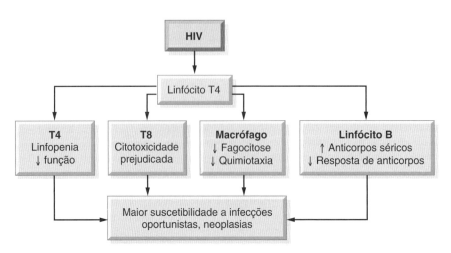

Figura 48.2 Resumo de defeitos imunológicos na AIDS.

mudança de um resultado negativo para o HIV em um resultado positivo. Durante o processo de soroconversão, o organismo reconhece o HIV como um invasor e desenvolve anticorpos, que são então detectáveis por ensaio imunoenzimático (ELISA). Na maioria das pessoas, a soroconversão ocorre de 2 a 8 semanas após a exposição ao HIV (a média é de 25 dias).[22] Durante esse tempo, uma pessoa pode transmitir o vírus sem saber, e um teste de triagem ELISA pode produzir um resultado falso-negativo. Em 97% das pessoas, a soroconversão ocorre dentro de 3 meses, mas em casos extremamente raros, pode levar até 6 meses para o desenvolvimento de anticorpos.[22]

Após infecção pelo HIV, ocorrem manifestações de infecção aguda ou primária pelo HIV, também conhecidas como síndrome retroviral aguda, de 2 a 4 semanas mais tarde. As manifestações da infecção aguda pelo HIV podem se apresentar como outras doenças virais infecciosas, como mononucleose e *influenza*. As manifestações mais frequentes associadas à infecção aguda pelo HIV incluem febre (96%), adenopatia (74%), faringite (70%), erupção cutânea (70%), mialgias (54%) e, menos frequentemente, diarreia (32%), cefaleia (32%), náuseas/vômito (27%), hepatoesplenomegalia (14%), perda de peso (13%), candidíase (12%) e sintomas neurológicos (12%).[23]

Durante a fase aguda da infecção pelo HIV, geralmente a carga viral é alta. Nesta fase, não é incomum que o indivíduo desconheça seu estado sorológico e que o teste para HIV apresente resultado negativo ou indeterminado. Vários estudos sugerem que cerca de 40% das transmissões ao longo da vida ocorrem durante esta fase aguda da infecção pelo HIV. Como afirmado anteriormente, mais de 20% de todas as pessoas infectadas pelo HIV nos EUA não estão cientes disso e, portanto, têm o potencial de transmitir o vírus para outra pessoa. Embora o ELISA desempenhe um papel valioso na triagem, não é um teste confirmatório para o diagnóstico do HIV. Mais adiante neste capítulo, são discutidos outros testes diagnósticos usados para o HIV.

O risco de transmissão do HIV aos profissionais de saúde é baixo se forem seguidas precauções padrão (Quadro 48.1).[24] A exposição ocupacional pode ocorrer por lesão percutânea (picada de agulha), contato com mucosa ou contato com a pele não intacta (rachada ou afetada por dermatite).[25] O risco médio estimado de transmissão do HIV após uma lesão percutânea é de 0,3%. O risco médio estimado de transmissão do HIV após exposição à mucosa é de 0,09%.[25] Para fins de comparação, se um profissional de saúde recebesse uma picada percutânea de um hospedeiro que tenha antígeno positivo para o vírus da hepatite B (HBV), o vírus da hepatite C (HCV) e o HIV, esse profissional teria um risco de 37 a 62% de adquirir HBV, se não tiver sido vacinado, e um risco de 1,8% para adquirir HCV, em comparação com apenas 0,3% para o HIV. Fatores que podem influenciar a transmissão do HIV em um ambiente de saúde incluem o contato com um dispositivo visualmente contaminado com sangue, a exposição a uma grande quantidade de sangue, a participação em um procedimento no qual uma agulha é colocada em uma artéria ou veia e lesões profundas.[25]

Quadro 48.1 Resumo das precauções de isolamento.

Precauções padrão: "Com base no princípio de que todo sangue, fluidos corporais, secreções, excreções, exceto suor, pele não intacta e membranas mucosas podem conter agentes infecciosos transmissíveis"

Organismos mais comuns	Elementos essenciais
Vírus da hepatite A Vírus da hepatite B/D Vírus da hepatite C Vírus da imunodeficiência humana (HIV) *Pneumocystis jiroveci*	**Higiene das mãos** • Antes do contato direto • Lave as mãos após tocar em sangue, fluidos corporais, secreções, excreções e itens contaminados, independentemente do uso de luvas • Lave as mãos imediatamente após a retirada das luvas, entre os contatos com os pacientes e sempre que indicado, para evitar a transferência de microrganismos para outros pacientes ou ambientes. Use sabão comum para lavagem das mãos de rotina e um agente antisséptico antimicrobiano ou sem água para circunstâncias específicas • Use luvas limpas e não estéreis ao tocar sangue, fluidos corporais, excreções ou secreções, itens contaminados, mucosas e pele não intacta. Troque as luvas entre tarefas no mesmo paciente, conforme necessário, e remova as luvas imediatamente após o uso • Restrinja o uso de unhas artificiais e esmalte **Uso de equipamento de proteção pessoal** • Use máscara, óculos de proteção ou protetor facial durante procedimentos e atividades de cuidado que possam gerar respingos ou *sprays* de sangue ou fluidos corporais. Use um avental para proteger a pele e evitar sujar a roupa **Sistema de atendimento de saúde** • Assegure-se de que o equipamento de tratamento do paciente usado para lidar com sangue ou fluidos corporais identificados, secreções e excreções seja manuseado com cuidado para evitar a transferência de microrganismos ou que seja limpo e adequadamente reprocessado, se usado para outro paciente • Use controles ambientais adequados para garantir que os procedimentos de cuidados rotineiros, limpeza e desinfecção sejam seguidos • Manuseie, transporte e processe as roupas sujas com sangue e fluidos corporais, excreções e secreções de maneira que impeça a exposição da pele e das mucosas, a contaminação das roupas e a transferência de microrganismos **Práticas seguras de injeção** • Use técnicas e equipamentos previamente identificados para evitar lesões ao usar agulhas, perfurocortantes e bisturis e coloque esses itens em recipientes resistentes a perfurações apropriados após o uso

(continua)

980 Parte 11 Sistemas Hematológico e Imune

Quadro 48.1 **Resumo das precauções de isolamento.** (*Continuação*)

Precauções contra agentes transportados pelo ar: devem ser empregadas além das precauções padrão para "pacientes com contaminação conhecida ou suspeita de organismos transmitidos por gotículas que permanecem suspensas no ar e podem ser amplamente dispersas pela corrente de ar"

Organismos mais comuns	Elementos essenciais
Mycobacterium tuberculosis Varicela Sarampo SDRA	• Coloque o paciente em um quarto separado com um alerta de isolamento na porta, com monitoramento de pressão de ar negativa em relação às áreas circundantes, 6 a 12 mudanças de ar por hora e descarga adequada de ar externo ou filtração monitorada se o ar for recirculado • Mantenha a porta do quarto do paciente fechada o tempo todo e o paciente no quarto, sempre que possível • Use proteção respiratória (máscara tipo PFF2/N95) ao entrar no quarto do paciente com TB conhecida ou suspeita. Para pacientes com contaminação conhecida ou suspeita por sarampo ou varicela, deve-se usar proteção respiratória (máscara tipo PFF2/N95), a menos que a pessoa que entra na sala tenha sido imunizada para essas doenças • Transporte o paciente para fora do quarto somente quando necessário e coloque uma máscara cirúrgica no paciente, se possível • Consulte as diretrizes da Vigilância Sanitária para estratégias adicionais de prevenção para TB

Precauções contra gotículas: devem ser empregadas além das precauções padrão para "pacientes com suspeita de infecção por microrganismos transmitidos por gotículas geradas durante tosse, espirro, fala ou durante procedimentos de produção de tosse"

Organismos mais comuns	Elementos essenciais
Meningite Coqueluche *Influenza* (A, B, C, aviária, H1N1) Caxumba Rubéola Micoplasma	• Coloque o paciente em um quarto separado com um alerta de isolamento na porta, se disponível, ou em enfermaria desta coorte de pacientes, se necessário. Porta fechada em todos os momentos • Separação espacial de pelo menos 1 m de outros pacientes/visitantes. Os profissionais de saúde devem usar uma máscara (máscara tipo PFF2/N95) quando trabalharem no raio de 1 m do paciente • Transporte o paciente para fora do quarto somente quando necessário e coloque uma máscara cirúrgica no paciente, se possível

Isolamento do contato: deve ser empregado além das precauções padrão para "pacientes com contaminação conhecida ou suspeita de estarem infectados ou colonizados com microrganismos epidemiologicamente importantes, que possam ser transmitidos por contato direto com o paciente ao realizar atividades de cuidado ou contato indireto (toque) com superfícies ambientais ou itens empregados nos cuidados com o paciente"

Organismos mais comuns	Elementos essenciais
Clostridium difficile Vírus sincicial respiratório Pediculose Sarna *Staphylococcus aureus* multirresistente (MRSA) *Enterococcus* resistente à vancomicina (VRE) Bactérias gram-negativas	• Coloque o paciente em um quarto separado com um alerta de isolamento na porta, se disponível, ou enfermaria desta coorte de pacientes, se necessário. Porta fechada em todos os momentos • Troque as luvas depois de ter contato com material infectante. Remova as luvas antes de deixar o ambiente do paciente e lave as mãos com um agente antisséptico antimicrobiano ou sem água • Use um avental se o contato com um agente infeccioso for provável ou se o paciente tiver diarreia, ileostomia, colostomia ou drenagem da ferida não contida pelo curativo • Limite o movimento do paciente para fora do quarto • Quando possível, separe o equipamento de cuidados ao paciente não crítico a um único paciente, para evitar o compartilhamento de equipamentos

Adaptado de Siegel JD, Rhinehart E, Jackson M *et al*.: The Healthcare Infection Control Practices Advisory Committee: 2007 Guideline for Isolation Precautions: Preventing Transmission of Infectious Agents in Healthcare Settings, June 2007. Retirado de: http://www.cdc.gov/ncidod/dhqp/pdf/isolation2007.pdf.

Por muitos anos, a profilaxia pós-exposição (PPE) ocupacional e não ocupacional foi oferecida a profissionais de saúde e pessoas com exposição ao HIV. A PPE deve ser iniciada assim que possível após a exposição ao HIV, de preferência dentro de horas, mas não depois de 72 h.[25] Após 72 h, a PPE não é recomendada. A decisão sobre quando iniciar a PPE é baseada no tipo de exposição, na avaliação de risco do incidente e na avaliação de risco para o HIV. É recomendada uma terapia combinada com dois ou três medicamentos; o número de medicamentos depende do tipo de exposição e do *status* de risco da fonte. Seja uma exposição ocupacional ou não ocupacional, a PPE é prescrita por 28 dias e requer que a pessoa mantenha uma adesão estrita, o que pode ser difícil se toxicidades ou efeitos colaterais se desenvolverem. Os testes laboratoriais de toxicidade devem ocorrer no momento da exposição e 2 semanas depois, e consistem em hemograma completo e testes de função renal e hepática. No momento

da exposição, as pessoas expostas devem fazer testes sorológicos, seguidos da repetição dos testes em 6 semanas, 12 semanas e 6 meses após a exposição.[25] Nos EUA, o National HIV/AIDS Clinicians' Consultation Center é uma instituição que funciona 24 h por dia, 7 dias por semana, para todos os profissionais de saúde e inclui uma linha de PPE para ajudar a gerenciar a exposição não só ao HIV mas também ao HBV e HCV (ver http://nccc.ucsf.edu/para mais informações).

Como não houve um declínio no número de novas infecções nos EUA, cientistas, médicos, especialistas em saúde pública e grupos de defensoria debateram o valor da profilaxia com TARV antes da exposição como um mecanismo para prevenir a infecção pelo HIV. Em um grande estudo clínico multicêntrico, os cientistas identificaram que o uso oral de TARV forneceu proteção contra a aquisição da infecção pelo HIV entre os participantes HSH do estudo.[26] Atualmente, o CDC recomenda que a PrEP seja considerada para pessoas HIV

Capítulo 48 Distúrbios Imunológicos Comuns **981**

Tabela 48.1 Correlação entre contagem de linfócitos T CD4+ e complicações do HIV.

Contagem de linfócitos T CD4+a (células/mm³)	Complicações infecciosas	Complicações não infecciosasb
> 500	Síndrome retroviral aguda Vaginite por *Candida*	Linfadenopatia generalizada persistente Síndrome de Guillain-Barré Miopatia Meningite asséptica
200 a 500	Pneumococo e outras pneumonias bacterianas Tuberculose pulmonar (TB) Herpes-zóster Candidíase orofaríngea (aftas) Criptosporidiose, autolimitada Sarcoma de Kaposi Leucoplasia pilosa oral	Neoplasia intraepitelial cervical Câncer cervical Linfoma de células B Anemia Mononeurite múltipla Púrpura trombocitopênica idiopática Linfoma de Hodgkin Pneumonite intersticial linfocítica
< 200	Pneumonia por *Pneumocystis jiroveci* Histoplasmose disseminada e coccidioidomicose Tuberculose miliar/extrapulmonar Leucoencefalopatia multifocal progressiva	Síndrome consumptiva Neuropatia periférica Demência associada ao HIV Cardiomiopatia Mielopatia vacuolar Polirradiculopatia progressiva Linfoma não Hodgkin
< 100	Herpes simples disseminado Toxoplasmose Criptococose Criptosporidiose crônica Microsporidiose Esofagite por *Candida*	
< 50	Citomegalovírus disseminado Complexo *Mycobacterium avium* disseminado	Linfoma primário do sistema nervoso central (SNC)

[a]A maioria das complicações ocorre com frequência crescente em contagens mais baixas de linfócitos T CD4+.
[b]Algumas condições categorizadas como não infecciosas são frequentemente mediadas por microrganismos, como linfoma (vírus Epstein-Barr) e carcinoma cervical (papilomavírus humano).
De Bartlett JG, Gallant JE, Pham P: The Management of HIV Infection. Durham, NC: Knowledge Source Solutions, LLC, 2009, p 3.

negativas e com risco substancial de infecção pelo HIV (http://www.cdc.gov/hiv/basics/prep.html). Isso inclui pessoas não infectadas que fazem sexo com um parceiro ou parceira em relacionamentos sorodiscordantes (um relacionamento contínuo com pessoa infectada pelo HIV); homens que fazem sexo com homens que fizeram sexo anal sem preservativo ou que foram diagnosticados com uma infecção sexualmente transmissível nos últimos 6 meses; homens e mulheres heterossexuais que não usem preservativo regularmente durante o sexo e cujo *status* de HIV dos parceiros seja desconhecido ou esteja em risco substancial de infecção pelo HIV (pessoas que usam drogas injetáveis, parceiros bissexuais masculinos); e pessoas que fizeram uso de drogas injetáveis nos últimos 6 meses e compartilharam equipamentos de injeção.[27]

Independentemente da etiologia da Infecção pelo HIV, uma vez infectadas, as pessoas irão progredir da fase aguda da infecção primária pelo HIV para uma fase assintomática. Durante este período, a replicação viral do HIV continua, resultando em um declínio do funcionamento imunológico. À medida que o número de linfócitos T CD4+ diminui, começam a se apresentar várias doenças infecciosas e não infecciosas. A Tabela 48.1 descreve as complicações comuns para diferentes contagens de linfócitos T CD4+. Se não for tratado, o sistema imunológico celular continuará em declínio e a pessoa que vive com o HIV continuará a estar em risco ou sofrerá um aumento no número de doenças infecciosas e não infecciosas. Uma vez que a contagem de linfócitos T CD4+ atinge 200 células/mm³, a pessoa infectada é considerada imunossuprimida e com risco muito alto de uma série de infecções oportunistas e outros problemas. O Quadro 48.2 fornece uma lista de condições que definem a AIDS.

Quadro 48.2 Definição de casos de AIDS para vigilância.

Finalidades I Condições indicativas
- Candidíase de brônquios, traqueia ou pulmões
- Candidíase esofágica
- Câncer do colo do útero, invasivo
- Coccidioidomicose disseminada ou extrapulmonar
- Criptococose extrapulmonar
- Criptosporidiose intestinal crônica (> 1 mês de duração)
- Doença por citomegalovírus (CMV) (além de fígado, baço ou nódulos)
- Retinite por CMV (com perda de visão)
- Encefalopatia, relacionada ao HIV
- Herpes simples: úlcera(s) crônica(s) (> 1 mês de duração); ou bronquite, pneumonite ou esofagite
- Histoplasmose disseminada ou extrapulmonar
- Isosporíase intestinal crônica (> 1 mês de duração)
- Sarcoma de Kaposi
- Linfoma de Burkitt (ou equivalente)
- Linfoma imunoblástico (ou equivalente)
- Linfoma do cérebro, primário
- Complexo *Mycobacterium avium* ou *Mycobacterium kansasii*, disseminado ou extrapulmonar
- *Mycobacterium tuberculosis*, qualquer local (pulmonar ou extrapulmonar)
- *Mycobacterium*, outras espécies ou espécies não identificadas, disseminadas ou extrapulmonares
- Pneumonia por *Pneumocystis jiroveci*
- Pneumonia, bacteriana recorrente
- Leucoencefalopatia multifocal progressiva (LMP)
- Septicemia por *Salmonella*, recorrente
- Toxoplasmose no cérebro
- Síndrome consumptiva do HIV
- Contagem de CD4+ de 200 células/mℓ ou menos

De Centers for Disease Control and Prevention. *Revised surveillance case definitions for HIV infection among adults, adolescents, and children < 18 months and for HIV infection and AIDS among children aged 18 months to less than 13 years* – United States, 2008. Morb Mortal Wkly Rep 57(RR10): 1-8, 2008.

Avaliação

História e exame físico

O espectro de achados clínicos associados à infecção aguda pelo HIV, latência clínica e AIDS varia desde sintomas semelhantes aos da gripe, a um período sem sintomas, a uma variedade de infecções e sintomas associados à imunossupressão, até AIDS inquestionável. Pacientes com infecção pelo HIV podem ficar gravemente enfermos, exigindo hospitalizações frequentes e cuidados na UTI. No passado, as enfermeiras de cuidados intensivos frequentemente cuidavam de pacientes com AIDS que sofriam de infecções oportunistas com risco à vida. Hoje, como os pacientes com HIV estão vivendo mais, as enfermeiras de cuidados intensivos cuidam com mais frequência dessa população à medida que experimentam outras patologias críticas associadas ao envelhecimento, incluindo doenças cardiovasculares, problemas renais, traumatismo ou consequências da TARV, além das complicações da AIDS.

A pneumonia por *Pneumocystis* (PCP), causada pelo *Pneumocystis jiroveci* (anteriormente conhecido como *Pneumocystis carinii*), é a infecção oportunista mais comum que requer internação na UTI.[28] (Embora o nome tenha mudado, a abreviatura PCP ainda é usada para descrever o patógeno.) O organismo *P. jiroveci* é considerado um fungo com base em sua composição genética. Os sintomas mais comuns da apresentação de PCP incluem febre, dispneia de esforço, tosse improdutiva e radiografia torácica normal, progredindo para hipoxemia grave e insuficiência respiratória.

A principal indicação para cuidados intensivos de pacientes com PCP é a insuficiência respiratória iminente ou real. Os sintomas de comprometimento respiratório costumam ser mais graves do que indicam os estudos diagnósticos, como radiografias de tórax e valores de gasometria sanguínea. Portanto, o tratamento de escolha é a terapia agressiva precoce para PCP, usando trimetoprima e sulfametoxazol e corticosteroides intravenosos (IV). Os corticosteroides são administrados para reduzir a inflamação causada pela morte do *P. jiroveci* nos pulmões. Mesmo com tratamento agressivo e urgente, muitos pacientes necessitam de ventilação mecânica para hipoventilação alveolar progressiva. Reações adversas a trimetoprima e sulfametoxazol, incluindo náuseas e vômitos, erupção maculopapular, supressão da medula óssea, anorexia, cefaleia, cristalúria e febre, supostamente ocorrem em mais de 50% dos pacientes.

Pacientes com AIDS também podem experimentar condições neurológicas complexas, incluindo meningite criptocócica, toxoplasmose, histoplasmose, doença de Creutzfeldt-Jakob (CJD), levando a leucoencefalopatia multifocal progressiva e linfomas do SNC. Tal como acontece com o PCP, a prioridade é reduzir a imunossupressão, iniciando a TARV para que estas infecções oportunistas possam ser evitadas. Para a enfermeira de cuidados intensivos, o tratamento geralmente está associado ao manejo do comprometimento neurológico, que inclui aumento da pressão intracraniana, convulsões e hemiparesia.

Embora a pesquisa inicial relacionada ao HIV e à AIDS tenha sido originalmente conduzida em homens, o conhecimento sobre HIV e AIDS em mulheres é significativo, parcialmente como resultado do estudo da história natural do HIV em mulheres, também conhecido como *Women's Interagency HIV Study*.[29] Muitos estudos recentes, que incluíram mulheres, sugerem que homens e mulheres não diferem em termos das características gerais da doença pelo HIV, com exceção do aumento do risco de displasia cervical da mulher infectada. O curso clínico da infecção – incluindo tempo entre a infecção pelo HIV e a AIDS, fatores de risco para a soroconversão do HIV, número e tipo de doenças oportunistas, proteção contra infecções e eficácia de agentes antirretrovirais potentes – parece semelhante em homens e mulheres.

Nenhum sistema orgânico escapa ao envolvimento na infecção pelo HIV. Pode se desenvolver uma única infecção em pacientes gravemente enfermos com AIDS, mas os pacientes geralmente têm várias infecções simultâneas, que exigem diversas estratégias de tratamento. A diminuição do funcionamento do sistema imunológico causa o desenvolvimento de manifestações multissistêmicas, resultando no aumento de infecções oportunistas. A Figura 48.3 apresenta as manifestações da infecção pelo HIV e da AIDS.

Estudos laboratoriais e diagnósticos

■ Testes usados para detectar o HIV

Vários testes sorológicos são usados para determinar se uma pessoa foi exposta ao HIV. O teste mais utilizado para triagem é o ELISA, que determina a presença de anticorpos para o HIV. Os resultados deste teste rápido e barato estão geralmente disponíveis em menos de 1 h. Os testes de triagem ELISA podem ser realizados com sangue/plasma/soro ou fluido oral.[23] Os resultados são relatados como reativos (positivos) ou não reativos (negativos) e têm uma sensibilidade (positivo verdadeiro) de 99,5% e especificidade (negativo verdadeiro) de 99,994%.[23] Infelizmente, a presença de outros anticorpos pode levar a um resultado falso-positivo – em outras palavras, o resultado do teste pode ser HIV-positivo, mas a pessoa, na verdade, é HIV-negativa. Com ELISA, um ELISA positivo/reativo é sempre repetido e, se o segundo ELISA for positivo, é necessário um teste confirmatório com *Western blot*.

Devido ao "período de janela" associado à soroconversão, durante a fase aguda da infecção pelo HIV, a baixa produção de anticorpos no momento em que o teste é realizado ou a recente ocorrência de infecção podem levar a um resultado falso-negativo. Um resultado falso-negativo significa que o resultado do teste foi HIV-negativo, mas a pessoa é realmente HIV-positiva; portanto, as pessoas não devem ser consideradas HIV-negativas até que haja resultados negativos repetidos em um período de 6 meses. Durante esse "período de janela", se uma pessoa se envolver em comportamentos de alto risco associados ao HIV, é necessária outra janela de 6 meses para determinar o *status* de HIV do indivíduo.

O teste rápido de HIV é baseado na tecnologia ELISA. Em vez de enviar a amostra para o laboratório e, em seguida, obter resultados dias depois, como foi o procedimento padrão no passado, o teste rápido de HIV com ELISA produz resultados em 20 min. Frequentemente, esse tipo de teste é feito em emergências, unidades de obstétricas e ambientes de atenção primária à saúde, incluindo ambulatórios. Testes rápidos de HIV podem ser realizados com amostras de soro ou saliva. Qualquer ELISA positivo, independentemente do tipo de amostra, ainda requer teste confirmatório com *Western blot*. Em junho de 2010, a Food and Drug Administration (FDA) aprovou um teste de HIV de quarta geração. Esse teste contemporâneo de HIV incorpora o teste de antígeno p24 com testes padrão de anticorpos e permite uma detecção precoce e mais precisa do HIV, particularmente durante o período de janela.

Capítulo 48   Distúrbios Imunológicos Comuns   **983**

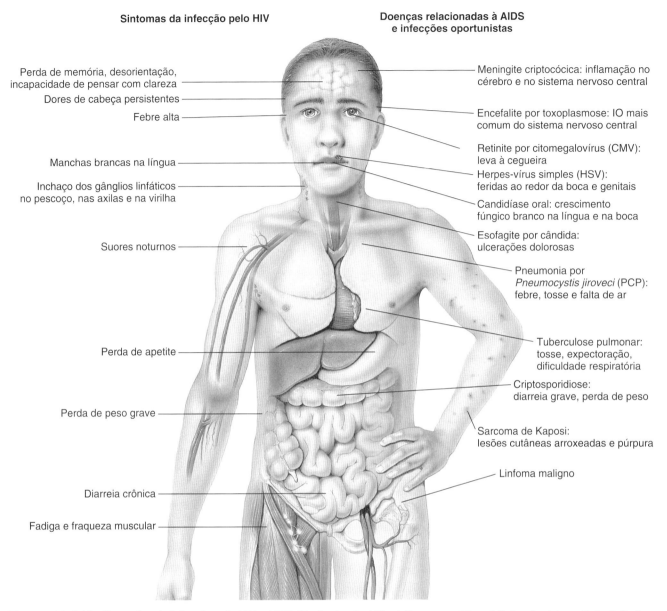

Figura 48.3 Manifestações da infecção pelo HIV e AIDS. (De Anatomical Chart Company: *Atlas of Pathophysiology*, 3rd ed. Springhouse, PA: Springhouse, 2010, p 267.)

Todos os ELISA positivos são confirmados por um *Western blot*. A análise de *Western blot* é o teste confirmatório mais utilizado, sendo altamente sensível e específico. O *Western blot* identifica a presença de anticorpos contra as proteínas HIV-1 e/ou HIV-2 (dependendo do ensaio específico). O *Western blot* examina as seguintes proteínas: nucleares (p17, p24, p55), polimerase (p31, p51, p66) e envelope (gp41, gp120, gp160).[23] Ao analisar os resultados do *Western blot*, o teste é considerado negativo se não houver bandas presentes. Para ser positivo, os resultados do *Western blot* devem incluir gp120/160 e gp41 ou p24. Um *Western blot* indeterminado é a presença de qualquer banda que não atenda aos critérios positivos.

Vários métodos alternativos de detecção do HIV aprovados pela FDA estão disponíveis, mas em geral, não são rotineiramente empregados na triagem de adultos. O teste de reação em cadeia da polimerase (PCR) é frequentemente usado em recém-nascidos e crianças para rastrear a infecção pelo HIV. Por testar o material genético do HIV em vez de anticorpos contra o vírus, ele pode identificar a infecção pelo HIV em um estágio muito anterior. Portanto, em adultos, esse teste é frequentemente realizado quando há exposição ocupacional ou não ocupacional de alto risco.

Como consequência das recomendações de 2006 do CDC, a triagem para o HIV deve ser realizada rotineiramente em todos os ambientes de saúde para pessoas entre 13 e 64 anos. Além disso, todos os pacientes que iniciam o tratamento para tuberculose (TB) ou procuram tratamento para DST devem ser rotineiramente triados. Todas as pessoas suscetíveis de estar em alto risco para o HIV devem ser testadas anualmente. Segundo o CDC, "as pessoas suscetíveis de estar em alto risco incluem usuários de drogas injetáveis e seus parceiros sexuais, pessoas que trocam sexo por dinheiro ou drogas, parceiros sexuais de pessoas infectadas pelo HIV e pessoas heterossexuais ou HSH em que eles próprios ou seus parceiros tiveram mais de um parceiro sexual desde o teste de HIV mais recente".[15]

Testes usados para avaliar a progressão da infecção pelo HIV

O teste do ácido nucleico do HIV, também chamado de teste de carga viral, em combinação com a contagem de linfócitos T CD4$^+$ é atualmente o melhor método disponível para determinar a progressão da doença. A carga viral mede a quantidade de partículas virais em um milímetro cúbico (mm³) de sangue. Quanto maior a carga viral, mais HIV está presente para causar a destruição imunológica e mais rápida será a progressão para a AIDS.[23] Três métodos podem ser usados para determinar a carga viral: PCR de RNA do HIV, DNA de cadeia ramificada (bDNA) e amplificação da sequência de bases do ácido nucleico. PCR é o método mais comum. Os resultados do teste são usados para determinar o melhor momento para iniciar a TARV e quando uma mudança na terapia pode ser indicada.

A contagem e a porcentagem de células CD4$^+$ é outra importante ferramenta de avaliação usada para o estadiamento da doença e para tomar decisões sobre o início da TARV e do tratamento profilático para organismos oportunistas.[30] A contagem normal de linfócitos T CD4$^+$ é de cerca de 1.000 células/mm³ em adultos, e a contagem diminui com o tempo na pessoa com HIV sem tratamento (Figura 48.4). Existe uma relação inversa entre a carga viral e a contagem de linfócitos T CD4$^+$ (Figura 48.5). À medida que o HIV/AIDS progride, o número de linfócitos T CD4$^+$ diminui e a quantidade de HIV no sangue aumenta.

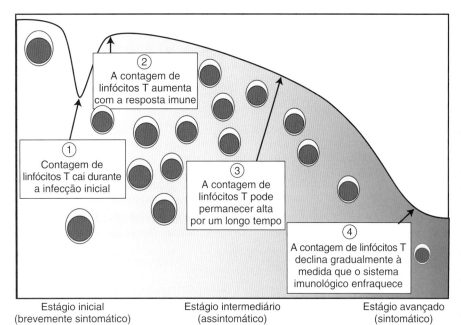

Figura 48.4 Uso da contagem de linfócitos T (CD4) para o estadiamento da infecção pelo HIV. (1) A contagem de linfócitos T cai durante a infecção inicial porque o vírus está destruindo os linfócitos T. (2) Uma vez que o sistema imunológico começa a reagir, a contagem de linfócitos T aumenta. As contagens de linfócitos T podem aumentar e cair em diferentes momentos durante o curso da doença pelo HIV, mas não retornam aos níveis anteriores à infecção. (3) As contagens de linfócitos T podem permanecer bastante altas por um longo período – às vezes por anos – mas perdem terreno continuamente. (Redesenhada de Glaxo Wellcome: HIV: Understanding the Disease. Research Triangle Park, NC: Author, 1995.)

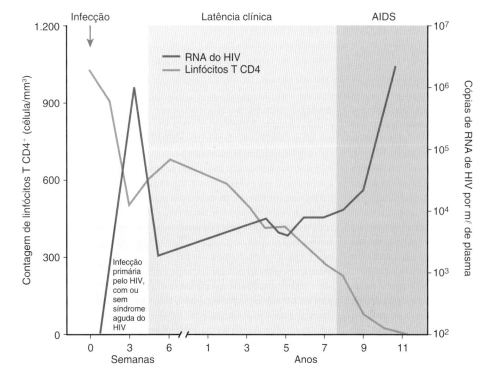

Figura 48.5 Curso típico da infecção pelo HIV. (Modificada de Fauci AS, Pantaleo G, Stanley S et al.: Immunopathogenic mechanisms of HIV infection. Ann Intern Med 124(7):654-663, 1996.)

Outros testes utilizados para avaliar a infecção pelo HIV incluem hemograma, reaginina plasmática rápido (para rastreamento da sífilis), radiografia de tórax, análises químicas do soro, teste Papanicolaou para triagem de câncer cervical em mulheres e rastreamento de carcinoma anal em homens e mulheres, teste cutâneo com derivado proteico purificado (para triagem de TB), sorologia para hepatite (para triagem de HBV e HCV), sorologia para toxoplasmose e sorologia de anticorpos para citomegalovírus (CMV).

Tratamento

O tratamento de pacientes com a patologia do HIV envolve uma avaliação complexa e multissistêmica, incluindo testes diagnósticos que estabelecem uma linha de base e determinam a adequação da terapia. O prognóstico se baseia em tipo e número de infecções oportunistas que ocorrem e grau de imunossupressão. Pacientes com múltiplas infecções oportunistas tendem a ficar mais seriamente imunossuprimidos e apresentar pior prognóstico.

Controle de infecção oportunista

O principal objetivo do manejo de pacientes infectados pelo HIV gravemente enfermos é a prevenção ou resolução de infecções, sejam elas oportunistas, adquiridas na comunidade ou relacionadas aos cuidados de saúde. Infecções oportunistas são a principal causa de morte em pacientes com infecção pelo HIV; portanto, prevenção deve ser a base do tratamento. O tratamento de infecções oportunistas destina-se ao suporte do sistema ou sistemas envolvidos. As diretrizes de tratamento foram desenvolvidas para a profilaxia contra vários organismos associados ao HIV e à AIDS. Em abril de 2009, foram publicadas as *Diretrizes para a Prevenção e Tratamento de Infecções Oportunistas em Adultos e Adolescentes Infectados pelo HIV*.[30] Os organismos atuais para os quais a profilaxia é fortemente recomendada incluem *P. jiroveci*, *Mycobacterium tuberculosis* e *Toxoplasma gondii*. Os organismos que devem ser considerados para a profilaxia incluem CMV, complexo *Mycobacterium avium* e vírus varicela-zóster. Além disso, as diretrizes de vacinação devem ser implementadas para prevenir doenças evitáveis por imunização, incluindo hepatite A, hepatite B, *influenza* sazonal e *S. pneumoniae*.

A manutenção de medidas seguras de controle de infecções para evitar contaminações desnecessárias e complicações na UTI é essencial quando se trabalha com pacientes com infecção pelo HIV e AIDS. Para as diretrizes atuais de tratamento relacionadas à profilaxia contra infecções oportunistas comuns associadas ao HIV/AIDS, as enfermeiras de cuidados intensivos são incentivadas a colaborar com a equipe interprofissional e a revisar os dados publicados nas páginas de HIV/AIDS do *site* do CDC (consulte http://www.cdc.gov/hiv/default.htm para mais informações).

O uso de TARV teve um impacto significativo no tratamento de infecções oportunistas. O número de infecções oportunistas diminuiu significativamente devido aos avanços na TARV.[29,30] O tratamento profilático ou supressor para PCP, toxoplasmose, infecção por CMV, infecção pelo complexo M. *avium*, leishmaniose, criptococose e candidíase pode ser suspenso se a contagem de linfócitos T CD4[+] do paciente aumenta o suficiente e é sustentada, em geral, acima de 200 células/mm^3.[30] A administração de TARV também pode reduzir rapidamente a carga viral, diminuindo, assim, a incidência de complicações.

Terapia antirretroviral

Pessoas vivendo com HIV ou AIDS que recebem TARV e mantêm adesão estrita podem sobreviver por muitos anos após serem infectadas pelo vírus.[6] As classes de antirretrovirais usadas para tratar o HIV incluem os inibidores da transcriptase reversa nucleosídio/nucleotídio (NRTI), inibidores da transcriptase reversa não nucleosídios (NNRTI), inibidores de protease (IP), inibidores de fusão (IF), inibidores de transferência de cadeia de integrase (INSTI) e antagonistas de CCR5 (CCR5).[31] Esses grupos de medicamentos atuam bloqueando a fusão do HIV com receptores CD4[+] (IF) ou em diferentes pontos ao longo do ciclo de replicação (INSTI, NRTI, NNRTI) ou inibem o desenvolvimento de novos vírions (IP).

A decisão de iniciar ou modificar a terapia de uma pessoa é determinada pela presença ou ausência de sintomas, juntamente com o grau de imunossupressão que o paciente está enfrentando e a carga viral. As diretrizes se baseiam no estado virológico, imunológico e clínico do paciente.[31] No ambiente de cuidados intensivos, existe um debate considerável sobre a adequação de iniciar a TARV, bem como o uso da TARV, devido ao potencial de efeitos adversos significativos (Tabela 48.2) e interações medicamentosas. Portanto, é importante que as enfermeiras de cuidados intensivos colaborem com a equipe interprofissional, especialmente com o infectologista, para obter parâmetros quanto ao início e à suspensão dos os medicamentos de TARV ao tratar pessoas gravemente enfermas que vivem com HIV ou AIDS. Em relação à TARV, a terapia precisa ser totalmente administrada ou inteiramente retirada, porque, do contrário, há um potencial significativo de desenvolvimento de resistência viral.

Para algumas pessoas com AIDS avançada, o início da TARV pode levar à síndrome inflamatória de reconstituição imunológica (SIRI). Nessa síndrome, está presente um aumento de sintomas consistente com um processo inflamatório ou infeccioso agudo, mas não é explicado por um novo diagnóstico infeccioso. Clinicamente, a piora paradoxal ou um novo início de manifestações infecciosas geralmente ocorre como resultado de melhoria nas funções imunológicas e renovação das respostas inflamatórias, aumento na produção de linfócitos T de memória ou *naive*, aumento da linfoproliferação, aumento das respostas da interleucina-2 e redução da produção de algumas citocinas. Os processos infecciosos mais frequentes associados à SIRI são TB, complexo *Mycobacterium avium*, criptococose, CMV, herpes-zóster, HBV/HCV e CJD. Durante a SIRI são indicados, a terapia de suporte e o tratamento agressivo das doenças infecciosas até que o paciente esteja clinicamente estabilizado.

■ Terapia antirretroviral combinada potente

TARV combinada potente, também conhecida como TARV altamente ativa, tornou-se o padrão de prática em 1996. De acordo com as diretrizes publicadas pelo CDC em abril de 2015,[31] a TARV deve ser iniciada em todos os pacientes, independentemente da contagem de linfócitos T CD4[+] ou da carga viral de HIV, para reduzir o risco de progressão da doença e prevenir a transmissão do HIV. Evidências contemporâneas indicam que a monoterapia com regimes de NRTI individuais, NRTI duplos e NRTI triplos não é recomendada.[31] Os três regimes preferenciais de TARV para pacientes virgens de

986 Parte 11 Sistemas Hematológico e Imune

Tabela 48.2 Eventos adversos associados à terapia antirretroviral, que requerem unidade de terapia intensiva.

Evento adverso	TARV associada
Eventos de sangramento	IP: sangramento espontâneo, hematúria na hemofilia TPV: hemorragia intracraniana associada a lesões do SNC, traumatismo, abuso de álcool, hipertensão, coagulopatia, anticoagulantes ou antiplaquetários, vitamina E
Supressão da medula óssea (anemia, neutropenia)	ZDV
Efeitos cardiovasculares	Associado a IM: NNRTI (ABC, ddl aumentam o risco) e IP Associado ao AVC: IP Prolongamento PR: SQV/r, AT/r e LPV/r Prolongamento QT: SQV/r
SNC	Ideação suicida, suicídio e tentativa de suicídio (especialmente entre pacientes mais jovens e com história de doença mental ou abuso de substâncias): EFV, RAL
Hepatotoxicidade	Todos os NNRTI; todos os IP; a maioria dos NRTI; maraviroque
Hiperlipidemia	Hipertensão portal/varizes esofágicas: ddl Hepatotoxicidade: NVP (grave), todos os IP (TPV/r é o maior), MVC
Reação de hipersensibilidade (HSR)	ABC, NVP (síndrome de hipersensibilidade de hepatotoxicidade/erupção cutânea), RAL (quando administrado com outros ARV causadores de HSR); MVC (parte da síndrome relacionada à hepatotoxicidade)
Resistência à insulina/diabetes melito	Alguns NRTI (ZDV, d4T, ddl); alguns IP (LPV, LPV/r)
Acidose láctica/esteatose hepática ± pancreatite (toxicidades mitocondriais graves)	NRTI, especialmente d4T, ddl, ZDV
Efeitos renais	TDF: proteinúria, hipofosfatemia, glicosúria, hipopotassemia, acidose metabólica sem *anion gap* (uso concomitante com IP parece aumentar o risco) ATV e LPV/r: aumento do risco de doença renal crônica IDV: piúria, atrofia renal ou hidronefrose IDV, ATV: cálculos, formação de cristais
Síndrome de Stevens-Johnson (SJS)/necrose epidérmica tóxica (TEN)	NNRT (NVP mais que DLV, EFV, ETR, RPV); também relatado com NRTI (ddl, ZDV), IP (FPV, DRV, IDV, LPV/r), INSTI (RAL) ATV

De Panel on Antiretroviral Guidelines for Adults and Adolescents: Guidelines for the use of antiretroviral agents in HIV-1-infected adults and adolescents. Department of Health and Human Services. Table 14, Antiretroviral Therapy-Associated Common and/or Severe Adverse Effects. Disponível em: http://www.aidsinfo.nih.gov/ContentFiles/AdultandAdolescentGL.pdf.

tratamento (aqueles que não fizeram TARV), recomendados pelo CDC em abril de 2015, incluem dois inibidores da transcriptase reversa de nucleosídios e:

- Inibidor da transcriptase reversa não nucleosídio
- Inibidor de protease com um potencializador farmacocinético (cobicistate ou ritonavir)
- Inibidor de transferência de cadeia de integrasse.

Independentemente da combinação selecionada, a TARV tem vários objetivos de tratamento.[31] Primeiro, é essencial suprimir a carga viral do HIV ao máximo e de forma duradoura até níveis indetectáveis, pelo maior tempo possível. Em segundo lugar, com a supressão viral, é então possível restaurar e preservar a função imunológica. Terceiro, com a supressão da carga viral, também é possível reduzir a transmissão da doença pelo HIV por pessoas HIV-positivas. Quarto, com a supressão viral e a reconstituição imunológica, é possível reduzir morbidade e mortalidade associadas ao HIV, melhorando a sobrevida. Finalmente, e não menos importante, a TARV pode ajudar a melhorar a qualidade de vida da pessoa que vive com HIV ou AIDS.

A decisão de iniciar a TARV ou modificar o regime é complexa e baseada em muitos fatores. São estas questões, bem como o risco significativo de interações medicamentosas e baixos níveis mínimos associados à má absorção, que o regime de TARV deve ser cuidadosamente considerado no ambiente de cuidados intensivos. De acordo com o CDC,[31] as decisões sobre a seleção de esquemas de TARV devem também ser individualizadas, em colaboração com o(a) parceiro(a) do(a) paciente e devem considerar criticamente vários fatores, incluindo:

- Comorbidades (p. ex., doença cardiovascular, dependência química, doença hepática, doença psiquiátrica, doenças renais ou TB)

- Potenciais efeitos adversos dos fármacos
- Interações medicamentosas potenciais
- Gravidez ou possibilidade de gravidez
- Resultados do teste de resistência a medicamentos genotípicos
- Gênero e pré-tratamento da contagem de linfócitos T CD4, se considerar nevirapina
- Teste HLA-B*5701, se considerar o abacavir
- Teste de tropismo de correceptores, se considerar o maraviroque
- Potencial de adesão do paciente
- Conveniência (p. ex., quantidade de comprimidos, frequência de dosagem e considerações sobre alimentos e líquidos).

Os níveis de carga viral do HIV são usados para avaliar a efetividade da TARV. Uma vez iniciada a terapia, deve ocorrer uma diminuição na carga viral do HIV no intervalo de 2 a 8 semanas. De acordo com o Department of Health and Human Services Panel on Antiretroviral Guides for Adults and Adolescents (p. C-5), "a mudança mínima na carga viral considerada estatisticamente significativa (2 desvios padrão) é uma alteração tripla (equivalente a uma alteração de 0,5 $\log_{10}$ cópia/mℓ."[31] Um dos principais objetivos da terapia é a supressão da carga viral abaixo dos limites de detecção (abaixo de 40 a 75 cópias/mℓ pela maioria dos ensaios disponíveis comercialmente). Para a maioria das pessoas que aderem aos seus esquemas antirretrovirais e que não abrigam mutações de resistência aos medicamentos prescritos, a supressão viral é geralmente alcançada em 12 a 24 semanas.[31] A avaliação da carga viral deve ser repetida a cada 3 a 4 meses para monitorar a efetividade.

Existem ocasiões em que o tratamento não alcança o efeito desejado; isto é denominado falha do tratamento antirretroviral. Existem três tipos de falha do tratamento: falha virológica, falha imunológica e progressão clínica. A *falha virológica* é definida como uma carga viral que não diminui para níveis não detectáveis. A *falha imunológica* é definida como um problema do sistema imunológico para aumentar a contagem de linfócitos T CD4+ em 25 a 50 células/mm³ em relação ao valor basal do paciente no primeiro ano de tratamento ou uma queda na contagem de linfócitos T CD4+ para níveis abaixo da linha de base do paciente. A *progressão clínica* é definida como a ocorrência ou recorrência de uma doença oportunista após 3 meses de tratamento com antirretrovirais.[31] Quando ocorre falha, a falha virológica é mais comumente a primeira a se desenvolver. A falha virológica é tipicamente seguida de falha imunológica e depois de progressão clínica. O intervalo de tempo entre cada uma é extremamente variado e pode levar vários anos.

■ Teste de resistência a fármacos

Ensaios de resistência genotípica e fenotípica são frequentemente usados na provisão de cuidados para avaliar cepas virais e informar decisões de tratamento.[31] Ensaios genotípicos avaliam mutações em seções relevantes do genoma viral, enquanto ensaios fenotípicos determinam a capacidade do HIV de crescer na presença de diferentes concentrações de medicamentos. O teste de resistência genotípica é o ensaio de resistência mais comumente utilizado na prática clínica. Os resultados do ensaio genotípico podem ser obtidos em poucos dias após a coleta de uma amostra de sangue, são mais acessíveis e têm uma sensibilidade maior para detectar misturas de vírus de tipo selvagem e vírus resistentes.[31] Um ensaio de genótipo não deve ser obtido se a carga viral for menor que 1.000 cópias/mm.[31] O teste de resistência genotípica ajuda a reduzir a chance de ocorrer falha no tratamento antirretroviral, uma vez que a TARV é baseada em mutações identificadas e perfis individuais de resistência a fármacos/classes. As diretrizes atuais recomendam o teste de resistência aos medicamentos para HIV em pessoas com infecção pelo HIV no início do tratamento, independentemente de a TARV ser iniciada imediatamente ou protelada.

■ TARV no cenário de UTI

Assim que as pessoas com infecção pelo HIV são admitidas na UTI, existem vários problemas que a enfermeira da unidade de cuidados intensivos deve considerar em relação à TARV.[14] Primeiro, para pacientes recém-diagnosticados com infecção pelo HIV, enquanto na UTI, a equipe interprofissional deve considerar vários fatores ao decidir iniciar ou adiar a terapia TARV no ambiente da UTI. A Figura 48.6 fornece um algoritmo para tomada de decisão relacionado à introdução da

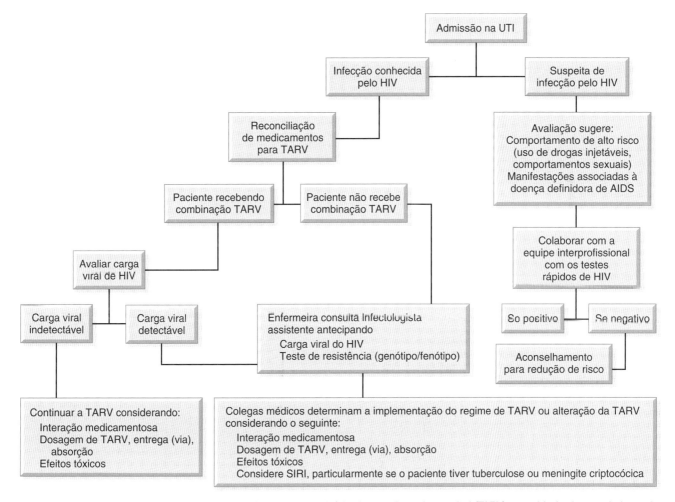

Figura 48.6 Algoritmo para tomar decisões clínicas sobre o início da terapia antirretroviral (TARV) na unidade de terapia intensiva (UTI). HIV, vírus da imunodeficiência humana; SIRI, síndrome inflamatória de reconstituição imunológica. (De DeFreitas AA, D'Douza TL, Lazaro GJ et al.: Pharmacological considerations in human immunodeficiency virus–infected adults in the intensive care unit. Crit Care Nurse 33(2):46-57, 2013. Retirada de: http://ccn.aacnjournals.org/content/33/2/46.full.pdf.)

988 **Parte 11** Sistemas Hematológico e Imune

TARV em cenário de UTI. Em segundo lugar, as enfermeiras de cuidados intensivos também devem estar cientes das inúmeras interações medicamentosas que existem entre a TARV e outras classes de medicamentos.

Resumo

A prática de enfermagem em cuidados de alta complexidade incluirá um número crescente de pessoas infectadas pelo HIV, já que essa população está vivendo mais e o número de pessoas infectadas aumenta. Por meio da prática interprofissional colaborativa, as enfermeiras de cuidados intensivos podem otimizar a identificação precoce dos infectados; fornecer cuidado compassivo e holístico, abordando questões fisiológicas, psicossociais, por vezes, legais e éticas complexas ao trabalhar com os infectados; assim como tratar de forma colaborativa as questões desafiadoras associadas à TARV na unidade de cuidados intensivos.

Complicações e emergências oncológicas

As emergências oncológicas são complicações potencialmente fatais que ocorrem como resultado da malignidade ou de seu tratamento.[1,2] Até 20% das pessoas diagnosticadas com câncer têm pelo menos uma emergência oncológica durante o curso de sua doença.[2–4] A incidência dessas emergências aumenta à medida que os pacientes com câncer vivem mais e desenvolvem complicações relacionadas à doença progressiva ou avançada.[3–7] A natureza das emergências que requerem manejo de cuidados intensivos também evoluiu à medida que a história natural das complicações oncológicas comuns é melhor compreendida e gerenciada pelas unidades oncológicas. Atualmente, os cuidados críticos são mais frequentemente oferecidos para pacientes com complicações de sepse, insuficiência respiratória, falência de órgãos e emergência oncológica de início agudo, como obstrução das vias respiratórias, leucostase e síndrome de lise tumoral.[6,7]

A enfermeira deve reconhecer fatores de risco relacionados à doença e fatores de risco específicos do paciente para o desenvolvimento de doenças críticas, assim como deve planejar estratégias adequadas de avaliação e intervenção para as emergências oncológicas mais comuns. Essas emergências são classificadas por mecanismos fisiopatológicos: hematológicos, anatômico-estruturais e metabólicos. As complicações hematológicas que envolvem disfunção da medula óssea, como síndrome do enxerto e leucostase, ocorrem comumente em pacientes com distúrbios neoplásicos. Distúrbios relacionados ao tumor ou à supressão da medula óssea relacionada ao tratamento incluem anemia, sangramento e infecções. Distúrbios anatômico-estruturais, como tamponamento cardíaco, ruptura da artéria carótida, doença venoclusiva hepática (síndrome da obstrução sinusoidal), obstrução da veia cava superior, derrame pleural, compressão da medula espinal (CME) e obstrução traqueobrônquica, são o resultado de invasão tumoral ou destruição de estruturas anatômicas normais relacionada ao tratamento. Distúrbios metabólicos provocados pelo câncer ou seu tratamento, como hipercalcemia, síndrome de secreção inapropriada de hormônio antidiurético (SIHAD) e síndrome de lise tumoral, podem envolver estimulação hormonal, alteração das vias metabólicas, atividade pró-coagulante e desequilíbrios eletrolíticos.[2,3,8–10]

Princípios gerais no cuidado intensivo de pacientes com câncer

Pacientes com câncer apresentam preocupações únicas para a enfermeira de cuidados intensivos. O conhecimento da doença preexistente, a natureza da malignidade, as considerações relacionadas ao tratamento e as implicações prognósticas devem ser incorporados na assistência ao paciente.[1–11] Além disso, é necessário avaliar os fatores psicossociais relacionados ao atendimento de pacientes com uma doença crônica.[1] O Quadro 48.3 fornece as diretrizes para avaliar uma emergência oncológica.[1–3,12]

O ideal é que, antes de qualquer evento agudo, o oncologista ou médico de atenção primária tenha discutido os cuidados de final de vida com o paciente e seus familiares, incluindo as crises oncológicas que devem ser tratadas e as que não devem ser tratadas.[4–7,11,12] No entanto, se este não for o caso, a enfermeira de cuidados intensivos é uma importante ligação entre o médico da atenção primária e o médico intensivista. Cada vez que um paciente com câncer apresenta uma enfermidade crítica, devem ser utilizadas variáveis prognósticas associadas à malignidade e informações sobre o tratamento da doença apresentada, para aconselhar o paciente sobre o melhor curso de ação.[1,10,11]

Claramente, há momentos em que a relação risco/benefício de uma medida de salvamento não garante seu uso, mas também existem muitas outras situações nas quais uma intervenção de salvamento em um paciente com doença grave pode melhorar significativamente a qualidade de vida restante.[1,10–13] Por exemplo, um paciente com câncer avançado pode apresentar efusão pericárdica potencialmente fatal, que pode ser efetivamente tratada com a inserção de um cateter pericárdico.[14] Esse paciente pode necessitar de uma quantidade

---

Quadro 48.3 Diretrizes para avaliação de emergência oncológica.

Qual é o *status* do câncer?

- Quais são os fatores do hospedeiro que podem influenciar os resultados?
- Extremos de idade (muito jovens ou muito velhos)
- Presença de comorbidades
- Apoio ao cuidador/letramento em saúde e capacidade de seguir as recomendações de autocuidado

Qual é a história natural da doença crítica apresentada?

- Terapia efetiva conhecida ou opções de tratamento limitadas
- Início precoce com possibilidade razoável de reversão ou alto risco de resultados negativos
- O tratamento da doença crítica resultará em incapacidade aditiva ou atraso na recuperação

Como o câncer ou o tratamento do câncer afeta a capacidade de tratar essa doença crítica?

- Aumenta o risco de resultados ruins
- O tratamento efetivo do câncer pode aliviar a doença crítica
- Não é provável que influencie os resultados da doença crítica

Como o tratamento dos sintomas apresentados aumentará a quantidade ou a qualidade de vida?

- O tratamento da doença crítica prolongará a vida?
- O tratamento da doença crítica melhora a qualidade de vida?
- O tratamento da doença crítica resultará em déficits a longo prazo?

Capítulo 48 Distúrbios Imunológicos Comuns **989**

limitada de cuidados intensivos após a inserção do cateter e a drenagem de fluidos, mas o alívio dos sintomas pode ser vantajoso para melhorar a qualidade dos últimos meses da vida do paciente. O manejo agressivo da maioria das emergências oncológicas é indicado se um diagnóstico histológico de câncer não tiver sido estabelecido, se o paciente tiver um bom prognóstico ou puder alcançar paliação prolongada com o tratamento ou se houver a possibilidade de restaurar o estado funcional.[1,4–7,12–18] As diretrizes no Quadro 48.3 são apresentadas como uma lista de questões clínicas que devem ser consideradas ao decidir se devem ser realizadas intervenções de cuidados intensivos para o paciente com câncer.[1,4–7,12–15,17,19, 20]

Para fornecer atendimento individualizado e de alta qualidade a pacientes com emergências oncológicas, a enfermeira de cuidados intensivos deve conhecer alguns fatos sobre doenças críticas e sobre o paciente com câncer. O Quadro 48.4 apresenta conclusões importantes extraídas de múltiplos estudos de doença crítica em pacientes com câncer.[1,3–8,13,18,21]

Complicações hematológicas

Supressão da medula óssea

O câncer e seu tratamento frequentemente causam a supressão da produção ou da diferenciação de células hematopoéticas. As causas de supressão da medula óssea são comumente associadas a invasão do osso por câncer, quimioterapia e alguns tratamentos de radiação, ou transplante de células-tronco hematopoéticas. As consequências clínicas são sintomas relacionados a diminuição da produção de hemácias (anemia), diminuição da produção de plaquetas (trombocitopenia) e diminuição da produção de leucócitos (leucopenia).[22–24] A Tabela 48.3 é um resumo das principais características clínicas desses três tipos de supressão da medula óssea.[1,22–25] Esses distúrbios não são exclusivamente oncológicos, mas são comuns em pacientes com câncer e influenciam a resposta do paciente a outras doenças críticas.

Outras causas de supressão da medula óssea devem ser consideradas, se os fatores etiológicos relacionados ao câncer não estiverem presentes.[22] Quando os testes séricos não forem conclusivos para a elucidação da etiologia da supressão da medula óssea, pode ser realizado um aspirado ou biopsia da medula óssea para confirmar se o processo fisiopatológico ocorre na fase de produção celular. Esse teste pode exigir sedação e anestesia local antes que uma agulha grande seja usada para remover a medula óssea vermelha do quadril ou do esterno. A biopsia determina se o defeito da medula óssea está presente durante a fase de produção celular e pode ser a base para o manejo clínico.[1,23] O manejo da supressão da medula óssea como um grupo envolve determinar se a causa é limitada no tempo e a quantidade de terapia de suporte necessária. O tratamento pode incluir a administração de fatores de crescimento da medula óssea específicos para o componente celular deficiente,[22,23] infusão de componentes sanguíneos ou aumento profilático da coagulação,[25] e terapia antimicrobiana de largo espectro para evitar sangramento com risco à vida ou complicações infecciosas.[22–24,26]

Quadro 48.4 Cuidados críticos de pacientes com câncer I Conclusões da literatura.

Incidência de doença crítica

- Afeta cerca de 10 a 15% dos pacientes
- Mais comum em pacientes com malignidade hematológica; câncer de pulmão é o diagnóstico mais comum entre pacientes com tumores sólidos
- As doenças críticas mais comuns incluem insuficiência respiratória que requer alta concentração de oxigênio ou suporte de ventilação mecânica, terapia de substituição renal e choque séptico com insuficiência cardiovascular e necessidade de vasopressores. Outras razões incluem: reações adversas ao sangue e terapias antineoplásicas, hemoptise, comprometimento neurológico e observação pós-operatória

Prognósticos da doença crítica

- A sobrevida é melhor no paciente recém-diagnosticado que ainda não recebeu terapia antineoplásica
- A sobrevida frequentemente é baseada na seleção de candidatos para serviços de cuidados intensivos; pacientes com doença grave e metastática têm menor probabilidade de resultados bem-sucedidos para a doença crítica do que pacientes em remissão
- Tendência consistente para taxas de mortalidade na UTI próximas àquelas observadas na população geral de pacientes graves (35 a 60%)
- Preditores mais importantes da sobrevida: estado da doença maligna subjacente e natureza e número de falhas de órgãos
- Outras variáveis de mau prognóstico: extremos de idade, problemas de saúde concomitantes, gravidade do câncer, agressividade/potência do tratamento e reversibilidade da crise específica

---

Tabela 48.3 Principais características clínicas da supressão da medula óssea.

Anemia	Trombocitopenia	Leucopenia
Definição		
Critérios gerais • Hemoglobina < 12 mg% • Contagem de hemácias $< 3,0 \times 10^6/mm^3$ • Hematócrito $< 32\%$ *Específico para tipos de anemia* • Anemia aplásica • Anemia nutricional • Anemia hemolítica	Classificado de acordo com a gravidade da trombocitopenia e risco de sangramento: • Leve: $< 100.000/mm^3$ • Moderado: $< 50.000/mm^3$ • Grave: $< 20.000/mm^3$	Classificado de acordo com a gravidade da leucopenia e risco de infecção Diminuição dos granulócitos (granulocitopenia) classificados pela gravidade da CAN • Moderado: $< 500/mm^3$ • Grave: $< 100/mm^3$ Diminuição de linfócitos (linfocitopenia) classificados pela gravidade da contagem absoluta de linfócitos • Leve: < 250 células/mm^3 • Moderado: < 100 células/mm^3 • Grave: < 50 células/mm^3

(continua)

990 Parte 11 Sistemas Hematológico e Imune

Tabela 48.3 Principais características clínicas da supressão da medula óssea. (*Continuação*)

Anemia	Trombocitopenia	Leucopenia
Fisiopatologia/etiologia/fatores contribuintes		
Geral • Supressão da medula óssea (p. ex., quimiote-rapia, radiação para o esqueleto axial) • Déficits nutricionais – ferro, proteína, vitaminas do complexo B • Medicamentos (estrogênios, alopurinol) *Anemia aplásica* • Transtornos congênitos (p. ex., síndrome de Fanconi, ingestão materna de tiazidas) • Infecção viral • Medicamentos *Anemia nutricional* • Deficiência de ferro • Deficiência de vitamina B *Anemia hemolítica* • Hemólise imune (doença viral, doença autoimune) • Anemia falciforme • HPN	• Supressão da medula óssea (p. ex., quimioterapia, radiação para o esqueleto axial) • Medicamentos (anti-inflamató-rios não esteroides) • Linhas intravenosas de grande calibre (p. ex., BIA) • Alta taxa metabólica (p. ex., febres)	• Supressão da medula óssea (p. ex., quimiote-rapia, radiação para o esqueleto axial) • Déficits nutricionais • Medicamentos
Manifestações clínicas		
• Devido à diminuição do transporte e entrega de oxigênio aos tecidos: fadiga, oligúria, dor no peito, diminuição dos ruídos intestinais e constipação intestinal • Devido à diminuição do isolamento corporal e do volume vascular: hipotermia, hipo-tensão, ortostase • Devido à compensação pela entrega inadequada de oxigênio aos tecidos: taquicardia, taquipneia, extremidades frias	• Devido à diminuição do tamponamento de plaquetas para o desgaste vascular normal: exsudação de gengiva, petéquias, sangue oculto na urina e nas fezes • Relacionado à resposta plaquetária inadequada à lesão: equimoses, hematomas, sangramento ao redor do local do procedimento, hematúria franca ou sangramento gastrintestinal	*Granulocitopenia* • Devido à diminuição das propriedades fagocí-ticas e ao reconhecimento de micróbios invasores: febre, dor no local da infecção potencial, organismos infecciosos bacterianos e fúngicos (após 7 a 10 dias de granulocitopenia) • Relacionado a resposta inflamatória diminuída: falta de eritema localizado, inchaço ou exsudação *Linfocitopenia* • Devido à diminuição da resposta imune celular e ao reconhecimento de tecido ou proteínas estranhas: anergia tecidual a patógenos (infecções oportunistas e virais mais comuns)
Testes diagnósticos		
Geral • Contagem de hemácias • Hematócrito e hemoglobina • Morfologia eritrocitária *Anemia aplásica* • Aspirado e biopsia da medula óssea *Anemia nutricional* • Nível de ferritina • Nível de transferrina • Capacidade total de ligação ao ferro • Nível de folato • Nível de vitamina B_{12} *Anemia hemolítica* • Bilirrubina total e direta • Taxa de sedimentação de eritrócitos • Morfologia eritrocitária • Eletroforese de hemoglobina (células falciformes, HPN) • Estudos de sobrevida de hemácias marcados com índio	• Contagem de plaquetas • Teste de tempo de sangra-mento e qualidade das plaquetas para identificar se os sintomas podem estar parcialmente relacionados à função plaquetária e não ao número	• A contagem de leucócitos é a ferramenta de rastreio inicial, mas a análise da contagem real de células pode ser útil • CAN mostra o verdadeiro número de granuló-citos disponíveis para atividade fagocitária • A contagem absoluta de linfócitos demonstra o verdadeiro número de linfócitos disponíveis para o reconhecimento de tecido e proteínas estranhos
Diagnósticos comuns de enfermagem		
• Fadiga • Intolerância à atividade • Hipoxemia • Distúrbios digestivos	• Sangramento • Distúrbio da imagem corporal	• Infecção • Risco de instabilidade hemodinâmica
Manejo clínico		
• Injeções de eritropoetina • Transfusões de hemácias • Conservação de energia	• Injeções de interleucina-11 • Transfusões de plaquetas • Precauções com sangramento • Trombopoetina	• Injeções de fator estimulante de colônias de granulócitos (G-CSF) ou de fator estimulante de colônias de granulócitos-macrófagos (GM-CSF) • Terapia antimicrobiana de largo espectro

CAN, contagem absoluta de neutrófilos; HPN, hemoglobinúria paroxística noturna; BIA, balão intra-aórtico.

Síndrome de enxerto

A síndrome de enxerto (também conhecida como síndrome de perienxerto, síndrome de liberação de citocinas, tempestade de citocinas, síndrome hemofagocítica e síndrome de ativação macrofágica) é um distúrbio recentemente identificado que ocorre raramente antes ou em associação com o retorno do crescimento da medula óssea, após o tratamento de neoplasias hematológicas e transplante de células-tronco hematopoéticas.[22,27-30] Os pacientes com maior risco de desenvolver a síndrome de enxerto são mulheres, pessoas com leucemia aguda (especialmente do subtipo linfocítico), pessoas que acabaram de receber um transplante de células hematopoéticas haploidêntico ou alogênico totalmente mieloablativo (especialmente com dadores incompatíveis de antígeno leucocitário humano [HLA], células-tronco do cordão umbilical), pacientes que receberam anteriormente agentes imunomoduladores (p. ex., bortezomibe, lenalidomida) ou transplante singênico, e aqueles que receberam transplante para doenças autoimunes ou tumores sólidos.[28-35] Pacientes que desenvolveram precocemente a síndrome do enxerto após terapia com alta dose de ablativo também estão em risco.[30]

■ Fisiopatologia

O recrescimento de células da medula óssea, particularmente mielócitos, resulta na liberação de citocinas inflamatórias que produzem vasodilatação e extravasamento capilar semelhante à sepse.[29-31] Os linfócitos e precursores mielocíticos enxertam a medula óssea mais precocemente e os pacientes ainda parecem leucopênicos no início dos sintomas. Pacientes com síndrome de enxerto frequentemente apresentam sinais e sintomas semelhantes à infecção no momento em que suas contagens sanguíneas ainda estão baixas, e eles estão igualmente sob risco de desenvolvimento da síndrome de enxerto e de infecção grave. Portanto, é extremamente difícil distinguir os dois transtornos.[28,30]

■ Avaliação

▶ **História.** A síndrome de enxerto geralmente começa com febre, eritema ou erupção cutânea por todo o corpo, retenção de líquidos e sintomas de desconforto respiratório,[28-35] e esses sintomas podem ser as únicas manifestações. No entanto, muitos pacientes exibem sinais ou sintomas adicionais por efeito das citocinas, como oligúria ou hematúria com creatinina elevada, desconforto abdominal com aminotransferases elevadas e sangramento gastrintestinal.[36] Os critérios de Spitzer para o diagnóstico incluem esses sintomas e a presença do marcador inflamatório de aumento da proteína C reativa.[29,31,37] O início dos sintomas é rápido, geralmente ocorrendo entre 24 e 48 h, e os sintomas se dissipam após o enxerto de neutrófilos e a contagem leucocitária atinge cerca de 2.500 a 3.000/mm3.[4,27,29,37] A literatura mais recente descreve que essa síndrome peritransplante pode ocorrer até 4 dias após o transplante ou até 14 dias, e pode preceder ou coincidir com o enxerto.[30,36,38,39] O Quadro 48.5 descreve as principais manifestações clínicas que distinguem sepse e síndrome de enxerto.

▶ **Estudos diagnósticos.** Não existe um teste diagnóstico claramente definitivo que possa diferenciar a síndrome de enxerto da sepse, que é muito semelhante. Mesmo elevações da proteína C reativa são mais um reflexo da inflamação do que um verdadeiro teste de diagnóstico de diferenciação.[29]

Quadro 48.5 | **Distinção entre sepse e síndrome de enxerto.**

Sepse

- Febre, características clínicas variáveis
- Manifestação variável de sintomas
- Manifestações cutâneas variáveis
- Dispneia, frequentemente com infiltrados distintos na radiografia de tórax
- Trombocitopenia; sangramento ocasional da mucosa
- Oligúria relacionada a hipotensão e creatinina elevada
- Hepatomegalia relacionada a hipotensão, aminotransferases elevadas

Síndrome de enxerto

- Febre, início súbito, muitas vezes alta e contínua
- Manifestação súbita dos sintomas ao longo de 24 a 48 h, próximo ao período de enxerto
- Eritema com ou sem erupção pruriginosa por todo o corpo
- Dispneia; infiltrados alveolares difusos bilaterais na radiografia de tórax
- Hemorragia gastrintestinal
- Oligúria não precipitada, creatinina elevada, hematúria
- Hepatomegalia não precipitada, aminotransferases elevadas

O mais importante para estabelecer o diagnóstico é a constelação de sintomas clínicos, aumento subsequente na contagem de leucócitos em pacientes com leucopenia prévia e ausência de cultura microbiana positiva.[29,38,40]

■ Tratamento

O manejo da síndrome de enxerto deve ser de suporte e conservador. Os pacientes são considerados sépticos e tratados com agentes antimicrobianos de largo espectro. O paracetamol e a difenidramina devem ser administrados conforme necessário para eritema e prurido. A disfunção hepática requer monitoramento cauteloso e ajuste de fluidos e doses de medicação, conforme apropriado. Devem ser usados fluidos IV para prevenir a hipotensão vasodilatadora, mas, ocasionalmente, são necessários agentes vasoconstritores, como fenilefrina ou norepinefrina.[23] Os corticosteroides IV de ação rápida têm sido usados de forma efetiva quando os sintomas clínicos são fortemente sugestivos desse distúrbio;[36,38] a metilprednisolona administrada inicialmente a 1 mg/kg/dia é o tratamento usual.[38] A ciclofosfamida pós-transplante tem sido utilizada com percepção de sucesso na redução da incidência de síndrome do enxerto.[39] Pequenos estudos, usando trombomodulina para neutralizar a permeabilidade capilar, também se mostraram promissores em reduzir os sintomas na síndrome do enxerto.[40] A ventilação mecânica e a terapia de substituição renal são iniciadas conforme indicado, com o entendimento e a presunção de que a síndrome geralmente tem vida muito curta.[36]

■ Complicações

O desfecho a longo prazo para a maioria dos pacientes com síndrome de enxerto é excelente, e não existem sequelas clínicas significativas.[27,28,30,33] Raramente os pacientes morrem ou apresentam danos isquêmicos a longo prazo aos órgãos, embora a incidência de doença do enxerto contra o hospedeiro seja mais prevalente nesses pacientes.[38,41] Nas situações em que ocorreram sequelas negativas, tem sido difícil determinar se o processo fisiopatológico primário era síndrome de enxerto ou sepse. Por exemplo, pacientes com início rápido e progressão

992 Parte 11 Sistemas Hematológico e Imune

da síndrome do desconforto respiratório podem morrer de hipoxemia refratária, mas não pode ser determinado se isso foi causado por infecção não diagnosticada e não tratada ou pela síndrome de enxerto.

Leucostase

A leucostase é um distúrbio de excesso de leucócitos imaturos circulantes, resultando em hiperviscosidade e oclusões microvasculares.[42–46] Cânceres, como as leucemias agudas, são a principal causa de leucostase, embora linfomas proliferativos similares, como linfoma de Burkitt e linfoma linfoblástico, também tenham sido relatados como malignidades desencadeantes.[43,44] A incidência de leucostase sintomática na leucemia aguda é estimada entre 5 e 30%,[2,46,47] e sua associação com altas concentrações de leucócitos imaturos circulantes confere um mau prognóstico.[43,47,48] A taxa inicial de mortalidade em pacientes com esta síndrome é estimada em aproximadamente 40%.[45,49]

■ Fisiopatologia

O número excessivo de leucócitos circulantes, como ocorre comumente em pacientes com leucemia aguda, pode causar uma síndrome de hiperviscosidade que pode levar à oclusão da microcirculação, com isquemia e ruptura dos vasos.[22,43,44] Vários tipos de leucemia podem causar contagens elevadas de leucócitos, com maior risco nos casos de leucemias monocíticas agudas dos subtipos M3v, M4, M5 ou leucemia linfoblástica aguda com anomalia do cromossomo 11q23.[22,42,45,46] Os mielócitos imaturos (blastos) encontrados na leucemia não linfocítica aguda têm a maior propensão para "viscosidade" por causa de moléculas de adesão e sua interação com os vasos endoteliais, e são mais propensos a causar leucostase.[22,42,43,47] O risco de leucostase é considerado maior quando a contagem de leucócitos é maior que 100.000/mm³, embora sintomas clínicos significativos possam estar presentes mesmo quando a contagem está na faixa de 50.000/mm³, especialmente se a contagem de leucócitos estiver aumentando rapidamente ou se as células forem imaturas.[42,47,48] A oclusão vascular dos pulmões e do cérebro são mais comuns, embora ocorram oclusão da artéria coronária, insuficiência renal e infartos esplênicos ou intestinais.[49,50] Acredita-se que a vasodilatação hipóxica piore os efeitos clínicos das oclusões vasculares no cérebro.[42,51]

■ Avaliação

▶ **História.** Pacientes com leucostase geralmente apresentam em primeiro lugar sintomas respiratórios ou neurológicos.[22,42,49–51] O início dos sintomas é agudo (de várias horas a um dia). Grave desconforto respiratório, com hipoxemia e infiltrados alveolares inflamatórios, são as marcas do envolvimento pulmonar. É difícil determinar a gravidade da hipoxemia porque os blastos de leucócitos imaturos consomem o oxigênio na amostra de gasometria arterial, fazendo com que o nível de oxigênio no sangue arterial pareça ainda menor do que o suspeito com base em evidências clínicas. A saturação de oxigênio pode ser baixa (p. ex., 82 a 90%), mas os níveis de oxigênio na gasometria arterial podem ser de apenas 30 mmHg.[52,53] Acredita-se que o congelamento imediato e o trânsito rápido possam reduzir, mas não eliminar, este problema. A leucostase neurológica se apresenta como alterações do estado mental, com déficits focais claros; oclusões vasculares causam AVC trombótico ou embólico.[42,47,51,54,55] Ocorre uma síndrome de retinopatia relacionada à hiperleucocitose, recentemente definida e validada, devido à oclusão da artéria retiniana, com cegueira cortada em campo ou visão de túnel.[54,56] Outros achados clínicos também associados a desfechos desfavoráveis nesses pacientes incluem idade avançada, linhagem celular monocítica, bilirrubina maior que 1,5 mg/dℓ, creatinina sérica maior que 1,2 mg/dℓ, desidrogenase láctica superior a 2.000 UI e trombocitopenia menor que 50.000/mm³.[54]

▶ **Estudos diagnósticos.** A leucostase pode ser suspeitada em grupos de alto risco, mas o diagnóstico é feito principalmente com base em manifestações clínicas. Em muitos casos, a existência de complicações fisiopatológicas, como infarto ou acidente vascular cerebral, pode validar o diagnóstico presumido. Devem ser realizados testes diagnósticos específicos para avaliar os sintomas de apresentação do paciente. A radiografia de tórax geralmente é suficiente para diagnosticar a leucostase pulmonar.[49,50] Uma tomografia computadorizada (TC) de crânio pode revelar leucostase neurológica.[42,51] Também podem ser realizadas ultrassonografia e ressonância magnética (RM). Na leucostase pulmonar, os resultados da gasometria arterial são usados com uma clara compreensão de suas limitações diagnósticas.[42]

■ Tratamento

Na leucostase, o manejo preferencial é identificar pacientes sintomáticos de alto risco ou de risco precoce e realizar citorredução rápida, como leucaférese ou quimioterapia em altas doses, antes que as células causem dano aos órgãos.[22,42–44,48,57,58] Alguns médicos observaram que, embora a leucaférese não tenha impacto sobre a mortalidade, ela afeta notavelmente o número de leucócitos e sua influência nos danos aos órgãos-alvo.[48,59] A leucaférese terapêutica remove de 20.000 a 40.000 leucócitos por tratamento e frequentemente são necessários um ou dois tratamentos diários, até que a contagem de leucócitos seja menor que 30.000 a 40.000/mm.[43,47,57,60] Se a leucaférese não puder ser realizada imediatamente, devem ser administradas grandes quantidades de fluidos IV para diluir o sangue e aumentar a excreção renal das toxinas metabólicas.[42,61] Se a leucaférese ainda não for possível após um período de 12 a 24 h, e os sintomas do paciente continuarem a piorar, podem ser necessárias transfusões de troca.[22]

Muitos pacientes também recebem imediata e concomitantemente a quimioterapia, para prevenir o novo crescimento celular ou a síndrome de lise tumoral espontânea, com insuficiência renal.[22,42] Se possível, é preferível que os ciclos de leucaférese necessários sejam completados antes do início da quimioterapia; no entanto, muitos pacientes estão muito doentes para isso. Nesta situação, a enfermeira de cuidados intensivos deve administrar agentes antimicrobianos ou quimioterapia entre os tratamentos de leucaférese. Apesar de algumas controvérsias iniciais, a quimioterapia pode ser administrada concomitantemente à terapia de substituição renal contínua (CRRT), pois a taxa de depuração com essa terapia de diálise é menor do que a depuração normal do rim, portanto não existe a preocupação de que a quimioterapia esteja sendo removida pelo tratamento de diálise.[45,62] Esse não é o caso da hemodiálise, que remove muitos agentes quimioterápicos. Acreditava-se que a radiação craniana de baixa dose (100 a 300 Gy) estabilizasse as membranas celulares e destruísse as células malignas, mas esta prática não é recomendada.[42,63] Pacientes com leucostase recebem terapia medicamentosa de suporte com agentes antimicrobianos, diuréticos, broncodilatadores, agentes ligantes de fosfato, rasburicase e alopurinol, que têm como finalidade a estabilização dos sintomas.[42,43,57]

Quadro 48.6 Intervenções de enfermagem para leucostase.

- Reconheça os pacientes com risco de leucostase – leucemia mielocítica aguda (com blastos circulantes), contagem de leucócitos acima de 100.000/mm³, disfunção renal, desidratação
- Administre grandes volumes de fluidos intravenosos para diluir as células e ajudar na excreção dos componentes da lise celular
- Realize citorredução com leucaférese ou quimioterapia de ação rápida (p. ex., ciclofosfamida) o mais rápido possível
- Trate os sintomas leucostáticos específicos do sistema orgânico (p. ex., elevação da cabeceira do leito, broncodilatadores)
- Administre fármacos para reduzir os efeitos da lise tumoral: substâncias que se ligam ao fosfato, alopurinol, rasburicase
- Administre componentes do sangue com cautela no início da doença, quando a hiperviscosidade é problemática
- Planeje intervenções de avaliação destinadas a monitorar a isquemia ou o infarto de órgãos

É importante reconhecer as intervenções que pioram a hiperviscosidade da leucostase e evitar essas ações. Pacientes com leucemia aguda são frequentemente anêmicos, mas os hemoderivados devem ser administrados com extrema cautela e em combinação com fluidos cristaloides para evitar o aumento da viscosidade sanguínea.[42,43] Diuréticos podem ser administrados para aumentar a excreção renal de ácido úrico associado à lise das células tumorais, mas também apenas em combinação com fluidos cristaloides para manter a osmolaridade vascular normal.[61] As intervenções de suporte para reduzir a hemorragia intracraniana podem incluir elevar a cabeceira do leito e administrar corticosteroides. O tratamento definitivo requer administração de quimioterapia dirigida contra a leucemia. O Quadro 48.6 lista as intervenções de enfermagem destinadas a reduzir o risco de complicações relacionadas à leucostase.

■ Complicações

Mesmo diante de um tratamento adequado e definitivo, os pacientes com leucostase podem apresentar AVC, insuficiência respiratória, infarto intestinal, insuficiência renal ou infarto do miocárdio. Em muitos pacientes, se desenvolve algum grau de isquemia reversível de órgão, exigindo tratamento de suporte.[22,42,58]

Tiflite/enterocolite necrosante

■ Fisiopatologia

Pacientes com neutropenia grave ou prolongada estão em risco de desenvolver sintomas gastrintestinais agudos, relacionados com a presença e atividade de micróbios dentro do trato gastrintestinal.[64-67] Organismos gram-negativos residentes podem produzir doença clínica séria em pacientes sem granulócitos.[26,68] A infiltração microbiana de áreas com menor perfusão no intestino, como o ceco e o apêndice, produz uma inflamação aguda da parede do intestino, edema e íleo paralítico,[64,65] uma condição denominada enterocolite neutropênica (também conhecida como tiflite e síndrome ileocecal).[64] Os gases produzidos por estas bactérias também podem resultar na presença de ar na parede do intestino, isquemia e possível infarto, o que é denominado enterocolite necrosante ou pneumatose intestinal.[66,69] Embora mais frequentemente relatada em crianças, doses elevadas de terapia supressora da medula em qualquer indivíduo podem levar a tiflite.[64,70,71] Embora estudos mais antigos descrevam taxas de incidência de 20 a 40% dos pacientes tratados para leucemia ou submetidos a transplante hematopoético de células-tronco, relatórios recentes sugerem que a

incidência pode variar de menos de 1% a aproximadamente 6% desses casos.[72-77] Apesar de uma apresentação clínica séria de infecção abdominal aguda, mais da metade dos pacientes apresentaram hemoculturas negativas.[26,64]

■ Avaliação

▶ **História.** Pacientes com neutropenia prolongada ou grave têm risco de desenvolver tiflite, embora outros riscos específicos incluam a presença de um apêndice,[70] cirurgia intestinal prévia e infecção por *Clostridium difficile* ("C. diff").[68,69,78] Medicamentos que foram vinculados a aumento da incidência de tiflite incluem carboplatina, ciclofosfamida, citosina arabinosídeo, daunomicina, docetaxel, doxorrubicina, idarrubicina, metotrexato, paclitaxel, asparaginase peguilada, pemetrexede, rituximabe, topotecana e vincristina.[64,69,78-82] A administração consistente de agentes antimicrobianos orais para esterilizar o intestino reduz o risco de translocação bacteriana e sepse subsequente. A não adesão a esse regime de medicação tem sido associada ao desenvolvimento desse transtorno. Os pacientes apresentam dor abdominal difusa semilocalizada no quadrante superior direito ou médio do abdome.[66,68,71,76] Proteção, distensão abdominal, diarreia e ruídos intestinais reduzidos são comuns e aumentam a sensibilidade ou o sangramento gastrintestinal que sinaliza um quadro mais grave, que progrediu para isquemia e infarto intestinal.[64,66,68,71,74] A maioria dos pacientes apresenta sintomas de sepse abdominal aguda, como febre, deslocamento de fluidos com oligúria, ganho de peso e hipotensão, embora em pacientes que fazem uso de antibióticos para controlar a doença, esses sintomas sépticos podem ser intermitentes.[64,70,73,83]

▶ **Estudos diagnósticos.** Os testes de triagem inicial incluem uma radiografia de placa plana abdominal para detectar a possibilidade de ar sob o diafragma e uma tomografia computadorizada com contraste, além de avaliação dos níveis de ácido láctico e amilase para sinais de isquemia intestinal.[64,72,84-86] Um ceco edematoso e aumentado é considerado diagnóstico, embora outros testes sejam melhores para predizer a gravidade da lesão na parede intestinal ou isquemia.[85,86]

■ Tratamento

Desde o reconhecimento desta complicação e sua origem fisiopatológica, muitos clínicos passaram a realizar duas medidas preventivas primárias. Primeiro, os pacientes de alto risco recebem antibióticos antimicrobianos orais (geralmente na forma líquida) que destroem as bactérias intestinais, produzindo condições estéreis no intestino.[64-66] Em segundo lugar, pacientes com neutropenia grave antecipada recebem fatores de crescimento hematopoéticos profiláticos, a menos que haja leucemia mieloide aguda, quando existe preocupação com os fatores de crescimento, que podem potencializar o crescimento do tumor.[65,69] Esses pacientes talvez tenham, então, uma neutropenia reduzida. Em pacientes que desenvolvem tiflite menos grave, antimicrobianos potentes de largo espectro, que visam destruir uma variedade de bactérias gram-positivas e gram-negativas, o repouso intestinal e a simples observação podem ser justificados e adequados até que os leucócitos do próprio paciente repovoem sua medula óssea e possam destruir uma infecção existente.[72,83,86] Ao longo do contínuo dessa complicação, os níveis de ácido láctico devem ser acompanhados e fluidos IV são administrados para manter a perfusão intestinal.[69,70,86] Agentes vasopressores devem ser evitados, se

994 Parte 11 Sistemas Hematológico e Imune

possível. Em casos mais graves, transfusões de granulócitos têm sido administradas na tentativa de aumentar a atividade imunológica do paciente.[64,87] Em caso de doença grave relacionada a sepse ou pneumatose, pode ser necessária a ressecção cirúrgica de emergência.[71,86,88,89]

■ Complicações

Esse *continuum* de anormalidades da parede intestinal pode levar a perfuração intestinal aguda, infarto intestinal ou sangramento gastrintestinal.[64,65,70] Essas consequências graves muitas vezes anunciam desfechos desfavoráveis, uma vez que os pacientes também representam um risco muito alto para que a ressecção cirúrgica do intestino possa ser considerada, embora esta intervenção possa ser a única medida potencialmente efetiva para deter a sepse.

Complicações anatômico-estruturais

Tamponamento cardíaco

Tamponamento cardíaco é o resultado do acúmulo de excesso de líquido pericárdico ou a presença de um tumor que comprime o coração, impedindo o retorno do sangue venoso e resultando em incapacidade de criar contração cardíaca sincronizada e comprometendo a ejeção do sangue.[89-91] O envolvimento direto do pericárdio com o câncer é raro, mas efusões com infiltração de células malignas ou permeabilidade capilar induzida por terapia têm sido relatadas com maior frequência.[90-92]

A efusão progressiva do pericárdio é a etiologia mais comum para tamponamento em pacientes com câncer.[92] A malignidade pode infiltrar o pericárdio por extensão local, disseminação hematogênica ou linfática, ou a permeabilidade capilar de terapias contra o câncer, que causam acúmulo excessivo de líquido no saco pericárdico.[89,91] Na necropsia, até 20% das pessoas com câncer apresentam metástases cardíacas ou pericárdicas,[91] embora a incidência estabelecida tenha sido consideravelmente menos frequente.[90]

■ Fisiopatologia

O pericárdio é um saco de parede dupla que envolve o coração e os grandes vasos. Uma camada visceral reveste a superfície do coração, e a camada parietal (ou camada externa) move-se livremente. O pericárdio sustenta o coração em uma posição estável e fornece uma bolsa sem fricção para as contrações cardíacas. A cavidade pericárdica fica entre as duas camadas e contém de 10 a 50 mℓ de fluido seroso.

O tamponamento cardíaco neoplásico resulta de formação e acumulação de quantidades excessivas de líquido no saco pericárdico. Essa condição emergente também pode ser causada pelo encapsulamento do coração por pericardite tumoral ou pós-radioterapia.[90,93] A gravidade do tamponamento está em proporção direta com a taxa de formação de fluido e o volume de líquido acumulado.[89] O acúmulo lento pode esticar, por meses, o pericárdio para que a contratilidade cardíaca não seja afetada adversamente.[89,92] O enchimento diastólico normal é prejudicado por pressões pericárdicas elevadas e o volume sistólico é reduzido. À medida que o volume sistólico continua a cair, desenvolvem-se hipotensão, taquicardia compensatória, equalização e elevação das pressões médias atrial esquerda, arterial e venosa pulmonar, atrial direita e veia cava. Na tentativa de manter a pressão arterial, aumentar o volume sanguíneo e

melhorar o retorno venoso, a taquicardia se agrava e se desenvolve a vasoconstrição periférica.[89,91] Se o tamponamento não for diagnosticado ou tratado, ocorre um colapso circulatório.

Os cânceres do esôfago ou do pulmão crescem por extensão direta no pericárdio, enquanto os cânceres primários distantes (p. ex., células renais) fazem metástases para o pericárdio através da corrente sanguínea. Os grandes tumores de tórax também podem causar efusão pericárdica devido à obstrução linfática da recirculação do líquido pericárdico.[92] Os tumores primários mais comumente associados ao derrame pericárdico são tumores da mama, pulmão e esôfago; linfoma; carcinomas gastrintestinais; melanoma; sarcoma; e leucemia.[91,92] A pericardite por radiação pode ser um fator causal, especialmente se o coração do paciente estava no campo de tratamento e se a dose total de radiação nesse campo excedia 4.000 rad (40 Gy).[90,93] Agentes bioterapêuticos, como interleucina-2, ipilimumabe e interferona alfa causam aumento da permeabilidade capilar e efusões pericárdicas clinicamente significativas.[94] Também foi relatado derrame pericárdico em pacientes que receberam trióxido de arsênio, azacitidina, belinostate, ciclofosfamida, citosina arabinosídeo, dasatinibe, daunorrubicina, doxorrubicina e paclitaxel.[92,94]

■ Avaliação

▶ **História.** Sinais e sintomas refletem a rapidez com que o líquido se acumula no saco pericárdico e, no paciente com câncer, são principalmente os de insuficiência cardíaca direita devido à lenta acumulação.[92] Sinais de efusão e tamponamento incluem pulso rápido e fraco; sons cardíacos distantes; veias distendidas do pescoço durante a inspiração (sinal de Kussmaul); pulso paradoxal (diminuição inspiratória na pressão arterial superior a 10 mmHg em relação ao valor basal); edema do tornozelo ou sacral; edema; ascite; hepatoesplenomegalia; reflexo hepatojugular; letargia e nível alterado de consciência.[89,90,92] A hipotensão provavelmente indica a progressão para o tamponamento.[91] O paciente pode se queixar de dispneia, tosse e dor retroesternal, que é aliviada pela inclinação para a frente. Ocasionalmente, um paciente com uma grande efusão apresenta dor epigástrica, soluços, rouquidão, náuseas e vômito.[92,95]

▶ **Estudos diagnósticos.** Uma variedade de estudos pode ser usada para determinar a presença e a gravidade do tamponamento cardíaco. Uma radiografia de tórax é usada para determinar a presença de aumento cardíaco, alargamento do mediastino ou adenopatia hilar.[89,90,92] O eletrocardiograma (ECG) pode mostrar anormalidades inespecíficas, incluindo baixa voltagem do complexo QRS nas derivações dos membros, alternâncias elétricas, taquicardia sinusal, elevações precordiais do segmento ST e alterações da onda T.[89,91,92,96-99] O ecocardiograma é o teste não invasivo mais sensível e mais específico para a presença de tamponamento e é usado rotineiramente na maioria dos cenários.[89,91,96-98] Podem ser identificados dois ecos distintos, um de efusão e outro da borda posterior do coração. Espaços entre esses ecos indicam o tamanho do derrame ou a espessura do pericárdio. A cateterização do lado direito do coração revela tamponamento ou constrição pericárdica, mas é realizada com pouca frequência porque os ecocardiogramas rotineiramente estão disponíveis.[96-98] O esclarecimento de características patológicas específicas e o envolvimento tumoral do pericárdio em si não podem ser determinados pelo ecocardiograma e podem exigir TC ou RM.[96] A pericardiocentese dá resultado citológico positivo no paciente com câncer metastático em cerca de 80 a 90% das vezes.[91,97,98]

■ Tratamento

Primeiro, a expansão volêmica é necessária porque aumenta a pressão venosa, de modo que fique maior do que a pressão pericárdica, permitindo aumento do retorno venoso e melhora do débito cardíaco.[89,91,95] A administração de oxigênio é necessária, embora a ventilação assistida ou mecânica possa aumentar as pressões torácicas, impedindo ainda mais o retorno venoso e agravando agudamente o tamponamento.

O tratamento definitivo para efusão pericárdica é a drenagem de fluidos.[96–98,100] Sintomas agudos ou com risco à vida são indicações para drenagem pericárdica emergente por pericardiocentese com agulha ou cateter. Sem tratamento definitivo para aliviar o líquido no pericárdio, ocorre uma parada cardíaca. É provável que o tamponamento volte a ocorrer em 24 a 48 h se o tratamento para evitar o acúmulo de líquido pericárdico não for iniciado rapidamente.[96,98]

Fatores que os médicos devem considerar ao selecionar uma opção terapêutica incluem a sensibilidade do tumor primário a modalidades de tratamento específicas, tratamento prévio e a expectativa de vida do paciente.[90–92] Se houver medicamentos eficazes, pode ser iniciada a quimioterapia sistêmica depois que o paciente estiver clinicamente estável.[90–92] Esse tratamento tem sido mais efetivo em pacientes com leucemia, linfoma e câncer de mama que apresentam derrame pericárdico. Em tumores radiossensíveis, como o linfoma, a radioterapia pode ser o tratamento de escolha.[90–92] Pesquisas demonstraram que a radioterapia pode controlar mais de 50% das efusões pericárdicas malignas.[98] A inserção de um cateter pericárdico guiado por fluoroscopia ou ecocardiografia para permitir uma rápida drenagem de fluidos é frequentemente o tratamento imediato preferido.[89,90,98,100–102] O cateter pode permanecer no lugar enquanto a terapia anticâncer começa. A esclerose pericárdica através do cateter pericárdico, que raramente é usado, pode controlar o tamponamento, causando a aderência das duas camadas pericárdicas e inibindo o acúmulo de líquido.[89,102] A quimioterapia intrapericárdica com agentes como cisplatina e bleomicina, também tem sido pouco relatada.[91,92,98,102] A drenagem intraoperatória de fluidos ou o *shunt* têm sido empregados com sucesso moderado na doença maligna extensa.[89,91,96–98,100,101] Em pacientes com uma expectativa de vida mais longa e um *status* de desempenho adequado, uma pericardiotomia inferior pode ser realizada por videotoracoscopia. Nesse procedimento, é criada uma janela pericárdica pleural, que fornece alívio imediato da compressão cardíaca e amostras teciduais para o diagnóstico histológico.[101] Menos de 5% dos pacientes apresentam recidiva dos sintomas após esse procedimento.[100,101] A pericardectomia é necessária se a doença pericárdica induzida por radiação não responder ao tratamento clínico conservador. Esse procedimento não deve ocorrer se houver um extenso tumor pericárdico, pois as taxas de morbidade e mortalidade cirúrgica são elevadas.[91]

Ruptura da artéria carótida

As causas de uma ruptura da artéria carótida (ou "*blowout*") são a erosão do tumor e a dissecção radical da artéria carótida. Como os cânceres nasofaríngeos se tornaram mais prevalentes com o advento do envolvimento conhecido do papilomavírus humano (HPV) ou da orofaringe, foram relatadas outras grandes erosões vasculares do pescoço e do mediastino superior, como a artéria inominada, a veia jugular interna e as artérias tireoidianas, que produzem consequências clínicas semelhantes.[103,104] Essa ruptura resulta na perda de grandes quantidades de sangue que, sem intervenção rápida, se transformam em hemorragia com risco à vida. Pacientes em risco para esta emergência oncológica são principalmente aqueles com câncer de cabeça e pescoço, especialmente o subtipo de células escamosas, particularmente após cirurgia ou radioterapia, ou com uma infecção da ferida. A taxa de incidência nessa população é de 2,6 a 4,5% dos pacientes em tratamento não paliativo para a doença.[105,106] Pacientes afetados ocasionalmente têm câncer de tireoide, linfoma ou melanoma.[107] Pacientes com pulso palpável no topo de um tumor ou próximo a ele têm um risco maior de erosão dos vasos carotídeos.[102] Em uma revisão sistemática, o hiperfracionamento acelerado da radioterapia apresentou um risco maior do que os esquemas convencionais ou hiperfracionados.[106]

■ Fisiopatologia

É provável que ocorra a ruptura de uma artéria carótida quando o vaso é enfraquecido pela invasão do tumor ou por manipulação cirúrgica.[103] Outras causas de enfraquecimento do vaso incluem infecção simultânea ou necrose do retalho cutâneo. A ruptura do vaso de início tardio também tem sido associada à exposição à radiação com formação de aneurisma vascular.[102]

■ Avaliação

A ruptura da artéria pode ocorrer subitamente com a expulsão forçada de grandes volumes de sangue do vaso danificado; no entanto, o primeiro sinal de erosão ou ruptura geralmente é um pequeno fio de sangue na área do pescoço ou sangramento oral inexplicável.[103] Se a pele sobre a artéria estiver intacta, o paciente pode ter alterações cutâneas escurecidas ou equimóticas, edema, dificuldade para engolir ou para respirar, dor torácica epigástrica retroesternal ou alta e alterações do estado mental. Uma cefaleia unilateral ou distúrbio visual também pode sinalizar sangramento da artéria carótida. O Quadro 48.7 lista os sinais e sintomas cardinais da ruptura da artéria carótida.

■ Tratamento

Pacientes identificados como de alto risco para ruptura da artéria carótida podem ter *stents* vasculares colocados durante a cirurgia, como medida preventiva.[104] Nenhum exame diagnóstico deve ser realizado no momento do sangramento, já que os pacientes foram antecipadamente identificados como de risco e não há tempo para avaliação diagnóstica quando ocorre sangramento agudo. Se o sangramento começar sutilmente e for possível a avaliação, a angiografia com ligadura radiológica intervencionista pode ser realizada para minimizar o fluxo sanguíneo para o leito tumoral ou para secar o vaso. Além disso, deve ser feito um acesso IV, e deve ser feita tipagem de sangue para transfusão imediata.[105] Gaze, solução salina de

---

Quadro 48.7 Segurança do paciente.

Sinais e sintomas cardinais de ruptura da artéria carótida

- Escoamento de sangue por ferida no pescoço
- Sangramento oral inexplicável
- Equimoses sobre a região do pescoço
- Edema repentino do pescoço
- Dor torácica retrosternal ou epigástrica
- Sensação de desgraça iminente, ansiedade ou inquietação

996 **Parte 11** Sistemas Hematológico e Imune

irrigação e pinças vasculares devem estar prontamente disponíveis em todos os momentos. A primeira intervenção de emergência em casos de suspeita de ruptura da artéria carótida é pressão digital constante com curativo de algodão embebido em soro fisiológico enrolado em torno dos dois dedos médios e aplicado diretamente na área sobre a artéria. A enfermeira não deve diminuir a pressão para ver se o sangramento parou nem deve tentar aplicar uma pinça hemostática; qualquer um desses passos aumenta a probabilidade de maiores perdas sanguíneas. A manutenção das vias respiratórias é essencial. A pressão deve ser liberada somente depois que o paciente estiver na sala de operação e a área cirúrgica tiver sido preparada. O tratamento cirúrgico de escolha é a ligadura da artéria lesada.[105] A embolização ou a colocação de *stents* podem ser consideradas alternativas.[108] O Capítulo 22 contém uma discussão detalhada da cirurgia da artéria carótida com avaliação e cuidados de enfermagem.

■ Complicações

A taxa de mortalidade global da ruptura da artéria carótida é de 40 a 60%.[108] Isso resulta principalmente da incapacidade de restabelecer o fluxo sanguíneo essencial para o cérebro e da perda maciça de sangue. Cerca de 60% dos pacientes que sobrevivem a essa complicação apresentam déficits neurológicos a longo prazo, sendo o mais comum a hemiparesia.[106] O risco de hemiparesia é reduzido pela prevenção do choque e substituição do fluido para perfusão adequada do cérebro através da artéria carótida interna oposta.

Síndrome de obstrução sinusoidal

A síndrome da obstrução sinusoidal (SOS), também conhecida como doença venoclusiva hepática (DVOH), é a oclusão dos vasos venosos do fígado, com tecido inflamatório e fibrótico.[109] A doença é uma complicação de altas doses de radioterapia e quimioterapia.[109–111] Sua incidência é tão baixa quanto 5 a 10% em pacientes que recebem menos terapia mieloablativa quanto regimes de anticorpo monoclonal, porém alcançou 13,7%, em uma metanálise, com a acumulação dos tratamentos.[111,112] Estudos anteriores de transplante de células-tronco hematopoéticas, quando a irradiação corporal total era comumente usada e o bussulfano era calculado sem os benefícios da dosagem pelos níveis sanguíneos séricos, a incidência relatada foi tão alta quanto 60% dos pacientes pós-transplante.[109,112,113]

Embora seja mais provável que a SOS se desenvolva em pacientes recebendo altas doses de agentes alquilantes (p. ex., ciclofosfamida, bussulfano, tiotepa) ou de radiação abdominal, também ocorre em pacientes que recebem o anticorpo monoclonal leucêmico gentuzumabe, azatioprina, cisplatina, tioguanina e oxaliplatina.[109,114,115] Inibidores de calcineurina, como sirolimo e tacrolimo, foram associados à síndrome, assim como os antifúngicos azólicos.[114] Embora não seja prevalente nos EUA, no resto do mundo, a SOS tem sido fortemente associada ao uso de fitoterápicos como *Gynura segetum*, *Tusangi* e chás contendo alcaloides pirrolizidínicos.[109,116–118] A dacarbazina e o metotrexato podem produzir uma síndrome clínica semelhante à síndrome da obstrução sinusoidal, porém com mais características de hipersensibilidade e eosinofilia infiltrativa, não observada nos casos típicos de SOS.[114] Outros fatores de risco em pacientes com câncer são nível de atividade/de desempenho inferior, pré-tratamento extensivo, genótipos de doença

únicos, regime preparativo específico, idade avançada, história prévia de hepatite e elevação dos níveis basais de bilirrubina ou ferritina.[111,119]

■ Fisiopatologia

Por meio de mecanismos incertos, os agentes etiológicos provocam alterações fibróticas na camada endotelial que reveste as paredes das veias e sinusoides no fígado, resultando em vênulas estreitas e de paredes rígidas que causam hipertensão portal e têm tendência a trombose. O fluxo venoso através do fígado é reduzido e o fluxo venoso poroso é revertido, resultando em congestão e eventual dano hepático relacionado à pressão.[109,120–122]

■ Avaliação

▶ **História.** As primeiras manifestações da SOS são retenção de fluidos, bilirrubina sérica elevada e dor abdominal inespecífica.[109] O início desses sintomas ocorre em média de 8 a 20 dias após a exposição à terapia desencadeante; o tempo varia com o agente causador.[109,111,120] O curso clínico começa principalmente como ganho de peso, hipertensão portal com ascite, hepatomegalia dolorosa e insuficiência cardíaca direita; progride por 1 a 3 semanas para incluir destruição hepática com coagulopatias, trombocitopenia, hiperamonemia, alcalose metabólica, aumento do tônus vagal e insuficiência hepatorrenal.[109,111,119] O Quadro 48.8 lista os achados clínicos precoces e tardios da SOS. A maioria dos pacientes com SOS tem doença leve e reversível, e apenas 10 a 20% apresentam manifestações graves e potencialmente letais.[109,111,119]

▶ **Estudos diagnósticos.** O primeiro e mais específico teste diagnóstico é a elevação da bilirrubina total e indireta.[111,119] A aspartato transaminase (anteriormente conhecida como transaminase glutâmico-oxalacética sérica) e a fosfatase alcalina também aumentam precocemente e, quando ocorre insuficiência hepática progressiva, as aminotransferases hepáticas também aumentam. A ultrassonografia abdominal confirma o aumento hepático, sendo usada para descartar condições causais, como colestase e abscesso hepático.[119] A adição recente da tecnologia Doppler ultrassonográfica fornece evidências mais conclusivas de doença venoclusiva hepática, com validação da turgidez da parede venosa, pressões portais estimadas e o clássico achado de fluxo sanguíneo venoso portal.[111,119,122] Pode ser necessária a realização de angiografia por ressonância

---

Quadro 48.8 | **Segurança do paciente.**

Sinais e sintomas da síndrome de obstrução sinusoidal (SOS)

Achados iniciais
- Ganho de peso
- Retenção de líquidos, edema
- Hepatomegalia dolorosa
- Aumento da bilirrubina total e direta
- Aumento de aspartato aminotransferase e fosfatase alcalina

Achados tardios
- Coagulopatias, trombocitopenia
- Hiperamonemia
- Alcalose metabólica
- Síndrome hepatorrenal
- Insuficiência cardíaca do coração direito
- Aminotransferases elevadas
- Aumento do tônus vagal

magnética ou uma TC para descartar a síndrome de Budd-Chiari ou doença parenquimatosa hepática, quando outros parâmetros clínicos e diagnósticos são inconclusivos.[117,119] Vários sistemas de classificação clínica foram desenvolvidos para definir a presença de SOS; sistemas de graduação de gravidade também foram propostos e estão sendo validados.[111,121]

Nos casos graves ou tardios da doença, a contagem de plaquetas diminui e os testes de coagulação, como o tempo de protrombina ou o tempo de tromboplastina parcial, são prolongados. Um diagnóstico definitivo pode ser feito apenas com base na biopsia hepática. Quando é necessário diferenciar a doença venoclusiva hepática de outros processos clinicamente semelhantes, como doença do enxerto contra o hospedeiro, a biopsia hepática mostra fibrose da vênula.[111,119,120]

■ Tratamento

Como os mecanismos patológicos exatos da SOS são incertos e a incidência da doença está diminuindo, a terapia ainda é presumida e não claramente efetiva. Uma vez que a SOS seja suspeitada, devem ser implementadas terapias de suporte, como equilíbrio de administração de fluidos e diurese.[109,110,123] Foram utilizados procedimentos de *shunt* portossistêmico intra-hepático transjugular e transplante de fígado, na tentativa de melhorar o fluxo sanguíneo portal, mas com sucesso limitado.[123] Os pacientes podem necessitar de transfusões de plaquetas e plasma congelado, vasopressores e terapias de redução de amônia, como lactulose.[109,111,122,123] Pesquisadores observaram relatos modestos de resolução bem-sucedida de sintomas com altas doses de metilprednisolona, heparina em baixas doses, glutamina com altas doses de vitamina E, ursodiol e fator de ativação VII.[111,112,121–123] Os agentes não recomendados para consideração pela falta de eficácia incluem o ativador do plasminogênio tecidual e a N-acetilcisteína.[122,123] O defibrotídeo, um oligonucleotídio derivado da mucosa intestinal porcina que apresenta propriedades antitrombóticas simultâneas até características protetoras microvasculares, produzindo risco hemorrágico mínimo, foi bem estudado e recentemente liberado para tratamento de SOS.[109,111,112,121–124] A terapia de reposição renal é frequentemente necessária; a hemofiltração venovenosa contínua é frequentemente o método preferido de terapia, porque esses pacientes exibem aumento do tônus vagal e uma tendência à hipotensão vasodilatadora. Alguns especialistas defendem a implementação precoce para preservar a função renal e reduzir a necessidade de suporte respiratório.[123,124] Antes do advento da CRRT, era frequentemente necessária a ventilação mecânica para controlar o desconforto respiratório causado por desequilíbrio de fluidos.

Nenhum método para prevenir o SOS provou ser bem-sucedido. Os resultados de estudos de heparina em baixas doses (subcutânea ou intravenosa), prostaglandina E1 e defibrotida como potenciais agentes preventivos até agora não foram conclusivos.[121–123]

■ Complicações

Pacientes com SOS leve a moderada experimentam reversão completa do processo patológico.[109,111] É incerto se as terapias de suporte têm alguma influência sobre esse desfecho. Estudos bem controlados mostram claramente que a mortalidade é alta em pacientes com níveis de bilirrubina total acima de 15 a 18 mg/dℓ, disfunção renal, altos dímeros de fibrinogênio ou gradiente de pressão hepática maior que 20 mmHg com taxa de mortalidade global média de 21%.[111,121]

Síndrome da veia cava superior

A síndrome da veia cava superior (SVCS) – obstrução da veia cava superior – resulta em bloqueio venoso que produz efusão pleural e edema da face, tórax, braço e pescoço.[125–127] Embora seja altamente sintomático, a morte por SVCS é rara.[128]

■ Fisiopatologia

A veia cava superior é um vaso sanguíneo de baixa pressão e paredes finas na cavidade mediastinal que recolhe o sangue dos vasos venosos que drenam a cabeça e o pescoço e a cavidade torácica superior. O mediastino é uma estrutura anatômica rígida que contém a traqueia, a coluna vertebral, o esterno e as costelas e os linfonodos.

A maioria dos casos de SVCS resulta de malignidades mediastinais ou do comprometimento de linfonodos, que causam compressão extrínseca ou invadem o vaso e prejudicam o retorno do sangue venoso.[125–128] Mais de 75% dos casos são secundários a câncer de pulmão de pequenas células ou de células escamosas, e de 10 a 15% são secundários a linfomas mediastinais.[125,127–130] Outros tumores que foram associados à SVCS incluem melanoma maligno metastático, câncer de células renais e câncer do timo.[125–128] Também pode ocorrer a obstrução do lúmen vascular por um trombo; que é mais comumente causada por um cateter venoso central ou uma síndrome de hipercoagulabilidade devido ao câncer.[125,127,128,131] Causas não malignas são menos comuns, mas podem incluir tuberculose, sífilis ou doença granulomatosa.[125,127] O Quadro 48.9 resume os fatores de risco para a SVCS.

■ Avaliação

▶ **História.** Sinais e sintomas da SVCS dependem da rapidez da compressão da veia cava superior. Se ela for comprimida gradualmente e se desenvolver uma circulação colateral, as indicações de SVCS podem ser mais sutis.[125,127] Os sintomas iniciais são mais proeminentes no início da manhã e incluem edema periorbital e conjuntival, edema facial e sinal de Stokes (aperto do colarinho da camisa).[125–127,132] Esses sinais podem desaparecer depois que o paciente ficar de pé por algumas horas. O paciente também pode se queixar de distúrbios visuais e dor de cabeça. A alteração da consciência e os sinais neurológicos focais podem resultar de edema cerebral e comprometimento do enchimento cardíaco. Os sinais e sintomas tardios incluem distensão das veias do tórax e dos membros superiores, disfagia, dispneia, tosse, rouquidão e taquipneia. Todos os pacientes, incluindo crianças, mais comumente procuram os profissionais de saúde por causa da dispneia.[125–127] Em alguns casos, estão

---

Quadro 48.9 **Fatores de risco para síndrome da veia cava superior.**

- Tumores de tórax, pescoço ou epigástricos (p. ex., câncer de pulmão, câncer de mama, linfoma, câncer de cabeça e pescoço, câncer de tireoide, câncer gástrico, câncer de esôfago, câncer pancreático, câncer de células renais metastático, câncer colorretal metastático, melanoma)
- Dispositivos na veia cava superior (p. ex., linhas centrais de múltiplos lumens e grande calibre, especialmente se colocadas no local da subclávia)
- Síndromes de hipercoagulabilidade (coagulação intravascular disseminada, hipercoagulabilidade da neoplasia maligna [p. ex., adenocarcinomas produtores de mucina, tumores cerebrais, síndrome de Trousseau])

998 Parte 11 Sistemas Hematológico e Imune

presentes efusões pleurais ou pericárdicas, compondo sintomas respiratórios e proporcionando uma dimensão complexa ao planejamento do tratamento.[125] A maioria dos derrames pleurais é transudativa e está relacionada a obstrução do fluxo pleural e linfático.

▶ **Estudos diagnósticos.** Até recentemente, a avaliação diagnóstica da SVCS exigia múltiplos testes para validar localização, tamanho e envolvimento da veia cava por tumores ou trombos. Era necessária a realização de TC convencional de tórax com contraste intravenoso, venografia, angiografia e radiografias.[127] Atualmente, a TC helicoidal com contraste, que fornece informações precisas sobre a localização do tumor e o envolvimento da veia cava, pode ser o único teste diagnóstico realizado.[125,127,133,134] Entretanto, biopsia ou testes citológicos podem ser necessários para estabelecer um diagnóstico em muitos pacientes, porque essa síndrome é o sintoma presente no momento do diagnóstico do câncer.[127]

■ **Tratamento**

O tratamento é determinado pela gravidade e rapidez do início dos sintomas. Em geral, 31% dos pacientes apresentam sintomas com menos de 2 semanas antes de acessar o serviço de saúde e, portanto, necessitam de terapia antineoplásica emergencial, bem como procedimentos diversivos urgentes;[125] porém, o tempo médio até o acesso em um estudo foi de 34 dias.[135] O tratamento primário de escolha para a SVCS causada por um tumor é a radioterapia, desde que haja a radiossensibilidade esperada.[125–127,136] A radioterapia é inicialmente administrada em frações diárias altas (dose total de 300 a 500 cGy) por 2 a 4 dias, seguidas de 100 a 200 cGy por mais 14 a 21 dias.[125,136] O alívio dos sintomas ocorre em 7 a 14 dias.[127] A radioterapia é dada com intenção paliativa para SVCS em casos de câncer avançado com pouca esperança de resolução total.[127,136] A radiação dos linfonodos mediastinais, hilares e supraclaviculares e de qualquer lesão parenquimatosa adjacente é apropriada em pacientes com câncer de pulmão de células não pequenas localmente avançado.

Pacientes que recebem radioterapia experimentam um aumento na tosse no intervalo de 3 dias após o início da terapia. Durante os primeiros 7 a 10 dias, as secreções aumentam devido à inflamação, mas se desenvolve uma irritação seca, resultando em tosse seca com poucas secreções, mas possível sangramento.[125] A quimioterapia pode ser o tratamento de escolha para a SVCS em pacientes com disseminação da doença, como carcinoma anaplásico de células pequenas ou linfoma.[125–127,136] Os agentes mais utilizados incluem esquemas de altas doses contendo ciclofosfamida, cisplatina ou carboplatina, bleomicina, etoposídeo e doxorrubicina.[127,136] Os efeitos adversos mais comuns desses agentes incluem supressão da medula óssea, toxicidade cardíaca, pneumonite e disfunção renal.

O tratamento da SVCS causado por um trombo ao redor de um cateter venoso central pode incluir o uso de agentes antifibrinolíticos ou anticoagulantes administrados por via intravenosa ou por cateter e possivelmente a remoção cirúrgica do cateter.[125,128,135–137] Em qualquer caso, a colocação de cateteres venosos centrais no tórax e pescoço deve ser evitada até que o tratamento efetivo seja administrado.[125]

Em determinadas circunstâncias, a colocação de *stents* ou enxertos vasculares na veia cava superior proporciona alívio sintomático imediato, enquanto os pacientes recebem a terapia definitiva.[125,127,135,136,138,139] Não está claro se a anticoagulação a longo prazo é necessária. É preciso ter cuidado e deve ser mantida uma observação intensiva para melhorar a detecção precoce de sangramento à medida que o tumor encolhe.[138] Cuidados de suporte são essenciais. A manutenção de vias respiratórias pérvias é da mais alta prioridade.[125] Como muitos pacientes apresentam dispneia grave, não conseguem permanecer deitados para a radioterapia, e pode ser necessária uma intubação a curto prazo das vias respiratórias. Os médicos podem prescrever oxigenoterapia, diuréticos, esteroides e heparina, e sua administração requer observação cuidadosa da resposta do paciente. Se necessário, é justificada a administração de corticosteroides por 3 a 7 dias para diminuir o edema associado à doença e ao tratamento.[128,136] A enfermeira deve orientar o paciente a não se curvar e a evitar as manobras de Valsalva. Quando o paciente está no leito, a cabeça deve estar pelo menos na posição semi-Fowler. A elevação dos braços com travesseiros ajuda a aliviar o edema; no entanto, a elevação das pernas não é útil, porque aumenta o volume de líquido no tronco.[125]

■ **Complicações**

Várias complicações podem ocorrer em pacientes com SVCS. A insuficiência cardíaca direita é a mais comum.[125] Essa insuficiência cardíaca geralmente é autolimitada e deve ser tratada sintomaticamente com restrições de fluidos, diuréticos e digoxina. A ruptura do vaso na SVCS quando um tumor invade a veia cava é um grande risco, pois o tumor encolhe com o tratamento. A incidência de ruptura de vasos é maior em pacientes com câncer de esôfago e pulmão; o pico de incidência é de 3 a 4 semanas após o início da terapia.[127] Os sinais de alerta da ruptura da veia são dispneia aguda e súbita, hipoxia, tosse e colapso vascular. Pneumonite por radiação, uma resposta inflamatória no campo de radiação que se correlaciona com os sons respiratórios e alterações radiográficas que refletem a permeabilidade capilar alveolar, podem ocorrer de 2 a 8 semanas após o início da terapia em pacientes que recebem radiação torácica para SVCS.[125,127] O tratamento da pneumonite por radiação envolve corticosteroides e terapia de suporte. SVCS ocorre em 10 a 30% dos pacientes.[127]

Obstruções graves resultam em comprometimento do enchimento cardíaco, e a congestão venosa também tem sido associada à obstrução traqueal e ao edema cerebral.[140] Obstruções a longo prazo também têm sido associadas a hipertensão portal e varizes esofágicas.[141]

Efusão pleural

■ **Fisiopatologia**

Normalmente, há de 30 a 150 mℓ de líquido entre a pleura visceral e a parietal que ajudam a manter uma pressão pleural negativa para facilitar a expansão pulmonar com o mínimo esforço respiratório. Uma efusão pleural é o acúmulo excessivo de líquido no espaço pleural, com subsequente comprometimento da expansão pulmonar e hipoxemia. Quando ocorre obstrução linfática (particularmente do ducto torácico), congestão venosa, inflamação pleural ou excesso de permeabilidade capilar, a quantidade de líquido aumenta ou não drena adequadamente.[142,143]

Embora muitas condições não malignas (p. ex., insuficiência cardíaca congestiva, hipotireoidismo) possam causar derrame pleural, condições malignas envolvendo obstrução linfática ou infiltração com células malignas também podem ser a causa. As efusões pleurais que resultam de sobrecarga de volume, permeabilidade capilar ou obstrução linfática produzem um transudato caracterizado pela presença de albumina e ausência de fragmentos celulares ou enzimas no líquido pleural.[142,144] A infiltração de células malignas ou infecção pleurítica causa inflamação pleural e exsudatos caracterizados por liberação de hemácias, leucócitos e desidrogenase láctica no líquido pleural.[144] Cerca de 50% dos pacientes com câncer apresentam efusões pleurais durante o curso de sua doença, particularmente em casos de câncer de pulmão ou mama.[142,143] Outros tumores comumente associados ao derrame pleural incluem câncer de rim, ovário ou pâncreas, sarcoma e linfoma.[142–144] Ocorrem efusões pleurais unilaterais quando o tumor está localizado em um único pulmão, mas derrames pleurais bilaterais são mais comuns em casos de câncer abdominal (p. ex., ovário ou pâncreas), neoplasias hematológicas ou quando acompanhadas por ascite.[144,145] Efusões pleurais também são associadas a determinados agentes antineoplásicos, sendo os mais comuns o ácido todo-transretinoico, citarabina, dasatinibe, docetaxel, fludarabina, imatinibe, nilotinibe e pemetrexede.[94] Linfoma de efusão primária e mesotelioma são incomuns, mas frequentemente estão presentes no início e em recidivas, com derrames pleurais e pericárdicos.[146,147] A presença de efusão pleural está associada a uma expectativa de vida mais curta, com média de 3 a 12 meses após o diagnóstico.[142] Os preditores de melhor evolução incluem tipos específicos de câncer e pacientes com melhor desempenho no diagnóstico de efusão.[143,148]

A acumulação de líquido pleural leva ao aumento da pressão pleural (mais positiva). Pressões pleurais mais altas aumentam o trabalho respiratório e os alvéolos colapsados causam diminuição das trocas gasosas e hipoxemia.[142]

■ Avaliação

▶ **História.** Os achados clínicos em casos de efusão pleural estão relacionados aos dois principais mecanismos fisiológicos: aumento do trabalho respiratório e colapso alveolar. O excesso de pressão pleural diminui a complacência pulmonar ("pulmões rígidos"). Os pacientes sentem falta de ar e devem usar seus músculos acessórios para respirar; igualmente a excursão torácica no lado afetado é reduzida. Quando os pacientes estão em posição ereta, a força da gravidade puxa para baixo o fluido, e os sons da respiração diminuem ao nível do fluido. O líquido pleural ocupa espaço no tórax, impedindo a expansão pulmonar com consequente colapso alveolar. Os sintomas relacionados a esse processo patológico são tosse persistente e dispneia, diminuição dos sons respiratórios, excursão torácica desigual, deslocamento da traqueia para longe da efusão e sinais de hipoxemia (p. ex., dispneia, ansiedade, confusão, oligúria, diminuição dos ruídos intestinais).[142,144]

▶ **Estudos diagnósticos.** O primeiro teste diagnóstico realizado para confirmar a presença de efusão pleural é uma radiografia de tórax vertical ou TC.[143] As radiografias laterais podem ser mais sensíveis que radiografias verticais em pequenos derrames.[149] O líquido se acumula na parte inferior do pulmão, causando um embotamento da cúpula diafragmática e diminuição da radiolucência na parte inferior do pulmão. A acumulação de fluidos frequentemente produz um menisco de diminuição da radiolucência e espessamento do revestimento pleural lateral, indicando um curso de fluido lateral.[143] Quando existe a possibilidade de diagnósticos alternativos como hemotórax, infecção ou infiltrados tumorais, TC pode ser mais precisa. Depois que um derrame pleural é confirmado, deve ser feita uma avaliação citológica, que envolve a extração de amostra de fluido e o envio para realização de um painel

bioquímico e citologia de fluidos. O líquido pleural é classificado como transudativo ou exsudativo, o que fornece pistas para a causa da efusão.[149,150] A aparência visual do derrame também pode fornecer pistas sobre a etiologia: a linfa produz quilo,[151] o câncer de pulmão tem sido associado a um líquido preto,[152] um exsudato gelatinoso também tem sido associado à infiltração de células malignas,[153] e o exsudato purulento ou fétido geralmente é infeccioso.[150] Estudos citológicos requerem pelo menos 75 mℓ de líquido para confirmar a presença ou ausência de células malignas; os resultados influenciam as decisões do tratamento.[154] Podem ser necessárias várias amostras para confirmar a malignidade; estima-se que a citologia possa ser positiva somente na metade das vezes em que células malignas estão presentes.[149] Quando a citologia de fluidos é inconclusiva, a biopsia pleural pode ser útil no diagnóstico de infiltração maligna.[150]

■ Tratamento

O tratamento do derrame pleural depende do mecanismo etiológico, da rapidez do início dos sintomas, do grau de comprometimento respiratório e dos objetivos gerais do cuidado.[142,149] Como muitos pacientes com efusão pleural maligna têm sobrevida limitada, o ideal é a seleção de um tratamento que melhore a qualidade de vida com o mínimo tempo necessário para a recuperação.[149] Quando os derrames pleurais são pequenos ou têm causa não maligna, pode-se indicar observação sem tratamento definitivo.[144,149] A terapia antineoplásica agressiva pode ser indicada quando um tumor grande causa obstrução linfática, insuficiência cardíaca ou pneumonite, que por sua vez causa derrame pleural.[143]

Quando células malignas estão presentes no líquido pleural, o manejo pode ser determinado pelos objetivos gerais do tratamento. Toracocenteses terapêuticas repetidas são frequentemente a escolha inicial preferida; isso pressupõe que a causa final do derrame pleural esteja sendo tratada ou que a expectativa de vida do paciente não garanta outras medidas de intervenção.[142,143] Quando a expectativa de vida do paciente é maior e os derrames pleurais não se resolvem com terapia antineoplásica e toracocentese intermitente, o tratamento inclui drenagem a longo prazo por cateter torácico ou pleurodese.[144,149] A drenagem pleural a longo prazo através de um cateter tunelizado macio permite que os pacientes tenham um meio de drenar o excesso de líquido enquanto permanecem em casa.[155,156] Quando a drenagem desacelera e os pacientes se tornam bons candidatos à pleurodese, devem ser internados no hospital para este procedimento, embora tenha ocorrido adesão pleural espontânea. Alternativamente, os pacientes podem ser admitidos para a colocação de um cateter torácico tradicional, e uma vez que a drenagem diminua, a pleurodese pode ser realizada. A pleurodese, também chamada de esclerosante pleural, envolve a administração intrapleural de um agente químico (p. ex., doxiciclina, bleomicina) ou um agente mecânico (p. ex., suspensão de talco) para alterar o pH do líquido pleural e causar a adesão inflamatória da pleura visceral e da pleura parietal uma à outra.[157,158] A pleura esclerosada não tem o líquido pleural lubrificante normal, e a consequência a longo prazo é doença pulmonar restritiva. A pleurodese é bem-sucedida em apenas cerca de 67% das vezes, necessitando a disponibilidade de opções adicionais de tratamento.[157] Com a disponibilidade de cateteres pleurais tunelizados e cirurgia minimamente invasiva, a pleurodese por cateter torácico é empregada com muito menos frequência.[143,144,158]

1000 Parte 11 Sistemas Hematológico e Imune

A pleurectomia é um procedimento cirúrgico torácico que remove toda a pleura. A pleurectomia é eficaz, mas pode ser difícil de realizar quando a inflamação a longo prazo e as tentativas de pleurodese causam uma pleura friável que não pode ser facilmente separada. Foram utilizados *shunts* pleuroperitoneais crônicos a longo prazo ou dispositivos de acesso implantados, mas o desenvolvimento de bainhas de fibrina nos cateteres frequentemente causa oclusão.[143] Nos casos em que a drenagem do cateter não é bem-sucedida, a quimioterapia intracavitária com cisplatina, interferona ou pemetrexede tem sido usada com moderada taxa de successo.[143,159]

■ Complicações

Derrames pleurais não tratados que continuam a se acumular levam a colapso alveolar clinicamente significativo e insuficiência respiratória, que pode ser causada pela perda de vias respiratórias de troca gasosa ou deslocamento mediastinal com obstrução das vias respiratórias principais. A hipoxemia progressiva leva à acidose respiratória profunda e à falência isquêmica de órgãos. A evacuação de um derrame pleural extenso e prolongado pode resultar em edema pulmonar de reexpansão ou hipotensão por deslocamento de fluidos.[142]

Compressão da medula espinal

A compressão da medula espinal (CME) ocorre quando as células tumorais ou vértebras colapsadas no espaço epidural exercem pressão sobre a medula espinal, o que pode resultar em disfunção permanente (incluindo paralisia), se não diagnosticada e tratada prontamente.[160] A causa mais comum de CME é uma fratura de compressão e colapso vertebral.[161] Tumores epidurais são encontrados em cerca de 5 a 14% dos pacientes com doença metastática.[160,161] Os tumores mais frequentemente associados à compressão medular são de mama, pulmão, rim e próstata, embora outros cânceres metastáticos tenham sido ocasionalmente observados.[160–164] Apesar dos fatores de risco conhecidos, até 20% dos pacientes podem ter CME como sintomatologia de apresentação para o diagnóstico de câncer.[164] Fatores associados ao controle local efetivo e sobrevida a longo prazo após CME incluem diagnóstico histológico favorável, sem metástases viscerais e um cronograma de radioterapia de longa duração.[162]

■ Fisiopatologia

Dois mecanismos fisiopatológicos principais são suscetíveis de resultar em CME: (1) tumores que surgem no espaço epidural através de disseminação vertebral ou linfática e (2) metástase óssea causando colapso vertebral com compressão da medula espinal e da raiz nervosa.[160–162] Também podem ocorrer danos neurológicos permanentes de tumores proximais se a circulação espinal estiver comprometida, como na isquemia ou hemorragia prolongada.[160,165] Outros distúrbios que produzem sinais e sintomas de compressão medular são síndromes paraneoplásicas, mielopatia por radiação, herpes-zóster, dor decorrente de metástase pélvica ou de ossos longos ou efeitos citotóxicos de medicamentos.[160,162,165] A Tabela 48.4 apresenta os tumores com maior probabilidade de causar compressão medular e a localização da compressão.

■ Avaliação

▶ **História.** Quando um tumor primário pressiona a medula espinal, os sinais e sintomas geralmente se desenvolvem lentamente. Os problemas se desenvolvem mais rapidamente com a doença metastática. A maioria dos pacientes com CME se queixa de dor lombar central ou radicular progressiva que geralmente é agravada por levantar peso, deitar-se, tossir, espirrar ou realizar a manobra de Valsava. Sentar alivia a dor.[160,163,165]

Os sintomas neurológicos mais precoces são alterações sensoriais, como dormência, parestesia e sensação de frio.[160,163] A compressão ocorre mais frequentemente na seção torácica da medula espinal, causando bexiga neurogênica com retenção

Tabela 48.4 Compressão da medula espinal | Etiologia e apresentação clínica.

Localização da lesão	Etiologias malignas comuns	Sintomas físicos	Sintomas autonômicos
Coluna cervical	• Câncer de cabeça e pescoço • Melanoma	• Dor radicular no pescoço, região occipital e ombros (a dor é frequentemente provocada pelo movimento do pescoço) • Quadriplegia • Fraqueza nos membros superiores (pode ser espástica ou atrófica) • Perda sensorial na área de fraqueza • Fraqueza ou paralisia do diafragma pode ocorrer com lesão igual ou superior a C4 (pode ser unilateral ou bilateral)	• Hipotensão • Bradicardia • Perda de autorregulação da temperatura • Hiper-reflexia autonômica • Hipersecreção gástrica e íleo paralítico • Reflexo do intestino, bexiga e ereção peniana • Sinal de Hoffman (sacudir o dedo médio induz a flexão do polegar ou dedo indicador ipsilateral)
Coluna torácica	• Câncer de mama • Câncer gástrico • Câncer de pulmão • Linfoma • Câncer de pâncreas	• Dor (pode ser local, radicular ou ambas) • Paraplegia • Perda sensorial abaixo do nível da lesão • Anormalidades reflexas distais à lesão	• Estase venosa e complicações associadas • Reflexo do intestino, bexiga e ereção peniana
Coluna lombar	• Câncer do ovário • Câncer de células renais • Câncer de próstata	• Disfunção intestinal e vesical • Resposta plantar extensora	• Estase venosa e complicações associadas • Reflexo do intestino, bexiga e ereção peniana
Cauda equina	• Câncer de bexiga • Câncer de próstata	• Dor (pode ser local, referida ou radicular) • Distúrbios do esfíncter • Perda de sensação nas nádegas e pernas • Fraqueza/paralisia dos membros inferiores	• Falta de reflexo no intestino, bexiga e ereção peniana

urinária e incontinência. Os pacientes também podem perder o desejo de defecar e são incapazes de se abaixar. Ocasionalmente, pacientes do sexo masculino perdem a capacidade de ter ou manter uma ereção. Metástases para a cauda equina frequentemente produzem o comprometimento de sensações uretrais, vaginais e retais; disfunção da bexiga; diminuição da sensibilidade nos dermátomos lombossacrais; e anestesia em sela.[160,163,165] O Quadro 48.10 descreve considerações sobre a compressão da medula espinal em pacientes idosos.

É possível determinar o nível de compressão medular pelo relato de dor do paciente durante o levantamento da perna esticada, a flexão do pescoço ou a percussão vertebral. O limite superior do nível sensorial é geralmente um ou dois corpos vertebrais abaixo do local de compressão.[163,165] Diminuição do tônus retal e da sensação perineal é observada com disfunção autonômica. Os reflexos tendinosos profundos podem ser rápidos com a compressão do cordão e diminuídos com a compressão da raiz nervosa.

Assim que os pacientes experimentam dor, esta é frequentemente acompanhada de fraqueza motora e ataxia.[160,161,163] Os pacientes podem se queixar de que seus braços ou pernas parecem pesados. Alguns pacientes perdem a capacidade de sentir toques leves, dor e temperatura. Com o tempo, a fraqueza pode evoluir para espasmo, paralisia e atrofia muscular; podem desaparecer as sensações de pressão profunda e posicionamento.[165]

▶ **Estudos diagnósticos.** Uma radiografia de coluna vertebral consegue detectar até 80% das fraturas vertebrais e o alto risco de CME, podendo ser usada para avaliação inicial rápida em pacientes de alto risco, particularmente quando a RM não está prontamente disponível.[161,163,165] A RM é o teste diagnóstico de escolha devido à alta sensibilidade para tecidos neurológicos. Os exames de ressonância magnética podem revelar claramente todos os depósitos peridurais, bem como o bloqueio completo ou parcial da medula espinal.[160,163,165] Um mielograma ou TC podem revelar tumores da coluna vertebral, mas esses estudos são menos sensíveis para diagnosticar a presença e a extensão da compressão medular. A punção lombar, que é usada para obter líquido cefalorraquidiano, revela células malignas na presença de doença epidural.[160,165]

■ **Tratamento**

Os fatores que devem ser considerados na seleção da melhor opção terapêutica são o nível de compressão medular, a taxa de deterioração neurológica e o uso prévio de radioterapia.[166] O grau de instabilidade da coluna vertebral é usado para determinar a terapia mais imediata, uma vez que uma coluna instável tem maior risco de incapacidade permanente e menor probabilidade de responder a tratamentos antineoplásicos de suporte ou de ação mais lenta.[166,167] Os corticosteroides diminuem o edema peritumoral e a disfunção neurológica; no entanto, existem controvérsias sobre se o regime de dose alta tradicional permanece sendo preferível a uma estratégia de dose baixa mais recente, porém menos apoiada em evidências.[162,167] Alta dose de dexametasona, 10 mg como dose inicial, deve ser administrada a pacientes com sintomas neurológicos antes da realização de procedimentos diagnósticos de emergência, e mantida durante a radioterapia (4 a 20 mg a cada 6 h) e, em seguida, deve ser titulada.[162,167] Não está claro se essa terapia com esteroides afeta o resultado final do paciente.

A radioterapia é apropriada quando se determina que o tumor é radiossensível e deve ser iniciada assim que o diagnóstico de compressão da medula for confirmado.[168] Os portais de radiação incluem toda a área de bloqueio e dois corpos vertebrais com deterioração neurológica rápida melhoram com a radioterapia; entretanto, pacientes com disfunção autonômica ou paraplegia têm um mau prognóstico com qualquer terapia.[166-168]

A laminectomia, com ou sem a colocação de hastes de estabilização nos corpos vertebrais próximos, pode resultar em descompressão imediata da medula espinal e das raízes nervosas.[167,168] A abordagem posterior é preferida, mas muitas vezes é difícil porque a maioria das metástases surge nos corpos vertebrais anteriores à medula espinal.[167-169] A abordagem anterior é justificada para pessoas com tumores que se acredita serem ressecáveis, fazendo com que os riscos clínicos valham a intervenção cirúrgica agressiva.[169] A radioterapia pós-operatória é usada para reduzir o tumor residual, aliviar a dor e melhorar o estado funcional do paciente. Se não houver diagnóstico histológico prévio de câncer, ou se precisarem ser descartados infecção ou hematoma epidural, a laminectomia pode ser usada tanto para o diagnóstico como para o tratamento. Se a compressão alta da medula cervical impedir a cirurgia, um neurologista deve estabilizar o pescoço do paciente em halo para prevenir a paralisia respiratória.[166,167] Se o paciente continuar a se deteriorar neurologicamente apesar das altas doses de esteroides e radioterapia, a descompressão de emergência pode ser necessária.[169]

Em algumas pessoas a estabilização da coluna por vertebroplastia com ou sem cifoplastia representa uma solução a curto prazo menos invasiva e igualmente eficaz para compressão aguda da medula e a dor associada.[166-170] A injeção de cimento fisiológico (cifoplastia) para a reexpansão das vértebras colapsadas tem sido usada para prevenir com sucesso a progressão para CME, mas é contraindicada com uma coluna instável.[170] Se o tumor for quimiossensível, a quimioterapia concomitantemente ou logo após o término da radioterapia ou cirurgia pode ser apropriada. A quimioterapia também pode ser efetiva em pacientes com mieloma múltiplo que fizeram radioterapia prévia.[166,167] A quimioterapia sistêmica ou terapia hormonal pode ser útil em certos tipos de tumores, como linfoma ou câncer de próstata.

O manejo da dor inclui a administração de analgésicos apropriados, repouso no leito e suporte ao paciente durante mudanças de posição e transferência. Exercícios de amplitude de movimento são úteis em pacientes com déficits motores e sensoriais. O retreinamento intestinal e o cateterismo urinário intermitente podem ser necessários. A prevenção da trombose venosa profunda e o cuidado frequente da pele são essenciais. As feridas cirúrgicas são particularmente suscetíveis a rupturas cutâneas (com possível deiscência da ferida) devido à mobilidade limitada e aos efeitos da terapia concomitante com corticosteroides.[160]

Quadro 48.10 **Considerações para o paciente idoso.**

Compressão da medula espinal (CME)

Sinais e sintomas de CME geralmente começam como dor nas costas e alterações sensoriais sutis e inespecíficas. O paciente idoso pode ter diabetes melito ou osteoartrite concomitante, que produz sintomas sobrepostos, retardando o diagnóstico da complicação oncológica. Além disso, os idosos geralmente apresentam alterações intestinais e vesicais, causando constipação intestinal ou incontinência urinária, mimetizando as alterações autonômicas mais sérias que ocorrem posteriormente na CME. Pessoas com alto risco de CME, como aquelas com metástases ósseas conhecidas, devem ser orientadas sobre a importância de relatar e ter uma avaliação para todas as dores nas costas e alterações sensoriais, especialmente nos membros inferiores. Na CME, a sensibilidade vertebral palpável está mais presente do que com outros distúrbios não oncológicos.

Obstrução traqueobrônquica

■ Fisiopatologia

A obstrução da traqueia ou dos principais ramos dos brônquios por um tumor resulta em desconforto respiratório e hipoxemia. A gravidade dos sintomas depende da rapidez da obstrução e do grau de fechamento.[171] Os tumores com maior probabilidade de causar obstrução das vias respiratórias são câncer de pulmão e linfoma, embora outros tumores metastáticos (p. ex., câncer de cabeça e pescoço, melanoma, câncer renal, da tireoide ou de mama) e distúrbios não malignos (p. ex., amiloidose, broncomalacia) também possam causar obstrução das vias respiratórias.[171] A obstrução do ramo principal do brônquio esquerdo, mau desempenho e categoria de alto risco de anestesia são fatores prognósticos ruins nos desfechos de pacientes com obstrução central das vias respiratórias.[172,173]

■ Avaliação

▶ **História.** Pacientes com obstrução traqueobrônquica apresentam graus variados de dispneia, dependendo da quantidade e da localização da obstrução e da rapidez da manifestação. Alguns pacientes com tumores de desenvolvimento lento têm acidose respiratória compensada e sintomas mínimos, mesmo com obstrução quase completa. Outros pacientes, especialmente aqueles com linfoma ou carcinoma pulmonar de pequenas células, têm tumores de crescimento rápido e sintomas graves, mesmo quando a obstrução das vias respiratórias é menor que 75%. O estridor está presente na obstrução traqueal, e sibilância com excursão torácica desigual é observada com obstrução brônquica.[171,174] Alguns pacientes com desconforto respiratório grave têm apenas obstrução parcial das vias respiratórias, mas o estreitamento resultante leva a atelectasias concomitantes ou aprisionamento de secreções com pneumonia, que pode ser confundido com obstrução tumoral mais grave.[174]

▶ **Estudos diagnósticos.** A broncoscopia facilita a detecção da obstrução traqueal ou brônquica e a gravidade da mesma. No entanto, a broncoscopia nem sempre revela se as vias respiratórias estão comprimidas extrinsecamente ou invadidas por tumor.[170] A broncoscopia deve ser usada com TC helicoidal para fornecer uma descrição abrangente do processo obstrutivo que é empregado para guiar a terapia.[171]

■ Tratamento

A obstrução clinicamente significativa das vias respiratórias principais sempre exige tratamento imediato, embora o plano terapêutico varie de acordo com fatores específicos do tumor e com os objetivos terapêuticos. O tratamento emergencial da hipoxemia ou hipercapnia induzida por oclusão das vias respiratórias pode exigir inalação nasal ou tratamentos com nebulizador baseados em heliox. Sendo uma combinação de oxigênio e hélio que é mais leve que o oxigênio puro, o heliox aumenta o movimento do ar além da área de obstrução e proporciona alívio paliativo até que medidas cirúrgicas mais agressivas sejam possíveis.[171] Se o movimento do ar for adequado, devem ser administrados broncodilatadores e corticosteroides para melhorar a ventilação e se houver suspeita de pneumonia simultânea, deve ser instituída uma terapia antimicrobiana.[171]

O tratamento efetivo dos tumores endobrônquicos inclui *laser*, cauterização, terapia fotodinâmica e braquiterapia endobrônquica.[171,175,176] Essas terapias para tumores que invadem as vias respiratórias principais são muito bem-sucedidas para prolongar a vida e melhorar sua qualidade. A maioria dos procedimentos envolve o uso de broncoscópio rígido sob anestesia, e os pacientes geralmente apresentam uma rápida recuperação com pouco mais que dor de garganta e tosse irritante por alguns dias.[171,176] A braquiterapia endobrônquica envolve intubação endotraqueal com radioterapia dirigida precisamente através de um cateter endobrônquico.[171,175,176] Em laserterapia, eletrocautério, terapia fotodinâmica e braquiterapia endobrônquica, é necessário observar atentamente o sangramento das vias respiratórias, e os médicos podem prescrever supressores de tosse ou baixas doses de corticosteroides para reduzir a incidência de sangramento.[175]

A abertura das vias respiratórias com *stents* traqueais ou brônquicos pode fornecer alívio sintomático temporário, enquanto o tratamento antineoplásico definitivo é implementado para alívio paliativo dos sintomas.[171,175,176] Para a inserção de um *stent* nas vias respiratórias, são necessários broncoscópio rígido e anestesia leve, e também são necessários múltiplos procedimentos broncoscópicos para avaliar ou ajustar a colocação. O problema mais comum com *stents*, especialmente se colocados antes do encolhimento do tumor, é o deslocamento, porque a via respiratória se abre naturalmente com a redução do tumor. Os *stents* deslocados geralmente causam sofrimento respiratório grave e súbito e exigem ajuste intervencionista imediato. Podem ocorrer infecções pulmonares crônicas após a colocação do *stent* e estão associadas a alto risco de oclusão e estenose a longo prazo.[176,177] Em raras circunstâncias, ou quando o implante de *stent* não é possível, o posicionamento do paciente para deslocar o tumor torácico para fora da via respiratória principal (posição pronada) pode fornecer alívio sintomático temporário, enquanto a terapia de câncer é usada para diminuir o tumor.

■ Complicações

Duas complicações graves que podem ocorrer são a oclusão total das vias respiratórias e a hemorragia causada pela erosão do tumor nos vasos pulmonares adjacentes.[171,176] O tratamento da obstrução total é o mesmo que o da obstrução parcial, quando a melhora dos sintomas pode ser razoavelmente esperada como resultado da terapia. A oxigenação por membrana extracorpórea (ECMO) também tem sido usada para fazer uma ponte até que o tumor encolha. O tratamento da hemorragia, quando reconhecida antes de um sangramento maciço, pode envolver embolização. Se ocorrer hemorragia grave, é necessário inserir um tubo endotraqueal de duplo lúmen ou intubação unilateral e ocluir o pulmão com sangramento enquanto ventila o pulmão bom até que o reparo cirúrgico possa ser realizado. A obstrução das vias respiratórias também pode levar à erosão através da via respiratória e ao pneumotórax associado. Nessas circunstâncias, pode ser usada terapia de suporte, como a inserção do dreno torácico, mas raramente é útil.

Complicações metabólicas

Hipercalcemia

A hipercalcemia existe quando o nível de cálcio sérico corrigido está acima de 11 mg/dℓ (faixa normal de 8,5 a 10,5 mg/dℓ). Essa é a emergência oncológica metabólica mais comum, que se desenvolve quando os ossos liberam mais cálcio no líquido extracelular do que a quantidade filtrada pelos rins e excretada na urina.[178] No advento da efetiva prevenção da desmineralização óssea com bifosfonatos, essa complicação tem sido reduzida na incidência e, agora, mais comumente representa manifestação de malignidade refratária e de estágio terminal.[178]

■ Fisiopatologia

Noventa e nove por cento do cálcio orgânico está em uma forma insolúvel nos ossos. O 1% restante é cálcio de troca livre. O cálcio importante é o cálcio ionizado, que deve ser mantido dentro de uma faixa precisa. Níveis totais de cálcio livre podem ser afetados pela albumina, outras proteínas séricas ou pelo volume vascular, e são mais provavelmente subestimados, mesmo com fórmulas padronizadas de correção.[179] Os níveis séricos de cálcio são regulados pelo paratormônio e pela calcitonina.[178] A liberação de paratormônio pelas glândulas paratireoides estimula aumento nos níveis séricos de cálcio, enquanto a liberação de calcitonina produz diminuição nos níveis séricos de cálcio.[178]

As três principais etiologias da hipercalcemia são (1) quantidades excessivas de hormônio da paratireoide intacto (origem da paratireoide) ou hormônio relacionado à paratireoide (produção maligna) com mediação humoral; (2) osteólise com desmineralização óssea; e (3) ativação excessiva de vitamina D.[180] Instâncias de hipercalcemia não óssea são frequentemente observadas como um marco importante da presença de tumor. A incidência e a gravidade da hipercalcemia podem diminuir drasticamente quando o tumor do paciente é quiescente e podem se tornar graves ou difíceis de manejar quando o tumor está ativo.[178]

O hormônio paratireóideo ectópico (PTH) pode ocorrer com paratireoidismo primário (incidência menor que 20% dos casos), ou com produção de PTH ou substância parecida com PTH pelas células tumorais (44 a 60% dos casos).[181] A diferenciação do mecanismo preciso da atividade do PTH pode ser desnecessária, a menos que a malignidade não tenha sido previamente identificada.[178]

A destruição do osso por invasão metastática já foi considerada a causa mais comum de hipercalcemia maligna; entretanto, a redução de eventos esqueléticos com bisfosfonatos profiláticos reduziu a incidência dessa etiologia.[178] Em pacientes com mieloma múltiplo, os plasmócitos anormais produzem fator ativador de osteoclastos (FAO); entretanto, a hipercalcemia raramente se desenvolve nesses pacientes, a menos que tenham função renal inadequada.[178] Os pacientes com linfoma de linfócitos T apresentam hipercalcemia grave relacionada à produção ectópica de FAO, fator estimulador de colônias, interferona gama e um metabólito ativo de vitamina D.[170] Causas adicionais de hipercalcemia na presença de malignidade incluem imobilização, insuficiência renal, diuréticos tiazídicos, alto consumo de cálcio ou vitamina D na dieta e baixos níveis de fosfato.[182,183] A Tabela 48.5 relaciona as causas de hipercalcemia na malignidade, mecanismos propostos, diagnóstico diferencial e gestão preferencial.

■ Avaliação

▶ **História.** A gravidade dos sinais e sintomas de hipercalcemia geralmente se correlaciona com o nível sérico de cálcio. Elevações leves nos níveis de cálcio podem ser assintomáticas ou apresentar anorexia, constipação intestinal, fadiga ou mal-estar. A hipercalcemia moderada apresenta sintomas como dor abdominal, náuseas, dor óssea, poliúria e alterações do estado mental. A maioria dos pacientes que apresenta elevação grave nos níveis de cálcio apresenta arritmias ou sintomas neurológicos, como sonolência, combatividade, confusão mental ou coma.[180,184]

▶ **Estudos diagnósticos.** O cálcio sérico elevado e o cálcio ionizado elevado são os principais achados diagnósticos na hipercalcemia. A medição do cálcio sérico é frequentemente relatada como um número absoluto, sem considerar que apenas

Tabela 48.5 Avaliação e gestão de hipercalcemia.

Etiologia	Patogênese	Diagnóstico	Tratamento específico[a]
Elevação do hormônio da paratireoide intacto (PTH)	Hormônio da paratireoide excretado em grandes quantidades, como no paratireoidismo primário ou adenoma de paratireoide PTH pode ser excretado diretamente de alguns tumores	↑ cálcio sérico total e ionizado, particularmente se maligno na origem, em que o valor pode ser excessivamente alto ↑ PTH Intacto Fósforo normal Acidose hipoclorêmica (↓ Cl, ↓ bicarbonato) presente na síndrome do leite alcalino Relação cálcio/creatinina na urina para diferenciar a disfunção adquirida ou familiar da paratireoide	Paratireoidectomia Tratamento da malignidade
Elevação do peptídio relacionado com o hormônio da paratireoide (PTHrP)		↑ cálcio sérico total e ionizado ↓ ou PTH intacto normal Fósforo normal	Bisfosfonatos Tratamento da malignidade
Ativação osteoclástica/osteoblástica	Aumento da reabsorção de cálcio (remoção) dos ossos	↑ cálcio sérico total e ionizado	Corticosteroides Tratamento da malignidade
Vitamina D alta (1,25-(OH)$_2$ vitamina D)	Alta produção de ativação de vitamina D, levando ao aumento da absorção de cálcio Exemplos de causas: condições pulmonares granulomatosas, sarcoidose, linfoma	↑ cálcio sérico total e ionizado	

[a]O tratamento genérico para hipercalcemia, independentemente da etiologia, inclui administração de *bolus* de líquidos com ou sem diuréticos.
Dados de Crowley R, Gittoes N: How to approach hypercalcemia. Clin Med 13(3):287-290, 2013; Endres DB: Investigation of hypercalcemia. Clin Biochem 45(12):954-963, 2012; e Rosner MH, Dalkin AC: Electrolyte disorders associated with cancer. Adv Chronic Kidney Dis 21(1):7-17, 2014.

1004 Parte 11 Sistemas Hematológico e Imune

o cálcio ligado à albumina é contado. Um cálculo padrão é feito com base na fórmula em que o cálcio sérico corrigido é igual à subtração da albumina do paciente do limite inferior da albumina no sangue (4 g/dℓ), multiplicando esse número por um fator de correção de 0,8 e adicionando esse número ao cálcio medido. Os níveis séricos de cálcio ionizado são mais precisos, mas como o valor normal é de 1,0 mEq/ℓ ($\pm$0,02), seu valor pode estar subestimado em importância.[178]

Após a avaliação inicial do aumento dos níveis de cálcio, a etiologia específica deve ser determinada. O PTH intacto deve ser analisado; quando elevado, indica paratireoidismo primário ou secundário. Um PTH intacto normal ou um peptídio relacionado com PTH com imunofluorescência elevada pode indicar elevação do PTH mediada por humor. A desmineralização óssea é caracterizada por níveis normais de PTH com baixo nível de fósforo e elevação da fosfatase alcalina.[185] A hiperfosfatemia na presença de hipercalcemia, especialmente na ausência de disfunção renal, sugere doença mediada por vitamina D.[180,185] Pacientes sintomáticos geralmente têm ECGs que apresentam bradicardia e intervalos prolongados de PR, QRS e QT.

■ Tratamento

O tratamento clínico da hipercalcemia envolve o uso de fluidos IV e terapia medicamentosa para aumentar a excreção renal de cálcio e diminuir a reabsorção óssea. A hipercalcemia aguda é inicialmente tratada com soro fisiológico IV (0,9% NaCl) para diluir os níveis de cálcio e aumentar a excreção urinária.[165,175] Quando a hipercalcemia representa risco à vida, é necessária a hidratação agressiva (250 a 300 mℓ/h) e a administração por via intravenosa de diuréticos de alça, como furosemida.[175] A hemodiálise com dialisado sem cálcio tem sido usada com sucesso para o tratamento emergencial de hipercalcemia com risco à vida.[176]

Na maioria dos pacientes, o tratamento com hidratação, diuréticos, terapia antitumoral adequada e mobilização é efetivo. Pacientes que não respondem a essas terapias necessitam de terapia hipocalcêmica indefinidamente. Os bisfosfonatos são os mais frequentemente utilizados. Atualmente, o bisfosfonato mais potente disponível é o ácido zoledrônico. É administrado como uma infusão intravenosa de 8 min por 15 min diariamente, a menos que os níveis séricos de cálcio diminuam antes desse tempo.[178] Alternativamente, a terapia com bisfosfonatos com pamidronato pode ser administrada com 90 mg em 90 a 120 min. O denosumabe, um anticorpo monoclonal licenciado pela FDA que tem como alvo o ligante para a prevenção da quebra óssea, também está disponível para prevenir eventos relacionados ao esqueleto, mas seu uso na

hipercalcemia tem sido limitado.[180,185] Em casos que não respondem aos bisfosfonatos, pode ser útil administrar calcitonina, corticosteroides ou estrôncio-98.[178,186]

Se possível, os pacientes devem deambular para evitar a osteólise. É necessário eliminar a constipação intestinal, que geralmente é causada por um aumento do nível de cálcio no sangue. A redução da ingestão oral de cálcio ou o aumento da ingestão de sal pode ser de alguma ajuda. Os pacientes não devem tomar medicamentos, como diuréticos tiazídicos e vitaminas A e D, porque elevam o nível de cálcio.[178] O monitoramento rigoroso do estado hídrico é essencial. Os pacientes podem receber até 10 ℓ de líquidos por via intravenosa diariamente, e a enfermeira deve medir cuidadosamente a ingesta e o débito. Além disso, a observação cuidadosa da hiperidratação é importante. Suplementos de potássio podem ser necessários.

A hipercalcemia é uma emergência oncológica comum que pode ser prevenida ou diminuída em grande número de pacientes com o uso profilático de bisfosfonatos apropriados, orientação e precauções. O Quadro 48.11 apresenta um guia de ensino para pacientes com hipercalcemia.

■ Complicações

Podem se desenvolver anormalidades tubulares renais permanentes em pacientes com hipercalcemia prolongada.[184] A morte súbita por arritmias cardíacas pode resultar de um aumento agudo do cálcio sérico. O uso prolongado de bisfosfonatos tem sido associado à osteonecrose grave da mandíbula. Fatores de risco específicos para essa complicação ainda não estão esclarecidos.[181]

Síndrome da secreção inapropriada do hormônio antidiurético

A SIADH é um distúrbio clínico caracterizado pelo excesso de estimulação da excreção hipofisária do hormônio antidiurético (ADH). Em circunstâncias normais, a hipófise posterior libera ADH em resposta a alterações na osmolalidade plasmática (concentração de solutos) e no volume de sangue circulante. A liberação de ADH causa diminuição da produção de urina, oligúria e aumento da reabsorção de água. A SIADH tem várias causas específicas relacionadas ao câncer e seu tratamento.[187] As consequências clínicas da SIADH e suas estratégias de manejo são discutidas no Capítulo 44.

■ Fisiopatologia

Quando tumores torácicos ou mediastinais pressionam os vasos cardíacos maiores, a obstrução pode impedir o débito cardíaco. A glândula hipófise posterior percebe que isso representa queda

---

Quadro 48.11 | Orientação de ensino | Hipercalcemia associada à malignidade.

Pacientes com alto risco de hipercalcemia associada à malignidade incluem aqueles com:
- Metástases ósseas (mais comuns no câncer de mama, pulmão e cólon)
- Câncer de pulmão
- Câncer gastrintestinal (gástrico, pancreático, cólon)
- Câncer hematológico (leucemia, linfoma, mieloma múltiplo)
- Câncer renal
- Câncer de tireoide

Pacientes com os fatores de risco listados a seguir precisam ser instruídos de que fatores adicionais aumentam o risco de desenvolver hipercalcemia.

Esses fatores incluem:
- Falta de atividade física
- Baixo estado de fluidos
- Funcionamento renal deficiente

As enfermeiras de cuidados críticos podem ensinar aos pacientes métodos para prevenir a hipercalcemia da seguinte forma:
- Beba pelo menos seis a oito copos de água por dia
- Coma alimentos salgados
- Permaneça fisicamente ativo
- Limite o consumo de produtos lácteos e alimentos enriquecidos com vitamina D, como leite, queijo e iogurte

no volume circulatório e compensa secretando inapropriadamente o ADH, que por sua vez suprime o débito urinário. A expansão volêmica resultante melhora o débito cardíaco, mas deixa o paciente com uma deficiência relativa de sódio (hiponatremia dilucional).[187]

Além da pressão dos tumores torácicos ou mediastínicos sobre os vasos cardíacos, cânceres e fatores relacionados ao tratamento também podem precipitar uma SIADH. Câncer de pulmão de pequenas células ou câncer de pulmão de células mistas, pancreático, renal, gástrico, de cabeça e pescoço, câncer de tireoide, neuroendócrino e melanoma liberam uma substância semelhante ao ADH.[180,187,188] Certos agentes quimioterápicos, como ciclofosfamida, iposfamida, imatinibe, vincristina, vinorelbina e alemtuzumabe, bem como a morfina, podem estimular a liberação de ADH ou potencializar seus efeitos sobre os rins.[94,187] Evidências contínuas de SIADH após tratamento antineoplásico são consideradas um sinal de mau prognóstico, muitas vezes um indicador sutil de tumor persistente.[187,188] Para complicar esse quadro clínico confuso pode ser que lesão cerebral, infecção pulmonar e infecção pelo HIV também causem SIADH.[189]

■ Tratamento

O tratamento da malignidade subjacente é de importância primária na SIADH relacionada ao câncer.[190] Evidência clínica de excesso de ADH está presente até que o tumor primário pare de comprimir os vasos cardíacos maiores ou produzir substâncias semelhantes ao ADH. A terapia antineoplásica pode incluir quimioterapia, radioterapia ou corticosteroides. A ingestão de líquidos limitada a 500 a 1.000 mℓ/dia deve resultar em um balanço de líquidos corrigido em um período de 7 a 10 dias.[187] A deseclociclina, um antibiótico que inibe a secreção de ADH, pode ser eficaz; pacientes com SIADH crônica podem receber demeclociclina, 900 a 1.200 mg/dia.[187,189,190] Os efeitos adversos incluem diarreia, náuseas, disfagia e fotossensibilidade. Novos antagonistas específicos dos receptores da vasopressina, denominados "vaptanos", aumentam a diurese da água sem perda de sódio e potássio e se mostram promissores no tratamento desse distúrbio.[190] Agentes orais, como o tolvaptana, inibem apenas o receptor V2, enquanto o medicamento intravenoso conivaptana bloqueia tanto V2 como V1a.[190] Esses agentes não devem ser usados em pacientes com doença hepática e não são recomendados para tratamento crônico além de 30 dias.[190]

Os diuréticos não devem usados, exceto em circunstâncias graves, pois podem produzir desequilíbrios eletrolíticos adicionais. No entanto, o paciente em coma ou convulsivante deve receber solução salina hipertônica IV a 3% e um potente diurético de alça, como a furosemida.[189,190] Os desequilíbrios de fluidos e a hiponatremia podem ser graves o suficiente para justificar o início da ventilação mecânica; a necessidade desse suporte respiratório agressivo é o maior preditivo de uma taxa de mortalidade de 22 a 40%.[180,190]

Síndrome de lise tumoral

A síndrome de lise tumoral é um desequilíbrio metabólico causado pela morte rápida de células cancerígenas que ocorre com significância clínica em 2 a 4% dos pacientes de alto risco.[191,192] A maioria dos pacientes com tumores quimiossensíveis ou radiossensíveis experimenta essa complicação 1 a 5 dias após o início da terapia.[191] No entanto, há casos documentados de síndrome de lise tumoral em doença de proliferação rápida, como leucemia aguda ou linfoma de alto grau, mesmo antes do início do tratamento.[192]

Os pacientes com maior risco de desenvolver síndrome de lise tumoral são aqueles com tumores volumosos com alta taxa de crescimento (p. ex., leucemia aguda ou linfoma de Burkitt) e aqueles com tumores altamente radiossensíveis ou quimiossensíveis, como o câncer de pulmão de pequenas células e a maioria dos linfomas malignos.[191-193] Pacientes com disfunção renal preexistente podem estar em maior risco devido à dificuldade para eliminar os resíduos metabólicos rápido o suficiente para prevenir complicações clínicas.[193] Outros pacientes de alto risco são aqueles com tumor de Merkel, câncer testicular, hepatoblastoma e meduloblastoma.[191]

■ Fisiopatologia

A morte celular rápida causa a liberação de conteúdo intracelular (potássio, fósforo e ácidos nucleicos) no plasma circulante. Os mecanismos normais de filtração renal devem detectar imediatamente os níveis de resíduos metabólicos e tentar excretá-los. Se a produção for mais rápida do que a excreção ou na presença de insuficiência renal, ocorre o acúmulo de eletrólitos e ácido úrico no plasma. As anormalidades mais comuns incluem hiperpotassemia, hiperfosfatemia e hiperuricemia.[191-193] O fósforo elevado faz com que os rins excretem cálcio, causando hipocalcemia. A hiperuricemia causa deposição de cristais de ácido úrico no trato urinário e pode levar à insuficiência renal.[191-193]

■ Avaliação

▶ **História.** Os sinais e sintomas da síndrome de lise tumoral estão relacionados aos desequilíbrios eletrolíticos específicos envolvidos e à disfunção renal. Podem ocorrer hiperpotassemia, hiperfosfatemia, hipocalcemia, hiperuricemia e acidose. O Quadro 48.12 lista os sinais e sintomas clínicos típicos associados às anormalidades metabólicas da síndrome de lise tumoral.[180,191]

Quadro 48.12 Segurança do paciente.

Sinais e sintomas da síndrome de lise tumoral

Hiperpotassemia
- Ondas T com pico no eletrocardiograma (ECG)
- Arritmias (taquicardia, ectopia ventricular/*torsade de pointes* [especialmente quando os níveis de potássio são > 6,8 mEq/ℓ])
- Flacidez muscular, fraqueza
- Sons intestinais hiperativos, cólicas abdominais e diarreia

Hiperfosfatemia
- Fraqueza muscular
- Supressão da medula óssea (trombocitopenia, leucopenia)
- Desmineralização óssea com tendência a fraturas patológicas
- Disfunção renal

Hipocalcemia
- Tetania muscular
- Convulsões
- Intervalos PR e QT curtos no ECG
- Arritmias (taquicardia, ectopia ventricular/*torsade de pointes*)
- Sons intestinais hiperativos, cólicas abdominais e diarreia

Hiperuricemia
- Cristais de ácido úrico na urina
- Hematúria
- Oligúria, anúria
- Dor no flanco
- Insuficiência renal

Acidose
- Taquipneia
- Hipotensão

1006 Parte 11 Sistemas Hematológico e Imune

▶ **Estudos diagnósticos.** A análise do painel eletrolítico é usada para identificar anormalidades importantes em pacientes com risco de síndrome de lise tumoral. São relatadas a elevação dos níveis séricos de potássio, fosfato, ácido úrico, nitrogênio ureico no sangue e creatinina, com baixo teor de cálcio. Pode estar presente acidose em pacientes com função renal gravemente comprometida. A relação ácido úrico/creatinina urinária é maior que 1. A ultrassonografia renal é utilizada para excluir obstrução ureteral.[194]

■ **Tratamento**

O tratamento envolve o reconhecimento de pacientes de alto risco e a promoção de prevenção por meio de hidratação agressiva, bem como pela administração de agentes ligantes de fosfato e alopurinol por pelo menos 48 h antes do início da quimioterapia. É necessário evitar agentes que bloqueiem a reabsorção tubular de ácido úrico (p. ex., ácido acetilsalicílico, contraste radiográfico, probenecida, diuréticos tiazídicos). O objetivo é manter o nível sérico de ácido úrico dentro dos limites normais. Os distúrbios eletrolíticos são especificamente tratados, conforme necessário.[193-195]

Devem ser administrados fluidos IV para garantir um volume de urina superior a 3 ℓ/dia. No passado, era administrado bicarbonato de sódio IV (4 g inicialmente, depois 1 a 2 g a cada 4 h) para alcalinizar a urina e reduzir a cristalização do ácido úrico nos túbulos renais. Os médicos agora estão menos propensos a iniciar a alcalinização se os nível de fosfato estiverem altos, porque a precipitação do fosfato de cálcio tem a mesma probabilidade de causar insuficiência renal.[194-196] Para medir o débito urinário com maior precisão, geralmente é necessária a inserção de um cateter de Foley na bexiga. Se ocorrer oligúria ou anúria, deve ser excluída obstrução ureteral. Devem ser administrados a cada 2 a 4 h agentes ligantes de fosfato, como o hidróxido de alumínio, em um esforço para manter os níveis de fosfato abaixo de 4 mg/dℓ.[191-194]

A diurese concomitante ou medicamentos como o poliestireno sulfonato de sódio, que aumentam a excreção gastrintestinal de potássio, podem efetivamente administrar níveis séricos elevados de potássio, que não podem ser prevenidos com hidratação. Deve ser administrado alopurinol, um inibidor da xantina oxidase que bloqueia a produção de ácido úrico, em doses que variam de 300 a 900 mg/dia. Como o alopurinol está agora disponível em forma intravenosa administrada como 200 a 400 mg/m²/dia, a normalização rápida dos níveis de ácido úrico é um objetivo viável.[191,192] Sua maior limitação é que não pode ajudar na quebra ou eliminação do ácido úrico já existente.[192] A rasburicase age como a enzima natural urato oxidase para oxidar o ácido úrico em alantoína para excreção.[191,192,194] A rasburicase deve ser usada com cautela em pacientes com risco de deficiência de glicoproteína (DGP) devido ao aumento do risco de anemia hemolítica. Também foram relatadas reações graves de hipersensibilidade com rasburicase; portanto, é necessária a observação cuidadosa dos pacientes durante a infusão. O sangue coletado para examinar os níveis séricos de ácido úrico em pacientes recebendo rasburicase deve ser colocado em um tubo gelado e transportado para o laboratório sob refrigeração para assegurar a precisão das medições.[191,192]

Se não ocorrer diurese dentro de poucas horas após o início do tratamento, é necessária a terapia de substituição renal. Um tratamento inicial por hemodiálise geralmente reduz os níveis de ácido úrico em 50%, mas a maioria dos pacientes precisa receber vários dias de terapia de substituição renal contínua (CRRT) até que sejam resolvidas as anormalidades eletrolíticas e a hiperuricemia.[194] Deve ser usado um dialisado de baixo cálcio para prevenir a precipitação de fosfato de cálcio. Se for utilizada diálise peritoneal, adiciona-se albumina ao dialisado para aumentar a ligação de proteína ao ácido úrico e a remoção.

Os cuidados de enfermagem devem se concentrar no monitoramento cuidadoso da fluidoterapia, da ingesta e débito hídrico, assim como do equilíbrio eletrolítico. Uso profilático de alopurinol, hidratação agressiva e intervenção precoce com CRRT reduziram a incidência e a gravidade da síndrome de lise tumoral.[195]

Desafios relacionados à aplicabilidade clínica

Estudo de caso

K.B. é um homem de 45 anos com leucemia mielogênica aguda diagnosticada há 1 mês. Ele recebeu arabinosídeo citosina e quimioterapia com idarrubicina há 16 dias. Ele chegou na emergência há 4 h e estava com febre de 39°C, calafrios, mialgias, sonolência e dor abdominal no lado direito. Ele tem uma história de saúde pregressa de colecistos com remoção da vesícula biliar há 3 anos. Ele não tem outras condições médicas. Ele não é fumante, tem ingestão leve de álcool e não usa outras drogas, medicamentos ou suplementos.

Quando K.B. foi diagnosticado com leucemia, ele apresentava uma infecção sinusal e candidíase oral. Apesar das culturas negativas, ele eliminou sintomas infecciosos após antibióticos e quimioterapia. Mais recentemente na clínica, ele experimentou dor abdominal de leve a moderada do lado direito nos últimos 5 dias, mas sem febre ou sintomas constitucionais até hoje. Disseram-lhe que o seu hemograma estava baixo devido à quimioterapia e que deveria voltar imediatamente à emergência se apresentasse febre.

O exame físico revelou o seguinte:

Avaliação neurológica: K.B. estava ansioso, mas orientado para pessoa, lugar e tempo, e tinha sensação e movimento iguais nos membros. Ele também relatou dor abdominal difusa do lado direito de nível 6 em uma escala de 1 a 10 (com 10 representando a maior dor), mas afirmou que parecia cólica.

Avaliação respiratória: taquipneia não desenvolvida com respiração a 28/min, excursão torácica e sons respiratórios normais.

Avaliação cardiovascular: sons cardíacos normais audíveis, com ponto normal de impulso máximo. Os pulsos radiais estavam cheios e palpáveis. Não havia distensão venosa jugular, traço de edema periférico e alentecimento do preenchimento capilar. Foi observada uma mancha na parte inferior das pernas, onde os pulsos podais eram menores que os pulsos dos membros superiores. O pulso é de 132 bpm e regular, e a pressão arterial de K.B. era de 90/42 mmHg.

Avaliação gastrintestinal/geniturinária: o abdome estava firme, difusamente sensível à palpação, com ressalto doloroso no quadrante superior direito. K.B. relatou náuseas moderadas e anorexia, que se tornaram mais pronunciadas na última semana. Os sons intestinais estavam diminuídos, mas fracos no quadrante superior direito. Ele relatou que não havia urinado nas últimas 8 h e que a sua última urina estava escura, mas não fétida.

Raios X do tórax: normais.

Eletrocardiograma: taquicardia sinusal normal.

Valores de gasometria arterial com cânula nasal 3 ℓ: pH: 7,25; P_{CO_2}: 32; P_{O_2}: 66; e HCO_3: 13.

Uma veia periférica foi puncionada, e o cateter de Hickman de longa permanência foi acessado e um monitor cardíaco foi aplicado; foi coletado sangue para hemograma e bioquímica (fosfato, magnésio, ácido láctico, amilase e lipase). Um cateter urinário de demora foi inserido, coletando 60 mℓ de urina escura, e 2 ℓ de solução de Ringer com lactato foram administrados com abertura total. Por causa da febre, foram obtidos espécimes para cultura, seguidos da administração de paracetamol e piperacilina-tazobactam.

Após a chegada à UTI, a enfermeira confirma esses achados e verifica que as anormalidades laboratoriais do hemograma são: contagem de leucócitos 0,002, Hgb 9,0 e plaquetas 32.000, provavelmente relacionadas à sua recente quimioterapia. Os valores bioquímicos preocupantes incluem Na 147; Cl 102; K 5,4; Mg 0,9; P 2,5; creatinina 2,2 e ureia 56. Além disso, o ácido láctico sérico de K.B. é 7,3 e a amilase é 160.

É necessário realizar uma ultrassonografia abdominal, bem como TC abdominal com contraste oral e IV. A frequência cardíaca e a pressão arterial do paciente respondem inicialmente a infusão de líquidos, com redução da frequência cardíaca para 120/min e aumento da pressão arterial para 106/50, mas sua temperatura permanece em 38,8°C, apesar do paracetamol e da terapia antimicrobiana. A equipe contempla o uso do cateter de Hickman, mas está preocupada com o fato de que K.B. poderia ter bacteriemia, embora a principal fonte suspeita de infecção seja o abdome. Dada a sensibilidade dolorosa, o abdome tensionado, a diminuição dos ruídos intestinais e o aumento do ácido láctico, é solicitada uma consulta cirúrgica.

A discussão sobre o melhor manejo da possível infecção e da fonte leva à preocupação com uma infecção relacionada ao acesso ou uma infecção gram-negativa, por causa da dor abdominal. A decisão é tomada no sentido de ampliar o espectro dos agentes antimicrobianos para meropeném e vancomicina, para cobrir uma possível bacteriemia relacionada ao acesso ou infecção abdominal. Uma pressão venosa central de seu cateter de Hickman é obtida e mostra boa dinâmica, e é registrada como uma pressão de 3 mmHg. (Os cateteres macios como o de Hickman nem sempre transmitem bem as pressões, mas podem ser confiáveis quando há boa dinâmica nas formas de onda. Outros pacientes com massas torácicas também podem ter contraindicações às pressões venosas centrais devido a fatores confusos que podem aumentar falsamente os valores, mas K.B. não tem essas condições.) Outros aspectos das intervenções do pacote de sepse são considerados, e K.B. é colocado em um inibidor da bomba de prótons, mas a profilaxia da trombose venosa profunda é adiada neste momento devido à sua trombocitopenia. Dada a sua insuficiência renal, administra-se um *bolus* profilático de fluidos de contraste de 1 ℓ de soro glicosado a 5% + soro fisiológico com 100 mEq de NaHCO$_3$. O cirurgião é consultado e sua maior suspeita é tiflite, uma vez que a vesícula biliar de K.B. já foi removida. Esse diagnóstico é confirmado pelo espessamento da parede cecal na TC; como K.B. tem um apêndice intacto e apresenta neutropenia prolongada, corre risco de desenvolver esta complicação. Os oncologistas afirmam que esperam que a contagem sanguínea de K.B. volte ao normal nos próximos 7 dias, e portanto, existe um plano para evitar a cirurgia, se possível. É provável que K.B. esteja apresentando choque séptico, mas seu risco de mau resultado cirúrgico é alto, de modo que a cirurgia é adiada por um curto período de tempo para determinar se os antimicrobianos IV, o repouso intestinal e os cuidados de suporte conseguem solucionar o quadro. Foi tomada a decisão de acompanhar a amilase, o ácido láctico e os sinais vitais de modo seriada e reconsiderar as opções de tratamento, caso esses valores aumentem, ou se os vasopressores forem necessários. O tratamento de urgência pode incluir a adição de um antimicrobiano aminoglicosídeo, transfusão de granulócitos alogênicos ou reconsideração dos riscos cirúrgicos.

1. Em um paciente com mielossupressão grave conhecida, com neutropenia, anemia e trombocitopenia, podem ocorrer várias emergências oncológicas. Descreva as condições emergenciais que K.B. apresenta, assim como a base fisiológica dessas emergências.

2. Pacientes e familiares são frequentemente surpreendidos pela ocorrência súbita de uma emergência oncológica. Desenvolva um plano de ensino para K.B. e sua família.

3. Explore os desafios psicossociais do tratamento de um paciente jovem e previamente saudável com câncer recentemente diagnosticado.

49
Distúrbios Hematológicos Comuns

Debby Greenlaw

Objetivos de aprendizagem

Com base no conteúdo deste capítulo, o leitor deverá ser capaz de:

1. Descrever fisiopatologia, avaliação e tratamento de pacientes com distúrbios das hemácias.
2. Discutir fisiopatologia, avaliação e tratamento de pacientes com distúrbios leucocitários.
3. Explicar fisiopatologia, avaliação e tratamento de pacientes com distúrbios da hemostasia.

Pacientes gravemente enfermos têm alto risco de desenvolver complicações decorrentes de uma variedade de distúrbios hematológicos, incluindo distúrbios das hemácias (eritrócitos ou glóbulos vermelhos), leucócitos (glóbulos brancos), plaquetas e coagulação. Este capítulo apresenta uma visão geral de fisiopatologia, avaliação e tratamento desses distúrbios hematológicos.

Distúrbios das hemácias

Policitemia

■ Policitemia vera

A policitemia vera é um distúrbio mieloproliferativo de aumento na produção de eritrócitos, resultando em um alto hematócrito e aumento da massa eritrocitária. O aumento da produção de hemácias causa diminuição da oxigenação dos tecidos, aumento da viscosidade do sangue, insuficiência vascular e risco de trombose. Conforme a doença progride, alguns pacientes podem desenvolver fibrose da medula óssea, esplenomegalia e pancitopenia. Ver boxe Foco na Genética 49.1.

■ Policitemia secundária

A policitemia secundária é um distúrbio de aumento da produção de eritrócitos que pode se desenvolver como uma resposta normal à hipoxia crônica. As condições que causam hipoxia crônica incluem residir em altas altitudes, doença cardiopulmonar, apneia do sono, síndrome de hipoventilação da obesidade e exposição ao monóxido de carbono. A policitemia secundária também pode resultar de um aumento inadequado na produção de eritropoetina, por causa de uma doença renal ou, em casos raros, doença hepática.

■ Avaliação

A trombose arterial e venosa resultante da hiperviscosidade do sangue é a principal preocupação. O paciente com policitemia tem um risco maior para eventos tromboembólicos, como infartos do miocárdio e cerebral, trombose venosa profunda e embolia pulmonar.

É importante revisar a história de saúde do paciente para doença cardíaca ou pulmonar. Além disso, qualquer história de trombose arterial ou venosa ou histórico de tabagismo é relevante. A Tabela 49.1 lista os achados clínicos adicionais na policitemia vera.

■ Tratamento

A flebotomia seriada é o tratamento de primeira linha para policitemia vera. Geralmente são removidos semanalmente 500 mℓ de sangue, até que seja alcançado um hematócrito de menos de 45%. A maioria dos pacientes tratados por flebotomia seriada desenvolve deficiência de ferro, o que limita sua capacidade de

---

 Foco na Genética 49.1

Sistema hematológico | Policitemia vera

- A policitemia vera é uma condição caracterizada por aumento no número de hemácias na corrente sanguínea e aproximadamente 1 em cada 200.000 indivíduos são diagnosticados a cada ano
- Mutações nos genes *JAK2* e *TET2* estão associadas à policitemia vera. A função do gene *TET2* é desconhecida. O gene *JAK2* fornece instruções para produzir uma proteína que promove o crescimento e a divisão (proliferação) das células
- A policitemia vera começa com uma ou mais mutações no DNA de uma única célula-tronco hematopoética, embora ainda não esteja claro exatamente o que inicia o distúrbio. Uma mutação no gene *JAK2* parece ser particularmente importante para o desenvolvimento da policitemia vera, já que quase todos os indivíduos afetados têm uma mutação nesse gene. As mutações do gene *JAK2* resultam na produção de uma proteína JAK2 que é constantemente ativada (ativada constitutivamente), que melhora a capacidade da célula de sobreviver e aumenta a produção de células sanguíneas
- Testes genéticos e laboratoriais estão disponíveis para diagnosticar a policitemia vera

Genetic Home Reference. Acesso em 10 de agosto de 2015, de: http://ghr.nlm.nih.gov.
Pieri L, Pancrazzi A, Pacilli A et al.: JAK2V617F complete molecular remission in polycythemia vera/essential thrombocythemia patients treated with ruxolitinib. Blood 125 (21): 3352–3353, 2015.

Capítulo 49 Distúrbios Hematológicos Comuns **1009**

Tabela 49.1 Achados clínicos e causas relacionadas à policitemia vera.

Achados clínicos	Causa
Tontura, dor de cabeça	Aumento da viscosidade do sangue
Trombose	Aumento da viscosidade do sangue, trombocitose, defeitos de plaquetas
Prurido	Níveis sanguíneos elevados de histamina e/ou aumento dos mastócitos da pele
Tendência de sangramento	Relação RBC/fibrina aumentada; capilares e vênulas ingurgitadas devido ao aumento do volume sanguíneo
Dificuldades epigástricas	Ingurgitamento da mucosa gástrica; aumento dos níveis de histamina no sangue
Dormência e queimação nos dedos dos pés	Insuficiência vascular periférica
Insuficiência cardiovascular	Oxigenação do tecido prejudicada devido ao aumento da viscosidade do sangue

produzir eritrócitos e, assim, diminui a frequência de flebotomia. A desvantagem da flebotomia é que ela estimula a produção de medula óssea, o que leva ao aumento do número de plaquetas defeituosas e pegajosas. Agentes antiagregantes plaquetários, como ácido acetilsalicílico e dipiridamol, não reduzem eventos trombóticos e podem aumentar o risco de sangramento.

Pacientes idosos com doença vascular apresentam alto risco de trombose e requerem supressão da medula óssea, além de flebotomia. A hidroxiureia é o medicamento de escolha. A terapia a longo prazo com agentes supressores da medula óssea tem sido associada a um risco maior de leucemia aguda, portanto os potenciais benefícios devem ser pesados em relação à duração prevista da terapia. Devem ser instituídas medidas para prevenir complicações tromboembólicas.

O tratamento da policitemia secundária concentra-se na correção da causa subjacente com oxigenoterapia a longo prazo, cessação do tabagismo, perda de peso ou intervenção cirúrgica, conforme indicado. Se essas medidas forem ineficazes, será necessária flebotomia seriada.

Anemia

Casos de anemia podem ser observados na unidade de terapia intensiva (UTI) como uma condição incidental em um paciente internado na unidade por outra doença aguda, ou como uma condição aguda que requer monitoramento e intervenção intensivos. Normalmente, são classificadas como anemia por perda de sangue, hemolítica (aumento da destruição de hemácias) ou hipoproliferativa (diminuição da produção de hemácias). Além disso, as anemias podem ser classificadas pelo tamanho das hemácias como microcíticas, normocíticas ou macrocíticas.

A anemia é prevalente em pacientes gravemente enfermos. A perda sanguínea aguda, especialmente por hemorragia intra-operatória e gastrintestinal, é uma causa frequente no ambiente de UTI. A flebotomia para testes diagnósticos também tem sido implicada: estima-se que para cada 100 mℓ de sangue retirado, haja uma diminuição associada na hemoglobina de 0,7 g/dℓ e no hematócrito de 1,9%. Mesmo com uma medida conservadora de perda de sangue de 100 mℓ/dia de flebotomia, o impacto é significativo, especialmente no paciente que está internado há várias semanas na UTI.

Além da perda de sangue, a coagulação intravascular disseminada (CIVD) e uma variedade de distúrbios hemolíticos podem diminuir a sobrevida das hemácias, causando anemia em pacientes gravemente enfermos. Deficiências nutricionais, inflamação e sepse também contribuem para a anemia.

A seguir, fazemos uma breve revisão dos diferentes tipos de anemia. Como a investigação e o tratamento de muitas dessas anemias não ocorrem no cenário de cuidados intensivos, a discussão é limitada e específica à anemia em pacientes graves.

▪ Anemia por perda de sangue

A anemia por perda de sangue é provavelmente a anemia mais comum que requer internação do paciente na UTI. A perda de sangue deve ser sempre descartada em qualquer caso de anemia aguda. O foco principal do manejo do paciente é identificar e tratar a fonte subjacente de perda de sangue.

A gastrite por estresse pode ser uma fonte significativa de perda sanguínea. Essa complicação é mais fácil de prevenir do que de tratar. Todos os pacientes gravemente enfermos devem ser considerados em risco, e deve ser iniciada a terapia profilática com bloqueadores H$_2$ ou inibidores da bomba de prótons; o sucralfato é uma opção secundária. Pode ser realizada uma endoscopia para avaliar a fonte gastrintestinal de perda de sangue.

▪ Anemias hemolíticas

As anemias hemolíticas resultam da destruição de hemácias. Podem ser congênitas ou adquiridas e podem variar muito em grau de gravidade.

▶ **Anemia hemolítica congênita.** Os tipos mais comuns de anemias hemolíticas congênitas são causados por defeitos enzimáticos ou defeitos da membrana eritrocitária (Tabela 49.2). A maioria das deficiências eritrocitárias enzimáticas congênitas

Tabela 49.2 Anemias hemolíticas congênitas e intervenções primárias.

Tipo de problema	Intervenção primária
Defeitos enzimáticos	
G6PD	Evitar agentes que desencadeiem a hemólise; hidratação
Deficiência de piruvato quinase	Transfusão; esplenectomia
Defeitos da membrana eritrocitária	
Esferocitose hereditária	Esplenectomia; suplementos de ácido fólico
Eliptocitose hereditária	Geralmente não requer tratamento; suplementos de ácido fólico
Hemoglobinúria paroxística noturna	Corticosteroides, andrógenos, eritropoetina recombinante, terapia com ferro; transfusão conforme necessário; terapia de anticoagulação se houver eventos trombóticos; possível transplante de medula óssea

1010 Parte 11 Sistemas Hematológico e Imune

são deficiências de glicose-6-fosfato desidrogenase (G6PD) e piruvato quinase. Defeitos enzimáticos fazem com que as hemácias se rompam (lise) quando expostas a determinadas condições estressantes, como fármacos, produtos químicos, infecções, cirurgia ou gravidez. As substâncias às quais pessoas com deficiência de G6PD podem ser suscetíveis estão listadas no Quadro 49.1.

▶ **Anemia hemolítica adquirida.** As anemias hemolíticas adquiridas podem ter várias causas (Tabela 49.3). Na anemia hemolítica microangiopática, os eritrócitos são fragmentados por vasculite, doença vascular do colágeno, anormalidades nas valvas cardíacas, malformações arteriovenosas (MAV), púrpura trombocitopênica trombótica (TTP) ou CIVD. Pacientes que experimentam hipotermia ou cardioplegia fria com cirurgia cardíaca podem apresentar hemácias com ciclos de vida encurtados devido a danos na membrana. Pacientes com hemácias recuperadas do "protetor celular" também sofrem danos significativos na membrana e hemólise. O tratamento se concentra na remoção do fator causador, como a substituição da valva cardíaca anormal ou o reparo da derivação em MAV. Se isso não for possível, o paciente pode ser mantido com suplementos de ferro e folato e transfusões periódicas de hemácias.

Agentes infecciosos podem provocar anemia hemolítica indiretamente, causando esplenomegalia, ou diretamente invadindo o eritrócito e destruindo sua membrana. A malária é um exemplo do último tipo. Os pacientes são tratados com suporte de transfusão e agentes anti-infecciosos para resolver a causa subjacente.

Eritrócitos com formas anormais são frequentemente observados em pacientes com doença hepática. Esses pacientes também podem ter esplenomegalia congestiva, o que causa o sequestro e a destruição das hemácias. Na hemólise grave, podem ser necessárias esplenectomia e transfusões de suporte de hemácias.

Alguns pacientes podem experimentar anemias hemolíticas autoimunes. Anemia hemolítica autoimune quente é o mais comum desses tipos. Aproximadamente metade de todos os casos é idiopática; fatores causais conhecidos incluem doenças do colágeno, distúrbios linfoproliferativos e reações a substâncias (ver Quadro 49.1). A terapia primária é o uso de glicocorticoides orais para suprimir o sistema imunológico. Tratamentos adicionais para pacientes que não respondem aos glicocorticoides podem incluir esplenectomia, agentes imunossupressores e imunoglobulina intravenosa (IVIG).

A anemia hemolítica autoimune reagente ao frio é um distúrbio no qual a exposição ao frio desencadeia a fixação de anticorpos de imunoglobulina M fixadores de complemento, que se ligam aos eritrócitos em pessoas suscetíveis, causando aglutinação e hemólise. Muitas vezes, esses pacientes têm um distúrbio linfoproliferativo subjacente; outros podem ter infecção por *Mycoplasma pneumoniae*, mononucleose infecciosa ou hepatite. Se esses pacientes necessitarem de transfusão sanguínea, recomenda-se o uso de um aquecedor de sangue e medidas para manter o paciente aquecido. Esteroides e esplenectomia são ineficazes; a intervenção se concentra em evitar a exposição ao frio.

Quadro 49.1 Substâncias que podem causar anemia hemolítica em indivíduos suscetíveis.

Anemia hemolítica congênita*

- Norfloxacino
- Azul de metileno
- Cloranfenicol
- Nitrofurantoína
- Medicamentos à base de sulfa
- Naftalina
- Favas (variante do Mediterrâneo da deficiência de G6PD)

Anemia hemolítica adquirida

- Picadas de vespa e abelha
- Picadas de aranha e cobra
- Cobre e chumbo
- Medicamentos antineoplásicos, incluindo mitomicina e cisplatina
- Medicamentos antimaláricos, primaquina e quinino
- Quinidina
- Metildopa
- Procainamida
- AINE
- Penicilinas
- Cefalosporinas

*Deficiência de G6PD.

■ **Anemias por deficiência**

As anemias por deficiência incluem anemia por deficiência de ferro, anemia megaloblástica, anemia por doença crônica e anemia aplásica. A Tabela 49.4 lista as intervenções comuns para essas anemias.

▶ **Anemia por deficiência de ferro.** A deficiência de ferro é a causa mais comum de anemia em adultos. Geralmente é causada por perda crônica de sangue, mas pode ser devido à

Tabela 49.3 Anemia hemolítica adquirida e potenciais intervenções.

Anemia hemolítica adquirida	Intervenções
Microangiopática	Remoção de fator causativo; suplementos de ferro e folato; transfusão
Agentes infecciosos	Tratamento da infecção subjacente; transfusão
Doença hepática	Esplenectomia; transfusão
Autoimune	
Anticorpo quente	Glucocorticoides; esplenectomia; agentes imunossupressores; transfusão
Reativo a frio	Evitar a exposição ao frio; transfusão; troca de plasma
Induzida por substâncias	Descontinuação da substância; transfusão

Tabela 49.4 Anemias comuns por deficiência e intervenções primárias.

Tipo de anemia	Intervenções primárias
Anemia ferropriva	Suplementos de ferro; correção do estressor subjacente
Anemia megaloblástica	Reposição de vitamina B_{12}; suplemento de ácido fólico
Anemia por doença crônica	Transfusão; eritropoetina recombinante; correção do distúrbio subjacente
Anemia aplásica	Transfusão; imunossupressão; transplante de medula óssea

ingestão ou absorção inadequada de ferro. É imperativo na perda de sangue crônica procurar a causa subjacente e corrigi-la.

▶ **Anemias megalobásticas.** Anemias megaloblásticas são um grupo de anemias, a maioria causada por deficiência de vitamina B_{12} (cobalamina), folato ou ambos. O tratamento implica corrigir a deficiência.

A vitamina B_{12} é pouco absorvida pelo intestino; portanto, é necessária a injeção intramuscular ou subcutânea. A maioria dos pacientes requer injeções de manutenção mensais pelo resto de suas vidas. As reservas orgânicas de folato podem ser restauradas com um suplemento oral de folato, administrado diariamente durante aproximadamente 4 semanas. Uma vez que a deficiência seja corrigida, a terapia de manutenção raramente é necessária, a menos que estejam presentes fatores subjacentes, como o alcoolismo crônico.

▶ **Anemia por doença crônica.** Finalmente, observa-se anemia com vários distúrbios crônicos, como insuficiência renal, infecções, cânceres e doenças do tecido conjuntivo, incluindo artrite reumatoide. Anemia por insuficiência renal crônica geralmente ocorre quando a depuração da creatinina é menor que 45 mℓ/min, e continua a piorar com o aumento da insuficiência renal. Vários mecanismos causam anemia por doença crônica, incluindo a supressão da produção de eritrócitos, diminuição do tempo de sobrevida de hemácias e baixos níveis séricos de eritropoetina. Os aspectos da anemia em pacientes idosos são apresentados no Quadro 49.2. O tratamento envolve a correção da causa subjacente, se possível. A transfusão pode ser de benefício temporário, embora a sobrevivência das hemácias transfundidas seja reduzida. Os agentes estimuladores da eritropoese (AEE) podem ser o tratamento de escolha para muitas pessoas. Tipicamente, os AEE são administrados por via intravenosa ou subcutânea, 1 a 3 vezes/semana, com ajustes baseados na resposta do paciente.

▶ **Anemia aplásica.** Na anemia aplásica, ocorre deficiência de hemácias, leucócitos e plaquetas; em outras palavras, a anemia aplásica é uma condição de pancitopenia. Em muitos casos, a causa da anemia aplásica é desconhecida. Os possíveis fatores incluem fármacos, produtos químicos, vírus, assim como distúrbios imunológicos e congênitos (Quadro 49.3). Acredita-se que em alguns pacientes a anemia aplásica seja o resultado da substituição de células normais por clones de células que

---

Quadro 49.2 — Considerações para o paciente idoso.

Anemia

A anemia é comum em idosos e sua prevalência aumenta com a idade. Como acontece com outros tipos de células, a capacidade do organismo de reposição de hemácias diminui com o envelhecimento, geralmente com um declínio maior observado em homens do que mulheres. Embora a maioria dos idosos consiga manter os níveis de hemoglobina e hematócrito dentro da faixa de normalidade, eles são incapazes de substituir prontamente suas hemácias em situações como sangramentos.

Nos idosos, a anemia geralmente é resultado de sangramento, infecção, câncer ou doença crônica. Deficiências combinadas são comuns em idosos. A anemia não diagnosticada e não tratada está associada à diminuição das habilidades funcionais e de autocuidado e à depressão. Também pode causar distúrbios neurológicos e cognitivos, complicações cardiovasculares e aumento do risco de mortalidade. O ferro administrado por via oral é pouco usado em pacientes idosos.

Quadro 49.3 — Fatores que causam anemia aplásica.

Congênita (20% dos casos)

- Anemia de Fanconi
- Anemia aplásica familiar

Adquirida (80% dos casos)

- Idiopática
- Radiação
- Fármacos: cloranfenicol, carbamazepina, sulfonamidas, cimetidina, sais de ouro, acetazolamida
- Produtos químicos: benzeno e derivados de benzeno, inseticidas, solventes de limpeza
- Infecções: hepatite não A, não B, vírus Epstein-Barr, HIV, micobactérias
- Imunológico: doença do enxerto contra o hospedeiro, lúpus eritematoso sistêmico
- Gravidez

---

são incapazes de hematopoese normal. As características clínicas da anemia aplásica estão relacionadas à pancitopenia subjacente e incluem anemia, infecções e sangramento.

Casos graves de anemia aplásica devem ser tratados com suporte de transfusão, agentes imunossupressores e transplante de medula óssea. Fármacos que estimulam a função da medula óssea não são benéficos nessa condição. O transplante de medula óssea deve ser considerado para pacientes com idade inferior a 60 anos. Esses pacientes devem ser considerados para transplante imediato e não devem receber transfusões ou terapia medicamentosa antes do transplante, se possível. A terapia imunossupressora pode ser benéfica para pacientes idosos ou sem um doador compatível para transplante de medula óssea.

■ **Avaliação**

A história de saúde do paciente com anemia deve incluir uma avaliação da perda de sangue, bem como um histórico completo da dieta. Os sintomas genéricos da anemia incluem fraqueza, humor deprimido, função cognitiva prejudicada e fácil fatigabilidade. Sinais e sintomas indicativos de diminuição da perfusão secundária à anemia são taquicardia, dor torácica, dispneia e tontura. As consequências clínicas da anemia são comprometimento da oxigenação tecidual, prejuízo de funções orgânicas, redução da suscetibilidade ao sangramento trombocitopênico, aumento do risco de mortalidade pós-operatória, aumento da probabilidade de transfusão e diminuição da sobrevida.[1] Anemia em pacientes gravemente enfermos tem apresentação clínica semelhante à anemia por doença crônica, sendo que ambas resultam em menor produção de hemácias.

Os achados da anemia no exame físico incluem palidez, taquicardia, hipotensão e sinais de insuficiência cardíaca de alto débito. Pacientes com anemia hemolítica podem apresentar esplenomegalia, icterícia e urina escura devido à excreção de bilirrubina. É necessário rever os registros de ingesta e débito para o equilíbrio hídrico, porque a hemodiluição é comum, particularmente no paciente pós-operatório, devido à hidratação intravenosa agressiva. Todos os pacientes devem fazer um exame de guáiaco nas fezes para procurar por perda oculta de sangue gastrintestinal.

Tipicamente, os pacientes gravemente enfermos apresentam baixo nível sérico de ferro e baixa capacidade total de ligação ao ferro com ferritina sérica elevada. Enquanto os níveis séricos de eritropoetina se apresentam levemente

1012 Parte 11 Sistemas Hematológico e Imune

elevados, a concentração é inadequadamente baixa para a gravidade da anemia. A resposta inflamatória dificulta a interpretação dos exames de ferro na doença crítica. Testes adicionais de avaliação laboratorial da anemia são discutidos no Capítulo 46.

■ Tratamento

O tratamento da anemia deve começar pela identificação da causa subjacente. Suplementação de ferro pode ser indicada, se houver evidência clara de deficiência de ferro. Sulfato de ferro, 325 mg por via oral 2 a 3 vezes/dia, pode ser indicado. O ferro parenteral pode ser administrado quando o paciente for incapaz de tomar medicações orais, ou no caso de má absorção ou insuficiência renal grave. A injeção intramuscular de ferro pode ser dolorosa e manchar a pele do paciente. Em vez disso, recomenda-se a injeção intravenosa. É necessária uma observação cuidadosa do paciente, porque podem ocorrer reações anafiláticas graves com a ferro dextrana (Quadro 49.4). A sacarose de ferro parenteral também tem potencial para reações anafiláticas, mas não carrega o mesmo aviso de tarja preta.

▶ **Transfusão de sangue.** Pacientes gravemente enfermos diferem em idade, diagnóstico, comorbidades e gravidade da doença. A relação entre risco e benefício da transfusão de sangue no paciente crítico é influenciada por esses fatores e pela tolerância do paciente à anemia. No passado, os fatores desencadeantes da transfusão de hemoglobina variavam entre 7 e 10 g/dℓ, mais frequentemente entre 8 e 9 g/dℓ. No entanto, essa prática mudou devido a vários fatores associados a desfechos clínicos desfavoráveis que ocorrem em pacientes que recebem transfusões de sangue.[1]

Considerações terapêuticas. Atualmente, acredita-se que a transfusão de concentrado de hemácias deva ser reservada para o manejo do sangramento ativo grave e para o paciente que apresente sintomas graves de anemia. Em outras palavras, a prática deve ser a de transfundir quando os riscos de diminuição da capacidade de transporte de oxigênio superarem os riscos da transfusão, em vez de depender de um desencadeador específico de hemoglobina ou hematócrito. O American College of Physicians desenvolveu diretrizes clínicas para o tratamento da anemia em pacientes com doenças cardíacas, incluindo decisões sobre transfusão em populações específicas de cuidados intensivos; consulte: http://annals.org/article.aspx?articleid=1784292.

Os mecanismos compensatórios normais em resposta à diminuição da oferta de oxigênio na anemia (aumento da frequência cardíaca, aumento do débito e do índice cardíaco,

diminuição da resistência vascular sistêmica) podem não funcionar de maneira eficiente ou nem funcionar em pacientes gravemente enfermos. Esse déficit nos mecanismos compensatórios é particularmente relevante em pacientes com doença cardíaca e naqueles com alto risco de infarto do miocárdio. Por exemplo, um paciente com estenose coronariana pode não ter a resposta normal de vasodilatação como um mecanismo compensatório para a anemia. Da mesma forma, o débito cardíaco aumentado pode não ser possível em pacientes com cardiomiopatia ou edema pulmonar. Em pacientes com sepse, há um movimento geral em direção ao uso menos frequente de transfusões de hemácias, com diretrizes recomendando transfusões apenas para um nível de hemoglobina menor que 7 g/dℓ em adultos.[2,3]

Complicações. As complicações da transfusão sanguínea podem ser não infecciosas, infecciosas ou imunológicas. Infelizmente, as reações hemolíticas fatais evitáveis resultam da transfusão de sangue incompatível com a tipagem ABO. Sinais e sintomas de reações transfusionais agudas estão listados no Quadro 49.5.

Em pacientes críticos, a lesão pulmonar aguda relacionada à transfusão (TRALI) e a sobrecarga circulatória associada à transfusão (TACO) são complicações relevantes. Tanto TRALI como TACO se assemelham à síndrome do desconforto respiratório agudo (SDRA) com dispneia, hipoxia, taquicardia e edema pulmonar não cardiogênico; no entanto, com TACO, também existem evidências de sobrecarga de volume. Comorbidades clínicas que aumentam o risco de TACO incluem insuficiência cardíaca e insuficiência renal.

A triagem viral de hemoderivados e a seleção cuidadosa de doadores certamente diminuíram o risco de transmissão transfusional, como o vírus da imunodeficiência humana (HIV) e hepatite C. No entanto, ainda existe um risco de pessoas que doam durante o período infeccioso antes que ocorra a soroconversão. Além disso, os métodos de triagem de sangue não excluem agentes infecciosos, como o vírus da hepatite A, o parvovírus humano B19, o citomegalovírus (CMV), a malária e as bactérias causadoras de doenças.

A exposição aos leucócitos do doador em transfusões pode desencadear uma resposta do sistema imunológico. Resultados adversos potenciais incluem exacerbação de infecções, recidiva precoce de câncer, cicatrização de feridas prejudicada e outras complicações pós-cirúrgicas e aumento da probabilidade de mortalidade.

Para evitar algumas dessas complicações, pode-se considerar a transfusão sanguínea com leucorredução para pacientes criticamente enfermos. Leucorredução é o processo de remoção de glóbulos brancos do hemoderivado por filtração. O sangue com leucorredução apresenta menor probabilidade de provocar o desenvolvimento de anticorpos contra tipos específicos de sangue e menor probabilidade de causar reações transfusionais febris. Além disso, o sangue com leucorredução diminui significativamente a chance de transmissão do CMV.

Quadro 49.4 **Segurança do paciente.**

Administração parenteral de ferro dextrana

- Reações anafiláticas, incluindo fatalidades, seguiram a administração parenteral de injeção de ferro dextrana
- Ter prontamente disponíveis equipamentos de reanimação e pessoal treinado em detecção e tratamento de reações anafiláticas
- Administrar uma dose teste antes da primeira dose terapêutica. Reações fatais seguiram a dose de teste e em situações em que a dose de teste foi tolerada

De U.S. Food and Drug Administration, U.S. Department of Health & Human Services: Dexferrum (Iron dextran injection) – Labeling Change. 2013. Acesso em 5 de janeiro de 2015 de: http://www.fda.gov/Safety/MedWatch/SafetyInformation/SafetyAlertsforHumanMedicalProducts/ucm186899.htm.

Quadro 49.5 **Sinais e sintomas de reações agudas à transfusão.**

- Febre, calafrios/mialgia
- Urticária, erupção cutânea, prurido
- Angioedema (pode ser precedido de formigamento)
- Dispneia, estridor, chiado, hipoxia
- Hipotensão
- Ansiedade grave ou "sensação de desgraça iminente"

▶ **Agentes estimuladores de eritropoese.** A administração de AEE, como epoetina e darbepoetina, em pacientes anêmicos em estado crítico não é recomendada até que os ensaios clínicos possam demonstrar dados de segurança e eficácia. Estas terapias podem aumentar o risco de trombose venosa profunda.

■ Cuidados de enfermagem para o paciente com anemia

As intervenções de enfermagem em todos os tipos de anemia dão suporte a protocolos de tratamento e medidas para identificar a causa subjacente. Outras ações importantes incluem avaliar os efeitos adversos da terapia de reposição, além de sinais e sintomas indicativos de diminuição da perfusão. Se a terapia transfusional for prescrita, a vigilância na identificação do paciente correto e na garantia da compatibilidade ABO é de extrema importância para evitar resultados adversos e potencialmente fatais. A atenção para a taxa de infusão, administração de diuréticos e monitoramento cuidadoso do equilíbrio de fluidos pode reduzir o risco de sobrecarga de volume. Além disso, devem ser instituídas medidas para diminuir as necessidades metabólicas e reduzir a demanda de oxigênio, incluindo a promoção de um ambiente repousante, controle adequado da dor e minimização da agitação. Pode ser necessário administrar oxigênio suplementar para auxiliar na manutenção do suprimento adequado de oxigênio para os tecidos.

Enfermeiras de cuidados críticos estão em uma posição ideal para identificar quando a flebotomia parece excessiva ou desnecessária e questionar a justificativa clínica para o teste. Devem ser instituídas estratégias para reduzir a perda de sangue por flebotomia. Isso inclui eliminar pedidos permanentes de exames laboratoriais, organizar coletas de sangue para eliminar testes duplicados, consolidar múltiplas coleções, usar tubos de coleta menores e usar dispositivos que devolvam o sangue utilizado ao paciente. A frequência da coleta para gasometria de sangue arterial muitas vezes pode ser diminuída por meio de técnicas não invasivas de monitoramento, como a oximetria de pulso e a capnografia.

Doença falciforme

■ Fisiopatologia

A doença falciforme (DF) é uma anemia hemolítica hereditária crônica que ocorre quase exclusivamente em pessoas afrodescendentes; no entanto, uma variedade de outros grupos étnicos pode ser afetada. O gene da célula falciforme resulta em hemoglobina anormal, geralmente hemoglobina S (HbS). Quando os níveis de oxigênio e pH caem, os eritrócitos HbS tornam-se alongados, em forma de foice ou crescente, e rígidos. Essas células falciformes são incapazes de atravessar pequenos vasos sanguíneos, causando inflamação, obstrução dos vasos e diminuição da oferta de oxigênio, que perpetua o ciclo com mais falcização. As células são hemolisadas ou destruídas quando o corpo reconhece sua estrutura anormal.

■ Apresentação clínica

O quadro clínico mais comum na DF é a crise dolorosa vasoclusiva. A crise começa de repente, às vezes como consequência de uma infecção ou mudança de temperatura ou por nenhuma razão identificável. Manifesta-se como dor profunda e intensa nos ossos longos das extremidades. Às vezes, o abdome é afetado por uma dor grave que lembra um abdome agudo. A dor pode ser acompanhada por febre, mal-estar e leucocitose.

A DF também resulta em danos nos órgãos com microinfartos do coração, esqueleto, baço e sistema nervoso central (SNC). Infartos esplênicos repetidos resultam em insuficiência esplênica, predispondo o paciente a uma infecção avassaladora, especialmente sepse por organismos gram-negativos. Outras manifestações da DF que podem ser observadas no paciente sob terapia intensiva são acidente vascular cerebral (AVC), aumento da câmara cardíaca, hipertensão pulmonar, insuficiência renal e úlceras crônicas nas pernas.

A síndrome do tórax agudo é causada por infarto pulmonar resultante de embolia gordurosa; infecções bacterianas provavelmente também contribuem para o seu desenvolvimento. Os sintomas incluem dor no peito, febre, taquipneia, leucocitose e infiltrados pulmonares. A síndrome do tórax agudo é uma emergência médica e, se não tratada adequadamente, podem se desenvolver complicações como a SDRA.

■ Tratamento

O tratamento da crise falciforme inclui hidratação agressiva com fluidos intravenosos para diminuir a viscosidade do sangue e manter a perfusão renal. O paciente deve ser avaliado quanto à infecção e, se houver suspeita, deve ser instituído o tratamento imediato com antibióticos de largo espectro, até que o organismo causador seja identificado e a terapia possa ser adaptada às necessidades do paciente. A administração de oxigênio pode ser necessária para manter a perfusão tecidual adequada. Geralmente não são necessárias transfusões de hemácias. Pacientes com anemia falciforme devem receber suplementação com ácido fólico e podem tomar hidroxiureia, que ajuda a prevenir a falcização.

A dor sentida pelos pacientes na crise falciforme é intensa. Geralmente, os pacientes precisam de dosagem de 24 h com um forte narcótico. Os narcóticos de liberação prolongada e a analgesia controlada pelo paciente são dois métodos para administrar doses constantes de analgésicos. Além de um opiáceo, podem ser administrados medicamentos anti-inflamatórios não esteroides (AINE), se não forem contraindicados. Pacientes com crise falciforme podem não apresentar sinais evidentes de dor; isso é típico para pacientes que experimentam dor crônica. O relato de dor do paciente deve ser usado na avaliação, assim como indicadores clínicos.

Os cuidados de enfermagem do paciente com crise falciforme incluem monitoramento cuidadoso da resposta a intervenções para promover a perfusão tecidual, tratamento da infecção e manejo efetivo da dor. Uma abordagem interprofissional pode incluir informações de especialistas em manejo da dor, assistentes sociais, psiquiatras, fisioterapeutas e terapeutas ocupacionais, além de especialistas em doenças infecciosas.

Distúrbios leucocitários

Leucopenia

Leucopenia se refere a um número anormalmente baixo de leucócitos. O tipo mais comum de deficiência de leucócitos é a neutropenia, definida como uma contagem de neutrófilos inferior a 1.500 células/mm^3. A neutropenia grave, em que a contagem de neutrófilos é menor que 200 células/mm^3, é denominada agranulocitose. A neutropenia pode ser observada como resultado de uma grande variedade de condições (Tabela 49.5). A leucopenia é mais comumente relacionada ao uso de medicamentos.

1044 Parte 11 Sistemas Hematológico e Imune

Tabela 49.5 Causas de neutropenia.

Causa	Mecanismo
Remoção acelerada (p. ex., inflamação e infecção)	A remoção de neutrófilos da circulação excede a produção
Granulocitopenia induzida por fármacos • Citotóxicos usados na terapia do câncer	Função da medula óssea deprimida com diminuição da produção de todas as células sanguíneas
• Fenotiazinas, propiltiouracila e outros	Efeito tóxico nos precursores da medula óssea
• Aminopirina, certas sulfonamidas, fenilbutazona e outros	Destruição imunomediada
Neutropenia periódica ou cíclica (ocorre durante a infância e mais tarde)	Desconhecido
Neoplasias envolvendo medula óssea (p. ex., leucemias e linfomas)	Crescimento excessivo de células neoplásicas, que expulsam precursores granulopoéticos
Neutropenia idiopática que ocorre na ausência de outra doença ou fator de influência	Reação autoimune
Síndrome de Felty	Destruição intraesplênica de neutrófilos

De Porth CM: Essentials of Pathophysiology, 2nd ed. Philadelphia, PA: Lippincott Williams & Wilkins, 2007, p 183.

▪ Apresentação clínica

Como o neutrófilo é essencial para a defesa contra infecções bacterianas e fúngicas, pacientes com neutropenia ficam suscetíveis a infecções avassaladoras e sepse com risco à vida. O risco de infecção está relacionado com a gravidade da neutropenia. As infecções não tratadas podem se tornar rapidamente fatais, particularmente se a contagem de neutrófilos for menor que $250/mm^3$. Nos casos graves de neutropenia podem estar ausentes os sinais habituais da resposta inflamatória à infecção.

Os neutrófilos representam a primeira linha de defesa contra organismos que habitam a pele e o sistema digestório. Assim, infecções cutâneas e lesões ulcerativas da boca são infecções comuns no paciente neutropênico. O local mais frequente de infecção grave é o trato respiratório, resultado de bactérias ou fungos que frequentemente colonizam as vias respiratórias.

▪ Avaliação

A história de saúde deve incluir a presença de infecção viral ou doença autoimune. Deve ser obtido um histórico completo de medicação, incluindo preparações sem receita médica. Pacientes com neutropenia podem apresentar úlceras na boca, febre, calafrios e infecção sistêmica. O exame físico pode revelar esplenomegalia.

A presença de hemácias ou leucócitos anormais sugere um processo primário de medula óssea. Os estudos laboratoriais devem incluir sorologia viral para hepatite e HIV, bem como anticorpo antinuclear (ANA). Podem ser necessárias aspiração e biopsia da medula óssea, se a neutropenia for grave ou se a causa não for aparente.

▪ Tratamento

A neutropenia deve ser tratada por remoção ou controle da causa subjacente, se conhecida. Se o paciente estiver febril, devem ser obtidas culturas apropriadas e radiografia de tórax, seguidas de antibioticoterapia intravenosa de largo espectro, para evitar progressão para choque séptico e morte. Sinais e sintomas de infecção sem febre também devem levar à administração de antibióticos em pacientes com neutropenia. Se a evidência de infecção persistir apesar da antibioticoterapia adequada, agentes antifúngicos podem ser adicionados para fornecer cobertura para possíveis infecções por *Candida* ou *Aspergillus*.

Se a neutropenia for grave, o tratamento pode incluir um fator de crescimento hematopoético (filgrastim, pegfilgrastim ou sargramostim), que estimula a produção de novos neutrófilos pela medula óssea e aumenta a atividade dos neutrófilos já em circulação. Além disso, pacientes com neutropenia grave ou com infecções recorrentes ou graves podem se beneficiar com o uso de esteroides. A administração de IGIV (imunoglobulina intravenosa) pode melhorar a contagem de neutrófilos. Transfusões devem ser usadas com cautela em pacientes que podem necessitar de transplante de medula óssea.

Distúrbios neoplásicos

Os distúrbios neoplásicos são caracterizados pelo crescimento novo e anormal de células que podem ser benignas ou malignas. As características clínicas dos distúrbios neoplásicos são determinadas em grande parte pelo seu local de origem. Os distúrbios linfoproliferativos (distúrbios nos quais o tecido linfoide aumenta por reprodução) podem se originar na medula óssea ou nos linfonodos e no timo. Leucemias e mieloma múltiplo são distúrbios linfoproliferativos da medula óssea; os linfomas são distúrbios linfoproliferativos dos nódulos linfáticos. Como as células do sangue circulam pelo corpo, essas neoplasias são disseminadas sistemicamente desde o início.

▪ Linfoma

▶ **Linfoma de Hodgkin.** O linfoma de Hodgkin é um câncer do sistema linfático, que começa como malignidade em um único linfonodo e, em seguida, se espalha para os linfonodos circundantes. O diagnóstico da doença de Hodgkin é confirmado pela presença de células anormais de Reed-Sternberg no tecido biopsiado.

▶ **Linfoma não Hodgkin.** Linfoma não Hodgkin (LNH) é um grupo diverso de malignidades que se originam nas células linfoides. O LNH pode ocorrer como massa discreta, como em um único linfonodo, ou como uma doença generalizada que afeta múltiplos sistemas orgânicos, incluindo a medula óssea.

▶ **Apresentação clínica.** Os sintomas dos dois tipos de linfoma estão relacionados com a área do corpo afetada pelas células linfoides anormais. Os sintomas constitucionais incluem febre, fadiga e perda de peso. Nos estágios avançados, os pacientes podem desenvolver doença torácica extensa e apresentar dispneia cada vez mais grave. A doença torácica volumosa pode causar síndrome da veia cava superior. A doença abdominal pode causar obstrução do intestino ou dos ureteres. O envolvimento da medula óssea pode levar à diminuição da produção de hemácias, leucócitos e plaquetas. O envolvimento extenso do sistema linfático pode levar ao comprometimento da função imunológica e infecções frequentes e graves. O linfoma do SNC pode causar dores de cabeça, distúrbios visuais, disfunção motora e aumento da pressão intracraniana.

▶ **Tratamento.** O diagnóstico, o estadiamento e o tratamento dos linfomas em geral são realizados inteiramente no nível ambulatorial. No entanto, a enfermeira de cuidados intensivos pode encontrar o paciente com linfoma quando surgem complicações da doença ou de seu tratamento. As complicações oncológicas e seu manejo são discutidos em detalhes nos Capítulos 47 e 48.

■ Leucemia

Leucemias são malignidades hematológicas que afetam a medula óssea e os tecidos linfáticos. Elas são caracterizadas pela proliferação de células-tronco hematopoéticas, resultando no acúmulo de células anormais (leucêmicas) na medula óssea e na diminuição da produção de células sanguíneas normais. Essas células leucêmicas anormais circulam na corrente sanguínea e se infiltram em vários órgãos do corpo. As leucemias são comumente classificadas de acordo com seu tipo celular predominante (linfoblástica ou mieloide) e se a condição é aguda ou crônica. As leucemias crônicas não são discutidas neste capítulo.

▶ **Leucemia linfoblástica aguda.** A leucemia linfoblástica aguda (LLA) é um distúrbio no qual um clone de linfócitos imaturos prolifera e substitui as células normais da medula óssea. Os clones leucêmicos proliferam e se infiltram em outros tecidos normais, como fígado, baço e linfonodos. Anemia, trombocitopenia e granulocitopenia são comuns. O baço, o fígado, o timo e os gânglios linfáticos são geralmente aumentados.

▶ **Leucemia mieloide aguda.** Distúrbio maligno de células-tronco hematopoéticas, a leucemia mieloide aguda (LMA) causa uma produção anormal das linhagens celulares mieloides (eritrócitos, neutrófilos, megacariócitos e macrófagos). Os clones malignos proliferam, mas não se diferenciam em células funcionais maduras. O sangue, a medula óssea ou ambos contêm mais de 30% de blastos imaturos. A proliferação de células imaturas e a infiltração da medula óssea resultam em anemia, neutropenia e trombocitopenia. Os sintomas do paciente estão relacionados a essas condições. A esplenomegalia está presente em aproximadamente um terço dos pacientes. Os pacientes podem necessitar de intervenções imediatas no momento do diagnóstico para infecções ou anemia, ou para alcançar a hemostasia.

▶ **Apresentação clínica.** Embora a LLA e a LMA sejam distúrbios distintos, tipicamente, ambas apresentam características clínicas semelhantes. Essas manifestações e sua base patológica estão resumidas na Tabela 49.6.

Pacientes com contagem de leucócitos acima de 100.000 células/mm³ têm risco de leucostase, uma condição na qual o alto número de blastos aumenta a viscosidade do sangue, desenvolve êmbolos leucoblásticos e agregação nos capilares. As manifestações incluem dor de cabeça, confusão mental, infartos do SNC, insuficiência respiratória aguda e infiltrados pulmonares.

Tabela 49.6 Manifestações clínicas da leucemia aguda e sua base patológica.

Manifestações clínicas*	Base patológica
Depressão da medula óssea	
Mal-estar, fácil fatigabilidade	Anemia
Febre	Infecção ou aumento do metabolismo por células neoplásicas
Sangramento (petéquias, equimoses, sangramento gengival, epistaxe)	Redução nos trombócitos
Dor óssea e sensibilidade à palpação	Infiltração óssea subperiosteal, expansão da medula óssea e reabsorção óssea
Dor de cabeça, náuseas, vômito, papiledema, paralisia do nervo craniano, convulsões, coma	Infiltração leucêmica do SNC
Desconforto abdominal	Linfadenopatia generalizada, hepatomegalia, esplenomegalia por infiltração de células leucêmicas
Maior vulnerabilidade a infecções	Imaturidade dos leucócitos e função imunológica ineficaz
Anormalidades hematológicas: anemia, trombocitopenia	Invasão física e metabólica de células de leucemia em precursores de hemácias e trombócitos
Hiperuricemia e outros distúrbios metabólicos	Proliferação e metabolismo anormal de células leucêmicas

*As manifestações variam conforme o tipo de leucemia.
De Porth CM: Essentials of Pathophysiology, 2nd ed. Philadelphia, PA: Lippincott Williams & Wilkins, 2007, p 189.

▶ **Tratamento.** A leucostase requer tratamento imediato para reduzir rapidamente a contagem de blastos. O tratamento envolve leucaférese emergencial (remoção de leucócitos da circulação) juntamente com administração de hidroxiureia. A quimioterapia deve ser iniciada para impedir a produção de células leucêmicas na medula óssea.

Uma discussão abrangente sobre diagnóstico e tratamento da leucemia está além do escopo deste texto. Como no paciente com linfoma, o paciente com leucemia normalmente será encaminhado para a unidade de terapia intensiva como resultado de complicações do distúrbio ou de seu tratamento. Consulte as discussões sobre anemia, granulocitopenia e trombocitopenia neste capítulo, bem como os Capítulos 47 e 48, para cobertura de transplante de medula óssea ou de células-tronco e emergências oncológicas.

Cuidados de enfermagem do paciente com distúrbio leucocitário

Os objetivos dos cuidados de enfermagem para o paciente com um distúrbio leucocitário são avaliação vigilante e prevenção de infecção, administração da terapia, assim como o manejo da doença e das complicações associadas ao tratamento. As intervenções de enfermagem são guiadas pela modalidade de tratamento (p. ex., quimioterapia, radioterapia, transplante de medula óssea).

Atenção meticulosa aos procedimentos de controle de infecção e vigilância cuidadosa das linhas e equipamentos terapêuticos invasivos são os pilares do cuidado. Deve ser dada atenção especial aos cuidados orais diários para garantir que a

1016 Parte 11 Sistemas Hematológico e Imune

superinfecção por *Candida* ou herpes-vírus não tenha se desenvolvido. Enxaguantes bucais antibacterianos diminuem o risco de infecção. Casos de mucosite grave podem exigir a administração de opiáceos para o controle da dor. A avaliação de indicações precoces de infecção (p. ex., febre, calafrios, taquicardia e taquipneia) pode permitir o início rápido e agressivo de terapias farmacológicas para reduzir a morbidade e a mortalidade associadas à infecção em pacientes com distúrbios leucocitários.

A diarreia pode ser um efeito colateral da quimioterapia, neutropenia ou causas secundárias. A infecção por *Clostridium difficile* deve ser considerada e tratada, se presente. Exames retais digitais não devem ser realizados em pacientes neutropênicos.

Distúrbios de hemostasia

A hemostasia é uma cadeia finamente equilibrada de pró-coagulantes (fatores de coagulação do plasma e plaquetas) e anticoagulantes. A hemostasia pode ser prejudicada pela interrupção de diversas interações que ocorrem nas vias de coagulação ou por deficiência ou disfunção nos componentes necessários para a coagulação. Distúrbios da hemostasia incluem estados de hipercoagulabilidade e distúrbios hemorrágicos, seja por defeitos plaquetários (trombocitopenia) ou defeitos de coagulação. Distúrbios da hemostasia são frequentemente observados em pacientes gravemente enfermos.[3]

Distúrbios de plaquetas

Normalmente, cerca de dois terços das plaquetas circulam no sangue e um terço é sequestrado ou armazenado no baço. A vida útil das plaquetas circulantes é de 7 a 10 dias. A trombocitopenia ocorre quando há diminuição da produção ou aumento da destruição de plaquetas ou aumento do sequestro de plaquetas pelo baço. As causas comuns de trombocitopenia estão listadas no Quadro 49.6. As causas mais comuns observadas em pacientes críticos são discutidas aqui.

■ Trombocitopenia induzida por fármacos

A trombocitopenia em pacientes hospitalizados é mais comumente induzida por fármacos. A confirmação desse diagnóstico ocorre quando a trombocitopenia se resolve após a retirada do medicamento causal. Os medicamentos comumente associados à trombocitopenia incluem agentes antineoplásicos, heparina, bloqueadores da histamina$_2$, sulfametoxazol-trimetoprima, rifampicina, vancomicina, amiodarona e ácido valproico.

▸ **Trombocitopenia induzida por heparina.** Depois de agentes antineoplásicos, a heparina é a substância mais comumente associada à trombocitopenia. A trombocitopenia induzida por heparina (TIH) é interessante, no sentido em que, em vez da hemorragia, a trombose pode acompanhar a baixa contagem de plaquetas. A TIH coloca os pacientes em risco de trombose venosa profunda, oclusão arterial, AVC isquêmico, gangrena de membros, infarto do miocárdio e embolia pulmonar.

É importante estar ciente de que heparina não fracionada subcutânea (HNF) ou heparina de baixo peso molecular (HBPM) administrada no tratamento ou profilaxia, através de linhas arteriais ou venosas, por meio de cateteres revestidos de heparina, bem como a heparina intermitente administrada durante a diálise podem levar a TIH. Embora a TIH geralmente ocorra de 4 a 14 dias após o início da terapia com heparina, pode ocorrer mais cedo, em até 10 h após a administração se

---

Quadro 49.6 Causas de trombocitopenia.

Diminuição da produção de plaquetas

Câncer
Mielofibrose
Quimioterapia
Anemia aplásica
Deficiência grave de ferro
Infecção (HIV, hepatite C, TB)
Uso de álcool
Deficiência de folato, vitamina B$_{12}$

Sequestro esplênico de plaquetas

Ampliação esplênica
Infiltração tumoral
Infecção
Congestão esplênica
Hipertensão portal ou doença hepática

Aumento da destruição de plaquetas

Próteses vasculares, circulação extracorpórea
Coagulação intravascular disseminada (CIVD)
Sepse
Vasculite
Púrpura trombocitopênica trombótica (PTT)
Trombocitopenia imune primária
Autoimune (síndrome antifosfolipídio, lúpus eritematoso sistêmico)
Imunodeficiências
Associado a fármacos*
Pós-transfusão

*Uma das causas mais comuns de trombocitopenia.

---

o paciente tiver sido exposto à heparina nos últimos 100 dias. Para pacientes que estejam iniciando a terapia com heparina, seja HNF ou HBPM, a recomendação é obter a contagem basal de plaquetas e depois repetir a contagem dentro de 24 h após o início do tratamento. Diretrizes clínicas também sugerem o monitoramento da contagem plaquetária pelo menos a cada 2 ou 3 dias até 14 dias, ou até que a terapia com heparina seja interrompida (o que ocorrer primeiro).[4]

A marca registrada da TIH é uma diminuição na contagem de plaquetas para menos de 50% dos valores basais ou para menos de 150.000/mm^3, ou a ocorrência de um evento tromboembólico inexplicável. Deve ser feito exame de sangue para anticorpos TIH.

Para pacientes com TIH confirmada ou fortemente suspeita, complicada ou não por trombose, as diretrizes nacionais recomendam interromper a heparina e usar um anticoagulante não heparinizado (p. ex., lepirudina, argatrobana, fondaparinux ou bivalirudina).[4] Mesmo que não haja evidência clínica de trombose venosa profunda, deve ser realizada uma ultrassonografia das veias da perna. A terapia com varfarina não deve ser iniciada até que a contagem de plaquetas tenha se recuperado substancialmente, geralmente para pelo menos 100.000/mm^3. O anticoagulante não heparinizado deve ser continuado até que a contagem de plaquetas atinja um platô estável. As plaquetas geralmente não são transfundidas, a menos que o paciente esteja sangrando ativamente.

■ Púrpura trombocitopênica trombótica

A púrpura trombocitopênica trombótica (PTT) é uma doença aguda com uma taxa de mortalidade de 30 a 40%. Os pacientes com PTT têm níveis ausentes ou diminuídos do fator inibidor de agregação plaquetária, que normalmente está presente no plasma. Como resultado, as plaquetas tornam-se sensibilizadas e se acumulam nos vasos sanguíneos, causando oclusão.

Cinco achados clássicos sugerem PTT. Nem todo paciente exibe todos os cinco achados; no entanto, os dois primeiros devem estar presentes para o diagnóstico ser considerado:

- Trombocitopenia e sangramento pelo aumento no consumo de plaquetas
- Anemia hemolítica microangiopática por ruptura de hemácias que tentam atravessar vasos sanguíneos parcialmente obstruídos
- Febre, possivelmente por hemólise ou infarto vascular do hipotálamo
- Anormalidades neurológicas, incluindo anormalidades neurológicas flutuantes, ataques isquêmicos transitórios, AVC, convulsões e coma devido à interrupção do fluxo sanguíneo para o cérebro
- Disfunção renal causada pela obstrução dos capilares intraglomerulares e infarto do córtex renal.

As características clínicas da PTT são descritas mais adiante na Tabela 49.7. O início do processo patológico pode estar relacionado a danos endoteliais, distúrbios autoimunes, infecções virais e bacterianas, agentes tóxicos e predisposição genética.

■ Púrpura trombocitopênica imune

A púrpura trombocitopênica imune (PTI) é um distúrbio com mediação imunológica de destruição plaquetária. Existem duas formas distintas de PTI. A forma aguda de PTI ocorre tipicamente na infância e pode apresentar resolução espontânea em um intervalo de várias semanas. A destruição autoimune de plaquetas parece ser estimulada após uma doença viral, mesmo infecções leves. A PTI crônica geralmente ocorre em adultos, com maior frequência em mulheres que em homens. A membrana das plaquetas é revestida por um autoanticorpo (geralmente IgG) e as plaquetas sensibilizadas são destruídas no baço e no fígado; portanto, a sobrevivência das plaquetas na circulação é diminuída. Em pelo menos 50% dos pacientes com PTI, nenhum agente causal conhecido pode ser identificado; os outros pacientes podem ter doença autoimune, reumática ou linfoproliferativa subjacente ou infecção pelo HIV. O exame da medula óssea não é necessário, independentemente da idade, em pacientes com PTI típica.[5]

■ Avaliação

A história de saúde, o exame físico e os dados laboratoriais iniciais ajudam a diferenciar os mecanismos de trombocitopenia.

A história de saúde do paciente deve incluir a avaliação dos sintomas relacionados a qualquer um dos fatores de risco ou a distúrbios associados (ver Tabela 49.7). Um paciente ou um histórico familiar de sangramento pode ajudar a diferenciar distúrbios adquiridos e congênitos. É fundamental para a avaliação conhecer o histórico de medicação e de uso de álcool. Fadiga, febre, perda de peso ou suores noturnos podem estar associados a infecção ou câncer. É importante observar a história de transfusão de plaquetas.

O exame físico deve incluir uma inspeção completa da pele para petéquias e contusões. É importante incluir também a orofaringe, bem como verificar as fezes para guáiaco. Hipotensão, taquicardia e febre são sugestivas de sepse. A febre também está frequentemente presente nos casos de PTT. Um baço aumentado sugere o sequestro esplênico de sangue aprisionado por hipertensão portal. Nesse cenário, é provável que os pacientes exibam sinais de doença hepática, incluindo icterícia, ascite e perda de massa muscular nos membros.

O resultado de exames laboratoriais também é significativo. Sinais e sintomas de plaquetas baixas variam dependendo da contagem de plaquetas. Contagens de plaquetas superiores a 100.000/mm³ devem resultar em hemostasia normal. A contagem de plaquetas menor que 50.000/mm³ pode levar a sangramento prolongado após procedimentos, facilidade para contusão e sangramento da mucosa oral ou gastrintestinal. Contagens de plaquetas inferiores a 20.000/mm³ estão associadas a um aumento exponencial do risco de hemorragia. A enfermeira deve avaliar cuidadosamente o paciente quanto a exantema petequial ou sangramento espontâneo, como epistaxe ou sangramento nas gengivas. Contagens de plaquetas inferiores a 10.000/mm³ estão associadas a uma possível hemorragia intracraniana.

O hemograma completo com diferencial é o primeiro passo mais importante na identificação da etiologia da trombocitopenia. É importante verificar se há anemia e leucopenia associadas. Se houver pancitopenia, a insuficiência da medula óssea pode ser a causa do problema; se houver suspeita, pode ser realizada uma biopsia da medula óssea. A presença de esquistócitos no diferencial pode indicar PTT ou CIVD.

É importante descartar a trombocitopenia artefatual causada pelo acúmulo de plaquetas em um tubo de ensaio contendo ácido etilenodiamino tetra-acético (tampa roxa). Um relatório de agregação de plaquetas deve levantar essa suspeita. Se as plaquetas estiverem agrupadas, o contador automático pode medir incorretamente o número de plaquetas, resultando em uma contagem falsamente baixa; neste caso, a amostra deve ser colocada em um tubo com citrato (tampa azul) ou tubo heparinizado (tampa verde).

O tempo de sangramento é um teste da função plaquetária. Quando a contagem de plaquetas cai para menos de 50.000/mm³, o tempo de sangramento é significativamente prolongado e não é um parâmetro útil. O tempo de sangramento é útil quando o paciente apresenta sangramento na mucosa, mas uma contagem normal de plaquetas. A avaliação de tempo de protrombina (PT), tempo de tromboplastina parcial (PTT) e produtos de degradação de fibrina (PDF) pode ajudar a identificar CIVD e distinguir uma anemia hemolítica de uma PTT. Estudos adicionais que podem ser prescritos para auxiliar na determinação da etiologia subjacente incluem rastreamento para HIV, HCV e ANA, bem como testes de função hepática.

Tabela 49.7 Manifestações clínicas da púrpura trombocitopênica trombótica.

Anormalidade	Achados
Trombocitopenia	Epistaxe, sangramento gengival, equimose, púrpura, hematúria
Anemia hemolítica	Esquistócitos, reticulocitose, lactato desidrogenase sérico e bilirrubina elevados, icterícia, palidez, fraqueza
Anormalidades neurológicas	Dor de cabeça, alterações mentais, confusão, problemas visuais, convulsões, coma, afasia, disfasia, parestesias
Disfunção renal	Proteinúria, hematúria microscópica, níveis elevados de nitrogênio ureico e creatinina, insuficiência renal
Febre	Elevação persistente de temperatura durante a fase aguda
Outros	Dor abdominal, mal-estar, náuseas, vômito, fraqueza, dor no peito

1018 Parte 11 Sistemas Hematológico e Imune

■ Tratamento

A etapa inicial no tratamento da trombocitopenia é revisar a lista de medicamentos do paciente, colocando em espera qualquer medicamento que possa ser suspeito de induzir trombocitopenia. Além disso, medicamentos que inibem a função plaquetária devem ser evitados, incluindo ácido acetilsalicílico, antiagregantes plaquetários e AINE. Evitar traumatismos é essencial e pode até impedir a colocação de cateteres venosos centrais e outros procedimentos invasivos. A avaliação de perda contínua de sangue e a avaliação diária dos dados laboratoriais para a adequação da contagem de plaquetas e outros parâmetros de hemostasia são medidas importantes.

Pacientes com trombocitopenia entre leve e moderada sem sangramento não necessitam de tratamento. As transfusões de plaquetas são indicadas quando a contagem é inferior a 20.000 a 30.000/mm³ ou no caso de hemorragias espontâneas. Uma unidade de plaquetas de doador único é equivalente a seis unidades de doadores aleatórios e deve aumentar a contagem de plaquetas em 30.000/mm³. O paciente deve ser monitorado quanto a reações alérgicas, anafilaxia e sobrecarga de volume.

No sequestro ou trombocitopenia mediada por destruição, a resposta à transfusão de plaquetas é tipicamente muito fraca. As plaquetas transfundidas são destruídas muito rapidamente pelo mesmo mecanismo que causa a doença. A transfusão de plaquetas deve ser usada apenas para grandes sangramentos com risco à vida. Nestes pacientes, como as plaquetas podem não durar muito tempo, precisam ser administradas um pouco antes da realização de qualquer procedimento invasivo.

PTT é uma emergência devido à sua taxa de mortalidade extremamente alta. O reconhecimento precoce e o início rápido do tratamento são imperativos para melhorar a sobrevida do paciente. Pacientes com doença aguda requerem troca de plasma, na qual a plasmaférese é usada para remover 2 a 3 ℓ de plasma, com administração da mesma quantidade de plasma fresco como substituto. A plasmaférese deve ser iniciada o mais rápido possível e repetida diariamente até que a contagem de plaquetas seja maior que 150.000/mm³; isso pode levar de 5 a 10 dias ou mais. O resultado na troca de plasma é superior ao da simples infusão de plasma. No entanto, como alguns pacientes respondem a infusões simples de plasma, todos os pacientes devem ser imediatamente infundidos com plasma fresco congelado até que a troca de plasma possa ser feita. Os esteroides são amplamente utilizados em combinação com plasmaférese. A transfusão de plaquetas é contraindicada mesmo em casos graves de trombocitopenia, porque as plaquetas transfundidas podem se agregar, resultando em infarto do miocárdio, AVC, coma ou morte. Pacientes com PTT podem ser "curados", podem sofrer recidiva anos depois ou podem ter um curso crônico recidivante.

A imunossupressão com corticosteroides é a terapia inicial para a PTI. No tratamento com prednisona, geralmente leva alguns dias até que a contagem comece a aumentar. Quando a contagem de plaquetas está criticamente baixa (5.000/mm³ ou menos) ou o paciente apresenta sinais de hemorragia grave, a prednisona em monoterapia pode não ser capaz de aumentar rapidamente o número de plaquetas. Quando é necessário um aumento rápido na contagem de plaquetas, a administração de IGIV, além dos esteroides, é altamente bem-sucedida. Um regime de tratamento típico é IGIV a 1 g/kg/dia e prednisona 1 g/kg/dia. Pacientes com PTI crônica que não respondem a esteroides ou desenvolveram dependência podem necessitar de esplenectomia. Esses pacientes devem receber vacinas pneumocócicas, meningocócicas e *Haemophilus influenzae* tipo B.

Distúrbios de coagulação

Os distúrbios de coagulação podem resultar de deficiência ou do comprometimento de um ou mais dos fatores de coagulação. Esses distúrbios de coagulação podem ser congênitos ou adquiridos. Os distúrbios hemorrágicos congênitos mais comuns são a doença de von Willebrand e a hemofilia A. Esses distúrbios são causados pela deficiência de um fator específico. Podem ocorrer numerosas complicações como resultado desses distúrbios hemorrágicos (Tabela 49.8).

O manejo envolve a correção da deficiência do fator de coagulação e o tratamento de sequelas que ocorrem como resultado de sangramento anormal. Pacientes com hemofilia A leve e deficiência leve do fator de von Willebrand podem responder à administração por via venosa ou *spray* nasal de acetato de desmopressina, um hormônio que estimula temporariamente a liberação do fator VIII, para controlar o sangramento. Casos mais graves de hemofilia A ou sangramento ativo requerem infusão intravenosa de concentrado de fator VIII. Hemorragia mais grave na doença de von Willebrand requer a administração de concentrado de fator VIII que contenha o fator de von Willebrand. O fator de von Willebrand também é encontrado em crioprecipitado, e os fatores VIII e IX são encontrados no plasma fresco congelado.

Coagulação intravascular disseminada

■ Fisiopatologia

CIVD é definida como o desencadeamento inadequado da cascata de coagulação e uma ruptura nos mecanismos normais de *feedback* que permitem a dissolução dos coágulos. Em vez de uma resposta localizada ao dano tecidual ou lesão vascular, ocorre atividade de coagulação sistêmica, resultando em formação difusa de fibrina intravascular e coagulação intravascular generalizada. Eventualmente, os fatores de coagulação se esgotam quando o organismo tenta dissolver os coágulos recém-formados. Devido à rapidez da formação de trombina intravascular, os fatores de coagulação são usados a uma taxa que excede o reabastecimento de fator. Em essência, existe um desequilíbrio entre o sistema natural pró-coagulante e o sistema anticoagulante. O resultado é atividade de trombina não regulada, trombos de microvasculatura, consumo de plaquetas e anemia hemolítica microangiopática.

A ativação dos mecanismos de coagulação também ativa o sistema fibrinolítico. A quebra da fibrina e do fibrinogênio resulta em PDF e D-dímeros; esses produtos interferem na função plaquetária e na formação do coágulo de fibrina. Além disso, a plasmina pode ativar o sistema complemento e o sistema cinina, levando a aumento da permeabilidade vascular, hipotensão e choque. Assim, o paciente tem uma combinação simultânea e

Tabela 49.8 Complicações nos distúrbios de coagulação.

Local do sangramento	Complicação
Abdome	Hipotensão, choque hipovolêmico
Músculo	Síndrome compartimental
Articulação	Hemartrose com destruição do osso e da cartilagem na cápsula articular
Intracraniana	Aumento da pressão intracraniana
Retrofaríngea	Obstrução de vias respiratórias
Gastrintestinal	Anemia, melena
Trato urinário	Coágulos em ureteres (especialmente após a administração do fator)

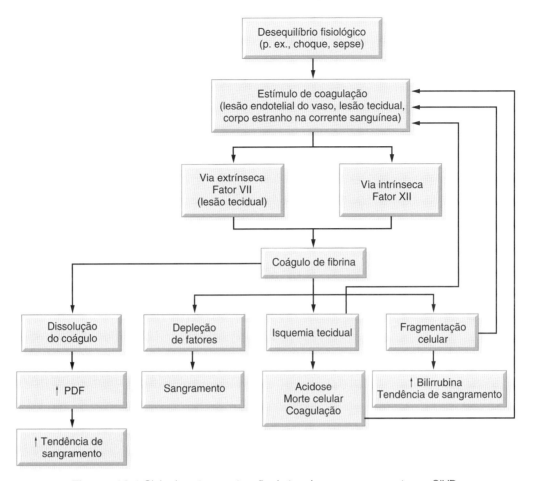

Figura 49.1 Ciclo de autoperpetuação de trombose e sangramento em CIVD.

autoperpetuante de coagulação difusa e hemorragia ocorrendo em resposta ao evento precipitante, bem como o potencial de instabilidade hemodinâmica (Figura 49.1).

■ Etiologia

CIVD é uma complicação secundária a uma condição subjacente que funciona como evento desencadeante para a estimulação inadequada da coagulação. Envolve a ativação de qualquer das vias de coagulação. A via extrínseca (via do fator tecidual) é ativada por dano ao revestimento endotelial dos vasos sanguíneos. Causas comuns incluem cirurgia, queimaduras, insolação, endotoxina bacteriana e tumores malignos. A via intrínseca (via de ativação por contato) é ativada quando o tecido subendotelial é exposto à corrente sanguínea e o fator XII circulante entra em contato com o tecido exposto. A exposição pode ser acompanhada de lesão ou dano vascular por complexos imunes ou endotoxinas bacterianas. O resultado é a formação de coágulos e a ativação da cascata de coagulação. Endotoxinas liberadas por bactérias gram-negativas e a sepse resultante são gatilhos significativos de CIVD, representando aproximadamente 20% dos casos.

Estados de choque ou de baixo fluxo podem resultar em acidose metabólica, isquemia tecidual e necrose, que também pode levar à formação de coágulos. No câncer, uma etiologia comum da CIVD, a condição é causada por tumores que erodem o tecido, com subsequente liberação de tromboplastina ou estimulação do fator XII pela lesão vascular, bem como pela autólise de células tumorais em tumores de rápida proliferação. Em cânceres capazes de autólise (p. ex., leucemia aguda, linfoma de Burkitt, câncer de pulmão de pequenas células), os fragmentos celulares resultantes da lise são percebidos como "corpos estranhos" e estimulam a coagulação. Existem ainda outros tipos de câncer que liberam pró-coagulantes que aumentam a coagulação (p. ex., adenocarcinomas produtores de mucina, câncer de próstata e renal, leucemias promielocíticas e tumores cerebrais).[4] O Quadro 49.7 descreve alguns estados malignos e não malignos de desequilíbrio fisiológico que podem ser fatores precipitantes de CIVD.

■ Apresentação clínica

As consequências clínicas incluem isquemia sistêmica resultante da formação de trombos, assim como grande ou pequena hemorragia pela fibrinólise contínua e pela depleção de fatores de coagulação. Um paciente com CIVD fica vulnerável a uma grande variedade de complicações resultantes de processos patológicos trombóticos ou hemorrágicos. A trombose pode resultar em isquemia ou infarto de qualquer órgão, com perda concomitante da função. Com o esgotamento dos fatores de coagulação e plaquetas, pode ocorrer sangramento nos tecidos subcutâneos, pele e mucosas, ou hemorragia mais grave.

■ Avaliação

Todos os pacientes gravemente enfermos têm risco de desenvolver CIVD, pois muitos apresentam estado de desequilíbrio fisiológico caracterizado por hipovolemia, hipotensão, hipoxia

Quadro 49.7 Estados patológicos selecionados associados com CIVD.

Não malignos

Infecções bacterianas
Infecções virais (HIV, CMV, hepatite)
Queimaduras
Insolação
Lesão cerebral
Lesões por esmagamento e tecido necrótico
Complicações obstétricas (embolia do líquido amniótico, aborto retido, eclâmpsia, feto morto retido, descolamento de placenta)
Hemólise intravascular (reações transfusionais hemolíticas, terapia de reposição maciça de sangue)
Doença hepática aguda
Dispositivos protéticos intravasculares
Estados prolongados de baixo débito cardíaco (insuficiência cardíaca, circulação extracorpórea prolongada, choque hemorrágico, parada cardiorrespiratória)
Vasculite
Distúrbios imunológicos (distúrbios do complexo imune, reação do aloenxerto, transfusão de sangue incompatível)
Cirurgia
Outros (veneno de cobra, malformações vasculares, embolia gordurosa)

Malignos

Leucemia
Tumores sólidos (adenocarcinoma, câncer de pulmão, câncer de mama, câncer hepático, câncer de cólon, câncer de próstata, câncer cerebral)
Terapia de quimiorradiação

---

e acidose, todos com efeitos pró-coagulantes. Além disso, a doença crítica do paciente pode ter sido desencadeada por uma lesão que poderia resultar no desenvolvimento de CIVD. O aumento da conscientização de CIVD como uma complicação potencialmente catastrófica no paciente crítico resultou em reconhecimento e intervenção mais precoces. A enfermeira de cuidados intensivos, munida do conhecimento das normas fisiológicas e que usa uma abordagem sistêmica para avaliação, pode ser a primeira pessoa a identificar os sinais precoces de disfunção da coagulação e seu provável gatilho.

▶ **História e exame físico.** A CIVD pode ter uma apresentação aguda, evidenciada por grave deterioração clínica; ou crônica, evidenciada por valores laboratoriais levemente anormais e sintomas clínicos mínimos e variados. Nos casos crônicos de CIVD, a trombose é o distúrbio prevalente, e o grau de sintomatologia está relacionado à capacidade do fígado e da medula óssea para compensar o distúrbio. Os pacientes afetados podem ter sangramento de baixo grau se os fatores se esgotarem, eventos trombóticos inesperados (incluindo trombos de grandes vasos) ou ambos. CIVD crônica deve ser descartada em pacientes que apresentam várias áreas trombóticas que se desenvolvam simultaneamente, tromboses em série, tromboses venosas superficiais ou tromboses arteriais, especialmente na presença de câncer.

A maioria das enfermeiras de cuidados intensivos trata de pacientes com CIVD aguda. É importante perceber que a avaliação varia conforme o estado da doença evolui. A avaliação clínica deve ser organizada de acordo com o processo patológico básico da CIVD: formação de coágulos resultantes da formação de êmbolos e defeitos de perfusão, ou dissolução de coágulos não verificada, com hemorragia resultante. A enfermeira deve avaliar o paciente quanto a sinais e sintomas de coagulação inapropriada: cianose, gangrena, alterações do estado mental, alteração do nível de consciência, acidente vascular cerebral, embolia pulmonar, isquemia e infarto intestinal e insuficiência ou disfunção renal. A trombose pode envolver artérias e veias. Além disso, a enfermeira deve avaliar o paciente quanto a sinais de sangramento no nariz, gengivas, pulmões, trato gastrintestinal, locais cirúrgicos, locais de injeção e locais de acesso intravascular; hematúria; erupções petequiais; e púrpura fulminante. O sangramento é uma manifestação da doença tardia porque é evidência de depleção de fatores de coagulação.

O cuidado do paciente com possível CIVD requer reavaliação e interpretação constantes dos achados. Por exemplo, o paciente com cefaleia "de tensão" provavelmente tem um defeito trombótico, enquanto uma cefaleia súbita e aguda tem maior probabilidade de ser hemorrágica. A dispneia pode ser o resultado de um distúrbio trombótico (embolia pulmonar) ou de um distúrbio hemorrágico (sangramento nos pulmões). Qualquer uma dessas condições pode apresentar hemoptise e sangue na aspiração. A hipotensão pode ser resultado de infarto do miocárdio (um distúrbio trombótico) ou de tamponamento cardíaco (distúrbio hemorrágico). O intestino isquêmico é caracterizado pela diminuição dos ruídos intestinais e um abdome doloroso com cólicas, com potencial para sangramento gastrintestinal, enquanto o sangramento gastrintestinal se apresenta heme-positivo para fezes melanóticas e ruídos intestinais hiperativos.

▶ **Exames laboratoriais.** A Tabela 49.9 descreve exames comumente utilizados para avaliar CIVD. Esses exames, infelizmente, não são específicos nem sensíveis, e os resultados variam ao longo do curso da doença. Para o paciente médio, a trombocitopenia se desenvolve quando as plaquetas são consumidas durante a coagulação não controlada, seguida pela hipofibrinogenemia. Os níveis normais de fibrinogênio não excluem CIVD, porque é um reagente de fase aguda. Medições

---

Tabela 49.9 Achados laboratoriais na CIVD aguda.

Exame	Valor normal	Valor com CIVD
Coagulação intravascular maciça		
Contagem de plaquetas	150.000 a 400.000/mm³	Diminuída
Nível de fibrinogênio	200 a 400 mg/100 mℓ	Diminuído
Tempo de trombina	7,0 a 12,0 s	Prolongado
Nível de proteína C	4 µg/mℓ	Diminuído
Nível de proteína S	23 µg/mℓ	Diminuído
Depleção secundária de fatores essenciais de coagulação		
PT	11 a 15 s	Prolongado
PTT ativado	30 a 40 s	Prolongado
Índice normalizado internacional	1,0 a 1,2 vez o normal	Prolongado
Fibrinólise excessiva/acelerada		
PDFs	Menos de 10 mg/mℓ	Aumentado
Ensaio de D-dímero	Menos de 50 µg/dℓ	Aumentado
Nível de antitrombina III	89 a 120%	Diminuído
Efeitos clínicos da coagulação microvascular/destruição celular		
Esquistócitos em esfregaço de sangue periférico		Presentes
Nível de bilirrubina	0,1 a 1,2 mg/dℓ	Aumentado
Nitrogênio ureico no sangue	8 a 20 mg/dℓ	Aumentado

seriadas da contagem de plaquetas, PT, TTP e níveis de fibrinogênio ajudam a avaliar a progressão da doença. Esfregaços periféricos podem revelar a presença de esquistócitos, refletindo a fragmentação das hemácias se movendo através de coágulos ou vasos parcialmente ocluídos.

■ Tratamento

O alicerce da terapia para CIVD é a eliminação do agente causador. O culpado por ativar os fatores de coagulação deve ser eliminado, seja por meio de terapia antibiótica ou antifúngica para sepse, terapia antineoplásica, reidratação, aumento da oxigenação ou resolução de estados de baixo fluxo. Infelizmente, algumas causas (como queimaduras, lesões por esmagamento e lesões cerebrais) não podem ser facilmente eliminadas. Os princípios gerais de tratamento incluem a manutenção do estado adequado do volume de fluidos e a triagem, igualmente a eliminação de todos os medicamentos que possam aumentar o sangramento. A atenção também deve estar direcionada para a correção de hipotensão, hipoxia e acidose, todas com efeitos pró-coagulantes (Quadro 49.8).

A terapia com heparina pode ser iniciada para minimizar a coagulação posterior. No entanto, o risco de aumento do sangramento é sempre uma grande preocupação. Nos casos agudos de CIVD, poucos estudos clínicos demonstram que a heparina é eficaz em retardar a cascata da coagulação.

A terapia de reposição de fatores de coagulação deve ser o foco do tratamento para hemorragia significativa. O plasma fresco congelado contém componentes dos sistemas de coagulação e fibrinolítico e pode ser administrado para normalizar o índice internacional normalizado; a dose recomendada é de 10 a 20 mℓ/kg. As transfusões de plaquetas costumam ser usadas apenas para pacientes com sangramento ativo ou contagem de plaquetas menor que 20.000/mm³. O crioprecipitado pode ser usado para pacientes com níveis plasmáticos de fibrinogênio abaixo de 100 mg/dℓ. Uma única unidade fornece 200 mg de fibrinogênio, além de fator VIII, fator XII e fator de von Willebrand. A dose habitual para adultos é de 5 a 10 unidades, com cada unidade elevando o nível de fibrinogênio em 5 a 10 mg/dℓ. A depleção de antitrombina III (necessária para equilibrar a produção de coágulos) pode ser reposta. Transfusões de hemácias podem ser administradas para aumentar a hemoglobina e a capacidade de transporte de oxigênio.

Quadro 49.8 Diretrizes interdependentes do cuidado para o paciente com CIVD.

Resultados	Intervenções
Troca de gases prejudicada	
A gasometria arterial está dentro dos limites normais	• Monitorar a oximetria de pulso e/ou a gasometria arterial
	• Manter a entrega de oxigênio, por ventilação não invasiva ou mecânica
Os sons da respiração estão claros bilateralmente	• Aspirar orofaringe e traqueia com cuidado, quando necessário (ver Capítulo 25, Quadro 25.7)
	• Virar o paciente, incentivar a tosse, respiração profunda e usar o espirômetro de incentivo a cada 2 h
Perfusão tissular diminuída	
Paciente alcançará/manterá a perfusão tecidual	• Monitorar a perfusão tecidual: cor, temperatura, pulsos, nível de consciência, débito urinário e Sa_{O_2}/Pa_{O_2}
	• Monitorar os sinais vitais a cada 1 a 4 h, com base na condição clínica
	• Monitorar o débito cardíaco, a resistência vascular sistêmica e a pressão da artéria pulmonar a cada 4 h, se o cateter de artéria pulmonar estiver no lugar
	• Administrar hemoderivados, agentes inotrópicos positivos, infusões intravenosas (IV), conforme prescrição
Risco de sangramento	
O paciente não apresentará sangramento relacionado a coagulopatias	• Monitorar PT, PTT e hemograma completo diariamente; mais frequentemente se o monitoramento for para alterações agudas ou resposta à terapia
	• Avaliar a cada 2 a 4 h para manifestações trombóticas e hemorrágicas
	• Quantificar o grau de sangramento (faça a contagem de curativos, meça a drenagem corporal; teste fezes, urina e vômitos para heme)
	• Avaliar os sistemas orgânicos quanto a sinais e sintomas: mudança no estado mental com hemorragia cerebral ou evento trombótico; diminuição do Sa_{O_2} e hemoptise com sangramento pulmonar; alterações visuais (diplopia, visão turva, déficit no campo visual) com trombose retiniana/hemorragia; dor nas costas, dor no flanco, dor abdominal consistente com sangramento de órgão visceral
	• Administrar hemoderivados e fatores de coagulação conforme indicado
	• Manter adesão estrita às precauções de sangramento
	• Minimizar procedimentos e tratamentos invasivos
	• Revisar e evitar medicamentos que inibam a coagulação ou promovam trombose
Desequilíbrio eletrolítico	
Paciente está euvolêmico	• Tendência do peso diário
	• Monitorar ingesta e débito; substituição/diurese, conforme necessário
	• Manter o acesso IV e a terapia de reposição de fluidos
Os níveis de minerais e eletrólitos estão dentro dos limites normais	• Monitorar e substituir eletrólitos diariamente e SOS
Risco de sangramento; risco de lesão; mucosa oral prejudicada; risco de trauma vascular	
Não há evidência de sangramento devido a lesão evitável	• Instituir precauções de sangramento (escova de dentes macia, barbeador elétrico, sem temperatura retal)
	• Proporcionar um ambiente físico seguro
	• Aplicar pressão nos locais de punção por 3 a 5 min e, em seguida, usar curativo por pressão

(continua)

1022 Parte 11 Sistemas Hematológico e Imune

Quadro 49.8	Diretrizes interdependentes do cuidado para o paciente com CIVD. *(Continuação)*
Resultados	**Intervenções**
Integridade da pele prejudicada	
A pele permanecerá intacta	• Virar o paciente a cada 2 h e avaliar a pele para áreas de pressão, petéquias e equimoses cada vez que ele for reposicionado • Avaliar locais de injeção e incisões para sangramento • Considerar o alívio de pressão/colchão de redução, evitar forças de cisalhamento • Usar a escala de Braden para avaliar o risco de ruptura da pele
Nutrição desequilibrada	
A ingestão calórica e de nutrientes atende aos requisitos metabólicos por cálculo (p. ex., gasto de energia basal)	• Fornecer alimentação enteral ou alimentação parenteral se o paciente estiver em jejum • Avaliar o sangramento gastrintestinal e relatar • Consultar nutricionista ou serviço de suporte nutricional
Conforto prejudicado	
O paciente ficará o mais confortável possível, evidenciado por sinais vitais estáveis ou cooperação com tratamentos ou procedimentos	• Avaliar objetivamente o conforto ou dor usando uma escala de dor • Correlacionar as classificações de dor com locais de potencial isquemia ou hemorragia • Fornecer analgesia e sedação, conforme indicado pela avaliação • Reavaliar o paciente para resposta à analgesia
Enfrentamento ineficaz	
Paciente demonstra redução da ansiedade	• Fornecer áreas de controle para o paciente e a família o quanto possível (p. ex., desempenho das atividades da vida diária, visitantes) • Fornecer explicações e tranquilizar o paciente antes dos procedimentos • Consultar cuidados paliativos e cuidados espirituais, conforme apropriado • Fornecer descanso e sono adequados • Fornecer ansiolíticos, conforme indicado pela avaliação
Ensino/planejamento de alta	
Pacientes/familiares entendem os procedimentos e testes necessários para o tratamento	• Ensinar o paciente e a família sobre o processo patológico, a necessidade de monitoramento intensivo e as medidas tomadas para corrigir o distúrbio • Orientar o paciente e a família sobre os parâmetros clínicos e a apresentação do paciente necessária para a alta segura da unidade/hospital

A hemorragia localizada deve ser minimizada, quando possível. Com punção venosa ou remoção de acesso vascular de locais compressíveis, a pressão é aplicada por um mínimo de 15 a 30 min ou até o sangramento parar. Os locais devem ser reavaliados frequentemente para novo sangramento, porque o coágulo inicial pode se dissolver se o paciente não tiver os fatores necessários para manter a hemostasia. Hemostáticos tópicos podem ser usados para promover hemostasia superficial.

Desafios relacionados à aplicabilidade clínica

Estudo de caso

A Sra. G é uma mulher hispânica de 45 anos que se apresenta na emergência com queixas de mal-estar, fadiga e dor de cabeça grave. Duas semanas atrás, seu médico de cuidados primários prescreveu antibióticos para o tratamento de uma infecção do trato respiratório superior. Ao fazer o histórico de saúde, ela relata que parece haver sangue na urina e que suas gengivas estão sangrando quando ela escova os dentes. Os achados no exame físico incluem petéquias na parte interna das coxas e nos membros superiores; pele pálida e ictérica; e uma discreta elevação de temperatura. Os exames laboratoriais são solicitados pela enfermeira da emergência. Resultados anormais incluem uma contagem de plaquetas marcadamente baixa de 10.000/mm³, hemoglobina baixa a 9,5 mg/dℓ, bilirrubina total levemente elevada a 2,6 mg/dℓ e LDH elevado de 713 U/ℓ. Os testes de coagulação apresentaram resultados essencialmente normais.

A paciente foi internada na UTI. O pedido de admissão incluía uma consulta hematológica e transfusão de plasma fresco congelado. O hematologista diagnosticou PTT com base na apresentação clínica da paciente, dados laboratoriais e uma revisão do esfregaço de sangue mostrando esquistócitos (hemácias fragmentadas).

A condição clínica da Sra. G. se deteriorou rapidamente. Ela se tornou dispneica e obnubilada, foi intubada e colocada em ventilação mecânica. Foi iniciada a administração de altas doses de corticosteroides e foram programadas trocas plasmáticas diárias. No sétimo dia de internação, seu estado neurológico melhorou, ela foi capaz de ser extubada e sua contagem de plaquetas subiu para 140.000/mm³.

1. Que achados característicos de PTT a Sra. G exibiu?
2. Por que a transfusão de plaquetas não faz parte do tratamento da PTT?
3. Cite algumas intervenções de enfermagem adicionais importantes para essa paciente.

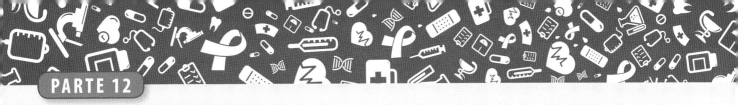

PARTE 12
Sistema Tegumentar

50
Anatomia e Fisiologia do Sistema Tegumentar
Joan M. Davenport

Objetivos de aprendizagem

Com base no conteúdo deste capítulo, o leitor deverá ser capaz de:

1. Descrever as características da epiderme, da derme e da hipoderme.
2. Identificar os anexos da pele e indicar o propósito de cada um deles.
3. Discutir as funções homeostáticas da pele.
4. Explicar o mecanismo de resistência à infecção proporcionado pelo tegumento.

A pele é descrita como protetora, sensível, reparadora e capaz de manter a homeostase de uma pessoa. Essas características fisiológicas são exploradas neste capítulo como funções da anatomia da pele e seus anexos. A pele, que cobre uma área de 1,2 m² a 2,3 m², é o maior órgão do corpo humano e é suprida com um terço do volume circulante de sangue.[1] As três camadas da pele são a epiderme externa, a derme média e a hipoderme subjacente, ou tecido subcutâneo. Os anexos incluem os pelos, unhas, glândulas sudoríparas écrinas e apócrinas e glândulas sebáceas. A Figura 50.1 mostra as estruturas e camadas cutâneas. As funções da pele incluem proteção, sensibilidade, balanço hídrico, regulação da temperatura e produção de vitaminas.

Epiderme

Esta camada externa da pele serve para proteger as estruturas subjacentes da invasão por micróbios e outras substâncias estranhas. A camada externa cornificada da epiderme ajuda na

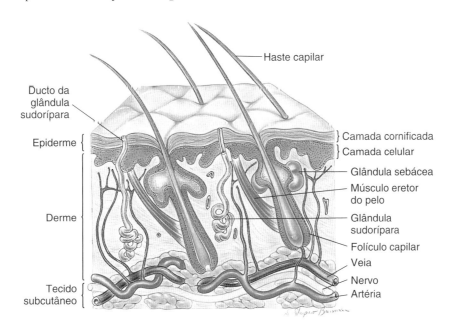

Figura 50.1 Camadas da pele. (De Bickley LS, Szilagyi PG: Bates Guide to Physical Examination and History Taking, 11th ed., Philadelphia, PA: Lippincott Williams & Wilkins, 2013, p 171.)

Parte 12 Sistema Tegumentar

regulação da perda de água pelo corpo. A subcamada mais interna se projeta em direção à derme e serve como base para as glândulas, unhas e raízes dos pelos. A epiderme não possui suprimento vascular; depende do nível dérmico para sua nutrição.

A melanina e a queratina são formadas na camada celular interna da epiderme. Os melanócitos fornecem melanina, um pigmento para a pele e para os pelos. Este pigmento fornece a cor da pele e, mais importante, protege as estruturas subjacentes da exposição à luz ultravioleta, absorvendo e dispersando a radiação.[2]

A queratina é uma proteína resistente que compõe os pelos, as unhas e a superfície epidérmica externa. Essas escamas achatadas da pele descamam continuamente e são substituídas a cada 2 a 4 semanas.[2] A epiderme é composta de cinco camadas distintas; os queratinócitos se movem das subcamadas internas para as externas à medida que amadurecem. Na camada mais externa, os queratinócitos estão mortos e estão dispostos em diferentes espessuras, dependendo da área do corpo que recobrem. Em algumas partes da face, existe um estrato fino constituído por uma camada de 15 células de profundidade. Isso contrasta com as solas dos pés e palmas das mãos, mais espessas, com pelo menos 100 camadas de células queratinizadas.[2] São essas células de proteínas resistentes que servem para proteger as estruturas subjacentes do corpo.

Derme

A camada média da pele, chamada derme, fornece suporte para a camada externa, a epiderme. É um tecido conjuntivo muito vascularizado e os vasos sanguíneos são essenciais para a regulação da temperatura corporal e da pressão sanguínea. As anastomoses arteriovenosas, controladas pelo sistema nervoso simpático e encontradas na camada dérmica, são capazes de se dilatar ou contrair em resposta às condições ambientais de calor e frio e à estimulação interna de ansiedade ou perda de volume sanguíneo. A função sensorial da pele inclui receptores para calor, frio, tato, pressão e dor, localizados na camada dérmica. Existe uma grande variedade na função das terminações nervosas. Múltiplos estímulos são mediados centralmente e resultam em respostas padronizadas.[2]

A derme é composta por duas camadas distintas. A derme papilar é a mais superficial das duas camadas, situada logo abaixo da epiderme. Essa camada fornece a ligação com a epiderme, na medida em que as células basais da epiderme se projetam na derme papilar.[3] A subcamada mais espessa da derme é a derme reticular. O colágeno se organiza em um padrão de malha tridimensional nesta porção da derme. É esse arranjo de malha que permite que a derme se estique com o movimento. Os componentes do sistema imunológico da pele são encontrados na camada dérmica e incluem macrófagos, mastócitos, células T e fibroblastos.[2]

Hipoderme

A hipoderme ou camada subcutânea consiste em tecido conjuntivo intercalado com tecido adiposo. A gordura da hipoderme tem as funções protetoras de retenção de calor e amortecimento das estruturas subjacentes. Além disso, o tecido adiposo da camada subcutânea da pele serve para armazenar calorias.[2]

Anexos da pele

Os pelos, as unhas e as glândulas sebáceas e sudoríparas são considerados parte da pele. Essas estruturas surgem ou extrudam através das camadas epidérmica ou dérmica da pele.

Glândulas sudoríparas

As glândulas sudoríparas écrinas estão distribuídas por toda a superfície cutânea. Essas glândulas surgem da derme e se abrem na superfície da pele. Essas glândulas especializadas secretam suor com a finalidade de regular a temperatura corporal interna. As glândulas sudoríparas apócrinas não são tão comuns quanto as glândulas écrinas, são maiores e se abrem através de um folículo piloso nas axilas, mamilos, aréolas, virilha, pálpebras e orelhas externas.[2] Outra diferença entre os dois tipos de glândulas sudoríparas é que as glândulas apócrinas, maiores e menos abundantes, secretam uma substância oleosa com um odor particular. Este odor é usado pelos animais para reconhecer a presença de outros animais. Nos seres humanos, o odor, conhecido como odor corporal, é produzido quando as secreções entram em contato com bactérias e quando o fluido começa a se decompor.[2]

Glândulas sebáceas

As glândulas sebáceas secretam sebo, composto por uma combinação de triglicerídeos, colesterol e cera, através do folículo piloso. Essas glândulas estão situadas em toda a superfície da pele, exceto nas palmas das mãos e solas dos pés. As glândulas sebáceas permanecem inativas até a puberdade. Nesse momento, aumentam de tamanho e são estimuladas a secretar sebo, pelo aumento nos níveis de hormônios sexuais. O sebo serve para impedir que a pele e os pelos ressequem.[2] Ao proteger a camada externa da epiderme de ressecamento indevido, o sebo ajuda a manter o calor corporal. A Tabela 50.1 resume a localização e a função das glândulas écrinas, apócrinas e sebáceas.[4]

Tabela 50.1 Glândulas sudoríparas e sebáceas.

Tipo de glândula	Localização	Função
Glândulas sudoríparas écrinas	Todo o corpo Numerosas na pele grossa Estendida da derme à epiderme	Regular a temperatura corporal Responder ao estresse emocional Responder a estímulos fisiológicos
Glândulas sudoríparas apócrinas	Axilas Mamilos, seios Região anogenital Canal auditivo externo Pálpebras	Responder a influências hormonais Responder ao estresse emocional
Glândulas sebáceas	Todo o corpo, exceto palmas das mãos, dorso e solas dos pés	Produzir sebo para lubrificação dos pelos e da pele

Pelos

Células epidérmicas da derme formam os pelos. Abaixo da glândula sebácea, adjacente ao folículo piloso, estão localizados os músculos eretores do pelo. A contração desses músculos causa arrepios, redução da área de superfície da pele e redução da área de superfície para perda de calor. A Figura 50.2 mostra as estruturas dos pelos.

Unhas

Placas endurecidas de células de queratina epidérmicas crescem a partir de um sulco curvo sobre as pontas dorsais e distais dos dedos. As unhas servem para proteger os dedos das mãos e dos pés e aumentar a destreza física. O ângulo entre a dobra ungueal proximal e a placa ungueal deve ser inferior a 180°. A Figura 50.3 ilustra uma unha normal.

Funções da pele

A camada epidérmica do tegumento fornece proteção contra micróbios, exposição à luz ultravioleta e a inúmeras outras ameaças. Essa camada externa resistente e endurecida também limita a perda de água e, assim, ajuda a manter a homeostase do organismo. A derme vascular, com seu rico suprimento de vasos sanguíneos, fornece as características reguladoras da pressão arterial e da temperatura. As terminações nervosas fornecem receptores de calor, frio, toque, pressão e dor.

Dentro desta área dérmica vascular, existe um espaço potencial. Este espaço, com seu fluido extracelular e extravascular, pode servir como um reservatório de fluidos para substituir a perda de líquido intravascular ou intracelular. Este também é o local para onde o fluido deve migrar quando a pressão hidrostática intravascular fica acima da pressão hidrostática com a camada dérmica. Este processo produz o edema observado em pacientes.

A capacidade da pele de se esticar com o movimento também é fornecida pela formação de uma malha de colágeno dérmico. As camadas hipodérmicas subjacentes de tecido conjuntivo e tecido adiposo servem para reter calor e amortecer as estruturas subjacentes. Os anexos da pele, pelos, unhas e glândulas contribuem para a função homeostática principalmente controlando a perda de calor por meio dos músculos eretores do pelo e secreções pelas glândulas sebáceas e sudoríparas. O tegumento é vital para a sobrevivência de uma pessoa.

A função imunológica da pele não deve ser negligenciada. O tipo mais abundante de células imunes da camada dérmica da pele são os macrófagos. Os macrófagos promovem o fechamento de feridas e o reparo de tecido. Pesquisas recentes identificaram os macrófagos como sendo um grupo heterogêneo de células responsivas às diversas funções, como extravasamento de leucócitos, metabolismo do ferro e linfangiogênese.[5] As células de Langerhans da epiderme e as células dendríticas dérmicas fornecem a capacidade de resposta a antígenos e patógenos da pele e são responsáveis pelas respostas das células T a esses patógenos. Os mastócitos da pele, encontrados próximo aos vasos sanguíneos dérmicos, também estão ligados a uma resposta aos alergênios ambientais e estão implicados na progressão da doença autoimune.

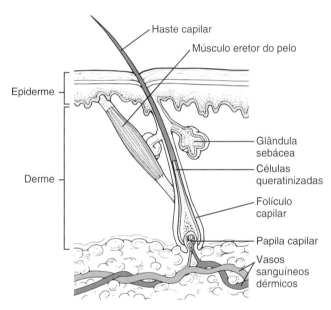

Figura 50.2 Estruturas dos pelos. (De Porth CM (ed): Essentials of Pathophysiology, 4th ed. Philadelphia, PA: Wolters Kluwer, 2015, p 1147.)

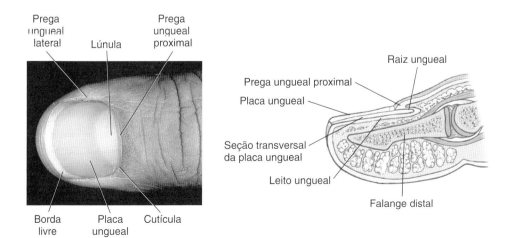

Figura 50.3 Unha normal. (De Bickley LS, Szilagyi PG: Bates Guide to Physical Examination and History Taking, 11th ed. Philadelphia, PA: Lippincott Williams & Wilkins, 2013, p 172.)

1026 Parte 12 Sistema Tegumentar

Durante internações de cuidados intensivos, ocorrem muitos insultos à pele. Feridas cirúrgicas, inserções de cateteres vasculares, infecções oportunistas da pele, comprometimento nutricional e pressão persistente que levam à redução do fluxo sanguíneo são apenas alguns dos desafios enfrentados pelo tegumento do paciente. Em pacientes idosos, mudanças relacionadas ao envelhecimento (Quadro 50.1; ver também os Capítulos 12 e 51), que resultam em maior fragilidade da pele e em cicatrização mais lenta, aumentam os efeitos desses insultos. A atenção para a pele e seus anexos pela enfermeira maximiza o funcionamento deste órgão e resulta em proteção para o paciente.

Quadro 50.1 Mudanças anatômicas e fisiológicas do sistema tegumentar que ocorrem com o envelhecimento.

- A pele fica mais delgada e há diminuição na flexibilidade da pele, colocando a pessoa em risco de rompimento da epiderme
- A pele perde elasticidade dérmica, colágeno e massa, resultando em enrugamento fino, frouxidão e flacidez
- O número de vasos sanguíneos dérmicos diminui; os vasos tornam-se mais finos e mais frágeis, aumentando assim o risco de hematomas e hemorragias
- Há diminuição da densidade e da atividade das glândulas écrinas e apócrinas e redução da produção de sebo, resultando em ressecamento, prurido e diminuição da transpiração

- A diminuição da circulação periférica leva ao crescimento lento das unhas e unhas quebradiças que se partem facilmente
- Níveis hormonais reduzidos levam ao afinamento dos pelos e à conversão dos pelos terminais em pelos velos (alopecia)
- A diminuição da melanina leva ao embranquecimento do cabelo
- A exposição solar durante um longo período de tempo leva ao amarelamento e espessamento da pele e ao desenvolvimento de manchas de envelhecimento (lentigo solar)

Desafios relacionados à aplicabilidade clínica

Questões rápidas

1. De que maneira o tegumento mantém a homeostase?
2. Quais são as alterações fisiopatológicas que levam ao edema dos membros superiores e inferiores?
3. De que forma as mudanças fisiológicas esperadas na pele de um idoso se exacerbam ou pioram com doença crítica?
4. Descreva maneiras pelas quais a pele fornece uma barreira biológica contra insultos ambientais.

51
Avaliação do Paciente | Sistema Tegumentar

Joan M. Davenport e Janet A. Wulf

Objetivos de aprendizagem

Com base no conteúdo deste capítulo, o leitor deverá ser capaz de:

1. Discutir o histórico de saúde e o exame físico ao realizar o histórico de enfermagem com foco na pele do paciente.
2. Explicar as diferenças esperadas na cor da pele relacionadas às características raciais ou do tom de pele.
3. Descrever e reconhecer mudanças anormais na coloração da pele.
4. Explicar e identificar lesões cutâneas resultantes do aumento da vascularização.
5. Descrever o significado das erupções cutâneas relacionadas à infecção ou à reação alérgica.
6. Comparar e contrastar o edema depressível e não depressível.
7. Explicar a causa das úlceras de pressão e a escala de Braden, usada para avaliar pacientes para o desenvolvimento de úlcera de pressão.
8. Discutir as características das doenças de pele malignas.

A pele de uma pessoa gravemente enferma é exposta a agressões que vão desde a diminuição do fluxo sanguíneo e o risco resultante de ulceração por pressão até erupções causadas por reações de hipersensibilidade a medicamentos e infecções oportunistas. Muitas vezes existem várias oportunidades para a enfermeira de cuidados intensivos avaliar a pele – a intimidade envolvida na prestação de cuidados a alguém que está gravemente enfermo, o nível relativo de nudez do paciente e a atenção aos detalhes implícitos nos cuidados intensivos de enfermagem fazem da avaliação do tegumento um processo contínuo e vital.

Histórico de saúde

Ao cuidar de pacientes com desordens cutâneas, é importante obter informações durante o histórico de saúde (Quadro 51.1). A informação é útil para orientar o exame físico e determinar as intervenções apropriadas.

Exame físico

As técnicas necessárias para uma avaliação do tegumento envolvem inspeção e palpação.

Inspeção

A inspeção da aparência geral da pele inclui avaliação da cor; determinação da presença de lesões, erupções cutâneas ou aumento da vascularização; e avaliação da condição das unhas e pelos.

Cor

É esperado que a cor da pele seja uniforme ao longo do corpo, exceto nas áreas com maior grau de vascularização. Genitália, parte superior do tórax e bochechas podem parecer rosadas ou ter um tom avermelhado em pessoas com pele clara. Essas mesmas áreas podem parecer mais escuras em pessoas com pele escura. Variações normais adicionais na cor da pele incluem as listadas na Tabela 51.1.

Quadro 51.1 Histórico de saúde para avaliação tegumentar.

Queixa principal
- Descrição do problema pelo paciente

História da doença atual
- Análise completa dos seguintes sinais e sintomas (usando o formato NOPQRST; ver Quadro 17.1)
- Alterações na cor da pele, pigmentação, temperatura ou textura
- Alterações em um nevo
- Excesso de secura ou umidade
- Prurido
- Excesso de hematomas
- Demora na cicatrização
- Erupção cutânea ou lesões
- Perda de pelo/cabelo ou aumento do crescimento
- Alterações na textura do pelo/cabelo
- Alterações nas unhas

História de saúde pregressa
- Doenças infantis e imunizações relevantes: impetigo, escabiose ou exposição a piolhos, sarampo, catapora, escarlatina
- Problemas clínicos agudos e crônicos anteriores, incluindo tratamentos e hospitalizações: diabetes, doença vascular periférica, doença de Lyme, doença de Parkinson, imobilidade, desnutrição, traumatismos, câncer de pele, radioterapia, HIV/AIDS
- Fatores de risco: idade, exposição aos raios solares ultravioleta, camas de bronzeamento, exposição a corantes, produtos químicos tóxicos, picadas de insetos, contato com algumas plantas venenosas, doenças autoimunes, exposição a extremos de temperatura
- Cirurgias anteriores: biópsia da pele
- Exames diagnósticos e intervenções anteriores: testes de alergia
- Medicamentos: aspirina, antibióticos, barbitúricos, sulfonamidas, diuréticos tiazídicos, hipoglicemiantes orais, tetraciclina, antimaláricos, agentes antineoplásicos, hormônios, metais, esteroides tópicos
- Alergias e reações: alimentos, medicamentos, agentes de contraste, látex, sabonetes
- Transfusões

História familiar
- Estado de saúde ou causa da morte de pais e irmãos: câncer de pele, doenças autoimunes

(continua)

1028 **Parte 12** Sistema Tegumentar

> **Quadro 51.1** **Histórico de saúde para avaliação tegumentar. (Continuação)**

História pessoal e social

- Uso de tabaco, álcool e outras substâncias
- Composição familiar
- Ocupação e ambiente de trabalho: agricultores, pessoas que trabalham com telhados, creosoto ou carvão, reparação e repintura de móveis, jardineiros
- Ambiente: capacidade de autocuidado e higiene, exposição a insetos e pragas, disponibilidade para dormir em ambientes fechados em extremos de temperatura ambiental
- Dieta
- Padrões de sono
- Exercícios
- Crenças culturais
- Crenças espirituais/religiosas
- Padrões de enfrentamento e sistemas de apoio social
- Atividades de lazer
- Atividade sexual
- Viagens recentes

Revisão de outros sistemas

- Psiquiátrico/emocional: aumento da ansiedade, nervosismo, insônia
- Neurológico: perda ou diminuição da sensação, dormência, dor ou neuropatia, acidente vascular cerebral
- Cardiovascular: inchaço das extremidades, extremidades frias, varizes
- Sistema digestório: mudança na dieta, perda ou ganho de peso recente, perda de apetite
- Sistema musculoesquelético: imobilidade, fraqueza
- Metabolismo: nível de glicose alterado

A cor da pele é determinada pela presença de quatro pigmentos: melanina, caroteno, hemoglobina e desoxi-hemoglobina. A quantidade de melanina é geneticamente determinada e produz vários graus de tom de pele escura. O caroteno, um pigmento amarelo, está na gordura subcutânea e é mais evidente nas áreas com maior quantidade de queratina: as palmas das mãos e as solas dos pés. Anormalidades na cor da pele, como palidez, cianose, icterícia e eritema, se manifestam de maneira diferente, dependendo do tom de pele normal da pessoa (Tabela 51.2).

O grau de oxigenação afeta a cor da pele. A hemoglobina, ligada aos glóbulos vermelhos, transporta oxigênio para os tecidos. Um fluxo reduzido de oxi-hemoglobina através da circulação cutânea resulta em palidez. Em pessoas com pele clara, a pele parece muito pálida, sem os habituais tons rosáceos. Em pessoas com pele mais escura, a palidez se manifesta como uma aparência castanho-amarelada ou acinzentada (novamente, porque os habituais tons rosáceos são perdidos).

À medida que a hemoglobina libera seu oxigênio para os tecidos, ela se transforma em desoxi-hemoglobina. Quando a desoxi-hemoglobina está presente na circulação cutânea, a pele assume um tom azulado, e se diz que a pessoa está cianótica.[1] Em pessoas com pele clara, a cianose pode ser observada como uma coloração azul-acinzentada, especialmente nas palmas das mãos e nas solas dos pés, leitos ungueais, lóbulos das orelhas, lábios e mucosas. Nas pessoas com pele mais escura, a cianose aparece como uma coloração acinzentada nas mesmas áreas.[2]

A tonalidade amarelada da icterícia é indicativa de doença hepática ou de hemólise de hemácias. Em pessoas de pele escura, a icterícia é observada como uma coloração verde-amarelada na esclera, palmas das mãos e solas dos pés. Em pessoas de pele clara, a icterícia é observada como uma coloração amarelada da pele, esclera, lábios, palato duro e parte inferior da língua. Bickley e Szilagyi[1] recomendam o uso de uma lâmina transparente pressionada contra os lábios para "branquear a cor vermelha", tornando o amarelo da icterícia mais fácil de ser observado.

Outra anomalia na coloração da pele é o eritema. O eritema se manifesta como um tom avermelhado em pessoas de pele clara e um tom marrom ou roxo mais profundo em pessoas de pele escura. É indicativo de aumento da temperatura da pele causado por inflamação. O processo inflamatório aumenta a vascularização dos tecidos, o que produz a alteração de cor observada com o eritema. A presença de eritema pode ser esperada com uma ferida cirúrgica, devido ao processo inflamatório inerente a qualquer traumatismo tecidual. Também é observado em processos patológicos que afetam a pele, como a celulite. Em ambos os casos, o eritema é indicativo de inflamação.

Tabela 51.1 Variações normais na coloração da pele.

Variação normal	Descrição
Pinta (nevos pigmentados)	De castanho a marrom-escuro; podem ser planas ou elevadas
Marcas (estrias)	Prateadas ou cor-de-rosa; podem ser causadas por ganho de peso ou gravidez
Sardas	Máculas planas em qualquer parte do corpo
Vitiligo	Área da pele não pigmentada; mais prevalente em pessoas com pele escura
Marcas de nascença	Geralmente achatadas em qualquer parte do corpo; podem ser castanhas, vermelhas ou marrons

---

Tabela 51.2 Anormalidades da cor da pele.

Anormalidade da cor da pele	Causa subjacente	Manifestação em pessoas de pele clara	Manifestação em pessoas de pele escura
Palidez	Diminuição do fluxo sanguíneo (redução do fluxo de oxi-hemoglobina para os tecidos)	Pele excessivamente pálida	Cor marrom-amarelada ou acinzentada da pele
Cianose	Aumento da desoxi-hemoglobina na circulação cutânea	Cor azul-acinzentada nas palmas das mãos e solas dos pés, leitos ungueais, lábios, lóbulos da orelha e mucosas	Cor acinzentada na conjuntiva, mucosas orais e leito ungueal
Icterícia	Aumento da hemólise dos glóbulos vermelhos, doença hepática	Cor amarelada na esclera, lábios e palato duro	Cor verde-amarelada na esclera, palmas das mãos e solas dos pés
Eritema	Inflamação	Tom avermelhado	Tom marrom ou roxo mais profundo

Capítulo 51 Avaliação do Paciente | Sistema Tegumentar **1029**

▪ Lesões

As lesões cutâneas são descritas de maneira variada de acordo com coloração, forma, causa ou aparência geral (Tabelas 51.3 e 51.4). São consideradas condições anormais e surgem de muitos fatores. Em geral, é importante observar a anatomia localização, distribuição, cor, tamanho e padrão de qualquer lesão cutânea anormal. Além disso, detalhes sobre as bordas da lesão, bem como se a lesão é plana, elevada ou afundada, devem ser anotados. O período de tempo em que a lesão está presente e qualquer exposição ambiental ou medicamentosa que possa ser considerada contributiva também devem ser observados.[3]

Tabela 51.3 Lesões cutâneas primárias.

Tipo	Descrição	Exemplos	Ilustração
Mácula	Menos de 1 cm de diâmetro, plana, não palpável, circunscrita, descolorida	Marrom: sardas, nevo juncional, lentigo, melasma Azul: mancha mongólica, ocronose Vermelho: erupção medicamentosa, exantema viral, sífilis secundária Hipopigmentado: vitiligo, hipomelanose gutata idiopática	Mácula
Mancha	Mais de 1 cm de diâmetro, plana, não palpável, irregular, descolorida	Marrom: sardas maiores, nevo juncional, lentigo, melasma Azul: mancha mongólica, ocronose Vermelho: exantema viral erupção medicamentosa, sífilis secundária Hipopigmentado: vitiligo, hipomelanose gutata idiopática	Mancha
Pápula	Menos de 1 cm de diâmetro, elevada, palpável, firme	Cor da pele, branca ou amarela: verruga lisa, mílio, hiperplasia sebácea, marca de pele Azul ou violáceo: lago venoso, líquen plano, melanoma Castanho: ceratose seborreica, melanoma, dermatofibroma, nevos Vermelho: acne, angioma de cereja, foliculite precoce, psoríase, urticária e eczema	Pápula
Nódulo	Maior que 1 cm, elevado, sólido	Verruga, xantoma, prurigo nodular, neurofibromatose	Nódulo
Placa	Maior que 1 cm, elevada, superficial, achatada, áspera	Psoríase, lúpus discoide, *tinea corporis*, eczema, dermatite seborreica	Placa

(continua)

Tabela 51.3 Lesões cutâneas primárias. (*Continuação*)

Tipo	Descrição	Exemplos	Ilustração
Tumor	Grande nódulo	Carcinoma metastático, esporotricose	Tumor
Vesícula	Menos de 1 cm, superficialmente elevada, preenchida com fluido seroso	Herpes simplex, herpes-zóster, eritema multiforme, impetigo	Vesícula
Bolha	Vesícula com mais de 1 cm	Pênfigo, herpes gestacional, erupção medicamentosa fixa	Bolha
Pústula	Levantada, superficial, cheia de líquido turvo e purulento	Acne, candidíase, rosácea, impetigo, foliculite	Pústula
Urticária	Área irregular de edema, sólida, transitória, de tamanho variável	Urticária [hives], urticária colinérgica, angioedema, dermatografismo	Urticária
Cisto	Elevado, circunscrito, encapsulado com uma parede e um lúmen, preenchido com líquido ou semissólido	Cisto mixoide, inclusão epidérmica, cisto pilar	Cisto

De Rhoads J, Petersen SW: Advanced Health Assessment and Diagnostic Reasoning, 2nd ed. Philadelphia, PA: Lippincott Willians & Wilkins, 2013, pp 81–83.

Tabela 51.4 Lesões cutâneas secundárias.

Tipo	Descrição
Crosta	Exsudados secos sobre um epitélio danificado; pode estar associada a vesículas, bolhas ou pústulas. Grande crosta aderente é uma escara.
Erosão	Perda de epiderme superficial; não se estende à derme; pode estar associada a vesículas, bolhas ou pústulas.
Fissura	Rachadura na epiderme geralmente se estendendo até a derme.
Queloide	Tecido cicatricial hipertrofiado; secundário à formação de colágeno durante a cicatrização; irregular elevado e vermelho; mais comum em afrodescendentes.
Liquenificação	Espessamento e rugosidade da pele; marcas acentuadas na pele; pode ser secundário a irritação e prurido.
Escama	Detritos cutâneos na superfície da epiderme, secundário ao epitélio morto descamado. Cor e textura variáveis.
Cicatriz	Marca cutânea deixada após a cicatrização da ferida ou lesão que representa a substituição do tecido lesado pelo tecido conjuntivo. Cicatrizes jovens são vermelhas ou roxas. Cicatrizes maduras são brancas ou brilhantes.
Ulceração	Perda de epiderme, estendendo-se até a derme ou mais profunda. Possibilidade de sangramento e cicatrizes.

Adaptada de Weber J, Kelley J: Assessment in Nursing, 4th ed. Philadelphia, PA: Wolters Kluwer Health/Lippincott Williams e Wilkins, 2010, p 199.

As lesões vasculares podem ser uma variação normal ou um achado anormal. As alterações vasculares consideradas como variantes normais incluem *nevus flammeus* (mancha de vinho do Porto), hemangioma imaturo (marca de morango), telangiectasia, angioma de cereja e hemangioma capilar (Tabela 51.5). Os achados vasculares anormais incluem petéquias, púrpura, equimoses, angiomas de aranhas e urticária. Esses achados podem indicar patologia ou lesão e justificar uma investigação mais aprofundada pela enfermeira de cuidados intensivos.

As *petéquias* são pequenas lesões (1 a 3 mm) roxas ou vermelhas, que são facilmente observadas em pessoas de pele clara e mais difíceis de serem observadas em pessoas com pele escura (Figura 51.1 A). Estas minúsculas hemorragias nas camadas dérmicas ou submucosas podem aparecer em qualquer parte do corpo, incluindo a mucosa oral e a conjuntiva. Elas são causadas por sangue extravasado e não desaparecem quando se aplica pressão sobre elas.[3] Púrpura é muito semelhante a petéquias, apenas maiores. Púrpura pode ter uma aparência vermelho-acastanhada.

Equimoses são contusões. Podem aparecer como lesões arredondadas ou irregulares roxas ou verde-amareladas e são mais facilmente observadas em pessoas com pele clara (Figura 51.1 B). As equimoses ocorrem como resultado de traumatismo, quando o sangue extravasa de vasos sanguíneos danificados para o tecido circundante.

Angiomas de aranha são lesões vermelho-flamejantes, frequentemente localizadas em face, pescoço, braços ou tronco superior (Figura 51.1 C). Angiomas de aranha raramente são observados abaixo da cintura. Eles têm um corpo central que às vezes é "alto e rodeado de eritema e pernas radiantes".[1] Essas

Tabela 51.5 Lesões vasculares: variações normais.

Variação normal	Descrição
Nevus flammeus (mancha vinho do Porto), hemangioma imaturo (marca de morango)	Variam de vermelho-escuro a rosa-pálido e são consideradas marcas de nascença
Angioma de cereja	Lesões pequenas, levemente elevadas, vermelhas brilhantes em face, pescoço e tronco; aumentam de tamanho e número com o avançar da idade
Hemangioma capilar	Mancha vermelha e irregular causada pela dilatação capilar na derme cutânea
Telangiectasia	Linhas vermelhas finas e irregulares causadas pela dilatação permanente de um grupo de vasos superficiais

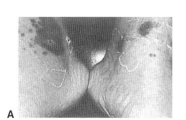
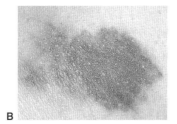
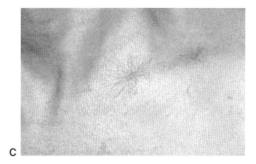

A B C

Figura 51.1 Lesões vasculares anormais. **A.** Petéquias. **B.** Equimoses (hematomas). **C.** Angiomas de aranha. (**A**, de Smeltzer SC, Bare BG: Textbook of Medical-Surgical Nursing, 9th ed. Philadelphia, PA: Wolters Kluwer Health/Lippincott Williams & Wilkins, 2000; **B**, de Bickley LS: Bates' Guide to Physical Examination and History Taking, 10th ed., Philadelphia, PA: Wolters Kluwer Health/Lippincott Williams & Wilkins, 2009, p. 184; **C**, de Goodheart HP: Goodheart's Photoguide to Common Skin Disorders, 2nd ed. Philadelphia, PA: Lippincott Williams & Wilkins, 2003.)

lesões são mais frequentemente associadas a doenças hepáticas e deficiência de vitamina B, mas também ocorrem normalmente em algumas pessoas.[1]

A *urticária* é uma placa não depressível avermelhada ou branca, que ocorre frequentemente como resultado de uma reação alérgica. A lesão frequentemente muda de forma e tamanho durante o curso da reação. O edema associado à urticária é resultado de vasodilatação e inflamação locais, seguidas pela transudação do fluido vascular seroso para o tecido circundante.

■ Exantemas

Exantemas ou *rashes* cutâneos identificados durante a inspeção podem indicar infecção ou reação à terapia medicamentosa. Algumas dessas erupções são identificadas pelos nomes listados na Tabela 51.3. Identificar o tipo de lesão pode ajudar a determinar a causa do exantema. A atenção ao desenvolvimento de um exantema cutâneo associado a mudança na farmacoterapia é essencial para ajudar a identificar a ocorrência de uma reação de hipersensibilidade alérgica.[4] O desenvolvimento de urticária está frequentemente associado a reações alimentares ou medicamentosas. A urticária geralmente se resolve completamente ao longo de dias ou várias semanas, pois o excesso de fluido local é reabsorvido. Estas lesões muitas vezes são pruriginosas, e se o paciente se coçar pode precipitar abrasões secundárias na pele, que podem colocá-lo sob risco de infecções cutâneas localizadas.

As infecções cutâneas são mais frequentemente causadas por fungos ou leveduras e podem variar de *tinea pedis* superficial (pé de atleta) a infecções intermediárias por leveduras (p. ex., monilíase resultante de infecção por *Candida albicans*) até infecções fúngicas profundas (p. ex., aspergilose) que invadem os tecidos subjacentes. No ambiente de cuidados intensivos, as infecções por fungos e leveduras são na maioria das vezes do tipo intermediário e resultam de uma infecção oportunista pela flora normal. Antibióticos, corticosteroides, má nutrição e diabetes melito aumentam o risco do paciente para essas infecções. A candidíase se apresenta na virilha e sob as mamas de pacientes do sexo feminino com eritema, pseudomembrana esbranquiçada e lesões satélites maculopapulares.[5] A candidíase oral, também conhecida como sapinho, se manifesta como um revestimento esbranquiçado da mucosa oral, especialmente da língua. Essa condição dolorosa pode produzir fissuras na língua e frequentemente restringe a ingestão oral do paciente, comprometendo ainda mais o aspecto nutricional.

■ Condição dos pelos

O pelo terminal do paciente deve ser inspecionado diariamente; a enfermeira deve observar quantidade, distribuição e textura. O couro cabeludo deve ser resiliente e uniformemente distribuído.

Alopecia refere-se à perda de cabelo [e pelos] e pode ser difusa, irregular ou completa. A perda de cabelo no cenário de cuidados intensivos pode estar associada à farmacoterapia. A quimioterapia usada no tratamento oncológico produz alopecia. Outros fármacos, como a heparina, usados por tempo prolongado também podem ser responsáveis pela queda de cabelo.[6] O hirsutismo ou aumento do crescimento dos pelos faciais, corporais ou dos pelos pubianos é um achado anormal no exame de mulheres e crianças. O hirsutismo tem um padrão familiar e está associado a menopausa, distúrbios endócrinos e a determinados regimes terapêuticos (p. ex., corticosteroides e medicamentos androgênicos).[2]

Mudança na textura do cabelo pode indicar preocupações com a saúde. No hipotireoidismo, o cabelo fica fino e quebradiço. Naqueles com desnutrição proteica grave, a cor do cabelo pode parecer avermelhada ou descolorida, e a textura é descrita como frágil e seca.[7]

Também não deve ser menosprezada a presença de infecção ou infestação do couro cabeludo e cabelo. O couro cabeludo e os pelos do corpo do paciente devem ser inspecionados regularmente em busca de evidências de descamação, feridas, piolhos, lêndeas, sarna e micose. Durante a inspeção, o cabelo deve ser dividido em várias áreas para revelar o couro cabeludo subjacente.

■ Condição das unhas

As unhas, como o cabelo [e os pelos], podem ser negligenciadas na correria da enfermeira de cuidados intensivos; no entanto, uma inspeção cuidadosa como parte da avaliação de rotina pode revelar informações sobre o estado geral de saúde do paciente. O leito ungueal é muito vascularizado, sendo um excelente local para avaliar a adequação da circulação periférica. O teste do tempo de enchimento capilar, feito pelo branqueamento dos leitos ungueais e, em seguida, liberando a pressão, deve indicar um retorno dos tons rosados em menos de 3 segundos. O leito ungueal de coloração azulada ou arroxeada pode indicar cianose; o leito ungueal pálido pode indicar redução do fluxo sanguíneo arterial.

Quando o ângulo da unha é de 180° ou maior, diz-se que o baqueteamento está presente (ver Capítulo 24, Figura 24.2). O baqueteamento é atribuído à hipoxemia crônica. Outras formas que a unha assume podem fornecer pistas sobre deficiência nutricional do paciente (Figura 51.2). Uma unha em forma de colher, chamada coiloníquia, está associada à anemia por deficiência de ferro.

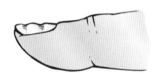
Linhas de Beau (doença aguda)

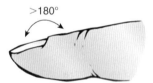
Baqueteamento tardio (deficiência de oxigênio)

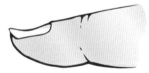
Unhas de colher (anemia por deficiência)

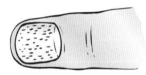
Esmerilhamento (psoríase)

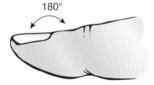
Baqueteamento precoce (deficiência de oxigênio)

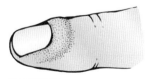
Paroníquia (infecção local)

Figura 51.2 Distúrbios comuns das unhas. (De Weber J, Kelley J: Assessment in Nursing, 4th ed. Philadelphia, PA: Wolters Kluwer Health/Lippincott Williams & Wilkins, 2010, p 203.)

Estados patológicos crônicos, como cirrose, insuficiência cardíaca e diabetes melito tipo II, podem afetar as unhas produzindo unhas de Terry.[1] Essas unhas são esbranquiçadas com uma faixa distal de cor marrom-avermelhada escura, e as lúnulas podem não ser visíveis (Figura 51.3). Bandas que atravessam as unhas, especialmente em idosos, podem indicar deficiência proteica. Entretanto, em indivíduos de pele escura, o comprimento, listras escuras lineares ou pigmentação difusa marrom, azul ou preta podem ser um achado normal.[5] Unhas hiperqueratóticas, opacas, descoloridas e distorcidas podem indicar onicomicose, uma infecção fúngica das unhas frequentemente observada em pacientes em estado crítico; essa condição é mais comum nas unhas dos pés que nas unhas das mãos. Os fatores de risco incluem diabetes, drenagem venosa e linfática deficiente, calçados inadequados, história de pé de atleta e envelhecimento.[8]

Palpação

A pele é palpada para verificar textura, umidade, temperatura, mobilidade, turgescência e edema. Qualquer evidência de desconforto decorrente das áreas palpadas deve ser anotada.

■ Textura

A textura se refere à suavidade da superfície cutânea. Requer palpação suave para avaliar. Pele áspera ocorre em pacientes com hipotireoidismo.

■ Umidade

A pele pode ser descrita como seca, oleosa, diaforética ou úmida. A pele seca pode ser observada no paciente com hipotireoidismo. A pele é oleosa com acne e com aumento da atividade das glândulas sebáceas, como na doença de Parkinson. A diaforese pode ser uma resposta ao aumento da temperatura ou aumento da taxa metabólica. Hiperidrose é o termo dado à transpiração excessiva. Bromidrose refere-se à transpiração fétida. Estados de baixo débito cardíaco podem produzir uma pele que é chamada de pegajosa.

■ Temperatura

Geralmente deve ser avaliada com a superfície dorsal da mão para identificar a temperatura geral da pele como quente ou fria. A temperatura da pele também pode ser usada para avaliar a possibilidade de redução do fluxo sanguíneo de uma insuficiência arterial, caso em que a pele pode estar visivelmente mais fria distal a uma lesão oclusiva.

■ Mobilidade e turgor

A mobilidade e o turgor fornecem informações sobre a saúde da pele, assim como podem informar também sobre o equilíbrio hídrico do paciente. Quando avaliada centralmente, sobre as clavículas, espera-se que a pele se eleve facilmente e retorne rapidamente ao lugar. A mobilidade da pele pode estar diminuída na esclerodermia ou no caso de pacientes com edema aumentado. O turgor cutâneo é reduzido no paciente com desidratação.[1]

■ Edema

O edema é classificado como não depressível ou depressível. Edema não depressível é aquele que não afunda com a palpação. O edema não depressível é observado em pacientes com resposta inflamatória local e é causado por dano no endotélio capilar. Além do edema, a pele geralmente se mostra avermelhada, sensível e quente. O edema depressível geralmente é observado na pele das extremidades e em partes pendentes do corpo. O edema depressível é identificado como um tipo de edema que mantém a depressão causada pela palpação. Este tipo de edema pode ser ainda classificado pela profundidade da depressão e, ocasionalmente, pelo tempo que leva para a recuperação do afundamento (Tabela 51.6).

Avaliação de úlceras de pressão

O desenvolvimento de úlceras de pressão no paciente crítico é uma complicação evitável. O paciente com disfunção de múltiplos sistemas com deficiências concomitantes de fluidos, eletrólitos e nutricionais é de alto risco para úlceras de pressão. Os pontos comuns de úlcera por pressão incluem occipício, escápula, sacro, nádegas, ísquio, calcanhares e dedos dos pés. A pressão aplicada pelo peso do corpo provoca redução no fluxo sanguíneo arterial e capilar, levando a esses eventos isquêmicos. Portanto, são necessárias mudanças frequentes de posição para evitar o desenvolvimento de úlceras de pressão.

A ulceração nos dedos ocorre como resultado da pressão da roupa de cama sobre os pés. Dispositivos de revestimento e curativos de feridas podem exercer pressão sobre a pele subjacente, resultando em redução do fluxo sanguíneo. A parte de trás do pescoço do paciente com um tubo de traqueostomia deve ser avaliada, porque o suporte do tubo pode ser aplicado com muita força. A fita que prende a sonda nasogástrica deve ser removida regularmente e as condições da ponta do nariz, lábio superior e narinas devem ser avaliadas quanto a alterações resultantes da pressão do tubo.

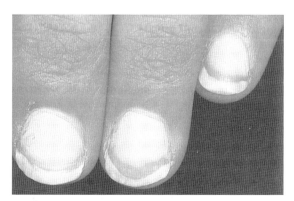

Figura 51.3 Unhas de Terry, observadas em pessoas com doenças crônicas, como cirrose, insuficiência cardíaca congestiva e diabetes melito tipo II. (De Bickley LS: Bates' Guide to Physical Examination and History Taking, 10th ed. Philadelphia, PA: Lippincott Williams & Wilkins, 2009, p 193.)

Tabela 51.6 Escala de edema depressível.

Escala	Profundidade de endentação (mm)	Tempo para retornar à linha basal	Descritores
1+	2	Desaparece rapidamente	Traço
2+	4	10 a 15 s	Leve
3+	6	1 a 2 min	Moderado
4+	8	2 a 5 min	Grave

1034 Parte 12 Sistema Tegumentar

Ajudar o paciente com as mudanças frequentes de posição é crucial para evitar o desenvolvimento de úlceras de pressão. Além disso, é necessário manter a pele limpa e seca para prevenir a ulceração por pressão. A umidade aumenta o risco de maceração da pele e promove o rompimento. Matéria infecciosa presente na drenagem de feridas ou nas fezes aumenta o risco de uma úlcera progredir e se tornar uma importante fonte de sepse.

Pacientes com diminuição da sensação ou do nível de consciência (p. ex., por lesão cerebral ou da medula espinal ou neuropatia periférica, como a causada por diabetes) correm maior risco de ulceração porque não reconhecem o desconforto de ficar em uma posição por longos períodos. Do mesmo modo, pacientes com sedação ou dosagem analgésica frequente correm maior risco de problemas relacionados à imobilidade. Pacientes com má circulação, como a causada por hipotensão, insuficiência cardíaca ou insuficiência vascular periférica, também correm maior risco devido à possibilidade subjacente de hipoxia tecidual. A falta de movimento serve apenas para acelerar o processo de desenvolvimento de úlceras de pressão.

Identificar as pessoas com maior risco de desenvolvimento de úlceras por pressão deve ser um foco de avaliação. O National Pressure Ulcer Advisory Panel[9] recomenda a avaliação da admissão, mudança de *status*, antes da alta e conforme indicado pelo grau de risco e ambiente clínico do paciente. Reconhecer que existem certas características que aumentam o risco de o paciente desenvolver úlceras de pressão permite que a enfermeira de cuidados intensivos aumente a vigilância e implemente modalidades de tratamento preventivo. Problemas com a percepção sensorial, umidade, incontinência, atividade, mobilidade, nutrição, idade avançada e fricção e forças de cisalhamento aumentam o risco de desenvolvimento de úlceras de pressão, que são debilitantes e caras de tratar. Pacientes criticamente enfermos estão entre aqueles com as limitações mais significativas desses parâmetros e, portanto, apresentam um risco muito alto para o desenvolvimento de úlceras de pressão.

Muitas ferramentas para avaliar o risco de úlceras por pressão usam um sistema de pontos.[9,10] A Escala de Braden para Prever o Risco de Úlceras de Pressão, recomendada nas diretrizes estabelecidas pela U.S. Agency for Health Care Policy and Research e amplamente usada em hospitais, requer a avaliação diária de seis parâmetros e fornece um escore numérico que varia de uma pontuação de risco muito alta de 6 pontos até um risco muito limitado ou escore de risco mínimo de 23 (Figura 51.4).[10] Adultos com uma pontuação abaixo de 16 (18 para idosos) são considerados em risco, e são recomendadas intervenções específicas para prevenir o desenvolvimento de ulceração.

Estudos sugerem que as úlceras de pressão de estágio 1 têm menor probabilidade de serem identificadas em pessoas de pele escura, levando a uma incidência maior dessas úlceras detectadas no estágio 2. Como o eritema, característico de úlceras de pressão de estágio 1, nem sempre é facilmente detectado em pacientes com tons de pele mais escuros, o National Pressure Ulcer Advisory Panel recomenda verificar a presença de calor, edema, induração ou mudança de consistência em relação à pele circundante como indicadores de dano tecidual inicial.[9]

Durante a avaliação da pele, a enfermeira deve estar atenta a sinais de ruptura da pele. A formação de úlceras de pressão é ilustrada na Figura 51.5. Ver Capítulo 52 para o gerenciamento da integridade cutânea.

Avaliação de tumores cutâneos

Nevos benignos e queratoses seborreicas são lesões cutâneas benignas comuns. O nevo ou pinta benigna aparece nas primeiras duas a três décadas de vida, e sua aparência permanece inalterada ao longo do tempo. Essas lesões têm bordas bem definidas, coloração uniforme e são redondas ou ovais. O nevo deve ser avaliado periodicamente quanto a alterações, as quais podem indicar displasia do tecido e risco de melanoma. Queratoses seborreicas são lesões comuns de cor amarelada a marrom que são descritas como aveludadas ao toque (Figura 51.6 A). Estas lesões são múltiplas e com frequência distribuídas simetricamente no tronco e na face. Lesões pré-cancerosas (queratoses actínicas) são manchas espessas e ásperas que se desenvolvem em áreas expostas ao sol, especialmente em pessoas de pele clara (Figura 51.6 B). São descritas como secas, escamosas e texturizadas; no entanto, nem todas as queratoses actínicas têm a mesma aparência.[11] A cor pode variar de marrom a vermelho e até preto-amarelado, ou podem ter a aparência de edemas vermelhos ou manchas escamosas. São frequentemente descritas como a sensação de tocar uma lixa. Essas lesões requerem atenção, pois algumas se desenvolvem em carcinoma de células escamosas.[11,12]

O câncer de pele é o tipo mais comum de câncer nos EUA. Em 2014, foram mais de 3 milhões de diagnósticos de câncer de células escamosas ou basais e mais de 76.000 diagnósticos de melanoma.[12] Os cânceres de células basais e de células escamosas são frequentemente agrupados como cânceres de pele não melanoma.

O carcinoma basocelular é encontrado exclusivamente em pessoas de pele clara e surgem dos folículos capilares na cabeça e no pescoço. A exposição prolongada e cumulativa à luz ultravioleta (UV) do sol ou ao bronzeamento artificial é reconhecida como a causa do carcinoma basocelular. Esses tumores são de crescimento lento e raramente sofrem metástase, mas causam destruição e desfiguração da pele do local. Os carcinomas basocelulares aparecem com margens peroladas, bordas elevadas e centros deprimidos (Figura 51.6 C).[1]

O carcinoma de células escamosas afeta a pele e as mucosas. Como o câncer basocelular, a principal causa é a exposição à luz UV. Radiação e dano tecidual causado por cicatrizes, úlceras e fístulas podem causar carcinomas de células escamosas. Este tipo de câncer pode ser invasivo e mais maligno do que o câncer basocelular, se não for tratado prontamente. À medida que se desenvolve, o carcinoma adquire uma aparência hiperqueratótica, podendo ulcerar e sangrar (Figura 51.6 D).[12]

Os melanomas malignos são lesões altamente metastáticas provenientes das células produtoras de melanina. A frequência mundial de melanomas malignos está crescendo mais rapidamente do que a de qualquer outro tipo de câncer, exceto o câncer de pulmão. As pessoas com maior risco incluem as de pele clara, com tendência a queimaduras solares e aquelas com história familiar de melanoma.[12] O local mais comum para o desenvolvimento dessas lesões é o tronco, nos homens, e as pernas, nas mulheres. Os tumores têm bordas irregulares, são marrom-escuros ou pretos e geralmente são maiores que 6 mm (Figura 51.6 E). A American Cancer Society[12] recomenda uma autoavaliação mensal do melanoma usando o mnemônico "ABCD": A é para assimetria; B é para bordas (são irregulares, esgarçadas, entalhadas ou borradas?); C é para cor (marrom-escuro ou preto, vermelho, branco ou azul?); e D é para diâmetro.

Capítulo 51 Avaliação do Paciente | Sistema Tegumentar **1035**

Escala de Braden
PARA PREVISÃO DE RISCO DE ÚLCERAS DE PRESSÃO

Nome do paciente: _____ Nome do avaliador: _____

Data da avaliação:

PERCEPÇÃO SENSORIAL Capacidade de responder de forma significativa ao desconforto relacionado à pressão	**1. Completamente limitada:** Não responde (não geme, recua ou agarra) a estímulos dolorosos, devido ao nível diminuído de consciência ou sedação OU capacidade limitada de sentir dor na maior parte da superfície do corpo.	**2. Muito limitada:** Responde apenas a estímulos dolorosos. Não pode comunicar desconforto, exceto gemendo ou com inquietação OU tem uma deficiência sensorial que limita a capacidade de sentir dor ou desconforto ao longo de metade do corpo.	**3. Ligeiramente limitada:** Responde a comandos verbais, mas nem sempre pode comunicar desconforto ou necessidade de ser virado OU tem alguma deficiência sensorial que limita a capacidade de sentir dor ou desconforto em 1 ou 2 extremidades.	**4. Sem comprometimento:** Responde a comandos verbais. Sem déficit sensorial que limite a capacidade de sentir ou verbalizar dor ou desconforto.	
UMIDADE Grau de exposição da pele à umidade	**1. Constantemente úmido:** A pele é mantida quase sempre úmida por transpiração, urina etc. A umidade é detectada toda vez que o paciente é movido ou virado.	**2. Muito úmido:** A pele está frequentemente, mas nem sempre, úmida. A roupa de cama deve ser trocada pelo menos uma vez por turno.	**3. Ocasionalmente úmido:** A pele está ocasionalmente úmida, requerendo a troca extra da roupa de cama, aproximadamente uma vez por dia.	**4. Raramente úmido:** A pele geralmente está seca, a troca da roupa de cama é feita em intervalos protocolares.	
ATIVIDADE Grau de atividade física	**1. Acamado:** Confinado ao leito.	**2. Sentado:** Capacidade de deambulação gravemente limitada ou inexistente. Não consegue suportar o peso do corpo e/ou precisa de assistência para se sentar ou ser colocado na cadeira de rodas.	**3. Caminha ocasionalmente:** Caminha ocasionalmente durante o dia, porém distâncias muito curtas, com ou sem assistência. Passa a maior parte do tempo na cadeira ou no leito.	**4. Caminha frequentemente:** Caminha para fora do quarto pelo menos duas vezes por dia e dentro do quarto pelo menos uma vez a cada 2 horas, durante o dia.	
MOBILIDADE Capacidade de mudar e controlar a posição do corpo	**1. Completamente imóvel:** Não consegue mudar a posição do corpo ou as extremidades sem assistência.	**2. Muito limitado:** Faz pequenas alterações ocasionais na posição do corpo ou das extremidades, mas é incapaz de fazer mudanças frequentes ou significativas de forma independente.	**3. Ligeiramente limitado:** Faz alterações ligeiras e frequentes na posição do corpo ou das extremidades de forma independente.	**4. Sem limitações:** Muda de posição frequentemente e sem assistência.	
NUTRIÇÃO Padrão usual de ingestão de alimentos	**1. Muito pobre:** Nunca come uma refeição completa. Raramente come mais de 1/3 de qualquer alimento oferecido. Come duas porções ou menos de proteína (carne ou laticínios) por dia. Toma pouco líquido. Não toma suplemento dietético líquido OU está em jejum e/ou mantido com líquidos claros ou IV por mais de 5 dias.	**2. Provavelmente inadequada:** Raramente come uma refeição completa e geralmente come apenas cerca de 1/2 de qualquer alimento oferecido. A ingestão de proteínas inclui apenas 3 porções de carne ou laticínios por dia. Ocasionalmente toma um suplemento dietético OU recebe menos do que a quantidade ideal de dieta líquida ou alimentação por sonda.	**3. Adequada:** Come mais da metade na maioria das refeições. Come um total de 4 porções de proteína (carne, laticínios) por dia. Ocasionalmente, recusa uma refeição, mas geralmente recebe um suplemento, se oferecido OU está em regime de alimentação por sonda ou NPT, que provavelmente atende a maioria das necessidades nutricionais.	**4. Excelente:** Come a maior parte de cada refeição. Nunca recusa uma refeição. Normalmente, come um total de 4 ou mais porções de carne e produtos lácteos. Ocasionalmente come entre as refeições. Não requer suplementação.	
ATRITO E CISALHAMENTO	**1. Problema:** Requer assistência moderada a máxima para se mover. É impossível erguer-se totalmente sem deslizar contra os lençóis. Frequentemente desliza para baixo na cama ou cadeira, exigindo reposicionamento com assistência máxima. Espasticidade, contraturas ou agitação resultam em atrito quase constante.	**2. Problema potencial:** Move-se devagar ou requer assistência mínima. Durante o movimento, a pele provavelmente desliza, até certo ponto, contra lençóis, cadeiras, restrições ou outros dispositivos. Mantém uma posição relativamente boa na cadeira ou no leito a maior parte do tempo, mas ocasionalmente desliza para baixo.	**3. Nenhum problema aparente:** Move-se no leito e na cadeira de forma independente e tem força muscular suficiente para se erguer completamente durante o movimento. Mantém boa posição no leito ou cadeira em todos os momentos.		

Pontuação na Escala de Braden

   1 = altamente prejudicado

   3 ou 4 = comprometimento leve a moderado

   Total de pontos possíveis: 23

   Pontuação de previsão de risco: 16 ou menos

Dieta 0: Dieta zero

IV: por via intravenosa

NPT: nutrição parenteral total

Escore total

Figura 51.4 A Escala de Braden é uma ferramenta de triagem amplamente utilizada para identificar pessoas em risco de úlceras de pressão. (Cortesia de Barbara Braden e Nancy Bergstrom. Copyright, 1988. Reimpressa com permissão.)

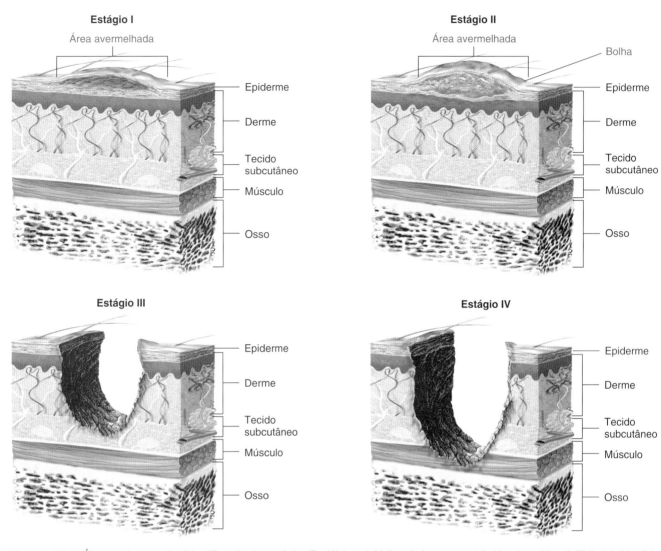

Figura 51.5 Úlceras de pressão: identificação do estágio. (De Weber J, Kelley J: Assessment in Nursing, 4th ed. Philadelphia, PA: Wolters Kluwer Health/Lippincott Williams & Wilkins, 2010, pp 194-195.)

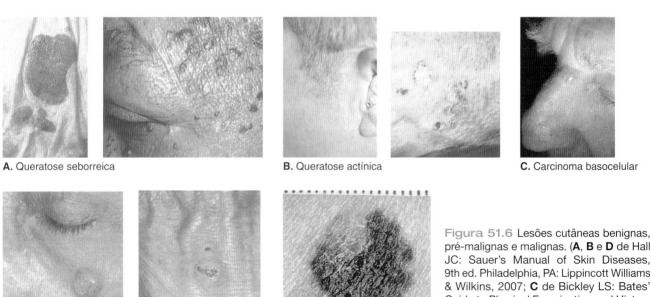

A. Queratose seborreica
B. Queratose actínica
C. Carcinoma basocelular
D. Carcinoma de células escamosas
E. Melanoma maligno

Figura 51.6 Lesões cutâneas benignas, pré-malignas e malignas. (**A**, **B** e **D** de Hall JC: Sauer's Manual of Skin Diseases, 9th ed. Philadelphia, PA: Lippincott Williams & Wilkins, 2007; **C** de Bickley LS: Bates' Guide to Physical Examination and History Taking, 10th ed. Philadelphia, PA: Lippincott Williams & Wilkins, 2009; **E**, cortesia da American Cancer Society, Inc., Atlanta, GA.)

É possível para a enfermeira de cuidados intensivos realizar uma avaliação minuciosa de um paciente quanto a lesões cutâneas suspeitas que possam ser cancerígenas; a enfermeira pode, então, encaminhar o paciente para um dermatologista ou oncologista, solicitando o início do tratamento mais cedo do que em outras circunstâncias.

Desafios relacionados à aplicabilidade clínica

Estudo de caso

A senhorita Q. é uma mulher de 49 anos que foi internada na unidade de terapia intensiva há 3 semanas com sepse devido a um pé gangrenado. Ela tem doença vascular periférica grave, neuropatia periférica e dor crônica de uma lesão nas costas resultante de um acidente de automóvel há 15 anos, e por isso precisou usar um andador antes desta admissão. A Srta. Q. tem diabetes melito, obesidade e disfunção renal. Ela tem sobrecarga de volume de líquidos e está passando por diurese, mas apresenta edema de moderado a grave em todas as extremidades. Seu pé direito foi amputado há 1 semana.

No dia 2 da antibioticoterapia endovenosa com (piperacilina e tazobactam através de um cateter central de inserção periférica no braço esquerdo, a Srta. Q. desenvolve um exantema petequial generalizado sobre o tronco e pernas e se queixa de prurido.[1]

1. Que fatores aumentam o risco de reação de hipersensibilidade da Srta. Q.?
2. Que tipo de prescrição médica a enfermeira antecipa com base nessa avaliação recente?
3. Quais são os dois fatores relacionados à comorbidade diabetes melito da Srta. Q. que aumentam o risco de úlcera gangrenosa do pé?

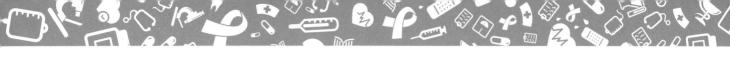

52
Cuidado ao Paciente | Sistema Tegumentar

Meghan Delmastro, Sarah Jane Mooney Rorick,
Brittany Garey, Cheryl Walsh e Tamara Ekker

Objetivos de aprendizagem

Com base no conteúdo deste capítulo, o leitor deverá ser capaz de:

1. Explicar a diferença entre úlceras de pressão, úlceras nas pernas e lesões na pele.
2. Definir termos específicos relacionados a feridas, incluindo *ferida aguda, ferida crônica, espessura parcial, espessura total* e *estágios da cicatrização de feridas.*
3. Explicar o processo normal de cicatrização de feridas.
4. Descrever os diferentes aspectos da avaliação e da documentação da ferida.
5. Descrever o que se entende por *intenção primária, intenção secundária* e *intenção terciária.*
6. Descrever os cuidados de enfermagem para pacientes com diferentes tipos de feridas, incluindo limpeza, desbridamento, curativos, controle da dor e orientação ao paciente.
7. Discutir a influência da nutrição e da farmacoterapia na cicatrização de feridas.

O manejo de feridas pela enfermeira é desafiador e gratificante. O tratamento efetivo de feridas requer uma base de conhecimento sólida e um método meticuloso. Este capítulo discute os tipos de feridas, incluindo úlceras de pressão, úlceras nas pernas e lesões na pele; o processo de cicatrização de feridas; avaliação de enfermagem, gestão e orientação ao paciente relacionadas a feridas graves que necessitem de cuidados continuados.

Tipos de feridas

Uma ferida representa uma quebra na integridade da pele. Feridas podem ser agudas ou crônicas. Uma ferida aguda é aquela que segue um processo de cicatrização sequencial ordenado, resultando em uma área que tem integridade anatômica e funcional.[1,2] As feridas agudas são causadas por procedimentos cirúrgicos ou traumatismo. Por outro lado, uma ferida crônica não apresenta uma área com integridade anatômica e funcional. As feridas crônicas não seguem um processo ordenado e sequencial devido a fatores precipitantes como diabetes, pressão, desnutrição, doença vascular periférica, imunodeficiências e infecções.[1,2] Uma ferida aguda pode se tornar uma ferida crônica a qualquer momento.

Feridas agudas e crônicas podem ser definidas como feridas de espessura parcial ou total. Feridas de espessura parcial envolvem a epiderme e podem envolver a derme. Uma ferida de espessura parcial é uma ferida superficial que geralmente é úmida e dolorosa. A perda da epiderme expõe as terminações nervosas no leito da ferida, criando a sensação de dor nessas feridas superficiais. Feridas de espessura total envolvem perda de epiderme, derme e tecido subcutâneo, e podem envolver músculos, tendões, ligamentos e ossos. Uma ferida de espessura total envolve uma grande quantidade de perda de tecido e aparece como uma cratera ou fenda. A sensação dolorosa em feridas de espessura total varia significativamente.[1]

Úlceras de pressão e úlceras nas pernas são dois tipos específicos de feridas que podem ser observadas no ambiente de cuidados intensivos. Pacientes gravemente enfermos estão em risco de desenvolver úlceras de pressão relacionadas a fatores hemodinâmicos, processos patológicos, imobilidade e déficits nutricionais. As úlceras de perna são resultado de processos patológicos específicos. Tanto úlceras de pressão quanto úlceras de perna podem complicar a recuperação geral do paciente gravemente enfermo.

A distinção entre úlceras de pressão e outros tipos de feridas é essencial. A literatura atual sugere que nem todas as úlceras de pressão são evitáveis; entretanto, muitos planos de saúde, incluindo Medicare e Medicaid, não reembolsam o tratamento de úlceras de pressão no Estágio III e Estágio IV se a ferida se desenvolver durante a hospitalização atual do paciente.[3] Esta é uma razão adicional pela qual a avaliação cuidadosa da pele é necessária.

Úlceras de pressão

Úlceras de pressão são feridas causadas por pressão, cisalhamento e fricção. As úlceras de pressão começam como feridas agudas, mas tornam-se crônicas em pacientes com outros fatores de risco. Os fatores de risco para o desenvolvimento de úlcera de pressão incluem mobilidade prolongada e comprometida, incontinência, desnutrição, diabetes, lesões na medula espinal, câncer metastático, diminuição do nível de consciência, estado mental prejudicado e doença vascular periférica.[1,2,4,5] O guia para úlceras de pressão é mostrado no Quadro 52.1.

A úlcera de pressão é o único tipo de ferida com protocolo de estadiamento. O estadiamento é feito quando a ferida é avaliada e documentada.

- O **estágio I** é definido como eritema não branqueado da pele intacta. Em pacientes com pele mais escura, no primeiro estágio as úlceras de pressão podem ter uma aparência avermelhada, azulada ou arroxeada. Pode ser acompanhado por espessamento, induração e edema
- O **estágio II** envolve perda de tecido de espessura parcial e apresenta-se como uma área cheia de bolhas preenchidas de líquido ou uma área descoberta (ferida aberta rasa)

Capítulo 52 Cuidado ao Paciente | Sistema Tegumentar **1039**

| **Quadro 52.1** Orientação de ensino | Úlceras de pressão. |

- As úlceras de pressão também são conhecidas como escaras
- As úlceras de pressão ocorrem em pessoas com dificuldade para se locomover
- No início, uma úlcera de pressão é apenas uma área avermelhada e sensível. Se a pressão não for aliviada, a pele nesta área pode se romper (se abrir ou formar uma área com bolhas). Úlceras de pressão podem destruir o tecido muscular, ósseo, ligamentos e tendões subjacentes, se não forem tratadas
- Fatores de risco para úlcera de pressão incluem dificuldade de locomoção, problemas clínicos (como diabetes), lesão medular, incontinência de urina e fezes, cirurgias que limitem a mobilidade por um período prolongado (como cirurgia de prótese de quadril ou joelho), má nutrição e pouca hidratação (diminuição da ingestão de líquidos)
- As úlceras de pressão ocorrem com maior frequência sobre proeminências ósseas (p. ex., calcanhares, área do sacro, quadris e

- omoplatas), mas podem ocorrer em qualquer parte do corpo onde haja pressão constante e sem alívio
- Muitas vezes, as úlceras de pressão podem ser evitadas ao mudar a posição da pessoa na cama pelo menos a cada 2 horas, colocando um travesseiro sob os tornozelos para manter os calcanhares longe do leito, aliviando, assim, a pressão. Uma cama especial também pode ser usada para diminuir a pressão
- **Nem todas as úlceras de pressão podem ser evitadas.** A condição clínica da pessoa, o estado nutricional e de hidratação, o estado imunológico, assim como o estado geral de saúde são fatores que afetam o risco de desenvolvimento de úlceras de pressão
- O tratamento depende do tipo de úlcera de pressão e do estado de saúde do paciente

---

- O **estágio III** é uma ferida de espessura total envolvendo o tecido subcutâneo e apresenta-se como uma cratera
- O **estágio IV** também é uma ferida de espessura total envolvendo a perda de uma grande quantidade de tecido. Uma ferida do Estágio IV se estende através do tecido subcutâneo e mais profundamente até a fáscia, envolvendo músculos, ossos, ligamentos ou tendões
- Uma úlcera de pressão designada como **não classificável** é coberta por escara (preta, marrom, castanha) ou esfacelo (amarelo, marrom, cinza, verde ou castanho), o que impede a avaliação do leito da ferida. A ferida deve ser desbridada antes do estadiamento
- A **suspeita de lesão tecidual profunda** é evidenciada por uma área marrom-avermelhada ou descolorida da pele intacta ou por uma bolha cheia de sangue. A área geralmente se apresenta sensível, mole ou empapada.[4,5]

O estadiamento reverso é inadequado para úlceras de pressão, porque o tecido que preenche o leito da ferida não é o mesmo que o tecido que foi perdido. Tecido muscular ou subcutâneo perdido não pode ser substituído. Portanto, é apropriado documentar como "ferida de estágio IV em cicatrização", mas é inadequado documentar "ferida em estágio IV agora em estágio III".

As úlceras de pressão cobertas por escara ou esfacelo devem ser documentadas como "inclassificáveis, feridas cobertas por escaras ou esfacelo". Se a ferida for desbridada, pode então ser classificada.

Úlceras de perna

As úlceras de perna são feridas crônicas observadas com frequência em pacientes criticamente enfermos, com problemas de saúde subjacentes; incluem úlceras de estase venosa, úlceras arteriais e úlceras do pé diabético. Embora os pacientes com úlceras de perna possam estar sob alto risco de úlceras de pressão, as úlceras de perna não são úlceras de pressão e não têm protocolo de estadiamento.

■ Úlceras de estase venosa

As úlceras de estase venosa são geralmente encontradas no aspecto medial da perna, acima do maléolo medial.[1,2] As margens da ferida são irregulares e apresentam-se como crateras rasas, e tanto as margens da ferida como a perna podem ter uma aparência avermelhada ou com coloração de hemossiderina.[1,2] A secreção das úlceras de estase venosa pode variar de leve a pesada. O tratamento primário é a terapia de compressão

usando uma bota de Unna ou um curativo de envoltório múltiplo.[1,2] Os curativos de envoltório múltiplo apresentam a vantagem da compressão contínua, o que pode não ser obtido com a bota de Unna. A perna afetada deve ser mantida em um nível acima do coração para diminuir o edema (o edema impede o processo de cicatrização).

■ Úlceras arteriais

As úlceras arteriais (úlceras isquêmicas) são geralmente encontradas na parte distal da perna, no maléolo medial ou no aspecto dorsal do pé e dedos dos pés.[1,2] As margens das feridas das úlceras arteriais são redondas, lisas, bem definidas (não irregulares) e frequentemente descritas como tendo uma aparência "perfurada".[1,2] As úlceras arteriais têm leitos de feridas pálidos e podem ser rasas ou profundas. A perna afetada pode ser fria ao toque, cianótica e pálida, com mínima distribuição de pelos. O paciente experimenta um aumento da dor na área afetada se a perna estiver elevada.[1,2] O curativo primário para úlceras arteriais nas pernas é um curativo oclusivo. Não ocorre cicatrização a menos que o déficit vascular seja abordado cirurgicamente e a circulação arterial seja restaurada.

■ Úlceras do pé diabético

As úlceras do pé diabético são encontradas em pacientes com diabetes; frequentemente, não são reconhecidas inicialmente pelo paciente, devido à neuropatia concomitante. Os locais primários para as úlceras do pé diabético são o aspecto plantar do pé, os calcanhares e os metatarsos.[1,2] Para promover a cicatrização de feridas, um curativo que fornece um ambiente úmido é o mais usado. A área da úlcera geralmente precisa de desbridamento e deve ser avaliada cuidadosamente quanto à presença de infecção. Outras modalidades de tratamento incluem retirar a carga do peso do paciente com o uso de sapatos especiais. A osteomielite é sempre uma preocupação em pacientes com úlceras do pé diabético. O processo de cicatrização é prolongado por causa do diabetes. Portanto, é importante gerenciar agressivamente o diabetes para promover um ambiente de cura ideal.

Lesões cutâneas

As lesões cutâneas (feridas de espessura parcial) são feridas agudas secundárias à remoção de esparadrapos ou curativos oclusivos transparentes. As lesões ocorrem quando a pele está delgada e tão frágil que se rompe quando o esparadrapo ou curativos de filme plástico são removidos. A fragilidade da pele pode ser decorrente do envelhecimento, processo patológico, estado nutricional, terapia medicamentosa (uso de esteroides) ou uma combinação desses fatores.

É um equívoco comum a aplicação em lesões cutâneas de curativos com filme plástico, tiras de fechamento de feridas (Steri-Strips™) ou adesivos. No entanto, é importante minimizar o uso de todo tipo de adesivo em pacientes com propensão ao rompimento da pele. Os curativos de filme plástico e as tiras Steri-Strips™ provocam maior ruptura da pele à medida que são removidos ou desalojados. Como é difícil aproximar as margens da ferida em uma lesão cutânea, o adesivo geralmente se acomoda no leito da ferida, prolongando o processo de cicatrização e promovendo infecção.

As lesões cutâneas devem ser limpas suavemente com soro fisiológico ou outro agente de limpeza aprovado pela instituição. Deve-se tomar cuidado para não criar uma ruptura ainda maior na pele. Depois que a ferida é limpa, um hidrogel é aplicado e a área é coberta por um curativo não aderente. A ferida deve ser recoberta por um envoltório autoaderente, como Kling® ou Coban™, para segurar o curativo no lugar sem usar fita adesiva.

Cicatrização de feridas

A cicatrização ideal de feridas ocorre em um ambiente úmido (não extremamente úmido ou seco).

Fases da cicatrização de feridas

O processo de cicatrização de feridas consiste em três fases (Figura 52.1). A primeira é a *fase inflamatória*, que começa imediatamente após a ocorrência da ferida. No momento da lesão, ocorre vasoconstrição imediata; este é o modo do organismo de controlar o sangramento. Uma vez ocorrida a vasoconstrição, as plaquetas se acumulam no local e depositam fibrina para formação de coágulo. A vasoconstrição mantém a ferida unida e as plaquetas, com a formação de coágulos de fibrina, essencialmente "tapam o buraco". Também ocorre fagocitose durante a fase inflamatória. Fagocitose é a liberação de macrófagos no local da lesão para destruir qualquer bactéria que possa estar presente e para remover os restos celulares da ferida. Esta é a maneira que o organismo tem para fornecer o ambiente ideal para a cicatrização de feridas (i. e., um leito de ferida limpo). É neste momento que os fatores de crescimento também estão presentes no local da lesão. Em geral, estima-se que a fase inflamatória dure entre 4 e 6 dias. A avaliação visual durante a fase inflamatória revela uma ferida com eritema e edema, e o paciente sente dor.

A segunda fase de cicatrização de feridas é a *fase de proliferação*. Fatores de crescimento estimulam os fibroblastos a produzir colágeno. O colágeno, juntamente com novos vasos sanguíneos e tecido conjuntivo, cria o tecido de granulação. A avaliação visual neste ponto revela uma ferida vermelha e brilhante com aparência granulosa ou irregular. A aparência do tecido de granulação faz com que as margens da ferida se contraiam. A junção das margens diminui o tamanho total da ferida. O último passo da fase de proliferação é a *epitelização* ou a *reepitelização*. A epitelização resulta em cicatriz. A duração total estimada da fase de proliferação é de 4 a 24 dias.

A terceira e última fase da cicatrização da ferida é a *fase de maturação*, durante a qual as fibras de colágeno são remodeladas; isso aumenta a resistência do tecido cicatricial à tração. Estima-se que apenas 70 a 80% da resistência original da pele sejam atingidos quando a ferida é cicatrizada. A fase de

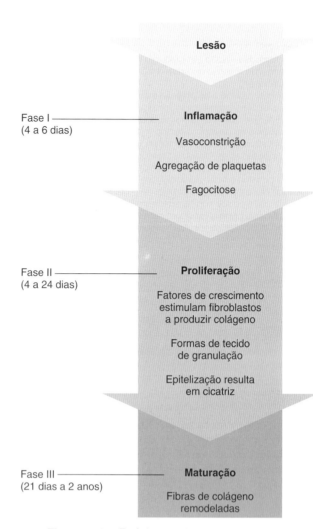

Figura 52.1 Estágios da cicatrização de feridas.

maturação pode se estender de 21 dias a 2 anos. O resultado é sempre uma área de tecido com maior risco de degradação e mais frágil do que o tecido não danificado.

Se a ferida ficar extremamente úmida ou seca, as fases de cicatrização ocorrerão em ritmo mais lento. Isso pode afetar a qualidade final do tecido cicatricial no que diz respeito à integridade anatômica e funcional, bem como à resistência à tração. A idade e o estado físico do paciente também afetam o processo de cicatrização (Quadro 52.2). Outros fatores que afetam a cicatrização de feridas estão listados na Tabela 52.1.

Quadro 52.2 Considerações para o paciente idoso.

Fatores que afetam a cicatrização da ferida
- Menos tecido subcutâneo
- Pele mais frágil por causa do envelhecimento e de terapia medicamentosa
- Maior número de fatores de risco precipitantes para úlceras de pressão
- Maior número de fatores de risco precipitantes para feridas crônicas
- Nutrição: menor ou maior que os requisitos corporais
- Diminuição da capacidade de cuidar de si mesmo
- Diminuição da função do sistema imunológico
- Diminuição da função pulmonar e cardiovascular
- Aumento do potencial de incontinência (urina e fezes)

Tabela 52.1 Fatores que afetam a cicatrização de feridas.

Fatores	Justificativa	Intervenções de enfermagem
Idade do paciente	Quanto mais velho o paciente, menos resilientes são os tecidos	Manuseie todos os tecidos com cuidado
Manipulação dos tecidos	O manuseio indevido causa ferimentos e retarda a cicatrização	Manuseie os tecidos com cuidado e uniformemente
Hemorragia	O acúmulo de sangue cria espaços mortos e também células mortas que devem ser removidas. A área se torna um meio de cultura para organismos	Monitore os sinais vitais. Observe o local da incisão em busca de evidências de sangramento e infecção
Hipovolemia	O volume sanguíneo insuficiente leva à vasoconstrição e à redução de oxigênio e nutrientes disponíveis para a cicatrização de feridas	Monitore para déficit de volume (comprometimento circulatório). Corrija com a reposição de fluidos, conforme prescrição
Fatores locais		
Edema	Reduz o suprimento de sangue ao exercer maior pressão intersticial sobre os vasos	Eleve a parte edemaciada; aplique compressas frias
Técnica de curativo inadequada Muito pequeno Muito apertado	Permite invasão bacteriana e contaminação Reduz o fornecimento de sangue transportando nutrientes e oxigênio	Siga as orientações para uma técnica de curativo adequada
Déficits nutricionais	Pode ocorrer depleção proteico-calórica A secreção de insulina pode ser inibida, elevando o nível de glicose no sangue	Corrija os déficits; isso pode exigir terapia nutricional parenteral Monitore os níveis de glicose no sangue Administre suplementos vitamínicos, conforme prescrição
Corpos estranhos	Corpos estranhos retardam a cicatrização	Mantenha as feridas livres de fiapos de gaze e talco das luvas
Déficit de oxigênio (oxigenação insuficiente do tecido)	O oxigênio insuficiente pode ser resultado de inadequação da função pulmonar e cardiovascular, bem como de vasoconstrição localizada	Estimule a respiração profunda e a tosse controlada
Acúmulo de secreções	O acúmulo de secreções dificulta o processo de cicatrização	Monitore os sistemas de drenagem fechados para um funcionamento adequado Institua medidas para remover as secreções acumuladas
Medicamentos		
Corticosteroides	Podem mascarar a presença de infecção, prejudicando a resposta inflamatória normal	Esteja ciente da ação e do efeito dos medicamentos que o paciente está recebendo
Anticoagulantes	Podem causar hemorragia	
Antibióticos de largo espectro e específicos	Efetivos se administrados imediatamente antes da cirurgia, para patologia específica ou contaminação bacteriana. Se administrados após o fechamento da ferida, são ineficazes por causa da coagulação intravascular	
Hiperatividade do paciente	Impede a aproximação das margens da ferida O repouso favorece a cicatrização	Use medidas para manter as margens da ferida aproximadas: curativos, bandagem, talas Incentive o repouso
Distúrbios sistêmicos: Choque hemorrágico Acidose Hipoxia Insuficiência renal Doença hepática Sepse	Deprimem as funções celulares que afetam diretamente a cicatrização de feridas	Familiarize-se com a natureza do distúrbio específico Administre o tratamento prescrito. Culturas podem ser indicadas para determinar o antibiótico apropriado
Imunossupressão	O paciente está mais vulnerável à invasão bacteriana e viral; os mecanismos de defesa estão comprometidos	Forneça proteção máxima para evitar infecções Restrinja a visita de pessoas com resfriados; institua a higiene obrigatória das mãos por todos os funcionários
Estressores da ferida: Vômito Manobra de Valsalva Tosse pesada Tracionamento	Produz tensão sobre as feridas, particularmente no tronco	Incentive a mudança frequente de posição e a deambulação e administre medicamentos antieméticos, conforme prescrição Ajude o paciente a proteger a incisão

De Smeltzer SC, Bare BG, Hinkle JL et al. Brunner & Suddarth's Textbook of Medical–Surgical Nursing, 13th ed. Philadelphia, PA: Lippincott Williams & Wilkins, 2014.

Métodos de cicatrização de feridas

As feridas podem cicatrizar por intenção primária, intenção secundária ou intenção terciária (Figura 52.2).

Feridas agudas ou cirúrgicas normalmente cicatrizam por *intenção primária*. As margens da ferida se aproximam; isso reduz o tempo necessário para que a ferida cicatrize em cerca de 4 a 14 dias no total. A intenção primária está associada a diminuição do risco de infecção, cicatrizes mínimas e diminuição da perda de tecido.

A cicatrização por *intenção secundária* é observada com mais frequência em feridas crônicas, mas pode ocorrer em feridas agudas, quando as margens da ferida não podem ser aproximadas devido a uma perda significativa de tecido. Exemplos de feridas que cicatrizam por intenção secundária são úlceras de pressão e úlceras de estase venosa. O potencial de infecção é maior devido à incapacidade de aproximação das margens, deixando a área aberta para a entrada de bactérias. A cicatriz também pode ser significativa, dependendo da quantidade de perda de tecido.

A última forma de reparo da ferida é a *intenção terciária*, que também pode ser chamada de *intenção primária tardia*. A intenção terciária (primária tardia) não deve ser confundida com a intenção primária. Com este tipo de cicatrização, a ferida não se fecha por um determinado período (normalmente 3 a 5 dias) para permitir a resolução de infecção, edema ou ambos. Durante este tempo, a ferida é tamponada ou irrigada para remover o exsudato e os detritos celulares. Quando o edema e o risco de infecção diminuem, as margens se aproximam e a ferida é fechada como na intenção primária. A cicatriz é geralmente maior que a observada com intenção primária, mas menor que a observada com intenção secundária.

Avaliação de feridas

A avaliação da ferida deve ser realizada de maneira ordenada e sequencial (Quadro 52.3). A localização da ferida deve ser definida com a maior precisão possível usando a terminologia

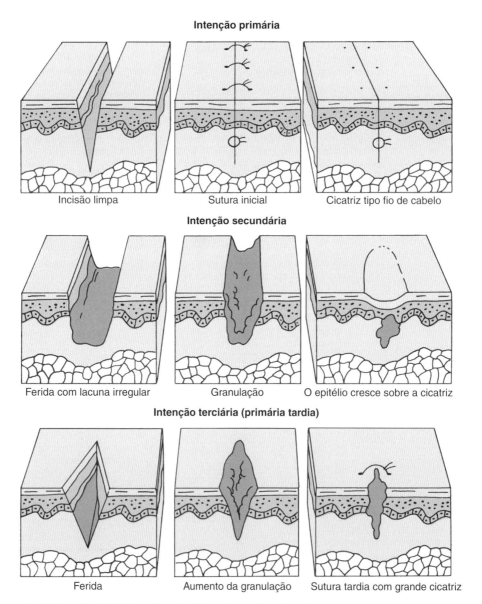

Figura 52.2 Tipos de cicatrização de feridas: cicatrização por intenção primária, cicatrização por intenção secundária e cicatrização por intenção terciária. (Adaptada de Smeltzer SC, BG Bare, Hinkle JL et al. Brunner & Suddarth's Textbook of Medical–Surgical Nursing, 13th ed. Philadelphia, PA: Lippincott Williams & Wilkins, 2014.)

Quadro 52.3 Avaliação da ferida.

Localização: documente a localização, usando posições anatômicas.
Tamanho: documente o tamanho, em centímetros ou milímetros. Meça o comprimento (pelas posições do relógio) da posição de 12 a 6 horas. Meça a largura da posição de 9 a 3 horas.
Profundidade: use um cotonete estéril para determinar a profundidade da ferida (Ver Figura 52.4).
Tunelamento: documente a presença ou a ausência de infiltração/formação de túnel (ver Figura 52.5).
Tipo de tecido: descreva o leito da ferida. Se o leito da ferida não estiver visível, documente a presença e a condição da escara, suturas, grampos ou outro dispositivo de fechamento da ferida.
Drenagem: observe a presença ou a ausência de drenagem. Se houver drenagem, descreva seu odor, cor, quantidade e consistência.
Margens da ferida: descreva as margens da ferida (aproximação, condição e aparência do tecido circundante).
Drenos e tubos: observe o tipo de dreno ou tubulação e sua localização (usando posições anatômicas ou do relógio).
Condição do curativo: descreva a quantidade e o tipo de drenagem no curativo, bem como a facilidade com que o curativo foi removido.
Dor: avalie em uma escala de 0 a 10 (ou outra escala de avaliação aprovada pela instituição). Administre a analgesia da dor conforme necessário antes, durante e após a avaliação da ferida, bem como na troca de curativos.

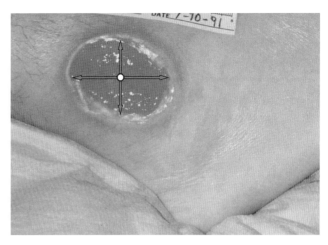

Figura 52.3 Medição de feridas. As medidas lineares de uma ferida devem ser feitas nos maiores comprimento e largura perpendiculares entre si, como mostrado na figura. (De Baranoski S, Ayello EA. Wound Care and Essentials Practice Principles, 3rd ed. Philadelphia, PA: Lippincott Williams & Wilkins, 2012.)

anatômica (p. ex., "aspecto medial da perna esquerda, 10 cm distal ao joelho"); isso permite que outros profissionais de saúde visualizem a localização da ferida. A localização correta é especialmente importante se o paciente tiver mais de uma ferida. Se forem usadas fotografias para documentar a localização e a progressão da ferida, a iluminação da sala e a distância da ferida devem ser tão idênticas quanto possível de uma fotografia para outra para retratar a ferida com precisão e consistência. A fotografia é usada com mais frequência para feridas crônicas do que feridas agudas.

▶ **Mensuração da ferida.** O tamanho da ferida deve sempre ser medido em centímetros, milímetros ou ambos.[2,4] Terminologias como "do tamanho da moeda de 1 real" devem ser evitadas, porque resultam em uma documentação inconsistente e imprecisa. As medidas lineares de uma ferida são tomadas nos maiores comprimento e largura, perpendicularmente uma à outra (Figura 52.3).

A profundidade da ferida é medida colocando-se um cotonete estéril na área mais profunda da ferida e marcando-se a localização da margem da ferida no cotonete.[2] O cotonete esterilizado deve ser mergulhado em soro fisiológico antes de ser inserido, para minimizar o potencial de resíduos de fibras de algodão na ferida. Depois de retirado, meça a ponta distal do cotonete até a área marcada (Figura 52.4). A documentação inclui a profundidade em centímetros e também o local onde a avaliação foi feita (p. ex., "profundidade de 5,8 cm no leito distal da ferida na posição de 9 horas"). Uma documentação objetiva e concisa permite que outros profissionais de saúde possam reavaliar a profundidade da ferida a cada monitoramento.

▶ **Descolamento e tunelamento.** O descolamento e o tunelamento não ocorrem em feridas agudas, mas podem começar nelas, de modo que a enfermeira sempre deve verificar sua presença. O descolamento ocorre quando existe perda de tecido ao longo das margens da ferida, o "lábio do tecido".[2] O tunelamento implica exatamente isso: a abertura de um túnel em algum lugar no leito da ferida. O tunelamento pode começar em feridas agudas nas quais existam drenos. (Observe que se ocorrer tunelamento, a ferida não é mais considerada uma ferida aguda, então se torna uma ferida crônica.) Um trato sinusal é uma abertura em algum lugar no leito da ferida que se estenda ao tecido, terminando em uma pequena bolsa de área aberta. O processo para avaliar a direção e a profundidade do tunelamento é mostrado na Figura 52.5.

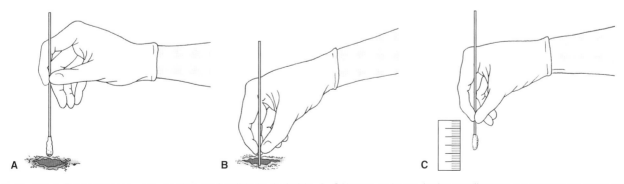

Figura 52.4 Procedimento para medir a profundidade da ferida. **A.** Coloque as luvas. Insira gentilmente o cotonete na parte mais profunda da ferida. **B.** Segure o cotonete com o polegar e o indicador no ponto correspondente à margem da ferida. **C.** Retire cuidadosamente o cotonete, mantendo a posição do polegar e do indicador. Meça a partir da ponta do cotonete até essa posição. (De Hess CT. Clinical Guide to Skin and Wound Care, 7th ed. Philadelphia, PA: Lippincott Williams & Wilkins, 2013.)

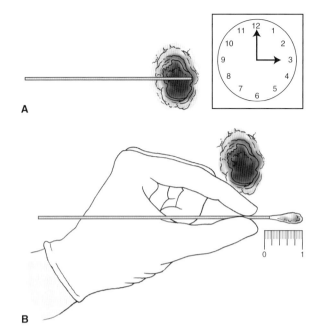

Figura 52.5 Procedimento para determinar a direção e a profundidade do tunelamento. **A.** Para avaliar a direção do tunelamento, coloque luvas e insira o cotonete nos locais de ocorrência. Progredindo no sentido horário, documente os locais mais profundos onde ocorre o tunelamento da ferida. (As 12 horas devem apontar para a cabeça do paciente, portanto, neste exemplo, o tunelamento ocorre às três horas.) **B.** Para avaliar a profundidade, insira o cotonete nas áreas de tunelamento e segure o cotonete onde ele encontra a margem da ferida. Retire o cotonete, coloque-o ao lado de uma régua e documente a medição em centímetros. (De Hess CT. Clinical Guide to Skin and Wound Care, 7th ed. Philadelphia, PA: Lippincott Williams & Wilkins, 2013.)

▶ **Margens da ferida.** As margens da ferida também devem ser verificadas na avaliação da ferida. As margens estão bem aproximadas? O tecido circundante está limpo, seco, avermelhado, edematoso, pálido, intacto ou empolado? Novamente, é importante o máximo de exatidão possível para estabelecer uma imagem precisa das margens da ferida para o próximo profissional de saúde.

▶ **Tipo de tecido.** A determinação do tipo de tecido implica a avaliação visual do leito da ferida. O tecido no leito da ferida deve ser vermelho (em oposição a pálido). Deve ser observada presença ou ausência de tecido de granulação (tecido vermelho brilhante, granuloso ou acidentado). A enfermeira deve verificar a presença de tecido necrótico, que se apresenta como um tecido preto ou marrom. Um esfacelo também pode estar presente no leito da ferida. O esfacelo é amarelado e fibroso. Se o leito da ferida não estiver visível, deve ser documentada presença ou ausência de escaras, suturas, grampos, esparadrapos, adesivos para feridas ou curativos com pressão negativa.

▶ **Drenagem.** A presença ou a ausência de secreção também é importante ser observada, juntamente com a localização da drenagem ou exsudato (p. ex., "secreção/exsudato observados na extremidade proximal da ferida"). A secreção ou o exsudato devem ser avaliados quanto a odor, coloração, consistência e quantidade (p. ex., "dez compressas abdominais de gaze de tamanho 10 × 10 cm ficam saturadas com secreção serossanguinolenta a cada 2 horas").

Drenos ou tubos podem estar presentes no leito da ferida ou próximo dele. Os drenos ou tubos devem ser avaliados quanto a localização, aparência do tecido circundante e características da drenagem. Considere o local de inserção de um dreno ou tubo como uma ferida aguda em si.

▶ **Curativos.** O curativo deve ser avaliado após a remoção. Devem ser descritas a condição do curativo (p. ex., "saturado"), o grau de facilidade com que foi removido (p. ex., "colado"), além da localização e do tipo de secreção. Se o curativo se soltar sem ser removido pela enfermeira, isso também deve ser observado (p. ex., "curativo encontrado no leito – ferida descoberta").

▶ **Dor.** A intensidade da dor deve ser avaliada usando uma escala padronizada aprovada pela instituição, como a escala de 0 a 10. O paciente nunca deve sentir dor enquanto uma ferida estiver sendo avaliada. Se houver manifestação de dor durante a avaliação, esta deve ser interrompida e o paciente deve ser medicado antes de continuar. O manejo da dor no que se refere à avaliação e ao cuidado da ferida é discutido detalhadamente mais adiante neste capítulo.

▶ **Documentação.** A documentação da ferida inclui todas as descrições e medidas, presença ou ausência de dor durante o procedimento, analgesia e tipo de curativo aplicado.[1,2,4,5] Muitas instituições usam ferramentas especiais para medição, avaliação e documentação (p. ex., fluxogramas ou documentação informatizada) para documentar a ferida. De acordo com as diretrizes dos planos de saúde, a presença ou a ausência de feridas deve ser documentada na admissão pelo médico e pela enfermeira.

Tratamento de feridas

Padrões de cuidados com feridas

Nos EUA, os padrões para o tratamento de feridas são estabelecidos pela Agency for Healthcare Research and Quality (AHRQ), pela Wound Ostomy and Continence Nurses (WOCN), pelo National Pressure Ulcer Advisory Panel (NPUAP) e pelo padrão europeu do European Pressure Ulcer Advisory Panel (EPUAP). Os padrões de cuidado mais recentes foram definidos pelo NPUAP e pelo EPUAP em 2014 e são considerados o "padrão-ouro". Esses padrões, que são apoiados pela prática baseada em evidências, devem orientar a política e o procedimento da instituição. A Wound Ostomy and Continence Nurses Society (WOCN) emite diretrizes de prática clínica que aplicam a prática baseada em evidências, novas pesquisas e medicamentos, e os padrões da AHRQ.[6] As diretrizes mais atuais dessas organizações estão disponíveis nos *sites* das instituições. Um recurso gratuito para diretrizes práticas é a National Guideline Clearinghouse, mantida pela Agency for Healthcare Research and Quality, uma divisão do Department of Health and Human Services dos EUA.[7]

Limpeza de feridas

O objetivo da limpeza da ferida é remover bactérias e detritos celulares sem danificar o leito ou o tecido de granulação. A área em torno da ferida também deve ser limpa, para evitar a migração de bactérias. Todas as feridas devem ser limpas antes da reaplicação do curativo. O soro fisiológico é o agente de limpeza mais seguro. Preparações antibióticas (p. ex., bacitracina) também podem ser aplicadas. Algumas instituições preferem a utilização de agentes de limpeza prontos, que estão melhorando rapidamente de qualidade, com menor efeito citotóxico e mais eficiência em termos de custo-benefício. A maioria dos antissépticos tem algum potencial para destruir o tecido de granulação (em comparação com o soro fisiológico), mas são menos tóxicos do que peróxido de hidrogênio ou iodopovidona, que devem ser evitados. Outras soluções a evitar quando se limpam feridas são as soluções povidona-iodo, ácido acético e hipoclorito de sódio (solução de Dakin). Estas soluções são tóxicas para as células epiteliais e impedem a granulação e a cicatrização das feridas.

A limpeza de feridas abertas deve começar no centro, deslocando-se para fora, em movimentos circulares para incluir a área adjacente. Incisões devem ser limpas de cima para baixo, novamente começando pelo centro e se movendo para fora, de modo a incluir a área em torno da ferida.

Podem ser utilizadas gazes impregnadas e várias soluções (p. ex., iodopovidona e solução de Dakin) no caso de a ferida estar infectada; no entanto, estes agentes não devem ser usados como tratamento de rotina, nem por um período prolongado, pois destroem o tecido de granulação e inibem o processo normal de cicatrização. Lembre-se de que o uso desses produtos indica que não é mais uma ferida aguda, mas que se transformou em uma ferida crônica.

Desbridamento de feridas

Em algumas situações, tanto feridas agudas (*i. e.*, enxertos) quanto feridas crônicas precisam ser desbridadas. O desbridamento é a remoção de tecido necrótico (morto) ou desvitalizado. O tecido necrótico ou desvitalizado se apresenta como escaras marrom-escuras, pretas, amarelas, pálidas, cianóticas ou duras e pode resultar em um processo inflamatório mais longo, diminuição da circulação sanguínea e aumento do crescimento bacteriano.[1] Para promover a cicatrização ideal, esse tecido precisa ser removido da ferida. O processo de desbridamento cria uma "ferida aguda" e inicia as três fases da cicatrização.

Existem vários métodos de desbridamento: autolítico, químico, mecânico e a *laser*. Ocasionalmente, uma combinação de métodos de desbridamento pode ser usada durante diferentes fases do processo de cicatrização. A terapia combinada depende do tipo de ferida, de sua localização, do estado do paciente e da preferência do médico.

■ Desbridamento autolítico

No desbridamento autolítico, o próprio organismo decompõe o tecido necrótico ou desvitalizado por meio do uso de enzimas endógenas.[1] Esse tipo de desbridamento não é a melhor escolha para feridas com grande quantidade de tecido necrótico. O desbridamento autolítico leva tempo. O organismo deve usar sua própria capacidade de lise celular para dissolver o tecido necrótico. Curativos com hidrocoloides são frequentemente usados para promover o desbridamento autolítico.

■ Desbridamento químico

O desbridamento químico é realizado com o uso de substâncias enzimáticas que são aplicadas topicamente sobre a ferida. Esses agentes dissolvem o tecido não viável encontrado no leito da ferida.[1] Os produtos à base de colagenase são as enzimas mais comumente empregadas para o desbridamento químico.

■ Desbridamento mecânico

O desbridamento mecânico pode ser realizado por curativos úmidos a secos, procedimentos de hidromassagem ou tratamento por ultrassom. Ao usar o desbridamento mecânico, é importante ter em mente o dano potencial que pode ocorrer ao tecido saudável. Embora os curativos úmidos a secos sejam um método eficaz de desbridamento, eles não são a principal recomendação de tratamento; deve-se ter o cuidado de trocar o método de tratamento assim que for feito o desbridamento do leito da ferida.

A hidroterapia (hidromassagem) pode ser eficaz para o tratamento de feridas maiores; no entanto, o potencial para infecção é aumentado quando vários pacientes fazem hidroterapia ao mesmo tempo.[1] Também há um risco maior de maceração, o que aumenta a perda de tecido e impede o fechamento da ferida. A terapia por ultrassom é mais usada para feridas crônicas. No entanto, estudos descobriram que é um método mais eficaz para a cicatrização de feridas do que para o desbridamento.[8]

■ Desbridamento cirúrgico

O desbridamento cirúrgico pode ser realizado usando várias técnicas. Mais comumente, um bisturi ou tesoura é usado para limpar a ferida de todos os tecidos necróticos e desvitalizados. A hidrocirurgia é uma técnica relativamente nova que permite ao cirurgião atingir o tecido necrótico ou desvitalizado por meio de um jato de água de alta velocidade.[8] Esses procedimentos cirúrgicos podem exigir anestesia, sedação consciente por via intravenosa, anestesia local ou uma combinação dos três.

■ Desbridamento a *laser*

O desbridamento a *laser* também pode ser usado para proporcionar um leito de ferida limpo. Atualmente, o desbridamento a *laser* não é realizado com tanta frequência quanto o desbridamento autolítico, químico e mecânico. Estudos iniciais demonstraram que essa técnica é efetiva no tratamento de feridas crônicas.[8]

■ Desbridamento biocirúrgico

Desbridamento biocirúrgico é a instilação de larvas estéreis em uma ferida. Essas larvas estéreis digerem seletivamente o tecido necrótico ou desvitalizado. Entretanto, esse tratamento pode não ser bem aceito pelo paciente.[1]

Fechamento de feridas

O objetivo de todos os cuidados é, em última análise, o fechamento da ferida e a restauração da integridade da pele. O fechamento de feridas geralmente é promovido por vários tipos de tratamentos e curativos.

■ Suturas, grampos e curativos adesivos

As suturas ou grampos devem ser limpos com soro fisiológico estéril ou um antisséptico. Imediatamente após a cirurgia, a ferida deve ser coberta com um curativo estéril seco. Frequentemente, depois do período pós-operatório inicial, os grampos ou suturas são deixados abertos, em contato com o ar.

Os curativos adesivos podem ser usados em feridas cirúrgicas ou traumáticas para promover a aproximação das margens: as suturas são usadas para fechar o tecido subjacente e o curativo adesivo é aplicado topicamente sobre as margens da ferida à medida que são unidas. Os curativos adesivos não devem ser colocados sobre o leito da ferida (apenas nas margens), porque isso pode atrasar o processo de cicatrização ou causar infecção. O curativo adesivo aparece como um revestimento brilhante e transparente sobre a incisão.

É necessário ter cuidado ao aplicar os curativos adesivos devido ao seu estado líquido. Os curativos adesivos podem se espalhar inadvertidamente para outras áreas. Deve ser exercida extrema cautela ao usar adesivos para feridas perto dos olhos. As incisões sobre as quais são utilizados esses adesivos não devem ser friccionadas ou embebidas em nenhum antisséptico. Elas podem ser suavemente enxaguadas. O curativo Steri-Strips™ não deve ser usado em conjunto com adesivos de feridas. As feridas sobre as quais foi utilizado um adesivo devem ser mantidas descobertas.

■ **Drenos percutâneos**

Um dreno pode ser inserido para evitar o acúmulo de exsudato no leito da ferida, o que diminui a cicatrização e aumenta o potencial de infecção ou tunelamento. Os tipos mais comuns são os drenos Hemovac, os drenos de Penrose, os drenos Jackson-Pratt e os drenos torácicos. Os cuidados básicos com todos os drenos e tubos torácicos incluem limpeza com soro fisiológico estéril e aplicação de um curativo. O curativo estabiliza o dreno e evita que o local de inserção entre em contato com a secreção e outras superfícies potencialmente infecciosas.

Os locais de inserção de drenos e tubos nunca devem ser deixados abertos devido ao risco de infecção. Se secreções provenientes de outra fonte puderem saturar o curativo (sobre o local do dreno), ele também precisa ser oclusivo. A tubulação de drenagem é estabilizada com esparadrapo para diminuir o potencial de desalojamento inadvertido, remoção e dor. A remoção inadvertida de um dreno potencializa a dor e a infecção, assim como aumenta o risco de uma ferida aguda se tornar crônica.

■ **Fechamento assistido a vácuo (terapia de pressão negativa)**

O fechamento assistido a vácuo (VAC) é um sistema que auxilia no fechamento da ferida, fornecendo pressão negativa localizada tanto no leito quanto nas margens da ferida (Figura 52.6). A terapia com VAC pode ser usada em diversos tipos de feridas agudas e crônicas. A terapia com VAC promove a cicatrização, reduzindo o edema e removendo o excesso de líquido no leito da ferida, o que facilita a angiogênese e aumenta a perfusão. Essa terapia estimula a contração do leito da ferida e aproxima as margens.[9,10]

O tubo, semelhante ao da aspiração, é colocado em um curativo de espuma especial. O curativo de espuma é moldado em cunhas, cortadas de modo a se ajustarem à ferida. A esponja em cunha e a tubulação devem então se recobertas por um curativo transparente oclusivo. O tubo é então conectado à unidade de vácuo com níveis baixos de sucção (conforme indicado pelo fabricante). Se o curativo não estiver colapsado, há um vazamento no sistema e o curativo deve ser substituído, com grande atenção à aplicação do curativo oclusivo transparente. O curativo oclusivo transparente deve estar firmemente no lugar para manter a pressão negativa na ferida. O curativo parece estar "embalado a vácuo" quando está seguro e oclusivo.

O sistema VAC estimula o tecido de granulação e diminui a infecção e a colonização bacteriana, e o fechamento da ferida ocorre em um ambiente úmido a "vácuo". Além disso, o sistema VAC diminui a frequência de trocas de curativos, reduzindo o desconforto do paciente e o tempo de enfermagem.[9,10]

O sistema VAC deve ser usado com extrema cautela em pacientes com sangramento ativo, naqueles em terapia anticoagulante e em pacientes com história de sangramento não controlado.[9,10] O sistema VAC é contraindicado para qualquer paciente com osteomielite não tratada, tecido necrótico com escara, malignidades da ferida ou fístulas não entéricas e inexploradas. O curativo de espuma em cunha não deve ser colocado em contato direto com vasos sanguíneos, órgãos ou nervos expostos. As esponjas VAC devem ser posicionadas sobre um tecido viável; portanto, na presença de tecido necrótico ou desvitalizado, a ferida precisa ser desbridada antes que as esponjas VAC possam ser colocadas. O sistema VAC pode ser usado em uma ferida infectada, mas apenas com antibioticoterapia apropriada.[9,10]

O uso do sistema VAC continua a crescer à medida que os estudos de caso clínicos mostram resultados positivos de seu emprego em enxertos, retalhos e cirurgias ortopédicas. O uso de irrigações ou instilações de feridas (com antibióticos ou agentes anestésicos) em conjunto com este tipo de terapia também é promissor.

A terapia com VAC teve também um impacto econômico. Diminui o tempo de cicatrização das feridas, assim como o trabalho da enfermeira, o gasto com suprimentos, o tempo de permanência, as complicações e a reinternação hospitalar, além de favorecer a recuperação dos membros afetados.[9,10] Além disso,

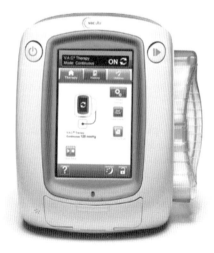
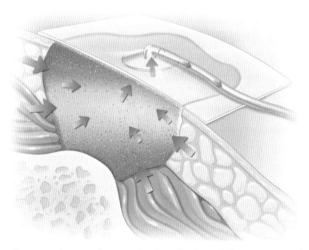

Figura 52.6 O dispositivo a vácuo (VAC) auxilia no fechamento, fornecendo pressão negativa localizada no leito e margens da ferida. (Cortesia de KCI Licensing, Inc., 2014.)

Capítulo 52 Cuidado ao Paciente | Sistema Tegumentar **1047**

essa terapia tem um impacto emocional que pode estar diretamente relacionado ao diagnóstico de enfermagem "distúrbio na imagem corporal", relacionado a lesões abertas disfuncionais, cicatrizes ou amputações.[11]

É responsabilidade da enfermeira estar familiarizada com a operação e a manutenção do sistema VAC. As responsabilidades da enfermeira incluem avaliação e documentação da ferida, além de colocar o paciente no sistema VAC, trocar o recipiente e manter a sucção do sistema. A ferida deve apresentar uma cicatrização progressiva. Se a documentação não conseguir mostrar uma cicatrização progressiva da lesão no intervalo de 30 dias, devem ser consideradas terapias alternativas.

Curativos

O objetivo dos curativos é proteger a ferida contra infecções e promover um ambiente úmido. Existem centenas de produtos para curativos disponíveis. O curativo escolhido depende das características da ferida, incluindo a aparência do tecido, a quantidade de exsudato e o risco de infecção do paciente.[1,12]

■ Curativo úmido a seco

Uma ferida que cicatriza por intenção secundária ou terciária é frequentemente coberta com curativo úmido a seco. O uso desse tipo de curativo, ou mesmo de curativos simples, está perdendo espaço na comunidade clínica devido a novos estudos que indicam que as feridas cicatrizam mais rapidamente com curativos avançados, como os discutidos adiante.[13] O curativo úmido a seco mostrou ser prejudicial para um leito de ferida saudável. As feridas precisam de um ambiente úmido para cicatrizar sem impedimentos. A troca desse tipo de curativo a cada 8 ou 12 horas faz com que ele fique excepcionalmente seco. Assim, quando é removido, ocorre desbridamento indiscriminado tanto do tecido necrótico quanto do tecido de granulação. Esta desbridação constante da ferida (causada por frequentes trocas de curativo) aumenta o desconforto do paciente, promove infecção, retarda o processo de cicatrização e pode aumentar o tamanho da ferida. O curativo úmido a seco afeta não apenas a cicatrização da ferida, mas também os custos de saúde, prolongando o tempo de cicatrização e aumentando as despesas com enfermagem e suprimentos.

■ Hidrogel

O hidrogel é utilizado com maior frequência para feridas secas ou necróticas, como feridas arteriais, feridas de estase venosa "secas" e ulcerações vasculíticas ou reumatológicas. Ele ajuda a manter um ambiente úmido na ferida, que promove a granulação, a epitelização e o desbridamento autolítico. Hidrogéis são à base de água ou glicerina; estão disponíveis em folhas ou gel que podem ser colocados sobre a compressa de gaze para manter a umidade no leito da ferida por períodos mais longos.[1,12,14]

■ Hidrocoloides

Os hidrocoloides são mais frequentemente utilizados para feridas minimamente exsudativas, como no cuidado e tratamento das úlceras de pressão dos estágios I e II e na proteção de áreas de difícil aderência e sujeitas a atrito. Os hidrocoloides são oclusivos, autoadesivos e minimamente absorventes. Hidrocoloides são vantajosos porque são à prova d'água e só precisam ser trocados a cada 3 a 5 dias, ou caso sejam

inadvertidamente removidos. É importante notar que muitas vezes se percebe uma secreção marrom-amarelada malcheirosa após a remoção do curativo; isto é normal na ausência de outros sinais de infecção.[1] As recomendações do fabricante devem ser consultadas quanto a contraindicações, que geralmente incluem um leito da ferida com infecção ativa.[1,12,13]

■ Curativos de espuma

Os curativos de espuma são usados com mais frequência para feridas de drenagem moderada, como úlceras de pressão nos estágios II e III, queimaduras de segundo grau e úlceras de estase venosa. Eles estão disponíveis em várias formas e tamanhos; alguns são autoadesivos, enquanto outros podem requerer um curativo secundário. Quando for hora de remover o curativo de espuma, ele é simplesmente retirado da ferida. Ocorre um trauma mínimo no leito da ferida e no tecido circundante. Os curativos de espuma proporcionam um ambiente úmido para a ferida, que estimula a angiogênese e a autólise.[1,12,14]

As contraindicações aos curativos com espuma variam de acordo com o fabricante. Sempre deve ser empregada cautela se a ferida estiver infectada.

■ Curativos de alginato de cálcio e hidrofibra

A cicatrização de feridas por intenção secundária ou terciária também pode ser promovida com curativos de alginato de cálcio ou hidrofibra. Os alginatos de cálcio são feitos de algas marrons e são altamente absorventes. Eles vêm em tiras ou compressas que devem ser "afofadas" e acondicionadas no leito da ferida. Os alginatos de cálcio podem suportar até 20 vezes o seu peso na drenagem da ferida.[12,14]

De forma semelhante ao alginato de cálcio, os curativos de hidrofibra também são utilizados em feridas com alta exsudação. Feitos de fibras de carboximetilcelulose, esses curativos podem absorver até três vezes mais secreções que os alginatos de cálcio. Eles estão disponíveis em folhas ou tiras e podem ser usados em feridas de vários tamanhos. O curativo retém a secreção e os detritos em suas fibras, limpando a ferida e eliminando o excesso de umidade.[12,14]

À medida que o curativo de alginato de cálcio ou hidrofibra absorve as secreções da ferida, sua aparência muda de fios secos e felpudos para um gel que pode ser facilmente removido da ferida. Esses curativos geralmente precisam de um curativo secundário e podem ser cobertos com espuma, hidrocoloide ou um curativo transparente.[12,14]

As contraindicações para curativos de alginato de cálcio e hidrofibra variam e incluem feridas secas não exsudativas; as informações do fabricante devem ser consultadas para outras contraindicações.[12,13]

■ Curativos de prata (Ag)

Curativos de prata são curativos impregnados com nanopartículas de prata ionizada. Os curativos impregnados de prata estão disponíveis em diversos meios, incluindo espuma, gel, creme, alginato de cálcio e hidrofibra. Estes curativos mostraram ter propriedades anti-inflamatórias e antimicrobianas (impedem multiplicação e migração de células bacterianas). Muitos curativos impregnados com prata podem ser deixados no local por períodos prolongados, o que é vantajoso para os cuidados de enfermagem e para o autocuidado do paciente. Os curativos de prata funcionam bem em conjunto com outros tratamentos médicos e farmacoterapêuticos.[12,15]

Curativos de mel

O mel medicinal de *Leptospermum*, que é produzido por meio de um processo específico, mostrou ter efeitos antibacterianos e pode ajudar a acelerar a cicatrização de feridas. O mel de *Leptospermum* pode ser usado como um gel ou pasta em feridas secas; uma variedade de tipos de curativos impregnados com mel de *Leptospermum* também está disponível para uso em feridas com diferentes graus de exsudato.[16]

Curativos de duas camadas

Os curativos de duas camadas são projetados para serem aplicados como "enxertos" em feridas que não cicatrizam com outras modalidades de tratamento. Esse material de enxerto pode ser composto por fibroblastos, colágeno e fatores de crescimento, dependendo do tipo e da marca. Eles agem fornecendo à ferida crônica (não infecciosa) um "salto inicial". Exemplos desses curativos são Apligraf®, Integra® e Oasis®. Eles são frequentemente usados em úlceras de estase venosa e úlceras do pé diabético ou em ossos, tendões ou articulações expostos. O custo destes materiais de enxerto é muito superior aos tratamentos convencionais; no entanto, ao dar o "salto inicial" no processo de cicatrização de feridas, eles podem, na verdade, ter um custo mais efetivo em casos difíceis.

Feridas com grande volume de drenagem

A secreção da ferida, denominada exsudato, é composta por neutrófilos, macrófagos, detritos celulares, proteínas e toxinas. O exsudato é a resposta do organismo à fase inflamatória. Algumas feridas podem ter grandes volumes de exsudato. Feridas com alto volume de drenagem geram mais secreção do que os curativos tradicionais de gaze e até mesmo curativos avançados podem absorver; para este tipo de ferida, pode ser usado um curativo composto. Curativos compostos combinam os atributos físicos de dois ou mais curativos para melhorar a capacidade de absorção. Em alguns casos, um dispositivo assistido a vácuo também pode ser aplicado.

O objetivo do tratamento de feridas é conter a secreção e impedir o rompimento do tecido circundante. Se o exsudato não puder ser controlado com um curativo composto e um dispositivo assistido a vácuo, devem ser consideradas as alternativas. Frequentemente, a ferida pode ser "envasada" ou "ensacada". O mesmo material usado em uma bolsa de ostomia pode ser usado para tratar uma ferida, ou pode ser usado um produto projetado especificamente para feridas de alto volume (p. ex., um dispositivo de controle de exsudato). A coleta da drenagem de alto volume permite a medição precisa do débito e protege as margens da ferida.

Para esse tratamento, a pele primeiramente deve ser limpa com soro fisiológico ou com água e sabão antibacteriano, e depois seca. A pele pode então ser preparada com um dispositivo de barreira, que protege a pele e aumenta a aderência da compressa. A ferida é medida ou traçada, e uma compressa é cortada para se encaixar. A pasta de estoma deve ser aplicada em torno da área de recorte para evitar o vazamento de secreções sobre a pele.

Pode ser usado um sistema de bolsa de uma ou duas peças. Com um sistema de bolsa de uma peça, a compressa com bolsa é aplicada sobre a ferida. Com um sistema de duas peças, a compressa é aplicada primeiro e, em seguida, a bolsa é anexada. Os dois sistemas usam um dispositivo de fechamento no final da bolsa. Um dos benefícios de um sistema de duas peças é que permite a remoção da bolsa de modo que a ferida possa ser avaliada sem tocar na compressa. As margens da ferida devem ser avaliadas quanto às rupturas da pele quando o sistema for trocado e podem ser protegidas por uma variedade de lenços umedecidos ou pomadas protetoras.

Culturas de feridas

Todas as feridas são consideradas contaminadas e têm o potencial de desenvolver infecção. No entanto, não são recomendadas culturas rotineiras, a menos que haja sinais e sintomas de infecção, como febre, eritema, edema, endurecimento, odor fétido, exsudatos purulentos, aumento da quantidade de exsudato, abscesso, celulite, descoloração do tecido de granulação, tecido de granulação friável (sangra facilmente), dor inesperada ou aumento da sensibilidade, ou uma contagem elevada de leucócitos.

Vários métodos podem ser usados para cultivar uma ferida, incluindo biopsia de fluido, biopsia de ferida (tecido) e cultura de superfície (cultura com *swab*). Uma cultura de superfície geralmente é feita primeiro. A ferida é limpa ou irrigada com soro fisiológico estéril antes de ser friccionada. O exsudato e o tecido necrótico não são cultivados, porque isso fornece resultados inválidos. Depois que a ferida é limpa, o cotonete é gentilmente girado, começando na posição de 12 horas e movendo-se em zigue-zague de um lado para outro na ferida até a posição de 6 horas (Figura 52.7).[2] Idealmente, deve haver 10 pontos de contato.[2]

Uma contagem de colônias de 100.000 organismos/mℓ indica infecção, que precisa ser tratada com o antibiótico apropriado.[17] Em contagens de colônias superiores a 100.000 organismo/mℓ, a cicatrização normal da ferida é inibida e a ferida se torna crônica.[2] As feridas que não respondem ao tratamento com antibiótico precisam de ser recultivadas. A forma mais apropriada de cultura neste cenário é uma biopsia da ferida. Feridas que contenham tecido necrótico ou tunelamento precisam de culturas aeróbicas e anaeróbicas.

Cuidados para prevenção de úlceras de pressão

O tratamento da úlcera de pressão, incluindo o tipo de curativo utilizado, depende do estágio da ferida, da quantidade e da natureza da drenagem, da localização, da condição do leito da úlcera e da pele ao redor, assim como dos sinais de infecção. As úlceras de pressão de estágios I e II geralmente são tratadas com curativos hidrocoloides. Nas úlceras de pressão de

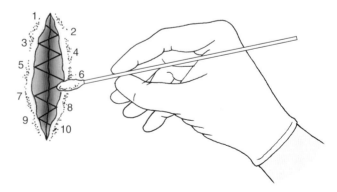

Figura 52.7 Procedimento para coleta de cultura da ferida. As margens da ferida são friccionadas usando a abordagem de 10 pontos. (De Hess CT. Clinical Guide to Skin and Wound Care, 7th ed. Philadelphia, PA: Lippincott Williams & Wilkins, 2013.)

estágios III e IV pode ser usado um preenchedor no leito da ferida e então cobertas com um curativo hidrocoloide ou oclusivo transparente. Outra opção para úlceras de pressão nos estágios III e IV é a terapia com pressão negativa (sistema VAC), desde que a ferida atenda aos critérios.

O tratamento de qualquer úlcera de pressão estagiada inclui limpeza e avaliação da ferida para avaliar a efetividade do plano de tratamento. As recomendações do fabricante devem ser seguidas, especialmente na determinação da frequência de troca de curativos. Os curativos devem ser removidos suavemente para evitar ferir a pele em torno da úlcera. É importante o reposicionamento frequente no leito de qualquer paciente em risco ou com úlcera de pressão formada para promover a perfusão e a cicatrização das feridas.[5]

▸ **Uso de dispositivo de alívio de pressão.** O alívio de pressão é um componente importante no tratamento de feridas e na prevenção de úlceras de pressão. Podem ser empregados diversos métodos, que variam de baixa a alta tecnologia.[1,2,4,5] O método mais fácil de prevenção de úlceras de pressão nos calcanhares é mantê-los sem contato como o leito, colocando um travesseiro sob as pernas (tratamento de baixa tecnologia e baixo custo). O travesseiro deve ser posicionado para suportar toda a panturrilha e evitar a pressão sobre o tendão de Aquiles.[5] Em geral, dispositivos em forma de anel ou rosquinha não devem ser usados porque criam áreas de alta pressão em torno das margens, que pode resultar em danos nos tecidos.

Um cronograma para virar e reposicionar o paciente também é uma intervenção eficaz, de fácil implementação e com boa relação custo-benefício para alívio da pressão. O posicionamento recomendado para pacientes acamados inclui manter a cabeceira da cama em uma inclinação inferior a 30° e virar o paciente da esquerda para a direita, de costas e de bruços, conforme tolerado. Alguns pacientes gravemente enfermos não conseguem tolerar essas mudanças de posição; para esses, devem ser usados leitos especializados que incorporam superfícies de suporte reativas.[5] Muitos leitos especializados inflam, desinflam, alternam pressões e giram lateralmente. Para evitar a ocorrência de úlceras de pressão adicionais, é necessário seguir as recomendações do fabricante ao posicionar os pacientes em camas especiais. Embora esses leitos aliviem parte da pressão, eles não conseguem eliminar totalmente, como acontece quando se vira o paciente de um lado para o outro. Os pacientes em decúbito ventral estão particularmente em risco de úlceras de pressão faciais e na parte anterior do corpo e devem ser monitorados cuidadosamente a cada mudança de posição.[5]

Manejo da dor

Em todas as áreas de tratamento de feridas (avaliação, limpeza, troca de curativos e posicionamento), a enfermeira precisa se concentrar na avaliação e no controle da dor. Nenhum procedimento deve ocorrer sem avaliar a dor e depois medicar o paciente conforme necessário. Uma vez controlada a dor, a enfermeira pode prosseguir com os cuidados da ferida. A escolha da medicação e a forma de administração (p. ex., gotejamento contínuo, epidural, bomba de analgesia controlada pelo paciente, anestesia local, curativos impregnados com medicação) dependem do estado do paciente. O aumento da dor na ferida pode indicar deterioração ou infecção; portanto, a enfermeira deve reavaliar a ferida se o paciente relatar aumento da dor.[5]

Farmacoterapia

A farmacoterapia no tratamento de feridas implica o uso de analgésicos e, em alguns casos, medicamentos tópicos para melhorar a cicatrização de feridas. Os analgésicos são usados para controlar a dor durante avaliação, limpeza e troca de curativos. Hormônios de crescimento, como a becaplermina, podem ser usados para estimular a cicatrização de feridas. Os cremes esteroides tópicos, como o pivalato de clocortolona e o cloridrato de doxepina, podem ser prescritos para o tratamento de feridas para aliviar a inflamação da superfície e o prurido nas margens da ferida. A fenitoína tópica, um medicamento para convulsão, que é conhecido por causar hiperplasia gengival quando administrado por via oral, demonstrou aumentar a produção e a deposição de colágeno e aumentar a resistência da lesão em feridas de vários tipos.[18] A atorvastatina tópica foi minimamente estudada, mas tem sido demonstrado que diminui o tempo de cicatrização em úlceras de pressão nos estágios I e II em pelo menos uma pesquisa clínica.[19]

Embora curativos impregnados com prata sejam considerados antimicrobianos, eles são apenas curativos e não agentes farmacoterapêuticos. Gel de prata pode ser usado no lugar de um curativo impregnado de prata. O gel de prata é uma combinação de prata e hidrogel para ser aplicado sobre a ferida e tem uma fórmula de liberação controlada.

Xenaderm™ é uma pomada protetora composta de bálsamo do peru, óleo de rícino e tripsina. Esta pomada aumenta o fluxo sanguíneo para feridas de espessura parcial, enquanto age como uma barreira para pacientes incontinentes.

Nutrição e cicatrização de feridas

Em cuidados intensivos, monitorar o estado nutricional é tão importante quanto monitorar a hemodinâmica. A nutrição precisa ser considerada no início da admissão do paciente, para promover a oportunidade e o ambiente ideal para a cicatrização. As diretrizes atuais recomendam que a triagem do estado nutricional do paciente em risco ou com úlceras de pressão já formadas seja feita na admissão hospitalar, no caso de mudanças significativas na condição e se não houver progresso no fechamento da ferida. As diretrizes também recomendam a avaliação de ingesta, alterações de peso, hidratação e capacidade de se alimentar de forma independente. Também deve ser verificado se o paciente precisa de uma avaliação mais aprofundada por uma equipe interprofissional com nutricionistas.[5]

A nutrição é fundamental em pacientes criticamente enfermos ou pacientes com feridas, sejam elas agudas ou crônicas, porque a desnutrição estende a fase inflamatória e diminui a função imunológica. Para se recuperar adequadamente, o organismo precisa de carboidratos, gorduras, proteínas, sais minerais, calorias, vitaminas e hidratação adequados (Tabela 52.2).[1,2,20,21]

A proteína é um componente básico e fundamental de toda a atividade celular. É essencial na síntese de enzimas envolvidas na cicatrização de feridas, na formação das células, das fibras de colágeno e do tecido conjuntivo. A ingestão inadequada de proteínas resulta em diminuição da resistência da ferida na pele e na fáscia, diminuição da função do sistema imunológico e maior risco de infecção. As proteínas também afetam a pressão oncótica, que predispõe o paciente à formação de edema. A presença de edema na ferida diminui a difusão de oxigênio e nutrientes, comprometendo ainda mais o processo de cicatrização.

1050 Parte 12 Sistema Tegumentar

Tabela 52.2 Nutrientes necessários à cicatrização de feridas.

Nutriente	Função	Resultado da deficiência
Proteínas	Reparação de feridas Produção de fatores de coagulação Produção e migração de glóbulos brancos Fagocitose mediada por células Proliferação de fibroblastos Neovascularização Síntese de colágeno Proliferação de células epiteliais Remodelação da ferida	Cicatrização deficiente Hipoalbuminemia e edema generalizado, que retarda a difusão de oxigênio e os mecanismos de transporte metabólico dos capilares e membranas celulares Linfopenia Imunidade celular prejudicada
Carboidratos	Fornecem energia celular Poupam a proteína	O organismo usa proteínas viscerais e musculares para produzir energia
Gorduras	Fornecem energia celular Fornecem ácidos graxos essenciais Estrutura da membrana celular Produção de prostaglandinas	Inibição do reparo de tecidos Uso de proteínas viscerais e musculares para produzir energia
Vitamina A	Síntese de colágeno Epitelização	Cicatrização deficiente Imunidade prejudicada
Vitamina C	Integridade da membrana Antioxidante	Imunidade prejudicada Cicatrização deficiente Fragilidade capilar
Vitamina K	Coagulação sanguínea normal	Aumento do risco de hemorragia e formação de hematomas
Ferro	Síntese de colágeno Melhora a atividade bacteriana leucocitária Síntese de hemoglobina	Anemia, levando ao aumento do risco de isquemia tecidual local Resistência à tração prejudicada
Zinco	Proliferação celular Cofator para enzimas Utilização de vitamina A	*Cross-linking* de colágeno prejudicado Cicatrização lenta Alteração no paladar Anorexia Imunidade prejudicada
Cobre	*Cross-linking* de colágeno Síntese de hemácias	Diminuição da síntese de colágeno Anemia
Piridoxina, riboflavina e tiamina	Produção de energia Imunidade celular Síntese de hemácias	Diminuição da resistência à infecção Cicatrização de feridas prejudicada
Arginina	Fortalece o sistema imunológico no local da ferida Rico em nitrogênio (32% de nitrogênio, enquanto a média dos aminoácidos é de 16% de nitrogênio) Precursor da prolina, que é convertida em hidroxi-prolina e depois em colágeno	Enfraquecimento do sistema imunológico no local da ferida
Glutamina	Combustível primário para fibroblastos Preservação da massa corporal magra	Menos combustível para os fibroblastos

De Hess CT. Clinical Guide: Wound Care, 7th ed Ambler, PA: Lippincott Williams & Wilkins, 2012.

A recomendação para a ingestão de proteína em adultos é de 0,8 g/kg/dia, e a recomendação para idosos é de 1 g/kg/dia. Para uma cicatrização ótima e para pacientes em risco ou com úlceras de pressão já formadas, as recomendações proteicas são ainda maiores: 1,25 a 1,5 g/kg/dia.[20] Alguns pacientes com várias feridas profundas podem necessitar de 1,5 a 2 g/kg/dia para manter positivo o equilíbrio de nitrogênio. No entanto, altas doses de proteína (2 g/kg/dia ou mais) podem causar desidratação em idosos e pacientes com insuficiência renal. Portanto esses pacientes devem ser cuidadosamente monitorados.[5,20]

Muitos estudos analisaram a suplementação nutricional com aminoácidos para melhorar a cicatrização de feridas. A arginina está envolvida na síntese de proteínas, no crescimento celular e na formação de colágeno e é um dos aminoácidos mais estudados. Entretanto, a suplementação de arginina em pacientes criticamente enfermos não é recomendada, pois pode aumentar a produção de óxido nítrico, que pode causar maior instabilidade hemodinâmica. Outros aminoácidos, como glutamina, metionina, cisteína e lisina, não foram suficientemente estudados para serem recomendados neste momento.[20]

Embora a proteína seja um componente fundamental no processo de cicatrização, outros nutrientes também desempenham um papel importante. Os carboidratos são a fonte de combustível do organismo; eles poupam as proteínas para que sejam usadas na construção celular. As gorduras mantêm a função da membrana celular e auxiliam na movimentação de minerais e vitaminas lipossolúveis dentro e fora da célula, embora mais pesquisas precisem ser feitas para entender o papel das gorduras na cicatrização de feridas.[20] As vitaminas atuam como catalisadores nas reações químicas orgânicas e também são necessárias para a replicação celular e proteica. Minerais são necessários nas reações bioquímicas do corpo e controlam o movimento de fluidos para dentro e para fora da célula, pelo processo de osmose.

Em geral, quase todos os pacientes com feridas recebem suplementos multivitamínicos padrão, com minerais. Estudos analisaram a suplementação adicional em doses elevadas de vitamina C, vitamina A e minerais como zinco, magnésio e cobre, uma vez que esses micronutrientes são importantes na cicatrização de feridas;[20] no entanto, revisões desses estudos não demonstram melhoria na cicatrização da maioria dos pacientes. As diretrizes atuais recomendam a suplementação de vitaminas e minerais somente se as deficiências forem diagnosticadas ou razoavelmente suspeitas.[20,21]

Uma ingestão calórica adequada é necessária para a cicatrização de uma ferida. A ingestão calórica normal de adultos varia muito, dependendo de fatores como nível de atividade, mas é estimada entre 25 e 40 kcal/kg/dia. Para a cicatrização ideal de feridas crônicas e para pacientes em risco ou com úlcera de pressão já formada, os requerimentos de ingestão calórica são de 30 a 35 kcal/kg/dia.[2] Pacientes obesos e idosos necessitam de cuidados nutricionais que devem ser monitorados e individualizados. Em última análise, o cuidado nutricional ótimo é obtido consultando um nutricionista, avaliando frequentemente o paciente e monitorando os resultados dos exames laboratoriais, como calorimetria indireta e ureia, para manter um equilíbrio positivo de nitrogênio, juntamente com a ingestão básica do paciente, débito, pesagens diárias, antropometria, contagem de calorias e história social.

Evidências indicam que os níveis séricos de albumina e pré-albumina não devem ser usados para monitorar o estado nutricional de pacientes com doença aguda. Os níveis de albumina e de pré-albumina são alterados pela presença de inflamação, queimaduras, câncer, estado de hidratação, doença hepática ou renal, cirurgia de grande porte e infecção.[22,23]

A hidratação adequada é fundamental para garantir a perfusão dos tecidos. Se o paciente estiver hipovolêmico, o transporte de oxigênio para os tecidos periféricos é prejudicado. O objetivo ideal é manter a estabilidade hemodinâmica. (Para uma discussão completa sobre a avaliação hemodinâmica, ver o Capítulo 17.) A ingestão diária recomendada de líquidos é de 30 mℓ/kg, ou 1 a 1,5 mℓ/kcal consumidos. A ingestão de líquidos deve ser ajustada em pacientes com maior demanda de fluidos (p. ex., aqueles com feridas com alto volume de drenagem, alta ingestão de proteínas, vômitos frequentes ou diarreia, ou deslocamento significativo de fluidos).

Em pacientes gravemente enfermos, também é importante contabilizar o volume e o conteúdo nutricional de seus fluidos IV e outros medicamentos. Fluidos contendo dextrose e medicamentos como o propofol podem aumentar significativamente o consumo de açúcar e gordura pelo paciente, respectivamente, além da nutrição enteral ou parenteral que estão recebendo. Podem ser necessários ajustes para contabilizar essas outras fontes nutricionais.

Pacientes que sofrem interrupções frequentes em sua alimentação enteral ou parenteral, devido ao jejum para procedimentos ou cirurgia, devem ter a ingesta adequada cuidadosamente monitorada. Pacientes em regime de jejum por períodos superiores a 24 ou 48 horas correm risco de atrasar o processo de cicatrização pela falta de suprimento adequado de proteínas, carboidratos e outros nutrientes.

Ensino do paciente e planejamento da alta

O ensino do paciente e o planejamento da alta são processos contínuos que ocorrem durante todo o período de internação. O planejamento da alta para pacientes com feridas é um desafio interprofissional. Uma parte importante do planejamento da alta é garantir que o paciente ou um membro da família saiba como cuidar da ferida depois de deixar o hospital.

Um ponto específico no ensino do paciente que as enfermeiras devem ajudar a reforçar são os benefícios da cessação do tabagismo. Os efeitos das toxinas do tabaco estão bem documentados e incluem vasoconstrição e trombogênese; isso resulta em formação inadequada de tecido conjuntivo e em atraso na cicatrização da ferida.[24] Embora os pacientes possam não ter a opção de usar tabaco enquanto estão gravemente enfermos, é importante reforçar esse ponto durante toda a internação, para que os pacientes estejam bem informados muito antes de voltarem ao ambiente doméstico.

Desafios relacionados à aplicabilidade clínica

Estudo de caso

A Sra. O. é uma mulher de 60 anos de idade, com obesidade mórbida (204 kg) e história de diabetes tipo 2, hipertensão e hérnias abdominais. Ela chegou ao pronto-socorro há dois dias, confusa e com queixa de dor abdominal intensa. Sua temperatura era de 39,4°C, pressão arterial 83/46 (52), frequência cardíaca 122 e frequência respiratória 34. Os exames preliminares mostraram uma contagem elevada de leucócitos (17,5).

A Sra. O. foi levada diretamente para a sala de cirurgia por suspeita de perfuração do intestino delgado secundária a uma obstrução. Foram encontradas várias áreas de estrangulamento e vazamentos anastomóticos. Após a cirurgia, a Sra. O. foi internada diretamente na unidade de terapia intensiva (UTI) para tratamento continuado da sepse. Ela foi intubada e sedada e depende de um gotejamento de norepinefrina. Ela está recebendo antibióticos de largo espectro e se alimenta por meio de nutrição parenteral total.

Após a admissão na UTI, você faz uma avaliação cutânea completa. A Sra. O. tem uma grande incisão cirúrgica na linha média de seu abdome, coberta por um dispositivo VAC. Você também encontra uma área aberta sobre o sacro com leito amarelado/rosado e secreção entre pequena e moderada. A Sra. O. está edemaciada e parece haver ruptura na pele da mão direita, onde anteriormente estava inserida uma linha IV periférica. Seus pulsos periféricos são difíceis de palpar; a temperatura da pele está fria e o tempo de preenchimento capilar é de 4 segundos. Várias horas depois, enquanto dava banho na Sra. O., você encontra uma grande área de descoloração arroxeada em uma dobra de pele do flanco posterior esquerdo.

1. Cite e classifique cada ferida e recomende curativos apropriados.
2. Que intervenções de enfermagem são importantes na prevenção de mais lesões cutâneas?
3. Que elementos da história da Sra. O. ainda precisam ser abordados para ajudar na cicatrização de feridas?

53
Queimaduras e Distúrbios Tegumentares Comuns
Louis R. Stout

Objetivos de aprendizagem

Com base no conteúdo deste capítulo, o leitor deverá ser capaz de:

1. Discutir a classificação das queimaduras.
2. Descrever a fisiopatologia de uma queimadura.
3. Revisar as alterações fisiológicas associadas a cada sistema orgânico em relação a queimaduras.
4. Discutir as prioridades nos cuidados de um paciente com queimadura.
5. Formular um plano de cuidados para um paciente com queimadura.
6. Discutir outros tipos de ferimentos que são atendidos na unidade de queimados.

O número de ferimentos, hospitalizações e mortes por queimaduras nos EUA tem diminuído constantemente. O número total de queimaduras era de mais de 2 milhões por ano no final da década de 1950 e início da década de 1960. Em comparação, em 2016, estima-se que 486.000 casos de queimaduras nos EUA exigiam tratamento médico, com aproximadamente 40.000 pacientes precisando de hospitalização[1] e 60% deles sendo admitidos em centros de tratamento de queimados.

Grandes avanços foram feitos no atendimento tecnológico e farmacológico do paciente com queimaduras. Hoje, um paciente com mais de 70% de área de superfície corporal (ASC) tem 50% de chance de sobrevivência.[2] A tendência de tratamento ambulatorial contribuiu para a diminuição do número de pacientes hospitalizados. De 1995 a 2005, o tempo médio de internação hospitalar diminuiu de 13 para 8 dias, e a taxa de mortalidade diminuiu de 6,2% para 4,7%.[1,2] Os dados mais recentes de 2012 para internação permanecem em 8 dias, enquanto as taxas de mortalidade caíram ainda mais, para 3,4%.[1]

Quase 70% dos pacientes queimados são homens; 72% das lesões ocorrem no domicílio; 43% são causados por fogo ou chama, seguido de perto por 34% de queimadura por escaldadura.[2] Embora 75% das queimaduras afetem menos de 10% da ASC (90% das queimaduras afetam menos de 20% de ASC), o tratamento dessas lesões depende de recursos intensivos, e muitas vezes resultam em debilitação por toda a vida.[2] Dos pacientes com queimaduras hospitalizados, mais de 60% são tratados em um dos 127 centros especializados em queimaduras nos EUA.[2] A American Burn Association (ABA) estabeleceu diretrizes para transferência e encaminhamento de pacientes para centros de queimados.[3] A equipe dos centros de tratamento de queimados é composta por enfermeiras, médicos, fisioterapeutas, terapeutas ocupacionais, terapeutas recreacionais, nutricionistas, psicólogos, assistentes sociais e pessoal de apoio espiritual.

Apesar das reduções dramáticas na incidência, uma queimadura aguda continua a ser uma das principais causas de morte em crianças com 4 anos ou menos e adultos com 65 anos ou mais, que estão particularmente em risco. Ativistas sociais de várias organizações não governamentais ajudaram a introduzir mais produtos resistentes ao fogo, programas de prevenção de incêndios e legislação relacionada à prevenção de lesões por fogo (p. ex., roupas de dormir para crianças com retardadores de chama, alarmes de fumaça, sistemas de supressão de incêndio).[1,2,4] Medidas de segurança para a prevenção de queimaduras estão descritas no Quadro 53.1.

Quadro 53.1 Orientação de ensino | Prevenção de queimaduras.

Prevenção de acidentes no domicílio

- Instale detector de fumaça em cada andar de sua casa; troque as baterias duas vezes por ano
- Elabore um plano de fuga de sua casa no caso de um incêndio e teste de rotina os alarmes de incêndio uma vez por mês
- Pratique a cautela quando cozinha. Evite usar roupas com mangas que possam balançar e acidentalmente tocar a chama e incendiar
- Pratique a cautela quando cozinha alimentos no micro-ondas
- Coloque a panela na boca traseira do fogão com o cabo voltado para trás.
- Não permita que crianças subam na porta aberta do forno porque todo o fogão pode cair sobre elas
- Nunca deixe a criança desacompanhada na banheira
- Programe o aquecedor de água para uma temperatura inferior a 48°C
- Nunca deixe velas acesas sem ninguém no ambiente e sempre se assegure de que as velas queimaram completamente
- Faça a revisão de fornalhas ao menos uma vez por ano
- Instale um detector de dióxido de carbono
- Nunca use um forno ou churrasqueira como aquecedor de ambiente

Prevenção de acidentes no ambiente externo à casa

- Apenas um adulto responsável deve manipular fogos de artifício. Nunca deixe fogos de artifício onde crianças possam ter acesso
- Pratique cautela com fogueiras e churrasqueiras
- Não derrame líquidos inflamáveis (gasolina, fluido de isqueiro) sobre um fogo aceso
- Se um fio elétrico estiver em contato com uma árvore, não toque! Chame a companhia de energia elétrica e a polícia ou bombeiro tão rápido quanto possível
- Use protetor solar! Escolha um protetor solar com proteção contra raios ultravioleta A e B, assim como um fator de proteção 30. Aplique a cada 2 a 3 h

Caso aconteça uma queimadura

- Interrompa o processo de queimação removendo a fonte (leia o Quadro 53.2 sobre o tratamento imediato conforma a profundidade e a extensão da queimadura)

Classificação de lesões por queimadura

As lesões por queimadura são descritas em termos de agente causador, profundidade e gravidade.

Agente causador

Uma lesão por queimadura geralmente resulta da transferência de energia de uma fonte de calor para o corpo. A fonte de calor pode ser térmica, química, elétrica ou produtora de radiação. A pele é um resistor eficaz; a lesão ocorre quando o agente excede o limiar de resistência da pele.

■ Queimaduras térmicas

As queimaduras térmicas respondem por 86% de todas as lesões causadas por queimaduras.[2] Elas podem ser causadas por uma fonte em chamas, como um incêndio na casa, um acidente na cozinha ou uma explosão. Queimaduras por escaldaduras provocadas por vapor ou contato com um objeto quente, como uma panela ou aço quente, também podem causar ferimentos térmicos.

■ Queimaduras químicas

As lesões químicas geralmente ocorrem após exposição a ácidos e bases, incluindo ácido fluorídrico, ácido fórmico, amônia anidra e compostos orgânicos. Outros agentes químicos específicos que causam queimaduras químicas incluem fósforo branco, certos metais elementares, nitratos e hidrocarbonetos; esses agentes são responsáveis por 3% do número de casos de queimados que precisam de internação hospitalar.[2]

O tempo de contato tem um efeito crítico sobre a gravidade da lesão. A remoção de roupas contaminadas e a irrigação com água são etapas cruciais para limitar os efeitos do produto químico. Independentemente do agente causador, a irrigação deve continuar assim que o paciente chegar ao pronto-socorro (PS). Não é importante identificar um agente específico para neutralizar o agente ácido ou alcalino responsável pela queimadura, porque um agente neutralizante também causa uma reação química durante o processo de neutralização, arriscando, assim, a ocorrência de mais queimaduras. Para todas as queimaduras químicas, o tratamento de hidroterapia deve continuar até a resolução da dor; isso pode levar de 1 a 3 horas ou mais. Produtos químicos que entram em contato com os olhos devem ser lavados continuamente até que uma avaliação completa possa ser realizada por um oftalmologista. Alguns agentes, como o ácido fluorídrico, necessitam de tratamentos específicos (p. ex., gel tópico de cloreto de cálcio ou injeções dérmicas) para impedir a destruição dos tecidos.[3,6]

■ Queimaduras elétricas

As queimaduras elétricas são responsáveis por quase 4% dos pacientes queimados que precisam ser hospitalizados a cada ano.[2] Os efeitos da eletricidade sobre o corpo humano são determinados pelo tipo de corrente (alternada ou contínua), o percurso da corrente, a duração do contato, a resistência do tecido orgânico e a quantidade de voltagem. Devido ao sistema nervoso altamente desenvolvido, os seres humanos são sensíveis a correntes elétricas muito pequenas. A eletricidade viaja pelo caminho da menor resistência; portanto, tecidos, nervos e músculos são facilmente danificados, enquanto o osso não é.

Lesões de baixa voltagem são causadas por 1.000 volts ou menos. Tendem a ocorrer no domicílio e envolver as mãos e a cavidade oral. A causa mais comum de queimaduras elétricas de baixa voltagem nas mãos é o contato com um cabo de extensão no qual o material de isolamento está desgastado, seja por excesso de uso ou uso incorreto. Uma queimadura de baixa voltagem nas mãos geralmente consiste em uma lesão pequena e profunda que pode envolver vasos, tendões e nervos. Embora essas queimaduras envolvam uma pequena área da mão, elas podem ser graves o suficiente para exigir a amputação de um dedo. Eletricidade de baixa voltagem também pode danificar a cavidade oral, deixando uma cicatriz permanente. Essas lesões bucais ocorrem com mais frequência em crianças entre 1 e 2 anos de idade.[6] A maioria é causada pela sucção ou mordida de uma tomada de extensão.

Enquanto a corrente de baixa voltagem geralmente segue o caminho de menor resistência (*i. e.*, nervos, vasos sanguíneos), a corrente de alta voltagem toma um caminho direto entre o ponto de entrada e o solo. A corrente se concentra no ponto de entrada no corpo, diverge centralmente e finalmente converge antes de sair. O dano mais grave ao tecido ocorre nos locais de contato, que são comumente chamados de feridas de entrada e saída. As feridas de entrada da eletricidade de alta voltagem são carbonizadas, com uma depressão central e aparência de couro, muitas vezes resultando em flexão muscular local; por exemplo, é provável que o contato com a mão resulte em mão e antebraço em uma posição fixa, quase totalmente flexionada, frequentemente descrita como "em forma de garra". As feridas de saída são mais propensas a "explodir" à medida que a carga sai.

Profundidade

Muitos fatores alteram a resposta dos tecidos orgânicos ao calor. O grau ou profundidade da queimadura depende: (1) da temperatura do agente de lesão, (2) da duração da exposição ao agente de lesão e (3) das áreas do corpo que são expostas ao agente de lesão. Considerando que o corpo consegue sustentar a exposição prolongada a temperaturas moderadas, como em uma banheira de água quente (43°C), pode ocorrer dano significativo em menos de 1 segundo quando a temperatura excede 68°C. Os aquecedores de água quente são frequentemente instalados com o ajuste em 60°C.[1,5,6] Um ajuste mais seguro seria em 49°C, especialmente em domicílios com crianças ou membros idosos na família.

Danos à pele são frequentemente descritos de acordo com a profundidade da lesão e são definidos em termos de lesões de espessura parcial e total, que correspondem às várias camadas da pele (Figura 53.1).

■ Queimaduras superficiais

As queimaduras superficiais são comumente conhecidas como queimaduras de primeiro grau. Queimaduras superficiais afetam a camada epidérmica e cicatrizam com intervenção mínima. A pele se apresenta seca, vermelha, com descolorações e tipicamente não empola. A queimadura solar é um exemplo familiar de queimadura superficial de primeiro grau; outros exemplos incluem queimaduras por exposição muito breve a líquido quente, chama instantânea ou agente químico. A pele queimada dói no início e depois coça por causa da estimulação dos receptores sensoriais. Devido à substituição contínua das células epiteliais epidérmicas, esse tipo de lesão cicatriza espontaneamente sem deixar cicatrizes em 3 a 5 dias. Os cuidados com queimaduras superficiais são mínimos e estão resumidos no Quadro 53.2.

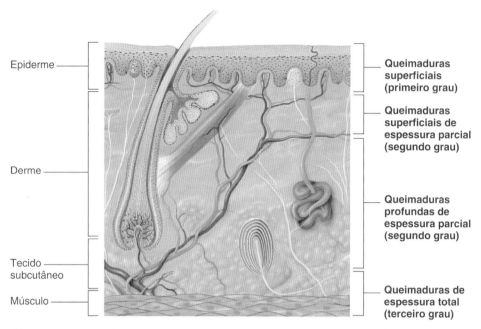

Figura 53.1 Classificação de queimaduras de acordo com a profundidade da lesão. (Adaptada de Anatomical Chart Company: Atlas of Pathophysiology, 3rd ed. Springhouse, PA: Springhouse, 2010, p 385.)

Quadro 53.2 Cuidados com queimaduras superficiais (primeiro grau) e queimaduras superficiais de espessura parcial (segundo grau).

Queimaduras superficiais (primeiro grau)
- Aplique compressas de gelo ou compressas frias
- Nenhum curativo é necessário
- Gel de *Aloe vera* com lidocaína pode ser aplicado topicamente, se necessário, para alívio localizado
- Administração de paracetamol, aspirina ou ibuprofeno pode ser considerada necessária para o desconforto generalizado

Queimaduras superficiais de espessura parcial (segundo grau)
- Se a pele ou a bolha estiverem rompidas, lave a área com água e sabonete antisséptico suave
- Aplique uma camada de sulfadiazina de prata ou bacitracina
- Aplique uma camada de gaze não aderente e prenda com um rolo de gaze
- Os curativos devem ser trocados duas vezes ao dia
- Envolva os dedos das mãos e pés individualmente para evitar a fricção do tecido de granulação cicatrizante
- O paciente pode manter sua atividade habitual, dependendo do local da queimadura
- As extremidades pendentes devem ser posicionadas acima do nível do coração para evitar edema excessivo e promover retorno venoso
- O paciente deve estar ciente dos sinais e sintomas de infecção, incluindo febre, aumento da sensibilidade e eritema ao redor da queimadura, drenagem purulenta, estrias vermelhas irradiando da ferida ou dor que não pode ser controlada com analgésicos
- O paciente deve ter uma consulta de acompanhamento em 2 dias com um provedor de cuidados primários

---

■ **Queimaduras de espessura parcial**

As queimaduras de espessura parcial (queimaduras de segundo grau) são ainda diferenciadas em queimaduras de espessura parcial superficiais e profundas.

As queimaduras superficiais de espessura parcial afetam a epiderme e as camadas superficiais da derme e geralmente cicatrizam com intervenção mínima em 2 a 3 semanas (ver Quadro 53.2). Elas resultam de queimaduras ou escaldaduras; a pele tem uma aparência úmida e avermelhada, com descolorações e bolhas. A pele fica hipersensível e dolorosa, e quando curada mostra cicatrizes mínimas.

As queimaduras profundas de espessura parcial afetam toda a camada epidérmica e as camadas dérmicas mais profundas, resultando em desconforto à pressão. São causadas pela exposição a sólidos quentes, chamas, energia radiante intensa ou produtos químicos. A pele tem aparência ligeiramente úmida para seca, manchada e demora para descolorir ou não sofre descoloração. Reanimação volêmica, estado nutricional e condições anteriores à morbidade podem afetar o potencial de cicatrização de uma lesão por queimadura de espessura parcial profunda. Queimaduras profundas de espessura parcial podem apresentar cicatrização espontânea em 3 a 4 semanas, mas requerem intervenção cirúrgica (excisão e enxerto de pele) se a queimadura for de tamanho significativo. A cicatrização tardia pode resultar na formação de cicatrizes permanentes, contratura e perda de função.

■ **Queimaduras de espessura total**

A exposição prolongada a chamas, objetos quentes, agente químico ou contato com eletricidade de alta voltagem pode resultar em queimaduras de espessura total (queimaduras de terceiro grau). Essas queimaduras se estendem ao tecido adiposo pouco vascularizado e até mesmo ao tecido conjuntivo, muscular ou ósseo. Todos os elementos epidérmicos e dérmicos, incluindo glândulas sudoríparas e folículos pilosos, são destruídos. Essas queimaduras podem ter uma aparência esbranquiçada, avermelhada, marrom ou preta. As áreas avermelhadas não empalidecem em resposta à pressão porque o suprimento de sangue subjacente foi interrompido. Vasos sanguíneos e capilares trombosados podem ser visualizados.[6,7] As queimaduras de espessura total não apresentam sensibilidade porque os receptores sensoriais foram completamente destruídos e o paciente pode sentir apenas uma pressão profunda. Além disso, as queimaduras podem parecer afundadas devido à destruição dos tecidos adiposo e muscular subjacentes.

Capítulo 53 Queimaduras e Distúrbios Tegumentares Comuns **1055**

A perda do folículo piloso elimina a capacidade da pele se regenerar. Uma pequena ferida (menos de 4 cm) pode cicatrizar por granulação e migração do epitélio saudável das margens da ferida. No entanto, feridas extensas e abertas de espessura total deixam o paciente altamente suscetível a infecções e desnutrição avassaladoras. O fechamento de feridas por enxerto de pele restaura a integridade da pele.

Gravidade da lesão

A gravidade da queimadura é determinada pela extensão e profundidade e pelo agente causador, tempo de exposição e por circunstâncias que envolvem a queimadura. Para avaliar a gravidade da queimadura, vários fatores devem ser considerados:

- Porcentagem da área de superfície queimada
- Profundidade da queimadura
- Localização anatômica da queimadura
- Idade do paciente (Quadro 53.3)
- História de saúde do paciente
- Presença de lesões concomitantes
- Presença de lesão por inalação.

Vários métodos usando a porcentagem da área de superfície corporal envolvida podem ser empregados para estimar a extensão de uma queimadura. A "regra dos nove" ou "regra das palmas" permite uma estimativa rápida até que possa ser feita uma avaliação detalhada pelo método de Lund e Browder. A "regra dos nove" divide as partes do corpo em múltiplos de 9% (Figura 53.2). As queimaduras podem envolver apenas uma superfície de uma parte do corpo ou podem ser circunferenciais. Se apenas a superfície anterior do braço for queimada, estima-se que a ASC seja de 4,5%. No entanto, se a queimadura envolver todo o braço (da axila até a ponta dos dedos), o valor será de 9%. A regra das palmas das mãos pode ser usada para estimar pequenas queimaduras dispersas (p. ex., escaldaduras ou queimaduras por gordura). A superfície palmar do paciente (incluindo os dedos) é igual a 1% da ASC do paciente.

O método de Lund e Browder (Figura 53.2) é altamente recomendado porque é mais detalhado e corrige a proporção da cabeça em relação ao corpo de lactentes e crianças.

Quadro 53.3 🌿 **Considerações para o paciente idoso.**

Queimaduras

Os pacientes idosos respondem de maneira diferente às queimaduras por causa de mudanças relacionadas à idade e à diminuição da reserva fisiológica. Condições clínicas prévias e complicações como resultado de lesão são fatores significativos que levam à mortalidade do paciente idoso que sofre queimadura. Os efeitos adversos do trauma, incluindo queimaduras, podem persistir por um longo período após a lesão. Uma vez feridos, os pacientes idosos podem nunca recuperar o nível de saúde anterior à lesão. O destino e os cuidados pós-alta são obstáculos desafiadores no planejamento da alta. O interesse da família em assumir a responsabilidade de cuidador, a capacidade do paciente de realizar o autocuidado, o seguro de saúde e as limitações financeiras devem ser considerados no planejamento da alta. Muitos idosos independentes não podem mais voltar para casa após uma queimadura. A reabilitação e as instalações de cuidados prolongados podem criar um fardo emocional e financeiro para a família. Além disso, a reabilitação aguda requer que o paciente participe de 3 h de terapia por dia. Muitos pacientes idosos são incapazes de atender a esse requisito e, portanto, podem não ser elegíveis para reabilitação aguda.

Medições de superfície são atribuídas a cada parte do corpo dependendo da idade do paciente. No entanto, como esse método de medição do tamanho da queimadura é demorado, isso deve ser feito após os esforços de reanimação estarem bem estabelecidos.

Uma lesão por queimadura pode variar de uma pequena bolha a uma queimadura maciça de espessura total. Reconhecendo a necessidade de uma descrição precisa dos termos, a ABA desenvolveu o Sistema de Classificação da Gravidade das Lesões, que é usado para determinar a magnitude da queimadura e fornecer critérios ideais para os recursos hospitalares de atendimento ao paciente. A gravidade da queimadura é classificada em leve, moderada e grave, conforme descrito no Quadro 53.4. Queimaduras leves podem ser tratadas no PS com acompanhamento ambulatorial a cada 48 horas, até que o risco de infecção seja reduzido e a cicatrização esteja em andamento. Pacientes com queimaduras moderadas e sem complicações e aqueles com queimaduras graves devem ser encaminhados para um centro de queimados regional e, se apropriado, transferidos para atendimento especializado.

Fisiopatologia da queimadura

Resposta tecidual localizada

A lesão celular começa quando os tecidos são expostos a uma fonte de energia (térmica, química, elétrica ou radiação). A profundidade da lesão térmica é demonstrada pela extensão da lesão através das camadas da pele. A Figura 53.3 mostra as zonas concêntricas de uma lesão por queimadura.[6] A zona de coagulação é a área onde ocorre o maior dano; as temperaturas excederam 45°C. O tecido necrótico tem aparência escura, cinza, cáqui ou esbranquiçada e sofreu coagulação de proteínas e morte celular. Esta área perdeu a capacidade de se recuperar e requer intervenção cirúrgica. A zona de estase está imediatamente em torno da zona de coagulação. Esta área contém células que correm mais riscos durante a reanimação. Elas podem se recuperar ou necrosar nas primeiras 24 a 72 horas, dependendo das condições e do curso da reanimação. A zona de hiperemia é a área de maior fluxo sanguíneo que traz os nutrientes necessários para a recuperação do tecido (*hiperemia ativa*) e remove os resíduos metabólicos (*hiperemia reativa*). Esta área cicatriza rapidamente e não apresenta morte celular.

Resposta sistêmica

Alterações importantes no nível celular são responsáveis pela forte resposta sistêmica observada em um paciente com queimaduras. A resposta localizada provoca coagulação das proteínas celulares, levando à lesão celular irreversível com produção local de complemento, histamina e radicais livres de oxigênio (ou seja, subprodutos do processo de oxidação). Radicais livres de oxigênio alteram os lipídios e proteínas celulares, afetando a integridade da membrana celular. Isso é particularmente problemático no endotélio da circulação microvascular, porque o rompimento da membrana celular leva ao aumento da permeabilidade vascular.[8,9] O aumento da permeabilidade vascular leva à perda de proteínas plasmáticas para o interstício e resulta em diminuição acentuada do volume circulante. A liberação de histamina, prostaglandinas e outras substâncias vasoativas na circulação contribui para o aumento da permeabilidade vascular pela elevação da produção de radicais livres de oxigênio.[8-11]

1056 Parte 12 Sistema Tegumentar

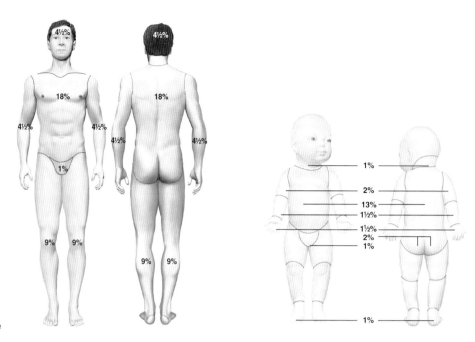

A. Regra dos nove

Área	Porcentagem de queimaduras					Gravidade		Porcentagem total
	0 a 1 ano	1 a 4 anos	5 a 9 anos	10 a 15 anos	Adultos	2º grau	3º grau	
Cabeça	19	17	13	10	7			
Pescoço	2	2	2	2	2			
Tronco anterior	13	13	13	13	13			
Tronco posterior	13	13	13	13	13			
Nádega direita	2½	2½	2½	2½	2½			
Nádega esquerda	2½	2½	2½	2½	2½			
Genitália	1	1	1	1	1			
Braço direito	4	4	4	4	4			
Braço esquerdo	4	4	4	4	4			
Antebraço direito	3	3	3	3	3			
Antebraço esquerdo	3	3	3	3	3			
Mão direita	2½	2½	2½	2½	2½			
Mão esquerda	2½	2½	2½	2½	2½			
Coxa direita	5½	6½	8½	8½	9½			
Coxa esquerda	5½	6½	8½	8½	9½			
Perna direita	5	5	5½	6	7			
Perna esquerda	5	5	5½	6	7			
Pé direito	3½	3½	3½	3½	3½			
Pé esquerdo	3½	3½	3½	3½	3½			
Total	Áreas em azul indicam 2º grau Áreas em vermelho indicam 3º grau				Total			

B. Tabela de Lund e Browder

Figura 53.2 A. Método da "regra dos nove" para determinar a porcentagem da área do corpo com queimadura. B. Método de Lund e Browder para determinação da porcentagem de área corporal com queimaduras. (A adaptada de Anatomical Chart Company: Atlas of Pathophysiology, 3rd ed. Springhouse, PA: Springhouse, 2010, p 385.)

Quadro 53.4 — Classificação da gravidade da queimadura.

Queimadura leve
- Queimadura de segundo grau em menos de 15% de ASC em adultos ou menos de 10% de ASC em crianças
- Queimadura de terceiro grau em menos de 2% de ASC não envolvendo áreas de cuidados especiais (olhos, ouvidos, face, mãos, pés, períneo, articulações)
- Exclui todos os pacientes com lesão por eletricidade, lesão por inalação ou trauma concomitante; todos os pacientes de risco (extremos de idade, doença intercorrente)

Queimadura moderada e sem complicações
- Queimaduras de segundo grau em 15 a 25% de ASC em adultos ou 10 a 20% em crianças
- Queimaduras de terceiro grau em menos de 10% de ASC não envolvendo áreas de cuidados especiais
- Exclui todos os pacientes com lesão por eletricidade, lesão por inalação ou trauma concomitante; todos os pacientes de risco (extremos de idade, doença intercorrente)

Queimaduras graves
- Queimaduras de segundo grau em mais de 25% de ASC em adultos ou 20% em crianças
- Todas as queimaduras de terceiro grau em 10% ou mais de ASC
- Todas as queimaduras envolvendo olhos, ouvidos, face, mãos, pés, períneo
- Todos os pacientes com lesão por eletricidade, lesão por inalação ou trauma concomitante; todos os pacientes de risco (extremos de idade, doença intercorrente)

De Pham TN, Gibran NS, Heimbach DM: Evaluation of the burn wound: management decisions. In: Herndon DN(ed): Total Burn Care, 3rd ed. Philadelphia, PA: Saunders, 2007, pp 119–126.

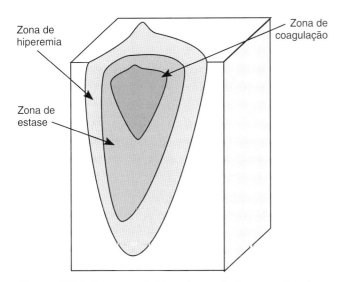

Figura 53.3 Zonas concêntricas de uma lesão por queimadura.

O aumento da permeabilidade vascular leva à formação de edema intersticial, que geralmente atinge seu pico em 24 a 48 horas. Acredita-se que a microvasculatura possa levar semanas para restaurar completamente seu estado anterior à morbidade. A vasculatura pulmonar não é poupada, com formação de edema intersticial pulmonar e hemorragias intra-alveolares. Acredita-se que esse insulto pulmonar inicial seja um precursor do desenvolvimento da síndrome do desconforto respiratório agudo (SDRA).[9]

Em termos sistêmicos, uma queimadura causa liberação de substâncias vasoativas, como histamina, prostaglandinas, interleucinas (ILs) e metabólitos do ácido araquidônico. Essas substâncias iniciam a síndrome da resposta inflamatória sistêmica (SRIS). Os potentes mediadores e citocinas – óxido nítrico, fator ativador de plaquetas (PAF, na sigla em inglês), serotonina, tromboxano A_2 e fator de necrose tumoral (FNT) – esgotam o volume intravascular, reduzindo o fluxo de sangue para os rins e para o sistema digestório. Se não for corrigido, pode ocorrer choque hipovolêmico, acidose metabólica e hiperpotassemia. A permeabilidade da mucosa intestinal também aumenta acentuadamente e pode se tornar a principal fonte de infecção bacteriana. A alimentação enteral precoce é uma das etapas que ajudam a prevenir a translocação de bactérias.[12,13]

O óxido nítrico relaxa a musculatura lisa e produz vasodilatação e hipotensão. Pode também deprimir a função miocárdica e bloquear agregação e adesão plaquetária. O PAF inicia a ativação de neutrófilos e leucócitos e produz inflamação tecidual. O PAF aumenta a permeabilidade dos vasos, diminuindo a contratilidade miocárdica, causando vasodilatação e hipotensão. Algumas prostaglandinas e sua ativação causam vasoconstrição, aumento do fluxo sanguíneo e febre. A serotonina causa vasodilatação, hipotensão e aumento da permeabilidade vascular. O FNT é responsável por numerosas respostas celulares, incluindo aumento da formação de radicais livres de oxigênio, o que resulta em lesão dos pulmões, do sistema digestório e dos rins; aumento da produção de citocinas; hiperglicemia inicial seguida de hipoglicemia; hipotensão; acidose metabólica; coagulopatia; e ativação da cascata de coagulação.[9]

Os resultados finais das respostas local e sistêmica são dramáticos se a queimadura cobrir mais de 20% da ASC. A pessoa com uma grande queimadura sofre um tipo de choque hipovolêmico, conhecido como choque de queimadura (Figura 53.4); a gravidade e o tamanho são influenciados pela profundidade e extensão da queimadura, doença preexistente e presença de lesão por inalação.[8] Poucos minutos após uma lesão térmica, ocorre um aumento acentuado da pressão hidrostática capilar no tecido lesionado, acompanhado por um aumento da permeabilidade capilar. Isso resulta em um rápido deslocamento do fluido plasmático do compartimento intravascular através dos capilares danificados pelo calor, para o espaço intersticial (resultando em edema) e para a própria queimadura. A perda de fluido e proteínas do plasma resulta na diminuição da pressão osmótica coloidal no compartimento vascular. Como resultado, fluidos e eletrólitos continuam a vazar do compartimento vascular, resultando em formação adicional de edema no tecido queimado e em todo o corpo. Esse "vazamento", que consiste em sódio, água e proteínas do plasma, é seguido por diminuição no débito cardíaco, hemoconcentração de hemácias, diminuição da perfusão para os principais órgãos e edema generalizado.

A resposta fisiopatológica após a queimadura é bifásica. Na fase inicial pós-lesão (fase ebb), se desenvolve uma hipofunção orgânica generalizada, como consequência da diminuição do débito cardíaco. A resistência vascular periférica aumenta, como resultado da resposta neuro-humoral ao estresse após o trauma; isso aumenta a pós-carga cardíaca, resultando em diminuição adicional no débito cardíaco. O aumento da resistência vascular periférica (vasoconstrição seletiva) e a hemoconcentração resultante da perda de fluido plasmático podem fazer com que a pressão arterial pareça normal no início. No entanto, se a reposição de líquidos for inadequada e a perda de proteína plasmática continuar, ocorre rapidamente um choque hipovolêmico.

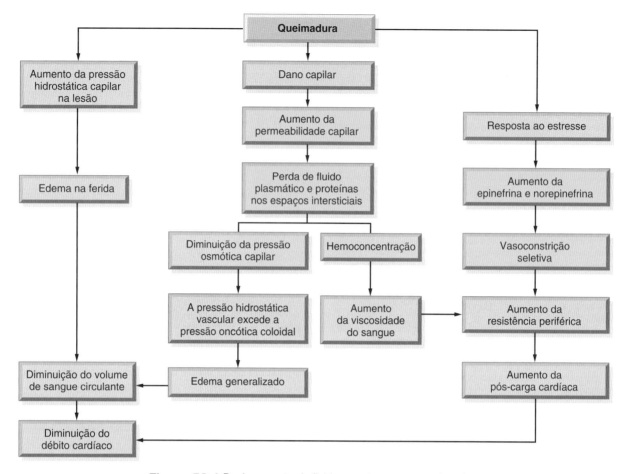

Figura 53.4 Deslocamento de fluidos no choque por queimadura.

Em pacientes que recebem reanimação volêmica adequada, o débito cardíaco geralmente retorna ao normal na última parte das primeiras 24 horas após a queimadura. Como o volume de plasma é reabastecido durante o segundo período de 24 horas, o débito cardíaco aumenta para níveis hipermetabólicos (fase de hiperfunção) e lentamente retorna a níveis mais normais à medida que as feridas da queimadura se fecham.[9,12,14] Em alguns casos, com queimaduras que excedem 60% da ASC, o débito cardíaco deprimido não responde à reanimação volêmica agressiva. Foi identificado um fator depressor do miocárdio capaz de deprimir a contratilidade ventricular em 60%. A depressão miocárdica no período logo depois da queimadura também pode ser o resultado da redução do fluxo sanguíneo coronariano.[9,12]

A resposta da vasculatura pulmonar é semelhante à da circulação periférica. No entanto, a resistência vascular pulmonar é maior e dura mais tempo. Imediatamente após a queimadura, o paciente pode apresentar hipertensão pulmonar leve e transitória. Uma diminuição na tensão de oxigênio e complacência pulmonar também pode ser evidente.

A perda de fluido por todo o espaço intravascular corporal resulta em um fluxo espesso e lento do volume sanguíneo circulatório remanescente. Os efeitos atingem todos os sistemas orgânicos. Esta desaceleração da circulação permite que bactérias e detritos celulares se instalem nas porções inferiores dos vasos sanguíneos, especialmente nos capilares, o que resulta em aglutinação intravascular.

A reação antígeno-anticorpo ao tecido queimado aumenta a congestão circulatória pela agregação ou aglutinação das células. Os problemas de coagulação ocorrem como resultado da liberação de tromboplastina pela própria lesão e pela liberação de fibrinogênio pelas plaquetas lesionadas. Se ocorrerem trombos, eles poderão causar isquemia da parte afetada e resultar em necrose. Embora de incidência limitada em pacientes com queimaduras, o aumento no processo de coagulação pode evoluir para coagulação intravascular disseminada.

Problemas concomitantes

É improvável que a queimadura propriamente dita cause a morte de um paciente; ao contrário, complicações resultantes de outros fatores é que devem ser motivo de preocupação. Na fase aguda, a perda ou impedância de uma via respiratória pérvia é o principal problema.[15] Após os primeiros 5 a 7 dias, a principal preocupação é com infecção.

Lesão pulmonar

Os danos pulmonares geralmente ocorrem dentro de 24 a 48 horas após a lesão e são secundários à inalação de produtos combustíveis, ou podem ser o resultado da inalação de ar superaquecido. Em um incidente envolvendo grandes quantidades de vapor, o risco de lesão é muito grande porque a água tem uma capacidade de transportar calor 4.000 vezes maior que o ar, e pode ser inalada profundamente no sistema pulmonar.[1,6] A lesão pulmonar também pode ser o resultado de um processo sistêmico relacionado à SRIS.

Capítulo 53 Queimaduras e Distúrbios Tegumentares Comuns **1059**

A broncoscopia de fibra óptica permite a visualização direta das vias respiratórias (facilitando a avaliação de eritema, edema, ulceração e de vasos de grande calibre), bem como a remoção de detritos por lavagem. A broncoscopia de fibra óptica deve ser concluída quando possível e repetida conforme indicado durante a fase aguda, para documentar a extensão da lesão pulmonar e a lavagem direta completa, quando necessário.

■ Intoxicação por monóxido de carbono

O monóxido de carbono é um gás incolor, não irritante e inodoro que é formado pela combustão incompleta de qualquer combustível à base de carbono. Fontes de monóxido de carbono incluem aquecedores de água, fornos, fumaça de cigarro e escapamento de veículos. O envenenamento por monóxido de carbono produz seu efeito sobre o organismo ao competir com o oxigênio pela absorção da hemoglobina, agindo assim como um asfixiante. Como a afinidade do monóxido de carbono pela hemoglobina é de 200 a 300 vezes maior que a do oxigênio, o monóxido de carbono desloca prontamente o oxigênio, levando à formação de carboxi-hemoglobina e a uma redução no conteúdo de oxigênio arterial sistêmico.[15-17] A carboxi-hemoglobina desloca a curva de dissociação da oxi-hemoglobina para a esquerda, diminuindo ainda mais a capacidade das hemácias de liberar oxigênio para os tecidos.[17] Isso pode resultar em anoxia grave e a lesões cerebrais relacionadas.

O paciente com uma história clara de exposição ao monóxido de carbono normalmente é encontrado em um ambiente fechado com gases queimados, como fumaça, escapamento de automóveis ou fumaça de um forno defeituoso.[6] Os sinais de envenenamento por monóxido de carbono dependem do nível de carboxi-hemoglobina presente no sangue do paciente (Tabela 53.1).[16]

Quando existe suspeita de envenenamento por monóxido de carbono, deve-se administrar 100% de oxigênio de alto fluxo. O monóxido de carbono tem meia-vida de 4 horas se o paciente respirar o ar ambiente, mas isso é drasticamente reduzido para 45 minutos se o paciente estiver respirando oxigênio a 100%. O paciente deve ser mantido com oxigênio a 100% até que o nível de carboxi-hemoglobina seja menor que 10% e os sintomas neurológicos sejam resolvidos.[6,15,16] Medições seriadas do nível de carboxi-hemoglobina são a maneira mais precisa para avaliar a resposta à oxigenoterapia.[16] A oximetria de pulso se mostra imprecisa quando o nível de carboxi-hemoglobina está elevado, porque a oximetria de pulso não consegue fazer a distinção entre o oxigênio e o monóxido de carbono na hemoglobina. A análise e a tendência dos níveis de gasometria arterial para o equilíbrio acidobásico, os níveis de lactato e bicarbonato são úteis para controlar o envenenamento por monóxido de carbono com acidose láctica ou metabólica.[16]

■ Lesão por inalação

Além do envenenamento por monóxido de carbono, lesões térmicas nas vias respiratórias podem ser o resultado de inalação de fumaça. Os danos pulmonares decorrentes de lesão inalatória têm sido historicamente observados em menos de 10% do total de casos de queimaduras, mas respondem por 20 a 84% da mortalidade por queimaduras e são um fator significativo no aumento do tempo de permanência hospitalar.[15,18] Foram descritos três estágios de lesão:

1. Insuficiência pulmonar aguda pode ocorrer durante as primeiras 36 horas.
2. Ocorre edema pulmonar em 5 a 30% dos pacientes com queimaduras entre 6 e 72 horas após a lesão.
3. Broncopneumonia aparece em 15 a 60% dos pacientes com queimaduras entre 3 e 10 dias após a lesão.

A lesão das vias respiratórias superiores é o resultado da inalação de ar superaquecido, que pode causar a formação de bolhas e edema na região supraglótica ao redor das cordas vocais. Esta situação pode causar obstrução das vias respiratórias e edema. Rouquidão, estridor, dispneia, escarro carbonáceo e taquipneia indicam comprometimento das vias respiratórias, que requer tratamento imediato. A intubação precoce pode impedir esse tipo de ocorrência desastrosa.

Lesões traqueobrônquicas e parenquimatosas do pulmão são geralmente um resultado da combustão incompleta de produtos químicos (p. ex., aldeído, acroleína) ou gases tóxicos, o que resulta em pneumonia química. As alterações fisiopatológicas associadas a lesões do pulmão inferior incluem atividade ciliar deficiente, hipersecreção, edema, inflamação e broncospasmo.[6,15,18] Ocorrem alterações inflamatórias na traqueia e alvéolos em um período de 24 horas após a lesão. A árvore pulmonar fica irritada e edemaciada. Os alvéolos podem entrar em colapso, causando diminuição da complacência, o que conduz a atelectasia. Pode se desenvolver rapidamente um quadro de SDRA. No entanto, as mudanças podem não se tornar aparentes até o segundo período de 24 horas. O edema pulmonar é uma possibilidade a qualquer momento, desde as primeiras horas até 7 dias depois da lesão. Alterações sutis no sensório do paciente podem indicar hipoxia.

Os achados da história de saúde e da avaliação física que devem alertar a enfermeira para o potencial de lesão por inalação são fornecidos no Quadro 53.5. Avaliações em série da gasometria arterial mostram uma tensão arterial de oxigênio decrescente (PaO_2). Geralmente, raios X de tórax feitos na admissão parecem normais, porque as alterações não podem ser observadas até 24 a 48 horas após a queimadura. Uma amostra de escarro deve ser obtida para cultura e testes de sensibilidade. A laringoscopia e a broncoscopia podem ser valiosas para determinar a presença de material carbonáceo

Tabela 53.1 Sinais e sintomas de envenenamento por monóxido de carbono.

Saturação de carboxi-hemoglobina (%)	Apresentação clínica
10	Nenhum sintoma
20	Dor de cabeça, náuseas e vômitos, dispneia de esforço
30	Confusão mental, letargia, taquipneia
40 a 60	Convulsões, coma, alterações no eletrocardiograma
Mais que 60	Morte

Quadro 53.5 Segurança do paciente.

História e exame físico mostram achados sugestivos de lesão por inalação

- História de ocorrência em área confinada
- Pelos nasais ou faciais chamuscados
- Queimaduras nas membranas orais ou faríngeas
- Queimaduras na área perioral ou no pescoço
- Escarro carbonáceo
- Alteração na voz
- Alteração no nível de consciência

1060 Parte 12 Sistema Tegumentar

extramucoso (o sinal mais confiável de lesão por inalação) e o estado da mucosa (bolhas, edema, eritema). A confirmação mais específica da lesão por inalação é obtida com o uso de broncoscopia com fibra óptica, que permite o exame direto da via respiratória proximal, e a cintilografia com xenônio-133 (exame de ventilação-perfusão).[6,15] A cintilografia com xenônio-133 é útil para estabelecer um diagnóstico de lesão nas vias respiratórias menores e no parênquima pulmonar.[15]

Infecção

Não existe problema maior para o paciente com queimaduras do que uma infecção. A infecção é a causa mais comum de morte em pacientes com queimaduras após os primeiros 7 dias.[19,20] A perda da barreira mecânica entre o corpo humano e o meio ambiente é o primeiro passo para o enfraquecimento das defesas. Todos os aspectos do sistema imunológico, incluindo fagocitose, mediadores solúveis da imunidade inata, como complemento, produção de anticorpos e sistemas de defesa celular (linfócitos T), são comprometidos por queimaduras graves.

As ações da equipe de saúde podem comprometer a sobrevida do paciente. Todos os cateteres que invadem o corpo, incluindo os tubos endotraqueais, cateteres venosos centrais e cateteres vesicais, devem ser manuseados com a técnica mais limpa possível. Embora a pele e o intestino sejam fonte de bactérias endógenas, uma ameaça maior para o paciente é a colonização com patógenos resistentes a antibióticos que podem ser transportados pela equipe de um paciente para outro. As mãos devem ser lavadas de acordo com o protocolo antes e depois de manusear o paciente, o leito ou o equipamento. Quando os curativos são removidos e as feridas expostas, devem ser usadas luvas estéreis. A lavagem frequente e meticulosa das mãos provavelmente previne a infecção mais do que qualquer outra ação isolada. As políticas de controle de infecção podem variar de um centro de queimados para outro, mas a filosofia permanece a mesma: faça *todos* os esforços para minimizar a transmissão de bactérias de paciente para paciente.

O diagnóstico de infecção invasiva nos pacientes com queimaduras é muito difícil. A maioria dos pacientes com queimaduras atende a dois ou mais critérios de SRIS, pois estão constante e cronicamente expostos ao ambiente, liberando, assim, mediadores inflamatórios. O Consenso da ABA estabeleceu gatilhos que devem levar a equipe de saúde a procurar por uma infecção no paciente queimado (Tabela 53.2). Manifestações de disfunção multissistêmica, como hipotensão, hipoxia, complacência pulmonar diminuída, insuficiência renal ou disfunção hepática, são sinais quase certos de choque séptico.

Culturas qualitativas feitas com material da ferida não produzem novas informações além da natureza das espécies bacterianas que colonizam a superfície da lesão. Uma biopsia da queimadura permite um ensaio quantitativo do número de unidades formadoras de colônias (UFC) de bactérias por grama de tecido. A sepse por queimaduras é provável se a contagem de colônias for maior que 10^5 UFC/g, e a cultura quantitativa também permite isolamento e identificação do organismo invasor.

Traumatismo

Lesões concomitantes, como fraturas e traumatismo craniano, apresentam risco significativo para o paciente com queimaduras. A apresentação do paciente queimado pode ser horrível, mas a garantia de vias respiratórias, respiração e circulação adequadas tem precedência sobre os cuidados de lesões específicas.[21] As lesões da coluna cervical devem ser estabilizadas e resolvidas. Se houver suspeita de traumatismo cranioencefálico, deve ser feita uma tomografia computadorizada. A história da queimadura é fundamental para auxiliar na avaliação do paciente. As queimaduras podem mascarar alguns dos sinais clássicos de lesões subjacentes, como equimoses ou edema. O incidente que provocou a queimadura pode incluir outros eventos, como uma explosão, a queda do paciente ou um acidente de automóvel. Pacientes com lesões por eletricidade devem ser avaliados quanto a fraturas decorrentes da contração muscular violenta após a exposição, com foco especial na coluna cervical e nos ossos longos.

Avaliação e tratamento de queimaduras

A avaliação inicial do paciente com queimaduras é semelhante à de qualquer paciente com traumatismo. A ABA identificou critérios de encaminhamento para um centro de queimados (Quadro 53.6). Se o paciente permanecerá no hospital inicial ou se será transferido para um centro de queimados, a fase de reanimação deve começar imediatamente na Emergência após a ocorrência do insulto. As pesquisas primária e secundária devem ser concluídas antes da transferência. A estabilização adequada do paciente é crucial para uma transferência bem-sucedida. Como em qualquer caso grave de traumatismo, a primeira hora é crucial, e as próximas 24 a 36 horas também são importantes. O gerenciamento do equilíbrio hídrico, do sistema respiratório e da nutrição é vital, e todos os sistemas têm um grande impacto na sobrevivência do paciente.

Tabela 53.2 Consenso da ABA (American Burn Association) | Sepse e infecção em queimaduras *versus* síndrome da resposta inflamatória sistêmica (SRIS).

Consenso ABA	SRIS
Temperatura superior a 39°C ou inferior a 36,5°C	Temperatura superior a 38°C ou inferior a 36°C
Frequência cardíaca maior que 110 batimentos por minuto (bpm)	Frequência cardíaca maior que 90 bpm
Frequência respiratória maior que 25 respirações por minuto (rpm) ou ventilação por minuto maior que 12 ℓ/min ventilada	Frequência respiratória maior que 20 rpm ou $PaCO_2$ menor que 32 mmHg
Trombocitopenia inferior a 100.000/mcℓ	Contagem de leucócitos maior que 12.000/mm³ ou menor que 4.000/mm³ ou deslocamento à esquerda acima de 10%
Hiperglicemia (ausência de diabetes preexistente) ou resistência à insulina	
Intolerância alimentar enteral	

Preocupação com a presença de infecção em caso de pelo menos três das condições listada. rpm, respirações por minuto.
De Greenhalgh DG, Saffle JR, Holmes JH et al. American Burn Association consensus conference to define sepsis and infection in burns. J Burn Care Res 28(6):776–790, 2007.

Capítulo 53 Queimaduras e Distúrbios Tegumentares Comuns **1061**

> **Quadro 53.6 Critérios para encaminhamento a um centro de queimados.**
>
> - Queimadura de espessura parcial em mais de 10% da ASC
> - Queimaduras que envolvam rosto, mãos, pés, genitália, períneo ou grandes articulações
> - Queimaduras de terceiro grau em qualquer faixa etária
> - Queimaduras elétricas, incluindo ferimentos causados por raios
> - Queimaduras químicas
> - Lesão por inalação
> - Queimadura em pacientes com distúrbios clínicos preexistentes que possam complicar o tratamento, prolongar a recuperação ou afetar a mortalidade
> - Traumatismo concomitante, em que a queimadura representa o maior risco de morbimortalidade
> - Crianças com queimaduras em hospitais sem pessoal qualificado ou equipamentos para o atendimento pediátrico
> - Pacientes com queimaduras que necessitarão de intervenções especiais de reabilitação social, emocional ou de longo prazo

Dados de American Burn Association Burn Center Referral Criteria.

Fase de reanimação

■ Triagem primária

Os seguintes parâmetros "A-B-C-D-E" são avaliados na triagem primária:

- Passo **A**: manutenção das vias respiratórias com proteção da coluna cervical
- Passo **B**: respiração e ventilação
- Passo **C**: circulação com controle de hemorragia
- Passo **D**: incapacidade (avaliar déficit neurológico)
- Passo **E**: exposição (despir completamente o paciente, mas manter a temperatura).

▶ **Vias respiratórias.** Na avaliação inicial do paciente com queimaduras, a vias respiratórias devem ser examinadas imediatamente. O comprometimento das vias respiratórias pode ser controlado pela elevação do queixo, pressão da mandíbula, inserção de uma sonda orofaríngea no paciente inconsciente ou intubação endotraqueal. É crucial não estender demais o pescoço em pacientes com suspeita de lesões na coluna cervical. Pode ocorrer rapidamente a mudança de uma via respiratória com oclusão parcial para oclusão total no paciente com queimadura durante toda a fase aguda, particularmente na presença de lesão por inalação.

▶ **Respiração e ventilação.** A ventilação requer o funcionamento adequado dos pulmões, da parede torácica e do diafragma. Para avaliar a respiração e a ventilação, ausculte o tórax e verifique os sons da respiração em cada pulmão; avalie a adequação da frequência e da profundidade da respiração; administre oxigênio de alto fluxo a uma taxa de $15\ell/min$ usando máscara não reinalante; e verifique a presença de queimaduras circunferenciais de espessura total no tórax, que podem prejudicar a ventilação.

▶ **Circulação.** A avaliação da circulação inclui medição da pressão arterial e da frequência cardíaca. Deve ser dada atenção especial aos pulsos distais de qualquer extremidade com queimaduras circunferenciais. A canulação intravenosa (IV) deve ser realizada inserindo dois cateteres de grande calibre na pele que não sofreu queimadura, se possível. Um cateter venoso central deve ser inserido quando indicado. A ultrassonografia com Doppler pode ser usada para avaliar o pulso, especificamente quando está mais fraco ou não palpável. O Quadro 53.7 lista os fatores de risco de comprometimento da circulação.

> **Quadro 53.7 Segurança do paciente.**
>
> Fatores de risco para comprometimento da circulação
> - Diminuição progressiva dos pulsos, apesar da reanimação adequada
> - Diminuição do preenchimento capilar
> - Redução da sensação
> - Piora progressiva da dor
> - Parestesias
> - Palidez da extremidade

▶ **Incapacidade.** Quando ocorrem somente queimaduras, o paciente se mantém alerta e orientado. Se este não for o caso, deve ser considerada a presença de lesões associadas, como lesão por inalação, traumatismo craniano, abuso de substâncias ou condições médicas preexistentes. A avaliação é iniciada pela determinação do nível de consciência do paciente, usando o método AVPU (Alerta; responde a estímulos Verbais; P, responde a estímulos de dor [*pain*]; U, não responde [*unresponsive*]).

▶ **Exposição.** Todas as roupas e acessórios do paciente devem ser removidos para a conclusão das triagens primária e secundária. O ambiente deve ser aquecido, porque o paciente queimado perdeu muito da capacidade de manter a temperatura corporal. Após o exame, o paciente deve ser coberto com um lençol limpo e seco e cobertores quentes para evitar o resfriamento evaporativo. Se possível, os fluidos IV devem ser aquecidos de 37°C a 40°C.

■ Triagem secundária

A triagem secundária, que é concluída após os esforços de reanimação estarem bem estabelecidos, consiste em entrevista e exame físico detalhados do paciente, bem como histórico completo do evento. Devem ser feitas todas as tentativas para determinar exatamente o que aconteceu (Quadro 53.8). Deve ser concluído um exame neurológico detalhado, e feitos os estudos radiológicos e laboratoriais iniciais. Medidas de reanimação são contínuas e constantemente avaliadas.

Uma história completa e exame físico são os pontos principais da triagem secundária. Não é incomum que os pacientes apresentem comorbidades. Doenças preexistentes, como diabetes, hipertensão, asma, câncer e AVC, devem ser documentadas. A lista de medicamentos deve ser obtida do próprio paciente, se possível, ou um membro da família deve ser solicitado a fornecer as informações. Além disso, devem ser documentados qualquer alergia, histórico de imunização contra tétano e o horário da última refeição do paciente. Devem ser avaliadas a profundidade e a extensão da queimadura.

Queimaduras requerem uma avaliação global. Os seguintes exames laboratoriais e diagnósticos são indicados para pacientes com queimaduras:

- Hemograma completo
- Painel químico abrangente, incluindo nitrogênio ureico no sangue
- Nível de creatinina
- Urinálise
- Gasometria arterial para incluir a determinação de carboxi-hemoglobina
- Eletrocardiograma
- Radiografia de tórax.

1062 Parte 12 · Sistema Tegumentar

> ### Quadro 53.8 · Perguntas a serem feitas durante a triagem secundária.
>
> **Queimaduras térmicas**
> - Como ocorreu a queimadura?
> - A queimadura ocorreu em ambiente interno ou externo?
> - As roupas pegaram fogo?
> - Quanto tempo demorou para apagar o fogo?
> - Houve explosões?
> - O paciente foi encontrado em uma sala cheia de fumaça?
> - Como o paciente escapou?
> - O paciente pulou de uma janela?
> - Havia outras pessoas feridas ou mortas no local?
> - O paciente estava inconsciente no local?
> - Houve um acidente de automóvel?
> - O carro foi seriamente danificado?
> - Houve fogo no carro?
> - As circunstâncias supostas da lesão são consistentes com as características da queimadura (há possibilidade de abuso)?
>
> **Lesões por escaldadura**
> - Como ocorreu a queimadura?
> - Qual era a temperatura do líquido?
> - Qual foi o líquido? Quanto líquido havia?
> - Como foi resfriada a queimadura?
> - Quem estava presente quando a queimadura ocorreu?
> - Onde a queimadura aconteceu? Existe possibilidade de abuso?
>
> **Queimaduras químicas**
> - Qual foi o agente?
> - Como ocorreu a exposição?
> - Qual foi a duração do contato?
> - Houve contaminação?
>
> **Queimaduras elétricas**
> - Que tipo de eletricidade?
> - O paciente perdeu a consciência?
> - O paciente caiu?
> - Qual é a voltagem estimada?
> - Foi feita reanimação cardiopulmonar no local?

Depois que as triagens primária e secundária estiverem concluídas, a área queimada geralmente é coberta com um lençol seco. Isso reduz o risco de infecção e ajuda a manter a temperatura do paciente. Uma compressa fria pode ser aplicada a pequenas queimaduras superficiais. Se o paciente tiver uma queimadura por eletricidade de alta voltagem ou se forem observadas alterações cardíacas, é indicado o monitoramento cardíaco contínuo. Se o paciente tiver uma queimadura química, a área deve ser imediatamente lavada com grandes quantidades de água para remover o produto químico, e todas as roupas contaminadas devem ser removidas e ensacadas. A enfermeira deve ser cautelosa para evitar a exposição secundária a produtos químicos.

Se o paciente for transferido para um centro de tratamento de queimados, podem ser realizados, durante a avaliação secundária, o início da reanimação volêmica, a inserção de sonda nasogástrica (SNG) e a inserção de um cateter vesical de demora.

■ Terapia de suporte hemodinâmico

O tratamento para o choque de queimaduras é destinado a dar suporte ao paciente durante o período de choque hipovolêmico, até que a integridade capilar seja restaurada. A reanimação volêmica é a principal intervenção na fase de reanimação

realizada na unidade de terapia intensiva (UTI) para manter a perfusão tecidual e a função orgânica. Os objetivos da reanimação volêmica são os seguintes:

- Corrigir déficits de líquidos, eletrólitos e proteínas
- Substituir as perdas contínuas e manter o equilíbrio hídrico
- Evitar a formação excessiva de edema
- Manter o débito urinário de pacientes adultos entre 30 e 50 mℓ por hora (aproximadamente 0,5 mℓ/kg/h).[6,8]

▶ **Fórmulas para administração de fluidos.** Várias fórmulas foram desenvolvidas para a reanimação volêmica (Quadro 53.9). Cada uma tem vantagens e desvantagens. Elas diferem principalmente em termos de volume de administração recomendado e teor de sal. Em geral, devem ser repostos rigorosamente o cristaloide e o coloide perdidos. A água livre, fornecida como soro glicosado a 5% com ou sem eletrólitos adicionados, é regulada de modo que a perda de fluido insensível seja coberta.

> ### Quadro 53.9 · Fórmulas de reanimação volêmica.
>
> **Fórmula de Baxter (Parkland)**
> - Primeiras 24 h: solução de lactato de Ringer (4 mℓ/kg/% de ASC); metade administrada durante as primeiras 8 h, a outra metade nas próximas 16 h
> - Segundo período de 24 h: soro glicosado a 5%, mais líquido contendo potássio e coloide (0,3 a 0,5 mℓ/kg/% de ASC)
>
> **Fórmula de Brooke**
> - Primeiras 24 h: solução de lactato de Ringer (1,5 mℓ/kg/% de ASC), mais solução coloidal (0,5 mℓ/kg/% de ASC); metade administrada durante as primeiras 8 h, outra metade nas próximas 16 h
> - Segundo período de 24 h: solução de lactato de Ringer (0,5 a 0,75 mℓ/kg/% de ASC), mais soro glicosado 5% (2 ℓ)
>
> **Fórmula de Brooke modificada**
> - Primeiras 24 h: solução de lactato de Ringer (2 mℓ/kg/% de ASC); metade administrada durante as primeiras 8 h, outra metade nas próximas 16 h
> - Segundo período de 24 h: solução coloidal (0,3 a 0,5 mℓ/% ASC), mais soro glicosado 5% para manter o débito urinário adequado
>
> **Fórmula de consenso**
> - Primeiras 24 h: solução de lactato de Ringer (2 a 4 mℓ/kg/% de ASC em adultos; 3 a 4 mℓ/kg/% de ASC em crianças); metade administrada durante as primeiras 8 h, outra metade nas próximas 16 h
> - Segundo período de 24 h: líquido contendo coloide (0,3 a 0,5 mℓ/kg/% ASC), mais líquido sem eletrólitos (em adultos) ou solução de cloreto de sódio a 0,45% (em crianças) para manter um débito urinário adequado
>
> **Fórmula de dextrana**
> - Primeiras 8 h: dextrana 40 em soro fisiológico (2 mℓ/kg/h), mais solução de lactato de Ringer infundida para manter o débito urinário em 30 mℓ/h
> - Segundo período de 8 h: plasma fresco congelado (0,5 mℓ/kg/h) por 18 h, além de cristaloides adicionais para manter o débito urinário adequado
>
> **Fórmula de Evans**
> - Primeiras 24 h: soro fisiológico (1 mℓ/kg/% de ASC), mais solução coloidal (1 mℓ/kg/% de ASC); metade administrada durante as primeiras 8 h, outra metade nas próximas 16 h
> - Segundo período de 24 h: soro fisiológico (0,5 mℓ/kg/% de ASC), mais soro glicosado a 5% (2 ℓ)

A solução de lactato de Ringer é o cristaloide de escolha porque é uma solução salina equilibrada que se aproxima da composição do fluido extracelular.

A ABA recomenda o uso da fórmula de consenso ABA para a reanimação de pacientes com queimaduras. A fórmula é uma combinação da fórmula de Brooke modificada com a fórmula de Baxter (comumente chamada de Parkland). A fórmula de consenso ABA prescreve de 2 a 4 mℓ de solução de lactato de Ringer por quilograma de peso corporal por porcentagem de queimadura de ASC:

$$2 \text{ a } 4 \text{ m}\ell \text{ de LR} \times \text{peso corpóreo em kg} \times \% \text{ de ASC}$$

A quantidade total calculada deve ser administrada nas primeiras 24 horas após a lesão. Metade administrada nas primeiras 8 horas, *contadas a partir do momento da queimadura*, um quarto é dado durante as próximas 8 horas e o quarto restante é dado nas 8 horas seguintes.[6] A fórmula de consenso ABA e as outras fórmulas de reanimação volêmica são diretrizes; cada paciente pode exigir mais ou menos fluido durante as primeiras 24 horas. Pacientes com lesões por eletricidade, lesões por inalação, reanimação tardia, desidratação prévia no momento da lesão e trauma concomitante geralmente requerem mais fluidos do que prevê a fórmula.

Outras fórmulas contêm diferentes quantidades de solução salina hipertônica ou coloide. A reanimação hipertônica salina reduz a quantidade de líquido que precisa ser administrada a pacientes selecionados; no entanto, pode causar hipernatremia grave e deve ser empregada com cautela. O argumento contra a administração de coloides no intervalo de 12 horas após a lesão é que, durante esse tempo, o vazamento capilar difuso pós-queimadura permite que os coloides extravasem através das junções endoteliais. Portanto, a administração de coloides não produz qualquer benefício oncótico demonstrável sobre a administração de um cristaloide, enquanto houver extravasamento capilar. O tempo de restauração da integridade capilar varia de uma pessoa para a outra, mas geralmente é entre 12 e 14 horas após a lesão. Muitos médicos administram coloides neste momento para restaurar os níveis de albumina de 2,0 a 3,0 mg/dℓ. Existem controvérsias sobre o tipo de coloide a ser administrado, com alguns centros usando albumina pobre em sal e outros usando plasma fresco congelado.

O desafio é encontrar o equilíbrio, já que a sub-reanimação ou a super-reanimação têm consequências significativas. Deve-se ter cautela para evitar sobrecarga de líquidos e edema pulmonar. Isto muitas vezes é difícil, porque grandes quantidades de fluidos são administradas durante um curto período de tempo durante a reanimação volêmica, imediatamente após a queimadura. Por exemplo, usando a faixa de amplo alcance da fórmula de consenso ABA, um homem pesando 75 kg com queimaduras acima de 50% da área corporal precisaria de até 15.000 mℓ de fluido (4 mℓ × 75 kg × 50% ASC = 15.000 mℓ). Destes, 7.500 mℓ devem ser administrados durante as primeiras 8 horas, e 3.750 mℓ devem ser administrados em cada um dos segundo e terceiro períodos de 8 horas. É extremamente difícil evitar a sobrecarga de líquidos e o edema pulmonar quando é necessário infundir grandes quantidades de fluidos tão rapidamente.

Após as primeiras 24 horas da lesão, a reposição da maciça perda de água por evaporação é uma consideração importante no gerenciamento de fluidos. A solução primária administrada neste momento deve ser soro glicosado a 5%, com o objetivo

de manter a concentração de sódio do paciente em 140 mEq/ℓ. O volume de fluidos depende da gravidade da lesão, da idade do paciente, do estado fisiológico e da presença de lesões associadas. Consequentemente, o volume recomendado por uma fórmula de reanimação deve ser modificado de acordo com a resposta do paciente à terapia (Figura 53.5).

O débito urinário é o melhor indicador isolado de reanimação volêmica em pacientes com função renal previamente normal. O início da diurese espontânea é o marco que indica o final da fase de reanimação. As taxas de infusão podem ser reduzidas em 20 a 30% por 1 hora se a produção de urina for satisfatória e puder ser mantida por 2 horas; a redução pode então ser repetida. É essencial que o débito urinário seja mantido dentro dos limites normais de 30 a 50 mℓ/h (0,5 mℓ/kg/h) no paciente adulto.[8] Outras indicações para a reposição adequada de líquidos estão listadas no Quadro 53.10.

Os pacientes geralmente são pesados diariamente. Um ganho de 15% do peso da admissão pode ser esperado com grande reanimação volêmica. A ingesta e o débito devem ser monitorados meticulosamente. Pacientes que sofrem lesão muscular profunda (queimaduras de segundo ou terceiro grau ou lesões elétricas) estão em risco de desenvolver insuficiência renal aguda. Esta disfunção renal pode ser o resultado de reanimação volêmica inadequada, ou pode ser a consequência da liberação da mioglobina e hemoglobina pelas células danificadas. Esses compostos, muitas vezes chamados de hemocromogênicos, podem precipitar nos túbulos renais, resultando em necrose tubular aguda. Os hemocromogênicos produzem cor marrom-avermelhada clara na urina. Se os hemocromogênicos aparecerem na urina, a acidose deve ser corrigida imediatamente e os fluidos IV aumentados para manter um débito urinário ativo (75 a 100 mℓ de urina/h) até que a urina retorne ao amarelo-claro normal e não haja mioglobina urinária.

■ Fornecimento de suporte pulmonar

Lesão por inalação é a principal causa de morte nas primeiras 24 horas após uma queimadura. Esse tipo de lesão sozinha aumenta a taxa de mortalidade em 20% e em até 60% quando combinado com pneumonia.[18,22,23] Os objetivos para o sucesso do tratamento da lesão por inalação incluem melhorar a oxigenação e diminuir o edema intersticial e a oclusão das vias respiratórias.

O tratamento convencional para lesão por inalação é amplamente de suporte, porque a intervenção direta é difícil. Deve ser administrado oxigênio umidificado para evitar o ressecamento e a descamação da mucosa. O edema das vias respiratórias superiores tem um pico de 24 a 48 horas após a lesão. Se a lesão for leve ou moderadamente grave, o paciente deve ser colocado em posição elevada de Fowler e a administração de epinefrina racêmica em aerossol pode ser suficiente para limitar a formação de edema adicional. A obstrução grave das vias respiratórias superiores pode exigir intubação endotraqueal para protegê-las até que o edema desapareça.[23]

Em pacientes com lesão traqueobrônquica leve, atelectasias podem ser evitadas com limpezas frequentes dos pulmões, empregando a posição alta de Fowler, tosse e respiração profunda, fisioterapia torácica, reposicionamento, aspiração traqueal frequente e espirometria de incentivo.[15,16] Em pacientes com lesão por inalação mais grave, pode ser necessária a aspiração mais frequente, e a remoção broncoscópica de detritos pode ser apropriada. Esses pacientes geralmente

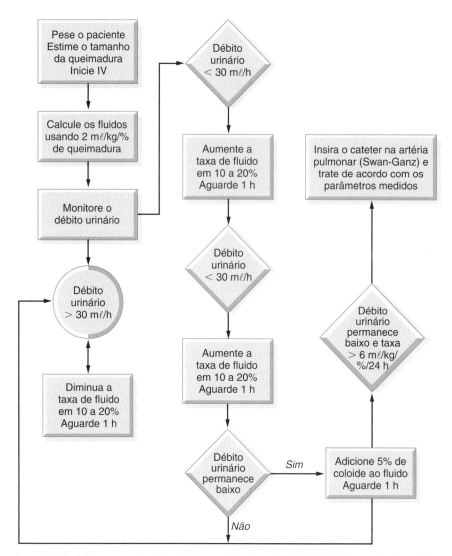

Figura 53.5 Gerenciamento de fluidos nas primeiras 24 horas. (De Rue LW, Cioffi WG: Resuscitation of thermally injured patients. Crit Care Nur Clin North Am 3(2):186, 1991.)

Quadro 53.10 — Indicações para reposição adequada de fluidos.*

Débito urinário: 30 a 70 mℓ/h (0,5 mℓ/kg/h)
Frequência de pulso: 100 a 120 bpm
Pressão venosa central (PVC): menos de 12 cmH$_2$O
Pressão de oclusão da artéria pulmonar (POAP): menos de 18 mmHg
Pulmões: limpos
Sensório: lucidez
Sistema digestório: ausência de náusea e íleo adinâmico
Déficit de base arterial e lactato: valores de normalização

*As linhas centrais e os cateteres Swan-Ganz não são inseridos rotineiramente devido ao perigo de sepse; no entanto, eles são usados em determinadas instâncias.

requerem intubação endotraqueal e suporte ventilatório mecânico. O objetivo do suporte ventilatório é proporcionar trocas gasosas adequadas, com a menor concentração de oxigênio inspirada possível e a menor pressão nas vias respiratórias, na tentativa de reduzir a incidência de toxicidade por oxigênio e barotrauma pulmonar. O uso da respiração volumétrica difusiva (VDR, na sigla em inglês) parece oferecer vantagens em relação à ventilação mecânica convencional.[15,23] Na VDR, as respirações de volume subcorrente se acumulam e aumentam a pressão das vias respiratórias, seguida por exalação passiva. Durante todo o ciclo ventilatório, devem ser continuamente administradas pulsações de alta frequência de ar. Este método de inspiração parece auxiliar na ventilação e no restabelecimento de alvéolos parcialmente obstruídos.

Pacientes com broncospasmo devem ser tratados com broncodilatadores em aerossol ou intravenosos. Os parâmetros respiratórios devem ser cuidadosamente monitorados, com atenção constante aos sons respiratórios e sinais vitais para detectar a sobrecarga de líquidos o mais cedo possível.

Uma broncopneumonia pode se sobrepor a outros problemas respiratórios a qualquer momento e pode ser hematogênica ou aérea. A broncopneumonia aérea é mais comum, com início logo após a lesão. Está frequentemente associada a uma lesão ou aspiração das vias respiratórias inferiores. A pneumonia hematogênica ou miliar começa como um abscesso bacteriano secundário a outra fonte séptica, geralmente a queimadura. O tempo de manifestação geralmente é de duas semanas após a lesão.

O uso profilático de antibióticos e esteroides não demonstrou prevenir as complicações comuns da infecção encontradas em pacientes com lesão por inalação. Os pesquisadores continuam a procurar novos métodos para diminuir a incidência de pneumonia nosocomial em pacientes gravemente enfermos.

■ **Escarotomia**

Qualquer queimadura circunferencial no braço ou na perna pode imitar a síndrome compartimental. A formação de edema nos tecidos sob a escara firme e inflexível de uma queimadura circunferencial de uma lesão profunda de espessura parcial ou de espessura total produz um comprometimento vascular significativo no membro afetado.

Para minimizar o risco de comprometimento circulatório, anéis, relógios e outros acessórios devem ser removidos do paciente durante o exame inicial. Elevação e amplitude de movimento da extremidade lesada podem aliviar graus mínimos de desconforto circulatório. Cor da pele, sensação, preenchimento capilar e pulsos periféricos devem ser avaliados e documentados de hora em hora em membros com queimadura circunferencial. A ultrassonografia com Doppler é o meio mais confiável de avaliar o fluxo sanguíneo arterial e a necessidade de uma escarotomia. Nos membros superiores, os pulsos dos arcos radial, ulnar e palmar devem ser verificados de hora em hora. Nos membros inferiores, os pulsos da tíbia posterior e dorsal do pé devem ser verificados de hora em hora. A perda ou diminuição progressiva (redução) do sinal ultrassônico é uma indicação para realização de escarotomia.[24] Nas queimaduras circunferenciais torácicas, a respiração e o esforço ventilatório devem ser continuamente avaliados. A escarotomia pode ser necessária como uma intervenção para preservação da vida, para aliviar a restrição da parede torácica e melhorar a ventilação.[21,24,25]

A escarotomia é realizada como um procedimento de beira do leito, usando um campo estéril e bisturi, um eletrocautério ou ambos. Levar o paciente para a sala de cirurgia não é necessário e causa atrasos desnecessários. A anestesia local raramente é necessária porque as lesões com espessura total não apresentam sensibilidade. No entanto, pequenas doses de narcóticos e benzodiazepínicos ajudam no conforto e redução da ansiedade do paciente. Pacientes com lesão dessa gravidade geralmente já estão entubados e, portanto, já estão recebendo sedativos e analgésicos.

A incisão deve ser posicionada ao longo dos aspectos médio-medial e médio-lateral do membro e deve se estender através da escara até a camada de gordura subcutânea, para permitir a separação adequada das bordas cortadas para descompressão (Figura 53.6). As incisões devem ser feitas de uma área de tecido não queimado e, se possível, estendidas até um tecido também

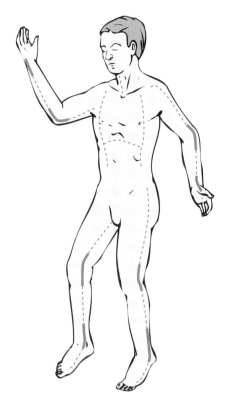

Figura 53.6 Locais preferenciais para incisões de escarotomia.

não queimado. O procedimento deve ser concluído com o paciente na posição anatomicamente correta para minimizar o risco de danos aos principais vasos sanguíneos e feixes nervosos, especialmente quando as incisões atravessam as articulações.

Fase reparadora

Uma vez que o paciente seja estabilizado, devem ser tomadas medidas para promover a cicatrização e prevenir infecção. Como observado anteriormente, as queimaduras podem ter efeitos profundos sobre quase todos os sistemas orgânicos. O Quadro 53.11 apresenta as diretrizes interdependentes do cuidado para o paciente com queimaduras.

Quadro 53.11 Diretrizes interdependentes do cuidado para o paciente com queimadura.

Resultados	Intervenções
Eliminação traqueobrônquica ineficaz Troca de gases prejudicada Padrão respiratório ineficaz	
A via aérea é mantida pérvia O pulmão está limpo na ausculta	• Ausculte a respiração em intervalos de 2 a 4 h e conforme necessário (SOS) • Avalie a possibilidade de lesão por inalação e antecipe a intubação • Avalie a quantidade e a coloração das secreções traqueais • Aspire a via respiratória endotraqueal, quando apropriado (ver Capítulo 25, Quadro 25.16) • Hiperoxigene e hiperventile antes e depois de cada passagem de sucção
As pressões de pico, média e platô estão dentro dos limites normais para um paciente em um ventilador	• Monitore as pressões das vias respiratórias a cada 1 ou 2 h • Monitore a complacência pulmonar a cada 8 h (ver Capítulo 24) • Administre broncodilatadores e mucolíticos • Realize fisioterapia respiratória a cada 4 h • Verifique a melhora nas pressões das vias respiratórias e na complacência pulmonar após as intervenções • Calcule a relação PaO_2/FiO_2 e o índice de oxigênio, monitorando as tendências

(continua)

1066 Parte 12 Sistema Tegumentar

Quadro 53.11 — Diretrizes interdependentes do cuidado para o paciente com queimadura. (Continuação)

Resultados	Intervenções
Não há evidência de atelectasia ou infiltrados	• Mude a posição do paciente de um lado para o outro a cada 2 h • Considere a terapia cinética ou posicionamento em pronação • Raios X de tórax diários
A gasometria arterial está dentro dos limites normais	• Níveis iniciais e seriados de carboxi-hemoglobina (monóxido de carbono) até menos de 10% • Monitore a gasometria arterial, o equilíbrio acidobásico, os níveis de lactato e bicarbonato. (O oxímetro de pulso e a SaO_2 calculada são medidas imprecisas na presença de monóxido de carbono) • Forneça oxigênio umidificado • Considere a terapia hiperbárica
Perfusão tissular periférica ineficaz **Risco de termorregulação ineficaz** **Risco de perfusão tissular cardíaca diminuída**	
Pressão arterial, frequência cardíaca, PVC e pressões da artéria pulmonar estão dentro dos limites normais	• Avalie os sinais vitais a cada 1 h • Avalie as pressões hemodinâmicas a cada 1 h se o paciente estiver com cateter de artéria pulmonar • Administre volume intravascular conforme prescrição, para manter a pré-carga (ver abaixo)
A temperatura está dentro dos limites normais	• Monitore a temperatura a cada 1 h • Mantenha um ambiente quente e use luzes ou cobertores aquecidos para evitar a hipotermia • Trate a febre resfriando o ambiente e usando antipiréticos, bem como mantas de resfriamento
A perfusão das extremidades está mantida; pulsos estão intactos	• Monitore a perfusão com Doppler e palpação a cada 1 h • Eleve as extremidades queimadas • Prepare o paciente para escarotomia ou fasciotomia
Volume de líquidos deficiente **Volume de líquidos excessivo** **Desequilíbrio eletrolítico**	
Restaure e mantenha o equilíbrio de líquidos: • Débito urinário entre 30 e 70 mℓ/h ou 0,5 mℓ/kg/h • Pressão venosa central entre 8 e 12 mmHg; pressão de oclusão da artéria pulmonar entre 12 e 18 mmHg; pressão arterial, dentro dos limites normais; frequência cardíaca de 100 a 120 bpm	• Avalie a ingesta e o débito a cada 1 h • Administre lactato de Ringer, 2 a 4 mℓ/kg/% de ASC, dividido nas primeiras 24 h após a queimadura • Monitore a diurese espontânea e reduza a taxa de infusão intravenosa, conforme indicado • Verifique o peso diariamente
Os valores para eletrólitos, minerais e função renal estão dentro dos limites normais	• Monitore e reponha minerais e eletrólitos • Monitore ureia, creatinina, mioglobina e eletrólitos, igualmente glicose na urina • Monitore o estado neurológico • Monitore e trate arritmias • Monitore e limite o consumo de água; pacientes queimados têm sede extrema e, se permitido, reduzem drasticamente os níveis de sódio
Risco de intolerância à atividade **Mobilidade física prejudicada** **Risco de infecção**	
O paciente está livre de contraturas articulares	• Implemente exercícios de amplitude de movimento passivos e ativos a cada 1 a 2 h • Aplique talas de posicionamento conforme necessário
Não há evidências de complicações relacionadas à imobilidade	• Vire e reposicione a cada 2 h • Considere a terapia cinética • Considere a profilaxia para trombose venosa profunda
Não há evidência de infecção	• Mantenha estritamente a técnica estéril e monitore a técnica dos outros • Mantenha a esterilidade de cateteres e tubos invasivos • Por protocolo hospitalar, faça a troca de curativos e cateteres invasivos. Peça cultura da ferida, sangue e urina, se necessário • Monitore para alterações no escarro ou na ferida • Monitore para SRIS ou sepse usando os critérios para queimados: temperatura, taquicardia, taquipneia ou ↑ ventilação por minuto, intolerância alimentar, aumento da glicose/resistência à insulina
Integridade da pele prejudicada	
A pele não queimada permanece intacta	• Avalie a pele a cada 4 h e cada vez que o paciente for reposicionado • Mude o paciente de posição a cada 2 h • Considere colchões e dispositivos de alívio/redução de pressão

Quadro 53.11 · Diretrizes interdependentes do cuidado para o paciente com queimadura. *(Continuação)*

Resultados	Intervenções
Queimaduras começam a cicatrizar sem complicações	• Trate as queimaduras por protocolo hospitalar; aplique medicações tópicas e desbridamento como indicado • Monitore a viabilidade do enxerto de pele • Proteja as áreas enxertadas (p. ex., arco de proteção para o leito, curativos) • Considere o leito fluidizado de ar para melhorar a cicatrização e aliviar a pressão da superfície queimada
Nutrição desequilibrada: menor que as necessidades corporais	
A ingestão calórica e de nutrientes atende aos requisitos metabólicos por cálculo (p. ex., gasto energético basal)	• Forneça nutrição enteral ou parenteral dentro de 24 h após a lesão • Consulte nutricionista ou serviço de suporte nutricional para avaliar as necessidades nutricionais com a equipe • Monitore a ingestão de proteínas e calorias • Monitore albumina, pré-albumina, transferrina, colesterol, triglicérides, glicose, balanço de nitrogênio
Conforto prejudicado **Dor aguda**	
O paciente terá dor mínima (menos de 5 na escala de dor) e mínimo desconforto	• Avalie a dor e o desconforto usando uma escala de dor objetiva a cada 4 h, SOS, e após a administração de medicação para a dor • Administre analgésicos antes dos procedimentos e monitore a resposta do paciente • Use técnicas não farmacológicas de controle da dor (p. ex., música, distração)
Enfrentamento ineficaz **Ansiedade**	
Paciente apresenta diminuição da ansiedade	• Avalie os sinais vitais durante tratamentos, conversas e assim por diante • Administre ansiolíticos antes de tratamentos/procedimentos • Consulte os serviços sociais, religiosos e assim por diante, conforme apropriado • Providencie descanso e sono adequados • Incentive a discussão sobre os efeitos a longo prazo de queimaduras, recursos disponíveis e estratégias de enfrentamento
Ensino/planejamento de alta	
Paciente/familiares entendem os procedimentos e testes necessários para o tratamento	• Prepare pacientes e familiares para procedimentos como desbridamento, escarotomia, fasciotomia, intubação e ventilação mecânica
Os familiares compreendem a gravidade da condição, fazem perguntas apropriadas e antecipam possíveis complicações	• Explique os efeitos potenciais das queimaduras e o potencial de complicações, como infecção e insuficiência respiratória ou renal • Incentive os familiares a fazer perguntas relacionadas ao gerenciamento de queimaduras, desfiguração, enfrentamento e assim por diante

▪ Garantia da nutrição ideal

Antes que as necessidades nutricionais únicas dos pacientes com queimaduras fossem plenamente reconhecidas no final da década de 1970, pacientes que sofriam queimaduras graves e sobreviviam padeciam na enfermaria do hospital com ingestão oral mínima até se tornarem gravemente caquéticos. Agora está claro que a nutrição apropriada desempenha um papel significativo na melhoria dos resultados para pacientes com queimaduras graves.

Embora a alimentação parenteral precoce tenha sido associada ao aumento da mortalidade devido ao maior risco de infecção, a alimentação enteral precoce tem sido proposta porque pode reduzir a translocação de bactérias do lúmen intestinal, mesmo em baixas taxas.[12,13] A passagem de bactérias do intestino para os vasos linfáticos intestinais ou para o sistema venoso portal provavelmente ocorre em todas as pessoas saudáveis. No entanto, o edema intestinal que acompanha o período de reanimação e a imunossupressão que se segue dificultam a eliminação efetiva desses microrganismos. Os produtos microbianos – organismos vivos ou fragmentos da parede celular – disseminam-se pelo organismo, levando à liberação de citocinas, como FNT, interleucina-1 (IL-1) e interleucina-6 (IL-6). Essas citocinas exacerbam a resposta hipermetabólica e podem iniciar a SRIS.

A justificativa para a alimentação enteral nas primeiras 24 horas de lesão é que a presença de alimentos no lúmen intestinal reduz a taxa de translocação microbiana. Embora não comprovada definitivamente no cenário clínico de pacientes com queimaduras, a segurança e a simplicidade da alimentação precoce já foram demonstradas. Um tipo de abordagem é infundir lentamente a alimentação do tubo através da SNG a uma taxa de 10 a 20 mℓ/h. Embora isso claramente não atenda às necessidades nutricionais de pacientes adultos, é suficiente para proteger a mucosa intestinal. Tubos de alimentação longos podem ser colocados no intestino delgado usando endoscopia, fluoroscopia ou orientação magnética externa, e a taxa deve ser constantemente aumentada, para atender às necessidades calóricas calculadas. As vantagens desses tubos são taxas de infusão maiores e a alimentação contínua do paciente durante procedimentos cirúrgicos que requerem

1068 Parte 12 Sistema Tegumentar

anestesia geral. Pacientes com queimaduras leves podem satisfazer suas necessidades calóricas e de reanimação volêmica apenas por ingestão oral.

Apesar das vantagens teóricas e da necessidade de calorias fornecidas pela alimentação enteral, existem dificuldades e a técnica não pode ser usada em todos os pacientes. Os pacientes recebem, em média, apenas 80% da taxa de meta para alimentação enteral devido a frequentes interrupções no atendimento, incluindo procedimentos radiológicos e cirurgia. Esse déficit aumenta quando os pacientes desenvolvem íleo intestinal, como tipicamente ocorre com infecções graves. A diarreia osmótica é problemática, particularmente quando as fezes do paciente sujam os curativos da queimadura. Uma variedade de técnicas pode ser usada para combater a diarreia, incluindo o uso de nutrientes formadores de volume, atraso da motilidade intestinal e o estabelecimento de um sistema de manejo intestinal.

As necessidades calóricas e proteicas estimadas de um paciente podem ser satisfeitas de maneira mais confiável com alimentação parenteral do que enteral. O cateter venoso central, que predispõe o paciente a infecções invasivas (particularmente infecções por espécies de *Candida*), é uma desvantagem. Relatos sugerem que a taxa de translocação bacteriana seja aumentada com o uso de nutrição parenteral em comparação com a nutrição enteral, e que as taxas de infecção são maiores.[12,26] O uso prolongado de nutrição parenteral isolado está associado à disfunção hepatobiliar, incluindo hepatite colestática e colecistite acalculosa. No entanto, a nutrição parenteral pode ser usada para pacientes que não toleram alimentação enteral por causa de íleo paralítico ou diarreia prolongada.

Ferimentos por queimadura resultam em aumento do gasto metabólico. O trabalho inicial de pesquisa realizado na década de 1970 demonstrou que alguns pacientes com queimaduras precisavam de 7.000 ou 8.000 kcal/dia para manter o peso. Embora pacientes com queimaduras ainda se tornem hipercatabólicos após a lesão, isso não acontece tanto como no passado. Devido ao efeito da alimentação enteral precoce e à introdução de procedimentos que promovem o fechamento da ferida (excisão e enxerto precoces e agressivos, assim como o uso de curativos biológicos), o aumento da taxa metabólica diminuiu. A cicatrização não começa totalmente até que as feridas estejam fechadas. A calorimetria indireta mostrou que as lesões mais graves não requerem mais calorias do que o dobro do gasto energético de repouso (GER), conforme descrito na fórmula de Harris-Benedict. O GER calculado pela fórmula de Harris-Benedict é multiplicado por um fator de estresse diretamente proporcional ao tamanho da queimadura (Quadro 53.12). O fator de estresse deve ser avaliado de forma conservadora para evitar superalimentação, que está associada ao aumento da suscetibilidade à infecção. Embora a calorimetria indireta evite a subestimação grosseira ou a superestimação das necessidades calóricas, para a maioria dos pacientes provavelmente não é superior estimar suas necessidades a partir de uma fórmula isoladamente (como a fórmula de Harris-Benedict).[27,28]

O reparo da ferida depende dos aminoácidos, que são os blocos de construção das proteínas. O tipo de aminoácido usado em alimentações entéricas varia. Os aminoácidos arginina e glutamina têm propriedades que melhoram o sistema imunológico, melhoram a retenção de nitrogênio e mantêm a massa corporal magra. Existem relatos de que fórmulas contendo suplementos de arginina reduzem infecções em pacientes com traumatismo e reduzem o tempo de permanência de pacientes gravemente enfermos.

Quadro 53.12 — **Fatores de estresse para gastos energéticos relacionados ao tamanho da queimadura (equações de Harris-Benedict).**

Mulheres: GER = 655,09 + [9,564 × peso (kg)] + [1,85 × altura (cm)] − [4,676 × Idade (anos)]

Homens: GER = 66,47 + [13,75 × peso (kg)] + [5,003 × altura (cm)] − [6,775 × Idade (anos)]

ASC (%)	Fator de estresse
0 a 10	1,4
11 a 20	1,5
21 a 30	1,6
31 a 40	1,7
41 a 50	1,8
51 a 60	1,9
Maior que 60	2,0

GER, gasto energético em repouso.

Determinar a quantidade de proteína necessária para a recuperação das queimaduras é difícil. A perda maciça e não quantificada de proteínas nos exsudatos da queimadura impossibilita os testes do balanço nitrogenado com base apenas na excreção de urina. Medições sequenciais de proteínas séricas, como transferrina e pré-albumina, são um índice melhor da resposta orgânica à quantidade e ao tipo de proteína administrada na dieta; no entanto, poucos estudos clínicos mostram uma correlação entre o aumento nas proteínas séricas e a melhora no resultado clínico. É importante evitar a superalimentação de proteínas, porque predispõe os pacientes à sepse. Quantidades de proteína superiores a 3 g/kg/dia em adultos geralmente não são toleradas por causa da azotemia. A proteína dietética deve ser iniciada a uma taxa de administração de 1,2 g/kg/dia e deve ser aumentada se não houver elevação subsequente nos marcadores de proteínas séricas. A dieta de um paciente também pode ser suplementada com vitaminas A e C e com o oligoelemento zinco, que melhora a cicatrização de feridas.[27]

O desmame bem-sucedido de pacientes de suplementos nutricionais às vezes ocorre mais cedo do que o esperado. Uma dieta regular com suplementos líquidos é oferecida dentro de 24 horas após a extubação. A sede aumentada de pacientes com queimaduras é usada para encorajar a ingestão de soluções contendo proteínas, suplementos à base de soja ou leite, ou bebidas à base de proteínas contendo frutas. Com o uso de suplementos, os pacientes podem ingerir até 2.000 kcal por dia. É preferível alimentar os pacientes ou permitir que eles se alimentem, devido aos riscos inerentes à alimentação por tubos e linhas centrais.[28]

■ Fornecimento de suporte musculoesquelético

A fisioterapia e a terapia ocupacional devem começar no dia 1 de uma lesão por queimadura. Independentemente do estado geral do paciente, os membros superiores e inferiores lesados podem ser elevados para permitir a drenagem venosa adequada e reduzir o edema. Exercícios passivos são iniciados e, se o paciente estiver alerta e cooperativo, deve participar dos exercícios. Exercícios ativos e passivos para manter a amplitude de movimento articular devem ser mantidos durante o período de internação e de reabilitação ambulatorial.

Dois importantes axiomas influenciam a reabilitação. Primeiro, a ferida da queimadura encurtará por contração até encontrar uma força de oposição. Quando acontece sobre uma superfície flexora, pode resultar em contratura. Em segundo lugar, a posição de conforto é a posição da contratura. Exercícios de amplitude de movimento impedem o encurtamento do tendão e a restrição do movimento articular por meio de contratura das cicatrizes da queimadura. À medida que o paciente começa a se recuperar e a participar ativamente da terapia, os exercícios devem ser projetados para aumentar a força e a resistência muscular. Um retorno às atividades da vida diária frequentemente leva meses.

Uma consequência infeliz de contraturas e imobilidade é a ossificação heterotópica. A ossificação heterotópica se desenvolve quando há uma deposição anormal de cristais de fosfato de cálcio nos espaços articulares ou ao longo dos tendões. A ossificação heterotópica restringe o movimento das articulações, particularmente nos cotovelos e joelhos. Diferentemente da ossificação heterotópica observada em pacientes com lesão medular, a ossificação heterotópica observada em pacientes com queimaduras não responde ao tratamento com etidronato dissódico, e a remoção cirúrgica precoce não é indicada. A resolução ocorre com o tempo na maioria dos pacientes, e poucos precisam de remoção cirúrgica dos cristais ossificados nas articulações.

■ Manejo da dor

A dor associada a queimaduras deve ser gerenciada de forma agressiva. Todos os narcóticos devem ser administrados por via intravenosa, porque a absorção da substância é imprevisível quando administrada por via intramuscular ou subcutânea, secundária à resposta hipermetabólica e ao deslocamento de fluidos.[6,24,29] Os pacientes devem receber ansiolíticos para tratar da ansiedade relacionada à própria aparência, aos procedimentos e ao medo.[30] A analgesia controlada pelo paciente (ACP) é ideal para pacientes despertos, suficientemente orientados e fisicamente capazes de usar a bomba. Bombas de ACP podem fornecer uma medicação contínua para a dor, com uma "dose" disponível a cada 6 a 8 minutos para dor intermitente. A enfermeira pode dar ao paciente uma dose de "bólus" antes dos procedimentos, como troca de curativos e fisioterapia. Os narcóticos recomendados incluem morfina, fentanila e hidromorfona.[21,29-31]

■ Cuidados com a ferida

▶ **Limpeza.** Os protocolos de cuidados de feridas podem variar entre os centros de queimados e hospitais, mas a limpeza mais comum envolve água e clorexidina ou soro fisiológico e povidona-iodo. As feridas devem ser limpas a cada troca de curativo e observadas quanto a sinais de infecção e taxa de cicatrização.

A hidroterapia é a abordagem preferida na maioria dos centros de queimados, porque o fluxo de água morna ajuda a soltar os exsudatos, limpar e avaliar a ferida e proporciona uma oportunidade para exercícios de amplitude de movimento. As soluções utilizadas variam e podem conter sal, povidona-iodo e cloro. Como o procedimento geralmente é doloroso, os pacientes devem receber um analgésico 20 a 30 minutos antes do início e doses pequenas e frequentes, conforme necessário. Além disso, o paciente deve receber uma explicação completa e assistência com técnicas de controle da dor (p. ex., imagética, musicoterapia). Apoio adicional deve ser oferecido, fornecendo explicações contínuas sobre o que deve ser feito e o porquê, e permitindo que o paciente participe o máximo possível. A participação do paciente estimula a amplitude de movimento ativa e o controle individual do procedimento. Limitar o tempo que o procedimento leva é importante para a tolerância à dor e o controle de temperatura do paciente. A hidroterapia deve ser limitada a 20 minutos para evitar o resfriamento extremo, que aumenta a demanda metabólica.

Deve-se ter cuidado para evitar a contaminação cruzada de feridas durante os procedimentos. Por esta razão, muitos centros deixaram de fazer a imersão do paciente em tanques de Hubbard. Carrinhos portáteis com uma ducha e forros descartáveis podem fornecer hidroterapia sem o risco de contaminação. Isto pode ser feito em um banheiro central ou em instalações com equipamento adequado, ou utilizado diretamente no quarto do paciente, reduzindo o risco inerente ao transporte dos doentes graves. Feridas limpas ou em cicatrização devem ser higienizadas separadamente de feridas contaminadas.

▶ **Aplicação tópica de agentes antimicrobianos.** A escolha de medicamentos antimicrobianos tópicos depende da profundidade, localização e condição da ferida e da presença de organismos específicos. Medicamentos antimicrobianos comumente utilizados desde o momento da admissão até a unidade de queimados incluem sulfadiazina de prata, acetato de mafenida, nitrato de prata a 0,5%, nitrofurazona, povidona-iodo, bacitracina, gentamicina e nistatina (Tabela 53.3). Nenhum medicamento isolado é totalmente efetivo contra todas as infecções resultantes de queimaduras. O tratamento deve ser orientado por testes *in vitro* ou resultados *in vivo*. Superfícies de feridas com escaras e granulação podem ser cultivadas três vezes por semana para identificar organismos contaminantes e determinar a sensibilidade aos antibióticos.

Tabela 53.3 Medicamentos para o manejo de queimaduras.

Agente	Vantagens	Desvantagens	Considerações de enfermagem
Acetato de mafenida	Largo espectro, penetra escara	Aplicação dolorosa, desequilíbrios acidobásico	Aplique duas vezes ao dia, deixe a ferida aberta
Nitrato de prata	Aplicação indolor, largo espectro, sensibilidade rara	Não penetra escaras, causa descoloração na ferida e superfícies ambientais, deve ser mantido úmido	Curativo úmido a úmido com camada não aderente, seguido de uma camada de gaze a cada 24 h
Sulfadiazina de prata	Aplicação indolor, largo espectro, fácil aplicação	Pode causar leucopenia transitória, mínima penetração de escaras	Aplique uma camada moderada e envolva em gaze a cada 12 h
Bacitracina	Aplicação indolor, não irritante	Não penetra escaras, o espectro antimicrobiano não é tão amplo quanto os medicamentos acima	Aplique uma camada fina e um curativo não aderente; se usado no rosto, deixe aberto
Mupirocina	Espectro antimicrobiano mais amplo que a bacitracina	Alto custo	Aplique uma camada fina e um curativo não aderente; se usado no rosto, deixe aberto
Neomicina	Aplicação indolor	Espectro antimicrobiano não tão amplo quanto os medicamentos acima	Aplique uma camada fina e um curativo não aderente; se usado no rosto, deixe aberto

A sulfadiazina de prata é o principal medicamento de escolha na admissão. A reação adversa mais comum é a leucopenia transitória; portanto, devem ser monitorados hemogramas em série. Se a contagem de leucócitos cair abaixo de 3.000 células/mm³, o médico provavelmente prescreverá outro agente tópico. Quando a contagem de leucócitos voltar ao normal (4.000 a 5.000 células/mm³), a terapia com sulfadiazina de prata poderá ser reinstituída.[32]

Se a contagem de colônias aumentar, o agente tópico de escolha geralmente é o creme de acetato de mafenida, um agente bacteriostático de largo espectro. O acetato de mafenida consegue se difundir através de escaras de terceiro grau até a margem da ferida no intervalo de 3 horas da aplicação. É comum o paciente sentir desconforto porque o acetato de mafenida pode causar uma sensação de queimação ao penetrar nas escaras, com duração de 20 a 30 minutos após a aplicação. Este agente inibe a anidrase carbônica, resultando em acidose metabólica que é inicialmente compensada por hiperventilação. A administração oral de citrato de sódio di-hidratado ou bicarbonato de sódio IV geralmente corrige esse desequilíbrio acidobásico.

A aplicação de antimicrobianos tópicos inibe a taxa de epitelização da ferida e pode aumentar a taxa metabólica. Podem ocorrer desequilíbrios eletrolíticos (p. ex., lixiviação de sódio por nitrato de prata) e anormalidades acidobásicas. Os melhores fármacos tópicos são solúveis em água, porque não retêm calor que pode causar o maceramento da ferida. Com a aplicação de qualquer medicamento tópico, é importante usar uma técnica estéril. Cremes antimicrobianos devem ser aplicados na espessura recomendada pelo fabricante e reaplicados na frequência necessária para manter uma cobertura consistente.

▶ **Debridamentos.** A escara recobre a ferida até que seja extirpada ou tenha se separado espontaneamente. Pequenas queimaduras devem ser deixadas para se separar espontaneamente, se a ferida não mostrar sinais ou sintomas de infecção, se o paciente estiver hemodinamicamente estável ou se a situação não permitir a excisão. Em teoria, o manejo de queimaduras é simples: exige o desbridamento da escara e o fechamento do enxerto de pele, antes que a escara seja infectada. No entanto, as complicações sistêmicas de uma queimadura, muitas vezes graves, como hipovolemia e sepse, podem retardar esse curso de ação de maneira significativa.

Desbridamento mecânico. O desbridamento mecânico pode ser realizado usando pinças e tesouras para levantar e aparar suavemente o tecido necrosado solto. Outra forma de desbridamento mecânico é cobrir a ferida com gaze grossa na forma de curativos úmido a seco ou úmido a úmido. O curativo úmido a seco consiste em camadas de gaze de malha grossa umedecida. À medida que a camada interna seca, ela adere à ferida, prendendo o exsudato e os fragmentos. O curativo deve ser removido em um ângulo de 90°, e todos os esforços devem ser feitos para evitar danos ao tecido frágil recém-granulado. À medida que a ferida forma quantidades crescentes de tecido de granulação, pode ser utilizado um úmido a úmido para prevenir a dessecação e o traumatismo; esses curativos permanecem úmidos até a próxima troca de curativos. O curativo deve ser removido primeiro levantando-se suavemente as bordas em direção ao centro da ferida e, em seguida, removendo-o em um ângulo de 180°. Este procedimento previne o descolamento de tecido epitelial recém-formado.

Desbridamento enzimático. O desbridamento enzimático envolve a aplicação de uma substância proteolítica sobre a ferida, para encurtar o tempo de separação das escaras. A fibrinolisina é o agente comumente usado. Primeiramente, a ferida deve ser limpa e desbridada de qualquer material necrótico solto. O agente é então aplicado diretamente no leito da ferida e coberto com uma camada de gaze fina. Um agente antimicrobiano tópico deve ser aplicado em seguida, e toda a área coberta com gaze embebida em soro fisiológico. O curativo deve ser trocado duas a quatro vezes por dia.

O desbridamento enzimático tem a vantagem de eliminar a necessidade de excisão cirúrgica; entretanto, certas complicações devem ser consideradas. Pode ocorrer hipovolemia como resultado da perda excessiva de fluidos através da ferida; portanto, não mais do que 20% de ASC deve ser tratada dessa maneira. Podem ocorrer celulite e maceração da pele normal ao redor da ferida, e os pacientes frequentemente se queixam de uma sensação de queimação que dura de 30 a 60 minutos após a aplicação da enzima.

Desbridamento cirúrgico. Neste procedimento, é feita a excisão cirúrgica da ferida até pontos de sangramento viáveis, ao mesmo tempo que minimiza a perda de tecido viável. A excisão precoce contribuiu significativamente para a sobrevivência de pessoas com queimaduras graves. A queimadura aberta causa hipermetabolismo e uma resposta ao estresse que não é corrigida até que ocorra o fechamento da ferida. A excisão cirúrgica deve ser feita assim que o paciente estiver hemodinamicamente estável, geralmente dentro de 72 horas.[21,33,34]

Após a excisão completa, deve ser alcançada a hemostasia. Isso pode ser conseguido por meio da pulverização de trombina tópica sobre a ferida ou esponjas de aplicação embebidas em solução de epinefrina na concentração de 1:10.000.[21,33,34] Após a remoção do tecido necrótico, as estruturas subjacentes expostas devem ser cobertas provisoriamente ou permanentemente com curativos, para fornecer proteção e prevenir infecção.

▶ **Enxertos.** O substituto ideal para a perdas cutâneas é um autoenxerto de cor, textura e espessura semelhantes, retirado de um local próximo no corpo. Folhas da epiderme do paciente e uma camada parcial da derme são coletadas de locais não queimados usando um dermátomo. Estes enxertos, chamados de enxertos de pele de espessura parcial, podem ser aplicados à ferida na forma de folha ou em camada.

Em um enxerto em folha, a pele coletada é aplicada na área extirpada cirurgicamente. Geralmente é coberto com gaze à base de vaselina. Sobre áreas expostas, como face e mãos, um enxerto em folha dá uma aparência mais natural do que um enxerto em camada.

Os enxertos devem ser inspecionados com frequência para garantir que fluidos não façam coleções embaixo deles. O acúmulo pode ser evitado deslizando um *swab* estéril sobre o enxerto para extrair qualquer fluido aprisionado. O enxerto em folha deve ser "em malhas ou fenestras" para permitir a expressão do fluido através da abertura mais próxima; isso evita que o líquido flua até a borda do enxerto, aumentando o risco de desalojar o tecido enxertado. Após o início da aderência, geralmente depois de 24 horas, o fluido pode ser removido com uma agulha de calibre muito pequeno (calibre 26) para evitar interromper a aderência do enxerto.

No enxerto em malha, a pele coletada é cortada e o enxerto é então colocado no local da queimadura. As fendas (ou interstícios) permitem que a pele se expanda, proporcionando maior cobertura e drenagem e facilitando a colocação sobre superfícies irregulares. Os enxertos em malha frequentemente precisam ser expandidos para obter a cobertura máxima de cada peça de autoenxerto. Uma taxa de expansão de 1:2 ou 1:4 é frequentemente prática. Razões como 1:6 ou 1:7 são usadas para cobrir grandes queimaduras quando o tecido do doador é limitado. Com essas proporções maiores, o autoenxerto expandido é coberto com aloenxertos de pele de cadáver, pele sintética ou curativos com pressão negativa.[21,35] Além de estabilizar fisicamente a malha frágil, a cobertura diminui a evaporação, a perda de calor e a contaminação bacteriana.

Os curativos são usados após a cirurgia para imobilizar a área enxertada e evitar o cisalhamento e o deslocamento do enxerto. Os curativos no pós-operatório também fornecem certo grau de compressão para minimizar a formação de hematoma e seroma, mas podem ser uma fonte de compressão vascular nas extremidades. Verificações de pulso distais aos curativos devem ser documentadas a cada 4 horas por um período de 24 horas após a cirurgia. Os curativos geralmente são mantidos no local até o terceiro dia de pós-operatório. Até esse momento, os curativos devem ser umedecidos a cada 6 horas com uma solução contendo soro fisiológico e polimixina. A solução antibiótica mantém os frágeis enxertos em malha úmidos e protege contra infecções. No terceiro dia de pós-operatório, os curativos devem ser retirados e avaliados pelo médico, que determina o sucesso do enxerto, expresso em percentuais. A área enxertada é então coberta com um curativo não aderente e uma camada de gaze, que são presas por um rolo de gaze. Todos os componentes do curativo devem ser umedecidos com a solução antibiótica.

Uma variedade de produtos é usada em centros de queimados para os cuidados com o local de coleta do doador, e os cirurgiões também têm sua preferência pessoal. Durante a cirurgia, a área doadora deve ser recoberta com uma única camada de pele biossintética.[35] A maioria dos produtos é mantida no local até que comece a separação da área doadora. É importante um posicionamento correto, de modo a impedir a pressão sobre o local e permitir a secagem. A inspeção diária da área doadora é essencial para detectar sinais precoces de infecção ou celulite.

A cultura e subsequente colocação de autoenxertos epiteliais cultivados tornou-se um importante complemento à cobertura permanente de queimaduras extensas. As biopsias são retiradas da pele não queimada e as células são cultivadas em laboratório. Folhas de células epiteliais cultivadas são presas a gaze impregnada de petrolato e aplicadas à ferida. As células cultivadas são altamente frágeis, e o cirurgião pode optar por colocar o paciente sob tração para aumentar a proteção do tecido enxertado. Após um período de 7 a 10 dias, a gaze aplicada deve ser removida, e aplicado um curativo não aderente para evitar traumas mecânicos.

■ Apoio psicológico e familiar

Fornecer apoio psicológico para a família e o paciente recém-admitido com queimaduras não é a menor das muitas tarefas enfrentadas pela enfermeira de cuidados intensivos. O paciente está frequentemente acordado e alerta, embora ansioso e sobrecarregado com a magnitude das lesões. Com altos níveis de ansiedade e falta de conhecimento sobre queimaduras, a família se aproxima da unidade de queimados com medo, hesitação e, às vezes, histeria. A aparência física do paciente e a atmosfera de alta tecnologia da unidade de queimados podem ser assustadoras. Preparar a família para a visita inicial, explicando o que esperar, e acompanhá-la até o leito é extremamente importante. Os visitantes muitas vezes se sentem oprimidos durante a primeira visita e ficam em silêncio com sentimentos crescentes de ansiedade e desesperança. Lesões por queimadura são dramáticas e são psicologicamente traumáticas para o paciente e para aqueles que testemunharam o acidente.

O aconselhamento para o paciente e a família deve começar no dia da internação. As famílias precisam de apoio constante, e a equipe de queimados deve planejar reuniões familiares semanais para discutir o plano de cuidados e o progresso do paciente. Esta é frequentemente a base mais importante para estabelecer uma relação de confiança para os longos meses de reabilitação que estão pela frente. Pacientes criticamente enfermos por queimaduras provavelmente experimentam uma série de pequenos ganhos combinados com contratempos intermitentes, e esse padrão não é interrompido até que as feridas da queimadura sejam fechadas, o que pode levar de 2 a 3 meses. A família precisa ser informada e receber os meios para cuidar de suas próprias necessidades físicas e psicológicas. Como os centros de queimados tendem a ser regionais, as famílias de pacientes que foram transferidos de uma grande distância e que não possuem sistemas de apoio próximos consideram a situação particularmente estressante. Nunca é demais enfatizar a necessidade de fornecer suporte às famílias.

Pacientes com queimaduras muitas vezes ficam deprimidos e retraídos, pedindo para serem deixados sozinhos e não serem incomodados. A enfermeira deve responder, deixando explícitas certas expectativas em relação ao paciente. Ou seja, a enfermeira deve deixar claro para o paciente que, embora a equipe esteja lá para assisti-lo, o paciente deve se alimentar sozinho, ir ao banheiro sem ajuda e fazer tudo que sua condição física permitir. Ao mesmo tempo, a enfermeira deve explicar ao paciente que a situação não é desesperadora e que a recuperação é esperada.

Alucinações, confusão mental e combatividade também são comuns em pacientes gravemente queimados. Exaustão, dor e medicamentos podem distorcer a realidade e produzir um comportamento psicótico.

A melhor maneira de lidar com a regressão em um paciente com queimaduras é reconhecer que está acontecendo. Em primeiro lugar, a enfermeira deve aceitar o fato de que o paciente pode ser incapaz de se comportar como um adulto em razão do sofrimento com uma lesão de tal magnitude, podendo ficar instável emocional e fisicamente. Em segundo lugar, a enfermeira deve planejar maneiras de ajudar o paciente a lidar com a situação de modo adequado. Intervenções que geralmente ajudam incluem manter um cronograma regular, para que o paciente saiba o que esperar, recompensá-lo pelo comportamento adulto e permitir a ele o máximo de controle e escolha possível.

Não é incomum que pacientes gravemente queimados, e às vezes membros da família, transfiram seus medos para um profissional específico (médico, enfermeira ou terapeuta) e se queixem de estarem sendo tratados injusta ou indelicadamente. Trabalhar com uma enfermeira de ligação com formação em saúde mental e psiquiátrica pode ajudar o sobrevivente de queimaduras a reconhecer e lidar com seus medos de maneira mais eficiente e ajudar o cuidador a apoiar o paciente respondendo terapeuticamente. O processo de recuperação é oneroso física e emocionalmente para toda a equipe também; alguns centros de queimados empregam suporte de saúde comportamental para se concentrar na equipe.

Embora o paciente tenda a se concentrar no momento presente, os familiares olham para o futuro e querem saber o que esperar. As informações sobre a condição e o tratamento do paciente devem ser compartilhadas com eles usando uma abordagem honesta e aberta.

Fase de reabilitação

Pacientes com queimaduras extensas requerem muitos meses para recuperação e reabilitação. Medidas de reabilitação física e psicológica são iniciadas na UTI e devem ser mantidas durante todo o período de recuperação.

■ Mudanças na dieta

A dieta do paciente com queimaduras deve permanecer rica em proteínas até que todas as feridas tenham cicatrizado. Conforme vai ocorrendo a cicatrização, a dieta deve ser reduzida para atender às necessidades calóricas normais. O paciente com queimaduras pode se acostumar a comer frequentemente e em grandes quantidades. Após a cicatrização estar completa, o metabolismo volta ao normal e haverá ganho de peso se os hábitos alimentares não forem controlados adequadamente.

■ Prevenção de cicatrizes e contraturas

Antes consideradas inevitáveis, as cicatrizes hipertróficas e as contraturas articulares atualmente podem ser prevenidas em grande parte. As medidas preventivas começam quando a pessoa é admitida no hospital e continua por pelo menos 12 meses ou até que a cicatriz esteja completamente madura. Posicionar o corpo com as extremidades estendidas é extremamente importante. Embora as posições firmemente flexionadas sejam as preferidas pelos pacientes pelo conforto, elas resultam em contraturas graves. Os exercícios de amplitude de movimento devem ser realizados com cada troca de curativo ou mais frequentemente, se indicado. Podem ser usadas talas especiais para manter o braço, as pernas e as mãos em posição estendida, mas funcional. Mais tarde, quando as feridas tiverem cicatrizado o suficiente, vestimentas especiais de compressão devem ser feitas sob medida para o paciente. A peça impede a formação de cicatrizes hipertróficas, aplicando pressão uniforme contínua sobre toda a área da queimadura. A roupa deve ser usada quase 24 horas por dia durante aproximadamente 1 ano. A veste macia e elástica forma um escudo que permite que a pessoa use roupas normais e retome atividades comuns muito mais cedo.

A pele enxertada e cicatrizada é seca e firme. O prurido é uma das principais queixas durante o processo de cicatrização. Massagear a pele cicatrizada com uma loção suave e não irritante proporciona lubrificação, ajuda na amplitude de movimentos e promove a circulação.

■ Reabilitação psicológica

O sobrevivente de queimaduras pode apresentar muitos problemas psicológicos quando percebe que a alta está se aproximando. O paciente pode estar sofrendo de estresse pós-traumático, ansiedade, depressão ou uma combinação desses fatores. Para garantir que essas questões sejam efetivamente gerenciadas, a equipe interprofissional que cuida do paciente com queimaduras deve incluir profissionais de saúde mental.

Outras lesões tratadas em centros de queimados

O encaminhamento para um centro de queimados não se limita a lesões por queimaduras tradicionais (térmicas, químicas, elétricas ou de radiação). Pacientes com processos patológicos que envolvem principalmente o sistema tegumentar apresentam resultados melhores em centros de queimados, porque a unidade é estruturada com os recursos necessários para o nível específico de atendimento ao paciente. Os pacientes que são encaminhados para centros de queimados podem apresentar condições como a síndrome de necrólise epidérmica tóxica (NET), eritema multiforme menor e síndrome de Stevens-Johnson extensiva (ver o boxe Foco na Genética 53.1), bem como doenças que podem resultar na perda de grandes quantidades de tecido, como fascite necrosante, síndrome da pele escaldada estafilocócica, penfigoide bolhoso ou pênfigo vulgar. Pacientes com lesões graves causadas pelo frio também podem ser rotineiramente encaminhados a centros regionais de queimados.

Síndrome de necrólise epidérmica tóxica

A síndrome da NET é uma dermatite esfoliativa superficial que tem sido associada a múltiplas fontes, sendo a mais comum uma reação adversa a medicamentos, à toxina estafilocócica ou a infecções virais.[36] A fonte pode ser indeterminada. A síndrome da NET pode envolver todas as superfícies mucosas do corpo, incluindo a mucosa oral e a conjuntiva, bem como os revestimentos vaginais ou uretrais. A preocupação imediata deve ser com lesões orais e a possibilidade de oclusão do sistema respiratório; pode ser indicada uma intubação como uma

---

 Foco na Genética 53.1

Sistema tegumentar | Síndrome de Stevens-Johnson/necrólise epidérmica tóxica

- A síndrome de Stevens-Johnson/necrólise epidérmica tóxica (SJS/NET) é uma reação cutânea rara, porém grave, geralmente desencadeada por medicamentos específicos. SJS/NET geralmente começa com febre e sintomas semelhantes aos da gripe. Em poucos dias, a pele começa a empolar e descamar, formando áreas expostas muito dolorosas, que se assemelham a uma grave queimadura de água quente
- Foram encontradas várias alterações genéticas que aumentam o risco de SJS/NET em resposta a fatores desencadeantes, como medicamentos. A maioria dessas alterações ocorre em genes envolvidos no funcionamento normal do sistema imunológico
- As variações genéticas mais fortemente associadas com SJS/NET ocorrem no gene *HLA-B*. Este gene faz parte de uma família de genes chamada complexo do antígeno leucocitário humano (HLA, na sigla em inglês). O complexo HLA ajuda o sistema imunológico a distinguir as proteínas do próprio corpo daquelas produzidas por invasores estrangeiros. O gene *HLA-B* tem muitas variações normais diferentes, permitindo que o sistema imunológico de cada pessoa reaja a uma ampla gama de proteínas estranhas. Certas variações neste gene ocorrem com muito mais frequência em pessoas com SJS/NET do que em pessoas sem essa condição
- O teste genético para a variante do gene *HLA-B* está disponível

Genetic Home Reference. Recuperado em 10 de agosto de 2015, em: http//ghr.nlm.nih.gov; e Chung WH, Hung SI: Recent advances in the genetics and immunology of Stevens–Johnson syndrome and toxicepidermal necrosis. J Dermatol Sci 66 (3): 190-196, 2012.

medida de suporte. O diagnóstico definitivo é feito através de biopsia do tecido envolvido para exame microscópico, onde se observa uma divisão epidérmica na junção da epiderme com a derme.

Pacientes com NET são frequentemente descritos pela porcentagem de área de superfície corporal comprometida, exigindo reposição de fluidos e eletrólitos para perda de água por evaporação através das feridas abertas. Esta doença é semelhante em seus efeitos a uma lesão de espessura parcial, observada com queimaduras térmicas. As lesões, com as terminações nervosas expostas, tendem a ser hipersensíveis e extremamente dolorosas. Se as solas dos pés estiverem envolvidas, a deambulação é extremamente dolorosa e pode levar à deficiência, se a atividade física não for mantida. O suporte nutricional é importante para auxiliar no processo de cicatrização; a inserção de um tubo de alimentação de pequeno calibre pode ser indicada se a ingestão calórica não puder ser mantida, geralmente devido a lesões orais.

Para aumentar as chances de sobrevivência, pacientes com NET devem ser admitidos em um centro de queimados devido à complexidade do tratamento das feridas e à necessidade de padrões meticulosos de controle de infecção. Historicamente, esses pacientes eram tratados com curativos de nitrato de prata, mais recentemente, porém, tem sido empregada uma variedade de produtos, como prata nanocristalina e curativos biológicos. A principal preocupação no tratamento de feridas é que os curativos permaneçam úmidos, não molhados, em todos os momentos para diminuir o ressecamento da camada dérmica. Esteroides não são indicados, e antibióticos são usados apenas para infecções específicas.

Fascite necrosante

Fascite necrosante é uma infecção inflamatória rápida e progressiva do tecido conjuntivo que representa um desafio diagnóstico e terapêutico. Os patógenos penetram no tecido através de uma ferida aberta e se espalham rapidamente no espaço extracelular entre o tecido subcutâneo e a fáscia. É classificada em dois tipos com base nos resultados da cultura. O tipo I é polimicrobiano e responde por 90% dos casos. Os fatores de risco incluem estado pós-operatório, obesidade, diabetes e idade avançada.[36] O tipo II é responsável pelos 10% restantes dos casos e geralmente afeta os membros superiores e inferiores. O agente infeccioso é o *Streptococcus* beta-hemolítico do grupo A, com ou sem *Staphylococcus aureus*.[36] O diagnóstico pode ser inicialmente difícil, porque o dano cutâneo externo pode não ser prontamente percebido e os sinais e sintomas podem ser difusos. O diagnóstico precoce é fundamental, com a cirurgia oportuna e radical sendo a intervenção definitiva. O tecido necrótico deve ser completamente extirpado e explorado para limpar as bordas dos tecidos. Antibióticos de largo espectro devem ser iniciados no pré-operatório, e cultura e coloração de Gram são usados para orientar o regime terapêutico. A infecção local e sistêmica deve ser completamente controlada antes do fechamento da ferida.[13]

Como nas lesões por queimaduras, o controle da infecção é o principal componente do tratamento de feridas na fascite necrosante. A necessidade de excisão extensa de tecido até a profundidade dos compartimentos fasciais pode resultar em contraturas extremas e perda dos mecanismos de proteção do tecido subcutâneo (p. ex., proteção contra forças de cisalhamento e contundentes, armazenamento de gordura, regulação de temperatura).[36]

Traumatismos frios

A exposição ambiental sem proteção adequada pode resultar em ferimentos pelo frio. Embora essas lesões sejam mais comuns em temperaturas abaixo do ponto de congelamento, seu início também pode ocorrer em temperaturas relativamente moderadas, dependendo da duração e da condição da pessoa no momento da exposição. As lesões podem variar desde uma ulceração localizada até uma redução sistêmica da temperatura central do corpo com hipotermia.

A queimadura por frio (geladura) é mais comumente observada nos dedos das mãos, pés e nariz, porque tendem a ser os mais expostos durante atividades ao ar livre, e a circulação é a mais difícil de manter na microvasculatura. Com exposição prolongada, os líquidos intracelulares e extracelulares dos tecidos orgânicos se resfriam e podem eventualmente formar cristais de gelo, impedindo o fluxo sanguíneo para a área e resultando em destruição tecidual.[6] Casos leves envolvem apenas a pele e tecidos subcutâneos, enquanto os mais graves envolvem estruturas mais profundas. Os sintomas variam de dormência e prurido até parestesia e mobilidade reduzida.[6]

O tecido não deve ser reaquecido até que o paciente se encontre em um ambiente onde o aquecimento possa ser controlado e a temperatura possa ser mantida. Reaquecer o tecido envolve riscos, porque pode liberar uma infinidade de microembolias. Além disso, também é extremamente doloroso. Bolhas arroxeadas ou azuladas devem ser deixadas intactas, enquanto bolhas claras ou brancas devem ser desbridadas, como se faz com as bolhas de queimaduras. Para preservar o máximo possível de funcionalidade, a amputação é desencorajada até que ocorra a demarcação definitiva, o que pode levar de semanas a meses.[6,11]

Desafios relacionados à aplicabilidade clínica

Estudo de caso

O Sr. R., de 62 anos, chega à emergência de ambulância após sofrer queimaduras em um incêndio; ele foi encontrado no quintal da frente da casa com ferimentos significativos. Ele está recebendo oxigênio a 4 ℓ/min por cânula nasal e tem um cateter IV infundindo soro fisiológico.

A equipe da emergência faz a triagem primária e secundária em uma sala de trauma aquecida e instala oxigênio 100% umedecido por máscara sem respirador no paciente. Desde o acidente, o Sr. R. queixa-se de dor grave na pele do rosto e dos braços. Seu rosto está coberto de carbono, e nota-se que ele está ficando rouco e que os pelos faciais estão queimados.

A equipe da emergência expõe o paciente e documenta queimaduras no peito, abdome, braços bilaterais circunferenciais, face, pescoço e parte superior das costas. Usando a Regra dos Nove, estima-se que 55% da ASC foi queimada. Seu peso antes do acidente era de 70 kg.

Uma segunda linha IV é colocada no outro braço do Sr. R. Com base no exame (queimaduras na face, pelos faciais chamuscados) e proteção das vias respiratórias, o Sr. R. é intubado e um cateter vesical de demora é inserido. A reanimação volêmica é iniciada e os analgésicos são administrados por via intravenosa em pequenas doses frequentes para o controle da dor. O centro regional de queimados é contatado e o Sr. R. é admitido diretamente na UTI, 3 horas após a queimadura.

1074 **Parte 12** Sistema Tegumentar

Os sinais vitais do Sr. R. são: frequência cardíaca, 138 bpm; pressão arterial, 105/56 mmHg; frequência respiratória, 12 rpm (assistida por ventilador), e temperatura de 36°C. Os sons da respiração são auscultados e são ouvidos roncos ásperos. Os sons do coração são normais e rápidos. O monitor exibe taquicardia sinusal sem ectopia. Os pulsos distais dos membros com queimaduras circunferenciais são avaliados pelo menos a cada hora. Os membros superiores são verificados com mais frequência porque os pulsos estão mais lentos, e devem ser confirmados por ultrassonografia com Doppler quando não palpável. É realizada uma broncoscopia, revelando eritema nas vias respiratórias superiores bilaterais e sem material carbonáceo; as vias respiratórias inferiores bilaterais parecem não apresentar lesão. Uma infusão de fentanila e doses programadas de lorazepam são administradas para alívio analgésico e sedação, com dosagem adicional prescrita para tratamento de feridas e dor aguda. Uma sonda nasogástrica é inserida, igualmente linhas arteriais e linhas centrais são colocadas.

Quando a reanimação está em andamento, o gráfico Lund-Browder é concluído, e o tamanho da queimadura é calculado em 44% da ASC. Queimaduras de espessura total (terceiro grau) respondem por 29% das lesões; a textura da área queimada é coriácea e a superfície está ressecada, com vasos trombosados. Antes da intubação, o Sr. R. negava sentir dor quando essas áreas eram tocadas ou expostas ao ar. As queimaduras de espessura parcial remanescentes são avermelhadas, úmidas e vazam um líquido seroso, onde bolhas de paredes finas se romperam; quando esta parte é tocada, o Sr. R. faz uma careta de dor e sua pressão arterial sobe. Para determinar as necessidades estimadas de fluido nas primeiras 24 horas a partir do momento do acidente, calcula-se a fórmula de reanimação:

$$(2 \text{ m}\ell) \times (70 \text{ kg}) \times (44\% \text{ ASC}) = 6.160 \text{ m}\ell$$

Primeiras 8 horas
(a partir do momento da queimadura) = 3.080 mℓ
Segundo período de 8 horas = 1.540 mℓ
Terceiro período de 8 horas = 1.540 mℓ

O Sr. R. recebeu 1.650 mℓ de fluido na unidade de transferência e 590 mℓ de fluido durante o transporte e chegada ao centro de queimados, o que significa que ele precisa de 1.960 mℓ adicionais de fluido nas primeiras 8 horas, a partir do momento da queimadura. Agora já se passaram 4 horas desde o momento da queimadura, então o fluido é dividido para as 4 horas restantes, ou 490 mℓ/h. Desde a colocação do cateter urinário na unidade de transferência, o débito urinário foi de 180 mℓ, ou média de 45 mℓ/h. Embora nesse momento isso seja adequado, ele será cuidadosamente monitorado, pois está tendendo para baixo.

O débito urinário para a sexta e sétima horas depois do momento da queimadura é de 23 e 17 mℓ, respectivamente, e a taxa de administração de fluidos IV é aumentada em 20%, para 588 mℓ/h. A produção de urina na oitava hora é de 25 mℓ e a taxa de infusão de fluidos IV é aumentada em 20%, para 706 mℓ/h.

1. Discuta por que os bólus de fluidos são contraindicados e, portanto, não são usados durante a fase de reanimação para tratar o baixo débito urinário. Se a produção de urina por hora estiver excedendo os 0,5 mℓ/kg/h, como você ajustaria a infusão de reanimação?
2. Discuta como você protegeria os dispositivos médicos do Sr. R.: tubo endotraqueal, SNG e linhas IV periféricas inseridas através de queimaduras de espessura parcial.
3. Discuta os sinais e sintomas do comprometimento da ventilação que indicariam a necessidade de uma escarotomia torácica.

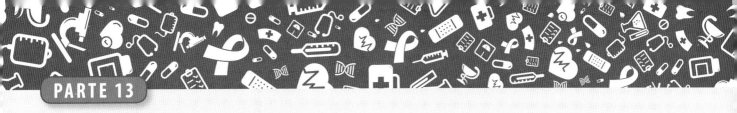

PARTE 13
Disfunção Multissistêmica

54
Choque, Síndrome da Resposta Inflamatória Sistêmica e Síndrome da Disfunção de Múltiplos Órgãos

Sarah R. Rosenberger, Kathryn T. Von Rueden e Emily Smith Des Champs

Objetivos de aprendizagem

Com base no conteúdo deste capítulo, o leitor deverá ser capaz de:

1. Descrever processos fisiopatológicos comuns envolvidos na resposta de choque generalizado.
2. Comparar e contrastar a etiologia e as manifestações clínicas dos principais tipos de choque.
3. Explicar o tratamento preventivo e a justificativa para o tratamento dos vários estados de choque.
4. Descrever pacientes com risco de desenvolvimento de choque e complicações associadas aos vários estados de choque.
5. Discutir os princípios do tratamento de enfermagem para pacientes com choque, síndrome da resposta inflamatória sistêmica e síndrome da disfunção de múltiplos órgãos.

Em condições normais, a oferta de oxigênio (D_{O_2}, da sigla em inglês *oxigen delivery*) às células é suficiente para atender às necessidades metabólicas. Sob estresse, as necessidades de oxigênio das células, tecidos e órgãos aumentam. O oxigênio é consumido mais rapidamente, e mecanismos de compensação são iniciados para atender à demanda crescente e restaurar a perfusão celular. Os mecanismos de compensação são os mesmos, independentemente da condição clínica que cause hipoperfusão celular. Condições clínicas que resultam em hipoperfusão celular são frequentemente denominadas estados de choque.

Fisiopatologia do choque

Embora os estados de choque tenham causas e apresentações clínicas diferentes, algumas características são comuns a todos, como hipoperfusão, hipercoagulabilidade e ativação da resposta inflamatória. Uma vez que o estado de choque se desenvolva, o curso subsequente da doença é menos dependente da causa inicial e mais significativamente influenciado pela resposta fisiológica ao choque, incluindo a ativação do sistema nervoso simpático, a resposta inflamatória e o sistema imunológico. Assim, o choque pode ser considerado um desarranjo dos mecanismos de compensação que resulta em disfunção circulatória e respiratória, com subsequente dano a múltiplos órgãos.

Oxigenação e perfusão tecidual

A oxigenação de todos os órgãos e tecidos está diretamente relacionada à demanda de oxigênio celular, à adequação do suprimento de oxigênio para atender a demanda, à extração celular de oxigênio do sangue e à capacidade das células de utilizar o oxigênio. O sistema pulmonar permite a difusão do oxigênio no sangue. O oxigênio se liga à hemoglobina nos capilares pulmonares para formar oxi-hemoglobina e transporta oxigênio para os tecidos; isso é medido como saturação arterial de oxigênio (Sa_{O_2}). O sistema cardiovascular transporta o sangue oxigenado para as células para o metabolismo. D_{O_2} é a quantidade de oxigênio transportada para as células a cada minuto. Normalmente, as células consomem cerca de 25% do oxigênio fornecido; essa utilização de oxigênio é conhecida como consumo de oxigênio (V_{O_2}). O Capítulo 17 analisa como esses parâmetros de oxigênio são calculados.

Em condições normais, o V_{O_2} é independente da D_{O_2}. Quando as células precisam consumir oxigênio adicional para produzir energia na forma de adenosina trifosfato (ATP), elas conseguem extrair a quantidade necessária. No entanto, durante períodos de estresse fisiológico, o V_{O_2} aumenta de forma tão significativa que se torna dependente de D_{O_2}.[1,2]

Os mecanismos de compensação iniciais dos sistemas respiratório, endócrino e circulatório respondem à necessidade de oxigênio das células aumentando a D_{O_2}. Esses mecanismos incluem aumento da frequência respiratória (FR), débito cardíaco (DC), liberação de hormônio antidiurético (ADH) e atividade renina-angiotensina-aldosterona. Se existe necessidade adicional de oxigênio e as células não conseguem extrair, elas recorrem ao metabolismo anaeróbico para produzir ATP. O metabolismo anaeróbico é um método ineficiente de produção de energia, e a quantidade de ATP produzida é insuficiente para atender às demandas celulares. Além disso, o metabolismo anaeróbico produz lactato como subproduto; isso pode resultar em acidose metabólica sistêmica. Se a disponibilidade de oxigênio continuar insuficiente para atender às demandas celulares por energia, ocorre a morte celular. À medida que mais células morrem, tecidos e órgãos tornam-se progressivamente disfuncionais.[2,3]

Durante estados de choque, o oxigênio é consumido em uma taxa muito maior do que a oferecida. O suprimento é insuficiente para atender à demanda de oxigênio, resultando em hipoxia e disfunção celular. Para atender a necessidade crescente de V_{O_2} celular, a D_{O_2} deve ser aumentada. Embora não seja possível alterar o V_{O_2} celular diretamente, muitas intervenções podem ser implementadas para manipular e aumentar a D_{O_2}. Em estados de choque, o objetivo principal é maximizar a D_{O_2} para atender aos requisitos de oxigênio celular, em um esforço para evitar a morte de tecidos e células e manter a perfusão dos órgãos-alvo.

Mecanismos de compensação

A perfusão celular depende da sinergia de vários processos fisiológicos. Os sistemas pulmonar, endócrino e circulatório mantêm um equilíbrio intrincado para garantir a oxigenação do sangue arterial e a oferta de oxigênio às células, mantendo um suprimento adequado de sangue oxigenado e o débito cardíaco (DC) (Figura 54.1). O sistema nervoso autônomo auxilia na orquestração desses esforços coordenados.

Mecanismos de compensação dão suporte de D_{O_2} às células durante estados de hipoxia e hipoperfusão. Os estados hipóxicos ativam mecanismos de compensação respiratórios que aumentam a profundidade e a frequência respiratória. O sistema cardiovascular aumenta o DC para aumentar a D_{O_2} nas células. Durante estados de baixa perfusão (pressão sanguínea baixa), são iniciados mecanismos de compensação que resultam em aumento da frequência cardíaca, resistência vascular sistêmica (RVS), pré-carga e contratilidade cardíaca, em um esforço para restaurar o volume circulatório apropriado. (Ver Capítulos 16 e 17 para uma discussão desses termos.) A queda na pressão sanguínea sistêmica ativa uma série de respostas neuro-hormonais para restabelecer o DC e perfusão suficientes para os órgãos vitais. Essas respostas incluem diminuição da estimulação dos barorreceptores, ativação do sistema renina-angiotensina-aldosterona (SRAA) e aumento da resposta simpática.

A estimulação simpática contínua causa aumento da frequência cardíaca e da força contrátil, aumentando o DC. A vasoconstrição arteriolar aumenta a RVS e a pressão arterial, e também desvia o sangue de órgãos menos vitais, como estômago e intestinos, para órgãos vitais, como coração, pulmões e cérebro. A pré-carga e, subsequentemente, o volume sistólico e o DC são aumentados por venoconstrição. Os rins respondem à estimulação simpática e à hipoperfusão local ativando o SRAA. Isso aumenta a vasoconstrição das arteríolas e veias, aumentando a RVS e a pressão arterial. A ativação do SRAA também estimula o córtex suprarrenal a liberar aldosterona, que age no rim para conservar sódio e água, aumentando o volume circulante. Uma queda na pressão sanguínea também faz com que a glândula hipófise libere ADH. O ADH estimula a retenção de água e sódio pelos rins, aumentando ainda mais o volume intravascular e, portanto, a pré-carga. Um aumento da pré-carga (por múltiplas fontes) aumenta o volume sistólico, elevando assim o CO e a pressão sanguínea. Coletivamente,

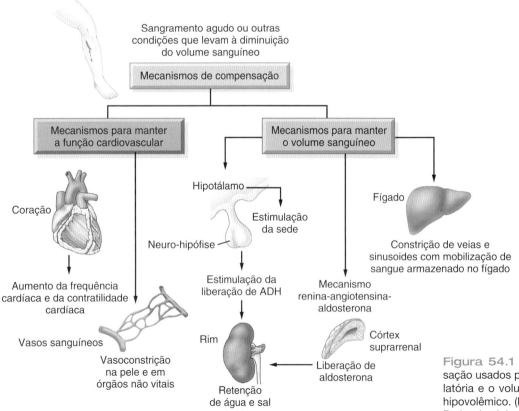

Figura 54.1 Mecanismos de compensação usados para manter a função circulatória e o volume sanguíneo no choque hipovolêmico. (De Porth CM: Essentials of Pathophysiology: Concepts of Altered Health States, 3rd ed. Philadelphia, PA: Lippincott Williams & Wilkins, 2011, p 503.)

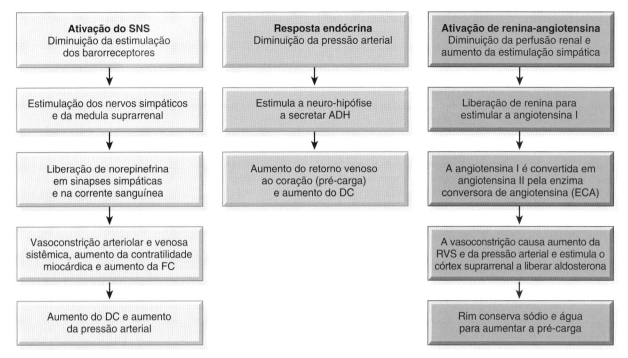

Figura 54.2 Mecanismos de compensação no choque. DC, débito cardíaco; FC, frequência cardíaca; RVS, resistência vascular sistêmica; SNS, sistema nervoso simpático.

as respostas compensatórias aumentam o volume circulante, a pressão arterial e o DC para fornecer perfusão e oxigênio às células (Figura 54.2).[2]

O objetivo no tratamento de pacientes em estado de choque é restabelecer a perfusão para fornecer níveis adequados de oxigênio para suprir as necessidades celulares o mais rápido possível. O reconhecimento precoce dos sinais de choque e as avaliações contínuas devem servir de orientação às intervenções terapêuticas. A enfermeira desempenha um papel fundamental na avaliação contínua do choque. A apresentação clínica do paciente depende da causa do estado de choque e do grau de compensação, conforme discutido mais adiante neste capítulo. Parâmetros de avaliação clínica devem ser analisados frequentemente para monitorar a progressão do choque e a efetividade das intervenções. Os parâmetros de avaliação comumente encontrados em todos os estados de hipoperfusão incluem alteração do nível de consciência, taquipneia, gasometria arterial (Pa_{O_2}, Pa_{CO_2}, Sa_{O_2}), taquicardia, hipotensão, diminuição da diurese e acidose metabólica (déficit de base e lactato sérico) e diminuição da saturação venosa central mista de oxigênio (Scv_{O_2}) (consulte o Capítulo 17).

Síndrome da resposta inflamatória sistêmica

A progressão dos estados de choque envolve a ativação sistêmica da resposta inflamatória. Além dos efeitos protetores, a resposta inflamatória também tem efeitos potencialmente prejudiciais que resultam em danos aos tecidos e órgãos. O termo *síndrome da resposta inflamatória sistêmica* (SRIS) é usado para descrever pacientes nos quais a resposta inflamatória é ativada total e sistemicamente. Têm sido feitos muitos esforços para identificar pacientes nos quais esta reação sistêmica está ocorrendo, com o pensamento de que a intervenção imediata e efetiva pode impedir a progressão do choque para um estágio irreversível. A SRIS se manifesta por duas ou mais condições

> **Quadro 54.1 Segurança do paciente.**
>
> **Identificação dos critérios de SRIS**
> - *Temperatura*: menos de 36°C ou mais que 38°C
> - *Frequência cardíaca*: maior que 90 bpm
> - *Frequência respiratória*: mais que 20 respirações por minuto
> - Pa_{CO_2}: menor que 32 mmHg (menos que 4,3 kPa)
> - *Contagem de leucócitos*: menor ou igual a 4.000 células/mm³, maior ou igual a 12.000 células/mm³ ou mais que 10% de formas imaturas (banda)

listadas no Quadro 54.1.[4] Os critérios de SRIS algumas vezes são usados como gatilhos para atuação de equipes de resposta rápida (ver Capítulo 14).

Etiologia

A SRIS pode ser causada por qualquer tipo de choque ou por outros insultos, como transfusão maciça de sangue, lesão traumática, lesão cerebral, cirurgia, queimaduras, pancreatite e infecção.[5] Assim, os critérios de SRIS devem ser avaliados em qualquer paciente com choque ou qualquer condição que possa levar ao choque. Normalmente, a resposta inflamatória é um mecanismo de proteção essencial, rigidamente regulado e controlado de resposta local à invasão por microrganismos ou a dano tecidual. No entanto, na SRIS, essa resposta inflamatória se torna uma resposta sistêmica não regulada. A inflamação sistêmica resulta na ativação de células endoteliais, uma resposta imune, e na cascata de coagulação.

Fisiopatologia

A ativação da resposta inflamatória causa a liberação de vários mediadores inflamatórios. Macrófagos liberam citocinas inflamatórias, como o fator de necrose tumoral alfa (TNF-α, da sigla em inglês) e interleucina-1 (IL-1).

As células endoteliais que revestem os vasos sanguíneos são fundamentais para o desenvolvimento de uma resposta inflamatória local. Na ausência de inflamação, as células endoteliais fornecem uma superfície anticoagulante e controlam a permeabilidade dos vasos.[6] Em uma resposta inflamatória localizada, as células endoteliais próximas ao local da inflamação são ativadas como resultado de mediadores liberados pelas células dos tecidos lesados. Em circunstâncias normais, existem junções apertadas entre as células endoteliais que revestem os vasos sanguíneos. Durante os estados pró-inflamatórios, as citocinas fazem com que essas junções se separem, o que aumenta a permeabilidade capilar e permite que o plasma extravase para os espaços intersticiais. Células endoteliais ativadas expressam proteínas da superfície celular que atraem plaquetas e neutrófilos. Forma-se na área uma superfície endotelial pró-coagulante. As plaquetas são ativadas, agregadas e aderem às células endoteliais para formar o plugue plaquetário. A cascata de coagulação também é ativada. A fibrina, produto final da cascata de coagulação, forma cadeias ao redor do coágulo para lhe dar estabilidade e resistência. Microtrombos se formam nos capilares e obstruem o fluxo sanguíneo para reparar a lesão.[6] Citocinas pró-inflamatórias também atraem leucócitos fagocitários para a área e ativam a cascata do complemento. O objetivo da atividade combinada de leucócitos e proteínas do complemento é a eliminação do microrganismo invasor.[2]

Leucócitos, plaquetas e células endoteliais ativadas liberam substâncias vasodilatadoras, como óxido nítrico (NO), histamina e bradicinina, para aumentar o fluxo sanguíneo para o local de lesão e promover a cura. Essas substâncias também permitem o vazamento capilar dos vasos sanguíneos, resultando em extravasamento adicional dos fatores de plasma e coagulação.

Na SRIS, a resposta inflamatória é sistêmica: ocorre em todo o organismo. O resultado é uma inflamação avassaladora, desregulada, com coagulação descontrolada, ruptura dos capilares e perda de volume intravascular, má distribuição do volume circulante e da oferta de oxigênio e desequilíbrio de demanda.[2,7] As células endoteliais são ativadas em muitos vasos por todo o organismo, causando extravasamento generalizado de líquido no compartimento intersticial e ativação sistêmica do sistema imune e da cascata de coagulação (Figura 54.3). Uma quantidade substancial de fluido extravascular se acumula e se formam microtrombos nos capilares e no interstício. A combinação de coagulação intravascular e diminuição do volume sanguíneo circulante resulta na redução da perfusão de órgãos vitais, que pode evoluir para a síndrome da disfunção de múltiplos órgãos (SDMO) e óbito.

Os eventos que envolvem as complexas interações dos diversos mediadores inflamatórios da SRIS continuam sendo uma área ativa de pesquisa clínica. Acredita-se que vários mediadores desempenhem um papel fundamental na má distribuição do fluxo sanguíneo e na D_{O_2}, assim como no desequilíbrio de consumo associado à SRIS. A Tabela 54.1 lista os principais mediadores da SRIS e resume sua atividade.

Estágios do choque

Acredita-se que o choque progrida através de três fases sobrepostas e cada vez mais graves, a última das quais não pode ser revertida por meios conhecidos. É difícil determinar a fase do choque em uma pessoa em particular em um momento específico por três razões: (1) o choque tem diversas causas, (2) o tempo exato de início é desconhecido em muitos casos e (3) estão faltando testes diagnósticos que forneçam uma

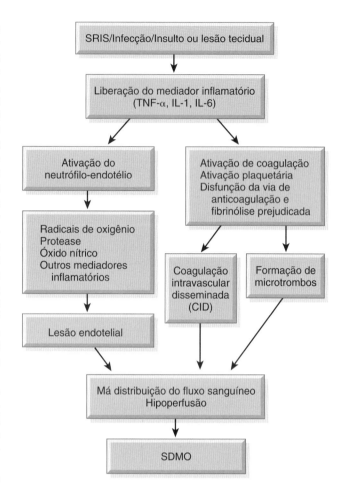

Figura 54.3 Efeitos celulares da resposta inflamatória sistêmica. Inflamação, coagulação e fibrinólise prejudicada resultam em SDMO.

medida clara da extensão do choque em um determinado momento. No entanto, os estágios são úteis porque permitem que o choque seja visto como um processo progressivo e não estático. A identificação precoce do choque e a reversão oportuna do estado de choque podem prevenir o desenvolvimento de falência múltipla de órgãos e morte.[2,8,9]

Na fase inicial não progressiva (estágio 1), os mecanismos de compensação descritos anteriormente são eficazes na manutenção de sinais vitais e na perfusão tecidual relativamente normais. Durante o estágio 1, o choque é mal diagnosticado e frequentemente não é reconhecido. No entanto, se os critérios SRIS forem reconhecidos, o choque precoce pode ser reconhecido e tratado com sucesso e o paciente pode se recuperar totalmente.

Na fase intermediária, progressiva (estágio 2), os mecanismos de compensação que mantêm a perfusão normal começam a falhar, distúrbios metabólicos e circulatórios tornam-se mais pronunciados, e a ativação das respostas inflamatória e imune pode se desenvolver completamente. Sinais de insuficiência em um ou mais órgãos podem se tornar aparentes. No estágio 2 do choque, as intervenções que têm como alvo a causa do choque e as respostas metabólicas, circulatórias e inflamatórias resultantes podem conseguir resgatar o paciente.

No estágio final, irreversível (estágio 3), a lesão celular e tecidual é tão grave que a correção de distúrbios metabólicos, circulatórios e inflamatórios é difícil ou impossível, e ocorrem hipoxia e morte celular. A SDMO se desenvolve, e muitas vezes resulta no óbito do paciente, como discutido mais adiante neste capítulo.

Capítulo 54 Choque, Síndrome da Resposta Inflamatória Sistêmica e Síndrome da Disfunção de Múltiplos Órgãos 1079

Tabela 54.1 Mediadores das respostas inflamatórias/imunes.

Mediador	Descrição da atividade	Resposta clínica
Endotoxina	• Produzida por certas células bacterianas • Ativa o sistema de complemento e as cascatas de coagulação • Ativa macrófagos, que liberam TNF e IL-1	• Aumento da permeabilidade microvascular, vasodilatação, terceiro espaço, formação de microtrombos • Resposta inflamatória
TNF	• Liberado por monócitos-macrófagos • Vários efeitos locais e sistêmicos • Estimula outras atividades mediadoras	• Hipotensão, taquicardia, depressão miocárdica, taquipneia, hiperglicemia, acidose metabólica, terceiro espaço, febre, vasoconstrição microvascular
IL-1	• Liberada por monócitos-macrófagos • Estimula a leucocitose • Aciona a produção de proteínas de fase aguda e a liberação de aminoácidos do músculo esquelético • Ativa a atividade pró-coagulante • Diminui a resposta vascular às catecolaminas	• Aumenta a contagem de leucócitos • Alta excreção urinária de nitrogênio e perda de massa muscular • Valores laboratoriais de coagulação elevados • Diminuição da RVS com resposta prejudicada a doses baixas de vasopressores ou agentes catecolamínicos sintéticos
IL-6	• Liberada por monócitos, linfócitos T auxiliares e macrófagos • Aumenta a resposta inflamatória • Estimulação e diferenciação de células B • Sinérgica com IL-1	• Febre • Secreção de anticorpos
Cascata de complemento	• Ativada em resposta à superfície do patógeno, lectina ou complexo antígeno-anticorpo • Identifica, invade e provoca a lise de partículas estranhas e células • Estimula neutrófilos (e radicais de oxigênio) e IL-1 • Degranula mastócitos e basófilos	• Formação de edema, vazamento de líquido no espaço intersticial como resultado de vasodilatação e aumento da permeabilidade vascular • Todos os efeitos da IL-1
Fator de agregação plaquetária	• Liberado por mastócitos, basófilos, macrófagos, neutrófilos, plaquetas e endotélio danificado • Aumenta a agregação plaquetária • Aumenta a adesão de neutrófilos • Aumenta a permeabilidade vascular e a broncoconstrição • Efeitos inotrópicos negativos no coração	• Formação de microtrombos, prejudicando assim a perfusão • Broncoconstrição, roncos e sibilos aumentaram as pressões pulmonares nas vias respiratórias • Diminuição da contratilidade cardíaca, com comprometimento da resposta a baixas dosagens de agentes vasopressores e inotrópicos
Metabólitos do ácido araquidônico	• Estimulação da liberação de metabólitos prosta-glandinas (PG), tromboxanos (TX) e leucotrienos (LT) • PGF e TXA2 causam hipertensão pulmonar, vasoconstrição e ativação e agregação plaquetária • PGE, PGD e prostaciclina causam vasodilatação e diminuem a agregação plaquetária • Leucotrienos aumentam a quimiotaxia dos neutrófilos, a constrição vascular e a permeabilidade vascular • Aumenta a permeabilidade gástrica para bactérias gram-negativas • Inibe a adesão de leucócitos e plaquetas	• Dificuldade de oxigenação e ventilação, aumento da resistência das vias respiratórias, sibilância • Vazamento de fluido do espaço intravascular para o intersticial, formação de edema • Vasodilatação, aumento da permeabilidade capilar e hipotensão
Radicais de oxigênio	• Produzem metabólitos (O_2, H_2O_2, OH-) durante a explosão respiratória dos neutrófilos • Danificam a estrutura celular e interferem nas atividades celulares • Danificam células endoteliais, que estimulam o sistema de coagulação • Aumentam a permeabilidade vascular	• Resposta inflamatória, febre • Formação de microtrombos • Vazamento de fluido do espaço intravascular para o intersticial, formação de edema

Como mencionado anteriormente, qualquer estado de choque pode acionar uma resposta SRIS e, se não for reconhecido e tratado, pode causar SDMO. A compreensão da classificação, etiologia e apresentação clínica do choque permite que os médicos o identifiquem e controlem mais rapidamente, melhorando, assim, a probabilidade de sobrevivência do paciente.

Classificação do choque

O choque pode ser classificado como *hipovolêmico*, *cardiogênico* ou *distributivo*. O choque hipovolêmico e o choque distributivo ocorrem devido ao retorno venoso inadequado ao coração. O retorno venoso inadequado pode resultar de hipovolemia (desidratação, hemorragia) ou vasodilatação generalizada (sepse,

anafilaxia ou perda do tônus simpático com lesão medular), que causam uma hipovolemia relativa. O choque cardiogênico é causado pela falha do coração em bombear efetivamente. A insuficiência no bombeamento pode resultar de infarto do miocárdio, anomalia na frequência ou ritmo cardíaco ou comprometimento do enchimento diastólico.[10,11]

Choque hipovolêmico

Etiologia

O choque hipovolêmico é resultado de um volume circulante inadequado. Mais comumente, o choque hipovolêmico é causado por perda súbita de sangue ou desidratação grave. Algumas lesões, como queimaduras, causam deslocamentos significativos de fluidos do espaço intravascular para o espaço intersticial, resultando em hipovolemia. (O Capítulo 53 discute o cuidado de pacientes com queimaduras.) Hipovolemia em pacientes criticamente enfermos envolve tanto o compartimento intracelular quanto o extracelular. A perda aguda de volume de fluido não permite que os mecanismos de compensação normais restaurem um volume circulante apropriado com rapidez suficiente. Se não for tratada, a hipovolemia pode levar a uma variedade de complicações secundárias, como hipotensão, distúrbios eletrolíticos e acidobásicos e disfunção orgânica resultante de hipoperfusão (Figura 54.4).

Fisiopatologia

Uma perda repentina do volume intravascular diminui o retorno venoso ao coração e resulta em redução do DC. Mecanismos de compensação são iniciados para aumentar o volume circulante através da ativação do sistema nervoso simpático e respostas neuro-hormonais (Figura 54.1). O volume de sangue existente é desviado para os órgãos vitais (coração, pulmões e cérebro), causando hipoperfusão em outros órgãos, como fígado, estômago e rins. Se o volume não for substituído, os mecanismos de compensação acabarão se tornando ineficazes. A falha dos mecanismos de compensação na restauração do volume circulante adequado causa hipoperfusão celular e a incapacidade de atender aos requisitos de oxigênio para o metabolismo celular.

As células passam a fazer o metabolismo anaeróbico, em um esforço para atender aos seus requisitos de ATP; isso resulta na produção de ácido láctico e acidose metabólica.

Mecanismos de compensação falhos, que foram iniciados para restaurar o DC, eventualmente causam fadiga no miocárdio. A estimulação simpática para aumentar a frequência cardíaca, a contratilidade e a RVS aumentam a carga de trabalho do coração. A ejeção de um volume maior de sangue contra uma RVS mais elevada requer a utilização de mais oxigênio e energia. Esse estresse no coração provoca um aumento do metabolismo miocárdico e do consumo de oxigênio pelo miocárdio (MV_{O_2}). A ausência continuada de volume de circulação impede a D_{O_2} adequada para o coração, criando um ciclo contínuo. A perfusão de órgãos-alvo, ou a oxigenação adequada a órgãos essenciais como cérebro, coração, pulmões e rins, é prejudicada. A incapacidade do sistema circulatório de fornecer perfusão a órgãos-alvo força a conversão para o metabolismo anaeróbico. O metabolismo anaeróbico não pode fornecer ATP suficiente para atender às demandas de energia. A produção inadequada de ATP causa dano isquêmico, que pode progredir para insuficiência de órgãos (Figura 54.4).

Avaliação

Os achados clínicos estão diretamente relacionados à gravidade e à acuidade da perda de volume (Tabela 54.2). Alguns pacientes, especialmente pacientes idosos ou portadores de doenças

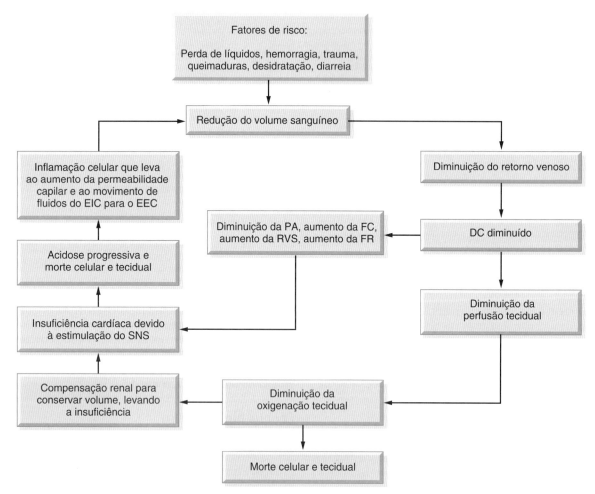

Figura 54.4 Choque hipovolêmico. PA, pressão arterial; EEC, espaço extracelular; FC, frequência cardíaca; EIC, espaço intracelular; FR, frequência respiratória; SNS, sistema nervoso simpático.

Capítulo 54 Choque, Síndrome da Resposta Inflamatória Sistêmica e Síndrome da Disfunção de Múltiplos Órgãos **1081**

Tabela 54.2 Achados clínicos associados à perda de volume sanguíneo (estimado) em choque hipovolêmico.

Perda de sangue: menos de 500 mℓ	Perda de sangue: 500 a 1.000 mℓ	Perda de sangue: 1.000 a 2.000 mℓ	Perda de sangue: 2.000 a 3.000 mℓ
Nenhum	• Taquicardia (↑ FC maior que 20% da linha de base do paciente) • Hipotensão (↓ PAS maior que 10% da linha de base do paciente) • Pulsos mais fracos • Pele e extremidades frias ao toque • ↓ Débito urinário • Hemodinâmica: dentro dos limites normais de DC, ↑ RVS • Acidose leve (↑ déficit de base, ↑ ácido láctico)	• Taquicardia (↑ FC maior que 20 a 30% da linha de base do paciente) • Hipotensão (↓ PAS maior que 10 a 20% da linha de base do paciente) • Pele fria e diaforética • Pulsos periféricos fracos • ↓ Débito urinário (menos de 30 mℓ/h) • Hemodinâmica: ↓ DC, ↑ RVS • Acidose progressiva (↑ déficit de base, ↑ ácido láctico) • Taquipneia (↑ FR maior que 10% da linha de base do paciente) • SvO$_2$ inferior a 60%, ScVO$_2$ inferior a 70% • Nível alterado de consciência: inquietação, agitação, confusão ou obnubilação	• Taquicardia (↑ FC maior que 20 a 30% da linha de base do paciente) • Hipotensão (↓ PAS maior que 10 a 20% da linha de base do paciente) • Vasoconstrição periférica acentuada: extremidades frias, pulsos periféricos fracos, palidez • Oligúria → anúria • Hemodinâmica: ↓ DC, ↑ RVS • Acidose grave (↑ déficit de base, ↑ ácido láctico) • Taquipneia (↑ FR maior que 10 a 20% da linha de base do paciente) • SvO$_2$ menor que 55 a 60% • Estupor mental

FR, frequência respiratória; FC, frequência cardíaca.

crônicas, apresentam respostas compensatórias mais sutis, que podem ser negligenciadas. O Quadro 54.2 lista as considerações para pacientes idosos em estado de choque. Avaliações em série de dados físicos e laboratoriais podem revelar tendências que orientam o tratamento e previnem o colapso cardiovascular.

▪ História

Uma história completa do problema apresentado pelo paciente pode revelar fatores de risco para choque hipovolêmico. Pacientes que apresentam perda sanguínea significativa, por hemorragia gástrica ou ruptura do fígado ou do baço devido a traumatismo, requerem a substituição rápida do volume circulante para evitar as consequências da hipovolemia.

▪ Achados físicos

Os pacientes com choque hipovolêmico apresentam os seguintes sinais e sintomas causados pela má perfusão de órgãos:

- Estado mental alterado, variando de letargia a ausência de resposta
- Respirações rápidas e profundas, que gradualmente se tornam difíceis e mais superficiais à medida que a condição do paciente se deteriora

- Pele fria e pegajosa com pulsos fracos e finos
- Taquicardia por ativação do sistema nervoso simpático
- Hipotensão
- Diminuição da produção de urina; a urina fica mais escura e mais concentrada porque os rins estão conservando líquidos.

▪ Exames laboratoriais

Exames laboratoriais úteis incluem lactato sérico, pH arterial e déficit de base para avaliar a presença de metabolismo anaeróbico como um marcador de D$_{O_2}$ inadequado. Os resultados dos testes podem ser usados para medir a efetividade da reanimação. Um nível de lactato sérico que permanece elevado após a reanimação inicial é um indicador de prognóstico ruim.[12,13] Exames metabólicos e medidas de eletrólitos séricos auxiliam no ajuste de fluidos e eletrólitos. Hemoglobina em série e hematócrito e painéis de coagulação podem ser feitos para avaliar a necessidade de reposição de sangue ou hemoderivados. No entanto, os dados de hemoglobina e hematócrito podem não refletir diretamente a gravidade da perda sanguínea devido à hemoconcentração causada por desidratação, ou hemodiluição causada pela infusão de grandes volumes de líquido intravenoso (IV).

Quadro 54.2 Considerações para o paciente idoso | Resposta aos estados de choque.

À medida que a pessoa envelhece, as alterações fisiológicas normais podem limitar a capacidade do organismo de responder de forma eficiente aos estados de choque. A enfermeira deve estar ciente das alterações fisiológicas associadas ao envelhecimento e monitorá-las cuidadosamente na(s) avaliação(ões) basais do paciente idoso. A história de saúde do paciente pode revelar outras patologias crônicas ou condições que comprometem ainda mais as alterações fisiológicas normalmente observadas com o envelhecimento. (Ver também Capítulo 12.)

Sistema cardiovascular: aumento de arritmias, aumento do tamanho e da irritabilidade atrial, espessamento miocárdico do ventrículo esquerdo levando à diminuição da complacência e menor fração de ejeção; valvas cardíacas espessadas que interferem no fluxo para a frente; diminuição da resposta ao sistema nervoso simpático; diminuição da sensibilidade dos barorreceptores; endurecimento generalizado dos vasos arteriais, incluindo a aorta.

Sistema pulmonar: diminuição do volume corrente e da força muscular respiratória, diminuição da área de superfície alveolar, aumento do espaço morto no final da expiração, diminuição do recolhimento elástico dos pulmões, aumento da taxa respiratória de repouso e aumento do risco de infecção como resultado da diminuição do número de cílios, resposta atenuada à hipoxemia, diminuição do reflexo de engasgo e da tosse, levando a aumento do risco de infecção, aspiração.

Sistema hematológico: diminuição da capacidade da medula óssea de produzir células (hemácias, leucócitos, plaquetas), anemia aumentada, diminuição da função imunológica (diminuição da produção de linfócitos T e B) levando ao aumento das infecções, redução da temperatura basal, atenuação da resposta à temperatura e aumento do risco de reações adversas a medicamentos.

Tratamento

O tratamento do choque hipovolêmico deve se concentrar na restauração do volume circulante e na resolução da causa da perda de volume. A composição da terapia de reposição volêmica depende do que foi perdido. A terapia de primeira linha para reanimação volêmica é tipicamente uma solução cristaloide. Soluções isotônicas, como a solução de lactato de Ringer ou soro fisiológico, são preferidas em relação às soluções hipotônicas (soro glicosado a 5%). Sangue e hemoderivados devem ser administrados para substituir hemácias, plaquetas e fatores de coagulação perdidos com o sangramento grave. Outras soluções coloides (albumina e expansores de volume sintéticos) podem ser usadas para ajudar no processo de reanimação, especialmente se a perda de sangue for a causa primária.

O uso de coloides na fase inicial da reposição de fluidos é controverso. Como os coloides normalmente permanecem dentro do espaço intravascular mais do que os cristaloides, os pacientes geralmente requerem volumes menores de coloides para reanimação. No entanto, como a permeabilidade da membrana capilar fica aumentada no choque, as grandes moléculas de coloides extravasam dos vasos sanguíneos para o espaço extravascular, deslocando mais fluido do espaço intravascular para os tecidos intersticiais e, com isso, piorando a hipovolemia. Pesquisas recentes sugerem que os coloides não são superiores aos cristaloides no tratamento da hipovolemia em pacientes graves.[14-16] O Quadro 54.3 resume algumas das complicações conhecidas da reanimação volêmica.

■ Tratamento de enfermagem

O tratamento de enfermagem do choque hipovolêmico deve se concentrar na restauração do volume circulante através da administração volumétrica. A obtenção e a manutenção de acesso IV adequado é essencial. Idealmente, cateteres de grande calibre (calibre 16 ou maior) devem ser inseridos em grandes veias ou veias centrais para facilitar a rápida infusão de fluidos. Deve-se ter cuidado para administrar os fluidos rapidamente, sem comprometer o sistema pulmonar. Grandes volumes de fluidos administrados muito rapidamente podem causar congestão pulmonar e inibir a ventilação adequada, comprometendo ainda mais a D_{O_2} nos tecidos. Os fluidos também devem ser aquecidos durante a infusão para limitar os efeitos negativos da hipotermia. São essenciais o acompanhamento e a documentação frequentes da pressão arterial, frequência cardíaca, frequência e profundidade respiratórias, saturação de oxigênio, débito urinário e estado mental, bem como resultados laboratoriais e intervenções.

Quadro 54.3 | **Complicações da reanimação volêmica por tipo de fluido.**

Cristaloide e coloide	Concentrado de hemácias
Coagulopatia dilucional	Acidose (sangue acumulado tem pH 6,9 a 7,1)
Trombocitopenia dilucional	Deslocamento à esquerda na curva de dissociação da oxi-hemoglobina (o sangue depositado é deficiente em 2,3-DPG)
Hipotermia	
Hemorragia aumentada	
Edema pulmonar	Hiperpotassemia
Hipertensão intracraniana (pacientes com traumatismo cranioencefálico)	Complicações imunológicas e infecciosas
	Coagulopatia dilucional
	Trombocitopenia dilucional
	Hipotermia

Choque cardiogênico

Etiologia

O choque cardiogênico resulta da perda da função contrátil do coração. O choque cardiogênico é geralmente diagnosticado pela presença de alterações hemodinâmicas sistêmicas e pulmonares, que resultam de DC e perfusão tecidual inadequados. Normalmente, isso ocorre quando mais de 40% da massa ventricular está danificada. A causa mais comum de choque cardiogênico é um extenso infarto do miocárdio do ventrículo esquerdo. Choque cardiogênico agudo após infarto do miocárdio está associado a taxas de mortalidade hospitalar de mais de 50%.[11] Outras causas de choque cardiogênico incluem ruptura do músculo papilar, ruptura do septo ventricular, cardiomiopatia, miocardite aguda, valvopatia e arritmias. Uma história de saúde completa fornece as informações necessárias para prever se um paciente está em risco de desenvolver choque cardiogênico.

O Quadro 54.4 mostra os preditores independentes para o desenvolvimento de choque cardiogênico. Pacientes com vários fatores de risco têm mais de 50% de chance de desenvolver choque cardiogênico.[11] Identificar pacientes em risco para o desenvolvimento de choque cardiogênico e formular estratégias para prevenção é extremamente importante. É importante explorar todas as causas de diminuição do DC antes de iniciar a terapia. Os pacientes com infarto agudo do miocárdio podem necessitar de revascularização rápida com trombolíticos (ver Capítulo 21), intervenção coronária percutânea (ver Capítulo 18) ou cirurgia cardíaca (ver Capítulo 22).

Fisiopatologia

O choque cardiogênico é causado pela perda da força contrátil ventricular, que resulta em diminuição do volume sistólico e diminuição do DC (Figura 54.5). Semelhante ao choque hipovolêmico, os mecanismos de compensação neuroendócrinos são ativados para melhorar a perfusão, aumentando a pré-carga e a pós-carga. A estimulação do SRAA e do sistema nervoso simpático causa vasoconstrição e aumenta a pós-carga (Figura 54.1). Embora a vasoconstrição aumente a pressão arterial, a elevação da pós-carga causa aumento da carga de trabalho miocárdica, pressões de enchimento intraventriculares e necessidade de oxigênio miocárdico. A pós-carga elevada reduz, portanto, a contração efetiva e inibe a ejeção. As pressões de enchimento ventricular aumentam devido à elevação da pré-carga, mas a falta de contratilidade impede a ejeção completa. O ventrículo torna-se distendido, prejudicando ainda mais a contração efetiva, e o DC continua a diminuir. Os mecanismos de compensação mantêm o ciclo de pressões de enchimento ventricular e RVS elevadas, em combinação com a

---

Quadro 54.4 | **Segurança do paciente.**

Fatores de risco para o desenvolvimento de choque cardiogênico no paciente internado

- Idade (idosos)
- Fração de ejeção do ventrículo esquerdo menor que 35% na admissão hospitalar
- Infarto do miocárdio extenso
- Infarto do miocárdio prévio
- Presença de comorbidades crônicas (diabetes melito, hipertensão)
- Estado mental alterado
- Instabilidade hemodinâmica

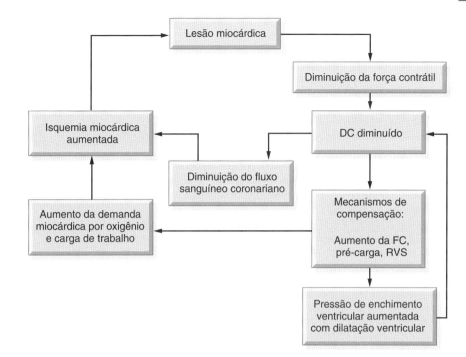

Figura 54.5 Choque cardiogênico. FC, frequência cardíaca; RVS, resistência vascular sistêmica.

incapacidade do coração para ejetar um volume adequado de sangue na circulação. As pressões vasculares pulmonares aumentam à medida que a função ventricular esquerda diminui, resultando em congestão t pulmonar. A congestão pulmonar e o aumento da pressão nos capilares pulmonares fazem com que o líquido vaze para o interstício e os alvéolos, prejudicando a difusão do oxigênio dos alvéolos para os capilares pulmonares. Segue-se um ciclo vicioso relacionado à descompensação: a contração miocárdica é ainda mais prejudicada, a congestão pulmonar se agrava e a D_{O_2} para o coração e outros órgãos é inadequada para suportar o metabolismo aeróbico.

A oxigenação inadequada do tecido miocárdico exacerba o metabolismo anaeróbico e diminui ainda mais a contratilidade. O efeito desses estressores sobre o coração com insuficiência pode resultar em parada cardíaca.

Avaliação

Pacientes com alto risco de choque cardiogênico requerem monitoramento rigoroso. Os parâmetros de avaliação são semelhantes aos da insuficiência cardíaca congestiva, mas os sinais e sintomas são mais graves. A enfermeira deve acompanhar os achados da avaliação ao longo do tempo, a fim de identificar mudanças sutis que sinalizem o início do choque cardiogênico.

▪ Achados físicos

As manifestações clínicas associadas ao choque cardiogênico estão descritas no Quadro 54.5. Além dos sinais e sintomas listados no quadro, os pacientes com choque cardiogênico frequentemente experimentam dor torácica recorrente, o que pode indicar extensão do tecido infartado. Outros achados clínicos estão diretamente relacionados à diminuição do DC.

▪ Exames laboratoriais

A presença de marcadores elevados de tecido miocárdico, acompanhados por comprometimento hemodinâmico progressivo e deterioração clínica, são características marcantes de

Quadro 54.5 Manifestações clínicas do choque cardiogênico.

Achados hemodinâmicos
- PAS menor que 90 mmHg
- PAM menor que 70 mmHg
- Índice cardíaco inferior a 2,2 ℓ/min/m²
- Pressão de oclusão da artéria pulmonar (pressão encunhada) maior que 18 mmHg
- RVS maior que 1.400 dinas/s/cm⁵

Achados não invasivos
- Pulso fino e rápido
- Pressão de pulso estreita
- Veias cervicais distendidas
- Arritmias
- Dor torácica
- Pele fria, pálida e úmida
- Oligúria
- Diminuição do estado mental

Achados pulmonares
- Dispneia
- Aumento da frequência respiratória
- Crepitações inspiratórias, possível chiado
- Medidas de gasometria arterial mostram diminuição da PaO_2
- Alcalose respiratória

Achados radiográficos
- Coração aumentado
- Congestão pulmonar

um infarto agudo do miocárdio e extensa necrose miocárdica, que podem preceder o choque cardiogênico. Estudos laboratoriais mostram que a creatinofosfoquinase e a troponina I cardíaca são liberadas na corrente sanguínea pela morte de células cardíacas. O peptídio natriurético cerebral e o peptídio natriurético pró-cerebral N-terminal são produzidos e liberados pelo ventrículo quando este é esticado devido ao aumento da pressão intraventricular. Esses marcadores podem ser usados para ajudar a determinar a presença e a gravidade da insuficiência cardíaca.[17]

Tratamento

O manejo visa aumentar a D_{O_2} miocárdica, maximizando o DC e diminuindo a carga de trabalho do ventrículo esquerdo. Os objetivos do tratamento são proteger e preservar o miocárdio e melhorar a perfusão tecidual. A reversão da hipoxemia e da acidose metabólica por congestão pulmonar pode melhorar a resposta a outras terapias. As pressões de enchimento ventricular esquerdo frequentemente estão elevadas; portanto, pode ser indicada a redução da pré-carga com diuréticos ou infusão de nitrato. Vasodilatadores e bombas de balão intra-aórtico são intervenções direcionadas à redução da pós-carga, melhorando o esvaziamento ventricular esquerdo e reduzindo a carga miocárdica.

■ Tratamento de enfermagem

O tratamento de enfermagem para o paciente com choque cardiogênico deve estar centralizado na conservação da energia miocárdica e na diminuição da carga de trabalho do coração. A enfermeira precisa fornecer cuidados físicos e períodos de descanso para minimizar o gasto energético do miocárdio. O uso de analgésicos e sedativos opioides para minimizar a resposta do sistema nervoso simpático pode aumentar a capacitância venosa e diminuir a resistência à ejeção. Os opioides também aliviam a dor isquêmica. A suplementação de oxigênio é necessária para otimizar o conteúdo e a difusão de oxigênio arterial; isso pode exigir a implementação de ventilação mecânica.

Geralmente ocorrem arritmias com infarto agudo do miocárdio, isquemia ou desequilíbrios acidobásicos e podem diminuir ainda mais o DC. O uso de agentes antiarrítmicos, cardioversão ou estimulação pode ajudar a restaurar um ritmo cardíaco estável e aumentar o DC.

Eletrólitos, especificamente potássio, cálcio e magnésio, são essenciais para manter o potencial de ação para conduzir a contração miocárdica, e podem precisar ser substituídos para fornecer condições ótimas para o músculo miocárdico danificado.

A enfermeira de cuidados intensivos deve obter, seguir e interpretar cuidadosamente os parâmetros hemodinâmicos do paciente para atingir o objetivo de otimizar o DC. As pressões de enchimento ideais ajudam a restaurar o DC, mas devem ser atingidas com cautela. Como mencionado, as pressões de enchimento ventricular esquerdo, as pressões arteriais pulmonares e as pressões de oclusão da artéria pulmonar podem estar elevadas, e a diurese deve ser usada para reduzir essas pressões. Se a pressão de enchimento do ventrículo esquerdo estiver muito baixa, podem ser utilizados fluidos, mas eles devem ser interrompidos quando as pressões de enchimento aumentarem sem elevação subsequente do DC. Em geral, deve ser mantida uma pré-carga (pressão diastólica final do ventrículo esquerdo [PDFVE]) de 14 a 18 mmHg. Conseguir uma "pressão de enchimento ideal" administrando fluidos e diuréticos nem sempre é uma tarefa fácil. A administração lenta de fluidos ou a diurese requerem uma avaliação diligente da efetividade das intervenções.

Podem ser usados agentes farmacológicos para aumentar o DC, mas eles também devem ser empregados com cautela. Muitos agentes podem aumentar a MV_{O_2} sem ter um efeito apreciável sobre o DC. As decisões de usar alguns agentes farmacológicos devem ser baseadas em considerações gerais de risco-benefício. Os medicamentos simpatomiméticos norepinefrina (noradrenalina) e epinefrina podem elevar o DC aumentando a contratilidade, a frequência cardíaca ou a RVS, mas simultaneamente aumentam a carga de trabalho do coração. Além disso, a estimulação dos receptores β-2 pela epinefrina pode produzir dilatação nos leitos vasculares periféricos que roubam sangue dos órgãos vitais. Agentes com efeitos inotrópicos positivos que têm menos atividade sobre o tônus vascular, como baixas doses de dopamina, dobutamina, anrinona e milrinona, são frequentemente empregados com sucesso.[11,18] A Tabela 54.3 lista agentes farmacológicos usados no tratamento de pacientes em estados de choque.

A diminuição da carga de trabalho do ventrículo esquerdo pode ser conseguida por meio de redução farmacológica da pós-carga ou do uso de dispositivos de suporte mecânico.

Tabela 54.3 Medicamentos utilizados no tratamento do choque.*

Medicamento	Frequência cardíaca	Efeitos na contratilidade	Resistência venosa sistêmica	Considerações de enfermagem
Dopamina	↑	↑ ↑	↑	Efeitos hemodinâmicos dependentes da dose Pode aumentar as demandas de MO_2
Epinefrina	↑ ↑	↑ ↑	↑	Pode induzir arritmias ventriculares Pode aumentar as demandas de MO_2 Atividade $β_2$ pode dilatar leitos periféricos
Norepinefrina (também conhecido como levarterenol)	↑	↑	↑ ↑ ↑	Monitore a circulação periférica com cuidado; pode aumentar MO_2
Fenilefrina			↑ ↑	Pode induzir arritmias
Vasopressina		↑	↑ ↑	Monitore a circulação periférica com cuidado; pode aumentar MO_2
Nitroprusseto de sódio	↑		↓ ↓	Efeitos hemodinâmicos dependentes da dose; ajuste a dosagem lentamente
Nitroglicerina	↑		↓	Efeitos hemodinâmicos dependentes da dose; ajuste a dosagem lentamente; pode desenvolver tolerância
Anrinona	↑	↑	↓	Pode aumentar as demandas de MO_2
Milrinona	↑	↑ ↑	↓	Pode aumentar as demandas de MO_2 Monitore para taquiarritmias
Dobutamina	↑	↑ ↑	↓	Pode aumentar as demandas de MO_2 Monitore para taquiarritmias

MO_2, consumo de oxigênio miocárdico. ↑ efeito pequeno; ↑ ↑ efeito moderado; ↑ ↑ ↑ grande efeito.
*Todos os agentes devem ser administrados através de um cateter venoso central e utilizando uma bomba volumétrica.

Recomenda-se a administração de vasodilatadores, como nitroprusseto de sódio, nitroglicerina ou inibidores da enzima conversora da angiotensina (ECA), para reduzir a RVS e a PDFVE, em um esforço para aumentar o DC e melhorar a função ventricular esquerda.[18] O suporte mecânico para a insuficiência ventricular inclui o balão intra-aórtico e o dispositivo de assistência ventricular esquerda. Os dois dispositivos reduzem a carga de trabalho do ventrículo esquerdo, suplementando a capacidade de bombeamento (ver Capítulo 18).

Estado de choque distributivo

Os estados de choque distributivo são causados pela diminuição do retorno venoso, resultante do deslocamento do volume sanguíneo para longe do coração devido ao aumento do compartimento vascular e à perda do tônus dos vasos sanguíneos (Figura 54.6). A perda do tônus ocorre como consequência da perda da inervação simpática dos vasos sanguíneos (choque neurogênico) ou devido à presença de substâncias vasodilatadoras no sangue (choque anafilático e séptico).

Choque neurogênico

■ Etiologia

O choque neurogênico resulta de perda ou de distúrbios no tônus simpático, que causa vasodilatação periférica e subsequente diminuição da perfusão tecidual. O distúrbio do tônus simpático pode ser causado por qualquer evento que perturbe o sistema nervoso simpático. A causa mais comum de choque neurogênico é uma lesão medular acima do nível de T6, porque a inervação simpática ocorre acima desse nível. Outras causas incluem analgesia espinal, fármacos ou outros problemas do sistema nervoso central.

■ Fisiopatologia

O choque neurogênico se caracteriza por hipotensão, bradicardia e hipotermia. Quando o tônus simpático é perdido, a resposta parassimpática sem oposição resulta em vasodilatação arterial descontrolada e diminuição da RVS. A vasodilatação venosa simultânea resulta em acumulação de sangue e diminuição da pré-carga. A estimulação parassimpática sem oposição leva à bradicardia, mesmo na presença de queda da pressão arterial. Ao contrário de outros estados de choque, em que a queda da pressão arterial causa um aumento da frequência cardíaca, no choque neurogênico, a interrupção do sistema nervoso simpático inibe a estimulação de barorreceptores no arco aórtico e no seio carotídeo. A vasodilatação provoca diminuição da pré-carga e, portanto, do volume sistólico. A diminuição do volume sistólico (pela diminuição da pré-carga) e da frequência cardíaca leva à diminuição do DC, resultando em perfusão tecidual inadequada. A hipotermia resulta da perda de calor descontrolada pela vasodilatação excessiva.[19,20]

■ Avaliação

Os achados físicos no paciente com choque neurogênico estão amplamente relacionados à vasodilatação excessiva e à resposta prejudicada a esse processo. Os pacientes apresentam diminuição da pressão venosa central (PVC), DC e RVS combinada com bradicardia. Ao contrário de muitos estados de choque, em que o paciente pode sentir frio e ficar com a pele úmida, muitas vezes a pele fica quente devido à vasodilatação maciça.

■ Tratamento

A prevenção e o tratamento da hipotensão por meio de uma cuidadosa reanimação volêmica devem ser de alta prioridade. O volume circulante efetivo do paciente pode ser drasticamente reduzido por causa do acúmulo venoso. Em geral, a pressão arterial sistólica (PAS) deve ser mantida acima de 90 mmHg. Se a administração de fluidos sozinha não for adequada para restaurar a pressão arterial, podem ser adicionados vasopressores. O objetivo da farmacologia no choque neurogênico é simular a ação do sistema nervoso simpático. O uso de agentes com atividade alfa-adrenérgica, como a norepinefrina, promove vasoconstrição, enquanto agonistas beta-adrenérgicos, como a dopamina, aumentam a frequência cardíaca e a contratilidade.[19] (Consulte o Capítulo 37 para obter informações detalhadas sobre lesão medular e complicações associadas, como choque neurogênico.)

Choque anafilático

A anafilaxia resulta de uma reação alérgica a um alergênio específico que evoca uma resposta de hipersensibilidade com risco à vida. As três causas mais comuns de anafilaxia em adultos são alimentos, picadas de insetos e medicamentos.[21] Se não for tratada, pode ocorrer colapso vascular, resultando em uma diminuição acentuada da perfusão tecidual e morte. A intervenção imediata é crítica.

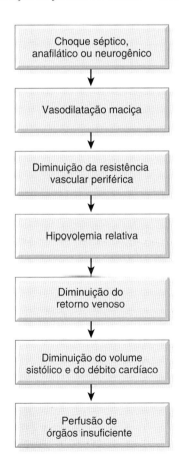

Figura 54.6 Os estados de choque distributivo são causados pela diminuição do retorno venoso como resultado do deslocamento do volume sanguíneo para longe do coração devido ao aumento do compartimento vascular e perda do tônus dos vasos sanguíneos.

Etiologia

Os antígenos, substâncias que provocam a resposta alérgica, podem ser introduzidos através de injeção ou ingestão, ou através da pele ou do trato respiratório. Várias substâncias são capazes de evocar anafilaxia em humanos, incluindo fármacos, hemoderivados, agentes de diagnóstico, hormônios, enzimas e veneno de insetos, aranhas, cobras e águas-vivas.

A anafilaxia pode ser mediada pela imunoglobulina E (IgE) ou não mediada por IgE. A anafilaxia mediada por IgE ocorre como resultado da resposta imune a um antígeno específico. A primeira vez que o sistema imunológico é exposto ao antígeno, é formado um anticorpo IgE muito específico, que circula no sangue. Quando ocorre uma segunda exposição a esse antígeno, o antígeno se liga a essa IgE circulante, que então ativa os mastócitos e os basófilos, desencadeando a liberação de histamina, prostaglandinas, leucotrienos e outros mediadores bioquímicos que deflagram a anafilaxia.

Reações anafilactoides ou não mediadas por IgE ocorrem sem a presença de anticorpos IgE. Acredita-se que a ativação direta de mediadores cause essa resposta. Uma reação anafilactoide comum está associada a anti-inflamatórios não esteroidais (AINEs), incluindo o ácido acetilsalicílico.[22] Se houve reação anafilactoide a um agente, as restrições devem incluir todos os AINEs, pois qualquer um deles poderia provocar uma segunda reação.

Fisiopatologia

A reação antígeno-anticorpo faz com que mastócitos e basófilos específicos de anticorpos secretem substâncias como histamina, leucotrienos, substância quimiotática eosinofílica, heparina, prostaglandinas, substância quimiotática de neutrófilos e fator 2 ativador de plaquetas (Figura 54.7). Essas substâncias, particularmente histamina, prostaglandinas e leucotrienos, causam vasodilatação sistêmica, aumento da permeabilidade capilar, broncoconstrição, vasoconstrição coronariana e urticária.

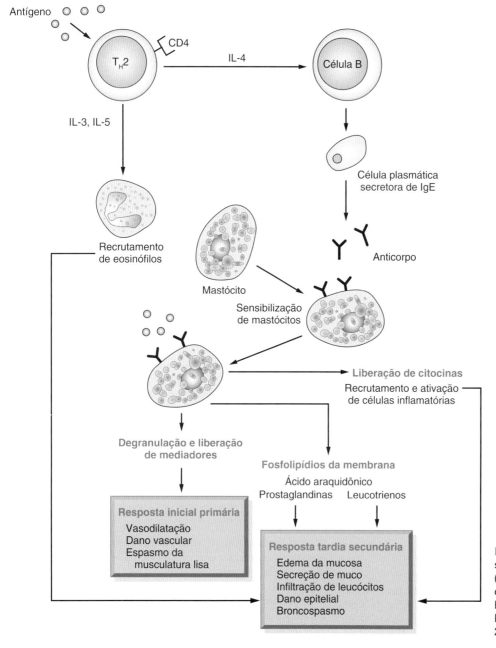

Figura 54.7 Reação de hipersensibilidade mediada por IgE. (De: Porth CM: Essentials of Pathophysiology: Concepts of Altered Health States, 8th ed. Philadelphia, PA: Lippincott Williams & Wilkins, 2009, p 412.)

Capítulo 54 Choque, Síndrome da Resposta Inflamatória Sistêmica e Síndrome da Disfunção de Múltiplos Órgãos 1087

Algumas das outras substâncias precipitam uma espiral descendente contínua, causando depressão miocárdica, inflamação, secreção excessiva de muco e vasodilatação periférica.[23] A vasodilatação arterial difusa cria má distribuição do volume sanguíneo aos tecidos, e a dilatação venosa diminui a pré-carga, reduzindo o DC. O aumento da permeabilidade capilar resulta em perda do volume vascular, diminuindo ainda mais o DC e, consequentemente, prejudica a perfusão tecidual. Os sintomas iniciais incluem prurido, urticária e certa dificuldade respiratória devido à broncoconstrição. Pode ocorrer morte por colapso circulatório ou broncoconstrição extrema em minutos ou horas.

▪ Avaliação

O choque anafilático pode não apresentar fatores predisponentes. Portanto, evitar alergênios conhecidos geralmente é a melhor maneira de prevenir o choque anafilático. É necessário obter um histórico completo de alergias e respostas a medicamentos, alimentos, hemoderivados ou agentes anestésicos. Além disso, é importante reconhecer as várias apresentações clínicas.

▶ **Achados físicos.** Quanto mais cedo os sintomas de anafilaxia se manifestarem após a exposição ao antígeno, mais grave será a resposta. Inicialmente, podem ocorrer eritema, urticária e prurido generalizados em resposta ao antígeno. Outros sintomas podem incluir ansiedade e inquietação, dispneia, chiados, aperto no peito, sensação de calor, náuseas e vômito, angioedema e dor abdominal. Conforme o episódio progride, podem se desenvolver manifestações respiratórias graves, como edema laríngeo ou broncoconstrição grave com estridor. A hipotensão resultante da vasodilatação ocorre rapidamente, conduzindo ao colapso circulatório. À medida que o colapso circulatório ou a hipoxemia relacionada à grave broncoconstrição progridem, o nível de consciência se deteriora até a ausência de resposta.

▪ Tratamento

O reconhecimento precoce e o tratamento da anafilaxia são essenciais. Os objetivos terapêuticos incluem a remoção do antígeno agressor, a reversão dos efeitos dos mediadores bioquímicos e a restauração da perfusão tecidual adequada. Independentemente da causa da reação anafilática, o tratamento depende dos sintomas clínicos. Se os sintomas forem leves, a terapia imediata inclui oxigênio e administração subcutânea ou intravenosa de um anti-histamínico, como a difenidramina, para bloquear os efeitos da histamina. Qualquer paciente com alterações com risco à vida nas vias respiratórias, na respiração ou na circulação deve receber imediatamente epinefrina. A epinefrina é um agonista adrenérgico; a estimulação dos receptores α e β reverte a vasodilatação e a broncoconstrição causadas pelo choque anafilático (Quadro 54.6). Se o paciente estiver gravemente hipotenso ou não responder prontamente à epinefrina, é essencial a infusão rápida de fluidos cristaloides. Outras farmacoterapias incluem corticosteroides, broncodilatadores e, se necessário, vasoconstritores e inotrópicos positivos para combater o colapso circulatório.[23,24]

> **Quadro 54.6** ▌ **Dosagem de epinefrina na anafilaxia: adultos.**
>
> Diluição da epinefrina 1:1.000 (1 mg/mℓ); 0,2 a 0,5 mℓ IM ou subcutânea a cada 5 min, conforme necessário; deve ser usada para controlar os sintomas e aumentar a pressão arterial em pacientes com anafilaxia.

Dados extraídos de Lieberman P, Nicklas RA, Randolph C et al.: Anaphylaxis: A practice parameter update 2015. Ann Allergy Asthma Immunol 115(5):341-384, 2015.

▶ **Tratamento de enfermagem.** Os cuidados de enfermagem envolvem a manutenção adequada das vias respiratórias e o monitoramento da resposta do paciente ao antígeno. A enfermeira também deve monitorar respiração, frequência cardíaca, pressão arterial e nível de ansiedade, e instituir medidas de conforto relacionadas às manifestações dermatológicas. Se o agente causador da anafilaxia for desconhecido, a avaliação das alergias e o risco futuro de anafilaxia devem ser concluídos. O ensino do paciente em relação a prevenção e tratamento é fundamental para qualquer pessoa que tenha uma reação anafilática ou anafilactoide significativa.

Choque séptico

O choque séptico é um processo complexo e generalizado que envolve todos os sistemas orgânicos. Sepse, sepse grave e choque séptico representam estágios progressivos da mesma doença em resposta à infecção. Em 1991, a Society of Critical Care Medicine e o American College of Chest Physicians estabeleceram definições universais para o termo sepse e outras condições clínicas associadas[4] para promover detecção e intervenção precoces desses estados, melhorar os resultados e padronizar a terminologia empregada em protocolos de pesquisa. Subsequentemente, várias conferências de consenso modificaram as definições existentes quanto a precisão, confiabilidade e utilidade clínica do diagnóstico de sepse (Quadro 54.7).[25]

> **Quadro 54.7** ▌ **Terminologia clínica | SRIS, sepse e insuficiência de órgãos.**
>
> **Bacteriemia:** presença de bactérias viáveis no sangue.
> **Hipotensão:** PAS menor que 90 mmHg ou redução de mais de 40 mmHg em relação ao valor basal, na ausência de outras causas de hipotensão.
> **Infecção:** processo patológico causado pela invasão de tecido, fluido ou cavidade orgânica normalmente estéril por organismos patogênicos ou potencialmente patogênicos.
> **Síndrome da resposta inflamatória sistêmica (SRIS):** resposta inflamatória sistêmica que pode ser desencadeada por diversas condições infecciosas e não infecciosas. A resposta é manifestada por duas ou mais das seguintes condições:
> - Temperatura maior que 38°C ou menor que 36°C
> - Frequência cardíaca superior a 90 bpm
> - Frequência respiratória maior que 20 respirações/min ou Pa_{CO_2} menor que 32 mmHg (menos de 4,3 kPa)
> - Contagem de leucócitos maior que 12.000 células/mm³, menor que 4.000 células/mm³ ou maior que 10% de formas imaturas (banda)
>
> **Sepse:** SRIS mais uma infecção conhecida ou suspeita.
> **Sepse grave:** sepse associada a disfunção orgânica, hipoperfusão ou hipotensão. Hipoperfusão e anormalidades de perfusão podem incluir, mas não estão limitadas a:
> - Estado mental alterado
> - Lactato maior que 4 mmol/ℓ
> - Débito urinário inferior a 0,5 mℓ/kg/h por mais de 2 h
> - Lesão pulmonar aguda Pa_{O_2}/FI_{O_2} menor que 200 com pneumonia; menor de 250 sem pneumonia
> - Contagem de plaquetas inferior a 100.000/μℓ
>
> **Choque séptico:** sepse grave com hipotensão, apesar da reanimação volêmica adequada. Os pacientes que fazem uso de agentes inotrópicos ou vasopressores podem não estar hipotensos no momento em que as anormalidades de perfusão são medidas.
> **SDMO:** presença de alteração da função de um órgão em paciente agudamente enfermo, de tal modo que a homeostase não pode ser mantida sem intervenção.

Dados extraídos de Levy MM, Fink MP, Marshall JC: 2001 SCCM/ESICM/AACP/ATS/SIS International Sepsis Definitions Conference. Crit Care Med 31:1250–1256, 2003; e Dellinger RP, Levy MM, Carlet JM et al.: Surviving Sepsis Campaign: International guidelines for management of severe sepsis and septic shock. Crit Care Med 41:580-637, 2013.

1088 Parte 13 Disfunção Multissistêmica

O atual comitê internacional de especialistas e suas recomendações é conhecido como Campanha de Sobrevivência à Sepse (*Surviving Sepse Campaign*). O objetivo desta campanha é disseminar diretrizes clínicas para padronizar o atendimento de pacientes com sepse e alinhar a prática com as evidências mais atuais.[26] A campanha atualiza regularmente suas recomendações com base nas pesquisas mais recentes. As recomendações mais recentes foram publicadas em 2013 (Tabela 54.4).

■ Etiologia

Nos EUA, os casos de sepse resultam em mais de um milhão de hospitalizações por ano. O número e a taxa de hospitalizações por sepse dobraram na última década.[27] Há muitos fatores populacionais que contribuem para o aumento contínuo dos diagnósticos de sepse:

- Envelhecimento da população
- Aumento de infecções associadas a organismos resistentes a antibióticos
- Pacientes imunocomprometidos que apresentam uma patologia crítica
- Aumento no número de pacientes submetidos a cirurgias de alto risco
- Aprimoramento dos métodos de identificação de sepse.

Fatores de risco individuais para o desenvolvimento de choque séptico incluem fatores do hospedeiro e fatores relacionados ao tratamento (Quadro 54.8). A mortalidade aumenta

Tabela 54.4 Diretrizes da campanha de sobrevivência à sepse.

Foco na prática colaborativa	Diretrizes de sobrevivência à sepse	Intervenções e considerações sobre cuidados com o paciente
Triagem e melhoria de desempenho	• Todos os pacientes potencialmente infectados e gravemente enfermos devem ser triados para sepse	• Utilize os instrumentos de anamnese e histórico de enfermagem do hospital para identificação precoce da sepse
Oxigenação, ventilação	**Ventilação mecânica** • Para pacientes que necessitam de ventilação mecânica, deve-se usar um volume corrente (VC) de 6 mℓ/kg, com um platô de limite superior de pressão de 30 cmH$_2$O ou menos • A hipercapnia permissiva pode ser tolerada em pacientes com valores elevados de platô de pressões e de volumes correntes • Deve ser aplicada pressão expiratória final positiva para evitar o colapso pulmonar no final da expiração • A cabeceira do leito deve ser elevada a pelo menos 30°, a menos que contraindicado, para evitar pneumonia associada à ventilação mecânica • Deve existir um protocolo de desmame com respiração espontânea para promover o desmame ventilatório, mesmo em pacientes estimuláveis, estáveis hemodinamicamente, sem nenhuma condição de risco à vida e que não estejam exigindo altos níveis de F$_{\text{IO}_2}$ ou suporte ventilatório • A posição prona pode ser considerada em pacientes com SDRA, exigindo altos níveis de F$_{\text{IO}_2}$ ou de pressão de platô • O uso de manobras de recrutamento pode ser considerado para pacientes com hipoxemia grave e refratária	• Mantenha a permeabilidade das vias respiratórias • Ausculte a respiração a cada 2 a 4 h e SOS • Faça a sucção das vias respiratórias endotraqueais quando apropriado (ver Capítulo 25) • Hiperoxigene e hiperventile antes e depois de cada passagem de sucção • Monitore oximetria de pulso e volume expirado de CO$_2$ (*end-tidal*) • Monitore a gasometria de sangue arterial como indicado por alterações em parâmetros não invasivos • Monitore o *shunt* intrapulmonar (Qs/Qt e Pa$_{\text{O}_2}$/F$_{\text{IO}_2}$) • Monitore as pressões das vias respiratórias a cada 1 a 2 h • Considere terapia cinética • Considere uma radiografia torácica diária (ver Capítulo 27)

Circulação, perfusão	**Reanimação inicial**
	• A reanimação deve começar assim que a sepse for identificada
	• Inicialmente, a reanimação volêmica deve começar com *bolus* de cristaloide
	• No período inicial de 6 h após a identificação da sepse:
	  ○ Use vasopressores para hipotensão que não responda à reanimação volêmica inicial para manter uma PAM de 65 mmHg ou superior
	  ○ No caso de hipotensão persistente após a administração inicial de líquidos (PAM inferior a 65 mmHg) ou se o lactato inicial foi de 4 mmol/ℓ ou mais, reavalie o estado do volume e a perfusão tecidual e documente os achados, como descrito na coluna "Intervenções e considerações sobre cuidados com o paciente"
		• Administre fluidos intravasculares e vasopressores por protocolo
		• O nível de lactato pode confirmar hipoperfusão em pacientes que não são hipotensos. Monitore o nível de lactato sérico na admissão e depois pelo menos 1 vez/dia
		• Verifique os sinais vitais, incluindo a adequação do débito urinário por hora
		• Documente a reavaliação do estado do volume e da perfusão dos tecidos da seguinte forma:
		  ○ Tenha um profissional independente licenciado para repetir o exame focalizado (após reanimação volêmica inicial), incluindo sinais vitais, resultados cardiorrespiratórios, preenchimento capilar, pulso e pele
		OU
		  ○ Realize duas das seguintes opções:
		    ■ Meça a PVC
		    ■ Meça Scv$_{\text{O}_2}$
		    ■ Realize ultrassonografia cardiovascular à beira do leito
		    ■ Realize uma avaliação dinâmica da capacidade de resposta do fluido com a elevação passiva da perna ou desafio fluido

Capítulo 54 Choque, Síndrome da Resposta Inflamatória Sistêmica e Síndrome da Disfunção de Múltiplos Órgãos 1089

Tabela 54.4 Diretrizes da campanha de sobrevivência à sepse. *(Continuação)*

Foco na prática colaborativa	Diretrizes de sobrevivência à sepse	Intervenções e considerações sobre cuidados com o paciente
	Gerenciamento hemodinâmico contínuo • Continue a usar técnicas de desafio de fluidos desde que associado à melhora clínica; albumina também pode ser considerada para pacientes que requerem quantidades substanciais de cristaloide • Os vasopressores devem ser considerados para pacientes que não respondam a desafios com fluidos (pressão arterial e perfusão de órgãos inadequadas) • A norepinefrina é recomendada como o vasopressor de primeira escolha • Não deve ser usada dopamina de baixa dosagem para proteção renal como parte do tratamento para sepse grave • Epinefrina pode ser adicionada ou considerada como um agente alternativo no choque séptico que responda mal à norepinefrina • Baixa dose de vasopressina (menos de 0,03 unidade/min) não é recomendada; doses mais altas de vasopressina (0,03 a 0,04 unidade/min) devem ser reservadas para terapia de resgate	• Avalie as pressões hemodinâmicas a cada hora se o paciente estiver com cateter arterial, cateter PVC ou cateter da artéria pulmonar • Se disponível, monitore Sv_{O_2} através de um cateter especial de artéria pulmonar ou Scv_{O_2} através do cateter venoso central • Monitore a resposta ao desafio com fluidos, com aumento da pressão arterial ou da produção de urina • Monitore evidências de sobrecarga de volume intravascular • Vasopressores devem ser administrados através de acesso venoso central, sempre que possível • Para pacientes que fazem uso de vasopressores, deve ser colocado um cateter arterial o mais rápido possível para um monitoramento preciso da pressão arterial
	• Terapia inotrópica pode ser iniciada em pacientes com baixo DC, apesar da reanimação volêmica adequada • Dobutamina pode ser usada para aumentar o DC/índice cardíaco até níveis normais; não é recomendado atingir níveis acima do normal • Pacientes com hipotensão também devem receber um vasopressor para manter a PAM	• Monitore o DC e o índice cardíaco por protocolo hospitalar • Monitore hemoglobina e hematócrito
	• Hemoderivados: após a reanimação inicial estar completa, administre hemácias somente quando a hemoglobina for menor que 7 g/dℓ • A meta de hemoglobina é de 7 a 9 g/dℓ para pacientes sem doença arterial coronariana significativa, hemorragia aguda ou acidose láctica	• Durante a transfusão, observe os sinais de reação transfusional • Monitore os parâmetros de coagulação
Sedação, analgesia e bloqueio neuromuscular	• Um protocolo de sedação deve ser empregado em conjunto com uma escala de sedação padronizada para avaliação do paciente • A sedação deve ser minimizada usando limites específicos e administrada por *bolus* intermitentes ou infusão contínua • Agentes bloqueadores neuromusculares (ABNMs) devem ser evitados sempre que possível. Os ABNMs podem ser considerados para um curso curto (menos de 48 h) em pacientes com SDRA induzida por sepse precoce	• Monitore o nível de sedação por escala de sedação • A infusão contínua de agentes sedativos deve ser interrompida diariamente para avaliação do estado de alerta do paciente, com subsequente retitulação conforme indicado pelo protocolo e pela avaliação da sedação
Controle de fluidos, eletrólitos e glicemia	• Glicemia: após a estabilização inicial, o nível de glicose no sangue deve ser menor que 180 mg/dℓ • Um protocolo de glicose no sangue deve ser usado para identificar hiperglicemia e iniciar a regulação adequada da glicose com infusão de insulina	• Monitore ingesta e débito a cada 1 h • Monitore a glicose no sangue a cada 1 a 2 h até estabilizar, depois a cada 4 h • Inicie o protocolo de insulina para glicose no sangue maior que 180 mg/dℓ • Monitore eletrólitos diariamente e SOS • Substitua eletrólitos conforme prescrição • Monitore diariamente o nitrogênio ureico no sangue, creatinina, osmolalidade sérica e os valores séricos de eletrolíticos
	• A terapia de substituição renal com hemodiálise intermitente e terapia contínua de substituição renal (TcSR) são consideradas equivalentes. A TcSR pode ser preferível no paciente hemodinamicamente instável	• Monitore o equilíbrio de fluidos e a estabilidade hemodinâmica de pacientes em terapia renal substitutiva
Identificação e tratamento da causa da sepse	• O paciente deve ser formalmente avaliado para um foco de infecção. Qualquer fonte conhecida ou suspeita de infecção deve ser removida ou tratada dentro de 12 h do diagnóstico, se possível • Culturas devem ser obtidas antes que a terapia antimicrobiana seja iniciada, se possível, mas não devem atrasar a administração de terapia antimicrobiana em mais de 45 min • Pelo menos dois conjuntos de hemoculturas aeróbicas e anaeróbicas devem ser obtidos, com pelo menos uma amostra de cultura colhida por via percutânea • Pelo menos uma amostra de cultura de cada dispositivo de acesso vascular inserido mais de 48 h antes deve ser obtida, para descartar linhas como fonte de infecção	• Obtenha cultura de urina, escarro e sangue, conforme prescrição

(continua)

1090 Parte 13 Disfunção Multissistêmica

Tabela 54.4 Diretrizes da campanha de sobrevivência à sepse. *(Continuação)*

Foco na prática colaborativa	Diretrizes de sobrevivência à sepse	Intervenções e considerações sobre cuidados com o paciente
	• Outras fontes de infecção devem ser consideradas e cultivadas conforme indicado clinicamente (urina, feridas, secreções respiratórias) • Antibióticos intravenosos devem ser iniciados o mais cedo possível e sempre na primeira hora após o diagnóstico de sepse grave ou choque séptico • A terapia inicial deve incluir medicamentos com atividade contra o provável patógeno, levando-se em consideração os padrões de resistência no hospital e na comunidade	• Obtenha espécimes de cultura de feridas e da ponta da linha vascular, conforme prescrição • Administre antibióticos conforme prescrição • Monitore os níveis séricos do antibiótico, conforme prescrição • Considere uma consulta sobre doenças infecciosas • Monitore os critérios para SRIS listados no Quadro 54.1
Prevenção de novas infecções	• O regime antimicrobiano deve ser reavaliado diariamente para otimizar a atividade e prevenir o desenvolvimento de resistência • O gliconato de clorexidina, um agente de descontaminação oral, deve ser usado para reduzir o risco de pneumonia associada à ventilação mecânica em pacientes com sepse grave	• Ajuste os antibióticos com base nos resultados da cultura • Use técnica asséptica estrita durante o procedimento e monitore a técnica dos outros • Mantenha cateteres e tubos invasivos em condições estéreis • Faça a higiene bucal do paciente para reduzir o risco de pneumonia associada à ventilação mecânica

Profilaxia de trombose venosa profunda (TVP)	• Pacientes com sepse devem receber profilaxia contra TVP
	  ○ Para pacientes com sepse grave, devem ser consideradas tanto a profilaxia farmacológica quanto a profilaxia mecânica
	  ○ A menos que seja contraindicado, deve ser dada preferência à profilaxia farmacológica no lugar de profilaxia mecânica
		• Monitore sinais e sintomas de TVP (vermelhidão, edema, sensibilidade ou dor na panturrilha)

Profilaxia de úlceras de estresse	○ Pacientes com sepse grave ou fatores de risco de sangramento devem receber profilaxia para úlcera de estresse ○ Pacientes sem fatores de risco não devem receber profilaxia para úlcera de estresse ○ Os agentes preferidos são bloqueadores de H_2 ou inibidores da bomba de prótons	• Monitore sinais e sintomas de úlcera péptica (dor abdominal, sangramento gastrintestinal)
Estabelecimento de metas de cuidados	• Comunique resultados prováveis e metas realistas de tratamento para pacientes e familiares • Fale sobre as metas de atendimento dentro de 72 h de internação na UTI • Incorpore metas de cuidado às decisões de tratamento • Considere o uso de suporte menos agressivo ou a retirada do suporte, considerando o melhor interesse do paciente	• Consulte o serviço social, religiosos e a equipe de cuidados paliativos, conforme apropriado • Forneça descanso e sono adequados

Dados extraídos de Dellinger RP, Levy MM, Carlet JM et al.: Surviving Sepsis Campaign: International guidelines for management of severe sepsis and septic shock. Crit Care Med 41:580-637, 2013; e Surviving Sepsis Campaign: Updated Bundles in Response to New Evidence. Retirada em abril de 2015 do *site*: http://www.survivingsepsis.org/SiteCollection-Documents/SSC_Bundle.pdf.

Quadro 54.8 Segurança do paciente.

Fatores de risco para o desenvolvimento do choque séptico

Fatores do hospedeiro
• Extremos de idade
• Desnutrição
• Debilitação geral
• Debilitação crônica
• Doença crônica
• Abuso de drogas ou álcool
• Neutropenia
• Esplenectomia
• Insuficiência de múltiplos órgãos

Fatores relacionados ao tratamento
• Uso de cateteres invasivos
• Procedimentos cirúrgicos
• Feridas traumáticas ou térmicas
• Procedimentos diagnósticos invasivos
• Ventilação mecânica
• Medicamentos (antibióticos, agentes citotóxicos, esteroides)

dramaticamente com a gravidade da doença. Sepse, sepse grave e choque séptico estão associados a taxas de mortalidade de 16%, 25% e 50%, respectivamente.[28] O reconhecimento precoce e o tratamento têm um grande impacto no desfecho. Aproximadamente um em cada quatro pacientes que se apresenta na emergência com um quadro de sepse evoluirá para choque séptico dentro de 72 h.[26] Para os pacientes que se tornam hipotensos na emergência, cada hora de atraso na administração de antibióticos aumenta sua mortalidade em 7%.[8]

■ Fisiopatologia

A sepse é iniciada por uma infecção. As infecções podem ser o resultado da exposição a uma variedade de microrganismos, como bactérias gram-negativas ou gram-positivas, fungos e vírus. Em alguns pacientes, são identificados vários organismos causadores, mas em muitos outros o organismo causador nunca é identificado. Microrganismos podem ser introduzidos através do sistema pulmonar, trato urinário ou sistema digestório; através de feridas; ou através de dispositivos invasivos.

O choque séptico resulta de interações complexas entre os microrganismos invasores e os sistemas imunológico, inflamatório e de coagulação, que conduzem a um estado pró-inflamatório e de hipercoagulação (Figura 54.8). Tanto os organismos gram-negativos quanto os gram-positivos podem estimular diretamente a resposta inflamatória e outros aspectos do sistema imunológico que ativam os sistemas de citocinas, complemento e coagulação. Em resposta à presença de microrganismos, macrófagos e linfócitos T auxiliares secretam as citocinas pró-inflamatórias, como TNF-α e IL-1β. Como discutido anteriormente, essas citocinas induzem a disfunção endotelial e resultam em aumento da permeabilidade capilar. Normalmente, também são liberadas citocinas anti-inflamatórias para equilibrar a resposta pró-inflamatória. Linfócitos T auxiliares tipo 2 secretam as citocinas anti-inflamatórias IL-4 e IL-10. Porém, em alguns pacientes, as citocinas anti-inflamatórias não conseguem equilibrar as citocinas pró-inflamatórias, e a excessiva resposta pró-inflamatória ativa a cascata de coagulação.[7]

Outro aspecto importante da sepse é o desequilíbrio entre fatores pró-coagulantes e anticoagulantes. As endotoxinas, substâncias presentes nas paredes celulares de microrganismos invasores, estimulam as células endoteliais a liberar o fator tecidual. A liberação do fator tecidual ativa a cascata de coagulação, causando a conversão do fibrinogênio em fibrina. A fibrina se liga a plugues de plaquetas que aderiram a células endoteliais danificadas, formando um coágulo de fibrina estável. Esses coágulos, conhecidos como microtrombos, se formam ao longo da microvasculatura e causam obstrução dos vasos, resultando em lesões adicionais e isquemia dos tecidos distais. Normalmente, fatores anticoagulantes (proteína C, proteína S, antitrombina III, inibidor da via do fator tecidual) modulam a coagulação, prevenindo a formação generalizada de microtrombos. A trombina se liga à trombomodulina nas células endoteliais, "ativando" a proteína C. Então, a proteína C ativada inativa os fatores V e VIII e inibe a síntese do inibidor do ativador do plasminogênio, que permite que a plasmina rompa os coágulos de fibrina e plaquetas.[29] Na sepse, os níveis desses fatores anticoagulantes diminuem, resultando em um estado pró-coagulante que aumenta a formação de microtrombos e contribui para maior inflamação.[7] O reconhecimento de que as respostas pró-inflamatórias e pró-coagulantes resultam em perda de homeostase de quase todos os sistemas orgânicos é fundamental para o entendimento da sepse.

▸ **Alterações cardiovasculares.** Em geral, o choque séptico está associado a três importantes efeitos fisiopatológicos no sistema cardiovascular: vasodilatação, má distribuição do fluxo sanguíneo e depressão miocárdica.

As citocinas pró-inflamatórias estimulam a liberação de óxido nítrico (NO) pelas células endoteliais. O NO é um potente vasodilatador e causa vasodilatação generalizada. Por causa dessa vasodilatação, ocorrem diminuição da RVS, diminuição do retorno venoso ao coração e, portanto, diminuição do DC. Outros mediadores inflamatórios, incluindo a endotelina, são liberados pelas células endoteliais e causam vasoconstrição em outros leitos vasculares.[30] A combinação de vasodilatação e vasoconstrição produz má distribuição do fluxo sanguíneo em toda a microcirculação.[31]

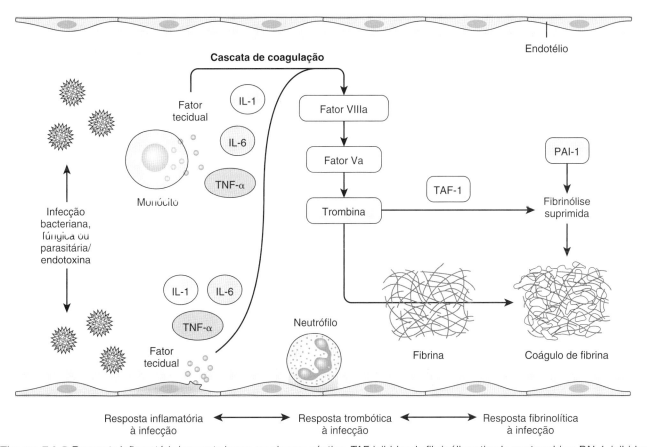

Figura 54.8 Resposta inflamatória/resposta imune no choque séptico. TAF, inibidor da fibrinólise ativada por trombina; PAI-1, inibidor do ativador do plasminogênio tipo 1. (Copyright © 2001, Eli Lilly and Company. Todos os direitos reservados.)

1092 Parte 13 Disfunção Multissistêmica

No início do choque séptico, a ativação do sistema nervoso simpático e a liberação de substâncias vasodilatadoras, como o NO, promovem o desenvolvimento de um estado hiperdinâmico, com alto DC e baixa RVS. Mais tarde, com o aumento dos depressores cardíacos circulantes, o coração se torna hipodinâmico, com baixo DC e aumento da RVS.

No choque séptico, a depressão miocárdica fica evidente na diminuição da fração de ejeção ventricular, na dilatação dos ventrículos e no achatamento da curva de Frank-Starling após a reanimação volêmica. As citocinas liberadas como parte da cascata inflamatória – TNF-α, IL-1β e IL-6 – contribuem para essa depressão miocárdica. O NO também contribui para a disfunção, comprometendo a capacidade das células de utilizar o oxigênio disponível para a produção de ATP. Consequentemente, o coração apresenta comprometimento funcional da contratilidade e do desempenho ventricular.[11,32]

Os parâmetros hemodinâmicos, incluindo Scv_{O_2}/Sv_{O_2} e medidas de acidose metabólica, devem ser acompanhados ao longo do tempo para reconhecer a hipoperfusão precoce do tecido causada por insuficiência cardíaca progressiva.

▶ **Alterações pulmonares.** Eventos iniciados pela ativação da resposta inflamatória e seus mediadores afetam os pulmões direta e indiretamente. A ativação do sistema nervoso simpático e a liberação de epinefrina pela medula suprarrenal causam broncodilatação. No entanto, as citocinas inflamatórias anulam o efeito da epinefrina e o resultado final é a broncoconstrição. Mais importante, os mediadores inflamatórios e os neutrófilos ativados causam extravasamento capilar no interstício pulmonar, resultando em edema intersticial, áreas de má perfusão pulmonar (*shunt*), hipertensão pulmonar e aumento do trabalho respiratório. Como o fluido se acumula no interstício, a complacência pulmonar é reduzida, a troca gasosa é prejudicada e ocorre hipoxemia. O fluido intersticial danifica a barreira epitelial alveolar, permitindo que o fluido se acumule nos alvéolos. Isso prejudica ainda mais a oxigenação e a ventilação.

As alterações pulmonares descritas anteriormente podem culminar na síndrome do desconforto respiratório agudo (SDRA), frequentemente associada ao choque séptico.[33,34] A ventilação mecânica, comum em pacientes com SDRA, pode fornecer uma via de entrada de microrganismos para os pulmões. Os infiltrados alveolares são áreas férteis para o crescimento bacteriano; portanto, pode se desenvolver uma pneumonia secundária, possivelmente causada por um organismo diferente daquele que produziu a sepse. Ver Capítulo 27 para mais informações sobre a SDRA.

▶ **Alterações hematológicas.** Também ocorrem anormalidades plaquetárias no choque séptico, porque a endotoxina causa indiretamente agregação plaquetária e subsequente liberação de mais substâncias vasoativas, como a serotonina e o tromboxano A_2. As plaquetas sofrem agregação na microvasculatura de pacientes sépticos. A superativação da cascata de coagulação sem o contrabalanço da fibrinólise adequada compromete a perfusão tecidual ao obstruir o fluxo sanguíneo regional e globalmente, como descrito anteriormente. Com o tempo, ocorrem depleção dos fatores de coagulação e uma coagulopatia, com o potencial de progredir para a coagulação intravascular disseminada (CIVD).[29]

▶ **Alterações metabólicas.** O choque séptico induz um estado hipermetabólico caracterizado por um aumento no consumo de energia em repouso, extenso catabolismo de proteínas e gordura, balanço negativo de nitrogênio, hiperglicemia e

gliconeogênese hepática. A liberação excessiva de catecolaminas estimula a gliconeogênese e a resistência à insulina. Isso compromete o metabolismo celular, causando hiperglicemia em pacientes criticamente enfermos que não têm diabetes. Devido à resistência à insulina, as células se tornam progressivamente incapazes de usar glicose, proteína e gordura como fontes de energia. A hiperglicemia resistente à insulinoterapia é um achado frequente no choque precoce. Eventualmente, os estoques de energia de glicogênio se esgotam e, sem um influxo de ATP, as bombas celulares falham, progredindo para a morte de tecidos e órgãos.

Em resposta à falta de efeito da insulina, as proteínas se decompõem, levando a um alto nível de nitrogênio ureico no sangue e à excreção urinária de nitrogênio. A proteína muscular se quebra em aminoácidos, alguns dos quais são usados como fontes de energia para o ciclo de Krebs ou como substratos para a gliconeogênese. Em estágios posteriores de choque, o fígado é incapaz de usar os aminoácidos devido à sua própria disfunção metabólica. Os aminoácidos se acumulam na corrente sanguínea.

À medida que o choque progride, o tecido adiposo é quebrado (lipólise) para fornecer ao fígado lipídios para produção de energia. O metabolismo dos triglicerídeos hepáticos produz cetonas, que, através da circulação, alcançam células periféricas que podem usá-las no ciclo de Krebs para a produção de ATP. Como a função hepática diminui, os triglicerídeos não são quebrados; eles se acumulam nas mitocôndrias e inibem o ciclo de Krebs, contribuindo para o aumento do metabolismo anaeróbico e da produção de lactato. A capacidade das células para extrair e usar oxigênio é prejudicada como resultado da disfunção mitocondrial. Os oxidantes são normalmente produzidos como um subproduto da fosforilação oxidativa. No entanto, em pacientes críticos, ocorre um acúmulo de oxidantes que resulta em estresse oxidativo. O estresse oxidativo causa peroxidação lipídica, oxidação de proteínas e mutações no DNA mitocondrial, contribuindo para a morte celular.

O efeito final desses distúrbios metabólicos é que as células se tornam famintas por energia. Esse déficit de energia está implicado no surgimento da falência múltipla de órgãos, que frequentemente se desenvolve independentemente de intervenções destinadas a fornecer suporte ao sistema circulatório e outros sistemas orgânicos.[3]

▪ Avaliação

A compreensão total das respostas dos mediadores que ocorrem durante a sepse ajuda na avaliação e na reavaliação da resposta ao tratamento.

▶ **Achados físicos.** Os primeiros sinais de choque séptico – taquicardia, aumento da frequência respiratória, contagem anormal de leucócitos e febre ou hipotermia – refletem a SRIS. Por causa da resposta inflamatória exagerada com liberação de mediadores vasoativos, a apresentação clínica do paciente é complexa. O paciente pode se tornar edematoso, ainda que com depleção intravascular, e as áreas com microtrombos e vasoconstrição obstruem a perfusão. À medida que ocorre a reposição de líquidos, os leitos capilares com extravasamento deslocam o fluido intersticialmente, exigindo mais reanimação volêmica, o que pode exacerbar ainda mais o edema intersticial. Os desequilíbrios da perfusão causam isquemia em alguns leitos vasculares, como a circulação esplâncnica, pele e extremidades; isso pode levar à necrose. A ativação sistêmica inadequada do sistema de coagulação esgota os estoques orgânicos de fatores de coagulação e pode ocorrer sangramento espontâneo.

Capítulo 54 Choque, Síndrome da Resposta Inflamatória Sistêmica e Síndrome da Disfunção de Múltiplos Órgãos

Consistente com o estado hiperdinâmico, o DC pode inicialmente ser alto; no entanto, é insuficiente para manter a perfusão adequada devido à RVS inapropriadamente baixa.

▶ **Exames laboratoriais.** A rápida progressão da doença e a mortalidade relacionada à gravidade associada à sepse tornam a identificação precoce primordial. O diagnóstico precoce da sepse costuma ser feito pela avaliação dos fatores de risco do paciente e pelos achados clínicos (ver Quadro 54.8), mas também pode ser aprimorado por exames laboratoriais e diagnósticos. Exames laboratoriais específicos, incluindo contagem de leucócitos com diferencial, contagem de plaquetas, lactato, Sv_{O_2} ou Scv_{O_2}, creatinina, glicose e bilirrubina ajudam a quantificar a gravidade da apresentação do paciente.[26] Estudos laboratoriais e diagnósticos que podem ajudar a identificar e direcionar o manejo da sepse estão resumidos no Quadro 54.9.

■ Tratamento

O choque séptico requer uma abordagem de equipe interprofissional, rápida e agressiva, assim como instalações de monitoramento e tratamento encontradas em uma unidade de terapia intensiva. Os objetivos primários do tratamento são maximizar a D_{O_2} para atender aos requisitos de demanda de oxigênio celular e interromper a resposta inflamatória exagerada. O início precoce do tratamento, nas primeiras 3 h de identificação, mostrou retardar a descompensação de pacientes em estado séptico e diminuir o risco de falência de múltiplos órgãos.[13,35] As intervenções iniciais incluem reanimação volêmica com grandes volumes, obtenção de lactato sérico e hemocultura, igualmente administração de antibióticos. Intervenções subsequentes incluem reanimação contínua e garantia de perfusão adequada – por exemplo, monitoramento hemodinâmico invasivo, administração de sangue e uso de medicamentos vasoativos. Um protocolo sistemático para orientar essas intervenções é descrito nas Diretrizes de Sobrevivência à Sepse (*Surviving Sepsis Guidelines*).[26] O uso de um protocolo de sepse ou o pacote das 3 e 6 h melhoram o manejo interprofissional oportuno de sepse grave e choque séptico e está associado à melhoria da sobrevida.[9,35-37] As Diretrizes de Sobrevivência à Sepse foram adotadas por muitos hospitais. Diversos ensaios clínicos randomizados controlados recentes demonstraram que a adesão estrita ao pacote de 6 h para atingir os parâmetros primários (*endpoints*) alvo não melhorou a sobrevida, em comparação com os cuidados habituais dispensados por médicos de emergência e de cuidados críticos.[38-40] No entanto, esses estudos demonstraram que os elementos fundamentais para melhorar a sobrevida são a rápida identificação da sepse, a aquisição precoce de hemoculturas, seguida do início de antibióticos e da administração volumétrica. As intervenções discutidas a seguir descrevem as estratégias baseadas em evidências que orientam os cuidados com pacientes em sepse. O uso de um protocolo de sepse ou de um pacote de sepse melhora o manejo interprofissional do choque séptico e está associado à melhora da sobrevida.[9,35-37]

▶ **Prevenção.** Como as taxas de morbidade e mortalidade por choque séptico são tão altas, é imperativo que sejam implementadas medidas preventivas de controle de infecção. Em pacientes gravemente enfermos, os mecanismos naturais de defesa do organismo estão frequentemente comprometidos, e é essencial a proteção contra infecções hospitalares (nosocomiais). As infecções nosocomiais aumentam o tempo de internação e estão associadas a custos substanciais, variando de US$ 5.800 a US$ 12.700 para um caso de sepse e US$ 11.100 a US$ 22.300 para um caso de pneumonia.[41] Portanto, um aspecto crítico do cuidado de enfermagem envolve a adesão meticulosa à técnica asséptica, lavagem das mãos e conscientização contínua de locais e causas potenciais de infecção.[42]

▶ **Identificação e tratamento da infecção.** A identificação da fonte e o controle da infecção são de suma importância. Uma avaliação minuciosa durante as atividades de enfermagem pode identificar novas áreas de eritema ou secreção, que levam à identificação precoce de infecção ou sepse.[42] O sangue e outros fluidos relevantes, como amostras de escarro e urina, devem ser coletados para cultura imediatamente após o diagnóstico. A antibioticoterapia empírica de largo espectro, com cobertura contra bactérias gram-negativas e gram-positivas e microrganismos anaeróbicos, deve ser iniciada o mais brevemente possível.[8,43] Uma vez isolado o organismo infeccioso, a antibioticoterapia deve ser estreitada para antibióticos efetivos contra esse organismo específico, na tentativa de minimizar o desenvolvimento de resistência. Se uma fonte for identificada, medidas definitivas para aliviar a causa da sepse podem incluir ressecção, drenagem de tecidos ou secreções purulentos ou remoção de dispositivos intravasculares contaminados.[26,42]

No entanto, o tratamento antimicrobiano e o controle da fonte da sepse não são suficientes para o tratamento das reações inflamatórias generalizadas observadas com choque séptico. As medidas de suporte estabelecem e mantêm a perfusão tecidual adequada, e outras terapias visam bloquear ou interferir na ação dos vários mediadores implicados no choque. Aspectos do atendimento de suporte incluem o seguinte:

- Restauração do volume intravascular
- Manutenção de um DC adequado
- Garantia de ventilação e oxigenação adequadas
- Restauração do equilíbrio entre coagulação e anticoagulação
- Fornecimento de um ambiente metabólico apropriado.

Restauração do volume intravascular. A reposição adequada de volume é importante para reverter a hipotensão. Os pacientes podem necessitar de vários litros de líquido devido

---

Quadro 54.9 **Dados fisiológicos úteis no diagnóstico de sepse.**

- **Culturas**: sangue, escarro, urina, feridas cirúrgicas ou não cirúrgicas, seios paranasais e cateteres invasivos; não são necessários resultados positivos para o diagnóstico
- **Hemograma completo**: a contagem de leucócitos geralmente está elevada e pode diminuir com a progressão do choque
- **Painel bioquímico**: a hiperglicemia pode ser evidente, seguida de hipoglicemia em fases posteriores
- **Gasometria arterial**: acidose metabólica com hipoxemia leve (Pa_{O_2} menor que 80 mmHg) e possivelmente alcalose respiratória compensatória (Pa_{CO_2} menor que 35 mmHg)
- **Tomografia computadorizada**: pode ser necessária para identificar locais de possíveis abscessos
- **Radiografias de tórax e abdome**: podem revelar processos infecciosos.
- **Sv_{O_2} ou Scv_{O_2}**: podem auxiliar na avaliação da adequação da oferta e do consumo de oxigênio
- **Nível de lactato**: níveis decrescentes de lactato sérico indicam que o metabolismo aeróbico é capaz de atender às exigências energéticas das células. Níveis elevados indicam perfusão inadequada e utilização do metabolismo anaeróbico para atender às exigências energéticas das células
- **Déficit de base**: níveis elevados indicam perfusão inadequada e metabolismo anaeróbico
- **$EtCO_2$**: a diminuição do $EtCO_2$ é um indicador precoce de inadequação da perfusão tecidual regional e global

à vasodilatação induzida pelo mediador e pelo extravasamento capilar, como discutido anteriormente. A reposição de líquidos deve ser orientada por parâmetros hemodinâmicos, débito urinário e indicadores de acidose metabólica (dióxido de carbono no final da expiração, déficit de base, níveis de ácido láctico). As Diretrizes da Campanha de Sobrevivência à Sepse recomendam um desafio inicial de reanimação volêmica com pelo menos 30 ml/kg de cristaloides nas primeiras 3 h de tratamento. A reanimação volêmica pode ser orientada por diversos parâmetros de avaliação.[26] O uso de dispositivos de monitoramento invasivo, como cateteres arteriais, alguns dos quais podem fornecer a variação do DC e do volume sistólico, e de cateteres venosos centrais que podem monitorar PVC e saturação venosa de oxigênio (Scv_{O_2} ou Sv_{O_2}) pode ser útil na orientação da reanimação volêmica.[44] Uma tendência de queda nos indicadores do metabolismo anaeróbico, como o lactato sérico, e a reversão da acidose metabólica são indicativos de melhora da perfusão tecidual. Além dos fluidos cristaloides, os fluidos coloides, como os hemoderivados, podem ser administrados mesmo na ausência de sangramento. Produtos do fluido coloide aumentam a oferta de oxigênio às células e mantêm o volume intravascular. O sangue administrado para atingir níveis específicos de hemoglobina, no entanto, não demonstrou superioridade nos resultados dos pacientes.[16,38–40] A administração de fluidos e o monitoramento rigoroso da resposta à fluidoterapia são responsabilidades importantes da enfermagem (ver Tabela 54.4).

Manutenção do débito cardíaco adequado. Na fase inicial do choque séptico, o DC pode estar normal ou elevado. No entanto, o DC não é adequado para manter a oxigenação e a perfusão tecidual por causa da diminuição da RVS e da vasodilatação periférica. Conforme o choque séptico progride, o DC começa a diminuir devido à disfunção cardíaca. Como a D_{O_2} é dependente do DC, a manutenção do DC é um objetivo terapêutico primário.

Se a reposição adequada de volume não melhorar a perfusão tecidual, podem ser administradas substâncias vasoconstritoras para dar suporte à circulação. As Diretrizes da Campanha de Sobrevivência à Sepse recomendam que substâncias vasoativas sejam administradas para atingir uma pressão arterial média (PAM) de 65 mmHg. A norepinefrina é o vasopressor de primeira linha para pacientes em choque séptico.[26,45,46] Vasopressina, epinefrina ou dopamina podem ser usadas como agentes de segunda linha.[26,32] Para pacientes com DC persistentemente baixo, apesar da reanimação volêmica adequada e da meta de PAM, o agente inotrópico de primeira linha recomendado é a dobutamina, para melhorar a contratilidade cardíaca.[26] Recomenda-se que a dobutamina seja titulada para um DC normal, mas não elevado (ver Tabela 54.4).

Manutenção de ventilação e oxigenação adequadas. A manutenção da perviedade das vias respiratórias, o aumento da ventilação e a garantia de oxigenação adequada no paciente com choque séptico geralmente requerem intubação endotraqueal e ventilação mecânica. Como discutido anteriormente, esses pacientes apresentam alto risco para o desenvolvimento de SDRA. As estratégias ventilatórias de baixo volume corrente (protetor pulmonar) limitam a lesão pulmonar relacionada à ventilação mecânica. As Diretrizes da Campanha de Sobrevivência à Sepse recomendam um volume corrente de 6 ml/kg de peso corporal previsto e pressões de platô não superiores a 30 cmH$_2$O. Outras estratégias para melhorar a oxigenação na sepse incluem o uso de níveis mais altos de pressão positiva expiratória final (PEEP), manobras de recrutamento e a posição prona, quando disponíveis.[26] A avaliação do suporte circulatório, ventilação e oxigenação é essencial. (Para o tratamento de enfermagem de pacientes em ventilação mecânica, ver Capítulo 25.) As necessidades de D_{O_2} e V_{O_2} do paciente devem ser avaliadas com frequência. O objetivo é maximizar a D_{O_2} para garantir que o V_{O_2} permaneça independente da D_{O_2}. O metabolismo aeróbico é mantido e as necessidades energéticas dos tecidos são satisfeitas através da oferta de oxigênio adequado às células.

Restauração do equilíbrio entre coagulação e anticoagulação. A liberação sistêmica e a depleção dos fatores de coagulação são bem conhecidos na sepse; no entanto, o manejo dessa complicação continua sendo um desafio. Intervenções farmacológicas para reposição de fatores de coagulação individuais, como a proteína C, não conseguiram produzir melhora nos desfechos clínicos.[47,48] Da mesma forma, o uso de plasma fresco congelado foi sugerido para repor todos os fatores de coagulação; isso também não conseguiu melhorar os resultados e não é recomendado.[26] A opinião de especialistas das Diretrizes da Campanha de Sobrevivência à Sepse sugere que alguns pacientes podem se beneficiar da repleção de plaquetas no contexto de trombocitopenia; entretanto, pesquisas adicionais são necessárias para demonstrar um benefício definitivo.[26] Atualmente, não há intervenção comprovada para restabelecer o equilíbrio entre coagulação e anticoagulação em pacientes com sepse.

Manutenção do ambiente metabólico. Os muitos e variados desequilíbrios metabólicos associados ao choque séptico exigem monitoramento frequente da função hematológica, renal e hepática. As reservas nutricionais estão esgotadas e o paciente necessita de nutrição suplementar para prevenir a desnutrição e otimizar a função celular. Apesar do aumento das necessidades metabólicas, muitos pacientes com sepse são incapazes de tolerar alimentação calórica total; a maior alimentação está associada a um aumento de complicações entéricas, complicações infecciosas e mortalidade. A alimentação trófica, ou subalimentação, até um máximo de 500 kcal por dia é recomendada no tratamento precoce da sepse.[26] A nutrição enteral é a via preferencial de suporte nutricional porque mantém a integridade do sistema digestório, reduz infecção e diminui a mortalidade em pacientes com sepse ou evento hipotensivo.[49]

A intolerância à alimentação enteral pode exigir o uso de nutrição parenteral total, mas, idealmente, uma pequena quantidade de nutrição enteral ainda pode ser administrada. Acreditava-se que dietas imunomoduladas poderiam repor os nutrientes em falta, porém estudos mais recentes identificaram complicações relacionadas às dietas imunomoduladas, e pesquisas recentes não mostraram diferenças na taxa de mortalidade.[26]

Síndrome da disfunção de múltiplos órgãos

A SDMO é definida como a insuficiência fisiológica progressiva de vários sistemas orgânicos em pacientes com enfermidade aguda. A ameaça fisiológica é tão prejudicial à homeostase sistêmica que esta não pode ser mantida sem intervenção.[4] A incapacidade de manter a perfusão e a oxigenação do órgão-alvo por causa da SRIS ou qualquer tipo de choque pode resultar em SDMO.

Etiologia

A causa exata da SDMO é desconhecida. A liberação de mediadores inflamatórios sistêmicos encontrados na SRIS (ver Tabela 54.1) pode ter um papel na etiologia da SDMO.[2,7] Os efeitos inflamatórios e pró-coagulantes na vasculatura sistêmica causam hipoxia tecidual e necrose nos órgãos terminais.[6] Além disso, mediadores inflamatórios desarranjam as junções celulares, não apenas no endotélio, mas também na mucosa intestinal. Uma perda de integridade da barreira mucosa intestinal libera as toxinas bacterianas do intestino por um processo chamado translocação. As toxinas gastrintestinais circulam sistemicamente, causando mais danos a múltiplos órgãos.

Fisiopatologia

Vários mecanismos podem contribuir para a fisiopatologia da SDMO; esta síndrome parece resultar de uma cascata de fatores bacterianos, lesão endotelial, liberação de mediadores inflamatórios, hemostasia alterada e insuficiência microcirculatória (Figura 54.3). Disfunção mitocondrial e redução na produção de ATP estão implicadas na falência de órgãos.[3] Foi sugerido que a SDMO pode até ser um estado adaptativo, para permitir que os órgãos se recuperem de lesões e insultos.[3]

O dano aos órgãos pode ser primário ou secundário e causar falência de órgãos. Um insulto primário refere-se a uma lesão direta em um órgão, que resulta em disfunção orgânica. Por exemplo, um traumatismo torácico grave lesiona os pulmões e pode causar SDRA. Insulto secundário se deve a mecanismos operáveis em estados de choque. Por exemplo, uma infecção de ferida cirúrgica pode causar sepse, mas a SRIS resultante e o choque séptico podem causar SDRA. (A SDRA é discutida no Capítulo 27.)

Na SDMO, a disfunção e a resposta inflamatória em um determinado órgão podem desencadear disfunção em outro.[3,50,51] Portanto, a falha de um órgão em particular torna mais provável a ocorrência de falha de um segundo ou terceiro órgão. Geralmente, os primeiros órgãos a manifestar sinais de disfunção são os pulmões, coração e rins. Insuficiência hepática tende a ocorrer mais tarde, porque o fígado tem uma considerável capacidade de compensação. Se a hipoperfusão persistir, todos os órgãos vitais podem falhar. É de suma importância que as intervenções aumentem a perfusão e a oxigenação dos órgãos-alvo e diminuam a resposta inflamatória durante o manejo clínico dos estados de choque, para prevenir ou limitar a SDMO.

Os pulmões são particularmente vulneráveis a falhas, porque os leitos capilares atuam como um filtro que é exposto a citocinas, mediadores e neutrófilos ativados. O extravasamento capilar causa edema intersticial, o que prejudica as trocas gasosas pulmonares. As células epiteliais que revestem os alvéolos são afetadas por mediadores inflamatórios. A ruptura do epitélio permite que fluidos, mediadores e fatores de coagulação inundem os alvéolos, prejudicando ainda mais as trocas gasosas pulmonares.[33] A insuficiência respiratória associada à SDMO é semelhante à SDRA e é discutida em detalhes no Capítulo 27.

A disfunção no sistema cardiovascular inclui redução do DC, secundária a arritmias e depressão miocárdica, bem como anormalidades no sistema vascular periférico, incluindo vasodilatação e hipotensão que não responde a administração de líquidos, aumento da permeabilidade capilar e má distribuição do fluxo sanguíneo.[3,51] A disfunção hematológica mais comum é a trombocitopenia, que ocorre devido ao aumento do consumo de plaquetas, resultante da formação de microtrombos e do sequestro de plaquetas no baço, bem como o comprometimento da trombopoese, como resultado da supressão da medula óssea. Isso aumenta o risco de CIVD na SDMO.[7] (Ver Capítulo 49 para uma discussão sobre CIVD.)

A disfunção neurológica pode se manifestar por níveis alterados de consciência, confusão mental e delírio. A disfunção pode ser secundária à má perfusão cerebral ou a um aumento na quantidade de substâncias metabólicas neurotóxicas (amônia), ou pode ser o resultado de desequilíbrio eletrolítico. A disfunção renal pode ocorrer secundariamente à má perfusão renal e à isquemia prolongada das células tubulares renais, ou a causas intrarrenais, como substâncias nefrotóxicas. A insuficiência renal também pode ser um resultado direto da ventilação mecânica por alteração da função cardiovascular, ou por lesão pulmonar induzida pela ventilação mecânica e a resultante liberação de citocinas.[50,51] A disfunção progressiva do fígado resulta em insuficiência hepática. A insuficiência hepática afeta vários sistemas do organismo, porque o fígado tem muitas funções, incluindo a síntese de albumina, fatores de coagulação e metabolismo de substâncias. E, como discutido anteriormente, a insuficiência hepática pode levar ao comprometimento da função mitocondrial e da capacidade das células de utilização de oxigênio.[3]

Avaliação

O reconhecimento precoce e o manejo da SDMO são essenciais para melhorar a probabilidade de sobrevida.[52]

A avaliação dos sinais vitais para reconhecimento de sinais de SRIS, incluindo hipotensão, taquicardia, taquipneia, hipotermia e hipertermia, é crucial em todos os pacientes hospitalizados, particularmente aqueles em risco de desenvolvimento de choque e SDMO. A vigilância cuidadosa de alteração dos valores laboratoriais nos parâmetros de coagulação, contagem de plaquetas, leucócitos, lactato, função renal e outros estudos discutidos neste capítulo fornece indicadores precoces de que um paciente pode estar desenvolvendo disfunção orgânica. Existem diversos sistemas de pontuação para determinar a extensão da SDMO, mas até o momento não houve aceitação uniforme de uma ferramenta sobre outra.[53]

Tratamento

As enfermeiras têm um papel fundamental em prevenção, reconhecimento e gerenciamento de pacientes com SDMO. As estratégias de prevenção incluem a aplicação de medidas para prevenir infecções nosocomiais, como posicionamento adequado (cabeceira elevada durante a ventilação mecânica), higiene bucal, cuidados com a pele, cuidados com cateteres invasivos e cuidados com feridas.[42] Infelizmente, não existe um tratamento médico específico para SDMO, além de cuidados de suporte. O manejo deve se concentrar no tratamento de transtornos hemodinâmicos e metabólicos, conforme descrito anteriormente (ver Tabela 54.4). O tratamento dirigido a sistemas orgânicos específicos, além de medidas de suporte, como terapia de reposição renal contínua e ventilação de baixo volume corrente, não demonstrou resultar em melhora da sobrevida de pacientes com SDMO. Isso pode refletir a interdependência dos sistemas orgânicos e o caráter sistêmico da SDMO. No entanto, evidências sugerem que a identificação precoce de pacientes com alta probabilidade de desenvolver SDMO e a normalização precoce da Scv_{O_2}, da concentração de lactato arterial, do déficit de base e do pH levem a um curso hospitalar mais benigno, com diminuição da mortalidade.[44]

1096 Parte 13 Disfunção Multissistêmica

Desafios relacionados à aplicabilidade clínica

Estudo de caso

J. N. é uma mulher de 65 anos que se encontra no 5º dia pós-operatório depois de uma fratura de quadril com redução aberta com fixação interna, secundária a uma queda em casa. Ela está atualmente sendo tratada na unidade médico-cirúrgica. Ela tem uma história de diabetes tipo 2, hipertensão, doença arterial coronariana e um acidente vascular cerebral isquêmico há 5 anos que a deixou com alguma fraqueza residual no lado direito. Sua medicação inclui metoprolol, lisinopril, atorvastatina, ácido acetilsalicílico, metformina e um multivitamínico. A enfermeira percebe que a Sra. N. está cada vez mais sonolenta e letárgica em comparação com o dia anterior. No dia anterior, ela estivera alerta, orientada e comunicativa, e começara a trabalhar com fisioterapia, se preparando para a reabilitação.

No exame físico, a Sra. N. está pálida, diaforética e letárgica. Ela desperta para falar, mas é capaz apenas de declarar seu primeiro nome. Seus sinais vitais são os seguintes: pressão arterial, 78/49 mmHg; frequência cardíaca, 130; frequência respiratória, 26; e temperatura, 36,9°C. A saturação de oxigênio por oximetria de pulso é de 99% no ar ambiente. Seu cateter vesical de demora expôs 120 mℓ de urina concentrada e turva nas últimas 12 h. Um segundo cateter IV de grande calibre é inserido e as amostras são enviadas imediatamente para análise laboratorial, incluindo dois conjuntos de hemoculturas e uma cultura de urina. Ela recebe um litro em *bolus* de soro fisiológico. Seus resultados laboratoriais são os seguintes: sódio, 143 mmol/ℓ; potássio, 3,9 mmol/ℓ; nitrogênio de ureia no sangue, 32 mg/dℓ; creatinina, 0,9 mg/dℓ; glicose, 104 mg/dℓ; lactato, 2,1 mmol/ℓ; hemoglobina, 11,1 g/dℓ; hematócrito, 33,5%; e contagem de leucócitos, 14,2 células/mm^3. Seu exame de urina revela mais de 10.000 leucócitos e é positivo para nitritos e esterase de leucócitos. Os achados radiológicos de tórax são normais.

Após o primeiro litro de fluido, a pressão arterial é de 84/52 mmHg, e um segundo litro de soro fisiológico é administrado. Ela também recebe ceftriaxona 1 g IV e ampicilina 2 g IV e é transferida para a unidade de terapia intensiva. Uma linha central é inserida para administração de fluidos e medicamentos e monitoramento de PVC e Scv$_{O_2}$. Uma linha arterial é inserida para medição contínua da pressão sanguínea, volume sistólico e monitoramento do DC. Ela recebe um litro adicional de soro fisiológico para aumentar sua PVC, mas sua PAM gira em torno de 55 a 60 mmHg e o débito urinário permanece em torno de 20 mℓ/h. A norepinefrina é iniciada a 1 mcg/min e titulada a 8 mcg/min para atingir a meta de PAM de 65 mmHg ou maior.

Após 6 h na unidade de terapia intensiva, a Sra. N. desenvolve febre de 38,7°C. Neste momento, sua Scv$_{O_2}$ é de 64% e o nível de lactato aumentou para 3,4 mmol/ℓ. A dobutamina é iniciada a 5 mcg/kg/min, sua produção de urina começa a melhorar e sua Scv$_{O_2}$ aumenta para 71%. Sua frequência cardíaca diminui para 105 bpm. Heparina subcutânea é iniciada para profilaxia de tromboembolismo venoso, bem como famotidina para profilaxia de úlcera por estresse, e a antibioticoterapia é mantida. Seu nível de glicose subiu para 190 mg/dℓ, então é iniciado um gotejamento de insulina para manter o nível de glicose menor que 180 mg/dℓ. Durante a noite, ela permanece com norepinefrina e dobutamina, recebe um litro adicional de soro fisiológico para manter a PVC entre 8 e 12 mmHg e produz de 30 a 60 mℓ/h de urina.

Na manhã seguinte, o nível de lactato da Sra. N. diminuiu para 1,8 mmol/ℓ e a Scv$_{O_2}$ permanece de 70 a 75%. Outros resultados laboratoriais incluem hemoglobina 10,1 g/dℓ, hematócrito 30,2% e contagem de leucócitos 13,6 células/mm^3. A enfermeira é capaz de diminuir a norepinefrina de forma incremental, sem queda na PAM. O laboratório relata o crescimento de bastonetes gram-negativos na urina enviada para a cultura, e a terapia com antibióticos se reduz a fluoroquinolona. No exame, J. N. está mais alerta e consegue se orientar em relação a lugares e pessoas. Sua frequência cardíaca é de 85 a 90, a frequência respiratória é de 16 e a temperatura é de 36,5°C. No período da tarde, seu nível de lactato é de 1,4 mmol/ℓ e a Scv$_{O_2}$ é de 72%. A dobutamina é descontinuada. O monitoramento cuidadoso da PAM, PVC e Scv$_{O_2}$ é mantido. Ela permanece estável durante a noite e no dia seguinte é transferida para a unidade de cuidados intermediários.

1. Discuta a importância da administração precoce de antibióticos na sepse, assim como as barreiras à sua administração.
2. Discuta o nível de lactato sérico como uma medida de perfusão tecidual e indicador prognóstico em estados de choque.
3. Que intervenções de enfermagem podem ser implementadas para evitar infecções do trato urinário?

55
Traumatismo

Carla A. Aresco e K. Brooke Andersen

Objetivos de aprendizagem

Com base no conteúdo deste capítulo, o leitor deverá ser capaz de:

1. Comparar e contrastar os mecanismos de uma lesão traumática.
2. Descrever as fases da avaliação inicial e os cuidados relacionados ao paciente com traumatismo.
3. Discutir a avaliação, a gestão e os cuidados de enfermagem de pacientes com traumatismo torácico, abdominal, musculoesquelético e maxilofacial.
4. Descrever as complicações precoces e tardias do traumatismo, assim como o impacto dessas complicações sobre a mortalidade.

O traumatismo é definido pelo *American Heritage Dictionary* como "Lesão grave no corpo, a partir de violência física ou acidente".[1] A lesão é definida pelo National Safety Council como "dano físico ou dano ao corpo resultante de uma troca, geralmente aguda, de energia mecânica, química, térmica ou outra energia ambiental que excede a tolerância do organismo."[2] Lesões não intencionais incluem acidentes de trânsito, envenenamento, quedas, asfixia, afogamento, incêndios e sufocação mecânica. As lesões intencionais são divididas em quatro subgrupos: automutilação intencional (suicídio), assalto (homicídio), intervenção legal e operações de guerra.[2] Este capítulo discute especificamente lesões mecânicas.

Traumatismo é uma das principais causas de doença crítica e morte nos EUA, sendo que a lesão não intencional é a causa número um de morte na faixa etária de 1 a 44 anos e a quinta causa de morte em geral.[2,3] Em 1990, foram 5 milhões de mortes por traumatismo e a expectativa é de que esse número aumente para 8 milhões em 2020.[4] Apesar das melhorias na segurança, os acidentes de trânsito ainda são a causa número um de traumatismo entre civis. Globalmente, a "guerra ao terror" aumentou a importância e a incidência de traumatismo em militares.

Mecanismo de lesão

O entendimento do mecanismo de lesão pode ajudar o profissional de saúde a esclarecer o tipo, prever o resultado final e identificar combinações comuns de lesões. Pode haver uma lesão em um paciente com traumatismo sem os sinais clássicos; conhecer o mecanismo da lesão pode induzir a um diagnóstico adicional e à reavaliação.

O mecanismo está relacionado ao tipo de força de lesão e à subsequente resposta tecidual. A lesão ocorre quando uma força deforma os tecidos além dos limites de resistência. Os ferimentos variam dependendo do agente lesionante. O efeito da lesão também depende de fatores pessoais e ambientais, como a idade e o sexo da pessoa, a presença ou ausência de processo patológico subjacente e da região geográfica.

A força pode ou não ser penetrante. A lesão resultante de força depende da energia fornecida e da área de contato. Em lesões penetrantes, a concentração de forças é sobre uma pequena área. Em lesões contundentes ou não penetrantes, a energia é distribuída por uma grande área. A característica predominante que afeta o impacto é a velocidade ou aceleração:

$$\text{força} = \text{massa} \times \text{aceleração}$$

Lesão contundente

Mecanismos de lesão contundente incluem acidentes de trânsito, quedas, agressões e esportes de contato. Múltiplas lesões são comuns no traumatismo contuso, e geralmente são mais letais que as lesões penetrantes, porque a extensão não é tão evidente e o diagnóstico pode ser mais difícil. A lesão contundente é causada por uma combinação de forças. Essas forças incluem aceleração, desaceleração, cisalhamento, esmagamento e resistência à compressão:

- *Aceleração* é o aumento da velocidade de um objeto em movimento
- A *desaceleração* é a diminuição da velocidade de um objeto em movimento
- O *cisalhamento* ocorre ao longo de um plano, quando as estruturas deslizam uma em relação à outra
- O *esmagamento* ocorre quando é aplicada uma pressão contínua a uma parte do corpo
- *Resistência à compressão* é a capacidade de um objeto ou estrutura de resistir a forças de compressão ou à pressão interna.

No traumatismo contuso, a lesão ocorre quando há contato direto entre a superfície do corpo e o agente lesionante. É o impacto direto que causa o maior dano. Forças indiretas são transmitidas internamente com dissipação de energia pela estrutura interna. A extensão do dano de uma força indireta depende da transferência de energia de um objeto para o corpo. A lesão ocorre como resultado da energia liberada e da tendência dos tecidos de se deslocarem com o impacto.

Lesões por aceleração e desaceleração são as causas mais comuns de traumatismo contuso. Antes de um acidente de trânsito, o ocupante e o carro viajam na mesma velocidade. Durante o acidente, tanto o ocupante quanto o carro desaceleram até parar, mas não necessariamente na mesma velocidade. Na verdade, há três colisões envolvidas em um acidente: a primeira é do carro com outro objeto; a segunda é do corpo do ocupante

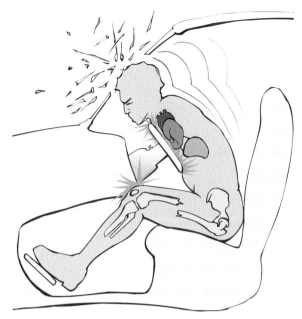

Figura 55.1 Em um acidente de automóvel, se o motorista não estiver usando o cinto de segurança e não tiver um *airbag*, podem ocorrer danos em várias partes do corpo. Sem o uso de contenções, ocorreriam lesões no crânio, couro cabeludo, face, esterno, costelas, coração, fígado ou baço. Os ossos da pelve e dos membros inferiores também podem sofrer ferimentos.

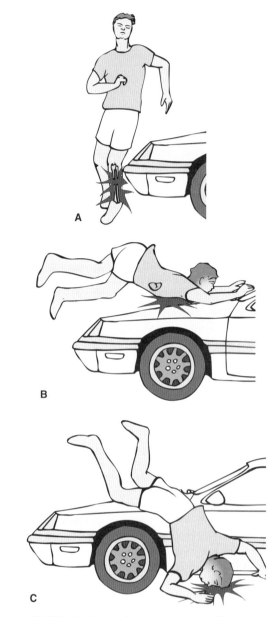

Figura 55.2 Pedestres podem se machucar criticamente quando atingidos por um veículo em movimento. **A.** Uma lesão comum é a fratura da tíbia e da fíbula no momento do impacto. **B.** Quando o pedestre bate no capô do carro o impacto pode causar a fratura das costelas e o rompimento do baço. **C.** Podem ocorrer lesões na cabeça e fraturas adicionais nos membros quando o pedestre rola por cima do carro ou é lançado pelo impacto.

com o interior do veículo; e a terceira são os tecidos internos com a estrutura rígida da superfície do corpo. Por exemplo, a desaceleração rápida em um acidente de trânsito pode causar lesão direta ao tecido. Subsequentemente, ocorre lesão quando os órgãos internos colidem com as estruturas ósseas internas e fazem com que os vasos maiores sofram alongamentos e curvaturas.

Embora possam resultar em hematomas e/ou queimaduras no rosto e no tórax no momento da liberação, os *airbags*, juntamente com o cinto de segurança, reduzem a incidência e a gravidade da lesão. Sem o cinto de segurança, também existe um alto risco de ejeção do veículo, resultando em mais ferimentos.

Este tipo de contenção reduz a força com que uma pessoa atinge uma superfície. A Figura 55.1 demonstra os tipos de lesões que podem ocorrer sem o cinto de segurança.

A posição do ocupante no veículo também faz diferença no tipo de lesão contundente recebida. Quando um veículo atinge um pedestre, é importante visualizar o tamanho do veículo e o tamanho do pedestre. A área de impacto pode variar dependendo desses fatores (Figura 55.2).

Lesão penetrante

Traumatismo penetrante refere-se a uma lesão produzida por objetos estranhos que penetram no tecido. A gravidade da lesão está relacionada às estruturas danificadas. O mecanismo da lesão é causado pela energia criada e dissipada pelo objeto penetrante nas áreas circundantes. A quantidade de tecido danificado por uma bala é determinada pela quantidade de energia que é transferida para o tecido, juntamente com o tempo necessário para a transferência ocorrer. É importante notar que a aparência externa da ferida não reflete a extensão da lesão interna.

A velocidade determina a extensão da cavitação e dos danos aos tecidos. Projéteis de baixa velocidade delimitam a lesão a um pequeno raio do centro do trajeto e têm pouco efeito de rompimento. Eles causam pouco efeito de cavitação e explosão, essencialmente apenas empurrando o tecido para o lado. Projéteis de alta velocidade podem causar ferimentos mais graves devido à quantidade de energia e à cavitação produzida. O dano depende de três fatores: da densidade e compressibilidade do tecido lesionado, da velocidade e da fragmentação primária do projétil. Balas de alta velocidade comprimem e aceleram o tecido para longe, formando uma cavidade ao redor da bala e de todo o seu trajeto. Espingardas são armas de curto alcance e baixa velocidade que usam como munição múltiplos *pellets* de chumbo envoltos em uma cápsula maior. Cada *pellet* é um projétil. A Figura 55.3 ilustra os danos causados por tiros de espingarda a curta e média distâncias.

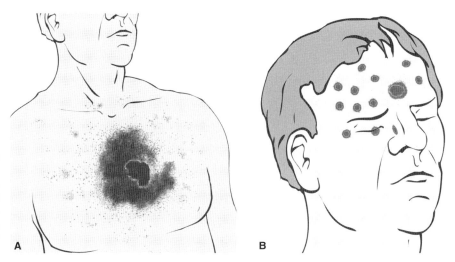

Figura 55.3 Dano causado por tiros de espingarda em duas distâncias diferentes. **A.** De perto, a abertura é extensa e está rodeada de respingos de sangue e queimaduras de pólvora. **B.** À média distância, entre 2,5 m e 3 m, a ferida maior de entrada está rodeada por ferimentos de estilhaços.

É importante obter uma breve descrição do mecanismo das lesões por arma de fogo, incluindo o tipo de arma, a munição e a balística. Essa informação essencial é usada para orientar a avaliação de pacientes que sofrem lesões por essas armas. Todos os pacientes com traumatismo devem ser despidos e inspecionados quanto a feridas de entrada e saída durante o processo de avaliação.

Uma facada ou empalamento é uma lesão de baixa velocidade. Os principais determinantes da lesão são o comprimento, a largura e a trajetória do objeto penetrante e a presença de órgãos vitais na área da ferida. Embora as lesões tendam a ser localizadas, podem penetrar até órgãos profundos e várias cavidades do corpo.

Avaliação inicial e tratamento

Quando um paciente com traumatismo é levado à emergência ou à unidade de trauma, é imperativo obter um histórico completo dos eventos precedentes. Este exame inicial auxilia na avaliação e no tratamento e pode diminuir a morbidade e a mortalidade. Durante esta avaliação inicial, é importante obter o máximo de detalhes possíveis sobre as circunstâncias que cercam a lesão, incluindo o mecanismo. Para facilitar a avaliação inicial, a intervenção e a triagem da vítima com traumatismo, o Colégio Americano de Cirurgiões (American College of Surgeons – ACS) desenvolveu o curso *Advanced Life Support Trauma*. Este curso apresenta diretrizes que fornecem uma abordagem padronizada e organizada para a avaliação inicial de pacientes com traumatismo, aumentando a velocidade da avaliação primária e minimizando o risco de que lesões sejam negligenciadas.

Tratamento pré-hospitalar

O tratamento pré-hospitalar começa imediatamente após o paciente se ferir. O objetivo principal é levar o paciente o mais rápido possível ao local que fornecerá o manejo definitivo.[5] O cuidado começa na arena pré-hospitalar e continua durante toda a internação hospitalar. O principal fator que influencia o atendimento pré-hospitalar é o tempo de transporte até o centro de trauma. Oferecer os cuidados certos ao paciente certo, no momento certo, é o objetivo dos sistemas de trauma.[6] O Centers for Disease Control (CDC), nos EUA, e o Committee on Trauma (COT) desenvolveram um Protocolo de Triagem Nacional em Traumatologia (*National Trauma Triage Protocol*) para auxiliar os profissionais pré-hospitalares na triagem de pacientes para um centro de trauma.[5,6,7]

As diretrizes avançadas de suporte de vida ao trauma estabelecem que a ênfase na avaliação e conduta na fase pré-hospitalar deve ser colocada na manutenção das vias respiratórias, garantindo ventilação adequada, no controle de sangramento externo e na prevenção de choque, bem como na manutenção da imobilização da coluna e no transporte imediato do paciente para a instalação apropriada mais próxima.[5] A prioridade pré-hospitalar de manter as vias respiratórias, a respiração e a circulação adequadas (ABC) pode ser difícil devido ao mecanismo da lesão. É imperativo que a imobilização da coluna cervical seja mantida em todos os momentos durante o manejo das vias respiratórias e o transporte para o tratamento definitivo. Depois de avaliar e gerenciar os ABCs, o estado neurológico do paciente traumatizado deve ser avaliado, incluindo o nível de consciência e tamanho e reação da pupila. Uma vez que esta avaliação primária esteja completa, uma avaliação secundária é realizada para determinar a presença de qualquer outro tipo de lesão.

Os profissionais pré-hospitalares devem considerar que tipo de instalação receberá o paciente. Os sistemas de trauma foram projetados para levar o "paciente certo aos recursos certos no tempo certo". A Tabela 55.1 detalha os vários requisitos de encaminhamento para centros de trauma, de Nível I a Nível IV. Transportar o paciente para uma instalação Nível I permite que o cuidado definitivo seja iniciado mais cedo, reduzindo, assim, a mortalidade do paciente. A criação de centros e programas de trauma teve um efeito positivo sobre os desfechos em pacientes gravemente feridos.[6]

Pesquisas mostraram que a mortalidade relacionada a lesões é significativamente reduzida com sistemas organizados de atendimento ao trauma, incluindo atendimento pré-hospitalar, cuidados intensivos e reabilitação. Os sistemas de trauma inclusivos foram projetados para cuidar de todos os pacientes feridos e envolver todos os serviços de cuidados intensivos, na medida em que seus recursos permitam.[8]

Tratamento hospitalar

O tratamento de pacientes internados envolve uma rápida triagem primária e reanimação de funções vitais, uma triagem secundária mais detalhada, uma triagem terciária para identificar lesões específicas e o início do tratamento definitivo. A Tabela 55.2 descreve a avaliação inicial e o tratamento do

Parte 13 Disfunção Multissistêmica

Tabela 55.1 Designação do centro de trauma.

	Nível 1	Nível 2	Nível 3	Nível 4	Nível 5
Definição	Recurso regional abrangente Cuidados terciários Capaz de fornecer cuidados integrais para todos os aspectos da lesão, desde a prevenção até a reabilitação Atende ao requisito mínimo anual para admissões	Capaz de iniciar cuidados definitivos para todos os pacientes lesionados As necessidades de cuidados terciários têm que ser encaminhadas a um Centro de nível 1	Mostra capacidade de fornecer avaliação imediata, cirurgia de reanimação, cuidados intensivos e estabilização do paciente lesionado	Mostra capacidade de fornecer ATLS antes de transferir o paciente para um nível mais alto de atendimento Fornece recursos de avaliação, estabilização e diagnóstico	Fornece avaliação inicial, estabilização e recursos de diagnóstico Prepara o paciente para transferência para um nível superior de atendimento
Disponibilidade do cirurgião	Cobertura interna de 24 h por um cirurgião geral Disponibilidade imediata de especialidades (ortopedia, neuro, oral e maxilofacial etc.)	Cobertura imediata de 24 h por cirurgiões gerais, bem como cobertura para outras especialidades	Cobertura imediata de 24 h por médicos de emergência e cirurgiões prontamente disponíveis	Cobertura de emergência e laboratorial de 24 h	Instalações básicas de emergência para fornecer ATLS
Centro de pesquisa	Necessário	Não requerido	Não requerido	Não requerido	Não requerido
Educação, prevenção e divulgação	Necessário	Necessário	Necessário (educação continuada para a enfermagem, pessoal de saúde aliado e/ou equipe de trauma)	Necessário (envolvido com esforços de prevenção e envolvimento comunitário ativo)	Desenvolveu acordos de transferência para um nível mais alto de atendimento

Dados da American Trauma Society: Trauma center levels explained. Acesso em 27 de janeiro de 2016, em http://www.amtrauma.org/?page=TraumaLevels.

Tabela 55.2 Avaliação inicial e gestão do paciente com traumatismo.

Parâmetro	Avaliação	Intervenção
Vias respiratórias	Trocas gasosas Perviedade das vias respiratórias	Tração da mandíbula, elevação do queixo Remoção de corpos estranhos Sucção Via respiratória orofaríngea ou nasofaríngea Intubação endotraqueal (oral ou nasal) Cricotirotomia
Respiração	Frequência, profundidade, esforço Coloração Sons respiratórios Posicionamento da traqueia	Oxigênio suplementar. Ventilação com dispositivo de bolsa-válvula Tratamento de condições com risco de vida (p. ex., pneumotórax hipertensivo)
Circulação	Pulso, pressão arterial Preenchimento capilar Sangramento externo evidente Eletrocardiograma	Controle de hemorragia: pressão direta, elevação da extremidade, vestimenta pneumática antichoque Terapia intravenosa: cristaloides, transfusão de sangue Tratamento de condições com risco à vida (p. ex., tamponamento cardíaco) Reanimação cardiopulmonar
Incapacidade	Nível de consciência Pupilas	—
Exposição	Inspeção do corpo para lesões	—

paciente com traumatismo, comumente referidos como "ABCDEs" do atendimento ao trauma. De acordo com o ACS, a adesão a essa sequência permite a identificação eficiente de condições com risco à vida.[3,5] O atendimento ideal do paciente com traumatismo inclui uma fase de emergência pré-planejada, envolvendo uma equipe de resposta predeterminada, com funções e expectativas definidas. Isso é necessário para que vários procedimentos possam ser executados simultaneamente. O líder da equipe é um profissional da medicina. É responsabilidade do líder avaliar o paciente, prescrever e interpretar os exames diagnósticos e priorizar diagnósticos e questões terapêuticas.

■ Triagem primária

Durante a triagem primária, cada prioridade de atendimento deve ser tratada por ordem. A avaliação do paciente não prossegue para a próxima fase até que cada prioridade precedente seja efetivamente gerenciada. Por exemplo, se um paciente não tiver uma via respiratória patente, a respiração e a ventilação não podem ser estabelecidas. Portanto, é nessa fase inicial que as lesões que ameaçam a vida devem ser identificadas e gerenciadas. Assim, se o paciente não tiver vias respiratórias patentes, podem ser iniciados os procedimentos de intubação endotraqueal, inserção de dreno torácico e acesso à linha vascular central, e podem ser administrados fluidos intravenosos (IV) e hemoderivados, para manter os sinais vitais que dão sustentação à vida antes de passar para a próxima fase da avaliação. As radiografias e procedimentos iniciais dependem dos achados da triagem primária. No entanto, a obtenção de imagens do tórax, abdome e pelve geralmente é concluída neste momento.

É essencial avaliar o paciente em busca de evidências de hipovolemia. A perda de sangue pode resultar de uma lesão externa, associada a sangramento evidente ou a uma lesão interna, em que o sangramento pode não ser evidente. Qualquer uma dessas lesões pode levar à perfusão tecidual inadequada, o que equivale a um choque traumático. É necessário primeiro interromper o sangramento com compressão ou cirurgia e depois substituir o volume intravascular perdido. Alguns sinais de hipovolemia incluem palidez, baixa integridade da pele, diaforese, taquicardia e hipotensão. Geralmente, pacientes com traumatismo chegam ao centro de trauma com uma linha intravenosa de grande calibre já no lugar, com líquido IV correndo rapidamente.

Durante o período de reanimação, deve ser realizado o eletrocardiograma (ECG). O paciente é colocado em um monitor com oximetria de pulso e monitoramento do dióxido de carbono expirado. Deve ser inserido um cateter Foley e um tubo nasogástrico ou orogástrico, e amostras de sangue são enviadas para o laboratório para avaliação. Os exames de sangue devem incluir avaliação de eletrólitos, hemoglobina e hematócrito, tipo sanguíneo e prova cruzada, além de gasometria arterial, quando se acredita que o paciente tenha uma lesão de alto nível.

A enfermeira também avalia o paciente quanto à hipotermia. O paciente traumatizado é frequentemente submetido a fatores ambientais, que, juntamente com seu estado fisiológico alterado e possivelmente com roupas molhadas, o predispõem à hipotermia. Algumas medidas, como a infusão de fluidos IV à temperatura ambiente ou a exposição do corpo do paciente para inspecionar lesões, podem exacerbar a hipotermia. Fluidos aquecidos e cobertores devem ser usados sempre que possível, para aumentar a temperatura corporal ou manter a normotermia.

■ Triagem secundária

Uma vez concluída a triagem primária, é iniciada uma triagem secundária mais detalhada. Esta triagem deve começar pela cabeça e ir descendo até os pés do paciente. Durante esta triagem, são reveladas lesões não fatais. Durante esse período, deve ser desenvolvido um plano de cuidados e a prescrição de testes de diagnóstico apropriados (p. ex., radiografias, estudos de ultrassonografia, tomografia computadorizada [TC], estudos angiográficos). Este também é o momento em que pode ser obtida uma história de saúde mais detalhada do paciente, bem como informações importantes sobre o mecanismo da lesão. A enfermeira deve pedir informações aos profissionais de campo sobre o incidente, porque o paciente pode não conseguir falar ou não se lembrar do evento. A família e os amigos podem ser úteis para fornecer informações adicionais sobre o paciente.

As perguntas que a enfermeira faz antes ou durante a chegada do paciente com traumatismo ao hospital incluem o seguinte:

- A pessoa se envolveu em um acidente de trânsito? A pessoa estava usando um dispositivo de contenção? Se a pessoa foi atropelada por um veículo, ela estava a pé ou de bicicleta? Que tipo de veículo foi envolvido? Onde estava a pessoa no momento do impacto? Qual a velocidade, ponto de impacto, tipo de impacto? Houve uma fatalidade no local?

- A principal preocupação é com um traumatismo contuso ou penetrante?
- O paciente caiu? Qual a distância? Foi uma queda do alto da escada ou descendo um lance de escadas?

Com base nas informações obtidas de profissionais de campo ou membros da família, pode-se suspeitar de outras lesões, e outras investigações podem ser necessárias. Isso é especialmente verdadeiro em pacientes intubados, comatosos ou paralisados, incapazes de verbalizar suas queixas. Também é importante lembrar que os idosos e os muito jovens são populações de pacientes com maior probabilidade de apresentarem lesões com risco à vida, sem sinais e sintomas óbvios.[3] A enfermeira deve reavaliar continuamente o paciente traumatizado, porque muitas lesões podem não ser detectadas.

■ Triagem terciária

Uma triagem terciária é concluída em todos os pacientes com traumatismo internados na unidade de terapia intensiva (UTI). É necessário identificar completamente todas as lesões do paciente. Para fazer isso, deve ser concluído outro exame da cabeça aos pés, deve ser feita uma avaliação da resposta do paciente à reanimação, as radiografias devem ser revisadas com o radiologista, os valores laboratoriais são revisados e devem ser feitos todos os esforços para obter ou completar a história de saúde anterior à lesão. Atrasos na identificação de lesões são comuns. No entanto, se a lesão for encontrada dentro de 24 horas após a admissão, não é considerada uma lesão não detectada.

■ Reanimação volêmica

A maioria dos pacientes com traumatismo tem um déficit de volume de líquidos que deve ser corrigido. O objetivo da reanimação volêmica é manter a perfusão nos órgãos vitais, especialmente no coração e no cérebro, restaurando o volume circulante. Um estudo recente examina o fenômeno da reanimação hipotensiva, em que "a super-resuscitação antes do manejo do sangramento poderia aumentar potencialmente a taxa de perda sanguínea".[5] Outro estudo sugere que "estratégias iniciais de reanimação volêmica podem estar associadas a maior mortalidade em pacientes com lesões".[4]

A administração de fluidos é um dos conceitos mais básicos da reanimação e também faz parte da rotina diária de manejo de pacientes em tratamento clínico hospitalar. Para orientar a reanimação volêmica, a enfermeira deve utilizar os resultados obtidos na avaliação física e os parâmetros hemodinâmicos. Dois fatores afetam a escolha dos fluidos: como ocorreu a perda de volume e que solutos precisam ser substituídos.

Acredita-se que o mecanismo da lesão afete a *coagulopatia aguda do trauma* (ACoT, na sigla em inglês).[9] Esta coagulopatia, que aumenta a mortalidade, ocorre na fase inicial do traumatismo pós-lesão e requer um aumento das transfusões.[9] Na última década, foi reconhecido que, com o aumento de transfusões é necessário fornecer fatores de coagulação (plasma) e plaquetas na proporção de 1:1 com os eritrócitos.[3,10] Com isso em mente, é importante abordar o problema subjacente, que está causando a perda de fluidos, eletrólitos ou ambos. Com a reanimação volêmica agressiva, muitos pacientes desenvolvem ascite e edema no corpo todo. As duas principais complicações da reanimação volêmica agressiva são hipotermia e coagulopatia.

Cristaloides

Tipicamente, são administrados cristaloides ao paciente traumatizado. Cristaloides são uma solução aquosa que contém eletrólitos e não eletrólitos que se difundem em todos os compartimentos de fluidos corporais; são usados para expandir o estado volumétrico do paciente. O volume de reposição de cristaloides necessário ao paciente tende a ser maior que a quantidade de sangue perdido. Os cristaloides podem ser ainda classificados de acordo com sua tonicidade (i. e., a quantidade de sódio na solução) como isotônicos, hipotônicos e hipertônicos (Tabela 55.3).

Foi demonstrado que uma solução salina hipertônica permite a restauração mais rápida da função cardíaca, com menor volume de fluido. Deve ser fornecida uma solução de cloreto de sódio (NaCl) a 3%, 7,5% ou 23,4%. Se administrados rapidamente, apenas 4 ml/kg podem ter o mesmo efeito hemodinâmico que vários litros de cristaloides isotônicos. A solução salina hipertônica tem o efeito de transferir água para o plasma; esta água vem dos glóbulos vermelhos, do espaço intersticial e dos tecidos. O resultado é um rápido aumento no volume sanguíneo, que dá suporte e melhora a hemodinâmica. A solução salina hipertônica aumenta a pressão arterial média e o débito cardíaco, o que leva à vasodilatação periférica.[10] No entanto, alguns estudos indicam que não foi demonstrada alteração nas taxas de sobrevida em pacientes que receberam solução salina hipertônica em substituição à solução de Ringer com lactato.

O manejo inicial de pacientes com traumatismo frequentemente requer a infusão de 2 ℓ de cristaloide isotônico o mais rápido possível, na tentativa de alcançar a normalidade da frequência cardíaca e da pressão arterial.[3,4,9] Entretanto, pesquisas demonstram que a infusão de cristaloides em pacientes com hipotensão pode causar mais danos, porque desloca o coágulo hemostático, provocando mais sangramento.[3,9] A infusão de cristaloides também dilui a hemoglobina do paciente e pode aumentar a perda sanguínea intraperitoneal. Atualmente, recomenda-se que, após a infusão de 2 ℓ de cristaloides, seja considerada a transfusão de sangue.[3]

Coloides

Também podem ser administrados coloides para reanimar um paciente traumatizado. Os coloides, como a albumina, a dextrana e o amido, criam uma pressão oncótica, que estimula a retenção de fluidos e o movimento dos líquidos no espaço intravascular. Os coloides têm uma duração de ação mais longa porque são moléculas maiores e permanecem mais tempo no compartimento intravascular. Eles também são mais eficientes na expansão do volume plasmático, utilizam um volume menor e aumentam a pressão osmótica coloide.

Os defensores do uso de coloides têm argumentado que é necessário um volume menor para alcançar a estabilidade hemodinâmica, e que o fluido é retido no espaço intravascular por mais tempo. Apesar das possíveis vantagens, não existem evidências claras de que os coloides sejam superiores aos cristaloides para reanimação do paciente com traumatismo. Foram relatadas complicações potenciais, como anafilaxia e coagulopatia, com o uso de certos coloides. Esses potenciais efeitos adversos, juntamente com custos mais elevados, tornam os coloides menos desejáveis do que os cristaloides para uso na reanimação de pacientes com traumatismo.

Hemocomponentes

Os hemocomponentes são considerados fluidos de reanimação excelentes. Os glóbulos vermelhos aumentam a capacidade de transporte de oxigênio e permitem a expansão do volume. É sabido que a manutenção da oferta adequada de oxigênio é crítica no paciente com traumatismo hemorrágico; portanto, os concentrados de hemácias são a base do tratamento. O sangue também permanece no espaço intravascular por mais tempo, em comparação com outros fluidos de reanimação. Embora haja alguma preocupação com patógenos transmitidos pelo sangue e com reações transfusionais, é essencial entender as vantagens oferecidas pela transfusão de sangue.

O sangue deve ser transfundido quando se verifica que o paciente está hemodinamicamente instável ou apresenta sinais de hipoxia tecidual, apesar da infusão de cristaloides. O sangue com prova cruzada é o preferido, mas pode não estar disponível se a transfusão de emergência impedir a tipagem e o cruzamento do sangue do paciente. O O negativo é o tipo preferido de sangue sem prova cruzada, especialmente para mulheres em idade fértil. O sangue O positivo pode ser usado em pacientes do sexo masculino e do sexo feminino na pós-menopausa. Se o paciente necessitar de grandes quantidades de sangue, deve ser iniciada a transfusão de plasma fresco congelado e plaquetas. É importante substituir os fatores de coagulação e plaquetas não contidos no sangue. As transfusões sanguíneas maciças aumentam o risco desenvolvimento de síndrome do desconforto respiratório agudo (SDRA) e coagulação intravascular disseminada (CIVD). Um período prolongado de hipotensão aumenta a possibilidade de insuficiência renal.

A autotransfusão é outra modalidade comumente empregada no paciente com traumatismo hemorrágico. Obviamente, a natureza do traumatismo impede que pacientes doem seu próprio sangue, como podem fazê-lo para uma cirurgia eletiva. No entanto, às vezes o sangue pode ser recuperado. Na maioria das vezes, o sangue é recuperado através de um dreno torácico selado por um dispositivo de drenagem subaquática. Um equipamento recuperador de células é conectado ao sistema e o sangue da ferida é coletado ali. Uma vez cheio, o material coletado é desconectado do dispositivo de vedação subaquática, e esse sangue é então transfundido para o paciente usando um filtro macroagregado.

Substitutos do sangue

Os substitutos do sangue não requerem prova cruzada e não apresentam risco de transmissão de patógenos. Os substitutos do sangue têm um longo prazo de validade e não são imunossupressores. Os substitutos do sangue têm capacidade de transporte de oxigênio e capacidade de dissociação do oxigênio da hemoglobina

Tabela 55.3 Fluidos intravenosos.

Isotônico	• Exemplo: soro fisiológico • Equivalente à tonicidade do corpo humano • Provoca deslocamento mínimo entre o fluido intracelular e extracelular
Hipotônico	• Exemplo: soro glicosado a 5%, 0,45% de cloreto de sódio • A tonicidade é menor que a do corpo humano • Pode causar edema, entra no espaço intracelular e intersticial
Hipertônico	• Exemplo: solução salina a 3% • A tonicidade é maior que a do corpo humano • Atrai fluido para o espaço extracelular para aumentar o volume

Dados de Crawford A, Harris H: IV fluids: What nurses need to know. Nursing 41(5): 30-38, 2011.

natural; além disso, eles têm a capacidade de manter a estabilidade hemodinâmica e consistência do ambiente intravascular. Alguns exemplos de substitutos do sangue são carreadores de oxigênio à base de hemoglobina e perfluorcarbonos.[10]

■ Controle de danos

Para pacientes instáveis, pode ser realizada uma cirurgia abreviada para estabilizar problemas potencialmente fatais, seguida por cirurgias mais extensas após a reanimação inicial.[5] Essa abordagem é chamada de controle de danos. Sangramento descontrolado e intervenções iatrogênicas resultam em hipotermia, coagulopatia e acidose; cada um deles exacerbando o outro, causando um ciclo em espiral, que tem o óbito como resultado final.[5] A cirurgia de controle de danos é projetada para evitar ou corrigir essa tríade letal, até que possa ocorrer um manejo definitivo.

O controle de danos envolve o uso de uma abordagem em estágios para pacientes com múltiplas lesões. Os estágios são os seguintes:

- *Estágio 1*: interromper a hemorragia, controlar a contaminação e realizar métodos de fechamento temporários para as feridas
- *Estágio 2*: corrigir anormalidades fisiológicas na UTI, aquecendo e garantindo reanimação adequada, bem como corrigindo a coagulopatia
- *Estágio 3 (fase final)*: manejo cirúrgico definitivo.

A filosofia do controle de danos é usar intervenções cirúrgicas abreviadas antes do desenvolvimento de desfechos fisiológicos irreversíveis.[5] Tradicionalmente, o controle de danos foi usado nos casos de traumatismo abdominal, mas agora é empregado para todos os tipos de traumatismo que requerem intervenção cirúrgica imediata.

■ Cuidados definitivos

Cada vez mais, o atendimento aos casos de traumatismo consiste em manejo não cirúrgico de pacientes estáveis. Tradicionalmente, lesões de órgãos sólidos, tanto contusas como penetrantes, eram tratadas com cirurgia. Hoje, muitos cirurgiões de traumatismo estão escolhendo o manejo não cirúrgico de seus pacientes, sempre que possível. Técnicas cada vez mais sofisticadas para a visualização de estruturas internas, como a TC, a ultrassonografia e a angiografia, em muitos casos reduziram a necessidade de exploração cirúrgica imediata. Sem dúvida, a TC oferece maior precisão, bem como alta sensibilidade e especificidade.[11,12] Fornece mais informações para auxiliar no diagnóstico de lesões que podem não ser detectadas sem ela. O uso da TC para dar alta precoce a um paciente, ou para dispensar o paciente de uma cirurgia prevista, substituindo por outro serviço, faz sentido tanto do ponto de vista dos cuidados com o paciente quanto da perspectiva econômica. Muitas dessas técnicas de visualização podem ser usadas tanto para tratamento como para diagnóstico. Por exemplo, intervenções angiográficas podem ser usadas para embolizar um vaso hemorrágico, evitando a necessidade de intervenção cirúrgica invasiva.

Pacientes tratados de forma não cirúrgica necessitam de avaliação frequente e devem ser admitidos na UTI com essa finalidade. Para observar o paciente de maneira efetiva, a enfermeira deve ser capaz de reconhecer as possíveis lesões e os sinais e sintomas associados. Também deve ser dada atenção ao tratamento de condições clínicas preexistentes e à identificação de lesões negligenciadas durante a abordagem de questões associadas a risco à vida. Mais uma vez, é necessário o conhecimento sobre o mecanismo da lesão. Finalmente, o paciente deve ser monitorado para o desenvolvimento de complicações. A enfermeira de cuidados intensivos deve conhecer as possíveis complicações e os fatores de risco associados a diferentes tipos de lesão. Certas situações, como extração prolongada, hipotermia prolongada, parada respiratória ou cardíaca, reanimação volêmica volumosa e transfusões de sangue maciças, sugerem um aumento da probabilidade de lesões graves, assim como maior chance de complicações e morte após o traumatismo. Um guia com diretrizes interdependentes do cuidado para o paciente de traumatismo multissistêmico é fornecido no Quadro 55.1.

Avaliação e tratamento de lesões específicas

Embora esta seção discuta lesões traumáticas relacionadas a áreas específicas do corpo, a enfermeira deve ter em mente que a avaliação da cabeça aos pés é necessária para cada paciente com traumatismo. A avaliação física de cada sistema orgânico é indicada, conforme descrito nos capítulos anteriores e ao longo deste texto.

Quadro 55.1 Diretrizes interdependentes do cuidado para o paciente com traumatismo multissistêmico.

Resultados	Intervenções
Trocas de gases prejudicadas: padrão respiratório ineficaz	
O paciente manterá as vias respiratórias patentes	• Ausculte os sons respiratórios • Realize avaliações frequentes • Colabore com a intubação, se necessário • Forneça oxigênio suplementar conforme necessário
O paciente manterá uma Sa$_{O_2}$ de 95% ou mais e valores de gasometria adequados	• Implemente a higiene pulmonar (fisioterapia torácica e espirometria de incentivo) • Colabore com a intubação, se necessário • Monitore a gasometria
O paciente será capaz de respirar fundo e estará livre de ansiedade	• Colabore com a instalação da ventilação mecânica, se necessário, para fornecer suporte adequado de ventilação • Administre medicação adequada para a dor, para promover a respiração profunda (analgesia controlada pelo paciente [ACP], medicamentos epidurais, 24 h por dia) • Medique antes do aumento da dor • Use medicamentos ansiolíticos, conforme necessário

(continua)

1104 Parte 13 Disfunção Multissistêmica

Quadro 55.1 · Diretrizes interdependentes do cuidado para o paciente com traumatismo multissistêmico. (*Continuação*)

Resultados	Intervenções
Risco de choque: perfusão tissular cardíaca e periférica diminuída	
O paciente manterá pressão arterial, frequência cardíaca e frequência respiratória adequadas	• Monitore a frequência e a profundidade respiratória • Use o monitor de ECG • Administre fluidos intravenosos (IV) e concentrados de hemácias, para garantir volume intravascular adequado, igualmente a capacidade de transporte de oxigênio • Administre medicamentos, como agentes vasoativos e inotrópicos, após a restauração do volume intravascular • Colabore com a instalação do cateter de artéria pulmonar/linha A • Avalie a coloração da pele e o tempo de preenchimento capilar
O paciente não apresentará trombose venosa profunda	• Use anticoagulantes profiláticos, a menos que contraindicado • Aplique meias antiembólicas • Use dispositivos de compressão pneumática
Desequilíbrio eletrolítico: risco de volume de líquidos deficiente	
O paciente manterá ingesta e débito adequados	• Monitore a pressão arterial, frequência cardíaca, pressão venosa central, pressão capilar pulmonar, fluidos IV • Use o cateter de Foley para monitorar o débito urinário • Considere perda de fluido insensível no cálculo do débito • Monitore valores laboratoriais
O paciente manterá o equilíbrio eletrolítico	• Reponha os eletrólitos conforme necessário • Monitore o ECG
Risco de intolerância à atividade: mobilidade física prejudicada	
A amplitude de movimento do paciente será mantida	• Consulte fisioterapeuta e/ou terapeuta ocupacional • Use talas conforme necessário • Faça exercícios de amplitude de movimento a cada 8 h • Tire o paciente do leito, conforme tolerado
Integridade da pele prejudicada	
O paciente não apresentará rupturas cutâneas	• Monitore a pele a cada 4 h • Vire o paciente a cada 2 h e conforme necessário • Use dispositivos de alívio de pressão • Remova as talas para monitorar a pele • Forneça os cuidados prescritos para feridas • Monitore a ferida em busca de evidências de infecção
Nutrição desequilibrada	
O paciente manterá ingestão calórica adequada para atender às necessidades metabólicas	• Organize uma consulta dietética/nutricional • Use nutrição parenteral total/lipídica se a nutrição enteral for contraindicada • Tubo de alimentação: incentive a nutrição enteral sempre que possível • Verifique a pré-albumina e os eletrólitos • Monitore para perda de peso
Conforto prejudicado	
O paciente manterá pontuação de dor < 5	• Administre medicação adequada para dor • Use ACP/peridural conforme necessário • Organize uma consulta para a dor, se necessário • Use sedação conforme necessário • Monitore sinais vitais
Enfrentamento ineficaz: distúrbio na imagem corporal: resiliência individual prejudicada	
O paciente manterá o máximo de controle possível	• Informe o paciente sobre os procedimentos • Estabeleça uma programação dos cuidados com o paciente, se possível • Forneça um meio alternativo de comunicação, se necessário, como leitura labial, escrita e um quadro de comunicação
O paciente e a família irão lidar de maneira efetiva com o evento traumático	• Forneça informações repetidas • Incentive o uso de técnicas apropriadas de enfrentamento • Incentive o uso de sistemas de apoio • Organize uma consulta com o serviço social
Ensino/planejamento de alta	
O paciente estará envolvido no planejamento da alta	• Discuta a alta com o paciente • Permita que o paciente tome decisões, sempre que possível
O paciente entenderá as lesões e suas complicações	• Forneça instruções sobre a alta hospitalar de acordo com o tipo de lesão • Forneça ao paciente uma lista com os cuidados das lesões

Traumatismo torácico

As lesões no tórax variam de simples escoriações e contusões até agressões que colocam em risco os órgãos da cavidade torácica. Embora essas lesões estejam associadas a uma alta taxa de mortalidade, a maioria pode ser tratada com inserção de um dreno torácico, ventilação mecânica, controle agressivo da dor e outros cuidados de suporte. Lesões ou rompimento de grandes vasos geralmente resultam em morte imediata. Mortes precoces (30 minutos a 3 horas após a lesão) estão relacionadas a tamponamento cardíaco, pneumotórax hipertensivo, aspiração ou obstrução das vias respiratórias.[13,14]

Lesões com risco à vida imediato requerem avaliação e tratamento durante a triagem primária. Alguns exemplos incluem obstrução das vias respiratórias, pneumotórax hipertensivo, tamponamento cardíaco, pneumotórax aberto, hemotórax maciço e tórax instável (Figura 55.4). Lesões potencialmente fatais, como ruptura da aorta torácica, ruptura traqueobrônquica, contusão miocárdica, ruptura traumática do diafragma, ruptura esofágica e contusão pulmonar, devem ser abordadas durante o exame secundário.[15]

Na lesão torácica, a prioridade é sempre o manejo das vias respiratórias. Isso inclui o controle imediato das vias respiratórias, bem como oxigenação adequada e proteção contra aspiração. A obstrução das vias respiratórias pode ser o resultado de outra lesão ou o problema primário. As causas mais comuns de obstrução das vias respiratórias são língua, avulsão dentária, dentaduras, secreções e sangue. Outras causas de obstrução das vias respiratórias incluem lesões na traqueia, cartilagem tireóidea ou processo cricoide.

■ Traumatismo traqueobrônquico

Lesões na traqueia ou nos brônquios podem ser causadas por traumatismo contuso ou penetrante e frequentemente são acompanhadas por lesões esofágicas e vasculares. O rompimento dos brônquios está frequentemente presente em associação com fraturas de costelas superiores e pneumotórax. A lesão traqueobrônquica grave está associada a uma alta taxa de mortalidade; no entanto, com melhorias contínuas no atendimento pré-hospitalar e no transporte, um número maior de pacientes está sobrevivendo.

As lesões das vias respiratórias são frequentemente sutis. Os sinais de apresentação incluem dispneia (ocasionalmente, o único sinal), hemoptise, tosse, enfisema subcutâneo, ansiedade, rouquidão, estridor, falta de ar, hipoventilação, uso de musculatura acessória, retrações esternais e subescapulares, respiração diafragmática, apneia e cianose. Cianose pode ser um sinal tardio. Uma radiografia de tórax pode alertar o médico para uma possível lesão; no entanto, o diagnóstico geralmente é feito com broncoscopia ou durante a cirurgia. Uma lesão traqueobrônquica deve ser considerada sempre que um vazamento de ar persistente acompanhar um pneumotórax.

Pequenas lacerações pulmonares ou rupturas pleurais podem ser tratadas conservadoramente com ventilação mecânica através de um tubo endotraqueal ou traqueostomia. Lesões maiores podem requerer reparo cirúrgico. Também pode ser usada a ventilação pulmonar independente e simultânea, na qual cada pulmão é ventilado separadamente (cada um com um ventilador separado).

Os cuidados de enfermagem envolvem a avaliação da oxigenação e das trocas gasosas, juntamente com assistência pulmonar adequada. Durante os primeiros dias, o médico pode realizar uma broncoscopia para visualizar o local de reparo e

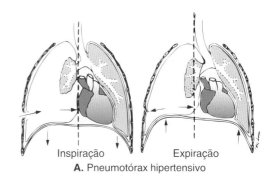

A. Pneumotórax hipertensivo

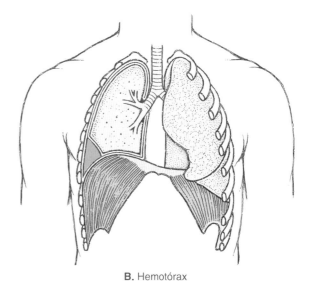

B. Hemotórax

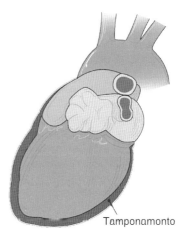

C. Tamponamento cardíaco

Figura 55.4 **A.** Pneumotórax hipertensivo. **B.** Hemotórax **C.** Tamponamento cardíaco. (**B**, cortesia de Neil O. Hardy, Westpoint, Conn. **C**, Cortesia de LifeART image © 2007 Lippincott Williams & Wilkins. Todos os direitos reservados.)

proporcionar uma remoção mais efetiva de secreções. A pneumonia é uma complicação potencial a curto prazo, enquanto a estenose traqueal pode ocorrer mais tardiamente.

■ Fraturas de ossos do tórax

Fraturas de costela, fraturas do esterno e tórax instável são fraturas torácicas comumente observadas em pacientes com traumatismo. Esse tipo de lesão ocorre quando a força aplicada

1106 Parte 13 Disfunção Multissistêmica

excede a resistência da caixa torácica. Fraturas de costela são lesões comuns. Elas são clinicamente importantes como marcadores de lesões intratorácicas e abdominais graves, fontes de dor significativa e preditores de deterioração pulmonar. Nas fraturas de costela, as lesões torácicas associadas mais comuns são o pneumotórax, o hemotórax e a contusão pulmonar, sendo os órgãos abdominais mais frequentemente lesados o fígado e o baço.[16] As maiores preocupações da enfermeira em pacientes com esse tipo de lesão são a dor, a ventilação ineficaz e o controle de secreções. As costelas 1 e 2 são geralmente protegidas pela clavícula, escápula, úmero e músculos adjacentes. Se ocorrer uma fratura nessas costelas, geralmente significa grande probabilidade de ocorrência de traumatismos de alto impacto e outras lesões, por exemplo, na aorta, no tórax e na coluna, e isso deve ser investigado. As costelas 4 a 10 são mais comumente fraturadas no traumatismo contuso. Se essas costelas estiverem fraturadas, frequentemente existem lesões pulmonares subjacentes associadas. As fraturas das costelas inferiores (8 a 12) também podem estar associadas a lesões no fígado ou outras estruturas abdominais. Fraturas do esterno são associadas a traumatismo contuso.

O tórax instável é uma lesão que envolve múltiplas fraturas de costelas. Essas fraturas podem ser anteriores, posteriores ou laterais, e geralmente também está presente uma fratura do esterno. A estabilidade do tórax é interrompida e a caixa torácica não se move mais em uniformidade. O diagnóstico de tórax instável é feito com base na fratura de duas ou mais costelas, em dois ou mais locais separados, causando um segmento instável. Isso cria um segmento livre de costela ou esterno.[16] A área lesada não responde à ação dos músculos respiratórios; em vez disso, ela se movimenta de acordo com as mudanças na pressão intrapleural. O movimento do segmento é paradoxal, daí o termo respiração paradoxal. O segmento instável provoca diminuição na pressão negativa normal do tórax, reduzindo assim a ventilação e causando algum grau de hipoxia. O segmento instável acompanha a pressão pleural em vez da atividade muscular respiratória. À medida que o estado pulmonar do paciente se agrava, o movimento paradoxal do segmento instável aumenta. Inicialmente, a imobilização muscular pode mascarar a lesão até o paciente apresentar fadiga. Esse paciente pode necessitar de intubação e ventilação mecânica.[16]

O tratamento inicial de pacientes com fraturas ósseas do tórax inclui manejo das vias respiratórias, manejo da dor e oxigenoterapia para manter a saturação adequada. A enfermeira deve considerar as estruturas subjacentes e a possibilidade de lesão nelas. O tratamento do tórax instável inclui virar o paciente com o lado lesionado para baixo para melhorar a oxigenação. Isso geralmente é difícil devido à necessidade de manter a imobilização da coluna cervical. Outras modalidades de tratamento incluem a imobilização interna, realizada colocando-se o paciente intubado em ventilação com pressão positiva. Às vezes, o reparo cirúrgico é realizado, especialmente se uma toracotomia for necessária por outras razões. O reparo cirúrgico pode ajudar a diminuir a necessidade de ventilação mecânica prolongada.

■ **Lesões no espaço pleural**

Para a finalidade deste capítulo, o termo *lesão do espaço pleural* é empregado em referência ao pneumotórax (coleção de ar intrapleural), hemotórax (coleção de sangue intrapleural) e hemopneumotórax (coleções de ar e sangue interpleurais).

As lesões do espaço pleural são causadas pelo rompimento de uma estrutura intratorácica, que permite que o ar ou o sangue se acumule nas camadas pleurais, levando a uma diminuição da pressão intratorácica negativa. Às vezes, o ar e o sangue continuam a se acumular na cavidade pleural, causando aumento da tensão, o que leva a um pneumotórax hipertensivo ou a um hemotórax hipertensivo. Traumatismo contuso ou penetrante pode resultar em lesão do espaço pleural.

O mecanismo de lesão pode levar a enfermeira a suspeitar de lesão no espaço pleural. Por exemplo, um motorista sem o cinto de segurança, cujo peito bate no volante, tem um grande potencial para esse tipo de lesão. Ao avaliar o paciente, o desconforto respiratório pode ser evidente, juntamente com alteração da ventilação, o que leva ao comprometimento das trocas gasosas. As trocas gasosas prejudicadas podem ser evidenciadas por sinais de inquietação, ansiedade, taquipneia, diminuição da oxigenação e diaforese. A enfermeira deve reavaliar continuamente o paciente, porque mesmo que a lesão original seja pequena, ela pode se expandir, causando uma emergência com risco à vida.

A radiografia de tórax geralmente é usada para diagnosticar lesões no espaço pleural. Às vezes, se o pneumotórax for menor que 20% da cavidade torácica, pode não ser inicialmente observado no filme torácico. A tomografia computadorizada de tórax frequentemente mostra as lesões menores no espaço pleural.

O tratamento das lesões do espaço pleural inclui o manejo adequado das vias respiratórias, ventilação e oxigenação do paciente. Um tubo torácico de grande calibre, como um tubo de 40 French, é frequentemente inserido para reexpandir o pulmão e drenar o ar ou o sangue. Este tubo é inserido no quarto ou quinto espaço intercostal na linha axilar média. Para pacientes com traumatismo com pneumotórax simples, um tubo torácico pode ser colocado no segundo espaço intercostal na linha hemiclavicular. Uma vez que o tubo é inserido, ele é conectado a um sistema com selagem subaquática e, em seguida, anexado à sucção. Os efeitos do tratamento devem ser avaliados por radiografia de tórax, exame físico e observação para verificar a melhora na oxigenação. Muitas vezes, ocorre um vazamento de ar no sistema de vedação subaquática do dispositivo de drenagem do tubo torácico, que cessa em poucos dias.

A enfermeira deve monitorar a quantidade de sangue que flui pelo dreno torácico. A drenagem de mais de 250 mℓ/h por 2 horas consecutivas pode indicar uma lesão que não foi detectada ou a necessidade de exploração adicional, e deve ser relatada.[16]

Um hemotórax maciço é definido como a perda sanguínea intratorácica de 1,5 a 4 ℓ de sangue e constitui uma lesão com risco à vida. Um hemotórax maciço é frequentemente causado por lesões torácicas graves, e a fonte de sangramento é um grande vaso sanguíneo sistêmico ou estrutura mediastinal. Pacientes com hemotórax maciço geralmente chegam à emergência ou à unidade de trauma em parada cardiorrespiratória. Esses pacientes necessitam de toracotomia imediata para controlar o sangramento. Os pacientes que não estão em parada cardiorrespiratória apresentam sinais de choque hipovolêmico (ver Capítulo 54), dispneia, taquipneia e cianose. O tratamento inicial desses pacientes inclui o tratamento do estado de choque. Devem ser estabelecidas duas linhas IV de grande calibre e devem ser administrados os fluidos de reanimação. A quantidade de fluido administrada depende da resposta do paciente.

Um hemotórax maciço do lado esquerdo é mais comum que do lado direito e está frequentemente associado à ruptura da aorta. A cavidade torácica é grande o suficiente para conter a maior parte do volume de sangue circulante do paciente. Por causa disso, o sangramento é interrompido apenas quando a pressão na cavidade pleural é igual ou maior que a pressão no vaso danificado. A colocação de um dreno torácico em um paciente com hemotórax maciço poderia levar à exsanguinação, pela eliminação do tamponamento causado por uma lesão torácica fechada. Se um dreno torácico for colocado inadvertidamente, ele deve ser fixado até que a toracotomia exploratória possa ser realizada.

O pneumotórax hipertensivo é uma condição com risco à vida que requer reconhecimento imediato. Pode ser o resultado de uma lesão primária no tórax, ou pode ser uma complicação tardia relacionada à lesão traqueobrônquica ou ventilação mecânica. O pneumotórax hipertensivo é causado pelo ar que entra no espaço pleural e fica aprisionado. Assim, forma-se um sistema fechado de válvula unidirecional. Isso causa compressão de uma ou mais das estruturas intratorácicas (traqueia, coração, pulmões e grandes vasos) e impede que funcionem adequadamente. O resultado é insuficiência respiratória, comprometimento do retorno venoso e débito cardíaco insuficiente.[14]

O pneumotórax hipertensivo é frequentemente difícil de diagnosticar por causa de outras lesões que o paciente possa ter, bem como a presença de um estado de choque. Pode não ser diagnosticado até que o paciente sofra descompensação. A enfermeira pode perceber que é difícil ventilar o paciente, apesar de uma via respiratória aberta. Muitas vezes há uma queda na oxigenação do paciente. Outros sinais de pneumotórax hipertensivo incluem assimetria torácica, desvio traqueal, distensão da veia do pescoço (a menos que o paciente esteja hipovolêmico), sons respiratórios diminuídos no lado afetado e evidência de redução do débito cardíaco (p. ex., diminuição da pressão arterial e má perfusão tecidual).[14]

O tratamento do pneumotórax hipertensivo requer descompressão imediata do ar aprisionado. Isso é feito inicialmente colocando-se uma agulha de calibre 14 ou 16 no espaço pleural, geralmente entre o segundo e o quarto espaço intercostal anterior. Ocorre o escape imediato de uma corrente de ar e a ventilação do paciente deve melhorar. Deve ser fornecido oxigênio suplementar ao paciente, antes da descompressão. Após a descompressão emergencial, as agulhas devem ser trocadas por tubos torácicos. Isso é feito para permitir que os pulmões se expandam, bem como para evitar uma recorrência. Por fim, é necessária uma avaliação adicional para determinar a causa do pneumotórax hipertensivo. A enfermeira deve continuar a avaliar e reavaliar o paciente.

■ Contusão pulmonar

Esta condição se caracteriza por uma contusão no parênquima pulmonar, frequentemente causada por traumatismo em choque. É a lesão pulmonar mais comum. Muitas vezes, é evidente na radiografia de tórax e na TC como regiões de densidade de vidro fosco mal definidas e irregulares com opacificação nas contusões leves, até áreas de consolidação generalizada em lesões mais graves. A TC é mais sensível no diagnóstico de contusões pulmonares, pois pode levar até 24 horas para a condição ser visível na radiografia de tórax.[13] No entanto, a presença de fratura de escápula, fratura de costela ou tórax instável deve levar à suspeita de uma possível contusão pulmonar subjacente. De fato, a possibilidade de contusão pulmonar deve ser antecipada em qualquer paciente que sofra de traumatismo torácico fechado de alta energia. O mecanismo mais comum de contusão pulmonar é o acidente de trânsito.

A contusão pulmonar ocorre quando uma rápida desaceleração rompe as paredes das células capilares, causando hemorragia e extravasamento de plasma e proteínas para os espaços alveolar e intersticial. Isso resulta em atelectasia e consolidação, levando a shunt intrapulmonar e hipoxemia. A apresentação de sinais e sintomas inclui dispneia, estertores, hemoptise e taquipneia. Contusões graves também resultam em aumento das pressões de pico nas vias respiratórias, hipoxemia e acidose respiratória. Uma contusão pulmonar pode mimetizar a SDRA; ambas são pouco responsivas a altas frações de oxigênio inspirado ($F_{I_{O_2}}$). A SDRA é discutida em detalhes no Capítulo 27. Quanto maior o grau de contusão pulmonar, maior o grau de comprometimento ventilatório.

O tratamento da contusão pulmonar é de suporte. Pacientes com leve contusão requerem observação cuidadosa com frequentes medições da gasometria arterial ou monitoramento da oximetria de pulso. Intervenções adicionais da enfermeira incluem avaliação respiratória frequente, assistência pulmonar e controle da dor. A fisioterapia torácica e a analgesia peridural contínua também podem ser benéficas. Geralmente são colocados um cateter de artéria pulmonar oximétrico e uma linha arterial para facilitar o monitoramento da gasometria, hemodinâmica e parâmetros respiratórios (liberação de oxigênio, consumo de oxigênio, shunt intrapulmonar).

Contusão pulmonar grave pode requerer suporte ventilatório com pressão positiva expiratória final (PEEP, na sigla em inglês). Embora a ventilação alveolar melhore à medida que a PEEP é adicionada, o fluxo sanguíneo para os alvéolos pode diminuir, levando a um aumento do shunt intrapulmonar. Para otimizar a perfusão e a oxigenação tecidual, cada alteração na PEEP exige a avaliação do status do shunt, do fornecimento de oxigênio e de outros indicadores de perfusão tecidual (débito cardíaco, pressão arterial e débito urinário). Para o controle adequado da dor, podem ser necessárias infusões peridurais ou intrapleurais de analgésicos ou bloqueio do nervo intracostal. Em casos graves de comprometimento respiratório, o aumento da sedação ou paralisia pode ser indicado para diminuir o gasto energético e as necessidades de oxigênio. Um leito de rotação também pode ser considerado para promover a limpeza do pulmão e as trocas gasosas respiratórias. Posicionar o paciente com o lado lesionado para cima é benéfico no caso de uma grave contusão unilateral. Em casos raros, quando o paciente não responde à ventilação mecânica tradicional, podem ser usados o posicionamento em decúbito ventral e a ventilação com jato de alta frequência. Outro modo de ventilação comumente empregado é a ventilação com liberação de pressão das vias respiratórias (VLPVA).

O tratamento de fluidos também é importante. Devem ser monitorados ingestão e débito, pesagem diária, pressão venosa central e pressões de artéria pulmonar e capilar, para orientar a administração de líquidos. A medicação pode precisar ser concentrada para compensar o excesso de ingestão de líquidos, e o uso periódico de diuréticos pode ser necessário. Não é indicada a restrição grave de fluidos; em vez disso, o equilíbrio de fluidos deve ser mantido em um nível normal (euvolemia) para dar suporte ao débito cardíaco e à oferta de oxigênio ideais. O pulmão contuso deve mostrar sinais radiográficos de melhora dentro de 72 horas. A presença de infiltrados persistentes pode indicar complicações, como pneumonia ou SDRA concomitante. As sequelas a longo prazo incluem prolongada redução da capacidade residual funcional, dispneia e fibrose.

Lesões cardíacas contusas

As lesões cardíacas contusas englobam um amplo espectro de manifestações clínicas que vão desde contusão miocárdica assintomática até ruptura cardíaca e morte.[13] Essas lesões incluem a ruptura da parede cardíaca, ruptura valvar, dissecção de artéria coronária e contusões cardíacas. A Tabela 55.4 descreve a classificação da lesão cardíaca contusa (BCI) de acordo com as sequelas da lesão. Existem poucos sinais e sintomas clínicos de uma BCI. A dor torácica é geralmente a mais comum, e outros sinais secundários a lesões torácicas ocorrem com frequência (p. ex., dispneia, equimose da parede torácica, tórax instável). Acredita-se que seja superdiagnosticada devido à ausência de um teste padrão.[13]

Contusões cardíacas, a forma mais comum de lesões cardíacas contusas, geralmente são causadas por traumatismo contuso quando o coração atinge o esterno durante a rápida desaceleração. Também pode se desenvolver uma contusão se o coração estiver comprimido entre o esterno e a coluna vertebral. Os sintomas variam de nenhum (comum) até insuficiência cardíaca congestiva grave e choque cardiogênico. As queixas de dor no peito devem ser avaliadas cuidadosamente após o traumatismo. Alterações inespecíficas do ECG, que podem incluir qualquer tipo de arritmia, são frequentemente observadas. Uma arritmia sempre indica uma contusão cardíaca até prova em contrário. Arritmias atriais e distúrbios de condução podem ser observados com lesões cardíacas do lado direito; distúrbios ventriculares são mais prováveis após lesões cardíacas do lado esquerdo.

Uma contusão cardíaca é suspeitada quando existe história de traumatismo anterior contuso e o paciente apresenta hematomas na parede torácica e fraturas das costelas ou do esterno. Deve ser realizado um ECG de 12 derivações para detectar anormalidades elétricas. A maioria dos pacientes com contusões cardíacas apresenta anormalidades no ECG de admissão.[13] Entretanto, não há correlação entre a complexidade da arritmia e o grau de contusão cardíaca. Esses pacientes são colocados em monitoramento cardíaco contínuo e o sangue é coletado para estudos de isoenzima e troponina cardíacas. Embora as enzimas cardíacas careçam de especificidade em termos de diagnóstico, elas são usadas para orientar o tratamento.[13]

Existe controvérsia sobre o padrão de tratamento para pacientes com contusão cardíaca. Como não existe um padrão de diagnóstico dessa lesão, também não há um padrão no tratamento. Deve ser feito um monitoramento contínuo para avaliar as arritmias sintomáticas, especialmente irritabilidade ventricular e defeitos de condução. A ecocardiografia ou a angiografia multissincronizada (*multigated*) podem ser úteis para determinar qualquer defeito ou dano muscular. Em geral, os pacientes são tratados para aliviar os sintomas.

Tabela 55.4 Classificação de lesão cardíaca contusa (BCI, *blunt cardiac injury*) de acordo com as sequelas do ferimento.

Classificação	Descrição
1	BCI com ruptura da parede livre cardíaca
2	BCI com ruptura septal
3	BCI com lesão da artéria coronária
4	BCI com insuficiência cardíaca
5	BCI com arritmias complexas
6	BCI com pequenas anormalidades eletrocardiográficas ou nas enzimas cardíacas

De Schultz JM, Trunkey DD: Blunt cardiac injury. Crit Care Clin 20:57-70, 2004.

Lesão cardíaca penetrante

Na maioria dos casos, uma lesão penetrante no coração resulta em morte pré-hospitalar.[13] Aqueles que sobrevivem, o fazem por causa do tamponamento cardíaco. O tamponamento cardíaco e o choque hipovolêmico são os sinais comuns de apresentação.[13] O ventrículo direito é lesionado com maior frequência devido à sua localização anterior.[13] Ocasionalmente, pequenos ferimentos a faca nos ventrículos são selados espontaneamente devido à espessura da musculatura ventricular. O tratamento de pacientes hemodinamicamente estáveis permanece controverso. Em alguns casos, o monitoramento com tomografia computadorizada serial ou com ultrassonografia pericárdica e pleural é aceitável. Em outros casos, a cirurgia para criar uma janela pericárdica toracoscópica pode ser necessária para auxiliar no diagnóstico da hemorragia em curso e para drenar as coleções de líquido pericárdico. Na presença de hemorragia e choque em curso, o volume de sangue perdido deve ser substituído e o paciente deve ser imediatamente conduzido à sala de cirurgia para exploração e esternotomia mediana. Em casos graves, pode ser necessária uma toracotomia na emergência, como medida de resgate do paciente.

Após o reparo cirúrgico, devem ser colocadas as linhas centrais e a linha arterial apropriada para facilitar o monitoramento hemodinâmico cuidadoso. Vasopressores ou agentes inotrópicos podem ser necessários para manter a pressão arterial e o débito cardíaco adequados. O equilíbrio de fluidos e eletrólitos, juntamente com o ritmo cardíaco, deve ser cuidadosamente monitorado. Os sons cardíacos devem ser avaliados para detectar sopros, que indicam defeitos valvulares ou septais, e para sinais de insuficiência cardíaca congestiva. A drenagem do tubo torácico e do mediastino deve ser registrada com frequência. Devem ser administrados plasma fresco congelado e plaquetas, conforme indicado, para corrigir as coagulopatias. As complicações incluem hemorragia contínua e síndrome pós-cardiotomia.

Tamponamento cardíaco

O tamponamento cardíaco, conhecido como sintoma e lesão, pode resultar tanto de traumatismo penetrante quanto de traumatismo contuso. É uma lesão com risco à vida que precisa ser imediatamente avaliada e tratada. O tamponamento cardíaco é causado pelo sangue que preenche o pericárdio e comprime o coração, causando diminuição do enchimento cardíaco, o que leva à redução do débito cardíaco e, eventualmente, ao choque. O sangramento no saco pericárdico (hemopericárdio) ou uma pequena ruptura pericárdica pode ou não causar tamponamento cardíaco, dependendo da quantidade de pressão sobre o pericárdio.

O saco pericárdico normalmente contém cerca de 25 mℓ de líquido, que serve para amortecer e proteger o coração. Apenas uma pequena quantidade de sangue (50 a 100 mℓ) é suficiente para aumentar a pressão intrapericárdica.[13] O sangramento contínuo aumenta a pressão rapidamente e o paciente apresenta sinais e sintomas de tamponamento cardíaco.

Os sintomas clássicos incluem diminuição da pressão arterial, sons cardíacos abafados e aumento da pressão venosa central, manifestada pela distensão das veias do pescoço (tríade de Beck). Outro sinal importante de tamponamento cardíaco é o pulso paradoxal, uma queda na pressão arterial sistêmica durante a inspiração, causada por queda no débito cardíaco. Como esses sinais podem estar obscurecidos na vítima de traumatismo hipovolêmico, pacientes com histórico de traumatismo precordial devem ser tratados com um alto índice de suspeita. O diagnóstico de tamponamento cardíaco não é fácil. O ecocardiograma é o mais útil no diagnóstico e está prontamente disponível, mas o tamponamento cardíaco é um diagnóstico clínico.[13]

O tratamento do tamponamento cardíaco inclui controle das vias respiratórias, oxigenação, suporte hemodinâmico e rápido encaminhamento para um centro de atendimento definitivo. A rápida transfusão de fluidos IV aumenta a pressão venosa e, finalmente, melhora o débito cardíaco, além de proporcionar o tempo necessário para se preparar para as intervenções. Por fim, o tratamento do tamponamento cardíaco é a drenagem do sangue do saco pericárdico (pericardiocentese);[13] esta é a única intervenção de sustentação da vida. O tratamento de enfermagem de um paciente com tamponamento cardíaco inclui proteção das vias respiratórias e suporte ventilatório, suporte hemodinâmico e assistência com as intervenções oferecidas ao paciente.

■ Lesões aórticas

As forças súbitas de cisalhamento devido à desaceleração rápida geralmente causam lesões aórticas contusas.[13] Essas lesões permanecem associadas a mortalidade precoce significativa e são consideradas a segunda causa de morte traumática após lesões na cabeça;[17] 80 a 90% dos pacientes morrem antes de chegar ao hospital.[13,16,17] A localização e o tamanho da ruptura determinam sua importância. Os acidentes de trânsito são as principais causas desse tipo de lesão.[16,17] Dos pacientes que chegam ao hospital vivos, 75% estão hemodinamicamente instáveis e 50% morrem antes do reparo. Muitos desses pacientes apresentam outras lesões significativas. Anteriormente, a angiografia era o padrão para o diagnóstico de lesões aórticas; no entanto, com os avanços na tomografia computadorizada, essa modalidade passou a ser o padrão, com uma sensibilidade de 100% e especificidade de 80 a 85%.[16] Esse novo padrão é útil para centros menores que podem não ter condições para realizar uma angiografia, e anteriormente teriam que transferir o paciente para um nível mais elevado de atendimento.

Como a aorta torácica é muito móvel, as rupturas ocorrem nos pontos de fixação. Existem três locais comuns de ruptura dos vasos. O mais comum é no istmo aórtico, logo distal à artéria subclávia esquerda, onde o vaso se prende à parede torácica pelo ligamento arterioso. Os outros dois locais de ruptura estão localizados na aorta ascendente, onde a aorta deixa o saco pericárdico e na entrada do diafragma. As camadas internas do vaso se rasgam com o impacto da desaceleração. As camadas externas permanecem intactas e se projetam em um pseudoaneurisma. Um hematoma circunferencial parcial também pode ser tamponado pelos tecidos circundantes. Os dois mecanismos podem prolongar a sobrevida, mas apenas por um tempo limitado.

Lesões penetrantes do mediastino ou lesões torácicas causadas por traumatismo contuso devem levantar suspeita de lesão aórtica. Outras lesões que podem levantar suspeita incluem fraturas de primeira e segunda costelas, fraturas altas do esterno, fraturas claviculares na margem esternal e hemotórax maciço do lado esquerdo.

A perda do transporte efetivo de sangue devido à ruptura de um grande vaso é o principal problema fisiológico associado à ruptura da aorta. O objetivo da avaliação é identificar evidências de má perfusão para além da lesão aórtica. Muitos pacientes têm apresentação assintomática. Os achados associados às lesões da aorta estão listados no quadro Segurança do paciente (Quadro 55.2).

Quadro 55.2 Segurança do paciente.

Sinais e sintomas de lesões aórticas

- Déficit de pulso em qualquer área, particularmente nos membros inferiores ou no braço esquerdo
- Hipotensão inexplicada por outras lesões
- Hipertensão do membro superior em relação aos membros inferiores
- Dor interescapular ou dor esternal
- Sopro sistólico precordial ou interescapular causado por turbulência na área de interrupção
- Rouquidão causada pela pressão do hematoma ao redor do arco aórtico
- Desconforto respiratório ou dispneia
- Déficit neuromuscular ou sensorial dos membros inferiores

Dados de Frawley PM: Thoracic trauma. In: McQuillan KA, Flynn Makic MB, Whalen E et al. (eds): Trauma Nursing, 4th ed. Philadelphia, PA: WB Saunders, 2009, pp. 614-677.

Deve ser obtida uma radiografia de tórax em supino, para auxiliar no diagnóstico de uma lesão aórtica. Após uma lesão medular ter sido descartada, uma radiografia de tórax vertical pode ser obtida também. Se for detectada a ampliação do mediastino na radiografia, é necessária uma avaliação adicional para o tratamento definitivo. Uma tomografia computadorizada positiva pode indicar a necessidade de reparo cirúrgico. A aorta rasgada pode exigir anastomose de ponta a ponta ou, mais comumente, a colocação de um enxerto sintético. O reparo endovascular da aorta torácica (TEVAR) ganhou rapidamente popularidade por ser minimamente invasivo e ter resultados positivos a curto prazo; é o modo preferido de tratamento.[18] A circulação extracorpórea pode ser necessária para o reparo da aorta ascendente ou do arco aórtico. No entanto, o reparo da aorta torácica descendente é geralmente realizado durante o pinçamento aórtico. Como essa manobra bloqueia o fluxo sanguíneo distal, é imperativo que o tempo de pinçamento cruzado seja o mais breve possível (de preferência menos de 30 minutos). Para evitar vazamentos no local de reparo, podem ser administrados vasodilatadores após a cirurgia, para reduzir a pós-carga. Após a substituição do volume intravascular, pode ser adicionado um vasopressor, para dar suporte a um valor adequado de pressão arterial. O cuidado da enfermeira tem como foco o monitoramento hemodinâmico com cateter de artéria pulmonar e a titulação de medicamentos para manter a pressão arterial ideal. A autotransfusão também pode ser necessária.

As complicações estão relacionadas com o nível em que ocorreu a ruptura e o alcance da alteração da perfusão. A hipoperfusão e o dano resultante aos órgãos abaixo do nível da laceração podem ser resultado da própria lesão ou do prolongamento do pinçamento durante o reparo. As complicações graves resultantes de um tempo prolongado de pinçamento cruzado incluem insuficiência renal, isquemia intestinal, fraqueza dos membros inferiores ou paralisia permanente. Outras sequelas, como SDRA ou coagulação intravascular disseminada, podem ser consequência de choque hemorrágico e múltiplas transfusões sanguíneas.

Traumatismo abdominal

Os traumatismos abdominais podem ser causados por lesões contusas e penetrantes. As lesões abdominais podem levar rapidamente à morte, secundária a hemorragia, choque e sepse. Lesões abdominais não detectadas são uma causa frequente de mortes por traumatismo. Comparado com o traumatismo

1110 **Parte 13** Disfunção Multissistêmica

penetrante, o traumatismo abdominal contuso está associado a um número maior de fatalidades, porque muitas das lesões estão "ocultas" e, com frequência, lesões mais óbvias, porém menos graves, levam a um atraso no diagnóstico. As mortes que ocorrem mais de 48 horas após a lesão abdominal são resultado de sepse e suas complicações. No traumatismo intra-abdominal, raramente ocorre lesão em um único órgão ou sistema.

O abdome contém órgãos sólidos e ocos. Os órgãos sólidos incluem fígado, baço, pâncreas e rins. Os órgãos ocos incluem os intestinos, o estômago, a vesícula biliar e a bexiga urinária. Os médicos dividem o abdome em três regiões principais, para facilitar a descrição da localização da lesão. As três áreas são as seguintes:

1. Área peritoneal, que inclui o diafragma, o fígado, o baço, o estômago, o cólon transverso e a porção coberta pelo tórax ósseo.
2. Área retroperitoneal, que inclui a aorta, a veia cava, o pâncreas, o rim, os ureteres e partes do duodeno e do cólon.
3. A pelve, que inclui o reto, a bexiga, o útero e os vasos ilíacos.

Acidentes de trânsito são a causa mais comum de traumatismo abdominal contuso, embora agressões, quedas, atropelamentos e acidentes industriais também contribuam para esse tipo de lesão. Essas lesões ocorrem como resultado das forças de compressão, esmagamento, cisalhamento e desaceleração. O diagnóstico de traumatismo abdominal contuso pode ser difícil, especialmente se houver lesões multissistêmicas. Se o paciente apresentar sensibilidade abdominal, instabilidade hemodinâmica, lesão da coluna lombar, fratura pélvica, ar retroperitoneal ou intraperitoneal ou perda unilateral da sombra do psoas na radiografia, deve-se suspeitar de dano visceral.

O traumatismo contuso pode causar sérios danos aos órgãos sólidos, e o traumatismo penetrante na maioria das vezes danifica os órgãos ocos. A compressão e a desaceleração do traumatismo contuso levam a fraturas de cápsulas de órgãos sólidos e parênquima, enquanto órgãos ocos podem colapsar e absorver a força. No entanto, o intestino, que ocupa a maior parte da cavidade abdominal, está propenso a lesões por traumatismo penetrante. Em geral, os órgãos sólidos respondem ao traumatismo com sangramento. Órgãos ocos se rompem e liberam seu conteúdo na cavidade peritoneal, causando inflamação e infecção.

Ferimentos a faca, empalamentos e ferimentos por arma de fogo podem causar traumatismo penetrante. Os padrões de lesão diferem dependendo do mecanismo. Se o mecanismo do traumatismo penetrante for uma facada, o conhecimento do tamanho, forma e comprimento do instrumento usado é útil para determinar a extensão do dano intra-abdominal. Há uma diminuição na probabilidade de encontrar uma lesão que requeira reparo cirúrgico em comparação com ferimentos por arma de fogo.[11] O empalamento é considerado uma ferida "suja". Feridas "sujas" podem resultar em alta mortalidade, secundária à infecção causada por contaminação bacteriana e subsequente falência de múltiplos órgãos. Ferimentos por armas de fogo (lesões por projétil) são difíceis de avaliar. A extensão da ruptura dos vasos principais e o envolvimento de múltiplos órgãos são preditores de mortalidade. A velocidade e a quantidade de energia dispersada pela bala frequentemente determinam a extensão da lesão. Uma bala pode desviar de órgãos ou ossos, alterando sua trajetória e causando danos internos maciços a órgãos e vasos. O efeito de explosão das balas também pode causar lesão intra-abdominal significativa.[19]

Traumatismo abdominal requer avaliação contínua. Frequentemente, o traumatismo abdominal não reconhecido é uma causa de morte evitável. A enfermeira deve ser organizada e metódica na abordagem de avaliação do paciente. A enfermeira precisa entender o mecanismo da lesão, bem como as queixas do paciente, para realizar uma avaliação adequada e identificar lesões abdominais potencialmente fatais. É importante lembrar que, no traumatismo contuso, a validade do exame físico por si só é questionável. Muitas vezes, não é confiável se houver envolvimento de consumo de álcool, drogas ilícitas, analgésicos ou narcóticos ou se o paciente tiver um nível reduzido de consciência. Nos traumatismos penetrantes, o exame físico tende a ser mais confiável. Geralmente, uma triagem primária é concluída e o paciente é reanimado antes de o abdome ser avaliado. Durante a triagem secundária, o abdome deve ser avaliado e reavaliado, e devem ser realizados os exames laboratoriais e diagnósticos. A sonda orogástrica ou nasogástrica e um cateter de Foley devem ser colocados durante a fase de triagem secundária.

Muitas vezes, o diagnóstico de traumatismo penetrante requer a exploração de feridas locais. No entanto, é importante observar o local da lesão, porque a exploração da ferida depende do mecanismo e da localização. Se a lesão estiver localizada na região abdominal anterior (margens costais anteriores aos vincos inguinais, entre as linhas axilares anteriores), a probabilidade de o peritônio ter sido penetrado é baixa. Se a lesão estiver na região toracoabdominal (quarto espaço intercostal anterior e sétimo espaço intercostal posteriormente a margens costais inferiores), a exploração não é recomendada, pois há um risco maior de pneumotórax hipertensivo. O paciente requer uma laparoscopia, toracoscopia ou laparotomia exploratória. A exploração costuma ser difícil em feridas nos flancos ou nas costas. O paciente geralmente requer TC com contraste triplo.

Os exames diagnósticos podem incluir ecografia abdominal focalizada para trauma (FAST), lavado peritoneal diagnóstico (DPL), uma radiografia de tórax (para determinar anormalidades grosseiras, bem como qualquer deslocamento de órgãos) e uma TC abdominal. Muitos centros de trauma estão realizando FAST em todos os pacientes com traumatismo. Esse é o exame diagnóstico ideal, pois é portátil, rápido e reprodutível.[5] É realizado colocando-se uma sonda de ultrassom em várias áreas do abdome para determinar se o fluido livre está localizado nessas áreas. As áreas avaliadas são a bolsa de Morison no quadrante superior direito, o saco pericárdico, a região esplenorrenal no quadrante superior esquerdo e a pelve (região suprapúbica). Se os resultados do FAST forem positivos e o paciente estiver hemodinamicamente instável, deve ser realizada uma laparotomia exploratória. O FAST permite que o profissional renuncie a outros testes diagnósticos e passe imediatamente para o procedimento cirúrgico.[12]

O lavado peritoneal diagnóstico é um procedimento rápido que deve ser usado durante a fase de reanimação de pacientes com traumatismo hemodinamicamente instáveis, para diagnosticar sangramento intra-abdominal (Quadro 55.3). Atualmente, o DPL não é mais realizado regularmente porque o FAST se mostrou muito efetivo e eficiente no diagnóstico da necessidade imediata de intervenção cirúrgica. Outras indicações para uso podem incluir o seguinte:

- Hipotensão inexplicada, diminuição do hematócrito ou choque
- Resultados ambíguos do exame abdominal
- Alteração do estado mental, causada por lesão cerebral ou intoxicação por álcool ou drogas
- Lesão da medula espinal
- Lesões por distração, como grandes fraturas ortopédicas ou traumatismo torácico.

| Quadro 55.3 | Lavagem peritoneal diagnóstica. |

Indicações

- Lesão abdominal contusa com:
  - Estado mental alterado
  - Hipotensão inexplicada, diminuição do hematócrito, choque
  - Resultados ambíguos no exame abdominal
  - Lesão da medula espinal
  - Lesões por distração (p. ex., fraturas ortopédicas, traumatismo torácico)
- Traumatismo abdominal penetrante (se a exploração não for indicada)

Possíveis contraindicações

- História de múltiplas cirurgias abdominais
- Terceiro trimestre de gestação
- Cirrose avançada do fígado
- Obesidade mórbida
- História conhecida de coagulopatia

Técnica

1. Insira o cateter de lavagem na cavidade peritoneal através de uma incisão de 1 a 2 cm
2. Tente aspirar fluido peritoneal
3. Infunda soro fisiológico ou lactato de Ringer por gravidade
4. Vire o paciente de um lado para o outro (a menos que seja contraindicado)
5. Permita que o fluido retorne à bolsa por gravidade
6. Envie as amostras para o laboratório

Resultados positivos

- 10 a 20 mℓ de sangue total no aspirado inicial
- Mais que 100.000 hemácias/mm^3
- Mais que 500 leucócitos/mm^3
- Nível de amilase elevado
- Presença de bile, bactérias ou matéria fecal

Se os resultados do DPL forem positivos e o paciente estiver hemodinamicamente instável, deve ser realizada uma laparotomia exploratória.

Existem várias contraindicações para a realização de um DPL, incluindo obesidade mórbida, gravidez no terceiro trimestre, cirrose avançada, história de coagulopatia e história de múltiplas cir;urgias abdominais.[12] Existe um risco maior de laceração omental e perfuração visceral ou vascular se o DPL for realizado em pacientes com esses achados.

Ao realizar o DPL, é importante primeiro garantir que o paciente tenha um cateter de Foley e um tubo orogástrico ou nasogástrico para descomprimir o estômago e a bexiga. A descompressão do estômago e da bexiga protege contra perfuração acidental quando o cateter de lavagem é colocado. Uma vez colocado o cateter de Foley e um tubo orogástrico ou nasogástrico, o cateter de lavagem é inserido no espaço peritoneal. Se o retorno for menor que 10 mℓ de sangue vivo, deve ser infundida no peritônio uma bolsa contendo 1 ℓ de cristaloide quente (solução de lactato de Ringer ou soro fisiológico). Após a infusão estar completa, a bolsa IV é colocada em uma posição pendente para permitir que o fluido saia do abdome por gravidade. Uma amostra do fluido é então enviada ao laboratório para avaliação.

As tomografias computadorizadas estão sendo usadas com maior frequência em pacientes com traumatismo. No traumatismo contuso, a tomografia computadorizada tornou-se a base do diagnóstico de lesão abdominal, com 92 a 97% de sensibilidade e 98% de especificidade. Muitas vezes, a TC é realizada com contraste IV e oral para visualizar os órgãos e observar qualquer interrupção. Esse exame permite a visualização das áreas peritoneal, retroperitoneal e pélvica e permite estimar a quantidade de líquido nessas áreas. TC também pode ser utilizada para classificar lesões de órgãos sólidos. As limitações ao uso da TC incluem traumatismo penetrante, a quantidade de tempo necessária para realizar o estudo, a necessidade de transportar o paciente para fora da área de reanimação e a exigência de que o paciente deve estar hemodinamicamente estável e ter movimento limitado durante o estudo.

■ Traumatismo no esôfago e no diafragma

A lesão esofágica é rara e de difícil diagnóstico devido à ausência de sinais clínicos iniciais e da gravidade de outras lesões. As lesões esofágicas geralmente não são reconhecidas até que se desenvolva a sepse. As lesões do esôfago têm uma alta taxa de mortalidade. Traumatismo penetrante é a causa mais provável de lesão esofágica; geralmente, a lesão ocorre no esôfago cervical. Os sintomas clínicos são sutis. Os sintomas apresentados que devem levar à suspeita de lesão esofágica incluem hemotórax ou pneumotórax sem fratura de costela.

O diagnóstico inclui TC do tórax, abdome e pelve com e sem contraste. Também devem ser realizados esofagoscopia, endoscopia flexível e estudos de deglutição. O tratamento para lesão esofágica é o reparo cirúrgico. O paciente é mantido em jejum, com sonda nasogástrica para sucção contínua, e é iniciada a antibioticoterapia. As considerações de enfermagem incluem prestar muita atenção às vias respiratórias do paciente, à ventilação, à oxigenação e ao suporte hemodinâmico.

A ruptura do diafragma é mais comum com lesão contusa (acidentes de trânsito e queda de grande altura) do que com lesão penetrante.[20] Essa ruptura ocorre com maior frequência no lado esquerdo porque o diafragma não é protegido pelo fígado. A lesão geralmente é secundária aos movimentos de sobe e desce associados à respiração. Se houver suspeita de ruptura do diafragma, é necessário procurar por lesões torácicas e abdominais. Não é incomum ver o conteúdo abdominal no tórax, que subsequentemente causa estrangulamento intestinal em aproximadamente 30% dos pacientes. Também pode ser observado comprometimento respiratório devido ao comprometimento da capacidade pulmonar e ao deslocamento do tecido pulmonar normal.

O quadro clínico de uma ruptura do diafragma depende do tamanho e do local da lesão. Muitas vezes é uma lesão difícil de diagnosticar porque há sangramento mínimo e o paciente frequentemente se apresenta assintomático. Os achados clínicos podem incluir desconforto respiratório acentuado, dispneia, diminuição dos sons respiratórios no lado afetado, ruídos intestinais positivos no tórax, palpação do conteúdo abdominal ao inserir um dreno torácico e movimento paradoxal do abdome ao respirar.

A radiografia de tórax é a modalidade inicial usada para diagnosticar a ruptura do diafragma; no entanto, os achados são geralmente normais ou inespecíficos. A presença de conteúdo abdominal no tórax denota uma lesão. Se houver suspeita de lesão, devem ser realizados exames por ultrassom e TC. DPL pode ser falsamente negativo. O único tratamento definitivo para a ruptura do diafragma é o reparo cirúrgico.

■ Traumatismo no estômago e no intestino delgado

Uma lesão gástrica significativa é rara. Lesões do intestino delgado são muito mais comuns. Embora frequentemente danificado por traumatismo penetrante, o intestino delgado também pode romper-se quando submetido a traumatismo contuso.[21]

1112 Parte 13 Disfunção Multissistêmica

As múltiplas convoluções ocasionalmente formam um circuito fechado, que pode romper-se quando submetido a um aumento de pressão causado por impacto com o volante ou o cinto de segurança. A mobilidade do intestino em torno de pontos fixos (como o ligamento de Treitz) predispõe a lesões cortantes com desaceleração.

Lesão contusa do intestino delgado ou uma lesão gástrica podem apresentar sangue no aspirado nasogástrico ou hematêmese. Os sinais físicos frequentemente estão ausentes e os achados da TC podem ser sutis e inespecíficos. É necessária uma observação cuidadosa; muitas vezes, o diagnóstico não é feito até que a peritonite se desenvolva. As lesões penetrantes geralmente causam resultados positivos no DPL. Embora uma contusão intestinal leve possa ser tratada conservadoramente (descompressão gástrica e retenção de ingestão oral), geralmente é necessária uma cirurgia para reparar feridas penetrantes ou ruptura intestinal.

A descompressão pós-operatória com tubo gástrico deve ser mantida até o retorno da função intestinal. Na maioria dos casos, um tubo de alimentação de jejunostomia é colocado distalmente ao local de reparo, e a alimentação do tubo pode ser iniciada precocemente no curso pós-operatório. Como a concentração e a frequência de alimentação do tubo avançam lentamente, é essencial a avaliação frequente de sinais de intolerância (distensão, vômito).

Como o estômago e o intestino delgado contêm uma quantidade insignificante de bactérias, o risco de sepse é pequeno após a ruptura desses órgãos. Porém, se a lesão não for detectada, existe risco de sepse. Por outro lado, o suco gástrico ácido é irritante para o peritônio e pode causar peritonite. Potenciais complicações relacionadas a traumatismo do estômago e do intestino delgado estão listadas no Quadro 55.4. Algumas dessas condições podem exigir procedimentos cirúrgicos adicionais.

■ Traumatismo no duodeno e no pâncreas

O pâncreas e o duodeno são discutidos juntos porque esses órgãos retroperitoneais estão intimamente relacionados anatômica e fisiologicamente. É necessária uma grande quantidade de força para lesionar esses órgãos, porque eles estão bem protegidos no fundo do abdome. A maioria das lesões está relacionada a traumatismo penetrante.[5] Lesões de órgãos adjacentes quase sempre estão presentes. A localização retroperitoneal dificulta o diagnóstico dessas lesões com o DPL. Uma TC abdominal é muito útil neste caso. Os sinais e sintomas podem incluir abdome agudo, aumento dos níveis séricos de amilase, dor epigástrica irradiada para as costas, náuseas e vômitos.

Pequenas lacerações ou contusões podem exigir apenas a colocação de drenos, enquanto feridas maiores precisam de reparo cirúrgico. A maioria das lesões pancreáticas requer drenagem pós-operatória por sucção fechada para prevenir a

formação de fístula. Pancreatectomia distal e anastomose em Y de Roux são dois procedimentos comumente realizados para lesões no corpo e na cauda do pâncreas. Ocasionalmente, o baço também deve ser removido por causa de seus múltiplos anexos vasculares ao pâncreas. Danos à cabeça do pâncreas estão associados a lesão duodenal e hemorragia grave, devido à proximidade das estruturas vasculares. Os procedimentos cirúrgicos empregados nesses casos incluem pancreatoduodenectomia, anastomose em Y de Roux e, em raras ocasiões, pancreatectomia total.

A avaliação pós-operatória e os cuidados de enfermagem são semelhantes para os vários procedimentos. A desobstrução dos drenos deve ser mantida, e o paciente deve ser monitorado para o desenvolvimento de fístulas, a complicação mais comum. A proteção da pele é importante se uma fístula cutânea se desenvolver, devido ao conteúdo enzimático do líquido pancreático. A avaliação do equilíbrio hidreletrolítico também é importante, porque uma fístula pancreática resulta em perda de fluidos, juntamente com perda de potássio e bicarbonato. A estimulação pancreática pode ser reduzida pela administração de hiperalimentação parenteral ou alimentação jejunal em substituição à dieta oral. O aparecimento de diabetes melito é raro, a menos que seja realizada uma pancreatectomia total.

O reparo ou ressecção primária com reanastomose é suficiente para o manejo de lesões duodenais mais penetrantes. Pode ser colocado um tubo de duodenostomia para descompressão e um tubo de jejunostomia para alimentação. O traumatismo contuso no duodeno pode causar um hematoma intramural, que pode levar à obstrução duodenal. O diagnóstico é feito com um estudo gastrintestinal superior com diatrizoato. Uma obstrução completa geralmente requer drenagem cirúrgica do hematoma.

■ Traumatismo no cólon

Geralmente, a lesão no cólon resulta de traumatismo penetrante. A natureza da lesão muitas vezes determina a exploração cirúrgica (laparotomia exploratória). O reparo primário pode ser considerado se o paciente estiver hemodinamicamente estável e a lesão for pequena e sem contaminação fecal. Em algumas situações, como lesões no cólon esquerdo ou quando há perda maciça de sangue, é necessário um reparo ou colostomia exteriorizados. Um tubo de cecostomia pode ser colocado para descompressão do cólon. O tecido subcutâneo e a pele do local da incisão são frequentemente deixados abertos para diminuir a chance de infecção da ferida. O cólon tem uma contagem alta de bactérias; o derramamento do conteúdo predispõe o paciente a sepse intra-abdominal e à formação de abscesso.

Os cuidados de enfermagem pós-operatórios devem se concentrar na prevenção de infecção. As trocas de curativo são necessárias para incisões abertas e podem ser usados antibióticos profiláticos. No caso de um reparo do cólon exteriorizado, são realizadas ressecção e anastomose de ponta a ponta, e o local de reparo é exteriorizado para facilitar a identificação de um vazamento. O cólon exteriorizado deve ser mantido úmido e coberto com curativo ou bolsa não aderente para proteger a integridade das suturas. Como a sepse é uma complicação importante das lesões do cólon, pode ser necessária uma série de procedimentos radiográficos e cirúrgicos para localizar e drenar os abscessos.

Uma orientação de ensino para pacientes que foram submetidos a uma laparotomia pode ser encontrada no Quadro 55.5.

Quadro 55.4 Segurança do paciente.

Complicações relacionadas a traumatismo do estômago e do intestino delgado

- Intolerância à alimentação por sonda ou tubo
- Peritonite
- Sangramento pós-operatório
- Hipovolemia causada pelo terceiro espaço
- Desenvolvimento de fístula ou obstrução

Quadro 55.5 · Orientação de ensino · Após laparotomia.

Atividade do paciente

- Sem banho de banheira ou chuveiro enquanto os grampos/pontos estiverem no lugar
- Se estiver cansado, descanse
- Erga apenas o que você conseguir levantar facilmente com uma das mãos
- Você pode comer sua dieta normal
- Meça a sua temperatura 1 vez/dia no mesmo horário e anote
- Mantenha uma programação normal para os movimentos intestinais
- Se você ficar constipado, beba mais sucos de frutas
- Não dirija até que você tenha a permissão do seu médico

Tratamento de feridas

- É importante manter a linha de grampos/pontos limpa
- Monitore cuidadosamente sua ferida
- Limpe a área 1 vez/dia. Para fazer isso, você precisará de compressas de gaze de 10 cm × 10 cm e uma solução com metade de peróxido e metade de soro fisiológico
- Lave suas mãos
- Abra a gaze e deixe a compressa na embalagem
- Coloque uma pequena quantidade de solução de peróxido/soro fisiológico no centro da compressa, com ela sobre a embalagem
- Pegue a compressa, puxando pelos quatro cantos, sem tocar no centro
- Limpe os pontos/grampos de cima para baixo, cobrindo-os bem com a solução. É normal ver bolhas ao fazer a limpeza com esta solução. Limpe a área apenas uma vez com uma única gaze
- Repita o procedimento
- Deixe a área secar livremente
- Coloque a compressa de gaze sobre a linha de grampos ou pontos, para evitar fricção ou irritação causada por um cinto ou pelo cós da roupa

Sinais de infecção

- Edema no local
- Vermelhidão aumentada
- Maior sensibilidade
- Calor ao redor do local
- Bordas da ferida separadas
- Aumento da drenagem
- Secreção fétida
- Mudança na cor da secreção
- Temperatura de 38,3°C ou superior
- Vômitos, diarreia ou constipação intestinal

Quadro 55.6 · Escala de lesão hepática.

Hematomas

- **Hematoma de grau I**: subcapsular; envolvendo menos de 10% da área de superfície
- **Hematoma de grau II**: hematoma subcapsular, intraparenquimatoso; envolvendo 10 a 50% da área de superfície, < 10 cm de diâmetro
- **Hematoma de grau III**: subcapsular, envolvendo mais de 50% da área da superfície, ou roto e com sangramento ativo; hematoma intraparenquimatoso maior ou igual a 10 cm ou em expansão

Lacerações

- **Lacerações de grau I**: ruptura capsular menor que 1 cm de profundidade
- **Lacerações de grau II**: ruptura capsular de 1 a 3 cm de profundidade, < 10 cm de comprimento
- **Lacerações de grau III**: mais de 3 cm de profundidade
- **Lacerações de grau IV**: ruptura parenquimatosa envolvendo 25 a 75% do lobo hepático ou 1 a 3 segmentos de Couinaud em um único lobo
- **Lacerações de grau V**: ruptura parenquimatosa envolvendo mais de 75% do lobo hepático; ou > 3 segmentos de Couinaud em um único lobo; lesão vascular inclui veia cava retro-hepática e lesão venosa justa-hepática
- **Lacerações de grau VI**: avulsão hepática vascular

Dados de Kokabi N, Shuaib W, Xing M et al.: Intra-abdominal solid organ injuries: An enhanced management algorithm. Can Assoc Radiol J 65:301-309, 2014.

lacerações são reparadas, enquanto lesões maiores podem exigir ressecção ou desbridamento segmentar. No caso de hemorragia incontrolável, é realizado o *packing* peri-hepático ("empacotamento hepático"). Após o *packing* peri-hepático, o abdome pode ser fechado ou simplesmente coberto e deixado aberto; um procedimento cirúrgico adicional é necessário nos próximos dias para remover a compressa da profundidade da lesão e reparar a laceração. Lesões hepáticas grandes também precisam de drenagem pós-operatória de bile e sangue, com drenos de sucção fechada.

Após a cirurgia, podem se apresentar coagulopatias. A hemostasia incompleta também é uma possibilidade e deve ser diferenciada do sangramento induzido pela coagulopatia. Sangramento grave resultante de hemostasia incompleta requer remoção do coágulo, empacotamento hepático e reparo adicional. Com a coagulopatia, a hemorragia surge de vários locais, enquanto com hemostasia incompleta, a hemorragia é principalmente no local cirúrgico.

Os cuidados da enfermeira para pacientes com lesões hepáticas incluem a reposição de hemoderivados e o monitoramento do hematócrito e da coagulação. A avaliação do caráter e quantidade de drenagem do tubo, juntamente com o equilíbrio de fluidos, também é essencial. As complicações potenciais da lesão hepática incluem abscesso hepático ou peri-hepático, obstrução ou vazamento biliar, sepse, SDRA e CIVD. Em 6 a 8 semanas, os achados do exame físico devem ser melhores. Para evitar ressangramento, os pacientes não devem participar de esportes de contato até que uma TC mostre a cicatrização da lesão.

■ Traumatismo no fígado

Juntamente com o baço, o fígado é o órgão abdominal mais comumente lesionado.[5] Tanto o traumatismo contuso como o penetrante podem causar lesões hepáticas. Fraturas das costelas inferiores aumentam a suspeita de lesão hepática. A apresentação de sinais e sintomas pode incluir dor no quadrante superior direito, repercussão da sensibilidade, hipoatividade ou ausência de ruídos intestinais ou sinais de choque hipovolêmico. O Quadro 55.6 apresenta a escala de lesão hepática.

Como o fígado é conhecido por cicatrizar espontaneamente, pacientes hemodinamicamente estáveis com lesões hepáticas atualmente recebem cuidados não cirúrgicos. A manipulação durante um procedimento cirúrgico tende a causar mais sangramento; assim, atualmente, a observação é considerada o tratamento padrão, a menos que o paciente esteja hemodinamicamente instável ou apresente franca peritonite.[22] Devem ser realizadas TCs para verificar a cessação do sangramento. O traumatismo hepático pode causar uma grande perda de sangue no peritônio, mas o sangramento pode parar espontaneamente. Em alguns casos, os vasos sanguíneos podem ser ligados ou embolizados. Pequenas

■ Traumatismo no baço

Juntamente com o fígado, o baço é o órgão abdominal mais comumente lesionado, geralmente como resultado de traumatismo contuso. Em 60% dos pacientes que sofrem traumatismo contuso, o baço é o único órgão lesado. Devido à sua vascularização, o baço tem tendência a perder sangue rapidamente.[5] A presença de fratura de costela inferior esquerda aumenta a suspeita de lesão esplênica. A apresentação de sinais e sintomas

1114 Parte 13 Disfunção Multissistêmica

inclui dor no quadrante superior esquerdo, irradiando para o ombro esquerdo (sinal de Kehr), choque hipovolêmico e achado inespecífico de aumento da contagem de leucócitos. Geralmente é necessário realizar FAST, DPL ou TC abdominal para o diagnóstico. O Quadro 55.7 fornece a escala de lesão esplênica.

O tratamento de lesões esplênicas inclui observação, embolização ou cirurgia, dependendo da estabilidade hemodinâmica do paciente, de condições preexistentes e do grau de lesão. Pacientes hemodinamicamente instáveis com FAST ou DPL positivo requerem cirurgia imediata para determinar a fonte do sangramento. Pacientes hemodinamicamente estáveis com lesão de baixo grau (graus I a III) e sem qualquer evidência de sangramento em TC ou FAST devem ser cuidadosamente observados. Pacientes com extravasamento de contraste na TC ou com o *blush* abdominal na TC podem apresentar uma taxa maior de insuficiência e podem exigir embolização. Além disso, pacientes com comprometimento neurológico, nos quais não é possível confiar apenas na observação, podem precisar de cirurgia.

Aproximadamente 50 a 70% dos pacientes hemodinamicamente estáveis – geralmente adultos com lesões de baixo grau e a maioria das crianças – são tratados de forma não cirúrgica com observação e embolização. Um período de observação de 5 dias é o padrão. O paciente deve ser colocado em um leito monitorado e cuidadosamente observado para hipotensão e sinais de sangramento. As análises de hemoglobina e hematócrito (Hb & Htc) devem ser realizadas a cada 6 horas até que paciente esteja estável. O paciente é inicialmente colocado em repouso no leito, embora não haja evidências clínicas para apoiar esta prática. O paciente é mantido jejum até que seu Hb & Htc esteja estável, e então começar uma dieta. Pacientes com uma lesão de maior grau requerem observação mais longa.

As complicações precoces do traumatismo esplênico incluem sangramento recorrente, abscesso subfrênico e pancreatite resultante de traumatismo cirúrgico. A ruptura de um hematoma ou pseudoaneurisma subescapular em expansão pode se apresentar dias ou semanas após um exame inicial normal. As complicações tardias consistem em trombocitose e infecção fulminante pós-esplenectomia (IFPE). Como o baço desempenha um papel importante na resposta do organismo à infecção, a esplenectomia predispõe o paciente a um risco maior de infecção. O pneumococo, um microrganismo encapsulado resistente à fagocitose, é o organismo que mais frequentemente infecta os pacientes após uma esplenectomia. IFPE frequentemente começa

com a manifestação de pneumonia pneumocócica, que progride para uma sepse fulminante. Pacientes pós-esplenectomia podem aumentar sua imunidade contra infecções pneumocócicas ao receber uma vacina pneumocócica polivalente (Pneumovax®). As complicações de IFPE incluem insuficiência suprarrenal e CIVD. IFPE tem uma alta taxa de incidência e mortalidade, especialmente no intervalo de 1 ano após a cirurgia. O ensino do paciente e da família deve se concentrar em informações sobre sinais e sintomas de infecção.

■ Traumatismo nos rins

Uma lesão renal pode levar a uma hemorragia "livre", hematoma contido ou ao desenvolvimento de um trombo intravascular. Lesões repentinas de desaceleração podem fazer com que o rim se mova, avulsando vasos renais menores ou rompendo a íntima da artéria renal, o que também pode levar à trombose vascular. Traumatismo contuso e penetrante também pode causar laceração ou contusão do parênquima renal ou ruptura do sistema coletor. Fraturas de costelas ou de vértebras lombares inferiores, juntamente com lesões no fígado e no baço, devem levantar a suspeita de uma lesão renal associada. Os sinais e sintomas, quando presentes, consistem em hematúria, dor, hematoma ou equimose no flanco. Como o sangramento é retroperitoneal, pode ser difícil de detectar. Uma TC helicoidal, ultrassom ou um pielograma IV (menos utilizado) geralmente fornece o diagnóstico.

As lesões renais são classificadas com base em sua gravidade; um grau maior está relacionado com redução da função. Muitas lesões renais podem ser tratadas conservadoramente, com observação e repouso, até que a hematúria macroscópica se resolva. Alguns estudos sugerem que o repouso no leito pode ser dispensado a menos que a hematúria aumente ou ressurja após a deambulação.[23] No entanto, em alguns casos (principalmente para lesão vascular), o reparo cirúrgico ou a nefrectomia são necessários.

A avaliação pós-operatória e o suporte da função renal são imperativos. Deve ser mantido o equilíbrio de fluidos ideal. Baixas doses de dopamina podem ser prescritas para promover a perfusão renal. As principais complicações consistem em trombose arterial ou venosa e insuficiência renal aguda. Outras complicações incluem sangramento, abscesso perinéfrico, desenvolvimento de fístula urinária e início tardio da hipertensão.

■ Traumatismo na bexiga

A bexiga pode sofrer laceração, ruptura ou contusão, na maioria das vezes como consequência de traumatismo contuso (geralmente por causa de uma bexiga cheia no momento da lesão). As lesões da bexiga frequentemente estão associadas a fraturas pélvicas. Hematúria macroscópica é tipicamente observada com ruptura da bexiga.[24] A presença de sangue no meato uretral, um hematoma escrotal ou o deslocamento da próstata requerem exames para lesões uretrais com TC ou cistografia convencional antes da inserção de um cateter urinário. O cistograma com TC é o melhor padrão para o diagnóstico dessa lesão.[24]

Uma lesão na bexiga pode causar extravasamento intraperitoneal ou extraperitoneal de urina. O extravasamento extraperitoneal, geralmente associado a fraturas pélvicas, pode ser frequentemente controlado com drenagem por cateter urinário. No entanto, o extravasamento intraperitoneal (associado a uma lesão de alta força) requer cirurgia. Essa lesão tem uma alta taxa de mortalidade devido a lesões associadas que ocorrem secundariamente à força envolvida. Pode ser colocado um tubo de cistostomia suprapúbica. As complicações não são frequentes, mas pode ocorrer infecção resultante do cateter urinário ou sepse

---

> **Quadro 55.7 Escala de lesões esplênicas.**

Hematomas

- **Hematoma de grau I**: subcapsular; < 1 cm de espessura
- **Hematoma de grau II**: subcapsular, 1 a 3 cm de espessura
- **Hematoma de grau III**: ruptura capsular esplênica, hematoma subcapsular > 3 cm de espessura, hematoma parenquimatoso > 3 cm de diâmetro
- **Hematoma de grau IVa**: envolvendo ruptura do parênquima com sangramento ativo

Lacerações

- **Lacerações de grau I**: menos de 1 cm de profundidade
- **Lacerações de grau II**: de 1 cm a 3 cm de profundidade
- **Lacerações de grau III**: mais de 3 cm de profundidade
- **Lacerações de grau IVa**: lesão vascular esplênica (fístula AV ou pseudoaneurisma); rompimento do baço
- **Lacerações de grau IVb**: sangramento intraperitoneal ativo

Dados de: Olthof D, van der Viles CH, Scheerder MJ et al.: Reliability of injury grading systems for patients with blunt splenic trauma. Injury 45(1): 146-150, 2014.

pelo extravasamento da urina infectada. Os pacientes podem se queixar de incapacidade de micção ou de dor no ombro (causada pelo extravasamento de urina no espaço peritoneal).

Lesões musculoesqueléticas

Embora as lesões musculoesqueléticas demorem muito tempo para cicatrizar e muitas vezes resultem em incapacidade permanente, elas geralmente não são consideradas lesões com risco à vida, a menos que haja uma amputação traumática ou fratura pélvica. Rotineiramente, a avaliação musculoesquelética é feita durante a triagem secundária, após a estabilização hemodinâmica. Essas lesões exigem reconhecimento imediato e estabilização para promover a recuperação e a função ideais.

Existem várias causas de lesões musculoesqueléticas relacionadas a traumatismo; as principais causas incluem acidentes de trânsito, quedas, agressões e acidentes industriais, agrícolas e domésticos. As lesões musculoesqueléticas estão frequentemente associadas a outras lesões no corpo. É importante entender as circunstâncias e o mecanismo envolvido nos casos de traumatismo musculoesquelético. A força pode ser aplicada sobre uma área, mas a transferência de energia e a distribuição de força podem causar ferimentos em outro lugar. Por exemplo, em uma pessoa que cai de um prédio de dois andares e pousa sobre os pés, seria esperada uma fratura no calcâneo ou no tornozelo, mas a transferência de energia também pode causar uma fratura na coluna pélvica ou lombar. Obviamente, se o paciente estiver consciente, ele será capaz de verbalizar sua dor. No entanto, fraturas e entorses muitas vezes passam despercebidos porque o paciente não consegue verbalizar e comunicar o local da dor.

■ Tipos de lesões musculoesqueléticas

Existem muitos tipos de lesões musculoesqueléticas, incluindo fraturas, luxações fraturadas, amputações e traumatismo de tecido mole (pele, músculo, tendões, ligamentos e cartilagem).

▶ **Fratura.** A classificação da fratura é baseada no tipo, causa e localização anatômica. Vários tipos de fraturas são mostrados na Figura 55.5. Se a pele sofrer ruptura no local da fratura, a

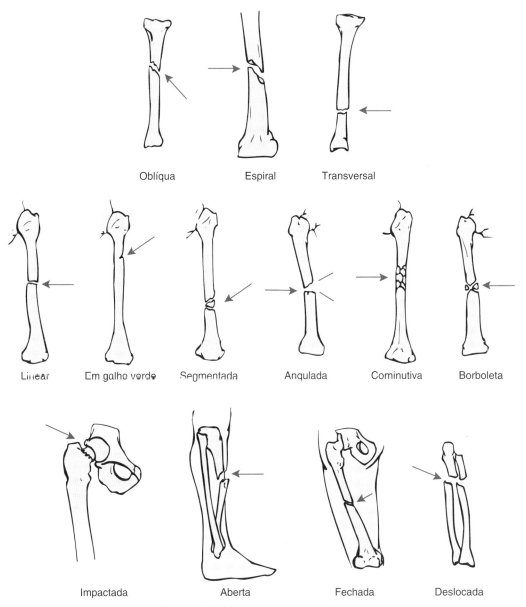

Figura 55.5 Tipos diferentes de fraturas.

1116 Parte 13 Disfunção Multissistêmica

lesão é considerada uma fratura "aberta". Se a pele estiver intacta, diz-se que a lesão é uma fratura "fechada". Uma fratura aberta é ainda classificada como de grau I, II ou III, dependendo do dano tecidual envolvido.

▶ **Luxação.** A luxação ocorre quando as superfícies articulares de uma articulação não estão mais em contato devido à ruptura da articulação. A mobilidade das articulações pode ficar restrita. Também pode haver lesão vascular ou nervosa associada às luxações. Uma lesão ligamentar geralmente acompanha as luxações, porque os ligamentos se esticam ou se rompem no momento da luxação.

▶ **Amputação.** As amputações são classificadas de acordo com a quantidade de dano tecidual, nervoso e vascular. Uma amputação por corte ou guilhotina tem linhas limpas e bordas bem definidas, enquanto uma amputação por esmagamento apresenta danos maiores aos tecidos moles e as bordas não são tão bem definidas. Uma amputação com avulsão ocorre quando uma força se espalha e rasga os tecidos, fazendo com que nervos e vasos sofram rupturas em outras áreas, além do osso.

■ Avaliação

Como em todos os pacientes de traumatismo, a avaliação inicial começa com a triagem primária. Uma vez completa e com o paciente estando hemodinamicamente estável, a avaliação secundária é conduzida. Quando os pacientes com traumatismo são admitidos na unidade de saúde, devem ser primeiramente obtidas radiografias da coluna cervical, tórax e pelve. Às vezes, são obtidas radiografias da coluna torácica e lombar, dependendo do mecanismo da lesão. A radiografia pélvica inicial mostra à enfermeira se o paciente tem uma fratura pélvica com risco à vida. Se este for o caso, a pelve deve ser mantida imobilizada, para evitar exsanguinação. A imobilização da pelve é conseguida com *C-clamp*, fixador externo, faixa de compressão elástica ou lençóis envolvidos firmemente ao redor do paciente para tentar parar o sangramento.

Durante a triagem secundária, se forem observados edema, equimose ou deformidade do membro, essa extremidade deve ser imobilizada. Devem ser prescritos exames por imagem para determinar a extensão da lesão. A enfermeira deve testar as extremidades para preenchimento capilar (menos de 2 s é normal), pulsos, crepitação, espasmo muscular, movimento, sensibilidade e dor.

Os exames mais comuns utilizados para diagnosticar lesões musculoesqueléticas são radiografias simples, TC e ressonância magnética (RM). Ao realizar as radiografias, é importante obter imagens de dois planos da área afetada. Também é importante avaliar a articulação acima e abaixo da área lesionada. Se a área afetada estiver em um local de difícil visualização em raios X simples, um exame com TC geralmente mostra uma imagem melhor. A RM também dá detalhes mais específicos sobre a área em torno da lesão e sobre a lesão em si.

Como em qualquer lesão, o traumatismo musculoesquelético requer avaliação contínua. Não é incomum se desenvolver um comprometimento vascular ou neurológico, ou ambos, em pacientes com lesão musculoesquelética. Qualquer lesão musculoesquelética envolvendo ossos ou tecidos moles pode causar comprometimento neurológico ou vascular, pois nervos e vasos sanguíneos se localizam próximo aos ossos e músculos. Nervos e músculos são muito sensíveis à compressão e ao comprometimento da circulação.

Também é importante avaliar continuamente o paciente quanto à hipovolemia. Como afirmado anteriormente, a amputação traumática e as fraturas do anel pélvico são conhecidas por sua extensa perda de sangue. Outras lesões ortopédicas também podem causar perda substancial de sangue. Muito raramente os pacientes sofrem lesões musculoesqueléticas graves sem lesões sistêmicas; portanto, também devem ser investigadas outras fontes de perda de sangue.

■ Complicações

A infecção é comum em lesões abertas. Idealmente, pacientes com traumatismo musculoesquelético são levados à sala de cirurgia dentro de 6 horas após a lesão, para uma lavagem da área afetada. Às vezes, a profilaxia antibiótica é iniciada; no entanto, esta prática é controversa. Deve ser administrado um reforço da vacina contra tétano, se indicado, para todos os pacientes com ferimentos abertos. Outras complicações graves de lesões musculoesqueléticas incluem síndrome compartimental, trombose venosa profunda (TVP), embolia pulmonar e síndrome do êmbolo gorduroso.

■ Fraturas pélvicas

Fraturas pélvicas podem ocorrer em pacientes com fraturas simples isoladas, bem como em pacientes gravemente feridos com lesões multissistêmicas. As principais causas de fraturas pélvicas são acidentes de trânsito, acidentes com motocicletas e colisões entre veículos e pedestres. Embora as fraturas pélvicas possam contribuir para a morte por traumatismo, geralmente não são a causa principal. As taxas de mortalidade variaram de 18 a 40%, e a morte nas primeiras 24 horas acontece com mais frequência como resultado de perda sanguínea aguda. O risco de morte aumenta em pacientes com fraturas pélvicas abertas ou que foram atingidos por um veículo motorizado. As fraturas do anel pélvico estão associadas a mecanismos de alta energia, e os pacientes geralmente apresentam lesões nos tecidos moles. Em pacientes com instabilidade hemodinâmica, é imperativo encontrar o local do sangramento e controlá-lo. O sangramento pode ocorrer a partir de três fontes principais: arterial, venosa e osso esponjoso.

O exame físico de fraturas pélvicas deve começar com a inspeção de abrasões, lacerações, contusões e simetria dos membros inferiores. Então, é necessária a palpação para avaliar a instabilidade vertical e rotacional. Exames retais e vaginais devem ser realizados para avaliar a presença de ruptura uretral em homens e fratura aberta em mulheres.

A avaliação radiográfica das lesões pélvicas deve incluir um plano anteroposterior. Esta radiografia pode detectar até 90% das fraturas pélvicas. Outras radiografias incluem os planos de entrada e saída da pelve e planos laterais da região sacral. A TC também é usada para avaliar as articulações sacroilíacas, bem como a extensão da lesão. Ver Quadro 55.8 para classificação das fraturas pélvicas.

Os objetivos do tratamento para as fraturas pélvicas são controle do sangramento e prevenção da perda de função e de infecção (sepse) causada por fraturas expostas. A aplicação de uma faixa de compressão pélvica ou fixador externo é feita para estabilização temporária e controle do sangramento. A embolização também é indicada para o controle da hemorragia.[25] O reparo ortopédico permanente das fraturas pélvicas geralmente é realizado dentro de 24 a 72 horas após a lesão, quando o paciente for adequadamente reanimado e estiver hemodinamicamente estável. Isso pode ser feito com fixação interna ou externa.

Quadro 55.8 — Esquemas de classificação para fraturas pélvicas.

Classificação de Tile

Tipo A, estável
A1, sem envolvimento do anel pélvico
A2, com envolvimento do anel pélvico

Tipo B, rotacionalmente instável
B1, livro aberto
B2, compressão lateral ipsilateral
B3, compressão lateral contralateral

Tipo C, rotacional e verticalmente instável
C1, rotacional e verticalmente instável
C2, bilateral
C3, com fratura acetabular associada

Classificação de Young e Burgess

Compressão lateral (CL)
I, compressão sacral no lado do impacto
II, fratura da asa ilíaca no lado do impacto
III, lesão CLI ou CLII no lado do impacto, com lesão contralateral em livro aberto

Compressão anteroposterior
I, ligeiro alargamento da sínfise do púbis ou da porção anterior da articulação sacroilíaca, com ligamentos sacroilíacos anteriores e posteriores intactos
II, porção anterior da articulação sacroilíaca alargada, com rompimento do ligamento anterior e com ligamentos sacroilíacos posteriores intactos
III, ruptura completa da articulação sacroilíaca

Fratura de cisalhamento
Deslocamento vertical anterior e posterior
Mecanismo combinado
Combinação de outros padrões de lesão

Dados de Walker J: Pelvic fractures: Classification and nursing management. Nurs Stand 26(10):49-58, 2011.

■ Síndrome compartimental

Ocorre uma síndrome compartimental quando a pressão é aumentada no interior do compartimento do músculo envolvido pela fáscia, fazendo com que o fluxo sanguíneo para os músculos e nervos do compartimento fique comprometido. O resultado final é anoxia celular; deve ser suspeitada com base no mecanismo da ferida. Essa isquemia resulta em danos aos tecidos, o que compromete a função nervosa e muscular. Uma elevação prolongada da pressão compartimental leva à morte dos músculos e nervos envolvidos. A pressão normal do compartimento está entre 0 e 8 mmHg. Acredita-se que o fluxo sanguíneo capilar esteja comprometido com pressão de 20 mmHg, a dor se desenvolve com um valor de pressão entre 20 e 30 mmHg e a isquemia ocorre com valores superiores a 30 mmHg. Pacientes com pressões diastólicas mais altas são capazes de tolerar maiores pressões sobre os tecidos, sem dano isquêmico. A fasciotomia é recomendada quando a pressão do compartimento se aproxima de 20 mmHg abaixo da pressão diastólica. Pacientes com traumatismo hipotensivo podem apresentar isquemia muscular significativa com pressões de compartimento mais baixas.

Pacientes com síndrome compartimental queixam-se de aumento da dor na área afetada. A síndrome compartimental ocorre com mais frequência nos casos de fraturas de ossos longos na parte inferior da perna ou no antebraço. A dor é descrita como "desproporcional" à lesão. O sinal precoce mais confiável da síndrome compartimental é a diminuição da sensação.

O compartimento envolvido está firme e o paciente eventualmente apresenta parestesia. Palidez e ausência de pulso são sinais tardios de síndrome compartimental. Quando a síndrome compartimental progride até o ponto em que o paciente passa a apresentar os sinais tardios, existe uma ameaça de perda do membro afetado. A enfermeira deve monitorar constantemente o membro afetado e compará-lo com a extremidade não afetada. Se algum dos sinais ou sintomas da síndrome compartimental estiver presente, o cirurgião ortopédico ou geral deve ser notificado imediatamente para que as pressões do compartimento possam ser medidas. Se for considerado que as pressões do compartimento estão altas, é realizada uma fasciotomia para liberar a pressão e salvar o membro. A extremidade nunca deve ser elevada quando houver suspeita de síndrome compartimental, pois isso diminui o influxo arterial e exacerba a isquemia.

■ Trombose venosa profunda

A TVP é um risco significativo para todos os pacientes com traumatismo, especialmente aqueles com lesões musculoesqueléticas. É conhecida como uma complicação comum de grandes traumatismos, com risco à vida. O perigo da TVP é que ela evolua para embolia pulmonar. A administração de heparina de baixa dose ou heparina de baixo peso molecular e o uso de dispositivos de compressão pneumática intermitente são recomendados para prevenir a TVP.[26]

A fisiopatologia da TVP e, posteriormente, embolia pulmonar está relacionada à tríade de Virchow:

1. Estase venosa pela diminuição do fluxo sanguíneo, redução da atividade muscular e pressão externa nas veias profundas.
2. Danos vasculares ou estado patológico concomitante.
3. Hipercoagulabilidade.

A enfermeira deve avaliar regularmente os sinais e sintomas de TVP. Isto inclui edema da área afetada, taquicardia, febre e alterações na temperatura e coloração da pele distal. Se esses sinais ou sintomas forem encontrados, devem ser relatados imediatamente. Às vezes, um êmbolo pulmonar agudo é a primeira indicação de TVP.

■ Embolia pulmonar

Uma embolia pulmonar ocorre quando um coágulo sanguíneo se desloca da veia, viaja através do coração e se aloja na artéria pulmonar, obstruindo o fluxo sanguíneo. A súbita manifestação de dispneia é o sinal clássico da presença de um êmbolo pulmonar, mas os sinais e sintomas variam, dependendo do tamanho do coágulo e do número de vasos ocluídos. Os sinais e sintomas podem incluir um declínio na oxigenação, dor torácica subesternal, choque hipovolêmico relativo, taquipneia, falta de ar, ansiedade, sensação de morte iminente, febre baixa, alteração do nível de consciência, e cor da pele pálida, escura ou cor cianótica. Frequentemente, um paciente com embolia pulmonar também apresenta TVP.[26]

■ Síndrome de embolia gordurosa

A embolia gordurosa representa a presença de glóbulos de gordura no tecido pulmonar e na circulação periférica, após uma fratura de ossos longos ou um traumatismo grave. A embolia gordurosa pode ou não causar sintomas sistêmicos. A síndrome de embolia gordurosa é uma manifestação grave (mas rara) de êmbolos de gordura que envolve uma tríade clássica de sintomas: hipoxemia, declínio neurológico e erupção petequial. Geralmente ocorre dentro de 24 a 72 horas após a lesão. As indicações clínicas incluem taquipneia, dispneia e hipoxemia. Muitos pacientes desenvolvem alterações neurológicas após o desconforto respiratório, que geralmente são completamente reversíveis. A erupção petequial geralmente ocorre em cabeça, pescoço, tórax anterior, axila e na área subconjuntival; tipicamente tem duração de 5 a 7 dias. A enfermeira deve estar ciente do potencial para a síndrome da embolia gordurosa e deve monitorar o paciente quanto à hipoxemia com oximetria de pulso.

Traumatismo maxilofacial

Apesar das leis de trânsito que impõem limites de velocidade mais baixos e do uso de *airbags* e cintos de segurança, a incidência de traumatismo maxilofacial permanece alta porque a face está desprotegida durante a rápida desaceleração. O grau de lesão maxilofacial está diretamente relacionado à força de impacto quando o rosto entra em contato com um objeto estacionário. Conforme a força aumenta, a quantidade de energia dispersada também aumenta, causando um aumento na lesão. A lesão penetrante é menos comum que a contusa em pacientes com traumatismo maxilofacial.

Como acontece com qualquer paciente com traumatismo, as prioridades iniciais de manejo permanecem no ABC.[27] A equipe de trauma não pode se distrair dessas prioridades por causa de deformidades evidentes, que podem estar associadas a lesões maxilofaciais. O traumatismo maxilofacial pode causar obstrução das vias respiratórias e morte, se as vias respiratórias e a respiração não forem estabelecidas de maneira adequada e urgente. Quando a triagem primária for concluída, deverá ser realizada uma avaliação adequada das lesões maxilofaciais. A Figura 55.6 mostra as fraturas do maxilar de acordo com a classificação de Le Fort.

Ao avaliar as lesões maxilofaciais, a enfermeira deve verificar tecidos moles e estruturas ósseas. A enfermeira inspeciona a face em busca de simetria e depois a palpa sistematicamente para observar qualquer movimentação nas estruturas ósseas. Os nervos cranianos também devem ser avaliados. Frequentemente, as lesões maxilofaciais coincidem com lesões na cabeça, reforçando a importância de um exame neurológico completo (ver Capítulo 33). Qualquer fratura no meio da face que se comunique através da órbita requer uma avaliação ocular completa e reavaliação frequente.

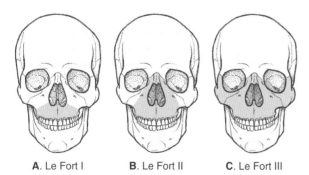

Figura 55.6 Fraturas Le Fort. **A.** Le Fort I: desarticulação transversal do processo dentoalveolar maxilar do osso basal remanescente do maxilar e da face mediana. **B.** Le Fort II: fratura piramidal envolvendo todo o maxilar e o complexo nasal. **C.** Le Fort III: completa desassociação craniofacial-face média. (Cortesia de Neil O. Hardy, Westpoint, CT.)

A maioria das lesões maxilofaciais envolve os tecidos moles. Em qualquer lesão dos tecidos moles, existe potencial para contaminação; portanto, a imunização de cada paciente contra o tétano deve ser avaliada e, se necessário, administrado o reforço. Todas as feridas são avaliadas quanto a presença de sujeira, gordura, partículas e outros contaminantes. Muitas feridas requerem uma operação de lavagem para desbridar o tecido e limpar a área.[27] Essas lesões geralmente não são fatais e devem ser tratadas na ordem apropriada. No entanto, mesmo uma pequena abrasão no rosto de uma pessoa pode levar a uma vida inteira de desfiguração; portanto, todos os ferimentos devem receber os cuidados apropriados.

Como afirmado anteriormente, em qualquer tipo de traumatismo, mas especialmente em traumatismos maxilofaciais, quando as vias respiratórias do paciente podem estar comprometidas, é imperativo avaliar e manter continuamente a perviedade adequada das vias. A perda de uma via respiratória artificial (p. ex., a remoção acidental do tubo endotraqueal) pode ser fatal, devido ao edema nos tecidos moles. Também é essencial avaliar e tratar a hipovolemia secundária à hemorragia das artérias faciais. Também pode ocorrer epistaxe com qualquer fratura que se comunique com o nariz. A enfermeira deve avaliar continuamente o estado neurológico do paciente e relatar qualquer anormalidade. A dor e a ansiedade do paciente devem ser avaliadas e tratadas. Muitos pacientes com lesões maxilofaciais perdem a sensação: podem ser incapazes de olhar, cheirar, saborear ou falar, secundariamente à lesão. Esta é uma situação que provoca ansiedade; os pacientes necessitam de reafirmação e medicação contínuas, conforme necessário. Muitas lesões maxilofaciais requerem múltiplas cirurgias antes que o paciente seja tratado definitivamente.

Complicações do traumatismo múltiplo

As complicações associadas ao traumatismo múltiplo são numerosas (Quadro 55.9). Como a maioria dos pacientes com traumatismo está na UTI quando estas complicações se desenvolvem, a enfermeira desempenha um papel essencial em detecção, prevenção e tratamento das mesmas.

A natureza inesperada do traumatismo tende a amplificar o medo e a ansiedade. Portanto, os cuidados de enfermagem também devem proporcionar suporte psicossocial para o paciente gravemente ferido e sua família. Recomenda-se uma abordagem interprofissional que reconheça as preocupações

---

Quadro 55.9 Segurança do paciente.

Complicações tardias do traumatismo múltiplo

Hematológicas: hemorragia, coagulopatia, coagulação intravascular disseminada
Cardíacas: arritmia, insuficiência cardíaca, aneurisma ventricular
Pulmonares: atelectasia, pneumonia, êmbolos (gordurosos ou trombóticos), SDRA
Digestórias: peritonite, íleo adinâmico, obstrução intestinal mecânica, colecistite acalculosa, vazamento de anastomose, fístula, sangramento
Hepáticas: abscesso hepático, insuficiência hepática
Renais: hipertensão, mioglobinúria, insuficiência renal
Ortopédica: síndrome compartimental
Cutâneas: infecção da ferida, deiscência, ruptura da pele
Sistêmica: Sepse

Quadro 55.10 Considerações para o paciente idoso.

Traumatismo

- Lesão não intencional é a nona causa mais frequente de morte entre os idosos
- O idoso se machuca com menos frequência do que os mais jovens; no entanto, quando uma pessoa idosa se fere, as lesões são mais suscetíveis a risco à vida
- Lesões que ocorrem na população idosa tendem a ser menos graves, mas estão associadas a maior risco de óbito
- Quedas são a causa mais importante de traumatismo na pessoa idosa, seguidas por acidentes de trânsito, pedestre contra veículo e queimaduras
- A carga financeira de atendimento a traumatismo relacionado aos idosos está próxima de US$ 9 bilhões anuais
- O monitoramento constante é essencial para o paciente idoso com traumatismo
- Os profissionais devem reduzir o limiar para monitoramento invasivo do paciente idoso, secundário a condições predisponentes e história de saúde anterior
- As considerações de manejo são as seguintes:
  - Considere a possibilidade de osteoartrite cervical quando for necessário intubar o paciente
  - O manejo da dor, se possível, deve ser mais local (p. ex., cateter peridural, bloqueio nervoso)
  - O manejo de fluidos deve ser feito com cautela. Idosos necessitam de reposição rápida e adequada de fluidos, sem excesso. Considere uma linha na artéria pulmonar ou linha de pressão venosa central para orientação na reposição de líquidos
  - Idosos tendem a se tornar hipotérmicos mais rapidamente do que pessoas mais jovens. Use fluidos aquecidos e dispositivos de aquecimento, conforme indicado

Dados de Holleran RS: Elderly trauma. Crit Care Nurs Q 38(3):298-311, 2015.

e ofereça explicações frequentes. Considerações especiais para pacientes idosos com traumatismo podem ser encontradas no Quadro 55.10.

Após múltiplas lesões traumáticas a morte, quando ocorre, pode advir imediatamente ou como resultado de complicações precoces ou tardias. Mortes imediatas ocorrem no local e em poucos minutos após a lesão. As causas mais comuns de morte imediata são lesão do tronco encefálico ou da medula espinal, ruptura cardíaca, transecção dos grandes vasos e obstrução das vias respiratórias.

Complicações precoces

Lesões cerebrais graves e hemorragia são as complicações precoces do politraumatismo, muitas vezes responsáveis por causar a morte em um intervalo de horas após a lesão, geralmente no pronto-socorro ou na sala de cirurgia. Muitas vezes, a morte nesse estágio pode ser evitada com avaliação rápida, reanimação e tratamento de lesões.

O manejo das lesões na cabeça é discutido no Capítulo 36. Para evitar exsanguinação, a hemorragia deve ser controlada e a reanimação volêmica iniciada com infusão de cristaloides e sangue. Os pacientes podem necessitar de ligadura cirúrgica ou *packing* de emergência ou embolização por angiografia. Hemorragia maciça complicada por hipotermia, acidose metabólica e coagulopatia é altamente letal.

Complicações tardias

As complicações tardias do traumatismo múltiplo incluem choque hipovolêmico, infecção e choque séptico, SDRA e síndrome de disfunção de múltiplos órgãos (SDMO).

■ Choque hipovolêmico

Hemorragia maciça ou hemorragia contínua devido à hemostasia incompleta ou a uma lesão não diagnosticada podem levar ao choque hipovolêmico e, eventualmente, à diminuição da perfusão dos órgãos. Diferentes órgãos respondem de maneira diferente à diminuição da perfusão causada pela hipovolemia. Muitas transfusões sanguíneas são frequentemente necessárias, aumentando ainda mais a probabilidade de SDRA e SDMO.

■ Infecção e choque séptico

Outra complicação frequente e potencialmente grave do politrauma é a infecção. O risco de infecção é maior após tiros de espingarda de curta distância, lesões penetrantes de alta velocidade, feridas penetrantes no cólon, cirurgia prolongada, múltiplas transfusões de sangue e lesões em múltiplos órgãos. Outros fatores de risco incluem idade avançada, imunossupressão subjacente e história de diabetes melito.

As infecções podem variar desde uma pequena infecção da ferida até a síndrome da sepse fulminante e choque séptico. No choque séptico, a liberação de toxinas provoca a dilatação dos vasos, levando ao acúmulo venoso, que resulta em diminuição do retorno venoso. Inicialmente, o débito cardíaco aumenta para compensar a diminuição da resistência vascular sistêmica. Eventualmente, os mecanismos compensatórios falham e o débito cardíaco cai junto com a pressão arterial e a perfusão dos órgãos (i. e., choque séptico).

Para tratar a sepse de forma efetiva, a fonte de infecção deve ser encontrada e erradicada. A enfermeira deve observar os indicadores, às vezes sutis, de sepse. Hipertermia ou hipotermia e estado mental alterado estão frequentemente presentes no início do processo séptico, bem como taquicardia, taquipneia e aumento da contagem de leucócitos. Esses achados devem levar a uma avaliação adicional para detectar uma possível fonte infecciosa.

Quando se suspeita de sepse, devem ser obtidas culturas, antibióticos devem ser prescritos, fazem-se estudos radiológicos e realiza-se frequentemente uma cirurgia exploratória. O abscesso intra-abdominal é uma causa frequente de sepse. Alguns abscessos podem ser drenados por via percutânea, enquanto outros requerem cirurgia. Após a drenagem cirúrgica de um abscesso abdominal, a incisão é deixada aberta com drenos no local para permitir a cicatrização e prevenir a recorrência. Outras fontes de infecção são as linhas invasivas, o trato urinário e os pulmões. Pneumonia é uma causa comum de sepse em pacientes com traumatismo. Os fatores de risco para pneumonia incluem idade avançada, aspiração, doença pulmonar subjacente, cirurgia torácica ou abdominal e intubação prolongada.

A hemodinâmica sofre alterações e as demandas metabólicas aumentam durante a sepse. O paciente típico apresenta débito cardíaco elevado, diminuição da resistência vascular sistêmica e aumento do consumo de oxigênio. A hemodinâmica deve receber suporte, deve ser mantido um equilíbrio entre a oferta e o consumo de oxigênio. Pesquisas sugerem que o suporte nutricional precoce diminua o desenvolvimento de sepse e da SDMO. A alimentação enteral deve ser usada sempre que possível, porque está associada a menor incidência de sepse do que a nutrição parenteral total.

1120 Parte 13 Disfunção Multissistêmica

■ **Síndrome do desconforto respiratório agudo**

A SDRA é a manifestação mais frequente de falência múltipla de órgãos (FMO) após traumatismo.[28] Ocorre em 12 a 25% dos pacientes e tem uma taxa de mortalidade de 50 a 80%.[28] Pacientes com FMO e SDRA têm um tempo maior hospitalização, maior custo e pior qualidade de vida a longo prazo.[28]

A SDRA é uma constelação dos seguintes sintomas: falta de ar, redução da complacência pulmonar e hipoxemia grave, refratária ao oxigênio e infiltrados pulmonares bilaterais. A SDRA pode ser causada por lesão direta (p. ex., pneumonia por aspiração do conteúdo gástrico, lesão por inalação, êmbolos gordurosos) ou lesão indireta (insulto em qualquer parte do corpo, p. ex., sepse, múltiplas transfusões de sangue, choque, queimaduras). Em um estudo recente, os preditores de SDRA consistiram em ISS (*Injury Severity Score*) maior que 25, idade acima de 65 anos, choque hemorrágico (PA menor que 90 na admissão), contusão pulmonar e transfusão maciça (mais de 10 unidades de hemácias nas primeiras 24 horas) de admissão).[28] Outro estudo vinculou o gênero à SDRA, afirmando que as mulheres são mais propensas do que os homens a desenvolvê-la.[29]

A sepse pode predispor o paciente à SDRA (ver Capítulo 27). Além da sepse, lesões específicas (p. ex., traumatismo cranioencefálico, contusão pulmonar, múltiplas fraturas graves), transfusões sanguíneas massivas, aspiração e pneumonia também podem aumentar a probabilidade de SDRA. Com uma taxa de mortalidade entre 50 e 80%, a SDRA é caracterizada por hipoxemia com *shunt*, diminuição da complacência pulmonar, taquipneia, dispneia e aparecimento de infiltrados pulmonares bilaterais difusos.

O tratamento da SDRA é multifacetado. Inicialmente, a terapia é destinada ao tratamento da causa primária. O manejo hídrico e hemodinâmico, o manejo da infecção, a nutrição adequada, a ventilação mecânica e o fornecimento de oxigênio de suporte são incorporados ao esquema terapêutico. O principal objetivo do tratamento da SDRA é aumentar o nível de oxigênio no organismo.

■ **Síndrome da resposta inflamatória sistêmica**

A síndrome da resposta inflamatória sistêmica (SIRS) descreve uma resposta fisiopatológica a uma cascata de eventos precipitados pelo choque, que geralmente ocorre após o traumatismo. Ocorre uma resposta inflamatória controlada, projetada para cicatrizar feridas e evitar infecções. A estimulação contínua ou uma infecção grave pode resultar em inflamação sustentada – SIRS. O resultado é um desequilíbrio entre a oferta e a demanda de oxigênio celular, causando um déficit de extração de oxigênio.

■ **Síndrome da disfunção de múltiplos órgãos**

Sessenta por cento dos pacientes com traumatismo apresentam sinais clínicos de sepse sem uma fonte bacteriana aparente. Muitos fatores têm sido associados ao desenvolvimento de SDMO, incluindo hemorragia, transfusão maciça de sangue, choque hipovolêmico e sepse. Caracterizada pela insuficiência de dois ou mais órgãos, a SDMO é responsável por muitas mortes tardias em pacientes com traumatismo. Geralmente, os pulmões são os primeiros órgãos a falhar (anunciada pelo aparecimento da SDRA), seguidos pelo fígado, sistema digestório e rins.

A insuficiência hepática pode resultar de dano inicial, comprometimento vascular, choque ou sepse. A icterícia é um indicador comum da deterioração da função hepática, embora outras causas, como obstrução biliar pós-traumática, devam ser descartadas. Os testes de função hepática são diagnósticos. A insuficiência hepática pode levar a uma diminuição do nível de consciência, anormalidade nos testes de coagulação e hipoglicemia (ver Capítulo 41).

A insuficiência gastrintestinal, que se manifesta com hemorragia por úlceras de estresse, requer transfusão de sangue. A neutralização profilática do ácido gástrico pode minimizar o risco de sangramento (ver Capítulo 41).

A insuficiência renal pode ser precipitada por uma lesão renal, isquemia, material de contraste radiográfico, rabdomiólise, hipovolemia (devido a hemorragia, terceiro espaço) ou sepse. Os sinais iniciais incluem aumento nos níveis de nitrogênio ureico no sangue e na creatinina sérica. A insuficiência renal pode ser poliúrica ou oligúrica. Pode ser necessária a diálise (ver Capítulo 30).

A insuficiência cardiovascular, CIVD, alterações metabólicas (p. ex., hiperglicemia, acidose metabólica) e alterações do sistema nervoso central, variando de confusão a obnubilação, também podem ser evidentes na SDMO. Ver Capítulo 49 para uma discussão sobre a CIVD.

■ **Considerações psicossociais**

Os idosos de hoje em dia estão mais ativos e se movimentam mais do que nunca; no entanto, isso leva a um aumento do risco de lesão. Como os avanços médicos estendem a expectativa de vida, espera-se que a população idosa (65 anos ou mais) seja superior a 21% da população americana até o ano de 2050.[30] Atualmente, os idosos representam 13% da população americana.[30] Pacientes idosos com traumatismo são o segmento de maior crescimento entre as internações nos centros de trauma e devem responder por 39% das internações por traumatismo até 2050.[30] É importante lembrar que há um declínio funcional progressivo que ocorre com o envelhecimento normal, que afeta cada um dos sistemas orgânicos. Isso faz com que os idosos sejam fisiologicamente mais frágeis e incapazes de tolerar o estresse da lesão em comparação com a população mais jovem.[30]

A obesidade está se tornando outra questão importante no tratamento de traumatismos. Embora existam muitos estudos que afirmam que os pacientes obesos têm aumento em mortalidade e morbidade, a literatura atual é inconclusiva. Acredita-se que a diferença seja atribuída a diminuição da mobilidade, hospitalizações mais longas, maior incidência de complicações respiratórias, maior TEV e taxas mais altas de infecção nosocomial.[31] O paciente obeso requer um aumento dos recursos hospitalares, como equipamentos especiais para tirá-los do leito e deambular.

As famílias dos pacientes são outra questão importante que desafia o atendimento ao traumatismo: você cuida não apenas do paciente, mas também de sua família. O traumatismo é um evento inesperado que perturba a vida dos membros da família, bem como do paciente. Tanto o paciente quanto os membros da família experimentam tristeza e negação. Muitas UTIs e unidades de trauma oferecem 24 horas de visita e presença durante a reanimação para dar suporte ao paciente e a família.

Desafios relacionados à aplicabilidade clínica

Estudo de caso

A senhora A., uma mulher de 30 anos, estava atravessando a rua quando foi atropelada por um veículo. Uma testemunha do acidente ligou para o 192. Os socorristas chegaram à emergência com a paciente. Seus sinais vitais iniciais eram temperatura de 34,5°C, frequência cardíaca 147, pressão arterial 82/41, frequência respiratória 24 e saturação de oxigênio de 90%.

Após a triagem primária e a reanimação inicial, foi verificado na radiografia de tórax que a paciente tinha várias costelas fraturadas e um hemotórax. O médico colocou um dreno torácico de grande calibre para drenar o sangue, e foram retirados 1.000 mℓ de sangue com o sistema de drenagem em selo d'água. O estado respiratório da paciente melhorou após a colocação do tubo torácico, e ela foi enviada à radiologia para realização de uma TC. A TC revelou que a paciente apresentava uma lesão no baço de grau 3 e uma lesão no fígado de grau 2. Quando retornou da radiologia, estava com hipotensão e taquicardia, com frequência cardíaca de 155 e pressão arterial de 78/36. Você também observou que havia 300 mℓ de sangue adicional no frasco de coleta do tubo torácico. Você notificou ao médico e a Sra. A. foi levada até o centro cirúrgico para uma toracotomia de emergência. Na sala de cirurgia, ela recebeu seis unidades de concentrado de hemácias e três unidades de plasma fresco congelado.

Após a cirurgia, a Sra. A. foi admitida na UTI com um ventilador e com sinais vitais estáveis. O débito do tubo torácico havia diminuído e era de apenas 25 a 50 mℓ por hora. A paciente estabilizou e parecia estar se recuperando de seus ferimentos traumáticos. Dois dias depois, no terceiro dia de hospitalização, ela foi extubada e começou a fazer fisioterapia. No quinto dia de internação, quando você fez sua avaliação, a Sra. A. pareceu um pouco confusa, e você notou que ela estava com taquicardia, com frequência cardíaca de 123, e taquipneica com taxa respiratória de 20. Você notificou ao médico, que veio até o leito para avaliar a paciente. A Sra. A. se sentia muito melhor no dia seguinte e, após 2 semanas no hospital, foi transferida para a reabilitação.

1. Depois de analisar o caso da Sra. A., que informações adicionais seria importante coletar dos primeiros socorristas?
2. Com base no conjunto inicial de sinais vitais da Sra. A., você suspeita que ela esteja sofrendo de hipovolemia. Que tipo de fluido e que quantidade você administraria inicialmente?
3. Que quantidade drenada do tubo torácico indica sangramento contínuo e deve causar preocupação em relação a uma lesão não detectada? Que quantidade de sangue é considerada um hemotórax maciço?
4. No quinto dia de internação, sua paciente apresentou ligeira confusão mental, taquipneia e taquicardia. Qual é a principal preocupação em relação à paciente e que outros dados você deve reunir?

56
Overdose por Substâncias Psicoativas e Envenenamento

Eric Schuetz e Julie Schuetz

Objetivos de aprendizagem

Com base no conteúdo deste capítulo, o leitor deverá ser capaz de:

1. Explicar a avaliação inicial e o manejo de pacientes com intoxicação aguda ou *overdose* (superdosagem).
2. Descrever os sintomas que podem ajudar a identificar as substâncias psicoativas ou toxinas às quais um paciente pode ter sido exposto.
3. Comparar e contrastar os métodos utilizados para evitar a absorção e aumentar a eliminação de um medicamento, substância psicoativa ou toxina.
4. Formular um plano de cuidados para o paciente envenenado.

Em 2013 foram relatadas à American Association of Poison Control Centers mais de 2,2 milhões de exposições a substâncias psicoativas e toxinas diversas. Dessas exposições, 2.937 resultaram em óbito.[1] Os tipos de exposição tóxica relatados aos centros de controle são diversos: remédios à base de ervas comprados em lojas de produtos naturais, envenenamento por picada de serpentes e artrópodes, uso de álcool ou substâncias psicoativas, gases emitidos por fornos defeituosos, plantas venenosas e vazamentos de resíduos industriais perigosos.

O tratamento para exposição a substâncias tóxicas muda rapidamente, com base na experiência clínica e em novas evidências científicas. Os profissionais de saúde podem considerar um desafio manterem-se atualizados sobre a terapia mais avançada. Felizmente, consultas telefônicas a centros de controle de intoxicação oferecem acesso rápido a essas informações. Nos EUA, um centro local de controle de envenenamento pode ser alcançado em todo o país, ligando para 1-800-222-1222.* Os serviços de um centro de controle de envenenamento local são um recurso útil tanto para profissionais de saúde quanto para o público. Enfermeiras, farmacêuticos e médicos com formação especializada em toxicologia clínica formam as equipes desses centros.

Este capítulo apresenta diretrizes gerais para avaliação e tratamento do paciente com intoxicação aguda ou *overdose* (superdosagem). Os envenenamentos comumente observados são listados e contém também um guia de assistência colaborativa para o paciente com intoxicação por cocaína. O capítulo termina com uma seção que discute a prevenção por meio do ensino ao paciente.

Paciente envenenado ou com *overdose*

Envenenamentos e *overdose* podem causar rápidas mudanças físicas e mentais em uma pessoa. Geralmente quem está presente no momento é que deve iniciar o atendimento e ligar para um centro de controle de envenenamento ou um número de emergência.

Envenenamento

As vias mais comuns de exposição em casos de envenenamento são inalação, ingestão e injeção. Reações químicas tóxicas podem comprometer os sistemas cardiovascular, respiratório, nervoso central, hepático, digestório e renal.

A maioria das exposições a gases tóxicos ocorre em casa. O envenenamento pode resultar da mistura inadequada de produtos de limpeza doméstica ou aparelhos domésticos com defeito que liberam monóxido de carbono. A queima de madeira, gás, petróleo, carvão ou querosene também produz monóxido de carbono. O gás monóxido de carbono é incolor, inodoro, insípido e não irritante, o que o torna especialmente perigoso.

A ingestão de venenos e toxinas ocorre em vários contextos e em diferentes faixas etárias. O envenenamento domiciliar geralmente ocorre quando crianças ingerem produtos de limpeza ou medicamentos. O armazenamento inadequado desses itens contribui para esse tipo de acidente. Plantas, pesticidas e produtos de pintura também são potenciais venenos domésticos. Pacientes idosos, pessoas com deficiência mental ou visual, pessoas analfabetas ou que desconhecem o idioma podem ingerir quantidades incorretas de medicamentos. Além disso, o envenenamento pode acontecer no ambiente de cuidados de saúde quando os medicamentos são administrados indevidamente.

Da mesma forma, o envenenamento também pode ocorrer no ambiente de cuidados de saúde quando uma medicação normalmente administrada apenas por via subcutânea ou intramuscular é administrada por via intravenosa ou quando a medicação incorreta é injetada. O envenenamento por injeção também pode acontecer no contexto do abuso de substâncias, como quando uma pessoa tentando suicídio inadvertidamente se injeta alvejante ou uma pessoa adicta, muita heroína.

Abuso de substâncias e *overdose*

A maioria dos pacientes intoxicados é internada em uma unidade de terapia intensiva por causa de uma *overdose* suicida intencional ou suspeita. Esses pacientes frequentemente têm histórias de doença mental, problemas de abuso de substâncias ou ambos. Frequentemente, os sintomas de abstinência complicam a avaliação de potenciais toxíndromes. Uma toxíndrome é uma síndrome (grupo de sinais e sintomas) associada a *overdose* ou exposição a uma categoria específica de medicamentos, substâncias psicoativas e toxinas.

---

*N.R.T.: No Brasil, a população e os profissionais de saúde contam com um númuero de telefone 0800 para tirar dúvidas e fazer denúncias relacionadas a intoxicações. O Disque-Intoxicação, criado pela Anvisa, atende pelo número 0800-722-6001. A ligação é gratuita e o usuário é atendido por uma das 36 unidades da Rede Nacional de Centros de Informação e Assistência Toxicológica (Renaciat).

Capítulo 56 *Overdose* por Substâncias Psicoativas e Envenenamento **1123**

Substâncias de uso abusivo comum são nicotina, álcool, heroína, maconha, analgésicos narcóticos, anfetaminas, benzodiazepínicos e cocaína. Algumas crianças e adolescentes recorrem a substâncias domésticas comuns porque estão facilmente disponíveis. Pessoas que tentam controlar o estresse por meio do abuso de substâncias requerem um programa abrangente de tratamento para abordar seus problemas de adaptação e enfrentamento.

Avaliação

A abordagem sistemática em uma instituição de saúde para a avaliação do paciente envenenado ou com *overdose* inclui triagem, obtenção da história de saúde do paciente, realização de exames físico e laboratoriais.

Triagem

Embora geralmente algum tipo de rastreio seja realizado no local ou por uma equipe de emergência, a triagem deve ser sempre a primeira etapa realizada na emergência. Duas questões essenciais devem ser consideradas na avaliação da triagem: (1) A vida do paciente está em perigo imediato? (2) A vida do paciente está em perigo potencial? Se a vida do paciente está em perigo imediato, os objetivos do tratamento de emergência são a estabilização e a avaliação do paciente e o gerenciamento das vias respiratórias, da respiração e da circulação (ABC).

História

A história da exposição do paciente fornece a estrutura para o manejo dos casos de envenenamento ou *overdose*. Os pontos principais incluem a identificação dos medicamentos, substâncias psicoativas ou toxinas, o tempo e a duração da exposição, tratamento de primeiros socorros administrado antes da chegada ao hospital, alergias e qualquer processo patológico subjacente ou lesões relacionadas. Esta informação pode ser obtida do paciente, familiares, amigos, socorristas ou espectadores.

Exame físico

Um exame físico rápido, mas completo, é essencial. Os resultados do exame preliminar levam a uma reavaliação aprofundada e à avaliação em série dos sistemas afetados (reais ou previstos). Como observado anteriormente, um toxíndrome é um grupo de sinais e sintomas associados a *overdose* ou exposição a uma categoria específica de medicamentos, drogas e toxinas. Reconhecer a presença de um toxíndrome pode ajudar a identificar as toxinas ou substâncias às quais o paciente foi exposto e os sistemas orgânicos críticos que podem estar envolvidos. A Tabela 56.1 lista quatro toxíndromes comuns com suas causas, sinais e sintomas mais comuns.

Exames laboratoriais

Dados laboratoriais clínicos relevantes são vitais para a avaliação do paciente envenenado ou com *overdose*. Exames que fornecem pistas sobre a exposição a agentes tóxicos incluem testes de eletrólitos, função hepática, urinálise, eletrocardiografia e osmolalidade sérica. A medição do nível sérico de paracetamol deve ser obtida para todos os pacientes com *overdose* porque o paracetamol é componente de muitas preparações prescritas e de venda livre. No caso de *overdose* por paracetamol, o nível é estabelecido em relação ao tempo desde a ingestão no nomograma de Rumack-Matthew (Figura 56.1). Medições do nível sérico também estão disponíveis para carbamazepina, ferro, etanol, lítio, ácido acetilsalicílico e ácido valproico e devem ser obtidas em casos de suspeita de *overdose* por esses agentes.

Tratamento

O tratamento do paciente envenenado ou com *overdose* visa evitar a absorção e a exposição adicional ao agente. Após a triagem para determinar o *status* ABC, o paciente deve ser estabilizado. O tratamento começa com os primeiros socorros no local e continua no departamento de emergência e, muitas vezes, na unidade de cuidados intensivos. O tratamento geral avançado envolve etapas adicionais para evitar a absorção e melhorar a eliminação do agente. Antídotos, antivenenos ou antitoxinas, quando disponíveis, podem ser administrados. A equipe de saúde deve dar ainda mais suporte às funções vitais e monitorar e tratar efeitos multissistêmicos. O ensino do paciente e da família para evitar exposições futuras é outra parte da estratégia do cuidado de enfermagem.

Estabilização

A estabilização do paciente inclui a execução das etapas resumidas no Quadro 56.1, que também são discutidas a seguir:

- *Perviedade das vias respiratórias.* Pode ser necessária a intubação nasotraqueal ou endotraqueal para manter e proteger adequadamente as vias respiratórias do paciente

Tabela 56.1 Toxíndromes.

Toxíndrome	Sinais e sintomas	Causas comuns
Agentes anticolinérgicos	Delírio; pele seca e ruborizada; pupilas dilatadas; temperatura elevada; sons intestinais diminuídos; retenção urinária; taquicardia	Anti-histamínicos, atropina, figueira-do-diabo (trombeteira)
Agentes colinérgicos	Salivação, lacrimejamento, micção, diarreia e vômitos excessivos; diaforese, broncorreia, bradicardia, fasciculações, depressão do sistema nervoso central (SNC), pupilas constritas	Inseticidas organofosforados (p. ex., malation, diazinon); inseticida carbamato (p. ex., carbaril, propoxur)
Agentes opioides	Depressão do SNC, depressão respiratória, pupilas constritas, hipotensão, hipotermia	Opiáceos (p. ex., codeína, morfina, propoxifeno, heroína), difenoxilato (p. ex., difenoxilato/sulfato de atropina)
Agentes simpaticomiméticos	Agitação, taquicardia, hipertensão, convulsões, acidose metabólica	Anfetaminas, cocaína, teofilina, cafeína

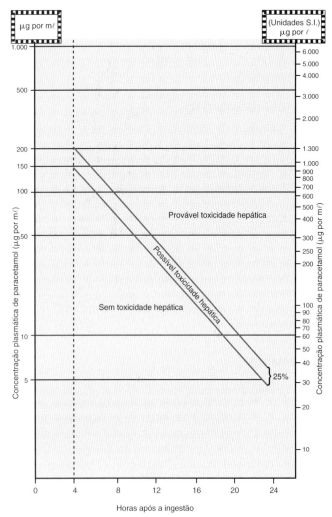

Figura 56.1 Gráfico semilogarítmico dos níveis plasmáticos de paracetamol em relação ao tempo. (De Rumack BH, Matthew HJ. Acetaminophen poisoning and toxicity. Pediatrics 55: 871-876, 1975.)

Quadro 56.1 Intervenções de enfermagem.

Para estabilizar o paciente envenenado ou com *overdose*

- Avalie, estabeleça e mantenha as vias aéreas pérvias
- Avalie o esforço respiratório
- Mantenha circulação adequada
- Monitore a função cardíaca
- Mantenha ou corrija o equilíbrio acidobásico e a homeostase eletrolítica
- Avalie os processos mentais
- Proteja o indivíduo de lesão durante o período de confusão mental aguda ou falta de resposta
- Identifique lesões e processos patológicos que aumentem o risco
- Verifique os sinais vitais e a temperatura com frequência para acompanhar as alterações

---

- *Respiração.* Ventilação mecânica pode ser necessária para dar suporte ao paciente. Muitas substâncias e toxinas deprimem o impulso respiratório. Os pacientes, portanto, podem precisar da assistência do ventilador até que as substâncias ou toxinas sejam eliminadas do organismo
- *Circulação.* As complicações variam de choque causado pela perda de fluidos até a sobrecarga de fluidos. Frequentemente isto está relacionado com o estado de hidratação do paciente e a capacidade do sistema cardiovascular de se ajustar a alterações induzidas por drogas ou toxinas. Por exemplo, envenenamento por picada de cascavel geralmente resulta em perda de fluidos para o terceiro espaço na área da mordida, levando à hipovolemia intravascular. Como consequência, o paciente desenvolve hipotensão, que geralmente responde à fluidoterapia intravenosa (IV) agressiva. A ingestão de determinadas substâncias tóxicas prejudica a contratilidade miocárdica, que pode resultar em sobrecarga de fluidos devido à incapacidade do coração de bombear efetivamente. Nestes casos, o equilíbrio de fluidos precisa ser cuidadosamente controlado. Podem ser necessários monitoramento invasivo (p. ex., pressão venosa central, cateter de artéria pulmonar, cateter de Foley com urômetro) e terapia medicamentosa para prevenir ou minimizar complicações, como edema pulmonar
- *Função cardíaca.* Muitas substâncias e toxinas causam atrasos na condução cardíaca e disritmias. A história da ingestão de medicamentos, substâncias psicoativas ou toxinas pode não ser confiável ou mesmo conhecida, especialmente quando os pacientes são encontrados inconscientes ou tentaram suicídio. Nestes casos, monitoramento cardíaco contínuo e eletrocardiograma de 12 derivações (ECG) ajudam a detectar os efeitos cardiotóxicos
- *Equilíbrio acidobásico e homeostase dos eletrólitos.* Frequentemente ocorrem anormalidades eletrolíticas e acidose metabólica, o que pode exigir medições seriadas de eletrólitos e gasometria arterial, bem como outros exames laboratoriais específicos. Por exemplo, medições seriadas de eletrólitos, gasometria arterial e níveis de salicilato são os meios de avaliar a intoxicação por ácido acetilsalicílico
- *Processos mentais.* Muitos fatores podem afetar o estado mental do paciente. Hipoglicemia e hipoxemia são duas condições que podem ser fatais, mas facilmente tratadas pela administração de oxigênio e soro glicosado a 5% IV até que os resultados laboratoriais estejam disponíveis. A naloxona é um antagonista narcótico que reverte a depressão do sistema nervoso central induzida por narcóticos e a depressão respiratória. Em geral, é inicialmente administrada a pacientes em coma. No entanto, deve ser administrada com cautela, pois pode precipitar a abstinência em indivíduos dependentes de narcóticos, que pode se apresentar por meio de comportamento violento e agitado, colocando em risco enfermeiras e outros profissionais de saúde. Na unidade de cuidados intensivos, pode ser necessário manter a administração em *bolus* de naloxona devido à sua ação de curta duração, se comparada com o tempo de ação da maioria dos opioides. Nessas circunstâncias, pode ser necessário administrar naloxona por infusão contínua[2]
- *Lesões associadas a exposição tóxica e processos patológicos subjacentes.* Qualquer lesão associada a exposição tóxica e outros processos patológicos subjacentes identificados durante o exame físico inicial deve ser tratada ou monitorada, ou as

Capítulo 56 *Overdose* por Substâncias Psicoativas e Envenenamento **1125**

duas coisas. Por exemplo, a substância fenciclidina pode provocar comportamento violento, agitado e bizarro, levando a traumatismo durante a fase tóxica aguda. Além disso, por exemplo, um paciente com doença cardíaca isquêmica preexistente pode não tolerar a hipoxemia associada ao envenenamento por monóxido de carbono tão bem quanto um paciente jovem e saudável

* *Sinais vitais e temperatura*. Os sinais vitais e a temperatura crítica ou potencialmente crítica do paciente devem ser medidos com frequência para acompanhar alterações que indiquem problemas adicionais.

Descontaminação inicial

Os primeiros socorros podem ser prestados por um espectador, profissional de saúde ou equipe de atendimento de emergências ou no departamento de emergência. As propriedades físicoquímicas do agente e a quantidade, rota e tempo de exposição ajudam a determinar o tipo e a extensão do manejo necessário. Métodos de descontaminação para exposição ocular, dérmica, inalação e ingestão são descritos a seguir.

■ Exposição ocular

Muitas substâncias podem cair acidentalmente nos olhos. Quando isso acontece, os olhos devem ser lavados para remover o agente. Recomenda-se a irrigação imediata com água morna ou soro fisiológico. A irrigação contínua dos olhos com um copo grande de água ou ducha de baixa pressão deve ser feita por 15 minutos. O paciente deve abrir e fechar os olhos durante a irrigação. É necessário um exame oftalmológico se persistirem irritação ocular ou distúrbios visuais após a irrigação.

■ Exposição dérmica

Quando ocorre exposição dérmica, o paciente deve irrigar a pele com água morna por 15 a 30 minutos. A maioria das empresas que produz ou utiliza esse tipo de agente químico tem chuveiros para essa finalidade. O paciente deve remover qualquer peça de roupa que possa estar contaminada. Depois de ficar de pé sob água corrente durante o tempo previsto, o paciente deve então lavar a área suavemente com água e sabão e enxaguar bem.

Algumas toxinas podem exigir uma descontaminação maior. Por exemplo, são recomendadas três lavagens ou duchas consecutivas com água e sabão para descontaminar uma pessoa que tenha sido exposta a pesticidas organofosforados (p. ex., malation ou diazinon). Devem ser usados equipamentos de proteção para reduzir o risco de toxicidade no manuseio de roupas contaminadas ou no auxílio da descontaminação da pele.

Embora possa parecer lógico aplicar um ácido para neutralizar a exposição a uma base e uma base para neutralizar uma exposição a um ácido, isso pode ser bastante perigoso. Neutralização é a reação entre um ácido e uma base na qual o H^+ do ácido e o OH^- da base reagem para produzir H_2O (água) e calor. O calor produzido por essa reação é forte o suficiente para causar queimaduras. Portanto, neutralizar a pele após uma exposição dérmica não é recomendado.

■ Exposição por inalação

Uma pessoa que tenha passado por uma exposição por inalação deve ser levada para respirar ar fresco o mais rápido possível. O socorrista também deve se proteger da toxina transportada pelo ar. É necessária uma avaliação adicional se o paciente apresentar irritação respiratória ou falta de ar. Exposições em grande escala ou aquelas que ocorrem no local de trabalho podem requerer consulta com uma equipe de manuseio e transporte de produtos perigosos, um grupo de indivíduos especialmente treinados para gerenciar a exposição a materiais perigosos.

■ Exposição por ingestão

O leite ou a água diluem substâncias irritantes ingeridas, como água sanitária ou produtos cáusticos, como o limpador de ralos. Após esse tipo de ingestão, indivíduos adultos devem beber 250 mℓ de leite ou água, e crianças devem beber de 50 a 250 mℓ (com base no seu tamanho). Uma avaliação adicional é necessária após a diluição se houver irritação da mucosa ou queimaduras. Devido ao risco de aspiração, as ingestões não devem ser diluídas quando acompanhadas de convulsões, depressão do estado mental ou perda do reflexo de engasgo. Novamente, a neutralização não deve ser empregada pelo risco de queimaduras.

Descontaminação gastrintestinal

Lavagem gástrica, adsorventes, catárticos e irrigação intestinal devem ser usados para prevenir a absorção e evitar a toxicidade causada por quase todas as substâncias e uma variedade de toxinas. A American Academy of Pediatrics não recomenda mais o uso de eméticos (como o xarope de ipeca) para descontaminação gastrintestinal.

■ Lavagem gástrica

A lavagem gástrica é um método de descontaminação gastrintestinal. O fluido (geralmente soro fisiológico) é introduzido no estômago através de um tubo orogástrico de grande calibre e depois drenado, na tentativa de recuperar parte do agente ingerido antes de ser absorvido. Uma sonda nasogástrica de pequeno calibre é ineficaz para a lavagem, porque o material particulado, como comprimidos ou cápsulas, é grande demais para passar pelo tubo. Se for necessária a proteção das vias respiratórias, o paciente deve ser intubado antes do início da lavagem.

Como observado, um tubo orogástrico de grande calibre (36 a 40 F para adultos e 16 a 28 F para crianças) é usado para drenar material particulado, incluindo comprimidos e cápsulas inteiros. Para a lavagem, o paciente deve ser posicionado em decúbito lateral esquerdo, com a cabeça mais baixa que os pés. Antes de iniciar o procedimento, o tubo deve ser revestido por um lubrificante gelatinoso, como hidroxietilcelulose. Depois da passagem, a posição do tubo deve ser confirmada, seja por aspiração e verificação do pH do aspirado ou por insuflação de ar, enquanto se ausculta o estômago. A lavagem é realizada conectando-se um funil ou seringa ao final do tubo e instilando alíquotas de 150 a 200 mℓ (50 a 100 mℓ em crianças) de solução salina aquecida a 38°C no estômago. Colocar o funil e o tubo em um nível abaixo do paciente permite que o fluido retorne por gravidade. Este procedimento é repetido até o retorno de fluido ou até que 2 ℓ de fluido tenham sido usados. O conteúdo do estômago pode então ser coletado para identificação do medicamento, substância psicoativa ou toxina.

As complicações da lavagem gástrica incluem perfuração esofágica, aspiração pulmonar, desequilíbrio eletrolítico, pneumotórax hipertensivo e hipotermia (quando são utilizadas soluções de lavagem a frio). A lavagem gástrica é contraindicada

1126 **Parte 13** Disfunção de Múltiplos Sistemas

em casos de ingestão de cáusticos ou hidrocarbonetos com alto potencial de aspiração. Devido aos riscos associados e à falta de evidências que apoiem seu uso, a lavagem gástrica deve ser usada somente se o paciente ingerir uma quantidade de substância com risco à vida e o procedimento for realizado dentro de uma hora após a ingestão.[2]

■ Adsorventes

Um adsorvente é uma substância sólida que tem a capacidade de atrair e reter outra substância em sua superfície ("adsorver"). O carvão ativado é um adsorvente não específico efetivo para muitas substâncias e toxinas. O carvão ativado adsorve, ou retém a substância psicoativa ou a toxina em sua grande área de superfície e impede a absorção pelo sistema digestório. O Quadro 56.2 identifica os medicamentos, substâncias psicoativas e toxinas que são adsorvidos de modo efetivo pelo carvão ativado e aqueles não adsorvidos de forma eficaz.

O carvão ativado é um pó preto fino que deve ser administrado em forma de suspensão aquosa, por via oral ou por sonda nasogástrica ou orogástrica, o mais depressa possível após a ingestão. Produtos de carvão ativado comercialmente disponíveis podem ser misturados com 70% de sorbitol para diminuir a granulação, aumentar a palatabilidade e servir como catártico. A dose habitualmente administrada é de uma garrafa com 50 g. A administração de mais de uma dose é controversa e geralmente é limitada a doses excessivas de ácido acetilsalicílico, ácido valproico e teofilina. O carvão ativado deve ser usado com cautela em pacientes com diminuição do volume intestinal e é contraindicado em pacientes com obstrução intestinal.[2]

■ Catárticos

Um catártico é uma substância que provoca ou promove os movimentos intestinais. O uso de catárticos isoladamente no manejo de envenenamento não é um meio aceitável de descontaminação gastrintestinal. Em teoria, os catárticos diminuem a absorção de medicamentos, substâncias psicoativas e toxinas,

---

Quadro 56.2	**Adsorção de substâncias e toxinas por carvão ativado.**

Substâncias e toxinas bem adsorvidas por carvão ativado

- Ácido valproico
- Anfetaminas
- Anti-histamínicos
- Aspirina
- Barbitúricos
- Benzodiazepínicos
- Beta-bloqueadores
- Bloqueadores dos canais de cálcio
- Cocaína
- Fenitoína
- Opioides
- Paracetamol
- Teofilina

Substâncias e toxinas não adsorvidas por carvão ativado

- Ácidos
- Álcalis
- Álcoois
- Ferro
- Lítio
- Metais

---

acelerando sua passagem pelo sistema digestório, limitando assim seu contato com as superfícies mucosas. O citrato de magnésio ou sorbitol a 70% são frequentemente utilizados. Atualmente, no entanto, não há evidências clínicas que demonstrem que um catártico pode reduzir a biodisponibilidade de substâncias ou melhorar o resultado final em pacientes envenenados. Dados sobre a efetividade de uma mistura de catárticos com carvão ativado ainda não estão disponíveis. Claramente, precisam ser feitas mais pesquisas nessa área da prática clínica.[2]

■ Irrigação total do intestino

O objetivo da irrigação intestinal é fornecer rapidamente grandes volumes de polietilenoglicol com solução de eletrólitos (1 a 2 ℓ/h) para lavar mecanicamente o intestino do paciente, sem criar distúrbios eletrolíticos. Usado como preparo intestinal para colonoscopia, esta solução também pode ser empregada como um procedimento de descontaminação gastrintestinal para pacientes que ingeriram sacos ou frascos de narcóticos para evitar a prisão, para pessoas envolvidas com tráfico de drogas ilícitas que escondem narcóticos em seu sistema digestório (por via oral ou retal) e para pacientes que tiveram uma *overdose* de forma farmacêutica de liberação modificada.

Há produtos comerciais usados na irrigação intestinal à base de polietilenoglicol. Estes produtos são dispensados na forma de pó e devem ser administrados após a adição de água. A irrigação intestinal é contraindicada para pacientes com obstrução ou perfuração intestinal.[2]

Eliminação aprimorada de substâncias ou toxinas

As características farmacológicas e cinéticas de um fármaco, substância psicoativa ou toxina influenciam grandemente a gravidade e a extensão do curso clínico de um paciente com intoxicação aguda ou *overdose*. A taxa de absorção, a distribuição no organismo, o metabolismo e a eliminação devem ser considerados na escolha de métodos de eliminação.

■ Doses múltiplas de carvão ativado

A administração de múltiplas doses de carvão ativado pode resultar em maior adsorção de certos medicamentos, como ácido acetilsalicílico, ácido valproico e teofilina. O carvão ativado em doses múltiplas é administrado por via oral, por sonda nasogástrica ou por sonda orogástrica em intervalos de 2 a 6 horas. As complicações de múltiplas doses do carvão ativado incluem aspiração e obstrução intestinal.[2]

■ Alteração do pH da urina

A alcalinização da urina do paciente eleva a excreção de substâncias que são ácidos fracos, aumentando a quantidade ionizada na urina. Essa forma de eliminação aprimorada também é denominada captura de íons. A urina é alcalinizada pela administração de uma infusão IV contínua de 1 a 3 ampolas de bicarbonato de sódio por 1 litro de fluido. A alcalinização da urina é frequentemente usada em pacientes que tiveram *overdose* por salicilato. As complicações da alcalinização incluem edema cerebral ou pulmonar e desequilíbrio eletrolítico. A acidificação da urina não é mais recomendada porque resulta em baixa depuração da substância e risco de complicações, como a rabdomiólise.

■ Hemodiálise

A hemodiálise é o processo de alteração da composição de soluto no sangue, removendo-o de uma artéria, difundindo-o através de uma membrana semipermeável (entre o sangue e uma solução salina), retornando-o em seguida a uma veia. É usado em intoxicações moderadas a graves para rápida remoção de um medicamento, substância psicoativa ou toxina quando métodos mais conservadores (p. ex., lavagem gástrica, carvão ativado, antídotos) falharam ou em pacientes com função renal diminuída. A hemodiálise requer consulta com um nefrologista e enfermeiras especialmente treinadas para realizar o procedimento e monitorar o paciente. Baixo peso molecular, baixa ligação proteica e solubilidade em água são fatores que tornam uma substância adequada para hemodiálise. Substâncias que podem ser removidas por hemodiálise incluem etilenoglicol (comumente encontrado em anticongelante), metanol, lítio, salicilatos e teofilina.[2]

■ Hemoperfusão

A hemoperfusão remove medicamentos, substâncias psicoativas e toxinas bombeando o sangue através de um cartucho de material adsorvente, como o carvão ativado. Uma vantagem da hemoperfusão em relação à hemodiálise é que a área total da superfície da membrana dialisante é muito maior com os cartuchos de hemoperfusão. Assim como na hemodiálise, substâncias que apresentam característica de alta ligação tecidual e grande volume distribuído fora da circulação não são bons candidatos à hemoperfusão, pela pouca quantidade encontrada no sangue. Embora raramente utilizada nas pessoas envenenadas ou com *overdose*, a hemoperfusão tem sido usada com sucesso em pacientes que tiveram *overdose* por teofilina.[2]

■ Quelação

A quelação envolve o uso de agentes de ligação para remover níveis tóxicos de metais do organismo, como mercúrio, chumbo, ferro e arsênico. Exemplos de agentes quelantes são dimercaprol (BAL em óleo), edetato de cálcio dissódico (EDTA), succímero (DMSA) e deferoxamina. Preocupações relacionadas à toxicidade dos quelantes, suas características de distribuição tecidual e a estabilidade, distribuição e eliminação do complexo quelante-metal tornam a quelação um procedimento complexo.

■ Terapia de oxigenação hiperbárica

Na oxigenoterapia hiperbárica (OHB), o oxigênio é administrado ao paciente colocado em uma câmara fechada a uma pressão maior que a pressão ao nível do mar (1 atm). Esta terapia às vezes é usada nos casos de envenenamento por monóxido de carbono. No ar ambiente, a meia-vida do monóxido de carbono é de 5 a 6 horas, enquanto no ambiente com 100% de oxigênio é de 90 minutos, e em uma câmara de OHB é de 20 minutos. As complicações da OHB incluem otalgia relacionada à pressão, dor sinusal, dor de dente e ruptura da membrana timpânica. Ansiedade de confinamento, convulsões e pneumotórax hipertensivo também foram observados em pacientes que receberam tratamento com OHB.[3]

Antagonistas, antitoxinas e antivenenos

Na farmacologia, um antagonista é uma substância que neutraliza a ação de outra. Embora o público em geral acredite que exista um antídoto para todo medicamento, substância psicoativa ou toxina, o oposto está mais próximo da verdade. Existem, de fato, muito poucos antídotos. Antídotos para intoxicações específicas estão listados na Tabela 56.2.

As antitoxinas neutralizam uma toxina. Por exemplo, a antitoxina botulínica trivalente (equino) está disponível no CDC americano para neutralizar os efeitos do botulismo.

Antivenenos são antitoxinas que neutralizam o veneno de cobra ou aranha. Existem vários antivenenos; cada um é ativo contra um veneno específico. O Fab imune polivalente Crotalidae, por exemplo, é aprovado pela Food and Drug Administration (FDA) dos EUA para o tratamento de picada por uma víbora norte-americana, e é produzido usando um processo de purificação que remove o fragmento Fc e deixa apenas os fragmentos Fab das imunoglobulinas; tipicamente, isso resulta em um produto que causa menor reação em humanos. Existem antivenenos disponíveis para picadas de aranha viúva-negra (*Latrodectus mactans*; equino), bem como para envenenamento pela cobra-coral oriental e do Texas (*Micrurus fulvius*; equino). No entanto, existem muitas cobras e aranhas venenosas para as quais não existe antiveneno. O envenenamento por uma dessas espécies deve ser tratado com cuidados sintomáticos e de suporte.[5,6]

Monitoramento contínuo do paciente

Pacientes seriamente envenenados ou com *overdose* podem exigir monitoramento contínuo por horas ou dias após a exposição. O exame físico, o uso de ferramentas de diagnóstico e a avaliação cuidadosa dos sinais e sintomas clínicos fornecem informações sobre o progresso do paciente e orientam o tratamento médico e de enfermagem. As ferramentas de diagnóstico incluem o seguinte:

• *Eletrocardiografia*. A eletrocardiografia pode fornecer evidências de substâncias que causam arritmias ou atrasos na condução cardíaca (p. ex., antidepressivos tricíclicos)

Tabela 56.2 Antídotos para medicamentos específicos e toxinas.

Substância/toxina	Antídoto
Anticolinérgicos	Fisostigmina
Benzodiazepínicos	Flumazenil
Agentes betabloqueadores	Glucagon
Bloqueadores dos canais de cálcio	Glucagon, cloreto de cálcio, hiperinsulinemia-euglicemia
Cianeto	*Kit* de antídoto: nitrito de amila, nitrito de sódio e tiossulfato de sódio; hidroxocobalamina
Digoxina	Fragmentos Fab específicos para digoxina
Etileno glicol	Fomepizol,[a] etanol
Inseticidas organofosforados	Atropina, pralidoxima
Metanol	Fomepizol,[b] etanol
Monóxido de carbono	Oxigênio
Nitritos	Azul de metileno
Opioides	Naloxona
Paracetamol	*N*-acetilcisteína (NAC) (VO, IV)

[a]Bennen DP, Bohra RB, Cook MD et al. Antidote use in the critically Ill poisoned patient. J Intensive Care Med 21:255–277, 2006.
[b]Haddad L, Shannon M, Winchester J. Clinical Management of Poisoning and Drug Overdose, 4th ed. Philadelphia, PA: WB Saunders.

1128 Parte 13 Disfunção de Múltiplos Sistemas

- *Radiologia.* Muitas substâncias são radiopacas ou podem ser visualizadas usando uma tomografia computadorizada com contraste (p. ex., metais pesados, pilha, botão, alguns comprimidos ou cápsulas de liberação modificada, concreções de ácido acetilsalicílico, cocaína ou recipientes de heroína). Radiografias de tórax evidenciam aspiração e edema pulmonar
- *Eletrólitos, gasometrias e outros exames laboratoriais.* O envenenamento agudo pode causar um desequilíbrio nos níveis de eletrólitos do paciente, incluindo sódio, potássio, cloreto, dióxido de carbono, magnésio e cálcio. Os sinais de ventilação ou oxigenação inadequada incluem cianose, taquicardia, hipoventilação, retrações musculares intercostais e estado mental alterado. Esses sinais devem ser avaliados por oximetria de pulso e medidas de gasometria arterial. Pacientes seriamente envenenados requerem triagem de rotina de eletrólitos, gasometria arterial, creatinina e glicose; hemograma completo e urinálise
- *Hiato aniônico.* O hiato aniônico ou *anion gap* é uma ferramenta simples e econômica que utiliza medições séricas comuns, como sódio, cloreto e bicarbonato, para ajudar a avaliar o paciente envenenado por certos medicamentos, substâncias psicoativas ou toxinas. O *anion gap* representa a diferença entre ânions e cátions presentes no sangue. Usando medições de ânions e cátions, o hiato aniônico é calculado usando a seguinte fórmula:

$$[Na] - ([Cl] + [HCO_3]) = \text{hiato aniônico}$$

O valor normal para o hiato aniônico é de aproximadamente 8 a 16 mEq/ℓ. Um hiato aniônico que exceda o valor normal superior pode indicar acidose metabólica causada por acúmulo de ácidos no sangue. Medicamentos, substâncias psicoativas, toxinas ou condições clínicas que podem produzir um hiato aniônico elevado incluem ferro, isoniazida (INH), lítio, lactato, monóxido de carbono, cianeto, tolueno, metanol, metformina, etanol, etilenoglicol, salicilatos, sulfeto de hidrogênio, estricnina, cetoacidose diabética, uremia, convulsões e fome. Embora essas substâncias e processos possam causar um hiato elevado, a ocorrência de um *anion gap* normal não exclui a possibilidade de exposição tóxica.

- *Lacuna osmolar.* A lacuna osmolar ou *gap* osmolar é a diferença entre a osmolalidade medida (usando o método de depressão do ponto de congelamento) e a osmolalidade calculada. A osmolalidade calculada é derivada usando valores laboratoriais para as principais substâncias osmoticamente ativas no soro, como sódio, glicose e ureia. Como o *anion gap*, esta é uma ferramenta simples e econômica para avaliar o paciente intoxicado para certos medicamentos, substâncias psicoativas ou toxinas. A osmolalidade calculada (usando valores de eletrólito sérico) é definida da seguinte forma:

$$2(Na^+) + \frac{\text{glicose}}{18} + \frac{\text{ureia}}{2,8}$$
$$= \text{osmolalidade calculada}$$

A lacuna osmolar é então calculada da seguinte forma:

Osmolalidade medida − osmolalidade calculada = lacuna osmolar

Uma lacuna osmolar que exceda 10 mOsm é anormal. Toxinas que podem causar uma lacuna osmolar elevada incluem etanol, etilenoglicol e metanol. Se o nível de etanol for conhecido, pode ser fatorado na seguinte equação:

$$2(Na^+) + \frac{\text{glicose}}{18} + \frac{\text{ureia}}{2,8} + \frac{\text{TAS}}{4,6}$$
$$= \text{osmolalidade calculada}$$

em que TAS é o teor alcoólico sanguíneo, medido em miligramas por decilitro.

- *Triagem toxicológica.* Uma triagem toxicológica é uma análise laboratorial de um fluido corporal ou tecido para identificar a presença de medicamentos, substâncias psicoativas ou toxinas. Embora saliva, líquido espinal e cabelo possam ser analisados, amostras de sangue ou urina são usadas com mais frequência. O número e o tipo de substâncias avaliadas pela triagem toxicológica variam. Cada exame testa uma substância ou agente específico. Por exemplo, testes para verificar o uso abusivo de substâncias geralmente são capazes de identificar várias drogas ilícitas comuns ou medicamentos com prescrição, enquanto um painel de coma detecta substâncias comuns que causam depressão do SNC. Painéis abrangentes incluem muitas substâncias (variando de antidepressivos a medicamentos cardíacos e álcool) e são mais caros. Vários fatores limitam o papel dos painéis toxicológicos no manejo de envenenamento ou *overdose*. A amostra de teste deve ser coletada enquanto a substância psicoativa ou a toxina estiver presente no fluido corporal ou tecido utilizado. Por exemplo, a cocaína é uma substância psicoativa rapidamente metabolizada; no entanto, seu metabólito, a benzoilecgonina, pode ser detectado na urina por várias horas após o uso da cocaína. Além disso, uma triagem toxicológica com um resultado negativo não significa necessariamente que nenhum medicamento, substância psicoativa ou toxina esteja presente, mas sim que nenhuma das substâncias para as quais um paciente foi testado está presente. Por exemplo, o gama-hidroxibutirato não é incluído nos painéis toxicológicos porque é rapidamente metabolizado em moléculas pequenas e não mensuráveis.

Os cuidados com o paciente nos casos mais comuns de envenenamento e *overdose* estão resumidos na Tabela 56.3. As manifestações clínicas estão incluídas na tabela. O manejo do paciente intoxicado por cocaína está resumido no Quadro 56.3.[7,8]

Ensino do paciente

Uma das intervenções que a enfermeira pode realizar na emergência ou na unidade de terapia intensiva é a orientação preventiva. Todos os pacientes (e pais de pacientes pediátricos) que sobrevivem a uma experiência de intoxicação devem ser orientados a evitar que o incidente se repita. Os pais de crianças pequenas precisam de informações sobre a segurança de suas casas. Diretrizes de orientação familiar para envenenamento por chumbo estão incluídas no Quadro 56.4. Finalmente, um resumo da prevenção de envenenamento para o paciente idoso pode ser encontrado no Quadro 56.5.

Além disso, detectores de monóxido de carbono podem alertar as famílias para problemas em suas casas. Empresas de serviços públicos, autoridades locais de saúde e os bombeiros podem ajudar a identificar e remover fontes de fumaça.

Capítulo 56 *Overdose* por Substâncias Psicoativas e Envenenamento **1129**

Tabela 56.3 Cuidados comuns com o paciente envenenado ou com *overdose*.

Substância	Apresentação clínica e avaliação	Intervenções
Paracetamol		

Antipirético e analgésico de venda livre
Comumente vendido como um componente de medicamentos combinados para dor, tosse, resfriado e sono
Há apresentações únicas de venda livre e apresentações em combinação com substâncias controladas, como oxicodona-paracetamol, codeína-paracetamol, hidrocodona-paracetamol
Toxicidade do paracetamol: hepatotoxicidade e ocasionalmente disfunção renal, 1 a 3 dias após a ingestão
	• *Fase 1 (até 24 h após a internação)*: anorexia, náusea, mal-estar
	• *Fase 2 (24 a 48 h depois)*: melhora do quadro clínico, aumento de AST, ALT e bilirrubina total, prolongamento do tempo de protrombina
	• *Fase 3 (72 a 96 h depois)*: pico de hepatotoxicidade geralmente observado
	• Coagulopatias
	• Icterícia
	• AST e ALT podem subir para a faixa de 10.000 a 20.000 UI/ℓ e retornar ao normal sem que o paciente tenha sequelas de longo prazo
	• Toxicidade crônica bem descrita na literatura médica
		Prevenção da absorção:
		• Carvão ativado
		
		Laboratório:
		• Dose o nível de paracetamol em 4 h (ou mais, se o paciente demorar a chegar ao centro de saúde), aplique o nível de plotagem no nomograma de Rumack-Matthew (Figura 56.1) para determinar se o antídoto é indicado
		• Monitore diariamente AST, ALT, bilirrubina total, ureia, creatinina e tempo de protrombina em pacientes com um nível de paracetamol tóxico
		
		Tratamento:
		Antídoto: NAC
		• Oral:
		  ○ Dose de carga: 140 mg/kg por via oral
		  ○ Doses de manutenção: 70 mg/kg por via oral a cada 4 h para um total de 17 doses de manutenção
		  ○ NAC diluído (em solução a 20%) 3:1 com refrigerante ou suco
		  ○ Repetir qualquer dose não retida 1 h, pode precisar de antieméticos para controlar o vômito[a]
		• IV: acetilcisteína
		  ○ Dose de carga: 150 mg/kg em 200 mℓ de soro glicosado 5% IV durante 60 minutos
		  ○ Primeira dose de manutenção: 50 mg/kg em 500 mℓ em soro glicosado IV durante 4 h
		  ○ Segunda dose de manutenção: 100 mg/kg em 1.000 mℓ em soro glicosado a 5% IV durante 16 h
		• Cuidados de suporte

Anfetaminas		
Grupo de medicamentos usados terapeuticamente para narcolepsia, tratamento de curto prazo da obesidade e transtorno de déficit de atenção Como substâncias de abuso, são usadas para estimular o sistema nervoso central, para combater a fadiga ou produzir um "barato" Anfetaminas e agentes relacionados com prescrição: metilfenidato, dextroanfetamina, sais mistos de anfetamina Na gíria é: rebite, piulha, bolinha, tabolada, no Brasil	• Rubor • Diaforese • Inquietação • Fala descontrolada • Irritabilidade • Confusão mental • Pânico • Convulsões • Hemorragia intracraniana • Hipertensão • Taquicardia • Dor torácica • Infarto do miocárdio • Arritmias cardíacas • Palpitações • Vasoconstrição periférica • Náusea • Vômitos • A toxicidade crônica da anfetamina pode levar ao desenvolvimento de paranoia ou alucinações • As pessoas adictas que fazem uso IV também podem apresentar complicações, como hepatite, sepse, abscessos e infecção por HIV	*Prevenção da absorção*: • Carvão ativado *Laboratório*: • Monitore eletrólitos e *status* acidobásico • A triagem de substâncias psicoativas na urina pode detectar anfetaminas *Tratamento*: • Medidas de resfriamento externo para hipertermia • Benzodiazepínicos para controlar a agitação • Hipertensão grave controlada com nitroprusseto de sódio IV, outros fármacos sugeridos • Cuidados de suporte
Benzodiazepínicos		
Agentes ansiolíticos, anticonvulsivantes, relaxantes musculares e sedativos Exemplos: alprazolam, clonazepam, diazepam, lorazepam, midazolam	• Depressão respiratória • Proteção das vias respiratórias/reflexo de engasgo • Letargia • Coma • Confusão mental • Fala arrastada	*Prevenção da absorção*: • Carvão ativado *Laboratório*: • A triagem de substâncias psicoativas na urina pode detectar benzodiazepínicos

(continua)

1130 Parte 13 Disfunção de Múltiplos Sistemas

Tabela 56.3 Cuidados comuns com o paciente envenenado ou com *overdose*. (*Continuação*)

Substância	Apresentação clínica e avaliação	Intervenções
Causam principalmente depressão do SNC e depressão respiratória. Devido à baixa ordem de toxicidade, as fatalidades são improváveis a menos que sejam ingeridas com outros depressores do SNC	• Ataxia	*Tratamento*: • O flumazenil reverte a depressão do SNC e a depressão respiratória; devido ao risco de desmascarar convulsões controladas, o flumazenil é contraindicado em face do potencial de convulsões simultâneas que causam *overdose* • Cuidados de suporte

Monóxido de carbono

Gás incolor e inodoro que é um componente das emissões de gases de escapamento motor, gás natural ou forno de propano, fumaça de cigarro, emissões de fogão a lenha e poluição O cloreto de metileno, um componente encontrado em algumas tintas, é metabolizado no organismo em monóxido de carbono após inalação ou ingestão Ele desloca o oxigênio da hemoglobina, levando à hipoxia É absorvido rapidamente por inalação e se combina prontamente com a hemoglobina por ter maior afinidade do que oxigênio Os níveis fetais de carboxi-hemoglobina são possivelmente 10 a 15% maiores do que o nível materno	• Sintomas semelhantes aos da gripe • Dor de cabeça • Náusea • Vômitos • Síncope • Fadiga • Fraqueza • Falta de concentração • Irritabilidade • Dor no peito, especialmente em pessoas com doença cardiovascular subjacente • Ocasionalmente, mudanças irreversíveis na memória e personalidade • Fetotoxicidade • As pessoas geralmente relatam se sentir melhor quando fora da área de alcance do monóxido de carbono; por exemplo, se a exposição estiver ocorrendo dentro de casa por causa de um forno defeituoso, a pessoa frequentemente relata diminuição ou resolução dos sintomas quando sai da casa	*Prevenção da absorção*: • Ar fresco *Laboratório*: • Níveis de carboxi-hemoglobina *Tratamento*: • 100% de oxigênio até que todos os sinais e sintomas se resolvam • Exame neurológico completo • Terapia de oxigenação hiperbárica (OHB) para diminuir a meia-vida; no entanto, devido à falta de câmaras disponíveis para OHB, o uso é limitado e a eficácia não é bem documentada pela pesquisa • Cuidados de suporte

Cocaína

Droga ilícita comum que produz uma sensação temporária de bem-estar para a pessoa Vias de exposição: IV, aspirar, fumar Gírias: no Brasil, brilho, branca, dar um tiro, pó, poeira, farinha, karatê boliviano etc. Efeitos tóxicos relacionados à rapidez da manifestação de estimulação cardíaca e do SNC	• Taquicardia • Hipertensão • Arritmias • Dor torácica • Infarto do miocárdio • Dissecção aórtica • Infarto intestinal • Hipertermia • Ansiedade • Convulsões • Alucinações táteis ("sensação do corpo ser percorrido por insetos") • Hemorragia cerebral • Infarto cerebral • Rabdomiólise • Rápida manifestação dos efeitos tóxicos • Em mulheres gestantes, descolamento da placenta ou possibilidade de aborto • Coriza crônica, perfuração do septo nasal • Se a apresentação clínica for inconsistente com o uso apenas de cocaína, deve ser considerada a possibilidade de adulterantes, substitutos, coingestantes ou abstinência	*Prevenção da absorção (para pacotes ingeridos)*: • Carvão ativado • Irrigação intestinal *Laboratório*: • Triagem de substâncias psicoativas na urina para detectar o metabólito da cocaína: benzoilecgonina • Enzimas cardíacas, como indicadas, para descartar infarto do miocárdio *Tratamento*: • Benzodiazepínicos, como o diazepam, geralmente controlam hiperatividade, hipertensão, taquicardia, ansiedade, hipertermia e convulsões • O fenobarbital pode ser necessário se as convulsões não forem controladas com benzodiazepínicos • A hipertermia com risco à vida pode ser reduzida por medidas externas de resfriamento • O monitoramento cardíaco e o ECG serial de 12 derivações devem ser usados para avaliar arritmias e isquemia miocárdica[b] • Monitorar para isquemia ou infarto de outros órgãos • Cuidados de suporte

Capítulo 56 *Overdose* por Substâncias Psicoativas e Envenenamento **1131**

Tabela 56.3 Cuidados comuns com o paciente envenenado ou com *overdose*. (*Continuação*)

Substância	Apresentação clínica e avaliação	Intervenções
Hidrocarbonetos halogenados		
Agentes usados como propelentes e refrigerantes: diclorodifluorometano e tricloromonofluorometano estão incluídos nesta categoria As exposições a vazamentos de ar-condicionado doméstico são geralmente pequenas, causando irritação transitória nos olhos, nariz e garganta; tontura; e palpitações Exposições mais concentradas, como em vazamentos industriais ou uso abusivo deliberado ("aspiração"), estão associadas a possíveis arritmias ventriculares fatais (devido à sensibilização do miocárdio às catecolaminas) e edema pulmonar	• Irritação nos olhos, nariz e garganta • Tosse • Tontura • Desorientação • Palpitações • Constrição brônquica • Edema pulmonar • Arritmias ventriculares • Possibilidade de geladuras em caso de exposições dérmicas	*Prevenção da absorção*: • Ar fresco *Laboratório*: • Sem exames laboratoriais específicos *Tratamento*: • Ambiente silencioso • Monitoramento cardíaco • Geladura: reaquecimento completo • Cuidados de suporte
Heroína		
Droga ilícita comum (nos EUA) que produz uma euforia temporária na pessoa Vias de exposição: IV, inalação Gíria: cheiro	• Miose • Diminuição do impulso respiratório • Diminuição do nível de consciência • "Cochilo"	*Prevenção da absorção*: • Não aplicável *Laboratório*: • Como clinicamente indicado • Painel toxicológico sérico *Tratamento*: • Administração cuidadosa de naloxona • Encaminhamento ao conselheiro de abuso de substâncias
Dietilamida do ácido lisérgico (LSD)		
Nome genérico para a substância psicodélica LSD Droga comum de abuso desde o aumento da popularidade na década de 1960 Droga ilícita: disponível em tabletes, cápsulas, cubos de açúcar (bala ou docinho) ou como uma substância em papel absorvente conhecida como "ponto" Uma fonte do LSD é a ingestão de sementes de glória-da-manhã (*morning glory*). Além da experiência psicodélica, pode resultar em efeitos físicos e trauma relacionado ao comportamento durante a fase tóxica aguda	• Ansiedade • Percepção de cor prejudicada • Julgamento prejudicado • Paranoia ou ideias de perseguição • Distorções de tempo • Pressão arterial normal • Taquicardia • Taquipneia • Ligeira elevação de temperatura • Possibilidade de *flashbacks* (recorrências transitórias de uma experiência psicodélica) após um período de abstinência, podendo haver recorrência por anos • Trauma devido a alterações comportamentais associadas ao uso de LSD	*Prevenção da absorção*: • Carvão ativado • Catártico *Laboratório*: • Triagem de substâncias psicoativas na urina *Tratamento*: • A ansiedade aguda pode ser controlada com diazepam IV ou oral • Um ambiente silencioso não estimulante pode ser útil ao tentar ajudar o paciente que está passando por uma reação (viagem) ruim • Avalie evidências de trauma • Cuidados de suporte
Metanol		
Anticongelante e solvente altamente tóxico Formas disponíveis: na maioria dos fluidos para limpador de para-brisa, combustível enlatado e componentes de algumas tintas, aditivos de gasolina e	• Visão embaçada • Diminuição da acuidade visual • Descrição subjetiva da visão como se estivesse caminhando numa tempestade de neve • Edema retiniano • Hiperemia do disco óptico • Dor de cabeça	*Prevenção da absorção*: • Xarope de ipeca • Lavagem gástrica • Carvão ativado e catártico são de pouco valor *Laboratório*: • Nível de metanol medido 1 h depois da ingestão

(*continua*)

1132 Parte 13 Disfunção de Múltiplos Sistemas

Tabela 56.3 Cuidados comuns com o paciente envenenado ou com *overdose*. (*Continuação*)

Substância	Apresentação clínica e avaliação	Intervenções
goma-laca Efeitos tóxicos: acidose com risco de morte e cegueira irreversível, causada pelo metabólito tóxico e não pelo próprio metanol	• Vertigem • Letargia • Confusão mental • Coma • Náusea • Vômito • Dor abdominal • Acidose metabólica	• Eletrólitos seriados • Se estiver usando terapia com etanol, devem ser monitorados a cada hora inicialmente a glicemia e os níveis de etanol sanguíneo *Tratamento*: • O tratamento destina-se a prevenir a formação de metabólitos tóxicos com 4-metilpirazol (4-MP) ou etanol • Hemodiálise geralmente indicada para níveis de metanol superiores a 50 mg/dℓ, alterações visuais, insuficiência renal ou acidose refratária • Administração de ácido fólico para auxiliar na oxidação do metabólito tóxico ácido fórmico em dióxido de carbono • Cuidados de suporte
Salicilatos		
Grupo de medicamentos utilizados principalmente pelas propriedades anti-infla-matórias, antipiréticas e analgésicas Fontes comuns: ácido acetilsalicílico, algumas formulações de antiácidos, filtros solares, linimentos e óleo de gualtéria-verde (metilsalicilato) Acidose metabólica com risco à vida, edema cerebral e edema pulmonar por salicilismo As ingestões de ácido acetilsalicílico são difíceis de administrar devido à formação de massa de ácido acetilsalicílico no sistema digestório, chamada concreção A formação da concreção leva ao atraso na absorção e, portanto, atraso na toxicidade Salicilismo crônico é mais comum em idosos e passa facilmente despercebido devido à falta de história cuidadosa Níveis mais altos de salicilato tolerados com *overdose* aguda em oposição à toxicidade crônica	• Zumbido • Taquipneia • Edema pulmonar • Confusão mental • Letargia • Convulsões • Edema cerebral • Alcalose respiratória associada a acidose metabólica (no início) • Hipocalemia • Disfunção plaquetária • Hipotrombinemia • Hemorragia gastrintestinal • Náusea • Vômito • Hipertermia • Desidratação	*Prevenção da absorção*: • Xarope de ipeca • Lavagem gástrica • Carvão ativado em múltiplas doses • Catártico em dose única *Laboratório*: • Níveis sérico de salicilato • Eletrólitos seriados • Gasometria arterial, como indicado • Exames hematológicos e de coagulação *Tratamento*: • Hidratação IV • A excreção urinária é aumentada pela alcalinização da urina (pH urinário = 7,5 a 8,0); fluido IV geralmente é soro glicosado a 5% com 20 a 40 mEq KCl e 2 a 3 ampolas de bicarbonato de sódio/ℓ para infundir a uma taxa de 2 a 3 mℓ/kg/h para atingir um débito urinário igual (Nota: é difícil alcalinizar a urina sem um nível sérico normal de potássio) • Reposição de potássio IV, conforme necessário • Monitorar a manifestação de edema cerebral ou pulmonar; radiografia de tórax realizada conforme a necessidade • A hemodiálise é indicada para insuficiência renal, edema cerebral, edema pulmonar, acidose refratária, nível de salicilato crônico maior que 50 mg/dℓ ou nível de salicilato agudo maior que 100 mg/dℓ pós-ingestão • Forneça cuidados de suporte • Nota: o tratamento é baseado nos níveis seriados de salicilato e na apresentação clínica; cada caso deve ser avaliado e gerenciado individualmente
Antidepressivos tricíclicos (ADT)		
Classe de medicamentos prescritos para depressão e dor crônica Exemplos: amitriptilina, clomipramina, desipramina, doxepina, imipramina, nortriptilina, protriptilina e trimipramina	• Taquicardia • Arritmias ventriculares (incluindo taquicardia ventricular e fibrilação ventricular) • Atrasos na condução cardíaca (p. ex., QRS > 100 ms) • Hipotensão • Agitação • Sedação • Convulsões • Coma • Pele seca e ruborizada • Motilidade diminuída do sistema digestório • Retenção urinária • Acidose metabólica	*Prevenção de absorção*: • Xarope de ipeca é contraindicado devido à rápida manifestação de sedação ou convulsões • Lavagem gástrica • Carvão ativado • Catártico *Laboratório*: • Níveis séricos de ADT não são clinicamente úteis no gerenciamento de *overdoses* • Painéis de triagem na urina para ADTs • Eletrólitos em série e gasometria arterial, conforme indicado *Tratamento*: • Prepare-se para o rápido início do colapso cardiovascular

Capítulo 56 *Overdose* por Substâncias Psicoativas e Envenenamento **1133**

Tabela 56.3 Cuidados comuns com o paciente envenenado ou com *overdose*. (*Continuação*)

Substância	Apresentação clínica e avaliação	Intervenções
		• As convulsões podem ser tratadas inicialmente com benzodiazepínicos intravenosos (diazepam, lorazepam) e, se necessário, fenobarbital • As arritmias ventriculares podem ser inicialmente controladas com alcalinização sistêmica (mantendo o pH do sangue de 7,45 a 7,55 com *bolus* de bicarbonato de sódio ou intubação e hiperventilação); arritmias ventriculares não controladas com alcalinização sistêmica podem ser controladas com lidocaína ou bretílio; não use procainamida ou quinidina por causa dos efeitos sobre a condução cardíaca, semelhantes aos dos ADTs • Atrasos na condução cardíaca (p. ex., QRS > 100 ms) também são tratados com alcalinização sistêmica, conforme descrito no ponto anterior; atrasos de condução não responsivos à alcalinização sistêmica podem ser tratados com fenitoína • A hipotensão pode ser abordada inicialmente com a posição de Trendelenburg e fluidos IV; se necessário, prosseguir com infusão de dopamina; pode ser necessário norepinefrina • Cuidados de suporte

ALT, alanina aminotransferase; AST, aspartato aminotransferase.
[a]Wright RO, Anderson AC, Lesko SL et al. Effect of metoclopramide dose on preventing emesis after oral administration of N-acetylcysteine for acetaminophen overdose. J Toxicol Clin Toxicol 37:35–42, 1999.
[b]McCord J, Jneid H, Hollander J et al. Management of cocaine-associated chest pain and myocardial infarction: A scientific statement from the American Heart Association Acute Cardiac Care Committee of the Council on Clinical Cardiology. Circulation 117:1897–1907, 2007.

Quadro 56.3 Diretrizes interdependentes do cuidado para o paciente com intoxicação por cocaína.

Resultados	Intervenções
Troca de gases prejudicada relacionada à *overdose* por medicação	
Gasometria arterial dentro dos limites normais	• Monitore oximetria de pulso e gasometria arterial • Valide as alterações significativas na oximetria de pulso e também na cooximetria da saturação arterial
Frequência e profundidade respiratória dentro dos limites normais	• Monitore a cada 15 minutos, depois a cada hora • Prepare a unidade do paciente para intubação e ventilação mecânica (ver Capítulo 25, Quadro 25.15)
Perfusão tissular cardíaca diminuída **Termorregulação ineficaz: risco de temperatura corporal alterada**	
Pressão arterial e a frequência cardíaca dentro dos limites normais Paciente não apresenta arritmias Não há evidências de disfunção miocárdica, como alterações no ECG ou nas enzimas cardíacas	• Monitore os sinais vitais a cada 15 minutos e depois, a cada hora • Implemente o monitoramento contínuo de ECG • Monitore o ECG de 12 derivações diariamente e conforme a necessidade • Monitore enzimas cardíacas, magnésio, fósforo, cálcio e potássio conforme prescrição • Avalie para dor no peito • Monitore ECG para arritmias e alterações consistentes com infarto do miocárdio em evolução
• O paciente está eutérmico	• Avalie a temperatura a cada 15 a 30 minutos e depois a cada hora • Forneça um ambiente fresco e institua estratégias de resfriamento (p. ex., cobertor de hipotermia, banho de esponja tépido), conforme indicado
Desequilíbrio eletrolítico **Risco de volume de líquidos desequilibrado**	
Débito urinário do paciente > 30 mℓ/h (ou > 0,5 mℓ/kg/h)	• Verifique a ingesta e o débito de hora em hora • Administre fluidos e diuréticos para manter o volume intravascular e a função renal, conforme prescrição
Não há evidências de desequilíbrio eletrolítico ou disfunção renal	• Monitore eletrólitos diariamente e conforme a necessidade • Substitua os eletrólitos conforme prescrição • Monitore ureia, creatinina, osmolalidade sérica e eletrólitos urinários diariamente

(continua)

1134 Parte 13 Disfunção de Múltiplos Sistemas

Quadro 56.3 — Diretrizes interdependentes do cuidado para o paciente com intoxicação por cocaína. (*Continuação*)

Resultados	Intervenções
Risco de lesão	
Não há evidência de atividade convulsiva	• Monitore atividade convulsiva • Administre anticonvulsivantes • Avalie os níveis de anticonvulsivante diariamente, se indicado • Mantenha o ambiente calmo e tranquilo
Paciente não faz mal a si mesmo	• Institua precauções para convulsões • Institua precauções para quedas • Avalie a necessidade de contenção física ou química para proteger contra a autoagressão • Monitore a agitação e administre sedação quando apropriado • Avalie o risco de suicídio e tome medidas para proteger o paciente
Integridade da pele prejudicada	
Não há evidência de rupturas da pele	• Documente a integridade da pele a cada 8 h • Vire e reposicione o paciente a cada 2 h • Use a escala de Braden para avaliar o risco de ruptura da pele
Nutrição desequilibrada	
• A ingestão calórica e de nutrientes atende aos requisitos metabólicos calculados (p. ex., gasto de energia basal)	• Forneça nutrição parenteral ou enteral se o paciente estiver jejum • Consulte a nutricionista ou o serviço de suporte nutricional • Monitore a ingestão de proteínas e calorias • Monitore albumina, pré-albumina, transferrina, colesterol, triglicérides e glicose
Conforto prejudicado	
O paciente terá desconforto mínimo relacionado à abstinência de cocaína e outras substâncias	• Obtenha um painel toxicológico para identificar outras substâncias utilizadas pelo paciente • Trate os sintomas de abstinência de substâncias psicoativas e *overdose* imediatamente e com intervenção apropriada (p. ex., remova da circulação, administre o antídoto, administre metadona)
Enfrentamento ineficaz **Manutenção ineficaz da saúde** **Comportamento de saúde propenso a risco**	
Paciente e família reconhecem o abuso de substâncias	• Avalie a resposta do paciente e da família à *overdose* • Apoie comportamentos saudáveis de enfrentamento • Consulte o conselheiro de abuso de substância e o assistente social • Incentive a discussão sobre o uso de drogas ilícitas, sistema de apoio, preocupações financeiras e disponibilidade do paciente para o tratamento de abuso de substâncias
Ensino/planejamento de alta	
• Paciente e família têm informações sobre tratamento e recursos de autoajuda	• Informe e avalie o conhecimento do paciente e da família e o entendimento sobre abuso de substâncias (*teach-back*) • Forneça livros e explicações ao paciente e à família sobre abuso de substâncias, tratamento, recaída, questões legais e grupos de autoajuda
Paciente e família têm um plano de acompanhamento	• Encaminhe a família para recursos de autoajuda • Se o paciente concordar, inicie o encaminhamento para reabilitação do abuso de substâncias • Coordene o encaminhamento com paciente, família e assistente social para tratar de outras questões possíveis (p. ex., moradia, questões financeiras, planejamento de cuidados de longo prazo)

Quadro 56.4 — Orientação de ensino | Envenenamento por chumbo.

• O chumbo é comumente encontrado em casas antigas, em tintas, encanamentos e utensílios domésticos
• O chumbo é excretado mais lentamente do que é absorvido, levando a um acúmulo no organismo
• O acúmulo de altos níveis de chumbo frequentemente passa despercebido pela ausência de triagem no sangue e não é detectado até que sejam diagnosticados efeitos como dificuldades de aprendizagem

• As crianças podem ser testadas para o chumbo por seus profissionais de saúde
• O departamento de saúde local pode fornecer tratamento para intoxicação por chumbo e informações sobre programas de redução de chumbo

Quadro 56.5 Considerações para o paciente idoso.

Intoxicação acidental

- Centros de controle de intoxicações recebem muitas chamadas relacionadas a idosos com intoxicação acidental
- Os números de telefone do profissional de saúde e do centro de controle de intoxicação devem estar em um local de fácil acesso
- A população idosa faz maior uso de medicamentos do que qualquer outra faixa etária
- As pessoas idosas podem ser mais suscetíveis aos efeitos das substâncias
- Quando surgirem dúvidas sobre o uso de substâncias, um adulto responsável não deve hesitar em chamar um médico
- O paciente não deve alterar a dose ou interromper o uso de medicamentos sem antes consultar o médico ou enfermeira
- Evite dobrar a medicação quando uma pílula for esquecida. O paciente deve procurar o conselho de seu médico, enfermeira ou farmacêutico
- Medicamentos e álcool não devem ser misturados sem primeiro verificar com o farmacêutico as possíveis interações
- O farmacêutico deve fornecer rótulos com letras grandes
- Um calendário ou diário de medicação ajuda a pessoa idosa a acompanhar o cronograma de dosagem
- Dispensadores de comprimidos são úteis para o paciente que tem que tomar várias medicações ou que tem dificuldade em lembrar o cronograma prescrito
- Algumas farmácias podem estar dispostas a colocar os medicamentos do paciente em embalagens de dose diária
- Quando uma medicação é descontinuada, a medicação restante deve ser descartada apropriadamente; por exemplo, pode ser devolvida a uma farmácia para descarte responsável

Desafios relacionados à aplicabilidade clínica

Estudo de caso

D.C. é uma mulher de 41 anos que acaba de se apresentar na Emergência, alegando que 15 minutos atrás tomou 25 comprimidos de bupropiona, 150 mg, em um gesto suicida. D.C. parece alerta e ligeiramente ansiosa, e apresenta os seguintes sinais vitais: frequência cardíaca, 110; pressão sanguínea, 144/88; frequência respiratória (FR) 16, temperatura 36,8°C, saturação de oxigênio de 100% no ar ambiente, glicemia capilar (GC) = 98. Sua pele ao toque está quente e úmida; suas pupilas medem de 3 a 4 mm e estão reativas. Ela nega o uso de álcool ou outras substâncias e diz que está tomando a bupropiona para depressão há vários meses.

A enfermeira da triagem ligou para o centro de intoxicação, que recomendou a administração de 50 g de carvão ativado e iniciar a administração de fluidos intravenosos, assim como monitoramento cardíaco; observação por 24 horas para convulsões, com administração de benzodiazepínicos, conforme necessário; verificação dos níveis de paracetamol, ácido acetilsalicílico (AAS) e álcool (ETOH); realização de triagem toxicológica na urina para substâncias psicoativas de abuso; e agendamento de avaliação psiquiátrica. Carvão ativado foi administrado sem vômito; fluidos IV foram iniciados e o monitoramento cardíaco foi iniciado. No intervalo de uma hora, D.C. teve uma convulsão de 30 segundos; foram administrados 2 mg de lorazepam IV e a convulsão cessou.

Um leito de UTI estava disponível, e D.C foi admitida para observação. Enquanto D.C. estava na UTI, os resultados do laboratório e os níveis de paracetamol, AAS e ETOH estavam todos abaixo da detecção. Nenhuma substância psicoativa foi detectada na urina. D.C. continuou a ser observada na UTI por 24 horas e, em seguida, foi transferida para a unidade psiquiátrica para ajudá-la em suas ideações suicidas.

1. Explique por que foi útil para a enfermeira da triagem chamar o centro de intoxicação.
2. Por que foi necessário verificar os níveis de paracetamol, AAS e ETOH?
3. Por que foi necessário um painel toxicológico na urina?

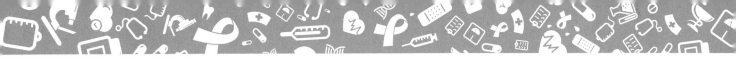

Índice Alfabético

A
Abciximabe, 290
Abdome, 373, 791, 1110
Abducente, nervo, 643, 666
Ablação com cateter, 317
– indicações, 317
Abordagem do método do caso, 78
Abscesso
– intracraniano, 702
– pancreático, 839
Absorb®, 296
Absorção do medicamento, 142
Abstinência
– de opioides, 49
– sintomas da, 49
Abuso
– ao idoso, 140
– – sinais e sintomas, 140
– de substâncias e *overdose*, 1122
Acalculia, 662
Ação, 99
Aceleração, 1097
Acesso à circulação, 579
Acessório, nervo, 644, 669
Acetato de mafenida, 1069
Acetilcolina, 650
Acidemia, 459
Acidente vascular cerebral, 711
– diagnóstico, 714
– epidemiologia, 712
– etiologia, 712
– fisiopatologia, 712
– hemorrágico intracerebral, 719
– manifestações clínicas, 713
– pressão intracraniana e, 718
– tratamento clínico, 717
Acidentes de trânsito, 1110
Ácido(s), 459
– acetilsalicílico, 53, 274, 290, 392, 401, 403
– biliares, 786
– clorídrico, 780
– graxo ômega-3, 812
– úrico, 568
– vanililmandélico urinário, 884
Acidose, 459, 902
– metabólica, 460, 461, 574
– respiratória, 460, 461, 573
Acromatopsia, 662
ACTH, 885
Acumulação de líquidos no terceiro espaço, 597
Acústico, nervo, 668
ADEARA, mnemônica, 37
Adenoma hipofisário, 697
Adenosina, 276
ADH (vasopressina), 885
Adição, 48
Administração
– de medicamentos, paciente pediátrico, 108
– de oxigênio, complicações na, 472
– espinal, 55
– intramuscular, 55
– intravenosa, 55
– oral, 54
– retal, 54
– subcutânea, 55
– transdérmica, 54

Adsorventes, 1126
Adventícia, 776
Affordable Care Act (Lei do Cuidado Acessível) (ACA), 34
Afinidade da hemoglobina pelo oxigênio, 444
Agente(s)
– anti-inflamatórios, 482
– anticolinérgicos, 482, 1123
– antimotim, 176
– bloqueadores neuromusculares, 148, 483
– colinérgicos, 1123
– despolarizante, 148
– estimuladores de eritropoese, 1013
– fibrinolíticos, 272
– inotrópicos, 277
– intoxicantes pulmonares, 175
– irritantes da pele e dos olhos, 176
– não despolarizantes, 148
– neurotóxicos, 175, 176
– opioides, 1123
– pulmonares, 176
– químicos, 175, 176
– sedativos, 483
– sanguíneo, 176
– simpaticomiméticos, 1123
– vesicantes, 175, 176
Agitação, 65
Agnosia, 662, 670
Agonistas
– β_2-adrenérgicos, 481
– do receptor do peptídeo 1 semelhante ao glucagon, 898
Agranulócitos, 920
Água, 560, 784
– corporal, 561
Ajustes de pressão, 544
Alarmes, 9, 12
– falsos, 11
– inconsistentes, 11
Albiglutida, 898
Albumina, 598, 599, 796
Alça de Henle, 553, 556
Alcalemia, 459
Alcalose, 459, 560
– metabólica, 460, 461, 534, 574
– respiratória, 460, 461, 573
Álcool, 383
Aldosterona, 14, 558, 871
Alexia, 662
Alimentação, 194
– e sondas de alimentação nasoenteral, 807
– enterostomal, 809
Alogliptina, 899
– e metformina, 899
Alteplase, 272
Alteração(ões)
– do pH da urina, 1126
– do volume de líquidos
– – na doença renal crônica, 619
– – na lesão renal aguda, 616
– fisiológicas na gravidez, 113, 114
– no ambiente, 32
– no equilíbrio acidobásico, 460
– pupilares, 665
Alvéolos, 437
Ambiente(s)

– restaurador, 16
– saudáveis de trabalho (AST), 1, 4, 5
Ambu, 474
American Association of Critical-Care Nurses (AACN), 1, 63
Aminoácidos, 817
Amiodarona, 276
Amputação, 1116
Analgesia
– controlada pelo paciente (ACC), 49, 109, 150
– de opioides epidural, 150
– epidural, 55, 56, 109
– – efeitos colaterais de, 151
– intratecal, 56
Analgésicos, 689
– não opioides, 53
– opioides, 54
Análise
– da glicose por punção digital, 881
– *online* da isquemia, 216
Análogo da amilina, 899
Anemia, 1009
– aplásica, 1011
– associada à falência renal, 623
– hemolítica, 1009
– – adquirida, 1010
– – autoimune, 1010
– – congênita, 1009
– megaloblásticas, 1011
– paciente idoso, 1011
– por deficiência de ferro, 1010
– por doença crônica, 1011
– por perda de sangue, 1009
Anestesia
– epidural, 144
– – contínua, 49
– espinal, 144
– geral, 144
– local, 53
– regional, 53, 144
Anestésicos, 690
– epidurais locais, 150
– gerais e regionais, 148
Aneurisma, 703
– aórtico, 359, 361
– de aorta
– – abdominal, 360
– – torácica, 361
Anexos da pele, 1024
Anfetaminas, 1129
Angina de peito, 192, 276, 290, 388, 392, 586
– de Prinzmetal, 389
– estável, 389
– instável, 304, 389
– – tratamento, 392
– microvascular, 389
– modificação do fator de risco, 392
– princípios fisiopatológicos, 389
– variante, 389
– vasospástica, 389
Angiocardiografia com radionuclídeo, 216
Angiodisplasia, 828
Angioedema/anafilaxia, 535
Angiografia, 826, 829
– cerebral, 673
– coronária, 218

1138 Índice Alfabético

– coronariana por tomografia computadorizada (ACTC), 217
– por subtração digital, 569, 674, 676
– pulmonar, 464
– – por tomografia computadorizada, 517
– renal, 570
– simples, 676
AngioJet® System, 294
Angioma
– de aranha, 1031
– de cereja, 1031
Angioplastia
– com *laser*, 291
– coronária transluminal percutânea, 220
– coronariana, 220
Angiotensina, 368
Ângulo de Louis, 195
Anomia, 662
Anopsia, 667
Anormalidade(s)
– atrial
– – direita, 242
– – esquerda, 242
– dos eritrócitos, 933
Anrinona, 1084
Ansiedade, 16, 65, 591
– avaliação da, 16
– causas de, 16
Ansiolíticos, 56
Antagonistas, 1127
– da glicoproteína IIb/IIIa, 290
– de aldosterona, 382
– de opioides, 56
– dos receptores para leucotrienos, 482
Anti-hiperlipidêmicos, 280
Anti-hipertensivos, 705
Anti-inflamatórios não esteroides (AINE), 53
Antiarrítmicos, 275
– da classe I, 275
– da classe II, 275
– da classe III, 276
– da classe IV, 276
Antibióticos, 483
Anticoagulação, 581, 718, 1094
– regional, 582
– sistêmica, 582
Anticoagulantes, 271, 272
Anticoagulantes/antiplaquetários, 290
Anticolinérgicos, 482
Anticonvulsivantes, 53
Anticorpos antitireóideos, 879
Antidepressivos, 53
– tricíclicos, 1132
Antitoxinas, 1127
Antivenenos, 1127
Ânus, 795
Aparelho(s)
– de reanimação manual, 486
– de ventilação
– – por pressão positiva, 486
– – mecânica, 486, 491
– – oscilatórios a alta frequência, 487
– – por pressão, 486
– – por volume, 486
– justaglomerular, 556
Apêndice vermiforme, 774
Ápice cardíaco, 182
Apixabano, 273
Apneia do sono, 128
– central, 534
Apoio familiar, 31
Aporte de oxigênio, 267
– arterial, 266
Aprendizagem, 35
– de adultos princípios de, 36
– domínio afetivo (atitudes), 36

– domínio cognitivo (conhecimento), 36
– domínio psicomotor (habilidades), 36
– necessidade de, 37
– obstáculos à, 39
– oportunidades de, 38
– orientação para, 36
Ar no circuito, 590
Arabinosídeo de citosina, 956
Arco senil, 127
Áreas
– de ausculta, 198
– jurídicas, 80
Argatrobana, 273
Arginina, 811
Arma nuclear, 174
Aromaterapia, 21
Arritmia(s), 315, 368, 586
– atriais, 230, 368
– cardíacas, 151
– e eletrocardiograma de 12 derivações, 226
– juncionais, 232
– monitoramento depois de cirurgia cardíaca, 423
– originárias no nodo sinusal, 229
– sinusal, 229
– tratamento de, 315
– ventriculares, 234, 259, 318, 369, 406
Artéria
– cerebral
– – anterior, 713
– – média, 713
– – posterior, 713
– coronária, 188
– – direita, 188, 406
– – esquerda, 188
– mamária interna, 410
– pulmonar, 252
– radial, 249, 410
– renal, 554
Arteriografia e venografia renal, 569
Árvore traqueobrônquica, 436
Asma, 453, 481
– aguda, 528
– – grave, 531
– alérgica, 528
– avaliação, 528
– classificação da gravidade das exacerbações da, 530
– com limitação fixa do fluxo respiratório, 528
– com obesidade, 528
– de início tardio, 528
– exames diagnósticos, 530
– fatores que influenciam, 529
– fisiopatologia, 528
– não alérgica, 528
– tratamento, 531
Aspiração
– de corpo estranho, 535
– nasotraqueal, 474
– oral, 473
Ataques
– biológicos, 177
– com explosivos e bombas, 172
– nucleares ou radiológicos, 174
– químicos, 175
– terroristas, 172
Atáxica, respiração, 451
Atelectasia, 453, 768
Atenção, 661
Atenolol, 276
Aterectomia, 294
– coronária direcional, 220, 294
Aterosclerose, 387
– etiologia da, 388
– fatores de risco, 388
– princípios fisiopatológicos, 387
Atetose, 664

Atividade do paciente, 332
Atrito(s), 202, 457
– de fricção, 793
Atropina, 276, 482
Ausculta
– cardíaca, 372
– pulmonar, 543
– torácica, 454, 455
Autoconceito do aluno, 36
Automaticidade, 180, 185
Autonomia, 74
– do paciente para a tomada de decisão, 87
Avaliação(ões)
– cardiovascular, 193
– clínica da gravidade da desidratação, 106
– cultural, 42
– da ansiedade, 16
– da dor, 49, 50
– da expansão torácica, 454
– da função
– – cognitiva, 739
– – hepática, 798
– – motora, 741
– – pancreática, 799
– – renal, 564
– – respiratória, 741
– da oxigenação, 461
– da ventilação, 440
– das necessidades de aprendizagem
– – do paciente e sua família, 69
– – em momento de crise, 37
– das respostas do tronco encefálico, 740
– de disfunções nos padrões de vida do paciente, 672
– de feridas, 1042, 1043
– de tumores cutâneos, 1034
– de úlceras de pressão, 1033
– de uma fita de ritmo, 226, 227
– do edema depressível, 564
– do equilíbrio
– – entre aporte e demanda de oxigênio, 266
– – hídrico, 575
– do estado
– – acidobásico, 461
– – nutricional, 796
– do líquido pleural, 514
– do nível de vigília, 739
– do paciente
– – com imunocomprometimento, 939
– – na consulta anestésica pré-operatória, 144
– do problema, 78
– do processo de ensino e aprendizagem, 44
– do sono, 17
– do tubo gastrintestinal, 800, 802
– dos nervos cranianos, 666
– dos olhos, 740
– dos sinais vitais, 671
– endócrina, 873
– espiritual, 69
– física nos distúrbios nutricionais, 797
– laboratorial da tireoide, 878
– nutricional, 795
– respiratória, 457

B

Bacitracina, 1069
Baço, 1113
Bacteriemia, 1087
Baixo
– débito cardíaco pós-operatório, 303
– letramento em saúde, 42
Balanço hídrico, 575
Banco de órgãos e tecidos, 72
Baqueteamento, 451
Barotrauma, 485, 495
Barreiras

– à implementação, 3
– ao ensino, 39
– físicas, químicas e mecânicas, 923
– idiomáticas, 42
Bases, 459
Basófilos, 919, 920
Batimentos ventriculares prematuros, 369
Beacon, 99
Beneficência, 74
Benzodiazepínicos, 57, 1129
Betabloqueadores, 382, 391
– adrenérgicos, 275
Bicarbonato, 909
– no sangue, 459
Biguanida, 898
Bioimpedância, 265
Biopsia
– estereotáxica, 710
– por agulha fina, 879
– renal, 570
Bioquímica sanguínea, 202
Biorreactância, 265
Bioterrorismo, 169, 177
Bivalirudina, 273
Bloqueadores
– dos canais de cálcio, 290, 383, 392
– neuromusculares, 690
Bloqueio(s)
– atrioventricular, 236
– – adquirido, 320
– – de primeiro grau, 236
– – de segundo grau
– – – Mobitz I (Wenckebach), 238
– – – Mobitz II, 238
– – de terceiro grau (completo), 238
– – depois do IAM, 321
– bifascicular crônico, 320
– de nervo periférico, 144
– de ramo, 240
– sinoatrial, 229
Bolha, 1030
Bolsa de reanimação manual, 474
Bomba(s)
– Abiomed®, 312
– e explosivos, 172
– não pulsáteis, 310
– pulsáteis, 311
– – externas, 311
– – implantáveis, 311
Botulismo, 177
Bradicardia sinusal, 229
Bradicinina, 53
Bradipneia, 451
Braquiterapia, 296
Broncoaspiração, 483, 494, 509, 814
Broncodilatadores, 481, 526
Broncopneumonia, 1064
Broncoscopia, 464
Broncospasmo, 1064
Bronquíolos, 436, 437
Bronquite crônica, 452, 518
Bulbo, 639
Bupivacaína, 56
Bussulfano, 956

C

Cãibras musculares, 586
Cálcio, 203, 204, 242, 244, 559, 560, 572, 600, 602
– nas artérias coronárias, 217
Calcitonina, 572, 863, 864, 879
Cálculo da frequência cardíaca, 227
Câmaras de descontaminação, 176
Canagliflozina, 899
– e metformina, 899
Câncer de pele, 1034

Capacidade(s)
– inspiratória, 441
– pulmonar(es), 440, 441
– – total, 441
– residual funcional, 441
– total de ligação do ferro, 932
– vital, 441
Capnometria sublingual, 269
Captação de iodo radioativo, 879
Características do paciente, 9
Carboidratos, 783, 816
Carboplatina, 956
Carcinoma
– basocelular, 1034, 1036
– de células escamosas, 1034, 1036
Cardiomiopatia(s), 353, 354, 368
– dilatada, 355
– – congestiva, 354
– hipertrófica, 354, 357
– isquêmica, 355
– não isquêmica, 356
– restritiva familiar, 354
Cardioversão elétrica, 315
– passos para, 316
Carmustina, 956
Caroteno, 1028
Carrinho de reanimação cardiopulmonar (RCP), 345
Carvão ativado, 1126
Catabolismo de esteroides, 787
Catarata, 127
Catárticos, 1126
Catecolaminas, 14, 368, 885
Cateter(es)
– de artéria pulmonar, 253
– de pressão intracraniana, 685
– de Tenckhoff, 592
– venosos, 579
– – de lúmen duplo, 579, 580
Cateterismo cardíaco, 218, 219
– direito, 220
– esquerdo, 220
Causação, 83
Cavidade oral, 773
– e garganta, 790
Celecoxibe, 53
Célula(s)
– alveolares
– – do tipo I, 437
– – do tipo II, 437
– das ilhotas pancreáticas, 859
– do músculo cardíaco, 179
– do sistema nervoso, 629
Células-tronco
– fontes de, 955
– punção, mobilização e coleta de, 955
Center to Advance Palliative Care (CAPC), 71
Centro(s)
– de trauma, 1100
– do sono, 639
– do tronco cerebral, 445
Cerebelo, 639, 664
Cérebro, 637
Cetoacidose diabética, 881, 901, 904, 910, 911
17-cetoesteroides, 884
Cetonas
– séricas, 882
– urinárias, 882
Cetorolaco, 53
Cetose, 902
Choque
– anafilático, 1085
– cardiogênico, 303, 405, 1082
– classificação do, 1079
– distributivo, 1085
– estágios do, 1078

– fisiopatologia do, 1075
– hipovolêmico, 1079, 1119
– medicamentos, 1084
– medular, 756
– neurogênico, 756, 1085
– resposta aos estados de, 1081
– séptico, 939, 1087, 1090, 1119
– – culturas, 1093
– – gasometria arterial, 1093
– – hemograma completo, 1093
– – na gestação, 118
– – painel bioquímico, 1093
Chumbo, 1134
Chute atrial, 183
Cianeto, 175
Cianose, 193, 449, 1028
– periférica, 104
Cicatriz(es), 1031
– e deformidades torácicas, 450
Cicatrização de feridas, 1040
– fases, 1040
– – de maturação, 1040
– – de proliferação, 1040
– – inflamatória, 1040
– fatores que afetam a, 1041
– métodos de, 1042
– paciente idoso, 1040
– por intenção
– – primária, 1042
– – – tardia, 1042
– – secundária, 1042
– – terciária, 1042
Ciclo respiratório, 445
Ciclofosfamida, 956
Ciclosporina, 972
Ciência de desastres, 168
Cifoescoliose, 534
Cifose, 449
Cintigrafia renal, 569
– dinâmica, 569
– estática, 569
Cintilografia
– cerebral, 674
– da glândula suprarrenal, 884
– da tireoide, 879
– de esforço, 216
– de ventilação–perfusão, 463
– radionuclídica, 829
Circulação, 377, 777
– brônquica, 437
– coronária, 187
– do líquido cefalorraquidiano, 681
– extracorpórea, 416
– – efeitos da, 418
– periférica, 188
– prejudicada no membro, 250
– pulmonar, 437
Círculo de Willis, 636
Cirrose, 848
Cirurgia
– cardíaca, 409, 415
– – complicações
– – – cardiovasculares, 423
– – – endócrinas, 427
– – – gastrintestinais, 427
– – – neurológicas, 425
– – – pulmonares, 424
– – – renais, 426
– – disfunção pulmonar depois da, 424
– – fase
– – – intraoperatória, 416
– – – pós-operatória, 418
– – – pré-operatória, 415
– – indicações para, 409
– – infecção, 428
– – orientação ao paciente e planejamento da alta, 428

1140 Índice Alfabético

– – paciente idoso, 421
– – recuperação da, 428
– – sangramento pós-operatório, 425
– de redução do volume pulmonar, 527
– de revascularização miocárdica, 409
– – minimamente invasiva, 411
– – sem circulação extracorpórea, 410
Cisalhamento, 1097
Cisplatina, 956
Cisto, 1030
Citocinas, 923
Classificação
– de Intervenções de Enfermagem (NIC), 74
– funcional da New York Heart Association, 366
Clevipidina, 279
Clônus, 664
Clopidogrel, 274, 290, 403
Cloreto, 203, 559
Cloridrato
– de clorpromazina, 148
– de hidralazina, 117
Coagulação, 590, 952, 1094
– alterada, 419
– fatores da, 921
– intravascular disseminada, 1018
– – na gestação, 118
– sanguínea, 920
Coagulograma, 202
Cocaína, 1130
Código de ética em enfermagem, 76
Cognição, 136
Colaboração, 11
– verdadeira, 5, 7
Colangiopancreatografia retrógrada
    endoscópica, 802
Colecistocinina, 781
Colestase, 847
Colesterol, 194, 204
Coloides, 598, 1102
Cólon, 774, 1112
– ascendente, 776
– descendente, 776
– sigmoide, 776
– transverso, 776
Colonização da orofaringe, 509
Colonoscopia, 802
Coluna vertebral, realinhamento e estabilização
    da, 762
Coma, 739
– barbitúrico, 691
– mixedematoso, 889, 890
Comitês de ética institucionais, 78
Competência(s)
– cultural, 41
– da enfermeira, 9
Complacência, 439, 485, 544
Complexidade, 9
Complexo
– principal de histocompatibilidade, 922
– QRS, 226
Complicações oncológicas, 988
– anatômico-estruturais, 994
– hematológicas, 989
– metabólicas, 1002
Componentes do sangue, 917, 919
Compreensão sobre a morte humana, 61
Compressão(ões)
– da medula espinal, 1000, 1001
– torácicas, 340
Comunicação, 32, 68
– aberta, 77
– com pacientes com um tubo endotraqueal ou
    de traqueostomia, 502
– de notícias ruins ou sérias, 70
– hábil, 5, 6
– interprofissional, 70

Concentração
– de eletrólitos, 559
– de hemoglobina corpuscular média, 931
Concussão, 735
Condução cardíaca, 183
Condutividade, 180
Conexão familiar, 38
Conferências de ética, 79
Confiança, 18
Confidencialidade, 75
Confirmação da morte, 947
Conhecimento cultural, 33
Conjuntivas, 127
Consciência cultural, 33
Consentimento informado, 74, 87, 287
Consolidação, 453
Constipação intestinal, 622, 814
Constrição vascular pulmonar, 516
Contagem
– de leucócitos, 932, 934
– de plaquetas, 935
– de reticulócitos, 931
– total de linfócitos, 796
Contenção(ões)
– físicas, 22
– – alternativas às, 23
– – iniciais, 23
– – monitoramento de pacientes com, 23
– – no ambiente de cuidados críticos, 22
– – padrões de cuidado relativos às, 23
– química, 22
Conteúdo de oxigênio, 266
Contração(ões)
– atrial, 183
– – prematura, 230
– juncionais prematuras, 233
– miocárdica, 277
– ventriculares prematuras, 234
Contrapulsação por balão intra-aórtico, 302, 379
– complicações, 309
– – aprisionamento do balão, 309
– – e suporte circulatório, 314
– – – arritmias, 315
– – – déficits nutricionais, 315
– – – eventos tromboembólicos, 314
– – – fatores psicossociais, 315
– – – infecção, 314
– – – insuficiência ventricular direita, 314
– – – sangramento, 314
– – ruptura do balão, 309
– contraindicações à, 304
– desmame, 308
– indicações da, 303
– monitoramento
– – de sistema cardiovascular, 307
– – do sistema pulmonar, 308
– – do sistema renal, 308
– procedimento, 304
Contratilidade, 129, 180, 187, 261,
    302, 378, 424
Contraturas abdominais, 331
Controle, 19
– da frequência cardíaca, 185
– da pressão arterial, 691
– de sintomas, 64
– do volume sistólico, 186
– glicêmico, 746
Controle-assistida (C/A), ventilação, 488
Contusão, 735
– pulmonar, 1107
Convulsões, 692
– prevenção, 745
– tratamento, 745
Cor da pele, 1028
Coração, 182, 372
Coreia, 664

Cores, 15
Corpos cetônicos, 566
Correção dos distúrbios
– acidobásicos, 619
– do volume de líquidos, 616
Córtex, 637
– renal, 553
Corticosteroides, 482, 967
Cortisol, 14, 870, 883
Craniectomia descompressiva, 692
Crânio, 634
Craniofaringeoma, 697
Craniotomia, 710
Creatinina, 567, 612
Crise(s)
– colinérgica, 730
– convulsivas, 702, 722
– – classificação, 723
– hipertensiva, 362
– miastênica, 730
– suprarrenal, 891
– tireotóxica, 886-889
Cristalino, 127
Cristaloides, 598, 1102
Critical Care Family Assistance Program
    (CCFAP), 25, 32
Critical Care Family Needs Inventory
    (CCFNI), 25
Crosta, 1031
Cuidado(s)
– anestésico monitorado (CAM), 144, 153
– centrado na família, 66
– críticos, 31
– de qualidade na fase terminal, 61
– de saúde, 34
– de suporte emocional, 120
– emocional, psicológico, social e espiritual, 68
– final, 67
– intensivo de pacientes com câncer, 988
– na fase terminal, 62
– paliativos, 31, 38, 50, 61, 63
– para o paciente com lesão renal aguda, 617
Cultura de escarro, 464
Cura, 22
Curativos, 1047
– adesivos, 1045
– de alginato de cálcio e hidrofibra, 1047
– de duas camadas, 1048
– de espuma, 1047
– de mel, 1048
– de prata (Ag), 1047
– úmido a seco, 1047
Curva
– de dissociação da oxi-hemoglobina, 444
– de volume-pressão, 681
Cypher®, 295

D

Dabigatrana, 273
Dalteparina, 272, 290
Dano(s), 83
– estrutural do tronco encefálico, 534
Dapagliflozina, 899
– e metformina, 899
Débito
– cardíaco, 185, 261, 266, 277, 1094
– – baseado em Doppler, 265
– – bioimpedância e biorreactância, 265
– – determinação do, 260
– – diminuído, 496
– – fatores que determinam, 260, 366
– – forma de onda e na pressão arterial, 264
– – interpretações das curvas de, 262
– – método(s)
– – – de Fick, 262
– – – de diluição de indicador, 262

– – obtenção dos valores do, 262
– – termodiluição intermitente, 262
– de oxigênio, 268
– urinário, 189, 840
Debridamentos, 1070
Defeitos
– da fala, 662
– do quadrante, 667
– na função intelectual superior, 662
Defesas
– biológicas, 923
– da visita, 28
– do hospedeiro, 926
– dos direitos e da integridade moral, 10
Deficiência
– de α$_1$-antitripsina, 519
– de água, 577
– de ferro, 1010
Déficit(s)
– de base, 1093
– de volume de líquidos, 596, 903
– nutricionais, 315
– sensoriais, 44
Degeneração
– macular, 127
– retiniana, 127
Delegação de responsabilidade, 84
Delirium, 16, 55, 65, 136, 137
– avaliação e manejo do, 138
– causas reversíveis, 138
– do despertar pós-operatório, 152
Demanda de oxigênio, 266, 366
Demência, 136
– causas reversíveis, 138
– vascular, 136, 137
Densidade urinária específica, 566, 875
Dependência física, 48
Depressão, 65, 136, 137, 139, 408, 591
– causas de, 139
– em idosos, medicamentos que podem
   causar, 139
– maior, 139
– menor, 139
– não tratada, 139
– respiratória, 55, 56
– sintomas de, 139
Depuração
– da creatinina, 567
– renal, 558
Derivação
– bipolar, 321
– de fixação
– – ativa, 321
– – passiva, 321
Derivado dos aminoácidos, 898
Derme, 1024
Derrames pleurais
– exsudativos, 513
– fisiopatologia, 512
– transudativos, 513
Desaceleração, 1097
Desastres naturais, 178
– efeitos psicológicos do, 178
Desbridamento
– a laser, 1045
– autolítico, 1045
– biocirúrgico, 1045
– cirúrgico, 1045, 1070
– de feridas, 1045
– enzimático, 1070
– mecânico, 1045, 1070
– químico, 1045
Descolamento de placenta, 118
Descompensação respiratória, 107
Desconforto respiratório agudo, 551
Descontaminação, 176
– de crianças, 176

– gastrintestinal, 1125
– inicial, 1125
Descumprimento do dever, 83
Desejo cultural, 33
Desenervação, 953
Desenvolvimento fetal e placentário, 115
Desequilíbrio entre o suprimento e a demanda de
   oxigênio, 268
Desfibrilação, 342
– indicações e procedimento na, 343
– precoce, 342
Desfibrilador(es)
– automático/automatizado externo (DAE), 343
– cardioversores implantáveis
   (DCI), 334, 336, 383
– – cuidado de enfermagem, 336
– – funcionamento, 335
– – indicações para, 334
Desflurano, 148
Deslocamento
– da sonda, 814
– do cateter ou da derivação, 330
Desnutrição, 804
Desoxi-hemoglobina, 1028
Despolarização local, 181
Destruição parenquimatosa, 520
Determinação da compensação, 461
Determinantes
– do aporte de oxigênio, 266
– do consumo de oxigênio, 266
Dever, 83
Dexametasona, 884
Dexmedetomidina, 57, 58, 690
Dextrana, 599
Diabetes
– insípido, 894
– juvenil com início na idade adulta, 887
– melito, 135, 194, 880
– emergências dos pacientes com, 896
– – tipo 1, 897
– – tipo 2, 897
Diálise
– complicações, 586
– fisiologia da, 579
– indicações da, 584
– peritoneal, 584, 592
– – como tratamento crônico, 595
– – complicações fisiológicas, 594
– – complicações técnicas, 594
– – desconforto, 595
– – dor, 595
– – imobilidade, 595
– – sistemas automatizados de, 592
Diálogo
– exterior, 20
– interior, 19
Diâmetro anteroposterior do tórax, 449
Diarreia, 813
Diazepam, 57
Diencéfalo, 637
Dietilamida do ácido lisérgico (LSD), 1131
Diferenças culturais e linguísticas, 41
Difusão, 442, 558
Digoxina, 276, 381, 382
Diltiazem, 276, 290
Dímero D, 936
Diminuição do equilíbrio hídrico, 496
Dinâmica intracraniana, 680
Dinitrato de isossorbida, 290
Dióxido de carbono, 203, 445
– no sangue, 459
Direito
– à restrição de alimentos e líquidos, 90
– administrativo, 80
– civil, 82
– criminal, 82

– de recusar o tratamento por motivos
   religiosos, 89
– trabalhista, 82
Diretrizes
– antecipadas, 66, 87
– de American College of Cardiology/ American
   Heart Association, 366
Disartria, 662
Disfasia
– de expressão, 721
– de recepção, 721
– fluente, 662
– global, 662
– não fluente, 662
Disfunção(ões)
– da glândula suprarrenal, 891
– da tireoide, 886
– diastólica, 365
– do hormônio antidiurético, 892
– do nodo sinusal, 321
– do sistema nervoso autônomo, 756
– pulmonar depois da cirurgia cardíaca, 424
– renal, tratamento farmacológico da, 596
– sistólica, 365
– valvar básica, 411
Disgrafia, 662
– central, 662
– por negligência, 662
Dislexia, 662
– de superfície, 662
– por negligência, 662
Dispneia, 65, 131, 192, 447
– de esforço, 371
– paroxística noturna, 371
Disponibilidade de recurso, 10
Dispositivo(s)
– Abiomed®, 313
– AngioJet®, 294
– de ablação rotacional, 294
– de alívio de pressão, 1049
– de assistência ventricular (VAD), 310
– de monitoramento da pressão
   intracraniana, 684
– de proteção distal, 296
– HVADTM, 312
– mecânicos, 718
– nucleares improvisados, 174
– radiológico
– – de dispersão (DRD), 174
– – simples (DRS), 174
– Rotablator™, 294
– Yankauer, 473
Disreflexia autônoma, 767, 768
Dissecção
– aórtica, 361
– da artéria coronária, 290
Distensão
– abdominal, 813
– venosa jugular, 195
Distimia, 139
Distribuição
– da perfusão, 443
– da ventilação, 442
– do medicamento, 142
Distrofias musculares, 534
Distúrbio(s)
– cardiovasculares, 350
– da hemostasia
– – do cálcio e fosfato, 624
– – primária, 935
– – secundária, 937
– das hemácias, 1008
– de coagulação, 1018
– de condução, 406
– de hemostasia, 1016
– de imunodeficiência primária, 975
– de plaquetas, 1016

1142 Índice Alfabético

– do equilíbrio
– – acidobásico, 573
– – eletrolítico, 571
– do sistema imune, 623
– do volume de líquidos, 596
– eletrolíticos, tratamento dos, 599, 600
– endócrinos, 885
– gastrintestinais, 821
– – diagnóstico dos, 799, 802
– – tratamento farmacológico dos, 819
– hematológicos e imunes, 937, 1008
– hipertensivos durante a gravidez, 116
– imunológicos, 975
– leucocitários, 1013, 1015
– neoplásicos, 1014
– neurocirúrgicos, 695
– neurológicos, 695, 711
– nutricionais, avaliação física nos, 797
– respiratórios, 507
– tegumentares, 1052
Diurese, 242, 377
Diuréticos, 382, 596
– de alça, 382
Diverticulose, 828
Divisão
– motora, 645
– – autônoma, 648
– – somática, 647
– sensorial do sistema nervoso, 643
DNase, 482
Doação de órgãos e tecidos, 72, 91
Doador(es)
– cadavéricos, 947
– de fígado, 947
– de pâncreas, 947
– de pulmão, 947
– de rim, 946
– vivos, 946
Dobutamina, 277, 1084
Doença(s)
– aórtica, 359
– arterial
– – coronariana, 409
– – periférica, 357
– – – intervenções na, 297
– cardiovascular
– – fatores de risco para a, 194
– – na gestação, 120
– crítica, 25
– da medula espinal, 534
– de Addison, 884
– de Alzheimer, 136, 137
– de Crohn, 822
– de Graves, 888
– de Parkinson, 664
– e estresse
– – críticos, 39
– – prolongados, 40
– enxerto-versus-hospedeiro, 967
– – aguda, 969, 970
– – crônica, 969-971
– – profilaxia e tratamento, 971
– falciforme, 1013
– hepáticas, complicações das, 848
– oclusiva da artéria carótida, 429
– pulmonar obstrutiva crônica, 448, 453, 518
– – achados físicos, 522
– – aconselhamento nutricional, 526
– – avaliação, 521
– – cessação do tabagismo, 526
– – cuidados paliativos, de fim de vida e de hospice, 528
– – exacerbações da, 527
– – fisiopatologia, 519
– – história, 521
– – reabilitação pulmonar, 524

– – terapia farmacológica, 526
– – tratamento, 524
– renal crônica, 604, 612
– – alterações
– – – da ingestão dietética, 626
– – – dermatológicas, 626
– – anormalidades
– – – cardiovasculares, 620, 621
– – – da eliminação dos fármacos, 624
– – – da pele, 626
– – – gastrintestinais, 622
– – – hematológicas, 623
– – – neuromusculares, 623
– – – ósseas, 624
– – – pulmonares, 622
– – causas da, 614
– – classificação da, 613
– – definição de, 613
– – fisiopatologia da, 614
– – prevenção da progressão da, 616
– – problemas psicossociais, 626
– – sangramento gastrintestinal, 622
– renal policística, 613
– ulcerosa péptica, 821
– valvar, 411
– vascular periférica, 357
– venoclusiva do fígado, 967
– venosa, 358
Dofetilida, 276
Domínio, 97
Dopamina, 277, 379, 1084
Doppler transcraniano, 675
Dor, 64, 152, 653, 840
– abdominal aguda, 133
– aguda, 46
– alívio da, 46
– autorrelato do paciente, 52
– avaliação da, 49, 50
– – em paciente pediátrico, 109
– barreiras ao controle efetivo da, 48
– benefícios do alívio efetivo da, 48
– consequências da, 47
– crônica, 46
– definição de, 46
– depois da cirurgia cardíaca, 422
– diretrizes para a prática clínica, 50
– fatores
– – que contribuem para a, 47
– – que influenciam, 150
– – intervenção(ões), 52
– – farmacológicas, 52
– manejo da, 49
– – em paciente pediátrico, 109
– – em populações específicas, 59
– – recursos na Internet para, 50
– na doença crítica ou grave, 46
– no peito, 371
– nos membros, 193
– parâmetros fisiológicos, 52
– pós-operatória, 150
– recursos para a promoção do controle efetivo da, 49
– referida, 655
– sem alívio, 48
– torácica, 192, 447
– – aguda, características da, 351
– – características, 390
Dose, definição da diretrizes para a, 54
Doutrina do "comandante do navio", 85
Drenagem
– do líquido cefalorraquidiano, 735
– postural, 467
– torácica, 477
Dreno(s)
– percutâneos, 1046
– torácico, 476
– – inserção de, 478

– – remoção do, 480, 481
– – transporte do paciente com um, 480
Droperidol, 148
Ductos coletores, 553
Dulaglutida, 898
Duodeno, 1112
Duração da inspiração versus duração da expiração, 450

E

e-letramento em saúde, 42
Eclâmpsia, 116
Ecocardiograma, 210
– bidimensional, 211
– com Doppler, 211
– de esforço, 216
– em modo M, 211
– transesofágico, 212
– tridimensional, 211
EcoDoppler transcraniano, 688
Ectrópio, 128
Edema, 1033
– cerebral, 682, 737
– citotóxico, 683
– dos pés e tornozelos, 192
– pulmonar, 622
– – cardiogênico, 535
– – vasogênico, 682
Educação
– do paciente e da família, 34, 35
– em saúde do paciente, 59
Effleurage, 21
Efusão pleural, 453, 998
Egofonia, 456
Eixo elétrico, 239
Elementos celulares, 918
Eletrocardiograma, 184, 216, 226, 395, 1127
– de 12 derivações, 238
– – padrão, 216, 206
Eletrocardiograma, efeitos das anormalidades dos eletrólitos séricos, 242
Eletroencefalografia, 678
Eletroencefalograma, 674
Eletrólitos comuns, 203
Eliminação aprimorada de substâncias ou toxinas, 1126
ELISA, 982
Embolia
– gasosa, 251
– por líquido amniótico, 119
– pulmonar, 450, 515, 550, 768, 1117
– – avaliação, 517
– – etiologia, 515
– – fatores de risco para tromboembolia, 515
– – fisiopatologia, 515
– – prevenção da tromboembolia, 518
– – sinais e sintomas de, 517
– – tratamento, 517
Emergências oncológicas, 988
Empagliflozina, 899
Empalamentos, 1110
Encefalinas, 14
Encéfalo, 636
Encefalopatia hepática, 853
Encontro cultural, 33
Endarterectomia carotídea, 428
– complicações neurológicas, 430
– cuidado domiciliar, 430
– cuidado pós-operatório, 430
– indicações, 429
– nervos cranianos após a, 430
– procedimento cirúrgico, 429
– recuperação da, 431
– remota, 297
Endeavor®, 295
Endocárdio, 182

Endocardite infecciosa, 352
– aspectos clínicos da, 353
– avaliação, 353
– infecciosa, 353
– tratamento, 353
Endorfinas, 14
Endoscopia, 825, 829
Enfermagem em cuidados críticos, 92
– futuros desafios, 12
Enfisema, 518
Enfrentamento, mecanismos de, 26
Enoxaparina, 272, 273, 290
Ensaio(s)
– controlados randomizados (ECR), 3
– da tireotropina, 877
Ensino, 35
– *teach-back*, 43
Enterocolite necrosante, 993
Envelhecimento, 1026
– alterações
– – auditivas, 126
– – cardiovasculares, 129
– – cognitivas, 136
– – cutâneas, 129
– – do sono, 128
– – endócrinas, 134
– – gastrintestinais, 132
– – imunológicas, 135
– – musculoesqueléticas, 134
– – orgânicas com o, 123
– – renais, 131
– – respiratórias, 130
– – visuais, 127
– características psicobiológicas
     normais, 122
– desafios
– – físicos, 123
– – psicológicos, 136
– distúrbios do sono, 128, 129
– extrínseco, 122
– intrínseco, 122
– questões
– – biológicas, 122
– – psicossociais, 123
Envenenamento, 1122
– por chumbo, 1134
– por monóxido de carbono, 1059
Enxerto(s), 1070
– de artéria mamária interna, 410
– de veia safena, 409
– renal, 951
– sintéticos, 581
– vascular, 580
Enzimas cardíacas, 205
Eosinófilos, 919, 920
Ependimoma, 696
Epicárdio, 182
Epiderme, 1023
Epiglote, 436
Epilepsia, unidade de
     monitoramento de, 723
Epinefrina, 14, 277, 278, 1084, 1087
Epitelização, 1040
Eptifibatida, 290
Equianalgesia, 54
Equilíbrio, 100
– acidobásico, 570, 573
– – alterações no, 460
– do cálcio e do fosfato, 572
– do magnésio, 573
– do potássio, 572
– do sódio, 570
– eletrolítico, 570, 952
– hidreletrolítico, 242
– hídrico, 560, 575
– – fatores que afetam o, 577

Equimoses, 1031
Equipamento(s)
– de proteção individual, 176
– defeituoso e negligência, 87
Equipe(s)
– apropriada, 8
– de resposta rápida, 155
– – benefícios, 155
– – estratégias para o aprimoramento futuro, 156
– – limitações, 156
Equivalência da ventilação com a perfusão, 443
Eritema, 1028
Eritrócitos, 919, 920, 931
Erosão, 1031
– da bolsa, 331
Erro na administração de medicamento, 84
Escala
– Comportamental da Dor (BPS), 51
– de avaliação da função motora, 664
– de Braden, 1035
– de coma de Glasgow, 661
– de faces, 110
– de lesão hepática, 1113
– FLACC, 110
– numérica de avaliação da dor, 50
– Rancho Los Amigos, 748
Escama, 1031
Escarotomia, 1065
Escarro, 448
Esfíncter pilórico, 774
Esforço
– de complacência, 440
– de resistência das vias respiratórias, 440
– de resistência tissular, 440
– elástico, 440
– respiratório, 440
Esfregaço periférico, 932, 936
Esmagamento, 1097
Esôfago, 773, 780
Esofagogastroduodenoscopia, 802
Espaço
– morto, 465
– – alveolar, 443
– – anatômico, 435, 443
– – respiratório, 516
– pleural, 434, 1106
Espasticidade, 769
Espectroscopia de infravermelho próximo, 269
Espirais destacáveis de Guglielmi (EDG), 705
Espiritualidade, 22
Espirometria, 522
Espironolactona, 382
Esplenomegalia, 930
Espondilite anquilosante, 534
Estabelecimento
– de metas, 78
– – e prioridades do tratamento, 69
– de protocolos, 86
Estabilidade, 9
– hemodinâmica, 763
Estabilização neurológica, 763
Estabilizadores de mastócitos, 482
Estado
– acidobásico, avaliação do, 461
– compensatório da gasometria arterial, 462
– da imunossupressão, 940
– epiléptico, 724
– hidreletrolítico, 745
– hiperglicêmico hiperosmolar, 910, 911
– mental
– – desperto, 661
– – do lactente ou da criança, 104
– – em coma, 661
– – letárgico, 661
– – lúcido, 661
– – obtuso, 661

– – semicomatoso, 661
– – torporoso, 661
– nutricional, 940
– vegetativo persistente, 739
Estágio
– de alarme, 26
– de exaustão, 656
– de resistência, 26, 656
– do sono, 17
– – características, 17
Estar presente, 19
Estatutos, 80
Estenose
– aórtica, 201, 413
– mitral, 201, 411
– pulmonar, 201
Estereognosia, 670
Estertores, 456
Estimulação
– biventricular, 327
– cardíaca, 320
– do cortisol, 884
Estoma, 811
Estômago, 773, 780
Estratégias
– efetivas de ensino, 38
– para promover a implementação, 3
Estreptoquinase, 272
Estresse, 13, 25, 194
– agudo, 656
– – resposta ao, 13
– crônico, 658
– hormônios relacionados com o, 14
– no ambiente de cuidados, 41
– primeira fase da resposta ao, 13
– segunda fase da resposta ao, 14
Estressores
– ambientais na unidade de terapia intensiva, 14
– fisiológicos, 26
– psicológicos, 26
Estrias, 1028
Estricnina, 534
Estudo(s)
– do fluxo sanguíneo cerebral, 677
– eletrofisiológicos, 678
– neurodiagnósticos, 672
– razoáveis de caso, 84
– Silence Kills, 6, 7
– vasculares cerebrais não invasivos, 677
Ética, 73
– como pilar para a prática de enfermagem, 76
Etoposídeo, 956
Eventos
– elétricos da despolarização, 180
– mecânicos da contração, 180
Exacerbações da doença pulmonar obstrutiva
     crônica, 527
Exame
– das extremidades do paciente, 450
– de imagem com teste de esforço, 215
– de lipídios séricos, 204
– diagnósticos
– – cardíacos, 206
– – respiratórios, 463
– do estado mental, 661
– eletrofisiológico, 208
– – diagnóstico, 209
– enzimáticos, 205
– hematológicos, 202
– laboratoriais cardíacos, 202
– MUGA de primeira passagem, 216
Exantemas, 1032
Excelência na enfermagem, 94
Excesso
– de água, 577
– de base/déficit de base, 267
– de volume de líquidos, 599

1144 Índice Alfabético

Excitabilidade, 180
Excreção
– do medicamento, 142
– fracionada de sódio, 567
– renal, 577
Exenatida, 898
Exercícios respiratórios, 59
Expansão torácica, 450, 454
Experiência
– da família com a doença crítica, 25
– de vida do aluno, 36
– do paciente com a doença crítica, 13
Exposição
– dérmica, 1125
– ocular, 1125
– por inalação, 1125
– por ingestão, 1125
Exsudatos, 513
Extração de oxigênio, 267, 268
Extrassístoles ventriculares, 234
Extravasamento
– ao redor do cateter, 594
– de urina, 952
Extubação, 504

F

Facial, nervo, 644, 668
Facilitação do aprendizado, 11
Fadiga
– de alarmes, 9, 11, 15
– dos músculos respiratórios, 503
Fagócitos, 923
Fagocitose, 920, 923, 1040
Faixa de distribuição de tamanho
   dos eritrócitos, 931
Falência renal, tratamento da, 616
Falha
– em aderir aos padrões de cuidado, 84
– em salvar, 2
Família, 25
– e processo de enfermagem, 27
– impacto sobre a, 25
Fármacos
– antiarrítmicos, 275
– – classificação dos, 275
– – da classe I, 275
– – da classe II, 275
– – da classe III, 276
– – da classe IV, 276
– – sem classificação, 276
– depressores do SNC, 534
– indicados na fibrose cística (DNase), 482
– vasoativos, 596
Fasciculação, 664
Fascite necrosante, 1073
Fase terminal no cuidado crítico, 61
Fator(es)
– da coagulação, 921
– de liberação da corticotrofina, 885
– intrínseco, 780
– mecânicos e frequência cardíaca, 366
Febre, 576
Fechamento
– abrupto do segmento dilatado, 290
– assistido a vácuo, 1046
Fenilefrina, 1084
Fenômeno do "canivete de mola", 664
Fentanila, 54
– adesivo transdérmico, 55
Feocromocitoma, 892
Ferida(s)
– avaliação de, 1042, 1043
– com grande volume de drenagem, 1048
– culturas de, 1048
– desbridamento de, 1045
– fechamento de, 1045

– limpeza de, 1044
– mensuração da, 1043
– nutrição e cicatrização de, 1049, 1050
– padrões de cuidados com, 1044
– tipos de, 1038
– tratamento de, 1044
Ferimentos
– a faca, 1110
– por arma de fogo, 1110
– provocados por explosivos, 174
Ferramenta para Observação da Dor em
   Cuidados Críticos (CPOT), 51
Ferritina sérica, 932
Ferro
– dextrana, 1012
– sérico, 932
Fibrilação
– atrial, 232, 318, 369
– ventricular, 236
Fibrinogênio, 936
Fibrinolíticos, 271, 272
Fibrose cística, 482
Fidelidade, 75
Fígado, 785, 1113
Filtração glomerular, 557
Fisiologia renal normal, 554
Fisioterapia torácica, 467
Fissura, 1031
Fístula arteriovenosa, 580
– cuidados ao paciente com, 581
Flebite, 330
Fluidos intravenosos, 1102
Flutter atrial, 231, 318
Fluxo
– máximo, 492
– sanguíneo cerebral, 681
Foco nos sentimentos, 31
Fondaparinux, 517
Fontes de suporte, 31
Força e coordenação motoras, 663
Forma de onda da pressão arterial, 249
Formação
– bulborreticular, 639
– de equipe apropriada, 6
– de hematoma, 330
Formas de onda anormais, causas
   fisiológicas das, 257
Fórmula(s)
– de Baxter, 1062
– de Brooke, 1062
– – modificada, 1062
– de consenso, 1062
– de dextrana, 1062
– de Evans, 1062
– de nutrição parenteral, 816
– de reanimação volêmica, 1062
– enterais, 811
Fosfato, 572, 908
Fósforo, 204, 559, 560, 601-603
Fotoenvelhecimento, 129
Fração de oxigênio inspirado, 491
Fraqueza muscular, 496
Fratura(s), 1115
– basilares do crânio, 735
– com compressão, 751
– cominutiva, 751
– cuneiforme com compressão, 751
– de crânio, 734
– de ossos do tórax, 1105
– em gota de lágrima, 751
– pélvicas, 1116
– simples, 751
Fratura-luxação, 751
Frêmito tátil, 450
Frequência
– cardíaca, 302, 367, 380
– respiratória, 450, 464, 491

Frutosamina, 882
Função
– cognitiva, 136, 739
– diastólica, 129
– do sistema renal, 558, 561
– dos eletrólitos, 559
– excretória do fígado, 847
– hepática, 786, 952
– – avaliação da, 798
– – exames laboratoriais da, 797
– hipotalâmico-hipofisário-suprarrenal, 885
– metabólica normal, 910
– pancreática
– – avaliação da, 799
– – exames laboratoriais da, 798
Furosemida, 382
Futilidade, 77

G

Galope de somação, 200
Garantia da relação terapêutica
   enfermeira–família, 30
Gasometria arterial, 458, 523
– estado compensatório da, 462
– interpretação dos resultados da, 461
– valores normais da, 459
Gastrina, 780, 781
Gastrostomia
– cirúrgica, 810
– endoscópica percutânea, 810
– fluoroscópica, 811
– laparoscópica, 811
Geladura, 1073
Gerador de pulso, 322, 334
– externo, 324
Gestante em estado crítico, 113
– alterações
– – cardiovasculares, 114
– – fisiológicas na gravidez, 113, 114
– – gastrintestinais e metabólicas, 114
– – hematológicas, 115
– – renais, 114
– – respiratórias, 114
Glândula(s)
– paratireoides, 858
– pineal, 858
– salivares da orofaringe, 777
– sebáceas, 1024
– sudoríparas, 1024
– suprarrenais, 859, 867, 882
– tireoide, 858, 862
Glaucoma, 127
Gliburida e metformina, 899
Glicocorticoides, 869, 871
Glicocorticosteroides, 526
Glicose e cetonas urinárias, 566
Glicosúria, 902
Glioma
– astrocítico, 696
– misto, 696
Glomérulo, 556
Glossofaríngeo, nervo, 644, 668
Glucagon, 866, 882
Glutamina, 811
Grafestesia, 670
Grampeamento, 705
Grampos, 1045
Granulócitos, 920
Gripe suína, 178

H

Habilidade cultural, 33
Haemophilus influenzae, 483, 508
HDL-colesterol, 204
Health Insurance Portability and Accontability
   Act (HIPAA), 81

Hemácias, 566, 919, 931
Hemangioma
– capilar, 1031
– imaturo, 1031
Hematócrito, 568, 796
Hematoma, 330
– epidural, 735
– intracerebral, 736
– subdural, 736
– – agudo, 736
– – crônico, 736
– – subagudo, 736
Hemianopsia
– bitemporal, 667
– homônima, 667
Hemibalismo, 664
Hemiparesia, 664
Hemiplegia, 664
Hemocomponentes, 1102
Hemodiálise, 584, 1127
– avaliação e manejo, 584
– combinada com outros tratamentos, 591
– contraindicações, 583
– indicações, 583
– intermitente, 582
Hemodiluição, 418
Hemodinâmica, 375, 378
Hemoglobina, 444, 568, 796, 1028
– corpuscular média, 931
– glicosilada, 882
Hemograma completo, 931
Hemoperfusão, 1127
Hemopneumotórax, 1106
Hemoptise, 193
Hemorragia
– digestiva
– – aguda, 821
– – alta, 821
– – baixa, 828
– intracraniana, 702
– subaracnoide traumática, 736
Hemotórax, 1106
Heparina
– de baixo peso molecular, 272, 290, 517
– fracionada, 290
– não fracionada, 272
Hepatite(s), 841
– A, 841, 842
– B, 842
– C, 842, 843
– D, 842, 844
– E, 842, 844
– infecciosas, 841
  não infecciosas, 841
– sinais e sintomas comuns de, 846
Herniação, 683
  central, 738
– cerebelar para cima, 738
– tonsilar, 738
– uncal, 738
Heroína, 1131
Hetamido, 599
Hiato aniônico, 575, 1128
– aumentado, 575
– diminuído, 575
Hidralazina, 379, 383
Hidrocarbonetos halogenados, 1131
Hidrocoloides, 1047
Hidrocortisona, 883
Hidrogel, 1047
Hidromorfona, 54
17-hidroxicorticosteroides urinários, 884
Higiene do sono, 58
Higienização brônquica, 466
Hiperatividade adrenérgica, 888
Hipercalcemia, 244, 571, 601, 1002, 1003
– associada à malignidade, 1004

Hipercarbia, 152
Hipercloremia, 571
Hiperemia
– ativa, 1055
– reativa, 1055
Hiperextensão, 751
Hiperflexão, 750
Hiperfosfatemia, 571, 601, 603
Hiperglicemia, 407, 595, 818, 840, 902
Hipermagnesemia, 571, 601
Hipernatremia, 570, 571, 600, 702
Hiperosmolalidade, 902
Hiperoxigenação, 475
Hiperparatireoidismo secundário, 624
Hiperpotassemia, 243, 571, 572, 600, 601, 620, 952
Hipertensão
– arterial, 151, 194, 276, 362, 586, 595, 620, 718
– crônica, 116
– gestacional, 116
– intracraniana, 680, 682, 693, 702
– – estímulos ambientais, 694
– – tratamento, 688
– – – clínico, 688
– – – farmacológico, 689
– porta, 825
Hipertermia, 152, 745
– maligna, 152
Hipertireoidismo, 534, 876, 887, 888
Hipertrofia ventricular
– direita, 242
– esquerda, 242
Hiperventilação, 451, 576
Hipervolemia, 576
Hipoalbuminemia, 814
Hipocalcemia, 244, 571, 600, 602, 840
Hipocloremia, 571
Hipoderme, 1024
Hipófise, 858, 859, 874
Hipofosfatemia, 571, 601, 603
Hipoglicemia, 912
Hipoglosso, nervo, 644, 669
Hipomagnesemia, 571, 601, 603
Hiponatremia, 570, 571, 600, 702
Hipopotassemia, 243, 571, 572, 595, 600, 601
Hipotálamo, 638, 859, 874
Hipotensão, 148, 586, 590, 594, 1087
– ortostática, 189, 757
– pós-operatória, 149
Hipotermia, 149, 152, 419, 591, 692
Hipotireoidismo, 534, 876
Hipoventilação, 147, 152, 451
– alveolar primária, 534
Hipovolemia, 152, 576, 586
Hipoxemia, 147, 152, 533
Hipoxia, 268
Histamina, 53
História familiar, 194
Histórico de enfermagem, 27
Holismo, 1
Holter, 208
Homeostasia, 655
Horas de visita, 29
– aberta, 28
Hormônio(s), 781
– adrenocorticotrófico, 14
– antidiurético, 14, 558, 875
– – sérico, 875
– corticais, 869
– da adeno-hipófise, 861
– da medula suprarrenal, 867
– da neuro-hipófise, 861
– do crescimento, 14
– glicocorticoides, 885
– mineralocorticoides, 885
– natriurético, 872
– neuro-humorais, 206

– paratireóideo, 863
– relacionados com o estresse, 14
– tireóideos, 863
Humor, 21
– vítreo, 127

I

Ibuprofeno, 53
Ibutilida, 276
Icterícia, 1028
Identificação das etapas, 31
Ifosfamida, 956
Íleo
– adinâmico, 834
– paralítico, 769, 830, 834
Ilhotas de Langerhans, 864
Imagem da perfusão miocárdica (IPM), 215
Imobilização forçada, 23
Implantação do enxerto, 957
Implementação, 78
Imunidade
– adaptativa, 923
– inata, 923
Imunocompetência, 939
Imunocomprometimento
– avaliação do paciente com, 939
– fatores de risco para o, 939
Imunodeficiência, 975
Imunoglobulina(s), 730
– IgA, 924
– IgD, 924
– IgE, 924
– IgG, 924
– IgM, 924
Imunossupressão, 118
Inalador Diskus®, 481
Inanição, 534
Inatividade física, 194
Incidentes com vítimas em massa (IVM), 169, 170
Incompetência cronotrópica, 321
Incontinência, causas de, 133
Indicadores metabólicos do distúrbio de aporte e utilização de oxigênio, 268
Índice(s)
– cardíaco, 261
– de aporte de oxigênio
– – arterial, 267
– – venoso, 267
– de consumo do oxigênio, 267
– de resistência vascular
– – pulmonar, 261
– – sistêmica, 261
– de tiroxina livre, 879
– de trabalho sistólico ventricular
– – direito, 261
  esquerdo, 261
– de volume
– – sistólico, 261
– – volume terminal diastólico ventricular
– – – direito, 261
– – – esquerdo, 261
– eritrocitários, 931
Indometacina, 53
Infarto do miocárdio, 290, 392, 397
– agudo, 387
– – complicações 405
– – – arrítmicas, 406
– – – mecânicas, 406
– – – pericárdicas, 406
– – – tromboembólicas e hemorrágicas, 406
– classificação universal do, 393
– complicações hemodinâmicas, 405
– intervenção coronária percutânea, 401
– localização, 394
– princípios fisiopatológicos, 392

1146 Índice Alfabético

– tamanho do, 393
– tipo de, 394
– transmural, 394
– tratamento, 400
– – precoce, 400
Infecção(ões), 250, 251, 597, 1087, 1119
– da ferida, 702
– do cateter, 594
– do coração, 350
– do remendo ósseo, 702
– e marca-passo, 330
– oportunistas, 975
– por vírus da imunodeficiência humana, 975
– – avaliação, 982
– – controle de infecção oportunista, 985
– – defeitos imunológicos, 978
– – epidemiologia, 976
– – estudos laboratoriais e diagnósticos, 982
– – exame físico, 982
– – história, 982
– – imunopatogênese do, 977
– – isolamento, 979
– – replicação viral, 977
– – terapia antirretroviral, 985
– – testes usados para
– – – detectar, 982
– – – avaliar a progressão, 984
– – transmissão e história natural, 978
– – tratamento, 985
– pulmonares, 131
– sistêmica, 259
– urinárias associadas ao cateter, 133
Inflamação
– do coração, 350
– do miocárdio, 351
– do pericárdio, 350
Influências hormonais, 558
Informação, 18
Infusões
– cíclicas, 812
– contínuas, 812
– de dieta em bolo, 812
– intermitentes, 812
Ingesta excessiva de álcool, 194
Ingestão de líquidos, 189
Inibidor(es)
– da coagulação, 921
– da dipeptidilpeptidase-4, 899
– da enzima conversora de
    angiotensina, 279, 381
– da fosfodiesterase III, 278
– de α-glicosidase, 898
– diretos de trombina, 273
– do cotransportador 2 de sódio
    e glicose, 899
– do receptor
– – de GP IIb/IIIa, 274
– – P2Y12, 274
– do sistema fibrinolítico, 922
– plaquetários, 271, 274
Inodilatadores, 379
Inotrópicos, 379
– beta-adrenérgicos, 380
Inserção
– de tubos enterostomais, 810
– do acesso arterial, 249
– do cateter, 251
– – de artéria pulmonar, 254
Instilação de soro fisiológico, 475
Instrumento(s)
– de comunicação SBAR, 157
– para avaliação da dor
    em crianças, 110
Insuficiência
– aórtica, 413
– cardíaca, 192, 364
– – achados gerais, 372

– aguda, 365
– – – descompensada, 369
– – – – tratamento da, 377
– – avaliação
– – – da gravidade da, 371
– – – do paciente com, 370
– – causas de, 368
– – classificação, 365
– – – funcional da, 366
– – com preservação da função ventricular
        esquerda, 365
– – com redução da função ventricular
        esquerda, 365
– – crônica, 365
– – – descompensação aguda da, 385
– – – tratamento da, 380
– – cuidados de transição para, 366
– – de início recente, exames
        laboratoriais, 374
– – definição de, 364
– – – dos estágios da, 366
– – dieta, 384
– – direita, 365
– – eletrocardiografia, 374
– – esquerda, 365, 452
– – exame(s)
– – – diagnósticos, 374
– – – físico, 371
– – – laboratoriais, 374
– – fatores psicossociais, 371
– – fisiopatologia da, 368
– – idosos, 381
– – medicamentos, 381, 384
– – sistólica, 321
– – tratamento não farmacológico, 383
– cardiovascular, 1120
– gastrintestinal, 1120
– hepática, 1120
– mitral, 200, 411
– – aguda, 412
– renal, 427, 1120
– respiratória, 484
– – aguda, 531
– – – achados físicos, 533
– – – avaliação, 533
– – – causas de, 533
– – – classificação, 533
– – – DPOC, 535
– – – e infecção, 534
– – – exames diagnósticos, 535
– – – fisiopatologia, 531
– – – tratamento, 535, 536
– – – trauma e, 534
– – causada por disfunção do sistema nervoso
        central, 534
– – causada por disfunção do sistema nervoso
        periférico, 534
– – causada por disfunção muscular
        respiratória, 534
– – causada por doença da parede torácica,
        pleural e das vias respiratórias
        superiores, 534
– – de causas intrapulmonares, 535
– – hipercápnica aguda, 533
– – hipoxêmica aguda, 533
– ventricular
– – direita, 314
– – pós-transplante, 953
Insulina, 865, 882, 908
– tipos de, 909
Integridade cutânea, 941
Interferência eletromagnética, 321
Interpretação da forma de onda, 255
Interrupção do suporte ventilatório, 88
Intervalo
– PR, 226
– QT, 227

Intervenção(ões)
– coronária percutânea, 220, 280
– – complicações, 289, 292
– – contraindicações, 284
– – cuidado de enfermagem
– – – depois, 288
– – – durante, 287
– – indicações, 283
– – procedimento, 284
– – resultados, 286
– de enfermagem, 16, 28
– valvulares percutâneas, 298
Intestino
– delgado, 783
– grosso, 784
Intoxicação
– acidental do paciente idoso, 1135
– digitálica, 277
– por cocaína, 1133
– por monóxido de carbono, 1059
Intubação
– endotraqueal, 474
– nasogástrica, 824
Iodeto de potássio, 175
Íris, 127
Irradiação de corpo inteiro, 956
Irrigação total do intestino, 1126
Irritabilidade
– paradoxal, 104
– ventricular, 330
Isoflurano, 148
Isoproterenol, 277, 278
Isquemia
– cerebral, 738
– miocárdica, 216, 396, 405

J

Julgamento
– clínico, 10
– independente de enfermagem, 86
Junção neuromuscular, 645, 647
Jurisprudências, 80
Justiça, 75, 76

K

Kwashiorkor, 805

L

Lacerações
– de Mallory-Weiss, 823
– do couro cabeludo, 734
Lactato, 267
Lacuna osmolar, 1128
Laparotomia, 1113
Laringospasmo, 148
Lavagem gástrica, 1125
LDL-colesterol, 205
Lei(s)
– comuns, 80
– de Fick, 442
– de Frank-Starling do coração, 186
Lepirudina, 273
Lesão(ões)
– aórticas, 1109
– axonal difusa, 736
– cardíaca(s)
– – contusas, 1108
– – penetrante, 1108
– contundente, 1097
– contusa do intestino delgado, 1112
– cranioencefálica, definição
    da gravidade da, 734
– cutâneas, 1039
– – primárias, 1029
– – secundárias, 1031

– da medula espinal
– – primária, 756
– – secundária, 756
– das células sanguíneas, 419
– das vias respiratórias, 1105
– de Dieulafoy, 823
– de golpe–contragolpe, 733
– do intestino delgado, 1111
– encefálica
– – primária, 734
– – secundária, 734, 737
– esofágica, 1111
– espinal, 752
– – C1-C4, 752
– – C5, 752
– – C6, 752
– – C7, 752
– – C8, 752
– – L1-L3, 753
– – L3-L4, 753
– – L4-S5, 753
– – T1-T6, 753
– – T6-T12, 753
– esplênicas, 1114
– gástrica, 1111, 1112
– hepática, 1113
– hepatocelular, 845
– miocárdica, 396
– musculoesqueléticas, 1115
– na bexiga, 1114
– na traquia ou nos brônquios, 1105
– no cólon, 1112
– no duodeno, 1112
– no espaço pleural, 1106
– no pâncreas, 1112
– no tórax, 1105
– penetrante, 1098
– por aceleração, 733
– – e desaceleração, 733, 1097
– por escaldadura, 1062
– por inalação, 1059, 1063
– por penetração, 734
– por queimadura, 1053
– pulmonar, 1058
– – aguda, 535, 538
– – associada ao ventilador, 485
– – hipóxica, 538
– – induzida pelo ventilador, 485
– renal, 1114
– – aguda, 407, 604
– – – causas de, 605
– – – causas desencadeantes da, 606
– – – critérios de estadiamento da, 605
– – – diagnóstico da, 610
– – – exames laboratoriais, 611
– – – fisiopatologia da, 606
– – – história e exame físico, 611
– – – indícios diagnósticos da, 612
– – – intrarrenal, 605, 607
– – – pós-renal, 605, 610
– – – pré-renal, 605, 606
– rotacionais, 734, 751
– secundárias aos balões, 309
– vascular, 1031
– – cerebral, 737
– vertebral, tipo de, 751
Letramento, 42
– em saúde, 42, 43
Leucemia, 1015
– linfoblástica aguda, 1015
– mieloide aguda, 1015
Leucócitos, 566, 919, 920, 932
Leucopenia, 1013
Leucostase, 992
Levarterenol, 1084
Liderança autêntica, 6, 8

Limiar(es)
– de estimulação, 321
– de sensibilidade, 321
– neuronais, 632
Limite de pressão inspiratória, 492
Limpeza
– de feridas, 1044
– de vias respiratórias, 467
Linagliptina, 899
– e metformina, 899
Linfócito(s), 919
– B, 924, 935
– T, 924, 935
   auxiliares indutores, 924
– – citotóxicos, 924
– – de memória, 924
– – supressores, 924
Linfocitose, 935
Linfoma, 1014
– de Hodgkin, 1014
– e tumores hematopoéticos, 696
– maligno do SNC, 696
– não Hodgkin, 1014
Linfopenia, 935
Linguagem, 661
Linhas de Beau, 626
Lipídios, 784, 816
Liquenificação, 1031
Líquido(s)
– cefalorraquidiano, 634, 678, 681
– de manutenção, 597
– de reposição, 598
– parenterais, 577
– peritoneal tingido de sangue, 594
Liraglutida, 898
Lorazepam, 57
Luxação, 751, 1116
Luzes, 15

M

Má prática, 82
Macroestrutura cardíaca, 182
Macrófago, 919
Mácula, 1029
Magnésio, 204, 559, 560, 601-603
Malformações arteriovenosas, 708
Mancha, 1029
– vinho do Porto, 1031
Manejo
– de temperatura-alvo, 346
– interprofissional, 31
Manifestações comportamentais não verbais do
   paciente pediátrico, 111
Manitol, 688
Manutenção
– de ventilação e oxigenação adequadas, 1094
– do ambiente metabólico, 1094
– e retirada do tratamento, 77
Marasmo, 805
Marca-passo, 185
– assincrônico, 321
– biventricular, 384
– cardíaco, 320
– – permanente, 320
– código de, 325
– – NBG, 326
– complicações do, 330
– cuidado domiciliar, 332
– de compartimento duplo, 321
– de demanda, 321
– de estimulação excessiva, 321
– de múltiplos locais, 321
– fisiológico, 321
– funcionamento do, 325
– mau funcionamento do, 328
– – falha de captura, 328

– – falha no disparo, 328
– – permanente, 328
– – sensibilidade excessiva, 328
– – temporário, 328
– medicamentos, 332
– modalidades de, 327
– monitoramento do eletrocardiograma, 332
– paciente idoso, 332
– responsivo à frequência, 321
– segurança do paciente, 333
– sinais
– – de infecção, 332
– – de mau funcionamento do, 332
– substituição do gerador de pulso, 332
– taquicardia mediada por, 322
– temporário
– – epicárdico, 324
– – falha
– – – de captura, 329
– – – em disparar, 329
– – sensibilidade
– – – deficiente, 329, 330
– – – excessiva, 329
– – solução de problemas, 329
– – transcutâneo, 323, 348
– – transtorácico, 324
– – transvenoso, 323, 324
Marcadores bioquímicos, 206
Marcas, 1028
– de nascença, 1028
Massagem, 21
Materiais educacionais, 32
– impressos, 43, 44
Maus-tratos no idoso, 140
Mecânica da ventilação, 438
Mecanismos
– de "luta ou fuga", 26
– de compensação, 1076
– de enfrentamento, 26
– neuro-hormonais, 367
Mediastinite, 428
Mediastino, 434
Medicações analgésicas opioides, 54
Medicamentos teratogênicos, 115
Medições
– da pressão venosa central, 252
– de capacidade, 464
– de volume, 464
– dinâmicas, 464
Medida(s)
– de conforto não farmacológicas, 58
– de suporte de vida, 71, 88
– do bicarbonato no sangue, 459
– do dióxido de carbono no sangue, 459
   do oxigênio no sangue, 458
– do pH no sangue, 459
Medo da adição, 48
Medula
– espinal, 639, 641
– renal, 553
– suprarrenal, 650
Meduloblastoma embrionário, 696
Meglitinida, 898
Melanina, 1024, 1028
Melanoma maligno, 1034, 1036
Melfalana, 956
Melhor prática, 94
Membranas pleurais, 434
Membros, 196, 373
Memória, 139, 661
Meninges, 634
Meningioma, 696
Mesencéfalo, 638
Metabolismo
– da proteína, 786
– do medicamento, 142
– lipídico e de lipoproteínas, 786

1148 Índice Alfabético

Metadona, 54
Metanol, 1131
Metformina e glipizida, 899
Metilxantinas, 482
Método(s)
– "teach-back", 43, 44
– BRUSHED de avaliação, 790
– de administração, 54
– de effleurage, 21
– de Fick, 262
– de pressão positiva contínua nas vias
    respiratórias, 505
– de ventilação
– – com suporte de pressão (VSP), 505
– – sincronizada intermitente obrigatória
    (VSIO), 505
Metoprolol, 276
Miastenia gravis, 728
Microembolização, 419
Microestrutura cardíaca, 179
Micronutrientes, 817
Midazolam, 57
Mielografia, 674, 677
Miliamperagem, 322
Milrinona, 277, 278, 1084
Miméticos da incretinas, 898
Minerais, 784
Mineralocorticoides, 871
Mini-Cog, 136
Miocárdio, 182
Miocardite, 351
– causas potenciais de, 353
Mioclonias, 664
Mioglobina, 566
Modalidade(s)
– com opções de pressão e volume garantido, 490
– controle-assistida, 487
– de pressão positiva contínua nas vias
    respiratórias/pressão expiratória final
    positiva, 490
– de ventilação, 487, 488
– – com liberação da pressão nas vias
    respiratórias, 490
– – com suporte de pressão, 489
– – controlada por pressão, 490
– – não invasiva por dois níveis de pressão
    positiva, 491
– – sincronizada intermitente obrigatória, 489
– de volume, 487
– terapêuticas extracorpóreas, 546
Modelo
– de andragogia, 36
– de competência cultural, 33
– de Prática Profissional de Excelência, 92
– Sinérgico, 8, 9
– – características de pacientes, clínicas e
    sistemas de interesse para enfermeiras, 9
– – competências da enfermeira com pacientes,
    unidades clínicas e sistemas, 10
– – da AACN para o Cuidado ao Paciente, 2
Modificação ambiental, 58
Monitor
– de Doppler esofágico, 265
– de eletrocardiograma, 224
Monitoramento
– contínuo
– – da saturação de oxigênio venoso e venoso
    central, 268
– – do padrão de melhoria da qualidade após o
    transporte, 164
– da pressão
– – arterial, 248
– – da artéria pulmonar, 252
– – do balonete do tubo, 500
– – venosa central, 251
– de 24 horas, 208
– de alça implantável, 209

– de evento (alça contínua), 208
– do dióxido de carbono
– – sublingual, 269
– do estado hidreletrolítico, 745
– do selo d'água, 480
– eletrocardiográfico, 221
– hemodinâmico, 245, 375, 577
– por Holter, 216
– respiratório, 457
Monitores cardíacos, 224
Monócito, 919
Monóxido de carbono, 1130
Morfina, 54, 55, 401
Morte
– encefálica, 91, 747
– fetal intrauterina, 118
Motilina, 781
Motivação para aprender, 36
Movimentação matinal, 19, 58
Movimento(s)
– de ar para dentro e para fora dos pulmões, 438
– involuntários, 664
Muco, 780
Mucosa, 776
Mupirocina, 1069
Murmúrio
– broncovesicular, 456
– brônquico, 456
– traqueal, 456
– vesicular, 456
Muscular própria, 776
Músculo(s)
– cardíaco, 179
– ciliar, 127
– expiratórios, 435
– inspiratórios, 435
– respiratórios, 435
Musicoterapia, 20

N

Nadolol, 276
Naloxona, 56, 151
Não maleficência, 75
Naproxeno, 53
Narcose por dióxido de carbono, 472
Nasofaringe, 435
Náuseas, 65, 813
– e vômitos pós-operatórios (NVPO), 149
Necessidade
– de aprendizagem, 37
– – para cuidados paliativos, 38
– de conhecimento, 36
Necrólise epidérmica tóxica, 1072
Necrose tubular aguda, 765
– causas comuns de, 606
– isquêmica, 608
– tóxica, 609
Néfron, 556
– funções do, 556
Nefropatia diabética, 615
Nefrosclerose hipertensiva, 615
Negligência de enfermagem em cuidados
    críticos, 82
Neomicina, 1069
Neoplasia, 534
Nervo(s)
– craniano(s), 642, 643
– – abducente, 643, 666
– – acessório, 430, 644
– – acústico, 668
– – após a endarterectomia carotídea, 430
– – avaliação dos, 666
– – espinal acessório, 669
– – facial, 430, 644, 668
– – função dos, 666
– – glossofaríngeo, 644, 668

– – hipoglosso, 430, 644, 669
– – oculomotor, 643, 666
– – olfatório, 643, 666
– – óptico, 643, 666
– – trigêmeo, 643, 668
– – troclear, 643, 666
– – vago, 430, 644, 668
– – vestibulococlear, 644
– espinais, 642
Nesiritida, 279, 379
Neuroavaliação do paciente idoso, 659
Neuroendoscopia como recurso cirúrgico, 711
Neuróglia, 629
Neuroma do acústico, 696
Neurônios, 629
– características dos, 631
Neutrófilo, 919
Neutropenia, 1014
Nevos
– benignos, 1034
– pigmentados, 1028
Nevus flammeus, 1031
Nifedipino, 290, 379
Nightingale, Florence, 16
NIHSS (National Institutes of Health Stroke
    Scale), 715
Nitrato, 278, 383
– de prata, 1069
Nitroglicerina, 290, 379, 391, 401, 1084
Nitroprusseto de sódio, 279, 1084
Nível(is)
– da lesão, 751
– de evidência científica, 3
– de fibrinogênio, 936
– de glicemia em jejum, 881
– de lactato, 1093
– de produtos de degradação da fibrina, 936
– de vigília, 739
– urinários e plasmáticos de
    catecolaminas, 884
Nociceptores, 653
Noctúria, 193
Nodo sinoatrial, 183, 185
Nódulo, 1029
Norepinefrina, 14, 277, 278, 1084
Notificação e liberação da vaga pela instituição
    receptora, 161
Núcleos da base, 637
Nutrição, 194, 746
– enteral, 805
– – complicações da, 812
– parenteral, 815
– – complicações da, 817
– – fórmulas de, 816
– – suspensão da, 819

O

Obesidade, 194, 854
Observação, 52
Obstrução
– da sonda, 814
– das vias respiratórias, 520
– – superiores, 148
– intestinal, 830
– – intestino delgado, 830
– – intestino grosso, 833
– traqueobrônquica, 1002
– vascular, 358
Oclusão arterial aguda, 358
Oculomotor, nervo, 643, 666
Olfato, 128
Olfatório, nervo, 643, 666
Olho de guaxinim, 672
Oligoastrocitoma, 696
Oligodendroglioma, 696
Oligúria, 427

Onda(s)
– P, 226
– – remanescentes, 953
– T, 227
– U, 227
Opções de pressão e volume garantido, 489
Operações
– transesfenoidais, 711
– transnasais, 711
Opioides, 54, 55
– antagonistas de, 56
– efeitos colaterais dos, 56
– epidurais, 150
– intratecais, 56
– intravenosos, 47
– IV, 150
– rodízio de, 56
Óptico, nervo, 643, 666
Organizações governamentais, 80
Orientação, 35, 661
– ao paciente e à família no cuidado crítico, 34
– para a aprendizagem, 36
Orofaringe, 435, 777
Ortopneia, 371
Osmolalidade, 566, 568
– sérica, 875
– urinária, 875
Osmolaridade sérica, 597
Osmose, 558
Ossificação heterotópica, 769
Osteodistrofia renal por renovação
  acelerada, 624
Osteopatia renal, 624, 625
Otimização do sistema de monitoramento de
  pressão, 246
Otorreia de LCR, 672
Ovários, 859
Overdose, 1122
– por substâncias psicoativas, 1122
– – monitoramento contínuo do paciente, 1127
Oxicodona, 54
Óxido
– nítrico, 1057
– nitroso, 147
Oxigenação, 545, 952, 1075
– e microdiálise cerebrais, 743
Oxigênio, 443
– arterial, 267
– suplementar e ventilação assistida, 377
– venoso, 267
Oxigenoterapia, 469, 527
Oximetria
  de pulso, 376, 457
– do bulbo da veia jugular, 687

P

Paciente
– em fase terminal, 60
– idoso criticamente doente, 122
– – alterações
– – – auditivas, 126
– – – cardiovasculares, 129
– – – cognitivas, 136
– – – cutâneas, 129
– – – do sono, 128
– – – endócrinas, 134
– – – gastrintestinais, 132
– – – imunológicas, 135
– – – musculoesqueléticas, 134
– – – orgânicas com o, 123
– – – renais, 131
– – – respiratórias, 130
– – – visuais, 127
– – características psicobiológicas normais, 122
– – desafios
– – – físicos, 123

– – – psicológicos, 136
– – distúrbios do sono, 128, 129
– – envelhecimento
– – – extrínseco, 122
– – – intrínseco, 122
– – hipertireoidismo, 889
– – questões
– – – biológicas, 122
– – – psicossociais, 123
– no período pós-anestesia, 144
– – complicações no, 147
– pediátrico criticamente doente, 103
– – administração de medicamentos, 108
– – avaliação da dor, 109
– – desafios pediátricos selecionados, 107
– – interação com as crianças e as famílias, 110
– – manejo da dor, 109
– – manifestações comportamentais
      não verbais, 111
– – sistema
– – – cardiovascular, 104
– – – digestório, 105
– – – endócrino, 106
– – – imune, 106
– – – neurológico, 104
– – – renal, 105
– – – respiratório, 104
– – – tegumentar, 106
Padrões
– de aumento, 240
– de cuidado, 83
– – relativos às contenções físicas, 23
– de educação do paciente e da sua família, 35
– de isquemia, lesão e infarto, 242
– de sono, 17
– respiratórios, 451
Paixão, 98
Palidez, 1028
Palpação
– abdominal, 793
– da glândula tireoide, 877
– da pele, 1033
– da traqueia, 454
– do tórax, 450, 452
Palpitações, 192
Pâncreas, 782, 798, 1112
– endócrino, 864, 880
Pancreatite aguda, 836
Pápula, 1029
Paracentese, 852
Paracetamol, 53, 1129
– IV, 53, 150
Parada
– cardiopulmonar
– – avaliação e cuidado ao paciente em, 338
– – causas de, 338
– – manejo de temperatura-alvo, 346
– – medicamentos, 346
– – paciente idoso, 348
– – presença da família em situações, 346
– respiratória, 472
– sinusal, 229
Parafasia
– fonêmica, 662
– semântica, 662
Paralisantes musculares, 689
Paralisia periódica, 534
Parâmetros hemodinâmicos cardíacos, 261
Paratireoides, 862, 880
Paratormônio, 572
Parênquima cerebral, 681
Parestesias, 193
Participação
– na tomada de decisão, 10
– no cuidado, 10
Paternalismo, 74

Patient and Family Advisory Council
  (PFAC), 31
Peça em T, 505
Pectorilóquia sussurrada, 456
Pele, 196
– funções da, 1025
Pelos, 1025
– condição dos, 1032
Pensamento sistêmico, 11
Pepsinogênio, 780
Peptídio(s)
– C, 882
– inibitório gástrico, 781
– natriurético(s)
– – atrial, 872
– – cerebrais, 374
– – do tipo cerebral, 206
– opioides endógenos, 654
Percepção da doença crítica, 13
Percussão do tórax, 454, 455, 467
Perda
– auditiva
– – neurossensorial, 126
– – por condução, 126
– da sensação tátil, 128
– do paladar e do olfato, 128
– gastrintestinal, 597
– renal, 576, 597
– sanguínea acidental, 250
Perfuração
– da artéria pulmonar, 259
– da parede ventricular, 330
– do septo, 330
Perfusão, 442
– cerebral, 743
– tecidual, 1075
Pericárdio, 182
– parietal, 182
– visceral, 182
Pericardite, 350, 621
– causas de, 351
– constritiva, 350
– urêmica, 621
Peritonite, 594
– bacteriana espontânea, 854
Perviedade
– capilar aumentada, 418
– do cateter, 580
Pescoço, 372
Peso, 575
Peste, 177
Petéquias, 1031
pH, 560
– arterial, 267
– urinário, 564
Pielografia
  anterógrada, 569
– intravenosa, 569
– retrógrada, 569
Pinta, 1028
Pioglitazona
– e glimepirida, 899
– e metformina, 899
Placa, 1029
Placenta, 115
Planejamento do cuidado antecipado, 66
Plaquetas, 568, 919, 920
Plasma, 917
Plasmaférese, 730
Plasticidade, 633
Pleura parietal, 434
Pneumocystis
– carinii, 483
– jiroveci, 483
Pneumonia, 483, 507, 768
– achados físicos, 510

1150 Índice Alfabético

– adquirida
– – na comunidade, 508
– – no hospital, 507, 508
– associada
– – à ventilação, 507, 508
– – aos cuidados de saúde, 507, 508
– atípica, 508
– avaliação, 509
– etiologia, 508
– exames diagnósticos, 510
– fatores de risco, 509
– fisiopatologia, 508
– hospitalar adquirida, 483
– intubação prolongada, 509
– nosocomial, 507
– paciente idoso, 509
– prevenção, 512
– terapia de apoio, 511
– típica, 508
– tratamento antibioticoterapia, 511
Pneumotórax, 259, 330, 453, 495, 513, 1106
– avaliação do líquido pleural, 514
– de tensão, 495
– espontâneo, 521
– exames, 515
– fisiopatologia, 513
– hipertensivo, 1107
– tratamento, 515
Poder
– de representante, 87
– executivo, 80
– judiciário, 80
– legislativo, 80
Policitemia, 1008
– secundária, 1008
– vera, 1008
Polineuropatia desmielinizante inflamatória aguda, 725
Polipeptídio pancreático, 867
Politetrafluoroetileno (PTFE), 581
Ponte, 638
Ponto de impulso máximo (PIM), 196
Pós-ablação, 319
Pós-carga, 129, 187, 261, 302
Postura do paciente, 450
Potássio, 203, 242, 243, 559, 572, 600-602, 908
Potencial(is)
– de ação, 632
– – base fisiológica do, 181
– de insuficiência ventricular, 953
– de repouso
– – base fisiológica do, 181
– – da membrana, 631
– evocados, 678
– – corticais, 674
Prasugrel, 274
Prática
– baseada em evidências (PBE), 2, 3, 92
– – barreiras percebidas, 4
– de cuidado, 10
– de enfermagem em cuidados críticos baseada em evidências, 2
– profissional no cuidado crítico, 73
Pré-ablação, 319
Pré-albumina, 796
Pré-carga, 129, 186, 261, 302, 578
– direita, 578
– esquerda, 578
– etiologias da, 578
Pré-eclâmpsia, 116
– grave, 116
Precauções padrão, 979
Precedentes, 80
Precórdio, 196, 197
Preparação do paciente pela equipe de transporte, 163

Presbiacusia, 126
Presbiopia, 127
Prescrição(ões)
– de "não reanimar", 66, 88
– de "não tentar a reanimação", 66
– médica questionável, 86
– SOS, 53
Pressão
– arterial, 189, 190, 424, 671
– – média, 261
– atrial
– – direita, 255, 261
– – esquerda, 258, 261
– da artéria pulmonar, 256
– da oclusão da artéria pulmonar, 257, 258, 261
– de perfusão cerebral, 681
– de pulso, 258
– diastólica da artéria pulmonar, 258
– do balonete do tubo, 500
– estática, 485
– expiratória final positiva, 425, 492
– intra-alveolar, 438
– intracraniana, 743
– – cateteres de, 685
– – e acidente vascular cerebral, 718
– – monitoramento da, 683, 684
– – – multimodal, 687
– – traçados de, 686
– intrapleural, 438
– intratorácica, 438
– nas vias respiratórias, 438
– no peito, 371
– parcial
– – de dióxido de carbono, 425
– – do oxigênio, sangue venoso, 267
– positiva contínua nas vias respiratórias, 489
– sistólica da artéria pulmonar, 258
– transpulmonar, 438
– venosa jugular, 372
– ventricular direita, 256, 258
Prevenção de quedas no idoso, 733
Previsibilidade, 10
Primeira
– bulha cardíaca (B_1), 198
– fase da resposta ao estresse, 13
Princípio(s)
– do duplo efeito, 71
– ético, 74
– – da beneficência, 74
– – da não maleficência, 75
Privação do sono, 17
Problema(s), 30
– éticos, 76
Procedimento(s)
– de aspiração, 475
– dolorosos, 47
Processo
– de educação e processo de enfermagem, 37
– de orientação a adultos, 36
– de transporte em si, 164
Proctoscopia, 802
Procuração para cuidados de saúde, 87
Produção de secreção, 448
Produtos de degradação da fibrina, 936
Profissionalismo na enfermagem, 93
Profissionalistas, enfermeiras, 94
Profundidade da respiração, 450
Programas
– de hospitalidade, 32
– de voluntariado hospitalar, 31
Projeto End-of-Life Nursing Education Consortium – Critical Care (ELNEC–CC), 61
Prolactina, 14
Promoção
– do conforto, 46
– do sono, 17, 18

Prontidão para aprender, 36
Propofol, 57, 148, 153, 690
Propranolol, 275, 276
Propriocepção, 670
Prosopagnosia, 662
Prostaglandina, 53
Proteína(s), 783
– miocárdicas, 206
– total, 796
– urinária, 564
Próteses biológicas, 415
Protocolo
– do sestamibi, 215
– do tálio, 215
Protrombina, 936
Provas de função pulmonar, 464
Pseudocistos pancreáticos, 839
Pseudomonas aeruginosa, 483
Pulmões, 372, 434
Pulso, 196, 671
– paradoxal, 264
Punção lombar, 675
– para exame do líquido cefalorraquidiano, 678
Pupilas
– dilatadas, 666
– puntiformes, 666
Púrpura trombocitopênica
– imune, 1017
– trombótica, 1016
Pústula, 1030

Q

Quantidade máxima de captação de oxigênio, 130
Quarta bulha cardíaca (B_4), 199
"Quatro Cs da Cultura", 41
Queimadura(s), 576, 1052
– apoio psicológico e familiar, 1071
– avaliação e tratamento de, 1060
– de espessura
– – parcial, 1054
– – total, 1054
– e infecção, 1060
– e traumatismo, 1060
– elétricas, 1053, 1062
– fase de reabilitação, 1072
– fisiopatologia, 1055
– fornecimento de suporte pulmonar, 1063
– graves, 1057
– gravidade da, 1055
– lesões tratadas em centros de queimados, 1072
– leve, 1057
– medicamentos para o manejo de, 1069
– moderada e sem complicações, 1057
– paciente idoso, 1055
– por frio, 1073
– prevenção de, 1052
– químicas, 1053, 1062
– reposição adequada de fluidos, 1064
– superficiais, 1053
– terapia de suporte hemodinâmico, 1062
– térmicas, 1053, 1062
Quelação, 1127
Queloide, 1031
Queratina, 1024, 1028
Queratose
– actínica, 1036
– seborreica, 1034, 1036
Questionamento clínico, 11
Questões
– culturais relacionadas com a doença grave, 32
– de avaliação, 78
– éticas, 71, 73
– legais, 80
Quimiorreceptores, 445
Quiosque de informação, 32

R

Radiação
– fase dos efeitos da exposição à, 175
– incidentes de, 174
– intracoronária, 296
Radiografia
– de tórax, 210, 463, 524, 1093
– simples de abdome, 569, 1093
Ramo
– parassimpático, 776
– simpático, 777
Rashes cutâneos, 1032
Razão de extração do oxigênio, 267
Reabilitação cardíaca, 407
Reabsorção tubular, 557
Reação(ões)
– agudas à transfusão, 1012
– de alarme, 656
Realinhamento e estabilização da coluna vertebral, 762
Reanimação
– cardiopulmonar (RCP), 88, 337
– – com dois profissionais de resgate, 341
– – com um profissional de resgate, 340
– – componentes, 338
– – determinação da responsividade, 340
– – membros da equipe, 345
– – posicionamento do paciente, 339
– – presença da família durante a, 66
– volêmica, 1101
Reatividade pupilar, 665
Reavaliação
– cognitiva, 20
– e modificação das ações, 78
Recebimento do paciente na instituição receptora, 164
Receptores
– de irritação, 446
– justacapilares, 446
– pulmonares, 445
– sensoriais, 643
Reconhecimento significativo, 6, 8
Reconstrução valvar, 414
Recursos na internet para o tratamento da dor, 50
Reepitelização, 1040
Reestenose, 291
Reestruturação, 31
Reflexo(s), 651, 670
– aórtico, 185
– cerebrais, 651
– da medula espinal, 651
– de Bainbridge, 185
– de Cushing, 190
– de estiramento, 652
– de retirada de um pé, 652
– do barorreceptor, 189
– peritoneal, 653
– tendinoso profundo, 652
– tranquilizador, 59
Regeneração nervosa, 633
Registro de ensino, 45
Regra da responsabilidade pessoal, 85, 86
Regulação, 559
– da respiração, 445
– temporal, 305
– – convencional, 305
– – real, 305
Regulamentos, 80
Regurgitação
– aórtica, 201
– mitral, 201, 406, 411
– tricúspide, 201
Rejeição do transplante
– acelerada, 963
– aguda, 963
– – de coração, 965
– – de fígado, 965

– – de pâncreas, 965
– – de pulmão, 965
– – de rim, 965
– crônica, 965
– do órgão, 963
– hiperaguda, 963
Relação ventilação–perfusão, 442
Relaxamento, 58
– muscular profundo, 20
Relaxantes musculares, 148
Remodelagem de conexões do sistema nervoso, 633
Renina, 368, 558, 872
Repaglinida e metformina, 899
Reposição
– de líquidos e eletrólitos, 840
– do volume de líquidos, 597, 824
– volêmica, 423
Repouso, 17
– pancreático, 840
Resíduo gástrico elevado, 812
Resiliência, 9
Resistência
– à compressão, 1097
– à insulina, 866
– das vias respiratórias, 440, 544
– do hospedeiro comprometida, 926
– vascular, 188
– – pulmonar, 261
– – sistêmica, 261
– – – aumentada, 419
Resolução de problemas
– com a família, 30
– do aparelho de ventilação, 493
Respiração, 342, 377, 671
– de Biot, 451
– de Cheyne-Stokes, 451
– de Kussmaul, 451
– dispneica, 449
– profunda, 20
Responsabilidade(s)
– corporativa, 85
– criminal, 84
– – cuidados críticos, 84
– legais da enfermeira, 82
– pelo equipamento hospitalar defeituoso, 86
– pessoal, 85, 86
Resposta(s)
– à diversidade, 11
– a incidentes com vítimas em massa, 169
– ao estresse, 656
– – agudo, 13
– ao terrorismo, 169
– aos alarmes, 493
– cardiovascular ao exercício, 129
– imune(s), 922
– – combinada, 924
– – humoral, 924
– – mediada por célula, 924
– inflamatórias, 923
– medicamentosas alteradas em idosos, 141
– motora a estímulos, 662
– neuro-hormonal ao estresse, 655
– sistêmica, 1055
– tecidual localizada, 1055
Ressincronização cardíaca, 327
Ressonância magnética, 217, 569, 673, 676
Reanimação, 829
Resultados derivados
– da enfermeira, 9
– do paciente, 9
Retaguarda cirúrgica, 287
Retenção de ar, 451
Reteplase, 272
Retinopatia diabética, 127
Retirada do tratamento, 89
Reto, 795

Retorno parcial do líquido, 594
Retrações intercostais, 449
Reuniões com a família, 67, 68
Rigidez
– de "cano de chumbo", 664
– em "roda dentada", 664
Rinorreia de LCR, 672
Rins, 553
Ritmicidade, 180, 185
Ritmo
– cardíaco, 380
– idioventricular acelerado, 236
– juncional, 232
– sinusal normal, 228
Rivaroxabana, 273
Rodízio de opioides, 56
Roncos, 456
Rosiglitazona e glimepirida, 899
Rotablator™, 294
Ruídos, 15
– adventícios, 456
Ruptura
– da artéria
– – carótida, 995
– – pulmonar, 259
– da homeostasia, 656
– da parede septal ventricular, 406
– da parede ventricular esquerda livre, 406
– do diafragma, 1111

S

Sabotagem de reator nuclear, 174
Salicilatos, 1132
Salina hipertônica, 688
Saliva, 777, 778
Sangue e suas funções, 917
Sarcômero, 179
Sardas, 1028
Saturação de oxigênio venoso, 268
– central, 267
– misto, 267, 462
Saxagliptina, 899
– e metformina, 899
SBAR, acrônimo, 157
Schwannoma vestibular, 696
Secreção(ões)
– gástricas, 781
– gastrintestinais, 779
– tubular, 558
Secretina, 781
Sedação, 144
– IV moderada administrada pela enfermeira, 153
– mínima, 144
– moderada, 144
– paliativa, 65
– profunda, 144
– terminal, 65
Sedativos, 56, 689, 690
Sede, 577
Sedimento urinário, 566
Segmento ST, 226
Segunda bulha cardíaca (B₂), 198
Segunda fase da resposta ao estresse, 14
Seleção da derivação, 223
Sensação(ões), 322, 643
– cinestésica diminuída, 128
– excessiva, 322
– exteroceptivas, 643
– proprioceptivas, 643
– viscerais, 643
Sensibilidade, 493, 670
– deficiente, 322
Sepse, 259, 1087, 1090, 1120
– grave, 1087
Serosa, 776
Sessões de ética, 79
Sestamibi, 215

1152 Índice Alfabético

Sevoflurano, 148
Shunt
– de LeVeen, 852
– fisiológico, 443
– intrapulmonar, 544
– peritoniovenoso, 852
– portossistêmico intra-hepático transjugular, 827
Sibilos, 456
Sigmoidoscopia, 802
Simpaticomiméticos, 277
Sinal(is)
– de aumento da pressão intracraniana, 672
– de Battle, 672
– de Brudzinski, 672
– de irritação meníngea, 672
– de Kernig, 672
– de traumatismo ou infecção, 672
– vitais, 671
– – na insuficiência cardíaca, 372
– – pediátricos, 103
Síncope, 192
– neurocardiogênica, 321
– vasovagal situacional, 322
Síndrome
– compartimental, 1117
– coronariana aguda, 388, 390
– da disfunção de múltiplos
órgãos, 1087, 1094, 1120
– da doença crítica crônica, 47
– da herniação, 738
– da infusão de propofol, 690
– da realimentação, 818
– da resposta inflamatória sistêmica, 422, 541,
1077, 1087, 1120
– da secreção inapropriada do hormônio
antidiurético, 1004
– da veia cava superior, 997
– de adaptação geral, 656
– de angústia respiratória aguda, 440
– – na gestação, 119
– de ativação macrofágica, 991
– de Brown-Séquard, 755
– de Cushing, 884
– de desequilíbrio da diálise, 586
– de Dressler, 350
– de embolia gordurosa, 1117
– de enxerto, 991
– de Guillain-Barré, 725, 726
– de liberação de citocinas, 991
– de lise tumoral, 1005
– de má absorção, 602
– de necrólise epidérmica tóxica, 1072
– de obstrução sinusoidal, 996
– de Ondina, 534
– de perienxerto, 991
– de secreção inapropriada do hormônio
antidiurético (SIADH), 892
– de Stevens-Johnson, 1072
– do desconforto respiratório
agudo, 538, 539, 1120
– – alterações patológicas, 539
– – avaliação, 542
– – critérios diagnósticos, 538
– – determinação do *shunt* intrapulmonar, 544
– – estágios, 542
– – etiologia, 538
– – exame(s)
– – – diagnósticos, 543
– – – físico, 542
– – – radiográficos, 544
– – fisiopatologia, 539
– – gasometria arterial, 544
– – história, 542
– – incidência, 538
– – paciente idoso, 551
– – profilaxia das complicações, 548
– – sedação, 547

– – suporte nutricional, 547
– – tratamento, 544
– – – farmacológico, 547
– do estresse, 26
– – respiratório em adultos, 535
– do nodo sinusal, 230
– do seio carotídeo hipersensível, 321
– erosiva associada ao estresse, 822
– HELLP, 118
– hemofagocítica, 991
– hepatorrenal, 853
– hiperosmolar hiperglicêmica, 881
– medular, 755
– – anterior, 756
– – central, 755
– – posterior, 756
– obstrutiva sinusoidal, 967
– pós-cuidados intensivos, 23, 24, 47, 59
Sintomas da abstinência, 49
Sistema(s)
– automatizados de diálise peritoneal, 592
– cardiovascular, 179
– – aparência geral, 195
– – ausculta, 197
– – avaliação do paciente, 191
– – cuidado ao paciente, 271
– – exame(s)
– – – físico, 191, 195
– – – hematológicos, 202
– – – laboratoriais
– – – – cardíacos, 202
– – – – de rotina, 202
– – história, 191
– – – da doença atual, 191
– – – patológica pregressa, 193
– – – pessoal e social, 194
– – paciente pediátrico, 104
– – palpação, 196
– – parâmetros para de avaliação, 192
– – percussão, 197
– – queixa principal, 191
– DCI, 334
– de administração de oxigênio, 470
– de ativação reticular, 639
– de cinco eletrodos, 222
– de comando hospitalar nas situações de
incidentes emergenciais, 172
– de derivação, 322, 334
– de monitoramento, 221
– de drenagem, 476
– de duas câmaras, 476
– de monitoramento
– – com fios, 221
– – de pressão, 245
– – por telemetria, 221
– de oxigenação por membrana extracorpórea
(ECMO), 311
– de sucção seca, 478
– de três câmaras, 476
– de três eletrodos, 222
– digestório
– – anatomia, 773
– – – macroscópica do, 773
– – – microscópica do, 776
– – avaliação do paciente, 788
– – – achados abdominais anormais, 792
– – – avaliação do estado nutricional, 796
– – – avaliação oral, 791
– – – exame físico, 790
– – – história, 788
– – cuidado ao paciente, 804
– – estrutura do, 773
– – fisiologia do, 773
– – função do, 777
– – paciente pediátrico, 105
– do tronco encefálico funcionalmente
integrados, 639

– endócrino
– – anatomia, 857
– – avaliação do paciente, 873
– – fisiologia, 857
– – paciente pediátrico, 106
– – resumo do, 858
– hematológico e imune
– – anatomia, 917
– – avaliação do paciente, 927
– – – achados indicativos, 929
– – – exame(s)
– – – – diagnósticos, 930
– – – – físico, 928
– – – história, 927
– – – fisiologia, 917
– – imune, 922
– – paciente pediátrico, 106
– – límbico, 639
– – linfoide, 924
– marca-passo, 320
– – permanente, 322
– – temporário, 322
– – – epicárdico, 324
– – – transcutâneo, 323
– – – transtorácico, 324
– – – transvenoso, 323
– nervoso
– – alterações relacionadas com a idade, 658
– – anatomia e fisiologia do, 629
– – autônomo, 47
– – avaliação do paciente, 659
– – – estado mental, 660
– – – exame físico, 660
– – – função motora, 662
– – – história, 659
– – central, 634
– – cuidado ao paciente, 680
– – extrínseco, 776
– – intrínseco, 777
– – periférico, 641
– neurológico, paciente pediátrico, 104
– renal
– – anatomia, 553
– – – macroscópica do, 553
– – – microscópica do, 554
– – avaliação do paciente, 562
– – – exame físico, 562
– – – exame radiológico dos rins, 569
– – – exames de sangue, 567
– – – exames de urina, 564
– – – exames diagnósticos, 569
– – – exames laboratoriais, 564
– – – exames radiológicos, 569
– – – história, 562
– – cuidado ao paciente, 579
– – fisiologia, 553
– – paciente pediátrico, 105
– renina–angiotensina–aldosterona, 368
– respiratório
– – anatomia, 433
– – avaliação do paciente, 447, 470
– – – exame físico, 449
– – – história, 447
– – – inspeção, 449
– – cuidado ao paciente, 466
– – fisiologia, 433, 438
– – paciente pediátrico, 104
– tegumentar
– – anatomia, 1023
– – avaliação do paciente, 1027
– – – exame físico, 1027
– – – histórico de saúde, 1027
– – – inspeção, 1027
– – cuidado ao paciente, 1038
– – fisiologia do, 1023
– – paciente pediátrico, 106

Índice Alfabético 1153

Sístole ventricular, 200
Sitagliptina, 899
– e metformina, 899
Situações
– catastróficas, 169
– de desastre, 168
Sobrecarga
– axial, 751
– de líquidos, 152
– de volume, 595
Sódio, 203, 383, 559, 599, 600
Sofrimento moral, 71, 77
Soluções
– coloides, 599
– cristaloides, 598
Soluços, 331
Somatostatina, 867
Somatotropina, 14
Sondas
– de alimentação enterostomal, 809
– nasoduodenais, 807
– nasoentéricas
– – fixação de, 809
– – inserção de, 808
– nasogástricas, 807
– nasojejunais, 807
Sono, 17
– avaliação do, 17
– características do, 17
– de movimento ocular rápido (REM), 17
– estágios do, 17
– não REM, 17
– padrões de, 17
– privação do, 17
– promoção do, 17, 18
Sons intestinais, 793
Sopro(s)
– cardíacos, 200
– diastólico, 200-202
– – inicial, 200
– – tardio, 200
– em crescendo, 200
– em crescendo-decrescendo, 200
– em decrescendo, 200
– em platô, 200
– mesodiastólico, 200
– regurgitantes sistólicos, 200
– sistólicos, 200, 201, 793
– venoso, 793
SPIT (*shunt* portossistêmico intra-hepático transjugular), 852
Staphylococcus aureus, 483, 508
Stents, 294, 295
– "*pipeline*", 706
– biorreabsorvíveis, 296
– MultiLink Vision de cobalto-cromo L605, 295
Streptococcus
– *pneumoniae*, 483, 508
– *pyogenes*, 508
Subluxação, 751
Submucosa, 776
Substituição
– transcateter da válvula aórtica, 301
– valvar, 414
Substitutos do sangue, 1102
Sucção, 478
Succinilcolina, 148
Sudorese, 577
Suicídio, 139
Sulfadiazina de prata, 1069, 1070
Sulfato
– de magnésio, 117, 276
– de morfina, 391
Sulfonilureias de segunda geração, 898
Superior responsável, 85
Supervisão negligente, 85

Suplementação nutricional, 819
Suporte
– à tomada de decisão, 74
– circulatório mecânico, 302, 310
– nutricional, 805, 840
– pulmonar extracorpóreo, 546
– respiratório, 688
– vascular biorreabsorvível, 296
– ventilatório, 484
– – princípios fisiológicos, 484
Supressão
– da acidez gástrica, 825
– da medula óssea, 989
– do cortisol, 884
Surfactante, 439
Suturas, 1045
– cranianas, 104

T

Tabagismo, 194
Tacrolimo, 972
Tálamo, 637
Tálio, 215
Tamponamento
– cardíaco, 994, 1108
– com balão, 826
Tapotagem, 467
Taquicardia(s)
– atrial, 368
– – multifocal, 232
– atrioventricular reentrante, 318
– mediada por marca-passo, 322
– nodal atrioventricular reentrante, 317
– sinusal, 229, 380, 423
– supraventricular, 276
– – paroxística, 231
– ventricular, 235
– – não sustentada, 369
Taquipneia, 451
Tato, 128
Taxa de filtração glomerular, 554
Taxus®, 295
Técnica(s)
– cognitivas, 19
– da reavaliação cognitiva, 20
– de cardiologia intervencionista, 291
– de relaxamento, 58
– neurorradiológicas, 672
Tecnologia baseada em Doppler, 265
Telangiectasia, 1031
Telencéfalo, 637
Temperatura, 671
– corporal normal, 745
Tempestade
– de citocinas, 991
– simpática, 745
Tempo
– de protrombina, 936
– de sangramento, 936
– de trombina, 936
– de tromboplastina parcial ativada, 936
Tenecteplase, 272
Teofilina, 482
Teoria de Selye, 26
Terapia(s)
– antirretroviral
– – combinada potente, 985
– – no cenário de UTI, 987
– assistida por animais, 21
– auxiliares na limpeza de vias respiratórias, 467
– broncodilatadora, 481
– com cardioversão elétrica, 315
– complementares e alternativas, 58
– de higienização brônquica, 466
– de oxigenação hiperbárica, 1127
– de pressão negativa, 1046

– de ressincronização cardíaca, 322
– extracorpóreas, 579
– farmacológica, 271
– fibrinolítica, 272, 401
– renais substitutivas contínuas, 584, 586, 587
– – aspectos psicológicos, 591
– – avaliação e manejo, 589
– – complicações
– – – fisiológicas, 590
– – – técnicas, 590
– – contraindicações, 588
– – equipamento, 588
– – indicações, 587
Terceira bulha cardíaca (B_3), 199
Terceiro espaço, 576
Terrorismo, 169
– efeitos psicológicos do, 178
Testamentos vitais, 87
Teste(s)
– calcanhar–canela, 664
– cutâneo intradérmico, 939
– da função plaquetária, 936
– da hemoglobina glicosilada, 882
– da mesa inclinada para síncope, 209
– da resposta dinâmica, 246
– de acesso vascular à beira do leito, 213
– de Allen, 249
– de captação de resina de tri-iodotironina, 879
– de esforço, 213
– – com exercício, 213
– – farmacológico, 214
– de movimentos alternados rápidos, 664
– de onda quadrada, 246, 248
– de privação de água, 875
– de resistência a fármacos, 987
– de Romberg, 664
– de supressão do cortisol, 884
– dedo–nariz, 664
– do hormônio tireoestimulante, 877
– neurodiagnósticos, 673
– para anormalidades na coagulação, 936
– rápido de avaliação da função dos nervos cranianos, 669
– sensorial superficial e profundo, 671
Testículos, 859
Testosterona, 14
The Joint Commission, 35
Tiazolidinediona, 898
Ticagrelor, 274
Ticlopidina, 274
Tiflite, 993
Timectomia, 730
Tiotepa, 956
Tireoglobulina, 879
Tireoide, 862, 876
– avaliação laboratorial da, 878
– exames da, 878
– ultrassonografia da, 879
Tireotoxicose, 888
Tirofibana, 290
Tiroxina
– livre, 879
– total, 879
Titulação, 2
Título de especialista, 2
Tolerância, 48
Tomada de decisão, 39, 78
– efetiva, 5, 7
– ética, 78
– clínica efetiva, 8
Tomografia computadorizada, 217, 569, 673, 675, 1093
– com emissão de pósitrons, 218, 673, 676
– com emissão de fóton único (SPECT), 673, 676
Tonometria gástrica, 269
Tontura, 192, 371

1154 Índice Alfabético

Toque, 59
– terapêutico, 21
Toracocentese, 464
Tórax, 195, 433
– ausculta do, 455
– em barril, 131, 449
– instável, 534, 1106
– normal, 449
– percussão do, 454, 455
Torsade de pointes, 236, 276
Tosse, 193, 448, 449
– e respiração profunda, 466
Toxíndromes, 1123
Traçados de pressão intracraniana, 686
Tranquilização verbal, 19
Transferência do paciente
– e implicações legais, 160
– inter-hospitalar adequada, 161
Transferrina, 796
– sérica, 932
Transfusão de sangue, 1012
Transmissão sináptica, 631
Transplante
– complicações do, 963
– de células-tronco alogênico, 955, 968
– de células-tronco autólogo, 955, 968
– de células-tronco hematopoéticas, 946, 969
– de células-tronco hematopoéticas avaliação e
   tratamento, 954
– de células-tronco hematopoéticas,
   complicações do, 967
– de células-tronco, tipos de, 946
– de coração, 949, 953
– – ortotópico, 949
– – heterotópico, 950
– de fígado, 949, 952
– de órgãos e células-tronco hematopoéticas, 942
– – avaliação da compatibilidade, 944
– – seleção dos pacientes, 942
– – seleção dos doadores, 943
– de órgãos sólidos, 944
– – avaliação e tratamento, 948
– – complicações, 963
– de pâncreas, 950, 954
– de pulmão, 951, 954
– de rim, 949, 951
– infecção, 966
– infusão de células-tronco hematopoéticas, 957
– rejeição do órgão, 963
– – acelerada, 963
– – aguda, 963
– – crônica, 965
– – de coração, 965
– – de fígado, 965
– – de pâncreas, 965
– – de pulmão, 965
– – de rim, 965
– – hiperaguda, 963
– sangramento, 967
Transporte
– aéreo, 159
– – considerações especiais para o, 160
– ativo, 557
– de paciente criticamente doente, 155
– entre instituições, 157
– – fases, 161
– – modalidades de, 159
– gasoso, 443
– intra-hospitalar, 165
– – composição da equipe para, 165
– – equipamentos durante o, 166
– – eventos adversos durante o, 165
– terrestre, 159
Transtorno
– bipolar, 139
– de estresse pós-traumático, 23, 24

Transudatos, 513
Traqueia posicionamento da, 450
Traqueostomia, 499
Tratamento imunossupressor, 962
– de indução, 962
– de manutenção, 962
– de resgate, 963
Trato digestório, 859
Traumatismo, 1097
– abdominal, 1109, 1110
– – contuso, 1110
– avaliação inicial e gestão
   do paciente com, 1100
– controle de danos, 1103
– contuso, 1097, 1110
– cranioencefálico, 733
– – mecanismos do, 733
– maxilofacial, 1118
– múltiplo complicações do, 1118
– na bexiga, 1114
– na gestação, 120
– no baço, 1113
– no cólon, 1112
– no diafragma, 1111
– no duodeno, 1112
– no esôfago, 1111
– no estômago, 1111
– no fígado, 1113
– no intestino delgado, 1111
– no pâncreas, 1112
– nos rins, 1114
– penetrante, 1098, 1110
– raquimedular, 750, 760
– – classificação da lesão, 750
– – como viver com, 769
– – controle intestinal, 765
– – controle urinário, 765
– – estágios do processo de pesar, 766
– – mecanismo da lesão, 750
– – nutrição, 764
– – sexualidade, 767
– – termorregulação, 764
– torácico, 1105
– traqueobrônquico, 1105
– triagem
– – primária, 1100
– – secundária, 1101
– – terciária, 1101
Treinamento com imagem orientada e
   relaxamento, 20
Tremores, 664
Tri-iodotironina livre, 879
Tríade
– de Cushing, 682
– de Virchow, 358, 768
Triagem, 172
– imediata, 172
– mínima, 172
– óbito, 172
– tardia, 172
– toxicológica, 1128
Tribunal(is)
– de apelação, 80
– de primeira instância, 80
Trigêmeo, nervo, 643, 668
Triglicerídios, 205
Troca gasosa alveolocapilar, 442
Troclear, nervo, 643, 666
Trombina, 936
Trombocitopenia induzida
   por heparina, 273, 1016
Tromboembolia, 702
– venosa, 358
– – prevenção da, 360
Tromboflebite superficial, 358
Trombolíticos, 717
Tromboplastina parcial ativada, 936

Trombose, 251
– de *stent*, 291
– venosa profunda, 272, 358, 517, 550, 768, 1117
Trometamol cetorolaco, 150
Tronco encefálico, 638
Troponina, 398
Tubo(s)
– de gastrostomia, 809
– de jejunostomia, 810
– endotraqueais, 474, 497
– enterostomais, fixação de, 811
– gastrintestinal, avaliação do, 800, 802
Túbulo, 557
– coletor, 556
– contornado proximal, 556
– distal, 556, 558
Tumores, 1030
– cerebrais, 695, 696
– cutâneos, 1034
– de células germinativas, 697
– dos nervos periféricos, 696
– meníngeos, 696
– metastáticos, 697
– selares, 697
Tunelamento, 1043

U

Ulceração, 1031
Úlceras
– arteriais, 1039
– de estase venosa, 1039
– de estresse, 769
– de perna, 1039
– de pressão, 1033, 1036, 1038, 1039
– – cuidados para prevenção de, 1048
– do pé diabético, 1039
Ultrafiltração, 579
Ultrassonografia, 569, 677
– da glândula tireoide, 879
– endoscópica, 802
– intravascular, 213, 220
Unhas, 1025
– condição das, 1032
– de Terry, 1033
Unidade
– de cuidados críticos (UCC), 1
– de drenagem torácica, 477
– de monitoramento de epilepsia, 723
– de terapia intensiva (UTI), 13, 34
– – ambiente ideal de, 16
– – estressores ambientais na, 14
– silenciosa, 443
Ureia, 558, 568, 612
Urina, 553, 554, 560
Urinálise, 564
– achados da, 565
Urticária, 1030, 1032
Uso abusivo
– de álcool e drogas ilícitas, 371
– de substâncias, 140

V

Vago, nervo, 644, 668
Vagotomia, 827
Valor, 94
– centrais, 95
– da titulação, 2
– para o paciente e para a família, 2
– para os empregadores e as enfermeiras, 2
Valva(s)
– atrioventriculares, 183
– biológicas, 414
– cardíacas, 183
– estenóticas, 298
– mecânicas, 414, 415
– mitral, 414

Índice Alfabético **1155**

– semilunares, 183
– tissulares, 415
Valvoplastia por balão percutânea, 280, 298
– avaliação e cuidado, 300
– complicações, 301
– exames diagnósticos, 298
– indicações, 298, 299
– contraindicações, 298, 299
– procedimento, 299
– resultados, 300
Válvulas Heimlich, 478
Varfarina, 273
Variação do volume sistólico, 261
Varíola, 177
Varizes esofágicas, 822
Vasculatura cerebral, 635
Vasoconstrição, 261
Vasodilatação, 379
Vasodilatadores, 278
– coronários, 290
Vasopressina, 278, 826, 861, 1084
Vasos linfáticos pulmonares, 437
Vasospasmo, 290
Vazamentos de sangue, 590
Veia safena, 410
Ventilação, 438
– à razão inversa, 489
– alveolar, 440, 465
– com liberação de pressão de
  vias respiratórias, 546
– com razão invertida, 546
– controlada por pressão, 489
– do espaço morto, 440
– mecânica, 425, 484, 545
– – complicações, 494
– – – associadas à imobilidade, 496

– – cuidado
– – – domiciliar e, 506
– – – dos olhos, 501
– – – oral, 501
– – – psicológico, 501
– – de curta duração, desmame da, 503
– – desmame, 502, 503
– – – adjuvantes ao desmame, 505
– – – de longa duração, 504, 505
– – – métodos de, 505
– – – paciente idoso, 506
– – garantia de umidificação
     e termorregulação, 494
– – não invasiva (VMNI), 527
– – problemas gastrintestinais, 496
– – suporte nutricional, 500
– – por dois níveis de pressão positiva, 489
– oscilatória de alta frequência, 546
– por minuto, 440, 465
– por suporte de pressão, 489
– sincronizada intermitente
     obrigatória, 488
Ventrículo
– direito, 394
– esquerdo
– – anterior, 394
– – inferior, 394
– – lateral e posterior, 394
Veracidade, 75
Verapamil, 276
Vertigem, 371
Vesícula, 1030
– biliar, 782
Vestibulococlear, nervo, 644
Vias
– da dor, 653

– de coagulação, 921
– respiratórias, 341, 377, 436
– – artificiais, 472
– – limpeza de, 467
– – nasofaríngea, 473
– – orofaríngea, 473
– sensoriais, 645
Vibração torácica, 467
Vírus
– Ebola, 177
– influenza H1N1, 178
Visão, 95
Visita familiar ao adulto na UTI, 29
Visitação, 67
Vitamina, 784
– D, 561, 572, 625
Vitiligo, 1028
VLDL-colesterol, 205
Volume
– corpuscular médio, 931
– corrente, 441, 492
– de reserva
– – expiratória, 441
– – inspiratória, 441
– pulmonares, 440, 441
– residual, 441
– sanguíneo, 189
– sistólico, 261
– urinário, 564
Volume-minuto, 465
Vômitos, 65, 813
– pós-operatórios, 149
Vulnerabilidade, 9

X

Xience®, 295

Pré-impressão, impressão e acabamento

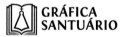

grafica@editorasantuario.com.br
www.graficasantuario.com.br
Aparecida-SP